中药名考证与规范

上　卷

主编　朱建平　王永炎　梁菊生

中医古籍出版社

图书在版编目(CIP)数据

中药名考证与规范/朱建平,王永炎,梁菊生主编. —北京:中医古籍出版社,2006.11
ISBN 7-80174-279-6

Ⅰ.中… Ⅱ.①朱…②王…③梁… Ⅲ.①中药材-药物名称-考证②中药材-药物名称-规范 Ⅳ.R282.7

中国版本图书馆 CIP 数据核字(2005)第 066422 号

中药名考证与规范

主　　编　朱建平　王永炎　梁菊生

责任编辑　刘从明　郝恩恩　吴炳银　郑　蓉　孙志波
封面设计　天水工作室
出版发行　中医古籍出版社
社　　址　北京东直门内南小街 16 号(100700)
印　　刷　北京财经印刷厂
开　　本　787mm×1092mm　1/16
印　　张　195.25
字　　数　4250 千字
版　　次　2007 年 3 月第 1 版　2007 年 3 月第 1 次印刷
印　　数　0001~1600 册
ISBN 7-80174-279-6/R·278
定　　价　380.00 元

《中药名考证与规范》编委会

前言

中医药名词的规范化是中医药学术交流和学术发展的需要，是中医药现代化和国际化的需要，它关系到全学科、全行业的发展。我国加入世界贸易组织以后，这项工作显得尤为迫切。

为了适应中医药名词规范的需要，2000 年 8 月成立了全国科学技术名词审定委员会中医药学名词审定委员会，挂靠中国中医研究院。全国科学技术名词审定委员会是经国务院授权，代表国家进行科技名词审定、公布和管理的权威性机构。因而，经中医药学名词审定委员会所审定的中医药学名词术语将对中医药学科及行业具有权威性和约束力，全国各科研、教学、生产、经营，以及新闻出版单位都要遵照使用。

中医药名词的规范化是一项十分严肃的工作，既关系到中医药行业的发展，又关系到对外交流及其国际影响。因此，中医药名词的规范化既要考虑到传统的应用习惯，又要考虑到名词的科学性、语言文字的规范性，以及名词的简明性和国际性的发展趋势，要有一定的前瞻性。这就需要对中医药名词进行深入的考证、广泛的论证，对每一个名词的确定都要做到有理有据。

由于历史的原因，中药名长期以来一直存在一药多名，或同名异药等问题，如淫羊藿又称仙灵脾，现代书刊中二者并用；益母草在古代有些本草著作中也称为天麻，与目前应用的天麻同名异物等等。凡此不仅给学术交流和学术发展带来不良影响，而且也给中医临床、中药司药和科研工作带来诸多不便，有时造成混乱，甚至出现医疗事故。特别是近年来，随着药物资源不断开发，中药品种不断增多，中药名称繁乱、彼此混称、张冠李戴、名实混淆现象越来越严重，因此对中药名进行考证和规范化研究十分必要。

由中国中医研究院王永炎、梁菊生、朱建平主持的《中医药基本名词术语规范化研究》项目，既是国家科技部2000 年度科技基础性工作专项资金，又是实施中医药名词术语规范计划的第一步。该项目规范、审定了 5283 条中医药名词术语，涉及中医基础理论、诊疗基础、中药、方剂、针灸、推拿、临床各科（内、外、妇、儿、骨伤、眼、耳鼻喉口腔等科）的汉文名、英文名、注释，并编制中英文数据库。其审定后的基本名词 2004 年已由全国科学技术名词审定委员会审定、公布，其成果专著《中医药学名词》2005 年已由科学出版社出版。

该项目的设立为中药名规范化研究提供了良好契机。我们在项目组专家和全国科学技术名词审定委员会中医药学名词审定委员会的指导下，以《中医药学名词术语规范化研究撰写通则》为依据，结合中药这一学科的特点，广泛参考古今相关文献数百种，其中既有本草（中药）、方书、医经、医史、临床各科等古今医籍，又有古代经典、史书、类书、诗集、文字、训诂等非医药类著作，但重点参阅了古代本草、方书和现代药典、中药学教材、辞典类工具书以及有代表性的中药著作等160余种，对中药名的源流、鉴别以及古今正名的演变等进行了深入的研究，历时4年，完成了中药基本名词的考证与规范化工作。

《中医药基本名词术语规范化研究》项目初选定的500余条中药名词，作为本书中药名考证的对象。本书对所选定的500余种中药，逐一进行考证、研究，并提出规范的正名。每一种药物独立成篇，根据《中医药学名词术语规范化研究撰写通则》依次为定名依据、源流考释、附录、文献通考、参考文献等5部分内容。（1）定名依据：包括正名及其来源（原植、动、矿物及用药部位）、定名的文献依据、定名选择的理由、与正名等效的名词（简称或全称）等内容，其中定名的文献依据一般选清以前历代具有代表性的本草著作以及现代的药典、高校规范教材、有代表性的工具书等；定名选择的理由分条论述，古今一致无分歧者给予简述，不一致者予以详述。（2）源流考释：对每味中药均溯源寻根，考证该药各种名称的最早记载及其沿革，其中以考证正名的最早出处和作为本草正名的最早出处以及沿革为重点，同时还对历代出现的同名异物中药予以辨析。（3）附录：一般包括又称（为了标明药物的饮片规格等而在处方中使用的非规范名称）、俗称（始载于现代文献的不规范或地方性名称）、曾称（非现代文献始载的除正名以外的该药名称）、原植（动、矿）物名称（包括古今文献中记载的该药原植或动、矿物名称，若与正名一致，则该项可略）等4项，其中前3项为必备项，没有时注明“无”。（4）文献通考：对前3部分内容涉及的所有文献的相关原文按年代顺序列录。（5）参考文献：对辞条中引用的所有文献的原始出处，按引用的先后顺序以“1、2、3……”序排列，后面重复引用的文献则与第1次引用时的序号相同。同时还在书后附中药异名索引（包括又称、俗称、曾称等）、中药拉丁文名索引和中药英文名索引。因而本书不仅具有文献研究价值，且有多语种药名的检索功能。

有关中药药名方面的著作以前已有出版，如《全国中草药名鉴》、《中药药名辞典》等，但均为对各种中药药名的整理或类编，系检索工具书性质；也有个别中药名考证的论述，但多散见于期刊杂志中。而对中药名进行系统的考证并进行规范化研究的著作尚未见到。本书与同类著作比较具有以下特点：

1. 考证系统性。本书溯源寻根，以中药名内涵为准，从数百种中医药文献中找到最早出现的同名词或异名词；对历史上出现的与此名词相关的同名异义、异名同义及其内涵演变的过程，分析甄别研究；对500多种中药名进行如此系统全面的文献考证，尚属首次。通过对中药名的系统考证，订正长期以来对某些中药名出处的误载。关于中药名的出处，有的中药著作已部分或全部标出，如《中医大辞典》、《中华本草》、《普通高等教育中医药类规划教材·中药学》等；有的还有简考，如《中药志》、《中华本草》等。但由于种种原因，不少中药名的文献出处记载有误。如“天冬”，《中药大辞典》、《中华本草》均记出自17世纪成书的《药品化义》，经考证在1585年刊行的《仁术便览》中已有记载。又如“天竹黄”，《中药大辞典》、《中华本草》均记出自12世纪的《本草衍义》，经考在10世纪成书的《太平圣惠方》中已有记载。

通过对中药名的系统考证，对同名异物的中药予以辨析。中药同名异物现象十分普遍，为避免混淆，对凡与考证条正名同名的中药则详加考证，明辨来源（原植、动、矿物及用药部位），并加以提示。如“天麻”条“源流考释”项下指出：“值得注意的是，古代有些本草著作记载的‘天麻’并非本品。如《证类本草》卷第九‘天麻’条引唐陈藏器《本草拾遗》云：‘天麻，寒。主热毒痈肿。捣茎、叶敷之，亦取子作饮，去热气。生平泽。似马鞭草，节节生紫花，花中有子，如青葙子。’明《本草纲目》明确指出：‘陈氏所说，乃一种天麻草，是益母草之类是也。’黄斌先生认为陈氏所载‘天麻’实即今之益母草（唇形科植物 Leonurus japonicus Houtt.）。”“天花粉”条“源流考释”项下强调：“此外，葫芦科植物茅瓜 Solena amplerxicaulis（Lam.）Gandhi. 的块根在明兰茂《滇南本草》中被称作‘解毒草’，也称为‘天花粉’，与本品（葫芦科植物栝楼 Trichosanthes kirilowii Maxim. 或双边栝楼 Trichosanthes rosthornii Harms 的干燥根）不同，应注意鉴别。”

本书除考定一个规范正名外，还在附录中对各种中药名称按“又称”、“俗称”、“曾称”、“原植物名称”等进行了系统的归纳整理。如“马兜铃”条“附录”项下曰：“又称：蜜马兜铃（饮片规格名）；俗称：臭葫芦、臭铃铛、臭罐罐（河北），三角草、秋木香罐（山东），水马香果（江苏），葫芦罐（东北），蛇参果（四川）；曾称：马兜苓《外台秘要》，马兜零《蜀本草》，兜铃《证类本草》；原植物名称：北马兜铃、茶叶包、圆叶马兜铃、臭瓜蒌、茶叶包、臭罐、吊挂篮子（东北），南马兜铃、臭拉秧子、独行根、土青木香、痒辣菜（江苏）。”

2. 定名规范性。遵循全国科学技术名词审定委员会制订科技名词定名原则与规范化要求，既坚持协调一致的原则，又要遵从科学性、系统性、简明性、国际性和约定俗成的原则，同时还要符合我国语言文字的特点以及规范文字的要求，在对中药名进行系统考证后，提出符合定名原则与规范化要求的建议正名，为规范中药正名提供有力的依据。

中药名的定名一般与《中华人民共和国药典》保持一致，但若经过考证认为保持一致有违上述原则时，在确有依据并充分阐述定名理由的基础上，建议改用符合上述原则的药名，如“天竺黄”已建议改为“天竹黄”。

3. 编排条理性。以《中医药学名词术语规范化研究撰写通则》为依据，按定名依据、源流考释、附录、文献通考、参考文献顺序排列，条理清晰。

4. 文献实用性。通过对古今有关文献的全面整理，为今后中药的研究提供文献依据。

本书的突出特点之一为所有药名必有文献依据（各条均附文献通考），所有文献必有详细出处（每条均详列参考文献），从而为今后教学及科研工作者研究中药提供了翔实的文献依据，增强了本书的文献价值、实用价值及资料的可靠性。书末附三种索引，方便查寻。

本书是中药名规范化的主要文献依据，对促进中医学的发展、中医药学术交流以及中医药的现代化和国际化均有重要意义；同时由于考证全面，资料翔实，故对中医药学的科研、教学以及中药在临床中的应用，均有很高的学术及实用价值。本书不仅可供中医中药医史文献的科研、教学人员参阅，而且可供中医临床及中药司药、采购、经销人员参考使用。

本书是在全国科学技术名词审定委员会中医药学名词审定委员会指导下完成的。中药药名的考证主要由中国中医研究院和河南省中医药研究院承担，单位及地方领导对此项工作十分重视，从财力、人力、物力等方面均给予了大力支持。中国中医研究院中药研究所谢宗万研究员、高晓山研究员审阅了初稿，提出不少宝贵意见。中医古籍出版社热情接纳了本书，并鼓励作者申报国家科学技术学术著作出版基金。2003 年底获国家科学技术学术著作出版基金的资助，使这一著作得以顺利出版。在此，对有关部门、单位和专家的大力支持，深表感谢。

作者

2005 年 6 月

目　　录

001　丁公藤

Dinggongteng

Caulis Erycibes

1　定名依据

1.1　正名

1.1.1　汉文名：丁公藤。为旋花科植物丁公藤 Erycibe obtusfolia Benth. 或光叶丁公藤 Erycibe schmidtii Craib 的干燥藤茎。

1.1.2　英文名：obtuseleaf erycibe stem.

1.2　依据

1.2.1　定名的文献依据

(1)《中华人民共和国药典》："丁公藤 Caulis erycibes. 本品为为旋花科植物丁公藤 Erycibe obtusfolia Benth. 或光叶丁公藤 Erycibe schmidtii Craib 的干燥藤茎。全年均可采收，切段或片，晒干。"[1]

(2)《中医大辞典·中药分册》："丁公藤　①出《本草拾遗》。为石南藤的别名。②见广州军区空军卫生部《常用中草药手册》。又名包公藤。为旋花科植物名叫丁公藤 Erycibe obtusfolia Benth. 的藤茎。分布广东、广西、云南。"[2]

(3)《中药大辞典》："丁公藤（广州空军《常用中草药手册》）【异名】包公藤（广州空军《常用中草药手册》）。【基原】为旋花科植物丁公藤的根、茎。【原植物】丁公藤 Erycibe obtusfolia Benth."[3]

(4)《中国医学百科全书·中医学》："丁公藤　又名麻辣子、包公藤。为旋花科植物丁公藤 Erycibe obtusfolia Benth. 或光叶丁公藤 E. schmidtii Craib 的藤茎。原植物前者分布于中国广东中部及沿海岛屿；后者分布于中国云南、广西、广东等省、区。"[4]

(5)《中国中医药学主题词表》"丁公藤" ERYCIBE OBTUSIFOLIA　属旋花科和祛风湿药。D 包公藤。[5]

(6)《中药志》："丁公藤　本品为壮族传统使用药物。商品为旋花科植物光叶丁公藤和丁公藤的干燥藤茎。……【原植物】①光叶丁公藤　别名：勾来（音译，广西译壮语）。Erycibe schmidtii Craib——旋花科 Convolvulaceae……②丁公藤　别名：麻辣子藤、包公藤。Erycibe obtusfolia Benth. ——旋花科 Convolvulaceae."[6]

(7)《全国中草药汇编》："丁公藤　别名：麻辣子。来源：为旋花科丁公藤属植物丁公藤 Erycibe obtusfolia Benth. 以根、茎和小枝入药。"[7]

(8)《中华本草》："丁公藤（广州空军《常用中草药手册》）【异名】包公藤（广州空军《常用中草药手册》麻辣仔藤、斑鱼烈（广东）。【来源】为旋花科植物丁公藤及光叶丁公藤的藤茎。【原植物】①丁公藤 Erycibe obtusfolia Benth. 又名：麻辣子《海南植物志》。……②光叶丁公藤 Erycibe schmidtii Craib."[8]

1.2.2　定名选择的理由

丁公藤 Caulis erycibes，系旋花科植物丁公藤 Erycibe obtusfolia Benth 或光叶丁公藤 Erycibc schmidtii Craid 的干燥藤茎。“丁公藤”作为本品正名古代文献未见记载，现代文献中我国最新出版的《中华人民共和国药典》、辞书类著作《中医大辞典·中药分册》、《中药大辞典》、《中国医学百科全书·中医学》等均以“丁公藤”作为本药正名。已经广泛应用于中医药学文献的标引和检索的《中国中医药学主题词表》也以“丁公藤”作为本药的正式主题词。现代本草著作如《中药志》、《全国中草药汇编》、《中华本草》等也无一例外以“丁公藤”作为本药的正名。说明“丁公藤”作为本药正名已成为共识。

1.3　与正名等效的名词：无。

2　源流考释

丁公藤（旋花科植物丁公藤 Erycibe obtusfolia Benth. 或光叶丁公藤 Erycibe schmidtii Craid 的干燥藤茎）在古本草著作中无载述。但“丁公藤”作为胡椒科植物石南藤 Piper wallichii（Miq.）Hand. －Mazz.（即南藤）的异名在明·李时珍《本草纲目》、清·杨时泰《本草述钩元》中有记载，如《本草纲目》第十八卷：“【释名】石南藤（《图经》）、丁公藤（《开宝》）、丁公寄（《别录》）、丁父（《别录》）、风藤。……【藏器曰】丁公寄，即丁公藤也。始因丁公用有效，因以得名。……【颂曰】南藤，即丁公藤也。生南山山谷，今泉州、荣州有之。”[9]《本草述钩元》卷十一：“石南藤，一名丁公藤。江南湖南诸大山有之。细藤圆腻，紫绿色，一节一叶，叶深绿似杏而微短厚。”[10]其植物形态及产地与现今所用之丁公藤有很大差别，应注意区别。

现代文献中我国最新出版的《中华人民共和国药典》[1]，辞书类著作《中医大辞典·中药分册》[2]、《中药大辞典》[3]、《中国医学百科全书·中医学》[4]，已经广泛应用于中医药学文献的标引和检索的《中国中医药学主题词表》[5]，现代本草著作如《中药志》[6]、《全国中草药汇编》[7]、《中华本草》[8]等均以“丁公藤”作为本药的正名。如《中华人民共和国药典》：“丁公藤 Caulis erycibes. 本品为旋花科植物丁公藤 Erycibe obtusfolia Benth. 或光叶丁公藤 Erycibe schmidtii Craib 的干燥藤茎。全年均可采收，切段或片，晒干。”[1]同时，现代文献尚记载有本品俗称，如《全国中草药汇编》：“丁公藤　别名：麻辣子。”[7]《中华本草》：“丁公藤（广州空军《常用中草药手册》）　【异名】包公藤（广州空军《常用中草药手册》）、麻辣仔藤、斑鱼烈（广东）。”[8]还记载有本品原植物“光叶丁公藤”的异名“勾来”（《中药志》）[6]；原植物“丁公藤”的异名“麻辣子藤”、“包公藤”（《中药志》），[6]“麻辣子”（《中华本草》）[8]等。

3　附录

3.1　又称：无。

3.2　俗称：麻辣子（海南），包公藤、麻辣仔藤、斑鱼烈（广东）。

3.3　曾称：无。

3.4　原植物名称：光叶丁公藤，勾来（音译，广西译壮语）；丁公藤，麻辣子藤，包公藤，麻辣子（海南）。

4　文献通考

《本草纲目》第十八卷：“南藤（宋《开宝》）　【释名】石南藤（图经）、丁公藤

（开宝）、丁公寄（别录）、丁父（别录）、风藤，并引陈藏器曰：‘丁公寄，即丁公藤也。始因丁公用有效，因以得名。’【颂曰】南藤，即丁公藤也。生南山山谷，今泉州、荣州有之。”[9]

《本草述钩元》卷十一：“石南藤，一名丁公藤。江南湖南诸大山有之。细藤圆腻，紫绿色，一节一叶，叶深绿似杏而微短厚……味甘，气温。主治风血，补衰老，起阳，强腰脚，除痹变白，逐冷气，排风邪。治上气咳嗽，皆煮汁服。冬月浸酒服。”[10]

《中药志》：“丁公藤　本品为壮族传统使用药物。商品为旋花科植物光叶丁公藤和丁公藤的干燥藤茎。……【原植物】①光叶丁公藤　别名：勾来（音译，广西译壮语）。Erycibe schmidtii Craib——旋花科 Convolvulaceae……②丁公藤　别名：麻辣子藤、包公藤。Erycibe obtusfolia Benth. ——旋花科 Convolvulaceae.”[6]

《全国中草药汇编》：“丁公藤　别名：麻辣子。来源：为旋花科丁公藤属植物丁公藤 Erycibe obtusfolia Benth. 以根、茎和小枝入药。”[7]

《中药大辞典》：“丁公藤（广州空军《常用中草药手册》）【异名】包公藤（广州空军《常用中草药手册》）。【基原】为旋花科植物丁公藤的根、茎。【原植物】丁公藤 Erycibe obtusfolia Benth.”[3]

《中医大辞典·中药分册》：“丁公藤　①出《本草拾遗》。为石南藤的别名。②见广州军区空军卫生部《常用中草药手册》。又名包公藤。为旋花科植物名叫丁公藤 Erycibe obtusfolia Benth. 的藤茎。分布广东、广西、云南。”[2]

《中国医学百科全书·中医学》：“丁公藤　又名麻辣子、包公藤。为旋花科植物丁公藤 Erycibe obtusfolia Benth. 或光叶丁公藤 E. schmidtii Craib 的藤茎。原植物前者分布于中国广东中部及沿海岛屿；后者分布于中国云南、广西、广东等省、区。”[4]

《中国中医药学主题词表》：“丁公藤 ERYCIBE OBTUSIFOLIA　属旋花科和祛风湿药。D 包公藤。”[5]

《中华本草》：“丁公藤（广州空军《常用中草药手册》）【异名】包公藤（广州空军《常用中草药手册》麻辣仔藤、斑鱼烈（广东）。【来源】为旋花科植物丁公藤及光叶丁公藤的藤茎。【原植物】①丁公藤 Erycibe obtusfolia Benth. 又名：麻辣子《海南植物志》。……②光叶丁公藤 Erycibe schmidtii Craib.”[8]

《中华人民共和国药典》：“丁公藤 Caulis erycibes. 本品为为旋花科植物丁公藤 Erycibe obtusfolia Benth. 或光叶丁公藤 Erycibe schmidtii Craib 的干燥藤茎。全年均可采收，切段或片，晒干。”[1]

5　参考文献

1　国家药典委员会编. 中华人民共和国药典. 一部. 北京：化学工业出版社，2000，3

2　《中医大辞典》编辑委员会编. 中医大辞典·中药分册. 北京：人民卫生出版社，1982，3

3　江苏新医学院编. 中药大辞典. 上海：上海科学技术出版社，1977，14

4　《中医学》编辑委员会. 中国医学百科全书·中医学. 上海：上海科学技术出版社，1997，1051

5　吴兰成主编. 中国中医药学主题词表. 北京：中医古籍出版社，1996，79

6　中国医学科学院药物研究所等编. 中药志. 第五册. 北京：人民卫生出版社，1993，526

7　《全国中草药汇编》编写组编. 全国中草药汇编. 下册. 北京：人民卫生出版社，1978，6

8　国家中医药管理局《中华本草》编委会. 中华本草. 第六册. 上海：上海科学技术出版社，1999，

506
9　明·李时珍. 本草纲目. 上册. 北京：人民卫生出版社，1982，1339
10　清·杨时泰. 本草述钩元. 上海：科技卫生出版社，1958，344

002　丁香
Dingxiang
Flos Caryophylli

1　定名依据

1.1　正名

1.1.1　汉文名：丁香。为桃金娘科植物丁香 Eugenia caryophyllata Thunb. 的干燥花蕾。

1.1.2　英文名：clove.

1.2　依据

1.2.1　定名的文献依据

(1)《雷公炮炙论》上卷："丁香……雷公云：凡使，有雄、雌。雄颗小，雌颗大，似檈枣核。方中多使雌，力大，膏煎中用雄。若欲使雄，须去丁，盖乳子发人背痈也。"[1]

(2)《本草图经》卷第十："丁香，出交广南蕃，今惟广州有之。"[2]

(3)《本草品汇精要》卷之十七："丁香　无毒附母丁香，植生　丁香主温脾胃，止霍乱、壅胀、风毒、诸肿、齿疳䘌，能发诸香。"[3]

(4)《本草蒙筌》卷之四："丁香，味辛，气温，属火，有金，纯阳，无毒。生交趾广州，收春前秋后，形有大小，名列雌雄。雄丁香如钉子长，雌丁香似枣核大。"[4]

(5)《本草纲目》第三十四卷："丁香（宋《开宝》）【校正】并入别录鸡舌香。【释名】丁子香（嘉祐）鸡舌香。【藏器曰】鸡舌香与丁香同种，花实丛生，其中心最大者为鸡舌香（击破有顺理而解为两向，如鸡舌，故名），乃是母丁香也。【禹锡曰】按齐民要术云：鸡舌香俗人以其似丁子，故呼为丁子香。"[5]

(6)《本草备要》木部："丁香，燥，暖胃，补肾，辛温纯阳，泄肺温胃，大能疗肾，壮阳事，暖阴户。治胃冷壅胀，呕哕呃逆。"[6]

(7)《本草述钩元》卷二十二："丁香，生交广南番。木类桂，凌冬不调，其子出枝蕊上如钉，长三四分，紫色。其中有粗大如山茱者，俗呼母丁香，二八月采。一云盛冬生花，至次年春采子。雄为丁香，雌为鸡舌。[7]

(8)《中华人民共和国药典》："丁香 Flos caryophylli. 本品为桃金娘科植物丁香 Eugenia caryophyllata Thunb. 的干燥花蕾。当花蕾由绿色转红时采摘，晒干。"[8]

(9)《普通高等教育中医药类规划教材·中药学》："丁香（《雷公炮炙论》）为桃金娘科常绿乔木植物丁香 Eugenia caryophyllata Thunb. 的花蕾，习称公丁香。主产于坦桑尼亚、马来西亚、印度尼西亚。我国海南省亦有栽培。通常于9月至次年3月间，花蕾绿转红时采收晒干，生用。"[9]

(10)《中医大辞典·中药分册》[10]、《中药大辞典》[11]、《中国医学百科全书·中医学》[12]、《中国中医药学主题词表》[13]、《中药志》[14]、《中药材手册》[15]《全国中草药汇编》[16]、《全国中药炮制规范》[17]、《中国药材学》[18]、《中华本草》[19]等现代中药著作多以“丁香”作为本药正名（参见“文献通考”）。

1.2.2 定名选择的理由

（1）丁香 Flos caryophylli，系桃金娘科植物丁香 Eugenia caryophyllata Thunb. 的干燥花蕾，始载于南北朝·雷敩《雷公炮炙论》。“丁香”作为本药正名始见于宋·苏颂《本草图经》，其后的本草著作如明·刘文泰《本草品汇精要》、陈嘉谟《本草蒙筌》、李时珍《本草纲目》，清·汪昂《本草备要》、杨时泰《本草述钩元》等在载录或应用本品时均以“丁香”作为正名，并一直沿用至今。

（2）我国最新出版的《中华人民共和国药典》、《普通高等教育中医药类规划教材·中药学》以及辞书类著作《中医大辞典·中药分册》、《中药大辞典》、《中国医学百科全书·中医学》等均以“丁香”作为本药正名。已经广泛应用于中医药学文献的标引和检索的《中国中医药学主题词表》也以“丁香”作为本药的正式主题词。现代本草著作如《中药志》、《全国中草药汇编》、《中华本草》、《中国药材学》、《中药材手册》、《全国中药炮制规范》等虽记载了不少本药各地的俗称，但也无一例外以“丁香”作为本药的正名。说明“丁香”作为本药正名已成为共识。

1.3 与正名等效的名词：无。

2 源流考释

丁香（桃金娘植物丁香 Eugenia caryophyllata Thunb. 的干燥花蕾）始载于南北朝·雷敩《雷公炮炙论》。如《雷公炮炙论》上卷：“丁香……雷公云：凡使，有雄、雌。雄颗小、雌颗大，似枣核。方中多使雌，力大，膏煎中用雄。若欲使雄，须去丁，盖乳子发人背痈也。”[1]“丁香”之名始见于唐初《药性论》，如宋·唐慎微《证类本草》卷第十二：“丁香，味辛温，无毒。主温脾胃，止霍乱拥胀，风毒诸肿……药性论云：丁香，臣能主冷气腹痛。”[20]丁香作为本药正名见于宋·苏颂《本草图经》：“丁香，出交广南蕃，今惟广州有之。”[2]此后，有关本草著作多予以沿用，以“丁香”作为本药正名载录，如宋·唐慎微《证类本草》[20]，明·刘文泰《本草品汇精要》[3]、陈嘉谟《本草蒙筌》[4]、李时珍《本草纲目》[5]、李中立《本草原始》[21]、卢之颐《本草乘雅半偈》[22]、李中梓《本草征要》[23]以及清·陈士铎《本草新编》[24]、汪昂《本草易读》[25]、《本草备要》[6]、张璐《本经逢原》[26]、叶桂《本草经解》[27]、黄宫绣《本草求真》[28]、陈念祖《神农本草经读》[29]、杨时泰《本草述钩元》[7]、姚澜《本草分经》[30]、凌奂《本草害利》[31]、陈其瑞《本草撮要》[32]、张秉成《本草便读》[33]等。同时记载有“鸡舌香”、“丁子香”、“支解香”、“瘦香娇”、“丁黄”、“雄丁香”、“公丁香”等异名。如《证类本草》引《齐民要术》云：“鸡舌香，世以其似丁子，故一名丁子香，即今丁香是也。”[34]唐·侯宁极《药谱》：“支解香　丁香。”“瘦香娇　丁黄，一作丁香。”[35]《本草蒙筌》卷之四：“丁香，味辛，气温，属火，有金，纯阳，无毒。生交趾广州，收春前秋后，形有大小，名列雌雄。雄丁香如钉子长，雌丁香似枣核大。”[4]《本草原始》卷五：“丁香，生交广南蕃，今惟广州有之，木类桂高又余叶似栎，陵冬不凋，花圆细黄色其子出枝叶上紫色，长三四分，形如钉子故名丁香，有雌友邻，颗小俗呼公丁香。”[21]须予提出，“鸡舌香”现代本草多认为系本药原植物的果实“母丁香”的异名，古代本草有的也把“丁香”、“鸡舌香”作为两种药物介绍，如《证类本草》[34]、《本草品汇精要》[36]。但在记述“鸡舌香”时多提出二者为一物，如《证类本草》卷第十二：“鸡舌香　微温。疗风水毒肿，去恶气，疗霍乱，心痛。陶隐居云：此皆，合香家要用，不正入药。……按《齐民要术》云：鸡舌香，世以其似丁子，故一名丁子香，即今丁香是也。日华子云：鸡舌香治口气。所以《三省故事》郎官口含鸡舌香，欲其奏事对答，其气芬芳，此正谓丁香治口气，至今方书为然。又古方五香连翘汤用鸡舌香。千金五香连翘汤无鸡舌香，却有丁香，此最为明验。”[34]在《本草纲目》中已将二者并为一药，将“鸡舌香”作为异名。如《本草纲目》第三十四卷：“丁香（宋《开宝》）【校正】并入别录鸡舌香。【释名】丁子香（嘉祐）鸡舌香。”[5]其后的本草著作也多以“丁香”为正名，以“鸡舌香”为异名。

现代有关著作均沿用古代本草记载以“丁香”作为本药正名，如《中华人民共和国药典》[8]、《普通高等教育中医药类规划教材·中药学》[9]、《中医大辞典·中药分册》[10]、《中药大辞典》[11]、《中国医学百科全书·中医学》[12]、《中国中医药学主题词表》[13]、《中药志》[14]、《全国中草药汇编》[16]、《中药材手册》[15]、《全国中药炮制规范》[17]、《中华本草》[19]等。同时尚记载有“丁香结”《中国医学百科全书·中医学》[12]，“如宇香”、“索瞿香”、“百里馨”《中华本草》[19]等俗称。还记载有本品原植物“丁香”的异名“公丁香”、“丁子香”、“支解香”、“雄丁香”《中药志》[14]等。

3　附录

3.1　又称：无。
3.2　俗称：如宇香、索瞿香、百里馨、丁香结。
3.3　曾称：鸡舌香、丁子香（《齐民要术》），支解香、瘦香娇、丁黄（《药谱》），雄丁香（《本草蒙筌》），公丁香（《本草原始》）。
3.4　原植物名称：丁香，公丁香，丁子香，支解香，雄丁香。

4　文献通考

《雷公炮炙论》上卷：“丁香……雷公云：凡使，有雄、雌。雄颗小，雌颗大，似栎，枣核。方中多使雌，力大，膏煎中用雄。若欲使雄，须去丁，盖乳子发人背痈也。”[1]《药谱》：“支解香　丁香。”“瘦香娇　丁黄，一作丁香。”[35]《本草图经》卷第十：“丁香，出交广南蕃，今惟广州有之。”[2]《证类本草》卷第十二：“丁香，味辛温，无毒。主温脾胃，止霍乱拥胀，风毒诸肿，齿疳䘌。能发诸香。……生交、广、南番。二月、八月采……”[20]《证类本草》卷第十二：“鸡舌香　微温。疗风水毒肿，去恶气，疗霍乱，心痛。陶隐居云：此皆，合香家要用，不正入药。唐本注云：鸡舌树，叶及皮并似栗，花如梅花，子似枣核。此雌树也。不入香用。其雄树虽花不实，采花酿之以成香。出昆仑及交爱以南。臣禹锡等谨按药性论云：鸡舌香，使，味辛，无毒。入吹鼻散子中用，杀脑疳。入诸香中，令人身香。《齐民要术》云：俗人以其似丁子，故为丁子香。图经文具沉香条下。《外台秘要》：疗龋齿方，煮鸡舌香汁，含之瘥，又方，疗唇舌忽生疮。鸡舌香末，以绵裹含之瘥。抱朴子，鸡舌香、黄连、乳汁煎，治目中之病。应邵汉官侍中，年老口臭，帝赐鸡舌香含之。沈存中笔谈：子集灵苑方论鸡舌香，以为丁香母，盖出陈氏《拾遗》。今细考之，尚未然。按《齐民要术》云：鸡舌香，世以其似丁子，故一名丁子香，即今丁香是也。日华子云：鸡舌香治口气。所以《三省故事》郎官口含鸡舌香，欲其奏事对答，其气芬芳，此正谓丁香治口气，至今方书为然。又古方五香连翘汤用鸡舌香。千金五香连翘汤无鸡舌香，却有丁香，此最为明验。新补本草又出丁香一条，盖不曾深考也。今世所用鸡舌香，乃乳香中得之，大如山茱萸，锉开中如柿核，略无气味，用以治疾殊乖谬。”[34]《本草品汇精要》卷之十七：“丁香，无毒附母丁香，植生。丁香主温脾胃，止霍乱、壅胀、风毒、诸肿、齿疳䘌，能发诸香。”[3]

《本草品汇精要》卷之十七：“鸡舌香　无毒　植生　鸡舌香，主风水、毒肿，去恶气，疗霍乱、心痛（名医所录）。【名】丁子香。【苗】〔图经曰〕枝叶及皮并似栗，其花如梅花，子似枣核，此雌者也。雄者着花不实，或云采花酿之以成香者，今不复见。埤雅云：是沉香木花，又云草花蔓生，实熟贯之。其说无定。盖鸡舌香与丁香同种，花实丛生，其中心最大者为鸡舌香，击破有解理如鸡舌者，此乃是母丁香也。俗又以其似丁子，故谓之丁子香。如古方五香连翘汤用鸡舌香，千金五香连翘汤无鸡舌香却有丁香，况旧本原无丁香一条，则知丁香与鸡舌香为一种。此最为验明矣。”[36]

《本草蒙筌》卷之四：“丁香，味辛，气温，属火，有金，纯阳，无毒。生交趾广州，收春前秋后，形有大小，名列雌雄。雄丁香如钉子长，雌丁香似枣核大。”[4]《本草纲目》第三十四卷：“丁香（宋《开宝》）【校正】并入别录鸡舌香。【释名】丁子香（嘉祐）、鸡舌香……【集解】……【珣曰】丁香生东海及昆仑国。二月、三月花开，紫白色。至七月方始成实，小者为丁香，大者（如巴豆）为母丁香。【志曰】丁香生交、广、南番。按广州图上丁香，树高丈余，木类桂，叶似栎叶。花圆细，黄色，凌冬不凋。其子出枝蕊上如钉，长三四分，紫色。其中有粗大如山茱萸者，俗呼母丁香。二月、八月采子及根。一云：盛冬生花、子，至次年春采子。珣曰：丁香有雌、雄。雄者颗小；雌者大如山茱萸，更名母丁香，入药最胜。”[5]

《本草原始》卷五：“丁香，生交广南蕃，今惟广州有之，木类桂高又余叶似栎，凌冬不凋，花圆细黄色其子出枝叶上紫色，长三四分，形如钉子故名丁香，有雌友邻，颗小俗呼公丁香。”[21]

《本草乘雅半偈》第八帙：“丁香（宋《开宝》）【气味】辛温，无毒。【主治】主温脾胃，止霍乱拥胀，风毒诸肿，齿疳䘌。能发诸香。”[22]

《本草征要》第三卷：“丁香，味辛，性温，无毒。入肺、胃、肾三经。忌见火，畏郁金。云丁盖。鸡舌香，是其别名。母丁香乃其大者。”[23]

《本草新编》卷之四（征集）：“丁香，有雌、雄之分，其实治病无分彼此。味辛，气温，纯阳，无毒。入肾、胃二经，又走太阴肺脏。善祛口舌溃烂，伐逆气殊功。”[24]

《本草易读》卷七：“丁香二百七十九：……生东海及昆仑。二三月花开，紫白色。七月成实，小者为公丁香，大者为母丁香云。”“鸡舌香，即母丁香。辛，温，无毒。除风水毒肿，止霍乱心痛。吹鼻孔而杀脑疳，入香品而香肌肤。”[25]《本草备要·木部》：“丁香，燥，暖胃，补肾，辛温纯阳，泄肺温胃，大能疗肾，壮阳事，暖阴户。治胃冷壅胀，呕哕呃逆。”[6]

《本经逢原》卷三：“丁香，一名鸡舌香。辛温无毒。有子而大者曰母丁香，去蒂及子用。忌见火。”[26]

《本草经解》卷三：“丁香，气温，禀天春和之木气，入足厥阴肝经。味辛无毒，得地西方之金味，入手太阴肺经。气味俱升，阳也。”[27]

《本草求真》卷三：“丁香（专入肺胃肾）。辛温纯阳，细嚼力直下达。故书载能泄肺温胃暖肾。”[28]

《神农本草经读·本草附录》：“丁香，气味辛、温，无毒。主温脾胃，止霍乱、壅胀、风毒诸肿，齿疳罿，能发诸香。”[29]

《本草分经·原例（次序略经更定）》：“丁香，辛温纯阳而燥，泄肺温胃，大能疗肾壮阳事，治胃冷呕逆症，非虚寒勿用。”[30]

《本草述钩元》卷二十二：“生交广南番。木类桂，凌冬不调，其子出枝蕊上如钉，长三四分，紫色。其中有粗大如山萸者，俗呼母丁香，二八月采。一云盛冬生花，至次年春采子。雄为丁香，雌为鸡舌。[7]

《本草害利·胃部药队》：“丁香，【害】辛热而燥，一切有炎热症者忌之。非属虚寒，概勿施用。【利】辛温，入肺、胃、肾三经。温脾胃而止呕呃，理壅滞而消胀满，除罿齿疳，发灰白痘。【修治】八月采子曝干，方中多用雌者，为母丁香，即鸡舌香。若用雄者，颗小为丁香，须出去丁，盖乳子发人背痈也。不可见火。”[31]《本草撮要·木部》卷二：“丁香，味辛温，入足阳明经。功专去胃寒。得甘蔗、生姜治朝暮吐。得柿蒂治呃逆，得五味子治奔豚，得生姜治食蟹致伤。性热而燥，症非虚寒者忌用。雌者为母丁香，即鸡舌香也。畏郁金，忌火。”[32]

《本草便读·木部》：“丁香，宣中暖胃。故味辛以且温，达肾壮阳，因气香而带苦，并能疗呕吐呃逆，兼可医痃癖奔豚。”[33]

《中药志》：“丁香　本品为少常用中药。商品为桃金娘科植物丁香的花蕾……【原植物】丁香　别名：公丁香、丁子香、支解香、雄丁香。Eugenia caryophyllata Thunb.（E. aromatica Baill. non Berg.; Syzygium aromatica（L.）Merr. et perry）——桃金娘科 Myrtaceae.”[14]

《中药材手册》：“丁香（纲目列入木部香木类）　本品为未开放的干燥花蕾。原植物系桃金娘科常绿乔木，均为栽培。本品过去多系进口。商品过去来自新加坡者称‘玫瑰公丁香’；花蕾大，含油多，香味足，品质佳。现在商品分大花、中花两种。[别名]公丁香。”[15]

《全国中草药汇编》：“丁香　别名：公丁香（花蕾），母丁香（果实）。来源：为桃金娘科丁子香属植物丁香 Eugenia caryophyllata Thunb.［E. aromatica Baill.; Syzygium aromatica（L.）Merr. et perry］，以花蕾和其果实入药。”[16]

《普通高等教育中医药类规划教材·中药学》：“丁香《雷公炮炙论》　为桃金娘科常绿乔木植物丁香 Eugenia caryophyllata Thunb. 的花蕾，习称公丁香。主产于坦桑尼亚、马来西亚、印度尼西亚。我国海南省亦有栽培。通常于9月至次年3月间，花蕾绿转红时采收晒干，生用。”[9]

《中药大辞典》：“丁香（《药性论》）【异名】丁子香《齐民要术》，支解香、雄丁香（《本草蒙筌》），公丁香（《本草原始》）。为桃金娘科植物丁香的花蕾。【基原】为桃金娘科植物丁香的花蕾。【原植物】丁香 Syzygium aromaticum（L.）Merr. et perry.”[11]

《中医大辞典·中药分册》：“丁香　出《药性论》。又名雄丁香、公丁香、丁子香。

为桃金娘科植物丁香 Syzygium aromaticum（Baill.）Merr. et perry 的花蕾。产印度尼西亚、马来西亚及东非沿海国家，我国广东有栽培。”[10]

《中国医学百科全书·中医学》：“丁香 始载于《雷公炮炙论》。又名公丁香、雄丁香、丁香结。为桃金娘科植物丁香 Syzygium aromaticum（L.）Merr. et perry 的花蕾。当花蕾现红色时采收，除去花梗，晒干或烘干。”[12]

《全国中药炮制规范》：“丁香，处方用名丁香（公丁香）。【来源】本品为桃金娘科植物丁香 Eugenia caryophyllata Thunb. 的干燥花蕾。多系栽培。秋季花蕾由绿转红时采摘，干燥。”[17]

《中国药材学》：“丁香 【别名】公丁香、丁子香。【来源】本品为为桃金娘科植物丁香 Syzygium aromaticum（L.）Merr. et perry（Eugenia caryophyllata Thunb.）的花蕾。”[18]

《中国中医药学主题词表》：“丁香 EUGENIA CARYOPHYLLATA 属桃金娘科；属祛寒药和止吐药。”[13]

《中华本草》：“丁香（《药性论》） 【异名】丁子香（《齐民要术》），支解香、瘦香娇（侯宁极《药谱》），雄丁香《本草蒙筌》，公丁香《本草原始》，如宇香、索瞿香、百里馨（《新本草纲目》）。……【来源】为桃金娘科植物丁香的花蕾。【原植物】丁香 Syzygium aromaticum（L.）Merr. et perry（Euyenia aromaticea Kuntze；E. caryophyllata Thunb.）。”[19]

《中华人民共和国药典》：“丁香 Flos caryophylli. 本品为桃金娘科植物丁香 Eugenia caryophyllata Thunb. 的干燥花蕾。当花蕾由绿色转红时采摘，晒干。”[8]

5 参考文献

1 南北朝·雷敩. 雷公炮炙论. 上海：上海中医学院出版社，1986，36

2 宋·苏颂. 本草图经. 合肥：安徽科学技术出版社，1994，347

3 明·刘文泰. 本草品汇精要. 北京：人民卫生出版社，1982，483

4 明·陈嘉谟. 本草蒙筌. 北京：人民卫生出版社，1988，261

5 明·李时珍. 本草纲目. 下册. 北京：人民卫生出版社，1982，1940

6 清·汪昂. 本草备要. 北京：中国中医药出版社，1998，162

7 清·杨时泰. 本草述钩元. 上海：科技卫生出版社，1958，470

8 国家药典委员会编. 中华人民共和国药典. 一部. 北京：化学工业出版社，2000，3

9 雷载权主编. 普通高等教育中医药类规划教材·中药学. 上海：上海科学技术出版社，1995，155

10 《中医大辞典》编辑委员会编. 中医大辞典·中药分册. 北京：人民卫生出版社，1982，3

11 江苏新医学院编. 中药大辞典. 上海：上海科学技术出版社，1977，13

12 《中医学》编辑委员会. 中国医学百科全书·中医学. 上海：上海科学技术出版社，1997，1105

13 吴兰成主编. 中国中医药学主题词表. 北京：中医古籍出版社，1996，79

14 中国医学科学院药物研究所等编. 中药志. 第五册. 北京：人民卫生出版社，1993，174

15 中华人民共和国卫生部药政管理局主编. 中药材手册. 北京：人民卫生出版社，1959，384

16 《全国中草药汇编》编写组编. 全国中草药汇编. 下册. 北京：人民卫生出版社，1978，7

17 中华人民共和国卫生部药政管理局编. 全国中药炮制规范. 北京：人民卫生出版社，1988，259

18 徐国钧等主编. 中国药材学. 北京：中国医药科技出版社，1996，969

19 国家中医药管理局《中华本草》编委会. 中华本草. 第五册. 上海：上海科学技术出版社，1999，

646
20 宋·唐慎微. 证类本草. 北京：人民卫生出版社，1957，307
21 明·李中立. 本草原始. 卷五. 清光绪五年（1879）善成堂刻本
22 明·卢之颐. 本草乘雅半偈. 北京：人民卫生出版社，1986，453
23 明·李中梓. 本草征要. 见：李中梓医学全书. 北京：中国中医药出版社，1999，137
24 清·陈士铎. 本草新编. 北京：中国中医药出版社，1996，229
25 清·汪昂. 木草易读. 卷七. 上海：上海人成书局刊，1926
26 清·张璐. 本经逢原. 上海：上海科学技术出版社，1959，166
27 清·叶桂. 本草经解. 卷三. 清光绪十四年戊子（1888）潘霨刻本
28 清·黄宫绣. 本草求真. 上海：上海科学技术出版社，1959，119
29 清·陈念祖. 神农本草经读. 北京：人民卫生出版社，1959，51
30 清·姚澜. 本草分经·原序. 成都：成都昌福公司铅印本，1921
31 清·凌奂. 本草害利·胃部药队. 上海：上海古籍书店晒印本
32 清·陈其瑞. 本草撮要. 见：珍本医书集成. 本草类. 上海：上海科学技术出版社，1985，41
33 清·张秉成. 本草便读·木部. 上海：上海千顷堂书局石印本
34 宋·唐慎微. 证类本草. 北京：人民卫生出版社，1957，309
35 唐·侯宁极. 药谱. 抄本
36 明·刘文泰. 本草品汇精要. 北京：人民卫生出版社，1982，486

003 八角茴香

Bajiaohuixiang

Fructus Anisi Stellati

1 定名依据

1.1 正名

1.1.1 汉文名：八角茴香（为木兰科植物八角茴香 Illicium verum Hook. f. 的干燥成熟果实）。

1.1.2 英文名：Chinese star anise.

1.2 依据

1.2.1 定名的文献依据

(1)《本草品汇精要》卷之十三："八角茴香，主一切冷气及诸疝疠痛。"[1]

(2)《仁术便览》卷三："回春丸，治疝气，神效。茯苓（一两）、白术（一两）、山楂子（一两）、枳实（八钱）、八角茴香（炒，一两）、吴茱萸（一两）、橘核（三两）、荔枝核（一两），上为末，炼蜜丸，每丸重一钱五分，空心细嚼，姜汤下。"[2]

(3)《奇方类编》卷上："治疝气神方 山楂肉一两 枳实（炒）二两 山栀子（炒）一两 小茴香（炒）二两 柴胡二两 丹皮二两 桃仁（去皮尖） 八角茴香（炒）二两 上共为细末，酒糊丸，桐子大。每日空心服六十丸。"[3]

(4)《中华人民共和国药典》："八角茴香 Fructus anisi stellati 本品为木兰科植物八角茴香 Illicium verum Hook. f. 的干燥成熟果实。秋、冬二季果实由绿变黄时采摘，置沸水中略烫后干燥或直接干燥。”[4]

(5)《普通高等教育中医药类规划教材·中药学》中八角茴香附于小茴香下：“为木兰科常绿小乔木八角茴香 Illicium verum Hook. f. 的成熟果实。又名大茴香、八角。”[5]

(6)《中医大辞典·中药分册》：“八角茴香　出《本草品汇精要》。又名大茴香、八角、五香八角、舶茴香。为木兰科植物八角茴香 Illicium verum Hook. f. 的果实。”[6]

(7)《中药大辞典》：“八角茴香《品汇精要》　【异名】舶上茴香《脚气治法总要》，大茴香《卫生杂兴》，舶茴香、茴香八角珠《纲目》，八角香、八角大茴《本草求真》，八角《本草求原》，原油茴《药材资料汇编》，大八角《药材学》。【基原】为木兰科植物八角茴香的果实。【原植物】八角茴香 Illicium verum Hook. f.”[7]

(8)《中国医学百科全书·中医学》：“八角茴香　始载于《本草品汇精要》。又名大茴香、八角、大八角。为木兰科植物八角茴香 Illicium verum Hook. f. 的成熟果实。秋、冬两季果实呈黄绿色时采摘，晒干或文火烘干。亦可用沸水烫至转红色时捞起，晒干。”[8]

(9)《中国中医药学主题词表》：“八角茴香” ILLICIUM VERUM　属木兰科；属理气药、祛寒药和祛风湿药。D 大茴香。[9]

(10)《中药志》[10]、《全国中草药汇编》[11]、《全国中药炮制规范》[12]、《中国药材学》[13]、《中华本草》[14]等现代中药著作多以“八角茴香”作为本药正名（参见“文献通考”）。

1.2.2　定名选择的理由

(1) 八角茴香 Fructus anisi stellati，为木兰科植物八角茴香 Illicium verum Hook. f. 的干燥成熟果实。“八角茴香”之名最早见于明·刘文泰《本草品汇精要》，并作为本药正名记载。其后的本草著作虽多以“大茴香”作为正名，而以“八角茴香”作为异名记载，但在诸多方书如明·张洁《仁术便览》、清·吴世昌《奇方类编》等在组方应用时均以“八角茴香”作为正名。

(2) 我国最新出版的《中华人民共和国药典》、《普通高等教育中医药类规划教材·中药学》以及辞书类著作《中医大辞典·中药分册》、《中药大辞典》、《中国医学百科全书·中医学》等均以“八角茴香”作为本药正名。已经广泛应用于中医药学文献的标引和检索的《中国中医药学主题词表》也以“八角茴香”作为本药的正式主题词。现代本草著作如《中药志》、《全国中草药汇编》、《中华本草》、《中国药材学》、《全国中药炮制规范》等虽记载了本药的异名及各地的俗称，但也无一例外以“八角茴香”作为本药的正名。说明“八角茴香”作为本药正名已成为共识。

1.3　与正名等效的名词：无。

2　源流考释

八角茴香（木兰科植物八角茴香 Illicium verum Hook. f. 的干燥成熟果实）始载于明·刘文泰《本草品汇精要》，并收录于草部上品之下，云：“八角茴香，主一切冷气及诸疝疙痛。……其形大如钱，有八角如车辐而锐，赤黑色，每角中有子一枚，如皂荚子小匾而光明可爱，今药中多用之。”[1] 此后，有关本草书如明·李时珍《本草纲目》[15]、清·张璐《本经逢原》[16]、吴仪洛《本草从新》[17]、严西亭《得配本草》[18]、黄宫绣《本草求真》[19]、姚澜《本草分经》[20]、杨时泰《本草述钩元》[21]、赵其光《本草求原》[22]、凌奂《本草害利》[23]、张秉成《本草便读》[24]则多以“莳香”、“茴香”、“大茴香”作为本药正名载录，以“八角茴香”作为异名。如《本草纲目》第二十六卷：“莳香《唐本草》　【校正】自草部移入此。【释名】茴香，八角珠。……〔时珍曰〕茴香宿根，深冬生苗作丛，肥茎丝叶，五六月开花，如蛇床花而色黄。结子大如麦粒，轻而有细棱，俗呼大茴香，今惟以宁夏出者第一。……自番舶来者，实大如柏实，裂成八瓣，一瓣一核，大如豆，黄褐色，有仁，味更甜，俗呼舶茴香，又曰八角茴香。”[15]但在组方时也多以“八角茴香”为正名。如《本草纲目》第二十六卷“莳香”项下【附方】：“腰痛如刺：《简便方》：用八角茴香炒研，每服二钱，食前盐汤下。外以糯米一二升，炒热袋盛，拴于痛处。……小肠气坠：《直指》：用八角茴香、小茴香各三钱，乳香少许，水服取汗。”[15]此外，以“八角茴香”作为正名组方的著作还有明·张浩《仁术便览》[2]、清·吴世昌《奇方类编》[3]等。同时，古代出现的本品异名有“舶上茴香”、“大茴香”、“舶茴香”、“八角珠”、“八角香”、“八角大茴”、“八角”等，如宋·董汲《脚气治法总要》：“茴香丸：治风毒湿气，攻疰成疮，皮肉紫破脓坏，行步无力，皮肉　热。舶上茴香（炒）、地龙（去土，炒）、川乌头（炮，去皮、尖）、乌药（锉）、牵牛（炒）各一两。研杵匀细，酒煮糊为丸，如梧桐子大。每服空心盐汤下十五丸，日二。”[25]《本草纲目》第二十六卷：“莳香　【释名】茴香、八角珠……〔时珍曰〕茴香宿根，深冬生苗作丛，肥茎丝叶，五六月开花，如蛇床花而色黄。结子大如麦粒，轻而有细棱，俗呼大茴香，今惟以宁夏出者第一。……自番舶来者，实大如柏实，裂成八瓣，一瓣一核，大如豆，黄褐色，有仁，味更甜，俗呼舶茴香，又曰八角茴香。”[15]

《本草求真》卷三：“大茴香（专入肝，兼入肾、膀胱、小肠，古作　香也。……自番舶来，实八瓣者名八角香，今市所用大茴，皆属八角。”[19]《本草求原》卷之三：“大茴香　古作蘹香，俗名八角。”[22]

现代有关著作均沿用《本草品汇精要》记载以“八角茴香”作为本药正名，如《中华人民共和国药典》[4]、《普通高等教育中医药类规划教材·中药学》[5]、《中医大辞典·中药分册》[6]、《中药大辞典》[7]、《中国医学百科全书·中医学》[8]、《中国中医药学主题词表》[9]、《中药志》[10]、《全国中草药汇编》[11]、《全国中药炮制规范》[12]、《中国药材学》[13]、《中华本草》[14]等。同时尚记载有“大料”、“五香八角”《全国中草药汇编》[11]，“原油茴”、“大八角”《中药大辞典》[7]，“八月珠”、“莳香”《中国药材学》[13]等本药各地的俗称。还记载有本品原植物“八角茴香”的异名“大茴香”、“八角”、“大料”《中药志》[10]等。

3　附录

3.1　又称：无。

3.2　俗称：八月珠、莳香（云南），原油茴，大八角，大料，五香八角。

3.3　曾称：舶上茴香《脚气治法总要》，大茴香、舶茴香、八角珠《本草纲目》，八角香、八角大茴《本草求真》，八角《本草求原》。

3.4　原植物名称：八角茴香，大茴香、八角、大料（北方地区通称）。

4　文献通考

《脚气治法总要》：“茴香丸：治风毒湿气，攻疰成疮，皮肉紫破脓坏，行步无力，皮肉焮热。舶上茴香（炒）、地龙（去土，炒）、川乌头（炮，去皮、尖）、乌药（锉）、牵牛（炒）各一两。研杵匀细，酒煮糊为丸，如梧桐子大。每服空心盐汤下十五丸，日二。"[25]《本草品汇精要》卷之十三："八角茴香，主一切冷气及诸疝疠痛。"[1]《本草纲目》第二十六卷："莳香《唐本草》　【校正】自草部移入此。【释名】茴香，八角珠。颂曰：莳香，北人呼为茴香，声相近也。……〔时珍曰〕茴香宿根，深冬生苗作丛，肥茎丝叶，五六月开花，如蛇床花而色黄。结子大如麦粒，轻而有细棱，俗呼大茴香，今惟以宁夏出者第一。……自番舶来者，实大如柏实，裂成八瓣，一瓣一核，大如豆，黄褐色，有仁，味更甜，俗呼舶茴香，又曰八角茴香。""腰痛如刺：《简便方》：用八角茴香炒研，每服二钱，食前盐汤下。外以糯米一二升，炒热袋盛，拴于痛处。……小肠气坠：《直指》：用八角茴香、小茴香各三钱，乳香少许，水服取汗。"[15]《仁术便览》卷三："回春丸，治疝气，神效。茯苓（一两）、白术（一两）、山楂子（一两）、枳实（八钱）、八角茴香（炒，一两）、吴茱萸（一两）、橘核（三两）、荔枝核（一两），上为末，炼蜜丸，每丸重一钱五分，空心细嚼，姜汤下。"[2]《奇方类编》卷上："治疝气神方　山楂肉一两　枳实（炒）二两　山栀子（炒）一两　小茴香（炒）二两　柴胡二两　丹皮二两　桃仁（去皮尖）二两　八角茴香（炒）二两　上共为细末，酒糊丸，桐子大。每日空心服六十丸。"[3]《本经逢原》卷三："茴香，辛温小毒。去子用。小而味淡者曰木蟹。不入药。【发明】舶上茴香，性热味厚，性入肝经，散一切寒结，故黑锡丹用之。"[16]《本草从新》卷十一："大茴香，古作蘹香，燥、补肾命治寒疝。"[17]《得配本草》卷五："茴香，俗呼八角茴香。辛、甘、温。入手、足少阴、太阳经气分。补命门、暖丹田，开胃下食，调中止呕。"[18]《本草求真·上编》："大茴香（专入肝，兼入肾、膀胱、小肠，古作櫰，香也。……自番舶来，实八瓣者名八角香，今市所用大茴，皆属八角。"[19]《本草分经·原例》："大茴香，辛温，暖丹田，补命门，开胃下食，调中止呕，治寒疝。"[20]《本草述钩元》卷十五："自番舶来者，子大如柏实，裂成八瓣，瓣核如豆，褐色味甜，曰八角茴香，即舶茴香。"[21]《本草求原》卷之十五："大茴香　古作蘹香，俗名八角。辛、热。入心、肾、小肠、膀胱，暖丹田，补命门，散一切寒结。凡阴虚，肝火从左上冲头目必用。与吴萸、玉桂皆治肝。吴走肠胃，桂走肝脏，茴走经络，专治癞疝阴肿，小肠冷气。"[22]《本草害利·肝部药队》："【修治】八九月采实阴干，小如粟米者，谓之小茴香，力薄，酒炒黄用。自番舶来者，实大如柏，裂成八瓣，一核大如豆，黄褐色，有仁，味更甜，俗呼舶茴香，又曰八角茴香，又名大茴香，入下焦药，盐水炒用。"[23]《本草便读·菜部》："蘹香有大小二种，形如八角者为大茴香，如蛇床子者为小茴香。食料入药，皆以大者为胜。"[24]《中药志》："八角茴香　本品为少常用中药。商品为木兰科植物八角茴香的果实……【原植物】八角茴香。别名：大茴香、八角、大料（北方地区通称）。Illicium verum Hook. f. ——木兰科 Magnoliaceae."[10]《全国中草药汇编》："八角茴香　别名：大茴香、大料、五香八角、舶茴香、八角香、八角大茴。来源：为木兰科八角属植物八角 Illicium verum Hook. f.，以果实入药。"[11]《中药大辞典》："八角茴香《品汇精要》

【异名】舶上茴香《脚气治法总要》，大茴香《卫生杂兴》，舶茴香、茴香八角珠《纲目》，八角香、八角大茴《本草求真》，八角《本草求原》，原油茴《药材资料汇编》，大八角《药材学》。【基原】为木兰科植物八角茴香的果实。【原植物】八角茴香 Illicium verum Hook. f."[7]《中医大辞典·中药分册》："八角茴香　出《本草品汇精要》。又名大茴香、八角、五香八角、舶茴香。为木兰科植物八角茴香 Illicium verum Hook. f. 的果实。”[6]《中国医学百科全书·中医学》：“八角茴香　始载于《本草品汇精要》。又名大茴香、八角、大八角。为木兰科植物八角茴香 Illicium verum Hook. f. 的成熟果实。秋、冬两季果实呈黄绿色时采摘，晒干或文火烘干。亦可用沸水烫至转红色时捞起，晒干。”[8]《全国中药炮制规范》：“八角茴香　［处方用名］八角茴香。【来源】本品为木兰科植物八角茴香 Illicium verum Hook. f. 的干燥成熟果实。多为栽培。主产于广东、广西、云南等地。”[12]《中国药材学》：“八角茴香　【别名】大茴香、大料、八角、八月珠、莽香（云南）。【来源】本品为为木兰科植物八角茴香 Illicium verum Hook. f. 的果实。”[13]《中国中医药学主题词表》“八角茴香”ILLICIUM VERUM　属木兰科；属理气药、祛寒药和祛风湿药。D 大茴香。[9]《普通高等教育中医药类规划教材·中药学》：“小茴香……附药：八角茴香　为木兰科常绿小乔木八角茴香 Illicium verum Hook. f. 的成熟果实。又名大茴香、八角。”[5]《中华本草》：“八角茴香《品汇精要》　【异名】舶上茴香《脚气治法总要》，大茴香《卫生杂兴》，舶茴香、八角珠《纲目》，八角香、八角大茴《本草求真》，八角《本草求原》，原油茴《药材资料汇编》，八月珠（南药）《中草药学》，大料、五香八角《全国中草药汇编》……【来源】为八角科植物茴香的果实。【原植物】八角茴香 Illicium verum Hook. f.”[14]《中华人民共和国药典》：“八角茴香 Fructus anisi stellati　本品为木兰科植物八角茴香 Illicium verum Hook. f. 的干燥成熟果实。秋、冬二季果实由绿变黄时采摘，置沸水中略烫后干燥或直接干燥。”[4]

5　参考文献

1　明·刘文泰. 本草品汇精要. 北京：人民卫生出版社，1982，401

2　明·张洁. 仁术便览. 上海：商务印书馆出版，1957，227

3　清·吴世昌. 奇方类编. 卷上. 清康熙五十八年（1719）钱塘孙氏渊藻堂刻本

4　国家药典委员会编. 中华人民共和国药典. 一部. 北京：化学工业出版社，2000，4

5　雷载权主编. 普通高等教育中医药类规划教材·中药学. 上海：上海科学技术出版社，1995，154

6　《中医大辞典》编辑委员会编. 中医大辞典·中药分册. 北京：人民卫生出版社，1982，7

7　江苏新医学院编. 中药大辞典. 上海：上海科学技术出版社，1977，26

8　《中医学》编辑委员会. 中国医学百科全书·中医学. 上海：上海科学技术出版社，1997

9　吴兰成主编. 中国中医药学主题词表. 北京：中医古籍出版社，1996，Ⅱ-5

10　中国医学科学院药物研究所等编. 中药志. 第三册. 北京：人民卫生出版社，1993，116

11　《全国中草药汇编》编写组编. 全国中草药汇编. 下册. 北京：人民卫生出版社，1978，12

12　中华人民共和国卫生部药政管理局编. 全国中药炮制规范. 北京：人民卫生出版社，1988，110

13　徐国钧等主编. 中国药材学. 北京：中国医药科技出版社，1996，1035

14　国家中医药管理局《中华本草》编委会. 中华本草. 第二册. 上海：上海科学技术出版社，1999，925

15　明·李时珍. 本草纲目. 第二十六卷. 北京：人民卫生出版社，1982，1636

16　清·张璐. 本经逢原. 上海：上海科学技术出版社，1959，168

17　清·吴仪洛. 本草从新. 北京：中医古籍出版社，2001，160

18　清·严西亭. 得配本草. 上海：上海卫生出版社，1957，25

19　清·黄宫绣. 本草求真. 上海：上海科学技术出版社，1959，112

20　清·姚澜. 本草分经·原例. 成都：成都昌福公司铅印本，1921

21　清·杨时泰．本草述钩元．上海：科技卫生出版社，1958，405
22　清·赵其光．本草求原．见：岭南本草古籍三种．北京：中国医药科技出版社，1999，338
23　清·凌奂．本草害利·肝部药队．上海：上海古籍书店晒印本
24　清·张秉成．本草便读·菜部．上海：上海千顷堂书局石印本
25　宋·董汲．脚气治法总要．见：景印文渊阁四库全书（738）．北京：中医古籍出版社，1986，433

004　人参
Renshen
Radix Ginseng

1　定名依据

1.1　正名

1.1.1　汉文名：人参（五加科植物人参 Panax ginseng C. A. Mey. 的干燥根）。

1.1.2　英文名：ginseng.

1.2　依据

1.1.1　定名的文献依据

(1)《神农本草经》卷一："人参，味甘，微寒。主补五脏，安精神，定魂魄，止惊悸，除邪气，明目、开心、益智。久服轻身延年。一名人衔，一名鬼盖。生山谷。"[1]

(2)《吴普本草·草木类》："人参：一名土精，一名神草，一名黄参，一名血参，一名人微，一名玉精。"[2]

(3)《名医别录》卷第一："人参　微温，无毒。主治肠胃中冷，心腹鼓痛，胸胁逆满，霍乱吐逆，调中，止消渴通血脉，破坚积，令人不忘。一名神草，一名人微，一名土精，一名血参。如人形者有神。生上党及辽东。二月、四月、八月上旬采根，竹刀刮，曝干，无令见风。"[3]

(4)《本草纲目》第十二卷："人参（《本经》上品），【释名】人蓡、黄参《吴普》、血参《别录》、人衔《本经》、鬼盖《本经》、神草《别录》、土精《别录》、地精《广雅》、海腴、皱面还丹《广雅》。时珍曰：人蓡年深，浸渐长成者，根如人形，有神，故谓之人蓡、神草。……人参，体实有心而味甘，微带苦，自有余味，俗名金井玉阑也。其似人形者，谓之孩儿参。"[4]

(5)《本草崇原》卷上："人参，气味甘，微寒，无毒。主补五脏，安精神，定魂魄，止惊悸，除邪气，明目，开心，益智，久服轻身延年。（人参，一名神草，一名地精。春秋运斗枢云，瑶光星散，而为人参。生上党山谷、辽东幽冀诸州，地土最厚处，故有地精之名。相传未掘取时，其茎叶夜中隐隐有光。其年发深久者，根结成人形，头面四肢毕具，谓之孩儿参，故又有神草之名）"[5]

(6)《中华人民共和国药典》："人参 Radix ginseng. 本品为五加科植物人参 Panax ginseng C. A. Mey. 的干燥根。栽培者为园参，野生者为山参。多于秋季采挖，洗净。"[6]

(7)《普通高等教育中医药类规划教材·中药学》："人参《本经》　为五加科多年生草

本植物人参 Panax ginseng C. A. Mey. 的根。主产吉林、辽宁、黑龙江。野生者名山参，培植者称园参，于秋季采挖。园参一般栽培6~7年后收获。”[7]
(8)《中药大辞典》：“人参《本经》 【异名】人衔、鬼盖《本经》、土精、神草、黄参、血参《吴普本草》，地精《广雅》，百尺杆《本草图经》，海腴、金井玉阑、孩儿参《纲目》，棒棰《辽宁主要药材》。【基原】为五加科植物人参的根。【原植物】人参 Panax ginseng C. A. Mey.”[8]
(9)《中国医学百科全书·中医学》：“人参 始载于《神农本草经》。又名人衔、神草、棒槌。为五加科植物人参 Panax ginseng C. A. Mey. 的根。[9]
(10)《中国中医药学主题词表》：“GINSENG 属五加科和补气药。D 野山参 FC 人参芦。”[10]
(11)《中医大辞典·中药分册》[11]、《中药志》[12]、《中药材手册》[13]、《全国中草药汇编》[14]、《全国中药炮制规范》[15]、《中国药材学》[16]、《中华本草》[17]等现代中药著作均以“人参”作为本药正名（参见“文献通考”）。
1.2.2 定名选择的理由
(1) 人参 Radix ginseng，系五加科植物 Panax ginseng C. A. Mey. 的干燥根。人参之名始载于汉《神农本草经》，列为上品，并作为本药正名记载。其后有关本草著作如三国·吴普《吴普本草》，魏晋《名医别录》，明·李时珍《本草纲目》，清·张志聪《本草崇原》等均毫无疑义地以“人参”作为正名载录本药，并一直沿用至今。
(2) 我国最新出版的《中华人民共和国药典》、《普通高等教育中医药类规划教材·中药学》以及辞书类著作《中医大辞典·中药分册》、《中药大辞典》、《中国医学百科全书·中医学》均以“人参”作为本药正名。并作为本药的正式主题词载入已经广泛应用于中医药学文献的标引和检索的《中国中医药学主题词表》。现代本草著作如《中药志》、《全国中草药汇编》、《中华本草》、《中国药材学》、《中药材手册》、《全国中药炮制规范》等均以“人参”作为本药的正名。以上说明“人参”作为本药正名已达成共识。
1.3 与正名等效的名词：无。

2 源流考释

人参（五加科植物 Panax ginseng C. A. Mey. 的干燥根）始载于汉《神农本草经》，作为正名列为上品。同时尚记载有人衔、鬼盖等别名，如《神农本草经》卷一：“人参，味甘，微寒。主补五脏，安精神，定魂魄，止惊悸，除邪气，明目、开心、益智。久服轻身延年。一名人衔、一名鬼盖。生山谷。”[1]此后的本草著作如《吴普本草》[2]、《名医别录》[3]等也沿用《神农本草经》[1]之说，以“人参”作为正名，并记载有神草、人微、土精、血参、黄参、玉精、地精等异名，如《吴普本草·草木类》：“人参，一名土精，一名神草，一名黄参，一名血参，一名人微，一名玉精。”[2]《广雅》云：“地精，人参也。”[18]

以后历代本草著作无一例外均以“人参”作为正名收录，如南北朝·陶弘景《本草经集注》[19]，唐·苏敬《新修本草》[20]、李珣《海药本草》[21]，宋·苏颂《本草图经》[22]、唐慎微《证类本草》[23]、寇宗爽《本草衍义》[24]，元·王好古《汤液本草》[25]，明·兰茂《滇南本草》[26]、刘文泰《本草品汇精要》[27]、陈嘉谟《本草蒙筌》[28]、李时珍《本草纲目》[4]、卢之颐《本草乘雅半偈》[29]、李中梓《本草征要》[30]，清·张志聪《本草崇原》[5]、蒋居祉《本草择要纲目》[31]、陈士铎《本草新编》[32]、汪昂《本草易读》[33]、汪昂《本草备要》[34]、张璐《本经逢原》[35]、叶桂《本草经解》[36]、徐大椿《神农本草经百种录》[37]、吴仪洛《本草从新》[38]、严西亭《得配本草》[39]、黄宫绣《本草求真》[40]、陈念祖《神农本草经读》[41]、耿世珍《本草纲目别名录》[42]、姚澜《本草分经》[43]、杨时泰《本草述钩元》[44]、叶志诜《神农本草经赞》[45]、凌奂《本草害利》[46]、陈其瑞《本草撮要》[47]、张秉成《本草便读》[48]、周岩《本草思辨录》[49]等等（详见"文献通考"）。同时尚记载有"孩儿参"、"金井玉阑"、"人蓡"、"海腴"、"皱面还丹"等异名，如《本草纲目》第十二卷："人参（《本经》上品），【释名】人蓡、黄参《吴普》、血参《别录》、人衔《本经》、鬼盖《本经》、神草《别录》、土精《别录》、地精《广雅》、海腴、皱面还丹《广雅》。时珍曰：人蓡年深，浸渐长成者，根如人形，有神，故谓之人蓡、神草……。人参，体实有心而味甘，微带苦，自有余味，俗名金井玉阑也。其似人形者，谓之孩儿参。"[4]

现代有关著作均沿用《神农本草经》的记载以"人参"作为本品正名，如《中华人民共和国药典》[6]、《普通高等教育中医药类规划教材·中药学》[7]、《中药大辞典》[8]、《中医大辞典·中药分册》[11]、《中国医学百科全书·中医学》[9]、《中国中医药学主题词表》[10]、《中药志》[12]、《中药材手册》[13]、《全国中草药汇编》[14]、《全国中药炮制规范》[15]、《中国药材学》[16]、《中华本草》[17]等。同时尚记载有"棒锤"、"山参"、"园参"（《全国中草药汇编》）[14]，"棒槌"（《中药大辞典》）[8]，"人葠"、"力参"、"棒槌"（《中国药材学》）[16]等各地的俗称。还记载有本品原植物"人参"的异名"园参"、"山参"、"棒槌"（《中药志》）[12]，"神草"、"百尺杆"（《中华本草》）[17]等。

3　附录

3.1　又称：无。

3.2　俗称：棒棰、棒锤（辽宁），山参，园参，人葠，力参，棒槌。

3.3　曾称：人衔、鬼盖（《神农本草经》），土精、神草、黄参、血参、人微、玉精（《吴普本草》），地精（《广雅疏正》），人葠、海腴、皱面还丹、金井玉阑、孩儿参（《本草纲目》）。

3.4　原植物名称：人参，园参，山参，棒槌，神草，百尺杆。

4　文献通考

《神农本草经》卷一："人参，味甘，微寒。主补五脏，安精神，定魂魄，止惊悸，除邪气，明目、开心、益智。久服轻身延年。一名人衔，一名鬼盖。生山谷。"[1]

《吴普本草·草木类》："人参：一名土精，一名神草，一名黄参，一名血参，一名人微，一名玉精。神农：甘，小寒。桐君、雷公：苦。岐伯、黄帝：甘，无毒。扁鹊：有毒。或生邯郸。三月生，叶小兑，核黑，茎有毛。三月、九月采根，根有头、足、手，面目如人。"[2]

《广雅疏证》卷十："地精，人参也。"[18]

《名医别录》卷第一："人参　微温，无毒。主治肠胃中冷，心腹鼓痛，胸胁逆满，霍乱吐逆，调中，止消渴通血脉，破坚积，令人不忘。一名神草，一名人微，一名土精，一名血参。如人形者有神。生上党及辽东。二月、四月、八月上旬采根，竹刀刮，曝干，无令见风。”[3]

《本草经集注·草木上品》：“人参，味甘，微寒、微温，无毒。主补五脏，安精神，定魂魄，止邪气，明目，开心益智。治肠胃中冷，心腹鼓痛，胸胁逆满，霍乱吐逆，调中，止消渴，通血脉，破坚积，令人不忘。久服轻身延年。一名人衔，一名鬼盖，一名神草，一名人微，一名土精，一名血参。如人形者有神。生上党山谷及辽东。二月、四月、八月上旬采根，竹刀刮，曝干，无令见风。（茯苓为之使，恶溲疏，反藜芦。）”[19]

《新修本草》卷第六：“人参，味甘，微寒、微温，无毒。主补五脏，安精神……”[20]

《海药本草》卷第二：“人参，出新罗国，所贡又有手脚，状如人形。”“味甘，微温。主腹腰，消食，补养脏腑，益气，安神，止呕逆，平脉，下痰，止烦躁。”[21]

《本草图经》卷第四：“人参，生上党山谷及辽东，今河东诸州及泰山皆有之。又有河北榷场及闽中来者，名新罗人参，然俱不及上党者佳。其根形状如防风而润实。春生苗，多于深山中背阴，近椵（音贾）漆下湿润处。初生小者，三四寸许，一椏五叶；四五年后生两椏五叶，末有花茎；至十年后，生三椏；年深者生四椏，各五叶。中心生一茎，俗名百尺杆。三月、四月有花，细小如粟，蕊如丝，紫白色；秋后结子，或七八枚，如大豆，生青熟红，自落。根如人形者神。二月、四月、八月上旬采根，竹刀刮去土，曝干，无令见风。泰山出者，叶秆青，根白，殊别。江淮出一种土人参，叶如匙而小，与桔梗相似。”[22]

《证类本草》卷第六：“人参，味甘，微寒、微温，无毒。主补五脏，安精神，定魂魄。”[23]

《本草衍义》卷七：“人参，今之用者，皆河北榷场博易到，尽是高丽所出，率虚软味薄，不若潞州上党者味厚体实，用之有据。”[24]

《汤液本草》卷中：“人参，味甘。甘而微苦，微寒，气味俱轻，阳也。阳中微阴，无毒。”[25]

《滇南本草》第三卷：“人参，生山谷中。滇南所产者，肥大润实。春生苗，多在深山阴处。初生时，小者三四寸许，一椏五叶，叶细小。至十年生十数枝，枝上细叶。长至三十年，其根有变人形者，故曰人参。”[26]

《本草品汇精要》卷之七：“无毒，植生。人参（出神农本经）主补五脏，安精神，定魂魄，止惊悸……肺热者勿服。”[27]

《本草蒙筌》卷之一：“人参，味甘，气温、微寒。气味俱轻，升也，阳也，阳中微阴。无毒。东北境域有，阴湿山谷生。”[28]

《本草纲目》第十二卷：“人参（《本经》上品）【释名】人蓡（音参。或省作蓡）、黄参《吴普》、血参《别录》、人衔《本经》、鬼盖《本经》、神草《别录》、土精《别录》、地精《广雅》、海腴、皱面还丹《广雅》。……【集解】《别录》曰：人参生上党山谷及辽东，二月、四月、八月上旬采根，竹刀刮，曝干，无令见风。根如人形者，有神。……人参，体实有心而味甘，微带苦，自有余味，俗名金井玉阑也。其似人形者，谓之孩儿参。”[4]

《本草乘雅半偈》第一帙："人参《本经·上品》　三椏五叶，背阳面阴，欲来求我。"[29]

《本草征要》第一卷："人参，味甘，性微温，无毒，入肺脾二经。茯苓为使，恶藜芦，畏五灵脂。去芦用。补气安神，除邪益智。疗心腹寒痛，除胸胁逆满。止消渴，破坚积。"[30]

《本草崇原》卷上："人参，气味甘，微寒，无毒。主补五脏，安精神，定魂魄，止惊悸，除邪气，明目，开心，益智，久服轻身延年。（人参，一名神草，一名地精。春秋运斗枢云，瑶光星散，而为人参。生上党山谷、辽东幽冀诸州，地土最厚处，故有地精之名。相传未掘取时，其茎叶夜中隐隐有光。其年发深久者，根结成人形，头面四肢毕具，谓之孩儿参，故又有神草之名）"[5]

《本草择要纲目·平性药品》："人参【气味】甘微寒无毒，浮而升阳也。入手太阴肺经而能补阴火。用本脏药相佐使，随所引而相补一脏入脾亦归其所喜。【主治】止渴生津液。安精神、定魂魄、止惊悸，安胃和中，除邪气、霍乱、吐逆，止消渴，通血脉。"[31]

《本草新编》卷之一："人参，味甘，气温、微寒，气味俱轻，可升可降，阳中有阴，无毒。乃补气之圣药，活人之灵苗也。"[32]

《本草易读》卷三："人参第三，忌铁、茯苓为使，畏灵脂，恶皂角、黑豆、紫石英、人尿、卤碱，反藜芦。按交泰丸参皂同用，是恶而不恶也。疗月闭参灵并剂，是畏而不畏也。"[33]

《本草备要·草部》："人参，大补元气，泻火。生甘苦微凉（甘补阳，微苦微寒，又能补阴），熟甘温。大补肺中元气……泻火……益土（健脾）、生金（补肺）。"[34]

《本经逢原》卷一："人参，古作葠。甘苦微温，无毒。产高丽者良，反藜芦，畏卤盐，阴虚火炎，咳嗽喘逆者，青盐制之。"[35]

《本草经解》卷一："人参，气微寒，味甘，无毒。补五脏，安精神，止惊悸，除邪气，明目、开心益智。久服轻身延年。人参气微寒，禀天秋令少阴之气，入手太阴肺经。味甘无毒，禀地中正之土味，入足太阴脾经。气厚于味，阳也。"[36]

《神农本草经百种录·上品》："人参，味甘，微寒。主补五脏，安精神，定魂魄，止惊悸，有形无形，无一之不补也。"[37]

《本草从新》卷一："人参，大补元气、生阴血、亦泻虚火。甘温微苦，大补肺中元气。"[38]

《得配本草》卷二："人参，一名黄参。茯苓、马蔺为之使，畏五灵脂，恶皂荚、黑豆、卤咸、人溲，反藜芦，忌铁器，动紫石英。"[39]

《本草求真》卷一："人参（山草）补肺气以生阴。人参（专入肺，兼入脾）。性禀中和，不寒不热，形状似人，气冠群草。能回肺中元气于垂绝之乡。"[40]

《神农本草经读》卷之一："人参，气味甘、微寒，无毒。主补五脏，安精神，定魂魄，止惊悸，除邪气，明目、开心、益智。久服轻身延年。"[41]

《本草纲目别名录·本草纲目释名·草部（上）》："人参：人葠、人衔、神草、地精、皱面还丹、黄参、鬼盖、土精、海腴。"[42]

《本草分经·原例》："（补）人参，甘温微苦，大补肺中元气，其性主气，凡脏腑之有气者皆能补之。生阴血亦泻虚火，凡服参不投者服山楂可解，一补气一破气也。"[43]

《本草述钩元》卷七："人参，春秋运斗经，摇光星散为人参。故名神草。人参赞：三椏五叶，背阳向阴，欲来求我，树相寻。（多生于深山背阴近树下湿润处）春生苗，三四月有花。（细小如粟，蕊如丝，紫白色。）秋后结子。（七八枚如大豆，生青，熟红自落。）采根于秋冬则坚实春夏虚软。"[44]

《神农本草经赞》卷一："人参，味甘微寒。主补五脏，安精神，定魂魄，止惊悸，除邪气，明目、开心、益智。久服轻身延年。一名人衔、一名鬼盖。生山谷。"[45]

《本草害利·肺部药队》："人参【害】助气、闭气、属阳，阳旺则阴愈消，凡酒色过度，损伤肺胃真阴，阴虚火动，肺有炎热，……均在禁例。"[46]

《本草撮要》卷一："【人参】味甘苦，入手太阴，通行十二经，功专补五脏之阳。得羊肉补形。古方寒热攻补剂中皆用之。以立正气，诚为上品。茯苓为使，畏五灵脂，恶皂荚、黑豆、紫石英、人溲、咸卤、反藜芦，忌铁。"[47]

《本草便读·草部》："人参，性禀甘平，功资脾肺，气纯味厚，补真元而益血生津，助卫充营。安五脏而宁神益智。"[48]

《本草思辨录》卷一："若今之党参，有甘无苦，何能与人参比烈。即别直等参，亦未足言冲和煦育之功。要其为补，皆与人参相近，故防误用之弊，亦当与人参并视也。"[49]

《中药志》："人参　本品为常用中药。商品有栽培的园参和天然野生的野山参两种，但以园参为主，二者均系五加科植物人参的根。……【原植物】人参。别名：园参（栽培品），山参（野生品），棒槌（东北土名）。Panax ginseng C. A. Mey.（P. schinseng Nees）——五加科 Araliaceae."[12]

《中药材手册》"人参（纲目列入草部山草类）　本品为干燥的根。原植物系五加科多年生草本植物，野生与栽培均有。人参为我国特产贵重药材，原系野生。据《名医别录》记载：'人参生上党山谷及辽东'，今以东北吉林长白山一带为主产地。"[13]

《全国中草药汇编》："人参　别名：棒锤、山参、园参。来源：为五加科人参属植物人参 Panax ginseng C. A. Mey.（P. schinseng Nees）的根。"[14]

《中药大辞典》："人参《本经》　【异名】人衔、鬼盖《本经》，土精、神草、黄参、血参《吴普本草》，地精《广雅》，百尺杆《本草图经》，海腴、金井玉阑、孩儿参《纲目》，棒棰《辽宁主要药材》。【基原】为五加科植物人参的根。【原植物】人参 Panax ginseng C. A. Mey."[8]

《中医大辞典·中药分册》："人参　出《神农本草经》。又名人衔、神草、棒棰。为五加科植物人参 Panax ginseng C. A. Mey. 的根。主产吉林、辽宁。"[11]

《中国医学百科全书·中医学》："人参　始载于《神农本草经》。又名人衔、神草、棒槌。为五加科植物人参 Panax ginseng C. A. Mey. 的根。[9]

《全国中药炮制规范》："人参　［处方用名］人参。【来源】本品为五加科植物人参 Panax ginseng C. A. Mey. 的干燥根。栽培者为园参，野生者称山参。主产于吉林、辽宁、黑龙江等地。"[15]

《中国药材学》："人参　【别名】人葠、力参、棒槌。【来源】本品为五加科植物人参 Panax ginseng C. A. Meyer（P. schin－seng Nees）的根。"[16]

《中国中医药学主题词表》："人参 Gingseng　属五加科和补气药。D 野山参；FC 人参芦。”[10]

《普通高等教育中医药类规划教材·中药学》：“人参《本经》　为五加科多年生草本植物人参 Panax ginseng C. A. Mey. 的根。主产吉林、辽宁、黑龙江。野生者名山参，培植者称园参，于秋季采挖。园参一般栽培 6~7 年后收获。”[7]

《中华本草》：“人参《本经》　【异名】人衔、鬼盖《本经》，黄参、玉精、血参、土精《吴普本草》，地精《广雅》，金井玉阑、孩儿参《纲目》，棒锤《辽宁主要药材》。……【来源】为五加科植物人参的根。【原植物】人参 Panax ginseng C. A. Meyer（P. schin－seng Nees）　又名：神草《吴普本草》，百尺杆《本草图经》。”[17]

《中华人民共和国药典》：“人参 Radix ginseng. 本品为五加科植物人参 Panax ginseng C. A. Mey. 的干燥根。栽培者为园参，野生者为山参。多于秋季采挖，洗净。”[6]

5　参考文献

1　汉·神农本草经. 清顾观光重辑本. 北京：人民卫生出版社，1955，28

2　三国·吴普. 吴普本草. 北京：人民卫生出版社，1987，14

3　魏晋·名医别录. 北京：人民卫生出版社，1986，28

4　明·李时珍. 本草纲目. 北京：人民卫生出版社，1982，699

5　清·张志聪. 本草崇原. 北京：中国中医药出版社，1992，1

6　国家药典委员会编. 中华人民共和国药典. 一部. 北京：化学工业出版社，2000，6

7　雷载权主编. 普通高等教育中医药类规划教材·中药学. 上海：上海科学技术出版社，1995，277

8　江苏新医学院编. 中药大辞典. 上海：上海科学技术出版社，1977，29

9　《中医学》编辑委员会. 中国医学百科全书·中医学. 上海：上海科学技术出版社，1997，1221

10　吴兰成主编. 中国中医药学主题词表. 北京：中医古籍出版社，1996，308. 8

11　《中医大辞典》编辑委员会编. 中医大辞典·中药分册. 北京：人民卫生出版社，1982，8

12　中国医学科学院药物研究所等编. 中药志. 第一册. 北京：人民卫生出版社，1993，1

13　中华人民共和国卫生部药政管理局主编. 中药材手册. 北京：人民卫生出版社，1959，1

14　《全国中草药汇编》编写组编. 全国中草药汇编. 上册. 北京：人民卫生出版社，1978，20

15　中华人民共和国卫生部药政管理局编. 全国中药炮制规范. 北京：人民卫生出版社，1988，1

16　徐国钧等主编. 中国药材学. 北京：中国医药科技出版社，1996，305

17　国家中医药管理局《中华本草》编委会. 中华本草. 第五册. 上海：上海科学技术出版社，1999，805

18　三国魏·张揖撰，清·王念孙疏. 广雅疏证. 北京：中华书局，1994，321

19　南北朝·陶弘景. 本草经集注. 北京：人民卫生出版社，1994，207

20　唐·苏敬等撰. 新修本草. 合肥：安徽科学技术出版社，1981，160

21　唐·李珣. 海药本草. 北京：人民卫生出版社，1997，13

22　宋·苏颂. 本草图经. 合肥：安徽科学技术出版社，1994，91

23　宋·唐慎微. 证类本草. 见：景印文渊阁四库全书（740）. 北京：中医古籍出版社，1986，226

24　宋·寇宗奭. 本草衍义. 上海：商务印书馆，1937，45

25　元·王好古. 汤液本草. 见：景印文渊阁四库全书（745）. 北京：中医古籍出版社，1986，956

26　明·兰茂. 滇南本草. 第三卷. 昆明：云南人民出版社，1959

27　明·刘文泰. 本草品汇精要. 北京：人民卫生出版社，1982，225

28　明·陈嘉谟. 本草蒙筌. 北京：人民卫生出版社，1988，23

29　明·卢之颐. 本草乘雅半偈. 北京：人民卫生出版社，1986，10

30 明·李中梓. 本草征要. 见：李中梓医学全书. 北京：中国中医药出版社，1999，114
31 清·蒋居祉. 本草择要纲目. 见：珍本医书集成. 本草类. 上海：上海科学技术出版社，1985，102
32 清·陈士铎. 本草新编. 北京：中国中医药出版社，1996，25
33 清·汪昂. 本草易读. 北京：人民卫生出版社，1987，117
34 清·汪昂. 本草备要. 北京：中国中医药出版社，1998，9
35 清·张璐. 本经逢原. 上海：上海科学技术出版社，1959，29
36 清·叶桂. 本草经解. 上海：上海科学技术出版社，1958，1
37 清·徐大椿. 神农本草经百种录. 见：景印文渊阁四库全书（785）. 北京：中医古籍出版社，1986，563
38 清·吴仪洛. 本草从新. 北京：中医古籍出版社，2001，1
39 清·严西亭. 得配本草. 上海：上海卫生出版社，1957，3
40 清·黄宫绣. 本草求真. 上海：上海科学技术出版社，1959，2
41 清·陈念祖. 神农本草经读. 北京：人民卫生出版社，1959，1
42 清·耿世珍. 本草纲目别名录. 北京：中医古籍出版社，1982，114
43 清·姚澜. 本草分经. 上海：上海科学技术出版社，1989，55
44 清·杨时泰. 本草述钩元. 上海：科技卫生出版社，1958，88
45 清·叶志诜. 神农本草经赞. 见：珍本医书集成. 本草类. 上海：上海科学技术出版社，1985，8
46 清·凌奂. 本草害利. 北京：中医古籍出版社，1982，75
47 清·陈其瑞. 本草撮要. 见：珍本医书集成. 本草类. 上海：上海科学技术出版社，1985，3
48 清·张秉成. 本草便读. 上海：上海卫生出版社，1957，1
49 清·周岩. 本草思辨录. 北京：人民卫生出版社，1960，29

005 人参叶
Renshenye
Folium Ginseng

1 定名依据

1.1 正名

1.1.1 汉文名：人参叶（为五加科植物人参 Panax ginseng C. A. Mey. 的干燥叶）。

1.1.2 英文名：ginseng leaf.

1.2 依据

1.2.1 定名的文献依据

(1)《增订伪药条辨》："人参叶。乃辽东真参之叶。气清香。味苦微甘。其性补中带表。大能生胃津，清暑气，降虚火，利四肢头目。浸汁沐发，能令光黑而不落。醉后服之，解醒第一。"[1]

(2)《本草从新》卷一："人参……参叶：大苦大寒。损气败血，其性与人参相反。且无用。所以从来本草内，俱不载。"[2]

(3)《中华人民共和国药典》："人参叶 Folium ginseng. 为五加科植物人参 Panax ginseng C. A. Mey. 的干燥叶。秋季采收，晾干或烘干。"[3]

(4)《高等医药院校教材·中药学》中人参叶附于人参条下："人参叶，为人参的叶片，采收人参时取叶，晒干生用。味苦，微甘，性寒，功能解暑邪、生津液、降虚火。"[4]

(5)《中药大辞典》："人参叶《增订伪药条辨》 【异名】参叶《本草从新》。【原植物】五加科植物人参 Panax ginseng C. A. Mey. 的叶。"[5]

(6)《中药志》：人参附注中："人参叶：亦含有与人参根相同的人参皂甙。人参地上部分尚含山奈酚（Kaempferol）、三叶豆甙（Trifolin）和人参黄酮甙（Panasenoside）。叶有生胃津、去暑气、降虚火等作用。"[6]

(7)《中华本草》："人参叶《增订伪药条辨》 【异名】人参苗《卫生易简方》，参叶《本草从新》。【来源】为五加科植物人参 Panax ginseng C. A. Mey. 带茎的叶。【原植物】参见'人参'条。"[7]

1.2.2 定名选择的理由

(1) 人参叶 Folium ginseng，系五加科植物人参 Panax ginseng C. A. Mey. 的干燥叶。原称"参叶"，始见于清·吴仪洛《本草从新》，附于"人参"条下。清《（增订）伪药条辨》则以"人参叶"作为本品正名单列。

(2) 现代中药学著作如《中药志》、《高等医药院校教材·中药学》虽未将"人参叶"列为正名，但在"人参"条下也有记载。而我国最新出版的《中华人民共和国药典》，辞书类著作《中药大辞典》以及现代本草著作《中华本草》等在载录本药时均以"人参叶"作为正名。

1.3 与正名等效的名词：无。

2 源流考释

人参叶（五加科植物人参 Panax ginseng C. A. Mey. 的干燥叶）原称"参叶"，始载于清·吴仪洛《本草从新》卷一："人参……参叶：大苦大寒。损气败血，其性与人参相反。且无用。所以从来本草内，俱不载。"[2] 至清·赵学敏《本草纲目拾遗》则将"参叶"正式作为正名单列，如《本草纲目拾遗》卷三："参叶，辽参之叶也，率多参客带来，以其气味清香而微甘，善于生津，又不耗气，故贩参者干之，带以饷遗，代茶叶入汤用，不计入药用也。……参叶虽禀参之余气，究其力止能行皮毛四肢，性带表散，与参力远甚。惟可施于生津润燥益肺和肝之用。"[8]

"人参叶"之名始载于清·郑奋扬《（增订）伪药条辨》："人参叶。乃辽东真参之叶。气清香。味苦微甘。其性补中带表。大能生胃津。清暑气。降虚火。利四肢头目。浸汁沐发。能令光黑而不落。醉后服之。解醒第一。"[1]

现代有关著作多沿用《（增订）伪药条辨》，以"人参叶"作为本药正名记载，如我国最新出版的《中华人民共和国药典》[3]、《中华本草》[7] 以及辞书类著作《中药大辞典》[5]，但也有将本药附于"人参"条下，如《中药志》[6]、《高等医药院校教材·中药学》[4]。

此外，宋·王硕《卫生易简方》[9] 记载有"人参苗"，据其用法当为人参的嫩苗，与本品"人参的干燥叶"采集方法不同，但来源及主要作用相同。原植物"人参"的异名见"人参"条。

3 附录

3.1 又称：无。

3.2 俗称：无。

3.3 曾称：人参苗《卫生易简方》，参叶《本草从新》。

3.4 原植物名称：参见“人参”条。

4 文献通考

《卫生易简方》卷之十：“治蜂、蝎螫人，用人参苗细嚼，搓擦之立效。”[9]

《本草从新》卷一：“人参……参叶：大苦大寒。损气败血，其性与人参相反。且无用。所以从来本草内，俱不载。”[2]

《本草纲目拾遗》卷三：“参叶：辽参之叶也，率多参客带来，以其气味清香而微甘，善于生津，又不耗气，故贩参者干之，带以饷遗，代茶叶入汤用，不计入药用也。……然百草本性，大率补者多在根，叶则枝节之余气，不可以言补也。参叶虽禀参之余气，究其力止能行皮毛四肢，性带表散，与参力远甚。惟可施于生津润燥益肺和肝之用。”[8]

《增订伪药条辨》：“人参叶。乃辽东真参之叶。气清香。味苦微甘。其性补中带表。大能生胃津。清暑气。降虚火。利四肢头目。浸汁沐发。能令光黑而不落。醉后服之。解酲第一。”[1]

《中药志》附注中：“人参叶：亦含有与人参根相同的人参皂甙。人参地上部分尚含山奈酚（Kaempferol）、三叶豆甙（Trifolin）和人参黄酮甙（Panasenoside）。叶有生胃津、去暑气、降虚火等作用。”[6]

《中药大辞典》：“人参叶《增订伪药条辨》 【异名】参叶《本草从新》。【原植物】五加科植物人参 Panax ginseng C. A. Mey.”[5]

《高等医药院校教材·中药学》：“人参叶，为人参的叶片，采收人参时取叶，晒干生用。味苦，微甘，性寒，功能解暑邪、生津液、降虚火。适用于暑热口渴、热病伤津，胃阴不足、虚火牙痛等症。”[4]

《中华本草》：“人参叶《增订伪药条辨》 【异名】人参苗《卫生易简方》，参叶《本草从新》。【来源】为五加科植物人参 Panax ginseng C. A. Mey. 带茎的叶。【原植物】参见‘人参’条。……味苦，性寒，归肺胃经。功能主治：解暑清热，生津止渴。主治暑热口渴、热病伤津、胃阴不足、消渴、肺热干咳、虚火牙痛。”[7]

《中华人民共和国药典》：“人参叶 Folium ginseng 本品为五加科植物人参 Panax ginseng C. A. Mey. 的干燥叶。秋季采收，晾干或烘干。”[3]

5 参考文献

1 清·郑肖严辑著. 增订伪药条辨. 上海：科技卫生出版社，1959，8

2 清·吴仪洛. 本草从新. 北京：中医古籍出版社，2001，1

3 国家药典委员会编. 中华人民共和国药典. 一部. 北京：化学工业出版社，2000，7

4 凌一揆主编. 高等医药院校教材·中药学. 上海：上海科学技术出版社，1992，210

5 江苏新医学院编. 中药大辞典. 上海：上海科学技术出版社，1977，38

6 中国医学科学院药物研究所等编. 中药志. 第一册. 北京：人民卫生出版社，1993，9
7 国家中医药管理局《中华本草》编委会. 中华本草. 第六册. 上海：上海科学技术出版社，1999，827
8 清·赵学敏. 本草纲目拾遗. 北京：人民卫生出版社，1983，61
9 明·胡濙. 卫生易简方. 北京：人民卫生出版社，1984，261

006 儿茶

Ercha

Catechu

1 定名依据

1.1 正名

1.1.1 汉文名：儿茶［为豆科植物儿茶 Acacia catechu（L. f.）Willd. 的去皮枝、干的干燥煎膏］。

1.1.2 英文名：cutch，black catechu.

1.2 依据

1.2.1 定名的文献依据

(1)《医学入门》卷二："痰 桂花饼 桂花一两，儿茶五钱，诃子七个，甘草五分，为末，桂花水调为丸饼，每嚼一丸，滚水下，清痰降火，止嗽生津。"[1]

(2)《中华人民共和国药典》："儿茶 Ercha CATECHU 本品为豆科植物儿茶 Acacia catechu（L. f.）Willd. 的去皮枝、干的干燥煎膏。冬季采收枝、干，除去外皮，砍成大块，加水煎煮，浓缩，干燥。"[2]

(3)《普通高等教育中医药类规划教材·中药学》："儿茶《饮膳正要》为豆科落叶乔木植物儿茶 Acacia catechu（L.）Willd. 的去皮枝、干的煎膏。主产于云南、广西等地。"[3]

(4)《中医大辞典·中药分册》："儿茶出《本草述》。又名：孩儿茶、儿茶膏、黑儿茶、铁儿茶。为豆科植物儿茶树 Acacia catechu（L.）Willd. 的枝干心材煎汁浓缩而成的干浸膏。"[4]

(5)《中国医学百科全书·中医学》："儿茶 始载于《饮膳正要》。又名孩儿茶。为豆科植物儿茶 Acacia catechu（L.）Willd. 去皮枝干的干燥浸膏及茜草科植物儿茶钩藤 Uncaria gambier Roxb. 带叶嫩枝的干燥浸膏。"[5]

(6)《中国中医药学主题词表》："儿茶 ACACIA CATECHU 属豆科；属外用药和止血药（中药）D 孩儿茶。"[6]

(7)《中药志》："儿茶 Ercha 本品为较常用中药。商品主要为豆科植物儿茶的心材的水煎干膏，习称'儿茶膏'或'黑儿茶'。【原植物】儿茶 别名：儿茶膏、黑儿茶、孩儿茶、乌爹泥、乌叠泥、乌丁泥、西谢（傣语名）。Acacia catechu（L.）Willd."[7]

(8)《中药材手册》："儿茶（纲目名乌爹泥，列入土部） 商品分儿茶膏和方儿茶两种。"[8]

(9)《全国中草药汇编》:"儿茶，别名：儿茶膏、孩儿茶、黑儿茶。来源：为豆科金合欢属植物儿茶树 Acacia catechu（L.）Willd. 的干枝加水煎汁浓缩而成的干浸膏。"[9]

(10)《中国药材学》:"儿茶（黑儿茶） 【别名】乌爹泥、孩儿茶。【来源】本品为豆科植物儿茶 Acacia catechu（L.）Willd. 树干干浸膏。"[10]

1.2.2　定名选择的理由

儿茶 Catechu，为豆科植物儿茶 Acacia catechu（L. f.）Willd. 的去皮枝、干的干燥煎膏。"儿茶"之名始见于明·李梴《医学入门》，"儿茶"作为本品正名古代文献未见记载，现代文献中《中华人民共和国药典》、《中药学》、《中医大辞典·中药分册》、《中国医学百科全书·中医学》、《中国中医药学主题词表》、《中药志》、《中药材手册》、《全国中草药汇编》、《中国药材学》等，多以"儿茶"作为本品正名，说明现代趋势多认同儿茶为本品正名，且儿茶之名简洁易记，故取儿茶为本品正名。

1.3　与正名等效的名词：无。

2　源流考释

儿茶［豆科植物儿茶 Acacia catechu（L. f.）Willd. 的去皮枝、干的干燥煎膏］始载于元代·忽思慧《饮膳正要》，书中以"孩儿茶"作为本品正名。如《饮膳正要》卷二："孩儿茶　（出广南。）"[11] 其后本草著作多以"孩儿茶"作为本品正名，如清·汪昂《本草易读》[12]、汪昂《本草备要》[13]、吴仪洛《本草从新》[14]、黄宫绣《本草求真》[15]、张秉成《本草便读》[16]、陈其瑞《本草撮要》[17]、姚澜《本草分经》[18] 等。明·李时珍《本草纲目》以"乌爹泥"作为正名，同时尚载录有本品异名"乌叠泥"、"乌丁泥"，如《本草纲目》卷七："乌爹泥（纲目）。【释名】乌叠泥（纲目），孩儿茶。［时珍曰］乌爹泥，或作乌丁，皆番语，无正字。"[19]

"儿茶"之名始见于明·李梴《医学入门》卷二："痰　桂花饼　桂花一两，儿茶五钱，诃子七个，甘草五分，为末，桂花水调为丸饼，每嚼一丸，滚水下，清痰降火，止嗽生津。"[1]"儿茶"作为本品正名古代文献未见记载，考察现代所出版之本草及辞典类书藉，均以"儿茶"或"孩儿茶"作为本品正名，如《中华人民共和国药典》[2]、《普通高等教育中医药类规划教材·中药学》[3]、《中医大辞典·中药分册》[4]、《中国医学百科全书·中医学》[5]、《中国中医药学主题词表》[6]、《中药志》[7]、《中药材手册》[8]、《全国中草药汇编》[9]、《中国药材学》[10] 等则均以"儿茶"作为本品正名，以"儿茶"作为正名者明显多于"孩儿茶"。这些著作中同时也记录了"儿茶膏"、"黑儿茶"、"铁儿茶"、"方儿茶"、"西谢"（傣语名）、"粉儿茶"等别名。还记载有本品原植物"儿茶"的异名"儿茶膏"、"黑儿茶"、"孩儿茶"、"乌爹泥"、"乌叠泥"、"乌丁泥"、"西谢"《中药志》[7] 等。

3　附录

3.1　又称：儿茶膏、方儿茶、黑儿茶（药材商品名）。

3.2　俗称：西谢（傣语名），黑儿茶（浙江），粉儿茶，铁儿茶，儿茶膏，方儿茶。

3.3　曾称：孩儿茶《饮膳正要》，乌爹泥、乌叠泥、乌丁泥《纲目》。

3.4　原植物名称：儿茶，儿茶膏，黑儿茶，孩儿茶，乌爹泥，乌叠泥，乌丁泥，西谢

(傣语名)。

4 文献通考

《饮膳正要》卷二:“孩儿茶 (出广南)。”[11]

《医学入门》卷二:“痰 桂花饼 桂花一两,儿茶五钱,诃子七个,甘草五分,为末,桂花水调为丸饼,每嚼一丸,滚水下,清痰降火,止嗽生津。”[1]

《本草纲目》卷七:“乌爹泥(纲目)。【释名】乌叠泥(纲目),孩儿茶。[时珍曰]乌爹泥,或作乌丁,皆番语,无正字。【集解】[时珍曰]乌爹泥出南番,瓜哇,暹罗诸车,今云南老挝暮云场地方造之。云是细茶末入竹筒中,坚塞两头,埋污泥中,日久取出,捣汁,熬制而成,其块小而润泽者为上,块大而焦枯次之。”[19]

《本草易读》卷八:“孩儿茶,味苦,性涩。生肌收涩,生津化痰。一任金疮牙烂,尽教痔肿阴疳。口疮以蓬砂等分,研匀搽之有效。又能定痛生肌,故外科急需之。”[12]

《本草备要·金石水土部》:“孩儿茶,泻热,生津,涩,收湿。苦涩、清上膈热,化痰生津,止血收湿,定痛生肌。涂金疮口疮(硼砂等分),阴疳痔肿。出南番,云是细茶末。纳竹筒,埋土中,日久取出,捣汁熬成。块小、润泽者上,大而枯者次之。”[13]

《本草从新》卷十五:“孩儿茶,泻热生津、涩、收湿。苦涩微寒。清上膈热。化痰生津。止血收湿。定痛生肌。涂金疮口疮。(硼砂等分)阴疳痔肿。出南番。以细茶末纳竹筒。埋土中。日久取出。捣汁熬成。块小润泽者上。大而枯者次之。以上土类。”[14]

《本草求真》卷四:“孩儿茶(专入心肺),味苦微涩,性凉无毒。功专清上膈热,化痰生津,收湿凉血生肌。凡一切口疮喉痹,时行瘟瘴,烦躁口渴,并一切吐血、衄血、便血、尿血、血痢,及妇人崩淋,经血不止,阴疳痔肿者,服之立能见效。出南番。是细茶末入竹筒,埋土中。日久取出,捣汁熬成。块小润泽者上,大而枯者次之。真伪莫辨,气质莫考。用宜慎之。”[15]

《本草便读·土部·土类》:“孩儿茶,苦涩且微寒。能点痔而止血。热痰仗清化。可定痛以生肌。(孩儿茶用细茶末。入竹筒中。坚塞两头。埋污泥沟中。日久取出。捣汁熬制而成块。小而润泽者为上。大而焦枯者次之。生肌口疮等药。皆外治为多。内服虽有方法。亦不过藉其清化之力耳。然毕竟胶滞之物。用者亦罕)熬成。块小润泽者上。”[16]

《本草撮要》卷十:“【孩儿茶】味苦涩微寒。清上膈热。化痰生津。止血收湿。定痛生肌。涂金疮口疮阴疳痔肿。硼砂或冰片少许调涂。龟头烂。合冰片涂之神效。”[17]

《本草分经·原例》:“孩儿茶,以茶末埋土后熬成者,苦涩微寒,清上膈热,化痰生津,止血收湿涂疮肿。”[18]

《得配本草》卷一:“乌爹泥,一名孩儿茶,苦、涩、平。清上膈热,化痰生津。涂一切疮,生肌定痛,止血收湿。得轻粉、冰片,搽下疳阴疮。配雄黄、贝母,搽牙疳口疮。”[20]

《中药志》:“儿茶 Ercha 本品为较常用中药。商品主要为豆科植物儿茶的心材的水煎干膏,习称‘儿茶膏’或‘黑儿茶’。【原植物】儿茶 别名:儿茶膏、黑儿茶、孩儿茶、乌爹泥、乌叠泥、乌丁泥、西谢(傣语名)。Acacia catechu(L.) Willd.”[7]

《中药材手册》:“儿茶(纲目名乌爹泥,列入土部) 商品分儿茶膏和方儿茶两种。”[8]

《全国中草药汇编》："儿茶，别名：儿茶膏、孩儿茶、黑儿茶。来源为豆科金合欢属植物儿茶树 Acacia catechu（L.）Willd. 的干枝加水煎汁浓缩而成的干浸膏。"[9]

《中药大辞典》："孩儿茶《饮膳正要》 【异名】乌爹泥、乌叠泥、乌丁泥《纲目》，西谢《中药形性经验鉴别法》。【基原】为豆科植物儿茶的枝干或茜科儿茶藤的枝叶煎汁浓缩而成的干燥浸膏。【原植物】①儿茶《本草述》Acacia catechu（L.）Willd. ……"[21]

《中医大辞典·中药分册》："儿茶 出《本草述》。又名：孩儿茶、儿茶膏、黑儿茶、铁儿茶。为豆科植物儿茶树 Acacia catechu（L.）Willd. 的枝干心材煎汁浓缩而成的干浸膏。"[4]

《中国医学百科全书·中医学》："儿茶，始载于《饮膳正要》。又名孩儿茶。为豆科植物儿茶 Acacia catechu（L.）Willd. 去皮枝干的干燥浸膏及茜草科植物儿茶钩藤 Uncaria gambier Roxb. 带叶嫩枝的干燥浸膏。"[5]

《中国药材学》："儿茶（黑儿茶） 【别名】乌爹泥、孩儿茶。【来源】本品为豆科植物儿茶 Acacia catechu（L.）Willd. 树干干浸膏。"[10]

《中国中医药学主题词表》："儿茶 ACACIA CATECHU 属豆科；属外用药和止血药（中药）D 孩儿茶。"[6]

《普通高等教育中医药类规划教材·中药学》："儿茶《饮膳正要》为豆科落叶乔木植物儿茶 Acacia catechu（L.）Willd. 的去皮枝、干的煎膏。主产于云南、广西等地。"[3]

《中华本草》："孩儿茶【异名】乌爹泥、乌垒泥、乌丁泥《纲目》，儿茶《杂病源流犀烛》，粉儿茶《中国药学大辞典》，西谢《中药形性经验鉴别法》，儿茶膏《中药大辞典》，黑儿茶《浙江药用植物志》。【来源】为豆科儿茶心材或去皮枝干煎制而成的干燥浸膏。【原植物】儿茶 Acacia catechu（L. f）Willd.［Mimosacatechu L. f.］"[22]

《中华人民共和国药典》："儿茶 Ercha CATECHU 本品为豆科植物儿茶 Acacia catechu（L. f.）Willd. 的去皮枝、干的干燥煎膏。冬季采收枝、干，除去外皮，砍成大块，加水煎煮，浓缩，干燥。"[2]

5 参考文献

1 明·李梴. 医学入门. 天津：天津科学技术出版社，1999，580
2 国家药典委员会编. 中华人民共和国药典. 一部. 北京：化学工业出版社，2000，8
3 雷载权主编. 普通高等教育中医药类规划教材·中药学. 上海：上海科学技术出版社，1995，217
4 《中医大辞典》编辑委员会编. 中医大辞典·中药分册. 北京：人民卫生出版社，1982，10
5 《中医学》编辑委员会. 中国医学百科全书·中医学. 上海：上海科学技术出版社，1997，1301
6 吴兰成主编. 中国中医药学主题词表. 北京：中医古籍出版社，1996，Ⅱ-88
7 中国医学科学院药物研究所等编. 中药志. 第五册. 北京：人民卫生出版社，1993，821
8 中华人民共和国卫生部药政管理局主编. 中药材手册. 北京：人民卫生出版社，1998，743
9 《全国中草药汇编》编写组编. 全国中草药汇编. 上册. 北京：人民卫生出版社，1978，22
10 徐国钧等主编. 中国药材学. 北京：中国医药科技出版社，1996，1736
11 元·忽思慧. 饮膳正要. 北京：北京市中国书店，1985，60
12 清·汪昂. 本草易读. 北京：人民卫生出版社，1987，357
13 清·汪昂. 本草备要. 北京：中国中医药出版社，1998，239

14　清·吴仪洛. 本草从新. 北京：中医古籍出版社，2001，219
15　清·黄宫绣. 本草求真. 上海：上海科学技术出版社，1959，185
16　清·张秉成. 本草便读. 上海：上海卫生出版社，1957，101
17　清·陈其瑞. 本草撮要. 见：珍本医书集成. 本草类. 上海：上海科学技术出版社，1985，108
18　清·姚澜. 本草分经. 上海：上海科学技术出版社，1989，184
19　明·李时珍. 本草纲目. 北京：人民卫生出版社，1982，439
20　清·严西亭. 得配本草. 上海：上海卫生出版社，1957，5
21　江苏新医学院编. 中药大辞典. 上海：上海科学技术出版社，1977，1752
22　国家中医药管理局《中华本草》编委会. 中华本草. 第八册. 上海：上海科学技术出版社，1999，501

007　九里香
Jiulixiang
Folium Et Cacumen Murrayae

1　定名依据

1.1　正名

1.1.1　汉文名：九里香［为芸香科植物九里香 Murraya exoitica L. 和千里香 Murraya paniculata（L.）Jack. 的干燥叶和带叶嫩枝］。

1.1.2　英文名：murraya jasminorage.

1.2　依据

1.2.1　定名的文献依据

(1)《岭南采药录》："九里香……患百子痰打，用叶一撮，捣烂煮粥，和糖服之。"[1]

(2)《中华人民共和国药典》："九里香 Jiulixang FOLIUM ET CACUMEN MURRAYAE　本品为芸香科植物九里香 Murraya exoitica L. 和千里香 Murraya paniculata（L.）Jack. 的干燥叶和带叶嫩枝。全年均可采收，除去老枝，阴干。"[2]

(3)《中医大辞典·中药分册》："九里香①见萧步丹《岭南采药录》。又名千里香、过山香、石辣椒、九秋香、千只眼，月橘。为芸香科植物九里香 Murraya paniculata（L.）jacks. 的根及茎、叶……"[3]

(4)《中药大辞典》："九里香《岭南采药录》　【异名】千里香、满山香《生草药性备要》，月橘《中山传信录》，五里香《陆川本草》，水万年青《南宁市药物志》，七里香《除害灭病爱国卫生运动手册》，过山香《福建中草药》。【基原】为芸香科植物九里香的枝叶。【原植物】Murraya paniculata（L.）Jacks."[4]

(5)《中国医学百科全书·中医学》："九里香　始载于《生草药性备要》。原名千里香、过山香。为芸香科植物九里香 Murraya paniculata（L.）jacks. 的枝、叶。"[5]

(6)《中国中医药学主题词表》："九里香 MURRAYA PANICULATA　属芸香科；属理气药、活血祛瘀药和止痛药（中药）D 银莲花。"[6]

(7)《中药志》："本品为南方地区常用民间草药。商品为芸香科植物九里香及其变种小叶千里香的干燥或新鲜叶和带叶小枝。有时根、茎和花也入药。……【原植物】九里香，别名：千里香、满山香（生草药性备要），月桔（中山传信录）、七里香（广东），过山香（福建）。"[7]

(8)《全国中草药汇编》："九里香　别名：石辣椒、九秋香、九树香、七里香、千里香、万里香、过山香、黄金桂、山黄皮、千只眼。来源，为芸香科九里香 Murraya paniculata L.，以根及叶入药。"[8]

(9)《中国药材学》："九里香　【别名】千里香，过山香（福建），九树香、月橘（广东）。【来源】本品为芸香科植物九里香 Murraya paniculata（L.）jacks. 或小叶九里香 M. M. paniculata（L.）Jack. var. exotica（L.）Huang 带叶嫩枝。"[9]

(10)《中华本草》："九里香 Jiulixang　《岭南采药录》　【异名】满山香、九里香《生草药性备要》、五里香《陆川本草》、过山香《福建中草药》、千只眼《文山中草药》，水万年青《南宁市药物志》千枝叶、千只眼跌打、臭千只眼《云南中草药》。【来源】为芸香科九里香和小叶九里香的茎叶。【原植物】①九里香 Murraya paniculata L.）Jsck.［Chalcas paniculata L.］又名：月橘《中山传信录》……"[10]

1.2.2　定名选择的理由

九里香 Folium et cacumen murrayae，系芸香科植物九里香 Murraya exoitica L. 和千里香 Murraya paniculata（L.）Jack. 的干燥叶和带叶嫩枝。"九里香"作为本品正名始见于民国肖步丹之《岭南采药录》。现代出版之有关著作，如《中华人民共和国药典》、《中医大辞典·中药分册》、《中国医学百科全书·中医学》、《中国中医药学主题词表》、《中药志》、《全国中草药汇编》、《中国药材学》等，则多以"九里香"作为本品正名，说明现代趋势多认同"九里香"为本品正名，故取"九里香"为本品正名。

1.3　与正名等效的名词：无。

2　源流考释

九里香［芸香科植物九里香 Murraya exoitica L. 和千里香 Murraya paniculata（L.）Jack. 的干燥叶和带叶嫩枝］始载于清·何克谏《生草药性备要》[11]，正名为"千里香"，又名"满山香"，如《生草药性备要》上卷："千里香，味辛，性温。止痛，消肿毒，通窍。能止疮痒，去皮风，杀螆疥。味圆，如指头大；其藤，生真香异味。又名满山香。"[11]"九里香"作为本品正名始见于民国·萧步丹《岭南采药录》："九里香……患百子瘀打，用叶一撮，捣烂煮粥，和糖服之。"[1]

至现代，所出版之重要本草著作均从《岭南采药录》将九里香作为本品正名，如《中华人民共和国药典》[2]、《中医大辞典·中药分册》[3]、《中国医学百科全书·中医学》[5]、《中药志》[7]、《全国中草药汇编》[8]、《中国药材学》[9]等，同时收载了本品的异名"万里香"、"黄金桂"、"山黄皮"、"千只眼"、"石辣椒"、"九秋香"、"九树香"、"七里香"、"过山香"《全国中草药汇编》[8]，"月橘"、"五里香"、"水万年青"《中药大辞典》[4]，"千枝叶"、"千只眼跌打"、"臭千只眼"《中华本草》[10]。还记载有本品原植物"九里香"的异名"千里香"、"满山香"、"月桔"、"七里香"、"过山香"《中药志》[7]，"月橘"《中华本草》[10]等。

3 附录

3.1 又称：无。

3.2 俗称：五里香（陆川），过山香（福建），千只眼（文山），水万年青（南宁），千枝叶、千只眼跌打、臭千只眼（云南），九树香、月橘（广东），万里香，黄金桂，山黄皮，七里香，石辣椒，九秋香。

3.3 曾称：千里香、满山香《生草药性备要》。

3.4 原植物名称：九里香，千里香，满山香，月桔，七里香（广东），过山香（福建），月橘。

4 文献通考

《生草药性备要》上卷："千里香，味辛，性温。止痛，消肿毒，通窍。能止疮痒，去皮风，杀螆疥。叶圆，如指头大；其藤，生真香异味。又名满山香。"[11]

《岭南采药录》："九里香……患百子痰打，用叶一撮，捣烂煮粥，和糖服之。"[1]

《中药志》："九里香（本品为南方地区常用民间草药。商品为芸香科植物九里香及其变种小叶千里香的干燥或新鲜叶和带叶小枝。有时根、茎和花也入药。……【原植物】九里香，别名：千里香、满山香（生草药性备要），月桔（中山传信录）、七里香（广东），过山香（福建）。"[7]

《全国中草药汇编》："九里香　别名：石辣椒、九秋香、九树香、七里香、千里香、万里香、过山香、黄金桂、山黄皮、千只眼。来源为芸香科九里香 Murraya paniculata L.，以根及叶入药。"[8]

《中药大辞典》："九里香《岭南采药录》【异名】千里香、满山香《生草药性备要》，月橘《中山传信录》，五里香《陆川本草》，水万年青《南宁市药物志》，七里香《除害灭病爱国卫生运动手册》，过山香《福建中草药》。【基原】为芸香科植物九里香的枝叶。【原植物】Murraya paniculata（L.）Jacks."[4]

《中医大辞典·中药分册》："九里香①见萧步丹《岭南采药录》。又名千里香、过山香、石辣椒、九秋香、千只眼，月橘。为芸香科植物九里香 Murraya paniculata（L.）jacks. 的根及茎、叶……"[3]

《中国医学百科全书·中医学》："九里香　始载于《生草药性备要》。原名千里香、过山香。为芸香科植物九里香 Murraya paniculata（L.）jacks. 的枝、叶。"[5]

《中国中医药学主题词表》："九里香 MURRAYA PANICUATA　属芸香科；属理气药、活血祛瘀药和止痛药（中药）D 银莲花。"[6]

《中国药材学》："九里香【别名】千里香，过山香（福建），九树香、月橘（广东）。【来源】本品为芸香科植物九里香 Murraya paniculata（L.）jacks. 或小叶九里香. M. paniculata -（L.）Jack. var. exotica（L.）Huang 带叶嫩枝。"[9]

《中华本草》："九里香 Jiulixang　《岭南采药录》　【异名】满山香、九里香《生草药性备要》，五里香《陆川本草》，过山香《福建中草药》，千只眼《文山中草药》，水万年青《南宁市药物志》，千枝叶、千只眼跌打、臭千只眼《云南中草药》。【来源】为芸香科九里香和小叶九里香的茎叶。【原植物】①九里香 Murraya paniculata（L.）Jsck.

［Chalcas paniculata L.］又名：月橘《中山传信录》……”[10]

《中华人民共和国药典》：“九里香 Jiulixang FOLIUM ET CACUMEN MURRAY－AE 本品为芸香科植物九里香 Murraya exoitica L. 和千里香 Murraya paniculata（L.）Jack. 的干燥叶和带叶嫩。全年均可采收，除去老枝，阴干。”[2]

5 参考文献

1 民国·萧步丹. 岭南采药录. 广州：广州萧灵兰室铅印本，1932

2 国家药典委员会编. 中华人民共和国药典. 一部. 北京：化学工业出版社，2000，8

3 《中医大辞典》编辑委员会编. 中医大辞典·中药分册. 北京：人民卫生出版社，1982，11

4 江苏新医学院编. 中药大辞典. 上海：上海科学技术出版社，1977，44

5 《中医学》编辑委员会. 中国医学百科全书·中医学. 上海：上海科学技术出版社，1997，1112

6 吴兰成主编. 中国中医药学主题词表. 北京：中医古籍出版社，1996，Ⅱ－199

7 中国医学科学院药物研究所等编. 中药志. 第四册. 北京：人民卫生出版社，1993，149

8 《全国中草药汇编》编写组编. 全国中草药汇编. 上册. 北京：人民卫生出版社，1978，18

9 徐国钧等主编. 中国药材学. 北京：中国医药科技出版社，1996，885

10 国家中医药管理局《中华本草》编委会. 中华本草. 第四册. 上海：上海科学技术出版社，1999，942

11 清·何克谏. 生草药性备要. 见：岭南本草古籍三种. 北京：中国医药科技出版社，1999，30

008 九香虫

Jiuxiangchong

Aspongopus

1 定名依据

1.1 正名

1.1.1 汉文名：九香虫（蝽科昆虫九香虫 Aspongpus chinensis Dallas 的干燥体）。

1.1.2 英文名：stink－bug.

1.2 依据

1.2.1 定名的文献依据

（1）《本草纲目》第三十九卷：“九香虫《纲目》【释名】黑兜虫。【集解】时珍曰：九香虫，产于贵州永宁卫赤水河中……【发明】时珍曰：《摄生方》：乌龙丸：治上证，久服益人，四川何卿总兵常服有效。其方：用九香虫一两（半生、焙），车前子（微炒）、陈橘皮各四钱，白术（焙）五钱，杜仲（酥炙）八钱。上为末，炼蜜丸梧桐子大。每服一钱五分，以盐白汤或盐酒服，早晚各一服，此方妙在此虫。”[1]

（2）《本草品汇精要》卷之七下：“九香虫，无毒，卵生。九香虫，主膈脘滞气，脾肾亏损，壮元阳（本草纲目）。【名】黑兜虫。【地】（李时珍云）九香虫，产于贵州永宁卫赤水河中。”[2]

（3）《本草新编》卷之五：“九香虫，味甘、辛，气微温。入肾经命门。专兴阳益精，且能安神魄，亦虫中之至佳者。入丸散中，以扶衰弱最宜，但不宜入于汤剂，以其性滑，恐动大便耳。”[3]

(4)《本经逢原》：“九香虫，咸温无毒。发明：九香虫产贵州，治膈脘滞气，脾肾亏损。壮元阳摄生方，乌龙丸用之。”[4]

(5)《本草便读》：“九香虫，壮脾肾之元阳。咸温无毒。理胸膈之凝滞。气血双宣。（九香虫　其虫大如小指。状如水蝇。青黑色。至冬藏于石下。土人取之以供人用。咸温无毒。观其以香命名）”[5]

(6)《本草分经》：“九香虫，咸温，治膈脘滞气，脾肾亏损，壮元阳。”[6]

(7)《中华人民共和国药典》：“九香虫 Jiuxiangchong ASPONGOPUS　本品为蝽科昆虫九香虫 Aspongonpus chinensis Dallas 的干燥体。”[7]

(8)《普通高等教育中医药类规划教材·中药学》：“九香虫《本草纲目》为蝽科昆虫九香虫 Aspongonpus chinensis Dallas 的全虫。主产于云南、四川、贵州、广西等地。”[8]

(9)《中药大辞典》：“九香虫《纲目》。【异名】黑兜虫《纲目》、瓜黑椿、（蔡邦华《昆虫分类学》屁板虫《药材资料汇编》，蜣螂虫、打屁虫、屁巴虫《中药志》）。【基原】为蝽科动物九香虫的干燥全虫。【原植物】九香虫 Aspongonpus chinensis Dallas.”[9]

(10)《中国医学百科全书·中医学》：“九香虫始载于《本草纲目》。又名黑兜虫、瓜黑椿、屁板虫。为蝽科动物九香虫 Aspongonpus chinensisr Dallas 的全体。”[10]

(11)《中国中医药学主题词表》：“九香虫，属蝽科；属动物药，理气药，和祛寒药。”[11]

1.2.2　定名选择的理由

(1) 九香虫 Aspongopus，蝽科昆虫九香虫 Aspongpus chinensis Dallas 的干燥体，始载于明·李时珍之《本草纲目》[1]，以九香虫为本品正名，并载以九香虫为正名的组方。当时及清代各本草著作，如明·刘文泰《本草品汇精要》[2]，清·陈士铎《本草新编》[3]、张璐之《本经逢原》[4]、姚澜之《本草分经》[6]、张秉成《本草便读》[5]均以九香虫作为本品之正名。

(2) 我国新近出版之《中华人民共和国药典》[7]、《普通高等教育中医药类规划教材·中药学》[8]、《中药大辞典》[9]、《中国医学百科全书·中医学》[10]、等亦均以“九香虫”作为该药之正名。已广泛应用于中医药文献的标引和检索的《中国中医药学主题词表》[11]，也以“九香虫”作为本药之正式主题词。可见以“九香虫”为本药之正名为古今之共识。

1.3　与正名等效的名词：无。

2　源流考释

“九香虫”（为蝽科昆虫九香虫 Aspongonpus chinensis Dallas 的干燥体），作为药物，九香虫始载于明·李时珍《本草纲目》，云：“九香虫《纲目》【释名】黑兜虫。【集解】时珍曰：九香虫，产于贵州永宁卫赤水河中。大如小指头，状如水黾，身青黑色。至冬伏于石下，土人多取之，以充人事。至惊蛰后即飞出，不可用矣。【气味】咸，温，无毒。【主治】膈脘滞气，脾肾亏损，壮元阳（时珍）。”其下并录《摄生方》中之“乌龙丸”，方中用以“九香虫”为药名，用量一两（半生、焙）并配以“车前子（微炒）、陈橘皮各四钱，白术（焙）五钱，杜仲（酥炙）八钱。上为末，炼蜜丸梧桐子大。每服一钱五分，以盐白汤或盐酒服，早晚各一服”。后注道：“此方妙在此虫。”[1]此后明清各本草著作，如刘文泰《本草品汇精要》[2]，清·陈士铎《本草新编》[3]、张璐之《本经逢原》[4]、姚澜之《本草分经》[6]、张秉成《本草便读》[5]均从时珍之言，以九香虫作为本品之正名，其中《本草便读》[5]指出九香虫是“其以香命名”。除《本草纲目》[1]所载“黑兜虫”外，诸书未载其异名。

现代本草书藉中，仍从古说以“九香虫”为其正名，《中华人民共和国药典》[7]、《普通高等教育中医药类规划教材·中药学》[8]、《中药大辞典》[9]、《中国医学百科全书·中医学》[10]、《中药材手册》[12]、《全国中草药汇编》[13]、《全国中药炮制规范》[14]、《中国药材学》[15]、《中华本草》[16]亦均以“九香虫”作为该药之正名。《中国中医药学主题词表》[11]，也以“九香虫”作为本药之正式主题词。其中《中药大辞典》[9]等收载了九香虫的异名，如“打屁虫”、“瓜黑蝽”、“屁板虫”、“屁巴虫”等。

3 附录

3.1 又称：无。

3.2 俗称：打屁虫、瓜黑蝽、屁板虫、屁巴虫。

3.3 曾称：黑兜虫《本草纲目》。

3.4 原动物名称：九香虫。

4 文献通考

《本草纲目》第三十九卷：“九香虫《纲目》【释名】黑兜虫。【集解】时珍曰：九香虫，产于贵州永宁卫赤水河中。大如小指头，状如水黾，身青黑色。至冬伏于石下，土人多取之，以充人事。至惊蛰后即飞出，不可用矣。【气味】咸，温，无毒。【主治】膈脘滞气，脾肾亏损，壮元阳（时珍）。【发明】时珍曰：《摄生方》：乌龙丸：治上证，久服益人，四川何卿总兵常服有效。其方：用九香虫一两（半生、焙），车前子（微炒）、陈橘皮各四钱，白术（焙）五钱，杜仲（酥炙）八钱。上为末，炼蜜丸梧桐子大。每服一钱五分，以盐白汤或盐酒服，早晚各一服，此方妙在此虫。”[1]

《本草品汇精要》卷之七下：“九香虫，无毒，卵生，九香虫，主膈脘滞气，脾肾亏损，壮元阳（本草纲目）。【名】黑兜虫。【地】（李时珍云）九香虫，产于贵州永宁卫赤水河中，【时】（采）冬月取之，至冬伏于石下，土人多取之以充人事，至惊蛰后，即飞出不可用矣。【用】全用。【质】大如小指头状，如水黾。【色】身青黑色。【味】咸、【性】温。”[2]

《本草新编》卷之五：“九香虫，味甘、辛，气微温。入肾经命门。专兴阳益精，且能安神魄，亦虫中之至佳者。入丸散中，以扶衰弱最宜，但不宜入于汤剂，以其性滑，恐动大便耳。九香虫亦兴阳之物，然外人参、白术、巴戟天、肉苁蓉、破故纸之类，亦未见其大效也。或问九香虫产于西蜀，得其真者为佳，近人不知真假，何能奏效？曰：九香虫不止西蜀有之，江南未尝不生。但生于江南者，无香气耳，无香气者即无效。”[3]

《本经逢原》：“九香虫，咸温无毒。发明：九香虫产贵州，治膈脘滞气，脾肾亏损。壮元阳摄生方，乌龙丸用之。”[4]

《本草便读》：“九香虫，壮脾肾之元阳。咸温无毒。理胸膈之凝滞。气血双宣。（九香虫其虫大如小指。状如水蝇。青黑色。至冬藏于石下。土人取之以供人用。咸温无毒。

观其以香命名。其虫之气香可知。故能理气滞。宣胸膈。咸能入肾。温可壮阳。气香归脾。故为脾肾之药。蠕动气香味咸之物。似又能流通血脉耳)"[5]

《本草分经》："九香虫，咸温，治膈脘滞气，脾肾亏损，壮元阳。"[6]

《中药材手册》："九香虫，（纲目列入虫部卵生类） 本品为一种昆虫的干燥全体，均为野生。常雌雄并伏于河边的石隙间，惊蛰后即飞出。【别名】黑兜虫（贵州）、屁巴虫、打屁虫（四川）。"[12]

《全国中草药汇编》："九香虫 别名：屁巴虫、打屁虫。【来源】为半翅目，蝽科昆虫九香虫 Aspongonpus chinensis Dallas 的干燥全体。"[13]

《中药大辞典》："九香虫《纲目》。【异名】黑兜虫《纲目》、瓜黑椿、（蔡邦华《昆虫分类学》屁板虫《药材资料汇编》，蜣螂虫、打屁虫、屁巴虫《中药志》）。【基原】为蝽科动物九香虫的干燥全虫。【原植物】九香虫 Aspongonpus chinensisr Dallas."[9]

《中医大辞典·中药分册》："九香虫 出《本草纲目》。又名屁巴虫。为蝽科昆虫九香虫 Aspongonpus chinensis Dallas 的干燥全虫。主产于四川、贵州等地。"[17]

《中国医学百科全书·中医学》："九香虫始载于《本草纲目》。又名黑兜虫、瓜黑椿、屁板虫。为蝽科动物九香虫 Aspongonpus chinensis Dallas 的全体。"[10]

《全国中药炮制规范》："九香虫，［处方用名］九香虫、炒九香虫。【来源】本品为蝽科昆虫九香虫 Aspongonpus chinensis Dallas 的干燥体。均系野生。主产于云南、四川、贵州、广西等地。"[14]

《中国药材学》："九香虫 【别名】黑兜虫，打屁虫，瓜黑蝽。【来源】本品为昆虫纲半翅目蝽科动物九香虫 Aspongonpus chinensis Dallas 的全体。"[15]

《中国中医药学主题词表》："九香虫，属蝽科；属动物药，理气药，和祛寒药。"[11]

《普通高等教育中医药类规划教材·中药学》："九香虫《本草纲目》 为蝽科昆虫九香虫 Aspongonpus chinensis Dallas 的全虫。主产于云南、四川、贵州、广西等地。"[8]

《中华本草》："九香虫 Jiuxangchong 《纲目》 【异名】黑蝽虫《纲目》，瓜黑蝽《昆虫分类学》，屁板虫。"[16]

《中华人民共和国药典》："九香虫 Jiuxangchong ASPONGOPUS 本品为蝽科昆虫九香虫 Aspongonpus chinensisr Dallas 的干燥体。"[7]

5 参考文献

1 明·李时珍. 本草纲目. 北京：人民卫生出版社，1982，2258
2 明·刘文泰. 本草品汇精要. 北京：人民卫生出版社，1982，113
3 清·陈士铎. 本草新编. 北京：中国中医药出版社，1996，291
4 清·张璐. 本经逢原. 上海：上海科学技术出版社，1959，202
5 清·张秉成. 本草便读. 上海：上海卫生出版社，1957，118
6 清·姚澜. 本草分经. 上海：上海科学技术出版社，1989，91
7 国家药典委员会编. 中华人民共和国药典. 一部. 北京：化学工业出版社，2000，9
8 雷载权主编. 普通高等教育中医药类规划教材·中药学. 上海：上海科学技术出版社，1995，170
9 江苏新医学院编. 中药大辞典. 上海：上海科学技术出版社，1977，45
10 《中医学》编辑委员会. 中国医学百科全书·中医学. 上海：上海科学技术出版社，1997，1114
11 吴兰成主编. 中国中医药学主题词表. 北京：中医古籍出版社，1996，199

12 中华人民共和国卫生部药政管理局主编. 中药材手册. 北京：人民卫生出版社，1959，474
13 《全国中草药汇编》编写组编. 全国中草药汇编. 上册. 北京：人民卫生出版社，1978，19
14 中华人民共和国卫生部药政管理局编. 全国中药炮制规范. 北京：人民卫生出版社，1988，321
15 徐国钧等主编. 中国药材学. 北京：中国医药科技出版社，1996，1790
16 国家中医药管理局《中华本草》编委会. 中华本草. 第9册. 上海：上海科学技术出版社，1999，173
17 《中医大辞典》编辑委员会编. 中医大辞典·中药分册. 北京：人民卫生出版社，1982，11

009 刀豆
Daodou
Semen Canavaliae

1 定名依据

1.1 正名

1.1.1 汉文名：刀豆［为豆科植物刀豆 Canavalia gladiata（Jacq.）DC. 的干燥成熟种子］。

1.1.2 英文名：jack bean.

1.2 依据

1.2.1 定名的文献依据

(1)《滇南本草》第二卷：“刀豆，味甘，性寒。治风寒湿气，利肠胃。烧灰，酒送下。子，能健脾。”[1]

(2)《本草品汇精要》卷之三：“刀豆，无毒，刀豆，主温中下气，利肠胃，止呃逆，益肾补元（本草纲目）。【名】挟剑豆。”[2]

(3)《本草纲目》第二十四卷：“刀豆《纲目》【释名】挟剑豆。时珍曰：以荚形命名也。案：段成式《酉阳杂俎》云：乐浪有挟剑豆，荚生横斜，如人挟剑。即此豆也。【集解】颖曰：刀豆长尺许，可入酱用。”[3]

(4)《本草备要·谷菜部》：“刀豆，宣，下气，甘平。温中止呃（煅存性服），胜于柿蒂。”[4]

(5)《本草从新》卷十二：“刀豆，下气归元，甘温，温中下气，利肠胃，益肾归元，止呃逆。(时珍曰：刀豆　本草失载、惟近时小书载其暖而补元阳也、有人病后、呃逆不止、声闻邻家、或令取刀豆子烧存性、白汤调服二钱、即止、此亦取其下气归元、而逆自止也)”[5]

(6)《中华人民共和国药典》：“刀豆［本品为豆科植物刀豆 Cana valia gladiata（Jacq.）DC. 的干燥成熟种子。秋季采收成熟果实，剥取种子，晒干］。”[6]

(7)《普通高等教育中医药类规划教材·中药学》：“刀豆，《救荒本草》。为豆科一年生缠绕草质藤本植物刀豆 Canavalia gladiata（Jacq.）DC 的成熟种子。主产于江苏、安徽、湖北、四川等地。”[7]

(8)《中医大辞典·中药分册》:“刀豆出《救荒本草》。又名挟剑豆、刀豆子、大刀豆。为豆科植物刀豆 Cana valia gladiata (Jacq.) DC. 的种子。”[8]

(9)《中药大辞典》:“刀豆,《救荒本草》【异名】挟剑豆《酉阳杂俎》,刀豆子《滇南本草》,大戈豆《本草求原》,大刀豆《分类本草药性》,关刀豆《广西中兽医药植》,刀鞘豆《陆川本草》,刀巴豆《四川中药志》,马刀豆《闽东本草》,刀培豆《江西草药》。【基原】为豆科植物刀豆种子。【原植物】刀豆 Cana valia gladiata (Jacq.) DC.”[9]

(10)《中国中医药学主题词表》“刀豆 CANAVALILE GLADIATA 属豆科和理气药。”[10]

(11)《中国医学百科全书·中医学》:“刀豆 始载于《救荒本草》。又名刀豆子。为豆科植物 Cana valia gladiata (Jacq.) DC 的种子。主产于中国江苏、湖北、安徽等省。”[11]

(12)《中药志》[12]、《中药材手册》[13]、《全国中草药汇编》[14]、《全国中药炮制规范》[15]、《中国药材学》[16]、《中华本草》[17]等现代中药著作多以“刀豆”作为本品正名(参见“文献通考”)。

1.2.2 定名选择的理由

(1)刀豆 Semen canavaliae,系豆科植物刀豆 Cana valia gladiata (Jacq.) DC. 的干燥成熟种子。原称“挟剑豆”,始见于唐·段成式《酉阳杂俎》,但自明·兰茂《滇南本草》以“刀豆”作为本药的正名记载后,其下的本草著作,如明·刘文泰《本草品汇精要》、李时珍《本草纲目》,清·赵学敏《本草纲目拾遗》、汪昂《本草备要》等均以“刀豆”作为本药的正名,一直沿用至今。

(2)现代出版的《中华人民共和国药典》,教材《普通高等教育中医药类规划教材·中药学》以及辞书类著作《中医大辞典·中药分册》、《中药大辞典》、《中国医学百科全书·中医学》等均以“刀豆”作为本药正名。已经广泛应用于中医药学文献的标引和检索的《中国中医药学主题词表》也以“刀豆”作为本药的正式主题词。现代本草著作如《中药志》、《中药材手册》、《全国中草药汇编》、《全国中药炮制规范》、《中华本草》等虽记载了不少本药各地的俗称,但也均以“刀豆”作为本药的正名。说明“刀豆”作为本药正名已成为共识。

1.3 与正名等效的名词:无。

2 源流考释

刀豆[豆科植物刀豆 Cana valia gladiata (Jacq.) DC. 的干燥成熟种子]原称“挟剑豆”,始见于唐·段成式《酉阳杂俎》[3],如《本草纲目》引《酉阳杂俎》云:“乐浪有挟剑豆,荚生横斜,如人挟剑。即此豆也。”[3]

“刀豆”之名始见于明·兰茂《滇南本草》,并作为本药的正名记载。言“刀豆,味甘,性寒。治风寒湿气,利肠胃。烧灰,酒送下。子,能健脾”。[1]其后本草著作大多沿用该书记载以“刀豆”为正名记载本品,如明·刘文泰《本草品汇精要》[2]、李时珍《本草纲目》[3],清·汪昂《本草备要》[4]、吴仪洛《本草从新》[5]、赵学敏《本草纲目拾遗》[18]、杨时泰《本草述钩元》[19]、严西亭《得配本草》[20]、姚澜《本草分经》[21]、赵其光《本草求原》[22]等;但有的则以“刀豆子”为正名记载本品,如清·张秉成《本草便读》[23]等。

古代著作记载的本品异名有“挟剑豆”《酉阳杂俎》[3],“刀豆子”《本草纲目》[3],

“大弋豆”清·赵其光《本草求原》[22]等。如《本草纲目》引《酉阳杂俎》曰：“乐浪有挟剑豆，荚生横斜，如人挟剑。”[3]《本草纲目》第二十四卷：“刀豆……本草失载，惟近时小书载其暖而补元阳也。又有人病后呃逆不止，声闻邻家。或令取刀豆子烧存性，白汤调服二钱即止。此亦取其下气归元，而逆自止也。”[3]清·赵其光《本草求原》：“刀豆，即大弋豆。甘，平，无毒。和中下气。利肠胃，补肾元。”[22]

现代有关著作均沿用《滇南本草》[1]的记载以“刀豆”作为本品正名，如《中华人民共和国药典》[6]、《普通高等教育中医药类规划教材·中药学》[7]、《中医大辞典·中药分册》[8]、《中药大辞典》[9]、《中国中医药学主题词表》[10]、《中国医学百科全书·中医学》[11]、《中药志》[12]、《中药材手册》[13]、《全国中草药汇编》[14]、《全国中药炮制规范》[15]、《中国药材学》[16]、《中华本草》[17]等。同时尚记载有“大戈豆”、“大刀豆”、“刀鞘豆”《中药志》[12]，“野刀板藤”、“葛豆”、“刀坝豆”、“刀豆角”、“刀豆荚”、“马刀豆”、“关刀豆”、“刀把豆”《全国中草药汇编》[14]，“刀巴豆”、“刀培豆”《中药大辞典》[9]，“白凤豆”、“刀板仁豆”、“卡肖”《中华本草》[17]等各地的俗称。还记载有本品原植物“刀豆”的异名“挟剑豆”、“刀豆子”、“大戈豆”、“大刀豆”、“刀鞘豆”《中药志》[12]等。

3　附录

3.1　又称：无。

3.2　俗称：刀鞘豆（陆川），关刀豆（广西），刀巴豆（四川），马刀豆（福建）、刀培豆（江西），白凤豆、刀板仁豆（台湾），卡肖（藏药），大戈豆，大刀豆，野刀板藤，葛豆，刀坝豆，刀豆角，刀豆荚，刀把豆。

3.3　曾称：挟剑豆《酉阳杂俎》，刀豆子《本草纲目》，大弋豆《本草求原》。

3.4　原植物名称：刀豆，挟剑豆，刀豆子，大戈豆，大刀豆，刀鞘豆。

4　文献通考

《滇南本草》第二卷：“刀豆，味甘，性寒。治风寒湿气，利肠胃。烧灰，酒送下。子，能健脾。”[1]

《本草精品汇要》卷之三：“刀豆，无毒，刀豆，主温中下气，利肠胃，止呃逆，益肾补元”[2]

《本草纲目》第二十四卷：“刀豆《纲目》【释名】挟剑豆。时珍曰：以荚形命名也。案：段成式《酉阳杂俎》云：乐浪有挟剑豆，荚生横斜，如人挟剑。即此豆也。【集解】颖曰：刀豆，长尺许，可入酱用。时珍曰：刀豆，人多种之。三月下种，蔓生引一二丈，叶如豇豆叶而稍长大，五、六、七月开紫花如蛾形。结荚，长者近尺，微似皂荚，扁而剑脊，三棱宛然。嫩时煮食、酱食、蜜煎皆佳。老则收子，子大如拇指头，淡红色。同猪肉、鸡肉煮食，尤美。【气味】甘，平，无毒。【主治】温中下气，利肠胃，止呃逆，益肾补元（时珍）。【发明】时珍曰：刀豆　本草失载，惟近时小书载其暖而补元阳也。又有人病后呃逆不止，声闻邻家。或令取刀豆子烧存性，白汤调服二钱即止。此亦取其下气归元，而逆自止也。”[3]

《本草备要·谷菜部》：“刀豆，宣，下气，甘平。温中止呃（煅存性服），胜于柿蒂。”[4]

《本草从新》卷十二：“刀豆，下气归元。甘温，温中下气，利肠胃，益肾归元，止呃逆。（时珍曰：刀豆，本草失载，惟近时小书载其暖而补元阳也，有人病后，呃逆不止，声闻邻家。或令取刀豆子烧存性，白汤调服二钱，即止。此亦取其下气归元，而逆自止也）”[5]

《得配本草》：“刀豆，甘，平。温中下气。利肠胃，治呃逆。炒炭，止吐血。”[20]

《本草纲目拾遗》：“刀豆，下气归元。甘温。温中下气。利肠胃。益肾归元。止呃逆。（时珍曰：刀豆　本草失载、惟近时小书载其暖而补元阳也、有人病后、呃逆不止、声闻邻家、或令取刀豆子烧存性、白汤调服二钱、即止。此亦取其下气归元、而逆自止也）壳，焙燥为末，好酒服一钱，加麝香五厘亦妙。”[18]

《本草分经原例·（次序络经更定）·足少阴肾》：“刀豆，甘温，下气益肾归元，温中利肠胃止呃逆。”[21]

《本草述钩元》：“刀豆，三月下种。五六七月开紫花。如蛾形。结荚微似皂荚。老则收子。大如拇指头。淡红色。气味甘平。主治温中下气。利肠胃。止呃逆。益肾补元。有人病后呃逆不止。声闻邻家。取刀豆子烧存性。白汤调服二钱。即止。此可见下气归元之功。”[19]

《本草便读·谷部·谷类》：“刀豆子，温中下气。治呃逆有功。益肾归元。味甘温无毒。（刀豆子味甘性温。下降入肾。能温暖下焦。治肾虚气不归元。虚寒呃逆者。取刀豆子烧存性。白汤调服二钱即止。即其利肠胃。和中焦。亦固所宜也）”[23]

《本草撮要》：“刀豆子，温中下气。治呃逆有功。益肾归元。味甘温无毒。（刀豆 子味甘性温。下降入肾。能温暖下焦。治肾虚气不归元。虚寒呃逆者。取刀豆子烧存性。白汤调服二钱即止。即其利肠胃。和中焦。亦固所宜也）”[24]

《本草求原》：“刀豆，即大弋豆。甘，平，无毒。和中下气。利肠胃，补肾元。”[22]

《中药志》：“刀豆 Dao dou　本品为少常用中药。商品主要为豆科植物刀豆的成熟种子，部分地区也用同属植物洋刀豆的种子。两者药材外形相似，常并用。……【原植物】①“刀豆，别名：挟剑豆、刀豆子、大戈豆，大刀豆、刀鞘豆……”[12]

《中国药材学》：“刀豆，来源本品为豆科植物刀豆 Canavalia gladiata 的种子。甘，温。入胃、肾经。温中，下气，止呃。”[16]

《中药材手册》：“刀豆，本品为干燥的种子。原植物系豆科一年生缠绕状草本植物，均为栽培。商品中有红皮及白皮两种，均可入药。”[13]

《全国中草药汇编》：“刀豆，别名：刀豆子（滇南本草）、挟剑豆、野刀板藤、葛豆、刀坝豆、大刀豆、刀豆角、刀鞘豆、刀豆荚、马刀豆、关刀豆、刀把豆。来源：为豆科刀豆属植物刀豆 Cana valia gladiata（Jacq.）DC. 以种子果壳及根入药。”[14]

《中药大辞典》：“刀豆《救荒本草》【异名】挟剑豆《酉阳杂俎》，刀豆子《滇南本草》，大戈豆《本草求原》，大刀豆《分类本草药性》，关刀豆《广西中兽医药植》，刀鞘豆《陆川本草》，刀巴豆《四川中药志》，马刀豆《闽东本草》，刀培豆《江西草药》。【基原】为豆科植物刀豆种子。【原植物】刀豆 Cana valia gladiata（Jacq.）DC.”[9]

《中医大辞典·中药分册》：“刀豆出《救荒本草》。又名挟剑豆、刀豆子、大刀豆。为豆科植物刀豆 Cana valia gladiata（Jacq.）DC. 的种子。”[8]

《全国中药炮制规范》："刀豆，［处方用名］刀豆　【来源】为豆科植物刀豆 Cana valia gladiata（Jacq.）DC 的干燥成熟种子。均系栽培。主产于江苏、安徽、湖北、等地。"[15]

《中国中医药学主题词表》："刀豆 CANAVALILE GLADIATA　属豆科和理气药。"[10]

《普通高等教育中医药类规划教材·中药学》："刀豆，《救荒本草》。为豆科一年生缠绕草质藤本植物刀豆 Cana valia gladiata（Jacq.）DC 的成熟种子。主产于江苏、安徽、湖北、四川等地。"[7]

《中华本草》："刀豆 Daodu《滇南本草》。【异名】挟剑豆《酉阳杂俎》，刀豆子《滇南本草》，大戈豆《本草求原》，大刀豆《分类本草药性》，刀鞘豆《陆川本草》，白凤豆、刀板仁豆《台湾药用植物》，刀巴豆《四川中药志》，马刀豆《闽东本草》，刀培豆《江西草药》卡肖《藏药标准》。……【来源】为豆科植物刀豆和洋刀豆的种子。【原植物】①刀豆 Canavalia gladiata（Jacq.）DC.［Dolichos gladiatus Jacq.］……"[17]《中华人民共和国药典》："刀豆［本品为豆科植物刀豆 Cana valia gladiata（Jacq.）DC. 的干燥成熟种子。秋季采收成熟果实，剥取种子，晒干］。"[6]

5　参考文献

1　明·兰茂．滇南本草．第二卷．昆明：云南人民出版社，1977，209

2　明·刘文泰．本草品汇精要·续集卷之三．北京：人民卫生出版社，1982，1028

3　明·李时珍．本草纲目·谷部．第二十四卷．北京：人民卫生出版社，1982，1522

4　清·汪昂．本草备要．北京：中国中医药出版社，1998，197

5　清·吴仪洛．本草从新．北京：中医古籍出版社，2001，180

6　国家药典委员会编．中华人民共和国药典．一部．北京：化学工业出版社，2000，9

7　雷载权主编．普通高等教育中医药类规划教材·中药学．上海：上海科学技术出版社，1995，169

8　《中医大辞典》编辑委员会编．中医大辞典·中药分册．北京：人民卫生出版社，1982，21

9　江苏新医学院编．中药大辞典．上海：上海科学技术出版社，1977，49

10　吴兰成主编．中国中医药学主题词表．北京：中医古籍出版社，1996，Ⅱ－71

11　《中医学》编辑委员会．中国医学百科全书·中医学．上海：上海科学技术出版社，1997，1119

12　中国医学科学院药物研究所等编．中药志．第三册．北京：人民卫生出版社，1993，125

13　中华人民共和国卫生部药政管理局主编．中药材手册．北京：人民卫生出版社，1959，185

14　《全国中草药汇编》编写组编．全国中草药汇编．下册．北京：人民卫生出版社，1978，9

15　中华人民共和国卫生部药政管理局编．全国中药炮制规范．北京：人民卫生出版社，1988，111

16　徐国钧等主编．中国药材学．北京：中国医药科技出版社，1996，1243

17　国家中医药管理局《中华本草》编委会．中华本草．第四册．上海：上海科学技术出版社，1999，385

18　清·赵学敏．本草纲目拾遗．北京：人民卫生出版社，1983，339

19　清·杨时泰．本草述钩元．上海：科技卫生出版社，1958，378

20　清·严西亭．得配本草．上海：上海卫生出版社，1957，12

21　清·姚澜．本草分经．上海：上海科学技术出版社，1989，144

22　清·赵其光．本草求原．见：岭南本草古籍三种．北京：中国医药科技出版社，1999，348

23　清·张秉成．本草便读．上海：上海卫生出版社，1957，83

24　清·陈其瑞．本草撮要．见：珍本医书集成．本草类．上海：上海科学技术出版社，1985，69

010　三七
Sanqi
Radix Notoginseng

1　定名依据

1.1　正名

1.1.1　汉文名：三七［为五加科植物三七 Panax notoginseng（Burk.）F. H. Chen 的干燥根］。

1.1.2　英文名：jack bean.

1.2　依据

1.2.1　定名的文献依据

(1)《本草纲目》："三七　【释名】山漆、金不换。时珍曰：彼人言其叶左三右四，故名三七，盖恐不然。或云本名山漆，谓其能合金疮，如漆粘物也，此说近之。金不换，贵重之称也。"[1]

(2)《本草品汇精要》："三七，无毒。三七　主止血，散血，定痛。金刃箭伤，跌扑杖疮，血出不止者，嚼烂涂或为末掺之，其血即止。亦主吐血、衄血、下血、血痢、崩中、经水不止、产后恶血不下、血晕、血痛、赤目痈肿，虎咬、蛇伤诸病。叶主折伤，跌扑出血，敷之即止，青肿经夜即散，余功同根（本草纲目）。"[2]

(3)《本草易读》："三七，二十五，甘，苦，微温，无毒。散血止痛，去瘀消肿。治一切吐血衄血，血痢血崩。为金疮杖疮要药。生广西南丹诸州番峒深山中。根黄黑色，团结者，略似白芨。"[3]

(4)《炮炙全书》："三七，甘、微苦，温，色黄黑，状略似白芨，长者如干老地黄，有节，味颇似人参，试法以末掺猪血中，血化为水者乃真。"[4]

(5)《医方简义》："三七汤（自制），治吐血紫黑有块。系热伤络血。或郁怒伤肝。参三七（研冲一钱）　姜半夏（一钱五分）　厚朴（一钱）　茯苓（三钱）　琥珀末（八分）　醋炒柴胡（八分）　左牡蛎（四钱）　焦山栀（三钱）　苏梗（一钱）加藕一片。煎汤代水。如无藕时。以荷叶一枚代之。"[5]

(6)《中华人民共和国药典》："三七 Radix notoginseng　本品为五加科植物三七 Panax notoginseng（Burk.）F. H. Chen 的干燥根。秋季采挖，洗净，分开主根、支根及茎基，干燥。"[6]

(7)《普通高等教育中医药类规划教材·中药学》："三七《本草纲目》　为五加科多年生草本植物三七 Panax notoginseng（Burk.）F. H. Chen 的根。主产于云南、广西。"[7]

(8)《中医大辞典·中药分册》："三七出《本草纲目》。又名山漆、参三七、田七。为五加科植物三七 Panax notoginseng（Burk.）F. H. Chen 的根块。"[8]

(9)《中药大辞典》："三七《纲目》　【异名】山漆、金不换《纲目》，血参《医林纂要》，参三七《本草便读》，田三七、田漆《伪药条辨》，田七《岭南采药录》。【基原】

为五加科植物三七的根。【原植物】人参三七 Panax pseyudo－ginseng Wall. var. notoginseng（Burkll）Hoo&. Tseng"[9]

(10)《中国医学百科全书·中医学》："三七　始载于《本草纲目》。又名参三七、田七。为五加科植物三七 Panax notoginseng（Burk.）F. H. Chen 的块根。"[10]

(11)《中国中医药学主题词表》："三七 PANAX PSEUDOGINSENG　属五加科；属活血祛瘀药、止血药（中药）和止痛药（中药）D 参三七 D 田七。"[11]

(12)《中药志》[12]、《中药材手册》[13]、《全国中草药汇编》[14]、《全国中药炮制规范》[15]、《中国药材学》[16]、《中华本草》[17]等现代中药著作多以"三七"作为本品正名（参见"文献通考"）。

1.2.2　定名选择的理由

（1）三七 Semen canavaliae，为五加科植物三七 panax notoginseng（Burk.）F. H. Chen 的块根。"三七"始载于明·李时珍《本草纲目》，并作为本品的正名收载。其后之众多本草学著作，如清·王道纯《本草品汇精要》、汪昂《本草易读》等均以"三七"作为本药之正名。炮制著作日本稻宣义《炮炙全书》亦以"三七"为本药之正名。且清·王馥原《医方简义》等方书以"三七"作为汤剂的名称，如"三七汤"。

（2）现代出版之教材如《普通高等教育中医药类规划教材·中药学》、国家颁布之《中华人民共和国药典》均以"三七"作为本品之正名；中药辞典类书籍亦多以"三七"作为其正名，如《中医大辞典·中药分册》、《中药大辞典》等。另，《中国中医药学主题词表》同样以"三七"作为本品之主题词。现代本草著作如《中药志》、《全国中草药汇编》、《中华本草》、《中国药材学》、《中药材手册》、《全国中药炮制规范》等也无一例外以"三七"作为本品的正名。说明以"三七"作为本品之正名，为古今所共识，故以"三七"作为本品之正名。

1.3　与正名等效的名词：无。

2　源流考释

三七［五加科植物三七 Panax notoginseng（Burk.）F. H. Chen 的干燥根］始载于明·李时珍《本草纲目》，并以"三七"为作为本药之正名，同时尚载录有本品异名"山漆"、"金不换"，如时珍在释名中言"彼人言其叶左三右四，故名三七，盖恐不然。或云本名山漆，谓其能合金疮，如漆粘物也，此说近之。金不换，贵重之称也。"[1]此后"三七"之名为多数明清本草学著作沿用，如清·王道纯《本草品汇精要》[2]、汪昂《本草易读》[3]、汪昂《本草备要》[18]、张璐《本经逢原》[19]、吴仪洛《本草从新》[20]、黄宫绣《本草求真》[21]、陈其瑞《本草撮要》[22]、严西亭《得配本草》[23]、姚澜《本草分经》[24]、沈金鳌《要药分剂》[25]。其间偶有以"参三七"《本草便读》[26]，"三七根"《本草新编》[27]等作为本品正名。明清时期出现的本品异名尚有"血参"、"人参三七"、"昭参"、"苏家三七"、"苏三七"、"铜皮铁骨"、"佛手山漆"、"田漆"、"田三七"、"田七"等。如清·王绂《医林纂要》卷二："三七：甘，苦，微寒。亦作山漆，广西番峒者佳。……又谓之血参。"[28]清·赵学敏《本草纲目拾遗》卷三："昭参　金沙江志：即人参三七，产昭通府，肉厚而明润，颇胜粤产，形如人参中油熟一种。……刘仲旭少府云：昭通出一种名苏家三七，俨如人参，明润红熟，壮少者服之作胀，惟六十以外人服，则不腹胀。其功大补血，亦不行血，彼土人患虚弱者，以之蒸鸡服，取大母鸡用苏三七煎汤，将鸡煮少时，又将三七渣捣烂入鸡腹，用线缝好，隔汤蒸至鸡烂，去三七食鸡，可以医劳弱诸虚百损之病。据所言：即昭参也。……识药辨微云：人参三七，外皮青黄，内肉青黑色，名铜皮铁骨。……沈学士云：竹节三七即昭参，解醒第一，有中酒者，嚼少许，立时即解。又近时人参三七中，有名佛手山漆者，形长，俨如佛手，上有指。出广西，药客贩至，其价在圆山漆之上。”[29]

现代有关著作均沿用《本草纲目》[1]的记载以“三七”作为本品正名，如《中华人民共和国药典》[6]、《普通高等教育中医药类规划教材·中药学》[7]、《中医大辞典·中药分册》[8]、《中药大辞典》[9]、《中国医学百科全书·中医学》[10]、《中国中医药学主题词表》[11]、《中药志》[12]、《中药材手册》[13]、《全国中草药汇编》[14]、《全国中药炮制规范》[15]、《中国药材学》[16]、《中华本草》[17]等。同时尚记载有“旱三七”《中药材手册》[13]，“田七”、“滇七”、“云南三七”、“汉三七”《全国中草药汇编》[14]，“田三七”、“田漆”《中药大辞典》[9]，“盘龙七”《中国药材学》[16]、“滇三七”《中华本草》[17]等各地的俗称。还记载有本品原植物“三七”的异名“参三七”、“田七”、“旱三七”、“盘龙七”、“金不换”《中药志》[12]等。

3　附录

3.1　又称：三七粉（饮片规格名）。

3.2　俗称：盘龙七（四川），滇三七（云南），田七（岭南），旱三七，滇七，云南三七，汉三七，田三七，田漆。

3.3　曾称：山漆、金不换《本草纲目》，血参《医林纂要》，昭参、人参三七、苏家三七、苏三七、铜皮铁骨、佛手山漆《本草纲目拾遗》，参三七《本草便读》，三七根《本草新编》。

3.4　原植物名称：三七，参三七，田七，旱三七（通称），盘龙七（四川），金不换（江西）。

4　文献通考

《本草纲目》：“【释名】山漆《纲目》、金不换。时珍曰：彼人言其叶左三右四，故名三七，盖恐不然。或云本名山漆，谓其能合金疮，如漆粘物也，此说近之。金不换，贵重之称也。”[1]

《本草品汇精要·续集》卷二：“三七，无毒。三七，主止血，散血，定痛。金刃箭伤，跌扑杖疮，血出不止者，嚼烂涂，或为末掺之，其血即止。亦主吐血、衄血、下血、血痢、崩中、经水不止、产后恶血不下、血晕、血痛，赤目痈肿，虎咬、蛇伤诸病。叶主折伤，跌扑出血，敷之即止，青肿经夜即散，余功同根（本草纲目）。”[2]

《本草新编》：“三七根，味甘、辛，气微寒，入五脏之经。最止诸血，外血可遏，内血可禁，崩漏可除。世人不知其功，余用之治吐血、衄血、咯血，与脐上出血、毛孔渗血，无不神效。然皆用之于补血药之中，而收功独捷。大约每用必须三钱，研为细末，将汤剂煎成，调三七根末于其中饮之。若减至二钱，与切片煎药，皆不能取效。三七根，止血神药也，无论上、中、下之血，凡有外越者，一味独用亦效，加入于补血补气之中则更神。盖止药得补，而无沸腾之患。补药得止，而有安静之休也。三七根，各处皆产，皆可用。惟西粤者尤妙，以其味初上口时，绝似人参，少顷味则异于人参耳，故止血而又兼补。他处味不能如此，然以治止血，正无不宜也。"[27]

《本草易读》："三七，二十五，甘，苦，微温，无毒。散血止痛，去瘀消肿。治一切吐血衄血，血痢血崩。为金疮杖疮要药。生广西南丹诸州番峒深山中。根黄黑色，团结者，略似白芨。长者如老干地黄，有节。以末掺猪血中，血化为水者真也。"

《本草备要》："三七，一名山漆，散瘀，定痛，甘苦微温。散血定痛。治吐血衄血，血痢血崩，目赤痈肿（醋磨涂即散，已破者为末掺之）。为金疮杖疮要药（杖时先服一二钱，则血不冲心；杖后敷之，去瘀消肿易愈。大抵阳明、厥阴血分之药，故治血病）。此药近时始出，军中恃之。从广西山洞来者，略似白芨、地黄，有节，味微甘，颇似人参。以末掺猪血中，血化为水者真（近出一种，叶似菊艾，而劲厚有岐尖，茎有赤棱，夏秋开黄花，蕊如金丝，盘纽可爱，而气不香，根大如牛蒡，味甘极。《易繁衍》云是三七，治金疮折伤血病甚效，与南中来者不同）。"[18]

《本经逢原》："三七，《纲目》名山漆，一名金不换。甘微苦温，无毒（广产形如人参者是，有节者非）。发明，时珍云：此药近时始出，南人军中用为金刃箭疮要药。止血散血定痛，为末掺之。吐血衄血，崩中下血，血痢，产后恶血不下，并宜服之。凡杖扑伤损，瘀血淋漓者，随即嚼烂罨之。青肿者即消。若受杖时，先服一二钱，则血不冲心，杖后尤宜服之。此阳明、厥阴血分之药，故能治一切血病，独用研服尤良，取其专力也。一种庭砌栽植者，以苗捣敷，肿毒即消，亦取散血之意。"[19]

《本草从新》卷一："三七，一名山漆泻、散瘀定痛。甘苦微温。散血定痛。治吐血衄血。血痢血崩。目赤痈肿。（醋磨涂、即散、已破者、为末掺之）为金疮杖疮要药。（杖时先服一二钱、则血不冲心、杖后敷之、去瘀消肿、易愈、大抵阳明厥阴血分之药、故治血病）能损新血。无瘀者勿用。从广西山洞来者。略似白芨。长者如老干地黄。有节。味微甘。颇似人参。以末掺猪血中。血化为水者真。（又有一种、叶似菊艾而劲厚、有歧尖、茎有赤棱、夏秋开黄花、蕊如金丝、盘纽可爱、而气不香、根大如牛蒡、味甘、极易繁衍、云是三七、治金疮折伤血病、甚效、与南中来者不同）"[20]

《医林纂要》卷二："三七：甘，苦，微寒。亦作山漆，广西番峒者佳。苗叶之状未详，根略似白芨而有节，味颇似人参……又谓之血参。"[28]

《本草纲目拾遗》卷三："昭参　金沙江志：即人参三七，产昭通府，肉厚而明润，颇胜粤产，形如人参中油熟一种。……刘仲旭少府云：昭通出一种名苏家三七，俨如人参，明润红熟，壮少者服之作胀，惟六十以外人服，则不腹胀。其功大补血，亦不行血，彼土人患虚弱者，以之蒸鸡服，取大母鸡用苏三七煎汤，将鸡煮少时，又将三七渣捣烂入鸡腹，用线缝好，隔汤蒸至鸡烂，去三七食鸡，可以医劳弱诸虚百损之病。据所言：即昭参也。……识药辨微云：人参三七，外皮青黄，内肉青黑色，名铜皮铁骨。……沈学士云：竹节三七即昭参，解酲第一，有中酒者，嚼少许，立时即解。又近时人参三七中，有名佛手山漆者，形长，俨如佛手，上有指。出广西，药客贩至，其价在圆山漆之上。"[29]

《本草便读·草部·山草类》："参三七（一名山漆），参三七，散血可和伤。入胃行肝。广产野生种不一。行瘀并止痛。外敷内服。苦多甘少性偏温。（参三七　甘苦而温。以其能合金疮。如漆之粘物。出广地山中。故名。功专散血。一切内服外敷之用。皆取其散血之功。阳明厥阴为多血之经。故入之。近时人家所种者。其类甚多。而皆不及广产者良。广产者苦多甘少。其形如参。故谓之参三七。无瘀者勿用)”[26]

《本草撮要》:“【三七】味甘苦。入足阳明厥阴经。功专治上下血症。得生地、阿胶治吐血捷效。金疮要药。又名山漆。”[22]

《得配本草》:“三七,一名山漆,甘、微苦、温。入足厥阴经血分。止血散血,定痛,治一切血病。得生地、阿胶,治吐衄。(活血之力)得当归、川芎,治恶血。味微甘而苦,颇似人参,以末掺猪血中,血化为水者真。肿毒,醋磨涂,刃杖伤,嚼涂。血痢崩下,煎汁服。血虚吐衄,血热妄行,能损新血,无瘀者禁用。”[23]

《本草分经》:“三七,甘苦微温,散瘀定痛,能损新血,治吐衄痈肿金疮杖疮,大抵阳明厥阴血分之药。”[24]

《炮炙全书》:“三七,甘、微苦,温,色黄黑,状略似白芨,长者如干老地黄,有节,味颇似人参,试法以末掺猪血中,血化为水者乃真。”[4]

《要药分剂》:“三七,味甘微苦。性温。无毒。【主治】主吐血衄血。血痢血崩。目赤。痈肿。金疮杖疮。跌扑伤。俱嚼涂。或末掺。其血即止。及经水不止。产后恶血不下。血晕血痛(纲目)。”[25]

《医方简义》:“三七汤(自制)　治吐血紫黑有块。系热伤络血。或郁怒伤肝。参三七(研冲一钱)　姜半夏(一钱五分)　厚朴(一钱)　茯苓(三钱)　琥珀末(八分)　醋炒柴胡(八分)　左牡蛎(四钱)　焦山栀(三钱)　苏梗(一钱)加藕一片。煎汤代水。如无藕时。以荷叶一枚代之。”[5]

《中药志》:“三七 Sanqi　本品常用中药。商品系五加科植物三七的根。……【原植物】三七,别名:参三七、田七、旱三七(通称),盘龙七(四川),金不换(江西)。Panax notoginseng (Burk.) F. H. Chen.”[12]

《中药材手册》:“三七(纲目列入草部山草类)　本品为干燥的根。原植物系五加科多年生草本植物,均系栽培,因其苗似人参,又称‘人参三七’,与水三七系同名异物。二者皆有止血消肿之功,为与水三七区别,本品又名‘旱三七’。[别名]山漆、金不换、旱三七、参三七。”[13]

《全国中草药汇编》:“三七　别名田七、滇七、云南三七、人参三七、参三七、汉三七、金不换。”[14]

《中药大辞典》:“三七《纲目》　【异名】山漆、金不换《纲目》,血参《医林纂要》,参三七《本草便读》、田三七、田漆《伪药条辨》,田七《岭南采药录》。【基原】为五加科植物三七的根。【原植物】人参三七 Panax pseyudo-ginseng Wall. var. notoginseng (Burkll) Hoo&. Tseng”[9]

《中医大辞典·中药分册》:“三七出《本草纲目》。又名山漆、参三七、田七。为五加科植物三七 Panax notoginseng (Burk.) F. H. Chen 的根块。”[8]

《中国医学百科全书·中医学》:“三七　始载于《本草纲目》。又名参三七、田七。为五加科植物三七 Panax notoginseng (Burk.) F. H. Chen 的块根。”[10]

《全国中药炮制规范》:“三七　[处方用名]三七、三七粉。【来源】本品为五加科草本植物三七 Panax pseyudo-ginseng Wall. var. notoginseng (Burk.). F. H. Chen 的干燥根,多系栽培。主产于云南、广西等地。”[15]

《中国药材学》："三七 Sanqi 【别名】人参三七、田七、盘龙七（四川），金不换（江西）。【来源】本品为五加科草本植物三七 Panax pseyudo－ginseng Wall. var. notoginseng（Burk.）. Hoo et Tseng［Panax pseyudo－ginseng（Burk.）F. H Chen ex C. Y. Wu et K. M. Feng］的根。"[16]

《中国中医药学主题词表》："三七 PANAX PSEUDOGINSENG 属五加科；属活血祛瘀药、止血药（中药）和止痛药（中药）D 参三七 D 田七。"[11]

《普通高等教育中医药类规划教材·中药学》："三七《本草纲目》 为五加科多年生草本植物三七 Panax notoginseng（Burk.）F. H. Chen 的根。主产于云南、广西。"[7]

《中华本草》："三七《纲目》【异名】山漆、金不换《纲目》、血参《医林纂要 药性》，人参三七、佛手山漆《纲目拾遗》，参三七，《本草便读》，田漆、田三七《伪药条辨》，田七《岭南采药录》，滇三七（云南），盘龙七（四川）。"[17]

《中华人民共和国药典》："三七 RADIX NOTOGINSENG 本品为五加科植物三七 Panax notoginseng（Burk.）F. H. Chen 的干燥根。秋季采挖，洗净，分开主根、支根及茎基，干燥。"[6]

5 参考文献

1 明·李时珍. 本草纲目. 北京：人民卫生出版社，1982，767

2 明·刘文泰. 本草品汇精要. 北京：人民卫生出版社，1982，1003

3 清·汪昂. 本草易读. 北京：人民卫生出版社，1987，133

4 ［日］稻宣义. 炮炙全书. 北京：中医古籍出版社，1981，39

5 清·王馥原. 医方简义. 见：珍本医书集成（九）. 上海：上海科学技术出版社，1986，84

6 国家药典委员会编. 中华人民共和国药典. 一部. 北京：化学工业出版社，2000，10

7 雷载权主编. 普通高等教育中医药类规划教材·中药学. 上海：上海科学技术出版社，1995，188

8 中医大辞典编辑委员会编. 中医大辞典·中药分册. 北京：人民卫生出版社，1982，13

9 江苏新医学院编. 中药大辞典. 上海：上海科学技术出版社，1977，54

10 《中医学》编辑委员会. 中国医学百科全书·中医学. 上海：上海科学技术出版社，1997，1130

11 吴兰成主编. 中国中医药学主题词表. 北京：中医古籍出版社，1996，317

12 中国医学科学院药物研究所等编. 中药志. 第一册. 北京：人民卫生出版社，1993，11

13 中华人民共和国卫生部药政管理局主编. 中药材手册. 北京：人民卫生出版社，1959，6

14 《全国中草药汇编》编写组编. 全国中草药汇编. 上册. 北京：人民卫生出版社，1978，25

15 中华人民共和国卫生部药政管理局编. 全国中药炮制规范. 北京：人民卫生出版社，1988，2

16 徐国钧等主编. 中国药材学. 北京：中国医药科技出版社，1996，316

17 国家中医药管理局《中华本草》编委会. 中华本草. 第五册. 上海：上海科学技术出版社，1999，839

18 清·汪昂. 本草备要. 北京：中国中医药出版社，1998，66

19 清·张璐. 本经逢原. 上海：上海科学技术出版社，1959，41

20 清·吴仪洛. 本草从新. 北京：中医古籍出版社，2001，17

21 清·黄宫绣. 本草求真·上编·卷五血剂. 上海：上海科学技术出版社，1959，236

22 清·陈其瑞. 本草撮要. 见：珍本医书集成. 本草类. 上海：上海科学技术出版社，1985，13

23 清·严西亭. 得配本草. 上海：上海卫生出版社，1957，19

24 清·姚澜. 本草分经. 上海：上海科学技术出版社，1989，99

25 清·沈金鳌. 要药分剂. 上海：上海科学技术出版社，1959，135
26 清·张秉成. 本草便读. 上海：上海卫生出版社，1957，14
27 清·陈士铎. 本草新编. 北京：中国中医药出版社，1996，158
28 清·王绂. 医林纂要. 合肥：安徽科学技术出版社，1993，148
29 清·赵学敏. 本草纲目拾遗. 北京：人民卫生出版社，1983，65

011 三棱
Sanleng
Rhizoma Sparganii

1 定名依据

1.1 正名

1.1.1 汉文名：三棱（黑三棱科植物黑三棱 Sparganium stoloniferum Buch. -Ham. 的干燥块茎）。

1.1.2 英文名：common burreed rubber.

1.2 依据

1.2.1 定名的文献依据

(1)《证类本草》卷第九："京三棱，味苦，平，无毒。主老癖癥瘕结块。俗传昔人患症癖死，遗言令开腹取之……。陈藏器云：《本经》无传，三棱总有三四种，但取根似乌梅，有须相连蔓如綖，作漆色，蜀人织为器。一名蕵者是也。"[1]

(2)《汤液本草》卷之四："三棱　气平，味苦，阴中之阳。无毒。《象》云：治老癖癥瘕结块，妇人血脉不调，心腹刺痛。须炮用。《珍》云：破积气，损真气，虚者勿用。《液》云：又治气胀，血脉不调，补五劳，通月经，消瘀血。色白，破血中之气。"[2]

(3)《本草择要纲目·平性药品》："三棱　【气味】苦平无毒。阴中之阳也。【主治】老癖癥瘕。产后恶血。破积气。消扑损瘀血。真气虚者勿用。"[3]

(4)《本草便读·草部·香草类》："三棱　味苦平用以入肝。能磨积攻坚。善破血中之气。性克削。偏于伤正。虽消症化癖。还防病里之虚。"[4]

(5)《本草分经·原例·足厥阴肝》："三棱，苦平，力峻入肝经血分，破血中之气，散一切血瘀气结，消坚积。"[5]

(6)《中华人民共和国药典》："三棱 Sanleng RHIZOMA SPARGANII　本品为黑三棱科植物黑三棱 Sparganium stoloniferum Buch. -Ham. 的干燥块茎。冬季至次年春采挖，洗净，削去外皮，晒干。"[6]

(7)《普通高等教育中医药类规划教材·中药学》："三棱《本草拾遗》为黑三棱科植物黑三棱 Sparganium stoloniferum Buch. -Ham. 的干燥块茎。主产江苏、河南、山东、江西等地。冬季至次年春采挖，洗净，削去外皮，晒干，切片生用或醋炙后用。"[7]

(8)《中医大辞典·中药分册》："三棱　出《本草拾遗》。为黑三棱科植物黑三棱 Sparganium stoloniferum Buch. -Ham. 的块茎。主产江苏、河南、山东、江西。"[8]

(9)《中药大辞典》:“三棱《本草拾遗》　【异名】荸根《抱朴子》,京三棱《开宝本草》,红蒲根《本草图经》,光三棱《药材资料汇编》。【基原】为黑三棱科植物黑三棱或小黑三棱、细叶黑三棱的块茎。【原植物】黑三棱《救荒本草》Sparganium stoloniferum Buch. - Ham. 又名:荸草《字林》,三棱草《千金翼方》。”[9]

(10)《中国医学百科全书·中医学》:“三棱　始载于《本草拾遗》。又名京三棱、荆三棱。为黑三棱科植物黑三棱 Sparganium stoloniferum Buch. - Ham. 的块茎。”[10]

(11)《中华本草》:“三棱《本草拾遗》　【异名】京三棱《开宝本草》,红蒲根《本草图经》,光三棱《药材资料汇编》。【原植物】黑三棱 Sparganium stoloniferum Buch. - Ham. 细叶黑三棱 Sparganium stenophyllum Maxim,小黑三棱 Sparganium simplex Huds.”[11]

(12)《中药志》[12]、《中药材手册》[13]、《全国中草药汇编》[14]、《全国中药炮制规范》[15]、《中国药材学》[16]、《中国中医药学主题词表》[17]等现代中药著作多以“三棱”作为本品正名(参见“文献通考”)。

1.2.2　定名选择的理由

(1)三棱 Sanleng rhizoma sparganii,系黑三棱科植物黑三棱 Sparganium stoloniferum Buch. - Ham 的干燥块茎。“三棱”之名始见于唐代《本草拾遗》。

(2)元·王好古的本草著作《汤液本草》已将三棱作为本药正名记录。其后的本草著作大多即沿用该书记载,以“三棱”为正名记载本品,如清·蒋居祉《本草择要纲目》、张秉成《本草便读》、姚澜《本草分经》等,并一直沿用至今。

(3)我国最新出版的《中华人民共和国药典》、《普通高等教育中医药类规划教材·中药学》以及辞书类著作《中医大辞典·中药分册》、《中药大辞典》、《中国医学百科全书·中医学》等均以“三棱”作为本药正名。已经广泛应用于中医药学文献的标引和检索的《中国中医药学主题词表》也以“三棱”作为本药的正式主题词。现代本草著作如《中药志》、《全国中草药汇编》、《中华本草》、《中国药材学》、《中药材手册》、《全国中药炮制规范》等虽记载了不少本药的别名和异名,但也无一例外以“三棱”作为本药的正名。说明“三棱”作为本药正名已成为共识。

1.3　与正名等效的名词:无。

2　源流考释

三棱(黑三棱科植物黑三棱 Sparganium stoloniferum Buch. - Ham. 的干燥块茎)始载于唐·陈藏器《本草拾遗》。如宋·唐慎微《证类本草》引《本草拾遗》云:“《本经》无传,三棱总有三四种,但取根似乌梅,有须相连蔓如綖,作漆色,蜀人织为器。一名荸者是也。”[1]宋代的本草学著作如苏颂《本草图经》[18]、唐慎微《证类本草》[1]以及明代的刘文泰《本草品汇精要》[19]、陈嘉谟《本草蒙筌》[20]虽以“京三棱”为正名,但在论述时对京三棱之名已有异议,如《本草图经》曰:“一说三棱生荆楚,字当作荆,以著其地。《本经》作京,非也。……今三棱,荆襄、江淮水泽之间皆有。叶如莎草,极长,茎三棱如削,大如人指,高五六尺,茎端开花。大体皆如莎草而大,生水际及浅水中。苗下即魁,其旁有根横贯,一根则连数魁,魁上发苗。采时断其苗及横根,形扁长如鲫鱼者,三棱也。根末将尽,一魁未发苗,小圆如乌梅者,黑三棱也。又根之端钩屈如爪者,为鸡爪三棱。皆皮黑肌白而至轻。三者本一物，但力有刚柔，各适其用。因其形为名，……”[18]，说明当时已以三棱为总称对其他异名如“荆三棱”、“黑三棱”、“鸡爪三棱”、“红蒲根”、“草三棱”等进行辨析；而宋·太平惠民和剂局《太平惠民和剂局方》[21]、张锐《鸡峰普济方》[22]、陈自明《妇人大全良方》[23]等方书则均记载有直接以“三棱”命名的方剂，如三棱煎丸、三棱煎等，说明三棱已成为宋代医家习用的处方名。

另《开宝本草》还记载有本品异名“京三棱”，如《证类本草》引《开宝本草》曰：“京三棱，味苦，平，无毒。主老癖癥瘕结块。俗传昔人患癥癖死，遗言令开腹取之。得病块干硬如石，纹理有五色，人谓异物，窃取削成刀柄，后因以刀刈三棱，柄消成水，乃知此可疗癥癖也。黄色体重，状若鲫鱼而小。又有黑三棱，状似乌梅而稍大，有须相连蔓延，体轻。为疗体并同。”[1]

以“三棱”为本药正名记录的本草著作最早是元·王好古《汤液本草》卷之四：“三棱，气平，味苦，阴中之阳。无毒。《象》云：治老癖癥瘕结块，妇人血脉不调，心腹刺痛。须炮用。《珍》云：破积气，损真气，虚者勿用。《液》云：又治气胀，血脉不调，补五劳，通月经，消瘀血。色白，破血中之气。”[2]。其后的清·蒋居祉《本草择要纲目》[3]、张秉成《本草便读》[4]、姚澜《本草分经》[5]等均作为本药正名记录，并一直沿用至今。古代文献中记载的本品别名有“红蒲根”、“黑三棱”，如《本草图经》卷七：“京三棱……一说三棱生荆楚，字当作荆，以著其地。《本经》作京，非也。今世都不复有三棱，所用皆淮南红蒲根也。泰州尤多，举世皆用之。虽太医不以为谬，盖流习既久，用根者不识其苗，采药者莫究其用，因缘差失，不复更辨。今三棱荆、湘、江淮水泽之间皆有。”[18]《救荒本草》：“黑三棱……叶中攛葶，葶上结实，攒为刺毬，状如楮桃样而三颗瓣甚多。”[24]

须予强调的是，古代所用三棱品种名称常有混乱，其中“荆三棱”（为莎草科草属植物荆三棱 Scirpus yagara Ohwi［S. fluviatilis（Torr.）A. Gray］的块茎）在《本草图经》[18]等书中也称为“三棱”，应注意与本品鉴别。

现代有关著作均以“三棱”作为本药正名，如《中华人民共和国药典》[6]、《普通高等教育中医药类规划教材·中药学》[7]、《中医大辞典·中药分册》[8]、《中药大辞典》[9]、《中国医学百科全书·中医学》[10]、《中华本草》[11]、《中药材手册》[13]、《全国中药炮制规范》[15]等。同时尚记载有“泡三棱”《全国中草药汇编》[14]，“光三棱”《中华本草》[11]，“去皮三棱”《中国药材学》[16]等各地的俗称；还记载有本品原植物“黑三棱”的异名“京三棱”《中药志》[12]，“荸草”、“三棱草”《中药大辞典》[9]等。

3 附录

3.1 又称：醋三棱（饮片规格名）。

3.2 俗称：光三棱、荆三棱、草三棱。

3.3 曾称：京三棱《开宝本草》，红蒲根《本草图经》，黑三棱《救荒本草》。

3.4 原植物名称：黑三棱，京三棱（通称），荸草，三棱草。

4 文献通考

《本草图经》卷第七：“京三棱，旧不著所出地土。今河陕、江淮、荆襄间皆有之。

春生苗，高三四尺，似茭蒲；叶皆三棱；五六月开花，似莎草，黄紫色。霜降后采根，削去皮须，黄色，微苦，以如小鲫鱼状，体重者佳……一说三棱生荆楚，字当作荆，以著其地。《本经》作京，非也。今世都不复有三棱，所用皆淮南红蒲根也。泰州尤多，举世皆用之……今三棱，荆、湘、江淮水泽之间皆有。叶如莎草，极长，茎三棱如削，大如人指，高五六尺，茎端开花，大体皆如莎草而大，生水际及浅水中。苗下即魁，其旁有根横贯，一根则连数魁，魁上发苗；采时断其苗及横根，形扁长如鲫鱼者，三棱也。根末将尽，一魁末发苗，小圆如乌梅者，黑三棱也。又根之端钩屈如爪者，为鸡爪三棱，皆皮黑肌白而至轻。三者本一物，但力有刚柔，各适其用。因其形为名，如乌头、乌喙，云母、云华之类，本非两物也。今人乃妄以凫茨、香附子为之。又本草谓京三棱，形如鲫鱼；黑三棱如乌梅而轻。今红蒲根至坚，重刻削而成，莫知形体。又叶扁茎圆，不复有三棱处，不知何缘名三棱也。”[18]

《证类本草》卷第九：“京三棱，味苦，平，无毒。主老癖癥瘕结块。俗传昔人患症癖死，遗言令开腹取之。得病块干硬如石，纹理有五色，人谓异物，窃取削成刀柄，后因以刀刈三棱，柄消成水，乃知此可疗癥癖也。黄色体重，状若鲫鱼而小。又有黑三棱，状似乌梅而稍大，有须相连蔓延，体轻。为疗体并同。（今附）臣禹锡等谨按日华子云：味甘、涩，凉。治妇人血脉不调，心腹痛，落胎，消恶血，补劳，通月经治气胀，消扑损瘀血，产后腹痛，血晕并宿血不下……陈藏器云：《本经》无传，三棱总有三四种，但取根似乌梅，有须相连蔓如綖，作漆色，蜀人织为器。一名荸者是也。”[1]

《太平惠民和剂局方》卷之三：“三棱煎丸，顺气宽中，消积滞，化痰饮。治中脘气痞，心腹坚胀，胁下紧硬，胸中痞塞，喘满短气，噫气不通，呕吐痰逆，饮食不下，大便不调，或泄或秘。杏仁（汤浸，去皮、尖，麸炒黄色）　硇砂（飞研，各一两）　神曲（碎，炒）　麦蘖（炒，各三两）　青皮（去白）　干漆（炒）　萝卜子（微炒，各二两）　三棱（生，细锉，捣罗为末，八两，以酒三升，石器内熬成膏）上件为末，三棱膏匀搜和丸，如梧桐子大。每服十五丸至二十丸，温米饮下，食后服。”[21]

《鸡峰普济方》卷第五：“三棱煎丸，消积化滞　桂（一斤）　干姜　三棱　当归　半夏　丁香皮　乌梅（各四两）　硇砂（一两）　巴豆（半两）上为细末煮面糊和丸如麻子大每服三五丸橘皮汤下。”[22]

《妇人大全良方》卷之七：“三棱煎，治妇人血癥、血瘕，食积痰滞。（出《选奇后集》）　三棱、莪术（各二两）　青橘皮（去白）　半夏、麦芽（炒，各一两）　上用好醋六升煮干，焙为末，醋糊丸如梧桐子大。每服三四十丸，淡醋汤下。痰积多，姜汤下。”[23]

《汤液本草》卷之四：“三棱，气平，味苦，阴中之阳。无毒。《象》云：治老癖癥瘕结块，妇人血脉不调，心腹刺痛。须炮用。《珍》云：破积气，损真气，虚者勿用。《液》云：又治气胀，血脉不调，补五劳，通月经，消瘀血。色白，破血中之气。”[2]

《救荒本草》：“黑三棱……叶中擢葶，葶上结实，攒为刺毬，状如楮桃样而三颗瓣甚多。”[24]

《本草品汇精要》卷之十一：“京三棱　主老癖癥瘕结块，俗传昔人患癥癖死，遗言令开腹取之，得病块干硬如石，纹理有五色，人谓异物，窃取削成刀柄后，因以刀刈三棱，柄消成水，乃知此可疗癥癖也（《名医》所录）。”[19]

《本草蒙筌》卷之三："京三棱　味苦、辛，气平。阴中之阳。无毒。生荆襄陂泽，近霜降采根。状若鲫鱼，黄白体重者美：面包火炮，加醋复炒过灵。色白属在气边，专破血中之气。故消癥瘕血块证，兼驱积聚气滞疼。虚者忌煎，恐损真气。仍有三种，亦附其名。黑三棱色若乌梅轻松，去皮则白。草三棱形如鸡爪屈曲，根上生根。石三棱色黄体重，坚硬如石。总消积气，主治相同。"[20]

《本草择要纲目·平性药品》："三棱　【气味】苦平无毒。阴中之阳也。【主治】老癖癥瘕。产后恶血。破积气。消扑损瘀血。真气虚者勿用。"[3]

《本草便读·草部·香草类》："三棱　味苦平用以入肝。能磨积攻坚。善破血中之气。性克削。偏于伤正。虽消癥化癖。还防病里之虚。三棱　肝经血分药也。专于破血。而能行血中之气。故每与莪术相辅而行。其根形如鲫有棱。出楚荆地。故名。性苦平。无毒。破血积癥瘕等证。功与莪术相似。而微有区别耳。"[4]

《本草分经·原例·足厥阴肝》："三棱，苦平，力峻入肝经血分，破血中之气，散一切血瘀气结，消坚积。"[5]

《中药志》："本品为常用中药。商品为黑三棱科植物黑三棱的块茎。【原植物】黑三棱。别名：京三棱（通称）。Sparganium stoloniferum Buch. - Ham. ——黑三棱科 Sparganiaceae."[12]

《中药材手册》："三棱（纲目名荆三棱，列入草部芳草类）　本品为干燥的根茎。原植物系黑三棱科多年生草本植物，野生于浅水旁。商品习称'荆三棱'。有些地区除本品外，尚有一种黑三棱，系莎草科多年生草本植物的根茎，习惯认为质量较次。此外，云南所产三棱亦于本品不同。［别名］荆三棱、京三棱、草三棱。"[13]

《全国中草药汇编》："三棱【别名】黑三棱。【来源】本品为黑三棱科植物黑三棱 Sparganium stoloniferum Buch. - Ham. 以块茎入药。附：荆三棱【别名】泡三棱、三棱草。【来源】为莎草科草属植物荆三棱 Scirpus yagara Ohwi［S. fluviatilis（Torr.）A. Gray］，以块茎入药。"[14]

《中药大辞典》："三棱《本草拾遗》　【异名】荸根《抱朴子》，京三棱《开宝本草》，红蒲根《本草图经》，光三棱《药材资料汇编》。【基原】为黑三棱科植物黑三棱或小黑三棱、细叶黑三棱的块茎。【原植物】黑三棱《救荒本草》Sparganium stoloniferum Buch. - Ham. 又名：荸草《字林》，三棱草《千金翼方》。"[9]

《中医大辞典·中药分册》："三棱　出《本草拾遗》。为黑三棱科植物黑三棱 Sparganium stoloniferum Buch. -Ham. 的块茎。主产江苏、河南、山东、江西。"[8]

《中国医学百科全书·中医学》："始载于《本草拾遗》。又名京三棱、荆三棱。为黑三棱科植物黑三棱 Sparganium stoloniferum Buch. - Ham. 的块茎。"[10]《全国中药炮制规范》："三棱（荆三棱）　［处方用名］三棱、醋三棱。【来源】本品为黑三棱科植物黑三棱 Sparganium stoloniferum Buch. - Ham. 的干燥块茎。多系野生。主产于江苏、河南、山东、江西等地。"[15]

《中国药材学》："三棱 Rhizoma Sparganil　【别名】荆三棱、京三棱、去皮三棱。【来源】本品为黑三棱科植物黑三棱 Sparganium stoloniferum Buch. -Ham. 的块茎。"[16]

《中国中医药学主题词表》：以"三棱"作为本药正式主题词，以"京三棱、荆三棱、黑三棱"作为同义词或代词（D）。[17]

《普通高等教育中医药类规划教材·中药学》："三棱《本草拾遗》为黑三棱科植物黑三棱 Sparganium stoloniferum Buch. －Ham. 的干燥块茎。主产江苏、河南、山东、江西等地。冬季至次年春采挖，洗净，削去外皮，晒干，切片生用或醋炙后用。"[7]

《中华本草》："三棱《本草拾遗》 【异名】京三棱《开宝本草》，红蒲根《本草图经》，光三棱《药材资料汇编》。【原植物】黑三棱 Sparganium stoloniferum Buch. －Ham. 细叶黑三棱 Sparganium stenophyllum Maxim，小黑三棱 Sparganium simplex Huds."[11]

《中华人民共和国药典》："三棱 Sanleng RHIZOMA SPARGANH 本品为黑三棱科植物黑三棱 Sparganium stoloniferum Buch. －Ham. 的干燥块茎。冬季至次年春采挖，洗净，削去外皮，晒干。"[6]

5 参考文献

1 宋·唐慎微. 证类本草·卷九. 见：景印文渊阁四库全书（740）. 北京：中医古籍出版社，1986，426

2 元·王好古. 汤液本草·卷中·草部. 见：景印文渊阁四库全书（745）. 北京：中医古籍出版社，1986，967

3 清·蒋居祉. 本草择要纲目. 见：珍本医书集成. 本草类. 上海：上海科学技术出版社，1985，113

4 清·张秉成. 本草便读. 上海：上海卫生出版社，1957，41

5 清·姚澜. 本草分经. 上海：上海科学技术出版社，1989，123

6 国家药典委员会编. 中华人民共和国药典. 一部. 北京：化学工业出版社，2000，11

7 雷载权主编. 普通高等教育中医药类规划教材·中药学. 上海：上海科学技术出版社，1995，219

8 《中医大辞典》编辑委员会编. 中医大辞典·中药分册. 北京：人民卫生出版社，1982，15

9 江苏新医学院编. 中药大辞典. 上海：上海科学技术出版社，1977，56

10 《中医学》编辑委员会. 中国医学百科全书·中医学. 上海：上海科学技术出版社，1997，1143

11 国家中医药管理局《中华本草》编委会. 中华本草. 第八册. 上海：上海科学技术出版社，1999，537

12 中国医学科学院药物研究所等编. 中药志. 第二册. 北京：人民卫生出版社，1993，222

13 中华人民共和国卫生部药政管理局主编. 中药材手册. 北京：人民卫生出版社，1959，7

14 《全国中草药汇编》编写组编. 全国中草药汇编. 上册. 北京：人民卫生出版社，1978，33

15 中华人民共和国卫生部药政管理局编. 全国中药炮制规范. 北京：人民卫生出版社，1988，3

16 徐国钧等主编. 中国药材学. 北京：中国医药科技出版社，1996，579

17 吴兰成主编. 中国中医药学主题词表. 北京：中医古籍出版社，1996，317

18 宋·苏颂. 本草图经. 合肥：安徽科学技术出版社，1994，224

19 明·刘文泰. 本草品汇精要. 北京：人民卫生出版社，1982，337

20 明·陈嘉谟. 本草蒙筌. 北京：人民卫生出版社，1988，145

21 宋·陈师文. 太平惠民和剂局方·卷之三. 北京：人民卫生出版社，1959，96

22 宋·张锐. 鸡峰普济方. 见：中国医学珍本丛书. 上海：上海科技出版社，1987

23 宋·陈自明. 妇人大全良方. 见：景印文渊阁四库全书（742）. 北京：中医古籍出版社，1986，567

24 明·朱棣. 救荒本草. 上海：中华书局，1959

012 干姜

Ganjiang

Rhizoma Zingiberis

1 定名依据

1.1 正名

1.1.1 汉文名：干姜（姜科植物姜 Zingiber officinale Rosc. 的干燥根茎）。

1.1.2 英文名：zingiber（dried ginger）.

1.2 依据

1.2.1 定名的文献依据

(1)《神农本草经》卷二："干姜 味辛，温。主胸满咳逆上气，温中止血，出汗，逐风湿痹，肠澼，下利。生者，尤良。久服，去臭气、通神明。生川谷。"[1]

(2)《本草经集注·草木中品》："干姜 味辛，温、大热，无毒。主治胸满，咳逆上气，温中，止血，出汗，逐风湿痹，肠澼下痢……。干姜今惟出临海、章安，两三村解作之。蜀汉姜旧美，荆州有好姜，而并不能作干者。凡作姜法，水淹三日毕，去皮置流水中六日，更去皮，然后晒干，置瓮缸中，谓之酿也。"[2]

(3)《证类本草》卷第八："干姜 味辛，温、大热，无毒。主胸满，咳逆上气，温中，止血，出汗，逐风湿痹，肠澼下痢，寒冷腹痛，中恶霍乱，胀满，风邪诸毒，皮肤间结气，止唾血。生者尤良。臣禹锡等谨按唐本又云：治风，下气，止血，宣诸络脉，微汗，久服令眼暗。"[3]

(4)《汤液本草》卷之六："干姜 气热，味大辛。辛，大热，味薄气厚，阳中之阳也。辛、温。无毒。《象》云：治沉寒痼冷，肾中无阳，脉气欲绝，黑附子为引，用水煎二物，名姜附汤。亦治中焦有寒。水洗，慢火炮。"[4]

(5)《本草纲目》第二十六卷："干姜《本经·中品》 【校正】自草部移附此。【释名】白姜（见下）。【集解】弘景曰：干姜今惟出临海、章安，数村解作之。蜀汉姜旧美，荆州有好姜，而并不能作干者。"[5]

(6)《本草乘雅半偈·第六帙》"干姜《本经·中品》母姜作种，子姜顿长，母姜便宜，取出即子母更相生长之意。白净结实具金之色与形，乃能存金之味，尽金之用……。干姜者，即所取姜种，水淹三日，去皮，置流水中，漂浸六日，更刮去皮，然后晒干，入瓷缸中，覆酿三日乃成，以白净结实者为良。故人呼为白姜，入药则宜炮用。"[6]

(7)《中华人民共和国药典》："干姜 Ganjiang Rhizoma zingiberis/RHIZOMA ZINGIBERIS 本品为姜科植物姜 Zingiber officinale Rosc. 的干燥根茎。冬季采挖，除去须根及泥沙，晒干或低温干燥。趁鲜切片晒干或低温干燥者称为'干姜片'。"[7]

(8)《普通高等教育中医药类规划教材·中药学》："干姜《本经》为姜科多年生草本植物姜 Zingiber officinale Rosc. 的干燥根茎。主产于四川、广东、广西、湖北、贵州、福建等地。均系栽培。"[8]

(9)《中医大辞典·中药分册》："干姜　出《神农本草经》。又名白姜、均姜。为姜科植物姜 Zingiber officinale Rosc. 的干燥根茎。全国大部分地区有产，主产于四川、贵州等地。"[9]

(10)《中药大辞典》："干姜《本经》　【异名】白姜、均姜、干生姜《纲目》。【基原】为姜科植物姜 Zingiber officinale Rosc. 的干燥根茎。原植物详生姜条。"[10]

(11)《中国医学百科全书·中医学》："始载于《神农本草经》。又名白姜。为姜科植物姜 Zingiber officinale Rosc. 的干燥根茎。中国大部分地区有产，主产于四川、贵州等省。"[11]

(12)《中国中医药学主题词表》："以'干姜'作为本药正式主题词。"[12]

(13)《中药志》[13]、《全国中草药汇编》[14]、《全国中药炮制规范》[15]、《中国药材学》[16]、《中华本草》[17]等现代中药著作多以"干姜"作为本药正名（参见"文献通考"）。

1.2.2　定名选择的理由

(1) 干姜 Ganjiang rhizoma zingiberis，系姜科植物姜 Zingiber officinale Rosc. 的干燥根茎。"干姜"之名始见于汉代《神农本草经》，并作为本药正名记录。其后的本草著作如南北朝·陶弘景《本草经集注》，宋·唐慎微《证类本草》，元·王好古《汤液本草》，明·李时珍《本草纲目》、卢之颐《本草乘雅半偈》等在载录本药时均以"干姜"作为正名，并一直沿用至今。

(2) 我国最新出版的《中华人民共和国药典》、《普通高等教育中医药类规划教材·中药学》以及辞书类著作《中医大辞典·中药分册》、《中药大辞典》、《中国医学百科全书·中医学》等均以"干姜"作为本药正名。已经广泛应用于中医药学文献的标引和检索的《中国中医药学主题词表》也以"干姜"作为本药的正式主题词。现代本草著作如《中药志》、《全国中草药汇编》、《中华本草》、《中国药材学》、《全国中药炮制规范》等虽记载了不少本药各地的俗称，但也无一例外以"干姜"作为本药的正名。说明"干姜"作为本药正名已成为共识。

1.3　与正名等效的名词：无。

2　源流考释

干姜（姜科植物姜 Zingiber officinale Rosc. 的干燥根茎）始载于《神农本草经》："干姜，味辛，温。主胸满咳逆上气，温中止血，出汗，逐风湿痹，肠澼，下利。生者，尤良。久服，去臭气、通神明。生川谷。"[1]此时干姜已作为正名，但文中在主治证后又云"生者尤良"，说明当时干姜、生姜不分，干姜为正名；至南北朝·陶弘景《本草经集注》沿用了汉代《神农本草经》的记载："干姜　味辛，温、大热，无毒。主治胸满，咳逆上气，温中，止血，出汗，逐风湿痹，肠澼下痢……。干姜今惟出临海、章安，两三村解作之。蜀汉姜旧美，荆州有好姜，而并不能作干者。凡作姜法，水淹三日毕，去皮置流水中六日，更去皮，然后晒干，置瓮缸中，谓之酿也。"[2]宋·唐慎微《证类本草》则已将干姜、生姜分别述之，如《证类本草》卷第八："干姜，味辛，温、大热，无毒。主胸满，咳逆上气，温中，止血，出汗，逐风湿痹，肠澼下痢，寒冷腹痛，中恶霍乱，胀满，风邪诸毒，皮肤间结气，止唾血。生者尤良。臣禹锡等谨按唐本又云：治风，下气，止血，宣诸络脉，微汗，久服令眼暗。”[3]《证类本草》卷八又曰：“生姜，味辛，微温。主伤寒头痛鼻塞，咳逆上气，止呕吐。久服去臭气，通神明。生犍为川谷及荆州、扬州，九月采。”[3]

其后的本草学著作大都以“干姜”为正名，如元·王好古《汤液本草》[4]，明·李时珍《本草纲目》[5]、卢之颐《本草乘雅半偈》[6]，清·王道纯《本草品汇精要》[18]等，同时《本草纲目》尚载录有本品异名“白姜”、“均姜”，如《本草纲目》卷二十六：“干姜《本经·中品》【校正】自草部移附此。【释名】白姜（见下）……时珍曰：干姜，以母姜造之。今江西、襄、均皆造，以白净结实者为良，故人呼为白姜，又曰均姜。凡入药并宜炮用。”[5]

现代有关著作均以“干姜”作为本药正名，如《中华人民共和国药典》[7]、《普通高等教育中医药类规划教材·中药学》[8]、《中医大辞典·中药分册》[9]、《中药大辞典》[10]、《中国医学百科全书·中医学》[11]、《中华本草》[17]、《全国中药炮制规范》[15]等。同时尚记载有“白干姜”《中药材手册》[19]，“川姜”、“黄姜”、“平姜”《中国药材学》[16]等各地的俗称。还记载有本品原植物“姜”的异名“均姜”《中药志》[13]等。

3　附录

3.1　又称：炮姜、姜炭（饮片规格名）。

3.2　俗称：白干姜（四川、浙江），川姜，黄姜，平姜。

3.3　曾称：白姜、均姜《本草纲目》。

3.4　原植物名称：姜，均姜（四川）。

4　文献通考

《神农本草经》卷二：“干姜　味辛，温。主胸满咳逆上气，温中止血，出汗，逐风湿痹，肠澼，下利。生者，尤良。久服，去臭气、通神明。生川谷。”[1]

《本草经集注·草木中品》：“干姜，味辛，温、大热，无毒。主治胸满，咳逆上气，温中，止血，出汗，逐风湿痹，肠澼下痢……。干姜　今惟出临海、章安，两三村解作之。蜀汉姜旧美，荆州有好姜，而并不能作干者。凡作姜法，水淹三日毕，去皮置流水中六日，更去皮，然后晒干，置瓮缸中，谓之酿也。”[2]

《证类本草》卷八：“干姜　味辛，温、大热，无毒。主胸满，咳逆上气，温中，止血，出汗，逐风湿痹，肠澼下痢，寒冷腹痛，中恶霍乱，胀满，风邪诸毒，皮肤间结气，止唾血。生者尤良。臣禹锡等谨按唐本又云：治风，下气，止血，宣诸络脉，微汗，久服令眼暗。”[3]

《证类本草》卷八：“生姜，味辛，微温。主伤寒头痛鼻塞，咳逆上气，止呕吐。久服去臭气，通神明。生犍为川谷及荆州、扬州，九月采。”[3]

《汤液本草》卷之六：“干姜　气热，味大辛。辛，大热，味薄气厚，阳中之阳也。辛、温。无毒。《象》云：治沉寒痼冷，肾中无阳，脉气欲绝，黑附子为引，用水煎二物，名姜附汤。亦治中焦有寒。水洗，慢火炮。”[4]

《本草品汇精要》卷之三十九：“干姜　无毒　干姜（出《神农本经》），主胸满，咳逆上气，温中，止血，出汗，逐风湿痹，肠澼下痢，生者尤良（以上朱字《神农本经》）；

寒冷腹痛，中恶，霍乱胀满，风邪诸毒，皮肤间结气，止唾血（以上黑字《名医》所录）。”[18]

《本草纲目》卷二十六：“干姜　《本经·中品》　【校正】自草部移附此。【释名】白姜（见下）。【集解】弘景曰：干姜今惟出临海、章安，数村解作之。蜀汉姜旧美，荆州有好姜，而并不能作干者。凡作干姜法：水淹三日，去皮置流水中六日，更刮去皮，然后晒干，置瓷缸中酿三日，乃成……时珍曰：干姜，以母姜造之。今江西、襄、均皆造，以白净结实者为良，故人呼为白姜，又曰均姜。凡入药并宜炮用。”[5]

《本草乘雅半偈第六帙》：“干姜《本经·中品》母姜作种，子姜顿长，母姜便宜，取出即子母更相生长之意。白净结实具金之色与形，乃能存金之味，尽金之用……秋分采芽，柔嫩可口；霜后，则老而多筋，干之，即曰干生姜。干姜者，即所取姜种，水淹三日，去皮，置流水中，漂浸六日，更刮去皮，然后晒干，入瓷缸中，覆酿三日乃成，以白净结实者为良。故人呼为白姜，入药则宜炮用。”[6]

《中药志》：“干姜　本品为常用中药。商品为姜科植物姜的栽培品种药姜的干燥根茎。【原植物】姜（吕氏春秋）。别名：均姜（四川）。Zingiber officinale Rosc. ——姜科 Zingiberaceae.”[13]

《中药材手册》：“姜（纲目列入菜部荤辛类）　本品为根茎。原植物系姜科多年生草本植物，多为栽培。分生姜与干姜两种。……干姜系老姜。……［别名］白干姜（四川、浙江）。”[19]

《全国中草药汇编》：“干姜　为老姜的干燥品（姜附）。”[14]

《中药大辞典》：“干姜《本经》　【异名】白姜、均姜、干生姜《纲目》。【基原】为姜科植物姜 Zingiber officinale Rosc. 的干燥根茎。原植物详生姜条。”[10]

《中医大辞典·中药分册》：“干姜　出《神农本草经》。又名白姜、均姜。为姜科植物姜 Zingiber officinale Rosc. 的干燥根茎。全国大部分地区有产，主产于四川、贵州等地。”[9]

《中国医学百科全书·中医学》：“始载于《神农本草经》。又名白姜。为姜科植物姜 Zingiber officinale Rosc. 的干燥根茎。中国大部分地区有产，主产于四川、贵州等省。”[11]

《全国中药炮制规范》：“干姜　［处方用名］干姜、炮姜、姜炭。【来源】本品为姜科植物姜 Zingiber officinale（Willd.）Rosc. 的干燥根茎。均系栽培。主产四川、贵州等地。”[15]

《中国药材学》：“干姜　【别名】均姜，川姜，白姜，黄姜，平姜。【来源】本品为姜科植物姜 Zingiber officinale Rosc. 的根茎”[16]

《中国中医药学主题词表》：“以‘干姜’作为本药正式主题词。”[12]

《普通高等教育中医药类规划教材·中药学》：“干姜《本经》为姜科多年生草本植物姜 Zingiber officinale Rosc. 的干燥根茎。主产于四川、广东、广西、湖北、贵州、福建等地。均系栽培。”[8]

《中华本草》：“干姜《本经》　【异名】白姜《三因方》，均姜《纲目》。【来源】为姜科植物姜 Zingiber officinale Rosc. 根茎的干燥品。【原植物】参见‘生姜’条。”[17]

《中华人民共和国药典》：“干姜 Ganjiang RHIZOMA ZINGIBERIS　本品为姜科植物姜 Zingiber officinale Rosc. 的干燥根茎。冬季采挖，除去须根及泥沙，晒干或低温干燥。趁鲜切片晒干或低温干燥者称为‘干姜片’。”[7]

5 参考文献

1 汉·神农本草经. 清顾观光重辑本. 北京：人民卫生出版社，1955，44
2 南北朝·陶弘景. 本草经集注. 北京：人民卫生出版社，1994，71
3 宋·唐慎微. 证类本草. 北京：人民卫生出版社，1957，194
4 元·王好古. 汤液本草. 见：景印文渊阁四库全书（745）. 北京：中医古籍出版社，1986，995
5 明·李时珍. 本草纲目. 北京：人民卫生出版社，1982，1625
6 明·卢之颐. 本草乘雅半偈. 北京：人民卫生出版社，1986，574
7 国家药典委员会编. 中华人民共和国药典. 一部. 北京：化学工业出版社，2000，12
8 雷载权主编. 普通高等教育中医药类规划教材·中药学. 上海：上海科学技术出版社，1995，151
9 《中医大辞典》编辑委员会编. 中医大辞典·中药分册. 北京：人民卫生出版社，1982，16
10 江苏新医学院编. 中药大辞典. 上海：上海科学技术出版社，1977，71
11 《中医学》编辑委员会. 中国医学百科全书·中医学. 上海：上海科学技术出版社，1997，970
12 吴兰成主编. 中国中医药学主题词表. 北京：中医古籍出版社，1996，116
13 中国医学科学院药物研究所等编. 中药志. 第二册. 北京：人民卫生出版社，1993，228
14 《全国中草药汇编》编写组编. 全国中草药汇编. 上册. 北京：人民卫生出版社，1978，580
15 中华人民共和国卫生部药政管理局编. 全国中药炮制规范. 北京：人民卫生出版社，1988，3
16 徐国钧等主编. 中国药材学. 北京：中国医药科技出版社，1996，688
17 国家中医药管理局《中华本草》编委会. 中华本草. 第八册. 上海：上海科学技术出版社，1999，658
18 明·刘文泰. 本草品汇精要. 北京：人民卫生出版社，1982，868
19 中华人民共和国卫生部药政管理局主编. 中药材手册. 北京：人民卫生出版社，1959，117

013 干漆

Ganqi

Resina Toxicodendri

1 定名依据

1.1 正名

1.1.1 汉文名：干漆［为漆树科植物漆树 Toxicodendron vernicifluum（Stokes）F. A. Barkl. 的树脂经加工后的干燥品］。

1.1.2 英文名：dried lacquer.

1.2 依据

1.2.1 定名的文献依据

(1)《神农本草经》卷一：“干漆 味辛，温，无毒。主绝伤，补中，续筋骨，填髓脑，安五脏，五缓六急，风寒湿痹。生漆，去长虫。久服，轻身、耐老。生川谷。”[1]

(2)《本草经集注·草木上品》：“干漆 味辛，温，无毒、有毒。主治绝伤，补中，续筋骨，填髓脑，安五脏。五缓六急，风寒湿痹，治咳嗽，消瘀血，痞结，腰痛，女子疝瘕，利小肠，去蛔虫。生漆：去长虫。久服轻身，耐老。生汉中川谷。夏至后采，干之。”[2]

(3)《新修本草》卷第十二：“干漆　味辛，温，无毒、有毒。主绝伤，补中，续筋骨，填髓脑，安五脏，五缓六急，风寒湿痹，疗咳嗽，消瘀血，痞结，腰痛，女子疝瘕，利小肠，去蛔虫。生漆去长虫。久服轻身能老。生汉中川谷。夏至后采，干之。”[3]

(4)《证类本草》卷第十二：“干漆　味辛，温，无毒、有毒。主绝伤，补中，续筋骨，填髓脑，安五脏，五缓六急，风寒湿痹，疗咳嗽，消瘀血，痞结，腰痛，女子疝瘕，利小肠，去蛔虫。生漆去长虫。久服轻身耐老。生汉中川谷。夏至后采，干之。（半夏为之使，畏鸡子，今又忌油脂）”[4]

(5)《汤液本草》卷之五：“干漆　气温、平，味辛。无毒。有毒。《本草》云：主绝伤，补中，续筋骨，填髓脑，安五脏。治五缓六急，风寒湿痹。疗咳嗽，消瘀血痞结腰痛，女子疝瘕，利小肠，去蛔虫。生漆，去长虫，半夏为之使。畏鸡子。忌油脂。”[5]

(6)《本草从新》卷八：“干漆　泻、破血消积杀虫。辛温毒烈。功专行血杀虫，破年深凝结之积滞瘀血，续筋骨绝伤。（损伤必有瘀血停滞）血见干漆。即化为水。其能损新血可知。虚人及惯生大疮者戒之。勿为丹溪兼补之说所误。”[6]

(7)《中华人民共和国药典》：“干漆　本品为漆树科植物漆树 Toxicodendron vernicifluum (Stokes) F. A. Barkl. 的树脂经加工后的干燥品。一般收集盛漆器具底留下的漆渣，干燥。”[7]

(8)《中医大辞典·中药分册》：“干漆　出《神农本草经》。又名漆渣、漆脚。”[8]

(9)《中药大辞典》：“干漆《本经》　【异名】漆渣、漆底、漆脚《中药材学手册》。【基原】为漆树科植物漆树的树脂经加工后的干燥品。【原植物】漆树《蜀本草》Rhus verniciflua Srokes，又名：山漆、西苗。”[9]

(10)《中国医学百科全书·中医学》：“始载于《神农本草经》。为漆树科植物漆树 Toxicodendron vernicifluum (Stokes) F. A. Barkl. 乳液的干燥品。原植物除产于中国黑龙江、吉林、内蒙古和新疆外，其他省、区均有分布。”[10]

(11)《中国中医药学主题词表》：“干漆 RESINA TOXICODENDRIN　为漆树科植物漆树树脂加工后的干燥品；属活血祛瘀药　1995”[11]

(12)《中华本草》：“干漆《本经》　【异名】漆渣《药笼小品》，续命筒、黑漆《中国药学大辞典》，漆底、漆脚《中药材学手册》。【来源】为漆树科植物漆树的树脂经加工后的干燥品。【原植物】漆树 Toxicodendron vernicifluum (Stokes) F. A. Barkl. [Rhus verniciflua Stokes] 又名：大木漆、山漆、渣苗、小木漆、瞎妮子。”[12]

(13)《中药材手册》[13]、《全国中药炮制规范》[14]、《中国药材学》[15]等现代中药著作多以“干漆”作为本品正名（参见“文献通考”）。

1.2.2　定名选择的理由

(1) 干漆 Resina toxicodendri，为漆树科植物漆树 Toxicodendron vernicifluum (Stokes) F. A. Barkl. 的树脂经加工后的干燥品。“干漆”之名始见于汉代《神农本草经》，并作为本品正名记录。其后的历代重要本草著作如南北朝·陶弘景《本草经集注》，唐·苏敬等撰《新修本草》，宋·唐慎微《证类本草》，元·王好古《汤液本草》，清·吴仪洛《本草从新》等在载录本品时均以“干漆”作为正名，并一直沿用至今。

(2) 我国最新出版的《中华人民共和国药典》以及辞书类著作《中医大辞典·中药分

册》、《中药大辞典》、《中国医学百科全书·中医学》等均以“干漆”作为本品正名。已经广泛应用于中医药学文献的标引和检索的《中国中医药学主题词表》也以“干漆”作为本品的正式主题词。现代本草著作如《中华本草》、《中国药材学》、《全国中药炮制规范》、《中药材手册》等虽记载了不少本品各地的俗称，但均以“干漆”作为本品的正名，说明“干漆”作为本品正名已成为共识。

1.3　与正名等效的名词：无。

2　源流考释

干漆［漆树科植物漆树 Toxicodendron vernicifluum（Stokes）F. A. Barkl. 的树脂经加工后的干燥品］始载于汉《神农本草经》卷一：“干漆　味辛，温，无毒。主绝伤，补中，续筋骨，填髓脑，安五脏，五缓六急，风寒湿痹。生漆，去长虫。久服，轻身、耐老。生川谷。”[1] 此后诸家本草即沿用《本经》[1] 记载，以“干漆”为正名收载本品，如三国·吴普《吴普本草》[15]，南北朝·陶弘景《本草经集注》[2]，唐·苏敬《新修本草》[3]，宋·苏颂《本草图经》[16]、唐慎微《证类本草》[4]、寇宗爽《本草衍义》[17]，元·王好古《汤液本草》[5] 等。

明、清时期的本草著作大多仍沿用《本经》[1] 记载以“干漆”为正名，如明·刘文泰《本草品汇精要》[18]、陈嘉谟《本草蒙筌》[19]、卢之颐《本草乘雅半偈》[20]，清·汪昂《本草易读》[21]、吴仪洛《本草从新》[6]、杨时泰《本草述钩元》[22]、张秉成《本草便读》[23]、严西亭《得配本草》[24] 等。

现代有关著作大多沿用前代本草记载以“干漆”作为本品正名，如《中华人民共和国药典》[7]、《中医大辞典·中药分册》[8]、《中药大辞典》[9]、《中国医学百科全书·中医学》[10]、《中国中医药学主题词表》[11]、《中药材手册》[13]、《全国中药炮制规范》[14]、《中国药材学》[15]、《中华本草》[12] 等。而《全国中草药汇编》[25] 以“漆树”为正名记载本品，以“干漆”为别名。同时尚记载有“漆渣”、“漆底”、“漆脚”《中药材手册》[13]，“山漆”、“大木漆”《中国药材学》[15]，“续命筒”、“黑漆”《中华本草》[12] 等各地的俗称。还记载有本品原植物“漆树”的异名“山漆”、“西苗”《中药大辞典》[9]，“大木漆”、“渣苗”、“小木漆”、“瞎妮子”《中华本草》[12] 等。

3　附录

3.1　又称：干漆炭（饮片规格名）。

3.2　俗称：山漆、大木漆（湖北），漆渣、漆底、漆脚、续命筒、黑漆。

3.3　曾称：无。

3.4　原植物名称：山漆，西苗，大木漆，渣苗，小木漆，瞎妮子。

4　文献通考

《神农本草经》卷一：“干漆　味辛，温，无毒。主绝伤，补中，续筋骨，填髓脑，安五脏，五缓六急，风寒湿痹。生漆，去长虫。久服，轻身、耐老。生川谷。”[1]

《吴普本草·草木类》：“干漆　味辛，温，无毒。主绝伤，补中，续筋骨，填髓脑，安五脏，五缓六急，风寒湿痹。生漆，去长虫。久服，轻身、耐老。生川谷。

《本草经集注·草木上品》：“干漆　味辛，温，无毒、有毒。主治绝伤，补中，续筋骨，填髓脑，安五脏。五缓六急，风寒湿痹，治咳嗽，消瘀血，痞结，腰痛，女子疝瘕，利小肠，去蛔虫。生漆：去长虫。久服轻身，耐老。生汉中川谷。夏至后采，干之。”[2]

《新修本草》卷第十二：“干漆　味辛，温，无毒、有毒。主绝伤，补中，续筋骨，填髓脑，安五脏，五缓六急，风寒湿痹，疗咳嗽，消瘀血，痞结，腰痛，女子疝瘕，利小肠，去蛔虫。生漆去长虫。久服轻身耐老。生汉中川谷。夏至后采，干之。”[3]

《本草图经》卷第十：“干漆 生漆，出汉中川谷，今蜀、汉、金、峡、襄、歙州皆有之。木高二三丈，皮白，叶似椿，花似槐，子若牛李，木心黄。六月、七月以竹筒钉入木中取之。崔豹《古今注》曰：以刚斧斫其皮开，以竹管承之，汁滴则成漆是也。干漆，旧云用漆桶中自然干者，状如蜂房，孔孔隔者。今多用筒子内干者，以黑如瑿，坚若铁石为佳。”[16]

《证类本草》卷第十二：“干漆　味辛，温，无毒、有毒。主绝伤，补中，续筋骨，填髓脑，安五脏，五缓六急，风寒湿痹，疗咳嗽，消瘀血，痞结，腰痛，女子疝瘕，利小肠，去蛔虫。生漆　去长虫。久服轻身耐老。生汉中川谷。夏至后采，干之。（半夏为之使，畏鸡子，今又忌油脂）”[4]

《本草衍义》卷十三：“干漆　若湿漆，药中未见用。凡用者，皆干漆耳。其湿者，在燥热及霜冷时则难干，得阴湿，虽寒月亦易干。亦物之性也。若沾渍人，以油治之。凡验漆，惟稀者以物蘸起细而不断，断而急收起，又涂于干竹上，荫之速干者，并佳。余如经。”[17]

《汤液本草》卷之五：“干漆　气温、平，味辛。无毒。有毒。《本草》云：主绝伤，补中，续筋骨，填髓脑，安五脏。治五缓六急，风寒湿痹。疗咳嗽，消瘀血痞结腰痛，女子疝瘕，利小肠，去蛔虫。生漆，去长虫，半夏为之使。畏鸡子。忌油脂。”[5]

《本草品汇精要》卷之十六：“干漆　（出《神农本经》），主绝伤，补中续筋骨，填髓脑，安五脏，五缓六急，风寒湿痹。生漆去长虫。久服轻身耐老（以上朱字《神农本经》）。疗咳嗽，消瘀血痞结，腰痛，女子疝瘕，利小肠，去蛔虫（以上黑字《名医》所录）。”[18]

《本草蒙筌》卷之四：“干漆　味辛、咸，气温。属金，有水与火。降也，阴中阳也。无毒。汉蜀多生，歙州（属南直隶）亦产。待季夏方取，得阴湿才干。”[19]

《本草乘雅半偈·第三帙》：“干漆《本经·上品》　【气味】辛温，无毒。【主治】主绝伤，补中，续筋骨，填髓脑，安五脏，五缓六急，风寒湿痹。生漆去长虫。久服轻身耐老。”[20]

《本草易读》卷七：“干漆二百九十八　炒熟用，或烧存性。半夏为使，畏鸡子，忌油脂。辛，平，有小毒。止嗽消瘀，通经杀虫。削年深坚结之积滞，破日久凝结之瘀血。生汉中山谷。夏至采，干之。梁州、广州、峡、襄、歙州皆有之。”[21]

《本草从新》卷八：“干漆　泻、破血消积杀虫。辛温毒烈。功专行血杀虫，破年深凝结之积滞瘀血，续筋骨绝伤。（损伤必有瘀血停滞）血见干漆。即化为水。其能损新血可知。虚人及惯生大疮者戒之。勿为丹溪兼补之说所误。”[6]

《本草述钩元》卷二十三：“干漆　出汉中金州梁州者最善。益州广州浙中者次之。五六月。刻木取汁液干之。即曰干漆。状如蜂房。但性急易燥。热则难干。无风阴润。虽严寒亦易燥也。”[22]

《本草便读·木部·乔木类》：“干漆　破血消瘀。能续绝和伤。通行肝络。辛温有毒。除痹风寒湿。善杀虫疮。（干漆。漆乃树之津液。干漆者。即漆店中桶内所结之漆也。辛苦咸温。有大毒。观其能烂人肌肤。或生漆疮。可知）”[23]

《得配本草卷七·木部》：“干漆　半夏为之使。畏鸡子、紫苏、杉木、漆姑草、蟹。忌猪脂。辛，温。有毒。性急飞窜，能破关节凝结之瘀血。得牛膝，治妇女经闭。（加生地更好）得芜荑，治小儿虫病。炒烟尽，不宜存性。用铁浆甘豆汤可解其毒。血枯经闭者，投之立毙。”[24]

《中药材手册》：“干漆（纲目列入木部乔木类漆项下）　本品为漆树科落叶乔木漆树的树脂，经加工干固而成的块粒。商品多取于漆店内漆缸壁或底部粘着的一层干渣俗称漆脚，经煅制后入药。［别名］漆渣、漆底、漆脚。”[13]

《全国中草药汇编》：“漆树　别名：干漆　来源：为漆树科漆树属植物漆树 Rhus verniciflua Srokes，以根、树皮、叶、种子及树皮渗出物入药。”[25]

《中药大辞典》：“干漆《本经》　【异名】漆渣、漆底、漆脚《中药材学手册》。【基原】为漆树科植物漆树的树脂经加工后的干燥品。【原植物】漆树《蜀本草》Rhus verniciflua Srokes，又名：山漆、西苗。”[9]

《中医大辞典·中药分册》：“干漆　出《神农本草经》。又名漆渣、漆脚。”[8]

《中国医学百科全书·中医学》：“始载于《神农本草经》。为漆树科植物漆树 Toxicodendron vernicifluum（Stokes）F. A. Barkl. 乳液的干燥品。原植物除产于中国黑龙江、吉林、内蒙古和新疆外，其他省、区均有分布。”[10]

《全国中药炮制规范》：“干漆　［处方用名］干漆炭。【来源】本品为漆树科植物漆树 Rhus verniciflua Srokes 的树脂经加工后的干燥品。栽培或野生。主产于四川、湖北、陕西、河南、贵州、云南等地。”[14]

《中国药材学》：“干漆　【别名】山漆，大木漆（湖北）。【来源】本品为漆树科植物漆树 Toxicodendron vernicifluum（Stokes）F. A. Barkl.（Rhusverniciflua Stokes）的干燥液汁。”[15]

《中国中医药学主题词表》：“干漆 RESINA TOXICODENDRIN　为漆树科植物漆树树脂加工后的干燥品；属活血祛瘀药　1995”[11]

《中华本草》：“干漆《本经》　【异名】漆渣《药笼小品》，续命筒、黑漆《中国药学大辞典》，漆底、漆脚《中药材学手册》。【来源】为漆树科植物漆树的树脂经加工后的干燥品。【原植物】漆树 Toxicodendron vernicifluum（Stokes）F. A. Barkl.［Rhusverniciflua Stokes］又名：大木漆、山漆、渣苗、小木漆、瞎妮子。”[12]

《中华人民共和国药典》：“干漆　本品为漆树科植物漆树 Toxicodendron vernicifluum（Stokes）F. A. Barkl. 的树脂经加工后的干燥品。一般收集盛漆器具底留下的漆渣，干燥。”[7]

5　参考文献

1　汉·神农本草经．清顾观光重辑本．北京：人民卫生出版社，1955，44

2　南北朝·陶弘景．本草经集注．北京：人民卫生出版社，1994，219

3 唐·苏敬等撰．新修本草．合肥：安徽科学技术出版社，1981，307
4 宋·唐慎微．证类本草．北京：人民卫生出版社，1957，301
5 元·王好古．汤液本草．见：景印文渊阁四库全书（745）．北京：中医古籍出版社，1986，986
6 清·吴仪洛．本草从新．北京：中医古籍出版社，2001，120
7 国家药典委员会编．中华人民共和国药典．一部．北京：化学工业出版社，2000，13
8 《中医大辞典》编辑委员会编．中医大辞典·中药分册．北京：人民卫生出版社，1982，16
9 江苏新医学院编．中药大辞典．上海：上海科学技术出版社，1977，72
10 《中医学》编辑委员会．中国医学百科全书·中医学．上海：上海科学技术出版社，1997，1155
11 吴兰成主编．中国中医药学主题词表．北京：中医古籍出版社，1996，116
12 国家中医药管理局《中华本草》编委会．中华本草．第五册．上海：上海科学技术出版社，1999，96
13 中华人民共和国卫生部药政管理局主编．中药材手册．北京：人民卫生出版社，1959，567
14 中华人民共和国卫生部药政管理局编．全国中药炮制规范．北京：人民卫生出版社，1988，312
15 徐国钧等主编．中国药材学．北京：中国医药科技出版社，1996，1741
16 宋·苏颂．本草图经．合肥：安徽科学技术出版社，1994，334
17 宋·寇宗奭．本草衍义．上海：商务印书馆，1937，74
18 明·刘文泰．本草品汇精要．北京：人民卫生出版社，1982，468
19 明·陈嘉谟．本草蒙筌．北京：人民卫生出版社，1988，248
20 明·卢之颐．本草乘雅半偈．北京：人民卫生出版社，1986，185
21 清·汪昂．本草易读．卷七．上海：上海大成书局刊，1926
22 清·杨时泰．本草述钩元．上海：科技卫生出版社，1958，510
23 清·张秉成．本草便读·本部．上海：上海卫生出版社，1957，57
24 清·严西亭．得配本草．上海：上海卫生出版社，1957，12
25 《全国中草药汇编》编写组编．全国中草药汇编．下册．北京：人民卫生出版社，1978，655

014 土木香
Tumuxiang
Radix Inulae

1 定名依据

1.1 正名

1.1.1 汉文名：土木香（菊科植物土木香 Inula helenium L. 或总状土木香 Inula racemosa Hook. f. 的干燥根）。

1.1.2 英文名：inula root.

1.2 依据

1.2.1 定名的文献依据

(1)《本草图经》卷四："木香，生永昌山谷，今惟广州舶上有来者，他无所出。陶隐居云：即青木香也。根窠大类茄子，叶似羊蹄而长大，花如菊，实黄黑。亦有叶如山芋，而开紫花者。不拘时月，采根芽为药。以其形如枯骨者良。江淮间亦有此种，名土木香，不堪入药用。伪蜀王昶苑中亦尝种之，云苗高三四尺，叶长八九寸，皱软而有毛，开黄花，恐亦是土木香种也。”[1]

(2)《中药志》：“土木香　本品为常用中草药。商品为菊科植物土木香的根。……【原植物】土木香　别名：祁木香 Inula helenium L. ——菊科 Compositae.”[2]

(3)《中药大辞典》：“土木香《本草图经》。【异名】青木香《本草衍义》，祁木香《河北药材》，玛奴（藏名）。【基原】为菊科植物土木香的根。【原植物】土木香 Inula helenium L.，又名：黄花菜。……各地有栽培。”[3]

(4)《中华人民共和国药典》：“土木香（RADIX INULAE）　本品为菊科植物土木香 Inula helenium L. 或总状土木香 Inula racemosa hook. f. 的干燥根。秋季采挖，除去泥沙，晒干。”[4]

(5)《中药材手册》：“青木香［纲目列入草部芳草类木香下］　青木香在商品上分为两大类：南方地区多用马兜铃科攀缘草本植物马兜铃的根，习称‘土青木香’，北方地区多用菊科多年生草本植物土木香的根，二者药效不同，但均作青木香入药。土木香　［别名］臭瓜蛋根（山西）［产地］主产于河北安国，均系栽培。此外，山西、甘肃及新疆等地亦有分布。”[5]

(6)《全国中草药汇编》：“土木香　为菊科旋覆花属植物土木香（祁木香）Inula heleniumL. 和藏木香 I. racemosa Hook. f.，以根入药。”[6]

(7)《中医大辞典·中药分册》：“土木香出《本草图经》。又名祁木香。为菊科植物土木香 Inula helenium L. 的根。主产河北、浙江、四川等地。”[7]

(8)《中国医学百科全书·中医学》：“土木香始载于《本草图经》又名祁木香、藏木香。为菊科植物土木香 Inula helenium L. 或总状土木香 Inula racemosa Hook. f. 的根。主产于中国河北、浙江、四川、西藏等省、区。”[8]

(9)《中国药材学》：“土木香　［别名］祁木香，木香（河北）藏木香（西藏）【来源】本品为菊科植物土木香 Inula helenium L. 的根。”[9]

(10)《中国中医药学主题词表》：“土木香 INULA HELENIUM　属菊科；属理气药和止痛药（中药）。”[10]

(11)《中华本草》：“土木香《本草图经》　【异名】青木香《本草衍义》，祁木香《河北药材》，藏木香《中华人民共和国药典》。［品种考证］土木香之名，原出于《本草图经》，……【原植物】土木香 Inula helenium L.”[11]

1.2.2　定名选择的理由

(1)　土木香 Radix Inulae，原植物为菊科植物土木香 Inula helenium L. 或总状土木香 Inula racemosa hook. f. 的干燥根。“土木香”之名始见于《本草图经》的木香条下，但是将“土木香”作为正名是在建国后，最初是收载于《中药志》，后一直沿用“土木香”作为正名，并收载于《中药大辞典》、《中华人民共和国药典》以及辞书类著作《中医大辞典·中药分册》、《中国医学百科全书·中医学》和现代本草类著作如《中国药材学》、《全国中草药汇编》、《中华本草》等。

(2)《中国中医药学主题词表》将“土木香”作为正式主题词。

1.3　与正名等效的名词：无。

2 源流考释

土木香（菊科植物土木香 Inula helenium L. 或总状土木香 Inula racemosa hook. f. 的干燥根）始载于宋·苏颂《本草图经》的木香条下："木香，生永昌山谷，今惟广州舶上有来者，他无所出……江淮间亦有此种，名土青木香，不堪入药用。伪蜀王昶苑中亦尝种之，云苗高三四尺，叶长八九寸，皱软而有毛，开黄花，恐亦是土木香种也。"[1] 以后的一些本草在"木香"条下著录了"土木香"的有关内容，如宋·唐慎微《证类本草》："伪蜀王昶苑中亦尝种之，云苗高三四尺，叶长八九寸，皱软而有毛，开黄花，恐亦是土木香种也。"[12] 宋·寇宗奭《本草衍义》："木香　专泄决胸腹间滞塞冷气，他则次之。得橘皮、肉豆蔻、生姜相佐使绝佳，效尤速。又一种，尝自岷州出塞，得生青木香，持归西洛。叶如牛蒡但狭长，茎高三四尺，花黄，一如金钱，其根则青木香也。生嚼之，极辛香，尤行气。"[13] 从此处对"青木香"的描述实为"土木香"。其后明·刘文泰《本草品汇精要》则以"青木香"为正名记载本品，如《本草品汇精要》卷七："青木香　无毒　植生。青木香主妇人血气刺心痛不可忍九种心痛积年冷气痃癖癥块胀痛逐诸壅气上冲烦闷霍乱吐泻心腹疞刺（《名医》所录）。"[14] 清·黄宫绣《本草求真》中有"味苦粘舌者良。名青木香。非今所用马兜铃根者是也。（今用皆广木香土木香）入理气药"。[15] 因此后人将"青木香"作为"土木香"的异名。

"土木香"最早作为正名是在建国后，1959 年收载于《中药志》："土木香　本品为常用中草药。商品为菊科植物土木香的根。[历史] '土木香'之名，原出于《蜀本草》。《本草衍义》记载：'常自岷州出寨得青木香，持归西洛，叶如牛蒡，但狭长，茎高二三尺，花黄，一如金钱，其根即木香也。生嚼即辛香，尤行气。'岷州即今甘肃，此地确有将土木香的根称青木香者，河北亦称青木香或祁木香（因栽培于河北安国，古称祁州而得名）。李时珍早知青木香有二类异物同名品，他主张以马兜铃根为青木香，而另外一种用其他药名区别之。实际上，青木香与土木香为不同科的植物，二者的药效亦有差别，在名称上不可混淆。因此，菊科的 Inula helenium L. 以用'土木香'之名为宜。【原植物】土木香　别名：祁木香 Inula helenium L. ——菊科 Compositae."[2] 自此一直沿用"土木香"作为正名，1977 年又被收载《中药大辞典》，同时还收录一些异名如"祁木香"（河北）、"玛奴"（藏名）、"黄花菜"[3]；1985 收载于《中华人民共和国药典》（同时还收录"藏木香"为异名）[4]；辞书类著作《中医大辞典·中药分册》[7]、《中国医学百科全书·中医学》[8] 和现代本草类著作如《中国药材学》[9]［同时还收录俗称"木香"（河北）］、《中药材手册》[5]（同时收录俗称"臭瓜蛋根"）、《全国中草药汇编》[6]、《中华本草》[11] 等均以"土木香"为正名著录。说明"土木香"作为该药正名已广为接受。

《中国中医药学主题词表》："土木香 INULA HELENIUM　属菊科；属理气药和止痛药（中药）。"[10] 将"土木香"作为正式主题词。

另外，现在所称"土青木香"、"青木香"实际上为马兜铃科攀缘草本植物马兜铃的根。而"土木香"为菊科植物土木香 Inula heleniumL. 或总状土木香 Inula racemosa hook. f. 的干燥根。二者不可混同。还记载有本品原植物"土木香"的异名"祁木香"《中药志》[2]、"黄花菜"《中药大辞典》[3] 等。

3 附录

3.1 又称：无。

3.2 俗称：青木香、祁木香、木香（河北），玛奴、藏木香（西藏），黄花菜。

3.3 曾称：青木香《本草衍义》。

3.4 原植物名称：土木香，祁木香，黄花菜。

4 文献通考

《本草图经》卷四："木香，生永昌山谷，今惟广州舶上有来者，他无所出。陶隐居云：即青木香也。根窠大类茄子，叶似羊蹄而长大，花如菊，实黄黑。亦有叶如山芋，而开紫花者。不拘时月，采根芽为药。以其形如枯骨者良。江淮间亦有此种，名土青木香，不堪入药用。伪蜀王昶苑中亦尝种之，云苗高三四尺，叶长八九寸，皱软而有毛，开黄花，恐亦是土木香种也。"[1]

《证类本草》卷六："木香 味辛，温，无毒。主邪气，辟毒疫温鬼，强志，主淋露，疗气劣，肌中偏寒，主气不足，消毒，杀鬼精物，温疟蛊毒，行药之精。……江淮间亦有此种，名土青木香，不堪入药用。伪蜀王昶苑中亦尝种之，云苗高三四尺，叶长八九寸，皱软而有毛，开黄花，恐亦是土木香种也。"[12]

《本草衍义》卷七："木香 专泄决胸腹间滞塞冷气，他则次之。得橘皮、肉豆蔻、生姜相佐使绝佳，效尤速。又一种，尝自岷州出塞，得生青木香，持归西洛。叶如牛蒡但狭长，茎高三四尺，花黄，一如金钱，其根则青木香也。生嚼之，极辛香，尤行气。"[13]

《本草品汇精要》卷七："青木香 无毒 植生。青木香，主妇人血气刺心，痛不可忍，九种心痛，积年冷气，痃癖癥块胀痛，逐诸壅气上冲，烦闷，霍乱吐泻，心腹疠刺。(《名医》所录)【苗】〔图经曰〕春生苗，三四尺，叶如牛蒡，但狭长，八九寸，皱软而有毛。夏开黄花，如金钱，其根类甘草而辛香。又一种叶，如山芋而开紫花者，江淮人呼为土青木香也。【地】〔图经曰〕出岷州及江淮间，苑中处处有之。【时】（生）春生苗（采），不拘时［收］，晒干。［用］根［质］，类南苦参，而黑褐。［色］青黑，［味］辛苦，［性］温，［气］味厚于气，阴中之阳，［臭］香，［主］行气。"[14]

《本草求真》："木香（芳草）疏肝醒脾泄滞和胃 木香（专入肝脾）。味辛而苦。下气宽中。……番船上来形如枯骨。味苦粘舌者良。名青木香。非今所用马兜铃根者是也(今用皆广木香土木香)。入理气药。磨汁生用。若实大肠。面煨熟用。今医妄以西香代木香治痢。"[15]

《中药志》："土木香 本品为常用中草药。商品为菊科植物土木香的根。［历史］'上木香'之名，原出于《蜀本草》。《本草衍义》记载：'常自岷州出寨得青木香，持归西洛，叶如牛蒡，但狭长，茎高二三尺，花黄，一如金钱，其根即木香也。生嚼即辛香，尤行气。'岷州即今甘肃，此地确有将土木香的根称青木香者，河北亦称青木香或祁木香(因栽培于河北安国，古称祁州而得名)。李时珍早知青木香有二类异物同名品，他主张以马兜铃根为青木香，而另外一种用其他药名区别之。实际上，青木香与土木香为不同科的植物，二者的药效亦有差别，在名称上不可混淆。因此，菊科的 Inula helenium L. 以用'土木香'之名为宜。【原植物】土木香 别名：祁木香 Inula helenium L. ——菊科 Compositae.”[2]

《中药材手册》:“青木香［纲目列入草部芳草类木香下］　青木香在商品上分为两大类：南方地区多用马兜铃科攀缘草本植物马兜铃的根，习称‘土木青香’，北方地区多用菊科多年生草本植物土木香的根，二者药效不同，但均作青木香入药。土木香　［别名］臭瓜蛋根（山西）［产地］主产于河北安国，均系栽培。此外，山西、甘肃及新疆等地亦有分布。”[5]

《全国中草药汇编》:“土木香　为菊科旋覆花属植物土木香（祁木香）Inula helenium L. 和藏木香 I. racemosa Hook. f.，以根入药。”[6]

《中药大辞典》:“土木香《本草图经》。【异名】青木香《本草衍义》，祁木香《河北药材》，玛奴（藏名）。【基原】为菊科植物土木香的根。【原植物】土木香 Inula helenium L.，又名：黄花菜。多年生草本，高达1.8米，全株密被短柔毛。基生叶有柄，阔大，广椭圆形，长25～50厘米，先端锐尖，边缘具不整齐齿牙；茎生叶大形，无柄，半抱茎，长椭圆形，基部心脏形，先端锐尖，边缘具不整齐齿牙。头状花序腋生，黄色，直径5～10厘米；排成伞房花序，花序梗长6～12厘米；总苞半球形，直径2.5～5厘米，总苞片覆瓦状排列，约9～10层，外层苞片叶质，卵形，表面密被短毛；内层苞片干膜质，先端略尖，边缘带紫色；花托秃裸，有窠点；边缘舌状花雌性，先端3齿裂；中心管状花两性，先端5裂。瘦果长约4毫米，表面4～5棱，冠毛多。花期6～7月。各地有栽培。”[3]

《中医大辞典·中药分册》:“土木香出《本草图经》。又名祁木香。为菊科植物土木香 Inula helenium L. 的根。主产河北、浙江、四川等地。”[7]

《中国医学百科全书·中医学》:“土木香始载于《本草图经》又名祁木香，藏木香。为菊科植物土木香 Inula helenium L. 或总状土木香 Inula racemosa Hook. f. 的根。主产于中国河北、浙江、四川、西藏等省、区。”[8]

《中国药材学》:“土木香　［别名］祁木香，木香（河北）藏木香（西藏）【来源】本品为菊科植物土木香 Inula helenium L. 的根。”[9]

《中国中医药学主题词表》:“土木香 INULA HELENIUM　属菊科；属理气药和止痛药(中药)。”[10]

《中华本草》:“土木香《本草图经》　【异名】青木香《本草衍义》，祁木香《河北药材》，藏木香《中华人民共和国药典》。［品种考证］土木香之名，原出于《本草图经》，但《蜀本草》曾言孟昶苑中曾种‘木香’，云：‘花黄，苗高三四尺，叶长八九寸，皱软而有毛。’《本草图经》认为‘恐亦是土木香种也’。《本草衍义》云：‘尝自岷州出塞，得生青木香，持归西洛，叶如牛蒡，但狭长，茎高三四尺，花黄，一如金钱，其根则青木香也。生嚼之极辛香，尤行气。’岷州即今甘肃，现时甘肃称青木香者，即为菊科土木香 Inula heleniumL. 之根，《本草衍义》所称塞外所得青木香应与此种为同一类型。【来源】为菊科植物土木香的根。【原植物】土木香 Inula heleniumL.”[11]

《中华人民共和国药典》:“土木香（RADIX INULAE）　本品为菊科植物土木香 Inula heleniumL. 或总状土木香 Inula racemosa hook. f. 的干燥根。秋季采挖，除去泥沙，晒干。”[4]

5 参考文献

1 宋·苏颂. 本草图经. 合肥：安徽科学技术出版社，1994，110
2 中国医学科学院药用植物资源开发研究所等编. 中药志. 第一册. 北京：人民卫生出版社，1993，86
3 江苏新医学院编. 中药大辞典. 上海：上海科学技术出版社，1977，80
4 国家药典委员会编. 中华人民共和国药典. 一部. 北京：化学工业出版社，2000，13
5 中华人民共和国卫生部药政管理局主编. 中药材手册. 北京：人民卫生出版社，1959，34
6 《全国中草药汇编》编写组编. 全国中草药汇编. 上册. 北京：人民卫生出版社，1978，39
7 《中医大辞典》编辑委员会编. 中医大辞典·中药分册. 北京：人民卫生出版社，1981，17
8 中医学编辑委员会. 中国医学百科全书·中医学. 上海：上海科学技术出版社，1997，1111
9 徐国钧等主编. 中国药材学. 北京：中国医药科技出版社，1996，459
10 吴兰成主编. 中国中医药学主题词表. 北京：中医古籍出版社，1996，388
11 《中华本草》编委会. 中华本草. 第七册. 上海：上海科学技术出版社，1999，869
12 宋·唐慎微. 证类本草. 见：景印文渊阁四库全书（740）. 北京：中医古籍出版社，1986，740～283
13 宋·寇宗奭. 本草衍义. 上海：商务印书馆，1937，47
14 明·刘文泰. 本草品汇精要. 北京：人民卫生出版社，1982，240
15 清·黄宫绣. 本草求真. 上编. 上海：上海科学技术出版社，1959，162

015 土贝母
Tubeimu
Rhizoma Bolbostematis

1 定名依据

1.1 正名

1.1.1 汉文名：土贝母［葫芦科植物土贝母 Bolbostema paniculatum（Maxim.）Franquet 的干燥块茎］。

1.1.2 英文名：paniculate bolbostema.

1.2 依据

1.2.1 定名的文献依据

(1)《绛雪园古方选论》下卷："真人活命饮　白芷一钱，防风七分，陈皮一钱五分，皂角刺五分……土贝母一钱……故疡科推为首方。"[1]

(2)《惠直堂经验方》卷四："加味太乙膏　治跌打损伤。风寒湿痹。腰腹心胃疼痛。并已溃疮疡。拔毒收口。黄柏　防风　元参　赤芍……土贝母　何首乌。"[2]

(3)《种福堂公选良方》卷二："瘰疬……内消瘰疬应验方　土贝母　白芷（各五钱）共为末　糖霜调陈酒下三钱，重者三服愈。"《妇科·乳疾》篇中："青皮散：治乳痈初起。青皮（去瓤）山甲（炒）白芷甘草土贝母（各八分）。为细末，温酒调服。"[3]

(4)《本草从新》卷一："贝母……土贝母。形大味苦。治外科证痰毒。俱去心捣用。厚朴、白薇为使。畏秦艽。反乌头。”[4]

(5)《得配本草》卷二：“土贝母，大苦，性寒。解毒化痰，散郁除热。疗乳痈，祛痘毒。”[5]

(6)《本草求真》卷四：“贝母　（山草），清肺心痰热。贝母（专入肺，兼入心），辛苦微寒。世多用为治痰之药。殊不知痰有因燥因湿之不同……大者为土贝母，大苦大寒（如浙江贝母之类），清解之功居多。”[6]

(7)《本草纲目拾遗》卷五：“土贝母……一名大贝母。百草镜云：土贝形如钱，独瓣不分，与川产迥别，各处皆产……”[7]

(8)《中华人民共和国药典》：“土贝母（RHIZOMA BOLBOSTEMATIS）本品为葫芦科植物土贝母 Bolbostema paniculatum（Maxim.）Franquet 的干燥块茎。秋季采挖，洗净，掰开，煮至无白心，取出，晒干。”[8]

(9)《中医大辞典·中药分册》：“土贝母出《本草从新》。又名土贝、草贝、地苦胆。为葫芦科植物假贝母 Bolbostemma paniculatum（Maxim.）Franquet 的块茎。主产河南、陕西、山西、河北等地。”[9]

(10)《中药大辞典》：“土贝《本草从新》异名土贝《百草镜》，大贝母《纲目拾遗》，地苦胆、草贝《陕西中草药》。基原：为葫芦科植物假贝母的块茎。原植物假贝母 Bolbostema paniculatum（Maxim.）Franquet.”[10]

(11)《中国中医药学主题词表》以“土贝母 Bolbostema paniculatum　属葫芦科；属软坚药和清热解毒药。”[11]

(12)《中药志》[12]、《中药材手册》[13]、《全国中草药汇编》[14]、《全国中药炮制规范》[15]、《中华本草》[16]等现代中药著作多以“土贝母”作为本品正名（参见“文献通考”）。

1.2.2　定名选择的理由

(1) 土贝母 Rhizoma bolbostematis，葫芦科植物土贝母 Bolbostemma paniculatum（Maxim.）Franquet 的干燥块茎。“土贝母”之名最早见于清代方书《绛雪园古方选论》，以后的方书如《惠直堂经验方》和《种福堂公选良方》等均以“土贝母”为正名组方。“土贝母”在本草著作始见于清·吴仪洛《本草从新》，作为本品正名始见于清·严西亭《得配本草》，其后的本草著作清·赵学敏《本草纲目拾遗》也以“土贝母”为该药正名著录。其他本草如清·黄宫绣《本草求真》等在“贝母”条下也记载了“土贝母”的有关内容。

(2)《中华人民共和国药典》以及辞书类著作《中医大辞典·中药分册》《中药大辞典》和现代本草著作《中药志》、《中药材手册》、《全国中草药汇编》、《全国中药炮制规范》和《中华本草》等均以“土贝母”作为本药的正名。

(3)《中国中医药学主题词表》将“土贝母”定为该药的正式主题词。

1.3　与正名等效的名词：无。

2　源流考释

土贝母［葫芦科植物土贝母 Bolbostemma paniculatum（Maxim.）Franquet 的干燥块茎］始载于清代方书《绛雪园古方选论》下卷：“真人活命饮，白芷一钱，防风七分，陈皮一钱五分，皂角刺五分……土贝母一钱……故疡科推为首方。”[1]

“土贝母”在本草著作始见于清·吴仪洛《本草从新》卷一：“贝母……土贝母。形大味苦。治外科证痰毒。俱去心捣用。厚朴、白薇为使。畏秦艽。反乌头。”[4] 作为本品正名始见于清·严西亭《得配本草》卷二：“土贝母，大苦，性寒。解毒化痰，散郁除热。疗乳痈，祛痘毒。”[5] 其后的本草著作《本草纲目拾遗》也以“土贝母”为该药正名著录。其他本草如《本草求真》[6] 等在“贝母”条下也记载了“土贝母”的有关内容。清以后的方书《惠直堂经验方》“加味太乙膏”[2] 和《种福堂公选良方》“内消瘰疬应验方”、“青皮散”[3] 等均以“土贝母”为正名组方。《本草纲目拾遗》将“土贝”、“大贝母”作为“土贝母”的异名。[7]

现代有关著作均以“土贝母”作为本品正名，如《中华人民共和国药典》[8]、《中药大辞典》[10]、《中医大辞典·中药分册》[9]、《中国中医药学主题词表》[11]、《中药志》[12]、《中药材手册》[13]、《全国中草药汇编》[14]、《全国中药炮制规范》[15]、《中华本草》[16] 等。同时尚记载有“假贝母”《全国中草药汇编》[14]，“草贝”、“地苦胆”《中药大辞典》[10]，“藤贝母”、“垒贝”、“猪屎贝”《中华本草》[16] 等各地的俗称。还记载有本品原植物“土贝母”的异名“大贝母”、“假贝母”《中药志》[12] 等。

3 附录

3.1 又称：无。
3.2 俗称：草贝、地苦胆（陕西），假贝母，藤贝母、垒贝、猪屎贝（广西）
3.3 曾称：土贝《百草镜》，大贝母《本草纲目拾遗》。
3.4 原植物名称：土贝母，大贝母，假贝母。

4 文献通考

《绛雪园古方选注》下卷：“真人活命饮　白芷一钱，防风七分，陈皮一钱五分，皂角刺五分……土贝母一钱……故疡科推为首方。”[1]

《惠直堂经验方》卷四：“加味太乙膏　治跌打损伤。风寒湿痹。腰腹心胃疼痛。并已溃疮疡。拔毒收口。黄柏　防风　元参　赤芍……土贝母　何首乌……”[2]

《种福堂公选良方》卷二：“瘰疬……内消瘰疬应验方　土贝母　白芷（各五钱）共为末　糖霜调陈酒下三钱，重者三服愈……青皮散：治乳痈初起。青皮（去瓤）、山甲（炒）、白芷、甘草、土贝母（各八分）。为细末，温酒调服。”[3]

《本草从新》卷一：“贝母……土贝母。形大味苦。治外科证痰毒。俱去心捣用。厚朴、白薇为使。畏秦艽。反乌头。”[4]

《得配本草》卷二：“土贝母大苦，性寒。解毒化痰，散郁除热。疗乳痈，祛痘毒。”[5]

《本草求真》卷四：“贝母　（山草）清肺心痰热　贝母（专入肺。兼入心）。辛苦微寒。世多用为治痰之药。殊不知痰有因燥因湿之不同……大者为土贝母。大苦大寒。（如浙江贝母之类）清解之功居多。”[6]

《本草纲目拾遗》卷五：“土贝母……一名大贝母。百草镜云：土贝形如钱，独瓣不分，与川产迥别，各处皆产，有出安徽六安之安山者；有出江南宜兴之章注者；有出宁国府之孙字埠者，浙江惟宁波鄞县之樟村及象山有之。入药选白大而燥皮细者良。”[7]

《中药志》：“土贝母，本品为少常用中药。商品为葫芦科植物土贝母的干燥鳞茎。[历史] 土贝母名见《本草从新》。《本草纲目拾遗》的土贝母，从所记载的性味与效用看来与现时药用土贝母一致。其实在历代本草‘贝母’项下很多是包括了本品的。如《证类本草》、《本草纲目》引陆玑曰：‘叶如栝楼而细小。其子在根下，如芋子，正白，四方连累相着，有分解。’对照《证类本草》的附图，确系葫芦科的土贝母。【原植物】土贝母　别名：大贝母，假贝母。Bolbostemma paniculatum（Maxim.）Franquet.（Actimostemma paniculatus Maxim.）——葫芦科 Cucurbitaceae.”[12]

《中药材手册》：“土贝母（纲目拾遗列入草部）本品为干燥的根茎。原植物系葫芦科多年生草本植物，野生与栽培均有。性状与其他贝母均不同，产量很少。用途亦不广。产于河南信阳、长葛，陕西大荔、山阳及山东等地。”[13]

《全国中草药汇编》：“土贝母　别名：假贝母　来源：为葫芦科土贝母属植物土贝母 Bolbostemma paniculatum（Maxim.）Franquet［Actmostemmapaniculatum Maxim.］以鳞茎入药。”[14]

《中药大辞典》：“土贝母《本草从新》异名：土贝《百草镜》，大贝母《纲目拾遗》，地苦胆、草贝《陕西中草药》。基原：为葫芦科植物假贝母的块茎。原植物假贝母 Bolbostemma paniculatum（Maxim.）Franquet.”[10]

《中医大辞典·中药分册》：“土贝母出《本草从新》。又名土贝、草贝、地苦胆。为葫芦科植物假贝母 Bolbostemma paniculatum（Maxim.）Franquet 的块茎。主产河南、陕西、山西、河北等地。”[9]

《全国中药炮制规范》：“［处方用名］土贝母。【来源】本品为葫芦科植物土贝母 Bolbostemma paniculatum（Maxim.）Franquet 的干燥块茎。多系栽培。主产于河北、河南、山西、陕西等地。秋季枯后采挖。除去须根、泥土，掰开，蒸透，干燥。药材以个大、质坚实、半透明、色综红者为佳。”[15]

《中国中医药学主题词表》以“土贝母 Bolbostemma paniculatum　属葫芦科；属软坚药和清热解毒药。”[11]

《中华本草》：“土贝母《本草从新》【异名】土贝《百草镜》，大贝母《纲目拾遗》，地苦胆、草贝《陕西中草药》，藤贝母、垒贝、猪屎贝《鄂西草药名录》。［释名］本品药用肉质块茎，与贝母相似，又呈苦胆形，故有‘土贝’、‘大贝母’、‘地苦胆’诸名……。【来源】为葫芦科植物假贝母的鳞茎。【原植物】假贝母 Bolbostemma paniculatum（Maxim.）Franquet［Mitrosicyos paniculatus Maxim.］。”[16]

《中华人民共和国药典》：“土贝母（RHIZOMA BOLBOSTEMATIS）本品为葫芦科植物土贝母 Bolbostemma paniculatum（Maxim.）Franquet 的干燥块茎。秋季采挖，洗净，掰开，煮至无白心，取出，晒干。”[8]

5　参考文献

1　清·王子接. 绛雪园古方选注. 上海：上海科学技术出版社，1982，140

2　清·陶东亭等. 惠直堂经验方. 见：珍本医书集成（九）. 上海：上海科学技术出版社，1986，206

3　清·叶桂. 种福堂公选良方. 清乾隆四十二年（1777）卫生堂刻本

4　清·吴仪洛. 本草从新. 北京：中医古籍出版社，2001，23

5 清·严西亭. 得配本草. 上海：上海卫生出版社，1957，31
6 清·黄宫绣. 本草求真. 上海：上海科学技术出版社，1959，263
7 清·赵学敏. 本草纲目拾遗. 北京：人民卫生出版社，1983，124
8 国家药典委员会编. 中华人民共和国药典. 一部. 北京：化学工业出版社，2000，14
9 《中医大辞典》编辑委员会编. 中医大辞典·中药分册. 北京：人民卫生出版社，1981，17
10 江苏新医学院编. 中药大辞典. 上海：上海科学技术出版社，1977，80
11 吴兰成主编. 中国中医药学主题词表. 北京：中医古籍出版社，1996，388
12 中国医学科学院药用植物资源开发研究所等编. 中药志. 第一册. 北京：人民卫生出版社，1993，310
13 中华人民共和国卫生部药政管理局主编. 中药材手册. 北京：人民卫生出版社，1959，9
14 《全国中草药汇编》编写组编. 全国中草药汇编. 上册. 北京：人民卫生出版社，1978，38
15 中华人民共和国卫生部药政管理局编. 全国中药炮制规范. 北京：人民卫生出版社，1988，4
16 《中华本草》编委会. 中华本草. 第五册. 上海：上海科学技术出版社，1999，509

016 土牛膝
Tuniuxi
Radix Et Rhizome Achyranthes

1 定名依据

1.1 正名

1.1.1 汉文名：土牛膝（苋科植物牛膝 Achyranthes bidentata Blume 的野生种及柳叶牛膝、粗毛牛膝、钝叶土牛膝的根及根茎）。

1.1.2 英文名：native achyranthes [root].

1.2 依据

1.2.1 定名的文献依据

(1)《本草图经》卷四："牛膝，生河内川谷及临朐，今江淮、闽、粤、关中亦有之，然不及怀州者为真……唐·崔元亮《海上方》：治疟，用水煮牛膝根，未发前服。今福州人单用土牛膝根，净洗，切，焙干，捣，下筛，酒煎，温服，云治妇人血块神效。"[1]

(2)《全国中草药汇编》："土牛膝 别名：倒扣草、倒扣簕、倒钩草、粗毛牛膝、鸡掇鼻、鸡骨癀。来源：为苋科牛膝属植物土牛膝 Achyranthes aspera L.，以根（土牛膝）或全草（倒扣草）入药。"[2]

(3)《中药大辞典》："土牛膝《本草图经》 【异名】杜牛膝《本草备要》。【基原】为苋科植物牛膝的野生种及柳叶牛膝、粗毛牛膝等的根和根茎。【原植物】①牛膝 Achyranthes bidentata Bl.，详'牛膝'条。②柳叶牛膝 Achyranthes longifolia Mak.，又名：山牛膝《纲目拾遗》，剪刀牛膝。③粗毛牛膝 Achyranthes aspera L.，详'倒扣草'条。"[3]

(4)《中医大辞典·中药分册》："土牛膝 出《本草图经》。又名杜牛膝。本品为苋科植物土牛膝 Achyranthes aspera L. 或牛膝 A. bidentata Blume（野生种）的根。"[4]

(5)《中国医学百科全书·中医学》："土牛膝 始载于《本草图经》。又名杜牛膝。为苋科植物土牛膝 Achyranthes aspera L. 或牛膝 A. bidentata Blume（野生种）的根。中国长江流域及南方各省、区均产。"[5]

(6)《中国中医药学主题词表》："土牛膝 ACHYRANTHES LONGIFOLIA 属苋科；属活血祛瘀药和祛湿利水药。"[6]

(7)《中华本草》："土牛膝《本草图经》 【异名】杜牛膝《卫生易简方》……【来源】为苋科植物牛膝的野生种及柳叶牛膝、粗毛牛膝、钝叶土牛膝的根及根茎。【原植物】①牛膝 Achyranthes bidentata Blume②柳叶牛膝 Achyranthes longifolia（Makino）Makino［A. bidentata Bl. var. longifolia Makino］又名：山牛膝、苏木红、荔枝红、透血红《纲目拾遗》，剪刀牛膝、红牛膝（四川）。③粗毛牛膝 Achyranthes aspera L. 参见'倒扣草'条。④钝叶土牛膝 Achyranthes aspera L. var. indica L."[7]

1.2.2 定名选择的理由

土牛膝 Radix et rhizome achyranthes，系苋科植物牛膝 Achyranthes bidentata Blume. 的野生种及柳叶牛膝、粗毛牛膝、钝叶土牛膝的根及根茎。宋·苏颂《本草图经》始载本品即以"土牛膝"为名称，我国最新出版的辞书类著作《中医大辞典·中药分册》、《中药大辞典》、《中国医学百科全书·中医学》等均以"土牛膝"作为本品正名。已经广泛应用于中医药学文献的标引和检索的《中国中医药学主题词表》也以"土牛膝"作为本品的正式主题词。现代本草著作如《全国中草药汇编》、《中华本草》等虽记载了不少本品各地的俗称，但也无一例外以"土牛膝"作为本品的正名。说明"土牛膝"作为本品正名已成为共识。

1.3 与正名等效的名词：无。

2 源流考释

土牛膝（苋科植物牛膝 Achyranthes bidentata Blume. 的野生种及柳叶牛膝、粗毛牛膝、钝叶土牛膝的根及根茎）。本品始载于宋·苏颂《本草图经》，称为"土牛膝"，如该书在"牛膝"条下曰："唐·崔元亮《海上方》：治疟，用水煮牛膝根，未发前服。今福州人单用土牛膝根，净洗，切，焙干，捣，下筛，酒煎，温服，云治妇人血块神效。"[1]此后宋·唐慎微《证类本草》[8]亦在"牛膝"条下介绍本品。明·胡滢《卫生易简方》[9]则称本品为"杜牛膝"，如该书卷九曰："折伤，治一切破伤。多用灯心草烂嚼和唾贴之，以帛裹定，血立止……治伤折闪肭，用杜牛膝捣罨甚效。孕妇勿服，破血堕胎。"[9]明·李时珍《本草纲目》[10]在"牛膝"条下附方中也予以沿载："折伤闪肭：杜牛膝捣罨之《卫生易简方》。"[10]

值得注意的是，菊科植物天名精 Carpesium abrotanoides L. 在古代本草《本草崇原》[11]、《本草备要》[12]、《得配本草》[13]等书中也称为"土牛膝"，如清·张志聪《本草崇原》卷上："土牛膝（附），又名杜牛膝，气味苦寒，主治吐血，牙痛，咽喉肿塞，诸骨哽咽。（《新增》附）天者阳也，下通水精，水者阴也，阴柔在下，故根名土牛膝。阳刚在上，故苗名活鹿，子名鹤虱，于命名之中，便有阴阳之义。"[11]应注意鉴别。

"土牛膝"作为本品正名作为本品正名古代文献未见记载，现代有关著作大多以"土牛膝"作为本品正名，如《全国中草药汇编》[2]、《中药大辞典》[3]、《中医大辞典·中药分册》[4]、《中国医学百科全书·中医学》[5]、《中国中医药学主题词表》[6]、《中华本草》[7]等；但《中药志》[14]则以“粗毛牛膝”为正名记载本品。同时尚记载有“粗毛牛膝”、“倒扣草”、“倒钩草”、“倒梗草”《中药志》[14]，“倒扣簕”、“鸡掇鼻”、“鸡骨癀”《全国中草药汇编》[2]等各地的俗称。还记载有本品原植物“粗毛牛膝”的异名“倒扣草”、“土牛膝”、“倒钩草”《中药志》[14]；原植物“柳叶牛膝”的异名“山牛膝”、“剪刀牛膝”《中药大辞典》[3]，“苏木红”、“荔枝红”、“透血红”、“红牛膝”《中华本草》；或原植物名称“牛膝”《中药大辞典》[3]；或原植物名称“钝叶土牛膝”《中华本草》[7]等。

3 附录

3.1 又称：无。

3.2 俗称：倒扣草（广东），倒梗草，倒扣簕，倒钩草，粗毛牛膝，鸡掇鼻，鸡骨癀。

3.3 曾称：杜牛膝《卫生易简方》。

3.4 原植物名称：粗毛牛膝，倒扣草，土牛膝，倒钩草；柳叶牛膝，山牛膝，剪刀牛膝（四川），苏木红，荔枝红，透血红，红牛膝（四川）；牛膝；钝叶土牛膝。

4 文献通考

《本草图经》卷四：“牛膝，生河内川谷及临朐，今江淮、闽、粤、关中亦有之，然不及怀州者为真……唐·崔元亮《海上方》：治疟，用水煮牛膝根，未发前服。今福州人单用土牛膝根，净洗，切，焙干，捣，下筛，酒煎，温服，云治妇人血块神效。”[1]

《证类本草》卷六：“牛膝（为君），味苦、酸，平，无毒。主寒湿痿痹，四肢拘挛，膝痛不可屈伸，逐血气，伤热火烂，堕胎，疗伤中少气，男子阴消，老人失溺，补中续绝，填骨髓，除脑中痛及腰脊痛，妇人月水不通，血结，益精，利阴气，止发白……唐·崔元亮《海上方》治疟用水煮牛膝根，未发前服。今福州人单用土牛膝根，净洗，切，焙干，捣，下筛，酒煎，温服，云治妇人血块极效。”[8]

《卫生易简方》卷九：“折伤，治一切破伤。多用灯心草烂嚼和唾贴之，以帛裹定，血立止……治伤折闪朒，用杜牛膝捣罨甚效。孕妇勿服，破血堕胎。”[9]

《本草纲目》卷十六：“牛膝，《本经·上品》。【释名】牛茎《广雅》、百倍《本经》、山苋菜《救荒》、对节菜……时珍曰：牛膝处处有之，谓之土牛膝，不堪服食。惟北土及川中人家栽莳者为良。秋间收子，至春种之。其苗方茎暴节，叶皆对生，颇似苋叶而长且尖艄。秋月开花，作穗结子，状如小鼠负虫，有涩毛，皆贴茎倒生。九月采取根，水中浸两宿，挼去皮，裹扎曝干，虽白直可贵，而挼去白汁入药，不如留皮者力大也。嫩苗可作菜茹……【附方】旧十三，新七……折伤闪朒：杜牛膝捣罨之。《卫生易简方》。”[10]

《本草崇原》卷上：“土牛膝（附），又名杜牛膝，气味苦寒，主治吐血，牙痛，咽喉肿塞，诸骨哽咽。（《新增》附）天者阳也，下通水精，水者阴也，阴柔在下，故根名土牛膝。阳刚在上，故苗名活鹿，子名鹤虱，于命名之中，便有阴阳之义。”[11]

《本草备要·草部》：“杜牛膝，一名天名精，一名地菘。泻热，吐痰，破血，解毒，甘寒微毒。能破血（一妇产后，口渴气喘，面赤有斑，大便泄，小便秘。用行血、利水药不效，用牛膝浓煎膏饮，下血一桶，小便通而愈），能止血吐痰，除热解毒杀虫。”[12]

《得配本草》卷三：“土牛膝，即天名精根。去风破血。春夏用叶，秋冬用根，叶汁尤速。"[13]

《中药志》："粗毛牛膝　别名：土牛膝（福建、广西），倒扣草（广东），倒钩草，倒梗草。Achyranthes aspera L. ——苋科 Amaranthaceae."[14]

《全国中草药汇编》："土牛膝　别名：倒扣草、倒扣簕、倒钩草、粗毛牛膝、鸡掇鼻、鸡骨癀。来源：为苋科牛膝属植物土牛膝 Achyranthes aspera L.，以根（土牛膝）或全草（倒扣草）入药。"[2]

《中药大辞典》："土牛膝《本草图经》　【异名】杜牛膝《本草备要》。【基原】为苋科植物牛膝的野生种及柳叶牛膝、粗毛牛膝等的根和根茎。【原植物】①牛膝 Achyranthes bidentata Bl.，详'牛膝'条。②柳叶牛膝 Achyranthes longifolia Mak.，又名：山牛膝《纲目拾遗》，剪刀牛膝。③粗毛牛膝 Achyranthes aspera L.，详'倒扣草'条。"[3]

《中医大辞典·中药分册》："土牛膝　出《本草图经》。又名杜牛膝。本品为苋科植物土牛膝 Achyranthes aspera L. 或牛膝 A. bidentata Blume（野生种）的根。"[4]

《中国医学百科全书·中医学》："土牛膝　始载于《本草图经》。又名杜牛膝。为苋科植物土牛膝 Achyranthes aspera L. 或牛膝 A. bidentata Blume（野生种）的根。中国长江流域及南方各省、区均产。"[5]

《中国中医药学主题词表》："土牛膝 ACHYRANTHES LONGIFOLIA　属苋科；属活血祛瘀药和祛湿利水药。"[6]

《中华本草》："土牛膝《本草图经》　【异名】杜牛膝《卫生易简方》……【来源】为苋科植物牛膝的野生种及柳叶牛膝、粗毛牛膝、钝叶土牛膝的根及根茎。【原植物】①牛膝 Achyranthes bidentata Blume②柳叶牛膝 Achyranthes longifolia（Makino）Makino［A. bidentata Bl. var. longifolia Makino］又名：山牛膝、苏木红、荔枝红、透血红《纲目拾遗》，剪刀牛膝、红牛膝（四川）。③粗毛牛膝 Achyranthes aspera L. 参见'倒扣草'条。④钝叶土牛膝 Achyranthes aspera L. var. indica L."[7]

5　参考文献

1　宋·苏颂. 本草图经. 合肥：安徽科学技术出版社，1994，94

2　《全国中草药汇编》编写组编. 全国中草药汇编. 上册. 北京：人民卫生出版社，1978，40

3　江苏新医学院编. 中药大辞典. 上海：上海科学技术出版社，1977，83

4　《中医大辞典》编辑委员会编. 中医大辞典·中药分册. 北京：人民卫生出版社，1982，17

5　《中医学》编辑委员会. 中国医学百科全书·中医学. 上海：上海科学技术出版社，1997，1013

6　吴兰成主编. 中国中医药学主题词表. 北京：中医古籍出版社，1996，389

7　国家中医药管理局《中华本草》编委会. 中华本草. 第二册. 上海：上海科学技术出版社，1999，1484

8　宋·唐慎微. 证类本草. 北京：人民卫生出版社，1957，152

9　明·胡濙. 卫生易简方. 北京：人民卫生出版社，1984，245

10　明·李时珍. 本草纲目. 北京：人民卫生出版社，1982，1027

11　清·张志聪. 本草崇原. 北京：中国中医药出版社，1992，41

12　清·汪昂. 本草备要. 北京：中国中医药出版社，1998，115

13　清·严西亭. 得配本草. 卷三. 上海：上海卫生出版社，1957，20

14　中国医学科学院药物研究所等编. 中药志. 第一册. 北京：人民卫生出版社，1993，124

017 土荆皮

Tujingpi

Cortex Pseudolaricis

1 定名依据

1.1 正名

1.1.1 汉文名：土荆皮（为松科植物金钱松 Pseudolarix kaempferi Gord. 的干燥根皮或近根树皮）。

1.1.2 英文名：golden larch bark.

1.2 依据

1.2.1 定名的文献依据

(1)《中药志》："土荆皮 本品为少常用中药。商品为松科植物金钱松或近根树皮。[历史] 本品在历代本草中未见收载。本品原为民间用药。建国后临床上发现治癣有很好作用，并收载于《中华人民共和国药典》(1985 年版一部)。【原植物】金钱松的根皮 别名：金松（湖北）。Pseudolarix kaempferi Gord. ——松科 Pinaceace."[1]

(2)《中药大辞典》："土荆皮《药材资料汇编》【异名】土槿皮《中药通报》，荆树皮《中国药植志》，金钱松的根皮《药材学》。【基原】为松科植物金钱松的树皮或根皮。【原植物】金钱松 Pseudolarix kaempferi Gord.，又名：金松、水树、金叶松。"[2]

(3)《中华人民共和国药典》："土荆皮（CORTEX PSEUDOLARICIS）本品为松科植物金钱松 Pseudolarix kaempferi Gord. 的干燥根皮或近根树皮。夏季剥取，晒干。"[3]

(4)《普通高等教育中医药类规划教材·中药学》："土荆皮《药材资料汇编》为松科落叶乔木植物金钱松 Pseudolarix kaempferi Gord. 的根皮或近根树皮。本品又名土槿皮，主产于江苏、浙江、安徽、江西等地。于五月挖取根皮或树皮。晒干。生用。"[4]

(5)《中医大辞典·中药分册》："土荆皮见《药材资料汇编》。即土槿皮，详该条。"[5]

(6)《中国中医药学主题词表》："土荆皮 CORTEX PSEUDOLARICIS 为松科植物金钱松的根皮或近根树皮；属外用药和清热燥湿药，1995；1985～1994 土荆皮（槿丁皮），用土荆［槿］皮检索 1995 前文献 C 金钱松 D 土槿皮。"[6]

(7)《全国中药炮制规范》："［处方用名］土荆皮。【来源】本品为松科植物金钱松 Pseudolarix kaempferi Gord. 的干燥根皮或近根树皮。均为栽培。主产于浙江、安徽、江苏等地，立夏前后采收剥取，干燥。药材以块片大、黄褐色、有纤维质而无栓皮者为佳。"[7]

(8)《中国药材学》："土荆皮［别名］土槿皮，金钱松皮。【来源】本品为松科植物金钱松 Pseudolarix kaempferi Gord. 的干燥根皮。"[8]

(9)《中华本草》："土荆皮《药材资料汇编》 【异名】罗汉松皮（汪连仕《采药书》)，土槿皮《疡医大全》，荆树皮《中国药用植物志》，金钱松皮《药材学》。［释名］本品功能与木槿皮（川槿皮）相似，但种类不同，故名土槿皮。叶至秋后复黄，金光闪闪，'金钱松'之名，当由于此。【来源】为松科植物金钱松的根皮及近根树皮。【原植物】金钱松 Pseudolarix amabilis（Nelson）Rehd. ［Larix amabilis Nelson；Pseudolarix kaempferi（Lindl.）Gord.］又名：金松、水树《中国树木分类学》。”[9]

1.2.2　定名选择的理由

（1）土荆皮 Cortex pseudolaricis，为松科植物金钱松 Pseudolarix kaempferi Gord. 的干燥根皮或近根树皮。“土荆皮”历代本草未见著录，建国后最早收载于《中药志》（1959 版）并作为该药的正名，后收载于《中药大辞典》（1977 版）、《中华人民共和国药典》（1985 年版一部）和《普通高等教育中医药类规划教材·中药学》，现代本草著作如《全国中药炮制规范》、《中国药材学》、《中华本草》等均以“土荆皮”为正名。

（2）《中国中医药学主题词表》将“土荆皮”作为本药正式主题词。

1.3　与正名等效的名词：无。

2　源流考释

土荆皮（松科植物金钱松 Pseudolarix kaempferi Gord. 的干燥根皮或近根树皮）作为药用植物在民间流传，历代本草中未见收载。但在一些临床医书中有用“土槿皮”一名入方，最早是见于《疡医大全》卷二十九：“癣。土槿皮（一两）　斑蝥（二个）　鸡心槟榔（三个）　番木鳖（四个）　火酒半斤，浸一伏时，蘸搓癣上，忌大蒜、火酒。”[10]以后的外科方书也以“土槿皮”组方治疗癣疾。如《外治寿世方》卷五：“治癣方　初起用海螵蛸（一块）常向患处。时时擦之……又白芨　木鳖子　土槿皮　白糖（各等分）为末，醋调涂。又巴豆（五六个）去皮打碎。包绢内擦之。”[12]

建国后临床上发现该药治癣有很好疗效，收载于《中药志》，并以“土荆皮”作为该药的正名：“土荆皮　本品为少常用中药。商品为松科植物金钱松或近根树皮。”[1]后《中药大辞典》（1977 版）也以“土荆皮”为正名收载：“土荆皮《药材资料汇编》【异名】土槿皮《中药通报》，荆树皮《中国药植志》，金钱松皮《药材学》。【基原】为松科植物金钱松的树皮或根皮。【原植物】金钱松 Pseudolarix kaempferi Gord.，又名：金松、水树、金叶松。”[2]同时将“土槿皮”“荆树皮”“金钱松皮”作为“土荆皮”的异名。《中华人民共和国药典》（1985 年版一部）[3]、《普通高等教育中医药类规划教材·中药学》[4]、《全国中药炮制规范》[7]、《中国药材学》[8]和《中华本草》[9]等均以“土荆皮”为正名。

《中华本草》[9]中还收载了本品的异名“罗汉松皮”等。

1996 年《中国中医药学主题词表》[6]将“土荆皮”作为本药正式主题词。

《中国医学百科全书·中医学》[14]以“土槿皮”为正名，“土荆皮”为异名，但是如此著录仅见于本书，不足以为证。

现代文献同时还记载有本品原植物“金钱松”的异名“金松”《中药志》[1]，“水树”、“金叶松”《中药大辞典》[2]等。

3　附录

3.1　又称：无。

3.2　俗称：土槿皮，金钱松皮，荆树皮，罗汉松皮。

3.3　曾称：土槿皮《疡医大全》。

3.4　原植物名称：金钱松，金松，水树，金叶松。

4 文献通考

《疡医大全》卷二十九："癣。土槿皮（一两） 斑蝥（二个） 鸡心槟榔（三个） 番木鳖（四个），火酒半斤，浸一伏时，蘸搓癣上，忌大蒜、火酒。"[10]

《外治寿世方》卷五："治癣方 初起用海螵蛸（一块）常向患处。时时擦之……又白芨 木鳖子 土槿皮 白糖（各等分）为末。醋调涂。又巴豆（五六个）去皮打碎。包绢内擦之。"[12]

《中药志》："土荆皮 本品为少常用中药。商品为松科植物金钱松或近根树皮。[历史] 本品在历代本草中未见收载。本品原为民间用药。建国后临床上发现治癣有很好作用，并收载于《中华人民共和国药典》（1985 年版一部）。【原植物】金钱松 别名：金松（湖北）。Pseudolarix kaempferi Gord. ——松科 Pinaceace."[1]

《中药大辞典》："土荆皮《药材资料汇编》【异名】土槿皮《中药通报》，荆树皮《中国药植志》，金钱松皮《药材学》。【基原】为松科植物金钱松的树皮或根皮。【原植物】金钱松 Pseudolarix kaempferi Gord.，又名：金松、水树、金叶松。"[2]

《中医大辞典·中药分册》："土荆皮见《药材资料汇编》。即土槿皮，详该条。"[5]

《中国药材学》："土荆皮［别名］土槿皮，金钱松皮。【来源】本品为松科植物金钱松 Pseudolarix kaempferi Gord. 的干燥根皮。"[8]

《中国医学百科全书·中医学》："土槿皮又名土荆皮，为松科植物金钱松 Pseudolarix kaempferi Gord. 的根皮。夏季挖取根部，洗净；剥取根皮，刮光外皮，晒干。"[14]

《全国中药炮制规范》："［处方用名］土荆皮。【来源】本品为松科植物金钱松 Pseudolarix kaempferi Gord. 的干燥根皮或近根树皮。均为栽培。主产于浙江、安徽、江苏等地，立夏前后采收剥取，干燥。药材以块片大、黄褐色、有纤维质而无栓皮者为佳。"[7]

《中国中医药学主题词表》："土荆皮 CORTEX PSEUDOLARICIS 为松科植物金钱松的根皮或近根树皮；属外用药和清热燥湿药，1995；1985～1994 土荆皮（槿丁皮），用土荆［槿］皮检索 1995 前文献 C 金钱松 D 土槿皮。"[6]

《普通高等教育中医药类规划教材·中药学》："土荆皮《药材资料汇编》为松科落叶乔木植物金钱松 Pseudolarix kaempferi Gord. 的根皮或近根树皮。本品又名土槿皮，主产于江苏、浙江、安徽、江西等地。于五月挖取根皮或树皮。晒干。生用。"[4]

《中华本草》："土荆皮《药材资料汇编》 【异名】罗汉松皮（汪连仕《采药书》），土槿皮《疡医大全》，荆树皮《中国药用植物志》，金钱松皮《药材学》。［释名］本品功能与木槿皮（川槿皮）相似，但种类不同，故名土槿皮。叶至秋后复黄，金光闪闪，'金钱松'之名，当由于此。【来源】为松科植物金钱松的根皮及近根树皮。【原植物】金钱松 Pseudolarix amabilis（Nelson）Rehd. ［Larix amabilis Nelson；Pseudolarix kaempferi（Lindl.）Gord.］又名：金松、水树《中国树木分类学》。"[9]

《中华人民共和国药典》："土荆皮（CORTEX PSEUDOLARICIS）本品为松科植物金钱松 Pseudolarix kaempferi Gord. 的干燥根皮或近根树皮。夏季剥取，晒干。"[3]

5 参考文献

1 中国医学科学院药用植物资源开发研究所等编. 中药志. 第五册. 北京：人民卫生出版社，1993，

344
2 江苏新医学院编．中药大辞典．上海：上海科学技术出版社，1977，89
3 国家药典委员会编．中华人民共和国药典．一部．北京：化学工业出版社，2000，15
4 雷载权主编．普通高等教育中医药类规划教材·中药学．上海：上海科学技术出版社，1995，334
5 《中医大辞典》编辑委员会编．中医大辞典·中药分册．北京：人民卫生出版社，1981，19
6 吴兰成主编．中国中医药学主题词表．北京：中医古籍出版社，1996，388
7 中华人民共和国卫生部药政管理局编．全国中药炮制规范．北京：人民卫生出版社，1988，279
8 徐国钧等主编．中国药材学．北京：中国医药科技出版社，1993，769
9 《中华本草》编委会．中华本草．第二册．上海：上海科学技术出版社，1999，774
10 清·顾世澄．疡医大全．清同治九年庚午（1870）敦仁堂刻本
12 清·邹存淦．外治寿世方．光绪丁丑杭州勤执堂刻本
14 中医学编辑委员会．中国医学百科全书·中医学．上海：上海科学技术出版社，1997，1299

018 土茯苓
Tufuling
Rhizoma Smilacis Glabrae

1 定名依据

1.1 正名

1.1.1 汉文名：土茯苓（为百合科植物光叶菝葜 Smilax glabra Roxb. 的干燥根茎）。

1.1.2 英文名：glabrous greenbrier rhizome.

1.2 依据

1.2.1 定名的文献依据

(1)《滇南本草》第三卷："土茯苓 一名冷饭团，子名仙遗粮。味苦、微涩，性平。治五淋、赤白浊，兼治杨梅疮毒。"[1]

(2)《本草纲目》第十八卷："土茯苓 【校正】并入《拾遗》草禹余粮。【释名】土萆薢《纲目》、刺猪苓《图经》、山猪粪《纲目》、草禹余粮《拾遗》、仙遗粮《纲目》、冷饭团《纲目》、硬饭《纲目》、山地栗《纲目》……观陶氏此说，即今土茯苓也。古今尚有仙遗粮、冷饭团之名，亦其遗意。"[2]

(3)《炮炙全书》卷二："土茯苓 甘、淡、平。色白者良，削去皮用。"[3]

(4)《本草备要·草部》："土茯苓 通，祛湿热，补脾胃……大如鸭子，连缀而生，俗名冷饭团。有赤、白二种，白者良。可食良，亦可生啖。忌茶。"[4]

(5)《得配本草》卷四："土茯苓，一名土萆薢，一名仙遗粮。忌茶……"[5]

(6)《本草述钩元》卷十一："土茯苓 即土萆薢。名仙遗粮。俗名冷饭团。蔓生如莼……其根如菝葜而圆……有赤白二种。入药用。白者良。"[6]

(7)《植物名实图考》卷十九："土茯苓即草禹余粮，《本草拾遗》始著录。宋图经谓之刺猪苓，今通呼冷饭团，形状、功用具本草纲目。近时以治恶疮为要药，多以萆薢充之者。萆薢去湿；性尚不远，若商陆则去水峻利，宜慎辨之。"[7]

(8)《中华人民共和国药典》:“土茯苓 Rhizoma Smilacis Glabrae　本品为百合科植物光叶菝葜 Smilax glabra Roxb. 的干燥根茎。夏、秋二季采挖,除去须根,洗净,干燥;或趁鲜切成薄片,干燥。”[8]

(9)《普通高等教育中医药类规划教材·中药学》:“土茯苓《本草纲目》　为百合科多年生常绿藤本植物光叶菝葜 Smilax glabra Roxb. 的块茎。又称红土茯苓。长江流域南部各省均有分布。全年可采,以秋末冬初采收较好。除去残茎和须根,晒干;或新鲜时切成药片,晒干,生用。”[9]

(10)《中医大辞典·中药分册》:“土茯苓　出《滇南本草》。又名白余粮、冷饭团、仙遗粮、冷饭根。为百合科植物光叶菝葜 Smilax glabra Roxb. 的块状根茎。主产广东、湖南、湖北、浙江、安徽等地。”[10]

(11)《中药大辞典》:“土茯苓《滇南本草》　【异名】禹余粮、白余粮(陶弘景),草禹余粮《本草纲目拾遗》、刺猪苓《本草图经》……【基原】为百合科植物土茯苓的根茎。【原植物】土茯苓 Smilax glabra Roxb.”[11]

(12)《中国医学百科全书·中医学》“土茯苓　始载于《名医别录》。原名白余粮,又名土萆薢、刺猪苓、白葜、仙遗粮。为百合科植物光叶菝葜 Smilax glabra Roxb. 的根茎……。主产于中国广东、湖南、湖北、浙江、四川、安徽等省。”[12]

(13)《中国中医药学主题词表》“土茯苓 SMILAX GLABRA　属百合科;属清热解毒药和祛湿利水药。D 光叶菝葜。”[13]

(14)《中药志》[14]、《中药材手册》[15]、《全国中草药汇编》[16]、《全国中药炮制规范》[17]、《中国药材学》[18]、《中华本草》[19]等现代中药著作多以“土茯苓”作为本品正名(参见“文献通考”)。

1.2.2　定名选择的理由

(1)土茯苓 Rhizoma Smilacis Glabrae,为百合科植物光叶菝葜 Smilax glabra Roxb. 的干燥根茎。本药在南北朝时期以“禹余粮”、“白余粮”为名对其进行过描述。在唐宋时期曾以“草禹余粮”作为正名著录。但自明·兰茂《滇南本草》将“土茯苓”作为正名以后,未再见以“草禹余粮”为正名的记载。

(2)“土茯苓”作为本药正名始见于《滇南本草》。清·耿世珍《本草纲目》也将“土茯苓”作为正名列入草部,其后的本草著作如清·汪昂《本草备要》、严西亭《得配本草》、杨时泰《本草述钩元》、吴其浚《植物名实图考》等和日本稻宣义《炮炙全书》在载录本药时均以“土茯苓”作为正名。

(3)我国最新出版的具有权威性的《中华人民共和国药典》、《普通高等教育中医药类规划教材·中药学》以及辞书类著作《中医大辞典·中药分册》、《中药大辞典》、《中国医学百科全书·中医学》等均以“十茯苓”作为本药正名。《中国中医药学主题词表》也以“土茯苓”作为本药的正式主题词。现代本草著作如《中药志》、《中药材手册》、《全国中草药汇编》、《全国中药炮制规范》、《中国药材学》、《中华本草》、等均以“土茯苓”作为本药的正名。说明“土茯苓”作为本药正名自《滇南本草》以来已被广泛接受。

1.3　与正名等效的名词:无。

2　源流考释

土茯苓(百合科植物光叶菝葜 Smilax glabra Roxb. 的干燥根茎)作为药用植物最初

载于南北朝·陶弘景《本草经集注》注石部禹余粮云："南中平泽有一种藤，叶如菝葜，根作块有节，似菝葜而色赤，味如薯蓣，亦名禹余粮。"[20]然而明·李时珍曰："观陶氏此说，即今土茯苓也。古今尚有仙遗粮、冷饭团之名，亦其遗意。"[2]在陶氏之后，唐·陈藏器《本草拾遗》[21]（见《本草品汇精要》[21]）和宋·唐慎微《证类本草》[22]均以"草禹余粮"作为正名著录。如《证类本草》在卷十一中"草禹余粮"条下曰："注陶公云：南人又呼平泽中一藤如菝葜为余粮。言禹采此当粮，根入盏粘连缀，半在土上，皮如茯苓，肉赤。"[22]清·吴其浚《植物名实图考》卷十九曰："土茯苓即草禹余粮，《本草拾遗》始著录。"[7]另外，宋·苏颂《本草图经》猪苓条下"今施州有一种刺猪苓，蔓生。春夏采根；削皮，焙干，彼土人用傅疮毒殊效。云味甘、性凉，无毒。"[23]以"刺猪苓"作为"土茯苓"的异名。在"土茯苓"作为正名后，"禹余粮"、"白余粮"《本草经集注》[20]、"草禹余粮"《本草拾遗》[21]均作为"土茯苓"的异名。

"土茯苓"作为该药正名始见于明·兰茂《滇南本草》第三卷："土茯苓　一名冷饭团，子名仙遗粮。味苦、微涩，性平。治五淋、赤白浊，兼治杨梅疮毒。"[1]后明·李时珍《本草纲目》[2]也以"土茯苓"作为正名列入草部，曰："土茯苓　【校正】并入《拾遗》草禹余粮。【释名】土萆薢《纲目》、刺猪苓《图经》、山猪粪《纲目》、草禹余粮《拾遗》、仙遗粮《纲目》、冷饭团《纲目》、硬饭《纲目》、山地栗《纲目》……陈藏器《本草》草禹余粮，苏颂《图经》猪苓下刺猪苓，皆此物也，今皆并之。茯苓、猪苓、山地栗，皆象形也。俗又名过冈龙，谬称也。"[2]清·吴其浚《植物名实图考》卷十九："土茯苓即草禹余粮，《本草拾遗》始著录。宋图经谓之刺猪苓，今通呼冷饭团，形状、功用具本草纲目。近时以治恶疮为要药，多以萆薢充之者。萆去湿；性尚不远，若商陆则去水峻利，宜慎辨之。"[7]其他的本草著作清·汪昂《本草备要》、严西亭《得配本草》、杨时泰《本草述钩元》、吴其浚《植物名实图考》等和日本稻宣义《炮炙全书》[3]在载录或应用本药时均以"土茯苓"作为正名。同时尚记载有"冷饭团"、"仙遗粮"《滇南本草》[1]，"土萆薢"、"山猪粪"、"山地栗"、"硬饭"《本草纲目》[2]，"山牛"《本经逢原》[26]，"冷饭头"《生草药性备要》[27]等异名。

另外，南北朝时期陶弘景记载南人所称"禹余粮"（为百合科植物光叶菝葜 Smilax glabra Roxb. 的干燥根茎）与《神农本草经》[28]以及后来所称的"禹余粮"（为氧化物类矿物褐铁矿，主含碱式氧化铁）实际为两种不同药物，不能混同。对此早在唐·苏敬《新修本草》已有明确论述："禹余粮　味甘，寒、平，无毒。主治咳逆，寒热，烦满，下利赤白，血闭，癥瘕，大热……［谨案］陶云：'黄赤色石，疑是太一。既无壳裹，未是余粮，疑谓太一，殊非的称。'"[29]

现代有关著作均沿用《滇南本草》的记载以"土茯苓"作为本品正名，如《中华人民共和国药典》[8]、《普通高等教育中医药类规划教材·中药学》[9]、《中医大辞典·中药分册》[10]、《中药大辞典》[11]、《中国医学百科全书·中医学》[12]、《中国中医药学主题词表》[13]、《中药志》[14]、《中药材手册》[15]、《全国中草药汇编》[16]、《全国中药炮制规范》[17]、《中国药材学》[18]、《中华本草》[19]等。同时尚记载有"毛尾薯"《中药材手册》[15]，"红土苓"、"山遗粮"、"山奇良"《全国中草药汇编》[16]，"过山龙"、"过冈龙"、"山归来"、"久老薯"、"地胡苓"、"狗老薯"、"冷饭根"、"硬饭头薯"、"土苓"、"狗朗头"、"尖光头"，"山硬硬"、"奇良"、"白葜"、"连饭"《中药大辞典》[11]，"奇粮”、“硬饭头”、“见风消”《中国药材学》[18]等各地的俗称。还记载有本品原植物“土茯苓”的异名“土萆薢”、“仙遗粮”、“冷饭团”、“土苓”《中药志》[14]，“光叶菝葜”《中华本草》[19]等。

3 附录

3.1 又称：无。

3.2 俗称：红土苓、土苓（四川），毛尾薯（福建），山归来、地胡苓、狗老薯、冷饭根、硬饭头薯（广西），山硬硬、奇良、白葜、连饭（浙江），山遗粮、奇粮、硬饭头（广东），久老薯（广东、广西），见风消（广西），山奇良、狗朗头、尖光头，过山龙，过冈龙。

3.3 曾称：禹余粮、白余粮《本草经集注》，草禹余粮《本草纲目拾遗》，刺猪苓《本草图经》，冷饭团、仙遗粮《滇南本草》，土萆薢、山猪粪、山地栗、硬饭《本草纲目》，山牛《本经逢原》，冷饭头《生草药性备要》。

3.4 原植物名称：土茯苓，土萆薢，仙遗粮，冷饭团，土苓，光叶菝葜。

4 文献通考

《神农本草经》：“禹余粮　味甘，寒。主咳逆，寒热烦满，下（《御览》有痢字）赤白，血闭癥瘕，大热。炼饵服之，不饥、轻身、延年。生池泽及山岛中。”[28]

《本草经集注·玉石三品·上品》：“禹余粮　味甘，寒、平，无毒……一名白余粮。生东海池泽，及山岛中或池泽中。今多出东阳，形如鹅鸭卵，外有壳重叠，中有黄细末如蒲黄，无沙者为佳。近年茅山凿地大得之，极精好。乃有紫华靡靡。《仙经》服食用之。南人又呼平泽中有一种藤，叶如菝葜，根作块有节，似菝葜而色赤，根形似薯蓣，谓为禹余粮。言昔禹行山乏食，采此以充粮，而弃其余，此云白余粮也，生池泽复有仿佛。或疑今石者，即是太一也。”[20]

《新修本草》卷三：“禹余粮　味甘，寒、平，无毒。主治咳逆，寒热，烦满，下利赤白，血闭，癥瘕，大热……［谨案］陶云：‘黄赤色石，疑是太一。既无壳裹，未是余粮，疑谓太一，殊非的称。’”[29]

《本草图经》卷十一：“猪苓　生衡山山谷及济阴冤句，今蜀州、眉州亦有之。旧说是枫木苓，今则不必枫根下，乃有生土底，皮黑作块，似猪粪，故以名之。又名地乌桃。二月、八月采阴干，削去皮，肉白而实者佳。今施州有一种刺猪苓，蔓生。春夏采根；削皮，焙干，彼土人用傅疮毒殊效。云味甘、性凉，无毒。”[23]

《证类本草》卷十一：“草禹余粮……注陶公云：南人又呼平泽中一藤如菝葜为余粮。言禹采此当粮，根入盏粘连缀，半在土上,. 皮如茯苓，肉赤。”[22]

《炮炙全书》卷二：“土茯苓　甘、淡、平。色白者良，削去皮用。”[3]

《滇南本草》第三卷：“土茯苓　一名冷饭团，子名仙遗粮。味苦、微涩，性平。治五淋、赤白浊，兼治杨梅疮毒。”[1]

《本草品汇精要》卷之十五：“草禹余粮　注：陶公云：南人又呼平泽中一藤，如菝葜，为余粮。言禹采此当粮，根如盏连缀半，在土上，皮如茯苓，肉赤，味涩，人取以当此。此草故名余粮。今多生海畔、山谷。”[21]

《本草纲目》第十八卷："土茯苓　【校正】并入《拾遗》草禹余粮。【释名】土萆《纲目》、刺猪苓《图经》、山猪粪《纲目》、草禹余粮《拾遗》、仙遗粮《纲目》、冷饭团《纲目》、硬饭《纲目》、山地栗《纲目》……时珍曰：按：陶弘景注石部禹余粮云：南中平泽有一种藤，叶如菝葜，根作块有节，似菝葜而色赤，味如薯蓣，亦名禹余粮……观陶氏此说，即今土茯苓也。古今尚有仙遗粮、冷饭团之名，亦其遗意……陈藏器《本草》草禹余粮，苏颂《图经》猪苓下刺猪苓，皆此物也，今皆并之。茯苓、猪苓、山地栗，皆象形也。俗又名过冈龙，谬称也。【集解】藏器曰：草禹余粮 生海畔山谷。根如盏连缀，半在土上，皮如茯苓，肉赤味涩。人取以当谷食，不饥。颂曰：施州一种刺猪苓，蔓生。春夏采根，削皮焙干。彼土人用敷疮毒，殊效。时珍曰：土茯苓，楚、蜀山箐中甚多。蔓生如莼，茎有细点。其叶不对，状颇类大竹叶而质厚滑，如瑞香叶而长五六寸。其根状如菝葜而圆，其大若鸡鸭子，连缀而生，远者离尺许，近或数寸，其肉软，可生啖。有赤、白二种，入药用白者良。"[2]

《本草乘雅半偈》第九帙："土茯苓　【气味】"甘淡平，无毒……一名禹余粮，一名石余粮、冷饭块。"[24]

《本草择要纲目·平性药品》："土茯苓　【气味】甘淡平无毒。【主治】健脾胃。去风湿。利关节。疗拘挛骨痛恶疮臃肿。"[25]

《本草备要·草部》："土茯苓　通，祛湿热，补脾胃……大如鸭子，连缀而生，俗名冷饭团。有赤、白二种，白者良。可食良，亦可生啖。忌茶。"[4]

《本经逢原》卷二："土茯苓　俗名冷饭团　甘淡平，无毒。忌铁器。发明　土茯苓古名山牛，入胃与肝肾。清湿热，利关节，止拘挛，除骨痛。"[26]

《生草药性备要》下卷："土茯苓 味甜，性寒。消毒疮、疔疮，疮科要药。生春汁涂敷之，煲酒亦可。一名冷饭头。"[27]

《得配本草》卷四："土茯苓　一名土萆薢，一名仙遗粮。忌茶……"[5]

《神农本草经读·本草附录》："土茯苓　气味甘、淡、平，无毒。主治食之当谷不饥，调中止泄，健行不睡。"[28]

《本草述钩元》卷十一："土茯苓　即土萆薢。名仙遗粮。俗名冷饭团。蔓生如莼……其根如菝葜而圆……有赤白二种。入药用。白者良。"[6]

《植物名实图考》卷十九："土茯苓即草禹余粮，《本草拾遗》始著录。宋图经谓之刺猪苓，今通呼冷饭团，形状、功用具本草纲目。近时以治恶疮为要药，多以萆薢充之者。萆去湿；性尚不远，若商陆则去水峻利，宜慎辨之。"[7]

《中药志》："土茯苓　本品为常用中药。商品为百合科植物土茯苓的根茎……【原植物】土茯苓。别名：土萆薢、仙遗粮、冷饭团（广西），土苓（四川）。Smilax glabra Roxb. ——百合科 Liliaceae."[14]

《中药材手册》："土茯苓（纲目列入草部蔓草类）　本品为干燥的根茎。原植物系百合科攀缘性植物，均为野生，商品中所用土茯苓，大多为红土茯苓。唯四川与陕西部分地区产白土茯苓。江苏、上海地区习用鲜土茯苓。湖北咸宁所产形状与本品不同。[别名]仙遗粮、冷饭团、毛尾薯（福建）。"[15]

《全国中草药汇编》："土茯苓　别名：冷饭团、红土苓、山猪粪、毛尾薯、山遗粮、山奇良。来源：为百合科菝葜属植物土茯苓 Smilax glabra Roxb. 的块状根状茎。"[16]

《中药大辞典》:“土茯苓《滇南本草》　【异名】禹余粮、白余粮(陶弘景),草禹余粮《本草纲目拾遗》,刺猪苓《本草图经》,过山龙、硬饭《朱氏集验医方》,仙遗粮《滇南本草》,土萆薢《本草会编》,冷饭团《卫生杂兴》,山猪粪、山地栗、过冈龙《纲目》,山牛《本草逢原》,冷饭头《生草药性备要》,山归来《有用植物图说》,久老薯《广西中兽医药志》,毛尾薯《中药材手册》,地胡苓、狗老薯、冷饭根、硬饭头薯《广西中药志》,土苓《四川中药志》,山遗粮(广州部队《常用中药手册》),狗朗头、尖光头《常用中药材彩色图谱》,山硬硬、奇良、白葜、连饭《浙江民间常用草药》。【基原】为百合科植物土茯苓的根茎。【原植物】土茯苓 Smilax glabra Roxb.”[11]

《中医大辞典·中药分册》:“土茯苓　出《滇南本草》。又名白余粮、冷饭团、仙遗粮、冷饭根。为百合科植物光叶菝葜 Smilax glabra Roxb. 的块状根茎。主产广东、湖南、湖北、浙江、安徽等地。”[10]

《中国医学百科全书·中医学》:“土茯苓　始载于《名医别录》。原名白余粮,又名土萆薢、刺猪苓、白葜、仙遗粮。为百合科植物光叶菝葜 Smilax glabra Roxb. 的根茎……主产于中国广东、湖南、湖北、浙江、四川、安徽等省。”[12]

《全国中药炮制规范》:“土茯苓　[处方用名]土茯苓。【来源】本品为为百合科植物光叶菝葜 Smilax glabra Roxb. 的干燥根茎。均系野生。主产于广东、湖南、湖北、浙江、安徽、四川、江西等地。”[17]

《中国药材学》:“土茯苓　【别名】山遗粮,冷饭团,奇粮,硬饭头,久老薯(广东),见风消(广西),红土苓(四川)。【来源】本品为百合科植物光叶菝葜 Smilax glabra Roxb. 的块茎。”[18]

《中国中医药学主题词表》“土茯苓 SMILAX GLABRA　属百合科;属清热解毒药和祛湿利水药。D 光叶菝葜。”[13]

《普通高等教育中医药类规划教材·中药学》:“土茯苓《本草纲目》　为百合科多年生常绿藤本植物光叶菝葜 Smilax glabra Roxb. 的块茎。又称红土茯苓。长江流域南部各省均有分布。全年可采,以秋末冬初采收较好。除去残茎和须根,晒干;或新鲜时切成药片,晒干,生用。”[9]

《中华本草》:“土茯苓《滇南本草》　【异名】禹余粮、白余粮《本草经集注》,草禹余粮《本草纲目拾遗》、刺猪苓《本草图经》、过山龙、硬饭《朱氏集验医方》,冷饭团《卫生杂兴》,仙遗粮《滇南本草》,土萆薢《本草会编》,山猪粪、山地栗、过冈龙《纲目》,山牛《本草逢原》,冷饭头《生草药性备要》,山归来《有用植物图说》,久老薯《广西中兽医药用植物》,毛尾薯《中药材手册》,地胡苓、狗老薯、冷饭根《广西中药志》,土苓《四川中药志》,狗朗头、尖光头《常用中药材彩色图谱》,山硬硬、奇良、白葜、连饭《浙江民间常用草药》,红土苓、山奇良《全国中草药汇编》。【来源】为百合科植物土茯苓及暗色菝葜的根茎。【原植物】土茯苓 Smilax glabra Roxb. 又名:光叶菝葜《中国高等植物图鉴》。”[19]

《中华人民共和国药典》:“土茯苓 Rhizoma Smilacis Glabrae　本品为百合科植物光叶菝葜 Smilax glabra Roxb. 的干燥根茎。夏、秋二季采挖,除去须根,洗净,干燥;或趁鲜切成薄片,干燥。”[8]

5 参考文献

1 明·兰茂. 滇南本草. 第三卷. 昆明：云南人民出版社，1977，103
2 明·李时珍. 本草纲目. 卷十八. 北京：人民卫生出版社，1982，1294
3 ［日］稻宣义. 炮炙全书. 北京：中医古籍出版社，1981，77
4 清·汪昂. 本草备要. 北京：中国中医药出版社，1998，123
5 清·严西亭. 得配本草. 上海：上海卫生出版社，1957，11
6 清·杨时泰. 本草述钩元. 上海：科技卫生出版社，1958，334
7 清·吴其濬. 植物名实图考. 北京：中华书局，1963，481
8 国家药典委员会编. 中华人民共和国药典. 一部. 北京：化学工业出版社，2000，15
9 雷载权主编. 普通高等教育中医药类规划教材·中药学. 上海：上海科学技术出版社，1995，85
10 《中医大辞典》编辑委员会编. 中医大辞典·中药分册. 北京：人民卫生出版社，1981，19
11 江苏新医学院编. 中药大辞典. 上海：上海科学技术出版社，1977，91
12 中医学编辑委员会. 中国医学百科全书·中医学. 上海：上海科学技术出版社，1997，1017
13 吴兰成主编. 中国中医药学主题词表. 北京：中医古籍出版社，1996，388
14 中国医学科学院药用植物资源开发研究所等编. 中药志. 第二册. 北京：人民卫生出版社，1993，233
15 中华人民共和国卫生部药政管理局主编. 中药材手册. 北京：人民卫生出版社，1959，10
16 《全国中草药汇编》编写组编. 全国中草药汇编. 上册. 北京：人民卫生出版社，1978，43
17 中华人民共和国卫生部药政管理局编. 全国中药炮制规范. 北京：人民卫生出版社，1988，5
18 徐国钧等主编. 中国药材学. 北京：中国医药科技出版社，1996，654
19 《中华本草》编委会. 中华本草. 第八册. 上海：上海科学技术出版社，1999，161
20 南北朝·陶弘景. 本草经集注. 北京：人民卫生出版社，1994，145
21 明·刘文泰. 本草品汇精要. 北京：人民卫生出版社，1982，450
22 宋·唐慎微. 证类本草. 见：景印文渊阁四库全书（740）. 北京：中医古籍出版社，1986. 91
23 宋·苏颂. 本草图经. 合肥：安徽科学技术出版社，1994，362
24 明·卢之颐. 本草乘雅半偈. 北京：人民卫生出版社，1986，96
25 清·蒋居祉. 本草择要纲目. 见：珍本医书集成. 本草类. 上海：上海科学技术出版社，1985，113
26 清·张璐. 本经逢原. 上海：上海科学技术出版社，1959，111
27 清·何克谏. 生草药性备要. 见：岭南本草古籍三种. 北京：中国医药科技出版社，1999，49
28 清·陈念祖. 神农本草经读. 北京：人民卫生出版，1959，53
29 唐·苏敬等撰. 新修本草. 合肥：安徽科学技术出版社，1981，103

019 土鳖虫

Tubiechong

Eupolyphaga Seu Steleophaga

1 定名依据

1.1 正名

1.1.1 汉文名：土鳖虫［为鳖蠊科昆虫地鳖 Eupolyphaga sinensis Walker 或冀地鳖 Steleopyga plancyi（Boleny）雌虫干燥体］。

1.1.2　英文名：ground beetle.

1.2　依据

1.2.2　定名的文献依据

(1)《神农本草经》卷二："䗪虫　味咸，寒。主心腹寒热洗洗，血积癥瘕，破坚，下血闭，生子大良。一名土鳖。生川泽。"[1]

(2)《雷公炮制药性解》卷六："土鳖虫　味咸，性寒有毒，入心肝脾三经。主留血壅瘀，心腹寒热洗洗，祛坚积癥瘕、下乳通经。一名䗪虫，畏屋游，皂角、菖蒲。"[2]

(3)《种福堂公选良方》卷二："风寒湿痹　活短头发（晒干二两用壮年人剃下者）　大黄　灵仙　雄鼠粪（各一两）　川乌　草乌　刘寄奴（各八钱）　土鳖虫（大者三十个）　羌活　独活　红花　蛇床子　苍术　当归　生南星　生半夏　白芥子　桃仁（各五钱）　上十八味，俱切碎。"[3]

(4)《中华人民共和国药典》："土鳖虫（䗪虫）（UEPOLYPHHGA SEU STELEOPHAGA）本品为鳖蠊科昆虫地鳖 Eupolyphaga sinensis Walker 或冀地鳖 Steleopyga plancyi（Boleny）雌虫干燥体。捕捉后，置沸水中烫死，晒干或烘干。"[4]

(5)《中医大辞典·中药分册》："土鳖虫见《药材学》。即地鳖虫、详该条。"[5]

(6)《全国中药炮制规范》："土鳖虫［处方用名］土鳖虫、炒土鳖虫。【来源】本品为鳖蠊科昆虫地鳖 Eupolyphaga sinensis Walk. 或冀地鳖 Steleopyga plancyi（Boleny）雌虫干燥体。野生或养殖。主产于江苏、浙江、河南、湖北等地。夏、秋二季捕捉，置沸水中烫死，晒干或烘干。药材以完整、色紫褐者为佳。"[6]

(7)《中药材手册》："土鳖虫（纲目名䗪虫，列入虫部化生类），本品为土鳖虫的干燥虫体。喜生于油坊、酱坊、灶脚下、糠麸堆下、阴湿处及墙角松土中。俗称'土元'习惯以江苏产品质最佳，故有'苏土元'之称。"[7]

(8)《全国中草药汇编》："土鳖虫　别名　地鳖虫、土元、地乌龟、䗪虫。来源：为蜚蠊目蜚蠊科昆虫地鳖 Eupolyphaga sinensis Walk. 或冀地鳖 Steleopyga plancyi（BOL.）［Potyphaga plancyiBOL.］的雌虫干燥全体。"[8]

(9)《中国药材学》："土鳖虫　别名：䗪虫，地鳖虫，地乌龟，节节虫，蚂蚁虎（江苏），土虫（吉林），簸箕虫（山东），盖子虫（河北）。来源：本品为昆虫纲蜚蠊目鳖蠊科动物中华地鳖 Eupolyphaga sinensis Walk. 或冀地鳖 Steleopyga plancyi（Boleny.）的雌虫体。"[9]

(10)《中国中医药学主题词表》："土鳖虫 EUPOLYPHAGA SEU STELEOPHAGA　属鳖蠊科；属虫类药和活血化瘀药，1995，1987～1994 䗪虫，用䗪虫检索1995 前文献　D 䗪虫　D 土元。"[10]

1.2.2　定名选择依据

(1)　土鳖虫 Eupolyphaga Seu Steleophaga，为鳖蠊科昆虫地鳖 Eupolyphaga sinensis Walker 或冀地鳖 Steleopyga plancyi（Boleny）雌虫干燥体。纵观从古至今的有关文献，从汉代《神农本草经》起大都使用"䗪虫"作为该药的正名，但因其形扁扁如鳖，故对其著录中的同时均将"土鳖"、"地鳖"作为别名。

(2)"土鳖虫"作为正名最早出自明·李中梓《雷公炮制药性解》，《钟福堂公选良方》

则以“土鳖虫”为正名入药。尽管古书中以“土鳖虫”作为正名较少，但我们应坚持尊古而不泥古的原则，没有必要固守“䗪虫”一名。实际上，民间用药更容易接受“土鳖虫”一名。

(3) 我国目前的标准用书《中华人民共和国药典》以“土鳖虫”作为正名收载。辞典类《中医大辞典·中药分册》和《全国中药炮制规范》以及《中药材手册》、《全国中草药汇编》、《中国药材学》也以“土鳖虫”作为正名收载。

(4)“土鳖虫”的来源为鳖蠊科昆虫地鳖 Eupolyphaga sinensis Walker 或冀地鳖 Steleopyga plancyi (Boleny) 雌虫干燥体。因此将“土鳖虫”定为正名比较规范。

(5)《中国中医药学主题词表》将“土鳖虫”定为正式主题词。

(6)“䗪虫”的“䗪”字应用范围很窄，仍以“䗪虫”作为该药的正名，从文字的应用角度考虑，也带来不少麻烦。

1.3　与正名等值的名称：无。

2　源流考释

土鳖虫［鳖蠊科昆虫地鳖 Eupolyphaga sinensis Walker 或冀地鳖 Steleopyga plancyi (Boleny) 雌虫干燥体］最早以“䗪虫”为正名出自汉《神农本草经》：“䗪虫　味咸，寒。主心腹寒热洗洗，血积癥瘕，破坚，下血闭，生子大良。一名土鳖。生川泽。”[1]。三国·吴普《吴普本草》以“尘虫”为正名：“尘虫《御览》卷九百四十九　一名土鳖。”[11]但古书上很少用“尘虫”一名。魏晋《名医别录》[12]，南北朝·陶弘景《本草经集注》[13]，宋代的苏颂《本草图经》[14]、寇宗奭《本草衍义》[16]，唐慎微《证类本草》[15]，元·王好古《汤液本草》[17]，明·李时珍《本草纲目》[18]、缪希雍《炮炙大法》[19]等均沿用“䗪虫”一名为正名著录。同时均将“土鳖”、“地鳖”作为该药的别名。元·朱震亨《本草衍义》[16]中还收载了“簸箕虫”为异名。

到了明代李中梓在《雷公炮制药性解》中打破以往的称谓将“土鳖虫”作为该药的正名著录：“土鳖虫　味咸，性寒有毒，入心肝脾三经。主留血壅瘀，心腹寒热洗洗，祛坚积癥瘕、下乳通经。一名䗪虫，畏屋游，皂角、菖蒲。”[2]后《种福堂公选良方》用“土鳖虫”作为正名组方如：“活短头发（晒干二两用壮年人剃下者）　大黄　灵仙　雄鼠粪（各一两）　川乌　草乌　刘寄奴（各八钱）　土鳖虫（大者三十个）　羌活。”[3]

清代的本草著作和方书由于受前面诸多本草名著的影响，大部分著作未能沿用“土鳖虫”作为正名。仍然用“䗪虫”为正名著录该药或组方。将“土鳖虫”或“地鳖虫”作为别名。如清·吴仪洛《本草从新》：“䗪虫　一名地鳖虫。泻、破血。咸寒有毒。去血积。搜剔极周。主折伤。补接至妙。煎含而木舌冰消。水服而乳浆立至。”[20]最早将“地鳖虫”作为“䗪虫”的异名。后来的清·严西亭《得配本草》有：“䗪虫　即地鳖虫。畏皂荚、菖蒲、屋游。咸，寒，有毒。”[21]清·沈金鳌《要药分剂》：“䗪虫　即土鳖虫。味咸。性寒。有毒。得土湿之气而生。降也。阴也。畏皂荚、菖蒲。与灯蛾相牝牡。”[22]清·陈其瑞《本草撮要》：“【䗪虫】　味咸寒有毒。入足厥阴经。功专下血行伤。得桃仁大黄治产妇干血腹痛。得乳香没药龙骨自然铜能去伤接骨。虚人有瘀宜酌用。畏皂角菖蒲。”[23]

另外，古代著作中记载本品的异名还有“蚵蚾虫”《袖珍方》[18]，“地蜱虫”《鲍氏小儿方》[18]，“过街”《本草纲目》[18]，“土元”《本草易读》[24]，“山蟑螂”《本草求原》[25]等。如《本草纲目》第四十一卷：“䗪虫……。时珍曰：按：陆农师云：䗪逢申日则过街，故名过街。《袖珍方》名蚵蚾虫。《鲍氏方》名地蜱虫”[18]《本草易读》卷二：“打跌部一百零四　……折伤接骨（土元　三百六十一，验方一）。”[24]《本草求原》：“䗪虫即土鳖。生屋壁及平原湿土中，状似鼠妇，而大者寸余；形似小鳖，无甲有鳞。……俗名山蟑螂是。”[25]

现代有关著作大多沿用《雷公炮制药性解》的记载以“土鳖虫”作为本品正名，如《中华人民共和国药典》[4]、《中医大辞典·中药分册》[5]、《中国中医药学主题词表》[10]、《中药材手册》[7]、《全国中草药汇编》[8]、《全国中药炮制规范》[6]、《中国药材学》[9]等；有的以“䗪虫”作为本品正名，如《普通高等教育中医药类规划教材·中药学》[26]、《中药大辞典》[27]、《中华本草》[28]等；有的则以“地鳖虫”为正名，如《中国医学百科全书·中医学》[29]等。同时尚记载有“地乌龟”《全国中草药汇编》[8]，“臭虫母”、“盖子虫”、“土虫”、“节节虫”、“蚂蚁虎”《中药大辞典》[27]等各地的俗称。

3　附录

3.1　又称：炒土鳖虫（饮片规格名）。

3.2　俗称：节节虫、蚂蚁虎（江苏），土虫（吉林），盖子虫、臭虫母（河北），地乌龟。

3.3　曾称：䗪虫、土鳖《神农本草经》，尘虫《吴普本草》，地鳖《本草经集注》，簸箕虫《本草衍义》，蚵蚾虫《袖珍方》，地蜱虫《鲍氏小儿方》，过街《本草纲目》，土元《本草易读》，地鳖虫《本草从新》，山蟑螂《本草求原》。

3.4　原动物名称：地鳖；冀地鳖。

4　文献通考

《神农本草经》卷二：“䗪虫　味咸，寒。主心腹寒热洗洗，血积癥瘕，破坚，下血闭，生子大良。一名土鳖。生川泽。”[1]

《吴普本草·虫兽类》：“尘虫《御览》卷九百四十九　一名土鳖。”[11]

《名医别录》卷第二：“䗪虫　有毒。一名土鳖。生河东，及沙中，人家墙壁下土中湿处。十月取曝干。（畏皂荚、菖蒲。）”[12]

《本草经集注·虫兽三品·中品》：“䗪虫　味咸，寒，有毒。主治心腹寒热洗洗，血积癥瘕，破坚，下血闭，生子大良。一名地鳖，一名土鳖。生河东川泽及沙中，人家墙壁下土中湿处。十月取曝干。（畏皂荚、菖蒲）形扁扁如鳖，故名土鳖，而有甲，不能飞，小有臭气，今人家亦有之。”[13]

《本草图经》卷十四：“䗪虫，生河东川泽及沙中，人家墙壁下土中湿处。状似鼠妇，而大者寸余，形扁如鳖，但有鳞而无甲，故一名土鳖。今小儿多捕以负物为戏。十月取，曝干。张仲景治杂病方：主久瘕积结，有大黄䗪虫丸，又大鳖甲丸中，并治妇人药，并用䗪虫，以其有破坚积，下血之功也。”[14]

《证类本草》卷二十一：“䗪（音拓）虫　䗪（音拓）虫　味咸，寒，有毒。主心腹寒热洗洗，血积癥瘕，破坚，下血闭，生子大良。一名地鳖，一名土鳖。生河东川泽及沙中、人家墙壁下土中湿处。十月曝干。（畏皂荚、菖蒲）”[15]

《本草衍义》卷十七："䗪虫　今人谓之簸箕虫，为其像形也。乳脉不行，研一枚，水半合，滤清，服。勿使服药人知。"[16]

《汤液本草》卷之六："䗪虫　味咸，寒。有毒。"[17]

《本草纲目》第四十一卷："䗪虫（音蔗。《本经·中品》）【释名】地鳖《本经》、土鳖《别录》、地蜱虫《纲目》、簸箕虫《衍义》、蚵蚾虫《纲目》、过街。弘景曰：形扁扁如鳖，故名土鳖。宗奭曰：今人呼为簸箕虫，亦象形也。时珍曰：按：陆农师云：逢申日则过街，故名过街。《袖珍方》名蚵蚾虫。《鲍氏方》名地蜱虫。"[18]

《炮炙大法·妊娠禁忌前歌所列药品未尽特为拈附》："妊娠禁忌前歌所列药品未尽特为拈附　乌喙　侧子　飞生……䗪虫　樗鸡　蚱蝉　蛴螬　猬皮　牛黄　兔肉　犬肉　马肉　驴肉　羊肝　鲤鱼　虾蟆　羊踯躅　葛上亭长　鳅　鳝　龟　鳖　生姜　小蒜　雀肉　马刀"[19]

《雷公炮制药性解》卷六："土鳖虫　味咸，性寒有毒，入心肝脾三经。主留血壅瘀，心腹寒热洗洗，祛坚积癥瘕、下乳通经。一名䗪虫，畏屋游，皂角、菖蒲。按：土鳖专主血症，心主血，肝藏血，脾裹血，故三入之。今跌打损伤者，往往主此，或不效则加而用之。殊不知有瘀血作疼者，诚为要药；倘无瘀血，而其伤在筋骨脏腑之间，法当和补。患者不察，久服弗已，其流祸可胜数耶。"[2]

《本草易读》卷二："打跌部一百零四　……折伤接骨（土元　三百六十一，验方一）。"[24]

《种福堂公选良方》卷二："活短头发（晒干二两用壮年人剃下者）　大黄　灵仙　雄鼠粪（各一两）　川乌　草乌　刘寄奴（各八钱）　土鳖虫（大者三十个）　羌活　独活　红花　蛇床子　苍术　当归　生南星　生半夏　白芥子　桃仁（各五钱）　上十八味，俱切碎。"

《跌打损伤》篇中有："集灵接骨膏：生地　当归……地鳖虫（各三两）　野苎根（四两）　上用麻油四十四两，桐油二十四两，煎丹收好……"《妇科·经带崩漏》篇中有："经闭：土鳖虫（一两炙存性）　上好血珀末（五钱）　麝香（三钱）　酒打和为丸，每服三分。"[3]

《本草从新》卷十七："䗪虫　一名地鳖虫。泻、破血。咸寒有毒。去血积。搜剔极周。主折伤。补接至妙。煎含而木舌冰消。水服而乳浆立至。"[20]

《得配本草》卷八："䗪虫　即地鳖虫　畏皂荚、菖蒲、屋游。咸，寒，有毒。"[21]

《药方分剂》卷三："䗪虫　即土鳖虫。味咸。性寒。有毒。得土湿之气而生。降也。阴也。畏皂荚、菖蒲。与灯蛾相牝牡。"[22]

《本草撮要》卷九："【䗪虫】　味咸寒有毒。入足厥阴经。功专下血行伤。得桃仁大黄治产妇干血腹痛。得乳香没药龙骨自然铜能去伤接骨。虚人有瘀宜酌用。畏皂角菖蒲。"[23]

《本草求原》："䗪虫　即土鳖。生屋壁及平原湿土中，状似鼠妇，而大者寸余；形似小鳖，无甲有鳞。……俗名山蟑螂是。"[25]

《中药材手册》："土鳖虫（纲目名䗪虫，列入虫部化生类），本品为土鳖虫的干燥虫体。喜生于油坊、酱坊、灶脚下、糠麸堆下、阴湿处及墙角松土中。俗称'土元'习惯以江苏产品质最佳，故有'苏土元'之称。两广一带习用的，体形较大而有黄边，俗称

‘金边土鳖’，亦同等入药。此外，有一种生长于水塘池泽中的龙虱，辽宁、天津、江西、湖北、湖南等地将其当做本品入药，俗称‘金边䗪虫’。按商品以土鳖虫为正品，以龙虱代土鳖虫作药用的习惯近年来在部分地区已有改正，是否可代用需进一步研究。”[7]

《全国中草药汇编》：“土鳖虫　别名　地鳖虫、土元、地乌龟、䗪虫。来源：为蜚蠊目蜚蠊科昆虫地鳖 Eupolyphaga sinensis Walk. 或冀地鳖 Steleopyga plancyi（BOL.）［Potyphaga plancyiBOL.］的雌虫干燥全体。”[8]

《中药大辞典》：“䗪虫《本经》【异名】地鳖《本经》，土鳖《别录》，过街《埤雅》，簸箕虫《本草衍义》，蚵蚾虫《袖珍方》，地埤虫《鲍氏小儿方》，山蟑螂《本草求原》，地乌龟《分类草药性》，土元《中药形性经验鉴别法》，臭虫母、盖子虫《河北药材》，土虫《吉林中草药》，节节虫、蚂蚁虎《江苏药材志》。【基原】为鳖蠊科昆虫地鳖或姬蠊科昆虫赤边水䗪的雌性全虫。【原动物】①地鳖 Eupolyphaga sinensis Walker. 雌雄异形，雄虫有翅，雌虫无翅。……②赤边水䗪 Opisthoplatia orientalis Burmeister，又名：药用光蠊。雌雄虫形态相似。雌虫长 2.7～3.3 厘米；雄虫长 2.2～2.4 厘米。”[27]

《中医大辞典·中药分册》：“土鳖虫见《药材学》。即地鳖虫、详该条。”[5]

《中国医学百科全书·中医学》：“地鳖虫始载于《神农本草经》原名䗪虫，又名土鳖虫、土元。为鳖蠊科昆虫地鳖 Eupolyphaga sinensis Walk. 或冀地鳖 Steleopyga plancyi（Boleny.）雌虫的全体。野生者 5～8 月捕捉，饲养者每月捕捉一次，捕得后用沸水烫死，晒干或烘干。”[29]

《全国中药炮制规范》：“土鳖虫［处方用名］土鳖虫、炒土鳖虫。【来源】本品为鳖蠊科昆虫地鳖 Eupolyphaga sinensis Walk. 或冀地鳖 Steleopyga plancyi（Boleny.）雌虫干燥体。野生或养殖。主产于江苏、浙江、河南、湖北等地。夏、秋二季捕捉，置沸水中烫死，晒干或烘干。药材以完整、色紫褐者为佳。”[6]

《中国药材学》：“土鳖虫　别名：䗪虫，地鳖虫，地乌龟，节节虫，蚂蚁虎，（江苏），土虫（吉林），簸箕虫（山东），盖子虫（河北）。来源：本品为昆虫纲蜚蠊目鳖蠊科动物中华地鳖 Eupolyphaga sinensis Walk. 或冀地鳖 Steleopyga plancyi（Boleny.）的雌虫体。”[9]

《中国中医药学主题词表》：“土鳖虫 EUPOLYPHAGA SEU STELEOPHAGA　属鳖蠊科；属虫类药和活血化瘀药，1995，1987～1994　虫，用　虫检索 1995 前文献　D 䗪虫　D 土元。”[10]

《普通高等教育中医药类规划教材·中药学》：“䗪虫《本经》　为鳖蠊科昆虫地鳖 Eupolyphaga sinensis Walk. 或冀地鳖 Steleopyga plancyi（Boleny.）雌虫的全体。全国均有，主产于湖南、湖北、江苏、河南、。野生者夏季捕捉，饲养者全年可捕捉。用沸水烫死，晒十或烘十。”[26]

《中华本草》：“䗪虫《本经》【异名】地鳖《本经》，土鳖《别录》，过街《埤雅》簸箕虫《本草衍义》，蚵蚾虫《袖珍方》，地鳖虫、地蜱虫《鲍氏小儿方》，山蟑螂《本草求原》，地乌龟《分类草药性》，土元《中药形性经验鉴别法》，土鳖虫《江苏中药名实考》，臭虫母、盖子虫《河北药材》，土虫《吉林中草药》，节节虫、蚂蚁虎《江苏药材志》。……【来源】为鳖蠊科动物地鳖或冀地鳖的雌虫全体。【原动物】1. 地鳖 Eupolyphaga sinensis Walk. 雌雄异形，雄虫有翅，雌虫无翅。……2. 或冀地鳖 Steleopyga plancyi（Boleny.）［Potyphaga plancyiBolivar.］雌虫体宽卵圆形，较地鳖宽。虫体表面暗黑色，无光泽，不如地鳖光亮。……分布于河北、陕西、甘肃、青海、河南、湖南等地。”[28]

《中华人民共和国药典》：“土鳖虫（䗪虫）（UEPOLYPHHGA SEU STELEOPHAGA）本品为鳖蠊科昆虫地鳖 Eupolyphaga sinensis Walker 或冀地鳖 Steleopyga plancyi（Boleny）雌虫干燥体。捕捉后，置沸水中烫死，晒干或烘干。”[4]

5 参考文献

1 汉·神农本草经．清顾观光重辑本．北京：人民卫生出版社，1955，100

2 明·李中梓．雷公炮制药性解．见：中国医学大成（二）．长沙：岳麓书社，1990，164

3 清·叶桂．种福堂公选良方．清乾隆四十二（1777）年卫生堂刻本

4 国家药典委员会编．中华人民共和国药典．一部．北京：化学工业出版社，2000，16

5 《中医大辞典》编辑委员会编．中医大辞典·中药分册．北京：人民卫生出版社，1981，20

6 中华人民共和国卫生部药政管理局编．全国中药炮制规范．北京：人民卫生出版社，1988，323

7 中华人民共和国卫生部药政管理局主编．中药材手册．北京：人民卫生出版社，1959，630

8 《全国中草药汇编》编写组编．全国中草药汇编．上册．北京：人民卫生出版社，1978，48

9 徐国钧等主编．中国药材学．北京：中国医药科技出版社，1996，1786

10 吴兰成主编．中国中医药学主题词表．北京：中医古籍出版社，1996，388

11 三国·吴普．吴普本草．北京：人民卫生出版社，1987，73

12 魏晋·名医别录．北京：人民卫生出版社，1986，190

13 南北朝·陶弘景．本草经集注．北京：人民卫生出版社，1994，430

14 宋·苏颂．本草图经．合肥：安徽科学技术出版社，1994，486

15 宋·唐慎微．证类本草．北京：人民卫生出版社，1957，434

16 宋·寇宗奭．本草衍义．上海：商务印书馆，1937，110

17 元·王好古．汤液本草．见：景印文渊阁四库全书（745）．北京：中医古籍出版社，1986，914

18 明·李时珍．本草纲目．北京：人民卫生出版社，1982，2323

19 明·缪希雍．炮炙大法．明末庄继先校刻本

20 清·吴仪洛．本草从新．北京：中医古籍出版社，2001，240

21 清·严西亭．得配本草．上海：上海卫生出版社，1957，10

22 清·沈金鳌．要药分剂．上海：上海科学技术出版社，1959，82

23 清·陈其瑞．本草撮要．见：珍本医书集成．本草类．上海：上海科学技术出版社，1985，91

24 清·汪昂．本草易读．北京：人民卫生出版社，1987，109

25 清·赵其光．本草求原．见：岭南本草古籍三种．北京：中国医药科技出版社，1999，386

26 雷载权主编．普通高等教育中医药类规划教材·中药学．上海：上海科学技术出版社，1995，213

27 江苏新医学院编．中药大辞典．上海：上海科学技术出版社，1977，2684

28 《中华本草》编委会．中华本草．第九册．上海：上海科学技术出版社，1999，151

29 中医学编辑委员会．中国医学百科全书·中医学．上海：上海科学技术出版社，1997，1150

020　大血藤
Daxueteng
Caulis Sargentodoxae

1　定名依据

1.1　正名

1.1.1　汉文名：大血藤［为木通科植物大血藤 Sargentodoxa cuneata（Oliv.）Rehd. et Wils. 的干燥藤茎］。

1.1.2　英文名：sargentgloryvine stem.

1.2　依据

1.2.1　定名的文献依据

(1)《本草图经》卷第二十："血藤，生信州。叶如蔢荷菜，根如大拇指，其色黄。五月采。攻血治气块。彼土人用之。"[1]

(2)《本草品汇精要》卷四十一："血藤　蔓生　血藤行血治气块（出图经）【苗】〔图经曰〕叶如蔞兰叶根如大拇指其色黄【地】〔图经曰〕生信州【时】（生）春生叶（采）五月取【色】黄。"[2]

(3)《本草纲目》第十八卷："血藤（宋《图经》　颂曰：生信州……时珍曰：按：虞抟云：血藤，即过山龙，理亦相近，未知的否？姑附之。"[3]

(4)《植物名实图考》："大血藤　《宋图经》，血藤生信州，叶如蔢蔄叶，根如大拇指，其色黄。五月采，行血、治气块，彼世人用之。李时珍按虞搏云，血藤即过山龙，俗名甚多，不图其形，无从审其是否。罗思举《简易草药》：大血藤即千年健，汁浆即见血飞，又名血竭，雌雄二本。治筋骨疼痛，追风、健腰膝。"[4]

(5)《中华人民共和国药典》："大血藤 Caulis Sargentodoxae　本品为木通科植物大血藤 Sargentodoxa cuneata（Oliv.）Rehd. et Wils. 的干燥藤茎。秋、冬二季采收，除去侧枝，截断，干燥。"[5]

(6)《中药大辞典》："大血藤《简易草药》【异名】血藤《本草图经》，红皮藤《任城日记》，千年健《简易草药》……【基原】为木通科植物大血藤的茎。【原植物】大血藤 Sargentodoxa cuneata（Oliv.）Rehd. et Wils."[6]

(7)《中国中医药学主题词表》："大血藤 SARGENTODOXA CUNEATA　属木通科；属清热解毒药和活血祛瘀药　D 红藤。"[7]

(8)《中药志》："大血藤　本品为少常用中药。商品为大血藤科植物　大血藤的藤茎。……【原植物】大血藤。别名：血藤（江西、安徽、湖北、四川）……鸡血藤（东北、华北、华中）。Sargentodoxa cuneata（Oliv.）Rehd. et Wils.　（Holboellia cuneata Oliv）——大血藤科 Sargentodoxaceae."[8]

(9)《全国中草药汇编》："大血藤　别名：血通、红藤、槟榔钻、大血通、大活血。来源：为大血藤科（木通科）大血藤属植物大血藤 Sargentodoxa cuneata（Oliv.）Rehd. et

Wils. 的藤。”[9]

(10)《全国中药炮制规范》：“大血藤（红藤） ［处方用名］红藤。【来源】本品为木通科植物大血藤 Sargentodoxa cuneata（Oliv.）Rehd. et Wils. 的干燥藤茎。野生或栽培。主产于湖北、四川、江西、河南、江苏等地。”[10]

(11)《中国药材学》：“大血藤 【别名】红藤，血藤，大活血，活血藤，大血通（陕西），槟榔钻（广西），黄省藤、红菊花心（浙江）。【来源】本品为大血藤科植物大血藤 Sargentodoxa cuneata（Oliv.）Rehd. et Wils. 的藤茎。”[11]

(12)《中华本草》：“大血藤《简易草药》 【异名】血藤《本草图经》，过山龙《纲目》，红藤《景岳全书》……【来源】为木通科植物大血藤的藤茎。【原植物】大血藤 Sargentodoxa cuneata（Oliv.）Rehd. et Wils.［Holboellia cuneata Oliv.］。”[12]

1.2.2 定名选择的理由

(1) 大血藤 Caulis sargentodoxae，系木通科植物大血藤 Sargentodoxa cuneata（Oliv.）Rehd. et Wils. 的干燥藤茎。“大血藤”之名始载于罗思举《简易草药》，清·吴其浚《植物名实图考》将其列为本药正名。在宋·苏颂《本草图经》以及明·刘文泰《本草品汇精要》、李时珍《本草纲目》中名血藤。

(2) 现代国家颁布的《中华人民共和国药典》以及辞书类、工具书类本草著作《中药大辞典》、《中药志》、《全国中草药汇编》、《中华本草》、《中国药材学》、《全国中药炮制规范》等均以“大血藤”作为本药正名。已经广泛应用于中医药学文献的标引和检索的《中国中医药学主题词表》也以“大血藤”作为本药的正式主题词。

1.3 与正名等效的名词：无。

2 源流考释

大血藤［木通科植物 Sargentodoxa cuneata（Oliv.）Rehd. et Wils. 的干燥藤茎］原称“血藤”，始见于宋·苏颂《本草图经》第二十：“血藤，生信州。叶如蔢荷菜，根如大拇指，其色黄。五月采。攻血治气块。彼土人用之。”[1]之后的宋·唐慎微《证类本草》卷第三十：“血藤。叶如蔢荷叶，根如大拇指，其色黄。五月采。攻血治气块。彼土人用之。”[13]明·刘文泰《本草品汇精要》卷第四十一曰：“血藤 蔓生 血藤行血治气块（出图经）”。[2]明、清时期，明·李时珍《本草纲目》第十八卷条【附录】中尚还记载有本药别名“过山龙”、“血藤”……时珍曰：“按虞抟云，血藤，即过山龙，理亦相近，未知的否？姑附之。”[3]

“大血藤”之名始见于罗思举的《简易草药》，清·吴其浚《植物名实图考》[4]始将“大血藤”列为本药正名，在论述中还记录有异名“大活血”，如：“大血藤，《宋图经》，血藤生信州，叶如蔢荷叶，根如大拇指，其色黄。五月采，行血、治气块，彼世人用之。李时珍按虞搏云，血藤即过山龙，俗名甚多，不图其形，无从审其是否。罗思举《简易草药》：大血藤即千年健，汁浆即见血飞，又名血竭，雌雄二本。治筋骨疼痛，追风、健腰膝。今江西庐山多有之，土名大活血。”[4]

因“本品为少常用中药”《中药志》[8]，所以在明清以前的方书中很少见以“血藤”或“大血藤”组方的方剂，只见《景岳全书》肠痈秘方中记载有“大血藤”别名“红藤”的临床应用方，如：“治肠痈，生于小肚角，微肿而小腹隐痛不止者，红藤一两许，以好酒二碗，煎一碗，午前一服，醉，卧之。午后用紫花地丁一两许，亦如前煎服，服后痛必渐止为效。”[4]而现代的医药著作中以“大血藤”组方比较常见。

现代有关著作大多沿用《植物名实图考》的记载以“大血藤”作为本品正名，如《中华人民共和国药典》[5]、《中药大辞典》[6]、《中国中医药学主题词表》[7]、《中药志》[8]、《全国中草药汇编》[9]、《全国中药炮制规范》[10]、《中国药材学》[11]、《中华本草》[12]等。同时尚记载有“血通”、“槟榔钻”、“大血通”《全国中草药汇编》[9]，“红皮藤”、“五花血藤”，“穿尖龙”、“半血莲”、“过血藤”、“血灌肠”、“花血藤”、“黄梗藤”、“八卦藤”、“黄鸡藤”、“皿陈根”、“红牛鼻陈”、“山红藤”、“五花七”、“五花血通”、“红血藤”、“黄省藤”、“鱼藤”、“红菊花心”、“赤沙藤”、“蕨心藤”、“活血藤”、“血木通”《中药大辞典》[6]等各地的俗称。还记载有本品原植物“大血藤”的异名“血藤”、“五花血藤”、“大活血”、“花血藤”、“血通”、“血木通”、“红藤”、“龙须藤”、“红菊花心”、“赤沙藤”、“鸡血藤”《中药志》[8]等。

另，现代本草著作《中药志》据《本草图经》中对本药原植物的描述并参考所附大血藤图，认为“与今日市售大血藤相符”。“《植物名实图考》载有大血藤，据所附植物图，可知系指今之 Sargentodoxa cuncata Rehd. et wils. 而言，但因其下曾引《简易草药》云‘大血藤即千年健’，故后人也常将千年健误名为大血藤，且常将千年健归在藤本类。其实二者为不同的药物，不应混用。”《中药志》[8]，《中华本草》亦认为“信州血藤图，所绘似木通科大血藤”，“结合其附图《植物名实图考》图）观之，即指本种”[12]。

3 附录

3.1 又称：无。

3.2 俗称：五花血藤（贵州、四川、陕西、云南），穿尖龙、半血莲、过血藤（湖南），血灌肠、花血藤（江西、湖南），黄梗藤、八卦藤、黄鸡藤、皿陈根、红牛鼻陈（闽东），山红藤（浙江、河南、广东、云南），五花七、五花血通、大血通（陕西），红血藤、黄省藤、鱼藤、红菊花心、红藤、赤沙藤（浙江），赤沙藤（浙江、江苏），蕨心藤（广西），活血藤（陕西及华东地区）、血通、血木通。

3.3 曾称：血藤《本草图经》，过山龙《本草纲目》，红藤《景岳全书》，千年健、血竭、见血飞《简易草药》，大活血《植物名实图考》。

3.4 原植物名称：大血藤，血藤，五花血藤，大活血，花血藤，血通，血木通，红藤，龙须藤，红菊花心，赤沙藤，鸡血藤。

4 文献通考

《本草图经》卷二十：“血藤　血藤生信州。叶如蒌蒿菜，根如大拇指，其色黄。五月采。攻血治气块。彼土人用之。”[1]

《证类本草》卷三十：“血藤　血藤生信州。叶如蒌蒿叶，根如大拇指，其色黄。五月采。攻血治气块。彼土人用之。”[13]

《本草品汇精要》卷四十一：“血藤　蔓生　血藤行血治气块（出图经）。【苗】〔图经曰〕叶如蒌兰叶，根如大拇指，其色黄。【地】〔图经曰〕生信州，【时】（生）春生叶（采），五月取，【色】黄。”[2]

《本草纲目》第十八卷："血藤（宋《图经》）颂曰：生信州。叶如蔢荷叶，根如大拇指，其色黄。彼人五月采用，攻血治气块。时珍曰：按：虞抟云：血藤，即过山龙，理亦相近，未知的否？姑附之。[3]

《景岳全书》卷五十一："肠痈秘方　凡肠痈生于小肚角，微肿而小腹隐痛不止者是。若毒气不散，渐大内攻而溃，则成大患，急宜以此药治之。先用红藤一两许，以好酒二碗，煎一碗。午前一服，醉卧之。午后用紫花地丁一两许，亦如前煎服。服后痛必渐止为效，然后服后末药除根神妙。"[14]

《植物名实图考》："大血藤，《宋图经》，血藤生信州，叶如蔢荷叶，根如大拇指，其色黄。五月采，行血、治气块，彼世人用之。李时珍按虞搏云，血藤即过山龙，俗名甚多，不图其形，无从审其是否。罗思举《简易草药》：大血藤即千年健，汁浆即见血飞，又名血竭，雌雄二本。治筋骨疼痛，追风、健腰膝。今江西庐山多有之，土名大活血。蔓生，紫茎，一枝三叶，宛如一叶擘分，或半边圆，或有角而方，无定形，光滑厚韧。根长数尺，外紫内白，有菊花心。掘而曝之，紫液津润。浸酒一宿，红艳如血，市医常用之。"[4]

《中药志》："大血藤　本品为少常用中药。商品为大血藤科植物大血藤的藤茎。……【原植物】大血藤。别名：血藤（江西、安徽、湖北、四川），五花血藤（贵州），大活血（江西、四川），花血藤、血通、血木通（四川），红藤（安徽、浙江），龙须藤、红菊花心（浙江），赤沙藤（江苏、浙江），鸡血藤（东北、华北、华中）。Sargentodoxa cuneata（Oliv.）Rehd. et Wils.　（Holboellia cuneata Oliv）——大血藤科 Sargentodoxaceae."[8]

《全国中草药汇编》："大血藤　别名：血通、红藤、槟榔钻、大血通、大活血。来源：为大血藤科（木通科）大血藤属植物大血藤 Sargentodoxa cuneata（Oliv.）Rehd. et Wils. 的藤。"[9]

《中药大辞典》："大血藤《简易草药》　【异名】血藤《本草图经》，红皮藤《任城日记》，千年健《简易草药》，大活血《植物名实图考》，五花血藤《贵州民间方药集》，红藤、赤沙藤《浙江中药手册》，蕨心藤《广西中兽医药志》，活血藤、血通、血木通《中药志》，穿尖龙、半血莲、过血藤、血灌肠、花血藤《湖南药物志》，黄梗藤、八卦藤、黄鸡藤、皿陈根、红牛鼻陈《闽东本草》，山红藤（广州部队《常用中草药手册》），五花七、五花血通、大血通《陕西中草药》，红血藤、黄省藤、鱼藤、红菊花心《浙江民间常用草药》。【基原】为木通科植物大血藤的茎。【原植物】大血藤 Sargentodoxa cuneata（Oliv.）Rehd. et Wils."[6]

《全国中药炮制规范》："大血藤（红藤）　［处方用名］红藤。【来源】本品为木通科植物大血藤 Sargentodoxa cuneata（Oliv.）Rehd. et Wils. 的干燥藤茎。野生或栽培。主产于湖北、四川、江西、河南、江苏等地。"[10]

《中国药材学》："大血藤　【别名】红藤，血藤，大活血，活血藤，大血通（陕西），槟榔钻（广西），黄省藤、红菊花心（浙江）。【来源】本品为大血藤科植物大血藤 Sargentodoxa cuneata（Oliv.）Rehd. et Wils. 的藤茎。"[11]

《中国中医药学主题词表》："大血藤 SARGENTODOXA CUNEATA　属木通科；属清热解毒药和活血祛瘀药　D 红藤。"[7]

《中华本草》："大血藤《简易草药》【异名】血藤《本草图经》，过山龙《纲目》，红藤《景岳全书》，千年健、血竭、见血飞《简易草药》，血通《血证论》，大活血《植物名实图考》，黄省藤、红血藤《浙江民间常用草药》，血木通《中药志》，五花血藤（四川、陕西、云南），血灌肠、花血藤（江西、湖南），赤沙藤（江苏），山红藤（浙江、河南、广东、云南），活血藤（陕西及华东地区）……【来源】为木通科植物大血藤的藤茎。【原植物】大血藤 Sargentodoxa cuneata（Oliv.）Rehd. et Wils. ［Holboellia cuneata Oliv.］。"[12]

《中华人民共和国药典》："大血藤 Caulis Sargentodoxae　本品为木通科植物大血藤 Sargentodoxa cuneata（Oliv.）Rehd. et Wils. 的干燥藤茎。秋、冬二季采收，除去侧枝，截断，干燥。"[5]

5　参考文献

1 宋·苏颂. 本草图经. 合肥：安徽科学技术出版社，1994，674

2 明·刘文泰. 本草品汇精要. 北京：人民卫生出版社，1982，924

3 明·李时珍. 本草纲目. 卷十八. 北京：人民卫生出版社，1982，1310

4 清·吴其濬. 植物名实图考. 北京：中华书局，1963，461

5 国家药典委员会编. 中华人民共和国药典. 一部. 北京：化学工业出版社，2000，16

6 江苏新医学院编. 中药大辞典. 上海：上海科学技术出版社，1977，122

7 吴兰成主编. 中国中医药学主题词表. 北京：中医古籍出版社，1996，64

8 中国医学科学院药物研究所等编. 中药志. 第五册. 北京：人民卫生出版社，1993，532

9 《全国中草药汇编》编写组编. 全国中草药汇编. 上册. 北京：人民卫生出版社，1978，57

10 中华人民共和国卫生部药政管理局编. 全国中药炮制规范. 北京：人民卫生出版社，1988，295

11 徐国钧等主编. 中国药材学. 北京：中国医药科技出版社，1996，716

12 国家中医药管理局《中华本草》编委会. 中华本草. 第三册. 上海：上海科学技术出版社，1999，338

13 宋·唐慎微. 证类本草. 北京：人民卫生出版社，1957，536

14 明·张介宾. 景岳全书. 下册. 上海：上海科学技术出版社，1984，1015

021　大青叶
Daqingye
Folium Isatidis

1　定名依据

1.1　正名

1.1.1　汉文名：大青叶（为十字花科植物菘蓝 Isatis indigotica Fort. 的干燥叶）。

1.1.2　英文名：dyers woad leaf.

1.2　依据

1.2.1　定名的文献依据

(1)《中华人民共和国药典》:"大青叶 Folium Isatidis　本品为十字花科植物菘蓝 Isatis indigotica Fort. 的干燥叶。夏、秋二季2~3次采收，除去杂质，晒干。"[1]
(2)《普通高等教育中医药类规划教材·中药学》:"大青叶《别录》　为十字花科二年生草本植物菘蓝 Isatis indigotica Fort. 的叶片。主产于江苏、安徽、河北、河南、浙江等地。冬季栽培，夏季采收。鲜用或晒干生用。"[2]
(3)《中医大辞典·中药分册》:"大青叶　出《新修本草》。为十字花科植物菘蓝 Isatis indigotica L. 或爵床科植物马蓝 Baphicacanthus cusia (Nees) Bremek. 马鞭草科植物路边青 Clerodendron cyrtophyllUm Turcz.、蓼科植物蓼蓝 Polygonum tinctorium Ait. 的叶。菘蓝叶主产江苏、安徽、河北、河南、浙江等地；马蓝叶主产福建、广西、广东、江西等地；路边青叶主产湖北、湖南、江西等地；蓼蓝叶主产河北、山西等地。"[3]
(4)《中药大辞典》:"大青叶《唐本草》　【异名】大青《本草经集注》。【基原】为马鞭草科植物路边青 Clerodendron cyrtophyllUm Turcz.、蓼科植物蓼蓝 Polygonum tinctorium Ait.、十字花科植物菘蓝 Isatis indigotica L.、I. indigotica Fort. 或爵床科植物马蓝 Baphicacanthus cusia (Nees) Bremek. 等的叶或枝叶。原植物详'大青根'、'蓝实'、'板蓝根'各条。"[4]
(5)《中国医学百科全书·中医学》:"大青叶　始载于《新修本草》。又名大青、蓝靛叶。为十字花科植物菘蓝 Isatis indigotica Fort. 的叶。夏、秋两季采叶或割取枝叶，切段，晒干。菘蓝每年可采叶2~3次。"[5]
(6)《中国中医药学主题词表》:"大青叶 FOLIUM ISATIDIS　为十字花科植物菘蓝的干燥叶；属清热解毒药和清热凉血药　C 菘蓝　D 马蓝。"[6]
(7)《中药志》[7]、《中药材手册》[8]、《全国中草药汇编》[9]、《全国中药炮制规范》[10]、《中国药材学》[11]、《中华本草》[12]等现代中药著作多以"大青叶"作为本品正名（参见"文献通考"）。

1.2.2　定名选择的理由

大青叶 Folium Isatidis，系十字花科植物菘蓝 Isatis indigotica Fort. 的干燥叶。"大青叶"作为本品正名古代文献未见记载。现代文献中我国最新出版的《中华人民共和国药典》、《普通高等教育中医药类规划教材·中药学》以及辞书类著作《中医大辞典·中药分册》、《中药大辞典》、《中国医学百科全书·中医学》等均以"大青叶"作为本药正名。已经广泛应用于中医药学文献的标引和检索的《中国中医药学主题词表》也以"大青叶"作为本药的正式主题词。现代本草著作如《中药志》、《全国中草药汇编》、《中华本草》、《中国药材学》、《中药材手册》、《全国中药炮制规范》等虽记载了本药异名，但都是以"大青叶"作为本药的正名。说明现代医药学把"大青叶"作为本药正名已成为共识。

1.3　与正名等效的名词：无。

2　源流考释

大青叶（十字花科植物菘蓝 Isatis indigotica Fort. 的干燥叶）原称"蓝叶"，始见于《本草正》[13]，如《本草正（上）隰草部》："蓝靛（七三）　蓝叶气味苦寒微甘。善解百虫百药毒，及治天行瘟疫，热毒发狂，风热斑疹，痈疡肿痛，除烦渴，止鼻衄吐血，杀疳蚀、金疮箭毒。凡以热兼毒者，皆宜捣汁用之。靛青　乃蓝与石灰所成，性与蓝叶稍异，其杀虫止血，敷诸热毒热疮之功，似有胜于蓝叶者。"[13]其后的本草著作有的在"蓝实"条下介绍本品，如清·张璐《本经逢原》[14]；有的在"大青"项下介绍本品，如清·杨时泰《本草述钩元》[15]；有的以"蓝叶"为正名介绍本品，如清·严西亭《得配本草》[16]等。

古代著作记载的本品异名有"蓝叶"《本草正》[13]，"大蓝叶"《本草述钩元》[15]，"蓝菜"《食鉴本草》[17]等。如《本草正（上）隰草部》："蓝靛（七三）　蓝叶气味苦寒微甘。善解百虫百药毒……性与蓝叶稍异，其杀虫止血，敷诸热毒热疮之功，似有胜于蓝叶者。"[13]《本草述钩元》卷九："大青　处处有之。春生青紫茎。高二三尺。对节作叶。长三四寸。面青背淡。放花如蓼。亦似芫花状。结实青碧。大若椒粒。霜降则红。三四月采茎叶。阴干用……【修治】凡证宜用大青者。如无。即以大蓝叶代之。或真青黛亦可。"[15]《食鉴本草》："蓝菜味咸，寒，无毒……泻肝火，解中、下焦风热。"[17]

须予指出的是，古代本草（如《本草纲目》[18]等）所载大青叶不是本品，而是马鞭草科植物路边青 Clerodendron cyrtophyllum Turcz. 的叶，应注意鉴别。

"大青叶"作为本品正名古代文献未见记载，现代有关医学著作和工具类著作均以"大青叶"作为本药的正名，如《中华人民共和国药典》[1]、《普通高等教育中医药类规划教材·中药学》[2]、《中医大辞典·中药分册》[3]、《中药大辞典》[4]、《中国医学百科全书·中医学》[5]、《中国中医药学主题词表》[6]、《中药志》[7]、《中药材手册》[8]、《全国中草药汇编》[9]、《全国中药炮制规范》[10]、《中国药材学》[11]、《中华本草》[12]等。同时尚记载有："大青"《中药大辞典》[4]、"蓝靛叶"《中国医学百科全书·中医学》[5]、"靛蓝叶"《中药志》[7]等俗称。还记载有本品原植物"菘青"的异名"大青"、"草大青"《中药志》[7]等。

3　附录

3.1　又称：无。

3.2　俗称：大青、靛蓝叶（天津），蓝靛叶（四川）。

3.3　曾称：蓝叶《本草正》，大蓝叶《本草述钩元》，蓝菜《食鉴本草》。

3.4　原植物名称：菘青，大青，草大青。

4　文献通考

《本草纲目·草部》第十五卷："大青　（《别录》中品）【释名】时珍曰：其茎叶皆深青，故名。【集解】《别录》曰：大青三四月采茎，阴干。弘景曰：今出东境及近道，紫茎长尺许，茎、叶皆用……【附方】新六。喉风喉痹：大青叶捣汁灌之，取效止。"[18]

《本草正（上）隰草部》卷四十八："蓝靛（七三）　蓝叶气味苦寒微甘。善解百虫百药毒，及治天行瘟疫，热毒发狂，风热斑疹，痈疡肿痛，除烦渴，止鼻衄吐血，杀疳蚀、金疮箭毒。凡以热兼毒者，皆宜捣汁用之。靛青　乃蓝与石灰所成，性与蓝叶稍异，其杀虫止血，敷诸热毒热疮之功，似有胜于蓝叶者。"[13]

《本草逢原》卷二："蓝实　大青、小青　苦寒，无毒。有二种，大者曰大青，苗高如蓼。小者曰小青，叶光如景天（向编在麻后，今并此）。《本经》解诸毒，杀蛊魅疰鬼螫毒。发明《本经》取用蓝实，乃大青之子，是即所谓蓼蓝也。性禀至阴，其味苦寒，故能入肝。《本经》取治蛊疰诸毒，专于清解温热诸邪也，阳毒发斑咽痛必用之药。而茎叶性味不异，主治皆同。《日华子》治天行热狂，疔肿风疹。朱肱治发斑咽痛，有犀角大青汤、大青四物汤，皆取其叶，以治温热毒盛发斑之药，非正伤寒药也。盖大青泻肝胆之实火，正以祛心胃之邪热，所以小儿疳热、丹毒为要药。小青捣敷肿疖甚效，治血痢腹痛，杀百药毒，解狼毒、射罔、斑蝥、砒石等毒。《千金》以蓝叶捣汁治腹中鳖瘕。夏子益《奇疾方》用板蓝汁治腹内应声虫。陈实功以蓝同贝母捣敷人面疮，皆取苦寒以散蕴结之热毒也。蓝淀以蓝浸地坑一宿，入石灰搅，澄去水为淀，其解诸毒，敷热疮之用则一；而杀虫之功更效，虫为下膈非此不除。今人以染缸水治噎膈，皆取其杀虫也。”[14]

《本草述钩元》卷九：“大青　处处有之。春生青紫茎。高二三尺。对节作叶。长三四寸。面青背淡。放花如蓼。亦似芫花状。结实青碧。大若椒粒。霜降则红。三四月采茎叶。阴干用。……【修治】凡证宜用大青者。如无。即以大蓝叶代之。或真青黛亦可。”[15]

《得配本草》卷三：“蓝叶　苦、甘、寒。入足厥阴经。降火解毒，能使败血分归经络。愈疔肿金疮，追鳖瘕胀痛，解百药诸毒，止瘟疫热狂，消赤眼暴发，退小儿壮热。得雄鼠粪，治阴阳易。配川柏末，掺耳疳。佐石灰丸，治痞塞。（面糊调）加麝香、雄黄，点蜘蛛伤。捣汁，涂唇疮。虚作泻者禁用。怪症：蜘蛛咬头上，一宿，咬处有二道赤色，细如箸，绕项上，从胸前下至心，经两宿，头面肿疼，大如数升碗，肚渐肿，几至不救。取蓝汁一碗，以蜘蛛投之，入汁而死。又取蓝汁加麝香、雄黄，更以一蛛投入，随化为水，遂即点于咬处，两日悉平，作小疮而愈。”[16]

《食鉴本草》：“蓝菜味咸，寒，无毒。……泻肝火，解中、下焦风热。”[17]

《中药志》：“大青叶　本品为常用中药。因产地和用药习惯不同，原植物主要有3种：1. 为十字花科植物菘青的叶；2. 蓼科植物蓼蓝的叶，或叶和茎；3. 爵床科植物马蓝的叶，或叶和茎。……【原植物】①菘青。别名：大青，《中国高等植物图鉴》草大青。Isatis indigotica Fort. ——十字花科 Cruciferae. ……②蓼蓝。别名：大青、靛蓝叶（天津）。Polxgonum tinctorium Ait. ——蓼科 Polygonaceae. ……③马蓝。别名：大青叶、蓝靛叶（四川）。Strobilanthes cusia（Nees）O. Ktze. Baphicacanthus cusia（Nees）Bremek.，Strobilanthes flaccidifolius Nees——爵床科 Acnathaceae.”[7]

《中药材手册》：“大青叶（纲目列入草部隰草类蓝项下）　商品大青叶可分为三类。江苏、浙江、湖北、安徽、内蒙古及河北部分地区所用系十字花科二年生草本植物菘蓝的干燥叶，均为栽培。四川、云南、贵州、广东、广西及湖南部分地区所用系爵床科多年生草本植物马蓝的干燥叶，多为栽培。东北、河北、山西所用系蓼科一年生草本植物蓼蓝的干燥叶，均为栽培。此外，湖南、甘肃等地则以马鞭草科植物大青的叶入药，是否药效相同，需进一步研究。”[8]

《全国中草药汇编》：“大青叶　别名：蓝靛叶。来源：为十字花科大青属植物菘蓝 Isatis indigotica Fort.、爵床科马蓝属植物马蓝 Baphicacanthus cusia（Nees）Bremek.［Strobilanthes flaccidifolius Nees］、马鞭草科赪桐属植物大青木（路边青）Clerodendron cyrtophyllum Turcz. 和蓼科蓼属植物蓼蓝 Polxgonum tinctorium Lour. 的叶。[9]

《中医大辞典·中药分册》：“大青叶　出《新修本草》。为十字花科植物菘蓝 Isatis

indigotica L. 或爵床科植物马蓝 Baphicacanthus cusia（Nees）Bremek.、马鞭草科植物路边青 Clerodendron cyrtophyllum Turcz.、蓼科植物蓼蓝 Polygonum tinctorium Ait. 的叶。菘蓝叶主产江苏、安徽、河北、河南、浙江等地；马蓝叶主产福建、广西、广东、江西等地；路边青叶主产湖北、湖南、江西等地；蓼蓝叶主产河北、山西等地。"[3]

《中药大辞典》："大青叶《唐本草》 【异名】大青《本草经集注》。【基原】为马鞭草科植物路边青 Clerodendron cyrtophyllum Turcz.、蓼科植物蓼蓝 Polygonum tinctorium Ait.、十字花科植物菘蓝 Isatis indigotica L.、I. indigotica Fort. 或爵床科植物马蓝 Baphicacanthus cusia（Nees）Bremek. 等的叶或枝叶。原植物详'大青根'、'蓝实'、'板蓝根'各条。"[4]

《中国医学百科全书·中医学》："大青叶 始载于《新修本草》。又名大青、蓝靛叶。为十字花科植物菘蓝 Isatis indigotica Fort. 的叶。夏、秋两季采叶或割取枝叶，切段，晒干。菘蓝每年可采叶 2~3 次。"[5]

《全国中药炮制规范》："大青叶 ［处方用名］大青叶。【来源】本品为十字花科植物菘蓝 Isatis indigotica Fort. 或为蓼科植物蓼蓝 Polxgonum tinctrium Ait. 的干燥叶。多系栽培。主产于江苏、安徽、河北、河南、浙江等地。"[10]

《中国药材学》："大青叶 【来源】本品为十字花科植物菘青 Isatis indigotica Fort. 的叶。"[11]

《中国中医药学主题词表》："大青叶 FOLIUM ISATIDIS 为十字花科植物菘蓝的干燥叶；属清热解毒药和清热凉血药 C 菘蓝 D 马蓝。"[6]

《普通高等教育中医药类规划教材·中药学》："大青叶《别录》 为十字花科二年生草本植物菘蓝 Isatis indigotica Fort. 的叶片。主产于江苏、安徽、河北、河南、浙江等地。冬季栽培，夏季采收。鲜用或晒干生用。"[2]

《中华本草》："大青叶 南药《药材学》 【异名】蓝叶《本草正》，蓝菜（柴裔《食鉴本草》……【来源】本品为十字花科植物菘蓝 Isatis indigotica Fort. 的叶。【原植物】参见'板蓝根'条。"[12]

《中华人民共和国药典》："大青叶 Folium Isatidis 本品为十字花科植物菘蓝 Isatis indigotica Fort. 的干燥叶。夏、秋二季 2~3 次采收，除去杂质，晒干。"[1]

5 参考文献

1 国家药典委员会编. 中华人民共和国药典. 一部. 北京：化学工业出版社，2000，17

2 雷载权主编. 普通高等教育中医药类规划教材·中药学. 上海：上海科学技术出版社，1995，71

3 《中医大辞典》编辑委员会编. 中医大辞典·中药分册. 北京：人民卫生出版社，1982，24

4 江苏新医学院编. 中药大辞典. 上海：上海科学技术出版社，1977，126

5 《中医学》编辑委员会. 中国医学百科全书·中医学. 上海：上海科学技术出版社，1997，1000

6 吴兰成主编. 中国中医药学主题词表. 北京：中医古籍出版社，1996，63

7 中国医学科学院药物研究所等编. 中药志. 第五册. 北京：人民卫生出版社，1993，1

8 中华人民共和国卫生部药政管理局主编. 中药材手册. 北京：人民卫生出版社，1959，483

9 《全国中草药汇编》编写组编. 全国中草药汇编. 下册. 北京：人民卫生出版社，1976，59

10 中华人民共和国卫生部药政管理局编. 全国中药炮制规范. 北京：人民卫生出版社，1988，248

11 徐国钧等主编. 中国药材学. 北京：中国医药科技出版社，1996，873

12 国家中医药管理局《中华本草》编委会．中华本草．第三册．上海：上海科学技术出版社，1999，713
13 明·张景岳．本草正．见：景岳全书．下册．上海：上海科学技术出版社，1984，925
14 清·张璐．本经逢原．上海：上海科学技术出版社，1959，85
15 清·杨时泰．本草述钩元．上海：科技卫生出版社，1958，273
16 清·严西亭．得配本草．上海：上海卫生出版社，1957，28
17 清·费伯雄．食鉴本草．见：珍本医书集成（二）．上海：上海科学技术出版社，1985
18 明·李时珍．本草纲目．北京：人民卫生出版社，1982，981

022 大枣
Dazao
Fructus Jujubae

1 定名依据

1.1 正名

1.1.1 汉文名：大枣（为鼠李科植物枣 Ziziphus jujuba Mill. 的干燥成熟果实）。

1.1.2 英文名：Chinese date.

1.2 依据

1.2.1 定名的文献依据

(1)《神农本草经》卷一："大枣 味甘，平。主心腹邪气，安中养脾，助十二经，平胃气，通九窍，补少气、少津液、身中不足，大惊，四肢重，和百药。久服，轻身、长年。叶覆麻黄，能令出汗。生平泽。"[1]

(2)《本草经集注》："大枣 味甘，平，无毒。主治心腹邪气，安中，养脾，助十二经，平胃气，通九窍，补少气少津、身中不足，大惊，四肢重，和百药。补中益气，强力，除烦闷，心下悬，肠澼。久服轻身，长年，不饥神仙。一名干枣，一名美枣，一名良枣。八月采，曝干。三岁陈核中人：燔之，味苦，主腹痛，邪气。生枣：味甘、辛，多食令人多寒热，羸瘦者，不可食。叶：覆麻黄，能令出汗。生河东平泽（大枣杀乌头毒）。"[2]

(3)《新修本草》卷第十七："大枣 味甘，平，无毒。主心腹邪气，安中养脾，助十二经胃气，通九窍，补少气少津、身中不足，大惊，四肢重，和百药。补中益气，强力，除烦闷，疗心下悬，肠澼。久服轻身长年，不饥神仙。一名干枣，一名美枣，一名良枣。"[3]

(4)《证类本草》卷第二十三："大枣 味甘，平，无毒。主心腹邪气，安中养脾，助十二经，平胃气，通九窍，补少气、少津液、身中不足，大惊，四肢重，和百药，补中益气，强力，除烦闷，疗心下悬，肠澼。久服轻身长年，不饥神仙。一名干枣，一名美枣，一名良枣。八月采，曝干。"[4]

(5)《本草征要》第四卷："大枣 味甘，性平，无毒。入脾经。坚实肥大者佳。调和脾胃，具生津止泻之功。润养肺经，操助脉强神之用。"[5]

(6)《本草从新》卷十果部："大枣 补脾胃、润心肺、调营卫、和百药。甘温。补中益气。滋脾土。润心肺。调营卫。缓阴血。生津液。悦颜色。通九窍。助十二经。和百药。伤寒及补剂中加用之。以发脾胃升腾之气。（须与姜并行）红枣功用相仿。差不及尔。”[6]

(7)《中华人民共和国药典》：“大枣 Fructus Jujubae　本品为鼠李科植物枣 Ziziphus jujuba Mill. 的干燥成熟果实。秋季果实成熟时采收，晒干。”[7]

(8)《普通高等教育中医药类规划教材·中药学》：“大枣《本经》为鼠李科落叶乔木植物枣 Ziziphus jujuba Mill. 的成熟果实。主产于河北、河南、山东、陕西等地。秋季果实成熟时采收，晒干。生用。”[8]

(9)《中药大辞典》：“大枣《本经》　【异名】干枣、美枣《别录》，红枣《医学入门》。【基原】为鼠李科植物枣的成熟果实。【原植物】枣《诗经》Ziziphus jujuba Mill. Var. inermis（Bge）Rehd，又名：刺枣。”[9]

(10)《中医大辞典·中药分册》：“大枣 出《神农本草经》。又名红枣。为鼠李科植物 Ziziphus jujuba Mill. Var. inermis（Bge.）Rehd. 的果实。主产河北、河南、山东、四川等地。”[10]

(11)《中国医学百科全书·中医学》：“大枣　始载于《神农本草经》。为鼠李科植物大枣 Ziziphus jujuba Mill. Var. inermis（Bunge.）Rehd. 的果实。主产于中国河南、山东省；此外，山西、河北、四川、贵州、安徽、浙江、陕西、甘肃等省亦产。”[11]

(12)《中国中医药学主题词表》：“大枣 ZIZIPHUS JUJUBAE　属补气药和补血药（中药）。C 枣　D 红枣。”[12]

(13)《中药志》[13]、《中药材手册》[14]、《全国中药炮制规范》[15]、《中国药材学》[16]、《中华本草》[17]等现代中药著作多以“大枣”作为本品正名（参见“文献通考”）。

1.2.2　定名选择的理由

(1) 大枣 Fructus Jujubae，系鼠李科植物枣 Ziziphus jujuba Mill. 的干燥成熟果实。“大枣”之名始见于汉《神农本草经》，并作为本品正名记载。其后的历代重要本草著作如南北朝·陶弘景《本草经集注》、唐·苏敬《新修本草》、宋·唐慎微《证类本草》、明·李中梓《本草征要》、清·吴仪洛《本草从新》等在载录本品时均以“大枣”作为正名，并一直沿用至今。

(2) 我国最新出版的《中华人民共和国药典》、《普通高等教育中医药类规划教材·中药学》以及辞书类著作《中医大辞典·中药分册》、《中药大辞典》、《中国医学百科全书·中医学》等均以“大枣”作为本品正名。已经广泛应用于中医药学文献的标引和检索的《中国中医药学主题词表》也以“大枣”作为本品的正式主题词。现代本草著作如《中药志》、《中华本草》、《中国药材学》、《中药材手册》、《全国中药炮制规范》等虽记载了不少本品各地的俗称，但也无一例外以“大枣”作为本品的正名。说明“大枣”作为本品正名已成为共识。

1.3　与正名等效的名词：无。

2　源流考释

大枣（鼠李科植物枣 Ziziphus jujuba Mill. 的干燥成熟果实）始载于汉《神农本草经》，并以“大枣”为正名。如《神农本草经》卷一：“大枣　味甘，平。主心腹邪气，安中养脾，助十二经，平胃气，通九窍，补少气、少津液、身中不足，大惊，四肢重，和百药。久服，轻身、长年。叶覆麻黄，能令出汗。生平泽。"[1]其后的本草著作大多即沿用该书记载，以"大枣"为正名记载本品，如三国·吴普《吴普本草》[18]，魏晋《名医别录》[19]，南北朝·陶弘景《本草经集注》[2]，唐·苏敬《新修本草》[3]，宋·苏颂《本草图经》[20]、唐慎微《证类本草》[4]、寇宗奭《本草衍义》[21]，元·王好古《汤液本草》[22]，明·刘文泰《本草品汇精要》[23]、陈嘉谟《本草蒙筌》[24]、李中梓《本草征要》[5]、卢之颐《本草乘雅半偈》[25]，清·张志聪《本草崇原》[26]、蒋居祉《本草择要纲目》[27]、陈士铎《本草新编》[28]、汪昂《本草备要》[29]、叶桂《本草经解》[31]、徐大椿《神农本草经百种录》[32]、吴仪洛《本草从新》[6]、严西亭《得配本草》[33]、黄宫绣《本草求真》[34]、陈念祖《神农本草经读》[35]、姚澜《本草分经》[36]、杨时泰《本草述钩元》[37]、叶志诜《神农本草经赞》[38]、凌奂《本草害利》[39]、陈其瑞《本草撮要》[40]、张秉成《本草便读》[41]、周岩《本草思辨录》[42]等。

古代著作记载的本品异名有"干枣"、"美枣"、"良枣"《名医别录》[19]，"辘轳枣"、"牙枣"、"水菱枣"、"波斯枣"、"壶枣"、"洗"《本草品汇精要》[23]，"枣"、"大红枣"《本经逢原》[30]等。如《名医别录》卷第一："大枣　无毒。……一名干枣，一名美枣，一名良枣。八月采，曝干。"[19]《本草品汇精要》卷之三十二："大枣　无毒　植生　大枣（出《神农本经》）主心腹邪气，安中养脾，助十二经，平胃气，通九窍，补少气少津液、身中不足，大惊，四肢重，和百药。久服轻身长年。叶，温，无毒，覆麻黄能令出汗（以上朱字《神农本经》）。补中益气，强力，除烦闷，疗心下悬，肠澼，不饥神仙。三岁陈，核中仁，燔（音烦）之，味苦，主腹痛邪气（以上黑字《名医》所录）。【名】御枣　良枣　遵（羊枣）　辘轳枣　美枣　牙枣　水菱枣　波斯枣　干枣　壶枣　洗（大枣）　羊矢枣　边腰枣　晳（无实枣）　蹶泄（苦枣）　（白枣）　天蒸枣　扑落酥。【苗】〔图经曰〕大枣，乃干枣也，其木高三五丈，枝上多刺如针，四月发萌，渐生叶，至五月开。"[23]《本经逢原》卷三："大枣　甘平无毒，入药取大红枣擘去核用。多食令齿生䘌。"[30]

现代有关著作均沿用《神农本草经》的记载以"大枣"作为本品正名，如《中华人民共和国药典》[7]、《普通高等教育中医药类规划教材·中药学》[8]、《中药大辞典》[9]、《中医大辞典·中药分册》[10]、《中国医学百科全书·中医学》[11]、《中国中医药学主题词表》[12]、《中药志》[13]、《中药材手册》[14]、《全国中药炮制规范》[15]、《中国药材学》[16]、《中华本草》[17]等。同时尚记载有"红枣"《中药材手册》[14]，"枣树"、"刺枣"、"小枣"《中国药材学》[16]，"壶"、"木蜜"、"干赤枣"、"胶枣"、"南枣"、"白蒲枣"、"半官枣"《中华本草》[17]等各地的俗称。还记载有本品原植物"枣"的异名"大枣"、"枣树"、"枣子"《中药志》[13]，"刺枣"《中药大辞典》[9]等。

3　附录

3.1　又称：无。

3.2　俗称：枣树，红枣，刺枣（四川），小枣（河北），白蒲枣、半官枣（浙江），壶，木蜜，干赤枣，胶枣，南枣。

3.3　曾称：干枣、美枣、良枣《名医别录》，辘轳枣、牙枣、水菱枣、波斯枣、壶枣、洗《本草品汇精要》，枣、大红枣《本经逢原》。

3.4 原植物名称：枣，大枣、枣树、枣子（通称），刺枣。

4 文献通考

《神农本草经》卷一：“大枣　味甘，平。主心腹邪气，安中养脾，助十二经，平胃气，通九窍，补少气、少津液、身中不足，大惊，四肢重，和百药。久服，轻身、长年。叶覆麻黄，能令出汗。生平泽。”[1]

《吴普本草》果部：“大枣　《证类》卷二十三　一名良枣。主调中，益脾气，令人好颜色，美志气。”[18]

《名医别录·上品》卷第一：“大枣　无毒。补中益气，强力，除烦闷，治心下悬、肠澼。久服不饥神仙。一名干枣，一名美枣，一名良枣。八月采，曝干。三岁陈核中仁，燔之，味苦，主治腹痛，邪气。生枣，味甘、辛，多食令人多寒热，羸瘦者，不可食。生河东。（杀乌头毒）又，枣叶，散服使人瘦，久即呕吐；揩热痱疮至良。”[19]

《本草经集注》：“大枣　味甘，平，无毒。主治心腹邪气，安中，养脾，助十二经，平胃气，通九窍，补少气少津、身中不足，大惊，四肢重，和百药。补中益气，强力，除烦闷，心下悬，肠澼。久服轻身，长年，不饥神仙。一名干枣，一名美枣，一名良枣。八月采，曝干。三岁陈核中人：燔之，味苦，主腹痛，邪气。生枣：味甘、辛，多食令人多寒热，羸瘦者，不可食。叶：覆麻黄，能令出汗。生河东平泽（大枣杀乌头毒）。”[2]

《新修本草》卷第十七：“大枣　味甘，平，无毒。主心腹邪气，安中养脾，助十二经胃气，通九窍，补少气少津、身中不足，大惊，四肢重，和百药。补中益气，强力，除烦闷，疗心下悬，肠澼。久服轻身长年，不饥神仙。一名干枣，一名美枣，一名良枣。”[3]

《本草图经》卷第十六：“大枣，干枣也。生枣并生河东，今近北州郡皆有，而青、晋、绛、州者特佳，江南出者坚燥少脂。谨按枣之类最多。”[20]

《证类本草》卷第二十三：“大枣　味甘，平，无毒。主心腹邪气，安中养脾，助十二经，平胃气，通九窍，补少气、少津液、身中不足，大惊，四肢重，和百药，补中益气，强力，除烦闷，疗心下悬，肠澼。久服轻身长年，不饥神仙。一名干枣，一名美枣，一名良枣。八月采，曝干。”[4]

《本草衍义》卷十八：“大枣　今先青州，次晋州，此二等可晒曝入药，益脾胃为佳。余只可充食用。又云，御枣甘美轻脆，后众枣熟，以其甘，故多生虫。今人所谓扑落酥者是。又有牙枣，先众枣熟，亦甘美，但微酸，尖长。此二等只堪啖，不堪收曝。今人将干枣去核，于铛锅中微火缓逼干为末，量多少，入生姜末为汤，点服，调和胃气。又，将煮枣肉和治脾胃丸药，尤佳。又青州枣去皮核，焙干为枣圈，达都下，为奇果。”[21]

《汤液本草》卷之五：“大枣　气温，味甘，气厚，阳也。无毒。《珍》云：味甘，补经不足，以缓阴血。《液》云：主养脾气，补津液，强志。三年陈者，核中仁，主腹痛，恶气卒疰忤，治心悬。经云：助十二经脉，治心腹邪气，和百药，通九窍，补不足气。生者多食，令人腹胀注泄。蒸熟食，补肠胃，肥中益气。中满者勿食甘，甘者令人中满，故大建中汤，心下痞者，减饴、枣，与甘草同例。”[22]

《本草品汇精要》卷之三十二：“大枣　无毒　植生　大枣（出《神农本经》）主心腹邪气，安中养脾，助十二经，平胃气，通九窍，补少气少津液、身中不足，大惊，四肢重，和百药。久服轻身长年。叶，温，无毒，覆麻黄能令出汗（以上朱字《神农本经》）。补中益气，强力，除烦闷，疗心下悬，肠澼，不饥神仙。三岁陈核中仁，燔（音烦）之，味苦，主腹痛邪气（以上黑字《名医》所录）。【名】御枣　良枣　遵（羊枣）　辘轳枣　美枣　牙枣　水菱枣　波斯枣　干枣　壶枣　洗（大枣）　羊矢枣　边腰枣　皙（无实枣）　蹶泄（苦枣）　　（白枣）　天蒸枣　扑落酥。【苗】〔图经曰〕大枣，乃干枣也，其木高三五丈，枝上多刺如针，四月发萌，渐生叶，至五月开。”[23]

《本草蒙筌》卷之七：“大枣　味甘，气平温。气厚，属土有火，阳也，降也。无毒。北郡俱生，青山（属山东）独胜。末秋摘取，微火烘干。多膏甚甜，形大核细。觅斯入药，不负所名。”[24]

《本草征要》第四卷：“大枣　味甘，性平，无毒。入脾经。坚实肥大者佳。调和脾胃，具生津止泻之功。润养肺经，操助脉强神之用。”[5]

《本草乘雅半偈》第二帖：“大枣《本经·上品》　【气味】甘平，无毒。【主治】主心腹邪气，安中，养脾气，平胃气，通九窍，助十二经，补少气、少津液、身中不足，大惊，四肢重，和百药。久服轻身延年。叶覆麻黄，能令出汗。”[25]

《本草崇原》卷上：“大枣　气味甘平，无毒。主心腹邪气，安中，养脾气，平胃气，通九窍，助十二经，补少气、少津液、身中不足，大惊，四肢重，和百药。久服轻身延年。”[26]

《本草择要纲目·平性药品》：“大枣　【气味】　甘平无毒。【主治】属土而有火。味甘性缓。甘先入脾。为脾经血分之药。仲景治奔豚用大枣汤。滋脾土以平肾气也。治水饮胁痛有十枣汤。益土而胜水也。方药中用姜枣作引。温以补不足。甘以缓阴血也。有齿病疳病人不宜啖枣。小儿尤不宜食。令齿黄生䘌。与葱同食。令人五脏不和。与鱼同食。令人腰腹痛。”[27]

《本草新编》卷之五（羽集）：“大枣，味甘，气温，无毒，阳也，降也。入五脏。通九窍，和百药，养肺胃，益气，润心肺，生津，助诸经，补五脏。惟中满及热疾忌食，齿疼并风疾禁尝。乃调和之品，非补益之味。”[28]

《本草备要·果部》：“大枣　补脾胃，润心肺，和百药。甘温。脾经血分药。补中益气，滋脾土，润心肺，调营卫，缓阴血，生津液，悦颜色，通九窍，助十二经，和百药。伤寒及补剂加用之，以发脾胃升腾之气。多食损齿（齿属肾，土克水），中满证忌之（甘令人满。大建中汤心下痞者，减饧、枣与甘草同例。”[29]

《本经逢原》卷三：“枣　甘平无毒，入药取大红枣。擘去核用。多食令齿生䘌。《本经》主心腹邪气，安中养脾气，助十二经，平胃气，通九窍，补少气少津液、身中不足，大惊，四肢重，和百药。”[30]

《本草经解》卷三：“【大枣】气平，味甘，无毒。主心腹邪气，安中养脾气，平胃气，通九窍，助十二经，补少气少津液、身中不足，大惊，四肢重，和百药。久服轻身延年。”[31]

《神农本草经百种录·上品》：“大枣　味甘平。主心腹邪气，安中养脾，建立中气，则邪气自除。助十二经，平胃气，十二经皆受津液于脾胃，脾胃盛则十二经皆充也。通九窍，补而不滞。补少气、少津液、身中不足，周身血气无不补也。”[32]

《本草从新·果部》卷十：“大枣　补脾胃、润心肺、调营卫、和百药。甘温。补中益气。滋脾土。润心肺。调营卫。缓阴血。生津液。悦颜色。通九窍。助十二经。和百药。伤寒及补剂中加用之。以发脾胃升腾之气。（须与姜并行）红枣功用相仿。差不及尔。”[6]

《得配本草》卷六：“大枣　忌与葱同食。甘，温。入足太阴经血分。补中益气，生津液，和百药，益五脏，润心肺，调营卫。杀乌头、附子、天雄毒。得生姜，和营卫。佐小麦、炙甘草，治脏躁。(无故悲泣)”[33]

《本草求真·上篇》卷一：“大枣（五果），补脾胃中气血　大枣（专入脾胃）。味甘气温。色赤肉润。为补脾胃要药。经曰。里不足者。以甘补之。形不足者。温之以气。”[34]

《神农本草经读》卷之二：“大枣　气味甘、平，无毒。主心腹邪气，安中，养脾气，平胃气，通九窍，助十二经，补少气、少津液、身中不足，大惊，四肢重，和百药。久服轻身延年。”[35]

《本草分经·原例》：“大枣　甘温，补中益气，滋脾土润心肺，调营卫通九窍，助十二经，和百药，脾病人宜食之。加入补剂与姜并行，能发脾胃升腾之气。风疾痰疾俱非所宜。红枣功用相仿，而力稍逊。南枣不入药。生枣甘辛，多食生寒热。”[36]

《本草述钩元》卷十六：“大枣　味甘。气温。气味俱厚。阳也。入足太阴阳明经。主治温胃益脾。和阴阳。调营卫。生津液。助十二经。（甘缓阴血。血缓则脉生）疗心下悬少气。杀乌头附子天雄毒。和光粉烧。治疳痢。小儿患秋痢。与蛀枣食之良。枣属土而有火。味甘性缓。甘先入脾。脾经血分药。”[37]

《神农本草经赞》卷一：“大枣　味甘平。主心腹邪气。安中。养脾助十二经。平胃气。通九窍。补少气少津液。身中不足。大惊四肢重。和百药。久服轻身长年。叶覆麻黄。能令出汗。生平泽。”[38]

《本草害利·脾部药队》：“大枣　【害】虽能补中而益气，然味过于甘，甘令人满，脾必病也。故中满勿服。凡风痰、痰热及齿痛，俱非所宜。小儿疳病亦禁。生者尤为不利，多食致寒热。热渴膨胀，动脏腑，损脾元，助湿热。凡形羸瘦者，不可食。杀乌附毒。忌葱鱼同食。”[39]

《本草撮要》卷三：“【大枣】　味甘微苦辛酸咸。气香。入足太阴阳明经。功专和营。得生姜则和卫治疟疾。得小麦、甘草治脏燥悲伤。诸疮久坏不愈。以枣膏煎洗效。食枣闭气。食椒即解。中满及风疾痰热齿痛小儿疳病均忌。杀乌附毒。忌与葱鱼同食。”[40]

《本草便读·果部》：“大枣　甘可缓中。温能养血。补脾益胃。润中州能益气调营。止渴生津。和百药而强神助脉。红枣之功不及黑。入营之力胜于乌。”[41]

《本草思辨录》卷三：“大枣　大枣色赤味甘，为火土合德，甘中带辛，其木多刺，则微兼乎金，故能安中润液而通九窍。通九窍之效，非如细辛木通速而易见，以火金之用为土德所掩也。”[42]

《中华人民共和国药典》：“大枣 Fructus Jujubae　本品为鼠李科植物枣 Ziziphus jujuba Mill. 的干燥成熟果实。秋季果实成熟时采收，晒干。”[7]

《普通高等教育中医药类规划教材·中药学》：“大枣《本经》为鼠李科落叶乔木植物枣 Ziziphus jujuba Mill. 的成熟果实。主产于河北、河南、山东、陕西等地。秋季果实成熟时采收，晒干。生用。”[8]

《中医大辞典·中药分册》："大枣　出《神农本草经》。又名红枣。为鼠李科植物 Ziziphus jujuba Mill. Var. inermis（Bge.）Rehd. 的果实。主产河北、河南、山东、四川等地。"[10]

《中药大辞典》："大枣《本经》　【异名】干枣、美枣《别录》，红枣《医学入门》。【基原】为鼠李科植物枣的成熟果实。【原植物】枣《诗经》Ziziphus jujuba Mill. Var. inermis（Bge）Rehd，又名：刺枣。"[9]

《中国医学百科全书·中医学》："大枣　始载于《神农本草经》。为鼠李科植物大枣 Ziziphus jujuba Mill. Var. inermis（Bunge.）Rehd. 的果实。主产于中国河南、山东省；此外，山西、河北、四川、贵州、安徽、浙江、陕西、甘肃等省亦产。"[11]

《中国中医药学主题词表》："大枣 ZIZIPHUS JUJUBAE　属补气药和补血药（中药）。C枣　D红枣。"[12]

《中药志》："大枣　本品为常用中药。商品为鼠李科植物枣的成熟果实。……【原植物】枣。别名：大枣、枣树、枣子（通称）。Ziziphus jujuba Mill. Var. inermis（Bge.）Rehd.（Z. vulgaris Lam. var. inermis Bge.）——鼠李科 Rhamnaceae."[13]

《中药材手册》："大枣（纲目列入果部五果枣项下）　本品为干燥的果实。原植物系鼠李科落叶乔木或灌木，多为栽培。商品中有大枣、小枣之分，均同等入药。习惯认为山东加工燻制的胶枣质量最佳。［别名］红枣。"[14]

《全国中药炮制规范》："大枣　［处方用名］大枣。【来源】本品为鼠李科植物枣 Ziziphus jujuba Mill. 的干燥成熟果实。均系栽培。主产于河北、河南、山东、四川、贵州等地。"[15]

《中国药材学》："大枣　【别名】枣树，红枣，刺枣（四川），小枣（河北）。【来源】本品为鼠李科植物枣 Ziziphus jujuba Mill. 的果实。"[16]

《中华本草》："大枣《本经》　【异名】壶《尔雅》，木蜜《广记》，干枣、美枣、良枣《别录》，红枣《梅师方》，干赤枣《宝庆本草折衷》，胶枣《日用本草》，南枣《食物本草》，白蒲枣、半官枣（浙江），刺枣（四川）。……【来源】为鼠李科植物枣的果实。【原植物】枣 Ziziphus jujuba Mill."[17]

5　参考文献

1　汉·神农本草经．清顾观光重辑本．北京：人民卫生出版社，1955，46
2　南北朝·陶弘景．本草经集注．北京：人民卫生出版社，1994，461
3　唐·苏敬等撰．新修本草．合肥：安徽科学技术出版社，1981，441
4　宋·唐慎微．证类本草．北京：人民卫生出版社，1957，462
5　明·李中梓．本草征要．见：李中梓医学全书．北京：中国中医药出版社，1999，143
6　清·吴仪洛．本草从新．北京：中医古籍出版社，2001，139
7　国家药典委员会编．中华人民共和国药典．一部．北京：化学工业出版社，2000，17
8　雷载权主编．普通高等教育中医药类规划教材·中药学．上海：上海科学技术出版社，1995，284
9　江苏新医学院编．中药大辞典．上海：上海科学技术出版社，1977，101
10　《中医大辞典》编辑委员会编．中医大辞典·中药分册．北京：人民卫生出版社，1982，24
11　《中医学》编辑委员会．中国医学百科全书·中医学．上海：上海科学技术出版社，1997，1228
12　吴兰成主编．中国中医药学主题词表．北京：中医古籍出版社，1996，64

13 中国医学科学院药物研究所等编．中药志．第三册．北京：人民卫生出版社，1993，135
14 中华人民共和国卫生部药政管理局主编．中药材手册．北京：人民卫生出版社，1959，186
15 中华人民共和国卫生部药政管理局编．全国中药炮制规范．北京：人民卫生出版社，1988，111
16 徐国钧等主编．中国药材学．北京：中国医药科技出版社，1996，1109
17 国家中医药管理局《中华本草》编委会．中华本草．第五册．上海：上海科学技术出版社，1999，256
18 三国·吴普．吴普本草．北京：人民卫生出版社，1987，76
19 魏晋·名医别录．北京：人民卫生出版社，1986，88
20 宋·苏颂．本草图经．合肥：安徽科学技术出版社，1994，532
21 宋·寇宗奭．本草衍义．上海：商务印书馆，1957，120
22 元·王好古．汤液本草．见：景印文渊阁四库全书（745）．北京：中医古籍出版社，1986，991
23 明·刘文泰．本草品汇精要．北京：人民卫生出版社，1982，770
24 明·陈嘉谟．本草蒙筌．北京：人民卫生出版社，1988，311
25 明·卢之颐．本草乘雅半偈．北京：人民卫生出版社，1986，112
26 清·张志聪．本草崇原．北京：中国中医药出版社，1992，6
27 清·蒋居祉．本草择要纲目．见：珍本医书集成．本草类．上海：上海科学技术出版社，1985，108
28 清·陈士铎．本草新编．北京：中国中医药出版社，1996，247
29 清·汪昂．本草备要．北京：中国中医药出版社，1998，174
30 清·张璐．本经逢原．上海：上海科学技术出版社，1959，144
31 清·叶桂．本草经解．上海：上海科学技术出版社，1958，87
32 清·徐大椿．神农本草经百种录．见：景印文渊阁四库全书（785）．北京：中医古籍出版社，1986，572
33 清·严西亭．得配本草．上海：上海卫生出版社，1957，6
34 清·黄宫绣．本草求真．上海：上海科学技术出版社，1959，9
35 清·陈念祖．神农本草经读．北京：人民卫生出版社，1959，22
36 清·姚澜．本草分经．上海：上海科学技术出版社，1989，56
37 清·杨时泰．本草述钩元．上海：科技卫生出版社，1958，421
38 清·叶志诜．神农本草经赞．见：珍本医书集成．本草类．上海：上海科学技术出版社，1985，57
39 清·凌奂．本草害利．北京：中医古籍出版社，1982，55
40 清·陈其瑞．本草撮要．见：珍本医书集成．本草类．上海：上海科学技术出版社，1985，47
41 清·张秉成．本草便读．上海：上海卫生出版社，1957，71
42 清·周岩．本草思辨录．北京：人民卫生出版社，1960，100

023 大黄

Daihuang

Radix Et Rhizoma Rhei

1 定名依据

1.1 正名

1.1.1 汉文名：大黄（为蓼科植物掌叶大黄 Rheum palmatum L.、唐古特大黄 Rheum tanguticum Maxim. ex Balf. 或药用大黄 Rheum officina Baill. 的干燥根及根茎）。

1.1.2 英文名：rhubarb.

1.2 依据

1.2.1 定名的文献依据

(1)《神农本草经》. 卷三："大黄　味苦，寒。主下瘀血、血闭、寒热，破癥瘕积聚，留饮宿食，荡涤肠胃，推陈致新，通利水杀（《御览》，此下有道字），调中化食，安和五脏，生山谷。"[1]

(2)《吴普本草·草木类》："大黄《御览》卷九百九十二　一名黄良，一名火参，一名肤如。"[2]

(3)《本草经集注》："大黄　将军　味苦，寒、大寒，无毒。"[3]

(4)《证类本草》卷第十："大黄（将军）　味苦，寒、大寒。无毒……千金方：治产后恶血冲心，或胎衣不下，腹中血块等。用锦纹大黄一两，杵罗为末，用头醋半升同熬成膏，丸如梧桐子大。患者用温醋七分盏化五丸，服之，良久下。亦治马坠内损。"[4]

(5)《本草纲目》第十七卷："大黄《本经·下品》　【释名】黄良《本经》、将军（当之）、火参《吴普》、肤如《吴普》……时珍曰：宋祁《益州方物图》，言蜀大山中多有之，赤茎大叶，根巨若碗，药市以大者为枕，紫地锦纹也。"[5]

(6)《中华人民共和国药典》："大黄 Radix Et Rhizoma Rhei　本品为蓼科植物掌叶大黄 Rheum palmatum L. 、唐古特大黄 Rheum tanguticum Maxim. ex Balf. 或药用大黄 Rheum officina Baill. 的干燥根及根茎。秋末茎叶枯萎或次春发芽前采挖，除去细根，刮去外皮，切瓣或段，绳穿成串干燥或直接干燥。"[6]

(7)《普通高等教育中医药类规划教材·中药学》："大黄《本经》为蓼科多年生草本植物掌叶大黄 Rheum palmatum L. 、唐古特大黄 Rheum tanguticum Maxim. ex Balf. 或药用大黄 Rheum officina Baill. 的根及根茎。"[7]

(8)《中国医学百科全书·中医学》："大黄　始载于《神农本草经》。又名川军、将军、黄良、锦纹大黄。为蓼科植物掌叶大黄 Rheum palmatum L. 、唐古特大黄 Rheum tanguticum Maxim. ex Balf. 或药用大黄 Rheum officina Baill. 的根及根茎，其中以掌叶大黄为主，唐古特大黄、药用大黄产量小。"[8]

(9)《中国中医药学主题词表》"大黄 RHEUM OFFICINALE　属蓼科和攻下药　D 川军　D 锦纹。"[9]

(10)《中华本草》："大黄《本经》　【异名】黄良、火参、肤如《吴普本草》、蜀大黄《药性论》、锦纹大黄《千金要方》，牛舌大黄、锦纹《纲目》，生军（鲍相璈《验方新编》），川军《药物出产辨》。【来源】为蓼科植物掌叶大黄、唐古特大黄或药用大黄的根茎。"[10]

1.2.2 定名选择的理由

(1) 大黄 Radix Et rhizoma Rhei，系蓼科植物掌叶大黄 Rheum palmatum L. 、唐古特大黄 Rheum tanguticum Maxim. ex Balf. 或药用大黄 Rheum officina Baill. 的干燥根及根茎。"大黄"之名始见于汉《神农本草经》，并作为本药正名记录。其后的本草著作如三国·吴普《吴普本草》、南北朝·陶弘景《本草经集注》、宋·唐慎微《证类本草》、明·李时珍《本草纲目》等在载录或应用本药时均以"大黄"作为正名，并一直沿用至今。

(2) 我国最新出版的《中华人民共和国药典》、《普通高等教育中医药类规划教材·中药学》，以及辞书类著作《中国医学百科全书·中医学》等均以“大黄”作为本药正名。已经广泛应用于中医药学文献的标引和检索的《中国中医药学主题词表》也以“大黄”作为本药的正式主题词。现代本草著作如《中华本草》等虽记载了不少本品各地的俗称，但也无一例外以“大黄”作为本品的正名。说明“大黄”作为本药正名已成为共识。

1.3 与正名等效的名词：无。

2 源流考释

大黄（蓼科植物掌叶大黄 Rheum palmatum L.、唐古特大黄 Rheum tanguticum Maxim. ex Balf. 或药用大黄 Rheum officina Baill. 的干燥根及根茎）始载于汉《神农本草经》，并作为正名列于“卷三·下经”中，如《神农本草经》卷三：“大黄 味苦，寒。主下瘀血、血闭、寒热，破癥瘕积聚，留饮宿食，荡涤肠胃，推陈致新，通利水杀《御览》，此下有道字)，调中化食，安和五脏。”[1] 此后，有关本草书即以“大黄”作为本药正名载录，如三国·吴普《吴普本草》[2]，南北朝·陶弘景《本草经集注》[3]，唐·苏敬《新修本草》[11]，宋·唐慎微《证类本草》[4]、寇宗奭《本草衍义》[12]，元·王好古《汤液本草》[13]，明·刘文泰《本草汇品精要》[14]、陈嘉谟《本草蒙筌》[15]、李时珍《本草纲目》[5]、李中梓《本草征要》[16]、卢之颐《本草乘雅半偈》[17]、清·张志聪《本草崇原》[18]、蒋居祉《本草择要纲目》[19]、张璐《本经逢原》[20]、叶桂《本草经解》[21]、徐大椿《神农本草经百种录》[22]、吴仪洛《本草从新》[23]、严西亭《得配本草》[24]、黄宫绣《本草求真》[25]、陈念祖《神农本草经读》[26]、姚澜《本草分经》[27]、耿世珍《本草纲目别名录》[28]、杨时泰《本草述钩元》[29]、叶志诜《神农本草经赞》[30]、凌奂《本草害利》[31]、陈七瑞《本草撮要》[32]、张秉成《本草便读》[33]、周岩《本草思辨录》[34]，民国·陈仁山《药物出产辨》[35]等。同时尚记录了本药的异名“黄良”、“火参”、“肤如”《吴普本草》[2]，“将军”（李当之《药录》）[5]，“蜀大黄”《药性论》[12]，“锦纹大黄”《千金要方》[12]，“牛舌大黄”《新修本草》[11]，“紫地锦纹”《本草纲目》[5]，“川军”、“锦黄”《药物出产辨》[35]等。如三国·吴普《吴普本草》曰：“大黄《御览》卷九百九十二 一名黄良，一名火参，一名肤如……”[2] 宋·唐慎微《证类本草》卷第十云：“大黄（将军） 味苦，寒、大寒。无毒。……药性论云：蜀大黄，使，去寒热，忌冷水，味苦、甘。消食，炼五脏，通女子经候，利水肿，能破痰实，冷热，结聚宿食，利大小肠，贴热毒肿，主小儿寒热时疾，烦热蚀浓，破留血……苏恭云：作时烧石使热，横寸截，著石上爆之，一日微燥，乃绳穿眼之至干。今土蕃大黄，往往作横片，曾经火爆。蜀大黄乃作紧片如牛舌形，谓之牛舌大黄。二者用之皆等。……千金方：治产后恶血冲心，或胎衣不下，腹中血块等。用锦纹大黄一两，杵罗为末，用头醋半升同熬成膏，丸如梧桐子大。患者用温醋七分盏化五丸，服之，良久下。亦治马坠内损。”[4] 明·李时珍《本草纲目》第十七卷：“大黄《本经·下品》【释名】黄良《本经》、将军（当之）、火参《吴普》、肤如《吴普》。弘景曰：大黄，其色也。将军之号，当取其骏快也。……时珍曰：宋祁《益州方物图》，言蜀大山中多有之，赤茎大叶，根巨若碗，药市以大者为枕，紫地锦纹也。”[5]《药物出产辨》：“大黄：又名川军。一名锦黄，一名黄良，川山陕甘滇各省均有出。”[35]

清·鲍相璈《验方新编》以本药异名“生军”组方，如《验方新编》卷十：“嘴唇生疔（即名翻唇疔）　元参三钱，生军四钱，黄芩二钱，牛蒡子二钱，角刺尖二钱，忍冬花三钱，白芷二钱，木通三钱，麦冬（去心）三钱，酒洗全蝎尾八分，当归二钱，麻仁四钱，水煎服，肚腹泻后而愈。”[36]

现代有关著作均沿用清代本草记载，以“大黄”作为本药正名，如《中华人民共和国药典》[6]、《普通高等教育中医药类规划教材·中药学》[7]、《中医大辞典·中药分册》[37]、《中药大辞典》[38]、《中国医学百科全书·中医分册》[8]、《中药志》[39]、《中药材手册》[40]、《全国中药炮制规范》[41]、《全国中草药汇编》[42]、《中国药材学》[43]、《中华本草》[10]等。同时尚记载“川军”、“生军”《中药材手册》[40]，“香大黄”、“马蹄黄”《全国中草药汇编》[42]，“峻”《中药大辞典》[38]，“清宁片”、“火参”《中国药材学》[43]等各地的俗称；还记载有本品原植物“掌叶大黄”的异名“葵叶大黄”、“北大黄”、“天水大黄”《中药志》[39]；原植物“唐古特大黄”的异名“鸡爪大黄”《中药志》[39]；原植物“药用大黄”的异名“马蹄大黄”，“南大黄”《中药志》。[39]

3　附录

3.1　又称：生大黄、熟大黄、大黄炭、酒大黄、酒熟大黄、醋大黄、清宁片、蜜大黄、制大黄（饮片规格名），掌叶大黄、唐古特大黄、北大黄、南大黄、西大黄、西宁大黄、凉州大黄、铨水大黄、文县大黄、南大黄、雅黄、马蹄大黄、狗头大黄、凉州瓣、蛋吉、中吉、苏吉、箱片、岷州大黄、岷州节、文县中吉、文县瓣、川大黄（药材商品名）。

3.2　俗称：峻（藏名），川军，生军，香大黄，马蹄黄，清宁片，火参。

3.3　曾称：黄良、火参、肤如《吴普本草》，将军（李当之《药录》），蜀大黄《药性论》，锦纹大黄《千金要方》，牛舌大黄《新修本草》，紫地锦纹《本草纲目》，生军（鲍相璈《验方新编》），川军、锦黄《药物出产辨》。

3.4　原植物名称：掌叶大黄，葵叶大黄，北大黄，天水大黄；唐古特大黄，鸡爪大黄；药用大黄，马蹄大黄，南大黄。

4　文献通考

《神农本草经》卷三“大黄　味苦，寒。主下瘀血、血闭、寒热，破癥瘕积聚，留饮宿食，荡涤肠胃，推陈致新，通利水杀（《御览》，此下有道字），调中化食，安和五脏。”[1]

《吴普本草·草木类》：“大黄《御览》卷九百九十二　一名黄良，一名火参，一名肤如。神农、雷公：苦，有毒。扁鹊：苦，无毒。李氏：小寒。为中将军，或生蜀郡北部，或陇西。二月卷生，生黄赤叶，四四相当，黄茎，高三尺许，三月华黄，五月实黑，三月采根，根有黄汁，切阴干。”[2]

《本草经集注·草木下品》：“大黄将军　味苦，寒、大寒，无毒。主下瘀血，血闭，寒热，破癥瘕积聚，留饮宿食，荡涤肠胃，推陈致新，通利水谷，调中化食，安和五脏。平胃下气，除痰实，肠间结热，心腹胀满，女子寒血闭胀，小腹痛，诸老血留结。一名黄良。生河西山谷及陇西。二月、八月采根，火干。”[3]

《新修本草》卷第十：“大黄　将军，味苦，寒、大寒，无毒。主下瘀血，血闭，寒热，破癥瘕积聚，留饮宿食，荡涤肠胃，推陈致新，通利水谷，调中化食，安和五脏。”[11]

《证类本草》卷第十：“大黄（将军） 味苦，寒、大寒。无毒。……药性论云：蜀大黄，使，去寒热，忌冷水，味苦、甘。消食，炼五脏，通女子经候，利水肿，能破痰实，冷热，结聚宿食，利大小肠，贴热毒肿，主小儿寒热时疾，烦热蚀浓，破留血……苏恭云：作时烧石使热，横寸截，著石上爆之，一日微燥，乃绳穿眼之至干。今土蕃大黄，往往作横片，曾经火爆。蜀大黄乃作紧片如牛舌形，谓之牛舌大黄。二者用之皆等。……千金方：治产后恶血冲心，或胎衣不下，腹中血块等。用锦纹大黄一两，杵罗为末，用头醋半升同熬成膏，丸如梧桐子大。患者用温醋七分盏化五丸，服之，良久下。亦治马坠内损。”[4]

《本草衍义》卷十一：“大黄 大黄损益，前书已具。仲景治心气不足、吐血、衄血。泻心汤用大黄、黄芩、黄连。”[12]

《汤液本草》卷中：“大黄 气寒。味苦，大寒。味极厚，阴也，降也。无毒。入手足阳明经。酒浸，入太阳经；酒洗，入阳明经。余经不用酒。”[13]

《本草汇品精要》卷之十三·草部下品之上．草之草：“大黄 无毒 植生。大黄（出《神农本经》）……”[14]

《本草蒙筌》卷之三：“大黄 味苦，气大寒。味极厚。阴中之阴，降也。无毒。形同牛舌，产自蜀川。”[15]

《本草纲目》第十七卷：“大黄《本经·下品》【释名】黄良《本经》、将军（当之）、火参《吴普》、肤如《吴普》。弘景曰：大黄，其色也。将军之号，当取其骏快也。杲曰：推陈致新，如戡定祸乱，以致太平，所以有将军之号。……【主治】……下痢赤白，里急腹痛，小便淋沥，实热燥结，潮热谵语，黄疸，诸火疮。”[5]

《本草乘雅半偈》第六帙：“大黄《本经·下品》【气味】苦寒，无毒。【主治】主下瘀血，血闭，寒热，破癥瘕积聚，留饮宿食，荡涤肠胃，推陈致新，通利水谷，调中化食，安和五脏。”[17]

《本草征要·脏腑用药·肺经及大肠经·（七）·泻下》第三卷：“大黄 味苦，性寒，有毒。入脾、胃、肝、大肠四经。”[16]

《本草崇原》卷下：“大黄 气味苦寒，无毒。主下瘀血，血闭寒热，破癥瘕积聚，留饮宿食，荡涤肠胃，推陈致新，通利水谷，调中化食，安和五脏。”[18]

《本草择要纲目·寒性药品》：“大黄【气味】 苦寒无毒。沉而降。阴中之阴也。（酒浸入太阳经。酒洗炒入阳明经。余经生用）”[19]

《本经逢原》卷二：“大黄《本经》 名黄良，一名将军 苦寒，无毒。产川中者色如锦纹而润者良。”[20]

《本草经解》卷二：“【大黄】气寒。味苦。无毒。主下瘀血。血闭寒热。破癥瘕积聚。留饮宿食。荡涤肠胃。推陈致新。通利水谷。调中化食。安和五脏。”[21]

《神农本草经百种录》下品：“大黄 味苦寒。主下瘀血，血闭除血中热结之滞。”[22]

《本草从新》卷四：“大黄 大泻血分、实热、下有形积滞。大苦大寒。入足太阴（脾）、手足阳明、厥阴（大肠、胃、心包、肝）血分。其性沉而不浮。其用走而不守。”[23]

《得配本草》卷三：“大黄　黄芩为之使。恶干漆。忌冷水。苦，大寒。入足太阴、手足阳明、厥阴经血分。”[24]

《本草求真》上编：“大黄（毒草）入胃下热攻滞　大黄（专入脾胃）。大苦大寒。”[25]

《神农本草经读》卷之四：“大黄　气味苦、寒，无毒。主下瘀血、血闭，寒热，破癥瘕积聚、留饮宿食，荡涤肠胃，推陈致新，通利水谷，调中化食，安和五脏。”[26]

《本草分经·原序（次序略经更定）·足阳明胃》：“（攻）大黄　大苦大寒，入脾胃肝心包大肠血分，其性沉而不浮，其用走而不守，用以荡涤肠胃，下燥结而除瘀热，能推陈致新，治一切实热血中伏火，峻利猛烈，非六脉沉实者勿用，病在气分而用之为诛伐无过。制熟稍缓，酒浸亦能上行除邪热。”[27]

《本草纲目别名录·草部》：“大黄　黄良　火参　将军　肤如。”[28]

《本草述钩元》卷十：“大黄　出河西山谷及陇西者为胜。”[29]

《验方新编》卷十七：“腮嘴唇部……嘴唇生疔（即名翻唇疔）　元参三钱，生军四钱，黄芩二钱，牛蒡子二钱，角刺尖二钱，忍冬花三钱，白芷二钱，木通三钱，麦冬（去心）三钱，酒洗全蝎尾八分，当归二钱，麻仁四钱，水煎服，肚腹泻后而愈。”[36]

《神农本草经赞》卷三：“大黄　味苦寒。主下瘀血闭。寒热。破癥瘕积聚。留饮宿食。荡涤肠胃。推陈致新。通利水谷道。调中化食。安利五脏。生山谷。”[30]

《本草害利·脾部药队（凉脾猛将）》：“大黄　【害】经曰：实则泻之。此大苦大寒峻利之性，猛烈之气，长驱直捣，一往直前，苟非血分热结，六脉沉实者，切勿轻与推荡。……【利】大苦大寒，入脾、胃、心、肝、大肠五经。”[31]

《本草撮要》卷一：“【大黄】味苦。入手足阳明足太阴手足厥阴经。功专下瘀。”[32]

《本草便读·草部》：“大黄　沉降下行。苦寒有毒。通肠涤胃。泻实热之稽留。破积行瘀。荡诸邪之闭结。”[33]

《本草思辨录》卷二：“大黄　邹氏以大黄黄中通理，状如锦纹，质色深紫，为火贯土中，极服卢芷园行火用一语。窃思卢氏论素问承制生化之义固精，但浅学不易领悟。”[34]

《药物出产辨》：“大黄：又名川军。一名锦黄，一名黄良，川山陕甘滇各省均有出。”[35]

《中药志》：“大黄　本品为常用中药。商品为蓼科大黄属掌叶组（叶具不同程度的掌状分裂）植物的根茎及根。其中以掌叶大黄为主，其次为唐古特大黄，而药用大黄的产量很小。【原植物】①掌叶大黄　别名：葵叶大黄、北大黄、天水大黄。Rheum palmatum L.（R. potaninii A. Los.）——蓼科 Polygonaceae. ……②唐古特大黄。别名：鸡爪大黄。Rheum palmatum L. var. tanguticum Maxim. ex Rgl.（R. tanguticum Maxim. ex. Balf.; R. palmatum L. var. dissectum Stapf f. rubiflora Stapf）——蓼科 Polygonaceae. ……③药用大黄　别名：马蹄大黄，南大黄。Rheum officinale Paill.——蓼科 Polygonaceae.【采制】……炮制：1. 生大黄：用水浸泡或喷水闷润使软，切成片或小方块，晒干。2. 熟大黄：每一斤生大黄片或块用半斤黄酒喷洒拌匀，放罐内或搪瓷桶内，封严，置于加水的锅中蒸至酒被吸尽，再取出晾干。3. 大黄炭：将大黄片放锅内，炒至外面黑棕色存性，取出晾干。”[39]

《中药材手册》："大黄（纲目列入草部毒草类）本品为干燥的根茎。原植物系蓼科多年生草本植物，野生与栽培均有。商品中，甘肃及青海所产称'西大黄'，……过去按产地及加工的不同分成：凉州大黄（狗头大黄、凉州瓣）、西宁大黄（蛋吉、中吉、苏吉、箱片）、岷州大黄（岷州节）、文县大黄（文县中吉、文县瓣）、川大黄（雅黄、马蹄大黄）等规格。……［别名］川军、生军、锦纹大黄。"[40]

《全国中草药汇编》："大黄　别名：香大黄、马蹄黄、将军、生军。来源：为蓼科大黄属植物掌叶大黄 Rhcum palmatum L.、药用大黄 Rheum officina Baill.，或唐古特大黄 Rheum tanguticum Maxim. ex Balf.，以根及根状茎入药。炮制：1 酒大黄……2 大黄炭……3 熟大黄……附注：1 大黄的混淆品种有：（1）藏边大黄 Rheum emodi Wall.（四川、云南、西藏）；（2）河套大黄 R. hotaoense C. Y. Cheng et C. T. Kao（陕西、甘肃、青海）；（3）华北大黄（山大黄、祁黄、台黄、峪黄）R. franzenbachii Munt.（4）天山大黄 R. wittrochii Lundstr.（新疆）等。"[42]

《中药大辞典》："大黄《本经》【异名】黄良、火参、肤如《吴普本草》，将军（李当之《药录》，锦纹大黄《千金方》，川军《中药材手册》，峻（藏名）。【基原】为蓼科植物掌叶大黄、唐古特大黄或药用大黄的根茎。【原植物】①掌叶大黄 Rheum palmatum L.，又名葵叶大黄、北大黄、天水大黄。……②唐古特大黄 Rheum tanguticum Maxim. ex Balf.，又名：鸡爪大黄。……③药用大黄 Rheum officina Baill.，又名：南大黄。"[38]

《中医大辞典·中药分册》："大黄　出《神农本草经》。又名将军、川军、锦纹大黄。为蓼科植物掌叶大黄 Rheum palmatum L.，或大黄 R. officinale Baill.、鸡爪大黄 R. tanguticum Maxim. ex Regel 的根及根茎。"[37]

《中国医学百科全书·中医学》："大黄　始载于《神农本草经》。又名川军、将军、黄良、锦纹大黄。为蓼科植物掌叶大黄 Rheum palmatum L.、唐古特大黄 R. heum tanguticum Maxim. ex Balf. 或药用大黄 R. heum officina Baill. 的根及根茎，其中以掌叶大黄为主，唐古特大黄、药用大黄产量小。"[8]

《全国中药炮制规范》："大黄（川军）　［处方用名］大黄　酒大黄、大黄炭、酒熟大黄、醋大黄、清宁片。【来源】本品为蓼科植物掌叶大黄 Rheum palmatum L.、唐古特大黄 Rheum tanguticum Maxim. ex Balf. 或药用大黄 Rheum officina Baill. 的干燥根及根茎。野生或栽培。主产于甘肃、青海、四川等地。"[41]

《中国药材学》："大黄【别名】生军，川军，将军，锦纹大黄，清宁片，火参。【来源】本品为蓼科植物掌叶大黄 Rheum palmatum L.、唐古特大黄 Rheum tanguticum Maxim. ex Balf. 或药用大黄 Rheum officina Baill. 的根及根茎。【植物形态】（1）掌叶大黄（葵叶大黄、北大黄）……（2）唐古特大黄（鸡爪大黄）……（3）药用大黄（马蹄大黄，南大黄）……。【商品规格】按传统规格，以不同产地分有西大黄（西宁大黄）、凉州大黄、铨水大黄、文县大黄、南大黄、及雅黄（马蹄大黄）等。"[43]

《中国中医药学主题词表》"大黄 RHEUM OFFICINALE　属蓼科和攻下药　D 川军
D 锦纹。"[9]

《普通高等教育中医药类规划教材·中药学》："大黄《本经》　为蓼科多年生草本植物掌叶大黄 Rheum palmatum L.、唐古特大黄 Rheum tanguticum Maxim. ex Balf. 或药用大黄 Rheum officina Baill. 的根及根茎。掌叶大黄和唐古特大黄药材称北大黄，主产于青海、甘肃等地。药用大黄药材称南大黄，主产于四川。于秋末茎叶枯萎或次春发芽前采挖。除去须根，刮去外皮切块干燥。生用，或酒炒，酒蒸，炒炭用。”[7]

《中华本草》：“大黄《本经》【异名】黄良、火参、肤如《吴普本草》、蜀大黄《药性论》、锦纹大黄《千金要方》，牛舌大黄、锦纹《纲目》，生军（鲍相璈《验方新编》），川军《药物出产辨》。【来源】为蓼科植物掌叶大黄、唐古特大黄或药用大黄的根茎。【原植物】①掌叶大黄 Rheum palmatum L. 又名：葵叶大黄、北大黄、天水大黄《中药志》。②唐古特大黄 Rheum tanguticum Maxim. ex Balf. 又名：鸡爪大黄《中药志》、北大黄《中药材品种论述》。③药用大黄 Rheum officina Baill. 南大黄、马蹄大黄《中药志》，雅黄《中药材品种论述》。［炮制］1 大黄《千金要方》……2 酒大黄《圣济总录》……3 酒熟大黄《食疗本草》……4 大黄炭《千金要方》……5 醋大黄《食疗本草》……6 蜜大黄《雷公炮炙论》……7 制大黄（车前草、侧柏叶制）……。”[10]

《中华人民共和国药典》：“大黄 Radix Et Rhizoma Rhei 本品为蓼科植物掌叶大黄 Rheum palmatum L. 、唐古特大黄 Rheum tanguticum Maxim. ex Balf. 或药用大黄 Rheum officina Baill. 的干燥根及根茎。秋末茎叶枯萎或次春发芽前采挖，除去细根，刮去外皮，切瓣或段，绳穿成串干燥或直接干燥。”[6]

5 参考文献

1 汉·神农本草经. 清顾观光重辑本. 卷四 北京：人民卫生出版社，1955，82

2 三国·吴普. 吴普本草. 北京：人民卫生出版社，1987，48

3 南北朝·陶弘景. 本草经集注. 北京：人民卫生出版社，1994，322

4 宋·唐慎微. 证类本草. 北京：人民卫生出版社，1957，246

5 明·李时珍. 本草纲目. 北京：人民卫生出版社，1982，1115

6 国家药典委员会编. 中华人民共和国药典. 一部. 北京：化学工业出版社，2000，18

7 雷载权主编. 普通高等教育中医药类规划教材·中药学. 上海：上海科学技术出版社，1995，98

8 《中医学》编辑委员会. 中国医学百科全书·中医学. 上海：上海科学技术出版社，1997，1208

9 吴兰成主编. 中国中医药学主题词表. 北京：中医古籍出版社，1996，60

10 国家中医药管理局《中华本草》编委会. 中华本草. 第二册. 上海：上海科学技术出版社，1999，708

11 唐·苏敬等撰. 新修本草. 合肥：安徽科学技术出版社，1981，247

12 宋·寇宗奭. 本草衍义. 上海：商务印书馆，1937，63

13 元·王好古. 汤液本草. 见：景印文渊阁四库全书（745）. 北京：中医古籍出版社，1986，955

14 明·刘文泰. 本草品汇精要. 北京：人民卫生出版社，1982，377

15 明·陈嘉谟. 本草蒙筌. 北京：人民卫生出版社，1988，159

16 明·李中梓. 本草征要. 见：李中梓医学全书. 北京：中国中医药出版社，1999，127

17 明·卢之颐. 本草乘雅半偈. 北京：人民卫生出版社，1986，369

18 清·张志聪. 本草崇原. 北京：中国中医药出版社，1992，111

19 清·蒋居祉. 本草择要纲目. 见：珍本医书集成. 本草类. 上海：上海科学技术出版社，1985，9

20 清·张璐. 本经逢原. 上海：上海科学技术出版社，1959，87

21 清·叶桂. 本草经解. 上海：上海科学技术出版社，1958，61

22 清·徐大椿. 神农本草经百种录. 见：景印文渊阁四库全书（785）. 北京：中医古籍出版社，1986，578

23 清·吴仪洛．本草从新．北京：中医古籍出版社，2001，80
24 清·严西亭．得配本草．上海：上海卫生出版社，1957，32
25 清·黄宫绣．本草求真．上海：上海科学技术出版社，1959，171
26 清·陈念祖．神农本草经读．北京：人民卫生出版社，1959，45
27 清·姚澜．本草分经．上海：上海科学技术出版社，1989，102
28 清·耿世珍．本草纲目别名录．北京：中医古籍出版社，1982，127
29 清·杨时泰．本草述钩元．上海：科技卫生出版社，1958，278
30 清·叶志诜．神农本草经赞．见：珍本医书集成．本草类．上海：上海科技术出版社，1985，122
31 清·凌奂．本草害利．北京：中医古籍出版社，1982，123
32 清·陈其瑞．本草撮要．见：珍本医书集成．本草类．上海：上海科学技术出版社，1985，15
33 清·张秉成．本草便读．上海：上海卫生出版社，1957，48
34 清·周岩．本草思辨录．北京：人民卫生出版社，1960，61
35 民国·陈仁山．药物出产辨．广州：广东中医药专门学校印刷部，1930，10
36 清·鲍相璈．验方新编．清同治十三年（1874）乐善堂刻本
37 《中医大辞典》编辑委员会编．中医大辞典·中药分册．北京：人民卫生出版社，1982，26
38 江苏新医学院编．中药大辞典．上海：上海科学技术出版社，1977，102
39 中国医学科学院药物研究所等编．中药志．第一册．北京：人民卫生出版社，1993，24
40 中华人民共和国卫生部药政管理局主编．中药材手册．北京：人民卫生出版社，1959，19
41 中华人民共和国卫生部药政管理局编．全国中药炮制规范．北京：人民卫生出版社，1988，6
42 《全国中草药汇编》编写组编．全国中草药汇编．下册．北京：人民卫生出版社，1978，62
43 徐国钧等主编．中国药材学．北京：中国医药科技出版社，1996，130

024 大蓟
Daji
Herba Cirsii Japonici

1 定名依据

1.1 正名

1.1.1 汉文名：大蓟（为菊科植物蓟 Cirsium japonicum DC. 的干燥地上部分或根）。

1.1.2 英文名：japanese thist Ie herb japanese thist Ie root.

1.2 依据

1.2.1 定名的文献依据

(1)《名医别录》卷二："大小蓟根……大蓟主女子赤白沃，安胎，止吐血、鼻衄，令人肥健。五月采。"[1]

(2)《滇南本草》第一卷："大蓟，一名鸡脚刺，味苦、辛、微甜，性温。""大蓟，高尺余，二月生苗，开红、蓝花，有刺。处处有之，俗呼为青刺蓟。"[2]

(3)《本草品汇精要》卷十一："大蓟　无毒　植生……【名】刺蓟　山牛蒡……"[3]

(4)《得配本草》卷三："大蓟，凉。破血，退热，消痈。除沃漏崩中，去蜘蝎咬毒。"[4]

(5)《中华人民共和国药典》："大蓟 Daji HERBA CIRSII JAPONICI RADIX CIRSII JAPONI-

CI　本品为菊科植物蓟 Cirsium japonicum DC. 的干燥地上部分或根。夏秋二季花开时采割地上部分，或秋末挖根，除去杂质，晒干。”[5]

（6）《普通高等教育中医药类规划教材·中药学》：“大蓟《别录》为菊科多年生草本植物蓟 Cirsium japonicum DC. 的地上部分或根。全国大部分地区均产。夏、秋季花开时割取地上部分，或秋末挖根，除去杂质，晒干。生用或炒用。”[6]

（7）《中医大辞典·中药分册》：“大蓟　出《本草经集注》。又名马蓟、虎蓟、野红花、牛刺笋菜、鸡姆刺、大刺儿菜。为菊科植物大蓟 Cirsium japonicum DC. 的全草或根。我国大部分地区均产。”[7]

（8）《中药大辞典》：“大蓟《本草集经集注》　【异名】马蓟《范汪方》，虎蓟（陶弘景），刺蓟、山牛蒡《日华子本草》，鸡项草《本草图经》，鸡脚刺《滇南本草》，野红花《纲目》……【基原】为菊科植物大蓟的全草或根。”[8]

（9）《中国医学百科全书·中医学》：“大蓟　始载于《名医别录》。又名虎蓟、野刺菜、猪妈菜。为菊科植物大蓟 Cirsium japonicum DC. 的全草或根。中国大部分地区均产。”[9]

（10）《中国中医药学主题词表》：“大蓟 CIRSIUM JAPONICUM　属菊科；属止血药（中药）和清热凉血药。”[10]

（11）《中华本草》：“大蓟《别录》　【异名】马蓟《范汪方》，虎蓟《本草经集注》，刺蓟、山牛蒡《日华子》，鸡项草《本草图经》……【来源】为菊科植物大蓟的地上部分或根。”[11]

1.2.2　定名选择的理由

（1）大蓟 Herba Cirsii Japonici，为菊科植物蓟 Cirsium japonicum DC. 的干燥地上部分或根。“大蓟”之名始见于魏晋《名医别录》，作为本药正名记录始于明·兰茂《滇南本草》，其后的本草著作如明·刘文泰《本草品汇精要》，清·严西亭《得配本草》等在载录或应用本药时均以“大蓟”作为正名，并一直沿用至今。

（2）我国最新出版的《中华人民共和国药典》、《普通高等教育中医药类规划教材·中药学》，以及辞书类著作《中医大辞典·中药分册》、《中药大辞典》、《中国医学百科全书·中医学》等均以“大蓟”作为本药正名。已经广泛应用于中医药学文献的标引和检索的《中国中医药学主题词表》也以“大蓟”作为本药的正式主题词。现代本草著作如《中华本草》亦以“大蓟”作为本药的正名，并记载了不少本药各地的俗称。说明“大蓟”作为本药正名已成为共识。

1.3　与正名等效的名词：无。

2　源流考释

大蓟（菊科植物蓟 Cirsium japonicum DC. 的干燥地上部分或根）始载于魏晋《名医别录》，该书在“大小蓟根”项下介绍本品，如《名医别录·中品》卷第二：“大小蓟根……大蓟主女子赤白沃，安胎，止吐血、鼻衄，令人肥健。五月采。”[1] 其后本草著作如南北朝·陶弘景《本草经集注》[12]，唐·苏敬等《新修本草》[13]，宋·苏颂《本草图经》[14]、唐慎微《证类本草》[15]、寇宗奭《本草衍义》[16]，清·蒋居祉《本草择要纲目》[17]等，均沿用《名医别录》记载。同时尚记载有异名“虎蓟”《本草经集注》[12]，“鸡项草”、“千针草”《本草图经》[14]。如《本草经集注·中品》：“大、小蓟根　味甘，温。……大蓟是虎蓟，小蓟是猫蓟……”[12]《本草图经》本经外草类卷第十九：“鸡项草，生福州。叶如红花，叶上有刺，青色，亦名千针草……”[14]

以“大蓟”作为本药正名记录始于明·兰茂《滇南本草》第一卷：“大蓟，一名鸡脚刺，味苦、辛、微甜，性温。”[2]同时尚记载有本品异名“鸡脚刺”。其后有关本草书即以“大蓟”作为本药正名载录，如明·刘文泰《本草品汇精要》[3]、陈嘉谟《本草蒙筌》[18]、李时珍《本草纲目》[19]、李中梓《本草征要》[20]、卢之颐《本草乘雅半偈》[21]，清·刘若金《本草述》[22]、陈士铎《本草新编》[23]、汪昂《本草易读》[24]、汪昂《本草备要》[25]、张璐《本经逢原》[26]、吴仪洛《本草从新》[27]、汪绂《医林纂要》[28]、严西亭《得配本草》[4]、黄宫绣《本草求真》[29]、姚澜《本草分经》[30]、耿世珍《本草纲目别名录》[31]、杨时泰《本草述钩元》[32]、陈其瑞《本草撮要》[33]等。同时尚记载有“青刺蓟”《滇南本草》[34]，“野红花”《本草纲目》[19]，“茨芥”《本草述》[22]，“刺刺菜”《本草易读》[24]，“牛触嘴”、“鼓椎”《医林纂要》[28]，“金针草”（《本草纲目别名录》[31]）等异名。如《滇南本草》卷四：“大蓟，高尺余，二月生苗，开红、蓝花，有刺。处处有之，俗呼为青刺蓟。”[34]《本草纲目》草部第十五卷. 草之四云：“大蓟、小蓟《别录》中品【释名】……野红花《纲目》。”[19]《本草述》：“大蓟、小蓟俗呼为茨芥……”[22]《本草易读》卷四：“大小蓟八十九　大者生山谷之中，小者生平泽。即俗所谓刺刺菜是也。……”[24]《医林纂要·草部上》卷二：“大蓟：甘，苦，寒。叶丛生如苦荬而多刻缺，茎叶皆有细刺，状如鼓椎，又名鼓椎。”[28]《本草纲目别名录》本草纲目释名·草部（上）：“……大小蓟（虎蓟　猫蓟　山牛蒡　金针草　马蓟　刺蓟　鸡项草　野红花）……”[31]

在不同的历史时期还出现了本药其他异名“马蓟”《范汪方》[19]，“刺蓟”、“山牛蒡”《日华子本草》[19]，“鸡栂刺”、鸡姆刺《质问本草》[35]。如明·李时珍《本草纲目·草之四》第十五卷：“大蓟、小蓟（《别录》中品）【释名】虎蓟（弘景）、马蓟《范汪》、猫蓟（弘景）、刺蓟《日华》、山牛蒡《日华》……”[19]《质问本草》外篇卷之三：“鸡栂刺（蓟），辛丑清舶漂到，采。此种，问之，鸡姆刺（陈宜春）。”[35]

现代有关本草著作均沿用清代本草记载以“大蓟”作为本药正名，如《中华人民共和国药典》[5]、《普通高等教育中医药类规划教材·中药学》[6]、《中医大辞典·中药分册》[7]、《中药大辞典》[8]、《中国医学百科全书·中医学》[9]、《中国中医药学主题词表》[10]、《中药志》[36]、《中药材手册》[37]、《全国中草药汇编》[38]、《全国中药炮制规范》[39]、《中国药材学》[40]、《中华本草》[11]等。同时尚记载有：“大刺儿菜”、“老虎刺”、“老虎”、“山萝卜”、“刺萝卜”、“大刺盖”、“牛喳口”、“鸡母刺”、“大恶鸡婆”、“山老鼠”《全国中草药汇编》[38]，“刺秸子”、“大青青菜”、“马刺草”《中药材手册》[37]，“大牛喳口”、“猪姆刺”、“六月霜”、“蚁姆刺”，“牛口刺”、“驴扎嘴”、“马刺刺”、“牛口舌”、“草鞋刺”、“刷把头”、“土红花”、“野刺菜”、“牛不嗅”、“猪妈菜”、“牛刺竻菜”、“竻菜”、“鸟不扑”《中药大辞典》[8]，“将军草”、“牛戳嘴”、“刺青菜”、“扎扎嘴”《中国药材学》[40]等各地的俗称。还记载有本品原植物“大蓟”的异名“蓟”、“将军草”、“老虎刺”、“山萝卜”、“土红花”、“大恶鸡婆”、“野红花”、“牛口刺”、“大刺刺菜”《中药志》[36]等。

3　附录

3.1　又称：大蓟炭、炒大蓟、醋大蓟（饮片规格名），大蓟草、大蓟根（药材商品名）。

3.2　俗称：刺秙子（江苏），大青青菜（山东），马刺草（山西、甘肃、广东），大牛喳口、山萝卜（贵州），猪姆刺、六月霜、蚁姆刺（福建），牛口刺（浙江），老虎、牛口舌、老虎刺、草鞋刺、刷把头、刺青菜（广西），土红花、刺萝卜（四川），牛不嗅、猪妈菜（闽东），牛刺竻菜、竻菜、鸟不扑（江西），牛戳嘴（上海），扎扎嘴（河北），大刺儿菜，大刺盖，牛喳口，鸡母刺，大恶鸡婆，山老鼠，将军草，驴扎嘴，马刺刺，野刺菜。

3.3　曾称：马蓟《范汪方》，虎蓟《本草经集注》，刺蓟、山牛蒡《日华子本草》，鸡项草、千针草《本草图经》，鸡脚刺、青刺蓟《滇南本草》，野红花《本草纲目》，茨芥《本草述》，刺刺菜《本草易读》，牛触嘴、鼓椎《医林纂要》，金针草（《本草纲目别名录》），鸡㹀刺、鸡姆刺《质问本草》。

3.4　原植物名称：大蓟，蓟，将军草（江苏），老虎刺、山萝卜（广西），土红花、大恶鸡婆（四川），野红花、牛口刺（浙江），大刺刺菜（山东）。

4　文献通考

《名医别录》卷第二："大小蓟根……大蓟主女子赤白沃，安胎，止吐血、鼻衄，令人肥健。五月采。"[1]

《本草经集注·中品》："大小蓟根　味甘，温。主养精保血。大蓟主治女子赤白沃，安胎，止吐血，衄鼻，令人肥健，五月采。大蓟是虎蓟，小蓟是猫蓟，叶并多刺，相似。"[12]

《新修本草》卷第九："大、小蓟根　味甘，温。主养精保血。大蓟主女子赤白沃，安胎，止吐血、衄鼻，令人肥健。五月采。大蓟是虎蓟，小蓟是猫蓟，叶并多刺，相似。田野甚多，方药不复用，是贱之故。大蓟根甚疗血，亦有毒。"[13]

《本草图经》卷第七："小蓟根，《本经》不著所出州土，今处处有之……。大蓟根苗与此相似，但肥大耳，而功力有殊，破血之外，亦疗痈肿。小蓟专主血疾。"[14]

《本草图经》卷第十九："鸡项草，生福州。叶如红花，叶上有刺，青色，亦名千针草；根似小萝卜，枝条直上；三四月苗上生紫花，八月叶凋。十月采根，洗，焙干，碾罗为散，服，治下血。"[14]

《证类本草》卷第九："大小蓟根　味甘，温，主养精保血。大蓟主女子赤白沃，安胎，止吐血，衄鼻，令人肥健。五月采。陶隐居云：大蓟是虎蓟，小蓟是猫蓟，叶并多刺相似。田野甚多，方药不复用，是贱之故。大蓟根甚疗血，亦有毒。唐本注云：大、小蓟，叶欲相似，功力有殊，并无毒，亦非虎、猫蓟也。大蓟生山谷，根疗痈肿，小蓟生平泽，俱能破血，小蓟不能消肿也。今按陈藏器本草云：小蓟破宿血，止新血，暴下血，血痢，金疮出血，呕血等，绞取汁温服。作煎和糖，合金疮，及蜘蛛、蛇、蝎毒，服之亦佳。臣禹锡等谨按药性论云：大蓟亦可单用，味苦，平。止崩中血下。生取根捣绞汁，服半升许，多立定。日华子云：小蓟根，凉，无毒。治热毒风，并胸膈烦闷，开胃下食，退热，补虚损。苗，去烦热，生研汁服。小蓟力微，只可退热，不似大蓟能补养下气。又云大蓟叶，凉。"[15]

《本草衍义》卷十："大小蓟　大小蓟皆相似，花如髻。但大蓟高三二尺，叶皱……"[16]

《滇南本草》第一卷："大蓟，一名鸡脚刺，味苦、辛、微甜，性温。入肝、脾、肾三经，消瘀生新、止吐血、鼻血、小便尿血、妇人红崩下血。补诸经之血，消疮毒，散瘰疬结核，久不能收口，生肌排脓。"[2]

《滇南本草》卷四："大蓟，高尺余，二月生苗，开红、蓝花，有刺。处处有之，俗呼为青刺蓟。气味甘，温，无毒。主治女子赤、白沃、安胎、止吐血、鼻衄。令人肥。捣汁，止崩中漏下立瘥。叶，治肠痈、腹脏、瘀血作晕、扑损，生研酒下，或童便亦可。又治恶疮疥癣，同盐研熏之。"[34]

《本草品汇精要》卷之十一："大蓟　无毒　植生　大蓟主女子赤白沃，安胎，止吐血衄鼻。令人肥健。(《名医》所录)【名】刺蓟　山牛蒡……"[3]

《本草蒙筌》卷之三："大小蓟　味甘、苦，气温。一云气凉。无毒。……大蓟高三四尺余，叶多青刺而皱。花开如髻，赤若红蓝，北人因之，呼为千针草也。破血捷，消肿奇。吐衄唾咯立除，沃漏崩中即止。去蜘蛛蝎子咬毒，平焮突痛甚痈疽。并捣烂绞浓汁半瓯，搀童便或醇酒饮下。"[18]

《本草纲目》第十五卷："大蓟、小蓟（《别录》中品）　【释名】虎蓟（弘景）、马蓟《范汪》、猫蓟（弘景）、刺蓟《日华》、山牛蒡《日华》、鸡项草《图经》、千针草《图经》、野红花《纲目》。……【集解】《别录》曰：大小蓟，五月采。"[19]

《本草征要》第一卷："大蓟小蓟　味甘，性温，无毒。入心、肝二经。崩中吐衄，瘀血停留。二蓟性味，主疗皆同，但大蓟兼主痈疽也。"[20]

《本草乘雅半偈》第九帙："大蓟（别录下品）　【气味】甘温，无毒。【主治】主女子赤白沃，安胎，止吐血鼻衄，令人肥健。【核】曰：生山谷，即虎蓟也。二月生苗，高二三尺，叶皱，中心出花，其花如髻。"[21]

《本草述》："大蓟、小蓟俗呼为茨芥，弘景曰：大蓟、小蓟其药并多刺，故又曰刺蓟。"[22]

《本草择要纲目》："大蓟根【气味】甘温无毒。又曰有毒。【主治】女子赤白沃。安胎。止吐血鼻衄。令人肥健。"[17]

《本草新编》卷之三（角集）："大、小蓟，味甘、苦，气凉，无毒。入肺、脾二经。破血止血甚奇，消肿安崩亦效，去毒亦神，但用于初起之血症，大得奇功，而不能治久伤之血症也。"[23]

《本草易读》卷四："大小蓟八十九　大者生山谷之中，小者生平泽。即俗所谓刺刺菜是也。甘，平，无毒。大蓟根治吐衄崩漏，兼治女子赤白之沃；叶疗肠痈扑损，兼疗恶疮疥癣之疴。善消瘀血，尤能安胎。"[24]

《本草备要·草部》："大小蓟　泻，凉血　甘温（《大明》曰凉）。皆能破血下气，行而带补。治吐衄肠痈，女子赤白浊，安胎（凉血之功）。"[25]

《本经逢原》卷二："大蓟、小蓟　花甘温，根微凉，无毒。(发明）大蓟、小蓟皆能破血，大蓟根主女子赤白沃下，止吐血鼻衄，凉而能行，行而带补，兼疗痈肿。"[26]

《本草从新》卷三："大小蓟　泻、凉血破血。甘苦凉。皆能破血退热。治吐衄肠痈。"[27]

《医林纂要》卷二："大蓟：甘，苦，寒。叶丛生如苦荬而多刻缺，茎叶皆有细刺，状如鼓椎，又名鼓椎。……治肠风、肠痈及妇人赤白沃，亦治吐衄，能安胎。"[28]

《得配本草》卷三："大蓟　甘，凉。破血，退热，消痈。除沃漏崩中，去蜘蝎咬毒。得酒，治九窍出血。配小蓟，治崩中。(血瘀则妄行)"[4]

《本草求真》卷五："大小蓟（隰草）破血逐瘀　大小蓟（专入肝）。"[29]

《本草分经·原例（次序略经更定)》："大蓟　甘苦凉，破血退热，治吐衄肠痈。"[30]

《本草纲目别名录·草部（上）》："……大小蓟（虎蓟　猫蓟　山牛蒡　金针草　马蓟　刺蓟　鸡项草　野红花）……"[31]

《本草述钩元》卷九："大蓟小蓟　俗呼茨芥。其叶多刺。又名刺蓟。二蓟相似。花如髻。但大蓟高三四尺。叶皱。小蓟高尺许。叶不皱耳。大蓟生山谷。及平原高阜处。"[32]

《本草撮要》卷一："【大小蓟】味甘温。入足厥阴经。大蓟功专破血。"[33]

《质问本草》外篇卷之三："鸡犸刺　蓟辛丑清舶漂到，采，此种，问之，鸡姆刺　陈宜春"[35]

《中药志》："大蓟 Daji　本品为少常用中药。为菊科植物大蓟的地上部分或根。……【原植物】大蓟　别名：蓟，将军草（江苏），老虎刺、山萝卜（广西），土红花、大恶鸡婆（四川），野红花、牛口刺（浙江），大刺刺菜（山东）……【附注】1 黑龙江、河北、内蒙古以刺儿菜 Cirsium Segetum（Bge.）Kitam. 和刻叶刺儿菜 C. setosum Bieb 的全草作为'大蓟'。2 云南以青刺蓟 Cirsium chloropis Petrak 的根作'大蓟'。青刺蓟根纺锤形，簇生于根茎上，长约 20cm，直径 0.6～2cm，外皮黄色，略有皱纹。质脆，易折断，断面白色，略成粉质。气特异，味苦微甜。3 陕西、甘肃、青海等地以飞廉 Carduus crispus L. 的全草作'大蓟'入药。4 山东还以猬菊 Takaikatzuchia lomonossowii（Trautv.）Kitag. et Kitam 的全草作'大蓟'用。"[36]

《中药材手册》："大蓟［纲目大蓟小蓟并列，列入草部隰草类］本品为干燥的全草。为菊科多年生草本植物，军委野生，多分布在山野。商品中有以小蓟作大蓟用的。有的地区则以一种植物的根当大蓟入药。［别名］刺秸子（江苏）、大青青菜（山东）、马刺草（山西、甘肃）。"[37]

《全国中草药汇编》："大蓟　别名：大刺儿菜、大刺盖、老虎刺、老虎、山萝卜、刺萝卜、牛喳口、鸡母刺、大恶鸡婆、山老鼠。来源：为菊科蓟属植物大蓟 Cirsium japonicum DC. 的全草及根入药。"[38]

《中药大辞典》："大蓟《本草集经集注》　【异名】马蓟《范汪方》，虎蓟（陶弘景），刺蓟、山牛蒡《日华子本草》，鸡项草《本草图经》，鸡脚刺《滇南本草》，野红花《纲目》，茨芥《本草述》，牛触嘴、鼓椎《医林纂要》，鸡姆刺《质问本草》，恶鸡婆《草木便方》，大牛喳口、山萝卜《贵州民间方药集》，猪姆刺、六月霜、蚁姆刺《福建民间草药》，牛口刺《浙江中药手册》，老虎《广西中兽医药植》，刺萝卜《民间常用草药汇编》，驴扎嘴、马刺刺《中药材手册》，牛口舌、老虎刺、草鞋刺、刷把头《广西中药志》，土红花《四川中药志》，野刺菜《药材学》，牛不嗅、猪妈菜《闽东本草》，牛刺笋菜、笋菜、鸟不扑《江西民间草药验方》。【基原】为菊科植物大蓟的全草或根。……【药材】全国大部分地区均产。华北地区及山东、江苏、安徽、四川、浙江、福建等地多用全草；中南及西南地区多用根。考诸古代本草书籍亦以用根为主，故有'土人参'、'土洋参'之名。"[8]

《中医大辞典·中药分册》："大蓟　出《本草经集注》。又名马蓟、虎蓟、野红花、牛刺笋菜、鸡姆刺、大刺儿菜。为菊科植物大蓟 Cirsium japonicum DC. 的全草或根。我国大部分地区均产。"[7]

《中国医学百科全书·中医学》："大蓟　始载于《名医别录》。又名虎蓟、野刺菜、猪妈菜。为菊科植物大蓟 Cirsium japonicum DC. 的全草或根。中国大部分地区均产。"[9]

《全国中药炮制规范》："大蓟　［处方用名］大蓟　大蓟炭　【来源】本品为菊科植物蓟 Cirsium japonicum DC. 的地上部分或根。均系野生。全国大部分地区均产。"[39]

《中国药材学》："大蓟 Daji Herba seu Radix Cirsii Japonici　【别名】将军草，牛戳嘴（上海），牛口刺（浙江），六月霜（福建），马刺草（广东），刺青菜（广西），刺萝卜（四川），扎扎嘴（河北）。【来源】为菊科植物大蓟 Cirsium japonicum DC. 的地上部分或根。"[40]

《中国中医药学主题词表》："大蓟 CIRSIUM JAPONICUM　属菊科；属止血药（中药）和清热凉血药。"[10]

《普通高等教育中医药类规划教材·中药学》："大蓟《别录》为菊科多年生草本植物蓟 Cirsium japonicum DC. 的地上部分或根。全国大部分地区均产。夏、秋季花开时割取地上部分，或秋末挖根，除去杂质，晒干。生用或炒用。"[6]

《中华本草》："大蓟《别录》　【异名】马蓟《范汪方》，虎蓟《本草经集注》，刺蓟、山牛蒡《日华子》，鸡项草《本草图经》，鸡脚刺《滇南本草》，野红花《纲目》，茨芥《本草述》，牛触嘴、鼓椎《医林纂要·药性》，鸡姆刺《质问本草》，恶鸡婆《草木便方》，驴扎嘴、马刺刺《山西中药志》，牛口舌、老虎刺、草鞋刺、刷把头《广西中药志》，土红花《四川中药志》，野刺菜《药材学》，牛不嗅、猪妈菜《闽东本草》，大牛喳口、山萝卜《贵州民间方药集》，猪姆刺、六月霜、蚁姆刺《福建民间草药》，牛口刺《浙江中药手册》，老虎《广西中兽医药用植物》，刺萝卜《民间常用草药汇编》，牛刺菜、菜、鸟不扑《江西民间草药验方》。【来源】为菊科植物大蓟的地上部分或根。［炮制］1 大蓟……2 大蓟炭……3 炒大蓟……4 醋大蓟……"[11]

《中华人民共和国药典》："大蓟 Daji HERBA CIRSII JAPONICI RADIX CIRSII JAPONICI　本品为菊科植物蓟 Cirsium japonicum DC. 的干燥地上部分或根。夏秋二季花开时采割地上部分，或秋末挖根，除去杂质，晒干。……【炮制】大蓟草……大蓟根……大蓟炭。"[5]

5　参考文献

1　魏晋·名医别录. 北京：人民卫生出版社，1986，154
2　明·兰茂. 滇南本草. 第一卷. 昆明：云南人民出版社，1959，21
3　明·刘文泰. 本草品汇精要. 北京：人民卫生出版社，1982，329
4　清·严西亭. 得配本草. 上海：上海卫生出版社，1957，7
5　国家药典委员会编. 中华人民共和国药典. 一部. 北京：化学工业出版社，2000，19
6　雷载权主编. 普通高等教育中医药类规划教材·中药学. 上海：上海科学技术出版社，1995，183
7　《中医大辞典》编辑委员会编. 中医大辞典·中药分册. 北京：人民卫生出版社，1982，27
8　江苏新医学院编. 中药大辞典. 上海：上海科学技术出版社，1977，115
9　《中医学》编辑委员会. 中国医学百科全书·中医学. 上海：上海科学技术出版社，1997，1123

10 吴兰成主编. 中国中医药学主题词表. 北京: 中医古籍出版社, 1996, 62
11 国家中医药管理局《中华本草》编委会. 中华本草. 第七册. 上海: 上海科学技术出版社, 1999, 777
12 南北朝·陶弘景. 本草经集注. 北京: 人民卫生出版社, 1994, 331
13 唐·苏敬等撰. 新修本草. 合肥: 安徽科学技术出版社, 1981, 237
14 宋·苏颂. 本草图经. 合肥: 安徽科学技术出版社, 1994, 207, 645
15 宋·唐慎微. 证类本草. 北京: 人民卫生出版社, 1957, 221
16 宋·寇宗奭. 本草衍义. 上海: 商务印书馆, 1937, 59
17 清·蒋居祉. 本草择要纲目. 见: 珍本医书集成. 本草类. 上海: 上海科学技术出版社, 1985, 88
18 明·陈嘉谟. 本草蒙筌. 北京: 人民卫生出版社, 1988, 148
19 明·李时珍. 本草纲目. 北京: 人民卫生出版社, 1982, 969
20 明·李中梓. 本草征要. 见: 李中梓医学全书. 北京: 中国中医药出版社, 1999, 127
21 明·卢之颐. 本草乘雅半偈. 北京: 人民卫生出版社, 1986, 523
22 清·刘若金. 本草述. 清康熙二十九年庚午 (1690) 初刻本, 63
23 清·陈士铎. 本草新编. 北京: 中国中医药出版社, 1996, 164
24 清·汪昂. 本草易读. 北京: 人民卫生出版社, 1997, 178
25 清·汪昂. 本草备要. 北京: 中国中医药出版社, 1998, 66
26 清·张璐. 本经逢原. 上海: 上海科学技术出版社, 1959, 70
27 清·吴仪洛. 本草从新. 北京: 中医古籍出版社, 2001, 53
28 清·汪绂. 医林纂要. 合肥: 安徽科学技术出版社, 1993
29 清·黄宫绣. 本草求真. 上编. 上海: 上海科学技术出版社, 1959, 218
30 清·姚澜. 本草分经. 上海: 上海科学技术出版社, 1982, 180
31 清·耿世珍. 本草纲目别名录. 北京: 中医古籍出版社, 1982, 122
32 清·杨时泰. 本草述钩元. 上海: 科技卫生出版社, 1958, 222
33 清·陈其瑞. 本草撮要. 见: 珍本医书集成, 本草类. 上海: 上海科学技术出版社, 1985, 12
34 明·兰茂. 滇南本草. 第三卷. 昆明: 云南人民出版社, 1977, 363
35 清·吴继志. 质问本草. 北京: 中医古籍出版社. 1984, 72
36 中国医学科学院药物研究所等编. 中药志. 第四册. 北京: 人民卫生出版社, 1993, 1
37 中华人民共和国卫生部药政管理局主编. 中药材手册. 北京: 人民卫生出版社, 1959, 305
38 《全国中草药汇编》编写组编. 全国中草药汇编. 下册. 北京: 人民卫生出版社, 1978, 68
39 中华人民共和国卫生部药政管理局编. 全国中药炮制规范. 北京: 人民卫生出版社, 1988, 210
40 徐国钧等主编. 中国药材学. 北京: 中国医药科技出版社, 1996, 1634

025 大腹皮

Dafupi

Pericarpium Arecae

1 定名依据

1.1 正名

1.1.1 汉文名: 大腹皮 (为棕榈科植物槟榔 Areca catechu. L 的干燥果皮)。

1.1.2　英文名：areca peel.

1.2　依据

1.2.1　定名的文献依据

(1)《药谱》："草东，大腹皮。"[1]

(2)《本草纲目》第三十一卷："大腹子（宋《开宝》）……大腹皮……【主治】冷热气攻心腹，大肠壅毒，痰膈醋心。并以姜、盐同煎，入疏气药用之，良（开宝）。下一切气，止霍乱，通大小肠，健脾开胃调中（大明）。降逆气，消肌肤中水气浮肿，脚气壅逆，瘴疟痞满，胎气恶阻胀闷（时珍）。"[2]

(3)《本草征要》第一卷："大腹皮　味苦，性微温，无毒。入脾、胃二经。开心腹之气，逐皮肤之水。"[3]

(4)《得配本草》卷六："大腹皮　即大腹槟榔皮　辛，微温。入手足太阴经气分。降逆气以除胀，利肠胃以去滞。一切膜原冷热之气，致阴阳不能升降，鼓胀浮肿等症，此为良剂。"[4]

(5)《中华人民共和国药典》："大腹皮　本品为棕榈科植物槟榔 Areca catechu L. 的干燥果皮。冬季至次春采收未成熟的果实，煮后干燥，纵剖两瓣，剥去果皮，习称'大腹皮'；春末至秋初采收成熟果实，煮后干燥，剥去果皮，打松，晒干，习称'大腹毛'。"[5]

(6)《普通高等教育中医药类规划教材·中药学》："大腹皮《开宝本草》　本品为棕榈科常绿乔木植物槟榔 Areca catechu. L 的果皮。又名槟榔衣。产于海南、广西、云南等地。冬、春二季采收成熟果实，剥下果皮，打松，置水中浸泡，晒干，再打松，除去外果皮。生用。"[6]

(7)《中医大辞典·中药分册》："大腹皮　出唐·侯宁极《药谱》。又名大腹绒、槟榔皮、槟榔衣。为棕榈科植物槟榔 Areca catechu L. 的果皮。主产广东海南岛、云南、台湾。"[7]

(8)《中药大辞典》："大腹皮（侯宁极《药谱》）　为棕榈科植物槟榔 Areca catechu L. 的果皮。"[8]

(9)《中国医学百科全书·中医学》："大腹皮　始载侯宁极《药谱》。又名槟榔皮。为棕榈科植物槟榔 Areca catechu L. 的果皮。12 月至次年 5 月采收成熟果实，剥取外果皮，习称'大腹皮'，除去外果皮与内果皮硬壳，留中果皮纤维，煮后干燥，打松，晒干，习称'大腹毛'或'大腹绒'。"[9]

(10)《中国中医药学主题词表》："大腹皮 PERICARPIUM ARECAE　为棕榈科植物槟榔的干燥果皮；属驱虫药（中药）和理气药　C 槟榔。"[10]

(11)《中华本草》："大腹皮（侯宁极《药谱》）　【异名】槟榔皮（孙思邈）　槟榔壳《外台》大腹毛《医林纂要·药性》　茯毛《会约医镜》槟榔衣《药材资料汇编》大腹绒《药材学》　【来源】为棕榈科植物槟榔 Areca catechu L. 的果皮。［炮制］1 大腹皮……2 酒大腹皮……3 姜大腹皮……"[11]

1.2.2　定名选择的理由

(1) 大腹皮 Pericarpium arecae，为棕榈科植物槟榔 Areca catechu L. 的干燥果皮。"大腹皮"之名始见于唐·侯宁极《药谱》，其后明·李时珍《本草纲目》在"大腹子"项下介绍本品。明·李中梓《本草征要》始以“大腹皮”作为本品正名，清·严西亭《得配本草》等在载录本药时均予以沿用。

(2) 我国最新出版的《中华人民共和国药典》、《普通高等教育中医药类规划教材·中药学》以及辞书类著作《中医大辞典·中药分册》、《中药大辞典》、《中国医学百科全书·中医学》等均以“大腹皮”作为本药正名。已经广泛应用于中医药学文献的标引和检索的《中国中医药学主题词表》也以“大腹皮”作为本药的正式主题词。现代本草著作《中华本草》亦以“大腹皮”作为本药的正名，并记载了不少本药各地的俗称。说明“大腹皮”作为本药正名已成为共识。

1.3 与正名等效的名词：无。

2 源流考释

大腹皮（棕榈科植物槟榔 Areca catechu L. 的干燥果皮）始载于唐·侯宁极《药谱》，同时尚记载有本药的异名“草东床”，如《药谱》云：“草东床，大腹皮。”[1]其后明·李时珍《本草纲目》在“大腹子”项下介绍本品：“大腹子（宋《开宝》）……大腹皮……【气味】辛，微温，无毒。【主治】冷热气攻心腹、大肠壅毒，痰膈醋心。并以姜、盐同煎，入疏气药用之，良《开宝》。下一切气，止霍乱，通大小肠，健脾开胃调中（大明）。降逆气，消肌肤中水气浮肿，脚气壅逆，瘴疟痞满，胎气恶阻胀闷（时珍）。”[2]

另外，唐代方书以本药异名“槟榔壳”、“槟榔皮”组方。如唐·王焘《外台秘要》卷第十九脚气肿满方：“脚气肿满方二十九首　又疗脚气，非冷非热，老人弱人胀满者方。槟榔壳汁中，或茶饮中豉汁中，服槟榔仁散方寸匕。利甚快稳良。（备急同）”[13]“……苏恭诸脚气定时候间满腹胀不能食者，四时俱得服，下气消胀方。昆布（八两）　射干（四两）　茯苓　干姜（各二两）　羚羊角（屑）　橘皮（各三分）　杏仁（五分去皮尖）　荜茇　吴茱萸　大黄……气发服已前丸得定，如不定作槟榔皮汤压之。”[14]清·汪绂《医林纂要》载录了本药异名“大腹毛”，如《医林纂要·木部》·卷三：“槟榔：苦，涩，温。……大腹毛：苦，温。苦而淡，亦不辛，此其外色也。色黄白，形如败毡乱毛。”[15]

“大腹皮”作为本草正名始见于明·李中梓《本草征要》：“大腹皮　味苦，性微温，无毒。入脾、胃二经。开心腹之气，逐皮肤之水。”[3]清·陈士铎《本草新编》卷之四（徵集）：“大腹皮，味辛、苦，气微温，降也，无毒。入肺、脾、胃三经。主冷热诸气，通大、小二肠，止霍乱痰隔醋心，攻心腹大肠壅毒，消浮肿。”[16]其后的本草著作即以“大腹皮”为正名，如清·陈士铎《本草新编》[16]、汪昂《本草易读》[17]、汪昂《本草备要》[18]、张璐《本经逢原》[19]、吴仪洛《本草从新》[12]、严西亭《得配本草》[4]、黄宫绣《本草求真》[20]、姚澜《本草分经》[21]、杨时泰《本草述钩元》[22]、凌奂《本草害利》[23]、陈其瑞《本草撮要》[24]、张秉成《本草便读》[25]等。

现代有关著作均沿用清代本草记载以“大腹皮”作为本药正名，如《中华人民共和国药典》[5]、《普通高等教育中医药类规划教材·中药学》[6]、《中医大辞典·中药分册》[7]、《中药大辞典》[8]、《中国医学百科全书·中医学》[9]、《中药志》[26]、《中药材手册》[27]、《全国中草药汇编》[28]、《全国中药炮制规范》[29]、《中国药材学》[30]、《中华本草》[11]、《药材资料汇编·本经》[31]等。同时，尚记载有本药的饮片规格名“酒大腹皮、姜大腹皮”《中华本草》[11]，药材商品名“什咖腹皮”、“吕宋腹皮”《药材资料汇编·本经》[31]以及“大槟榔皮”、“槟榔衣”《中医大辞典·中药分册》[7]，“大腹绒”《中国医学百科全书·中医学》[9]，“茯毛”《中华本草》[11]等各地的俗称。原植物“槟榔”的异名见“槟榔”条。

3　附录

3.1　又称：酒大腹皮、姜大腹皮（饮片规格名），什咖腹皮、吕宋腹皮（药材商品名）。

3.2　俗称：大槟榔皮，大腹绒，槟榔衣，茯毛。

3.3　曾称：草东床《药谱》，槟榔皮、槟榔壳《外台秘要》，大腹毛《医林纂要》。

3.4　原植物名称：见“槟榔”条。

4　文献通考

《药谱》：“草东床，大腹皮。”[1]

《外台秘要》卷第十九：“脚气肿满方二十九首　又疗脚气，非冷非热，老人弱人胀满者方。槟榔壳汁中，或茶饮中豉汁中，服槟榔仁散方寸匕。利甚快稳良（备急同）。”[13]

《外台秘要》卷第十九：“脚气心腹胀急方四首……苏恭诸脚气定时候间满腹胀不能食者，四时俱得服，下气消胀方。昆布（八两）　射干（四两）　茯苓　干姜（各二两）　羚羊角（屑）　橘皮（各三分）　杏仁（五分去皮尖）　荜茇　吴茱萸　大黄（各六分大小便涩者着大黄无不须用）　上十味捣筛，蜜和为丸如梧子大，饮服十五丸，利多服七丸，以意消息，不能食者，加白术六分，曲末十分，气发服已前丸得定，如不定作槟榔皮汤压之。”[14]

《本草纲目》第三十一卷：“大腹子（宋《开宝》）……大腹皮……【气味】辛，微温，无毒。【主治】冷热气攻心腹、大肠蛊毒，痰膈醋心。并以姜、盐同煎，入疏气药用之，良《开宝》。下一切气，止霍乱，通大小肠，健脾开胃调中（大明）。降逆气，消肌肤中水气浮肿，脚气壅逆，瘴疟痞满，胎气恶阻胀闷（时珍）。”[2]

《本草征要》第一卷：“大腹皮　味苦，性微温，无毒。入脾、胃二经。开心腹之气，逐皮肤之水。”[3]

《本草新编》卷之四（徵集）：“大腹皮，味辛、苦，气微温，降也，无毒。入肺、脾、胃三经。主冷热诸气，通大、小二肠，止霍乱痰隔醋心，攻心腹大肠蛊毒，消浮肿。”[16]

《本草易读》卷六：“大腹皮　黑豆水洗晒干，入灰火烧煨切用。大腹子皮也。辛，微温，无毒。解水气之浮肿，除诸气之上攻；止霍乱而通二肠，理脚气而消痞满。出岭南、滇南。”[17]

《本草备要·木部》：“大腹皮　泻，下气，通，行水　辛泄肺、温和脾。下气行水，通大、小肠。治水肿脚气，痞胀痰膈，瘴疟霍乱。气虚者忌用。”[18]

《本经逢原》卷三：“大腹皮　辛涩温有毒。”[19]

《本草从新》卷十：“大腹皮　泻、下气、通、行水。辛泄肺。温和脾。下气宽胸。行水通大小肠。治水肿脚气。痞胀痰膈。瘴疟霍乱。”[12]

《得配本草》卷六："大腹皮　即大腹槟榔皮　辛，微温。入手足太阴经气分。降逆气以除胀，利肠胃以去滞。一切膜原冷热之气，致阴阳不能升降，鼓胀浮肿等症，此为良剂。"[4]

《本草求真》卷三："大腹皮（夷果）　散无形胸膈膨胀。"[20]

《医林纂要》卷三："槟榔：苦，涩，温。……大腹子：苦，涩，温，亦槟榔也。……大腹毛：苦，温。苦而淡，亦不辛，此其外色也。色黄白，形如败毡乱毛……治瘴疟，通利大小肠。"[15]

《本草分经·原例（次序略经更定）》："大腹皮　辛温，泄肺和脾，下气行水，宽胸通肠，酒洗净，黑豆汤再洗，煨用。"[21]

《本草述钩元》卷十八："……大腹皮　味辛。气微温。入足阳明太阴经。主冷热气攻心腹。大肠虫毒。痰膈醋心（并以姜盐同煎。入疏气药用之）。下一切气。止霍乱。通大小肠。消肌肤中水气浮肿。脚气壅逆。治胎气恶阻胀闷。下膈气亦佳。攻心腹大肠壅毒……"[22]

《本草害利·脾部药队》："大腹皮　【害】性与槟榔相似，病人稍涉虚者，概不可用。【利】辛微温，泄脾下气，宽胸行水，通大小肠，治水肿、脚气、痞胀、痰膈、瘴疟。"[23]

《本草撮要》卷二："【大腹皮】味辛温。入足阳明太阴经。功专泄肺和脾。下气行水。通大小肠。主治水肿脚气。痞胀痰膈。瘴疟霍乱。气虚者忌用。"[24]

《本草便读·果部·果类》："大腹皮　宣胸腹之邪氛。行脾达胃。散肺肠之气滞。逐水宽中。辛苦而温。轻疏有毒。"[25]

《中药志》："槟榔……【附】大腹皮　本品为槟榔 Areca catechu L. 或大腹槟榔及其同属植物的纤维状果皮捶松而成……"[26]

《中药材手册》："大腹皮［纲目列入果部夷果类大腹子项下］　本品为棕榈科植物槟榔 Areca catechu L. 的干燥未成熟及成熟的果皮。药用部分有大腹皮及大腹毛。其种子为药材槟榔。"[27]

《全国中草药汇编》："槟榔（附：大腹皮）……附：大腹皮　来源：为槟榔的果皮。"[28]

《中药大辞典》："大腹皮（侯宁极《药谱》）　为棕榈科植物槟榔 Areca catechu L. 的果皮。"[8]

《中医大辞典·中药分册》："大腹皮　出唐·侯宁极《药谱》。又名大槟榔皮、槟榔衣。为棕榈科植物槟榔 Areca catechu L. 的果皮。主产广东海南岛、云南、台湾。"[7]

《中国医学百科全书·中医学》："大腹皮　始载侯宁极《药谱》。又名槟榔皮。为棕榈科植物槟榔 Areca catechu. L 的果皮。12 月至次年 5 月采收成熟果实，剥取外果皮，习称'大腹皮'，除去外果皮与内果皮硬壳，留中果皮纤维，煮后干燥，打松，晒干，习称'大腹毛'或'大腹绒'。"[9]

《全国中药炮制规范》："大腹皮　［处方用名］大腹皮。【来源】本品为棕榈科植物槟榔 Areca catechu L. 的干燥果皮。多系栽培。主产与广东、云南、台湾等地。冬季至次春采收未成熟的果实，煮后干燥，纵剖两瓣，剥去果皮，习称'大腹皮'；春末至秋初采收成熟果实，煮后干燥，剥去果皮，打松，晒干，习称'大腹毛'。"[29]

《中国药材学》:“大腹皮　【别名】大腹毛，槟榔皮【来源】本品为棕榈科植物槟榔 Areca catechu L. 的果皮。【采收加工】冬季至次春采收未成熟的果实，煮后干燥，纵剖两瓣，剥去果皮，习称‘大腹皮’；春末至秋初采收成熟果实，煮后干燥，剥去果皮，打松，晒干，习称‘大腹毛’。【附注】大腹槟榔 Areca dicksonii Roxb. 及其同属植物的纤维状果皮，亦可作为‘大腹皮’。”[30]

《中国中医药学主题词表》:“大腹皮 PERICARPIUM ARECAE　为棕榈科植物槟榔的干燥果皮；属驱虫药（中药）和理气药　C 槟榔。”[10]

《普通高等教育中医药类规划教材·中药学》:“大腹皮《开宝本草》　本品为棕榈科常绿乔木植物槟榔 Areca catechu L. 的果皮。又名槟榔衣。产于海南、广西、云南等地。冬、春二季采收成熟果实，剥下果皮，打松，置水中浸泡，晒干，再打松，除去外果皮。生用。”[6]

《中华本草》:“大腹皮（侯宁极《药谱》）　【异名】槟榔皮（孙思邈），槟榔壳《外台》，大腹毛《医林纂要》，茯毛《会约医镜》，槟榔衣《资料汇编》，大腹绒《药材学》。……【来源】为棕榈科植物槟榔 Areca catechu. L. 的果皮。［炮制］1 大腹皮……2 酒大腹皮……3 姜大腹皮……”[11]

《中华人民共和国药典》:“大腹皮　本品为棕榈科植物槟榔 Areca catechu L. 的干燥果皮。冬季至次春采收未成熟的果实，煮后干燥，纵剖两瓣，剥去果皮，习称‘大腹皮’；春末至秋初采收成熟果实，煮后干燥，剥去果皮，打松，晒干，习称‘大腹毛’。”[5]

《药材资料汇编·本经》:“大腹皮　系槟榔之果壳，又称槟榔衣，新加坡产称‘什咖腹皮’，其壳质硬，纤维粗，色深黄显黑，主销长江上游和北方。吕宋产称吕宋腹皮，壳质柔软，纤维细而呈绒毛（亦称茯毛），其色淡黄，质优，主销江、浙大中城市。”[31]

5　参考文献

1　唐·侯宁极. 药谱. 抄本，4

2　明·李时珍. 本草纲目. 北京：人民卫生出版社，1982，1834

3　明·李中梓. 本草征要. 见：李中梓医学全书. 北京：中国中医药出版社，1999，140

4　清·严西亭. 得配本草. 上海：上海卫生出版社，1957，18

5　国家药典委员会编. 中华人民共和国药典. 一部. 北京：化学工业出版社，2000，20

6　雷载权主编. 普通高等教育中医药类规划教材·中药学. 上海：上海科学技术出版社，1995，168

7　《中医大辞典》编辑委员会编. 中医大辞典·中药分册. 北京：人民卫生出版社，1982，27

8　江苏新医学院编. 中药大辞典. 上海：上海科学技术出版社，1977，135

9　《中医学》编辑委员会. 中国医学百科全书·中医学. 上海：上海科学技术出版社，1997，1117

10　吴兰成主编. 中国中医药学主题词表. 北京：中医古籍出版社，1996，290

11　国家中医药管理局《中华本草》编委会. 中华本草. 第八册. 上海：上海科学技术出版社，1999，446

12　清·吴仪洛. 本草从新. 北京：中医古籍出版社，2001，147

13　唐·王焘. 外台秘要. 北京：人民卫生出版社，1955，515

14　唐·王焘. 外台秘要. 北京：人民卫生出版社，1955，519

15　清·王绂. 医林纂要. 合肥：安徽科学技术出版社，1993，208～209

16 清·陈士铎. 本草新编. 北京：中国中医药出版社，1996，224
17 清·汪昂. 本草易读. 北京：人民卫生出版社，1997，279
18 清·汪昂. 本草备要. 北京：中国中医药出版社，1998，145
19 清·张璐. 本经逢原. 上海：上海科学技术出版社，1959，153
20 清·黄宫绣. 本草求真. 上海：上海科学技术出版社，1959，134
21 清·姚澜. 本草分经. 上海：上海科学技术出版社，1989，92
22 清·杨时泰. 本草述钩元. 上海：科技卫生出版社，1958，439
23 清·凌奂. 本草害利. 北京：中医古籍出版社，1982，59
24 清·陈其瑞. 本草撮要. 见：珍本医书集成. 本草类. 上海：上海科学技术出版社，1985，35
25 清·张秉成. 本草便读. 上海：上海卫生出版社，1957，77
26 中国医学科学院药物研究所等编. 中药志. 第三册. 北京：人民卫生出版社，1993，661
27 中华人民共和国卫生部药政管理局主编. 中药材手册. 北京：人民卫生出版社，1998，242
28 《全国中草药汇编》编写组编. 全国中草药汇编. 上册. 北京：人民卫生出版社，1978，924
29 中华人民共和国卫生部药政管理局编. 全国中药炮制规范. 北京：人民卫生出版社，1988，112
30 徐国钧等主编. 中国药材学. 北京：中国医药科技出版社，1996，1187
31 张明心. 药材资料汇编. 北京：中国商业出版社，1999，317，510

026 山麦冬
Shanmaidong
Radix Liriopes

1 定名依据

1.1 正名

1.1.1 汉文名：山麦冬［为百合科植物湖北麦冬 Liriope spicata（Thunb.）Lour. var. prolifera Y. T. Ma 或短葶山麦冬 Liriope muscari（Decne.）Baily 的干燥块根］。

1.1.2 英文名：liriope root tuber.

1.2 依据

1.2.1 定名的文献依据

（1）《中华人民共和国药典》："山麦冬 shanmaidong RADIX LIROPES 本品为百合科植物湖北麦冬 Liriope spicata（Thunb.）Lour. var. prolifera Y. T. Ma 或短葶山麦冬 Liriope muscari（Decne.）Baily 的干燥块根。夏初采挖，洗净，反复暴晒、堆置，至近干，除去须根，干燥……【性味与归经】甘、微苦，微寒。归心、肺、胃经。【功能与主治】养阴生津，润肺清心。用于肺燥干咳，虚劳咳嗽，津伤口渴，心烦失眠，肠燥便秘。"[1]

（2）《全国中草药汇编》："麦冬……来源 为百合科沿阶草属植物麦冬（沿阶草）Ophiopogon japonica（Thunb.）Ker－Gawl.，以块根入药。……附注 1. 湖北麦冬为百合科湖北山麦冬（湖北土麦冬）Liriope spicata（Thunb）Lour. Var. prolifera Y. T. Ma 的干燥块根。《湖北省中药材标准》（1985）收载之。湖北麦冬是建国以后发展起来的新品种，易栽培，同时分布集中，产量高，个大，质糯，外观好，有较大的开发潜力和发展前景。

……3. 短葶山麦冬 Liriope muscari（Decne.）Baily……福建泉州一代栽培作麦冬入药。"[2]
(3)《中国药材学》："麦冬（麦门冬） Maidong 【来源】本品为百合科植物麦冬 Ophiopogon japonicus（L. f.）Ker－Gawl. 的块根……。【附注】……（2）商品麦冬的原植物计有百合科 14 种及 2 变种。除麦冬外，主要有湖北麦冬 Liriope spicata（Thunb.）Lour. var. prolifera Y. T. Ma；其次为短葶山麦冬 Liriope muscari（Decne.）Baily、山麦冬 L. spicata（Thunb.）Lour.、阔叶山麦冬 L. platyphylla Wang et Tang 及沿阶草 Ophiopogon bodinieri LEVL. 等。①湖北麦冬　湖北襄阳栽培，销近 20 个省区……③短葶山麦冬　产于华东；福建泉州有栽培……"[3]

1.2.2　定名选择的理由

(1) 山麦冬 Radix Liriopes，为百合科植物湖北麦冬 Liriope spicata（Thunb.）Lour. var. prolifera Y. T. Ma 或短葶山麦冬 Liriope muscari（Decne.）Baily 的干燥块根。《中华人民共和国药典》(1995 年版）以"山麦冬"作为本药正名单列。

(2)《全国中草药汇编》、《中国药材学》把山麦冬的原植物湖北麦冬、短葶麦冬附注于"麦冬"项下，但"山麦冬"与"麦冬"的来源不同："山麦冬" Radix Liriopes 为百合科植物湖北麦冬 Liriope spicata（Thunb）Lour. Var. prolifera Y. T. Ma 或短葶山麦冬 Liriope muscari（Decne.）Baily 的干燥块根。[1]"麦冬"为百合科沿阶草属植物麦冬（沿阶草）Ophiopogon japonica（Thunb.）Ker－Gawl. 的块根。[2]且湖北麦冬是建国以后发展起来的新品种，易栽培，同时分布集中，产量高，个大，质糯，外观好，有较大的开发潜力和发展前景。故从今后中药发展的趋势来看，以把"山麦冬"作为本药的正名单列为宜。

1.3　与正名等效的名词：无。

2　源流考释

山麦冬［百合科植物湖北麦冬 Liriope spicata（Thunb.）Lour. var. prolifera Y. T. Ma 或短葶山麦冬 Liriope muscari（Decne.）Baily 的干燥块根］始载于《全国中草药汇编》，该书以本品的植物名"湖北麦冬"、"短葶山麦冬"为药名附注于"麦冬"项下，如《全国中草药汇编》："434. 麦冬……附注 1. 湖北麦冬为百合科湖北山麦冬（湖北土麦冬）Liriope spicata（Thunb）Lour. Var. prolifera Y. T. Ma 的干燥块根。《湖北省中药材标准》（1985）收载之。湖北麦冬是建国以后发展起来的新品种，易栽培，同时分布集中，产量高，个大，质糯，外观好，有较大的开发潜力和发展前景……3. 短葶山麦冬 Liriope muscari（Decne.）Baily……福建泉州一代栽培作麦冬入药。"[2]其后，《中国药材学》也沿用《全国中草药汇编》记载，以"湖北麦冬"、"短葶山麦冬"为药名附注于"麦冬"项下，云："麦冬（麦门冬） Maidong……【附注】……（2）商品麦冬的原植物计有百合科 14 种及 2 变种。除麦冬外，主要有湖北麦冬 Liriope spicata（Thunb）Lour. Var. prolifera Y. T. Ma；其次为短葶山麦冬 Liriope muscari（Decne.）Baily……①湖北麦冬　湖北襄阳栽培，销近 20 个省区……③短葶山麦冬　产于华东；福建泉州有栽培……"[3]

"山麦冬"单列并作为正名始见于《中华人民共和国药典》（1995 年版），如《中华人民共和国药典》（1995 年版）："山麦冬 shanmaidong RADIX LIROPES　本品为百合科植物湖北麦冬 Liriope spicata（Thunb.）Lour. var. prolifera Y. T. Ma 或短葶山麦冬 Liriope muscari（Decne.）Baily 的干燥块根。夏初采挖，洗净，反复暴晒、堆置，至近干，除去须根，干燥……【性味与归经】甘、微苦，微寒。归心、肺、胃经。【功能与主治】养阴生津，润肺清心。用于肺燥干咳，虚劳咳嗽，津伤口渴，心烦失眠，肠燥便秘。”[1]

3　附录

3.1　又称：无。

3.2　俗称：无。

3.3　曾称：无。

4　文献通考

《全国中草药汇编》：“麦冬……来源　为百合科沿阶草属植物麦冬（沿阶草）Ophiopogon japonica（Thunb.）Ker－Gawl.，以快根入药……性味功能　甘、微苦，凉。滋阴生津，润肺止咳，清心除烦。主治用法　热病伤津，心烦，口渴，咽干，肺热燥咳，肺结核咯血……附注 1. 湖北麦冬为百合科湖北山麦冬（湖北土麦冬）Liriope spicata（Thunb）Lour. Var. prolifera Y. T. Ma 的干燥块根。《湖北省中药材标准》（1985）收载之。湖北麦冬是建国以后发展起来的新品种，易栽培，同时分布集中，产量高，个大，质糯，外观好，有较大的开发潜力和发展前景……3. 短葶山麦冬 Liriope muscari（Decne.）Baily……福建泉州一代栽培作麦冬入药。”[2]

《中国药材学》：“麦冬（麦门冬）　Maidong　【来源】本品为百合科植物麦冬 Ophiopogon japonicus（L. f.）Ker－Gawl. 的块根……【性能】甘、微苦，微寒。入肺、心、胃经。【主治】①肺燥干咳少痰、咯血……②胃阴不足，津伤口渴……③心阴不足，心烦失眠……【附注】……（2）商品麦冬的原植物计有百合科 14 种及 2 变种。除麦冬外，主要有湖北麦冬 Liriope spicata（Thunb）Lour. Var. prolifera Y. T. Ma；其次为短葶山麦冬 Liriope muscari（Decne.）Baily、山麦冬 L. spicata（Thunb.）Lour.、阔叶山麦冬 L. platyphylla Wang et Tang、及沿阶草 Ophiopogon bodinieri LEVL. 等。①湖北麦冬　湖北襄阳栽培，销近 20 个省区……③短葶山麦冬　产于华东；福建泉州有栽培……”[3]

《中华人民共和国药典》：“山麦冬 shanmaidong RADIX LIROPES　本品为百合科植物湖北麦冬 Liriope spicata（Thunb.）Lour. var. prolifera Y. T. Ma 或短葶山麦冬 Liriope muscari（Decne.）Baily 的干燥块根。夏初采挖，洗净，反复暴晒、堆置，至近干，除去须根，干燥……【性味与归经】甘、微苦，微寒。归心、肺、胃经。【功能与主治】养阴生津，润肺清心。用于肺燥干咳，虚劳咳嗽，津伤口渴，心烦失眠，肠燥便秘。”[1]

5　参考文献

1　国家药典委员会编. 中华人民共和国药典. 一部. 北京：化学工业出版社，1995，20

2　《全国中草药汇编》编写组编. 全国中草药汇编. 上册. 北京：人民卫生出版社，1978，415～417

3　徐国钧等主编. 中国药材学. 北京：中国医药科技出版社，1996，478～482

027 山豆根
Shandougen
Radix Sophorae Tonkinensis

1 定名依据

1.1 正名

1.1.1 汉文名：山豆根（为豆科植物越南槐 Sophora tonkinensis Gapnep 的干燥根及根茎）。

1.1.2 英文名：vietnamese sopho ra root.

1.2 依据

1.2.1 定名的文献依据

(1)《本草图经》下卷第九："山豆根，生剑南山谷，今广西亦有，以忠、万州者佳。苗蔓如豆根，以此为名。叶青，经冬不凋。八月采根用。"[1]

(2)《证类本草》："山豆根 味甘，寒，无毒。主解诸药毒，止痛，消疮肿毒，人及马急黄发热，咳嗽，杀小虫。生剑南山谷。蔓如豆。(今附)"[2]

(3)《本草纲目》第十八卷："山豆根 【异名】解毒 纲目 黄结 纲目 中药。"[3]

(4)《得配本草》卷四："山豆根 苦，寒。入手太阴、少阴经。泻实热，解痘毒，清咽喉，降心火。疗人马急黄，止腹痛下痢。治诸疮疡，解诸药毒。蛇犬蜘蛛伤者，俱可捣敷。"[4]

(5)《中华人民共和国药典》："山豆根 Shandougen RADIX SOPHORAE TONKINENSIS 本品为豆科植物越南槐 Sophora tonkinensis Gapnep. 的干燥根及根茎。秋季采挖，除去杂质，洗净，干燥。"[5]

(6)《普通高等教育中医药类规划教材·中药学》："山豆根 为豆科蔓生性矮小灌木植物越南槐（广豆根）Sophora tonkinensis Gapnep. 的产于广西、广东、江西、贵州等省。全年可采，以秋季采者为佳。西经泥土，晒干，切片生用。本品又名广豆根。"[6]

(7)《中医大辞典·中药分册》："山豆根《开宝重定本草》。又名广豆根、苦豆根。为豆科植物柔枝槐 Sophora sabprostrata Chun et T. Chen 的根。主产广西。"[7]

(8)《中药大辞典》："山豆根《开宝本草》【异名】山大豆根、黄结、《经验方》，苦豆根《中药材手册》。【基原】为豆科植物广豆根的根。【原植物】广豆根，Sophora subprostrata Chun et T. Chen，又名：柔枝槐。"[8]

(9)《中国医学百科全书·中医学》："山豆根 始载于《开宝本草》。又名苦豆根、广豆根。为豆科植物越南槐 Sophora tonkinensis Gapnep 的根及根茎。秋季采挖，除去茎叶及须根，洗净，晒干。"[9]

(10)《中国中医药学主题词表》："山豆根 SOPHORA TONKINENSIS 属豆科和清热解毒药 D 越南槐 D 广豆根。"[10]

1.2.2 定名选择的理由

(1) 山豆根 Radix sophorae tonkinensis，系豆科植物越南槐 Sophora tonkinensis Gapnep. 的干燥根及根茎。宋·唐慎微《证类本草》记载宋·刘翰《开宝本草》以“山豆根”作为正名记录本药。其后的本草著作如宋·苏颂《本草图经》，宋·唐慎微《证类本草》，明·李时珍《本草纲目》，清·严西亭《得配本草》等在载录或应用本药时均以“山豆根”作为正名，并一直沿用至今。

(2) 我国最新出版的《中华人民共和国药典》、《普通高等教育中医药类规划教材·中药学》，以及辞书类著作《中医大辞典·中药分册》、《中药大辞典》、《中国医学百科全书·中医学》等均以“山豆根”作为本药正名。已经广泛应用于中医药学文献的标引和检索的《中国中医药学主题词表》也以“山豆根”作为本药的正式主题词。说明“山豆根”作为本药正名已成为共识。

1.3 与正名等效的名词：无。

2 源流考释

山豆根（豆科植物越南槐 Sophora tonkinensis Gapnep. 的干燥根及根茎）始载于宋·刘翰《开宝本草》，以“山豆根”作为本药正名，如宋·唐慎微《证类本草》卷第十一：“山豆根　味甘，寒，无毒。主解诸药毒，止痛，消疮肿毒，人及马急黄发热，咳嗽，杀小虫。生剑南山谷。蔓如豆。今附”[2]（此后，有关本草书即以“山豆根”作为本药正名载录，如宋·苏颂《本草图经》[1]、唐慎微《证类本草》[2]、张锐《鸡峰普济方》[11]，金·李杲《珍珠囊药性赋》[12]，明·李时珍《本草纲目》[3]、龚廷贤《药性歌括四百味》[13]、杜文燮《药鉴》[14]、李中梓《雷公炮制药性解》[15]，清·蒋居祉《本草择要纲目》[16]、张璐《本经逢原》[17]、吴仪洛《本草从新》[18]）、严西亭《得配本草》[4]、黄宫绣《本草求真》[19]、姚澜《本草分经》[20]、耿世珍《本草纲目别名录》[21]、杨时泰《本草述钩元》[22]、凌奂《本草害利》[23]、陈奇瑞《本草撮要》[24]、张秉成《本草便读》[25]等。同时尚记载了本药异名“解毒”、“黄结”、“中药”《本草纲目》[3]等。如明·李时珍《本草纲目》草部第十八卷草之七：“山豆根　【释名】解毒（纲目）　黄结　（纲目）　中药　［颂曰］其蔓如大豆，因以为名。……【气味】甘，寒，无毒。……”[3]宋·张锐《鸡峰普济方》以本药异名“山大豆根”组方，如《鸡峰普济方》卷第二十一：“保灵丹　治蛊毒及一切药毒　朱砂（一两）　麝香（二分）　斑蝥（一分去头炒令半熟）　巴豆（二分去皮不出油）　雄黄　黄丹（各一分）　蜈蚣（两条一炒一生用之）苦药子　续随子（生用各一分）　山大豆根（一两）。”[11]

现代有关著作均沿用清代本草记载以“山豆根”作为本药正名，如《中华人民共和国药典》[5]、《普通高等教育中医药类规划教材·中药学》[6]、《中医大辞典·中药分册》[7]、《中药大辞典》[8]、《中国医学百科全书·中医学》[9]、《中国中医药学主题词表》[10]、《中药志》[26]、《中药材手册》[27]、《全国中草药汇编》[28]、《全国中药炮制规范》[29]、《中国药材学》[30]、《中华本草》[31]等。同时尚记载有“广豆根”、“豆根”、“苦豆根”、“岩黄连”《中药材手册》[27]，南豆根、小黄连《中华本草》[31]等各地的俗称。还记载有本品原植物“越南槐”的异名“柔枝槐”《中华本草》[31]。

3 附录

3.1 又称：无。

3.2　俗称：广豆根（广东、广西、贵州），豆根、苦豆根、岩黄连、小黄连（贵州），南豆根（通称）。

3.3　曾称：山大豆根《鸡峰普济方》，解毒、黄结、中药《本草纲目》。

3.4　原植物名称：越南槐，柔枝槐。

4　文献通考

《本草图经》下卷第九："山豆根，生剑南山谷，今广西亦有，以忠、万州者佳。苗蔓如豆根，以此为名。叶青，经冬不凋。八月采根用。"[1]

《证类本草》卷第十一："山豆根　味甘，寒，无毒。主解诸药毒，止痛，消疮肿毒，人及马急黄发热，咳嗽，杀小虫。生剑南山谷。蔓如豆。今附"[2]

《鸡峰普济方》卷第二十一："保灵丹　治蛊毒及一切药毒　朱砂（一两）　麝香（二分）　斑蝥（一分去头炒令半熟）　巴豆（二分去皮不出油）　雄黄　黄丹（各一分）　蜈蚣（两条一炒一生用之）　苦药子　续随子（生用各一分）　山大豆根（一两）"[11]

《珍珠囊药性赋》卷四："山豆根解热毒，能止咽喉之痛。"[12]

《药性歌括四百味》："山豆根苦，疗咽肿痛，敷蛇虫伤，可救急用。"[13]

《本草纲目》第十八卷："山豆根（宋《开宝》）【释名】解毒《纲目》、黄结《纲目》、中药。颂曰：其蔓如大豆，因以为名。【集解】颂曰：山豆根，生剑南及宜州、果州山谷，今广西亦有，以忠州、万州者为佳。苗蔓如豆，叶青，经冬不凋，八月采根。广南者如小槐，高尺余，石鼠食其根。故岭南人捕鼠，取肠胃曝干，解毒攻热效。【气味】甘，寒，无毒。时珍曰：按：沈括《笔谈》云：山豆根味极苦，本草言味甘，大误矣。"[3]

《药鉴》卷一："山豆根，味甘寒无毒，消肿毒，止热嗽。"[14]

《雷公炮制药性解》卷四："山豆根　味甘，性寒无毒，入心肺二经。主解诸药毒，止咽喉痛，退热消痈。"[15]

《本草择要纲目》："山豆根……【气味】甘寒无毒。……【主治】解诸药毒。止痛。消疮肿毒发热咳嗽。治人及马急黄。杀小虫。"[16]

《本经逢原》卷二："山豆根　苦寒，无毒。（发明）　山豆根大苦大寒，故能治咽喉诸疾。"[17]

《本草从新》卷五："山豆根　泻热解毒。苦寒。"[18]

《得配本草》卷四："山豆根　苦，寒。入手太阴、少阴经。泻实热，解痘毒，清咽喉，降心火。疗人马急黄，止腹痛下痢。治诸疮疡，解诸药毒。蛇犬蜘蛛伤者，俱可捣敷。"[4]

《本草求真》卷六："山豆根　（蔓草）清心降火利咽　山豆根（专入心）。大苦大寒。功专泻心保肺。及降阴经火逆。解咽喉肿痛第一要药。"[19]

《本草分经·原例·（次序略经更定）·手阳明心》："山豆根　大苦大寒，泻心火以保肺金，去肺大肠之风热，消肿止痛，治喉齿疮痔诸疾，解药毒，疗人马急黄。"[20]

《本草纲目别名录·草部（上）》："山豆根（解毒　中药　黄结）。"[21]

《本草述钩元》卷十一："山豆根　一名解毒。味苦甘。气寒。主散热聚。解毒结。

并解诸药毒。"[22]

《本草害利·心部药队》:"山豆根　【害】大苦大寒，脾胃所恶。食少而泻者，切勿沾唇，虚人亦忌。【利】苦寒泻心火，以保肺金，去大肠风热，解咽喉痛蛊毒，消诸肿疮疡，喘满热咳，泻热解毒，治热极所致之病。"[23]

《本草撮要》卷一:"【山豆根】　味苦寒。入手太阴经。功专泻心火。治喉痛喉肿。齿痛龈肿。喘满热咳。腹痛下利。五痔诸疮。解药毒。敷秃疮蛇狗蜘蛛伤。疗人马急黄。惟脾虚胃弱者忌。食少便溏受寒者尤忌。"[24]

《本草便读·草部·蔓草类》:"山豆根　解肺家结热之邪。化痹宣痈味最苦。杀蛊毒诸虫之积。通肠消胀气纯寒。"[25]

《中药志》:"山豆根（广豆根）Shandougen 本品为较常用中药。各地所用山豆根的品种较为复杂，但多数地区所用的山豆根为广西产的豆科植物柔枝槐的根及根茎。……【原植物】柔枝槐　别名：山豆根、广豆根（广东、广西、贵州），小黄连、岩黄连（贵州）。Sophora subprostrata Chun et T. Chen——豆科 Leguminosae　【附注】在陕西、河南、湖北、江苏、安徽等省所产的山豆根，其原植物为豆科木蓝属（Indigofera）的多种植物，其中有华东木蓝 Indigofera fortunei Craib（湖北、江苏、安徽）、花木蓝 I. kirilowii Maxim.（河南、陕西）、苏木蓝 I. carlesii Craib（江苏）、多花木兰 I. amblyantha Craib（湖北、安徽）、陕甘木蓝 I. Potaninii Craib（陕西）、宜昌木蓝 I. ichangensis Craib（河南、湖北）。在云南生产的一种滇豆根，为毛茛科植物 Beesia calthaefolia（Maxim.）Ulbr. 的根茎。此外，福建、浙江和湖南曾以紫金牛科植物朱砂根 Ardisia crena Sims. 的根作山豆根入药。"[26]

《中药材手册》:"山豆根（纲目列入草部蔓草类）　本品为豆科植物越南槐 Sophora tonkinensis Gapnep 的干燥根及根茎……［别名］广豆根（广东、广西、贵州）、豆根、苦豆根、岩黄连（贵州）。"[27]

《全国中草药汇编》:"山豆根　来源：为豆科槐属植物越南槐（柔枝槐）Sophora tonkinensis Gapnep.（S. subprostrara Chun et T. Chen）、多叶越南槐 S. tonkinensis Gagnenp. var. polyphyllaS. Z. Huang 和防己科蝙蝠葛属植物蝙蝠葛 Menispermum dahuricum DC. 的根或及根状茎。前二者称广豆根、后者称北豆根（北山豆根）。附注：1. 在山西、陕西、甘肃、江苏、河南和湖北等省使用的一种山豆根，原植物为豆科木蓝属植物。其中有多花木蓝 Indigofera amblyantha Craib、华东木蓝 I. fortunei Craib 及宜昌木蓝 I. ichangensis Craib、苏木蓝 I. carlesii Crai、陕甘木蓝 I. Potaninii Craib、花木蓝 I. kirilowii Maxim. 等，均系小灌木或灌木……2. 山豆根异物同名品甚多，除上述者外，江西部分地区以豆科胡枝子属植物胡枝子 LESPEDEZA BICOLOR Turcz. 的根为山豆根，云南有以豆科的大麻药（镰叶山扁豆）Dolichos falcatus Klein 和云南野豇豆 Vignavexillata（L.）Benth. var. yunnanensis Franch. 的根为山豆根；湖南和福建过去常以紫金牛科紫金牛属植物朱砂根 Ardisia crenata Sims 的根为山豆根；广东和广西部分地区以梧桐科山芝麻 Helicteresangustifolia L. 的根为山豆根；云南以毛茛科铁破锣 Beesia calthaefolia（Maxim.）Ulbr. 的根状茎为滇豆根；广东还有以大戟科巴豆属植物鸡骨香 Crotoncrassifolius Geisel. 的根为山豆根的，均应注意鉴别。"[28]

《中药大辞典》:"山豆根《开宝本草》　【异名】山大豆根、黄结《经验方》，苦豆根《中药材手册》。【基原】为豆科植物广豆根的根。【原植物】广豆根，Sophora subprostrata Chun et T. Chen，又名：柔枝槐。【药材】……商品山豆根，除上述主要的广豆根外，应用较广的尚有下列数种：①北豆根　为防己科植物蝙蝠葛 Menispermum dauricum DC. 的根茎……②土豆根　为豆科植物华东木蓝 Indigofera fortunei Craib、多花木蓝 I. amblyantha Craib、宜昌木蓝 I. ichangensis Craib、苏木蓝 I. carlesiiCraib、陕西木蓝 I. potaninii Craib、花木蓝 I. kirilowii Maxim 的根及根茎……③云豆根为豆科植物卷圈野扁豆 Dunbaria circinalis（Benth.）Bak［的根和毛茛科植物单叶升麻 Beesia calthaefolia（Maxim.）］Ulbr. 的根茎……"[8]

《中医大辞典·中药分册》："山豆根　《开宝重定本草》。又名广豆根、苦豆根。为豆科植物柔枝槐 Sophora sabprostrata Chun et T. Chen 的根。主产广西。"[7]

《中国医学百科全书·中医学》："山豆根　始载于《开宝本草》。又名苦豆根、广豆根。为豆科植物越南槐 Sophora tonkinensis Gapnep 的根及根茎。秋季采挖，除去茎叶及须根，洗净，晒干。"[9]

《全国中药炮制规范》："山豆根（广豆根）　［处方用名］山豆根。【来源】本品为豆科植物越南槐 Sophora tonkinensis Gapnep 的干燥根及根茎。均系野生。主产于江西广东等　【别名】柔枝槐、广豆根、苦豆根。【来源】本品为豆科植物越南槐 Sophora tonkinensis Gapnep（S. subprostrata Chun et T. Chen）的根。"[29]

《中国药材学》："山豆根　【别名】柔枝槐、广豆根、苦豆根。【来源】本品为豆科植物越南槐 Sophora tonkinensis Gapnep（S. subprostrata Chun et T. Chen）的根。"[30]

《中国中医药学主题词表》"山豆根 SOPHORA TONKINENSIS　属豆科和清热解毒药　D 越南槐　D 广豆根。"[10]

《普通高等教育中医药类规划教材·中药学》："山豆根　为豆科蔓生性矮小灌木植物越南槐（广豆根）Sophora tonkinensis Gapnep 的产于广西、广东、江西、贵州等省。全年可采，以秋季采者为佳。西经泥土，晒干，切片生用。本品又名广豆根。"[6]

《中华本草》："山豆根《开宝本草》　【异名】山大豆根、黄结《经验方》，苦豆根《中药材手册》，广豆根《中药志》，南豆根（通称），小黄连、岩黄连（贵州）。【来源】为豆科植物越南槐的根及根茎。【原植物】越南槐（柔枝槐）Sophora tonkinensis Gapnep.（S. subprostrara Chun et T. Chen）　又名：柔枝槐《中药志》。"[31]

《中华人民共和国药典》："山豆根 Shandougen RADIX SOPHORAE TONKINENSIS　本品为豆科植物越南槐 Sophora tonkinensis Gapnep. 的干燥根及根茎。秋季采挖，除去杂质，洗净，干燥。"[5]

5　参考文献

1　宋·苏颂. 本草图经. 合肥：安徽科学技术出版社，1994. 311

2　宋·唐慎微. 证类本草. 北京：人民卫生出版社，1957，276

3　明·李时珍. 本草纲目. 北京：人民卫生出版社，1982，1302

4　清·严西亭. 得配本草. 上海：上海卫生出版社，1957，11

5　国家药典委员会编. 中华人民共和国药典. 一部. 北京：化学工业出版社，2000，21

6　雷载权主编. 普通高等教育中医药类规划教材·中药学. 上海：上海科学技术出版社，1995，77

7 《中医大辞典》编辑委员会编. 中医大辞典·中药分册. 北京：人民卫生出版社，1982，30
8 江苏新医学院编. 中药大辞典. 上海：上海科学技术出版社，1977，181
9 《中医学》编辑委员会. 中国医学百科全书·中医学. 上海：上海科学技术出版社，1997，1011
10 吴兰成主编. 中国中医药学主题词表. 北京：中医古籍出版社，1996，323
11 宋·张锐. 鸡峰普济方. 见：中国医学珍本丛书. 上海：上海科技出版社，1987
12 金·李杲. 珍珠囊药性赋. 清康熙三十二年（1693）文武堂刻本
13 明·龚廷贤. 药性歌括四百味. 见：药性歌括四百味白话解. 北京：人民卫生出版社，2002，238
14 明·杜文燮. 药鉴. 北京：中国中医药出版社，1993，78
15 明·李中梓. 雷公炮制药性解. 见：中国医学大成（二）. 长沙：岳麓书社，1990，148
16 清·蒋居祉. 本草择要纲目. 见：珍本医书集成. 本草类. 上海：上海科学技术出版社，1985，34
17 清·张璐. 本经逢原. 上海：上海科学技术出版社，1959，112
18 清·吴仪洛. 本草从新. 北京：中医古籍出版社，2001，89
19 清·黄宫绣. 本草求真. 上海：上海科学技术出版社，1959，261
20 清·姚澜. 本草分经. 上海：上海科学技术出版社，1989，140
21 清·耿世珍. 本草纲目别名录. 北京：中医古籍出版社，1982，133
22 清·杨时泰. 本草述钩元. 上海：科技卫生出版社，1958，335
23 清·凌奂. 本草害利. 北京：中医古籍出版社，1982，15
24 清·陈其瑞. 本草撮要. 见：珍本医书集成. 本草类. 上海：上海科学技术出版社，1985，26
25 清·张秉成. 本草便读. 上海：上海卫生出版社，1957，33
26 中国医学科学院药物研究所等编. 中药志. 第一册. 北京：人民卫生出版社，1993，50
27 中华人民共和国卫生部药政管理局主编. 中药材手册. 北京：人民卫生出版社，1959，11
28 《全国中草药汇编》编写组编. 全国中草药汇编. 下册. 北京：人民卫生出版社，1978，105
29 中华人民共和国卫生部药政管理局编. 全国中药炮制规范. 北京：人民卫生出版社，1988，10
30 徐国钧等主编. 中国药材学. 北京：中国医药科技出版社，1996，257
31 国家中医药管理局《中华本草》编委会. 中华本草. 第四册. 上海：上海科学技术出版社，1999，652

028 山茱萸
Shanzhuyu
Fructus Corni

1 定名依据

1.1 正名

1.1.1 汉文名：山茱萸（为植物山茱萸 Cornus officinalis Sieb. et Zucc. 的干燥成熟果肉）。

1.1.2 英文名：asiatic cornelian cherry fruit.

1.2 依据

1.2.1 定名的文献依据

（1）《神农本草经》卷三：“山茱萸 味酸，平。主心下邪气，寒热，温中，逐寒湿痹，去三虫。久服，轻身。一名蜀枣。生山谷。”[1]

(2)《本草经集注·草木中品》：“山茱萸　味酸，平、微温，无毒……一名蜀枣，一名鸡足，一名思益，一名魃实。生汉中山谷及琅琊、宛朐、东海承县。”[2]

(3)《新修本草》卷第十三：“山茱萸　味酸，平、微温，无毒……一名蜀枣，一名鸡足，一名思益，一名魃实。生汉中山谷及琅玡、宛朐、东海承县。”[3]

(4)《证类本草》卷第十三：“山茱萸　山茱萸　味酸，平、微温，无毒。主心下邪气，寒热，温中，逐寒湿痹，去三虫，肠胃风邪，寒热疝瘕，头风，风气去来，鼻塞，目黄，耳聋，面疱，温中下气，出汗，强阴益精，安五脏，通九窍。”[4]

(5)《本草纲目》第三十六卷：“山茱萸《本经·中品》【释名】蜀酸枣《本经》、肉枣《纲目》、魃实《别录》、鸡足《吴普》、鼠矢《吴普》。”[5]

(6)《本草从新》卷九十部：“山茱萸　补肝肾、涩精气。酸涩微温。固精秘气。补肾温肝。强阴助阳。安五脏。通九窍。”[6]

(7)《中华人民共和国药典》：“山茱萸 Fructus Corni　本品为山茱萸科植物山茱萸 Cornus officinalis Sieb. et Zucc. 的干燥成熟果肉。秋末冬初果皮变红时采收果实，用文火烘或置沸水中略烫后，及时除去果核，干燥。”[7]

(8)《普通高等教育中医药类规划教材·中药学》：“山茱萸《本经》　为山茱萸科落叶小乔木植物山茱萸 Cornus officinalis Sieb. et Zucc. 的成熟果肉。主产于浙江、安徽、河南、陕西、山西等地。秋末冬初采收。用文火烘焙或置沸水中略烫，及时挤出果核。晒干或烘干用。”[8]

(9)《中医大辞典·中药分册》：“山茱萸　出《神农本草经》。又名山萸肉、肉枣、药枣。为山茱萸科植物山茱萸 Cornus officinalis Sieb. et Zucc. 的果肉。主产浙江，河南、安徽、陕西、山西、山东、四川等地亦产。”[9]

(10)《中药大辞典》：“山茱萸《本经》　【异名】蜀枣《本经》，实、鼠矢、鸡足《吴普本草》，山萸肉《小儿药证直诀》，实枣儿《救荒本草》，肉枣《纲目》，枣皮《会约医镜》，萸肉《医学衷中参西录》，药枣《四川中药志》。【基原】为山茱萸科植物山茱萸的果肉。【原植物】山茱萸 Cornus officinalis Sieb. et Zucc.”[10]

(11)《中国医学百科全书·中医学》：“山茱萸　始载于《神农本草经》。又名蜀枣、药枣、枣皮、山萸肉。为山茱萸科植物山茱萸 Cornus officinalis Sieb. et Zucc. 的成熟果肉。秋季采摘红色成熟果实，用文火焙烘或置沸水中略烫 10 分钟，或用蒸笼蒸 5 分钟后，取出，除去果核，晒干或烘干。”[11]

(12)《中国中医药学主题词表》：“山茱萸 CORNUS OFFICINALIS　属山茱萸科；属固涩药（中药）和补肾药。”[12]

(13)《中药志》[13]、《中药材手册》[14]、《全国中草药汇编》[15]、《全国中药炮制规范》[16]、《中国药材学》[17]、《中华本草》[18]等现代中药著作多以“山茱萸”作为本药正名（参见“文献通考”）。

1.2.2　定名选择的理由

(1) 山茱萸 Fructus Corni，系山茱萸科植物山茱萸 Cornus officinalis Sieb. et Zucc. 的干燥成熟果肉。“山茱萸”之名始见于《神农本草经》，并作为本药正名记录。其后的南北朝·陶弘景《本草经集注》，唐·苏敬等撰《新修本草》，宋·唐慎微《证类本草》、明·李时珍《本草纲目》、清·吴仪洛《本草从新》等历代著名本草著作均以“山茱萸”作为正名，并一直沿用至今。

(2) 我国最新出版的《中华人民共和国药典》、《普通高等教育中医药类规划教材·中药学》以及辞书类著作《中医大辞典·中药分册》、《中药大辞典》、《中国医学百科全书·中医学》等均以“山茱萸”作为本药正名。已经广泛应用于中医药学文献的标引和检索的《中国中医药学主题词表》也以“山茱萸”作为本药的正式主题词。现代本草著作如《中药志》、《全国中草药汇编》、《中华本草》、《中国药材学》、《中药材手册》、《全国中药炮制规范》等虽记载了不少本药各地的俗称，但也无一例外以“山茱萸”作为本药的正名。说明“山茱萸”作为本药正名已成为共识。

1.3　与正名等效的名词：无。

2　源流考释

山茱萸（山茱萸科植物山茱萸 Cornus officinalis Sieb. et Zucc. 的干燥成熟果肉）始载于汉《神农本草经》，并以“蜀枣”为异名，如汉《神农本草经》云：“山茱萸。味酸，平。主心下邪气，寒热，温中，逐寒湿痹，去三虫。久服，轻身。一名蜀枣。生山谷。”[1]

此后，诸家本草即以“山茱萸”为正名记载本药，如三国·吴普《吴普本草》[19]，魏晋《名医别录》[20]，南北朝·陶弘景《本草经集注》[2]，唐·苏敬《新修本草》[3]，宋·苏颂《本草图经》[21]、唐慎微《证类本草》[4]、寇宗奭《本草衍义》[22]，元·王好古《汤液本草》[23]，明·李时珍《本草纲目》[5]，清·张志聪《本草崇原》[24]、蒋居祉《本草择要纲目》[25]、张璐《本经逢原》[26]、叶桂《本草经解》[27]、吴仪洛《本草从新》[6]、严西亭《得配本草》[28]、黄宫绣《本草求真》[29]、陈念祖《神农本草经读》[30]、杨时泰《本草述钩元》[31]、吴其浚《植物名实图考》[32]、耿世珍《本草纲目别名录》[33]、张秉承《本草便读》[34]、陈其瑞《本草撮要》[35]、叶志洗《神农本草经赞》[36]、周岩《本草思辨录》[37]等。同时尚载录有本药的异名“魃实”、“鼠矢”、“鸡足”、“思益”、“蜀酸枣”、“肉枣”、“实枣儿”等。如三国·吴普《吴普本草》：“山茱萸，一名魃实，一名鼠矢，一名鸡足。神农、黄帝、雷公、扁鹊：酸，无毒。岐伯：辛。一经：酸。或生宛句、琅邪，或东海、承县。叶如梅，有刺毛。二月华，如杏，四月实，如酸枣赤，五月采实。”[19]魏晋《名医别录》：“山茱萸，微温、无毒……一名鸡足，一名思益，一名魃实。”[20]《本草纲目·木部·第三十六卷·木之三·山茱萸》：“山茱萸　《本经·中品》。【释名】蜀酸枣《本经》、肉枣《纲目》、魃实《别录》、鸡足《吴普》、鼠矢《吴普》。”[5]其中“蜀酸枣”显系《本草纲目》对《神农本草经》“蜀枣”的误载。《植物名实图考》曰：“山茱萸　山茱萸，本经中品。陶隐居云，子如胡颓子，可；合核为用。救荒本草谓之实枣儿。”[32]

此后有关方书、医书、炮制、药性学专著应用本药时也以“山茱萸”作为正名。如南北朝·雷敩《雷公炮炙论》[38]，宋·佚名《增广太平和剂图经本草药性总论》[39]，明·张洁《仁术便览》[40]、李时珍《濒湖炮炙法》[41]等。但在唐·孙思邈《备急千金要方》中则称本品为“山萸肉”，如《备急千金要方·卷七·秦艽散》曰：“秦艽、干姜、桔梗、附子（各一两），天雄、当归、天冬、人参、白术、川椒（各十铢），乌头、细辛（各十八铢)，甘草、白芷、山萸肉、麻黄、前胡、防风、五味子（各半两)，上十九味治下筛，酒服方寸匕，日三，若老人少服之。"[42]

现代有关著作均沿用“山茱萸”作为本药正名，如《中华人民共和国药典》[7]、《普通高等教育中医药类规划教材·中药学》[8]、《中医大辞典·中药分册》[9]、《中药大辞典》[10]、《中国医学百科全书·中医学》[11]、《中药材手册》[14]、《全国中药炮制规范》[16]、《全国中草药汇编》[15]、《中药志》[13]、《中国药材学》[17]、《中华本草》[18]、《中国医学主题词表》[12]等。同时尚记载有“萸肉”、“枣皮”《中药材手册》[14]，“药枣”《全国中草药汇编》[15]，“红枣皮”《中华本草》[18]等各地的俗称。还记载有本品原植物“山茱萸”的异名“萸肉”、“枣皮”、“药枣”《中药志》。[13]

3 附录

3.1 又称：山茱萸肉、酒山茱萸、蒸山茱萸（饮片规格名)。

3.2 俗称：萸肉（全国统称)，枣皮、药枣（浙江)，红枣皮。

3.3 曾称：蜀枣《本经》，魃实、鼠矢、鸡足《吴普本草》，思益《名医别录》，山萸肉《备急千金要方》，实枣儿《救荒本草》，蜀酸枣、肉枣《纲目》。

3.4 原植物名称：山茱萸，萸肉（各地统称)；枣皮、药枣（浙江)。

4 文献通考

《神农本草经》卷三：“山茱萸　味酸，平。主心下邪气，寒热，温中，逐寒湿痹，去三虫。久服，轻身。一名蜀枣。生山谷。《吴普》：‘山茱萸，一名魃实，一名鼠矢，一名鸡足。神农、黄帝、雷公、扁鹊：酸，无毒；岐伯：辛；一经：酸。或生冤句、琅邪，或东海承县。叶如梅，有刺毛，二月，花如杏；四月，实如酸枣，赤；五月采实《御览》。’《名医》曰：‘一名鸡足，一名魃实，生汉中及琅邪、冤句、东海承县。九月、十月采实，阴干。’”[1]

《吴普本草·草木类》：“山茱萸《御览》卷九百九十一　一名魃实，一名鼠矢，一名鸡足。神农、黄帝、雷公、扁鹊：酸，无毒。岐伯：辛。一经：酸。或生宛句、琅邪，或东海、承县。叶如梅，有刺毛。二月华，如杏，四月实，如酸枣赤，五月采实。”[19]

《名医别录》卷第二：“山茱萸　微温、无毒。主治肠胃风邪，寒热，疝瘕，头脑风，风气去来，鼻塞，目黄，耳聋，面疱，温中，下气，出汗，强阴，益精，安五脏，通九窍，止小便利。久服明目，强力，长年。一名鸡足，一名思益，一名魃实。生汉中及琅琊、宛、东海承县。九月、十月采实，阴干。”[20]

《雷公炮炙论》中卷：“雷公云：凡使，勿用雀儿苏，真似山茱萸，只是核八棱，不入药用。凡欲使山茱萸，须去内核。每修事，去核了，一斤，取肉皮用，只秤成四两已来，缓火熬之方用。能壮元气，秘精。核能滑精。”[38]

《本草经集注·草木中品》：“山茱萸　味酸，平、微温，无毒。主治心下邪气，寒热，温中，逐寒湿痹，去三虫。肠胃风邪。寒热，疝瘕，头脑风，风气去来，鼻塞，目黄、耳聋，面疱，温中，下气，出汗，强阴，益精，安五脏，通九窍，止小便利。久服轻身，明目，强力，长年。一名蜀枣，一名鸡足，一名思益，一名魃实。生汉中山谷及琅琊、宛朐、东海承县。九月、十月采实，阴干（蓼实为之使，恶桔梗、防风、防己)。今出近道诸山中大树，子初熟未干，赤色，如胡颓子，亦可啖。继干后，皮甚薄，当合核为用也。”[2]

《新修本草》卷第十三：“山茱萸　味酸，平、微温，无毒。主心下邪气，寒热，温中。逐寒湿痹，去三虫，肠胃风邪，寒热，疝瘕，头脑风，风气去来，鼻塞，目黄，耳聋，面疱，温中，下气，出汗，强阴，益精，安五脏，通九窍，止小便利。久服轻身，明目，强力，长年。一名蜀枣，一名鸡足，一名思益，一名魃实。生汉中山谷及琅玡、宛朐、东海承县。”[3]

《备急千金要方》卷七：“秦艽散　治风无久新卒得不知人，四肢不仁，一身尽痛，偏枯不随，不能屈伸，洒洒寒热，头目眩，或口面㖞僻方。秦艽　干姜　桔梗　附子（各一两）　天雄　当归　天冬　人参　白术　川椒（各十铢）　乌头　细辛（各十八铢）　甘草　白芷　山萸肉　麻黄　前胡　防风　五味子（各半两）　上十九味治下筛，酒服方寸匕，日三，若老人少服之（胡洽方无天冬、前胡，有莽草、桂心、防己、萆薢、白蔹、黄芪为二十三味）。”[42]

《本草图经》卷第十一：“山茱萸　山茱萸，生汉中山谷及琅邪冤句东海承县，今海州亦有之。木高丈余，叶似榆，花白；子初熟未干，赤色，似胡颓子，有核；亦可啖，既干；皮甚薄；九月、十月采实，阴干。吴普云：一名鼠矢，叶如梅有刺毛。二月花如杏，四月实如酸枣，赤，五月采实，与此小异也。旧说当合核为用。而《雷敩炮炙论》云：子一斤，去核取肉皮用，只秤成四两半。其核八棱者名雀儿苏，别是一物，不可用也。”[21]

《证类本草》卷第十三：“山茱萸　味酸，平、微温，无毒。主心下邪气，寒热，温中，逐寒湿痹，去三虫，肠胃风邪，寒热疝瘕，头风，风气去来，鼻塞，目黄，耳聋，面疱，温中下气，出汗，强阴益精，安五脏，通九窍，止小便利。久服轻身，明目，强力长年。一名蜀枣，一名鸡足，一名魃（音妓）实。生汉中山谷及琅邪、冤句、东海承县。九月、十月采实，阴干（蓼实为之使，恶桔梗、防风、防己）。”[4]

《本草衍义》卷十四：“山茱萸　与吴茱萸甚不相类。山茱萸，色红，大如枸杞子。吴茱萸如川椒，初结子时，其大小亦不过椒，色正青。得名则一，治疗又不同。未审当日何缘如此命名。然山茱萸补养肾脏，无一不宜。经与《注》所说备矣。”[22]

《增广太平和剂图经本草药性总论》：“山茱萸　味酸，微寒。主心下斜气寒热，温中，逐寒湿痹，去三虫，肠胃风邪，寒热……”[39]

《汤液本草》卷之五：“山茱萸　气平微温，味酸。无毒。入足厥阴经、少阴经。《本草》云：主温中，逐寒湿痹，强阴益精，通九窍，止小便。入足少阴、厥阴。”[23]

《本草纲目》第三十六卷：“山茱萸　《本经·中品》　【释名】蜀酸枣《本经》、肉枣《纲目》、魃实《别录》、鸡足《吴普》、鼠矢《吴普》。宗奭曰：山茱萸与吴茱萸甚不相类，治疗大不同，未审何缘命此名也？时珍曰：《本经》一名蜀酸枣，今人呼为肉枣，皆象形也。【集解】《别录》曰：山茱萸生汉中山谷及琅琊、冤句、东海、承县。九月、十月采实，阴干。”[5]

《濒湖炮炙法》卷三：“山茱萸，凡使以酒润，去核取皮，一斤只取四两以来，缓火熬干方用。能壮元气，秘精。其核能滑精，不可服。”[41]

《仁术便览》卷三：“【六味地黄丸】治内虚热，小便频数不禁。方见虚损门。一方小便不禁，出而不觉者，虚弱不禁。白术、茯苓、泽泻、猪苓、川芎、当归、芍药、地黄、山茱萸（各一钱）、五味子（十五粒）、肉桂（五分），有热加黄连、栀子、黄柏。水煎，空心温服。”[40]

《本草崇原》卷中：“山茱萸　气味酸平，无毒。主治心下邪气寒热，温中，逐寒湿痹，去三虫，久服轻身。山茱萸　今海州，兖州，江浙近道诸山中皆有。木高丈余，叶似榆有刺，二月开花白色，四月结实（如酸枣，色紫赤，九月十月采实，阴干去核用肉）。山茱萸，色紫赤而味酸平，禀厥阴少阳木火之气化。”[24]

《本草择要纲目·热性药品》：“山茱萸　【气味】酸涩无毒。阴中之阴。入足厥阴少阴经气分。【主治】温中。逐寒湿痹。强阴益精。疗耳鸣。补肾虚。兴阳道。添精髓。止老人尿不节。暖腰膝。助水脏。逐一切气。破症结温肝。仲景八味丸用之。取其味酸涩。可以秘精而收滑也。”[25]

《本经逢原》卷三：“山茱萸　酸温无毒。去核微焙用，核能泄精。发明　滑则气脱，涩以收之。山茱萸　止小便利，秘精气，取其酸涩以收滑也。甄权治脑骨痛，疗耳鸣，补肾气，兴阳道，坚阴茎，添精髓，止老人尿不节，治面上疮，能发汗，止月水不定。详能发汗，当是能敛汗之误。以其酸收无发越之理，仲景八味丸用之。盖肾气受益，则风藏有度，肝阴得养则疏泄无虞，乙癸同源也。命门火旺，赤浊淋痛及小便不利者禁服。《本经》食茱萸主治从古，误列山茱萸条内，今移入彼，庶不失先圣立言本旨，具眼者辨诸。”[26]

《本草经解》卷三：“【山茱萸】气平，味酸，无毒。主心下邪气寒热，温中，逐寒湿痹，去三虫，久服轻身。（去核）山萸气平，禀天秋成之金气，入手太阴肺经。味酸无毒，得地东方之木味，入足厥阴肝经。”[27]

《本草从新》卷九：“山茱萸　补肝肾、涩精气。酸涩微温。固精秘气。补肾温肝。强阴助阳。安五脏。通九窍（圣济总录云：如何涩剂以通九窍、经疏云：精气充则九窍通利、讱庵曰：山萸通九窍、古今疑之、得经疏一言而意旨豁然、始叹前人识见深远、不易测识、多有如此类者、即经疏一语而扩充之、实可发医人之慧悟也）。能发汗。”[6]

《得配本草》卷七：“山茱萸　蓼实为之使。恶桔梗、防风、防己。酸，温。入足厥阴、少阴经血分。收少阳之火，滋厥阴之液，补肾温肝，固精秘气。暖腰膝，缩小便，敛内风，涩阴汗，除面疱，止遗泄。去核酒蒸，带核则滑精。命门火盛（服之助火精遗），阴虚血热，肝强脾弱（木克土则泻），小便不利，四者禁用。”[28]

《本草求真》卷二：“山茱萸（灌木）　温补肝肾，涩精固气。山茱萸（专入肝肾），味酸性温而涩。何书载缩小便，秘精气。以其味酸（酸主收），性涩（涩固脱），得此则精与气不滑。又云：能暖腰膝及风寒湿痹（肝虚则风入，肝寒则寒与湿易犯），鼻塞目黄（肝虚邪客则目黄）。以其气温克补，得此能入肝肾二经气分者故耳。”[29]

《神农本草经读》卷三：“山茱萸　气味酸、平，无毒。主心下邪气，寒热，温中，逐寒湿痹，去三虫，久服轻身（去核）。陈修园曰：山茱萸　色紫赤而味酸平，禀厥阴、少阳木火之气化。”[30]

《本草述钩元》卷二十四：“山茱萸　木高丈余，叶似榆。二月开白花如杏，四月实如酸枣，赤色，五月采实。一种雀儿苏相似，但其核八棱，须辨之。味酸平，气微温。阳中之阴，入足厥阴少阴经气分，又为肾之血药。主温肝脏，助水脏，强阴益精，补肾气与阳道，暖腰膝，通九窍，安五脏，秘精气，止小便利，并除一切风，逐一切气。治肾虚耳鸣、耳闭、疗脑骨痛。久服明目。”[31]

《植物名实图考》：“山茱萸　本经中品。陶隐居云，子如胡颓子，可；合核为用《救荒本草》。谓之实枣儿。”[32]

《本草纲目别名录·本草纲目释名·草部（中）》：“山茱萸（蜀酸枣　魃实　鼠矢　肉枣　鸡足）。”[33]

《本草便读·木部·灌木类》：“山茱萸　山茱萸　性敛偏温。固精补肾。味酸而涩。壮水生肝（山茱萸酸温无毒。入肝肾。肝主疏泄。肾主闭藏。疏泄太过。则滑脱不禁。当用酸涩之剂以收之。况遗精便滑。小便不固。以及虚汗等证属虚者哉。使元气固则精血充。是以为之补也。此物如五味之酸味太甚。于人之气血不甚相宜。虽虚脱者亦宜酌用。有邪火为患者。尤当禁之）。”[34]

《本草撮要》卷二：“【山茱萸】味酸。入足厥阴少阴经。功专助阳固阴。得熟地补肾虚。得五味摄精气。强阳不痿。小便不利者忌用。核滑精。用尤宜去。陈者良。恶防已、防风、桔梗。”[35]

《神农本草经赞》卷二：“山茱萸　味酸平。主心下邪气。寒热温中。逐寒湿痹。去三虫。久服轻身。一名蜀枣。生山谷。名亦茱萸。性殊治疗。梅叶绿稠。杏枝红闹。榅桲同酸。荆桃袭貌。春气半含。”[36]

《本草思辨录》卷四：“山茱萸　今人用山茱萸，惟取其强阴益精，原非不是。但其木高丈余，二月开花，一交冬令，即便结实，是全禀厥阴木气。而实酸温，足以温肝祛风宣窍，故又治鼻塞耳聋目黄面疱。至主心下邪气寒热与出汗之文，或疑其无是能矣。不知其色紫赤，兼入心包，且秉风木疏荡之姿，汗为心液，焉得不溱溱以出汗。汗出则寒热之邪亦去。凡此又当于补益之外详究其义者。然则肾气丸用之，盖不第强阴益精之谓已。”[37]

《中药志》：“山茱萸　本品为少常用中药。商品为山茱萸科植物山茱萸的干燥成熟果实……【原植物】山茱萸　别名：萸肉（各地统称）；枣皮、药枣（浙江）。Macrocarpium officinale（Sieb. et ZUCC.）Nakai（Cornus officinale Sieb. et Zucc.）——山茱萸科 Cornaceae.”[13]

《中药材手册》：“山茱萸［纲目列入木部灌木类］　本品为干燥的果皮（核果除去果肉部分）。原植物系山茱萸科落叶乔木，野生与栽培均有。一般认为浙江杭州栽培者质较佳，故有‘杭萸肉’之称。西南地区有以酸枣皮当山茱萸入药者，应研究改正。［别名］山萸肉、萸肉、枣皮。”[14]

《全国中草药汇编》：“山茱萸　别名：萸肉、山萸肉、药枣、枣皮。来源：为 Macrocarpium officinale（Sieb. et Zucc.）Nakai［Cornus officinale Sieb. et Zucc.］，以除去种子的果实入药。”[15]

《中药大辞典》：“山茱萸《本经》　【异名】蜀枣《本经》，魃实、鼠矢、鸡足《吴普本草》，山萸肉《小儿药证直诀》，实枣儿《救荒本草》，肉枣《纲目》，枣皮《会约医镜》，萸肉《医学衷中参西录》，药枣《四川中药志》。【基原】为山茱萸科植物山茱萸的果肉。【原植物】山茱萸 Cornus officinalis Sieb. et Zucc.”[10]

《中医大辞典·中药分册》：“山茱萸　出《神农本草经》。又名山萸肉、肉枣、药枣。

为山茱萸科植物山茱萸 Cornus officinalis Sieb. et Zucc. 的果肉。主产浙江，河南、安徽、陕西、山西、山东、四川等地亦产。"[9]

《中国医学百科全书·中医学》："山茱萸　始载于《神农本草经》。又名蜀枣、药枣、枣皮、山萸肉。为山茱萸科植物山茱萸 Cornus officinalis Sieb. et Zucc. 的成熟果肉。秋季采摘红色成熟果实，用文火焙烘或置沸水中略烫 10 分钟，或用蒸笼蒸 5 分钟后，取出，除去果核，晒干或烘干。"[11]

《全国中药炮制规范》："山茱萸　［处方用名］山茱萸、酒山茱萸、蒸山茱萸。【来源】本品为山茱萸科植物山茱萸 Cornus officinalis Sieb. et Zucc. 的干燥成熟果肉。栽培或野生。主产于浙江、安徽、陕西、河南等地。秋、冬两季果实颜色变红后采摘，用文火烘或置沸水中略烫，及时除去果核，干燥。药材以肉肥厚、色紫红、油润柔软者为佳。"[16]

《中国药材学》："山茱萸　【别名】山萸肉，药枣，枣皮（浙江）。【来源】本品为山茱萸科植物山茱萸 Macrocarpium officinalis（Sieb. et Zucc.）Nakai（Cornus officinalis Sieb. et Zucc.）的果肉。"[17]

《中国中医药学主题词表》："山茱萸 CORNUS OFFICINALIS　属山茱萸科；属固涩药（中药）和补肾药。"[12]

《普通高等教育中医药类规划教材·中药学》："山茱萸《本经》　为山茱萸科落叶小乔木植物山茱萸 Cornus officinalis Sieb. et Zucc. 的成熟果肉。主产于浙江、安徽、河南、陕西、山西等地。秋末冬初采收。用文火烘焙或置沸水中略烫，及时挤出果核。晒干或烘干用。"[8]

《中华本草》："山茱萸《本经》　【异名】蜀枣《本经》，魃实、鼠矢、鸡足《吴普本草》，山萸肉《小儿药证直诀》，实枣儿《救荒本草》，肉枣《纲目》，枣皮《会约医镜》，药枣《四川中药志》，红枣皮《新华本草纲要》……【来源】为山茱萸科植物山茱萸的果实。【原植物】山茱萸 Cornus officinalis Sieb. et Zucc.［Macrocarpium officinale（Sieb. et ZUCC.）Nakai］。"[18]

《中华人民共和国药典》："山茱萸 Fructus Corni　本品为山茱萸科植物山茱萸 Cornus officinalis Sieb. et Zucc. 的干燥成熟果肉。秋末冬初果皮变红时采收果实，用文火烘或置沸水中略烫后，及时除去果核，干燥。"[7]

5　参考文献

1　汉·神农本草经. 清顾观光重缉本. 北京：人民卫生出版社，1955，68

2　南北朝·陶弘景. 本草经集注. 北京：人民卫生出版社，1994，283

3　唐·苏敬等撰. 新修本草. 合肥：安徽科学技术出版社，1981，326

4　宋·唐慎微. 证类本草. 见：景印文渊阁四库全书（740）. 北京：中医古籍出版社，1986，326

5　明·李时珍. 本草纲目. 卷三十六. 北京：人民卫生出版社，1982，2094

6　清·吴仪洛. 本草从新. 北京：中医古籍出版社，2001，126

7　国家药典委员会编. 中华人民共和国药典. 一部. 北京：化学工业出版社，2000，22

8　雷载权主编. 普通高等教育中医药类规划教材·中药学. 上海：上海科学技术出版社，1995，323

9　《中医大辞典》编辑委员会编. 中医大辞典·中药分册. 北京：人民卫生出版社，1982，31

10　江苏新医学院编. 中药大辞典. 上海：上海科学技术出版社，1977，189

11 《中医学》编辑委员会．中国医学百科全书·中医学．上海：上海科学技术出版社，1997，1276
12 吴兰成主编．中国中医药学主题词表．北京：中医古籍出版社，1996，324
13 中国医学科学院药物研究所等编．中药志．第三册．北京：人民卫生出版社，1993，153
14 中华人民共和国卫生部药政管理局主编．中药材手册．北京：人民卫生出版社，1959，191
15 《全国中草药汇编》编写组编．全国中草药汇编．上册．北京：人民卫生出版社，1978，110
16 人民共和国卫生部药政管理局编．全国中药炮制规范．北京：人民卫生出版社，1988，116
17 徐国钧等主编．中国药材学．北京：中国医药科技出版社，1996，1132
18 国家中医药管理局《中华本草》编委会．中华本草．第五册．上海：上海科学技术出版社，1999，738
19 三国·吴普．吴普本草．北京：人民卫生出版社，1987，63
20 魏晋·名医别录．北京：人民卫生出版社，1986，130
21 宋·苏颂．本草图经．合肥：安徽科学技术出版社，1994，367
22 宋·寇宗奭．本草衍义．上海：商务印书馆，1937，80
23 元·王好古．汤液本草．见：景印文渊阁四库全书（745）．中医古籍出版社，1986，978
24 清·张志聪．本草崇原．北京：中国中医药出版社，1992，89
25 清·蒋居祉．本草择要纲目．见：珍本医书集成．本草类．上海：上海科学技术出版社，1985，57
26 清·张璐．本经逢原．上海：上海科学技术出版社，1959，185
27 清·叶桂．本草经解．上海：上海科学技术出版社，1958，67
28 清·严西亭．得配本草．上海：上海卫生出版社，1957，26
29 清·黄宫绣．本草求真．上海：上海科学技术出版社，1959，64
30 清·陈念祖．神农本草经读．北京：人民卫生出版社，1959，38
31 清·杨时泰．本草述钩元．上海：科技卫生出版社，1958，526
32 清·吴其浚．植物名实图考．北京：中华书局，1963，782
33 清·耿世珍．本草纲目别名录．北京：中医古籍出版社，1982，155
34 清·张秉成．本草便读．上海：上海卫生出版社，1957，59
35 清·陈其瑞．本草撮要．见：珍本医书集成．本草类．上海：上海科学技术出版社，1985，32
36 清·叶志诜．神农本草经赞．见：珍本医书集成．本草类．上海：上海科学技术出版社，1985，94
37 清·周岩．本草思辨录．北京：人民卫生出版社，1960，136
38 南北朝·雷敩．雷公炮炙论．上海：上海中医学院出版社，1986，77
39 宋·佚名．增广太平和剂图经本草药性总论．见：增广太平惠民和剂局方．海口：海南出版社，2002，474
40 明·张浩．仁术便览．上海：商务印书馆，1957，181
41 明·李时珍著，今人尚志钧辑．濒湖炮炙法．合肥：安徽科学技术出版社，1991
42 唐·孙思邈．备急千金要方．北京：人民卫生出版社，1955，149

029　山药

Shanyao
Rhizoma Dioscoreae

1　定名依据

1.1　正名：

1.1.1　汉文名：山药（薯蓣科植物薯蓣 Dioscorea opposita Thunb. 的干燥根茎）。

1.1.2　英文名：common yam rhizome.

1.2　依据

1.2.1　定名的文献依据

(1)《药谱》："银条德星　山药。"[1]

(2)《本草衍义》卷七："山药　按《本草》上一字犯英庙讳。下一字曰蓣，唐代宗名豫，故改下一字为药，今人遂呼为山药。如此则尽失当日本名，虑岁久以山药为别物，故书之。此物贵生干，方入药。"[2]

(3)《滇南本草》第三卷："山药　味甘，性温。无毒。治伤中，补虚羸，除寒热邪气，补中益气，长肌肉，强阴。久服之，耳目聪明，轻身长肌，延年益寿。——务本卷一上"[3]

(4)《本草从新》卷十一："山药　一名薯蓣。补脾肺、涩精气。色白入肺。味甘归脾。补其不足。清其虚热。润皮毛。化痰涎。"[4]

(5)《仁术便览》卷二："【参苓白术散】治久痢及脾胃虚弱，不进饮食，或呕吐泄泻，开胃进食。人参、茯苓、白术、白扁豆、山药、莲肉、砂仁、桔梗、甘草、薏苡仁、噤口痢加石莲肉，同前药为末，陈米汤调服。"[5]

(6)《回生集》卷上："无比山药丸　赤石脂（煅，醋淬七次，研细，水飞一两）　茯神（去皮，木水飞去筋一两）　熟地黄（咀片晒干二两）　巴戟（去心酒洗焙干一两）　牛膝（肥大者去芦酒浸晒二两）　泽泻（盐水拌炒一两）　杜仲（去皮盐水拌炒断丝三两）　山药（微炒三两）　菟丝子（酒煮极烂，捣焙为末三两）　五味子（一两）　肉苁蓉（酒浸焙干四两）。"[6]

(7)《中华人民共和国药典》："山药 Rhizoma Dioscoreae　本品为薯蓣科植物薯蓣 Dioscorea opposita Thunb. 的干燥根茎。"[7]

(8)《普通高等教育中医药类规划教材·中药学》："山药《本经》　为薯蓣科多年蔓生草本植物薯蓣 Dioscorea opposita Thunb. 的根茎。主产于河南、江苏、广西、湖南等地。"[8]

(9)《中医大辞典·中药分册》："山药　出唐·侯宁极《药谱》。又名山薯、怀山药。为薯蓣科植物薯蓣 Dioscorea opposita Thunb. 的根茎。主产河南、山西、河北、陕西。"[9]

(10)《中药大辞典》："山药（侯宁极《药谱》）　【异名】藷薁、署预《山海经》，薯蓣、山芋《本经》，诸署、署豫、玉延、修脆、儿草《吴普本草》……【基原】为薯蓣科植物薯蓣的块茎。【原植物】薯蓣 Dioscorea opposita Thunb."[10]

(11)《中国医学百科全书·中医学》:"山药　始载于《神农本草经》。原名薯蓣,又名山芋、薯药。为薯蓣科植物薯蓣 Dioscorea opposita Thunb. 的根茎。"[11]

(12)《中国中医药学主题词表》:"山药 DIOSCOREA OPPOSITA　属薯蓣科;属补气药和固涩药(中药)1995;1987~1994 薯蓣　用薯蓣检索 1995 年文献　D 薯蓣　D 怀山药。"[12]

(13)《中药志》[13]、《中药材手册》[14]、《全国中草药汇编》[15]、《全国中药炮制规范》[16]、《中国药材学》[17]、《中华本草》[18]等现代中药著作多以"山药"作为本药正名(参见"文献通考")。

1.2.2　定名选择的理由

(1)山药 Rhizoma Dioscoreae,系薯蓣科植物薯蓣 Dioscorea opposita Thunb. 的干燥根茎。"山药"之名始见于唐·侯宁极《药谱》。宋·寇宗奭《本草衍义》始将"山药"列为本药正名,而后的许多本草即以"山药"作为正名载录本药。如元·王好古《汤液本草》、明·兰茂《滇南本草》、清·吴仪洛《本草从新》等。同时有关方书、医书应用本药时也以"山药"作为正名组方,如明·张浩《仁术便览》、清·陈杰《回生集》等。

(2)我国最新出版的《中华人民共和国药典》、《普通高等教育中医药类规划教材·中药学》以及辞书类著作《中医大辞典·中药分册》、《中药大辞典》、《中国医学百科全书·中医学》等均以"山药"作为本药正名。已经广泛应用于中医药学文献的标引和检索的《中国中医药学主题词表》也以"山药"作为本药的正式主题词。现代本草著作如《中药志》、《全国中草药汇编》、《中华本草》、《中国药材学》、《中药材手册》、《全国中药炮制规范》等虽记载了不少本药各地的俗称,但也无一例外以"山药"作为本药的正名。说明"山药"作为本药正名已成为共识。

1.3　与正名等效的名词:无。

2　源流考释

山药(薯蓣科植物薯蓣 Dioscorea opposita Thunb. 的干燥根茎)始载于《山海经》,原称"藷萸"、"薯蓣"。明·李时珍《本草纲目》引《山海经》曰:"景山北望少泽,其草多藷萸(音同薯蓣)。则是一种,但字不一,或语有轻重,或相传之讹耳。"[19]《山海经》郭璞传称为"藷",宋·苏颂《本草图经》引郭璞注云:"根似芋,可食。今江南人单呼藷(音储),语或有轻重耳。"[20]汉《神农本草经》[21]以"薯蓣"为正名,"山芋"为异名载录本品,如《神农本草经》卷一:"薯蓣,味甘,温。主伤中,补虚羸,除寒热邪气。补中,益气力,长肌肉。久服,耳目聪明,轻身,不饥,延年。一名山芋,生山谷。"[21]三国·吴普《吴普本草》[22]以"署豫"作为本品正名,并同时记载了"诸署"、"玉延"、"山羊"、"修脆"、"儿草"五种异名。吴普曰:"署豫《御览》卷九百八十九。一名诸署,秦、楚名玉延,齐、越名山羊,郑、赵名山羊,一名玉延,一名修脆,一名儿草。"[22]魏晋《名医别录》[23]则沿用《神农本草经》以"薯蓣"为正名,并首次记载了异名"土藷",如《名医别录·卷第一·薯蓣》曰:"薯蓣。平,无毒……秦楚名玉延,郑越名土藷。"[23]此后南北朝·陶弘景《本草经集注》[24],唐·孟诜《食疗本草》[25],宋·苏颂《本草图经》[20]、唐慎微《证类本草》[26]等均以"薯蓣"为正名;唐·苏敬《新修本草》[27]则以“署预”为正名记载本品。同时《本草经集注·草木》[24]中尚记载有本品异名“土薯”。

“山药”之名始见于唐侯宁极《药谱》：“银条德星　山药”。[1]“山药”作为正名始见于宋·寇宗奭《本草衍义》：“山药。按《本草》上一字犯英庙讳。下一字曰蓣，唐代宗名豫，故改下一字为药，今人遂呼为山药。”[2]该书并以“薯药”为异名，如《本草纲目》引《本草衍义》曰“薯蓣，因唐代宗名预，避讳改为薯药；又因宋英宗讳署，改为山药。”[19]此后，不少本草即以“山药”为正名载录本药。如元·王好古《汤液本草》[28]、忽思慧《饮膳正要》[29]，明·兰茂《滇南本草》[3]、刘文泰《本草品汇精要》[30]，清·叶桂《本草经解》[31]、吴仪洛《本草从新》[4]、黄宫绣《本草求真》[32]等。同时有关方书、医书应用本药时也以正名组方，如明·张洁《仁术便览》[5]“参苓白术散”、清·陈杰辑《回生集》[6]“无比山药丸”等。

但《本草衍义》[2]之后也有一些本草著作仍以“薯蓣”为正名者，如明·李时珍《本草纲目》[19]，清·耿世珍《本草纲目别名录》[33]、张志聪《本草崇原》[34]、张璐《本经逢原》[35]等。

现代有关本草著作均以“山药”作为本药正名，如《中华人民共和国药典》[7]、《普通高等教育中医药类规划教材·中药学》[8]、《中医大辞典·中药分册》[9]、《中药大辞典》[10]、《中国医学百科全书·中医学》[11]、《全国中草药汇编》[15]、《中国药材学》[17]、《中华本草》[18]、《中药材手册》[14]、《全国中药炮制规范》[16]等，同时尚记载有“铁棍山药”、“山薯”、“山药薯”《中药材手册》[14]，“山薯蓣”、“怀山药”、“淮山”、“白山药”《全国中草药汇编》[15]，“延草”、“淮山药”、“蛇芋”、“野山豆”、“山板术”、“白苕”、“九黄姜”、“野白薯”、“扇子薯”、“佛掌薯”、“白药子”《中药大辞典》[10]，“山药蛋”、“参薯”、“大薯”《中国药材学》[17]，“山板薯”《中华本草》[18]等各地的俗称；还记载有本品原植物“薯蓣”的异名“山药”、“淮山”、“怀山药”《中药志》[13]；原植物“山药”的异名“儿草”、“延草”、“白山药”、“野牛尾苕”、“理毛条”、“长山药”、“野薯”“菜山药”《中华本草》[18]等。

另，《中药大辞典》[10]和《中华本草》[18]中尚记载有异名“署预”、“山藷”，但经考实为对《山海经》“薯蓣”、《名医别录》[23]“土藷”的误载。

3　附录

3.1　又称：麸炒山药、土炒山药（饮片规格名）。

3.2　俗称：铁棍山药、山薯（福建、广西）、山药薯（湖南）、蛇芋（浙江），野山豆（江苏），山板术、山板薯（广西），白苕（四川），九黄姜、野白薯（湖南），白药子（杭州），山薯蓣，怀山药，淮山，白山药，延草，淮山药，扇子薯，佛掌薯，山药蛋，参薯，大薯。

3.3　曾称：藷萸、薯蓣《山海经》，山芋《神农本草经》，诸署、署豫、玉延、山羊、修脆、儿草《吴普本草》，藷《山海经》郭璞传），土藷《别录》，土薯《本草经集注》，银条德星《药谱》，薯药《本草衍义》

3.4　原植物名称：薯蓣，山药，淮山，怀山药；山药，儿草，延草，白山药，野牛尾苕，理毛条，长山药，野薯，菜山药。

4 文献通考

《神农本草经》卷一："薯蓣，味甘，温。主伤中，补虚羸，除寒热邪气。补中，益气力，长肌肉，长肌肉。久服，耳目聪明，轻身，不饥，延年。一名山芋，生山谷。"[21]

《吴普本草·草木类》："署豫《御览》卷九百八十九　一名诸署，秦、楚名玉延，齐、越名山羊，郑、赵名山羊，一名玉延，一名修脆，一名儿草。神农：甘，小温。桐君、雷公：甘，无毒。或生临朐、钟山。始生，赤茎细蔓，五月华白，七月实青黄，八月熟落。根中白，皮黄，类芋。二月、三月、八月采根。恶甘遂。"[22]

《名医别录》卷第一："薯蓣　平，无毒。主治头面游风、风头、眼眩，下气，止腰痛，补虚劳、羸瘦，充五脏，除烦热，强阴。秦楚名玉延，郑越名土藷。生嵩高。二月、八月采根，曝干。"[23]

《本草经集注·草木上品》："薯蓣，味甘，温、平，无毒。主治伤中，补虚羸，除寒热邪气，补中，益气力，长肌肉。主头面游风，风头目眩，下气，止腰痛，补虚劳羸瘦，充五脏，除烦热，强阴。久服耳目聪明，轻身，不饥，延年。一名山芋，秦楚名玉延，郑越名土薯。"[24]

《新修本草》卷第六："署预，味甘，温、平，无毒。主伤中，补虚羸，除寒热邪气，补中，益气力，长肌肉。主头面游风、风头眼眩，下气，止腰痛，补虚劳羸瘦，充五脏，除烦热，强阴。久服耳目聪明，轻身，不饥，延年。一名山芋，秦楚名玉延，郑越名土薯。生嵩高山谷。二月、八月采根，曝干。"[27]

《食疗本草》卷上："薯蓣（山药）　治头疼，利丈夫，助阴力。和面作馎饦，则微动气，为不能制面毒也。熟煮和蜜，或为汤煎，或为粉，并佳。干之入药更妙也。〔证〕"[25]

《药谱》："银条德星　山药。"[1]

《本草图经》卷四："薯蓣，生嵩高山山谷，今处处有之，以北都、四明者为佳。春生苗，蔓延篱援；茎紫，叶青有三尖角，似牵牛，更厚而光泽；夏开细白花，大类枣花；秋生实于叶间，状如铃。二月、八月采根，今人冬春采，刮之白色者为上，青黑者不堪，曝干用之。"[20]

《证类本草》卷六："薯蓣　味甘，温，平，无毒。主伤中，补虚羸，除寒热邪气，补中，益气力，长肌肉，主头面游风，风头眼眩，下气，止腰痛。补虚劳羸瘦，充五脏，除烦热，强阴。久服耳目聪明，轻身，不饥，延年。一名山芋，秦、楚名玉延，郑、越名土薯（音除。）生嵩高山谷。二月、八月采根，曝干。紫芝为之使，恶甘遂。陶隐居云：今近道处处有，东山、南江皆多掘取食之以充粮。南康间最大而美，服食亦用之。"[26]

《本草衍义》卷七："山药　按《本草》上一字犯英庙讳。下一字曰蓣，唐代宗名豫，故改下一字为药，今人遂呼为山药。如此则尽失当日本名，虑岁久以山药为别物，故书之。此物贵生干，方入药。"[2]

《汤液本草》卷三："山药　气温，味甘平。无毒。手太阴经药。《本草》云：主补中益气，除热强阴。主头面游风，风头眼眩。下气，充五脏，长肌肉，久服耳目聪明，轻身耐老，延年不饥。"[28]

《饮膳正要》卷三："山药　味甘，温，无毒。补中益气，治风眩，止腰痛，壮筋骨。”[29]

《滇南本草》第三卷：“山药　味甘，性温，无毒。治伤中，补虚羸，除寒热邪气，补中益气，长肌肉，强阴。久服之，耳目聪明，轻身长肌，延年益寿。——务本卷一上”[3]

《本草品汇精要》卷之上：“山药　无毒　蔓生　山药（出《神农本经》），主伤中，补虚羸，除寒热邪气，补中益气力，长肌肉，久服耳目聪明，轻身，不饥，延年（以上朱字《神农本经》）。主头面游风，头风眼眩，下气，止腰痛，补虚劳羸瘦，充五脏烦热（以上黑字《名医》所录）。【名】薯蓣　山芋　玉延　土藷　藷署　山羊　修脆　儿草。”[30]

《本草纲目》第二十七卷：“薯蓣《本经·上品》【校正】自草部移入此。【释名】薯萸（音诸预）、土薯（音除）、山薯《图经》、山芋《吴普》、山药《衍义》、玉延。吴普曰：薯蓣，一名藷薯，一名儿草，一名修脆。齐、鲁名山芋，郑、越名土藷，秦、楚名玉延。颂曰：江、闽人单呼为藷（音若殊及韶），亦曰山藷。《山海经》云：景山北望少泽，其草多藷（音同薯蓣）。则是一种，但字（或音殊，或音诸）不一，或语有轻重，或相传之讹耳。宗爽曰：薯蓣，因唐代宗名预，避讳改为薯药；又因宋英宗讳署，改为山药。尽失当日本名。恐岁久以山药为别物，故详著之。”[19]

《仁术便览》卷二：“【参苓白术散】治久痢及脾胃虚弱，不进饮食，或呕吐泄泻，开胃进食。人参、茯苓、白术、白扁豆、山药、莲肉、砂仁、桔梗、甘草、薏苡仁，噤口痢加石莲肉，同前药为末，陈米汤调服。”[5]

《本草崇原》卷上：“薯蓣　气味甘平，无毒。主伤中，补虚羸，除寒热邪气，补中，益气力，长肌肉，强阴。久服耳目聪明，轻身不饥，延年。（薯蓣即今山药，因唐代宗名预，避讳改为薯药，又因宋英宗名署，避讳改为山药）。始出嵩山谷，今处处有之，入药野生者为胜。”[34]

《本经逢原》卷三：“薯蓣　即山药，因唐代宗名蓣，宋英宗名薯，改名山药　甘平无毒。同面食发动气，微焙用。”[35]

《本草经解》卷一：“【山药】气温平。味甘。无毒。主伤中。补虚羸。除寒热邪气。补中。益气力。长肌肉。强阴。久服耳目聪明。轻身。不饥延年。（炒用）山药　气温平。禀天春升秋降之和气。”[31]

《本草从新》卷十一：“山药　一名薯蓣。补脾肺、涩精气。色白入肺。味甘归脾。补其不足。清其虚热。润皮毛。化痰涎。”[4]

《本草求真》卷一：“山药（柔滑）　补脾阴山药（专入脾，兼入肺肾）。本属食物。古人用入汤剂。谓其补脾益气。”[32]

《本草纲目别名录·本草纲目释名·草部（中）》：“薯蓣（薯萸　山薯　山药　土薯　山芋　玉延）。”[33]

《回生集》卷上：“无比山药丸：治诸虚百损，五劳七伤，肌体消瘦，目暗耳鸣，四肢倦怠。常服壮筋骨，益肾水。赤石脂（煅，醋淬七次，研细，水飞一两）……山药（微炒三两）　菟丝子（酒煮极烂，捣焙为末三两）　五味子（一两）　肉苁蓉（酒浸焙干四两）　以上共为细末，炼蜜为丸，如梧子大，每服五六十丸，空心秋石汤送下，或白滚汤送下，亦可。”[6]

《中药志》:“山药　本品为常用中药。商品主要为薯蓣科植物薯蓣的块状茎。绝大多数为栽培品,野生的极少。……【原植物】①薯蓣　别名:山药、淮山(广东),怀山药(河南)。Dioscorea opposita Thunb.(Dioscorea batatas Decne.)——薯蓣科 Dioscoreaceae. ②参薯 Dioscorea alata L. ——薯蓣科 Dioscoreaceae”[13]

《中药材手册》:“山药［纲目名薯蓣列入菜部柔滑类］　本品为干燥的根。原植物系薯蓣科多年生蔓生草本植物,栽培与野生均有。习惯认为河南怀庆产者品质最佳,故有“怀山药”之称。商品中由于加工不同,又有光山药与毛山药之分,二者除销售习惯略有差异外,质量无甚出入,均同等入药。［别名］铁棍山药、山薯(福建、广西)、山药薯(湖南)。”[14]

《全国中草药汇编》:“山药　别名:薯蓣、土藷、山薯蓣、怀山药、淮山、白山药。来源:为薯蓣科薯蓣属植物薯蓣 Dioscorea opposita Thunb. ［D. batatas Decne.］,以根入药。”[15]

《中药大辞典》:“山药(侯宁极《药谱》)　【异名】藷、署预《山海经》,薯蓣、山芋《本经》,诸署、署豫、玉延、修脆、儿草《吴普本草》,《山海经》郭璞传),山藷《别录》,延草《兼名苑》,王芧《杂要诀》,薯药《清异录》,淮山药《饮片新参》,蛇芋《浙江中药手册》,野山豆《江苏植药志》,山板术《广西中药志》,白苕《四川中药志》,九黄姜、野白薯《湖南药物志》,扇子薯、佛掌薯《药材学》,白药子《杭州药植志》。【基原】为薯蓣科植物薯蓣的块茎。【原植物】薯蓣 Dioscorea opposita Thunb.”[10]

《中医大辞典·中药分册》:“山药　出唐·侯宁极《药谱》。又名山薯、怀山药。为薯蓣科植物薯蓣 Dioscorea opposita Thunb. 的根茎。主产河南、山西、河北、陕西。”[9]

《中国医学百科全书·中医学》:“山药　始载于《神农本草经》。原名薯蓣,又名山芋、薯药。为薯蓣科植物薯蓣 Dioscorea opposita Thunb. 的根茎。11~12月茎叶枯萎后采挖,洗净,切去芦头,刮去外皮,用硫黄熏至发软,晒干,再反覆操作,晒至全干,习称“毛山药”。将毛山药放水中浸泡一日,至无干心为止,取出晒至半干,搓圆,再切成长段,打光,晒干,习称“光山药”。”[11]

《全国中药炮制规范》:“山药　［处方用名］山药、麸炒山药,土炒山药。【来源】本品为薯蓣科植物山药 Dioscorea opposita Thunb. 的干燥根茎。均系栽培。主产于河南、广西、湖南等地。”[16]

《中国药材学》:“山药　【别名】①薯蓣:山药蛋,山薯,淮山药,怀山药,白山药,野山豆(江苏)。②参薯:大薯。【来源】本品为的 Dioscorea opposita Thunb. (D. batatas Decne .)或参薯 D. Alata L. 的根茎。”[17]

《中国中医药学主题词表》:“山药 DIOSCOREA OPPOSITA　属薯蓣科;属补气药和固涩药(中药)　1995;1987~1994　薯蓣　用薯蓣检索1995年文献　D 薯蓣　D 怀山药。”[12]

《普通高等教育中医药类规划教材·中药学》:“山药《本经》　为薯蓣科多年蔓生草本植物薯蓣 Dioscorea opposita Thunb. 的根茎。主产于河南、江苏、广西、湖南等地。霜降后采挖。刮去粗皮,晒干或烘干,为‘毛山药’;再经浸软闷透,搓压为圆柱状,晒干打光,成为‘光山药’。润透,切厚片,生用或麸炒用。”[8]

《中华本草》:“山药(侯宁极《药谱》)　【异名】藷薁署预《山海经》,薯蓣、山芋《本经》，诸署、署豫、玉延、修脆《吴普本草》，藷（《山海经》郭璞传），山藷《别录》，王藷《杂要诀》，薯药《清异录》，怀山药《饮片新参》，蛇芋《浙江中药手册（志）》，白苕《四川中药志》，九黄姜、野白薯《湖南药物志》，山板薯《广西中药志》，扇子薯、佛掌薯《药材学》……【来源】为薯蓣科植物山药的块茎。【原植物】山药 Dioscorea opposita Thunb. ［D. batatas Decne .］又名：儿草《吴普本草》，延草《兼名苑》，白山药（西北、江苏、安徽），野牛尾苕（四川），理毛条（云南），长山药（山西），野薯（广东），菜山药（河南）。”[18]

《中华人民共和国药典》：“山药 Rhizoma Dioscoreae　本品为本品为薯蓣科植物薯蓣 Dioscorea opposita Thunb. 的干燥根茎。冬季茎叶枯萎后采挖，切去根头，洗净，除去外皮及须根，用硫黄熏后，干燥；也有选择肥大顺直的干燥山药，置清水中，浸至无干心，闷透，用硫黄熏后，切齐两端，用木板搓成圆柱状，晒干，打光，习称‘光山药’。”[7]

5　参考文献

1　唐·侯宁极．药谱．抄本，10

2　宋·寇宗爽．本草衍义．上海：商务印书馆，1937，44

3　明·兰茂．滇南本草第三卷．昆明：云南人民出版社，1977，278

4　清·吴仪洛．本草从新．北京：中医古籍出版社，2001，165

5　明·张浩．仁术便览．上海：商务印书馆，1957，144

6　清·陈杰．回生集．见：珍本医书集成（九）．上海：上海科学技术出版社，1986，1

7　国家药典委员会编．中华人民共和国药典．一部．北京：化学工业出版社，2000，22

8　雷载权主编．普通高等教育中医药类规划教材·中药学．上海：上海科学技术出版社，1995，282

9　《中医大辞典》编辑委员会编．中医大辞典·中药分册．北京：人民卫生出版社，1982，32

10　江苏新医学院编．中药大辞典．上海：上海科学技术出版社，1977，166

11　《中医学》编辑委员会．中国医学百科全书·中医学．上海：上海科学技术出版社，1997，1226

12　吴兰成主编．中国中医药学主题词表．北京：中医古籍出版社，1996，324

13　中国医学科学院药物研究所等编．中药志．第二册．北京：人民卫生出版社，1993，248

14　中华人民共和国卫生部药政管理局主编．中药材手册．北京：人民卫生出版社，1959，14

15　《全国中草药汇编》编写组编．全国中草药汇编．上册．北京：人民卫生出版社，1978，109

16　中华人民共和国卫生部药政管理局编．全国中药炮制规范．北京：人民卫生出版社，1988，9

17　徐国钧等主编．中国药材学．北京：中国医药科技出版社，1996，670

18　国家中医药管理局《中华本草》编委会．中华本草．第八册．上海：上海科学技术出版社，1999，241

19　明·李时珍．本草纲目．二十七．北京：人民卫生出版社，1982，1676

20　宋·苏颂．本草图经．合肥：安徽科学技术出版社，1994，86

21　汉·神农木草经．清顾观光重辑本．北京：人民卫生出版社，1955，31

22　三国·吴普．吴普本草．北京：人民卫生出版社，1987，18

23　魏晋·名医别录．北京：人民卫生出版社，1986，26

24　南北朝·陶弘景．本草经集注．北京：人民卫生出版社，1994，23

25　唐·孟诜．食疗本草．北京：人民卫生出版社，1984，3

26　宋·唐慎微．证类本草．北京：人民卫生出版社，1957，160

27　唐·苏敬等撰．新修本草．合肥：安徽科学技术出版社，1981，158

28　元·王好古. 汤液本草. 北京：人民卫生出版社，1987，949
29　元·忽思慧. 饮膳正要. 北京：北京市中国书店，1985，48
30　明·刘文泰. 本草品汇精要. 北京：人民卫生出版社，1982，240
31　清·叶桂. 本草经解. 上海：上海科学技术出版社，1958，5
32　清·黄宫绣. 本草求真. 上海：上海科学技术出版社，1959，19
33　清·耿世珍. 本草纲目别名录. 北京：中医古籍出版社，1982，144
34　清·张志聪. 本草崇原. 北京：中国中医药出版社，1992，4
35　清·张璐. 本经逢原. 上海：上海科学技术出版社，1959，137

030　山柰
Shannai
Rhizoma Kaempferiae

1　定名依据

1.1　正名

1.1.1　汉文名：山柰（本品为姜科植物山柰 Kaempferia galanga L. 的干燥根茎）。

1.1.2　英文名：galanga resurrectionlily rhizome.

1.2　依据

1.2.1　定名的文献依据

(1)《本草纲目》卷十四："山柰《纲目》　【释名】山辣（《纲目》）、三柰。时珍曰：山柰俗讹为三柰，又讹为三赖，皆土音也。或云：本名山辣，南人舌音呼山为三，呼辣如赖，故致谬误。其说甚通。【集解】时珍曰：山柰生广中，人家栽之。根叶皆如生姜，作樟木香气。土人食其根如食姜，切断曝干，则皮赤黄色，肉白色。古之所谓廉姜，恐其类也。"[1]

(2)《本草易读》卷三："山柰五十五　辛，温，无毒。暖中焦而辟恶，止霍乱而除寒，治心腹之冷痛，止风虫之牙痛。生广中，人家栽之。根叶皆如生姜。"[2]

(3)《本草备要·草部》："山柰　宣，温中，辟恶　辛温。暖中辟恶。治心腹冷痛，寒湿霍乱，风虫牙痛。生广中，根叶皆如生姜，入合诸香用。"[3]

(4)《验方新编》："治心腹冷痛　山柰、丁香、当归、甘草等分。为末，醋糊丸，梧子大。每服三十丸，酒下。"[4]

(5)《中华人民共和国药典》："山柰 Rhizoma Kaempferiae. 本品为姜科植物山柰 Kaempferia galanga L. 的干燥根茎。冬季挖采，洗净，除去须根，切片，晒干。"[5]

(6)《中医大辞典·中药分册》："山柰　见《本草纲目》。又名三柰、山辣、沙姜。为姜科植物山柰 Kaempferia galanga L. 的根茎。主产广西、广东、云南。"[6]

(7)《中药大辞典》："山柰《纲目》　【异名】三奈子《海上方》，三赖《品汇精要》，三柰、山辣《纲目》，三籁《南越笔记》，沙姜《岭南采药录》。【基原】为姜科植物山柰的根茎。【原植物】山柰 Kaempferia galanga L."[7]

(8)《中国医学百科全书·中医学》："山柰　始载于《本草品汇精要》。原名三赖，又名沙姜。为姜科植物山柰 Kaempferia galanga L. 的根茎。”[8]

(9)《中国中医药学主题词表》:“山柰 KAEMPFERIA GALANGA 属姜科;属理气药、祛寒药和消导药。”[9]

(10)《中药材手册》:“山柰[纲目列入草部芳草类] 本品为干燥的根茎。原植物系姜科多年生草本植物,均为栽培。[别名]沙姜(云南)、三柰(广西)。”[10]

(11)《中国药材学》:“山柰 【别名】沙姜。【来源】本品为姜科植物山柰 Kaempferia galanga L. 的根茎。”[11]

(12)《中药志》[12]、《全国中草药汇编》[13]、《全国中药炮制规范》[14]、《中华本草》[15]等现代中药著作多以“山柰”作为本药正名(参见“文献通考”)。

1.2.2 定名选择的理由

(1) 山柰 Rhizoma Kaempferiae,系姜科植物山柰 Kaempferia galanga L. 的干燥根茎。“山柰”之名始见于明·李时珍《本草纲目》,并作为本药正名记录。虽然本药最早以“三赖”作为正名,但自《本草纲目》以“山柰”作为正名后,后世的本草著作如《本草易读》、《本草备要》等载录本品均沿用时珍之说以“山柰”作为正名,方书《验方新编》则以“山柰”作为正名组方。《本草纲目》和《本草备要》等为明清时期有代表性的本草著作,对后世有较大影响。

(2) 我国最新出版的《中华人民共和国药典》,以及辞书类著作《中医大辞典·中药分册》、《中药大辞典》、《中国医学百科全书·中医学》等均以“山柰”作为本药正名。已经广泛应用于中医药学文献的标引和检索的《中国中医药学主题词表》也以“山柰”作为本药的正式主题词。现代本草著作如《中药志》、《全国中草药汇编》、《中华本草》、《中国药材学》、《中药材手册》、《全国中药炮制规范》等虽记载了不少本药各地的俗称,但也无一例外以“山柰”作为本药的正名。说明“山柰”作为本药正名已成为共识。

1.3 与正名等效的名词:无。

2 源流考释

山柰(姜科植物山柰 Kaempferia galanga L. 的干燥根茎)原名“三赖”,始见于明·刘文泰《本草品汇精要》:“三赖。无毒,丛生。三赖,辟秽气,作面脂,疗风邪,润泽颜色,为末,擦牙祛风止痛及牙宣口臭(今补)。【苗】谨按其根分莳,春月抽芽,直上生一叶似车前而卷,至秋旁生一茎,开碎花红白色,不结子,其本旁生小根,作丛,每根发芽,亦生一叶,至冬则凋,土人取根作段,市之,其香清馥,逼人可爱,今合香多用之。出广东及福建皆有之。”[16]上述植物形态及产地与今所用山柰相符。

“山柰”之名始载于明·李时珍《本草纲目》:“山柰俗讹为三柰,又讹为三赖,皆土音也。或云:本名山辣,南人舌音呼山为三,呼辣如赖,故致谬误。其说甚通。”[1]该书并以“山辣”为本品异名。此后,有关本草书即以“山柰”作为本药正名载录,如清·王昂《本草易读》曰:“山柰。辛,温,无毒。暖中焦而辟恶,止霍乱而除寒,治心腹之冷痛,止风虫之牙痛。”[2]清·王昂《本草备要》曰:“山柰。宣,温中,辟恶 辛温。暖中辟恶。治心腹冷痛,寒湿霍乱,风虫牙痛。生广中,根叶皆如生姜,入合诸香用。”[3]同时,有关方书应用本药时也以“山柰”作为正名组方,如清·鲍相璈《验方新编》曰:“治心腹冷痛。山柰、丁香、当归、甘草等分。为末,醋糊丸,梧子大。每服三十丸,酒下。”[4]

其实本品异名在方书中的记载当追溯明代以前。如明·朱橚《普济方》[17]卷六十六载录有“麝香一字散”，并注明出自《海上方》。“麝香一字散”中应用有“三柰子”，后该方被《本草纲目》作为治疗牙痛方收录于“山柰”附方中。可见本品在明代以前尚被称作“三柰子”在方书中应用。又，元·萨理弥实《瑞竹堂经验方·发齿门》[18]在“掠鬓方”中应用有“三奈子”，根据该方主治症及应用情况，当为本品异名“三柰子”的又一写法。

现代有关著作均沿用明代本草记载以“山柰”作为本药正名，如《中华人民共和国药典》[5]、《中医大辞典·中药分册》[6]、《中药大辞典》[7]、《中国医学百科全书·中医学》[8]、《中药志》[12]、《全国中草药汇编》[13]、《中药材手册》[10]、《全国中药炮制规范》[14]、《中国药材学》[11]等。同时尚记载有“沙姜”《中药材手册》[10]，“山奈”、“三藾”《全国中草药汇编》[13]，等各地的俗称。还记载有本品原植物“山柰”的异名“沙姜”、“三奈”《中药志》[12]等。

3 附录

3.1 又称：无。

3.2 俗称：沙姜（广东、广西），山奈，三藾。

3.3 曾称：三奈子《海上方》，三赖《品汇精要》，山辣《纲目》。

3.4 原植物名称：山柰，沙姜（广东、广西），三奈（广东、广西、云南）。

4 文献通考

《瑞竹堂经验方·十·发齿门》：“掠鬓方　白檀末（一钱）　香白芷（一钱）　白芨（一钱）　三奈子（三钱，面包烧熟为度）　滑石（研）　零陵香（二钱）　青黛（一钱，研）　百药煎（一钱，另研）　甘松（一钱，去土）　上为细末，用浆水一大盏，药末一钱，用瓷器内收盛，如法盖覆，勿令灰尘坐落，早晨梳洗毕掠之，不过十数日有验。”[18]

《普济方》卷六十六：“麝香一字散（出海上方）治一切牙痛立效。三柰子（二钱用面裹煨熟）　麝香（半钱）　上为细末。每用三字。口噙温水。随牙痛处一边鼻内搐之。漱动水吐去便可。神效。”[17]

《本草品汇精要》卷之十三：“三赖　无毒　丛生　三赖　辟秽气、作面脂、疗风邪、润泽颜色，为末，擦牙，祛风止痛及牙宣口臭（今补）。【苗】谨按其根分莳，春月抽芽，直上生一叶似车前而卷，至秋旁生一茎，开碎花红白色，不结子，其本旁生小根，作丛，每根发芽，亦生一叶，至冬则凋，土人取根作段，市之，其香清馥逼人。”[16]

《本草纲目》卷十四：“山柰《纲目》　【释名】山辣《纲目》、三柰。时珍曰：山柰俗讹为三柰，又讹为三赖，皆土音也。或云：本名山辣，南人舌音呼山为三，呼辣如赖，故致谬误。其说甚通。”[1]

《本草易读》卷三：“山柰五十五　辛，温，无毒。暖中焦而辟恶，止霍乱而除寒，治心腹之冷痛，止风虫之牙痛。生广中，人家栽之。”[2]

《本草备要·草部》：“山柰　宣，温中，辟恶　辛温。暖中辟恶。治心腹冷痛，寒湿霍乱，风虫牙痛。生广中，根叶皆如生姜，入合诸香用。”[3]

《验方新编》：“治心腹冷痛　山柰、丁香、当归、甘草等分。为末，醋糊丸，梧子大。每服三十丸，酒下。”[4]

《中药志》：“山柰　本品为少常用中药。商品为姜科植物山柰的根茎……【原植物】山柰　别名：沙姜（广东、广西），三奈（广东、广西、云南）。Kaempferia galanga L. 姜科 Zingiberaceae.”[12]

《中药材手册》：“山柰［纲目列入草部芳草类］　本品为干燥的根茎。原植物系姜科多年生草本植物，均为栽培。［别名］沙姜（广东、广西）、三柰（广东、广西、云南）。”[10]

《全国中草药汇编》：“山柰　别名：山奈、三藾、沙姜、山辣。来源：为姜科山柰属植物山柰 Kaempferia galanga L. 的根状茎。”[13]

《中药大辞典》：“山柰《纲目》　【异名】三奈子《海上方》，三赖《品汇精要》，三柰、山辣《纲目》，三籁《南越笔记》，沙姜《岭南采药录》。【基原】为姜科植物山柰的根茎。【原植物】山柰 Kaempferia galanga L.”[7]

《中医大辞典·中药分册》：“山柰　见《本草纲目》。又名三柰、山辣、沙姜。为姜科植物山柰 Kaempferia galanga L. 根茎。主产广西、广东、云南。”[6]

《中国医学百科全书·中医学》：“山柰　始载于《本草品汇精要》。原名三赖，又名沙姜。为姜科植物山柰 Kaempferia galanga L. 的根茎。”[8]

《全国中药炮制规范》：“山柰　［处方用名］山柰。【来源】本品为姜科植物山柰 Kaempferia galanga L. 的干燥根茎。均系栽培。主产于广东、广西、云南、台湾等地。”[14]

《中国药材学》：“山柰　【别名】沙姜。【来源】本品为姜科植物山柰 Kaempferia galanga L. 的根茎。”[11]

《中国中医药学主题词表》：“山柰 KAEMPFERIA GALANGA　属姜科；属理气药、祛寒药和消导药。”[9]

《中华本草》：“山柰《纲目》　【异名】三柰子《海上方》，三赖《品汇精要》，山辣《纲目》，三藾《南越笔记》，沙姜《岭南采药录》……【来源】为姜科植物山柰的根茎。【原植物】山柰 Kaempferia galanga L.”[15]

《中华人民共和国药典》：“山柰 Rhizoma Kaempferiae. 本品为姜科植物山柰 Kaempferia galanga L. 的干燥根茎。冬季挖采，洗净，除去须根，切片，晒干。”[5]

5　参考文献

1　明·李时珍. 本草纲目. 北京：人民卫生出版社，1982，859

2　清·王昂. 本草易读. 北京：人民卫生出版社，1997，158

3　清·汪昂. 本草备要. 北京：中国中医药出版社，1998，111

4　清·鲍相璈. 验方新编. 清光绪十九年（1893）同文书局石印本

5　国家药典委员会编. 中华人民共和国药典. 一部. 北京：化学工业出版社，2000，23

6　《中医大辞典》编辑委员会编. 中医大辞典·中药分册. 北京：人民卫生出版社，1981，31

7　江苏新医学院编. 中药大辞典. 上海：上海科学技术出版社，1977，168～169

8　《中医学》编辑委员会. 中国医学百科全书·中医学. 上海：上海科学技术出版社，1997，1106

9 吴兰成主编. 中国中医药学主题词表. 北京：中医古籍出版社，1996，323
10 中华人民共和国卫生部药政管理局主编. 中药材手册. 北京：人民卫生出版社，1959，14
11 徐国钧等主编. 中国药材学. 北京：中国医药科技出版社，1996，687~688
12 中国医学科学院药用植物资源开发研究所等编. 中药志. 第一册. 北京：人民卫生出版社，1993，313
13 《全国中草药汇编》编写组编. 全国中草药汇编. 上册. 北京：人民卫生出版社，1978，107
14 中华人民共和国卫生部药政管理局编. 全国中药炮制规范. 北京：人民卫生出版社，1988，10
15 国家中医药管理局《中华本草》编委会. 中华本草. 第八册. 上海：上海科学技术出版社，1999，645
16 明·刘文泰. 本草品汇精要. 北京：人民卫生出版社，1982，400
17 明·朱棣. 普济方. 北京：人民卫生出版社，1959，474
18 元·萨理弥实. 瑞竹堂经验方. 见：景印文渊阁四库全书（746）. 北京：中医古籍出版社，1986，29

031 山楂
Shanzha
Fructus Crataegi

1 定名依据

1.1 正名

1.1.1 汉文名：山楂（蔷薇科植物山里红 Crataegus pinnatifida Bge. var. major N. E. Br. 或山楂 Crataegus pinnatifida Bge. 的干燥成熟果实）。

1.1.2 英文名：hawthorn fruit.

1.2 依据

1.2.1 定名的文献依据

(1)《本草衍义补遗》："山楂，大能克化饮食。若胃中无食积，脾虚不能运化，不思食者，多服之，则反克伐脾胃生发之气也。"[1]

(2)《滇南本草》第一卷："山楂，味甜酸、性寒。消肉积滞、下气、吞酸、积块。pinnatifida Bge. var. major N. E. Br. 或山楂 Crataegus pinnatifida Bge. 的干燥成熟果实。"[2]

(3)《本草纲目》卷三十："山楂 【校正】《唐本草》木部赤爪木，宋《图经》外类棠梂子，丹溪《补遗》山楂，皆一物也。今并于一，但以山楂标题。【释名】赤爪子（侧巧切《唐本》），鼠楂《唐本》，猴楂（危氏），茅楂《日用》，杭子（音求），檕梅（音计），并《尔雅》，羊梂《唐本》，棠梂子《图经》，山里果《食鉴》。"[3]

(4)《本草征要》第四卷："山楂 味酸、性平，无毒。入脾、胃二经。去核。消肉食之积，行乳食之停。"[4]

(5)《本草新编》卷之五（羽集）："山楂，味甘辛，气平，无毒。入脾、胃二经。消宿食，除儿枕痛，去滞血，理疮疡，行结气，疗昰疝，健脾胃，祛臌胀。"[5]

(6)《得配本草》卷六："山楂　一名棠梂子，一名山里果。酸、甘、微温。入足太阴、阳明经。消积散瘀，破气化痰。理疮疡，除儿枕，疗疝气，发痘疹。"[6]
(7)《本草述钩元》卷十七："山楂　类有二种。一种小者呼棠朹（音求）子。树高数尺。三月开白花。实如小林檎。九月乃熟。可入药用。气味酸甘。微温。入足太阴阳明经。健脾胃。消饮食。"[7]
(8)《中华人民共和国药典》："山楂 Fructus Crataegi　本品为蔷薇科植物山里红 Crataegus pinnatifida Bge. var. major N. E. Br. 或山楂 Crataegus pinnatifida Bge. 的干燥成熟果实。秋季果实成熟时采收，切片，干燥。"[8]
(9)《普通高等教育中医药类规划教材·中药学》："山楂　为蔷薇科落叶灌木或小乔木植物山里红 Crataegus pinnatifida Bge. var. major N. E. Br.、山楂 C. pinnatifida Bge. 或野山楂 C. cuneata Sieb. et Zucc. 的成熟果实。"[9]
(10)《中医大辞典·中药分册》："山楂　出《本草衍义》。又名棠棣子、红果子。为蔷薇科植物山里红 Crataegus pinnatifida Bge. var. major N. E. Brown、山楂 Crataegus pinnatifida Bge. 或野山楂 C. cuneata Sieb. et Zucc. 的果实。"[10]
(11)《中药大辞典》："山楂《本草衍义》　【异名】朹、檕梅《尔雅》，朹子《尔雅》(郭璞注)，鼠查《本草经集注》，羊梂（陶弘景），赤爪实《唐本草》，棠梂子《本草图经》，赤枣子《桂海虞衡志》，山里红果、酸枣、鼻涕团、柿樝子《百一选方》，山里果子《履巉岩本草》，茅樝《日用本草》，猴樝《世医得效方》，映山红果《救荒本草》，海红《品汇精要》，酸梅子、山梨《中国树木分类学》，酸查《山东中药》。【基原】为蔷薇科植物山楂或野山楂的果实。【原植物】①山楂 Crataegus pinnatifida Bge. var. major N. E. Br. ②野山楂 Crataegus. cuneata Sieb. et Zucc.，又名：小叶山楂、山果子。"[11]
(12)《中国医学百科全书·中医学》："山楂　始载于《新修本草》。原名鼠查，又名棠棣子、赤枣子、酸枣、酸楂。为蔷薇科植物山楂 Crataegus pinnatifida Bge.、山里红 C. pinnatifida Bge. var. major N. E. Brown 及野山楂 C. cuneata Sieb. et Zucc. 的果实。"[12]
(13)《中国中医药学主题词表》[13]、《中药志》[14]、《中药材手册》[15]、《全国中草药汇编》[16]、《全国中药炮制规范》[17]、《中国药材学》[18]、《中华本草》[19]等现代中药著作多以"山楂"作为本药正名（参见"文献通考"）。

1.2.2　定名选择的理由

(1) 山楂 Fructus crataegi，蔷薇科植物山里红 Crataegus pinnatifida Bge. var. major N. E. Br. 或山楂 Crataegus pinnatifida Bge. 的干燥成熟果实。"山楂"之名始见于宋·寇宗奭《本草衍义》，并作为本品正名，其后的本草著作如明·兰茂《滇南本草》、李时珍《本草纲目》、李中梓《本草征要》，清·陈士铎《本草新编》、严西亭《得配本草》、杨时泰《本草述钩元》等在载录本药时均以"山楂"作为正名，并一直沿用至今。
(2) 我国最新出版的《中华人民共和国药典》、《普通高等教育中医药类规划教材·中药学》以及辞书类著作《中医大辞典·中药分册》、《中药大辞典》、《中国医学百科全书·中医学》等均以"山楂"作为本药正名。已经广泛应用于中医药学文献的标引和检索的《中国中医药学主题词表》也以"山楂"作为本药的正式主题词。现代本草著作如《中药志》、《全国中草药汇编》、《中华本草》、《中国药材学》、《中药材手册》、《全国中药炮制规范》等虽记载了不少本药各地的俗称，但也无一例外以“山楂”作为本药的正名。说明“山楂”作为本药正名已成为共识。

1.3 与正名等效的名词：无。

2 源流考释

山楂（蔷薇科植物山里红 Crataegus pinnatifida Bge. var. major N. E. Br. 或山楂 Crataegus pinnatifida Bge. 的干燥成熟果实）原称“朹子”、“檕梅”，始载于《尔雅》。如明·李时珍《本草纲目》卷三十[3]曰：“朹子（音求）、檕梅（音计），并《尔雅》。”引郭璞注《尔雅》云：“朹（音求）树如梅。其子大如指头，赤色似小柰，可食，此即山楂也。”其后南北朝·陶弘景《本草经集注》[20]称本药为“鼠查”，如《本草经集注·草木下品》[20]：“杉材。微温，无毒。主治漆疮……又有鼠查，生去地高尺余许，煮以洗漆多瘥。”唐·苏敬《新修本草》曰：“赤爪草，味苦，寒，无毒。主水利，风头，身痒。生平陆，所在有之。实，味酸冷，无毒。汁服主利，洗头及身瘥疮痒。一名羊梂，一名鼠查。”[21]首次记载了本品异名“羊梂”。宋·苏颂《本草图经》[22]称本药为“棠梂子”，曰：“棠梂子，生滁州。三月开白花，随便结实。其味酢而涩。采无时。彼土人用治痢疾及腰疼，皆效。”宋·唐慎微《证类本草》[23]称本品原植物为“赤爪木”，异名为“赤爪”，曰：“赤爪（侧绞切）木，味苦，寒，无毒……。实：味酸，冷，无毒……陈藏器云陶注于松条中。鼠查一名羊梂，即赤爪也。煮汁洗漆疮效。”此外，宋·王璆《是斋百一选方》[24]称本品为“山里红果”、“酸枣”、“鼻涕团”、“柿樝子”。明·刘文泰《本草品汇精要》[25]称本品正名为“棠球子”，异名为“山查子、海红、山里果”。《本草纲目》[3]引宋·范成大《桂海虞衡志》称本品异名为“赤枣子”。如宋·王璆《是斋百一选方》：“治疮疹不透。干黑危困神妙。柿樝子不以多少，为细末，每服二钱，紫草酒调下，小儿量大小加减徐徐进，三两服即红活。苏韬光云：其家累世用此甚佳。”[24]《本草纲目》引《百一选方》云：“山里红果，俗名酸枣，又名鼻涕团。正合此义矣。”[3]《本草品汇精要》：“棠球子　无毒　植生　棠球子治疾痢及腰疼皆效，又能消食，行结气，健胃，催疮疹（《名医》所录）。【名】山查子　海红　山里果。”[25]

此外，《中药大辞典》[11]和《中华本草》[19]均记载有本药异名“赤爪实”，据考《新修本草》[21]为对“赤爪草”的误载。

“山楂”之名始载于元·朱丹溪《本草衍义补遗》[1]，丹溪曰：“山楂，大能克化饮食。若胃中无食积，脾虚不能运化，不思食者，多服之，则反克伐脾胃生发之气也。”此后明兰茂《滇南本草》[2]亦沿用丹溪记载：“山楂，味甜酸、性寒。……此药有消积进食之功。”明·李时珍《本草纲目》[3]认为：“《唐本草》木部赤爪木（实为赤爪草），宋《图经》外类棠梂子，丹溪《补遗》山楂，皆一物也。今并于一，但以山楂标题。”此后诸家本草即以“山楂”为正名载录本药，如明·卢之颐《本草乘雅半偈》[26]、李中梓《本草征要》[4]，清·蒋居祉《本草择要》[27]、陈士铎《本草新编》[5]、叶桂《本草经解》[28]、严西亭《得配本草》[6]、沈金鳌《要药分剂》[29]、黄宫绣《本草求真》[30]、姚澜《本草分经》[31]、杨时泰《本草述钩元》[7]、陈其瑞《本草撮要》[32]等。同时《本经逢原》尚记载有本品异名“棠梂子”、“山查”等，其曰：“山楂　即棠梂子，俗作山查。甘苦微酸温，无毒，去核则不发热。童便浸姜汁拌炒黑，去积血甚捷。”[33]

现代有关著作均沿用宋代本草记载以“山楂”作为本药正名，如《中华人民共和国药典》[8]、《普通高等教育中医药类规划教材·中药学》[9]、《中医大辞典·中药分册》[10]、《中药大辞典》[11]、《中国医学百科全书·中医学》[12]、《中华本草》[19]、《中药材手册》[15]、《全国中药炮制规范》[17]等，同时尚载有“山里红”《中药材手册》[15]，“红果子”《全国中草药汇编》[16]，“山里果子”、“茅楂”、“猴楂”、“映山红果”、“酸梅子”、“山梨”、“酸查”《中药大辞典》[11]，“酸楂”《中国医学百科全书·中医学》[12]等各地的俗称；还记载有本品原植物“山里红”的异名“红果”、“棠棣”《中药志》[14]，“大山楂”《中华本草》[19]；原植物“山楂”的异名“山楂扣”《中华本草》[19]等。

3 附录

3.1 又称：炒山楂、焦山楂、山楂炭（饮片规格名），北山楂、南山楂（药材商品名）。

3.2 俗称：酸查（山东），红果子，山里红，酸梅子，山梨，酸楂，山里果子，茅楂，猴楂，映山红果。

3.3 曾称：杭子、檕梅《尔雅》，鼠查《本草经集注》，羊梂《新修本草》，棠梂子《本草图经》，赤爪《证类本草》，赤枣子《桂海虞衡志》，山里红果、酸枣、鼻涕团、柿楂子《百一选方》，棠球子、山查子、海红、山里果《本草品汇精要》，棠棣子、山查《本经逢原》。

3.4 原植物名称：山里红，红果、棠棣（河北），大山楂（江苏），山楂，山楂扣（山东）。

4 文献通考

《本草经集注·草木下品》：“杉材　微温，无毒。主治漆疮。削作柿，煮以洗漆疮，无不即瘥。又有鼠查，生去地高尺余许，煮以洗漆疮多瘥。又有漆姑，叶细细，多生石边，亦治漆疮。其鸡子及蟹，并是旧方。（《新修》一五八页，《大观》卷十四，《政和》三五五页）”[20]

《新修本草》卷第十四：“赤爪草，味苦，寒，无毒。主水利，风头，身痒。生平陆，所在有之。实，味酸冷，无毒。汁服主利，洗头及身瘥疮痒。一名羊梂，一名鼠查，小树生高五六尺，叶似香葇，子似虎掌爪，大如小林檎，赤色。出山南申州、安州、随州。”[21]

《本草图经》卷第二十：“棠梂子，生滁州。三月开白花，随便结实。其味酢而涩。采无时。彼土人用治痢疾及腰疼，皆效。他处亦有，而不入药用。”[22]

《证类本草》第十四卷：“赤爪（侧绞切）木　味苦，寒，无毒。主水痢，风头身痒。生平陆，所在有之。实味酸，冷，无毒。汁服，主水痢，沐头及洗身上疮痒。一名羊梂，一名鼠查。唐本注云：小树生，高五六尺。叶似香葇，子似虎掌爪，大如小林檎，赤色。出山南申、安、随等州。（唐本先附）陈藏器云陶注于松条中。鼠查一名羊梂，即赤爪也。煮汁洗漆疮效。《尔雅》云：梂，其实梂。有梂草，自裹其子房生为梂。又爪木一名羊梂，一名鼠查梂，此乃名同耳。梂似小查而赤，人食之。生高原。”[23]

《是斋百一选方》卷之十九：“治疮疹不透。干黑危困神妙。柿楂子不以多少，为细末，每服二钱，紫草酒调下，小儿量大小加减徐徐进，三两服即红活。苏韬光云，其家累世用此甚佳。柿樝子《图经本草》名糖糖儿，第二十三卷云，惟滁州者入药。”[24]

《本草衍义补遗》：“山楂，大能克化饮食。若胃中无食积，脾虚不能运化，不思食者，多服之，则反克伐脾胃生发之气也。”[1]

《滇南本草》第一卷：“山楂，味甜酸、性寒。消肉积滞、下气、吞酸、积块。（奇方）治胃脘有坚久积滞或寒赋胃，或饮食结滞、呕吐酸水、胸膈饱闷、饮食不思、倒饱嘈杂、吞吐酸水、两胁间有积块作痛。此药有消积进食之功。山查核（五钱炒黄色），沙苑蒺藜（五钱微焙），肫皮（五钱火焙黄色），加建曲（五钱焙），共细末。每服一钱，滚水送下，忌生冷。”[2]

《本草品汇精要》卷之三十四：“棠球子　无毒　植生　棠球子，治疾痢及腰疼皆效，又能消食，行结气，健胃，催疮疹（《名医》所录）。【名】山查子　海红　山里果。【苗】〔图经曰〕树高三五尺，叶似杏叶而长，三月开白花，随便结实如酸枣而差，匾至八九月色赤，山人采之，以当果食。今药中多用之，以其能消食而健脾也。【地】〔图经曰〕生滁州，今处处有之。【时】（生）春生（采）八九月取，【收】晒干，【用】实，【色】红。【味】甘，【主】消食健胃。”[25]

《本草纲目》：“山楂　【校正】《唐本草》木部赤爪木，宋《图经》外类棠梂子，丹溪《补遗》山楂，皆一物也。今并于一，但以山楂标题。【释名】赤爪子（侧巧切《唐本》）、鼠楂《唐本》、猴楂（危氏）、茅楂《日用》、杭子（音求）、檕梅（音计，并《尔雅》）、羊梂《唐本》、棠梂子《图经》、山里果《食鉴》。时珍曰：山楂，味似楂子，故亦名楂。世俗皆作查字，误矣。查（音槎）乃水中浮木，与楂何关？郭璞注《尔雅》云：杭（音求）树如梅。其子大如指头，赤色似小柰，可食，此即山楂也。世俗作梂字，亦误矣。梂乃栎实，于杭何关楂、杭之名，见于《尔雅》。自晋、宋以来，不知其原，但用查、梂耳。此物生于山原茅林中，猴、鼠喜食之，故又有诸名也。《唐本草》赤爪木当作赤枣，盖枣、爪音讹也，楂状似赤枣故尔。范成大《虞衡志》有赤枣子。王璆《百一选方》云：山里红果，俗名酸枣，又名鼻涕团。正合此义矣。”[3]

《本草乘雅半偈》第九帙：“山楂（唐本草）　可名赤爪，亦可名虎掌，功用相符若探囊耳。【气味】酸苦甘，微寒，无毒。【主治】主瘘疮，利小便，去痰热，止渴，令人少睡，有力，悦志。【核】曰：出南山高原，所在亦有。树高数尺，古拙可爱，枝有丛刺，叶有五尖。三月开花五出，碎小色白，缀实似林擒而小，有黄赤二种。霜后乃熟，核似牵牛子，色褐而坚。一种实大而赤，甘酸可口，名曰棠梂，唯供食料。修事，蒸过晒干，临用再蒸去核，焙燥，研细用……”[26]

《本草征要》第四卷：“山楂　味酸、性平，无毒。入脾、胃二经。去核。消肉食之积，行乳食之停。疝气为殃，茴香佐之而取效。儿枕作痛，沙糖调服以成功。发小儿痘疹，理下血肠风。善去腥膻油腻之积，与麦芽之消谷积者，不同也。核主催生、疝气。按胃中无积、及脾虚恶食者忌服。”[4]

《本草择要·寒性药品》：“山楂　【气味】酸冷无毒。【主治】消食积。补脾健胃。行结气。消肉积滞血痛胀。化血块气块。若胃中无食积。脾虚不能运化不思食。”[27]

《本草新编》卷之五（羽集）：“山楂，味甘辛，气平，无毒。入脾、胃二经。消宿食，除儿枕痛，去滞血，理疮疡，行结气，疗昰疝，健脾胃，祛臌胀。”[5]

《本经逢原》卷三：“山楂　即棠梂子，俗作山查。甘苦微酸温，无毒，去核则不发热。童便浸姜汁拌炒黑，去积血甚捷。”[33]

《本草经解》卷三：“【山楂子】气冷。味酸。无毒。煮汁服。止水痢。沐头洗身。治疮痒。山楂气冷。禀天秋凉之金气。入手太阴肺经。味酸无毒。得地东方之木味。入足厥阴肝经。气味俱降。阴也。饮食入胃。散精于肝。肝不散精。则滞而成痢。”[28]

《得配本草》卷六：“山楂　一名棠梂子，一名山里果。酸、甘、微温。入足太阴、阳明经。消积散瘀，破气化痰。理疮疡，除儿枕，疗疝气，发痘疹。得紫草煎酒调服，发痘疹。得茴香，治偏坠疝气。配鹿茸，治老人腰痛。”[6]

《要药分剂》卷七：“山楂　味甘酸。性温。无毒。禀木气而生。降也。阴也。【主治】主消食积。化宿滞。行结气。除积块痰块血块。健脾开膈。疗痢疾。（医鉴）　止儿枕作痛。发小儿痘疹。”[29]

《本草求真》卷四：“山楂（山果）消食磨肉伐胃戕脾山楂（专入脾胃）。甘酸咸平。何书既言健脾。又曰能伐脾胃生化之气。得非自相矛乎？使明其理以推。则知所谓健脾者。因其脾有食积。”[30]

《本草分经·原例（次序略经更定）》：“山楂　酸甘微温，健脾行气，散瘀化痰，消肉积乳积，多食伐气，小者入药。核化食磨积，治疝催生。”[31]

《本草述钩元》卷十七：“山楂　类有二种。一种小者呼棠梂（音求）子。树高数尺。三月开白花。实如小林檎。九月乃熟。可入药用。气味酸甘。微温。入足太阴阳明经。健脾胃。消饮食。”[7]

《本草撮要》卷三：“【山楂】味酸甘微温。入足太阴厥阴经。功专消食起痘。得茴香治偏坠疝气。得紫草治痘疹干黑。得沙糖去恶露。治少腹痛。脾虚恶食者忌服。凡用人参不宜者。服山楂即解。化肉积甚速。冻疮涂之即愈。治疝催生用核良。”[32]

《中药志》：“山楂　本品为常用中药。商品主要为蔷薇科植物山里红、山楂及野山楂的果实。……【原植物】①山里红　别名：红果，棠棣（河北），大山楂（江苏）。Crataegus pinnatifida Bge. var. major N. E. Br. ——蔷薇科 Rosaceae……②山楂 Crataegus pinnatifida Bge. ——蔷薇科 Rosaceae……③野山楂　别名：小叶山楂，牧虎梨（河南），红果子，浮萍果，大红子（贵州），猴楂，毛枣子（江西），山梨（湖南）。”[14]

《中药材手册》：“山楂［纲目名山樝，列入果部山果类］本品为干燥的果实。原植物系蔷薇科落叶灌木，栽培与野生均有，北方多为野生。商品中常以山楂片出售。因产地和植物品种不同产品亦略异：北方产的俗称“北山楂”或“东山楂”，个大色红，多切成片状入药，质较佳；南方产的俗称“南山楂”或“野山楂”，个较瘦小，色稍浅，多是整个或干成小饼入药，故又称“楂饼”或“楂肉”。［别名］山里红。”[15]

《全国中草药汇编》：“山楂　别名：红果子、棠棣子。来源：为蔷薇科山楂属植物山里红 Crataegus pinnatifida Bge. var. major N. E. Brown、山楂 C. pinnatifida Bunge 及野山楂 C. cuneata Sieb. et Zucc. 的果实，其根和叶也入药。”[16]

《中药大辞典》：“山楂《本草衍义》　【异名】朹、檕梅《尔雅》，朹子《尔雅》郭璞注），鼠查《本草经集注》，羊梂（陶弘景），赤爪实《唐本草》，棠梂子《本草图经》，赤枣子《桂海虞衡志》，山里红果、酸枣、鼻涕团、柿樝子《百一选方》，山里果子《履巉岩本草》，茅樝《日用本草》，猴樝《世医得效方》，映山红果《救荒本草》，海红《品汇精要》，酸梅子、山梨《中国树木分类学》，酸查《山东中药》。【基原】为蔷薇科植物山楂或野山楂的果实。【原植物】①山楂 Crataegus pinnatifida Bge. var. major N. E. Br. ②野山楂 Crataegus. cuneata Sieb. et Zucc.，又名：小叶山楂、山果子。"[11]

《中医大辞典·中药分册》："山楂 出《本草衍义》。又名棠棣子、红果子。为蔷薇科植物山里红 Crataegus pinnatifida Bge. var. ma. jor N. E. Brown、山楂 Crataegus pinnatifida Bge. 或野山楂 C. cuneata Sieb. et Zucc. 的果实。主产山东、河北、河南、辽宁、江苏等地。"[10]

《中国医学百科全书·中医学》："山楂 始载于《新修本草》。原名鼠查，又名棠棣子、赤枣子、酸枣、酸楂。为蔷薇科植物山楂 Crataegus pinnatifida Bge.、山里红 C. pinnatifida Bge. var. major N. E. Brown 及野山楂 C. cuneata Sieb. et Zucc. 的果实。前两种习称'北山楂'，后一种习称'南山楂'。北山楂多为栽培品，秋季果实成熟时采收，横切成片，晒干或烘干；南山楂为野生，秋季果实近成熟时采收，置沸水中略烫后晒干或压成饼状晒干。"[12]

《全国中药炮制规范》："山楂 ［处方用名］山楂、炒山楂、焦山楂、山楂炭。【来源】本品为蔷薇科植物山里红 Crataegus pinnatifida Bge. var. major N. E. Br.、山楂 Crataegus pinnatifida Bge. 或野山楂 Crataegus cuneata Sieb. et Zucc. 的干燥成熟果实。前两种习称'北山楂'，后一种习称'南山楂'。北山楂多系栽培，主产于山东、河北、河南、辽宁等地。秋季果实成熟时采摘、切片、干燥。药材以片大、皮红、肉厚、核小者为佳。南山楂多系野生。主产于江苏、浙江、云南、四川等地。秋季果实成熟时采摘，置沸水中略烫后或压成饼干燥或直接干燥。药材以个匀、色棕红者为佳。"[17]

《中国药材学》："山楂 【来源】本品为蔷薇科植物山里红 Crataegus pinnatifida Bge. var. major N. E. Br、山楂 C. pinnatifida Bunge 的果实。"[18]

《中国中医药学主题词表》："山楂 CRATAEGUS PINNATIFIDA 属蔷薇科；属消导药和理气药 D 山里红。"[13]

《普通高等教育中医药类规划教材·中药学》："山楂 为蔷薇科落叶灌木或小乔木植物山里红 Crataegus pinnatifida Bge. var. major N. E. Br.、山楂 C. pinnatifida Bge. 或野山楂 C. cuneata Sieb. et Zucc. 的成熟果实。前两种习称'北山楂'，后一种习称'南山楂'。全国大部分地区有产。秋季果实成熟时采收。北山楂切片、干燥，南山楂直接干燥。生用或炒用。"[9]

《中华本草》："山楂《本草衍义》 【异名】朹、檕梅《尔雅》，朹子《尔雅》（郭璞注），羊梂、鼠查《本草经集注》，赤爪实《新修本草》，棠棣子《本草图经》，赤枣子《桂海虞衡志》，山里红果、酸枣、鼻涕团、柿樝子《百一选方》，山里果子《履巉岩本草》，茅樝《日用本草》，猴樝《世医得效方》，映山红果《救荒本草》，海红《品汇精要》，酸梅子、山梨《中国树木分类学》，酸查《山东中药》……【来源】为蔷薇科植物山里红、山楂的成熟果实。【原植物】①山里红 Crataegus pinnatifida Bunge var. major N. E. Br. 又名：红果、棠棣（河北），大山楂（江苏）……②山楂 Crataegus pinnatifida Bunge 又名：山楂扣（山东）。"[19]

《中华人民共和国药典》："山楂 Fructus Crataegi 本品为蔷薇科植物山里红 Crataegus pinnatifida Bge. var. major N. E. Br. 或山楂 Crataegus pinnatifida Bge. 的干燥成熟果实。秋季果实成熟时采收，切片，干燥。"[8]

5 参考文献

1 宋·寇宗奭．本草衍义补遗．上海：商务印书馆，1937
2 明·兰茂．滇南本草．第一卷．昆明：云南人民出版社，1955，340
3 明·李时珍．本草纲目．北京：人民卫生出版社，1982，1773
4 明·李中梓．本草征要．见：李中梓医学全书．北京：中国中医药出版社，1999，145
5 清·陈士铎．本草新编．北京：中国中医药出版社，1996，253
6 清·严西亭．得配本草．上海：上海卫生出版社，1957，8
7 清·杨时泰．本草述钩元．上海：科技卫生出版社，1958，425
8 国家药典委员会编．中华人民共和国药典．一部．北京：化学工业出版社，2000，23
9 雷载权主编．普通高等教育中医药类规划教材·中药学．上海：上海科学技术出版 社，1995，171
10 《中医大辞典》编辑委员会编．中医大辞典·中药分册．北京：人民卫生出版社，1982，34
11 江苏新医学院编．中药大辞典．上海：上海科学技术出版社，1977，170
12 《中医学》编辑委员会．中国医学百科全书·中医学．上海：上海科学技术出版社，1997，1218
13 吴兰成主编．中国中医药学主题词表．北京：中医古籍出版社，1996，324
14 中国医学科学院药物研究所等编．中药志．第三册．北京：人民卫生出版社，1993，146
15 中华人民共和国卫生部药政管理局主编．中药材手册．北京：人民卫生出版社，1959，192
16 《全国中草药汇编》编写组编．全国中草药汇编．上册．北京：人民卫生出版社，1978，115
17 中华人民共和国卫生部药政管理局编．全国中药炮制规范．北京：人民卫生出版社，1988，114
18 徐国钧等主编．中国药材学．北京：中国医药科技出版社，1996，1019
19 国家中医药管理局《中华本草》编委会．中华本草．第四册．上海：上海科学技术出版社，1999，126
20 南北朝·陶弘景．本草经集注．北京：人民卫生出版社，1994，375
21 唐·苏敬等撰．新修本草．合肥：安徽科学技术出版社，1981，357
22 宋·苏颂．本草图经．合肥：安徽科学技术出版社，1994，682
23 宋·唐慎微．证类本草．北京：人民卫生出版社，1957，356
24 宋·王璆．是斋百一选方．台北：新文丰出版公司，1987，572
25 明·刘文泰．本草品汇精要．北京：人民卫生出版社，1982，806
26 明·卢之颐．本草乘雅半偈．北京：人民卫生出版社，1986，541
27 清·蒋居祉．本草择要纲目．见：珍本医书集成．本草类．上海：上海科学技术出版社，1985，253
28 清·叶桂．本草经解．上海：上海科学技术出版社，1958，91
29 清·沈金鳌．要药分剂．上海：上海科学技术出版社，1959，170
30 清·黄宫绣．本草求真．上海：上海科学技术出版社，1959，212
31 清·姚澜．本草分经．上海：上海科学技术出版社，1989，90
32 清·陈其瑞．本草撮要．见：珍本医书集成．本草类．上海：上海科学技术出版社，1985，49
33 清·张璐．本经逢原．上海：上海科学技术出版社，1959，146

032 山慈菇

Shancigu

Pseudobulbus Cremastrae Seu Pleiones

1 定名依据

1.1 正名

1.1.1 汉文名：山慈菇［本品为兰科植物杜鹃兰 Cremastra appendiculata（D. Don）Makino、独蒜兰 Pleione bulbocodioides（Franch.）Polfe 或云南独蒜兰 Pleione yunnanensis Rolfe 的干燥假鳞茎］。

1.1.2 英文名：appendiculate cremastra pseudob ulb or common p leiine pseudob - ulb

1.2 依据

1.2.1 定名的文献依据

(1)《本草备要·草部》："山慈菇　泻热，解毒　甘微辛，有小毒。功专清热散结。治痈疮疔肿，瘰疬结核（醋磨涂）。解诸毒，虫毒，蛇、虫、狂犬伤。根与慈菇、小蒜相类，去毛壳用（玉枢丹中用之。《广笔记》云：出处州遂昌县洪山，无毛，云真者有毛，误也）。"[1]

(2)《本草撮要》卷一："【山慈菇】　味甘微辛有小毒。入足厥阴少阳经。功专清热散结消肿。以醋磨涂良。并吐风狂痰涎。"[2]

(3)《本草便读·草部》："山慈菇　杀蛊消痈。有毒而能解毒。行瘀散结。辛寒又带甘寒。（山慈菇　辛寒有毒。散泻之品。只可用以外敷痈肿。然疔疮之证。各有成病之由。当详审用药。虽卒中闭证。亦不可浪投毒药。以攻击取祸也。即金灯花根如慈菇。惟外科发散药用之为多。服食方内。只玉枢丹用之。其余不多见也）"[3]

(4)《中华人民共和国药典》："山慈菇 Pseudobulbus cremastrae seu pleiones　本品为兰科植物杜鹃兰 Cremastra appendiculata（D. Don）Makino、独蒜兰 Pleione bulbocodioides（Franch.）Rlfe 或云南独蒜兰 Pleione yunnanensis Rolfe 的干燥假鳞茎。前者习称‘毛慈菇’，后二者习称‘冰球子’。"[4]

(5)《普通高等教育中医药类规划教材·中药学》："山慈菇《本草拾遗》　为兰科植物杜鹃兰 Cremastra appendiculata（D. Don）Makino、独蒜兰 Pleione bulbocodioides（Franch.）Rolfe 或云南独蒜兰 Pleione yunnanensis Rolfe 的干燥假鳞茎。前者习称‘毛慈菇’，后二者习称‘冰球子’。夏、秋二季采挖，除去地上部分，分开大小，置沸水锅中蒸煮至透心，干燥。"[5]

(6)《全国中草药汇编》："山慈菇　别名：毛慈菇、茅慈菇、冰球子、泥宾子。来源：为兰科杜鹃兰属植物杜鹃兰 Cremastra appendiculata（D. Don）Makino［C. variabilis（Blume）Nakai］或独蒜兰属植物独蒜兰（瓶状独蒜兰）Pleione bulbocodioides（Franch.）Rolfe 及云南独蒜兰（滇独蒜兰）Pleione yunnanensis Rolfe［P. chiwuana Tang et Wang］，前者习称‘毛慈菇’，后二者习称‘冰球子’。均以假鳞茎入药。"[6]

(7)《中国药材学》："山慈菇　【别名】丽江山慈菇，土贝母，草贝母（云南）。【来源】本品为百合科植物山慈菇 lphigenia indica Kunth 的鳞茎。"[7]

(8)《中华本草》："山慈菇《本草拾遗》　【异名】金灯花《本草拾遗》……【来源】为兰科植物杜鹃兰、独蒜兰的假鳞茎。【原植物】①杜鹃兰 Cremastra appendiculata（D. Don）Makino［Cymbidium appendiculata D. Do；Cremastra wallichiana Lindl. Ex Wall.］……②独蒜兰 Pleione bulbocodioides（Franch.）Rolfe［Coelogyne bulbocodioides France.］。"[8]

1.2.2　定名选择的理由

(1) 山慈菇 Pseudobulbus Cremastrae Seu Pleiones，系兰科植物杜鹃兰 Cremastra appendiculata（D. Don）Makino、独蒜兰 Pleione bulbocodioides（Franch.）Rolfe 或云南独蒜兰 Pleione yunnanensis Rolfe 的干燥假鳞茎。以"山慈菇"作为本品正名始载于清·汪昂《本草备要》，其后的本草著作如清·陈其瑞《本草撮要》、张秉成《本草便读》等均以"山慈菇"作为正名载录本药，并一直沿用至今。

(2) 我国最新出版的《中华人民共和国药典》、《普通高等教育中医药类规划教材·中药学》均以"山慈菇"作为本药正名。现代本草著作如《全国中草药汇编》、《中华本草》、等也以"山慈菇"作为本药的正名。说明"山慈菇"作为本药正名已成为共识。

1.3　与正名等效的名词：无。

2　源流考释

山慈菇［兰科植物杜鹃兰 Cremastra appendiculata（D. Don）Makino、独蒜兰 Pleione bulbocodioides（Franch.）Rolfe 或云南独蒜兰 Pleione yunnanensis Rolfe 的干燥假鳞茎］原称"山慈菰根"，始载于清·赵学敏《本草纲目拾遗》，如宋·唐慎微《证类本草》引该书曰："山慈菰根　有小毒。主痈肿，疮瘘，瘰疬，结核等，醋摩敷之。亦剥人面皮，除皯䵳。生山中湿地。一名金灯花。叶似车前，根如慈菰。零陵间又有团慈菰，根似小蒜，所主与此略同。"[9] 其后的本草著作有的即以"山慈菰根"为本品正名，如《证类本草》[9]等；有的以"山慈姑"为本品正名，如明·兰茂《滇南本草》[10]、李时珍《本草纲目》[11]、卢之颐《本草乘雅半偈》[12]，清·蒋居祉《本草择要纲目》[13]、汪昂《本草易读》[14]、张璐《本经逢原》[15]、吴仪洛《本草从新》[16]、黄宫绣《本草求真》[17]、耿世珍《本草纲目别名录》[18]、严西亭《得配本草》[19]等；有的以"山慈菰"为正名，如明·刘文泰《本草品汇精要》[20]等；有的以"山茨菇根"为正名，如明·陈嘉谟《本草蒙筌》[21]、清·陈士铎《本草新编》[22]等。

以"山慈菇"作为本品正名始见于清·汪昂《本草备要》："山慈菇　泻热，解毒甘微辛，有小毒。功专清热散结。治痈疮疔肿，瘰疬结核（醋磨涂）。解诸毒，虫毒，蛇、虫、狂犬伤。根与慈菇、小蒜相类，去毛壳用（玉枢丹中用之）。"[1] 其后《本草撮要》[2]、《本草便读》[3]等也予以沿载。

古代著作记载的本品异名有"金灯花"、"山慈菰根"《本草拾遗》[9]，"山慈菰"、"鹿蹄草"《证类本草》引《经验方》[9]，"山慈姑"《滇南本草》[10]，"朱姑"、"鬼灯擎"《本草纲目》[11]，"毛姑"《本草从新》[16]，"山茨菇根"《本草蒙筌》[21]，"山茨菰"《仁术便览》[23]，"山茨菇"《是斋百一选方》[24]，"金灯"《得配本草》[19]，"泉菇"、"毛慈菇"《药材资料汇编》[25]等。

现代中药著作多以"山慈菇"为正名，如《中华人民共和国药典》[4]、《普通高等教育中医药类规划教材·中药学》[5]、《全国中草药汇编》[6]、《中国药材学》[7]、《中华本草》[8]等。但也有以"毛慈姑"《中药志》[26]，"山慈姑"《中药材手册》[27]、《中药大辞典》[28]、《中医大辞典·中药分册》[29]、《中国医学百科全书·中医学》[30]、《全国中药炮制规范》[31]、《中国中医药学主题词表》[32]等作为正名者。同时现代中药著作还记载有"毛慈姑"、"泥冰子"《中药材手册》[27]，"茅慈菇"、"冰球子"、"泥宾子"《全国中草药汇编》[6]，"处姑"、"白地栗"、"白毛姑"《中药大辞典》[28]，"朱姑"《中医大辞典·中药分册》[29]，"金灯花根"《中国医学百科全书·中医学》[30]，"丽江山慈菇"、"土贝母"、"草贝母"《中国药材学》[7]，"慈姑"、"算盘七"、"人头七"、"太白及"、"水球子"、"采配兰"《中华本草》[8]等各地的俗称。还记载有本品原植物"杜鹃兰"的异名"泥宾子"、"三道箍"、"三道圈"、"朝天一柱香"《中药志》[26]；原植物"独蒜兰"的异名"冰球子"《中药大辞典》[28]等。

此外，防己科青牛胆属植物金果榄 Tinospora capillipes Gagep. 及青牛胆 T. sagittata (Oliv.) Gagnep. 的块根，在广东、广西等地也称为"山慈菇"，与本药属两种不同植物，当注意鉴别。

3 附录

3.1 又称：无。

3.2 俗称：毛慈姑、泥冰子（四川），丽江山慈菇，土贝母，草贝母（云南），采配兰（浙江），泥宾子，茅慈菇，冰球子，处姑，白地栗，白毛姑，朱姑，金灯花根，算盘七，人头七，太白及，水球子，慈姑。

3.3 曾称：金灯花、山慈菰根《本草拾遗》，山慈菰、鹿蹄草《经验方》，山茨菇《是斋百一选方》，山慈姑《滇南本草》，朱姑、鬼灯擎《本草纲目》，毛姑《本草从新》，山茨菇根《本草蒙筌》，山茨菰《仁术便览》，金灯《得配本草》，泉菇、毛慈菇《药材资料汇编》。

3.4 原植物名称：杜鹃兰，泥宾子（四川），三道箍，三道圈，朝天一柱香（贵州）；青牛胆，山慈姑，地苦胆，金古榄，金牛胆；独蒜兰，冰球子。

4 文献通考

《证类本草》卷第十一："山慈菰根　有小毒。主痈肿，疮瘘，瘰疬，结核等，醋摩敷之。亦剥人面皮，除皯䵟。生山中湿地。一名金灯花。叶似车前，根如慈菰。零陵间又有团慈菰，根似小蒜，所主与此略同（新补　见藏器及日华子）。经验方贴疮肿。以山慈菰，一名鹿蹄草，取茎、叶捣，为膏，入蜜贴疮口上，候清血出效。"[9]

《是斋百一选方·第二十五门·神仙解毒万病元》卷之十七："……文蛤（三两，淡红黄色者，捶碎，洗净，《本草》云五倍子一名文蛤），红芽大戟（一两半，净洗），山慈菇（二两，洗，即鬼灯檠、金灯花根也），续随子（一两，去壳秤，研细，纸裹，压去油，再研如白霜），麝香（三分，研）上将前三味焙干为细末，入麝香、续随子研令匀，以糯米粥为丸。"[24]

《滇南本草》第三卷："山慈姑，味甘、微辛，性微寒。入脾、肺二经。收敛肺气。消阴分之痰，止咳嗽，治喉痹，止咽喉痛，止血涩血，大肠下血，痔漏疮痈之症。（单方） 治痔疮，漏下，脓血痈疽，毒疮红肿不出头者，有脓出头，无脓即散，水煨点水酒服。——从本卷下"[10]

《本草品汇精要·草部下品之下·草之草》卷之十五："山慈菰 有小毒 植生 山慈菰 主痈肿疮瘘、瘰疬结核等，醋磨敷之。亦剥人面皮，除皯䵟（《名医》所录）。【名】金灯花、鹿蹄草【苗】〔图经曰〕春生苗叶似车前根，如慈菰。零陵间又有团慈菰，根似小蒜，所主与此略同。【地】〔图经曰〕生山中湿地及零陵间〔道地〕吴中者佳。"[20]

《本草蒙筌·草部下》卷之三："山茨菇根 味辛、苦。有小毒。俗呼金灯笼，多生沙湿地。初春萌孽，叶如韭叶长青；二月开花，状若灯笼色白。瓣有黑点，子结三棱。立夏才交，其苗即槁。依时掘地可得，迟久腐烂难寻。"[21]

《本草纲目·草部·草之二》第十三卷："山慈姑（宋《嘉祐》） 【释名】金灯《拾遗》，鬼灯檠《纲目》，朱姑《纲目》，鹿蹄草《纲目》，无义草。时珍曰：根状如水慈姑，花状如灯笼而朱色，故有诸名。段成式《酉阳杂俎》云：金灯之花与叶不相见，人恶种之，谓之无义草。又有试剑草，亦名鹿蹄草，与此同名，见后草之五。【集解】藏器曰：山慈姑 生山中湿地，叶似车前，根如慈姑。大明曰：零陵间有一种团慈姑，根如小蒜，所主略同。"[11]

《仁术便览》卷二："【紫金锭】 此药解诸毒，疗诸疮，利关窍，通治百病，神效。又治气厥痰厥，不省人事尤好。此药与演气丹、备急丸，居家出入不可缺。山茨菰（去皮净焙，三两），文蛤（即五倍捶破洗焙，三两），真麝香（另研，三钱），千金子（一名续随子，去皮研去油，一两），红牙大戟（真，另研取末，一两半），上各为细末，和匀，以糯米粥合丸，木臼中杵千余下，每料分作四十锭。每服半锭，病重者，或服一锭，以酒或薄荷汤化下。"[23]

《本草乘雅半偈》第九帙："山慈姑（宋嘉祐） 本草言叶如水仙花叶，正误指金灯花、老鸦蒜为山慈姑矣。鬼臼一名马目毒公，花不见天，为羞天山慈姑；叶不见花，为无义末忘本乎。"[12]

《本草择要纲目·温性药品》："山慈姑 【气味】甘微辛有小毒。【主治】痈肿疮瘘瘰疬结核等。醋磨敷之。亦剥人面皮。除皯䵟。主疗肿。攻毒。破皮。解诸毒蛊毒蛇虫狂犬咬。"[13]

《本草新编》·卷之四："山茨菇根，味辛、苦，有小毒。消痈疽、无名疔毒，散隐疹、恶疮，蛇虫啮伤，治之并效。此物玉枢丹中为君，可治怪病。大约怪病多起于痰，山慈菇正消痰之圣药，治痰而怪病自可除也。"[22]

《本草易读》卷三："山慈姑四十 去毛壳。甘，微辛，有小毒。消痈肿疮瘘疔毒，兼疗瘰疬结核，解诸毒蛊毒蛇毒，亦治狂狗咬伤。擅剥人面皮之能，操退除面皯之权。"[14]

《本草备要·草部》："山慈菇 泻热，解毒 甘微辛，有小毒。功专清热散结。治痈疮疔肿，瘰疬结核（醋磨涂）解诸毒、虫毒、蛇、虫、狂犬伤。根与慈菇、小蒜相类，去毛壳用（玉枢丹中用之。《广笔记》云：出处州遂昌县洪山，无毛，云真者有毛，误也）。”[1]

《本经逢原·山草部》卷一：“山慈姑　金灯花根也。九月开花，朱色，与叶不相见，故又名无义草，甘微辛，小毒。发明山慈菇攻坚解毒，治痈肿疮瘘，瘰疬结核等证。紫金锭用之，亦是解诸毒耳。《丹方》治面上瘢痕用山慈菇末，和轻粉、硼砂末各少许，先用碱水笔涂患处，次掺上药，太乙膏盖，日易一次，俟疙瘩消尽后，以鹰屎白、密陀僧末，蜜水调护，数日勿见风，日效。”[15]

《本草从新·草部》卷四：“山慈姑　泻热解毒。甘微辛而寒。功颛清热散结。治痈疮疔肿，瘰疬结核。（醋磨涂）解诸毒。蛊毒。蛇虫狂犬伤。根类慈姑小蒜。去毛壳（有毛壳包裹者真、故今人俱称为毛姑）。”[16]

《本草求真·上编·杂剂》卷六：“山慈菇（山草）　泻热散结治瘰疬等毒。山慈姑（专入肺）。味苦微辛。气寒微毒。功专泻热消结解毒。故凡症患痈疽。无名疔肿。瘾疹恶疮。蛇虺齿伤。瘰疬结核等症。用此外敷。”[17]

《本草纲目别名录·本草纲目释名·草部（上）》：“山慈姑（金灯　鬼灯檠　无义草　朱姑　鹿蹄草）。”[18]

《本草撮要·草部》卷一：“【山慈菇】　味甘微辛有小毒。入足厥阴少阳经。功专清热散结消肿。以醋磨涂良。并吐风狂痰涎。”[2]

《本草便读·草部·山草类》：“山慈菇　杀蛊消痈。有毒而能解毒。行瘀散结。辛寒又带甘寒。山慈菇，辛寒有毒。散泻之品。只可用以外敷痈肿。然疔疮之证。各有成病之由。当详审用药。虽卒中闭证。亦不可浪投毒药。以攻击取祸也。即金灯花根如慈菇。惟外科发散药用之为多。服食方内。只玉枢丹用之。其余不多见也。”[3]

《得配本草·草部》卷二：“山慈姑　一名金灯。甘、微辛、寒。有小毒。入足阳明经。清热散结。治疔肿、恶疮、瘰疬，解诸毒。配茶清，吐风痰痫病。配苍耳草，治痈疽疔肿。去毛壳用。敷肿毒，醋磨。”[19]

《药材资料汇编·本草拾遗》：“别名［文献名］金灯、山茨菇、泉菇、毛菇。［习用名］山慈菇。来源为兰科植物杜鹃兰 Cremastra appendiculaga（D. Don）Makino.、独蒜兰 Pleione bulbocodiodes（Franch）Rolfe.，或云南独蒜兰 Plione yuunanensis Rolfe. 的干燥假鳞茎。前者习称‘毛慈菇’，后二者习称‘冰球子’。野生。”[25]

《中药志》：“毛慈姑　本品为少常用中药。商品来源主要为兰科植物杜鹃兰的假鳞茎。……【原植物】杜鹃兰　别名：泥宾子（四川）、三道箍、三道圈、朝天一柱香（贵州）。Cremastra appendiculata（D. Don）Makino［C. variabilis（Bl.）Nakai］——兰科 Orchidaceae”[26]

《中药材手册》：“山慈姑［纲目列入草部山草类］　本品为干燥的根茎。原植物系兰科多年生草本植物，均为野生。因其外披有毛须，俗称‘毛慈姑’。贵州、四川一带将山慈姑与毛慈姑分别应用，其所称之山慈姑实系金果榄。云南、陕西等省则以百合科的光慈姑代山慈姑用，药效是否相同需待进一步研究。［别名］毛慈姑、泥冰子（四川）。”[27]

《全国中草药汇编》：“山慈菇　别名：毛慈菇、茅慈菇、冰球子、泥宾子。来源：为兰科杜鹃兰属植物杜鹃兰 Cremastra appendiculata（D. Don）Makino［C. variabilis（Blume）Nakai］或独蒜兰属植物独蒜兰（瓶状独蒜兰）Pleione bulbocodioides（Franch.）Rolfe 及云南独蒜兰（滇独蒜兰）Pleione yunnanensis Rolfe［P. chiwuana Tang et Wang］，

前者习称‘毛慈菇’，后二者习称‘冰球子’。均以假鳞茎入药。”[6]

《中药大辞典》：“山慈姑《本草拾遗》 【异名】金灯《本草拾遗》，鹿蹄草《经验方》，山茨菰《百一选方》，山茨菇《滇南本草》，朱姑、鬼灯擎《纲目》，毛姑《本草从新》，毛慈姑《药材资料汇编》，泥冰子《中药材手册》，处姑、白地栗、白毛姑《药材学》。【基原】为兰科植物杜鹃兰、独蒜兰的假球茎。【原植物】①杜鹃兰 Cremastra variabilis（Bl.）Nakai. ②独蒜兰 Pleione bulbocodioides（Franch.）Rolfe，又名：冰球子。”[28]

《中医大辞典·中药分册》：“山慈姑 出《本草拾遗》。又名朱姑、毛姑、毛慈姑。为兰科植物独蒜兰 Pleione bulbocodioides（Franch.）Rolfe 或杜鹃兰 Cremastra variabilis（Bl.）Nakai 等的假球茎。主产四川、贵州。”[29]

《中国医学百科全书·中医学》：“山慈姑 始载于《本草拾遗》。原作山慈菰，又名山茨菇、金灯花根、毛慈姑、白地栗。为兰科植物杜鹃兰 Cremastra appendiculata（D. Don）Makino 及独蒜兰 Pleione bulbocodioides（Franch.）Rolfe 的假鳞茎。”[30]

《全国中药炮制规范》：“山慈姑（毛慈姑） ［处方用名］山慈姑（毛慈姑）。【来源】本品为兰科植物杜鹃兰 Cremastra appendiculata（D. Don）Makino 及独蒜兰 Pleione bulbocodioides（Franch.）Rolfe 的干燥假球茎。均系野生。主产于贵州、四川等地。”[31]

《中国药材学》：“山慈菇 【别名】丽江山慈菇，土贝母，草贝母（云南）。【来源】本品为百合科植物山慈菇 lphigenia indica Kunth 的鳞茎。”[7]

《中国中医药学主题词表》：“山慈姑 CREMASTRA VARIABILIS 属兰科；属清热解毒药、化痰药（中药）和软坚药。D 毛慈姑 D 杜鹃兰。”[32]

《普通高等教育中医药类规划教材·中药学》：“山慈菇《本草拾遗》 为兰科植物杜鹃兰 Cremastra appendiculata（D. Don）Makino、独蒜兰 Pleione bulbocodioides（Franch.）Rolfe 或云南独蒜兰 Pleione yunnanensis Rolfe 的干燥假鳞茎。前者习称‘毛慈菇’，后二者习称‘冰球子’。夏、秋二季采挖，除去地上部分，分开大小，置沸水锅中蒸煮至透心，干燥。”[5]

《中华本草》：“山慈菇《本草拾遗》 【异名】金灯花《本草拾遗》，鹿蹄草《经验方》，山茨菇《百一选方》，慈姑《乾坤秘韫》，山慈姑《纲目》，毛慈姑《药材资料汇编》，泥冰子《中药材手册》，算盘七、人头七、太白及、水球子、泥宾子《全国中草药汇编》，采配兰《浙江药用植物志》……【来源】为兰科植物杜鹃兰、独蒜兰的假鳞茎。【原植物】①杜鹃兰 Cremastra appendiculata（D. Don）Makino［Cymbidium appendiculata D. Do；Cremastra wallichiana Lindl. Ex Wall.］……②独蒜兰 Pleione bulbocodioides（Franch.）Rolfe［Coelogyne bulbocodioides France.］。”[8]

《中华人民共和国药典》：“山慈菇 Pseudobulbus Cremastrae Seu Pleiones 本品为兰科植物杜鹃兰. Cremastra appendiculata（D. Don）Makino、独蒜兰 Pleione bulbocodioides（Franch.）Rlfe 或云南独蒜兰 Pleione yunnanensis Rolfe 的 bulbocodioides（Franch.）Rolfe 及云南独蒜兰（滇独蒜兰）Pleione yunnanensis Rolfe［P. chiwuana Tang et Wang］，前者习称‘毛慈菇’，后二者习称‘冰球子’。均以假鳞茎入药。”[4]

5 参考文献

1 清·汪昂. 本草备要. 北京：中国中医药出版社，1998，116

2 清·陈其瑞. 本草撮要. 见：珍本医书集成. 本草类. 上海：上海科学技术出版社，1985，26
3 清·张秉成. 本草便读. 上海：上海卫生出版社，1957，15
4 国家药典委员会编. 中华人民共和国药典. 一部. 北京：化学工业出版社，2000，24
5 雷载权主编. 普通高等教育中医药类规划教材·中药学. 上海：上海科学技术出版社，1995，84
6 《全国中草药汇编》编写组编. 全国中草药汇编. 上册. 北京：人民卫生出版社，1978，117
7 徐国钧等主编. 中国药材学. 北京：中国医药科技出版社，1996，636
8 国家中医药管理局《中华本草》编委会. 中华本草. 第八册. 上海：上海科学技术出版社，1999，692
9 宋·唐慎微. 证类本草. 北京：人民卫生出版社，1957，283
10 明·兰茂. 滇南本草. 第三卷. 昆明：云南人民出版社，1977，266
11 明·李时珍. 本草纲目. 北京：人民卫生出版社，1982，807
12 明·卢之颐. 本草乘雅半偈. 北京：人民卫生出版社，1986，560
13 清·蒋居祉. 本草择要纲目. 见：珍本医书集成. 本草类. 上海：上海科学技术出版社，1985，94
14 清·汪昂. 本草易读. 北京：人民卫生出版社，1987，146
15 清·张璐. 本经逢原. 上海：上海科学技术出版社，1959，49
16 清·吴仪洛. 本草从新. 北京：中医古籍出版社，2001，82
17 清·黄宫绣. 本草求真. 上海：上海科学技术出版社，1959，263
18 清·耿世珍. 本草纲目别名录. 北京：中医古籍出版社，1982，117
19 清·严西亭. 得配本草. 上海：上海卫生出版社，1957，31
20 明·刘文泰. 本草品汇精要. 北京：人民卫生出版社，1982，440
21 明·陈嘉谟. 本草蒙筌. 北京：人民卫生出版社，1988，186
22 清·陈士铎. 本草新编. 北京：中国中医药出版社，1996，188
23 明·张浩. 仁术便览. 上海：商务印书馆，1957，102
24 宋·王璆. 是斋百一选方. 台北：新文丰出版公司，1987，495
25 张明心. 药材资料汇编. 北京：中国商业出版社，1999，16
26 中国医学科学院药物研究所等编. 中药志. 第二册. 北京：人民卫生出版社，1993，18
27 中华人民共和国卫生部药政管理局主编. 中药材手册. 北京：人民卫生出版社，1959，16
28 江苏新医学院编. 中药大辞典. 上海：上海科学技术出版社，1977，201
29 《中医大辞典》编辑委员会编. 中医大辞典·中药分册. 北京：人民卫生出版社，1982，35
30 《中医学》编辑委员会. 中国医学百科全书·中医学. 上海：上海科学技术出版社，1997，1014
31 中华人民共和国卫生部药政管理局编. 全国中药炮制规范. 北京：人民卫生出版社，1988，11
32 吴兰成主编. 中国中医药学主题词表. 北京：中医古籍出版社，1996，322

033 千年健
Qiannianjian
Rhizoma Homalomenae

1 定名依据

1.1 正名

1.1.1 汉文名：千年健［为天南星科植物千年健 Homalomena occulta（Lour.）Schott 的

干燥根茎]。

1.1.2 英文名：obscured homalomena rhizome.

1.2 依据

1.2.1 定名的文献依据

(1)《本草纲目拾遗》卷五："千年健 朱排山《柑园小识》：千年健出交趾，近产于广西诸上郡。形如藤，长数尺，气极香烈，可入药酒，风气痛老人最宜食此药。忌莱菔。壮筋骨浸酒，同钻地风、虎骨、牛膝、甘枸杞、二蚕沙、萆薢，作理风用。止胃痛，酒磨服。"[1]

(2)《本草正义》卷一："千年健 今恒用之于宣通经络，祛风逐痹，颇有应验。盖气味皆厚，亦辛温走窜之作用也。"[2]

(3)《验方新编》卷十四："歌诀云：十大功劳三两重，八棱麻根五钱轻。淫羊藿与千年健，红花当归五加皮。陈皮（去白）六两足，再加无灰酒十斤。封坛七月随量饮，一月之后见奇功。"[3]

(4)《太医院秘藏膏丹丸散方剂》卷一："健步虎骨酒 虎胫骨（五钱）、千年健（三钱）、钻地风（二钱），金毛狗脊（三钱），生杜仲（三钱），川牛膝（二钱），桑寄生（三钱），甘草节（一钱），以上药味，一处用夏布口袋盛之，泡酒十斤，加冰糖一斤。此酒能壮筋骨，和血脉，通行十二经络，搜风利湿，舒畅筋脉，活动关节，药性不热不寒，清淡可饮。"[4]

(5)《中华人民共和国药典》："千年健 Rhizoma Homalomenae 本品为天南星科植物千年健 Homalomena occulta（Lour.）Schott 的干燥根茎。春、秋二季采挖，洗净，除去外皮，晒干。"[5]

(6)《普通高等教育中医药类规划教材·中药学》："千年健《纲目拾遗》 为天南星科多年生草本植物千年健 Homalomena occulta（Lour.）Schott 的根茎。主产于云南、广西等地。春、秋季采挖。晒干。切片生用。"[6]

(7)《中医大辞典·中药分册》："千年健 出《本草纲目拾遗》。又名千年见，一包针。为天南星科植物千年健 Homalomena occulta（Lour.）Schott 的根茎。主产广西。"[7]

(8)《中药大辞典》："千年健《纲目拾遗》 【异名】一包针《中药志》，千年见《药材资料汇编》。【基原】为天南星科植物千年健的根茎。【原植物】千年健 Homalomena occulta（Lour.）Schott."[8]

(9)《中国医学百科全书·中医学》："千年健 始载于《本草纲目拾遗》。又名一包针。为天南星科植物千年健 Homalomena occulta（Lour.）Schott 的根茎。春、秋两季采挖。"[9]

(10)《中国中医药学主题词表》："千年健 HOMALOMENA OCCULTA 属天南星科和祛风湿药。D 千年见。"[10]

(11)《中药志》："千年健 本品为少常用中药。商品为天南星科植物千年健的根茎……【原植物】千年健。别名：一包针、千年见（广西），千颗针、绫丝线（云南）。Homalomena occulta（Lour.）Schott（Calla occulta Lour.；Homalomena cochinchinensis Engl.；H. tonkinensis Engl.）——天南星科 Araceae."[11]

(12)《中药材手册》："千年健（纲目拾遗列入草部） 本品为干燥的根。原植物系天南星科多年生草本植物，均为野生，多生于山沟等阴湿地方。［别名］一包针（广西）。"[12]

(13)《全国中草药汇编》："千年健　别名：一包针、千颗针、千年见、丝棱线。来源：为天南星科平丝芋属植物千年健 Homalonema occulta（Lour.）Schott［H. tonkinensis Engl.］，以根茎入药。"[13]

(14)《全国中药炮制规范》："千年健　［处方用名］千年健。【来源】本品为天南星科植物千年健 Homalomena occulta（Lour.）Schott 的干燥根茎。均系野生。主产于广东、广西、云南等地。"[14]

(15)《中国药材学》："千年健　【别名】千年见、一包针（广西），香芋、千颗针、绫丝线（云南），假芳芋（海南）。【来源】本品为天南星科植物千年健 Homalomena occulta（Lour.）Schott 的根茎。"[15]

(16)《中华本草》："千年健《纲目拾遗》　【异名】一包针《广西药用植物名录》，千年见《药材资料汇编》，千颗针、丝棱线《全国中草药汇编》……【来源】为天南星科植物千年健的根茎。【原植物】千年健 Homalomena occulta（Lour.）Schott［Calla occulta Lour.；H. cochinchinensis Engl.；H. tonkinensis Engl.］又名：平丝草《海南植物志》。"[16]

1.2.2　定名选择的理由

(1) 千年健 Rhizoma Homalomenae，系天南星科植物 Homalomena occulta（Lour.）Schott 的干燥根茎。"千年健"之名始见于清·赵学敏《本草纲目拾遗》，并作为本药正名记录。其后的本草著作如《本草正义》等和方书如清·鲍相璈《验方新编》、《太医院秘藏膏丹丸散方剂》等在载录或应用本药时均以"千年健"作为正名，并一直沿用至今。

(2) 我国最新出版的《中华人民共和国药典》、《普通高等教育中医药类规划教材·中药学》以及辞书类著作《中医大辞典·中药分册》、《中药大辞典》、《中国医学百科全书·中医学》等均以"千年健"作为本药正名。已经广泛应用于中医药学文献的标引和检索的《中国中医药学主题词表》也以"千年健"作为本药的正式主题词。现代本草著作如《中药志》、《全国中草药汇编》、《中华本草》、《中国药材学》、《中药材手册》、《全国中药炮制规范》等虽记载了不少本药各地的俗称，但也无一例外以"千年健"作为本药的正名。说明"千年健"作为本药正名已成为共识。

1.3　与正名等效的名词：无。

2　源流考释

千年健［天南星科植物 Homalomena occulta（Lour.）Schott 的干燥根茎］始载于清·赵学敏《本草纲目拾遗》，作为正名列于草部下，并引《柑园小识》云："千年健出交趾，近产于广西诸上郡。形如藤，长数尺，气极香烈，可入药酒，风气痛老人最宜食此药。"[1]述本药功用曰："壮筋骨浸酒……止胃痛，酒磨服。"[1]此后，有关本草书即以"千年健"作为本药正名载录，如此后不久成书的张德裕《本草正义》曰："千年健，今恒用之于宣通经络，祛风逐痹，颇有应验。盖气味皆厚，亦辛温走窜之作用也。"[2]同时，有关方书应用本药时也以"千年健"作为正名组方，如清·鲍相璈《验方新编》在"积受潮湿四肢不仁方"中云："十大功劳三两重，八棱麻根五钱轻。淫羊藿与千年健，红花当归五加皮。陈皮（去白）六两足，再加无灰酒十斤。封坛七月随量饮，一月之后见奇功。"[3]清《太医院秘藏膏丹丸散方剂》在"健步虎骨酒"条下曰："虎胫骨（五钱），千年健（三钱），钻地风（二钱），金毛狗脊（三钱），生杜仲（三钱），川牛膝（二钱），桑寄生（三钱），甘草节（一钱），以上药味，一处用夏布口袋盛之，泡酒十斤，加冰糖一斤。此酒能壮筋骨，和血脉，通行十二经络，搜风利湿，舒畅筋脉，活动关节。”[4]

另，木通科植物大血藤 Sargentodoxa cuncata Rehd. Et wils. 在清·吴其浚《植物名实图考》中也称作“千年健”，如该书引《简易草药》云“大血藤即千年健”[17]，故后人有时将二者混称。其实二者为不同药物，当注意鉴别。

现代有关著作均沿用清代本草记载以“千年健”作为本药正名，如《中华人民共和国药典》[5]、《普通高等教育中医药类规划教材·中药学》[6]、《中医大辞典·中药分册》[7]、《中药大辞典》[8]、《中国医学百科全书·中医学》[9]、《中国中医药学主题词表》[10]、《中药志》[11]、《中药材手册》[12]、《全国中草药汇编》[13]、《全国中药炮制规范》[14]、《中国药材学》[15]、《中华本草》[16]等。同时尚记载有“一包针”《中药材手册》[12]，“千颗针”、“千年见”、“丝棱线”《全国中草药汇编》[13]，“香芋”、“假芳芋”、“绫丝线”《中国药材学》[15]等各地的俗称。还记载有本品原植物“千年健”的异名“一包针”、“千年见”、“千颗针”、“绫丝线”《中药志》[11]，“平丝草”《中华本草》[16]等。

3 附录

3.1 又称：无。

3.2 俗称：一包针、千年见（广西），千颗针、绫丝线、丝棱线、香芋（云南），假芳芋（海南）。

3.3 曾称：无。

3.4 原植物名称：千年健，一包针、千年见（广西），千颗针、绫丝线（云南），平丝草（海南）。

4 文献通考

《本草纲目拾遗》卷五：“千年健　朱排山柑园小识：千年健出交趾，近产于广西诸上郡。形如藤，长数尺，气极香烈，可入药酒，风气痛老人最宜食此药。忌莱菔。壮筋骨浸酒，同钻地风、虎骨、牛膝、甘枸杞、二蚕沙、萆薢，作理风用。止胃痛，酒磨服。”[1]

《本草正义》卷一：“千年健　今恒用之于宣通经络，祛风逐痹，颇有应验。盖气味皆厚，亦辛温走窜之作用也。”[2]

《验方新编》卷十四：“四肢不仁方　歌诀云：十大功劳三两重，八棱麻根五钱轻。淫羊藿与千年健，红花当归五加皮。陈皮（去白）六两足，再加无灰酒十斤。封坛七月随量饮，一月之后见奇功。”[3]

《太医院秘藏膏丹丸散方剂》卷一：“健步虎骨酒　虎胫骨（五钱），千年健（三钱），钻地风（二钱），金毛狗脊（三钱），生杜仲（三钱），川牛膝（二钱），桑寄生（三钱），甘草节（一钱），以上药味，一处用夏布口袋盛之，泡酒十斤，加冰糖一斤。此酒能壮筋骨，和血脉，通行十二经络，搜风利湿，舒畅筋脉，活动关节，药性不热不寒，清淡可饮。”[4]

《植物名实图考》卷十九：“大血藤　宋《图经》：血藤生信州，叶如蔢叶，根如大拇指，其色黄，五月采，行血、治气块，彼土人用之……罗思举《简易草药》：大血藤即千年健，汁浆即见血飞，又名血竭。"[17]

《中药志》："千年健　本品为少常用中药。商品为天南星科植物千年健的根茎……【原植物】千年健。别名：一包针、千年见（广西），千颗针、绫丝线（云南）。Homalomena occulta（Lour.）Schott（Calla occulta Lour.；Homalomena cochinchinensis Engl.；H. tonkinensis Engl.）——天南星科 Araceae."[11]

《中药材手册》："千年健（纲目拾遗列入草部）　本品为干燥的根。原植物系天南星科多年生草本植物，均为野生，多生于山沟等阴湿地方。[别名] 一包针（广西）。"[12]

《全国中草药汇编》："千年健　别名：一包针、千颗针、千年见、丝棱线。来源：为天南星科平丝芋属植物千年健 Homalonema occulta（Lour.）Schott [H. tonkinensis Engl.]，以根茎入药。"[13]

《中药大辞典》："千年健《纲目拾遗》　【异名】一包针《中药志》，千年见《药材资料汇编》。【基原】为天南星科植物千年健的根茎。【原植物】千年健 Homalomena occulta（Lour.）Schott."[8]

《中医大辞典·中药分册》："千年健　出《本草纲目拾遗》。又名千年见，一包针。为天南星科植物千年健 Homalomena occulta（Lour.）Schott 的根茎。主产广西。"[7]

《中国医学百科全书·中医学》："千年健　始载于《本草纲目拾遗》。又名一包针。为天南星科植物千年健 Homalomena occulta（Lour.）Schott 的根茎。春、秋两季采挖。"[9]

《全国中药炮制规范》："千年健　[处方用名] 千年健。【来源】本品为天南星科植物千年健 Homalomena occulta（Lour.）Schott 的干燥根茎。均系野生。主产于广东、广西、云南等地。"[14]

《中国药材学》："千年健　【别名】千年见、一包针（广西），香芋、千颗针、绫丝线（云南），假芳芋（海南）。【来源】本品为天南星科植物千年健 Homalomena occulta（Lour.）Schott 的根茎。"[15]

《中国中医药学主题词表》："千年健 HOMALOMENA OCCULTA　属天南星科和祛风湿药。D 千年见。"[10]

《普通高等教育中医药类规划教材·中药学》："千年健《纲目拾遗》　为天南星科多年生草本植物千年健 Homalomena occulta（Lour.）Schott 的根茎。主产于云南、广西等地。春、秋季采挖。晒干。切片生用。"[6]

《中华本草》："千年健《纲目拾遗》　【异名】一包针《广西药用植物名录》，千年见《药材资料汇编》，千颗针、丝棱线《全国中草药汇编》……【来源】为天南星科植物千年健的根茎。【原植物】千年健 Homalomena occulta（Lour.）Schott [Calla occulta Lour.；H. cochinchinensis Engl.；H. tonkinensis Engl.] 又名：平丝草《海南植物志》。"[16]

《中华人民共和国药典》："千年健 Rhizoma Homalomenae　本品为天南星科植物千年健 Homalomena occulta（Lour.）Schott 的干燥根茎。春、秋二季采挖，洗净，除去外皮，晒干。"[5]

5　参考文献

1 清·赵学敏. 本草纲目拾遗. 北京：人民卫生出版社，1983，163

2 清·张德裕. 本草正义. 清道光八年戊子（1828）刻本
3 清·鲍相璈. 验方新编. 清光绪十九年（1893）同文书局石印本
4 清·佚名. 太医院秘藏膏丹丸散方剂. 中国中医研究院藏手抄本
5 国家药典委员会编. 中华人民共和国药典. 一部. 北京：化学工业出版社，2000，24
6 雷载权主编. 普通高等教育中医药类规划教材·中药学. 上海：上海科学技术出版社，1995，125
7 《中医大辞典》编辑委员会编. 中医大辞典·中药分册. 北京：人民卫生出版社，1982，36
8 江苏新医学院编. 中药大辞典. 上海：上海科学技术出版社，1977，213
9 《中医学》编辑委员会. 中国医学百科全书·中医学. 上海：上海科学技术出版社，1997，1047
10 吴兰成主编. 中国中医药学主题词表. 北京：中医古籍出版社，1996，290
11 中国医学科学院药物研究所等编. 中药志. 第二册. 北京：人民卫生出版社，1993，253
12 中华人民共和国卫生部药政管理局主编. 中药材手册. 北京：人民卫生出版社，1959，9
13 《全国中草药汇编》编写组编. 全国中草药汇编. 下册. 北京：人民卫生出版社，1978，88
14 中华人民共和国卫生部药政管理局编. 全国中药炮制规范. 北京：人民卫生出版社，1988，12
15 徐国钧等主编. 中国药材学. 北京：中国医药科技出版社，1996，603
16 国家中医药管理局《中华本草》编委会. 中华本草. 第八册. 上海：上海科学技术出版社，1999，501
17 清·吴其濬. 植物名实图考. 北京：中华书局，1963，460～461

034 千金子
Qianjinzi
Semen Euphorbiae

1 定名依据

1.1 正名

1.1.1 汉文名：千金子（为大戟科植物续随子 Euphorbia lathyris L. 的干燥成熟种子）。

1.1.2 英文名：caper euphorbia seed.

1.2 依据

1.2.1 定名的文献依据

(1)《得配本草》卷三："千金子 即续随子，一名联步。辛，温，有毒。宣一切宿滞，下水最速。腹内诸疾，研碎酒服，不过三颗，当下恶物。去壳取白者，研烂，以纸包压去油，取霜用。有毒损人，不可轻用。惟在用之得法，亦要药也。"[1]

(2)《本草撮要》卷一："【千金子】 味辛温有毒。入手足阳明太阳经。功专破血行水。去壳。以色白者压去油。用十数枚煎服。治痰饮神效。一名续随子。"[2]

(3)《中华人民共和国药典》："千金子 Semen Euphorbiae 本品为大戟科植物续随子 Euphorbia lathyris L. 的干燥成熟种子。夏、秋二季果实成熟时采收，除去杂质，干燥。"[3]

(4)《普通高等教育中医药类规划教材·中药学》："千金子《开宝本草》 为大戟科二年生草本植物续随子 Euphorbia lathyris L. 的成熟种子。主产于河北、浙江、四川等地。秋季采收。去壳取仁。晒干。去油制霜用。"[4]

(5)《中医大辞典·中药分册》:“千金子 出《开宝重定本草》。又名打鼓子、小巴豆。为大戟科植物续随子 Euphorbia lathyris L. 的种子。主产河北、河南、浙江。”[5]
(6)《中国医学百科全书·中医学》:“千金子 始载于《开宝本草》。又名续随子、千两金、小巴豆。为大戟科植物续随子 Euphorbia lathyris L. 的种子。”[6]
(7)《中药大辞典》:“千金子《开宝本草》 【异名】千两金、菩萨豆《日华子本草》,续随子《开宝本草》,联步《斗门方》,滩板救《湖南药物志》。【基原】为大戟科植物续随子的种子。【原植物】续随子 Euphorbia lathyris L. 又名:拒冬《开宝本草》,半枝莲《纲目拾遗》,千层楼、铁蜈蚣。”[7]
(8)《中国中医药学主题词表》“千金子 EUPHORBIA LATHYRIS 属大戟属和逐水药。D 续随子。”[8]
(9)《中药志》[9]、《中药材手册》[10]、《全国中药炮制规范》[11]、《中国药材学》[12]、《中华本草》[13]等现代中药著作多以“千金子”作为本药正名(参见“文献通考”)。
(10)《本草纲目》第十三卷:“万病解毒丸:一名太乙紫金丹,一名玉枢丹。解诸毒,疗诸疮,利关节,治百病,起死回生,不可尽述。凡居家远出,行兵动众,不可无此。山慈菇(去皮洗极净,焙)二两,川五倍子(洗刮,焙)二两,千金子仁(白者,研,纸压去油)一两,红芽大戟(去芦洗,焙)一两半,麝香三钱……王璆 百一选方。”[14]
(11)《本草易读》卷三:“紫金锭 净慈姑(二两,焙净),五倍子(二两,焙),千金子(去油,一两),麝香(一钱),端午七夕或重阳,或天德月德黄道吉辰,斋戒盛服,焚香拜祷,以糯米浓饮合之,木臼杵千下,一丸一钱。”[15]
(12)《验方新编》:“接骨良方:乳香(去油)、血竭、银精、千金子、儿茶、金精石、没药(去油)、红花、琥珀、朱砂各二钱,自然铜少许(煅),大土鳖一个,共为细末。好黄酒送下,每服一钱五分。”[16]
(13)《太医院秘藏膏丹丸散方剂》:“紫金锭:文蛤(一斤),大戟(八两),光菇(十一两),千金子(五两),雄黄(二两七钱五分),朱砂(三两),麝香(一两五钱),共研极细面,用江米十二两蒸糊,将药对面糊拌匀,用大木棍椎至滋润为度成锭。”[17]

1.2.2 定名选择的理由

(1) 千金子 Semen Euphorbiae,系大戟科植物续随子 Euphorbia lathyris L. 的干燥成熟种子。虽然本药唐、宋时期始载时以“续随子”作为本草正名,明、清时期不少本草著作亦沿用唐、宋记载,但在组方应用时从宋代始就有不少本草或方书以“千金子”作为本药正名组方。如明代《本草纲目》以及清代《本草易读》、《验方新编》、《太医院秘藏膏丹丸散方剂》等。
(2)“千金子”之名始见于宋《开宝本草》,作为“续随子”的异名。清《得配本草》始将“千金子”列为本草正名,此后的本草著作《本草撮要》也以“千金子”为正名载录本药。《得配本草》、《本草撮要》均为清代较有名的本草著作,对后世有较大影响。
(3) 我国最新出版的《中华人民共和国药典》、《普通高等教育中医药类规划教材·中药学》以及辞书类著作《中医大辞典·中药分册》、《中药大辞典》、《中国医学百科全书·中医学》等均以“千金子”作为本药正名。已经广泛应用于中医药学文献的标引和检索的《中国中医药学主题词表》也以“千金子”作为本药的正式主题词。现代本草著作除《全国中草药汇编》等以“续随子”为正名外,大多本草著作如《中药志》、《中华本草》、《中国药材学》、《中药材手册》、《全国中药炮制规范》等也均以“千金子”作为本药的正名。

1.3　与正名等效的名词：无。

2　源流考释

千金子（大戟科植物 Euphorbia lathyris L. 的干燥成熟种子）始载于宋《开宝本草》，该书以“续随子”为正名，同时又记载了“拒冬”、“千金子”两种别名，如宋·唐慎微《证类本草》引该书内容云：“续随子。味辛，温，有毒。主妇人血结月闭，癥瘕痃癖、瘀血、蛊毒、鬼疰，心腹痛，冷气胀满，利大小肠，除痰饮积聚，下恶滞物。茎中白汁，剥人面皮，去皯䵟。生蜀郡及处处有之。苗如大戟。一名拒冬，一名千金子。”[18]

本药始载于宋·日华子《日华子诸家本草》，该书记载有本药异名“菩萨豆”、“千两金”。如宋·唐慎微《证类本草》在“续随子”条下曰：“《日华子》云：宣一切宿滞，治肺气、水气，敷一切恶疮疥癣，单方日服十粒。泻多，以酸浆水并薄醋粥吃即止。一名菩萨豆。千两金，叶汁敷白癜，面皯。”[18]此后，诸家本草即以“续随子”为正名（如《开宝本草》、《本草图经》等），并载录了本药“拒冬实”、“联步”等多种异名。如宋·苏颂《本草图经》曰：“续随子，生蜀郡，及处处有之……秋种、冬长，春秀、夏实。故又名拒冬实。入药，采无时。”[19]《证类本草》引《斗门方》云：“治水气。用联步一两去壳，研以纸裹，用物压出油，重研末，分作七服……联步，续随子是也。”[18]

明、清时期的本草著作大多也以“续随子”为正名记载本药，如明·刘文泰《本草品汇精要》[20]、陈嘉谟《本草蒙筌》[21]、李时珍《本草纲目》[22]、倪朱谟《本草汇言》[23]、卢之颐《本草乘雅半偈》[24]，清·汪昂《本草易读》[25]和《本草备要》[26]、张璐《本经逢原》[27]、吴仪洛《本草从新》[28]、黄宫绣《本草求真》[29]、杨时泰《本草述钩元》[30]、张秉成《本草便读》[31]、姚澜《本草分经》[32]、耿世珍《本草纲目别名录》[33]等。同时尚记载了本药异名“千金子”、“千两金”、“菩萨豆”、“拒冬”、“联步”、“拒冬实”、“拒冬子”、“半枝莲”等。如《本草品汇精要》[20]、《本草纲目》[22]、《本草纲目别名录》[33]等记录有本药异名“千金子”、“菩萨豆”、“千两金”、“拒冬”、“联步”；《本草蒙筌》[21]记载有“拒冬实”；《本草汇言》[23]记载有“拒冬子”；《本草乘雅半偈》[24]、《本草纲目拾遗》[15]、《本草述钩元》[30]记载有“半枝莲”等。

“千金子”作为正名组方始见于宋《是斋百一选方》的“万病解毒丸”，该方明《本草纲目》在“山慈菇”条下附方中也予以引用，如“万病解毒丸：一名太乙紫金丹，一名玉枢丹。解诸毒，疗诸疮，利关节，治百病，起死回生，不可尽述。凡居家远出，行兵动众，不可无此。山慈菇（去皮洗极净，焙）二两，川五倍子（洗刮，焙）二两，千金子仁（白者，研，纸压去油）一两，红芽大戟（去芦洗，焙）一两半，麝香三钱”[14]。此后有不少本草或方书即沿用“千金子”作为正名组方，如清《本草易读》“紫金锭：净慈姑（二两，焙净），五倍子（二两，焙），千金子（去油，一两），麝香（一钱），端午七夕，或重阳，或天德月德黄道吉辰，斋戒盛服，焚香拜祷，以糯米浓饮合之，木臼杵千下，一丸一钱”[15]。《验方新编》“接骨良方：乳香（去油）、血竭、银精、千金子、儿茶、金精石、没药（去油）、红花、琥珀、朱砂各二钱，自然铜少许（煅），大土鳖一个，共为细末。好黄酒送下，每服一钱五分”[16]。《太医院秘藏膏丹丸散方剂》“紫金锭：文蛤（一斤），大戟（八两），光菇（十一两），千金子（五两），雄黄（二两七钱五分），朱砂（三两），麝香（一两五钱），共研极细面，用江米十二两蒸糊，将药对面糊拌匀，用大木棍椎至滋润为度成锭"[17]。

以"千金子"作为本草正名载录的著作始自清·严西亭《得配本草》，如"千金子：即续随子，一名联步。辛，温，有毒。宣一切宿滞，下水最速。腹内诸疾，研碎酒服，不过三颗，当下恶物。去壳取白者，研烂，以纸包压去油，取霜用。有毒损人，不可轻用。惟在用之得法，亦要药也"[1]。此后不久的本草著作陈其瑞《本草撮要》也以"千金子"为正名载录，如"【千金子】味辛温有毒。入手足阳明太阳经。功专破血行水。去壳。以色白者压去油。用十数枚煎服。治痰饮神效。一名续随子"[2]。

现代中药著作除《全国中草药汇编》[34]等以"续随子"为正名外，多以"千金子"为正名，如《中华人民共和国药典》[3]、《普通高等教育中医药类规划教材·中药学》[4]、《中药大辞典》[7]、《中医大辞典·中药分册》[5]、《中国医学百科全书·中医学》[6]、《中国中医药学主题词表》[8]、《中药志》[9]、《中药材手册》[10]、《全国中药炮制规范》[11]、《中国药材学》[12]、《中华本草》[13]等。同时尚记载有"打鼓子"、"一把伞"、"小巴豆"、"看园老"《全国中草药汇编》[34]，"滩板救"《中药大辞典》[7]，"百药解"、"千金药解"《中华本草》[13]等各地的俗称。还记载有本品原植物"续随子"的异名"千金子"《中药志》[9]，"拒冬"、"半枝莲"、"千层楼"、"铁蜈蚣"《中药大辞典》[7]，"降龙草"《中华本草》[13]等。

此外，禾本科植物油草 Leptochloa chinensis（L.）Nees 在湖南等也称为"千金子"[13]，与本药不同，当注意鉴别。

3 附录

3.1 又称：千金子霜（饮片规格名）。

3.2 俗称：小巴豆（四川、山西），看园老（贵州），滩板救（湖南），百药解、千金药解（云南），打鼓子、一把伞。

3.3 曾称：菩萨豆、千两金《日华子诸家本草》，续随子、拒冬《开宝本草》，拒冬实《本草图经》，联步《斗门方》，拒冬子《本草汇言》，半枝莲《本草乘雅半偈》。

3.4 原植物名称：续随子，千金子，拒冬，半枝莲，千层楼，铁蜈蚣，降龙草（山西）。

4 文献通考

《本草图经》下卷第九："续随子　生蜀郡及处处有之，今南中多有，北土差少……秋种冬长，春秀夏实，故又名拒冬实入药，采无时。"[19]

《证类本草》卷之十一："续随子　味辛，温，有毒。主妇人血结月闭，癥瘕痃癖瘀血，蛊毒鬼疰，心腹痛，冷气胀满，利大小肠，除痰饮积聚，下恶滞物。茎中白汁，剥人面皮，去鼾黵。生蜀郡及处处有之。苗如大戟。一名拒冬，一名千金子。（今附）臣禹锡等谨按蜀本云：积聚痰饮，不下食，呕逆及腹内诸疾。研碎酒服之，不过三颗，当下恶物。日华子云：宣一切宿滞，治肺气、水气，敷一切恶疮疥癣，单方日服十粒。泻多，以酸浆水并薄醋粥吃即止。一名菩萨豆。千两金，叶汁敷白癜，面皯。图经曰：续随子，生蜀郡，及处处有之……秋种冬长。春秀夏实。故又名拒冬实入药，采无时……斗门方：治水气。用联步一两去壳，研以纸裹，用物压出油，重研末，分作七服……联步，续随子是也。”[18]

《本草品汇精要》卷十四：“续随子　有毒，植生……【名】拒冬、千金子、菩萨豆、联步、千两金。”[20]

《本草蒙筌》卷之三：“续随子　（一名千金子）。味辛，气温。有毒。苗如大戟，叶中抽茎。开花黄小多层，结实青而有壳。人家亭圃，每种观瞻。又因秋种冬生，春秀夏实。故又名曰拒冬实也。”[21]

《本草纲目·草部》第十三卷：“万病解毒丸：一名太乙紫金丹，一名玉枢丹。解诸毒，疗诸疮，利关节，治百病，起死回生，不可尽述。凡居家远出，行兵动众，不可无此。山慈菇（去皮洗极净，焙）二两，川五倍子（洗刮，焙）二两，千金子仁（白者，研，纸压去油）一两，红芽大戟（去芦洗，焙）一两半，麝香三钱……王璆百一选方。”[14]

《本草纲目》第十七卷：“续随子　宋《开宝》【释名】千金子《开宝》、千两金《日华》、菩萨豆《日华》、拒冬《开宝》、联步。颂曰：叶中出茎，数数相续而生，故名。冬月始长，故又名拒冬。”[22]

《本草乘雅半偈》第十帙：“续随子　宋《开宝》　【气味】辛温，无毒……【核】曰：续随，即千金子、拒冬、联步、菩萨豆也。所在俱有，南中尤多，入药以南产者为胜……先人云：尝见半枝莲叶上生叶，俨如十字，春分叶中抽茎，茎必三之，叶如毒莲瓣，裹茎而上；入夏开花作实，实必三棱；子必三粒，外肉青软，子壳则坚，上半黑褐，下半黄白，内仁如玉，温润如脂，土人称半枝莲。用治蛇虺螫蝎之毒，立有奇验。读宋开宝，始知即续随子也。”[24]

《本草易读》卷三：“紫金锭　净慈姑（二两，焙净），五倍子（二两，焙），千金子（去油，一两），麝香（一钱），端午七夕或重阳，或天德月德黄道吉辰，斋戒盛服，焚香拜祷，以糯米浓饮合之，木臼杵千下，一丸一钱。”[15]

《本草易读》卷五：“续随子百三十三　纸包去油取霜用。千金子。辛，温，有毒。行水气而破血结，消癥结而除肿满，化痰饮而祛冷气，利二便而下恶物。”[25]

《本草备要·草部》：“续随子　一名千金子。泻，行水，破血，解毒。辛温有毒，行水破血。”[26]

《得配本草》卷三：“千金子　即续随子，一名联步。辛，温，有毒。宣一切宿滞，下水最速。腹内诸疾，研碎酒服，不过三颗，当下恶物。去壳取白者，研烂，以纸包压去油，取霜用。有毒损人，不可轻用。惟在用之得法，亦要药也。”[1]

《本经逢原》卷二：“续随子　即千金子。辛温，有毒。去壳，取色白者以纸包压去油，取霜用。”[27]

《本草从新》卷四：“续随子　一名千金子。泻、行水、破血解毒。辛温。行水破血。”[28]

《本草求真》卷四：“续随子（专入胃）　即俗所名千金子者是也。味辛气温有毒。诸书皆载下气最速。”[29]

《本草述钩元》卷十：“续随子　即千金子，一名拒冬，又曰联步，土人称为半枝莲。所在皆有，南中尤多。”[30]

《本草撮要》卷一："【千金子】 味辛温有毒。入手足阳明太阳经。功专破血行水。去壳。以色白者压去油。用十数枚煎服。治痰饮神效。一名续随子。"[2]

《本草便读·草部》："续随子 性禀辛温。气滞血瘀能荡涤。质原毒厉。水停积结尽消除。所入者肝肺二肠。所利者疫邪浊恶。"[31]

《本草分经·原例·不分经络杂品》："续随子 辛温，行水破血，解毒利肠，长于利水而攻击猛鸷，虚者勿服，研去油用。"[32]

《本草纲目别名录·草部（上）》："续随子（千金子 菩萨豆 联步 千两金 拒冬）。"[33]

《验方新编》："接骨良方：乳香（去油）、血竭、银精、千金子、儿茶、金精石、没药（去油）、红花、琥珀、朱砂各二钱，自然铜少许（煅），大土鳖一个，共为细末。好黄酒送下，每服一钱五分。"[16]

《太医院秘藏膏丹丸散方剂》："紫金锭：文蛤（一斤），大戟（八两），光菇（十一两），千金子（五两），雄黄（二两七钱五分），朱砂（三两），麝香（一两五钱），共研极细面，用江米十二两蒸糊，将药对面糊拌匀，用大木棍椎至滋润为度成锭。"[17]

《中药志》："千金子 本品为少常用中药。商品为大戟科植物续随子的干燥成熟种子……【原植物】续随子。别名：千金子。Euphorbia lathyris L. ——大戟科 Euphorbiaceae."[9]

《中药材手册》："千金子（纲目名续随子，列入草部毒药类） 本品为干燥的种子。原植物系大戟科二年生草本植物，均为栽培。因其有毒，故用时须注意。"[10]

《全国中草药汇编》："续随子 别名：千金子、打鼓子、一把伞、小巴豆、看园老。来源：为大戟科大戟属植物续随子 Euphorbia lathyris L. 的种子。"[34]

《中药大辞典》："千金子《开宝本草》 【异名】千两金、菩萨豆《日华子本草》，续随子《开宝本草》，联步《斗门方》，滩板救《湖南药物志》。【基原】为大戟科植物续随子的种子。【原植物】续随子 Euphorbia lathyris L. 又名：拒冬《开宝本草》，半枝莲《纲目拾遗》，千层楼、铁蜈蚣。"[7]

《中医大辞典·中药分册》："千金子 出《开宝重定本草》。又名打鼓子、小巴豆。为大戟科植物续随子 Euphorbia lathyris L. 的种子。主产河北、河南、浙江。"[5]

《中国医学百科全书·中医学》："千金子 始载于《开宝本草》。又名续随子、千两金、小巴豆。为大戟科植物续随子 Euphorbia lathyris L. 的种子。"[6]

《全国中药炮制规范》："千金子（续随子） ［处方用名］千金子、千金子霜。【来源】本品为大戟科植物续随子 Euphorbia lathyris L. 的干燥成熟种子。栽培或野生。主产于河北、河南、浙江等地。"[11]

《中国药材学》："千金子 【别名】小巴豆（四川）。【来源】本品为大戟科植物续随子 Euphorbia lathyris L. 的种子。"[12]

《中国中医药学主题词表》"千金子 EUPHORBIA LATHYRIS 属大戟属和逐水药。D 续随子。"[8]

《普通高等教育中医药类规划教材·中药学》："千金子《开宝本草》 为大戟科二年生草本植物续随子 Euphorbia lathyris L. 的成熟种子。主产于河北、浙江、四川等地。秋季采收。去壳取仁。晒干。去油制霜用。"[4]

《中华本草》："千金子《开宝本草》 【异名】千两金、菩萨豆《日华子》，续随子《开宝本草》，拒冬实《本草图经》，联步《斗门方》，拒冬子《本草汇言》，滩板救《湖南药物志》，看园老《贵州草药》，百药解、千金药解《云南药用植物名录》，小巴豆《山西中草药》……【来源】为大戟科植物续随子的种子。【原植物】续随子 Euphorbia lathyris L. 又名：拒冬《开宝本草》，半枝莲《纲目拾遗》，降龙草《山西中药名录》。"[13]

《中华人民共和国药典》："千金子 Semen Euphorbiae 本品为大戟科植物续随子 Euphorbia lathyris L. 的干燥成熟种子。夏、秋二季果实成熟时采收，除去杂质，干燥。"[3]

5 参考文献

1 清·严西亭. 得配本草. 上海：上海卫生出版社，1957，66

2 清·陈其瑞. 本草撮要. 见：珍本医书集成. 本草类. 上海：上海科学技术出版社，1985，27

3 国家药典委员会编. 中华人民共和国药典. 一部. 北京：化学工业出版社，2000，25

4 雷载权主编. 普通高等教育中医药类规划教材·中药学. 上海：上海科学技术出版社，1995，108

5 《中医大辞典》编辑委员会编. 中医大辞典·中药分册. 北京：人民卫生出版社，1982，37

6 《中医学》编辑委员会. 中国医学百科全书·中医学. 上海：上海科学技术出版社，1997，1214

7 江苏新医学院编. 中药大辞典. 上海：上海科学技术出版社，1977，216

8 吴兰成主编. 中国中医药学主题词表. 北京：中医古籍出版社，1996，289

9 中国医学科学院药物研究所等编. 中药志. 第三册. 北京：人民卫生出版社，1993，157

10 中华人民共和国卫生部药政管理局主编. 中药材手册. 北京：人民卫生出版社，1959，185

11 中华人民共和国卫生部药政管理局编. 全国中药炮制规范. 北京：人民卫生出版社，1988，117

12 徐国钧等主编. 中国药材学. 北京：中国医药科技出版社，1996，1263

13 国家中医药管理局《中华本草》编委会. 中华本草. 第四册. 上海：上海科学技术出版社，1999，798

14 明·李时珍. 本草纲目. 卷十三. 北京：人民卫生出版社，1982，808

15 清·汪昂. 本草易读. 北京：人民卫生出版社，1987，146

16 清·鲍相璈. 验方新编. 清光绪十九年（1893）同文书局石印本

17 清·佚名. 太医院秘藏膏丹丸散方剂. 中国中医研究院藏手抄本

18 宋·唐慎微. 证类本草. 北京：人民卫生出版社，1957，275

19 宋·苏颂. 本草图经. 合肥：安徽科学技术出版社，1994，317

20 明·刘文泰. 本草品汇精要. 北京：人民卫生出版社，1982，419

21 明·陈嘉谟. 本草蒙筌. 北京：人民卫生出版社，1988，199

22 明·李时珍. 本草纲目. 卷十七. 北京：人民卫生出版社，1982，1139

23 明·倪朱谟. 本草汇言. 清康熙三十二年（1693）刻本

24 明·卢之颐. 本草乘雅半偈. 北京：人民卫生出版社，1986，624

25 清·汪昂. 本草易读. 北京：人民卫生出版社，1987，205

26 清·汪昂. 本草备要. 北京：中国中医药出版社，1998，118

27 清·张璐. 本经逢原. 上海：上海科学技术出版社，1959，92

28 清·吴仪洛. 本草从新. 北京：中医古籍出版社，2001，77

29 清·黄宫绣. 本草求真. 上海：上海科学技术出版社，1959，160

30 清·杨时泰. 本草述钩元. 上海：科技卫生出版社，1958，307

31 清·张秉成. 本草便读. 上海：上海卫生出版社，1957，51

32 清·姚澜. 本草分经. 上海：上海科学技术出版社，1989，176
33 清·耿世珍. 本草纲目别名录. 北京：中医古籍出版社，1982，127
34 《全国中草药汇编》编写组编. 全国中草药汇编. 上册. 北京：人民卫生出版社，1978，832

035 川木通

Chuanmutong

Caulis Clematidis Armandii

1 定名依据

1.1 正名

1.1.1 汉文名：川木通（为毛茛科植物小木通 Clematis armandii Franch 或绣球藤 Clematis Montana Buch. - Ham. 的干燥藤茎）。

1.1.2 英文名：armand clematis stem.

1.2 依据

1.2.1 定名的文献依据

(1)《妇人大全良方·辨识修制药物法度》："……木通（有川木通，有钱子木通，即拿藤者为正。今之所用者力浅，但得随众，宜去皮节，细切）……"[1]

(2)《御药院方》卷八："引水散 治小水秘涩不快，或不通，及肿满脚气，一切湿证。石燕子（一双，醋淬） 海马 海蛤 滑石 琥珀 赤茯苓 川木通 通草 越桃（炒，系山栀子仁） 泽泻 猪苓（去黑皮） 车前子（微炒） 茴香（微炒） 瞿麦穗 扁蓄 苦葶苈（纸衬炒） 忘忧根 木香 白丁香 鬼棘针（以上各一两） 上件二十味，除石燕子、海马外各一两，同为粗散。每服五钱，水一盏半、灯心三十茎同煎，取清汁八分，内麝香一字拌匀，放温，食前服，麝香少许亦可。"[2]

(3)《惠直堂经验方》卷一："药梅方 治痢神效。青梅（一斗） 砂仁（四两） 甘草（四两） 川木通（八两） 紫苏（四两） 黄芩（八两） 防风（八两） 上好烧酒一斗。将药拌匀。青梅浸酒一月。每用二三枚神效。"[3]

(4)《天宝本草》："四朵梅来即木通，四朵花心方为贵，不拘冷热气血病，能利小便功百倍。"[4]

(5)《中华人民共和国药典》："川木通 Caulis Clematidis Armandii 本品为毛茛科植物小木通 Clematis armandii Franch. 或绣球藤 Clematis Montana Buch. - Ham. 的干燥藤茎。春、秋二季采收，除去粗皮，晒干，或趁鲜切薄片，晒干。"[5]

(6)《中医大辞典·中药分册》："川木通 见《中国药物标本图影》。又名白木通、淮木通、山木通。为毛茛科植物小木通 Clematis armandii Franch 或绣球藤 Clematis Montana Buch. - Ham. 的藤茎。主产四川、贵州等地。"[6]

(7)《中药大辞典》："川木通《中国药物标本图影》 【异名】淮木通《中药志》油木通、白木通《四川中药志》【基原】为毛茛科植物小木通、绣球藤的木质茎。【原植物】①小木通《植物名实图考》Clematis armandi Franch.，又名：山木通、土木通、老虎须……"[7]

(8)《中国医学百科全书·中医学》："川木通　又名淮木通、油木通、花木通。为毛茛科植物小木通 Clematis armandii Franch 或绣球藤 Montana Buch. – Ham. 的藤茎。主产于中国四川、陕西、湖 Clematis 北、贵州等省。"[8]

(9)《中国中医药学主题词表》："川木通 CLEMATIS ARMANDII　属毛茛科和祛湿利水药。"[9]

(10)《中华本草》："川木通《天宝本草》　【异名】淮木通《中药志》油木通、白木通《四川中药志》。【来源】为毛茛科植物绣球藤、小木通等的藤茎。【原植物】①绣球藤 Clematis Montana Buch. – Ham. ex DC.，又名：四朵梅《天宝本草》，大淮通、山铁线莲《经济植物手册》……"[10]

1.2.2　定名选择的理由

(1) 川木通 Caulis Clematidis Armandii，为毛茛科植物小木通 Clematis armandii Franch 或绣球藤 Clematis Montana Buch. – Ham. 的干燥藤茎。"川木通"之名始见于宋·陈自明《妇人大全良方》。其后的方书元·许国祯《御药院方》、清·陶东亭《惠直堂经验方》等均有关于"川木通"的记载。清·龚锡麟《天宝本草》为记载本品最早的本草著作。

(2) 我国最新出版的《中华人民共和国药典》以及辞书类著作《中医大辞典·中药分册》、《中药大辞典》、《中国医学百科全书·中医学》等均以"川木通"作为本药正名。已经广泛应用于中医药学文献的标引和检索的《中国中医药学主题词表》也以"川木通"作为本药的正式主题词。现代本草著作如《中药志》、《中华本草》等也无一例外以"川木通"作为本药的正名。说明"川木通"作为本药正名已成为共识。

1.3　与正名等效的名词：无。

2　源流考释

川木通（毛茛科植物小木通 Clematis armandii Franch 或绣球藤 Clematis Montana Buch. – Ham. 的干燥藤茎）始载于宋·陈自明《妇人大全良方·辨识修制药物法度》："……木通（有川木通，有钱子木通，即拿藤者为正。今之所用者力浅，但得随众，宜去皮节，细切）……"[1]。

其后的方书如元·许国祯《御药院方》，清·陶东亭《惠直堂经验方》等均有关于"川木通"的记载。如《御药院方》："引水散　治小水秘涩不快，或不通，及肿满脚气，一切湿证。石燕子（一双，醋淬）　海马　海蛤　滑石　琥珀　赤茯苓　川木通　通草　越桃（炒，系山栀子仁）　泽泻　猪苓（去黑皮）　车前子（微炒）　茴香（微炒）　瞿麦穗　萹蓄　苦葶苈（纸衬炒）　忘忧根　木香　白丁香　鬼棘针（以上各一两）　上件二十味，除石燕子、海马外各一两，同为粗散。每服五钱，水一盏半、灯心三十茎同煎，取清汁八分，内麝香一字拌匀，放温，食前服，麝香少许亦可。"[2]《惠直堂经验方》卷一："痢疾门……药梅方　治痢神效。青梅（一斗）　砂仁（四两）　甘草（四两）　川木通（八两）　紫苏（四两）　黄芩（八两）　防风（八两）　上好烧酒一斗。将药拌匀。青梅浸酒一月。每用二三枚神效。"[3]清·龚锡麟《天宝本草》曰："四朵梅来即木通，四朵花心方为贵，不拘冷热气血病，能利小便功百倍。"[4]经考所载即"川木通"，为本草书对本品的最早记载。

现代有关著作大多以“川木通”作为本药正名，如《中华人民共和国药典》[5]、《中医大辞典·中药分册》[6]、《中药大辞典》[7]、《中国医学百科全书·中医学》[8]、《中国医学百科全书·中医分册》[7]、《中药志》[11]、《中药材手册》[12]、《全国中草药汇编》[13]、《中国药材学》[14]、《中华本草》[10]等；有的以“川木通”作为习称纳入“木通”下，如《全国中药炮制规范》[15]；有的则把“川木通”附于“关木通”下，如《普通高等教育中医药类规划教材·中药学》[16]。同时，尚记载有“山木通”、“花木通”《中药材手册》[12]，“淮通”、“淮木通”、“小木通”《全国中草药汇编》[13]“油木通”、“白木通”《中药大辞典》[7]，“青风藤”、“山铁线莲”《中国药材学》[14]等各地的俗称；还记载有本品原植物“小木通”的异名“川木通”、“蓑衣藤”《中药志》[11]，“山木通”、“土木通”、“老虎须”《中药大辞典》[7]，“大木通”、“皮翁铁线莲”《中华本草》[10]等；原植物“绣球藤”的异名“三角枫”、“白木通”、“淮木通”、“柴木通”、“山铁线莲”《中药志》[11]，“四朵梅”、“花木通”、“白花木通”《中药大辞典》[7]，“大淮通”《中华本草》[10]等。

3 附录

3.1 又称：无。

3.2 俗称：油木通、白木通（四川），山铁线莲（陕西），山木通，花木通，淮通，淮木通，小木通，青风藤。

3.3 曾称：无。

3.4 原植物名称：小木通，川木通（四川），蓑衣藤（秦岭、巴山），山木通、土木通、老虎须，大木通，皮翁铁线莲；绣球藤，三角枫，白木通（四川），淮木通（秦岭），柴木通（巴东），山铁线莲（陕西），四朵梅，花木通，白花木通，大淮通。

4 文献通考

《妇人大全良方》：“辨识修制药物法度……木通（有川木通，有钱子木通，即拿藤者为正。今之所用者力浅，但得随众，宜去皮节，细切）……”[1]

《御药院方》卷八：“引水散　治小水秘涩不快，或不通，及肿满脚气，一切湿证。石燕子（一双，醋淬）　海马　海蛤　滑石　琥珀　赤茯苓　川木通　通草　越桃（炒，系山栀子仁）　泽泻　猪苓（去黑皮）　车前子（微炒）　茴香（微炒）　瞿麦穗　萹蓄　苦葶苈（纸衬炒）　忘忧根　木香　白丁香　鬼棘针（以上各一两）　上件二十味，除石燕子、海马外各一两，同为粗散。每服五钱，水一盏半、灯心三十茎同煎，取清汁八分，内麝香一字拌匀，放温，食前服，麝香少许亦可。”[2]

《惠直堂经验方》卷一：“药梅方　治痢神效。青梅（一斗）　砂仁（四两）　甘草（四两）　川木通（八两）　紫苏（四两）　黄芩（八两）　防风（八两）　上好烧酒一斗。将药拌匀。青梅浸酒一月。每用二三枚神效。”[3]

《天宝本草》：“四朵梅来即木通，四朵花心方为贵，不拘冷热气血病，能利小便功百倍。”[4]

《中药志》：“川木通本品为西南地区较常用中药。商品主要为毛茛科植物小木通和绣球藤的干燥茎。【原植物】①小木通　别名：川木通（四川），蓑衣藤（秦岭、巴山）。

Clematis armandii Franch. ——毛茛科 Ranunculaceae……②绣球藤 别名：三角枫、白木通（四川），淮木通（秦岭），柴木通（巴东），山铁线莲（陕西）。Montana Buch. -Ham. ——毛茛科 Ranunculaceae……【附注】①除上述2种外，同属植物作川木通用的常见犹如下几种：（1）钝齿铁线莲 Clematis obtusidentata（Rehd. et Wils）Hj. Eichler……（2）小蓑衣藤 Clematis gouriana Roxb. Ex DC. ……（3）粗齿铁线莲 Clematis argentilucida（Levl. et Vant.）W. T. Wang……"[11]

《中药材手册》："川木通【别名】山木通、花木通。【产地】主产于四川。陕西、甘肃、湖北、安徽、广东、广西、云南贵州亦产。"[12]

《全国中草药汇编》："川木通 别名：淮通、淮木通、小木通。来源：为毛茛科植物小木通 Clematis armandii Franch.、绣球藤 C. Montana Buch. -Ham. 及钝齿铁线莲 C. apiifolia DC. var. obtusidentata Rehd. et Wils. [C. obtusidentata（Rehd. et Wils.）Hj. Eichler]，以藤茎入药。形态特征 1. 小木通（山木通）……2. 绣球藤（山铁线莲、四喜牡丹、山木通、油木通、白花木通、花木通）……3. 钝齿铁线莲……"[13]

《中药大辞典》："川木通《中国药物标本图影》【异名】淮木通《中药志》油木通、白木通《四川中药志》【基原】为毛茛科植物小木通、绣球藤的木质茎。【原植物】①小木通《植物名实图考》Clematis armandi Franch.，又名：山木通、土木通、老虎须。……②绣球藤《植物名实图考》Clematis Montana Buch. -Ham.，又名：四朵梅《天宝本草》，山铁线莲、花木通、白花木通。"[7]

《中医大辞典·中药分册》："川木通 见《中国药物标本图影》。又名白木通、淮木通、山木通。为毛茛科植物小木通 Clematis armandii Franch 或绣球藤 Clematis Montana Buch. -Ham. 的藤茎。主产四川、贵州等地。"[6]

《中国医学百科全书·中医学》："川木通 又名淮木通、油木通、花木通。2. 为毛茛科植物小木通 Clematis armandii Franch 或绣球藤 Montana Buch. - Ham. 的藤茎。主产于中国四川、陕西、湖 Clematis 北、贵州等省。"[8]

《全国中药炮制规范》："木通……【来源】本品为毛茛科植物小木通、绣球藤或马兜铃科植物东北马兜铃的干燥藤茎。前者习称'川木通'，后者习称'关木通'。"[15]

《中国药材学》："川木通【别名】花木通，淮通，油木通，白木通（四川），青风藤，山铁线莲（陕西）。【来源】本品为毛茛科植物绣球藤（四季牡丹）Clematis Montana Buch. - Ham. 或小木通 C. armandii Franch 的茎。【附注】同属植物钝齿铁线莲 C. apiifolia DC. var. obtusidentata Rehd. et Wils. 的茎亦称川木通、小木通。女萎 Capiifolia DC.、小叶铁线莲 C. nannophylla Maxim. 等的茎称木通。"[14]

《中国中医药学主题词表》"川木通 CLEMATIS ARMANDII 属毛茛科和祛湿利水药。"[9]

《普通高等教育中医药类规划教材·中药学》："关木通《本经》……备述……3 目前所用的木通药材，主要有关木通、川木通、淮通和白木通四类，其中使用最广的关木通为马兜铃科木通马兜铃的木质茎；其次为川木通，为毛茛科小木通、绣球藤等的木质茎；……"[16]

《中华本草》："川木通《天宝本草》 【异名】淮木通《中药志》油木通、白木通《四川中药志》。【来源】为毛茛科植物绣球藤、小木通等的藤茎。【原植物】①绣球藤

Clematis Montana Buch. －Ham. ex DC.，又名：四朵梅《天宝本草》，大淮通、山铁线莲《经济植物手册》。……②小木通 Clematis armandi Franch. ［C. armandii Franch. Var. biondiana（Pavol.）Rend.；C. biondiana Pavol］又名：大木通《中国药用植物志》，皮翁铁线莲《经济植物手册》，蓑衣藤（秦岭、巴山）。……附注　作川木通入药的同属植物尚有：①大花绣球藤 Clematis Montana Buch. －Ham. ex DC. var. grandiflora Hook. ②须蕊铁线莲 C. pogonandra Maxim. ③盘柄线铁线莲 C. trullifera（Franch.）Finet Gadnep. ④甘青铁线莲 C. tangutica（Maxim.）Korsh. ⑤粗齿铁线莲 C. apiifolia DC. var. obtusidentata Rehd. et Wils. ⑥毛蕊铁线莲 C. lasiandra Maxim. ⑦晚花铁线莲 C. Montana Buch. －Ham. var. wilsonii Sprag 等。”[10]

《中华人民共和国药典》：“川木通 Caulis Clematidis Armandii　本品为毛茛科植物小木通 Clematis armandii Franch 或绣球藤 Clematis Montana Buch. －Ham. 的干燥藤茎。春秋二季采收，除去粗皮，晒干，或趁鲜切薄片，晒干。”[5]

5　参考文献

1　宋·陈自明. 妇人大全良方. 卷之二十. 见：景印文渊阁四库全书（742）. 北京：中医古籍出版社，1986，448

2　元·许国桢. 御药院方. 北京：人民卫生出版社，1992，538

3　清·陶东亭. 惠直堂经验方. 见：珍本医书集成（九）. 上海：上海科学技术出版社，1986，57

4　清·龚锡麟原著，谢宗万等新编. 天宝本草新编. 中医古籍出版社，2001，81

5　国家药典委员会编. 中华人民共和国药典. 一部. 北京：化学工业出版社，2000，27

6　《中医大辞典》编辑委员会编. 中医大辞典·中药分册. 北京：人民卫生出版社，1982，38

7　江苏新医学院编. 中药大辞典. 上海：上海科学技术出版社，1977，222

8　《中医学》编辑委员会. 中国医学百科全书·中医学. 上海：上海科学技术出版社，1997，1122

9　吴兰成主编. 中国中医药学主题词表. 北京：中医古籍出版社，1996，50

10　国家中医药管理局《中华本草》编委会. 中华本草. 第三册. 上海：上海科学技术出版社，1999，205

11　中国医学科学院药物研究所等编. 中药志. 第五册. 北京：人民卫生出版社，1993，543

12　中华人民共和国卫生部药政管理局主编. 中药材手册. 北京：人民卫生出版社，1998，439

13　《全国中草药汇编》编写组编. 全国中草药汇编. 上册. 北京：人民卫生出版社，1996，130

14　徐国钧等主编. 中国药材学. 北京：中国医药科技出版社，1996，713

15　中华人民共和国卫生部药政管理局编. 全国中药炮制规范. 北京：人民卫生出版社，1988，296

16　雷载权主编. 普通高等教育中医药类规划教材·中药学. 上海：上海科学技术出版社，1995，140

036　川贝母

Chuanbeimu

Bulbus Fritillariae Cirrhosae

1　定名依据

1.1　正名

1.1.1　汉文名：川贝母（百合科植物川贝母 Fritillaria cirrhosa D. Don、暗紫贝母 Fritillaria unibracteata Hsiao et K. C. Hsia、甘肃贝母 Fritillaria przewalskii Maxim. 或梭砂贝母 Fritillaria delavayi Franch. 的干燥鳞茎）。

1.1.2　英文名：tendrilleaf fritillary bulb.

1.2　依据

1.2.1　定名的文献依据

(1)《滇南本草》卷三："升麻，……升麻汤，治小儿痘、疹疹不明，发热头痛，伤风咳嗽，乳蛾痄腮。升麻（五分）　前胡（八分）　甘葛（五分）　黄芩（一钱）　栀子（八分炒）　牛蒡子（一钱）　甘草（三分）　桔梗（五分）　薄荷（五分）　川芎（一钱）　引用灯芯一束煎服。咳嗽加桑皮　陈皮　杏仁。喘加苏子　川贝母。"[1]

(2)《本草通玄》卷三："川贝母，味苦，微寒。主烦热，心下满。润肺，消燥痰，散项下瘿疬。"[2]

(3)《得配本草》卷二："川贝母，厚朴、白薇为之使。畏秦艽、莽草、矾石。恶桃花。反乌头。辛、苦、微寒……川贝降肺经之火痰，杏仁行肺经之寒痰，白附去肺经之风痰，蒌仁涤肺经之结痰。肺经之虚痰，非阿胶不下。"[3]

(4)《本草分经·原例》："川贝母，辛甘微寒，泻心火散肺郁，入肺经气分，润心肺，化燥痰。象贝母味苦，去风痰。土贝母大苦，外科治痰毒。"[4]

(5)《本草害利·肺部药队》："川贝母，【害】凡风寒湿滞诸痰并禁用贝母。故云能入肺治燥，非脾家所喜也。"[5]

(6)《中华人民共和国药典》："川贝母 Bulbus Fritillariae Cirrhosae　本品为百合科植物川贝母 Fritillaria cirrhosa D. Don、暗紫贝母 Fritillaria unibracteata Hsiao et K. C. Hsia、甘肃贝母 Fritillaria przewalskii Maxim. 或梭砂贝母 Fritillaria delavayi Franch. 的干燥鳞茎。"[6]

(7)《普通高等教育中医药类规划教材·中药学》："川贝母《本经》　为百合科多年生草本植物川贝母 Fritillaria cirrhosa D. Don，暗紫贝母 F. unibracteata Hsiao et K. C. Hsia，甘肃贝母 F. przewalskii Maxim. 或梭砂贝母 F. delavayi Franch. 的鳞茎。"[7]

(8)《中医大辞典·中药分册》："川贝母　出《滇南本草》。又名川贝。为百合科植物卷叶贝母 Fritillaria cirrhosa D. Don、甘肃贝母 F. przewalskii Maxim. 或梭砂贝母 F. delavayi Franch. 等的鳞茎。主产四川、云南、甘肃、青海。"[8]

(9)《中药大辞典》："川贝母《滇南本草》　【异名】虻《诗经》……【基原】为百合科植物卷叶川贝母、乌花贝母或棱砂贝母等的鳞茎。①卷叶贝母 Fritillaria cirrhosa D. Don

②乌花贝母 Fritillaria cirrhosa D. Don var. ecirrhosa Franch. ③梭砂贝母 Fritillaria delavayi Franch.，又名：雪山贝。”[9]

(10)《中国医学百科全书·中医学》：“川贝母　始载于《神农本草经》。原名贝母，又名川贝、京川贝。本品为百合科植物川贝母 Fritillaria cirrhosa D. Don、暗紫贝母 Fritillaria unibracteata Hsia、甘肃贝母 F. przewalskii Maxim. ex Batal.、梭砂贝母 F. delavayi Franch. 等的鳞茎。”[10]

(11)《中国中医药学主题词表》：“川贝母 FRITILLARIA CIRRHOSA　属贝母属；属化痰药（中药）、止咳平喘药和清热解毒药　D 贝母。”[11]

(12)《中药志》[12]、《中药材手册》[13]、《全国中草药汇编》[14]、《全国中药炮制规范》[15]、《中国药材学》[16]、《中华本草》[17]等现代中药著作多以“川贝母”作为本品正名（参见“文献通考”）。

1.2.2　定名选择的理由

(1) 川贝母 Bulbus Fritillariae Cirrhosae，系百合科植物川贝母 Fritillaria cirrhosa D. Don、暗紫贝母 Fritillaria unibracteata Hsiao et K. C. Hsia、甘肃贝母 Fritillaria przewalskii Maxim. 或梭砂贝母 Fritillaria delavayi Franch. 的干燥鳞茎。“川贝母”之名始见于明·兰茂《滇南本草》，该书以“川贝母”作为本品正名组方。“川贝母”作为本草正名始见于明·李中梓《本草通玄》，其后历代本草著作如清·严西亭《得配本草》、姚澜《本草分经》、《本草害利》等在载录本品时均以“川贝母”作为正名，并一直沿用至今。

(2) 我国最新出版的《中华人民共和国药典》、《普通高等教育中医药类规划教材·中药学》以及辞书类著作《中医大辞典·中药分册》、《中药大辞典》、《中国医学百科全书·中医学》等均以“川贝母”作为本药正名。已经广泛应用于中医药学文献的标引和检索的《中国中医药学主题词表》也以“川贝母”作为本药的正式主题词。现代本草著作如《中华本草》等亦以“川贝母”作为本品的正名。说明“川贝母”作为本品正名已成为共识。

1.3　与正名等效的名词：川贝。

2　源流考释

川贝母（百合科植物川贝母 Fritillaria cirrhosa D. Don、暗紫贝母 Fritillaria unibracteata Hsiao et K. C. Hsia、甘肃贝母 Fritillaria przewalskii Maxim. 或梭砂贝母 Fritillaria delavayi Franch. 的干燥鳞茎）。“川贝母”之名在明以前未见记载，但从唐·苏敬等撰《新修本草》[18]、宋·苏颂《本草图经》[19]的记载看，宋以前所称的“贝母”当是百合科贝母属的多种植物，包括今用“川贝母”在内。如《新修本草》卷八：“贝母　味辛、苦，平、微寒，无毒。……【谨案】此叶似大蒜，四月蒜熟时采，良。若十月，苗枯根亦不佳也。出润州、荆州、襄州者，最佳，江南诸州亦有。”[18]《本草图经》卷六：“贝母，生晋地，今河中、江陵府、郢、寿、随、郑、蔡、润、滁州皆有之。根有瓣子，黄白色，如聚贝子，故名贝母。二月生苗，茎细，青色；叶亦青，似荞麦叶，随苗出；七月开花，碧绿色，形如鼓子花。”[19]

“川贝母”始载于明·兰茂《滇南本草》，并以“川贝母”作为本品正名组方。如《滇南本草》卷二：“升麻……升麻汤，治小儿痘、瘀疹不明，发热头痛，伤风咳嗽，乳蛾痄腮。升麻（五分）　前胡（八分）　甘葛（五分）　黄芩（一钱）　栀子（八分炒）　牛蒡子（一钱）　甘草（三分）　桔梗（五分）　薄荷（五分）　川芎（一钱）

引用灯芯一束煎服。咳嗽加桑皮　陈皮　杏仁。喘加苏子　川贝母。”[1]

“川贝母”作为本草正名始见于明·李中梓《本草通玄》卷三：“川贝母，味苦，微寒。主烦热，心下满。润肺，消燥痰，散项下瘿疬。”[2]其后本草如清·严西亭《得配本草》[3]、姚澜《本草分经》[4]、清·凌奂《本草害利》[5]等即沿用《本草通玄》记载，以“川贝母”为本药正名。

古代著作记载的本品异名有“莔”《尔雅》[20]，“贝父”、“药实”《广雅》[21]，“虻”《毛诗》[22]，“苦华”、“苦菜”、“商草”、“勤母”《名医别录》[23]，“苦花”《本草经集注》[24]等。如《十三经注疏——尔雅注疏》卷八·释草：“莔，贝母。郭注：根如小贝园而白华叶似韭。”[20]《广雅》云：“贝父，药实也。”[21]《毛诗传》曰：“言采其虻。《传》云：虻，贝母也。”[22]《名医别录》卷二：“贝母，味苦，微寒，无毒……一名药实，一名苦华，一名苦菜，一名商草，一名勤母，一名莔。”[23]《本草经集注》草木中品：“贝母，味辛、苦，平、微寒，无毒。一名空草，一名药实，一名苦花，一名苦菜，一名商草，一名勤母。”[24]

现代有关著作均沿用前代大多本草记载以“川贝母”作为本品正名，如《中华人民共和国药典》[6]、《普通高等教育中医药类规划教材·中药学》[7]、《中医大辞典·中药分册》[8]、《中药大辞典》[9]、《中国医学百科全书·中医学》[10]、《中国中医药学主题词表》[11]、《中药志》[12]、《中药材手册》[13]、《全国中草药汇编》[14]、《全国中药炮制规范》[15]、《中国药材学》[16]、《中华本草》[17]等。同时尚记载有本品各地的俗称“松贝”、“青贝”、“炉贝”《中药材手册》[13]，“岷贝”《中国医学百科全书·中医学》[10]，“贝母”、“川贝”《全国中草药汇编》[14]，“黄虻”《中药大辞典》[9]，“京川贝”《中国医学百科全书·中医学》[10]等。还记载有本品原植物“暗紫贝母”的异名“松贝母”、“乌花贝母”《中药志》[12]，“冲松贝”《中华本草》[17]；原植物“川贝母”的异名“卷叶贝母”《中药志》[12]；原植物“甘肃贝母”的异名“岷贝”《中药志》[12]；原植物“梭砂贝母”的异名“炉贝”、“德氏贝母”、“阿皮卡”、“雪山贝”《中药志》[12]等。

3　附录

3.1　又称：无。

3.2　俗称：松贝，青贝，炉贝，岷贝，川贝，京川贝，贝母，黄虻，

3.3　曾称：莔《尔雅》，空草《神农本草经》，贝父、药实《广雅》，虻《毛诗》，苦华、苦菜、商草、勤母《名医别录》，苦花《本草经集注》。

3.4　原植物名称：暗紫贝母，松贝母，乌花贝母，冲松贝；川贝母，卷叶贝母；甘肃贝母，岷贝；梭砂贝母，炉贝，德氏贝母，阿皮卡（西藏），雪山贝（云南）。

4　文献通考

《尔雅注疏》卷八：“莔，贝母。郭注：根如小贝园而白华叶似韭。”[20]

《广雅》：“贝父，药实也。”[21]

《毛诗》：“言采其虻。《传》云：“虻，贝母也。陆玑云：其叶如栝蒌而细小，其子

在根下如芋子，正白，四方连累相著有分解也。”[22]

《名医别录》卷二：“贝母，味苦，微寒，无毒。主治腹中结实，心下满，洗洗恶风寒，目眩、项直，咳嗽上气，止烦热渴，出汗，安五脏，利骨髓。一名药实，一名苦华，一名苦菜，一名商草，一名勒母，一名䒡。生晋地。十月采根，曝干。（厚朴、白薇为之使，恶桃花，畏秦椒、礜石、莽草，反乌头）”[23]

《本草经集注·草木中品》：“贝母，味辛、苦，平、微寒，无毒。主治伤寒烦热，淋沥邪气，疝瘕，喉痹，乳难，金疮，风痉。治腹中结实，心下满，洗洗恶风寒，目眩项直，咳嗽上气，止烦热渴，出汗，安五脏，利骨髓。一名空草，一名药实，一名苦花，一名苦菜，一名商草，一名勒母。生晋地。十月采根，曝干。”[24]

《新修本草》卷八：“贝母，味辛、苦，平、微寒，无毒。主伤寒烦热，淋沥邪气，疝瘕，喉痹乳难，金疮风痉。疗腹中结实，心下满，洗洗恶风寒，目眩项直，咳嗽上气，止烦热渴，出汗，安五脏，利骨髓。一名空草，一名药实，一名苦花，一名苦菜，一名商草，一名勒母。生晋地。十月采根，曝干。”[18]

《本草图经》卷六：“贝母，生晋地，今河中、江陵府、郢、寿、随、郑、蔡、润、滁州皆有之。根有瓣子，黄白色，如聚贝子，故名贝母。二月生苗，茎细，青色；叶亦青，似荞麦叶，随苗出；七月开花，碧绿色，形如鼓子花。八月采根，晒干。又云：四月蒜熟时采之，良。此有数种。《鄘诗》：言采其莔（音虻）。”[19]

《滇南本草》卷二：“升麻……升麻汤，治小儿痘、痧疹不明，发热头痛，伤风咳嗽，乳蛾痄腮。升麻（五分） 前胡（八分） 甘葛（五分） 黄芩（一钱） 栀子（八分炒） 牛蒡子（一钱） 甘草（三分） 桔梗（五分） 薄荷（五分） 川芎（一钱） 引用灯芯一束煎服。咳嗽加桑皮 陈皮 杏仁。喘加苏子 川贝母。”[1]

《本草通玄》卷三：“川贝母，味苦，微寒。主烦热，心下满。润肺，消燥痰，散项下瘿疬。”[2]

《得配本草》卷二：“川贝母，厚朴、白薇为之使。畏秦艽、莽草、矾石。恶桃花。反乌头。辛、苦、微寒……”[3]

《本草分经·原例》：“川贝母，辛甘微寒，泻心火散肺郁，入肺经气分，润心肺，化燥痰。象贝母味苦，去风痰。土贝母大苦，外科治痰毒。”[4]

《本草害利·肺部药队》：“川贝母，……【利】苦辛微寒，消痰润肺，涤热清心，故能解郁结，咳嗽，上气，吐血，咯血，肺痈，肺痿，喉痹。淅贝，一名象贝，体坚味苦，去时感风痰。川贝化虚痰，土贝形大味苦，治外科化痰毒。应用有别，俱去心。独爽。”[5]

《中药志》：“川贝母 本品为常用中药。商品为百合科贝母属多种植物的鳞茎。……【原植物】①暗紫贝母 别名：松贝母、乌花贝母。Fritillaria unibracteata Hsiao et K. C. Hsia——百合科 Liliaceae②川贝母 别名：卷叶贝母 Fritillaria cirrhosa D. Don——百合科 Liliaceae ③甘肃贝母 别名：岷贝 Fritillaria przewalskii Maxim. ——百合科 Liliaceae④梭砂贝母 别名：炉贝、德氏贝母、阿皮卡（西藏）、雪山贝（云南）。Fritillaria delavayi Franch. ——百合科 Liliaceae.”[12]

《中药材手册》：“川贝母［纲目列入草部山草类］ 川贝母为百合科植物川贝母 Fritillaria cirrhosa D. Don、暗紫贝母 Fritillaria unibracteata Hsiao et K. C. Hsia、甘肃贝母

Fritillaria przewalskii Maxim. 或梭砂贝母 Fritillaria delavayi Franch. 的干燥鳞茎。前三者按性状不同分别习称‘松贝’和‘青贝’，后者习称‘炉贝’。原植物均系多年生草本，为野生，适生于2800m以上的草地、灌丛、河滩、山谷或岩石缝隙中。”[13]

《全国中草药汇编》：“川贝母　别名：贝母、川贝。来源：暗紫贝母 Fritillaria unibracteata Hsiao et K. C. Hsia，和卷叶贝母 Fritillaria cirrhosa D. Don，以鳞茎入药。”[14]

《中药大辞典》：“川贝母《滇南本草》　【异名】虻《诗经》，黄虻《管子》，莔《尔雅》，贝母、空草《本经》，贝父、药实《广雅》，苦花、苦菜、勤母《别录》。【基原】为百合科植物卷叶川贝母、乌花贝母或棱砂贝母等的鳞茎。①卷叶贝母 Fritillaria cirrhosa D. Don②乌花贝母 Fritillaria cirrhosa D. Don var. ecirrhosa Franch. ③梭砂贝母 Fritillaria delavayi Franch.，又名：雪山贝。”[9]

《中医大辞典·中药分册》：“川贝母　出《滇南本草》。又名川贝。为百合科植物卷叶贝母 Fritillaria cirrhosa D. Don、甘肃贝母 F. przewalskii Maxim. 或梭砂贝母 F. delavayi Franch. 等的鳞茎。主产四川、云南、甘肃、青海。”[8]

《中国医学百科全书·中医学》：“川贝母　始载于《神农本草经》。原名贝母，又名川贝、京川贝。本品为百合科植物川贝母 Fritillaria cirrhosa D. Don、暗紫贝母 Fritillaria unibracteata Hsia、甘肃贝母 F. przewalskii Maxim. ex Batal.、梭砂贝母 F. delavayi Franch. 等的鳞茎。夏季地上部分枯萎时采挖，晒干或低温烘干。川贝母、暗紫贝母、甘肃贝母的鳞茎，按其性状的不同，药材分别习称‘松贝’和‘青贝’，甘肃贝母的鳞茎药材又称‘岷贝’；梭砂贝母的鳞茎药材习称‘炉贝’。”[10]

《全国中药炮制规范》：“川贝母　［处方用名］川贝。【来源】本品为百合科植物川贝母 Fritillaria cirrhosa D. Don、暗紫贝母 Fritillaria unibracteata Hsiao et K. C. Hsia、甘肃贝母 Fritillaria przewalskii Maxim. 或梭砂贝母 Fritillaria delavayi Franch. 的干燥鳞茎。多系野生。主产于四川、青海、甘肃、云南等地。夏、秋二季采挖，或于积雪融化时采挖，除去泥土、粗皮及须根，干燥。药材以整齐、粉性足、色洁白者为佳。”[15]

《中国药材学》：“川贝母　【来源】本品为百合科植物暗紫贝母 Fritillaria unibracteata Hsiao et K. C. Hsia、甘肃贝母 F. przewalskii Maxim. ex Batal.、卷叶贝母 F. cirrhosa D. Don 或梭砂贝母 F. delavayi Franch. 的鳞茎。”[16]

《中国中医药学主题词表》：“川贝母 FRITILLARIA CIRRHOSA　属贝母属；属化痰药（中药）、止咳平喘药和清热解毒药　D 贝母。”[11]

《普通高等教育中医药类规划教材·中药学》：“川贝母《本经》　为百合科多年生草本植物川贝母 Fritillaria cirrhosa D. Don，暗紫贝母 F. unibracteata Hsiao et K. C. Hsia，甘肃贝母 F. przewalskii Maxim. 或梭砂贝母 F. delavayi Franch. 的鳞茎。前三者按不同性状习称‘松贝’和‘青贝’；后者称为‘炉贝’。主产于四川、云南、甘肃等地。夏秋二季采挖，除去须根，粗皮，晒干，生用。”[7]

《中华本草》：“川贝母《滇南本草》　【异名】虻《诗经》，黄虻《管子》，莔《尔雅》，贝母《本经》，勤母、药实《别录》……【来源】为百合科植物暗紫贝母、卷叶贝母、棱砂贝母、甘肃贝母、康定贝母等的鳞茎。【原植物】①暗紫贝母 Fritillaria unibracteata Hsiao et K. C. Hsia 又名：冲松贝《中国植物志》，乌花贝母《中药志》。②卷叶贝母 Fritillaria cirrhosa　D. Don③梭砂贝母 Fritillaria delavayi Franch. 又名：雪山贝《中药材品种论述》④甘肃贝母 Fritillaria przewalskii Maxim. ⑤康定贝母 Fritillaria cirrhosa D. Don var. ecirrhosa."[17]

《中华人民共和国药典》："川贝母 Bulbus fritillariae cirrhosae 本品为百合科植物川贝母 Fritillaria cirrhosa D. Don、暗紫贝母 Fritillaria unibracteata Hsiao et K. C. Hsia、甘肃贝母 Fritillaria przewalskii Maxim. 或梭砂贝母 Fritillaria delavayi Franch. 的干燥鳞茎。前三者按性状不同分别习称'松贝'和'青贝'，后者习称'炉贝'。夏、秋二季或积雪融化时采挖，除去须根、粗皮及泥沙，晒干或低温干燥。"[6]

5 参考文献

1 明·兰茂. 滇南本草. 第二卷. 昆明：云南人民出版社，1977，23

2 明·李中梓. 本草通玄. 见：李中梓医学全书. 北京：中国中医药出版社，1999，506

3 清·严西亭. 得配本草. 上海：上海卫生出版社，1957，29

4 清·姚澜. 本草分经. 上海：上海科学技术出版社，1989，82

5 清·凌奂. 本草害利. 北京：中医古籍出版社，1982，88

6 国家药典委员会编. 中华人民共和国药典. 一部. 北京：化学工业出版社，2000，27

7 雷载权主编. 普通高等教育中医药类规划教材·中药学. 上海：上海科学技术出版社，1995，230

8 《中医大辞典》编辑委员会编. 中医大辞典·中药分册. 北京：人民卫生出版社，1982，38

9 江苏新医学院编. 中药大辞典. 上海：上海科学技术出版社，1977，223

10 《中医学》编辑委员会. 中国医学百科全书·中医学. 上海：上海科学技术出版社，1997，1175

11 吴兰成主编. 中国中医药学主题词表. 北京：中医古籍出版社，1996，49

12 中国医学科学院药物研究所等编. 中药志. 第一册. 北京：人民卫生出版社，1993，98

13 中华人民共和国卫生部药政管理局主编. 中药材手册. 北京：人民卫生出版社，1998，49

14 《全国中草药汇编》编写组编. 全国中草药汇编. 上册. 北京：人民卫生出版社，1996，127

15 中华人民共和国卫生部药政管理局编. 全国中药炮制规范. 北京：人民卫生出版社，1988，16

16 徐国钧等主编. 中国药材学. 北京：中国医药科技出版社，1996，627

17 国家中医药管理局《中华本草》编委会. 中华本草. 第八册. 上海：上海科学技术出版社，1999，94

18 唐·苏敬等撰. 新修本草. 合肥：安徽科学技术出版社，1981，210

19 宋·苏颂. 本草图经. 合肥：安徽科学技术出版社，1994，164

20 晋·郭璞注. 十三经注疏·尔雅注疏. 卷八. 上海古籍出版社，1993

21 三国魏·张揖撰，清·王念孙疏. 广雅疏证. 北京：中华书局

22 西汉·毛亨. 十三经注疏·毛诗. 上海：上海古籍出版社，1993

23 魏晋·名医别录. 北京：人民卫生出版社，1986，125

24 南北朝·陶弘景. 本草经集注. 北京：人民卫生出版社，1994，274

037　川牛膝

Chuanniuxi

Radix Cyathulae

1　定名依据

1.1　正名

1.1.1　汉文名：川牛膝（为苋科植物川牛膝 Cyathula officinalis Kuan 的干燥根）。

1.1.2　英文名：medicinal cyathula toot.

1.2　依据

1.2.1　定名的文献依据

(1)《仙授理伤续断秘方·又治伤损方论》："乌龙角，（贴药）。……白僵蚕六两（去丝嘴，炒）　赤小豆六两　川牛膝六两（去芦）　山桂（去皮）　桔梗　白芨　百草霜　山枇杷叶（生，锉，阴干）各一斤　当归尾　骨碎补（去毛，炒）　北细辛（去苗）各半斤　白芷　赤芍药　南星（煨）　何首乌各十两　白蔹十两　知母　草乌各三两（用姜汁煮）　上为细末，如药润，亦可焙干碾之。每用以姜汁或冷水茶水调，摊纸上，于痛肿处贴之。三日一洗一换贴。骨碎须夹。"[1]

(2)《太平惠民和剂局方》卷一："换腿丸……薏苡仁（炒）　石南叶　石斛（去苗，酒浸）　萆薢（微炙）　川牛膝（去苗，酒浸）　天南星（炮）　羌活（去芦）　防风（去芦、叉）　黄芪（去芦头，蜜炙）　当归（去苗，酒浸）　天麻（去苗）　续断（各一两半）　槟榔（二两半）　木瓜（四两）　上为末，酒煮面糊丸，如梧桐子大。每服五十丸，温酒、盐汤任服。"[2]

(3)《妇人大全良方》卷四："牛膝散，治脚气浮肿，心神烦闷，月候不通。川牛膝　羚羊角　槟榔　大黄（炒）　芒硝（各一两）　防己　桂心　牡丹皮　赤芍药　甘草（各三分）　桃仁（五十粒，制）　上为粗末，每服三大钱。"[3]

(4)《得配本草》卷三："川牛膝，辛、酸、苦。入肝经。去风治痹。配茄皮，治风痛。"[4]

(5)《本草求真》卷一："川牛膝，（隰草）引入下部经络血分。"[5]

(6)《中华人民共和国药典》："川牛膝 Radix Cyathulae　本品为苋科植物川牛膝 Cyathula officinalis Kuan 的干燥根。秋、冬二季采挖，除去芦头、须根及泥沙，炕或晒至半干，堆放回润，再炕干或晒干。"[6]

(7)《中国医学百科全书·中医学》："川牛膝　始载于《本草纲目》。又名甜牛膝、拐牛膝。为苋科植物川牛膝 Cyathula officinalis Kuan 的根。秋、冬两季采挖，除将泥土，切去芦头、支根及须根，晒干或烘干。或晒至半干时，经堆放'发汗'后再晒干。"[7]

(8)《中国中医药学主题词表》："川牛膝 CYATHULA OFFICINALIS　属苋科和活血祛瘀药　FC 牛膝。"[8]

(9)《中药大辞典》："川牛膝《药材资料汇编》　【基原】为苋科植物川牛膝或头花蒽

草的根。①川牛膝 Cyathula officinalis Kuan②头花蒽草 Cyathula capitata（Wall.）Moq."[9]

(10)《中医大辞典·中药分册》："川牛膝　出《本草纲目》。为苋科植物川牛膝 Cyathula officinalis Kuan 的根。主产四川。"[10]

(11)《中华本草》："川牛膝《雷公炮制药性解》　【异名】牛膝（四川、贵州、云南）……［来源为苋科植物川牛膝的根］。【原植物】川牛膝 Cyathula officinalis Kuan［C. capitata auct. Non Moq.; C. tomentosa auct. non（Roth）Moq.］又名：毛药、红毛药《贵州中草药名录》。"[11]

1.2.2　定名选择的理由

(1) 川牛膝 Radix Cyathulae，系苋科植物川牛膝 Cyathula officinalis Kuan 的干燥根。"川牛膝"之名始见于唐·蔺道人《仙授理伤续断方》，以"川牛膝"作为正名组方。其后的方书如宋·陈师文《太平惠民和剂局方》、陈自明《妇人大全良方》等也予以沿载。清代的本草著作如严西亭《得配本草》、黄宫绣《本草求真》等在载录本品时均以"川牛膝"作为正名，并一直沿用至今。

(2) 我国最新出版的《中华人民共和国药典》以及辞书类著作《中医大辞典·中药分册》、《中药大辞典》、《中国医学百科全书·中医学》等均以"川牛膝"作为本药正名。已经广泛应用于中医药学文献的标引和检索的《中国中医药学主题词表》也以"川牛膝"作为本药的正式主题词。现代本草著作如《中华本草》亦以"川牛膝"作为本品的正名。说明"川牛膝"作为本品正名已成为共识。

1.3　与正名等效的名词：无。

2　源流考释

川牛膝（苋科植物川牛膝 Cyathula officinalis Kuan 的干燥根），"川牛膝"之名始见于唐·蔺道人《仙授理伤续断方·治伤损方论》："乌龙角……白僵蚕六两（去丝嘴，炒）　赤小豆六两　川牛膝六两（去芦）　山桂（去皮）　桔梗　白芨　百草霜　山枇杷叶（生，锉，阴干）各一斤　当归尾　骨碎补（去毛，炒）　北细辛（去苗）各半斤　白芷　赤芍药　南星（煨）　何首乌各十两　白蔹十两　知母　草乌各三两（用姜汁煮）　上为细末，如药润，亦可焙干碾之。每用以姜汁或冷水茶水调，摊纸上，于痛肿处贴之。三日一洗一换贴。骨碎须夹。"[1] 其后的方书如宋·陈师文等《太平惠民和剂局方》[2]、陈自明《妇人大全良方》[3]均沿用该书记载，以"川牛膝"作为正名组方。

"川牛膝"在本草书中明确记载者始自明·李中梓《雷公炮制药性解》"牛膝"项下，如《雷公炮制药性解》卷三曰："牛膝，味苦酸，性平无毒，入肾经……按：丹溪云：牛膝引诸药下行，宜入足少阴以理诸疾，妇人得之，应归血海，故行血有功，脾虚气陷及腿膝肿者，不宜用之。有二种，土牛膝，所禀薄，故短而细主破血气；川牛膝，所禀厚，故肥而长，主补精髓，竹木刺入肉，涂之可出。"[12]"川牛膝"作为药物正名始见于清·严西亭《得配本草》卷三："川牛膝，辛、酸、苦。入肝经。去风治痹。配茄皮，治风痛。"[4] 其后本草著作如清·黄宫绣《本草求真》[5]在载录本品时，亦以"川牛膝"作为正名记载。

现代有关著作大多沿用前代大多本草记载以"川牛膝"作为本品正名，如《中华人民共和国药典》[6]、《中医大辞典·中药分册》[10]、《中药大辞典》[9]、《中国医学百科全书·中医学》[7]、《中国中医药学主题词表》[8]、《中药志》[13]、《中药材手册》[14]、《全国中草药汇编》[15]、《全国中药炮制规范》[16]、《中国药材学》[17]、《中华本草》[11]等，而《普通高等教育中医药类规划教材·中药学》[18]则在“牛膝”下介绍本品。同时尚记载有“甜牛膝”《中药志》[13]，“天全牛膝”、“肉牛膝”、“拐膝”、“大牛膝”《中药材手册》[14]，“甜川牛膝”、“白牛膝”、“拐牛膝”、“龙牛膝”《全国中草药汇编》[15]，“米心牛膝”《中国药材学》[17]，“牛膝”、“都牛膝”、“家牛膝”《中华本草》[11]等本品各地的俗称。还记载有本品原植物“川牛膝”的异名“甜牛膝”、“拐牛膝”、“大牛膝”、“肉牛膝”、“天全牛膝”《中药志》[13]，“毛药”、“红毛药”《中华本草》[11]等。

3 附录

3.1 又称：酒川牛膝、盐川牛膝（饮片规格名）。

3.2 俗称：甜牛膝、拐膝（云南、四川）、大牛膝（贵州、四川），牛膝（四川、贵州、云南），天全牛膝、都牛膝、米心牛膝、家牛膝、肉牛膝、拐牛膝、甜川牛膝、龙牛膝（四川），白牛膝。

3.3 曾称：无。

3.4 原植物名称：川牛膝，甜牛膝（云南），拐牛膝（云南），大牛膝（贵州），肉牛膝（四川），天全牛膝（四川），毛药、红毛药（贵州）。

4 文献通考

《仙授理伤续断方·又治伤损方论》：“乌龙角……赤小豆六两　川牛膝六两（去芦）　山桂（去皮）　桔梗　白芨　百草霜　山枇杷叶（生，锉，阴干）各一斤　当归尾　骨碎补（去毛，炒）　北细辛（去苗）各半斤　白芷　赤芍药　南星（煨）　何首乌各十两　白蔹十两　知母　草乌各三两（用姜汁煮）　上为细末，如药润，亦可焙干碾之。每用以姜汁或冷水茶水调，摊纸上，于痛肿处贴之。三日一洗一换贴。骨碎须夹。”[1]

《太平惠民和剂局方》卷一：“换腿丸……薏苡仁（炒）　石南叶　石斛（去苗，酒浸）　草薢（微炙）　川牛膝（去苗，酒浸）　天南星（炮）　羌活（去芦）　防风（去芦、叉）　黄芪（去芦头，蜜炙）　当归（去苗，酒浸）　天麻（去苗）　续断（各一两半）　槟榔（二两半）　木瓜（四两）　上为末，酒煮面糊丸，如梧桐子大。每服五十丸，温酒、盐汤任服。”[2]

《妇人大全良方》卷四：“牛膝散，治脚气浮肿，心神烦闷，月候不通。川牛膝　羚羊角　槟榔　大黄（炒）　芒硝（各一两）　防己　桂心　牡丹皮　赤芍药　甘草（各三分）　桃仁（五十粒，制）　上为粗末，每服三大钱。水一盏，煎至七分，去滓温服。（利下恶物为度，亦要相其强弱用之）”[3]

《雷公炮制药性解》卷三：“牛膝，味苦酸，性平无毒，入肾经。补精气，利腰膝，填骨髓，除脑漏，祛寒湿，破血结，通月经，坠胎孕，理膀胱气化迟难，阴中作痛欲死。去芦，酒浸一宿用，恶龟甲、萤火、陆英，畏白前白、藓皮，忌牛肉。按：丹溪云：牛膝引诸药下行，宜入足少阴以理诸疾，妇人得之，应归血海，故行血有功，脾虚气陷及腿膝肿者，不宜用之。有二种，土牛膝，所禀薄，故短而细主破血气；川牛膝，所禀厚，故肥而长，主补精髓，竹木刺入肉，涂之可出。”[12]

《得配本草》卷三：“川牛膝，辛、酸、苦。入肝经。去风治痹。配茄皮，治风痛。”[4]

《本草求真》卷一：“川牛膝，（隰草）引入下部经络血分。牛膝（专入肝肾）。苦酸而平。按据诸书。虽载酒蒸温补肝肾。强健筋骨。凡足痿筋挛。阴痿失溺。久疟下痢。伤中少气。治皆有效。又载生用则能活血。破瘀消肿。治痛通淋……较之川牛膝。微觉有别。牛膝出西川及怀庆府。长大肥润者良。”[5]

《中药志》：“川牛膝　本品为常用中药。商品为苋科植物川牛膝的根，以其味甘，又称甜牛膝……【原植物】川牛膝　别名：甜牛膝（云南），拐牛膝（云南），大牛膝（贵州），肉牛膝（四川），天全牛膝（四川）。Cyathula officinalis Kuan——苋科 Amaranthaceae.”[13]

《中药材手册》：“牛膝［纲目列入草部隰草类］　另一类为同科植物川牛膝 Cyathula officinalis Kuan 的干燥根。原植物系多年生草本，栽培或野生均有。药材也称‘川牛膝’。在川牛膝商品中另有一种味牛膝为爵床科植物腺毛马蓝的根，主销于东北并出口，作川牛膝用；同科植物柳叶牛膝及头花杯苋的根常混入川牛膝中作川牛膝用，实系川牛膝的伪品，亦应注意鉴别。［别名］天全牛膝、肉牛膝（四川）、甜牛膝、拐膝（云南）、大牛膝（贵州）。”[14]

《全国中草药汇编》：“川牛膝　别名：甜川牛膝、甜牛膝、天全牛膝、大牛膝、白牛膝、拐牛膝、龙牛膝。来源：为苋科杯苋属植物川牛膝 Cyathula officinalis Kuan 的根。”[15]

《中药大辞典》：“川牛膝《药材资料汇编》　【基原】为苋科植物川牛膝或头花蒽草的根。①川牛膝 Cyathula officinalis Kuan②头花蒽草 Cyathula capitata（Wall.）Moq.”[9]

《中医大辞典·中药分册》：“川牛膝　出《本草纲目》。为苋科植物川牛膝 Cyathula officinalis Kuan 的根。主产四川。”[10]

《中国医学百科全书·中医学》：“川牛膝　始载于《本草纲目》。又名甜牛膝、拐牛膝。为苋科植物川牛膝 Cyathula officinalis Kuan 的根。秋、冬两季采挖，除将泥土，切去芦头、支根及须根，晒干或烘干。或晒至半干时，经堆放‘发汗’后再晒干。”[7]

《全国中药炮制规范》：“川牛膝　［处方用名］川牛膝、酒川牛膝、盐川牛膝。【来源】本品为苋科植物川牛膝 Cyathula officinalis Kuan 的干燥根。栽培或野生。主产于四川。秋、冬二季均可采挖，去净泥土，除去残茎、须根，炕或晒至半干，堆放回润，再干燥。药材以条大，质柔软，断面色棕黄者为佳。”[16]

《中国药材学》：“川牛膝　［别名］拐牛膝，天全牛膝，甜牛膝，大牛膝，米心牛膝。【来源】本品为苋科植物川牛膝 Cyathula officinalis Kuan. 的根。”[17]

《中国中医药学主题词表》：“川牛膝 CYATHULA OFFICINALIS　属苋科和活血祛瘀药 FC 牛膝。”[8]

《普通高等教育中医药类规划教材·中药学》：“牛膝……备述……3. 牛膝有怀牛膝牛膝和川牛膝之分两者功效基本相同，但怀牛膝偏于补肝肾强筋骨，川牛膝偏于活血化瘀。”[18]

《中华本草》：“川牛膝《雷公炮制药性解》　【异名】牛膝（四川、贵州、云南），天全牛膝、都牛膝、米心牛膝、家牛膝、肉牛膝、大牛膝、拐牛膝、甜牛膝、甜川牛膝、龙牛膝（四川）……［来源为苋科植物川牛膝的根］。【原植物】川牛膝 Cyathula officinalis Kuan［C. capitata auct. Non Moq.；C. tomentosa auct. non（Roth）Moq.］又名：毛药、红毛药《贵州中草药名录》。”[11]

《中华人民共和国药典》：“川牛膝 Radix cyathulae　本品为苋科植物川牛膝 Cyathula officinalis Kuan 的干燥根。秋、冬二季采挖，除去芦头、须根及泥沙，炕或晒至半干，堆放回润，再炕干或晒干。”[6]

5　参考文献

1　唐·蔺道人．仙授理伤续断方．北京：人民卫生出版社，1957，19

2　宋·太平惠民和剂局．太平惠民和剂局方．北京：人民卫生出版社，1985，41

3　宋·陈自明．妇人大全良方．见：景印文渊阁四库全书（742）．北京：中医古籍出版社，1986，463

4　清·严西亭．得配本草．上海：上海卫生出版社，1957，20

5　清·黄宫绣．本草求真．上海：上海科学技术出版社，1959，35

6　国家药典委员会编．中华人民共和国药典．一部．北京：化学工业出版社，2000，28

7　《中医学》编辑委员会．中国医学百科全书·中医学．上海：上海科学技术出版社，1997，1147

8　吴兰成主编．中国中医药学主题词表．北京：中医古籍出版社，1996，50

9　江苏新医学院编．中药大辞典．上海：上海科学技术出版社，1977，227

10　《中医大辞典》编辑委员会编．中医大辞典·中药分册．北京：人民卫生出版社，1982，38

11　国家中医药管理局《中华本草》编委会．中华本草．第二册．上海：上海科学技术出版社，1999，858

12　明·李中梓．雷公炮制药性解．见：中国医学大成（二）．长沙：岳麓书社，1990，141

13　中国医学科学院药物研究所等编．中药志．第一册．北京：人民卫生出版社，1993，116

14　中华人民共和国卫生部药政管理局主编．中药材手册．北京：人民卫生出版社，1998，61

15　《全国中草药汇编》编写组编．全国中草药汇编．上册．北京：人民卫生出版社，1996，132

16　中华人民共和国卫生部药政管理局编．全国中药炮制规范．北京：人民卫生出版社，1988，16

17　徐国钧等主编．中国药材学．北京：中国医药科技出版社，1996，143

18　雷载权主编．普通高等教育中医药类规划教材·中药学．上海：上海科学技术出版社，1995，209～210

038　川乌
Chuanwu
Radix Aconiti

1　定名依据

1.1　正名

1.1.1　汉文名：川乌（毛茛科植物乌头 Aconitum carmichaeli Debx．的干燥母根）。

1.1.2　英文名：common monkshood mother root.

1.2　依据

1.2.1　定名的文献依据

（1）《珍珠囊药性赋》卷二：“川乌　味辛性热有毒。浮也，阳中之阳也。其用有二：散诸风之寒邪；破诸积之冷痛。”[1]

(2)《本经逢原》卷二：“川乌头　辛热，有毒。入祛风药。同细辛、黑豆煮入活络药。同甘草炮制，按乌头乃附子之母。春生新附即采其母，诸家《本草》未尝发明。但云春采者为乌头，故举世误认乌头为春时取附子之小者，往往以侧子代用，误人多矣。小儿慢惊搐搦，涎壅厥逆，生川乌、全蝎加生姜煎服效。”[2]

(3)《得配本草》卷三：“川乌头　即附子母。远志、荠草为之使。畏饴糖、黑豆、冷水。恶藜芦。忌豉汁。反半夏、栝蒌、贝母、白蔹、白芨。伏丹砂、砒石。辛，热。有大毒。除寒湿，行经散风，助阳退阴，功同黑附子而稍缓。”[3]

(4)《要药分剂》卷十：“川乌　味辛。性热。有毒。即附子之母……【前论】宗奭曰。补虚寒须用附子。去风即多用川乌。大略如此。”[4]

(5)《本草撮要》卷一：“【川乌头】　味辛温。入手厥阴少阳经。功专去风痰。得栀子治疝气。得干姜治阴毒伤寒。得木香治冷气洞泄。”[5]

(6)《金匮要略方论》卷上：“乌头汤方。治脚气疼痛，不可屈伸。麻黄、芍药、黄芪(各三两)，甘草（炙)、川乌（五枚，㕮咀，以蜜二升，煎取一升即出乌头)，上五味，㕮咀四味，以水三升，煮取一升，去滓，纳蜜煎中，更煎之，服七合，不知，尽服之。”[6]

(7)《普济本事方》卷第三：“川乌粥法　治风寒湿痹，麻木不仁。川乌（生，去皮尖，为末)，上用香熟白米作粥半碗，药末四钱，同米用漫火熬熟，稀薄，不要稠，下姜汁一茶脚许，蜜三大匙，搅匀，空腹啜之，温为佳。”[7]

(8)《医方集宜》卷之六：“川乌散　治风牙疼。川乌（一个)、细辛、白芷、川椒、荆芥，用水半碗，入前药在内将川乌煮干，切作片子，噙在痛处。”[8]

(9)《中华人民共和国药典》：“川乌 Radix Aconiti　本品为毛茛科植物乌头 Aconitum carmichaeli Debx. 的干燥母根。6 月下旬至 8 月上旬采挖，除去子根、须根及泥沙，晒干。”[9]

(10)《普通高等教育中医药类规划教材·中药学》：“川乌《本经》　为毛茛科多年生草本植物乌头 Aconitum carmichaeli Debx. 的块根。主产于四川、云南、陕西、湖南等地。夏、秋季采挖，晒干。生用或制后用。”[10]

(11)《中医大辞典·中药分册》：“川乌　出《金匮要略》。即川乌头，详该条。”“川乌头　出唐·侯宁极《药谱》。又名川乌。为毛茛科植物乌头 Aconitum carmichaeli Debx.（栽培品）的块根（主根)。主产四川、陕西。”[11]

(12)《中国中医药学主题词表》“川乌 Radix Aconiti　为毛茛科植物乌头的干燥母根；属祛风湿药、祛寒药和止痛药（中药)。FC 乌头。”[12]

(13)《中药材手册》：“川乌（纲目列入草部毒草类附子项下)　本品为干燥的块根。原植物系毛茛科多年生草本植物，均为栽培……［别名］川乌头。”[13]

(14)《全国中药炮制规范》：“川乌　［处方用名］生川乌、制川乌。【来源】本品为毛茛科植物乌头 Aconitum carmichaeli Debx. 的干燥母根或子根。均为栽培。主产于四川、陕西。”[14]

(15)《中国药材学》：“川乌　【来源】本品为毛茛科植物乌头 Aconitum carmichaeli Debx. 的主根（母根）……【商品规格】商品有个川乌、川乌片。”[15]

1.2.2　定名选择的理由

（1）川乌 Radix Aconiti，系毛茛科植物乌头 Aconitum carmichaeli Debx. 的干燥母根。虽然汉《神农本草经》始载本药时统称为“乌头”，唐宋以前的本草著作也多予以沿载，但早在汉末·张仲景《金匮要略方论》的“乌头汤方”中即已将“川乌”作为本药正名组方，宋以后更有以“川乌”命名的方剂，如宋·许叔微《普济本事方》“川乌粥法”、明·丁凤《医方集宜》“川乌散”等。

（2）“川乌”作为本草正名始载于金·李杲《珍珠囊药性赋》，清以后的本草著作多以“川乌”或“川乌头”作为正名载录本药，如清·张璐《本经逢原》、严西亭《得配本草》、沈金鳌《要药分剂》、陈其瑞《本草撮要》等。

（3）一般“乌头”乃“川乌”与“草乌”的统称，用“川乌”作为本药正名既便于与“草乌”区别，又能更准确地表达本药的产地、来源等特征。故用“川乌”而不用“乌头”。

（4）“川乌”乃“川乌头”的简称，二者可以达到同样的表述效果，但用“川乌”符合名词术语越来越精练的发展趋势，同时也符合临床中的书写习惯。

（5）我国最新出版的《中华人民共和国药典》、《普通高等教育中医药类规划教材·中药学》以及辞书类著作《中医大辞典·中药分册》等均以“川乌”作为本药正名。已经广泛应用于中医药学文献的标引和检索的《中国中医药学主题词表》也以“川乌”作为本药的正式主题词。现代本草著作如《中药材手册》、《中国药材学》、《全国中药炮制规范》等也以“川乌”作为本药的正名。说明“川乌”作为本药正名已成为共识。

1.3　与正名等效的名词：川乌头。

2　源流考释

川乌（毛茛科植物乌头 Aconitum carmichaeli Debx. 的干燥母根）原称为“乌头”，始载于汉《神农本草经》，该书同时尚记载有“乌头”别名“奚毒”、“即子”、“乌喙”，如《神农本草经》卷三：“乌头。味辛，温。主中内、恶风洗洗，出汗，除寒湿痹，咳逆上气，破积聚、寒热。其汁，煎之，名射罔，杀禽兽。一名奚毒，一名即子，一名乌喙。生山谷。”[16]另，《淮南子·主术训》云：“莫凶于鸡毒。高诱云：鸡毒，乌头也。”[17]可见“鸡毒”也是“乌头”古代异名。三国·吴普《吴普本草》沿用《本经》记载，以“乌头”为正名，同时载录有异名“茛”、“千狖（千秋）”、“毒公”、“果负”、“耿子”。如《吴普本草·草木类》：“乌头。一名茛，一名千狖（《证类本草》作千秋），一名毒公，一名果负，一名耿子。《神农》、《雷公》、《桐君》、《黄帝》：甘，有毒。正月始生，叶厚，茎方中空，叶四四相当，与蒿相似。”[18]南北朝至唐宋的本草著作即多以“乌头”作为正名载录本药，如南北朝·陶弘景《本草经集注》[19]，唐·苏敬等《新修本草》[20]，宋·唐慎微《证类本草》[21]、寇宗奭《本草衍义》[22]等。此外，唐·侯宁极《药谱》则以“川乌头”称谓本药。

须予指出的是，明代以前“川乌”与“草乌”（毛茛科植物乌头野生种）多统称为“乌头”，故“乌头”的许多别名同时也是“草乌”的曾称。

“川乌”之名始见于东汉·张仲景《金匮要略方论》，该书在“乌头汤方”中首次以“川乌”为正名组方，如“乌头汤方：治脚气疼痛，不可屈伸。麻黄、芍药、黄芪（各三两），甘草（炙）、川乌（五枚，㕮咀，以蜜二升，煎取一升即出乌头），上五味，㕮咀四味，以水三升，煮取一升，去滓，纳蜜煎中，更煎之，服七合，不知，尽服之”[6]。此后有不少以“川乌”为名组方应用的载录，如唐《孙真人海上方·痼冷》云：“人身痼冷夜无眠，生用川乌细细研，好醋拌调摊绢上，贴于冷处暖如绵。”[23]宋以后更有以“川乌”命名的方剂，如宋·许叔微《普济本事方》“川乌粥法”[7]、明·丁凤《医方集宜》“川乌散”[8]等。

以“川乌”作为本草正名载录的本草著作始见于金·李杲《珍珠囊性赋》：“川乌。味辛，性热，有毒。浮也，阳中之阳也。其用有二：散诸风之寒邪；破诸积之冷痛。”[1]此后不久成书的元·王好古《汤液本草》虽在“卷之三”载录本药时以“乌头”作为正名[24]，但在“卷之二”论述李东垣先生用药心法时则以“川乌”称谓本药，如“大凡生升、熟降。大黄须煨，恐寒则损胃气。至于川乌、附子须炮，以制毒也[25]。”

明清时期的本草著作中，出现了“川乌（或川乌头）”、“乌头”并存作为本药正名的情况。如明刘文泰《本草品汇精要》[26]、李时珍《本草纲目》[27]、卢之颐《本草乘雅半偈》[28]，清·张志聪《本草崇原》[29]、汪昂《本草易读》[30]等仍以“乌头”作为正名。而其后沈金鳌《要药分剂》[4]则以“川乌”为正名；张璐《本经逢原》[2]、严西亭《得配本草》[3]、陈其瑞《本草撮要》[5]等则以“川乌头”为正名。可见总的趋势是“川乌（或川乌头）”逐渐取代“乌头”成为本药正名。另须予指出的是，这一时期的本草著作无论以“乌头”，抑或“川乌头”作为本药正名，而在组方或应用时则多用“川乌”这一药名。如《本草纲目》第十七卷正名用“乌头”[27]，而《本草纲目》第三卷曰：“五灵脂（散血活血引经有功。瘫缓，热酒服二钱。风冷痹痛，同乳、没、川乌，丸服）。”[31]又如《本草撮要》卷一正名用“川乌头”，而在同卷“狗脊”条下介绍狗脊应用时却曰“得川乌、萆薢治诸风”[32]。

此外，古代本草著作中尚记载有本药原植物“乌头”的异名“芨”、“堇草”《证类本草》引《尔雅》，堇（《证类本草》引郭璞注）[21]，独白草《本草纲目》第十七卷引《续汉书》、鸳鸯菊（《本草纲目》第十七卷）等。《本草纲目》第十七卷尚记载有本药异名“附子母”[27]。

现代有关著作除《全国中草药汇编》以“乌头”[33]为正名外，多以“川乌”或“川乌头”为正名，如《中华人民共和国药典》、《普通高等教育中医药类规划教材·中药学》、《中医大辞典·中药分册》、《中国中医药学主题词表》、《中药材手册》、《中国药材学》、《全国中药炮制规范》等均以“川乌”为正名；《中药大辞典》[34]、《中国医学百科全书·中医学》[35]、《中华本草》[36]等则以“川乌头”为正名。同时尚记载有本药俗称“五毒根”《全国中草药汇编》[33]。还记载有本品原植物“乌头”的异名“堇”、“芨”、“独白草”、“鸳鸯菊”、“草乌”《中华本草》[36]等。

3 附录

3.1 又称：生川乌、制川乌（饮片规格名），个川乌、川乌片（药材商品名）。

3.2 俗称：五毒根。

3.3 曾称：乌头、奚毒、即子、乌喙《神农本草经》，鸡毒《淮南子》，芨、千狄（千秋）、毒公、果负、耿子《吴普本草》，川乌头《药谱》，附子母《本草纲目》。

3.4　原植物名称：乌头，堇，莨，独白草，鸳鸯菊，草乌（野生品）。

4　文献通考

《神农本草经》卷三："乌头　味辛，温。主中内、恶风洗洗，出汗，除寒湿痹，咳逆上气，破积聚、寒热。其汁，煎之，名射罔，杀禽兽。一名奚毒，一名即子，一名乌喙。生山谷。"[16]

《淮南子·主术训》："莫凶于鸡毒，高诱云：鸡毒，乌头也。"[17]

《金匮要略方论》卷上："乌头汤方。治脚气疼痛，不可屈伸。麻黄、芍药、黄芪（各三两），甘草（炙）、川乌（五枚，㕮咀，以蜜二升，煎取一升即出乌头），上五味，㕮咀四味，以水三升，煮取一升，去滓，纳蜜煎中，更煎之，服七合，不知，尽服之。"[6]

《吴普本草·草木类》："乌头　一名莨，一名千狄（《证类本草》作千秋），一名毒公，一名果负，一名耿子。神农、雷公、桐君、黄帝：甘，有毒。正月始生，叶厚，茎方中空，叶四四相当，与蒿相似。"[18]

《本草经集注·草木下品》："乌头　味辛、甘，温、大热，有大毒。主治中风，恶风洗洗，出汗，除寒湿痹，咳逆上气，破积聚，寒热。消胸上痰冷，食不下，心腹冷疾，脐间痛，肩胛痛不可俯仰，目中痛不可力视，又堕胎。"[19]

《新修本草》卷第十："乌头　今采用四月乌头与附子同根，春时茎初生有脑形似乌鸟之头，故谓之乌头，有两岐共蒂，状如牛角，名乌喙，喙即鸟之口也。"[20]

《孙真人海上方·痼冷》："人身痼冷夜无眠，生用川乌细细研，好醋拌调摊绢上，贴于冷处暖如绵。"[23]

《证类本草》卷第十："乌头　味辛、甘，温、大热，有大毒。主中风恶风，洗洗出汗，除寒湿痹，咳逆上气，破积聚寒热，消胸上痰冷，食不下，心腹冷疾，脐间痛，肩胛痛，不可俯仰，目中痛，不可久视。又堕胎……尔雅云：芨，董草。注：即乌头也，江东呼为堇（音靳）。"[21]

《本草衍义》卷十一："乌头、乌喙、天雄、附子、侧子，凡五等，皆一物也，只以大小、长短、似像而名之……其炮制之法，经方已著。即子，一名乌喙。"[22]

《普济本事方》卷第三："川乌粥法　治风寒湿痹，麻木不仁。川乌（生，去皮尖，为末），上用香熟白米作粥半碗，药末四钱，同米用漫火熬熟，稀薄，不要稠，下姜汁一茶脚许，蜜三大匙，搅匀，空腹啜之，温为佳。如是中湿，更入薏苡仁末二钱，增米作一中碗服。"[7]

《珍珠囊药性赋》卷二："川乌　味辛性热有毒。浮也，阳中之阳也。其用有二：散诸风之寒邪；破诸积之冷痛。"[1]

《汤液本草》卷之三："乌头　气热，味大辛，辛、甘，大热。有大毒。行诸经。《液》云：乌、附、天雄、侧子之属，皆水浸炮裂，去皮脐用之。"[24]

《汤液本草》卷之二："用药酒洗曝干　大凡生升、熟降。大黄须煨，恐寒则损胃气。至于川乌、附子须炮，以制毒也。"[25]

《本草品汇精要》卷之十三："乌头（出《神农本草经》）　【名】芨堇草，千秋，毒公，莨，果负，耿子，奚毒。"[26]

《医方集宜》卷之六："川乌散　治风牙疼。川乌（一个）、细辛、白芷、川椒、荆芥，用水半碗，入前药在内将川乌煮干，切作片子，噙在痛处。"[8]

《本草纲目》第三卷："五灵脂（散血活血引经有功。瘫缓，热酒服二钱。风冷痹痛，同乳、没、川乌，丸服）。"[31]

《本草纲目》第十七卷："乌头《本经·下品》　【校正】并入《拾遗》独白草。【释名】乌喙《本经》（即两头尖）、草乌头《纲目》、土附子《日华》、奚毒《本经》、耿子《吴普》、毒公《吴普》（又名帝秋）、金鸦《纲目》、苗名莨（音艮）、芨（音及）、堇（音近）、独白草《拾遗》、鸳鸯菊《纲目》，汁煎名射罔……《后魏书》言：辽东塞外，秋收乌头为毒药，射禽兽。陈藏器所引《续汉五行志》，言西国生独白草，煎为药，敷箭射人即死者，皆此乌头，非川乌头也。"[27]

《本草纲目》第十七卷："附子《本经·下品》……乌头（即附子母）。【主治】诸风，风痹血痹，半身不遂，除寒冷，温养脏腑，去心下坚痞，感寒腹痛（元素）"[27]

《本草乘雅半偈》第六帙："乌头《本经·下品》　乌头功力，能生死人。非以生气通之者，孰能与此。【气味】辛温，有大毒。"[28]

《本草崇原》卷下："乌头（附）　气味辛温，有毒。主治诸风，风痹，血痹，半身不遂，除寒冷，温养脏腑，去心下坚痞，感寒酸痛（《洁古珍珠囊》附）。（乌头乃初种而未旁生附子者。乌头如芋头，附子如芋子，本一物也，其形如乌之头，因以为名。各处皆有，以川中出者入药，故医家谓之川乌）"[29]

《本草易读》卷五："乌头　制同附子。初种为乌头，象乌之头也。附乌头而生者为附子，如子附母也。乌头如芋魁，附子如芋子，盖一物也。别有草乌、白附，故以黑附、川乌别之。辛，甘，大温，有毒。除诸风风痹风邪，半身不遂之风，祛诸寒寒湿寒冷，坚痞老积之寒。"[30]

《本经逢原》卷二："川乌头　辛热，有毒。入祛风药。同细辛、黑豆煮入活络药。同甘草炮制，按乌头乃附子之母。春生新附即采其母，诸家《本草》未尝发明。但云春采者为乌头，故举世误认乌头为春时取附子之小者，往往以侧子代用，误人多矣。小儿慢惊搐搦，涎壅厥逆，生川乌、全蝎加生姜煎服效。"[2]

《得配本草》卷三："川乌头　即附子母。远志、莽草为之使。畏饴糖、黑豆、冷水。恶藜芦。忌豉汁。反半夏、栝蒌、贝母、白蔹、白芨。伏丹砂、砒石。辛，热。有大毒。除寒湿，行经散风，助阳退阴，功同黑附子而稍缓。"[3]

《要药分剂》卷十："川乌　味辛。性热。有毒。即附子之母……【前论】宗奭曰。补虚寒须用附子。去风即多用川乌。大略如此。"[4]

《本草撮要》卷一："【川乌头】　味辛温。入手厥阴少阳经。功专去风痰。得栀子治疝气。得干姜治阴毒伤寒。得木香治冷气洞泄。"[5]

《本草撮要》卷一："【狗脊】　味苦甘。入足少阴经。功专强肝肾。健筋骨。得鹿茸、白蔹治带下。得川乌、萆薢治诸风。"[32]

《中药材手册》："川乌（纲目列入草部毒草类附子项下）　本品为干燥的块根。原植物系毛茛科多年生草本植物，均为栽培…… ［别名］川乌头。"[13]

《全国中草药汇编》："乌头（川乌、草乌）　别名：五毒根。来源：为野生的毛茛科乌头属植物乌头 *Aconitum carmichaeli* Debx. 或北乌头 *A. kusnezoffii* Reichb. 等的块根

（母根）。四川栽培的乌头称川乌，野生的和其他地区产的均称草乌，现时商品‘川乌’则母根、子根均有之；陕西汉中地区在加工附子时，将剩余的小侧根作川乌使用。”[33]

《中药大辞典》：“川乌头（侯宁极《药谱》） 【异名】川乌《金匮要略》。【基原】为毛茛科植物乌头（栽培品）的块根。【原植物】乌头《本经》Aconitum carmichaeli Debx.”[34]

《中医大辞典·中药分册》：“川乌 出《金匮要略》。即川乌头，详该条。”“川乌头 出唐·侯宁极《药谱》。又名川乌。为毛茛科植物乌头 Aconitum carmichaeli Debx.（栽培品）的块根（主根）。主产四川、陕西。”[11]

《中国医学百科全书·中医学》：“川乌头 始载于侯宁极《药谱》。又名川乌。为毛茛科植物乌头 Aconitum carmichaeli Debx. 的母根。”[35]

《全国中药炮制规范》：“川乌 ［处方用名］生川乌、制川乌。【来源】本品为毛茛科植物乌头 Aconitum carmichaeli Debx. 的干燥母根或子根。均为栽培。主产于四川、陕西。”[14]

《中国药材学》：“川乌 【来源】本品为毛茛科植物乌头 Aconitum carmichaeli Debx. 的主根（母根）……【商品规格】商品有个川乌、川乌片。”[15]

《中国中医药学主题词表》：“川乌 Radix Aconiti 为毛茛科植物乌头的干燥母根；属祛风湿药、祛寒药和止痛药（中药）。FC 乌头。”[12]

《普通高等教育中医药类规划教材·中药学》：“川乌《本经》 为毛茛科多年生草本植物乌头 Aconitum carmichaeli Debx. 的块根。主产于四川、云南、陕西、湖南等地。夏、秋季采挖，晒干。生用或制后用。”[10]

《中华本草》：“川乌头（侯宁极《药谱》） 【异名】乌头、乌喙、奚毒、即子《本经》，鸡毒《淮南子》，毒公、耿子《吴普本草》，川乌《金匮要略》……【来源】为毛茛科植物乌头（栽培品）的母根。【原植物】乌头 Aconitum carmichaeli Debx. 又名：堇《庄子》，茛《吴普本草》，独白草《续汉书》，鸳鸯菊《纲目》，草乌（野生品）。”[36]

《中华人民共和国药典》：“川乌 Radix Aconiti 本品为毛茛科植物乌头 Aconitum carmichaeli Debx. 的干燥母根。6 月下旬至 8 月上旬采挖，除去子根、须根及泥沙，晒干。”[9]

5 参考文献

1 金·李杲. 珍珠囊补遗药性赋. 见：中国医学大成（二）. 长沙：岳麓书社，1990，107

2 清·张璐. 本经逢原. 上海：上海科学技术出版社，1959，97

3 清·严西亭. 得配本草. 上海：上海卫生出版社，1957，39

4 清·沈金鳌. 要药分剂. 上海：上海科学技术出版社，1959，236

5 清·陈其瑞. 本草撮要. 见：珍本医书集成. 本草类. 上海：上海科学技术出版社，1985，21

6 汉·张仲景. 金匮要略. 卷上. 北京：人民卫生出版社，1956，19

7 宋·许叔微. 普济本事方. 上海：上海科学技术出版社，1959，35

8 明·丁凤. 医方集宜. 明学凤楼刻本

9 国家药典委员会编. 中华人民共和国药典. 一部. 北京：化学工业出版社，2000，28

10 雷载权主编. 普通高等教育中医药类规划教材·中药学. 上海：上海科学技术出版社，1995，110

11 《中医大辞典》编辑委员会编. 中医大辞典·中药分册. 北京：人民卫生出版社，1982，38

12 吴兰成主编. 中国中医药学主题词表. 北京：中医古籍出版社，1996，50
13 中华人民共和国卫生部药政管理局主编. 中药材手册. 北京：人民卫生出版社，1959，18
14 中华人民共和国卫生部药政管理局编. 全国中药炮制规范. 北京：人民卫生出版社，1988，12
15 徐国钧等主编. 中国药材学. 北京：中国医药科技出版社，1996，158
16 汉·神农本草经. 清顾观光重辑本. 北京：人民卫生出版社，1955，80
17 汉初·刘安. 淮南子（直解）. 上海：复旦大学出版社，2002
18 三国·吴普. 吴普本草. 北京：人民卫生出版社，1987，80
19 南北朝·陶弘景. 本草经集注. 北京：人民卫生出版社，1994，342
20 唐·苏敬等撰. 新修本草. 合肥：安徽科学技术出版社，1981，256
21 宋·唐慎微. 证类本草. 北京：人民卫生出版社，1957，243
22 宋·寇宗奭. 本草衍义. 上海：商务印书馆，1937，64
23 宋·钱竽托名. 孙真人海上方. 见：珍本医书集成（十一）. 上海：上海科学技术出版社，1986，2
24 元·王好古. 汤液本草. 见：景印文渊阁四库全书（745）. 北京：中医古籍出版社，1986，941
25 元·王好古. 汤液本草. 见：景印文渊阁四库全书（745）. 北京：中医古籍出版社，1986，917
26 明·刘文泰. 本草品汇精要. 北京：人民卫生出版社，1982，372
27 明·李时珍. 本草纲目. 北京：人民卫生出版社，1982，1177
28 明·卢之颐. 本草乘雅半偈. 北京：人民卫生出版社，1986，357
29 清·张志聪. 本草崇原. 北京：中国中医药出版社，1992，110
30 清·汪昂. 本草易读. 北京：人民卫生出版社，1987，209
31 明·李时珍. 本草纲目. 北京：人民卫生出版社，1982，133
32 清·陈其瑞. 本草撮要. 见：珍本医书集成. 本草类. 上海：上海科学技术出版社，1985，2
33 《全国中草药汇编》编写组编. 全国中草药汇编. 上册. 北京：人民卫生出版社，1978，211
34 江苏新医学院编. 中药大辞典. 上海：上海科学技术出版社，1977，228
35 《中医学》编辑委员会. 中国医学百科全书·中医学. 上海：上海科学技术出版社，1997，1098
36 国家中医药管理局《中华本草》编委会. 中华本草. 第三册. 上海：上海科学技术出版社，1999，101

039 川芎

Chuanxiong

Rhizoma Chuanxiong

1 定名依据

1.1 正名

1.1.1 汉文名：川芎（伞形科植物川芎 Ligusticum chuanxiong Hort. 的干燥根茎）。

1.1.2 英文名：szechwan lovage rhizome.

1.2 依据

1.2.1 定名的文献依据

(1)《珍珠囊药性赋》卷二：“川芎，味辛性温无毒。升也，阳也。其用有二：上行头角，助元阳之气而止痛；下行血海，养新生之血以调经。”[1]

(2)《汤液本草》卷之三："川芎　气温，味辛，纯阳。无毒。入手足厥阴经，少阳经本经药。《象》云：补血，治血虚头痛之圣药，妊妇胎不动数月，加当归，二味各二钱，水二盏，煎至一半，服。神效。《珍》云：散肝经之风，贯芎治少阳经苦头痛。"[2]

(3)《药鉴》卷之二："川芎　气温，味辛，无毒，气厚味薄，升也，阳也。血药中用之，能助血流行，奈过于走散，不可久服多服，中病即已，过则令人暴卒死。"[3]

(4)《雷公炮制药性解》卷二："川芎　味辛甘，性温无毒，入肝经，上行头角，引清阳之气而止痛；下行血海，养新生之血以调经。久服令人暴亡。白芷为使，畏黄连，小者名抚芎，主开郁。"[4]

(5)《本草新编》卷之二："川芎　味辛，气温，升也，阳也，无毒。入手、足厥阴二经。功专补血。治头痛有神，行血海，通肝经之脏，破症结宿血，产后去旧生新，凡吐血、衄血、溺血，便血、崩血，俱能治之。"[5]

(6)《本草便读·草部》："川芎　辛甘微苦。力能解郁调经。润泽且香。功可和营理气。愈头风之偏正。性喜上升。补肝燥之虚衰。善通奇脉。温宣之性。"[6]

(7)《中华人民共和国药典》："川芎 Rhizoma Chuanxiong　本品为伞形科植物川芎 Ligusticum chuanxiong Hort. 的干燥根茎。夏季当茎上的节盘显著突出，并略带紫色时采挖，除去泥沙，晒后炕干，再去须根。"[7]

(8)《普通高等教育中医药类规划教材·中药学》："川芎《本经》　为伞形科多年生草本植物川芎 Ligusticum chuanxiong Hort. 的根茎。主产于四川，系人工栽培。五月采挖，除去泥沙，晒后烘干，再去须根。用时切片或酒炒。"[8]

(9)《中药大辞典》："川芎《汤液本草》　【异名】山鞠穷《左传》，芎䓖《本经》，香果《吴普本草》，胡䓖《别录》，马衔芎䓖《本草经集注》，雀脑芎、京芎《本草图经》，贯芎《珍珠囊》，抚芎《丹溪心法》，台芎《本草蒙筌》，西芎《纲目》。［基源］为伞形科植物川芎的根茎。【原植物】川芎 Ligusticum chuanxiong Hort.　［L. wallichii auct. non Franch.］。"[9]

(10)《中医大辞典·中药分册》："川芎　出《汤液本草》。又名芎䓖、抚芎。为伞形科植物川芎 Ligusticum chuanxiong Hort. 的根茎。主产四川。"[10]

(11)《中国医学百科全书·中医学》："川芎　始载于《神农本草经》。原名芎䓖，又名雀脑芎。为伞形科植物川芎 Ligusticum chuanxiong Hort. 的根茎。"[11]

(12)《中国中医药学主题词表》"川芎 LIGUSTICUM CHUANXIONG　属伞形科和活血祛瘀药。"[12]

(13)《中药志》[13]、《中药材手册》[14]、《全国中草药汇编》[15]、《全国中药炮制规范》[16]、《中国药材学》[17]、《中华本草》[18]等现代中药著作多以"川芎"作为本药正名（参见"文献通考"）。

(14)《证类本草》卷之七："芎䓖　味辛，温，无毒……经验后方：治头风，化痰。川芎不计分量，用净水洗浸，薄切片子。日干或焙，杵为末，炼蜜为丸如小弹子大。不拘时，茶、酒嚼下一丸。"[19]

(15)《太平惠民和剂局方》卷之一："川芎丸　消风壅，化痰涎，利咽膈，清头目……川芎、龙脑薄荷（叶，焙干，各七十五两），细辛（洗，五两），防风（去苗，二十五两），桔梗（一百两），甘草（爁，三十五两）。"[20]

(16)《妇人大全良方》卷之二十二："川芎散　治产后头痛。真天台乌药皮、大川芎（等分），上为细末，每服三钱。秤锤淬酒调服。"[21]

1.2.2　定名选择的理由

（1）川芎 Rhizoma Chuanxiong，系伞形科植物川芎 Ligusticum chuanxiong Hort. 的干燥根茎。虽然汉《神经本草经》最早以"芎䓖"称谓本药，金元之前的本草著作也多沿用该书记载，但自宋·唐慎微《证类本草》引录的《经验后方》始载"川芎"之名后，即有许多方书以"川芎"作为本品正名组方或命名方剂，如宋·太平惠民和剂局《太平惠民和剂局方》的"川芎丸"、陈自明《妇人大全良方》的"川芎散"等。中国医学被称为实践医学，古代药物名称的演变往往肇始于临床医疗实践，由于原始药名表达药义上存在的问题或药名过繁不便于临床应用等原因，医学发展中常常会出现一些新药名代替原药名。当临床中多数医家已经开始应用新的药名，并逐渐达成共识时，就会引起本草专著在载录本药时正名命名上的变化。因此，越来越多的方剂以"川芎"组方或命名方剂，从一个侧面说明了"川芎"作为本药正名的发展趋势。

（2）以"川芎"作为正名载录的本草著作始自金《珍珠囊药性赋》，此后元·王好古《汤液本草》，明·杜文燮《药鉴》、李中梓《雷公炮制药性解》，清·陈士铎《本草新编》、张秉成《本草便读》等许多本草著作即以"川芎"为正名载录本品。

（3）因本药主产四川，且以川产者为佳，所以药名谓之"川芎"既能体现药物产地等特点，也符合现代语言演变特点，便于人们理解和接受。

（4）我国最新出版的《中华人民共和国药典》、《普通高等教育中医药类规划教材·中药学》以及辞书类著作《中医大辞典·中药分册》、《中药大辞典》、《中国医学百科全书·中医学》等均以"川芎"作为本药正名。已经广泛应用于中医药学文献的标引和检索的《中国中医药学主题词表》也以"川芎"作为本药的正式主题词。现代本草著作如《中药志》、《全国中草药汇编》、《中华本草》、《中国药材学》、《中药材手册》、《全国中药炮制规范》等虽记载了不少本药各地的俗称，但也无一例外以"川芎"作为本药的正名。说明"川芎"作为本药正名已成为共识。

1.3　与正名等效的名词：无。

2　源流考释

川芎（伞形科植物川芎 Ligusticum chuanxiong Hort. 的干燥根茎）在战国《左传》中称为"山鞠穷"，如《本草纲目·芎䓖》卷十四曰："《左传》：楚人谓萧人曰：有麦曲乎？有山鞠穷乎？河鱼腹疾奈何？二物皆御湿，故以谕之。丹溪朱氏治六郁越鞠丸中用越桃、鞠穷，故以命名。"[22] 汉《神农本草经》称本品为"芎䓖"，曰："芎䓖：味辛，温。主中风入脑，头痛，寒痹，筋挛缓急，金创，妇人血闭无子。生川谷。"[23] 此后至宋的本草著作多沿用《神农本草经》记载以"芎䓖"为正名，如三国时期吴普《吴普本草》[24]，魏晋《名医别录》[25]，南北朝·陶弘景《本草经集注》[26]，唐·苏敬《新修本草》[27]，宋·苏颂《本草图经》[28]、唐慎微《证类本草》[19]、寇宗奭《本草衍义》[29] 等。同时还记载了本药异名"香果"、"胡䓖"、"马衔芎䓖"、"京芎"、"雀脑芎"等。如《吴普本草·草木类》："芎䓖：一名香果。"[24]《名医别录·中品》卷第二："芎䓖：无毒……一名胡䓖，一名香果。"[25]《本草经集注·草木中品》："芎䓖：味辛，温，无毒……今惟出历阳，节大茎细，状如马衔，谓之马衔芎䓖。"[26]《本草图经·草部上品之下》卷第五："芎䓖：生武功山谷斜谷西岭……关中所出者，俗呼为京芎，并通用惟贵。形块重实，作雀脑状者，谓之雀脑芎，此最有力也。"[28]

"川芎"之名始见于宋《证类本草》引录的《经验后方》，如《证类本草》卷之七："芎䓖……经验后方：治头风，化痰。川芎不计分量，用净水洗浸，薄切片子。日干或焙，杵为末，炼蜜为丸如小弹子大。"[19]此后，即有许多方书以"川芎"作为本品正名组方或命名方剂，如宋《太平惠民和剂局方》的"川芎丸"[20]、《妇人大全良方》的"川芎散"等。[21]

将"川芎"作为正名载录的本草著作始自金·李杲《珍珠囊药性赋》卷二："川芎：味辛性温无毒。升也，阳也。其用有二：上行头角，助元阳之气而止痛；下行血海，养新生之血以调经。"[1]此后不久成书的元·王好古《汤液本草》也以"川芎"作为本品正名载录，同时尚首载了本品异名"贯芎"，如《汤液本草》卷之三："川芎：气温，味辛，纯阳。无毒……《珍》云：散肝经之风，贯芎治少阳经苦头痛。"[2]

明清时期的本草著作既有以"川芎"作为正名者，如明·杜文燮《药鉴》[3]、李中梓《雷公炮制药性解》[4]，清·蒋居祉《本草择要纲目》[30]、陈士铎《本草新编》[5]、叶桂《本草经解》[31]、徐大椿《药性切用》[32]、沈金鳌《要药分剂》[33]、姚澜《本草分经》[34]、严西亭《得配本草》[35]、张秉成《本草便读》[6]等；又有以"芎䓖"作为正名者，如明刘文泰《本草品汇精要》[36]、陈嘉谟《本草蒙筌》[37]、李时珍《本草纲目》[22]、李中梓《本草征要》[38]、卢之颐《本草乘雅半偈》[39]，清张志聪《本草崇原》[40]、汪昂《本草易读》[41]和《本草备要》[42]、张璐《本经逢原》[43]、吴仪洛《本草从新》[44]、耿世珍《本草纲目别名录》[45]、杨时泰《本草述钩元》[46]等；还有以"云芎"作为正名者，如明兰茂《滇南本草》[47]。此外，《滇南本草》尚称本品为"芹菜"、"理芎"[47]；《本草蒙筌》尚记载有本品异名"马衔芎、台芎、抚芎"[37]；《本草纲目》尚记载有本品异名"西芎"[22]。

现代有关著作多以"川芎"为正名，如《中华人民共和国药典》[7]、《普通高等教育中医药类规划教材·中药学》[8]、《中药大辞典》[9]、《中医大辞典·中药分册》[10]、《中国医学百科全书·中医学》[11]、《中国中医药学主题词表》[12]、《中药志》[13]、《中药材手册》[14]、《全国中草药汇编》[15]、《全国中药炮制规范》[16]、《中国药材学》[17]、《中华本草》[18]等，同时尚记载有"小叶川芎"《全国中草药汇编》[15]等本药的俗称。还记载有本品原植物"川芎"的异名"芎䓖"、"小叶川芎"《中药志》[13]等。

3　附录

3.1　又称：酒川芎、炒川芎、麸炒川芎（饮片规格名），家川芎、山川芎、抚芎、茶芎（药材商品名）。

3.2　俗称：小叶川芎。

3.3　曾称：山鞠穷《左传》，芎䓖《神农本草经》，香果《吴普本草》，胡䓖《名医别录》，马衔芎䓖《本草经集注》，雀脑芎、京芎《本草图经》，贯芎《珍珠囊》，云芎、芹菜、理芎《滇南本草》，马衔芎、台芎、抚芎《本草蒙筌》，西芎《本草纲目》。

3.4　原植物名称：川芎，芎䓖，小叶川芎。

4 文献通考

《神农本草经》卷一："芎䓖　味辛，温。主中风入脑，头痛，寒痹，筋挛缓急，金创，妇人血闭无子。生川谷。"[23]

《吴普本草·草木类》："芎䓖　一名香果。神农、黄帝、岐伯、雷公：辛，无毒，香。扁鹊：酸，无毒。李氏：生温中，熟寒。或生胡无桃山阴，或斜谷西岭，或太山。叶香、细、青黑，文赤如藁本。"[24]

《名医别录》卷第二："芎䓖　无毒。主除脑中冷动，面上游风去来，目泪出，多涕唾，忽忽如醉，诸寒冷气，心腹坚痛，中恶，卒急肿痛，胁风痛，温中内寒。一名胡䓖，一名香果。其叶名蘼芜。生武功、斜谷、西岭。三月、四月采根，曝干。"[25]

《本草经集注·草木中品》："芎䓖　味辛，温，无毒。主治中风入脑头痛，寒痹，筋挛缓急，金疮，妇人血闭无子。除脑中冷动，面上游风去来，目泪出，多涕唾，忽忽如醉，诸寒冷气，心腹坚痛，中恶，猝急肿痛，胁风痛，温中内寒。一名胡芎，一名香果。其叶名蘼芜。生武功川谷斜谷西岭。三月、四月采根，曝干。""今惟出历阳，节大茎细，状如马衔，谓之马衔芎䓖。"[26]

《新修本草》卷第七："芎䓖　味辛，温，无毒。主中风入脑，头痛，寒痹，筋挛缓急，金疮，妇人血闭无子。除脑中冷动，面上游风去来，目泪出，多涕唾，忽忽如醉，诸寒冷气，心腹坚痛，中恶，猝急肿痛，胁风痛，温中内寒。一名胡穷，一名香果。其叶名蘼芜。生武功川谷斜谷西岭。三月、四月采根，曝干。"[27]

《本草图经》卷第五："芎䓖　生武功山谷斜谷西岭。蘼芜，芎䓖苗也。生雍州川泽及冤句，今关陕、蜀川、江东山中亦有之，而以蜀川者为胜。""关中所出者，俗呼为京芎，并通用惟贵。形块重实，作雀脑状者，谓之雀脑芎，此最有力也。"[28]

《证类本草》卷之七："芎䓖　味辛，温，无毒。主中风入脑，头痛，寒痹，筋挛缓急，金疮，妇人血闭，无子，除脑中冷动，面上游风去来，目泪出，多涕唾，忽忽如醉，诸寒冷气，心腹坚痛，中恶，卒急肿痛，胁风痛，温中内寒。一名胡穷，一名香果。""经验后方：治头风，化痰。川芎不计分量，用净水洗浸，薄切片子。日干或焙，杵为末，炼蜜为丸如小弹子大。不拘时，茶、酒嚼下一丸。"[19]

《太平惠民和剂局方》卷之一："川芎丸　消风壅，化痰涎，利咽膈，清头目。川芎、龙脑薄荷（叶，焙干，各七十五两），细辛（洗，五两），防风（去苗，二十五两），桔梗（一百两），甘草（爁，三十五两）。"[20]

《本草衍义》卷八："芎䓖　今出川中。大块，其里色白，不油色，嚼之微辛甘者佳。他种不入药，只可为末，煎汤沐浴。此药今人所用最多，头面风不可阙也，然须以他药佐之。"[29]

《妇人大全良方》卷之二十二："川芎散　治产后头痛。真天台乌药皮、大川芎（等分），上为细末，每服三钱。秤锤淬酒调服。"[21]

《珍珠囊药性赋》卷二："川芎　川芎，味辛性温无毒。升也，阳也。其用有二：上行头角，助元阳之气而止痛；下行血海，养新生之血以调经。"[1]

《汤液本草》卷之三："川芎　气温，味辛，纯阳。无毒。入手足厥阴经，少阳经本经药。《象》云：补血，治血虚头痛之圣药，妊妇胎不动数月，加当归，二味各二钱，水二盏，煎至一半，服。神效。《珍》云：散肝经之风，贯芎治少阳经苦头痛。”[2]

《滇南本草》第二卷：“云芎　俗名芹菜。川为川芎，理为理芎。味辛，性温。入肝、肺二经。发散疮痈，攻疮毒，治湿热，止头疼，祛风。滇中作菜食，肚腹有积滞，食之令人发病。（附方）治妇人白带、头晕、耳鸣、腰痛、恶寒怕冷、发热：芹菜，螺蛳蛋煮吃，无螺蛳蛋，即以螺蛳尾煮吃亦可，入椒料亦可。”[47]

《本草品汇精要》卷之八：“芎䓖（出《神农本经》）　主中风入脑，头痛，寒痹，筋挛缓急，金疮，妇人血闭无子（以上朱字神农本经）。【名】胡䓖，香果。【苗】〔图经曰〕芎䓖即蘼芜根。”[36]

《本草蒙筌》卷之二：“芎䓖　凤翔府芎䓖。永康军芎䓖。味辛，气温。升也，阳也。无毒。生川蜀名雀脑芎者（圆实而重，状如雀脑，此上口也），用治凡病证俱优；产历阳（属庐州府）名马衔芎者（根节大茎细，状如马衔），含止齿根血独妙。京芎关中所种（关中古西京多种莳，因而得名），功专疗偏头疼。台芎出台州（属浙江），只散风去湿；抚芎出抚郡（属江西），惟开郁宽胸。余产入药不堪，煮汤浴身则可。”[37]

《本草纲目》卷十四：“芎䓖（音穷穹。《本经·上品》）　【释名】胡䓖《别录》、川芎《纲目》、香果《别录》、山鞠穷《纲目》。时珍曰：芎本作营，名义未详。或云：人头穹窿穷高，天之象也。此药上行，专治头脑诸疾，故有芎䓖之名。以胡戎者为佳，故曰胡芎。古人因其根节状如马衔，谓之马衔芎䓖。后世因其状如雀脑，谓之雀脑芎。其出关中者，呼为京芎，亦曰西芎；出蜀中者，为川芎；出天台者，为台芎；出江南者，为抚芎，皆因地而名也。《左传》：楚人谓萧人曰：有麦曲乎？有山鞠穷乎？河鱼腹疾奈何？二物皆御湿，故以谕之。丹溪朱氏治六郁越鞠丸中用。越桃、鞠穷，故以命名。”[22]

《药鉴》卷之二：“川芎　气温，味辛，无毒，气厚味薄，升也，阳也。血药中用之，能助血流行，奈过于走散，不可久服多服，中病即已，过则令人暴卒死。”[3]

《雷公炮制药性解》卷二：“川芎　味辛甘，性温无毒，入肝经，上行头角，引清阳之气而止痛；下行血海，养新生之血以调经。久服令人暴亡。白芷为使，畏黄连，小者名抚芎，主开郁。”[4]

《本草征要》第二卷：“芎䓖　味辛，性温，无毒。入肝经。白芷为使。畏黄连。主头痛面风，泪出多涕。寒痹筋挛，去瘀生新。调经种子，长肉排脓。”[38]

《本草乘雅半偈》第四帙：“芎䓖《本经·中品》　【气味】辛温，无毒。【主治】主中风入脑头痛，寒痹，筋挛缓急，金疮，妇人血闭无子。【核】曰：芎䓖。蘼芜根也。川中者胜，胡戎者曰胡芎；关中者曰京芎；蜀中者曰川芎；天台者曰台芎；江南者曰抚芎，皆以地得名也。”[39]

《本草崇原》卷中：“芎䓖　气味辛温，无毒。主治中风入脑头痛，寒痹，筋挛缓急，金疮，妇人血闭无子。”[40]

《本草择要纲目·热性药品》：“川芎　【气味】辛温无毒。浮而升阳也。少阳本经引经之药。又入手足厥阴气分。【主治】中风入脑头痛。面上游风。治一切面。一切气。一切血。破宿血。养新血。长肉诸疮疡及排脓。”[30]

《本草新编》卷之二：“川芎　味辛，气温，升也，阳也，无毒。入手、足厥阴二经。功专补血。治头痛有神，行血海，通肝经之脏，破症结宿血，产后去旧生新，凡吐血、衄血、溺血，便血、崩血，俱能治之。”[5]

《本草易读》卷三："芎䓖四十七　白芷为使，畏黄连。状如雀脑者谓雀脑芎；出关中者呼为西芎；出蜀中者为川芎；出天台山者为台芎；出江南者为抚芎。"[41]

《本草备要·草部》："芎䓖　补血润燥，宣，行气搜风，辛温升浮。为少阳（胆）引经，入手、足厥阴（心包、肝）气分，乃血中气药。"[42]

《本经逢原》卷二："芎䓖　《纲目》名川芎。辛温，无毒。蜀产者味辛而甘为上，他处产者气味辛烈为下。反藜芦。叶名蘼芜。"[43]

《本草经解》卷二："【川芎】　气温。味辛。无毒。主中风入脑头痛。寒痹筋挛。缓急金疮。妇人血闭无子。"[31]

《本草从新》卷二："芎䓖　补血、去瘀、润燥、宣、行气、搜风。辛温升浮。为少阳引经。"[44]

《药性切用》卷之一："川芎　辛温升浮，入手足厥阴，为足少阳引经。升清阳而开诸郁，润肝燥而补肝虚，上行头目，下行血海，乃搜风散滞，止痛调经之专药。"[32]

《要药分剂》卷一："川芎　味辛。性温。无毒。禀天之温气。地之辛味以生。升也。阳也。白芷为使。畏黄连。伏雌黄。"[33]

《本草纲目别名录·草部上》："芎䓖（胡䓖，香果，川芎，山鞠穷）。蘼芜（薇芜，江蓠，蕲）。"[45]

《本草分经·原例·足少阳胆》："川芎　辛温升浮，入心包肝，为胆之引经，乃血中气药，升阳开郁，润肝燥补肝虚，上行头目下行血海，和血行气搜风，散瘀调经疗疮，治一切风木为病。破宿血。养新血。"[34]

《本草述钩元》卷八："芎䓖　种莳者根形块大。实而多脂。山生者细瘦辛苦。蜀产。名川芎。"[46]

《本草便读·草部》："川芎　辛甘微苦。力能解郁调经。润泽且香。功可和营理气。愈头风之偏正。性喜上升。补肝燥之虚衰。善通奇脉。温宣之性。能疏血分风寒。"[6]

《中药志》："川芎　本品为常用中药。商品系伞形科植物川芎根茎。……【原植物】川芎。别名：芎䓖、小叶川芎。Ligusticum chuanxiong Hort.　——伞形科 Umbelliferae."[13]

《中药材手册》："川芎（纲目名芎䓖，列入草部芳草类）　本品为干燥的根茎。原植物系伞形科多年生草本植物，均为栽培。多在山区育种而栽培于土质肥沃的平原。商品中分川芎和抚芎（又称茶芎）两种，气味稍有不同。川芎优于抚芎，但二者均同等入药。"[14]

《全国中草药汇编》："川芎　别名：芎䓖、小叶川芎。来源：为伞形科藁本属植物川芎 Ligusticum chuanxiong Hort.　以干燥的根状茎入药。"[15]

《中药大辞典》："川芎《汤液本草》　【异名】山鞠穷《左传》，芎䓖《本经》，香果《吴普本草》，胡芎《别录》，马衔芎䓖《本草经集注》，雀脑芎、京芎《本草图经》，贯芎《珍珠囊》，抚芎《丹溪心法》，台芎《本草蒙筌》，西芎《纲目》。［基源］为伞形科植物川芎的根茎。【原植物】川芎 Ligusticum chuanxiong Hort.　［L. wallichii auct. non Franch.］。"[9]

《中医大辞典·中药分册》："川芎　出《汤液本草》。又名芎䓖、抚芎。为伞形科植物川芎 Ligusticum chuanxiong Hort.　的根茎。主产四川。"[10]

《中国医学百科全书·中医学》："川芎　始载于《神农本草经》。原名芎䓖，又名雀脑芎。为伞形科植物川芎 Ligusticum chuanxiong Hort. 的根茎。"[11]

《全国中药炮制规范》："川芎 ［处方用名］川芎、酒川芎。【来源】本品为伞形科植物川芎 Ligusticum chuanxiong Hort. 的干燥根茎。多系栽培。主产于四川等地。"[16]

《中国药材学》："川芎 【别名】芎䓖。【来源】本品为伞形科植物川芎 Ligusticum chuanxiong Hort. 的根茎……【商品规格】商品分家川芎、山川芎。"[17]

《中国中医药学主题词表》"川芎 LIGUSTICUM CHUANXIONG 属伞形科和活血祛瘀药。"[12]

《普通高等教育中医药类规划教材·中药学》："川芎《本经》 为伞形科多年生草本植物川芎 Ligusticum chuanxiong Hort. 的根茎。主产于四川，系人工栽培。五月采挖，除去泥沙，晒后烘干，再去须根。用时切片或酒炒。"[8]

《中华本草》："川芎《汤液本草》 【异名】山鞠穷《左传》，芎䓖《本经》，香果《吴普本草》，胡䓖《别录》，马衔芎䓖《本草经集注》，雀脑芎、京芎《本草图经》，贯芎《珍珠囊》，抚芎《丹溪心法》，台芎《本草蒙筌》，西芎《纲目》……【来源】为伞形科植物川芎的根茎。【原植物】川芎 Ligusticum chuanxiong Hort. ［L. wallichii auct. non Franch.］。"炮制规格分"川芎"、"酒川芎"、"炒川芎"和"麸炒川芎"。[18]

《中华人民共和国药典》："川芎 Rhizoma Chuanxiong 本品为伞形科植物川芎 Ligusticum chuanxiong Hort. 的干燥根茎。夏季当茎上的节盘显著突出，并略带紫色时采挖，除去泥沙，晒后炕干，再去须根。"[7]

5 参考文献

1 金·李杲. 珍珠囊补遗药性赋. 见：中国医学大成（二）. 长沙：岳麓书社，1990，106
2 元·王好古. 汤液本草. 见：景印文渊阁四库全书（745）. 北京：中医古籍出版社，1986，937
3 明·杜文燮. 药鉴. 北京：中国中医药出版社，1993，35
4 明·李中梓. 雷公炮制药性解. 见：中国医学大成（二）. 长沙：岳麓书社，1990，134
5 清·陈士铎. 本草新编. 北京：中国中医药出版社，1996，97
6 清·张秉成. 本草便读. 上海：上海卫生出版社，1957，36
7 国家药典委员会编. 中华人民共和国药典. 一部. 北京：化学工业出版社，2000，30
8 雷载权主编. 普通高等教育中医药类规划教材·中药学. 上海：上海科学技术出版社，1995，198
9 江苏新医学院编. 中药大辞典. 上海：上海科学技术出版社，1977，220
10 《中医大辞典》编辑委员会编. 中医大辞典·中药分册. 北京：人民卫生出版社，1982，39
11 《中医学》编辑委员会. 中国医学百科全书·中医学. 上海：上海科学技术出版社，1997，1140
12 吴兰成主编. 中国中医药学主题词表. 北京：中医古籍出版社，1996，51
13 中国医学科学院药物研究所等编. 中药志. 第二册. 北京：人民卫生出版社，1993，257
14 中华人民共和国卫生部药政管理局主编. 中药材手册. 北京：人民卫生出版社，1959，17
15 《全国中草药汇编》编写组编. 全国中草药汇编. 上册. 北京：人民卫生出版社，1978，133
16 中华人民共和国卫生部药政管理局编. 全国中药炮制规范. 北京：人民卫生出版社，1988，141
17 徐国钧等主编. 中国药材学. 北京：中国医药科技出版社，1996，551
18 国家中医药管理局《中华本草》编委会. 中华本草. 第五册. 上海：上海科学技术出版社，1999，976
19 宋·唐慎微. 证类本草. 北京：人民卫生出版社，1957，174
20 宋·太平惠民和剂局. 太平惠民和剂局方. 北京：人民卫生出版社，1985，19

21　宋·陈自明. 妇人大全良方. 见：景印文渊阁四库全书（742）. 北京：中医古籍出版社，1986，463
22　明·李时珍. 本草纲目. 北京：人民卫生出版社，1982，837
23　汉·神农本草经. 清顾观光重辑本. 北京：人民卫生出版社，1955，56
24　三国·吴普. 吴普本草. 北京：人民卫生出版社，1987，23
25　魏晋·名医别录. 北京：人民卫生出版社，1986，119
26　南北朝·陶弘景. 本草经集注. 北京：人民卫生出版社，1994，60
27　唐·苏敬等撰. 新修本草. 合肥：安徽科学技术出版社，1981，189
28　宋·苏颂. 本草图经. 合肥：安徽科学技术出版社，1994，138
29　宋·寇宗奭. 本草衍义. 上海：商务印书馆，1937，51
30　清·蒋居祉. 本草择要纲目. 见：珍本医书集成. 本草类. 上海：上海科学技术出版社，1985，49
31　清·叶桂. 本草经解. 上海：上海科学技术出版社，1958，39
32　清·徐大椿. 药性切用. 见：徐灵胎医书三十二种. 上海锦文堂石印本
33　清·沈金鳌. 要药分剂. 上海：上海科学技术出版社，1959，11
34　清·姚澜. 本草分经·原例. 成都：成都昌福公司铅印本
35　清·严西亭. 得配本草. 上海：上海卫生出版社，1957，35
36　明·刘文泰. 本草品汇精要. 北京：人民卫生出版社，1982，262
37　明·陈嘉谟. 本草蒙筌. 北京：人民卫生出版社，1988，77
38　明·李中梓. 本草征要. 见：李中梓医学全书. 北京：中国中医药出版社，1999，117
39　明·卢之颐. 本草乘雅半偈. 北京：人民卫生出版社，1986，247
40　清·张志聪. 本草崇原. 北京：中国中医药出版社，1992，62
41　清·汪昂. 本草易读. 北京：人民卫生出版社，1997，152
42　清·汪昂. 本草备要. 北京：中国中医药出版社，1998，52
43　清·张璐. 本经逢原. 上海：上海科学技术出版社，1959，52
44　清·吴仪洛. 本草从新. 北京：中医古籍出版社，2001，30
45　清·耿世珍. 本草纲目别名录. 北京：中医古籍出版社，1982，118
46　清·杨时泰. 本草述钩元. 上海：科技卫生出版社，1958，159
47　明·兰茂. 滇南本草. 第二卷. 昆明：云南人民出版社，1977，203

040　川楝子
Chuanlianzi
Fructus Toosendan

1　定名依据

1.1　正名

1.1.1　汉文名：川楝子（楝科植物川楝 Melia toosendan Sieb. et Zucc. 的干燥成熟果实）。

1.1.2　英文名：szechwan chinaberry fruit.

1.2　依据

1.2.1　定名的文献依据

(1)《珍珠囊药性赋》卷四："川楝子 号金铃，冷气膀胱能作主。""川楝子味苦寒有小毒，处处有之，蜀中者良，根皮最杀蛇虫。"[1]

(2)《汤液本草》卷之五："川楝子　气寒，味苦、平。有小毒。《本草》云：治伤寒大热烦躁，杀三虫疥疡，利小便。杵细用。《珍》云：入心，主上下部腹痛。"[2]

(3)《得配本草》卷七："川楝子　即金铃子。苦，寒。有小毒。入足厥阴经。导小肠膀胱湿热，引心胞相火下行。除伤寒大热发狂，止上下热厥暴痛。"[3]

(4)《本草求真》卷四："川楝子（专入心包小肠膀胱）　即苦楝子。因出于川，故以川名。又名金铃子。楝实者是也。味苦气寒微毒。"[4]

(5)《本草便读·木部》："川楝子　清肝火，利小肠，湿热疝瘕，专疗热厥痛。味苦寒，性有毒。温邪虫积，并治小儿疳。"[5]

(6)《本草分经·原例》："川楝子　苦寒，泻肝火，导小肠膀胱之湿热，因引心包相火下行，利小便治疝杀虫，去核用，川产良。"[6]

(7)《中华人民共和国药典》："川楝子 FRUCTUS TOOSENDAN　本品为楝科植物川楝 Melia toosendan Sieb. et Zucc. 的干燥成熟果实。冬季果实成熟时采收，除去杂质，干燥。"[7]

(8)《普通高等教育中医药类规划教材·中药学》："川楝子《本经》　为楝科落叶乔木植物川楝 Melia toosendan Sieb. et Zucc. 的成熟果实。我国南方各地均产，以四川产者为佳。人工栽培。冬季果实成熟时采收，除去杂质，干燥。生用或炒用。用时打碎。"[8]

(9)《中药大辞典》："川楝子《本草正》　【异名】楝实《本经》，练实《本草经集注》，金铃子、仁枣（侯宁极《药谱》），苦楝子《本草图经》。[基源] 为楝科植物川楝的果实。【原植物】川楝《摘元方》Melia toosendan Sieb. et Zucc."[9]

(10)《中医大辞典·中药分册》："川楝子　始载于《神农本草经》。原名楝实，又名金铃子。为楝科植物川楝 Melia toosendan Sieb. et Zucc. 的果实。主产四川、湖北、贵州、河南等地。"[10]

(11)《中国医学百科全书·中医学》"川楝子　出《本草正》。又名楝实、金铃子。为楝科植物川楝 Melia toosendan Sieb. et Zucc. 的果实。冬季果实成熟时采收，晒干或烘干。"[11]

(12)《中国中医药学主题词表》："川楝子 FRUCTUS TOOSENDAN　为楝科植物川楝的果实；属理气药　C 川楝　D 金铃子。"[12]

(13)《中药志》[13]、《中药材手册》[14]、《全国中草药汇编》[15]、《全国中药炮制规范》[16]、《中国药材学》[17]、《中华本草》[18]等现代中药著作多以"川楝子"作为本药正名（参见"文献通考"）。

(14)《太平圣惠方》卷第七十一："治妇人乳痈，焮肿疼痛。大黄散方：川大黄（一两锉碎微炒），川楝子（一两），赤芍药（一两），马蹄（一两烧灰），玄参（一两），蒲公英（一两）。上件药，捣细罗为散，每服一钱，以温酒调下。"[19]

(15)《苏沈良方》卷第八："川楝散　治小肠气，下元闭塞不通。川楝子（一两和皮四片），巴豆（一两并壳捶令碎），上同和匀，入铫内，炒令紫色，取出，去巴豆，只取川楝子，净刷为末，每服一钱。"[20]

(16)《是斋百一选方》卷之十五："川楝子丸：凡一切下部之疾，悉皆治之，肿痛缩小虽多年，服此永去根本。川楝子……木香、破故纸，上为细末，酒糊为丸，如梧桐子大，每服五十丸，盐汤下，甚者日进三两服，空心食前服。”[21]

1.2.2　定名选择的理由

(1) 川楝子 Fructus toosendan，系楝科植物川楝 Melia toosendan Sieb. et Zucc. 的干燥成熟果实。虽然《神经本草经》最早以“楝实”称谓本药，金元之前的本草著作也多沿用该书记载，但以“川楝子”为名组方早在宋·王怀隐《太平圣惠方》中就已出现。其后不仅可见以“川楝子”为名组方的著作日渐增多，如宋·苏轼《苏沈良方》等；更出现了以“川楝子”命名的方剂，如宋·王璆《是斋百一选方》的“川楝子丸”等。中国医学被称为实践医学，古代药物名称的演变往往肇始于临床医疗实践，由于原始药名表达药义上存在的问题或药名过繁不便于临床应用等原因，医学发展中常常会出现一些新药名代替原药名。当临床中多数医家已经开始应用新的药名，并逐渐达成共识时，就会引起本草专著在载录本药时正名命名上的变化。因此，越来越多的方剂以“川楝子”组方或命名方剂，从一个侧面说明了“川楝子”作为本药正名的发展趋势。

(2) 以“川楝子”作为正名载录的本草著作始自金·李杲《珍珠囊药性赋》，其后不久成书的元·王好古《汤液本草》也予以沿载，清代多数本草著作已以“川楝子”作为本药正名，如清·严西亭《得配本草》、黄宫绣《本草求真》、张秉成《本草便读》、姚澜《本草分经》。

(3) 我国最新出版的《中华人民共和国药典》、《普通高等教育中医药类规划教材·中药学》以及辞书类著作《中医大辞典·中药分册》、《中药大辞典》、《中国医学百科全书·中医学》等均以“川楝子”作为本药正名。已经广泛应用于中医药学文献的标引和检索的《中国中医药学主题词表》也以“川楝子”作为本药的正式主题词。现代本草著作如《中药志》、《全国中草药汇编》、《中华本草》、《中国药材学》、《中药材手册》、《全国中药炮制规范》等虽记载了不少本药各地的俗称，但也无一例外以“川楝子”作为本药的正名。说明“川楝子”作为本药正名已成为共识。

(4) 因本药主产四川，且以川产者为佳，所以药名中冠以“川”字更能体现药物产地等特点；药名中用“子”而不用“实”，更符合现代语言特点和演变，也更便于人们理解和接受。故用“川楝子”而不用“楝实”。

1.3　与正名等效的名词：无。

2　源流考释

川楝子（楝科植物川楝 Melia toosendan Sieb. et Zucc. 的干燥成熟果实）原称“楝实”，始载于汉《神农本草经》卷三：“楝实：味苦，寒。主温疾伤寒，大热烦狂，杀三虫、疥疡，利小便水道。生山谷。”[22] 此后的本草著作多沿用《神农本草经》记载以“楝实”为正名，如南北朝·雷敩《雷公炮炙论》[23]、陶弘景《本草经集注》[24]，唐·苏敬《新修本草》[25]，宋·苏颂《本草图经》[26]、唐慎微《证类本草》[27]。同时还记载了本药异名“练实”、“金铃子”、“仁枣”、“苦楝子”等。如《本草经集注》卷五[24] 在正文中记载本药称“楝实，味苦、寒，有小毒”，而在该卷卷首目录中却以“练实”载列本药。明·李时珍《本草纲目》曰：“按罗愿尔雅翼云：楝叶可以练物，故谓之楝。”[28] 可知古代“楝”与“练”同。“楝实”又称“练实”。唐·侯宁极《药谱》称本品为“仁枣”。

如《药谱》曰："仁枣　川楝子。"[29]《本草图经》卷第十二："楝实，即金铃子也。生荆山山谷，今处处有之，以蜀川者为佳。……俗间谓之苦楝子。"[26]此外，《雷公炮炙论》称楝之"花落子"为"石茱萸"，曰："楝实……如使肉，即不使核；使核，即不使肉。又花落子，谓之石茱萸。"[23]宋·王怀隐《太平圣惠方》[30]称本品为"楝子"，如《太平圣惠方》卷第三十六："治耳有恶疮方。……又方：捣楝子，以绵裹塞耳内。"[30]

"川楝子"之名始见于宋《太平圣惠方》卷第七十一治妇人乳痈诸方。曰："大黄散方：川大黄（一两锉碎微炒），川楝子（一两），赤芍药（一两），马蹄（一两烧灰），玄参（一两），蒲公英（一两）。上件药，捣细罗为散，每服一钱，以温酒调下。"[19]其后即有不少以"川楝子"为名组方或命名方剂的记载，如《苏沈良方》卷第八："川楝散　治小肠气，下元闭塞不通。川楝子（一两和皮四片），巴豆（一两并壳捶令碎），上同和匀，入铫内，炒令紫色，取出，去巴豆，只取川楝子，净刷为末，每服一钱。"[20]宋·王璆《是斋百一选方》更是以"川楝子"命名方剂，如该书"卷之十五"曰："川楝子丸：凡一切下部之疾，悉皆治之，肿痛缩小虽多年，服此永去根本。川楝子……木香、破故纸，上为细末，酒糊为丸。"[21]

将"川楝子"作为正名载录的本草著作始自金·李杲《珍珠囊药性赋》："川楝子号金铃，冷气膀胱能作主……川楝子，味苦寒，有小毒，处处有之，蜀中者良，根皮最杀蛇虫。"[1]此后不久成书的元·王好古《汤液本草》也沿用"川楝子"作为正名载录本药，如该书"卷之五·川楝子"条曰："川楝子：气寒，味苦、平。有小毒。《本草》云：治伤寒大热烦躁，杀三虫疥疡，利小便。"[2]同时在该书"卷之五·金铃子"条又指出："金铃子：酸苦，阴中之阳。《珍》云：心暴痛，非此不能除。即川楝子也。"[2]以上两书均明确指出"川楝子"即"金铃"（可能是为了压韵而对"金铃子"的略称）或"金铃子"，可见"川楝子"与《神农本草经》[22]之"楝实"当为同一药物。

明清时期的本草著作既有以"川楝子"作为正名者，如清·严西亭《得配本草》[3]、徐大椿《药性切用》[31]、黄宫绣《本草求真》[4]、张乘成《本草便读》[5]、姚澜《本草分经》[6]等，又有以"楝实"作为正名者，如明·刘文泰《本草品汇精要》[32]、李中梓《本草征要》[33]，清·杨时泰《本草述钩元》[34]、周岩《本草思辨录》[35]等，还有以本药原来的别名作为正名者，如明·兰茂《滇南本草》[36]，清·汪昂《本草备要》[37]、吴仪洛《本草从新》[38]、陈其瑞《本草撮要》[39]等以"苦楝子"作为正名；清·凌奂《本草害利》[40]以"金铃子"为正名。但总的趋势为以"川楝子"作为正名的著作越来越多。此外，清·张璐《本经逢原》[41]则以"川楝实"为正名，以"川楝"、"金铃子"为别名。明·陈实功《外科正宗》[42]称本品为"楝树果"。

现代有关著作多以"川楝子"为正名，如《中华人民共和国药典》[7]、《普通高等教育中医药类规划教材·中药学》[8]、《中医大辞典·中药分册》[10]、《中药大辞典》[9]、《中国医学百科全书·中医学》[11]、《中国中医药学主题词表》[12]、《中药志》[13]、《全国中草药汇编》[15]、《中华本草》[18]、《中国药材学》[17]、《中药材手册》[14]、《全国中药炮制规范》[16]等，同时尚记载有"川楝树子"《中华本草》[18]等本药的俗称。

3　附录

3.1　又楝子称：酒川楝子、炒川楝子、盐川楝子、醋川楝子（饮片规格名）。

3.2　俗称：川楝树子（通称）。
3.3　曾称：楝实《神农本草经》，花落子、石茱萸《雷公炮炙论》，练实《本草经集注》，仁枣《药谱》，金铃子、苦楝子《本草图经》，楝子《太平圣惠方》，金铃《珍珠囊药性赋》，楝树果《外科正宗》，川楝实、川楝《本经逢原》。
3.4　原植物名称：川楝。

4　文献通考

《神农本草经》卷三："楝实　味苦，寒。主温疾伤寒，大热烦狂，杀三虫、疥疡，利小便水道。生山谷。"[22]

《雷公炮炙论》下卷："楝实　雷公云：凡采得后，晒干，酒拌浸令湿，蒸，待上皮软，剥去皮，取肉去核，勿单用其核，碎捶，用浆水煮一伏时了用。如使肉，即不使核；使核，即不使肉。又花落子，谓之石茱萸。"[23]

《本草经集注·草木下品·练实》卷五："楝实　味苦，寒，有小毒。主治温疾，伤寒大热烦狂，杀三虫，疥疡，利小便水道。"[24]

《新修本草》卷第十四："楝实　味苦，寒，有小毒。主温疾，伤寒大热烦狂，杀三虫，疥疡，利小便水道。"[25]

《药谱》："仁枣　川楝子。"[29]

《太平圣惠方》卷第七十一："治妇人乳痈，焮肿疼痛。大黄散方：川大黄（一两锉碎微炒），川楝子（一两），赤芍药（一两），马蹄（一两烧灰），玄参（一两），蒲公英（一两）。上件药，捣细罗为散，每服一钱，以温酒调下。"[19]

《太平圣惠方》卷第三十六："治耳内生疮诸方。夫耳内生疮者。为足少阴。是肾之经也。其气通于耳。其经虚。风热乘之。随脉入于耳。与气血相搏。故令耳内生疮也。治耳有恶疮方。……又方：捣楝子，以绵裹塞耳内。"[30]

《本草图经》卷第十二："楝实　即金铃子也。生荆山山谷，今处处有之，以蜀川者为佳。……俗间谓之苦楝子。"[26]

《苏沈良方》卷第八："川楝散　治小肠气，下元闭塞不通。川楝子（一两和皮四片），巴豆（一两并壳捶令碎），上同和匀，入铫内，炒令紫色，取出，去巴豆，只取川楝子，净刷为末，每服一钱。"[20]

《证类本草》卷第十四："楝实　味苦，寒，有小毒。主温疾伤寒，大热烦狂，杀三虫，疥疡，利小便水道。"[27]

《是斋百一选方》卷之十五："川楝子丸：凡一切下部之疾，悉皆治之，肿痛缩小虽多年，服此永去根本。川楝子……木香、破故纸，上为细末，酒糊为丸，如梧桐子大，每服五十丸，盐汤下，甚者日进三两服，空心食前服。"[21]

《珍珠囊药性赋》卷四："川楝子号金铃，冷气膀胱能作主。""川楝子味苦寒有小毒，处处有之，蜀中者良，根皮最杀蛇虫。"[1]

《汤液本草》卷之五："川楝子　气寒，味苦、平。有小毒。《本草》云：治伤寒大热烦躁，杀三虫疥疡，利小便。杵细用。《珍》云：入心，主上下部腹痛。"[2]

《汤液本草》卷之五："金铃子　酸苦，阴中之阳。《珍》云：心暴痛，非此不能除。即川楝子也。"[2]

《滇南本草》第一卷："苦楝子　一名金铃子。味苦，性寒。治膀胱疝气。"[36]

《本草品汇精要》卷之二十："楝实（出《神农本经》）　主温疾，伤寒大热烦狂，杀三虫，疥疡，利小便水道。……【名】金铃子、苦楝子。"[32]

《本草纲目》卷三十五："楝　《本经·下品》　【释名】苦楝《图经》，实名金铃子。时珍曰：按：罗愿《尔雅翼》云：楝叶可以练物，故谓之楝。其子如小铃，熟则黄色。名金铃，象形也。"[28]

《外科正宗·楝果裘》："治阳明胃经实火上攻，血从牙缝流出，用楝树果二个，连肉、核捣烂，丝棉包裹。先用温汤漱净瘀血，塞于牙缝内，其血自止。"[42]

《本草汇言》卷之九："楝实……治乳疬溃烂经年将穿膜者，用土楝实一两，经霜者佳。"

《本草征要》第一卷："楝实　一名金铃子。味苦，性寒，有毒。入脾、肺二经。热厥心痛，腹疼疝气。可杀三虫，能利小便。"[33]

《本草备要·木部》："苦楝子　一名金铃子。泻湿热，治疝，杀虫。苦寒有小毒。"[37]

《本经逢原》卷三："川楝实　即金铃子，苦楝根附。苦寒小毒。酒浸蒸软去皮核，取净肉捻作饼，焙干用……发明：川楝苦寒性降，能导湿热下走渗道；人但知其有治疝之功，而不知其荡热止痛之用。"[41]

《药性切用》卷之三："川楝子：一名金铃子。性味苦寒，入小肠、膀胱，而兼入心包。导引湿热下行，为治疝专药。炒研用。"[31]

《本草从新》卷八："苦楝子　一名金铃子。泻湿热、治疝杀虫。苦寒。有小毒。能导小肠膀胱之热。因引心包相火下行。通利小便。为疝气要药。"[38]

《得配本草》卷七："川楝子　即金铃子。苦，寒。有小毒。入足厥阴经。导小肠膀胱湿热，引心胞相火下行。除伤寒大热发狂，止上下热厥暴痛。"[3]

《本草求真》卷四："川楝子（专入心包小肠膀胱）　即苦楝子。因出于川，故以川名。又名金铃子。楝实者是也。味苦气寒微毒。"[4]

《本草便读·木部》："川楝子　清肝火，利小肠，湿热疝瘕，专疗热厥痛。味苦寒，性有毒。温邪虫积，并治小儿疳。"[5]

《本草分经·原例》："川楝子　苦寒，泻肝火，导小肠膀胱之湿热，因引心包相火下行，利小便治疝杀虫，去核用，川产良。"[6]

《本草述钩元》卷二十三："楝实　名金铃子。产蜀川者佳。三四月开花红紫。结实如弹。生青熟黄。十二月采之。酸而纯苦。气寒。气薄味厚。"[34]

《本草思辨录》卷四："楝实　苦入心，酸入肝，寒入肾，为心肝肾三经之药。苦寒清热下行而酸复迫之，故导上中之热，由小便水道而出，其势甚捷。"[35]

《本草害利·肝部药队》："金铃子　一名苦楝子。【害】苦寒，若脾胃虚寒者，大忌。（利）苦寒，能导小肠膀胱之热，因引心包相火下行，通利小便，为疝气要药。"[40]

《本草撮要》卷二："【苦楝子】　味苦。入手少阴足厥阴少阴经。功专治诸疝。""一名金铃子。虚寒者大忌。川产良。"[39]

《中药志》："川楝子　本品为较常用中药。商品主要为楝科植物川楝的果实……【原植物】川楝。Melia toosendan Sieb. et Zucc. ——楝科 Meliaceae."[13]

《中药材手册》："川楝子（纲目列入木部乔木类楝项下）　本品为干燥的果实。原植物系楝科落叶乔木，多为野生……［别名］金铃子。"[14]

《全国中草药汇编》："川楝子　别名：金铃子、川楝实。来源：为楝科楝属植物川楝 Melia toosendan Sieb. et Zucc. 以果实入药。"[15]

《中药大辞典》："川楝子《本草正》　【异名】楝实《本经》，练实《本草经集注》，金铃子、仁枣（侯宁极《药谱》），苦楝子《本草图经》。［基源］为楝科植物川楝的果实。【原植物】川楝《摘元方》Melia toosendan Sieb. et Zucc."[9]

《中医大辞典·中药分册》："川楝子　始载于《神农本草经》。原名楝实，又名金铃子。为楝科植物川楝 Melia toosendan Sieb. et Zucc. 的果实。主产四川、湖北、贵州、河南等地。"[10]

《中国医学百科全书·中医学》川楝子　出《本草正》。又名楝实、金铃子。为楝科植物川楝 Melia toosendan Sieb. et Zucc. 的果实。冬季果实成熟时采收，晒干或烘干。[11]

《全国中药炮制规范》："川楝子　［处方用名］川楝子、炒川楝子、盐川楝子、醋川楝子。【来源】为楝科植物川楝 Melia toosendan Sieb. et Zucc. 的干燥成熟果实。野生或栽培。主产于四川、云南等地。"[16]

《中国药材学》："川楝子　【别名】金铃子。【来源】本品为楝科植物川楝 Melia toosendan Sieb. et Zucc. 的果实。"[17]

《中国中医药学主题词表》："川楝子 FRUCTUS TOOSENDAN　为楝科植物川楝的果实；属理气药　C 川楝　D 金铃子。"[12]

《普通高等教育中医药类规划教材·中药学》："川楝子《本经》　为楝科落叶乔木植物川楝 Melia toosendan Sieb. et Zucc. 的成熟果实。我国南方各地均产，以四川产者为佳。人工栽培。冬季果实成熟时采收，除去杂质，干燥。生用或炒用。用时打碎。"[8]

《中华本草》："川楝子《本草正》　【异名】楝实《本经》，练实《本草经集注》，金铃子、仁枣（侯宁极《药谱》），楝子《圣惠方》，苦楝子《本草图经》，石茱萸《宝庆本草折衷》，楝树果《外科正宗》，川楝树子（通称），川楝实（湖北、四川、贵州）……【来源】为楝科植物川楝的果实。【原植物】川楝 Melia toosendan Sieb. et Zucc."炮制规格分"川楝子"、"炒川楝子"、"盐川楝子"、"醋川楝子"和"酒川楝子"[18]。

《中华人民共和国药典》："川楝子 FRUCTUS TOOSENDAN　本品为楝科植物川楝 Melia toosendan Sieb. er Zucc. 的干燥成熟果实。冬季果实成熟时采收，除去杂质，干燥。"[7]

5　参考文献

1　金·李杲. 珍珠囊补遗药性赋. 见：中国医学大成（二）. 长沙：岳麓书社，1990，120

2　元·王好古. 汤液本草. 见：景印文渊阁四库全书（745）. 北京：中医古籍出版社，1986，991

3　清·严西亭. 得配本草. 上海：上海卫生出版社，1957，13

4　清·黄宫绣. 本草求真. 上海：上海科学技术出版社，1959，177

5　清·张秉成. 本草便读. 上海：上海卫生出版社，1957，56

6　清·姚澜. 本草分经. 上海：上海科学技术出版社，1989，114

7　国家药典委员会编. 中华人民共和国药典. 一部. 北京：化学工业出版社，2000，31

8　雷载权主编. 普通高等教育中医药类规划教材·中药学. 上海：上海科学技术出版社，1995，163

9 江苏新医学院编. 中药大辞典. 上海：上海科学技术出版社，1977，232
10 《中医大辞典》编辑委员会编. 中医大辞典·中药分册. 北京：人民卫生出版社，1982，39
11 《中医学》编辑委员会. 中国医学百科全书·中医学. 上海：上海科学技术出版社，1997，1113
12 吴兰成主编. 中国中医药学主题词表. 北京：中医古籍出版社，1996，50
13 中国医学科学院药物研究所等编. 中药志. 第三册. 北京：人民卫生出版社，1993，162
14 中华人民共和国卫生部药政管理局主编. 中药材手册. 北京：人民卫生出版社，1959，193
15 《全国中草药汇编》编写组编. 全国中草药汇编. 上册. 北京：人民卫生出版社，1978，137
16 中华人民共和国卫生部药政管理局编. 全国中药炮制规范. 北京：人民卫生出版社，1988，117
17 徐国钧等主编. 中国药材学. 北京：中国医药科技出版社，1996，1102
18 国家中医药管理局《中华本草》编委会. 中华本草. 第五册. 上海：上海科学技术出版社，1999，38
19 宋·王怀隐. 太平圣惠方. 北京：人民卫生出版社，1958，2262
20 宋·苏轼等. 苏沈良方. 见：景印文渊阁四库全书（738）. 北京：中医古籍出版社，1986，228
21 宋·王璆. 是斋百一选方. 台北：新文丰出版公司，1987
22 汉·神农本草经. 清顾观光重辑本. 北京：人民卫生出版社，1955，92
23 南北朝·雷斅. 雷公炮炙论. 上海：上海中医学院出版社，1986，111
24 南北朝·陶弘景. 本草经集注. 北京：人民卫生出版社，1994，350
25 唐·苏敬等撰. 新修本草. 合肥：安徽科学技术出版社，1981，353
26 宋·苏颂. 本草图经. 合肥：安徽科学技术出版社，1994，407
27 宋·唐慎微. 证类本草. 北京：人民卫生出版社，1957，344
28 明·李时珍. 本草纲目. 卷三十五. 北京：人民卫生出版社，1982，2002
29 唐·侯宁极. 药谱. 抄本，4
30 宋·王怀隐. 太平圣惠方. 北京：人民卫生出版社，1958，1099
31 清·徐大椿. 药性切用. 见：徐灵胎医书三十二种. 上海锦文堂石印本
32 明·刘文泰. 本草品汇精要. 北京：人民卫生出版社，1982，543
33 明·李中梓. 本草征要. 见：李中梓医学全书. 北京：中国中医药出版社，1999，142
34 清·杨时泰. 本草述钩元. 上海：科技卫生出版社，1958，492
35 清·周岩. 本草思辨录. 北京：人民卫生出版社，1960，130
36 明·兰茂. 滇南本草. 第一卷. 昆明：云南人民出版社，1959，334
37 清·汪昂. 本草备要. 北京：中国中医药出版社，1998，146
38 清·吴仪洛. 本草从新. 北京：中医古籍出版社，2001，113
39 清·陈其瑞. 本草撮要. 见：珍本医书集成. 本草类. 上海：上海科学技术出版社，1985，36
40 清·凌奂. 本草害利. 北京：中医古籍出版社，1982，35
41 清·张璐. 本经逢原. 上海：上海科学技术出版社，1959，174
42 明·陈实功. 外科正宗·楝果裘. 清乾隆五十五年己巳（1790）文光堂刻本

041 广防己

Guangfangji

Radix Aristolochiae Fangchi

1 定名依据

1.1 正名

1.1.1 汉文名：广防己（马兜铃科植物广防己 Aristolochia fangchi Y. C. Wu ex L. D. Chou et S. M. Hwang 的干燥根）。

1.1.2 英文名：southern fangchi root.

1.2 依据

1.2.1 定名的文献依据

(1)《中华人民共和国药典》："广防己 Radix Aristolochiae Fangchi 本品为马兜铃科植物广防己 Aristolochia fangchi Y. C. Wu ex L. D. Chou et S. M. Hwang 的干燥根。秋、冬二季采挖，洗净，切段，粗根纵切两半，晒干。"[1]

(2)《中药志》："广防己 广防己为常用中药。商品为马兜铃科植物广防己的根。……【原植物】广防己 别名：防杞（广东、广西），木防己、水防己（天津）。Aristlolchia fangchi Y. C. Wu ex Chow et Hwang（A. westlandia auct. Non Hemsl.）——马兜铃科 Aristolochiaceae."[2]

(3)《全国中草药汇编》："广防己 别名：木防己、藤防己、防己（广西、广东）、大痧药。来源：为马兜铃科植物广防己 Aristolochia fangchi Y. C. Wu ex L. D. Chou et S. M. Hwang，以根入药。"[3]

(4)《中国医学百科全书·中医学》："广防己 又名防己马兜铃、木防己、百解头。为马兜铃科植物广防己 Aristlolchia fangchi Y. C. Wu ex L. D. Chou et S. M. Hwang 的根。主产于中国广东、广西等省、区。"[4]

(5)《中国药材学》："广防己 ［别名］木防己（广东），百解头（广西）。【来源】本品为马兜铃科植物广防己 Aristolochia fangchi Y. C. Wu ex Chou et M. Hwang 的根。"[5]

(6)《中国中医药学主题词表》："广防己 ARISTOLOCHIA FANGCHI 属马兜铃科和祛风湿药 D 木防己。"[6]

(7)《中华本草》："广防己《药物生产辨》 【异名】木防己《阳春县志》，防己《药物生产辨》，水防己、百解头、藤防己《新华本草纲要》，墨蛇胆《贵州中草药名录》。【来源】为马兜铃科植物广防己的根。【原植物】广防己 Aristolochia fangchi Y. C. Wu ex L. D. Chow et S. M. Hwang 又名：防己马兜铃《中国高等植物图鉴》。"[7]

1.2.2 定名选择的理由广防己 Radix Aristolochiae Fangchi，系马兜铃科植物广防己 Aristolochia fangchi Y. C. Wu ex L. D. Chou et S. M. Hwang 的干燥根。"广防己"作为本品正名古代文献未见记载，现代文献中我国最新出版的《中华人民共和国药典》以及辞书类著作《中国医学百科全书·中医学》等均以"广防己"作为本品正名。已经广泛应用于中医药学文献的标引和检索的《中国中医药学主题词表》也以“广防己”作为本品的正式主题词。现代本草著作如《中药志》、《全国中草药汇编》、《中华本草》、《中国药材学》等虽记载了不少本品各地的俗称，但也无一例外以“广防己”作为本品的正名。说明“广防己”作为本品正名已成为共识。

1.3　与正名等效的名词：无。

2　源流考释

广防己（马兜铃科植物广防己 Aristolochia fangchi Y. C. Wu ex L. D. Chou et S. M. Hwang 的干燥根）原称“防己”，始见于《药物出产辨》：“防已：产广东清远、平岗、罗定、连滩等处。”[9]

“防己”之名始载于汉《神农本草经》卷二：“防己　味辛，平。主风寒温疟，热气诸痈，除邪，利大小便。一名解离《御览》作石解引云：通腠理，利九窍。《大观本》六字黑）。生川谷。”[8]但其所载系指马兜铃科的汉中防己，亦即异叶马兜铃 Aristolochia heteophylla Hemsl. 而言。其后历代本草所载防己亦多为防己科植物或马兜铃科的汉中防己。

现代有关著作多以“广防己”作为本品正名，如《中华人民共和国药典》[1]、《中国医学百科全书·中医学》[4]、《中国中医药学主题词表》[6]、《中药志》[2]、《全国中草药汇编》[3]、《中国药材学》[5]、《中华本草》[7]等；有的则以“防己”作为本品正名，把防己科植物与本品合并介绍，如《中药材手册》[10]、《中药大辞典》[11]、《中医大辞典·中药分册》[12]、《全国中药炮制规范》[13]、《普通高等教育中医药类规划教材·中药学》[14]等。同时尚记载有“木防己”、“藤防己”、“防己”、“大痧药”《全国中草药汇编》[3]，“防己马兜铃”、“百解头”《中国医学百科全书·中医学》[4]，“水防己”、“藤防己”、“墨蛇胆”《中华本草》[7]等各地的俗称。还记载有本品原植物“广防己”的异名“防杞”、“木防己”、“水防己”《中药志》[2]，“防己马兜铃”《中药大辞典》[11]等。

3　附录

3.1　又称：无。

3.2　俗称：木防己、藤防己、防己（广西、广东），百解头（广西），墨蛇胆（贵州），大痧药，防己马兜铃，水防己，藤防己。

3.3　曾称：无。

3.4　原植物名称：广防己，防杞（广东、广西），木防己、水防己（天津），防己马兜铃。

4　文献通考

《神农本草经》卷二：“防己　味辛，平。主风寒温疟，热气诸痈，除邪，利大小便。一名解离《御览》作石解引云：通腠理，利九窍。（《大观本》六字黑）生川谷。”[8]

《药物出产辨》：“防已：产广东清远、平岗、罗定、连滩等处。”[9]

《中药志》：“广防己　广防己为常用中药。商品为马兜铃科植物广防己的根。……【原植物】广防己　别名：防杞（广东、广西），木防己、水防己（天津）。Aristlolchia fangchi Y. C. Wu ex Chow et Hwang（A. westlandia auct. Non Hemsl.）——马兜铃科

Aristolochiaceae."[2]

《中药材手册》:"防己［纲目列入草部蔓草类］ 主流商品有广防己和粉防己两类，皆为全国大部地区使用，而后者主销华东、东北。中国药典1977年版及1985年版均以广防己和防己分别收载。广防己为马兜铃科科植物广防己 Aristlolchia fangchi Y. C. Wu ex L. D. Chow et S. M. Hwang 的干燥根。原植物系多年生木质大藤木，栽培与野生均有，多生于山坡荒林中；粉防己为防己科植物石蟾蜍 Stephania tetrandra S. Moore 的干燥根，原植物系多年生落叶缠绕性藤本，多为野生，喜生于丘陵地带的草丛及灌木中或路旁沟边，以石灰岩山地生长较多。广防己 ［别名］木防己、藤防己、水防己（天津）、防己、百解头。粉防己 ［别名］汉防己、倒地拱、石蟾蜍。"[10]

《全国中草药汇编》:"广防己 别名：木防己、藤防己、防己（广西、广东），大痧药。来源：为马兜铃科植物广防己 Aristolochia fangchi Y. C. Wu ex L. D. Chou et S. M. Hwang，以根入药。"[3]

《中药大辞典》:"防己《本经》 【异名】解离《本经》，载君行《本草蒙筌》，石解《纲目》。【基原】为防己科植物粉防己、木防己及马兜铃科植物广防己、异叶马兜铃的根。【原植物】①粉防己 Stephania tetrandra S. Moore，又名：石蟾蜍、山乌龟、汉防己、倒地拱、金丝吊鳖、白木香。②广防己 Aristlolchia fangchi Wu，又名：防己马兜铃。③木防己 Cocculus trilobus（Thunb.）DC.，又名：青藤香《阳春县志》，小青藤、白山番薯、青檀香、青风藤、小葛藤。④异叶马兜铃 Aristlolchia heterophylla Hemsl.，又名：汉中防己。"[11]

《中医大辞典·中药分册》:"防己 出《神农本草经》。又名汉防己、白木香、倒地拱。为防己科植物粉防己 Stephania tetrandra S. Moore 的根。"[12]

《中国医学百科全书·中医学》:"广防己 又名防己马兜铃、木防己、百解头。为马兜铃科植物广防己 Aristlolchia fangchi Y. C. Wu ex L. D. Chou et S. M. Hwang 的根。主产于中国广东、广西等省、区。"[4]

《全国中药炮制规范》:"防己 ［处方用名］防己。【来源】本品为防己科植物粉防己 Stephania tetrandra S. Moore 的干燥根，多系野生。主产于浙江、安徽等地。秋季采挖，洗净，除去粗皮，晒至半干，切段，个大者再纵切，干燥。药材以质坚实、粉性足者为佳。"[13]

《中国药材学》:"广防己 ［别名］木防己（广东），百解头（广西）。【来源】本品为马兜铃科植物广防己 Aristolochia fangchi Y. C. Wu ex Chou et M. Hwang 的根。"[5]

《中国中医药学主题词表》:"广防己 ARISTOLOCHIA FANGCHI 属马兜铃科和祛风湿药 D 木防己。"[6]

《普通高等教育中医药类规划教材·中药学》:"防己《本经》 为防己科多年生本质藤本植物粉防己（汉防己）Stephania tetrandra S. Moore 或马兜铃科多年生缠绕草本植物广防己（木防己）Aristlolchia fangchi Y. C. Wu ex L. D. Chow et S. M. Hwang 的根。汉防己主产于浙江、安徽、江西、湖北等地。木防己主产于广东、广西等地。秋季采挖。晒干。切片生用。"[14]

《中华本草》:"广防己《药物生产辨》 【异名】木防己《阳春县志》，防己《药物生产辨》，水防己、百解头、藤防己《新华本草纲要》，墨蛇胆《贵州中草药名录》。【来源】为马兜铃科植物广防己的根。【原植物】广防己 Aristolochia fangchi Y. C. Wu ex L. D. Chow et S. M. Hwang 又名：防己马兜铃《中国高等植物图鉴》。”[7]

《中华人民共和国药典》：“广防己 Radix aristolochiae fangchi　本品为马兜铃科植物广防己 Aristolochia fangchi Y. C. Wu ex L. D. Chou et S. M. Hwang 的干燥根。秋、冬二季采挖，洗净，切段，粗根纵切两半，晒干。”[1]

5　参考文献

1　国家药典委员会编. 中华人民共和国药典. 一部. 北京：化学工业出版社，2000，31

2　中国医学科学院药物研究所等编. 中药志. 第二册. 北京：人民卫生出版社，1993，72

3　《全国中草药汇编》编写组编. 全国中草药汇编. 上册. 北京：人民卫生出版社，1996，24

4　《中医学》编辑委员会. 中国医学百科全书·中医学. 上海：上海科学技术出版社，1997，1044

5　徐国钧等主编. 中国药材学. 北京：中国医药科技出版社，1996，119

6　吴兰成主编. 中国中医药学主题词表. 北京：中医古籍出版社，1996，134

7　国家中医药管理局《中华本草》编委会. 中华本草. 第三册. 上海：上海科学技术出版社，1999，470

8　汉·神农本草经. 清顾观光重辑本. 北京：人民卫生出版社，1955，64

9　民国·陈仁山. 药物出产辨. 广州：广东中医药专门学校印刷部，1930，120

10　中华人民共和国卫生部药政管理局主编. 中药材手册. 北京：人民卫生出版社，1998，111

11　江苏新医学院编. 中药大辞典. 上海：上海科学技术出版社，1977，981

12《中医大辞典》编辑委员会编. 中医大辞典·中药分册. 北京：人民卫生出版社，1982，156

13　中华人民共和国卫生部药政管理局编. 全国中药炮制规范. 北京：人民卫生出版社，1988，53

14　雷载权主编. 普通高等教育中医药类规划教材·中药学. 上海：上海科学技术出版社，1995，118

042　广金钱草
Guangjinqiancao
Herba Desmodii

1　定名依据

1.1　正名

1.1.1　汉文名：广金钱草［为豆科植物广金银草 Desmodium styracifolium（Osb.）Merr. 的干燥地上部分］。

1.1.2　英文名：snowbellleaf tickclover herb.

1.2　依据

1.2.1　定名的文献依据

(1)《中华人民共和国药典》：“广金钱草 Herba Desmodii Styracifolii　本品为豆科植物广金钱草 Desmodium styracifolium（Osb.）Merr. 的干燥地上部分。夏、秋二季采割，除去杂质，晒干。”[1]

(2)《中国医学百科全书·中医学》：“广金钱草　又名落地金钱、铜钱草、假花生。为豆科植物金银草 Desmodium styracifolium（Osb.）Merr. 的全草。分布中国广东、广西、湖南、福建等省、区。”[2]

(3)《中医大辞典·中药分册》：“广金钱草　见《中药通报》5（1）：26，1959，即广东金钱草，详该条。”[3]

(4)《中国中医药学主题词表》：“广金钱草 DESMODIUM STYRACIFOLIUM　属豆科和清热燥湿药。”[4]

(5)《中药志》：“广金钱草　本品为两广地区常用草药。商品为豆科植物广金钱草的地上部分……【原植物】广金钱草　别名：金钱草、落地金钱、铜钱草、假地豆、山地豆（广东），假花生、银蹄草（广西）。Desmodium styracifolium（Osb.）Merr. ——豆科 Leguminosae.”[5]

(6)《全国中草药汇编》：“广金钱草　别名 落地金钱、铜钱草、马蹄香、假花生。来源为豆科山蚂蝗属植物广金钱草 Desmodium styracifolium（Osbeck）Merr.，以全草入药。”[6]

(7)《全国中药炮制规范》：“广金钱草　［处方用名］广金钱草。【来源】本品为豆科植物广金银草 Desmodium styracifolium（Osb.）Merr. 的干燥地上部分。均系野生。主产于广东、广西等地。夏、秋二季采割，除去杂质，晒干。”[7]

(8)《中国药材学》：“广金钱草　［别名］铜钱草、落地金钱草（广东），假花生（广西）。【来源】本品为豆科植物金银草 Desmodium styracifolium（Osb.）Merr. 的全草。”[8]

(9)《中华本草》：“广金钱草《中药通报》1959，5（1）：26　【异名】广东金钱草《岭南草药志》，落地金钱《中国高等植物图鉴》，铜钱草、马蹄香《全国中草药汇编》，假花生、马蹄草、银蹄草《南宁市药物志》。【来源】为豆科植物广金银草的枝叶。【原植物】金银草 Desmodium styracifolium（Osb.）Merr.”[9]

1.2.2　定名选择的理由广金钱草 Herba Desmodii Styracifolii，为豆科植物广金银草 Desmodium styracifolium（Osb.）Merr. 的干燥地上部分。“广金钱草”古代文献未见记载，现代文献中我国最新出版的《中华人民共和国药典》以及辞书类著作《中医大辞典·中药分册》、《中国医学百科全书·中医学》等均以“广金钱草”作为本药正名。已经广泛应用于中医药学文献的标引和检索的《中国中医药学主题词表》也以“广金钱草”作为本药的正式主题词。现代本草著作如《中药志》、《中华本草》、《全国中草药汇编》、《全国中药炮制规范》、《中国药材学》等也无一例外以“广金钱草”作为本品的正名。说明“广金钱草”作为本品正名已成为共识。

1.3　与正名等效的名词：无。

2　源流考释

广金钱草［豆科植物广金银草 Desmodium styracifolium（Osb.）Merr. 的干燥地上部分］古代文献未见记载，现代文献中我国最新出版的《中华人民共和国药典》[1]以及辞书类著作《中医大辞典·中药分册》[3]、《中国医学百科全书·中医学》[2]等均以“广金钱草”作为本药正名。同时尚记载本品的俗称“广东金钱草”《中医大辞典·中药分册》[3]。

已经广泛应用于中医药学文献的标引和检索的《中国中医药学主题词表》[4]也以“广金钱草”作为本药的正式主题词。

现代中药著作《中药志》[5]、《全国中草药汇编》[6]、《全国中药炮制规范》[7]、《中国药材学》[8]、《中华本草》[9]也以“广金钱草”为正名载录本药。同时尚记载有本品的俗称“落地金钱”、“铜钱草”、“马蹄香”、“假花生”《全国中草药汇编》[6]，“落地金钱草”（广东）《中国药材学》[8]。还记载有本品原植物“广金钱草”的异名“金钱草”、“落地金钱”、“铜钱草”、“假地豆”、“山地豆”、“假花生”、“银蹄草”《中药志》[5]等。

《中药大辞典》以“广东金钱草”为本药正名，并记载有本品的俗称“金钱草”《中国主要植物图说·豆科》，“马蹄草”、“银蹄草”《南宁市药物志》《中药大辞典》[10]。

3 附录

3.1 又称：无。

3.2 俗称：广东金钱草，落地金钱，铜钱草，马蹄香，假花生，落地金钱草（广东），金钱草，马蹄草，银蹄草。

3.3 曾称：无。

3.4 原植物名称：广金钱草，金钱草、落地金钱、铜钱草、假地豆、山地豆（广东），假花生、银蹄草（广西）。

4 文献通考

《中药志》：“广金钱草　本品为两广地区常用草药。商品为豆科植物广金钱草的地上部分。……【原植物】广金钱草　别名：金钱草、落地金钱、铜钱草、假地豆、山地豆（广东），假花生、银蹄草（广西）。Desmodium styracifolium（Osb.）Merr. ——豆科 Leguminosae.”[5]

《全国中草药汇编》：“广金钱草　别名　落地金钱、铜钱草、马蹄香、假花生。来源为豆科山蚂蝗属植物广金钱草 Desmodium styracifolium（Osbeck）Merr.，以全草入药。”[6]

《中药大辞典》：“广东金钱草《岭南草药志》　【异名】金钱草《中国主要植物图说·豆科》，广金钱草［《中药通报》5（1）：26，1959］，假花生、马蹄草、银蹄草《南宁市药物志》，落地金钱、铜钱草（广州部队《常用中草药手册》）。【基原】为豆科植物金银草的枝叶。【原植物】金银草 Desmodium styracifolium（Osbeck）Merr.”[10]

《中医大辞典·中药分册》：“广金钱草　见《中药通报》5（1）：26，1959，即广东金钱草，详该条。”[3]

《中国医学百科全书·中医学》：“广金钱草　又名落地金钱、铜钱草、假花生。为豆科植物金银草 Desmodium styracifolium（Osb.）Merr. 的全草。分布中国广东、广西、湖南、福建等省、区。”[2]

《全国中药炮制规范》：“广金钱草　［处方用名］广金钱草。【来源】本品为豆科植物广金银草 Desmodium styracifolium（Osb.）Merr. 的干燥地上部分。均系野生。主产于广东、广西等地。夏、秋二季采割，除去杂质，晒干。”[7]

《中国药材学》：“广金钱草　［别名］铜钱草、落地金钱草（广东），假花生（广西）。【来源】本品为豆科植物金银草 Desmodium styracifolium（Osb.）Merr. 的全草。”[8]

《中国中医药学主题词表》：“广金钱草 DESMODIUM STYRACIFOLIUM　属豆科和清热燥湿药。”[4]

《中华本草》：“广金钱草《中药通报》1959，5（1）：26　【异名】广东金钱草《岭南草药志》，落地金钱《中国高等植物图鉴》，铜钱草、马蹄香《全国中草药汇编》，假花生、马蹄草、银蹄草《南宁市药物志》。【来源】为豆科植物广金银草的枝叶。【原植物】金银草 Desmodium styracifolium（Osb.）Merr.”[9]

《中华人民共和国药典》：“广金钱草 Herba Desmodii Styracifolii　本品为豆科植物广金钱草 Desmodium styracifolium（Osb.）Merr. 的干燥地上部分。夏、秋二季采割，除去杂质，晒干。”[1]

5　参考文献

1　国家药典委员会编．中华人民共和国药典．一部．北京：化学工业出版社，2000，32

2　《中医学》编辑委员会．中国医学百科全书·中医学．上海：上海科学技术出版社，1997，1075

3　《中医大辞典》编辑委员会编．中医大辞典·中药分册．北京：人民卫生出版社，1982，40

4　吴兰成主编．中国中医药学主题词表．北京：中医古籍出版社，1996，134

5　中国医学科学院药物研究所等编．中药志．第四册．北京：人民卫生出版社，1993，102

6　《全国中草药汇编》编写组编．全国中草药汇编．上册．北京：人民卫生出版社，1996，24

7　中华人民共和国卫生部药政管理局编．全国中药炮制规范．北京：人民卫生出版社，1988，211

8　徐国钧等主编．中国药材学．北京：中国医药科技出版社，1996．1444

9　国家中医药管理局《中华本草》编委会．中华本草．第四册．上海：上海科学技术出版社，1999，454

10　江苏新医学院编．中药大辞典．上海：上海科学技术出版社，1977，236

043　广藿香
Guanghuoxiang
Herba Pogostemonis

1　定名依据

1.1　正名

1.1.1　汉文名：广藿香［唇形科植物广藿香 Pogstemon cablin（Blanco）Benth. 的干燥地上部分］。

1.1.2　英文名：cablin patchouli herb.

1.2　依据

1.2.1　定名的文献依据

(1)《本经逢原》卷三：“沉香……同广藿香、香附治诸虚寒热。”[1]

(2)《绛囊撮要·通治》：“太乙救苦辟瘟丹：麻黄（十六两去根节晒取净末一两五钱），杜苏叶（二十两晒取净末一两五钱），升麻（五十两焙取净末三十两），桔梗（五十两焙取净末三十两），广藿香（五十两不见火晒取净末三十两）……”[2]

(3)《串雅内外编·串雅内编》卷一：“蓬莱丸：治男妇老幼一切感冒瘟疫时症。苍术八两（米泔浸透陈壁土炒），半夏（姜汁制）、柴胡、黄芩、厚朴（姜汁炒）、广皮、枳实（炒）、羌活、苏叶、木通各四两，山楂（炒）、莱菔子（炒）各六两。上药共为末，鲜荷叶煎汤，和药晒干，加神曲六两，打糊为丸，重三钱，朱砂五钱、雄黄一两，研末为衣。头痛寒热葱姜汤下，……不服水土广藿香汤下。”[3]

(4)《药性切用》卷之一：“广藿香，辛温芳香，入手足阳明、太阴二经。力能醒脾，祛暑快胃，辟秽，为吐泻腹痛专药。梗：主和胃化气，而少温散之力。土藿香：但能温胃，殊欠芳香之用。鲜藿滴露：气味清彻，善能达邪，暑症寒热最宜。”[4]

(5)《中华人民共和国药典》：“广藿香 Herba Pogstemonis 本品为唇形科植物广藿香 Pogstemon cablin（Blanco）Benth. 的干燥地上部分。按产地不同分石牌广藿香及海南广藿香。枝叶茂盛时采割，日晒夜闷，反复至干。”[5]

(6)《中国中医药学主题词表》“广藿香 POGOSTEMON CABLIN 属唇形科；属芳香化湿药和祛暑药。D 藿香。”[6]

(7)《中药志》“广藿香 本品为常用中药。商品为为唇形科植物广藿香的全草。……【原植物】广藿香 Pogstemon cablin（Blanco）Benth. ——唇形科 Labiatae.”[7]

(8)《全国中药炮制规范》：“广藿香 ［处方用名］广藿香、藿梗、藿香叶。【来源】本品为唇形科植物广藿香 Pogstemon cablin（Blanco）Benth. 的干燥地上部分。”[8]

(9)《中国药材学》：“广藿香 【别名】枝香（广东），刺蕊草，藿香。【来源】本品为唇形科植物广藿香 Pogstemon cablin（Blanco）Benth. 的地上部分。”[9]

(10)《中华本草》：“广藿香《中华人民共和国药典》 【异名】藿香《别录》，海藿香《海南》。……【来源】为唇形科植物广藿香的全草。【原植物】广藿香 Pogstemon cablin（Blanco）Benth［Mentha cablin Blanco］又名：枝香。（冠唇花的异名也叫广藿香，广东俗称。为唇形科植物冠唇花的全草）”[10]

1.2.2 定名选择的理由

(1) 广藿香 Herba Pogstemonis，系唇形科植物广藿香 Pogstemon cablin（Blanco）Benth. 的干燥地上部分。唐宋元明时期的本草著作及方书在记载和运用本药时均以“藿香”作为正名，清代的本草著作也多沿用古说，以“藿香”为正名收录。“广藿香”一名始见于清·张璐《本经逢原》，其后不久成书的清·徐大椿《药性切用》即将“广藿香”列为本草正名记载，其后的个别方书中也偶有以“广藿香”为正名组方的，如云川道人《绛囊撮要》、赵学敏《串雅内外编》等。

(2) 我国最新出版的《中华人民共和国药典》以“广藿香”作为本药正名。已经广泛应用于中医药学文献的标引和检索的《中国中医药学主题词表》也以“广藿香”作为本药的正式主题词。现代本草著作中大多也以“广藿香”作为正名，如《中药志》、《中华本草》、《中国药材学》、《全国中药炮制规范》等。说明“广藿香”作为本品正名已成为共识。

1.3 与正名等效的名词：无。

2 源流考释

广藿香［唇形科植物广藿香 Pogstemon cablin（Blanco）Benth. 的干燥地上部分］原称“藿香”。“藿香”之名始见于汉代杨孚《异物志》，如宋·唐慎微《证类本草》引《异物志》云：“藿香出海边国，形如都梁，可著衣服中。”[37] 古代的本草著作记载本品时多以“藿香”为正名，如南北朝·陶弘景《本草经集注》[38]，唐·苏敬等撰《新修本草》[39]，宋·苏颂《本草图经》[40]、唐慎微《证类本草》[37]，元·王好古《汤液本草》[41]，明·刘文泰《本草品汇精要》[42]、陈嘉谟《本草蒙筌》[17]、李时珍《本草纲目》[18]、李中梓《雷公炮制药性解》[19]、李中梓《本草征要》[20]、卢之颐《本草乘雅半偈》[21]，清·蒋居祉《本草择要纲目》[22]、陈士铎《本草新编》[23]，日本稻宣义《炮炙全书》[24]，清·汪昂《本草易读》[25]、汪昂《本草备要》[26]、叶桂《本草经解》[27]、吴仪洛《本草从新》[28]、严西亭《得配本草》[29]、黄宫绣《本草求真》[30]、陈念祖《神农本草经读》[31]、杨时泰《本草述钩元》[32]、陈其瑞《本草撮要》[33]、张秉成《本草便读》[34]、姚澜《本草分经》[35]、凌奂《本草害利》[36]等。

"广藿香"一名始见于清·张璐《本经逢原》[1]，如清·张璐《本经逢原》卷三："沉香……同广藿香、香附治诸虚寒热。"[1]而其后的《药性切用》[4]则以"广藿香"为正名记载，如《药性切用》卷之一："广藿香，辛温芳香，入手足阳明、太阴二经。力能醒脾，祛暑快胃，辟秽，为吐泻腹痛专药。"[4]清代的个别方书在组方运用时也以"广藿香"为正名，如《绛囊撮要》通治："太乙救苦辟瘟丹：麻黄（十六两去根节晒取净末一两五钱），杜苏叶（二十两晒取净末一两五钱），升麻（五十两焙取净末三十两），桔梗（五十两焙取净末三十两），广藿香（五十两不见火晒取净末三十两）……"[2]《串雅内外编·串雅内编》卷一："蓬莱丸：治男妇老幼一切感冒瘟疫时症。苍术八两（米泔浸透陈壁土炒），半夏（姜汁制）、柴胡、黄芩、厚朴（姜汁炒）、广皮、枳实（炒）、羌活、苏叶、木通各四两，山楂（炒）、莱菔子（炒）各六两。上药共为末，鲜荷叶煎汤，和药晒干，加神曲六两，打糊为丸，重三钱，朱砂五钱、雄黄一两，研末为衣。头痛寒热葱姜汤下……不服水土广藿香汤下。"[3]

古代著作记载的本品异名尚有"兜娄婆香"、"多摩罗跋香"、"钵怛罗香"、"迦箅香"《本草纲目》[18]等。如《本草纲目》第十四卷："藿香（宋《嘉祐》） 【校正】承曰：宜入草部。【释名】兜娄婆香。时珍曰：豆叶曰藿，其叶似之，故名。《楞严经》云：坛前以兜娄婆香煎水洗浴。即此。《法华经》谓之多摩罗跋香，《金光明经》谓之钵怛罗香，皆兜娄二字梵言也。涅槃又谓之迦箅香。【集解】禹锡曰：按《南州异物志》云：藿香出海边国，形如都梁，叶似水苏，可着衣服中。"[18]

虽然现代部分本草著作仍以"藿香"为正名记载，但究其原植物与"广藿香"同属于唇形科 Labiatae.，如《普通高等教育中医药类规划教材·中药学》[37]、《中国医学百科全书·中医学》[38]、《全国中草药汇编》[39]、《中药大辞典》[40]、《中医大辞典·中药分册》[41]《中药材手册》[42]。而《中国中医药学主题词表》[6]、《中药志》[7]、《中国药材学》[9]、《中华本草》[10]《全国中药炮制规范》[8]、以及我国最新出版的《中华人民共和国药典》[5]等则均以"广藿香"为正名记载本药。同时尚记载有"枝香"、"刺蕊草"《中国药材学》[9]，"海藿香"《中华本草》[10]等异名；还记载有本品原植物"广藿香"的异名"枝香"《中药大辞典》[40]等。

此外，唇形科植物冠唇花〔Microtoena insuavis（Hance）Prain ex Dunn［Gomphostemma insuave Hance］〕的异名也叫"广藿香"（广东俗称），与本药不同，当注意鉴别。

3 附录

3.1 又称：藿梗、藿香叶（药材商品名）。

3.2　俗称：枝香（广东），海藿香（海南），刺蕊草。

3.3　曾称：藿香《异物志》，兜娄婆香、多摩罗跋香、钵怛罗香、迦箅香《本草纲目》。

3.4　原植物名称：广藿香，枝香。

4　文献通考

《本草经集注·草木上品》："沉香、薰陆香、鸡舌香、藿香、詹糖香、枫香　并微温。悉治风水毒肿，去恶气。薰陆、詹糖去伏尸。鸡舌、藿香治霍乱、心痛。枫香治风瘾疹痒毒。"[12]

《新修本草》卷第十二："沉香、薰陆香、鸡舌香、藿香、詹糖香、枫香，并微温。悉疗风水毒肿，去恶气。薰陆、詹糖去伏尸。鸡舌、藿香疗霍乱、心痛。"[13]

《本草图经》卷第十："藿香，旧附五香条，不著所出州土，今岭南郡多有之，人家亦多种植。二月生苗，茎梗甚密，作丛，叶似桑而小薄。六月、七月采之，曝干。乃芬香，须黄色，然后可收。"[14]

《证类本草》卷第十二："藿香　微温。疗风水毒肿，去恶气，疗霍乱心痛。臣禹锡等谨按南州异物志云：藿香出海边国，形如都梁，可著衣服中。"[11]

《汤液本草》卷之五："藿香　气微温，味甘、辛，阳也。甘苦，纯阳。无毒。"[15]

《本草品汇精要》卷之十三："藿香　无毒丛生。藿香疗风水毒肿，去恶气、霍乱心痛（名医所录）。"[16]

《本草蒙筌》卷之二："藿香　味辛、甘，气微温。味薄气厚，可升可降，阳也。无毒。岭南郡州，人多种莳。七月收采，气甚芬香。"[17]

《本草纲目》第十四卷："藿香（宋《嘉祐》）　【校正】承曰：宜入草部。【释名】兜娄婆香。时珍曰：豆叶曰藿，其叶似之，故名。《楞严经》云：坛前以兜娄婆香煎水洗浴。即此。《法华经》谓之多摩罗跋香，《金光明经》谓之钵怛罗香，皆兜娄二字梵言也。涅槃又谓之迦箅香。【集解】禹锡曰：按《南州异物志》云：藿香出海边国，形如都梁，叶似水苏，可着衣服中。"[18]

《雷公炮制药性解》卷之四："藿香　味甘、辛，性微温，无毒，入肺脾胃三经。开胃口，进饮食，止霍乱，除吐逆。按：藿香辛温，入肺经以调气。甘温，入脾胃以和中。治节适宜，中州得令，则脏腑咸安，病将奚来？"[19]

《本草征要》第一卷："藿香　味辛，性微温，无毒。入脾，肺二经。解暑辟浊，化湿快膈。温中开胃，行气止呕。禀清和芳郁之气，为脾肺达气要药。若阴虚火旺，胃热作呕，法当戒用。"[20]

《本草乘雅半偈》第九帙："藿香（宋嘉祐）　【气味】辛，微温，无毒。【主治】主风水毒肿，去恶气，止霍乱心腹痛。【核】曰：藿香出交址、九真、武平、兴古诸国。吏民多种之，今岭南颇饶，所在亦有。二月宿根再发，亦可子种。苗似都梁。方茎业生，中虚外节。叶似荏苏，边有锯齿。七月擢穗，作花似蓼。房似假苏，子似茺蔚。五六月未擢穗时，采茎叶曝干。可着衣中，用充香草。逾时则性缓无力矣。洁古、东垣、惟用藿叶，为能敷布宣发，后世因藿叶多伪，并枝茎用之，今枝茎尤多伪耳。"[21]

《本草择要纲目·平性药品》："藿香　【气味】辛微温无毒。可升可降，阳也。入手足太阴经。【主治】风水毒肿，去恶气、止霍乱，脾胃吐逆，温中快气，上焦壅热，饮酒口臭，并汤嗽之。”[22]

《本草新编》卷之三（角集）：“藿香　味辛、甘，气微温，可升可降，阳也，无毒。入肺、脾二经。定霍乱有神，止呕吐尤效，开胃消食，去臭气，利水肿。但亦可佐使，而不可为君臣。”[23]

《炮炙全书》卷第一：“藿香　甘、辛，微温。拣去枝梗，水洗用……按致富奇书云：藿香入药，摘青叶炮汤饮之，可除霍乱。”[24]

《本草易读》卷四：“藿香七十　辛，甘，微温，无毒。入手、足太阴经。除恶气，定霍乱。解心腹之疼痛，止脾胃之呕逆。温中开气，开胃进食。出海边国，今岭南多有之，亦多种者。”[25]

《本草备要·草部》：“藿香　宣，去恶气。辛甘微温。入手足太阴（肺、脾）。快气和中，开胃止呕（胃弱、胃热而呕者忌用），去恶气，进饮食。治霍乱吐泻，心腹绞痛，肺虚有寒，上焦壅热（能理脾、肺之气。古方有藿香正气散，正气通畅，则邪逆自除）。出交广，方茎有节，叶微似茄叶。古惟用叶，今枝、茎亦用之，因叶多伪也。”[26]

《本经逢原》卷三：“沉香……同广藿香、香附，治诸虚寒热。”[1]

《本草经解》卷二：“藿香，气微温，味辛甘。无毒。主风水毒肿，去恶气，止霍乱、心腹痛。藿香气微温，禀天初春之木气，入足少阳胆经、足厥阴肝经……制方：藿香同香附末，升降诸气；同陈皮，治霍乱。”[27]

《绛囊撮要·通治》：“太乙救苦辟瘟丹；麻黄（十六两去根节晒取净末一两五钱）、杜苏叶（二十两晒取净末一两五钱）、升麻（五十两焙取净末三十两）、桔梗（五十两焙取净末三十两）、广藿香（五十两不见火晒取净末三十两）……”[2]

《本草从新》卷二：“藿香，宣、去恶气。辛甘微温。入手足太阴。（肺、脾）快气和中……”[28]

《串雅内外编·串雅内编》卷一：“蓬莱丸：治男妇老幼一切感冒，瘟疫，时症。苍术八两（米泔浸透陈壁土炒），半夏（姜汁制）、柴胡、黄芩、厚朴（姜汁炒）、广皮、枳实（炒）、羌活、苏叶、木通各四两，山楂（炒）、莱菔子（炒）各六两。上药共为末，鲜荷叶煎汤，和药晒干，加神曲六两，打糊为丸，重三钱，朱砂五钱、雄黄一两，研末为衣。头痛寒热葱姜汤下……不服水土广藿香汤下。”[3]

《得配本草》卷二：“藿香，辛、甘，微温。入足太阴、阳明经气分。温中快气，理脾和胃，为吐逆要药。”[29]

《药性切用》卷之一：“广藿香，辛温芳香，入手足阳明、太阴二经。力能醒脾，祛暑快胃，辟秽，为吐泻腹痛专药。梗：主和胃化气，而少温散之力。土藿香：但能温胃，殊欠芳香之用。鲜藿滴露：气味清彻，善能达邪，暑症寒热最宜。”[4]

《本草求真》卷三：“藿香（芳草），醒脾止恶，宣胸止呕。藿香（专入脾胃肺），辛香微温，香甜不峻，但馨香气正能助脾醒胃以辟诸恶。故凡外来恶气内侵，而见霍乱、呕吐不止者，须用此投服。（如藿香正气散用此以理脾肺之气，俾正气通而邪气除）”[30]

《神农本草经读·本草附录》：“藿香，气味辛、甘、温，无毒。主风水毒肿，去恶气，止霍乱，心腹痛《别录》。”[31]

《本草述钩元》卷八：“藿香，岭南颇饶，所在亦有。二月宿根再发，亦可子种。七月擢穗作花，子似茺蔚，五六月未擢穗时，采茎叶曝干，可著衣中，用充香草。”[32]

《本草撮要》卷一："【藿香】　味辛甘。微温。入手足太阴经。功专快气和中。开胃止呕。以及霍乱吐泻。心腹绞痛。肺虚有寒。惟胃弱胃热而呕者忌。"[33]

《本草便读·草部》："藿香　辛能解表疏邪，入脾达肺。香可宣中快膈，醒胃清神。性属微温，能辟疫而止呕，功颇善散，防助火以伤阴。"[34]

《本草分经·原例》："藿香　辛甘微温，清和芳烈，入脾肺，快气和中，开胃止呕，去恶气及上中二焦邪滞。"[35]

《本草害利·脾部药队》："藿香　【害】芳烈升阳，虽能止呕，治吐逆，若胃热作呕，法并禁用。中焦火盛，及阴虚火旺，温病热病，阳明胃家邪实，作呕作胀并禁。【利】辛微温，温中开胃，行气止呕，禀清和芳烈之气，治心腹绞痛，霍乱吐泻，为脾肺达气要药。梗达气为长，而芳烈逊之。【修治】出交广，方茎有节叶，微似茄叶，古惟用叶。今枝梗亦用，因叶多伪也。六七月采，晒干，乃芬香。"[36]

《中药志》："广藿香　本品为常用中药。商品为为唇形科植物广藿香的全草……【原植物】广藿香　Pogstemon cablin（Blanco）Benth.　——唇形科 Labiatae."[7]

《中药材手册》："藿香（纲目列入草部芳草类）本品为干燥的全草……商品称产于广州市郊一带者为'广藿香'，产于海南万宁一带者为'海藿香'，均同等入药。……广藿香：全长1~2尺，多有对生的分枝。"[42]

《全国中草药汇编》："藿香　来源：为唇形科刺蕊草属植物广藿香 Pogstemon cablin（Blanco）Benth. 或藿香属植物藿香 Agastache rugosa（Fisch.　et Mey.）O.　Kuntze.，以全草入药。"[39]

《中药大辞典》："藿香《名医别录》【基原】为唇形科植物广藿香或藿香的全草。【原植物】①广藿香 Pogstemon cablin（Blanco）Benth.，又名：枝香。②藿香 Agastache rugosa（Fisch.　et Mey.）O.　Ktze.，又名：排香草、野藿香。"[40]

《中医大辞典·中药分册》："藿香　出《名医别录》。为唇形科植物广藿香 Pogstemon cablin（Blanco）Benth. 或藿香 Agastache rugosa（Fisch.　et）Mey.　O.　Kuntze.　的全草。前者主产于广东、四川；后者主产江苏、浙江等地。"[41]

《中国医学百科全书·中医学》："藿香　始载于《名医别录》。为唇形科植物广藿香 Pogstemon cablin（Blanco）Benth. 或藿香 Agastache rugosus（Fisch.　et Mey.）O.　ktze. 的全草。广藿香每年可采收两次……广藿香全草长30~60厘米……"[38]

《全国中药炮制规范》："广藿香　［处方用名］广藿香、藿梗、藿香叶。【来源】本品为唇形科植物广藿香 Pogstemon cablin（Blanco）Benth.　的干燥地上部分。"[8]

《中国药材学》："广藿香　【别名】枝香（广东），刺蕊草，藿香。【来源】本品为唇形科植物广藿香 Pogstemon cablin（Blanco）Benth.　的地上部分。"[9]

《中国中医药学主题词表》："广藿香 POGOSTEMON CABLIN　属唇形科；属芳香化湿药和祛暑药。D 藿香。"[6]

《普通高等教育中医药类规划教材·中药学》："藿香《名医别录》　为唇形科多年生草本植物广藿香 Pogostemon cablin（Blanco）Benth.　的地上部分。主产于广东、夏秋季枝叶茂盛时采割。趁鲜切段用，或阴干生用。"[37]

《中华本草》："广藿香《中华人民共和国药典》　【异名】藿香《别录》，海藿香（海南）。……【来源】为唇形科植物广藿香的全草。【原植物】广藿香 Pogstemon cablin

(Blanco) Benth [Mentha cablin Blanco] 又名：枝香。”[10]

《中华人民共和国药典》：“广藿香 Herba Pogstemonis　本品为唇形科植物广藿香 Pogstemon cablin (Blanco) Benth. 的干燥地上部分。按产地不同分石牌广藿香及海南广藿香。枝叶茂盛时采割，日晒夜闷，反复至干。”[5]

5　参考文献

1　清·张璐. 本经逢原. 上海：上海科学技术出版社，1959，166

2　清·云川道人. 绛囊撮要. 见：珍本医书集成（九）. 上海：上海科技出版社，1986，14；46

3　清·赵学敏. 串雅内编. 北京：人民卫生出版社，1980，7

4　清·徐大椿. 药性切用. 见：徐灵胎医书三十二种. 上海锦文堂石印本

5　国家药典委员会编. 中华人民共和国药典. 一部. 北京：化学工业出版社，2000，33

6　吴兰成主编. 中国中医药学主题词表. 北京：中医古籍出版社，1996，134

7　中国医学科学院药物研究所等编. 中药志. 第四册. 北京：人民卫生出版社，1993，128

8　中华人民共和国卫生部药政管理局编. 全国中药炮制规范. 北京：人民卫生出版社，1988，212

9　徐国钧等主编. 中国药材学. 北京：中国医药科技出版社，1996，1543

10　国家中医药管理局《中华本草》编委会. 中华本草. 第七册. 上海：上海科学技术出版社，1999，130

11　宋·唐慎微. 证类本草. 见：景印文渊阁四库全书（740）. 北京：中医古籍出版社，1986，618

12　南北朝·陶弘景. 本草经集注. 北京：人民卫生出版社，1994，256

13　唐·苏敬等撰. 新修本草. 合肥：安徽科学技术出版社，1981，313

14　宋·苏颂. 本草图经. 合肥：安徽科学技术出版社，1994，346

15　元·王好古. 汤液本草. 见：景印文渊阁四库全书（745）. 北京：中医古籍出版社，1986，980

16　明·刘文泰. 本草品汇精要. 北京：人民卫生出版社，1982，394

17　明·陈嘉谟. 本草蒙筌. 北京：人民卫生出版社，1988，97

18　明·李时珍. 本草纲目. 北京：人民卫生出版社，1982，900，

19　明·李中梓. 雷公炮制药性解. 见：中国医学大成（二）. 长沙：岳麓书社，1990，148

20　明·李中梓. 本草征要. 见：李中梓医学全书. 北京：中国中医药出版社，1999，509

21　明·卢之颐. 本草乘雅半偈. 北京：人民卫生出版社，1986，556

22　清·蒋居祉. 本草择要纲目. 见：珍本医书集成. 本草类. 上海：上海科学技术出版社，1985，114

23　清·陈士铎. 本草新编. 北京：中国中医药出版社，1996，119

24　[日] 稻宣义. 炮炙全书. 北京：中医古籍出版社，1981，50

25　清·汪昂. 本草易读. 北京：人民卫生出版社，1987，167

26　清·汪昂. 本草备要. 北京：中国中医药出版社，1998，110

27　清·叶桂. 本草经解. 上海：上海科学技术出版社，1958，36

28　清·吴仪洛. 本草从新. 北京：中医古籍出版社，2001，40

29　清·严西亭. 得配本草. 上海：上海卫生出版社，1957，50

30　清·黄宫绣. 本草求真. 上海：上海科学技术出版社，1959，115

31　清·陈念祖. 神农本草经读. 北京：人民卫生出版社，1959，50

32　清·杨时泰. 本草述钩元. 上海：科技卫生出版社，1958，192

33　清·陈其瑞. 本草撮要. 见：珍本医书集成. 本草类. 上海：上海科学技术出版社，1985，24

34　清·张秉成. 本草便读. 上海：上海卫生出版社，1957，39

35　清·姚澜. 本草分经. 上海：上海科学技术出版社，1989，89

36 清·凌奂. 本草害利. 北京：中医古籍出版社，1982，72
37 雷载权主编. 普通高等教育中医药类规划教材·中药学. 上海：上海科学技术出版社，1995，126
38 《中医学》编辑委员会. 中国医学百科全书·中医学. 上海：上海科学技术出版社，1997，1094
39 《全国中草药汇编》编写组编. 全国中草药汇编. 上册. 北京：人民卫生出版社，1978，963
40 江苏新医学院编. 中药大辞典. 上海：上海科学技术出版社，1977，2710
41 《中医大辞典》编辑委员会编. 中医大辞典·中药分册. 北京：人民卫生出版社，1982，418
42 中华人民共和国卫生部药政管理局主编. 中药材手册. 北京：人民卫生出版社，1959，367

044 女贞子
Nüzhenzi
Fructus Ligustri Lucidi

1 定名依据

1.1 正名

1.1.1 汉文名：女贞子（木犀科植物女贞 Ligustrum lucidum Ait. 的干燥成熟果实）。

1.1.2 英文名：glossy privet fruit.

1.2 依据

1.2.1 定名的文献依据

(1)《神农本草经》卷一："女贞实　味苦，平。主补中，安五脏，养精神，除百疾。久服，肥健、轻身、不老。生山谷。"[1]

(2)《千金翼方》卷第一："长肌肉第十六：藁本、天门冬、当归……女贞子……"[2]

(3)《本草正》："女贞子，味苦，性凉，阴也、降也。能养阴气，平阴火，解烦热骨蒸，止虚汗、消渴及淋浊崩漏、便血、阴疮痔漏疼痛，亦清肝火可以明目止泪。"[3]

(4)《本草从新》卷九："女贞子，补阴除火，甘苦凉。少阴之精，隆冬不雕。"[4]

(5)《本草新编》卷之四："女贞子，味苦、甘，气平，无毒，入肾经。黑须乌发，壮筋强力，安五脏，补中气，除百病，养精神。多服，补血祛风，健身不老。……女贞子，非冬青也。冬青子大，而女贞子小，冬青子长，而女贞子圆也。"[5]

(6)《本草撮要》卷二："女贞子，味甘苦而平。入足少阴经。功专益肝肾。……冬至采佳，捣汁熬膏，净瓶收固。埋地中七日，以之点风火赤眼神效。即冬青子也。"[6]

(7)《中华人民共和国药典》："女贞子 Fructus Ligustri Lucidi　本品为木犀科植物女贞 Ligustrum lucidum Ait. 的干燥成熟果实。冬季果实成熟时采收，除去枝叶，稍蒸或置沸水中略烫后，干燥；或直接干燥。"[7]

(8)《普通高等教育中医药类规划教材·中药学》："女贞子《本经》　为木樨科常绿乔木植物女贞 Ligustrum lucidum Ait. 的成熟果实。主产浙江、江苏、湖南、四川等地。冬季果实成熟时采收，稍蒸或置沸水中略烫后，干燥。生用或酒制用。"[8]

(9)《中药大辞典》："女贞子《本草正》　【异名】女贞实《本经》，冬青子《济急仙方》，爆格蚤《分类草药性》，白蜡树子《中药形性经验鉴别法》，鼠梓子《广西中药志》。【基原】为木樨科植物女贞的果实。【原植物】女贞《本经》Ligustrum lucidum Ait.，又名：桢木《山海经》，女贞木《典术》，冬青、蜡树《纲目》，小叶冻青《医林纂要》，将军树《临安县图经》，水蜡树《植物名实图考》，水瑞香、冻青树、大蜡叶、水桢、白蜡树。”[9]

(10)《中国中医药学主题词表》“女贞子 FRUCTUS LIGUSTRI LUCIDI 为木樨科植物女贞的果实；属补阴药和补肾药。C 女贞。”[10]

(11)《中医大辞典·中药分册》[11]、《中国医学百科全书·中医学》[12]、《中药志》[13]、《全国中草药汇编》[14]、《中药材手册》[15]、《全国中药炮制规范》[16]、《中国药材学》[17]、《中华本草》[18]等现代中药著作多以“女贞子”作为本药正名（参见“文献通考”）。

1.2.2 定名选择的理由

(1) 女贞子 Fructus Ligustri Lucidi，系木樨科植物女贞 Ligustrum lucidum Ait. 的干燥成熟果实。“女贞子”原名“女贞实”，始载于《神农本草经》。“女贞子”之名始见于唐·孙思邈《千金翼方》，至明代《本草正》始以“女贞子”作为本品正名记载。其后本草著作大多即沿用《本草正》记载以“女贞子”为正名收录，如清·吴仪洛《本草从新》、陈士铎《本草新编》、陈其瑞《本草撮要》等，并一直沿用至今。

(2) 我国最新出版的《中华人民共和国药典》、《普通高等教育中医药类规划教材·中药学》以及辞书类著作《中医大辞典·中药分册》、《中药大辞典》、《中国医学百科全书·中医学》等均以“女贞子”作为本药正名。已经广泛应用于中医药学文献的标引和检索的《中国中医药学主题词表》也以“女贞子”作为本药的正式主题词。现代本草著作《全国中草药汇编》、《中药志》、《中华本草》、《中国药材学》、《中药材手册》、《全国中药炮制规范》等也均以“女贞子”作为本药的正名。

1.3 与正名等效的名词：无。

2 源流考释

女贞子（木樨科植物女贞 Ligustrum lucidum Ait. 的干燥成熟果实）原名“女贞实”，始载于汉《神农本草经》，列为上品。如《神农本草经》卷一：“女贞实，味苦，平。主补中，安五脏，养精神，除百疾。久服，肥健、轻身、不老。生山谷。”[1] 其后的魏晋《名医别录》[19]，南北朝·陶弘景《本草经集注》[20]，唐·苏敬等撰《新修本草》[21]，宋·苏颂《本草图经》[22]、唐慎微《证类本草》[23]，明·刘文泰《本草品汇精要》[24]、陈嘉谟《本草蒙筌》[25]、卢之颐《本草乘雅半偈》[26]等本草著作也多以“女贞实”为正名记载，同时记载有“冬青子”、“冬青树子”、“冬青”等异名。如明·李时珍《本草纲目》引《济急仙方》曰：“风热赤眼：冬青子不以多少，捣汁熬膏，净瓶收固，埋地中七日，每日点眼《济急仙方》。”[27]《本草蒙筌》卷之四：“女贞实（即冬青树子） 味苦、甘，气平。无毒。乡落幽居，多植遮护。能欺霜雪，又名冬青。”[25]

“女贞子”之名始见于唐·孙思邈《千金翼方》[2]。如《千金翼方》卷第一：“长肌肉第十六：藁本、天门冬、当归……女贞子……”[2] 至明《本草正》[3] 始将“女贞子”作为本品正名记载，如《本草正》：“女贞子，味苦，性凉，阴也、降也。能养阴气，平阴火，解烦热骨蒸，止虚汗、消渴及淋浊崩漏、便血、阴疮痔漏疼痛，亦清肝火可以明目止泪。”[3] 此后的本草著作在记载及组方应用本品时，虽个别以“女贞实”为正名，如明·

李中梓《本草征要》[28]，清·张志聪《本草崇原》[29]、汪昂《医方集解》[30]、张璐《本经逢原》[31]、叶志诜《神农本草经赞》[32]、周岩《本草思辨录》[33]，但大多数则多沿用《本草正》之说，以“女贞子”为正名，如清·陈士铎《本草新编》[5]、汪昂《本草备要》[34]、叶桂《本草经解》[35]、吴仪洛《本草从新》[4]、严西亭《得配本草》[36]、姚澜《本草分经》[37]、杨时泰《本草述钩元》[38]、凌奂《本草害利》[39]、陈其瑞《本草撮要》[6]、张秉成《本草便读》[40]、著者佚名《分类草药性》[41]等。同时记载的异名有“爆格蚤”，如《分类草药性》上卷：“爆格蚤，味寒，性热，治吐血，炖肉吃子，名女贞子，妇科要药。”[41]

此外，《本草纲目》则以本品植物名“女贞”为正名记载本品，如《本草纲目》第三十六卷：“女贞《本经·上品》【释名】贞木《山海经》、冬青《纲目》、蜡树。〔时珍曰〕此木凌冬青翠，有贞守之操，故经贞女状之。……晋·苏彦女贞颂云：女贞之木，一名冬青。负霜葱翠，振柯凌风。故清士钦其质，而贞女慕其名，是矣。别有冬青与此同名。今方书所用冬青，皆此女贞也。近时以放蜡虫，故俗呼为蜡树。【集解】〔别录曰〕女贞实生武陵川谷。立冬采。……〔时珍曰〕女贞、冬青、枸骨，三树也。女贞即今俗呼蜡树者，冬青即今俗呼为冻青树者，枸骨即今俗呼为猫儿刺者。东人因女贞茂盛，亦呼为冬青，与冬青同名异物，盖一类二种尔。……风热赤眼：冬青子不以多少，捣汁熬膏，净瓶收固，埋地中七日，每日点眼《济急仙方》。”[27]但后世本草著作无一效仿。

现代有关著作均沿用《本草正》的记载以“女贞子”作为本品正名，如《中华人民共和国药典》[7]、《普通高等教育中医药类规划教材·中药学》[8]、《中药大辞典》[9]、《中国中医药学主题词表》[10]、《中医大辞典·中药分册》[11]、《中国医学百科全书·中医学》[12]、《中药志》[13]、《全国中草药汇编》[14]、《中药材手册》[15]、《全国中药炮制规范》[16]、《中国药材学》[17]、《中华本草》[18]等。同时尚记载有“白蜡树子”、“鼠梓子”《中药大辞典》[9]，“蜡树”、“虫树”《中国药材学》[17]等各地的俗称。还记载有本品原植物“女贞”的异名“冬青”、“蜡树”、“爆格蚤”《中药志》[13]，“桢木”、“女贞木”、“小叶冻青”、“将军树”、“水蜡树”、“水瑞香”、“冻青树”、“大蜡叶”、“水桢”、“白蜡树”《中药大辞典》[9]，“鼠梓木”、“青蜡树”、“大叶蜡树”《中华本草》[18]等。

3　附录

3.1　又称：酒女贞子（饮片规格名）。

3.2　俗称：鼠梓子（广西），白蜡树子，蜡树，虫树。

3.3　曾称：女贞实《神农本草经》，冬青子《济急仙方》，冬青树子、冬青《本草蒙筌》，爆格蚤《分类草药性》。

3.4　原植物名称：女贞，冬青、蜡树（通称），爆格蚤（河北、江苏、福建、广西、云南、四川），桢木，女贞木，小叶冻青，将军树，水蜡树，水瑞香，冻青树，大蜡叶，水桢，白蜡树，鼠梓木，青蜡树，大叶蜡树。

4　文献通考

《神农本草经》卷一：“女贞实　味苦，平。主补中，安五脏，养精神，除百疾。久服，肥健、轻身、不老。生山谷。”[1]

《名医别录》卷第一："女贞实，味甘，无毒。生武陵，立冬采。"[19]

《本草经集注·草木上品》："女贞实　味苦、甘，平，无毒。主治补中，安五脏，养精神，除百疾，久服肥健，轻身，不老，生武陵川谷。立冬采。叶茂盛，凌冬不凋，皮青肉白，与秦皮为表里，其树以冬生而可爱，诸处时有。"[20]

《新修本草》卷第十二："女贞实　味苦、甘，平，无毒。主补中，安五脏，养精神，除百疾，久服肥健，轻身不老。生武陵川谷。立冬采。叶茂盛，凌冬不凋，皮青肉白，与秦皮为表里，其树以冬生而可爱，诸处时有。《仙经》亦服食之，俗方不复用，市人亦无识之者。"[21]

《千金翼方》卷第一："长肌肉第十六：藁本、天门冬、当归……女贞子……"[2]

《本草图经》卷第十："女贞实，生武陵川谷，今处处有之。《山海经》云：泰山多贞木。是此木也。其叶似枸骨及冬青木，极茂盛，凌冬不凋；花细，青白色；九月而实成，似牛李子。立冬采实，曝干。其皮可以浸酒，或云即今冬青木也。"[22]

《证类本草》卷第十二："女贞实，味苦、甘，平，无毒。主补中，安五脏，养精神，除百疾。久服肥健，轻身不老。生武陵川谷，立冬采。"[23]

《本草品汇精要》卷之十七："女贞实　无毒附枸骨冬青　植生　女贞实主补中，安五脏，养精神，除百疾，久服肥健轻身不老（神农本经）。【苗】〔图经曰〕山海经云：泰山多真木是此木也，树高数丈，其叶似枸骨及冬青，木极茂盛，凌冬不凋，花细青白色。九月而实成似牛李子，或云即今冬青木也。"[24]

《本草蒙筌》卷之四："女贞实（即冬青树子）　味苦、甘，气平。无毒。乡落幽居，多植遮护。能欺霜雪，又名冬青。黑实遇冬至采收，衣皮将布袋挼净。酒浸一宿，日曝待干。"[25]

《本草纲目》第三十六卷："女贞《本经·上品》【释名】贞木《山海经》、冬青《纲目》、蜡树。〔时珍曰〕此木凌冬青翠，有贞守之操，故经贞女状之……晋·苏彦女贞颂云：女贞之木，一名冬青。负霜葱翠，振柯凌风。故清士钦其质，而贞女慕其名，是矣。别有冬青与此同名。今方书所用冬青，皆此女贞也。近时以放蜡虫，故俗呼为蜡树。【集解】〔别录曰〕女贞实生武陵川谷。立冬采。……〔时珍曰〕女贞、冬青、枸骨，三树也。女贞即今俗呼蜡树者，冬青即今俗呼为冻青树者，枸骨即今俗呼为猫儿刺者。东人因女贞茂盛，亦呼为冬青，与冬青同名异物，盖一类二种尔。……风热赤眼：冬青子不以多少，捣汁熬膏，净瓶收固，埋地中七日，每日点眼《济急仙方》。"[27]

《本草正·（下）竹木部》："女贞子，味苦，性凉，阴也、降也。能养阴气，平阴火，解烦热骨蒸，止虚汗、消渴及淋浊崩漏、便血、阴疮痔漏疼痛，亦清肝火可以明目止淚。"[3]

《本草征要》第二卷："女贞实，味苦，平，无毒。入肝、肾二经。补中黑须发，明目养精神。"[28]

《本草乘雅半偈》第二帙："女贞实《本经·上品》　【气味】苦平，无毒。【主治】主补中，安五脏，养精神，除百病。久服，肥健轻身不老。【气味】辛温，无毒……【核】曰：曰：出武陵山谷，诸处时有。木肌白腻，叶厚而柔，长者约四五寸，碧绿色，面深背淡，花极繁冗，结子累累　满树而色褐，即蜡树也。立夏前后，取蜡虫种子，裹置枝上，半月后，其虫化出，延缘枝上，造成白蜡，民间大获其利。亦名冬青，负霜葱翠，振柯凌风故也。"[26]

《本草崇原》卷上："女贞实，气味苦平，无毒。主补中，安五脏，养精神，除百病。久服肥健，轻身不老（女贞木始出武陵山谷，今处处有之。叶似冬青，凌冬不落。五月开细青白花，结实，九月熟，紫黑色，放虫造成白蜡者，女贞也。无蜡者，冬青也）。三阳为男，三阴为女，女贞禀三阴之气，岁寒操守，……因以为名。"[29]

《本草新编》卷之四（征集）："女贞子，味苦、甘，气平，无毒，入肾经。黑须乌发，壮筋强力，安五脏，补中气，除百病，养精神。多服，补血祛风，健身不老。……女贞子，非冬青也。冬青子大，而女贞子小，冬青子长，而女贞子圆也。"[5]

《医方集解》补养之剂第一："二至丸：补腰膝，壮筋骨，强阴肾，乌髭发。价廉而功大。冬青子（即女贞实。冬至日采。不拘多少，阴干，蜜酒拌蒸，过一夜，粗袋擦去皮，晒干为末，瓦瓶收贮。或先熬干，旱莲膏旋配用）。旱莲草（夏至日采，不拘多少，捣汁熬膏，和前药为丸）。临卧，酒服。"[30]

《本草备要·木部》："女贞子，平补肝肾，甘苦而平。少阴之精，隆冬不雕。益肝肾，安五脏，强腰膝，明耳目，乌须发，补风虚，除百病（女贞酒蒸，晒干，二十两，桑椹干十两，旱莲草十两，蜜丸，治虚损百病。……时珍曰：女贞子上品妙药，古方罕用何哉）。女贞、冬青，《本草》作二种，实一物也。冬至采佳，酒蒸用。"[34]

《本经逢原》卷三："女贞实，苦甘微寒，无毒。其子黑者为女贞实，若红色者即为冬青，非女贞也。"[31]

《神农本草经赞》卷一："女贞实　味苦平。主补中。安五脏。养精神。除百疾。久服肥健。轻身不老。生山谷。贞固称名。冻青类族。德育阴精。质森刚木。蜡放花凝。鸽来果熟。珠贯累累。牛李同馥。易。贞固足以干事。又其称名也。杂而不越。李时珍曰。冻青女贞别种。易。君子以类族。辨物典术。女贞木者。少阴之精。说文。桢刚木也。李时珍曰。近时以放蜡虫。呼为蜡树。群芳谱。凡采蜡树上如凝霜。谓之蜡花。李时珍曰。女贞实。鸜鸽喜食之。累累满树。黑似牛李子。"[32]

《本草经解》卷三："女贞子，气平，味苦，无毒。主补中，安五脏，养精神，除百疾。久服肥健，轻身不老。女贞子气平，禀天秋收之金气。"[35]

《本草从新》卷九："女贞子，补阴除火，甘苦凉。少阴之精，隆冬不雕……"[4]

《得配本草》卷七："女贞子，甘、苦、凉。入足少阴经。养阴气，平阴火。"[36]

《本草分经·原例》："女贞子，甘苦凉，益肝肾除火，纯阴至静，必阴虚有火者方可用。按：女贞冬青古作二种，实一物也。"[37]

《本草述钩元》卷二十四："女贞子，一名冬青。然冬青子红，此树子黑。当另是一种。或云即蜡树。寄虫造白蜡者。味苦甘，气寒。……典术言女贞本少阴之精。冬不落叶。故其益肾之功可推。"[38]

《本草害利·肾部药队》："女贞子，〔害〕纯阴至静之品，若虚寒人服之，则腹痛作泻。〔利〕苦甘凉，益肝肾，补中，黑须发，明目，养精神。"[39]

《本草撮要》卷二："女贞子，味甘苦而平。入足少阴经。功专益肝肾。……冬至采佳，捣汁熬膏，净瓶收固。埋地中七日，以之点风火赤眼神效。即冬青子也。"[6]

《本草便读·木部》："女贞子，赋桢干不雕之性，具甘凉纯静之功。入肾脏以益阴，目昏复见，达下焦而退热，发白重乌。（女贞子即冬青树之子。色紫黑，味甘苦）"[40]

《本草思辨录》卷四："女贞实，本经女贞主治，张石顽谓咸指枸骨，诸家误列于此。观邹氏之疏，则知张氏实误矣。女贞当春夏秋生长之会，被蜡虫蚀肌吮血，身无完肤，仍不废开花结实，而其所成之蜡，非他膏脂可及。"[33]

《分类草药性》上卷："爆格蚤，味寒，性热，治吐血，炖肉吃子，名女贞子，妇科要药。"[41]

《中药志》："女贞子　本品为常用中药。商品为木樨科植物女贞的干燥成熟果实。……【原植物】女贞。别名：冬青、蜡树（通称），爆格蚤（河北、江苏、福建、广西、云南、四川）。Ligustrum lucidum Ait. ——木樨科 Oleaceae."[13]

《中药材手册》："女贞子（纲目列入木部灌木类女贞项下）　本品为干燥的果实。原植物系木樨科常绿乔木，栽培于庭园或野生于山林中。一般又称之为'冬青子'，但实际冬青子则是另外一种植物冬青的果实，二者系同名异物，不应混淆。"[15]

《全国中草药汇编》："女贞子　别名：爆格蚤、冬青子（河北、江苏、福建、广西、云南）。来源：为木樨科女贞属植物女贞 Ligustrum lucidum Ait.，以果实入药。"[14]

《中药大辞典》："女贞子《本草正》　【异名】女贞实《本经》，冬青子《济急仙方》，爆格蚤《分类草药性》，白蜡树子《中药形性经验鉴别法》，鼠梓子《广西中药志》。【基原】为木樨科植物女贞的果实。【原植物】女贞《本经》Ligustrum lucidum Ait.，又名：桢木《山海经》，女贞木《典术》，冬青、蜡树《纲目》，小叶冻青《医林纂要》，将军树《临安县图经》，水蜡树《植物名实图考》，水瑞香、冻青树、大蜡叶、水桢、白蜡树。"[9]

《中医大辞典·中药分册》："女贞子　出《本草正》。又名女贞实、爆格蚤。为木樨科植物女贞 Ligustrum lucidum Ait. 的果实。主产浙江、江苏、湖南、福建、四川等地。"[11]

《中国医学百科全书·中医学》："女贞子　始载于《神农本草经》。原名女贞实，又名白蜡树子。为木樨科植物女贞 Ligustrum lucidum Ait. 的果实。11～12 月间采收成熟果实，晒干或置沸水中烫后晒干。"[12]

《全国中药炮制规范》："女贞子　［处方用名］女贞子、酒女贞子。【来源】本品为木樨科植物女贞 Ligustrum lucidum Ait. 的干燥成熟果实。"[16]

《中国药材学》："女贞子　【别名】冬青子，蜡树，虫树。【来源】本品为木樨科植物女贞 Ligustrum lucidum Ait. 的果实。"[17]

《中国中医药学主题词表》"女贞子 FRUCTUS LIGUSTRI LUCIDI　为木樨科植物女贞的果实；属补阴药和补肾药。C 女贞。"[10]

《普通高等教育中医药类规划教材·中药学》："女贞子《本经》　为木樨科常绿乔木植物女贞 Ligustrum lucidum Ait. 的成熟果实。主产浙江、江苏、湖南、四川等地。冬季果实成熟时采收，稍蒸或置沸水中略烫后，干燥。生用或酒制用。"[8]

《中华本草》："女贞子《本草正》　【异名】女贞实《本经》，冬青子《济急仙方》，爆格蚤《分类草药性》，白蜡树子《中药形性经验鉴别法》，鼠梓子《广西中药志》。……【来源】为木樨科植物女贞的果实。【原植物】女贞 Ligustrum lucidum Ait. 又名：桢木《山海经》，女贞木《典术》，冬青、蜡树《纲目》，小叶冻青《医林纂要》，水蜡树《植物名实图考》，鼠梓木《新本草纲目》，青蜡树、白蜡树、大叶蜡树《中国植物志》。”[18]

《中华人民共和国药典》：“女贞子 Fructus Ligustri Lucidi　本品为木樨科植物女贞 Ligustrum lucidum Ait. 的干燥成熟果实。冬季果实成熟时采收，除去枝叶，稍蒸或置沸水中略烫后，干燥；或直接干燥。”[7]

5　参考文献

1　汉·神农本草经. 清顾观光重辑本. 北京：人民卫生出版社，1955，45
2　唐·孙思邈. 千金翼方. 北京：人民卫生出版社，1955，35
3　明·张景岳. 本草正. 见：景岳全书. 下册. 上海：上海科学技术出版社，1984，946
4　清·吴仪洛. 本草从新. 北京：中医古籍出版社，2001，127
5　清·陈士铎. 本草新编. 北京：中国中医药出版社，1996，207
6　清·陈其瑞. 本草撮要. 见：珍本医书集成. 本草类. 上海：上海科学技术出版社，1985，33
7　国家药典委员会编. 中华人民共和国药典. 一部. 北京：化学工业出版社，2000，34
8　雷载权主编. 普通高等教育中医药类规划教材·中药学. 上海：上海科学技术出版社，1995，311
9　江苏新医学院编. 中药大辞典. 上海：上海科学技术出版社，1977，237
10　吴兰成主编. 中国中医药学主题词表. 北京：中医古籍出版社，1996，268
11　《中医大辞典》编辑委员会编. 中医大辞典·中药分册. 北京：人民卫生出版社，1982，41
12　《中医学》编辑委员会. 中国医学百科全书·中医学. 上海：上海科学技术出版社，1997，1241
13　中国医学科学院药物研究所等编. 中药志. 第三册. 北京：人民卫生出版社，1993，172
14　《全国中草药汇编》编写组编. 全国中草药汇编. 上册. 北京：人民卫生出版社，1978，138
15　中华人民共和国卫生部药政管理局主编. 中药材手册. 北京：人民卫生出版社，1959，189
16　中华人民共和国卫生部药政管理局编. 全国中药炮制规范. 北京：人民卫生出版社，1988，118
17　徐国钧等主编. 中国药材学. 北京：中国医药科技出版社，1996，1140
18　国家中医药管理局《中华本草》编委会. 中华本草. 第六册. 上海：上海科学技术出版社，1999，183
19　魏晋·名医别录. 北京：人民卫生出版社，1986，62
20　南北朝·陶弘景. 本草经集注. 北京：人民卫生出版社，1994，253
21　唐·苏敬等撰. 新修本草. 合肥：安徽科学技术出版社，1981，310
22　宋·苏颂. 本草图经. 合肥：安徽科学技术出版社，1994，337
23　宋·唐慎微. 证类本草. 见：景印文渊阁四库全书（740）. 北京：中医古籍出版社，1986，610
24　明·刘文泰. 本草品汇精要. 北京：人民卫生出版社，1982，482
25　明·陈嘉谟. 本草蒙筌. 北京：人民卫生出版社，1988，222
26　明·卢之颐. 本草乘雅半偈. 北京：人民卫生出版社，1986，114
27　明·李时珍. 本草纲目. 北京：人民卫生出版社，1982，2101
28　明·李中梓. 本草征要. 见：李中梓医学全书. 北京：中国中医药出版社，1999，137
29　清·张志聪. 本草崇原. 北京：中国中医药出版社，1992，15
30　清·汪昂. 医方集解. 见：重刻本草医方合编. 民国元年（1912）经国治书局刊本
31　清·张璐. 本经逢原. 上海：上海科学技术出版社，1959，186
32　清·叶志诜. 神农本草经赞. 珍本医书集成. 本草类. 上海：上海科学技术出版社，1985，46
33　清·周岩. 本草思辨录. 北京：人民卫生出版社，1960，136
34　清·汪昂. 本草备要. 北京：中国中医药出版社，1998，137
35　清·叶桂. 本草经解. 上海：上海科学技术出版社，1958，69

36 清·严西亭. 得配本草. 上海：上海卫生出版社，1957，28
37 清·姚澜. 本草分经. 上海：上海科学技术出版社，1989，127
38 清·杨时泰. 本草述钩元. 上海：科技卫生出版社，1958，529
39 清·凌奂. 本草害利. 北京：中医古籍出版社，1982，100
40 清·张秉成. 本草便读. 上海：上海卫生出版社，1957，58
41 清·著者佚名. 分类草药性. 民国二十八年（1939）新刻本

045 小茴香

Xiaohuixiang

Fructus Foeniculi

1 定名依据

1.1 正名

1.1.1 汉文名：小茴香（伞形科植物茴香 Foeniculum vulgare Mill. 的干燥成熟果实）。

1.1.2 英文名：fennel.

1.2 依据

1.2.1 定名的文献依据

(1)《本草蒙筌》卷之二："大茴香即怀香子。味辛，气平，无毒。……又小茴香，家园栽种。类蛇床子，色褐轻虚。亦治疝散疼，每同煎取效。"[1]

(2)《本草经解》卷一："［小茴香］气温。味辛，无毒。主小儿气胀……"[2]

(3)《得配本草》卷五："小茴香，辛、平，入足少阴经。运脾开胃，理气消食。"[3]

(4)《本草求真》卷三："小茴香（荤辛）功逊大茴。小茴（专入肝胃，又入肾膀胱小肠）形如粟米。辛香气温，与宁夏大茴香功同。"[4]

(5)《神农本草经读·本草附录》："小茴香，气味辛、温，无毒。主小儿气胀，霍乱呕逆，腹冷，不下食，两胁痞满。《拾遗》。"[5]

(6)《本草撮要》卷一："【小茴香】 味辛温。入足阳明少阴经。功专理气开胃。寒疝食料有之。治阴疝以大小茴香各一两为末，猪胞一个，连尿入药。酒煮烂为丸。每服五十丸。一名莳萝。一名八角茴香，一名舶茴香。功用略同。"[6]

(7)《中华人民共和国药典》："小茴香 Fructus Foeniculi 本品为伞形科植物茴香 Foeniculum vulgare Mill. 的干燥成熟果实。秋季果实成熟时采割植株，晒干，打下果实，除去杂质。"[7]

(8)《普通高等教育中医药类规划教材·中药学》："小茴香《新修本草》 为伞形科多年生草本植物茴香 Foeniculum vulgare Mill. 的成熟果实。全国各地均有栽培。秋季果实成熟时采收，晒干。生用或盐水炙用。"[8]

(9)《中医大辞典·中药分册》[9]、《中国医学百科全书·中医学》[10]、《中国中医药学主题词表》[11]、《中药志》[12]、《全国中草药汇编》[13]、《中药材手册》[14]、《全国中药炮制规范》[15]《中国药材学》[16]、《中华本草》[17]等现代中药著作多以"小茴香"作为本药正名（参见“文献通考”）。

1.2.2 定名选择的理由

（1）小茴香 Fructus Foeniculi，系伞形科植物茴香 Foeniculum vulgare Mill. 的干燥成熟果实。“小茴香”一名始见于明·陈嘉谟《本草蒙筌》。至清代的叶桂《本草经解》始以“小茴香”为正名记载，以后的本草著作则多以此为依据，以“小茴香”为正名，如清·严西亭《得配本草》、黄宫绣《本草求真》、《神农本草经读·本草附录》、陈其瑞《本草撮要》等。

（2）我国最新出版的《中华人民共和国药典》、《普通高等教育中医药类规划教材·中药学》以及辞书类著作《中医大辞典·中药分册》、《中药大辞典》、《中国医学百科全书·中医学》等均以“小茴香”作为本药正名。已经广泛应用于中医药学文献的标引和检索的《中国中医药学主题词表》也以“小茴香”作为本药的正式主题词。现代本草著作除《中药大辞典》以“茴香”为正名外，大多本草著作如《中药志》、《全国中草药汇编》、《中国药材学》、《中药材手册》、《全国中药炮制规范》、《中华本草》等均以“小茴香”作为本药的正名。

1.3 与正名等效的名词：无。

2 源流考释

小茴香（伞形科植物茴香 Foeniculum vulgare Mill. 的干燥成熟果实）原名“蘹香”，始载于唐初《药性论》，如宋唐慎微《证类本草》卷九：“蘹（音怀）香子……（唐本先附）臣禹锡等谨按药性论云：蘹香亦可单用，味苦、辛。和诸食中甚香，破一切臭气。又卒恶心，腹中不安。取茎、叶煮食之，即瘥。川中多食之。”[18] 其后的本草著作有的以“怀香子”为正名，如唐·苏敬《新修本草》[19]，有的以“蘹香子”为正名，如宋·苏颂《本草图经》[20]、唐慎微《证类本草》[18]；有的以“茴香子”为正名，如明·刘文泰《本草品汇精要》[21]；有的在“蘹香”项下介绍本品，如明·李时珍《本草纲目》[22]。

“小茴香”一名始载于明·陈嘉谟《本草蒙筌》卷之二：“大茴香即怀香子。味辛，气平，无毒。……又小茴香，家园栽种。类蛇床子，色褐轻虚。亦治疝散疼，每同煎取效。”[1]“小茴香”作为本品正名记载始于清叶桂《本草经解》卷一：“［小茴香］气温。味辛，无毒。主小儿气胀……。”[2] 其后的本草著作大多数都是以“小茴香”为正名记载，如清严西亭《得配本草》[3]、黄宫绣《本草求真》[4]、陈念祖《神农本草经读》[5]、姚澜《本草分经》[23]、陈其瑞《本草撮要》[6] 等。

古代著作中记载的本品异名有“茴香”、“土茴香”等别名。如宋苏颂《本草图经》卷第七：“蘹香子，亦名茴香，《本经》不载所出，今交广诸蕃及近郡皆有之。……结实如麦而小青色，北人呼为土茴香。茴、蘹声近，故云耳。”[20]

此外，尚有“莳萝”一品，异名也称其“小茴香”，但从记述中可得知为另一品种，如《本草纲目》第二十六卷：“莳萝（宋《开宝》）　（校正）自草部移入此。【释名】慈谋勒（开宝）、小茴香。……其子簇生，状如蛇床子而短，微黑，气辛臭，不及茴香。”[22] 应予以鉴别。

现代中药著作除《中药大辞典》[24] 以“茴香”为正名外，其他本草著作均沿用《本草经解》的记载以“小茴香””作为本品正名，如《中华人民共和国药典》[7]、《普通高等教育中医药类规划教材·中药学》[8]、《中医大辞典·中药分册》[9]、《中国医学百科全书·中医学》[10]、《中国中医药学主题词表》[11]、《中药志》[12]、《全国中草药汇编》[13]、《中药材手册》[14]、《全国中药炮制规范》[15]、《中国药材学》[16]、《中华本草》[17]等。同时尚记载有“香丝菜”《全国中草药汇编》[13]，“野茴香”、“大茴香”、“谷茴香”、“谷香”、“香子”、“小香”《中药大辞典》[24]，“谷茴”、“川谷香”、“西小茴”《中国药材学》[16]等各地的俗称。还记载有本品原植物“茴香”的异名“小香”、“香丝菜”、“小茴”、“谷茴香”《中药志》[12]等。

3 附录

3.1 又称：盐小茴香（饮片规格名）。

3.2 俗称：小香（四川），香丝菜，谷茴香，谷茴，川谷香，西小茴，谷香，大茴香，香子。

3.3 曾称：蘹香《药性论》，怀香子《新修本草》，茴香子《开宝本草》，蘹香子、茴香、土茴香《本草图经》。

3.4 原植物名称：茴香，小香，香丝菜，小茴，谷茴香。

4 文献通考

《新修本草》卷第九：“怀香子，味辛、平，无毒。主诸瘘、霍乱及蛇伤。”[19]

《本草图经》卷第七：“蘹香子，亦名茴香，《本经》不载所出，今交广诸蕃及近郡皆有之。入药多用蕃舶者，或云不及近处者有力。三月生叶似老胡荽，极疏细，作丛，至五月高三四尺；七月生花，头如伞盖，黄色；结实如麦而小青色，北人呼为土茴香。茴、蘹声近，故云耳。”[20]

《证类本草》卷第九：“蘹（音怀）香子　味辛，平，无毒。主诸瘘，霍乱及蛇伤。唐本注云：叶似老胡荽，极细，茎粗，高五六尺，丛生。今注一名茴香子。亦主膀胱、肾间冷气，及盲肠气，调中止痛，呕吐。（唐本先附）臣禹锡等谨按药性论云：蘹香亦可单用，味苦、辛。和诸食中甚香，破一切臭气。又卒恶心，腹中不安。取茎、叶煮食之，即瘥。川中多食之。”[18]

《本草品汇精要》卷之十一：“茴香子　无毒　丛生　茴香子，主诸瘘霍乱及蛇伤（《名医》所录）。【名】蘹（音怀）香子【苗】〔图经云〕三月生叶似老胡荽，极疏细，作丛，至五月高三四尺，七月生花，头如伞盖，黄色；结实如麦而小青色，北人呼为土茴香者，是今人家园圃种之甚多。”[21]

《本草蒙筌》卷之二：“大茴香即怀香子。味辛，气平，无毒。……又小茴香，家园栽种。类蛇床子，色褐轻虚。亦治疝散疼，每同煎取效。”[1]

《本草纲目》第二十六卷：“蘹香《唐本草》……三月生叶似老胡荽，极疏细，作丛。至五月茎粗，高三四尺。七月生花，头如伞盖，黄色。结实如麦而小，青色。北人呼为土茴香。……时珍曰：茴香宿根，深冬生苗作丛，肥茎丝叶。五六月开花，如蛇床花而色黄。结子大如麦粒，轻而有细棱，俗呼为大茴香，今惟以宁夏出者第一。其他处小者，谓之小茴香。”[22]

《本草经解》卷一：“［小茴香］气温。味辛，无毒。主小儿气胀……”[2]

《得配本草》卷五："小茴香，辛、平，入足少阴经。运脾开胃，理气消食。"[3]

《本草求真》卷三："小茴香（荤辛）功逊大茴。小茴（专入肝胃，又入肾膀胱小肠）形如粟米。辛香气温，与宁夏大茴香功同。"[4]

《神农本草经读·本草附录》："小茴香，气味辛、温，无毒。主小儿气胀，霍乱呕逆，腹冷，不下食，两胁痞满。《拾遗》。"[5]

《本草分经·原例（次序略经更定）》："小茴香，辛平，理气开胃，得盐则入肾，亦治寒疝。"[23]

《本草撮要》卷一："【小茴香】　味辛温。入足阳明少阴经。功专理气开胃。寒疝食料有之。治阴疝以大小茴香各一两为末，猪胞一个，连尿入药。酒煮烂为丸。每服五十丸。一名莳萝。一名八角茴香，一名舶茴香。功用略同。"[6]

《中药志》："小茴香　本品为常用中药。商品为伞形科植物茴香的果实。……【原植物】茴香。别名：小香、香丝菜、小茴、谷茴香。Foeniculum vulgare Mill. ——伞形科 Umbelliferae."[12]

《中药材手册》："小茴香（纲目列入菜部荤辛类　蘹香项下）　本品为干燥的果实。原植物系伞形科一年生或多年生草本植物，多为栽培。四川产品当地又称'谷茴'，与本品性状不同。"[14]

《全国中草药汇编》："小茴香　别名：茴香、香丝菜、蘹香。来源：为伞形科小茴香属植物茴香 Foeniculum vulgare Mill. 的成熟果实；其根、叶和全草也可药用。"[13]

《中药大辞典》："茴香《本草图经》　【异名】蘹香《药性论》，小茴香《千金方》，土茴香《本草图经》，野茴香《履巉岩本草》，大茴香《朱氏集验医方》，谷茴香、谷香《现代实用中药》，香子《中国药植志》，小香《四川中药志》。【基原】为伞形科植物茴香的果实。【原植物】茴香 Foeniculum vulgare."[24]

《中医大辞典·中药分册》："小茴香　出《本草纲目》。又名蘹香、谷香。为伞形科植物茴香 Foeniculum vulgare Mill. 的成熟果实。主产山西、内蒙古等地。"[9]

《中国医学百科全书·中医学》："小茴香　始载于《药性论》，原名蘹香。又名谷茴香、土茴香。为伞形科植物茴香 Foeniculum vulgare Mill. 的果实。八~十月采收成熟果实，晒干。"[10]

《全国中药炮制规范》："小茴香　［处方用名］茴香、盐小茴香。【来源】本品为伞形科植物茴香 Foeniculum vulgare Mill. 的干燥成熟果实。均系栽培。主产于内蒙古、山西、吉林、辽宁、黑龙江等地。"[15]

《中国药材学》："小茴香　【别名】蘹香，小香，谷茴香，谷茴，川谷香，西小茴。【来源】本品为伞形科植物茴香 Foeniculum vulgare Mill. 的果实。"[16]

《中国中医药学主题词表》："小茴香 FRUCTUS FOENICULI　为伞形科植物茴香的干燥成熟果实；属祛寒药和理气药。D 茴香。"[11]

《普通高等教育中医药类规划教材·中药学》："小茴香《新修本草》　为伞形科多年生草本植物茴香 Foeniculum vulgare Mill. 的成熟果实。全国各地均有栽培。秋季果实成熟时采收，晒干。生用或盐水炙用。"[8]

《中华本草》："小茴香《本草蒙筌》　【异名】蘹香《药性论》，蘹香子《新修本草》，茴香子《开宝本草》，土茴香《本草图经》，野茴香《履巉岩本草》，大茴香《朱氏集验方》，谷茴香、谷香《现代实用中药》，香子《中国药用植物志》，小香《四川中药志》。……【原植物】茴香 Foeniculum vulgare Mill. ……原产地中海地区。我国各地均有栽培。"[17]

《中华人民共和国药典》："小茴香 Fructus foeniculi　本品为伞形科植物茴香 Foeniculum vulgare Mill. 的干燥成熟果实。秋季果实成熟时采割植株，晒干，打下果实，除去杂质。"[7]

5　参考文献

1　明·陈嘉谟. 本草蒙筌. 北京：人民卫生出版社，1988，91

2　清·叶桂. 本草经解. 上海：上海科学技术出版社，1958，24

3　清·严西亭. 得配本草. 上海：上海卫生出版社，1957，25

4　清·黄宫绣. 本草求真. 上海：上海科学技术出版社，1959，113

5　清·陈念祖. 神农本草经读. 北京：人民卫生出版社，1959，53

6　清·陈其瑞. 本草撮要. 见：珍本医书集成. 本草类. 上海：上海科学技术出版社，1985，25

7　国家药典委员会编. 中华人民共和国药典. 一部. 北京：化学工业出版社，2000，35

8　雷载权主编. 普通高等教育中医药类规划教材·中药学. 上海：上海科学技术出版社，1995，153

9　《中医大辞典》编辑委员会编. 中医大辞典·中药分册. 北京：人民卫生出版社，1982，45

10　《中医学》编辑委员会. 中国医学百科全书·中医学. 上海：上海科学技术出版社，1997，1105

11　吴兰成主编. 中国中医药学主题词表. 北京：中医古籍出版社，1996，431

12　中国医学科学院药物研究所等编. 中药志. 第三册. 北京：人民卫生出版社，1993，177

13　《全国中草药汇编》编写组编. 全国中草药汇编. 上册. 北京：人民卫生出版社，1978，94

14　中华人民共和国卫生部药政管理局主编. 中药材手册. 北京：人民卫生出版社，1959，190

15　中华人民共和国卫生部药政管理局编. 全国中药炮制规范. 北京：人民卫生出版社，1988，119

16　徐国钧等主编. 中国药材学. 北京：中国医药科技出版社，1996，1130

17　国家中医药管理局《中华本草》编委会. 中华本草. 第五册. 上海：上海科学技术出版社，1999，950

18　宋·唐慎微. 证类本草. 北京：人民卫生出版社，1957，225

19　唐·苏敬等撰. 新修本草. 合肥：安徽科学技术出版社，1981，244

20　宋·苏颂. 本草图经. 合肥：安徽科学技术出版社，1994，337

21　明·刘文泰. 本草品汇精要. 北京：人民卫生出版社，1982，335

22　明·李时珍. 本草纲目. 北京：人民卫生出版社，1982，1636

23　清·姚澜.《本草分经·原例（次序略经更定）》. 成都：成都昌福公司铅印本，1921

24　江苏新医学院编. 中药大辞典. 上海：上海科学技术出版社，1977，1591

046　小蓟

Xiaoji

Herba Cirsii

1　定名依据

1.1　正名

1.1.1　汉文名：小蓟［菊科植物刺儿菜 Cirsium setosum（Willd.）MB. 的干燥地上部分］。

1.1.2　英文名：field thistle herb.

1.2　依据

1.2.1　定名的文献依据

(1)《名医别录》卷第二："大、小蓟根，味甘、温，主养精，保血。"[1]

(2)《本草经集注》中品："大、小蓟根，味甘，温。主养精保血。……小蓟是猫蓟。"[2]

(3)《本草图经》卷第七："小蓟根，《本经》不著所出州土，今处处有之。俗名青刺蓟，苗高尺余，叶多刺，心中出花，头如红蓝花而青紫色，北人呼为千针草。当二月苗初生二三寸时，并根作茹，食之甚美。四月采苗，九月采根，并阴干入药，亦生捣根绞汁饮，以止吐血、衄血、下血皆验。小蓟专主血疾。"[3]

(4)《滇南本草》第一卷："小蓟，二月生苗，叶嫩色黄，高二三尺许，开红、蓝花，有刺，俗呼为鸡脚刺，处处有之。"[4]

(5)《本草品汇精要》卷之十一："小蓟，无毒、植生。小蓟根主养精保血（名医别录）。【名】青刺蓟、千针草。"[5]

(6)《得配本草》卷三："小蓟，凉血。妇人瘟疹，月经妄行者，最宜。"[6]

(7)《本草便读·草部》："小蓟，破血行瘀。入心肝苦凉无毒。……小蓟功专破血治淋……小蓟生平泽低洼处。"[7]

(8)《中华人民共和国药典》："小蓟 Herba Cirsii　本品为菊科植物刺儿菜 Cirsium setosum（Willd.）MB. 的干燥地上部分。夏、秋二季花开时采割，除去杂质，晒干。"[8]

(9)《普通高等教育中医药类规划教材·中药学》："小蓟《别录》　为菊科多年生草本植物刺儿菜 Cirsium setosum（Willd.）MB. 的地上部分。全国大部分地区均产。夏、秋季花期采集。洗净、晒干。生用或炒炭用。"[9]

(10)《中医大辞典·中药分册》[10]、《中国医学百科全书·中医学》[11]、《中药大辞典》[12]、《中国中医药学主题词表》[13]、《中药志》[14]、《全国中草药汇编》[15]、《中药材手册》[16]、《全国中药炮制规范》[17]、《中国药材学》[18]、《中华本草》[19]等现代中药著作多以"小蓟"作为本药正名（参见"文献通考"）。

1.2.2　定名选择的理由

(1) 小蓟 Herba Cirsll，系菊科植物刺儿菜 Cirsium setosum（Willd.）MB. 的干燥地上部分。"小蓟"入药始见于名医别录，以"大、小蓟根"并列记载，但在宋·苏颂《本草图经》中已将本药单列以“小蓟根”为正名，“小蓟”作为本品正名始载于明·兰茂《滇南本草》，其后的本草著作如明·刘文泰《本草品汇精要》，清·严西亭《得配本草》、张秉成《本草便读》等。

（2）我国最新出版的《中华人民共和国药典》、《普通高等教育中医药类规划教材·中药学》以及辞书类著作《中医大辞典·中药分册》、《中药大辞典》、《中国医学百科全书·中医学》等均以“小蓟”作为本药正名。已经广泛应用于中医药学文献的标引和检索的《中国中医药学主题词表》也以“小蓟”作为本药的正式主题词。现代本草著作如《全国中草药汇编》、《中药志》、《中华本草》、《中国药材学》、《中药材手册》、《全国中药炮制规范》等也均以“小蓟”作为本药的正名。

1.3　与正名等效的名词：无。

2　源流考释

小蓟［菊科植物刺儿菜 Cirsium setosum（Willd.）MB. 的干燥地上部分］始载于魏晋《名医别录》，与“大蓟”同条以“大、小蓟根”为名，如该书卷第二曰：“大、小蓟根，味甘、温，主养精，保血。”[1] 其后大多数本草著作则沿用《名医别录》之说，以“大小蓟”或“大、小蓟根”并列为正名，如南北朝·陶弘景《本草经集注》[2]，唐·苏敬《新修本草》[20]，宋·唐慎微《证类本草》[21]、寇宗奭《本草衍义》[22]，明·陈嘉谟《本草蒙筌》[23]、李时珍《本草纲目》[24]、李中梓《本草征要》[25]，清陈士铎《本草新编》[26]、汪昂《本草易读》[27]及《本草备要》[28]、张璐《本经逢原》[29]、吴仪洛《本草从新》[30]、黄宫绣《本草求真》[31]、杨时泰《本草述钩元》[32]、陈其瑞《本草撮要》[33]等。

本草中虽多以“大小蓟”或“大、小蓟根”并列记载，但在临床组方运用时则多以“小蓟根”或“小蓟茎叶”为正名，如宋·张锐《鸡峰普济方》卷第十一：“小蓟汤，疗妇人崩中无问远近悉主之。伏龙肝（一斤先于盆中以水二斗令碎澄清取一斗二升用）、桑寄生、续断、地榆……小蓟根（三两），上十味以伏龙肝水煮取三升绞汁去滓分之服。”[34] 陈自明《妇人大全良方》卷之一：“小蓟汤，小蓟茎叶（洗、切、研，取汁一盏），生地黄汁（一盏），白术（半两，锉），上三件，入水一盏，煎至一半去滓温服。”[35]

“小蓟”之名始见于南北朝·陶弘景《本草经集注》中品：“大、小蓟根，味甘，温。主养精保血。……小蓟是猫蓟。”[2]“小蓟”作为本草正名始载于明兰茂《滇南本草》第一卷：“小蓟，二月生苗，叶嫩色黄，高二三尺许，开红、蓝花，有刺，俗呼为鸡脚刺，处处有之。”[4] 其后至明·刘文泰《本草品汇精要》[5]，清·严西亭《得配本草》[6]、蒋居祉《本草择要纲目》[36]、日本稻宣义《炮炙全书》[37]、张秉成《本草便读》[7]等也以“小蓟”或“小蓟根”为正名收录。

关于本品的异名，历代本草记载的有“猫蓟”《本草经集注》[2]，“青刺蓟”、“千针草”《本草图经》[3]，“刺蓟菜”、“青蓟”《救荒本草》[38]，“鸡脚刺”《滇南本草》[4]，“刺刺菜”《本草易读》[27]，“紫花地丁”、“刺儿菜”《本草纲目拾遗》[39]，“刺尔菜”、“青青菜”、“萋萋菜”、“枪刀菜”《医学衷中参西录》[40]，“野红花”《分类草药性》[41]等。如《本草经集注》中品：“大、小蓟根，味甘，温。主养精保血……小蓟是猫蓟。”[2]

《本草图经》卷第七："小蓟根，《本经》不著所出州土，今处处有之。俗名青刺蓟，苗高尺余，叶多刺，心中出花，头如红蓝花而青紫色，北人呼为千针草……小蓟专主血疾。"[3] 明朱橚《救荒本草》："刺蓟菜　本草名小蓟，俗名青蓟，北人呼为千针草，出冀州生平泽中，今处处有之。"[38] 明·兰茂《滇南本草》第一卷："小蓟，二月生苗，叶嫩色黄，高二三尺许，开红、蓝花，有刺，俗呼为鸡脚刺，处处有之。"[4]《本草易读》卷四："大小蓟八十九，大者生山谷之中，小者生平泽。即俗所谓刺刺菜是也。"[27]《本草纲目拾遗》卷八："刺儿菜　西北游记：即内地之紫花地丁，俗呼刺儿菜。叶如柳，有刺毛，夏开紫花，生平地者起茎，生沟壑者起蔓，内地在在有之。"[39]《医学衷中参西录》："45. 鲜小蓟根：味微辛，气微腥，性凉而润。……按：小蓟各处皆有，俗名刺尔菜（小蓟原名刺蓟），又名青青菜，山东俗名萋萋菜，奉天俗名枪刀菜，因其多刺如枪刀也。"[40]《分类草药性》上卷. 花类："野红花，补气血，强筋骨，可洗风药，大者名大蓟，小者名小蓟，治血淋胀痛、跌打损伤、红崩白带。"[41]

现代有关著作均沿用《滇南本草》的记载以"小蓟"作为本品正名，如《中华人民共和国药典》[8]、《普通高等教育中医药类规划教材·中药学》[9]、《中医大辞典·中药分册》[10]、《中国医学百科全书·中医学》[11]、《中药大辞典》[12]、《中国中医药学主题词表》[13]、《中药志》[14]、《中药材手册》[16]、《全国中草药汇编》[15]、《全国中药炮制规范》[17]、《中国药材学》[18]、《中华本草》[19]等。同时尚记载有"刺菜"、"曲曲菜"、"荠荠菜"、"刺角菜"、"白鸡角刺"、"小牛扎口"《全国中草药汇编》[15]，"小蓟姆"、"木刺艾"、"刺杆菜"、"刺刺芽"、"刺杀草"、"荠荠毛"、"小恶鸡婆"、"刺萝卜"、"刺儿草"、"牛戳刺"、"刺尖头草"《中药大辞典》[12]，"小刺盖"、"小鸡角刺"《中国药材学》[18]等各地的俗称。还记载有本品原植物"刺儿菜"的异名"小蓟"、"刺刺菜"、"野红花"、"大小蓟"、"小刺盖"、"青青菜"、《中药志》[14]等。

3　附录

3.1　又称：小蓟炭（饮片规格名）。

3.2　俗称：刺角菜、木刺艾、刺杆菜、刺刺芽、刺杀草（江苏），荠荠毛（山东），小恶鸡婆、刺萝卜（四川），小蓟姆、刺儿草、牛戳刺、刺尖头草（上海），小刺盖（贵州），小鸡角刺（福建），刺菜（河北），曲曲菜，荠荠菜，白鸡角刺，小牛扎口。

3.3　曾称：猫蓟《本草经集注》，青刺蓟、千针草《本草图经》，刺蓟菜、青蓟《救荒本草》，鸡脚刺《滇南本草》，紫花地丁、刺儿菜《本草纲目拾遗》，刺刺菜《本草易读》，刺尔菜、青青菜、萋萋菜、枪刀菜《医学衷中参西录》，野红花《分类草药性》。

3.4　原植物名称：刺儿菜，小蓟，刺刺菜（江苏），野红花（四川），大小蓟（河北），小刺盖（贵州），青青菜（山东）。

4　文献通考

《名医别录》卷第二："大、小蓟根，味甘、温，主养精，保血。"[1]

《本草经集注》中品："大、小蓟根，味甘，温。主养精保血。……小蓟是猫蓟。"[2]

《新修本草》卷第九："大、小蓟根，味甘，温。主养精保血。……小蓟是猫蓟……小蓟生平泽。"[20]

《本草图经》卷第七："小蓟根，《本经》不著所出州土，今处处有之。俗名青刺蓟，苗高尺余，叶多刺，心中出花，头如红蓝花而青紫色，北人呼为千针草……小蓟专主血疾。"[3]

《证类本草》卷第九："大小蓟根，味甘，温。主养精保血……今按陈藏器本草云：小蓟破宿血，止新血，暴下血，血痢，金疮出血，呕血等，绞取汁温服。……日华子云：小蓟根，凉，无毒。治热毒风，并胸膈烦闷，开胃下食，退热，补虚损。苗，去烦热，生研汁服。小蓟力微，只可退热。……图经曰：小蓟根，《本经》不著所出州土，今处处有之。俗名青刺蓟。……北人呼为千针草。……圣害方：治心热吐血，口干。用刺蓟叶及根，捣绞取汁，每服一小盏，顿服。……外台秘要：治鼻窒寒下通，小蓟一把，水二升，煮取一升，去滓分服。"[21]

《本草衍义》卷十："大小蓟皆相似，花如髻。但大蓟高三二尺，叶皱。小蓟高一尺许，叶不皱，以此为异。小蓟，山野人取为蔬，甚适用。"[22]

《鸡峰普济方》卷第十一："小蓟汤，疗妇人崩中无问远近悉主之。伏龙肝（一斤先于盆中以水二斗令碎澄清取一斗二升用）、桑寄生、续断、地榆……小蓟根（三两），上十味以伏龙肝水煮取三升绞汁去滓分之服。"[34]

《妇人大全良方》卷之一："小蓟汤，小蓟茎叶（洗、切、研，取汁一盏）、生地黄汁（一盏）、白术（半两，锉），上三件，入水一盏，煎至一半去滓温服。"[35] 《救荒本草》卷一："刺蓟菜　本草名小蓟，俗名青蓟，北人呼为千针草，出冀州生平泽中，今处处有之。"[38]

《滇南本草》第一卷："小蓟，二月生苗，叶嫩色黄，高二三尺许，开红、蓝花，有刺，俗呼为鸡脚刺，处处有之。"[4]

《本草品汇精要》卷之十一："小蓟，无毒、植生。小蓟根主养精保血（名医别录）。【名】青刺蓟、千针草。"[5]

《本草蒙筌》卷之三："大小蓟，味甘、苦，气温。一云气凉。无毒。虽系两种，气味不殊。随处田野俱生，北平（今改顺天）出者力胜。"[23]

《本草纲目》第十五卷："大蓟、小蓟（《别录》中品）。【释名】虎蓟（弘景）、马蓟《范汪》、猫蓟（弘景）、刺蓟《日华》、山牛蒡《日华》、鸡项草《图经》、千针草《图经》、野红花《纲目》。"[24]

《本草征要》第一卷："大蓟小蓟，味甘，性温，无毒。入心、肝二经。"[25]

《本草择要纲目·温性药品》："小蓟根【气味】甘温无毒。"[36]

《本草新编》卷之三（角集）："……大蓟、小蓟，皆是止血圣药，一时急症，用鲜尤佳。"[26]

《炮炙全书》卷第一："小蓟，苦甘，温，制同大蓟。"[37]

《本草易读》卷四："大小蓟八十九，大者生山谷之中，小者生平泽。即俗所谓刺刺菜是也。"[27]

《本草备要》草部："大小蓟，泻，凉血。甘温（《大明》曰凉）。"[28]

《本经逢原》卷二："大蓟、小蓟，花甘温，根微凉，无毒……《丹方》治吐血不止，用小蓟、山楂、生地一服即止，止中寓泻，劫剂中之良法。"[29]

《本草从新》卷三："大小蓟，泻、凉血破血。甘苦凉，皆能破血退热，治吐衄肠痈。”[30]

《得配本草》卷三：“小蓟，凉血。妇人痘疹，月经妄行者，最宜。”[6]

《本草求真》卷五：“（隰草）破血逐瘀。大小蓟（专入肝）。”[31]

《本草述钩元》卷九：“大蓟小蓟，俗呼茨芥。其叶多刺。又名刺蓟。”[32]

《本草撮要·草部》卷一：“【大小蓟】 味甘温。入足厥阴经。大蓟功专破血，小蓟专于消肿。”[33]

《本草纲目拾遗》卷八：“刺儿菜 西北游记：即内地之紫花地丁，俗呼刺儿菜。叶如柳，有刺毛，夏开紫花，生平地者起茎，生沟壑者起蔓，内地在在有之。生口外沙漠者，花开于夏至后，大如蒜头，色紫可爱，人多采食之。”[39]

《本草便读·草部》：“小蓟，破血行瘀。入心肝苦凉无毒。……小蓟功专破血治淋……小蓟生平泽低洼处。”[7]

《医学衷中参西录》：“45．鲜小蓟根解 鲜小蓟根：味微辛，气微腥，性凉而润。为其气腥与血同臭，且又性凉濡润，故善入血分，最清血分之热。……按：小蓟各处皆有，俗名刺尔菜（小蓟原名刺蓟），又名青青菜，山东俗名萋萋菜，奉天俗名枪刀菜，因其多刺如枪刀也。”[40]

《分类草药性·花类》上卷：“野红花，补气血，强筋骨，可洗风药，大者名大蓟，小者名小蓟，治血淋胀痛、跌打损伤、红崩白带。”[41]

《中药志》：“小蓟 本品为常用中药。商品为菊科植物刺儿菜的地上全草……《救荒本草》谓：本草名小蓟，俗呼青刺蓟。……【原植物】刺儿菜。别名：小蓟，刺刺菜（江苏），野红花（四川），大小蓟（河北），小刺盖（贵州），青青菜（山东）。Cirsium segetum Bge.［Cephalanoplos segetum（Bge.）Kitam.］——菊科 Compositae.”[14]

《中药材手册》：“小蓟（纲目大蓟小蓟并列，列入草部隰草类） 本品为干燥的全草。系菊科多年生草本植物，均系野生，多生长在荒地、路旁和田间。”[16]

《全国中草药汇编》：“小蓟 别名：刺儿菜、刺菜、曲曲菜、青青菜、荠荠菜、刺角菜、白鸡角刺、小牛扎口，野红花。来源：为菊科蓟属植物小蓟 Cirsium setosum Bunge［Cephalanoplos segetum（Bunge）Kitam.］的带花全草，根状茎亦可入药。”[15]

《中药大辞典》：“小蓟《本草经集注》 【异名】猫蓟（陶弘景），青刺蓟、千针草《本草图经》，刺蓟菜《救荒本草》，刺儿菜《纲目拾遗》，青青菜、萋萋菜、枪刀菜《医学衷中参西录》，野红花《分类草药性》，刺角菜、木刺艾、刺杆菜、刺刺芽、刺杀草《江苏植药志》，荠荠毛《山东中药》，小恶鸡婆、刺萝卜《四川中药志》，小蓟姆、刺儿草、牛戳刺、刺尖头草《上海常用中草药》。【基原】为菊科植物小蓟的全草或根。【原植物】小蓟 Cephalanoplos segetum（Bge.）Kitam.”[12]

《中医大辞典·中药分册》：“小蓟 出《本草经集注》。又名猫蓟、刺蓟菜、刺儿菜。为菊科植物小蓟 Cephalanoplos segetum（Bge.）Kitam. 的全草。全国各地均产。”[10]

《中国医学百科全书·中医学》：“小蓟 始载于《名医别录》。又名猫蓟、千针草、刺角菜。为菊科植物刺儿菜 Cephalanoplos segetum（Bge.）Kitam. 或刻叶刺儿菜 C. setosum（MB.）Kitam. 的全草或根。刺儿菜中国大部分地区均产，刻叶刺儿菜产于中国东北、华北及陕西、甘肃等省。”[11]

《全国中药炮制规范》：“小蓟 ［处方用名］小蓟、小蓟炭。【来源】本品为菊科植物刺儿菜 Cephalanoplos segetum（Bge.）Kitam. 或刻叶刺儿菜 Cephalanoplos setosum（Willd.）Kitam. 的干燥地上部分。均系野生。全国大部分地区均产。"[17]

《中国药材学》："小蓟　【别名】野红花，牛戳刺（上海），小刺盖（贵州），青青菜（山东），小鸡角刺（福建），刺菜（河北），小恶鸡婆（四川）。【来源】本品为菊科植物刺儿菜 Cephalanoplos segetum（Bunge）Kitamura（Cirsium setosum Bunge）的地上部分。"[18]

《中国中医药学主题词表》："小蓟 CEPHALANOPLOS SEGETUM　属菊科和止血药（中药）。D 刺儿菜。"[13]

《普通高等教育中医药类规划教材·中药学》："小蓟《别录》　为菊科多年生草本植物刺儿菜 Cirsium setosum（Willd.）MB. 的地上部分。全国大部分地区均产。夏、秋季花期采集。洗净、晒干。生用或炒炭用。"[9]

《中华本草》："小蓟《别录》　【异名】猫蓟《本草经集注》，青刺蓟、千针草《本草图经》，刺蓟菜《救荒本草》，刺儿菜《纲目拾遗》，青青菜、萋萋菜、枪刀菜《衷中参西录》，刺角菜、木刺艾、刺杆菜、刺刺芽、刺杀草《江苏省植物药材志》，小恶鸡婆、刺萝卜《四川中药志》，荠荠毛《山东中药》，小蓟姆、刺儿草、牛戳刺、刺尖头草《上海常用中草药》，小刺盖《中药志》……【来源】为菊科植物刺儿菜的全草或根。【原植物】刺儿菜 Cirsium setosum（Willd.）MB.［Cerratula setosa Willd.；Cirsium setosum Bunge；Cephalanoplos segetum（Bunge.）Kitam.］"[19]

《中华人民共和国药典》："小蓟 Herba Cirsii　本品为菊科植物刺儿菜 Cirsium setosum（Willd.）MB. 的干燥地上部分。夏、秋二季花开时采割，除去杂质，晒干。"[8]

5　参考文献

1　魏晋·名医别录. 北京：人民卫生出版社，1986，154
2　南北朝·陶弘景. 本草经集注. 北京：人民卫生出版社，1994，315
3　宋·苏颂. 本草图经. 合肥：安徽科学技术出版社，1994，207
4　明·兰茂. 滇南本草. 第一卷. 昆明：云南人民出版社，1959，21
5　明·刘文泰. 本草品汇精要. 北京：人民卫生出版社，1982，330
6　清·严西亭. 得配本草. 卷三. 上海：上海卫生出版社，1957，8
7　清·张秉成. 本草便读. 上海：上海卫生出版社，1957，20
8　国家药典委员会编. 中华人民共和国药典. 一部. 北京：化学工业出版社，2000，36
9　雷载权主编. 普通高等教育中医药类规划教材·中药学. 上海：上海科学技术出版社，1995，183
10　《中医大辞典》编辑委员会编. 中医大辞典·中药分册. 北京：人民卫生出版社，1982，46
11　《中医学》编辑委员会. 中国医学百科全书·中医学. 上海：上海科学技术出版社，1997，1123
12　江苏新医学院编. 中药大辞典. 上海：上海科学技术出版社，1977，242
13　吴兰成主编. 中国中医药学主题词表. 北京：中医古籍出版社，1996，431
14　中国医学科学院药物研究所等编. 中药志. 第四册. 北京：人民卫生出版社，1993，11
15　《全国中草药汇编》编写组编. 全国中草药汇编. 上册. 北京：人民卫生出版社，1978，95
16　中华人民共和国卫生部药政管理局主编. 中药材手册. 北京：人民卫生出版社，1959，307
17　中华人民共和国卫生部药政管理局编. 全国中药炮制规范. 北京：人民卫生出版社，1988，211
18　徐国钧等主编. 中国药材学. 北京：中国医药科技出版社，1996，1632
19　国家中医药管理局《中华本草》编委会. 中华本草. 第七册. 上海：上海科学技术出版社，1999，

782
20 唐·苏敬等撰. 新修本草. 合肥：安徽科学技术出版社，1981，237
21 宋·唐慎微. 证类本草. 北京：人民卫生出版社影印，1957，220
22 宋·寇宗奭. 本草衍义. 上海：商务印书馆，1957，59
23 明·陈嘉谟. 本草蒙筌. 北京：人民卫生出版社，1988，148
24 明·李时珍. 本草纲目. 北京：人民卫生出版社，1982，969
25 明·李中梓. 本草征要. 见：李中梓医学全书. 北京：中国中医药出版社，1999，128
26 清·陈士铎. 本草新编. 北京：中国中医药出版社，1996，164
27 清·汪昂. 本草易读. 北京：人民卫生出版社，1987，178
28 清·汪昂. 本草备要. 北京：中国中医药出版社，1998，66
29 清·张璐. 本经逢原. 上海：上海科学技术出版社，1959，70
30 清·吴仪洛. 本草从新. 北京：中医古籍出版社，2001，53
31 清·黄宫绣. 本草求真. 上海：上海科学技术出版社，1959，218
32 清·杨时泰. 本草述钩元. 上海：科技卫生出版社，1958，222
33 清·陈其瑞. 本草撮要. 见：珍本医书集成. 本草类. 上海：上海科学技术出版社，1985，12
34 宋·张锐. 鸡峰普济方. 见：中国医学珍本丛书. 上海：上海科技出版社，1987
35 宋·陈自明. 妇人大全良方. 见：景印文渊阁四库全书（742）. 北京：中医古籍出版社，1986，467
36 清·蒋居祉. 本草择要纲目. 见：珍本医书集成. 本草类. 上海：上海科学技术出版社，1985，88
37 ［日］稻宣义. 炮炙全书. 北京：中医古籍出版社，1981，56
38 明·朱橚. 救荒本草. 上海：中华书局，1959
39 清·赵学敏. 本草纲目拾遗. 北京：人民卫生出版社，1983，349
40 清·张锡纯. 医学衷中参西录. 石家庄：河北人民出版社，1974
41 清·著者佚名. 分类草药性. 民国二十八年（1939）新刻本

047 马齿苋
Machixian
Herba Portulacae

1 定名依据

1.1 正名

1.1.1 汉文名：马齿苋（马齿苋科植物马齿苋 Portulaca oleracea L. 的干燥地上部分）。

1.1.2 英文名：purslane herb.

1.2 依据

1.2.1 定名的文献依据

(1)《本草经集注·上品》："苋实 味甘，寒、大寒，无毒。主治青盲，白翳，明目，除邪，利大小便，去寒热。杀蛔虫。久服益气力，不饥，轻身。一名马苋，一名莫实，细苋亦同。生淮阳川泽及田中，叶如蓝，十一月采。李云即苋菜也。今马苋别一种，布地生，实至微细，俗呼为马齿苋。"[1]

(2)《本草图经》卷第十七："马齿苋，旧不著所出州土，今处处有之。虽名苋类，而苗、叶与人苋辈都不相似。又名五行草，以其叶青、梗赤、花黄、根白、子黑也。"[2]

(3)《证类本草》卷第二十九："马齿苋，主目盲，白翳，利大小便……臣禹锡等谨按蜀本云：马苋，味酸，寒，无毒。主诸肿瘘疣目，尸脚，阴肿，胃反，诸淋，金疮内流，破血癖，癥瘕；汁洗去紧唇，面疱，解射工、马汗毒。一名马齿苋。"[3]

(4)《本草纲目》第二十七："马齿苋《蜀本草》　【释名】马苋《别录》、五行草《图经》、五方草《纲目》、长命菜（同上）、九头狮子草。"[4]

(5)《本草易读》卷第六："马齿苋二百三十二，马踏菜。酸，寒，无毒。散瘀消肿，利肠滑胎……"[5]

(6)《中华人民共和国药典》："马齿苋 Herba Portulacae　本品为马齿苋科植物马齿苋 Portulaca oleracea L. 的干燥地上部分。夏、秋二季采收，除去残根及杂质，洗净，略蒸或烫后晒干。"[6]

(7)《普通高等教育中医药类规划教材·中药学》："马齿苋《本草经集注》　为马齿苋科一年生肉质草本植物马齿苋 Portulaca oleracea L. 的全草。我国南北各地均产，夏季采收，略蒸或烫后晒干。鲜用或生用。"[7]

(8)《中药大辞典》："马齿苋《本草经集注》　【异名】马齿草《雷公炮炙论》，马苋（陶弘景），五行草《本草图经》……【基原】为马齿苋科植物马齿苋的全草。【原植物】马齿苋 Portulaca oleracea L."[8]

(9)《中国中医药学主题词表》："马齿苋 PORTULACA OLERACEA　属马齿苋科和清热解毒药。"[9]

(10)《中医大辞典·中药分册》[10]、《中国医学百科全书·中医学》[11]、《中药志》[12]、《全国中草药汇编》[13]、《全国中药炮制规范》[14]、《中药材手册》[15]、《中国药材学》[16]、《中华本草》[17]等现代中药著作多以"马齿苋"作为本药正名（参见"文献通考"）。

1.2.2　定名选择的理由

(1) 马齿苋 Herba Portulacae，系马齿苋科植物马齿苋 Portulaca oleracea L. 的干燥地上部分。"马齿苋"之名始见于南北朝·陶弘景《本草经集注》，以"马齿苋"作为本品正名记载始见于宋·苏颂《本草图经》，其后的本草著作大多即沿用《本草图经》，以"马齿苋"作为本品正名，如宋·唐慎微《证类本草》，明·李时珍《本草纲目》以及清·汪昂《本草易读》等。

(2) 我国最新出版的《中华人民共和国药典》、《普通高等教育中医药类规划教材·中药学》以及辞书类著作《中医大辞典·中药分册》、《中药大辞典》、《中国医学百科全书·中医学》等均以"马齿苋"作为本药正名。已经广泛应用于中医药学文献的标引和检索的《中国中医药学主题词表》也以"马齿苋"作为本药的正式主题词。现代本草著作如《中药材手册》、《中药志》、《中华本草》、《中国药材学》、《全国中草药汇编》、《全国中药炮制规范》等也均以"马齿苋"作为本药的正名。

1.3　与正名等效的名词：无。

2　源流考释

马齿苋（马齿苋科植物马齿苋 Portulaca oleracea L. 的干燥地上部分）始载于南北

朝·陶弘景《本草经集注》，该书在“苋实”项下曰：“苋实　味甘，寒、大寒，无毒……李云即苋菜也。今马苋别一种，布地生，实至微细，俗呼为马齿苋。”[1]以“马齿苋”作为本品正名记载始见于宋·苏颂《本草图经》卷第十七：“马齿苋，旧不著所出州土，今处处有之。虽名苋类，而苗、叶与人苋辈都不相似。又名五行草，以其叶青、梗赤、花黄、根白、子黑也。”[2]其后的本草著作大多即沿用《本草图经》记载以“马齿苋”为正名，如宋·唐慎微《证类本草》[3]、寇宗奭《本草衍义》[18]，明·兰茂《滇南本草》[19]、刘文泰《本草品汇精要》[20]、龚廷贤《药性歌括四百味》[21]、李时珍《本草纲目》[4]等以及清代以后的本草著作，如清·汪昂《本草易读》[5]、汪昂《本草备要》[22]、张璐《本经逢原》[23]、吴仪洛《本草从新》[24]、严西亭《得配本草》[25]、杨时泰《本草述钩元》[26]、张秉成《本草便读》[27]、陈其瑞《本草撮要》[28]、姚澜《本草分经》[29]等。

古代著作中记载的本品异名有“马齿草”《雷公炮炙论》[30]，“马苋”《本草经集注》[1]，“马齿菜”《外台秘要》[31]，“五行草”《本草图经》[2]，“豘耳草”、“五方草”、“鼠齿苋”、“长命菜”、“九头狮子草”《本草纲目》[4]，“马齿龙芽”《宝藏论》[4]，“苋菜”《洞天奥旨》[32]，“马踏菜”《本草易读》[5]，“酸苋”、“九头狮”《医林纂要》[33]，“酱板草”《本草便读》[27]等别名。如南北朝·雷敩《雷公炮炙论》卷下：“（马齿苋）凡使，勿用叶大者，不是马齿草，其内亦无水银。”[30]《本草经集注》在“苋实”条下云“今马苋别一种，布地生，实至微细，俗呼为马齿苋”[1]。《外台秘要》中有“马齿菜即马苋也”[31]的记载。《本草图经》卷第十七：“马齿苋，旧不著所出州土，今处处有之。虽名苋类，而苗、叶与人苋辈都不相似。又名五行草，以其叶青、梗赤、花黄、根白、子黑也。”[2]《本草纲目》第二十七：“马齿苋《蜀本草》　【释名】马苋《别录》、五行草《图经》、五方草《纲目》、长命菜（同上）、九头狮子草。时珍曰：其叶比并如马齿，而性滑利似苋，故名。俗呼大叶者为豘耳草，小叶者为鼠齿苋，又名九头狮子草。其性耐久难燥，故有长命之称。《宝藏论》及《八草灵变篇》并名马齿龙芽，又名五方草，亦五行之义。”[4]《洞天奥旨》卷之九：“苋茶散　外治唇茧。先用烙铁，艾火内燃烧通红，烫患处，五六次后，敷以药……苋菜（阴干烧灰）三钱，铜青二钱，枯矾二钱，轻粉一钱，雄黄一钱，鸡内金二钱，麝香二分，孩儿茶二钱。”[32]《本草易读》卷第六：“马齿苋二百三十二，马踏菜。酸，寒，无毒。散瘀消肿，利肠滑胎……”[5]清·王绂《医林纂要》卷二：“马齿苋：酸寒。一名酸苋，一名九头狮，以枝头多也。”[33]《本草便读·菜部》：“马齿苋，酸辛色赤，散血行肝。苦滑性寒，利肠消肿。……（马齿苋一名五方草。又云即今之酱板草。李时珍言此草处处园野皆生。柔茎布地。其叶细细对生。叶青、梗赤、花黄、根白、子黑，故有五方之名）”[27]

现代有关著作均沿用《本草图经》的记载以“马齿苋”作为本品正名，如《中华人民共和国药典》[6]、《普通高等教育中医药类规划教材·中药学》[7]、《中药大辞典》[8]、《中国中医药学主题词表》[9]、《中医大辞典·中药分册》[10]、《中国医学百科全书·中医学》[11]、《中药志》[12]、《中药材手册》[15]、《全国中草药汇编》[13]、《全国中药炮制规范》[14]、《中国药材学》[16]、《中华本草》[17]等。同时尚记载有“马苋菜”、“猪母菜”、“瓜仁菜”、“瓜子菜”、“长寿菜”、“马蛇子菜”《全国中草药汇编》[13]，“长命苋”、“酱瓣豆草”、“蛇草”、“酸味菜”、“狮子草”、“地马菜”、“蚂蚁菜”《中药大辞典》[8]，“马舌菜”、“蚂蚱菜”、“耐旱菜”、“安乐菜”、“酱瓣头草”、“酸菜”、“马屎苋”《中国药材学》[16]"酱瓣草"、"豆板菜"《中华本草》[17]等各地的俗称。还记载有本品原植物"马齿苋"的异名"蚂蚁菜"、"马齿菜"、"马蛇子菜"、"长寿菜"、"瓜子菜"、"马舌菜"、"蚂蚱菜"、"马马菜"、"安乐菜"、"酱瓣头草"、"五行草"、"耐旱菜"、"酸菜"、"酸苋"、"马屎苋"《中药志》[12]等。

3 附录

3.1 又称：无。

3.2 俗称：马蛇子菜（山西、辽宁、东北），瓜子菜（岭南），蛇草（南京），地马菜（江苏），蚂蚁菜（东北），蚂蚱菜（山东），耐旱菜（江西），安乐菜、酱瓣头草（江苏），酸菜、猪母菜、狮子草（福建），马屎苋、酸味菜（贵州），马舌菜，长命苋，长寿菜，马苋菜，瓜仁菜，酱瓣豆草，酱瓣草，豆板菜。

3.3 曾称：马齿草《雷公炮炙论》，马苋《本草经集注》，马齿菜《外台秘要》，五行草《本草图经》，豘耳草、五方草、长命菜、鼠齿苋、九头狮子草《本草纲目》，马齿龙芽《宝藏论》，苋菜《洞天奥旨》，马踏菜《本草易读》，酸苋、九头狮《医林纂要》，酱板草《本草便读》。

3.4 原植物名称：马齿苋，蚂蚁菜、马齿菜（东北），马蛇子菜（辽宁、山西），长寿菜（北京），瓜子菜、马舌菜、蚂蚱菜（山东），马马菜、安乐菜、酱瓣头草（江苏），五行草（上海），马齿菜（河南），耐旱菜（江西），酸菜（福建），酸苋（浙江），马屎苋（贵州）。

4 文献通考

《雷公炮炙论》卷下："（马齿苋） 凡使，勿用叶大者，不是马齿草，其内亦无水银。"[30]

《本草经集注·上品》："苋实 味甘，寒、大寒，无毒。主治青盲，白翳，明目，除邪，利大小便，去寒热。杀蛔虫。久服益气力，不饥，轻身。一名马苋，一名苋实，细苋亦同。生淮阳川泽及田中，叶如蓝，十一月采。李云即苋菜也。今马苋别一种，布地生，实至微细，俗呼为马齿苋。"[1]

《外台秘要》卷第十二："宜羉縻攻之方。鳖甲（八分炙），桑耳（八分金色者炙），大黄（八分），吴茱萸（八分），防葵（八分），附子（四分炮），上七味下筛。蜜和为丸如梧子。饮苦酒服十丸。日再服。渐渐加一丸。以微泄为度。无所忌。日晚服马苋汁三四合。以瘥为期。亦是单煮。暖此汁服前药更佳。马齿菜即马苋也。忌猪肉冷水。"[31]

《本草图经》卷第十七："马齿苋，旧不著所出州土，今处处有之。虽名苋类，而苗、叶与人苋辈都不相似。又名五行草，以其叶青、梗赤、花黄、根白、子黑也。"[2]

《证类本草》卷第二十九："马齿苋，主目盲，白翳，利大小便……臣禹锡等谨按蜀本云：马苋，味酸，寒，无毒。主诸肿瘘疣目，尸脚，阴肿，胃反，诸淋，金疮内流，破血癖，癥瘕；汁洗去紧唇，面疱，解射工、马汗毒。一名马齿苋。宜小儿食之。……孟诜云：马齿苋，又主马毒疮，以水煮，冷服一升，并涂疮上。湿癣、白秃，以马齿膏和灰涂，效。治疳痢及一切风，敷杖疮良。及煮一碗和盐、醋等，空腹食之，少时当出尽白虫矣。图经曰：马齿苋，旧不著所出州土，今处处有之。虽名苋类，而苗、叶与人苋辈都不相似。”[3]

《本草衍义》卷十九：“马齿苋，人多食之，然性寒滑。”[18]

《滇南本草》第二卷：“马齿苋，味酸、咸，性微温……（附方）治赤、白痢，用马齿苋捣汁和鸡白服。……”[19]

《本草品汇精要》卷之四十：“马齿苋，无毒附子　丛生。马齿苋，主目盲白翳，利大小便，去寒热，……（名医所录）【名】五行草【苗】〔图经曰〕马齿苋虽名苋类，而苗叶与今苋辈都不相似，其叶青、梗赤、花黄、根白、子黑，因具五色，故又名五行草。”[20]

《药性歌括四百味·马齿苋》：“马齿苋寒，青盲白翳，利便杀虫，癥痈咸治。”[21]

《本草纲目》第二十七：“马齿苋《蜀本草》　【释名】马苋《别录》、五行草《图经》、五方草《纲目》、长命菜（同上）、九头狮子草。时珍曰：其叶比并如马齿，而性滑利似苋，故名。俗呼大叶者为㹠耳草，小叶者为鼠齿苋，又名九头狮子草。其性耐久难燥，故有长命之称。《宝藏论》及《八草灵变篇》并名马齿龙芽，又名五方草，亦五行之义。颂曰：马齿苋虽名苋类，而苗、叶与苋都不相似。一名五行草，以其叶青、梗赤、花黄、根白、子黑也。”[4]

《洞天奥旨》卷之九：“苋茶散　外治唇茧。先用烙铁，艾火内燃烧通红，烫患处，五六次后，敷以药……苋菜（阴干烧灰）三钱，铜青二钱，枯矾二钱，轻粉一钱，雄黄一钱，鸡内金二钱，麝香二分，孩儿茶二钱。”[32]

《本草易读》卷第六：“马齿苋二百三十二，马踏菜。酸，寒，无毒。散瘀消肿，利肠滑胎……”[5]

《本草备要·谷菜部》：“马齿苋　一名九头狮子草。”[22]

《本经逢原》卷三：“马齿苋，酸寒无毒。恭曰辛温，即苋之赤色者。发明：马齿苋功专散血消肿……”[23]

《本草从新》卷十一：“马齿苋，泻热散血。酸寒，散血解毒。祛风杀虫，治诸淋疳痢。”[24]

《医林纂要》卷二：“马齿苋：酸寒。一名酸苋，一名九头狮，以枝头多也。”[33]

《得配本草》卷五：“马齿苋，酸、寒，入手太阳、阳明经。散血解毒，去风杀虫……”[25]

《本草述钩元》卷十五：“马齿苋，叶大者。不堪入药。小者，节叶间有水银。然用之亦须去茎。茎固无效也。以其难燥。又名长命菜。”[26]

《本草便读·菜部》：“马齿苋，酸辛色赤，散血行肝。苦滑性寒，利肠消肿。……（马齿苋一名五方草。又云即今之酱板草。李时珍言此草处处园野皆生。柔茎布地。其叶细细对生。叶青、梗赤、花黄、根白、子黑，故有五方之名）。”[27]

《本草撮要》卷四：“【马齿苋】　味酸寒，入手阳明足厥阴经。功专散血解毒，祛风杀虫。”[28]

《本草分经·原例》：“马齿苋　酸寒，散血祛风，杀虫利肠滑产，治疮亦忌鳖。”[29]

《中药志》：“马齿苋　本品为常用中药。商品为马齿苋科植物马齿苋的干燥地上部分……【原植物】马齿苋。别名：蚂蚁菜、马齿菜（东北），马蛇子菜（辽宁、山西），长寿菜（北京），瓜子菜、马舌菜、蚂蚱菜（山东），马马菜、安乐菜、酱瓣头草（江苏），五行草（上海），马齿菜（河南），耐旱菜（江西），酸菜（福建），酸苋（浙江），马屎苋（贵州）。Portulaca oleracea L. ——马齿苋科 Portulacaceae.”[12]

《中药材手册》：“马齿苋（纲目列入菜部柔滑类） 本品为干燥的全草。系马齿苋科一年生草本植物，均为野生；多生于道旁、园地间。”[15]

《全国中草药汇编》：“马齿苋 别名：马齿菜、猪母菜、瓜仁菜、瓜子菜、长寿菜、马蛇子菜。来源：为马齿苋科马齿苋属植物马齿苋 Portulaca oleracea L.，以全草入药。”[13]

《中药大辞典》：“马齿苋《本草经集注》 【异名】马齿草《雷公炮炙论》，马苋（陶弘景），五行草《本草图经》，马齿菜《圣惠方》，马齿龙芽《宝藏论》，五方草、长命菜、九头狮子草《纲目》，酸苋、安乐菜《医林纂要》，瓜子菜《岭南采药录》，长命苋、酱瓣豆草《中国药植志》，蛇草《南京民间草药》，酸味菜《贵州民间方药集》，猪母菜、狮子草《福建民间草药》，地马菜《江苏植药志》，马蛇子菜、蚂蚁菜《东北药植志》，马踏菜《山东中药》，长寿菜《中国药植图鉴》。【基原】为马齿苋科植物马齿苋的全草。【原植物】马齿苋 Portulaca oleracea L.”[8]

《中医大辞典·中药分册》：“马齿苋 出《本草经集注》。又名马齿菜、五行草、安乐菜、酱瓣豆草。为马齿苋科植物马齿苋 Portulaca oleracea L. 的全草。分布全国各地。”[10]

《中国医学百科全书·中医学》：“马齿苋 始载于《本草经集注》。又名五行草、马齿菜、酱瓣豆草、安乐菜。为马齿苋科植物马齿苋 Portulaca oleracea L. 的全草。”[11]

《全国中药炮制规范》：“马齿苋 ［处方用名］马齿苋。【来源】本品为马齿苋科植物马齿苋 Portulaca oleracea L. 的干燥地上部分。”[14]

《中国药材学》：“马齿苋 【别名】瓜子菜，马舌菜，蚂蚱菜（山东），耐旱菜（江西），安乐菜、酱瓣头草（江苏），马蛇子菜（山西、辽宁），酸苋（浙江），酸菜（福建），马屎苋（贵州）。【来源】本品为马齿苋科植物马齿苋 Portulaca oleracea L. 的全草。”[16]

《中国中医药学主题词表》：“马齿苋 PORTULACA OLERACEA 属马齿苋科和清热解毒药。”[9]

《普通高等教育中医药类规划教材·中药学》：“马齿苋《本草经集注》为马齿苋科一年生肉质草本植物马齿苋 Portulaca oleracea L. 的全草。我国南北各地均产，夏季采收，略蒸或烫后晒干。鲜用或生用。”[7]

《中华本草》：“马齿苋《本草经集注》 【异名】马齿草《雷公炮炙论》，马苋《本草经集注》，马齿菜《救急方》，马齿龙芽《宝藏论》，五行草《本草图经》，五方草、长命菜、九头狮子草《纲目》，灰苋《洞天奥旨》，马踏菜《本草易读》，酱瓣草、安乐菜（柴裔《食鉴本草》，酸苋《医林纂要·药性》，豆板菜《草药新篡》，瓜子菜《岭南采药录》，长命苋、酱瓣豆草《中国药用植物志》，蛇草《南京民间草药》，酸味菜《贵州民间方药集》，猪母菜、狮子草《福建民间草药》，地马菜《江苏省植物药材志》，马蛇子菜、蚂蚁菜《东北药用植物志》，长寿菜《中国药用植物图鉴》，耐旱菜《中药志》。……【来源】为马齿苋科植物马齿苋的全草。【原植物】马齿苋 Portulaca oleracea L.”[17]

《中华人民共和国药典》：“马齿苋 Herba Portulacae 本品为马齿苋科植物马齿苋 Portulaca oleracea L. 的干燥地上部分。夏、秋二季采收，除去残根及杂质，洗净，略蒸或烫后晒干。"[6]

5 参考文献

1 南北朝·陶弘景．本草经集注．北京：人民卫生出版社，1994，480

2 宋·苏颂．本草图经．合肥：安徽科学技术出版社，1994，591

3 宋·唐慎微．证类本草．北京：人民卫生出版社．1957，519

4 明·李时珍．本草纲目．北京：人民卫生出版社，1982，1655

5 清·汪昂．本草易读．北京：人民卫生出版社，1997，264

6 国家药典委员会编．中华人民共和国药典．一部．北京：化学工业出版社，2000，36

7 雷载权主编．普通高等教育中医药类规划教材·中药学．上海：上海科学技术出版社，1995，80

8 江苏新医学院编．中药大辞典．上海：上海科学技术出版社，1977，289

9 吴兰成主编．中国中医药学主题词表．北京：中医古籍出版社，1996，241

10 《中医大辞典》编辑委员会编．中医大辞典·中药分册．北京：人民卫生出版社，1982，48

11 《中医学》编辑委员会．中国医学百科全书·中医学．上海：上海科学技术出版社，1997，1008

12 中国医学科学院药物研究所等编．中药志．第四册．北京：人民卫生出版社，1993，176

13 《全国中草药汇编》编写组编．全国中草药汇编．上册．北京：人民卫生出版社，1978，78

14 中华人民共和国卫生部药政管理局编．全国中药炮制规范．北京：人民卫生出版社，1988，213

15 中华人民共和国卫生部药政管理局主编．中药材手册．北京：人民卫生出版社，1959，337

16 徐国钧等主编．中国药材学．北京：中国医药科技出版社，1996，1383

17 国家中医药管理局《中华本草》编委会．中华本草．第二册．上海：上海科学技术出版社，1999，754

18 宋·寇宗奭．本草衍义．历代中医珍本集成（六）．上海：上海三联书店，1990，132

19 明·兰茂．滇南本草．第二卷．昆明：云南人民出版社，1977，67

20 明·刘文泰．本草品汇精要．北京：人民卫生出版社，1982，848，887，259

21 明·龚廷贤．药性歌括四百味．见：药性歌括四百味白话解．北京：人民卫生出版社，2002，386

22 清·汪昂．本草备要．北京：中国中医药出版社，1998，210

23 清·张璐．本经逢原．上海：上海科学技术出版社，1959，136

24 清·吴仪洛．本草从新．北京：中医古籍出版社，2001，163

25 清·严西亭．得配本草．上海：上海卫生出版社，1957，27

26 清·杨时泰．本草述钩元．上海：科技卫生出版社，1958，408

27 清·张秉成．本草便读．上海：上海卫生出版社，1957，87

28 清·陈其瑞．本草撮要．见：珍本医书集成．本草类．上海：上海科学技术出版社，1985，59

29 清·姚澜．本草分经．上海：上海科学技术出版社，1989，184

30 南北朝·雷敩．雷公炮炙论．上海：上海中医学院出版社，1986，128

31 唐·王焘．外台秘要·上．北京：人民卫生出版社，328

32 清·陈士铎．洞天奥旨·卷之九．北京：中医古籍出版社，52

33 清·王绂．医林纂要．合肥：安徽科学技术出版社，1993，103

048　马勃

Mabo

Lasiosphaera Seu Calvatia

1　定名依据

1.1　正名

1.1.1　汉文名：马勃［为灰包科真菌脱皮马勃 Lasiosphaera fenzlii Reich.、大马勃 Calvatia gigantea（Batsch ex Pers.）Lloyd 或紫色马勃 Calvatia lilacina（Mont.　et Berk.）Lloyd 的干燥籽实体］。

1.1.2　英文名：puff－ball.

1.2　依据

1.2.1　定名的文献依据

(1)《名医别录·下品》卷第三："马勃　味辛，平，无毒。主治恶疮，马疥。一名马疕。生园中久腐处。"[1]

(2)《本草经集注·草木下品》马勃："马勃　味辛，平，无毒。主治恶疮马疥。一名马庀。生园中久腐处。世人呼为马䴢勃，紫色虚软，状如狗肺，弹之粉出，敷诸疮用之，甚良也。（《大观》卷十一，《政和》二八五页）"[2]

(3)《新修本草》卷第十一："马勃　味辛、平、无毒。主恶疮马疥。一名马庀。生园中久腐处。俗人呼为马屁勃，紫色虚软，状如狗肺，弹之粉出，敷诸疮用之，甚良也。"[3]

(4)《证类本草》卷第十一："马勃　味辛，平，无毒。主恶疮，马疥。一名马庀。生园中久腐处。臣禹锡等谨按蜀本图经云：此马庀菌也。虚软如紫絮，弹之紫尘出。生湿地及腐木上，夏秋采之。"[4]

(5)《本草纲目·草部》第二十一卷："马勃（《别录》下品）　【释名】马疕（音屁）、马䴢（䴢，音庀）、灰菰《纲目》、牛屎菰。"[5]

(6)《本草备要·草部》："马勃　轻，解热，外用敷疮，辛平轻虚……生湿地朽木上。状如肺肝，紫色虚软，弹之粉出，取粉用。"[6]

(7)《得配本草》卷四："马勃　辛，平。入手太阴经。清肺金，散血热，解头毒，治咽喉……生朽木上，状如肺肝，色紫，弹之粉出。"[7]

(8)《中华人民共和国药典》："马勃 Lasiosphaera Seu Calvatia　本品为灰包科真菌脱皮马勃 Lasiosphaera fenzlii Reich.、大马勃 Calvatia gigantea（Batsch ex Pers.）Lloyd 或紫色马勃 Calvatia lilacina（Mont.　et Berk.）Lloyd 的干燥籽实体。夏、秋二季籽实体成熟时及时采收，除去泥沙，干燥。"[8]

(9)《普通高等教育中医药类规划教材·中药学》："马勃《别录》　为马勃科植物大马勃 Calvatia gigantea（Batsch ex Pers.）Lloyd、紫色马勃 Calvatia lilacina（Mont.　& Berk.）Lloyd 与脱皮马勃 Lasiosphaera fenzlii Reich.　的干燥籽实体。主产于内蒙古、甘肃、吉林、辽宁等省。秋季采收，除去外层硬皮，切成方块，或研成粉用。"[9]

(10)《中药大辞典》:"马勃《别录》 【异名】马疕《别录》,马屁勃(陶弘景),马疕菌《蜀本草》,灰菇《经验良方》,马屁包《袖珍方》,牛屎菇《纲目》,灰包菌《中药形性经验鉴别法》,药包《河北药材》,人头菌、牛屎菌、大气菌、灰菌《南宁市药物志》,鸡肾菌、地烟《广西中药志》……【来源】为马勃科植物脱皮马勃、大颓马勃、紫颓马勃的干燥子实体。【原植物】①脱皮马勃 Lasiosphaera fenzlii Reichb……②大颓马勃 Calvatia gigantea (Batsch ex Pers.) Lloyd……③紫颓马勃 Calvatia lilacina (Mont. et Berk.) Lloyd"[10]

(11)《中医大辞典·中药分册》:"马勃 出《名医别录》。又名马屁勃、灰包菌。为马勃科植物脱皮马勃 Lasiosphaera fenzlii Reich.、大颓马勃 Calvatia gigantea (Batsch ex Pers.) Lloyd 或紫颓马勃 C. lilacina (Mont. et Berk.) Lloyd 的籽实体。主产内蒙古、甘肃、江苏、湖北等地。"[11]

(12)《中国医学百科全书·中医学》:"马勃 始载于《名医别录》。又名马屁勃、马屁包、灰包、马粪包。为灰包科植物脱皮马勃 Lasiosphaera fenzlii Reich.、大马勃 Calvatia gigantea (Batsch ex Pers.) Lloyd 或紫色马勃 C. lilacina (Mont. et Berk.) Lloyd 的籽实体。夏、秋两季籽实体刚成熟时采收,除去泥沙,晒干。"[12]

(13)《中国中医药学主题词表》"马勃 LASIOSPHAERA FENZLII 属灰包科;属止血药(中药)和清热解毒药 D 脱皮马勃。"[13]

(14)《中药志》[14]、《中药材手册》[15]、《全国中草药汇编》[16]、《全国中药炮制规范》[17]、《中国药材学》[18]、《中华本草》[19]等现代中药著作多以"马勃"作为本药正名(参见"文献通考")。

1.2.2 定名选择的理由

(1)马勃 Lasiosphaera Seu Calvatia,系灰包科真菌脱皮马勃 Lasiosphaera fenzlii Reich.、大马勃 Calvatia gigantea (Batsch ex Pers.) Lloyd 或紫色马勃 Calvatia lilacina (Mont. et Berk.) Lloyd 的干燥籽实体。"马勃"之名始见于《名医别录》[1],并作为本品正名记录。其后历代本草著作如南北朝·陶弘景《本草经集注》[2],唐·苏敬等撰《新修本草》[3],宋·唐慎微《证类本草》[4],明·李时珍《本草纲目》[5],清·汪昂《本草备要》[6]、严西亭《得配本草》[7]等在载录本品时均以"马勃"作为正名,并一直沿用至今。

(2)我国最新出版的《中华人民共和国药典》[8]、《普通高等教育中医药类规划教材·中药学》[9]以及辞书类著作《中医大辞典·中药分册》[11]、《中药大辞典》[10]、《中国医学百科全书·中医学》[12]等均以"马勃"作为本药正名。已经广泛应用于中医药学文献的标引和检索的《中国中医药学主题词表》[13]也以"马勃"作为本品的正式主题词。现代本草著作如《中药志》[14]、《全国中草药汇编》[16]、《中华本草》[19]、《中国药材学》[18]、《中药材手册》[15]、《全国中药炮制规范》[17]等虽记载了不少本品各地的俗称,但也无一例外以"马勃"作为本品的正名。说明"马勃"作为本品正名已成为共识。

1.3 与正名等效的名词:无。

2 源流考释

马勃[灰包科真菌脱皮马勃 Lasiosphaera fenzlii Reich.、大马勃 Calvatia gigantea (Batsch ex Pers.) Lloyd 或紫色马勃 Calvatia lilacina (Mont. et Berk.) Lloyd 的干燥子实

体］始载于魏晋《名医别录》，该书以“马勃”为正名，同时记载有本品别名“马疕”。如该书卷第三曰：“马勃，味辛，平，无毒。主治恶疮，马疥。一名马疕。生园中久腐处。”[1]其后不久成书的南北朝·陶弘景《本草经集注》也沿用《名医别录》记载，以“马勃”为正名，同时载录有本品别名“马庀”、“马䖆勃”。如“马勃，味辛，平，无毒。主治恶疮马疥。一名马庀。生园中久腐处。世人呼为马䖆勃，紫色虚软，状如狗肺，弹之粉出，敷诸疮用之，甚良也。”[2]其中“马庀”之“庀”，音屁，疑为对《名医别录》“马疕”之误载；“马䖆勃”之“䖆”字，与“屁”同，故后世有直接称为“马屁勃”者（如唐·苏敬《新修本草》[3]）。

唐·宋时期本草著作多沿用《名医别录》记载，以“马勃”为正名，以“马疕”或“马庀”为异名。如唐·苏敬等《新修本草》[3]、孙思邈《千金翼方》[20]，宋·唐慎微《证类本草》[4]、寇宗奭《本草衍义》[21]、佚名《增广太平和剂图经本草药性总论》[22]等。此外《新修本草》尚记载有异名“马屁勃”，如该书“卷第十一”曰：“马勃，味辛、平、无毒。主恶疮马疥。一名马庀。生园中久腐处。俗人呼为马屁勃。”[3]后蜀·韩保昇《蜀本草》尚记载有异名“马庀菌”。

明、清时期的本草著作在正名上仍沿袭以前的记载，以“马勃”为正名，如明·刘文泰《本草品汇精要》[23]、李时珍《本草纲目》[5]、李中梓《本草征要》[24]、卢之颐《本草乘雅半偈》[25]，清·耿世珍《本草纲目别名录》[26]、汪昂《本草易读》[27]、《本草备要》[6]、张璐《本经逢原》[28]、吴仪洛《本草从新》[29]、严西亭《得配本草》[7]、沈金鳌《要药分剂》[30]、姚澜《本草分经》[31]、杨时泰《本草述钩元》[32]、陈其瑞《本草撮要》[33]、张秉成《本草便读》[34]。在异名上出现了“马庇”、“马屁菌”《本草品汇精要》[23]，“马䖆”、“灰菰”、“牛屎菰”《本草纲目》[5]，“马疕灰”、“牛屎菇”《本草择要纲目》[26]，灰包《本草易读》[27]等名称。

现代有关著作均沿用历代本草记载以“马勃”作为本品正名，如《中华人民共和国药典》[8]、《普通高等教育中医药类规划教材·中药学》[9]、《中医大辞典·中药分册》[11]、《中药大辞典》[10]、《中国医学百科全书·中医学》[12]、《中药志》[14]、《中药材手册》[15]、《全国中草药汇编》[16]、《全国中药炮制规范》[17]、《中国药材学》[18]、《中华本草》[19]等。同时尚记载有“马粪包”《中药材手册》[15]，“香末菇”、“乌龙菌”、“灰包菌”、“药包”、“人头菌”、“牛屎菌”、“大气菌”、“灰菌”、“鸡肾菌”、“地烟”《中药大辞典》[10]，“马屁包”《中国医学百科全书》[12]等各地的俗称。还记载有“脱被毛球马勃”《中国药材学》[18]等本品原植物“脱皮马勃”的异名，“大秃马勃”、“巨马勃”《中药志》[14]，“无柄马勃”《中国药材学》[18]等本品原植物“大马勃”的异名和“紫色秃马勃”《中药志》[14]等本品原植物“紫色马勃”的异名。还记载有本品原植物“大马勃”的异名“大秃马勃”、“巨马勃”《中药志》[14]，“大颓马勃”《中药大辞典》[10]；原植物“紫色马勃”的异名“紫色秃马勃”《中药志》[14]，“紫颓马勃”《中药大辞典》[10]；原植物“脱皮马勃”的异名“脱被毛球马勃”《中华本草》[19]等。

3 附录

3.1 又称：无。

3.2 俗称：药包（河北），人头菌、牛屎菌、大气菌、灰菌（南宁），鸡肾菌、地烟（广西)，香末菇、乌龙菌、马粪包、灰包菌、马屁包。

3.3　曾称：马疕《名医别录》，马庀、马㿗勃《本草经集注》，马屁勃《新修本草》，马庀菌《蜀本草》，马庇、马屁菌《本草品汇精要》，马㿗、灰菰、牛屎菰《本草纲目》，马疕灰、牛屎菇《本草择要纲目》，灰包《本草易读》。

3.4　原植物名称：大马勃，大秃马勃，巨马勃，大颓马勃；紫色马勃，紫色秃马勃，紫颓马勃；脱皮马勃，脱被毛球马勃。

4　文献通考

《名医别录·下品》卷第三："马勃　味辛，平，无毒。主治恶疮，马疥。一名马疕。生园中久腐处。"[1]

《本草经集注·草木下品》："马勃　味辛，平，无毒。主治恶疮马疥。一名马庀。生园中久腐处。世人呼为马㿗勃，紫色虚软，状如狗肺，弹之粉出，敷诸疮用之，甚良也。(《大观》卷十一，《政和》二八五页)"[2]

《新修本草》卷第十一："马勃　味辛、平、无毒。主恶疮马疥。一名马庀。生园中久腐处。俗人呼为马屁勃，紫色虚软，状如狗肺，弹之粉出，敷诸疮用之，甚良也。"[3]

《千金翼方》卷第三："马勃　味辛，平，无毒。主恶疮马疥。一名马疕。生园中久腐处。"[20]

《证类本草》卷第十一："马勃　味辛，平，无毒。主恶疮，马疥。一名马庀。生园中久腐处。臣禹锡等谨按蜀本图经云：此马庀菌也。虚软如紫絮，弹之紫尘出。生湿地及腐木上，夏秋采之。"[4]

《本草衍义》卷十二："马勃　此唐韩退之所谓'牛溲、马勃俱收并蓄'者也。有大如斗者，小亦如升杓。去膜，以蜜揉拌，少以水调，呷，治喉闭咽痛。"[21]

《增广太平和剂图经本草药性总论·草部下品之下》："马勃　味辛，平，无毒。主恶疮，马疥。"[22]

《本草品汇精要》卷之十五："马勃　主恶疮马疥（名医所录）。【名】马庇，马屁勃，马屁菌。"[23]

《本草纲目·草部》第二十一卷："马勃（《别录》下品）　【释名】马疕（音屁）、马㿗（㿗，音庀）、灰菰《纲目》、牛屎菰。""【附方】新九……走马喉痹：马屁勃（即灰菰）、焰硝一两。为末。每吹一字，吐涎血即愈。《经验良方》……积热吐血：马屁勃为末，沙糖丸如弹子大。每服半丸，冷水化下。《袖珍方》。"[5]

《本草乘雅半偈》第九帙："马勃（别录下品）　如泡亦如幻，如影亦如电……【核】曰：生湿地，及腐木上。五六月卒然而发，紫褐虚浮，宛如丸鞠，大者如斗，重不过钱许，弹之即有尘出。一名灰菰。"[25]

《本草征要》第二卷："马勃　味辛，性平，无毒。入肺经。清肺而喘嗽失音可治，解热而喉疼鼻衄堪瘳。外敷诸疮，兼能散血。生湿地朽木上，状如肺肝，紫色虚软，弹之粉出，取粉用。"[24]

《本草纲目别名录·草部》："马勃（马疕灰、马㿗、牛屎菇）。"[26]

《本草易读》卷五："马勃百八十七　俗名灰包，生湿地中。辛，平，无毒。散血热而清肺，止喉痹而解毒。敷诸疮甚良，止吐衄亦效。"[27]

《本草备要·草部》："马勃　轻，解热，外用敷疮，辛平轻虚……生湿地朽木上。状如肺肝，紫色虚软，弹之粉出，取粉用。"[6]

《本经逢原》卷二："马勃　辛平，无毒。多生竹园湿地，腐胀而成。凡用以生布张开，将马勃于上摩擦，下以盘承取末用之。"[28]

《本草从新》卷六："马勃　轻、解热、外用敷疮。辛平。轻虚。清肺解热散血。止嗽……生湿地朽木上。状如肺肝。紫色虚软。弹之粉出。取粉。"[29]

《得配本草》卷四："马勃　辛，平。入手太阴经。清肺金，散血热，解头毒，治咽喉……生朽木上，状如肺肝，色紫，弹之粉出。"[7]

《要药分剂》卷一："马勃　味辛。性平。无毒。【主治】主恶疮、马疥。一名马庀。"[30]

《本草述钩元》卷十三："马勃　五六月中。湿地及腐木上卒然而发。紫褐虚浮。弹之尘出。大如斗者。重不过钱许。"[32]

《本草便读·隰草类》："马勃　辛平利肺部之邪。治咽痛喉疮。功能散血。轻淡解上焦之热。除口疳面肿。力可疗瘟。"[34]

《本草撮要》卷一："【马勃】　味辛平轻虚。入手太阴经。功专清肺解热。散血止嗽。得马牙硝等分为末。砂糖和丸芡子大噙之。治失音。"[33]

《本草分经·原例·手太阴肺》："马勃　辛平而散，清肺解热，治喉痹咽痛，外用敷疮最为稳妥。"[31]

《中药志》："马勃　本品为常用中药。商品主要为灰包科真菌脱皮马勃、大马勃、紫色马勃。此外，在商品中也混入灰包科和硬皮马勃科多种真菌作为马勃入药。……【原植物】1. 脱皮马勃 Lasiosphaera fenzlii Reich. ——灰包科。2. 大马勃　别名：大秃马勃、巨马勃。Calvatia gigantea（Batsch ex Pers.）Lloyd——灰包科 Lycoperdaceae. 3. 紫色马勃　别名：紫色秃马勃。Calvatia lilacina（Mont. & Berk.）Lloyd——灰包科 Lycoperdaceae."[14]

《中药材手册》："马勃［纲目列入草部苔类］　本品为干燥的籽实体。系菌类马勃科植物，夏季野生于山林阴湿地带。习惯以西北所产个大松泡者为佳。四川大部分地区以灰包菌作马勃应用；湖北、湖南部分地区用马勃与灰包菌二种，灰包菌性状与本品不同。此外，河南及湖北利川等地所用者亦与本品不同，应注意鉴别。［别名］马屁勃、马粪包、灰包。"[15]

《全国中草药汇编》："马勃　别名：灰包、马粪包。来源：为灰包科脱皮马勃属植物脱皮马勃 Lasiosphaera fenzlii Reich.、马勃属植物大马勃 Calvatia gigantea（Batach ex Pers.）Lloyd. 和紫色马勃 C. lilacina Lloyd. 的近成熟籽实体。"[16]

《中药大辞典》："马勃《别录》　【异名】马疕《别录》，马㽷勃（陶弘景），马疕菌《蜀本草》，灰菇《经验良方》，马屁包《袖珍方》，牛屎菇《纲目》，灰包菌《中药形性经验鉴别法》，药包《河北药材》，人头菌、牛屎菌、大气菌、灰菌《南宁市药物志》，鸡肾菌、地烟《广西中药志》……【来源】为马勃科植物脱皮马勃、大颓马勃、紫颓马勃的干燥籽实体。【原植物】①脱皮马勃 Lasiosphaera fenzlii Reichb. ……②大颓马勃 Calvatia gigantea（Batsch ex Pers.）Lloyd……③紫颓马勃 Calvatia lilacina（Mont. et Berk.）Lloyd."[10]

《中医大辞典·中药分册》："马勃　出《名医别录》。又名马屁勃、灰包菌。为马勃科植物脱皮马勃 Lasiosphaera fenzlii Reich.、大颓马勃 Calvatia gigantea（Batsch ex Pers.）Lloyd 或紫颓马勃 C. lilacina（Mont. et Berk.）Lloyd 的籽实体。主产内蒙古、甘肃、江苏、湖北等地。"[11]

《中国医学百科全书·中医学》："马勃　始载于《名医别录》。又名马屁勃、马屁包、灰包、马粪包。为灰包科植物脱皮马勃 Lasiosphaera fenzlii Reich.、大马勃 Calvatia gigantea（Batsch ex Pers.）Lloyd 或紫色马勃 C. lilacina（Mont. et Berk.）Lloyd 的籽实体。夏、秋两季子实体刚成熟时采收，除去泥沙，晒干。"[12]

《全国中药炮制规范》："马勃　［处方用名］马勃。【来源】本品为灰包科真菌脱皮马勃 Lasiosphaera fenzlii Reich.、大马勃 Calvatia gigantea（Batach ex Pers.）Lloyd. 或紫色马勃 Calvatia lilacina（Mont. et Berk.）Lloyd 的干燥籽实体。均系野生。主产于内蒙古、甘肃、吉林、辽宁、贵州、安徽等地。夏、秋二季籽实体成熟时及时采收，除去泥沙，干燥。药材以个大、皮薄、饱满、松泡有弹性者为佳。"[17]

《中国药材学》："马勃　【别名】①脱皮马勃：脱被毛球马勃，马勃。②大马勃：无柄马勃。③紫马勃：马僁，马屁包，灰菇，药包，牛屎菇，马勃。【来源】本品为灰包科植物脱皮马勃 Lasiosphaera fenzlii Reich.、大马勃 Calvatia gigantea（Batsch ex Pers.）Lloyd 或紫马勃 C. Cyathiformis（Bosc.）Morg. ［C. lilacina（Mont. et Berk.）Lloyd］等的籽实体。"[18]

《中国中医药学主题词表》"马勃 LASIOSPHAERA FENZLII　属灰包科；属止血药（中药）和清热解毒药　D 脱皮马勃。"[13]

《普通高等教育中医药类规划教材·中药学》："马勃《别录》　为马勃科植物大马勃 Calvatia gigantea（Batsch ex Pers.）Lloyd、紫色马勃 Calvatia lilacina（Mont. & Berk.）Lloyd 与脱皮马勃 Lasiosphaera fenzlii Reich. 的干燥籽实体。主产于内蒙古、甘肃、吉林、辽宁等省。秋季采收，除去外层硬皮，切成方块，或研成粉用。"[9]

《中华本草》："马勃《别录》　【异名】马疕《别录》，马㲉勃（陶弘景），马疕菌《蜀本草》，灰菇《经验良方》，马屁包《袖珍方》，香末菇《本草药性大全》，乌龙菌《医学入门·本草》，牛屎菇《纲目》，灰包菌《中药形性经验鉴别法》，药包《河北药材》，人头菌、牛屎菌、大气菌、灰菌《南宁市药物志》，鸡肾菌、地烟《广西中药志》……【来源】为灰包科真菌紫色秃马勃、脱皮马勃、大秃马勃等的子实体。【原植物】①紫色秃马勃 Calvatia lilacina（Mont. et Berk.）Lloyd……②脱皮马勃 Lasiosphaera fenzlii Reichb. 又名：脱被毛球马勃……③大秃马勃 Calvatia gigantea（Batsch ex Pers.）Lloyd 又名：大马勃、巨马勃。"[19]

《中华人民共和国药典》："马勃 Lasiosphaera Seu Calvatia　本品为灰包科真菌脱皮马勃 Lasiosphaera fenzlii Reich.、大马勃 Calvatia gigantea（Batsch ex Pers.）Lloyd 或紫色马勃 Calvatia lilacina（Mont. et Berk.）Lloyd 的干燥籽实体。夏、秋二季籽实体成熟时及时采收，除去泥沙，干燥。"[8]

5　参考文献

1　魏晋·名医别录. 北京：人民卫生出版社，1986，59

2 南北朝·陶弘景. 本草经集注. 北京：人民卫生出版社，1994，383
3 唐·苏敬等撰. 新修本草. 合肥：安徽科学技术出版社，1981，280
4 宋·唐慎微. 证类本草. 北京：人民卫生出版社，1957，285
5 明·李时珍. 本草纲目. 北京：人民卫生出版社，1982，1414
6 清·汪昂. 本草备要. 北京：中国中医药出版社，1998，127
7 清·严西亭. 得配本草. 上海：上海卫生出版社，1957，25
8 国家药典委员会编. 中华人民共和国药典. 一部. 北京：化学工业出版社，2000，37
9 雷载权主编. 普通高等教育中医药类规划教材·中药学. 上海：上海科学技术出版社，1995，78
10 江苏新医学院编. 中药大辞典. 上海：上海科学技术出版社，1977，283
11 《中医大辞典》编辑委员会编. 中医大辞典·中药分册. 北京：人民卫生出版社，1982，49
12 《中医学》编辑委员会. 中国医学百科全书·中医学. 上海：上海科学技术出版社，1997，1011
13 吴兰成主编. 中国中医药学主题词表. 北京：中医古籍出版社，1996，241
14 中国医学科学院药物研究所等编. 中药志. 第五册. 北京：人民卫生出社，1993，771
15 中华人民共和国卫生部药政管理局主编. 中药材手册. 北京：人民卫生出版社，1959，591
16 《全国中草药汇编》编写组编. 全国中草药汇编. 下册. 北京：人民卫生出版社，1978，283
17 中华人民共和国卫生部药政管理局编. 全国中药炮制规范. 北京：人民卫生出版社，1988，411
18 徐国钧等主编. 中国药材学. 北京：中国医药科技出版社，1996，1713
19 国家中医药管理局《中华本草》编委会. 中华本草. 第一册. 上海：上海科学技术出版社，1999，609
20 唐·孙思邈. 千金翼方. 北京：人民卫生出版社影印，1955，33
21 宋·寇宗奭. 本草衍义. 上海：商务印书馆，1937，68
22 宋·佚名. 增广太平和剂图经本草药性总论. 见：增广太平惠民和剂局方. 海口：海南出版社，2002，458
23 明·刘文泰. 本草品汇精要. 北京：人民卫生出版社，1982，444
24 明·李中梓. 本草征要. 见：李中梓医学全书. 北京：中国中医药出版社，1999，517
25 明·卢之颐. 本草乘雅半偈. 北京：人民卫生出版社，1986，514
26 清·耿世珍. 本草纲目别名录. 北京：中医古籍出版社，1982，137
27 清·汪昂. 本草易读. 北京：人民卫生出版社，1997，235
28 清·张璐. 本经逢原. 上海：上海科学技术出版社，1959，120
29 清·吴仪洛. 本草从新. 北京：中医古籍出版社，2001，101
30 清·沈金鳌. 要药分剂. 上海：上海科学技术出版社，1959，23
31 清·姚澜. 本草分经. 上海：上海科学技术出版社，1989，83
32 清·杨时泰. 本草述钩元. 上海：科技卫生出版社，1958，361
33 清·陈其瑞. 本草撮要. 见：珍本医书集成. 本草类. 上海：上海科学技术出版社，1985，120
34 清·张秉成. 本草便读. 上海：上海卫生出版社，1957，27

049　马钱子
Maqianzi
Semen Strychni

1　定名依据

1.1　正名

1.1.1　汉文名：马钱子（为马钱科植物马钱 Strychnos nux - vomica L. 的干燥成熟种子）。

1.1.2　英文名：nux vomica.

1.2　依据

1.2.1　定名的文献依据

(1)《本草纲目》第十八卷：“番木鳖《纲目》　【释名】马钱子《纲目》、苦实把豆《纲目》、火失刻把都。时珍曰：状似马之连钱，故名马钱。【集解】时珍曰：番木鳖生回回国，今西土邛州诸处皆有之。蔓生，夏开黄花。七八月结实如栝蒌，生青熟赤，亦如木鳖。”[1]

(2)《中华人民共和国药典》：“马钱子 Semen strychni　本品为马钱科植物马钱 Strychnos nux - vomica L. 的干燥成熟种子。冬季采收成熟果实，取出种子，晒干。”[2]

(3)《普通高等教育中医药类规划教材·中药学》：“马钱子《本草纲目》　为马钱科木质大藤本植物云南马钱 Strychnos pierriana A. W. Hill，或马钱 S. nuxvomica L. 的成熟种子。前者主产于云南、广东、海南等地；后者主产于印度、越南、缅甸、泰国等地。冬季果实成熟时采，取出种子，晒干，炮制后入药。”[3]

(4)《中药大辞典》：“马钱子《纲目》　【异名】番木鳖、苦实把豆儿《飞鸿集》，火失刻把都《纲目》，苦实《本草原始》，马前、牛银《本草求原》，大方八《中药材手册》［基原］为马钱科植物马钱的成熟种子。【原植物】马钱 Strychnos nux - vomica L. ”[4]

(5)《中医大辞典·中药分册》：“马钱子　出《本草纲目》。又名番木鳖、大方八、苦实。为马钱科植物长籽马钱 Strychnos wallichiana Steud. ex DC. 或马钱 S. nux - vomica L. 的干燥种子。前者产云南、广东海南岛等地。后者主产印度、越南、泰国。”[5]

(6)《中国医学百科全书·中医学》：“马钱子　始载于《本草纲目》。又名番木鳖、大方八。为马钱科植物长籽马钱 Strychnos wallichiana Steud. ex DC. 或马钱 S. nux - vomica L. 的种子。9 ~ 10 月采摘成熟果实，取出种子，去尽果肉，洗净，晒干。”[6]

(7)《中国中医药学主题词表》：“马钱子 SEMEN STRYCHNI　为马钱科植物马钱的种子；属祛风湿药和外用药　C 马钱　D 番木鳖。”[7]

(8)《中药志》[8]、《中药材手册》[9]、《全国中草药汇编》[10]、《全国中药炮制规范》[11]、《中国药材学》[12]、《中华本草》[13]等现代中药著作多以“马钱子”作为本品正名（参见“文献通考”）。

1.2.2　定名选择的理由

(1)　马钱子 Semen Strychni，系马钱科植物马钱 Strychnos nux - vomica L. 的干燥成熟种

子。“马钱子”之名始载于明·李时珍《本草纲目》，作为“番木鳖”的异名。《本草纲目》[1]为中国医学史上一部影响深远的医药学巨著，虽然其未把“马钱子”作为本品正名，但它对这一药名的记载，为现代本草著作把“马钱子”作为本品正名提供了基础。

（2）现代有关著作均以“马钱子”作为本药正名，如我国最新出版的《中华人民共和国药典》、《普通高等教育中医药类规划教材·中药学》以及辞书类著作《中医大辞典·中药分册》、《中药大辞典》、《中国医学百科全书·中医学》等。已经广泛应用于中医药学文献的标引和检索的《中国中医药学主题词表》也以“马钱子”作为本品的正式主题词。现代本草著作如《中药志》、《全国中草药汇编》、《中华本草》、《中国药材学》、《中药材手册》、《全国中药炮制规范》等虽记载了不少本品各地的俗称，但也无一例外以“马钱子”作为本品的正名。说明“马钱子”作为本品正名已成为共识。

1.3　与正名等效的名词：无。

2　源流考释

马钱子（马钱科植物马钱 Strychnos nux – vomica L. 的干燥成熟种子）原称“苦实把豆儿”，始载于宋初·日华《飞鸿集》，该书虽已佚，但其不少方剂仍保留于后世医书中，如明·李时珍《本草纲目》引录该书治疗“瘫疮入目”方云：“苦实把豆儿（即马钱子）半个，轻粉、水花、银朱各五分，片脑、麝香、枯矾少许为末。左目吹右耳，右目吹左耳，日二次（田日华《飞鸿集》）。”[1]

“马钱子”之名始见于明·李时珍《本草纲目》，该书以“番木鳖”作为正名，以“马钱子”、“苦实把豆”、“火失刻把都”作为异名载录本品，如该书“草部第十八卷·番木鳖”曰：“番木鳖《纲目》。【释名】马钱子《纲目》、苦实把豆《纲目》、火失刻把都。时珍曰：状似马之连钱，故名马钱。【集解】时珍曰：番木鳖生回回国，今西土邛州诸处皆有之。蔓生，夏开黄花。七八月结实如栝蒌，生青熟赤，亦如木鳖。”[1]

《本草纲目》系最早正式载录本品的本草著作。其后明清时期的本草著作大多即沿用《本草纲目》[1]记载以“番木鳖”为正名，如明·李中立《本草原始》[14]，清·王道纯《本草品汇精要·续集》[15]，严西亭《得配本草》[16]、耿世珍《本草纲目别名录》[17]等。

古代著作中记载的本品异名有“番木鳖”《医方摘要》[1]，“苦实把豆儿”《飞鸿集》[1]，“苦实把豆”，“火失刻把都”《本草纲目》[1]，“马前子”《本草品汇精要》[15]，“苦实”《本草原始》[14]，“番木鳖子”《本草易读》[18]，“牛银”、“马前”《本草求原》[19]等。如《本草纲目》引《医方摘要》云：“喉痹作痛：番木鳖、青木香、山豆根等分，为末吹之。”[1]《本草纲目》引《飞鸿集》曰：“瘫疮入目：苦实把豆儿（即马钱子）半个，轻粉、水花、银朱各五分，片脑、麝香、枯矾少许为末。左目吹右耳，右目吹左耳，日二次。”[1]《本草纲目》第十八卷：“番木鳖《纲目》　【释名】马钱子《纲目》、苦实把豆《纲目》、火失刻把都。”[1]清·王道纯《本草品汇精要》卷之二：“番木鳖　主伤寒热病，咽喉痹痛，消痞块，并含之咽汁或磨水噙咽（本草纲目）。【名】马前子，苦实把豆，火失刻把都。”[15]《本草原始》卷四：“番木鳖，生番地，今生朗陵山谷及少室山。木如木鳖子……乌中其毒则麻木搐急而死；狗中其毒则苦痛断肠而死。故名番木鳖，又一名苦实。”[14]清·汪昂《本草易读》卷五：“马钱子百六十二　番木鳖子。苦，寒，无毒。疗咽喉痛痹，消痞块坚硬。”[18]清·赵其光《本草求原》卷之四：“番木鳖　又名牛银，无壳。苦，寒，大毒。……又名马前，色白，能毒犬。”[19]

现代有关著作均以“马钱子”作为本品正名，如《中华人民共和国药典》[2]、《普通高等教育中医药类规划教材·中药学》[3]、《中医大辞典·中药分册》[5]、《中药大辞典》[4]、《中国医学百科全书·中医学》[6]、《中国中医药学主题词表》[7]、《中药志》[8]、《中药材手册》[9]、《全国中草药汇编》[10]、《全国中药炮制规范》[11]、《中国药材学》[12]、《中华本草》[13]等。同时尚记载有“大方八”《中药材手册》[9]，方八《中国药材学》[12]等各地的俗称。还记载有本品原植物“马钱子”的异名“番木鳖”《中药志》[8]，“马钱”《中药大辞典》[4]等。

须予指出的是，现代有些本草著作记载的“马钱子”尚包括马钱科植物长籽马钱 Strychnos wallichiana Steud. ex DC. 的干燥成熟种子，而本文考释的仅为马钱科植物马钱 Strychnos nux - vomica L. 的干燥成熟种子，特予说明。

3　附录

3.1　又称：制马钱子（饮片规格名）。

3.2　俗称：大方八、方八（上海）。

3.3　曾称：番木鳖《医方摘要》，苦实把豆儿《飞鸿集》，苦实把豆，火失刻把都《本草纲目》，马前子《本草品汇精要》，苦实《本草原始》，番木鳖子《本草易读》，牛银、马前《本草求原》。

3.4　原植物名称：马钱子，番木鳖（通称），马钱。

4　文献通考

《本草纲目》第十八卷：“番木鳖《纲目》【释名】马钱子《纲目》、苦实把豆《纲目》、火失刻把都。时珍曰：状似马之连钱，故名马钱。【集解】时珍曰：番木鳖生回回国，今西土邛州诸处皆有之。蔓生，夏开黄花。七八月结实如栝蒌，生青熟赤，亦如木鳖。……【附方】新四。喉痹作痛：番木鳖、青木香、山豆根等分，为末吹之。（杨拱《医方摘要》）……瘢疮入目：苦实把豆儿（即马钱子）半个，轻粉、水花、银朱各五分，片脑、麝香、枯矾少许为末。左目吹右耳，右目吹左耳，日二次（田日华《飞鸿集》）。”[1]

《本草原始》卷四：“番木鳖，生番地，今生朗陵山谷及少室山。木如木鳖子……鸟中其毒则麻木搐急而死；狗中其毒则苦痛断肠而死。故名番木鳖，又一名苦实。”[14]

《本草易读》卷五：“番木鳖子　苦，寒，无毒。疗咽喉痛痹，消痞块坚硬。生回回国，今西土邛州诸处亦有之。”[18]

《本草品汇精要·续集》卷之二：“番木鳖　主伤寒热病，咽喉痹痛，消痞块，并含之咽汁或磨水噙咽（本草纲目）。【名】马前子，苦实把豆，火失刻把都。”[15]

《得配本草》卷四：“番木鳖　苦，寒，消痞块，散乳痈，治喉痹，涂丹毒。配豆根、青木香，吹喉痹。配木香、胆矾末，扫喉风。水磨切片，炒研。或醋、或蜜，调围肿毒。消阴毒，加藤黄。勿宜煎服。”[16]

《本草纲目别名录·本草纲目释名·草部（上）》：“番木鳖（马钱子，火失刻把都，苦实把豆）。”[17]

《本草求原》卷之四：“番木鳖　又名牛银。无壳。苦，寒，大毒。……又名马前，色白，能毒犬。”[19]

《中药志》：“马钱子　本品为较常用中药。商品为马钱科植物马钱子及长籽马钱的种子……【原植物】①马钱子　别名：番木鳖（通称）。Strychnos nux - vomica L. ——马钱科 Loganiaceae②长籽马钱　别名：皮氏马钱。Strychnos wallichianna Steud. ex DC. （S. gauthierana Pierre ex Dop；S. pierriana Hill）——马钱子 Loganiaceae.”[8]

《中药材手册》：“马钱子［《纲目》名番木鳖，列入草部蔓草类］　本品为干燥的种子。原植物系马钱科常绿乔木，野生与栽培均有。我国海南岛产有密花马钱子和海南马钱子二种，与进口马钱子为相近的植物，但药效是否相同，有待研究确定。［别名］番木鳖，大方八（上海）。”[9]

《全国中草药汇编》：“马钱子　来源：为马钱科马钱属植物长籽马钱 Strychnos wallichiana Steud. ex DC. ［S. pierriana auct. non A. W. Hill］及马钱 S. nux - vomica L.，以干燥成熟的种子入药。”[10]

《中药大辞典》：“马钱子《纲目》　【异名】番木鳖、苦实把豆儿《飞鸿集》，火失刻把都《纲目》，苦实《本草原始》，马前、牛银《本草求原》，大方八《中药材手册》【基原】为马钱科植物马钱的成熟种子。【原植物】马钱 Strychnos nux - vomica L.”[4]

《中医大辞典·中药分册》：“马钱子　出《本草纲目》。又名番木鳖、大方八、苦实。为马钱科植物长籽马钱 Strychnos wallichiana Steud. ex DC. 或马钱 S. nux - vomica L. 的干燥种子。前者产云南、广东海南岛等地。后者主产印度、越南、泰国。”[5]

《中国医学百科全书·中医学》：“马钱子　始载于《本草纲目》。又名番木鳖、大方八。为马钱科植物长籽马钱 Strychnos wallichiana Steud. ex DC. 或马钱 S. nux - vomica L. 的种子。9 ~10 月采摘成熟果实，取出种子，去尽果肉，洗净，晒干。”[6]

《全国中药炮制规范》：“马钱子（番木鳖）　［处方用名］马钱子、制马钱子。【来源】本品为马钱科植物马钱 Strychnos nux - vomica L. 及云南马钱 Strychnos pierriana A. W. Hill 的干燥成熟种子。多系野生。主产于云南、广东等地。秋冬果实成熟时采摘。除去果肉取出种子，干燥。药材以个大、肉厚、坚质、色灰黄、有光泽者为佳。［炮制］生马钱子、制马钱子。”[11]

《中国药材学》：“马钱子　【别名】番木鳖，方八。【来源】本品为马钱科植物马钱 Strychnos nux - vomica L. 的种子。”[12]

《中国中医药学主题词表》：“马钱子 SEMEN STRYCHNI　为马钱科植物马钱的种子；属祛风湿药和外用药　C 马钱　D 番木鳖。”[7]

《普通高等教育中医药类规划教材·中药学》：“马钱子《本草纲目》　为马钱科木质大藤本植物云南马钱 Strychnos pierriana A. W. Hill 或马钱 S. nuxvomica L. 的成熟种子。前者主产于云南、广东、海南等地；后者主产于印度、越南、缅甸、泰国等地。冬季果实成熟时采，取出种子，晒干，炮制后入药。”[3]

《中华本草》：“马钱子《纲目》　【异名】番木鳖《医方摘要》，苦实把豆儿《飞鸿集》，火失刻把都《纲目》，苦实《本草原始》，马前《串雅补》，马前子《外科证治全书》，牛银《本草求原》……【来源】为马钱科植物马钱、长籽马钱和种子。【原植物】①马钱 Strychnos nux - vomica L. ……②长籽马钱 Strychnos wallichiana Steud. Ex DC. ［S.

gauthierana Pierre ex Dop; S. pierriana Hill] 又名：皮氏马钱《中药志》，云南马钱《云南经济植物》，尾叶马钱《云南植物志》。”[13]

《中华人民共和国药典》：“马钱子 Semen Strychni 本品为马钱科植物马钱 Strychnos nux－vomica L. 的干燥成熟种子。冬季采收成熟果实，取出种子，晒干。”[2]

5 参考文献

1 明·李时珍. 本草纲目. 北京：人民卫生出版社，1982，1250
2 国家药典委员会编. 中华人民共和国药典. 一部. 北京：化学工业出版社，2000，37
3 雷载权主编. 普通高等教育中医药类规划教材·中药学. 上海：上海科学技术出版社，1995，215
4 江苏新医学院编. 中药大辞典. 上海：上海科学技术出版社，1977，291
5 《中医大辞典》编辑委员会编. 中医大辞典·中药分册. 北京：人民卫生出版社，1982，49
6 《中医学》编辑委员会. 中国医学百科全书·中医学. 上海：上海科学技术出版社，1997，1053
7 吴兰成主编. 中国中医药学主题词表. 北京：中医古籍出版社，1996，242
8 中国医学科学院药物研究所等编. 中药志. 第三册. 北京：人民卫生出版社，1993，181
9 中华人民共和国卫生部药政管理局主编. 中药材手册. 北京：人民卫生出版社，1959，268
10 《全国中草药汇编》编写组编. 全国中草药汇编. 上册. 北京：人民卫生出版社，1978，81
11 中华人民共和国卫生部药政管理局编. 全国中药炮制规范. 北京：人民卫生出版社，1988，120
12 徐国钧等主编. 中国药材学. 北京：中国医药科技出版社，1996，1286
13 国家中医药管理局《中华本草》编委会. 中华本草. 第六册. 上海：上海科学技术版社，1999，220
14 明·李中立. 本草原始. 清四川宏道堂刻本
15 清·王道纯. 本草品汇精要. 北京：人民卫生出版社，1982，1014
16 清·严西亭. 得配本草. 卷四. 上海：上海卫生出版社，1957，4
17 清·耿世珍. 本草纲目别名录. 北京：中医古籍出版社，1982，131
18 清·汪昂. 本草易读. 北京：人民卫生出版社，1987，223
19 清·赵其光. 本草求原. 见：岭南本草古籍三种. 北京：中国医药科技出版社，1999，207

050 马兜铃
Madouling
Fructus Aristolochiae

1 定名依据

1.1 正名

1.1.1 汉文名：马兜铃（为马兜铃科植物北马兜铃 Aristolochia contorta Bge. 或马兜铃 Aristolochia debilis Sieb. et Zucc. 的干燥成熟果实）。

1.1.2 英文名：dutohmanspipe fruit.

1.2 依据

1.2.1 定名的文献依据

(1)《雷公炮炙论·卷中草木》：“马兜铃 凡使，采得后，去叶并蔓了，用生绢袋盛，于东屋角畔悬令干了，擘作片，取向里子，去隔膜，并令净，用子并皮。勿令去革膜不尽用之。炒入药。”[1]

(2)《本草图经·草部下品之下》卷第九：“马兜铃　生关中，今河东、河北、江淮、夔、浙州郡亦有之。春生，苗如藤蔓，叶如山芋叶；六月开黄紫花，颇类枸杞花；七月结实，枣许大；如铃，作四五瓣。”[2]

(3)《证类本草》卷第十一：“马兜铃　味苦，寒，无毒。主肺热咳嗽，痰结喘促，血痔瘘疮。生关中，藤绕树而生。子状如铃，作四五瓣。”[3]

(4)《本草纲目·草部》第十八卷：“马兜铃（宋《开宝》）　【校正】并入《唐本草》独行根。”[4]

(5)《得配本草》卷四：“马兜铃　苦、辛、寒。入手太阴经气分。止嗽降气（嗽久肺气热，以此凉之，气降而嗽止)。得甘草，治肺气喘急。”[5]

(6)《本草述钩元》卷十一：“马兜铃　蔓生附木。其叶圆厚且涩。入夏作青白花。结实似桃李而长。霜降叶脱。垂垂似铃。枯则四裂。中仁似榆荚。兜铃乃其实之壳。而所用者革中之子也。”[6]

(7)《中华人民共和国药典》：“马兜铃 Fructus Aristolochiae　本品为马兜铃科植物北马兜铃 Aristolochia contorta Bge. 或马兜铃 Aristolochia debilis Sieb. et Zucc. 的干燥成熟果实。秋季果实由绿变黄时采收，干燥。”[7]

(8)《普通高等教育中医药类规划教材·中药学》：“马兜铃《药性论》　为马兜铃科多年生藤本植物北马兜铃 Aristolochia contorta Bge. 或马兜铃 A. debilis Sieb. et Zucc. 的成熟果实。前者主产于黑龙江、吉林、河北等地；后者产于江苏、安徽、浙江等地。秋季果实由绿变黄时采收，晒干生用或蜜炙用。”[8]

(9)《中药大辞典》：“马兜铃《药性论》　【异名】马兜零《蜀本草》，马兜苓《珍珠囊》，兜铃《本草述钩元》，水马香果《江苏植物药材志》，葫芦罐《东北药植志》，臭铃铛《河北药材》，蛇参果《四川中药志》……【基原】为马兜铃科植物北马兜铃和马兜铃的干燥成熟果实。【原植物】①北马兜铃 Aristolochia contorta Bunge. 又名：圆叶马兜铃……②马兜铃 Aristolochia debilis Seib. Et Zucc.”[9]

(10)《中医大辞典·中药分册》：“马兜铃　出《药性论》。又名葫芦罐、臭铃铛、水马香果。为马兜铃科植物北马兜铃 Aristolochia contorta Bge. 或马兜铃 A. debilis Sieb. et Zucc. 的果实。”[10]

(11)《中国医学百科全书·中医学》：“马兜铃　始载于《药性论》。又名兜铃、臭铃铛。为马兜铃科植物北马兜铃 Aristolochia contorta Bunge 及马兜铃 A. debilis Sieb. et Zucc. 的成熟果实。”[11]

(12)《中国中医药学主题词表》：“马兜铃 ARISTOLOCHIA DEBILIS　属马兜铃科和止咳平喘药　D 反唇马兜铃　FC 天仙藤　FC 青木香。”[12]

(13)《中药志》[13]、《中药材手册》[14]、《全国中草药汇编》[15]、《全国中药炮制规范》[16]、《中国药材学》[17]、《中华本草》[18]等现代中药著作多以“马兜铃”作为本品正名（参见“文献通考”）。

1.2.2　定名选择的理由

(1) 马兜铃 Fructus Aristolochiae，系马兜铃科植物北马兜铃 Aristolochia contorta Bge. 或马

兜铃 Aristolochia debilis Sieb. et Zucc. 的干燥成熟果实。“马兜铃”之名始见于《雷公炮炙论》，并作为本品正名记录。其后的本草著作如《开宝本草》，宋·苏颂《本草图经》、唐慎微《证类本草》，明·李时珍《本草纲目》，清·严西亭《得配本草》、杨时泰《本草述钩元》等在载录本品时均以“马兜铃”作为正名，并一直沿用至今。

（2）我国最新出版的《中华人民共和国药典》、《普通高等教育中医药类规划教材·中药学》以及辞书类著作《中医大辞典·中药分册》、《中药大辞典》、《中国医学百科全书·中医学》等均以“马兜铃”作为本品正名。已经广泛应用于中医药学文献的标引和检索的《中国中医药学主题词表》也以“马兜铃”作为本品的正式主题词。现代本草著作如《中药志》、《全国中草药汇编》、《中华本草》、《中国药材学》、《中药材手册》、《全国中药炮制规范》等虽记载了不少本药各地的俗称，但也无一例外以“马兜铃”作为本品的正名。说明“马兜铃”作为本品正名已成为共识。

1.3 与正名等效的名词：无。

2 源流考释

马兜铃（马兜铃科植物北马兜铃 Aristolochia contorta Bge. 或马兜铃 Aristolochia debilis Sieb. et Zucc. 的干燥成熟果实）始载于南北朝雷敩《雷公炮炙论》卷中：“马兜铃 凡使，采得后，去叶并蔓了，用生绡袋盛，于东屋角畔悬令干了，擘作片，取向里子，去隔膜，并令净，用子并皮。勿令去革膜不尽用之。炒入药。”[1] 其后唐、宋本草方书大多沿用雷氏记载，以“马兜铃”为正名，如宋·苏颂《本草图经》[2]、唐慎微《证类本草》[3]、佚名《增广太平和剂图经本草药性总论》[19]，元·王好古《汤液本草》[20] 等。同时尚载录有本药别名“马兜苓”、“兜铃”、“马兜零”等。如唐·王焘《外台秘要》卷第三十八：“又宜服丸，主上气呀嗽不得卧，卧即气绝方。芸苔子，葶苈（熬；各十二分），马兜苓（十颗），紫菀，人参，杏仁（去皮尖），皂荚（去皮子炙），白前，甘草（各六分炙），汉防己（八分），上十味捣筛，蜜和丸如桐子大，服十丸至二十丸，增减量之。”[21]《证类本草》卷第十一：“《外台秘要》：《崔氏》蛇蛊，食饮中得之。咽中如有物，咽不下，吐不出，闷心热。服兜铃即吐出。”[3]《证类本草》卷第十一：“臣禹锡等谨按《蜀本图经》云：蔓生，叶似萝摩而圆且涩。花青白色，子名马兜零。”[22]

但也有以本品异名“马兜零”为正名者，如宋·寇宗奭《本草衍义》卷十二：“马兜零，蔓生，附木而上。叶脱时，零尚垂之，其状如马项铃，故得名。”[23] 不过其后的本草书并未因之，而是仍沿用雷氏记载以“马兜铃”为正名。如明·刘文泰《本草品汇精要》[24]、陈嘉谟《本草蒙筌》[25]、李时珍《本草纲目》[4]、李中梓《本草征要》[26]、卢之颐《本草乘雅半偈》[27]，清·蒋居祉《本草择要纲目》[28]、张璐《本经逢原》[29]、吴仪洛《本草从新》[30]、严西亭《得配本草》[5]、黄宫绣《本草求真》[31]、陈念祖《神农本草经读》[32]、姚澜《本草分经》[33]、杨时泰《本草述钩元》[6]、凌奂《本草害利》[34]、陈其瑞《本草撮要》[35]、张秉成《本草便读》[36] 等。

现代有关著作均沿用前代大多本草记载以“马兜铃”作为本品正名，如《中华人民共和国药典》[7]、《普通高等教育中医药类规划教材·中药学》[8]、《中医大辞典·中药分册》[10]、《中药大辞典》[9]、《中国医学百科全书·中医学》[11]、《中药志》[13]、《中药材手册》[14]、《全国中草药汇编》[15]、《全国中药炮制规范》[16]、《中国药材学》[17]、《中华本草》[18]等。同时尚记载有“臭铃铛”、“葫芦罐”、“臭罐罐”、“万丈龙”《全国中草药汇编》[15]，水马香果、蛇参果《中药大辞典》[9]，臭葫芦、三角草、秋木香罐《中国药材学》[17]等各地的俗称以及“茶叶包”《中药志》[13]、“圆叶马兜铃”《中药大辞典》[9]，“臭瓜蒌”、“臭罐”、“吊挂篮子”《中华本草》[18]等本品原植物“北马兜铃”的异名和“南马兜铃”、臭拉秧子、独行根、土青木香、痒辣菜《中药志》[13]等本品原植物“马兜铃”的异名。还记载有本品原植物“北马兜铃”的异名“臭铃铛”、“葫芦罐”、“茶叶包”《中药志》[13]，“圆叶马兜铃”《中药大辞典》[9]，“臭瓜蒌”、“臭罐”、“吊挂篮子”《中华本草》[18]；原植物“马兜铃”的异名“南马兜铃”、“臭拉秧子”、“独行根”、“土青木香”、“水马香果”、“痒辣菜”《中药志》[13]等。

3 附录

3.1 又称：蜜马兜铃（饮片规格名）。

3.2 俗称：臭葫芦，臭铃铛，臭罐罐（河北），三角草、秋木香罐（山东），水马香果（江苏），葫芦罐（东北），蛇参果（四川）。

3.3 曾称：马兜苓《外台秘要》，马兜零《蜀本草》，兜铃《证类本草》。

3.4 原植物名称：北马兜铃，臭铃噹，葫芦罐，茶叶包（黑龙江），圆叶马兜铃，臭瓜蒌，臭罐，吊挂篮子；马兜铃，南马兜铃，臭拉秧子，独行根，土青木香，水马香果，痒辣菜（江苏）。

4 文献通考

《雷公炮炙论》卷中：“马兜铃　凡使，采得后，去叶并蔓了，用生绢袋盛，于东屋角畔悬令干了，擘作片，取向里子，去隔膜，并令净，用子并皮。勿令去革膜不尽用之。炒入药。”[1]

《外台秘要》卷第三十八：“又宜服丸，主上气呀嗽不得卧，卧即气绝方。芸苔子，葶苈（熬各十二分），马兜苓（十颗），紫菀，人参，杏仁（去皮尖），皂荚（去皮子炙），白前，甘草（各六分炙），汉防己（八分），上十味捣筛，蜜和丸如桐子大，服十丸至二十丸，增减量之。”[21]

《本草图经·草部下品之下》卷第九：“马兜铃　生关中，今河东、河北、江淮、夔、浙州郡亦有之。春生，苗如藤蔓，叶如山芋叶；六月开黄紫花，颇类枸杞花；七月结实，枣许大；如铃，作四五瓣。”[2]

《证类本草》卷第十一：“马兜铃　味苦，寒，无毒。主肺热咳嗽，痰结喘促，血痔瘘疮。生关中，藤绕树而生。子状如铃，作四五瓣……《外台秘要》：《崔氏》蛇蛊，食饮中得之。咽中如有物，咽不下，吐不出，闷心热。服兜铃即吐出。又服麝香一钱匕，即吐蛊毒。《简要济众》：治肺气喘嗽。兜铃二两，只用里面子，去却壳，酥半两，入碗内，拌和匀，慢火炒干，甘草一两炙，二味为末。每服一钱，水一盏，煎六分，温呷或以药末含咽津，亦得。”[3]

《证类本草》卷第十一：“独行根　唐本注云：蔓生叶似萝摩，其子如桃李，枯则头四开，悬草木上。其根扁长尺许，作葛根气，亦似汉防己。生古堤城旁。山南名为土青木香，疗疔肿大效。一名兜零根。今按别本注云：不可多服，吐痢不止。（《唐本》先附）

臣禹锡等谨按《蜀本图经》云：蔓生，叶似萝摩而圆且涩。花青白色，子名马兜零。”[22]

《本草衍义》卷十二：“马兜零　蔓生，附木而上。叶脱时，零尚垂之，其状如马项铃，故得名。然熟时则自拆，拆间有子。全者，采时须八九月间。治肺气喘急。”[23]

《增广太平和剂图经本草药性总论·草部下品之下》：“马兜铃　味苦，寒，无毒。主肺热咳嗽，痰结喘促，血痔瘘疮。”[19]

《汤液本草》卷之四：“马兜铃　苦，阴中微阳，味苦、寒。无毒。”[20]

《本草品汇精要》卷之十四：“马兜铃　主肺热咳嗽，痰结喘促，血痔瘘疮（名医所录）。【名】〔根〕云南根、土青木香、独行根。”[24]

《本草蒙筌》卷之二：“马兜铃　味苦，气寒。阴中之阳。无毒。山谷俱有，野坂尤多。藤蔓绕树而生，结实如铃五瓣。”[25]

《本草纲目·草部》第十八卷：“马兜铃（宋《开宝》）　【校正】并入《唐本草》独行根……【附方】旧三，……新二咽中如有物，咽不下，吐不出，心下热闷：兜铃一两，煎水服，即吐出。（崔行功《纂要方》）”[4]

《本草征要》第三卷：“马兜铃　味苦，性寒，无毒。入肺经。焙。清金有平咳之能，涤痰有定喘之效。”[26]

《本草乘雅半偈》第十帙：“马兜铃（宋《开宝》）　【气味】苦寒，无毒。【主治】主肺热咳嗽，痰结喘促，血痔瘘疮。”[27]

《本草择要纲目·寒性药品》：“马兜铃　【气味】苦寒无毒。阴中微阳。入手太阴经。【主治】体轻而虚。熟则悬而四开有肺之象。故能入肺。味寒能清肺热。”[28]

《本经逢原·蔓草部》：“马兜铃　苦辛微寒，无毒。去壳，微焙用。发明：诸药之性轻浮者，皆能入肺散气，灯心、马勃之属皆然，诸家言其性寒，专于劫痰定喘，不知其苦中带辛，寒中带散，是以肺热痰喘，声音不清者宜之。”[29]

《本草从新》卷五：“马兜铃　泻肺下气。体轻而虚。熟则四开象肺。故入肺。寒能清肺热，苦辛能降肺气。”[30]

《得配本草》卷四：“马兜铃　苦、辛、寒。入手太阴经气分。止嗽降气。（嗽久肺气热，以此凉之，气降而嗽止）得甘草，治肺气喘急。”[5]

《本草求真·上编》卷三：“马兜铃（专入肺）　辛苦性寒。体轻而虚。熟则四开象肺。因苦则能入肺降气。因寒则能泻热除痰。因辛则于寒中带散。故肺热痰喘声音不清者。服此最宜。”[31]

《神农本草经读·本草附录》：“马兜铃　气味苦、寒，无毒。主肺热咳嗽，痰结喘促，血痔瘘疮。《开宝》”[32]

《本草分经·原例（次序略经更定）·手太阴肺》：“马兜铃　苦辛寒，清肺热，降肺气，兼清大肠经热，亦能行水，汤剂用之多吐。根涂肿毒。”[33]

《本草述钩元》卷十一：“马兜铃　蔓生附木。其叶圆厚且涩。入夏作青白花。结实似桃李而长。霜降叶脱。垂垂似铃。枯则四裂。中仁似榆荚。兜铃乃其实之壳。而所用者革中之子也。”[6]

《本草害利·肺部药队》：“马兜铃　【害】肺虚挟寒者，畏之如螫。凡咳嗽由于肺家虚寒，或寒痰作喘者，勿服。汤剂中用之，多作吐，故能吐蛊毒。【利】苦寒，清肺涤痰，平喘定咳。土青木香。辛苦冷，治鬼疰积聚，涂诸毒，热毒热肿，不可多服，吐利不止。”[34]

《本草撮要》卷一：“【马兜铃】 味苦寒。入手太阴经。功专治热咳实证。得甘草治肺气喘急。亦可吐虫。《千金方》单服治水肿。去筋膜。取子用。有毒。多服则吐利不止。捣末涂疔肿良。”[35]

《本草便读·草部·蔓草类》：“马兜铃 轻浮象肺。降痰嗽有解散之功。清肃归金。平喘促得苦寒之力。”[36]

《中药志》：“马兜铃 本品为常用中药。商品主要为马兜铃科植物北马兜铃及马兜铃的果实……【原植物】①北马兜铃 别名：臭铃噹、葫芦罐、茶叶包（黑龙江）。Aristolochia contorta Bge. ——马兜铃科 Aristolochiaceae②马兜铃 别名：南马兜铃、臭拉秧子、独行根、土青木香、水马香果、痒辣菜（江苏）。Aristolochia debilis Sieb. et Zucc. ——马兜铃科 Aristolochiaceae.”[13]

《中药材手册》：“马兜铃［《纲目》列入草部蔓草类］ 本品为干燥的果实。原植物系马兜铃科多年蔓生草本植物，均为野生。四川、湖北、云南、贵州等地以百合科百合类的果实和大花百合的果实作马兜铃；四川西部一带又以葫芦科太行山贝母的果实作马兜铃。二者性状与马兜铃科的马兜铃均不相同，效用是否一致，需进一步研究。”[14]

《全国中草药汇编》：“马兜铃 别名：臭铃铛、葫芦罐、臭罐罐、万丈龙。来源：为马兜铃科马兜铃属植物北马兜铃 Aristolochia contorta Bunge 或马兜铃 A. debilis Sieb. et Zucc.，以成熟果实入药。”[15]

《中药大辞典》：“马兜铃《药性论》 【异名】马兜零《蜀本草》，马兜苓《珍珠囊》，兜铃《本草述钩元》，水马香果《江苏植物药材志》，葫芦罐《东北药植志》，臭铃铛《河北药材》，蛇参果《四川中药志》……【基原】为马兜铃科植物北马兜铃和马兜铃的干燥成熟果实。【原植物】①北马兜铃 Aristolochia contorta Bunge. 又名：圆叶马兜铃……②马兜铃 Aristolochia debilis Seib. et Zucc.”[9]

《中医大辞典·中药分册》：“马兜铃 出《药性论》。又名葫芦罐、臭铃铛、水马香果。为马兜铃科植物北马兜铃 Aristolochia contorta Bge. 或马兜铃 A. debilis Sieb. et Zucc. 的果实。”[10]

《中国医学百科全书·中医学》：“马兜铃 始载于《药性论》。又名兜铃、臭铃铛。为马兜铃科植物北马兜铃 Aristolochia contorta Bunge 及马兜铃 A. debilis Sieb. et Zucc. 的成熟果实。”[11]

《全国中药炮制规范》：“马兜铃 ［处方用名］马兜铃、蜜马兜铃。【来源】本品为马兜铃科植物北马兜铃 Aristolochia contorta Bge. 或马兜铃 Aristolochia debilis Sieb. et Zucc. 的干燥成熟果实。野生或栽培。主产于河北、山东、陕西、山西、河南等地。……［炮制］马兜铃、蜜马兜铃。”[16]

《中国药材学》：“马兜铃 【别名】臭葫芦，臭铃铛，臭罐罐（河北），三角草、秋木香罐（山东），水马香果（江苏）。【来源】本品为马兜铃科植物北马兜铃 Aristolochia contorta Bunge 或马兜铃 A. debilis Sieb. et Zucc. 的果实。”[17]

《中国中医药学主题词表》：“马兜铃 ARISTOLOCHIA DEBILIS 属马兜铃科和止咳平喘药 D 反唇马兜铃 FC 天仙藤 FC 青木香。”[12]

《普通高等教育中医药类规划教材·中药学》：“马兜铃《药性论》 为马兜铃科多年

生藤本植物北马兜铃 Aristolochia contorta Bge. 或马兜铃 A. debilis Sieb. et Zucc. 的成熟果实。前者主产于黑龙江、吉林、河北等地；后者产于江苏、安徽、浙江等地。秋季果实由绿变黄时采收，晒干生用或蜜炙用。”[8]

《中华本草》：“马兜铃《雷公炮炙论》 【异名】兜铃《新修本草》，马兜零《蜀本草》，马兜苓《珍珠囊》，水马香果《江苏植物药材志》，葫芦罐《东北药用植物志》，臭铃铛《河北药材》，蛇参果《四川中药志》……【来源】为马兜铃科植物北马兜铃和马兜铃的果实。【原植物】1. 北马兜铃 Aristolochia contorta Bunge. 又名：臭瓜蒌、茶叶包、臭罐、吊挂篮子《中国植物志》……2. 马兜铃 Aristolochia debilis Seib. Et Zucc.”[18]

《中华人民共和国药典》：“马兜铃 Fructus Aristolochiae 本品为马兜铃科植物北马兜铃 Aristolochia contorta Bge. 或马兜铃 Aristolochia debilis Sieb. et Zucc. 的干燥成熟果实。秋季果实由绿变黄时采收，干燥。”[7]

5 参考文献

1 南北朝·雷敩. 雷公炮炙论. 上海：上海中医学院出版社，1986，106
2 宋·苏颂. 本草图经. 合肥：安徽科学技术出版社，1994，306
3 宋·唐慎微. 证类本草. 北京：人民卫生出版社，1957，272
4 明·李时珍. 本草纲目. 北京：人民卫生出版社，1982，1251
5 清·严西亭. 得配本草. 卷四. 上海：上海卫生出版社，1957，4
6 清·杨时泰. 本草述钩元. 上海：科技卫生出版社，1982，319
7 国家药典委员会编. 中华人民共和国药典. 一部. 北京：化学工业出版社，2000，39
8 雷载权主编. 普通高等教育中医药类规划教材·中药学. 上海：上海科学技术出版社，1995，243
9 江苏新医学院编. 中药大辞典. 上海：上海科学技术出版社，1977，294
10《中医大辞典》编辑委员会编. 中医大辞典·中药分册. 北京：人民卫生出版社，1982，50
11《中医学》编辑委员会. 中国医学百科全书·中医学. 上海：上海科学技术出版社，1997，1167
12 吴兰成主编. 中国中医药学主题词表. 北京：中医古籍出版社，1996，241
13 中国医学科学院药物研究所等编. 中药志. 第三册. 北京：人民卫生出版社，1993，190
14 中华人民共和国卫生部药政管理局主编. 中药材手册. 北京：人民卫生出版社，1959，266
15 《全国中草药汇编》编写组编. 全国中草药汇编. 上册. 北京：人民卫生出版社，1978，83
16 中华人民共和国卫生部药政管理局编. 全国中药炮制规范. 北京：人民卫生出版社，1988，122
17 徐国钧等主编. 中国药材学. 北京：中国医药科技出版社，1996，1025
18 国家中医药管理局《中华本草》编委会. 中华本草. 第三册. 上海：上海科学技术出版社，1999，463
19 宋·佚名. 增广太平和剂图经本草药性总论. 见：增广太平惠民和剂局方. 海口：海南出版社，2002，455
20 王好古. 汤液本草. 见：景印文渊阁四库全书（745）. 北京：中医古籍出版社，1986，971
21 唐·王焘. 外台秘要. 北京：人民卫生出版社，1955，1059
22 宋·唐慎微. 证类本草. 北京：人民卫生出版社，1957，279
23 宋·寇宗爽. 本草衍义. 上海：商务印书馆，1937，70
24 明·刘文泰. 本草品汇精要. 北京：人民卫生出版社，1982，414
25 明·陈嘉谟. 本草蒙筌. 北京：人民卫生出版社，1988，89
26 明·李中梓. 本草征要. 见：李中梓医学全书. 北京：中国中医药出版社，1999，128

27 明·卢之颐. 本草乘雅半偈. 北京：人民卫生出版社，1986，610
28 蒋居祉. 本草择要纲目·寒性药品. 见：珍本医书集成. 本草类. 上海：上海科学技术出版社，1985，18
29 清·张璐. 本经逢原. 上海：上海科学技术出版社，1959，106
30 清·吴仪洛. 本草从新. 北京：中医古籍出版社，2001，88
31 清·黄宫绣. 本草求真. 上海：上海科学技术出版社，1959，132
32 清·陈念祖. 神农本草经读. 北京：人民卫生出版社，1959，54
33 清·姚澜. 本草分经. 上海：上海科学技术出版社，1989，83
34 清·凌奂. 本草害利. 北京：中医古籍出版社，1982，90
35 清·陈其瑞. 本草撮要. 珍本医书集成. 本草类. 上海：上海科学技术出版社，1985，5
36 清·张秉成. 本草便读. 上海：上海卫生出版社，1957，31

051 马鞭草
Mabiancao
Herba Verbenae

1 定名依据

1.1 正名

1.1.1 汉文名：马鞭草（为马鞭草科植物马鞭草 Verbena officinalis L. 的干燥地上部分）。

1.1.2 英文名：european verbena herb.

1.2 依据

1.2.1 定名的文献依据

(1)《名医别录》卷三：“马鞭草 主治下部䘌疮。”[1]

(2)《本草经集注·草本下品》：“马鞭草 主治下部䘌疮。村墟陌甚多。茎似细辛，花紫色，叶微似蓬蒿也。”[2]

(3)《新修本草》卷第十二：“马鞭草 主下部䘌疮。村墟陌甚多。茎似细辛，花紫色，叶微似蓬蒿也。【谨案】苗似狼牙及茺蔚，抽三四穗、紫花，似车前，穗类鞭鞘，故名马鞭，都不似蓬蒿也。”[3]

(4)《证类本草》卷第十一：“马鞭草 主下部䘌疮……今按《陈藏器本草》云：马鞭草，主癥癖血瘕，久疟，破血。作煎如糖，酒服。若云似马鞭鞘，亦未近之。其节生紫花，如马鞭节。”[4]

(5)《本草纲目》第十六卷：“马鞭草（《别录》下品） 【校正】并入《图经》龙牙草。【释名】龙牙草《图经》、凤颈草……时珍曰：龙牙、凤颈，皆因穗取名。苏颂《图经》外类重出龙牙，今并为一。又今方士谬立诸草为各色龙牙之名，甚为淆乱，不足凭信。”[5]

(6)《本草备要·草部》：“马鞭草 泻，破血，消胀，杀虫。味苦，微寒。破血通经，杀虫消胀。治气血癥瘕，痈疮阴肿（捣汁涂敷）。”[6]

(7)《中华人民共和国药典》："马鞭草 Herba Verbena　本品为马鞭草科植物马鞭草 Verbena officinalis L. 的干燥地上部分。6～8 月开花采割，除去杂质，晒干。"[7]

(8)《中药大辞典》："马鞭草《别录》　【异名】凤颈草《纲目》，紫顶龙芽《纲目拾遗》，铁马鞭《草木便方》，狗牙草《中国药植志》，鹤膝风、苦练草《广西中兽医药植》，顺捋草、蜻蜓草《南宁市药物志》，退血草、铁马莲《湖南药物志》，田鸟草、铁扫手《闽东本草》，疟马鞭（广州部队《常用中草药手册》），土荆芥、野荆芥《浙江民间常用草药》，红藤草《上海常用中草药》。【基原】为马鞭草科植物马鞭草的全草。【原植物】马鞭草 Verbena officinalis L."[8]

(9)《中医大辞典·中药分册》："马鞭草　出《名医别录》。又名凤颈草、紫顶龙芽。为马鞭草科植物马鞭草 Verbena officinalis L. 的全草。我国大部分地区均产。"[9]

(10)《中国医学百科全书·中医学》："马鞭草　始载于《名医别录》。又名凤颈草、铁马鞭。为马鞭草科植物马鞭草 Verbena officinalis L. 的全草。中国各地均产，主产于华东、华南、西南等地区。"[10]

(11)《中国中医药学主题词表》："马鞭草　为马鞭草科；属活血祛瘀药、抗疟药（中药）和清热解毒药。"[11]

(12)《中药志》[12]、《中药材手册》[13]、《全国中草药汇编》[14]、《全国中药炮制规范》[15]、《中国药材学》[16]、《中华本草》[17]等现代中药著作多以"马鞭草"作为本品正名（参见"文献通考"）。

1.2.2　定名选择的理由

(1) 马鞭草 Herba Verbena，系马鞭草科植物马鞭草 Verbena officinalis L. 的干燥地上部分。"马鞭草"之名始见于《名医别录》，并作为本品正名记录。其后的本草著作如南北朝·陶弘景《本草经集注》、唐·苏敬等撰《新修本草》、宋·唐慎微《证类本草》、明·李时珍《本草纲目》、清·汪昂《本草备要》等在载录本药时均以"马鞭草"作为正名，并一直沿用至今。

(2) 我国最新出版的《中华人民共和国药典》以及辞书类著作《中医大辞典·中药分册》、《中药大辞典》、《中国医学百科全书·中医学》等均以"马鞭草"作为本品正名。已经广泛应用于中医药学文献的标引和检索的《中国中医药学主题词表》也以"马鞭草"作为本品的正式主题词。现代本草著作如《中药志》、《全国中草药汇编》、《中华本草》、《中国药材学》、《中药材手册》、《全国中药炮制规范》等虽记载了不少本品各地的俗称，但也无一例外以"马鞭草"作为本品的正名。说明"马鞭草"作为本品正名已成为共识。

1.3　与正名等效的名词：无。

2　源流考释

马鞭草（本品为马鞭草科植物马鞭草 Verbena officinalis L. 的干燥地上部分）始载于魏晋时期《名医别录》卷第三："马鞭草，主治下部䘌疮。"[1]其后本草著作即沿用该书记载，以"马鞭草"为正名，如南北朝·陶弘景《本草经集注》[2]，唐·苏敬《新修本草》[3]、孙思邈《千金翼方》[18]，宋·苏颂《本草图经》[19]、唐慎微《证类本草》[4]等。同时《新修本草》[3]尚载录有本品异名"马鞭"，如《新修本草》卷第十二："马鞭草，主下部䘌疮。村墟陌甚多。茎似细辛，花紫色，叶微似蓬蒿也。【谨案】苗似狼牙及茺蔚，抽三四穗、紫花，似车前，穗类鞭鞘，故名马鞭，都不似蓬蒿也。”[3]

明、清时期的本草著作仍沿用《名医别录》[1]记载以“马鞭草”为正名。如明·兰茂《滇南本草》[20]、陈嘉谟《本草蒙筌》[21]、李时珍《本草纲目》[5]、李中梓《本草征要》[22]，清·汪昂《本草易读》[23]、《本草备要》[6]、张璐《本经逢原》[24]、姚澜《本草分经》[25]、陈其瑞《本草撮要》[26]、张秉成《本草便读》[27]等。此外，《本草纲目》[5]尚载录有本品异名“龙牙草”、“凤颈草”，如《本草纲目》第十六卷：“马鞭草（《别录》下品）【释名】龙牙草《图经》、凤颈草……时珍曰：龙牙、凤颈，皆因穗取名。”[5]《本草纲目拾遗》尚载录有本药异名“紫顶龙牙”，如《本草纲目拾遗·草部下》卷五：“石打穿……癸丑，余亲植此草于家园，见其小暑后抽苔，届大暑即著花吐蕊，抽条成穗，俨如马鞭草之穗。其花黄而小，攒簇条上。始悟马鞭草花紫，故有紫顶龙芽之名；此则花黄，名金顶龙芽。”[28]

现代有关著作均沿用前代大多本草记载以“马鞭草”作为本品正名，如《中华人民共和国药典》[7]、《中药大辞典》[8]、《中医大辞典·中药分册》[9]、《中国医学百科全书·中医学》[10]、《中国中医药学主题词表》[11]、《中药志》[12]、《中药材手册》[13]、《全国中草药汇编》[14]、《全国中药炮制规范》[15]、《中国药材学》[16]、《中华本草》[17]等。同时尚记载有本品各地的俗称“马鞭梢”、“铁马鞭”、“白马鞭”、“疟马鞭”《全国中草药汇编》[14]，“狗牙草”、“鹤膝风”、“苦练草”、“顺捋草”、“蜻蜓草”、“退血草”、“铁马莲”、“田鸟草”、“铁扫手”、“土荆芥”、“野荆芥”、“红藤草”《中药大辞典》[8]，“紫顶龙牙草”《中国药材学》[16]，“马鞭稍”、“小铁马鞭”、“燕尾草”、“蜻蜓饭”、“狗咬草”、“铁扫帚”《中华本草》[17]等；还记载有本品原植物“马鞭草”的异名“铁马鞭”、“马鞭稍”、“透骨草”、“蛤蟆棵”、“兔子草”、“土马鞭”、“粘身蓝破”、“风须草”、“蜻蜓草”、“蜻蜓饭”、“凤颈草”、“铁扫帚”《中药志》[12]，“马鞭子”《中华本草》[17]等。

3 附录

3.1 又称：无。

3.2 俗称：鹤膝风、苦练草《广西》，顺捋草、蜻蜓草《南宁》，退血草、铁马莲《湖南》，田鸟草、铁扫手《闽东》，疟马鞭（广州），土荆芥、野荆芥《浙江》，红藤草《上海》，野荆芥（浙江、福建）。马鞭稍、小铁马鞭《四川》，燕尾草《云南》，蜻蜓饭、狗咬草、铁扫帚《福建》，马鞭梢、铁马鞭、白马鞭、紫顶龙牙草，狗牙草。

3.3 曾称：马鞭《新修本草》，龙牙草、凤颈草《本草纲目》，紫顶龙牙《本草纲目拾遗》。

3.4 原植物名称：马鞭草，铁马鞭（华东、华南、中南、陕西），马鞭梢《滇南本草》、西南），透骨草、蛤蟆棵、兔子草（江苏），土马鞭、粘身蓝破、风须草（广东），蜻蜓草、蜻蜓饭（广西、福建），凤颈草（广东），铁扫帚（华东、中南），马鞭子。

4 文献通考

《名医别录》卷第三：“马鞭草　主治下部䘌疮。”[1]

《本草经集注·草本下品》：“马鞭草　主治下部䘌疮。村墟陌甚多。茎似细辛，花紫色，叶微似蓬蒿也。”[2]

《新修本草》卷第十一：“马鞭草　主下部䘌疮。村墟陌甚多。茎似细辛，花紫色，叶微似蓬蒿也。【谨案】苗似狼牙及茺蔚，抽三四穗、紫花，似车前，穗类鞭鞘，故名马鞭，都不似蓬蒿也。”[3]

《千金翼方》卷第三：“马鞭草　主下部䘌疮。”[18]

《本草图经》下卷第九：“马鞭草　旧不载所出州土，今衡山、庐山、江淮州郡皆有之。春生苗，似狼牙，亦类益母而茎圆，高三二尺，抽三四穗子。七月、八月采苗叶，日干用。味甘、苦，微寒，有小毒。或云子亦通用。”[19]

《证类本草》卷第十一：“马鞭草　主下部䘌疮……今按《陈藏器本草》云：马鞭草，主癥癖血瘕，久疟，破血。作煎如糖，酒服。若云似马鞭鞘，亦未近之。其节生紫花，如马鞭节。”[4]

《滇南本草》第二卷：“马鞭草　今处处有之。气味苦，寒。无毒。主治妇人经水不通成劳，速煎此草服之愈。亦治痈疽毒冲心，服此神效。”[20]

《本草蒙筌》卷之三：“马鞭草　味甘、苦，气微寒。有小毒。江淮州郡多，村墟陌路有。苗叶类菊，又若狼牙。高二三尺茎圆，抽四五穗花紫。”[21]

《本草纲目》第十六卷：“马鞭草（《别录》下品）　【校正】并入《图经》龙牙草。【释名】龙牙草《图经》、凤颈草……时珍曰：龙牙、凤颈，皆因穗取名。苏颂《图经》外类重出龙牙，今并为一。又今方士谬立诸草为各色龙牙之名，甚为淆乱，不足凭信。”[5]

《本草征要》第二卷：“马鞭草　味苦，性寒，无毒。入肝、肾二经。清解热毒，治面颊肿。败杨梅恶气、理发背疮痈。血闭宜求、癥瘕须用。”[22]

《本草易读》卷四：“马鞭草百二十　辛，微寒，无毒。破血通经，杀虫消胀。治气血症结，消痈毒阴肿。”[23]

《本草备要·草部》：“马鞭草　泻，破血，消胀，杀虫。味苦，微寒。破血通经，杀虫消胀。治气血癥瘕，痈疮阴肿（捣汁涂敷）。”[6]

《本经逢原》卷二：“马鞭草　一名龙牙草。苦，微寒，无毒。发明：马鞭草色赤入肝经血分，故治妇人血气腹胀，月经不匀。”[24]

《本草纲目拾遗》卷五：“石打穿……癸丑，余亲植此草于家园，见其小暑后抽苔，届大暑即著花吐蕊，抽条成穗，俨如马鞭草之穗。其花黄而小，攒簇条上，始悟马鞭草花紫，故有紫顶龙芽之名。此则花黄，名金顶龙芽，与地蜈蚣绝不相类，因此草亦有地蜈蚣之名。故《百草镜》疑为石见穿也。”[28]

《本草分经·原例（次序略经更定）·不循经络杂品》：“马鞭草　苦微寒，破血消胀杀虫，治癥瘕疽毒。”[25]

《本草撮要》卷一：“【马鞭草】　味苦微寒。入足厥阴经。功专破血通经。杀虫消胀。治气血癥瘕痈疮阴肿。”[26]

《本草便读·草部·隰草类》：“马鞭草　肝胃两相宜。破血通淋消肿胀。苦寒偏禀劣。杀虫散热愈痈疽。”[27]

《中药志》：“马鞭草　本品为较常用中药。商品系马鞭草科植物马鞭草的干燥地上部分……【原植物】马鞭草　别名：铁马鞭（华东、华南、中南、陕西），马鞭稍《滇南本草》、西南），透骨草、蛤蟆棵、兔子草（江苏），土马鞭、粘身蓝破、风须草（广东），蜻蜓草、蜻蜓饭（广西、福建），凤颈草（广东），铁扫帚（华东、中南）。Verbena officinalis L. ——马鞭草科 Verbenaceae."[12]

《中药材手册》："马鞭草［《纲目》列入草部隰草类］　本品为干燥的全草。系马鞭草科多年生草本植物，均为野生；喜生于山坡沟边及路旁。商品中北方多不用正品马鞭草而以车钱草称'马鞭草'。广西南宁地区以一种水草名'马鞭草'，条长色黄，形似木斗，但嚼之无沾性胶汁。"[13]

《全国中草药汇编》："马鞭草　别名：马鞭梢、铁马鞭、白马鞭、疟马鞭。来源：为马鞭草科马鞭草属植物马鞭草 Verbena officinalis L.，以全草入药。"[14]

《中药大辞典》："马鞭草《别录》　【异名】凤颈草《纲目》，紫顶龙芽《纲目拾遗》，铁马鞭《草木便方》，狗牙草《中国药植志》，鹤膝风、苦练草《广西中兽医药植》，顺捋草、蜻蜓草《南宁市药物志》，退血草、铁马莲《湖南药物志》，田鸟草、铁扫手《闽东本草》，疟马鞭（广州部队《常用中草药手册》），土荆芥、野荆芥《浙江民间常用草药》，红藤草《上海常用中草药》。【基原】为马鞭草科植物马鞭草的全草。【原植物】马鞭草 Verbena officinalis L."[8]

《中医大辞典·中药分册》："马鞭草　出《名医别录》。又名凤颈草、紫顶龙芽。为马鞭草科植物马鞭草 Verbena officinalis L. 的全草。我国大部分地区均产。"[9]

《中国医学百科全书·中医学》："马鞭草　始载于《名医别录》。又名凤颈草、铁马鞭。为马鞭草科植物马鞭草 Verbena officinalis L. 的全草。中国各地均产，主产于华东、华南、西南等地区。"[10]

《全国中药炮制规范》："马鞭草　［处方用名］马鞭草。【来源】本品为马鞭草科植物马鞭草 Verbena officinalis L 的干燥地上部分。均系野生。主产于江苏、湖北、广西、贵州等地。秋季花正开时采割，除去杂质，干燥。药材以色青绿、带花穗、无根及杂质者为佳。"[15]

《中国药材学》："马鞭草　【别名】铁马鞭，疟马鞭，紫顶龙牙草，野荆芥（浙江、福建）。【来源】本品为马鞭草科植物马鞭草 Verbena officinalis L. 的全草。"[16]

《中国中医药学主题词表》"马鞭草　为马鞭草科；属活血祛瘀药、抗疟药（中药）和清热解毒药。"[11]

《中华本草》："马鞭草《别录》　【异名】马鞭《新修本草》，龙芽草、凤颈草《纲目》，紫顶龙芽《纲目拾遗》，铁马鞭《草木便方》，狗牙草《中国药用植物志》，马鞭稍、小铁马鞭《四川中药志》，顺捋草、蜻蜓草《南宁市药物志》，退血草、铁马莲《湖南药物志》，疟马鞭（广州部队《常用中草药手册》）。土荆芥、野荆芥《浙江民间常用草药》，燕尾草《云南中草药选》，白马鞭《全国中草药汇编》，蜻蜓饭、狗咬草、铁扫帚《福建药物志》……【来源】为马鞭草科植物马鞭草的全草。【原植物】马鞭草 Verbena officinalis L. 又名：兔子草、蛤蟆棵（江苏）、土马鞭（广东），马鞭子（云南）。"[17]

《中华人民共和国药典》："马鞭草 Herba verbenae　本品为马鞭草科植物马鞭草 Verbena officinalis L. 的干燥地上部分。6~8 月开花采割，除去杂质，晒干。"[7]

5　参考文献

1　魏晋·名医别录. 北京：人民卫生出版社，1986，267

2 南北朝·陶弘景．本草经集注．北京：人民卫生出版社，1994，383
3 唐·苏敬等撰．新修本草．合肥：安徽科学技术出版社，1981，280
4 宋·唐慎微．证类本草．北京：人民卫生出版社，1957，269
5 明·李时珍．本草纲目．北京：人民卫生出版社，1982，1072
6 清·汪昂．本草备要．北京：中国中医药出版社，1998，125
7 国家药典委员会编．中华人民共和国药典．一部．北京：化学工业出版社，2000，39
8 江苏新医学院编．中药大辞典．上海：上海科学技术出版社，1977，303
9 《中医大辞典》编辑委员会编．中医大辞典·中药分册．北京：人民卫生出版社，1982，9
10 《中医学》编辑委员会．中国医学百科全书·中医学．上海：上海科学技术出版社，1997，1155
11 吴兰成主编．中国中医药学主题词表．北京：中医古籍出版社，1996，240
12 中国医学科学院药物研究所等编．中药志．第四册．北京：人民卫生出版社，1993，182
13 中华人民共和国卫生部药政管理局主编．中药材手册．北京：人民卫生出版社，1959，337
14 《全国中草药汇编》编写组编．全国中草药汇编．上册．北京：人民卫生出版社，1976，86
15 中华人民共和国卫生部药政管理局编．全国中药炮制规范．北京：人民卫生出版社，1988，214
16 徐国钧等主编．中国药材学．北京：中国医药科技出版社，1996，1517
17 国家中医药管理局《中华本草》编委会．中华本草．第六册．上海：上海科学技出版社，1999，592
18 唐·孙思邈．千金翼方．北京：人民卫生出版社影印，1955，33
19 宋·苏颂．本草图经．合肥：安徽科学技术出版社，1994，286
20 明·兰茂．滇南本草．第二卷．昆明：云南人民出版社，1977，350
21 明·陈嘉谟．本草蒙筌．北京：人民卫生出版社，1988，155
22 明·李中梓．本草征要．见：李中梓医学全书．北京：中国中医药出版社，1999，132
23 清·汪昂．本草易读．北京：人民卫生出版社，1997，196
24 清·张璐．本经逢原．上海：上海科学技术出版社，1959，84
25 清·姚澜．本草分经．上海：上海科学技术出版社，1989，175
26 清·陈其瑞．本草撮要．见：珍本医书集成．本草类．上海：上海科学技术出版社，1985，29
27 清·张秉成．本草便读．上海：上海卫生出版社，1957，24
28 清·赵学敏．本草纲目拾遗．北京：人民卫生出版社，1983，96

052 王不留行
Wangbuliuxing
Semen Vaccariae

1 定名依据

1.1 正名

1.1.1 汉文名：王不留行［为石竹科植物麦蓝菜 Vaccaria segetalis（Neck.）Garcke 的干燥成熟种子］。

1.1.2 英文名：cowherb seed.

1.2 依据

1.2.1 定名的文献依据

(1)《神农本草经》卷一："王不留行　味苦，平。主金创，止血，逐痛，出刺，除风痹内寒。久服轻身、耐老、增寿。生山谷。"[1]

(2)《本草经集注·草木上品》："王不留行　味苦、甘，平，无毒。主治金疮，止血，逐痛，出刺，除风痹内寒。止心烦，鼻衄，痈疽，恶疮，瘘乳，妇人难产。久服轻身、耐老、增寿。生太山山谷。二月、八月采。今处处有。"[2]

(3)《新修本草》卷第七："王不留行　味苦、甘，平，无毒。主金疮，止血，逐痛出刺，除风痹内寒。止心烦，鼻衄，痈疽，恶疮，瘘乳，妇人难产。久服轻身、耐老、增寿。生太山山谷，二月、八月采。"[3]

(4)《证类本草》卷中："王不留行　味苦、甘，平，无毒。主金疮止血，逐痛出刺，除风痹内寒，止心烦，鼻衄，痈疽恶疮瘘乳，妇人难产。久服轻身、耐老、增寿。生泰山山谷，二月、八月采……《日华子》云：治发背游风、风疹，妇人血经不匀及难产。根、苗、花、子并通用，又名禁宫花，剪金花。"[4]

(5)《本草纲目·草部》第十六卷："王不留行　《本经·上品》【释名】禁宫花《日华》、剪金花《日华》、金盏银台。时珍曰：此物性走而不住，虽有王命不能留其行，故名。"[5]

(6)《本草从新》卷三："王不留行　通行血。甘苦而平。其性行而不住。（虽有王命、不能留行、故名）能走血分。通血脉。乃阳明冲任之药。"[6]

(7)《中华人民共和国药典》："王不留行 Semen Vaccariae　本品为石竹科植物麦蓝菜 Vaccaria segetalis（Neck.）Garcke 的干燥成熟种子。夏季果实成熟、果皮尚未开裂时采割植株，取出种子，晒干，打下种子，除去杂质，再晒干。"[7]

(8)《普通高等教育中医药类规划教材·中药学》："王不留行《本经》　为石竹科一年生或越年生草本植物麦菜篮 Vaccaria segetalis（Neck.）Garcke 的成熟种子，全国各地均产，主产于江苏、河北、山东及东北等地。夏季果实成熟，果皮尚未开裂时采割植株，晒干，打下种子，除去杂质，晒干生用或炒用。"[8]

(9)《中药大辞典》："王不留行《本经》　【异名】不留行、王不流行《吴普本草》，禁宫花、剪金花《日华子本草》，金剪刀草《稗史》，金盏银台《纲目》，麦蓝子《甘泉县志》。【基原】为石竹科植物麦蓝菜的种子。【原植物】麦蓝菜《救荒本草》Vaccaria segetalis（Neck.）Garcke，又名：道灌草、大麦牛、兔儿草、麦加菜、王牧牛。"[9]

(10)《中医大辞典·中药分册》："王不留行　出《神农本草经》。又名留行子、王不留、麦蓝子、大麦牛、奶米、王母牛。为石竹科植物麦蓝菜 Vaccaria segetalis（Neck.）Garcke 的种子。主产河北、山东、辽宁。"[10]

(11)《中国医学百科全书·中医学》："王不留行　始载于《神农本草经》。又名不留行。为石竹科植物王不留行 Vaccaria segetalis（Neck.）Garcke 的成熟种子。夏季果实成熟尚未开裂时采收全株，打落种子，除去杂质，晒干。"[11]

(12)《中国中医药学主题词表》："王不留行 VACCARIA SEGETALIS　属石竹科和活血化瘀药　D 麦蓝菜。"[12]

(13)《中药志》[13]、《中药材手册》[14]、《全国中草药汇编》[15]、《全国中药炮制规范》[16]、《中国药材学》[17]、《中华本草》[18]等现代中药著作多以"王不留行"作为本品正名（参见"文献通考"）。

1.2.2　定名选择的理由

(1) 王不留行 Semen Vaccariae，系石竹科植物麦蓝菜 Vaccaria segetalis (Neck.) Garcke 的干燥成熟种子。“王不留行”之名始见于汉《神农本草经》，并作为本品正名记录。其后的历代重要本草著作如南北朝·陶弘景《本草经集注》、唐·苏敬等撰《新修本草》、宋·唐慎微《证类本草》、明·李时珍《本草纲目》、清·吴仪洛《本草从新》等在载录本品时均以“王不留行”作为正名，并一直沿用至今。

(2) 我国最新出版的《中华人民共和国药典》、《普通高等教育中医药类规划教材·中药学》以及辞书类著作《中医大辞典·中药分册》、《中药大辞典》、《中国医学百科全书·中医学》等均以“王不留行”作为本品正名。已经广泛应用于中医药学文献的标引和检索的《中国中医药学主题词表》也以“王不留行”作为本品的正式主题词。现代本草著作如《中药志》、《全国中草药汇编》、《中华本草》、《中国药材学》、《中药材手册》、《全国中药炮制规范》等虽记载了不少本品各地的俗称，但也无一例外以“王不留行”作为本品的正名。说明“王不留行”作为本品正名已成为共识。

1.3　与正名等效的名词：无。

2　源流考释

王不留行［石竹科植物麦蓝菜 Vaccaria segetalis (Neck.) Garcke 的干燥成熟种子］始载于汉《神农本草经》卷一：“王不留行，味苦，平。主金创，止血逐痛，出刺，除风痹内寒。久服轻身、耐老、增寿。生山谷。”[1] 此后诸家本草即沿用《本经》[1] 记载，以“王不留行”为正名收载本品，如三国·吴普《吴普本草》[19]，魏晋《名医别录》[20]，南北朝·雷敩《雷公炮炙论》[21]、陶弘景《本草经集注》[2]，唐·苏敬《新修本草》[3]、孙思邈《千金翼方》[22]，宋·苏颂《本草图经》[23]、唐慎微《证类本草》[4]，元·王好古《汤液本草》[24] 等。同时尚载录有本品异名“王不流行”、“剪金草”、“禁宫花”、“剪金花”等。如《吴普本草·草木类》：“王不留行，一名王不流行。《神农》：苦，平。岐伯、雷公：甘。三月、八月采。”[19]《本草图经》卷第五：“王不留行，生泰山山谷，今江浙及并河近处皆有之……俗间亦谓之剪金草。”[23]《证类本草》卷第七：“王不留行，味苦、甘，平，无毒……日华子云：治发背游风、风疹，妇人血经不匀及难产。根、苗、花、子并通用，又名禁宫花，剪金花。”[4]

明·清时期的本草著作大多仍沿用《本经》[1] 记载以“王不留行”为正名，如明·兰茂《滇南本草》[25]、刘文泰《本草品汇精要》[26]、陈嘉谟《本草蒙筌》[27]、李时珍《本草纲目》[5]、李中梓《本草征要》[28]、卢之颐《本草乘雅半偈》[29]，清·蒋居祉《本草择要纲目》[30]、汪昂《本草易读》[31]、张璐《本经逢原》[32]、吴仪洛《本草从新》[6]、严西亭《得配本草》[33]、黄宫绣《本草求真》[34]、姚澜《本草分经》[35]、杨时泰《本草述钩元》[36]、叶志诜《神农本草经赞》[37]、凌奂《本草害利》[38]、陈其瑞《本草撮要》[39]、张秉成《本草便读》[40] 等。此外，这一时期的本草著作尚载录有本品异名“拔毒散”、“金盏银台”、“王不留”、“留行”、“翘摇子”等。如《滇南本草》第二卷：“王不留行，一名拔毒散。味苦，性寒。治妇人乳汁不通、乳痈、乳结红肿。消诸疮肿毒。”[25]《本草纲目·草部》第十六卷：“王不留行　《本经·上品》。【释名】禁宫花《日华》、剪金花《日华》、金盏银台……时珍曰：王不留行能走血分，乃阳明冲任之药。俗有‘穿山甲、王不留，妇人服了乳长流'之语，可见其性行而不住也。"[5]《本草易读》卷四："王不留行百十七……留行散：留行、蒴藋、双皮、厚朴、黄芩、白芍、干姜、甘草、川椒。治金疮、刀斧伤亡血。大疮饮服，小疮粉之。（诸方第一）"[31]《本草便读·草部·隰草类》[40]："王不留行，入阳明而达血。苦且辛平。通乳汁以行肝。走而不守。痹风淋痛。内服均除。痈肿金疮。外敷并效（王不留行多生麦田中。即俗名翘摇子）。"

但明代龚廷贤《药性歌括四百味》却以"留行子"为正名载录本品，如"留行子苦，调经催产，除风痹痉，乳痈当啖"[41]。

须予说明的是，本品的药用部分，古代本草多系全草与种子并用，而现在则只用种子。故古代本草著作中记载的本品名称并非单指种子。

现代有关著作均沿用前代大多本草记载以"王不留行"作为本品正名，如《中华人民共和国药典》[7]、《普通高等教育中医药类规划教材·中药学》[8]、《中医大辞典·中药分册》[10]、《中药大辞典》[9]、《中国医学百科全书·中医学》[11]、《中国中医药学主题词表》[12]、《中药志》[13]、《中药材手册》[14]、《全国中草药汇编》[15]、《全国中药炮制规范》[16]、《中国药材学》[17]、《中华本草》[18]等。同时尚记载有"王牡子"《中药材手册》[14]，"奶米"、王牡牛、大麦牛《全国中草药汇编》[15]，麦蓝子《中药大辞典》[9]，王母牛《中医大辞典》[10]，不留行《中国医学百科全书·中医学》[11]，不母留《中国药材学》[17]等各地的俗称以及"不留子"、"牧牛"《中药志》[13]，"道灌草"、"兔儿草"、"麦加菜"《中药大辞典》[9]，"剪金子"《中华本草》[18]等本药原植物"麦蓝菜"的异名。还记载有本品原植物"麦蓝菜"的异名"王不留行"、"不留子"、"牧牛"《中药志》[13]，"道灌草"、"大麦牛"，"兔儿草"、"麦加菜"、"王牧牛"《中药大辞典》[9]，"禁宫花"、"剪金花"、"金剪刀草"、"金盏银台"、"王母牛"《中华本草》[18]等。

3 附录

3.1 又称：炒王不留行（饮片规格名）。

3.2 俗称：王牡子（山东），麦蓝子（甘泉县），奶米、大麦牛（江苏），不母留（河北），王母牛（山东），王牡牛，不留行，剪金子。

3.3 曾称：王不流行《吴普本草》，剪金草《本草图经》，禁宫花、剪金花《日华子本草》，拔毒散《滇南本草》，留行子《药性歌括四百味》，金盏银台、王不留《本草纲目》，留行《本草易读》，翘摇子《本草便读》。

3.4 原植物名称：麦蓝菜，王不留行（通称），不留子（河北），牧牛（山东），道灌草，大麦牛（江苏），兔儿草，麦加菜，王牧牛，禁宫花，剪金花，金剪刀草，金盏银台，王母牛（山东）。

4 文献通考

《神农本草经》卷一："王不留行 味苦，平。主金创，止血逐痛，出刺，除风痹内寒。久服轻身、耐老、增寿。生山谷。"[1]

《吴普本草·草木类》："王不留行 一名王不流行。《神农》：苦，平。《岐伯》、《雷公》：甘。三月、八月采。"[19]

《名医别录·上品》卷第一："王不留行 味甘，平，无毒。止心烦，鼻衄，痈疽，恶疮，瘘乳，妇人难产。生太山。二月、八月采。”[20]

《雷公炮炙论》上卷：“王不留行　凡采得，拌浑蒸，从巳至未，出，却下浆水浸一宿，至明出，焙干用之。”[21]

《本草经集注·草木上品》：“王不留行　味苦、甘，平，无毒。主治金疮，止血，逐痛，出刺，除风痹内寒。止心烦，鼻衄，痈疽，恶疮，瘘乳，妇人难产。久服轻身、耐老、增寿。生太山山谷。二月、八月采。今处处有。”[2]

《新修本草》卷第七：“王不留行　味苦、甘，平，无毒。主金疮，止血，逐痛出刺，除风痹内寒。止心烦，鼻衄，痈疽，恶疮，瘘乳，妇人难产。久服轻身、耐老、增寿。生太山山谷，二月、八月采。”[3]

《千金翼方》卷第二：“王不留行　味苦甘，平，无毒。主金疮，止血，逐痛出刺，除风痹内寒，止心烦，鼻衄、痈疽，恶疮、瘘乳，妇人产难。久服轻身、耐老、增寿。生太山山谷，二月八月采。”[22]

《本草图经·草部上品之下》卷第五：“王不留行　生泰山山谷，今江浙及并河近处皆有之。苗茎俱青，高七八寸以来；根黄色如荠根；叶尖如小匙头，亦有似槐叶者；四月开花，黄紫色，随茎而生，如松子状，又似猪蓝花。五月内采苗茎，晒干用。俗间亦谓之剪金草。”[23]

《证类本草》卷七：“王不留行　味苦、甘，平，无毒。主金疮止血，逐痛出刺，除风痹内寒，止心烦，鼻衄，痈疽恶疮瘘乳，妇人难产。久服轻身、耐老、增寿。生太山山谷，二月、八月采……《日华子》云：治发背游风、风疹，妇人血经不匀及难产。根、苗、花、子并通用，又名禁宫花，剪金花。”[4]

《汤液本草》卷之四：“王不留行　味苦，阳中之阴。甘平。无毒。《珍》云：下乳，引导用之。《药性论》云：治风毒，通血脉。《日华子》云：治游风，风疹，妇人月经不匀。”[24]

《滇南本草》第二卷：“王不留行　一名拔毒散。味苦，性寒。治妇人乳汁不通、乳痈、乳结红肿。消诸疮肿毒。治小儿尿血，血淋，祛皮肤瘙痒，消风解热。梗、叶，细末醋调，敷痈疽疮溃散……——范本卷十一：小年药，又名拔毒散，一名扒毒散。治一切疮毒肿痛，为末，醋调敷。”[25]

《本草品汇精要》卷之九：“王不留行（出《神农本经》）　主金疮，止血逐痛，出刺，除风痹内寒，久服轻身、耐老、增寿（以上朱字《神农本经》）。止心烦，鼻衄，痈疽，恶疮，瘘乳，妇人难产（以上黑字名医所录）。【名】禁宫花、剪金花、剪金草。”[26]

《药性歌括四百味·正文》：“留行子苦，调经催产，除风痹痉，乳痈当啖。”[41]

《本草蒙筌》卷之三：“王不留行（即剪金花）　味苦、甘，气平。阳中之阴。无毒。江浙近道俱有，茎青七八寸长。叶尖如小匙豆，花开系黄紫色。子如黍、粟谷黑微圆。三月采根茎，五月取花子。”[27]

《本草纲目·草部》第十六卷：“王不留行　《本经·上品》【释名】禁宫花《日华》、剪金花《日华》、金盏银台。时珍曰：此物性走而不住，虽有王命不能留其行，故名。《吴普本草》作一名王不流行，盖误也……时珍曰：王不留行能走血分，乃阳明冲任之药。俗有‘穿山甲、王不留，妇人服了乳长流’之语，可见其性行而不住也。按：王执中《资生经》云：一妇人患淋卧久，诸药不效。其夫夜告予。予按既效方治诸淋，用剪金花十余叶煎汤，遂令服之。明早来云：病减八分矣。再服而愈。剪金花，一名禁宫花，一名金盏银台，一名王不留行是也。”[5]

《本草征要》第二卷：“王不留行　味苦，性平，无毒。入大肠经。水浸、焙。行血通乳，止衄消疔。”[28]

《本草乘雅半偈》第三帙：“王不留行《本经·上品》　【气味】苦平，无毒。【主治】主金疮，止血逐痛，出刺，除风痹内寒，止心烦、鼻衄、痈疽、恶疮、瘘疮、妇人难产。久服轻身、耐老、增寿。”[29]

《本草择要纲目·平性药品》：“王不留行　【苗子】【气味】苦平无毒。【主治】金疮止血。逐痛出刺。除风痹内塞。止心烦、鼻衄、痈疽、恶疮、瘘。”[30]

《本草易读》卷四：“王不留行　蒸之，浆水浸，焙用。苦，平，无毒。入厥阴肝。性行而不留。下乳催生，通经止衄，除风祛痹，行瘀调经。平金疮而止血，利小便而除烦。解疮痈之毒，出竹木之刺……留行散：留行、蒴藋、双皮、厚朴、黄芩、白芍、干姜、甘草、川椒。治金疮、刀斧伤亡血。大疮饮服，小疮粉之。（诸方第一）”[31]

《本经逢原》卷二：“王不留行　即剪金花，俗名金盏银台。苦甘平，无毒。”[32]

《本草从新》卷三：“王不留行　通行血。甘苦而平。其性行而不住。（虽有王命、不能留行、故名）能走血分。通血脉。乃阳明冲任之药。”[6]

《得配本草》卷三：“王不留行　一名金盏银台。甘、苦、平。入手少阴、足厥阴经血分。通血脉，治诸淋，下乳汁，催生产，疗疮疡，除风痹。”[33]

《本草求真·上编》卷五：“王不留行（专入肝胃）　在古已命其名。谓此虽有王命。其性走而不守。不能以留其行也。”[34]

《本草分经·原例（次序略经更定）·奇经八脉》：“（攻）王不留行　甘苦平，阳明冲任血分之药，其性行而不住，通血脉，除风，利便，治金疮、痈疽，出竹木刺。”[35]

《本草述钩元》卷九：“王不留行　又名禁宫花、翦金花、金盏银台。所在麦地中有之。茎叶俱青。苗高一二尺。三四月开红白小花。如铎铃状。结实如灯笼草。壳有五棱。内包一实如豆大。实内细子如菘。生白熟黑。正圆如细珠。”[36]

《神农本草经赞》卷一：“王不留行　味苦平。主金创。止血逐痛，出刺。除风痹内寒。久服轻身、耐老、增寿。生山谷。”[37]

《本草害利·肝部药队》：“王不留行　【害】其性行而不住，失血后，崩漏家及孕妇，并忌之。【利】甘苦平，入阳明冲任之经，走血分，通血脉，利便、通经，催生、下乳汁，止金疮、痈疡、疔毒。”[38]

《本草撮要》卷一：“【王不留行】　味甘苦。入足厥阴经。功专行而不住。又为阳明冲任之药。通经、下乳、催生。得穿山甲服之。下乳甚捷。”[39]

《本草便读·草部·隰草类》：“王不留行　入阳明而达血。苦且辛平。通乳汁以行肝。走而不守。痹风、淋痛。内服均除。痈肿、金疮。外敷并效（王不留行多生麦田中。即俗名翘摇子）。”[40]

《中药志》：“王不留行　本品为常用中药。各地因用药习惯不同，较为混乱，但以石竹科植物麦蓝菜的种子使用较为普遍，一般认为是正品。……【原植物】麦蓝菜　别名：王不留行（通称），不留子（河北），牧牛（山东）。Vaccaria segetalis（Neck.）Garcke（V. pyramidata Medic.）——石竹科 Caryophyllaceae.”[13]

《中药材手册》："王不留行［《纲目》列入草部隰草类］　本品为干燥的种子。原植物系石竹科一年生草本植物，均为野生。商品王不留行较为混乱。如贵州，湖北利川、恩施所用系野豌豆类；四川所用系金丝桃科植物元宝草（当地俗称'对叶草'、'崔崔草'）的干燥全草；广东所用系桑科植物薜，荔又名'木莲'（当地俗称'馒头米壳'）的干燥果实。药效是否相同，尚需进一步研究。［别名］王不留、留行子、王牡子（山东）。"[14]

《全国中草药汇编》："王不留行　别名：留行子、奶米、王牡牛、大麦牛。来源：为石竹科麦蓝菜属植物麦蓝菜 Vaccaria segetalis（Neck.）Garcke（V. pyramidata Medic.）的种子。"[15]

《中药大辞典》："王不留行《本经》　【异名】不留行、王不流行《吴普本草》，禁宫花、剪金花《日华子本草》，金剪刀草《稗史》，金盏银台《纲目》，麦蓝子《甘泉县志》【基原】为石竹科植物麦蓝菜的种子。【原植物】麦蓝菜《救荒本草》Vaccaria segetalis（Neck.）Garcke，又名：道灌草、大麦牛、兔儿草、麦加菜、王牧牛。"[9]

《中医大辞典·中药分册》："王不留行　出《神农本草经》。又名留行子、王不留、麦蓝子、大麦牛、奶米、王母牛。为石竹科植物麦蓝菜 Vaccaria segetalis（Neck.）Garcke 的种子。主产河北、山东、辽宁。"[10]

《中国医学百科全书·中医学》："王不留行　始载于《神农本草经》。又名不留行。为石竹科植物王不留行 Vaccaria segetalis（Neck.）Garcke 的成熟种子。夏季果实成熟尚未开裂时采收全株，打落种子，除去杂质，晒干。"[11]

《全国中药炮制规范》："王不留行　［处方用名］王不留行、炒王不留行。【来源】本品为石竹科植物麦菜篮 Vaccaria segetalis（Neck.）Garcke 的干燥成熟种子。野生或栽培。主产于河北、山东、辽宁、黑龙江等地。秋季，种子成熟，果皮尚未开裂时，割取全株，干燥，打下种子，除去梗叶等杂质，再干燥。药材以子粒均匀、充实饱满、色乌黑者为佳。［炮制］王不留行、炒王不留行。"[16]

《中国药材学》："王不留行　【别名】奶米，大麦牛（江苏），不母留（河北），王母牛（山东）。【来源】本品为石竹科植物麦蓝菜 Vaccaria segetalis（Neck.）Garcke（V. pyramidata Medic.）的种子。"[17]

《中国中医药学主题词表》："王不留行 VACCARIA SEGETALIS　属石竹科和活血化瘀药　D 麦蓝菜。"[12]

《普通高等教育中医药类规划教材·中药学》："王不留行《本经》　为石竹科一年生或越年生草本植物麦菜篮 Vaccaria segetalis（Neck.）Garcke 的成熟种子，全国各地均产，主产于江苏、河北、山东及东北等地。夏季果实成熟，果皮尚未开裂时采割植株，晒干，打下种子，除去杂质，晒干生用或炒用。"[8]

《中华本草》："王不留行《本经》　【异名】奶米《救荒本草》，王不留《纲目》，麦蓝子《甘泉县志》，剪金子《新华本草纲要》，留行子（山乐）……【来源】为石竹科植物麦蓝菜的种子。【原植物】麦蓝菜《救荒本草》Vaccaria segetalis（Neck.）Garcke［Saponaria sagetalis Neck.；Vaccaria pyramidata Medic.］又名：禁宫花、剪金花《日华子》，金剪刀草《稗史》，金盏银台《纲目》，王母牛（山东），大麦牛（江苏）。"[18]

《中华人民共和国药典》："王不留行 Semen Vaccariae　本品为石竹科植物麦蓝菜 Vaccaria segetalis（Neck.）Garcke 的干燥成熟种子。夏季果实成熟、果皮尚未开裂时采割植株，取出种子，晒干，打下种子，除去杂质，再晒干。”[7]

5 参考文献

1 汉·神农本草经．清顾观光重辑本．北京：人民卫生出版社，1955，9

2 南北朝·陶弘景．本草经集注．北京：人民卫生出版社，1994，245

3 唐·苏敬等撰．新修本草．合肥：安徽科学技术出版社，1981，184

4 宋·唐慎微．证类本草．北京：人民卫生出版社，1957，191

5 明·李时珍．本草纲目．上册．北京：人民卫生出版社，1982，1062

6 清·吴仪洛．本草从新．北京：中医古籍出版社，2001，54

7 国家药典委员会编．中华人民共和国药典．一部．北京：化学工业出版社，2000，40

8 雷载权主编．普通高等教育中医药类规划教材·中药学．上海：上海科学技术出版社，1995，211

9 江苏新医学院编．中药大辞典．上海：上海科学技术出版社，1977，311

10 《中医大辞典》编辑委员会编．中医大辞典·中药分册．北京：人民卫生出版社，1982，51

11 《中医学》编辑委员会．中国医学百科全书·中医学．上海：上海科学技术出版社，1997，1154

12 吴兰成主编．中国中医药学主题词表．北京：中医古籍出版社，1996，394

13 中国医学科学院药物研究所等编．中药志．第三册．北京：人民卫生出版社，1993，204

14 中华人民共和国卫生部药政管理局主编．中药材手册．北京：人民卫生出版社，1959，195

15 《全国中草药汇编》编写组编．全国中草药汇编．上册．北京：人民卫生出版社，1978，171

16 中华人民共和国卫生部药政管理局编．全国中药炮制规范．北京：人民卫生出版社，1988，123

17 徐国钧等主编．中国药材学．北京：中国医药科技出版社，1996，1212

18 国家中医药管理局《中华本草》编委会．中华本草．第二册．上海：上海科学技术出版社，1999，802

19 三国·吴普．吴普本草．北京：人民卫生出版社，1987，31

20 魏晋·名医别录．北京：人民卫生出版社，1986，56

21 南北朝·雷敩．雷公炮炙论．上海：上海中医学院出版社，1986，28

22 唐·孙思邈著．千金翼方．北京：人民卫生出版社影印，1955，23

23 宋·苏颂．本草图经．合肥：安徽科学技术出版社，1994，129

24 元·王好古．汤液本草．见：景印文渊阁四库全书（745）．北京：中医古籍出版社，1986，969

25 明·兰茂．滇南本草．第二卷．昆明：云南人民出版社，1977，172

26 明·刘文泰．本草品汇精要．北京：人民卫生出版社，1982，289

27 明·陈嘉谟．本草蒙筌．北京：人民卫生出版社，1988，179

28 明·李中梓．本草征要．见：李中梓医学全书．北京：中国中医药出版社，1999，132

29 明·卢之颐．本草乘雅半偈．北京：人民卫生出版社，1986，178

30 清·蒋居祉．本草择要纲目．见：珍本医书集成．本草类．上海：上海科学技术出版社，1985，128

31 清·汪昂．本草易读．北京：人民卫生出版社，1997，194

32 清·张璐．本经逢原．上海：上海科学技术出版社，1959，83

33 清·严西亭．得配本草．卷三．上海：上海卫生出版社，1957，25

34 清·黄宫绣．本草求真．上海：上海科学技术出版社，1959，220

35 清·姚澜．本草分经．上海：上海科学技术出版社，1989，154

36 清·杨时泰．本草述钩元．上海：科技卫生出版社，1958，270

37 清·叶志诜．神农本草经赞．见：珍本医书集成．本草类．上海：上海科学技术出版社，1985，126

38 清·凌奂．本草害利．北京：中医古籍出版社，1982，43

39 清·陈其瑞. 本草撮要. 见：珍本医书集成. 本草类. 卷一. 上海：上海科学技术出版社，1985，28
40 清·张秉成. 本草便读. 上海：上海卫生出版社，1957，24
41 明·龚廷贤. 药性歌括四百味. 见：药性歌括四百味白话解. 北京：人民卫生出版社，2002，291

053 天仙子
Tianxianzi
Semen Hyoscyami

1 定名依据

1.1 正名

1.1.1 汉文名：天仙子（为茄科植物莨菪 Hyoscyamus niger L. 的干燥成熟种子）。

1.1.2 英文名：henbane seed.

1.2 依据

1.2.1 定名的文献依据

(1)《中华人民共和国药典》："天仙子 Semen Hyoscyami 本品为茄科植物莨菪 Hyoscyamus niger L. 的干燥成熟种子。夏、秋二季果皮变黄色时，采摘果实，曝晒，打下种子，筛去果皮、枝梗，晒干。"[1]

(2)《中药大辞典》："天仙子《本草图经》【异名】莨菪子《本经》，莨蔫子《本草经集注》，牙痛子《本草原始》，小颠茄子《岭南采药录》，熏牙子《陕西中药志》。【基原】为茄科植物莨菪的种子。【原植物】莨菪 Hyoscyamus niger L. 又名：横唐《本经》，行唐《别录》，《玉篇》，山烟、山大烟、野大烟。"[2]

(3)《中医大辞典·中药分册》："天仙子 出《本草图经》。又名莨菪子、牙痛子、小颠茄子、熏牙子。为茄科植物莨菪 Hyoscyamus niger L. 的种子。主产河南、河北、辽宁。"[3]

(4)《中国中医药学主题词表》："天仙子 SEMEN HYOSCYAMI 为茄科植物莨菪干燥成熟种子；属止痛药（中药）和平肝熄风药 C 莨菪 D 莨菪子。"[4]

(5)《中药志》："天仙子 本品为少常用中药。商品主要为茄科植物莨菪的种子。……【原植物】①莨菪 别名：天仙子（通称），山烟（东北），铃铛草、牙痛子（华北、西北），唐葱莨菪子（西藏藏语），冈伍入克（新疆），米罐子（甘肃），特纳格－乌布斯（内蒙古蒙语）。Hyoscyamus niger L. ——茄科 Solanaceae②小莨菪 别名：山烟（东北）。Hyoscyamus bohemicus F. W. Schmidt（H. agrestis Kit. ex Schult., H. niger var. annuus Sims, H. niger var. agrestis Koch, H. niger var. chinensis Makino）——茄科 Solanaceae."[5]

(6)《中药材手册》："天仙子［纲目列入草部毒草类莨菪项下］ 本品为干燥的种子。原植物系茄科二年生草本植物，均为野生。我国北部各省均有分布，广大地区均使用本品。南方各省如江苏、浙江、湖北、湖南、江西、广东等地用另一种进口天仙子，形状与莨菪子有显著不同。此外，有的地区如陕西所产天仙子，形状与上述二种均不相同。江苏南京地区以水红花子作天仙子药用。按天仙子应以国产莨菪子为正品，进口天仙子须作进一步研究。［别名］莨菪子。”[6]

(7)《中国药材学》:“天仙子 【别名】莨菪子。【来源】本品为茄科植物莨菪 Hyoscyamus niger L. 的种子。多系野生，亦有栽培。主产于河南、河北、辽宁等地。夏末秋初，当果实成熟时，割取全株或果枝，晒干后打下种子，除去杂质。药材以粒大、饱满者为佳。”[7]

(8)《中华本草》:“天仙子《本草图经》【异名】莨菪子《本经》，莨蔷子《本草经集注》，莨菪实《箧中方》，牙痛子《本草原始》，小颠茄子《岭南采药录》，米罐子《中药志》，熏牙子《陕西中药志》。……【来源】为茄科植物莨菪、小天仙子的成熟种子。【原植物】①莨菪 Hyoscyamus niger L. 又名：横唐《本经》，行唐《别录》，莨蔷《本草经集注》， 《玉篇》，蔺蒻《纲目》，山烟、铃铛草《中药志》。②小天仙子 Hyoscyamus bohemicus F. W. Schmidt 又名：小莨菪、山烟《中药志》。”[8]

(9)《华佗神方》卷四:“患者满身胀痛，面色黯然，各部皆现黑斑，是为毒在脏腑，以致气滞血凝。方用：苏木、延胡索、五灵脂、天仙子、萝卜子各一两，三棱、莪术、姜黄、陈皮、槟榔、枳实、厚朴各七钱，乌药五钱，香附四钱，沉香、降香各三钱，阿魏二钱，捣细末为丸如绿豆大，每服十五丸，砂仁汤下。不加引，水煎服。”[9]

(10)《仁术便览》卷二:“【柴苓汤】治泄泻发热。又方 治伤寒泄泻者好：天仙子，治肠滑久泻不止。大人五分，小人二分，和面作焦饼服，极收涩。”[10]

(11)《串雅外编》卷二:“虫牙：天仙子一撮，入小口瓶内烧烟，竹筒引烟入虫孔内熏即死，永不发。又，天仙子入瓶内，热汤淋下，口含瓶口，令气熏之，冷更作，尽三含乃止，有津涎可去，甚效。”[11]

(12)《验方新编》卷二十三:“肾俞穴伤（脊背第十五椎，命门之下）：生地一钱，破故纸、天仙子、乌药各一钱二分，黄柏、牡蛎、元胡索、小茴、泽兰、红花、紫草、苏木、乳香、木香、杜仲各八分，不加引，水煎服。”[12]

(13)《本草纲目》第十七卷:“【附方】……风痹厥痛：天仙子三钱（炒），大草乌头、甘草半两，五灵脂一两。为末，糊丸梧子大，以螺青为衣。每服十丸，男子菖蒲酒下，女子芫花汤下《圣济录》……风牙虫牙：《瑞竹堂方》：用天仙子一撮，入小口瓶内烧烟，竹筒引烟，入虫孔内，熏之即死，永不发……”[13]

1.2.2 定名选择的理由

(1) 天仙子 Semen Hyoscyami，系茄科植物莨菪 Hyoscyamus niger L. 的干燥成熟种子。虽然《神农本草经》始载本药时以“莨菪子”作为本品正名，建国以前的本草著作也多予以沿载，但以“天仙子”作为正名组方在古代多有记载，如明·张浩《仁术便览》，清·赵学敏《串雅外编》、鲍相璈《验方新编》以及清末人托名华佗著作的《华佗神方》等。

(2) 建国以前的本草著作中虽多以“天仙子”作为本品为异名，但在本草著作的附方中却有不少以“天仙子”作为正名组方者，如我国古代影响最大的本草著作《本草纲目》中就有多首以“天仙子”作为正名组方的方剂。

(3) 我国最新出版的《中华人民共和国药典》以及辞书类著作《中医大辞典·中药分册》、《中药大辞典》等均以“天仙子”作为本品正名。已经广泛应用于中医药学文献的标引和检索的《中国中医药学主题词表》也以“天仙子”作为本药的正式主题词。现代本草著作如《中药志》、《中华本草》、《中国药材学》、《中药材手册》等也均以“天仙子”作为本品的正名。说明“天仙子”作为本品正名已成为多数学者的共识。

1.3 与正名等效的名词：无。

2 源流考释

天仙子（为茄科植物莨菪 Hyoscyamus niger L. 的干燥成熟种子）原称“莨菪子”，又称“横唐”，始载于汉《神农本草经》：“莨菪子，味苦，寒。主齿痛出虫，肉痹拘急，使人健行，见鬼。多食，令人狂走。久服，轻身、走及奔马、强志、益力、通神。一名横唐。生川谷。”[14]

此后，南北朝至隋唐时期的本草著作即多以“莨菪子”作为正名载录本品，如魏晋《名医别录》[15]，南北朝·雷敩《雷公炮炙论》[16]、陶弘景《本草经集注》[17]，唐·苏敬等《新修本草》[18]、孙思邈《千金翼方》[19]等。同时尚出现有本品异名“行唐”等，如《名医别录》卷第三：“莨菪子，味甘，有毒。主治癫狂风痫，癫倒拘挛。一名行唐。”[15]

“天仙子”之名始见于宋·苏颂《本草图经》：“莨菪子……五月结实，有壳作罂子，状如小石榴，房中子至细，青白色，如米粒，一名天仙子。”[20]此后的本草著作即多以“天仙子”作为本品异名载录，如宋·唐慎微《证类本草》[21]、金·李杲《珍珠囊药性赋》[22]等。此外，《本草图经》尚记载了《箧中方》中出现的本品异名“莨菪实”：“又《箧中方》主肠风，莨菪煎：取莨菪实一升治之，曝干，捣筛，生姜半斤，取汁，二物相合银锅中，更以无灰酒二升，投之。”[20]

明、清时期的本草著作大多仍沿用《本经》[14]记载以“莨菪子”为正名，如明刘文泰《本草品汇精要》[23]、陈嘉谟《本草蒙筌》[24]、《本草崇原》[25]、汪昂《本草易读》[26]等。但还出现有以本品原植物“莨菪”代称本品者，如明·李时珍《本草纲目》[13]，清·张璐《本经逢原》[27]、耿世珍《本草纲目别名录》[28]等。而“天仙子”在这一时期的本草著作中均被称为异名。同时新出现的本品异名尚有“牙疼子”以及原植物的异名“狼蓎”，“蔰蔼”等。如明李中立《本草原始》：“莨菪子，始生海滨川谷及雍州，今处处有之……一名天仙子。因治牙疼获效，又呼牙疼子。”[29]明刘文泰《本草品汇精要》：“莨菪，有毒，植生。【莨】（音浪）【菪】（音荡）【子】（出《神农本经》）……【名】横唐、行唐、天仙子、狼蓎。”[23]明李时珍《本草纲目》：“莨菪（音浪荡。《本经·下品》）。【释名】天仙子《图经》、横唐《本经》、行唐《别录》。时珍曰：莨菪，一作蔰蔼。其子服之，令人狂狼放宕，故名。”[13]

在明、清时期的方书中，已有许多以“天仙子”作为正名组方应用的载录，如明·张洁《仁术便览》[10]的“柴苓汤”，清·赵学敏《串雅外编》[11]的治“虫牙”方、清·鲍相璈《验方新编》[12]的“肾俞穴伤”方等。这一时期的本草著作中虽均称本品为异名，但在本草著作的附方中亦有不少以“天仙子”作为正名组方者，如《本草纲目·草部第十七卷·草之六·莨菪》：“【附方】……风痹厥痛：天仙子三钱（炒），大草乌头、甘草半两，五灵脂一两。为末，糊丸梧子大，以螺青为衣。每服十丸，男子菖蒲酒下，女子芫花汤下《圣济录》。……风牙虫牙：《瑞竹堂方》：用天仙子一撮，入小口瓶内烧烟，竹筒引烟，入虫孔内，熏之即死，永不发。”[13]此外，原题汉华佗撰、唐孙思邈编集的《华佗神方》在"治䃼痧神方"中也以"天仙子"为正名组方，如："患者满身胀痛，面色黯然，各部皆现黑斑，是为毒在脏腑，以致气滞血凝。方用：苏木、延胡索、五灵脂、天仙子、萝卜子各一两……不加引，水煎服。"[9]

"天仙子"作为本品正名古代文献未见记载，现代有关著作则大多以"天仙子"作为本品正名，如《中华人民共和国药典》[1]、《中药大辞典》[2]、《中医大辞典·中药分册》[3]、《中国中医药学主题词表》[4]、《中药志》[5]、《中药材手册》[6]、《中国药材学》[7]、《中华本草》[8]等；有的以"莨菪子"作为本品正名，如《全国中草药汇编》[30]、《全国中药炮制规范》[31]、《中国医学百科全书·中医学》[32]等。同时尚记载有"山菸"、"牙痛子"、"薰牙子"《全国中草药汇编》[30]，"小颠茄子"、"熏牙子"《中药大辞典》[2]，"米罐子"《中华本草》[8]等各地的俗称。还记载有本品原植物"莨菪"的异名"天仙子"、"山烟"、"铃铛草"、"牙痛子"、"唐葱莨菪子"、"冈伍入克"、"米罐子"、"特纳格－乌布斯"《中药志》[5]，"横唐"、"行唐"、"菧"、"山大烟"、"野大烟"《中药大辞典》[2]，"狼蓎"、"蔺蒚"《中华本草》[8]等。

须予指出的是，现代有些本草著作记载的"天仙子"尚包括茄科植物小天仙子（又称小莨菪、北莨菪）Hyoscyamus bohemicus F. W. Schmidt. 的干燥成熟种子，而古代本草记载的"天仙子"与现在茄科植物莨菪 Hyoscyamus niger L. 一致，故本文考释的仅为茄科植物莨菪 Hyoscyamus niger L. 的干燥成熟种子，特予说明。

3 附录

3.1 又称：无。

3.2 俗称：小颠茄子（岭南），熏牙子（陕西），牙痛子，山菸，薰牙子，米罐子。

3.3 曾称：莨菪子、横唐《神农本草经》，行唐《名医别录》，莨菪实《篋中方》，牙疼子《本草原始》。

3.4 原植物名称：莨菪，天仙子（通称），山烟（东北），铃铛草、牙痛子（华北、西北），唐葱莨菪子（西藏藏语），冈伍入克（新疆），米罐子（甘肃），特纳格－乌布斯（内蒙古蒙语），横唐，行唐，菧，山大烟，野大烟，狼蓎，蔺蒚。

4 文献通考

《神农本草经》卷四："莨菪子　味苦，寒。主齿痛出虫，肉痹拘急，使人健行，见鬼。多食，令人狂走。久服，轻身、走及奔马、强志、益力、通神。一名横唐。生川谷。"[14]

《名医别录》卷第三："莨菪子　味甘，有毒。主治癫狂风痫，癫倒拘挛。一名行唐。生海滨及雍州。五月采子。"[15]

《雷公炮炙论》下卷："莨菪子　凡使，勿令使苍冥子，其形相似，只是服无效，时人多用杂之。其苍冥子色微赤。若修事十两，以头醋一镒，煮尽醋为度，却用黄牛乳汁浸一宿，至明，看牛乳汁黑，即是莨菪子。"[16]

《本草经集注·草木下品》："莨菪子　味苦、甘，寒，有毒。主治齿痛，出虫，肉痹，拘急，使人健行，见鬼。治癫狂风痫，颠倒拘挛。多食令人狂走。久服轻身，走及奔马，强志，益力，通神。一名横唐，一名行唐。生海滨川谷及雍州。五月采子。今处处亦有。子形颇似五味核而极小。惟入治癫狂方用，寻此乃不可多食过剂尔。久服自无嫌，通神健行，足为大益，而《仙经》不见用之，今方家多作莨菪也。”[17]

《新修本草》卷第十：“莨菪子　味苦、甘，寒，有毒。主齿痛出虫，肉痹拘急，使人健行、见鬼。疗癫狂、风痫、颠倒、拘挛。多食令人狂走。久服轻身、走及奔马，强志，益力，通神。一名横唐，一名行唐。生海滨川谷及雍州。五月采子。今处处亦有。子形颇似五味核而极小。惟入疗癫狂方用，寻此乃不可多食过剂耳。久服自无嫌，通神健行，足为大益，而《仙经》不见用之，今方家多作莨菪也。”[18]

《千金翼方》卷第三：“莨菪子　味苦甘，寒，有毒……久服轻身，走及奔马，强志，益力，通神。一名横唐，一名行唐。生海滨川谷及雍州，五月采子。”[19]

《本草图经·草部下品之上第八》：“莨菪子　生海滨川谷及雍州，今处处有之。苗茎高二三尺许，叶似地黄、王不留行、红蓝等而三指阔；四月开花，紫色；苗、荚、茎有白毛；五月结实，有壳作罂子，状如小石榴，房中子至细，青白色，如米粒，一名天仙子。五月采子，阴干……又《篋中方》主肠风，莨菪煎：取莨菪实一升治之，曝干，捣筛，生姜半斤，取汁，二物相合银锅中，更以无灰酒二升，投之，上火煎令如稠饧，即旋投酒，度用酒可及五升以来，即止。煎，令可丸，大如梧子。”[20]

《证类本草》卷第十：“莨（音浪）菪（音荡）子　味苦、甘，寒，有毒。主齿痛出虫，肉痹拘急，使人健行，见鬼，疗癫狂、风痫、颠倒、拘挛。多食令人狂走。久服轻身，走及奔马，强志、益力、通神。一名横唐，一名行唐。生海滨川谷及雍州。五月采子……图经曰：莨菪子……一名天仙子。五月采子，阴干。”[21]

《珍珠囊药性赋》卷三：“莨菪子，处处有之，味苦辛有毒，一名天仙子，虽云有毒，得甘草升麻即解。”[22]

《本草品汇精要》卷之十三：“莨菪　有毒，植生。【莨】（音浪）【菪】（音荡）【子】（出《神农本经》）。主齿痛出虫，肉痹拘急，使人健行，见鬼，多食令人狂走，久服轻身，走及奔马，强志、益力、通神（以上朱字《神农本经》。疗癫狂、风痫、颠倒、拘挛（以上黑字《名医所录》）。【名】横唐　行唐　天仙子　狼蓎……【赝】苍冥子为伪。”[23]

《本草蒙筌》卷之三：“莨（音浪）菪（音荡）子（即天仙子）　味苦、甘，气寒。有毒。山谷各处生，苗高四尺许。叶阔三指，夏开白花。实同罂粟作房，子如黍米成粒。”[24]

《本草纲目》第十七卷：“莨菪（音浪荡。《本经·下品》）　【释名】天仙子《图经》、横唐《本经》、行唐《别录》。时珍曰：莨菪，一作蔺蔼。其子服之，令人狂狼放宕，故名。……【附方】……风痹厥痛：天仙子三钱（炒），大草乌头、甘草半两，五灵脂一两。为末，糊丸梧子大，以螺青为衣。每服十丸，男子菖蒲酒下，女子芫花汤下。《圣济录》……风牙虫牙：《瑞竹堂方》：用天仙子一撮，入小口瓶内烧烟，竹筒引烟，入虫孔内，熏之即死，永不发。”[13]

《仁术便览》卷二：“【柴苓汤】治泄泻发热。又方　治伤寒泄泻者好：天仙子，治肠滑久泻不止。大人五分，小人二分，和面作焦饼服，极收涩。”[10]

《本草原始》卷三：“莨菪子，始生海滨川谷及雍州，今处处有之。苗茎高二三尺许，叶似地黄、王不留行、红蓝等而三指阔；四月开花，紫色；苗、荚、茎有白毛；五月结实，有壳作罂子，状如小石榴，房中子至细，青白色，如米粒。五月采子，阴干。其子服之，令人狂浪放荡，故名莨菪子。一名天仙子。因治牙疼获效，又呼牙疼子。”[29]

《本草崇原》卷下：“莨菪子　气味苦寒，有毒。主治齿痛出虫，肉痹拘急。久服轻身，使人健行，走及奔马，强志、益力、通神、见鬼，多食令人狂走（莨，莨浪。菪，音荡）。莨菪子一名天仙子。”[25]

《本草易读》卷五：“莨菪子百九十一　醋煮干，牛乳浸。苦，辛，热，有毒。疗癫疾风痫，治肉痹拘急。熏虫牙而洗阴汗，止冷痢而收脱肛。安心定志，聪耳明目，除邪驱风，通神见鬼。”[26]

《本经逢原》卷二：“莨菪　一名天仙子。子苦寒，根苦辛，有毒。《本经》主齿痛，出虫，肉痹拘急，多食令人狂走。”[27]

《串雅外编》卷二：“虫牙：天仙子一撮，入小口瓶内烧烟，竹筒引烟入虫孔内熏即死，永不发。又，天仙子入瓶内，热汤淋下，口含瓶口，令气熏之，冷更作，尽三含乃止，有津涎可去，甚效。”[11]

《本草纲目别名录·本草纲目释名·草部（上）》：“莨菪（天仙子、行唐、横唐）。”[28]

《验方新编》卷二十三：“脊背门……　肾俞穴伤（脊背第十五椎，命门之下）：生地一钱，破故纸、天仙子、乌药各一钱二分，黄柏、牡蛎、元胡索、小茴、泽兰、红花、紫草、苏木、乳香、木香、杜仲各八分，不加引，水煎服。”[12]

《华佗神方》卷四：“华佗治瓘痧神方……患者满身胀痛，面色黯然，各部皆现黑斑，是为毒在脏腑，以致气滞血凝。方用：苏木、延胡索、五灵脂、天仙子、萝卜子各一两，三棱、莪术、姜黄、陈皮、槟榔、枳实、厚朴各七钱，乌药五钱，香附四钱，沉香、降香各三钱，阿魏二钱，捣细末为丸如绿豆大，每服十五丸，砂仁汤下。不加引，水煎服。”[9]

《中药志》：“天仙子　本品为少常用中药。商品主要为茄科植物莨菪的种子。……【原植物】1. 莨菪　别名：天仙子（通称），山烟（东北），铃铛草、牙痛子（华北、西北），唐葱莨菪子（西藏藏语），冈伍入克（新疆），米罐子（甘肃），特纳格－乌布斯（内蒙古蒙语）。Hyoscyamus niger L. ——茄科 Solanaceae 2. 小莨菪　别名：山烟（东北）。Hyoscyamus bohemicus F. W. Schmidt（H. agrestis Kit. ex Schult.，H. niger var. annuus Sims，H. niger var. agrestis Koch，H. niger var. chinensis Makino）——茄科 Solanaceae.”[5]

《中药材手册》：“天仙子［纲目列入草部毒草类莨菪项下］　本品为干燥的种子。原植物系茄科二年生草本植物，均为野生。我国北部各省均有分布，广大地区均使用本品。南方各省如江苏、浙江、湖北、湖南、江西、广东等地用另一种进口天仙子，形状与莨菪子有显著不同。此外，有的地区如陕西所产天仙子，形状与上述二种均不相同。江苏南京地区以水红花子作天仙子药用。按天仙子应以国产莨菪子为正品，进口天仙子须作进一步研究。［别名］莨菪子。”[6]

《全国中草药汇编》：“莨菪子　别名：天仙子、山菸、牙痛子、薰牙子。来源：为茄科莨菪属植物莨菪 Hyoscyamus niger L. 或北莨菪 H. bohemicus F. W. Schmidt［H. agrestis Kitaibel］的种子。”[30]

《中药大辞典》："天仙子《本草图经》【异名】莨菪子《本经》，莨蔨子《本草经集注》，牙痛子《本草原始》，小颠茄子《岭南采药录》，熏牙子《陕西中药志》。【基原】为茄科植物莨菪的种子。【原植物】莨菪 Hyoscyamus niger L. 又名：横唐《本经》，行唐《别录》，葱《玉篇》，山烟，山大烟，野大烟。"[2]

《中医大辞典·中药分册》："天仙子　出《本草图经》。又名莨菪子、牙痛子、小颠茄子、熏牙子。为茄科植物莨菪 Hyoscyamus niger L. 的种子。主产河南、河北、辽宁。"[3]

《中国医学百科全书·中医学》："莨菪子　始载于《神农本草经》。又名天仙子。为茄科植物 Hyoscyamus niger L. 的种子。产于中国河南、河北、内蒙古、黑龙江、吉林、辽宁、山西、陕西、甘肃、新疆、四川等省、区。"[32]

《全国中药炮制规范》："莨菪子（天仙子）　［处方用名］天仙子。【来源】本品系茄科植物莨菪 Hyoscyamus niger L. 的干燥成熟种子。多系野生，亦有栽培。主产于河南、河北、辽宁等地。"[31]

《中国药材学》："天仙子　【别名】莨菪子。【来源】本品为茄科植物莨菪 Hyoscyamus niger L. 的种子。多系野生，亦有栽培。主产于河南、河北、辽宁等地。夏末秋初，当果实成熟时，割取全株或果枝，晒干后打下种子，除去杂质。药材以粒大、饱满者为佳。"[7]

《中国中医药学主题词表》："天仙子 SEMEN HYOSCYAMI　为茄科植物莨菪干燥成熟种子；属止痛药（中药）和平肝熄风药　C 莨菪　D 莨菪子。"[4]

《中华本草》："天仙子《本草图经》【异名】莨菪子《本经》，莨蔨子《本草经集注》，莨菪实《箧中方》，牙痛子《本草原始》，小颠茄子《岭南采药录》，米罐子《中药志》，熏牙子《陕西中药志》……【来源】为茄科植物莨菪、小天仙子的成熟种子。【原植物】①莨菪 Hyoscyamus niger L. 又名：横唐《本经》，行唐《别录》，莨蔨《本草经集注》，葱《玉篇》，蔺蒚《纲目》，山烟、铃铛草《中药志》。②小天仙子 Hyoscyamus bohemicus F. W. Schmidt 又名：小莨菪、山烟《中药志》。"[8]

《中华人民共和国药典》："天仙子 Semen Hyoscyami　本品为茄科植物莨菪 Hyoscyamus niger L. 的干燥成熟种子。夏、秋二季果皮变黄色时，采摘果实，曝晒，打下种子，筛去果皮、枝梗，晒干。"[1]

5　参考文献

1　国家药典委员会编．中华人民共和国药典．一部．北京：化学工业出版社，2000，41

2　江苏新医学院编．中药大辞典．上海：上海科学技术出版社，1977，213

3　《中医大辞典》编辑委员会编．中医大辞典·中药分册．北京：人民卫生出版社，1982，53

4　吴兰成主编．中国中医药学主题词表．北京：中医古籍出版社，1996，378

5　中国医学科学院药物研究所等编．中药志．第三册．北京：人民卫生出版社，1993，208

6　中华人民共和国卫生部药政管理局主编．中药材手册．北京：人民卫生出版社，1959，197

7　徐国钧等主编．中国药材学．北京：中国医药科技出版社，1996，1300

8　国家中医药管理局《中华本草》编委会．中华本草．第七册．上海：上海科学技术出版社，1999，262

9　汉·华佗元化撰．唐·孙思邈编集．华佗神方．香港：中外出版社，1979，142

10 明·张浩著. 仁术便览. 上海：商务印书馆，1957，11
11 清·赵学敏. 串雅外编. 清常熟周左季抄本
12 清·鲍相璈. 验方新编. 清光绪十九年同文书局石印本
13 明·李时珍. 本草纲目. 北京：人民卫生出版社，1982，1140
14 汉·神农本草经. 清顾观光重辑本. 北京：人民卫生出版社，1955，82
15 魏晋·名医别录. 北京：人民卫生出版社，1986，258
16 南北朝·雷敩. 雷公炮炙论. 上海：上海中医学院出版社，1986，99
17 南北朝·陶弘景. 本草经集注. 北京：人民卫生出版社，1994，374
18 唐·苏敬等撰. 新修本草. 合肥：安徽科学技术出版社，1981，266
19 唐·孙思邈著. 千金翼方. 北京：人民卫生出版社影印，1955，31
20 宋·苏颂. 本草图经. 合肥：安徽科学技术出版社，1994，267
21 宋·唐慎微. 证类本草. 北京：人民卫生出版社，1957，249
22 金·李杲. 珍珠囊补遗药性赋. 见：中国医学大成（二）. 长沙：岳麓书社，1990，114
23 明·刘文泰. 本草品汇精要. 北京：人民卫生出版社，1982，380
24 明·陈嘉谟. 本草蒙筌. 北京：人民卫生出版社，1988，198
25 清·张志聪. 本草崇原. 北京：中国中医药出版社，1992，126
26 清·汪昂. 本草易读. 北京：人民卫生出版社，1987，194
27 清·张璐. 本经逢原. 上海：上海科学技术出版社，1959，92
28 清·耿世珍. 本草纲目别名录. 北京：中医古籍出版社，1982，128
29 明·李中立. 本草原始. 清四美堂刻本
30 《全国中草药汇编》编写组编. 全国中草药汇编. 上册. 北京：人民卫生出版社，1976，687
31 中华人民共和国卫生部药政管理局编. 全国中药炮制规范. 北京：人民卫生出版社，1988，120
32 《中医学》编辑委员会. 中国医学百科全书·中医学. 上海：上海科学技术出版社，1997，1172

054 天仙藤
Tianxianteng
Herba Aristolochiae

1 定名依据

1.1 正名

1.1.1 汉文名：天仙藤（为马兜铃科植物马兜铃 Aristolochia debilis Sieb. et Zucc. 或北马兜铃 Aristolochia contorta Bge. 的干燥地上部分）。

1.1.2 英文名：dutchmanspipe vine.

1.2 依据

1.2.1 定名的文献依据

（1）《本草图经》卷二十："天仙藤 生江淮及浙东山中。味苦，温，微毒。解风劳，得麻黄则治伤寒发汗，与大黄同服，堕胎气。春生苗，蔓延作藤，叶似葛叶，圆而小，有毛白色，四时不凋。根有须，夏月采取根苗，南人用之最多。"[1]

（2）《证类本草》卷第三十："天仙藤 生江淮及浙东山中。味苦，温，微毒。解风劳，得麻黄则治伤寒发汗，与大黄同服，堕胎气。春生苗，蔓延作藤，叶似葛叶，圆而小，有毛白色，四时不调。根有须，夏月采取根、苗，南人用之最多。”[2]

(3)《本草纲目》第十八卷：“天仙藤（宋《图经》）　【集解】颂曰：生江淮及浙东山中。春生苗蔓，延作藤。叶似葛叶，圆而小，有白毛，四时不凋。根有须。夏月采取根苗。南人多用之。”[3]

(4)《本草备要·草部》：“天仙藤　通，活血，消肿。苦温。疏气活血。治风劳腹痛，妊娠水肿（有天仙藤散，专治水肿）。叶似葛，圆而小，有白毛，根有须，四时不凋（一云即青木香藤）。”[4]

(5)《本草从新》卷五：“天仙藤　通、活血，消肿。苦温。疏气活血。治风劳腹痛、妊娠水肿。叶似葛。圆而小。有白毛。根有须。四时不凋。（一云即青木香藤。《集效方》：天仙藤一两、好酒一盏、煎半盏服之、治疝气作痛、神效）”[5]

(6)《得配本草》卷四：“天仙藤　苦，温。入足太阴经气分。疏气活血。治风劳心腹疼痛。”[6]

(7)《中华人民共和国药典》：“天仙藤 Herba Aristolochiae　本品为马兜铃科植物马兜铃 Aristolochia debilis Sieb. et Zucc. 或北马兜铃 Aristolochia contorta Bge. 的干燥地上部分。秋季采割，除去杂质，晒干。”[7]

(8)《中药大辞典》：“天仙藤《本草图经》　【异名】都淋藤、三百两银《肘后方》，兜铃苗《圣惠方》，马兜铃藤《普济方》，青木香藤《本草备要》，长痧藤《南京民间草药》，香藤《浙江中药手册》，臭拉秧子、痒辣菜《江苏植物志》。【基原】为马兜铃科植物马兜铃 Aristolochia debilis Sieb. Et Zucc. 的茎叶。原植物详‘马兜铃’条。”[8]

(9)《中医大辞典·中药分册》：“天仙藤　出《本草图经》。又名都淋藤、马兜铃藤、青木香藤、臭拉秧子。为马兜铃科植物马兜铃 Aristolochia debilis Sieb. et Zucc. 的带叶茎藤。主产浙江、江苏、湖北、江西、河南等地。”[9]

(10)《中国医学百科全书·中医学》：“天仙藤　始载于《本草图经》。又名都淋藤、马兜铃藤、青木香藤。为马兜铃科植物马兜铃 Aristolochia debilis Sieb. et Zucc. 或北马兜铃 A. contorta Bunge 的带叶藤茎。主产于中国浙江、江苏、湖北、江西、河南等省。”[10]

(11)《中国中医药学主题词表》：“天仙藤 HERBA ARISTOLOCHIAE　为马兜铃科植物马兜铃的地上部分；属理气药和祛湿利水药　C 马兜铃。”[11]

(12)《中药志》[12]、《中药材手册》[13]、《全国中草药汇编》[14]、《全国中药炮制规范》[15]、《中国药材学》[16]、《中华本草》[17]等现代中药著作多以“天仙藤”作为本品正名（参见“文献通考”）。

1.2.2　定名选择的理由

(1) 天仙藤 Herba Aristolochiae，本品为马兜铃科植物马兜铃 Aristolochia debilis Sieb. et Zucc. 或北马兜铃 Aristolochia contorta Bge. 的干燥地上部分。“天仙藤”之名始见于《本草图经》，并作为本品正名记录。其后的历代重要本草著作如宋·唐慎微《证类本草》，明·李时珍《本草纲目》，清·汪昂《本草备要》、吴仪洛《本草从新》、严西亭《得配本草》等在载录本药时均以“天仙藤”作为正名，并一直沿用至今。

(2) 我国最新出版的《中华人民共和国药典》以及辞书类著作《中医大辞典·中药分册》、《中药大辞典》、《中国医学百科全书·中医学》等均以“天仙藤”作为本品正名。

已经广泛应用于中医药学文献的标引和检索的《中国中医药学主题词表》也以“天仙藤”作为本品的正式主题词。现代本草著作如《中药志》、《全国中草药汇编》、《中华本草》、《中国药材学》、《中药材手册》、《全国中药炮制规范》等虽记载了不少本品各地的俗称，但也无一例外以“天仙藤”作为本品的正名。说明“天仙藤”作为本品正名已成为共识。

1.3 与正名等效的名词：无。

2 源流考释

天仙藤（马兜铃科植物马兜铃 Aristolochia debilis Sieb. et Zucc. 或北马兜铃 Aristolochia contorta Bge. 的干燥地上部分）始载于宋·苏颂《本草图经》卷二十：“天仙藤，生江淮及浙东山中。味苦，温，微毒。解风劳，得麻黄则治伤寒发汗；与大黄同服，堕胎气。春生苗，蔓延作藤，叶似葛叶，圆而小，有毛白色，四时不凋。根有须，夏月采取根苗，南人用之最多。”[1]此后不久成书本草著作的宋·唐慎微《证类本草》即沿用该书记载，以“天仙藤”为正名收载本品，如《证类本草》卷第三十曰：“天仙藤，生江淮及浙东山中。味苦，温，微毒。解风劳，得麻黄则治伤寒发汗，与大黄同服，堕胎气。”[2]

其实本品在古代方书中早有记载，如晋·葛洪《肘后备急方》卷七：“治卒中诸药毒救解方第六十八……又方，都淋藤十两，岭南皆有，土人悉知，俚人呼为三百两银。其叶细长，有三尺微藤，生切，以水一斗，和酒二升，煮取三升，分三服，服讫。毒药并逐小便出，十日慎毒食，不瘥，更服之，即愈。”[18]其中的“都淋藤”、“三百两银”经考证均为“天仙藤”的异名。至宋、明方书中，尚载录有本品异名“马兜铃苗”，“马兜铃藤”，如宋王怀隐《太平圣惠方》卷第五十六：“治五蛊诸方……治草蛊术……又方：马兜铃苗（一两），上件药，捣细罗为散，以温水调服一钱，自消。”[19]明·朱橚《普济方》卷三十七：“大肠腑门……治肠风漏。荆三棱（用乌头炒过切片子），马兜铃藤，谷精草，上各等分。用水煎沸。熏洗大效。”[20]

明、清时期的本草著作大多沿用《本草图经》[1]记载以“天仙藤”为正名，如明·刘文泰《本草品汇精要》[21]、李时珍《本草纲目》[3]，清·汪昂《本草备要》[4]、吴仪洛《本草从新》[5]、严西亭《得配本草》[6]、黄宫绣《本草求真》[22]、姚澜《本草分经》[23]、陈其瑞《本草撮要》[24]等。此外，这一时期的本草著作尚载录有本品异名“青木香藤”等。如清汪昂《本草备要·草部》：“天仙藤……叶似葛，圆而小，有白毛，根有须，四时不凋（一云即青木香藤）。”[4]

现代有关著作均沿用《本草图经》[1]的记载以“天仙藤”作为本品正名，如《中华人民共和国药典》[7]、《中医大辞典·中药分册》[9]、《中药大辞典》[8]、《中国医学百科全书·中医学》[10]、《中国中医药学主题词表》[11]、《中药志》[12]、《中药材手册》[13]、《全国中草药汇编》[14]、《全国中药炮制规范》[15]、《中国药材学》[16]、《中华本草》[17]等。同时尚记载有“长痧藤”、“香藤”、“臭拉秧子”、“痒辣菜”《中药大辞典》[8]等各地的俗称；还记载有本品原植物“马兜铃”的异名“香藤”、“青木香藤”、“马兜铃藤”、“痒辣菜”《中药志》[12]等；原植物“北马兜铃”的异名“臭铃铛”、“葫芦罐”、“茶叶包”、《中药志》[12]，“臭瓜蒌”、“臭罐”，“吊挂篮子”《中华本草》[17]等。

3 附录

3.1 又称：无。

3.2　俗称：长痧藤（南京），香藤（浙江），臭拉秧子、痒辣菜（江苏）。

3.3　曾称：都淋藤、三百两银《肘后备急方》，马兜铃苗《太平圣惠方》，马兜铃藤《普济方》，青木香藤《本草备要》。

3.4　原植物名称：马兜铃，香藤，青木香藤，马兜铃藤，痒辣菜（江苏）；北马兜铃，臭铃铛，葫芦罐，茶叶包（黑龙江），臭瓜蒌，臭罐，吊挂篮子。

4　文献通考

《肘后备急方》卷七："治卒中诸药毒救解方第六十八……又方，都淋藤十两，岭南皆有，土人悉知，俚人呼为三百两银。其叶细长，有三尺微藤，生切，以水一斗，和酒二升，煮取三升，分三服，服讫。毒药并逐小便出，十日慎毒食，不瘥，更服之，即愈。"[18]

《太平圣惠方》卷第五十六："治五蛊诸方……治草蛊术。在西凉更西，及岭南人，多行此毒。入人咽刺痛求死方。上服甘草蓝汁即自消。又方：马兜铃苗（一两），上件药，捣细罗为散，以温水调服一钱，自消。"[19]

《本草图经》卷二十："天仙藤　生江淮及浙东山中。味苦，温，微毒。解风劳，得麻黄则治伤寒发汗，与大黄同服，堕胎气。春生苗，蔓延作藤，叶似葛叶，圆而小，有毛白色，四时不凋。根有须，夏月采取根苗，南人用之最多。"[1]

《证类本草》卷第三十："天仙藤　生江淮及浙东山中。味苦，温，微毒。解风劳，得麻黄则治伤寒发汗，与大黄同服，堕胎气。春生苗，蔓延作藤，叶似葛叶，圆而小，有毛白色，四时不调。根有须，夏月采取根、苗，南人用之最多。"[2]

《普济方》卷三十七："大肠腑门……治肠风漏。荆三棱（用乌头炒过切片子），马兜铃藤，谷精草，上各等分。用水煎沸。熏洗大效。"[20]

《本草品汇精要》卷之四十一："天仙藤　解劳风，得麻黄，治伤寒发汗。与大黄同服，则堕胎气（出图经）。"[21]

《本草纲目》第十八卷："天仙藤（宋《图经》）　【集解】颂曰：生江淮及浙东山中。春生苗蔓，延作藤。叶似葛叶，圆而小，有白毛，四时不凋。根有须。夏月采取根苗。南人多用之。"[3]

《本草备要·草部》："天仙藤　通，活血，消肿。苦温。疏气活血。治风劳腹痛，妊娠水肿（有天仙藤散，专治水肿）。叶似葛，圆而小，有白毛，根有须，四时不凋（一云即青木香藤）。"[4]

《本草从新》卷五："天仙藤　通、活血消肿。苦温。疏气活血。治风劳腹痛，妊娠水肿。叶似葛。圆而小。有白毛。根有须。四时不凋。（一云即青木香藤。集效方、天仙藤一两、好酒一盏、煎半盏服之、治疝气作痛、神效）"[5]

《得配本草》卷四："天仙藤　苦，温。入足太阴经气分。疏气活血。治风劳心腹疼痛。"[6]

《本草求真》卷五："天仙藤　即青木香马兜铃藤也。味苦气温。观书所论主治，止属妊娠子肿（始自两足，渐至喘闷似水，足趾出水，谓之子气）及腹痛风痨等症。"[22]

《本草分经·原例（次序略经更定）》："天仙藤　苦温，疏气活血，治妊娠水肿。"[23]

《本草撮要》卷一："【天仙藤】　味苦温。入足太阴经。功专疏气活血。及风劳腹痛。妊娠水肿。治疝气作痛。以藤一两。好酒一盏。煎半盏服神效。生磨消肿病。即青木香藤也。”[24]

《中药志》：“天仙藤　本品为少常用中药。商品主要为马兜铃科植物马兜铃及北马兜铃干燥地上部分。……【原植物】①马兜铃　别名：香藤、青木香藤、马兜铃藤、痒辣菜（江苏）。为马兜铃科植物马兜铃 Aristolochia debilis Sieb. et Zucc. ——马兜铃科 Aristolochiaceae②北马兜铃　别名：臭铃铛、葫芦罐、茶叶包（黑龙江）。Aristolochia contorta Bge. ——马兜铃科 Aristolochiaceae.”[12]

《中药材手册》：“天仙藤［纲目列入草部蔓草类］　本品为干燥的茎叶。原植物系马兜铃科多年蔓生草本植物，多为野生。其果实名马兜铃，根名土青木香均可入药。［别名］马兜铃藤、青木香藤。”[13]

《全国中草药汇编》：“天仙藤　来源：为北马兜铃科或马兜铃的茎叶。”[14]

《中药大辞典》：“天仙藤《本草图经》　【异名】都淋藤、三百两银《肘后方》，兜铃苗《圣惠方》，马兜铃藤《普济方》，青木香藤《本草备要》，长痧藤《南京民间草药》，香藤《浙江中药手册》，臭拉秧子、痒辣菜《江苏植物志》。【基原】为马兜铃科植物马兜铃 Aristolochia debilis Sieb. Et Zucc. 的茎叶。原植物详‘马兜铃’条。”[8]

《中医大辞典·中药分册》：“天仙藤　出《本草图经》。又名都淋藤、马兜铃藤、青木香藤、臭拉秧子。为马兜铃科植物马兜铃 Aristolochia debilis Sieb. et Zucc. 的带叶茎藤。主产浙江、江苏、湖北、江西、河南等地。”[9]

《中国医学百科全书·中医学》：“天仙藤　始载于《本草图经》。又名都淋藤、马兜铃藤、青木香藤。为马兜铃科植物马兜铃 Aristolochia debilis Sieb. et Zucc. 或北马兜铃 A. contorta Bunge 的带叶藤茎。主产于中国浙江、江苏、湖北、江西、河南等省。”[10]

《全国中药炮制规范》：“天仙藤（马兜铃藤）　［处方用名］天仙藤。【来源】本品为马兜铃科植物马兜铃 Aristolochia debilis Sieb. et Zucc. 或北马兜铃 Aristolochia contorta Bge. 的干燥地上部分。野生或栽培。主产于浙江、江苏、湖北、河北、陕西、江西、河南等地。秋季采收，除去杂质，干燥。药材以带叶、色绿者为佳。”[15]

《中国药材学》：“天仙藤　【别名】香藤，青木香藤，马兜铃藤，痒辣菜。【来源】本品为马兜铃科植物马兜铃 Aristolochia debilis Sieb. et Zucc. 或北马兜铃 A. contorta Bunge. 的带叶藤叶。”[16]

《中国中医药学主题词表》：“天仙藤 HERBA ARISTOLOCHIAE　为马兜铃科植物马兜铃的地上部分；属理气药和祛湿利水药　C 马兜铃。”[11]

《中华本草》：“天仙藤《本草图经》【异名】都淋藤、三百两银《肘后方》，兜铃苗《圣惠方》，马兜铃藤《普济方》，青木香藤《广嗣纪要》，长痧藤《南京民间草药》，香藤《浙江中药手册》。……【来源】为马兜铃科植物马兜铃 Aristolochia debilis Sieb. Et Zucc. 和北马兜铃 Aristolochia contorta Bunge. 的茎叶。【原植物】①北马兜铃 Aristolochia contorta Bunge. 又名：臭瓜蒌、茶叶包、臭罐、吊挂篮子《中国植物志》。②马兜铃 Aristolochia debilis Seib. Et Zucc.”[17]

《中华人民共和国药典》：“天仙藤 Herba Aristolochiae　本品为马兜铃科植物马兜铃 Aristolochia debilis Sieb. et Zucc. 或北马兜铃 Aristolochia contorta Bge. 的干燥地上部分。秋季采割，除去杂质，晒干。”[7]

5 参考文献

1 宋·苏颂．本草图经．合肥：安徽科学技术出版社，1994，684
2 宋·唐慎微．证类本草．北京：人民卫生出版社，1957，538
3 明·李时珍．本草纲目．北京：人民卫生出版社，1982，1337
4 清·汪昂．本草备要．北京：中国中医药出版社，1998，93
5 清·吴仪洛．本草从新．北京：中医古籍出版社，2001，93
6 清·严西亭．得配本草．卷四．上海：上海卫生出版社，1957，16
7 国家药典委员会编．中华人民共和国药典．一部．北京：化学工业出版社，2000，41
8 江苏新医学院编．中药大辞典．上海：上海科学技术出版社，1977，323
9 《中医大辞典》编辑委员会编．中医大辞典·中药分册．北京：人民卫生出版社，1982，53
10 《中医学》编辑委员会．中国医学百科全书·中医学．上海：上海科学技术出版社，1997，1114
11 吴兰成主编．中国中医药学主题词表．北京：中医古籍出版社，1996，378
12 中国医学科学院药物研究所等编．中药志．第五册．北京：人民卫生出版社，1993，557
13 中华人民共和国卫生部药政管理局主编．中药材手册．北京：人民卫生出版社，1959，438
14 《全国中草药汇编》编写组编．全国中草药汇编．上册．北京：人民卫生出版社，1976，84
15 中华人民共和国卫生部药政管理局编．全国中药炮制规范．北京：人民卫生出版社，1988，297
16 徐国钧等主编．中国药材学．北京：中国医药科技出版社，1996，709
17 国家中医药管理局《中华本草》编委会．中华本草．第三册．上海：上海科学技术出版社，1999，469
18 晋·葛洪撰．肘后备急方．北京：人民卫生出版社，1956，140，
19 宋·王怀隐等编．太平圣惠方．下册．北京：人民卫生出版社，1731
20 明·朱橚．普济方．北京：人民卫生出版社，1959，924
21 明·刘文泰．本草品汇精要．北京：人民卫生出版社，1982，927
22 清·黄宫绣．本草求真．上海：上海科学技术出版社，1959，220
23 清·姚澜．本草分经．上海：上海科学技术出版社，1989，162
24 清·陈其瑞．本草撮要．见：珍本医书集成．本草类．上海：上海科学技术出版社，1985，19

055 天冬
Tiandong
Radix Asparagi

1 定名依据

1.1 正名

1.1.1 汉文名：天冬［为百合科植物天冬 Asparagus cochinchinensis（Lour.）Merr. 的干燥块根］。

1.1.2 英文名：cochinchinese asparagus root.

1.2 依据

1.2.1 定名的文献依据

(1)《仁术便览》卷一："【泄肺散】　治鼻内外赤色，或生疮。黄芩、半夏（各三钱），天冬、五味子（各一钱半），杏仁（去皮尖，一钱），甘草（五分），桑白皮（炒，一钱），上水一钟半，生姜五片煎，食远热服。"[1]

(2)《药鉴》卷之二："天冬　气寒，味苦甘，气薄味厚，升也，阴也，无毒。入手太阴、足少阴之剂也。疗风淫湿痹，补虚损劳伤。且强骨髓，润五脏，悦颜色，养肌肤。解渴除烦，消痰住嗽，保肺气不被热扰，通肾气能除热淋。止血溢妄行，润粪燥闭结。"[2]

(3)《本草易读》卷五："天冬百七十二　去心蒸用。地黄、贝母为使。畏曾青，忌鲤鱼。误食鲤，浮萍可解之。甘，寒，微苦，无毒。入手太阳、手足少阴经。滋肾润燥，止渴消痰。除阴火而疗骨蒸，润五脏而利二便。"[3]

(4)《惠直堂经验方》卷一："天冬膏　天冬，不拘多少，滚汤泡去皮，取起晒干，半捶去心，捣如泥，入砂锅内，水煮成稀糊，布滤过，再入蜜糖，和匀煮稠，磁罐收贮。早、晚、日中，随意滚水或酒送下三五钱。润肺补肺，止咳定喘，消痰退热。"[4]

(5)《要药分剂》卷四："天冬　味甘苦。性平。一云寒。无毒。正禀天寒初之气以生。得地之阴精独厚。降也阴也。地黄、贝母为使。"[5]

(6)《本草求真·上编》卷四："天冬　（蔓草）消肺火以为化源之自。天门冬（专入肺）。甘苦大寒。据书载泻肺火及兼补肾。然究止属苦寒。安能滋肾而补水乎？"[6]

(7)《本草分经·原例（次序略经更定）·手太阴肺》："天冬　甘苦大寒，入肺经气分，益水之上源而下通肾，清金降火，润燥滋阴，消痰止血，杀虫，去肾家湿热，治喘嗽骨蒸一切阴虚有火诸症。"[7]

(8)《中华人民共和国药典》："天冬 Radix Asparagi　本品为百合科植物天冬 Asparagus cochinchinensis（Lour.）Merr. 的干燥块根。秋、冬二季采挖，洗净，除去茎基和须根，置沸水中煮或蒸至透心，趁热除去外皮，洗净，干燥。"[8]

(9)《普通高等教育中医药类规划教材·中药学》："天冬《本经》　为百合科多年生攀援草本植物天冬 Asparagus cochinchinensis（Lour.）Merr. 的块根。主产贵州、四川、广西等地。秋、冬二季采挖，洗净，除去茎基和须根，置沸水中煮或蒸至透心。趁热除去外皮，洗净，干燥。切薄片，生用。"[9]

(10)《中国中医药学主题词表》："天冬 ASPARAGUS COCHINCHINENSIS　属百合科；属补阴药、清热泻火药和润下药。"[10]

(11)《中药志》："天冬　本品为少常用中药。商品主要为百合科植物天门冬的块根……【原植物】天门冬　别名：小叶青（江西、福建），三百棒（湖南）。Asparagus cochinchinensis（Lour.）Merr.（A. lucidus Lindl.；A. gaudichaudianus Kunth）——百合科 Liliaceae."[11]

(12)《中药材手册》："天冬［纲目名天虋冬，列入草部蔓草类］　本品为干燥的根。原植物系百合科多年生草本植物，多为野生。［别名］天门冬、明天冬（重庆、山西）。"[12]

(13)《全国中草药汇编》："天冬　别名：天门冬、明天冬、天冬草、倪铃、丝冬、赶条蛇、多子婆。来源：为百合科天门冬属植物天门冬 Asparagus cochinchinensis（Lour.）Merr.［A. lucidus Lindl.］的块根。"[13]

(14)《全国中药炮制规范》："天冬　［处方用名］天冬。【来源】本品为百合科植物天门冬 Asparagus cochinchinensis（Lour.）Merr. 的干燥块根。野生或栽培。主产于贵州、四川、广西等地。"[14]

1.2.2 定名选择的理由

(1) 天冬 Radix Asparagi，系百合科植物天冬 Asparagus cochinchinensis (Lour.) Merr. 的干燥块根。虽然《神农本草经》始载本药时以"天门冬"为正名，明·李时珍《本草纲目》以前的本草著作也多予以沿载，但自明·杜文燮《药鉴》以"天冬"作为正名载录本品之后，即有许多本草著作以"天冬"作为正名载录本品，如清·汪昂《本草易读》、沈金鳌《要药分剂》、黄宫绣《本草求真》、姚澜《本草分经》等；有的本草著作虽仍以"天门冬"作为本品正名，但在正文中述及本品时多以"天冬"称谓本品。

(2) 古代方书明·张浩《仁术便览》始以"天冬"作为正名组方，清代更有以"天冬"命名的方剂，如清·陶东亭《惠直堂经验方》"天冬膏"等。

(3) "天冬"乃"天门冬"的简称，二者可以达到同样的表述效果，但用"天冬"符合名词术语越来越精练的发展趋势，同时也符合临床中的书写习惯。

(4) 我国最新出版的《中华人民共和国药典》、《普通高等教育中医药类规划教材·中药学》等均以"天冬"作为本品正名。已经广泛应用于中医药学文献的标引和检索的《中国中医药学主题词表》也以"天冬"作为本药的正式主题词。现代本草著作如《中药志》、《全国中草药汇编》、《中药材手册》、《全国中药炮制规范》等也以"天冬"作为本药的正名。说明"天冬"作为本药正名已成为多数学者的共识。

1.3 与正名等效的名词：天门冬。

2 源流考释

天冬［百合科植物天冬 Asparagus cochinchinensis (Lour.) Merr. 的干燥块根］原称为"天门冬"，始载于汉《神农本草经》卷一："天门冬，味苦，平。主诸暴风湿偏痹，强骨髓，杀三虫，去伏尸。久服，轻身、益气、延年。一名颠勒。"[15] 此后至明代以前的历代本草著作即沿用《本经》记载，以"天门冬"为正名载录本品，如魏晋《名医别录》[16]，南北朝·雷敩《雷公炮炙论》[17]、陶弘景《本草经集注》[18]，唐·苏敬等《新修本草》[19]，宋·苏颂《本草图经》[20]、唐慎微《证类本草》[21]、寇宗奭《本草衍义》[22]，元·王好古《汤液本草》[23]，明·兰茂《滇南本草》[24]、刘文泰《本草品汇精要》[25]、李时珍《本草纲目》[26]等。

"天冬"之名始见于明·张洁《仁术便览》卷一："【洗肺散】治鼻内外赤色，或生疮。黄芩、半夏（各三钱），天冬、五味子（各一钱半），杏仁（去皮尖，一钱），甘草（五分），桑白皮（炒，一钱），上水一钟半，生姜五片煎，食远热服。"[1]，清代更有以"天冬"命名的方剂，如陶东亭《惠直堂经验方》[4]"天冬膏"等。

以"天冬"作为本草正名载录的本草著作始见于明杜文燮《药鉴》卷之二："天冬，气寒，味苦甘，气薄味厚，升也，阴也，无毒。入手太阴足少阴之剂也。疗风淫湿痹，补虚损劳伤。且强骨髓，润五脏，悦颜色，养肌肤。解渴除烦，消痰住嗽，保肺气不被热扰，通肾气能除热淋。止血溢妄行，润粪燥闭结。"[2] 此后明、清的本草著作有许多即沿用《药鉴》[2]记载，以"天冬"作为正名载录本品，如清·汪昂《本草易读》[3]、沈金鳌《要药分剂》[5]、黄宫绣《本草求真》[6]、姚澜《本草分经》[7]等。

但，因为出于对中医经典著作《神农本草经》[15]的尊重，明、清时期《药鉴》[2]之后的本草著作仍有不少以“天门冬”作为本品正名者，如明·李中梓《本草征要》[27]、卢之颐《本草乘雅半偈》[28]，清·张志聪《本草崇原》[29]、陈士铎《本草新编》[30]、汪昂《本草备要》[31]、张璐《本经逢原》[32]、叶桂《本草经解》[33]、严西亭《得配本草》[34]、陈念祖《神农本草经读》[35]、杨时泰《本草述钩元》[36]等。不过以上本草著作虽正名称“天门冬”，而在正文中述及本品时则多以“天冬”称谓本品。如《本草乘雅半偈》[28]在“天门冬”条下曰：“天冬，一名天棘，独以金标名义者，尊其母，子则昭然矣。”《得配本草》[34]在“天门冬”条下曰：“麦冬清心降火，天冬滋肾助元，其保肺阴则一也。”

关于本品（包括本品原植物）的异名，在古代本草中记载颇多，且在不同时期记载又不尽一致。《神农本草经》[15]称本品为“天门冬”、“颠勒”；《本草纲目》[26]引《尔雅》注云“蘠冬”、“门冬也，一名满冬”、“髦，颠棘也”；南北朝《本草经集注》[18]引晋张华《博物志》记载一种“叶滑者”称为“絺休”、“浣草”，并认为“此非门冬相似尔”，但宋《本草图经》[20]认为“今所有，往往是此类”；《本草纲目》[26]引录有晋葛洪《抱朴子》因本品产地不同而记载的“地门冬”、“筵门冬”、“淫羊藿”、“管松”、“无不愈”、“百部”等名称；《本草经集注》[18]尚引《桐君药录》称本品苗为“棘刺”；唐《石药尔雅》称本品为“大当门根”；唐《新修本草》[19]记载有“颠刺”；明《本草品汇精要》[25]则将以上名称均列为本品异名，同时尚记载有“淫羊食、满冬门、蘼门”等名称；《救荒本草》称本品俗名“万岁藤”、“娑萝树”；《本草纲目》[26]称本品为“天棘”；清《本经逢原》[32]别称本品为“天棘根”；《植物名实图考》记载有“白罗杉”。以上各种名称，有的系指本品原植物，有的则称谓不明，但作为古代本草著作对本品有关名称的载录，列此以备考（详见“文献通考”）。

建国以来，对本品的记载也有两种情况。一方面，我国最新出版的《中华人民共和国药典》[8]、《普通高等教育中医药类规划教材·中药学》[9]等均以“天冬”作为本品正名。已经广泛应用于中医药学文献的标引和检索的《中国中医药学主题词表》[10]也以“天冬”作为本药的正式主题词。现代本草著作如《中药志》[11]、《中药材手册》[12]、《全国中草药汇编》[13]、《全国中药炮制规范》[14]等也以“天冬”作为本药的正名。另一方面，在某些中药著作或辞书中仍以“天门冬”作为本品正名，如《中医大辞典·中药分册》[37]、《中药大辞典》[38]、《中国医学百科全书·中医学》[39]、《中国药材学》[40]、《中华本草》[41]等。不过，以“天冬”作为本品的正名已成为总的发展趋势。此外，现代有关著作尚记载有本品各地的俗称“明天冬”《中药志》[11]，天冬草、倪铃、丝冬、赶条蛇、多子婆《全国中草药汇编》[13]等。还记载有本品原植物“天门冬”的异名“小叶青”、“三百棒”《中药志》[11]，“颠勒”、“万岁藤”、“婆罗树”、“天棘”、“白罗杉”、“多儿母”、“八百崽”、“丝冬”《中药大辞典》[38]，“髦”、“颠棘”、“浣草”、“乳薯”《中华本草》[41]等。

此外，百合科植物密齿天门冬 Asparagus meioclados Levl.（即地龙松）在明·兰茂《滇南本草》中也称为“天冬”，如《滇南本草》第二卷：“地龙松，即天冬草也。以霜月其根始肥，故本草名为天冬。”[24]与本品［百合科植物天冬 Asparagus cochinchinensis (Lour.) Merr. 的干燥块根］不同，应注意鉴别。

3 附录

3.1 又称：炒天冬、炙天冬（饮片规格名）。

3.2　俗称：明天冬（重庆、山西），天冬草，倪铃，丝冬，赶条蛇，多子婆。

3.3　曾称（含古代原植物）：天门冬、颠勒《神农本草经》，虋冬、门冬、满冬、髦、颠棘《尔雅》，絺休、浣草《博物志》，地门冬、筵门冬、淫羊藿、管松、无不愈、百部《抱朴子》，棘刺《桐君药录》，大当门根《石药尔雅》，颠刺《新修本草》，淫羊食、满冬门、蘼门《本草品汇精要》，万岁藤、娑萝树《救荒本草》，天棘《本草纲目》，天棘根《本经逢原》，白罗杉《植物名实图考》。

3.4　原植物名称：天门冬，叶青（江西、福建），三百棒（湖南），颠勒，万岁藤，婆罗树，天棘，白罗杉，多儿母（贵州），八百崽，丝冬，髦，颠棘，浣草，乳薯。

4　文献通考

《神农本草经》卷一："天门冬　味苦，平。主诸暴风湿偏痹，强骨髓，杀三虫，去伏尸。久服，轻身，益气，延年。一名颠勒。"[15]

《名医别录》卷第一："天门冬　味甘，大寒，无毒。保定肺气，去寒热，养肌肤，益气力，利小便，冷而能补。久服不饥。二月、三月、七月、八月采根，曝干。"[16]

《雷公炮炙论》上卷："天门冬　雷公云：凡使，采得了，去上皮一重，便劈破，去心。用柳木甑烧柳木柴蒸一伏时，洒酒令遍，更添火蒸；出，曝，去地二尺已来作小架，上铺天门叶，将蒸了天门冬摊令干用。"[17]

《本草经集注·草木上品》："天门冬　味苦、甘，平、大寒，无毒。主治诸暴风湿偏痹，强骨髓，杀三虫，去伏尸。保定肺气，去寒热，养肌肤，益气力，利小便，冷而能补。久服轻身，益气，延年，不饥。一名颠勒。生奉高山谷。二月、三月、七月、八月采根，曝干。……张华《博物志》云：天门冬逆捋有逆刺。若叶滑者名絺休，一名颠棘。可以浣缣，素白如绒。今越人名为浣草。擘其根，温汤中挼之，以浣衣胜灰。此非门冬相似尔。案如此说，今人所采，皆是有刺者，本名颠勒，亦粗相似，以浣垢衣则净。《桐君药录》又云：叶有刺，蔓生，五月花白，十月实黑，根连数十枚……门冬蒸剥去皮，食之甚甘美，止饥。虽曝干，犹脂润，难捣。必须薄切，曝于日中，或火烘之也。世人呼苗为棘刺，煮作饮乃宜人，而终非真棘刺尔。"[18]

《新修本草》卷第六："天门冬　味苦、甘，平、大寒，无毒。主诸暴风湿偏痹，强骨髓、杀三虫、去伏尸。保定肺气，去寒热，养肌肤，益气力，利小便，冷而能补。久服轻身益气，延年。不饥。一名颠勒。生奉高山谷。二月、三月、七月、八月采根，曝干。……【谨案】此有二种：苗有刺而涩者，无刺而滑者，俱是门冬。俗云颠刺、浣草者，形貌詺之。"[19]

《本草图经》卷第四："天门冬　生奉高山谷，今处处有之。春生藤蔓，大如钗股，高至丈余，叶如茴香，极尖细而疏滑，有逆刺，亦有涩而无刺者，其叶如丝杉而细散，皆名天门冬……《博物志》云：天门冬茎间有刺，而叶滑者曰絺休，一名颠棘，根以浣缣素令白。越人名为浣草，似天门冬而非也。凡服此，先试浣衣如法者，便非天门冬。若如所说，则有刺而叶滑，便不中服。然今所有，往往是此类，用者须详之。"[20]

《证类本草》卷第六："天门冬　味苦、甘，平、大寒，无毒。主诸曝风湿偏痹，强骨髓，杀三虫，去伏尸，保定肺气，去寒热，养肌肤，益气力，利小便，冷而能补，久服轻身，益气延年，不饥。一名颠勒。生奉高山谷。"[21]

《本草衍义》卷七："天门冬　麦门冬之类。虽曰去心，但以水渍漉，使周润，渗入肌，俟软，缓缓擘取，不可浸出脂液。"[22]

《汤液本草》卷之四："天门冬　气寒，味微苦。苦而辛，气薄味厚，阴也。甘平，大寒。无毒，阳中之阴。入手太阴经，足少阴经。"[23]

《滇南本草》第二卷："天门冬、地龙松　天门冬，味甘、微苦，性寒。入肺经，润肺，止咳嗽、咳血，降肺气逆胀。生吃治偏坠疝气，或左或右肾子肿大……地龙松，即天冬草也。以霜月其根始肥，故本草名为天冬。高尺许，叶细。世人但知其根之力，而不知其枝叶之功，胜于其根十倍。"[24]

《本草品汇精要》卷之七："天门冬（出《神农本经》）　主诸暴风湿偏痹，强骨髓，杀三虫，去伏尸，久服轻身，益气延年……【名】淫羊藿、颠勒、无不愈、百部、淫羊食、颠棘、筳门冬、管松、絺体、满冬门（音门）、浣草、虋门。"[25]

《本草纲目》第十八卷："天门冬《本经·上品》　【释名】虋冬（音门）、颠勒《本经》、颠棘《尔雅》、天棘《纲目》、万岁藤。禹锡曰：按：《尔雅》云：蔷蘼，虋冬。注云：门冬也，一名满冬。《抱朴子》云：一名颠棘，或名地门冬，或名筳门冬。在东岳名淫羊藿；在中岳名天门冬；在西岳名管松；在北岳，名无不愈；在南岳名百部；在京陆山阜名颠棘；在越人，名浣草。虽处处有之，其名不同，其实一也……《尔雅》云：髦，颠棘也。因其细叶如髦，有细棘也。颠、天，音相近也。按：《救荒本草》云：俗名万岁藤，又名娑萝树。其形与治肺之功颇同百部，故亦名百部也。蔷蘼乃营实苗，而《尔雅》指为虋冬，盖古书错简也。"[26]

《仁术便览》卷一："【洗肺散】　治鼻内外赤色，或生疮。黄芩、半夏（各三钱），天冬、五味子（各一钱半），杏仁（去皮尖，一钱），甘草（五分），桑白皮（炒，一钱），上水一钟半，生姜五片煎，食远热服。"[1]

《药鉴》卷之二："天冬　气寒，味苦甘，气薄味厚，升也，阴也，无毒。入手太阴、足少阴之剂也。疗风淫湿痹，补虚损劳伤。且强骨髓，润五脏，悦颜色，养肌肤。解渴除烦，消痰住嗽，保肺气不被热扰，通肾气能除热淋。止血溢妄行，润粪燥闭结。"[2]

《本草征要》第三卷："天门冬　味甘，性寒，无毒。入肺、肾二经。地黄、贝母为使。忌鲤鱼。去心用。"[27]

《本草乘雅半偈》第三帙："天门冬《本经·上品》　【气味】苦平，无毒。【主治】主诸暴风湿偏痹，强骨髓，杀三虫，去伏尸。久服轻身、益气、延年、不饥……（天冬，一名天棘，独以金标名义者，尊其母，子则昭然矣）"[28]

《本草崇原》卷上："天门冬　气味苦平，无毒。主诸暴风湿偏痹，强骨髓，杀三虫，去伏尸。久服轻身、益气、延年、不饥……始生高山，盖禀寒水之气，而上通于天，故有天冬之名。"[29]

《本草新编》卷之二："天门冬　味苦而甘，性凉，沉也，阴也，阴中有阳，无毒。入肺、肾二经。补虚痨，杀虫，润五脏，悦颜色。专消烦除热，止嗽定咳尤善，止血消肺痈有神。但性凉。多服颇损胃。……大约天冬，凡肾水亏而肾火炎上者，可权用之以解氛，肾大寒而肾水又弱者，断不可久用之以滋阴也。"[30]

《本草备要·草部》："天门冬　泻肺火，补肾水，润燥痰。甘苦大寒，入手太阴（肺）气分，清金降火，益水之上源（肺为肾母），下通足少阴肾（苦能坚肾，寒能去肾家湿热，故亦治骨痿)。……二冬熬膏并良（天冬滋阴助元消肾痰，麦冬清心降火止肺咳)。"[31]

《本草易读》卷五："天冬百七十二　去心蒸用。地黄、贝母为使。畏曾青，忌鲤鱼。误食鲤，浮萍可解之。甘，寒，微苦，无毒。入手太阳、手足少阴经。滋肾润燥，止渴消痰。除阴火而疗骨蒸，润五脏而利二便。"[3]

《本经逢原》卷二："天门冬　即天棘根。甘寒，无毒。焙热去心，用肥白者良。忌鲤鱼。《本经》主诸暴风湿偏痹，强骨髓，杀三虫，去伏尸，久服轻身、益气、延年、不饥。"[32]

《本草经解》卷一："【天门冬】　气平。味苦。无毒。主诸暴风湿偏痹。强骨髓。杀三虫。去伏尸。久服轻身、益气、延年、不饥。……骨属肾。肾属水。天冬气平益肺。肺金生水。故骨髓强也。"[33]

《惠直堂经验方》卷一："天冬膏　天冬，不拘多少，滚汤泡去皮，取起晒干，半捶去心，捣如泥，入沙锅内，水煮成稀糊，布滤过，再入蜜糖，和匀煮稠，磁罐收贮。早晚日中，随意滚水或酒送下三五钱。润肺补肺，止咳定喘，消痰退热。"[4]

《得配本草》卷四："天门冬　地黄、贝母、垣衣为之使。畏曾青、浮萍。忌鲤鱼、铁器。制雄黄、硇砂。甘、苦，寒。入手太阴、足少阴经气分。……麦冬清心降火，天冬滋肾助元，其保肺阴则一也。"[34]

《要药分剂》卷四："天冬　味甘苦。性平。一云寒。无毒。正禀天寒初之气以生。得地之阴精独厚。降也阴也。地黄、贝母为使。"[5]

《本草求真·上编》卷四："天冬　（蔓草）消肺火以为化源之自。天门冬（专入肺)。甘苦大寒。据书载泻肺火及兼补肾。然究止属苦寒。安能滋肾而补水乎?"[6]

《神农本草经读》卷之一："天门冬　气味苦、平，无毒。主诸暴风湿偏痹，强骨髓，杀三虫，去伏尸。久服轻身、益气、延年、不饥。……三虫伏尸皆湿热所化，天冬味苦可以祛湿，气平可以清热，湿热下逐，三尸伏虫皆去也。"[35]

《本草分经·原例（次序略经更定）·手太阴肺》："天冬　甘苦大寒，入肺经气分，益水之上源而下通肾，清金降火，润燥滋阴，消痰止血，杀虫，去肾家湿热，治喘嗽骨蒸一切阴虚有火诸症。"[7]

《本草述钩元》卷十一："天门冬　即天棘根也。麦须曰门。麦冬根似麦而有须。其叶如韭。凌冬不凋。故名天冬。草茂。以其功同麦冬。亦曰门冬。……（权）天冬为主。量加参芪。治血热侵肺。上气喘促。神效。"[36]

《中药志》："天冬　本品为少常用中药。商品主要为百合科植物天门冬的块根……【原植物】天门冬　别名：小叶青（江西、福建)，三百棒（湖南)。Asparagus cochinchinensis（Lour.）Merr.（A. lucidus Lindl.；A. gaudichaudianus Kunth）——百合科 Liliaceae."[11]

《中药材手册》："天冬［纲目名天虋冬，列入草部蔓草类］　本品为干燥的根。原植物系百合科多年生草本植物，多为野生。［别名］天门冬、明天冬（重庆、山西)。"[12]

《全国中草药汇编》："天冬　别名：天门冬、明天冬、天冬草、倪铃、丝冬、赶条蛇、多子婆。来源：为百合科天门冬属植物天门冬 Asparagus cochinchinensis（Lour.）Merr.［A. lucidus Lindl.］的块根。"[13]

《中药大辞典》："天门冬《本经》 【异名】虋冬《尔雅》，大当门根《石药尔雅》，天冬《药品化义》。【基原】为百合科植物天门冬的块根。【原植物】天门冬 Asparagus cochinchinensis（Lour.）Merr.，又名：颠勒《本经》，万岁藤、婆罗树《救荒本草》，天棘《纲目》，白罗杉《植物名实图考》，多儿母、八百崽、丝冬。"[38]

《中医大辞典·中药分册》："天门冬 出《神农本草经》。又名天冬。为百合科植物天门冬 Asparagus cochinchinensis（Lour.）Merr. 的块根。主产贵州、四川、广西。"[5] 天冬 见《药品化义》。天门冬之简称，祥该条。"[37]

《中国医学百科全书·中医学》："天门冬 始载于《神农本草经》。又名天冬。为百合科植物天门冬 Asparagus cochinchinensis（Lour.）Merr. 的块根。秋、冬来两季采挖，洗净，除去根头及须根，用水煮或蒸至透心，除去外皮，洗净，晒干或烘干。"[39]

《全国中药炮制规范》："天冬 ［处方用名］天冬。【来源】本品为百合科植物天门冬 Asparagus cochinchinensis（Lour.）Merr. 的干燥块根。野生或栽培。主产于贵州、四川、广西等地。秋、冬二季采挖，洗净泥土，剪去根头及须根，按大小分别入沸水中煮或蒸透后，捞出，浸入清水中，趁热除去外皮，洗净，微火烘干。药材以肥满、致密、黄白色、半透明者为佳。"[14]

《中国药材学》："天门冬 【来源】本品为百合科植物天门冬 Asparagus cochinchinensis（Lour.）Merr.（A. lucidus Lindl.）的块根。"[40]

《中国中医药学主题词表》："天冬 ASPARAGUS COCHINCHINENSIS 属百合科；属补阴药、清热泻火药和润下药。"[10]

《普通高等教育中医药类规划教材·中药学》："天冬《本经》 为百合科多年生攀援草本植物天冬 Asparagus cochinchinensis（Lour.）Merr. 的块根。主产贵州、四川、广西等地。秋、冬二季采挖，洗净，除去茎基和须根，置沸水中煮或蒸至透心。趁热除去外皮，洗净，干燥。切薄片，生用。"[9]

《中华本草》："天门冬《本经》 【异名】虋冬《尔雅》，大当门根《石药尔雅》，天冬《药品化义》。……【来源】为百合科植物天门冬的块根。【原植物】天门冬 Asparagus cochinchinensis（Lour.）Merr. ［Melanthium cochinchinensis Lour；A. lucidus Lindl.；A. gaudichaudianus Kunth］又名：颠勒《本经》，髦、颠棘《尔雅》，浣草《博物志》，万岁藤、婆罗树《救荒本草》，天棘《纲目》，白罗杉《植物名实图考》，多儿母《贵州草药》，八百崽、丝冬《中药大辞典》，小叶青、三百棒《中药志》，乳薯《新华本草纲要》。"[41]

《中华人民共和国药典》："天冬 Radix Asparagi 本品为百合科植物天冬 Asparagus cochinchinensis（Lour.）Merr. 的干燥块根。秋、冬二季采挖，洗净，除去经基和须根，置沸水中煮或蒸至透心，趁热除去外皮，洗净，干燥。"[8]

5 参考文献

1 明·张浩. 仁术便览. 上海：商务印书馆，1957，68

2 明·杜文燮. 药鉴. 北京：中国中医药出版社，1993，38

3 清·汪昂. 本草易读. 北京：人民卫生出版社，1987，229

4 清·陶东亭. 惠直堂经验方. 见：珍本医书集成（九）. 上海：上海科技出版社，1986，25

5 清·沈金鳌. 要药分剂. 上海：上海科学技术出版社，1959，101
6 清·黄宫绣. 本草求真. 上海：上海科学技术出版社，1959，194
7 清·姚澜. 本草分经. 上海：上海科学技术出版社，1989，82
8 国家药典委员会编. 中华人民共和国药典. 一部. 北京：化学工业出版社，2000，42
9 雷载权主编. 普通高等教育中医药类规划教材·中药学. 上海：上海科学技术出版社，1995，307
10 吴兰成主编. 中国中医药学主题词表. 北京：中医古籍出版社，1996，376
11 中国医学科学院药物研究所等编. 中药志. 第二册. 北京：人民卫生出版社，1993，269
12 中华人民共和国卫生部药政管理局主编. 中药材手册. 北京：人民卫生出版社，1959，28
13 《全国中草药汇编》编写组编. 全国中草药汇编. 上册. 北京：人民卫生出版社，1978，160
14 中华人民共和国卫生部药政管理局编. 全国中药炮制规范. 北京：人民卫生出版社，1988，18
15 汉·神农本草经. 清顾观光重辑本. 北京：人民卫生出版社，1955，28
16 魏晋·名医别录. 北京：人民卫生出版社，1986，18
17 南北朝·雷敩. 雷公炮炙论. 上海：上海中医学院出版社，1986，11
18 南北朝·陶弘景. 本草经集注. 北京：人民卫生出版社，1994，194
19 唐·苏敬等撰. 新修本草. 合肥：安徽科学技术出版社，1981，149
20 宋·苏颂. 本草图经. 合肥：安徽科学技术出版社，1994，69
21 宋·唐慎微. 证类本草. 北京：人民卫生出版社，1957，147
22 宋·寇宗爽. 本草衍义. 上海：商务印书馆，1937，43
23 元·王好古. 汤液本草. 见：景印文渊阁四库全书（745）. 北京：中医古籍出版社，1986，961
24 明·兰茂. 滇南本草. 第二卷. 昆明：云南人民出版社，1977，399
25 明·刘文泰. 本草品汇精要. 北京：人民卫生出版社，1982，226
26 明·李时珍. 本草纲目. 北京：人民卫生出版社，1982，1281
27 明·李中梓. 本草征要. 见：李中梓医学全书. 北京：中国中医药出版社，1999，115
28 明·卢之颐. 本草乘雅半偈. 北京：人民卫生出版社，1986，157
29 清·张志聪. 本草崇原. 北京：中国中医药出版社，1992，12
30 清·陈士铎. 本草新编. 北京：中国中医药出版社，1996，60
31 清·汪昂. 本草备要. 北京：中国中医药出版社，1998，21
32 清·张璐. 本经逢原. 上海：上海科学技术出版社，1959，109
33 清·叶桂. 本草经解. 上海：上海科学技术出版社，1958，12
34 清·严西亭. 得配本草. 上海：上海卫生出版社，1957，9
35 清·陈念祖. 神农本草经读. 北京：人民卫生出版社，1959，9
36 清·杨时泰. 本草述钩元. 卷十一. 清道光二十二年壬寅（1842）陵涵雅堂刻本
37 《中医大辞典》编辑委员会编. 中医大辞典·中药分册. 北京：人民卫生出版社，1982，53
38 江苏新医学院编. 中药大辞典. 上海：上海科学技术出版社，1977，318
39 《中医学》编辑委员会. 中国医学百科全书·中医学. 上海：上海科学技术出版社，1997，1237
40 徐国钧等主编. 中国药材学. 北京：中国医药科技出版社，1996，472
41 国家中医药管理局《中华本草》编委会. 中华本草. 第八册. 上海：上海科学技术出版社，1999，63

056 天竹黄
Tianzhuhuang
Concretio Silicea Bambusae

1 定名依据

1.1 正名

1.1.1 汉文名：天竹黄（禾本科植物青皮竹 Bambusa textilis McClure 或华思劳竹 Schizostachyum chinense Rendle 等秆内的分泌液干燥后的块状物）。

1.1.2 英文名：tabasheer.

1.2 依据

1.2.1 定名的文献依据

(1)《证类本草》卷第十三："竹叶……蜀本：图经云：竹节间黄白者，味甘，名竹黄。尤制石药毒发热。"[1]

(2)《太平圣惠方》卷八十七："治小儿疳渴不止诸方……治小儿疳多渴。体热烦躁。少得睡卧。天竹黄散方。天竹黄（半两细研） 黄连（半两去须） 马牙硝（半两） 栀子仁（半两） 葛根（半两锉） 甘草（一分炙微赤锉） 牛黄（一分细研） 款冬花（一分） 紫菀（一分洗去苗土，犀角屑（一分） 土瓜根（一分） 上件药。捣细罗为散。都研令匀。不计时候。以蜜水调下半钱。量儿大小。分减服之。"[2]

(3)《证类本草》卷第十三："天竺黄 味甘，寒，无毒。主小儿惊风，天吊，镇心明目，去诸风热，疗金疮，止血，滋养五脏。一名竹膏。人多烧诸骨及葛粉等杂之。按《临海志》云：生天竺国，今诸竹内，往往得之。（今附）……衍义曰：天竹黄，自是竹内所生，如黄土着竹成片。凉心经，去风热，作小儿药尤宜，和缓故也。"[3]

(4)《本草纲目·木部》第三十七卷："竹黄（宋《开宝》） 【释名】竹膏……时珍曰：按：吴僧赞宁云：竹黄生南海镛竹中。此竹极大，又名天竹。其内有黄，可以疗疾。"[4]

(5)《本草备要·木部》："天竹黄 泻热，豁痰，凉心。甘而微寒。凉心经，去风热，利窍豁痰，镇肝明目。功同竹沥，而性和缓，无寒滑之患。"[5]

(6)《本草从新》卷九："天竹黄 泻热、豁痰、凉心。甘而微寒。凉心经。去风热。利窍豁痰。镇肝明目。功同竹沥。而性和缓。无寒滑之患。治大人中风不语。小儿客忤惊痫为尤宜。"[6]

(7)《得配本草》卷七："天竹黄 伏粉霜。甘，凉。入手少阴经。凉心热，镇肝风，利关窍，辟邪恶。除昏昧谵妄，病后痰郁。生南海镛竹中。"[7]

(8)《普通高等教育中医药类规划教材·中药学》："天竹黄《属本草》 为禾本科植物青竹皮 Bambusa textilis McClure 或华思劳竹 Schizostachyum chinense Rendle 等秆内分泌液干燥后的块状物。主产于云南、广东、广西等地。秋冬二季采收。砍破竹杆，取出生用。"[8]

(9)《中华本草》："天竹黄《本草衍义》 【异名】竹黄《蜀本草》，天竺黄、竹膏

《开宝本草》，竹糖《增订伪药条辨》。……【来源】为禾本科植物青竹皮、薄竹等竹节间贮积的伤流液，经干涸凝结而成的块状物质。【原植物】①青皮竹 Bambusa textilis McClur②薄竹 Leptocanna chinensis（Rendle）Chia et H. L. Fung［Schizostachyum chinense Rendle］。”[9]

(10)《全国中草药汇编》：“天竹黄　别名：天竺黄、竹黄。来源：为禾本科大竹节属植物大节竹 Indosasa crassifora McClure、慈竹属植物大麻竹 Sinocalamus giganteus（Wall.）Keng. f. 或 silao 竹属植物华 silao Schizostachyum chinense Rendle 茎杆内的伤流液自然干燥后凝结成的块片状物。”[10]

1.2.2　定名选择的理由

(1) 天竹黄 Concretio Silicea Bambusae，系禾本科植物青皮竹 Bambusa textilis McClure 或华思劳竹 Schizostachyum chinense Rendle 等秆内的分泌液干燥后的块状物。原称“竹黄”，始载于后蜀·韩保升《蜀本草》。“天竹黄”之名始见于宋·王怀隐《太平圣惠方》，作为本草正名始见于宋·寇宗奭《本草衍义》，其后不少本草即以“天竹黄”或“竹黄”作为本品正名，如明·李时珍《本草纲目》以“竹黄”作为本品正名，清·汪昂《本草备要》、吴仪洛《本草从新》、严西亭《得配本草》以“天竹黄”作为本品正名。前者为明以后我国历史上影响最大的本草著作，后者则系清代具有代表性的本草著作，对后世均有较大影响。而“天竺黄”之名始载于宋《开宝本草》，明代本草尚多沿用，但到了清代则沿用日少，逐渐被“天竹黄”所代替（参见通考）。故宜称“天竹黄”，而不用“天竺黄”。

(2) 天竺，古代专指印度。而此物不专产于印度，国内亦有多处出产，称“天竹黄”则比“天竺黄”更切实际。《开宝本草》引《临海志》称生天竺国，本系误讹，如沿用似不当。

(3)“天竹黄”比“天竺黄”书写简练，符合现代的书写习惯，便于临床处方应用。

(4) 竹类甚众，为体现本品的特征，并与其他竹类鉴别，避免用药混淆，故宜称“天竹黄”而不用“竹黄”。

(5) 最新出版的《普通高等教育中医药类规划教材·中药学》、《中华本草》以及《全国中草药汇编》均以“天竹黄”为正名。《普通高等教育中医药类规划教材·中药学》影响甚大，普及面广，以“天竹黄”作为本品正名便于达到共识。

1.3　与正名等效的名词：无。

2　源流考释

天竹黄（禾本科植物青皮竹 Bambusa textilis Mcclure 或华思劳竹 Schizostachyum chinense Rendle 等秆内的分泌液干燥后的块状物）原称“竹黄”，始见于后蜀·韩保升《蜀本草》：“竹节间黄白者，味甘。名竹黄。尤制石药毒发热。”[1]但宋初《开宝本草》则以“天竺黄”作为本品正名，并记载了本品异名“竹膏”；宋·唐慎微《证类本草》亦沿用了该书记载。如《证类本草》引《开宝本草》曰：“天竺黄，味甘，寒，无毒。主小儿惊风，天吊，镇心明目，去诸风热，疗金疮，止血，滋养五脏。一名竹膏。”[3]

“天竹黄”之名始见于宋·王怀隐《太平圣惠方》卷八十七：“治小儿疳渴不止诸方……天竹黄散方。天竹黄（半两细研）　黄连（半两去须）……捣细罗为散。都研令匀。

不计时候。以蜜水调下半钱。量儿大小。分减服之。"[2] 作为本草正名始于宋·寇宗奭《本草衍义》，如《证类本草》引《本草衍义》云："天竹黄，自是竹内所生，如黄土着竹成片。凉心经，去风热，作小儿药尤宜，和缓故也。"[3] 其后大多著作即沿用该书记载，以"天竹黄"为正名，如宋·佚名《增广太平和剂图经本草药性总论》[11]，清·汪昂《本草易读》[12] 和《本草备要》[5]、蒋居祉《本草择要纲目》[13]、吴仪洛《本草从新》[6]、严西亭《得配本草》[7]、姚澜《本草分经》[14]、陈其瑞《本草撮要》[15] 等；但也有一些本草著作以"竹黄"或"天竺黄"为正名，如明·李时珍《本草纲目》[4]、卢之颐《本草乘雅半偈》[16]，清·张璐《本经逢原》[17] 等以"竹黄"作为本品正名；明·刘文泰《本草品汇精要》[18]、李中梓《本草征要》[19]，清·黄宫绣《本草求真》[20]、凌奂《本草害利》[21] 等以"天竺黄"作为本品正名。同时，清《增订伪药条辨》尚记载有本品异名"竹糖"。

建国以来，对本品正名的记载也出现了三种情况。一方面，我国最新出版的《中华人民共和国药典》[22]、辞书类著作《中医大辞典·中药分册》[23]、《中国医学百科全书·中医学》[24] 以及《中国中医药学主题词表》[25] 等均以"天竺黄"作为本品正名；现代本草著作如《中国药材学》[26]、《中药材手册》[27]、《全国中药炮制规范》[28] 等也以"天竺黄"作为本品的正名。另一方面，《普通高等教育中医药类规划教材·中药学》[8] 以及《中华本草》[9]、《全国中草药汇编》[10] 等则以"天竹黄"作为本品的正名。此外，还有个别著作以"竹黄"作为本品正名，如《中药大辞典》[29]。但教材影响面大，故以"天竹黄"作为本品正名已为大多数人所接受。同时尚记载有"片竹黄"《中药材手册》[26]，"竹青"《中国医学百科全书·中医学》[23] 等各地的俗称。

3 附录

3.1 又称：无。

3.2 俗称：片竹黄（云南），竹青。

3.3 曾称：竹黄《蜀本草》，天竺黄、竹膏《开宝本草》，竹糖《增订伪药条辨》。

4 文献通考

《太平圣惠方》卷八十七："治小儿疳渴不止诸方……治小儿疳多渴。体热烦躁。少得睡卧。天竹黄散方。天竹黄（半两细研）　黄连（半两去须）　马牙硝（半两）　栀子仁（半两）　葛根（半两锉）　甘草（一分炙微赤锉）　牛黄（一分细研）　款冬花（一分）　紫菀（一分洗去苗土），犀角屑（一分）　土瓜根（一分）　上件药。捣细罗为散。都研令匀。不计时候。以蜜水调下半钱。量儿大小。分减服之。"[2]

《证类本草》卷第十三："竹叶……陶隐居云：竹类甚多，此前一条云：是篁竹，次用淡、苦尔。又一种薄壳者，名甘竹叶，最胜。又有实中竹、篁竹，并以笋为佳，于药无用……《蜀本图经》云：竹节间黄白者，味甘，名竹黄。尤制石药毒发热。"[1]

《证类本草》卷第十三："天竺黄　味甘，寒，无毒。主小儿惊风，天吊，镇心明目，去诸风热，疗金疮，止血，滋养五脏。一名竹膏。人多烧诸骨及葛粉等杂之。按《临海志》云：生天竺国，今诸竹内，往往得之。（今附）……衍义曰：天竹黄，自是竹内所生，如黄土着竹成片。凉心经，去风热，作小儿药尤宜，和缓故也。"[3]

《增广太平和剂图经本草药性总论·木部中品》："天竹黄　味甘，寒，无毒。主小儿惊风，天吊，镇心，明目，去诸风热，疗金疮止血，滋养五脏。日华子云：平。治中风痰壅，卒失音不语，小儿客忤及痫疾。生：天竺国。"[11]

《本草品汇精要》卷之十九："天竺黄　主小儿惊风天吊，镇心明目，去诸风热，疗金疮，止血，滋养五脏（名医所录）。【名】竹膏。【苗】《图经》曰：按临海志云生天竺国，今诸竹内往往得之……【地】《图经》曰：生天竺国【道地】闽中。"[18]

《本草纲目·木部》第三十七卷："竹黄（宋《开宝》）　【释名】竹膏……时珍曰：按：吴僧赞宁云：竹黄生南海镛竹中。此竹极大，又名天竹。其内有黄，可以疗疾。"[4]

《本草征要·形体用药及专科用药·儿科》："天竺黄　味甘，性寒，无毒。入心经。祛痰，解风热，镇心安五脏。大人中风不语，小儿天吊惊痫。"[19]

《本草乘雅半偈》第十帙："竹黄（宋《开宝》）　【气味】甘寒，无毒。【主治】主小儿惊风天吊，去诸风热，镇心明目，疗金疮，滋养五脏。"[16]

《本草易读》卷七："天竹黄三百三十九　甘，寒，无毒。治小儿惊风天吊，客忤癫痫，疗中风风热痰壅，失音不语。制药毒热发，息金疮血出。镇心最宜，明目亦良。"[12]

《本草备要·木部》："天竹黄　泻热，豁痰，凉心。甘而微寒。凉心经，去风热，利窍豁痰，镇肝明目。功同竹沥，而性和缓，无寒滑之患。"[5]

《本经逢原》卷三："竹黄　甘寒无毒。发明：竹黄出大竹之中，津气结成。其味功用与竹沥同，而无寒滑之害。凉心经，去风热，为小儿惊痫，风热痰涌失音，治痰清热之要药。以其生天竺国，故名天竺黄。"[17]

《本草择要纲目·寒性药品》："天竹黄　【气味】甘寒无毒。【主治】小儿惊风天吊。去诸风热。镇心明目。滋养五脏。治中风卒坠、失音、不语。"[13]

《本草从新》卷九木部："天竹黄　泻热、豁痰、凉心。甘而微寒。凉心经。去风热，利窍豁痰，镇肝明目。功同竹沥，而性和缓。无寒滑之患。治大人中风不语。小儿客忤惊痫为尤宜。"[6]

《得配本草》卷七："天竹黄　伏粉霜。甘，凉。入手少阴经。凉心热，镇肝风，利关窍，辟邪恶。除昏昧谵妄，病后痰郁。生南海镛竹中。"[7]

《本草求真·上编》卷四："天竺黄（专入心）　系天竺国之竹。精气结成。其粉形如竹节。味甘气寒。与竹沥功用略同。皆能逐痰利窍。"[20]

《本草分经·原例·手少阴心》："天竹黄　甘微寒，凉心去风热，利窍、豁痰、镇肝，功同竹沥而性和缓，治中风惊痫，南海大竹内黄粉也。"[14]

《本草害利·心部药队》："天竺黄　【害】性寒凉，久用亦能寒中。【利】甘寒入心经，祛风痰、解风热、镇心肝、安五脏、泻热豁痰、利窍养心。"[21]

《本草撮要·木部》卷二："【天竹黄】　味甘微寒。入手厥阴经。功专凉心去风热。利窍豁痰。镇肝明目。功同竹沥而和缓。惟真者难得。即竹中黄粉。须出南海者。"[15]

《中药材手册》："天竺黄［《纲目》名竹黄，列入木部苞木类］　本品为禾本科乔木或灌木苦竹或淡竹的节孔中所分泌的液汁凝结成的晶块。原植物均系栽培。本品产量有限，故多由人工制成。商品中之云竹黄为云南产，广竹黄为广东、广西所产，西竹黄为越南产，洋竹黄为印度、印度尼西亚等地所产。云南所产多为自然生成，又名'片竹黄'，品质最佳。［别名］竹黄。"[27]

《全国中草药汇编》："天竹黄　别名：天竺黄、竹黄。来源：为禾本科大竹节属植物大节竹 Indosasa crassifora McClure、慈竹属植物大麻竹 Sinocalamus giganteus (Wall.) Keng. f. 或罳罳簩竹属植物华罳簩竹 Schizostachyum chinense Rendle 茎秆内的伤流液自然干燥后凝结成的块片状物。"[10]

《中药大辞典》："竹黄《纲目》　【异名】天竺黄、竹膏《开宝本草》，天竹黄《本草衍义》，竹糖《伪药条辨》。【基原】为禾本科植物青竹皮青皮竹 Bambusa textilis McClur 等竹节间贮积的伤流液，经干涸凝结而成的块状物质。"[28]

《中医大辞典·中药分册》："天竺黄　出《开宝重定本草》。又名竹黄、天竹黄。为禾本科植物青皮竹 Bambusa textilis McClure 等茎秆内的伤流液自然干燥凝结而成的块状物。主产云南、广东、广西等地。"[23]

《中国医学百科全书·中医学》："天竺黄　始载于《蜀本草》。又名天竹黄、竹黄、竹青。为禾本科植物华思劳竹 Schizostachyum chinense Rendle 或青皮竹 Bambusa textilis McClure 等茎秆内的分泌液自然干燥凝结而成的块状物。主产于中国云南、广东、广西等省、区。"[24]

《全国中药炮制规范》："天竺黄　［处方用名］天竺黄　【来源】本品为禾本科植物青皮竹 Bambusa textilis McClure 或华思劳竹 Schizostachyum chinense Rendle 等茎秆内的分泌液干燥后的块状物。主产于云南、广西、广东等地。秋、冬二季采收，砍取竹杆，剖取竹黄，晾干。药材以干燥、块大、淡黄白色、质脆、光亮、吸水性强者为佳。"[28]

《中国药材学》："天竺黄　【别名】竹黄，竹膏。【来源】本品为禾本科植物青竹皮 Bambusa textilis McClure 或华思劳竹 Schizostachyum chinense Rendle 等茎秆内的分泌液干涸后的块状物，或人工合成物。"[26]

《中国中医药学主题词表》："天竺黄 CONCRETIO SILICEA BAMBUSAE　为禾本科植物青皮竹或华思老竹等杆内分泌液干燥后的块状物；属清热凉血药和安神药　D 竹黄。"[25]

《普通高等教育中医药类规划教材·中药学》："天竹黄《蜀本草》　为禾本科植物青竹皮 Bambusa textilis McClure 或华思劳竹 Schizostachyum chinense Rendle 等秆内分泌液干燥后的块状物。主产于云南、广东、广西等地。秋冬二季采收。砍破竹杆，取出生用。"[8]

《中华本草》："天竹黄《本草衍义》　【异名】竹黄《蜀本草》，天竺黄、竹膏《开宝本草》，竹糖《增订伪药条辨》……【来源】为禾本科植物青竹皮、薄竹等竹节间贮积的伤流液，经干涸凝结而成的块状物质。【原植物】①青皮竹 Bambusa textilis McClur②薄竹 Leptocanna chinensis (Rendle) Chia et H. L. Fung [Schizostachyum chinense Rendle]。"[9]

《中华人民共和国药典》："天竺黄 Concretio Silicea Bambusae　本品为禾本科植物青皮竹 Bambusa textilis McClure 或华思劳竹 Schizostachyum chinense Rendle 等秆内的分泌液干燥后的块状物。秋、冬二季采收。"[22]

5　参考文献

1　宋·唐慎微．证类本草．北京：人民卫生出版社，1957，316

2　宋·王怀隐．太平圣惠方．北京：人民卫生出版社，1958，2796

3 宋·唐慎微. 证类本草. 北京：人民卫生出版社，1957，333
4 明·李时珍. 本草纲目. 北京：人民卫生出版社，1982，2170
5 清·汪昂. 本草备要. 北京：中国中医药出版社，1998，172
6 清·吴仪洛. 本草从新. 北京：中医古籍出版社，2001，132
7 清·严西亭. 得配本草. 上海：上海卫生出版社，1957，38
8 雷载权主编. 普通高等教育中医药类规划教材·中药学. 上海：上海科学技术出版社，1995，234
9 国家中医药管理局《中华本草》编委会. 中华本草. 第八册. 上海：上海科学技术出版社，1999，325
10 《全国中草药汇编》编写组编. 全国中草药汇编. 下册. 北京：人民卫生出版社，1978，99
11 宋·佚名. 增广太平和剂图经本草药性总论. 见：增广太平惠民和剂局方. 海口：海南出版社，2002，478
12 清·汪昂. 本草易读. 北京：人民卫生出版社，1987，317
13 清·蒋居祉. 本草择要纲目. 见：珍本医书集成. 本草类. 上海：上海科学技术出版社，1985，38
14 清·姚澜. 本草分经. 上海：上海科学技术出版社，1989，128
15 清·陈其瑞. 本草撮要. 见：珍本医书集成. 本草类. 上海：上海科学技术出版社，1985，44
16 明·卢之颐. 本草乘雅半偈. 北京：人民卫生出版社，1986，583
17 清·张璐. 本经逢原. 上海：上海科学技术出版社，1959，195
18 明·刘文泰. 本草品汇精要. 北京：人民卫生出版社，1982，528
19 明·李中梓. 本草征要. 见：李中梓医学全书. 北京：中国中医药出版社，1999，140
20 清·黄宫绣. 本草求真. 上海：上海科学技术出版社，1959，176
21 清·凌奂. 本草害利. 北京：中医古籍出版社，1982，15
22 国家药典委员会编. 中华人民共和国药典. 一部. 北京：化学工业出版社，2000，43
23 《中医大辞典》编辑委员会编. 中医大辞典·中药分册. 北京：人民卫生出版社，1982，54
24 《中医学》编辑委员会. 中国医学百科全书·中医学. 上海：上海科学技术出版社，1997，1180
25 吴兰成主编. 中国中医药学主题词表. 北京：中医古籍出版社，1996，379
26 徐国钧等主编. 中国药材学. 北京：中国医药科技出版社，1996，1746
27 中华人民共和国卫生部药政管理局主编. 中药材手册. 北京：人民卫生出版社，1959，582
28 中华人民共和国卫生部药政管理局编. 全国中药炮制规范. 北京：人民卫生出版社，1988，411
29 江苏新医学院编. 中药大辞典. 上海：上海科学技术出版社，1977，902

057 天花粉
Tianhuafen
Radix Trichosanthis

1 定名依据

1.1 正名

1.1.1 汉文名：天花粉（葫芦科植物栝楼 Trichosanthes kirilowii Maxim. 或双边栝楼 Trichosanthes rosthornii Harms 的干燥根）。

1.1.2 英文名：snakegourd root.

1.2　依据

1.2.1　定名的文献依据

(1)《本草图经》卷第十九："天花粉　生明州。味苦，寒，无毒。主消渴，身热，烦满，大热，补气，安中，续绝伤，除肠中固热，八疸身面黄，唇干口燥，短气；通月水，止小便利。十一月、十二月采根用。"[1]

(2)《证类本草》卷第三十："天花粉　生明州。味苦，寒，无毒。主消渴，身热，烦满，大热，补气安中，续绝伤，除肠中固热，八疸身面黄，唇干口燥，短气，通月水，止小便利。十一月、十二月采根用。"[2]

(3)《滇南本草》第二卷："天花粉　味苦，性寒。治肺痈，排脓，消烦渴，止肺热，消跌打损伤瘀血，清化日久老痰黄痰，下气，解疮毒，治痈疮肿毒，并止咳嗽带血。"[3]

(4)《本草品汇精要》卷之四十一："天花粉　主消渴，身热，烦满，大热，补气安神，续绝伤，除肠中痼热，八疸身面黄，唇干口燥，短气；通月水，止小便利（出图经）。"[4]

(5)《本草备要·草部》："天花粉　泻火，润燥，治热。酸能生津，甘不伤胃，微苦微寒。降火润燥，滑痰解渴（古方多用治消渴）。"[5]

(6)《本草从新》卷五："天花粉　泻火、润燥、治热痰。酸能生津。甘不伤胃。微苦微寒。降火润燥。滑痰解渴。生肌排脓消肿。行水通经。止小便利。"[6]

(7)《得配本草》卷四："天花粉　即栝蒌根。枸杞为之使。畏牛膝、干漆。恶干姜。甘、微苦、酸、微寒。入足太阴，兼手少阴经。"[7]

(8)《中华人民共和国药典》："天花粉 Radix Trichosanthis　本品为葫芦科植物栝楼 Trichosanthes kirilowii Maxim. 或双边栝楼 Trichosanthes rosthornii Harms 的干燥根。秋、冬二季采挖，洗净，除去外皮，切段或纵剖成瓣，干燥。"[8]

(9)《普通高等教育中医药类规划教材·中药学》："天花粉《本经》　为葫芦科多年生宿根草质藤本植物栝楼 Trichosanthes kirilowii Maxim. 或日本栝楼 Trichosanthes japonica Regel. 的干燥块根。产于我国南北各地。秋冬季采挖，鲜用或切成段、块、片，晒干用。"[9]

(10)《中药大辞典》："天花粉《雷公炮炙论》　【异名】栝楼根《本经》，蒌根《雷公炮炙论》，白药《本草图经》，瑞雪《纲目》，天瓜粉《重庆堂随笔》，花粉《增订伪药条辨》，屎瓜根《四川中药志》，栝蒌粉、蒌粉（药材学）。【基原】为葫芦科植物栝楼 Trichosanthes kirilowii Maxim. 的根。原植物详'栝楼'条。"[10]

(11)《中医大辞典·中药分册》："天花粉　出《雷公炮炙论》。又名栝楼根、蒌根。为葫芦科植物栝蒌 Trichosanthes kirilowii Maxim. 的根。我国大部分地区均产。"[11]

(12)《中国医学百科全书·中医学》："天花粉　始载于《神农本草经》。原名栝楼根，又名天瓜粉、蒌根。为葫芦科植物栝楼 Trichosanthes kirilowii Maxim. 等的根。"[12]

(13)《中国中医药学主题词表》："天花粉 RADIX TRICHOSANTHIS　为葫芦科植物栝楼或日本栝楼的干燥根；属清热泻火药、止咳平喘药和补阴药　C 栝楼　D 栝楼根。"[13]

(14)《中药志》[14]、《中药材手册》[15]、《全国中草药汇编》[16]、《全国中药炮制规范》[17]、《中国药材学》[18]、《中华本草》[19]等现代中药著作多以"天花粉"作为本品正名（参见"文献通考"）。

1.2.2　定名选择的理由

(1) 天花粉 Radix Trichosanthis，系葫芦科植物栝楼 Trichosanthes kirilowii Maxim. 或双边栝楼 Trichosanthes rosthornii Harms 的干燥根。虽然汉《神农本草经》始载本药时以“栝蒌根”为正名，但自宋·苏颂《本草图经》以“天花粉”作为本品正名后，宋至明重要本草著作如宋·唐慎微《证类本草》，明·兰茂《滇南本草》、刘文泰《本草品汇精要》即沿用该书记载，明以后本草著作如清·汪昂《本草备要》、吴仪洛《本草从新》、严西亭《得配本草》等在载录本品时则均以“天花粉”作为正名，并一直沿用至今。

(2) 我国最新出版的《中华人民共和国药典》、《普通高等教育中医药类规划教材·中药学》以及辞书类著作《中医大辞典·中药分册》、《中药大辞典》、《中国医学百科全书·中医学》等均以“天花粉”作为本品正名。已经广泛应用于中医药学文献的标引和检索的《中国中医药学主题词表》也以“天花粉”作为本品的正式主题词。现代本草著作如《中药志》、《全国中草药汇编》、《中华本草》、《中国药材学》、《中药材手册》、《全国中药炮制规范》等虽记载了不少本药各地的俗称，但也无一例外以“天花粉”作为本品的正名。说明“天花粉”作为本品正名已成为共识。

1.3　与正名等效的名词：无。

2　源流考释

天花粉（葫芦科植物栝楼 Trichosanthes kirilowii Maxim. 或双边栝楼 Trichosanthes rosthornii Harms 的干燥根）原称“栝蒌根”，始载于汉《神农本草经》[20]，该书同时尚记载有本品异名“地楼”，如《神农本草经》卷二曰：“栝蒌根，味苦，寒。主消渴，身热烦满，大热，补虚安中，续绝伤。一名地楼。生川谷及山阴。”[20] 此后至南北朝唐时期的本草著作即沿用《神农本草经》[20]记载，以“栝蒌根”作为正名载录本品，如魏晋《名医别录》[21]，南北朝·雷敩《雷公炮炙论》[22]、陶弘景《本草经集注》[23]，唐·苏敬《新修本草》[24]等，同时尚出现有本品异名“果裸”、“天瓜”、“泽姑”、“地蒌”等。如《名医别录·中品》卷第二：“栝蒌根，无毒。主除肠胃中痼热，八疸，身面黄，唇干口燥，短气，通月水，止小便利，一名果裸，一名天瓜，一名泽姑。”[21]《新修本草》卷第八：“栝蒌根，味苦，寒，无毒……一名地蒌，一名果裸，一名天瓜，一名泽姑。”[24] 此外，唐方书孙思邈《备急千金要方》[25]则以“栝蒌粉”称为本品，如《备急千金要方》卷二十一记载：“栝蒌粉，治大渴秘方。深掘一大栝蒌根，厚削去皮至白处止，寸切，水浸一日一夜，易水经五日，取出烂捣碎研之，以绢袋滤，如出粉法干之。”[25]

明·李时珍《本草纲目》[26]前对本品的记载出现了分歧。如宋·苏颂《本草图经》[27]未单列“栝蒌根”，而把栝蒌之根称为“白药”，归入“栝蒌”项下，如《本草图经》卷第六：“栝蒌。生洪农山谷及山阴也，今所在有之。实名黄瓜，《诗》所谓果裸之实是也。根亦名白药。”[1] 同时又以“天花粉”为正名单列一条，如《本草图经》卷第十九：“天花粉。生明州。味苦，寒，无毒。主消渴，身热，烦满，大热，补气，安中，续绝伤，除肠中固热，八疸身面黄，唇干口燥，短气；通月水，止小便利。十一月、十二月采根用。”[1] 这是“天花粉”之名的最早记载。宋·唐慎微《证类本草》[28]等沿袭《本草图经》[1]记载。明·刘文泰《本草品汇精要》[29]亦分为两种药物介绍，只是把“栝蒌根”又从“栝蒌”中单列出来。至明李时珍《本草纲目》[26]则将二者并为一条，并明确指出：“苏颂《图经》重出天花粉，谬矣。今削之。”

当然，这一时期也有与上述记载（分两种药物介绍）不同者。如金·李杲《珍珠囊药性赋》以“瓜蒌根”为正名：“瓜蒌根，枸杞为之使，恶干姜，畏牛膝，反乌头。瓜蒌根，味苦性寒，无毒。沉也，阴也。其用有二：止渴退烦热；补虚通月经。”[30]元王好古《汤液本草》以“栝蒌根”为正名：“栝蒌根，气寒，味苦。味厚，阴也，无毒。《本草》云：主消渴，身热，烦满大热，补虚安中，通月水。消肿毒瘀血，及热狂。”[31]明·兰茂《滇南本草》以“天花粉”为正名：“天花粉，味苦，性寒。治肺痈，排脓，消烦渴，止肺热，消跌打损伤瘀血，清化日久老痰黄痰，下气，解疮毒，治痈疮肿毒，并止咳嗽带血。”[3]从以上载录可以看出，无论以“瓜蒌根”为正名，或者以“栝蒌根”、“天花粉”为正名，所载性味及功能主治基本一致，仅仅详略不同或文字表述方法稍异。

这一时期新出现的本品异名有“泽菇”、“瑞雪”等。如《本草品汇精要》：“栝蒌根。无毒，蔓生……【名】地蒌、泽菇。”[29]《本草纲目》：“栝蒌《本经·中品》。【校正】并入《图经》天花粉。【释名】果蠃（音裸）、栝蒌《纲目》、天瓜《别录》、黄瓜《别录》、地蒌《本经》、泽姑《别录》；根名：白药《图经》、天花粉《图经》、瑞雪。”[26]

此外，葫芦科植物茅瓜 Solena amplerxicaulis (Lam.) Gandhi. 的块根在明·兰茂《滇南本草》[3]中被称作“解毒草”，也称为“天花粉”，与本品（葫芦科植物栝楼 Trichosanthes kirilowii Maxim. 或双边栝楼 Trichosanthes rosthornii Harms 的干燥根）不同，应注意鉴别。如《滇南本草》第二卷：“解毒草，一名天花粉，外科药。此草用法不同本草。治梅疮攻鼻，红肿陷落。”[3]

明·李时珍《本草纲目》[26]以后的本草著作大多沿用《本草图经》[1]记载，以“天花粉”为正名，如明·李中梓《本草征要》[32]，清·蒋居祉《本草择要纲目》[33]、陈士铎《本草新编》[34]、汪昂《本草易读》[35]和《本草备要》[5]、叶桂《本草经解》[36]、吴仪洛《本草从新》[6]、严西亭《得配本草》[7]、黄宫绣《本草求真》[37]、凌奂《本草害利》[38]、陈其瑞《本草撮要》[39]、张秉成《本草便读》[40]等。此外，这一时期的本草著作尚载录有本品异名“花粉”《本草经解》[36]、“玉露霜”《本草撮要》[39]等。

现代有关著作均沿用前代大多本草记载以“天花粉”作为本品正名，如《中华人民共和国药典》[8]、《普通高等教育中医药类规划教材·中药学》[9]、《中国中医药学主题词表》[13]、《中医大辞典·中药分册》[11]、《中药大辞典》[10]、《中国医学百科全书·中医学》[12]、《中药志》[14]、《中药材手册》[15]、《全国中草药汇编》[16]、《全国中药炮制规范》[17]、《中国药材学》[18]、《中华本草》[19]等。同时尚记载有各地的俗称“栝楼根”、“苦栝楼根”《中药材手册》[15]，“天瓜粉”、“屎瓜根”、“蒌粉”《中药大辞典》[10]，“蒌根”《中医大辞典》[11]等。还记载有本品原植物“栝楼”的异名“瓜楼”、“大圆瓜”、“鸟瓜”、“吊瓜”《中药志》[14]；原植物“双边栝楼”的异名“中华栝楼”、“芦山龟”《中华本草》[19]。

3　附录

3.1　又称：无。

3.2　俗称：栝楼根、苦栝楼根（河南），瓜粉（重庆）、屎瓜根（四川）、蒌粉、蒌根。

3.3　曾称：栝蒌根、地楼《神农本草经》，果裸、天瓜、泽姑《名医别录》，地蒌《新修本草》，栝蒌粉《备急千金要方》，白药《本草图经》，瓜蒌根《珍珠囊药性赋》，泽菇《本草品汇精要》，瑞雪《本草纲目》，花粉《本草经解》、玉露霜《本草撮要》。

3.4 原植物名称：栝楼，瓜楼（通称），大圆瓜（山东），鸟瓜、吊瓜（浙江）；双边栝楼，中华栝楼，芦山龟（广西）。

4 文献通考

《神农本草经》卷三："栝蒌根　味苦，寒。主消渴，身热烦满，大热，补虚安中，续绝伤。一名地楼。生川谷及山阴。"[20]

《名医别录·中品》卷第二："栝蒌根　无毒。主除肠胃中痼热，八疸，身面黄，唇干口燥，短气，通月水，止小便利，一名果裸，一名天瓜，一名泽姑。实，名黄瓜，治胸痹，悦泽人面。茎叶，治中热伤暑。"[21]

《雷公炮炙论》中卷："栝蒌根　雷公云：栝蒌使根，待构二三围，去皮，细捣，作煎，搅取汁，冷饮，任用也。"[22]

《本草经集注·草木中品》："栝蒌根　味苦，寒，无毒。主治消渴，身热，烦满，大热，补虚，安中，续绝伤。除肠胃中痼热，八疸身面黄，唇干口燥，短气，通月水，止小便利。一名地楼，一名果裸，一名天瓜，一名泽姑。实，名黄瓜，主胸痹，悦泽人面。茎叶，治中热伤暑。"[23]

《新修本草》卷第八："栝蒌根　味苦，寒，无毒。主消渴身热，烦满大热，补虚安中，续绝伤。除肠胃中痼热，八疸身面黄，唇干口燥，短气，通月水，止小便利。一名地蒌，一名果裸，一名天瓜，一名泽姑。"[24]

《备急千金要方》卷二十一："栝蒌粉　治大渴秘方。深掘一大栝蒌根，厚削去皮至白处止，寸切，水浸一日一夜，易水经五日，取出烂捣碎研之，以绢袋滤，如出粉法干之，水服方寸匕，日三四。亦可作粉粥乳酪中食之，不限多少，瘥止。"[25]

《本草图经》卷第六："栝蒌　生洪农山谷及山阴也，今所在有之。实名黄瓜，《诗》所谓果裸之实是也。根亦名白药，皮黄肉白；三四月内生苗，引藤蔓。"[27]

《本草图经》卷第十九："天花粉　生明州。味苦，寒，无毒。主消渴，身热，烦满，大热，补气，安中，续绝伤，除肠中固热，八疸身面黄，唇干口燥，短气；通月水，止小便利。十一月、十二月采根用。"[1]

《证类本草》卷第八："栝蒌　根，味苦，寒，无毒。主消渴，身热烦满，大热，补虚安中，续绝伤，除肠胃中痼热，八疸，身面黄，唇干口燥，短气，通月水，止小便利。一名地楼，一名果裸，一名天瓜，一名泽姑。"[28]

《证类本草》卷第三十："天花粉　生明州。味苦，寒，无毒。主消渴，身热，烦满，大热，补气安中，续绝伤，除肠中固热，八疸身面黄，唇干口燥，短气，通月水，止小便利。十一月、十二月采根用。"[2]

《珍珠囊药性赋》卷二："瓜蒌根　枸杞为之使，恶干姜，畏牛膝，反乌头。瓜蒌根，味苦性寒，无毒。沉也，阴也。其用有二：止渴退烦热；补虚通月经。"[30]

《汤液本草》卷之四："栝蒌根　气寒，味苦。味厚，阴也，无毒。《本草》云：主消渴，身热，烦满大热，补虚安中，通月水。消肿毒瘀血，及热狂。"[31]

《滇南本草》第二卷："天花粉　味苦，性寒。治肺痈，排脓，消烦渴，止肺热，消跌打损伤瘀血，清化日久老痰黄痰，下气，解疮毒，治痈疮肿毒，并止咳嗽带血……解毒草，一名天花粉，外科药。此草用法不同本草。治梅疮攻鼻，红肿陷落。用此草常服之，可以解毒，而红肿之处自消。一切疮症，服之，无不神效。”[3]

《本草品汇精要》卷之四十一：“天花粉　主消渴，身热，烦满，大热，补气安神，续绝伤，除肠中痼热，八疸身面黄，唇干口燥，短气；通月水，止小便利（出《图经》）。”[4]

《本草品汇精要》卷之十：“栝蒌根（出《神农本经》）　主消渴，身热，烦满，大热，补虚安中，续绝伤（以上朱字《神农本经》）……【名】地蒌、泽菇。”[29]

《本草纲目》第十八卷：“栝蒌《本经·中品》　【校正】并入《图经》天花粉。【释名】果蠃（音裸）、栝蒌《纲目》、天瓜《别录》、黄瓜《别录》、地蒌《本经》、泽姑《别录》，根名白药《图经》、天花粉《图经》、瑞雪。时珍曰：……其根作粉，洁白如雪，故谓之天花粉。苏颂《图经》重出天花粉，谬矣。今削之。”[26]

《本草征要》第一卷：“天花粉　味甘、微苦、酸，性寒，无毒。入心、脾二经。枸杞为使。恶干姜，畏牛膝、干漆，反乌头。燥得以润，痰可以清。排脓散肿，利膈清心。止渴退烦热，通乳生唾津。消瘀血，催月经。”[32]

《本草择要纲目·寒性药品》：“天花粉　【气味】苦寒无毒。阴也。【主治】解烦渴。行津液。心中枯涸者。非此不能除。与辛酸药为佐使。导肿气乳痈痔瘘疮疖。”[33]

《本草新编》卷之二：“天花粉，即栝蒌之根，而性各不同。盖栝蒌实其性最悍，非比天花粉之缓，用栝蒌实，不若以天花粉代之。”[34]

《本草易读》卷五：“天花粉百六十九　取粉用。枸杞为使。恶干姜，畏牛膝、干漆，反乌头。即栝蒌根也。秋月掘者有粉，夏月掘者有筋无粉，不堪用。”[35]

《本草备要·草部》：“天花粉　泻火，润燥，治热。酸能生津，甘不伤胃，微苦微寒。降火润燥，滑痰解渴（古方多用治消渴）。”[5]

《本草经解》卷二：“【天花粉】　气寒。味苦。无毒。主消渴。身热。烦满大热。补虚安中。续绝伤……制方：花粉同川莲。治心火乘金消渴。同人参、麦冬。治肺津枯消渴。同麦冬、竹叶。治心火烦渴。”[36]

《本草从新》卷五：“天花粉　泻火、润燥、治热痰。酸能生津。甘不伤胃。微苦微寒。降火润燥。滑痰解渴。生肌排脓消肿。行水通经。止小便利。（膀胱热解、则水行而小便不数）治热狂时疾、胃热疸黄、口燥唇干、肿毒发背、乳痈疮痔。脾胃虚寒者。均宜戒用。即栝蒌根。澄粉食。大宜虚热人。畏恶同栝蒌。”[6]

《得配本草》卷四：“天花粉　即栝蒌根。枸杞为之使。畏牛膝、干漆。恶干姜。甘、微苦、酸、微寒。入足太阴，兼手少阴经。”[7]

《本草求真·上编》卷四：“天花粉（专入肺）　即栝蒌根也。味酸而甘微苦。微寒。亦同栝蒌能降膈上热痰。兼因味酸。又能生津止渴。”[37]

《本草害利·肺部药队》：“天花粉　【害】纯阴之品，脾胃虚寒者，忌之。【利】苦寒，入心、肺、脾、胃四经。清痰解热能使血不为瘀。”[38]

《本草撮要》卷一：“【天花粉】　味甘苦。入手太阴经。功专润肺生津、通经、止小水利、热狂时疾。得人参、麦冬治消渴饮水。脾胃虚寒禁用。即栝蒌根研粉澄出极细者晒干。名玉露霜。”[39]

《本草便读·草部·蔓草类》："天花粉　色白甘苦而寒。即瓜蒌根也。入肺胃血分。专清上焦邪热。下降一切黄瘅肿毒。皆从郁热水血互结而来。其能利水道。消瘀血。故主治如上。玉露霜即鲜天花粉以水澄出之粉晒干用。性味主治皆同。"[40]

《中药志》："天花粉　本品为常用中药。商品主要为葫芦科植物栝楼的根，其次为日本栝楼及双边栝楼的根。此外，在我国南方尚有同属多种植物的根也作为天花粉使用。……【原植物】①栝楼　别名：瓜楼（通称），大圆瓜（山东），鸟瓜、吊瓜（浙江）。Trichosanthes kirilowii Maxim. ——葫芦科 Cucurbitaceae②日本栝楼 Trichosanthes japonica Rgl. ——葫芦科 Cucurbitaceae③双边栝楼 Trichosanthes uniflora Hao——葫芦科 Cucurbitaceae."[14]

《中药材手册》："天花粉（《纲目》列入草部蔓草类栝楼项下）　本品为干燥的根。原植物系葫芦科多年生草本植物，野生与栽培均有。其果实即栝楼，亦供药用。天花粉以取栝楼雄株的根质佳，个肥大，色白，粉性足，筋脉少；雌株因结果实，其根瘦小，筋多，质稍逊。二者均同等入药。粉性大的葛根与本品外形类似，应注意鉴别。［别名］花粉、栝楼根、苦栝楼根（河南）。"[15]

《全国中草药汇编》："天花粉　来源为瓜蒌的根。"[16]

《中药大辞典》："天花粉《雷公炮炙论》　【异名】栝楼根《本经》，蒌根《雷公炮炙论》，白药《本草图经》，瑞雪《纲目》，天瓜粉《重庆堂随笔》，花粉《增订伪药条辨》，屎瓜根《四川中药志》，栝蒌粉、蒌粉（药材学）。【基原】为葫芦科植物栝楼 Trichosanthes kirilowii Maxim. 的根。原植物详'栝楼'条。"[17]

《中医大辞典·中药分册》："天花粉　出《雷公炮炙论》。又名栝楼根、蒌根。为葫芦科植物栝蒌 Trichosanthes kirilowii Maxim. 的根。我国大部分地区均产。"[11]

《中国医学百科全书·中医学》："天花粉　始载于《神农本草经》。原名栝楼根，又名天瓜粉、蒌根。为葫芦科植物栝楼 Trichosanthes kirilowii Maxim. 等的根。秋末挖取根部，除去细根，洗净泥土，刮去外皮，纵剖成 2~4 瓣，粗大者横切成数段或切成斜片，晒干。也有不刮皮，切成瓣或切成段晒干者。"[12]

《全国中药炮制规范》："天花粉　［处方用名］天花粉。【来源】本品为葫芦科植物栝楼 Trichosanthes kirilowii Maxim. 或日本栝楼 Trichosanthes japonica Regel. 的干燥块根。栽培或野生。主产于河南、四川、山东、广西等地。秋、冬二季采挖，洗净泥土，刮净外皮，切段，较粗者再对半纵切成瓣，干燥。药材色白、粉性足，质坚细腻者为佳。"[17]

《中国药材学》："天花粉　【来源】本品为葫芦科植物栝楼 Trichosanthes kirilowii Maxim. 或中华栝楼 T. rosthornii Harms（T. uniflora Hao）的根。"[18]

《中国中医药学主题词表》："天花粉 RADIX TRICHOSANTHIS　为葫芦科植物栝楼或日本栝楼的干燥根；属清热泻火药、止咳平喘药和补阴药　C 栝楼　D 栝楼根。"[13]

《普通高等教育中医药类规划教材·中药学》："天花粉《本经》　为葫芦科多年生宿根草质藤本植物栝楼 Trichosanthes kirilowii Maxim. 或日本栝楼 Trichosanthes japonica Regel. 的干燥块根。产于我国南北各地。秋冬季采挖，鲜用或切成段、块、片，晒干用。"[9]

《中华本草》："天花粉《本草图经》　【异名】栝楼根《本经》，白药《本草图经》，瑞雪《纲目》，天瓜粉《重庆堂随笔》，花粉《增订伪药条辨》，屎瓜根《四川中药志》，栝蒌粉、蒌粉《药材学》。……【来源】为葫芦科植物栝楼 Trichosanthes kirilowii Maxim. 及中华栝楼 T. rosthornii Harms 的根。【原植物】①栝楼 Trichosanthes kirilowii Maxim. ②中华栝楼 T. rosthornii Harms 又名：双边栝楼《中国植物志》，芦山龟（广西）。”[19]

《中华人民共和国药典》：“天花粉 Radix Trichosanthis　本品为葫芦科植物栝楼 Trichosanthes kirilowii Maxim. 或双边栝楼 Trichosanthes rosthornii Harms 的干燥根。秋、冬二季采挖，洗净，除去外皮，切段或纵剖成瓣，干燥。”[8]

5　参考文献

1　宋·苏颂. 本草图经. 合肥：安徽科学技术出版社，1994，643

2　宋·唐慎微. 证类本草. 北京：人民卫生出版社，1957，530

3　明·兰茂. 滇南本草. 第二卷. 昆明：云南人民出版社，1977，157

4　明·刘文泰. 本草品汇精要. 北京：人民卫生出版社，1982，913

5　清·汪昂. 本草备要. 北京：中国中医药出版社，1998，32

6　清·吴仪洛. 本草从新. 北京：中医古籍出版社，2001，89

7　清·严西亭. 得配本草. 上海：上海卫生出版社，1957，7

8　国家药典委员会编. 中华人民共和国药典. 一部. 北京：化学工业出版社，2000，42

9　雷载权主编. 普通高等教育中医药类规划教材·中药学. 上海：上海科学技术出版社，1995，53

10　江苏新医学院编. 中药大辞典. 上海：上海科学技术出版社，1977，325

11　《中医大辞典》编辑委员会编. 中医大辞典·中药分册. 北京：人民卫生出版社，1982，53

12　《中医学》编辑委员会. 中国医学百科全书·中医学. 上海：上海科学技术出版社，1997，985

13　吴兰成主编. 中国中医药学主题词表. 北京：中医古籍出版社，1996，376

14　中国医学科学院药物研究所等编. 中药志. 第一册. 北京：人民卫生出版社，1993，319

15　中华人民共和国卫生部药政管理局主编. 中药材手册. 北京：人民卫生出版社，1959，29

16　《全国中草药汇编》编写组编. 全国中草药汇编. 上册. 北京：人民卫生出版社，1978，314

17　中华人民共和国卫生部药政管理局编. 全国中药炮制规范. 北京：人民卫生出版社，1988，19

18　徐国钧等主编. 中国药材学. 北京：中国医药科技出版社，1996，433

19　国家中医药管理局《中华本草》编委会. 中华本草. 第五册. 上海：上海科学技术出版社，1999，587

20　汉·神农本草经. 清顾观光重辑本. 北京：人民卫生出版社，1955，56

21　魏晋·名医别录. 北京：人民卫生出版社，1986，61

22　南北朝·雷敩. 雷公炮炙论. 上海：上海中医学院出版社，1986，57

23　南北朝·陶弘景. 本草经集注. 北京：人民卫生出版社，1994，274

24　唐·苏敬等撰. 新修本草. 合肥：安徽科学技术出版社，1981，211

25　唐·孙思邈著. 备急千金要方. 北京：人民卫生出版社影印，1955，374

26　明·李时珍. 本草纲目. 北京：人民卫生出版社，1982，1267

27　宋·苏颂. 本草图经. 合肥：安徽科学技术出版社，1994，165

28　宋·唐慎微. 证类本草. 北京：人民卫生出版社，1957，197

29　明·刘文泰. 本草品汇精要. 北京：人民卫生出版社，1982，297

30　金·李杲. 珍珠囊补遗药性赋. 见：中国医学大成（二）. 长沙：岳麓书社，1990，108

31　元·王好古. 汤液本草. 见：景印文渊阁四库全书（745）. 北京：中医古籍出版社，1986，915

32　明·李中梓. 本草征要. 见：李中梓医学全书. 北京：中国中医药出版社，1999，119

33　清·蒋居祉. 本草择要纲目. 见：珍本医书集成. 本草类. 上海：上海科学技术出版社，1985，37

34　清·陈士铎. 本草新编. 北京：中国中医药出版社，1996，110
35　清·汪昂. 本草易读. 北京：人民卫生出版社，1987，227
36　清·叶桂. 本草经解. 上海：上海科学技术出版社，1958，51
37　清·黄宫绣. 本草求真. 上海：上海科学技术出版社，1959，164
38　清·凌奂. 本草害利. 北京：中医古籍出版社，1982，91
39　清·陈其瑞. 本草撮要. 见：珍本医书集成. 本草类. 上海：上海科学技术出版社，1985，6
40　清·张秉成. 本草便读. 上海：上海卫生出版社，1957，29

058　天南星
Tiannanxing
Rhizoma Arisaematis

1　定名依据

1.1　正名

1.1.1　汉文名：天南星［为天南星科植物天南星 Arisaema erubescens（Wall.）Schott、异叶天南星 Arisaema heterophyllum Bl. 或东北天南星 Arisaema amurense Maxim. 的干燥块茎］。

1.1.2　英文名：jackinthepulpit tuber.

1.2　依据

1.2.1　定名的文献依据

(1) 唐·陈藏器《本草拾遗》："天南星，主金疮，伤折，瘀血，取根碎敷伤处。生安东山谷。叶如荷，独茎，用根最良。"[1]

(2)《本草图经·草部下品之下》卷第九："天南星　《本经》不载所出州土。云：生平泽。今处处有之。二月生苗，似荷梗；茎高一尺以来；叶如蒟蒻，两枝相抱；五月开花。似蛇头，黄色。七月结子作穗似石榴子，红色。根似芋而圆。二月、八月采根……天南星近出唐世，中风痰毒方中多用之。"[2]

(3)《证类本草》卷第十一："天南星　味苦、辛，有毒。主中风，除痰，麻痹，下气，破坚积，消痈肿，利胸膈，散血，坠胎。生平泽，处处有之。叶似蒻叶，根如芋，二月、八月采之。"[3]

(4)《汤液本草》卷之四："天南星　味苦、辛。有毒。《珍》云：治同半夏。陈藏器云：主金疮伤折瘀血。取根，捣敷伤处。《日华子》云：味辛烈。治扑损瘀血，主蛇虫咬，敷疥癣毒疮。"[4]

(5)《本草纲目》第十七卷："虎掌《本经·下品》天南星（宋《开宝》）　【释名】虎膏《纲目》、鬼蒟蒻《日华》……颂曰：天南星即本草虎掌也，小者名由跋。古方多用虎掌，不言天南星。南星近出唐世，中风痰毒方中用之。乃后人采用，别立此名尔。"[5]

(6)《本草从新》卷四："天南星　燥湿、宣、祛风痰。味辛而苦，能治风散血。气温而燥。能胜湿除痰。性紧而毒。能攻积拔肿。为肝脾肺三经之药……看如虎掌。故一名虎掌。"[6]
(7)《本草述钩元》卷十："天南星　一名虎掌。叶形似之。其根圆白。如老人星。遂称天南星。然则入药用根。非叶也。"[7]
(8)《中华人民共和国药典》："天南星 Rhizoma Arisaematis　本品为天南星科植物天南星 Arisaema erubescens (Wall.) Schott、异叶天南星 Arisaema heterophyllum Bl. 或东北天南星 Arisaema amurense Maxim. 的干燥块茎。秋、冬二季茎叶枯萎时采挖，除去须根及外皮，干燥。"[8]
(9)《普通高等教育中医药类规划教材·中药学》："天南星《本经》　为天南星科天南星科植物天南星 Arisaema erubescens (Wall.) Schott、异叶天南星 Arisaema heterophyllum Bl. 或东北天南星 A. amurense Maxim. 的块茎。"[9]
(10)《中药大辞典》："天南星《本草拾遗》　【异名】虎掌《本经》，半夏精（侯宁极《药谱》），蛇头天南星《履巉岩本草》，南星、虎掌南星、虎膏《纲目》，蛇芋《植物名实图考》，蛇包谷《昆明药植调查报告》，山苞米《辽宁主要药材》，三棒子、药狗丹《河北药材》，大扁老、鸦芋头《山东中药》，斑杖《南宁市药物志》，蛇六谷《浙江农药志》，野芋头《中药材手册》，蛇木芋《南方主要有毒植物》。【基原】为天南星科植物天南星、东北天南星或异叶天南星等的块茎。【原植物】①天南星 Arisaema consanguineum Schot ②东北天南星 Arisaema amurense Maxim.，又名：羹匙菜、大头参。③异叶天南星 Arisaema heterophyllum Bl.，又名：独角莲、狗爪南星、母子半夏、虎掌半夏、狗爪半夏、独叶一支枪。"[10]
(11)《中医大辞典·中药分册》："天南星　出《本草拾遗》。又名南星、虎掌、野芋头、蛇苞谷。为天南星科植物天南星 Arisaema consanguineum Schott、东北天南星 A. amurense Maxim. 或异叶天南星 A. heterophyllum Bl. 的块茎。"[11]
(12)《中国医学百科全书·中医学》："天南星　始载于《神农本草经》。原名虎掌，又名南星、蛇苞谷。为天南星科天南星科植物天南星 Arisaema erubescens (Wall.) Schott、异叶天南星 Arisaema heterophyllum Bl.、东北天南星 A. amurense Maxim. 的块茎。秋、冬两季采挖，去掉茎苗及须根，刮去外皮或用筐撞去外皮，个大者切片，晒干或烘干。"[12]
(13)《中国中医药学主题词表》："天南星 ARISAEMA ERUBESCENS　属天南星科；属化痰药（中药）和祛风药　D 虎掌。"[13]
(14)《中药志》[14]、《中药材手册》[15]、《全国中草药汇编》[16]、《全国中药炮制规范》[17]、《中国药材学》[18]、《中华本草》[19]等现代中药著作多以"天南星"作为本品正名（参见"文献通考"）。

1.2.2　定名选择的理由

(1) 天南星 Rhizoma Arisaematis，系天南星科植物天南星 Arisaema erubescens (Wall.) Schott、异叶天南星 Arisaema heterophyllum Bl. 或东北天南星 Arisaema amurense Maxim. 的干燥块茎。本品始载于唐·陈藏器《本草拾遗》，并以"天南星"作为本品正名记录。其后历代重要本草著作如宋·苏颂《本草图经》、唐慎微《证类本草》，元·王好古《汤液本草》，明·李时珍《本草纲目》，清·吴仪洛《本草从新》、杨时泰《本草述钩元》等在载录本品时均以"天南星"作为正名，并一直沿用至今。
(2) 我国最新出版的《中华人民共和国药典》、《普通高等教育中医药类规划教材·中药

学》以及辞书类著作《中医大辞典·中药分册》、《中药大辞典》、《中国医学百科全书·中医学》等均以“天南星”作为本药正名。已经广泛应用于中医药学文献的标引和检索的《中国中医药学主题词表》也以“天南星”作为本药的正式主题词。现代本草著作如《中药志》、《全国中草药汇编》、《中华本草》、《中国药材学》、《中药材手册》、《全国中药炮制规范》等虽记载了不少本品各地的俗称，但也无一例外以“天南星”作为本品的正名。说明“天南星”作为本品正名已成为共识。

1.3 与正名等效的名词：无。

2 源流考释

天南星［天南星科植物天南星 Arisaema erubescens（Wall.）Schott、异叶天南星 Arisaema heterophyllum Bl. 或东北天南星 Arisaema amurense Maxim. 的干燥块茎］始载于唐·陈藏器《本草纲目拾遗》，如宋·唐慎微《证类本草》卷第十一[1]引该书内容曰：“天南星，主金疮，伤折，瘀血，取根碎敷伤处。生安东山谷。叶如荷，独茎，用根最良。”[1]其后本草大多即沿用陈氏记载，以“天南星”为正名，如宋·苏颂《本草图经》[2]、唐慎微《证类本草》[3]，元·王好古《汤液本草》[4]等。同时唐·侯宁极《药谱》尚载录有本品异名“半夏精”，宋·日华子《日华子本草》尚载录有本品异名“鬼蒟蒻”[1]。

但也有不以“天南星”为正名而以“南星”为正名者，如金·李杲《珍珠囊药性赋》卷二：“南星，味苦辛，性温有毒。可升可降，阴中之阳也，其用有二：坠中风不省之痰毒；主破伤如尸之身强。”[19]不过其后的本草书并未因之。

明、清时期的本草著作仍沿用陈氏记载以“天南星”为正名。如明·刘文泰《本草品汇精要》[20]、陈嘉谟《本草蒙筌》[21]、李时珍《本草纲目》[4]，清·张志聪《本草崇原》[22]、蒋居祉《本草择要纲目》[23]、陈士铎《本草新编》[24]、汪昂《本草备要》[25]、张璐《本经逢原》[26]、吴仪洛《本草从新》[5]、黄宫绣《本草求真》[27]、杨时泰《本草述钩元》[6]、陈其瑞《本草撮要》[28]等。同时尚载录有本品异名“虎膏”、“蛇芋”。如《本草纲目》卷十七：“虎掌《本经·下品》天南星（宋《开宝》）。【释名】虎膏《纲目》、鬼蒟蒻《日华》。”[4]《植物名实图考》：“天南星，本经下品。昔人皆以南星、蒻头，往往误采，不可不辨。江西荒阜发圃，率多南星，湖南长沙产南星，俗称蛇芋；衡山产蒻头，俗呼磨芋，亦曰鬼芋。”[29]

现代有关著作均沿用前代大多本草记载以“天南星”作为本品正名，如《中华人民共和国药典》[7]、《普通高等教育中医药类规划教材·中药学》[8]、《中医大辞典·中药分册》[10]、《中药大辞典》[9]、《中国医学百科全书·中医学》[11]、《中国中医药学主题词表》[12]、《中药志》[13]、《中药材手册》[14]、《全国中草药汇编》[15]、《全国中药炮制规范》[16]、《中国药材学》[17]、《中华本草》[18]等。同时尚记载有各地的俗称“虎掌南星”、“山苞米”、“野芋头”、“大扁”、“老鹳芋头”《中药材手册》[14]，“白南星”、“蛇包谷”、“山棒子”《全国中草药汇编》[15]，“三棒子”、“药狗丹”、“大扁老”、“鸦芋头”、“斑杖”、“蛇六谷”、“蛇木芋”《中药大辞典》[9]，“虎掌”、“蛇苞谷”《中医大辞典》[10]，“刀剪草”《中国药材学》[17]等以及本品原植物“天南星”的异名“独脚莲”、“一把伞”、“打蛇棒”、“老蛇包谷”《中药志》[13]；原植物“异叶天南星”的异名“狗爪南星”、“母子半夏"、"狗爪半夏"、"土南星"、"天老星"、小包米"《中药志》[13]，"独角莲"、"虎掌半夏"、"独叶一支枪"《中药大辞典》[9]；原植物"东北天南星"的异名"大头参"、"大药狗丹"、"大天落星"《中药志》[13]，"羹匙菜"《中药大辞典》[9]，"长虫苞米"、"山苞米"《中华本草》[18]等。还记载有本品原植物"天南星"的异名"山苞米"、"虎掌"、"白南星"、"独脚莲"、"一把伞"、"蛇包谷"、"打蛇棒"、"老蛇包谷"《中药志》[13]，"一把伞南星"《中华本草》[18]；原植物"东北南星"的异名"山苞米"、"天老星"、"大头参"、"大药狗丹"、"南星"、"大天落星"《中药志》[13]，"东北天南星"、"羹匙菜"《中药大辞典》[9]，"天老星"、"长虫苞米"、"山苞米"、"虎掌"《中华本草》[18]；原植物"异叶天南星"的异名"独角莲"、"狗爪南星"、"母子半夏"、"虎掌半夏"、"狗爪半夏"、"独叶一支枪"《中药大辞典》[9]，"天南星"《中华本草》[18]等。

须予指出的是，古代本草如《神农本草经》[29]、《吴普本草》[30]、《本草经集注》[31]、《新修本草》[32]等均载有"虎掌"一药，自唐·陈藏器《本草拾遗》[1]始载"天南星"后，宋代本草如《本草图经》[33]等将"虎掌"和"天南星"作为两种药物记载。但因二者形态、功效相近，后人逐渐相混。至明代本草如《本草蒙筌》[21]、《本草纲目》[4]等已将二者混为一物。其后的本草如清代《本经逢原》[26]、《本草从新》[5]等多称"虎掌"为"天南星"的异名，或把"虎掌"作为"天南星"的品种之一使用。现经考证确认古代本草所记载的"虎掌"系天南星科植物虎掌（鸟足半夏、掌叶半夏）Pinellia pedatisecta Schott 的干燥根茎，与本品［天南星科植物天南星 Arisaema erubescens（Wall.）Schott、异叶天南星 Arisaema heterophyllum Bl. 或东北天南星 Arisaema amurense Maxim. 的干燥块茎］有别。但现代中药著作如《中药志》[13]、《全国中药炮制规范》[16]、《中国药材学》[17]、《中华本草》[18]等仍将 Pinellia pedatisecta Schott 作为"天南星"的品种之一载录，而本文考释的仅为天南星科植物天南星 Arisaema erubescens（Wall.）Schott、异叶天南星 Arisaema heterophyllum Bl. 或东北天南星 Arisaema amurense Maxim. 的干燥块茎，特予以说明。

3 附录

3.1 又称：生南星、制南星（饮片规格名）。

3.2 俗称：虎掌南星、山苞米（辽宁）、野芋头（镇江、常州）、大扁、老鹳芋头（山东），蛇包谷（昆明），三棒子、药狗丹（河北），大扁老、鸦芋头（山东），斑杖（南宁），蛇六谷（浙江），蛇木芋（南方各地），蛇苞谷、山棒子、刀剪草（青海），虎掌（河北、河南、陕西），白南星（湖北、四川）。

3.3 曾称：半夏精《药谱》，鬼蒟蒻《日华子本草》，南星《珍珠囊药性赋》，虎膏《本草纲目》，蛇芋《植物名实图考》。

3.4 原植物名称：天南星，山苞米（河北、河南、湖北），虎掌（河北、河南、陕西），白南星（湖北、四川），独脚莲（湖北、江西、陕西），一把伞（云南、广西、江西），蛇包谷（江西、湖南、湖北、甘肃、云南），打蛇棒（福建、江西），老蛇包谷（贵州），一把伞南星；东北南星，山苞米、天老星、大头参（东北），大药狗丹（河北），南星（河北、宁夏），大天落星（山东），东北天南星，羹匙菜，天老星（东北），长虫苞米、山苞米（辽宁），虎掌（山西）；异叶天南星，独角莲，狗爪南星，母子半夏，虎掌半夏，狗爪半夏，独叶一支枪，天南星。

4 文献通考

《神农本草经》卷三："虎掌 味苦，温。主心痛寒热，结气、积聚、伏梁，伤筋、痿、拘缓，利水道。生山谷。"[30]

《吴普本草·草木类》："虎掌 神农、雷公：苦，无毒。岐伯、桐君：辛，有毒。或生太山，或宛朐。立秋九月采。"[31]

《本草经集注·草木下品》："虎掌 味苦，温、微寒，有大毒。主治心痛，寒热，结气，积聚，伏梁，伤筋痿拘缓，利水道。除阴下湿，风眩。生汉中山谷及宛朐。二月、八月采，阴干。"[32]

《新修本草》卷第十："虎掌 味苦，温、微寒，有大毒……【谨案】此药，是由跋宿者，其苗一茎，茎头一叶，枝丫夹茎。根大者如拳，小者若卵，都似扁柿，四畔有圆牙，看如虎掌，故有此名。"[33]

《本草图经》卷第九："天南星 《本经》不载，所出州土，云生平泽，今处处有之。二月生苗，似荷梗；茎高一尺以来；叶如蒟蒻，两枝相抱；五月开花似蛇头，黄色，七月结子作穗似石榴子，红色；根似芋而圆。二月、八月采根。亦与蒟蒻根相类，人多误采。茎斑花紫，是蒟蒻。一说天南星如本草所说，即虎掌也。小者名由跋，后人采用，乃别立一名尔。今天南星大者四边皆有子，采时尽削去之。又陈藏器云：……但天南星小，柔腻肌细，炮之易裂，差可辨尔。古方多用虎掌，不言天南星。天南星近出唐世，中风痰毒方中多用之。"[2]

《本草图经》卷第八："虎掌 生汉中山谷及冤句，今河北州郡亦有之。初生根如豆大，渐长大，似半夏而扁，累年者其根圆及寸，大者如鸡卵……今冀州人菜园中种之，亦呼为天南星。"[34]

《证类本草》卷第十一："天南星 味苦、辛，有毒。主中风，除痰，麻痹，下气，破坚积，消痈肿，利胸膈，散血，坠胎。生平泽，处处有之。叶似蒻叶，根如芋，二月、八月采之。（今附）臣禹锡等谨按陈藏器云：天南星，主金疮，伤折，瘀血，取根碎敷伤处。生安东山谷。叶如荷，独茎，用根最良。《日华子》云：味辛烈，平，畏附子、干姜、生姜。署扑损瘀血。主蛇虫咬，疥癣恶疮。入药炮用，又名鬼蒟蒻。"[1]

《珍珠囊药性赋》卷二："南星 南星，味苦辛，性温有毒。可升可降，阴中之阳也，其用有二：坠中风不省之痰毒；主破伤如尸之身强。"[19]

《汤液本草》卷之四："天南星 味苦、辛。有毒。《珍》云：治同半夏。陈藏器云：主金疮伤折瘀血。取根，捣敷伤处。《日华子》云：味辛烈。治扑损瘀血，主蛇虫咬，敷疥癣毒疮。"[3]

《本草品汇精要》卷之十三："天南星 主中风，除痰麻痹，下气，破坚积，消痈肿，利胸膈，散血堕胎（名医所录）。"[20]

《本草蒙筌》卷之三："天南星 味苦、辛、气平。可升可降，阴中阳也。有毒。下泽极多，在处俱有。苗类荷梗直起，高仅尺余；叶如蒻叶杪生，两岐相抱。花若蛇头黄色，子结作总鲜红。根比芋犹圆，肌细腻且白。《本经》载虎掌草即此，后人以天南星改称。亦与鬼蒟蒻相侔，每逢冬月间误采。殊不知蒟蒻茎斑花紫，根极大肌粗；南星茎青花黄，根略小肌细。炮之易裂，得此才真。”[21]

《本草纲目》第十七卷：“虎掌《本经·下品》天南星（宋《开宝》） 【释名】虎膏《纲目》、鬼蒟蒻《日华》。……颂曰：天南星即本草虎掌也，小者名由跋。古方多用虎掌，不言天南星。南星近出唐人，中风痰毒方中用之，乃后人采用，别立此名尔。时珍曰：虎掌因叶形似之，非根也。南星因根圆白，形如老人星状，故名南星，即虎掌也。苏颂说甚明白。宋《开宝》不当重出南星条，今并入。……时珍曰：大者为虎掌、南星，小者为由跋，乃一种也。今俗又言大者为鬼臼，小者为南星，殊为谬误。”[4]

《本草崇原》卷下：“天南星 气味苦温，有大毒。主治心痛寒热，结气积聚，伏梁，伤筋痿拘缓，利水道。”[22]

《本草择要纲目·平性药品》：“天南星 ……【气味】苦温有大毒。阴中之阳。可升可降。乃手足太阴脾肺之药。”[23]

《本草新编》卷之三：“天南星 天南星，味苦、辛，气平，可升可降，阴中阳也，有毒。入脾、肺、心三经。”[24]

《本草备要·草部》：“天南星 燥湿，宣，祛风痰。味辛而苦，能治风散血……气温而燥，能胜湿除痰；性紧而毒，能攻积拔肿，补肝风虚……为肝、脾、肺三经之药。”[25]

《本经逢原》卷二：“天南星 《本经》名虎掌。苦辛温，有毒，治风痰生用，须以矾汤浸……发明：天南星之名，始自《开宝》，即《本经》之虎掌也，以叶取象，则名虎掌，根类取名，故名南星。虽具二名，实系一物。”[26]

《本草从新》卷四：“天南星 燥湿、宣、祛风痰。味辛而苦，能治风散血。气温而燥。能胜湿除痰。性紧而毒。能攻积拔肿。为肝脾肺三经之药……看如虎掌。故一名虎掌。”[5]

《本草求真·上编》卷三：“天南星 （毒草）主散经络风痰。天南星（专入肝脾肺）。味辛而麻。气温而燥。性紧而毒。惟其味辛。”[27]

《本草述钩元》卷十：“天南星 一名虎掌。叶形似之。其根圆白。如老人星。遂称天南星。然则入药用根。非叶也。”[6]

《植物名实图考》卷二十四：“天南星，本经下品。昔人皆以南星、蒻头，往往误采，不可不辨。江西荒阜发圃，率多南星，湖南长沙产南星，俗称蛇芋；衡山产蒻头，俗呼磨芋，亦曰鬼芋。”[29]

《本草撮要》卷一：“【天南星】 味苦温。入手足太阴经。功专豁痰驱风。得生姜、天麻。治吐泻慢惊。得防风治跌扑金刃伤风。”[28]

《中药志》：“天南星 本品为常用中药。商品为天南星科植物天南星、异叶天南星、虎掌、东北南星等的块茎。……【原植物】①天南星 别名：山苞米（河北、河南、湖北），虎掌（河北、河南、陕西），白南星（湖北、四川），独脚莲（湖北、江西、陕西），一把伞（云南、广西、江西），蛇包谷（江西、湖南、湖北、甘肃、云南），打蛇棒（福建、江西），老蛇包谷（贵州）。Arisaema erubescens（Wall.）Schott（A. consanguineum Schott；A. fraternum Schott；A. erubescens var. consanguineum Engl.）——天南星科 Araceae. ②异叶天南星 别名：独脚莲（江苏、江西、陕西），白南星、狗爪南星、母子半夏、狗爪半夏、虎掌南星（四川），虎掌（浙江、湖南、贵州），蛇包谷（浙江、湖南）。土南星（福建、江西），南星（江苏、湖北、四川），天老星、小包米（辽宁）。A.

heterophyllum Blume（A. ambiguum Engl.；A. thunbergii auct. non Blume；A. kwangtungense Merr；A. stenospathum Hand. －Mazz.）——天南星科 Araceae. ③虎掌 别名：掌叶半夏（通称），狗爪半夏（四川、云南），天南星（河北、河南、山东、江苏），虎掌南星（四川），麻芋果（贵州），大三步跳（湖南），南星（四川）。Pinellia pedatisecta Schott——天南星科 Araceae. ④东北南星 别名：山苞米、天老星、大头参（东北），大药狗丹（河北），南星（河北、宁夏），大天落星（山东）A. amurense Maxim. ——天南星科 Araceae."[13]

《中药材手册》："天南星［纲目名虎掌天南星，列入草部毒草类］ 本品为干燥的根茎。原植物系天南星科多年生草本植物，野生或栽培均有。商品中有虎掌南星（带侧芽）与南星（不带侧芽）两种，习惯以虎掌南星为上品。又因产地及加工方法不同，有带皮及去皮之分。此外，江苏曾发现伪品，外形与本品类似，应注意鉴别，不可代用。［别名］南星、虎掌南星、山苞米（辽宁）、野芋头（镇江、常州）、大扁、老鹳芋头（山东）。"[14]

《全国中草药汇编》："天南星 别名：南星、白南星、山苞米、蛇包谷、山棒子。来源：为天南星科天南星属植物天南星（异叶天南星）Arisaema heterophyllum Blume、一把伞天南星（一把伞）A. erubescens（Wall.）Schott［A. consanguineum Schott］和东北天南星 A. amurense Maxim. 等的球状块茎。"[15]

《中药大辞典》："天南星《本草拾遗》 【异名】虎掌《本经》，半夏精（侯宁极《药谱》），蛇头天南星《履巉岩本草》，南星、虎掌南星、虎膏《纲目》，蛇芋《植物名实图考》，蛇包谷《昆明药植调查报告》，山苞米《辽宁主要药材》，三棒子、药狗丹《河北药材》，大扁老、鸦芋头《山东中药》，斑杖《南宁市药物志》，蛇六谷《浙江农药志》，野芋头《中药材手册》，蛇木芋《南方主要有毒植物》。【基原】为天南星科植物天南星、东北天南星或异叶天南星等的块茎。【原植物】①天南星 Arisaema consanguineum Schot ②东北天南星 Arisaema amurense Maxim.，又名：羹匙菜、大头参。③异叶天南星 Arisaema heterophyllum Bl.，又名：独角莲、狗爪南星、母子半夏、虎掌半夏、狗爪半夏、独叶一支枪。"[9]

《中医大辞典·中药分册》："天南星 出《本草拾遗》。又名南星、虎掌、野芋头、蛇苞谷。为天南星科植物天南星 Arisaema consanguineum Schott、东北天南星 A. amurense Maxim. 或异叶天南星 A. heterophyllum Bl. 的块茎。"[10]

《中国医学百科全书·中医学》："天南星 始载于《神农本草经》。原名虎掌，又名南星、蛇苞谷。为天南星科天南星科植物天南星 Arisaema erubescens（Wall.）Schott、异叶天南星 Arisaema heterophyllum Bl.、东北天南星 A. amurense Maxim. 的块茎。秋、冬两季采挖，去掉茎苗及须根，刮去外皮或用筐撞去外皮，个大者切片，晒干或烘干。"[11]

《全国中药炮制规范》："天南星 ［处方用名］天南星、制南星、胆南星。【来源】本品为天南星科植物天南星 Arisaema erubescens（Wall.）Schott、异叶天南星 Arisaema heterophyllum Bl.、东北天南星 Arisaema amurense Maxim. 或掌叶半夏 Pinellia pedatisecta Schott 的干燥根茎。栽培或野生。主产于四川、河南、河北、云南、辽宁等地。秋、冬二季采挖，除去残茎、须根及外皮，干燥。药材以体大、色白、粉性足者为佳。［炮制］生南星、制南星、胆南星。"[16]

《中国药材学》：“天南星　【别名】山苞米，蛇苞谷，山棒子，刀剪草（青海)。【来源】本品为天南星科植物虎掌（乌足半夏、掌叶半夏）Pinellia pedatisecta Schott、天南星（异叶天南星）Arisaema heterophyllum Blume（A. ambiguum Engl.）或一把伞南星 A. erubescens（Wall.）Schott（A. consanguineum Schott）等的块茎。”[17]

《中国中医药学主题词表》：“天南星 ARISAEMA ERUBESCENS　属天南星科；属化痰药（中药）和祛风药　D 虎掌。”[12]

《普通高等教育中医药类规划教材·中药学》：“天南星《本经》　为天南星科天南星科植物天南星 Arisaema erubescens（Wall.）Schott、异叶天南星 Arisaema heterophyllum Bl. 或东北天南星 A. amurense Maxim. 的块茎。天南星主产于河南、河北、四川等地；异叶天南星主产于江苏、浙江等地；东北天南星主产于辽宁、吉林等地。秋、冬二季采挖，除去须根及外皮，晒干，即生南星；用姜汁、明矾制过用，为制南星。”[8]

《中华本草》：“天南星《本草拾遗》　【异名】半夏精（侯宁极《药谱》），鬼蒟蒻《日华子》，南星《珍珠囊药性赋》，虎膏《纲目》，蛇芋《植物名实图考》，蛇木芋《南方主要有毒植物》，山苞米、蛇包谷、山棒子《全国中草药汇编》……【来源】为天南星科植物虎掌、天南星、一把伞南星及东北天南星的块茎。【原植物】①虎掌 Pinellia pedatisecta Schott 又名：掌叶半夏《秦岭植物志》。②天南星 Arisaema heterophyllum Bl. 又名：异叶天南星《中华人民共和国药典》。③一把伞南星 Arisaema erubescens（Wall.）Schott [Arumerubescens Wall.；A. consanguineum Schott] 又名：天南星《植物名实图考》。④东北天南星 Arisaema amurense Maxim. 又名：天老星（东北），长虫苞米、山苞米（辽宁），虎掌（山西）。”[18]

《中华人民共和国药典》：“天南星 Rhizoma Arisaematis　本品为天南星科植物天南星 Arisaema erubescens（Wall.）Schott、异叶天南星 Arisaema heterophyllum Bl. 或东北天南星 Arisaema amurense Maxim. 的干燥块茎。秋、冬二季茎叶枯萎时采挖，除去须根及外皮，干燥。”[7]

5　参考文献

1　宋·唐慎微. 证类本草. 北京：人民卫生出版社，1957，266

2　宋·苏颂. 本草图经. 合肥：安徽科学技术出版社，1994，309

3　元·王好古. 汤液本草. 见：景印文渊阁四库全书（745）. 北京：中医古籍出版社，1986，971

4　明·李时珍. 本草纲目. 北京：人民卫生出版社，1982，1185

5　清·吴仪洛. 本草从新. 北京：中医古籍出版社，2001，70

6　清·杨时泰. 本草述钩元. 上海：科技卫生出版社，1958，301

7　国家药典委员会编. 中华人民共和国药典. 一部. 北京：化学工业出版社，2000，43

8　雷载权主编. 普通高等教育中医药类规划教材·中药学. 上海：上海科学技术出版社，1995，225

9　江苏新医学院编. 中药大辞典. 上海：上海科学技术出版社，1977，329

10　《中医大辞典》编辑委员会编. 中医大辞典·中药分册. 北京：人民卫生出版社，1982，54

11　《中医学》编辑委员会. 中国医学百科全书·中医学. 上海：上海科学技术出版社，1997，1187

12　吴兰成主编. 中国中医药学主题词表. 北京：中医古籍出版社，1996，377

13　中国医学科学院药物研究所等编. 中药志. 第二册. 北京：人民卫生出版社，1993，25

14　中华人民共和国卫生部药政管理局主编. 中药材手册. 北京：人民卫生出版社，1959，30

15 《全国中草药汇编》编写组编. 全国中草药汇编. 上册. 北京：人民卫生出版社，1978，164
16 中华人民共和国卫生部药政管理局编. 全国中药炮制规范. 北京：人民卫生出版社，1988，20
17 徐国钧等主编. 中国药材学. 北京：中国医药科技出版社，1996，600
18 国家中医药管理局《中华本草》编委会. 中华本草. 第八册. 上海：上海科学技术出版社，1999，504
19 金·李杲. 珍珠囊补遗药性赋. 见：中国医学大成（二）. 长沙：岳麓书社，1990，109
20 明·刘文泰. 本草品汇精要. 北京：人民卫生出版社，1982，399
21 明·陈嘉谟. 本草蒙筌. 北京：人民卫生出版社，1988，142
22 清·张志聪. 本草崇原. 北京：中国中医药出版社，1992，116
23 清·蒋居祉. 本草择要纲目. 见：珍本医书集成. 本草类. 上海：上海科学技术出版社，1985，104
24 清·陈士铎. 本草新编. 北京：中国中医药出版社，1996，154
25 清·汪昂. 本草备要. 北京：中国中医药出版社，1998，30
26 清·张璐. 本经逢原. 上海：上海科学技术出版社，1959，98
27 清·黄宫绣. 本草求真. 上海：上海科学技术出版社，1959，84
28 清·陈其瑞. 本草撮要. 见：珍本医书集成. 本草类. 上海：上海科学技术出版社，1985，5
29 清·吴其濬著. 植物名实图考. 下册. 北京：中华书局，1963，601
30 汉·神农本草经. 清顾观光重辑本. 北京：人民卫生出版社，1955，81
31 三国·吴普. 吴普本草. 北京：人民卫生出版社，1987，47
32 南北朝·陶弘景. 本草经集注. 北京：人民卫生出版社，1994，84
33 唐·苏敬等撰. 新修本草. 合肥：安徽科学技术出版社，1981，235
34 宋·苏颂. 本草图经. 合肥：安徽科学技术出版社，1994，309

059 天麻
Tianma
Rhizoma Gastrodiae

1 定名依据

1.1 正名

1.1.1 汉文名：天麻（兰科植物天麻 Gastrodia elata Bl. 的干燥块茎）。

1.1.2 英文名：tall gastrodia tuber.

1.2 依据

1.2.1 定名的文献依据

(1)《雷公炮炙论》中卷："天麻 雷公云：凡使，勿用御风草，缘与天麻相似，只是叶、茎不同。其御风草根茎斑，叶皆白、有青点。使御风草根，勿使天麻。二件若同用，即令人有肠结之患。"[1]

(2)《本草图经·草部中品之下》卷之七："天麻 生郓州、利州、泰山、崂山、诸山，今京东、京西、湖南、淮南州郡亦有之……其根形如黄瓜，连生一二十枚，大者有重半斤，或五六两，其皮黄白色，名白龙皮。肉名天麻。"[2]

(3)《证类本草》卷第九："天麻 味辛，平，无毒。主诸风湿痹，四肢拘挛，小儿风痫惊气，利腰膝，强筋力。久服益气，轻身长年。生郓州、利州、太山、崂山诸山。五月采根，曝干。”[3]

(4)《本草蒙筌》卷之一：“天麻（赤箭，天麻） 味辛、苦，气平。无毒。春初始生苗叶，仿佛芍药成丛。中起梗二三尺高，因名赤箭；下发根王瓜般大，此谓天麻。”[4]

(5)《本草纲目》第十二卷：“赤箭《本经·上品》、天麻（宋《开宝》） 【校正】天麻，系宋本重出，今并为一……时珍曰：《本经》止有赤箭，后人称为天麻。甄权《药性论》云：赤箭芝一名天麻，本自明白。宋人马志《重修本草》，重出天麻，遂致分辩如此”[5]

(6)《本草从新》卷一：“天麻 宣、祛风。辛温。入肝经气分。通血脉。疏痰气。治诸风眩掉。头旋眼黑。语言不遂。风湿𤸷痹。小儿惊痫。”[6]

(7)《得配本草》卷二：“天麻 即赤箭，一名定风草。辛，温。入足厥阴经气分。止风虚眩晕，通血脉九窍。治痫定惊，治风疏痰，有自内达外之功。”[7]

(8)《中华人民共和国药典》：“天麻 Rhizoma gastrodiae 本品为兰科植物天麻 Gastrodia elata Bl. 的干燥块茎。立冬后至次年清明前采挖，立即洗净，蒸透，敞开低温干燥。”[8]

(9)《普通高等教育中医药类规划教材·中药学》：“天麻《本经》 为兰科多年生寄生草本植物天麻 Gastrodia elata Bl. 的块茎。我国南北各地均有分布，主产于四川、云南、贵州等地。”[9]

(10)《中药大辞典》：“天麻《雷公炮炙论》 【异名】鬼督邮《本经》，明天麻《临证指南医案》，水洋芋《中药形性经验鉴别法》，冬彭（藏名）。【基原】为兰科植物天麻的块茎。【原植物】天麻 Gastrodia elata Bl.”[10]

(11)《中医大辞典·中药分册》：“天麻 出《雷公炮炙论》。又名赤箭、明天麻、定风草。为兰科植物天麻 Gastrodia elata Bl. 的块茎。主产云南、四川、贵州。”[11]

(12)《中国医学百科全书·中医学》：“天麻 始载于《神农本草经》，原名赤箭。又名定风草。为兰科植物天麻 Gastrodia elata BL. 的块茎。”[12]

(13)《中国中医药学主题词表》：“天麻 GASTRODIAE ELATA 属兰科；属平肝熄风药和祛寒药。”[13]

(14)《中药志》[14]、《中药材手册》[15]、《全国中草药汇编》[16]、《全国中药炮制规范》[17]、《中国药材学》[18]、《中华本草》[19]等现代中药著作多以“天麻”作为本品正名（参见“文献通考”）。

1.2.2 定名选择的理由

(1) 天麻 Rhizoma Gastrodiae，系兰科植物天麻 Gastrodia elata Bl. 的干燥块茎。《神农本草经》始载本品时以“赤箭”为正名，南北朝·雷敩《雷公炮炙论》始以“天麻”为正名载录本品，宋至明重要本草著作如宋·苏颂《本草图经》、唐慎微《证类本草》，明·陈嘉谟《本草蒙筌》、李时珍《本草纲目》等大多沿用《雷公炮炙论》记载，明以后本草著作如清·吴仪洛《本草从新》、严西亭《得配本草》等在载录本品时则均以“天麻”作为正名，并一直沿用至今。

(2) 我国最新出版的《中华人民共和国药典》、《普通高等教育中医药类规划教材·中药学》以及辞书类著作《中医大辞典·中药分册》、《中药大辞典》、《中国医学百科全书·中医学》等均以“天麻”作为本品正名。已经广泛应用于中医药学文献的标引和检索的

《中国中医药学主题词表》也以“天麻”作为本品的正式主题词。现代本草著作如《中药志》、《全国中草药汇编》、《中华本草》、《中国药材学》、《中药材手册》、《全国中药炮制规范》等虽记载了不少本品各地的俗称，但也无一例外以“天麻”作为本品的正名。说明“天麻”作为本品正名已成为共识。

1.3　与正名等效的名词：无。

2　源流考释

天麻（兰科植物天麻 Gastrodia elata Bl. 的干燥块茎）原称“赤箭”，又名“离母”、“鬼督邮”，始载于汉《神农本草经》：“赤箭，味辛，温。主杀鬼精物、蛊毒恶气。久服，益气力，长阴、肥健，轻身、增年。一名离母，一名鬼督邮。生川谷。”[20]

但此后至隋、唐时期的本草著作并未均沿用该书记载。如此后不久成书的三国·吴普《吴普本草》即以“鬼督邮”为正名，以“神草”、“阎狗”为异名载录本品：“鬼督邮，一名神草，一名阎狗。或生太山，或少室。茎如箭，赤，无叶，根如芋子。三月、四月、八月采根，日干。治痈肿。”[21]南北朝时期的雷敩《雷公炮炙论》则首次以“天麻”作为本品正名：“天麻，雷公云：凡使，勿用御风草，缘与天麻相似，只是叶、茎不同。”[1]这也是“天麻”之名的最早记载。不过，此期也有一些著作比较尊重医典，仍沿用《神农本草经》记载以“赤箭”为正名。如南北朝·陶弘景《本草经集注》曰：“赤箭，味辛，温……案此草亦是芝类。云茎赤如箭杆，叶生其端。根如人足，又云如芋，有十二子为卫。有风不动，无风自摇。”[22]唐·苏敬《新修本草》云：“赤箭，味辛，温。主杀鬼精物，蛊毒恶气，消痈肿，上肢满疝，下血。久服益气力，长阴肥健，轻身增年。一名离母，一名鬼督邮。”[23]此外，这一时期尚出现有本品异名“合离草”、“独摇芝”、“赤箭脂”、“定风草”等。如《本草图经》在“赤箭”条引晋·葛洪《抱朴子》云：“按仙方中有合离草，一名独摇芝，一名离母。”[2]宋·唐慎微《证类本草》引唐甄权《药性论》云：“赤箭脂，一名天麻，又名定风草。味甘，平。能治冷气㿗痹，摊缓不遂，语多恍惚，多惊失志。”[3]

宋代对本品的记载和应用出现了混乱。宋·苏颂《本草图经》误把“赤箭”、“天麻”作为两种药物收载。如《本草图经》卷第七曰：“天麻。生郓州……其根形如黄瓜，连生一二十枚，大者有重半斤，或五六两，其皮黄白色，名白龙皮，肉名天麻。”[2]《本草图经》卷第四云：“赤箭。生陈仓川谷、雍州及泰山、少室，今江湖间亦有之，然不中药用。其苗独茎如箭杆，叶生其端，四月开花。”[24]宋·唐慎微《证类本草》认为二者系同一植物，但用药部位不同：“赤箭则言苗”，“天麻则言根”[25]。故载录时仍沿袭《本草图经》把“赤箭”、“天麻”分作两种药物。此后，宋寇宗奭《本草衍义》[26,27]、明刘文泰《本草品汇精要》[28,29]均沿用《证类本草》的记载。至明·陈嘉谟《本草蒙筌》在认识上仍沿袭《证类本草》，但载录时已将二者并为一条，曰：“天麻（赤箭，天麻）。味辛、苦，气平。无毒。春初始生苗叶，仿佛芍药成丛。中起梗二三尺高，因名赤箭；下发根王瓜般大，此谓天麻。”[4]明·李时珍《本草纲目》始明确指出二者实为一物，故载录“今并为一”[5]。

其实宋代以前对本品的记载比较明确。如《本草图经》曰：“赤箭《本经》但云三月、四月、八月采根，不言用苗。”[24]《证类本草》云：“今翰林沈公括最为博识，尝解此一说云：古方用天麻者不用赤箭，用赤箭者即无天麻，方中诸药皆同，而唯此名或别，即是天麻、赤箭本为一物，并合用根也。”[25]《本草纲目》则进一步指出：“《本经》止有赤箭，后人称为天麻。甄权《药性论》云：赤箭芝一名天麻，本自明白。宋人马志《重修本草》，重出天麻，遂致分辩如此。”[5]可见，宋代以前“天麻、赤箭本为一物”[25]，皆系用根。但宋《本草图经》时“赤箭”则指根苗，“而今方家乃并用根苗，各有收采时月，与《本经》参差不同”[24]；“天麻”则另立一条。宋《证类本草》时“赤箭”就但指苗，“天麻”则只言根了。直到明·李时珍《本草纲目》才恢复宋代以前“天麻、赤箭本为一物”的记载。

这一时期新出现的本品异名有“白龙皮”、“赤箭根”、“龙皮”、“独摇”等，如《本草图经》：“天麻……其根形如黄瓜……其皮黄白色，名白龙皮。肉名天麻。”[2]《证类本草》：“赤箭，味辛，温……今就此赤箭根为天麻，则与今所用不相违。”[25]《本草品汇精要》：“天麻，主诸风湿痹，四肢拘挛……【名】定风草，龙皮，赤箭脂。”“赤箭（出神农本经）……【名】离母，鬼督邮，独摇，合离草。【苗】〔图经曰〕赤箭，天麻苗也。”[29]另，《本草纲目》尚记载有“赤箭芝”[5]，实系对《药性论》“赤箭脂”的误载。

《本草纲目》以后的本草著作均把“赤箭”、“天麻”作为一条介绍。但在二者的关系上，有的认为二者所指相同，如《得配本草》指出：“天麻，即赤箭，一名定风草。辛，温。入足厥阴经气分。止风虚眩晕，通血脉九窍。”[7]有的仍认为二者系分别指苗与根，如《要药分剂》曰：“天麻，味辛，性平，无毒。得土之辛味，兼感天之阳气以生。升也，阳也。一名定风草。苗名赤箭，根即天麻。”[30]对本品正名的记载，大多沿用《雷公炮炙论》，以“天麻”为正名，如明·李中梓《本草征要》[31]，清·蒋居祉《本草择要纲目》[32]、陈士铎《本草新编》[33]、汪昂《本草易读》[34]、张璐《本经逢原》[35]、叶桂《本草经解》[36]、吴仪洛《本草从新》[6]、严西亭《得配本草》[7]、沈金鳌《要药分剂》[40]、黄宫绣《本草求真》[37]、姚澜《本草分经》[38]、耿世珍《本草纲目别名录》[39]、杨时泰《本草述钩元》[40]、陈其瑞《本草撮要》[41]、张秉成《本草便读》[42]等。只有明末清初的卢之颐《本草乘雅半偈》[43]、张志聪《本草崇原》[44]等仍以“赤箭”为本品正名。而清·凌奂《本草害利》[45]则以“明天麻”为本品正名。

值得注意的是，古代有些本草著作记载的“天麻”并非本品。如《证类本草》卷第九“天麻”条引唐·陈藏器《本草拾遗》云：“天麻，寒。主热毒痈肿。捣茎、叶敷之，亦取子作饮，去热气。生平泽。似马鞭草，节节生紫花，花中有子，如青葙子。”[3]明《本草纲目》明确指出：“陈氏所说，乃一种天麻草，是益母草之类是也。《嘉祐本草》误引入天麻下耳。”[5]黄斌先生认为陈氏所载“天麻”实即今之益母草（唇形科植物 Leonurus japonicus Houtt.）[46]。

关于本品之异名“龙皮”，有考证文章认为出自《名医别录》[47]。但经核该文所参《名医别录》1986年人民卫生出版社版本，未见本品异名“龙皮”；复考《本草图经》、《证类本草》等著作所引《名医别录》内容，亦未见有关“龙皮”的记载。故认为“龙皮”作为本品异名，最早见于《本草品汇精要》。

现代有关著作均以“天麻”作为本药正名，如《中华人民共和国药典》[8]、《普通高等教育中医药类规划教材·中药学》[9]、《中国中医药学主题词表》[13]、《中医大辞典·中药分册》[11]、《中药大辞典》[10]、《中国医学百科全书·中医学》[12]、《中药志》[14]、《中药材手册》[15]、《全国中草药汇编》[16]、《全国中药炮制规范》[17]、《中国药材学》[18]、《中华本草》[19]等；大多把“赤箭”作为本品的异名。同时尚记载有“木浦”、“定风草根”《全国中草药汇编》[16]，“水洋芋”、“冬彭”《中药大辞典》[11]，“山土豆”《中国药材学》[18]，“自动草”《中华本草》[19]等各地的俗称。还记载有本品原植物“天麻”的异名“赤箭”、“木浦”、“明天麻”《中药志》[14]，“离母”、“神草”、“独摇芝”、“赤箭脂”、“定风草”、“合离”、“合离草”、“独摇”、“白龙皮”、“赤箭芝”、“自动草”《中药大辞典》[10]等。

3 附录

3.1 又称：煨天麻、姜天麻、麸炒天麻、酒天麻（饮片规格名），春天麻、冬天麻（药材商品名）。

3.2 俗称：木浦、定风草根、水洋芋（云南），冬彭（藏名），山土豆（东北），自动草（湖南）。

3.3 曾称：赤箭、离母、鬼督邮《神农本草经》，神草、阎狗《吴普本草》，合离草、独摇芝《抱朴子》，赤箭脂、定风草《药性论》，白龙皮《本草图经》，赤箭根《证类本草》，龙皮、独摇《本草品汇精要》，赤箭芝《本草纲目》，明天麻《本草害利》。

3.4 原植物名称：天麻，赤箭（四川、吉林），木浦（云南），明天麻（云南），离母，神草，独摇芝，赤箭脂，定风草，合离，合离草，独摇，白龙皮，赤箭芝，自动草（湖南）。

4 文献通考

《神农本草经》卷一·上经：“赤箭　味辛，温。主杀鬼精物、蛊毒恶气。久服，益气力，长阴、肥健，轻身、增年。一名离母，一名鬼督邮。生川谷。”[20]

《吴普本草·草木类》：“鬼督邮　一名神草，一名阎狗。或生太山，或少室。茎如箭，赤，无叶，根如芋子。三月、四月、八月采根，日干。治痈肿。”[21]

《雷公炮炙论》中卷：“天麻　雷公云：凡使，勿用御风草，缘与天麻相似，只是叶、茎不同。其御风草根茎斑，叶皆白、有青点。使御风草根，勿使天麻。二件若同用，即令人有肠结之患。”[1]

《本草经集注·草木上品》：“赤箭　味辛，温。主杀鬼精物，蛊毒，恶气，消痈肿，下肢满疝，下血。久服益气力，长阴肥健，轻身增年。一名离母，一名鬼督邮。生陈仓、川谷、雍州及太山少室。三月、四月、八月采根，曝干。”[22]

《新修本草》卷第六：“赤箭　味辛，温。主杀鬼精物，蛊毒恶气，消痈肿，上肢满疝，下血。久服益气力，长阴肥健，轻身增年。一名离母，一名鬼督邮。生陈仓、川谷、雍州及太山少室。三月、四月、八月采根，曝干。”[23]

《本草图经》卷之七：“天麻　生郓州、利州、泰山、崂山、诸山，今京东、京西、湖南、淮南州郡亦有之。春生苗，初出若芍药，独抽一茎直上，高三二尺，如箭杆状，青赤色，故名赤箭脂……其根形如黄瓜，连生一二十枚，大者有重半斤，或五六两，其皮黄白色，名白龙皮。肉名天麻。”[2]

《本草图经》卷第四：“赤箭　生陈仓川谷、雍州及泰山、少室，今江湖间亦有之，然不中药用。其苗独茎如箭杆，叶生其端，四月开花……其根大类天门冬，惟无心脉耳……谨按：此草有风不动，无风则自摇。《抱朴子》云：按仙方中有合离草，一名独摇芝，一名离母。所以谓之合离、离母者，此草为物，下根如芋魁，有游子十二枚周环之……且赤箭《本经》但云三月、四月、八月采根，不言用苗，而今方家乃并用根苗，各有收采时月，与《本经》参差不同，难以兼著，故但从今法。"[24]

《证类本草》卷第九："天麻　味辛，平，无毒。主诸风湿痹，四肢拘挛，小儿风痫惊气，利腰膝，强筋力。久服益气，轻身长年。生郓州、利州、泰山、崂山诸山。五月采根，曝干……《药性论》云：赤箭脂，一名天麻，又名定风草。味甘，平。能治冷气瘰痹，摊缓不遂，语多恍惚，多惊失志。陈藏器云：天麻，寒。主热毒痈肿。捣茎、叶敷之，亦取子作饮，去热气。生平泽。似马鞭草，节节生紫花，花中有子，如青葙子。"[3]

《证类本草》卷第六："赤箭　味辛，温。主杀鬼精物，蛊毒恶气，消痈肿，下支满，疝（音山），下血。久服益气力，长阴，肥健，轻身增年。一名离母，一名鬼督邮。生陈仓、川谷、雍州及泰山、少室。三月、四月、八月采根，曝干……别说云：谨按今医家见用天麻，即是此赤箭根。今《补注》与《图经》所载，乃别是一物，中品之下又出天麻一目，注云出郓州。考今之所出，赤箭根苗，乃自齐、郓而来者为上。今翰林沈公括最为博识，尝解此一说云：古方用天麻者不用赤箭，用赤箭者即无天麻，方中诸药皆同，而唯此名或别，即是天麻、赤箭本为一物，并合用根也《别说》云：……今就此赤箭根为天麻，则与今所用不相违。然赤箭则言苗，用之有自表入里之功；天麻则言根，用之有自内达外之理。"[25]

《本草衍义》卷十："天麻　天麻用根，须别药相佐使，然后见其功，仍须加而用之。人或蜜渍为果，或蒸煮食。用天麻者，深思之则得矣。苗则赤箭也。"[26]《本草衍义》卷七："赤箭　天麻苗也。然与天麻治疗不同，故后人分之为二。经言八月采根曝干，故知此即苗也。"[27]

《本草品汇精要》卷十一："天麻　主诸风湿痹，四肢拘挛，小儿风痫惊气，利腰膝，强筋力，久服益气，轻身长年（名医所录）。【名】定风草，龙皮，赤箭脂。"[28]

《本草品汇精要》卷之八："赤箭（出神农本经）　主杀鬼精物，蛊毒恶气，久服益气力，长阴，肥健，轻身，增年（以上朱字神农本经）。消痈肿，下肢满，疝（音山），下血（以上黑字名医所录）。【名】离母，鬼督邮，独摇，合离草。【苗】〔图经曰〕赤箭，天麻苗也。"[29]

《本草蒙筌》卷之一："天麻（赤箭，天麻）　味辛、苦，气平。无毒。春初始生苗叶，仿佛芍药成丛。中起梗二三尺高，因名赤箭；下发根王瓜般大，此谓天麻。"[4]

《本草纲目》第十二卷："赤箭《本经·上品》、天麻（宋《开宝》）　【校正】天麻，系宋本重出，今并为一。【释名】赤箭芝《药性》、独摇芝《抱朴子》、定风草《药性》、离母《本经》、合离草《抱朴子》、神草《吴普》、鬼督邮《本经》……时珍曰：《本经》止有赤箭，后人称为天麻。甄权《药性论》云：赤箭芝一名天麻，本自明白。宋人马志《重修本草》，重出天麻，遂致分辩如此……【正误】藏器曰：天麻，生平泽，似马鞭草，节节生紫花。花中有子，如青葙子。子性寒，作饮去热气。茎叶捣敷痈肿。承曰：藏器所说，与赤箭不相干，乃别一物也。时珍曰：陈氏所说，乃一种天麻草，是益母草之类是也。《嘉祐本草》误引入天麻下耳。今正其误。"[5]

《本草征要》第二卷："天麻　味辛，性平，无毒。入肝经。酒浸，煨熟，焙干。风虚眩晕，麻痹不仁。语言蹇謇涩，腰膝软疼。理风痫惊气。治恍惚失神。"[31]

《本草乘雅半偈》第一帙："赤箭《本经·上品》　……【核】曰：赤箭，一名神草、赤芝、鬼督邮、定风草、独摇草、合离草。根名天麻，一名离母。生陈仓、川谷、雍州、太山少室诸处。"[43]

《本草崇原》卷上："赤箭　气味辛温，无毒。主杀鬼精物，蛊毒恶气。久服益气力，长阴，肥健。《本经》名赤箭，苗也。宋《开宝本草》名天麻，根也。《本经》主治，根苗并论。今则但用天麻，不用赤箭矣。"[44]

《本草择要纲目·平性药品》："天麻　【气味】辛温无毒。乃肝经气分之药。阴中之阳也。【主治】风痰眩晕头痛。疗小儿风痫惊悸。麻痹不仁。"[32]

《本草新编》卷之二："天麻　味辛、苦，气平，无毒。入肺、脾、肝、胆、心经。能止昏眩，疗风去湿，治筋骨拘挛瘫痪，通血脉，开窍，余皆不足尽信。"[33]

《本草易读》卷三："天麻第八　酒浸焙用，鲜明者良。甘，平，微温，无毒。入厥阴肝。治诸风湿痹，四肢拘挛，疗风热麻痹，语言不遂。风痫惊悸良剂，眩晕头痛灵丹。血液衰少及类中风者忌用。"[34]

《本经逢原》卷一："天麻　《本经》名离母，一名定风草，茎名赤箭。辛平微温，无毒。湿纸裹煨熟，切片用。《本经》主杀鬼精物，蛊毒恶气。久服益气力，长阴肥健。"[35]

《本草经解》卷二："【天麻】　气平。味辛。无毒。主诸风湿痹。四肢拘挛。小儿风痫惊气。利腰膝。强筋力。久服益气。轻身长年。"[36]

《本草从新》卷一："天麻　宣、祛风。辛温。入肝经气分。通血脉。疏痰气。治诸风眩掉、头旋眼黑、语言不遂、风湿㿗痹、小儿惊痫。"[6]

《得配本草》卷二："天麻　即赤箭，一名定风草。辛，温。入足厥阴经气分。止风虚眩晕，通血脉九窍。治痫定惊，治风疏痰，有自内达外之功。"[7]

《要药分剂》卷一："天麻　味辛。性平。无毒。得土之辛味。兼感天之阳气以生。升也。阳也。一名定风草。苗名赤箭，根即天麻。"[30]

《本草求真·上编》卷三："天麻（专入肝）　辛平微温无毒。性升属阳。为肝家气分定风药。盖诸风眩掉。皆属肝木。肝郁不能荣筋。故见头旋眼黑。语言不遂等症。"[37]

《本草分经·原例》："（散）天麻　辛温，入肝经气分，通血脉疏痰气，治诸风掉眩，煨用。"[38]

《本草纲目别名录·草部（上）》："赤箭天麻（赤箭芝、定风草、离母、鬼督邮、独摇芝、合离草、神草）。"[39]

《本草述钩元》卷七："天麻　本经曰赤箭。一名定风草。春生苗如芍药。独抽一茎。高三四尺。茎中空。色正赤。宛如箭干。且有羽者。有风不动。无风自摇……根如芋。去根三五寸。有游子十二枚。环列如卫。皆有细根。虽相须而实不相连。大者重半斤。或五六两。皮色黄白。名曰龙皮肉。即天麻也。"[40]

《本草害利·肝部药队》："明天麻　……辛温，入肝经气分，通血脉，疏痰气，治诸风掉眩，头旋眼黑，语言不遂，风湿诸痹，小儿惊痫。子名还筒子，定风补虚，功同天麻。【修治】三四月采苗，七八月采根，根类王瓜茎，名赤箭，明亮实者佳。"[45]

《本草撮要》卷一："【天麻】味辛。入足厥阴足阳明经。功专通关透节。泄湿除风。得川芎补肝。得白术去湿。子名还筒子。定风补虚。血液衰少及非真中风者忌用。茎名赤箭。又名定风草。"[41]

《本草便读》："天麻　定虚风。理眩晕。因有有风不动之称。达肝脏。味辛温。当知质燥偏阳之品。"[42]

《中药志》："天麻　本品为常用中药。商品为兰科植物天麻的根茎。过去全为野生；现已研究培植成功，开始大面积栽培供药用。……【原植物】天麻　别名：赤箭（四川、吉林），木浦（云南），明天麻（云南）。Gastrodia elata Bl. ——兰科 Orchidaceae."[14]

《中药材手册》："天麻［《纲目》名赤箭列入草部山草类］　本品为干燥的根茎。原植物系兰科多年生草本植物，过去均野生于山林阴地，目前有很多地区试行栽培。其苗原名'赤箭'，商品中有春天麻与冬天麻之分，习惯认为冬天麻质佳。［别名］明天麻。"[15]

《全国中草药汇编》："天麻　别名：赤箭、木浦、明天麻、定风草根、白龙皮。来源：为兰科天麻 Gastrodia elata Blume. 的块茎。"[16]

《中药大辞典》："天麻《雷公炮炙论》　【异名】鬼督邮《本经》，明天麻《临证指南医案》，水洋芋《中药形性经验鉴别法》，冬彭（藏名）。【基原】为兰科植物天麻的块茎。【原植物】天麻 Gastrodia elata Bl.，又名：赤箭、离母《本经》，神草《吴普本草》，独摇芝《抱朴子》，赤箭脂、定风草《药性论》，合离《西阳杂俎》合离草、独摇《本草图经》，白龙皮、赤箭芝《纲目》，自动草《湖南药物志》。"[10]

《中医大辞典·中药分册》："天麻　出《雷公炮炙论》。又名赤箭、明天麻、定风草。为兰科植物天麻 Gastrodia elata Bl. 的块茎。主产云南、四川、贵州。"[11]

《中国医学百科全书·中医学》："天麻　始载于《神农本草经》，原名赤箭。又名定风草。为兰科植物天麻 Gastrodia elata BL. 的块茎。冬、春两季采收，洗净泥沙，在清水中漂后用蒸气蒸至透心，取出，晒干或烘干。"[12]

《全国中药炮制规范》："天麻　［处方用名］天麻。【来源】本品为兰科植物天麻 Gastrodia elata Bl. 的干燥块茎。野生或栽培。主产于四川、贵州、湖北、陕西等地。冬、春二季采挖，除去地上茎，洗净泥土，及时擦去粗皮，蒸透，低温干燥。药材以体大，肥厚、色黄白、质坚实，断面明亮无空心者为佳。"[17]

《中国药材学》："天麻　【别名】明天麻，定风草，白龙皮，赤箭根，木浦、水洋芋（云南），山土豆（东北），冬彭（西藏）。【来源】本品为兰科植物天麻 Gastrodia elata Blume 的块茎。"[18]

《中国中医药学主题词表》："天麻 GASTRODIAE ELATA　属兰科；属平肝熄风药和祛寒药。"[13]

《普通高等教育中医药类规划教材·中药学》："天麻《本经》　为兰科多年生寄生草本植物天麻 Gastrodia elata Bl. 的块茎。我国南北各地均有分布，主产于四川、云南、贵州等地。冬、春季节采集，冬季茎枯时采挖者名'冬麻'，质量优良；春季发芽时采挖者名'春麻'，质量较差。采挖后除去地上茎及须根，洗净，蒸透，晒干、晾干或烘干。用时润透，切片。"[9]

《中华本草》："天麻《雷公炮炙论》　【异名】赤箭、离母、鬼督邮《本经》，神草《吴普本草》，独摇芝《抱朴子》，赤箭脂、定风草《药性论》，合离草、独摇《本草图经》，自动草《湖南药物志》，水洋芋《中药形性经验鉴别法》……【来源】为兰科植物天麻的块茎。【原植物】天麻 Gastrodia elata Bl.”[19]

《中华人民共和国药典》：“天麻 Rhizoma Gastrodiae　本品为兰科植物天麻 Gastrodia elata Bl. 的干燥块茎。立冬后至次年清明前采挖，立即洗净，蒸透，敞开低温干燥。”[8]

5　参考文献

1　南北朝·雷敩. 雷公炮炙论. 上海：上海中医学院出版社，1986，67

2　宋·苏颂. 本草图经. 合肥：安徽科学技术出版社，1994，235

3　宋·唐慎微. 证类本草. 北京：人民卫生出版社，1957，223

4　明·陈嘉谟. 本草蒙筌. 北京：人民卫生出版社，1988，64

5　明·李时珍. 本草纲目. 北京：人民卫生出版社，1982，730

6　清·吴仪洛. 本草从新. 北京：中医古籍出版社，2001，4

7　清·严西亭. 得配本草. 卷二. 上海：上海卫生出版社，1957，9

8　国家药典委员会编. 中华人民共和国药典. 一部. 北京：化学工业出版社，2000，44

9　雷载权主编. 普通高等教育中医药类规划教材·中药学. 上海：上海科学技术出版社，1995，265

9　江苏新医学院编. 中药大辞典. 上海：上海科学技术出版社，1977，315

10　《中医大辞典》编辑委员会编. 中医大辞典·中药分册. 北京：人民卫生出版社，1982，55

12　《中医学》编辑委员会. 中国医学百科全书·中医学. 上海：上海科学技术出版社，1997，1201

13　吴兰成主编. 中国中医药学主题词表. 北京：中医古籍出版社，1996，377

14　中国医学科学院药物研究所等编. 中药志. 第一册. 北京：人民卫生出版社，1993，316

15　中华人民共和国卫生部药政管理局主编. 中药材手册. 北京：人民卫生出版社，1959，32

16　《全国中草药汇编》编写组编. 全国中草药汇编. 上册. 北京：人民卫生出版社，1978，169

17　中华人民共和国卫生部药政管理局编. 全国中药炮制规范. 北京：人民卫生出版社，1988，18

18　徐国钧等主编. 中国药材学. 北京：中国医药科技出版社，1996，695

19　国家中医药管理局《中华本草》编委会. 中华本草. 第八册. 上海：上海科学技术出版社，1999，716

20　汉·神农本草经. 清顾观光重辑本. 北京：人民卫生出版社，1955，33

21　三国·吴普. 吴普本草. 北京：人民卫生出版社，1987，65

22　南北朝·陶弘景. 本草经集注. 北京：人民卫生出版社，1994，186

23　唐·苏敬等撰. 新修本草. 合肥：安徽科学技术出版社，1981，149

24　宋·苏颂. 本草图经. 合肥：安徽科学技术出版社，1994，67

25　宋·唐慎微. 证类本草. 北京：人民卫生出版社，1957，166

26　宋·寇宗奭. 本草衍义. 上海：商务印书馆，1937，61

27　宋·寇宗奭. 本草衍义. 上海：商务印书馆，1937，43

28　明·刘文泰. 本草品汇精要. 北京：人民卫生出版社，1982，333

29　明·刘文泰. 本草品汇精要. 北京：人民卫生出版社，1982，256

30　清·沈金鳌. 要药分剂. 上海：上海科学技术出版社，1959，2

31　明·李中梓. 本草征要. 见：李中梓医学全书. 北京：中国中医药出版社，1999，122

32　清·蒋居祉. 本草择要纲目. 见：珍本医书集成. 本草类. 上海：上海科学技术出版社，1985，100

33　清·陈士铎. 本草新编. 北京：中国中医药出版社，1996，90

34　清·汪昂. 本草易读. 北京：人民卫生出版社，1997，123

35　清·张璐. 本经逢原. 上海：上海科学技术出版社，1959，34

36 清·叶桂. 本草经解. 上海：上海科学技术出版社，1958，56
37 清·黄宫绣. 本草求真. 上海：上海科学技术出版社，1959，84
38 清·姚澜. 本草分经. 上海：上海科学技术出版社，1989，125
39 清·耿世珍. 本草纲目别名录. 北京：中医古籍出版社，1982，115
40 清·杨时泰. 本草述钩元. 上海：科技卫生出版社，1958，105
41 清·陈其瑞. 本草撮要. 见：珍本医书集成. 本草类. 上海：上海科学技术出版社，1985，9
42 清·张秉成. 本草便读. 上海：上海卫生出版社，1957，10
43 明·卢之颐. 本草乘雅半偈. 北京：人民卫生出版社，1986，39
44 清·张志聪. 本草崇原. 北京：中国中医药出版社，1992，172
45 清·凌奂. 本草害利. 北京：中医古籍出版社，1982，40
46 黄斌.《集验方》"天麻草"的考证. 中药材，1989，12（6）：39
47 卢进，丁德容. 天麻的本草考证. 中药材，1994，17（12）：34

060 天葵子

Tiankuizi

Radix Semiaquilegiae

1 定名依据

1.1 正名

1.1.1 汉文名：天葵子［毛茛科植物天葵 Semiaquilegia adoxoides（DC.）Makino 的干燥块根］。

1.1.2 英文名：muskroot－like semiaquilgia root.

1.2 依据

1.2.1 定名的文献依据

（1）《中药志》："天葵子　本品为少常用中药。商品只有一种，为毛茛科植物天葵的块根。……【原植物】天葵　别名：紫背天葵（安徽），千年老鼠屎（湖南、江苏），菟葵（湖南），小乌头（江西南昌）。Semiaquilegia adoxoides（DC.）Mak.［Aquilegia adoxoides（DC.）Ohwi］——毛茛科 Ranunculaceae."[1]

（2）《中药材手册》："天葵子［纲目名菟葵，列入草部草类］　本品为干燥的根茎。原植物系毛茛科多年生草本植物，均为野生……［别名］千年老鼠屎（湖南、湖北、江苏）、狮子耳（广东）。"[2]

（3）《中药大辞典》："天葵子《分类草药性》　【异名】紫背天葵子《医宗汇编》，千年老鼠屎《纲目拾遗》，金耗子屎《贵州民间方药集》，千年耗子屎、地丁子《贵阳民间草》，天去子、野乌头子、鸡腿、散血珠《湖南药物志》，天葵根《江西草药》，一粒金丹（浙江）。【基原】为毛茛科植物天葵 Semiaquilegia adoxoides（DC.）Makino 的块根。"[3]

（4）《中医大辞典·中药分册》："天葵子　出《分类草药性》。又名紫背天葵子、千年老鼠屎。为毛茛科植物天葵 Semiaquilegia adoxoides（DC.）Mak. 的块根。主产江苏、湖南、湖北等地。"[4]

(5)《中国医学百科全书·中医学》："天葵子　始载于《百草镜》。原名千年老鼠屎，又名紫背天葵子。为毛茛科植物天葵 Semiaquilegia adoxoides（DC.）Mak. 的块根。主产于中国湖南、湖北、江苏等省。"[5]

(6)《全国中药炮制规范》："天葵子　［处方用名］天葵子。【来源】本品为毛茛科植物天葵 Semiaquilegia adoxoides（DC.）Makino 的干燥块根。多系野生。主产于江苏、湖北、湖南等地。夏初采挖，除去须根，洗净，干燥。药材以个大、断面皮色白者为佳。"[6]

(7)《中国药材学》："天葵子　【别名】紫背天葵，千年老鼠屎，夏无踪，蛇不见（江苏、浙江）。【来源】本品为毛茛科植物天葵 Semiaquilegia adoxoides（DC.）Makino 的块根。"[7]

(8)《中国中医药学主题词表》："天葵子 RADIX SEMIAQUILEGIAE　为毛茛科植物天葵的块根；属清热解毒药和软坚药。C 天葵。"[8]

(9)《中华本草》："天葵子《中药志》　【异名】紫背天葵子《医宗汇编》，千年老鼠屎《纲目拾遗》，金耗子屎《贵州民间方药集》，千年耗子屎、地丁子《贵阳民间草》，天去子、野乌头子、散血珠《湖南药物志》，天葵根《江西草药》，一粒金丹（浙江）。……【来源】为毛茛科植物天葵 Semiaquilegia adoxoides（DC.）Makino 的块根。"[9]

(10)《中华人民共和国药典》："天葵子 Radix Semiaquilegiae　本品为毛茛科植物天葵 Semiaquilegia adoxoides（DC.）Makino 的干燥块根。夏初采挖，洗净，干燥，除去须根。"[10]

1.2.2　定名选择的理由

(1) 天葵子 Radix Semiaquilegiae，系毛茛科植物天葵 Semiaquilegia adoxoides（DC.）Makino 的干燥块根。虽然清代本草著作清·赵学敏《本草纲目拾遗》始载本品时以"千年老鼠屎"为正名，但自现代中药著作《中药志》以"天葵子"作为本品正名后，我国最新出版的《中华人民共和国药典》以及辞书类著作《中医大辞典·中药分册》、《中药大辞典》、《中国医学百科全书·中医学》等均以"天葵子"作为本品正名。已经广泛应用于中医药学文献的标引和检索的《中国中医药学主题词表》也以"天葵子"作为本品的正式主题词。现代本草著作如《中华本草》、《中国药材学》、《中药材手册》、《全国中药炮制规范》等也以"天葵子"作为本品的正名。说明"天葵子"作为本品正名已成为共识。

(2)"天葵子"系古代本品异名"紫背天葵子"的简称，以"天葵子"作为本品正名既体现了药名演变的连续性，又符合名词术语越来越精炼的发展趋势，因此没有必要固守古代的药名。

1.3　与正名等效的名词：无。

2　源流考释

天葵子［毛茛科植物天葵 Semiaquilegia adoxoides（DC.）Makino 的干燥块根］原名"千年老鼠屎"，又名"紫背天葵子"，始载于清《医宗汇编》。如清·赵学敏《本草纲目拾遗》卷四曰："千年老鼠屎，紫背天葵根也。百草镜云：二月发苗，叶如三角酸，向阴者紫背为佳，其根如鼠屎，外黑内白，三月开花细白，结角亦细，四月枯……性凉清热，治痈疽肿毒，疔疮疬瘰，跌扑疯犬伤，七种疝气，痔疮劳伤（百草镜）。疬瘰傅药：医宗汇编：用紫背天葵子，每岁用一粒，用鲫鱼捣烂，敷之立消。"[11] 但上述二书均佚，故现存本草著作记载本品者以《本草纲目拾遗》[11]为最早。此前的本草著作只记载有本品的原植物，如明·李时珍《本草纲目》“于主治只言其苗，不及其根之用”，故赵氏“今为补之”。本品在《本草纲目拾遗》[11]之后的清代本草著作中未见记载，但在方书中应用时仍以“紫背天葵子”为名组方。如清·鲍相璈《验方新编》卷二十四：“凡疔疮初起，先宜汗之……如取汗后，毒势不尽，憎寒壮热仍作者，宜服五味消毒饮，用银花三钱，野菊花、蒲公英、紫花地丁、紫背天葵子各钱半，酒、水煎服，再为取汗。”[12]

“天葵子”之名始见于现代中药著作《中药志》：“天葵子。本品为少常用中药。商品只有一种，为毛茛科植物天葵的块根……【原植物】天葵……Semiaquilegia adoxoides（DC.）Mak. ［Aquilegia adoxoides（DC.）Ohwi］——毛茛科 Ranunculaceae.”[1]此后的有关著作除《全国中草药汇编》[13]以本品原植物“紫背天葵”为正名外，大多即沿用《中药志》记载，以“天葵子”作为本品正名。如《中华人民共和国药典》[10]、《中国中医药学主题词表》[8]、《中医大辞典·中药分册》[4]、《中药大辞典》[3]、《中国医学百科全书·中医学》[5]、《中药材手册》[2]、《全国中药炮制规范》[6]、《中国药材学》[7]、《中华本草》[9]等。同时尚记载有各地的俗称“狮子耳”《中药材手册》[2]，“金耗子屎”、“千年耗子屎”、“地丁子”、“天去子”、“野乌头子”、“鸡腿”、“散血珠”、“天葵根”、“一粒金丹”《中药大辞典》[3]，“夏无踪”、“蛇不见”《中国药材学》[7]等。还记载有本品原植物“天葵”的异名“紫背天葵”、“千年老鼠屎”、“菟葵”、“小乌头”《中药志》[1]等。

3 附录

3.1 又称：无。

3.2 俗称：狮子耳（广东），金耗子屎、千年耗子屎、地丁子（贵阳），天去子、野乌头子、鸡腿、散血珠（湖南），天葵根（江西），一粒金丹（浙江），夏无踪、蛇不见（江苏、浙江）。

3.3 曾称：紫背天葵子《医宗汇编》，紫千年老鼠屎、背天葵根《本草纲目拾遗》。

3.4 原植物名称：天葵，紫背天葵（安徽），千年老鼠屎（湖南、江苏），菟葵（湖南），小乌头（江西南昌）。

4 文献通考

《本草纲目拾遗》卷四：“千年老鼠屎　紫背天葵根也。《百草镜》云：二月发苗，叶如三角酸，向阴者紫背为佳，其根如鼠屎，外黑内白，三月开花细白，结角亦细，四月枯。按：东壁《纲目》菟葵下注云：即紫背天葵。于主治只言其苗，不及其根之用，今为补之……性凉清热，治痈疽肿毒，疔疮疬瘰，跌扑疯犬伤，七种疝气，痔疮劳伤（百草镜）。疬瘰傅药：医宗汇编：用紫背天葵子，每岁用一粒，用鲫鱼捣烂，敷之立消。”[11]

《验方新编》卷二十四：“凡疔疮初起，先宜汗之……如取汗后，毒势不尽，憎寒壮热仍作者，宜服五味消毒饮，用银花三钱，野菊花、蒲公英、紫花地丁、紫背天葵子各钱半，酒、水煎服，再为取汗。”[12]

《中药志》：“天葵子　本品为少常用中药。商品只有一种，为毛茛科植物天葵的块根。……【原植物】天葵　别名：紫背天葵（安徽），千年老鼠屎（湖南、江苏），菟葵（湖南），小乌头（江西南昌）。Semiaquilegia adoxoides（DC.）Mak. ［Aquilegia adoxoides

(DC.) Ohwi]——毛茛科 Ranunculaceae"[1]

《中药材手册》:"天葵子［《纲目》名菟葵，列入草部草类］ 本品为干燥的根茎。原植物系毛茛科多年生草本植物，均为野生。广东所用天葵子除用根茎外，还有用茎和叶者，同时分紫背天葵和青天葵二种，二者之根茎均为小块状，主要区别是前者叶背紫红，后者叶背全青绿。以紫背天葵为正品。此外，小个的香附与本品外形类似，应注意鉴别。［别名］千年老鼠屎（湖南、湖北、江苏）、狮子耳（广东）。"[2]

《全国中草药汇编》:"紫背天葵 别名：天葵、天葵子、天葵草、千年老鼠屎、金耗子屎、夏无踪、散血球。来源：为毛茛科天葵属植物天葵 Semiaquilegia adoxoides (DC.) Makino，以块根入药。"[13]

《中药大辞典》:"天葵子《分类草药性》 【异名】紫背天葵子《医宗汇编》，千年老鼠屎《纲目拾遗》，金耗子屎《贵州民间方药集》，千年耗子屎、地丁子《贵阳民间草》，天去子、野乌头子、鸡腿、散血珠《湖南药物志》，天葵根《江西草药》，一粒金丹（浙江）。【基原】为毛茛科植物天葵 Semiaquilegia adoxoides (DC.) Makino 的块根。"[3]

《中医大辞典·中药分册》:"天葵子 出《分类草药性》。又名紫背天葵子、千年老鼠屎。为毛茛科植物天葵 Semiaquilegia adoxoides (DC.) Mak. 的块根。主产江苏、湖南、湖北等地。"[4]

《中国医学百科全书·中医学》:"天葵子 始载于《百草镜》。原名千年老鼠屎，又名紫背天葵子。为毛茛科植物天葵 Semiaquilegia adoxoides (DC.) Mak. 的块根。主产于中国湖南、湖北、江苏等省。"[5]

《全国中药炮制规范》:"天葵子 ［处方用名］天葵子。【来源】本品为毛茛科植物天葵 Semiaquilegia adoxoides (DC.) Makino 的干燥块根。多系野生。主产于江苏、湖北、湖南等地。夏初采挖，除去须根，洗净，干燥。药材以个大、断面皮色白者为佳。"[6]

《中国药材学》:"天葵子 【别名】紫背天葵，千年老鼠屎，夏无踪，蛇不见（江苏、浙江）。【来源】本品为毛茛科植物天葵 Semiaquilegia adoxoides (DC.) Makino 的块根。"[7]

《中国中医药学主题词表》:"天葵子 RADIX SEMIAQUILEGIAE 为毛茛科植物天葵的块根；属清热解毒药和软坚药。C 天葵。"[8]

《中华本草》:"天葵子《中药志》 【异名】紫背天葵子《医宗汇编》，千年老鼠屎《纲目拾遗》，金耗子屎《贵州民间方药集》，千年耗子屎、地丁子《贵阳民间草》，天去子、野乌头子、散血珠《湖南药物志》，天葵根《江西草药》，一粒金丹（浙江）。……【来源】为毛茛科植物天葵 Semiaquilegia adoxoides (DC.) Makino 的块根。【原植物】天葵 Semiaquilegia adoxoides (DC.) Makino [Isopyrum adoxoides DC.]。"[9]

《中华人民共和国药典》:"天葵子 Radix Semiaquilegiac 本品为毛茛科植物大葵 Semiaquilegia adoxoides (DC.) Makino 的干燥块根。夏初采挖，洗净，干燥，除去须根。"[10]

5 参考文献

1 中国医学科学院药物研究所等编. 中药志. 第一册. 北京：人民卫生出版社，1993，331
2 中华人民共和国卫生部药政管理局主编. 中药材手册. 北京：人民卫生出版社，1959，33
3 江苏新医学院编. 中药大辞典. 上海：上海科学技术出版社，1977，334

4 《中医大辞典》编辑委员会编. 中医大辞典·中药分册. 北京：人民卫生出版社，1982，55
5 《中医学》编辑委员会. 中国医学百科全书·中医学. 上海：上海科学技术出版社，1997，1017
6 中华人民共和国卫生部药政管理局编. 全国中药炮制规范. 北京：人民卫生出版社，1988，21
7 徐国钧等主编. 中国药材学. 北京：中国医药科技出版社，1996，188
8 吴兰成主编. 中国中医药学主题词表. 北京：中医古籍出版社，1996，376
9 国家中医药管理局《中华本草》编委会. 中华本草. 第三册. 上海：上海科学技术出版社，1999，254
10 国家药典委员会编. 中华人民共和国药典. 一部. 北京：化学工业出版社，2000，44
11 清·赵学敏. 本草纲目拾遗. 北京：人民卫生出版社，1983，117
12 清·鲍相璈. 验方新编. 上海：锦章书局，1955，71
13 《全国中草药汇编》编写组编. 全国中草药汇编. 上册. 北京：人民卫生出版社，1978，869

061 木瓜

Mugua

Fructus Chaenomelis

1 定名依据

1.1 正名

1.1.1 汉文名：木瓜［蔷薇科植物贴梗海棠 Chaenomeles speciosa（Sweet）Nakai 的干燥近成熟果实］。

1.1.2 英文名：common floweringqince fruit.

1.2 依据

1.2.1 定名的文献依据

(1)《吴普本草·果类》："木瓜　生夷陵。"[1]

(2)《雷公炮炙论》中卷："木瓜　……皮薄、微赤黄、香、甘、酸、不涩，调营卫，助谷气；向里子头尖，一面方，是真木瓜。"[2]

(3)《食疗本草》卷上："木瓜〈温〉（一）上主治霍乱（呕啘），涩痹风气……（五）又，脐下绞痛，可以木瓜一片，桑叶七枚炙，大枣三个中破，以水二大升，煮取半大升，顿服之即（瘥）。〔卷·嘉〕"[3]

(4)《本草图经》卷第十六："木瓜　旧不著所出州土。陶隐居云：山阴兰亭尤多，今处处有之，而宣城者为佳。其木状若柰，花生于春末，而深红色，其实大者如瓜，小者如拳。《尔雅》谓之楙。"[4]

(5)《汤液本草》卷之五："木瓜　气温，味酸。入手足太阴经。《本草》云：治脚气湿痹，邪气霍乱，大吐下，转筋不止。益肺而去湿，和胃而滋脾。"[5]

(6)《本草纲目》第三十卷："木瓜（《别录》中品）　【释名】楙（音茂）。时珍曰：按：《尔雅》云：楙，木瓜。郭璞注云：木实如小瓜，酢而可食。则木瓜之名取此义也。或云：木瓜味酸，得木之正气故名。亦通。楙从林、矛，谐声也。"[6]

(7)《本草从新》卷十："木瓜　和脾舒筋、涩敛肺。酸涩而温。和脾理胃。敛肺伐肝。

化食（酸能敛、敛则化、与山楂同）。止渴。”[7]

(8)《得配本草》卷六：“木瓜　酸、涩、温。入手足太阴，兼足厥阴经血分。和胃理脾，伐肝敛肺。专治筋病，能疗暑湿。”[8]

(9)《中华人民共和国药典》：“木瓜 Fructus Chaenomelis　本品为蔷薇科植物贴梗海棠 Chaenomeles speciosa（Sweet）Nakai 的干燥近成熟果实。夏、秋二季果实绿黄时采收，置沸水中烫至外皮灰白色，对半纵剖，晒干。”[9]

(10)《普通高等教育中医药类规划教材·中药学》：“木瓜《别录》　为蔷薇科落叶灌木贴梗海棠 Chaenomeles speciosa（Sweet）Nakai 和木瓜榠楂 C. sinensis（Thouin）Koehne 的成熟果实。”[10]

(11)《中药大辞典》：“木瓜《雷公炮炙论》　【异名】楙《尔雅》，木瓜实《别录》，铁脚梨《清异录》。【基原】为蔷薇科植物贴梗海棠的果实。【原植物】贴梗海棠《群芳谱》Chaenomeles lagenaria（Loisel.）koidz.”[11]

(12)《中医大辞典·中药分册》：“木瓜　出《雷公炮炙论》。又名宣木瓜、铁脚梨。为蔷薇科植物贴梗海棠 Chaenomeles lagenaria（Loisel.）koidz. 的果实。主产安徽、浙江、湖北。”[12]

(13)《中国医学百科全书·中医学》：“木瓜　始载于《雷公炮炙论》。又名铁脚梨。为蔷薇科植物贴梗海棠 Chaenomeles speciosa（Sweet）Nakai，或木瓜 C. sinensis（Thouin）Koehne 的果实。”[13]

(14)《中国中医药学主题词表》：“木瓜 FRUCTUS CHAENOMELIS　为蔷薇科植物贴梗海棠的干燥近成熟果实；属祛风湿药　C 贴梗海棠。”[14]

(15)《中药志》[15]、《中药材手册》[16]、《全国中草药汇编》[17]、《全国中药炮制规范》[18]、《中国药材学》[19]、《中华本草》[20]等现代中药著作多以“木瓜”作为本品正名（参见“文献通考”）。

1.2.2　定名选择的理由

(1) 木瓜 Fructus Chaenomelis，系蔷薇科植物贴梗海棠 Chaenomeles speciosa（Sweet）Nakai 的干燥近成熟果实。始载于三国·吴普《吴普本草》，并以“木瓜”作为本品正名。其后的本草著作如南北朝·雷敩《雷公炮炙论》、唐·孟诜《食疗本草》、宋·苏颂《本草图经》、元·王好古《汤液本草》、明·李时珍《本草纲目》等大多沿用《吴普本草》记载，明以后本草著作如清·吴仪洛《本草从新》、严西亭《得配本草》等在载录本品时则均以“木瓜”作为正名，并一直沿用至今。

(2) 我国最新出版的《中华人民共和国药典》、《普通高等教育中医药类规划教材·中药学》以及辞书类著作《中医大辞典·中药分册》、《中药大辞典》、《中国医学百科全书·中医学》等均以“木瓜”作为本品正名。已经广泛应用于中医药学文献的标引和检索的《中国中医药学主题词表》也以“木瓜”作为本品的正式主题词。现代本草著作如《中药志》、《全国中草药汇编》、《中华本草》、《中国药材学》、《中药材手册》、《全国中药炮制规范》等虽记载了不少本品各地的俗称，但也无一例外以“木瓜”作为本品的正名。说明“木瓜”作为本品正名已成为共识。

1.3　与正名等效的名词：无。

2 源流考释

木瓜［蔷薇科植物贴梗海棠 Chaenomeles speciosa（Sweet）Nakai 的干燥近成熟果实］始载于三国·吴普《吴普本草》："木瓜，生夷陵。"[1]南北朝·雷敩《雷公炮炙论》进一步指出："木瓜……皮薄、微赤黄、香、甘、酸、不涩，调营卫，助谷气；向里子头尖，一面方，是真木瓜。"[2]其后的本草著作如唐·孟诜《食疗本草》[3]，宋·苏颂《本草图经》[4]、寇宗奭《本草衍义》[21]，元·王好古《汤液本草》[5]、忽思慧《饮膳正要》[22]，明·刘文泰《本草品汇精要》[23]、李时珍《本草纲目》[6]等大多沿用《吴普本草》[1]记载，《本草纲目》[6]以后的本草著作如明·李中梓《本草征要》[24]、卢之颐《本草乘雅半偈》[25]，清·蒋居祉《本草择要纲目》[26]、陈士铎《本草新编》[27]、汪昂《本草易读》[28]、《本草备要》[29]、张璐《本经逢原》[30]、叶桂《本草经解》[31]、吴仪洛《本草从新》[7]、严西亭《得配本草》[8]、黄宫绣《本草求真》[32]、陈念祖《神农本草经读》[33]、姚澜《本草分经》[34]、杨时泰《本草述钩元》[35]、凌奂《本草害利》[36]、陈其瑞《本草撮要》[37]、张秉成《本草便读》[38]、周岩《本草思辨录》[39]等在载录本品时则均以"木瓜"作为正名，并一直沿用至今。

但本品在汉代《尔雅》中谓之"楙"，如《本草纲目》引《尔雅》云："楙，木瓜。"[6]魏晋《名医别录》[40]谓之"木瓜实"，如《名医别录》卷第二曰："木瓜实，味酸，温，无毒。主治湿痹邪气，霍乱，大吐下，转筋不止。其枝亦可煮用。"[40]其后南北朝·陶弘景《本草经集注》[41]，唐·苏敬等《新修本草》[42]、孙思邈《千金翼方》[43]，宋·唐慎微《证类本草》[44]，明·陈嘉谟《本草蒙筌》[45]等亦以"木瓜实"作为本品正名。而在宋·杨士瀛《仁斋直指方论》[46]中则以"酸木瓜"作为本品正名组方。明·兰茂《滇南本草》[47]则称本品为"秋木瓜"。

现代有关著作均沿用前代大多本草记载以"木瓜"作为本品正名，如《中华人民共和国药典》[9]、《普通高等教育中医药类规划教材·中药学》[10]、《中药大辞典》[11]、《中医大辞典·中药分册》[12]、《中国医学百科全书·中医学》[13]、《中国中医药学主题词表》[14]、《中药志》[15]、《中药材手册》[16]、《全国中草药汇编》[17]、《全国中药炮制规范》[18]、《中国药材学》[19]、《中华本草》[20]等。同时尚记载有"宣木瓜"、"铁脚梨"《中药材手册》[16]，"皱皮木瓜"《全国中草药汇编》[17]，"贴梗木瓜"、"小木瓜"、"红木瓜"《中国药材学》[19]等各地的俗称。还记载有本品原植物"贴梗海棠"的异名"皱皮木瓜"、"楙"、"铁脚梨"、"宣木瓜"《中药志》[15]，"贴梗木瓜"《中华本草》[20]等。

须予指出的是，现代有些本草著作如《中药志》[15]、《中国医学百科全书·中医学》[13]、《普通高等教育中医药类规划教材·中药学》[10]等记载的"木瓜"尚包括蔷薇科植物木瓜 Chaenomeles sinensis（Thouin）Koehne 的成熟果实，而本文考释的仅为蔷薇科植物贴梗海棠 Chaenomeles speciosa（Sweet）Nakai 的成熟果实，特予说明。

3 附录

3.1 又称：炒木瓜（饮片规格名）。

3.2 俗称：宣木瓜、铁脚梨（上海、贵州、甘肃），皱皮木瓜，贴梗木瓜，小木瓜，红木瓜。

3.3 曾称：楙《尔雅》，木瓜实《名医别录》，酸木瓜《仁斋直指方论》，秋木瓜《滇南本草》。

3.4 原植物名称：贴梗海棠（通称），皱皮木瓜，楙，铁脚梨（河北），宣木瓜（安徽），贴梗木瓜。

4 文献通考

《吴普本草》："木瓜　生夷陵。"[1]

《名医别录》卷第二："木瓜实　味酸，温，无毒。主治湿痹邪气，霍乱，大吐下，转筋不止。其枝亦可煮用。"[40]

《雷公炮炙论》中卷："木瓜　……皮薄、微赤黄、香、甘、酸、不涩，调营卫，助谷气；向里子头尖，一面方，是真木瓜……凡使木瓜，勿令犯铁，用铜刀削去硬皮并子，薄切，于日中晒，却用黄牛乳汁拌蒸，从巳至未，其木瓜如膏煎，却于日中薄摊，晒干用也。"[2]

《本草经集注·果部药物》："木瓜实　味酸，温，无毒。主治湿痹邪气，霍乱，大吐下，转筋不止。其枝亦可煮用。山阴、兰亭尤多，彼人以为良药，最治转筋。"[41]

《新修本草》卷第十七："木瓜实　味酸，温，无毒。主湿痹邪气，霍乱，大吐下，转筋不止。其枝亦可煮用。山阴、兰亭尤多，彼人以为良药，最疗转筋。"[42]

《千金翼方》卷第四："木瓜实　味酸，温，无毒。主湿痹，邪气，霍乱，大吐下，转筋不止。其枝：亦可煮用之。"[43]

《食疗本草》卷上："木瓜〈温〉　（一）主治霍乱（呕啘），涩痹风气……（五）又，脐下绞痛，可以木瓜一片，桑叶七枚炙，大枣三个中破，以水二大升，煮取半大升，顿服之即（瘥）。"[3]

《本草图经》卷第十六："木瓜　旧不著所出州土。陶隐居云：山阴兰亭尤多，今处处有之，而宣城者为佳。其木状若柰，花生于春末，而深红色，其实大者如瓜，小者如拳。《尔雅》谓之楙。"[4]

《证类本草》卷第二十三："木瓜实　味酸，温，无毒。主湿痹邪气，霍乱大吐下，转筋不止。其枝亦可煮用。"[44]

《本草衍义》卷十八："木瓜　得木之正，故入筋。以铅霜涂之，则失醋味。受金之制，故如是。今人多取西京大木瓜为佳，其味和美。至熟止青白色，入药绝有功。"[21]

《汤液本草》卷之五："木瓜　气温，味酸。入手足太阴经。《本草》云：治脚气湿痹，邪气霍乱，大吐下，转筋不止。益肺而去湿，和胃而滋脾。"[5]

《仁斋直指方论》卷之十三："酸木瓜（一两），茴香（一分，微炒），甘草（炙，二分），吴茱萸（半两，荡七次，焙），上锉散。每四钱，姜五片，紫苏十叶，空腹急煎服。"[46]

《饮膳正要》卷第三："木瓜　味酸，温，无毒。主湿痹邪气，霍乱吐下，转筋不止。"[22]

《滇南本草》第一卷："秋木瓜　味苦、辛、甘，性温。治筋骨疼痛，痰火脚软。"[47]

《本草品汇精要》："木瓜　无毒，附榠楂，植生。木瓜实主湿痹，邪气霍乱，大吐下，转筋不止，其枝亦可煮用（名医所录）。【名】楙。"[23]

《本草蒙筌》卷之七：“木瓜实　味酸，气温。无毒。各处俱产，宣州独良。经入手太阴，用之勿犯铁器。气脱能固，气滞能和。平胃以滋脾，益肺而去湿。助谷气，调荣卫，除霍乱，止转筋。”[45]

《本草纲目》第三十卷：“木瓜（《别录》中品）　【释名】楙（音茂）。时珍曰：按：《尔雅》云：楙，木瓜。郭璞注云：木实如小瓜，酢而可食。则木瓜之名取此义也。或云：木瓜味酸，得木之正气故名。亦通。楙从林、矛，谐声也。”[6]

《本草征要》第二卷：“木瓜　味酸，性温，无毒。入肝经。陈者良。忌铁，去穰。筋急者，得之即舒；筋缓者，遇之即利。湿痹可以兼攻，脚气惟兹最要。”[24]

《本草乘雅半偈》第九帙：“木瓜（别录下品）　【气味】酸温，无毒。【主治】主湿痹脚气，霍乱大吐下，转筋不止。【核】曰：木瓜处处有之，西雒者最胜，宣城者亦佳，山阴兰亭尤多也。可种可接可就，亦可枝压，木类之易生者。”[25]

《本草择要纲目·温性药品》：“木瓜　【气味】酸温无毒。入手足太阴血分。【主治】湿痹脚气。霍乱大吐下。转筋不止。”[26]

《本草新编》卷之五（羽集）：“木瓜　味酸，气温，无毒。入手太阴、足厥阴之经。气脱能固，气滞能和。平胃以滋脾，益肺而去湿，助谷气，调荣卫，除霍乱，止转筋，祛脚气，禁水利。”[27]

《本草易读》卷六：“木瓜二百四十七　酸，温，涩。无毒。入脾、肺、肝、肾。止转筋而平霍乱，退脚气而消水肿，除呕泻而却冷气，治胀痛而强筋骨。助腰肾脚膝之无力，去湿痹烦痞之有余（处处有之）。”[28]

《本草备要·果部》：“木瓜　补，和脾，舒筋，涩，敛肺。酸涩而温。入脾、肺血分。敛肺和胃，理脾伐肝，化食（酸能敛，敛则化，与山查同）止渴（酸能生津），气脱能收，气滞能和，调营卫，利筋骨，去湿热，消水胀。”[29]

《本经逢原》卷三：“木瓜　酸温，无毒。发明：木瓜酸收下降，所主霍乱转筋吐利脚气，皆取收摄脾胃之湿热，非肝病也。”[30]

《本草经解》卷三：“【木瓜】气温。味酸。无毒。主湿痹脚气。霍乱大吐下。转筋不止。”[31]

《本草从新》卷十：“木瓜　和脾舒筋、涩敛肺。酸涩而温。和脾理胃。敛肺伐肝。化食（酸能敛、敛则化、与山楂同）。止渴。”[7]

《得配本草》卷六：“木瓜　酸、涩、温。入手足太阴，兼足厥阴经血分。和胃理脾，伐肝敛肺。专治筋病，能疗暑湿。”[8]

《本草求真》卷二：“木瓜　（山果）醒脾胃筋骨之湿，收脾肺耗散之气。木瓜（专入脾肺。兼入肝）。酸涩而温。止属收敛之品。”[32]

《神农本草经读·本草附录》：“木瓜　气味酸、温，无毒。主湿痹脚气，霍乱大吐下，转筋不止。《别录》”[33]

《本草分经·原例·足厥阴肝》：“木瓜　酸涩而温，和脾理胃，敛肺伐肝，化食止渴，调营卫，利筋骨，去湿热，消水胀，气脱能收，气滞能和，酸收太甚，多食病癃闭。”[34]

《本草述钩元》卷十七：“木瓜　惟蒂间别有重蒂似乳者。为木瓜。处处有之。出宣城者。皮薄。色赤黄。香而甘酸。津润不木。胜于他处。”[35]

《本草害利·肝部药队》："木瓜　……【利】酸涩而温，和脾理胃，敛肺伐肝，气脱能收，气滞能和，故筋急能舒，筋缓能利，攻湿痹，治脚气，但酸收能闭小便，须与车前子同用。"[36]

《本草撮要》卷三："【木瓜】　味酸。入足太阴厥阴经。功专去湿痹脚气。霍乱转筋。腰足无力。多食损齿骨、病癃闭。陈者良。"[37]

《本草便读·果部·果类》："木瓜　香入肝肺。温通经络。气因芳馥。筋急者得之即舒。味则酸收。筋缓者遇之即利。霍乱转筋之证。用以疏和。风寒痹湿之邪。服能宣达。"[38]

《本草思辨录》卷三："木瓜　味酸气温而质津润，皮始青而终黄，肉先白而后赤，为肺、胃、肝、脾血分之药。津润之物，似湿证非宜。"[39]

《中药志》："木瓜　本品为常用中药。商品主要为蔷薇科植物皱皮木瓜和木瓜的果实，多为栽培……【原植物】①皱皮木瓜《中国植物志》　别名：贴梗海棠（通称，《群芳谱》，楙《尔雅》、《本草纲目》，铁脚梨（河北），宣木瓜（安徽）。Chaenomeles speciosa（Sweet）Nakai（C. lagenria（Loisel.）Koidz.）——蔷薇科 Rosaceae. ②木瓜　别名：楂（图经本草），木李（诗经），海棠（广州）。Chaenomeles sinensis（Thouin）Koehne——蔷薇科 Rosaceae."[15]

《中药材手册》："木瓜［《纲目》列入果部山果类］　本品为干燥的果实。原植物系蔷薇科落叶灌木，均为栽培。因产地不同，形状、大小、质地松紧均略有差异。一般商品习用者外皮均皱缩。此外，河南、山东、江苏、湖北、四川等省另有一种形较大，色较浅，外皮不皱缩，俗称'光皮木瓜'的；四川西昌专区有将酸楂纵切作木瓜，横切作山楂使用者。药效是否与药用木瓜同，尚须进一步研究。［别名］宣木瓜、铁脚梨（上海、贵州、甘肃）。"[16]

《全国中草药汇编》："木瓜　别名：贴梗海棠、铁脚梨、皱皮木瓜、宣木瓜。来源：为蔷薇科木瓜属植物 Chaenomeles speciosa（Sweet）Nakai［C. lagenaria（Losiel.）Koidz.］的果实。"[17]

《中药大辞典》："木瓜《雷公炮炙论》　【异名】楙《尔雅》，木瓜实《别录》，铁脚梨《清异录》。【基原】为蔷薇科植物贴梗海棠的果实。【原植物】贴梗海棠《群芳谱》Chaenomeles lagenaria（Loisel.）koidz."[11]

《中医大辞典·中药分册》："木瓜　出《雷公炮炙论》。又名宣木瓜、铁脚梨。为蔷薇科植物贴梗海棠 Chaenomeles lagenaria（Loisel.）koidz. 的果实。主产安徽、浙江、湖北。"[12]

《中国医学百科全书·中医学》："木瓜　始载于《雷公炮炙论》。又名铁脚梨。为蔷薇科植物贴梗海棠 Chaenomeles speciosa（Sweet）Nakai，或木瓜 C. sinensis（Thouin）Koehne 的果实。贴梗海棠果实药材习称'光皮木瓜'。夏、秋季果实绿黄时采摘，放沸水中烫至外皮灰白皮，用铜刀纵剖两瓣，再晒干。"[13]

《全国中药炮制规范》："木瓜　［处方用名］木瓜。【来源】本品为蔷薇科植物贴梗海棠 Chaenomeles speciosa（Sweet）Nakai 的干燥成熟果实。均系栽培。主产于安徽、湖北、四川、山东等地。夏、秋二季果实绿黄时采摘，置沸水中烫至外皮灰白色，对半纵剖后，干燥。药材以皮皱、质坚实、味酸者为佳。"[18]

《中国药材学》:“木瓜　［别名］贴梗木瓜，贴梗海棠，宣木瓜，小木瓜，红木瓜。【来源】　本品为蔷薇科植物皱皮木瓜 Chaenomeles speciosa（Sweet）Nakai.［C. lagenaria（Loisel.）Koidz.］的果实。”[19]

《中国中医药学主题词表》:“木瓜 FRUCTUS CHAENOMELIS　为蔷薇科植物贴梗海棠的干燥近成熟果实；属祛风湿药　C 贴梗海棠.”[14]

《普通高等教育中医药类规划教材·中药学》:“木瓜《别录》　为蔷薇科落叶灌木贴梗海棠 Chaenomeles speciosa（Sweet）Nakai 和木瓜榠楂）C. sinensis（Thouin）Koehne 的成熟果实。前者习称‘皱皮木瓜’，后者系称‘光皮木瓜’。主产于安徽、四川、湖北等地。安徽宣城产者称‘宣木瓜’，质量较好。夏、秋二季果实绿黄时采摘。皱皮木瓜置水中烫至外皮灰白色，对半纵剖后晒干；光皮木瓜纵剖成二或四瓣置沸水中烫后晒干。切片生用。”[10]

《中华本草》:“木瓜《别录》【异名】楙《尔雅》，木瓜实《别录》，铁脚梨《清异灵》，秋木瓜《滇南本草》，酸木瓜《云南药用植物名录》。【来源】为蔷薇科植物皱皮木瓜的果实。……【原植物】皱皮木瓜 Chaenomeles speciosa（Sweet）Nakai［C. lagenaria（Loisel.）Koidz］又名：贴梗海棠《群芳谱》，贴梗木瓜《中国高等植物图鉴》。”[20]

《中华人民共和国药典》:“木瓜 Fructus Chaenomelis　本品为蔷薇科植物贴梗海棠 Chaenomeles speciosa（Sweet）Nakai 的干燥近成熟果实。夏、秋二季果实绿黄时采收，置沸水中烫至外皮灰白色，对半纵剖，晒干。”[9]

5　参考文献

1　三国·吴普．吴普本草．北京：人民卫生出版社，1987，77

2　南北朝·雷斅．雷公炮炙论．上海：上海中医学院出版社，1986，87

3　唐·孟诜．食疗本草．北京：人民卫生出版社，1984，38

4　宋·苏颂．本草图经．合肥：安徽科学技术出版社，1994，544

5　元·王好古．汤液本草．见：景印文渊阁四库全书（745）．北京：中医古籍出版社，1986，994

6　明·李时珍．本草纲目．北京：人民卫生出版社，1982，1768

7　清·吴仪洛．本草从新．北京：中医古籍出版社，2001，140

8　清·严西亭．得配本草．卷六．上海：上海卫生出版社，1957，8

9　国家药典委员会编．中华人民共和国药典．一部．北京：化学工业出版社，2000，45

10　雷载权主编．普通高等教育中医药类规划教材·中药学．上海：上海科学技术出版社，1995，113

11　江苏新医学院编．中药大辞典．上海：上海科学技术出版社，1977，349

12　《中医大辞典》编辑委员会编．中医大辞典·中药分册．北京：人民卫生出版社，1982，58

13　《中医学》编辑委员会．中国医学百科全书·中医学．上海：上海科学技术出版社，1997，1058

14　吴兰成主编．中国中医药学主题词表．北京：中医古籍出版社，1996，257

15　中国医学科学院药物研究所等编．中药志．第三册．北京：人民卫生出版社，1993，213

16　中华人民共和国卫生部药政管理局主编．中药材手册．北京：人民卫生出版社，1959，198

17　《全国中草药汇编》编写组编．全国中草药汇编．上册．北京：人民卫生出版社，1978，176

18　中华人民共和国卫生部药政管理局编．全国中药炮制规范．北京：人民卫生出版社，1988，124

19　徐国钧等主编．中国药材学．北京：中国医药科技出版社，1996，1286

20　国家中医药管理局《中华本草》编委会．中华本草．第四册．上海：上海科学技术出版社，1999，115

21 宋·寇宗奭. 本草衍义. 上海：商务印书馆，1937，123
22 元·忽思慧. 饮膳正要. 北京：人民卫生出版社，1986，132
23 明·刘文泰. 本草品汇精要. 北京：人民卫生出版社，1982，781
24 明·李中梓. 本草征要. 见：李中梓医学全书. 北京：中国中医药出版社，1999，142
25 明·卢之颐. 本草乘雅半偈. 北京：人民卫生出版社，1986，510
26 清·蒋居祉. 本草择要纲目. 见：珍本医书集成. 本草类. 上海：上海科学技术出版社，1985
27 清·陈士铎. 本草新编. 北京：中国中医药出版社，1996，246
28 清·汪昂. 本草易读. 北京：人民卫生出版社，1987，272
29 清·汪昂. 本草备要. 北京：中国中医药出版社，1998，179
30 清·张璐. 本经逢原. 上海：上海科学技术出版社，1959，145
31 清·叶桂. 本草经解. 上海：上海科学技术出版社，1958，88
32 清·黄宫绣. 本草求真. 上海：上海科学技术出版社，1959，65
33 清·陈念祖. 神农本草经读. 北京：人民卫生出版社，1959，52
34 清·姚澜. 本草分经. 上海：上海科学技术出版社，1989，121
35 清·杨时泰. 本草述钩元. 上海：科技卫生出版社，1958，423
36 清·凌奂. 本草害利. 北京：中医古籍出版社，1982，29
37 清·陈其瑞. 本草撮要. 见：珍本医书集成. 本草类. 上海：上海科学技术出版社，1985，48
38 清·张秉成. 本草便读. 上海：上海卫生出版社，1957，77
39 清·周岩. 本草思辨录. 北京：人民卫生出版社，1960，105
40 魏晋·名医别录. 北京：人民卫生出版社，1986，258
41 南北朝·陶弘景. 本草经集注. 北京：人民卫生出版社，1994，468
42 唐·苏敬等撰. 新修本草. 合肥：安徽科学技术出版社，1981，446
43 唐·孙思邈著. 千金翼方. 北京：人民卫生出版社，1955，50
44 宋·唐慎微. 证类本草. 北京：人民卫生出版社，1957，467
45 明·陈嘉谟. 本草蒙筌. 北京：人民卫生出版社，1988，310
46 宋·杨士瀛. 仁斋直指方论. 见：景印文渊阁四库全书（744）. 北京：中医古籍出版社，1986，278
47 明·兰茂. 滇南本草. 第一卷. 昆明：云南人民出版社，1977，161

062 木香
Muxiang
Radix Aucklandiae

1 定名依据

1.1 正名

1.1.1 汉文名：木香（为菊科植物木香 Aucklandia lappa Decne. 的干燥根）。

1.1.2 英文名：common aucklandia root.

1.2 依据

1.2.1 定名的文献依据

(1)《神农本草经》卷二：“木香　味辛。主邪气，辟毒疫温鬼，强志。主淋露。久服，不梦寤魇寐。生山谷。”[1]

(2)《本草经集注·草木上品》：“木香　味辛，温，无毒。主治邪气，辟毒疫温鬼，强志，主淋露。治气劣，肌中偏寒，主气不足，消毒，杀鬼精物、温疟、蛊毒，行药之精。”[2]

(3)《新修本草》卷第六：“木香　味辛，温，无毒……【谨案】此有二种，当以昆仑来者为佳，出西胡来者不善。叶似羊蹄而长大，花如菊花，其实黄黑，所在亦有之。”[3]

(4)《证类本草》卷第六：“木香　味辛，温，无毒。主邪气，辟毒疫温鬼，强志，主淋露，疗气劣，肌中偏寒，主气不足，消毒，杀鬼精物、温疟、蛊毒，行药之精。久服不梦寤魇寐，轻身致神仙。一名蜜香。生永昌山谷。”[4]

(5)《汤液本草》卷中：“木香　气热，味辛、苦，纯阳。味厚于气，阴中阳也。无毒。”[5]

(6)《本草纲目》卷十四：“木香《本经·上品》　【释名】蜜香《别录》、青木香（弘景）、五木香《图经》、南木香《纲目》。时珍曰：木香，草类也。本名蜜香，因其香气如蜜也。缘沉香中有蜜香，遂讹此为木香尔。”[6]

(7)《得配本草》卷二：“木香　辛、苦、温。入三焦气分，通上下诸气。止九种心痛，逐冷气，消食积，除霍乱吐泻，破痃癖癥块，止下痢后重，能健脾安胎。”[7]

(8)《中华人民共和国药典》：“木香 Radix Aucklandiae　本品为菊科植物木香 Aucklandia lappa Decne. 的干燥根。秋、冬二季采挖，除去泥沙及须根，切段，大的再纵剖成瓣，干燥后撞去粗皮。”[8]

(9)《普通高等教育中医药类规划教材·中药学》：“木香《本经》　为菊科多年生草本植物木香 Aucklandia lappa Decne.、川木香 Vladimiria souliei（Franch.）Ling 的根。”[9]

(10)《中药大辞典》：“木香《本经》　【异名】蜜香《别录》，青木香《本草经集注》，五香《三洞珠囊》，五木香《乐府诗集》，南木香《世医得效方》，广木香《普济方》。［基原］为菊科植物云木香、越西木香、川木香等的根。【原植物】①云木香 Saussuren lappa Clarke. ……②川木香 Vladimiria souliei（Franch.）Ling.”[10]

(11)《中医大辞典·中药分册》：“木香　出《神农本草经》。又名广木香。为菊科植物云木香 Saussurea lappa Clarke 的根。主产云南、四川。”[11]

(12)《中国医学百科全书·中医学》：“木香　始载于《神农本草经》。又名蜜香、南木香。为菊科植物木香 Aucklandia lappa Decne.、川木香 Vladimiria souliei（Franch.）Ling 或灰毛川木香 Vladimiria Souliei（Franch.）Ling var. Cinerea Ling 的根。”[12]

(13)《中国中医药学主题词表》：“木香 AUCKLANDIA LAPPA　属菊科和理气药”[13]

(14)《中药志》[14]、《中药材手册》[15]、《全国中药炮制规范》[16]、《中国药材学》[17]、《中华本草》[18]等现代中药著作多以“木香”作为本品正名（参见“文献通考”）。

1.2.2　定名选择的理由

(1) 木香 Radix Aucklandiae，系菊科植物木香 Aucklandia lappa Decne. 的干燥根。始载于汉《神农本草经》，并以“木香”作为本品正名。其后历代重要本草著作如南北朝·陶弘景《本草经集注》，唐·苏敬等撰《新修本草》，宋·唐慎微《证类本草》，元·王好古《汤液本草》，明·李时珍《本草纲目》，清·严西亭《得配本草》等大多即沿用《神农本草经》记载，以“木香”作为正名，并一直沿用至今。
(2) 我国最新出版的《中华人民共和国药典》、《普通高等教育中医药类规划教材·中药学》以及辞书类著作《中医大辞典·中药分册》、《中药大辞典》、《中国医学百科全书·中医学》等均以“木香”作为本品正名。已经广泛应用于中医药学文献的标引和检索的《中国中医药学主题词表》也以“木香”作为本品的正式主题词。现代本草著作如《中药志》、《中华本草》、《中国药材学》、《中药材手册》、《全国中药炮制规范》等也均以“木香”作为本品的正名。说明“木香”作为本药正名已成为共识。
1.3　与正名等效的名词：无。

2　源流考释

木香（菊科植物木香 Aucklandia lappa Decne. 的干燥根）始载于《神农本草经》卷一：“木香，味辛。主邪气，辟毒疫温鬼，强志。主淋露。久服，不梦寤魇寐。生山谷。”[1]此后，历代本草著作大多即沿用《神农本草经》记载，以“木香”作为本品正名，如魏晋《名医别录》[19]，南北朝·雷敩《雷公炮炙论》[20]、陶弘景《本草经集注》[2]，唐·苏敬《新修本草》[3]、李洵《海药本草》[21]，宋·苏颂《本草图经》[22]、唐慎微《证类本草》[4]、寇宗奭《本草衍义》[23]，元·王好古《汤液本草》[5]，明·刘文泰《本草品汇精要》[24]、陈嘉谟《本草蒙筌》[25]、李时珍《本草纲目》[6]、李中梓《本草征要》[26]、卢之颐《本草乘雅半偈》[27]，清·蒋居祉《本草择要纲目》[28]、张志聪《本草崇原》[29]、汪昂《本草易读》[30]和《本草备要》[31]、张璐《本经逢原》[32]、日本稻宣义《炮炙全书》[33]、叶桂《本草经解》[34]、徐大椿《神农本草经百种录》[35]、吴仪洛《本草从新》[36]、严西亭《得配本草》[7]、黄宫绣《本草求真》[37]、陈念祖《神农本草经读》[38]、杨时泰《本草述钩元》[39]、叶志诜《神农本草经赞》[40]、凌奂《本草害利》[41]、陈其瑞《本草撮要》[42]、张秉成《本草便读》[43]、周岩《本草思辨录》[44]等。同时，在不同的历史时期又出现了“蜜香”、“青木香”、“五香”、“五木”、“五木香”、“矩琵佗香”、“南木香”、“广木香”等异名。

“蜜香”之名始载于《名医别录》卷一：“木香，温，无毒。治气劣，肌中偏寒……一名蜜香。”[19]此后本草如《本草经集注》[2]等即把“蜜香”作为“木香”的异名。但自宋始“沉香”亦称为“蜜香”，故宋以后称“蜜香”者当辨别“木香”与“沉香”的不同。

“青木香”之名始载于《本草经集注·草木上品》：“木香，味辛，温，无毒……一名蜜香。生永昌山谷。此即青木香也。”[2]元以前医籍中称“青木香”者，多指本品。但至明代“因呼马兜铃根为青木香”，故称本品“为南木香、广木香以别之”[6]。

“五香”之名始载于唐·王悬河《三洞珠囊》，如《本草纲目》卷十四引《三洞珠囊》云：“五香者，即青木香也。一株五根，一茎五枝，一枝五叶，叶间五节，故名五香。”[6]

“五木”之名始载于五代宋初·徐锴注《修养书》，如《本草图经·卷第四·木香》条下曰：“按《修养书》云：正月一日，取五木煮汤以浴，令人至老须发黑。徐锴注云：道家谓青木香为五香，亦云五木。道家多以此浴，当是其义也。”[22]

“五木香”之名始载于宋·掌禹锡《嘉祐本草》，如《证类本草》卷第九在“艾蒳香”条下曰：“臣禹锡等谨按古乐府诗云：行胡从何方，列国持何来，氍毹毾㲪五木香，迷迭艾蒳与都梁是也。”[45] 而《本草纲目》卷十四在“木香”条下云：“《古乐府》云：氍毹毾㲪五木香，皆指此也。”[6]

“矩琵佗香”之名始载于《金光明经》，如《本草纲目》卷十四在“木香”条下云：“木香……《金光明经》谓之矩琵佗香。”[6]

此外，“南木香”之名始见于金李杲《珍珠囊药性赋》[46] 卷三“五味子、木香”条文下；“广木香”之名始见于《本草纲目·卷十四》[6]“木香”条的异名中。

现代有关著作除《全国中草药汇编》[47] 以“云木香”作为本品正名外，大多沿用《神农本草经》[1] 记载，以“木香”作为本品正名，如《中华人民共和国药典》[8]、《普通高等教育中医药类规划教材·中药学》[9]、《中药大辞典》[10]、《中医大辞典·中药分册》[11]、《中国医学百科全书·中医学》[12]、《中国中医药学主题词表》[13]、《中药志》[14]、《中药材手册》[15]、《全国中药炮制规范》[16]、《中国药材学》[17]、《中华本草》[18] 等。同时本品商品中将“产于云南、广西者，称为云木香，产于印度、缅甸者，称为广木香”[9]。

须予指出的是，现代有些本草著作如《中药大辞典》[10]、《中国医学百科全书·中医学》[12]、《普通高等教育中医药类规划教材·中药学》[9] 等记载的“木香”的原植物尚包括菊科植物川木香 Vladimiria souliei（Franch.）Ling 等，而本文考释的仅为菊科植物木香 Aucklandia lappa Decne，关于菊科植物川木香 Vladimiria souliei（Franch.）Ling 将另文考释。

3 附录

3.1 又称：炒木香、煨木香、酒木香（饮片规格名），云木香、广木香（药材商品名）。

3.2 俗称：无。

3.3 曾称：蜜香《名医别录》，青木香《本草经集注》，五香《三洞珠囊》，五木（徐锴注《修养书》，五木香《嘉祐本草》，南木香《珍珠囊药性赋》，矩琵佗香《金光明经》，广木香《本草纲目》。

3.4 原植物名称：木香，云木香。

4 文献通考

《神农本草经·卷二·木香》：“木香　味辛。主邪气，辟毒疫温鬼，强志。主淋露。久服，不梦寤魇寐。生山谷。”[1]

《名医别录》卷第一：“木香　温，无毒。治气劣，肌中偏寒，主气不足，消毒，杀鬼、精物、温疟、蛊毒，行药之精。久服轻身致神仙。一名蜜香。生永昌。”[19]

《雷公炮炙论》上卷：“木香：凡使，其香是芦蔓根条，左盘旋。采得二十九日，方硬如朽骨，硬碎。其有芦头丁盖子色青者，是木香也。”[20]

《本草经集注·草木上品》：“木香　味辛，温，无毒。主治邪气，辟毒疫温鬼，强志，主淋露。治气劣，肌中偏寒，主气不足，消毒，杀鬼精物、温疟、蛊毒，行药之精。久服不梦寤魇寐，轻身致神仙，一名蜜香。生永昌山谷。此即青木香也。永昌不复贡，今皆从外国舶上来，乃云大秦国。”[2]

《新修本草》卷第六："木香　味辛，温，无毒……【谨案】此有二种，当以昆仑来者为佳，出西胡来者不善。叶似羊蹄而长大，花如菊花，其实黄黑，所在亦有之。"[3]

《海药本草》卷第二："木香　谨按《山海经》云：生东海、昆仑山。"[21]

《本草图经》卷第四："木香　生永昌山谷，今惟广州舶上有来者，他无所出……根窠大类茄子，叶似羊蹄而长大，花如菊，实黄黑。亦有叶如山芋，而开紫花者。不拘时月，采根芽为药。以其形如枯骨者良……按《修养书》云：正月一日，取五木煮汤以浴，令人至老须发黑。徐锴注云：道家谓青木香为五香，亦云五木。道家多以此浴，当是其义也。又古方主痈疽五香汤中，亦使青木香。青木香名为五香，信然矣。"[22]

《证类本草》卷六："木香　味辛，温，无毒。主邪气，辟毒疫温鬼，强志，主淋露，疗气劣，肌中偏寒，主气不足，消毒，杀鬼精物，温疟蛊毒，行药之精。久服不梦寤魇寐，轻身致神仙。一名蜜香。生永昌山谷。"[4]

《证类本草》卷九："艾蒳香　味甘，温，无毒。去恶气，杀虫，主腹冷泄痢。《广志》曰：出西国，似细艾。又有松树皮绿衣，亦名艾纳。可以和合诸香，烧之能聚其烟，青白不散，而与此不同也。（今附）　臣禹锡等谨按古乐府诗云'行胡从何方，列国持何来，氍毹㲪毲五木香，迷迭艾蒳与都梁'是也。陈藏器云：主癣辟蛀。《海药》云：谨按《广志》云：生剽国，温，平。主伤寒，五泄，主心腹注气，下寸白，止肠鸣。烧之，辟温疫，合螯窠，浴脚气，甚良。"[45]

《本草衍义》卷七："木香　专泄决胸腹间滞塞冷气，他则次之。得橘皮、肉豆蔻、生姜相佐使绝佳，效尤速。又一种，尝自岷州出塞，得生青木香，持归西洛。叶如牛蒡但狭长，茎高三四尺，花黄，一如金钱，其根则青木香也。生嚼之，极辛香，尤行气。首焉。"[23]

《珍珠囊药性赋》卷三："北五味补虚下气，止嗽强筋。南木香止痢健脾，气痛是宝。五味子，味酸甘咸苦辛，故名五味。性温无毒，止渴消酒毒。木香形如枯骨者佳，不见火，味辛温无毒，去膀胱冷气，除癥瘕，止泻痢。"[46]

《汤液本草》卷之四："木香　气热，味辛、苦，纯阳。味厚于气，阴中阳也。无毒。"[5]《本草品汇精要》卷之七："木香（出神农本经）　主邪气，辟毒疫温鬼，强志。主淋露，久服不梦寤魇寐（以上朱字神农本经）。"[24]

《本草蒙筌·草部中·木香》卷之二："木香　滁州青木香、广州木香。味甘、苦，气温。味厚于气，降也，阴中阳也。无毒出自外番，来从闽广。形如枯骨，苦口粘牙。"[25]

《本草纲目》卷十四："木香《本经·上品》　【释名】蜜香《别录》、青木香（弘景）、五木香《图经》、南木香《纲目》。时珍曰：木香，草类也。本名蜜香，因其香气如蜜也。缘沉香中有蜜香，遂讹此为木香尔。昔人谓之青木香。后人因呼马兜铃根为青木香，乃呼此为南木香、广木香以别之……《三洞珠囊》云：五香者，即青木香也。一株五根，一茎五枝，一枝五叶，叶间五节，故名五香，烧之能上彻九天也。古方治痈疽有五香连翘汤，内用青木香。《古乐府》云：氍毹㲪毲五木香，皆指此也。颂曰：《修养书》云：正月一日取五木煮汤以浴，令人至老须发黑。徐锴注云：道家谓青木香为五香，亦云五木，多以为浴是矣。《金光明经》谓之矩琵佗香。"[6]

《本草征要》第一卷："木香　味辛，性温，无毒。入肺、脾、肝三经。生用理气，煨熟止泻。平肝降气，郁可开而胎可安，健胃宽中，食可消而痢可止。”[26]

《本草乘雅半偈》第三帙：“木香《本经·上品》　【气味】辛温，无毒。【主治】主邪气，辟毒疫温鬼，强志，主淋露。久服不梦寤魇寐。”[27]

《本草择要纲目·温性药品》：“木香　【气味】辛温无毒。沉而降。阴中阳也。乃三焦气分之药。（凡入理气药。只宜生用。不可见火。若实大肠宜面煨熟用）”[28]

《本草崇原·本经上品》：“木香　气味辛温，无毒。主治邪气，辟毒疫温鬼，强志，主淋露。久服不梦寤魇寐。”[29]

《本草易读》卷三：“木香五十三　生用理气，煨熟实肠。磨汁用。辛、苦、微温，无毒，性沉。手少阳三焦药也。疗一切气滞，止诸般气逆。”[30]

《本草备要·草部》：“木香　宣，行气。辛苦而温。三焦气分之药，能升降诸气，泄肺气，疏肝气，和脾气（怒则肝气上，肺气调，则金能制木而肝平，木不克土而脾和）。”[31]

《本经逢原》卷二：“木香　辛苦温，无毒。形如枯骨，味苦，色淡黄者良。味咸、色黑勿用。生用理气，煨熟止泻。《本经》主邪气，辟毒疫，强志，主淋露。”[32]

《炮炙全书》卷第一：“木香　苦、辛，温，形如枯骨，味苦粘牙者良，凡入理气药，只生用之，若欲止泻，须以面裹煨熟用。”[33]

《本草经解》卷一：“【木香】　气温。味辛。无毒。主邪气。辟毒疫温鬼。强志。主淋露。久服不梦寤魇寐。”[34]

《神农本草经百种录·上品》：“木香　味辛。主邪气，辟毒疫温鬼，气极芳烈，能除邪秽不祥也。强志，香气通于心主淋露。心与小肠为表里，心气下交与小肠，则便得调矣。久服，不梦寐、魇寐。心气通则神魂定。”[35]

《本草从新》卷二：“木香　宣、行气。辛苦而温。三焦气分之药。能升降诸气。泄肺气。疏肝气。和脾气。”[36]

《得配本草》卷二：“木香　辛、苦、温。入三焦气分，通上下诸气。止九种心痛，逐冷气，消食积，除霍乱吐泻，破痃癖癥块，止下痢后重，能健脾安胎。”[7]

《本草求真》卷三：“木香（专入肝脾）　味辛而苦。下气宽中。为三焦气分要药。”[37]

《神农本草经读》卷之二：“木香　气味辛、温，无毒。主邪气，辟毒疫瘟鬼，强志，主淋露。久服不梦寤魇寐。”[38]

《本草述钩元》卷八：“木香　本名蜜香。（香气如蜜）昔人谓之青木香。后因马兜铃根呼为青木香。乃呼此为南木香广木香以别之。”[39]

《神农本草经赞》卷一：“木香　味辛。主邪气。辟毒疫。温鬼强志。主淋露。久服不梦寤魇寐。生山谷。”[40]

《本草害利·肝部药队》：“木香　……【利】辛苦温三焦气分之药，泄肺气，疏肝气，和脾气，开诸郁，温中而治心疼。生用理气，煨熟止泻，以其降气开郁，故又为泻三焦猛将。畏火。”[41]

《本草撮要》卷一：“【木香】　味辛苦。入手太阳经。功专调气散滞。得黄连治滞下。得槟榔治下焦气滞。得橘皮、肉果、生姜治腹间滞塞冷气。”[42]

《本草便读》：“木香　燥脾土以疏肝。香利三焦破气滞。味苦辛而散逆。温宣诸痛解寒凝。理气则生用摩冲。止泻则面煨取用。”[43]

《本草思辨录》卷二：“木香　用木香者多取其调气，顾其气味辛温而厚，不无重浊之嫌，粘牙而苦，亦少宣泄之力，故必阴中伏阳之证，如《本经》所谓毒疫温鬼者，最为相宜。”[44]

《中药志》：“木香　本品为常用中药。商品为菊科植物木香的根……【原植物】木香　别名：云木香 Aucklandia lappa Dcne.（Saussurea lappa Clark.）—菊科 Compositae.”[14]

《中药材手册》：“木香［《纲目》列入草部芳草类］　商品中有木香及川木香两类，均为干燥的根。原植物系菊科多年生草本植物，野生与栽培均有。国产木香又有云木香及越隽木香之分。过去商品均应用进口木香（一号木香）及新木香（三号木香）。二者多经广州进口，故合称‘广木香’。一般以老木香为上品，但因其价格较昂，目前大量应用均采用云木香。川木香因外形不同，又分铁梍木香及槽子木香，主销于西北各地，均称‘川木香’，而四川省内部分地区则称其为‘青木香’，与他省所产之青木香系同名异物。按川木香之形、色、气、味与以上各种木香皆不相同，但习惯多作木香入药。木香　［产地］云木香：主产于云南丽江，尤以鲁甸、榕峰等地最多。越隽木香：主产于四川西昌专区、凉山彝族自治州。”[15]

《全国中草药汇编》：“云木香　别名：广木香、木香。来源：为菊科云木香属植物云木香 Aucklandia costus Falc.［A. lappa Decne., Saussurea lappa Clarke］的根。”[47]

《中药大辞典》：“木香《本经》　【异名】蜜香《别录》，青木香《本草经集注》，五香《三洞珠囊》，五木香《乐府诗集》，南木香《世医得效方》，广木香《普济方》。【基原】为菊科植物云木香、越西木香、川木香等的根。【原植物】①云木香 Saussuren lappa Clarke. ……②川木香 Vladimiria souliei（Franch.）Ling.”[10]

《中医大辞典·中药分册》：“木香　出《神农本草经》。又名广木香。为菊科植物云木香 Saussurea lappa Clarke 的根。主产云南、四川。”[11]

《中国医学百科全书·中医学》：“木香　始载于《神农本草经》。又名蜜香、南木香。为菊科植物木香 Aucklandia lappa Decne.、川木香 Vladimiria souliei（Franch.）Ling 或灰毛川木香 Vladimiria Souliei（Franch.）Ling var. Cinerea Ling 的根。秋、冬两季采挖，除去残茎、须根及泥沙，切段，粗根可纵剖成瓣，晒干或微火烘干，干后撞去粗皮。”[12]

《全国中药炮制规范》：“木香　［处方用名］木香、煨木香。【来源】本品为菊科植物木香 Aucklandia lappa Decne. 的干燥根。主产于云南、四川等地。秋、冬季采挖出后，去净泥土、须根及地上茎叶，切成段，大的再纵剖成瓣，干燥后搓去粗皮。药材以质坚实，香气浓，油性足者为佳。［炮制］：木香、煨木香。”[16]

《中国药材学》：“木香　【别名】广木香，云木香。【来源】本品为菊科植物木香 Aucklandia lappa Decne.（Saussuren lappa C. B. Clarke）的根。”[17]

《中国中医药学主题词表》：“木香 AUCKLANDIA LAPPA　属菊科和理气药。”[13]

《普通高等教育中医药类规划教材·中药学》：“木香《本经》　为菊科多年生草本植物木香 Aucklandia lappa Decne.、川木香 Vladimiria souliei（Franch.）Ling 的根。木香产于云南、广西者，称为云木香，产于印度、缅甸者，称为广木香。川木香主产于四川、西藏等地。秋、冬二季采挖，晒干。生用或煨用。”[9]

《中华本草》：“木香《本经》　【异名】蜜香《别录》，青木香《本草经集注》，五香《三洞珠囊》，五木香《乐府诗集》，南木香《世医得效方》，广木香《普济方》。【来源】为菊科植物木香的根。……【原植物】木香 Aucklandia lappa Decne. ［Saussuren lappa C. B. Clarke］”[18]

《中华人民共和国药典》：“木香 Radix Aucklandiae　本品为菊科植物木香 Aucklandia lappa Decne. 的干燥根。秋、冬二季采挖，除去泥沙及须根，切段，大的再纵剖成瓣，干燥后撞去粗皮。”[8]

5　参考文献

1　汉·神农本草经. 清顾观光重辑本. 北京：人民卫生出版社，1955，31

2　南北朝·陶弘景. 本草经集注. 北京：人民卫生出版社，1994，212

3　唐·苏敬等撰. 新修本草. 合肥：安徽科学技术出版社，1981，172

4　宋·唐慎微. 证类本草. 北京：人民卫生出版社，1957，160

5　元·王好古. 汤液本草. 见：景印文渊阁四库全书（745）. 北京：中医古籍出版社，1986，951

6　明·李时珍. 本草纲目. 北京：人民卫生出版社，1982，854

7　清·严西亭. 得配本草. 卷二. 上海：上海卫生出版社，1957，40

8　国家药典委员会编. 中华人民共和国药典. 一部. 北京：化学工业出版社，2000，45

9　雷载权主编. 普通高等教育中医药类规划教材·中药学. 上海：上海科学技术出版社，1995，161

10　江苏新医学院编. 中药大辞典. 上海：上海科学技术出版社，1977，353

11　《中医大辞典》编辑委员会编. 中医大辞典·中药分册. 北京：人民卫生出版社，1982，59

12　《中医学》编辑委员会. 中国医学百科全书·中医学. 上海：上海科学技术出版社，1997，1110

13　吴兰成主编. 中国中医药学主题词表. 北京：中医古籍出版社，1996，258

14　中国医学科学院药物研究所等编. 中药志. 第一册. 北京：人民卫生出版社，1993，76

15　中华人民共和国卫生部药政管理局主编. 中药材手册. 北京：人民卫生出版社，1959，34

16　中华人民共和国卫生部药政管理局编. 全国中药炮制规范. 北京：人民卫生出版社，1988，22

17　徐国钧等主编. 中国药材学. 北京：中国医药科技出版社，1996，453

18　国家中医药管理局《中华本草》编委会. 中华本草. 第七册. 上海：上海科学技术出版社，1999，722

19　魏晋·名医别录. 北京：人民卫生出版社，1986，22

20　南北朝·雷敩. 雷公炮炙论. 上海：上海中医学院出版社，1986，17

21　唐·李珣. 海药本草. 北京：人民卫生出版社，1997，14

22　宋·苏颂. 本草图经. 合肥：安徽科学技术出版社，1994，110

23　宋·寇宗奭. 本草衍义. 上海：商务印书馆，1937，47

24　明·刘文泰. 本草品汇精要. 北京：人民卫生出版社，1982，239

25　明·陈嘉谟. 本草蒙筌. 北京：人民卫生出版社，1988，90

26　明·李中梓. 本草征要. 见：李中梓医学全书. 北京：中国中医药出版社，1999，117

27　明·卢之颐. 本草乘雅半偈. 北京：人民卫生出版社，1986，176

28　清·蒋居祉. 本草择要纲目. 见：珍本医书集成. 本草类. 上海：上海科学技术出版社，1985，70

29　清·张志聪. 本草崇原. 北京：中国中医药出版社，1992，30

30　清·汪昂. 本草易读. 北京：人民卫生出版社，1987，157

31　清·汪昂. 本草备要. 北京：中国中医药出版社，1998，109

32　清·张璐. 本经逢原. 上海：上海科学技术出版社，1959，56

33　［日］稻宣义. 炮炙全书. 北京：中医古籍出版社，1981，48

34 清·叶桂. 本草经解. 上海：上海科学技术出版社，1958，29
35 清·徐大椿. 神农本草经百种录. 见：景印文渊阁四库全书（785）. 北京：中医古籍出版社，1986，565
36 清·吴仪洛. 本草从新. 北京：中医古籍出版社，2001，35
37 清·黄宫绣. 本草求真. 上海：上海科学技术出版社，1959，110
38 清·陈念祖. 神农本草经读. 北京：人民卫生出版社，1959，20
39 清·杨时泰. 本草述钩元. 上海：科技卫生出版社，1958，171
40 清·叶志诜. 神农本草经赞. 见：珍本医书集成. 本草类. 上海：上海科学技术出版社，1985，14
41 清·凌奂. 本草害利. 北京：中医古籍出版社，1982，32
42 清·陈其瑞. 本草撮要. 见：珍本医书集成. 本草类. 上海：上海科学技术出版社，1985，24
43 清·张秉成. 本草便读. 上海：上海卫生出版社，1957，36
44 清·周岩. 本草思辨录. 北京：人民卫生出版社，1960，50
45 宋·唐慎微. 证类本草. 北京：人民卫生出版社，1957，236
46 金·李杲. 珍珠囊补遗药性赋. 见：中国医学大成（二）. 长沙：岳麓书社，1990，106
47 《全国中草药汇编》编写组编. 全国中草药汇编. 上册. 北京：人民卫生出版社，1978，157

063 木贼
Muzei
Herba Equiseti Hiemalis

1 定名依据

1.1 正名

1.1.1 汉文名：木贼（为木贼科植物木贼 Equisetum hiemale L. 的干燥地上部分）。

1.1.2 英文名：common scouring rush herb.

1.2 依据

1.2.1 定名的文献依据

(1)《本草图经》下卷第九：“木贼，生秦陇同华间。味微苦，无毒。主明目，疗风，止痢。”[1]

(2)《证类本草》卷第十一：“木贼 味甘、微苦，无毒。主目疾，退翳膜，又消积块，益肝胆，明目，疗肠风，止痢，及妇人月水不断……（新定）”[2]

(3)《本草纲目》第十五卷：“木贼（宋《嘉祐》）……【集解】禹锡曰：木贼，出秦、陇、华、成诸郡近水地。苗长尺许，丛生。每根一干，无花叶，寸寸有节，色青，凌冬不凋。四月采之。……时珍曰：温。【主治】目疾，退翳膜，消积块，益肝胆，疗肠风，止痢，及妇人月水不断，崩中赤白（嘉祐）。解肌，止泪止血，去风湿，疝痛，大肠脱肛（时珍）。”[3]

(4)《得配本草》卷三：“木贼 甘、微苦，微温。入足厥阴经血分。散肝木之风湿，升血中之郁火，解肌发汗，去目翳，疗肠风。”[4]

(5)《中华人民共和国药典》：“木贼 Muzei HERBA EQUISETI HIEMALIS 本品为木贼科

植物木贼 Equisetum hiemale L. 的干燥地上部分。夏、秋二季采割，除去杂质，晒干或阴干。”[5]

(6)《普通高等教育中医药类规划教材·中药学》：“木贼《嘉祐本草》。为木贼科多年生常绿草本植物木贼 Equisetum hiemale L. 的全草，产于东北、华北、内蒙及长江流域各省。夏季采收，除去杂质及须根，晒干或阴干，切段入药。”[6]

(7)《中医大辞典·中药分册》：“木贼　出《嘉祐补注神农本草》。又名木贼草、锉草、节骨草、无心草。为木贼科植物木贼 Equisetum hiemale L. 的地上部分。主产东北地区及陕西。”[7]

(8)《中药大辞典》：“木贼《嘉祐本草》【异名】木贼草《本草经疏》、锉草《盛京通志》、节节草《植物名实图考》、节骨草《东北植物志》、擦草、无心草《山西中药志》。【基原】为木贼科植物木贼的全草。”[8]

(9)《中国医学百科全书·中医学》：“木贼　始载于《嘉祐本草》。又名木贼草、锉草、节节草。为木贼科植物木贼 Equisetum hiemale L. 的全草。产于中国东北及陕西、甘肃、新疆、四川等省、区。”[9]

(10)《中国中医药学主题词表》：“木贼 EQUISETUM HIEMALE　属木贼科和辛凉解表药。”[10]

1.2.2　定名选择的理由

(1) 木贼 Herba equiseti hiemalis，为木贼科植物木贼 Equisetum hiemale L. 的干燥地上部分。“木贼”之名始见于宋·掌禹锡《嘉祐神农本草》，并作为本药正名记录。其后的本草著作如宋·苏颂《本草图经》、唐慎微《证类本草》，明·李时珍《本草纲目》，清·严西亭《得配本草》等在载录或应用本药时均以“木贼”作为正名，并一直沿用至今。

(2) 我国最新出版的《中华人民共和国药典》、《普通高等教育中医药类规划教材·中药学》以及辞书类著作《中医大辞典·中药分册》、《中药大辞典》、《中国医学百科全书·中医学》等均以“木贼”作为本药正名。已经广泛应用于中医药学文献的标引和检索的《中国中医药学主题词表》也以“木贼”作为本药的正式主题词。说明“木贼”作为本药正名已成为共识。

1.3　与正名等效的名词：无。

2　源流考释

木贼（木贼科植物木贼 Equisetum hiemale L. 的全草）始载于宋·掌禹锡《嘉祐神农本草》，并作为正名记录。如宋·唐慎微《证类本草》卷第十一引该书内容云：“木贼味甘、微苦，无毒。主目疾，退翳膜，又消积块，益肝胆，明目，疗肠风，止痢，及妇人月水不断。”[2]

此后，有关本草书即以“木贼”作为本药正名载录。如宋·苏颂《本草图经》[1]、唐慎微《证类本草》[2]、寇宗奭《本草衍义》[11]，明·刘文泰《本草品汇精要》[12]、陈嘉谟《本草蒙筌》[13]、李时珍《本草纲目》[3]、卢之颐《本草乘雅半偈》[14]，清·汪昂《本草易读》[15]、汪昂《本草备要》[16]、张璐《本经逢原》[17]、严西亭《得配本草》[4]、黄宫绣《本草求真》[18]、杨时泰《本草述钩元》[19]、吴其浚《植物名实图考》[20]、陈其瑞《本草撮要》[21]。同时，尚记录了本药的异名“节节草”《植物名实图考》。如《植物名实图考》

卷十四·隰草类："木贼　木贼，嘉祐本草始著录，今惟治目医用之。物类相感志：木贼软牙，盖治木角之工，所恃以为光滑者。通呼为节节草，亦肖其形。"[20]

明·缪希雍以本药的异名"木贼草"为本药正名，如《本草经疏》卷十一云："木贼草感春升之气故应味甘微苦而性则无毒入足厥阴少阳二经血分……"[22]其后，本草著作明·李中梓《本草征要》[23]，清·蒋居祉《本草择要纲目》[24]、吴仪洛《本草从新》[25]、赵学敏《本草纲目拾遗》[26]、姚澜《本草分经》[27]、张秉成《本草便读》[28]均沿用《本草经疏》，以"木贼草"作为本药正名。

现代有关著作均以"木贼"作为本药正名，如《中华人民共和国药典》[5]、《普通高等教育中医药类规划教材·中药学》[6]、《中医大辞典·中药分册》[7]、《中药大辞典》[8]、《中国医学百科全书·中医学》[9]、《中国中医药学主题词表》[10]、《中药志》[29]、《中药材手册》[30]、《全国中药炮制规范》[31]、《全国中草药汇编》[32]、《中国药材学》[33]、《中华本草》[34]等。同时尚记载有"锉草"、"节骨草"《中药材手册》[30]，"笔头草"、"笔筒草"《全国中草药汇编》[32]，"擦草"、"无心草"《中药大辞典》[8]，"响草"、"接骨叶"、"笔杆草"，"笔管草"《中华本草》[34]等各地的俗称；还记载有本品原植物"木贼"的异名"锉草"、"笔头草"、"节节草"、"擦草"、"无心草"《中药志》[29]等。

3　附录

3.1　又称：无。

3.2　俗称：锉草、节骨草（吉林），擦草、无心草（山西），响草、接骨叶、笔杆草、笔筒草（湖南），笔头草（长白山），笔管草。

3.3　曾称：木贼草《本草经疏》，节节草《植物名实图考》。

3.4　原植物名称：木贼，锉草（东北、河北），笔头草（河北），节节草（四川），擦草、无心草（山西）。

4　文献通考

《本草图经》下卷第九："木贼，生秦陇同华间。味微苦，无毒。主明目，疗风，止痢。"[1]

《证类本草》卷第十一："木贼　味甘、微苦，无毒。主目疾，退翳膜，又消积块，益肝胆，明目，疗肠风，止痢，及妇人月水不断……（新定）。"[2]

《本草衍义》卷十二："木贼　细锉，微微炒，捣为末，沸汤点二钱，食前服，治小肠膀胱气，缓缓服必效。"[11]

《本草品汇精要》卷之十五："木贼　无毒　丛生　木贼，主目疾，退翳膜，又消积块，益肝胆，明目，疗肠风，止痢及妇人月水不断（《名医》所录）。"[12]

《本草蒙筌》卷之二："木贼　味甘、微苦。无毒。苗长尺余，寸寸有节。产自秦陇诸郡，色青凌冬不凋。"[13]

《本草纲目》第十五卷："木贼（宋《嘉祐》）……【集解】禹锡曰：木贼，出秦、陇、华、成诸郡近水地。苗长尺许，丛生。每根一干，无花叶，寸寸有节，色青，凌冬不凋。四月采之。……时珍曰：温。【主治】目疾，退翳膜，消积块，益肝胆，疗肠风，止痢，及妇人月水不断，崩中赤白（嘉祐）。解肌，止泪止血，去风湿，疝痛，大肠脱肛

（时珍）。”[3]

《本草经疏》卷十一：“木贼　味甘微苦，无毒。主目疾，退翳膜，又消积块，益肝胆明目，疗肠风，止痢及妇人月水不断……疏：木贼草感春升之气，故应味甘微苦，而性则无毒，入足厥阴少阳二经血分……”[22]

《本草征要》第二卷：“木贼草　味甘、苦，性平，无毒。入肝经。迎风流泪，翳膜遮睛。”[23]

《本草乘雅半偈》第九帙：“木贼（宋嘉祐）【气味】甘微苦，无毒。【主治】主目疾，退翳膜，消积块癥瘕，益肝胆，疗肠风，止痢，及妇人月水不断，崩中赤白。”[14]

《本草择要纲目·平性药品》：“木贼草　【气味】甘微苦无毒。空而轻。阳中之阴。升也浮也。【主治】目疾。退翳膜。益肝胆。解肌止泪。”[24]

《本草易读》卷四：“木贼百零三　味甘，微苦，无毒。除目翳，消积块。止崩中赤白，疗肠风泻痢。提月水滑流，收大肠脱肛。解肌止泪而涩血，祛风除湿而治疝。”[15]

《本草备要·草部》：“木贼　轻，发汗，退目翳　温微甘苦。”[16]

《本经逢原》卷二：“木贼　甘微苦，无毒。去节用。发明木贼与麻黄同形同性，故能发汗解肌，升散火郁风湿，专主眼目风热暴翳止泪，取发散肝肺风邪也。”[17]

《本草从新》卷三：“木贼草　轻、发汗、退目翳。甘苦而平。治目疾迎风流泪。翳膜遮睛。……去节者能发汗。”[25]

《得配本草》卷三：“木贼　甘、微苦，微温。入足厥阴经血分。散肝木之风湿，升血中之郁火，解肌发汗，去目翳，疗肠风。”[4]

《本草纲目拾遗》卷八：“眼药丸方　周氏家宝：用马料豆一升，炒蝉蜕四两（酒洗去头足），木贼草四两去节，菟丝子一斤炒，甘菊花四两晒干，白蒺藜一斤，各为末，水法为丸，每服二三钱，晚服，滚汤下；如若年高，桂圆汤下。”[26]

《本草求真》卷三；“木贼（隰草）　表散风热专治目翳　木贼（专入肝胆）。味甘微苦。气温无毒。”[18]

《本草分经·原例（次序略经更定）》不循经络杂品：“木贼草　甘苦平，治目疾，有升散火郁风湿之功，去节能发汗，多服损肝。”[27]

《本草述钩元》卷九：“木贼　出秦陇华成诸郡。所在近水地亦有之。苗长尺许。丛生直上。一根一干。无花叶。寸节中空。茎干糙涩。似麻黄而稍粗。凌冬不凋。四月采之。”[19]

《植物名实图考》卷十四：“木贼，嘉祐本草始著录，今惟治目医用之。物类相感志：木贼软牙，盖治木角之工，所恃以为光滑者。通呼为节节草，亦肖其形。”[20]

《本草撮要》卷一：“【木贼】味苦。入足厥阴经。功专去目翳。疗肠风。”[21]

《本草便读·草部·隰草类》：“木贼草　平肝疏肺。解肌发汗散风邪。味苦性平。退翳除行血滞……（……木贼本肝之专药……）”[28]

《中药志》：“木贼 Muzei　木贼为较常用中药，商品主要为木贼科植物木贼的干燥地上部分。【原植物】木贼　别名　锉草（东北、河北），笔头草（河北），节节草（四川），擦草、无心草（山西）。”[29]

《中药材手册》：“木贼　〔纲目列入草部隰草类〕　本品为干燥的全草。系木贼科多年生常绿草本植物，均为野生。湖北、陕西等省尚有一种条细具分枝者，陕西俗称‘节节草'，不可当木贼入药，需注意鉴别。【别名】锉草、节骨草（吉林）。"[30]

《全国中草药汇编》："木贼　别名：锉草、笔头草、笔筒草、节骨草。来源：为木贼科木贼属植物木贼 Equisetum hiemale L. 的全草。"[32]

《中药大辞典》："木贼《嘉祐本草》　【异名】木贼草《本草经疏》，锉草《盛京通志》，节节草《植物名实图考》，节骨草《东北植物志》，擦草、无心草《山西中药志》。【基原】为木贼科植物木贼的全草。"[8]

《中医大辞典·中药分册》："木贼　出《嘉祐补注神农本草》。又名木贼草、锉草、节骨草、无心草。为木贼科植物木贼 Equisetum hiemale L. 的地上部分。主产东北地区及陕西。"[7]

《中国医学百科全书·中医学》："木贼　始载于《嘉祐本草》。又名木贼草、锉草、节节草。为木贼科植物木贼 Equisetum hiemale L. 的全草。产于中国东北及陕西、甘肃、新疆、四川等省、区。"[9]

《全国中药炮制规范》："木贼　［处方用名］木贼。【来源】本品为木贼科植物木贼 Equisetum hiemale L. 的干燥地上部分。均系野生。主产于黑龙江、吉林、辽宁、陕西、湖北等地。"[31]

《中国药材学》："木贼　【别名】锉草、笔头草、节节草、节骨草。【来源】本品为木贼科植物木贼 Equisetum hiemale L. 的地上部分。【附注】以下同属植物在广东、广西、湖北有充作'木贼'应用的：（1）笔管草 E. debile Roxb……（2）节节草 E. ramosissimum Desf. …（3）问荆 E. arvense L. ……"[33]

《中国中医药学主题词表》："木贼 EQUISETUM HIEMALE　属木贼科和辛凉解表药。"[10]

《普通高等教育中医药类规划教材·中药学》："木贼《嘉祐本草》。为木贼科多年生常绿草本植物木贼 Equisetum hiemale L. 的全草，产于东北、华北、内蒙及长江流域各省。夏季采收，除去杂质及须根，晒干或阴干，切段入药。"[6]

《中华本草》："木贼《嘉祐本草》　【异名】木贼草《本草经疏》，锉草《盛京通志》，节节草《植物名实图考》、节骨草《东北药用植物志》，响草、接骨叶、笔杆草、笔筒草《湖南药物志》，擦草、无心草《山西中药志》，笔头草《长白山植物药志》，笔管草《新华本草纲要》。……【来源】为木贼科植物木贼的全草。【原植物】木贼 Hippochaete hiemale（L.）Borther［Equisetum hiemale L.］"[34]

《中华人民共和国药典》："木贼 Muzei HERBA EQUISETI HIEMALIS　本品为木贼科植物木贼 Equisetum hiemale L. 的干燥地上部分。夏、秋二季采割，除去杂质，晒干或阴干。"[5]

5　参考文献

1　宋·苏颂. 本草图经. 合肥：安徽科学技术出版社，1994，322

2　宋·唐慎微. 证类本草. 北京：人民卫生出版社影印，1957，281

3　明·李时珍. 本草纲目. 北京：人民卫生出版社，1982，1011

4　清·严西亭. 得配本草. 上海：上海卫生出版社，1957，16

5　国家药典委员会编. 中华人民共和国药典. 一部. 北京：化学工业出版社，2000，46

6 雷载权主编. 普通高等教育中医药类规划教材·中药学. 上海：上海科学技术出版社，1995，49
7 《中医大辞典》编辑委员会编. 中医大辞典·中药分册. 北京：人民卫生出版社，1982，59
8 江苏新医学院编. 中药大辞典. 上海：上海科学技术出版社，1977，356
9 《中医学》编辑委员会. 中国医学百科全书·中医学. 上海：上海科学技术出版社，1997，979
10 吴兰成主编. 中国中医药学主题词表. 北京：中医古籍出版社，1996，258
11 宋·寇宗奭. 本草衍义. 上海：商务印书馆，1937，71
12 明·刘文泰. 本草品汇精要. 北京：人民卫生出版社，1982，435
13 明·陈嘉谟. 本草蒙筌. 北京：人民卫生出版社，1988，121
14 明·卢之颐. 本草乘雅半偈. 北京：人民卫生出版社，1986，559
15 清·汪昂. 本草易读. 北京：人民卫生出版社，1987，186
16 清·汪昂. 本草备要. 北京：中国中医药出版社，1998，46
17 清·张璐. 本经逢原. 上海：上海科学技术出版社，1959，74
18 清·黄宫绣. 本草求真. 上海：上海科学技术出版社，1959，128
19 清·杨时泰. 本草述钩元. 上海：科技卫生出版社，1958，238
20 清·吴其浚. 植物名实图考. 北京：中华书局，1963，364
21 清·陈其瑞. 本草撮要. 见：珍本医书集成. 本草类. 上海：上海科学技术出版社，1985，9
22 明·缪希雍. 本草经疏. 见：景印文渊阁四库全书（775）. 北京：中医古籍出版社，1986，621
23 明·李中梓. 本草征要. 见：李中梓医学全书. 北京：中国中医药出版社，1999，131
24 清·蒋居祉. 本草择要纲目. 见：珍本医书集成. 本草类. 上海：上海科学技术出版社，1985，101
25 清·吴仪洛. 本草从新. 北京：中医古籍出版社，2001，46
26 清·赵学敏. 本草纲目拾遗. 北京：人民卫生出版社，1983，316
27 清·姚澜. 本草分经. 上海：上海科学技术出版社，1989，179
28 清·张秉成. 本草便读. 上海：上海卫生出版社，1957，22
29 中国医学科学院药物研究所等编. 中药志. 第四册. 北京：人民卫生出版社，1993，190
30 中华人民共和国卫生部药政管理局主编. 中药材手册. 北京：人民卫生出版社，1959，310
31 中华人民共和国卫生部药政管理局编. 全国中药炮制规范. 北京：人民卫生出版社，1988，214
32 《全国中草药汇编》编写组编. 全国中草药汇编. 上册. 北京：人民卫生出版社，1978，180
33 徐国钧等主编. 中国药材学. 北京：中国医药科技出版社，1996，1332
34 国家中医药管理局《中华本草》编委会. 中华本草. 第二册. 上海：上海科学技术出版社，1999，61

064 木通
Mutong
Caulis Akebiae

1 定名依据

1.1 正名

1.1.1 汉文名：木通［为木通科植物木通 Akebia quinata（Thunb.）Decne.、三叶木通 Akebia trifoliata（Thunb.）Koidz. 或白木通 Akebia trifoliata（Thunb.）Koidz. var. australis（Diels）Rehd. 的干燥藤茎］。

1.1.2 英文名：akebia stem.

1.2 依据

1.2.1 定名的文献依据

(1)《证类本草》卷第八："通草　味辛、甘，平，无毒……臣禹锡等谨按药性论云：木通，臣，微寒，一名王翁万年。主治五淋，利小便，开关格，治人多睡，主水肿浮大，除烦热。用根治项下瘤瘿。"[1]

(2)《汤液本草》卷上："木通　气平，味甘。"[2]

(3)《本草品汇精要》卷之十一："木通　无毒　蔓生……【名】附支　丁翁　王翁　万年　葍藤（子）燕蕧子　乌蕧　拿子　畜葍子　桴棪子。"[3]

(4)《本草征要》第三卷："木通　味辛、甘、淡，性平，无毒。入心、小肠二经。色白而梗细者佳。"[4]

(5)《本草备要》："木通　古名通草　轻，通，行水，泻小肠火　甘淡轻虚。"[5]

(6)《本草求真》卷四："木通（蔓草）泻心经小肠湿热　木通（专入心。兼入小肠。古名通草。今之通草。即古所名通脱木）。甘淡轻虚。"[6]

(7)《中华人民共和国药典》："木通 Mutong CAULIS AKEBIAE　本品为木通科（Lardizabalaceae）植物木通［Akebia quinata（Thunb.）Decne］的干燥茎。均系野生，产于江苏等地。秋季采收，截取茎部，除去侧枝，阴干即得。"[7]

(8)《中医大辞典·中药分册》："木通　出《药性论》。又名通草、八月炸藤。为木通科植物木通 Akedia quinata（Thunb.）Decne. 或三叶木通 A. trifoliate（Thunb.）Koidz. 白木通 A. trifoliate（Thunb.）Koidz. var. australis（Diels）Rehd. 的茎。主产四川、湖北、湖南、广西等地。"[8]

(9)《中药大辞典》："木通《药性论》　【异名】通草、附支《本经》……【原植物】①白木通　又名：八月瓜藤、地海参。Akebia trifoliate（Thunb.）Koidz. Var. australis（Diels）Rehd.，②三叶木通 Akebia trifoliate（Thunb.）Koidz. ③木通 Akebia quinata（Thunb.）Decne."[9]

(10)《中国医学百科全书·中医学》："木通　始载于《神农本草经》。又名万年藤、八月札藤、细木通。为木通科植物木通 Akebia quinata（Thunb.）Decne.、三叶木通 A. trifoliate（Thunb.）Koidz. 及白木通 A. trifoliate（Thunb.）Koidz. Var. australis（Diels）Rehd. 的木质茎。产于中国湖南、湖北、四川、广西等省、区。"[10]

(11)《全国中药炮制规范》："木通　［处方用名］木通。【来源】本品为小木通 Clematis armandii Franch.、绣球藤 Clematis montana Buch. -Ham. 或马兜铃科植物东北马兜铃 Aristolochia manshuriensis Kom. 的干燥藤茎。"[11]

(12)《中国药材学》："木通【别名】八月炸藤，活血藤，羊开口，野木瓜，海风藤（江苏）。【来源】本品为木通科植物五叶木通 Akebia quinata（Thunb.）Decne.、三叶木通 A. trifoliate（Thunb.）Koidz. 或白木通 A. trifoliate（Thunb.）Koidz. Var. australis（Diels）Rehd. 的藤茎。【植物形态】（1）五叶木通……（2）三叶木通……（3）白木通……"[12]

(13)《中国中医药学主题词表》："木通 AKEBIA TRIFOLIATA　属木通科和祛湿利水药　D 三叶木通　D 白木通　FC 八月扎　FC 预知子。"[13]

(14)《中华本草》："木通《药性论》 【异名】通草、附支《本经》……【来源】为木通科植物木通、三叶木通或白木通的藤茎。【原植物】①木通 Akebia quinata（Thunb.）Decne. 又名：野木瓜《救荒本草》，五叶木通（通称），落霜红（浙江）……"[14]

1.2.2 定名选择的理由

(1) 木通 Caulis Akebiae，系木通科植物木通 Akebia quinata（Thunb.）Decne.、三叶木通 Akebia trifoliata（Thunb.）Koidz. 或白木通 Akebia trifoliata（Thunb.）Koidz. var. australis（Diels）Reh d. 的干燥藤茎。"木通"之名始见于唐初《药性论》，并作为正名记载。此后的本草著作如元·王好古《汤液本草》，明·刘文泰《本草品汇精要》、李中梓《本草征要》，清·汪昂《本草备要》、黄宫绣《本草求真》等也以"木通"为正名载录本药。

(3)《中华人民共和国药典》（1962 年版）以及辞书类著作《中医大辞典·中药分册》、《中药大辞典》、《中国医学百科全书·中医分册》等均以"木通"作为本药正名。已经广泛应用于中医药学文献的标引和检索的《中国中医药学主题词表》也以"木通"作为本药的正式主题词。现代本草著作如《中华本草》、《中国药材学》、《中药材手册》、《全国中药炮制规范》等也均以"木通"作为本药的正名。

1.3 与正名等效的名词：无。

2 源流考释

木通［木通科植物木通 Akebia quinata（Thunb.）Decne.、三叶木通 Akebia trifoliata（Thunb.）Koidz. 或白木通 Akebia trifoliate（Thunb.）Koidz. var. australis（Diels）Reh d. 的干燥藤茎］始载于汉《神农本草经》，该书以"通草"作为本草正名，并记载了其异名"附支"。如汉《神农本草经》曰："通草 味辛平 主去恶虫，除脾胃寒热，通利九窍、血脉、关节，令人不忘。一名附支。"[15] 其后，有不少本草著作沿用汉《神农本草经》载录本药，如三国·吴普《吴普本草》[16]，南北朝·陶弘景《本草经集注》[17]，唐·苏敬《新修本草》[18]、孟诜《食疗本草》[19]，宋·苏颂《本草图经》[20]、唐慎微《证类本草》[1]，明·陈嘉谟《本草蒙筌》[21]、李时珍《本草纲目》[22] 等。同时，还记载了"丁翁"、"蔔藤"、"燕蕧"、"乌蕧"、"万年藤"等异名。如三国·吴普《吴普本草》云："通草 一名丁翁，一名附支。神农皇帝辛，雷公苦。生石城山谷。叶青蔓延。止汗。自正月采。"[16] 梁·陶弘景《本草经集注》曰："通草 味辛甘平无毒……今出近道。绕树藤生，汁白。茎有细孔，两头皆通。含一头吹之，则气出彼头者良。或云即蔔（音福）藤茎。"[17] 唐·苏敬《新修本草》记载："通草，味辛、甘、平、无毒……谨案此物，大者径三寸，每节有二三枝，枝头有五叶。其子长三四寸，核黑穰白，食之甘美。南人谓为燕蕧，或名乌蕧，今言蔔藤，蔔、覆声相近尔。"[18] 明·李时珍《本草纲目》载录："通草《本经·中品》 【释名】木通（士良）、附支《本经》、丁翁《吴普》、万年藤（甄权），子名燕覆。时珍曰：有细细孔，两头皆通，故名通草，即今所谓木通也。"[22]

"木通"作为本草正名始载于《药性论》，该书还载录了异名"王翁"、"万年"。如《证类本草》引用该书内容云："木通，臣，微寒，一名王翁、万年。主治五淋，利小便，开关格，治人多睡，主水肿浮大，除烦热。用根治项下瘤瘿。"[1] 此后，很多本草著作亦沿用《药性论》，以"木通"为本药正名记载。如宋·日华子《日华子诸家本草》，元·

王好古《汤液本草》[2]，明·刘文泰《本草品汇精要》[3]、李中梓《本草征要》[4]，清·张志聪《本草崇原》[23]、汪昂《本草备要》[5]、张璐《本经逢原》[24]、叶桂《本草经解》[25]、吴仪洛《本草从新》[26]、黄宫绣《本草求真》[6]、陈念祖《神农本草经读》[27]、陈士铎《本草新编》[28]等。

现代有关著作大多沿用《药性论》的记载以“木通”作为本品正名，如《中华人民共和国药典》[7]、《中药大辞典》[9]、《中医大辞典·中药分册》[8]、《中国医学百科全书·中医学》[10]、《中国中医药学主题词表》[13]、《中药材手册》[29]、《全国中药炮制规范》[11]、《中国药材学》[12]、《中华本草》[14]等；有的把“木通”列入“关木通”下。如《普通高等教育中医药类规划教材·中药学》[30]；有的则以“木通”作为“五叶木通”的别名，如《全国中草药汇编》[31]等。同时尚记载有“五叶木通”、“羊开口”、“野木瓜”、“预知子”、“八月炸”、“八月扎”《全国中草药汇编》[31]，“丁父”《中药大辞典》[9]，“八月炸藤”《中医大辞典》[8]，“八月札藤”、“细木通”《中国医学百科全书·中医学》[10]，“活血藤”、“海风藤”《中国药材学》[12]等各地的俗称。还记载有本品原植物“白木通”的异名“八月瓜藤”、“地海参”，“拿藤”《中华本草》[14]；原植物“木通”的异名“野木瓜”、“五叶木通”、“落霜红”《中华本草》[14]；原植物“三叶木通”的异名“甜果木通”、“三叶拿藤”、“三叶瓜藤”《中华本草》[14]等。

3 附录

3.1 又称：无。

3.2 俗称：海风藤（江苏），五叶木通，羊开口、野木瓜、预知子、八月炸、八月扎，八月炸藤、活血藤、八月札藤、细木通，丁父。

3.3 曾称：通草、附支《神农本草经》，丁翁《吴普本草》，葍藤《本草经集注》，王翁、万年《药性论》，燕蕧、乌蕧《新修本草》，万年藤《本草纲目》。

3.4 原植物名称：白木通，八月瓜藤，地海参，拿藤《植物名实图考》；木通，野木瓜《救荒本草》，五叶木通（通称），落霜红（浙江）；三叶木通，甜果木通（陕西），三叶拿藤，三叶瓜藤（浙江）。

4 文献通考

《神农本草经》卷三：“通草　味辛，平。主去恶虫，除脾胃寒热，通利九窍血脉关节，令人不忘。一名附支。”[15]

《吴普本草》：“通草　一名丁翁，一名附支。神农皇帝辛，雷公苦。生石城山谷。叶青蔓延。止汗。自正月采。（御览卷九九二第六页上）”[16]

《本草经集注·草木中品》：“通草　味辛甘平无毒。主去恶虫，除脾胃寒热，通利九窍血脉关节，令人不忘，疗脾疸，常欲眠，心烦，哕出音声，疗耳聋，散痈肿、诸结不消，及金疮恶疮，鼠瘘，踒折，齆（音瓮）鼻息肉，堕胎，去三虫。一名附支，一名丁翁。生石城山谷及山阳。正月采枝，阴干。今出近道。绕树藤生，汁白。茎有细孔，两头皆通。含一头吹之，则气出彼头者良。或云即葍（音福）藤茎。”[17]

《新修本草》卷第八：“通草，味辛、甘、平、无毒……谨案此物，大者径三寸，每节有二三枝，枝头有五叶。其子长三四寸，核黑穰白，食之甘美。南人谓为燕蕧，或名乌蘡，今言葍藤，葍、蘡声相近尔。”[18]

《食疗本草》：“燕蘡子，平。厚肠胃，令人能食，下三焦，除恶气。和子食之更好……其茎名通草，利管界拥塞不通之气。今北人只识通草，而不委子功。（其皮不堪食）”[19]

《本草图经》卷第六：“通草，生石城山谷及山阴，今泽、潞、汉中、江淮、湖南州郡亦有之……”[20]

《证类本草》卷第八：“通草　味辛、甘，平，无毒……臣禹锡等谨按药性论云：木通，臣，微寒，一名王翁万年。主治五淋，利小便，开关格，治人多睡，主水肿浮大，除烦热。用根治项下瘤瘿……陈士良云：燕蘡子，寒，无毒。主胃口热闭，反胃不下食，除三焦客热。此是木通，实名桴棪子，茎名木通。主理风热淋疾，小便数急疼，小腹虚满。宜煎汤并葱食之，有效，野生。日华子云：木通，安心除烦，止渴退热，治健忘，明耳目，治鼻塞，通小肠，下水，破积聚血块，排脓，治疮疖，止痛，催生下胞，女人血闭，月候不匀，天行时疾，头痛目眩，羸劣，乳结及下乳。子名覆子，七八月采……古方所用通草，皆今之木通。而俗间所谓通草乃通脱木也。”[1]

《汤液本草》卷上：“木通　气平，味甘。”[2]

《本草品汇精要》卷之十一：“木通　无毒　蔓生……【名】附支　丁翁　王翁　万年　葍藤　（子）燕覆子　乌覆　拿子　畜葍子　桴棪子。”[3]

《本草蒙筌》卷之二：“通草　味甘、淡，气平……”[21]

《本草纲目》第十八卷：“通草《本经·中品》　【释名】木通（士良）、附支《本经》、丁翁《吴普》、万年藤（甄权），子名燕覆。时珍曰：有细细孔，两头皆通，故名通草，即今所谓木通也。今之通草，乃古之通脱木也。宋本草混注为一，名实相乱，今分出之。【集解】《别录》曰：通草，生石城山谷及山阳。正月、二月采枝，阴干。弘景曰：今出近道。绕树藤生，汁白。茎有细孔，两头皆通。含一头吹之，则气出彼头者良。或云即葍藤茎也。恭曰：此物大者径三寸，每节有二三枝，枝头有五叶。子长三四寸，核黑瓤白，食之甘美。南人谓为燕覆子，或名乌覆子。遇七八月采之。藏器曰：江东人呼为蓄葍子，江西人呼为拿子，如箅袋，瓤黄子黑，食之去皮。苏云色白者，乃猴葍也……时珍曰：今之木通，有紫、白二色：紫者皮厚味辛；白者皮薄味淡……”[22]

《本草征要》第三卷：“木通　味辛、甘、淡，性平，无毒。入心、小肠二经。色白而梗细者佳。”[4]

《本草崇原》卷中：“木通　气味辛平，无毒。主除脾胃寒热，通利九窍血脉关节，令人不忘，去恶虫。”[23]

《本草新编. 卷之五（羽集）木通》：“木通，即葡萄根也。味苦涩，气微寒。入膀胱。逐水气，利小便。”[28]

《本草备要·草部》：“木通　古名通草　轻，通，行水，泻小肠火　甘淡轻虚。”[5]

《本经逢原·蔓草部》卷二：“木通　原名通草　平淡，无毒。色淡黄细香者佳。《本经》除脾胃寒热，通利九窍血脉关节，令人不忘，去恶虫。发明　木通，蘡薁根也，入手足太阳、手少阴、厥阴。”[24]

《本草经解·草部下》卷二：“【木通】气平。味辛。无毒。主除脾胃寒热。通利九窍血脉关节。令人不忘。去恶虫。”[25]

《本草从新·草部》卷五："木通　古名通草。轻、通、行水、泻心小肠火。辛甘淡平。轻虚。"[26]

《本草求真·上编·泻剂·泻湿》卷四："木通（蔓草）泻心经小肠湿热　木通（专入心。兼入小肠。古名通草。今之通草。即古所名通脱木）。甘淡轻虚。"[6]

《神农本草经读·中品》卷之三："木通　气味辛、平，无毒。主除脾胃寒热，通利九窍，血脉，关节，令人不忘，去恶虫。（木通，《本经》名通草。陈士良撰《食性本草》，改为木通。今复有所谓通草，即古之通脱木也，与此不同）"[27]

《中药材手册》："木通（纲目名通草，列入草部蔓草类）　本品为干燥的藤茎。原植物系马兜铃科藤本植物，均为野生。目前多数地区习用的木通称'关木通'系指产于东北各地者，为木通正品。而四川、云南、贵州、湖北、湖南、江西等省应用的一种山木通，为毛茛科铁线莲属植物的藤茎。【别名】万年藤。"[29]

《全国中草药汇编》："五叶木通　别名：木通、羊开口、野木瓜、预知子、八月炸、八月扎（果）。来源：为木通科木通属植物五叶木通 Akebia quinata（Thunb.）Decne，以根与藤茎入药。"[31]

《中药大辞典》："木通《药性论》【异名】通草、附支《本经》，丁翁《吴普本草》，丁父《广雅》，畐藤《本草经集注》，王翁、万年《药性论》，燕蕧、乌蕧《新修本草》。【基原】为木通科植物白木通或三叶木通的木质茎。【原植物】①白木通　又名：八月瓜藤、地海参。Akebia trifoliate（Thunb.）Koidz. Var. australis（Diels）Rehd. ②三叶木通 Akebia trifoliate（Thunb.）Koidz. ③木通 Akebia quinata（Thunb.）Decne."[9]

《中医大辞典·中药分册》："木通　出《药性论》。又名通草、八月炸藤。为木通科植物木通 Akedia quinata（Thunb.）Decne. 或三叶木通 A. trifoliata（Thunb.）Koidz. 白木通 A. trifoliata（Thunb.）Koidz. var. australis（Diels）Rehd. 的茎。主产四川、湖北、湖南、广西等地。"[8]

《中国医学百科全书·中医学》："木通　始载于《神农本草经》。又名万年藤、八月札藤、细木通。为木通科植物木通 Akebia quinata（Thunb.）Decne.、三叶木通 A. trifoliata（Thunb.）Koidz. 及白木通 A. trifoliata（Thunb.）Koidz. Var. australis（Diels）Rehd. 的木质茎。产于中国湖南、湖北、四川、广西等省、区。"[10]

《全国中药炮制规范》："木通　［处方用名］木通。【来源】本品为小木通、Clematis armandii Franch.、绣球藤 Clematis montana Buch. – Ham. 或马兜铃科植物东北马兜铃 Aristolochia manshuriensis Kom. 的干燥藤茎。"[11]

《中国药材学》："木通【别名】八月炸藤，活血藤，羊开口，野木瓜，海风藤（江苏）。【来源】本品为木通科植物五叶木通 Akebia quinata（Thunb.）Decne.、三叶木通 A. trifoliate（Thunb.）Koidz. 或白木通 A. trifoliate（Thunb.）Koidz. Var. australis（Diels）Rehd. 的藤茎。【植物形态】（1）五叶木通……（2）三叶木通……（3）白木通……"[12]

《中国中医药学主题词表》："木通 AKEBIA TRIFOLIATA　属木通科和祛湿利水药　D 三叶木通　D 白木通　FC 八月扎　FC 预知子。"[13]

《普通高等教育中医药类规划教材·中药学》："关木通……备述……3. ……而历代本草所记载的木通则为木通科木通……木通、通草名称不同，气味有别。但今之木通，古书称为‘通草’……”[30]

《中华本草》：“木通《药性论》　【异名】通草、附支《本经》，丁翁《吴普本草》，丁父《广雅》，葍藤（陶弘景），王翁、万年《药性论》，燕蕧、乌蕧《新修本草》，活血藤（南药《中草药学》）。……【来源】为木通科植物木通、三叶木通或白木通的藤茎。【原植物】①木通 Akebia quinata（Thunb.）Decne. 又名：野木瓜《救荒本草》，五叶木通（通称），落霜红（浙江）。②三叶木通 Akebia trifoliata（Thunb.）Koidz.［Clematis trifoliata Thunb.］又名：甜果木通（陕西），三叶拿藤、三叶瓜藤（浙江）。③白木通 Akebia trifoliata（Thunb.）Koidz. Var. australis（Diels）Rehd. 又名：拿藤《植物名实图考》，地海参（广西）。”[14]

《中华人民共和国药典》：“木通 Mutong CAULIS AKEBIAE　本品为木通科（Lardizabalaceae）植物木通［Akebia quinata（Thunb.）Decne］的干燥茎。均系野生，产于江苏等地。秋季采收，截取茎部，除去侧枝，阴干即得。”[7]

5　参考文献

1　宋·唐慎微. 证类本草. 北京：人民卫生出版社，1957，200
2　元·王好古. 汤液本草. 见：景印文渊阁四库全书（745）. 北京：中医古籍出版社，1986，915
3　明·刘文泰. 本草品汇精要. 北京：人民卫生出版社，1982，300
4　明·李中梓. 本草征要. 见：李中梓医学全书. 北京：中国中医药出版社，1999，119
5　清·汪昂. 本草备要. 北京：中国中医药出版社，1998，88
6　清·黄宫绣. 本草求真. 上海：上海科学技术出版社，1959，147
7　中华人民共和国药典委员会编. 中华人民共和国药典. 北京：人民卫生出版社，1964，114
8　《中医大辞典》编辑委员会编. 中医大辞典·中药分册. 北京：人民卫生出版社，1982，60
9　江苏新医学院编. 中药大辞典. 上海：上海科学技术出版社，1977，357
10　《中医学》编辑委员会. 中国医学百科全书·中医学. 上海：上海科学技术出版社，1997，1072
11　中华人民共和国卫生部药政管理局编. 全国中药炮制规范. 北京：人民卫生出版社，1988，296
12　徐国钧等主编. 中国药材学. 北京：中国医药科技出版社，1996，713
13　吴兰成主编. 中国中医药学主题词表. 北京：中医古籍出版社，1996，258
14　国家中医药管理局《中华本草》编委会. 中华本草. 第三册. 上海：上海科学技术出版社，1999，329
15　汉·神农本草经. 清顾观光重辑本. 北京：人民卫生出版社，1955，57
16　三国·吴普. 吴普本草. 北京：人民卫生出版社，1987，33
17　南北朝·陶弘景. 本草经集注. 北京：人民卫生出版社，1994，291
18　唐·苏敬等撰. 新修本草. 合肥：安徽科学技术出版社，1981，216
19　唐·孟诜. 食疗本草. 北京：人民卫生出版社，1984，7
20　宋·苏颂. 本草图经. 合肥：安徽科学技术出版社，1994，175
21　明·陈嘉谟. 本草蒙筌. 北京：人民卫生出版社，1988，117
22　明·李时珍. 本草纲目. 北京：人民卫生出版社，1982，1316
23　清·张志聪. 本草崇原. 北京：中国中医药出版社，1992，67
24　清·张璐. 本经逢原. 上海：上海科学技术出版社，1959，114
25　清·叶桂. 本草经解. 上海：上海科学技术出版社，1958，57
26　清·吴仪洛. 本草从新. 北京：中医古籍出版社，2001，92

27 清·陈念祖. 神农本草经读. 北京：人民卫生出版，1959，36
28 清·陈士铎. 本草新编. 北京：中国中医药出版社，1996，253
39 中华人民共和国卫生部药政管理局主编. 中药材手册. 北京：人民卫生出版社，1959，576
30 雷载权主编. 普通高等教育中医药类规划教材·中药学. 上海：上海科学技术出版社，1995，140
31 《全国中草药汇编》编写组编. 全国中草药汇编. 上册. 北京：人民卫生出版社，1978，146

065 木蝴蝶

Muhudie

Semen Oroxyli

1 定名依据

1.1 正名

1.1.1 汉文名：木蝴蝶［为紫葳科植物木蝴蝶 Oroxylum indicum（L.）Vent. 的干燥成熟种子］。

1.1.2 英文名：indian trumpetflower seed.

1.2 依据

1.2.1 定名的文献依据

(1)《本草纲目拾遗》卷六："木蝴蝶　出广中，乃树实也，片片轻如芦中衣膜，色白似蝴蝶形，故名（四边薄而明，中心微厚，不甚明透，似有子壁钱白膜状）。"[1]

(2)《中华人民共和国药典》："木蝴蝶 Muhudie SEMEN OROXYLI　本品为紫葳科植物木蝴蝶 Oroxylum indicum（L.）Vent. 的干燥成熟种子。"[2]

(3)《中医大辞典·中药分册》："木蝴蝶　出《本草纲目拾遗》。又名千层纸、千张纸、玉蝴蝶、三百两银药。为紫葳科植物木蝴蝶 Oroxylum indicum（L.）kurz. 的种子。主产于云南、广西、贵州。"[3]

(4)《中药大辞典》："木蝴蝶《纲目拾遗》　【异名】千张纸、兜铃、三百两银药《滇南本草》……千纸肉《岭南草药志》。【基原】为紫葳科植物木蝴蝶的种子。【原植物】木蝴蝶 Oroxylum indicum（L.）kurz.，又名朝简、老鸦船。"[4]

(5)《中国医学百科全书·中医学》："木蝴蝶　始载于《滇南本草》。原名千张纸，又名千层纸、玉蝴蝶。为紫葳科植物木蝴蝶 Oroxylum indicum（L.）kurz. 的种子。秋、冬季果熟时采摘，晒至开裂，取出种子，晒干。"[5]

(6)《中国中医药学主题词表》："木蝴蝶 OROXYLUM INDICUM　属紫葳科和清虚热药 D 千张纸。"[6]

(7)《中药志》："木蝴蝶 Muhudie　本品为少常用中药。商品系紫葳科植物木蝴蝶的干燥成熟种子。【原植物】木蝴蝶　别名：破布子、白故纸、海船果心（云南）、白千层、纸肉、故纸、洋故纸、鸭船层纸（广西），海船皮（四川），千纸肉（广东）。"[7]

(8)《中药材手册》："木蝴蝶〔纲目拾遗列入木部〕　本品为干燥的种子。原植物系紫葳科乔木，均为野生……【别名】千张纸、玉蝴蝶。"[8]

(9)《中华本草》:“木蝴蝶《纲目拾遗》 【异名】千张纸、兜铃、大刀树、三百两银药《滇南本草》……海船皮《四川中药志》,满天飞《全国中草药汇编》。【来源】为紫葳科植物木蝴蝶的成熟种子。【原植物】木蝴蝶 Oroxylum indicum (L.) 又名:毛鸦船(四川)、朝筒(云南思茅)、牛脚筒(海南)。”[9]

1.2.2 定名选择的理由

(1) 木蝴蝶 Semen Oroxyli,系紫葳科植物木蝴蝶 Oroxylum indicum (L.) Vent. 的干燥成熟种子。“木蝴蝶”之名始见于清代赵学敏《本草纲目拾遗》[1],并列为本药正名。

(2) 我国最新出版的《中华人民共和国药典》以及辞书类著作《中医大辞典·中药分册》、《中药大辞典》、《中国医学百科全书·中医学》等也以“木蝴蝶”作为本药正名。已经广泛应用于中医药学文献的标引和检索的《中国中医药学主题词表》也以“木蝴蝶”作为本药的正式主题词。现代本草著作如《中药志》、《中药材手册》、《中华本草》等均以“木蝴蝶”作为本药的正名。说明“木蝴蝶”作为本品正名已成为共识。

1.3 与正名等效的名词:无。

2 源流考释

木蝴蝶[紫葳科植物木蝴蝶 Oroxylum indicum (L.) Vent. 的干燥成熟种子]始载于明·兰茂《滇南本草》,该书以“千张纸”为正名,同时记载有“兜铃”、“三百两银药”两种异名,如《滇南本草》第三卷:“千张纸,此木实似扁豆而大,中实如积纸,薄似蝉翼,片片满中,故有兜铃、千张纸之名。入肺经,定喘,消痰;入脾胃经,破蛊积,通行十二经气血,除血蛊、气蛊之毒。又能补虚、宽中、进食。民族地区呼为三百两银药者,盖其治蛊得效也。”[10]

“木蝴蝶”之名始见于清代赵学敏《本草纲目拾遗》[1],并作为本品正名:“木蝴蝶,出广中,乃树实也,片片轻如芦中衣膜,色白似蝴蝶形,故名(四边薄而明,中心微厚,不甚明透,似有子壁钱白膜状)。”[1] 此后的本草著作如清·姚澜《本草分经》[11]、凌奂《本草害利》[12]也以“木蝴蝶”为正名载录本药。

民国·张乃修《张聿青医案》尚记载有本药的异名“玉蝴蝶”,如《张聿青医案·张聿青先生传》:“……一日林某喘作,人有言先生至,御医陈莲舫在焉,慢不为礼,视其方皆玉蝴蝶、淴沌衣、厚朴花等一派似药非药者。”[13]

我国最新出版的《中华人民共和国药典》[2],以及辞书类著作《中医大辞典·中药分册》[3]、《中药大辞典》[4]、《中国医学百科全书·中医学》[5]等均沿用清代本草著作以“木蝴蝶”作为本药正名。已经广泛应用于中医药学文献的标引和检索的《中国中医药学主题词表》[6]也以“木蝴蝶”作为本药的正式主题词。现代本草著作如《中药志》[7]、《中华本草》[9]、《中国药材学》[14]、《中药材手册》[8]、《全国中草药汇编》[15]、《全国中药炮制规范》[16]等也均以“木蝴蝶”作为本药的正名。同时尚记载有“千层纸”、“破布子”、“满天飞”《全国中草药汇编》[15],“云故纸”,“白故纸”、“海船果心”、“白玉纸”、“白千层”、“纸肉”、“故纸”、“洋故纸”、“鸭船层纸”,“海船皮”,“千纸肉”《中药大辞典》[4],“白故子”《中国药材学》[14],“大刀树”《中华本草》[9]等各地的俗称;还记载有本品原植物“木蝴蝶”的异名“破布子”、“白故纸”、“海船果心”、“白千层、纸肉”、“故纸”、“洋故纸”、“鸭船层纸”、“海船皮”,“千纸肉”《中药志》[7],“朝筒”、

"老鸦船"《中药大辞典》[4]，"毛鸦船"、"牛脚筒"《中华本草》[9]等。

3 附录

3.1 又称：无。

3.2 俗称：白千层、纸肉、故纸、洋故纸、鸭船层纸（广西），海船皮（四川），千纸肉（岭南），千层纸，破布子，满天飞，白故子，大刀树，云故纸，白故纸、海船果心，白玉纸。

3.3 曾称：千张纸、兜铃、三百两银药《滇南本草》，玉蝴蝶《张聿青医案》。

3.4 原植物名称：木蝴蝶，布子，白故纸，海船果心（云南），白千层，纸肉，故纸，洋故纸，鸭船层纸（广西），海船皮（四川），千纸肉（广东），朝简，老鸦船，毛鸦船（四川），朝简（云南思茅），牛脚筒（海南）。

4 文献通考

《滇南本草》第三卷："千张纸，此木实似扁豆而大，中实如积纸，薄似蝉翼，片片满中，故有兜铃、千张纸之名。入肺经，定喘，消痰；入脾胃经，破蛊积，通行十二经气血，除血蛊、气蛊之毒。又能补虚、宽中、进食。民族地区呼为三百两银药者，盖其治蛊得效也。"[10]

《本草纲目拾遗》卷六："木蝴蝶　出广中，乃树实也，片片轻如芦中衣膜，色白似蝴蝶形，故名（四边薄而明，中心微厚，不甚明透，似有子壁钱白膜状）。治肝气痛：用二三十张。铜铫上焙燥研细，好酒调服。贴痈疽：项秋子云：木蝴蝶出广西，俨如蝴蝶，中心如竹节，色更白，凡痈毒不收口，以此贴之，即敛。治下部湿热。"[1]

《本草分经·原例·足厥阴肝》："木蝴蝶　治肝气，诸书不载，近多用之，盖取木喜疏散蝴蝶善动之意尔。"[11]

《本草害利·肝部药队》："木蝴蝶　【害】气味淡薄，与病无害。【利】治肝气，诸书不载，近多用之。盖取木喜疏，蝴蝶善动之意尔。【修治】形如皂荚，里多白瓤，剖开取出，如蝴蝶状。每张有子一粒，又名千张纸，钱塘赵学敏，已采入本草纲目拾遗。"[12]

《张聿青医案·张聿青先生传》："张聿青先生传……晚年居沪上，名益重，远方求治者踵相接……一日林某喘作，人有言先生至，御医陈莲舫在焉，慢不为礼，视其方皆玉蝴蝶、溷沌衣、厚朴花等一派似药非药者。"[13]

《中药志》："木蝴蝶 Muhudie　本品为少常用中药。商品系紫葳科植物木蝴蝶的干燥成熟种子。【原植物】木蝴蝶　别名：破布子、白故纸、海船果心（云南）、白千层、纸肉、故纸、洋故纸、鸭船层纸（广西），海船皮（四川），千纸肉（广东）。"[7]

《中药材手册》："木蝴蝶　〔纲目拾遗列入木部〕　本品为干燥的种子。原植物系紫葳科乔木，均为野生……【别名】千张纸、玉蝴蝶。"[8]

《全国中草药汇编》："木蝴蝶　别名：千层纸、千张纸、破布子、满天飞。来源：为紫葳科木蝴蝶属植物木蝴蝶 Oroxylum indicum（L.）kurz.，以种子和树皮入药。"[15]

《中药大辞典》："木蝴蝶《纲目拾遗》　【异名】千张纸、兜铃、三百两银药《滇南本草》，玉蝴蝶《张聿青医案》，云故纸《兽医常用中药》，破布子、白故纸、海船果心《中药形性经验鉴别法》，白玉纸《中药志》，白千层、纸肉、故纸、洋故纸、鸭船层纸

《广西中药志》，海船皮《四川中药志》，千纸肉《岭南草药志》。【基原】为紫葳科植物木蝴蝶的种子。【原植物】木蝴蝶 Oroxylum indicum（L.）Vent.，又名朝简、老鸦船。”[4]

《中医大辞典·中药分册》：“木蝴蝶　出《本草纲目拾遗》。又名千层纸、千张纸、玉蝴蝶、三百两银药。为紫葳科植物木蝴蝶 Oroxylum indicum（L.）kurz. 的种子。主产于云南、广西、贵州。”[3]

《中国医学百科全书·中医学》：“木蝴蝶　始载于《滇南本草》。原名千张纸，又名千层纸、玉蝴蝶。为紫葳科植物木蝴蝶 Oroxylum indicum（L.）kurz. 的种子。秋、冬季果熟时采摘，晒至开裂，取出种子，晒干。”[5]

《全国中药炮制规范》：“木蝴蝶（千张纸）　　【来源】本品为紫葳科植物木蝴蝶 Oroxylum indicum（L.）kurz. 的干燥成熟种子。均系野生。主产于云南、贵州、广西等地。”[16]

《中国药材学》：“木蝴蝶　【别名】玉蝴蝶，千层纸，千张纸，白故子，破布子。【来源】本品为紫葳科植物木蝴蝶 Oroxylum indicum（L.）Vent. 的种子。”[14]

《中国中医药学主题词表》：“木蝴蝶 OROXYLUM INDICUM　属紫葳科和清虚热药 D 千张纸。”[6]

《中华本草》：“木蝴蝶《纲目拾遗》　【异名】千张纸、兜铃、大刀树、三百两银药《滇南本草》，玉蝴蝶《张聿青医案》，云故纸《兽医常用中药》，破布子、白故纸、海船果心《中药形性经验鉴别法》，白玉纸《中药志》，白千层、纸肉、故纸、洋故纸、鸭船层纸《广西中药志》，千纸肉《岭南草药志》，海船皮《四川中药志》，满天飞《全国中草药汇编》。【来源】为紫葳科植物木蝴蝶的成熟种子。【原植物】木蝴蝶 Oroxylum indicum（L.）又名：毛鸦船（四川）、朝简（云南思茅）、牛脚筒（海南）。”[9]

《中华人民共和国药典》：“木蝴蝶 Muhudie SEMEN OROXYLI　本品为紫葳科植物木蝴蝶 Oroxylum indicum（L.）Vent. 的干燥成熟种子。秋、冬二季采收成熟果实，曝晒至果实开裂，取出种子，晒干。”[2]

5　参考文献

1　清·赵学敏. 本草纲目拾遗. 北京：人民卫生出版社，1983，189

2　国家药典委员会编. 中华人民共和国药典. 一部. 北京：化学工业出版社，2000，47

3　《中医大辞典》编辑委员会编. 中医大辞典·中药分册. 北京：人民卫生出版社，1982，61

4　江苏新医学院编. 中药大辞典. 上海：上海科学技术出版社，1977，368

5　《中医学》编辑委员会. 中国医学百科全书·中医学. 上海：上海科学技术出版社，1997，1180

6　吴兰成主编. 中国中医药学主题词表. 北京：中医古籍出版社，1996，60

7　中国医学科学院药物研究所等编. 中药志. 第三册. 北京：人民卫生出版社，1993，220

8　中华人民共和国卫生部药政管理局主编. 中药材手册. 北京：人民卫生出版社，1959，200

9　国家中医药管理局《中华本草》编委会. 中华本草. 第七册. 上海：上海科学技术出版社，1999，429

10　明·兰茂. 滇南本草. 第三卷. 昆明：云南人民出版社，1977，241

11　清·姚澜. 本草分经. 上海：上海科学技术出版社，1989，120

12　清·凌奂. 本草害利. 北京：中医古籍出版社，1982，38

13　民国·张乃修. 张聿青医案. 1918 年江阴吴氏铅印本

14 徐国钧等主编. 中国药材学. 北京：中国医药科技出版社，1996，1301
15 《全国中草药汇编》编写组编. 全国中草药汇编. 下册. 北京：人民卫生出版社，1978，62
16 中华人民共和国卫生部药政管理局编. 全国中药炮制规范. 北京：人民卫生出版社，1988，124

066 木鳖子
Mubiezi
Semen Momordicae

1 定名依据

1.1 正名

1.1.1 汉文名：木鳖子［本品为葫芦科植物木鳖 Momordica cochinchinensis（Lour.）Spreng. 的干燥成熟种子］。

1.1.2 英文名：cochinchina momordica seed.

1.2 依据

1.2.1 定名的文献依据

(1)《本草图经》卷十二："木鳖子，出朗州及南中，今湖岭诸州及杭、越、全、岳州亦有之。春生苗，作蔓；叶有五花，状如山芋，青色面光；四月生黄花；六月结实，似栝蒌而极大，生青，熟红，肉上有刺，其核似鳖，故以为名；每一实有核三四十枚，八月、九月采。"[1]

(2)《证类本草》卷十四："木鳖子，味甘，温，无毒。主折伤，消结肿恶疮，生肌，止腰痛，除粉刺䵟黯，妇人乳痈，肛门肿痛。藤生。叶有五花，状如薯蓣，叶青色面光。花黄。其子似栝蒌而极大，生青，熟红，肉上有刺。其核似鳖，故以为名。出郎州及南中。七八月采之。今附。臣禹锡等谨按。日华子云：醋摩消酒毒。"[2]

(3)《本草蒙筌》卷四："木鳖子，味甘，气温。无毒。朗州（属湖南）所生，藤茎甚大。黄花绿叶，子若栝蒌。生青熟红，肉上有刺。其核类鳖，故此得名。消肿突恶疮，除䵟黯粉刺。两胯蚌毒立效，双乳痈赤殊功。止腰疼，主折损。匪专追毒，亦可生肌。（谟）按：乌头毗穗，亦名木鳖子。两物一名，不可不识。"[3]

(4)《本草纲目》第十八卷："木鳖子，（宋《开宝》）【校正】自木部移入此。【释名】木蟹。志曰：其核似鳖、蟹状，故以为名。【集解】志曰：出朗州及南中。七八月采实……【气味】甘，温，无毒。时珍曰：苦、微甘，有小毒。【主治】折伤，消结肿恶疮，生肌，止腰痛，除粉刺䵟黯，妇人乳痈，肛门肿痛《开宝》。"[4]

(5)《本草备要》草部："木鳖子，泻热，外用治疮，苦温微甘。"[5]

(6)《中华人民共和国药典》："木鳖子 Semen momordicae 本品为葫芦科植物木鳖 Momordica cochinchinensis（Lour.）Spreng. 的干燥成熟种子。冬季采收成熟果实，剖开，晒至半干，除去果肉，取出种子，干燥。"[6]

(7)《中医大辞典·中药分册》："木鳖子 出《开宝重定本草》。又名土木鳖、土别子。为葫芦科植物木鳖 Momordica cochinchinensis（Lour.）Spreng. 的成熟种子。"[7]

(8)《中国医学百科全书·中医学》："木鳖子　始载于《日华子本草》。又木蟹、土木鳖。为葫芦科植物木鳖子 Momordica cochinchinensis（Lour.）Spr. 的种子。秋、冬两季采收成熟果实，剖开，晒至半干，取出种子，洗净，晒干。"[8]

(9)《全国中草药汇编》："木鳖子　别名：藤桐、木别子、漏苓子。来源：为葫芦科苦瓜属植物木鳖子 Momordica cochinchinensis（Lour.）Spreng.，以种子，根和叶入药。"[9]

(10)《中华本草》："木鳖子《开宝本草》　【异名】木蟹《纲目》，土木鳖《医宗金鉴》，壳木鳖《药材资料汇编》，漏苓子《中药志》，地桐子、藤桐子《中药材手册》，鸭屎瓜子《药材学》，木鳖瓜（广州空军《常用中草药手册》）……【来源】为葫芦科植物木鳖子的种子。【原植物】木鳖 Momordica cochinchinensis（Lour.）Spreng."[10]

1.2.2　定名选择的理由

(1) 木鳖子 Semen momordicae，系葫芦科植物木鳖 Momordica cochinchinensis（Lour.）Spreng. 的干燥成熟种子。本品作为本药正名始载于宋·刘翰《开宝本草》。其后历代重要本草著作如宋·苏颂《本草图经》、唐慎微《证类本草》，明·陈嘉谟《本草蒙筌》、李时珍《本草纲目》，清·汪昂《本草备要》等在载录本品时均以"木鳖子"作为正名，并一直沿用至今。

(2) 我国最新出版的《中华人民共和国药典》，以及辞书类著作《中医大辞典·中药分册》、《中药大辞典》、《中国医学百科全书·中医学》等均以"木鳖子"作为本药正名。已经广泛应用于中医药学文献的标引和检索的《中国中医药学主题词表》也以"木鳖子"作为本药的正式主题词。现代本草著作如《中药志》、《全国中草药汇编》、《中华本草》、《中国药材学》、《中药材手册》、《全国中药炮制规范》等虽记载了不少本品各地的俗称，但也无一例外以"木鳖子"作为本品的正名。说明"木鳖子"作为本品正名已成为共识。

1.3　与正名等效的名词：无。

2　源流考释

木鳖子［葫芦科植物木鳖 Momordica cochinchinensis（Lour.）Spreng. 的干燥成熟种子］始载于宋·日华子《日华子诸家本草》（正名不详）。"木鳖子"之名始见于宋·刘翰《开宝本草》，同时也是该药正名的最早记载。如《证类本草》引《开宝本草》曰："木鳖子，味甘，温，无毒。主折伤，消结肿恶疮，生肌，止腰痛，除粉刺䵟𪒟，妇人乳痈，肛门肿痛。藤生。叶有五花，状如薯蓣，叶青色面光。花黄。其子似栝蒌而极大，生青，熟红，肉上有刺。其核似鳖，故以为名。出郎州及南中。七八月采之。"[2] 其后历代重要本草均沿用《开宝本草》记载，以"木鳖子"为正名，如宋·苏颂《本草图经》[1]、唐慎微《证类本草》[2]、寇宗奭《本草衍义》[11]，明·刘文泰《本草品汇精要》[12]、陈嘉谟《本草蒙筌》[3]、李时珍《本草纲目》[4]、卢之颐《本草乘雅半偈》[13]，日本稻宣义《炮炙全书》[14]，清·汪昂《本草易读》[15]、汪昂《本草备要》[5]、张璐《本经逢原》[16]、张秉成《本草便读》[17] 等。同时新出现的本药异名尚有"木蟹"、"土木鳖"、"土鳖"等。如《本草纲目》本草部第十八卷："木鳖子，（宋《开宝》）……【释名】木蟹。"[4]《本经逢原》卷二："木鳖子，土木鳖，苦温小毒；番木鳖苦寒大毒。又附子之初生未成者曰漏篮子，《炮炙论》名木鳖子与此不同。发明，木鳖有二种。有壳者曰土鳖。"[16]

现代有关著作均沿用前代大多本草记载以"木鳖子"作为本品正名，如《中华人民共和国药典》[6]、《中医大辞典·中药分册》[7]、《中药大辞典》[18]、《中国医学百科全书·中医学》[8]、《中国中医药学主题词表》[19]、《中药志》[20]、《中药材手册》[21]、《全国中草药汇编》[9]、《全国中药炮制规范》[22]、《中国药材学》[23]、《中华本草》[10]等。同时尚记载有"木别子"、"地桐子"、"藤桐子"《中药材手册》[21]，"藤桐"、"漏苓子"《全国中草药汇编》[9]，"壳木鳖"、"鸭屎瓜子"、"木鳖瓜"《中药大辞典》[18]等各地的俗称；还记载有本品原植物"木鳖"的异名"漏苓子"、"藤桐子"、"木蟹"《中药志》[20]，"木鳖藤"《中药大辞典》[18]等。

3　附录

3.1　又称：木鳖子霜（饮片规格名）。

3.2　俗称：木别子、土木鳖、藤桐子、地桐子（贵州），木鳖瓜（广州），漏芩子（广西），藤桐，壳木鳖，鸭屎瓜子。

3.3　曾称：木蟹《本草纲目》，土木鳖、土鳖《本经逢原》。

3.4　原植物名称：木鳖，漏苓子，藤桐子，木蟹，木鳖藤。

4　文献通考

《本草图经》卷十二："木鳖子，出朗州及南中，今湖岭诸州及杭、越、全、岳州亦有之。春生苗，作蔓；叶有五花，状如山芋，青色面光；四月生黄花；六月结实，似栝蒌而极大，生青，熟红，肉上有刺，其核似鳖，故以为名；每一实有核三四十枚，八月、九月采。岭南人取嫩实及苗叶作茹蒸食之。"[1]

《证类本草》卷十四："木鳖子，味甘，温，无毒。主折伤，消结肿恶疮，生肌，止腰痛，除粉刺䵟黯，妇人乳痈，肛门肿痛。藤生。叶有五花，状如薯蓣，叶青色面光。花黄。其子似栝蒌而极大，生青，熟红，肉上有刺。其核似鳖，故以为名。出郎州及南中。七八月采之。今附。臣禹锡等谨按。日华子云：醋摩消酒毒。"[2]

《本草衍义》卷十五："木鳖子，蔓生，岁一枯。叶如蒲桃，实如大栝楼，熟则红黄色，微有刺，不能刺人。今荆南之南皆有之。九月十月熟，实中之子曰木鳖子。但根不死，春旋生苗，其子一头尖者为雄。凡植时须雌雄相合，麻缕缠定。及其生也，则去其雄者方结实。"[11]

《本草品汇精要》卷二十一："木鳖子，无毒，蔓生。木鳖子，主折伤，消结肿恶疮，生肌止腰痛，除粉刺䵟黯，妇人乳痈，肛门肿痛。（《名医》所录）【苗】〔图经曰〕苗作蔓叶，有五花，状如山芋，叶青色，面光，四月生黄花，六月结实，似栝蒌而极大，生青熟红，肉上有刺，其核似鳖，故以为名。每一实，其核三四十枚。"[12]

《本草蒙筌》卷四："木鳖子，味甘，气温。无毒。朗州（属湖南）所生，藤茎甚大。黄花绿叶，子若栝蒌。生青熟红，肉上有刺。其核类鳖，故此得名。消肿突恶疮，除䵟黯粉刺。两胯蚌毒立效，双乳痈赤殊功。止腰疼，主折损。匪专追毒，亦可生肌。（谟）按：乌头毗穗，亦名木鳖子。两物一名，不可不识。但此专入外科，而有追毒之效。彼则徒载其名，全无治病之能。非比仙人杖三物同名，而各有用也。"[3]

《本草纲目》第十八卷："木鳖子，（宋《开宝》）【校正】自木部移入此。【释名】木蟹。志曰：其核似鳖、蟹状，故以为名。【集解】志曰：出朗州及南中。七八月采实……

【气味】甘，温，无毒。时珍曰：苦、微甘，有小毒。【主治】折伤，消结肿恶疮，生肌，止腰痛，除粉刺皯黯，妇人乳痈，肛门肿痛《开宝》。醋摩，消肿毒（大明）。治疳积痞块，利大肠泻痢，痔瘤瘰疬（时珍）。【发明】机曰：按刘绩《霏雪录》云：木鳖子有毒，不可食。昔蓟门有人生二子，恣食成痞。”[4]

《本草乘雅半偈》第十帙：“木鳖子，（宋《开宝》）四王忉悧共相抱，夜摩执手兜率咲，他化自在眼相觑，此则名为六欲乐。【气味】甘温，无毒。【主治】主折伤，消结肿恶疮，生肌，止腰痛，除粉刺皯黯，妇人乳痈，肛门肿痛。【核】曰：出朗州，及南中，今闽、广诸郡，杭、越、全、岳亦有。蔓岁一枯，根则不死，春复旋生，亦可子种。”[13]

《炮炙全书》卷第二：木鳖子　甘，温，有小毒。形扁礌砢大，如围棋子，去壳取仁，或去油用，老者壳色苍黑，嫩者壳色黄，白仁皮绿，肉白者佳，多油及瘦薄者不堪用。”[14]

《本草易读》卷五：“木鳖子百六十一，去油用。味苦，微寒，有小毒。疗疮痈痔瘤瘰疬，治疳积痞块泻痢。生朗州及南中。七八月采实。今湖、广、杭、越、全、岳诸州亦有之。藤生。叶有五桠，状如山药，青色面光。四月生黄花。六月结实如栝蒌而大，生青，熟红黄色。每一实有核三四十枚，其状扁而如鳖。”[15]

《本草备要》草部：“木鳖子，泻热，外用治疮，苦温微甘。有小毒，利大肠。治泻痢疳积，瘰疬疮痔，乳痈蚌毒。消肿追毒，生肌除皯（音旱，黑斑），专入外科。核扁如鳖，绿色。拣去油者，能毒狗。状如山药，青色面光。”[5]

《本经逢原》卷二：“木鳖子，土木鳖，苦温小毒，番木鳖苦寒大毒。又附子之初生未成者曰漏篮子，《炮炙论》名木鳖子与此不同。发明，木鳖有二种。有壳者曰土鳖。去壳捣烂，帛裹塞鼻，起倒睫拳毛。又为末唾调，贴痔痛七日即消。一切痈肿，醋磨涂之。一种无壳者曰番鳖。治热病喉痹作痛，和山豆根、青木香磨汁咽之。瘢疮入眼，番木鳖半个，同轻粉、冰片、麝香为末，左目吹右耳，右目吹左耳，日三次，瘢疮自退。又能毒狗，狗性大热，此性大寒，寒热相反，激之使然。”[16]

《本草便读·蔓草类》：“木鳖子，苦寒有毒。外治为多。散血热以消痈。追风毒而达络。塞鼻则拳毛顿起。吹耳则痘眼能移。点痛痔而即平。搽火疮而立效（木鳖子有番土两种。皆属苦寒。而番者为尤甚。其寒毒之性。服之使人筋脉拘急。身体振动。瞑眩之药。不可妄投。或风毒窜入经络。或痈疽欲其解散。必须配制得宜。酌量多寡而用。土木鳖虽能治疳积痞块黄瘅等证。究竟二鳖长于外治。非服食所宜也）。”[17]

《中药志》：“木鳖子　本品为少常用中药。商品为葫芦科植物木鳖的种子。……【原植物】木鳖　别名：漏苓子、藤桐子、木蟹。Momordica cochinchinensis（Lour.）Spreng. ——Cucurbitaceae.”[20]

《中药材手册》：“木鳖子［纲目列入草部蔓草类］　本品为葫芦科植物木鳖 Momordica cochinchinensis（Lour.）Spreng. 的干燥成熟种子。原植物系多年生草质藤本。多为野生。过去由国外进口，现国内大量生产，质量颇佳，故多采用国产者。［别名］木别子、土木鳖、藤桐子、地桐子（贵州）。”[21]

《全国中草药汇编》：“木鳖子　别名：藤桐、木别子、漏苓子。来源：为葫芦科苦瓜属植物木鳖子 Momordica cochinchinensis（Lour.）Spreng.，以种子，根和叶入药。”[9]

《中药大辞典》：“木鳖子《开宝本草》　【异名】本蟹《开宝本草》，土木鳖《医宗金鉴》，壳木鳖《药材资料汇编》，漏苓子《中药志》，地桐子、藤桐子《副》，鸭屎瓜子《药材学》，木鳖瓜（广州空军《常用中草药手册》）。【基原】为葫芦科植物木鳖子的成熟种子。【原植物】木鳖 Momordica cochinchinensis（Lour.）Spr.，又名：木鳖藤。”[18]

《中医大辞典·中药分册》：“木鳖子　出《开宝重定本草》。又名土木鳖、土别子。为葫芦科植物木鳖 Momordica cochinchinensis（Lour.）Spreng. 的成熟种子。”[7]

《中国医学百科全书·中医学》：“木鳖子　始载于《日华子本草》。又木蟹、土木鳖。为葫芦科植物木鳖子 Momordica cochinchinensis（Lour.）Spr. 的种子。秋、冬两季采收成熟果实，剖开，晒至半干，取出种子，洗净，晒干。”[8]

《全国中药炮制规范》：“木鳖子　［处方用名］木鳖子、木鳖子霜。【来源】本品为葫芦科植物木鳖 Momordica cochinchinensis（Lour.）Spreng. 的干燥成熟种子。野生或栽培。主产于广西、四川、湖北、云南等地。秋末冬初果实成熟时采摘，剥去外皮，晒至半干，取出种子，或用草木灰与果实一同搅拌，然后用水淘洗，除去瓤肉及外膜，取出种子，干燥。药材以籽粒饱满、外壳无破裂，种仁黄白色、不泛油者为佳。”[22]

《中国药材学》：“木鳖子　［别名］漏苓子（广西）。【来源】本品为葫芦科植物木鳖 Momordica cochinchinensis（Lour.）Spreng. 的种子。”[23]

《中国中医药学主题词表》：“木鳖子 MOMORDICA COCHINCHINENSIS　属葫芦科和外用药　D 糙叶败酱。”[19]

《中华本草》：“木鳖子《开宝本草》　【异名】木蟹《纲目》，土木鳖《医宗金鉴》，壳木鳖《药材资料汇编》，漏苓子《中药志》，地桐子、藤桐子《中药材手册》，鸭屎瓜子《药材学》，木鳖瓜（广州空军《常用中草药手册》）……【来源】为葫芦科植物木鳖子的种子。【原植物】木鳖 Momordica cochinchinensis（Lour.）Spreng.”[10]

《中华人民共和国药典》：“木鳖子 Semen Momordicae　本品为葫芦科植物木鳖 Momordica cochinchinensis（Lour.）Spreng. 的干燥成熟种子。冬季采收成熟果实，剖开，晒至半干，除去果肉，取出种子，干燥。”[6]

5　参考文献

1　宋·苏颂. 本草图经. 合肥：安徽科学技术出版社，1994，425
2　宋·唐慎微. 证类本草. 北京：人民卫生出版社，1957，357
3　明·陈嘉谟. 本草蒙筌. 北京：人民卫生出版社，1988，264
4　明·李时珍. 本草纲目. 北京：人民卫生出版社，1982，1248
5　清·汪昂. 本草备要. 北京：中国中医药出版社，1998，127
6　国家药典委员会编. 中华人民共和国药典. 一部. 北京：化学工业出版社，2000，47
7　《中医大辞典》编辑委员会编. 中医大辞典·中药分册. 北京：人民卫生出版社，1982，61
8　《中医学》编辑委员会. 中国医学百科全书·中医学. 上海：上海科学技术出版社，1997，1300
9　《全国中草药汇编》编写组编. 全国中草药汇编. 下册. 北京：人民卫生出版社，1996，104
10　国家中医药管理局《中华本草》编委会. 中华本草. 第五册. 上海：上海科学技术出版社，1999，564
11　宋·寇宗奭. 本草衍义. 上海：商务印书馆，1937，91
12　明·刘文泰. 本草品汇精要. 北京：人民卫生出版社，1982，571
13　明·卢之颐. 本草乘雅半偈. 北京：人民卫生出版社，1986，626

14 ［日］稻宣义. 炮炙全书. 北京：中医古籍出版社，1981，74
15 清·汪昂. 本草易读. 北京：人民卫生出版社，1987，223
16 清·张璐. 本经逢原. 上海：上海科学技术出版社，1959，106
17 清·张秉成. 本草便读. 上海：上海卫生出版社，1957，34
18 江苏新医学院编. 中药大辞典. 上海：上海科学技术出版社，1977，369
19 吴兰成主编. 中国中医药学主题词表. 北京：中医古籍出版社，1996，256
20 中国医学科学院药物研究所等编. 中药志. 第三册. 北京：人民卫生出版社，1993，223
21 中华人民共和国卫生部药政管理局主编. 中药材手册. 北京：人民卫生出版社，1998，267
22 中华人民共和国卫生部药政管理局编. 全国中药炮制规范. 北京：人民卫生出版社，1988，125
23 徐国钧等主编. 中国药材学. 北京：中国医药科技出版社，1996，1308

067 五加皮
Wujiapi
Cortex Acanthopanacis

1 定名依据

1.1 正名

1.1.1 汉文名：五加皮（本品为五加科植物细柱五加 Acanthopanax gracilistylus W. W. Smith 的干燥根皮）。

1.1.2 英文名：acanthopanax［root bark］.

1.2 依据

1.2.1 定名的文献依据

(1)《神农本草经》卷一："五加皮，辛，温。主心腹疝气，腹痛，益气疗躄，小儿不能行，疽创阴蚀。一名豺漆。"[1]

(2)《名医别录》："五加皮，一名豺节，生汉中及冤句。五月、十月采茎，十月采根，阴干。"[2]

(3)《本草经集注·草木下品》："五加皮，味辛、苦，温、微寒，无毒。主治心腹疝气，腹痛，益气，治躄，小儿不能行，疽疮，阴蚀。男子阴痿，囊下湿，小便余沥，女人阴痒及腰脊痛，两脚疼痹风弱，五缓虚羸。补中益精，坚筋骨，强志意。久服轻身耐老。一名豺漆，一名豺节。"[3]

(4)《证类本草》卷十二："五加皮，味辛、苦，温、微寒，无毒。主心腹疝气，腹痛，益气，疗躃，小儿不能行，疽疮阴蚀，男子阴痿，囊下湿，小便余沥，女人阴痒及腰脊痛，两脚疼痹风弱，五缓虚羸，补中益精，坚筋骨，强志意。久服轻身耐老。一名豺漆，一名豺节……东华真人煮石经：舜常登苍梧山，曰：厥金玉之香草，朕用偃息正道，此乃五加也。又异名曰金盐。"[4]

(5)《滇南本草》第一卷："五加皮，味苦、辛，性温。入肺、肾，治腰膝酸疼、疝气、筋骨拘挛、小儿脚软。"[5]

(6)《本草蒙筌》卷一："五加皮，味辛、苦，气温、微寒。无毒。山泽多生，随处俱有。

藤蔓类木，高并人肩。五叶作业为良，三叶四叶略次。凡使入药，采根取皮。"[6]

(7)《本草备要·木部》："五加皮，宣，去风湿，补，壮筋骨 辛顺气而化痰，苦坚骨而益精，温祛风而胜湿。逐肌肤之瘀血，疗筋骨之拘挛（肾得其养，则妄水去而骨壮；肝得其养，则邪风去而筋强）。"[7]

(8)《中华人民共和国药典》："五加皮 Cortex Acanthopanacis 本品为五加科植物细柱五加 Acanthopanax gracilistylus W. W. Smith 的干燥根皮。夏、秋二季采挖根部，洗净，剥取根皮，晒干。"[8]

(9)《普通高等教育中医药类规划教材·中药学》："五加皮《本经》 为五加科落叶小灌木细柱五加 Acanthopanax gracilistylus W. W. Smith 的根皮。主产于湖北、河南、安徽等地。夏、秋季采挖。剥取根皮。晒干。切厚片生用。"[9]

(10)《中药大辞典》："五加皮《本经》 【异名】南五加皮《科学的民间药草》。【基原】为五加科植物五加或无梗五加、刺五加、糙叶五加、轮伞五加等的根皮。【原植物】①五加《本经》 Acanthopanax gracilistylus W. W. Smith."[10]

(11)《中国医学百科全书·中医学》："五加皮 始载于《神农本草经》。又名南五加皮。为五加科植物细柱五加 Acanthopanax gracilistylus W. W. Smith 的根皮。夏、秋季挖根，洗净泥土，趁鲜剥取根皮，晒干。"[11]

(12)《中国中医药学主题词表》："五加皮 CORTEX ACANTHOPANACIS 为五加科植物细柱五加的干燥根皮；属祛风湿药 C 五加 C 细柱五加。"[12]

(13)《中药志》[13]《中药材手册》[14]、《全国中草药汇编》[15]、《全国中药炮制规范》[16]、《中国药材学》[17]、《中华本草》[18]、《中医大辞典·中药分册》[19]等现代中药著作多以"五加皮"作为本品正名（参见"文献通考"）。

1.2.2 定名选择的理由

(1) 五加皮 Cortex Acanthopanacis，系五加科植物细柱五加 Acanthopanax gracilistylus W. W. Smith 的干燥根皮。本品始载于《神农本草经》，即以"五加皮"作为本品正名记录。其后历代重要本草著作如魏晋《名医别录》，南北朝·陶弘景《本草经集注》，宋·唐慎微《证类本草》，明·兰茂《滇南本草》、陈嘉谟《本草蒙筌》，清·汪昂《本草备要》等亦无一不以"五加皮"作为正名，并一直沿用至今。

(2) 我国最新出版的《中华人民共和国药典》、《普通高等教育中医药类规划教材·中药学》以及辞书类著作《中医大辞典·中药分册》、《中药大辞典》、《中国医学百科全书·中医学》等均以"五加皮"作为本药正名。已经广泛应用于中医药学文献的标引和检索的《中国中医药学主题词表》也以"五加皮"作为本药的正式主题词。现代本草著作如《中药志》、《全国中草药汇编》、《中华本草》、《中国药材学》、《中药材手册》、《全国中药炮制规范》等虽记载了不少本品各地的俗称，但也无一例外以"五加皮"作为本品的正名。说明"五加皮"作为本品正名已成为共识。

(3) 现代某些中药著作如《科学的民间药草》为了把本品与萝藦科植物杠柳 Periploca sepium Bge. 的根皮区分开来，称本品为"南五加皮"，后者为"北五加皮"。但现代大多权威性著作（如本项目作为定名依据的有关文献，参见"文献通考"）并未沿用该书记载，而是将前者仍称为"五加皮"，将后者称为"香加皮"（如《中华人民共和国药典》等，参见"香加皮"条）。《中华人民共和国药典》等著作的区分方法既沿用了历代本草的传统名称，又将二者给予了明确区分。

(4)“五加皮”与“香加皮”的区分方法比“南五加皮”与“北五加皮”的区分方法简练，符合科技名词“简明性”的定名原则。

(5) 临床中长期应用（如书写处方等）已习惯于将本品称为“五加皮”，故只要以法定的形式将萝藦科植物杠柳的根皮定名为“香加皮”，则不仅不会造成临床的混淆，反而更有利于临床的应用。

(6) 在本次确定的词条中，并没有将萝藦科植物杠柳的根皮定名为“北五加皮”，而是采用现代多数著作的名称定名为“香加皮”，故本品也没有必要改变历代本草著作和现代各种权威性著作的名称，舍简取繁，改共识于牵强。既无“北五加皮”，勉强定名一个“南五加皮”也不能起到鉴别的作用。基于以上理由，以为本品定名为“五加皮”为宜。

1.3　与正名等效的名词：无。

2　源流考释

五加皮（五加科植物细柱五加 Acanthopanax gracilistylus W. W. Smith 的干燥根皮）始载于汉《神农本草经》，同时尚载录有本品异名“豺漆”，如《神农本草经》卷一：“五加皮，味辛，温。主心腹疝气，腹痛，益气疗躄，小儿不能行，疽创阴蚀。一名豺漆。”[1] 其后本草大多即沿用《神农本草经》记载，以“五加皮”为正名，如魏晋《名医别录》[2]，南北朝·陶弘景《本草经集注》[3]、宋·苏颂《本草图经》[20]、唐慎微《证类本草》[4]等。同时尚载录有本品异名“豺节”、“木骨”、“追风使”、“刺通”、“金盐”等。如《名医别录》曰：“五加皮，一名豺节，生汉中及冤句。”[2]《本草图经》卷第十：“五加皮，生汉中及冤句，今江淮、湖南州郡皆有之……蕲州人呼为木骨。吴中亦多，俗名为追风使，亦曰刺通。”[20]《证类本草》引《煮石经》曰：“厥金玉之香草，此乃五加也。又异名曰金盐。”[4]

明·清时期大多本草著作仍沿用记载以“五加皮”为正名。如明·兰茂《滇南本草》[5]、刘文泰《本草品汇精要》[21]、陈嘉谟《本草蒙筌》[6]、李中梓《雷公炮制药性解》[22]、《本草征要》[23]、卢之颐《本草乘雅半偈》[24]，清·陈士铎《本草新编》[25]、汪昂《本草易读》[26]、《本草备要》[7]、吴仪洛《本草从新》[27]、杨时泰《本草述钩元》[28]、蒋居祉《本草择要纲目》[29]等。而明·李时珍《本草纲目》未把“五加皮”单列，但记载有本品的原植物“五加”，如《本草纲目》第三十六卷：“五加，《本经·上品》。时珍曰：此药以五叶交加者良，故名五加，又名五花。杨慎《丹铅录》作五佳，云一枝五叶者佳故也。蜀人呼为白刺。谯周《巴蜀异物志》名文章草……”[30]

现代有关著作均沿用前代大多本草的记载以“五加皮”作为本品正名，如《中华人民共和国药典》[8]、《普通高等教育中医药类规划教材·中药学》[9]、《中医大辞典·中药分册》[19]、《中药大辞典》[10]、《中国医学百科全书·中医学》[11]、《中国中医药学主题词表》[12]、《中药志》[13]、《中药材手册》[14]、《全国中草药汇编》[15]、《全国中药炮制规范》[16]、《中国药材学》[17]、《中华本草》[18]等。同时尚记载有各地的俗称“南五加皮”《中药材手册》[14]，“五谷皮”、“红五加皮”《中华本草》[18]等。还记载有本品原植物“细柱五加”的异名“刺五加”、“刺五甲”《全国中草药汇编》[15]，“五叶路刺”、“五花眉”、“水面油”、“白芦刺”、“五加花”、“鸡脚风”《中药大辞典》[10]，“老虎獠”、“刺眼”、

“白路刺”、“小五爪风”，“鸡脚风”、“五皮风”《中国药材学》[17]“白刺尖”，“五加木”、“五加”《中药志》[13]，“五加风”《中华本草》[18]等。

3 附录

3.1 又称：无。

3.2 俗称：五谷皮（浙江），红五加皮（鄂西），南五加皮。

3.3 曾称：豺漆《神农本草经》，豺节《名医别录》，五花《雷公炮炙论》，木骨、追风使，刺通《本草图经》，金盐《煮石经》，五佳、白刺《纲目》，茨五甲《草木便方》。

3.4 原植物名称：五叶路刺、白刺尖（四川），五加木、五加（四川、河南），刺五加（四川、河南、福建），老虎獠、刺眼（福建），白路刺（浙江），小五爪风（广东），五皮风（广西），白芦刺（福建，云南），五加风、鸡脚风（福建），刺五甲（云南），细柱五加，五花眉，水面油，五加花。

4 文献通考

《神农本草经》卷一：“五加皮，味辛，温。主心腹疝气，腹痛，益气疗躄，小儿不能行，疽创阴蚀。一名豺漆。”[1]

《名医别录》：“一名豺节，生汉中及冤句。五月、十月采茎，十月采根，阴干。”[2]

《本草经集注·草木下品》：“五加皮，味辛、苦，温，微寒，无毒。主治心腹疝气，腹痛，益气，治躄，小儿不能行，疽疮，阴蚀。男子阴痿，囊下湿，小便余沥，女人阴痒及腰脊痛，两脚疼痹风弱，五缓虚羸。补中益精，坚筋骨，强志意。久服轻身耐老。一名豺漆，一名豺节。五叶者良。生汉中及宛朐。五月、七月采茎。十月采根，阴干。（远志为之使，畏蛇蜕皮、玄参）”[3]

《本草图经·卷第十》：“五加皮，生汉中及冤句，今江淮、湖南州郡皆有之……蕲州人呼为木骨。其苗茎有刺类蔷薇，长者至丈余；叶五出如桃花，香气如橄榄；春时结实如豆粒而扁，春青，得霜乃紫黑。吴中亦多，俗名为追风使，亦曰刺通。剥取酒渍以疗风，乃不知其为五加皮也。”[20]

《证类本草》卷十二：“五加皮，味辛、苦，温、微寒，无毒。主心腹疝气，腹痛，益气，疗躄，小儿不能行，疽疮阴蚀，男子阴痿，囊下湿，小便余沥，女人阴痒及腰脊痛，两脚疼痹风弱，五缓虚羸，补中益精，坚筋骨，强志意。久服轻身耐老。一名豺漆，一名豺节……东华真人煮石经：舜常登苍梧山，曰：厥金玉之香草，朕用偃息正道，此乃五加也。又异名曰金盐。”[4]

《滇南本草》第一卷：“五加皮，味苦、辛，性温。入肺、肾，治腰膝酸疼、疝气、筋骨拘挛、小儿脚软。”[5]

《本草品汇精要》卷十六：“五加皮，无毒，植生。五加皮（出《神农本经》），主心腹疝气，腹痛，益气，疗躄，小儿不能行，疽疮阴蚀（以上朱字《神农本经》），男子阴痿，囊下湿，小便余沥，女人阴痒及腰脊痛，两脚疼痹风弱，五缓虚羸，补中益精，坚筋骨强志意。久服轻身耐老（以上黑字《名医》所录）。【名】豺漆　豺节　追风使　木骨　刺通【苗】”[21]

《本草蒙筌》卷一：“五加皮，味辛、苦，气温、微寒。无毒。山泽多生，随处俱有。

藤蔓类木，高并人肩。五叶作业为良，三叶四叶略次。凡使入药，采根取皮。”[6]

《本草纲目》第三十六卷：“五加，《本经·上品》　【释名】五佳《纲目》、五花《炮炙论》、文章草《纲目》、白刺《纲目》、追风使《图经》、木骨《图经》、金盐《仙经》、豺漆《本经》、豺节《别录》。时珍曰：此药以五叶交加者良，故名五加，又名五花。杨慎《丹铅录》作五佳，云一枝五叶者佳故也。蜀人呼为白刺。谯周《巴蜀异物志》名文章草……【集解】《别录》曰：五加皮五叶者良，生汉江淮地势卑湿，服以致中及冤句。”[30]

《雷公炮制药性解》卷中：“五加皮，今五加皮，其树本是白楸树，其上有叶如蒲叶者，其叶三花是雄，五叶花是雌。剥皮阴干，阳人使阴，阴人使阳。”[22]

《本草征要》二卷：“五加皮，味辛，性温，无毒。入肾、肝二经。远志为使。恶玄参。明目舒筋，归功于藏血之海。益精缩便，得力于闭蛰之官。风湿宜求，疝家必选。”[23]

《本草乘雅半偈》第十一帙：“五加皮，《本经·上品》【气味】辛温，无毒。【主治】主治心腹疝气，腹痛，益气，疗躄，小儿三岁不能行，疽疮阴蚀。【核】曰：五加生汉中及冤句，江淮、湖南州郡，汴京、北地皆有之。宿根再发，春苗丛生。茎类藤葛，高六七尺或丈余，枝茎交加，间有刺，因名白刺。”[24]

《本草新编》卷二：“五加皮，味辛而苦，气温而寒，无毒。……曰：有其功则言功，有其弊而言弊。五加皮，实有损无益之药，而举世宗之，余所以大声疾呼也。此酒江淮之间最多，然饮之而未见损者，亦有其故。”[25]

《本草易读》卷七：“五加皮三百二十五，远志为使，恶元参、蛇皮。辛，温，无毒……男妇脚气，同远志为末，酒丸服（验方第一）。小儿行迟，同牛膝、木瓜末，散服（第二）。”[26]

《本草备要·木部》：“五加皮，宣，去风湿，补，壮筋骨　辛顺气而化痰，苦坚骨而益精，温祛风而胜湿。逐肌肤之瘀血，疗筋骨之拘挛（肾得其养，则妄水去而骨壮；肝得其养，则邪风去而筋强）。”[7]

《本草从新》卷九：“五加皮，宣、祛风湿、补壮筋骨。辛顺气而化痰。苦坚骨而益精。温祛风而胜湿。逐皮肤之瘀血。疗筋骨之拘挛。（肾得其养则痰水去而骨壮、肝得其养则邪风去而筋强）治虚羸五缓。”[27]

《本草述钩元》二十四：“五加皮，北方沙地者木类。南方坚地者草类。生江淮者根类。地骨皮最良。轻脆芬香。苗茎有刺类蔷薇。长者丈余。叶五出。香气如橄榄。春时结实。如豆粒而扁。青色。得霜紫黑。俗名追风。使以渍酒疗风。不知其为真五加皮也。用根皮同茎。”[28]

《本草择要纲目·平性药品》：“五加皮，【气味】辛温无毒。五加者五车星之精也。水应五湖。人应五德。位应五方。物应五车。故青精入茎。则有东方之液。白气入节。则有西方之津。赤气入花。则有南方之光。玄精入根。则有北方之粭。黄烟入皮。则有戊已之灵。五神镇生。相转育成。饵之者真仙。服之者反婴。”[29]

《中药志》：“五加皮　本品为较常用中药。商品主要为五加科植物细柱五加的根皮。……【原植物】细柱五加　别名：五叶路刺、白刺尖（四川），五加木、五加、刺五加（四川、河南）。Acanthopanax gracilistylus W. W. Smith [A. hondae Matsuda, A. spinosus（Linn. f.）Miq.］——五加科 Araliaceae."[13]

《中药材手册》："五加皮［纲目列入木部灌木类五加项下］ 本品为五加科植物五加 Acanthopanax gracilistylus W. W. Smith 的干燥根皮，原植物系落叶灌木，栽培与野生均有，喜阳光，耐寒，多生于山地林缘、河边或丘陵地带灌木丛中。［别名］南五加皮。"[14]

《全国中草药汇编》："五加皮 别名：南五加皮、刺五加、刺五甲。来源：为五加科五加属植物五加 Acanthopanax gracilistylus W. W. Smith、无（短）梗五加 A. sessiflorus Seem. 和红毛五加 A. giraldii Harms，以树皮入药。"[15]

《中药大辞典》："五加皮《本经》 【异名】南五加皮《科学的民间药草》。【基原】为五加科植物五加或无梗五加、刺五加、糙叶五加、轮伞五加等的根皮。【原植物】①五加《本经》Acanthopanax gracilistylus W. W. Smith，又名：豺漆《本经》，文章草《巴蜀异物志》，五花《雷公炮炙论》，豺节《别录》，木骨、追风使、刺通《本草图经》，白刺《纲目》，茨五甲《草木便方》，白竻树、五叶路刺、细柱五加、老虎獠、五花眉、水面油、白芦刺、五加花、鸡脚风。②无梗五加 Acanthopanax sessiliflorus（Rupr. et Maxim.）Seem. ③刺五加 Acanthopanax senticosus（Rupr. et Maxim.）Harms. ④糙叶五加 Acanthopanax henryi（Oliv.）Harms. ⑤轮伞五加 Acanthopanax verticillatus Hoo."[10]

《中医大辞典·中药分册》："五加皮 出《神农本草经》。又名南五加皮。为五加科植物五加 Acanthopanax gracilistylus W. W. Smith 或短梗五加 A. sessiflorus Seem. 等的根皮。主产湖北、河南、安徽、浙江。"[19]

《中国医学百科全书·中医学》："五加皮 始载于《神农本草经》。又名南五加皮。为五加科植物细柱五加 Acanthopanax gracilistylus W. W. Smith 的根皮。夏、秋季挖根，洗净泥土，趁鲜剥取根皮，晒干。"[11]

《全国中药炮制规范》："五加皮 ［处方用名］五加皮。【来源】本品为五加科植物细柱五加 Acanthopanax gracilistylus W. W. Smith 的干燥根皮。野生或栽培。主产于陕西、河南、山东、安徽、江苏、四川、云南等地。夏、秋二季采挖根部，洗净，晒至根部发软时，剥取根皮，干燥。药材以肉厚，气香、断面色灰白者为佳。"[16]

《中国药材学》："五加皮 ［别名］刺五加，五花，追风使，老虎獠，刺眼、白芦刺（福建），白路刺（浙江），小五爪风（广东），鸡脚风、五皮风（广西）。【来源】本品为五加科植物细柱五加 Acanthopanax gracilistylus W. W. Smith 的根皮。"[17]

《中国中医药学主题词表》："五加皮 CORTEX ACANTHOPANACIS 为五加科植物细柱五加的干燥根皮；属祛风湿药 C 五加 C 细柱五加。"[12]

《普通高等教育中医药类规划教材·中药学》："五加皮《本经》 为五加科落叶小灌木细柱五加 Acanthopanax gracilistylus W. W. Smith 的根皮。主产于湖北、河南、安徽等地。夏、秋季采挖。剥取根皮。晒干。切厚片生用。"[9]

《中华本草》："五加皮《本经》 【异名】南五加皮《科学的民间草药》，五谷皮《浙江民间常用草药》，红五加皮《鄂西草药名录》。……【来源】为五加皮植物细柱五加和无梗五加的根皮。【原植物】①细柱五加 Acanthopanax gracilistylus W. W. Smith 又名：豺漆《本经》，豺节《别录》，五花《雷公炮炙论》，木骨、追风使、刺通《本草图经》，五佳、白刺《纲目》，茨五甲《草木便方》，刺五加、白路刺、五爪刺《浙江民间常用草药》，老虎獠、白芦刺《中药大辞典》，五加风、鸡脚风（福建），刺五甲（云南）。②无梗五加 Acanthopanax sessiliflorus（Rupr. et Maxim.）Seem. 又名：短梗五加《东北木本植物图志》。”[18]

《中华人民共和国药典》：“五加皮 Cortex Acanthopanacis 本品为五加科植物细柱五加 Acanthopanax gracilistylus W. W. Smith 的干燥根皮。夏、秋二季采挖根部，洗净，剥取根皮，晒干。”[8]

5 参考文献

1 汉·神农本草经. 清顾观光重辑本. 北京：人民卫生出版社，1955，69

2 魏晋·名医别录. 北京：人民卫生出版社，1986，247

3 南北朝·陶弘景. 本草经集注. 北京：人民卫生出版社，1994，360

4 宋·唐慎微. 证类本草. 北京：人民卫生出版社，1957，301

5 明·兰茂. 滇南本草. 第一卷. 昆明：云南人民出版社，1959，257

6 明·陈嘉谟. 本草蒙筌. 北京：人民卫生出版社，1988，75

7 清·汪昂. 本草备要. 北京：中国中医药出版社，1998，150

8 国家药典委员会编. 中华人民共和国药典. 一部. 北京：化学工业出版社，2000，48

9 雷载权主编. 普通高等教育中医药类规划教材·中药学. 上海：上海科学技术出版社，1995，123

10 江苏新医学院编. 中药大辞典. 上海：上海科学技术出版社，1977，380

11 《中医学》编辑委员会. 中国医学百科全书·中医学. 上海：上海科学技术出版社，1997，1057

12 吴兰成主编. 中国中医药学主题词表. 北京：中医古籍出版社，1996，410

13 中国医学科学院药物研究所等编. 中药志. 第五册. 北京：人民卫生出版社，1993，353

14 中华人民共和国卫生部药政管理局主编. 中药材手册. 北京：人民卫生出版社，1998，540

15 《全国中草药汇编》编写组编. 全国中草药汇编. 上册. 北京：人民卫生出版社，1996，147

16 中华人民共和国卫生部药政管理局编. 全国中药炮制规范. 北京：人民卫生出版社，1988，280

17 徐国钧等主编. 中国药材学. 北京：中国医药科技出版社，1996，822

18 国家中医药管理局《中华本草》编委会. 中华本草. 第五册. 上海：上海科学技术出版社，1999，758

19 《中医大辞典》编辑委员会编. 中医大辞典·中药分册. 北京：人民卫生出版社，1982，62

20 宋·苏颂. 本草图经. 合肥：安徽科学技术出版社，1994，340

21 明·刘文泰. 本草品汇精要. 北京：人民卫生出版社，1982，469

22 明·李中梓. 雷公炮制药性解. 见：中国医学大成（二）. 长沙：岳麓书社，1990，155

23 明·李中梓. 本草征要. 见：李中梓医学全书. 北京：中国中医药出版社，1999，136

24 明·卢之颐. 本草乘雅半偈. 北京：人民卫生出版社，1986，643

25 清·陈士铎. 本草新编. 北京：中国中医药出版社，1996，97

26 清·汪昂. 本草易读. 北京：人民卫生出版社，1987，155

27 清·吴仪洛. 本草从新. 北京：中医古籍出版社，2001，127

28 清·杨时泰. 本草述钩元. 上海：科技卫生出版社，1958，531

29 清·蒋居祉. 本草择要纲目. 见：珍本医书集成. 本草类. 上海：上海科学技术出版社，1985，109

30 明·李时珍. 本草纲目. 北京：人民卫生出版社，1982，2108

068 五灵脂
Wulingzhi
Faeces Trogopterori

1 定名依据

1.1 正名

1.1.1 汉文名：五灵脂（鼯鼠科动物的复齿鼯鼠 Trogopterus xanthipes Milne – Edwards 的粪便）。

1.1.2 英文名：flying squirrel's droppings.

1.2 依据

1.2.1 定名的文献依据

(1)《药谱》："药本 五灵脂。"[1]

(2)《证类本草》卷二十二："五灵脂，味甘，温，无毒。主疗心腹冷气，小儿五疳，辟疫，治肠风，通利气脉，女子月闭。出北地，此是寒号虫粪也（今附）。"[2]

(3)《本草图经》卷十五："五灵脂，出北地，今惟河东州郡有之。云是寒号虫粪，色黑如铁。采无时。然多夹沙石，绝难修治。若用之，先以酒研飞炼，令去沙石，乃佳。治伤冷积聚及小儿、女子方中多用之。"[3]

(4)《本草纲目》卷四十八："五灵脂，【修治】颂曰：此物多夹沙石，绝难修治。凡用研为细末，以酒飞去沙石，晒干收用。【气味】甘，温，无毒。恶人参，损人。"[4]

(5)《本草新编》卷五："五灵脂，味甘，气平，无毒。功专生血止血，通经闭，又治经行不止，去心疼，并疗血气刺痛，祛血痢肠风，逐心腹冷气，定产妇血晕，除小儿疳蛔，善杀虫，又止虫牙之痛。药笼中亦不可缺也。"[5]

(6)《本草从新》卷十六："五灵脂，泻、行血、宣、止痛。甘温纯阴。气味俱厚。入肝经血分。通利血脉。散血和血。血闭能通（生用）。经多能止。（炒用）治血痹血积。血眼血痢。肠风崩中。诸血病。"[6]

(7)《中华本草》："五灵脂《开宝本草》 【异名】药本（侯宁极《药谱》），寒号虫粪《开宝本草》，寒雀粪《中药志》……【来源】为鼯鼠科动物复齿鼯鼠之干燥粪便。【原动物】复齿鼯鼠 Trogopterus xanthipes Milne – Edwards."[7]

(8)《普通高等教育中医药类规划教材·中药学》："五灵脂《开宝本草》 为鼯鼠科动物的复齿鼯鼠 Trogopterus xanthipes Milne – Edwards 的粪便。主产于河北、山西、甘肃等地。全年均可采收，除去杂质晒干。许多粪粒凝结成块状的称'灵脂块'，又称'糖灵脂'，质佳；粪粒松散成米粒状的，称'灵脂米'质量较差。醋炙用。"[8]

(9)《中药大辞典》："五灵脂《开宝本草》 【异名】药本（侯宁极《药谱》），寒号虫粪《开宝本草》，寒雀粪《中药志》。【基原】为鼯鼠科动物橙足鼯鼠和飞鼠等的干燥粪便。【原植物】①橙足鼯鼠 Trogopterus xanthipes Milne – Edwards，又名：寒号《开宝本草》，寒号鸟、寒搭拉虫。②飞鼠 Pteromys volans L."[9]

(10)《中医大辞典·中药分册》:"五灵脂　出《开宝重定本草》。又名灵脂、寒雀粪。本品为鼯鼠科动物橙足鼯鼠 Trogopterus xanthipes Milne – Edwards 的干燥粪便。"[10]

(11)《中国医学百科全书·中医学》:"五灵脂　始载于《开宝本草》。又名寒号虫粪、寒雀粪。为鼯鼠科动物复齿鼯鼠 Trogopterus xanthipes Milne – Edwards 的干燥粪便。全年皆可采收,一般常在 10 ~ 12 月间到深山石洞中寻找,采后拣去杂质。根据药材外形的不同,通常分为'灵脂块'和'灵脂米'。"[11]

(12)《中国中医药学主题词表》:"五灵脂 FAECES TROGOPTERORI　为鼯鼠科动物复齿鼯鼠的干燥粪便;属动物药和活血祛瘀药。"[12]

(13)《中药志》[13]、《中药材手册》[14]、《全国中草药汇编》[15]、《全国中药炮制规范》[16]、《中国药材学》[17]等现代中药著作多以"五灵脂"作为本品正名(参见"文献通考")。

1.2.2　定名选择的理由

(1)五灵脂 Faeces Trogopterori,系哺乳纲啮齿目鼯鼠科动物复齿鼯鼠 Trogopterus xanthipes Milne – Edwards 等的粪便。"五灵脂"之名始见于《药谱》,"五灵脂"作为本品正名始见于《开宝本草》,其后的本草著作如宋·苏颂《本草图经》、唐慎微《证类本草》,明·李时珍《本草纲目》,清·陈士铎《本草新编》、吴仪洛《本草从新》等在载录本品时即以"五灵脂"作为正名,并一直沿用至今。

(2)我国最新出版的《普通高等教育中医药类规划教材·中药学》以及辞书类著作《中医大辞典·中药分册》、《中药大辞典》、《中国医学百科全书·中医学》等均以"五灵脂"作为本品正名。已经广泛应用于中医药学文献的标引和检索的《中国中医药学主题词表》也以"五灵脂"作为本品的正式主题词。现代本草著作如《中药志》、《全国中草药汇编》、《中华本草》、《中国药材学》、《中药材手册》、《全国中药炮制规范》等虽记载了不少本品各地的俗称,但也无一例外以"五灵脂"作为本品的正名。说明"五灵脂"作为本品正名已成为共识。

1.3　与正名等效的名词:无。

2　源流考释

五灵脂(哺乳纲啮齿目鼯鼠科动物复齿鼯鼠 Trogopterus xanthipes Milne – Edwards 等的粪便)始载于《药谱》[1],该书同时记载有异名"药本",但无产地、性状、用法、主治等载述。对本品详细记载始见于《开宝本草》[2],该书以"五灵脂"为正名,同时记载有异名"寒号虫粪"。如《证类本草》卷二十二:"五灵脂,味甘,温,无毒。主疗心腹冷气,小儿五疳,辟疫,治肠风,通利气脉,女子月闭。出北地,此是寒号虫粪也。(今附)臣禹锡等今据:寒号虫四足,有肉翅不能远飞,所以不入禽部。"[2]其后的本草著作大多即沿用该书记载,以"五灵脂"为正名记载本品,如宋·苏颂《本草图经》[3]、唐慎微《证类本草》[2]、寇宗奭《本草衍义》[18]、佚名《增广太平和剂图经本草药性总论》[19],元·王好古《汤液本草》[20],明·刘文泰《本草品汇精要》[21]、陈嘉谟《本草蒙筌》[22]、李时珍《本草纲目》[4]、缪希雍《炮炙大法》[23]、李中梓《雷公炮制药性解》[24]、李中梓《本草征要》[25]、卢之颐《本草乘雅半偈》[26],清·蒋居祉《本草择要纲目》[27]、陈士铎《本草新编》[5]、汪昂《本草易读》[29]、汪昂《本草备要》[30]、张璐

《本经逢原》[31]、叶桂《本草经解》[32]、吴仪洛《本草从新》[6]、严西亭《得配本草》[33]、沈金鳌《要药分剂》[34]、黄宫绣《本草求真》[35]、陈念祖《神农本草经读》[36]、姚澜《本草分经》[37]、杨时泰《本草述钩元》[38]、陈其瑞《本草撮要》[39]、张秉成《本草便读》，日本稻宣义《炮炙全书》[28]等。

现代有关著作均沿用《开宝本草》的记载以“五灵脂”作为本品正名，如《中华本草》[7]、《普通高等教育中医药类规划教材·中药学》[8]、《中药大辞典》[9]、《中医大辞典·中药分册》[10]、《中国医学百科全书·中医学》[11]、《中国中医药学主题词表》[12]、《中药志》[13]、《中药材手册》[14]、《全国中草药汇编》[15]、《全国中药炮制规范》[16]、《中国药材学》[17]等。同时尚记载有“灵脂”、“寒号虫粪”《中药材手册》[14]，“糖灵脂”、“灵脂米”、“灵脂块”《全国中草药汇编》[15]，“寒雀粪”《中药大辞典》[9]，“寒号虫屎”、“草灵脂”、“寒号鸟粪”《中国药材学》[17]等各地的俗称；还记载有本品原动物“橙足鼯鼠”的异名“寒号虫”、“寒号鸟”、“寒搭拉虫”《中药志》[13]，“寒号”《中药大辞典》[9]，“复齿鼯鼠”《中华本草》[7]等。

3 附录

3.1 又称：醋五灵脂（饮片规格名），灵脂块、糖灵脂、灵脂米、散灵脂（药材商品名）。

3.2 俗称：灵脂、寒号虫粪，糖灵脂、灵脂米、灵脂块，寒雀粪，寒号虫屎，草灵脂，寒号鸟粪。

3.3 曾称：药本《药谱》，寒号虫粪《开宝本草》。

3.4 原植物名称：橙足鼯鼠，寒号虫，寒号鸟，寒搭拉虫，寒号，复齿鼯鼠。

4 文献通考

《药谱》：“药本　五灵脂”。[1]

《本草图经》卷十五：“五灵脂，出北地，今惟河东州郡有之。云是寒号虫粪，色黑如铁。采无时。然多夹沙石，绝难修治。若用之，先以酒研飞炼，令去沙石，乃佳。治伤冷积聚及小儿、女子方中多用之。”[3]

《证类本草》卷二十二：“五灵脂，味甘，温，无毒。主疗心腹冷气，小儿五疳，辟疫，治肠风，通利气脉，女子月闭。出北地，此是寒号虫粪也。（今附）臣禹锡等今据：寒号虫四足，有肉翅不能远飞，所以不入禽部。”[2]

《本草衍义》卷十七：“五灵脂，行经血有功，不能生血。尝有人病眼中翳，往来不定，如此乃是血所病也。盖心生血，肝藏血，肝受血则能视。目病不治血，为背理。此物入肝最速。”[18]

《增广太平和剂图经本草药性总论·虫鱼部下品》：“五灵脂，味甘，温，无毒。主疗心腹冷气，小儿五疳，辟疫，治肠风，通利气脉，女子血闭。一云；治伤冷积聚。又治产妇血晕，昏迷上冲，闷绝不知人事。又治血崩不止。”[19]

《汤液本草》卷六：“五灵脂，味甘，温。无毒。《本草》云：主疗心腹冷气，小儿五疳，辟疫，治肠风，通利气脉，女子月闭。出北地，此是寒号虫粪也。”[20]

《本草品汇精要》卷三十一：“五灵脂，无毒。五灵脂，主疗心腹冷气，小儿五疳，辟疫。治肠风，通利气脉，女子月闭（《名医》所录）。【名】〔虫〕寒号虫。【地】〔图经曰〕出北地，今惟河东州郡有之，云是寒号虫粪也，此虫四足有肉翅，不能远飞，所以不入禽部。其粪色黑如铁，多夹砂石，绝难修治〔衍义曰〕。五灵脂，行经血有功，不能生血。尝有人病眼中翳，往来不定，如此乃是血所病也。盖心生血，肝藏之，肝受血则能视，目病不治血，则为背理。此物入肝最速也。"[21]

《本草蒙筌》卷十一："五灵脂，味甘，气平。无毒。出河东郡州，系寒号虫粪。状类铁多夹砂石，淘以酒专治女科。行血宜生，止血须炒。通经闭，及治经行不止；去心疼，并疗血气刺疼。驱血痢肠风，逐心腹冷气。定产妇血晕，除小儿疳蛔。"[22]

《本草纲目》卷四十八："五灵脂，【修治】颂曰：此物多夹沙石，绝难修治。凡用研为细末，以酒飞去沙石，晒干收用。【气味】甘，温，无毒。恶人参，损人。"[4]

《炮炙大法·虫鱼部》："五灵脂，（此是寒号虫粪也，此物多夹砂石，绝难修。治凡用研为细末，以酒淘飞，澄去砂脚，晒干醋拌炒。恶人参）。"[23]

《雷公炮制药性解》卷六："五灵脂，味甘，性温无毒，入心肝二经。主心腹冷气疼痛，肠风产后血晕，小儿疳疣。去目翳，辟疫气，解蛇毒。酒研飞炼，令去研石为佳，生者行血，炒者止血。"[24]

《本草征要》卷一："五灵脂，味甘，性温，无毒，入肝经。恶人参。酒飞去沙，晒。止血气之痛，无异手拈。行冷滞之瘀，真同仙授。五灵脂，乃寒号禽之粪也。气味俱厚，独入厥阴。主血，生用行血，炒熟止血，痛证若因血滞者，下咽如神。"[25]

《本草乘雅半偈·第九帙》："五灵脂，（别录下品）。古者称粪为遗。趋势附炎，暂假冠裳，不得不自先喝彩。附炎未几，冷落遂至，如此自道，恰象审时，恰象知止。餐以柏实，何等芳洁。遗复可餐，何等本分。此辈亦有热肠，唯真小人，做得假君子。"[26]

《本草择要纲目·热性药品》："五灵脂，（寒号虫屎也。此物多夹沙石。绝难修治。凡用。研为细末。以酒飞去沙石。晒干收用）。"[27]

《本草新编》卷五："五灵脂，味甘，气平，无毒。功专生血止血，通经闭，又治经行不止，去心疼，并疗血气刺痛，祛血痢肠风，逐心腹冷气，定产妇血晕，除小儿疳蛔，善杀虫，又止虫牙之痛。药笼中亦不可缺也。"[5]

《炮炙全书》卷四："五灵脂，即寒号禽粪，甘，温。色黑如铁，气甚臊恶，粒大如豆，有如糊者，有粘块如糖者，以糖心润泽者为真，多夹沙石，极难修治，去沙石研为细末，以酒飞过，晒干用。恶人参，损人。"[28]

《本草易读》卷八："五灵脂三百九十一，去净沙石为末，酒飞晒干用。最恶人参。甘，温，无毒。足厥阴药也。除一切血病，崩痢漏带，积痹闭结诸血，止诸般痛疾，心腹胁肋，身体疝齿诸痛。除风化痰，杀虫消积。息惊风之痫癫，杀毒物之咬螫。退肠风而平疳，救反胃而止渴。生用能通，炒用能止。血目最良，肝疟亦效。血虚无瘀者忌用。"[29]

《本草备要·禽兽部》："五灵脂，宣，行血，止痛。甘温纯阴，气味俱厚。入肝经血分。通利血脉，散血和血，血闭能通（生用），经多能止（炒用）。"[30]

《本经逢原》卷四："五灵脂，即寒号虫矢，又名鶡鴠。苦酸寒小毒。研细酒飞去砂石晒干。生用则破血，炒用则和血。发明，鶡鴠，候时鸟也。晋地有之。春夏羽仪丰盛，冬时裸形昼夜哀鸣，故杨氏《丹铅录》谓之寒号虫，屎名五灵脂，谓状如凝脂，而受五行之灵气也。"[31]

《本草经解》卷四："【五灵脂】，气温。味甘。无毒。主疗心腹冷气。小儿五疳。辟疫。治肠风。通利气脉。女子月闭。（酒研）五灵脂气温。禀天春和之木气。入足厥阴肝经。味甘无毒。得地中正之土味。"[32]

《本草从新》卷十六："五灵脂，泻、行血、宣、止痛。甘温纯阴。气味俱厚。入肝经血分。通利血脉。散血和血。血闭能通（生用）。经多能止。（炒用）。治血痹血积。血眼血痢。肠风崩中。诸血病。"[6]

《得配本草》卷九："五灵脂，即寒号虫屎。恶人参。损人。甘，温。入足厥阴经血分。治痰涎挟血成窠，去胸腹血结疼痛，愈疟痢，疗目翳，除肠风。得半夏，治痰血凝结。得蒲黄，治心腹疼痛。佐胡桃、柏子仁，治咳嗽肺胀。合木香、乌药，理周身血气刺痛。酒调，治蛇咬昏溃。"[33]

《要药分剂》卷二："五灵脂，味甘。性温。无毒。出北地。寒号虫粪。降也。阴中阴也。恶人参。损人。"[34]

《本草求真》卷五："五灵脂，（原禽）入肝行血破瘀止痛。五灵脂（专入心肝）。即北地寒号虫鸟矢也（时珍曰。曷旦乃候时之鸟也。五台诸山甚多。其状如小鸡。四足有肉翅。夏月毛采五色。自鸣若曰凤凰不如我。至冬毛落如鸟雏。忍寒而号。曰得过且过。其矢恒集一处。气甚臊恶。粒大如豆。采之有如糊者。有粘块如糖者。人亦以砂石杂而货之。凡用以糖心润泽者为真）。"[35]

《神农本草经读·本草附录》："五灵脂，气味甘、温，无毒。主疗心腹冷气，小儿五疳，辟疫。治肠风，通利血脉，女子月闭。（酒研）"[36]

《本草分经·原例》："五灵脂，甘温纯阴，气味臊恶，入肝经血分，通利血脉，生用散血，炒用止血，除风杀虫，化痰消积，治气血诸痛一切血病。北地有鸟名号寒虫，此其屎也。酒飞去砂石用。"[37]

《本草述钩元》卷三十："五灵脂，寒号虫所遗也。先冬噙集柏实。穴居南向。餐已而遗。遗已而餐。转展化道。形若凝脂。气甚臊恶。味甘。气温。气味俱厚。阴中之阴。浊阴归下。降也。入足厥阴手少阴经（恶人参。损人）。"[38]

《本草撮要》卷八："【五灵脂】，味甘温。气味俱厚。入足厥阴经功专散血止痛。得蒲黄治心腹疼痛。产后恶露刺痛。得雄黄酒调敷蛇咬伤。血虚无瘀者忌服。恶人参。研末酒飞去砂石用。行血宜生。止血宜炒。油调末涂风癫良。一名寒号虫。"[39]

《本草便读·禽部》："五灵脂，通肝破血。咸酸温痛滞均瘳。消积除风。腥秽浊虚人当禁。崩淋漏带。皆属寒瘀。摩翳杀虫。尽由肝病（五灵脂即寒号虫矢也。甘苦咸温。腥臭浊恶。能入肝破血消积。治一切症瘕血滞诸证。然须病因于寒者为宜。翳与虫皆由风木郁滞而起。故均治之。极易败胃。虚人禁用）。"[40]

《中药志》："五灵脂　本品为次常用中药，始载于宋《开宝本草》。现在商品种类很多，一般分为灵脂块（糖灵脂）及灵脂米（散灵脂）两大类。其原动物种类较多，主要为橙足鼯鼠。【原动物】橙足鼯鼠　别名：寒号虫、寒号鸟、寒搭拉虫。Trogopterus xanthipes Milne－Edwards——脊椎动物门 Vertebrata，哺乳纲 Mammalia，啮齿目 Rodentia，鼯鼠科 Petauristidae."[13]

《中药材手册》："五灵脂［纲目列入禽部原禽类寒号虫项下］　本品为鼯鼠科动物复齿鼯鼠 Trogopterus xanthipes Milne－Edwards 的干燥粪便。该鼠筑窝于岩石陡壁上的石洞或岩缝中，昼伏夜出，以柏树枝及其他树籽或嫩枝为食。根据外形，商品分为两种：即灵脂块与灵脂米。灵脂块又称糖灵脂，为粪便与尿粘结在一起的粪块，质量较好；灵脂米多系当年所产的零散粪粒，为一般的应用品。此外，新疆和东北地区所产的五灵脂为同科动物小飞鼠的粪便；甘肃、青海等地所产的五灵脂为鼠兔科动物达呼尔鼠兔、藏鼠兔、红耳鼠兔的粪便。多在当地自产自销。四川部分地区曾以金龟子科昆虫小青龙潜的粪便充五灵脂药用，应注意鉴别。[别名] 灵脂、寒号虫粪。”[14]

《全国中草药汇编》：“五灵脂　别名：灵脂、糖灵脂、灵脂米、灵脂块。来源：为鼯鼠科动物橙足鼯鼠 Trogopterus xanthipes Milne - Edwards 或飞鼠科动物小飞鼠 Pteromys volans L. 的干燥粪便。”[15]

《中药大辞典》：“五灵脂《开宝本草》　【异名】药本（侯宁极《药谱》），寒号虫粪《开宝本草》，寒雀粪《中药志》。【基原】为鼯鼠科动物橙足鼯鼠和飞鼠等的干燥粪便。【原植物】①橙足鼯鼠 Trogopterus xanthipes Milne - Edwards，又名：寒号《开宝本草》，寒号鸟、寒搭拉虫。②飞鼠 Pteromys volans L. ”[9]

《中医大辞典・中药分册》：“五灵脂　出《开宝重定本草》。又名灵脂、寒雀粪。本品为鼯鼠科动物橙足鼯鼠 Trogopterus xanthipes Milne - Edwards 的干燥粪便。”[10]

《中国医学百科全书・中医学》：“五灵脂　始载于《开宝本草》。又名寒号虫粪、寒雀粪。为鼯鼠科动物复齿鼯鼠 Trogopterus xanthipes Milne - Edwards 的干燥粪便。全年皆可采收，一般常在10~12月间到深山石洞中寻找，采后拣去杂质。根据药材外形的不同，通常分为‘灵脂块’和‘灵脂米’。”[11]

《全国中药炮制规范》：“五灵脂　[处方用名] 五灵脂、醋五灵脂。【来源】本品为鼯鼠科动物复齿鼯鼠 Trogopterus xanthipes Milne - Edwards 的干燥粪便。均系野生。主产于河北、山西等地。全年均可采收，除去杂质，干燥。药材据外形不同分为‘灵脂块’及‘灵脂米’。灵脂块以黑棕色、有油润光泽者为佳；灵脂米以体轻、黑棕色、断面黄绿色者为佳。”[16]

《中国药材学》：“五灵脂　[别名] 寒号虫屎，草灵脂，寒雀粪，寒号鸟粪。【来源】本品为哺乳纲啮齿目鼯鼠科动物复齿鼯鼠 Trogopterus xanthipes Milne - Edwards 等的粪便。”[17]

《中国中医药学主题词表》：“五灵脂 FAECES TROGOPTERORI　为鼯鼠科动物复齿鼯鼠的干燥粪便；属动物药和活血祛瘀药。”[12]

《普通高等教育中医药类规划教材・中药学》：“五灵脂《开宝本草》　为鼯鼠科动物的复齿鼯鼠 Trogopterus xanthipes Milne - Edwards 的粪便。主产于河北、山西、甘肃等地。全年均可采收，除去杂质晒干。许多粪粒凝结成块状的称‘灵脂块’，又称‘糖灵脂’，质佳；粪粒松散成米粒状的，称‘灵脂米’质量较差。醋炙用。”[8]

《中华本草》：“五灵脂《开宝本草》　【异名】药本（侯宁极《药谱》），寒号虫粪《开宝本草》，寒雀粪《中药志》……【来源】为鼯鼠科动物复齿鼯鼠之干燥粪便。【原动物】复齿鼯鼠 Trogopterus xanthipes Milne - Edwards. ”[7]

5　参考文献

1　唐・侯宁极.《药谱》. 抄本，6

2 宋·唐慎微. 证类本草. 北京：人民卫生出版社，1957，452
3 宋·苏颂. 本草图经. 合肥：安徽科学技术出版社，1994，526
4 明·李时珍. 本草纲目. 北京：人民卫生出版社，1982，2642
5 清·陈士铎. 本草新编. 北京：中国中医药出版社，1996，289
6 清·吴仪洛. 本草从新. 北京：中医古籍出版社，2001，221
7 国家中医药管理局《中华本草》编委会. 中华本草. 第九册. 上海：上海科学技术出版社，1999，551
8 雷载权主编. 普通高等教育中医药类规划教材·中药学. 上海：上海科学技术出版社，1995，204
9 江苏新医学院编. 中药大辞典. 上海：上海科学技术出版社，1977，384
10 《中医大辞典》编辑委员会编. 中医大辞典·中药分册. 北京：人民卫生出版社，1982，63
11 《中医学》编辑委员会. 中国医学百科全书·中医学. 上海：上海科学技术出版社，1997，1149
12 吴兰成主编. 中国中医药学主题词表. 北京：中医古籍出版社，1996，410
13 中国医学科学院药物研究所等编. 中药志. 第四册. 北京：人民卫生出版社，1961，1
14 中华人民共和国卫生部药政管理局主编. 中药材手册. 北京：人民卫生出版社，1998，633
15 《全国中草药汇编》编写组编. 全国中草药汇编. 上册. 北京：人民卫生出版社，1996，151
16 中华人民共和国卫生部药政管理局编. 全国中药炮制规范. 北京：人民卫生出版社，1988，325
17 徐国钧等主编. 中国药材学. 北京：中国医药科技出版社，1996，1838
18 宋·寇宗奭. 本草衍义. 上海：商务印书馆，1957，117
19 宋·佚名. 增广太平和剂图经本草药性总论. 见：增广太平惠民和剂局方. 海口：海南出版社，2002，502
20 元·王好古. 汤液本草. 见：景印文渊阁四库全书（745）. 北京：中医古籍出版社，1986，1012
21 明·刘文泰. 本草品汇精要. 北京：人民卫生出版社，1982，753
22 明·陈嘉谟. 本草蒙筌. 北京：人民卫生出版社，1988，412
23 明·缪希雍. 炮炙大法. 明末庄继先校刻本
24 明·李中梓. 雷公炮制药性解. 见：中国医学大成（二）. 长沙：岳麓书社，1990. 163
25 明·李中梓. 本草征要. 见：李中梓医学全书. 北京：中国中医药出版社，1999，154
26 明·卢之颐. 本草乘雅半偈. 北京：人民卫生出版社，1986，508
27 清·蒋居祉. 本草择要纲目. 见：珍本医书集成. 本草类. 上海：上海科学技术出版社，1985，63
28 ［日］稻宣义. 炮炙全书. 北京：中医古籍出版社，1981，140
29 清·汪昂. 本草易读. 北京：人民卫生出版社，1987，343
30 清·汪昂. 本草备要. 北京：中国中医药出版社，1998，243
31 清·张璐. 本经逢原. 上海：上海科学技术出版社，1959，235
32 清·叶桂. 本草经解. 上海：上海科学技术出版社，1958，111
33 清·严西亭. 得配本草. 上海：上海卫生出版社，1957，7
34 清·沈金鳌. 要药分剂. 上海：上海科学技术出版社，1959，52
35 清·黄宫绣. 本草求真. 上海：上海科学技术出版社，1959，246
36 清·陈念祖. 神农本草经读. 北京：人民卫生出版社，1959，53
37 清·姚澜. 本草分经. 上海：上海科学技术出版社，1989，122
38 清·杨时泰. 本草述钩元. 上海：科技卫生出版社，1958，620
39 清·陈其瑞. 本草撮要. 见：珍本医书集成. 本草类. 上海：上海科学技术出版社，1985，83
40 清·张秉成. 本草便读. 上海：上海卫生出版社，1957，103

069　五味子

Wuweizi

Fructus Schisandrae Chinensis

1　定名依据

1.1　正名

1.1.1　汉文名：五味子［木兰科植物五味子 Schisandra chinensis（Turcz.）Baill. 的干燥成熟果实］。

1.1.2　英文名：Chinese magnoliavine fruit.

1.2　依据

1.2.1　定名的文献依据

(1)《神农本草经》卷一："五味子：味酸，温。主益气，咳逆上气，劳伤羸瘦。补不足，强阴，益男子精，生山谷。"[1]

(2)《吴普本草·草木类》："五味，一名玄及。(御览卷九九〇第三页上)"[2]

(3)《名医别录》中品："五味子，无毒。主养五脏，除热，生阴中肌。一名会及，一名玄及。生齐山及代郡。八月采实，阴干（苁蓉为之使，恶葳蕤，胜乌头)。《本经》原文：五味子，味酸，温。主益气，咳逆上气，劳伤羸瘦，补不足，强阴，益男子精。生山谷。"[3]

(4)《本草图经》下卷第五："五味子：生齐山山谷及代郡，今河东、陕西州郡尤多，而杭越间亦有。春初生苗，引赤蔓于高木，其长六七尺；叶尖圆似杏叶；三四月开黄白花，类小莲花。七月成实，如豌豆许大，生青熟红紫。《尔雅》云：菋，荎藸。注云：五味也。蔓生，子丛茎端。疏云：一名菋，一名荎藸。今有数种，大抵相近，而以味甘者为佳；八月采，阴干用。一说小颗皮皱泡者，有白色盐霜一重，其味酸、咸、苦、辛、甘，味全者真也。"[4]

(5)《本草品汇精要》卷之九："五味子，无毒　蔓生。五味子（出《神农本经》)，主益气、咳逆上气、劳伤羸瘦，补不足，强阴，益男子精（以上朱字《神农本经》)。养五脏，除热，生阴中肌（以上黑字《名医》所录)。【名】会及、玄及、菋、荎藸。"[5]

(6)《本草蒙筌》卷之一："五味子，味酸，气温。气轻味厚，降也，阳中微阴。无毒。江北最多，江南亦有。春生苗茎赤色，渐蔓高木引长。叶发似杏叶尖圆，花开若莲花黄白。秋初结实，丛缀茎端。粒圆紫不异樱珠，核扁红俨若猪肾。采收日曝，膏润难干。南北各有所长，藏留切勿相混。风寒咳嗽南五味为奇，虚损劳伤北五味最妙。"[6]

(7)《本草纲目》第十八卷："五味子《本经·上品》　【释名】荎藸《尔雅》，音知除)、玄及《别录》、会及。恭曰：五味，皮、肉甘、酸，核中辛、苦，都有咸味，此则五味具也。《本经》但云味酸，当以木为五行之先也。"[7]

(8)《中华人民共和国药典》："五味子 Fructus Schisandrae Chinensis　本品为木兰科植物五味子 Schisandra chinensis（Turcz.）Baill. 的干燥成熟果实。习称'北五味子'。秋季果实成熟时采摘，晒干或蒸后晒干，除云果梗及杂质。”[8]

(9)《普通高等教育中医药类规划教材·中药学》：“五味子《本经》 为木兰科多年生落叶木质藤本植物五味子 Schisandra chinensis（Turcz.）Baill. 或华中五味子 Schisandra sphenanthera Rehd. et Wils. 的成熟果实。前者习称‘北五味子’，主产于东北；后者习称‘南五味子’，主产于西南及长江流域以南各省。秋季果实成熟时采取。晒干。生用或经醋、蜜拌蒸晒干用。”[9]

(10)《中药大辞典》：“五味子《本经》 【异名】菋、荎藸《尔雅》，玄及《吴普本草》，会及《别录》，五梅子《辽宁主要药材》。【基原】为木兰科植物五味子的果实。【原植物】五味子 Schisandra chinensis（Turcz.）Baill.，又名：面藤、山花椒。”[10]

(11)《中药志》[11]、《中药材手册》[12]、《全国中药炮制规范》[13]、《中国药材学》[14]、《全国中草药汇编》[15]、《中医大辞典·中药分册》[16]、《中国医学百科全书·中医学》[17]、《中国中医药学主题词表》[18]、《中华本草》[19]等现代中药著作多以“五味子”作为本药正名（参见“文献通考”）。

1.2.2 定名选择的理由

(1) 五味子 Fructus Schisandrae chinensis，木兰科植物五味子 Schisandra chinensis（Turcz.）Baill. 的干燥成熟果实。“五味子”之名始载于汉《神农本草经》，其后的本草著作除《吴普本草》以“五味”为正名外，其余的本草著作无一例外均以“五味子”为正名载录本品，如魏晋《名医别录》，宋·苏颂《本草图经》，明·刘文泰《本草品汇精要》、陈嘉谟《本草蒙筌》、李时珍《本草纲目》等，并一直沿用至今。

(2) 我国最新出版的《中华人民共和国药典》、《普通高等教育中医药类规划教材·中药学》以及辞书类著作《中医大辞典·中药分册》、《中药大辞典》、《中国医学百科全书·中医学》等均以“五味子”作为本药正名。已经广泛应用于中医药学文献的标引和检索的《中国中医药学主题词表》也以“五味子”作为本药的正式主题词。现代本草著作如《全国中草药汇编》、《中药志》、《中华本草》、《中国药材学》、《中药材手册》、《全国中药炮制规范》等也均以“五味子”作为本药的正名。

1.3 与正名等效的名词：无。

2 源流考释

五味子［木兰科植物五味子 Schisandra chinensis（Turcz.）Baill. 的干燥成熟果实］作为本品正名始载于《神农本草经》卷一：“五味子：味酸，温。主益气，咳逆上气，劳伤羸瘦。补不足，强阴，益男子精。生山谷。”[1]。唐以前记载的本品异名有“菋”、“荎藸”、“五味”、“玄及”、“会及”等，如晋·郭璞注《尔雅注疏》：“菋，荎藸。郭璞云：五味也。蔓生子，丛在茎头。”[20] 三国·吴普《吴普本草·草木类》：“五味，一名玄及。”[2] 魏晋《名医别录》卷二：“五味子，无毒。主养五脏，除热，生阴中肌。一名会及，一名玄及。生齐山及代郡。八月采实，阴干。”[3]

后世本草著作除《吴普本草》以“五味”为正名（如《吴普本草》草木类：“五味，一名玄及。”[2]）外，其余均以“五味子”为正名记载，如魏晋《名医别录》[3]，南北朝·陶弘景《本草经集注》[21]，唐·苏敬《新修本草》[22]，宋·苏颂《本草图经》[4]、唐慎微《证类本草》[23]、寇宗奭《本草衍义》[24]，元·王好古《汤液本草》[25]、忽思慧

《饮膳正要》[26]，明·刘文泰《本草品汇精要》[5]、陈嘉谟《本草蒙筌》[6]、李时珍《本草纲目》[7]、卢之颐《本草乘雅半偈》[27]、李中梓《本草征要》[28]，清·张志聪《本草崇原》[29]、蒋居祉《本草择要纲目》[30]、陈士铎《本草新编》[31]、汪昂《本草易读》[32]及《本草备要》[33]、张璐《本经逢原》[34]、徐大椿《神农本草经百种录》[35]、吴仪洛《本草从新》[36]、严西亭等《得配本草》[37]、黄宫绣《本草求真》[38]、陈念祖《神农本草经读》[39]、姚澜《本草分经》[40]、杨时泰《本草述钩元》[41]、叶志诜《神农本草经赞》[42]、陈其瑞《本草撮要》[43]、张秉成《本草便读》[44]等，同时记载有“南五味”、“北五味”等异名，如《本草蒙筌》卷之一：“五味子，味酸，气温。气轻味厚，降也，阳中微阴。无毒。江北最多，江南亦有……南北各有所长，藏留切勿相混。风寒咳嗽南五味为奇，虚损劳伤北五味最妙。”[6]

现代有关著作均沿用《神农本草经》的记载以“五味子”作为本品正名，如《中华人民共和国药典》[8]、《普通高等教育中医药类规划教材·中药学》[9]、《中药大辞典》[10]、《中药志》[11]、《中药材手册》[12]、《全国中药炮制规范》[13]、《中国药材学》[14]、《全国中草药汇编》[15]、《中医大辞典·中药分册》[16]、《中国医学百科全书·中医学》[17]、《中国中医药学主题词表》[18]、《中华本草》[19]等。同时尚记载有“北五味子”、“辽五味子”《全国中草药汇编》[15]，“五梅子”《中药大辞典》[10]，“山花椒”、“乌梅子”、“软枣子”《中国药材学》[14]等各地俗称；还记载有本品原植物“五味子”的异名“辽五味”、“山花椒”、“北五味子”《中药志》[11]，“面藤”《中药大辞典》[10]等。

3 附录

3.1 又称：醋五味子、酒五味子、蜜五味子（饮片规格名），南五味子、北五味子、辽五味（药材商品名）。

3.2 俗称：五梅子（辽宁），山花椒，乌梅子（东北），软枣子（山东），山花椒（陕西、甘肃），北五味子，辽五味子。

3.3 曾称：菋、荎藸《尔雅》，五味、玄及《吴普本草》，会及《名医别录》，南五味、北五味《本草蒙筌》。

3.4 原植物名称：五味子，辽五味，山花椒（黑龙江），北五味子（通称），面藤。

4 文献通考

《神农本草经》卷一：“五味子：味酸，温。主益气，咳逆上气，劳伤羸瘦。补不足，强阴，益男子精。生山谷。”[1]

《尔雅注疏》：“菋，荎藸。郭璞云：五味也。蔓生子，丛在茎头。”[20]

《吴普本草·草木类》：“五味，一名玄及。”[2]

《名医别录》卷二：“五味子，无毒。主养五脏，除热，生阴中肌。一名会及，一名玄及。生齐山及代郡。八月采实，阴干。”[3]

《本草经集注·草木中品》：“五味子，味酸，温，无毒……一名会及，一名玄及。生齐山山谷及代郡。八月采实，阴干。（苁蓉为之使，恶葳蕤，胜乌头）今第一出高丽，多肉而酸、甜，次出青州、冀州，味过酸，其核并似猪肾。又有建平者，少肉，核形不相似，味苦，亦良。此药多膏润，烈日曝之，乃可捣筛。”[21]

《新修本草》卷第七："五味子，味酸，温，无毒……一名会及，一名玄及。生齐山山谷及代郡。八月采实，阴干……【谨案】五味，皮肉甘、酸，核中辛、苦，都有咸味，此则五味具也。《本经》云：味酸，当以木为五行之先也。其叶似杏而大，蔓生木上。子作房如落葵，大如蘡子。一出蒲州及蓝田山中。"[22]

《本草图经》下卷第五："五味子：生齐山山谷及代郡，今河东、陕西州郡尤多，而杭越间亦有。春初生苗，引赤蔓于高木，其长六七尺；叶尖圆似杏叶；三四月开黄白花，类小莲花。七月成实，如豌豆许大，生青熟红紫。《尔雅》云：菋，荎藸。注云：五味也。蔓生，子丛茎端。疏云：一名菋，一名荎藸。今有数种，大抵相近，而以味甘者为佳；八月采，阴干用。一说小颗皮皱泡者，有白色盐霜一重，其味酸、咸、苦、辛、甘，味全者真也。"[4]

《证类本草》卷第七："五味，味酸，温，无毒。主益气，咳逆上气，劳伤羸瘦，补不足，强阴，益男子精，养五脏，除热，生阴中肌。一名会及。一名玄及。生齐山山谷及代郡。八月采实，阴干。"[23]

《本草衍义》卷八："五味子，今华州之西至秦州皆有之。方红熟时采得，蒸烂，研，滤汁，去子，熬成稀膏。量酸甘入蜜，再火上，待蜜熟，俟冷，器中贮，作汤。肺虚寒人，可化为汤，时时服。作果，可以寄远。"[24]

《汤液本草》卷之四："五味子，气温，味酸，阴中阳。酸而微苦，味厚气轻，阴中微阳。无毒。入手太阴经，入足少阴经。"[25]

《饮膳正要》卷第三："五味子，味酸，温，无毒。益气，补精，温中，润肺、养藏强阴。"[26]

《本草品汇精要》卷之九："五味子，无毒　蔓生。五味子（出《神农本经》），主益气、咳逆上气、劳伤羸瘦，补不足，强阴，益男子精（以上朱字《神农本经》）。养五脏，除热，生阴中肌（以上黑字《名医》所录）。【名】会及、玄及、菋、荎藸。"[5]

《本草蒙筌》卷之一："五味子，味酸，气温。气轻味厚，降也，阳中微阴。无毒。江北最多，江南亦有。春生苗茎赤色，渐蔓高木引长。叶发似杏叶尖圆，花开若莲花黄白。秋初结实，丛缀茎端。粒圆紫不异樱珠，核扁红俨若猪肾。采收日曝，膏润难干。南北各有所长，藏留切勿相混。风寒咳嗽南五味为奇，虚损劳伤北五味最妙。"[6]

《本草纲目》第十八卷："五味子《本经·上品》【释名】荎藸《尔雅》，音知除）、玄及《别录》、会及。恭曰：五味，皮、肉甘、酸，核中辛、苦，都有咸味，此则五味具也。《本经》但云味酸，当以木为五行之先也。"[7]

《本草乘雅半偈》第三帙："五味子《本经·上品》【气味】酸温，无毒。【主治】主益气，咳逆上气，劳伤羸瘦，补不足，强阴，益男子精……先人云：玄者，一阳初动，冬藏之半也。人身之气，藏者为精，精之能动者为玄。玄之所未及，正精之所闭密也，故一名玄及。髓会为精，故又名会及。会字之义，如百骸髓会而为精，一滴生人，众形毕具。"[27]

《本草征要》第一卷："五味子，味甘、酸，核中苦、辛、咸，性温，无毒。入肺、肾二经。苁蓉为使。恶葳蕤。嗽药生用，补药微焙。辽东肥润者佳。"[28]

《本草崇原·本经上品》："五味子，气味酸温，无毒。主益气，咳逆上气，劳伤羸瘦，补不足，强阴，益男子精。（五味子《别录》名玄及，始出齐山山谷及代郡，今河东陕西州郡尤多，杭越间亦有，故有南北之分。南产者，色红核圆。北产者，色红兼黑，核形似猪肾。凡用以北产者为佳。蔓生，茎赤色，花黄，白子，生青熟紫，亦具五色，实具五味，皮肉甘酸，核中辛苦，都有咸味，味虽有五，酸味居多。名玄及者，谓禀水精而及于木也。都有咸味，则禀水精。酸味居多，则及于木。盖五行之气，本于先天之气，而生后天之木也）”[29]

《本草择要纲目·热性药品》：“五味子 【气味】酸温无毒。可升可降。阴中微阳。入手太阴血分。足少阴气分。”[30]

《本草新编》卷之二（商集）：“五味子，味酸，气温，降也。阴中微阳，非阳中微阴也，无毒。此药有南北之分，必以北者为佳，南者不可用。古人为南北各有所长，误也。最能添益肾水，滋补肺金，尤善润燥，非特收敛肺气（［批］五味子收敛肺气，正所以生肾水也）。”[31]

《本草易读》卷五：“五味子百五十八，生用止嗽，熟用入补。苁蓉为使，恶葳蕤，胜乌头。味酸，微苦，微咸，无毒……出齐山、代郡、辽东等处，河东、陕西、越杭亦有之……今有二种，有南北之分，南产者色红，北产者色黑，用滋补必用北产者良。亦可取根种之，当年就旺；若二月种子，次年乃旺。”[32]

《本草备要·草部》：“五味子，补肺肾，涩精气。性温。五味俱备（皮甘、肉酸，核中苦辛，都有咸味）酸咸为多，故专收敛肺气而滋肾水。”[33]

《本经逢原》卷二：“五味子，酸温，无毒。产辽东者佳。微焙捣碎用。《本经》主益气，咳逆上气，劳伤羸瘦，补不足，强阴益男子精。发明：五味子，右肾命门本药。”[34]

《神农本草经百种录·上品》：“五味子，味酸温。主益气，气敛则益……”[35]

《本草从新》卷一：“【五味子】气温。味酸。无毒。主益气。咳逆上气。劳伤羸瘦。补不足。强阴。益男子精。”[36]

《得配本草》卷四：“五味子：苁蓉为之使，恶萎蕤，胜乌头。皮肉甘、酸，核苦、辛，其性皆温。”[37]

《本草求真》卷二：“五味子（蔓草）敛肺归肾涩精固气，五味（专入肺肾），味虽有五（皮甘、肉酸、核中苦辛、皆咸）。而酸咸俱多。其性亦温。”[38]

《神农本草经读》卷之一：“五味子，气味酸，温，无毒。主益气，咳逆上气，劳伤羸瘦，补不足，强阴，益男子精。陈修园曰：五味子气温味酸，得东方生长之气而主风。”[39]

《本草分经·原例（次序略经更定）》：“五味子 性温，五味俱备，酸咸为多，敛肺补肾，益气生津，涩精明目，强阴退热，敛汗止呕，宁嗽定喘，除渴止泻，夏月宜常服之以泻火而益金，北产者良。”[40]

《本草述钩元》卷十一：“五味子，皮肉甘酸，核中辛苦，都有咸，五味皆具。味全者真，本经但云酸，以木为五行之先也。”[41]

《神农本草经赞》卷一：“五味子，味酸温。主益气。咳逆上气。劳伤羸瘦。补不足。强阴益男子精。生山谷。”[42]

《本草撮要》卷一：“【五味子】味酸，兼咸苦甘辛。入手太阴足少阴经。功专敛肺经浮游之火，归肾藏散失之元。”[43]

《本草便读·草部·蔓草类》：“五味子，五味俱备。酸温独多。收肺气耗散之金。”[44]

《中药志》：“五味子　本品为较常用中药。商品分北五味子（原植物为五味子）和南五味子（原植物主要为华中五味子）。……【原植物】五味子。别名：辽五味、山花椒（黑龙江）、北五味子（通称）。Schisandra chinensis（Turcz.）Baill. ——五味子科 Schisandraceae.”[11]

《中药材手册》：“五味子（纲目列入草部山草类）　本品为干燥的果实。原植物系木兰科落叶藤木植物，均系野生。商品中按分布地区的不同，分南、北五味子两种，实则为同一属植物。习惯认为辽宁产者油性大、紫红色、肉厚、气味浓、质量最佳，故有‘辽五味’之称。”[12]

《全国中草药汇编》：“五味子　别名：北五味子、辽五味子。来源：为木兰科北五味子属植物五味子 Schisandra chinensis（Turcz.）Baill.，以果实入药。”[15]

《中药大辞典》：“五味子《本经》　【异名】菋、荎藸《尔雅》，玄及《吴普本草》，会及《别录》，五梅子《辽宁主要药材》。【基原】为木兰科植物五味子的果实。【原植物】五味子 Schisandra chinensis（Turcz.）Baill.，又名：面藤、山花椒。”[10]

《中医大辞典·中药分册》：“五味子　出《神农本草经》。又名北五味子。为木兰科植物五味子 Schisandra chinensis（Turcz.）Baill. 的果实。主产辽宁、吉林、黑龙江、河北。”[16]

《中国医学百科全书·中医学》：“五味子　始载于《神农本草经》。为木兰科植物五味子 Schisandra chinensis（Turcz.）Baill. 或华中五味子 S. sphenanthera Rehd. et Wils. 的果实。”[17]

《全国中药炮制规范》：“五味子　［处方用名］五味子、醋五味子、酒五味子、蜜五味子。【来源】本品为木兰科植物五味子 Schisandra chinensis（Turcz.）Baill. 或华中五味子 Schisandra sphenanthera Rehd. et Wils. 的干燥成熟果实。前者习称‘北五味子’，后者习称‘南五味子’。均系野生。主产于辽宁、吉林、黑龙江、河北、湖北、陕西等地。秋季果实成熟时采摘，晒干或蒸后晒干，除去果梗及杂质。药材以粒大、肉厚者为佳。”[13]

《中国药材学》：“五味子　【别名】山花椒，乌梅子（东北），软枣子（山东）。【来源】本品为木兰科植物五味子（北五味子）Schisandra（Schizandra）chinensis（Turcz.）Baill. 的果实。”[14]

《中国中医药学主题词表》：“五味 SCHISANDRA CHINENSIS　属木兰科；属固涩药（中药）和补肾药。D 北五味子。”[18]

《普通高等教育中医药类规划教材·中药学》：“五味子《本经》　为木兰科多年生落叶木质藤本植物五味子 Schisandra chinensis（Turcz.）Baill. 或华中五味子 Schisandra sphenanthera Rehd. et Wils. 的成熟果实。前者习称‘北五味子’，主产于东北；后者习称‘南五味子’，主产于西南及长江流域以南各省。秋季果实成熟时采取。晒干。生用或经醋、蜜拌蒸晒干用。”[9]

《中华本草》：“五味子《神农本草经》　【异名】菋、荎藸《尔雅》，玄及《吴普本草》，会及《别录》，五梅子《辽宁主要药材》，山花椒（陕西、甘肃）。……【来源】为五味子科植物五味子或华中五味子的果实。【原植物】①五味子 Schisandra chinensis（Turcz.）Baill.［Kadsura chinensis Turcz.］；②华中五味子 Schisandra sphenanthera Rehd.

et Wils."[19]

《中华人民共和国药典》："五味子 Fructus Schisandrae Chinensis　本品为木兰科植物五味子 Schisandra chinensis（Turcz.）Baill.　的干燥成熟果实。习称'北五味子'。秋季果实成熟时采摘，晒干或蒸后晒干，除云果梗及杂质。"[8]

5　参考文献

1　汉·神农本草经．清顾观光重辑本．北京：人民卫生出版社，1955，39

2　三国·吴普．吴普本草．北京：人民卫生出版社，1987，28

3　魏晋·名医别录．北京：人民卫生出版社，1986，117

4　宋·苏颂．本草图经．合肥：安徽科学技术出版社，1994，526

5　明·刘文泰．本草品汇精要．北京：人民卫生出版社，1982，280

6　明·陈嘉谟．本草蒙筌．北京：人民卫生出版社，1988，44

7　明·李时珍．本草纲目．北京：人民卫生出版社，1982，1238

8　国家药典委员会编．中华人民共和国药典．一部．北京：化学工业出版社，2000，48

9　雷载权主编．普通高等教育中医药类规划教材·中药学．上海：上海科学技术出版社，1995，316

10　江苏新医学院编．中药大辞典．上海：上海科学技术出版社，1977，386

11　中国医学科学院药物研究所等编．中药志．第三册．北京：人民卫生出版社，1993，227

12　中华人民共和国卫生部药政管理局主编．中药材手册．北京：人民卫生出版社，1959，203

13　中华人民共和国卫生部药政管理局编．全国中药炮制规范．北京：人民卫生出版社，1988，126

14　徐国钧等主编．中国药材学．北京：中国医药科技出版社，1996，1038

15　《全国中草药汇编》编写组编．全国中草药汇编．上册．北京：人民卫生出版社，1978．153

16　《中医大辞典》编辑委员会编．中医大辞典·中药分册．北京：人民卫生出版社，1982，63

17　《中医学》编辑委员会．中国医学百科全书·中医学．上海：上海科学技术出版社，1997，1269

18　吴兰成主编．中国中医药学主题词表．北京：中医古籍出版社，1996，411

19　国家中医药管理局《中华本草》编委会．中华本草．第二册．上海：上海科学技术出版社，1999，902

20　汉初学者辑，晋·郭璞注．十三经注疏·尔雅注疏．上海：上海古籍出版社，1993

21　南北朝·陶弘景．本草经集注．北京：人民卫生出版社，1994，266

22　唐·苏敬等撰．新修本草．合肥：安徽科学技术出版社，1981，198

23　宋·唐慎微．证类本草．北京：人民卫生出版社，1957，185

24　宋·寇宗爽．本草衍义．上海：商务印书馆，1937，52

25　元·王好古．汤液本草．见：景印文渊阁四库全书（745）．北京：中医古籍出版社，1986，958

26　元·忽思慧．饮膳正要．北京：北京市中国书店，1985，38

27　明·卢之颐．本草乘雅半偈．北京：人民卫生出版社，1986，150

28　明·李中梓．本草征要．见：李中梓医学全书．北京：中国中医药出版社，1999，117

29　清·张志聪．本草崇原．北京：中国中医药出版社，1992，18

30　清·蒋居祉．本草择要纲目．见：珍本医书集成．本草类．上海：上海科学技术出版社，1985，47

31　清·陈士铎．本草新编．北京：中国中医药出版社，1996，65

32　清·汪昂．本草易读．北京：人民卫生出版社，1987，222

33　清·汪昂．本草备要．北京：中国中医药出版社，1998，20

34　清·张璐．本经逢原．上海：上海科学技术出版社，1959，105

35　清·徐大椿．神农本草经百种录．见：景印文渊阁四库全书（785）．北京：中医古籍出版社，

1986，568
36 清·吴仪洛．本草从新．北京：中医古籍出版社，2001，86
37 清·严西亭．得配本草．上海：上海卫生出版社，1957，2
38 清·黄宫绣．本草求真．上海：上海科学技术出版社，1959，62
39 清·陈念祖．神农本草经读．北京：人民卫生出版，1959，10
40 清·姚澜．本草分经．上海：上海科学技术出版社，1989，71
41 清·杨时泰．本草述钩元．上海：科技卫生出版社，1958，313
42 清·叶志诜．神农本草经赞．见：珍本医书集成．本草类．上海：上海科学技术出版社，1985，30
43 清·陈其瑞．本草撮要．见：珍本医书集成．本草类．上海：上海科学技术出版社，1985，3
44 清·张秉成．本草便读．上海：上海卫生出版社，1957，29

070 五倍子
Wubeizi
Galla Chinensis

1 定名依据

1.1 正名

1.1.1 汉文名：五倍子［漆树科植物盐肤木 Rhus chinensis Mill.、青麸杨 Rhus potaninii Maxim. 或红麸杨 Rhus punjabensis Stew. var. sinica（Diels）Rehd. et Wils. 叶上的虫瘿，主要由五倍子蚜 Melaphis chinensis（Bell）Baker 寄生而形成］。

1.1.2 英文名：Chinese gall.

1.2 依据

1.2.1 定名的文献依据

(1)《证类本草》卷第十三："五倍子（今附） 味苦、酸，平，无毒。疗齿宣疳䘌，肺脏风毒流溢皮肤，作风湿癣疮，瘙痒脓水，五痔下血不止，小儿面鼻疳疮。一名文蛤。在处有。其子色青，大者如拳，内多虫。一名百虫仓……陈藏器序云：五倍子，治肠虚泄痢，熟汤服。"[1]

(2)《本草图经》卷第九："五倍子，旧不著所出州土，云在处有之，今以蜀中者为胜。生肤木叶上，七月结实，无花；其木青黄色；其实青，至熟而黄，大者如拳，内多虫。九月采子，曝干，生津液最佳。"[2]

(3)《本草纲目》第三十九卷："五倍子《开宝》【校正】自木部移入此。【释名】文蛤《开宝》、百虫仓《拾遗》，法酿过名百药煎。时珍曰：五倍当作五棓，见《山海经》。其形似海中文蛤，故亦同名。百虫仓，会意也。百药煎，隐名也。"[3]

(4)《本草新编》卷之四："五倍子，一名文蛤。味辛、酸，气平，无毒。入肾经。疗齿宣疳䘌，及小儿面鼻疳疮，治风癣痒疮，并治大人五痔下血。洗目消赤肿，止疼痛。染须髭变黑。专为收敛之剂，又禁泻痢肠虚，解消渴，生津，却顽疼，去热。百药煎，亦此造成。此药外治之功居多，内治之功甚少，存之以备疮毒之用耳。"[4]

(5)《本经逢原》卷四："五倍子 即川文蛤。苦、酸、咸，平，无毒。产川蜀，如菱角者佳。法酿过名百药煎，每五倍末一斤，入桔梗、甘草、真茶各一两为末，入酵糟二两拌和，置糠中窨，待起如发面状即成矣，作饼晒干用。”[5]

(6)《中华人民共和国药典》：“五倍子 Galla Chinensis　本品为漆树科植物盐肤木 Rhus chinensis Mill.、青麸杨 Rhus potaninii Maxim. 或红麸杨 Rhus punjabensis Stew. Var. sinica（Diels）Rehd. et Wils. 叶上的虫瘿，主要由五倍子蚜 Melaphis chinensis（Bell）Baker 寄生而形成。秋季采摘，置沸水中略煮或蒸至表面呈灰色，杀死蚜虫，取出，干燥。按外形不同，分为“肚倍”和“角倍”。[6]

(7)《普通高等教育中医药类规划教材·中药学》：“五倍子《本草拾遗》　为漆树科落叶灌木或小乔木植物盐肤木 Rhus chinensis Mill.、青麸杨 Rhus potaninii Maxim. 或红麸杨 Rhus punjabensis Stew. Var. sinica（Diels）Rehd. et Wils. 叶上的虫瘿，主要由五倍子蚜 Melaphis chinensis（Bell）Baker 寄生而形成。我国大部分地区均有，而以四川为主。秋季摘下虫瘿。煮死内中寄生虫，干燥。生用。”[7]

(8)《中药大辞典》：“五倍子《本草拾遗》　【异名】文蛤、百虫仓《开宝本草》，木附子《现代实用中药》。【基原】为倍蚜科昆虫角倍蚜或倍蛋蚜在其寄主盐肤木 Rhus chinensis Mill.、青麸杨 R. potaninii Maxim. 或红麸杨 R. punjabensis Stew. Var. sinica（Diels）Rehd. et Wils. 等树上形成的虫瘿……。【原植物】①角倍蚜 Melaphis chinensis（Bell），②倍蛋蚜 Melaphis paitan Tsai et Tang.”[8]

(9)《中国中医药学主题词表》：“五倍子 GALLA CHINENSIS　属倍蚜科昆虫角倍蚜或倍蛋蚜在其寄主漆树科植物盐肤木、青麦麸杨等树上形成的虫瘿；属固涩药（中药）和止血药（中药）。D 青麸杨。”[9]

(10)《中医大辞典·中药分册》[10]、《中国医学百科全书·中医学》[11]、《中药志》[12]、《中药材手册》[13]、《全国中药炮制规范》[14]、《中国药材学》[15]、《全国中草药汇编》[16]、《中华本草》[17]等现代中药著作均以“五倍子”作为本药正名（参见“文献通考”）。

1.2.2　定名选择的理由

(1) 五倍子 Galla Chinensis，本品为漆树科植物盐肤木 Rhus chinensis Mill.、青麸杨 Rhus potaninii Maxim. 或红麸杨 Rhus punjabensis Stew. Var. sinica（Diels）Rehd. et Wils. 叶上的虫瘿，主要由五倍子蚜 Melaphis chinensis（Bell）Baker 寄生而形成。“五倍子”之名最早见于唐陈藏器《本草拾遗》，其后的本草著作如宋·苏颂《本草图经》，明·李时珍《本草纲目》等以及清代大部分本草著作如陈士铎《本草新编》、张璐《本经逢原》等均以“五倍子”为正名载录本药。

(2) 我国最新出版的《中华人民共和国药典》、《普通高等教育中医药类规划教材·中药学》以及辞书类著作《中医大辞典·中药分册》、《中药大辞典》、《中国医学百科全书·中医学》等均以“五倍子”作为本药正名。已经广泛应用于中医药学文献的标引和检索的《中国中医药学主题词表》也以“五倍子”作为本药的正式主题词。现代本草著作如《全国中草药汇编》、《中药志》、《中华本草》、《中国药材学》、《中药材手册》、《全国中药炮制规范》等也均以“五倍子”作为本药的正名。

1.3　与正名等效的名词：无。

2　源流考释

五倍子［漆树科植物盐肤木 Rhus chinensis Mill.、青麸杨 Rhus potaninii Maxim. 或红

麸杨 Rhus punjabensis Stew. Var. sinica (Diels) Rehd. et Wils. 叶上的虫瘿，主要由五倍子蚜 Melaphis chinensis (Bell) Baker 寄生而形成］始载于唐·陈藏器《本草拾遗》[1]，如宋·唐慎微《证类本草》引《本草拾遗》云："五倍子，治肠虚泄痢，熟汤服。"[1]至宋·苏颂《本草图经》[2]、唐慎微《证类本草》[1]、寇宗奭《本草衍义》[18]等均以"五倍子"作为正名记载本品，同时尚记载有"文蛤"、"百虫仓"等异名，如《证类本草》引《开宝本草》云："五倍子　味苦、酸，平，无毒。疗齿宣疳䘌，肺脏风毒流溢皮肤，作风湿癣疮，瘙痒脓水，五痔下血不止，小儿面鼻疳疮。一名文蛤。在处有。其子色青，大者如拳，内多虫。一名百虫仓……盐麸子　味酸，微寒，无毒……叶如椿，生吴、蜀山谷。子秋熟为穗，粒如小豆。上有盐似雪，食之酸咸止渴。一名叛奴盐，（今附）　臣禹锡等谨按陈藏器云：子主头风白屑效。日华子云：盐麸叶上球子，治中蛊毒，毒药，消酒毒。根用并同。"[1]

明、清时期的大多本草著作则均以"五倍子"作为正名记载，如明·刘文泰《本草品汇精要》[19]、陈嘉谟《本草蒙筌》[20]、李时珍《本草纲目》[3]、卢之颐《本草乘雅半偈》[21]、李中梓《本草征要》[22]，清·蒋居祉《本草择要纲目》[23]、陈士铎《本草新编》[4]、汪昂《本草备要》[24]，张璐《本经逢原》[5]、吴仪洛《本草从新》[26]、严西亭《得配本草》[27]、黄宫绣《本草求真》[28]、姚澜《本草分经》[29]、杨时泰《本草述钩元》[30]、陈其瑞《本草撮要》[31]、张秉成《本草便读》[32]，日本稻宣义《炮炙全书》[25]等，同时记载有"百药煎"、"五構"、"川文蛤"等异名，如《本草纲目》第三十九卷："五倍子《开宝》【校正】自木部移入此。【释名】文蛤《开宝》、百虫仓《拾遗》，法酿过名百药煎。时珍曰：五倍当作五構，见《山海经》。其形似海中文蛤，故亦同名。百虫仓，会意也。百药煎，隐名也。"[3]《本经逢原》卷四："五倍子　即川文蛤。苦、酸、咸，平，无毒。产川蜀，如菱角者佳。法酿过名百药煎，每五倍末一斤，入桔梗、甘草、真茶各一两为末，入酵糟二两拌和，置糠中窨，待起如发面状即成矣，作饼晒干用。"[5]

古代著作中记载的本品异名尚有"盐麸叶上球子"，如《证类本草》引《日华子》云："盐麸叶上球子，治中蛊毒，毒药，消酒毒。根用并同。"[1]

现代有关著作均沿用《本草拾遗》的记载以"五倍子"作为本品正名，如《中华人民共和国药典》[6]、《普通高等教育中医药类规划教材·中药学》[7]、《中药大辞典》[8]、《中国中医药学主题词表》[9]、《中医大辞典·中药分册》[10]、《中国医学百科全书·中医学》[11]、《中药志》[12]、《中药材手册》[13]、《全国中药炮制规范》[14]、《中国药材学》[15]、《全国中草药汇编》[16]、《中华本草》[17]等。同时尚记载有"棓子"《全国中草药汇编》[15]，"木附子"《中药大辞典》[8]，"花倍"、"角倍"、"独角倍"、"肚倍"、"冇子"《中国药材学》[15]，"漆倍子"、"红叶桃"、"旱倍子"、"乌盐泡"《中华本草》[17]等各地的俗称；还记载有本品原植物"盐肤木"的异名"五倍子树"、"五倍柴"、"泡倍树"《中药志》[12]；原植物"红麸杨"的异名"铁倍树"《中药志》[12]；原植物"青麸杨"的异名"波氏盐肤木"、"白五倍子树"《中药志》[12]等。

3　附录

3.1　又称：角倍、肚倍（药材商品名）。

3.2　俗称：漆倍子（四川），红叶桃（浙江），旱倍子、乌盐泡（湖北），棓子，木附子，角倍、花倍，独角倍，肚倍，有子。

3.3 曾称：盐麸叶上毬子《日华子本草》，文蛤、百虫仓《开宝本草》，百药煎、五構《本草纲目》，川文蛤《本经逢原》。

3.4 原植物名称：盐肤木，五倍子树（四川、浙江），五倍柴（湖南），泡倍树（贵州）；红麸杨，铁倍树（贵州）；青麸杨，波氏盐肤木、白五倍子树（陕西）。

4 文献通考

《本草图经》卷第九："五倍子，旧不著所出州土，云在处有之，今以蜀中者为胜。生肤木叶上，七月结实，无花；其木青黄色；其实青，至熟而黄，大者如拳，内多虫。九月采子，曝干，生津液最佳。"[2]

《证类本草》卷第十三："五倍子（今附） 味苦、酸，平，无毒。疗齿宣疳䘌，肺脏风毒流溢皮肤，作风湿癣疮，瘙痒脓水，五痔下血不止，小儿面鼻疳疮。一名文蛤。在处有。其子色青，大者如拳，内多虫。一名百虫仓……陈藏器序云：五倍子，治肠虚泄痢，熟汤服。"[1]

《证类本草》卷第十三："盐麸子 味酸，微寒，无毒……叶如椿，生吴、蜀山谷。子秋熟为穗，粒如小豆。上有盐似雪，食之酸咸止渴。一名叛奴盐，（今附） 臣禹锡等谨按陈藏器云：子主头风白屑效。日华子云：盐麸叶上球子，治中蛊毒，毒药，消酒毒。根用并同。"[1]

《本草衍义》卷十二："五倍子 今染家亦用。口疮以末掺之，便可饮食。"[18]

《本草品汇精要》卷之十九："五倍子 无毒 寄生 五倍子主齿宣疳䘌……【名】文蛤 百虫仓。"[19]

《本草蒙筌》卷之四："五倍子（一名文蛤） 味苦、酸，气平。属金与水。无毒。在处生，季秋采。形类拳大，色兼青黄。内多小虫，俗又名百虫仓也。疗齿宣疳䘌，及小儿面鼻疳疮；治风癣痒瘙，并大人五痔下血。煎汤洗眼目，消赤肿止疼。研末染髭须，变皓白成黑。专为收敛之剂，又禁泻痢肠虚。解消渴生津，却顽痰去热。百药煎者，亦此造成（新鲜五倍子十斤，春捣烂细，磁缸盛，稻草盖合，七昼夜，取出复捣，加桔梗、甘草末各二两，又合一七，仍捣仍合，务过七次，捏成饼锭，晒干任用。如无新鲜，用干倍子水渍为之）。肺胀喘咳不休，噙化数饼即止。"[20]

《本草纲目》第三十九卷："五倍子《开宝》 【校正】自木部移入此。【释名】文蛤《开宝》、百虫仓《拾遗》，法酿过名百药煎。时珍曰：五倍当作五構，见《山海经》。其形似海中文蛤，故亦同名。百虫仓，会意也。百药煎，隐名也。"[3]

《本草乘雅半偈》第十帙："五倍子（宋《开宝》） 【气味】酸平，无毒。【主治】主齿宣疳䘌，肺脏风毒，流溢皮肤，作风湿癣，瘙痒脓水，五痔，下血不止，小儿面鼻疳疮。"[21]

《本草征要》第四卷："五倍子 味苦、酸、涩，性平，无毒。入肺、胃二经。外治：糁口疮，须臾可食，洗脱肛，顷刻能收。染须发之白，治目烂之疴。内服：敛肺化痰，故止嗽有效，散热生津，故止渴相宜。上下之血皆止，阴阳之汗咸瘳。泻痢久而能断，肿毒发而能消。"[22]

《本草择要纲目·温性药品》："五倍子 【气味】酸、咸，平，无毒。乃虫食之津液结成者，其味酸咸……百药煎其功与五倍子不异，但经酿过，其体轻虚，其性浮收，且味带余甘，治上焦心肺咳嗽痰饮热渴诸病。”[23]

《本草新编》卷之四（征集）：“五倍子，一名文蛤。味辛、酸，气平，无毒。入肾经。疗齿宣疳䘌，及小儿面鼻疳疮，治风癣痒疮，并治大人五痔下血。洗目消赤肿，止疼痛。染须髭变黑。专为收敛之剂，又禁泻痢肠虚，解消渴，生津，却顽疼，去热。百药煎，亦此造成。此药外治之功居多，内治之功甚少，存之以备疮毒之用耳。”[4]

《本草备要·鳞介鱼虫部》：“五倍子　涩，敛肺　咸酸。其性涩，能敛肺；其气寒，能降火。生津化痰，止嗽止血，敛汗。”[24]

《炮炙全书》卷第四：“五倍子，苦、酸、涩，生于盐肤木上，圆长不等，缀于叶间，其壳坚脆中空，有细虫如蠛蠓，采蒸去虫用。”[25]

《本经逢原》卷四：“五倍子　即川文蛤。苦、酸、咸，平，无毒。产川蜀，如菱角者佳。法酿过名百药煎，每五倍末一斤，入桔梗、甘草、真茶各一两为末，入酵糟二两拌和，置糠中窨，待起如发面状即成矣，作饼晒干用。”[5]

《本草从新》卷十七：“五倍子　一名文蛤。涩、敛肺。酸涩能敛肺，咸寒能降火，生津化痰，止嗽止血，敛汗。”[26]

《得配本草》卷八：“五倍子　咸、酸、寒、涩。入大肠经气分。敛肺止血，收痰止汗，除泻敛疮。”[27]

《本草求真》卷二：“五倍子（卵生）内服敛肺、泻火、除热，止嗽，固脱，外祛风湿杀虫。”[28]

《本草分经·原例（次序略经更定）》：“五倍子　酸涩咸寒，敛肺降火，生津化痰，止血敛汗，治泄痢下血，散热毒，敛涩之功敏于龙骨、牡蛎。造酿作饼名百药煎，功用相同，治上焦心肺，痰嗽热温诸病尤为相宜。”[29]

《本草述钩元》卷二十七：“五倍子，各处有此种。以蜀产结于盐肤木上者，乃良。盐肤子木上，五六月有小虫如蚁，食汁结球。（犹蜡虫之作蜡）初甚小，渐渐坚，大小圆长不等，中有细虫。山中人霜降前采取，蒸杀货之，法酿过者，名百药煎。”[30]

《本草撮要》卷九：“【五倍子】味酸气平，入手太阴阳明经。功专收肺除咳，敛肠止利。”[31]

《本草便读·昆虫部》：“五倍子　酸涩轻浮，能敛肺化痰。”[32]

《中药志》：“五倍子　本品为少常用中药。商品为漆树科植物盐肤木受倍蚜科昆虫角倍蚜寄生后形成的虫瘿，称‘角倍’；少数为同属植物红麸杨受蛋铁倍蚜寄生后形成的虫瘿，称‘肚倍’。其他尚有同属多种植物受类似蚜虫寄生后的虫瘿……【原植物】①盐肤木。别名：五倍子树（四川、浙江）、五倍柴（湖南）、泡倍树（贵州）。Rhus chinensis Mill.（R. semialata Murr.；R. javanica Thunb.）——漆树科 Anacardiaceae. ……②红麸杨。别名：铁倍树（贵州）。Rhus punjabensis Stew. var. sinica Rehd. et Wils.（R. sinica Diels；R. coriarioides Dipp）——漆树科 Anacardiaceae. ③青麸杨。别名：波氏盐肤木、白五倍子树（陕西）。Rhus potaninii Maxim.（R. henryi Diels）——漆树科 Anacardiaceae.”[12]

《中药材手册》：“五倍子（纲目列入虫部卵生类）　本品为漆树科盐肤木或青麸杨叶上的干燥虫瘿，由五倍子蚜虫寄生形成。商品中有肚倍与角倍之分，习惯认为肚倍较佳。”[13]

《全国中草药汇编》：“五倍子　别名：棓子、百药煎、百虫仓。来源：为漆树科漆树属植物盐肤木 Rhus chinensis Mill.、青麸杨 R. potaninii Maxim. 或红麸杨 R. punjabensis Stew. var. sinica (Diels) Rehd. et Wils. 等的叶或叶柄因受五倍子蚜虫的刺伤而生成的囊状虫瘿。”[16]

《中药大辞典》：“五倍子《本草拾遗》　【异名】文蛤、百虫仓《开宝本草》，木附子《现代实用中药》。【基原】为倍蚜科昆虫角倍蚜或倍蛋蚜在其寄主盐肤木 Rhus chinensis Mill.、青麸杨 R. potaninii Maxim. 或红麸杨 R. punjabensis Stew. Var. sinica (Diels) Rehd. et Wils. 等树上形成的虫瘿……【原植物】①角倍蚜 Melaphis chinensis (Bell)，②倍蛋蚜 Melaphis paitan Tsai et Tang.”[8]

《中医大辞典·中药分册》：“五倍子　出《本草拾遗》。为倍蚜科昆虫五倍子蚜和倍蛋蚜寄生在漆树科植物盐肤木 Rhus chinensis Mill. 或青麸杨 R. potaninii Maxim. 等叶上形成的虫瘿。产四川、贵州、云南、陕西、湖北、广西等地。”[10]

《中国医学百科全书·中医学》：“五倍子　始载于《本草拾遗》。为倍蚜科昆虫五倍子蚜 Melaphis chinensis (Bell) Baker 寄生在漆树科植物盐肤木 Rhus chinensis Mill. 或同科昆虫倍蛋蚜 Melaphis peitan Tsai et Tang 寄生在同科植物青麸杨 R. potaninii Maxim. 和红麸杨 R. punjabensis Stew. var. sinica (Diels) Rehd. et Wils. 叶轴或叶柄上形成的虫瘿。”[11]

《全国中药炮制规范》：“五倍子　［处方用名］五倍子。【来源】本品为漆树科植物盐肤木 Rhus chinensis Mill.、青麸杨 Rhus potaninii Maxim. 或红麸杨 Rhus punjabensis Stew. var. sinica (Diels) Rehd. et Wils. 叶上的虫瘿，主要由五倍子蚜 Melaphis chinensis (Bell) Baker 寄生而形成。主产于四川、贵州、陕西、湖北、河南、福建等地。秋季采摘，置沸水中略煮或蒸至表面呈灰色，杀死蚜虫，取出，干燥，按外形不同，分为‘肚倍’和‘角倍’。”[14]

《中国药材学》：“五倍子　【别名】角倍，花倍，木附子，独角倍，肚倍，冇子，百虫仓（四川）。【来源】本品为五倍子蚜 Melaphis chinensis (Bell) Baker 寄生在漆树科植物盐肤木 Rhus chinensis Mill. 叶翅上，或倍蛋蚜 M. peitan Tsai et Tang 寄生在青麸杨 R. potaninii Maxim. 小叶背上，或蛋铁蚜 Kaburagia ovogallis Tsai et Tang 寄生在红麸杨 R. punjabensis Stew. var. sinica (Diels) Rehd. et Wils. 小叶背上所形成的虫瘿。前者称‘角倍’，产量大；后二者称‘肚倍’，质佳。”[15]

《中国中医药学主题词表》：“五倍子 GALLA CHINENSIS　属倍蚜科昆虫角倍蚜或倍蛋蚜在其寄主漆树科植物盐肤木、青麦麸杨等树上形成的虫瘿；属固涩药（中药）和止血药（中药）。D 青麸杨。”[9]

《普通高等教育中医药类规划教材·中药学》：“五倍子《本草拾遗》　为漆树科落叶灌木或小乔木植物盐肤木 Rhus chinensis Mill.、青麸杨 Rhus potaninii Maxim. 或红麸杨 Rhus punjabensis Stew. var. sinica (Diels) Rehd. et Wils. 叶上的虫瘿，主要由五倍子蚜 Melaphis chinensis (Bell) Baker 寄生而形成。我国大部分地区均有，而以四川为主。秋季摘下虫瘿。煮死内中寄生虫，干燥。生用。”[7]

《中华本草》：“五倍子《本草拾遗》　【异名】盐麸叶上毬子《日华子》，百虫仓、文蛤《开宝本草》，木附子《现代实用中药》，漆倍子（四川），红叶桃（浙江），旱倍子、乌盐泡（湖北）……【来源】为漆树科植物盐肤木 Rhus chinensis Mill.、青麸杨 R. potaninii Maxim. 和红麸杨 R. punjabensis Steward var. sinica (Diels) Rehd. et Wils. 等树上寄生倍蚜科昆虫角倍蚜或倍蛋蚜后形成的虫瘿。【原植物】参见‘盐肤木’、‘青麸杨根’、‘红麸杨根’条。”[17]

《中华人民共和国药典》：“五倍子 Galla Chinensis　本品为漆树科植物盐肤木 Rhus chinensis Mill.、青麸杨 Rhus potaninii Maxim. 或红麸杨 Rhus punjabensis Stew. var. sinica (Diels) Rehd. et Wils. 叶上的虫瘿，主要由五倍子蚜 Melaphis chinensis (Bell) Baker 寄生而形成。秋季采摘，置沸水中略煮或蒸至表面呈灰色，杀死蚜虫，取出，干燥。按外形不同，分为‘肚倍’和‘角倍’。”[6]

5　参考文献

1　宋·唐慎微. 证类本草. 北京：人民卫生出版社，1957，333
2　宋·苏颂. 本草图经. 合肥：安徽科学技术出版社，1994，315
3　明·李时珍. 本草纲目. 北京：人民卫生出版社，1982，2236
4　清·陈士铎. 本草新编. 北京：中国中医药出版社，1996，226
5　清·张璐. 本经逢原. 上海：上海科学技术出版社，1959，199
6　国家药典委员会编. 中华人民共和国药典. 一部. 北京：化学工业出版社，2000，49
7　雷载权主编. 普通高等教育中医药类规划教材·中药学. 上海：上海科学技术出版社，1995，318
8　江苏新医学院编. 中药大辞典. 上海：上海科学技术出版社，1977，391
9　吴兰成主编. 中国中医药学主题词表. 北京：中医古籍出版社，1996，409
10　《中医大辞典》编辑委员会编. 中医大辞典·中药分册. 北京：人民卫生出版社，1982，63
11　《中医学》编辑委员会. 中国医学百科全书·中医学. 上海：上海科学技术出版社，1997，1270
12　中国医学科学院药物研究所等编. 中药志. 第五册. 北京：人民卫生出版社，1993，823
13　中华人民共和国卫生部药政管理局主编. 中药材手册. 北京：人民卫生出版社，1959，583
14　中华人民共和国卫生部药政管理局编. 全国中药炮制规范. 北京：人民卫生出版社，1988，325
15　徐国钧等主编. 中国药材学. 北京：中国医药科技出版社，1996，1738
16　《全国中草药汇编》编写组编. 全国中草药汇编. 上册. 北京：人民卫生出版社，1978. 155
17　国家中医药管理局《中华本草》编委会. 中华本草. 第五册. 上海：上海科学技术出版社，1999，86
18　宋·寇宗奭. 本草衍义. 上海：商务印书馆，1937，71
19　明·刘文泰. 本草品汇精要. 北京：人民卫生出版社，1982，527
20　明·陈嘉谟. 本草蒙筌. 北京：人民卫生出版社，1988，252
21　明·卢之颐. 本草乘雅半偈. 北京：人民卫生出版社，1986，606
22　明·李中梓. 本草征要. 见：李中梓医学全书. 北京：中国中医药出版社，1999，140
23　清·蒋居祉. 本草择要纲目. 见：珍本医书集成. 本草类. 上海：上海科学技术出版社，1985，85
24　清·汪昂. 本草备要. 北京：中国中医药出版社，1998，274
25　[日] 稻宣义. 炮炙全书. 北京：中医古籍出版社，1981，149
26　清·吴仪洛. 本草从新. 北京：中医古籍出版社，2001，242
27　清·严西亭. 得配本草. 上海：上海卫生出版社，1957，2
28　清·黄宫绣. 本草求真. 上海：上海科学技术出版社，1959，58
29　清·姚澜. 本草分经. 上海：上海科学技术出版社，1989，78

30 清·杨时泰. 本草述钩元. 上海：科技卫生出版社，1958，560
31 清·陈其瑞. 本草撮要. 见：珍本医书集成. 本草类. 上海：上海科学技术出版社，1985，92
32 清·张秉成. 本草便读. 上海：上海卫生出版社，1957，114

071 太子参
Taizishen
Radix Pseudostellariae

1 定名依据

1.1 正名

1.1.1 汉文名：太子参［为石竹科植物孩儿参 Pseudostellaria heterophylla（Miq.）Pax ex Pax et Hoffm. 的干燥块根］。

1.1.2 英文名：heterophylly falsestarwort root.

1.2 依据

1.2.1 定名的文献依据

(1)《饮片新参》上册："孩儿参……补脾肺元气，止汗生津，定虚悸。"[1]

(2)《中华人民共和国药典》："太子参 Radix Pseudostellariae 本品为石竹科植物孩儿参 Pseudostellaria heterophylla（Miq.）Pax ex Pax et Hoffm. 的干燥块根。夏季茎叶大部分枯萎时采挖，洗净，除去须根，置沸水中略烫后晒干或直接晒干。"[2]

(3)《普通高等教育中医药类规划教材·中药学》："太子参《本草再新》 为石竹科多年生草本植物孩儿参 Pseudostellaria heterophylla（Miq.）Pax ex Pax et Hoffm. 的块根。主产于江苏、安徽、山东等省。夏季茎叶大部分枯萎时采挖，洗净，除去须根，置沸水中略烫后晒干或直接晒干。生用。"[3]

(4)《中药大辞典》："太子参《本草从新》 【异名】孩儿参《饮片新参》，童参《上海常用中草药》。【基原】为石竹科植物异叶假繁缕的块根。【原植物】异叶假繁缕 Pseudostellaria heterophylla（Miq.）Pax ex Pax et Hoffm."[4]

(5)《中药志》："太子参 本品为常用中药。商品为石竹科植物孩儿参的块根……【原植物】孩儿参 别名：太子参（江苏、陕西），童参、四叶参、四叶菜（山东），米参（湖北）。Pseudostellaria heterophylla（Miq.）Pax ex Pax et Hoffm. ［P. rhaphanorrhiza（Hemsl.）Pax；Krascheninnikovia heterophylla Miq.；K. rhaphanorrhiza（Hemsl.）Kryl.］——石竹科 Caryophyllaceae."[5]

(6)《中药材手册》："太子参 本品为石竹科植物孩儿参 Pseudostellaria heterophylla（Miq.）Pax ex Pax et Hoffm. 的干燥块根。原植物系多年生草本，多为栽培。《本草纲目拾遗》所指太子参系指五加科人参的小形参，与今石竹科孩儿参的块根不同。"[6]

(7)《全国中药炮制规范》："太子参（孩儿参） ［处方用名］太子参。【来源】本品为石竹科植物孩儿参 Pseudostellaria heterophylla（Miq.）Pax ex Pax et Hoffm. 的干燥块根。多系栽培。主产于江苏、山东等地。夏季茎叶大部分枯萎时采挖，洗净，除去须根，干燥，或置沸水中稍烫后，干燥，除去须根。药材以肥润、黄白色、无须根者为佳。”[7]

(8)《中国药材学》：“太子参 【别名】四叶菜（山东），童参（上海）。【来源】本品为石竹科植物异叶假繁缕（孩儿参）Pseudostellaria heterophylla（Miq.）Pax ex Pax et Hoffm.［P. rhaphanorrhiza（Hemsl.）Pax］的块根。”[8]

(9)《中医大辞典·中药分册》：“太子参 出《本草从新》。又名孩儿参。为石竹科植物异叶假繁缕 Pseudostellaria heterophylla（Miq.）Pax ex Pax et Hoffm. 的块根。主产江苏、山东、安徽。”[9]

(10)《中国医学百科全书·中医学》[10]、《中国中医药学主题词表》[11]、《中华本草》[12]等现代中药著作多以“太子参”作为本药正名（参见“文献通考”）。

1.2.2 定名选择的理由太子参 Radix Pseudostellariae，为石竹科植物孩儿参 Pseudostellaria heterophylla（Miq.）Pax ex Pax et Hoffm. 的干燥块根。本品始载于《饮片新参》，以“孩儿参”为正名。但现代的本草著作则多以“太子参”为正名记载本药，如《中华人民共和国药典》、《普通高等教育中医药类规划教材·中药学》、《中药大辞典》、《中药志》、《中药材手册》、《全国中药炮制规范》、《中国药材学》、《中医大辞典·中药分册》、《中国医学百科全书·中医学》、《中国中医药学主题词表》、《中华本草》等等。

1.3 与正名等效的名词：无。

2 源流考释

太子参［本品为石竹科植物孩儿参 Pseudostellaria heterophylla（Miq.）Pax ex Pax et Hoffm. 的干燥块根］，“太子参”之名始载于清·吴仪洛《本草从新》[13]，附于“人参”条下。如《本草从新》卷一人参条下：“太子参，大补元气，虽甚细如参条，短紧坚实。而有芦纹，其力不下大参。”[13]其后的清·赵学敏《本草纲目拾遗》[14]也予以沿载。但其所指均为五加科植物人参 Panax ginseng C. A. Mey. 之小者，并非本品。

本品的记载据目前的文献始自民国·王一仁《饮片新参》，称为“孩儿参”，如《饮片新参》上册：“孩儿参……补脾肺元气，止汗生津，定虚悸。”[1]但现代本草著作则除《全国中草药汇编》[15]以“孩儿参”为正名载录外，其他均以“太子参”为正名记载本品，如《中华人民共和国药典》[2]、《普通高等教育中医药类规划教材·中药学》[3]、《中药大辞典》[4]、《中药志》[5]、《中药材手册》[6]、《全国中药炮制规范》[7]、《中国药材学》[8]、《中医大辞典·中药分册》[9]、《中国医学百科全书·中医学》[10]、《中国中医药学主题词表》[11]、《中华本草》[12]等。同时记载有“双批七”、“异叶假繁缕”《全国中草药汇编》[15]，“童参”《中药大辞典》[4]，“四叶菜”《中国药材学》[8]，“四叶参”、“米参”《中华本草》[12]等各地的俗称。还记载有本品原植物“孩儿参”的异名“太子参”、“童参”、“四叶参”、“四叶菜”、“米参”《中药志》[5]，“异叶假繁缕”《中药大辞典》[4]等。

3 附录

3.1 又称：无。

3.2 俗称：童参（上海），四叶菜（山东），双批七，异叶假繁缕，四叶参，米参。

3.3 曾称：孩儿参《饮片新参》。

3.4 原植物异名：孩儿参，太子参（江苏、陕西），童参，四叶参，四叶菜（山东），米参（湖北），异叶假繁缕。

4 文献通考

《本草从新》卷一："太子参，大补元气，虽甚细如参条，短紧坚实。而有芦纹，其力不下大参。"[13]

《本草纲目拾遗》卷三："太子参　从新云：虽甚细小，却紧而坚实，力不下大参。百草镜云：太子参即辽参之小者，非别种也，乃苏州参行从参包中检出短小者，名此以售客。味甘苦，功同辽参。"[14]

《饮片新参》上册："孩儿参……补脾肺元气，止汗生津，定虚悸。"[1]

《中药志》："太子参　本品为常用中药。商品为石竹科植物孩儿参的块根……【原植物】孩儿参　别名：太子参（江苏、陕西），童参、四叶参、四叶菜（山东），米参（湖北）。Pseudostellaria heterophylla（Miq.）Pax ex Pax et Hoffm.［P. rhaphanorrhiza（Hemsl.）Pax；Krascheninnikovia heterophylla Miq.；K. rhaphanorrhiza（Hemsl.）Kryl.］——石竹科 Caryophyllaceae."[5]

《中药材手册》："太子参　本品为石竹科植物孩儿参 Pseudostellaria heterophylla（Miq.）Pax ex Pax et Hoffm. 的干燥块根。原植物系多年生草本，多为栽培。《本草纲目拾遗》所指太子参系指五加科人参的小形参，与今石竹科孩儿参的块根不同。"[6]

《全国中草药汇编》："孩儿参　别名：太子参、双批七、异叶假繁缕。来源：为石竹科假繁缕属植物孩儿参 Pseudostellaria heterophylla（Miq.）Pax ex Pax et Hoffm.［P. rhaphanorrhiza（Hemsl.）Pax；K. rascheninnikovia heterophylla Miq.；K. rhaphanorrhiza（Hemsl.）Kryl］的块根。"[15]

《中药大辞典》："太子参《本草从新》【异名】孩儿参《饮片新参》，童参《上海常用中草药》。【基原】为石竹科植物异叶假繁缕的块根。【原植物】异叶假繁缕 Pseudostellaria heterophylla（Miq.）Pax ex Pax et Hoffm."[4]

《中医大辞典·中药分册》："太子参　出《本草从新》。又名孩儿参。为石竹科植物异叶假繁缕 Pseudostellaria heterophylla（Miq.）Pax ex Pax et Hoffm. 的块根。主产江苏、山东、安徽。"[9]

《中国医学百科全书·中医学》："太子参，又名孩儿参、童参。为石竹科植物太子参 Pseudostellaria heterophylla（Miq.）Pax ex Pax et Hoffm. 的块根。夏季地上部分枯萎时采挖，洗净，除去须根，直接晒干，或放置沸水中烫透后，捞出晒干。"[10]

《全国中药炮制规范》："太子参（孩儿参）　［处方用名］太子参。【来源】本品为石竹科植物孩儿参 Pseudostellaria heterophylla（Miq.）Pax ex Pax et Hoffm. 的干燥块根。多系栽培。主产于江苏、山东等地。夏季茎叶大部分枯萎时采挖，洗净，除去须根，干燥，或置沸水中稍烫后，干燥，除去须根。药材以肥润、黄白色、无须根者为佳。"[7]

《中国药材学》："太子参　【别名】四叶菜（山东），童参（上海）。【来源】本品为石竹科植物异叶假繁缕（孩儿参）Pseudostellaria heterophylla（Miq.）Pax ex Pax et Hoffm.［P. rhaphanorrhiza（Hemsl.）Pax］的块根。"[8]

《中国中医药学主题词表》："太子参 PSEUDOSTELLARIA HETEROPHYLLA　属石竹科和补气药。D 童参，D 孩儿参，D 异叶假繁缕。"[11]

《普通高等教育中医药类规划教材·中药学》："太子参《本草再新》 为石竹科多年生草本植物孩儿参 Pseudostellaria heterophylla（Miq.）Pax ex Pax et Hoffm. 的块根。主产于江苏、安徽、山东等省。夏季茎叶大部分枯萎时采挖，洗净，除去须根，置沸水中略烫后晒干或直接晒干。生用。"[3]

《中华本草》："太子参《江苏省植物药材志》 【异名】孩儿参《饮片新参》，童参《上海常用中草药》，双批七《全国中草药汇编》，四叶参、米参《中药志》……【来源】为石竹科植物孩儿参的块根。【原植物】孩儿参 Pseudostellaria heterophylla（Miq.）Pax ex Pax et Hoffm. ［P. rhaphanorrhiza（Hemsl.）Pax］又名：异叶假繁缕《中国高等植物图鉴》。"[12]

《中华人民共和国药典》："太子参 Radix Pseudostellariae 本品为石竹科植物孩儿参 Pseudostellaria heterophylla（Miq.）Pax ex Pax et Hoffm. 的干燥块根。夏季茎叶大部分枯萎时采挖，洗净，除去须根，置沸水中略烫后晒干或直接晒干。"[2]

5 参考文献

1 民国·王一仁. 饮片新参. 上海：千顷堂书局，1936

2 国家药典委员会编. 中华人民共和国药典. 一部. 北京：化学工业出版社，2000，50

3 雷载权主编. 普通高等教育中医药类规划教材·中药学. 上海：上海科学技术出版社，1995，279

4 江苏新医学院编. 中药大辞典. 上海：上海科学技术出版社，1977，374

5 中国医学科学院药物研究所等编. 中药志. 第二册. 北京：人民卫生出版社，1993，266

6 中华人民共和国卫生部药政管理局主编. 中药材手册. 北京：人民卫生出版社，1959，34

7 中华人民共和国卫生部药政管理局编. 全国中药炮制规范. 北京：人民卫生出版社，1988，17

8 徐国钧等主编. 中国药材学. 北京：中国医药科技出版社，1996，154

9 《中医大辞典》编辑委员会编. 中医大辞典·中药分册. 北京：人民卫生出版社，1982，64

10 《中医学》编辑委员会. 中国医学百科全书·中医学. 上海：上海科学技术出版社，1997，1224

11 吴兰成主编. 中国中医药学主题词表. 北京：中医古籍出版社，1996，371

12 国家中医药管理局《中华本草》编委会. 中华本草. 第二册. 上海：上海科学技术出版社，1999，783

13 清·吴仪洛. 本草从新. 北京：中医古籍出版社，2001，3

14 清·赵学敏. 本草纲目拾遗. 北京：人民卫生出版社，1983，63

15 《全国中草药汇编》编写组编. 全国中草药汇编. 上册. 北京：人民卫生出版社，1978，612

072 车前子

Cheqianzi

Semen Plantaginis

1 定名依据

1.1 正名

1.1.1 汉文名：车前子（车前科植物车前 Plantago asiatica L. 或平车前 Plantago depressa

Willd. 的干燥成熟种子）。

1.1.2　英文名：plantain seed.

1.2　依据

1.2.1　定名的文献依据

(1)《神农本草经》卷一："车前子　味甘，寒，无毒。主气癃，止痛，利水道小便，除湿痹。久服，轻身、耐老。一名当道。生平泽。"[1]

(2)《名医别录》卷第一："车前子　味咸，无毒。主男子伤中，女子淋沥，不欲食，养肺，强阴，益精，令人有子，明目，治赤痛。叶及根，味甘，寒。主治金疮，止血，衄鼻，瘀血，血瘕，下血，小便赤，止烦，下气，除小虫。一名芣苡，一名虾蟆衣，一名牛遗，一名胜舄。生真定丘陵阪道中。五月五日采，阴干。"[2]

(3)《本草经集注·草木上品》："车前子　味甘、咸，寒，无毒……一名当道，一名芣苢，一名虾蟆衣，一名牛遗，一名胜舄。生真定平泽丘陵阪道中。五月五日采，阴干。"[3]

(4)《滇南本草》第一卷："蛤蚂草、车前子：蛤蚂草，子名车前子。味苦、咸，性微寒。清胃热、利小便、消水肿、通利五淋赤白便浊，退眼赤。车前子，味咸，性寒。消上焦火热，胃热、明目、利小便、分利五淋，止水泻。附（奇方）治小儿因伤食吐泻，不急调治，日久脾虚作胀，肚大筋青、肚腹膨胀、或泻或发热，服此方效。车前子（五钱）　淮山药（一两五钱饭上蒸用一两，生用五钱）　发热加银柴胡（三钱）　有虫加芜荑（三钱）无虫不加。共为末，每服二钱，空心滚水下。——务本卷三子入药最多。"[4]

(5)《本草新编》卷之二（商集）："车前子，味甘、咸，气微寒，无毒。入膀胱、脾、肾三经。功专利水，通尿管最神，止淋沥泄泻，能闭精窍，祛风热，善消赤目，催生有功。"[5]

(6)《本经逢原》卷二："车前子　甘、咸，寒，无毒。酒浸焙用。《本经》主气癃止痛，利水道，除湿痹，久服轻身耐老。发明　车前子入足太阳、少阴，能利小便而不走气，与茯苓同功。"[6]

(7)《中华人民共和国药典》："车前子 Semen Plantaginis　本品为车前科植物车前 Plantago asiatica L. 或平车前 Plantago depressa Willd. 的干燥成熟种子。夏、秋二季种子成熟时采收果穗，晒干，搓出种子，除去杂质。"[7]

(8)《普通高等教育中医药类规划教材·中药学》："车前子《本经》为车前科多年生草本植物车前 Plantago asiatica L. 或平车前 P. depressa Willd. 的成熟种子。前者分布全国各地，后者分布北方各省。主产黑龙江、辽宁、河北等地。夏秋二季种子成熟时采收。生用或盐水炙用。"[8]

(9)《中国医学百科全书·中医学》："车前子　始载于《神农本草经》。又名车前实。为车前科植物车前 Plantago asiatica L. 或平车前 P. depressa Willd. 的种子。车前种子药材称大粒车前，主产于中国江西、河南省。此外，中国大部分地区均产；平车前种子药材称小粒车前，产于东北、华北、西北等地区。"[9]

(10)《中医大辞典·中药分册》[10]、《中药大辞典》[11]、《中药志》[12]、《中药材手册》[13]、《全国中药炮制规范》[14]、《中国药材学》[15]、《中华本草》[16]等现代中药著作多以"车前子"作为本药正名（参见"文献通考"）。

1.2.2　定名选择的理由

(1) 车前子 Semen Plantaginis，系车前科植物车前 Plantago asiatica L. 或平车前 Plantago depressa Willd. 的干燥成熟种子。本品之名始见于汉《神农本草经》，作为本品的正名。其后的本草著作大多以"车前子"为正名收录本品，如魏晋《名医别录》，南北朝·陶弘景《本草经集注》，明·兰茂《滇南本草》，清·陈士铎《本草新编》、张璐《本经逢原》等等，并一直沿用至今。

(2) 我国最新出版的《中华人民共和国药典》、《普通高等教育中医药类规划教材·中药学》以及辞书类著作《中医大辞典·中药分册》、《中药大辞典》、《中国医学百科全书·中医学》等均以"车前子"作为本药正名。已经广泛应用于中医药学文献的标引和检索的《中国中医药学主题词表》以"车前"作为本药的正式主题词，以"车前子"为反参项主题词。现代本草著作除《全国中草药汇编》外，大多本草著作如《中药志》、《中华本草》、《中国药材学》、《中药材手册》、《全国中药炮制规范》等也均以"车前子"作为本品的正名。

1.3　与正名等效的名词：无。

2　源流考释

车前子（车前科植物车前 Plantago asiatica L. 或平车前 Plantago depressa Willd. 的干燥成熟种子）始载于汉《神农本草经》，以"车前子"为正名，同时记载了"当道"等异名，如《神农本草经》卷一："车前子　味甘，寒，无毒。主气癃，止痛，利水道小便，除湿痹。久服，轻身、耐老。一名当道。生平泽。"[1]

其后的本草著作大多沿用汉《神农本草经》之说，以"车前子"为正名记载，如魏晋《名医别录》[2]，南北朝·陶弘景《本草经集注》[3]，唐·苏敬《新修本草》[17]，宋·苏颂《本草图经》[18]、唐慎微《证类本草》[19]、寇宗奭《本草衍义》[20]，元·王好古《汤液本草》[21]，明·朱橚《救荒本草》[22]、兰茂《滇南本草》[4]、刘文泰《本草品汇精要》[23]、陈嘉谟《本草蒙筌》[24]、卢之颐《本草乘雅半偈》[25]、李中梓《本草征要》[26]，清·张志聪《本草崇原》[27]、蒋居祉《本草择要纲目》[28]、陈士铎《本草新编》[5]、张璐《本经逢原》[6]、叶桂《本草经解》[29]、徐大椿《神农本草经百种录》[30]、吴仪洛《本草从新》[31]、王绂《医林纂要》[32]、严西亭等《得配本草》[33]、黄宫绣《本草求真》[34]、陈念祖《神农本草经读》[35]、姚澜《本草分经》[36]、凌奂《本草害利》[37]、张秉成《本草便读》[38]、周岩《本草思辨录》[39]等。此外，明·李时珍《本草纲目》记载本品虽然在"车前"项下，但在【释名】中的异名与《神农本草经》中记载的"车前子"异名相同，且在文中记述时也单独记载有"子"的性味、功能等，在组方中也以"车前子"为正名，如《本草纲目》草部第十六卷：车前《本经·上品》【释名】当道《本经》、芣苡（音浮以）、马舄（音昔）、牛遗（并《别录》）、牛舌草《诗疏》、车轮菜《救荒》、地衣《纲目》、蛤蟆衣《别录》。时珍曰：按《尔雅》云：芣苡，马舄。马舄，车前。陆玑《诗疏》云：此草好生道边及牛马迹中，故有车前、当道、马舄、牛遗之名。舄，足履也。幽州人谓之牛舌草。蛤蟆喜藏伏于下，故江东称为蛤蟆衣。又《韩诗外传》言：直曰车前；瞿曰芣苡，恐亦强说也。瞿乃生于两旁者……子……颂曰：车前子人药最多。"[40]并在［附方］中引《肘后方》云："石淋作痛，车前子二升，以绢袋盛，水八升，煮取三升，服之，须臾石下。”[40]

古代著作记载的本品异名尚有“芣苡”、“虾蟆衣”、“牛遗”、“胜舄”《名医别录》[2]，“芣苢”《本草经集注》[3]，“马舄”、“牛舌草”、“苤莒”《本草品汇精要》[23]，“牛舄”《医林纂要》[32]等异名，如《名医别录》卷第一：“车前子　味咸，无毒……一名芣苡，一名虾蟆衣，一名牛遗，一名胜舄。”[2]《本草经集注》草木上品：“车前子　味甘、咸，寒，无毒……一名当道，一名芣苢，一名虾蟆衣，一名牛遗，一名胜舄。”[3]《本草品汇精要》卷之七：“车前子，无毒，丛生……【名】当道、虾蟆衣、马舄（音昔）、胜舄、牛遗、牛舌草、芣（音浮）苢（音以）。”[23]清·王绂《医林纂要》卷二：“车前子：甘，微咸，寒。一名‘苤莒’，一名‘牛舄’，俗名‘虾蟆衣’。子成穗如舄尾，夏月收。”[32]

现代有关著作均沿用《神农本草经》的记载以“车前子”作为本品正名，如《中华人民共和国药典》[7]、《普通高等教育中医药类规划教材·中药学》[8]、《中药大辞典》[11]、《中医大辞典·中药分册》[10]、《中国医学百科全书·中医学》[9]、《中国中医药学主题词表》[41]、《中药志》[12]、《中药材手册》[13]、《全国中草药汇编》[42]、《全国中药炮制规范》[14]、《中国药材学》[15]、《中华本草》[16]等。同时尚记载有“车轮菜子”、“猪耳朵棵子”、“凤眼前仁”《中药材手册》[13]，“车轱轳菜”、“猪耳朵草”《全国中草药汇编》[42]，“车前实”、“虾蟆衣子”、“猪耳朵穗子”《中医大辞典》[10]，“车轱辘菜”、“驴耳朵菜”、“蛤蟆草”、“生舌草”、“车轮草”、“猪耳朵棵”《中国药材学》[15]等各地的俗称。还记载有本品原植物“车前”的异名“车轱辘菜”、“驴耳朵菜”、“打官司草”《中药志》[12]；原植物“平车前”的异名“车轱辘菜”、“猪耳朵穗”《中药志》[12]等。

3　附录

3.1　又称：炒车前子、盐车前子（饮片规格名），大粒车前、小粒车前（药材商品名）。
3.2　俗称：车轮菜子（河北、内蒙古、辽宁、吉林）、猪耳朵棵子（陕西、河南、山东、江苏、青海）、凤眼前仁（江西），猪耳朵穗子（青海），蛤蟆草，生舌草，车轮草，车轱辘菜，猪耳朵棵，驴耳朵菜，车轱轳菜、猪耳朵草，车前实，虾蟆衣子。
3.3　曾称：当道《神农本草经》，芣苡、虾蟆衣、牛遗、胜舄《名医别录》，芣苢《本草经集注》，马舄、苤莒、牛舌草《本草品汇精要》，牛舄《医林纂要》。
3.4　原植物名称：车前，车轱辘菜（东北），驴耳朵菜（辽宁），打官司草（上海、江苏、浙江）；平车前，车轱辘菜（东北），猪耳朵穗子（青海）。

4　文献通考

《神农本草经》卷一：“车前子　味甘，寒，无毒。主气癃，止痛，利水道小便，除湿痹。久服，轻身、耐老。一名当道。生平泽。”[1]

《名医别录》卷第一：“车前子　味咸，无毒。主男子伤中，女子淋沥，不欲食，养肺，强阴，益精，令人有子，明目，治赤痛。叶及根，味甘，寒。主治金疮，止血，衄鼻，瘀血，血瘕，下血，小便赤，止烦，下气，除小虫。一名芣苡，一名虾蟆衣，一名牛遗，一名胜舄。生真定丘陵阪道中。五月五日采，阴干。”[2]

《本草经集注·草木上品》：“车前子　味甘、咸，寒，无毒……一名当道，一名芣苢，一名虾蟆衣，一名牛遗，一名胜舄。生真定平泽丘陵阪道中。五月五日采，阴干。”[3]

《新修本草》卷第六：“车前子　味甘、咸，寒，无毒……一名当道，一名芣苡，一名虾蟆衣，一名牛遗，一名胜舄。生真定平泽丘陵阪道中。五月五日采，阴干。”[17]

《本草图经》卷第四：“车前子，生真定平泽丘陵道路中，今江湖、淮甸、近京、北地处处有之。春初生苗，叶布地如匙面，累年者长及尺余，如鼠尾。花甚细，青色微赤。结实如葶苈，赤黑色。五月五日采，阴干。今人五月采苗，七月、八月采实。人家园圃中或种之，蜀中尤尚。北人取根日干，作紫菀卖之，甚误所用。谨按《周南诗》云：采采芣苢。《尔雅》云：芣蓖，马舄。马舄，车前。郭璞云：今车前草，大叶当道，长穗，好生道边，江东人呼为虾蟆衣。陆机云：马舄，一名车前，一名当道，喜在牛迹中生，故曰车前、当道也。幽州人谓之牛舌草，可鬻（与煮同）作茹，大滑。其子治妇人难产是也。然今人不复有啖者，其子入药最多。”[18]

《证类本草》卷第六：“车前子　味甘、咸，寒，无毒。主气癃止痛……叶及根　味甘，寒。主金疮止血……”[19]

《本草衍义》卷之七：“车前子　陶隐居云：其叶捣取汁服，疗泄精，大误矣。此药甘滑，利小便，走泄精气。经云：主小便赤下气，有人作菜食，小便不禁，几为所误。”[20]

《汤液本草》卷之四：“车前子　气寒，味甘、咸。无毒。《象》云：主气癃闭。利水道，通小便；除湿痹，肝中风热，冲目赤痛。《本草》云：主气癃。止痛，利水道，通小便，除湿痹，男子伤中，女子淋沥，不欲食，养肺；强阴益精，令人有子；明目，治目热赤痛；轻身耐老。东垣云：能利小便而不走气，与茯苓同功。”[21]

《救荒本草》卷一：“车轮菜　本草名车前子，一名当道，一名芣苢，一名虾蟆衣，一名牛遗，一名胜舄菜。尔雅云：舄为幽州人谓之一舌草，生滁州及真定平泽，今处处有之。”[22]

《滇南本草》第一卷：“蛤蚂草、车前子：蛤蚂草，子名车前子。味苦、咸，性微寒。清胃热、利小便、消水肿、通利五淋赤白便浊，退眼赤。车前子，味咸，性寒。消上焦火热，胃热、明目、利小便、分利五淋，止水泻。附（奇方）治小儿因伤食吐泻，不急调治，日久脾虚作胀，肚大筋青、肚腹膨胀、或泻或发热，服此方效。车前子（五钱）淮山药（一两五钱饭上蒸用一两，生用五钱）　发热加银柴胡（三钱）　有虫加芜荑（三钱）无虫不加。共为末，每服二钱，空心滚水下。——务本卷三子人药最多。”[4]

《本草品汇精要》卷之七：“车前子　无毒　丛生　车前子（出《神农本经》），主气癃、止痛，利水道小便，除湿痹，久服轻身耐老（以上朱字《神农本经》）。男子伤中，女子淋沥不欲食，养肺强阴益精，令人有子，明目疗赤痛。叶及根，味甘，寒，主金疮、止血衄鼻、瘀血、血瘕下血、小便赤，止烦下气，除小虫（以上黑字《名医》所录）。【名】当道、虾蟆衣、马舄（音昔）、胜舄、牛遗、牛舌草、芣（音浮）苢（音以）。”[23]

《本草蒙筌》卷之一：“车前子　味甘、咸，气寒。无毒。山野道途，处处生长。一名牛舌草，又谓虾蟆衣。”[24]

《本草纲目》第十六卷：车前《本经·上品》【释名】当道《本经》、芣苡（音浮以）、马舄（音昔）、牛遗（并《别录》）、牛舌草《诗疏》、车轮菜《救荒》、地衣《纲目》、蛤蟆衣《别录》。时珍曰：按《尔雅》云：芣苡，马舄。马舄，车前。陆玑《诗疏》云：此草好生道边及牛马迹中，故有车前、当道、马舄、牛遗之名。舄，足履也。幽州人谓之牛舌草。蛤蟆喜藏伏于下，故江东称为蛤蟆衣。又《韩诗外传》言：直曰车前；瞿曰芣苡，恐亦强说也。瞿乃生于两旁者……子……颂曰：车前子入药最多。"[40]

《本草乘雅半偈》第二帙："车前子《本经·上品》 好生道旁及牛马足迹中，命名之义昭然矣。【气味】甘寒，无毒。【主治】主气癃，利水道小便，除湿痹。久服轻身不老。【核】曰：出真定平泽、丘陵阪道中。今江湖、淮甸、近汴、北地，处处有之。"[25]

《本草征要》第三卷："车前子 味甘，性寒，无毒。入肝、肾、小肠三经。酒拌蒸曝。"[26]

《本草崇原·本经上品》："车前子 气味甘寒，无毒。主治气癃，止痛，利水道小便，除湿痹。久服轻身耐老。"[27]

《本草择要纲目·寒性药品》："车前子 【气味】甘、寒，无毒。【主治】气癃。止痛，利水道……车前子能利小便而不走精气。与茯苓同功也。"[28]

《本草新编》卷之二（商集）："车前子，味甘、咸，气微寒，无毒。入膀胱、脾、肾三经。功专利水，通尿管最神，止淋沥泄泻，能闭精窍，祛风热，善消赤目，催生有功。"[5]

《本经逢原》卷二："车前子 甘、咸，寒，无毒。酒浸焙用。《本经》主气癃止痛，利水道，除湿痹，久服轻身耐老。发明 车前子入足太阳、少阴，能利小便而不走气，与茯苓同功。"[6]

《本草经解》卷二："【车前子】气寒。味甘。无毒。主气癃。止痛。利水道通小便。除湿痹。久服轻身耐老。"[29]

《神农本草经百种录·上品》："车前子 味甘寒。主气癃，止痛，利水道小便，专利下焦气分。"[30]

《本草从新》卷三："车前子 通利水、清肺肝。甘、寒……车前草（通、行水、泻热凉血）。甘寒。凉血去热，通淋明目（凡利水之剂多损目、唯此能解肝与小肠之湿热、热去而目清矣）。使叶，勿使茎蕊。"[31]

《医林纂要》卷二："车前子：甘，微咸，寒。一名'芣苢'，一名'牛舄'，俗名'虾蟆衣'。子成穗如舄尾，夏月收。补心除妄热，泻肾渗邪水，功用似泽泻，但彼生水中，专去肾之邪水，此生陆地，则兼去脾之积热，彼用根下部，此用子兼润心肾。亦咸能软坚，滑能利关节之功也。"[32]

《得配本草》卷三："车前子 常山为之使。甘、微咸，寒。入足太阳经气分。利水道，除湿热，去胸痹，疗翳障。清肺肝之风热，通尿管之涩痛。配牛膝，疏肝利水。配菟丝，补虚明目。入补药，酒蒸捣研。入泻药，炒研。阳气下陷者禁用。"[33]

《本草求真》卷四："车前子（隰草）清肝肺风热以道膀胱水邪。车前子（专入肝肺。）甘、咸，性寒。据书皆载能治膀胱湿热，以通水道。"[34]

《神农本草经读》卷之二："车前子 气味甘、寒，无毒。主气癃止痛，利水道，通小便，除湿痹。久服轻身耐老。张隐庵曰：车前草，《本经》名当道，《毛诗》名芣苡。乾坤有动静，夫坤其静也翕，其动也辟。车前好生道旁，虽牛马践踏不死，盖得土气之用，动而不静者也。气癃，膀胱之气闭也；闭则痛，痛则水道不利；车前得土气之用，土气行则水道亦行而不癃，不癃则不痛，而小便长矣。土气行则湿邪散，湿邪散则湿痹自除矣。久服土气升而水气布，故能轻身耐老。”[35]

《本草分经·原例（次序略经更定）》：“车前子　甘寒，清肺肝风热，渗膀胱湿热，利水而固精窍。车前草甘寒，凉血去热，通淋明目，能解肝与小肠之湿热，须取叶用。”[36]

《本草害利·心部药队》：“车前子、叶　【害】其性冷利，专走下窍。虽有开水窍以固精窍之功，若遇内伤劳倦，阳气下陷之病，肾虚脱者，皆在禁例。【利】甘寒清心，利膀胱小水，以解湿热。催生止泻，明目益精，男女阴中有二窍，一窍通精，乃命门真阳之火；一窍通水、乃膀胱湿热之水。二窍不并开，水窍开，则湿热外泄，相火常宁。精窍常闭，久久精足，则目明。服固精药，久服此，行房即有子。车前叶，凉血去热通淋。【修治】五月采取，洗去泥沙晒干，炒过用。入丸散，酒浸一夜，蒸焙研。使叶，勿使茎蕊。”[37]

《本草便读·草部》：“车前子　清邪火以下行，直达州都祛湿热。味甘寒而降利，专清水道愈癃淋。治肝家有梦之遗精，精因火扰，导肾部诸般之留垢，垢尽虚回，滑可催生，黑能走血。”[38]

《本草思辨录》卷二：“车前子　车前即芣苢，神仙服食经云：善疗孕妇难产及令人有子。”[39]

《中药志》：“车前子　本品为常用中药。商品有大粒车前及小粒车前两种，前者为植物车前的种子，后者主要是植物大叶车前及平车前的种子……【原植物】①车前。别名：车轱辘菜（东北），驴耳朵菜（辽宁），打官司草（上海、江苏、浙江）。Plantago asiatica L. ——车前科 Plantaginaceae. ②大叶车前。别名：蛤蟆叶（云南、广东）、钱贯草（广东、广西）。Plantago major L. ——车前科 Plantaginaceae. ③平车前。别名：车轱辘菜（东北），猪耳朵穗子（青海）。Plantago depressa Willd. ——车前科 Plantaginaceae.”[12]

《中药材手册》：“车前子（纲目列入草部　草类车前项下）　本品为干燥的种子。原植物系车前科多年生草本植物，均为野生。为路旁、山坡、原野、阴湿地及沟边常见的一种植物。【别名】车轮菜子（河北、内蒙古、辽宁、吉林）、猪耳朵棵子（陕西、河南、山东、江苏、青海）、凤眼前仁（江西）。”[13]

《全国中草药汇编》：“车前　别名：车轱轳菜、牛舌草、猪耳朵草。来源：为车前科车前属植物车前 Plantago asiatica L.，以种子和全草入药。”[42]

《中药大辞典》：“车前子《本经》　【异名】车前实《神仙服食经》，虾蟆衣子《履巉岩本草》，猪耳朵穗子《青海药材》，凤眼前仁《中药材手册》。【基原】为车前草科植物车前 Plantago asiatica L. 或平车前 Plantago depressa Willd. 的种子。”[11]

《中医大辞典·中药分册》：“车前子　出《神农本草经》。又名车前实、猪耳朵穗子、凤眼前仁。为车前科植物车前 Plantago asiatica L. 或平车前 P. depressa Willd. 的种子。主产江西、河南、湖北、东北等地。”[10]

《中国医学百科全书·中医学》：“车前子　始载于《神农本草经》。又名车前实。为车前科植物车前 Plantago asiatica L. 或平车前 P. depressa Willd. 的种子。车前种子药材称大粒车前，主产于中国江西、河南省。此外，中国大部分地区均产；平车前种子药材称小粒车前，产于东北、华北、西北等地区。”[9]

《全国中药炮制规范》："车前子　［处方用名］车前子、炒车前子、盐车前子。【来源】本品为车前科植物车前 Plantago asiatica L. 或平车前 Plantago depressa Willd. 的干燥成熟种子。均系野生。主产于江西、河南、河北、黑龙江、辽宁等地。"[14]

《中国药材学》："车前子　【别名】蛤蟆草，生舌草，车轮草，车轱辘菜，猪耳朵棵，驴耳朵菜。【来源】本品为车前科植物车前 Plantago asiatica L. 等的种子。"[15]

《中国中医药学主题词表》："车前 PLANTAGO ASIATICA　属车前属△；尚有车前草供选用。FC 车前子、FC 车前草。"[41]

《普通高等教育中医药类规划教材·中药学》："车前子《本经》　为车前科多年生草本植物车前 Plantago asiatica L. 或平车前 P. depressa Willd. 的成熟种子。前者分布全国各地，后者分布北方各省。主产黑龙江、辽宁、河北等地。夏秋二季种子成熟时采收。生用或盐水炙用。"[8]

《中华本草》："车前子《本经》　【异名】车前实《神仙服食经》，虾蟆衣子《履巉岩本草》，猪耳朵穗子《青海药材》，凤眼前仁《中药材手册》。【来源】为车前科植物车前 Plantago asiatica L.、大车前 Plantago major L. 及平车前 Plantago depressa Willd. 的种子。【原植物】参见'车前草'条。"[16]

《中华人民共和国药典》："车前子 Semen Plantaginis　本品为车前科植物车前 Plantago asiatica L. 或平车前 Plantago depressa Willd. 的干燥成熟种子。夏、秋二季种子成熟时采收果穗，晒干，搓出种子，除去杂质。"[7]

5　参考文献

1　汉·神农本草经．清顾观光重辑本．北京：人民卫生出版社，1955，31

2　魏晋·名医别录．北京：人民卫生出版社，1986，46

3　南北朝·陶弘景．本草经集注．北京：人民卫生出版社，1994，233

4　明·兰茂．滇南本草．第一卷．昆明：云南人民出版社，1959，148

5　清·陈士铎．本草新编．北京：中国中医药出版社，1996，87

6　清·张璐．本经逢原．上海：上海科学技术出版社，1959，83

7　国家药典委员会编．中华人民共和国药典．一部．北京：化学工业出版社，2000，50

8　雷载权主编．普通高等教育中医药类规划教材·中药学．上海：上海科学技术出版社，1995，138

9　《中医学》编辑委员会．中国医学百科全书·中医学．上海：上海科学技术出版社，1997，1070

10　《中医大辞典》编辑委员会编．中医大辞典·中药分册．北京：人民卫生出版社，1982，65

11　江苏新医学院编．中药大辞典．上海：上海科学技术出版社，1977，401

12　中国医学科学院药物研究所等编．中药志．第三册．北京：人民卫生出版社，1993，242

13　中华人民共和国卫生部药政管理局主编．中药材手册．北京：人民卫生出版社，1959，225

14　中华人民共和国卫生部药政管理局编．全国中药炮制规范．北京：人民卫生出版社，1988，127

15　徐国钧等主编．中国药材学．北京：中国医药科技出版社，1996，1304

16　国家中医药管理局《中华本草》编委会．中华本草．第七册．上海：上海科学技术出版社，1999，521

17　唐·苏敬等撰．新修本草．合肥：安徽科学技术出版社，1981，170

18　宋·苏颂．本草图经．合肥：安徽科学技术出版社，1994，107

19　宋·唐慎微．证类本草．北京：人民卫生出版社，1957，159

20　宋·寇宗奭．本草衍义．上海：商务印书馆，1937，47

21 元·王好古. 汤液本草. 见：景印文渊阁四库全书（745）. 北京：中医古籍出版社，1986，970
22 明·朱橚. 救荒本草. 见：四库全书丛书. 中华书局，1998
23 明·刘文泰. 本草品汇精要. 北京：人民卫生出版社，1982，238
24 明·陈嘉谟. 本草蒙筌. 北京：人民卫生出版社，1988，59
25 明·卢之颐. 本草乘雅半偈. 北京：人民卫生出版社，1986，110
26 明·李中梓. 本草征要. 见：李中梓医学全书. 北京：中国中医药出版社，1999，154
27 清·张志聪. 本草崇原. 北京：中国中医药出版社，1992，41
28 清·蒋居祉. 本草择要纲目. 见：珍本医书集成. 本草类. 上海：上海科学技术出版社，1985，30
29 清·叶桂. 本草经解. 上海：上海科学技术出版社，1958，58
30 清·徐大椿. 神农本草经百种录. 见：景印文渊阁四库全书（785）. 北京：中医古籍出版社，1986，565
31 清·吴仪洛. 本草从新. 北京：中医古籍出版社，2001，55
32 清·王绂. 医林纂要. 合肥：安徽科学技术出版社，1993，171
33 清·严西亭. 得配本草. 上海：上海卫生出版社，1957，26
34 清·黄宫绣. 本草求真. 上海：上海科学技术出版社，1959，148
35 清·陈念祖. 神农本草经读. 北京：人民卫生出版社，1959，13
36 清·姚澜. 本草分经. 上海：上海科学技术出版社，1989，134
37 清·凌奂. 本草害利. 北京：中医古籍出版社，1982，12
38 清·张秉成. 本草便读. 上海：上海卫生出版社，1957，17
39 清·周岩. 本草思辨录. 见：珍本医书集成. 本草类. 上海：上海科学技术出版社，1985，68
40 明·李时珍. 本草纲目. 北京：人民卫生出版社，1982，1069
41 吴兰成主编. 中国中医药学主题词表. 北京：中医古籍出版社，1996，44
42 《全国中草药汇编》编写组编. 全国中草药汇编. 上册. 北京：人民卫生出版社，1978，173

073 车前草

Cheqiancao

Herba Plantaginis

1 定名依据

1.1 正名

1.1.1 汉文名：车前草（车前科植物车前 Plantago asiatica L. 或平车前 Plantago depressa Willd. 的干燥全草）。

1.1.2 英文名：plantain herb.

1.2 依据

1.2.1 定名的文献依据

(1)《毛诗传》："采采芣苢，《传》云：芣苢，马舄；马舄，车前也。"[1]

(2)《尔雅注疏》："芣苢，马舄；马舄，车前。郭璞云：今车前草，大叶长穗，好生道边，江东呼为虾蟆衣。"[2]

(3)《本草备要·草部》："车前草　通，行水，泻热，凉血。甘寒。凉血去热，止吐衄，消瘕瘀，明目通淋（凡利水之剂，多损于目。惟此能解肝与小肠之热，湿热退而目清矣。雷敩曰：使叶，勿使茎、蕊）。”[3]

(4)《本草从新》卷三：“车前草［通、行水、泻热凉血。］ 甘寒。凉血去热，通淋明目。［凡利水之剂多损目、唯此能解肝与小肠之湿热、热去而目清矣。使叶，勿使茎蕊。”[4]

(5)《鸡峰普济方》卷第十四：“车前草汤 治热淋及小便不通：车前草叶上取汁服半盏不以时。”[5]

(6)《奇效良方》卷之三十五：“车前草方 治小肠有热，血淋急痛。上用生车前草洗净，臼内捣细，每服准一盏许，井水调滤清汁，食前服。若砂石淋，则以寒水石火煅，研为细末和之，新水调服。一方用蜜调服。”[6]

(7)《中华人民共和国药典》：“车前草 Herba Plantaginis 本品为车前科植物车前 Plantago asiatica L. 或平车前 Plantago depressa Willd. 的干燥全草。夏季采挖，除去泥沙，晒干。”[7]

(8)《中医大辞典·中药分册》：“车前草 出《四声本草》。又名蟾蜍草、牛舌草、田菠草、打官司草、虾蟆衣、车轮菜、猪耳草。为车前科植物车前 Plantago asiatica L. 或平车前 P. depressa Willd. 的全草。我国大部分地区有产。”[8]

(9)《中国医学百科全书·中医学》：“车前草 始载于《四声本草》。原名车前，又名车轮菜、猪耳朵草、牛舌菜、牛耳朵棵。为车前科植物车前 Plantago asiatica L. 或平车前 P. depressa Willd. 的全草。车前产于中国各地；平车前产于东北、华北、西北等地区。”[9]

(10)《中国中医药学主题词表》：“车前草 HERBA PLANTAGINIS 为车前科植物车前或平车前干燥全草；属祛湿利水药。C 车前。”[10]

(11)《普通高等教育中医药类规划教材·中药学》：“车前草 为车前的全草。性味功用同车前子，且能清热解毒。”[11]

(12)《中药材手册》[12]、《全国中药炮制规范》[13]、《中国药材学》[14]、《中华本草》[15]等现代中药著作多以“车前草”作为本药正名（参见“文献通考”）。

1.2.2 定名选择的理由

(1) 车前草 Herba Plantaginis，系车前科植物车前 Plantago asiatica L. 或平车前 Plantago depressa Willd. 的干燥全草。本品原称“芣苢”，始载于《毛诗传》，晋·郭璞《尔雅注疏》始载“车前草”之名，清代本草汪昂《本草备要》、吴仪洛《本草从新》等均以“车前草”为正名记载，而不少方书在组方运用时多以“车前草”为正名，如宋·张锐《鸡峰普济方》，明·董宿《奇效良方》等等。

(2) 我国最新出版的《中华人民共和国药典》、《普通高等教育中医药类规划教材·中药学》以及辞书类著作《中医大辞典·中药分册》、《中国医学百科全书·中医学》等均以“车前草”作为本药正名。已经广泛应用于中医药学文献的标引和检索的《中国中医药学主题词表》也以“车前草”作为本药的正式主题词。现代本草著作如《中华本草》、《中国药材学》、《中药材手册》、《全国中药炮制规范》等也均以“车前草”作为本药的正名。说明“车前草”作为本品正名已成为共识。

1.3 与正名等效的名词：无。

2 源流考释

车前草（车前科植物车前 Plantago asiatica L. 或平车前 Plantago depressa Willd. 的干燥全草）始载于《毛诗传》，仅作一植物记载，如《毛诗传》："采采芣苢，《传》云：芣苢，马舄；马舄，车前也。"[1] 其后的《陆玑诗疏》[16] 对本品也有记载，同时尚记载有"当道"、"牛舌草"等异名，如《陆玑诗疏》："马舄，一名车前，一名当道。喜在牛迹中生，故曰车前当道也，今药中车前子是也，幽州人谓之牛舌草。"[16]《神农本草经》则在"车前子"条下记载有本药异名"当道"，如《神农本草经》卷一："车前子 味甘，寒，无毒。主气癃，止痛，利水道小便，除湿痹。久服，轻身、耐老。一名当道。生平泽。"[17]

"车前草"之名，最早见于晋·郭璞《尔雅注疏》[2]，同时尚记载有"芣苢"、"马舄"、"车前"、"虾蟆衣"等异名，仍未记述其入药用，如《尔雅注疏》："芣苢，马舄；马舄，车前。郭璞云：今车前草，大叶长穗，好生道边，江东呼为虾蟆衣。"[2] 本品作为药用始于魏晋《名医别录》[18]，在"车前子"条下介绍，同时记录有全草入药用及本品异名"芣苡"、"牛遗"、"胜舄"等，如《名医别录》上编卷第一："车前子 味咸，无毒……叶及根，味甘，寒。主治金疮，止血，衄鼻，瘀血，血瘕，下血，小便赤，止烦，下气，除小虫。一名芣苡，一名虾蟆衣，一名牛遗，一名胜舄。生真定丘陵阪道中。五月五日采，阴干。"[18] 其后的本草著作也多在"车前子"条下介绍本品，如宋·苏颂《本草图经》[19]、唐慎微《证类本草》[20] 等，而清·张志聪《本草崇原》[21]、汪昂《本草备要》[3]、吴仪洛《本草从新》[4]、陈念祖《神农本草经读》[22]、姚澜《本草分经》[23] 等则直接以"车前草"为正名载录本品。另有部分本草著作则以"车轮菜"、"蛤蚂草"、"车前"、"钱贯草"为正名记载，如明朱橚《救荒本草》[24] 以"车轮菜"为正名，兰茂《滇南本草》[25] 以"蛤蚂草"为正名，李时珍《本草纲目》[26] 及清·汪昂《本草易读》[27] 以"车前"为正名，清·何克谏《生草药性备要》[28] 以"钱贯草"为正名，同时《救荒本草》尚记载有异名"胜舄菜"，如《救荒本草》卷一："车轮菜 本草名车前子，一名当道，一名芣苢，一名虾蟆衣，一名牛遗，一名胜舄菜。尔雅云：舄为幽州人谓之一舌草，生滁州及真定平泽，今处处有之。"[24]

虽然本品在本草著作中以"车前草"为正名记载者很少，但在组方应用中多以"车前草"为正名，如《鸡峰普济方》卷第十四的"车前草汤"[5]、《奇效良方》卷之三十五的"车前草方"[6]、赵学敏《本草纲目拾遗》的"白浊古今良方"[29] 等，同时《本草纲目拾遗》中记载有异名"鲜野淡菜"[31]，如《本草纲目拾遗》卷六："白虎丹：祝氏效方：鲜野淡菜，即车前草。洗净，加遍地香捣烂，用白酒和汁绞出，鹅毛蘸搽患处即消。"[30]

现代本草学著作除《中药大辞典》[31]、《全国中草药汇编》[32] 以"车前"为正名外，其余如《中华人民共和国药典》[7]、《中医大辞典·中药分册》[8]、《中国医学百科全书·中医学》[9]、《中国中医药学主题词表》[10]、《普通高等教育中医药类规划教材·中药学》[11]、《中药材手册》[12]、《全国中药炮制规范》[13]、《中国药材学》[14]、《中华本草》[15] 等均以"车前草"为正名记载本品。同时尚记载有"打官司草"、"车轱辘菜"《中药材手册》[12]，"车轱轳菜"、"猪耳朵草"《全国中草药汇编》[32]，"陵舄"、"虾蟆草”、“牛舄”、“地胆头”、“白贯草”、“猪耳草”、“饭匙草”、“七星草”、“五根草”、“黄蟆龟草”、“蟾蜍草”、“猪肚菜”、“灰盆草”、“驴耳朵菜”、“钱串草”、“五斤草”、“田菠菜”、“医马草”、“马蹄草”、“鸭脚板”、“牛甜菜”、“黄蟆叶”、“牛耳朵棵”《中药大辞典》[31]，“田菠草”、“虾蟆衣”《中医大辞典》[10]，“牛舌菜”《中国医学百科全书·中医学》[9]，“野甜菜”、“猪肚子”《中华本草》[15]等各地的俗称。

3 附录

3.1 又称：无。

3.2 俗称：车轱辘菜（华北、东北），猪耳草（青海），饭匙草、七星草、五根草、黄蟆龟草（福建），蟾蜍草、猪肚菜、灰盆草（广西），打官司草、牛耳朵棵（江苏），驴耳朵菜（东北），钱串草（南宁），五斤草（闽南），田菠菜、医马草、马蹄草、鸭脚板（湖南），牛甜菜、黄蟆叶（上海），车轱轳菜，猪耳朵草，陵舄，虾蟆草，牛舄，地胆头，白贯草，田菠草，虾蟆衣，牛舌菜，野甜菜，猪肚子。

3.3 曾称：芣苢《诗经》，马舄《毛诗传》，车前《尔雅》，当道《本经》，牛舌草（陆机《诗疏》，虾蟆衣《尔雅》郭璞注），芣苡、牛遗、胜舄《别录》，车轮菜、胜舄菜《救荒本草》，蛤蚂草《滇南本草》，鲜野淡菜《本草纲目拾遗》，钱贯草《生草药性备要》。

4 文献通考

《毛诗传》：“采采芣苢，《传》云：芣苢，马舄；马舄，车前也。”[1]

《尔雅注疏》：“芣苢，马舄；马舄，车前。郭璞云：今车前草，大叶长穗，好生道边，江东呼为虾蟆衣。”[2]

《神农本草经》卷一：“车前子　味甘，寒，无毒。主气癃，止痛，利水道小便，除湿痹。久服，轻身、耐老。一名当道《御览》有云：一名牛舌，《大观本》作牛遗，黑字）。生平泽。”[17]

《毛诗草木鸟兽虫鱼疏》：“马舄，一名车前，一名当道。喜在牛迹中生，故曰车前当道也，今药中车前子是也，幽州人谓之牛舌草。”[16]

《名医别录》卷第一：“车前子　味咸，无毒。主男子伤中，女子淋沥，不欲食，养肺，强阴，益精，令人有子，明目，治赤痛。叶及根，味甘，寒。主治金疮，止血，衄鼻，瘀血，血瘕，下血，小便赤，止烦，下气，除小虫。一名芣苡，一名虾蟆衣，一名牛遗，一名胜舄。生真定丘陵阪道中。五月五日采，阴干。”[18]

《鸡峰普济方》卷第十四：“车前草汤　治热淋及小便不通：车前草叶上取汁服半盏不以时。”[5]

《奇效良方》卷之三十五：“车前草方　治小肠有热，血淋急痛。上用生车前草洗净，臼内捣细，每服准一盏许，井水调滤清汁，食前服。若砂石淋，则以寒水石火煅，研为细末和之，新水调服。一方用蜜调服。”[6]

《本草图经》卷第四：“车前子，生真定平泽丘陵道路中，今江湖、淮甸、近京、北地处处有之。春初生苗，叶布地如匙面，累年者长及尺余，如鼠尾。花甚细，青色微赤。结实如葶苈，赤黑色。五月五日采，阴干。今人五月采苗，七月、八月采实。人家园圃中或种之，蜀中尤尚。北人取根日干，作紫菀卖之，甚误所用。谨按《周南诗》云：采采芣苢。《尔雅》云：芣藁，马舄。马舄，车前。郭璞云：今车前草，大叶当道，长穗，好生道边，江东人呼为虾蟆衣。陆机云：马舄，一名车前，一名当道，喜在牛迹中生，故曰车前、当道也。幽州人谓之牛舌草，可鬻（与煮同）作茹，大滑。其子治妇人难产是也。然今人不复有啖者，其子入药最多。"[19]

《证类本草》卷第六："车前子　味甘、咸，寒，无毒……臣禹锡等谨按尔雅云：芣苢，马舄；马舄，车前。注：今车前草，大叶长穗，好生道边，江东呼为虾蟆衣。"[20]

《救荒本草》卷一："车轮菜　本草名车前子，一名当道，一名芣苢，一名虾蟆衣，一名牛遗，一名胜舄菜。尔雅云：舄为幽州人谓之一舌草，生滁州及真定平泽，今处处有之。"[24]

《滇南本草》第一卷："蛤蚂草、车前子：蛤蚂草，子名车前子。味苦、咸，性微寒。清胃热、利小便、消水肿、通利五淋赤白便浊，退眼赤。车前子，味咸，性寒。消上焦火热，胃热、明目、利小便、分利五淋，止水泻。附（奇方）治小儿因伤食吐泻，不急调治，日久脾虚作胀，肚大筋青、肚腹膨胀、或泻或发热，服此方效。车前子（五钱）　淮山药（一两五钱饭上蒸用一两，生用五钱）　发热加银柴胡（三钱）　有虫加芜荑（三钱）无虫不加。共为末，每服二钱，空心滚水下。——务本卷三子入药最多。"[25]

《本草纲目》第十六卷："车前《本经·上品》【释名】当道《本经》、芣苡（音浮以）、马舄（音昔）、牛遗（并《别录》、牛舌草《诗疏》、车轮菜《救荒》、地衣《纲目》、蛤蟆衣《别录》。时珍曰：按《尔雅》云：芣苡，马舄。马舄，车前。陆玑《诗疏》云：此草好生道边及牛马迹中，故有车前、当道、马舄、牛遗之名。舄，足履也。幽州人谓之牛舌草。蛤蟆喜藏伏于下，故江东称为蛤蟆衣。又《韩诗外传》言：直曰车前；瞿曰芣苡，恐亦强说也。瞿乃生于两旁者。"[26]

《本草崇原》卷上："……车前草《本经》名当道。《诗》名芣苡，好生道旁及牛马足迹中，故有车前当道，及牛遗马舄之名。江湖淮甸处处有之，春生苗叶，布地中，抽数茎作穗如鼠尾，花极细密，青色微赤，结实如葶苈子，赤黑色。"[21]

《本草易读》卷四："车前　根茎　甘，寒，滑利，无毒。消瘀解衄，利水通淋。治金疮而止血，除烦热而下气。处处有之。春初苗叶布地，中抽数茎作穗，长花甚细密，实如葶苈子，赤黑色。园圃所种者大，道边生者小短。小便不通，车前草半斤煎服……产后血渗，入大小肠。车前草取汁，入蜜煎服。"[27]

《本草备要·草部》："车前草　通，行水，泻热，凉血。甘寒。凉血去热，止吐衄，消瘕瘀，明目通淋（凡利水之剂，多损于目。惟此能解肝与小肠之热，湿热退而目清矣。雷曰：使叶，勿使茎、蕊）。"[3]

《生草药性备要》上卷："钱贯草 味甜，性寒。治白浊。煲粥食，利小便，消热毒。治牛马病。其子是车前。"[28]

《本草从新》卷三："车前草（通、行水、泻热凉血。）甘寒。凉血去热，通淋明目（凡利水之剂多损目、唯此能解肝与小肠之湿热、热去而目清矣）。使叶，勿使茎蕊。"[4]

《本草纲目拾遗》卷六："白浊　古今良方：车前草五六棵，陈松萝茶一二钱，灯心一二十根，三味煎服，止后，宜服水陆二仙丸以固之。"[29]

《本草纲目拾遗》卷三："白虎丹：祝氏效方：鲜野淡菜，即车前草。洗净，加遍地香捣烂，用白酒和汁绞出，鹅毛蘸搽患处即消。”[30]

《神农本草经读》卷之二：“车前草，《本经》名当道，《毛诗》名芣苡。乾坤有动静，夫坤其静也翕，其动也辟。车前好生道旁，虽牛马践踏不死，盖得土气之用，动而不静者也。气癃，膀胱之气闭也；闭则痛，痛则水道不利；车前得土气之用，土气行则水道亦行而不癃，不癃则不痛，而小便长矣。土气行则湿邪散，湿邪散则湿痹自除矣。久服土气升而水气布，故能轻身耐老。《神仙服食经》云：“车前，雷之精也；震为雷为长男。”[22]

《本草分经·原例》：“……车前草甘寒，凉血去热，通淋明目，能解肝与小肠之湿热，须取叶用。”[23]

《中药材手册》：“车前草（纲目列入草部　草类车前项下）　本品为干燥的带根全草。系车前科多年生草本植物，栽培与野生均有。【别名】打官司草（江苏）、车轱辘菜（华北、东北）。”[12]

《全国中草药汇编》：“车前　别名：车轱轳菜、牛舌草、猪耳朵草。来源：为车前科车前属植物车前 Plantago asiatica L.，以种子和全草入药。”[32]

《中药大辞典》：“车前《四声本草》　【异名】芣苢《诗经》，马舄《毛诗传》，当道《本经》，陵舄《列子》，牛舌草（陆机《诗疏》，车前草、虾蟆衣《尔雅》郭璞注），牛遗、胜舄《别录》，车轮菜、胜舄菜《救荒本草》，蛤蚂草《滇南本草》，虾蟆草《简便要方》，钱贯草《生草药性备要》，牛舄《医林纂要》，地胆头、白贯草《中国药植志》，猪耳草《青海药材》，饭匙草、七星草、五根草、黄蟆龟草《福建民间草药》，蟾蜍草、猪肚菜、灰盆草《广西中兽医药植》，打官司草《江苏植药志》，车轱辘菜、驴耳朵菜《东北药植志》，钱串草《南宁市药物志，五斤草《闽南民间草药》，田菠菜、医马草、马蹄草、鸭脚板《湖南药物志》，牛甜菜、黄蟆叶《上海常用中草药手册》，牛耳朵棵《江苏验方草药选集》。【基原】为车前草科植物车前及平车前的全株。【原植物】①车前 Plantago asiatica L.　②平车前 Plantago depressa Willd.”[31]

《中医大辞典·中药分册》：“车前草　出《四声本草》。又名蟾蜍草、牛舌草、田菠草、打官司草、虾蟆衣、车轮菜、猪耳草。为车前科植物车前 Plantago asiatica L.　或平车前 P.　depressa Willd.　的全草。我国大部分地区有产。”[8]

《中国医学百科全书·中医学》：“车前草　始载于《四声本草》。原名车前，又名车轮菜、猪耳朵草、牛舌菜、牛耳朵棵。为车前科植物车前 Plantago asiatica L.　或平车前 P.　depressa Willd.　的全草。车前产于中国各地；平车前产于东北、华北、西北等地区。”[9]

《全国中药炮制规范》：“车前草　［处方用名］车前草。【来源】本品为车前科植物车前 Plantago asiatica L.　或平车前 Plantago depressa Willd.　的干燥全草。均系野生。主产江西、河南、河北、黑龙江、辽宁等地。”[13]

《中国药材学》：“车前草　【来源】本品为车前科植物车前 Plantago asiatica L.　或平车前 P.　depressa Willd.　的全草。”[14]

《中国中医药学主题词表》：“车前草 HERBA PLANTAGINIS　为车前科植物车前或平车前干燥全草；属祛湿利水药。C 车前。”[10]

《普通高等教育中医药类规划教材·中药学》：“车前草　为车前的全草。性味功用同车前子，且能清热解毒。”[11]

《中华本草》："车前草《嘉祐本草》　【异名】芣苢《诗经》、马舄《毛诗传》，车前、当道《本经》，陵舄《列子》、牛舌草（陆机《诗疏》，虾蟆衣《尔雅》郭璞注），牛遗、胜舄《别录》，车轮菜、胜舄菜《救荒本草》，蛤蚂草《滇南本草》，虾蟆草《简便单方》，钱贯草《生草药性备要》，牛舄《医林纂要·药性》，野甜菜《草药新纂》，地胆头、白贯草《中国药用植物志》，猪耳草《青海药材》，饭匙草、七星草、五根草、黄蟆龟草《福建民间草药》，蟾蜍草、猪肚子、灰盆草《广西中兽医药用植物》，打官司草《江苏省植物药材志》，车轱辘草、驴耳朵草《东北药用植物志》，钱串草《南宁市药物志》，牛甜菜、黄蟆叶《上海常用中草药手册》，牛耳朵棵《江苏验方草药选集》。"[15]

《中华人民共和国药典》："车前草 Herba Plantaginis　本品为车前科植物车前 Plantago asiatica L. 或平车前 Plantago depressa Willd. 的干燥全草。夏季采挖，除去泥沙，晒干。"[7]

5　参考文献

1　汉初毛亨．十三经注疏·毛诗．上海：上海古籍出版社，1993
2　汉初学者辑，晋·郭璞注．十三经注疏·尔雅注疏．上海：上海古籍出版社，1993，133
3　清·汪昂．本草备要．北京：中国中医药出版社，1998，91
4　清·吴仪洛．本草从新．北京：中医古籍出版社，2001，55
5　宋·张锐．鸡峰普济方．见：中国医学珍本丛书．上海：上海科技出版社，1987
6　明·董宿．奇效良方．北京：商务印书馆，1959，708
7　国家药典委员会编．中华人民共和国药典．一部．北京：化学工业出版社，2000，51
8　《中医大辞典》编辑委员会编．中医大辞典·中药分册．北京：人民卫生出版社，1982，65
9　《中医学》编辑委员会．中国医学百科全书·中医学．上海：上海科学技术出版社，1997，1070
10　吴兰成主编．中国中医药学主题词表．北京：中医古籍出版社，1996，44
11　雷载权主编．普通高等教育中医药类规划教材·中药学．上海：上海科学技术出版社，1995，139
12　中华人民共和国卫生部药政管理局主编．中药材手册．北京：人民卫生出版社，1959，325
13　中华人民共和国卫生部药政管理局编．全国中药炮制规范．北京：人民卫生出版社，1988，215
14　徐国钧等主编．中国药材学．北京：中国医药科技出版社，1996，1589
15　国家中医药管理局《中华本草》编委会．中华本草．第七册．上海：上海科学技术出版社，1999，517
16　吴·陆玑．毛诗草木鸟兽虫鱼疏．清重印本
17　汉·神农本草经．清顾观光重辑本．北京：人民卫生出版社，1955，31
18　魏晋·名医别录．北京：人民卫生出版社，1986，46
19　宋·苏颂．本草图经．合肥：安徽科学技术出版社，1994，107
20　宋·唐慎微．证类本草．北京：人民卫生出版社，1957，159
21　清·张志聪．本草崇原．北京：中国中医药出版社，1992，41
22　清·陈念祖．神农本草经读．北京：人民卫生出版社，1959，13
23　清·姚澜．本草分经．上海：上海科学技术出版社，1989，131
24　明·朱橚．救荒本草．第一卷．上海：中华书局，1959，7
25　明·兰茂．滇南本草．第一卷．昆明：云南人民出版社，1977，401
26　明·李时珍．本草纲目．北京：人民卫生出版社，1982，1069
27　清·汪昂．本草易读．北京：人民卫生出版社，1987，195

28 清·何克谏. 生草药性备要. 见：岭南本草古籍三种. 北京：中国医药科技出版社，1999，36
29 清·赵学敏. 本草纲目拾遗. 北京：人民卫生出版社，1983，223
30 清·赵学敏. 本草纲目拾遗. 北京：人民卫生出版社，1983，86
31 江苏新医学院编. 中药大辞典. 上海：上海科学技术出版社，1977，401
32 《全国中草药汇编》编写组编. 全国中草药汇编. 上册. 北京：人民卫生出版社，1978，173

074 瓦楞子

Walengzi

Concha Arcae

1 定名依据

1.1 正名

1.1.1 汉文名：瓦楞子（蚶科动物毛蚶 Arca subcrenata Lischke、泥蚶 Arca granosa Linnaeus 或魁蚶 Arca inflata Reeve 的贝壳）。

1.1.2 英文名：are shell.

1.2 依据

1.2.1 定名的文献依据

(1)《本草征要》第一卷："瓦楞子，即蚶壳也。味咸，性平，无毒。火煅，醋淬，研。消老痰至效，破血癖殊灵。咸走血而软坚，故主治如上。"[1]

(2)《本草备要·鳞介鱼虫部》："瓦楞子，即蚶壳，泻，消癥，散痰。甘咸，消血块。散痰积（煅红、醋淬三次，为末，醋膏丸，治一切气血癥瘕）。"[2]

(3)《本草求真》卷五："瓦楞子，（蚌蛤）泻肝经血分积块，瓦楞子（专入肝）。即今所谓蚶子壳者是也。味咸而甘。性平。故治多主消血化痰除积。为妇人血块癥瘕。男子痰癖积聚要药。"[3]

(4)《本草撮要》卷九："【瓦楞子】，味甘咸平。入足厥阴经。功专消老痰。破血癖。烧过醋淬。醋丸服。治一切血气冷气癥癖。一名魁蛤。"[4]

(5)《药性歌括四百味·瓦楞子》："瓦楞子咸，妇人血块，男子痰癖，癥瘕可瘥。"[5]

(6)《中华人民共和国药典》："瓦楞子 Concha Arcae　本品为蚶科动物毛蚶 Arca subcrenata Lischke、泥蚶 Arca granosa Linnaeus 或魁蚶 Arca inflata Reeve 的贝壳。秋、冬至次年春捕捞，洗净，置沸水中略煮，去肉，干燥。"[6]

(7)《普通高等教育中医药类规划教材·中药学》："瓦楞子《别录》　为软体动物蚶科毛蚶 Arca subcrenata Lischke 泥蚶 Arca granosa Linnaeus 或魁蚶 Arca inflata Reeve 的贝壳。产于沿海地区。秋冬至春捕捞，洗净，置沸水中略煮，去肉，干燥生用或煅用，用时打碎。"[7]

(8)《中医大辞典·中药分册》："瓦楞子　出《本草备要》。又名瓦垄子、瓦弄子、蚶子壳、魁蛤壳。为蚶科动物魁蚶 Arca inflata Reeve. 泥蚶 A. granosa L. 或毛蚶 A. subcrenata Lischke 的贝壳。"[8]

(9)《中国医学百科全书·中医学》："瓦楞子　始载于《本草拾遗》，原名蚶壳。又名瓦垄子。本品为蚶科动物泥蚶 Arca granosa L.、毛蚶 A. subcrenata Lischke、魁蚶 A. inflata Reeve 的贝壳。春、秋两季在浅海泥沙中拾取，洗净泥沙，以沸水稍煮后，去净肉质，取壳，晒干。"[9]
(10)《中国中医药学主题词表》："瓦楞子 CONCHA ARCAE　为蚶科动物蚶的贝壳；属软坚药、动物药、制酸药（中药）和活血祛瘀药。"[10]
(11)《中药材手册》[11]、《全国中草药汇编》[12]、《中药大辞典》[13]、《全国中药炮制规范》[14]、《中国药材学》[15]、《中华本草》[16]等现代中药著作多以"瓦楞子"作为本品正名（参见"文献通考"）。

1.2.2　定名选择的理由

(1) 瓦楞子 Concha Arcae，系蚶科动物毛蚶 Arca subcrenata Lischke、泥蚶 Arca granosa Linnaeus 或魁蚶 Arca inflata Reeve 的贝壳。"瓦楞子"之名始见于明·龚廷贤《药性歌括四百味》，自明·李中梓《本草征要》将"瓦楞子"作为本品正名后，明·清绝大多数本草著作均以"瓦楞子"为正名载录，如清·汪昂《本草备要》、黄宫绣《本草求真》、陈其瑞《本草撮要》等，并一直沿用至今。
(2) 我国最新出版的《中华人民共和国药典》、《普通高等教育中医药类规划教材·中药学》以及辞书类著作《中医大辞典·中药分册》、《中药大辞典》、《中国医学百科全书·中医学》等均以"瓦楞子"作为本药正名。已经广泛应用于中医药学文献的标引和检索的《中国中医药学主题词表》也以"瓦楞子"作为本药的正式主题词。现代本草著作如《全国中草药汇编》、《中华本草》、《中国药材学》、《中药材手册》、《全国中药炮制规范》等虽记载了不少本品各地的俗称，但也无一例外以"瓦楞子"作为本品的正名。说明"瓦楞子"作为本品正名已成为共识。

1.3　与正名等效的名词：无。

2　源流考释

瓦楞子（蚶科动物毛蚶 Arca subcrenata Lischke、泥蚶 Arca granosa Linnaeus 或魁蚶 Arca inflata Reeve 的贝壳）原动物始称"魁陆"，见于汉初《尔雅》。如晋·郭璞注《尔雅注疏》："魁陆。郭璞云：《本草》云：魁，状如海蛤，圆而厚朴，有理纵横，即今之蚶也。"[17]此后又有"魁蛤"、"活东"等异名。如魏晋《名医别录》卷第一："魁蛤，味甘，平，无毒。主治痿痹，泄痢，便脓血。一名魁陆，一名活东。生东海，正圆两头空，表有文，取无时。"[18]

以本品作为药用始自唐《本草拾遗》，如宋·唐慎微《证类本草》卷二十二引《本草拾遗》云："蚶　温，主心腹冷气，膝脊冷风，利五脏，健胃。又云：壳如瓦屋。又云无毒，益血色。壳，烧以米醋三度淬后，埋令坏，醋膏丸，治一切血气，冷气，癥癖。"[19]此后即有以"蚶壳"以本品作为药名应用者。如明·朱橚《普济方》卷一百八十四："以牛乳和酥。煎三沸食之。治冷气冷风。以羊肉作羹食之。治冷气癥癖。以蚶壳烧灰。以醋三度淬后埋之。候冷取出。用醋膏和丸服之。破冷气。"[20]明代以前记载的本品异名尚有"瓦屋子"《岭表录》[21]，"空慈子"《岭表录录异》[21]，"瓦垄子"、"蚶子壳"《本草蒙筌》[22]等。如《本草纲目》第四十六卷："魁蛤（《别录》上品）【校正】时珍曰：宋

《嘉祐》别出蚶条，今据郭璞说合并为一。【释名】魁陆《别录》、蚶（一作魽）、瓦屋子《岭表录》、瓦垄子（时珍曰：魁者羹斗之名，蛤形肖之故也。蚶味甘，故从甘。案《岭表录异》云：南人名空慈子）。"[21]《本草蒙筌》第十一卷："瓦垄子，味咸，气温。无毒。生海水中，即蚶子壳。"[22]

"瓦楞子"之名始见于明·龚廷贤《药性歌括四百味》："瓦楞子咸，妇人血块，男子痰癖，癥瘕可瘥。"[5]"瓦楞子"作为本品正名始见于明·李中梓《本草征要》："瓦楞子，味咸，性平，无毒。火煅，醋淬，研。消老痰至效，破血癖殊灵。即蚶壳也。咸走血而软坚，故主治如上。"[1]其后清·张璐《本经逢原》[23]则以"魁蛤壳"为正名记载本品，但大多数的本草著作即以"瓦楞子"为正名。如清·汪昂《本草备要》[2]、沈金鳌《要药分剂》[24]、黄宫绣《本草求真》[3]、陈其瑞《本草撮要》[4]、张秉成《本草便读》[25]等。同时尚载录有本品异名"蚶子"，如清·张璐《本经逢原》卷四："魁蛤壳，俗名蚶子，即瓦楞子，肉甘平，壳咸平，无毒。"[23]

现代有关著作均沿用前代大多本草记载以"瓦楞子"作为本品正名，如《中华人民共和国药典》[6]、《普通高等教育中医药类规划教材·中药学》[7]、《中医大辞典·中药分册》[8]、《中国医学百科全书·中医学》[9]、《中国中医药学主题词表》[10]《中药材手册》[11]、《全国中草药汇编》[12]、《中药大辞典》[13]、《全国中药炮制规范》[14]、《中国药材学》[15]、《中华本草》[16]等。同时尚记载有各地的俗称"瓦垅子"、"蛂蛤"、"毛蛤蜊"《中药材手册》[11]，"毛蛤"、"瓦垅"《全国中草药汇编》[12]，"瓦弄子"《中医大辞典·中药分册》[8]，"花蚬壳"、"瓦垄蛤皮"、"血蛤皮"、"毛蚶皮"《中华本草》[16]。还记载有本品原动物"魁蚶"的异名"魁陆"、"魁蛤"、"毛蛤"、"大毛蛤"、"赤贝"《中华本草》[16]；原动物"泥蚶"的异名"灰蛤"、"垅蛤"、"粒蚶"、"瓦垄蛤"、"蚶子"《中华本草》[16]；原动物"毛蚶"的异名"血蚶"、"毛蛤"、"红螺"、"毛蛤蜊"《中华本草》[16]等。

3 附录

3.1 又称：煅瓦楞子（饮片规格名）。

3.2 俗称：瓦垅子（山东），血蛤皮（山东），毛蚶皮（青岛），花蚬壳（浙江），蛂蛤、毛蛤蜊，毛蛤、瓦垅，瓦弄子，瓦垄蛤皮。

3.3 曾称：蚶壳《普济方》，瓦屋子、空慈子《岭表录异》，蚶子壳《本草蒙筌》，瓦垄子《本草纲目》，蚶子、魁蛤壳《本经逢原》。

3.4 原植物名称：魁蚶，魁陆，魁蛤，毛蛤（山东），大毛蛤（大连），赤贝（山东长岛）；泥蚶，灰蛤，垅蛤，粒蚶，瓦垄蛤，蚶子（俗称）；毛蚶，血蚶、毛蛤（山东），红螺（广西），毛蛤蜊（俗名）。

4 文献通考

《尔雅注疏》："魁陆。郭璞云：《本草》云：魁，状如海蛤，圆而厚朴，有理纵横，即今之蚶也。"[17]

《名医别录》卷第一："魁蛤，味甘，平，无毒。主治痿痹，泄痢，便脓血。一名魁陆，一名活东。生东海，正圆两头空，表有文，取无时。"[18]

《证类本草》卷二十二：“蚶　温，主心腹冷气，膝脊冷风，利五脏，健胃，令人能食，每食了，以饭压之，不尔令人口干。又云：温中，消食，起阳，时最重，出海中。壳如瓦屋。又云无毒，益血色。壳，烧以米醋三度淬后，埋令坏，醋膏丸，治一切血气，冷气，癥癖〔（新见）陈藏器、萧炳、孟诜、日华子。〕”[19]

《普济方》卷一百八十四：“以牛乳和酥。煎三沸食之。治冷气冷风。以羊肉作羹食之。治冷气癥癖。以蚶壳烧灰。以醋三度淬后埋之。候冷取出。用醋膏和丸服之。破冷气。”[20]

《本草蒙筌》第十一卷：“瓦垄子，味咸，气温。无毒。生海水中，即蚶子壳。状类瓦屋，故名瓦垄。大如人拳者力优，小若栗子者力少。火煅淬酽醋三度，研细筛密绢两遭。务赛粉霜，才入药剂。”[22]

《本草纲目》第四十六卷：“魁蛤（《别录》上品）【校正】时珍曰：宋《嘉祐》别出蚶条，今据郭璞说合并为一。【释名】魁陆《别录》、蚶（一作魽）、瓦屋子《岭表录》、瓦垄子（时珍曰：魁者羹斗之名，蛤形肖之故也。蚶味甘，故从甘。案《岭表录异》云：南人名空慈子。尚书卢钧以其壳似瓦屋之垄，改为瓦屋、瓦垄也。广人重其肉，炙以荐酒，呼为天脔。广人谓之蜜丁）。”[21]

《药性歌括四百味·瓦楞子》：“瓦楞子咸，妇人血块，男子痰癖，癥瘕可瘥。”[5]

《本草征要》第一卷：“瓦楞子，即蚶壳也。味咸，性平，无毒。火煅，醋淬，研。消老痰至效，破血癖殊灵。咸走血而软坚，故主治如上。”[1]

《本草备要·鳞介鱼虫部》：“瓦楞子，即蚶壳，泻，消症，散痰　甘咸。消血块，散痰积（煅红、醋淬三次，为末，醋膏丸，治一切气血癥瘕）。”[2]

《本经逢原》卷四：“魁蛤壳，俗名蚶子，即瓦楞子，肉甘平，壳咸平，无毒。发明：蚶肉仅供食品，虽有温中健胃之功，方药曾未之及。其壳煅灰则有消血块，散痰积，治积年胃脘瘀血疼痛之功。与鳖甲、虻虫同为消疟母之味，独用醋丸则消胃脘痰积。观制蚶饼者，以蚶壳灰泡汤搜糯粉则发松异常，软坚之力可知。痹。”[23]

《要药分剂》卷七；“瓦楞子，味咸。性平。无毒。禀水中阳气而生。降也。阴中阳也。【主治】主一切血气。冷气。癥癖。火煅醋淬。醋丸服（日华）。化痰积。消血块（丹溪）。【归经】入肝经。兼入肺脾二经。为软坚散结之品。【前论】吴瑞曰。瓦楞消痰。其功最大。凡痰膈病用之如神。【炮制】雷公曰。取陈久者。火煅赤。米醋淬三度。出火毒。研粉。”[24]

《本草求真》卷五：“瓦楞子，（蚌蛤）泻肝经血分积块，瓦楞子（专入肝）。即今所谓蚶子壳者是也。味咸而甘。性平。故治多主消血化痰除积。为妇人血块癥瘕。男子痰癖积聚要药（积者阴气也。五脏所生。其始发有常处，其痛不离其部。上下有所终始。左右有所穷处。谓之积。聚者阳气也。六腑所成。其始发无根本。上下无所留止。其痛无常处。谓之聚）。”[3]

《本草撮要》卷九：“【瓦楞子】，味甘咸平。入足厥阴经。功专消老痰。破血癖。烧过醋淬。醋丸服。治一切血气冷气癥癖。一名魁蛤。”[4]

《本草便读·鳞介部》：“瓦楞子，咸可软坚。消老痰至效。寒行瘀结。治胃痛多灵。（瓦楞子一名魁蛤。出海中。形似蛤。其壳背如瓦屋之楞。味咸性寒。入肺胃。软坚痰。消瘀血。凡胸胃痛有老痰死血在内者。皆可用之）。”[25]

《中药材手册》："瓦楞子［纲目名魁蛤，列入介部蚌蛤类］ 本品为蚶科动物泥蚶 Arca granosa Linnaeus、魁蚶 Arca inflata Reeve、毛蚶 Arca subcrenata Lischke 贝壳。原动物生于浅海泥滩中，也常发现于有淡水流入处。［别名］蚶子壳（辽宁、江苏）、瓦垅子（山东）、蚝蛤、蚶子、毛蛤蜊。"[11]

《全国中草药汇编》："瓦楞子 别名：蚶子壳、毛蛤、瓦垅。来源：为蚶科动物魁蚶 Scapharca broughtonii（Schrenck）［Arca inflata Reeve］、泥蚶 Arca granosa L. 或毛蚶 A. subcrenata Lischke 的贝壳。"[12]

《中药大辞典》："瓦楞子《本草备要》 【异名】蚶壳《本草拾遗》，瓦垄子《丹溪心法》，蚶子壳《本草蒙筌》……【来源】为蚶科动物魁蚶、泥蚶及毛蚶的贝壳。【原动物】魁蚶 Scapharca inflata（Reeve）［Arca inflata Reeve］。"[13]

《中医大辞典·中药分册》："瓦楞子 出《本草备要》。又名瓦垄子、瓦弄子、蚶子壳、魁蛤壳。为蚶科动物魁蚶 Arca inflata Reeve. 泥蚶 A. granosa L. 或毛蚶 A. subcrenata Lischke 的贝壳。"[8]

《中国医学百科全书·中医学》："瓦楞子 始载于《本草拾遗》，原名蚶壳。又名瓦垄子。本品为蚶科动物泥蚶 Arca granosa L.、毛蚶 A. subcrenata Lischke、魁蚶 A. inflata Reeve 的贝壳。春、秋两季在浅海泥沙中拾取，洗净泥沙，以沸水稍煮后，去净肉质，取壳，晒干。"[9]

《全国中药炮制规范》："瓦楞子 ［处方用名］瓦楞子、煅瓦楞子。【来源】本品为蚶科动物毛蚶 Arca subcrenata Lischke、泥蚶 Arca granosa Linnaeus 或魁蚶 Arca inflata Reeve 的贝壳。多系野生。主产于浙江、江苏、山东、广东、辽宁等地。春、秋二季至次春捕捞，洗净，置沸水中略煮，去肉，或收集加工蚶干及食用后的外壳干燥。药材以个均匀、洁净、无残肉、无沙土者为佳。"[14]

《中国药材学》："瓦楞子 ［别名］蚶子壳，瓦垄子（山东），瓦屋子（河北）。【来源】本品为软体动物瓣鳃纲列齿目蚶科动物毛蚶 Arca subcrenata Lischke、泥蚶 A. granosa Linnaeus 或魁蚶 A. inflata Reeve 的贝壳。"[15]

《中国中医药学主题词表》："瓦楞子 CONCHA ARCAE 为蚶科动物蚶的贝壳；属软坚药、动物药、制酸药（中药）和活血祛瘀药。"[10]

《普通高等教育中医药类规划教材·中药学》："瓦楞子《别录》 为软体动物蚶科毛蚶 Arca subcrenata Lischke 泥蚶 Arca granosa Linnaeus 或魁蚶 Arca inflata Reeve 的贝壳。产于沿海地区。秋冬至春捕捞，洗净，置沸水中略煮，去肉，干燥生用或煅用，用时打碎。"[7]

《中华本草》："瓦楞子《本草备要》 【异名】蚶壳《本草拾遗》，瓦屋子《岭表录异》，瓦垄子《丹溪心法》，蚶子壳《本草蒙筌》，花蚬壳《浙江中药手册》，瓦垄蛤皮《中药志》，血蛤皮《山东中草药手册》，毛蚶皮《青岛中草药手册》。……【来源】为蚶科动物魁蚶、泥蚶及毛蚶的贝壳。【原动物】魁蚶 Scapharca inflata（Reeve）［Arca inflata Reeve］又名：魁陆《尔雅》，魁蛤《说文》，毛蛤《山东中药》，大毛蛤（大连），赤贝（山东长岛）。2. 泥蚶 Tegillarca granosa（Linnaeus）［Arca granosa Linnaeus］又名：灰蛤《药材学》，垅蛤《中国药用动物志》，粒蚶、瓦垄蛤《我国的海产贝类及其采集》，蚶子（俗称）。3. 毛蚶 Acapharca subcrenata（Lischke）［Arca subcrenata Lischke］又名：血蚶、毛蚶《山东中药》，红螺（广西），毛蚶蜊（俗名）。"[16]

《中华人民共和国药典》："瓦楞子 Concha Arcae　本品为蚶科动物毛蚶 Arca subcrenata Lischke、泥蚶 Arca granosa Linnaeus 或魁蚶 Arca inflata Reeve 的贝壳。秋、冬至次年春捕捞，洗净，置沸水中略煮，去肉，干燥。"[6]

5　参考文献

1　明·李中梓．本草征要．见：李中梓医学全书．北京：中国中医药出版社，1999，155
2　清·汪昂．本草备要．北京：中国中医药出版社，1998，268
3　清·黄宫绣．本草求真．上海：上海科学技术出版社，1959，246
4　清·陈其瑞．本草撮要．见：珍本医书集成．本草类．上海：上海科学技术出版社，1985，101
5　明·龚廷贤．药性歌括四百味．见：药性歌括四百味白话解．北京：人民卫生出版社，2002，268
6　国家药典委员会编．中华人民共和国药典．一部．北京：化学工业出版社，2000，51
7　雷载权主编．普通高等教育中医药类规划教材·中药学．上海：上海科学技术出版社，1995，237
8　《中医大辞典》编辑委员会编．中医大辞典·中药分册．北京：人民卫生出版社，1982，65
9　《中医学》编辑委员会．中国医学百科全书·中医学．上海：上海科学技术出版社，1997，1192
10　吴兰成主编．中国中医药学主题词表．北京：中医古籍出版社，1996，392
11　中华人民共和国卫生部药政管理局主编．中药材手册．北京：人民卫生出版社，1998，635
12　《全国中草药汇编》编写组编．全国中草药汇编．上册．北京：人民卫生出版社，1996，186
13　江苏新医学院编．中药大辞典．上海：上海科学技术出版社，1977，400
14　中华人民共和国卫生部药政管理局编．全国中药炮制规范．北京：人民卫生出版社，1988，326
15　徐国钧等主编．中国药材学．北京：中国医药科技出版社，1996，1773
16　国家中医药管理局《中华本草》编委会．中华本草．第九册．上海：上海科学技术出版社，1999，63
17　汉初学者辑，晋·郭璞注．十三经注疏·尔雅注疏．上海：上海古籍出版社，1993
18　魏晋·名医别录．北京：人民卫生出版社，1986，85
19　宋·唐慎微．证类本草．北京：人民卫生出版社，1957，443
20　明·朱橚．普济方．北京：人民卫生出版社，1959，2387
21　明·李时珍．本草纲目．北京：人民卫生出版社，1982，2538
22　明·陈嘉谟．本草蒙筌．北京：人民卫生出版社，1988，432
23　清·张璐．本经逢原．上海：上海科学技术出版社，1959，227
24　清·沈金鳌．要药分剂．上海：上海科学技术出版社，1959，180
25　清·张秉成．本草便读．上海：上海卫生出版社，1957，111

075　贝母

Beimu

Bulbus Fritillaria

1　定名依据

1.1　正名

1.1.1　汉文名：贝母（为各种百合科 Fritillaria 属植物的干燥鳞茎的总称）。

1.1.2 英文名：Bulbus Fritillaria

1.2 依据

1.2.1 定名的文献依据

(1)《神农本草经》卷二："贝母，味辛，平。主伤寒烦热，淋沥，邪气，疝瘕，喉痹，乳难，金创，风痉。一名空草。"[1]

(2)《本草经集注·草木中品》："贝母，味辛、苦，平、微寒，无毒。主治伤寒烦热，淋沥邪气，疝瘕，喉痹，乳难，金疮，风痉。治腹中结实，心下满，洗洗恶风寒，目眩项直，咳嗽上气，止烦热渴，出汗，安五脏，利骨髓。"[2]

(3)《新修本草》卷八："贝母，味辛、苦，平、微寒，无毒。主伤寒烦热，淋沥邪气，疝瘕，喉痹乳难，金疮风痉。疗腹中结实，心下满，洗洗恶风寒，目眩项直，咳嗽上气，止烦热渴，出汗，安五脏，利骨髓。一名空草，一名药实，一名苦花，一名苦菜，一名商草，一名勒母。生晋地。十月采根，曝干。"[3]

(4)《证类本草》卷八："贝母，味辛、苦，平、微寒，无毒。主伤寒烦热，淋沥、邪气、疝瘕，喉痹，乳难，金疮风痉，疗腹中结实，心下满，洗洗恶风寒，目眩项直，咳嗽上气，止烦热渴，出汗，安五脏，利骨髓。一名空草，一名药实，一名苦花，一名苦菜，一名商草，一名勤母。生晋地。"[4]

(5)《本草纲目》卷十三："贝母，《本经·中品》。【释名】莔《尔雅》，（音萌）、勤母《别录》、苦菜《别录》、苦花《别录》、空草《本经》、药实。弘景曰：形似聚贝子，故名贝母。时珍曰：《诗》云言采其蝱，即此。"[5]

(6)《本草从新》卷一："贝母，宣、散结清火、润肺、化燥痰。甘微寒。泻心火。辛散肺郁。（入肺经气分、心火降则肺气宁、诗曰：言采其虻、虻、即贝母也、取其解郁）润心肺。化燥痰。治虚劳烦热。咳嗽上气。吐血咯血。"[6]

(7)《中药材手册》："贝母［纲目列入草部山草类］ 贝母品种多，较为复杂，根据产地、外形及疗效等区别，商品中分有浙贝母、川贝母、伊贝母、平贝母四类。浙贝母为百合科植物浙贝母 Fritillaria thunbergii Miq. 的干燥鳞茎，原植物系多年生草本，均为栽培，是浙江省著名药材之一。川贝母为百合科植物川贝母 Fritillaria cirrhosa D. Don、暗紫贝母 Fritillaria unibracteata Hsiao et K. C. Hsia、甘肃贝母 Fritillaria przewalskii Maxim. 或梭砂贝母 Fritillaria delavayi Franch. 的干燥鳞茎。前三者按性状不同分别习称'松贝'和'青贝'，后者习称'炉贝'。"[7]

1.2.2 定名选择的理由

(1) 贝母 Bulbus Fritillaria，为各种百合科 Fritillaria 属植物的干燥鳞茎的总称。"贝母" 作为本药正名始见于汉《神农本草经》，其后的本草著作如南北朝·陶弘景《本草经集注》，唐·苏敬《新修本草》，宋·唐慎微《证类本草》，明·李时珍《本草纲目》，清·吴仪洛《本草从新》等在载录本品时即以"贝母"作为正名，并一直沿用至今。

(2) 虽然现代文献大多将本品分为"川贝母"与"浙贝母"介绍，但《中药材手册》仍以"贝母"为正名记载本药。

1.3 与正名等效的名词：无。

2 源流考释

贝母（为各种百合科 Fritillaria 属植物的干燥鳞茎的总称）在本草书中始载于汉《神

农本草经》，该书以“贝母”为正名载录本药，同时尚载录有本品异名“空草”，如《神农本草经》卷二云：“贝母，味辛，平。主伤寒烦热，淋沥，邪气，疝瘕，喉痹，乳难，金创，风痉。一名空草。”[1] 其后历代本草著作即沿用《神农本草经》记载，以“贝母”为本药正名，如魏晋《名医别录》[8]，南北朝·陶弘景《本草经集注》[2]，唐·苏敬《新修本草》[3]，宋·苏颂《本草图经》[9]、唐慎微《证类本草》[4]，元·王好古《汤液本草》[10]，明·李时珍《本草纲目》[5]，清·陈士铎《本草新编》[11]、汪昂《本草备要》[12]、吴仪洛《本草从新》[6]等。

古代著作记载的本品异名有“莔”《尔雅》[13]，“贝父”、“药实”《广雅》[14]，“虻”《毛诗》[15]，“苦华”、“苦菜”、“商草”、“勒母”《名医别录》[8]，“苦花”《本草经集注》[2]等。如《十三经注疏——尔雅注疏》卷八·释草：“莔，贝母。郭注：根如小贝园而白华叶似韭。”[13]《广雅》云：“贝父，药实也。”[14]《毛诗传》曰：“言采其虻。《传》云：虻，贝母也。”[15]《名医别录》卷二：“贝母，味苦，微寒，无毒。一名药实，一名苦华，一名苦菜，一名商草，一名勒母，一名蔵。”[8]《本草经集注》草木中品：“贝母，味辛、苦，平、微寒，无毒。一名空草，一名药实，一名苦花，一名苦菜，一名商草，一名勒母。”[2]

现代文献大多将本品分为“川贝母”与“浙贝母”介绍，但《中药材手册》[7] 仍以“贝母”为正名记载本药，如《中药材手册》：“贝母［纲目列入草部山草类］ 贝母品种多，较为复杂，根据产地、外形及疗效等区别，商品中分有浙贝母、川贝母、伊贝母、平贝母四类。浙贝母为百合科植物浙贝母 Fritillaria thunbergii Miq. 的干燥鳞茎，原植物系多年生草本，均为栽培，是浙江省著名药材之一。川贝母为百合科植物川贝母 Fritillaria cirrhosa D. Don、暗紫贝母 Fritillaria unibracteata Hsiao et K. C. Hsia、甘肃贝母 Fritillaria przewalskii Maxim. 或梭砂贝母 Fritillaria delavayi Franch. 的干燥鳞茎。前三者按性状不同分别习称‘松贝’和‘青贝’，后者习称‘炉贝’……［别名］象贝、大贝、元宝贝、珠贝。”[7] 同时尚记载有“象贝”、“大贝”、“元宝贝”、“珠贝”《中药材手册》[7] 等各地的俗称；本品原植物名称参见“川贝母”、“浙贝母”条。

3 附录

3.1 又称：浙贝母、川贝母、伊贝母、平贝母（药材商品名）。

3.2 俗称：象贝，大贝，元宝贝，珠贝。

3.3 曾称：莔《尔雅》，空草《神农本草经》，贝父、药实《广雅》，虻《毛诗》，苦华、苦菜、商草、勒母《名医别录》，苦花《本草经集注》

3.4 原植物名称：参见“川贝母”、“浙贝母”条。

4 文献通考

《尔雅注疏》卷八：“莔，贝母。郭注：根如小贝园而白华叶似韭。”[13]

《神农本草经》卷二：“贝母，味辛，平。主伤寒烦热，淋沥，邪气，疝瘕，喉痹，乳难，金创，风痉。一名空草。”[1]

《广雅》：“贝父，药实也。”[14]

《毛诗》：“言采其虻。《传》云：“虻，贝母也。陆玑云：其叶如栝蒌而细小，其子在根下如芋子，正白，四方连累相著有分解也。”[15]

《名医别录》卷二：“贝母，味苦，微寒，无毒。主治腹中结实，心下满，洗洗恶风寒，目眩、项直，咳嗽上气，止烦热渴，出汗，安五脏，利骨髓。一名药实，一名苦华，一名苦菜，一名商草，一名勒母，一名莔。生晋地。十月采根，曝干。（厚朴、白薇为之使，恶桃花，畏秦椒、礜石、莽草，反乌头）”[8]

《本草经集注·草木中品》：“贝母，味辛、苦，平、微寒，无毒。主治伤寒烦热，淋沥邪气，疝瘕，喉痹，乳难，金疮，风痉。治腹中结实，心下满，洗洗恶风寒，目眩项直，咳嗽上气，止烦热渴，出汗，安五脏，利骨髓。一名空草，一名药实，一名苦花，一名苦菜，一名商草，一名勒母。生晋地。十月采根，曝干。”[2]

《新修本草》卷八：“贝母，味辛、苦，平、微寒，无毒。主伤寒烦热，淋沥邪气，疝瘕，喉痹乳难，金疮风痉。疗腹中结实，心下满，洗洗恶风寒，目眩项直，咳嗽上气，止烦热渴，出汗，安五脏，利骨髓。一名空草，一名药实，一名苦花，一名苦菜，一名商草，一名勒母。生晋地。十月采根，曝干。”[3]

《本草图经》卷六：“贝母，生晋地，今河中、江陵府、郢、寿、随、郑、蔡、润、滁州皆有之。根有瓣子，黄白色，如聚贝子，故名贝母。二月生苗，茎细，青色；叶亦青，似荞麦叶，随苗出；七月开花，碧绿色，形如鼓子花。八月采根，晒干。又云：四月蒜熟时采之，良。此有数种。《鄘诗》：言采其蝱（音虻）。”[9]

《证类本草》卷八：“贝母，味辛、苦，平、微寒，无毒。主伤寒烦热，淋沥、邪气、疝瘕，喉痹，乳难，金疮风痉，疗腹中结实，心下满，洗洗恶风寒，目眩项直，咳嗽上气，止烦热渴，出汗，安五脏，利骨髓。一名空草，一名药实，一名苦花，一名苦菜，一名商草，一名勤母。生晋地。十月采根，曝干……按《尔雅》一名莔（忙庚切）也。臣禹锡等谨按尔雅云：莔，贝母。注：根如小贝，圆而白华，叶似韭。疏引陆机云：其叶如栝蒌而细小。其子在根下，如芋子，正白，四方连累相著，有分解也。”[4]

《汤液本草》卷四：“贝母，气平，微寒，味辛、苦。无毒。《本草》云：主伤寒烦热，淋沥、邪气，疝瘕、喉痹，乳难，金疮，风痉。疗腹中结实，心下满，洗洗恶风寒，目眩项直，咳嗽上气。止烦渴，出汗，安五脏，利骨髓。”[10]

《本草纲目》卷十三：“贝母，《本经·中品》。【释名】莔《尔雅》，（音萌）、勤母《别录》、苦菜《别录》、苦花《别录》、空草《本经》、药实。弘景曰：形似聚贝子，故名贝母。时珍曰：《诗》云言采其蝱，即此。一作虻，谓根状如虻也。苦菜、药实，与野苦荬、黄药子同名……陆玑《诗疏》云：莔，贝母也。叶如栝蒌而细小。其子在根下，如芋子，正白，四方连累相着，有分解。今近道出者正类此。郭璞注《尔雅》言：白花叶似韭，此种罕复见之。敩曰：贝母中有独颗团不作两片无皱者，号曰丹龙精，不入药用。”[5]

《本草新编》卷二：“贝母，味苦，气平、微寒，无毒。入肺、胃、脾、心四经。消热痰最利，止久嗽宜用，心中逆气多愁郁者可解，并治伤寒结胸之症，疗人面疮能效。”[11]

《本草备要·草部》：“贝母，宣，散结，泻热，润肺，清火。微寒，苦泻心火，辛散肺郁（入肺经气分，心火降则肺气宁。《诗》曰：言采其虻。虻即贝母也。取其解郁）。润心肺，清虚痰。”[12]

《本草从新》卷一："贝母，宣、散结清火、润肺、化燥痰。甘微寒。泻心火。辛散肺郁。（入肺经气分、心火降则肺气宁、诗曰：言采其虻、虻、即贝母也、取其解郁）润心肺。化燥痰。治虚劳烦热。咳嗽上气。吐血咯血。"[6]

《中药材手册》："贝母［纲目列入草部山草类］　贝母品种多，较为复杂，根据产地、外形及疗效等区别，商品中分有浙贝母、川贝母、伊贝母、平贝母四类。浙贝母为百合科植物浙贝母 Fritillaria thunbergii Miq. 的干燥鳞茎，原植物系多年生草本，均为栽培，是浙江省著名药材之一。川贝母为百合科植物川贝母 Fritillaria cirrhosa D. Don、暗紫贝母 Fritillaria unibracteata Hsiao et K. C. Hsia、甘肃贝母 Fritillaria przewalskii Maxim. 或梭砂贝母 Fritillaria delavayi Franch. 的干燥鳞茎。前三者按性状不同分别习称'松贝'和'青贝'，后者习称'炉贝'。原植物均系多年生草本，为野生，适生于2800米以上的草地、灌丛、河滩、山谷或岩石缝隙中。伊贝母为百合科植物新疆贝母 Fritillaria walujewii Regel 或伊犁贝母 Fritillaria pallidiflora schrenk 的干燥鳞茎，原植物系多年生草本，多为野生，伊犁也有栽培，喜生于林下或阳坡草地。平贝母为百合科植物平贝母 Fritillaria ussuriensis Maxim 的干燥鳞茎，原植物系多年生草本，多为野生，喜生于林下、草甸或河谷。此外，尚有东贝母、湖北贝母在部分地区也作贝母药用，为地区习惯用药。近年来商品中发现有将百合科植物老鸦瓣、丽江山慈姑、一轮贝母，葫芦科植物土贝母，鸢尾科植物唐菖蒲、大百合的鳞茎误作贝母使用者，应严加取缔，注意区别。［别名］象贝、大贝、元宝贝、珠贝。"[7]

5　参考文献

1　汉·神农本草经．上海：科技卫生出版社，1959，58
2　南北朝·陶弘景．本草经集注．北京：人民卫生出版社，1994，274
3　唐·苏敬等撰．新修本草．合肥：安徽科学技术出版社，1981，210
4　宋·唐慎微．证类本草．北京：人民卫生出版社，1957，205
5　明·李时珍．本草纲目．北京：人民卫生出版社，1982，805
6　清·吴仪洛．本草从新．北京：中医古籍出版社，2001，23
7　中华人民共和国卫生部药政管理局主编．中药材手册．北京：人民卫生出版社，1998，49
8　魏晋·名医别录．北京：人民卫生出版社，1986，123
9　宋·苏颂．本草图经．合肥：安徽科学技术出版社，1994，164
10　元·王好古．汤液本草．见：景印文渊阁四库全书（745）．北京：中医古籍出版社，1986，952
11　清·陈士铎．本草新编．北京：中国中医药出版社，1996，113
12　清·汪昂．本草备要．北京：中国中医药出版社，1998，31
13　晋·郭璞注．十三经注疏·尔雅注疏．卷八．上海古籍出版社，1993
14　三国魏·张揖撰，清·王念孙疏．广雅疏证．北京：中华书局
15　西汉·毛亨．十三经注疏·毛诗．上海古籍出版社，1993

076　牛黄
Niuhuang
Calculus Bovis

1　定名依据

1.1　正名

1.1.1　汉文名：牛黄（本品为牛科动物牛 Bos taurus domesticus Gmelin 干燥的胆结石）。

1.1.2　英文名：cow－bezor.

1.2　依据

1.2.1　定名的文献依据

(1)《神农本草经》卷一："牛黄，味苦，平。主惊痫，寒热热盛狂痓，除邪逐鬼。生平泽。"[1]

(2)《吴普本草·虫兽类》："牛黄，味苦，无毒。牛出入呻者有之。夜有光走角中，牛死入胆中，如鸡子黄。"[2]

(3)《新修本草》卷第十五："牛黄，味苦，平，有小毒。主惊痫寒热，热盛狂痓，除邪逐鬼，疗小儿百病，诸痫，热口不开，大人狂癫，又堕胎。"[3]

(4)《本草图经》卷十三："牛黄，出晋地平泽，今出登、莱州，他处或有，不甚佳……又云此有四种：喝迫而得者，名生黄；其杀死而在角中得者，名角中黄；心中剥得者，名心黄，初在心如浆汁，取得便投水中，沾水乃硬，如碎蒺藜或皂荚子是也；肝胆中得之者，名肝黄。"[4]

(5)《本草衍义》卷十六："牛黄，亦有骆驼黄，皆西戎所出也。骆驼黄极易得，医家当审别考而用之，为其形相乱也。黄牛黄轻松自然微香，以此为异。盖又有牦（音猫）牛黄，坚而不香。"[5]

(6)《本草纲目》第五十卷："牛黄，《本经·上品》【释名】丑宝。时珍曰：牛属丑，故隐其名。"[6]

(7)《本草新编》卷五："牛黄，味苦，气平，有小毒。入肝经。专除筋病，疗小儿诸痫、惊吊客忤、口噤不开。治大人癫狂发痓、中风痰壅不语，除邪逐鬼，定魄安魂，聪耳明目。"[7]

(8)《中华人民共和国药典》："牛黄 Calculus Bovis　本品为牛科动物牛 Bos taurus domesticus Gmelin 干燥的胆结石。宰牛时，如发现有牛黄，即滤去胆汁，将牛黄取出，除去外部薄膜，阴干。"[8]

(9)《普通高等教育中医药类规划教材·中药学》："牛黄《本经》　牛科动物牛 Bos taurus domesticus Gmelin. 或水牛 Bubalus bubalis Linnaeus 的胆结石。主产于我国西北和东北地区，河南、河北、江苏等地亦产。宰牛时，如发现胆囊、胆管或肝管中有牛黄，应立即滤去胆汁，将牛黄取出，除去外部薄膜，阴干，备用。"[9]

(10)《中国医学百科全书·中医学》："牛黄　始载于《神农本草经》。又名犀黄、西黄、丑宝。为牛科动物牛 Bos taurus domesticus Gmelin 的胆结石。宰牛时如发现胆囊、胆管或肝管有结石，即滤去胆汁，将其取出，去净附着的薄膜，放棉花上阴干至外皮稍硬，用绒线、灯心草或通草丝等缠住，以防破裂，再放阴凉处晾干；或用毛边纸包好，放入灯心草或通草丝内阴干。”[10]

1.2.2　定名选择的理由

(1) 牛黄 Calculus Bovis，系牛科动物牛 Bos taurus domesticus Gmelin 干燥的胆结石。本品始载于汉《神农本草经》，并以“牛黄”作为本品正名记录。其后历代重要本草著作如三国·吴普《吴普本草》，唐·苏敬等《新修本草》，宋·苏颂《本草图经》，宋·寇宗奭《本草衍义》，明·李时珍《本草纲目》，清·陈士铎《本草新编》等在载录本品时均以“牛黄”作为本药正名，并一直沿用至今。

(2) 我国最新出版的《中华人民共和国药典》、《普通高等教育中医药类规划教材·中药学》以及辞书类著作《中国医学百科全书·中医学》等均以“牛黄”作为本药正名。说明“牛黄”作为本品正名已成为共识。

1.3　与正名等效的名词：无。

2　源流考释

牛黄（牛科动物牛 Bos taurus domesticus Gmelin 干燥的胆结石）始载于汉《神农本草经》，并以“牛黄”为本药正名。如《神农本草经》卷一：“牛黄，味苦，平。主惊痫，寒热热盛狂痓，除邪逐鬼。生平泽。”[1] 其后本草大多即沿用《神农本草经》记载，以“牛黄”为本药正名，如三国·吴普《吴普本草》[2]，魏晋《名医别录》[11]，南北朝·陶弘景《本草经集注》[12]，唐·苏敬等撰《新修本草》[3]，宋·苏颂《本草图经》[4]、唐慎微《证类本草》[13]、寇宗奭《本草衍义》[5]，元·王好古《汤液本草》[14]等，明·刘文泰《本草品汇精要》[15]、陈嘉谟《本草蒙筌》[16]、李时珍《本草纲目》[6]、李中梓《雷公炮制药性解》[17]、李中梓《本草征要》[18]、卢之颐《本草乘雅半偈》[19]，清·陈士铎《本草新编》[7]、汪昂《本草易读》[20]、汪昂《本草备要》[21]、姚澜《本草分经》[22]等。同时尚载录有本品异名“肝黄”《本草图经》[4]，“黄牛黄”、“牦（音猫）牛黄”《本草衍义》[5]，“瞿卢折娜”《金光明经》[6]，“丑宝”《本草纲目》[6]，“肝胆黄”《本草分经》[22]。如《本草图经》卷十三：“牛黄……肝胆中得之者，名肝黄。”[4]《本草衍义》卷十六：“牛黄……黄牛黄轻松自然微香，以此为异。盖又有牦（音猫）牛黄，坚而不香。”[5]《本草纲目》第五十卷：“牛黄，《本经·上品》【释名】丑宝。时珍曰：牛属丑，故隐其名。《金光明经》谓之瞿卢折娜。”[6]《本草分经》同名附考：“兽类……牛黄……肝胆中得者名肝胆黄，成块成粒均不及生者，如非犀牛功力远逊。”[22]《外科全生集》载录有本品异名“犀黄”，如《外科全生集》卷四：“犀黄散　治舌硬生衣，牙关不开。犀黄（一分）　朱砂（一分）　元精石（二两）和匀，研极细末，吹之立愈。”[23]

现代有关著作均沿用前代大多本草记载以“牛黄”作为本品正名，如《中华人民共和国药典》[8]、《普通高等教育中医药类规划教材·中药学》[9]、《中医大辞典·中药分册》[24]、《中药大辞典》[25]、《中国医学百科全书·中医学》[10]、《中国中医药学主题词表》[26]、《中药材手册》[27]、《全国中草药汇编》[28]、《全国中药炮制规范》[29]、《中国药材学》[30]、《中华本草》[31]等。同时尚记载有“胆黄”、“管黄”《中药材手册》[27]，“各一旺”《中药大辞典》[25]，“天然牛黄”《全国中草药汇编》[28]，“西黄”《中医大辞典·中药分册》[24]等本品各地的俗称。

3 附录

3.1 又称：京牛黄、东牛黄、西牛黄、金山牛黄、印度牛黄（药材商品名）。

3.2 俗称：各一旺（蒙名），天然牛黄，胆黄，管黄，西黄。

3.3 曾称：肝黄《本草图经》，黄牛黄、牦牛黄《本草衍义》，犀黄《外科全生集》，瞿卢折娜《金光明经》，丑宝《本草纲目》，肝胆黄《本草分经》。

3.4 原动物名称：黄牛，水牛。

4 文献通考

《神农本草经》卷一：“牛黄，味苦，平。主惊痫，寒热热盛狂痓，除邪逐鬼。生平泽。”[1]

《吴普本草·虫兽类》：“牛黄，《后汉书》卷九十四，味苦，无毒。牛出入呻者有之。夜有光走角中，牛死入胆中，如鸡子黄。”[2]

《名医别录》卷第一：“牛黄，有小毒。主治小儿百病，诸痫，热口不开，大人狂癫。又堕胎，久服轻身，增年，令人不忘。生晋地平泽，生于牛，得之即阴干百日，使时燥，无令见日月光（人参为之使，得牡丹、菖蒲利耳目，恶龙骨、地黄、龙胆、蜚蠊，畏牛漆）。”[11]

《本草经集注·虫兽三品·上品》：“牛黄，味苦，平，有小毒。主治惊痫，寒热，热盛狂痓，除邪逐鬼。治小儿百病。诸痫热，口不开，大人狂癫，又堕胎。”[12]

《新修本草》卷第十五：“牛黄，味苦，平，有小毒。主惊痫寒热，热盛狂痓，除邪逐鬼，疗小儿百病，诸痫，热口不开，大人狂癫，又堕胎。久服轻身，增季，令人不忘。生晋地平泽，生于牛，得之即阴干百日，使时燥，无令见日月光。”[3]

《本草图经》卷十三：“牛黄，出晋地平泽，今出登、莱州，他处或有，不甚佳。凡牛有黄者，毛皮光泽，眼如血色，时复鸣吼，又好照水，人以盆水承之，伺其吐出，乃喝迫，即堕落水中，既得之，阴干百日。一子如鸡子黄大，其重叠可揭折，轻虚而氛香者佳。然此物多伪，令人试之，皆揩摩手甲上，以透甲黄者为真。又云此有四种：喝迫而得者，名生黄；其杀死而在角中得者，名角中黄；心中剥得者，名心黄，初在心如浆汁，取得便投水中，沾水乃硬，如碎蒺藜或皂荚子是也；肝胆中得之者，名肝黄。”[4]

《证类本草》卷十六：“牛黄，味苦，平，有小毒。主惊痫寒热，热盛狂痓，除邪逐鬼，疗小儿百病，诸痫热，口不开，大人狂癫，又堕胎。久服轻身增年，令人不忘。生晋地平泽，于牛得之，即阴干百日，使时燥，无令见日月光。”[13]

《本草衍义》卷十六：“牛黄，亦有骆驼黄，皆西戎所出也。骆驼黄极易得，医家当审别考而用之，为其形相乱也。黄牛黄轻松自然微香，以此为异。盖又有牦（音猫）牛黄，坚而不香。”[5]

《汤液本草》卷六：“牛黄，气平，味苦。有小毒。《本草》云：主惊痫寒热，热盛狂痓。逐鬼除邪。疗小儿百病，诸痫热，口噤不开，大人癫狂。又堕胎。久服，令人不忘。又云：磨指甲上黄者，为真。又云：定魂魄。人参为使。得牡丹、菖蒲，利耳目。恶龙骨、龙胆、地黄，畏牛漆。”[14]

《本草品汇精要》卷二十三：“牛黄，有小毒　胎生，牛黄（出《神农本经》），主惊痫寒热，热盛狂痉，除邪逐鬼（以上朱字《神农本经》）。疗小儿百病，诸痫热，口不开，大人狂癫。又堕胎。久服轻身增年，令人不忘（以上黑字《名医》所录）。”[15]

《本草蒙筌》卷九：“牛黄，味甘，气平。有小毒。各处俱资耕耘，黄色牯者为美。有黄凝结，两眼血红。因内热气熏蒸，无时鸣吼饮水（亦好照水）。急以盆盛栈外，引之欲饮不能。渴甚必自吐来，伺者喝迫便堕。”[16]

《本草纲目》第五十卷：“牛黄，《本经·上品》【释名】丑宝。时珍曰：牛属丑，故隐其名。《金光明经》谓之瞿卢折娜。”[6]

《雷公炮制药性解》上卷：“牛黄，雷公云：凡使，有四件：第一是生神黄，赚得者；次有角黄，是取之者；又有心黄，是病死后识者剥之，擘破取心，其黄在心中，如浓黄酱汁，采得便投于水中，黄沾水复硬，如碎蒺藜子许、如豆者、硬如帝珠子；次有肝黄，其牛身上光，眼如血色，多玩弄，好照水，自有夜光，恐惧人，或有人别采之，可有神妙之事。”[17]

《本草征要》卷一：“牛黄，味苦、甘，性平，无毒。入心、肝二经。人参为使。恶龙骨、龙胆、地黄、常山、蜚蠊。”[18]

《本草乘雅半偈》第五帙：“牛黄，《本经·中品》【气味】苦平，有小毒。【主治】主惊痫，寒热，热盛狂痉，除邪逐鬼。”[19]

《本草新编》卷五：“牛黄，味苦，气平，有小毒。入肝经。专除筋病，疗小儿诸痫、惊吊客忤、口噤不开。治大人癫狂发痓、中风痰壅不语，除邪逐鬼，定魄安魂，聪耳明目。孕妇忌服，因堕胎元。”[7]

《本草易读》卷八：“牛黄（人参为使。恶龙骨、胆草、地黄、常山，畏牛膝、干漆）甘，凉，无毒。清心退热，利痰凉惊，通窍辟邪。治中风入脏，惊痫口噤，小儿百疾，发痘坠胎。”[20]

《本草备要·禽兽部》：“牛黄　泻热，利痰，凉惊　甘凉。牛有病，在心、肝、胆之间凝结成黄，故还以治心、肝、胆之病。”[21]

《外科全生集》卷四：“犀黄散　治舌硬生衣，牙关不开。犀黄（一分）　朱砂（一分）　元精石（二两）和匀，研极细末，吹之立愈。”[23]

《本草分经·同名附考》：“兽类…牛黄即犀牛之黄，称犀黄，活牛吐黄时收得者为生黄，杀后角中得者名角黄，心中得者名心黄，肝胆中得者名肝胆黄，成块成粒均不及生者，如非犀牛功力远逊。”[22]

《中药材手册》：“牛黄［纲目列入兽部畜类］　本品为牛科动物牛 Bos taurus domesticus Gmelin 的干燥胆结石，或胆管、肝管结石。前者称胆黄，后两者称管黄。为珍贵药材之一。因牛属丑，故又名‘丑宝’；或以产区分类，如产于华北地区者称‘京牛黄’，产于东北地区者称‘东牛黄’，产于西北者称‘西牛黄’。商品除国产外，并有进口，过去进口牛黄分‘金山牛黄’和‘印度牛黄’两种。前者因将牛黄产品集散于美国旧金山而得名，后者因产于印度。另外，目前牛黄亦出现了一些伪品，应注意鉴别。”[27]

《全国中草药汇编》：“牛黄　别名：丑宝、天然牛黄。来源：为洞角科动物牛 Bos taurus domesticus Gmelin. 胆囊中的结石（少数为胆管、肝管中的结石）。”[28]

《中药大辞典》:“牛黄《本经》　【异名】犀黄《外科全生集》,各一旺(蒙名)。【基原】为牛科动物黄牛 Bos taurus domesticus Gmelin 或水牛 Bubalus bubalis L. 的胆囊、胆管或肝管中的结石。【原动物】①黄牛《说文》Bos taurus domesticus Gmelin ②水牛《凉州异物志》Bubalus bubalis L.”[25]

《中医大辞典·中药分册》:“牛黄　出《神农本草经》。又名西黄。为牛科动物黄牛 Bos taurus domesticus Gmelin 或水牛 Bubalus bubalis L. 胆中的结石。全国各地均产,以西北、西南、东北等地较多。”[24]

《中国医学百科全书·中医学》:“牛黄　始载于《神农本草经》。又名犀黄、西黄、丑宝。为牛科动物牛 Bos taurus domesticus Gmelin 的胆结石。宰牛时如发现胆囊、胆管或肝管有结石,即滤去胆汁,将其取出,去净附着的薄膜,放棉花上阴干至外皮稍硬,用绒线、灯心草或通草丝等缠住,以防破裂,再放阴凉处晾干;或用毛边纸包好,放入灯心草或通草丝内阴干。”[10]

《全国中药炮制规范》:“牛黄　[处方用名] 牛黄。【来源】本品为牛科动物牛 Bos taurus domesticus Gmelin 或水牛 Bubalus bubalis Linnaeus 干燥的胆结石。全年均产。主产于北京、河北、内蒙古、辽宁、吉林、黑龙江、陕西、甘肃、河南等地。宰牛时,如发现有牛黄,应立即滤去胆汁,取出牛黄,除去外部筋膜,阴干。药材以完整、色棕黄、质松脆、断面层纹清晰而细腻者为佳。”[29]

《中国药材学》:“牛黄　[别名] 丑宝,西黄,犀黄,各旺(蒙语译音)。【来源】本品为哺乳纲偶蹄目牛科动物牛 Bos taurus domesticus Gmelin 的胆囊结石(少数为胆管、肝管结石)。”[30]

《中国中医药学主题词表》:“牛黄 CALCULUS BOVIS　为牛科动物牛的胆结石;属动物药和清热解毒药。”[26]

《普通高等教育中医药类规划教材·中药学》:“牛黄《本经》　牛科动物牛 Bos taurus domesticus Gmelin. 或水牛 Bubalus bubalis Linnaeus 的胆结石。主产于我国西北和东北地区,河南、河北、江苏等地亦产。宰牛时,如发现胆囊、胆管或肝管中有牛黄,应立即滤去胆汁,将牛黄取出,除去外部薄膜,阴干,备用。”[9]

《中华本草》:“牛黄《本经》　【异名】犀黄《外科全生集》,丑宝《纲目》……【来源】为牛科动物黄牛 Bos taurus domesticus Gmelin 的胆囊、胆管、肝管中的结石。【原动物】1. 黄牛 Bos taurus domesticus Gmelin. 2. 水牛 Bubalus bubalis Linnaeus.”[31]

《中华人民共和国药典》:“牛黄 Calculus Bovis　本品为牛科动物牛 Bos taurus domesticus Gmelin 干燥的胆结石。宰牛时,如发现有牛黄,即滤去胆汁,将牛黄取出,除去外部薄膜,阴干。”[8]

5　参考文献

1　汉·神农本草经. 清顾观光重辑本. 北京:人民卫生出版社,1955,74

2　三国·吴普. 吴普本草. 北京:人民卫生出版社,1987,7

3　唐·苏敬等撰. 新修本草. 合肥:安徽科学技术出版社,1981,362

4　宋·苏颂. 本草图经. 合肥:安徽科学技术出版社,1994,433

5　宋·寇宗奭. 本草衍义. 上海:商务印书馆,1937,94

6 明·李时珍. 本草纲目. 北京：人民卫生出版社，1982，2799
7 清·陈士铎. 本草新编. 北京：中国中医药出版社，1996，277
8 国家药典委员会编. 中华人民共和国药典. 一部. 北京：化学工业出版社，2000，52
9 雷载权主编. 普通高等教育中医药类规划教材·中药学. 上海：上海科学技术出版社，1995，263
10 《中医学》编辑委员会. 中国医学百科全书·中医学. 上海：上海科学技术出版社，1997，1199
11 魏晋·名医别录. 北京：人民卫生出版社，1986，71
12 南北朝·陶弘景. 本草经集注. 北京：人民卫生出版社，1994，389
13 宋·唐慎微. 证类本草. 北京：人民卫生出版社，1957，37
14 元·王好古. 汤液本草. 见：景印文渊阁四库全书（745）. 北京：中医古籍出版社，1986，1006
15 明·刘文泰. 本草品汇精要. 北京：人民卫生出版社，1982，598
16 明·陈嘉谟. 本草蒙筌. 北京：人民卫生出版社，1988，371
17 明·李中梓. 雷公炮制药性解. 见：中国医学大成（二）. 长沙：岳麓书社，1990. 160
18 明·李中梓. 本草征要. 见：李中梓医学全书. 北京：中国中医药出版社，1999，152
19 明·卢之颐. 本草乘雅半偈. 北京：人民卫生出版社，1986，598
20 清·汪昂. 本草易读. 北京：人民卫生出版社，1987，348
21 清·汪昂. 本草备要. 北京：中国中医药出版社，1998，249
22 清·姚澜. 本草分经. 上海：上海科学技术出版社，1989，128
23 清·王维德. 外科全生集. 清咸丰十一年辛酉（1861）武昌节署刻本
24 《中医大辞典》编辑委员会编. 中医大辞典·中药分册. 北京：人民卫生出版社，1982，69
25 江苏新医学院编. 中药大辞典. 上海：上海科学技术出版社，1977，414
26 吴兰成主编. 中国中医药学主题词表. 北京：中医古籍出版社，1996，265
27 中华人民共和国卫生部药政管理局主编. 中药材手册. 北京：人民卫生出版社，1998，639
28 《全国中草药汇编》编写组编. 全国中草药汇编. 上册. 北京：人民卫生出版社，1996，208
29 中华人民共和国卫生部药政管理局编. 全国中药炮制规范. 北京：人民卫生出版社，1988，327
30 徐国钧等主编. 中国药材学. 北京：中国医药科技出版社，1996，1856
31 国家中医药管理局《中华本草》编委会. 中华本草. 第九册. 上海：上海科学技术出版社，1999，678

077 牛蒡子
Nubangzi
Fructus Arctii

1 定名依据

1.1 正名

1.1.1 汉文名：牛蒡子（为菊科植物牛蒡 Arctium lappa L. 的干燥成熟果实）。

1.1.2 英文名：great burdock achene.

1.2 依据

1.2.1 定名的文献依据

（1）《本草图经》卷七：“恶实，即牛蒡子也，生鲁山平泽，今处处有之。叶如芋而长；

实似葡萄核而褐色，外壳如栗球，小而多刺，鼠过之，则缀惹不可脱，故谓之鼠粘子，亦如羊负来之比。根有极大者，作菜茹尤益人。秋后采子，入药用。”[1]

(2)《药鉴》卷二：“牛蒡子，气寒，味苦辛，无毒。苦能解毒退热，而利咽喉之痛，并甘桔为妙。辛能达表润肌，而散疮疡之肿，同解毒尤良。合气与味，又治腰膝凝滞之血。”[2]

(3)《本草征要》卷二：“牛蒡子，一名鼠粘子，一名恶实。味辛，性平，无毒。入肺经。酒炒，研。滑能泻热，辛可散结。宣肺气，理痘疹，清咽喉，消肿毒。开毛窍，除热毒，为痘疹要药。牛蒡子，性冷而滑，惟血热便闭者宜之，否则忌用。”[3]

(4)《本草备要·草部》：“牛蒡子，一名鼠粘子，一名恶实。泻热，解毒　味辛平。润肺解热，散结除风，利咽膈，理痰嗽，消斑疹，利二便，行十二经。”[4]

(5)《本草便读·湿草类》：“牛蒡子，苦辛入肺。散结清咽。润降松肌。消痰化热。解风温于上部。利膈疏邪。宣疹痘于周身。通肝达外（牛蒡子一名大力子。三月生苗。初夏开花。至秋结子）。”[5]

(6)《名医别录》卷二：“恶实，味辛，平，无毒。主明目，补中，除风伤。根茎，治伤寒、寒热、汗出，中风，面肿，消渴，热中，逐水。久服轻身耐老。生鲁山平泽。又，恶实，一名牛蒡，一名鼠粘草。”[6]

(7)《中华人民共和国药典》：“牛蒡子 Fructus Arctii　本品为菊科植物牛蒡 Arctium lappa L. 的干燥成熟果实。秋季果实成熟时采收果序，晒干，打下果实，除去杂质，再晒干。”[7]

(8)《普通高等教育中医药类规划教材·中药学》：“牛蒡子《别录》　为菊科两年生草本植物牛蒡 Arctium lappa L. 的干燥成熟果实。主产于河北、浙江等地。秋季采收，晒干，生用或炒用，用时捣碎。”[8]

(9)《中药大辞典》：“牛蒡子《纲目拾遗》　【异名】千金草《纲目拾遗》……【原植物】牛蒡 Arctium lappa L.，又名：鼠粘草《别录》，夜叉头《救荒本草》，蒡翁菜、便牵牛《纲目》，饿死囊中草《医林纂要》，象耳朵、老母猪耳朵、疙瘩菜、老鼠愁、鼠见愁。”[9]

(10)《中医大辞典·中药分册》：“牛蒡子　出《本草图经》。又名恶实、大力子、牛子、鼠粘子。为菊科植物牛蒡 Arctium lappa L. 的果实。主产东北及河北、浙江。”[10]

(11)《中国中医药学主题词表》：“牛蒡子 FRUCTUS ARCTII　为菊科植物牛蒡干燥成熟果实；属辛凉解表药　C 牛蒡　D 大力子　D 恶实。”[11]

(12)《中药志》[12]、《中药材手册》[13]、《中国医学百科全书·中医学》[14]、《全国中药炮制规范》[15]、《中国药材学》[16]、《中华本草》[17]等现代中药著作多以“牛蒡子”作为本品正名（参见“文献通考”）。

1.2.2　定名选择的理由

(1) 牛蒡子 Fructus Arctii，系菊科植物牛蒡 Arctium lappa L. 的干燥成熟果实。“牛蒡子”之名始见于宋·苏颂《本草图经》，虽然魏晋《名医别录》始载本品时以“恶实”为正名，明·李时珍《本草纲目》以前的本草也多予以沿载，但自明·杜文燮《药鉴》以“牛蒡子”作为正名载录本品后，其后的本草著作大多以“牛蒡子”作为正名载录本品，如明·李中梓《本草征要》，清·汪昂《本草备要》、张秉成《本草便读》等，并一直沿用至今。

(2) 我国最新出版的《中华人民共和国药典》、《普通高等教育中医药类规划教材·中药学》以及辞书类著作《中医大辞典·中药分册》、《中药大辞典》、《中国医学百科全书·中医学》等均以“牛蒡子”作为本药正名。已经广泛应用于中医药学文献的标引和检索的《中国中医药学主题词表》也以“牛蒡子”作为本药的正式主题词。现代本草著作如《中药志》、《中华本草》、《中国药材学》、《中药材手册》、《全国中药炮制规范》等虽记载了不少本品各地的俗称，但也无一例外以“牛蒡子”作为本品的正名。说明“牛蒡子”作为本品正名已成为共识。

1.3 与正名等效的名词：无。

2 源流考释

牛蒡子（菊科植物牛蒡 Arctium lappa L. 的干燥成熟果实）原称“恶实”，始载于魏晋《名医别录》卷二：“恶实，味辛，平，无毒。主明目，补中，除风伤。根茎，治伤寒、寒热、汗出，中风，面肿，消渴，热中，逐水。久服轻身耐老。生鲁山平泽。又，恶实，一名牛蒡，一名鼠粘草。”[6] 此后至明·李时珍《本草纲目》以前的本草也多沿用《名医别录》的记载，以“恶实”作为正名载录本品。如南北朝·雷敩《雷公炮炙论》[18]，唐·孙思邈《千金翼方》[19]，宋·苏颂《本草图经》[1]、唐慎微《证类本草》[20]，明·陈嘉谟《本草蒙筌》[21]、李时珍《本草纲目》[22]等。但也有以“恶实菜”、“鼠粘子”为正名者，如元·忽思慧《饮膳正要》卷二：“恶实菜，即牛蒡子，又名鼠粘子。治中风，燥热，口干，手足不遂及皮肤热疮。”[23] 明·刘文泰《本草品汇精要》卷之十：“鼠粘子，无毒，植生……【名】牛蒡子　恶实（根）　蝙蝠刺　牛菜。”[24]

《本草品汇精要》[24]中尚记载有“蝙蝠刺”、“牛菜”等异名。同时方书中记载的本品异名尚有“鼠粘子”、“黍粘子”、“大力子”等。如宋·王怀隐《太平圣惠方》卷九十五：“鼠粘子酒方，鼠粘子酒。治一切风方。鼠粘子一斗。以水淘去浮者。曝干。捣碎。于净砂盆内。入无灰酒五升。”[25] 宋·张锐《鸡峰普济方》卷八：“羌活散……羌活、甘菊花、蔓荆子、芎䓖（各一分）。上为细末，每服二钱，水一中盏，入酸枣仁、黍粘子五十粒，研碎同煎至七分去滓不以时。”[26] 如明·胡滢《卫生易简方》卷四：“治伤力　用杏仁去皮尖麸炒黄、大力子炒等分研细，加蜜丸如弹子大。”[27]

“牛蒡子”之名始见于《本草图经》，如《本草图经》卷七：“恶实，即牛蒡子也，生鲁山平泽，今处处有之。”[1] 而将“牛蒡子”作为本品正名始见于明·杜文燮《药鉴》卷二：“牛蒡子，气寒，味苦辛，无毒。苦能解毒退热，而利咽喉之痛，并甘桔为妙。辛能达表润肌，而散疮疡之肿，同解毒尤良。合气与味，又治腰膝凝滞之血。”[2] 此后的本草著作即多沿用《药鉴》的记载，以“牛蒡子”作为正名载录。如明·李中梓《雷公炮制药性解》[28]、李中梓《本草征要》[3]，日本稻宣义《炮炙全书》[29]，清·汪昂《本草备要》[4]、叶桂《本草经解》[30]、沈金鳌《要药分剂》[31]，黄宫绣《本草求真》[32]、陈其瑞《本草撮要》[33]、张秉成《本草便读》[5]等。

现代有关著作均沿用前代大多本草记载以“牛蒡子”作为本品正名，如《中华人民共和国药典》[7]、《普通高等教育中医药类规划教材·中药学》[8]、《中药大辞典》[9]、《中医大辞典·中药分册》[10]、《中国中医药学主题词表》[11]、《中药志》[12]、《中药材手册》[13]、《中国医学百科全书·中医学》[14]、《全国中药炮制规范》[15]、《中国药材学》[16]、《中华本草》[17]等。同时尚记载有各地的俗称“牛子”、“老母猪耳朵”、“鼠见愁”《中药材手册》[13]，“毛然然子”、“黑风子”、“毛锥子”、“粘苍子”、“鼠尖子”、“弯巴钩子”、“万把钩”、“大牛子”《中药大辞典》[9]，“老鼠怕”《中国药材学》[16]，“土大桐子”《中华本草》[17]。还记载有本品原植物“牛蒡子”的异名“于术”、“冬术”、“浙术”、“种术”《中药志》[12]等；原植物“牛蒡”的异名“鼠黏草”、“夜叉头”、“蒡翁菜”、“便牵牛”、“饿死囊中草”、“疙瘩菜”、“象耳朵”、“老母猪耳朵”，“老鼠愁”、“鼠见愁”《中药大辞典》[9]，“蝙蝠刺”《中华本草》[17]等。

3 附录

3.1 又称：炒牛蒡子（饮片规格名）。

3.2 俗称：毛然然子、黑风子（青海），毛锥子（贵州），粘苍子（辽宁），鼠尖子、弯巴钩子、万把钩、土大桐子（江苏），牛子（陕西、山东），老母猪耳朵，鼠见愁，老鼠怕。

3.3 曾称：恶实、牛蒡、鼠黏草《名医别录》，鼠粘子《太平圣惠方》，黍粘子《鸡峰普济方》，恶实菜《饮膳正要》，大力子《卫生易简方》，蝙蝠刺、牛菜《本草品汇精要》。

3.4 原植物名称：牛蒡子，于术，冬术，浙术，种术；牛蒡，鼠黏草，夜叉头，蒡翁菜，便牵牛，饿死囊中草，疙瘩菜，象耳朵，老母猪耳朵，老鼠愁，鼠见愁，蝙蝠刺。

4 文献通考

《名医别录》卷二：“恶实，味辛，平，无毒。主明目，补中，除风伤。根茎，治伤寒、寒热、汗出，中风，面肿，消渴，热中，逐水。久服轻身耐老。生鲁山平泽。又，恶实，一名牛蒡，一名鼠粘草。”[6]

《雷公炮炙论》卷中：“恶实，雷公云：凡使，采之，净拣，勿令有杂子，然后用酒拌蒸，待上有薄白霜重出，却用布拭上，然后焙干，别捣如粉用。”[18]

《千金翼方》卷二：“恶实，味辛，平，无毒。主明目，补中，除风伤。根茎：疗伤寒寒热汗出，中风面肿，消渴热中，逐水。久服轻身耐老，生鲁山平泽。”[19]

《太平圣惠方》卷九十五：“鼠粘子酒方，鼠粘子酒。治一切风方。鼠粘子一斗。以水淘去浮者。曝干。捣碎。于净砂盆内。入无灰酒五升。研令极烂。即以绢罗滤取白汁……主大风。手足瘫缓。收举不得。”[25]

《本草图经》卷七：“恶实，即牛蒡子也，生鲁山平泽，今处处有之。叶如芋而长；实似葡萄核而褐色，外壳如栗球，小而多刺，鼠过之，则缀惹不可脱，故谓之鼠粘子，亦如羊负来之比。根有极大者，作菜茹尤益人。秋后采子，入药用。根、叶亦可生捣，入少盐花，以拓肿毒。又冬月采根，蒸曝之入药。”[1]

《证类本草》卷九：“恶实，味辛，平。主明目，补中，除风伤。根、茎疗伤寒寒热汗出，中风面肿，消渴热中，逐水……《别录》名牛蒡。一名鼠黏草。今按陈藏器本草云：恶实根，蒸，曝干，不尔，令人欲吐。浸酒去风，又主恶疮。子名鼠黏，上有芒，能缀鼠。味苦，主风毒肿，诸瘘……图经曰：恶实即牛蒡子也，生鲁山平泽，今处处有之。叶如芋而长。实似葡萄核而褐色，外壳如栗球，小而多刺。鼠过之则缀惹不可脱，故谓之鼠黏子，亦如羊负来之比。根有极大者，作菜茹尤益人。秋后采子入药用……斗门方：治头面忽肿，热毒风内攻，或手足头面赤肿，触着痛。用牛蒡子根，一名蝙蝠刺，洗净烂研，酒煎成膏，摊在纸上，贴肿处……衍义曰：恶实，是子也，今谓之牛蒡。未去萼时，又谓之鼠粘子，根谓之牛菜。"[20]

《鸡峰普济方》卷八："羌活散，治肝脏壅实，目赤昏涩，热泪不止，筋脉拘急，背膊劳倦，及头昏项颈紧急疼痛。羌活、甘菊花、蔓荆子、芎䓖（各一分），上为细末，每服二钱，水一中盏，入酸枣仁、黍粘子五十粒研碎，同煎至七分，去滓不以时。"[26]

《饮膳正要》卷二："恶实菜，即牛蒡子，又名鼠粘子。治中风，燥热，口干，手足不遂及皮肤热疮。恶实菜叶（肥嫩者）酥油，上件，以汤煮恶实叶三五升，取出，以新水淘过，布绞取汁，入五味，酥点食之。"[23]

《卫生易简方》卷四："治伤力　用杏仁去皮尖麸炒黄、大力子炒等分研细，加蜜丸如弹子大。每服一丸，临卧噙化，十丸即效。"[27]

《本草品汇精要》卷之十："鼠粘子，无毒，植生。鼠粘子，主明目，补中，除风伤。根茎疗伤寒寒热汗出，中风，面肿，消渴，热中，逐水。久服轻身耐老（《名医》所录）。【名】牛蒡子　恶实（根）　蝙蝠刺　牛菜。"[24]

《本草蒙筌》卷二："恶实（即牛蒡子）。味辛、苦，气平。无毒。原产邓州（属河南）。今生各处。叶如茵芋，叶长大；实似葡萄，核褐黄。壳类粟稗，小而多刺。鼠过之则缀惹不落，故又名曰鼠粘子也。秋后采取，制宜酒蒸。止牙齿蚀疼，散面目浮肿。退风热咽喉不利，及腰膝风凝；驱风湿瘾疹盈肌，并疮疡毒盛。"[21]

《本草纲目》卷十五："恶实，（《别录》中品）。【释名】鼠粘《别录》、牛蒡《别录》、大力子《纲目》、蒡翁菜《纲目》、便牵牛《纲目》、蝙蝠刺。时珍曰：其实状恶而多刺钩，故名。其根叶皆可食，人呼为牛菜，术人隐之，呼为大力也。俚人谓之便牵牛。河南人呼为夜叉头。颂曰：实壳多刺，鼠过之则缀惹不可脱，故谓之鼠粘子，亦如羊负来之比。【集解】《别录》曰：恶实生鲁山平泽。恭曰：鲁山在邓州东北。此草叶大如芋，子壳似栗状，实细长如茺蔚子。颂曰：恶实即牛蒡子也，处处有之。叶大如芋结实叶而长。实似葡萄核而褐色，外壳似栗梂，而小如指头，多刺。根有极大者，作菜茹益人。秋后采子入药。"[22]

《药鉴》卷二："牛蒡子，气寒，味苦辛，无毒。苦能解毒退热，而利咽喉之痛，并甘桔为妙。辛能达表润肌，而散疮疡之肿，同解毒尤良。合气与味，又治腰膝凝滞之血。若痘出不快者，即用麻黄桔梗汁煮之，则痘不时起发矣。"[2]

《雷公炮制药性解》卷四："牛蒡子，味辛，性温无毒，入十二经。主风湿瘾疹盈肌，咽喉风热不利，诸肿疮疡之证，腰膝凝滞之气，润肺止嗽，散气消痰。酒拌蒸，待有白霜出，拭去，干焙捣用，一名恶实，一名鼠粘子。"[28]

《本草征要》卷二："牛蒡子，一名鼠粘子，一名恶实。味辛，性平，无毒。入肺经。酒炒，研。滑能泻热，辛可散结。宣肺气，理痘疹，清咽喉，消肿毒。开毛窍，除热毒，为痘疹要药。牛蒡子，性冷而滑，惟血热便闭者宜之，否则忌用。"[3]

《炮炙全书》卷二："牛蒡子，苦，辛。拣净以酒拌蒸，待有白霜以布拭去，焙干捣粉用。"[29]

《本草备要·草部》："牛蒡子，一名鼠粘子，一名恶实。泻热，解毒　辛平。润肺解热，散结除风，利咽膈，理痰嗽，消斑疹，利二便，行十二经。散诸肿疮疡之毒，利腰膝凝滞之气（性冷而滑利，痘症虚寒泄泻者忌服）。实如葡萄而褐色，酒拌蒸，待有霜，拭去用。根苦寒。竹刀刮净，绞汁，蜜和服，治中风，汗出乃愈。捣和猪脂，贴疮肿及翻花疮（肉翻出如花状）。"[4]

《本草经解》卷二："【牛蒡子】，气平。味辛。无毒。主明目补中。除风伤（一名恶实酒蒸拭净焙）牛蒡子气平。禀天秋平之金气。味甘无毒。得地西方之金味。入手太阴肺经。气味降多于升。阴也。牛蒡气平清热。味辛散郁。郁热清。则目得血而能视矣。所以明目。中者阴之守也。人身阴阳。求之升降。"[30]

《要药分剂》卷六："牛蒡子，味苦。性平。无毒。得天地清凉之气以生。升多于降。阳也。【主治】主明目。除风伤。（别录）润肺散气。利咽喉。去皮肤风。（元素）研末浸酒。每日服三盏。除诸风。去丹石毒。利腰脚。又食前熟挼三枚吞之。散诸结节筋骨烦热毒（甄权）。"[31]

《本草求真》卷六："牛蒡子，（隰草）清肺风热。牛蒡子（专入肺）。又名恶实。又名鼠粘子。辛苦冷滑。今人止言解毒。凡遇疮疡痈肿痘疹等症。无不用此投治。然尤未绎其义。凡人毒气之结。多缘外感风寒。营气不从。逆于肉里。故生痈毒。牛蒡味辛且苦。既能降气下行。复能散风除热。"[32]

《本草撮要》卷一："【牛蒡子】，味辛。入手太阴经。功专消肺风。利咽膈。得荆芥治咽喉不利。得生草治悬痈喉痛。得甘桔治咽喉痘疹。得薄荷治风热瘾疹。捣和猪脂贴疮肿及反花疮。性冷而滑利。虚寒泄泻者忌服。一名鼠粘子。一名恶实。"[33]

《本草便读·湿草类》："牛蒡子，苦辛入肺。散结清咽。润降松肌。消痰化热。解风温于上部。利膈疏邪。宣疹痘于周身。通肝达外（牛蒡子一名大力子。三月生苗。初夏开花。至秋结子。故其子得秋金之气。辛胜于苦。性平。专治肺病。兼通于肝。宣散润降。均擅其长。一切咽喉痘疹诸病。凡属于肺者。皆可用之）。"[5]

《中药志》："牛蒡子　本品为常用中药。商品为菊科植物牛蒡子的根茎……【原植物】牛蒡子　别名：于术、冬术、浙术、种术。Atractylodes macrocephala Koidz. [Atractylis macrocephala (Koidz.) H. -M.] ——菊科 Compositae."[12]

《中药材手册》："牛蒡子［纲目列入草部隰草类恶实项下］　本品为菊科植物牛蒡 Arctium lappa L. 的干燥成熟果实。原植物系二年生草本，野生与栽培均有。现有的地区发现以大鳍蓟的种子误作牛蒂子使用，应注意鉴别。［别名］大力子、牛子、恶实、鼠粘子、老母猪耳朵、鼠见愁。"[13]

《全国中草药汇编》："牛蒡　别名：恶实、大力子。来源：为菊科牛蒡属植物牛蒡 Arctium lappa L.，以果实（牛蒡子）和根入药。"[34]

《中药大辞典》："牛蒡子《本草图经》　【异名】恶实《别录》，鼠粘子《本草图经》，黍粘子《珍珠囊》，大力子《卫生易简方》，蝙蝠刺《纲目》，毛然然子、黑风子《青海药材》，毛锥子（贵州），粘苍子（辽宁），鼠尖子、弯巴钩子、万把钩（江苏），大牛子（山西），牛子（陕西）……［基源］为菊科植物牛蒡的成熟果实。【原植物】牛蒡 Arctium lappa L. 又名：鼠黏草《别录》，夜叉头《救荒本草》，蒡翁菜、便牵牛《纲目》，饿死囊中草《医林纂要·药性》，疙瘩菜、象耳朵、老母猪耳朵、老鼠愁、鼠见愁。"[9]

《中医大辞典·中药分册》：“牛蒡子　出《本草图经》。又名恶实、大力子、牛子、鼠粘子。为菊科植物牛蒡 Arctium lappa L. 的果实。主产东北及河北、浙江。”[10]

《中国医学百科全书·中医学》：“牛蒡子　始载于《名医别录》。原名恶实，又名鼠粘子、大力子。为菊科植物牛蒡 Arctium lappa L. 的果实。主产于中国东北地区及河北、浙江等省。”[14]

《全国中药炮制规范》：“牛蒡子　［处方用名］牛蒡子、炒牛蒡子。【来源】本品为菊科植物牛蒡 Arctium lappa L. 的干燥成熟果实。野生或栽培。主产于河北、吉林、辽宁、浙江等地。秋季果实成熟时采收果穗，干燥，打下果实，除去杂质，再干燥。药材以粒大、饱满、色灰褐者为佳。”[15]

《中国药材学》：“牛蒡子　［别名］大力子，牛子，恶实，老母猪耳朵，鼠粘子，粘苍子，老鼠怕。【来源】本品为菊科植物牛蒡 Arctium lappa L. 的果实。”[16]

《中国中医药学主题词表》：“牛蒡子 FRUCTUS ARCTII　为菊科植物牛蒡干燥成熟果实；属辛凉解表药　C 牛蒡　D 大力子　D 恶实。”[11]

《普通高等教育中医药类规划教材·中药学》：“牛蒡子《别录》　为菊科两年生草本植物牛蒡 Arctium lappa L. 的干燥成熟果实。主产于河北、浙江等地。秋季采收，晒干，生用或炒用，用时捣碎。”[8]

《中华本草》：“牛蒡子《本草图经》　【异名】恶实《别录》，鼠粘子《本草图经》，黍粘子《珍珠囊》，大力子《卫生易简方》，毛然然子、黑风子《青海药材》，毛锥子（贵州），粘苍子（辽宁），大牛子（山西），牛子（陕西、山东），土大桐子、万把钩、鼠尖子（江苏）……【来源】为菊科植物牛蒡的成熟果实。【原植物】牛蒡 Arctium lappa L. 又名：鼠黏草《别录》，夜叉头《救荒本草》，蝙蝠刺、蒡翁菜、便牵牛《纲目》，饿死囊中草《医林纂要·药性》，疙瘩菜、象耳朵、老母猪耳朵、鼠见愁《中药大辞典》，老鼠愁（陕西）。”[17]

《中华人民共和国药典》：“牛蒡子 Fructus Arctii　本品为菊科植物牛蒡 Arctium lappa L. 的干燥成熟果实。秋季果实成熟时采收果序，晒干，打下果实，除去杂质，再晒干。”[7]

5　参考文献

1　宋·苏颂. 本草图经. 合肥：安徽科学技术出版社，1994，206
2　明·杜文燮. 药鉴. 北京：中国中医药出版社，1993，64
3　明·李中梓. 本草征要. 见：李中梓医学全书. 北京：中国中医药出版社，1999，128
4　清·汪昂. 本草备要. 北京：中国中医药出版社，1998，116
5　清·张秉成. 本草便读. 上海：上海卫生出版社，1957，21
6　魏晋·名医别录. 北京：人民卫生出版社，1986，154
7　国家药典委员会编. 中华人民共和国药典. 一部. 北京：化学工业出版社，2000，53
8　雷载权主编. 普通高等教育中医药类规划教材·中药学. 上海：上海科学技术出版社，1995，41
9　江苏新医学院编. 中药大辞典. 上海：上海科学技术出版社，1977，429
10　《中医大辞典》编辑委员会编. 中医大辞典·中药分册. 北京：人民卫生出版社，1982，69
11　吴兰成主编. 中国中医药学主题词表. 北京：中医古籍出版社，1996，265
12　中国医学科学院药物研究所等编. 中药志. 第三册. 北京：人民卫生出版社，1993，250

13 中华人民共和国卫生部药政管理局主编．中药材手册．北京：人民卫生出版社，1998，271
14 《中医学》编辑委员会．中国医学百科全书·中医学．上海：上海科学技术出版社，1997，975
15 中华人民共和国卫生部药政管理局编．全国中药炮制规范．北京：人民卫生出版社，1988，128
16 徐国钧等主编．中国药材学．北京：中国医药科技出版社，1996，1178
17 国家中医药管理局《中华本草》编委会．中华本草．第七册．上海：上海科学技术出版社，1999，653
18 南北朝·雷敩．雷公炮炙论．上海：上海中医学院出版社，1986，65
19 唐·孙思邈．千金翼方．北京：人民卫生出版社，1955，28
20 宋·唐慎微．证类本草．北京：人民卫生出版社，1957，218
21 明·陈嘉谟．本草蒙筌．北京：人民卫生出版社，1988，122
22 明·李时珍．本草纲目．北京：人民卫生出版社，1982，985
23 元·忽思慧．饮膳正要．北京：北京市中国书店，1985，40
24 明·刘文泰．本草品汇精要．北京：人民卫生出版社，1982，180
25 宋·王怀隐．太平圣惠方．北京：人民卫生出版社，1958，3072
26 宋·张锐．鸡峰普济方．见：中国医学珍本丛书．上海：上海科学技术出版社，1987
27 明·胡滢．卫生易简方．北京：人民卫生出版社，1984，83
28 明·李中梓．雷公炮制药性解．见：中国医学大成（二）．长沙：岳麓书社，1990，146
29 ［日］稻宣义．炮炙全书．北京：中医古籍出版社，1981，93
30 清·叶桂．本草经解．上海：上海科学技术出版社，1958，52
31 清·沈金鳌．要药分剂．上海：上海科学技术出版社，1959，148
32 清·黄宫绣．本草求真．上海：上海科学技术出版社，1959，260
33 清·陈其瑞．本草撮要．见：珍本医书集成．本草类．上海：上海科学技术出版社，1985，26
34 《全国中草药汇编》编写组编．全国中草药汇编．上册．北京：人民卫生出版社，1996，209

078 牛膝

Niuxi

Radix Achyranthis Bidentatae

1 定名依据

1.1 正名

1.1.1 汉文名：牛膝（苋科植物牛膝 Achyranthes bidentata Bl. 的干燥根）。

1.1.2 英文名：twotoothed achyranthes root.

1.2 依据

1.2.1 定名的文献依据

（1）《神农本草经》卷一："牛膝，味苦，酸（《御览》作辛）。主寒（《御览》作伤寒）湿痿痹，四肢拘挛，膝痛不可屈伸，逐血气，伤热火烂，堕胎。久服，轻身、耐老（《御览》作能老）。一名百倍，生川谷。"[1]

（2）《吴普本草·草木类》："牛膝，《御览》卷九百九十二。神农：甘。一经：酸。黄帝、扁鹊：甘。李氏：温。雷公：酸，无毒。生河内或临邛。叶如蓝，茎本赤。二月、八月采。"[2]

(3)《名医别录》卷一："牛膝，味酸，平，无毒。主伤中少气，男子阴消，老人失溺，补中续绝，填骨髓，除脑中痛及腰脊痛，妇人月水不通，血结，益精，利阴气，止发白。生河内及临朐。二月、八月、十月采根，阴干。"[3]

(4)《新修本草》卷六："牛膝，为君，味苦、酸，平，无毒。主寒湿痿痹，四肢拘挛，膝痛不可屈伸，逐血气，伤热火烂，堕胎。疗伤中少气，男子阴消，老人失溺，补中续绝，填骨髓，除脑中痛及腰脊痛，妇人月水不通，血结，益精，利阴气，止发白。久服轻身耐老。一名百倍。生河内川谷及临朐。二月、八月、十月采根，阴干。"[4]

(5)《证类本草》卷六："牛膝（为君），味苦、酸，平，无毒。主寒湿痿痹，四肢拘挛，膝痛不可屈伸，逐血气，伤热火烂，堕胎，疗伤中少气，男子阴消，老人失溺，补中续绝，填骨髓，除脑中痛及腰脊痛，妇人月水不通，血结，益精，利阴气，止发白。久服轻身耐老。一名百倍。生河内川谷及临朐。"[5]

(6)《本草纲目》卷十六："牛膝，《本经·上品》。【释名】牛茎《广雅》、百倍《本经》、山苋菜《救荒》、对节菜。弘景曰：其茎有节，似牛膝，故以为名。时珍曰：《本经》又名百倍，隐语也，言其滋补之功，如牛之多力也。其叶似苋，其节对生，故俗有山苋、对节之称……时珍曰：牛膝处处有之，谓之土牛膝，不堪服食。惟北土及川中人家栽莳者为良。"[6]

(7)《中华人民共和国药典》："牛膝 Radix Achyranthis bidentatae　本品为苋科植物牛膝 Achyranthes bidentata Bl. 的干燥根。冬季茎叶枯萎时采挖，除去须根及泥沙，捆成小把，晒至干皱后，将顶端切齐，晒干。"[7]

(8)《普通高等教育中医药类规划教材·中药学》："牛膝《本经》　为苋科多年生草本植物牛膝（怀牛膝）Achyranthes bidentata Bl. 和川牛膝 Cyathula officinalis Kuan 的根。前者主产河南；后者主产于四川、贵州、云南等地。冬季采挖，洗净，晒干。生用或酒炙用。"[8]

(9)《中国医学百科全书·中医学》："牛膝　始载于《神农本草经》。又名怀牛膝。为苋科牛膝属植物牛膝 Achyranthes bidentata Blume. 的根。冬季茎叶枯萎时采挖，除去茎叶、须根和泥土，捆扎成小把，晒至外表皱缩后，用硫黄熏数次，然后将顶端切齐，晒干。"[9]

(10)《中华本草》："牛膝《本经》　【异名】百倍《本经》，牛茎《广雅》，脚斯蹬《救荒本草》，铁牛膝《滇南本草》……【原植物】牛膝 Achyranthes bidentata Bl. 又名：山苋菜、对节菜《救荒本草》，透骨草、喉白草、喉痹草、鼓槌草、疔疮草《新华本草纲要》。"[10]

1.2.2　定名选择的理由

(1) 牛膝 Radix Achyranthis Bidentatae，系苋科植物牛膝 Achyranthes bidentata Bl. 的干燥根。本品始载于汉《神农本草经》，并以"牛膝"作为本品正名记录。其后历代重要本草著作如三国·吴普《吴普本草》，魏晋《名医别录》，唐·苏敬等《新修本草》，宋·唐慎微《证类本草》，明·李时珍《本草纲目》等在载录本品时均以"牛膝"作为正名，并一直沿用至今。

(2) 我国最新出版的《中华人民共和国药典》、《普通高等教育中医药类规划教材·中药

学》以及辞书类著作《中国医学百科全书·中医学》等均以“牛膝”作为本药正名。现代本草著作如《中华本草》、《中国药材学》、《中药材手册》等虽记载了不少本品各地的俗称，但也无一例外以“牛膝”作为本品的正名。说明“牛膝”作为本品正名已成为共识。

1.3 与正名等效的名词：无。

2 源流考释

牛膝（苋科植物牛膝 Achyranthes bidentata Bl. 的干燥根）始载于汉《神农本草经》，并以“牛膝”作为本品正名记录，同时尚载录有本品异名“百倍”。如《神农本草经》卷一：“牛膝，味苦，酸（《御览》作辛）。主寒（《御览》作伤寒）湿痿痹，四肢拘挛，膝痛不可屈伸，逐血气，伤热火烂，堕胎。久服，轻身、耐老（《御览》作能老）。一名百倍，生川谷。”[1] 其后本草大多即沿用《神农本草经》记载，以“牛膝”为正名，如三国·吴普《吴普本草》[2]，魏晋《名医别录》[3]，南北朝·雷敩《雷公炮炙论》[11]、陶弘景《本草经集注》[12]，唐·苏敬等撰《新修本草》[4]，宋·苏颂《本草图经》[13]、唐慎微《证类本草》[5]，明·兰茂《滇南本草》[14]、刘文泰《本草品汇精要》[15]、陈嘉谟《本草蒙筌》[16]、李时珍《本草纲目》[6]、李中梓《雷公炮制药性解》[17]、李中梓《本草征要》[18]，清·汪昂《本草备要》[19]、张秉成《本草便读》[20] 等，同时尚载录有本品异名“铁牛膝”《滇南本草》，如《滇南本草》卷二：“牛膝，一名铁牛膝，绿片有白丝者是。”[14]

《广雅》尚载录有本品异名“牛茎”，如《广雅》：“牛茎，牛膝也”。[21]

唐·蔺道人《仙授理伤续断秘方》以本品异名“土牛膝”作为本药正名组方，如《仙授理伤续断秘方·医治整理补接次第口诀》：“搜风丸，治风损腰痛头疼（治效与黑丸子同） 何首乌 南星 骨碎补 川乌各半斤 土牛膝 芍药各五两（一云二两） 细辛三两 当归十两 白藓皮 上为末，醋糊为丸，如梧子大。每服三十丸，温酒盐汤不拘时吞下。”[22]

宋·王衮《博济方》以本品异名“杜牛膝”作为本药正名组方，如《博济方》卷四：“胜金丹……大黄（三两） 地龙（去土，醋内炒，过半两） 芫花（一分） 蓬莪术（半两，炮） 川芎（半两） 当归（半两） 蒲黄 延胡索（半两，于银器内炒 杜牛膝半两） 官桂（去皮） 赤芍药（各半两） 干地黄（半两，以醋微炒） 刘寄奴（一分，略炒），上十二味并同为末，倾入大黄膏内，溲和为丸，如鸡豆大，每日早晨临卧，用温酒化下一丸。”[23]

明·朱橚《救荒本草》记载有本品异名“山苋菜”、“脚斯蹬”、“对节菜”，如《救荒本草》卷一：“山苋菜，本草名牛膝，一名百倍，俗名脚斯蹬，又名对节菜，生河内川谷及临朐江淮闽粤关中苏州皆有之。”[24]

清·严西亭《得配本草》载录有本品异名“怀牛膝”，如《得配本草》卷三：“怀牛膝，畏白前、白藓皮。”[25]

现代有关著作均沿用前代大多本草记载以“牛膝”作为本品正名，如《中华人民共和国药典》[7]、《普通高等教育中医药类规划教材·中药学》[8]、《中医大辞典·中药分册》[26]、《中药大辞典》[27]、《中国医学百科全书·中医学》[9]、《中国中医药学主题词表》[28]、《中药志》[29]、《中药材手册》[30]、《全国中草药汇编》[31]、《全国中药炮制规范》[32]、《中国药材学》[33]、《中华本草》[10]等。同时尚记载有“牛髁膝”、“对节草”、“红牛膝”《全国中草药汇编》[31]，“鸡胶骨”《中药大辞典》[27]，“怀夕”、“真夕”、“怀膝”、“淮牛膝”、“牛磕膝”、“牛克膝”、“牛盖膝”、“粘草本根”、“牛胳膝盖”、“野牛克膝”、“接骨丹”、“牛盖膝头”《中华本草》[10]等本品各地的俗称。还记载有本品原植物“牛膝”的异名“怀牛膝”、“对节草”、“土牛膝”《中药志》[29]，“山苋菜”、“对节菜”、“透骨草”、“喉白草”、“喉痹草”、“鼓槌草”、“疔疮草”《中华本草》[10]等。

3 附录

3.1 又称：酒牛膝、盐牛膝（饮片规格名）。

3.2 俗称：鸡胶骨（福建），淮牛膝（北京、广西），红牛膝（江西、四川、云南），牛磕膝、牛克膝（陕西、四川），牛盖膝、粘草本根（贵州、云南），牛胳膝盖、野牛克膝（陕西），接骨丹（河南），牛盖膝头（湖南），牛髁膝，对节草，红牛膝，怀夕，真夕，怀膝。

3.3 曾称：百倍《本经》，牛茎《广雅》，土牛膝《仙授理伤续断秘方》，杜牛膝《博济方》，山苋菜、脚斯蹬、对节菜《救荒本草》，铁牛膝《滇南本草》，怀牛膝《得配本草》。

3.4 原植物名称：牛膝，怀牛膝，对节草，土牛膝，山苋菜，对节菜，透骨草，喉白草，喉痹草，鼓槌草，疔疮草。

4 文献通考

《神农本草经》卷一：“牛膝，味苦，酸（《御览》作辛）。主寒（《御览》作伤寒）湿痿痹，四肢拘挛，膝痛不可屈伸，逐血气，伤热火烂，堕胎。久服，轻身、耐老《御览》作能老）。一名百倍，生川谷。”[1]

《广雅》：“牛茎，牛膝也。”[21]

《吴普本草·草木类》：“牛膝，《御览》卷九百九十二。神农：甘。一经：酸。黄帝、扁鹊：甘。李氏：温。雷公：酸，无毒。生河内或临邛。叶如蓝，茎本赤。二月、八月采。”[2]

《名医别录》卷一：“牛膝，味酸，平，无毒……久服轻身耐老。一名百倍，生川谷。”[3]

《雷公炮炙论》卷上：“牛膝，雷公云：凡使，去头并尘土，了，用黄精自然汁浸一宿，漉出，细锉，焙干用之。”[11]

《本草经集注·草木上品》：“牛膝（为君）。味苦、酸，平，无毒。主治寒湿痿痹，四肢拘挛，膝痛不可屈伸，逐血气，伤热火烂，堕胎。治伤中少气，男子阴消，老人失溺，补中续绝，填骨髓，除脑中痛及腰脊痛，妇人月水不通，血结，益精，利阴气，止发白。久服轻身耐老。一名百倍。生河内川谷及临朐。二月、八月、十月采根，阴干（恶萤火、陆英、龟甲、畏白前）。今出近道蔡州者，最长大柔润，其茎有节，似牛膝，故以为名也。乃云有雌雄，雄者茎紫色而节大为胜尔。”[12]

《新修本草》卷六：“牛膝，为君，味苦、酸，平，无毒。主寒湿痿痹，四肢拘挛，膝痛不可屈伸，逐血气，伤热火烂，堕胎。疗伤中少气，男子阴消，老人失溺，补中续绝，填骨髓，除脑中痛及腰脊痛，妇人月水不通，血结，益精，利阴气，止发白。久服轻身耐老。一名百倍。生河内川谷及临朐。二月、八月、十月采根，阴干。”[4]

《仙授理伤续断秘方》：“搜风丸，治风损腰痛头疼（治效与黑丸子同） 何首乌 南星 骨碎补 川乌各半斤 土牛膝 芍药各五两（一云二两） 细辛三两 当归十两 白藓皮 上为末，醋糊为丸，如梧子大。每服三十丸，温酒盐汤不拘时吞下。”[22]

《博济方》卷四：“胜金丹……大黄（三两，用米醋浸两宿，以竹刀子细切，于甑上蒸九度，研为糊） 地龙（去土，醋内炒，过半两） 芫花（一分，醋炒令黄色，于银器内炒，不得犯铁器） 蓬莪术（半两，炮） 川芎（半两） 当归（半两） 蒲黄 延胡索（半两，于银器内炒 杜牛膝半两） 官桂（去皮） 赤芍药（各半两） 干地黄（半两，以醋微炒） 刘寄奴（一分，略炒），上十二味并同为末，倾入大黄膏内，溲和为丸，如鸡豆大，每日早晨临卧，用温酒化下一丸。”[23]

《本草图经》卷四：“牛膝，生河内川谷及临朐，今江淮、闽、粤、关中亦有之，然不及怀州者为真。春生苗，茎高二三尺，青紫色，有节如鹤膝，又如牛膝状，以此名之。叶尖圆如匙，两两相对；于节上生花作穗，秋结实甚细。此有二种：茎紫，节大者为雄；青细者为雌。”[13]

《证类本草》卷六：“牛膝（为君），味苦、酸，平，无毒。主寒湿痿痹，四肢拘挛，膝痛不可屈伸，逐血气，伤热火烂，堕胎，疗伤中少气，男子阴消，老人失溺，补中续绝，填骨髓，除脑中痛及腰脊痛，妇人月水不通，血结，益精，利阴气，止发白。久服轻身耐老。一名百倍。生河内川谷及临朐。”[5]

《救荒本草》卷一：“山苋菜，本草名牛膝，一名百倍，俗名脚斯蹬，又名对节菜。生河内川谷及临朐，江淮、闽、粤、关中、苏州皆有之。”[24]

《滇南本草》卷二：“牛膝，一名铁牛膝，绿片有白丝者是。味酸、微辛，性微温。入肝经，走经络，止筋骨疼痛，强筋舒筋，止腰膝酸麻，破瘀，坠胎，散结核，攻瘰疬，散痈疽、疥癞、血风疮、牛皮癣、脓窠疮、鼻渊、脑漏等症。”[14]

《本草品汇精要》卷七：“牛膝，无毒，植生。牛膝（出《神农本经》），主寒湿痿痹，四肢拘挛，膝痛不可屈伸，逐血气，伤热火烂，堕胎，久服轻身耐老（以上朱字《神农本经》）。疗伤中少气，男子阴消，老人失溺，补中续绝，填骨髓，除脑中痛及腰脊痛，妇人月水不通，血结，益精，利阴气，止发白（以上黑字《名医》所录）。【名】百倍。”[15]

《本草蒙筌》卷一：“牛膝，味苦、酸，气平。无毒。忌牛肉，畏白前。所恶之药有三，萤火陆英龟甲。地产尚怀庆（注前）。种类有雌雄。雌牛膝节细，茎青根短，坚脆无力；雄牛膝节大，茎紫根长，柔润有功。秋后采根，曝干待用。去蚀烂黑黯，选肥壮鲜明。因与牛膝同形，人故假此为誉。”[16]

《本草纲目》卷十六：“牛膝，《本经·上品》。【释名】牛茎《广雅》、百倍《本经》、山苋菜《救荒》、对节菜。弘景曰：其茎有节，似牛膝，故以为名。时珍曰：《本经》又名百倍，隐语也，言其滋补之功，如牛之多力也。其叶似苋，其节对生，故俗有山苋、对节之称……时珍曰：牛膝处处有之，谓之土牛膝，不堪服食。惟北土及川中人家栽莳者为良。秋间收子，至春种之。其苗方茎暴节，叶皆对生，颇似苋叶而长且尖。”[6]

《雷公炮制药性解》卷三：“牛膝，味苦酸，性平无毒，入肾经。补精气，利腰膝，填骨髓，除脑漏，祛寒湿，破血结，通月经，坠胎孕，理膀胱气化迟难，阴中作痛欲死。去芦，酒浸一宿用，恶龟甲、萤火、陆英，畏白前白、藓皮，忌牛肉。按：丹溪云：牛膝引诸药下行，宜入足少阴以理诸疾，妇人得之，应归血海，故行血有功，脾虚气陷及腿膝肿者，不宜用之。有二种，土牛膝所禀薄，故短而细主破血，气川牛膝，所禀厚，故肥而长，主补精髓，竹木刺入肉，涂之可出。”[17]

《本草征要》卷二：“牛膝，味苦、酸，性平，无毒。入肝、肾二经。恶龟甲，忌牛肉，酒蒸。壮筋骨，利腰膝，除寒湿，解拘挛。益精强阴，通经堕胎。理膀胱气化迟难，引诸药下行甚捷。”[18]

《本草备要·草部》：“牛膝，补肝肾，泻恶血。苦酸而平。足厥阴、少阴经药（肝肾），能引诸药下行……牛膝，淋证要药，血淋尤宜用之，杜牛膝亦可。”[19]

《得配本草》卷三：“怀牛膝，畏白前、白藓皮。恶萤火、龟甲、陆英。忌牛肉。”[25]

《本草便读·草部》：“牛膝，滋肝助肾。生者破血行瘀。盐炒酒蒸。熟则强筋健骨。具苦酸平和之性。治拘挛痹着之邪。怀产者……怀牛膝根细而长。川牛膝根粗而大。欲行瘀达下则怀胜。补益肝肾则川胜耳。”[20]

《中药志》：“牛膝　本品为常用中药。商品为苋科植物牛膝的根……【原植物】牛膝　别名：怀牛膝、对节草、土牛膝。Achyranthes bidentata Bl. ——苋科 Amaranthaceae.”[29]

《中药材手册》：“牛膝［纲目列入草部隰草类］　商品牛膝因药材性状和产地不同而分为两大类：一类为苋科植物牛膝 Achyranthes bidentata Bl. 的干燥根。原植物系多年生草本。从宋代开始就栽培于河南，畅销全国并出口，故又称‘怀牛膝’，为四大怀药之一。在此类商品中有一同科同属植物柳叶牛膝及石竹科植物狗筋曼的根常与怀牛膝相混，应注意区别。”[30]

《全国中草药汇编》：“牛膝　别名：怀牛膝、牛髁膝、山苋菜、对节草、红牛膝、杜牛膝、土牛膝（野生品）。来源：为苋科牛膝属植物牛膝 Achyranthes bidentata Bl. 的根。”[31]

《中药大辞典》：“牛膝《本经》　【异名】百倍《本经》，怀牛膝《本草便读》，鸡胶骨《闽东本草》。【基原】为苋科植物牛膝的根。【原植物】牛膝 Achyranthes bidentata Bl.”[27]

《中医大辞典·中药分册》：“牛膝　出《神农本草经》。又名怀牛膝。为苋科牛膝属植物牛膝 Achyranthes bidentata Blume. 的根。主产河南。”[26]

《中国医学百科全书·中医学》：“牛膝　始载于《神农本草经》。又名怀牛膝。为苋科牛膝属植物牛膝 Achyranthes bidentata Blume. 的根。冬季茎叶枯萎时采挖，除去茎叶、须根和泥土，捆扎成小把，晒至外表皱缩后，用硫黄熏数次，然后将顶端切齐，晒干。”[9]

《全国中药炮制规范》：“牛膝　［处方用名］牛膝、酒牛膝、盐牛膝。【来源】本品为苋科植物牛膝 Achyranthes bidentata Bl. 的干燥根。均系栽培。主产于河南。冬季茎叶枯萎时采挖，除去地上茎、须根和泥土，捆成小把，晒至干皱后，用硫黄熏数次，将顶端切齐，干燥。药材以身长、肉肥、皮细、色灰黄者为佳。”[32]

《中国药材学》："牛膝　［别名］怀牛膝，对节草，土牛膝。【来源】本品为苋科植物牛膝 Achyranthes bidentata Blume. 的根。"[33]

《中国中医药学主题词表》："牛膝 ACHYRANTHES BIDENTATA　属苋科和活血祛瘀药　C 川牛膝　D 怀牛膝。"[28]

《普通高等教育中医药类规划教材·中药学》："牛膝《本经》　为苋科多年生草本植物牛膝（怀牛膝）Achyranthes bidentata Bl. 和川牛膝 Cyathula officinalis Kuan 的根。前者主产河南；后者主产于四川、贵州、云南等地。冬季采挖，洗净，晒干。生用或酒炙用。"[8]

《中华本草》："牛膝《本经》　【异名】百倍《本经》，牛茎《广雅》，脚斯蹬《救荒本草》，铁牛膝《滇南本草》，杜牛膝《本草备要》，怀牛膝《本草便读》，怀夕、真夕《汉药写真集成》，怀膝《常用中药名辨》，土牛膝（江西、江苏、浙江、安徽、四川、广西），淮牛膝（北京、广西），红牛膝（江西、四川、云南），牛磕膝、牛克膝（陕西、四川），牛盖膝、粘草本根（贵州、云南），牛胳膝盖、野牛克膝（陕西），接骨丹（河南），牛盖膝头（湖南）……【来源】为苋科植物牛膝的根。【原植物】牛膝 Achyranthes bidentata Bl. 又名：山苋菜、对节菜《救荒本草》，透骨草、喉白草、喉痹草、鼓槌草、疔疮草《新华本草纲要》。"[10]

《中华人民共和国药典》："牛膝 Radix Achyranthis Bidentatae　本品为苋科植物牛膝 Achyranthes bidentata Bl. 的干燥根。冬季茎叶枯萎时采挖，除去须根及泥沙，捆成小把，晒至干皱后，将顶端切齐，晒干。"[7]

5　参考文献

1　汉·神农本草经. 见：中国医学大成（二）. 长沙：岳麓书社，1990. 8

2　三国·吴普. 吴普本草. 北京：人民卫生出版社，1987，15

3　魏晋·名医别录. 北京：人民卫生出版社，1986，34

4　唐·苏敬等撰. 新修本草. 合肥：安徽科学技术出版社，1981，163

5　宋·唐慎微. 证类本草. 北京：人民卫生出版社，1957，152

6　明·李时珍. 本草纲目. 北京：人民卫生出版社，1982，1027

7　国家药典委员会编. 中华人民共和国药典. 一部. 北京：化学工业出版社，2000，54

8　雷载权主编. 普通高等教育中医药类规划教材·中药学. 上海：上海科学技术出版社，1995，209

9　《中医学》编辑委员会. 中国医学百科全书·中医学. 上海：上海科学技术出版社，1997，1147

10　国家中医药管理局《中华本草》编委会. 中华本草. 第二册. 上海：上海科学技术出版社，1999，834

11　南北朝·雷敩. 雷公炮炙论. 上海：上海中医学院出版社，1986，13

12　南北朝·陶弘景. 本草经集注. 北京：人民卫生出版社，1994，213

13　宋·苏颂. 本草图经. 合肥：安徽科学技术出版社，1994，94

14　明·兰茂. 滇南本草. 昆明：云南人民出版社，1977，96

15　明·刘文泰. 本草品汇精要. 北京：人民卫生出版社，1982，232

16　明·陈嘉谟. 本草蒙筌. 北京：人民卫生出版社，1988，38

17　明·李中梓. 雷公炮制药性解. 见：中国医学大成（二）. 长沙：岳麓书社，1990. 141

18　明·李中梓. 本草征要. 见：李中梓医学全书. 北京：中国中医药出版社，1999，117

19　清·汪昂. 本草备要. 北京：中国中医药出版社，1998，115

20 清·张秉成. 本草便读. 上海：上海卫生出版社，1957，16
21 三国魏·张揖撰，清·王念孙疏. 广雅疏证. 北京：中华书局，1994
22 唐·蔺道人. 仙授理伤续断方. 北京：人民卫生出版社，1957，12
23 宋·王衮. 博济方. 见：景印文渊阁四库全书（733）. 北京：中医古籍出版社，1986，102
24 明·朱橚. 救荒本草. 第一卷. 上海：中华书局，1959，2
25 清·严西亭. 得配本草. 上海：上海卫生出版社，1957，19
26 《中医大辞典》编辑委员会编. 中医大辞典·中药分册. 北京：人民卫生出版社，1982，70
27 江苏新医学院编. 中药大辞典. 上海：上海科学技术出版社，1977，417
28 吴兰成主编. 中国中医药学主题词表. 北京：中医古籍出版社，1996，267
29 中国医学科学院药物研究所等编. 中药志. 第一册. 北京：人民卫生出版社，1993，121
30 中华人民共和国卫生部药政管理局主编. 中药材手册. 北京：人民卫生出版社，1998，60
31 《全国中草药汇编》编写组编. 全国中草药汇编. 上册. 北京：人民卫生出版社，1996，210
32 中华人民共和国卫生部药政管理局编. 全国中药炮制规范. 北京：人民卫生出版社，1988，12
33 徐国钧等主编. 中国药材学. 北京：中国医药科技出版社，1996，140

079 升麻

Shengma

Rhizoma Cimicifugae

1 定名依据

1.1 正名

1.1.1 汉文名：升麻［为毛茛科植物大三叶升麻 Cimicifuga heracleifolia Kom.、兴安升麻 Cimicifuga dahurica（Turcz.）Maxim. 或升麻 Cimicifuga foetida L. 的干燥根茎］。

1.1.2 英文名：largetrifoliolious bugbane rhizome.

1.2 依据

1.2.1 定名的文献依据

(1)《神农本草经》卷一："升麻　味甘，辛。主解百毒，杀百老物殃鬼，辟温疾、障邪毒蛊……一名周升麻（《大观本》作周麻）……案：《广雅》云：周麻，升麻也（此据《御览》）。"[1]

(2)《吴普本草·草木类》："升麻　《御览》卷九百九十　一名周升麻。神农：甘。"[2]

(3)《本草经集注·草木上品》："升麻　味甘、苦，平、微寒，无毒。主解百毒……一名周麻。生益州山谷。二月、八月采根，日干。旧出宁州者第一，形细而黑，极坚实，顷无复有。今惟出益州，好者细削，皮青绿色，谓之鸡骨升麻。"[3]

(4)《本草品汇精要》卷之七："升麻　无毒　植生。升麻主解百毒……【名】周麻【苗】〔图经曰〕春生苗，高二三尺，叶似麻叶而青，四五月著白花似粟穗，六月结黑实，根紫如蒿根，有须，多孔，其孔如眼，用引诸药上升，故俗谓之鬼眼升麻也。"[4]

(5)《本草纲目》第十三卷："升麻（《别录》上品）【释名】周麻。时珍曰：其叶似麻，其性上升，故名。按：张揖《广雅》及《吴普本草》并云：升麻，一名周升麻。则周或指周地，如今人呼川升麻之义。”[5]

(6)《本草崇原·本经上品》：“升麻　气味甘苦平，微寒，无毒。主解百毒，杀百精老物殃鬼，辟瘟疫、瘴气、邪气，蛊毒入口皆吐出，中恶腹痛，时气毒疠，头痛寒热，风肿诸毒，喉痛口疮。久服不夭，轻身长年。”[6]

(7)《中华人民共和国药典》：“升麻 Rhizoma Cimicifugae　本品为毛茛科植物大三叶升麻 Cimicifuga heracleifolia Kom.、兴安升麻 Cimicifuga dahurica（Turcz.）Maxim. 或升麻 Cimicifuga foetida L. 的干燥根茎。秋季采挖，除去泥沙，晒至须根干时，燎去或除去须根，晒干。”[7]

(8)《普通高等教育中医药类规划教材·中药学》：“升麻《本经》　为毛茛科多年生草本植物大三叶升麻 Cimicifuga heracleifolia Kom. 或兴安升麻 Cimicifuga dahurica（Turcz.）Maxim. 和升麻 Cimicifuga foetida L. 的根茎。主产于辽宁、黑龙江、湖南及山西等地。夏秋两季采挖，晒干切片。生用或蜜制用。”[8]

(9)《中药大辞典》：“升麻《本经》　【异名】周升麻《本经》……【原植物】①升麻 Cimicifuga foetida L.，又名：马尿杆、火筒杆。②兴安升麻 Cimicifuga dahurica（Turcz.）Maxim.，又名：地龙芽《盛京通志》，苦龙芽菜《铁岭县志》，达呼尔升麻、苦菜秧、苦力芽、苦壮菜。③大三叶升麻 Cimicifuga heracleifolia Kom.”[9]

(10)《中医大辞典·中药分册》[10]、《中国医学百科全书·中医学》[11]、《中国中医药学主题词表》[12]、《中药志》[13]、《中药材手册》[14]、《全国中药炮制规范》[15]、《中国药材学》[16]、《全国中草药汇编》[17]、《中华本草》[18]等现代中药著作多以“升麻”作为本药正名（参见“文献通考”）。

1.2.2　定名选择的理由

(1) 升麻 Rhizoma Cimicifugae，系毛茛科植物大三叶升麻 Cimicifuga heracleifolia Kom.、兴安升麻 Cimicifuga dahurica（Turcz.）Maxim. 或升麻 Cimicifuga foetida L. 的干燥根茎。本品始见于汉《神农本草经》，以“升麻”为正名记载，其后的本草著作也都沿用《神农本草经》之说，以“升麻”为正名载录本品，如三国·吴普《吴普本草》，南北朝·陶弘景《本草经集注》，明·刘文泰《本草品汇精要》、李时珍《本草纲目》，清·张志聪《本草崇原》等等，并一直沿用至今。

(2) 我国最新出版的《中华人民共和国药典》、《普通高等教育中医药类规划教材·中药学》以及辞书类著作《中医大辞典·中药分册》、《中药大辞典》、《中国医学百科全书·中医学》等均以“升麻”作为本药正名。已经广泛应用于中医药学文献的标引和检索的《中国中医药学主题词表》也以“升麻”作为本药的正式主题词。现代本草著作如《全国中草药汇编》、《中药志》、《中华本草》、《中国药材学》、《中药材手册》、《全国中药炮制规范》等也均以“升麻”作为本品的正名。

1.3　与正名等效的名词：无。

2　源流考释

升麻［毛茛科植物大三叶升麻 Cimicifuga heracleifolia Kom.、兴安升麻 Cimicifuga dahurica（Turcz.）Maxim. 或升麻 Cimicifuga foetida L. 的干燥根茎］始载于汉《神农本草经》，以“升麻”为正名，同时记载有异名“周升麻”，如《神农本草经》卷一：“升

麻　味甘，辛。主解百毒，杀百老物殃鬼，辟温疾、障邪毒蛊……一名周升麻（《大观本》作周麻）。"[1]其后的三国·吴普《吴普本草》[2]及魏晋《名医别录》[19]等均沿此说，以"升麻"为正名。同时《广雅》尚记载有本药异名"周麻"，如《神农本草经》引《广雅》云："周麻，升麻也。"[1]

此后诸家本草著作也都沿用汉《神农本草经》记载，以"升麻"为正名，如南北朝·陶弘景《本草经集注》[3]，唐·苏敬《新修本草》[20]，宋·苏颂《本草图经》[21]、唐慎微《证类本草》[22]，元·王好古《汤液本草》[23]，明·兰茂《滇南本草》[24]、刘文泰《本草品汇精要》[4]、陈嘉谟《本草蒙筌》[25]、李时珍《本草纲目》[5]、卢之颐《本草乘雅半偈》[26]、李中梓《本草征要》[27]，清·张志聪《本草崇原》[6]、蒋居祉《本草择要纲目》[28]、陈士铎《本草新编》[29]、汪昂《本草易读》[30]及《本草备要》[31]、张璐《本经逢原》[32]、叶桂《本草经解》[33]、吴仪洛《本草从新》[34]、严西亭等《得配本草》[35]、黄宫绣《本草求真》[36]、赵学敏《本草纲目拾遗》[37]、陈念祖《神农本草经读》[38]、姚澜《本草分经》[39]、杨时泰《本草述钩元》[40]、叶志诜《神农本草经赞》[41]、陈其瑞《本草撮要》[42]、张秉成《本草便读》[43]等以及清炮制著作《炮炙全书》[44]，同时记载有"鸡骨升麻"、"鬼眼升麻"、"鬼脸升麻"、"川升麻"、"绿升麻"等异名，如《本草经集注》草木上品："升麻　味甘、苦，平、微寒，无毒。主解百毒……一名周麻。生益州山谷。二月、八月采根，日干……，谓之鸡骨升麻。"[3]《本草品汇精要》卷之七："升麻　无毒　植生。升麻主解百毒……【名】周麻【苗】〔图经曰〕春生苗，高二三尺，叶似麻叶而青，四五月著白花似粟穗，六月结黑实，根紫如蒿根，有须，多孔，其孔如眼，用引诸药上升，故俗谓之鬼眼升麻也。"[4]《本草纲目》草部第十三卷："升麻《别录》上品）【释名】周麻。时珍曰：其叶似麻，其性上升，故名。按：张揖《广雅》及《吴普本草》并云：升麻，一名周升麻。则周或指周地，如今人呼川升麻之义……时珍曰：今人惟取里白外黑而紧实者，谓之鬼脸升麻，去须及头芦，锉用。"[5]《本草便读》草部："升麻　辛，苦、甘、温。气味俱薄，升也阳也……解表生用，升气蜜炙用，出川中。根色紫黑，削去外皮，则现青绿色，故又谓之绿升麻。此药入阳明升散之力太过。当审慎用之。"[43]

现代有关著作均沿用《神农本草经》的记载以"升麻"作为本品正名，如《中华人民共和国药典》[7]、《普通高等教育中医药类规划教材·中药学》[8]、《中药大辞典》[9]、《中医大辞典·中药分册》[10]、《中国医学百科全书·中医学》[11]、《中国中医药学主题词表》[12]、《中药志》[13]、《中药材手册》[14]、《全国中药炮制规范》[15]、《中国药材学》[16]、《全国中草药汇编》[17]、《中华本草》[18]等。同时尚记载有"窟窿牙根"《中药材手册》[14]，"莽牛卡架"、"龙眼根"《全国中草药汇编》[17]，"西升麻"、"北升麻"、"关升麻"、"黑升麻"、"鸡首升麻"《中国药材学》[16]等各地俗称。还记载有本品原植物"升麻"的异名"绿升麻"、"西升麻"、"川升麻"、"鸡骨升麻"《中药志》[13]，"马尿杆"、"火筒杆"《中药大辞典》[9]；原植物"兴安升麻"的异名"窟窿牙根"、"牤牛卡根"、"龙眼根"、"北升麻"《中药志》[13]，"地龙芽"、"苦龙芽菜"、"达呼尔升麻"、"苦菜秧"，"苦力芽"、"苦壮菜"《中药大辞典》[9]，"地芽龙"、"苦龙芽菜""窟窿牙根"《中华本草》[18]等；原植物"大三叶升麻"的异名"窟窿牙根"、"龙眼根"、"牤牛架根"、"关升麻"《中药志》[13]等。

3 附录

3.1 又称：蜜升麻、升麻炭（饮片规格名）。

3.2 俗称：窟窿牙根（东北），莽牛卡架、龙眼根，西升麻、北升麻、关升麻、黑升麻、鸡首升麻。

3.3 曾称：周升麻《神农本草经》，周麻《广雅》，鸡骨升麻《本草经集注》，鬼眼升麻《本草品汇精要》，川升麻、鬼脸升麻《本草纲目》，绿升麻《本草便读》。

3.4 原植物名称：升麻，绿升麻（西北、湖北、云南），西升麻，川升麻（通称），鸡骨升麻（西北），马尿杆，火筒杆；兴安升麻，窟窿牙根，牤牛卡根，龙眼根（东北），北升麻（通称），地龙芽，苦龙芽菜（铁岭），达呼尔升麻，苦菜秧，苦力芽，苦壮菜，地芽龙，苦龙芽菜，窟窿牙根；大三叶升麻，窟窿牙根，龙眼根，牤牛架根（东北），关升麻（通称）。

4 文献通考

《神农本草经》卷一："升麻　味甘，辛。主解百毒，杀百老物殃鬼，辟温疾、障邪毒蛊……一名周升麻（《大观本》作周麻）……案：《广雅》云：周麻，升麻也（此据《御览》）。"[1]

《吴普本草·草木类》："升麻　《御览》卷九百九十　一名周升麻。神农：甘。"[2]

《名医别录》卷第一："升麻　味苦，微寒，无毒。主解毒入口皆吐出，中恶腹痛，时气毒疠，头痛寒热，风肿诸毒，喉痛口疮。久服轻身长年。生益州。二月、八月采根，晒干。"[19]

《本草经集注·草木上品》："升麻　味甘、苦，平，微寒，无毒。主解百毒……一名周麻。生益州山谷。二月、八月采根，日干。旧出宁州者第一，形细而黑，极坚实，顷无复有。今惟出益州，好者细削，皮青绿色，谓之鸡骨升麻。"[3]

《新修本草》卷第六："升麻　味甘、苦，平、微寒，无毒……一谷周麻。生益州山谷。二月、八月采根，晒干……今惟出益州，好者细削，皮青绿色，谓之鸡骨升麻。"[20]

《本草图经》卷第四："升麻，生益州川谷，今蜀汉、陕西、淮南州郡皆有之，以蜀川者为胜。春生苗，高三尺以来；叶似麻叶，并青色；四月、五月著花，似粟穗，白色；六月以后结实，黑色；根紫如蒿根，多须。二月、八月采，曝干。"[21]

《证类本草》卷第六："升麻　味甘、苦，平、微寒，无毒……一名周麻。生益州山谷。二月、八月采根，曝干。陶隐居云：旧出宁州者第一，形细而黑，极坚实，顷无复有。今唯出益州，好者细削，皮青绿色，谓之鸡骨升麻……臣禹锡等谨按药性论云：蜀升麻，主治小儿风，惊痫，时气热疾，能治口齿，风肿疼，牙根浮烂恶臭，热毒脓血，除心肺风毒热，壅闭不通，口疮，烦闷。疗痈肿，豌豆疮，水煎绵沾拭疮上。主百邪鬼魅。陈藏器云：陶云，人言升麻是落新妇根。非也，相似耳。解毒取叶作小儿浴汤，主惊。按今人多呼小升麻为落新妇，功用同于升麻，亦大小有殊。日华子云：安魂定魄并鬼附啼泣，游风肿毒，口气疳䘌。又名落新妇。"[22]

《汤液本草》卷之三："升麻　气平，味苦、甘。微苦，微寒，味薄气厚，阳中之阴也。无毒。阳明经本经药，亦走手阳明经、太阴经。"[23]

《滇南本草》第二卷："升麻，味苦、平，性寒。升也，阴中之阳也。引诸药游行四经。发表伤寒无汗，发表小儿痘疹要药。解诸毒疮疽，止阳明齿痛，祛诸风热。(补注)升麻汤，治小儿痘、痧疹不明，发热头痛，伤风咳嗽，乳蛾痄腮。升麻（五分） 前胡（八分） 甘葛（五分） 黄芩（一钱） 栀子（八分炒） 牛蒡子（一钱） 甘草（三分） 桔梗（五分） 薄荷（五分） 川芎（一钱） 引用灯芯一束煎服。咳嗽加桑皮 陈皮 杏仁。喘加苏子 川贝母。"[24]

《本草品汇精要》卷之七："升麻 无毒 植生。升麻主解百毒……【名】周麻【苗】〔图经曰〕春生苗，高二三尺，叶似麻叶而青，四五月著白花似粟穗，六月结黑实，根紫如蒿根，有须，多孔，其孔如眼，用引诸药上升，故俗谓之鬼眼升麻也。"[4]

《炮炙全书》卷第一："升麻 甘、辛、苦，平，微寒，形细而黑，极坚实，削去皮，青绿色者谓之鸡骨升麻，外黑里白而紧实者谓之鬼脸升麻，去须及头芦用。"[44]

《本草蒙筌》卷之一："升麻 滁州升麻 汉州升麻 味苦、甘，气平、微寒。气味俱薄，浮而升，阳也。无毒。虽多陕地，惟尚益州。"[25]

《本草纲目》第十三卷："升麻（《别录》上品）【释名】周麻。时珍曰：其叶似麻，其性上升，故名。按：张揖《广雅》及《吴普本草》并云：升麻，一名周升麻。则周或指周地，如今人呼川升麻之义。今《别录》作周麻，非省文，即脱误也。【集解】《别录》曰：升麻，生益州山谷。二月、八月采根，晒干。弘景曰：旧出宁州者第一，形细而黑，极坚实。今惟出益州，好者细削，皮青绿色，谓之鸡骨升麻。北部亦有，而形虚大，黄色。建平亦有，而形大味薄，不堪用。人言是落新妇根，不然也。其形相似，气色非也。落新妇亦解毒，取叶挼作小儿浴汤，主惊忤。藏器曰：落新妇，今人多呼为小升麻，功用同于升麻，亦大小有殊也……时珍曰：今人惟取里白外黑而紧实者，谓之鬼脸升麻，去须及头芦，锉用。"[5]

《本草乘雅半偈》第八帙："升麻（别录上品） 上行即将来之生之升；真气即成功之藏之入……【核】曰：出蜀汉、陕西、淮南州郡，蜀川者佳。春生苗，高三尺。叶似麻，并青色。四月着花似粟，穗白色。六月结实黑色。根如蒿，多须，紫黑色。细小极坚，削去皮，青绿色者，谓之鸡骨升麻，功力殊胜也。虚大黄白色者不堪用。一种外黑里白，质虽紧实，谓之鬼脸升麻。嵩高一种纯青色。质亦坚，功力俱不如蜀川青绿色者为重也。一种落新妇根，形似色非，今人呼为小升麻，亦能解毒，取其叶，挼作小儿浴汤，主惊忤。其他用力则殊，大小亦别，不可不辨也。"[26]

《本草征要》第二卷："升麻 味甘，苦，性平，无毒。入肺、胃、脾、大肠四经。青色者佳，忌火。"[27]

《本草崇原·本经上品》卷上："升麻 气味甘苦平，微寒，无毒。主解百毒，杀百精老物殃鬼，辟瘟疫、瘴气、邪气，蛊毒入口皆吐出，中恶腹痛，时气毒疠，头痛寒热，风肿诸毒，喉痛口疮。久服不夭，轻身长年（升麻今蜀汉、陕西、淮南州郡皆有，以川蜀产者为胜。一名周麻。春苗夏花，叶似麻叶，其根如蒿根，其色紫黑，多须）。"[6]

《本草择要纲目·寒性药品》："升麻 【气味】甘、苦，平、微寒，无毒。浮而升阳也。为足阳明太阴引经之药。取理白外黑而紧实者谓之鬼脸升麻。去须及头芦用。"[28]

《本草新编》卷之二："升麻，味苦、甘，气平、微寒，浮而升，阳也，无毒。入足阳明、太阴之经。能升脾胃之气。"[29]

《本草易读》卷三："升麻三十五　去须及头芦用。甘，苦，辛，平，微寒，手足阳明、太阴药也。"[30]

《本草备要·草部》："升麻　轻，宣，升阳，解毒　甘辛微苦。足阳明、太阴（胃、脾）引经药（参、芪上行，须此引之），亦入手阳明、太阴（大肠、肺）……里白外黑，紧实者良，名鬼脸升麻，去须芦用（或有参、芪补剂，须用升、柴，而又恐其太升发者，升麻、柴胡并用，蜜水炒之。别有一种绿升麻，缪仲醇用治滞下，每每有验）。"[31]

《本经逢原》卷一："升麻　甘苦平，无毒。忌见火。解莨菪毒。"[32]

《本草经解》卷二："【升麻】气平微寒。味苦甘。无毒。主解百毒。杀百精老物殃鬼。辟瘟疫瘴气邪气。蛊毒入口皆吐出。中恶腹痛。时气毒疠。头痛寒热。风肿诸毒。喉痛口疮。久服不夭。轻身长年。"[33]

《本草从新·草部》卷一："升麻　轻宣、升阳、解毒。甘辛微苦。足阳明、太阴引经药（脾胃、参芪上行、须此引之）。亦入手阳明、太阴（大肠、肺）。表散风邪。"[34]

《得配本草》卷二："升麻　辛、微苦，微温。入手阳明、足太阴经气分。"[35]

《本草求真·上编》卷三："升麻（山草）升阳散热　升麻（专入脾胃。兼入肺大肠）……里白外黑，紧实者良，名鬼脸升麻。细削，皮青绿色，谓鸡骨升麻。去须芦，蒸曝用，入补剂，蜜水炒用。"[36]

《本草纲目拾遗》卷三："绿升麻　从新云：乃升麻之别一种。缪仲醇广笔记用治下痢，每每有验。性最窜捷，治痢疾下伤。按：升麻色绿者佳，非另一种也。"[37]

《神农本草经读》卷之二："升麻　气味甘、平、苦、微寒，无毒。主解百毒，杀百精老物殃鬼，辟瘟疫瘴气邪气，蛊毒入口皆吐出，中恶腹痛，时气毒疠，头痛寒热，风肿诸毒，喉痛口疮。久服不夭，轻身长年。"[38]

《本草分经·原例（次序略经更定）》："（散）升麻　甘辛微苦，性升脾胃，引经药，亦入阳明肺大肠经而表散风邪升散火郁，能升阳气于至阴之下，引甘温之药上行以补卫气之散而实其表，兼缓带脉之缩急，解药毒杀精鬼。绿升麻治下痢。"[39]

《本草述钩元》卷七："升麻　蜀川者佳。根如蒿。多须而紫黑细小。极坚。削去皮。青绿色者谓之鸡骨升麻。功力殊胜。虚大黄白色者。不堪用。一种外黑里白。质虽紧实。谓之鬼脸升麻。一种纯青色。质亦坚。功力俱逊。川产青绿者。根味微苦甘。气平性温。气味俱薄。浮而升。阳也。为足阳明太阴引经的药。"[40]

《神农本草经赞》卷一："升麻　味甘辛。主解百毒，杀百老物殃鬼辟温疾障邪毒蛊，久服不夭。一名周升麻。生山谷……益州者青绿色。谓之鸡骨升麻。博物志。鸟误食中毒。急飞往牧靡山啄此草以解之。陈藏器曰。落新妇今人呼为小升麻。功用同。大小有殊。"[41]

《本草撮要》卷一："【升麻】味辛。入手阳明手太阴足太阴经。功专升发。火在上非升不散。气陷下非升莫举。惟东垣善用之。得葱白散手阳明风邪。得石膏止阳明齿痛。得柴胡引生气上升。得葛根发阳明之汗。阴虚火动者忌。去须芦用。气味俱薄。升也阳也。"[42]

《本草便读·草部》："升麻　辛，苦、甘、温。气味俱薄，升也阳也……解表生用，升气蜜炙用，出川中。根色紫黑，削去外皮，则现青绿色，故又谓之绿升麻。此药入阳明升散之力太过。当审慎用之。"[43]

《中药志》："升麻　本品为常用中药。商品为为毛茛科植物升麻、兴安升麻和大三叶升麻的根茎……【原植物】①升麻　别名：绿升麻（西北、湖北、云南），西升麻、川升麻（通称），鸡骨升麻（西北）。Cimicifuga foetida L. ——毛茛科 Ranunculaceae；②兴安升麻　别名：窟窿牙根、牤牛卡根、龙眼根（东北），北升麻（通称）。Cimicifuga dahurica（Turcz.）Maxim——毛茛科 Ranunculaceae；③大三叶升麻。别名：窟窿牙根、龙眼根、牤牛架根（东北），关升麻（通称）。Cimicifuga heracleifolia Kom. ——毛茛科 Ranunculaceae."[13]

《中药材手册》："升麻（纲目列入草部山草类）　本品为干燥的根茎。原植物系毛茛科多年生草本植物，均为野生，喜生于山野湿地。由于根茎断面多呈黄绿色，故有"绿升麻"之称。此外，贵州、广东使用的升麻均与正品不同，湖北部分地区使用的升麻为"红升麻"，与药用升麻亦不同。［别名］绿升麻、鬼脸升麻、窟窿牙根（东北）。"[14]

《全国中草药汇编》："升麻　别名：莽牛卡架、龙眼根、窟窿牙根。来源：为毛茛科升麻属植物兴安升麻 Cimicifuga dahurica（Turcz.）Maxim.、升麻 C. foetida L. 及大三叶升麻 C. heracleifolia Kom. 的根状茎。"[17]

《中药大辞典》："升麻《本经》　【异名】周升麻《本经》，周麻《别录》，鸡骨升麻（陶弘景），鬼脸升麻《纲目》，绿升麻《医学广笔记》。【基原】为毛茛科植物升麻、兴安升麻和大三叶升麻的根状茎。【原植物】①升麻 Cimicifuga foetida L.，又名：马尿杆、火筒杆。②兴安升麻 Cimicifuga dahurica（Turcz.）Maxim.，又名：地龙芽《盛京通志》，苦龙芽菜《铁岭县志》，达呼尔升麻、苦菜秧、苦力芽、苦壮菜。③大三叶升麻 Cimicifuga heracleifolia Kom."[9]

《中医大辞典·中药分册》："升麻　出《神农本草经》。又名绿升麻、龙眼根。为毛茛科植物升麻 Cimicifuga foetida L.、兴安升麻 C. dahurica（Turcz.）Maxim. 或大三叶升麻 C. heracleifolia Kom. 的根茎。主产陕西、四川、辽宁、吉林、黑龙江、河北。"[10]

《中国医学百科全书·中医学》："升麻　始载于《神农本草经》。又名周升麻、绿升麻。为毛茛科植物升麻 Cimicifuga foetida L.、兴安升麻 C. dahurica（Turcz.）Maxim. 或大三叶升麻 C. heracleifolia Kom 的根茎。"[11]

《全国中药炮制规范》："升麻　［处方用名］升麻、蜜升麻、升麻炭。【来源】本品为毛茛科植物大三叶升麻 Cimicifuga heracleifolia Kom.、兴安升麻 Cimicifuga dahurica（Turcz.）Maxim. 或升麻 Cimicifuga foetida L. 的干燥根茎。"[15]

《中国药材学》："升麻　【别名】西升麻、川升麻、北升麻、关升麻、绿升麻、黑升麻、鸡首升麻、窟窿牙根、龙眼根。【来源】本品为毛茛科植物大三叶升麻 Cimicifuga heracleifolia Komar. 或兴安升麻 C. dahurica（Turcz.）Maxim. 和升麻 C. foetida L. 等的根茎。"[16]

《中国中医药学主题词表》："升麻 CIMICIFUGA HERACLEIFOLIA　属毛茛科；属辛凉解表和清热解毒药。"[12]

《普通高等教育中医药类规划教材·中药学》："升麻《本经》　为毛茛科多年生草本植物大三叶升麻 Cimicifuga heracleifolia Kom. 或兴安升麻 Cimicifuga dahurica（Turcz.）Maxim. 和升麻 Cimicifuga foetida L. 的根茎。主产于辽宁、黑龙江、湖南及山西等地。夏秋两季采挖，晒干切片。生用或蜜制用。"[8]

《中华本草》：“升麻《本经》……【异名】周升麻《本经》，周麻《别录》，鸡骨升麻《本草经集注》，鬼脸升麻《纲目》……【来源】为毛茛科植物升麻、兴安升麻和大三叶升麻的根茎。【原植物】①升麻 Cimicifuga foetida L. ［Actaea cimicifuga L.］又名：绿升麻（湖北、云南、西北地区）。②兴安升麻 Cimicifuga dahurica（Turcz.）Maxim. ［Actaea dahurica Turcz. ex Fisch. EtMey.］又名：地芽龙《盛京通志》，苦龙芽菜《铁岭县志》，窟窿牙根（东北）。③大三叶升麻 Cimicifuga heracleifolia Komar.”[18]

《中华人民共和国药典》：“升麻 Rhizoma Cimicifugae　本品为毛茛科植物大三叶升麻 Cimicifuga heracleifolia Kom.、兴安升麻 Cimicifuga dahurica（Turcz.）Maxim. 或升麻 Cimicifuga foetida L. 的干燥根茎。秋季采挖，除去泥沙，晒至须根干时，燎去或除去须根，晒干。”[7]

5　参考文献

1　汉·神农本草经．清顾观光重辑本．北京：人民卫生出版社，1955，35
2　三国·吴普．吴普本草．北京：人民卫生出版社，1987，14
3　南北朝·陶弘景．本草经集注．北京：人民卫生出版社，1994，49
4　明·刘文泰．本草品汇精要．北京：人民卫生出版社，1982，238
5　明·李时珍．本草纲目．北京：人民卫生出版社，1982，795
6　清·张志聪．本草崇原．北京：中国中医药出版社，1992，24
7　国家药典委员会编．中华人民共和国药典．一部．北京：化学工业出版社，2000，55
8　雷载权主编．普通高等教育中医药类规划教材·中药学．上海：上海科学技术出版社，1995，46
9　江苏新医学院编．中药大辞典．上海：上海科学技术出版社，1977，451
10　《中医大辞典》编辑委员会编．中医大辞典·中药分册．北京：人民卫生出版社，1982，72
11　《中医学》编辑委员会．中国医学百科全书·中医学．上海：上海科学技术出版社，1997，978
12　吴兰成主编．中国中医药学主题词表．北京：中医古籍出版社，1996，339
13　中国医学科学院药物研究所等编．中药志．第二册．北京：人民卫生出版社，1993，284
14　中华人民共和国卫生部药政管理局主编．中药材手册．北京：人民卫生出版社，1959，25
15　中华人民共和国卫生部药政管理局编．全国中药炮制规范．北京：人民卫生出版社，1988，23
16　徐国钧等主编．中国药材学．北京：中国医药科技出版社，1996，521
17　《全国中草药汇编》编写组编．全国中草药汇编．上册．北京：人民卫生出版社，1978．223
18　国家中医药管理局《中华本草》编委会．中华本草．第三册．上海：上海科学技术出版社，1999，175
19　魏晋·名医别录．北京：人民卫生出版社，1986，39
20　唐·苏敬等撰．新修本草．合肥：安徽科学技术出版社，1981，166
21　宋·苏颂．本草图经．合肥：安徽科学技术出版社，1994，100
22　宋·唐慎微．证类本草．北京：人民卫生出版社，1957，158
23　元·王好古．汤液本草．见：景印文渊阁四库全书（745）．北京：中医古籍出版社，1986，932
24　明·兰茂．滇南本草．第二卷．昆明：云南人民出版社，1977，23
25　明·陈嘉谟．本草蒙筌．北京：人民卫生出版社，1988，58
26　明·卢之颐．本草乘雅半偈．北京：人民卫生出版社，1986，441
27　明·李中梓．本草征要．见：李中梓医学全书．北京：中国中医药出版社，1999，120
28　清·蒋居祉．本草择要纲目．见：珍本医书集成．本草类．上海：上海科学技术出版社，1985，1
29　清·陈士铎．本草新编．北京：中国中医药出版社，1996，85

30　清·汪昂．本草易读．北京：人民卫生出版社，1987，142
31　清·汪昂．本草备要．北京：中国中医药出版社，1998，37
32　清·张璐．本经逢原．上海：上海科学技术出版社，1959，33
33　清·叶桂．本草经解．上海：上海科学技术出版社，1958，38
34　清·吴仪洛．本草从新．北京：中医古籍出版社，2001，14
35　清·严西亭．得配本草．上海：上海卫生出版社，1957，27
36　清·黄宫绣．本草求真．上海：上海科学技术出版社，1959，98
37　清·赵学敏．本草纲目拾遗．北京：人民卫生出版社，1983，79
38　清·陈念祖．神农本草经读．北京：人民卫生出版社，1959，14
39　清·姚澜．本草分经．上海：上海科学技术出版社，1989，92
40　清·杨时泰．本草述钩元．上海：科技卫生出版社，1958，139
41　清·叶志诜．神农本草经赞．见：珍本医书集成．本草类．上海：上海科学技术出版社，1985，36
42　清·陈其瑞．本草撮要．见：珍本医书集成．本草类．上海：上海科学技术出版社，1985，7
43　清·张秉成．本草便读．上海：上海卫生出版社，1957，6
44　［日］稻宣义．炮炙全书．北京：中医古籍出版社，1981，43

080　化橘红
Huajuhong
Exocarpium Citri Grandis

1　定名依据

1.1　正名

1.1.1　汉文名：化橘红［芸香科植物化州柚 Citrus grandis 'Tomentosa'或柚 Citrus grandis (L.) Osbeck 的未成熟或近成熟的干燥外层果皮］。

1.1.2　英文名：pummelo peel.

1.2　依据

1.2.1　定名的文献依据

(1)《本草纲目拾遗》卷七："化州橘红（橘瓤上丝、糖橘红、橘饼、药制柑橘饼、青盐陈皮、橘苓）　岭南杂记：化州仙橘……彼土人云，凡近州始闻谯楼更鼓者，其皮亦佳，故化皮赝者多，真者甚难得。关涵岭南随笔：化州署橘树，一月生一子……今称化州橘红者，皆以增城香柚皮伪代之，能化物而不能自化。……识药辨微云化橘红近日广中来者，皆单片成束，作象眼块……此种皆柚皮，亦能消痰。"[1]

(2)《验方新编》卷十一："代参膏：此膏大补气血，可代参用。嫩黄芪（壮嫩而箭样者用，锉片）、白归身（切去头尾，酒洗）各五钱，肥玉竹一两，化州橘红三钱（如无真者，用新会陈皮去净白亦可）共入砂锅内，用天泉水熬成膏，每早开水调服。"[2]

(3)《医方简义》卷五："桔梗独活汤（自制）：桔梗　独活　苏梗　条芩（各一钱五分）　真化橘红（八分）加生姜三片，青果一枚。水煎。"[3]

(4)《中华人民共和国药典》："化橘红 Exocarpium Citri Grandis　本品为芸香科植物化州

柚 Citrus grandis Tomentosa或柚 Citrus grandis（L.）Osbeck 的未成熟或近成熟的干燥外层果皮。前者习称‘毛橘红’，后者习称‘光七爪’、‘光五爪’。”[4]

(5)《中华本草》：“化橘红《识药辨微》 【异名】化皮《岭南杂记》，化州橘红《岭南随笔》，柚皮橘红《中药志》……【来源】为芸香科植物化州柚或柚的未成熟或近成熟的外层果皮。【原植物】①化州柚 Citrus grandis（L.）Osbeck var. tomentosa Hort.；②柚 Citrus grandis（L.）Osbeck. 参见‘柚’条。”[5]

(6)《中国医学百科全书·中医学》：“化橘红 始载于《识药辨微》。又名化州橘红、化州陈皮、柚皮橘红。为芸香科植物化州柚 Citrus grandis（L.）Osbeck var. tomentosa Hort. 或柚 C. grandis（L.）Osbeck 的未成熟外层果皮。”[6]

(7)《中药大辞典》：“化橘红《识药辨微》 【异名】化皮《岭南杂记》，化州橘红《岭南随笔》，化州陈皮《本草从新》，柚皮橘红《中药志》，毛化《广西中药志》。【基原】为芸香科植物化州柚或柚的未成熟果实的外层果皮。【原植物】①化州柚 Citrus grandis（L.）Osbeck var. tomentosa Hort.，又名：化州仙橘《岭南杂记》。②柚 Citrus grandis（L.）Osbeck，详‘柚’条。”[7]

(8)《中国中医药学主题词表》：“化橘红 EXOCARPIUM CITRI GRANDIS 属理气药和化痰药（中药）。C 柚。”[8]

(9)《中医大辞典·中药分册》：“化橘红 出《识药辨微》。又名柚皮橘红、化州陈皮。为芸香科植物化州柚 Citrus grandis（L.）Osbeck var. tomentosa Hort. 或柚 C. grandis（L.）Osbeck 的外果皮。主产广东、广西等地。”[9]

(10)《全国中药炮制规范》：“化橘红（橘红） ［处方用名］化橘红（橘红）。【来源】本品为芸香科植物化州柚 Citrus grandis Osbeck var. tomentosa Hort. 或柚 Citrus grandis（L.）Osbeck 的干燥未成熟外果皮。均系栽培。主产于广东、广西、浙江、四川、福建等地。”[10]

(11)《中国药材学》：“化橘红 【别名】柚皮橘红，橘红，化州橘红，化红，柚子白皮。【来源】本品为芸香科植物化州柚 Citrus grandis（L.）Osbeck var. tomentosa Hort. 或柚 C. grandis（L.）Osbeck 的未成熟或近成熟外层果皮。”[11]

1.2.2 定名选择的理由

(1) 化橘红 Exocarpium Citri Grandis，系芸香科植物化州柚 Citrus grandis Tomentosa或柚 Citrus grandis（L.）Osbeck 的未成熟或近成熟的干燥外层果皮。本品在古代本草著作中记述甚少，“化橘红”作为正名始载于《识药辨微》，清·赵学敏《本草纲目拾遗》以“化州橘红”为正名，而个别方书在组方运用时也以“化州橘红”、“化橘红”为正名，如清·鲍相璈《验方新编》、王馥原《医方简义》等。

(3) 我国最新出版的《中华人民共和国药典》以及辞书类著作《中医大辞典·中药分册》、《中药大辞典》、《中国医学百科全书·中医学》等均以“化橘红”作为本药正名。已经广泛应用于中医药学文献的标引和检索的《中国中医药学主题词表》也以“化橘红”作为本药的正式主题词。现代本草著作如《中华本草》、《中国药材学》、《全国中药炮制规范》等也均以“化橘红”作为本药的正名。

1.3 与正名等效的名词：无。

2 源流考释

化橘红［芸香科植物化州柚 Citrus grandis 'Tomentosa'或柚 Citrus grandis（L.）Osbeck 的未成熟或近成熟的干燥外层果皮］，古代本草有“橘红”一名，如明·李时珍《本草纲目》果部第三十卷：“橘《本经·上品》……黄橘皮……好古曰：橘皮以色红日久者为佳，故曰红皮、陈皮。去白者曰橘红也。”[12] 清·吴仪洛《本草从新》卷十：“橘皮……入和中药则留白，入疏通药则去白，去白名橘红，兼能除寒发表……化州陈皮，消痰甚灵，然消伐太峻，不宜轻用，况此物真者绝少，无非柚皮而已。”[13] 现代认为系指芸香科植物橘的红色外层果皮。

“化橘红”一名始见于《识药辨微》，如清·赵学敏《本草纲目拾遗》以“化州橘红”为正名记载本品时引《识药辨微》云：“化橘红近日广中来者，皆单片成束，作象眼块……此种皆柚皮，亦能消痰。”[1] 并引载有《岭南杂记》、《岭南随笔》中的异名“化皮”、“化州橘红”等，如《本草纲目拾遗》卷七：“化州橘红（橘瓤上丝、糖橘红、橘饼、药制柑橘饼、青盐陈皮、橘苓） 岭南杂记：化州仙橘……彼土人云，凡近州始闻谯楼更鼓者，其皮亦佳，故化皮赝者多，真者甚难得。关涵岭南随笔：化州署橘树，一月生一子……今称化州橘红者，皆以增城香柚皮伪代之，能化物而不能自化。”[1]

现代本草著作除《中药志》[14]、《中药材手册》[15] 以“橘红”为正名记载本品外，其他如《中华人民共和国药典》[4]、《中医大辞典·中药分册》[9]、《中药大辞典》[7]、《中国医学百科全书·中医学》[6]、《中国中医药学主题词表》[8]、《中华本草》[5]、《中国药材学》[11]、《全国中药炮制规范》[10] 等均以“化橘红”为正名，《普通高等教育中医药类规划教材·中药学》[16] 虽以“橘皮”为正名记载，但在其文后附有“化橘红”文。如《普通高等教育中医药类规划教材·中药学》橘皮附药：“化橘红，为芸香科植物化州柚 Citrus grandis（L.）Osbeck var. tomentosa Hort.（C. grandis 'Tomentosa'）或柚 C. grandis（L.）Osbeck 的未成熟或接近成熟的外层果皮。”[16] 同时尚记载有“化州陈皮”、“柚皮橘红”、“毛化”《中药大辞典》[7]，“橘红”、“化红”、“柚子白皮”《中国药材学》[11]，“柚类橘红”、“兴化红”、“毛柑”、“毛化红”、“赖橘红”《中华本草》[5] 等各地俗称。还记载有本品原植物“柚”的异名“文旦”、“抛”、“香抛”、“四季抛”、“沙田柚”、“香柚”《中药志》[14]；原植物“化州柚”的异名“化州橘红”《中药志》[14] 等。

3 附录

3.1 又称：无。

3.2 俗称：毛化（广西），毛柑、毛化红（广东化州），赖橘红（广东），橘红，化红，柚子白皮，柚类橘红，兴化红，化州陈皮，柚皮橘红。

3.3 曾称：化皮《岭南杂记》，化州橘红《岭南随笔》。

3.4 原植物名称：柚，文旦、抛（浙江、福建），香抛、四季抛（浙江），沙田柚（浙江、江西、广西、广东），香柚（湖南）；化州柚，化州橘红。

4 文献通考

《本草纲目》第三十卷：“橘《本经·上品》……黄橘皮……好古曰：橘皮以色红日

久者为佳，故曰红皮、陈皮。去白者曰橘红也。”[12]

《本草从新》卷十：“橘皮……入和中药则留白，入疏通药则去白，去白名橘红，兼能除寒发表……化州陈皮，消痰甚灵，然消伐太峻，不宜轻用，况此物真者绝少，无非柚皮而已。”[13]

《本草纲目拾遗》卷七：“化州橘红（橘瓤上丝、糖橘红、橘饼、药制柑橘饼、青盐陈皮、橘苓） 岭南杂记：化州仙橘……彼土人云，凡近州始闻谯楼更鼓者，其皮亦佳，故化皮赝者多，真者甚难得。关涵岭南随笔：化州署橘树，一月生一子……今称化州橘红者，皆以增城香柚皮伪代之，能化物而不能自化……识药辨微云化橘红近日广中来者，皆单片成束，作象眼块……此种皆柚皮，亦能消痰。”[1]

《验方新编》卷十一：“代参膏：此膏大补气血，可代参用。嫩黄芪（壮嫩而箭样者用，锉片）、白归身（切去头尾，酒洗）各五钱，肥玉竹一两，化州橘红三钱（如无真者，用新会陈皮去净白亦可）共入砂锅内，用天泉水熬成膏，每早开水调服。”[2]

《医方简义》卷五：“桔梗独活汤（自制）：桔梗　独活　苏梗　条芩（各一钱五分）　真化橘红（八分）加生姜三片。青果一枚。水煎。”[3]

《中药志》：“橘红　本品为较常用中药。商品分两大类：化橘红和橘红。前者为芸香科植物化州柚和柚的果皮加工而成；后者是同属植物橘的红色外层果皮……【原植物】①柚　别名：文旦、抛（浙江、福建），香抛、四季抛（浙江），沙田柚（浙江、江西、广西、广东），香柚（湖南）。Citrus grandis（L.）Osbeck［C. maxima（Burm.）Merr.］——芸香科 Rutaceae. ②化州柚　别名：化州橘红。Citrus grandis（L.）Osbeck var. tomentosa Hort. ——芸香科 Rutaceae.”[14]

《中药材手册》：“橘红（纲目列入果部山果类橘项下）　商品中分橘皮橘红和柚类皮橘红两大类。原植物系芸香科常绿木本植物，均为栽培。江苏、辽宁、吉林、甘肃及四川部分地区所习用者系橘的红色外果皮。习惯上也有称为‘广橘红’或云皮者，即纲目所谓‘橘皮去白者橘红也’。而广州、贵州、湖南及四川部分地区则用柚类果实的连同内面白色部分之外果皮及中果皮，亦称‘化橘红’或‘毛橘红’，即纲目拾遗所载‘化州橘红’。此外，四川及江西部分地区尚有另外一种橘红，实为柚类未成熟的果实。”[15]

《中药大辞典》：“化橘红《识药辨微》　【异名】化皮《岭南杂记》，化州橘红《岭南随笔》，化州陈皮《本草从新》，柚皮橘红《中药志》，毛化《广西中药志》。【基原】为芸香科植物化州柚或柚的未成熟果实的外层果皮。【原植物】①化州柚 Citrus grandis（L.）Osbeck var. tomentosa Hort.，又名：化州仙橘《岭南杂记》。②柚 Citrus grandis（L.）Osbeck，详‘柚’条。”[7]

《中医大辞典·中药分册》：“化橘红　出《识药辨微》。又名柚皮橘红、化州陈皮。为芸香科植物化州柚 Citrus grandis（L.）Osbeck var. tomentosa Hort. 或柚 C. grandis（L.）Osbeck 的外果皮。主产广东、广西等地。”[9]

《中国医学百科全书·中医学》：“化橘红　始载于《识药辨微》。又名化州橘红、化州陈皮、柚皮橘红。为芸香科植物化州柚 Citrus grandis（L.）Osbeck var. tomentosa Hort. 或柚 C. grandis（L.）Osbeck 的未成熟外层果皮。”[6]

《全国中药炮制规范》：“化橘红（橘红）　［处方用名］化橘红（橘红）。【来源】本品为芸香科植物化州柚 Citrus grandis Osbeck var. tomentosa Hort. 或柚 Citrus grandis

（L.） Osbeck 的干燥未成熟外果皮。均系栽培。主产于广东、广西、浙江、四川、福建等地。”[10]

《中国药材学》：“化橘红　【别名】柚皮橘红，橘红，化州橘红，化红，柚子白皮。【来源】本品为芸香科植物化州柚 Citrus grandis （L.） Osbeck var. tomentosa Hort. 或柚 C. grandis （L.） Osbeck 的未成熟或近成熟外层果皮。”[11]

《中国中医药学主题词表》：“化橘红 EXOCARPIUM CITRI GRANDIS　属理气药和化痰药（中药）。C 柚。”[8]

《普通高等教育中医药类规划教材·中药学》橘皮附药：“化橘红，为芸香科植物化州柚 Citrus grandis （L.） Osbeck var. tomentosa Hort. （C. grandis Tomentosa´）或柚 C. grandis （L.） Osbeck 的未成熟或接近成熟的外层果皮。”[16]

《中华本草》：“化橘红《识药辨微》　【异名】化皮《岭南杂记》，化州橘红《岭南随笔》，柚皮橘红《中药志》，柚类橘红《中药材手册》，兴化红《药材学》，毛柑、毛化红（广东化州县），赖橘红（广东）。……【来源】为芸香科植物化州柚或柚的未成熟或近成熟的外层果皮。【原植物】①化州柚 Citrus grandis （L.） Osbeck var. tomentosa Hort.；②柚 Citrus grandis （L.） Osbeck. 参见‘柚’条。”[5]

《中华人民共和国药典》：“化橘红 Exocarpium Citri Grandis　本品为芸香科植物化州柚 Citrus grandis Tomentosa或柚 Citrus grandis （L.） Osbeck 的未成熟或近成熟的干燥外层果皮。前者习称‘毛橘红’，后者习称‘光七爪’、‘光五爪’。夏季果实未成熟时采收，置沸水中略烫后，将果皮割成 5 或 7 瓣，除去果瓤及部分中果皮，压制成形，干燥。”[4]

5　参考文献

1　清·赵学敏. 本草纲目拾遗. 北京：人民卫生出版社，1983，273

2　清·鲍相璈. 验方新编. 上海：锦章书局，1955，62

3　清·王馥原. 医方简义. 见：珍本医书集成（九）. 上海：上海科学技术出版社，1986，135

4　国家药典委员会编. 中华人民共和国药典. 一部. 北京：化学工业出版社，2000，56

5　国家中医药管理局《中华本草》编委会. 中华本草. 第四册. 上海：上海科学技术出版社，1999，902

6　《中医学》编辑委员会. 中国医学百科全书·中医学. 上海：上海科学技术出版社，1997，1188

7　江苏新医学院编. 中药大辞典. 上海：上海科学技术出版社，1977，460

8　吴兰成主编. 中国中医药学主题词表. 北京：中医古籍出版社，1996，159

9　《中医大辞典》编辑委员会编. 中医大辞典·中药分册. 北京：人民卫生出版社，1982，73

10　中华人民共和国卫生部药政管理局编. 全国中药炮制规范. 北京：人民卫生出版社，1988，133

11　徐国钧等主编. 中国药材学. 北京：中国医药科技出版社，1996，1079

12　明·李时珍. 本草纲目. 果部第三十卷. 北京：人民卫生出版社，1982，1785

13　清·吴仪洛. 本草从新. 北京：中医古籍出版社，2001，141

14　中国医学科学院药物研究所等编. 中药志. 第三册. 北京：人民卫生出版社，1993，66

15　中华人民共和国卫生部药政管理局主编. 中药材手册. 北京：人民卫生出版社，1959，298

16　雷载权主编. 普通高等教育中医药类规划教材·中药学. 上海：上海科学技术出版社，1995，158

081　月季花

Yuejihua

Flos Rosae Chinensis

1　定名依据

1.1　正名

1.1.1　汉文名：月季花（蔷薇科植物月季 Rosa chinensis jacp. 的干燥花）。

1.1.2　英文名：Chinese rose flower.

1.2　依据

1.2.1　定名的文献依据

(1)《本草纲目》第十八卷："月季花《纲目》【释名】月月红（见下）、胜春、瘦客、斗雪红。【集解】时珍曰：处处人家多栽插之，亦蔷薇类也。青茎长蔓硬刺，叶小于蔷薇，而花深红，千叶厚瓣，逐月开放，不结子也。【气味】甘，温，无毒。【主治】活血，消肿，敷毒（时珍）。"[1]

(2)《本草易读》卷五："月季花百六十七　甘，温，无毒。活血消肿敷毒。瘰疬未破，用花二钱，沉香五钱，芫花炒三钱，入大鲫鱼腹中，以鱼肠封固，酒水煮熟食之。"[2]

(3)《本经逢原》卷二："月季花，俗名月月红。甘温无毒。【发明】月季花为活血之良药。捣敷肿疡用之。痘疮触犯经月之气而伏陷者，用以加入汤药即起。以其月之开放，不失经行常度。虽云取义，变活血之力也。"[3]

(4)《本草品汇精要·续集》卷之二："月季花　无毒　月季花主活血、消肿，敷毒（本草纲目）。【名】月月红、胜春、瘦客、斗雪红。"[4]

(5)《得配本草》卷四："月季花，一名月月红。甘温，活血敷毒。治痘疮。触经秽而变色，采子含，痛牙立止。"[5]

(6)《中华人民共和国药典》："月季花 Flos Rosae Chinensis　本品为蔷薇科植物月季 Rosa chinensis jacp. 的干燥花。全年均可采收，花微开时采摘，阴干或低温干燥。"[6]

(7)《普通高等教育中医药类规划教材·中药学》："月季花《本草纲目》　为蔷薇科灌木植物月季 Rosa chinensis jacp. 的花。全国各地大多有栽培。主产于江苏、山东、山西、湖北等地。全年均可采收，花微开时采摘，阴干或低温干燥入药。"[7]

(8)《中国医学百科全书·中医学》："月季花　始载于《本草纲目》。又名月月红、四季花、月月开。为蔷薇科植物月季 Rosa chinensis jacp. 的花蕾或初开放的花。"[8]

(9)《中医大辞典·中药分册》[9]、《中药大辞典》[10]、《中国中医药学主题词表》[11]、《中药志》[12]、《中药材手册》[13]、《全国中药炮制规范》[14]、《中国药材学》[15]、《全国中草药汇编》[16]、《中华本草》[17]等现代中药著作多以"月季花"作为本药正名（参见"文献通考"）。

1.2.2　定名选择的理由

(1) 月季花 Flos Rosae Chinensis，系蔷薇科植物月季 Rosa chinensis jacp. 的干燥花。"月

季花”一名始见于明·李时珍《本草纲目》，并作为本品正名。其后的本草著作如清·汪昂《本草易读》、张璐《本经逢原》、王道纯《本草品汇精要》、严西亭《得配本草》等也以“月季花”为正名载录本药，并一直不沿用至今。

(2) 我国最新出版的《中华人民共和国药典》、《普通高等教育中医药类规划教材·中药学》以及辞书类著作《中医大辞典·中药分册》、《中药大辞典》、《中国医学百科全书·中医学》等均以“月季花”作为本药正名。已经广泛应用于中医药学文献的标引和检索的《中国中医药学主题词表》也以“月季花”作为本药的正式主题词。现代本草著作如《全国中草药汇编》、《中药志》、《中华本草》、《中国药材学》、《中药材手册》、《全国中药炮制规范》等也均以“月季花”作为本药的正名。

1.3　与正名等效的名词：无。

2　源流考释

月季花（蔷薇科植物月季 Rosa chinensis jacp. 的干燥花）始载于明·李时珍《本草纲目》，以“月季花”作为本品正名，同时记载有“月月红”、“胜春”、“瘦客”、“斗雪红”等异名。如《本草纲目》第十八卷：“月季花《纲目》【释名】月月红（见下）、胜春、瘦客、斗雪红。【集解】时珍曰：处处人家多栽插之，亦蔷薇类也。青茎长蔓硬刺，叶小于蔷薇，而花深红，千叶厚瓣，逐月开放，不结子也。【气味】甘，温，无毒。【主治】活血，消肿，敷毒（时珍）。”[1]其后的本草著作也多沿用此说，以“月季花”为正名载录本品，如清·汪昂《本草易读》[2]、张璐《本经逢原》[3]、王道纯《本草品汇精要·续集》[4]、严西亭等《得配本草》[5]等。清·姚澜《本草分经》[18]虽未列为正名，但在文中也有论述，如《本草分经·同名附考·草类》：“月季花，一名月月红。”[18]

个别方书在组方运用时也有以“月季花”为正名者，如《本草纲目》草部第十八卷在附方中引用谈野翁《试验方》：“瘰疬未破：用月季花头二钱，沉香五钱，芫花（炒）三钱，碎锉，入大鲫鱼腹中，就以鱼肠封固，酒、水各一盏，煮熟食之，即愈。鱼须安粪水内游死者方效。此是家传方，活人多矣。”[1]

现代有关著作均沿用《本草纲目》的记载以“月季花”作为本品正名，如《中华人民共和国药典》[6]、《普通高等教育中医药类规划教材·中药学》[7]、《中药大辞典》[10]、《中医大辞典·中药分册》[9]、《中国医学百科全书·中医学》[8]、《中国中医药学主题词表》[11]、《中药志》[12]、《中药材手册》[13]、《全国中草药汇编》[16]、《全国中药炮制规范》[14]、《中国药材学》[15]、《中华本草》[17]等。同时尚记载有各地俗称“四季花”、“月贵花”、“月记”“月月开”、“长春花”、“月月花”、“艳雪红”、“绸春花”、“月季红”、“勒泡”、“月光花”、“铜棰子”、“四季春”《中药大辞典》[10]，“月七花”《中华本草》[17]等。还记载有本品原植物“月季”的异名“月月花”、“月月红”、“勒泡”《中药志》[12]，“月季花”《中药材手册》[13]等。

3　附录

3.1　又称：无。

3.2　俗称：月月花（贵州），艳雪红、绸春花（泉州），月季红（陕西），勒泡（湖南），月光花、铜棰子、四季春（闽东），月七花（四川），四季花，月贵花，月记，月月开，长春花。

3.3　曾称：月月红、胜春、斗雪红、瘦客《本草纲目》。

3.4　原植物名称：月季，月月花（贵州），月月红（江苏、浙江、上海等），勒泡（湖南）；月季花。

4　文献通考

《本草纲目》第十八卷："月季花《纲目》　【释名】月月红（见下）、胜春、瘦客、斗雪红。【集解】时珍曰：处处人家多栽插之，亦蔷薇类也。青茎长蔓硬刺，叶小于蔷薇，而花深红，千叶厚瓣，逐月开放，不结子也。【气味】甘，温，无毒。【主治】活血，消肿，敷毒（时珍）。【附方】新一。瘰疬未破：用月季花头二钱，沉香五钱，芫花（炒）三钱，碎锉，入大鲫鱼腹中，就以鱼肠封固，酒、水各一盏，煮熟食之，即愈。鱼须安粪水内游死者方效。此是家传方，活人多矣（谈野翁《试验方》）。"[1]

《本草易读》卷五："月季花百六十七　甘，温，无毒。活血消肿敷毒。瘰疬未破，用花二钱，沉香五钱，芫花炒三钱，入大鲫鱼腹中，以鱼肠封固，酒水煮熟食之。"[2]

《本经逢原》卷二："月季花，俗名月月红。甘温无毒。【发明】月季花为活血之良药。捣敷肿疡用之。痘疮触犯经月之气而伏陷者，用以加入汤药即起。以其月之开放，不失经行常度。虽云取义，变活血之力也。"[3]

《本草品汇精要·续集》卷之二："月季花　无毒　月季花主活血、消肿，敷毒（本草纲目）。【名】月月红、胜春、瘦客、斗雪红。"[4]

《得配本草》卷四："月季花，一名月月红。甘温，活血敷毒。治痘疮。触经秽而变色，采子含，痛牙立止。"[5]

《本草分经·同名附考·草类》："月季花，一名月月红。"[18]

《中药志》："月季花　本品为少常用中药。商品为蔷薇科植物月季的干燥花蕾或初开放的花……【原植物】月季。别名：月月花（贵州），月月红（江苏、浙江、上海等），勒泡（湖南）。Rosa chinensis jacp.　——蔷薇科 Rosaceae."[12]

《中药材手册》："月季花（纲目列入草部蔓草类）　本品为干燥的半开放花。原植物系蔷薇科常绿小灌木，野生与栽培均有。玫瑰花形状与本品类似，应注意鉴别。"[13]

《全国中草药汇编》："月季花　别名：月月红。来源：为蔷薇科蔷薇属植物月季 Rosa chinensis jacp.　的花，其根、叶也入药。"[16]

《中药大辞典》："月季花《纲目》　【异名】四季花《益部方物略记》，月月红、胜春、斗雪红《纲目》，月贵花、月记《南越笔记》，月月开《分类草药性》，长春花《现代实用中药》，月月花《贵州民间方药集》，艳雪红、绸春花《泉州本草》，月季红《陕西中药志》，勒泡《湖南药物志》，月光花、铜棰子、四季春《闽东本草》。【基原】为蔷薇科植物月季花半开放的花。【原植物】月季花 Rosa chinensis jacp."[10]

《中医大辞典·中药分册》："月季花　出《本草纲目》。又名月月红、四季花、月季红。为蔷薇科植物月季 Rosa chinensis jacp.　的花蕾或初开放的花。我国大部分地区均有栽培。"[9]

《中国医学百科全书·中医学》："月季花　始载于《本草纲目》。又名月月红、四季花、月月开。为蔷薇科植物月季 Rosa chinensis jacp.　的花蕾或初开放的花。"[8]

《全国中药炮制规范》："月季花　［处方用名］月季花。【来源】本品为蔷薇科植物月季 Rosa chinensis jacp. 的干燥花。栽培或野生。全国大部分地区均产。"[14]

《中国药材学》："月季花　【别名】月月开、月月红、四季花、月季红、四季春。【来源】本品为蔷薇科植物月季 Rosa chinensis jacp. 的花蕾或初开放的花。"[15]

《中国中医药学主题词表》："月季花 FLOS ROSAE CHINENSIS　为蔷薇科植物月季的花；属活血祛瘀药。C 月季、D 月月红。"[11]

《普通高等教育中医药类规划教材·中药学》："月季花《本草纲目》　为蔷薇科灌木植物月季 Rosa chinensis jacp. 的花。全国各地大多有栽培。主产于江苏、山东、山西、湖北等地。全年均可采收，花微开时采摘，阴干或低温干燥入药。"[7]

《中华本草》："月季花《纲目》　【异名】四季花《益部方物略记》，月月红、胜春、斗雪红《纲目》，月贵花、月记《南越笔记》，月月开《分类草药性》，长春花《现代实用中药》，月月花《贵州民间方药集》，艳雪红、绸春花《泉州本草》，月季红《陕西中药志》，勒泡《湖南药物志》，月光花、四香春《闽东本草》，月七花（四川）……【来源】为蔷薇科植物月季的花。【原植物】月季花 Rosa chinensis jacp."[17]

《中华人民共和国药典》："月季花 Flos Rosae Chinensis　本品为蔷薇科植物月季 Rosa chinensis jacp. 的干燥花。全年均可采收，花微开时采摘，阴干或低温干燥。"[6]

5　参考文献

1　明·李时珍. 本草纲目. 北京：人民卫生出版社，1982，1267

2　清·汪昂. 本草易读. 北京：人民卫生出版社，1987. 226

3　清·张璐. 本经逢原. 上海：上海科学技术出版社，1959，33

4　清·王道纯. 本草品汇精要. 北京：人民卫生出版社，1982，1014

5　清·严西亭. 得配本草. 上海：上海卫生出版社，1957，6

6　国家药典委员会编. 中华人民共和国药典. 一部. 北京：化学工业出版社，2000，57

7　雷载权主编. 普通高等教育中医药类规划教材·中药学. 上海：上海科学技术出版社，1995，212

8　《中医学》编辑委员会. 中国医学百科全书·中医学. 上海：上海科学技术出版社，1997，1153

9　《中医大辞典》编辑委员会编. 中医大辞典·中药分册. 北京：人民卫生出版社，1982，74

10　江苏新医学院编. 中药大辞典. 上海：上海科学技术出版社，1977，477

11　吴兰成主编. 中国中医药学主题词表. 北京：中医古籍出版社，1996，555

12　中国医学科学院药物研究所等编. 中药志. 第五册. 北京：人民卫生出版社，1993，195

13　中华人民共和国卫生部药政管理局主编. 中药材手册. 北京：人民卫生出版社，1959，384

14　中华人民共和国卫生部药政管理局编. 全国中药炮制规范. 北京：人民卫生出版社，1988，1260

15　徐国钧等主编. 中国药材学. 北京：中国医药科技出版社，1996，955

16　《全国中草药汇编》编写组编. 全国中草药汇编. 上册. 北京：人民卫生出版社，1978. 219

17　国家中医药管理局《中华本草》编委会. 中华本草. 第四册. 上海：上海科学技术出版社，1999，215

18　清·姚澜. 本草分经. 上海：上海科学技术出版社，1989，197

082 丹参

Danshen

Radix Salviae Miltiorrhizae

1 定名依据

1.1 正名

1.1.1 汉文名：丹参（唇形科植物丹参 Salvia miltiorrhiza Bge. 的干燥根及根茎）。

1.1.2 英文名：danshen root.

1.2 依据

1.2.1 定名的文献依据

(1)《神农本草经》卷一：“丹参 味苦，微寒。主心腹邪气，肠鸣幽幽如走水，寒热积聚；破癥除瘕，止烦满，益气。一名却蝉草。生川谷。”[1]

(2)《吴普本草·草木类》：“丹参 《御览》卷九百九十一 一名赤参，一名木羊乳，一名郄蝉草。”[2]

(3)《本草纲目》第十二卷：“丹参《本经·上品》 【释名】赤参《别录》、山参《日华》、郄蝉草《本经》、木羊乳《吴普》、逐马（弘景）、奔马草。时珍曰：五参五色配五脏。”[3]

(4)《中华人民共和国药典》：“丹参 Radix Salviae Miltiorrhizae 本品为唇形科植物丹参 Salvia miltiorrhiza Bge. 的干燥根及根茎。春、秋二季采挖，除去泥沙，干燥。”[4]

(5)《普通高等教育中医药类规划教材·中药学》：“丹参《本经》 为唇形科多年生草本植物丹参 Salvia miltiorrhiza Bge. 的根及根茎。全国大部分地区均有，主产于江苏、安徽、河北、四川等地。春、秋二季采挖，洗净，晒干。生用或酒炙用。”[5]

(6)《中医大辞典·中药分册》：“丹参 出《神农本草经》。又名红根、紫丹参、血参根、大红袍。为唇形科植物丹参 Salvia miltiorrhiza Bge. 的根。主产河北、安徽、江苏、四川等地。”[6]

(7)《中国医学百科全书·中医学》：“丹参 始载于《神农本草经》。又名赤参、山参、红根。为唇形科植物丹参 Salvia miltiorrhiza Bge. 的根。”[7]

(8)《中药大辞典》：“丹参《本经》 【异名】赤参、木羊乳《吴普本草》……【基原】为唇形科植物丹参的根。【原植物】丹参 Salvia miltiorrhiza Bge.，又名：郄蝉草《本经》，奔马草《四声本草》，长鼠尾草。”[8]

(9)《中国中医药学主题词表》：“丹参 SALVIA MILTIORRHIZA 属唇形科；属活血祛瘀药和补血药（中药）。D 紫丹参。”[9]

(10)《中药志》[10]、《中药材手册》[11]、《全国中药炮制规范》[12]、《中国药材学》[13]、《全国中草药汇编》[14]、《中华本草》[15]等现代中药著作多以“丹参”作为本药正名（参见“文献通考”）。

1.2.2 定名选择的理由

(1) 丹参 Radix Salviae Miltiorrhizae，系唇形科植物丹参 Salvia miltiorrhiza Bge. 的干燥根及根茎。本品始载于汉《神农本草经》，以"丹参"为正名，此后诸家本草著作无一例外均以"丹参"为正名载录本品，如三国·吴普《吴普本草》，明·李时珍《本草纲目》等，并一直沿用至今。

(2) 我国最新出版的《中华人民共和国药典》、《普通高等教育中医药类规划教材·中药学》以及辞书类著作《中医大辞典·中药分册》、《中药大辞典》、《中国医学百科全书·中医学》等均以"丹参"作为本药正名。已经广泛应用于中医药学文献的标引和检索的《中国中医药学主题词表》也以"丹参"作为本药的正式主题词。现代本草著作如《全国中草药汇编》、《中药志》、《中华本草》、《中国药材学》、《中药材手册》、《全国中药炮制规范》等均以"丹参"作为本药的正名。

1.3 与正名等效的名词：无。

2 源流考释

丹参（唇形科植物丹参 Salvia miltiorrhiza Bge. 的干燥根及根茎）始载于汉《神农本草经》，以"丹参"作为正名，以"郄蝉草"作为异名。如《神农本草经》卷一："丹参 味苦，微寒。主心腹邪气，肠鸣幽幽如走水，寒热积聚；破癥除瘕，止烦满，益气。一名郄蝉草。生山谷。"[1]

后世本草著作均沿用《神农本草经》之说，以"丹参"为正名，如三国·吴普《吴普本草》[2]，南北朝·陶弘景《本草经集注》[16]，唐·苏敬等《新修本草》[17]，宋·苏颂《本草图经》[18]、唐慎微《证类本草》[19]，明·兰茂《滇南本草》[20]、刘文泰《本草品汇精要》[21]、陈嘉谟《本草蒙筌》[22]、李时珍《本草纲目》[3]、卢之颐《本草乘雅半偈》[23]、李中梓《本草征要》[24]，清·张志聪《本草崇原》[25]、蒋居祉《本草择要纲目》[26]、陈士铎《本草新编》[27]、汪昂《本草易读》[28]及《本草备要》[29]、张璐《本经逢原》[30]、叶桂《本草经解》[31]、徐大椿《神农本草经百种录》[32]、吴仪洛《本草从新》[33]、严西亭《得配本草》[34]、陈念祖《神农本草经读》[35]、姚澜《本草分经》[36]、杨时泰《本草述钩元》[37]、叶志诜《神农本草经赞》[38]、凌奂《本草害利》[39]、陈其瑞《本草撮要》[40]、张秉成《本草便读》[41]等，同时尚记载有"赤参"、"木羊乳"、"郗蝉草"、"逐马"、"奔马草"、"山参"、"本羊乳"、"郄蝉草"等异名。如《吴普本草·草木类》："丹参 《御览》卷九百九十一 一名赤参，一名木羊乳，一名郗蝉草。"[2]《本草经集注》草木中品："丹参 味苦，微寒，无毒……一名郄蝉草，一名赤参，一名木羊乳……今近道处处有，茎方有毛，紫花，时人呼为逐马。酒渍饮之，治风痹。"[16]《证类本草》卷第七："丹参 味苦，微寒，无毒……一名郄蝉草，一名赤参，一名木羊乳。生桐柏山川谷及泰山。五月采根，曝干（畏咸水，反藜芦）。陶隐居云：此桐柏山，是淮水源所出之山，在义阳，非江东临海之桐柏也。今近道处处有。茎方有毛，紫花，时人呼为逐马。酒渍饮之疗风痹。萧炳云：酒浸服之，治风软脚，可逐奔马，故名奔马草，曾用有效。日华子云：养神定志，通利关脉，治冷热劳，骨节疼痛，四肢不遂，排脓止痛，生肌长肉，破宿血，补新生血，安生胎，落死胎，止血崩带下，调妇人经脉不匀，血邪心烦，恶疮疥癣，瘿赘肿毒，丹毒，头痛赤眼，热温狂闷。又名山参。"[19]《本草品汇精要》卷之九："丹参 无毒 丹参（出神农本经）……【名】郗蝉草、赤参、本羊乳、奔马草、山参。”[21]《神农本草经赞》卷一：“丹参　味苦微寒。主心腹邪气……一名郤蝉草，生山谷。”[38]

现代有关著作均沿用《神农本草经》的记载以“丹参”作为本品正名，如《中华人民共和国药典》[4]、《普通高等教育中医药类规划教材·中药学》[5]、《中医大辞典·中药分册》[6]、《中国医学百科全书·中医学》[7]、《中药大辞典》[8]、《中国中医药学主题词表》[9]、《中药志》[10]、《中药材手册》[11]、《全国中药炮制规范》[12]、《中国药材学》[13]、《全国中草药汇编》[14]、《中华本草》[15]等。同时尚记载有“红根”、“大红袍”、“血参根”、“血山根”、“红丹参”、“紫丹参”《全国中草药汇编》[14]，“紫党参”、“山红萝卜”、“活血根”、“靠山红”、“红参”、“烧酒壶根”、“野苏子根”、“山苏子根”、“蜜罐头”、“朵朵花根”、“蜂糖罐”《中药大辞典》[8]，“四方梗”、“紫丹根”《中国药材学》[13]等名地俗称。还记载有本品原植物“丹参”的异名“血生根”、“大红袍”、“红丹参”、“赤参”、“血参”、“红根”、“紫丹参”《中药志》[10]，“郄蝉草”、“奔马草”、“长鼠尾草”《中药大辞典》[8]。

3　附录

3.1　又称：酒丹参（饮片规格名）。

3.2　俗称：紫党参（南京），山红萝卜（浙江），活血根、靠山红、红参（江苏），烧酒壶根、野苏子根、山苏子根（东北），大红袍（河北），蜜罐头、血参根、朵朵花根（山东），蜂糖罐（陕西），四方梗（浙江），紫丹根（广东），红丹参（湖北），红根，血山根，紫丹参。

3.3　曾称：郄蝉草《神农本草经》，赤参、木羊乳、郗蝉草《吴普本草》，逐马《本草经集注》，奔马草《四声本草》，山参《日华子》，本羊乳《本草品汇精要》，郤蝉草《神农本草经赞》。

3.4　植物名称：丹参，血生根（辽宁），大红袍（河北），红丹参（湖北），赤参（四川），血参（河南），红根（江苏），紫丹参（山东、江苏、四川），郄蝉草，奔马草，长鼠尾草。

4　文献通考

《神农本草经》卷一：“丹参　味苦，微寒。主心腹邪气，肠鸣幽幽如走水，寒热积聚；破癥除瘕，止烦满，益气。一名郄蝉草。生山谷。”[1]

《吴普本草·草木类》：“丹参　《御览》卷九百九十一　一名赤参，一名木羊乳，一名郗蝉草。”[2]

《本草经集注·草木中品》：“丹参　味苦，微寒，无毒。主治心腹邪气，肠鸣幽幽如走水，寒热，积聚，破癥，除瘕，止烦满，益气。养血，去心腹痼疾结气，腰脊强脚痹，除风邪留热。久服利人。一名郄蝉草，一名赤参，一名木羊乳。生桐柏山川谷及太山。五月采根，曝干（畏咸水，反藜芦）。此桐柏山，是淮水源所出之山，在义阳，非江东临海之桐柏也。”[16]

《新修本草》卷第七：“丹参　味苦，微寒，无毒……一名郄蝉草，一名赤参，一名木羊乳。生桐柏山川谷及太山。五月采根，曝干。畏咸水，反藜芦。此桐柏山，是淮水源所出之山，在义阳，非江东临海之桐柏也。今近道处处有，茎方有毛，紫花，时人呼为逐马。酒渍饮之，疗风痹。”[17]

《本草图经》卷第五：“丹参，生桐柏山川谷及泰山，今陕西、河东州郡及随州亦有之。”[18]

《证类本草》卷第七：“丹参　味苦，微寒，无毒……一名郄蝉草，一名赤参，一名木羊乳。生桐柏山川谷及泰山。五月采根，曝干（畏咸水，反藜芦）。陶隐居云：此桐柏山，是淮水源所出之山，在义阳，非江东临海之桐柏也。今近道处处有。茎方有毛，紫花，时人呼为逐马。酒渍饮之疗风痹。萧炳云：酒浸服之，治风软脚，可逐奔马，故名奔马草，曾用有效。日华子云：养神定志，通利关脉，治冷热劳，骨节疼痛，四肢不遂，排脓止痛，生肌长肉，破宿血，补新生血，安生胎，落死胎，止血崩带下，调妇人经脉不匀，血邪心烦，恶疮疥癣，瘿赘肿毒，丹毒，头痛赤眼，热温狂闷。又名山参。”[19]

《滇南本草》第三卷：“丹参，味微苦，性微寒。色赤象火。入心经。补心，生血，养心，定志，安神宁心，健忘怔忡，惊悸不寐，生新血，去瘀血，安生胎，落死胎。一味可抵四物汤补血之功。——从本卷上伞。”[20]

《本草品汇精要》卷之九：“丹参　无毒　丹参（出《神农本经》）……【名】郄蝉草　赤参　本羊乳　奔马草　山参。”[21]

《本草蒙筌》卷之二：“丹参　味苦，气微寒。无毒。山谷有，在处多，茎方棱，长尺余。青色叶相对；似薄荷有毛。花红紫复开，根粗长冬采。”[22]

《本草纲目》第十二卷：“（丹参《本经·上品》）　【释名】赤参《别录》、山参《日华》、郄蝉草《本经》、木羊乳《吴普》、逐马（弘景）、奔马草。时珍曰：五参五色配五脏。故人参入脾，曰黄参；沙参入肺，曰白参；玄参入肾，曰黑参；牡蒙入肝，曰紫参；丹参入心，曰赤参。其苦参，则右肾命门之药也。古人舍紫参而称苦参，未达此义尔。炳曰：丹参治风软脚，可逐奔马，故名奔马草。曾用，实有效。”[3]

《本草乘雅半偈》第三帙：“丹参《本经·上品》【气味】苦，微寒，无毒……【核】曰：丹参，一名赤参、山参、逐马、郄蝉草、奔马草、木羊乳也。出陕西、河东州郡，及随州，处处山中皆有。”[23]

《本草征要》第二卷：“丹参　味苦，性微寒，无毒。入心经。畏咸水，反藜芦。”[24]

《本草崇原·本经中品》：“丹参　气味苦，微寒，无毒。主心腹邪气，肠鸣幽幽如走水，寒热积聚，破癥除瘕，止烦满，益气。”[25]

《本草择要纲目·寒性药品》：“丹参　【气味】苦寒无毒。平而降，阴中之阳也。入手少阴厥阴之经，心与胞胳血分之药也。”[26]

《本草新编》卷之三（角集）：“丹参，味苦，气微寒，无毒。入心、脾二经。专调经脉，理骨筋酸痛，生新血，去恶血，落死胎，安生胎，破积聚癥坚，止血崩带下。”[27]

《本草易读》卷三：“丹参二十　畏咸水，反藜芦。微苦，气平而降。入手少阴心、手厥阴心包络。破宿血，生新血，安生胎，落死胎，调经脉，除烦热。止肠鸣腹痛，理崩带癥瘕。功同四物，为女科要药。”[28]

《本草备要·草部》：“丹参　补心，生血，去瘀。气平而降《本经》：微寒。宏景曰：性应热）。味苦色赤，入心与包络。破宿血，生新血（瘀去然后新生）。”[29]

《本经逢原》卷一：“丹参　苦平微温，无毒。酒炒用，反藜芦。”[30]

《本草经解》卷二："【丹参】气微寒。味苦。无毒。主心腹邪气。肠鸣幽幽如走水。寒热积聚。破癥除瘕。止烦满益气。"[31]

《神农本草经百种录·上品》："丹参　味苦微寒。主心腹邪气，赤走心，故能逐心腹之邪。"[32]

《本草从新》卷一："丹参　补心、去瘀生新。气平而降，味苦色赤。入心与包络。破宿血，生新血。"[33]

《得配本草》卷二："丹参　一名赤参，一名奔马草。畏盐水，反藜芦。"[34]

《神农本草经读》卷之三："丹参　气味苦、微寒，无毒。主心腹邪气，肠鸣幽幽如走水，寒热积聚，破癥除瘕，止烦满，益气。"[35]

《本草分经·原例（次序略经更定）》："丹参　味苦气降，入心与包络，去瘀生新，调经补血，治血虚血瘀之症。"[36]

《本草述钩元》卷七："丹参　根长尺余。皮丹肉紫（卖家多染色。须辨之）。冬采者良。去芦用。"[37]

《神农本草经赞》卷一："丹参　味苦微寒。主心腹邪气……一名郄蝉草，生山谷。"[38]

《本草害利·心部药队》："丹参　【害】虽能补血，长于行血。设经早期，或无血经阻，及血少不能养胎，而胎不安，与产后血已畅者，皆不可犯，犯之，则成崩漏之患。凡温热病，邪在气分，而误用之，则反引邪入营，不可不慎之。久服多眼赤，故应性热。本经云微寒，恐谬也。孕妇无故，及阴虚之人忌用。【利】苦、微寒、入心主血，去瘀生新，安神养阴，安生胎，落死胎，胎前产后，带下崩中需之。"[39]

《本草撮要》卷一："【丹参】味苦。入手少阴经。功专调妇人经脉。抵四物之功。得山查炭、益母草清产后瘀血发热。"[40]

《本草便读·草部》："丹参　功同四物，能去瘀以生新。"[41]

《中药志》："丹参　本品为常用中药。商品主要为唇形科植物丹参的根，多数为野生，四川以栽培为主。南丹参、甘肃丹参也广泛应用。此外，云南尚有同属多种植物的根作为丹参使用……【原植物】①丹参。别名：血生根（辽宁），大红袍（河北），红丹参（湖北），赤参（四川），血参（河南），红根（江苏），紫丹参（山东、江苏、四川）。Salvia miltiorrhiza Bge. ——唇形科 Labiatae；②南丹参。别名：丹参、赤参、紫丹参、（江西、福建、湖南），红根、奔马草（湖南），七里麻（福建）。Salvia bowleyana Dunn——唇形科 Labiatae；③甘西鼠尾。别名：甘肃丹参（甘肃），红秦艽（四川），紫丹参（云南）。Salvia przewalskii M axim. ——唇形科 Labiatae."[10]

《中药材手册》："丹参（纲目列入草部山草类）　本品为干燥的根。原植物系唇形科多年生本植物，均为野生。惟四川省有栽培者，外形色泽与商品丹参相似，但其根较粗大饱满，外红内白，质坚而重，显粉性。在某些地区以此丹参为佳，多销广东及出口，是否为丹参，尚待研究。"[11]

《全国中草药汇编》："丹参　别名：红根、大红袍、血参根、血山根、红丹参、紫丹参。来源：为唇形科鼠尾草属植物丹参 Salvia miltiorrhiza Bunge，以根入药。"[14]

《中药大辞典》："丹参《本经》　【异名】赤参、木羊乳《吴普本草》，紫丹参《现代实用中药》，红根《中国药植志》，紫党参《南京民间药草》，山红萝卜《浙江中药手册》，活血根、靠山红、红参《江苏植药志》，烧酒壶根、野苏子根、山苏子根《东北药植志》，大红袍《河北药材》，蜜罐头、血参根、朵朵花根《山东中药》，蜂糖罐《陕西中药志》。【基原】为唇形科植物丹参的根。【原植物】丹参 Salvia miltiorrhiza Bge.，又名：郄蝉草《本经》，奔马草《四声本草》，长鼠尾草。”[8]

《中医大辞典·中药分册》：“丹参　出《神农本草经》。又名红根、紫丹参、血参根、大红袍。为唇形科植物丹参 Salvia miltiorrhiza Bge. 的根。主产河北、安徽、江苏、四川等地。”[6]

《中国医学百科全书·中医学》：“丹参　始载于《神农本草经》。又名赤参、山参、红根。为唇形科植物丹参 Salvia miltiorrhiza Bge. 的根。”[7]

《全国中药炮制规范》：“丹参　［处方用名］丹参、酒丹参。【来源】本品为唇形科植物丹参 Salvia miltiorrhiza Bge. 的干燥根和根茎。多系野生。主产于河北、安徽、江苏、四川等地。”[12]

《中国药材学》：“丹参　【别名】紫丹参，红根，大红袍，野苏子根，四方梗（浙江），紫丹根（广东），赤参（江西），活血根（江苏）。【来源】本品为唇形科植物丹参 Salvia miltiorrhiza Bunge. 的根。”[13]

《中国中医药学主题词表》：“丹参 SALVIA MILTIORRHIZA　属唇形科；属活血祛瘀药和补血药（中药）。D 紫丹参。”[9]

《普通高等教育中医药类规划教材·中药学》：“丹参《本经》　为唇形科多年生草本植物丹参 Salvia miltiorrhiza Bge. 的根及根茎。全国大部分地区均有，主产于江苏、安徽、河北、四川等地。春、秋二季采挖，洗净，晒干。生用或酒炙用。”[5]

《中华本草》：“丹参《本经》　【异名】郄蝉草《本经》，赤参、木羊乳《吴普本草》，逐马《本草经集注》，奔马草《四声本草》，山参《日华子》，紫丹参《现代实用中药》，红根《中国药用植物志》，山红萝卜《浙江中药手册》，活血根、靠山红、红参《江苏植物药材志》，烧酒壶根、野苏子根、山苏子根《东北药用植物志》，大红袍《河北药材》，蜜罐头、血参根、朵朵花根《山东中药》，蜂糖罐《陕西中药志》，红丹参（湖北）……【来源】为唇形科植物丹参和甘西鼠尾草的根。【原植物】①丹参 Salvia miltiorrhiza Bunge；②甘西鼠尾草 Salvia przewalskii Maxim. 又名：甘肃丹参《中药志》。”[15]

《中华人民共和国药典》：“丹参 Radix Salviae Miltiorrhizae　本品为唇形科植物丹参 Salvia miltiorrhiza Bge. 的干燥根及根茎。春、秋二季采挖，除去泥沙，干燥。”[4]

5　参考文献

1　汉·神农本草经. 清顾观光重辑本. 北京：学苑出版社，2002，73

2　三国·吴普. 吴普本草. 北京：人民卫生出版社，1987，27

3　明·李时珍. 本草纲目. 北京：人民卫生出版社，1982，758

4　国家药典委员会编. 中华人民共和国药典. 一部. 北京：化学工业出版社，2000，57

5　雷载权主编. 普通高等教育中医药类规划教材·中药学. 上海：上海科学技术出版社，1995，205

6　《中医大辞典》编辑委员会编. 中医大辞典·中药分册. 北京：人民卫生出版社，1982，74

7　《中医学》编辑委员会. 中国医学百科全书·中医学. 上海：上海科学技术出版社，1997，1141

8　江苏新医学院编. 中药大辞典. 上海：上海科学技术出版社，1977，478

9　吴兰成主编. 中国中医药学主题词表. 北京：中医古籍出版社，1996，65

10 中国医学科学院药物研究所等编．中药志．第一册．北京：人民卫生出版社，1993，339
11 中华人民共和国卫生部药政管理局主编．中药材手册．北京：人民卫生出版社，1959，27
12 中华人民共和国卫生部药政管理局编．全国中药炮制规范．北京：人民卫生出版社，1988，25
13 徐国钧等主编．中国药材学．北京：中国医药科技出版社，1996，392
14 《全国中草药汇编》编写组编．全国中草药汇编．上册．北京：人民卫生出版社，1978，221
15 国家中医药管理局《中华本草》编委会．中华本草．第七册．上海：上海科学技术出版社，1999，169
16 南北朝·陶弘景．本草经集注．北京：人民卫生出版社，1994，275
17 唐·苏敬等撰．新修本草．合肥：安徽科学技术出版社，1981，184
18 宋·苏颂．本草图经．合肥：安徽科学技术出版社，1994，128
19 宋·唐慎微．证类本草．北京：人民卫生出版社，1957，183
20 明·兰茂．滇南本草．第三卷．昆明：云南人民出版社，1977，253
21 明·刘文泰．本草品汇精要．北京：人民卫生出版社，1982，278
22 明·陈嘉谟．本草蒙筌．北京：人民卫生出版社，1988，119
23 明·卢之颐．本草乘雅半偈．北京：人民卫生出版社，1986，163
24 明·李中梓．本草征要．见：李中梓医学全书．北京：中国中医药出版社，1999，118
25 清·张志聪．本草崇原．北京：中国中医药出版社，1992，24
26 清·蒋居祉．本草择要纲目．见：珍本医书集成．本草类．上海：上海科学技术出版社，1985，21
27 清·陈士铎．本草新编．北京：中国中医药出版社，1996，145
28 清·汪昂．本草易读．北京：人民卫生出版社，1987，131
29 清·汪昂．本草备要．北京：中国中医药出版社，1998，12
30 清·张璐．本经逢原．上海：上海科学技术出版社，1959，39
31 清·叶桂．本草经解．上海：上海科学技术出版社，1958，46
32 清·徐大椿．神农本草经百种录．见：景印文渊阁四库全书（785）．北京：中医古籍出版社，1986，568
33 清·吴仪洛．本草从新．北京：中医古籍出版社，2001，18
34 清·严西亭．得配本草．上海：上海卫生出版社，1957，17
35 清·陈念祖．神农本草经读．北京：人民卫生出版社，1959，32
36 清·姚澜．本草分经．上海：上海科学技术出版社，1989，135
37 清·杨时泰．本草述钩元．上海：科技卫生出版社，1958，120
38 清·叶志诜．神农本草经赞．见：珍本医书集成．本草类．上海：上海科学技术出版社，1985，29
39 清·凌奂．本草害利．北京：中医古籍出版社，1982，2
40 清·陈其瑞．本草撮要．见：珍本医书集成．本草类．上海：上海科学技术出版社，1985，2
41 清·张秉成．本草便读．上海：上海卫生出版社，1957，2

083　乌药
Wuyao
Radix Linderae

1　定名依据

1.1　正名

1.1.1　汉文名：乌药［樟科植物乌药 Lindera aggregata（Sims）Kosterm. 的干燥块根］。

1.1.2　英文名：combined spicebush root.

1.2　依据

1.2.1　定名的文献依据

(1)《证类本草》卷第十三："乌药　味辛，温，无毒……其叶及根，嫩时采作茶片，炙碾煎服，能补中益气，偏止小便滑数。生岭南邕、容州及江南。树生似茶，高丈余。一叶三丫，叶青阴白。根色黑褐，作车毂形，状似山芍药根，又似乌樟根。自余直根者不堪。一名旁其，八月采根。(今附)"[1]

(2)《汤液本草》卷之五："乌药　气温，味辛，无毒。入足阳明经、少阴经。《本草》云：主中恶心腹痛，蛊毒，疰忤鬼气，宿食不消，天行疫瘴，膀胱、肾间冷气，攻冲背膂。妇人血气，小儿腹中诸虫。又云：去猫涎极妙。乌药叶及根，嫩时采，作茶片炙碾煎服，能补中益气，偏止小便滑数。"[2]

(3)《滇南本草》第一卷："乌药，一名臭牡丹。味辛、苦，性温。消胸膈肚腹胀，下气，利小便，消水肿，止气逆腹痛。乌药花，治妇人红崩，点水酒煨服。"[3]

(4)《本草纲目》第三十四卷："乌药　（宋《开宝》）　【释名】旁其《拾遗》、鳑魮《纲目》、矮樟。时珍曰：乌以色名。其叶状似鳑魮鲫鱼，故俗呼为鳑魮树。《拾遗》作旁其，方音讹也。南人亦呼为矮樟，其气似樟也。【集解】藏器曰：乌药生岭南、邕州、容州及江南。树生似茶，高丈余。一叶三丫，叶青阴白。根状似山芍药及乌樟，根色黑褐，作车毂纹，横生，八月采根。其直根者不堪用。"[4]

(5)《本草新编》卷之四："乌药，味辛，气温，阳也，无毒，入足少阴肾经及阳明胃腑。"[5]

(6)《太平惠民和剂局方》卷之一："乌药顺气散：治男子、妇人一切风气……麻黄（去根、节）、陈皮（去瓤）、乌药（去木各二两），白僵蚕（去丝、嘴，炒）、川芎、枳壳（去瓤，麸炒）、甘草（炒）、白芷、桔梗各一两，干姜（炮半两，上为细末。每服三钱，水一盏，姜三片，枣一枚，煎至七分，温服。如四时伤寒，憎寒壮热，头痛肢体倦怠，加葱白三寸，同煎并服，出汗见效。"[6]

(7)《中华人民共和国药典》："乌药 Radix Linderae　本品为樟科植物乌药 Lindera aggregata（Sims）Kosterm. 的干燥块根。全年均可采挖，除去细根，洗净，趁鲜切片，晒干，或直接晒干。"[7]

(8)《普通高等教育中医药类规划教材·中药学》："乌药《本草拾遗》　为樟科灌木或

小乔木植物乌药 Lindera aggregata（Sims）Kosterm. 的根。主产于浙江、安徽、江西、陕西等地。全年均可采挖，除去细根，趁鲜切片，晒干。生用或麸炒用。”[8]

(9)《中药大辞典》：“乌药《本草拾遗》【基原】为樟科植物乌药的根。【原植物】乌药 Lindera strychnifolia（Sieb. et Zucc.）Villar，又名：旁其《本草拾遗》，鳑魮、矮樟《纲目》，香叶子树、白叶柴、吹风散、青竹香、钱蜞柴、钱柴头、盐鱼子柴。”[9]

(10)《中医大辞典·中药分册》[10]、《中国医学百科全书·中医学》[11]、《中国中医药学主题词表》[12]、《中药志》[13]、《中药材手册》[14]、《全国中药炮制规范》[15]、《中国药材学》[16]、《全国中草药汇编》[17]、《中华本草》[18]等现代中药著作多以“乌药”作为本药正名（参见“文献通考”）。

1.2.2　定名选择的理由

(1) 乌药 Radix Linderae，系樟科植物乌药 Lindera aggregata（Sims）Kosterm. 的干燥块根。“乌药”之名始见于宋·刘翰《开宝本草》，并作为本品正名。其后的本草著作如唐慎微《证类本草》，元·王好古《汤液本草》，明·兰茂《滇南本草》、李时珍《本草纲目》，清·陈士铎《本草新编》等等也以“乌药”为正名载录本药。并且早在宋《太平惠民和剂局方》中即以“乌药”为正名组方，以后的方书也多沿用。

(2) 我国最新出版的《中华人民共和国药典》、《普通高等教育中医药类规划教材·中药学》以及辞书类著作《中医大辞典·中药分册》、《中药大辞典》、《中国医学百科全书·中医学》等均以“乌药”作为本药正名。已经广泛应用于中医药学文献的标引和检索的《中国中医药学主题词表》也以“乌药”作为本药的正式主题词。现代本草著作如《全国中草药汇编》、《中药志》、《中华本草》、《中国药材学》、《中药材手册》、《全国中药炮制规范》等也均以“乌药”作为本药的正名。

1.3　与正名等效的名词：无。

2　源流考释

乌药［樟科植物乌药 Lindera aggregata（Sims）Kosterm. 的干燥块根］始载于宋·刘翰《开宝本草》，以“乌药”为本品正名，并记载有“旁其”等异名。如《证类本草》引《开宝本草》曰：“乌药　味辛，温，无毒……其叶及根，嫩时采作茶片，炙碾煎服，能补中益气，偏止小便滑数。生岭南邕、容州及江南。树生似茶，高丈余。一叶三丫，叶青阴白。根色黑褐，作车毂形，状似山芍药根，又似乌樟根。自余直根者不堪。一名旁其，八月采根。(今附)”[1]其后的本草著作如宋苏颂《本草图经》[19]、唐慎微《证类本草》[1]、寇宗奭《本草衍义》[20]、佚名《增广太平和剂图经本草药性总论》[21]，元王好古《汤液本草》[2]等均以“乌药”为正名载录本品。

明·清时期的本草及炮制著作大多也以“乌药”正名载录本品，如明·兰茂《滇南本草》[3]、刘文泰《本草品汇精要》[22]、陈嘉谟《本草蒙筌》[23]、李时珍《本草纲目》[4]、杜文燮《药鉴》[24]、李中梓《雷公炮制药性解》[25]及《本草征要》[26]、卢之颐《本草乘雅半偈》[27]，清·蒋居祉《本草择要纲目》[28]、陈士铎《本草新编》[5]、汪昂《本草易读》[29]及《本草备要》[30]、张璐《本经逢原》[31]、叶桂《本草经解》[32]、吴仪洛《本草从新》[33]、严西亭等《得配本草》[34]、沈金鳌《要药分剂》[35]、黄宫绣《本草求真》[36]、陈念祖《神农本草经读》[37]、姚澜《本草分经》[38]、杨时泰《本草述钩元》[39]、凌奂

《本草害利》[40]、陈其瑞《本草撮要》[41]、张秉成《本草便读》[42]、周岩《本草思辨录》[43]等，同时尚记载有本品的异名“臭牡丹”、“旁其”、“鳑魮”、“矮樟”等，如《滇南本草》第一卷：“乌药，一名臭牡丹。味辛、苦，性温。消胸膈肚腹胀，下气，利小便，消水肿，止气逆腹痛。乌药花，治妇人红崩，点水酒煨服。”[3]《本草纲目》第三十四卷：“乌药（宋《开宝》）【释名】旁其《拾遗》、鳑魮《纲目》、矮樟。时珍曰：乌以色名。其叶状似鳑魮鲫鱼，故俗呼为鳑魮树。《拾遗》作旁其，方音讹也。南人亦呼为矮樟，其气似樟也。”[4]

另外本品早在宋《太平惠民和剂局方》中即以“乌药”为正名组方，如《太平惠民和剂局方》卷之一：“乌药顺气散：治男子、妇人一切风气，攻注四肢，骨节疼痛，遍身顽麻，头目旋晕……麻黄（去根、节）、陈皮（去瓤）、乌药（去木，各二两），白僵蚕（去丝、嘴，炒）……上为细末。每服三钱，水一盏，姜三片，枣一枚，煎至七分，温服。”[6]但也有方书以“天台乌药”为正名组方，至今仍有沿用，如《太平惠民和剂局方》[44]、《严氏济生方》[45]等。而清·陶承熹《经验方》则以“矮樟根”为正名，如《经验方》：“一粒金丹　雄精，乳香去油，没药去油，砂仁、羌活各一钱，半夏姜汁炒，矮樟根各二钱，巴豆（去心衣，炒黑）一两五钱，苍术（米泔浸）四钱，杏仁四十九粒，（去皮尖）麝香三分。”[46]

现代有关著作均沿用《开宝本草》的记载以“乌药”作为本品正名，如《中华人民共和国药典》[7]、《普通高等教育中医药类规划教材·中药学》[8]、《中药大辞典》[9]、《中医大辞典·中药分册》[10]、《中国医学百科全书·中医学》[11]、《中国中医药学主题词表》[12]、《中药志》[13]、《中药材手册》[14]、《全国中药炮制规范》[15]、《中国药材学》[16]、《全国中草药汇编》[17]、《中华本草》[18]等。同时尚记载有“台乌药”、“鳑魮树根”《中药材手册》[14]，“天台乌”、“台乌”、“香桂樟”、“钢钱柴”、“班皮柴”《全国中草药汇编》[17]，“白叶柴”、“千打锤”、“螃皮柴”、“鸡骨香”《中国药材学》[16]，“土木香”、“鲫鱼姜”《中华本草》[18]等各地俗称。还记载有本品原植物“乌药”的异名“矮樟”、“旁其”、“香桂樟”、“白叶柴”《中药志》[13]，“鳑魮”、“香叶子树”、“吹风散”、“青竹香”、“钱蜞柴”、“钱柴头”、“盐鱼子柴”《中药大辞典》[9]，“独脚樟”《中华本草》[18]等。

3　附录

3.1　又称：台乌药、衡州乌药（药材商品名）。

3.2　俗称：台乌药、鳑魮树根（浙江蘭谿），千打锤（广东、广西），螃皮柴（浙江），铜钱柴（浙江），土木香、鲫鱼姜（江西），鸡骨香、白叶柴（广西），天台乌、台乌、香桂樟、班皮柴。

3.3　曾称：旁其《本草拾遗》，天台乌药《太平惠民和剂局方》，臭牡丹《滇南本草》，矮樟、鳑魮《本草纲目》，矮樟根《经验方》。

3.4　原植物名称：乌药，矮樟、旁其（广西），香桂樟（湖南、四川），白叶柴（广东），鳑魮，矮樟，香叶子树，白叶柴，吹风散，青竹香，钱蜞柴，钱柴头，盐鱼子柴，独脚樟。

4 文献通考

《本草图经》卷第十一：“乌药，生岭南邕容州及江南，今台州、雷州、衡州亦有之，以天台者为胜。木似茶檟，高五七尺；叶微圆而尖，作三椏，面青背白，五月开细花，黄白色；六月结实。如山芍药而有极粗大者，又似钓樟根，然根有二种：岭南者黑褐色而坚硬；天台者白而虚软，并八月采。根以作车毂形如连珠状者佳。或云：天台出者，香白可爱，而不及海南者力大。”[19]

《证类本草》卷第十三：“乌药　味辛，温，无毒。……其叶及根，嫩时采作茶片，炙碾煎服，能补中益气，偏止小便滑数。生岭南邕、容州及江南。树生似茶，高丈余。一叶三丫，叶青阴白。根色黑褐，作车毂形，状似山芍药根，又似乌樟根。自余直根者不堪。一名旁其，八月采根。（今附）”[1]

《太平惠民和剂局方》卷之一：“乌药顺气散：治男子、妇人一切风气，攻注四肢，骨节疼痛，遍身顽麻，头目旋晕。及疗瘫痪，语言謇涩，筋脉拘挛。又治脚气，步履艰难，脚膝软弱。妇人血风，老人冷气，上攻胸臆，两胁刺痛，心腹膨胀，吐泻肠鸣。麻黄（去根、节）、陈皮（去瓤）、乌药（去木）各二两，白僵蚕（去丝、嘴，炒）、川芎、枳壳（去瓤，麸炒）、甘草（炒）、白芷、桔梗各一两，干姜（炮）半两，上为细末。每服三钱，水一盏，姜三片，枣一枚，煎至七分，温服。如四时伤寒，憎寒壮热，头痛肢体倦怠，加葱白三寸，同煎并服，出汗见效。”[3]

《太平惠民和剂局方》卷之九：“术香散　治妇人血风脏气，头目昏晕，心烦怔忪，手足热疼，经候不调，脐腹时痛，或多便利，饮食减少，并宜服之。天台乌药　三棱（煨）　蓬莪术（煨）　川当归（去芦）　荆芥穗　天麻　桂心（不见火）　延胡索　厚朴（姜汁制，炒）　附子（炮，去皮、脐）各一两　上为细末。每服一钱，生姜汁少许，和温酒调下。”[44]

《本草衍义》卷之十四：“乌药　和来气少，走泄多，但不甚刚猛。与沉香同磨作汤点。治胸腹冷气，甚稳当。”[20]

《增广太平和剂图经本草药性总论·木部中品》：“乌药　味辛，温，无毒。主中恶心腹痛，蛊毒疰忤鬼气，宿食不消，天行疫瘴，膀胱肾间冷气攻冲背膂，妇人血气，小儿腹中诸虫。其叶及根，嫩时采作茶片，炙碾煎服，能补中益气，止小便滑数。日华子云：治一切气，除一切冷，霍乱及反胃吐食，泻痢，痈疖疥癞，并解冷热及猫、犬百病。并可摩服。《斗门方》：治阴毒伤寒。乌药子一合，炒令黑烟起，投入水中，煎三五沸，服一大盏。候汗去回阳立瘥。”[21]

《严氏济生方·小便门》：“分清散　治小便白浊，漩面如油，或小便频数。川萆薢　益智仁　天台乌药　石菖蒲　上等分，为细末，每服二钱，水一盏，入盐少许，煎至七分，午后及临卧温服。”[45]

《汤液本草》卷之五：“乌药　气温，味辛，无毒。入足阳明经、少阴经。《本草》云：主中恶心腹痛，蛊毒，疰忤鬼气，宿食不消，天行疫瘴，膀胱、肾间冷气，攻冲背膂。妇人血气，小儿腹中诸虫。又云：去猫涎极妙。乌药叶及根，嫩时采，作茶片炙碾煎服，能补中益气，偏止小便滑数。”[2]

《滇南本草》第一卷：“乌药，一名臭牡丹。味辛、苦，性温。消胸膈肚腹胀，下气，利小便，消水肿，止气逆腹痛。乌药花，治妇人红崩，点水酒煨服。”[3]

《本草品汇精要》卷之十九：“乌药　毒　植生　乌药……【名】旁其。”[22]

《本草蒙筌》卷之四：“乌药（一名旁其）　味辛，气温。气厚于味，阳也。无毒。此药甚贱，各处俱生。虽称天台者，香白固优；不及海南者，功力尤大。”[23]

《本草纲目》第三十四卷：“乌药（宋《开宝》）　【释名】旁其《拾遗》、鳑魮《纲目》、矮樟。时珍曰：乌以色名。其叶状似鳑魮鲫鱼，故俗呼为鳑魮树。《拾遗》作旁其，方音讹也。南人亦呼为矮樟，其气似樟也。【集解】藏器曰：乌药生岭南。邕州、容州及江南。树生似茶，高丈余。一叶三丫，叶青阴白。根状似山芍药及乌樟，根色黑褐，作车毂纹，横生，八月采根。其直根者不堪用。颂曰：今台州、雷州、衡州皆有之，以天台者为胜。木似茶槚，高五七尺。叶微圆而尖，面青背白，有纹。四五月浸炙。”[4]

《药鉴·新刻药鉴》卷之二：“乌药　气温，味辛，气厚味轻，入足阳明少阴经药也。诸冷能除，丹气堪顺。止翻胃，缩小便。辟疫瘴时行，解蛊毒卒中。佐香附，能治妇人诸般气症，君平胃，能消男妇诸般食积。用于风药能疏风，用于胀满能降气，用于气阻能发阻，用于腹痛能止痛。又主肾间冷气攻冲，此又为足少阴药也。”[24]

《雷公炮制药性解》卷第五：“乌药　味苦辛，性温无毒，入肺脾二经。主一切气证，及中恶心腹痛，蛊毒鬼疰，天行疫瘴，呕逆胀满，霍乱吐泻，痈疖疥癞。按：乌药　辛，宜于肺，温宜于脾，故主中恶等证。痈疖疥癞，成于血逆，始于气逆。乌药长于理气，故并疗之。然辛温发散，不宜久用，恐损真元。”[25]

《本草征要》第一卷：“乌药　味辛，性温，无毒。入胃、膀胱二经。主膀胱冷气攻冲，疗胸腹积停为痛。天行疫瘴宜投，祟犯蛊伤莫废。辛温芳馥，为下气温中要药。”[26]

《本草乘雅半偈》第十帙：“乌药（宋《开宝》）　【气味】辛温，无毒。【主治】主中恶，心腹蛊毒，疰忤鬼气，宿食不消，天行疫瘴，膀胱肾间冷气，攻冲背膂，妇人血气，小儿腹中诸虫。”[27]

《本草择要纲目·热性药品》：“乌药　【气味】辛、温，无毒。气厚于味，阳也。入足阳明少阴经。”[28]

《本草新编》卷之四（征集）：“乌药，味辛，气温，阳也，无毒，入足少阴肾经及阳明胃腑。”[5]

《本草易读》卷七：“乌药二百八十二　辛，温，无毒……生岭南、江南诸处，今台州、雷州、衡州皆有之。以天台者为胜。木似茶，高丈余，一叶三椏。五月开细花白花，六月结实。”[29]

《本草备要·木部》：“乌药　宣，顺气。辛温香窜，上入脾、肺，下通肾经，能疏胸腹邪逆之气，一切病之属气者皆可治。”[30]

《本经逢原》卷三：“乌药　辛、温，无毒。酒浸晒干用。不可见火。”[31]

《本草经解》卷三：“【乌药】气温。味辛。无毒。主中恶心腹痛，蛊毒，疰忤鬼气，宿食不消，天行疫瘴。”[32]

《本草从新》卷七：“乌药　宣、顺气。辛温香窜。上入脾肺，下通膀胱与肾。能疏胸腹邪逆之气，一切病之属气者，皆可治。”[33]

《得配本草》卷七：“乌药　苦、辛、温。入手太阴，兼足少阴经气分。治膀胱冲背之冷气，消风湿侵胃之寒痹。疗泻痢，止腹痛。”[34]

《要药分剂》卷二："乌药　味辛。性温。无毒。禀地二之气以生。降也。阳也。【主治】主中恶心腹痛。蛊毒疰迕鬼气。宿食不消。天行疫瘴。膀胱肾间冷气攻冲背膂。妇人血气。小儿腹中诸虫。（藏器）除一切冷。霍乱。反胃吐食。泻痢。痈疖疥疠。并解冷热。其功不可悉载。猫犬·百病并可磨服。（大明）中气脚气疝气。气厥头痛。肿胀喘急。止小便频数及白浊。（时珍）【归经】入胃肾二经。兼入肺经。为顺气止痛之品。（疏利胸腹邪逆之气　一切气病）【前论】宗奭曰：乌药性和，来气少，走泄多。"[35]

《本草求真》卷三："乌药（香木）治气逆胸腹不快。乌药（专入胃、肾，兼入脾、肺、膀胱），辛、温香窜。书载上入脾、肺，下通肾经。"[36]

《神农本草经读·木草附录》："乌药　气味辛、温，无毒。主中恶心腹痛，蛊毒，疰忤鬼气，宿食不消，天行疫瘴，膀胱肾间冷气攻冲背膂，妇人血气，小儿腹中诸虫《拾遗》。"[37]

《本草分经·原例》："乌药　辛温香窜，上入脾肺，下通膀胱肾，能疏胸腹邪逆之气，凡病之属气者皆可治。"[38]

《本草述钩元》卷二十二："乌药　岭南者色黑褐而坚硬，天台者色白而香软。或云：天台不及海南者力大。吴楚山中极多。根叶皆香。"[39]

《本草害利·脾部药队》："乌药　【害】辛温，散气之品。病属气血虚，而内热者忌之……【利】入肺、脾、胃、膀胱，通温三焦，辛温芳馥，下气温中，治膀胱冷气攻冲，胸腹积停为痛，天行疫瘴，鬼犯虫伤。"[40]

《经验方》："一粒金丹　雄精、乳香（去油）、没药（去油）、砂仁、羌活各一钱，半夏（姜汁炒）、矮樟根各二钱，巴豆（去心衣，炒黑）一两五钱，苍术（米泔浸）四钱，杏仁四十九粒，（去皮尖）麝香三分。"[46]

《本草撮要》卷二："【乌药】味辛、温。入足阳明少阴经。功专消风顺气。得沉香治胸腹冷气，得益智仁治小便频数，得茴香、青皮、良姜治五积切痛，得人参、沉香、槟榔各磨浓汁合煎。"[41]

《本草便读·木部》："乌药　上入肺、脾，下通肾脏，性偏香窜，能疏气闭之邪。味属辛温，可治血瘀之妇，冷气腹疼宿疾去，疝瘕便数旧邪除。"[42]

《本草思辨录》卷四："乌药　色黑味辛，气温而香，其主膀胱肾间冷气攻冲背膂宜矣。"[43]

《中药志》："乌药　本品为常用中药。商品为樟科植物乌药根的膨大部分……【原植物】乌药。别名：矮樟、旁其（广西），香桂樟（湖南、四川），白叶柴（广东）。Lindera strychnifolia（Sieb. et Zucc.）Vill.——樟科 Lauraceae."[13]

《中药材手册》："乌药（纲目列入木部香木类）　本品为干燥的根。原植物系樟科常绿灌木，多为野生。商品中习惯以浙江天台所产乌药量大面质佳，故有'台乌药'之称。实际上凡浙江产者均统称之为台乌药。过去有将湖南、湖北等省所产乌药称为'衡州乌药'的，实际上与浙江产者无甚区别。惟湖南产者纤维性强，粉性小，质量较台乌药为差。应用时二者则同等入药。［别名］台乌药、鳑鲏树根（浙江兰谿）。"[14]

《全国中草药汇编》："乌药　别名：天台乌、台乌、矮樟、香桂樟、铜钱柴、班皮柴。来源：为樟科山胡椒属植物乌药 Lindera aggregata（Sims）Kosterm.［L. strychnifolia（Sieb. et Zucc.）Vill.］的根，其树皮亦作药用。"[17]

《中药大辞典》："乌药《本草拾遗》【基原】为樟科植物乌药的根。【原植物】乌药 Lindera strychnifolia（Sieb. et Zucc.）Villar，又名：旁其《本草拾遗》，鳑魮、矮樟《纲目》，香叶子树、白叶柴、吹风散、青竹香、钱蜞柴、钱柴头、盐鱼子柴。"[9]

《中医大辞典·中药分册》："乌药 出《本草拾遗》。又名台乌药。为樟科植物乌药 Lindera strychnifolia（Sieb. et Zucc.）Villar 的块根。主产浙江、湖南、安徽、广东、广西。"[10]

《中国医学百科全书·中医学》："乌药 始载于《本草拾遗》。为樟科植物乌药 Lindera aggregata（Sims）Kosterm 的块根。"[11]

《全国中药炮制规范》："乌药 ［处方用名］乌药。【来源】本品为樟科植物乌药 Lindera strychnifolia（Sieb. et Zucc.）Villar 的干燥根。均系野生。主产于浙江、湖南等地。"[15]

《中国药材学》："乌药 【别名】台乌，矮樟，白叶柴，千打锤（广东、广西），螃皮柴（浙江），鸡骨香（广西）。【来源】本品为樟科植物乌药 Lindera aggregata（Sims）Kosterm.［L. strychnifolia（Sieb. et Zucc.）Vill.］的根。"[16]

《中国中医药学主题词表》："乌药 LINDERA STRYCHNIFOLIA 属樟科；属理气药和祛寒药。D 台乌药。"[12]

《普通高等教育中医药类规划教材·中药学》："乌药《本草拾遗》 为樟科灌木或小乔木植物乌药 Lindera aggregata（Sims）Kosterm. 的根。主产于浙江、安徽、江西、陕西等地。全年均可采挖，除去细根，趁鲜切片，晒干。生用或麸炒用。"[8]

《中华本草》："乌药《开宝本草》 【异名】旁其《开宝本草》、天台乌药《济生方》、鳑魮、矮樟《纲目》，矮樟根《经验方》，铜钱柴（浙江），土木香、鲫鱼姜（江西），鸡骨香、白叶柴（广西）……【原植物】乌药 Lindera aggregata（Sims）Kosterm.［L. strychnifolia（Sieb. et Zucc.）F. Vill.］又名：独脚樟。"[18]

《中华人民共和国药典》："乌药 Radix Linderae 本品为樟科植物乌药 Lindera aggregata（Sims）Kosterm. 的干燥块根。全年均可采挖，除去细根，洗净，趁鲜切片，晒干，或直接晒干。"[7]

5 参考文献

1 宋·唐慎微. 证类本草. 北京：人民卫生出版社，1957，329

2 元·王好古. 汤液本草. 见：景印文渊阁四库全书（745）. 北京：中医古籍出版社，1986，986

3 明·兰茂. 滇南本草. 第一卷. 昆明：云南人民出版社，1977，444

4 明·李时珍. 本草纲目. 北京：人民卫生出版社，1982，1949

5 清·陈士铎. 本草新编. 北京：中国中医药出版社，1996，227

6 宋·太平惠民和剂局. 太平惠民和剂局方. 北京：人民卫生出版社，1985，44

7 国家药典委员会编. 中华人民共和国药典. 一部. 北京：化学工业出版社，2000，58

8 雷载权主编. 普通高等教育中医药类规划教材·中药学. 上海：上海科学技术出版社，1995，164

9 江苏新医学院编. 中药大辞典. 上海：上海科学技术出版社，1977，462

10 《中医大辞典》编辑委员会编. 中医大辞典·中药分册. 北京：人民卫生出版社，1982，77

11 《中医学》编辑委员会. 中国医学百科全书·中医学. 上海：上海科学技术出版社，1997，1117

12 吴兰成主编. 中国中医药学主题词表. 北京：中医古籍出版社，1996，407

13 中国医学科学院药物研究所等编. 中药志. 第二册. 北京：人民卫生出版社，1993，296
14 中华人民共和国卫生部药政管理局主编. 中药材手册. 北京：人民卫生出版社，1959，145
15 中华人民共和国卫生部药政管理局编. 全国中药炮制规范. 北京：人民卫生出版社，1988，24
16 徐国钧等主编. 中国药材学. 北京：中国医药科技出版社，1996，215
17 《全国中草药汇编》编写组编. 全国中草药汇编. 上册. 北京：人民卫生出版社，1978. 214
18 国家中医药管理局《中华本草》编委会. 中华本草. 第三册. 上海：上海科学技术出版社，1999，56
19 宋·苏颂. 本草图经. 合肥：安徽科学技术出版社，1994，387
20 宋·寇宗奭. 本草衍义. 上海：商务印书馆，1937，83
21 宋·佚名. 增广太平和剂图经本草药性总论. 见：增广太平惠民和剂局方. 海口：海南出版社，2002，476
22 明·刘文泰. 本草品汇精要. 北京：人民卫生出版社，1982，521
23 明·陈嘉谟. 本草蒙筌. 北京：人民卫生出版社，1988，244
24 明·杜文燮. 药鉴. 北京：中国中医药出版社，1993，50
25 明·李中梓. 雷公炮制药性解. 见：中国医学大成（二）. 长沙：岳麓书社，1990，152
26 明·李中梓. 本草征要. 见：李中梓医学全书. 北京：中国中医药出版社，1999，140
27 明·卢之颐. 本草乘雅半偈. 北京：人民卫生出版社，1986，605
28 清·蒋居祉. 本草择要纲目. 见：珍本医书集成. 本草类. 上海：上海科学技术出版社，1985，65
29 清·汪昂. 本草易读. 北京：人民卫生出版社，1987，289
30 清·汪昂. 本草备要. 北京：中国中医药出版社，1998，149
31 清·张璐. 本经逢原. 上海：上海科学技术出版社，1959，167
32 清·叶桂. 本草经解. 上海：上海科学技术出版社，1958，74
33 清·吴仪洛. 本草从新. 北京：中医古籍出版社，2001，107
34 清·严西亭. 得配本草. 上海：上海卫生出版社，1957，5
35 清·沈金鳌. 要药分剂. 上海：上海科学技术出版社，1959，30
36 清·黄宫绣. 本草求真. 上海：上海科学技术出版社，1959，121
37 清·陈念祖. 神农本草经读. 北京：人民卫生出版社，1959，51
38 清·姚澜. 本草分经. 上海：上海科学技术出版社，1989，75
39 清·杨时泰. 本草述钩元. 上海：科技卫生出版社，1958，473
40 清·凌奂. 本草害利. 北京：中医古籍出版社，1982，76
41 清·陈其瑞. 本草撮要. 见：珍本医书集成. 本草类. 上海：上海科学技术出版社，1985，37
42 清·张秉成. 本草便读. 上海：上海卫生出版社，1957，65
43 清·周岩. 本草思辨录. 北京：人民卫生出版社，1960，128
44 宋·太平惠民和剂局. 太平惠民和剂局方. 北京：人民卫生出版社，1985，44
45 宋·严用和. 严氏济生方. 北京：人民卫生出版社，1956
46 清·陶承熹. 经验方. 中医古籍出版社，1989

084　乌梢蛇
Wushaoshe
Zaocys

1　定名依据

1.1　正名

1.1.1　汉文名：乌梢蛇［游蛇科动物乌梢蛇 Zaocys dhumnades（Cantor）的干燥体］。

1.1.2　英文名：black - tail snake.

1.2　依据

1.2.1　定名的文献依据

(1)《雷公炮炙论》下卷："乌蛇　雷公云：凡使，即云治风。元何治风？缘蛇性窜，即令引药至于有风疾处，因定号之为使。凡一切蛇，须认取雄雌及州土。有蕲州乌蛇，只重三分至一两者，妙也。头尾全、眼不合、如活者，头上有逆毛二寸一路，可长半分已来，头尾相对，使之入药。"[1]

(2)《证类本草》卷第二十二："乌蛇　无毒……臣禹锡等谨按药性论云：乌蛇，君，味甘，平，有小毒。能治热毒风，皮肌生疮，眉髭脱落，㾦痒疥等。"[2]

(3)《珍珠囊药性赋》卷一："白花蛇治瘫痪，除风痒之癣疹；乌梢蛇疗不仁，去疮疡之风热。"[3]

(4)《本草纲目》第四十三卷："乌蛇（宋《开宝》附）　【释名】乌梢蛇《纲目》、黑花蛇《纲目》。【集解】志曰：乌蛇生商洛山。背有三棱，色黑如漆。性善，不噬物。江东有黑梢蛇，能缠物至死，亦此类也。"[4]

(5)《本草易读》卷八："乌梢蛇三百七十二　制如白花蛇同。尾细穿百钱者佳，重七钱至一两者为上，大者力减。甘，平，有小毒。功同白蛇，性善无毒。蛇骨刺人，痛甚莫治。"[5]

(6)《本草备要·鳞介鱼虫部》："乌梢蛇　宣，去风湿，功用同白花蛇，而性善无毒。"[6]

(7)《本经逢原》卷四："乌梢蛇　甘、平，无毒。剑脊细尾者佳，忌犯铁器。"[7]

(8)《奇方类编》卷下："大清膏　治小儿急慢惊风，咳嗽喘急，胸肠扇动。全蝎（去毒）五分　朱砂（另研）二分五厘　青黛（另研）一钱　天麻一钱　天竺黄一分五厘　白附子（泡）一钱五分　麝香二分　乌梢蛇（酒浸，去骨，瓦上焙干）五分　共末，蜜调为膏，贮瓷器内，以蜡封口。大儿服一分；小儿服半分，薄荷汤下。如吐泻慢惊者，先服大青膏，次服益黄汤，立效。"[8]

(9)《中华人民共和国》："乌梢蛇 Zaocys　本品为游蛇科动物乌梢蛇 Zaocys dhumnades（Cantor）的干燥体。多于夏、秋二季捕捉，剖开蛇腹或先剥去蛇皮留头尾，除去内脏，盘成圆盘状，干燥。"[9]

(10)《普通高等教育中医药类规划教材·中药学》："乌梢蛇《药性论》　为游蛇科动物

乌梢蛇 Zaocys dhumnades（Cantor）除去内脏的全体。全国大部分地区有分布。夏、秋二季捕取。用酒闷透，晒干切段入药。”[10]

(11)《中医大辞典·中药分册》[11]、《中国医学百科全书·中医学》[12]、《中国中医药学主题词表》[13]、《中药志》[14]、《中药材手册》[15]、《全国中药炮制规范》[16]、《中国药材学》[17]、《全国中草药汇编》[18]、《中华本草》[19]等现代中药著作多以“乌梢蛇”作为本药正名（参见“文献通考”）。

1.2.2　定名选择的理由

(1) 乌梢蛇 Zaocys，系游蛇科动物乌梢蛇 Zaocys dhumnades（Cantor）的干燥体。本品最早记载见于南北朝·雷敩《雷公炮炙论》，《药性论》始以“乌蛇”作为本药正名，金李杲《珍珠囊药性赋》、明李时珍《本草纲目》均以“乌梢蛇”作为本品名称。

(2) 清汪昂《本草易读》、《本草备要》始将“乌梢蛇”作为正名记载。其后的本草著作以及方书大多以“乌梢蛇”为正名载录本品。如清·张璐《本经逢原》、吴世昌《奇方类编》等。

(3) 我国最新出版的《中华人民共和国药典》、《普通高等教育中医药类规划教材·中药学》以及辞书类著作除《在药大辞典》以“乌蛇”为正名外，其他如《中医大辞典·中药分册》、《中国医学百科全书·中医学》等均以“乌梢蛇”作为本药正名。已经广泛应用于中医药学文献的标引和检索的《中国中医药学主题词表》也以“乌梢蛇”作为本药的正式主题词。现代本草著作如《中药志》、《全国中草药汇编》、《中华本草》、《中国药材学》、《中药材手册》、《全国中药炮制规范》等也均以“乌梢蛇”作为本药的正名。

1.3　与正名等效的名词：无。

2　源流考释

乌梢蛇［游蛇科动物乌梢蛇 Zaocys dhumnades（Cantor）的干燥体］作为药用始载于南北朝·雷敩《雷公炮炙论》下卷：“乌蛇　雷公云：凡使，即云治风。元何治风？缘蛇性窜，即令引药至于有风疾处，因定号之为使。凡一切蛇，须认取雄雌及州土。有蕲州乌蛇，只重三分至一两者，妙也。头尾全、眼不合、如活者，头上有逆毛二寸一路，可长半分已来，头尾相对，使之入药。”[1]《药性论》称本品为“乌蛇”，如宋·唐慎微《证类本草》引《药性论》曰：“乌蛇，君，味甘，平，有小毒。能治热毒风，皮肌生疮，眉髭脱落，瘑痒疥等。”[2]其后的本草著作多以“乌蛇”为正名载录本品，如宋·苏颂《本草图经》[20]、唐慎微《证类本草》[2]、寇宗奭《本草衍义》[21]，元·王好古《汤液本草》[22]，明·刘文泰《本草品汇精要》[23]、李时珍《本草纲目》[4]等，同时记载有“黑梢蛇”、“剑脊乌梢”、“黑花蛇”、“风梢蛇”等异名。如《证类本草》卷第二十二：“乌蛇

无毒。主诸风瘙瘾疹，疥癣，皮肤不仁，顽痹诸风。用之炙，入丸散，浸酒、合膏。背有三棱，色黑如漆。性善，不噬物。江东有黑梢蛇，能缠物至死，亦如其类。生商洛山。(今附）臣禹锡等谨按……衍义曰：乌蛇，尾细长，能穿小铜钱一百文者，佳。有身长一丈余者，蛇类中此蛇入药最多。尝于须安军塘泺堤上，见一乌蛇，长一丈余，有鼠狼啮蛇头，曳之而去，是亦相畏伏尔。市者多伪以他蛇熏黑色货之，不可不察也。乌蛇脊高，世谓之剑脊乌稍。”[2]《本草纲目》第四十三卷：“乌蛇（宋《开宝》附）　【释名】乌梢蛇《纲目》、黑花蛇《纲目》……时珍曰：乌蛇有二种：一种剑脊细尾者为上。一种长大

无剑脊而尾稍粗者，名风梢蛇，亦可治风，而力不及。”[4] 其组方应用也多以“乌蛇”为正名，如宋·陈师文《太平惠民和剂局方》[24]、张锐《鸡峰普济方》[25]，元·许国祯《御药院方》[26]等。

“乌梢蛇”之名，最早见于金·李杲《珍珠囊药性赋》卷一：“白花蛇治瘫痪，除风痒之癣疹；乌梢蛇疗不仁，去疮疡之风热。”[3] 后在《本草纲目》[4]中作为“乌蛇”的异名记载，其后不久成书的《仁术便览》也以“乌梢蛇”为名记载，如《仁术便览》卷四：“白花蛇、乌梢蛇，酒浸，去皮骨，焙。”[27]

“乌梢蛇”作为正名记载始于清·汪昂《本草易读》[5]及《本草备要》[6]，此后的本草著作大多沿用此说，以“乌梢蛇”为正名记载，如张璐《本经逢原》[7]、吴仪洛《本草从新》[28]、严西亭等《得配本草》[29]、徐大椿《药性切用》[30]、姚澜《本草分经》[31]、杨时泰《本草述钩元》[32]等。且方书在组方时也改“乌蛇”为“乌蛸蛇”，如《奇方类编》卷下：“大清膏　治小儿急慢惊风，咳嗽喘急，胸肠扇动。全蝎（去毒）五分　朱砂（另研）二分五厘　青黛（另研）一钱　天麻一钱　天竺黄一分五厘　白附子（泡）一钱五分　麝香二分　乌梢蛇（酒浸，去骨，瓦上焙干）五分　共末，蜜调为膏，贮瓷器内，以蜡封口。大儿服一分；小儿服半分，薄荷汤下。如吐泻慢惊者，先服大青膏，次服益黄汤，立效。”[8] 其后的《验方新编》[33]、《太医院秘藏膏丸散方剂》[34]等均以“乌梢蛇”为正名组方。

另外，虽在《雷公炮炙论》中记载有“蕲州乌蛇”，在炮制学著作《雷公炮制药性解》[35]中以“蕲州乌蛇”为正名载录，但后世本草著作无一沿用。

现代本草除《中药大辞典》[36]以“乌蛇”为正名记载外，其他本草著作如《中华人民共和国药典》[9]、《普通高等教育中医药类规划教材·中药学》[10]、《中医大辞典·中药分册》[11]、《中国医学百科全书·中医学》[12]、《中国中医药学主题词表》[13]、《中药志》[14]、《中药材手册》[15]、《全国中药炮制规范》[16]、《中国药材学》[17]、《全国中草药汇编》[18]、《中华本草》[19]等均以“乌梢蛇”为正名。同时尚记载有“乌蛇”、“剑脊蛇”、“青蛇”、“青大将”、“黑风蛇”《中药志》[14]，“乌花蛇”、“黄风蛇”、“剑脊乌梢蛇”《全国中草药汇编》[18]，“乌峰蛇”、“乌风蛇”、“黑乌梢”、“三棱子”《中药大辞典》[36]等各地的俗称。还记载有本品原植物“乌风蛇”的异名“黄风蛇”、“乌花蛇”、“黑风蛇”、“剑脊乌梢蛇”、“黑花蛇”《中药志》[14]等。

3　附录

3.1　又称：乌蛇肉、酒乌蛇（饮片规格名）。

3.2　俗称：乌蛇、剑脊蛇、青蛇、青大将（浙江），黑风蛇（江苏），黑乌梢、三棱子（四川），乌花蛇，黄风蛇，剑脊乌梢蛇，乌峰蛇，乌风蛇。

3.3　曾称：蕲州乌蛇《雷公炮炙论》，乌蛇《药性论》，黑梢蛇《开宝本草》，剑脊乌梢《本草衍义》，黑花蛇、风梢蛇《本草纲目》。

3.4　原动物名称：乌风蛇，黄风蛇，乌花蛇，黑风蛇，剑脊乌梢蛇，黑花蛇。

4　文献通考

《雷公炮炙论》下卷：“乌蛇　雷公云：凡使，即云治风。元何治风？缘蛇性窜，即令引药至于有风疾处，因定号之为使。凡一切蛇，须认取雄雌及州土。有蕲州乌蛇，只重三分至一两者，妙也。头尾全、眼不合、如活者，头上有逆毛二寸一路，可长半分已来，头尾相对，使之入药。被处若得此样蛇，多留供进。重二两三分者，不居别处也。《乾宁记》云：此蛇不食生命，只吸芦花气并南风，并居芦枝上，最难采，又不伤害人也。又有重十两至一镒者，其蛇身乌光，头圆尾尖，逻眼目赤光，用之中也。蛇腹下有白肠带子一条，可长一寸已来，即是雄也。"[1]

《本草图经》下卷第十五："乌蛇，生商洛山，今蕲州、黄州山中有之。背有三棱，色黑如漆，性至善，不噬物。多在芦丛中嗅其花气，亦乘南风而吸。最难采捕，多于芦枝上得之。至枯死而眼不陷，称之重三分至一两者为上，粗大者转重，力弥减也。又头有逆毛二寸一路，可长半分以来，头尾相对，用之入神，此极难得也。作伪者，用他蛇生熏之至黑，亦能乱真，但眼不光为异耳。"[20]

《证类本草》卷第二十二："乌蛇　无毒。主诸风瘙瘾疹，疥癣，皮肤不仁，顽痹诸风。用之炙，入丸散，浸酒、合膏。背有三棱，色黑如漆。性善，不噬物。江东有黑梢蛇，能缠物至死，亦如其类。生商洛山。（今附）臣禹锡等谨按药性论云：乌蛇，君，味甘，平，有小毒。能治热毒风，皮肌生疮，眉髭脱落，瘑痒疥等。衍义曰：乌蛇，尾细长，能穿小铜钱一百文者，佳。有身长一丈余者，蛇类中此蛇入药最多。尝于须安军塘泺堤上，见一乌蛇，长一丈余，有鼠狼啮蛇头，曳之而去，是亦相畏伏尔。市者多伪以他蛇熏黑色货之，不可不察也。乌蛇脊高，世谓之剑脊乌稍。"[2]

《太平惠民和剂局方》卷之八："乌蛇膏　治风邪毒气外客皮肤，熏发成肿，所起不定，游走往来，时发痒痛，或风毒势盛，攻注成疮，焮赤多脓，疮边紧急，但是风肿，并皆治之。吴茱萸　藁本　独活　细辛　白僵蚕（去丝、嘴、炒）　半夏　蜀椒（去目，炒）　防风　赤芍药　当归　桂心　川芎　香白芷（各半两）　乌蛇　黄蜡（各二两）　干蝎　附子（去皮、尖）各一两　上件细锉，以炼腊月猪脂二斤文火煎，候白芷赤黑色为度，绵滤去渣，下蜡，入瓷器内盛。每用，取少许摩之令热，日三服。"[24]

《鸡峰普济方》卷第二："乌蛇丸　治风毒湿脚气攻注疼痛，或即痒痹生疮，疮中黄水不止，服之大效，诸药不及方：乌蛇（四两）　虎骨（醋浸净洗了涂酥炙二两）　黄松节（酒浸炙干）　天麻　牛膝　石斛（令取末）　萆薢　杜仲各一两　菟丝子　巴戟　独活　防风　桂心　肉苁蓉　金毛狗脊　续断　苹澄茄　当归　附子各一两　木香（半两）　乳香（研令匀半两）　上为细末研匀，用木瓜隔子皮蒸，令烂，研如糊，以法酒化开，银石器中熬过，和剂前药为丸，如梧桐子大，温服，空心下三十丸，日二，一月必愈，三服。"[25]

《本草衍义》卷十七："乌蛇　尾细长，能穿小铜钱一百文者佳。有身长一丈余者。蛇类中此蛇入药最多。尝于顺安军塘泺堤上，见一乌蛇长一丈余，有鼠狼啮蛇头，曳之而去，是亦相畏伏尔。市者多伪，以他蛇熏黑色货之，不可不察也。乌蛇脊高，世谓之剑脊乌梢。"[21]

《珍珠囊药性赋》卷一："白花蛇治瘫痪，除风痒之癣疹；乌梢蛇疗不仁，去疮疡之风热。"[3]

《汤液本草》卷之六："乌蛇　《本草》云：主诸风瘙瘾疹，疥癣，皮肤不仁，顽痹诸风。用之炙，入丸散，浸酒，合膏。背有三棱，色黑如漆，性善，不噬物。江东有黑稍蛇，能缠物至死，亦是其类。生商洛山。蛇熏黑色货之，不可不察也。”[22]

《御药院方》卷一：“乌蛇丸　疗诸风疾，无问久新，半身不遂，手足麻木……并皆治之。独活（去芦头）　防风（去芦头）　吴白芷　人参（去芦头）　桂心　藁本（去土）　麻黄（去根节）　芍药　天麻（去芦头）各一两　川乌头（去皮脐，捣碎，炒黄色）　藿香叶（去土）　乌蛇（酒浸，去皮骨）……　上件为细末，入研药令匀，炼蜜为丸，每一两作一十丸，以朱砂为衣。每服一丸，煎荆芥汤化下，或加至二丸，茶酒亦得化下。重身妇人不宜服之。”[26]

《本草品汇精要》卷之三十一：“乌蛇，无毒　卵生　乌蛇主诸风瘙瘾疹，疥癣，皮肤不仁，顽痹诸风，用之炙，入丸散，酒浸，合膏。”[23]

《本草纲目》第四十三卷：“乌蛇（宋《开宝》附）　【释名】乌梢蛇《纲目》、黑花蛇《纲目》。【集解】志曰：乌蛇生商洛山。背有三棱，色黑如漆。性善，不噬物。江东有黑梢蛇，能缠物至死，亦此类也。颂曰：蕲州、黄州山中有之。《乾宁记》云：此蛇不食生命，亦不害人，多在芦丛中吸南风及其花气。最难采捕，多于芦枝上得之。其身乌而光，头圆尾尖，眼有赤光。至枯死眼不陷如活者，称之重七钱至一两者为上，十两至一镒者为中，粗大者力弥减也。作伪者用他蛇熏黑，亦能乱真，但眼不光耳。宗奭曰：乌蛇脊高，世称剑脊乌梢。尾细长，能穿小铜钱一百文者佳。有身长丈余者。其性畏鼠狼。蛇类中惟此入药最多。敩曰：凡一切蛇，须辨雌雄、州土。蕲州乌蛇，头上有逆毛二寸一路，可长半分以来，头尾相对，使之入药如神。只重一两以下，彼处得此多留进供。蛇腹下有白带子一条，长一寸者，雄也，宜入药用。采得，去头及皮鳞、带子，锉断，苦酒浸一宿，漉出，柳木炭火炙干，再以酥炙。于屋下巳地上掘坑，埋一夜，再炙干用。或以酒煮干用亦可。时珍曰：乌蛇有二种：一种剑脊细尾者为上。一种长大无剑脊而尾稍粗者，名风梢蛇，亦可治风，而力不及。”[4]

《仁术便览》卷四：“白花蛇、乌梢蛇，酒浸，去皮骨，焙。”[27]

《雷公炮制药性解》卷六：“蕲州乌蛇　味甘性平，有小毒，入脾肺二经。主诸风皮肤不仁，散瘾疹身体瘙痒，热毒风淫眉髭脱落，塞耳治聋，须辨真者佳。去头及皮鳞，带子锉碎，酒浸一宿，酥炙埋地一宿炙干用。按：乌蛇之用，专主去风以理皮肉之症，肺主皮毛，脾主肌肉，故两入之。色黑如漆，背有三棱，浑如剑脊，尾细尖长，性善不伤生命，都在芦丛中嗅其花气，亦乘南风而吸，虽至枯死，两目不陷，俨如生者，头有逆毛二寸一路，可长半分以来。头尾相对，称之重七钱至一两者为上，粗大者转重，力弥减也。”[35]

《本草易读》卷八：“乌梢蛇三百七十二　制如白花蛇同。尾细穿百钱者佳，重七钱至一两者为上，大者力减。甘，平，有小毒。功同白蛇，性善无毒。蛇骨刺人，痛甚莫治。”[5]

《本草备要·鳞介鱼虫部》：“乌梢蛇　宣，去风湿，功用同白花蛇，而性善无毒。”[6]

《本经逢原》卷四：“乌梢蛇　甘、平，无毒。剑脊细尾者佳，忌犯铁器。发明　蛇性主风，而黑色属水，故治诸风顽痹，皮肤不仁，风瘙瘾疹，疥癣热毒，眉须脱落<痒等疮。但白花蛇主肺藏之风，为白癜风之专药。乌蛇主肾藏之风，为紫癜风之专药。两者主治悬殊，而乌蛇则性善无毒耳。”[7]

《奇方类编》卷下：“大清膏　治小儿急慢惊风，咳嗽喘急，胸肠扇动。全蝎（去毒）

五分　朱砂（另研）二分五厘　青黛（另研）一钱　天麻一钱　天竺黄一分五厘　白附子（泡）一钱五分　麝香二分　乌梢蛇（酒浸，去骨，瓦上焙干）五分　共末，蜜调为膏，贮瓷器内，以蜡封口。大儿服一分；小儿服半分，薄荷汤下。如吐泻慢惊者，先服大青膏，次服益黄汤，立效。”[8]

《本草从新》卷十七：“乌梢蛇，宣、祛风湿。功用同白花蛇、无毒而力浅、性善……去头与皮骨，酒煮，或酥炙。”[28]

《得配本草》卷八：“乌梢蛇，得酒良。甘，平，有小毒。入手太阴经。治皮肤不仁，疗风淫热毒，功用与白花蛇同。但白花蛇主肺风，为白癜风之要药，乌梢蛇主肾风，为紫云风之专药。配麝香、荆芥，治小儿撮口。蕲州乌蛇，头上有逆毛二寸，腹下有白带子一条，长一寸者是雄，可入药。去头、皮骨，酒浸一宿，酥炙，埋地下一宿用。大者力减。误用反能引风入骨。”[29]

《药性切用》卷之六中：“乌梢蛇，功同白花蛇，而无毒力缓。去皮、骨与头，酒炙用。”[30]

《本草分经·原例》：“乌梢蛇，功用与蕲蛇同，无毒而力浅，大者力更减。”[31]

《本草述钩元》卷二十八：“乌梢蛇，其脊高，世称剑脊。乌梢头圆，尾尖细。（能穿小钱百文者佳）眼有赤光，至枯不陷如活者。蛇类中惟此性善不噬物，入药最多……其长大无剑脊，而尾稍粗者，名风梢蛇。亦可治风，力殊不及。”[32]

《验方新编》卷十一：“白花蛇丸：丹阳上舍得麻疯疾，一僧疗之而愈，以数百金求方不肯传，馆宾袁生窥藏纳衣领中，因醉而窃录焉，用者多效。白花蛇一条，乌梢蛇一条（并去头尾生用），防风、蝉蜕（去泥土）、……以上各一两，漏芦（半斤去苗洗净）四两，芥穗一两五钱，上头面者加白芷一两，肌肤溃烂者加大皂角一两，共研末，米糊为丸桐子大。每服五六十丸，茶送下，午后、临卧各一服。”[33]

《太医院秘藏膏丸散方剂》卷一：“活络丹　白花蛇（一条，净肉二两）　蕲蛇（一条，净肉二两）　乌梢蛇（一条，净肉五钱）　赤芍　防风　羌活　当归　天麻　牛膝　草蔻　丁香　枳壳　香附　熟地　大黄　没药　麻黄　黄芩　黄连　白术　白芷　赤首乌　猴姜　姜蚕　藿香　白附子　川芎　桂枝　乌药　茯苓　木香　乳香　威灵仙　细辛各二两　麝香　白豆蔻　沉香　朱砂　薄荷　甘草　附子（制）　玄参　天竺黄　龟板　虎骨　杜仲　青皮　干葛　血竭　松香　牛黄　地龙各一两五钱　共为细末，炼蜜为丸。每料重五斤十三两五钱，碾筛每斤伤折四两，共应折一斤七两二钱五分，净得末四斤六两二钱五分。入净蜜服。”[34]

《中药志》：“乌梢蛇　本品为次常用中药，原名‘乌蛇’，始载于宋《开宝本草》。【原动物】乌风蛇　别名：黄风蛇、乌花蛇、黑风蛇、剑脊乌梢蛇、黑花蛇。Zaocys dhumnades Cantor - 脊椎动物门 Vertebrata，爬行纲 Reptilia，有鳞目 Squamata，遊蛇科 Colubridae. ……【药材】本品为乌梢蛇除去内脏的干燥全体。名称：乌梢蛇 Zaocys sicca 别名：乌蛇、剑脊蛇、青蛇（浙江）、青大将（浙江）、黑风蛇（江苏）。”[14]

《中药材手册》：“乌梢蛇（纲目名乌蛇，列入鳞部蛇类）　本品为乌梢蛇除去内脏的干燥全体。本蛇多野生于山野岩石山洞中。［别名］乌蛇、剑脊梢、青蛇（浙江）。”[15]

《全国中草药汇编》：“乌梢蛇　别名：乌蛇、乌花蛇、剑脊蛇、黑风蛇、黄风蛇、剑脊乌梢蛇。来源：为游蛇科动物乌风蛇 Zaocys dhumnades Cantor 除去内脏的干燥体。”[18]

《中药大辞典》："乌蛇《药性论》 【异名】剑脊乌梢《本草衍义》，黑花蛇《纲目》，乌峰蛇（陈义《动物学》），青蛇《现代实用中药》，乌风蛇、黄风蛇［《生物学通报》（2）：5，1958］，青大将《浙江中药手册》，剑脊梢《中药志》，黑乌梢、三棱子《四川中药志》。【基原】为游蛇科动物乌梢蛇除去内脏的全体。【原动物】乌梢蛇《纲目》Zaocys dhumnades（Cantor）。"[36]

《中医大辞典·中药分册》："乌梢蛇 出《本草纲目》。又名乌蛇、黑风蛇。为游蛇科动物乌梢蛇 Zaocys dhumnades（Cantor）除去内脏的干燥全体。主产浙江、江苏、贵州、湖北等地。"[11]

《中国医学百科全书·中医学》："乌梢蛇 始载于《药性论》。原名乌蛇，又名黑花蛇、乌风蛇、剑脊蛇。为游蛇科动物乌梢蛇 Zaocys dhumnades（Cantor）除去内脏的全体。"[12]

《全国中药炮制规范》："乌梢蛇 ［处方用名］乌梢蛇、乌蛇肉、酒乌蛇。【来源】本品为游蛇科动物乌梢蛇 Zaocys dhumnades（Cantor）除去内脏的干燥体。均系野生。主产于浙江、江苏、贵州、湖北等地。"[16]

《中国药材学》："乌梢蛇 【别名】乌蛇，乌风蛇，黑花蛇，黄风蛇，黑风蛇，剑脊蛇。【来源】本品为爬行纲有鳞目为游蛇科动物乌梢蛇 Zaocys dhumnades（Cantor）除去内脏的全体。"[17]

《中国中医药学主题词表》："乌梢蛇 ZAOCYS 属游蛇科；属动物药和祛风湿药。"[13]

《普通高等教育中医药类规划教材·中药学》："乌梢蛇《药性论》 为游蛇科动物乌梢蛇 Zaocys dhumnades（Cantor）除去内脏的全体。全国大部分地区有分布。夏、秋二季捕取。用酒闷透，晒干切段入药。"[10]

《中华本草》："乌梢蛇《经目》 【异名】乌蛇《药性论》，黑梢蛇《开宝本草》，剑脊乌梢《本草衍义》，黑花蛇《纲目》，乌峰蛇（陈义《动物学》，青蛇《现代实用中药》，乌风蛇、黄风蛇［《生物学通报》1958，（2）：5］，剑脊蛇《中药志》，黑乌梢、三棱子《四川中药志》……【来源】为游蛇科动物乌梢蛇除去内脏的全体。【原动物】乌梢蛇 Zaocys dhumnades（Cantor）。"[19]

《中华人民共和国药典》："乌梢蛇 Zaocys 本品为游蛇科动物乌梢蛇 Zaocys dhumnades（Cantor）的干燥体。多于夏、秋二季捕捉，剖开蛇腹或先剥去蛇皮留头尾，除去内脏，盘成圆盘状，干燥。"[9]

5 参考文献

1 南北朝·雷敩．雷公炮炙论．上海：上海中医学院出版社，1986，121

2 宋·唐慎微．证类本草．北京：人民卫生出版社，1957，450

3 金·李杲．珍珠囊补遗药性赋．见：中国医学大成（二）．长沙：岳麓书社，1990，101

4 明·李时珍．本草纲目．北京：人民卫生出版社，1982，2404

5 清·汪昂．本草易读．北京：人民卫生出版社，1987，333

6 清·汪昂．本草备要．北京：中国中医药出版社，1998，262

7 清·张璐．本经逢原．上海：上海科学技术出版社，1959，215

8 清·吴世昌．奇方类编．清康熙五十八年（1719）钱塘孙氏渊藻堂刻本

9 国家药典委员会编．中华人民共和国药典．一部．北京：化学工业出版社，2000，59
10 雷载权主编．普通高等教育中医药类规划教材·中药学．上海：上海科学技术出版社，1995，112
11 《中医大辞典》编辑委员会编．中医大辞典·中药分册．北京：人民卫生出版社，1982，78
12 《中医学》编辑委员会．中国医学百科全书·中医学．上海：上海科学技术出版社，1997，1060
13 吴兰成主编．中国中医药学主题词表．北京：中医古籍出版社，1996，407
14 中国医学科学院药物研究所等编．中药志．第四册．北京：人民卫生出版社，1961，58
15 中华人民共和国卫生部药政管理局主编．中药材手册．北京：人民卫生出版社，1959，504
16 中华人民共和国卫生部药政管理局编．全国中药炮制规范．北京：人民卫生出版社，1988，328
17 徐国钧等主编．中国药材学．北京：中国医药科技出版社，1996，1829
18 《全国中草药汇编》编写组编．全国中草药汇编．上册．北京：人民卫生出版社，1978，217
19 国家中医药管理局《中华本草》编委会．中华本草．第九册．上海：上海科学技术出社，1999，416
20 宋·苏颂．本草图经．合肥：安徽科学技术出版社，1994，510
21 宋·寇宗奭．本草衍义．上海：商务印书馆，1937，114
22 元·王好古．汤液本草．见：景印文渊阁四库全书（745）．北京：中医古籍出版社，1986，1011
23 明·刘文泰．本草品汇精要．北京：人民卫生出版社，1982，751
24 宋·太平惠民和剂局．太平惠民和剂局方．北京：人民卫生出版社，1985，277
25 宋·张锐．鸡峰普济方．见：中国医学珍本丛书．上海：上海科学技术出版社，1987
26 元·许国桢．御药院方．北京：人民卫生出版社，1992，23
27 明·张浩．仁术便览．上海：商务印书馆，1957，344
28 清·吴仪洛．本草从新．北京：中医古籍出版社，2001，255
29 清·严西亭．得配本草．上海：上海卫生出版社，1957，17
30 清·徐大椿．药性切用．见：徐灵胎医书三十二种．上海锦文堂石印本
31 清·姚澜．本草分经．上海：上海科学技术出版社，1989，64
32 清·杨时泰．本草述钩元．上海：科技卫生出版社，1958，587
33 清·鲍相璈．验方新编．清光绪十九年（1893）同文书局石印本
34 清·佚名．太医院秘藏膏丸散方剂．中国中医研究院藏手抄本
35 明·李中梓．雷公炮制药性解．见：中国医学大成（二）．长沙：岳麓书社，1990，
36 江苏新医学院编．中药大辞典．上海：上海科学技术出版社，1977，466

085 乌梅

Wumei

Fructus Mume

1 定名依据

1.1 正名

1.1.1 汉文名：乌梅［蔷薇科植物梅 Prunus mume（Sieb.）Sieb. et Zucc. 的干燥近成熟果实］。

1.1.2 英文名：smoked plum.

1.2 依据

1.2.1 定名的文献依据

(1)《本草经集注》:“梅实　味酸,平,无毒。主下气,除热烦满,安心,肢体痛,偏枯不仁,死肌,去青黑痣,恶疾。止下痢,好唾,口干。生汉中川谷,五月采,火干。此亦是今乌梅也,用之去核,微熬之。”[1]

(2)《食疗本草》卷上:“梅实(乌梅)(一)食之除闷,安神。乌梅多食损齿。〔心·嘉〕(二)又,刺在肉中,嚼白梅封之,刺即出。〔嘉〕(三)又,大便不通,气奔欲死:以乌梅十颗置汤中,须臾挼去核,杵为丸,如枣大。内下部,少时即通。〔嘉〕(四)谨按:擘破水渍,以少蜜相和,止渴、霍乱心腹不安及痢赤。治疟方多用之。〔嘉〕”[2]

(3)《本草图经》卷第十六:“梅实,生汉中川谷,今襄汉、川蜀、江湖、淮岭皆有之。其生实,酸而损齿,伤骨,发虚热,不宜多食之,服黄精人尤不相宜。其叶煮浓汁服之,已休息痢。根,主风痹。出土者,不可用。”[3]

(4)《汤液本草》卷之五:“乌梅　气平,味酸。酸温,阳也。无毒……又方,治一切恶疮肉出,以乌梅烧为灰,杵末,敷上,恶肉立尽。仲景治吐蛔下利,乌梅丸。”[4]

(5)《本草征要》第三卷:“乌梅　味酸,性平,无毒。入肺、脾、肝、大肠四经。定嗽定渴。皆由敛肺之功,止血止利,尽是固肠之力。”[5]

(6)《本草崇原·本经中品》:“乌梅　气味酸温平涩,无毒。主治下气,除热,烦满,安心,止肢体痛,偏枯不仁,死肌,去青黑志,蚀恶肉。”[6]

(7)《中华人民共和国药典》:“乌梅 Fructus Mume　本品为蔷薇科植物梅 Prunus mume (Sieb.) Sieb. et Zucc. 的干燥近成熟果实。夏季果实近成熟时采收,低温烘干后闷至色变黑。”[7]

(8)《普通高等教育中医药类规划教材·中药学》:“乌梅《神农本草经》　为蔷薇科落叶乔木植物梅 Prunus mume (Sieb.) Sieb. et Zucc 的近成熟果实。主产于浙江、福建、云南等地。夏季果实近成熟时采收,低温烘干后闷至皱皮,色变黑时即成。去核生用或炒炭用。”[8]

(9)《中医大辞典·中药分册》[9]、《中国医学百科全书·中医学》[10]、《中药大辞典》[11]、《中国中医药学主题词表》[12]、《中药志》[13]、《中药材手册》[14]、《全国中草药汇编》[15]、《全国中药炮制规范》[16]、《中国药材学》[17]、《中华本草》[18]等现代中药著作多以“乌梅”作为本药正名(参见“文献通考”)。

1.2.2 定名选择的理由

(1) 乌梅 Fructus Mume,系蔷薇科植物梅 Prunus mume (Sieb.) Sieb. et Zucc. 的干燥近成熟果实。虽然本品初期以“乌梅”的异名“梅实”作为正名记载,但在记录过程中多述及“梅实”火熏干即为“乌梅”,且在组方应用时多以“乌梅”作为本药正名组方。如宋代《本草图经》等。

(2)“乌梅”之名始见于南北朝·陶弘景《本草经集注》,作为“梅实”的异名。唐·孟诜《食疗本草》、宋·苏颂《本草图经》也有关于“乌梅”的记载。元·王好古《汤液本草》始将“乌梅”列为本品正名,此后的本草著作虽然仍有以“梅实”为正名者,但多数则以“乌梅”为正名记载,如明·李中梓《本草征要》,清·张志聪《本草崇原》等等。

(3) 我国最新出版的《中华人民共和国药典》、《普通高等教育中医药类规划教材·中药学》以及辞书类著作《中医大辞典·中药分册》、《中药大辞典》、《中国医学百科全书·中医学》等均以"乌梅"作为本药正名。已经广泛应用于中医药学文献的标引和检索的《中国中医药学主题词表》也以"乌梅"作为本药的正式主题词。现代本草著作如《全国中草药汇编》、《中药志》、《中华本草》、《中国药材学》、《中药材手册》、《全国中药炮制规范》等也均以"乌梅"作为本药的正名。

1.3　与正名等效的名词：无。

2　源流考释

乌梅［蔷薇科植物梅 Prunus mume (Sieb.) Sieb. et Zucc. 的干燥近成熟果实］始载于汉《神农本草经》[19]，以"梅实"为正名，如《神农本草经》卷三："梅实　味酸，平。主下气，除热、烦、满，安心，肢体痛，偏枯不仁，死肌，去青黑志，恶疾。"[19]而"乌梅"一名始见于南北朝·陶弘景《本草经集注》，该书以"梅实"为本品正名，"乌梅"作为异名，如《本草经集注·果菜米谷有名无实》："梅实　味酸，平，无毒。主下气，除热烦满，安心，肢体痛，偏枯不仁，死肌，去青黑痣，恶疾。止下痢，好唾，口干。生汉中川谷，五月采，火干。此亦是今乌梅也，用之去核，微熬之。"[1]

后世本草著作虽然也沿用《神农本草经》之说，以"梅实"为正名记载，如唐·苏敬《新修本草》[20]、孟诜《食疗本草》[2]，宋·苏颂《本草图经》[3]、唐慎微《证类本草》[21]、寇宗奭《本草衍义》[22]，元·忽思慧《饮膳正要》[23]，明·刘文泰《本草品汇精要》[24]、陈嘉谟《本草蒙筌》[25]、卢之颐《本草乘雅半偈》[26]，但大多数本草在文中多记述"此亦是乌梅"、"火熏干作乌梅"或"烟熏为乌梅"等或组方时则以"乌梅"为正名，如《新修本草》卷第十七："梅实　味酸，平，无毒……此亦是今乌梅也。"[20]《本草图经》卷第十六："梅实，生汉中川谷，今襄汉、川蜀、江湖、淮岭皆有之。其生实，酸而损齿，伤骨，发虚热，不宜多食之，服黄精人尤不相宜。其叶煮浓汁服之，已休息痢。根，主风痹。出土者，不可用。五月采其黄实，火熏干作乌梅……南方疗劳疟劣弱者，用乌梅十四枚，豆豉二合，桃、柳枝各一虎口握，甘草三寸长，生姜一块，以童子小便二升，煎七合，温服。其余药使用之尤多。又以盐杀为白梅，亦入除痰药中用。"[3]《证类本草》卷第二十三："梅实　味酸，平，无毒……陶隐居云：此亦是今乌梅也，用当去核，微熬之……萧炳云：今人多用烟熏为乌梅。孟诜云：乌梅，多食损齿。"[21]《本草衍义》卷十八："梅实　……熏之为乌梅，曝干藏密器中为白梅。"[22]《本草品汇精要》卷之三十三："梅实　无毒附乌梅白梅　植生　梅实（出神农本经）主下气，除热烦满……二月结实如豆，味酸美，人皆啖之。五月采将熟大于杏者，以百草烟熏至黑色为乌梅，以盐淹曝干者为白梅也。"[24]

此外，明李时珍《本草纲目》[27]则以植物名"梅"为正名，但文中分别以"实"、"乌梅"、"白梅"等述之，后世本草著作多无沿用。

"乌梅"作为本品正名载录始于元·王好古《汤液本草》卷之五："乌梅　气平，味酸。酸温，阳也。无毒……又方，治一切恶疮肉出，以乌梅烧为灰，杵末，敷上，恶肉立尽。仲景治吐蛔下利，乌梅丸。"[4]，其后明·李中梓《本草征要》[5]也以"乌梅"为正名记载。清代本草著作则无一例外均以"乌梅"为正名记载，如张志聪《本草崇原》[6]、蒋居祉《本草择要纲目》[28]、陈士铎《本草新编》[29]、汪昂《本草易读》[30]及《本草备要》[31]、叶桂《本草经解》[32]、吴仪洛《本草从新》[33]、严西亭等《得配本草》[34]、黄宫绣《本草求真》[35]、陈念祖《神农本草经读》[36]、姚澜《本草分经》[37]、凌奂《本草害利》[38]、陈其瑞《本草撮要》[39]、张秉成《本草便读》[40]、周岩《本草思辨录》[41]等。

现代有关著作均沿用《汤液本草》的记载以"乌梅"作为本品正名，如《中华人民共和国药典》[7]、《普通高等教育中医药类规划教材·中药学》[8]、《中医大辞典·中药分册》[9]、《中国医学百科全书·中医学》[10]、《中药大辞典》[11]、《中国中医药学主题词表》[12]、《中药志》[13]、《中药材手册》[14]、《全国中草药汇编》[15]、《全国中药炮制规范》[16]、《中国药材学》[17]、《中华本草》[18]等。同时记载有"酸梅"、"黄仔"、"合汉梅"、"干枝梅"《全国中草药汇编》[15]，"熏梅"、"桔梅肉"《中药大辞典》[11]，"黑梅"《中华本草》[18]等各地俗称。还记载有本品原植物"梅"的异名"酸梅"《中药志》[13]，"春梅"《中药大辞典》[11]等。

3　附录

3.1　又称：乌梅肉、醋乌梅、乌梅炭（饮片规格名）。

3.2　俗称：酸梅，黄仔，合汉梅，干枝梅，熏梅，桔梅肉，黑梅。

3.3　曾称：梅实《神农本草经》。

3.4　原植物名称：梅，酸梅，春梅。

4　文献通考

《神农本草经》卷三："梅实　味酸，平。主下气，除热、烦、满，安心，肢体痛，偏枯不仁，死肌，去青黑志，恶疾。"[19]

《本草经集注·果菜米谷有名无实》："梅实　味酸，平，无毒。主下气，除热烦满，安心，肢体痛，偏枯不仁，死肌，去青黑痣，恶疾。止下痢，好唾，口干。生汉中川谷，五月采，火干。此亦是今乌梅也，用之去核，微熬之。"[1]

《新修本草》卷第十七："梅实　味酸，平，无毒。主下气，除热烦满，安心，肢体痛，偏枯不仁，死肌，去青黑志，恶疾。止下痢，好唾，口干。生汉中川谷，五月采，火干。此亦是今乌梅也，用之去核，微熬之。"[20]

《食疗本草》卷上："梅实（乌梅）（一）食之除闷，安神。乌梅多食损齿。〔心·嘉〕（二）又，刺在肉中，嚼白梅封之，刺即出。〔嘉〕（三）又，大便不通，气奔欲死：以乌梅十颗置汤中，须臾挼去核，杵为丸，如枣大。内下部，少时即通。"[2]

《本草图经·果部》卷第十六："梅实，生汉中川谷，今襄汉、川蜀、江湖、淮岭皆有之。其生实，酸而损齿，伤骨，发虚热，不宜多食之，服黄精人尤不相宜。其叶煮浓汁服之，已休息痢。根，主风痹。出土者，不可用。五月采其黄实，火熏干作乌梅，主伤寒烦热及霍乱躁渴，虚劳瘦羸，产妇气痢等方中，多用之。南方疗劳疟劣弱者，用乌梅十四枚，豆豉二合，桃、柳枝各一虎口握，甘草三寸长，生姜一块，以童子小便二升，煎七合，温服。其余药使用之尤多。又以盐杀为白梅，亦入除痰药中用。"[3]

《证类本草》卷第二十三："梅实　味酸，平，无毒。主下气，除热烦满，安心，肢体痛，偏枯不仁，死肌，去青黑痣，恶疾，止下痢，好唾，口干。生汉中川谷。五月采，火干。陶隐居云：此亦是今乌梅也，用当去核，微熬之。伤寒烦热，水渍饮汁。生梅子及白梅亦应相似，今人多用白梅和药，以点痣，蚀恶肉也。服黄精人，云禁食梅实。唐本注云：《别录》云，梅根，疗风痹，出土者杀人。梅实，利筋脉，去痹。臣禹锡等谨按药性论云：梅核仁亦可单用，味酸，无毒。能除烦热。萧炳云：今人多用烟熏为乌梅。孟诜云：乌梅，多食损齿。”[21]

《本草衍义》卷十八：“梅实　食梅则津液泄，水生木也。津液泄，故伤齿。肾属水，外为齿，故也。王叔和曰：膀胱、肾，合为津府。此语虽鄙，然理存焉。熏之为乌梅，曝干藏密器中为白梅。”[22]

《汤液本草》卷之五：“乌梅　气平，味酸。酸温，阳也。无毒……又方，治一切恶疮肉出，以乌梅烧为灰，杵末，敷上，恶肉立尽。仲景治吐蛔下利，乌梅丸。”[4]

《饮膳正要》卷十三：“梅实　味酸，平，无毒。主下气，除烦热，安心，止痢，住渴。”[23]

《本草品汇精要》卷之三十三：“梅实　无毒附乌梅白梅　植生　梅实（出《神农本经》）主下气，除热烦满……二月结实如豆，味酸美，人皆啖之。五月采将熟大于杏者，以百草烟熏至黑色为乌梅，以盐淹曝干者为白梅也。”[24]

《本草蒙筌》卷之七：“梅实　味酸，气平。可升可降，阳也。无毒。处处栽植，夏月摘收。火熏干者色乌，日曝干者色白。因制有二，故名不同。凡欲用之，俱宜去核。乌梅收敛肺气，解渴除烦。因涩大肠，禁痢止泻。却伤寒温疟，逐虚劳骨蒸。同建茶干姜为丸，治休息久痢尤验。黑痣可脱，虫痛能安。”[25]

《本草纲目》第二十九卷：“梅《本经·中品》　【释名】时珍曰：梅古文作呆，象子在木上之形。梅乃杏类，故反杏为呆。书家讹为甘木。后作梅，从每，谐声也。或云：梅者媒也，媒合众味。故书云：若作和羹，尔惟盐梅。而梅字亦从某也。陆佃《埤雅》言梅入北方变为杏，郭璞注《尔雅》以柟为梅，皆误矣。柟即楠木，荆人呼为梅，见陆玑《草木疏》。【集解】《别录》曰：梅实生汉中山谷。五月采实，火干。颂曰：今襄汉、川蜀、江湖、淮岭皆有之。时珍曰：按：陆玑《诗疏》云：梅，杏类也。乌梅【修治】弘景曰：用须去核，微炒之。时珍曰：造法：取青梅篮盛，于突上熏黑。”[27]

《本草乘雅半偈》第五帙：“梅实《本经·中品》【气味】酸平，无毒。【主治】主下气，除热烦满，安心，止肢体痛，偏枯不仁，死肌，去青黑痣、恶肉。”[26]

《本草征要》第三卷：“乌梅　味酸，性平，无毒。入肺、脾、肝、大肠四经。定嗽定渴。皆由敛肺之功，止血止利，尽是固肠之力。”[5]

《本草崇原·本经中品》：“乌梅　气味酸温平涩，无毒。主治下气，除热，烦满，安心，止肢体痛，偏枯不仁，死肌，去青黑志，蚀恶肉。”[6]

《本草择要纲目·寒性药品》：“乌梅　【气味】酸温平涩无毒。入脾肺二经血分。【主治】止渴调中。去痰治疟。敛肺涩肠。噎膈蛔厥蚀恶肉。仲景治蛔厥乌梅丸及虫䘌方中用者。取虫得酸而即止之之义也。”[28]

《本草新编》卷之五（羽集）：“乌梅　味酸，气平，可升可降，阳也，无毒。收敛肝气，固涩大肠，止血痢，安虫痛。乃止脱之药，备之以敛滑脱可也。”[29]

《本草易读》卷六：“乌梅二百四十二　去核炒用。酸，涩，微寒，无毒……生汉中川谷。五月采实。襄汉、川蜀、江湖、淮岭皆有之。树、叶皆似杏，采梅实半黄者，以烟熏之为乌梅。"[30]

《本草备要·果部》："乌梅　涩肠，敛肺，酸涩而温。脾、肺血分之果，敛肺（肺欲收，急食酸以收之）涩肠，涌痰消肿，清热解毒，生津止渴，醒酒杀虫。"[31]

《本草经解》卷三："【乌梅】气平。味酸。无毒。主下气。除热。烦满。安心。止肢体痛。偏枯不仁死肌。去青黑痣。蚀恶肉。"[32]

《本草从新》卷十："乌梅　涩肠敛肺。酸涩而温脾肺。血分之果。"[33]

《得配本草》卷六："乌梅　忌猪肉。酸、涩、温。入手足太阴经气分，兼入足厥阴经血分。"[34]

《本草求真·上编》卷二："乌梅（五草）入肝敛气涩肠。乌梅（专入肺肠，兼入肝胆。）酸涩而温。似有类于木瓜。"[35]

《神农本草经读》卷之三："乌梅　气味酸、温、平、涩，无毒。主下气，除热，烦满，安心，止肢体痛，偏枯不仁，死肌，去青黑痣，蚀恶肉。"[36]

《本草分经·原例（次序略经更定）》："乌梅　酸涩而温，入脾肺血分，涩肠敛肺，止血生津止渴，安蛔涌痰解毒。白梅酸涩咸平，功用略同。"[37]

《本草害利·肝部药队》："乌梅　【害】病有当发表者，大忌酸收，误食必为害非浅，食梅则津液泄者，水生木也。津液泄则伤肾，肾属水，外为齿，故多食损齿伤筋，蚀脾胃，令人发膈上痰热。【利】酸涩而温，补肝胆，入肺脾血分，定久嗽，定渴，敛肺之勋，止血痢，涩肠之力。清音去痰涎，安蛔理痰热，消酒毒，蚀恶肉。"[38]

《本草撮要》卷三："【乌梅】味酸涩温。入手足厥阴太阴经。功专敛肺固肠。解渴止吐。"[39]

《本草便读·果部》："乌梅　酸先入肝。肺络脾经均可及……（乌梅则青梅之半黄时用火熏黑者也）。"[40]

《本草思辨录》卷三："乌梅　梅花苞于盛冬，梅实成于初夏。得木气之全而味酸，谓为肝药，夫何待言。然非专入肝不兼走他经也。其气平属金，其味酸中有涩，涩为辛酸之变亦属金。实熟则色黄而味带甘，乌梅乃半黄时所熏，则亦入脾胃。"[41]

《中药志》："乌梅　本品为较常用中药。商品为蔷薇科植物梅的近成熟果实……【原植物】梅。别名：酸梅。Prunus mume（Sieb.）Sieb. et Zucc. ——蔷薇科 Rosaceae."[13]

《中药材手册》："乌梅（纲目列入果部五果类梅项下）　本品为干燥的即将成熟的果实。原植物系蔷薇科落叶乔木，多为栽培。四川合川产的杏梅、云南产乌梅、湖北襄阳产乌梅、河南使用四川产的一种乌梅均与一般习用的乌梅不同，其药效是否相同，尚待研究。"[14]

《全国中草药汇编》："乌梅　别名：酸梅、黄仔、合汉梅、干枝梅。来源：为蔷薇科樱桃属植物梅 Armeniaca mume Sieb. ［Prunus mume Sieb. et Zucc］果实。"[15]

《中药大辞典》："乌梅《本草经集注》　【异名】梅实《本经》，熏梅、桔梅肉《现代实用中药》。【基原】为蔷薇科植物梅的干燥未成熟果实。【原植物】梅《诗经》Prunus mume（Sieb.）Sieb. et Zucc.，又名：春梅《本草再新》。"[11]

《中医大辞典·中药分册》："乌梅　出《本草经集注》。又名梅实、熏梅。为蔷薇科植物梅 Prunus mume（Sieb.）Sieb. et Zucc 的未成熟果实经炕焙而成。主产四川、浙江、福建、湖南、贵州。"[9]

《中国医学百科全书·中医学》："乌梅　始载于《神农本草经》。原名：梅实，又名熏梅。为蔷薇科植物梅 Prunus mume（Sieb.）Sieb. et Zucc 的近成熟果实经炕焙而成。"[10]

《全国中药炮制规范》："乌梅　［处方用名］乌梅、乌梅肉、醋乌梅、乌梅炭。【来源】本品为蔷薇科植物梅 Prunus mume（Sieb.）Sieb. et Zucc 的干燥近成熟果实。多系栽培。主产于四川、浙江、福建、湖南、贵州等地。"[16]

《中国药材学》："乌梅　【别名】酸梅，黄仔，合汉梅。【来源】本品为蔷薇科植物梅 Prunus mume（Sieb.）Sieb. et Zucc 的近成熟果实。"[17]

《中国中医药学主题词表》："乌梅 PRUNUS MUME　属蔷薇科和固涩药（中药）。D 青梅。"[12]

《普通高等教育中医药类规划教材·中药学》："乌梅《神农本草经》　为蔷薇科落叶乔木植物梅 Prunus mume（Sieb.）Sieb. et Zucc 的近成熟果实。主产于浙江、福建、云南等地。夏季果实近成熟时采收，低温烘干后闷至皱皮，色变黑时即成。去核生用或炒炭用。"[8]

《中华本草》："乌梅《本草经集注》　【异名】梅实《本经》，黑梅《宝庆本草折衷》，熏梅、桔梅肉《现代实用中药》……【来源】为蔷薇科植物梅近成熟的果实经熏焙加工而成者。【原植物】梅 Armeniaca mume Sieb.［Prunus mume Sieb. et Zucc.］。"[18]

《中华人民共和国药典》："乌梅 Fructus Mume　本品为蔷薇科植物梅 Prunus mume（Sieb.）Sieb. et Zucc. 的干燥近成熟果实。夏季果实近成熟时采收，低温烘干后闷至色变黑。"[7]

5　参考文献

1　南北朝·陶弘景. 本草经集注. 北京：人民卫生出版社，1994，467
2　唐·孟诜. 食疗本草. 北京：人民卫生出版社，1984，38
3　宋·苏颂. 本草图经. 合肥：安徽科学技术出版社，1994，541
4　元·王好古. 汤液本草. 见：景印文渊阁四库全书（745）. 北京：中医古籍出版社，1986，993
5　明·李中梓. 本草征要. 见：李中梓医学全书. 北京：中国中医药出版社，1999，143
6　清·张志聪. 本草崇原. 北京：中国中医药出版社，1992，88
7　国家药典委员会编. 中华人民共和国药典. 一部. 北京：化学工业出版社，2000，59
8　雷载权主编. 普通高等教育中医药类规划教材·中药学. 上海：上海科学技术出版社，1995，317
9　《中医大辞典》编辑委员会编. 中医大辞典·中药分册. 北京：人民卫生出版社，1982，78
10　《中医学》编辑委员会. 中国医学百科全书·中医学. 上海：上海科学技术出版社，1997，1274
11　江苏新医学院编. 中药大辞典. 上海：上海科学技术出版社，1977，464
12　吴兰成主编. 中国中医药学主题词表. 北京：中医古籍出版社，1996，406
13　中国医学科学院药物研究所等编. 中药志. 第三册. 北京：人民卫生出版社，1993，262
14　中华人民共和国卫生部药政管理局主编. 中药材手册. 北京：人民卫生出版社，1959，265
15　《全国中草药汇编》编写组编. 全国中草药汇编. 上册. 北京：人民卫生出版社，1978. 215
16　中华人民共和国卫生部药政管理局编. 全国中药炮制规范. 北京：人民卫生出版社，1988，129
17　徐国钧等主编. 中国药材学. 北京：中国医药科技出版社，1996，1053
18　国家中医药管理局《中华本草》编委会. 中华本草. 第四册. 上海：上海科学技术出版社，1999，86

19 汉·神农本草经. 清顾观光重辑本. 北京：人民卫生出版社，1955，70
20 唐·苏敬等撰. 新修本草. 合肥：安徽科学技术出版社，1981，445
21 宋·唐慎微. 证类本草. 北京：人民卫生出版社，1957，466
22 宋·寇宗奭. 本草衍义. 上海：商务印书馆，1937，122
23 元·忽思慧. 饮膳正要. 北京：北京市中国书店，1985，34
24 明·刘文泰. 本草品汇精要. 北京：人民卫生出版社，1982，781
25 明·陈嘉谟. 本草蒙筌. 北京：人民卫生出版社，1988，310
26 明·卢之颐. 本草乘雅半偈. 北京：人民卫生出版社，1986，312
27 明·李时珍. 本草纲目. 北京：人民卫生出版社，1982，1736
28 清·蒋居祉. 本草择要纲目. 见：珍本医书集成. 本草类. 上海：上海科学技术出版社，1985，23
29 清·陈士铎. 本草新编. 北京：中国中医药出版社，1996，247
30 清·汪昂. 本草易读. 北京：人民卫生出版社，1987，269
31 清·汪昂. 本草备要. 北京：中国中医药出版社，1998，176
32 清·叶桂. 本草经解. 上海：上海科学技术出版社，1958，89
33 清·吴仪洛. 本草从新. 北京：中医古籍出版社，2001，136
34 清·严西亭. 得配本草. 上海：上海卫生出版社，1957，3
35 清·黄宫绣. 本草求真. 上海：上海科学技术出版社，1959，65
36 清·陈念祖. 神农本草经读. 北京：人民卫生出版社，1959，40
37 清·姚澜. 本草分经. 上海：上海科学技术出版社，1989，76
38 清·凌奂. 本草害利. 北京：中医古籍出版社，1982，19
39 清·陈其瑞. 本草撮要. 见：珍本医书集成. 本草类. 上海：上海科学技术出版社，1985，47
40 清·张秉成. 本草便读. 上海：上海卫生出版社，1957，72
41 清·周岩. 本草思辨录. 北京：人民卫生出版社，1960，97

086 火麻仁

Huomaren

Fructus Cannabis

1 定名依据

1.1 正名

1.1.1 汉文名：火麻仁（桑科植物大麻 Cannabis sativa L. 的干燥成熟果实）。

1.1.2 英文名：hemp seed.

1.2 依据

1.2.1 定名的文献依据

(1)《神农本草经》卷一："麻蕡　味辛，平。主五劳七伤，利五脏，下血，寒气。多食，令人见鬼狂走。久服，通神明、轻身。一名麻勃。麻子：味甘，平。主补中益气，肥健、不老、神仙。生川谷。"[1]

(2)《儒门事亲》卷十二："麻仁丸　郁李仁（去皮，另捣）　火麻仁（另捣）二味各二两　大黄（半生半熟）二两　槟榔（半两）　干山药　防风（去芦）　枳壳（炒，去穰）各七钱半　羌活　木香（各五钱半）　上为细末，入另捣者，三味搅匀，炼蜜丸如桐子大。每服二十丸至三十丸，温水下，食后。牵牛。滑石亦少。”[2]

(3)《本草品汇精要》卷之二十五："豚卵　无毒附蹄心肾胆齿膏肉等　胎生。豚卵（出神农本经）……肉烂，煮取汁，洗豌豆疮【补】〔图经曰〕心养血不足及虚劣，肺能补肺，得火麻仁良，肾补虚壮气。”[3]

(4)《要药分剂》卷九："大麻仁　俗作火麻仁。味甘。性平。无毒。得土气以生。畏牡蛎、白薇、茯苓。”[4]

(5)《中华人民共和国药典》："火麻仁 Fructus Cannabis　本品为桑科植物大麻 Cannabis sativa L. 的干燥成熟果实。秋季果实成熟时采收，除去杂质，晒干。”[5]

(6)《普通高等教育中医药类规划教材·中药学》："火麻仁《本经》　为桑科一年生草本植物大麻 Cannabis sativa L. 的成熟种子。全国各地均有栽培。秋季果实成熟时采收。晒干。生用，用时打碎。”[6]

(7)《中国医学百科全书·中医学》："火麻仁　始载于《神农本草经》。原名麻子，又名大麻仁、麻子仁。为大麻科植物大麻 Cannabis sativa L. 的果实，用时去净果皮取种仁。”[7]

(8)《中药大辞典》："火麻仁《日用本草》　【异名】麻子《本经》，麻子仁《伤寒论》，大麻子《本草经集注》，大麻仁《药性论》，白麻子《千金·食治》，冬麻子《食医心镜》，火麻子《本草新编》。【基原】为桑科植物大麻的种仁。【原植物】大麻《本草经集注》Cannabis sativa L.”[8]

(9)《中国中医药学主题词表》："火麻仁 FRUCTUS CANNABIS　为大麻属植物大麻的干燥成熟果实；属润下药。C 大麻，D 大麻仁。”[9]

(10)《中医大辞典·中药分册》[10]、《中药志》[11]、《中药材手册》[12]、《全国中药炮制规范》[13]、《中国药材学》[14]、《全国中草药汇编》[15]、《中华本草》[16]等现代中药著作多以“火麻仁”作为本药正名（参见“文献通考”）。

1.2.2　定名选择的理由

(1) 火麻仁 Fructus Cannabis，系桑科植物大麻 Cannabis sativa L. 的干燥成熟果实。“火麻仁”原称“麻子”，始载于《神农本草经》。“火麻仁”之名始见于金·张从正《儒门事亲》，此后清·王道纯《本草品汇精要》也有相关记载，而清·沈金鳌《要药分剂》则作为“大麻仁”的俗称。

(2) 我国最新出版的《中华人民共和国药典》、《普通高等教育中医药类规划教材·中药学》以及辞书类著作《中医大辞典·中药分册》、《中药大辞典》、《中国医学百科全书·中医学》等均以“火麻仁”作为本药正名。已经广泛应用于中医药学文献的标引和检索的《中国中医药学主题词表》也以“火麻仁”作为本药的正式主题词。现代本草著作如《全国中草药汇编》、《中药志》、《中华本草》、《中国药材学》、《中药材手册》、《全国中药炮制规范》等也均以“火麻仁”作为本药的正名。

1.3　与正名等效的名词：无。

2　源流考释

火麻仁（系桑科植物大麻 Cannabis sativa L. 的干燥成熟果实）入药始载于汉《神农

本草经》，原称“麻子”，如《神农本草经》卷一：“麻贲　味辛，平。主五劳七伤，利五脏，下血，寒气。多食，令人见鬼狂走。久服，通神明、轻身。一名麻勃。麻子：味甘，平。主补中益气，肥健、不老、神仙。生川谷。”[1]

此后本草著作对本药的记载比较混乱。三国·吴普《吴普本草》[17]以“麻子中仁”为正名记载；《本草经集注》[18]沿用《神农本草经》之说，以“麻子”为正名；唐、宋时期苏敬等《新修本草》[19]、孟诜《食疗本草》[20]、苏颂《本草图经》[21]、唐慎微《证类本草》[22]等把本品（仁）与“麻贲”（本品原植物的幼嫩果穗）互称或放在同条介绍；明·李时珍《本草纲目》[23]把本品放在“大麻”条下介绍；而宋·寇宗奭《本草衍义》[24]以“大麻子”为正名；元·王好古《汤液本草》[25]，明·李中梓《本草征要》[26]等以“麻仁”为正名；明·陈嘉谟《本草蒙筌》[27]，清·陈士铎《本草新编》[28]以“火麻子”为正名；明·卢之颐《本草乘雅半偈》[29]，清·汪昂《本草易读》[30]及《本草备要》[31]、陈其瑞《本草撮要》[32]、沈金鳌《要药分剂》[4]以“大麻仁”为正名；另外晋·葛洪《肘后备急方》[33]也以“大麻仁”为名，唐·孙思邈《备急千金要方》[34]以“麻仁”为名记述。同时在古代著作中出现的本品异名尚有“葩”《说文解字》[35]，“麻仁”《肘后备急方》[36]，“大麻子”《本草经集注》[37]，“麻子仁”《伤寒论》[38]，“冬麻子”《食医心镜》[22]等。如《说文解字》：“麻与林同，人所治在屋下，枲麻也；葩，枲实也。”[35]《肘后备急方》卷五：“治卒阴肿痛颓卵方第四十二　葛氏，男子阴卒肿痛方……疗人阴生疮，脓出臼方。高昌白矾一小两，捣细，麻仁等分，研，炼猪脂一合于瓷器中。”[36]南北朝·陶弘景《本草经集注》：“序录上……凡丸药有云如细麻者，即今胡麻也，不必扁扁，但令较略大小相称耳。如黍粟亦然，以十六黍为一大豆也；如大麻者，即大麻子准三细麻也。”[37]成都中医学院编《伤寒论》：“辨阳明病脉证并治……趺阳脉浮而涩，浮则胃气强，涩则小便数；浮涩相搏，大便则硬，其脾为约，麻子仁丸主之。方三十一。麻子仁（二升）　芍药（半斤）　枳实（炙，半斤）　大黄（去皮，一斤）　厚朴（炙，去皮，一尺）　杏仁（去皮尖，熬，别作脂，一升），上六味，蜜和丸如梧桐子大。饮服十丸，日三服，渐加，以知为度。”[38]《证类本草》引《食医心镜》：“治风水腹大，脐腰重痛，不可转动。冬麻子半升碎，水研滤取汁，米二合，以麻子汁煮作稀粥，着葱、椒、姜、豉，空心食之。”[22]

“火麻仁”之名始见于金·张从正《儒门事亲》卷十二：“麻仁丸　郁李仁（去皮，另捣）　火麻仁（另捣，二味各二两）　大黄（二两，半生半熟）　槟榔（半两）　干山药　防风（去芦）　枳壳（炒，去穰，七钱半）　羌活　木香（各五钱半）　上为细末，入另捣者，三味搅匀，炼蜜丸如桐子大。每服二十丸至三十丸，温水下，食后。牵牛。滑石亦少。”[2]此后明刘文泰《本草品汇精要》也有相关记载，如《本草品汇精要》卷之二十五：“豚卵　无毒附蹄心肾胆齿膏肉等　胎生。豚卵（出神农本经）……肉烂，煮取汁，洗豌豆疮【补】〔图经曰〕心养血不足及虚劣，肺能补肺，得火麻仁良，肾补虚壮气。”[3]清·沈金鳌《要药分剂》则作为“大麻仁”的俗称，如《要药分剂》卷九：“大麻仁　俗作火麻仁。味甘。性平。无毒。得土气以生。畏牡蛎、白薇、茯苓。”[4]

“火麻仁”作为本品正名始自现代中药学著作，如《中华人民共和国药典》[5]、《普通高等教育中医药类规划教材·中药学》[6]、《中国医学百科全书·中医学》[7]、《中药大辞典》[8]、《中国中医药学主题词表》[9]、《中医大辞典·中药分册》[10]、《中药志》[11]、《中药材手册》[12]、《全国中药炮制规范》[13]、《中国药材学》[14]、《全国中草药汇编》[15]、《中华本草》[16]等均以“火麻仁”为正名记载。同时尚记载有“火麻”、“线麻子”《全国中草药汇编》[15]，“白麻子”《中药大辞典》[8]，“黄麻”《中国药材学》[14]“黄麻仁”《中华本草》[16]等各地的俗称。还记载有本品原植物“大麻”的异名“线麻”《中药志》[11]，“麻”、“汉麻”、“火麻”、“山丝苗”、“黄麻”《中药大辞典》[8]，“枲”、“夥麻”《中华本草》[16]等。

3 附录

3.1 又称：炒火麻仁（饮片规格名）。

3.2 俗称：线麻子（东北、云南），黄麻仁，火麻、白麻子，黄麻。

3.3 曾称：葩《说文解字》，麻子《神农本草经》，麻子中仁《吴普本草》，麻子仁《伤寒论》，麻仁、大麻仁《肘后备急方》，大麻子《本草经集注》，冬麻子《食医心镜》，火麻子《本草蒙筌》。

3.4 原植物名称：大麻，线麻（东北），麻，汉麻，火麻，山丝苗，黄麻，枲，夥麻。

4 文献通考

《说文解字》：“麻与朩同，人所治在屋下，枲麻也；葩，枲实也；或作黂，莩，麻母也。”[35]

《神农本草经》卷一：“麻贲 味辛，平。主五劳七伤，利五脏，下血，寒气。多食，令人见鬼狂走。久服，通神明、轻身。一名麻勃。麻子：味甘，平。主补中益气，肥健、不老、神仙。生川谷。”[1]

《伤寒论》：“辨阳明病脉证并治……趺阳脉浮而涩，浮则胃气强，涩则小便数；浮涩相搏，大便则硬，其脾为约，麻子仁丸主之。麻子仁丸方 麻子仁二升 芍药半斤 枳实半斤（炙） 大黄一斤（去皮） 厚朴一尺（炙，去皮） 杏仁一升（去皮尖，熬，别作脂），上六味，蜜和丸如梧桐子大。饮服十丸，日三服，渐加，以知为度。”[38]

《吴普本草》：“麻子中仁，神农、岐伯：辛；雷公、扁鹊：无毒。不欲牡蛎、白薇。先藏地中者，食，杀人。”[17]

《肘后备急方》卷二：“治瘴气疫疠温毒诸方第十五 避瘟疫药干散，大麻仁，柏子仁，干姜，细辛各一两，附子半两，炮，捣，筛，正旦以井华水，举家各服方寸匕。疫极，则日三服。日一服。”[33]

《肘后备急方》卷五：“治卒阴肿痛颓卵方第四十二 葛氏，男子阴卒肿痛方……疗人阴生疮，脓出臼方。高昌白矾一小两，捣细，麻仁等分，研，炼猪脂一合于瓷器中。和搅如膏，然后取槐白皮，切作汤，以洗疮上，拭令干。即取膏涂上，然后以楸叶贴上，不过三。”[36]

《本草经集注》：“麻子 味甘，平，无毒。主补中益气，久服肥健不老。治中风汗出，逐水，利小便，破积血。复血脉，乳妇产后余疾，长发，可为沐药。久服神仙。九月采。入土中者贼人。生太山川谷。”[18]

《本草经集注》：“序录上……凡丸药有云如细麻者，即今胡麻也，不必扁扁，但令较略大小相称耳。如黍粟亦然，以十六黍为一大豆也；如大麻者，即大麻子准三细麻也；如胡豆者，今青斑豆也，以二大麻子准之。如小豆者，今赤小豆也，粒有大小，以三大麻子准之。"[37]

《新修本草》卷十九："麻蕡　味辛，平，有毒。主五劳七伤，利五脏，下血寒气，破积，止痹，散脓。多食令人见鬼狂走。久服通神明，轻身。一名麻勃，此麻花上勃勃者。七月七日采，良。麻子，味甘，平，无毒。主补中益气，肥健不老。疗中风汗出，逐水，利小便，破积血，复血脉，乳妇产后余疾，长发，可为沐药。久服神仙。九月采。入土中者贼人。生太山川谷。"[19]

《备急千金要方》卷二："麻子仁丸……治关格大便不通方：芒硝　乌梅　桑白皮（各五两）　芍药　杏仁（各四两）　麻仁（三两）　大黄（八两）　上七味㕮咀，以水七升煮取三升，分三服。"[34]

《食疗本草》卷下："麻眕（麻子）〈微寒〉　（一）治大小便不通，发落，破血，不饥，能寒。取汁煮粥，去五脏风，润肺，治关节不通，发落，通血脉，治气。〔证〕（二）青叶：甚长发。"[20]

《本草图经》卷第十八："麻眕麻子　生泰山川谷，今处处有，皆田圃所莳，绩其皮以为布者。麻眕一名麻勃，麻上花勃勃者，七月七日采。麻子，九月采，入土者不用。"[21]

《证类本草》卷第二十四："麻蕡（音坟）　麻蕡（音坟）　味辛，平，有毒。主五劳七伤，利五脏，下血寒气，破积，止痹，散脓，多食令见鬼狂走……今按陈藏器本草云：麻子，下气，利小便，去风痹皮顽。炒令香，捣碎，小便浸取汁服……食医心镜：治风水腹大，脐腰重痛，不可转动。冬麻子半升碎，水研滤取汁，米二合，以麻子汁煮作稀粥，着葱、椒、姜、豉，空心食之。"[22]

《本草衍义》卷二十："大麻子　海东来者最胜，大如莲实，出毛罗岛。其次出上郡、北地，大如豆，南地者子小，去壳法：取麻子，帛包之，沸汤中浸，汤冷出之，垂井中一夜，勿令着水，次日日中曝干，就新瓦上挼去壳，簸扬取仁，粒粒皆完。"[24]

《儒门事亲》卷十二："麻仁丸　郁李仁（去皮，另捣）　火麻仁（另捣，二味各二两）　大黄（二两，半生半熟）　槟榔（半两）　干山药　防风（去芦）　枳壳（炒，去穰，各七钱半）　羌活　木香（各五钱半）　上为细末，入另捣者，三味搅匀，炼蜜丸如桐子大。每服二十丸至三十丸，温水下，食后。牵牛。滑石亦少。"[2]

《汤液本草》卷之三："麻仁　味甘、平。无毒。入足太阴经，手阳明经。《本草》云：主补中益气，中风汗出，逐水，利小便，破积血，复血脉，乳妇产后余疾。长发，可为沐药。久服肥健不老。"[25]

《本草品汇精要》卷之二十五："豚卵　无毒。附蹄、心、肾、胆、齿、膏肉等。胎生。豚卵（出《神农本经》）……肉烂，煮取汁，洗豌豆疮【补】〔图经口〕心养血不足及虚劣，肺能补肺，得火麻仁良，肾补虚壮气。"[3]

《本草蒙筌》卷之五："火麻子　味甘，气平。无毒。乡落俱有，平地沿栽。根实花茎，依时收采。各有用度，并无弃遗。麻骨可作炬心，麻皮堪绩布疋。麻子入药，修制宜精。"[27]

《本草纲目》第二十二卷："大麻《本经·上品》　【释名】火麻《日用》、黄麻（俗名）、汉麻《尔雅翼》，雄者名枲麻《诗疏》、牡麻（同上），雌者名苴麻（同上）、茡麻（音字）。花名麻𧏖《本经》、麻勃。时珍曰：麻从两𣏟在广下，象屋下派麻之形也。𣏟音派，广音俨。余见下注。云汉麻者，以别胡麻也。【集解】……【正误】《本经》曰：麻𧏖一名麻勃，麻花上勃勃者。七月七日采之良。麻子九月采。入土者损人。生太山川谷。"[23]

《本草乘雅半偈》第三帙："大麻仁《本经·上品》【气味】甘平，无毒。【主治】主补中益气。久服肥健，不老神仙。【核】曰：处处有之。"[29]

《本草征要》第三卷："麻仁　味甘，性平，无毒。入脾、胃、大肠三经胃牡蛎、白薇、茯苓。绢包，置沸汤中，至冷取出，悬井中一夜，勿着水，曝干。新瓦上挼去壳。"[26]

《要药分剂》卷九："大麻仁　俗作火麻仁。味甘。性平。无毒。得土气以生。畏牡蛎、白薇、茯苓。"[4]

《本草新编》卷之四："火麻子，味甘，气平，无毒。入阳明大肠经及足太阴脾脏。益气补中，催生下乳，去中风汗出、皮肤顽痹，润大肠风热结涩便难，止消渴而小水能行，破精血而血脉可复。产逆横生易顺，沐发可润。此物性过于润，凡燥结者，可借之以润肠，而脾气虚者，断难多服。"[28]

《本草易读》卷五："大麻仁百九十六　去壳取仁用。畏牡蛎、白薇、茯苓。甘，平，无毒。手阳明、足太阴药也。润燥滑肠，通乳催生。破积血而利小便，止消渴而通关节。风水腹大，腰脐重痛，不可转侧，麻仁半斤，水研取汁，入大米二合，煮稀粥，下葱、椒、盐、豉服。(验方第一)。"[30]

《本草备要·谷菜部》："大麻仁　大麻，即作布之麻，俗作火麻。润燥滑肠，甘、平，滑利。脾、胃、大肠之药，缓脾润燥。"[31]

《本草撮要》卷五："大麻仁，味甘。入手阳明、足太阴经。功专缓脾润燥。"[32]

《中药志》："火麻仁　本品为少常用中药。商品为大麻科植物大麻的干燥成熟果实……【原植物】大麻。别名：线麻（东北）。Cannabis sativa L. ——大麻科 Cannabiaceae."[11]

《中药材手册》："火麻仁（纲目列入谷部麻稻类大麻项下）　本品为桑科植物大麻 Cannabis sativa L. 的干燥成熟果实或除去果皮的干燥种仁。原植物系一年生草本，均为栽培。药材中另有大麻子，实为蓖麻的种子（详见蓖麻项下），与火麻子不同，不可混淆。"[12]

《全国中草药汇编》："火麻仁　别名：大麻仁、火麻、线麻子。来源：桑科大麻属植物大麻 Cannabis sativa L. 的果实或除去果皮的种仁。"[15]

《中药大辞典》："火麻仁《日用本草》　【异名】麻子《本经》，麻子仁《伤寒论》，大麻子《本草经集注》，大麻仁《药性论》，白麻子《千金·食治》，冬麻子《食医心镜》，火麻子《本草新编》。【基原】为桑科植物大麻的种仁。【原植物】大麻《本草经集注》Cannabis sativa L.，又名：麻《诗经》，汉麻《事物纪原》，火麻《日用本草》，山丝苗《救荒本草》，黄麻《纲目》。"[8]

《中医大辞典·中药分册》："火麻仁　出《日用本草》。又名麻子、麻子仁、大麻仁。为桑科植物大麻 Cannabis sativa L. 的种仁。产黑龙江、辽宁、吉林、四川、甘肃、云南、江苏、浙江等地。"[10]

《中国医学百科全书·中医学》：“火麻仁　始载于《神农本草经》。原名麻子，又名大麻仁、麻子仁。为大麻科植物大麻 Cannabis sativa L. 的果实，用时去净果皮取种仁。”[7]

《全国中药炮制规范》：“火麻仁　［处方用名］火麻仁、炒火麻仁。【来源】本品系桑科植物大麻 Cannabis sativa L. 的干燥成熟果实。均系栽培。主产于黑龙江、辽宁、吉林、四川、甘肃、云南、江苏、浙江等地。”[13]

《中国药材学》：“火麻仁　【别名】大麻仁，麻仁，麻子，线麻子，黄麻。【来源】本品为桑科植物大麻 Cannabis sativa L. 的果实。”[14]

《中国中医药学主题词表》：“火麻仁 FRUCTUS CANNABIS　为大麻属植物大麻的干燥成熟果实；属润下药。C 大麻，D 大麻仁。”[9]

《普通高等教育中医药类规划教材·中药学》：“火麻仁《本经》　为桑科一年生草本植物大麻 Cannabis sativa L. 的成熟种子。全国各地均有栽培。秋季果实成熟时采收。晒干。生用，用时打碎。”[6]

《中华本草》：“火麻仁《日用本草》　【异名】葩《说文》，麻子《本经》，麻子仁《伤寒论》，麻仁《肘后方》，大麻子《本草经集注》，大麻仁《药性论》，冬麻子《食医心镜》，火麻子《本草新编》，线麻子（东北、云南），黄麻仁（俗名）……【来源】为桑科植物大麻的种仁。【原植物】大麻 Cannabis sativa L. 又名：麻《诗经》，枲《尔雅》，汉麻《事物纪原》，火麻《日用本草》，山丝苗《救荒本草》，黄麻《纲目》，夥麻《三农纪》。”[16]

《中华人民共和国药典》：“火麻仁 Fructus Cannabis　本品为桑科植物大麻 Cannabis sativa L. 的干燥成熟果实。秋季果实成熟时采收，除去杂质，晒干。”[5]

5　参考文献

1 汉·神农本草经．清顾观光重辑本．北京：人民卫生出版社，1955，47

2 金·张从正．儒门事亲．见：景印文渊阁四库全书（745）．北京：中医古籍出版社，1986，298

3 明·刘文泰．本草品汇精要．北京：人民卫生出版社，1982，628

4 清·沈金鳌．要药分剂．上海：上海科学技术出版社，1959，209

5 国家药典委员会编．中华人民共和国药典．一部．北京：化学工业出版社，2000，60

6 雷载权主编．普通高等教育中医药类规划教材·中药学．上海：上海科学技术出版社，1995，102

7 《中医学》编辑委员会．中国医学百科全书·中医学．上海：上海科学技术出版社，1997，1216

8 江苏新医学院编．中药大辞典．上海：上海科学技术出版社，1977，498

9 吴兰成主编．中国中医药学主题词表．北京：中医古籍出版社，1996，170

10 《中医大辞典》编辑委员会编．中医大辞典·中药分册．北京：人民卫生出版社，1982，80

11 中国医学科学院药物研究所等编．中药志．第三册．北京：人民卫生出版社，1993，266

12 中华人民共和国卫生部药政管理局主编．中药材手册．北京：人民卫生出版社，1998，257

13 中华人民共和国卫生部药政管理局编．全国中药炮制规范．北京：人民卫生出版社，1988，131

14 徐国钧等主编．中国药材学．北京：中国医药科技出版社，1996，1019

15 《全国中草药汇编》编写组编．全国中草药汇编．上册．北京：人民卫生出版社，1978，144

16 国家中医药管理局《中华本草》编委会．中华本草．第二册．上海：上海科学技术出版社，1999，475

17 三国·吴普. 吴普本草. 北京：人民卫生出版社，1987，81
18 南北朝·陶弘景. 本草经集注. 北京：人民卫生出版社，1994，500
19 唐·苏敬等撰. 新修本草. 合肥：安徽科学技术出版社，1981，480
20 唐·孟诜. 食疗本草. 北京：人民卫生出版社，1984，110
21 宋·苏颂. 本草图经. 合肥：安徽科学技术出版社，1994，597
22 宋·唐慎微. 证类本草. 北京：人民卫生出版社，1957，482
23 明·李时珍. 本草纲目. 谷部第二十二卷. 北京：人民卫生出版社，1982，1444
24 宋·寇宗奭. 本草衍义. 上海：商务印书馆，1937，133
25 元·王好古. 汤液本草. 北京：人民卫生出版社，1956，37
26 明·李中梓. 本草征要. 见：李中梓医学全书. 北京：中国中医药出版社，1999，145
27 明·陈嘉谟. 本草蒙筌. 北京：人民卫生出版社，1988，281
28 清·陈士铎. 本草新编. 北京：中国中医药出版社，1996，234
29 明·卢之颐. 本草乘雅半偈. 北京：人民卫生出版社，1986，154
30 清·汪昂. 本草易读. 北京：人民卫生出版社，1987，238
31 清·汪昂. 本草备要. 北京：中国中医药出版社，1998，198
32 清·陈其瑞. 本草撮要. 见：珍本医书集成. 本草类. 上海：上海科学技术出版社，1985，71
33 晋·葛洪. 肘后备急方. 北京：人民卫生出版社，1956，40
34 唐·孙思邈. 备急千金要方. 北京：人民卫生出版社，1955，27
35 东汉·许慎. 说文解字. 成都：成都古籍书店，1891
36 晋·葛洪. 肘后备急方. 北京：人民卫生出版社，1956，40
37 南北朝·陶弘景. 本草经集注. 北京：人民卫生出版社，1994，500
38 成都中医学院编. 伤寒论释义. 上海：上海科学技术出版社，1964，150

087 巴豆

Badou

Fructus Crotonis

1 定名依据

1.1 正名

1.1.1 汉文名：巴豆（大戟科植物巴豆 Croton tiglium L. 的干燥成熟果实）。

1.1.2 英文名：croton fruit.

1.2 依据

1.2.1 定名的文献依据

(1)《神农本草经》卷三：“巴豆 味辛，温。主伤寒、温疟、寒热，破癥瘕、结聚、坚积，留饮、痰癖。大腹水张，荡炼五脏六腑，开通闭塞，利水谷道，去恶内，除鬼毒蛊注邪物，杀虫鱼。一名巴叔。生川谷。”[1]

(2)《吴普本草·草木类》：“巴豆 《御览》卷九百九十三 一名巴菽。神农、岐伯、桐君：辛，有毒。黄帝：甘，有毒。李氏：生温熟寒。叶如大豆。八月采。”[2]

(3)《本草经集注·草木下品》：“巴豆 味辛，温，生温熟寒，有大毒。主治伤寒，温疟，寒热，破癥瘕，结坚积聚，留饮痰澼。大腹水胀，荡练五脏六腑，开通闭塞，利水谷道，去恶肉，除鬼蛊毒疰邪物，杀虫鱼。治女子月闭，烂胎，金创，脓血，不利丈夫阴，杀斑螫毒。可练饵之，益血脉，令人色好，变化与鬼神通。一名巴椒。生巴郡川谷。八月采实，阴干，用之去心皮（芫花为之使，恶蘘草，畏大黄、黄连、藜芦）。"[3]

(4)《珍珠囊药性赋》卷四："巴豆，味辛温，生温熟寒，有毒。生巴郡，故名巴豆。性急通利，因名江子。"[4]

(5)《本草纲目》第三十五卷："巴豆《本经·下品》　【释名】巴菽《本经》、刚子《炮炙》、老阳子。时珍曰：此物出巴蜀，而形如菽豆，故以名之。《宋本草》一名巴椒，乃菽字传讹也。雷敩《炮炙论》又分紧小色黄者为巴，有三棱色黑者为豆，小而两头尖者为刚子。云巴与豆可用，刚子不可用（杀人）。其说殊乖。盖紧小者是雌，有棱及两头尖者是雄。雄者峻利，雌者稍缓也。用之得宜，皆有功力；用之失宜，参、术亦能为害，况巴豆乎？【集解】《别录》曰：巴豆生巴郡川谷。八月采，阴干用之，去心、皮。无寒积者忌之。"[5]

(6)《本草备要·木部》："巴豆　大燥，大泻　辛热有大毒。生猛而熟少缓。可升可降，能止能行，开窍宣滞，去脏腑沉寒，最为斩关夺门之将。"[6]

(7)《中华人民共和国药典》："巴豆 Fructus Crotonis　本品为大戟科植物巴豆 Croton tiglium L. 的干燥成熟果实。秋季果实成熟时采收，堆置 2~3 天，摊开，干燥。"[7]

(8)《普通高等教育中医药类规划教材·中药学》："巴豆《本经》　为大戟科乔木植物巴豆 Croton tiglium L. 的成熟种子。主产于四川、广西、云南、贵州等省。秋季果实成熟，果实尚未开裂时采，晒干，破开果壳，取出种子。用仁或制霜。巴豆仁，是将巴豆用米汤浸拌，置日光下曝晒或烘裂，去皮，取净仁，炒焦黑用；巴豆霜，是取净巴豆仁，碾碎，用多层吸油纸包裹，加热微烘，压榨去油后，碾细，过筛。"[8]

(9)《中医大辞典·中药分册》[9]、《中国医学百科全书·中医学》[10]、《中药大辞典》[11]、《中国中医药学主题词表》[12]、《中药志》[13]、《中药材手册》[14]、《全国中药炮制规范》[15]、《全国中草药汇编》[16]、《中国药材学》[17]、《中华本草》[18]等现代中药著作多以"巴豆"作为本药正名（参见"文献通考"）。

1.2.2　定名选择的理由

(1) 巴豆 Fructus Crotonis，系大戟科植物巴豆 Croton tiglium L. 的干燥成熟果实。"巴豆"之名作为本品正名，始载于汉《神农本草经》，此后的本草著作均以"巴豆"为正名记载本品，如三国·吴普《吴普本草》、南北朝·陶弘景《本草经集注》、金·李杲《珍珠囊药性赋》，明·李时珍《本草纲目》、清·汪昂《本草备要》等等，并一直沿用至今。

(2) 我国最新出版的《中华人民共和国药典》、《普通高等教育中医药类规划教材·中药学》以及辞书类著作《中医大辞典·中药分册》、《中药大辞典》、《中国医学百科全书·中医学》等均以"巴豆"作为本药正名。已经广泛应用于中医药学文献的标引和检索的《中国中医药学主题词表》也以"巴豆"作为本药的正式主题词。现代本草著作如《全国中草药汇编》、《中药志》、《中华本草》、《中国药材学》、《中药材手册》、《全国中药炮制规范》等均以"巴豆"作为本药的正名。

1.3　与正名等效的名词：无。

2 源流考释

巴豆（大戟科植物巴豆 Croton tiglium L. 的干燥成熟果实）作为本品正名始载于汉《神农本草经》，同时记载有“巴椒”等异名，如《神农本草经》卷三：“巴豆 味辛，温。主伤寒、温疟、寒热，破癥瘕、结聚、坚积，留饮、痰癖。大腹水张，荡炼五脏六腑，开通闭塞，利水谷道，去恶内，除鬼毒蛊注邪物，杀虫鱼。一名巴椒。生川谷。”[1]

后世的本草著作均沿用《神农本草经》记载，以“巴豆”为正名载录本品，如三国《吴普本草》[2]，南北朝·陶弘景《本草经集注》[3]，唐·苏敬《新修本草》[19]，宋·苏颂《本草图经》[20]、唐慎微《证类本草》[21]，金·李杲《珍珠囊药性赋》[4]，元·王好古《汤液本草》[22]，明·刘文泰《本草品汇精要》[23]、龚廷贤《药性歌括四百味》[24]、陈嘉谟《本草蒙筌》[25]、李时珍《本草纲目》[5]、卢之颐《本草乘雅半偈》[26]，清·张志聪《本草崇原》[27]、蒋居祉《本草择要纲目》[28]、汪昂《本草易读》[29]及《本草备要》[6]、张璐《本经逢原》[30]、吴仪洛《本草从新》[31]、严西亭等《得配本草》[32]、黄宫绣《本草求真》[33]、姚澜《本草分经》[34]、杨时泰《本草述钩元》[35]、叶志诜《神农本草经赞》[36]、凌奂《本草害利》[37]、陈其瑞《本草撮要》[38]、张秉成《本草便读》[39]等，并同时记载有“巴菽”、“巴椒”、“金线巴豆”、“江子”、“刚子”、“老阳子”等异名，如《吴普本草》草木类：“巴豆《御览》卷九百九十三 一名巴菽。神农、岐伯、桐君：辛，有毒。黄帝：甘，有毒。李氏：生温熟寒。叶如大豆。八月采。”[2]《本草经集注》草木下品：“巴豆 味辛，温，生温熟寒，有大毒……一名巴椒。生巴郡川谷。八月采实，阴干，用之去心皮。”[3]《本草图经》木部下品卷第十二：“巴豆，出巴郡川谷，今嘉、眉、戎州皆有之……戎州出者，壳上有纵纹，隐起如线，一道至两三道。彼土人呼为金线巴豆，最为上等，它处亦稀有。”[20]《珍珠囊药性赋》卷四：“巴豆，味辛温，生温熟寒，有毒。生巴郡，故名巴豆。性急通利，因名江子。”[4]《本草纲目》木部第三十五卷：“巴豆《本经·下品》 【释名】巴菽《本经》、刚子《炮炙》、老阳子。时珍曰：此物出巴蜀，而形如菽豆，故以名之。宋本草一名巴椒，乃菽字传讹也。《雷公炮炙论》又分紧小色黄者为巴，有三棱色黑者为豆，小而两头尖者为刚子。”[5]

现代有关著作均沿用《神农本草经》的记载以“巴豆”作为本品正名，如《中华人民共和国药典》[7]、《普通高等教育中医药类规划教材·中药学》[8]、《中医大辞典·中药分册》[9]、《中国医学百科全书·中医学》[10]、《中药大辞典》[11]、《中国中医药学主题词表》[12]、《中药志》[13]、《中药材手册》[14]、《全国中药炮制规范》[15]、《全国中草药汇编》[16]、《中国药材学》[17]、《中华本草》[18]等。同时尚记载有“双眼龙”、“大叶双眼龙”、“猛子”、“八百力”、“芒子”《全国中草药汇编》[16]，“猛子仁”、“巴果”、“巴米”、“双眼虾”、“红子仁”、“豆贡”、“毒鱼子”、“銮豆”、“贡仔”、“巴仁”《中药大辞典》[11]，“药子仁”、“芦麻子”、“腊盘子”、“大风子”、“泻果”、“巴贡”《中华本草》[18]等各地俗称。还记载有本品原植物“巴豆”的异名“毒鱼子”、“猛子仁”、“巴仁”、“巴果”、“江子”《中药志》[13]等。

3 附录

3.1 又称：生巴豆、巴豆霜（饮片规格名），巴米（药材商品名）。

3.2　俗称：双眼龙（岭南），双眼虾、豆贡（南宁），贡仔，八百力（广西），大叶双眼龙、巴仁、芒子（广州），猛子仁（广东、湖南），毒鱼子（福建），巴果（云南），銮豆（台湾），红子仁（南宁、台湾），巴贡（南宁），药子仁、芦麻子、腊盘子、大风子（福建），泻果，猛子，巴米。

3.3　曾称：巴椒《神农本草经》，巴菽《吴普本草》，刚子《雷公炮炙论》，金线巴豆《本草图经》，江子《珍珠囊药性赋》，老阳子《本草纲目》。

3.4　原植物名称：巴豆，毒鱼子，猛子仁（湖南、广东），巴仁（广东），巴果（云南），江子（四川、广西）。

4　文献通考

《神农本草经》卷三："巴豆　味辛，温。主伤寒、温疟、寒热，破癥瘕、结聚、坚积，留饮、痰癖。大腹水张，荡炼五脏六腑，开通闭塞，利水谷道，去恶内，除鬼毒蛊注邪物，杀虫鱼。一名巴椒。生川谷。"[1]

《吴普本草·草木类》："巴豆《御览》卷九百九十三　一名巴菽。神农、岐伯、桐君：辛，有毒。黄帝：甘，有毒。李氏：生温熟寒。叶如大豆。八月采。"[2]

《本草经集注·草木下品》："巴豆　味辛，温，生温熟寒，有大毒。主治伤寒，温疟，寒热，破癥瘕，结坚积聚，留饮痰癖。大腹水胀，荡练五脏六腑，开通闭寒，利水谷道，去恶肉，除鬼蛊毒疰邪物，杀虫鱼。治女子月闭，烂胎，金创，脓血，不利丈夫阴，杀斑蝥毒。可练饵之，益血脉，令人色好，变化与鬼神通。一名巴椒。生巴郡川谷。八月采实，阴干，用之去心皮（芫花为之使，恶蘘草，畏大黄、黄连、藜芦）。"[3]

《新修本草》卷第十四："巴豆　味辛，温、生温、熟寒，有大毒……一名巴椒。生巴郡山谷。八月采实，阴干之，用去心皮。"[19]

《本草图经》卷第十二："巴豆，出巴郡川谷，今嘉、眉、戎州皆有之。木高一二丈；叶如樱桃而厚大，初生青，后渐黄赤，至十二月叶渐凋，二月复渐生，至四月旧叶落尽，新叶齐生，即花发成穗，微黄色；五六月结实作房，生青，至八月熟而黄白，类白豆蔻，渐渐自落，即收之；一房有三瓣，一瓣有实一粒，一房共实三粒也。戎州出者，壳上有纵纹，隐起如线，一道至两三道。彼土人呼为金线巴豆，最为上等，他处亦稀有。"[20]

《证类本草》卷第十四："巴豆　味辛，温，生温熟寒，有大毒。主伤寒温疟寒热，破癥瘕结聚坚积……一名巴椒。生巴郡川谷。八月采，阴干。"[21]

《珍珠囊药性赋》卷四："巴豆，味辛温，生温熟寒，有毒。生巴郡，故名巴豆。性急通利，因名江子。"[4]

《汤液本草》卷之五："巴豆　气温，味辛，生温、熟寒。有大毒。"[22]

《本草品汇精要》卷之二十："巴豆　大毒　植生　巴豆（出神农本经）主伤寒温疟寒热……【名】巴椒　金线巴豆。"[23]

《药性歌括四百味·巴豆》："巴豆辛热，除胃寒积，破癥消痰，大能通利。"[24]

《本草蒙筌》卷之四："巴豆　味辛、气温、生温熟寒，性烈。浮也，阳中之阳。气薄味厚，体重而降。有大毒。生自巴郡，一名巴椒。"[25]

《本草纲目》第三十五卷："巴豆《本经·下品》　【释名】巴菽《本经》、刚子《炮炙》、老阳子。时珍曰：此物出巴蜀，而形如菽豆，故以名之。《宋本草》一名巴椒，乃菽字传讹也。雷敩《炮炙论》又分紧小色黄者为巴，有三棱色黑者为豆，小而两头尖者为刚子。云巴与豆可用，刚子不可用（杀人）。其说殊乖。盖紧小者是雌，有棱及两头尖者是雄。雄者峻利，雌者稍缓也。用之得宜，皆有功力；用之失宜，参、术亦能为害，况巴豆乎？【集解】《别录》曰：巴豆生巴郡川谷。八月采，阴干用之，去心、皮。无寒积者忌之。”[5]

《本草乘雅半偈》第六帙：“巴豆《本经·下品》　毒药攻病，不得不下毒手，亦不得轻下毒手。【气味】辛温，有毒。”[26]

《本草崇原·本经下品》：“巴豆　气味辛温，有毒。主治伤寒温疟寒热，破癥瘕结聚，坚积留饮，痰澼，大腹，荡练五脏六腑，开通闭塞，利水谷道，去恶肉，除鬼毒蛊疰邪物，杀虫鱼。”[27]

《本草择要纲目·热性药品》：“巴豆　（最能泻人，新者佳，用之去皮心膜熬令黄黑，捣如膏，乃和丸散，有用仁者、用壳者、用油者，有生用者、麸炒者、醋煮者、烧存性者，有研烂以纸包压去油者，谓之巴豆霜）”[28]

《本草易读》卷七：“巴豆三百十二　芫花为使，畏大黄、黄连、芦笋、藜芦、冷水，反牵牛。有用仁、用壳、用油，麸炒、酣煮、烧末之异。布包压去油，谓之巴霜。新者佳。用之去皮及心。辛，温，有毒。”[29]

《本草备要·木部》：“巴豆　大燥，大泻　辛热有大毒。生猛而熟少缓。可升可降，能止能行，开窍宣滞，去脏腑沉寒，最为斩关夺门之将。”[6]

《本经逢原》卷三：“巴豆　辛热，大毒。去壳及心炒紫黑，或烧存性，或研烂纸包压去油，取霜，各随方制。”[30]

《本草从新》卷八：“巴豆　通、大燥大泻。辛而大热大毒。开窍宣滞。去脏腑沉寒。最为斩关夺门之将。”[31]

《得配本草》卷七：“巴豆　一名刚子　得火良。芫花为之使。畏大黄、藜芦、黄连、芦笋、酱豉、豆汁、冷水。恶蘘草、牵牛。”[32]

《本草求真》卷六：“巴豆　（乔木）祛脏腑沉寒，通大便寒结。巴豆（专入肠胃）。辛热大毒。据书所载生猛熟缓。可升可降，能行能止。”[33]

《本草分经·原例（次序略经更定）》：“巴豆　辛、大热、大毒，峻下开窍宣滞，去脏腑沉寒积滞，治喉痹急症。生用急治，炒黑缓治，去油名巴豆霜，大黄、黄连、凉水、黑豆、绿豆汁能解其毒。”[34]

《本草述钩元》卷二十三：“巴豆　出巴蜀。（嘉州眉州戎州皆有）而形如豆，故名。有雌雄，紧小者是雌，有棱及两头尖者是雄。雄者峻利，名刚子（亦书江子），雌者稍缓。”[35]

《神农本草经赞》卷三：“巴豆　味辛、温……一名巴叔。生川谷。”[36]

《本草害利·脾部药队》：“巴豆霜　【害】元素曰：巴豆乃斩关夺门之将，不可滥用……【利】辛热，入肺、脾、胃、大小肠五经。荡五脏，涤六腑，几于煎肠刮胃，攻坚积，破痰癖。”[37]

《本草撮要》卷二：“【巴豆】　味辛。入手足阳明经。功专荡涤脏腑……去油名巴豆霜。芫花为使。畏大黄、黄连凉水，中巴豆毒者以此解之，或黑豆、绿豆均佳。”[38]

《本草便读·木部》：“巴豆　荡涤阴凝之物，锐利难当，攻消坚积之邪，直前无阻。”[39]

《中药志》：“巴豆　本品为较常用中药。商品为大戟科植物巴豆的果实。以其临时去壳取出种子压去大部分脂肪的残渣，称‘巴豆霜’供用。巴豆大多入丸药……【原植物】别名：毒鱼子、猛子仁（湖南、广东）、巴仁（广东）、巴果（云南）、江子（四川、广西）。Croton tiglium L.　——大戟科 Euphorbiaceae.”[13]

《中药材手册》：“巴豆（纲目列入木部乔木类）　本品为干燥的种子。原植物系大戟科常绿灌木，多为栽培。商品分巴豆与巴米两种；带壳称‘巴豆’，去壳称‘巴米’。本品有剧毒，故用药时应注意。云南所产巴豆个较大，与一般巴豆稍有不同。”[14]

《全国中草药汇编》：“巴豆　别名：双眼龙、大叶双眼龙、江子、猛子、八百力、芒子。来源：为大戟科巴豆属植物巴豆树 Croton tiglium L. 的种子，其根及叶亦供药用。”[16]

《中药大辞典》：“巴豆《本经》　【异名】巴菽《本经》，刚子《雷公炮炙论》，江子《瑞竹堂经验方》，老阳子《纲目》，双眼龙《岭南采药录》，猛子仁《中国药植志》，巴果《中药形性经验鉴别法》，巴米《药材资料汇编》，双眼虾、红子仁、豆贡《南宁市药物志》，毒鱼子、銮豆、贡仔《中药志》，八百力《广西中药志》，大叶双眼龙、巴仁、芒子（广州部队《常用中草药手册》）。【基原】为大戟科植物巴豆的种子。【原植物】巴豆 Croton tiglium L.”[11]

《中医大辞典·中药分册》：“巴豆　出《神农本草经》。又名刚子、江子、巴果、双眼龙。为大戟科植物巴豆 Croton tiglium L. 的种子。产广东、广西、福建、台湾、四川、云南、湖北。”[9]

《中国医学百科全书·中医学》：“巴豆　始载于《神农本草经》。又名巴菽、江子、巴果。为大戟科植物巴豆 Croton tiglium L. 的种子。”[10]

《全国中药炮制规范》：“巴豆　［处方用名］生巴豆、巴豆霜。【来源】本品为大戟科植物巴豆 Croton tiglium L. 的干燥成熟果实。多系栽培。主产于四川、广西、云南、贵州等地。”[15]

《中国药材学》：“巴豆　【别名】大叶双眼龙，巴仁，猛子仁（广东、湖南），江子（四川、广西），八百力（广西），毒鱼子（福建），巴果（云南），銮豆、红子仁（台湾）。【来源】本品为大戟科植物巴豆 Croton tiglium L. 的种子。”[17]

《中国中医药学主题词表》：“巴豆 CROTON TIGLIUM　属大戟属和逐水药。”[12]

《普通高等教育中医药类规划教材·中药学》：“巴豆《本经》　为大戟科乔木植物巴豆 Croton tiglium L. 的成熟种子。主产于四川、广西、云南、贵州等省。秋季果实成熟，果实尚未开裂时采，晒干，破开果壳，取出种子。用仁或制霜。巴豆仁，是将巴豆用米汤浸拌，置日光下曝晒或烘裂，去皮，取净仁，炒焦黑用；巴豆霜，是取净巴豆仁，碾碎，用多层吸油纸包裹，加热微烘，压榨去油后，碾细，过筛。”[8]

《中华本草》：“巴豆《本经》　【异名】巴菽《本经》，刚子《雷公炮炙论》，江子《瑞竹堂经验方》，老阳子《纲目》，双眼龙《岭南采药录》，猛子仁《中国药用植物志》，巴果《中药形性经验鉴别法》，双眼虾、红子仁、巴贡《南宁市药物志》，巴米《药材资料汇编》，毒鱼子、銮豆、贡仔《中药志》，八百力《广西中药志》，巴仁、芒子（广州部队《常用中草药手册》，药子仁、芦麻子、腊盘子、大风子《福建药物志》，泻果《新华本草纲要》。”[18]

《中华人民共和国药典》：“巴豆 Fructus Crotonis　本品为大戟科植物巴豆 Croton tiglium L. 的干燥成熟果实。秋季果实成熟时采收，堆置2~3天，摊开，干燥。”[7]

5　参考文献

1　汉·神农本草经. 清顾观光重辑本. 北京：学苑出版社，2002，263

2　三国·吴普. 吴普本草. 北京：人民卫生出版社，1987，65

3　南北朝·陶弘景. 本草经集注. 北京：人民卫生出版社，1994，327

4　金·李杲. 珍珠囊补遗药性赋. 见：中国医学大成（二）. 长沙：岳麓书社，1990，119

5　明·李时珍. 本草纲目. 下册. 北京：人民卫生出版社，1982，2052

6　清·汪昂. 本草备要. 北京：中国中医药出版社，1998，169

7　国家药典委员会编. 中华人民共和国药典. 一部. 北京：化学工业出版社，2000，60

8　雷载权主编. 普通高等教育中医药类规划教材·中药学. 上海：上海科学技术出版社，1995，107

9　《中医大辞典》编辑委员会编. 中医大辞典·中药分册. 北京：人民卫生出版社，1982，81

10　《中医学》编辑委员会. 中国医学百科全书·中医学. 上海：上海科学技术出版社，1997，1210

11　江苏新医学院编. 中药大辞典. 上海：上海科学技术出版社，1977，502

12　吴兰成主编. 中国中医药学主题词表. 北京：中医古籍出版社，1996，6

13　中国医学科学院药物研究所等编. 中药志. 第三册. 北京：人民卫生出版社，1993，271

14　中华人民共和国卫生部药政管理局主编. 中药材手册. 北京：人民卫生出版社，1959，202

15　中华人民共和国卫生部药政管理局编. 全国中药炮制规范. 北京：人民卫生出版社，1988，131

16　《全国中草药汇编》编写组编. 全国中草药汇编. 上册. 北京：人民卫生出版社，1978，187

17　徐国钧等主编. 中国药材学. 北京：中国医药科技出版社，1996，1260

18　国家中医药管理局《中华本草》编委会. 中华本草. 第四册. 上海：上海科学技术出版社，1999，769

19　唐·苏敬等撰. 新修本草. 合肥：安徽科学技术出版社，1981，342

20　宋·苏颂. 本草图经. 合肥：安徽科学技术出版社，1994

21　宋·唐慎微. 证类本草. 北京：人民卫生出版社，1957，339

22　元·王好古. 汤液本草. 见：景印文渊阁四库全书（745）. 北京：中医古籍出版社，1986，989

23　明·刘文泰. 本草品汇精要. 北京：人民卫生出版社，1982，539

24　明·龚廷贤. 药性歌括四百味. 见：药性歌括四百味白话解. 北京：人民卫生出版社，2002，299

25　明·陈嘉谟. 本草蒙筌. 北京：人民卫生出版社，1988，253

26　明·卢之颐. 本草乘雅半偈. 北京：人民卫生出版社，1986，373

27　清·张志聪. 本草崇原. 北京：中国中医药出版社，1992，130

28　清·蒋居祉. 本草择要纲目. 见：珍本医书集成. 本草类. 上海：上海科学技术出版社，1985，67

29　清·汪昂. 本草易读. 北京：人民卫生出版社，1997，303

30　清·张璐. 本经逢原. 上海：上海科学技术出版社，1959，179

31　清·吴仪洛. 本草从新. 北京：中医古籍出版社，2001，120

32　清·严西亭. 得配本草. 上海：上海卫生出版社，1957，21

33　清·黄宫绣. 本草求真. 上海：上海科学技术出版社，1959，266

34　清·姚澜. 本草分经. 上海：上海科学技术出版社，1989，63

35　清·杨时泰. 本草述钩元. 上海：科技卫生出版社，1958，507

36　清·叶志诜. 神农本草经赞. 见：珍本医书集成. 本草类. 上海：上海科学技术出版社，1985，141

37　清·凌奂. 本草害利. 北京：中医古籍出版社，1982，69
38　清·陈其瑞. 本草撮要. 见：珍本医书集成. 本草类. 上海：上海科学技术出版社，1985，44
39　清·张秉成. 本草便读. 上海：上海卫生出版社，1957，54

088　巴戟天
Bajitian
Radix Morindae Officinalis

1　定名依据

1.1　正名

1.1.1　汉文名：巴戟天（茜草科植物巴戟天 Morinda officinalis How 的干燥根）。

1.1.2　英文名：morinda root.

1.2　依据

1.2.1　定名的文献依据

(1)《神农本草经》卷二："巴戟天　味辛，微温。主大风邪气，阴痿不起，强筋骨，安五脏，补中，增志，益气。生山谷。"[1]

(2)《本草经集注·草木下品》："巴戟天　味辛、甘，微温，无毒。主治大风邪气，阴痿不起，强筋骨，安五脏，补中，增志，益气。治头面游风，小腹及阴中相引痛，下气，补五劳，益精，利男子。生巴郡及下邳山谷。二月、八月采根，阴干。"[2]

(3)《新修本草》卷第六："巴戟天　味辛、甘，微温，无毒。【谨案】巴戟天苗，俗方名三蔓草。叶似茗，经冬不枯，根如连珠，多者良，宿根青色，嫩根白紫，用之亦同。"[3]

(4)《本草图经·上卷》第四："巴戟天，生巴郡及下邳山谷，今江淮、河东州郡亦有之，皆不及蜀川者佳。叶似茗，经冬不枯，俗名三蔓草，又名不凋草。多生竹林内。内地生者，叶似麦门冬而厚大，至秋结实。二月、八月采根，阴干。今多焙之。有宿根者青色，嫩根者白色，用之皆同，以连珠肉厚者胜。今方家多以紫色者为良。"[4]

(5)《本草蒙筌》卷之一："巴戟天　滁州巴戟天、归州巴戟天　味辛、甘，气微温。无毒。江淮虽有，巴蜀独优。多生深谷茂林，叶厚凌冬不瘁。故俗名二蔓草，又名不凋草也。凡入药剂，采根阴干。宿根色青，嫩根色白。用之功相若，但选肉厚连珠。"[5]

(6)《本草纲目》第十二卷："巴戟天《本经·上品》【释名】不凋草《日华》、三蔓草。时珍曰：名义殊不可晓。【集解】《别录》曰：巴戟天生巴郡及下邳山谷。二月、八月采根，阴干。弘景曰：今亦用建平、宜都者，根状如牡丹而细，外赤内黑，用之打去心。恭曰：其苗俗名三蔓草。叶似茗，经冬不枯。根如连珠，宿根青色，嫩根白紫，用之亦同，以连珠多肉厚者为胜。"[6]

(7)《本草崇原·本经上品》："巴戟天　气味辛甘，微温，无毒。主大风邪气，阴痿不起，强筋骨，安五脏，补中，增志，益气（巴戟天一名不凋草，始出巴郡及下邳山谷，今江淮河东州郡亦有，然不及川蜀者佳。叶似茗，经冬不凋，根如连珠，白紫色，以连珠多，肉厚者为胜)。”[7]

(8)《中华人民共和国药典》：“巴戟天 Radix Morindae Officinalis　本品为茜草科植物巴戟天 Morinda officinalis How 的干燥根。全年均可采挖，洗净，除去须根，晒至六七成干，轻轻捶扁，晒干。”[8]

(9)《普通高等教育中医药类规划教材·中药学》：“巴戟天《本经》　为茜草科多年生藤本植物巴戟天 Morinda officinalis How. 的根。主产广东、广西、福建等地。全年均可采挖。晒干，再经蒸透，除去木心者，称‘巴戟肉’。切段，干燥。生用或盐水炙用。”[9]

(10)《中医大辞典·中药分册》[10]、《中国医学百科全书·中医学》[11]、《中药大辞典》[12]、《中国中医药学主题词表》[13]、《中药志》[14]、《中药材手册》[15]、《全国中药炮制规范》[16]、《中国药材学》[17]、《全国中草药汇编》[18]、《中华本草》[19]等现代中药著作多以“巴戟天”作为本药正名（参见“文献通考”）。

1.2.2　定名选择的理由

(1) 巴戟天 Radix Morindae Officinalis，系茜草科植物巴戟天 Morinda officinalis How 的干燥根。“巴戟天”之名始载于汉《神农本草经》，其后的本草著作均沿用《神农本草经》记载，以“巴戟天”作为正名载录。如南北朝·陶弘景《本草经集注》，唐·苏敬等撰《新修本草》，宋·苏颂《本草图经》，明·陈嘉谟《本草蒙筌》、李时珍《本草纲目》，清·张志聪《本草崇原》等。

(2) 我国最新出版的《中华人民共和国药典》、《普通高等教育中医药类规划教材·中药学》以及辞书类著作《中医大辞典·中药分册》、《中药大辞典》、《中国医学百科全书·中医学》等均以“巴戟天”作为本药正名。已经广泛应用于中医药学文献的标引和检索的《中国中医药学主题词表》也以“巴戟天”作为本药的正式主题词。现代本草著作如《全国中草药汇编》、《中药志》、《中华本草》、《中国药材学》、《中药材手册》、《全国中药炮制规范》等也均以“巴戟天”作为本药的正名。

1.3　与正名等效的名词：无。

2　源流考释

巴戟天（茜草科植物巴戟天 Morinda officinalis How. 的干燥根）始载于汉《神农本草经》卷二：“巴戟天　味辛，微温。主大风邪气，阴痿不起，强筋骨，安五脏，补中，增志，益气。生山谷。”[1]后世本草著作均沿用《神农本草经》之说，以“巴戟天”为正名载录。如南北朝·陶弘景《本草经集注》[2]，唐·苏敬《新修本草》[3]，宋·苏颂《本草图经》[4]、唐慎微《证类本草》[20]、寇宗奭《本草衍义》[21]，明·刘文泰《本草品汇精要》[22]、陈嘉谟《本草蒙筌》[5]、李时珍《本草纲目》[6]、卢之颐《本草乘雅半偈》[23]、李中梓《本草征要》[24]，清·张志聪《本草崇原》[7]、蒋居祉《本草择要纲目》[25]、陈士铎《本草新编》[26]、汪昂《本草易读》[27]及《本草备要》[28]、张璐《本经逢原》[29]、叶桂《本草经解》[30]、吴仪洛《本草从新》[31]、严西亭等《得配本草》[32]、黄宫绣《本草求真》[33]、陈念祖《神农本草经读》[34]、姚澜《本草分经》[35]、杨时泰《本草述钩元》[36]、叶志诜《神农本草经赞》[37]、凌奂《本草害利》[38]、陈其瑞《本草撮要》[39]、张秉成《本草便读》[40]等。另古代本草尚记载有本药异名“巴戟”，如《本草图经》上卷第四：“巴戟天，生巴郡及下邳山谷，今江淮、河东州郡亦有之，皆不及蜀川者佳。叶似茗，经冬不枯，俗名三蔓草，又名不凋草……一说蜀中又有一种山律根，正似巴戟，但色白。”[4]

现代有关著作均沿用《神农本草经》的记载以“巴戟天”作为本品正名，如《中华人民共和国药典》[8]、《普通高等教育中医药类规划教材·中药学》[9]、《中医大辞典·中药分册》[10]、《中国医学百科全书·中医学》[11]、《中药大辞典》[12]、《中国中医药学主题词表》[13]、《中药志》[14]、《中药材手册》[15]、《全国中药炮制规范》[16]、《中国药材学》[17]、《全国中草药汇编》[18]、《中华本草》[19]等。同时尚记载有“兔仔肠”、“鸡肠风”《中药材手册》[15]，“鸡眼藤”、“黑藤钻”、“三角藤”、“糖藤”《全国中草药汇编》[18]，“兔子肠”《中药大辞典》[12]，“巴吉天”、“戟天”、“巴戟肉”、“猫肠筋”、“兔儿肠”《中华本草》[19]等各地俗称。还记载有本品原植物“巴戟天”的异名“鸡肠风”、“鸡眼藤”、“黑藤钻”、“糠藤”、“三角藤”、“猫肠筋”、“兔儿肠”《中药志》[14]，“三蔓草”，“不雕草”《中药大辞典》[12]等。

3　附录

3.1　又称：盐巴戟天、制巴戟天（饮片规格名），巴戟肉（药材商品名）。

3.2　俗称：兔仔肠（福建），鸡肠风（广东、广西），鸡眼藤，黑藤钻，三角藤，糠藤，兔子肠，巴吉天，戟天，巴戟肉，猫肠筋，兔儿肠。

3.3　曾称：巴戟《本草图经》。

3.4　原植物名称：巴戟天，鸡肠风（广东、广西），鸡眼藤、黑藤钻、糠藤、三角藤（广西），猫肠筋、兔儿肠（福建），三蔓草，不雕草。

4　文献通考

《神农本草经》卷二：“巴戟天　味辛，微温。主大风邪气，阴痿不起，强筋骨，安五脏，补中，增志，益气。生山谷。”[1]

《本草经集注·草木下品》：“巴戟天　味辛、甘，微温，无毒。主治大风邪气，阴痿不起，强筋骨，安五脏，补中，增志，益气。治头面游风，小腹及阴中相引痛，下气，补五劳，益精，利男子。生巴郡及下邳山谷。二月、八月采根，阴干。”[2]

《新修本草》卷第六：“巴戟天　味辛、甘，微温，无毒。【谨案】巴戟天苗，俗方名三蔓草。叶似茗，经冬不枯，根如连珠，多者良，宿根青色，嫩根白紫，用之亦同。”[3]

《本草图经·上卷》第四：“巴戟天，生巴郡及下邳山谷，今江淮、河东州郡亦有之，皆不及蜀川者佳。叶似茗，经冬不枯，俗名三蔓草，又名不凋草……一说蜀中又有一种山律根，正似巴戟，但色白。土人采得，以醋水煮之乃紫，以杂巴戟，莫能辨也。真巴戟，嫩者亦白，干时亦煮治使紫，力劣弱，不可用。今两种市中皆是，但击破视之，其中紫而鲜洁也，伪也。真者击破，其中虽紫，又有微白糁如粉，色理小暗也。”[4]

《证类本草》卷第六：“巴戟天　味辛、甘，微温，无毒……唐本注云：巴戟天苗，俗方名三蔓草……日华子云：味苦。安五脏，定心气，除一切风，治邪气，疗水肿。又名不凋草，色紫如小念珠，有小孔子，坚硬难捣。图经曰：巴戟天，生巴郡及下邳山谷，今江淮、河东州郡亦有之，皆不及蜀州者佳。叶似茗，经冬不枯，俗名三蔓草，又名不凋草。多生竹林内。”[20]

《本草衍义》卷七：“巴戟天　巴戟天本有心，干缩时偶自落，或可以抽摘，故中心或空，非自有小孔子也。今人欲要中间紫色，则多伪，以大豆汁沃之，不可不察。”[21]

《本草品汇精要》卷之八：“巴戟天　无毒　丛生　巴戟天（出《神农本经》）主大风、邪气、阴痿不起，强筋骨，安五脏，补中增志益气……【名】三蔓草、不凋草。”[22]

《本草蒙筌》卷之一：“巴戟天　滁州巴戟天、归州巴戟天　味辛、甘，气微温。无毒。江淮虽有，巴蜀独优。多生深谷茂林，叶厚凌冬不瘁。故俗名二蔓草，又名不凋草也。凡入药剂，采根阴干。宿根色青，嫩根色白。用之功相若，但选肉厚连珠。”[5]

《本草纲目》第十二卷：“巴戟天《本经·上品》【释名】不凋草《日华》、三蔓草。时珍曰：名义殊不可晓。【集解】《别录》曰：巴戟天生巴郡及下邳山谷。二月、八月采根，阴干。弘景曰：今亦用建平、宜都者，根状如牡丹而细，外赤内黑，用之打去心。恭曰：其苗俗名三蔓草。叶似茗，经冬不枯。根如连珠，宿根青色，嫩根白紫，用之亦同，以连珠多肉厚者为胜。”[6]

《本草乘雅半偈》第二帙：“巴戟天《本经·上品》【气味】辛甘，微温，无毒。【主治】主大风邪气，阴痿不起，强筋骨，安五脏，补中，增志，益气。”[23]

《本草征要》第三卷：“巴戟天　味甘，性温，无毒。入肾经。覆盆子为使。畏丹参，酒浸，焙。”[24]

《本草崇原·本经上品》：“巴戟天　气味辛甘，微温，无毒。主大风邪气，阴痿不起，强筋骨，安五脏，补中，增志，益气（巴戟天一名不凋草，始出巴郡及下邳山谷，今江淮河东州郡亦有，然不及川蜀者佳。叶似茗，经冬不凋，根如连珠，白紫色，以连珠多，肉厚者为胜）。”[7]

《本草择要纲目·平性药品》：“巴戟天　（以连珠多肉厚者为胜。用枸杞子煎汤浸一宿，漉出，再酒浸一伏时，漉出，同菊花熬煎黄，去菊花，以布拭干用。）”[25]

《本草新编》卷之二（商集）：“巴戟天，味甘、温，无毒。入心、肾二经。补虚损劳伤，壮阳道，止小腹牵痛，健骨强筋，定心气，益精增志，能止梦遗，此臣药，男妇俱有益，不只利男人也。”[26]

《本草易读》卷三：“巴戟天十五　去心，酒浸焙用。盆子为使，恶雷丸、丹参。辛，甘，微温，无毒。入足少阴肾。诸风悉疗，五劳并补。”[27]

《本草备要·草部》：“巴戟天　补肾，祛风　甘辛微温。入肾经血分、强阴益精，治五劳七伤；辛温散风湿，治风气、脚气、水肿。”[28]

《本经逢原》卷一：“巴戟天　辛甘微温，无毒。酒浸去心，焙用。川产者良。”[29]

《本草经解》卷一：“【巴戟天】　气微温，味辛、甘，无毒。主大风邪气，阴痿不起，强筋骨，安五脏补中，增志益气（酒焙）。”[30]

《本草从新》卷一：“巴戟天　补肾祛风。甘、辛，微温。入肾经血分，强阴益精，治五劳七伤。”[31]

《得配本草》卷二：“巴戟天　覆盆子为之使。恶雷丸、丹参、朝生。辛、甘，温。入足少阴经血分。助阳起阴。治一切风湿水肿，少腹引阴冷痛，夜寐梦交精泄。得纯阴药，有既济之功。”[32]

《本草求真》卷一：“巴戟天（山草）温补肾阴兼祛风湿。巴戟天（专入肾），辛、甘，微温。据书称为补肾要剂。”[33]

《神农本草经读》卷之一："巴戟天　气味甘、微温，无毒。主大风邪气，阴痿不起，强筋骨，安五脏，补中增志益气（酒焙）。"[34]

《本草分经·原例（次序略经更定）》："（补）巴戟天　甘辛微温，入肾经血分，强阴益精，散风湿，去心用。"[35]

《本草述钩元》卷七："巴戟天　出蜀中者佳。经冬不凋，根如连珠，以肉厚者为胜。"[36]

《神农本草经赞》卷一："巴戟天　味辛，微温。主大风邪气，阴痿不起。强筋骨，安五脏，补中增志益气。生山谷……俗名三蔓草。"[37]

《本草害利·肾部药队》："巴戟天　【害】与淫羊藿同……【利】甘温，入肾。安五脏以益精，强筋骨而起阴。"[38]

《本草撮要》卷一："【巴戟天】味辛。入足少阴经，功专温补元阳，得纯阴药有既济之功，并散风湿，治风气、脚气、水肿。去心酒浸焙用。"[39]

《本草便读·草部》："巴戟天　能入肾肝血分。起痿强阳。质属甘苦辛温。"[40]

《中药志》："巴戟天　本品为较常用中药。商品为茜草科植物巴戟天的根……【原植物】巴戟天。别名：鸡肠风（广东、广西），鸡眼藤、黑藤钻、糠藤、三角藤（广西），猫肠筋、兔儿肠（福建）。Morinda officinalis How. ——茜草科 Rubiaceae."[14]

《中药材手册》："巴戟天（纲目列入草部山草类）　本品为干燥的根。原植物系茜草科多年生草本植物，栽培与野生均有。商品中以广东、广西产者瓤黑、味甜、质量佳。[别名] 巴戟、兔仔肠（福建）、鸡肠风（广东、广西）。"[15]

《全国中草药汇编》："巴戟天　别名：鸡肠风、鸡眼藤、黑藤钻、兔仔肠、三角藤、糠藤。来源：为茜草科巴戟属植物巴戟天 Morinda officinalis How. 的根。"[18]

《中药大辞典》："巴戟天《本经》　【异名】巴戟《本草图经》，鸡肠风《中药志》，兔子肠《中药材手册》。【基原】为茜草科植物巴戟天的根。【原植物】巴戟天 Morinda officinalis How.，又名：三蔓草《唐本草》，不雕草《日华子本草》，鸡眼藤、黑藤钻、糠藤、三角藤。"[12]

《中医大辞典·中药分册》："巴戟天　出《神农本草经》。又名巴戟、鸡肠风、兔子肠。为茜草科植物巴戟天 Morinda officinalis How. 的根。产福建、广东、广西等地。"[10]

《中国医学百科全书·中医学》："巴戟天　始载于《神农本草经》。又名巴戟、不雕草、鸡肠风。为茜草科植物巴戟天 Morinda officinalis How. 的根。"[11]

《全国中药炮制规范》："巴戟天　[处方用名] 巴戟天（巴戟肉）、盐巴戟天、制巴戟天。【来源】本品为茜草科植物巴戟天 Morinda officinalis How. 的干燥根。栽培或野生。主产于广东、广西等地。"[16]

《中国药材学》："巴戟天　【别名】鸡肠风、鸡眼藤。【来源】本品为茜草科植物巴戟天 Morinda officinalis How. 的根。"[17]

《中国中医药学主题词表》："巴戟天 MORINDA OFFICINALIS　属茜草科；属补肾药和补阴药。"[13]

《普通高等教育中医药类规划教材·中药学》："巴戟天《本经》　为茜草科多年生藤本植物巴戟天 Morinda officinalis How. 的根。主产广东、广西、福建等地。全年均可采挖。晒干，再经蒸透，除去木心者，称‘巴戟肉’。切段，干燥。生用或盐水炙用。"[9]

《中华本草》："巴戟天《本经》　【异名】巴戟《本草图经》，巴吉天、戟天、巴戟肉《药材学》，鸡肠风、猫肠筋、兔儿肠《中药志》……【来源】为茜草科植物巴戟天的根。【原植物】巴戟天 Morinda officinalis How 又名：鸡眼藤、黑藤钻、糠藤、三角藤《中药大辞典》。"[19]

《中华人民共和国药典》："巴戟天 Radix Morindae Officinalis　本品为茜草科植物巴戟天 Morinda officinalis How. 的干燥根。全年均可采挖，洗净，除去须根，晒至六七成干，轻轻捶扁，晒干。"[8]

5　参考文献

1　汉·神农本草经. 清顾观光重辑本. 北京：人民卫生出版社，1955，33

2　南北朝·陶弘景. 本草经集注. 北京：人民卫生出版社，1994，358

3　唐·苏敬等撰. 新修本草. 合肥：安徽科学技术出版社，1981，174

4　宋·苏颂. 本草图经. 合肥：安徽科学技术出版社，1994，392

5　明·陈嘉谟. 本草蒙筌. 北京：人民卫生出版社，1988，73

6　明·李时珍. 本草纲目. 北京：人民卫生出版社，1982，747

7　清·张志聪. 本草崇原. 北京：中国中医药出版社，1992，18

8　国家药典委员会编. 中华人民共和国药典. 一部. 北京：化学工业出版社，2000，61

9　雷载权主编. 普通高等教育中医药类规划教材·中药学. 上海：上海科学技术出版社，1995，287

10　《中医大辞典》编辑委员会编. 中医大辞典·中药分册. 北京：人民卫生出版社，1982，82

11　《中医学》编辑委员会. 中国医学百科全书·中医学. 上海：上海科学技术出版社，1997，1245

12　江苏新医学院编. 中药大辞典. 上海：上海科学技术出版社，1977，507

13　吴兰成主编. 中国中医药学主题词表. 北京：中医古籍出版社，1996，6

14　中国医学科学院药物研究所等编. 中药志. 第一册. 北京：人民卫生出版社，1993，334

15　中华人民共和国卫生部药政管理局主编. 中药材手册. 北京：人民卫生出版社，1959，36

16　中华人民共和国卫生部药政管理局编. 全国中药炮制规范. 北京：人民卫生出版社，1988，26

17　徐国钧等主编. 中国药材学. 北京：中国医药科技出版社，1996，414

18　《全国中草药汇编》编写组编. 全国中草药汇编. 上册. 北京：人民卫生出版社，1978. 189

19　国家中医药管理局《中华本草》编委会. 中华本草. 第六册. 上海：上海科学技术出版社，1999，448

20　宋·唐慎微. 证类本草. 北京：人民卫生出版社，1957，165

21　宋·寇宗奭. 本草衍义. 上海：商务印书馆，1937，48

22　明·刘文泰. 本草品汇精要. 北京：人民卫生出版社，1982，254

23　明·卢之颐. 本草乘雅半偈. 北京：人民卫生出版社，1986，107

24　明·李中梓. 本草征要. 见：李中梓医学全书. 北京：中国中医药出版社，1999，128

25　清·蒋居祉. 本草择要纲目. 见：珍本医书集成. 本草类. 上海：上海科学技术出版社，1985，111

26　清·陈士铎. 本草新编. 北京：中国中医药出版社，1996，96

27　清·汪昂. 本草易读. 北京：人民卫生出版社，1997，129

28　清·汪昂. 本草备要. 北京：中国中医药出版社，1998，101

29　清·张璐. 本经逢原. 上海：上海科学技术出版社，1959，37

30　清·叶桂. 本草经解. 上海：上海科学技术出版社，1958，9

31　清·吴仪洛. 本草从新. 北京：中医古籍出版社，2001，16

32　清·严西亭. 得配本草. 上海：上海卫生出版社，1957，13

33　清·黄宫绣. 本草求真. 上海：上海科学技术出版社，1959，46
34　清·陈念祖. 神农本草经读. 北京：人民卫生出版，1959，8
35　清·姚澜. 本草分经. 上海：上海科学技术出版社，1989，142
36　清·杨时泰. 本草述钩元. 上海：科技卫生出版社，1958，114
37　清·叶志诜. 神农本草经赞. 见：珍本医书集成. 本草类. 上海：上海科学技术出版社，1985，18
38　清·凌奂. 本草害利. 北京：中医古籍出版社，1982，98
39　清·陈其瑞. 本草撮要. 见：珍本医书集成. 本草类. 上海：上海科学技术出版社，1985，22
40　清·张秉成. 本草便读. 上海：上海卫生出版社，1957，11

089　水牛角
Shuiniujiao
Cornu Bubali

1　定名依据

1.1　正名

1.1.1　汉文名：水牛角（牛科动物水牛 Bubalus bubalis Linnaeus 的角）。

1.1.2　英文名：buffalo horn.

1.2　依据

1.2.1　定名的文献依据

（1）《名医别录》卷第二："水牛角，治时气寒热头痛。"[1]

（2）《新修本草》卷第十五："水牛角，疗时气寒热头痛……"[2]

（3）《证类本草》卷第二："水牛角（平。主温病。使）。"[3]

（4）《本草蒙筌》卷之七："水牛角　味苦冷，时疫头痛惟宜。"[4]

（5）《中华人民共和国药典》："水牛角 shuiniujiao CORNU BUBALI　本品为牛科动物水牛 Bubalus bubalis Linnaeus 的角。取角后，水煮，除去角塞，干燥。"[5]

（6）《中国医学百科全书·中医学》："水牛角　始载于《名医别录》。又名牛角。为牛科动物水牛 Bubalus bubalis L. 的角。主产于中国华南、华东地区。"[6]

（7）《普通高等教育中医药类规划教材·中药学》："水牛角《别录》为牛科动物水牛 Bubalus bubalis Linnaeus 的角。主产华南、华东地区。劈开，用热水浸泡，捞出，镑片，晒干……附药　水牛角浓缩粉　为水牛角的半浓缩粉。功用同水牛角。"[7]

（8）《中医大辞典·中药分册》："水牛角　出《名医别录》。为牛科动物水牛 Bubalus bubalis L. 的角。主产华南、华东地区。"[8]

（9）《中药大辞典》："水牛角《别录》　【原动物】牛科动物水牛 Bubalus bubalis L. ……【药材】……一般多用其角尖部。主产于华南。华东地区。"[9]

（10）《中国中医药学主题词表》"水牛角 CORNU BUBALI　为牛科动物水牛的角；属动物药、平肝熄风药和清热凉血药。"[10]

（11）《全国中草药汇编》[11]、《全国中药炮制规范》[12]、《中国药材学》[13]、《中华本草》[14]等现代中药著作多以"水牛角"作为本品正名（参见"文献通考"）。

1.2.2　定名选择的理由

（1）水牛角 Cornu Bubali，系牛科动物水牛 Bubalus bubalis Linnaeus 的角。本品始载于魏晋《名医别录》，并以"水牛角"作为本品正名记录。其后历代重要本草著作如唐·苏敬《新修本草》、宋·唐慎微《证类本草》、明·陈嘉谟《本草蒙筌》等在载录本品时均以"水牛角"作为正名，并一直沿用至今。

（2）我国最新出版的《中华人民共和国药典》、《普通高等教育中医药类规划教材·中药学》以及辞书类著作《中医大辞典·中药分册》、《中药大辞典》、《中国医学百科全书·中医学》等均以"水牛角"作为本品正名。已经广泛应用于中医药学文献的标引和检索的《中国中医药学主题词表》也以"水牛角"作为本品的正式主题词。现代本草著作如《全国中草药汇编》、《中华本草》、《中国药材学》、《全国中药炮制规范》等虽记载了不少本品各地的俗称，但也无一例外以"水牛角"作为本品的正名。说明"水牛角"作为本品正名已成为共识。

1.3　与正名等效的名词：无。

2　源流考释

水牛角（牛科动物水牛 Bubalus bubalis Linnaeus 的角）始载于魏晋《名医别录》，该书以"水牛角"为本药正名记载，如《名医别录》卷第二："水牛角，治时气寒热头痛。"[1]此后，诸家本草即以"水牛角"为正名载录了本药。如南北朝·陶弘景《本草经集注》[15]，唐·苏敬《新修本草》[2]、孙思邈《千金翼方》[16]，宋·唐慎微《证类本草》[3]，明·刘文泰《本草品汇精要》[17]、陈嘉谟《本草蒙筌》[4]等。明·李时珍《本草纲目》[18]以"水牛角"为正名组方。

《海上集验方》记载有"水牛角"的异名"沙牛角"，如《证类本草》引崔元亮《海上集验方》曰："治喉痹肿塞欲死者。取沙牛角，烧刮取灰，细筛，和酒服枣许大，水调亦得。"[19]

现代有关著作大多沿用《名医别录》的记载以"水牛角"作为本品正名，如《中华人民共和国药典》[5]、《中国医学百科全书·中医学》[6]、《普通高等教育中医药类规划教材·中药学》[7]、《中医大辞典·中药分册》[8]、《中药大辞典》[9]、《中国中医药学主题词表》[10]、《全国中草药汇编》[11]、《全国中药炮制规范》[12]、《中国药材学》[13]、《中华本草》[14]等。《中药志》[20]则在"犀角"附注条下介绍本品，如《中药志》："犀角……【附注】……2. 水牛角 Cornu Bubali；为牛科动物水牛 Bubalus bubalis L. 的双角。主产华南、华东地区。"[20]同时尚记载有"牛角"《中国医学百科全书·中医学》[6]等各地的俗称。

3　附录

3.1　又称：水牛角粉（饮片规格名）。

3.2　俗称：牛角。

3.3　曾称：沙牛角《海上集验方》。

3.4　原动物名称：水牛。

4　文献通考

《名医别录》卷第二："水牛角，治时气寒热头痛。"[1]

《本草经集注·虫兽三品·中品》："水牛角　主治时气寒热头痛。"[15]

《新修本草》卷第十五："牛角鰓下闭血，瘀血，疼痛，女人带下，下血。燔之，味苦，无毒。水牛角，疗时气寒热头痛；髓，补中，填骨髓，久服增年。髓，味甘，温，无毒。主安五脏，平三焦，温骨髓，补中，续绝伤，益气，止泄痢，消渴，以酒服之。胆可丸药。胆，味苦，大寒。除心腹热渴，利口焦燥，益目精。"[16]

《证类本草》卷第二："水牛角（平。主温病。使）。"[3]

《证类本草》卷十六："牛黄　味苦，平，有小毒……又中品有牛角鰓，用水牛、黄牛久在粪土中烂白者，主赤白下，烧灰末服之。沙牛角鰓，主下闭血瘀，女子带下，并烧灰酒服。崔元亮《海上方》治喉痹肿塞欲死者。取沙牛角，烧刮取灰，细筛，和酒服枣许大，水调亦得。"[19]

《本草品汇精要》卷之二十三："牛角　味苦冷，无毒。疗时气寒热头痛。"[17]

《本草蒙筌》卷之九："水牛角　味苦冷，时疫头痛惟宜。"[4]

《本草纲目》第五十卷："血上逆心，烦闷刺痛：水牛角烧末，酒服方寸匕。《子母秘录》"[18]

《中药志》："犀角……【附注】……2. 水牛角 Cornu Bubali；为牛科动物水牛 Bubalus bubalis L. 的双角。主产华南、华东地区。"[20]

《全国中草药汇编》："水牛角　来源：为牛科动物水牛 Bubalus bubalis L.，以角入药。制剂 1. 水牛角片……2. 水牛角浓缩粉……"[11]

《中药大辞典》："水牛角《别录》　【原动物】牛科动物水牛 Bubalus bubalis L. ……【药材】……一般多用其角尖部。主产于华南。华东地区。"[9]

《中医大辞典·中药分册》："水牛角　出《名医别录》。为牛科动物水牛 Bubalus bubalis L. 的角。主产华南、华东地区。"[8]

《中国医学百科全书·中医学》："水牛角　始载于《名医别录》。又名牛角。为牛科动物水牛 Bubalus bubalis L. 的角。主产于中国华南、华东地区。"[6]

《全国中药炮制规范》："水牛角　［处方用名］水牛角。【来源】本品为为牛科动物水牛 Bubalus bubalis L. 的角。均系饲养。主产于华南、华东地区。宰牛后，取下角，水煮除去角塞，干燥。"[12]

《中国药材学》："水牛角　【来源】本品为哺乳纲偶蹄目牛科动物水牛 Bubalus bubalis Linnaeus 的角。【方剂与成药】水牛角浓缩粉《中华人民共和国药典》1990 版：水牛角。"[13]

《普通高等教育中医药类规划教材·中药学》："水牛角《别录》　为牛科动物水牛 Bubalus bubalis Linnaeus 的角。主产华南、华东地区。劈开，用热水浸泡，捞出，镑片，晒干……附药　水牛角浓缩粉　为水牛角的半浓缩粉。功用同水牛角。"[7]

《中国中医药学主题词表》"水牛角 CORNU BUBALI　为牛科动物水牛的角；属动物药、平肝熄风药和清热凉血药。"[10]

《中华本草》："水牛角《别录》　【异名】沙牛角《海上集验方》。【来源】为牛科动物水牛 Bubalus bubalis Linnaeus 的角。【原动物】参见牛肉条。［炮制］1. 水牛角……2. 水牛角粉　取原药材，洗净，干燥后锉成粗粉。"[14]

《中华人民共和国药典》："水牛角 shuiniujiaoCORNU BUBALI　本品为牛科动物水牛

Bubalus bubalis Linnaeus 的角．取角后，水煮，除去角塞，干燥。”[5]

5 参考文献

1 魏晋·名医别录．北京：人民卫生出版社，1986，174

2 唐·苏敬等撰．新修本草．合肥：安徽科学技术出版社，1981，377

3 宋·唐慎微．证类本草．北京：人民卫生出版社，1957，53

4 明·陈嘉谟．本草蒙筌．北京：人民卫生出版社，1988，371

5 国家药典委员会编．中华人民共和国药典．一部．北京：化学工业出版社，2000，62

6 《中医学》编辑委员会．中国医学百科全书·中医学．中．上海：上海科学技术出版社，1997，1033

7 雷载权主编．普通高等教育中医药类规划教材·中药学．上海：上海科学技术出版社，1995，93

8 《中医大辞典》编辑委员会编．中医大辞典·中药分册．北京：人民卫生出版社，1982，83

9 江苏新医学院编．中药大辞典．上海：上海科学技术出版社，1977，522

10 吴兰成主编．中国中医药学主题词表．北京：中医古籍出版社，1996，360

11 《全国中草药汇编》编写组编．全国中草药汇编．下册．北京：人民卫生出版社，1978，120

12 中华人民共和国卫生部药政管理局编．全国中药炮制规范．北京：人民卫生出版社，1988，330

13 徐国钧等主编．中国药材学．北京：中国医药科技出版社，1996，1859

14 国家中医药管理局《中华本草》编委会．中华本草．第九册．上海：上海科学技术出版社，1999，708

15 南北朝·陶弘景．本草经集注．北京：人民卫生出版社，1994，414

16 唐·孙思邈．千金翼方．北京：人民卫生出版社，1955，42

17 明·刘文泰．本草品汇精要．北京：人民卫生出版社，1982，599

18 明·李时珍．本草纲目．兽部第五十卷．兽之一．北京：人民卫生出版社，1982，2760

19 宋·唐慎微．证类本草．卷第二．序例下．北京：人民卫生出版社，1957，370

20 中国医学科学院药物研究所等编．中药志．第四册．北京：人民卫生出版社，1961，137

090 水红花子

Shuihonghuazi

Fructus Polygoni Orientalis

1 定名依据

1.1 正名

1.1.1 汉文名：水红花子（为蓼科植物红蓼 Polygonum orientale L. 的干燥成熟果实）。

1.1.2 英文名：pirnce′s－feather fruit.

1.2 依据

1.2.1 定名的文献依据

（1）《滇南本草》第二卷：“水红花子，味苦、平，性寒。破血。治小儿痞块积聚，消一切年深日久坚积，疗妇人石瘕症。”[1]

（2）《本草纲目》第十六卷：“荭草别录中品……实［气味］咸，微寒，无毒。［主治］

消渴，去热明目益气。别录 ［附方］……癖痞腹胀及坚硬如杯碗者。用水红花子一升，另研独颗蒜三十个去皮，新狗脑一个，皮消四两，石臼捣烂，摊在患处上，用油纸以长帛束之。”[2]

(3)《本草述钩元》卷三十一：“脾积痞块……又用水红花子七钱同捣为末。无灰酒调。空心下。一年以下者一服愈。五年以下者二服。十年以下者三服。”[3]

(4)《验方新编》卷五：“消痞膏：治积年恶痞，至重贴至两张即消。屡试神验。密陀僧六两，阿魏五钱，羌活、水红花子各一两，穿山甲三钱，香油一斤八两，火候照常熬膏法，膏成时，下麝香一钱，用布照痞大小摊贴。凡患痞癖处肌肤定无毫毛，须看准以笔圈记，用膏贴之。内用水红花子研末三钱，烧酒二斤泡之，时饮一杯，痞消乃止。水红花子，即红蓼花子，以自取为真，药店多假，用之不效。”[4]

(5)《中华人民共和国药典》：“水红花子 FRUCTUS POLYGONI ORIENTALIS 本品为蓼科植物红蓼 Polygonum orientale L. 的干燥成熟果实。秋季果实成熟时割去果穗，晒干，打下果实除去杂质，除去杂质。”[5]

(6)《中国医学百科全书·中医学》：“水红花子 始载于《名医别录》。原名荭草实。又名水荭子、水荭草子、河蓼子。为蓼科植物红蓼 Polygonum orientale L. 的果实。”[6]

(7)《中医大辞典·中药分册》：“水红花子 出《滇南本草》。又名水荭子、荭草实。为蓼科植物红蓼 Polygonum orientale L. 的果实。主产江苏、辽宁等地。”[7]

(8)《中药大辞典》：“水红花子《滇南本草》 【异名】水荭子《本草衍义》，荭草实《纲目》，河蓼子《山东中药》，川蓼子、水红子《上海常用中草药》。【基原】为蓼科荭蓼 Polygonum orientale L. 酸模叶蓼 P. lapathifolium L. 或柳叶蓼 P. lapathifolium L. var. salicifolium Sibth. 的果实。”[8]

(9)《中国中医药学主题词表》“水红花子 FRUCTUS POLYGONI ORIENTALIS 为蓼科植物红蓼酸模叶蓼或柳叶蓼的果实；属活血祛瘀药和祛湿利水药 C 红蓼。”[9]

(10)《中药志》：“水红花子 本品为少常用中药。商品主要为蓼科植物荭草的果实。……【原植物】荭草 别名：蓼实子（东北）。Polygonum orientale L. ——蓼科 Polygonaceae……【附注】1. 内蒙古山东有采收同科植物酸模叶蓼（旱苗蓼）P. lapathifolium L.，江苏扬州、苏州有收购柳叶蓼 P. lapathifolium L. var. salicifolium Sibth. 的果实作为水红花子。”[10]

(11)《中药材手册》[11]、《全国中草药汇编》[12]、《全国中药炮制规范》[13]、《中华本草》[14]等现代中药著作多以“水红花子”作为本品正名（参见“文献通考”）。

1.2.2 定名选择的理由

(1) 水红花子 Fructus Polygoni Orientalis，系蓼科植物红蓼 Polygonum orientale L. 的干燥成熟果实。“水红花子”之名始载于明·兰茂《滇南本草》，并作为本品正名记录。其后历代重要本草著作如明·李时珍《本草纲目》，清·杨时泰《本草述钩元》、鲍相璈《验方新编》等在载录本品时均以“水红花子”作为正名组方。

(2) 我国最新出版的《中华人民共和国药典》，以及辞书类著作《中医大辞典·中药分册》、《中药大辞典》、《中国医学百科全书·中医学》等均以“水红花子”作为本药正名。已经广泛应用于中医药学文献的标引和检索的《中国中医药学主题词表》也以“水红花子”作为本药的正式主题词。现代中药著作《中药志》、《全国中草药汇编》、《中华本草》、《中药材手册》、《全国中药炮制规范》等虽记载了不少本品各地的俗称，但也无一例外以“水红花子”作为本品的正名。说明“水红花子”作为本品正名已成为共识。

1.3　与正名等效的名词：无。

2　源流考释

水红花子（为蓼科植物红蓼 Polygonum orientale L. 的干燥成熟果实）始载于明·兰茂《滇南本草》，并作为本药正名。如该书云：“水红花子，味苦、平，性寒。破血。治小儿痞块积聚，消一切年深日久坚积，疗妇人石瘕症。”[1] 此后的本草著作如明·张洁《仁术便览》[15]，清·陶东亭《惠直堂经验方》[16]、陈杰《回生集》[17]、杨时泰《本草述钩元》[3]、鲍相璈《验方新编》[4] 等均以“水红花子”为本药为正名应用组方。并记载有本药别名“红蓼花子”《验方新编》，如《验方新编》卷五·痞积·治痞诸方：“消痞膏……内用水红花子研末三钱，烧酒二斤泡之，时饮一杯，痞消乃止。水红花子，即红蓼花子，以自取为真，药店多假，用之不效。”[4]

魏晋《名医别录》记载水红花子的原植物名为“荭草”，别名为“鸿藹”，如《名医别录》卷第二：“荭草　味咸　微寒　无毒　主治消渴、去热、明目、益气。一名鸿藹，如马蓼而大，生水傍，五月采实。”[18] 明·李时珍《本草纲目》沿用《名医别录》，把“水红花子”列入“荭草”下，并以“水红花子”为正名组方。如《本草纲目》草部·第十六卷·草之五曰：“荭草　别录中品……［附方］……癖痞腹胀及坚硬如杯碗者。用水红花子一升，另研独颗蒜三十个去皮，新狗脑一个，皮消四两，石臼捣烂，摊在患处上，用油纸以长帛束之。”[2]

宋·寇宗《本草衍义》以本药别名“水红子”组方，如《本草衍义》卷之十二：“水红子，不以多少，微炒一，半，余一半生用，同为末，好酒调二钱，日三服，食后夜卧各一服。治瘰疬疮，破者亦治。”[19]

现代有关著作大多沿用《滇南本草》的记载以“水红花子”作为本品正名，如《中华人民共和国药典》[5]、《中药大辞典》[8]、《中医大辞典·中药分册》[7]、《中国医学百科全书·中医学》[6]、《中国中医药学主题词表》[9]、《中药志》[10]、《中药材手册》[11]、《全国中草药汇编》[12]、《全国中药炮制规范》[13]、《中华本草》[14] 等；《中国药材学》[20] 则以“水荭花子”为正名记载本品。同时尚记载有“河蓼子”、“蓼实子”、“辣蓼草子”、“荭草子”《中药材手册》[11]，“荭草”、“东方蓼”、“大蓼子”、“天蓼”、“狗尾巴花”、“狼尾巴花”《全国中草药汇编》[12]，“水荭子”、“荭草实”、“川蓼子”《中药大辞典》[8]，“水荭草子”《中国医学百科全书·中医学》[6]，“水荭花子”《中国药材学》[20]，“爆花子”、“水泻花”《中华本草》[14] 等各地的俗称。还记载有本品原植物“红蓼”的别名“蓼实子”《中药志》[10] 等。

3　附录

3.1　又称：炒水红花子（饮片规格名）。

3.2　俗称：河蓼子（山东）、蓼实子（东北）、辣蓼草子（江苏），川蓼子（上海），爆花子《广西》，水泻花《贵州》，荭草子，荭草，东方蓼，大蓼子，天蓼，狗尾巴花，狼尾巴花，水荭子，荭草实，水荭草子，水荭花子。

3.3　曾称：水红子《本草衍义》，红蓼花子《验方新编》。
3.4　原植物名称：荭草，蓼实子（东北）。

4　文献通考

《名医别录》卷第二："荭草　味咸　微寒　无毒　主治消渴、去热、明目、益气。一名鸿藹，如马蓼而大，生水傍，五月采实。"[18]

《本草衍义》卷之十二："水红子，不以多少，微炒一半，余一半生用，同为末，好酒调二钱，日三服，食后夜卧各一服。治瘰疬疮，破者亦治。"[19]

《滇南本草》第二卷："水红花子，味苦、平，性寒。破血。治小儿痞块积聚，消一切年深日久坚积，疗妇人石瘕症。——务本卷三。"[1]

《本草纲目》第十六卷："荭草　别录中品　【释名】鸿藹音缬　龙古　一作鼓　游龙　诗经　石龙　别录　天蓼　别录　大蓼……实［气味］咸，微寒，无毒。［主治］消渴，去热明目益气。别录　［附方］……癖痞腹胀及坚硬如杯碗者。用水红花子一升，另研独颗蒜三十个去皮，新狗脑一个，皮消四两，石臼捣烂，摊在患处上，用油纸以长帛束之。"[2]

《仁术便览》卷三："【小儿癖积丸】三棱　莪术　阿魏　芦荟　白术　陈皮（各一钱）　水红花子（三钱炒）　大黄（三钱）　穿山甲（五片煨）　木鳖仁（三个）　共为细末，枣肉捣为丸绿豆大。每二三十丸，空心，米汤下。"[15]

《惠直堂经验方》卷四："化痞反正膏　治诸般痞块积聚。寒热腹痛胸隔痰饮。小儿大肚疳积。妇人经水不通。血瘕等症。孕妇勿用。疽毒未破。痰瀋俱妙。川乌　草乌　半夏　红牙大戟　芫花　甘草节　甘遂　细辛　姜黄　山甲　狼毒　牵牛　威灵仙　巴豆仁　三棱　蓬术　枳壳　白术　水红花子　葱白头　鳖甲　红苋菜　白芍　沙参　丹参　白芨　贝母（各一两俱反藜芦并治痞疾）　藜芦（葱管者真一两）　干蟾（四只）用麻油（五斤）浸七日。照常煎枯去渣。秤油一斤。用密陀僧八两。次下黄占二两。沸止离火……"[16]

《回生集·内症门》："治痞秘方（不论远年近日服之内化无形不可轻视）　大黄　皮硝（各一两）　水红花子（研为末）　急性子（各五钱，亦研为末）　用白鸭一只。挦去毛并脏杂。不可经水。药共研匀。装入鸭腹。用线缝好。盛砂锅内。加无灰酒两大碗。上用一砂锅盖好。要封口严密。文武火炙干。将鸭翻掉。炙黄色。破开鸭肚去药。用新青布将鸭腹内揩得干净。患者将鸭分作二三次吃。吃完即愈。"[17]

《本草述钩元》卷三十一："脾积痞块……又用水红花子七钱同捣为末。无灰酒调。空心下。一年以下者一服愈。五年以下者二服。十年以下者三服。"[3]

《验方新编》卷五："消痞膏：治积年恶痞，至重贴至两张即消。屡试神验。密陀僧六两，阿魏五钱，羌活、水红花子各一两，穿山甲三钱，香油一斤八两，火候照常熬膏法，膏成时，下麝香一钱，用布照痞大小摊贴。凡患痞癖处肌肤定无毫毛，须看准以笔圈记，用膏贴之。内用水红花子研末三钱，烧酒二斤泡之，时饮一杯，痞消乃止。水红花子，即红蓼花子，以自取为真，药店多假，用之不效。"[4]

《中药志》："水红花子　本品为少常用中药。商品主要为蓼科植物荭草的果实……【原植物】荭草　别名：蓼实子（东北）。Polygonum orientale L. ——蓼科 Polygonaceae

……【附注】1. 内蒙古山东有采收同科植物酸模叶蓼（旱苗蓼）P. lapathifolium L.，江苏扬州、苏州有收购柳叶蓼 P. lapathifolium L. var. salicifolium Sibth. 的果实作为水红花子。”[10]

《中药材手册》：“水红花子（纲目列入草部隰草类荭草项下）　本品为蓼科植物红蓼 Polygonum orientale L. 或酸模叶蓼 Polygonum lapathifolium L 的干燥成熟果实。原植物系一年生草本，野生与栽培均有。喜生于湖滨水泽之处。［别名］河蓼子（山东）、蓼实子（东北）、辣蓼草子（江苏）、水红子、荭草子。”[11]

《全国中草药汇编》：“水红花子（附：荭草）　别名：荭草、东方蓼、大蓼子、天蓼、狗尾巴花、狼尾巴花。来源：为蓼科蓼属植物红蓼 Polygonum orientale L. 的果实。……附注　同属植物旱苗蓼 Polygonum lapathifolium L. 与柳叶蓼 Polygonum lapathifolium L. var. salicifolium Sibth. 的果实。”[12]

《中药大辞典》：“水红花子《滇南本草》　【异名】水荭子《本草衍义》，荭草实《纲目》，河蓼子《山东中药》，川蓼子、水红子《上海常用中草药》。【基原】为蓼科荭蓼 Polygonum orientale L. 酸模叶蓼 P. lapathifolium L. 或柳叶蓼 P. lapathifolium L. var. salicifolium Sibth. 的果实。”[8]

《中医大辞典·中药分册》：“水红花子　出《滇南本草》。又名水荭子、荭草实。为蓼科植物红蓼 Polygonum orientale L. 的果实。主产江苏、辽宁等地。”[7]

《中国医学百科全书·中医学》：“水红花子　始载于《名医别录》。原名荭草实。又名水荭子、水荭草子、河蓼子。为蓼科植物红蓼 Polygonum orientale L. 的果实。”[6]

《全国中药炮制规范》：“水红花子　［处方用名］水红花子、炒水红花子。【来源】本品为蓼科植物红蓼 Polygonum orientale L. 的干燥成熟果实。均系野生。主产于江苏、辽宁等地。秋季果实成熟时割取果穗，干燥，打下果实，除去杂质。药材以粒大、饱满、色棕黑者为佳。”[13]

《中国药材学》：“水荭花子　【来源】本品为蓼科植物荭草 Polygonum orientale L. 的果实。……【附注】（1）酸模叶蓼（旱苗蓼）P. lapathifolium L……果实在山东内蒙古作水荭花子用。（2）柳叶蓼 P. lapathifoliumL. var. salicifolium Sibth. 果实在江苏有的地区作水荭花子用。（3）春蓼 P. persicaria L. var. salicifolium Sibth. ……”[20]

《中国中医药学主题词表》“水红花子 FRUCTUS POLYGONI ORIENTALIS　为蓼科植物红蓼酸模叶蓼或柳叶蓼的果实；属活血祛瘀药和祛湿利水药　C 红蓼。”[9]

《中华本草》：“水红花子《滇南本草》　【异名】水荭子《本草衍义》，荭草实《纲目》，河蓼子《山东中药》，川蓼子、水荭子《上海常用中草药》，爆花子《广西药用植物名录》，水泻花《贵州中草药名录》。【来源】为蓼科植物荭蓼 Polygonum orientale L. 的果实。［炮制］1. 水红花子……2. 炒水红花子……附注　山东内蒙古有以酸模叶蓼 Polygonum lapathifolium L、江苏有以柳叶蓼 P. lapathifoliumL. var. salicifolium Sibth. 的果实作水荭花子入药者。”[14]

《中华人民共和国药典》：“水红花子 FRUCTUS POLYGONI ORIENTALIS　本品为蓼科植物红蓼 Polygonum orientale L. 的干燥成熟果实。秋季果实成熟时割去果穗，晒干打下果实除去杂质，除去杂质。”[5]

5 参考文献

1 明·兰茂. 滇南本草. 第二卷. 昆明：云南人民出版社，1977，73

2 明·李时珍. 本草纲目. 草部. 第十六卷. 草之五. 北京：人民卫生出版社，1982，1094

3 清·杨时泰. 本草述钩元. 上海：科技卫生出版社，1958，355

4 清·鲍相璈. 验方新编. 清光绪十九年（1893）同文书局石印本

5 国家药典委员会编. 中华人民共和国药典. 一部. 北京：化学工业出版社，2000，63

6 《中医学》编辑委员会. 中国医学百科全书·中医学. 上海：上海科学技术出版社，1997，1160

7 《中医大辞典》编辑委员会编. 中医大辞典·中药分册. 北京：人民卫生出版社，1982，84

8 江苏新医学院编. 中药大辞典. 上海：上海科学技术出版社，1977，545

9 吴兰成主编. 中国中医药学主题词表. 北京：中医古籍出版社，1996，359

10 中国医学科学院药物研究所等编. 中药志. 第三册. 北京：人民卫生出版社，1993，277

11 中华人民共和国卫生部药政管理局主编. 中药材手册. 北京：人民卫生出版社，1998，270

12 《全国中草药汇编》编写组编. 全国中草药汇编. 上册. 北京：人民卫生出版社，1978，191

13 中华人民共和国卫生部药政管理局编. 全国中药炮制规范. 北京：人民卫生出版社，1988，132

14 国家中医药管理局《中华本草》编委会. 中华本草. 第二册. 上海：上海科学技术出版社，1999，682

15 明·张浩. 仁术便览. 上海：商务印书馆，1957，205

16 清·陶东亭. 惠直堂经验方. 见：珍本医书集成（九）. 上海：上海科学技术出版社，1986，212

17 清·陈杰. 回生集. 见：珍本医书集成（九）. 上海：上海科学技术出版社，1986，43

18 魏晋·名医别录. 北京：人民卫生出版社，1986，158

19 宋·寇宗奭. 本草衍义. 上海：商务印书馆，1937，70

20 徐国钧等主编. 中国药材学. 北京：中国医药科技出版社，1996，1027

091 水蛭

Shuizhi

Hirudo

1 定名依据

1.1 正名

1.1.1 汉文名：水蛭（水蛭科动物蚂蟥 Whitmania pigra Whitman、水蛭 Hirudo nipponica Whitman 或柳叶蚂蟥 Whitmania acranulata Whitman 的干燥体）。

1.1.2 英文名：leech.

1.2 依据

1.2.1 定名的文献依据

(1)《神农本草经》卷三："水蛭 味咸，平。主逐恶血、瘀血、月闭《御览》作水闭)，破血瘕积聚，无子，利水道。生池泽。"[1]

(2)《新修本草》卷第十六："水蛭 味咸、苦，平、微寒，有毒。主逐恶血，瘀血，月闭，破血瘕，积聚，无子，利水道，又堕胎。"[2]

(3)《本草品汇精要》卷之三十一："裸虫　有毒　水蛭（出神农本经）主逐恶血瘀血月闭破血瘕积聚无子利水道（以上朱字神农本经）堕胎（以上黑字名医所录）【名】蚑（音蜞）　至掌　马蟥　石蛭　草蛭　泥蛭。"[3]

(4)《本草蒙筌》卷之十一："水蛭（即马蝗蜞）　味咸、苦，气平、微寒。有毒。入药取水中小者，其性畏石灰与盐。烈日曝极干，锉细炒黄色。倘若制非精细，入腹生子为殃，故凡用之极宜谨慎。活者堪吮肿毒恶血，取名蜞针……"[4]

(5)《本草纲目》第四十卷："水蛭　《本经·下品》　【释名】蚑（与蜞同。《尔雅》作虮）。至掌《别录》，大者名马蜞《唐本》、马蛭《唐本》、马蟥《衍义》、马鳖《衍义》。时珍曰：方音讹蛭为痴，故俗有水痴、草痴之称。"[5]

(6)《中华人民共和国药典》："水蛭 shuizhi HIRUDO　本品为水蛭科动物蚂蟥 Whitmania pigra Whitman、水蛭 Hirudo nipponica Whitman 或柳叶蚂蟥 Whitmania acranulata Whitman 的干燥体。夏、秋二季捕捉，用沸水烫死，晒干或低温干燥。【炮制】水蛭……烫水蛭……"[6]

(7)《中国医学百科全书·中医学》："水蛭　始载于《神农本草经》。又名马蜞、马蛭、马蟥、肉钻子。为水蛭科动物蚂蟥 Whitmania pigra Whitman、柳叶蚂蟥 W. acranulata Whitman 和水蛭 Hirudo nipponica Whitman 的全体。"[7]

(8)《中国中医药学主题词表》"水蛭 HIRUDO　属水蛭科；属虫类药和活血祛瘀药。D 蚂蟥。"[8]

(9)《中医大辞典·中药分册》："水蛭　出《神农本草经》。又名蜞、马蜞、水麻贴。为水蛭科动物日本医蛭 Hirudonipponica Whitman 或宽体金线蛭 Whitmania pigra（Whitman）等的干燥全体。主产山东及江苏等地。"[9]

(10)《中药大辞典》："水蛭《本经》　【异名】蛭 rou、至掌、虮《尔雅》……【原动物】①日本医蛭 Hirudo nipponia Whitman，又名：医用蛭。②宽体金钱蛭 Whitmania pigra（Whitman）③茶色蛭 Whitmania acranulata（Whitman），又名：牛鳖。……【药材】①水蛭……②宽水蛭……③常条水蛭……背面有黄色条纹明显者，当地习称"金边蚂蟥"。认为品质最优。【炮制】水蛭……炒水蛭……油水蛭……"[10]

1.2.2　定名选择的理由

(1) 水蛭 Hirudo，为水蛭科动物蚂蟥 Whitmania pigra Whitman、水蛭 Hirudo nipponica Whitman 或柳叶蚂蟥 Whitmania acranulata Whitman 的干燥体。"水蛭"之名始见于汉《神农本草经》，并作为本药正名记录。其后的本草著作如唐·苏敬等《新修本草》，明·刘文泰《本草品汇精要》、刘文泰《本草蒙筌》、李时珍《本草纲目》等在载录或应用本药时均以"水蛭"作为正名，并一直沿用至今。

(2) 我国最新出版的《中华人民共和国药典》，以及辞书类著作《中医大辞典·中药分册》、《中药大辞典》、《中国医学百科全书·中医学》等均以"水蛭"作为本药正名。已经广泛应用于中医药学文献的标引和检索的《中国中医药学主题词表》也以"水蛭"作为本药的正式主题词。说明"水蛭"作为本药正名已成为共识。

1.3　与正名等效的名词：无。

2　源流考释

水蛭（为水蛭科动物蚂蟥 Whitmania pigra Whitman、水蛭 Hirudo nipponica Whitman 或

柳叶蚂蟥 Whitmania acranulata Whitman 的干燥体）始载于汉《神农本草经》[1]，并作为本药正名记录。如《神农本草经》卷三："水蛭　味咸，平。主逐恶血、瘀血、月闭（《御览》作水闭），破血瘕积聚，无子，利水道。生池泽。"[1] 此后，有关本草书即以"水蛭"作为本药正名载录，如：南北朝·陶弘景《本草经集注》[11]，唐·苏敬等《新修本草》[2]，宋·苏颂《本草图经》[12]、唐慎微《证类本草》[13]、寇宗奭《本草衍义》[14]，元·王好古《汤液本草》[15]，明·朱橚《普济方》[16]、刘文泰《本草品汇精要》[3]、陈嘉谟《本草蒙筌》[4]、李时珍《本草纲目》[5]，清·张志聪《本草崇原》[17]、吴仪洛《本草从新》[18]、清·王绂《医林纂要》[19]、黄宫绣《本草求真》[20]等。同时又记载了"马蜞"《本草经集注》[11]，"马蛭"《新修本草》[2]，"蜞"、"马蟥"《本草图经》[12]，"马鳖"、"马黄"《本草衍义》[14]，"黄蜞"《普济方》[16]，"蜞针"、"马蝗蜞"《本草蒙筌》[4]，"蚂蟥"《本草从新》[18]，"蚂蝗蜞"《医林纂要》[19]，"马黄蜞"《本草求真》[20]等本药的异名。如《本草经集注·虫兽三品·下品》："水蛭　味咸、苦，平、微寒，有毒……一蚑，今复有数种，此用马蜞，得啮人腹中有血者，仍干为佳。"[11]《新修本草》卷第十六："水蛭　味咸、苦，平、微寒，有毒……【谨案】此物，有草蛭、水蛭。大者长尺，名马蛭，一名马蜞，并能咂牛、马、人血。"[2]《本草图经》上卷第十四："水蛭，生雷泽池泽，今近处河池中多有之。一名蜞。此有数种：生水中者名水蛭，亦名马蟥；生山中者名石蛭；生草中者名草蛭；生泥中者名泥蛭。"[12]《本草衍义》卷十七："水蛭　陈藏器、日华子所说备矣。大者，京师又谓之马鳖。腹黄者，谓之马黄。"[14]《普济方》卷二百八十四·痈疽门·诸痈疽："凡痈疽觉见稍大，及发背初作，及不问老少。一名蜞针正法……马蜞又名黄蜞，本草名水蛭。"[16]《本草蒙筌》卷之十一："水蛭（即马蝗蜞）　味咸、苦，气平、微寒。有毒……活者堪吮肿毒恶血，取名蜞针。"[4]《本草从新》卷十七·虫鱼鳞介部："水蛭　即蚂蟥。"[18]《医林纂要》卷三："水蛭：咸，寒，俗曰蚂蝗蜞……"[19]《本草求真》卷五："水蛭（卵生）　破血堕胎　水蛭（专入肝）。即马黄蜞。"[20]

古代著作记载的本品异名尚有"蛭"、"虮"、"蛭蝚"、"至掌"《尔雅》[21]，"蚑"《名医别录》[22]，"红蛭"《严氏济生方》[23]，"水蜞"《片玉心书》[24]，"黄蜞"《本草求原》[25]等。如《尔雅注疏》："蛭，虮。郭璞云：今江东呼水中蛭虫入人肉者，为虮。又蛭蝚、至掌，郭璞云：未详，据《名医》，即蛭也。"[21]《名医别录》卷三："水蛭，味苦，微寒，有毒。主堕胎，一名蚑，一名至掌。生雷泽。五月、六月采，曝干。"[22]《严氏济生方》血病门·夺命散："夺命散治金疮打损，及从高坠下，木石所压，内损瘀血，心腹疼痛，大小便不通，气绝欲死。红蛭（用石灰慢火炒令焦黄色，半两）　大黄（二两）　黑牵牛（二两）上件为末，每服三钱，用热酒调下……"[23]《片玉心书》丹毒门·蜞针法："用水蜞数条，放于红肿处，令吃出毒血，立愈。"[24]《本草求原》卷之三："水蛭　俗名黄蜞。咸，走血；苦、平胜血，性啖血。主通肝经，破一切坚积瘀血。因月闭或血瘕而无子，痛风，堕胎。"[25]

现代中药著作如《中华人民共和国药典》[6]、《中国医学百科全书·中医学》[7]、《中国中医药学主题词表》[8]、《中医大辞典·中药分册》[9]、《中药大辞典》[10]、《普通高等教育中医药类规划教材·中药学》[26]、《中药志》[27]、《中药材手册》[28]、《全国中药炮制规范》[29]、《全国中草药汇编》[30]、《中国药材学》[31]、《中华本草》[32]等，均以"水蛭"作为本药正名。同时尚记载有“宽水蛭”、“马鳖”、“马蟥”、“肉钻子”、“塔干”、“长条水蛭”《中药志》[27]，“肉钻子”《中药材手册》[28]，“水麻贴”、“沙塔干”、“门尔哥蚂里”、“金边蚂蟥”《中药大辞典》[10]，“水蚂蟥”、“蚂蟥干”《中国药材学》[31]等各地的俗称。还记载有本品原动物“蚂蟥”的异名“马鳖”《中药志》[27]，“宽体金线蛭”、“水蚂蟥”《中华本草》[32]；原动物“柳叶蚂蟥”的异名“牛鳖”《中药志》[27]，“茶色蛭”、“牛鳖”《中药大辞典》[10]；原动物“水蛭”的异名“医用蛭”《中药志》[27]，“日本医蛭”《中药大辞典》[10]，“线蚂蟥”《中华本草》[32]等。

3 附录

3.1 又称：炒水蛭、油水蛭、制水蛭、米制水蛭、油制水蛭、烫水蛭（饮片规格名）。

3.2 俗称：宽水蛭、马鳖（河北、山东、陕西），马蟥（江苏、河南、陕西、四川），肉钻子（吉林），塔干（江苏），肉钻子（吉林），水麻贴（河北），门尔哥蚂里（朝名），长条水蛭，沙塔干，金边蚂蟥，水蚂蟥，蚂蟥干。

3.3 曾称：蛭、虮、蛭蝚、至掌《尔雅》，蚑《名医别录》，马蜞《本草经集注》，马蛭《新修本草》，蜞、马蟥《本草图经》，马鳖、马黄《本草衍义》，红蛭《严氏济生方》，黄蜞《普济方》，蜞针、马蝗蜞《本草蒙筌》，水蜞《片玉心书》，蚂蟥《本草从新》，蚂蝗蜞《医林纂要》，马黄蜞《本草求真》。

3.4 原动物名称：蚂蟥，马鳖，宽体金线蛭，水蚂蟥；柳叶蚂蟥，牛鳖，茶色蛭，牛鳖；水蛭，医用蛭，日本医蛭，线蚂蟥。

4 文献通考

《神农本草经》卷三：“水蛭　味咸，平。主逐恶血、瘀血、月闭，破血瘕积聚，无子，利水道。生池泽。”[1]

《尔雅注疏》：“蛭，虮。郭璞云：今江东呼水中蛭虫入人肉者，为虮。又蛭蝚、至掌，郭璞云：未详，据《名医》，即蛭也。”[21]

《名医别录》卷三：“水蛭，味苦，微寒，有毒。主堕胎，一名蚑，一名至掌。生雷泽。五月、六月采，曝干。”[22]

《本草经集注·虫兽三品·下品》：“水蛭　味咸、苦，平、微寒，有毒。主逐恶血，瘀血，月闭，破血瘕，积聚，无子。利水道，又堕胎。一名蚑，一名至掌。生雷泽池泽。五月、六月采，曝干。蚑，今复有数种，此用马蜞，得啮人腹中有血者，仍干为佳。山蚑及诸小者，皆不用。”[11]

《新修本草》卷第十六：“水蛭　味咸、苦，平、微寒，有毒……【谨案】此物，有草蛭、水蛭。大者长尺，名马蛭，一名马蜞，并能咂牛、马、人血；今俗多取水中小者用之，大效，不必要须食人血满腹者；其草蛭，在深山草上，人行即敷着胫股，不觉，遂于肉中产育，亦大为害，山人自有疗法也。”[2]

《本草图经》上卷第十四：“水蛭，生雷泽池泽，今近处河池中多有之。一名蜞。此有数种：生水中者名水蛭，亦名马蟥；生山中者名石蛭；生草中者名草蛭；生泥中者名泥蛭。并能著人及牛马股胫间，啮咂其血，甚者入肉中产育，为害亦大。水蛭　有长尺者，用之当以小者为佳。六月采，曝干。”[12]

《证类本草》卷第二十二："水蛭（音质） 味咸，苦，平，微寒，有毒。主逐恶血，瘀血，月闭，破血瘕，积聚，无子，利水道，又堕胎。"[13]

《本草衍义》卷十七："水蛭 陈藏器、日华子所说备矣。大者，京师又谓之马鳖。腹黄者，谓之马黄。畏盐，然治伤折有功。经与《注》皆不言修制，宜子细，不可忽也。今人用者皆炒。"[14]

《严氏济生方·血病门》："夺命散治金疮打损，及从高坠下，木石所压，内损瘀血，心腹疼痛，大小便不通，气绝欲死。红蛭（用石灰慢火炒令焦黄色，半两），大黄（二两），黑牵牛（二两），上件为末，每服三钱，用热酒调下，如人行四五里，再用热酒调牵牛末二钱，催之，须脏腑转下恶血成块或成片，恶血尽则愈。"[23]

《汤液本草》卷之六："水蛭 气微寒，味咸、苦，平。有毒。"[15]

《普济方》卷二百八十四："诸痈疽 凡痈疽觉见稍大，及发背初作，及不问老少。一名蜞针正法……马蜞又名黄蜞，本草名水蛭。"[16]

《本草品汇精要》卷之三十一："裸虫 有毒 水蛭（出《神农本经》），主逐恶血，瘀血，月闭，破血瘕积聚，无子，利水道（以上朱字《神农本经》），堕胎（以上黑字《名医》所录）。【名】蚑（音蜞） 至掌 马蟥 石蛭 草蛭 泥蛭。"[3]

《片玉心书·丹毒门》："蜞针法 用水蜞数条，放于红肿处，令吃出毒血，立愈。"[24]

《本草蒙筌》卷之十一："水蛭（即马蝗蜞） 味咸、苦，气平、微寒。有毒。入药取水中小者，其性畏石灰与盐。烈日曝极干，锉细炒黄色。倘若制非精细，入腹生子为殃，故凡用之极宜谨慎。活者堪吮肿毒恶血，取名蜞针；（载外科书。）炒者能去积瘀坚瘕，立方抵当（仲景伤寒方有抵当汤、抵当丸）。治折伤利水道，通月信堕妊娠。加麝香酒调，下蓄血神效。盖苦走血，咸胜血故尔。"[4]

《本草纲目》第四十卷："水蛭《本经·下品》 【释名】蚑（与蜞同。《尔雅》作虮）。至掌《别录》，大者名马蜞《唐本》、马蛭《唐本》、马蟥《衍义》、马鳖《衍义》。时珍曰：方音讹蛭为痴，故俗有水痴、草痴之称。宗奭曰：汴人谓大者为马鳖，腹黄者为马蟥。【集解】《别录》曰：水蛭生雷泽池泽。五月、六月采，曝干。"[5]

《本草崇原·本经·下品》："水蛭 气味咸苦平，有毒。主逐恶血瘀血，月闭，破血症积聚，无子，利水道。（水蛭处处河池有之，种类不一，在山野中者，名山蜞，在草中者，名草蛭，在泥水中者，名水蛭，大者谓之马蜞，今名马蟥。）"[17]

《本草从新》卷十七："水蛭 即蚂蟥。泻、破血。咸。苦平有毒。治恶血积聚。染须极效。"[18]

《医林纂要》卷三："水蛭：咸，寒，俗曰蚂蝗蜞，生水田腐水中，色紫赤，无头尾，善钻吸入血，人足入水，则两头皆钻入肉，饱血而后落……破瘀血，去蓄血。抵当汤用之。"[19]

《本草求真》卷五："水蛭（卵生） 破血堕胎 水蛭（专入肝）。即马黄蜞。"[20]

《本草求原》卷之三："水蛭 俗名黄蜞。咸，走血；苦、平胜血，性啖血。主通肝经，破一切坚积瘀血。因月闭或血瘕而无子，痛风，堕胎。"[25]

《中药志》："水蛭 本品为少常用中药，"神农本草经" 列为下品。【原动物】1. 蚂蟥别名：马鳖。Whitman pigra Whitman - 环节动物门 Annelida，水蛭纲 Hirudinea，咽蛭目，Rhynchobdellae，水蛭科 Hirudinidae 2. 柳叶蚂蟥　别名：牛鳖。Whitmania acranulata Whitman——水蛭科 Hirudinidae 3. 水蛭　别名：医用蛭。Hirudo nipponica Whitman——水蛭科 Hirudinida.【药材】名称　水蛭 Hirudo 1. 宽水蛭（蚂蟥）Hirudo breviformis　别名：马鳖（河北、山东、陕西），马蟥（江苏、河南、陕西、四川），肉钻子（吉林），塔干（江苏）。2. 长条水蛭（柳叶蚂蟥）Hiredo longiformis 3. 水蛭 Hirudo communis."[27]

《中药材手册》："水蛭（纲目列入虫部卵生类）　本品为水蛭科动物（蚂蟥）宽体金线蛭 Whitmania pigra（Whitman）.（柳叶蚂蟥）尖细金线蛭 Whitmania acranulata（Whitman.）及（线蚂蟥）日本医蛭 Hirudo nipponia Whitman 的干燥全体……【别名】马鳖（河北、山东、陕西）、肉钻子（吉林）。"[28]

《全国中草药汇编》："水蛭　别名：蛭蝚、至掌《尔雅》、蚑《名医别录》、马蜞、蚂蟥、马鳖、肉钻子。来源：为水蛭科动物蚂蟥 Whitmania pigra Whitman. 柳叶蚂蟥 W. acranulata Whitman. 或水蛭 Hirudo nipponica Whitman，以干燥全体入药。炮制：炒水蛭……油水蛭……"[30]

《中药大辞典》："水蛭《本经》　【异名】蛭蝚、至掌、虮《尔雅》，蚑《别录》，马蜞（陶弘景），马蛭《唐本草》，蜞、马蟥《本草图经》，马鳖《本草衍义》，红蛭《济生方》，蚂蟥蜞《医林纂要》，黄蜞《本草求原》，水麻贴《河北药材》，沙塔干、肉钻子《中药材手册》，门尔哥蚂里（朝名）。【基原】为水蛭科动物日本医蛭、宽体金钱蛭、茶色蛭等的全体。【原动物】①日本医蛭 Hirudo nipponia Whitman，又名：医用蛭。②宽体金钱蛭 Whitmania pigra（Whitman）③茶色蛭 Whitmania acranulata（Whitman），又名：牛鳖。……【药材】①水蛭……②宽水蛭……③长条水蛭……背面有黄色条纹明显者，当地习称'金边蚂蟥'。认为品质最优。【炮制】水蛭……炒水蛭……油水蛭……"[10]

《中医大辞典·中药分册》："水蛭　出《神农本草经》。又名蜞、马蜞、水麻贴。为水蛭科动物日本医蛭 Hirudonipponica Whitman 或宽体金线蛭 Whitmania pigra（Whitman）等的干燥全体。主产山东及江苏等地。"[9]

《中国医学百科全书·中医学》："水蛭　始载于《神农本草经》。又名马蜞、马蛭、马蟥、肉钻子。为水蛭科动物蚂蟥 Whitmania pigra Whitman、柳叶蚂蟥 W. acranulata Whitman 和水蛭 Hirudo nipponica Whitman 的全体。"[7]

《全国中药炮制规范》："水蛭　［处方用名］制水蛭。【来源】本品为水蛭科动物蚂蟥 Whitmania pigra Whitman、水蛭 Hirudo nipponica Whitman 或柳叶蚂蟥 Whitmania acranulata Whitman 的干燥全体。均系野生。全国大部分地区均有生产。"[29]

《中国药材学》："水蛭　【别名】马鳖，肉钻子，水蚂蟥，蚂蟥干，马蛭。【来源】本品为环节动物蛭纲颚蛭目水蛭科动物蚂蟥 Whitmania pigra Whitman、水蛭 Hirudo nipponica Whitman 或柳叶蚂蟥 W. acranulata Whitman 的干燥全体。【炮制】①水蛭……②制水蛭……【附注】同科动物光润金线蛭 Whitmania laevia（Bzird）的全体亦入药。分布于全国各地湖泊，水田中。"[31]

《中国中医药学主题词表》"水蛭 HIRUDO　属水蛭科；属虫类药和活血祛瘀药。D 蚂蟥。"[8]

《普通高等教育中医药类规划教材·中药学》："水蛭《本经》　为环节动物水蛭科蚂蟥 Whitmania pigra Whitman、水蛭 Hirudo nipponica Whitman 或柳叶蚂蟥 W. acranulata

Whitman 的全体。全国大部分地区均有。”[26]

《中华本草》：“水蛭《本经》【异名】蛭蝚、至掌、虮《尔雅》，蚑《别录》，马蜞《本草经集注》，马蛭《新修本草》，蜞、马蟥《本草图经》，马鳖《本草衍义》，红蛭《济生方》，水蜞《片玉心书》，蚂蝗蜞《医林纂要·药性》，黄蜞《本草求原》，水麻贴《河北药材》，沙塔干、肉钻子《中药材手册》，蚂蟥（通称）。【来源】为医蛭柯动物日本医蛭和宽体金线蛭等的全体。【原动物】1 日本医蛭 Hirudo nipponica（Whitman）又名：医用蛭《中药志》，线蚂蟥（通称）。2. 宽体金线蛭 Whitmania pigra（Whitman）又名：水蚂蟥……［炮制］1. 水蛭……2. 制水蛭……3. 米制水蛭……4. 油制水蛭……”[32]

《中华人民共和国药典》：“水蛭 shuizhi HIRUDO　本品为水蛭科动物蚂蟥 Whitmania pigra Whitman、水蛭 Hirudo nipponica Whitman 或柳叶蚂蟥 Whitmania acranulata Whitman 的干燥体。夏、秋二季捕捉，用沸水烫死，晒干或低温干燥。【炮制】水蛭……烫水蛭……”[6]

5　参考文献

1　汉·神农本草经．清顾观光重辑本．北京：人民卫生出版社，1955，100

2　唐·苏敬等撰．新修本草．合肥：安徽科学技术出版社，1981，418

3　明·刘文泰．本草品汇精要．北京：人民卫生出版社，1982，747

4　明·陈嘉谟．本草蒙筌．北京：人民卫生出版社，1988，434

5　明·李时珍．本草纲目．北京：人民卫生出版社，1982，2285

6　国家药典委员会编．中华人民共和国药典．一部．北京：化学工业出版社，2000，63

7　《中医学》编辑委员会．中国医学百科全书·中医学．上海：上海科学技术出版社，1997，1150

8　吴兰成主编．中国中医药学主题词表．北京：中医古籍出版社，1996，361

9　《中医大辞典》编辑委员会编．中医大辞典·中药分册．北京：人民卫生出版社，1982，87

10　江苏新医学院编．中药大辞典．上海：上海科学技术出版社，1977，517～519

11　南北朝·陶弘景．本草经集注．北京：人民卫生出版社，1994，458

12　宋·苏颂．本草图经．合肥：安徽科学技术出版社，1994，489

13　宋·唐慎微．证类本草．北京：人民卫生出版社，1957，447

14　宋·寇宗奭．本草衍义．上海：商务印书馆，1937，110～111

15　元·王好古．汤液本草．北京：人民卫生出版社，1956，88

16　明·朱橚．普济方．第七册．北京：人民卫生出版社，1959，349

17　清·张志聪．本草崇原．北京：中国中医药出版社，1992，137

18　清·吴仪洛．本草从新．北京：中医古籍出版社，2001，245

19　清·王绂．医林纂要．合肥：安徽科学技术出版社，1993，292

20　清·黄宫绣．本草求真．上海：上海科学技术出版社，1959，247

21　汉初学者辑，晋·郭璞注．十三经注疏·尔雅注疏．上海：上海古籍出版社

22　魏晋·名医别录．北京：人民卫生出版社，1986，301

23　宋·严用和．严氏济生方．北京：人民卫生出版社，1980，53

24　明·万全．片玉心书．见：万密斋医学全书．北京：中国中医药出版社，1999，453

25　清·赵其光．本草求原．见：岭南本草古籍三种．北京：中国医药科技出版社，1999，358

26　雷载权主编．普通高等教育中医药类规划教材·中药学．上海：上海科学技术出版社，1995，220

27　中国医学科学院药物研究所等编．中药志．第四册．北京：人民卫生出版社，1961，4

28 中华人民共和国卫生部药政管理局主编．中药材手册．北京：人民卫生出版社，1998，637
29 中华人民共和国卫生部药政管理局编．全国中药炮制规范．北京：人民卫生出版社，1988，329～330
30 《全国中草药汇编》编写组编．全国中草药汇编．下册．北京：人民卫生出版社，1978，132
31 徐国钧等主编．中国药材学．北京：中国医药科技出版社，1996，1764～1765
32 国家中医药管理局《中华本草》编委会．中华本草．第九册．上海：上海科学技术出版社，1999，26

092 玉竹
Yuzhu
Rhizoma Polygonati Odorati

1 定名依据

1.1 正名

1.1.1 汉文名：玉竹［为百合科植物玉竹 Polygonatum odoratum（Mill.）Druce 的干燥根茎］。

1.1.2 英文名：fragrant solomonseal rhizome.

1.2 依据

1.2.1 定名的文献依据

(1)《吴普本草·草木类》："委萎 一名葳蕤，一名王马，一名节地，一名虫蝉，一名乌萎，一名荧，一名玉竹。"[1]

(2)《本草分经·原例》："玉竹 甘平，补气血而润去风湿，润心肺，用代参地，不寒不燥大有殊功。"[2]

(3)《本草便读·草部·山草类》："玉竹 补脾润肺可填阴。"[3]

(4)《中华人民共和国药典》："玉竹 本品为百合科植物玉竹 Polygonatum odoratum（Mill.）Druce 的干燥根茎。秋季采挖，除去须根，洗净，晒至柔软后，反复揉搓，晾晒至无硬心，晒干；或蒸透后，揉至半透明，晒干。"[4]

(5)《普通高等教育中医药类规划教材·中药学》："玉竹《本经》为百合科多年生草本植物玉竹 Polygonatum odoratum（Mill.）Druce 的根茎。主产于河北、江苏等地。秋季采挖。洗净，晒至柔软后，反复揉搓，晾晒至无硬心，晒干；或蒸透后，揉至半透明，晒干。切厚片或段用。"[5]

(6)《中药大辞典》："玉竹《吴普本草》 【异名】荧、委萎《尔雅》……【原植物】为百合科植物玉竹 Polygonatum odoratum（Mill.）Druce var. pluriflorum（Miq.）Ohwi……下列同种植物，亦同等入药：①热河黄精 Polygonatum macropodium Turcz. ……②小玉竹 Polygonatum involucratum Maxim. ……③毛筒玉竹 Polygonatum inflatum Komar. ……"[6]

(7)《中医大辞典·中药分册》："玉竹 出《吴普本草》。又名萎蕤、地节、葳参、铃铛菜、尾参。为百合科植物玉竹 Polygonatum odoratum（Mill.）Druce 的根茎。主产河南、江苏、辽宁、湖南、浙江等地。"[7]

(8)《中国医学百科全书·中医学》:"玉竹 始载于《神农本草经》。原名女萎，又名萎蕤。为百合科植物玉竹 Polygonatum odoratum (Mill.) Druce 的根茎。"[8]

(9)《中国中医药学主题词表》:"玉竹 POLYGONATI ODORATUM 属百合科和补阴药 D 葳蕤 D 萎蕤。"[9]

(10)《中药志》:"玉竹 本品为常用中药。商品为百合科植物玉竹的根茎。……【原植物】玉竹 别名：地管子（河北），尾参（湖南、湖北），铃铛菜（东北、河北），竹节黄（贵州），竹根七（湖南、江西、陕西），地节（江西）。"[10]

(11)《中药材手册》[11]、《全国中草药汇编》[12]、《全国中药炮制规范》[13]、《中国药材学》[14]、《中华本草》[15]等现代中药著作多以"玉竹"作为本品正名（参见"文献通考"）。

1.2.2 定名选择的理由

(1) 玉竹 Rhizoma polygonati odorati，系百合科植物玉竹 Polygonatum odoratum (Mill.) Druce 的干燥根茎。"玉竹"作为"委萎"的别名，始见于三国·吴普《吴普本草》。作为本草正名始载于清·姚澜《本草分经·原例》，其后清·张秉成《本草便读》也沿用该书以"玉竹"为正名记载本品。

(2) 我国最新出版的《中华人民共和国药典》、《普通高等教育中医药类规划教材·中药学》以及辞书类著作《中医大辞典·中药分册》、《中药大辞典》、《中国医学百科全书·中医学》等均以"玉竹"作为本品正名。已经广泛应用于中医药学文献的标引和检索的《中国中医药学主题词表》也以"玉竹"作为本品的正式主题词。现代本草著作如《中药志》、《全国中草药汇编》、《中华本草》、《中国药材学》、《中药材手册》、《全国中药炮制规范》等虽记载了不少本品各地的俗称，但也无一例外以"玉竹"作为本品的正名。说明"玉竹"作为本品正名已成为共识。

1.3 与正名等效的名词：无。

2 源流考释

玉竹［为百合科植物玉竹 Polygonatum odoratum (Mill.) Druce 的干燥根茎］原称"女萎"，始载于《神农本草经》卷一："女萎 味甘，平。主中风暴热，不能动摇，跌筋结肉，诸不足。久服，去面黑鼾，好颜色、润泽，轻身、不老。生山谷。"[16]其后有的沿用该书记载，以"女萎"为正名，如唐·苏敬《新修本草》[17]，宋·唐慎微《证类本草》[18]、清·叶志诜《神农本草经赞》[19]等；有的以"委萎"为正名，如三国·吴普《吴普本草》[1]；有的以"女葳"为正名，如南北朝·陶弘景《本草经集注》[20]；有的以"萎蕤"为正名，如魏晋《名医别录》[21]、清·吴仪洛《本草从新》[22]；有的以"葳蕤"为正名，如宋·苏颂《本草图经》[23]，明·李时珍《本草纲目》[24]，清·叶桂《本草经解》[25]、张志聪《本草崇原》[26]、张璐《本经逢原》[27]、严西亭《得配本草》[28]、黄宫绣《本草求真》[29]、陈念祖《神农本草经读》[30]、杨时泰《本草述钩元》[31]、陈其瑞《本草撮要》[32]等；有的以"葳参"为正名，如明·兰茂《滇南本草》[33]等。

"玉竹"之名始见于《吴普本草·草木类》："委萎 一名葳蕤，一名王马，一名节地，一名虫蝉，一名乌萎，一名荧，一名玉竹。"[1]同时该书尚记载有"葳蕤"、"王马"、

"节地"、"虫蝉"、"乌萎"、"荧"等异名。"玉竹"作为本药正名始载于《本草分经·原例》:"玉竹　甘平,补气血而润去风湿,润心肺,用代参地,不寒不燥大有殊功。"[2]其后《本草便读》[3]也沿用该书以"玉竹"为正名记载本品。

古代著作记载的本品异名尚有"荧"、"委萎"《尔雅》[34],"萎移"《说文》[24],"青粘"、"黄芝"、"地节"《魏志·樊阿传》[35],"萎蕤"、"马薰"《名医别录》[21],"葳参"、"玉术"《滇南本草》[33],"萎香"《本草纲目》[24]等。如《尔雅》:"荧,委萎。"[34]《魏志·樊阿传》:"青粘,一名黄芝,一名地节。此即葳蕤。"[35]《名医别录》卷第一:"葳蕤　无毒。主治心腹结气,虚热,湿毒,腰痛,茎中寒,及目痛眦烂泪出。一名荧,一名地节,一名玉竹,一名马薰。生太山及丘陵。立春后采,阴干。"[21]《名医别录》卷第一:"萎蕤　无毒。主治心腹结气,虚热,湿毒,腰痛,茎中寒,及目痛眦烂泪出。一名荧,一名地节,一名玉竹,一名马薰。生太山及丘陵。立春后采,阴干。"[21]《滇南本草》第一卷:"葳参,一名玉术。味甘、微苦,性平、微温。入脾,补气血,补中健脾。"[33]《本草纲目》第十二卷:"葳蕤……一名萎香。则威仪之义,于此可见。《别录》作萎蕤,省文也。《说文》作萎移,音相近也。"[24]

现代有关著作均沿用《本草分经》的记载以"玉竹"作为本品正名,如《中华人民共和国药典》[4]、《普通高等教育中医药类规划教材·中药学》[5]、《中药大辞典》[6]、《中医大辞典·中药分册》[7]、《中国医学百科全书·中医学》[8]、《中国中医药学主题词表》[9]、《中药志》[10]、《中药材手册》[11]、《全国中草药汇编》[12]、《全国中药炮制规范》[13]、《中国药材学》[14]、《中华本草》[15]等。同时尚记载有"尾参"、"竹根七"《中药材手册》[11],"玉参"、"甜根菜"、"铃铛菜"、"小笔管菜"、"靠山竹"《全国中草药汇编》[12],"女草"、"娃草"、"丽草"、"山玉竹"、"十样错"、"竹七根"、"竹节黄"、"黄脚鸡"、"百解药"、"山铃子草"、"灯笼菜"、"山包米"、"山姜"、"黄蔓菁"、"芦莉花"、"尾参"、"连竹"、"西竹"《中药大辞典》[6],"玉竹参"、"鸟儿眼"《中国药材学》[14],"笔管子"《中华本草》[15]等各地的俗称;还记载有本品原植物"玉竹"的异名"地管子"、"尾参"、"铃铛菜"、"竹节黄"、"竹根七"、"地节"《中药志》[10],"女草"、"娃草"、"丽草"、"小笔管菜"、"毛管菜"、"白豆子"、"靠山竹"《中华本草》[15]等。

3　附录

3.1　又称:炙玉竹、蒸玉竹、酒玉竹(饮片规格名)。

3.2　俗称:十样错、竹七根、竹节黄、黄脚鸡、百解药(贵州),山铃子草、铃铛菜、灯笼菜、山包米(东北),山姜、黄蔓菁(山东),芦莉花(黑龙江),尾参(湖南),连竹、西竹(广东),山玉竹(铁岭),鸟儿眼(甘肃),尾参,竹根七,玉参,小笔管菜,甜根菜,靠山竹,女草,娃草,丽草,玉竹参,笔管子。

3.3　曾称:荧、委萎《尔雅》,女萎《神农本草经》,萎移《说文》,葳蕤、王马、节地、虫蝉、乌萎、荧《吴普本草》,青粘、黄芝、地节《魏志·樊阿传》,萎蕤、马薰《名医别录》,女葳《本草经集注》,葳参、玉术《滇南本草》,萎香《本草纲目》。

3.4　原植物名称:玉竹,地管子(河北),尾参(湖南、湖北),铃铛菜(东北、河北),竹节黄(贵州),竹根七(湖南、江西、陕西),地节(江西),女草,娃草,丽草,小笔管菜,毛管菜,白豆子,靠山竹。

4 文献通考

《神农本草经》卷一：“女萎　味甘，平。主中风暴热，不能动摇，跌筋结肉，诸不足。久服，去面黑皯，好颜色、润泽，轻身、不老。生山谷。”[16]

《尔雅》：“荧，委萎。”[34]

《魏志·樊阿传》：“青粘，一名黄芝，一名地节。此即葳蕤。”[35]

《吴普本草·草木类》：“委萎　一名葳蕤，一名王马，一名节地，一名虫蝉，一名乌萎，一名荧，一名玉竹。”[1]

《名医别录》卷第一：“萎蕤　无毒。主治心腹结气，虚热，湿毒，腰痛，茎中寒，及目痛眦烂泪出。一名荧，一名地节，一名玉竹，一名马薰。生太山及丘陵。立春后采，阴干。”[21]

《本草经集注·草木上品》：“女葳，葳蕤　味甘，平，无毒。主治中风暴热，不能动摇，跌筋结肉，诸不足。心腹结气，虚热、湿毒，腰痛，茎中寒，及目痛眦烂泪出。久服，去面黑皯，好颜色，润泽，轻身，不老。一名荧，一名地节，一名玉竹，一名马薰。生太山山谷及丘陵。立春后采，阴干。”[20]

《新修本草》卷六：“女萎（萎蕤）　味甘，平，无毒。主中风暴热，不能动摇，跌筋结肉，诸不足。心腹结气，虚热、湿毒，腰痛，茎中寒，及目痛眦烂泪出。久服，去面黑皯，好颜色，润泽，轻身，不老。一名莹，一名地节，一名玉竹，一名马薰。生太山山谷及丘陵。立春后采，阴干。”[17]

《本草图经》卷四：“葳蕤，生泰山山谷丘陵，今滁州、舒州及汉中皆有之。叶狭而长，表白里青，亦类黄精。茎秆强直，似竹箭杆，有节；根黄多须，大如指，长一二尺，或云可啖；三月开青花，结圆实。立春后采根，阴干用之。”[23]

《证类本草》卷六：“女萎（萎蕤）　味甘，平，无毒。主中风暴热，不能动摇，跌筋结肉，诸不足，心腹结气，虚热湿毒，腰痛，茎中寒及目痛眦烂泪出。久服，去面黑皯，好颜色，润泽，轻身不老。一名荧，一名地节，一名王竹，一名马薰。生泰山山谷及丘陵。立春后采，阴干（畏卤咸）。”[18]

《滇南本草》第一卷：“葳参，一名玉术。味甘、微苦，性平、微温。入脾，补气血，补中健脾。”[33]

《本草纲目》第十二卷：“葳蕤　（音威绥。《本经·上品》）　【释名】女萎《本经》、葳蕤《吴普》、萎蕤（音威移）、委萎《尔雅》、萎香《纲目》、荧《尔雅》，音行）、玉竹《别录》、地节《别录》。时珍曰：按：黄公绍《古今韵会》云：葳蕤，草木叶垂之貌。此草根长多须，如冠缨下垂之绥而有威仪，故以名之。凡羽盖旌旗之缨绥，皆象葳蕤，是矣。张氏《瑞应图》云：王者礼备，则葳蕤生于殿前。一名萎香。则威仪之义，于此可见。《别录》作萎蕤，省文也。《说文》作萎移，音相近也。”[24]

《本经逢原》卷一：“葳蕤　《本经》名女葳，又名玉竹　甘平，无毒。肥白者良。入发散风热药生用。入补药蜜水拌，饭上蒸熟用。《本经》主中风暴热，不能动摇，跌筋结肉诸不足，久服，去面黑皯，好颜色润泽，轻身不老。”[26]

《本草经解》卷一：“【萎蕤】　气平。味甘。无毒。主心腹结气。虚热湿毒。腰痛。茎中寒。及目痛眦烂泪出。葳蕤气平。禀天秋降之金气。入手太阴肺经。味甘无毒。得地中和湿土之味。入足太阴脾经。气降味和。阴也。甘平之品。则能清能润。故亦主心腹结气也。”[25]

《本草从新》卷一：“萎蕤　即玉竹平补气血而润、去风湿。甘平。补中益气。除烦渴。润心肺。治风淫湿毒。目痛眦烂。（风湿。）寒热痁疟。中风不能动摇。头痛腰痛（凡头痛不止者、属外感、宜发散、乍痛乍止者、属内伤、宜补虚、又有偏头风、左属风与血虚、右属痰热与气虚、腰痛亦有肾虚、气滞、痰积、瘀血、风寒、湿热之不同、凡挟虚挟风湿者、宜葳蕤）茎寒自汗。”[22]

《本草崇原》卷上：“葳蕤　气味甘平，无毒。主中风暴热，不能动摇，跌筋结肉，诸不足。久服去面黑皯，好颜色，润泽，轻身不老。《本经》名女萎。《吴氏本草》名葳蕤。《别录》名玉竹。《拾遗》名青粘。始出太山山谷及邱陵，今处处有之。女萎者，性阴柔而质滋润，如女之委顺相随也，葳蕤者，女子娇柔之意。玉竹者，根色如玉，茎节如竹也。青粘，茎叶青翠，根汁稠粘也。春生苗，茎直有节，其叶如竹，两两相对，其根横生如黄精，色白微黄，性柔多脂，最难干。”[26]

《本草求真》卷一：“葳蕤　（山草）补肺阴止嗽兼祛风湿　葳蕤（专入肺。兼入肝脾肾）。一名玉竹。味甘性平。质润。据书载能补肺阴。及入肝脾肾以祛风湿。与人参地黄称为补剂上品。”[29]

《神农本草经读》卷二：“葳蕤　气味甘、平，无毒。主中风暴热，不能动摇，跌筋结肉，诸不足。久服，去面皯黑，好颜色，润泽，轻身不老。张隐庵曰：葳蕤气味甘平，质多津液，禀太阴湿土之精以资中焦之汁。主中风暴热不能摇动者，以津液为邪热所灼也。跌筋者，筋不柔和也。结肉者，肉无膏泽也。”[30]

《本草分经·原例》：“玉竹　甘平，补气血而润去风湿，润心肺，用代参地，不寒不燥大有殊功。”[2]

《本草述钩元》卷七：“葳蕤　即玉竹。一名地节。【辨疑】葳蕤本经与女葳同条。其后又出加圈女葳一条。濒湖谓本经女葳。乃尔雅委萎。（即别录葳蕤）上古钞写。讹为女葳耳。其后条加圈之女葳。则固与葳蕤殊者。乃蔓草也。”[31]

《神农本草经赞》卷一：“女萎　味甘平。主中风暴热。不能动摇。跌筋结肉诸不足。久服去面黑皯。好颜色润泽。轻身不老。生山谷。瑞昭礼备。象著威仪。柔筋释结。腴貌生姿。直标竹箭。垂比缨蕤。表青里白。荧曜春熙。”[19]

《得配本草》卷二：“萎蕤　一名玉竹　畏卤咸。甘，平。入手足太阴、少阴经。柔润补虚，善息肝风。治虚劳寒热痁疟，风温自汗灼热，头疼目痛眦烂，男子湿注腰疼，小便频数失精，一切虚损挟风湿诸症。用代参、地，大有殊功。得薄荷、生姜，治目痛昏暗。”[28]

《本草撮要》卷一：“【葳蕤】味甘。入手太阴经。功专补中益气。得石膏、干葛。治风温自汗身重。语言难出。诸不足。可代参、芪。然力薄鲜效。去皮节。或蜜水。或酒浸蒸用。畏盐卤。一名玉竹。一名地节。固与葳蕤殊者。”[32]

《本草便读·山草类》：“玉竹，补脾润肺可填阴。有金玉威仪之象。散热搜风不碍补。具甘平润泽之功……”[3]

《中药志》：“玉竹　本品为常用中药。商品为百合科植物玉竹的根茎……【原植物】玉竹　别名：地管子（河北），尾参（湖南、湖北），铃铛菜（东北、河北），竹节黄

（贵州），竹根七（湖南、江西、陕西），地节（江西）……【附注】……此外，各地尚有少量同属植物混用作为玉竹：1. 在东北有用毛筒玉竹 Polygonatum inflatum Komar 的根茎作玉竹……2. 在东北南部和华北部分地区尚有用热河黄精 Polygonatum macropodium Turcz. 的根茎，称为大玉竹。3. 在新疆收购并应用的玉竹，原植物为新疆黄精 Polygonatum roseum（Ledeb.）Knuth. 4. 四川西部和云南西北部尚产一种小玉竹，原植物为康定玉竹 Polygonatum pratii Baker（P. delavayi Hua）。5. 我国北部也产一种小玉竹，原植物为小玉竹 Polygonatum humileFisch. Ex Maxim. ［P. officinale All. Var. humile（Fish. ex Maxim）Baker］。6. 近年来，我国西南地区还生产一种'大玉竹'，原植物为深裂竹根七 Disporopsis pernyi（Hua）Diels（Polygonayum ensifolium Levl.，Disporopsis arisaneusis Hay.）。"[10]

《中药材手册》："玉竹（纲目列入草部山草类） 全国主要商品来源为百合科植物玉竹 Polygonatum odoratum（Mill.）Druce 的干燥根茎。原植物系多年生草本，野生于林下及山野阴坡，或有栽培。在药材商品上易于黄精相混，应注意鉴别。【别名】尾参、竹根七。"[11]

《全国中草药汇编》："玉竹 别名：萎蕤、玉参、尾参、铃铛菜、小笔管菜、甜根菜、靠山竹。来源：为百合科黄精属植物玉竹 Polygonatum odoratum（Mill.）Druce（P. officinale All.）的根状茎。附注 1. 同属植物中凡根状茎呈圆柱形，粗细均匀者亦可作玉竹用。（1）小玉竹（二苞玉竹）Polygonatum involucratum Maxim……（2）大玉竹（长梗玉竹）Polygonatum macropodium TURCZ……（3）紫花黄精 Polygonatum roseum（Ledeb）Kunth…… 2. 同科假万寿竹属植物假万寿竹 Disporopsis fusco - picta Hance 在广西钟山县混称玉竹，薄叶假万寿竹 D. leptophylla Hayata 在广西金秀、三江、龙胜、全州等地误作玉竹入药。"[12]

《中药大辞典》："玉竹《吴普本草》【异名】荧、委萎《尔雅》，女萎《本经》，萎移《说文》，葳蕤、王马、节地、虫蝉、乌萎《吴普本草》。青粘、黄芝、地节《三国志》，萎蕤、马熏《别录》，女草、娃草、丽草《酉阳杂俎》，葳参、玉术《滇南本草》，萎香《纲目》，小笔管菜《盛京通志》，山玉竹《铁岭县志》，十样错、竹七根、竹节黄、黄脚鸡、百解药《贵州民间方药集》。山铃子草、铃铛菜、灯笼菜 山包米《东北药植志》，山姜、黄蔓菁《山东中药》，芦莉花《黑龙江中药》，尾参《湖南药物志》，连竹、西竹《广东中药》。【基原】为百合科植物玉竹的根茎。【原植物】为百合科植物玉竹 Polygonatum odoratum（Mill.）Druce var. pluriflorum（Miq.）Ohwi……下列同种植物，亦同等入药：①热河黄精 Polygonatum macropodium Turcz……，②小玉竹 Polygonatum involucratum Maxim. ……③毛筒玉竹 Polygonatum inflatum Komar……"[6]

《中医大辞典·中药分册》："玉竹 出《吴普本草》。又名萎蕤、地节、葳参、铃铛菜、尾参。为百合科植物玉竹 Polygonatum odoratum （Mill.） Druce 的根茎。主产河南、江苏、辽宁、湖南、浙江等地。"[7]

《中国医学百科全书·中医学》："玉竹 始载于《神农本草经》。原名女萎，又名萎蕤。为百合科植物玉竹 Polygonatum odoratum（Mill.）Druce 的根茎。"[8]

《全国中药炮制规范》："玉竹 ［处方用名］玉竹。【来源】本品为百合科植物玉竹 Polygonatum odoratum（Mill.）Druce 的干燥根茎。栽培或野生。主产于辽宁、河北、江苏、湖南、浙江等地。春、秋二季采挖，除去须根，洗净，晒至柔软后，反复揉搓，晾晒。至无硬心时，晒干。或蒸透后，揉至半透明时，晒干。药材以条长、肉肥、黄白色、光泽柔润者为佳。"[13]

《中国药材学》："玉竹　【别名】萎蕤，葳蕤，铃铛菜，竹根七，玉竹参，鸟儿眼（甘肃）。【来源】本品为百合科植物玉竹 Polygonatum odoratum（Mill.）Druce（P. officinale All.）的根茎。……【附注】……（2）同属数种植物的根茎也作玉竹入药，如①小玉竹（二苞玉竹）P. involucratum Maxim. ……②大玉竹（长梗玉竹）P. macropodium Turcz. ……（3）据成都中医学院调查，川西川北有将同科植物散斑假万寿竹 Disporopsis aspera（Hua）Engl. ex Krause、竹根假万寿竹 D. pernyi（Hua）Diels 的根茎作玉竹用。"[14]

《中国中医药学主题词表》"玉竹 POLYGONATI ODORATUM　属百合科和补阴药　D 葳蕤。D 萎蕤。"[9]

《普通高等教育中医药类规划教材·中药学》："玉竹《本经》为百合科多年生草本植物玉竹 Polygonatum odoratum（Mill.）Druce 的根茎。主产于河北、江苏等地。秋季采挖。洗净，晒至柔软后，反复揉搓，晾晒至无硬心，晒干；或蒸透后，揉至半透明，晒干。切厚片或段用。"[5]

《中华本草》："玉竹《吴普本草》　【异名】荧、委萎《尔雅》，女萎《本经》，萎蕤《说文》，葳蕤、王马、节地、虫蝉、乌萎《吴普本草》。青粘、地节《三国志》，萎蕤、马熏《别录》，葳参、玉术《滇南本草》，萎香《纲目》，山玉竹《铁岭县志》，笔管子《尔雅义疏》，十样错、竹七根、竹节黄、黄脚鸡、百解药《贵州民间方药集》，山姜、黄蔓菁《山东中药》，尾参《湖南药物志》，连竹、西竹《广东中药》……【来源】为百合科植物玉竹的根茎。【原植物】玉竹 Polygonatum odoratum（Mill.）Druce［P. officinale All.；P. odoratum（Mill.）Druce var. pluriflorum（Miq.）Ohwi］又名：女草、娃草、丽草《酉阳杂俎》，小笔管菜《盛京通志》，地管子、铃铛菜、毛管菜《中药志》，白豆子、靠山竹《中药材品种论述》……［炮制］1. 玉竹……2. 炙玉竹……3. 蒸玉竹……4. 酒玉竹……附注 1. 同属数种植物的根茎作玉竹入药的还有：①毛筒玉竹 Polygonatum inflatum Kom……②二苞玉竹 P. involucratum（Franch. et Sav.）Maxim. ……③新疆玉竹 P. roseum（Ledeb.）Knuth……④小玉竹 P. humile Fisch. Ex Maxim. ……⑤康定玉竹 P. pratii Baker……2. 南方地区有以百合科植物深裂竹根七 Disporopsis pernyi（Hua）Diels、散斑竹根七 D. aspera（Hua）Engl. ex Krause；东北地区以鹿药 Similacina japonica A. Gray 的根茎伪充玉竹使用的。此三种植物的根茎功效与玉竹不同，须引起注意，不能混淆。"[15]

《中华人民共和国药典》："玉竹 Yuzhu RHIZOMA POLYGONATI ODORATI　本品为百合科植物玉竹 Polygonatum odoratum（Mill.）Druce 的干燥根茎。秋季采挖，除去须根，洗净，晒至柔软后，反复揉搓，晾晒至无硬心，晒干；或蒸透后，揉至半透明，晒干。"[4]

5　参考文献

1　三国·吴普本草. 北京：人民卫生出版社，1987，15
2　清·姚澜. 本草分经. 上海：上海科学技术出版社，1989，70

3 清·张秉成. 本草便读. 上海：上海卫生出版社，1957，5
4 国家药典委员会编. 中华人民共和国药典. 一部. 北京：化学工业出版社，2000，64
5 雷载权主编. 普通高等教育中医药类规划教材·中药学. 上海：上海科学技术出版社，1995，309
6 江苏新医学院编. 中药大辞典. 上海：上海科学技术出版社，1977，551
7 《中医大辞典》编辑委员会编. 中医大辞典·中药分册. 北京：人民卫生出版社，1982，88
8 《中医学》编辑委员会. 中国医学百科全书·中医学. 上海：上海科学技术出版社，1997，1238
9 吴兰成主编. 中国中医药学主题词表. 北京：中医古籍出版社，1996，551
10 中国医学科学院药物研究所等编. 中药志. 第二册. 北京：人民卫生出版社，1993，49~54
11 中华人民共和国卫生部药政管理局主编. 中药材手册. 北京：人民卫生出版社，1998，66
12 《全国中草药汇编》编写组编. 全国中草药汇编. 上册. 北京：人民卫生出版社，1978，237
13 中华人民共和国卫生部药政管理局编. 全国中药炮制规范. 北京：人民卫生出版社，1988，27
14 徐国钧等主编. 中国药材学. 北京：中国医药科技出版社，1996，647~649
15 国家中医药管理局《中华本草》编委会. 中华本草. 第八册. 上海：上海科学技术出版社，1999，137
16 汉·神农本草经. 清顾观光重辑本. 北京：人民卫生出版社，1955，30
17 唐·苏敬等撰. 新修本草. 合肥：安徽科学技术出版社，1981，152
18 宋·唐慎微. 证类本草. 北京：人民卫生出版社，1957，214
19 清·叶志诜. 神农本草经赞. 见：珍本医书集成. 本草类. 上海：上海科学技术出版社，1985，12
20 南北朝·陶弘景. 本草经集注. 北京：人民卫生出版社，1994，43
21 魏晋·名医别录. 北京：人民卫生出版社，1986，22
22 清·吴仪洛. 本草从新. 北京：中医古籍出版社，2001，6
23 宋·苏颂. 本草图经. 合肥：安徽科学技术出版社，1994，75
24 明·李时珍. 本草纲目. 北京：人民卫生出版社，1982，721
25 清·叶桂. 本草经解. 上海：上海科学技术出版社，1958，14
26 清·张志聪. 本草崇原. 北京：中国中医药出版社，1992，13
27 清·张璐. 本经逢原. 上海：上海科学技术出版社，1959，33
28 清·严西亭. 得配本草. 上海：上海卫生出版社，1957，7
29 清·黄宫绣. 本草求真. 上海：上海科学技术出版社，1959，15
30 清·陈念祖. 神农本草经读. 北京：人民卫生出版社，1959，11
31 清·杨时泰. 本草述钩元. 上海：科技卫生出版社，1958，100
32 清·陈其瑞. 本草撮要. 见：珍本医书集成. 本草类. 上海：上海科学技术出版社，1985，2
33 明·兰茂. 滇南本草. 第一卷. 昆明：云南人民出版社，1977，490
34 汉·初学者辑，晋·郭璞注. 十三经注疏·尔雅注疏. 上海：上海古籍出版社，1993
35 魏收. 魏志. 中国社会出版社，1994

093　功劳木
Gonglaomu
Caulis Mahoniae

1　定名依据

1.1　正名

1.1.1　汉文名：功劳木［为小檗科植物阔叶十大功劳 Mahonia bealei（Fort.）Carr. 或细叶十大功劳 Mahonia fortunei（Lindi.）Fedde 的干燥茎］。

1.1.2　英文名：Chinese mahonia stem.

1.2　依据

1.2.1　定名的文献依据

(1)《饮片新参·下册》："功劳木。形色：色黄白，片形长圆，木质粗。性味：甘香平。功能：清肺，止劳咳，杀虫，通大便。"[1]

(2)《中华人民共和国药典》："功劳木 Gonglaomu CAULIS MAHONIAE　本品为小檗科植物阔叶十大功劳 Mahonia bealei（Fort.）Carr. 或细叶十大功劳 Mahonia fortunei（Lindi.）Fedde 的干燥茎。全年均可采收，切块片，干燥。"[2]

(3)《中国医学百科全书·中医学》："十大功劳叶　始载于《本草再新》。又名功劳叶……阔叶十大功劳等的根和茎名功劳木，治急性肠炎、细菌性痢疾、传染性肝炎、支气管炎肺炎；人乳浸汁滴眼治目赤肿痛；煎洗或研末调敷湿疹、疮毒。"[3]

(4)《中国中医药学主题词表》："功劳木 CAULIS MAHONIAE　为小檗科植物阔叶十大功劳或细叶十大功劳的干燥茎；属清热燥湿药。"[4]

(5)《中药大辞典》："功劳木《饮片新参》　【基原】为小檗科植物阔叶十大功劳 Mahonia bealei（Fort.）Carr.、细叶十大功劳 Mahonia fortunei（Lindi.）Fedde 或华南十大功劳 M. japonica（Thunb.）DC 的茎干。"[5]

(6)《中国药材学》："功劳木　【别名】①阔叶十大功劳：土黄柏，土黄连，八角刺，刺黄柏（江苏），黄天竹（江西）。②细叶十大功劳：木黄连，竹叶黄连。【来源】本品为小檗科植物阔叶十大功劳 Mahonia bealei（Fort.）Carr. 或细叶十大功劳 M. fortunei（Lindl.）Fedde 的茎。【附注】(1) 华南十大功劳 M. japonica（Thunb.）DC……产于四川、福建、台湾……功效类同。(2) 细梗十大功劳 M. gracilioes（Oliv.）Fedde……产于四川、云南、湖北。功效类同。(3) 甘平十大功劳 M. ganpinensis（Levl.）Fedde……产于四川。功效类同……"[6]

(7)《中华本草》："功劳木《饮片新参》　【异名】土黄柏、黄柏……【原植物】①阔叶十大功劳 Mahonia bealei（Fort.）Carr……②细叶十大功劳 Mahonia fortunei（Lindi.）Fedde 又名：西风竹、猫儿头、狭叶十大功劳、小黄檗（江西），竹叶黄连、木黄连（广东）……附注　除上述品种外，同属植物华南十大功劳 Mahoniajaponica（Thunb.）DC. 分布于浙江、福建、广东等地，其茎亦供药用。"[7]

1.2.2　定名选择的理由

（1）功劳木 Gonglaomu，为小檗科植物阔叶十大功劳 Mahonia bealei（Fort.）Carr. 或细叶十大功劳 Mahonia fortunei（Lindi.）Fedde 的干燥茎。“功劳木”之名始见于民国·王一仁《饮片新参》，该书以“功劳木”作为本药正名。

（2）我国最新出版的《中华人民共和国药典》以及辞书类著作《中国医学百科全书·中医学》、《中药大辞典》等均以“功劳木”作为本药正名。已经广泛应用于中医药学文献的标引和检索的《中国中医药学主题词表》也以“功劳木”作为本药的正式主题词。现代本草著作《中国药材学》、《中华本草》等也均以“功劳木”作为本药的正名。说明“功劳木”作为本药正名已成为共识。

1.3　与正名等效的名词：无。

2　源流考释

功劳木［小檗科植物阔叶十大功劳 Mahonia bealei（Fort.）Carr. 或细叶十大功劳 Mahonia fortunei（Lindi.）Fedde 的干燥茎］始载于《饮片新参·下册》：“功劳木。形色：色黄白，片形长圆，木质粗。性味：甘香平。功能：清肺，止劳咳，杀虫，通大便。”[1]

现代有关著作大多以“功劳木”作为本品正名，如《中华人民共和国药典》：“功劳木 Gonglaomu CAULIS MAHONIAE 本品为小檗科植物阔叶十大功劳 Mahonia bealei（Fort.）Carr. 或细叶十大功劳 Mahonia fortunei（Lindi.）Fedde 的干燥茎。全年均可采收，切块片，干燥。”[2]，《中药大辞典》[5]、《中国中医药学主题词表》[4]、《中国药材学》[6]、《中华本草》[7]等也以“功劳木”为正名记载本品；有的以“十大功劳”作为本品正名，如《全国中草药汇编》[8]、《中医大辞典·中药分册》[9]等；《中国医学百科全书·中医学》[3]则在“十大功劳叶”条下介绍本品，如《中国医学百科全书·中医学》：“十大功劳叶始载于《本草再新》。又名功劳叶……阔叶十大功劳等的根和茎名功劳木，治急性肠炎、细菌性痢疾、传染性肝炎、支气管炎肺炎；人乳浸汁滴眼治目赤肿痛；煎洗或研末调敷湿疹、疮毒。”[3]同时尚记载有“十大功劳”、“黄天竹”、“土黄柏”、“刺黄柏”、“刺黄芩”、“木黄连”《全国中草药汇编》[8]，“阔叶十大功劳”、“八角刺”、“细叶十大功劳”、“竹叶黄连”《中国药材学》[6]，“黄柏”、“鼠不爬”、“山黄柏”、“大叶黄连”、“伞把黄连”、“大老鼠黄”、“老鼠黄”、“老鼠刺”、“刺黄连”、“黄杨木”、“羊角莲”、“土黄芩”、“羊角黄连”、“八角羊”、“土黄连”《中华本草》[7]等各地的俗称。还记载有本品原植物“细叶十大功劳”的异名“西风竹”、“猫儿头”、“狭叶十大功劳”、“小黄槩”、“竹叶黄连”、“木黄连”《中华本草》[7]等；或原植物名称“阔叶十大功劳”《中华本草》[7]等。

此外，同属植物尚有下列数种，在不同地区，亦供药用，功效相似：（1）华南十大功劳 Mahonia japonica（Thunb.）DC……（2）细梗十大功劳（峨眉刺黄连）Mahonia gracilioes（Oliv.）Fedde……（3）甘平十大功劳（刺黄柏）Mahonia ganpinensis（Leveille）Fedde……（4）大叶刺黄柏 Mahonia fargesii Takeda……（5）滇刺黄柏 Mahonia maire Takeda……（6）黄十大功劳 Mahonia flavida Schneid……（7）光叶十大功劳 Mahonia sheniiChun……（8）西藏十大功劳 Mahonia calamicaulis Spare et Fisch……《全国中草药汇编》[8]。上述品种与本药不同，当注意鉴别。

3 附录

3.1 又称：无。

3.2 俗称：土黄柏、黄柏、黄天竹、鼠不爬、山黄柏、大叶黄连（江西），十大功劳、伞把黄连、大老鼠黄、老鼠黄、老鼠刺、刺黄连、黄杨木、羊角莲、土黄芩、羊角黄连、八角羊、土黄连（湖南），刺黄柏（江苏），刺黄芩，阔叶十大功劳，八角刺，细叶十大功劳，木黄连，竹叶黄连。

3.3 曾称：无。

3.4 原植物名称：细叶十大功劳，西风竹，猫儿头，狭叶十大功劳，小黄檗（江西），竹叶黄连、木黄连（广东）；阔叶十大功劳。

4 文献通考

《饮片新参·下册》："功劳木。形色：色黄白，片形长圆，木质粗。性味：甘香平。功能：清肺，止劳咳，杀虫，通大便。"[1]

《全国中草药汇编》："十大功劳　别名：黄天竹、土黄柏、刺黄柏、刺黄芩、木黄连。来源：为小檗科十大功劳属植物阔叶十大功劳 Mahonia bealei（Fort.）Carr. 或狭叶十大功劳 M. fortunei（Lindl.）Fedde，以根、茎、叶入药……附注 1. 同属植物尚有下列数种，在不同地区，亦供药用，功效相似。（1）华南十大功劳 Mahonia japonica（Thunb.）DC……（2）细梗十大功劳（峨眉刺黄连）Mahonia gracilioes（Oliv.）Fedde……（3）甘平十大功劳（刺黄柏）Mahonia ganpinensis（Leveille）Fedde……（4）大叶刺黄柏 Mahonia fargesii Takeda……（5）滇刺黄柏 Mahonia maire Takeda……（6）黄十大功劳 Mahonia flavida Schneid……（7）光叶十大功劳 Mahonia sheniiChun……（8）西藏十大功劳 Mahonia calamicaulis Spare et Fisch……"[8]

《中药大辞典》："功劳木《饮片新参》　【基原】为小檗科植物阔叶十大功劳 Mahonia bealei（Fort.）Carr.、细叶十大功劳 Mahonia fortunei（Lindi.）Fedde 或华南十大功劳 M. japonica（Thunb.）DC 的茎干。"[5]

《中医大辞典·中药分册》："十大功劳　出《植物名实考》。又名木黄连、刺黄芩、土黄柏。为小檗科植物阔叶十大功劳 Mahonia bealei（Fort.）Carr. 或狭叶十大功劳 M. fortunei（Lindl.）Fedde 的根及茎。"[9]

《中国医学百科全书·中医学》："十大功劳叶　始载于《本草再新》。又名功劳叶……阔叶十大功劳等的根和茎名功劳木，治急性肠炎、细菌性痢疾、传染性肝炎、支气管炎肺炎；人乳浸汁滴眼治目赤肿痛；煎洗或研末调敷湿疹、疮毒。"[3]

《中国药材学》："功劳木　【别名】①阔叶十大功劳：土黄柏，土黄连，八角刺，刺黄柏（江苏），黄天竹（江西）。②细叶十大功劳：木黄连，竹叶黄连。【来源】本品为小檗科植物阔叶十大功劳 Mahonia bealei（Fort.）Carr. 或细叶十大功劳 M. fortunei（Lindl.）Fedde 的茎。【附注】（1）华南十大功劳 M. japonica（Thunb.）DC……产于四川、福建、台湾。……功效类同。（2）细梗十大功劳 M. gracilioes（Oliv.）Fedde……产于四川、云南、湖北。功效类同。（3）甘平十大功劳 M. ganpinensis（Levl.）Fedde……产于四川。功效类同。"[6]

《中国中医药学主题词表》："功劳木 CAULISMAHONIAE　为小檗科植物阔叶十大功劳或细叶十大功劳的干燥茎；属清热燥湿药。"[4]

《中华本草》："功劳木《饮片新参》【异名】土黄柏、黄柏、黄天竹、鼠不爬、山黄柏、大叶黄连（江西《草药手册》），十大功劳、伞把黄连、大老鼠黄、老鼠黄、老鼠刺、刺黄连、黄杨木、羊角莲、土黄芩、羊角黄连、八角羊、土黄连《湖南药物志》。【来源】为小檗科植物阔叶十大功劳、细叶十大功劳的茎或茎皮。【原植物】①阔叶十大功劳 Mahonia bealei（Fort.）Carr……②细叶十大功劳 Mahonia fortunei（Lindi.）Fedde 又名：西风竹、猫儿头、狭叶十大功劳、小黄檗（江西），竹叶黄连、木黄连（广东）……附注除上述品种外，同属植物华南十大功劳 Mahoniajaponica（Thunb.）DC. 分布于浙江、福建、广东等地，其茎亦供药用。"[7]

《中华人民共和国药典》："功劳木 Gonglaomu CAULIS MAHONIAE　本品为小檗科植物阔叶十大功劳 Mahonia bealei（Fort.）Carr. 或细叶十大功劳 Mahonia fortunei（Lindi.）Fedde 的干燥茎。全年均可采收，切块片，干燥。"[2]

5　参考文献

1　民国·王一仁．饮片新参．上海：千顷堂书局，1936，230

2　国家药典委员会编．中华人民共和国药典．一部．北京：化学工业出版社，2000，64

3　《中医学》编辑委员会．中国医学百科全书·中医学．上海：上海科学技术出版社，1997，1040

4　吴兰成主编．中国中医药学主题词表．北京：中医古籍出版社，1996，126

5　江苏新医学院编．中药大辞典．上海：上海科学技术出版社，1977，559

6　徐国钧等主编．中国药材学．北京：中国医药科技出版社，1996，718

7　国家中医药管理局《中华本草》编委会．中华本草．第三册．上海：上海科学技术出版社，1999，317

8　《全国中草药汇编》编写组编．全国中草药汇编．上册．北京：人民卫生出版社，1996，7

9　《中医大辞典》编辑委员会编．中医大辞典·中药分册．北京：人民卫生出版社，1982，3

094　功劳叶

Gonglaoye

Folium Ilex

1　定名依据

1.1　正名

1.1.1　汉文名：功劳叶（冬青科植物枸骨 Ilex cornuta Lindl. ex Paxt. 的叶）。

1.1.2　英文名：mahonia［leaf］.

1.2　依据

1.2.1　定名的文献依据

(1)《中药志》："功劳叶　本品为少常用中药。商品有两类，全国广大地区应用的功劳叶系冬青科植物枸骨的叶，广东、广西、福建、江西、贵州与浙江部分地区使用的功劳叶为小檗科十大功劳属植物的叶……【原植物】构骨　别名：老虎刺、老鼠刺、鸟不宿、八角刺。Ilex cornuta Lindl. ——冬青科 Aquifoli - aceae."[1]

(2)《中华本草》："功劳叶《中药志》　【异名】构骨叶《本草拾遗》，猫儿刺《纲目》，枸骨刺《本草汇言》，八角茶《本草从新》，老鼠刺、十大功劳叶《纲目拾遗》，老虎刺《江苏省植物药材志》，狗古苏《江西中药》，散血丹、八角刺《广西中药志》，羊角刺《湖南药物志》，老鼠怕（广西）……【来源】为冬青科植物枸骨的叶。【原植物】枸骨 Ilex cornuta Lindl. ex Paxt. 又名：角刺杀《纲目拾遗》。"[2]

1.2.2　定名选择的理由

(1) 功劳叶 Ilex cornuta Lindl.，冬青科植物枸骨 Ilex cornuta Lindl. ex Paxt. 的干燥叶。"功劳叶"之名古代未见记载，现代著作《中药志》、《中华本草》均以"功劳叶"作为本品正名记载。

(2)"功劳叶"书写方便，便于临床应用。

1.3　与正名等效的名词：无。

2　源流考释

功劳叶（冬青科植物枸骨 Ilex cornuta Lindl. ex Paxt. 的干燥叶）始载于唐·陈藏器《本草拾遗》，如明·李时珍《本草纲目》在"枸骨"项下引《本草拾遗》云："枝叶【气味】同皮。【主治】烧灰淋汁或煎膏，涂白癜风（藏器）。"[3]其后的本草著作有的在"枸骨"项下介绍本品，如明·李时珍《本草纲目》[3]、清·王道纯《本草品汇精要·续集》[4]；有的以"枸骨刺"作为本品正名，如明·倪朱谟《本草纲目汇言》[5]；有的以"狗骨"作为本品正名记载，如清·吴仪洛《本草从新》[6]；清·赵学敏《本草纲目拾遗》[7]则在"角刺茶"项下兼述及本品。

古代著作中记载的本品异名有"猫儿刺"《本草纲目》[3]，"枸骨刺"《本草纲目汇言》[5]，"八角茶"、"老鼠刺"、"狗骨"《本草从新》[6]，"角刺茶"、"十大功劳叶"、"苦丁"《本草纲目拾遗》[7]等。如《本草纲目》卷三十六："枸骨，《纲目》。【校正】原附女贞下，今分出。【释名】猫儿刺。藏器曰：此木肌白，如狗之骨。时珍曰：叶有五刺，如猫之形，故名。又卫矛亦名枸骨，与此同名。"[3]《本草纲目汇言》卷十："枸骨刺，味苦气凉无毒，气味俱阴，入足厥阴少阴经……去风湿，活血气，利筋骨，健腰脚之药也。"[5]《本草从新》卷九："狗骨，即猫儿刺。补阴……（用枝叶烧灰淋汁，或煎膏、涂白瘢风。）有刺。俗名老鼠刺（又名八角茶。藏器曰：此木肌白、如狗之骨、树如杜仲）。"[6]《本草纲目拾遗》卷六："角刺茶，出徽州，土人二三月采茶时，兼采十大功劳叶，俗名老鼠刺，叶曰苦丁，和匀同炒焙成茶，货与尼庵，转售富家妇女，云妇人服之，终身不孕，为断产第一妙药也，每斤银八钱。味甘苦极香，兼能逐风活血。绝孕如神。"[7]

"功劳叶"之名始见于现代本草著作《中药志》："功劳叶　本品为少常用中药。商品有两类，全国广大地区应用的功劳叶系冬青科植物枸骨的叶，广东、广西、福建、江西、贵州与浙江部分地区使用的功劳叶为小檗科十大功劳属植物的叶……【原植物】枸骨　别名：老虎刺、老鼠刺、鸟不宿、八角刺。Ilex cornuta Lindl. ——冬青科 Aquifoli - aceae."[1]

我国最新出版的大型中药著作《中华本草》[2]亦以“功劳叶”为正名。但现代著作也有不少以“枸骨叶”为正名者，如《中药大辞典》[8]、《中医大辞典·中药分册》[9]、《中国医学百科全书·中医学》[10]、《中国药材学》[11]、《中国中医药学主题词表》[12]、《中华人民共和国药典》[13]；也有以“十大功劳叶”为正名记载者如《中药材手册》[14]；而《全国中草药汇编》[15]则以“枸骨”为正名记载。同时尚记载有“枸骨叶”《中药材手册》[14]，“羊角刺”、“老鼠刺”、“六角茶”、“六角刺”、“八角刺”、“鸟不宿”、“鹅掌簕”、“苦丁茶”《全国中草药汇编》[15]，“老虎刺”、“狗青”、“散血丹”《中药大辞典》[8]，“八角茶”、“老虎刺叶”《中医大辞典·中药分册》[9]，“鸟不宿叶”《中国药材学》[11]，“狗古苏”、“老鼠怕”《中华本草》[2]等各地的俗称。还记载有本品原植物“枸骨”的异名“老虎刺”、“老鼠刺”、“鸟不宿”、“八角刺”《中药志》[1]，“木蜜”、“枢木”、“十大功劳”《中药大辞典》[8]，“角刺杀”《中华本草》[2]等。

3 附录

3.1 又称：无。

3.2 俗称：枸骨叶（湖北），老虎刺、鸟不宿叶（江苏），狗青、狗古苏（江西），散血丹、老鼠怕（广西），羊角刺（湖南），八角刺（广西、浙江），老鼠刺，六角茶，六角刺，鸟不宿，鹅掌簕，苦丁茶，八角茶，老虎刺叶。

3.3 曾称：枸骨《本草拾遗》，猫儿刺《本草纲目》，枸骨刺《本草汇言》，狗骨、八角茶、老鼠刺《本草从新》，角刺茶、十大功劳叶、苦丁《本草纲目拾遗》。

3.4 原植物名称：枸骨，老虎刺，老鼠刺，鸟不宿，八角刺，木蜜，枢木，十大功劳，角刺杀。

4 文献通考

《本草纲目》卷三十六：“枸骨，《纲目》。【校正】原附女贞下，今分出。【释名】猫儿刺。藏器曰：此木肌白，如狗之骨。时珍曰：叶有五刺，如猫之形，故名。又卫矛亦名枸骨，与此同名。【集解】藏器曰：枸骨树如杜仲。《诗》云‘南山有枸’是也。陆机《诗疏》云：山木也。其状如栌，木理白滑，可为函板。有木虻在叶中，卷之如子，羽化为虻。颂曰：多生江浙间。南人取以旋盒器甚佳。时珍曰：狗骨树如女贞，肌理甚白。叶长二三寸，青翠而厚硬，有五刺角，四时不凋。五月开细白花。结实如女贞及菝葜子，九月熟时，绯红色，皮薄味甘，核有四瓣。人采其木皮煎膏，以粘鸟雀，谓之粘黐。木皮【气味】微苦，凉，无毒。【主治】浸酒，补腰脚令健（藏器）。枝叶【气味】同皮。【主治】烧灰淋汁或煎膏，涂白癜风（藏器）。”[3]

清·王道纯《本草品汇精要·续集》卷十：“枸骨，无毒。枸骨（本草纲目）木皮主浸酒补腰脚，令健（陈藏器）；枝叶主烧灰，淋汁或煎膏，涂白癜风（陈藏器）。【名】猫儿刺（陈藏器曰）此木肌白，如枸之骨。（李时珍曰）叶有五刺，如猫之形故名。又卫矛，亦名枸骨与此同名。”[4]

《本草纲目汇言》卷十：“枸骨刺，味苦气凉无毒，气味俱阴，入足厥阴少阴经……去风湿，活血气，利筋骨，健腰脚之药也。”[5]

《本草从新》卷九：“狗骨，即猫儿刺。补阴。甘微苦凉。益肝肾（用木皮浸酒服、补腰脚令健），生津止渴（用叶代茶、甚妙）。祛风（用枝叶烧灰淋汁、或煎膏、涂白癜风）。有刺。俗名老鼠刺（又名八角茶。藏器曰：此木肌白、如狗之骨、树如杜仲）。”[6]

《本草纲目拾遗》卷六：“角刺茶，出徽州，土人二三月采茶时，兼采十大功劳叶，俗名老鼠刺，叶曰苦丁，和匀同炒焙成茶，货与尼庵，转售富家妇女，云妇人服之，终身不孕，为断产第一妙药也，每斤银八钱。味甘苦极香，兼能逐风活血。绝孕如神。”[7]

《中药志》：“功劳叶　本品为少常用中药。商品有两类，全国广大地区应用的功劳叶系冬青科植物枸骨的叶，广东、广西、福建、江西、贵州与浙江部分地区使用的功劳叶为小檗科十大功劳属植物的叶……【原植物】枸骨　别名：老虎刺、老鼠刺、鸟不宿、八角刺。Ilex cornuta Lindl. ——冬青科 Aquifoli - aceae.”[1]

《中药材手册》：“十大功劳叶　全国大部地区多用冬青科植物枸骨 Ilex cornuta Lindl. ex Paxt. 的干燥叶。原植物系常绿灌木或小乔木，多为野生，亦有栽培。而贵州、四川、福建、湖南等南方一些地区则以小檗科植物阔叶十大功劳的叶，作十大功劳叶药用，其性状及药效与枸骨叶不同，应注意鉴别。［别名］枸骨叶、猫儿刺（湖北）。”[14]

《全国中草药汇编》：“枸骨　别名：功劳叶、羊角刺、老鼠刺、猫儿刺、六角茶、六角刺、八角刺、鸟不宿、鹅掌簕、苦丁茶。来源：为冬青科冬青属植物枸骨 Ilex cornuta Lindl. ex Paxt.，以根皮、叶及果实入药。”[15]

《中药大辞典》：“枸骨叶《本草拾遗》　【异名】猫儿刺《纲目》，枸骨刺《本草汇言》，八角茶《本草从新》，老鼠刺《纲目拾遗》，老虎刺《江苏省植物药材志》，狗青《江西中药》，散血丹、八角刺《广西中药志》，羊角刺《湖南药物志》。【基原】为冬青科植物枸骨的叶。【原植物】枸骨《唐本草》Ilex cornuta Lindl. ex Paxt.，又名：木蜜（陆玑《诗疏》），枢木《本草经疏》，十大功劳《本经逢原》。”[8]

《中医大辞典·中药分册》：“枸骨叶　出《本草拾遗》。又名功劳叶、八角茶、老虎刺叶、猫儿刺、八角刺。为冬青科植物枸骨 Ilex cornuta Lindl. 的叶。”[9]

《中国医学百科全书·中医学》：“枸骨叶　始载于《本草拾遗》。又名猫儿刺、八角茶、羊角刺、功劳叶。为冬青科植物枸骨 Ilex cornuta Lindl. 的叶。主产于中国河南、湖北、安徽、江苏、浙江等省。”[10]

《中国药材学》：“枸骨叶　［别名］功劳叶，老虎刺叶，老鼠刺，苦丁茶，鸟不宿叶（江苏），八角刺（浙江）。【来源】本品为冬青科植物枸骨 Ilex cornuta Lindl. ex Paxt. 的叶。”[11]

《中国中医药学主题词表》：“枸骨叶 FOLIUM ILICIS CORNUTAE　为冬青科植物枸骨的干燥叶；属祛风湿药　C 枸骨。”[12]

《中华本草》：“功劳叶《中药志》　【异名】枸骨叶《本草拾遗》，猫儿刺《纲目》，枸骨刺《本草汇言》，八角茶《本草从新》，老鼠刺、十大功劳叶《纲目拾遗》，老虎刺《江苏省植物药材志》，狗古苏《江西中药》，散血丹、八角刺《广西中药志》，羊角刺《湖南药物志》，老鼠怕（广西）……【来源】为冬青科植物枸骨的叶。【原植物】枸骨 Ilex cornuta Lindl. ex Paxt. 又名：角刺杀《纲目拾遗》。”[2]

《中华人民共和国药典》：“枸骨叶 Folium Ilicis Cornutae　本品为冬青科植物枸骨 Ilex cornuta Lindl. ex Paxt. 的干燥叶。秋季采收，除去杂质，晒干。”[13]

5 参考文献

1 中国医学科学院药物研究所等编. 中药志. 第五册. 北京：人民卫生出版社，1993，42
2 国家中医药管理局《中华本草》编委会. 中华本草. 第五册. 上海：上海科学技术出版社，1999，147
3 明·李时珍. 本草纲目. 北京：人民卫生出版社，1982，2103
4 清·王道纯. 本草品汇精要. 北京：人民卫生出版社，1982，310
5 明·倪朱谟. 本草纲目汇言. 清顺治二年（1645）大成斋刻本
6 清·吴仪洛. 本草从新. 北京：中医古籍出版社，2001，130
7 清·赵学敏. 本草纲目拾遗. 北京：人民卫生出版社，1983，226
8 江苏新医学院编. 中药大辞典. 上海：上海科学技术出版社，1977，1521
9 《中医大辞典》编辑委员会编. 中医大辞典·中药分册. 北京：人民卫生出版社，1982，242
10 《中医学》编辑委员会. 中国医学百科全书·中医学. 上海：上海科学技术出版社，1997，1040
11 徐国钧等主编. 中国药材学. 北京：中国医药科技出版社，1996，891
12 吴兰成主编. 中国中医药学主题词表. 北京：中医古籍出版社，1996，128
13 国家药典委员会编. 中华人民共和国药典. 一部. 北京：化学工业出版社，2000，203
14 中华人民共和国卫生部药政管理局主编. 中药材手册. 北京：人民卫生出版社，1998，481
15 《全国中草药汇编》编写组编. 全国中草药汇编. 上册. 北京：人民卫生出版社，1996，602

095 甘松

Gansong

Radix Et Rhizoma Nardostachyos

1 定名依据

1.1 正名

1.1.1 汉文名：甘松（败酱科植物甘松 Nardostachys chinensis Batal. 或匙叶甘松 Nardostachys jatamansi DC. 的干燥根及根茎）。

1.1.2 英文名：nardostachys root.

1.2 依据

1.2.1 定名的文献依据

(1)《汤液本草》卷四："甘松，气平，味甘温。无毒。《本草》云：主恶气，卒心腹痛满。治黑皮䵴，风疳齿䘌。"[1]

(2)《本草择要纲目·平性药品》："甘松，【气味】甘温无毒。【主治】恶气。卒心腹痛满。下气。黑皮䵴风疳齿。野鸡痔，得白芷、附子良。理元气。去气郁。脚气膝浮。煎汤淋洗。甘松芳香。能开脾郁。少加入脾胃药中。甚醒脾气。"[2]

(3)《本草求真·上编》："甘松，（芳草）醒脾开郁辟邪除恶。甘松（专入脾）甘温无毒。"[3]

(4)《本草分经·原例》："甘松，甘温芳香，理诸气开脾郁，而善醒脾治恶气。"[4]

(5)《本草便读·草部》："甘松，医胃腑之寒疼。甘温辟恶。散脾家之郁结。香燥除邪（甘松甘温而香。入脾胃。开郁结。虽无补养之力。却有醒运之功。加入补脾药中。甚为得力。至于辟恶气。疗腹痛。杀虫治疗。皆甘温芳香之用耳。阴虚不宜燥散者忌之）。"[5]

(6)《中华人民共和国药典》："甘松 Radix et rhizoma nardostachyos 本品为败酱科植物甘松 Nardostachys chinensis Batal. 或匙叶甘松 Nardostachys jatamansi DC. 的干燥根及根茎。春、秋二季采挖，除去泥沙及杂质，晒干或阴干。"[6]

(7)《普通高等教育中医药类规划教材·中药学》："甘松《本草拾遗》 为败酱科多年生草本植物甘松 Nardostachys chinensis Batal. 或匙叶甘松 N. jatamansi DC. 的根及根茎。主产于四川、甘肃、青海等地。春、秋二季采挖，以秋季采为佳。除去泥沙杂质，晒干或阴干，切段。生用。"[7]

(8)《中国医学百科全书·中医学》："甘松 始载于《本草拾遗》。又名香松、甘松香。为败酱科植物甘松 Nardostachys chinensis Batal. 及匙叶甘松 N. jatamansi DC. 的根及根茎。秋末冬初茎叶将枯萎时采挖，去净泥沙、须根，晒干。"[8]

(9)《中国中医药学主题词表》："甘松 NARDOSTACHYS CHINENSIS 属败酱科和理气药。"[9]

(10)《中华本草》："甘松《纲目》 【异名】甘松香《本草拾遗》，香松《中药志》……【来源】为败酱科植物甘松和宽叶甘松的根和根茎。【原植物】①甘松 Nardostachys chinensis Batal. ②宽叶甘松 Nardostachys jatamansi（D. Don）DC. ［Patrinia jatamansi D. Don；N. grandiflora DC.］又名：匙叶甘松《中国高等植物图鉴》。"[10]

1.2.2 定名选择的理由

(1) 甘松 Radix Et rhizoma Nardostachyos，系败酱科植物甘松 Nardostachys chinensis Batal. 或匙叶甘松 Nardostachys jatamansi DC. 的干燥根及根茎。"甘松"之名始见于元·王好古《汤液本草》，并作为本品正名。其后历代本草著作如清·蒋居祉《本草择要纲目》、黄宫绣《本草求真》、姚澜《本草分经》、张秉成《本草便读》等在载录本品时均以"甘松"作为正名，并一直沿用至今。

(2) 我国最新出版的《中华人民共和国药典》、《普通高等教育中医药类规划教材·中药学》以及辞书类著作《中国医学百科全书·中医学》等均以"甘松"作为本药正名。已经广泛应用于中医药学文献的标引和检索的《中国中医药学主题词表》也以"甘松"作为本药的正式主题词。现代本草著作如《中华本草》等亦以"甘松"作为本品的正名。说明"甘松"作为本品正名已成为共识。

1.3 与正名等效的名词：无。

2 源流考释

甘松（败酱科植物甘松 Nardostachys chinensis Batal. 或匙叶甘松 Nardostachys jatamansi DC. 的干燥根及根茎）原称"甘松香"，始载于唐·陈藏器《本草拾遗》，如宋·唐慎微《证类本草》引该书内容曰："甘松香……陈藏器云：丛生，叶细，出凉州。"[11] 其后本草著作如唐·李珣《海药本草》[12]，宋·苏颂《本草图经》[13]、唐慎微《证类本草》[11]、佚名《增广太平和剂图经本草药性总论》[24]，明·刘文泰《本草品汇精要》[14]、李时珍《本草纲目》[15]、卢之颐《本草乘雅半偈》[16]，清·汪昂《本草易读》[17]、汪昂

《本草备要》[18]、张璐《本经逢原》[19]、吴仪洛《本草从新》[20]、严西亭《得配本草》[21]、杨时泰《本草述钩元》[22]、陈其瑞《本草撮要》[23]等均沿用陈氏记载，以“甘松香”载录本品。

“甘松”之名始见于元·王好古《汤液本草》，并作为本品正名。如《汤液本草》卷四：“甘松，气平，味甘温。无毒。《本草》云：主恶气，卒心腹痛满。治黑皮䵟，风疳齿䘌。”[1]其后历代本草著作如清·蒋居祉《本草择要纲目》[2]、黄宫绣《本草求真》[3]、姚澜《本草分经》[4]、张秉成《本草便读》[5]等在载录本品时均以“甘松”作为正名，

现代有关著作均沿用前代大多本草记载以“甘松”作为本品正名，如《中华人民共和国药典》[6]、《普通高等教育中医药类规划教材·中药学》[7]、《中医大辞典·中药分册》[25]、《中药大辞典》[26]、《中国医学百科全书·中医学》[8]、《中国中医药学主题词表》[9]、《中药志》[27]、《中药材手册》[28]、《全国中草药汇编》[29]、《全国中药炮制规范》[30]、《中国药材学》[31]、《中华本草》[10]等。同时尚记载有本品的俗称“香松”《中药材手册》[27]。还记载有本品原植物“甘松”的异名“甘松香”《中药志》[27]；原植物“匙叶甘松”的异名“宽叶甘松”《中药大辞典》[26]等。

3　附录

3.1　又称：无。

3.2　俗称：香松（四川）。

3.3　曾称：甘松香《本草拾遗》。

3.4　原植物名称：甘松，甘松香，匙叶甘松，宽叶甘松。

4　文献通考

《海药本草》卷二：“甘松香，谨按《广志》云：生源州。苗细，引蔓而生。”[12]

《本草图经》卷七：“甘松香，出姑臧，今黔、蜀州郡及辽州亦有之。丛生山野，叶细如茅草，根极繁密。八月采。作汤浴，令人体香。”[13]

《证类本草》卷九：“甘松香，味甘，温，无毒。主恶气，卒心腹痛满，兼用合诸香，丛生，叶细。《广志》云：甘松香出姑臧。（今附）臣禹锡等谨按……陈藏器云：丛生，叶细，出凉州。”[11]

《增广太平和剂图经本草药性总论》：“甘松香，味甘，温，无毒。主恶气，猝心腹痛满。兼用合诸香。日华子云：治心腹胀，下气。作浴令人身香。《海药》云：陈氏云主黑皮䵟，风疳齿䘌，野鸡痔。得：白芷、附子，良。”[24]

《汤液本草》卷四：“甘松，气平，味甘温。无毒。《本草》云：主恶气，卒心腹痛满。治黑皮䵟，风疳齿䘌。”[1]

《本草品汇精要》卷十二：“甘松香，无毒，丛生。甘松香主恶气，卒心腹痛满，兼用合诸香（《名医》所录）。”[14]

《本草纲目》卷十四：“甘松香，（宋《开宝》）。【释名】苦弥哆（音扯）。时珍曰：产于川西松州，其味甘，故名。《金光明经》谓之苦弥哆。【集解】志曰：《广志》云：甘松出姑臧、凉州诸山，细叶，引蔓丛生，可合诸香及裛衣。颂曰：今黔、蜀州郡及辽州亦有之。丛生山野，叶细如茅草，根极繁密，八月采之，作汤浴令人身香。根，【气味】

甘，温，无毒。好古曰：平。”[15]

《本草乘雅半偈》第十帙：“甘松香，（宋《开宝》）。【气味】甘温，无毒。【主治】主恶气，卒心腹痛满，下气。【核】曰：甘松香，金光明经谓之苦弥哆。出姑臧、凉州诸山，今黔、蜀州郡，及辽州亦有。叶细如茅，引蔓丛生，根极繁密。八月采根，作汤沐浴，令人体香。用合诸香，及以裛衣。”[16]

《本草择要纲目·平性药品》：“甘松，【气味】甘温无毒。【主治】恶气。卒心腹痛满。下气。黑皮䵟风疳齿䘌。野鸡痔得白芷附子良。理元气。去气郁。脚气膝浮。煎汤淋洗。甘松芳香。能开脾郁。少加入脾胃药中。甚醒脾气。”[2]

《本草易读》卷三：“甘松香五十四，甘，温，无毒，性芳香。开脾气之郁结，洗脚气之浮肿。止心腹卒中之痛病，除皮肤黑䵟之䵳䵟。最治风疳，兼疗齿䘌。生川西松州。广志云：“甘松出姑臧、凉州诸山，细叶，引蔓丛生。今黔、蜀及辽州亦有之。”[17]

《本草备要·草部》：“甘松香，宣，理气醒脾。甘温芳香。理诸气，开脾郁。治腹卒然满痛，风疳齿䘌，脚气膝浮。煎汤淋洗。”[18]

《本经逢原》卷二：“甘松香，甘温，无毒。发明，甘松芳香升窜，能开脾郁，少加脾胃药中甚醒脾气。主恶气卒心腹痛满，风疳齿䘌。得白芷、白附子良；脚气膝肿，煎汤淋洗效。”[19]

《本草从新》卷二：“甘松香，宣、理气醒脾。辛甘温。芳香理诸气。开脾郁。（时珍曰：少加入脾胃药中、甚醒脾气）。治风疳齿䘌。脚气膝浮。（煎汤淋洗）卒然心腹痛满（下恶气），味虽带甘。”[20]

《得配本草》卷二：“甘松香，甘，温。芳香能开脾郁，少加入脾胃药中，甚醒脾气。煎汤淋洗脚气膝浮。君玄参为末，焚熏劳瘵。产于川西松州。其味甘者佳。”[21]

《本草求真·上编》：“甘松，（芳草）醒脾开郁辟邪除恶。甘松（专入脾）甘温无毒。考书俱载芳香升窜。功能醒脾开郁。凡因恶气卒中。而见心腹痛满。风疳齿䘌者。可同白芷并附子并用。”[3]

《本草分经·原例》：“甘松，甘温芳香，理诸气开脾郁，而善醒脾治恶气。”[4]

《本草述钩元》卷八：“甘松香，产于川西松州。其味甘故名。根味泰甘。气温平。主治恶气。卒心腹痛满。下气。（开宝）理元气。去气郁。（海藏）芳香能开脾郁。少入脾胃药中。甚醒脾气。（濒湖）肾虚齿痛。甘松硫黄等分为末。泡汤漱之。神效。”[22]

《本草撮要》卷一：“【甘松香】，味甘温芳香。入足太阴经。功专理气开郁。治腹卒满痛。风疳齿䘌。膝脚气浮。煎洗良。肾虚齿痛。以甘松、硫黄等分为末。泡汤漱之神效。”[23]

《本草便读·草部》：“甘松，医胃腑之寒疼。甘温辟恶。散脾家之郁结。香燥除邪（甘松甘温而香。入脾胃。开郁结。虽无补养之力。却有醒运之功。加入补脾药中。甚为得力。至于辟恶气。疗腹痛。杀虫治疗。皆甘温芳香之用耳。阴虚不宜燥散者忌之）”[5]

《中药志》：“甘松　本品为少常用中药。商品系败酱科植物甘松或匙叶甘松的根及根茎……【原植物】①甘松　别名：甘松香。Nardostachys chinensis Batal.　——败酱科 Valerianaceae②匙叶甘松 Nardostachys jatamansii DC.　——败酱科 Valerianaceae.”[27]

《中药材手册》：“甘松［纲目名甘松香，列入草部芳草类］　本品为败酱科植物甘松 Nardostachys chinensis Batal. 或匙叶甘松 Nardostachys jatamansi DC. 的干燥根及根茎。原植物系多年生草本，均为野生。商品中以川甘松气香味浓为佳。［别名］香松、甘松香。"[28]

《全国中草药汇编》："甘松　别名：甘松香。来源：本品为败酱科植物甘松 Nardostachys chinensis Batal. 及匙叶甘松香 N. jatamansi（Wall.）DC. 的干燥根茎及根。"[29]

《中药大辞典》："甘松《纲目》　【异名】香松《中药志》。【基原】为败酱科植物甘松香或宽叶甘松的根茎及根。【原植物】①甘松香《开宝本草》Nardostachys chinensis Batal. ②宽叶甘松 Nardostachys jatamansi DC."[26]

《中医大辞典·中药分册》："甘松　出《本草纲目》。为败酱科植物甘松香 Nardostachys chinensis Batal. 或匙叶甘松香 N. jatamansi（Wall.）DC. 的根及根茎。主产四川、甘肃。"[25]

《中国医学百科全书·中医学》："甘松　始载于《本草拾遗》。又名香松、甘松香。为败酱科植物甘松 Nardostachys chinensis Batal. 及匙叶甘松 N. jatamansi DC. 的根及根茎。秋末冬初茎叶将枯萎时采挖，去净泥沙、须根，晒干。"[8]

《全国中药炮制规范》："甘松　［处方用名］甘松。【来源】本品为败酱科植物甘松 Nardostachys chinensis Batal. 或匙叶甘松 Nardostachys jatamansi DC. 的干燥根茎及根。均系野生。主产于四川、甘肃等地。秋季采挖，除去地上残茎、须根及泥土，直接晒干或阴干。药材以主根肥壮、条长、芳香气浓者为佳。"[30]

《中国药材学》："甘松　［别名］香松（四川），甘松香（青海）。【来源】本品为败酱科植物甘松 Nardostachys chinensis Batal. 或匙叶甘松 N. jatamansi DC. 的干燥根及根茎。"[31]

《中国中医药学主题词表》："甘松 NARDOSTACHYS CHINENSIS　属败酱科和理气药。"[9]

《普通高等教育中医药类规划教材·中药学》："甘松《本草拾遗》　为败酱科多年生草本植物甘松 Nardostachys chinensis Batal. 或匙叶甘松 N. jatamansi DC. 的根及根茎。主产于四川、甘肃、青海等地。春、秋二季采挖，以秋季采为佳。除去泥沙杂质，晒干或阴干，切段。生用。"[7]

《中华本草》："甘松《纲目》　【异名】甘松香《本草拾遗》，香松《中药志》……【来源】为败酱科植物甘松和宽叶甘松的根和根茎。【原植物】①甘松 Nardostachys chinensis Batal. ②宽叶甘松 Nardostachys jatamansi（D. Don）DC. ［Patrinia jatamansi D. Don; N. grandiflora DC.］又名：匙叶甘松《中国高等植物图鉴》。"[10]

《中华人民共和国药典》："甘松 Radix Et rhizoma Nardostachyos　本品为败酱科植物甘松 Nardostachys chinensis Batal.、或匙叶甘松 Nardostachys jatamansi DC. 的干燥根及根茎。春、秋二季采挖，除去泥沙及杂质，晒干或阴干。"[6]

5　参考文献

1　元·王好古. 汤液本草. 北京：人民卫生出版社，1956，46

2　清·蒋居祉. 本草择要纲目. 见：珍本医书集成. 本草类. 上海：上海科学技术出版社，1985，118

3　清·黄宫绣. 本草求真. 上海：上海科学技术出版社，1959，114

4　清·姚澜. 本草分经. 上海：上海科学技术出版社，1989，90

5 清·张秉成. 本草便读. 上海：上海卫生出版社，1957，44
6 国家药典委员会编. 中华人民共和国药典. 一部. 北京：化学工业出版社，2000，65
7 雷载权主编. 普通高等教育中医药类规划教材·中药学. 上海：上海科学技术出版社，1995，170
8 《中医学》编辑委员会. 中国医学百科全书·中医学. 上海：上海科学技术出版社，1997，1114
9 吴兰成主编. 中国中医药学主题词表. 北京：中医古籍出版社，1996，118
10 国家中医药管理局《中华本草》编委会. 中华本草. 第七册. 上海：上海科学技术出版社，1999，564
11 宋·唐慎微. 证类本草. 北京：人民卫生出版社，1957，236
12 唐·李珣. 海药本草. 北京：人民卫生出版社，1997，32
13 宋·苏颂. 本草图经. 合肥：安徽科学技术出版社，1994，234
14 明·刘文泰. 本草品汇精要. 北京：人民卫生出版社，1982，356
15 明·李时珍. 本草纲目. 北京：人民卫生出版社，1982，858
16 明·卢之颐. 本草乘雅半偈. 北京：人民卫生出版社，1986，623
17 清·汪昂. 本草易读. 北京：人民卫生出版社，1997，158
18 清·汪昂. 本草备要. 北京：中国中医药出版社，1998，111
19 清·张璐. 本经逢原. 上海：上海科学技术出版社，1959，56
20 清·吴仪洛. 本草从新. 北京：中医古籍出版社，2001，44
21 清·严西亭. 得配本草. 上海：上海卫生出版社，1957，41
22 清·杨时泰. 本草述钩元. 上海：科技卫生出版社，1958，177
23 清·陈其瑞. 本草撮要. 见：珍本医书集成. 本草类. 上海：上海科学技术出版社，1985，25
24 宋·佚名. 增广太平和剂图经本草药性总论. 见：增广太平惠民和剂局方. 海口：海南出版社，2002，440
25 《中医大辞典》编辑委员会编. 中医大辞典·中药分册. 北京：人民卫生出版社，1982，90
26 江苏新医学院编. 中药大辞典. 上海：上海科学技术出版社，1977，566
27 中国医学科学院药物研究所等编. 中药志. 第二册. 北京：人民卫生出版社，1993，301
28 中华人民共和国卫生部药政管理局主编. 中药材手册. 北京：人民卫生出版社，1998，69
29 《全国中草药汇编》编写组编. 全国中草药汇编. 上册. 北京：人民卫生出版社，1996，241
30 中华人民共和国卫生部药政管理局编. 全国中药炮制规范. 北京：人民卫生出版社，1988，28
31 徐国钧等主编. 中国药材学. 北京：中国医药科技出版社，1996，419

096 甘草

Gancao

Radix Glycyrrhizae

1 定名依据

1.1 正名

1.1.1 汉文名：甘草（豆科植物甘草 Glycyrrhiza uralensis Fisch.、胀果甘草 Glycyrrhiza inflata Bat. 或光果甘草 Glycyrrhiza glabra L. 的干燥根及根茎）。

1.1.2 英文名：liquorice root.

1.2 依据

1.2.1 定名的文献依据

(1)《神农本草经》卷一:“甘草,味甘,平。主五脏六腑寒热邪气,坚筋骨,长肌肉,倍力,金创尰,解毒。久服,轻身、延年。《御览》引云:一名美草,一名密甘,(《大观本》作黑字)。生川谷。”[1]

(2)《本草经集注》卷:“甘草,味甘,平,无毒。主治五脏六腑寒热邪气,坚筋骨,长肌肉,倍力,金疮尰,解毒……此草最为众药之主,经方少不用者,犹如香中有沉香也。国老即帝师之称,虽非君,为君所宗,是以能安和草石而解诸毒也。”[2]

(3)《新修本草》卷六:“甘草,味甘,平,无毒。主五脏六腑寒热邪气,坚筋骨,长肌肉,倍力,金疮肿,解毒,温中下气,烦满短气,伤脏咳嗽,止渴,通经脉,利血气,解百药毒,为九土之精,安和七十二种石,一千二百种草。”[3]

(4)《证类本草》卷六:“甘草(国老),味甘,平,无毒。主五脏六腑寒热邪气,坚筋骨,长肌肉,倍力,金疮尰(时勇切)解毒,温中下气,烦闷短气,伤脏咳嗽,止渴,通经脉,利血气,解百药毒。”[4]

(5)《本草纲目》卷十二:“甘草,《本经·上品》。【释名】蜜甘《别录》、蜜草《别录》、美草《别录》、蕗草《别录》、灵通《记事珠》、国老《别录》。李时珍曰:……今人惟以大径寸而结紧断纹者,为佳,谓之粉草;其轻虚细小者,皆不及之。”[5]

(6)《本草新编》卷一:“甘草,味甘,气平,性温,可升可降,阳中阳也。他书说阴中阳者,误。无毒。反甘遂,不可同用,同用必至杀人。入太阴、少阴、厥阴之经。”[6]

(7)《中华人民共和国药典》:“甘草 Radix Glycyrrhizae 本品为豆科植物甘草 Glycyrrhiza uralensis Fisch.、胀果甘草 Glycyrrhiza inflata Bat. 或光果甘草 Glycyrrhiza glabra L. 的干燥根及根茎。春、秋二季采挖,除去须根,晒干。”[7]

(8)《普通高等教育中医药类规划教材·中药学》:“甘草《本经》 为豆科多年生草本植物甘草 Glycyrrhiza uralensis Fisch.、胀果甘草 Glycyrrhiza inflata Bat. 或光果甘草 Glycyrrhiza glabra L. 的根及根茎。主产内蒙古、山西、甘肃、新疆等地。春、秋二季采挖,除去须根,晒干。切厚片,生用或蜜炙用。”[8]

(9)《中医大辞典·中药分册》:“甘草 出《神农本草经》。又名美草、蜜草、国老、粉草。为豆科植物甘草 Glycyrrhiza uralensis Fisch. 或胀果甘草 G. inflata Bat. 等的根和根茎。主产内蒙古、甘肃等地。”[9]

(10)《中药大辞典》:“甘草《本经》 【异名】美草、蜜甘《本经》,蜜草、蕗草《别录》,国老(陶弘景),灵通《记事珠》,粉草《群芳谱》,甜草《中国药植志》,甜根子《中药志》,棒草《黑龙江中药》。【基原】为豆科植物甘草的根及根状茎。【原植物】甘草 Glycyrrhiza uralensis Fisch.”[10]

(11)《中国医学百科全书·中医学》:“甘草 始载于《神农本草经》。又名蜜草、国老、甜草。为豆科植物甘草 Glycyrrhiza uralensis Fisch.、胀果甘草 G. inflata Bat. 或光果甘草 G. glabra L. 的根及根茎。”[11]

(12)《中国中医药学主题词表》:“甘草 GLYCYRRHIZA URALENSIS 属豆科和补气药 D 粉甘草。”[12]

(13)《中药志》[13]、《中药材手册》[14]、《全国中草药汇编》[15]、《全国中药炮制规范》[16]、《中国药材学》[17]、《中华本草》[18]等现代中药著作多以"甘草"作为本品正名（参见"文献通考"）。

1.2.2 定名选择的理由

（1）甘草 Radix Glycyrrhizae，系豆科植物甘草 Glycyrrhiza uralensis Fisch.、胀果甘草 Glycyrrhiza inflata Bat. 或光果甘草 Glycyrrhiza glabra L. 的干燥根及根茎。始载于汉《神农本草经》，并以"甘草"作为本品正名。其后历代重要本草著作如南北朝·陶弘景《本草经集注》、唐·苏敬等撰《新修本草》、宋·唐慎微《证类本草》、明·李时珍《本草纲目》、清·陈士铎《本草新编》等大多即沿用《神农本草经》记载，以"甘草"作为正名，并一直沿用至今。

（2）我国最新出版的《中华人民共和国药典》、《普通高等教育中医药类规划教材·中药学》以及辞书类著作《中医大辞典·中药分册》、《中药大辞典》、《中国医学百科全书·中医学》等均以"甘草"作为本品正名。已经广泛应用于中医药学文献的标引和检索的《中国中医药学主题词表》也以"甘草"作为本品的正式主题词。现代本草著作如《中药志》、《中华本草》、《中国药材学》、《中药材手册》、《全国中药炮制规范》等也均以"甘草"作为本品的正名。说明"甘草"作为本药正名已成为共识。

1.3 与正名等效的名词：无。

2 源流考释

甘草（豆科植物甘草 Glycyrrhiza uralensis Fisch.、胀果甘草 Glycyrrhiza inflata Bat. 或光果甘草 Glycyrrhiza glabra L. 的干燥根及根茎）始载于始载于汉《神农本草经》，并以"甘草"作为本品正名，同时尚载录有异名"美草"、"蜜甘"，如《神农本草经》卷一："甘草，味甘，平。主五脏六腑寒热邪气，坚筋骨，长肌肉，倍力，金创尰，解毒。久服，轻身、延年《御览》引云：一名美草，一名密甘，（《大观本》作黑字）。生川谷。"[1] 其后本草大多即沿用《神农本草经》记载，以"甘草"作为正名，如魏晋《名医别录》[19]，南北朝·陶弘景《本草经集注》[2]，唐·苏敬《新修本草》[3]，宋·苏颂《本草图经》[20]、唐慎微《证类本草》[4]、寇宗奭《本草衍义》[21]，元·王好古《汤液本草》[22]，明·刘文泰《本草品汇精要》[23]、陈嘉谟《本草蒙筌》[24]、李时珍《本草纲目》[5]、王象晋《群芳谱》[25]、李中梓《本草征要》[26]、卢之颐《本草乘雅半偈》[27]，清·张志聪《本草崇原》[28]、蒋居祉《本草择要纲目》[29]、陈士铎《本草新编》[6]、汪昂《本草易读》[30]、汪昂《本草备要》[31]、张璐《本经逢原》[32]、叶桂《本草经解》[33]、吴仪洛《本草从新》[34]、严西亭《得配本草》[35]、黄宫绣《本草求真》[36]、陈念祖《神农本草经读》[37]、杨时泰《本草述钩元》[38]、凌奂《本草害利》[39]、陈其瑞《本草撮要》[40]、张秉成《本草便读》[41]等。同时，在不同的历史时期又出现了"蜜草"、"蕗草"《名医别录》[19]，"国老"《本草经集注》[2]，"灵通"《记事珠》[7]，"粉草"《本草纲目》[5]，"落草"《群芳谱》[25]等异名。如《名医别录》卷一："甘草，无毒……一名蜜甘，一名美草，一名蜜草，一名蕗草。"[19]《本草经集注》："甘草，味甘，平，无毒……此草最为众药之主，经方少不用者，犹如香中有沉香也。国老即帝师之称，虽非君，为君所宗，是以能安和草石而解诸毒也。"[2]《本草纲目》卷十二："甘草，《本经·上品》。【释名】蜜甘《别录》、蜜草《别录》、美草《别录》、蕗草《别录》、灵通《记事珠》、国老《别录》……今人惟以大径寸而结紧断纹者，为佳，谓之粉草；其轻虚细小者，皆不及之。”[5]《群芳谱诠释》：“甘草，一名国老，一名灵通，一名美草，一名蜜草，一名蜜甘，一名落草。”[25]

现代有关著作均沿用前代大多本草记载以“甘草”作为本品正名，如《中华人民共和国药典》[7]、《普通高等教育中医药类规划教材·中药学》[8]、《中医大辞典·中药分册》[9]、《中药大辞典》[10]、《中国医学百科全书·中医学》[11]、《中国中医药学主题词表》[12]、《中药志》[13]、《中药材手册》[14]、《全国中草药汇编》[15]、《全国中药炮制规范》[16]、《中国药材学》[17]、《中华本草》[18]等。同时尚记载有本品各地的俗称“甜甘草”、“粉苦草”、“甜草根”、“国老”《中药材手册》[14]，“红甘草”、“粉甘草”、“皮草”、“棒草”、“毛草”《全国中草药汇编》[15]，“甜草”，“甜根子”《中药大辞典》[10]等。还记载有本品原植物“甘草”的异名“甜草”、“甜根子”、“生甘草”、“甜甘草”《中药志》[13]；原植物“光果甘草”的异名“欧甘草”《中药志》[13]；原植物名称“胀果甘草”《中药志》[13]等。

3　附录

3.1　又称：蜜甘草（饮片规格名），皮草、粉草、西草、东草（药材商品名）。

3.2　俗称：甜甘草、粉苦草、甜草根（内蒙古），棒草（黑龙江），红甘草，粉甘草，粉草，皮草，毛草，甜草，甜根子。

3.3　曾称：美草、蜜甘《神农本草经》，蜜草、蕗草《名医别录》，国老《本草经集注》，灵通《记事珠》，粉草《本草纲目》，落草《群芳谱》。

3.4　原植物名称：甘草，甜草（东北、内蒙古），甜根子（陕西），生甘草（新疆），甜甘草；光果甘草，欧甘草；胀果甘草。

4　文献通考

《神农本草经》卷一：“甘草，味甘，平。主五脏六腑寒热邪气，坚筋骨，长肌肉，倍力，金创尰，解毒。久服，轻身、延年。《御览》引云：一名美草，一名密甘，（《大观本》作黑字）。生川谷。”[1]

《名医别录》卷一：“甘草，无毒。主温中，下气，烦满，短气，伤脏，咳嗽，止渴，通经脉，利血气，解百药毒，为九土之精，安和七十二种石，一千二百种草。一名蜜甘，一名美草，一名蜜草，一名蕗草。生河西积沙山及上郡。二月、八月除日采根，曝干。十日成。”[19]

《本草经集注》卷三：“甘草，味甘，平，无毒。主治五脏六腑寒热邪气，坚筋骨，长肌肉，倍力，金疮尰，解毒。温中下气，烦满短气，伤脏咳嗽，止渴，通经脉，利血气，解百药毒，为九土之精，安和七十二种石，一千二百种草。久服轻身，延年。一名密甘，一名美草，一名蜜草。一名蕗草……又有紫甘草，细而实，乏时可用。此草最为众药之主，经方少不用者，犹如香中有沉香也。国老即帝师之称，虽非君，为君所宗，是以能安和草石而解诸毒也。”[2]

《新修本草》卷六：“甘草，味甘，平，无毒。主五脏六腑寒热邪气，坚筋骨，长肌肉，倍力，金疮肿，解毒，温中下气，烦满短气，伤脏咳嗽，止渴，通经脉，利血气，解百药毒，为九土之精，安和七十二种石，一千二百种草。久服轻身延年。一名密甘、一名美草、一名蜜草、一名蕗草。生河西川谷积沙山及上郡。二月、八月除日采根，曝干，十日成……又有紫甘草，细而实，乏时可用。此草最为众药之主，经方少不用者，犹如香中有沉香也。国老即帝师之称，虽非君，为君所宗，是以能安和草石而解诸毒也。诸毒也。”[3]

《本草图经》卷四：“甘草，生河西川谷积沙山及上郡，今陕西及河东州郡皆有之……谨按《尔雅》云：蘦，大苦。释曰：蘦，一名大苦。敦璞云：甘草也，蔓延生，叶似荷青黄，茎赤有节，节有枝相当。或云蘦似地黄。”[20]

《证类本草》卷六：“甘草（国老），味甘，平，无毒。主五脏六腑寒热邪气，坚筋骨，长肌肉，倍力，金疮尰（时勇切）解毒，温中下气，烦闷短气，伤脏咳嗽，止渴，通经脉，利血气，解百药毒。为九土之精，安和七十二种石，一千二百种草。久服轻身延年。一名蜜甘，一名美草，一名蜜草，一名蕗草……又有紫甘草，细而实，乏时可用。此草最为众药之主，经方少不用者，犹如香中有沉香也。国老，即帝师之称，虽非君，为君所宗，是以能安和草石而解诸毒也……谨按《尔雅》云：蘦，大苦。释曰：蘦，一名大苦。郭璞云：甘草也，蔓延生，叶似荷，青黄，茎赤有节，节有枝相当。或云：蘦似地黄。”[4]

《本草衍义》卷七：“甘草，枝叶悉如槐，高五六尺，但叶端微尖而糙涩，似有白毛。实作角生，如相思角，作一本生。子如小扁豆，齿啮不破。今出河东西界，入药须微炙，不尔，亦微凉。生则味不佳。”[21]

《汤液本草》卷中：“甘草，气平，味甘，阳也。无毒。入足厥阴经、太阴经、少阴经。《象》云：生用大泻热火，炙之则温，能补上焦、中焦、下焦元气，和诸药，相协而不争，性缓，善解诸急，故名国老。去皮用。甘草梢子生用为君，去茎中痛，或加苦楝、酒煮玄胡索为主，尤妙。”[22]

《本草品汇精要》卷七：“甘草，无毒，丛生。甘草（出《神农本经》）主五脏六腑寒热邪气，坚筋骨，长肌肉，倍力，金疮尰（时勇切）。解毒，久服轻身延年（以上朱字《神农本经》）。温中下气，烦满短气，伤脏咳嗽，止渴，通经脉，利血气，解百药毒。为九土之精，安和七十二种石，一千二百种草（以上黑字《名医》所录）。【名】国老　蜜甘　美草　蜜草　蕗草　大苦　蕶（与苓通）。”[23]

《本草蒙筌》卷一：“甘草，味甘，气平。生寒炙温，可升可降。阴中阳也。无毒。产陕西川谷，逢秋后采根。因味甘甜，故名甘草。忌猪肉，恶远志。反甘遂、海藻及大戟、芫花。入太阴、少阴、厥阴足经，用白术、干漆、苦参引使。生泻火，炙温中……后人尊之，称为国老。”[24]

《本草纲目》卷十二：“甘草，《本经·上品》。【释名】蜜甘《别录》、蜜草《别录》、美草《别录》、蕗草《别录》、灵通《记事珠》、国老《别录》。弘景曰：此草最为众药之主，经方少有不用者，犹如香中有沉香也。国老即帝师之称，虽非君而为君所宗，是以能安和草石而解诸毒也。甄权曰：诸药中甘草为君，治七十二种乳石毒，解一千二百般草木毒，调和众药有功故有国老之号……谨按：《尔雅》云：蘦，大苦。郭璞：蘦，似地黄。又《诗·唐风》云：采苓采苓，首阳之巅，是也。蘦，与苓通用。首阳之山在河东蒲坂县，乃今甘草所生处相近，而先儒所说苗叶与今全别，岂种类有不同者乎？李时珍曰：按：沈括《笔谈》云：《本草注》引《尔雅》蘦大苦之注，为甘草者，非矣。郭璞之注，乃黄药也，其味极苦，故谓之大苦，非甘草也……今人惟以大径寸而结紧断纹者，为佳，谓之粉草；其轻虚细小者，皆不及之。”[5]

《群芳谱诠释》：“甘草，一名国老，一名灵通，一名美草，一名蜜草，一名蜜甘，一名落草。生陕西河东州郡，青州间亦有之。春生青苗，高三四尺。枝叶悉如槐，叶端微尖而糙涩，似有白毛。七月开紫花，冬结实作角。”[25]

《本草征要》卷一：“甘草，味甘，性平，无毒。入脾、肺二经。白术为使。反大戟、芫花、甘遂、海藻。恶远志。忌猪肉，令人阳痿。”[26]

《木草乘雅半偈》第 帙：“甘草，《本经·上品》。合腑脏为中，内筋骨，外肌肉为四……【核】曰：甘草，一名蕗草、灵通、国老、美草。”[27]

《本草崇原》卷上：“甘草，气味甘平，无毒。主五脏六腑寒热邪气，坚筋骨，长肌肉，倍气力，金疮尰，解毒，久服轻身延年。（甘草始出河西川谷、积沙山，及上郡，今陕西河东州郡皆有之。一名国老，又名灵通。根长三四尺、粗细不定、皮色紫赤，上有横梁，梁下皆细根也，以坚实断理者为佳。调和脏腑，通贯四旁，故有国老、灵通之名）。”[28]

《本草择要纲目·寒性药品》：“甘草，【气味】甘平无毒。可升可降。阴中阳也。入足太阴足厥阴足少阴三经。又甘能入脾。归其所喜。”[29]

《本草新编》卷一：“甘草，味甘，气平，性温，可升可降，阳中阳也。他书说阴中阳者，误。无毒。反甘遂，不可同用，同用必至杀人。入太阴、少阴、厥阴之经。”[6]

《本草易读》卷三：“甘草第一，去赤皮切用。蜜炙补中，生用泻火。苦参、干漆为使，恶远志，反大戟、芫花、甘遂、海藻。大而紧结者良。味甘，气平，性缓，无毒。入脾胃二经。和诸药，解百毒；养育二土，培植中州。上行宜头，下行宜梢。生用泻火热，熟用散表寒。咽喉肿痛，一切疮疡，并宜生用。”[30]

《本草备要·草部》：“甘草，有补有泻，能表能里，可升可降。味甘。生用气平，补脾胃不足而泻心火（火急甚者，必以此缓之）。炙用气温，补三焦元气而散表寒。入和剂则补益，入汗剂则解肌（解退肌表之热），入凉剂则泻邪热（白虎汤、泻心汤之类），入峻剂则缓正气（姜、附加之，恐其僭上；硝、黄加之，恐其峻下，皆缓之之意），入润剂则养阴血（炙甘草汤之类）。能协和诸药，使之不争。生肌止痛（土主肌肉，甘能缓痛），通行十二经，解百药毒（凡解毒药，并须冷饮，热则不效。小儿初生，拭去口中恶血，绵渍汁令咂之，能解胎毒），故有国老之称。”[31]

《本经逢原》卷一：“甘草，一名国老。甘平，无毒。反海藻、大戟、甘遂、芫花。补中散表炙用，泻火解毒生用。中心黑者有毒，勿用。”[32]

《本草经解》卷一：“【甘草】，气平。味甘。无毒。主五脏六府寒热邪气。坚筋骨。长肌肉。倍气力。金疮尰。解毒。久服轻身延年。（生用清火炙用补中）”[33]

《本草从新》卷一：“甘草，有补有泻、能表能里、可升可降、生阴血……解百药毒。故有国老之称。疗诸痈肿疮疡。惟中满证忌之……大而结者良。出大同。名粉草。（弹之有粉出）细者名统草。”[34]

《得配本草》卷二：“甘草，术、苦参、干漆为之使。恶远志。反大戟、芫花、甘遂、海藻。忌猪肉。甘。入手少阴、足阳明、太阴、厥阴经气分。益精养气泻火和中，健脾胃，解百毒，和络血，缓肝急，祛邪热，坚筋骨，长肌肉，疗疮毒。”[35]

《本草求真·上编》："甘草，（山草）缓中气不足。甘草（专入脾）。味甘性平。质中。外赤肉黄。生寒熟热。昔人言其有火能泻。是因火性急迫。用此甘味以缓火势。且取生用性寒。以泻焚烁害耳。至书有云炙用补脾。是能缓其中气不足。调和诸药不争……及儿胎毒。以致尊为国老。然使脾胃虚寒。及或挟有水气胀满等症。"[36]

《神农本草经读》卷一："甘草，气味甘平，无毒。主五脏六腑寒热邪气，坚筋骨，长肌肉，倍气力，金疮尰，解毒。久服轻身延年。生用清火，炙用补中。"[37]

《本草述钩元》卷七："甘草，气味甘平。生则微凉。味不佳。炙则温。气薄味厚。可升可降。阴中阳也。入足太阴厥阴。通入手足十二经。术苦参干漆为之使。恶远志。反大戟芫花甘遂海藻……【论】甘草独以甘擅名。别录谓其为九土之精。"[38]

《本草害利·脾部药队》："甘草，【害】甘，令人中满。有湿之人，若误用之，令成肿胀。故凡诸湿肿满胀病，及呕家酒家，咸不宜服。"[39]

《本草撮要》卷一："【甘草】，味甘平。入足阳明。通行十二经。功专解毒。生泻熟缓。甘和温补。得桔梗清咽喉。得大豆为甘豆汤。解百药毒奇验。炙用补中。生用泻火。用梢达茎中。止茎痛及淋症。白术、苦参、干漆为使。恶远志。反大戟、芫花、甘遂、海藻。然亦有并用者。中满者忌用。"[40]

《本草便读·草部》："甘草，味甘性平。和中解毒。生用退虚热之功。补中寓泻。炙服助脾元之力。守内有常。推其缓急多能。故诸病均堪相济。且可协和群药。而各方随处咸宜。节医肿毒成疮。痈疽有验。梢止阴茎作痛。淋浊无忧。"[41]

《中药志》："甘草　本品为常用中药。商品为豆科植物甘草的根茎和根。新疆、甘肃新产的甘草中尚有部分光果甘草的根和根茎；近年来甘肃、新疆的胀果甘草，产量大，质量尚可，已正式收购，并载入中国药典 1977 年版。甘草除药用外，在食品业和轻工业中应用亦广。……【原植物】①甘草　别名：甜草（东北、内蒙古），甜根子（陕西），生甘草（新疆），甜甘草。Glycyrrhiza uralensis Fisch. ——豆科 Leguminosae. ②光果甘草　别名：欧甘草。Glycyrrhiza glabra L. ——豆科 Leguminosae. ③胀果甘草 Glycyrrhiza inflata Bat. ——豆科 Leguminosae."[13]

《中药材手册》："甘草［纲目列入草部山草类］　本品为豆科植物甘草 Glycyrrhiza uralensis Fisch.、胀果甘草 Glycyrrhiza inflata Bat. 或光果甘草 Glycyrrhiza glabra L. 的干燥根及根茎。原植物系多年生草本，喜干旱气候，适宜生长在沙土或钙质土壤地带，野生及栽培均有。甘草在处方中应用最普遍，因其性缓和，能协调诸药或解毒，故有国老之称。过去商品分为皮草及粉草两大类，每类又按产地及大小不同，分为数十种等级，皮草去皮成粉草，浪费较大，对质量亦无补益，目前已无生产。现皮草按产地分为西草和东草两类，西草皮红、粉性大、质优；东草皮灰褐、粉性小、质次。另外，商品中有以苦豆子及刺果甘草的根混作甘草者，味极苦，故称苦甘草，不能与甘草混淆，应注意鉴别。［别名］甜甘草、粉苦草、甜草根（内蒙古）、国老。"[14]

《全国中草药汇编》："甘草　别名：甜草根、红甘草、粉甘草、粉草、皮草、棒草、毛草。来源：为豆科甘草属植物甘草 Glycyrrhiza uralensis Fisch. 的根和根状茎。"[15]

《中药大辞典》："甘草《本经》　【异名】美草、蜜甘《本经》，蜜草、蕗草《别录》，国老（陶弘景），灵通《记事珠》，粉草《群芳谱》，甜草《中国药植志》，甜根子《中药志》，棒草《黑龙江中药》。【基原】为豆科植物甘草的根及根状茎。【原植物】甘草 Glycyrrhiza uralensis Fisch.”[10]

《中医大辞典·中药分册》：“甘草　出《神农本草经》。又名美草、蜜草、国老、粉草。为豆科植物甘草 Glycyrrhiza uralensis Fisch. 或胀果甘草 G. inflata Bat. 等的根和根茎。主产内蒙古、甘肃等地。”[9]

《中国医学百科全书·中医学》：“甘草　始载于《神农本草经》。又名蜜草、国老、甜草。为豆科植物甘草 Glycyrrhiza uralensis Fisch.、胀果甘草 G. inflata Bat. 或光果甘草 G. glabra L. 的根及根茎。春、秋二季采挖，趁鲜切去茎基的幼芽及支根等，去净泥土，按粗细捆成小捆，放通风处阴干或晒干。也有将栓皮刮去者，称为粉甘草。”[11]

《全国中药炮制规范》：“甘草　［处方用名］甘草、蜜甘草。【来源】本品为豆科植物甘草 Glycyrrhiza uralensis Fisch.、胀果甘草 Glycyrrhiza inflata Bat. 或光果甘草 Glycyrrhiza glabra L. 的干燥根及根状茎，野生或栽培。主产于内蒙古、东北、西北等地。春、秋二季采挖，除去须根等，晒干。药材分‘皮草’、‘粉草’两种。带皮甘草以外皮细紧、色红棕、质坚实、粉性足，断面黄白色者为佳；粉草以外表平坦、淡黄色、粉性大、断面菊花纹、质坚而重者为佳。”[16]

《中国药材学》：“甘草　［别名］国老、甜草根，蜜草。【来源】本品为豆科植物甘草 Glycyrrhiza uralensis Fisch.、胀果甘草 G. inflata Bat. 或光果甘草（欧甘草）G. glabra L. 的根和根茎。”[17]

《中国中医药学主题词表》：“甘草 GLYCYRRHIZA URALENSIS　属豆科和补气药　D 粉甘草。”[12]

《普通高等教育中医药类规划教材·中药学》：“甘草《本经》　为豆科多年生草本植物甘草 Glycyrrhiza uralensis Fisch.、胀果甘草 Glycyrrhiza inflata Bat. 或光果甘草 Glycyrrhiza glabra L. 的根及根茎。主产内蒙古、山西、甘肃、新疆等地。春、秋二季采挖，除去须根，晒干。切厚片，生用或蜜炙用。”[8]

《中华本草》：“甘草《本经》　【异名】美草、蜜甘《本经》，蜜草、蕗草《别录》，国老《本草经集注》，灵通《记事珠》，粉草《群芳谱》，甜草《中国药用植物志》，甜根子《中药志》，棒草《黑龙江中药》……【来源】为豆科植物甘草、光果甘草、胀果甘草的根及根茎。【原植物】①甘草 Glycyrrhiza uralensis Fisch. ②光果甘草 Glycyrrhiza glabra L. ③胀果甘草 Glycyrrhiza inflata Bat.”[18]

《中华人民共和国药典》：“甘草 Radix Glycyrrhizae　本品为豆科植物甘草 Glycyrrhiza uralensis Fisch.、胀果甘草 Glycyrrhiza inflata Bat. 或光果甘草 Glycyrrhiza glabra L. 的干燥根及根茎。春、秋二季采挖，除去须根，晒干。”[7]

5　参考文献

1　汉·神农本草经．清顾观光重辑本．北京：人民卫生出版社，1955，28

2　南北朝·陶弘景．本草经集注．北京：人民卫生出版社，1994，206

3　唐·苏敬等撰．新修本草．合肥：安徽科学技术出版社，1981，160

4　宋·唐慎微．证类本草．北京：人民卫生出版社，1957，148

5　明·李时珍．本草纲目．北京：人民卫生出版社，1982，691

6　清·陈士铎．本草新编．北京：中国中医药出版社，1996，37

7 国家药典委员会编. 中华人民共和国药典. 一部. 北京：化学工业出版社，2000，65
8 雷载权主编. 普通高等教育中医药类规划教材·中药学. 上海：上海科学技术出版社，1995，283
9 《中医大辞典》编辑委员会编. 中医大辞典·中药分册. 北京：人民卫生出版社，1982，90
10 江苏新医学院编. 中药大辞典. 上海：上海科学技术出版社，1977，567
11 《中医学》编辑委员会. 中国医学百科全书·中医学. 上海：上海科学技术出版社，1997，1227
12 吴兰成主编. 中国中医药学主题词表. 北京：中医古籍出版社，1996，116
13 中国医学科学院药物研究所等编. 中药志. 第一册. 北京：人民卫生出版社，1993，355
14 中华人民共和国卫生部药政管理局主编. 中药材手册. 北京：人民卫生出版社，1998，70
15 《全国中草药汇编》编写组编. 全国中草药汇编. 上册. 北京：人民卫生出版社，1996，242
16 中华人民共和国卫生部药政管理局编. 全国中药炮制规范. 北京：人民卫生出版社，1988，28
17 徐国钧等主编. 中国药材学. 北京：中国医药科技出版社，1996，241
18 国家中医药管理局《中华本草》编委会. 中华本草. 第四册. 上海：上海科学技术出版社，1999，500
19 魏晋·名医别录. 北京：人民卫生出版社，1986，28
20 宋·苏颂. 本草图经. 合肥：安徽科学技术出版社，1994，89
21 宋·寇宗爽. 本草衍义. 上海：商务印书馆，1937，45
22 元·王好古. 汤液本草. 北京：人民卫生出版社，1956. 37
23 明·刘文泰. 本草品汇精要. 北京：人民卫生出版社，1982，227
24 明·陈嘉谟. 本草蒙筌. 北京：人民卫生出版社，1988，30
25 明·王象晋纂辑，伊钦恒诠释. 群芳谱诠释. 见：中国农书丛刊. 北京：农业出版社，1985，166
26 明·李中梓. 本草征要. 见：李中梓医学全书. 北京：中国中医药出版社，1999，115
27 明·卢之颐. 本草乘雅半偈. 北京：人民卫生出版社，1986，12
28 清·张志聪. 本草崇原. 北京：中国中医药出版社，1992，1
29 清·蒋居祉. 本草择要纲目. 见：珍本医书集成. 本草类. 上海：上海科学技术出版社，1985，3
30 清·汪昂. 本草易读. 北京：人民卫生出版社，1987，113
31 清·汪昂. 本草备要. 北京：中国中医药出版社，1998，8
32 清·张璐. 本经逢原. 上海：上海科学技术出版社，1959，27
33 清·叶桂. 本草经解. 上海：上海科学技术出版社，1958，5
34 清·吴仪洛. 本草从新. 北京：中医古籍出版社，2001，5
35 清·严西亭. 得配本草. 上海：上海卫生出版社，1957，1
36 清·黄宫绣. 本草求真. 上海：上海科学技术出版社，1959，15
37 清·陈念祖. 神农本草经读. 北京：人民卫生出版社，1959，3
38 清·杨时泰. 本草述钩元. 上海：科技卫生出版社，1958，83
39 清·凌奂. 本草害利. 北京：中医古籍出版社，1982，55
40 清·陈其瑞. 本草撮要. 见：珍本医书集成. 本草类. 上海：上海科学技术出版社，1985，1
41 清·张秉成. 本草便读. 上海：上海卫生出版社，1957，4

097 甘遂
Gansui
Radix Kansui

1 定名依据

1.1 正名

1.1.1 汉文名：甘遂（为大戟科植物甘遂 Euphorbia kansui T. N. Liou ex T. P. Wang 的干燥块根）。

1.1.2 英文名：gansui root.

1.2 依据

1.2.1 定名的文献依据

(1)《神农本草经》卷三："甘遂，味苦，寒。主大腹疝瘕，腹满，面目浮肿，留饮宿食，破症坚积聚，利水谷道。一名主田。生川谷。"[1]

(2)《吴普本草》："甘遂，《御览》卷九百九十三。一名主田，一名白泽，一名重泽，一名鬼丑，一名陵藁，一名甘藁，一名苦泽。神农、桐君：苦，有毒。岐伯、雷公：有毒。须二月、八月采。一名陵藁，一名甘槁，一名甘泽。"[2]

(3)《本草经集注》："甘遂，味苦、甘，寒，大寒，有毒。主治大腹疝瘕，腹满，面目浮肿，留饮宿食，破癥坚积聚，利水谷道。下五水，散膀胱留热，皮中痞，热气肿满。一名主田，一名甘藁，一名陵藁，一名凌泽，一名重泽。"[3]

(4)《新修本草》卷十："甘遂，味苦、甘，寒、大寒，有毒。主大腹疝瘕，腹满，面目浮肿，留饮宿食，破癥坚积聚，利水谷道，下五水，散膀胱留热，皮中痞，热气肿满。一名主田，一名甘藁，一名陵藁，一名凌泽，一名重泽。生中山川谷。二月采根，阴干。"[4]

(5)《证类本草》卷十："甘遂，味苦、甘，寒、大寒，有毒。主大腹疝瘕腹满，面目浮肿，留饮（音瘫）宿食，破癥坚积聚，利水谷道，下五水，散膀胱留热，皮中痞，热气肿满。一名甘藁，一名陵藁，一名凌泽，一名重泽，一名主田。"[5]

(6)《本草纲目》卷十七："甘遂，《本经·下品》。【释名】甘藁《别录》、陵藁《吴普》、陵泽《别录》、甘泽《吴普》、重泽《别录》、苦泽《吴普》、白泽《吴普》、主田《本经》、鬼丑《吴普》。时珍曰：诸名义多未详。"[6]

(7)《本草新编》卷四："甘遂，味苦、甘，气大寒，有毒，反甘草。入胃、脾、膀胱、大小肠五经。破癥坚积聚如神，退面目浮肿，祛胸中水结，尤能利水。"[7]

(8)《中华人民共和国药典》："甘遂 Radix kansui　本品为大戟科植物甘遂 Euphorbia kansui T. N. Liou ex T. P. Wang 的干燥块根。春季开花前或秋末茎叶枯萎后采挖，撞去外皮，晒干。"[8]

(9)《普通高等教育中医药类规划教材·中药学》："甘遂《本经》　为大戟科多年生草本植物甘遂 Euphorbia kansui T. N. Liou ex T. P. Wang 的块根。主产于陕西、山西、河南等地。秋末或春初采挖。撞去外皮，晒干，醋制过用。”[9]

(10)《中医大辞典·中药分册》：“甘遂　出《神农本草经》。又名甘泽、肿手花根。为大戟科植物甘遂 Euphorbia kansui Liou 的块根。主产陕西、甘肃、河南等地。”[10]

(11)《中药大辞典》：“甘遂《本经》　［异中］主田《本经》，重泽、苦泽、甘泽、陵藁、甘藁、鬼丑《吴普本草》，陵泽《广雅》，肿手花根《药材资料汇编》。【基原】为大戟科植物甘遂的根。【原植物】甘遂 Euphorbia kansui Liou，又名：猫儿眼。”[11]

(12)《中国医学百科全书·中医学》：“甘遂　始载于《神农本草经》。又名甘泽、肿手花根。为大戟科植物甘遂 Euphorbia kansui T. N. Liou ex T. P. Wang 的根。初春或秋后采挖，除去枯枝残茎，撞去外皮，晒干或硫黄熏后晒干。”[12]

(13)《中国中医药学主题词表》：“甘遂 EUPHORBIA KANSUI　属大戟科和逐水药。”[13]

(14)《中药志》[14]、《中药材手册》[15]、《全国中草药汇编》[16]、《全国中药炮制规范》[17]、《中国药材学》[18]、《中华本草》[19]等现代中药著作多以“甘遂”作为本品正名（参见“文献通考”）。

1.2.2　定名选择的理由

(1) 甘遂 Radix Kansui，系大戟科植物甘遂 Euphorbia kansui T. N. Liou ex T. P. Wang 的干燥块根。本品始载于汉《神农本草经》，并以“甘遂”作为本品正名。其后历代重要本草著作如三国·吴普《吴普本草》、南北朝·陶弘景《本草经集注》、唐·苏敬等撰《新修本草》、宋·唐慎微《证类本草》、明·李时珍《本草纲目》、清·陈士铎《本草新编》等大多即沿用《神农本草经》记载，以“甘遂”作为正名，并一直沿用至今。

(2) 我国最新出版的《中华人民共和国药典》、《普通高等教育中医药类规划教材·中药学》以及辞书类著作《中医大辞典·中药分册》、《中药大辞典》、《中国医学百科全书·中医学》等均以“甘遂”作为本品正名。已经广泛应用于中医药学文献的标引和检索的《中国中医药学主题词表》也以“甘遂”作为本品的正式主题词。现代本草著作如《中药志》、《中华本草》、《中国药材学》、《中药材手册》、《全国中药炮制规范》等也均以“甘遂”作为本品的正名。说明“甘遂”作为本药正名已成为共识。

1.3　与正名等效的名词：无。

2　源流考释

甘遂（大戟科植物甘遂 Euphorbia kansui T. N. Liou ex T. P. Wang 的干燥块根）始载于始载于汉《神农本草经》，并以“甘遂”作为本品正名，同时尚载录有异名“主田”，如《神农本草经》卷三：“甘遂，味苦，寒。主大腹疝瘕，腹满，面目浮肿，留饮宿食，破癥坚积聚，利水谷道。一名主田。生川谷。”[1] 其后本草大多即沿用《神农本草经》记载，以“甘遂”作为正名，如如三国·吴普《吴普本草》[2]，三国魏·张揖撰清·王念孙疏《广雅疏证》[20]，魏晋《名医别录》[21]，南北朝·陶弘景《本草经集注》[3]，唐·苏敬《新修本草》[4]，宋·唐慎微《证类本草》[5]、寇宗奭《本草衍义》[22]，元·王好古《汤液本草》[23]，明·刘文泰《本草品汇精要》[24]、陈嘉谟《本草蒙筌》[25]、李时珍《本草纲目》[6]、卢之颐《本草乘雅半偈》[26]，清·陈士铎《本草新编》[7]、汪昂《本草易读》[27]、汪昂《本草备要》[28]、吴仪洛《本草从新》[29]、严西亭《得配本草》[30]、张秉成《本草便读》[31]、《药材资料汇编·本经》[32]等。同时，在不同的历史时期又出现了

"白泽"、"重泽"、"鬼丑"、"陵藁"、"甘藁"、"苦泽"、"甘泽"《吴普本草》[2]，"陵泽"《广雅》[20]，"肿手花根"、"甘遂根"《药材资料汇编·本经》[32]等异名。如《吴普本草》卷："甘遂，《御览》卷九百九十三。一名主田，一名白泽，一名重泽，一名鬼丑，一名陵藁，一名甘藁，一名苦泽。"[2]《广雅疏证》卷十："陵泽，甘遂也。"[20]《药材资料汇编·本经》："甘遂：别名［文献名］主田、重泽、苦泽、甘泽、陵泽、肿手花根。［习用名］甘遂根。"[32]

现代有关著作均沿用前代大多本草记载以"甘遂"作为本品正名，如《中华人民共和国药典》[8]、《普通高等教育中医药类规划教材·中药学》[9]、《中医大辞典·中药分册》[10]、《中药大辞典》[11]、《中国医学百科全书·中医学》[12]、《中国中医药学主题词表》[13]、《中药志》[14]、《中药材手册》[15]、《全国中草药汇编》[16]、《全国中药炮制规范》[17]、《中国药材学》[18]、《中华本草》[19]等。同时尚记载有本品各地的俗称"猫儿眼根"《中药材手册》[15]，"猫儿眼"、"化骨丹"、"肿手花"、"萱根子"《全国中草药汇编》[16]，"头痛花"《中国药材学》[18]，"九头狮子草"《中华本草》[19]等。还记载有本品原植物"甘遂"的异名"猫儿眼"《中药志》[14]等。

3　附录

3.1　又称：醋甘遂（饮片规格名）。

3.2　俗称：猫儿眼（西北），九头狮子草（河南），化骨丹，肿手花，萱根子，猫儿眼根，头痛花。

3.3　曾称：主田《本经》，白泽、重泽、鬼丑、陵藁、甘藁、苦泽、甘泽《吴普本草》，陵泽《广雅》，肿手花根、甘遂根《药材资料汇编》。

3.4　原植物名称：甘遂，猫儿眼（西北）。

4　文献通考

《神农本草经》卷三："甘遂，味苦，寒。主大腹疝瘕，腹满，面目浮肿，留饮宿食，破癥坚积聚，利水谷道。一名主田。生川谷。"[1]

《吴普本草》："甘遂，《御览》卷九百九十三。一名主田，一名白泽，一名重泽，一名鬼丑，一名陵藁，一名甘藁，一名苦泽。神农、桐君：苦，有毒。岐伯、雷公：有毒。须二月、八月采。一名陵藁，一名甘槁，一名甘泽。"[2]

《广雅疏证》卷十："陵泽，甘遂也。《神农本草》云：甘遂，一名主田。名医别录云一名甘蒿一名陵蒿一名陵泽一名重泽，生中山川谷，陶注云第一本出太山江东比来用京口者大不相似赤皮者胜白皮者都下亦有名草甘遂殊恶唐本注云草。"[20]

《名医别录》卷三："甘遂，味甘，大寒，有毒。主下五水，散膀胱留热，皮中痞，热气肿满。一名甘藁，一名陵藁，一名陵泽，一名重泽。生中山。二月采根，阴干。（瓜蒂为之使，恶远志，反甘草）"[21]

《本草经集注》卷五："甘遂，味苦、甘，寒，大寒，有毒。主治大腹疝瘕，腹满，面目浮肿，留饮宿食，破癥坚积聚，利水谷道。下五水，散膀胱留热，皮中痞，热气肿满。一名主田，一名甘藁，一名陵藁，一名凌泽，一名重泽。"[3]

《新修本草》卷十："甘遂，味苦、甘，寒、大寒，有毒。主大腹疝瘕，腹满，面目浮肿，留饮宿食，破癥坚积聚，利水谷道，下五水，散膀胱留热，皮中痞，热气肿满。一名主田，一名甘藁，一名陵藁，一名凌泽，一名重泽。生中山川谷。二月采根，阴干。”[4]

《证类本草》卷十：“甘遂，味苦、甘，寒、大寒，有毒。主大腹疝瘕腹满，面目浮肿，留饮（音瘾）宿食，破癥坚积聚，利水谷道，下五水，散膀胱留热，皮中痞，热气肿满。一名甘藁，一名陵藁，一名凌泽，一名重泽，一名主田。”[5]

《本草衍义》卷十一：“甘遂，今惟用连珠者，然经中不言，此药专于行水攻决为用，入药须斟酌。”[22]

《汤液本草》卷四：“甘遂，气大寒，味苦、甘。甘，纯阳。有毒。《本草》云：主大腹疝瘕，腹满，面目浮肿，留饮宿食。破坚消积，利水谷道。下五水，散膀胱留热，皮中痞热，气肿满。瓜蒂为使。恶远志，反甘草。”[23]

《本草品汇精要》卷十三：“甘遂，有毒附草。甘遂，植生。甘遂（出《神农本经》）主大腹疝瘕腹满，面目浮肿，留饮宿食，破症坚积聚，利水谷道（以上朱字《神农本经》），下五水，散膀胱留热，皮中痞，热气肿满（以上黑字《名医》所录）。【名】甘藁　陵藁　陵泽　重泽　主田。”[24]

《本草蒙筌》卷三：“甘遂，味苦、甘，气大寒。有毒。多产京西川谷，二月采根阴干。”[25]

《本草纲目》卷十七：“甘遂，《本经·下品》。【释名】甘藁《别录》、陵藁《吴普》、陵泽《别录》、甘泽《吴普》、重泽《别录》、苦泽《吴普》、白泽《吴普》、主田《本经》、鬼丑《吴普》。”[6]

《本草乘雅半偈》第七帙：“甘遂，《本经·下品》。【气味】苦寒，有毒。【主治】主大腹疝瘕腹满，面目浮肿，留饮宿食，破癥坚积聚，利水谷道。”[26]

《本草新编》卷四：“甘遂，味苦、甘，气大寒，有毒，反甘草。入胃、脾、膀胱、大小肠五经。破癥坚积聚如神，退面目浮肿，祛胸中水结，尤能利水。”[7]

《本草易读》卷五：“甘遂百三十二，旧面包煨用。瓜蒂为使，恶远志，反甘草。苦，寒，有毒。入足太阳经。除大腹之肿满，消面目之浮肿，解阴囊之肿坠，敷脚气之肿核。留饮宿食之滞，癥瘕积聚之坚，痰迷癫痫之疾，隔噎痞塞之疴。虚人忌之。”[27]

《本草备要》草部：“甘遂，大通，泻经隧水湿。苦寒有毒。能泻肾经及隧道水湿，直达水气所结之处，以攻决为用，为下水之圣药（仲景大陷肠汤用之）。”[28]

《本草从新》卷四：“甘遂，寒、通、泻经隧水湿。苦寒。能泻肾经及隧道水湿。直达水气所结之处。以攻决为用。为下水之圣药。主十二种水。大腹肿满。”[29]

《得配本草》卷三：“甘遂，瓜蒂为之使。恶远志。反甘草。甘、苦、寒。有毒。入足少阴经气分。直达水结之处，攻决隧道之水。”[30]

《本草便读·草部》：“甘遂，洁净府而有功。入肾通肠。直达水邪所结处。宣经队而无滞。性寒味苦。生成阴毒勿轻投。（甘遂此药专于行水攻决为用。味苦能泄。寒胜热。直达水气所结之处。乃泻水之圣药。肾主水。故入肾经。能去痰者。以痰之本水也。但不可轻用耳）”[31]

《药材资料汇编·本经》：“甘遂：别名［文献名］主田、重泽、苦泽、甘泽、陵泽、肿手花根。［习用名］甘遂根。来源为大戟科植物甘遂 Euphorbia Kansui T. N. Liou et T.

P. Wang 干燥块根。野生。”[32]

《中药志》：“甘遂　本品为较常用中药，商品为大戟科植物甘遂的根。【原植物】甘遂　别名：猫儿眼（西北）。Euphorbia kansui T. N. Liou ex T. P. Wang——大戟科 Euphorbiaceae.”[14]

《中药材手册》：“甘遂［纲目列入草部毒草类］　本品为大戟科植物甘遂 Euphorbia kansui T. N. Liou ex T. P. Wang 的干燥块根。原植物系多年生草本，均为野生。［别名］猫儿眼根。”[15]

《全国中草药汇编》：“甘遂　别名：猫儿眼（西北）、化骨丹、甘泽、肿手花、萱根子。来源：为大戟科植物甘遂 Euphorbia kansui T. N. Liou ex T. P. Wang 的根部，其地上部分亦供药用。”[16]

《中药大辞典》：“甘遂《本经》　［异中］主田《本经》，重泽、苦泽、甘泽、陵藁、甘藁、鬼丑《吴普本草》，陵泽《广雅》，肿手花根《药材资料汇编》。【基原】为大戟科植物甘遂的根。【原植物】甘遂 Euphorbia kansui Liou，又名：猫儿眼。”[11]

《中医大辞典·中药分册》：“甘遂　出《神农本草经》。又名甘泽、肿手花根。为大戟科植物甘遂 Euphorbia kansui Liou 的块根。主产陕西、甘肃、河南等地。”[10]

《中国医学百科全书·中医学》：“甘遂　始载于《神农本草经》。又名甘泽、肿手花根。为大戟科植物甘遂 Euphorbia kansui T. N. Liou ex T. P. Wang 的根。初春或秋后采挖，除去枯枝残茎，撞去外皮，晒干或硫黄熏后晒干。”[12]

《全国中药炮制规范》：“甘遂　［处方用名］甘遂、醋甘遂。【来源】本品为大戟科植物甘遂 Euphorbia kansui T. N. Liou ex T. P. Wang 的干燥根。均系野生。主产于陕西、山西、河南等地。春季开花前或秋末茎苗枯萎后采挖，除去外皮，干燥。药材以肥大、质坚、色洁白、连珠形、质细腻、粉性足者为佳。”[17]

《中国药材学》：“甘遂　［别名］猫儿眼，肿手花，头痛花。【来源】本品为大戟科植物甘遂 Euphorbia kansui T. N. Liou ex T. P. Wang 的根。”[18]

《中国中医药学主题词表》：“甘遂 EUPHORBIA KANSUI　属大戟科和逐水药。”[13]

《普通高等教育中医药类规划教材·中药学》：“甘遂《本经》　为大戟科多年生草本植物甘遂 Euphorbia kansui T. N. Liou ex T. P. Wang 的块根。主产于陕西、山西、河南等地。秋末或春初采挖。撞去外皮，晒干，醋制过用。”[9]

《中华本草》：“甘遂《本经》　【异名】主田《本经》，重泽、甘藁、陵藁、甘泽、苦泽、白泽、鬼丑《吴普本草》，陵泽《广雅》，肿手花根《药材资料汇编》，九头狮子草《河南中草药手册》，化骨丹、肿手花、萱根子《全国中草药汇编》，头痛花《北方常用中草药手册》，猫儿眼《中药材品种论述》……【来源】为大戟科植物甘遂的块根。【原植物】甘遂 Euphorbia kansui T. N. Liou cx T. P. Wang.”[19]

《中华人民共和国药典》：“甘遂 Radix Kansui　本品为大戟科植物甘遂 Euphorbia kansui T. N. Liou ex T. P. Wang 的干燥块根。春季开花前或秋末茎叶枯萎后采挖，撞去外皮，晒干。”[8]

5　参考文献

1　汉·神农本草经. 清顾观光重辑本. 北京：人民卫生出版社，1955，84

2 三国·吴普．吴普本草．北京：人民卫生出版社，1987，52
3 南北朝·陶弘景．本草经集注．北京：人民卫生出版社，1994，329
4 唐·苏敬等撰．新修本草．合肥：安徽科学技术出版社，1981，249
5 宋·唐慎微．证类本草．北京：人民卫生出版社，1957，254
6 明·李时珍．本草纲目．北京：人民卫生出版社，1982，1136
7 清·陈士铎．本草新编．北京：中国中医药出版社，1996，182
8 国家药典委员会编．中华人民共和国药典．一部．北京：化学工业出版社，2000，67
9 雷载权主编．普通高等教育中医药类规划教材·中药学．上海：上海科学技术出版社，1995，103
10 《中医大辞典》编辑委员会编．中医大辞典·中药分册．北京：人民卫生出版社，1982，91
11 江苏新医学院编．中药大辞典．上海：上海科学技术出版社，1977，573
12 《中医学》编辑委员会．中国医学百科全书．中医学．上海：上海科学技术出版社，1997，1211
13 吴兰成主编．中国中医药学主题词表．北京：中医古籍出版社，1996，118
14 中国医学科学院药物研究所等编．中药志．第二册．北京：人民卫生出版社，1993，7
15 中华人民共和国卫生部药政管理局主编．中药材手册．北京：人民卫生出版社，1998，73
16 《全国中草药汇编》编写组编．全国中草药汇编．上册．北京：人民卫生出版社，1996，244
17 中华人民共和国卫生部药政管理局编．全国中药炮制规范．北京：人民卫生出版社，1988，29
18 徐国钧等主编．中国药材学．北京：中国医药科技出版社，1996，268
19 国家中医药管理局《中华本草》编委会．中华本草．第四册．上海：上海科学技术出版社，1999，793
20 三国魏·张揖撰，清·王念孙疏．广雅疏证．北京：中华书局，1993，316
21 魏晋·名医别录．北京：人民卫生出版社，1986，223
22 宋·寇宗奭．本草衍义．上海：商务印书馆，1937，63
23 元·王好古．汤液本草．北京：人民卫生出版社，1956，44
24 明·刘文泰．本草品汇精要．北京：人民卫生出版社，1982，386
25 明·陈嘉谟．本草蒙筌．北京：人民卫生出版社，1988，175
26 明·卢之颐．本草乘雅半偈．北京：人民卫生出版社，1986，380
27 清·汪昂．本草易读．北京：人民卫生出版社，1997，205
28 清·汪昂．本草备要．北京：中国中医药出版社，1998，84
29 清·吴仪洛．本草从新．北京：中医古籍出版社，2001，75
30 清·严西亭．得配本草．上海：上海卫生出版社，1957，35
31 清·张秉成．本草便读．上海：上海卫生出版社，1957，49
32 张明心．药材资料汇编．北京：中国商业出版社，1999，152

098 艾叶

Aiye

Folium Artemisiae Argyi

1 定名依据

1.1 正名

1.1.1 汉文名：艾叶（为菊科植物艾 *Artemisia argyi* Levl. et Vant. 的干燥叶）。

1.1.2　英文名：argy wormwood leaf.

1.2　依据

1.2.1　定名的文献依据

(1)《名医别录》卷二："艾叶，味苦，微温，无毒。主炙百病，可作煎，止下痢，吐血，下部䘌疮，妇人漏血，利阴气，生肌肉，辟风寒，使人有子。"[1]

(2)《本草经集注》卷："艾叶，味苦，微温，无毒。主灸百病，可作煎，止下痢，吐血，下部䘌疮，妇人漏血，利阴气，生肌肉，辟风寒，使人有子。"[2]

(3)《新修本草》卷九："艾叶，味苦，微温，无毒。主灸百病，可作煎，止下痢，吐血，下部䘌疮，妇人漏血，利阴气，生肌肉，辟风寒，使人有子。"[3]

(4)《证类本草》卷九："艾叶，味苦，微温，无毒。主灸百病。可作煎，止下痢，吐血，下部䘌疮，妇人漏血，利阴气，生肌肉，辟风寒，使人有子。"[4]

(5)《本草乘雅半偈》第八帙："艾叶，（别录中品），蕲州贡艾叶，叶九尖，长盈五七寸，厚约一分许，岂唯力胜，堪称美艾。"[5]

(6)《本草新编》卷三："艾叶，味苦，气温，阴中之阳，无毒。"[6]

(7)《中华人民共和国药典》："艾叶 Folium Artemisiae Argyi　本品为菊科植物艾 Artemisia argyi Levl. Et Vant. 的干燥叶。夏季花未开时采摘，除去杂质，晒干。"[7]

(8)《普通高等教育中医药类规划教材·中药学》："艾叶《珍珠囊》　为菊科多年生草本植物艾 Artemisia argyi Levl. Et Vant. 的叶。全国大部分地区均产。以湖北蕲州产者为佳，称蕲艾。春夏间花未开时采摘，晒干生用或炒炭用。"[8]

(9)《中医大辞典·中药分册》："艾叶　出《本草经集注》。又名蕲艾、灸草。为菊科植物艾 Artemisia argyi Levl. Et Vant. 的叶。我国大部分地区均产。"[9]

(10)《中药大辞典》："艾叶《本草经集注》　【基原】为菊科植物艾的干燥叶。【原植物】艾《诗经》Artemisia argyi L′evl. et Vant.，又名：冰治《尔雅》，艾蒿《尔雅》（郭璞注)，医草《别录》，灸草《埤雅》，蕲艾《蕲艾传》，黄草《纲目》，家艾《医林纂要》，甜艾《本草求原》，草蓬、艾蓬、狼尾蒿子、香艾、野莲头、阿及艾。"[10]

(11)《中国医学百科全书·中医学》："艾叶　始载于《名医别录》。又名艾蒿、灸草、黄草。为菊科植物艾 Artemisia argyi Levl. et vant. 的叶。中国大部分地区均产。"[11]

(12)《中国中医药学主题词表》："艾叶 ARTEMISIA ARGYI　属蒿属；属祛寒药和止血药（中药）　D艾蒿　D艾　D蕲艾。"[12]

(13)《中药志》[13]、《中药材手册》[14]、《全国中药炮制规范》[15]、《中国药材学》[16]、《中华本草》[17]等现代中药著作多以"艾叶"作为本品正名（参见"文献通考"）。

1.2.2　定名选择的理由

(1) 艾叶 Folium Artemisiae Argyi，系菊科植物艾 Artemisia argyi Levl. Et Vant. 的干燥叶。本品入药始载于魏晋《名医别录》，并以"艾叶"作为本品正名。其后历代重要本草著作如南北朝·陶弘景《本草经集注》、唐·苏敬等撰《新修本草》、宋·唐慎微《证类本草》、明·卢之颐《本草乘雅半偈》、清·陈士铎《本草新编》等大多即沿用《名医别录》记载，以"艾叶"作为正名，并一直沿用至今。

(2) 我国最新出版的《中华人民共和国药典》、《普通高等教育中医药类规划教材·中药学》以及辞书类著作《中医大辞典·中药分册》、《中药大辞典》、《中国医学百科全书·

中医学》等均以“艾叶”作为本品正名。已经广泛应用于中医药学文献的标引和检索的《中国中医药学主题词表》也以“艾叶”作为本品的正式主题词。现代本草著作如《中药志》、《中华本草》、《中国药材学》、《中药材手册》、《全国中药炮制规范》等也均以“艾叶”作为本品的正名。说明“艾叶”作为本药正名已成为共识。

1.3 与正名等效的名词：无。

2 源流考释

艾叶（菊科植物艾 Artemisia argyi Levl. Et Vant. 的干燥叶）始载于始载于魏晋《名医别录》，并以“艾叶”作为本品正名，如《名医别录》卷二：“艾叶，味苦，微温，无毒。主灸百病，可作煎，止下痢，吐血，下部䘌疮，妇人漏血，利阴气，生肌肉，辟风寒，使人有子。一名冰台，一名医草。生田野。三月三日采，曝干。作煎，勿令见风。又，艾，生寒熟热。主下血，衄血、脓血痢，水煮及丸散任用。”[1] 其后本草大多即沿用《名医别录》记载，以“艾叶”作为正名，如南北朝·陶弘景《本草经集注》[2]，唐·苏敬《新修本草》[3]，宋·苏颂《本草图经》[18]、唐慎微《证类本草》[4]、寇宗奭《本草衍义》[19]，元·王好古《汤液本草》[20]，明·刘文泰《本草品汇精要》[21]、陈嘉谟《本草蒙筌》[22]、李中梓《本草征要》[23]、卢之颐《本草乘雅半偈》[5]，清·陈士铎《本草新编》[6]、汪昂《本草易读》[24]、汪昂《本草备要》[25]、吴仪洛《本草从新》[26]、黄宫绣《本草求真》[27]、陈其瑞《本草撮要》[28]、张秉成《本草便读》[29] 等。同时尚记载有本品的异名“美艾”《本草乘雅半偈》。如明·卢之颐《本草乘雅半偈》第八帙：“艾叶，（别录中品），蕲州贡艾叶，叶九尖，长盈五七寸，厚约一分许，岂唯力胜，堪称美艾。水台用以为灼，谓之一壮。”[5]

明·李时珍《本草纲目》以本品的原植物“艾”为正名，同时尚记载有本品原植物的异名“北艾”、“海艾”、“蕲艾”、“熟艾”，如《本草纲目》卷三：“艾（《别录》中品） 【释名】冰台《尔雅》、医草《别录》、黄草《埤雅》、艾蒿……【集解】《别录》曰：艾叶生田野，三月三日采，曝干……时珍曰：艾叶本草不著土产，但云生田野。宋时以汤阴复道者为佳，四明者图形。近代惟汤阴者谓之北艾；四明者谓之海艾。自成化以来，则以蕲州者为胜，用充方物，天下重之，谓之蕲艾……叶【修治】……时珍曰：凡用艾叶需用陈久者，治令细软，谓之熟艾。”[30]

现代有关著作除《全国中草药汇编》[31] 以“艾”为正名外，其他均沿用前代大多本草记载以“艾叶”作为本品正名，如《中华人民共和国药典》[7]、《普通高等教育中医药类规划教材·中药学》[8]、《中医大辞典·中药分册》[9]、《中药大辞典》[10]、《中国医学百科全书·中医学》[11]、《中国中医药学主题词表》[12]、《中药志》[13]、《中药材手册》[14]、《全国中药炮制规范》[15]、《中国药材学》[16]、《中华本草》[17] 等。同时尚记载有本品各地的俗称“艾蒿”、“祁艾”、“香艾”、“野莲头”、“狼尾蒿”《中药材手册》[14]，“艾”、“家艾”《全国中草药汇编》[31]，“蕲艾”、“灸草”《中医大辞典·中药分册》[9]，“大叶艾”、“杜艾叶”、“萎蒿”《中国药材学》[16] 等。还记载有本品原植物“艾”的异名“家艾”、“医草”、“灸草”、“蕲艾”、“大叶艾”、“甜艾”、“艾蒿”、“香艾”、“阿及艾”《中药志》[13]，“冰治”、“黄草”、“草蓬”、“艾蓬”、“狼尾蒿子”、“香艾”、“野莲头”《中药大辞典》[10]，“冰台”，“五月艾”《中华本草》[17] 等。

3 附录

3.1 又称：醋艾叶、醋艾炭、艾叶炭（饮片规格名），艾绒（药材商品名）。

3.2 俗称：艾蒿、祁艾（广州、北京），香艾（吉林），野莲头（江苏），狼尾蒿（山东），蒌蒿（江西），艾，家艾，蕲艾，灸草，大叶艾，杜艾叶。

3.3 曾称：美艾《本草乘雅半偈》。

3.4 原植物名称：艾，家艾，医草，灸草，蕲艾，大叶艾，甜艾，艾蒿，香艾，阿及艾，冰治，黄草，草蓬，艾蓬，狼尾蒿子，香艾，野莲头，冰台，五月艾，北艾，海艾，蕲艾，熟艾。

4 文献通考

《名医别录》卷二："艾叶，味苦，微温，无毒。主灸百病，可作煎，止下痢，吐血，下部䘌疮，妇人漏血，利阴气，生肌肉，辟风寒，使人有子。一名冰台，一名医草。生田野。三月三日采，曝干。作煎，勿令见风。又，艾，生寒熟热。主下血，衄血、脓血痢，水煮及丸散任用。"[1]

《本草经集注》卷四："艾叶，味苦，微温，无毒。主灸百病，可作煎，止下痢，吐血，下部䘌疮，妇人漏血，利阴气，生肌肉，辟风寒，使人有子。一名冰台，一名医草。生田野。三月三日采，曝干。作煎勿令见风。"[2]

《新修本草》卷九："艾叶，味苦，微温，无毒。主灸百病，可作煎，止下痢，吐血，下部䘌疮，妇人漏血，利阴气，生肌肉，辟风寒，使人有子。一名冰台，一名医草。生田野。三月三日采，曝干。作煎勿令见风。"[3]

《本草图经》卷七："艾叶，旧不著所出州土，但云生田野，今处处有之，以复道者为佳。云此种灸百病尤胜。初春布地生苗，茎类蒿，而叶背白，以苗短者为佳。三月三日、五月五日采叶，曝干，经陈久方可用。"[18]

《证类本草》卷九："艾叶，味苦，微温，无毒。主灸百病。可作煎，止下痢，吐血，下部䘌疮，妇人漏血，利阴气，生肌肉，辟风寒，使人有子。一名冰台，一名医草。生田野。三月三日采，曝干。作煎勿令见风。陶隐居云：捣叶以灸百病，亦止伤血，汁又杀蛔虫，苦酒煎叶，疗癣甚良。唐本注云：《别录》云，艾，生寒熟热。主下血，衄血，脓血痢。水煮及丸散任用。"[4]

《本草衍义》卷十："艾叶干捣，筛去青滓，取白。入石硫黄，为硫黄艾，灸家用。得米粉少许，可捣为末，入服食药。入硫黄别有法。"[19]

《汤液本草》卷四："艾叶，气温，味苦，阴中之阳。无毒。《本草》云：止下痢吐血，下部䘌疮，辟风寒，令人有子。灸百病。重午日，日未出时，不语采。《心》云：温胃。"[20]

《本草品汇精要》卷十一："艾叶，无毒，丛生。艾叶主灸百病，可作煎，止下痢，吐血，下部䘌疮，妇人漏血，利阴气，生肌肉，辟风寒，使人有子（《名医》所录）。【名】冰台 医草。"[21]

《本草蒙筌》卷三："艾叶，味苦，气生寒熟温。阴中之阳。无毒。各处田野有，以复道者为佳；初春布地生，与草蒿状颇类。但叶背白，风动微香。每端午朝，天明多采。

或悬户资禳疫疠，或藏家防治病邪。煎服宜新鲜，气则上达；炙火宜陈久，气仍下行。揉碎入四物汤，安胎漏腹痛；捣汁搀四生饮，止吐衄唾红。”[22]

《本草纲目》第十五卷“艾（《别录》中品）　【释名】冰台《尔雅》、医草《别录》、黄草《埤雅》、艾蒿……【集解】《别录》曰：艾叶生田野，三月三日采，曝干……时珍曰：艾叶本草不著土产，但云生田野。宋时以汤阴复道者为佳，四明者图形。近代惟汤阴者谓之北艾；四明者谓之海艾。自成化以来，则以蕲州者为胜，用充方物，天下重之，谓之蕲艾……叶【修治】……时珍曰：凡用艾叶需用陈久者，治令细软，谓之熟艾。”[30]

《本草征要》卷二：“艾叶，味苦，性微温，无毒。入肺、脾、肝、肾四经。苦酒、香附为使。陈久者良。安胎气，暖子宫。止血痢，理肠风。灸除百病，吐衄崩中。辛可利窍，苦可疏通，故气血交理，而女科带下调经多需之。”[23]

《本草乘雅半偈》第八帙：“艾叶，（别录中品），蕲州贡艾叶，叶九尖，长盈五七寸，厚约一分许，岂唯力胜，堪称美艾。水台用以为灼，谓之一壮。”[5]

《本草新编》卷三：“艾叶，味苦，气温，阴中之阳，无毒。世人俱以蕲艾为佳。然野艾佳于蕲艾。盖蕲艾乃九牛草也，似艾而非艾，唯香过于艾，而功用殊不若野艾。入脾、肾、肺三经。祛寒气而逐湿痹，安疼痛而暖关元。”[6]

《本草易读》卷四：“艾叶七十八，陈久者良。入丸散醋煮捣饼烘干用；火灸揉烂用。香附为使。苦，温，无毒。入足太阴、厥阴、少阴。温中暖宫，调经安胎，理气止血，逐寒除湿。治吐衄崩带血痢，疗腹痛霍乱筋转。用以火灸，通治百病。”[24]

《本草备要·草部》：“艾叶，宣，理气血，燥，逐寒湿。苦辛。生温，熟热。纯阳之性，能回垂绝之元阳。通十二经，走三阴（太、少、厥），理气血，逐寒湿，暖子宫，止诸血，温中开郁，调经安胎（胎动腰痛下血，胶艾汤良，阿胶、艾叶煎服，亦治虚痢）。”[25]

《本草从新》卷三：“艾叶，宣理气血、燥逐寒热。苦辛。生温熟热。纯阳之性。能回垂绝之元阳。通十二经。走三阴（太、少、厥）。理气血。逐寒湿。暖子宫。止诸血。温中开郁。调经安胎（胎动腰痛下血、胶艾汤良、胶艾煎服、亦治虚痢）。治吐衄崩带（治带要药）。腹痛冷痢。”[26]

《本草求真·上编》：“艾叶，（隰草）除沉寒痼冷起阳气将绝。艾叶（专入肝脾。兼入肾）。辛苦性温。”[27]

《本草撮要》卷一：“【艾叶】，味苦。入足厥阴经。功专暖子宫。杀虫䘌。”[28]

《本草便读·草部》：“艾叶，补命门以暖子宫。香达肝脾寒湿化。理血气而疗崩带。温通奇脉苦辛兼。可灸疮疽。能薰虫蚀。”[29]

《中药志》：“艾叶　本品为较常用中药。商品主要为菊科艾的干燥叶。此外，同属数种近似植物的叶，其叶背面色白而具艾嗅者，也作艾叶使用……【原植物】艾　别名：家艾、医草、灸草、蕲艾、大叶艾、甜艾、艾蒿、香艾、阿及艾。Artemisia argyi Lévl. et Vant. ——艾科 Compositae.”[13]

《中药材手册》：“艾叶［纲目名艾，列入草部隰草类］　本品为菊科植物艾 Artemisia argyi Levl. Et Vant. 的干燥叶。原植物系多年生草本，多为野生，喜生于荒地林缘或路旁，一般认为栽培者品质较佳。古代以湖北蕲州产者为佳，故有蕲艾之称。商品中有

‘艾绒’，系将艾叶捣碎制成。另外，四川、湖北尚习用艾蒿，为其地区习惯用药。野艾蒿、阴地蒿、魁蒿的叶均不得混作艾叶药用，应注意鉴别。［别名］艾蒿、祁艾（广州、北京）、香艾（吉林）、野莲头（江苏）、狼尾蒿（山东）。”[14]

《全国中草药汇编》：“艾　别名：艾叶、艾蒿、家艾。来源：为菊科艾属植物家艾 Artemisia argyi Levl. Et Vant. 的叶。”[31]

《中药大辞典》：“艾叶《本草经集注》　【基原】为菊科植物艾的干燥叶。【原植物】艾《诗经》Artemisia argyi Levl. et Vant.，又名：冰治《尔雅》，艾蒿《尔雅》（郭璞注），医草《别录》，灸草《埤雅》，蕲艾《蕲艾传》，黄草《纲目》，家艾《医林纂要》，甜艾《本草求原》，草蓬、艾蓬、狼尾蒿子、香艾、野莲头、阿及艾。”[10]

《中医大辞典·中药分册》：“艾叶　出《本草经集注》。又名蕲艾、灸草。为菊科植物艾 Artemisia argyi Levl. Et Vant. 的叶。我国大部分地区均产。”[9]

《中国医学百科全书·中医学》：“艾叶　始载于《名医别录》。又名艾蒿、灸草、黄草。为菊科植物艾 Artemisia argyi Levl. et vant. 的叶。中国大部分地区均产。”[11]

《全国中药炮制规范》：“艾叶［处方用名］艾叶、醋艾叶、醋艾炭、艾叶炭。【来源】本品为菊科植物艾 Artemisia argyi Levl. Et Vant. 的干燥叶。栽培或野生。全国大部分地区多有生产。春、夏二季花未开、叶茂盛时采摘，晒干或阴干。药材以背面灰白色，绒毛多，香气浓郁，无杂质者为佳。”[15]

《中国药材学》：“艾叶　［别名］蕲艾，祁艾，大叶艾，杜艾叶，萎蒿（江西）。【来源】本品为菊科植物艾 Artemisia argyi Levl. et Vant. 的叶。”[16]

《中国中医药学主题词表》：“艾叶 ARTEMISIA ARGYI　属蒿属；属祛寒药和止血药（中药）　D 艾蒿　D 艾　D 蕲艾。”[12]

《普通高等教育中医药类规划教材·中药学》：“艾叶《珍珠囊》　为菊科多年生草本植物艾 Artemisia argyi Levl. Et Vant. 的叶。全国大部分地区均产。以湖北蕲州产者为佳，称蕲艾。春夏间花未开时采摘，晒干生用或炒炭用。”[8]

《中华本草》：“艾叶《别录》　【来源】为菊科植物艾的叶。【原植物】艾 Artemisia argyi Levl. Et Vant. ［A. argyi Levl. et Vant var. incana Pamp.］又名：冰台《尔雅》，艾蒿《尔雅》郭璞注），医草《别录》，灸草《埤雅》，蕲艾《蕲艾传》，黄草《纲目》，家艾《医林纂要·药性》，甜艾《本草求原》，阿及艾《江苏南部种子植物手册》，草蓬、艾蓬、狼尾蒿子、香艾、野莲头《中药大辞典》，五月艾《常用中药名辨》。”[17]

《中华人民共和国药典》：“艾叶 Folium artemisiae argyi　本品为菊科植物艾 Artemisia argyi Levl. Et Vant. 的干燥叶。夏季花未开时采摘，除去杂质，晒干。”[7]

5　参考文献

1　魏晋·名医别录. 北京：人民卫生出版社，1986，155

2　南北朝·陶弘景. 本草经集注. 北京：人民卫生出版社，1994，316

3　唐·苏敬等撰. 新修本草. 合肥：安徽科学技术出版社，1981，238

4　宋·唐慎微. 证类本草. 北京：人民卫生出版社，1957，217

5　明·卢之颐. 本草乘雅半偈. 北京：人民卫生出版社，1986，494

6　清·陈士铎. 本草新编. 北京：中国中医药出版社，1996，167

7 国家药典委员会编．中华人民共和国药典．一部．北京：化学工业出版社，2000，67
8 雷载权主编．普通高等教育中医药类规划教材·中药学．上海：上海科学技术出版社，1995，196
9 《中医大辞典》编辑委员会编．中医大辞典·中药分册．北京：人民卫生出版社，1982，89
10 江苏新医学院编．中药大辞典．上海：上海科学技术出版社，1977，559
11 《中医学》编辑委员会．中国医学百科全书·中医学．上海：上海科学技术出版社，1997，1139
12 吴兰成主编．中国中医药学主题词表．北京：中医古籍出版社，1996，2
13 中国医学科学院药物研究所等编．中药志．第五册．北京：人民卫生出版社，1993，48
14 中华人民共和国卫生部药政管理局主编．中药材手册．北京：人民卫生出版社，1998，485
15 中华人民共和国卫生部药政管理局编．全国中药炮制规范．北京：人民卫生出版社，1988，249
16 徐国钧等主编．中国药材学．北京：中国医药科技出版社，1996，937
17 国家中医药管理局《中华本草》编委会．中华本草．第七册．上海：上海科学技术出版社，1999，669
18 宋·苏颂．本草图经．合肥：安徽科学技术出版社，1994，208
19 宋·寇宗奭．本草衍义．上海：商务印书馆，1937，59
20 元·王好古．汤液本草．北京：人民卫生出版社，1956，48
21 明·刘文泰．本草品汇精要．北京：人民卫生出版社，1982，326
22 明·陈嘉谟．本草蒙筌．北京：人民卫生出版社，1988，152
23 明·李中梓．本草征要．见：李中梓医学全书．北京：中国中医药出版社，1999，130
24 清·汪昂．本草易读．北京：人民卫生出版社，1997，172
25 清·汪昂．本草备要．北京：中国中医药出版社，1998，62
26 清·吴仪洛．本草从新．北京：中医古籍出版社，2001，62
27 清·黄宫绣．本草求真．上海：上海科学技术出版社，1959，112
28 清·陈其瑞．本草撮要．见：珍本医书集成．本草类．上海：上海科学技术出版社，1985，12
29 清·张秉成．本草便读．上海：上海卫生出版社，1957，21
30 明·李时珍．本草纲目．北京：人民卫生出版社，1982，935
31 《全国中草药汇编》编写组编．全国中草药汇编．上册．北京：人民卫生出版社，1996，276

099 石韦
Shiwei
Folium Pyrrosiae

1 定名依据

1.1 正名

1.1.1 汉文名：石韦［为水龙骨科植物庐山石韦 Pyrrosia sheareri（Bak.）Ching、石韦 Pyrrosia lingua（Thunb.）Farwell 或有柄石韦 Pyrrosia petiolosa（Christ）Ching 的干燥叶］。

1.1.2 英文名：shearer's pyrrosia leaf.

1.2 依据

1.2.1 定名的文献依据

(1)《神农本草经》卷二："石韦，味苦，平。主劳热邪气，五癃闭不通，利小便水道。

一名石韀。生山谷石上。"[1]

(2)《本草经集注》:"石韦,味苦、甘,平,无毒。主治劳热邪气,五癃闭不通,利小便水道。止烦,下气,通膀胱满,补五劳,安五脏,去恶风,益精气。"[2]

(3)《新修本草》卷八:"石韦,味苦、甘,平,无毒。主治劳热邪气,五癃闭不通,利小便水道。止烦,下气,通膀胱满,补五劳,安五脏,去恶风,益精气。"[3]

(4)《本草图经》卷六:"石韦,生华阴山谷石上,今晋、绛、滁、海、福州、江宁府皆有之。从生石上,叶如柳,背有毛,而斑点如皮,故以名之,以不闻水声者良。二月、七月采叶,阴干用。"[4]

(5)《本草纲目》卷二十:"石韦,《本经·中品》。【释名】石韀(音蔗)、石皮《别录》、石兰……【集解】……时珍曰:多生阴崖险罅处。其叶长者近尺,阔寸余,柔韧如皮,背有黄毛。亦有金星者,名金星草。叶凌冬不凋。"[5]

(6)《本草备要·草部》:"石韦,通淋,补劳。甘苦微寒。清肺金以滋化源(凡行水之药,必皆能先清肺火),通膀胱而利水道。益精气,补五劳(利湿清热之功。高阳生对宣帝治劳伤,用石韦计)。治淋崩发背(炒末,冷调,酒服)。"[6]

(7)《中华人民共和国药典》:"石韦 Folium pyrrosiae 本品为水龙骨科植物庐山石韦 Pyrrosia sheareri (Bak.) Ching、石韦 Pyrrosia lingua (Thunb.) Farwell 或有柄石韦 Pyrrosia petiolosa (Christ) Ching 的干燥叶。全年均可采收,除去根茎及根,晒干或阴干。"[7]

(8)《普通高等教育中医药类规划教材·中药学》:"石韦《本经》 为水龙骨科多年生常绿草本植物庐山石韦 Pyrrosia sheareri (Bak.) Ching 和石韦 P. lingua (Thunb.) Farwell 或有柄石韦 P. petiolosa (Christ) Ching 的叶片。"[8]

(9)《中医大辞典·中药分册》:"石韦 出《神农本草经》。又名石皮、石兰、飞刀剑、金汤匙、单叶草。为水龙骨科植物石韦 Pyrrosia lingua (Thunb.) Farw. 或庐山石韦 P. sheareri (Bak.) Ching 等的叶。"[9]

(10)《中药大辞典》:"石韦《本经》 【异名】石韀《本经》……【原植物】①石韦 Pyrrosia lingua (Thunb.) Farw. ……②庐山石韦 Pyrrosia sheareri (Bak.) Ching,又名:肺金草、大莲天草、箭戟蕨。③毡毛石韦 Pyrrosia drakeana (Franch.) ching④有柄石韦 Pyrrosia petiolosa (Christ) Ching,又名长柄石韦、石茶。⑤北京石韦 Pyrrosia davidii (Gies.) Ching⑥西南石韦 Pyrrosia gralla (Gies.) Ching."[1]

(11)《中国医学百科全书·中医学》:"石韦 始载于《神农本草经》。又名石韀、石皮、金星草、单叶草。为水龙骨科植物石韦 Pyrrosia lingua (Thunb.) Farw. 或庐山石韦 P. sheareri (Bak.) Ching 或有柄石韦 Pyrrosia petiolosa (Christ) Ching 的叶。全年均可采收,除去根茎及须根,阴干或晒干。"[11]

(12)《中国中医药学主题词表》:"石韦 PYRRISIA LINGUA 属水龙骨科;属清热泻火药和祛湿利水药 D 庐山石韦。"[12]

(14)《中药志》[13]、《中药材手册》[14]、《全国中草药汇编》[15]、《全国中药炮制规范》[16]、《中国药材学》[17]、《中华本草》[18]等现代中药著作多以"石韦"作为本品正名(参见"文献通考")。

1.2.2 定名选择的理由

(1)石韦 Pyrrosia Lingua,为水龙骨科植物庐山石韦 Pyrrosia sheareri (Bak.) Ching、石韦

Pyrrosia lingua (Thunb.) Farwell 或有柄石韦 Pyrrosia petiolosa (Christ) Ching 的干燥叶。“石韦”之名始载于《神农本草经》，其后历代重要本草著作如南北朝·陶弘景《本草经集注》、唐·苏敬等撰《新修本草》、宋·苏颂《本草图经》、明·李时珍《本草纲目》、清·汪昂《本草备要》等大多即沿用《名医别录》记载，以“石韦”作为正名，并一直沿用至今。

(2) 我国最新出版的《中华人民共和国药典》、《普通高等教育中医药类规划教材·中药学》以及辞书类著作《中医大辞典·中药分册》、《中药大辞典》、《中国医学百科全书·中医学》等均以“石韦”作为本品正名。已经广泛应用于中医药学文献的标引和检索的《中国中医药学主题词表》也以“石韦”作为本品的正式主题词。现代本草著作如《中药志》、《中华本草》、《中国药材学》、《中药材手册》、《全国中药炮制规范》等也均以“石韦”作为本品的正名。说明“石韦”作为本药正名已成为共识。

1.3　与正名等效的名词：无。

2　源流考释

石韦［水龙骨科植物庐山石韦 Pyrrosia sheareri (Bak.) Ching、石韦 Pyrrosia lingua (Thunb.) Farwell 或有柄石韦 Pyrrosia petiolosa (Christ) Ching 的干燥叶］始载于《神农本草经》，并记载有本品异名“石韀”，如汉《神农本草经》卷二：“石韦，味苦，平。主劳热邪气，五癃闭不通，利小便水道。一名石韀。生山谷石上。”[1] 其后本草著作有不少沿用《神农本草经》，以“石韦”为本品正名，如魏晋《名医别录》[19]，南北朝·陶弘景《本草经集注》[2]，唐·苏敬等撰《新修本草》[3]，宋·苏颂《本草图经》[4]、唐慎微《证类本草》[20]，元·王好古《汤液本草》[21]，明·陈嘉谟《本草蒙筌》[22]、刘文泰《本草品汇精要》[23]、李时珍《本草纲目》[5]、李中梓《雷公炮制药性解》[24]，清·汪昂《本草备要》[6]等。同时尚记载有本品异名“石皮”《名医别录》[19]，“石兰”、“金星草”《本草纲目》[5]，如《名医别录》：“石韦，一名石皮，生华阴山谷。不闻水及人声者，良。二月采叶，阴干。”[19]《本草纲目》卷二十：“石韦，《本经·中品》。【释名】石韀（音蔗）、石皮《别录》、石兰……【集解】……时珍曰：多生阴崖险罅处。其叶长者近尺，阔寸余，柔韧如皮，背有黄毛。亦有金星者，名金星草。叶凌冬不凋。”[5]

但明·兰茂《滇南本草》以“石苇”为正名记载本品，如该书卷一曰：“石苇　味苦，性寒，入小肠经。利小便，通五淋，止玉茎痛。根消胸膈横气作胀，退蒸热。凡用，刮去毛，若毛去不净，反令人咳嗽。”[25] 其后有的本草著作即沿用该书记载，以“石苇”为正名，如清·张秉成《本草便读》[26]等。

现代有关著作均沿用前代大多本草记载以“石韦”作为本品正名，如《中华人民共和国药典》[7]、《普通高等教育中医药类规划教材·中药学》[8]、《中医大辞典·中药分册》[9]、《中药大辞典》[10]、《中国医学百科全书·中医学》[11]、《中国中医药学主题词表》[12]、《中药志》[13]、《中药材手册》[14]、《全国中草药汇编》[15]、《全国中药炮制规范》[16]、《中国药材学》[17]、《中华本草》[18]等。同时尚记载有本品各地的俗称“金汤匙”、“石背柳”《中药材手册》[14]，“小石韦”、“飞刀剑”、“石剑”、“金茶匙”《全国中草药汇编》[15]，“生扯拢”、“虹霓剑草”、“潭剑”《中药大辞典》[10]，“单叶草”《中医大辞典·中药分册》[9]，“庐山石韦”、“大叶石韦”、“光板石韦”、“有柄石韦”、“小叶石韦”、“石茶”、“独叶草”、“石剑箬”、“金背茶匙”、“肺心草”《中国药材学》[17]，“会全草”、“石耳朵”、“蛇舌风”、“小叶下红”《中华本草》[18]等。还记载有本品原植物“石韦”的异名“石兰”、“石剑”、“山柴刀”、“石剑箬”、“小石韦”《中药志》[13]，“飞刀剑”、“肺心草”、“蜈蚣七”、“铺地蜈蚣七”、“七星剑”、“大号七星剑”、“一枝箭”、“木上蜈蚣”、“肺筋草”、“蛇舌风”《中药大辞典》[10]，；原植物“庐山石韦”的异名“刀口药”、“大石韦”、“光板石韦”《中药志》[13]，“肺金草”、“大莲天草”、“箭戟蕨”《中药大辞典》[10]，“叶下红”、“大金刀”、“大叶石韦”、“金石韦”《中华本草》[18]；原植物“有柄石韦”的异名“石茶”、“独叶草”《中药志》[13]，“长柄石韦”《中药大辞典》[10]等。

3 附录

3.1 又称：大叶石韦、小叶石韦（药材商品名）。

3.2 俗称：金汤匙（江苏、湖北）、石背柳（山西），虹霓剑草、石剑、潭剑（福建），肺心草、会全草（广州），石耳朵（四川），蛇舌风（广西），小叶下红（贵州），小石韦，飞刀剑，金茶匙，生扯拢，单叶草，庐山石韦，大叶石韦，光板石韦，有柄石韦，小叶石韦、石茶、独叶草，石剑箬，金背茶匙。

3.3 曾称：石韀《神农本草经》，石皮《名医别录》，石苇《滇南本草》，石兰、金星草《本草纲目》。

3.4 原植物名称：石兰、石剑、山柴刀（广西），石剑箬、小石韦（浙江），飞刀剑，肺心草，蜈蚣七，铺地蜈蚣七，七星剑，大号七星剑，一枝箭，木上蜈蚣，肺筋草，蛇舌风；庐山石韦，刀口药（贵州），大石韦（广西），光板石韦，肺金草，大莲天草，箭戟蕨，叶下红、大金刀（贵州），大叶石韦（浙江），金石韦（江西）；有柄石韦，石茶、独叶草，长柄石韦。

4 文献通考

《神农本草经》卷二：“石韦，味苦，平。主劳热邪气，五癃闭不通，利小便水道。一名石韀。生山谷石上。”[1]

《名医别录》：“石韦，一名石皮，生华阴山谷。不闻水及人声者，良。二月采叶，阴干。”[19]

《本草经集注》卷四：“石韦，味苦、甘，平，无毒。主治劳热邪气，五癃闭不通，利小便水道。止烦，下气，通膀胱满，补五劳，安五脏，去恶风，益精气。一名石韀，一名石皮。用之去黄毛，毛射人肺，令人咳，不可治。生华阴山谷石上，不闻水及人声者良。二月采叶，阴干。”[2]

《新修本草》卷八：“石韦，味苦、甘，平，无毒。主治劳热邪气，五癃闭不通，利小便水道。止烦，下气，通膀胱满，补五劳，安五脏，去恶风，益精气。一名石韀，一名石皮。用之去黄毛，毛射人肺，令人咳，不可治。生华阴山谷石上，不闻水及人声者良。二月采叶，阴干。（滑石、杏仁、射干为之使，得菖蒲良）”[3]

《本草图经》卷六：“石韦，生华阴山谷石上，今晋、绛、滁、海、福州、江宁府皆有之。丛生石上，叶如柳，背有毛，而斑点如皮，故以名之，以不闻水声者良。二月、七月采叶，阴干用。南中医人炒末，冷酒调服，疗发背甚效。石韦一名石皮。而福州自有一种石皮，三月有花，其月采叶煎浴汤，主风。又有生古瓦屋上者，名瓦韦，用治淋亦佳。”[4]

《证类本草》卷八：“石韦，味苦、甘，平，无毒。主劳热邪气，五癃闭不通，利小便水道，止烦下气，通膀胱满，补五劳，安五脏，去恶风，益精气。一名石韀（之夜切），一名石皮。用之去黄毛，毛射人肺，令人咳不可疗。生华阴山谷石上，不闻水及人声者良。二月采叶，阴干。滑石（臣禹锡等谨按蜀本作络石）、杏仁为之使，得菖蒲良。……石韦一名石皮，而福州自有一种石皮，三月有花。其月采叶煎浴汤，主风。又有生古瓦屋上者，名瓦韦，用治淋亦佳。”[10]

《汤液本草》卷四：“石韦，此一条，与本经无一字同，恐别是一物，有误，姑存之。名远墨子、血见愁、鹿经草也。”[21]

《滇南本草》卷一：“石苇　味苦，性寒，入小肠经。利小便，通五淋，止玉茎痛。根消胸膈横气作胀，退蒸热。凡用，刮去毛，若毛去不净，反令人咳嗽。”[25]

《本草品汇精要》卷十一：“石韦，无毒附瓦苇，丛生。石韦（出《神农本经》）主劳热邪气，五癃闭不通，利小便水道，（以上朱字《神农本经》）止烦下气，通膀胱满，补五劳，安五脏，去恶风，益精气（以上黑字《名医》所录）。【名】石韀（之夜切）、石皮。”[23]

《本草蒙筌》卷三：“石韦，味苦、甘，气平、微寒。无毒。丛生山谷石上者真，不闻人声水声者效。叶长似柳，背有黄毛。不拭射人肺中，即成咳嗽难治。务先去净，复拌羊脂；炒变焦黄，方入药剂。得菖蒲妙，使杏仁良。治遗溺成淋，通膀胱利水。疗痈疽发背，去恶风止烦。益精气，补五劳，除邪热，安五脏。生瓦上者，瓦韦为名。”[22]

《本草纲目》卷二十：“石韦，《本经·中品》。【释名】石韀（音蔗）、石皮《别录》、石兰。弘景曰：蔓延石上，生叶如皮，故名石韦。时珍曰：柔皮曰韦，韀，亦皮也。”[5]

《雷公炮制药性解》卷四：“石韦　味苦甘，性平无毒，入肺膀胱二经。主劳热邪气，五淋癃闭，膀胱热满。痈疽发背，除烦下气，补虚益精。拭去毛，羊脂炒焦用，络石、杏仁为使，得菖蒲良。”[24]

《本草备要·草部》：“石韦，通淋，补劳。甘苦微寒。清肺金以滋化源（凡行水之药，必皆能先清肺火），通膀胱而利水道。益精气，补五劳（利湿清热之功。高阳生对宣帝治劳伤，用石韦计）。治淋崩发背（炒末，冷调，酒服）。”[6]

《本草便读·草部》：“石苇，导湿热以通淋。甘苦微寒。下行火腑。清肺金而利水。分消降浊。直达州都。（石苇生石上。其叶如布。甘苦微寒。上清肺热。下达膀胱。利湿热。通淋浊。主治不过如此。亦不常用之物也）”[26]

《中药志》：“石韦　本品为少常用中药。商品石韦为水龙骨科石韦属多种植物的干燥地上部分。按叶型大小不同，分为大叶石韦和小叶石韦两类。大叶石韦的原植物有庐山石韦、毡毛石韦和光石韦等；小叶石韦的原植物有石韦、有柄石韦和北京石韦等。其中以庐山石韦、石韦和有柄石韦应用较为广泛……【原植物】①庐山石韦　别名：刀口药（贵州），大石韦，光板石韦 Pyrrosia sheareri（Bak.）Ching Ching（Polypodium sheareri Bak.）——水龙骨科 Polypodiaceae ②毡毛石韦　别名：蜂子七 Pyrrosia drakeana（Franch.）ching（Polypodium drakeanum Franch.）——水龙骨科 Polypodiaceae③光石韦别名：尖刀七 Pyrrosia calvata（Bak.）Ching（Polypodium calvatum Bak.）——水龙骨科 Polypodiaceae④石韦　别名：石兰、石剑、山柴刀（广西），石剑箬、小石韦（浙江）。Pyrrosia linqua（Thunb.）Farwell（Pyrrosia chinensis Mirbel；Acrostichum lingua Thunb；Cyclophorus lingua Desv.）——水龙骨科 Polypodiaceae⑤有柄石韦　别名：石茶、独叶草。Pyrrosia petiolosa（Christ）Ching（Polypodium petiolosum Christ）——水龙骨科 Polypodiaceae⑥北京石韦　别名：蜈蚣七（陕西），石背柳（河北）Pyrrosia davidii（Gies.）Ching（Pyrrosia pekinensis（C. Chr.）Ching——水龙骨科 Polypodiaceae."[13]

《中药材手册》："石韦［纲目列入草部石草类］　本品主要为水龙骨科植物庐山石韦 Pyrrosia sheareri（Bak.）Ching、石韦 Pyrrosia lingua（Thunb.）Farwell 或有柄石韦 Pyrrosia petiolosa（Christ）Ching 的干燥叶。原植物系多年生常绿附生草本，多为野生，喜生于阴湿的酸性岩石上、树上或屋顶等处。此外，还有同属植物北京石韦、毡毛石韦及小叶石韦等的叶也作石韦药用。商品中按叶的大小分为大叶石韦和小叶石韦两类，庐山石韦、石韦及毡毛石韦大叶石韦，有柄石韦及北京石韦为小叶石韦。［另外］金汤匙（江苏、湖北）、石背柳（山西）。"[14]

《全国中草药汇编》："石韦　别名：小石韦、飞刀剑、石皮、石剑、石兰、金茶匙。来源：为水龙骨科石韦属植物石韦 Pyrrosia lingua（Thunb.）Farw. 的全草。"[15]

《中药大辞典》："石韦《本经》　【异名】石韀《本经》，石皮《别录》，石苇《滇南本草》，金星草、石兰《纲目》，生扯拢《分类草药性》，虹霓剑草、石剑、潭剑《福建民间草药》，金汤匙、石背柳《中药材手册》。【基原】为水龙骨科植物石韦、庐山石韦、毡毛石韦、有柄石韦、北京石韦或西南石韦的叶。【原植物】①石韦 Pyrrosia lingua（Thunb.）Farw.，又名：飞刀剑《植物名实图考》，肺心草、蜈蚣七、铺地蜈蚣七、七星剑、大号七星剑、一枝箭、山柴刀、木上蜈蚣、肺筋草、蛇舌风。②庐山石韦 Pyrrosia sheareri（Bak.）Ching，又名：肺金草、大莲天草、箭戟蕨。③毡毛石韦 Pyrrosia drakeana（Franch.）ching④有柄石韦 Pyrrosia petiolosa（Christ）Ching，又名长柄石韦、石茶。⑤北京石韦 Pyrrosia davidii（Gies.）Ching⑥西南石韦 Pyrrosia gralla（Gies.）Ching."[10]

《中医大辞典·中药分册》："石韦　出《神农本草经》。又名石皮、石兰、飞刀剑、金汤匙、单叶草。为水龙骨科植物石韦 Pyrrosia lingua（Thunb.）Farw. 或庐山石韦 P. sheareri（Bak.）Ching 等的叶。前者产长江以南各地，后者主产江西、湖南、贵州、四川。"[9]

《中国医学百科全书·中医学》："石韦　始载于《神农本草经》。又名石韀、石皮、金星草、单叶草。为水龙骨科植物石韦 Pyrrosia lingua（Thunb.）Farw. 或庐山石韦 P. sheareri（Bak.）Ching 或有柄石韦 Pyrrosia petiolosa（Christ）Ching 的叶。全年均可采收，除去根茎及须根，阴干或晒干。"[11]

《全国中药炮制规范》："石韦　［处方用名］石韦。【来源】本品为水龙骨科植物庐山石韦 Pyrrosia sheareri（Bak.）Ching、石韦 Pyrrosia lingua（Thunb.）Farwell 或有柄石韦 Pyrrosia petiolosa（Christ）Ching 的干燥叶。均系野生。主产于河北、四川、江苏、浙江、安徽、广东、山东等地。四季均可采收，除去根茎与根，干燥，药材以叶厚、完整者为佳。"[16]

《中国药材学》："石韦　［别名］①庐山石韦：大叶石韦，光板石韦。②有柄石韦：

小叶石韦、石茶、独叶草。③石韦：小叶石韦，石剑箬，金背茶匙，石皮，石兰，肺心草。【来源】本品为水龙骨科植物庐山石韦 Pyrrosia sheareri（Bak.）Ching、有柄石韦 P. petiolosa（Christ）Ching 或石韦 P. lingua（Thunb.）Farwell 等的叶。"[17]

《中国中医药学主题词表》："石韦 PYRRISIA LINGUA 属水龙骨科；属清热泻火药和祛湿利水药 D 庐山石韦。"[12]

《普通高等教育中医药类规划教材·中药学》："石韦《本经》 为水龙骨科多年生常绿草本植物庐山石韦 Pyrrosia sheareri（Bak.）Ching 和石韦 P. lingua（Thunb.）Farwell 或有柄石韦 P. petiolosa（Christ）Ching 的叶片。各地普遍野生。主产于浙江、湖北、河北等地。四季均可采收。除去根茎及根，晒干。切碎生用。"[8]

《中华本草》："石韦《本经》 【异名】石韉《本经》，石皮《别录》，石苇《滇南本草》务本)，金星草、石兰《纲目》，生扯拢《分类草药性》，石剑、虹霓剑草《福建民间草药》，金汤匙《中药材手册》，肺心草、会全草（广州军区空军《常用中草药手册》)，石耳朵《四川中草药治疗手册》，蛇舌风《广西药用植物名录》，小叶下红《贵州中草药名录》……【来源】本品为水龙骨科植物石韦、庐山石韦、西南石韦、华北石韦和有柄石韦等的全草。【原植物】1. 石韦 Pyrrosia lingua（Thunb.）Farw.［Acrostichum lingua Thunb.］又名：飞刀剑《植物名实图考》，蜈蚣七、七星剑、一枝剑《中药大辞典》。2. 庐山石韦 Pyrrosia sheareri（Bak.）Ching［Polypodium sheareri Bak.］又名：大石韦《广西药用植物名录》，叶下红、大金刀《贵州中草药名录》，大叶石韦（浙江)，金石韦（江西)。3. 西南石韦 Pyrrosia gralla（Gies.）Ching 又名：长柄石韦（云南)，扁担草（四川)。4. 华北石韦 Pyrrosia davidii（Bak.）Ching［Polypokium davidii Bak.］又名：北京石韦《中国主要植物图说·蕨类植物门》，石柳子、牛皮茶、石管茶（河北)，小石韦（甘肃、宁夏)，马耳朵（四川)。"[18]

《中华人民共和国药典》："石韦 Folium Pyrrosiae 本品为水龙骨科植物庐山石韦 Pyrrosia sheareri（Bak.）Ching、石韦 Pyrrosia lingua（Thunb.）Farwell 或有柄石韦 Pyrrosia petiolosa（Christ）Ching 的干燥叶。全年均可采收，除去根茎及根，晒干或阴干。"[7]

5 参考文献

1 汉·神农本草经. 清顾观光重辑本. 北京：人民卫生出版社，1955，64

2 南北朝·陶弘景. 本草经集注. 北京：人民卫生出版社，1994，65

3 唐·苏敬等撰. 新修本草. 合肥：安徽科学技术出版社，1981，214

4 宋·苏颂. 本草图经. 合肥：安徽科学技术出版社，1994，170

5 明·李时珍. 本草纲目. 北京：人民卫生出版社，1982，1386

6 清·汪昂. 本草备要. 北京：中国中医药出版社，1998，94

7 国家药典委员会编. 中华人民共和国药典. 一部. 北京：化学工业出版社，2000，68

8 雷载权主编. 普通高等教育中医药类规划教材·中药学. 上海：上海科学技术出版社，1995，144

9 《中医大辞典》编辑委员会编. 中医大辞典·中药分册. 北京：人民卫生出版社，1982，92

10 江苏新医学院编. 中药大辞典. 上海：上海科学技术出版社，1977，579

11 《中医学》编辑委员会. 中国医学百科全书·中医学.（中）. 上海：上海科学技术出版社，1997，1074

12 吴兰成主编. 中国中医药学主题词表. 北京：中医古籍出版社，1996，62

13 中国医学科学院药物研究所等编．中药志．第四册．北京：人民卫生出版社，1993，214
14 中华人民共和国卫生部药政管理局主编．中药材手册．北京：人民卫生出版社，1998，412
15 《全国中草药汇编》编写组编．全国中草药汇编．上册．北京：人民卫生出版社，1996，246
16 中华人民共和国卫生部药政管理局编．全国中药炮制规范．北京：人民卫生出版社，1988，250
17 徐国钧等主编．中国药材学．北京：中国医药科技出版社，1996，858
18 国家中医药管理局《中华本草》编委会．中华本草．第二册．上海：上海科学技术出版社，1999，253
19 魏晋·名医别录．北京：人民卫生出版社，1986，135
20 宋·唐慎微．证类本草．北京：人民卫生出版社，1957，212
21 元·王好古．汤液本草．北京：人民卫生出版社，1956，54
22 明·陈嘉谟．本草蒙筌．北京：人民卫生出版社，1988，173
23 明·刘文泰．本草品汇精要．北京：人民卫生出版社，1982，322
24 明·李中梓．雷公炮制药性解．见：李中梓医学全书．北京：中国中医药出版社，1999，600
25 明·兰茂．滇南本草．第一卷．昆明：云南人民出版社，1977，14
26 清·张秉成．本草便读．上海：上海卫生出版社，1957，46

100　石决明
Shijueming
Concha Haliotidis

1　定名依据

1.1　正名

1.1.1　汉文名：石决明［为鲍科动物杂色鲍 Haliotis diversicolor Reeve、皱纹盘鲍 Haliotis discus hannai Ino、羊鲍 Haliotis ovina Gmelin、澳洲鲍 Haliotis ruber（Leach）、耳鲍 Haliotis asinina Linnaeus 或白鲍 Haliotis laevigata（Donovan）的贝壳］。

1.1.2　英文名：abalone shell.

1.2　依据

1.1.1　定名的文献依据

(1)《名医别录》卷第一："石决明　味咸，平，无毒。主治目障翳痛，青盲。久服益精，轻身。生南海。"[1]

(2)《本草经集注·虫兽三品·上品》："石决明　世云是紫贝，定小异，亦难得。又云是鳆鱼甲，附石生，大者如手，明耀五色，内亦含珠。人今皆水渍紫贝，以熨眼，颇能明。"[2]

(3)《新修本草》卷十六："石决明　味咸，平，无毒。主目障翳痛，青盲。久服益精，轻身。生南海。俗云是紫贝，定小异，亦难得。又云是鳆鱼甲，附石生，大者如手，明耀五色，内亦含珠。人今皆水渍紫贝，以熨眼，颇能明。"[3]

(4)《证类本草》卷第二十："石决明　味咸，平，无毒。人今皆水渍紫贝，以熨眼，颇能明。今俗用者紫贝，全别，非此类也。"[4]

(5)《本草纲目》第四十六卷："【释名】九孔螺《日华》，壳名千里光。时珍曰：决明、千里光，以功名也。九孔螺，以形名也。【集解】弘景曰：俗云是紫贝。人皆水渍，熨眼颇明。恭曰：今俗用紫贝，全非。"[5]
(6)《本草从新·卷十七虫鱼鳞介部》："泻肝热、明目。咸凉。除肺肝风热。内服、疗青盲内障。外点、散赤膜外障。亦治骨蒸劳热。通五淋（能清肺肝）。愈疡疽。多服令人寒中。如小蚌而扁。惟一片无对。七孔九孔者良。"[6]
(7)《中华人民共和国药典》："石决明 Concha Haliotidis　本品为鲍科动物杂色鲍 Haliotis diversicolor Reeve、皱纹盘鲍 Haliotis discus hannai Ino、羊鲍 Haliotis ovina Gmelin、澳洲鲍 Haliotis ruber（Leach）、耳鲍 Haliotis asinina Linnaeus 或白鲍 Haliotis laevigata（Donovan）的贝壳。夏、秋二季捕捉，去肉，洗净，干燥。"[7]
(8)《普通高等教育中医药类规划教材·中药学》："石决明《别录》　为鲍科动物杂色鲍（光底石决明）Haliotis diversicolor Reeve、皱纹盘鲍（毛底石决明）H. discus hannai Ino、羊鲍 H. ovina Gmelin、澳洲鲍 H. ruber（Leach）、耳鲍 H. asinina Linnaeus 或白鲍 H. laevigata（Donovan）的贝壳。分布于广东、福建、辽宁、山东等沿海地区。夏、秋捕捉，剥除肉后，洗净贝壳，去除附着的杂质，晒干。生用或煅用。用时打碎。"[8]
(9)《中药大辞典》："石决明《别录》　【异名】真珠母《雷公炮炙论》，鳆鱼甲（陶弘景），九孔螺《日华子本草》，千里光《纲目》，鲍鱼皮《山东中药手册》，金蛤蜊皮《山东中草药》。【基原】为鲍科动物九孔鲍或盘大鲍等的贝壳。【原动物】①九孔鲍 Haliotis diversicolor Reeve②盘大鲍 Haliotis gigantea discus Reeve."[9]
(10)《中医大辞典·中药分册》："石决明　出《名医别录》。又名鲍鱼壳、九孔螺、千里光。为鲍科动物杂色鲍 Haliotis diversicolor Reeve 或皱纹大鲍 H. discus hannai Ino 等的贝壳。主产于广东、福建、辽宁、山东等地。"[10]
(11)《中国医学百科全书·中医学》："石决明　始载于《名医别录》。又名鲍鱼壳、九孔螺、千里光。为鲍科动物杂色鲍 Haliotis diversicolor Reeve、皱纹大鲍 H. discus hannai Ino 或羊鲍 H. ovina Gmelin 等的贝壳。夏、秋两季捕捉。除去肉和壳外杂质，洗净，晒干。"[11]
(12)《中国中医药学主题词表》："石决明 CONCHA HALIOTIDIS　为鲍科动物九孔鲍等的贝壳；属动物药和平肝熄风药。"[12]
(13)《中药材手册》[13]、《全国中草药汇编》[14]、《全国中药炮制规范》[15]、《中国药材学》[16]、《中华本草》[17]等现代中药著作多以"石决明"作为本品的正名（参见"文献通考"）。

1.2.2　定名选择的理由

(1) 石决明 Concha Haliotidis，为鲍科动物杂色鲍 Haliotis diversicolor Reeve、皱纹盘鲍 Haliotis discus hannai Ino、羊鲍 Haliotis ovina Gmelin、澳洲鲍 Haliotis ruber（Leach）、耳鲍 Haliotis asinina Linnaeus 或白鲍 Haliotis laevigata（Donovan）的贝壳。本品始载于魏晋《名医别录》，并以"石决明"为本品正名记载。其后历代的重要本草著作如南北朝·雷敩《雷公炮炙论》、陶弘景《本草经集注》，唐·苏敬等撰《新修本草》，宋·苏颂《本草图经》、唐慎微《证类本草》，明·李时珍《本草纲目》、缪希雍《炮炙大法》，清·汪昂《本草备要》、徐大椿《药性切用》、吴仪洛《本草从新》、严西亭《得配本草》等在延载本品时均以“石决明”为正名，并一直沿用至今。

(2) 我国最新出版的《中华人民共和国药典》、《全国普通高等教育中医药类规划教材·中药学》以及中药辞书《中药大辞典》、《中医大词典·中药分册》、《全国医学百科全书·中医学》、《中药材手册》等在收载本药时都以“石决明”为正名。已经广泛应用于中医药学文献的标引和检索的《中国中医药学主题词表》也以“石决明”为本品的正式主题词。现当代中医药著作如《全国中药炮制规范》、《中国药材学》、《中药材手册》、《全国中草药汇编》、《中华本草》等虽记载了很多本品异名、俗称，但均以“石决明”为正名。总之，以“石决明”作为本药正名已经成为公论。

1.3 与正名等效的名词：无。

2 源流考释

石决明［为鲍科动物杂色鲍 Haliotis diversicolor Reeve、皱纹盘鲍 Haliotis discus hannai Ino、羊鲍 Haliotis ovina Gmelin、澳洲鲍 Haliotis ruber（Leach）、耳鲍 Haliotis asinina Linnaeus 或白鲍 Haliotis laevigata（Donovan）的贝壳］始载于魏晋《名医别录》，并作为正名，如该书曰：“石决明 味咸，平，无毒。主治目障翳痛，青盲。久服益精，轻身。生南海。”[1]。此后，南北朝·雷敩《雷公炮炙论》[18]、陶弘景《本草经集注》[2]除以“石决明”为正名记载了该药外，还收录有异名“真珠母”[18]、“鳆鱼甲”[2]。《本草经集注》又记载了石决明有异名“紫贝”。但后世本草多不赞同此说。唐·苏敬等撰《新修本草》认为：“今俗用紫贝者，全别，非此类也。”[3]宋·苏颂《本草图经》[19]、唐慎微《证类本草》[4]，明·李时珍《本草纲目》[5]等书，也赞同《新修本草》的观点。可见，“紫贝”不是石决明的异名。

唐、宋时期的代表本草，如唐·苏敬《新修本草》[3]、李珣《海药本草》[20]，宋·苏颂《本草图经》[19]、唐慎微《证类本草》[4]、寇宗奭《本草衍义》[21]等均以“石决明”为正名收载。同时，宋《日华子本草》尚记载了本品异名“九孔螺”，如《证类本草》引《日华子》云：“石决明，凉，明目。壳磨障翳。亦名九孔螺也。”[4]。

明、清两代的本草著作，如明·刘文泰《本草品汇精要》[22]、李时珍《本草纲目》[5]、缪西雍《炮炙大法》[23]、李中梓《本草征要》[24]，清·汪昂《本草备要》[25]、徐大椿《药性切用》[26]、吴仪洛《本草从新》[6]、严西亭《得配本草》[27]等皆沿袭前说，奉“石决明”为正名。此外，《本草纲目》云：“九孔螺《日华》，壳名千里光。时珍曰：决明、千里光，以功名也。九孔螺，以形名也。”[5]李文还给出“石决明”的再一个异名“千里光”。此外，汪昂《本草易读》：“石决明……出岭南，而莱州沿海尤多。俗名之金蛤蜊。”[28]，记录了本品异名“金蛤蜊”。清张璐《本经逢原》：“石决明 一名珍珠母 咸平无毒，九孔者佳。”[29]，记录了本品异名“珍珠母”。可在现代本草中却未见沿用。

现代有关著作均沿用前代大多本草记载以“石决明”作为本品正名，如《中华人民共和国药典》[7]、《普通高等教育中医药类规划教材·中药学》[8]、《中药大辞典》[9]、《中医大辞典·中药分册》[10]、《中国医学百科全书·中医学》[11]、《中国中医药学主题词表》[12]、《中药材手册》[13]、《全国中草药汇编》[14]、《全国中药炮制规范》[15]、《中国药材学》[16]、《中华本草》[17]等。同时还收录了本品各地的俗称“鲍鱼壳”《中药材手册》[13]，“九孔石决明”《全国中草药汇编》[14]，“鲍鱼皮”、“金蛤蜊皮”《中药大词典》[9]，“杂色鲍”、“九孔鲍”、“光底海尖”、“皱纹盘鲍”、“毛底海尖”、“黑鳆”、“羊鲍”、“大海决”《中国药材学》[16]，“真海决”、“海决明”、“海南决”、“关海决”《中华本草》[17]。还记载有本品原动物“染色鲍”的异名“九孔螺”、“九孔鲍”、“鲍鱼”《中华本草》[17]；原动物“皱纹盘鲍”的异名“虾夷盘鲍”、“盘大鲍”《中华本草》[17]；原动物“羊鲍”的异名“台湾石决明”《中华本草》[17]；或原动物名称“九孔鲍”《中药大辞典》[9]；或原动物名称“盘大鲍”《中药大辞典》[9]；或原动物名称“耳鲍”《中华本草》[17]。

3 附录

3.1 又称：煅石决明、盐石决明（饮片规格名），真海决、关海决（药材商品名）。

3.2 俗称：鲍鱼皮、金蛤蜊皮（山东），鲍鱼壳，九孔石决明，杂色鲍，九孔鲍，光底海尖，皱纹盘鲍，毛底海尖，黑鳆，羊鲍，大海决，真海决，海决明，海南决，关海决。

3.3 曾称：真珠母《雷公炮炙论》，鳆鱼甲《本草经集注》，九孔螺《日华子本草》，千里光《本草纲目》，金蛤蜊《本草易读》，珍珠母《本经逢原》。

3.4 原植物名称：染色鲍，九孔螺，九孔鲍，鲍鱼（俗名）；皱纹盘鲍，虾夷盘鲍，盘大鲍；羊鲍，台湾石决明；九孔鲍；盘大鲍；耳鲍。

4 文献通考

《名医别录》卷第一：“石决明　味咸，平，无毒。主治目障翳痛，青盲。久服益精，轻身。生南海。”[1]

《雷公炮炙论》上卷：“石决明　雷公云：凡使，即是真珠母也。”[18]

《本草经集注·虫兽三品·上品》：“石决明　世云是紫贝，定小异，亦难得。又云是鳆鱼甲，附石生，大者如手，明耀五色，内亦含珠。人今皆水渍紫贝，以熨眼，颇能明。”[2]

《新修本草》卷十六：“石决明　味咸，平，无毒。主目障翳痛，青盲。久服益精，轻身。生南海。俗云是紫贝，定小异，亦难得。又云是鳆鱼甲，附石生，大者如手，明耀五色，内亦含珠。人今皆水渍紫贝，以熨眼，颇能明。此一种，本亦附见在决明条，甲既是异类，今为副品也。【谨案】此物，是鳆鱼甲也，附石生，状如蛤，惟一片无对、七孔者良。今俗用紫贝者全别，非此类也。”[3]

《海药本草·虫鱼部》：“石决明　主青盲内障，肝肺风热骨蒸劳极，并良。凡用先以面裹熟煨，然后磨去其外黑处，并粗皮了，烂捣之，细罗，于乳钵中再研如面，方堪用也。”[20]

《本草图经》上卷第十四：“石决明，生南海，今岭南州郡及莱州皆有之。旧说，或以为紫贝，或以为鳆鱼甲。按紫贝即今人砑螺，古人用以为货币者，殊非此类。鳆鱼，王莽所食者，一边著石，光明可爱，自是一种，与决明相近耳。决明壳大如手，小者三两指，海人亦啖其肉，亦取其壳渍水洗眼，七孔、九孔者良，十孔者不佳。采无时。”[19]

《证类本草》卷第二十：“石决明　味咸，平，无毒。主目障翳痛，青盲。久服益精轻身。生南海。陶隐居云：俗云是紫贝，定小异，亦难得。又云是鳆（步角切）鱼甲，附石生，大者如手，明耀五色，内亦含珠。人今皆水渍紫贝，以熨眼，颇能明。此一种，本亦附见在决明条，甲既是异类，今为副品也。唐本注云：此物是鳆鱼甲也，附石生，状如蛤，唯一片无对、七孔者良。今俗用者紫贝，全别，非此类也。今注：石决明，生广州海畔。壳大者如手，小者如三两指，其肉，南人皆啖之，亦取其壳，以水渍洗眼，七孔、九孔者良，十孔以上者不佳，谓是紫贝及鳆鱼甲，并误矣。臣禹锡等谨按蜀本云：石决明，寒。又注云：鳆鱼，主咳嗽，啖之明目。又《图经》云：今出莱州，即墨县南海内。三月、四月采之。日华子云：石决明，凉，明目。壳磨障翳。亦名九孔螺也。"[4]

《本草衍义》卷十七："石决明　经云：'味咸'，即是肉也。人采肉以供馔，及干至都下，北人遂为珍味。肉与壳两可用，方家宜审用之。然皆治目，壳研，水飞，点磨外障翳。登、莱州甚多。"[21]

《本草品汇精要》卷之二十九："石决明　无毒　主目障翳痛，青盲。久服益精轻身（《名医》所录）。【名】九孔螺……【时】〔生〕无时，〔采〕无时【用】壳【色】白，【味】咸，【性】平软，【气】味厚于气，阴中之阳。【臭】腥。【主】明目磨翳。"[22]

《本草纲目》第四十六卷："石决明（《别录》上品）　【释名】九孔螺《日华》，壳名千里光。时珍曰：决明、千里光，以功名也。九孔螺，以形名也。【集解】弘景曰：俗云是紫贝。人皆水渍，熨眼颇明。恭曰：今俗用紫贝，全非。"[5]

《炮炙大法·虫鱼部》："石决明　即真珠母也，七九孔者良。先去上粗皮，用盐并东流水于大瓷器中煮一伏时了，漉出拭干，捣为末，研如粉。更用东流水于瓷器中，如此淘之三度，待干，再研一万匝，方入药中。用凡修事五两，以盐半分，则取服之十两，永不得食山桃，令人丧目也。"[23]

《本草征要·脏腑用药·肝脏二经·（七）镇肝熄风》第三卷："石决明　味咸、性平，无毒。入肝，肾二经。盐水煮、水飞。平肝潜阳，息风止眩。内服而障翳潜消，外点而赤膜尽散。"[24]

《本草易读》卷八："石决明三百八十五　面裹煨熟，磨去粗皮，研粉水飞用。出岭南，而莱州沿海尤多。俗名之金蛤蜊。咸，寒，无毒。降肺肝风热，退青盲内障，解骨蒸劳热，通五般淋沥，点外障良效，解酸酒甚验。"[28]

《本草备要·鳞界鱼虫部》："石决明　泻风热，明目。咸平。除肺、肝风热，青盲内障，水飞点目外障。亦治骨蒸劳热。通五淋（能清肺、肝故也，古方多用治疡疽），解酒酸（为末，投热酒中，即解）。如蚌而扁，唯一片无对，七孔、九孔者良。盐水煮一伏时，或面裹煨熟，研粉极细，水飞用。恶旋复花。"[25]

《本经逢原》卷四："石决明　一名珍珠母　咸平无毒，九孔者佳。面裹煨熟，水飞用。反云母。发明　石决明味咸，软坚，入肝肾二经，为磨翳消障之专药。又治风热入肝，烦扰不寐，游魂无定。《本事方》珍珠母丸与龙齿同用，取散肝经之积热，须与养血药同用。不宜久服，令人寒中，非其性寒，乃消乏过当耳。"[29]

《药性切用》卷之六："石决明　性味咸凉，平肝清热，明目去翳。生研用。肉亦同功。"[26]

《本草从新》卷十七："石决明　泻肝热、明目。咸凉。除肺肝风热。内服、疗青盲内障。外点、散赤膜外障。亦治骨蒸劳热。通五淋。（能清肺肝）愈疡疽。多服令人寒中。如小蚌而扁。惟一片无对。七孔九孔者良。盐水煮一伏时。或面裹煨熟。研粉极细。水飞。恶旋复。肉、与壳同功。令人寒中。"[6]

《得配本草》卷八："石决明　咸，平。入足厥阴经血分。能生至阴之水，以制阳光。清肝肺之风热，以疗内障。除骨蒸，通五淋。得龙骨，止泄精。得谷精草，治痘后目翳。得杞子、甘菊，治头痛目暗。"[27]

《中药材手册》："石决明［纲目列入介部蚌蛤类］　本品为鲍科动物杂色鲍 Haliotis diversicolor Reeve、皱纹盘鲍 Haliotis discus hannai Ino、羊鲍 Haliotis ovina Gmelin 的贝壳。该动物多生于海水岩礁间。产于广东沿海及海南沿岸者在商品上称'真海决'；产于辽宁及山东沿海者称'关海决'。［别名］鲍鱼壳。"[13]

《全国中草药汇编》："石决明　别名：鲍鱼壳、九孔螺、九孔石决明。来源：为鲍科动物杂色鲍（九孔鲍）Haliotis diversicolor Reeve、皱纹盘鲍（盘大鲍）H. gigantea discus Reeve、羊鲍 H. ovina Gmelin、澳洲鲍 Haliotis ruber（Leach）、耳鲍 Haliotis asinina L. 或白鲍 Haliotis laevigata（Donovan）的贝壳。"[14]

《中药大辞典》："石决明《别录》　【异名】真珠母《雷公炮炙论》，鳆鱼甲（陶弘景），九孔螺《日华子本草》，千里光《纲目》，鲍鱼皮《山东中药手册》，金蛤蜊皮《山东中草药》。【基原】为鲍科动物九孔鲍或盘大鲍等的贝壳。【原动物】①九孔鲍 Haliotis diversicolor Reeve②盘大鲍 Haliotis gigantea discus Reeve."[9]

《中医大辞典·中药分册》："石决明　出《名医别录》。又名鲍鱼壳、九孔螺、千里光。为鲍科动物杂色鲍 Haliotis diversicolor Reeve 或皱纹大鲍 H. discus hannai Ino 等的贝壳。主产于广东、福建、辽宁、山东等地。"[10]

《中国医学百科全书·中医学》："石决明　始载于《名医别录》。又名鲍鱼壳、九孔螺、千里光。为鲍科动物杂色鲍 Haliotis diversicolor Reeve、皱纹大鲍 H. discus hannai Ino 或羊鲍 H. ovina Gmelin 等的贝壳。夏、秋两季捕捉。除去肉和壳外杂质，洗净，晒干。"[11]

《全国中药炮制规范》："石决明　［处方用名］石决明、煅石决明、盐石决明。【来源】本品为鲍科动物杂色鲍 Haliotis diversicolor Reeve 或盘大鲍 Haliotis discus hannai Ino 的贝壳。均系野生。主产于广东、福建、山东、辽宁等地。夏、秋二季捕捉。捕得后去肉，洗净，干燥。药材以个大、壳厚、内面光彩鲜艳者为佳。"[15]

《中国药材学》："石决明　［别名］①杂色鲍：九孔鲍，光底海尖。②皱纹盘鲍：毛底海尖，黑鳆。③羊鲍：大海决。【来源】本品为软体动物腹足纲前鳃目鲍科动物杂色鲍 Haliotis diversicolor Reeve、皱纹盘鲍 H. discus hannai Ino、羊鲍 H. ovina Gmelin 等的贝壳。"[16]

《普通高等教育中医药类规划教材·中药学》："石决明《别录》　为鲍科动物杂色鲍（光底石决明）Haliotis diversicolor Reeve、皱纹盘鲍（毛底石决明）H. discus hannai Ino、羊鲍 H. ovina Gmelin、澳洲鲍 H. ruber（Leach）、耳鲍 H. asinina Linnaeus 或白鲍 H. laevigata（Donovan）的贝壳。分布于广东、福建、辽宁、山东等沿海地区。夏、秋捕捉，剥除肉后，洗净贝壳，去除附着的杂质，晒干。生用或煅用。用时打碎。"[8]

《中国中医药学主题词表》："石决明 CONCHA HALIOTIDIS　为鲍科动物九孔鲍等的贝壳；属动物药和平肝熄风药。"[12]

《中华本草》："石决明《别录》　【异名】鳆鱼甲《本草经集注》，千里光《纲目》，真海决、海决明、海南决、关海决、鲍鱼壳、九孔石决明《药材学》，鲍鱼皮《山东中药手册》，金蛤蜊皮《山东中草药》……【来源】为鲍科动物杂色鲍、皱纹盘鲍、耳鲍、羊鲍等的贝壳。【原动物】1. 染色鲍 Haliotis diversicolor Reeve 又名：九孔螺《日华子》，九孔鲍《全国中草药汇编》，鲍鱼（俗名）。2. 皱纹盘鲍 Haliotis discus hannai Ino［H. gigantea discus Reeve］又名：虾夷盘鲍《贝类学概论》，盘大鲍《我国的海产贝类及其采集》。3. 耳鲍 Haliotis asinina Linnaeus 4. 羊鲍 Haliotis ovina Gmelin 又名：台湾石决明。”[17]

《中华人民共和国药典》：“石决明 Concha Haliotidis　本品为鲍科动物杂色鲍 Haliotis diversicolor Reeve、皱纹盘鲍 Haliotis discus hannai Ino、羊鲍 Haliotis ovina Gmelin、澳洲鲍 Haliotis ruber（Leach）、耳鲍 Haliotis asinina Linnaeus 或白鲍 Haliotis laevigata（Donovan）的贝壳。夏、秋二季捕捉，去肉，洗净，干燥。”[7]

5　参考文献

1　魏晋·名医别录. 北京：人民卫生出版社，1986，85
2　南北朝·陶弘景. 本草经集注. 北京：人民卫生出版社，1994，407
3　唐·苏敬等撰. 新修本草. 合肥：安徽科学技术出版社，1981，405
4　宋·唐慎微. 证类本草. 北京：人民卫生出版社，1957，415
5　明·李时珍. 本草纲目. 北京：人民卫生出版社，1982，2529
6　清·吴仪洛. 本草从新. 北京：中医古籍出版社，2001，258
7　国家药典委员会编. 中华人民共和国药典. 一部. 北京：化学工业出版社，2000，68
8　雷载权主编. 普通高等教育中医药类规划教材·中药学. 上海：上海科学技术出版社，1995，256
9　江苏新医学院编. 中药大辞典. 上海：上海科学技术出版社，1977，602
10　《中医大辞典》编辑委员会编. 中医大辞典·中药分册. 北京：人民卫生出版社，1982，94
11　《中医学》编辑委员会. 中国医学百科全书·中医学. 上海：上海科学技术出版社，1997，1195
12　吴兰成主编. 中国中医药学主题词表. 北京：中医古籍出版社，1996，346
13　中华人民共和国卫生部药政管理局主编. 中药材手册. 北京：人民卫生出版社，1998，642
14　《全国中草药汇编》编写组编. 全国中草药汇编. 上册. 北京：人民卫生出版社，1996，250
15　中华人民共和国卫生部药政管理局编. 全国中药炮制规范. 北京：人民卫生出版社，1988，331
16　徐国钧等主编. 中国药材学. 北京：中国医药科技出版社，1996，1765
17　国家中医药管理局《中华本草》编委会. 中华本草. 第九册. 上海：上海科学技术出版社，1999，36
18　南北朝·雷敩. 雷公炮炙论. 上海：上海中医学院出版社，1986，44
19　宋·苏颂. 本草图经. 合肥：安徽科学技术出版社，1994，472
20　唐·李珣. 海药本草. 北京：人民卫生出版社，1997，77
21　宋·寇宗奭. 本草衍义. 上海：商务印书馆，1937，107
22　明·刘文泰. 本草品汇精要. 北京：人民卫生出版社，1982，686
23　明·缪希雍. 炮炙大法. 明末庄继先校刻本
24　明·李中梓. 本草征要. 见：李中梓医学全书. 北京：中国中医药出版社，1999，155
25　清·汪昂. 本草备要. 北京：中国中医药出版社，1998，269
26　清·徐大椿. 药性切用. 见：徐灵胎医书三十二种. 上海锦文堂石印本
27　清·严西亭. 得配本草. 卷八. 上海：上海卫生出版社，1957，26
28　清·汪昂. 本草易读. 北京：人民卫生出版社，1997，227
29　清·张璐. 本经逢原. 卷四. 上海：上海科学技术出版社，1959，227

101　石菖蒲

Shichangpu

Rhizoma Acori Tatarinowii

1　定名依据

1.1　正名

1.1.1　汉文名：石菖蒲（天南星科植物石菖蒲 Acorus tatarinowii Schott 的干燥根茎）。

1.1.2　英文名：grassleaf sweetflag rhizome.

1.2　依据

1.2.1　定名的文献依据

(1)《本草图经》卷第四："菖蒲，生上洛池泽及蜀郡严道，今处处有之，而池州、戎州者佳。春生青叶，长一二尺许，其叶中心有脊，状如剑；无花实；五月、十二月采根，阴干。今以五月五日收之。其根盘屈有节，状如马鞭大。一根傍引三四根，傍根节尤密，一寸九节者佳，亦有一寸十二节者……其生蛮谷中者尤佳。人家移种者亦堪用，但干后辛香坚实，不及蛮人持来者。此即医方所用石菖蒲也。"[1]

(2)《证类本草》卷第六："菖蒲味辛，温，……石菖蒲出宣州，二月、八月采取。图经曰：菖蒲，生上洛池泽及蜀郡严道……其生蛮谷中者尤佳。人家移种者亦堪用，但干后辛香坚实不及蛮人持来者，此即医方所用石菖蒲也。"[2]

(3)《本草蒙筌》卷之一："石菖蒲　味辛、甘，气温。无毒。池郡（属南直隶）最多，各处亦有。生石涧中为美，一寸九节方灵。拣去露根，（埋土者堪用，露出者去之）勿犯铁器。入药捣碎，使宜秦艽。恶地胆、麻黄，忌饴糖、羊肉。"[3]

(4)《药鉴》卷之二："石菖蒲，气温，味辛苦，无毒。主消目翳，去头风。开心志，益智能。清音声，通灵窍。腹痛或走者立效，胎动欲产者即安。中恶懵死难醒，急灌生汁。温疟积热不解，即浴浓汤。大都温则驱手足湿痹，可使屈伸。辛则贴发背痈疽，能消肿毒。苦则除心热烦闷，能下气杀虫。"[4]

(5)《本草新编》卷之一："石菖蒲，味辛而苦，气温，无毒。能开心窍，善通气，止遗尿，安胎除烦闷，能治善忘。但必须石上生者良，否则无功。"[5]

(6)《中华人民共和国药典》："石菖蒲 Rhizoma acori tatarinowii　本品为天南星科植物石菖蒲 Acorus tatarinowii Schott 的干燥根茎。秋、冬二季采挖，除去须根及泥沙，晒干。"[6]

(7)《普通高等教育中医药类规划教材·中药学》："石菖蒲《本经》　为天南星科多年生草本植物石菖蒲 Acorus tatarinowii Schott 的根茎。我国长江流域以南各省均有分布，主产于四川、浙江、江苏等地。秋、冬二季采挖，除去叶、须根及泥砂，晒干或鲜用。"[7]

(8)《中药大辞典》："石菖蒲《本草图经》　【异名】昌本《周礼》，菖蒲、昌阳《本经》，昌羊《淮南子》，尧时薤、尧韭《吴普本草》，木蜡、阳春雪、望见消《外科集验方》，九节菖蒲《滇南本草》，水剑草《纲目》，苦草蒲《生草药性备要》，粉菖《中药材手册》，剑草《贵州民间方药集》，剑叶菖蒲《四川中药志》，山菖蒲、溪菖《药材学》，石蜈蚣（广州部队《常用中草药手册》），野韭菜、水蜈蚣、香草《广西中草药》。【基原】为天南星科植物石菖蒲的根茎。【原植物】石菖蒲 Acorus tatarinowii Schott. ”[8]

(9)《中医大辞典·中药分册》：“石菖蒲　出《本草图经》。又名昌阳、尧韭、水剑草、菖蒲、药菖蒲。为天南星科植物石菖蒲 Acorus gramineus Schott. 的根茎。主产四川、浙江、江苏等地。”[9]

(10)《中国医学百科全书·中医学》：“石菖蒲　始载于《神农本草经》。原名昌蒲。为天南星科菖蒲属植物石菖蒲 Acorus tatarinowii Schott 的根状茎。秋、冬两季挖取，除去须根，洗净泥土，晒干。”[10]

(11)《中国中医药学主题词表》：“石菖蒲 ACORUS TATARINOWII　属天南星科；属开窍药和消导药。”[11]

(12)《中药志》[12]、《中药材手册》[13]、《全国中草药汇编》[14]、《全国中药炮制规范》[15]、《中国药材学》[16]、《中华本草》[17]等现代中药著作多以“石菖蒲”作为本品正名（参见“文献通考”）。

1.2.2　定名选择的理由

(1) 石菖蒲 Rhizoma acori tatarinowii，为天南星科植物石菖蒲 Acorus tatarinowii Schott 的干燥根茎。“石菖蒲”之名始见于宋·苏颂《本草图经》。至明·陈嘉谟《本草蒙筌》才将“石菖蒲”列为正名，尔后许多本草著作如明·杜文燮《药鉴》，清·陈士铎《本草新编》等即以“石菖蒲”为正名载录此药，并沿用至今。

(2)“石菖蒲”原称“菖蒲”。但因“菖蒲”包括“石菖蒲”、“水菖蒲”等品种，将本品笼统地称为“菖蒲”容易与“水菖蒲”混淆，故本品应以“石菖蒲”作为正名为妥。

(3) 我国最新版的《中华人民共和国药典》、《普通高等教育中医药类规划教材·中药学》以及辞书类中药著作《中医大辞典·中药分册》、《中药大词典》、《中国医学百科全书·中医学》等均以“石菖蒲”作为本品正名。已经广泛应用于中医药学文献标引、检索的《中国中医药学主题词表》也以“石菖蒲”作为本药的正式主题词。现代本草著作《中药志》、《全国中草药汇编》、《中华本草》、《中国药材学》、《中药材手册》、《全国中药炮制规范》等虽记载了不少本品各地的俗称，但也均以“石菖蒲”为正名收载。总之，“石菖蒲”作为本药正名已成公论。

1.3　与正名等效的名词：无。

2　源流考释

石菖蒲（天南星科植物石菖蒲 Acorus tatarinowii Schott 的干燥根茎）原称“菖蒲”，以“昌阳”为异名，始载于汉《神农本草经》：“菖蒲，味辛，温。一名昌阳。”[18]此后的本草著作如三国·吴普《吴普本草》[19]、南北朝·陶弘景《本草经集注》[20]、唐·苏敬《新修本草》[21]等均沿用《本经》记载，以“菖蒲”为正名。同时，《吴普本草》曰：“菖蒲，一名尧韭，一名昌阳。”[19]尚首次记载了“菖蒲”的异名“尧韭”。

“石菖蒲”之名始见于宋·苏颂《本草图经》：“菖蒲，生上洛池泽及蜀郡严道……其生蛮谷中者尤佳。人家移种者亦堪用，但干后辛香坚实，不及蛮人持来者。此即医方所用石菖蒲也。又有水菖蒲，生溪涧水泽中甚多，叶亦相似，但中心无脊。采之干后轻虚多滓，殊不及石菖蒲，不堪入药用。”[1]由此可见，苏颂所称的“石菖蒲”，与“水菖蒲”一样，同为“菖蒲”的一个品种。而此前的本草所记载者，均笼统地称为“菖蒲”。此时，苏氏明确提出“此即医方所用石菖蒲也”，肯定了“石菖蒲”为“菖蒲”的道地品种，为后世本草逐步以“石菖蒲”为正名而取代“菖蒲”打下了基础。

宋代的本草著作如《证类本草》[2]、《本草衍义》[22]等均有关于“石菖蒲”的记载，虽未把“石菖蒲”列为正名，但均认为“石菖蒲”最佳，“入药须此等”，使后世更加重视“石菖蒲”。

明清时代对本品正名的记载出现了两种情况。一方面，明代著名本草学家陈嘉谟在其所著的《本草蒙筌》中最早将“石菖蒲”作为本品正名收录，曰：“石菖蒲，味辛、甘，气温。无毒。生石涧中为美，一寸九节方灵。”[3]以后的本草著作多沿用该书，以“石菖蒲”为正名收载，如明《药鉴》[4]，清《本草新编》[5]、《本草备要》[24]、《本草经解》[25]、《本草从新》[26]、《得配本草》[27]、《本草求真》[28]、《本草述钩元》[29]、陈其瑞《本草撮要》[30]、日本稻宣义《炮炙全书》[23]等；另一方面，仍有一些本草著作以“菖蒲”为正名，如《本草品汇精要》[31]、《本草纲目》[32]、《本草征要》[33]、《本草乘雅半偈》[34]、《本经逢原》[35]等；《生草药性备要》[36]则以“苦菖蒲”为正名记载本品，如《生草药性备要》下卷：“苦菖蒲 味辛，性温。祛风消肿，治心气痛，通窍，洗疔疮。石上生的、一寸九节者佳。”[36]同时，明、清时期尚出现了本品异名“水剑草”，如《本草纲目》：“菖蒲，……【释名】昌阳《本经》、尧韭（普）、水剑草。”[32]

古代著作中记载的本品异名尚有“昌本”《周礼》[37]，“茚”《说文》[38]，“菖羊”《淮南子》[39]，“卬”《广雅》[40]，“木腊”、“望见消”、“阳春雪”《外科集验方》[41]等。如《周礼》：“昌本，郑云：昌本，菖蒲根，切之四寸为菹。”[37]《说文》：“茚，菖蒲也，益州生。”[38]《淮南子·说山训》：“菖草，去蚤虱而来蛉穷；高诱云：菖草，菖蒲。”[39]《广雅》：“邛，昌阳，菖蒲也。”[40]《外科集验方·用敷贴温药第三》：“冲和仙膏（一名黄云膏，又名仙膏）冷热不明者用之，茶酒随证治之。川紫荆皮（五两重，炒。又名红肉，又曰内消）、独活（三两重，炒，不用节）、赤芍药（二两重，炒）、白芷（一两重，不见火）、木蜡（又名望见消、阳春雪，随加减妙，即石菖蒲），上五件，并为细末，用法详见于后。”[41]

现代有关著作均沿用《本草蒙筌》的记载以“石菖蒲”作为本品正名，如《中华人民共和国药典》[6]、《普通高等教育中医药类规划教材·中药学》[7]、《中药大辞典》[8]、《中医大辞典·中药分册》[9]、《中国医学百科全书·中医学》[10]、《中国中医药学主题词表》[11]、《中药志》[12]、《中药材手册》[13]、《全国中草药汇编》[14]、《全国中药炮制规范》[15]、《中国药材学》[16]、《中华本草》[17]等。同时尚记载有“香菖蒲”《中药材手册》[13]，“菖蒲叶”、“山菖蒲”、“药菖蒲”《全国中草药汇编》[14]，“昌羊”、“尧时薤”、“九节菖蒲”、“粉菖”、“剑草”、“剑叶菖蒲”、“溪菖”、“石蜈蚣”、“野韭菜”、“水蜈蚣”、“香草”《中药大辞典》[8]，“石扁兰”《中国药材学》[16]，“水菖蒲”、“随手香”、“薄菖蒲”《全国中草药名鉴》[42]等各地的俗称。还记载有本品原植物“石菖蒲”的异名“水剑草”、“石蜈蚣”、“水蜈蚣”、“九节菖蒲”、“石扁兰”、“香蒲”《中药志》[12]等。

3 附录

3.1 又称：鲜菖蒲（饮片规格名）。

3.2　俗称：剑草（贵州），剑叶菖蒲（四川），野韭菜、水蜈蚣、香草（广西），山菖蒲（江苏、江西），石蜈蚣（广东、陕西），九节菖蒲（江西、湖南、四川），石扁兰（云南），水菖蒲（安徽、江西、湖南），随手香（广西、四川），薄菖蒲（广东），香菖蒲，菖蒲叶，药菖蒲，昌羊，尧时薤，粉菖，溪菖。

3.3　曾称：昌本《周礼》，菖蒲、昌阳《神农本草经》，茚《说文》，菖草《淮南子》，尧韭《吴普本草》，卬《广雅》，木蜡、阳春雪、望见消《外科集验方》，水剑草《本草纲目》，苦菖蒲《生草药性备要》。

3.4　原植物名称：石菖蒲，水剑草（江西、福建、湖北、湖南、广西），石蜈蚣、水蜈蚣（湖北、广西、陕西），九节菖蒲（江西、湖南、四川），石扁兰（云南），香蒲。

4　文献通考

《周礼》："昌本，郑云：昌本，菖蒲根，切之四寸为菹。"[37]

《神农本草经》卷一："菖蒲，味辛，温。主风寒湿痹，咳逆上气，开心孔，补五脏，通九窍，明耳目，出声音。久服，轻身、不忘、不迷惑，延年。一名昌阳。生石上。"[18]

《说文》："茚，菖蒲也，益州生。"[38]

《淮南子·说山训》："菖羊，去蚤虱而来蛉穷；高诱云：菖羊，菖蒲。"[39]

《吴普本草·草木类》："菖蒲《类聚》卷八十一　一名尧韭，一名昌阳。"[19]

《广雅》："卬，昌阳，菖蒲也。"[40]

《本草经集注·草木上品》："菖蒲，味辛，温，无毒。主治风寒湿痹，咳逆上气，开心孔，补五脏，通九窍，明耳目，出音声。主耳聋，痈疮，温肠胃，止小便利，四肢湿痹，不得屈伸，小儿温疟，身积热不解，可作浴汤。久服轻身，聪耳明目，不忘，不迷惑，延年，益心智，高志不老。一名菖阳。生上洛池泽及蜀郡严道。一寸九节者良。露根不可用。"[20]

《新修本草》卷第六："菖蒲　味辛，温，无毒。主风寒温痹，咳逆上气，开心孔，补五脏，通九窍，明耳目，出音声，主耳聋，痈疮，温肠胃，止小便利，四肢湿痹，不得屈伸，小儿温疟，身积热不解，可作浴汤。久服轻身，聪耳明目，不忘，不迷惑，延年，益心智，高志不老。一名昌阳。生上洛池泽及蜀郡严道。一寸九节者良。露根不可用。五月、十二月采根，阴干。"[21]

《证类本草》卷第六："菖蒲，味辛，温，……一名昌阳。一寸九节者良，露根不可用。……真菖蒲叶有脊，一如剑刃，四月、五月亦作小厘华也。东间溪侧又有名溪荪者，根形气色极似石上菖蒲，而叶正如蒲，无脊。俗人多呼此为石上菖蒲者，谬矣。此只主咳逆，亦断蚤虱尔，不入服御用。臣禹锡等谨按吴氏云：菖蒲，一名尧韭。罗浮山记云：山中菖蒲，一寸二十节。石涧所生坚小，一寸九节者上，此菖蒲亦名昌阳。……石菖蒲出宣州，二月、八月采取。图经曰：菖蒲，生上洛池泽及蜀郡严道……其生蛮谷中者尤佳。人家移种者亦堪用，但干后辛香坚实不及蛮人持来者，此即医方所用石菖蒲也。又有水菖蒲，生溪涧水泽中甚多。叶亦相似，但中心无脊，采之干后轻虚多滓，殊不及石菖蒲，不堪入药用，但可捣末，油调涂疥瘙。今药肆所货，多以两种相杂，尤难辨也。"[2]

《本草衍义》卷七："菖蒲，……其石菖蒲根，络石而生者节乃密，入药须此等。"[22]

《本草品汇精要》卷之七："菖蒲　无毒　丛生……【名】昌阳尧韭【苗】……（陶

隐居云）生碛上概（音既）节者为好在下湿地大根者名昌阳（雷公云）石上生者根条嫩黄紧硬节稠长一寸九节者是真也。”[31]

《本草蒙筌》卷之一："石菖蒲　味辛、甘，气温。无毒。池郡（属南直隶）最多，各处亦有。生石涧中为美，一寸九节方灵。……（谟）按：生石涧而叶细嫩者，名菖蒲，根小节稠，味甚辛烈，堪收入药，通窍开心；种池塘而叶粗长者，名菖阳，根大节疏，味兼和淡，惟取作饯，餍酒点茶。故古方中但用此味，特加石字于上，示其所优，使人之不误取也。匪特菖蒲为然，他如栀子、茨菇，每加山字，亦此意尔。药必求真，服才获效。”[3]

《外科集验方·用敷贴温药第三》："冲和仙膏（一名黄云膏，又名仙膏）冷热不明者用之，茶酒随证治之。川紫荆皮（五两重，炒。又名红肉，又曰内消）、独活（三两重，炒，不用节）、赤芍药（二两重，炒）、白芷（一两重，不见火）、木腊（又名望见消、阳春雪，随加减妙，即石菖蒲），上五件，并为细末，用法详见于后。”[41]

《本草纲目》第十九卷："菖蒲，……【释名】昌阳《本经》、尧韭（普）、水剑草。时珍曰：菖蒲，乃蒲类之昌盛者，故曰菖蒲。又《吕氏春秋》云：冬至后五十七日，菖始生。菖者百草之先生者，于是始耕。则菖蒲、昌阳又取此义也。《典术》云：尧时天降精于庭为韭，感百阴之气为菖蒲。故曰尧韭。方士隐为水剑，因叶形也。【集解】……承曰：今阳羡山中生水石间者，其叶逆水而生，根须络石，略无少泥土，根叶极紧细，一寸不啻九节，入药极佳。二浙人家，以瓦石器种之，旦暮易水则茂，水浊及有泥滓则萎。近方多用石菖蒲，必此类也。其池泽所生，肥大节疏粗慢，恐不可入药。唯可作果盘，气味不烈而和淡尔。时珍曰：菖蒲　凡五种：生于池泽，蒲叶肥，根高二三尺者，泥菖蒲，白菖也；生于溪涧，蒲叶瘦，根高二三尺者，水菖蒲，溪荪也；生于水石之间，叶有剑脊，瘦根密节，高尺余者，石菖蒲也；人家以砂栽之一年，至春剪洗，愈剪愈细，高四五寸，叶如韭，根如匙柄粗者，亦石菖蒲也；甚则根长二三分，叶长寸许，谓之钱蒲是矣。服食入药须用二种石菖蒲，余皆不堪。”[32]

《药鉴》卷之二："气温，味辛苦，无毒。主消目翳，去头风。开心志，益智能。清音声，通灵窍。腹痛或走者立效，胎动欲产者即安。温疟积热不解，即浴浓汤。大都温则驱手足湿痹，可使屈伸。辛则贴发背痈疽，能消肿毒。苦则除心热烦闷，能下气杀虫。”[4]

《本草征要》第二卷："菖蒲　味辛，性温，无毒。……石生，细而节密者佳。去毛，微炒。宣五脏，耳聪目明，通九窍，心开智长。和中辟浊，能出音声。菖蒲，禀孟夏之气，合从革之辛，芳香利窍，辛温达气，心脾之良药也；故善宣通，能除湿痹。”[33]

《本草乘雅半偈·第一帙》："菖蒲　【气味】辛温，无毒。……【核】曰：菖蒲，一名昌阳、尧韭、水剑草。……东坡云：凡草生石上者，必须微土以附其根，唯石菖蒲，濯去泥土，渍以清水置盆中，可数十年不枯不死。节叶转坚瘦，根须转连络，忍冬淡泊，苍然几案，延年之功，信非虚语。神隐书云：石菖蒲，置几案间，夜坐诵读烟收其上，不致损目。或置星月下，每旦取叶尖珠露洗目，不月功能明目，久之白昼可见星斗。”[34]

《本草新编》卷之一："石菖蒲，味辛而苦，气温，无毒。能开心窍，善通气，止遗尿，安胎除烦闷，能治善忘。但必须石上生者良，否则无功。”[5]

《炮炙全书》卷之二："石菖蒲　辛，温，山中生水石间，根须络石，略无少泥土者良。露根不可用。十二月采根，晒干以铜刀刮去毛，微炒用。菖蒲有数种，生于池泽，蒲叶肥根高三四尺者泥蒲也，名白菖。又有花菖蒲类燕子花，娇艳可爱，自有数色，紫者所谓紫菖蒲也，生于溪涧，蒲叶瘦根高一二尺，其葩与花菖蒲相肖而小者溪荪也，名溪荪，生于水石之间，有剑脊，瘦根密节，高尺余，二三月间抽茎开小黄花成穗者石菖蒲也，惟以此种入药，余皆不堪，又山中泉石间自有根苗纤细，一寸不啻九节或至于二十节者，方技家独贵之，然不必拘也，但当以深山穷谷水碛上生者为佳。"[23]

《本草备要·草部》："石菖蒲　宣，通窍，补心　辛苦而温，芳香而散。补肝益心，开心孔，利九窍，明耳目，发音声。去湿逐风，除痰消积，开胃宽中。根瘦节密，一寸九节者良。"[24]

《本经逢原》卷二："辛温，无毒。解巴豆、大戟毒。《本经》主风寒湿痹，咳逆上气，开心孔，补五脏，通九窍，明耳目，出音声。主耳聋、痈疮，温肠胃，止小便，久服轻身，不忘不惑，延年益心智，高志不老。"[35]

《生草药性备要》下卷："苦菖蒲 味辛，性温。祛风消肿，治心气痛，通窍，洗疔疮。石上生的、一寸九节者佳。"[36]

《本草经解·附余·考证》："石菖蒲，陶隐居谓一寸九节者良。叶有脊如剑者真。……李濒湖谓菖类有五。惟生水石间。叶有剑脊。瘦根密节。高尺余者。乃石菖蒲。"[25]

《本草从新》卷六："石菖蒲　辛苦而温。芳香而散。开心孔。利九窍。明耳目。发声音。去湿除风。逐痰消积。开胃宽中。生水石间。不沾土。根瘦节密。一寸九节者良。"[26]

《得配本草》卷四："石菖蒲　秦皮、秦艽为之使。恶麻黄、地胆。忌饴糖、羊肉、铁器。辛、苦、温。入手少阴、足厥阴经气分。宣五脏，通九窍。温肠胃，治霍乱，疗湿痹，欲疮疥，止心痛，祛头风，除中恶，杀诸虫，皆其通气之力也。"[27]

《本草求真》卷三："石菖蒲（专入心。兼入脾胃膀胱）辛苦而温。香芳而散。诸书尚论未透。惟张璐发挥本经最明。指此实为心气不足要剂。"[28]

《本草述钩元》卷十二："石菖蒲　一名尧韭。类凡五种。生于池泽。蒲叶肥。高二三尺者。泥菖蒲。白菖也。生于溪涧。蒲叶瘦。根高二三尺者。水菖蒲。溪荪也。生于水石间。叶有剑脊。瘦根密节。高尺余者。石菖蒲也。栽之以砂。一年至春剪洗。愈剪愈细。如韭根如匙柄。高四五尺者。亦石菖蒲也。甚则根长二三分。叶长寸许。谓之钱蒲。入药须用二种石菖蒲。余皆不堪。"[29]

《本草撮要》卷一："【石菖蒲】味辛。入手少阴足太阴经。功专开发心阳。得犀角、生地、连翘。治热邪入络神昏。去皮微炒用。秦艽为使。恶麻黄。忌饴糖、羊肉、铁器。"[30]

《中药志》："菖蒲　本品为较常用中药。商品为天南星科植物石菖蒲及水菖蒲的根茎，后者在民间使用较多。……【原植物】①石菖蒲　别名：水剑草（江西、福建、湖北、湖南、广西），石蜈蚣、水蜈蚣（湖北、广西、陕西），九节菖蒲（江西、湖南、四川），石扁兰（云南），香蒲。"[12]

《中药材手册》："石菖蒲［纲目列入草部水草类］　本品来源主要为天南星科植物石菖蒲 Acorus tatarinowii Schott 及水菖蒲 Acorus calamus L. 的干燥根茎。原植物系多年生草本，均为野生。前者喜生于溪流浅水石上或河边石缝间；后者生于水边沼泽湿地，在民间使用较多。[别名] 香菖蒲、水剑草。”[13]

《全国中草药汇编》：“石菖蒲　别名：菖蒲叶、山菖蒲、水剑草、香菖蒲、药菖蒲。来源：为天南星科菖蒲属植物石菖蒲 Acorus tatarinowii Schott 的根状茎。”[14]

《中药大辞典》：“石菖蒲《本草图经》　【异名】昌本《周礼》，菖蒲、昌阳《本经》，昌羊《淮南子》，尧时薤、尧韭《吴普本草》，木蜡、阳春雪、望见消《外科集验方》，九节菖蒲《滇南本草》，水剑草《纲目》，苦草蒲《生草药性备要》，粉菖《中药材手册》，剑草《贵州民间方药集》，剑叶菖蒲《四川中药志》，山菖蒲、溪菖《药材学》，石蜈蚣（广州部队《常用中草药手册》，野韭菜、水蜈蚣、香草《广西中草药》。【基原】为天南星科植物石菖蒲的根茎。【原植物】石菖蒲 Acorus tatarinowii Schott.”[8]

《中医大辞典·中药分册》：“石菖蒲　出《本草图经》。又名昌阳、尧韭、水剑草、菖蒲、药菖蒲。为天南星科植物石菖蒲 Acorus gramineus Schott. 的根茎。主产四川、浙江、江苏等地。”[9]

《中国医学百科全书·中医学》：“石菖蒲　始载于《神农本草经》。原名昌蒲。为天南星科菖蒲属植物石菖蒲 Acorus tatarinowii Schott 的根状茎。秋、冬两季挖取，除去须根，洗净泥土，晒干。”[10]

《全国中药炮制规范》：“石菖蒲（菖蒲）［处方用名］石菖蒲（菖蒲）。【来源】本品为天南星科植物石菖蒲 Acorus tatarinowii Schott 的干燥根茎。多系野生。主产于长江流域。秋、冬二季采挖，除去须根及泥沙，干燥。药材以条粗、断面色类白、香气浓者为佳。”[15]

《中国药材学》：“石菖蒲　［别名］山菖蒲（江苏、江西），石蜈蚣（广东、陕西），水剑草（广东、广西），九节菖蒲（江西、湖南、四川），石扁兰（云南）。【来源】本品为天南星科植物石菖蒲 Acorus tatarinowii Schott 的根茎。”[16]

《普通高等教育中医药类规划教材·中药学》：“石菖蒲《本经》为天南星科多年生草本植物石菖蒲 Acorus tatarinowii Schott 的根茎。我国长江流域以南各省均有分布，主产于四川、浙江、江苏等地。秋、冬二季采挖，除去叶、须根及泥砂，晒干或鲜用。”[7]

《中国中医药学主题词表》：“石菖蒲 ACORUS TATARINOWII　属天南星科；属开窍药和消导药。”[11]

《中华本草》：“石菖蒲《本草图经》　【异名】昌本《周礼》，菖蒲、昌阳《本经》，茚、茚茆《说文》，昌草《淮南子》，尧时薤、尧韭《吴普本草》，邛《广雅》，茚《玉篇》，木蜡、阳春雪、望见消《外科集验方》，水剑草《纲目》，苦草蒲《生草药性备要》，粉菖《中药材手册》，剑草《贵州民间方药集》，剑叶菖蒲《四川中药志》，山菖蒲、溪菖《药材学》，石蜈蚣（广州部队《常用中草药手册》，野韭菜、水蜈蚣、香草《广西中草药》……【来源】天南星科植物石菖蒲的根茎。【原植物】石菖蒲 Acorus tatarinowii Schott.”[17]

《中华人民共和国药典》：“石菖蒲 Rhizoma acori tatarinowii　本品为天南星科植物石菖蒲 Acorus tatarinowii Schott 的干燥根茎。秋、冬二季采挖，除去须根及泥沙，晒干。”[6]

《全国中草药名鉴》：“Acorus tatarinowii Schott　植物名　石菖蒲《中国植志》　药材名　石菖蒲《纲目》、《药典》　文献名　九节菖蒲《滇南本草》，苦菖蒲《生草药性备要》　地方名　水剑草（江西、湖南、广东、云南），……水菖蒲（安徽、江西、湖南），……随手香（广西、四川）……薄菖蒲（广东）……”[42]

5　参考文献

1　宋·苏颂. 本草图经. 合肥：安徽科学技术出版社，1994，82

2　宋·唐慎微. 证类本草. 北京：人民卫生出版社，1957，143

3　明·陈嘉谟. 本草蒙筌. 北京：人民卫生出版社，1988，41

4　明·杜文燮. 药鉴. 上海：北京：中国中医药出版社，1993，71

5　清·陈士铎. 本草新编. 北京：中国中医药出版社，1996，58

6　国家药典委员会编. 中华人民共和国药典. 一部. 北京：化学工业出版社，2000，69

7　雷载权主编. 普通高等教育中医药类规划教材·中药学. 上海：上海科学技术出社，1995，273

8　江苏新医学院编. 中药大辞典. 上海：上海科学技术出版社，1977，612

9　《中医大辞典》编辑委员会编. 中医大辞典·中药分册. 北京：人民卫生出版社，1982，95

10　《中医学》编辑委员会. 中国医学百科全书·中医学. 上海：上海科学技术出版社，1997，1267

11　吴兰成主编. 中国中医药学主题词表. 北京：中医古籍出版社，1996，345

12　中国医学科学院药物研究所等编. 中药志. 第一册. 北京：人民卫生出版社，1993，525

13　中华人民共和国卫生部药政管理局主编. 中药材手册. 北京：人民卫生出版社，1998，213

14　《全国中草药汇编》编写组编. 全国中草药汇编. 上册. 北京：人民卫生出版社，1996，256

15　中华人民共和国卫生部药政管理局编. 全国中药炮制规范. 北京：人民卫生出版社，1988，30

16　徐国钧等主编. 中国药材学. 北京：中国医药科技出版社，1996，593

17　国家中医药管理局《中华本草》编委会. 中华本草. 第八册. 上海：上海科学技术出版社，1999，472

18　汉·神农本草经. 清顾观光重辑本. 北京：人民卫生出版社，1955，27

19　三国·吴普. 吴普本草. 北京：人民卫生出版社，1987，13

20　南北朝·陶弘景. 本草经集注. 北京：人民卫生出版社，1994，200

21　唐·苏敬等撰. 新修本草. 合肥：安徽科学技术出版社，1981，155

22　宋·寇宗奭. 本草衍义. 卷七. 上海：商务印书馆，1937，44

23　［日］稻宣义. 炮炙全书. 北京：中医古籍出版社，1981，81

24　清·汪昂. 本草备要. 北京：中国中医药出版社，1998，18

25　清·叶桂. 本草经解. 上海：上海科技出版社，1958，126

26　清·吴仪洛. 本草从新. 北京：中医古籍出版社，2001，97

27　清·严西亭. 得配本草. 上海：上海卫生出版社，1957，19

28　清·黄宫绣. 本草求真. 上海：上海科学技术出版社，1959，116

29　清·杨时泰. 本草述钩元. 上海：科技卫生出版社，1958，352

30　清·陈其瑞. 本草撮要. 见：珍本医书集成. 本草类. 上海：上海科学技术出版社，1985，3

31　明·刘文泰. 本草品汇精要. 北京：人民卫生出版社，1982，223

32　明·李时珍. 本草纲目. 北京：人民卫生出版社，1982，1356

33　明·李中梓. 本草征要. 见：李中梓医学全书. 北京：中国中医药出版社，1999，116

34　明·卢之颐. 本草乘雅半偈. 北京：人民卫生出版社，1986，36

35　清·张璐. 本经逢原. 上海：上海科学技术出版社，1959，116

36　清·何克谏. 生草药性备要. 见：岭南本草古籍三种. 北京：中国医药科技出版社，1999，44

37　汉初·周礼. 长沙：岳麓书社，2002

38　东汉·许慎. 说文解字. 成都：成都古籍书店，1891

39 汉初·刘安. 淮南子（直解）. 上海：复旦大学出版社，2002
40 三国魏·张揖撰，清·王念孙疏. 广雅疏证. 北京：中华书局，1994
41 明·周文采. 外科集验方. 明嘉庆二十四年（1545）南京礼部刻本
42 谢宗万等主编. 全国中草药名鉴. 上册. 北京：人民卫生出版社，1996，999

102 石斛
Shihu
Herba Dendrobii

1 定名依据

1.1 正名

1.1.1 汉文名：石斛（兰科植物环草石斛 Dendrobium loddigesii Rolfe.、马鞭石斛 Dendrobium fimbriatum Hook. Var. oculatum Hook.、黄草石斛 Dendrobium chrysanthum Wall.、铁皮石斛 Dendrobium candidum Wall. ex Lindl. 或金钗石斛 Dendrobium nobile Lindl. 的新鲜或干燥茎）。

1.1.2 英文名：dendrobium.

1.2 依据

1.2.1 定名的文献依据

（1）《神农本草经》卷一："石斛，味甘，平。主伤中，除痹，下气，补五脏虚劳、羸瘦，强阴。久服，厚肠胃、轻身、延年。一名林兰，生山谷……"[1]

（2）《吴普本草·草木类》："石斛，神农：甘，平。扁鹊：酸。李氏：寒。"[2]

（3）《名医别录》卷第一："石斛，无毒。主益精，补内绝不足，平胃气，长肌肉，逐皮肤邪热痱气，脚膝疼冷痹弱。久服定志，除惊。一名禁生，一名杜兰，一名石蓫。生六安水傍石上。七月、八月采茎，阴干。"[3]

（4）《新修本草》卷第六："石斛，一名林兰，一名禁生，一名杜兰，一名石蓫。生六安山谷水旁石上。【谨案】作干石，先以酒洗，捋蒸炙成，不用灰汤。"[4]

（5）《证类本草》卷第六："石斛　味甘，平，无毒。一名林兰，一名禁生，一名杜兰，一名石蓫（音逐）。衍义曰：石斛，细若小草，长三四寸，柔韧，折之如肉而实。今人多以木斛浑行，医工亦不能明辨。世又谓之金钗石斛，盖后人取象而言之。"[5]

（6）《本草纲目》第二十卷："石斛，【释名】石蓫《别录》、金钗《纲目》、禁生《别录》、林兰《本经》、杜兰《别录》。时珍曰：石斛名义未详。其茎状如金钗之股，故古有金钗石斛之称。"[6]

（7）《本草易读》卷五："石斛，去头与根，酒浸日晒酥蒸用。陆英为使，恶凝水石、巴豆，畏雷丸、僵蚕。甘，淡，微咸，无毒。强阴益精，暖水补虚。"[7]

（8）《中华人民共和国药典》："石斛 Herba dendrobii　本品为兰科植物环草石斛 Dendrobium loddigesii Rolfe.、马鞭石斛 Dendrobium fimbriatum Hook. Var. oculatum Hook.、黄草石斛 Dendrobium chrysanthum Wall.、铁皮石斛 Dendrobium candidum Wall. ex Lindl. 或金钗

石斛 Dendrobium nobile Lindl. 的新鲜或干燥茎。”[8]

(9)《普通高等教育中医药类规划教材·中药学》：“石斛《本经》为兰科多年生草本植物环草石斛 Dendrobium loddigesii Rolfe.、马鞭石斛 D. fimbriatum Hook. var. oculatum Hook.、黄草石斛 D. chrysanthum Wall.、铁皮石斛 D. candidum Wall. ex Lindl. 或金钗石斛 D. nobile Lindl. 的茎。主产于四川、贵州、云南等地。”[9]

(10)《中药大辞典》：“石斛《本经》 【异名】林兰、禁生《本经》……【原植物】①金钗石斛《本草衍义》Dendrobium nobile Lindl. ②长爪石斛 Dendrobium linawianum Reichb. f. ③铁皮石斛 Dendrobium officinalis K. Kimura et Migo……”[10]

(11)《中医大辞典·中药分册》：“石斛 出《神农本草经》。又名林兰、千年润、黄草、金石斛、霍石斛、川石斛。为兰科植物金钗石斛 Dendrobium nobile Lindl. 或黄草石斛 Dendrobium chrysanthum Wall.、铁皮石斛 Dendrobium candidum Wall. ex Lindl. 等的茎。主产于四川、广东、广西、贵州、云南、安徽等地。”[11]

(12)《中国医学百科全书·中医学》：“石斛 始载于《神农本草经》。又名千年润。为兰科植物环草石斛 Dendrobium loddigesii Rolfe.、马鞭石斛 D. fimbriatum Hook. Var. oculatum Hook.、黄草石斛 D. chrysanthum Wall.、铁皮石斛 D. candidum Wall. ex Lindl. 或金钗石斛 D. nobile Lindl. 等的茎。”[12]

(13)《中国中医药学主题词表》：“石斛 DENDROBIUM LOODIGESII 属兰科和补阴药 D 金钗石斛。”[13]

(14)《中药志》[14]、《中药材手册》[15]、《全国中草药汇编》[16]、《全国中药炮制规范》[17]、《中国药材学》[18]、《中华本草》[19]等现代中药著作多以“石斛”作为本品正名(参见“文献通考”)。

1.2.2 定名选择的理由

(1) 石斛 Herba dendrobii，为兰科植物环草石斛 Dendrobium loddigesii Rolfe.、马鞭石斛 Dendrobium fimbriatum Hook. Var. oculatum Hook.、黄草石斛 Dendrobium chrysanthum Wall.、铁皮石斛 Dendrobium candidum Wall. ex Lindl. 或金钗石斛 Dendrobium nobile Lindl. 的新鲜或干燥茎。本品始载于汉《神农本草经》，并以“石斛”为正名记载。其后，历代主要本草著作，如三国·吴普《吴普本草》、南北朝·陶弘景《本草经集注》、唐·苏敬《新修本草》、宋·唐慎微《证类本草》、明·李时珍《本草纲目》、清·陈士铎《本草新编》等在载录本品时均以“石斛”作为正名，且沿用至今。

(2) 我国最新版的《中华人民共和国药典》、《普通高等教育中医药类规划教材·中药学》以及辞书类中药著作《中医大辞典·中药分册》、《中药大词典》、《中国医学百科全书·中医学》等均以“石斛”作为本品正名。已经广泛应用于中医药学文献标引、检索的《中国中医药学主题词表》也以“石斛”作为本药的正式主题词。现代本草著作《中药志》、《全国中草药汇编》、《中华本草》、《中国药材学》、《中药材手册》、《全国中药炮制规范》等虽记载了不少本品各地的俗称，但也均以“石斛”为正名收载。总之，“石斛”作为本药正名已成公论。

1.3 与正名等效的名词：无。

2 源流考释

石斛（兰科植物环草石斛 Dendrobium loddigesii Rolfe.、马鞭石斛 Dendrobium fimbriatum Hook. Var. oculatum Hook.、黄草石斛 Dendrobium chrysanthum Wall.、铁皮石斛 Dendrobium candidum Wall. ex Lindl. 或金钗石斛 Dendrobium nobile Lindl. 的新鲜或干燥茎）始载于汉代本草著作《神农本草经》中，并被列为正名，曰："味甘，平。主伤中，除痹，下气，补五脏虚劳，羸瘦，强阴。久服，厚肠胃、轻身、延年。一名林兰，生山谷。"[1]同时，该书又记载了"林兰"等异名。其后的本草著作大多即沿用该书记载，以"石斛"为正名记载本品，如三国·吴普《吴普本草》[2]，魏晋《名医别录》[3]，南北朝·陶弘景《本草经集注》[20]，唐·苏敬《新修本草》[4]、孙思邈《千金翼方》[21]，宋·苏颂《本草图经》[22]、唐慎微《证类本草》[5]、寇宗奭《本草衍义》[23]，明·兰茂《滇南本草》[24]、刘文泰《本草品汇精要》[25]、陈嘉谟《本草蒙筌》[26]、李时珍《本草纲目》[6]、李中梓《本草征要》[27]、卢之颐《本草乘雅半偈》[28]，清·汪昂《本草易读》[7]、张璐《本经逢原》[29]、吴仪洛《本草从新》[30]等；有的以"金钗石斛"为正名，如清·陈士铎《本草新编》[31]等。

古代著作记载的本品异名尚有"禁生"、"杜兰"、"石蓫"《名医别录》[3]，"悬竹"、"千年竹"《植物名实图考》[32]。如《名医别录》卷第一："石斛　无毒。主益精，补内绝不足，平胃气，长肌肉，逐皮肤邪热痱气，脚膝疼冷痹弱。久服定志，除惊。一名禁生，一名杜兰，一名石蓫。"[3]《植物名实图考》卷十六："石斛，本经上品，今山石上多有之。开花如瓯蘭而小，其长者为木斛。又有一种，扁茎有节如竹，叶亦宽大，高尺余，即竹谱所谓悬竹。衡山人呼为千年竹，置之筒中，经时不干，得水即活。"[32]

此外，古代本草著作尚记载有"雀髀斛"、"麦斛"《新修本草》[4]，"金钗石斛"《本草衍义》[23]，"金钗"、"千年润"《本草纲目》[6]，"霍山石斛"《百草镜》[33]，"霍石斛"、"甜石斛"《集验良方》[33]，"五色石斛"、"米心石斛"《本草纲目拾遗》[33]等名称，待考。

在现代中药著作中，均以"石斛"为正名，如《中华人民共和国药典》[8]、《普通高等教育中医药类规划教材·中药学》[9]、《中药大辞典》[10]、《中医大辞典·中药分册》[11]、《中国医学百科全书·中医学》[12]、《中国中医药学主题词表》[13]、《中药志》[14]、《中药材手册》[15]、《全国中草药汇编》[16]、《全国中药炮制规范》[17]、《中国药材学》[18]、《中华本草》[19]等。同时尚记载有各地的俗称"吊兰花"、"黄草"《中药材手册》[15]，"吊兰"《全国中草药汇编》[16]，"金钗花"、"金石斛"、"川石斛"《中医大词典》[11]，"扁金钗"、"扁黄草"、"粉花石斛"、"美花石斛"、"小环草"、"束花石斛"、"大黄草"、"水打棒"、"水马棒"、"流苏石斛"、"旱马鞭"、"马鞭杆"、"铁皮石斛"、"铁皮兰"、"黑节草"《中国药材学》[18]，"玉兰"、"仙斗"、"铁吊兰"、"铁皮枫斗"、"云南铁皮"《全国中草药名鉴》[34]等。还记载有本品原植物"金钗石斛"的异名"石斛"、"吊兰花"、"扁金钗"、"扁黄草"、"扁草"、"大黄草"《中药志》[14]，"金钗花"、"千年润"《中华本草》[19]；原植物"马鞭石斛"的异名"流苏石斛"、"旱马鞭"、"马鞭杆"、"大黄草"、"马鞭草"《中药志》[14]；原植物"黄草石斛"的异名"铁皮石斛"、"铁皮兰"、"黑节草"、"鲜石斛"《中药志》[14]；原植物"石斛"的异名"粉花石斛"、"美花石斛"、"小环草"、"小黄草"《中药志》[14]，"环草石斛"《中华本草》[19]；原植物"铁皮石斛"的异名"束花石斛"、"大黄草"、"水打棒"、"水马棒"《中药志》[14]，"黄草石斛"《中华本草》[19]等。

3 附录

3.1 又称：鲜石斛、干石斛（饮片规格名），金钗石斛、环草、黄草、耳环石斛、马鞭石斛、圆石斛、金黄泽、环草石斛、黄草石斛、爪石斛（药材商品名）。

3.2 俗称：黄草，吊兰（四川），玉兰、仙斗、铁吊兰（浙江），铁皮枫斗（广西），云南铁皮（云南），铁皮石斛、铁皮兰、吊兰花、扁金钗（广西），扁黄草、粉花石斛、美花石斛、小环草、束花石斛、大黄草、水打棒、水马棒、流苏石斛、旱马鞭、马鞭杆（贵州），黑节草（贵州、云南），金石斛，川石斛。

3.3 曾称：林兰《神农本草经》，禁生、杜兰、石蓫《名医别录》，雀髀斛、麦斛《新修本草》，金钗石斛《本草衍义》，金钗、千年润《本草纲目》，霍山石斛《百草镜》，霍石斛、甜石斛《集验良方》，五色石斛、米心石斛《本草纲目拾遗》。

3.4 原植物名称：石斛，金钗石斛、吊兰花、扁金钗（广西），扁黄草、扁草、大黄草（贵州），金钗花，千年润；马鞭石斛，流苏石斛，旱马鞭、马鞭杆、大黄草（贵州），马鞭草（广西）；黄草石斛，铁皮石斛，铁皮兰（广西），黑节草（贵州、云南），鲜石斛（贵州独山）；石斛，粉花石斛，美花石斛、小环草（广西），小黄草（贵州），环草石斛；铁皮石斛，束花石斛，大黄草、水打棒、水马棒（贵州），黄草石斛。

4 文献通考

《神农本草经》卷一："石斛　味甘，平。主伤中，除痹，下气，补五脏虚劳、羸瘦，强阴。久服，厚肠胃、轻身、延年。一名林兰《御览》引云：一名禁生。《观本》作黑字）生山谷……"[1]

《吴普本草·草木类》："石斛《御览》卷九百九十二　神农：甘，平。扁鹊：酸。李氏：寒。"[2]

《名医别录》卷第一："石斛　无毒。主益精，补内绝不足，平胃气，长肌肉，逐皮肤邪热痱气，脚膝疼冷痹弱。久服定志，除惊。一名禁生，一名杜兰，一名石蓫。生六安水傍石上。七月、八月采茎，阴干。"[3]

《本草经集注·草木上品》："石斛　味甘，平。……今用石斛，出始兴。生石上，细实，桑灰汤沃之，色如金，形似蚱蜢髀者为佳。近道亦有，次宣城间。生栎树上者，名木斛。其茎形长大而色浅。六安属庐江，今始安亦出木斛，至虚长，不入丸散，惟可为酒渍煮汤用尔。"[20]

《新修本草》卷第六："石斛　一名林兰，一名禁生，一名杜兰，一名石蓫。生六安山谷水旁石上。【谨案】作干石，先以酒洗，捋蒸炙成，不用灰汤。今荆襄及汉中、江左又有二种：一者似大麦，累累相连，头生一叶，而性冷；一种大如雀髀，名雀髀斛，生酒渍服，乃言胜干者。亦如麦斛，叶在茎端，其余斛如竹，节间生叶也。"[4]

《千金翼方》卷第二："石斛　味甘，平，无毒。主伤中，除痹下气，补五脏虚劳，羸瘦，强阴，益精，补内绝不足，平胃气，长肌肉，逐皮肤邪热，痱气，脚膝疼冷痹弱。久服厚肠胃，轻身延年，定志除惊。一名林兰，一名禁生，一名杜兰，一名石蓫。生六安山谷水旁石上，七月八月采茎，阴干。"[21]

《本草图经》卷第四："石斛，生六安山谷水旁石上，今荆、湖、川、广州郡及温、台州亦有之，以广南者为佳。多在山谷中。五月生苗，茎似竹节，节节间出碎叶；七月开花，十月结实；其根细长，黄色。七月、八月采茎。以桑灰汤沃之，色如金，阴干用。或云以酒洗，捋蒸，炙成，不用灰汤。其江南生者有二种：一种似大麦，累累相连，头生一叶，名麦斛；一种大如雀髀，名雀髀斛，惟生石上者胜。亦有生栎木上者，名木斛，不堪用。”[22]

《证类本草》卷第六：“石斛　味甘，平，无毒。一名林兰，一名禁生，一名杜兰，一名石蓫（音逐）。衍义曰：石斛，细若小草，长三四寸，柔韧，折之如肉而实。今人多以木斛浑行，医工亦不能明辨。世又谓之金钗石斛，盖后人取象而言之。然甚不经。将木斛折之，中虚如禾草，长尺余，但色深黄光泽而已。真石斛，治胃中虚热有功。”[5]

《本草衍义》卷第七：“石斛　细若小草，长三四寸，柔韧，折之，如肉而实。今人多以木斛浑行，医工亦不能明辨。世又谓之金钗石斛，盖后人取象而言之。然甚不经，将木斛折之，中虚，如禾草，长尺余，但色深黄光泽而已。真石斛治胃中虚热有功。”[23]

《滇南本草》第三卷：“石斛，味甘、淡，性平。升也，阴中之阳也。平胃气，能壮元阳，升托，发散伤寒。（补注）伤寒阳症，传入阴经，半表半里，或表症陷入于里，有升托发汗解表之功。退虚劳发热；截寒热往来，形如疟症；治湿气伤经，故筋骨疼痛；升托，散湿气把住腰膝疼痛，不得屈伸，祛湿散寒，止疼痛。”[24]

《本草品汇精要》卷之八：“石斛　无毒　丛生　石斛（出神农本经）主伤中除痹下气补五脏虚劳羸瘦强阴久服厚肠胃轻身延年（以上朱字神农本经）益精补内绝不足平胃气长肌肉逐皮肤邪热疿（音沸）气脚膝疼冷痹弱定志除惊（以上黑字名医所录）【名】林兰　禁生　杜兰　雀髀斛　石蓫　麦斛。”[25]

《本草蒙筌》卷之一：“石斛　温州石斛　春州石斛　味甘，气平。无毒。多产六安，（州名，属南直隶）亦生两广。（广东、广西）茎小有节，色黄类金。世人每以金钗石斛为云，盖亦取其象也。其种有二，细认略殊。生溪石上者名石斛，折之似有肉中实；生栎木上者木斛，折之如麦秆中虚。石斛有效难寻，木斛无功易得。卖家多采易者代充，不可不预防尔。恶凝水石巴豆，畏白僵蚕雷丸。以酒浸蒸，方宜入剂，却惊定志，益精强阴。壮筋骨，补虚羸，健脚膝，驱冷痹。皮外邪热堪逐，胃中虚火能除。厚肠胃轻身，长肌肉下气。”[26]

《本草纲目》第二十卷：“石斛　【释名】石蓫《别录》、金钗《纲目》、禁生《别录》、林兰《本经》、杜兰《别录》。时珍曰：石斛名义未详。其茎状如金钗之股，故古有金钗石斛之称。今蜀人栽之，呼为金钗花。盛弘之《荆州记》云：耒阳龙石山多石斛，精好如金钗，是矣。林兰、杜兰，与木部木兰同名，恐误。【集解】时珍曰：石斛丛生石上。其根纠结甚繁，干则白软。其茎叶生皆青色，干则黄色。开红花。节上自生根须。人亦折下，以砂石栽之，或以物盛挂屋下，频浇以水，经年不死，俗称为千年润。石斛短而中实，木斛长而中虚，甚易分别。处处有之，以蜀中者为胜。”[6]

《本草乘雅半偈》第二帙：“石斛　【核】曰：出六安山谷，及荆襄、汉中、江左、庐州、台州、温州诸处，近以温、台者为贵。谓其形似金钗，然气味腐浊，不若川地者，形颇修洁，气味清疏，毋取美观，舍清用浊也。丛生水旁石上，根纠结甚繁，干则白软，茎叶生皆青脆，干则黄韧。五月生苗，似竹节，间出碎小叶。七月开淡红色花，十月结实。节旁自生根须，折之悬挂屋下，时灌以水，经年不死，俗呼为千年润，此即蜀中所产，入药最良。一种麦斛，形似大麦，累累相连，头生一叶，而性多寒。一种雀髀斛，茎大如雀髀，叶在茎头。一种草斛，若小草，长三四寸，柔且韧，折之如肉而实。一种木斛，中虚如木，长尺余，色深黄而光泽。曰：不藉水土，缘石而生。一名禁生，虽禁犹生也。一名杜兰，此以形举，亦处杜塞之境，犹若光风泛兰也。顾山之有石，若人之有骨，盘结之状，亦若筋膜之聚络骨节也。斛，量名，象其能入能出也。”[28]

《本草征要》第一卷：“石斛　味甘，性平，无毒。入胃、肾二经。恶巴豆。畏僵蚕。酒浸，酥拌，蒸。清胃生肌，逐皮肤虚热。强肾益精，疗脚膝痹弱。厚肠止泻，安神定惊。益阴也，而愈伤中；清肺也，则能下气。入胃清湿热，故理痹证泄泻；入肾强阴，故理精衰骨痛；其安神定惊，兼入心也。石斛，宜于汤液，不宜入丸，形长而细且坚，味甘不苦为真。误用木斛，味大苦，饵之损人。”[27]

《本草新编》卷之二（商集）：“金钗石斛，味甘、微苦，性微寒，无毒。不可用竹斛、木斛，用之无功，石斛却惊定志，益精强阴，尤能健脚膝之力，善起痹病，降阴虚之火，大有殊功。”[31]

《本草易读》卷五：“石斛百八十一　去头与根，酒浸日晒酥蒸用。陆英为使，恶凝水石、巴豆，畏雷丸、僵蚕。甘，淡，微咸，无毒。强阴益精，暖水补虚。平胃气而壮筋骨，疗风痹而治脚弱。梦遗滑精之疾，发热自汗之疴。生六安山谷水旁石上。七八月采茎，色如金者佳。荆襄泽中、江左亦有之。丛生石上，其根纠结甚繁，干则自软。其茎叶皆生青色，干则黄色。红花。节上自生根须。人亦折下，以砂石栽之。短而中实者石斛也，长而中虚者木斛也。木斛不入散丸。”[7]

《本经逢原》卷二：“石斛　甘淡微苦咸平，无毒。酒浸用。种类最多，惟川者味甘淡、色黄、无岐，可无伤胃之虞。古称金钗者为最，以其色黄如金，旁枝如钗，故有是名。近世绝无此种，川者差堪代用。其余杂产、味苦色晦、中虚多岐者，味皆极苦，误用损人。凡入汤药酒浸晒干入丸剂，薄切，米饮浆晒干磨之。”[29]

《本草从新》卷上：“石斛　平胃气、除虚热。甘淡微咸微寒。平胃气。（宗奭曰：治胃中虚热有功、雷　曰：石斛镇涎）除虚热。（别录曰：逐皮肤邪热）安神定惊。疗风痹脚弱。自汗发热。囊湿余沥。长于清胃除热。惟胃肾有虚热者宜之。虚而无火者。不得混用。光泽如金钗。股短、中实。味甘者良。（温州最上、广西略次、广东最下）长虚、味苦者。名木斛。服之损人。去头根。酒浸。恶巴豆。畏僵蚕。细锉水浸。熬膏更良。（宜于汤液、不宜入丸）”[30]

《本草纲目拾遗》卷三：“霍石斛　五色石斛附　出江南霍山，形较钗斛细小，色黄，而形曲不直，有成球者，彼土人以代茶茗，云极解暑醒脾，止渴利水，益人气力。……霍石斛嚼之微有浆，粘齿，味甘微咸，形缩者真。百草镜：石斛近时有一种形短只寸许，细如灯心，色青黄，咀之味甘，微有滑涎，系出六安州及颍州府霍山县，名霍山石斛。最佳。咀之无涎者，系生木上，不可用，其功长于清胃热，惟胃肾有虚热者宜之，虚而无火者忌用。年希尧集验良方：长生丹用甜石斛，即霍石斛也。范瑶初云：霍山属六安州，其地所产石斛，名米心石斛。以其形如累米，多节，类竹鞭，干之成团，他产者不能米心，亦不成团也。”[33]

《植物名实图考》卷十六：“石斛，本经上品，今山石上多有之。开花如瓯蘭而小，其长者为木斛。又有一种，扁茎有节如竹，叶亦宽大，高尺余，即竹谱所谓悬竹。衡山人呼为千年竹，置之笥中，经时不干，得水即活。”[32]

《全国中草药名鉴》：“石斛　植物名　铁皮石斛《药典》　药材名　石斛《本经》、《药典》　地方名　浙江：玉兰、仙斗、铁吊兰；广西：铁皮枫斗；云南：云南铁皮。”[34]

《中药志》：“石斛　本品为较常用中药。目前商品石斛的来源主要是兰科石斛属多种植物的茎。因种类和加工方法不同，一般分干货和鲜货两类。前者又分金钗石斛（原植物为石斛）、环草（原植物为粉花石斛、重唇石斛、铁皮石斛等）、黄草（原植物为束花石斛、罗河石斛、钩状石斛等）、耳环石斛（原植物为铁皮石斛等）四类，还有马鞭石斛（原植物为流苏石斛等）、圆石斛（原植物为重唇石斛等）及金黄泽（原植物为聚石斛）等。……【原植物】①石斛　别名：金钗石斛、吊兰花、扁金钗（广西），扁黄草、扁草、大黄草（贵州）。Dendrobium nobile Lindl. ——兰科 Orchidaceae②粉花石斛　别名：美花石斛、小环草（广西），小黄草（贵州）。Dendrobium loddigesii Rolfe. ——兰科 Orchidaceae③束花石斛　别名：大黄草、水打棒、水马棒（贵州）。——兰科 Orchidaceae④铁皮石斛　别名：铁皮兰（广西）、黑节草（贵州、云南）、鲜石斛（贵州独山）。Dendrobium candidum Wall. ex Lindl.（D. officinale Kimura et Migo）——兰科 Orchidaceae⑤流苏石斛　别名：旱马鞭、马鞭杆、大黄草（贵州），马鞭草（广西）。Dendrobium fimbriatum Hook. ——兰科 Orchidaceae.”[14]

《中药材手册》：“石斛［纲目列入草部石草类］　本品为兰科植物石斛属多种植物的茎。原植物系多年生草本，野生与栽培均有。商品因产地不同，规格品种繁多，又分鲜石斛与干石斛两类，鲜石斛系多种新鲜石斛的茎，采回后埋入砂土中备用，鲜石斛经加工晒干或烘干即成干石斛。干石斛根据外形加工类型不同分成：金钗石斛、环草石斛、黄草石斛、马鞭石斛、耳环石斛等商品规格。各种药材商品规格与植物来源的关系是：金钗石斛植物来源为石斛 Dendrobium nobile Lind 的茎；环草石斛的植物来源主要为美花石斛 Dendrobium loddigesii Rolfe、铁皮石斛 Dendrobium candidum Wall. ex Lindl 的茎；黄草石斛的植物来源为束花石斛 Dendrobium chrysanthum Wall 和流疏石斛 Dendrobium fimbriatum Hook 的茎；马鞭石斛的植物来源也为束花石斛及流疏石斛的茎；耳环石斛是由铁皮石斛及黄草石斛的幼枝加工而成。另外，商品中尚有一种有爪石斛在部分地区也作石斛药用。［别名］吊兰花、黄草。”[15]

《全国中草药汇编》：“石斛　别名：吊兰（四川）。来源：商品石斛有金钗石斛与黄草石斛之分，均为兰科石斛属植物的茎。金钗石斛为石斛 Dendrobium nobile Lindl.；黄草石斛有多种，常见的有广东石斛 D. wilsonii Rolfe［D. kwangtungense Tso］、细茎石斛 D. moniliforme（L.）Sweet［D. crispulum K. Kimura et Migo］和罗河石斛 D. lohohense Tang et Wang 等。某些石斛品种加工后称为‘枫斗’。”[16]

《中药大辞典》：“石斛《本经》　【异名】林兰、禁生《本经》，杜兰、石蓫《别录》，金钗花、千年润《纲目》，黄草《药物出产辨》，吊兰花《中国药植志》。【基原】为兰科植物金钗石斛或其多种同属植物的茎。【原植物】①金钗石斛《本草衍义》Dendrobium nobile Lindl. ②长爪石斛 Dendrobium linawianum Reichb. f. ③铁皮石斛 Dendrobium officinalis K. Kimura et Migo，又名：霍山石斛。④细茎石斛 Dendrobium moniliforme（L.）Sw.，又名：铜皮石斛，细黄草。⑤重唇石斛 Dendrobium hercoglossum Reichb. f.

⑥钩状石斛 Dendrobium aduncum Wall. et Lindl. ”[10]

《中医大辞典·中药分册》：“石斛 出《神农本草经》。又名林兰、千年润、黄草、金石斛、霍石斛、川石斛。为兰科植物金钗石斛 Dendrobium nobile Lindl. 或黄草石斛 Dendrobium chrysanthum Wall.、铁皮石斛 Dendrobium candidum Wall. ex Lindl. 等的茎。主产于四川、广东、广西、贵州、云南、安徽等地。”[11]

《中国医学百科全书·中医学》：“石斛 始载于《神农本草经》。又名千年润。为兰科植物环草石斛 Dendrobium loddigesii Rolfe.、马鞭石斛 D. fimbriatum Hook. Var. oculatum Hook.、黄草石斛 D. chrysanthum Wall.、铁皮石斛 D. candidum Wall. ex Lindl. 或金钗石斛 D. nobile Lindl. 等的茎。全年均可采收。除去须根和叶，用开水略烫或烘软，边搓边烘晒，至叶鞘脱净，晒干或烘干。铁皮石斛剪去部分须根后，边炒边扭成螺旋形或弹簧状，烘干，习称‘耳环石斛’。鲜石斛除去须根，埋藏于砂石中保鲜。”[12]

《全国中药炮制规范》：“石斛 ［处方用名］石斛、鲜石斛。【来源】本品为兰科植物环草石斛 Dendrobium loddigesii Rolfe.、黄草石斛 Dendrobium chrysanthum Wall.、马鞭石斛 Dendrobium fimbriatum Hook. Var. oculatum Hook.、金钗石斛 Dendrobium nobile Lindl. 或铁皮石斛 Dendrobium candidum Wall. ex Lindl. 的新鲜或干燥茎。野生或栽培。主产于四川、贵州、广西、广东、云南、湖北等地。全年均可采收，以春末夏初和秋季采者为佳。鲜用者采收后除去泥沙；干用者去净根、叶，开水略烫或烤软后，除去粗皮（叶鞘），晒干或烘干。鲜石斛以色青绿、肥满多汁、嚼之发粘者为佳；干石斛以色金黄，有光泽、质柔韧者为佳。”[17]

《中国药材学》：“石斛 ［别名］①石斛：金钗石斛、吊兰花、扁金钗（广西），扁黄草、大黄草（贵州）。②粉花石斛：美花石斛、小环草（贵州）。③束花石斛：大黄草、水打棒、水马棒（贵州）。④流苏石斛：旱马鞭、马鞭杆（贵州）。⑤铁皮石斛：铁皮兰（广西）、黑节草（贵州、云南）。【来源】本品为兰科植物石斛 Dendrobium nobile Lindl.、粉花石斛 D. loddigesii Rolfe.、束花石斛 D. chrysanthum Wall. ex Lindl.、流苏石斛 D. fimbriatum Hook. var. 或铁皮石斛 D. candidum Wall. ex Lindl. 等的茎。”[18]

《普通高等教育中医药类规划教材·中药学》：“石斛《本经》 为兰科多年生草本植物环草石斛 Dendrobium loddigesii Rolfe.、马鞭石斛 D. fimbriatum Hook. var. oculatum Hook.、黄草石斛 D. chrysanthum Wall.、铁皮石斛 D. candidum Wall. ex Lindl. 或金钗石斛 D. nobile Lindl. 的茎。主产于四川、贵州、云南、安徽、广东、广西等地。全年均可采收，以秋季采收为佳。烘干或晒干，切段，生用。鲜者可栽于砂石内，以备随时取用。”[9]

《中国中医药学主题词表》：“石斛 DENDROBIUM LOODIGESII 属兰科和补阴药 D 金钗石斛。”[13]

《中华本草》：“石斛《本经》 【异名】林兰《本经》，禁生、杜兰、石遂《别录》，悬竹、千年竹《植物名实图考》……【来源】为兰科植物金钗石斛、美花石斛、铁皮石斛、束花石斛、马鞭石斛的茎。【原植物】①金钗石斛 Dendrobium nobile Lindl. 又名：金钗花、千年润《纲目》，吊兰花（广西），扁黄草、扁草、大黄草（贵州）。②美花石斛 Dendrobium loddigesii Rolfe. 又名：粉花石斛《中国高等植物图鉴》，环草石斛《中华人民共和国药典》。③铁皮石斛 Dendrobium candidum Wall. ex Lindl. ［D. officinalis Kimura et

Migo］ 又名：黑节草（贵州、云南），铁皮兰（广西）。④束花石斛 Dendrobium chrysanthum Wall. ex Lindl. 又名黄草石斛。⑤马鞭石斛 Dendrobium fimbriatum Hook. Var. oculatum Hook. 又名：流苏石斛《中国高等植物图鉴》。”[19]

《中华人民共和国药典》：“石斛 Herba dendrobii 本品为兰科植物环草石斛 Dendrobium loddigesii Rolfe.、马鞭石斛 Dendrobium fimbriatum Hook. Var. oculatum Hook.、黄草石斛 Dendrobium chrysanthum Wall.、铁皮石斛 Dendrobium candidum Wall. ex Lindl. 或金钗石斛 Dendrobium nobile Lindl. 的新鲜或干燥茎。全年均可采收，鲜用者除去根及泥沙；干用者采收后，除去杂质，用开水略烫或烘软，再边搓边烘晒，至叶鞘搓净，干燥。铁皮石斛剪去部分须根后，边炒边扭成螺旋形或弹簧状，烘干，习称‘耳环石斛’。”[8]

5 参考文献

1 汉·神农本草经. 清顾观光重辑本. 北京：人民卫生出版社，1955，32
2 三国·吴普. 吴普本草. 北京：人民卫生出版社，1987，20
3 魏晋·名医别录. 北京：人民卫生出版社，1986，29
4 唐·苏敬等撰. 新修本草. 合肥：安徽科学技术出版社，1981，162
5 宋·唐慎微. 证类本草. 北京：人民卫生出版社，1957，164
6 明·李时珍. 本草纲目. 北京：人民卫生出版社，1982，1383
7 清·汪昂. 本草易读. 北京：人民卫生出版社，1997，233
8 国家药典委员会编. 中华人民共和国药典. 一部. 北京：化学工业出版社，2000，70
9 雷载权主编. 普通高等教育中医药类规划教材·中药学. 上海：上海科学技术出版社，1995，308
10 江苏新医学院编. 中药大辞典. 上海：上海科学技术出版社，1977，586
11 《中医大辞典》编辑委员会编. 中医大辞典·中药分册. 北京：人民卫生出版社，1982，96
12 《中医学》编辑委员会. 中国医学百科全书·中医学. 中册. 上海：上海科学技术出版社，1997，1237
13 吴兰成主编. 中国中医药学主题词表. 北京：中医古籍出版社，1996，346
14 中国医学科学院药物研究所等编. 中药志. 第四册. 北京：人民卫生出版社，1993，234
15 中华人民共和国卫生部药政管理局主编. 中药材手册. 北京：人民卫生出版社，1998，415
16 《全国中草药汇编》编写组编. 全国中草药汇编. 上册. 北京：人民卫生出版社，1996，253
17 中华人民共和国卫生部药政管理局编. 全国中药炮制规范. 北京：人民卫生出版社，1988，217
18 徐国钧等主编. 中国药材学. 北京：中国医药科技出版社，1996，1686
19 国家中医药管理局《中华本草》编委会. 中华本草. 第八册. 上海：上海科学技术出版社，1999，705
20 南北朝·陶弘景. 本草经集注. 北京：人民卫生出版社，1994，208
21 唐·孙思邈. 千金翼方. 北京：人民卫生出版社，1955，20
22 宋·苏颂. 本草图经. 合肥：安徽科学技术出版社，1994，93
23 宋·寇宗奭. 本草衍义. 上海：商务印书馆，1937，45
24 明·兰茂. 滇南本草. 第三卷. 昆明：云南人民出版社，1977，290
25 明·刘文泰. 本草品汇精要. 北京：人民卫生出版社，1982，254
26 明·陈嘉谟. 本草蒙筌. 北京：人民卫生出版社，1988，51
27 明·李中梓. 本草征要. 见：李中梓医学全书. 北京：中国中医药出版社，1999，117
28 明·卢之颐. 本草乘雅半偈. 北京：人民卫生出版社，1986，84
29 清·张璐. 本经逢原. 上海：上海科学技术出版社，1959，119

30　清·吴仪洛. 本草从新. 北京：中医古籍出版社，2001，99
31　清·陈士铎. 本草新编. 北京：中国中医药出版社，1996，76
32　清·吴其浚. 植物名实图考. 北京：中华书局，1963，406
33　清·赵学敏. 本草纲目拾遗. 北京：人民卫生出版社，1983，77
34　谢宗万等主编. 全国中草药名鉴. 上册. 北京：人民卫生出版社，1996，1036

103　石榴皮

Shiliupi

Pericarpium Granati

1　定名依据

1.1　正名

1.1.1　汉文名：石榴皮（石榴科植物石榴 Punica granatum L. 的干燥果皮）。

1.1.2　英文名：pomegranate rind.

1.2　依据

1.2.1　定名的文献依据

(1)《备急千金要方》卷十五："治诸热毒下黄汁，赤如烂血，滞如鱼脑，腹痛壮热方。黄连（二两）　黄芩　黄柏　升麻　石榴皮（各六分），艾叶（三分），白头翁　桑寄生　当归　牡蛎　犀角　甘草（各一两）。上十二味㕮咀，以水六升煮取三升，分三服。"[1]

(2)《增广太平和剂图经本草药性总论·果部三品》："石榴皮，味甘酸，无毒。主咽燥渴。损人肺，不可多食。酸实壳：疗下痢，止漏精。"[2]

(3)《滇南本草》第一卷："石榴皮，味酸、涩，性寒。治日久水泻，煨砂糖吃。治久痢脓血、大肠下血。根，走经络。附案　一妇人产后痢症，诸药不效，日久。后用石榴皮（醋炒）　香附等分，煎服即愈。"[3]

(4)《本草从新》卷十："涩肠、收脱肛、外用染须。酸涩而温。能涩肠。止泄痢下血。（煅末服）崩带脱肛。（以石榴皮陈壁土、加明矾少许、浓煎熏洗、再加川倍子炒研末、敷而托上之）又能杀虫。浸水、汁黑如墨。乌须方、绿云油中用之。能恋膈成痰。痢积未尽者。服之太早。反为害也。忌铁器。酸石榴、治泻痢崩中带下。过食损肺坏齿。榴花千叶者。治心热吐血。又研末吹鼻。止衄血、立效。亦敷金疮出血。"[4]

(5)《中华人民共和国药典》："石榴皮 Pericarpium granati　本品为石榴科植物石榴 Punica granatum L. 的干燥果皮。秋季果实成熟后收集果皮，晒干。"[5]

(6)《普通高等教育中医药类规划教材·中药学》："石榴皮《别录》为石榴科落叶灌木或小乔木石榴 Punica granatum L. 的果皮。我国大部分地区有栽培。秋季果实成熟后收集果皮。切小块，晒干。生用或炒炭用。"[6]

(7)《中药大辞典》："石榴皮《雷化炮炙论》　【异名】石榴壳《雷公炮炙论》，酸石榴皮《肘后方》，安石榴、酸实壳《别录》，酸榴皮《纲目》，西榴皮《闽东本草》。【基原】为石榴科植物石榴的果皮。【原植物】石榴《雷公炮炙论》 Punica granatum I. 又名：榴

《广雅》，安石榴《博物志》，丹若《酉阳杂俎》，金罂《纲目》，金庞《群芳谱》，楙榴、海石榴、安息榴、西安榴、钟石榴。”[7]

(8)《中医大辞典·中药分册》：“石榴皮　出《雷公炮炙论》。又名石榴壳、酸榴皮。为石榴科植物石榴 Punica granatum L. 的果皮。我国大部分地区均有栽培。”[8]

(9)《中国医学百科全书·中医学》：“石榴皮　始载于《名医别录》。原名酸实壳，又名石榴壳、酸榴皮、酸石榴皮。为石榴科植物石榴 Punica granatum L. 的果皮。原植物中国大部分地区均有栽培。”[9]

(10)《中国中医药学主题词表》：“石榴皮　PERICARPIUM GRANATI　为石榴科植物石榴的果皮；属固涩药（中药）和驱虫药（中药）　C 石榴。”[10]

(11)《中药志》[11]、《中药材手册》[12]、《全国中药炮制规范》[13]、《中国药材学》[14]、《中华本草》[15]等现代中药著作多以“石斛”作为本品正名（参见“文献通考”）。

1.2.2　定名选择的理由

(1) 石榴皮 Pericarpium granati，为石榴科植物石榴 Punica granatum L. 的干燥果皮。“石榴皮”之名始载于唐·孙思邈《备急千金要方》。最早以“石榴皮”为正名记载本品的是宋·佚名《增广太平和剂图经本草药性总论》。后世本草如明·兰茂《滇南本草》、清·吴仪洛《本草从新》等在收载本品时均以“石榴皮”为正名，并沿用至今。

(2) 我国最新版的《中华人民共和国药典》、普通高等教育中医药类规划教材《中药学》以及辞书类中药著作《中医大辞典·中药分册》、《中药大词典》、《中国医学百科全书·中医学》等均以“石榴皮”作为本品正名。已经广泛应用于中医药学文献标引、检索的《中国中医药学主题词表》也以“石榴皮”作为本药的正式主题词。现代本草著作《中药志》、《中华本草》、《中国药材学》、《中药材手册》、《全国中药炮制规范》等虽记载了不少本品各地的俗称，但也均以“石榴皮”为正名收载。总之，“石榴皮”作为本药正名已成公论。

1.3　与正名等效的名词：无。

2　源流考释

石榴皮（为石榴科植物石榴 Punica granatum L. 的干燥果皮）。“石榴皮”之名始载于唐·孙思邈《备急千金要方》卷十五：“治诸热毒下黄汁，赤如烂血，滞如鱼脑，腹痛壮热方。黄连（二两）　黄芩　黄柏　升麻　石榴皮（各六分）　艾叶（三分）　白头翁　桑寄生　当归　牡蛎　犀角　甘草（各一两）　上十二味眊咀，以水六升煮取三升，分三服。”[1]最早以其为正名的本草著作是宋·佚名《增广太平和剂图经本草药性总论》：“石榴皮　味甘酸，无毒。主咽燥渴。损人肺，不可多食。酸实壳：疗下痢，止漏精。”[2]但早在南北朝时期，医药名著魏晋《名医别录》即以“酸实壳”为名记载“石榴皮”药用价值，曰：“安石榴　味甘、酸，无毒。主咽燥渴。损人肺，不可多食。其酸实壳，治下利，止漏精。其东行根，治蛔虫、寸白。”[16]，并被稍后的南北朝·陶弘景《本草经集注》[17]所延载。在同时期的另一部名著南北朝·雷敩《雷公炮炙论》中，雷敩则以“石榴壳”为正名，记载了其炮制方法，曰：“若使石榴壳，不计干、湿，先用浆水浸一宿，至明漉出，其水如墨汁。”[18]从药名上看，“石榴壳”已与现代的正名“石榴皮”意义相同。宋·唐慎微《证类本草》载：“安石榴　味甘、酸，无毒。主咽燥渴，损人肺，不可多食。酸实壳，疗下痢，止漏精。东行根，疗蛔虫、寸白。……肘后方：治赤白痢，下水谷宿食不消者，为寒，可疗。酸石榴皮烧赤为末，服方寸匕。"[19]引载晋·葛洪《肘后备急方》中记录有"酸石榴皮"之名。宋以前的中医药著作虽然多以本品果实为正名，但"酸实壳"、"石榴壳"、"酸石榴皮"等记载说明果皮的作用已经为医药家们所重视。

到了明代，本草著作中"安石榴"与"石榴皮"作为正名记载者交替出现。如明·兰茂《滇南本草》[3]将"石榴皮"和"安石榴"并列为正名。明·龚廷贤《药性四百味歌括》[20]以"石榴皮"为正名，而明·李时珍《本草纲目》[21]虽以"安石榴"为正名，但在"释名"时列举了"酸榴皮"等名。明末本草中，以"石榴皮"为正名的逐渐占据了主导地位，如《雷公炮制药性解》[22]、明·李中梓《本草征要》[23]等。

清代以来的本草著作，则基本是以"石榴皮"为正名了，如日本稻宣义《炮炙全书》[24]，清·汪昂《本草备要》[25]，清·徐大椿《药性切用》[26]、吴仪洛《本草从新》[4]、严西亭《得配本草》[27]、姚澜《本草分经》[28]、陈其瑞《本草撮要》[29]、张秉成《本草便读》[30]等。

现代医药著作中除《全国中草药汇编》[31]在"石榴"条下介绍本品外，均以"石榴皮"为正名，如《中华人民共和国药典》[5]、《普通高等教育中医药类规划教材·中药学》[6]、《中药大辞典》[7]、《中医大辞典·中药分册》[8]、《中国医学百科全书·中医学》[9]、《中国中医药学主题词表》[10]、《中药志》[11]、《中药材手册》[12]、《全国中药炮制规范》[13]、《中国药材学》[14]、《中华本草》[15]、《全国中草药名鉴》[32]等。同时尚记载有各地的俗名"西榴皮"《中药大词典》[7]等。还记载有本品原植物"石榴"的异名"安石榴"、"天浆"、"水晶榴"、"西榴"、"森珠"《中药志》[11]，"榴"、"丹若"、"金罂"、"金庞"、"榭榴"、"海石榴"、"安息榴"、"西安榴"、"钟石榴"《中药大辞典》[7]，"若榴木"、"山力叶"、"榭石榴"《中华本草》[15]等。

3　附录

3.1　又称：石榴皮炭（饮片规格名）

3.2　俗称：西榴皮（福建）。

3.3　曾称：酸石榴皮《肘后方》，石榴壳《雷公炮炙论》，酸实壳《名医别录》，酸榴皮《本草纲目》。

3.4　原植物名称：石榴，安石榴，天浆，水晶榴（云南），西榴（福建），森珠（西藏藏语名），榴，丹若，金罂，金庞，榭榴、海石榴（河南），安息榴，西安榴，钟石榴，若榴木，山力叶（东北），榭石榴（台湾）。

4　文献通考

《名医别录》卷三："安石榴，味甘、酸，无毒。主咽燥渴。损人肺，不可多食。其酸实壳，治下利，止漏精。其东行根，治蛔虫、寸白。"[16]

《本草经集注·果菜米谷有名无实·果部药物·下品》："安石榴　味酸、甘，损人，不可多食。其酸实壳：主治下痢，止漏精。其东行根：主治蛔虫、寸白。石榴以花赤可爱，故人多植之，尤为外国所重。入药唯根、壳而已，其味有甜、酢，药家用酢者。其子为服食所忌也。"[17]

《雷公炮炙论》下卷："石榴壳　雷公云：凡使皮、叶、根，勿令犯铁。若使石榴壳，不计干、湿，先用浆水浸一宿，至明漉出，其水如墨汁。"[18]

《备急千金要方》卷十五："治诸热毒下黄汁，赤如烂血，滞如鱼脑，腹痛壮热方。黄连（二两）　黄芩　黄柏　升麻　石榴皮（各六分），艾叶（三分），白头翁　桑寄生　当归　牡蛎　犀角　甘草（各一两）。上十二味㕮咀，以水六升煮取三升，分三服。"[1]

《证类本草》卷第二十三："安石榴　味甘、酸，无毒。主咽燥渴，损人肺，不可多食。酸实壳，疗下痢，止漏精。东行根，疗蛔虫、寸白。陶隐居云：石榴，以花赤可爱，故人多植之，尤为外国所重。入药唯根、壳而已。……药性论云：石榴皮，使，味酸，无毒。能治筋骨风，腰脚不遂，行步挛急，疼痛。主涩肠，止赤白下痢。一方：取汁止目泪下，治漏精。……肘后方：治赤白痢，下水谷宿食不消者，为寒，可疗。酸石榴皮烧赤为末，服方寸匕。孙真人云：食之损肺。又方：治耳聋法：以八、九月取石榴一，开上作孔如球子大，留靥子，纳米醋满石榴中，却以靥子盖之，然后搜面裹却石榴，无令醋出，煻灰火中烧面熟，药成。入少黑李子、仙沼子末，取水滴点耳内，不得辄转。脑中痛勿惊。如此三夜，又点别耳，依前法，佳。又方：粪前有血，令人面色黄。石榴皮杵末，茄子枝汤下。"[19]

《增广太平和剂图经本草药性总论·果部三品》："石榴皮　味甘酸，无毒。主咽燥渴。损人肺，不可多食。酸实壳：疗下痢，止漏精。"[2]

《滇南本草》第一卷："石榴皮，味酸、涩，性寒。治日久水泻，煨砂糖吃。治久痢脓血、大肠下血。根，走经络。附案　一妇人产后痢症，诸药不效，日久。后用石榴皮（醋炒）香附等份，煎服即愈。"[3]

《药性歌括四百味·石榴皮》："石榴皮酸，能禁精漏，止痢涩肠，染须尤妙。"[20]

《本草纲目》第二十卷："安石榴　【释名】若榴《广雅》、丹若《古今注》、金罂。……酸榴皮【修治】敩曰：凡使榴皮、叶、根，勿犯铁，并不计干湿，皆以浆水浸一夜，取出用，其水如墨汁也。【主治】止下痢漏精《别录》。治筋骨风，腰脚不遂，行步挛急疼痛，涩肠。取汁点目，止泪下（权）。煎服，下蛔虫《藏器》。止泻痢，下血脱肛，崩中带下（时珍）。"[21]

《雷公炮制药性解》卷一："石榴皮　味酸涩，性温无毒，入大肠肾二经，主精漏下痢，筋骨风痛，脚膝难行，目流冷泪，肠风下血。杀牙虫，染须发。其子止渴。其花百叶者，主心热，疗吐血。为末吹鼻中，止衄血及金疮血。"[22]

《本草征要》第三卷："石榴皮　味酸、涩，性温，无毒。入脾、肺、肾三经。泻痢久而肠虚，崩带多而欲脱。水煎服而下蛔。汁点目而止泪。榴味酸涩，故入断下崩中之剂。若服之太早，反为害也。神效。亦洗膀胱。"[23]

《炮炙全书》卷第二："石榴皮　酸涩，温。勿犯铁器，浆水浸一夜，取出用，其水如黑汁。"[24]

《本草备要·果部》："石榴皮　涩肠，外用染须　酸涩而温。能涩肠，止泻痢下血（煅末服），崩带脱肛（泻痢至于脱肛者，以石榴皮、陈壁土加明矾少许，浓煎熏洗，再用五倍子炒研、敷托而止之）。浸水，汁黑如墨，乌须方绿云油中用之。勿犯铁器。"[25]

《药性切用》卷之四："石榴皮　酸涩性温，涩肠止久痢，醋炒用。浸汁可染须。"[26]

《本草从新》卷十："石榴皮　涩肠、收脱肛、外用染须。酸涩而温。能涩肠。止泄痢下血。（煅末服）崩带脱肛。（以石榴皮陈壁土、加明矾少许、浓煎熏洗、再加川倍子炒研末、敷而托上之）又能杀虫。浸水、汁黑如墨。乌须方、绿云油中用之。能恋膈成痰。痢积未尽者。服之太早。反为害也。忌铁器。酸石榴、治泻痢崩中带下。过食损肺坏齿。榴花千叶者。治心热吐血。又研末吹鼻。止衄血、立效。亦敷金疮出血。”[4]

《得配本草》卷六：“石榴皮　酸、涩、温。治痢摄精。疗崩中带下，止肠风下血，祛筋骨风痛，除目流冷泪，洗脚疮湿烂。得茄梗，治肠血。（血在粪前者效）配槟榔，杀虫。勿犯铁。或煎用，或焙用，或烧炭存性用。”[27]

《本草分经·原例（次序略经更定）·不循环经络杂品》：“石榴皮　酸涩而温涩肠止泄痢崩带脱肛，杀虫乌须，能恋膈成痰，积未尽者勿服。石榴治泻痢，多食损肺坏齿。榴花千叶者治心热吐血衄血。”[28]

《本草撮要》卷三：“【石榴皮】　味酸涩温。入手太阴足少阴经。功专涩肠止痢。便血崩中带下之病。合陈壁土少加明矾煎洗脱肛。再以五倍子研末敷而托上之良。点眼止泪。涂疮拔毒。”[29]

《本草便读·果部·果类》：“石榴皮　甘涩治久伤之泻痢。固肾摄肠。酸温医宿咳之虚寒。保金敛肺。肠红吐血烧灰服。带下崩中煎水尝。（石榴皮味酸涩。微甘。性温。入肺肾大肠血分。须炒黑用之。功专固摄。凡虚寒久咳。与夫下血崩带等证。无一毫邪热者。皆可用之。擦齿涂须染布。皆能变白为黑。与五倍子相似。涩人气血。枯人肠胃。不可多用）”[30]

《中药志》：“石榴皮，为少常用中药。商品系石榴科植物石榴的干燥果皮。【原植物】石榴　别名：安石榴、天浆、水晶榴（云南），西榴（福建），森珠（西藏藏语名）。”[11]

《中药材手册》：“石榴皮［纲目列入果部山果类安石榴项下］　本品为石榴科植物石榴 Punica granatum L. 的干燥果皮。原植物系落叶灌木或小乔木，均为栽培。习惯认为以未全熟的酸石榴皮入药为佳，故应采摘即将成熟的果实。”[12]

《全国中草药汇编》：“石榴　别名：安石榴、珍珠石榴、石榴皮。来源：为石榴科安石榴属植物石榴 Punica granatum L. 以根，茎皮、花、叶和果皮入药。”[31]

《中药大辞典》：“石榴皮《雷公炮炙论》　【异名】石榴壳《雷公炮炙论》，酸石榴皮《肘后方》，安石榴、酸实壳《别录》，酸榴皮《纲目》，西榴皮《闽东本草》。【基原】为石榴科植物石榴的果皮。【原植物】石榴《雷公炮炙论》Punica granatum I. 又名：榴《广雅》，安石榴《博物志》，丹若《酉阳杂俎》，金罂《纲目》，金庞《群芳谱》，榭榴、海石榴、安息榴、西安榴、钟石榴。”[7]

《中医大辞典·中药分册》：“石榴皮　出《雷公炮炙论》。又名石榴壳、酸榴皮。为石榴科植物石榴 Punica granatum L. 的果皮。我国大部分地区均有栽培。”[8]

《中国医学百科全书·中医学》：“石榴皮　始载于《名医别录》。原名酸实壳，又名石榴壳、酸榴皮、酸石榴皮。为石榴科植物石榴 Punica granatum L. 的果皮。原植物中国大部分地区均有栽培。”[9]

《全国中药炮制规范》：“石榴皮　［处方用名］石榴皮、石榴皮炭。【来源】本品为石榴科植物石榴 Punica granatum L. 的干燥果皮。均系栽培。秋季果实成熟顶端开裂时采摘，剥取果皮，干燥。药材以皮厚、色红棕，整洁者为佳。”[13]

《中国药材学》：“石榴皮　【来源】为石榴科植物石榴 Punica granatum L. 的果

皮。”[14]

《普通高等教育中医药类规划教材·中药学》：“石榴皮《别录》　为石榴科落叶灌木或小乔木石榴 Punica granatum L. 的果皮。我国大部分地区有栽培。秋季果实成熟后收集果皮。切小块，晒干。生用或炒炭用。”[6]

《中国中医药学主题词表》：“石榴皮 PERICARPIUM GRANATI　为石榴科植物石榴的果皮；属固涩药（中药）和驱虫药（中药）　C 石榴。”[10]

《中华本草》：“石榴皮《雷公炮炙论》　【异名】石榴壳《雷公炮炙论》，安石榴酸实壳《别录》，酸石榴皮《肘后方》，酸榴皮《纲目》，西榴皮《闽东本草》……【来源】为石榴科植物石榴的果皮。【原植物】石榴 Punica granatum L. 又名：榴《广雅》，安石榴《博物志》，丹若《西阳杂俎》，金罂《纲目》，金庞《群芳谱》，若榴木《中国植物志》，山力叶（东北），海石榴（河南），榭石榴（台湾）。”[15]

《中华人民共和国药典》：“石榴皮 Pericarpium granati　本品为石榴科植物石榴 Punica granatum L. 的干燥果皮。秋季果实成熟后收集果皮，晒干。”[5]

《全国中草药名鉴》：“植物名　石榴《广雅》、《中国植志》　药材名　石榴皮《雷公炮炙论》、《药典》　地方名　台湾：白石榴、红石榴、谢石榴、榭石榴。”[32]

5　参考文献

1　唐·孙思邈. 备急千金要方. 北京：人民卫生出版社，1955，280

2　宋·佚名. 增广太平和剂图经本草药性总论. 见：增广太平惠民和剂局方. 海口：海南出版社，2002，507

3　明·兰茂. 滇南本草. 第一卷. 昆明：云南人民出版社，1977，135

4　清·吴仪洛. 本草从新. 北京：中医古籍出版社，2001，144

5　国家药典委员会编. 中华人民共和国药典. 一部. 北京：化学工业出版社，2000，70

6　雷载权主编. 普通高等教育中医药类规划教材·中药学. 上海：上海科学技术出社，1995，320

7　江苏新医学院编. 中药大辞典. 上海：上海科学技术出版社，1977，619

8　《中医大辞典·中药分册》编辑委员会编. 中医大辞典·中药分册. 北京：人民卫生出版社，1982，96

9　《中医学》编辑委员会. 中国医学百科全书·中医学. 上海：上海科学技术出版社，1997，1272

10　吴兰成主编. 中国中医药学主题词表. 北京：中医古籍出版社，1996，347

11　中国医学科学院药物研究所等编. 中药志. 第二册. 北京：人民卫生出版社，1993，288

12　中华人民共和国卫生部药政管理局主编. 中药材手册. 北京：人民卫生出版社，1998，277

13　中华人民共和国卫生部药政管理局编. 全国中药炮制规范. 北京：人民卫生出版社，1988，144

14　徐国钧等主编. 中国药材学. 北京：中国医药科技出版社，1996，1114

15　国家中医药管理局《中华本草》编委会. 中华本草. 第五册. 上海：上海科学技术出版社，1999，659

16　魏晋·名医别录. 北京：人民卫生出版社，1986，309

17　南北朝·陶弘景. 本草经集注. 北京：人民卫生出版社，1994，476

18　南北朝·雷敩. 雷公炮炙论. 上海：上海中医学院出版社，1986，127

19　宋·唐慎微. 证类本草. 北京：人民卫生出版社，1957，475

20　明·龚廷贤. 药性歌括四百味. 见：药性歌括四百味白话解. 北京：人民卫生出版社，2002，370

21　明·李时珍. 本草纲目. 北京：人民卫生出版社，1982，1782

22 明·李中梓. 雷公炮制药性解. 见：中国医学大成（二）. 长沙：岳麓书社，1990，131
23 明·李中梓. 本草征要. 见：李中梓医学全书. 北京：中国中医药出版社，1999，145
24 ［日］稻宣义. 炮炙全书. 北京：中医古籍出版社，1981，96
25 清·汪昂. 本草备要. 北京：中国中医药出版社，1998，183
26 清·徐大椿. 药性切用. 见：徐灵胎医书三十二种. 上海锦文堂石印本
27 清·严西亭. 得配本草. 上海：上海卫生出版社，1957，10
28 清·姚澜. 本草分经. 上海：上海科学技术出版社，1989，164
29 清·陈其瑞. 本草撮要. 见：珍本医书集成. 本草类. 上海：上海科学技术出版社，1985，50
30 清·张秉成. 本草便读. 上海：上海卫生出版社，1957，75
31 《全国中草药汇编》编写组编. 全国中草药汇编. 下册. 北京：人民卫生出版社，1996，181
32 中国中医研究院中药研究所编. 全国中草药名鉴. 上册. 北京：人民卫生出版社，1996，295

104　石膏

Shigao

Gypsum Fibrosum

1　定名依据

1.1　正名

1.1.1　汉文名：石膏［硫酸盐类矿物硬石膏族石膏，主含含水硫酸钙（$CaSO_4 \cdot 2H_2O$）］。

1.1.2　英文名：gypsum.

1.2　依据

1.2.1　定名的文献依据

(1)《神农本草经》卷二："石膏，味辛，微寒。主中风寒热，心下逆气惊喘，口干苦焦，不能息，腹中坚痛，除邪鬼，产乳，金创。生山谷。"[1]

(2)《本草经集注·玉石三品·中品》："石膏，味辛、甘，微寒、大寒，无毒。主治中风寒热，心下逆气惊喘。口干舌焦，不能息，腹中坚痛，除邪鬼，产乳，金疮。"[2]

(3)《新修本草》卷第四："石膏　味辛、甘，微寒、大寒，无毒。主中风寒热，心下逆气惊喘，口干舌焦，不能息，腹中坚痛，除邪鬼，产乳，金疮。除时气、头痛、身热、三焦大热，皮肤热，肠胃中膈热。"[3]

(4)《证类本草》卷第四："石膏，味辛、甘，微寒、大寒，无毒……浙人呼为寒水石，然入药最胜他处者。今既凿山石而取，乃是因石而生，即石膏也。"[4]

(5)《本草纲目》第九卷："石膏　《本经·中品》【释名】细理石《别录》、寒水石《纲目》。震亨曰：火煅细研醋调，封丹灶，其固密甚于脂膏。此盖兼质与能而得名，正与石脂同意。时珍曰：其纹理细密，故名细理石。其性大寒如水，故名寒水石，与凝水石同名异物。"[5]

(6)《本草从新》卷十三："石膏，体重泻火、气轻解肌。甘辛而淡。体重而降。足阳明经（胃）。大寒之药，色白入肺，兼入三焦（诸经气分）。寒能清热降火。辛能发汗解肌。

甘能缓脾。生津止渴。”[6]

(7)《中华人民共和国药典》：“石膏 GYPSUM FIBROSUM　本品为硫酸盐类矿物硬石膏族石膏，主含含水硫酸钙（$CaSO_4 \cdot 2H_2O$），采挖后，除去泥沙及杂石。”[7]

(8)《普通高等教育中医药类规划教材·中药学》：“石膏《本经》　为一种矿石，即含结晶水硫酸钙（$CaSO_4 \cdot 2H_2O$）。分布极广，几乎全国各省区皆有蕴藏，主产于湖北、甘肃及四川，以湖北应城产者最佳。全年可挖。”[8]

(9)《中药大辞典》：“石膏《本经》　【异名】细石、细理石（《别录》），软石膏（《本草衍义补遗》），寒水石（《纲目》），白虎（《药品化义》）。【基原】为硫酸盐类矿物石膏的矿石。[原矿物] 石膏 Gypsum 单斜晶系。”[9]

(10)《中医大辞典·中药分册》：“石膏　出《神农本草经》。为含水硫酸钙的矿石。产湖北、安徽、河南、山东、四川、湖南、广西、广东、云南、新疆等地。甘、辛，大寒。入肺、胃经。”[10]

(11)《中国医学百科全书·中医学》：“石膏　始载于《神农本草经》。为含水硫酸钙的矿石。主产于中国湖北。安徽、河南、山东等省区亦产。”[11]

(12)《中国中医药学主题词表》：“石膏 GYPSUM FIBROSUM　属矿物药和清热泻火药。”[12]

(13)《中药志》[13]、《中药材手册》[14]、《全国中草药汇编》[15]、《全国中药炮制规范》[16]、《中国药材学》[17]、《中华本草》[18]等现代中药著作多以“石膏”作为本品正名（参见“文献通考”）。

1.2.2　定名选择的理由

(1) 石膏 Gypsum fibrosum，系硫酸盐类矿物硬石膏族石膏，主含含水硫酸钙（$CaSO_4 \cdot 2H_2O$）。“石膏”之名始见于汉《神农本草经》，并作为本品正名记载。其后的历代重要本草著作如南北朝·陶弘景《本草经集注》，唐·苏敬《新修本草》，宋·唐慎微《证类本草》，明·李时珍《本草纲目》，清·吴仪洛《本草从新》等在载录本品时均以“石膏”作为正名，并一直沿用至今。

(2) 我国最新出版的《中华人民共和国药典》、《普通高等教育中医药类规划教材·中药学》以及辞书类著作《中医大辞典·中药分册》、《中药大辞典》、《中国医学百科全书·中医学》等均以“石膏”作为本品正名。已经广泛应用于中医药学文献的标引和检索的《中国中医药学主题词表》也以“石膏”作为本品的正式主题词。现代本草著作如《中药志》、《全国中草药汇编》、《中华本草》、《中国药材学》、《中药材手册》、《全国中药炮制规范》等虽记载了不少本品各地的俗称，但也无一例外以“石膏”作为本品的正名，说明“石膏”作为本品正名已成为共识。

1.3　与正名等效的名词：无。

2　源流考释

石膏［硫酸盐类矿物硬石膏族石膏，主含含水硫酸钙（$CaSO_4 \cdot 2H_2O$）］始载于汉《神农本草经》，并以“石膏”为正名。如《神农本草经》卷二：“石膏，味辛，微寒。主中风寒热，心下逆气惊喘，口干苦焦，不能息，腹中坚痛，除邪鬼，产乳，金创。生山谷。”[1]其后的本草著作大多即沿用该书记载，以“石膏”为正名记载本品，如魏晋《名医别录》[19]，南北朝·雷敩《雷公炮炙论》[20]、陶弘景《本草经集注》[2]，唐·苏敬《新修本草》[3]，宋·苏颂《本草图经》[21]、唐慎微《证类本草》[4]、寇宗奭《本草衍义》[22]，元·王好古《汤液本草》[23]，明·陈嘉谟《本草蒙筌》[24]、李时珍《本草纲目》[5]、卢之颐《本草乘雅半偈》[25]，清·张志聪《本草崇原》[26]、陈士铎《本草新编》[27]、汪昂《本草备要》[28]、张璐《本经逢原》[29]、叶桂《本草经解》[30]、吴仪洛《本草从新》[6]、严西亭《得配本草》[31]、黄宫绣《本草求真》[32]、杨时泰《本草述钩元》[33]、叶志诜《神农本草经赞》[34]、陈其瑞《本草撮要》[35]、张秉成《本草便读》[36]、周岩《本草思辨录》[37]等；但也有以"生石膏"为正名记载本品者，如明·李中梓《本草征要》[38]等。

古代著作记载的本品异名有"细石"、"细理石"（《名医别录》）[19]，"寒水石"（《本草纲目》）[5]，"软石膏"（《太平惠民和剂局方》）[39]，"生石膏"（《本草征要》）[38]，"白虎"（《本草蒙筌》）[24]等。如《名医别录》卷二："石膏，味甘，大寒，无毒……一名细石，细理白泽者良，黄者令人淋。"[19]《本草纲目》第九卷："石膏《本经·中品》【释名】细理石《别录》、寒水石《纲目》。……时珍曰：其纹理细密，故名细理石。其性大寒如水，故名寒水石，与凝水石同名异物。"[5]《太平惠民和剂局方》卷一："黑龙丸　治一切中风头疼。白芷（锉）　藁本（洗，各二两）　软石膏（细研）　川乌（去皮、尖，乌豆蒸三次）　南星（洗，各半斤）　麻黄（去根、节）　干薄荷叶（各四两）　京墨（不烧，一两半）　上为细末，炼蜜杵，丸如弹子大。每服一丸，薄荷汤嚼下。"[39]《本草征要》第一卷："生石膏　味辛、性寒，无毒。入肺、胃二经。恶莽草、巴豆。畏铁。"[38]《本草蒙筌》卷之八："石膏，味辛、甘，气微寒。气味俱薄，体重而沉，降也，阴中阳也。无毒。……仲景加白虎名，（身以前胃之经，胸者肺之室。邪在阳明，肺受火制，故用石膏辛寒，以清肺，所以号为白虎）。"[24]

现代有关著作均沿用《神农本草经》的记载，以"石膏"作为本品正名，如《中华人民共和国药典》[7]、《普通高等教育中医药类规划教材·中药学》[8]、《中药大辞典》[9]、《中医大辞典·中药分册》[10]、《中国医学百科全书·中医学》[11]、《中国中医药学主题词表》[12]、《中药志》[13]、《中药材手册》[14]、《全国中草药汇编》[15]、《全国中药炮制规范》[16]、《中国药材学》[17]、《中华本草》[18]等。同时尚记载有"大石膏"、"玉大石"、"冰石"《中药志》[13]，"石羔"、"玉火石"《中药材手册》[14]，"纤维石膏"《中国药材学》[17]等各地的俗称。

3　附录

3.1　又称：煅石膏（饮片规格名）。

3.2　俗称：大石膏（山西），玉大石、玉火石（甘肃），石羔、冰石（青海），纤维石膏。

3.3　曾称：细石、细理石《名医别录》，软石膏《太平惠民和剂局方》，寒水石《本草纲目》，生石膏《本草征要》，白虎《本草蒙筌》。

4　文献通考

《神农本草经》卷二："石膏，味辛，微寒。主中风寒热，心下逆气惊喘，口干苦焦，不能息，腹中坚痛，除邪鬼，产乳，金创。生山谷。《名医》曰：一名细石。生齐山及齐卢山、鲁蒙山。采无时。"[1]

《名医别录》卷二："石膏，味甘，大寒，无毒。主除时气，头痛，身热，三焦大热，皮肤热，肠胃中膈热，解肌，发汗，止消渴，烦逆，腹胀，暴气喘息，咽热，亦可作浴汤。一名细石，细理白泽者良，黄者令人淋。生齐山及齐卢山、鲁蒙山，采无时。（鸡子为之使，恶莽草、毒公。）"[19]

《雷公炮炙论》卷中："石膏　雷公云：凡使，勿用方解石。方解石虽白，不透明，其性燥。若石膏，出剡州茗山县义情山，其色莹净如水精，性良善也。"[20]

《本草经集注·玉石三品·中品》："石膏，味辛、甘，微寒、大寒，无毒。主治中风寒热，心下逆气惊喘。口干舌焦，不能息，腹中坚痛，除邪鬼，产乳，金疮。除时气，头痛，身热，三焦大热，皮肤热，肠胃中膈热，解肌发汗，止消渴，烦逆，腹胀，暴气喘息，咽热，亦可作浴汤。一名细石，细理白泽者良，黄者令人淋。生齐山山谷及齐庐山、鲁蒙山，采无时。"[2]

《新修本草》卷第四："石膏　味辛、甘，微寒、大寒，无毒。主中风寒热，心下逆气惊喘，口干舌焦，不能息，腹中坚痛，除邪鬼，产乳，金疮。除时气、头痛、身热、三焦大热，皮肤热，肠胃中膈热，解肌发汗，止消渴，烦逆，腹胀，暴气喘息，咽热，亦可作浴汤。一名细石，细理白泽者良，黄者令人淋。生齐山山谷及齐卢山、鲁蒙山，采无时。"[3]

《太平惠民和剂局方》卷一："黑龙丸　治一切中风头疼。白芷（锉）　藁本（洗，各二两）　软石膏（细研）　川乌（去皮、尖，乌豆蒸三次）　南星（洗，各半斤）　麻黄（去根、节）　干薄荷叶（各四两）　京墨（不烧，一两半）　上为细末，炼蜜杵，丸如弹子大。每服一丸，薄荷汤嚼下。"[39]

《本草图经》："石膏，生齐山山谷及齐卢山、鲁蒙山，今汾、孟、虢、耀州、兴元府亦有之。生于山石上，色至莹白，其黄者不堪。此石与方解石绝相类，今难得真者。用时，惟取未破者以别之。其方解石，不附石而生，端然独处，外皮有土及水苔色，破之皆作方棱。"[21]

《证类本草》卷第四："石膏，味辛、甘，微寒、大寒，无毒。……浙人呼为寒水石，然入药最胜他处者。今既凿山石而取，乃是因石而生，即石膏也。"[4]

《本草衍义》卷五："石膏，二书纷辨不决，未悉厥理。详《本经》元无方解石之说，正缘《唐本》注石膏、方解石大体相似。因此一说，后人遂惑。经曰：生齐山山谷，及齐卢山、鲁蒙山。采无时，即知他处者为非。"[22]

《汤液本草》卷之六："石膏，气寒，味甘、辛，微寒。大寒。无毒。入手太阴经、少阳经，足阳明经。《象》云：治足阳明经中热，发热，恶热，躁热，日晡潮热，自汗，小便浊赤，大渴引饮，肌肉壮热，苦头痛之药，白虎汤是也。善治本经头痛，若无此有余证，勿用。"[23]

《本草蒙筌》卷之八："石膏，味辛、甘，气微寒。气味俱薄，体重而沉，降也，阴中阳也。无毒。青州并徐州多生，畏铁恶莽草巴豆。细理白泽为上，猛火煅软方灵。绝细研成，汤液任使。以鸡子为使，入肺胃三焦。辛能出汗，解肌上行而理头痛；甘则缓脾，益气生津以止渴消。故风邪伤阳，寒邪伤阴，总解肌表可愈；任胃热多食，胃热不食，惟泻胃火能愈。仲景加白虎名（身以前胃之经，胸者肺之室。邪在阳明，肺受火制，故用石膏辛寒，以清肺，所以号为白虎），易老云大寒剂。胃弱食不下者忌服，血虚身发热者禁尝（比象白虎证，误服白虎汤者死，不可轻忽）。单研末和醋为丸，治食积痰火殊验。胃脘痛甚，吞服立差。”[24]

《本草纲目》第九卷：“石膏　《本经·中品》　【释名】细理石《别录》、寒水石《纲目》。震亨曰：火煅细研醋调，封丹灶，其固密甚于脂膏。此盖兼质与能而得名，正与石脂同意。时珍曰：其纹理细密，故名细理石。其性大寒如水，故名寒水石，与凝水石同名异物。”[5]

《本草征要》第一卷：“生石膏　味辛、性寒，无毒。入肺、胃二经。恶莽草、巴豆。畏铁。营卫伤于风寒，青龙收佐使之勋。相付囚于火热，白虎定为君之剂。头疼齿痛肌肤热，入胃而搜逐。消渴阳狂逆气起，入肺以驱除。口干舌焦，可得效也。中暑自汗，又何患焉。气味俱薄，体重而沉，少壮火热之人，功如反掌；老弱虚寒之人，祸不旋踵。极能寒胃，使人肠滑不能食，非有大热者，切勿轻投。”[38]

《本草乘雅半偈》第五帙：“石膏　《本经·中品》　【气味】辛，微寒，无毒。【主治】主中风寒热，心下逆气，惊喘，口干舌焦，不能息，腹中坚痛，除邪鬼，产乳金疮。【核】曰：出齐卢山，及鲁蒙山，剡州、彭城、钱唐亦有之。生石中，大块作层，细文短密，宛若束针，洁白如膏，松软易碎，烧之白烂如粉也。一种硬者生地中，枚块作棱，直理坚白，击之段段横解，墙壁光亮，烧之易散，不作粉也。别有一种，细文长密，宛若束丝者，理石也。一种作块无棱，横理坚白，击之方解，烧之姹散作粉者，方解石也。昔人所谓长石，即石膏之硬者；所谓寒水石，即石膏之软者。而理石、方解石，气味都辛寒，但不若石膏之软者，能解肌发汗为异耳。修治，石臼中捣研成粉，罗过，生甘草水飞两遍，澄清去水，晒干再研。鸡子为之使。恶莽草、巴豆、马目毒公。”[25]

《本草崇原》卷中：“石膏，气味辛，微寒，无毒。主治中风寒热，心下逆气惊喘，口干舌焦，不能息，腹中坚痛，除邪鬼，产乳，金疮（石膏出齐庐山及鲁蒙山，剡州、彭城、钱塘亦有。有软硬二种，软石膏生于石中，大块作层，如压扁米糕，细纹短密，宛若束针，洁白如膏，松软易碎，烧之白烂如粉。硬石膏作块而生，直理起棱，如马齿坚白，击之则段段横解，光亮如云母、白石英，有墙壁。烧之亦易散，仍硬不作粉，今用以软者为佳）。”[26]

《本草新编》卷之五：“石膏，味辛、甘，气大寒，体重而沉降也。阴中之阳，无毒。生用为佳，火煅不灵。入肺、胃、三焦。能出汗解肌，上理头痛，缓脾止渴。风邪伤阳，寒邪伤阴，皆能解肌表而愈。胃热多食，胃热不食，唯泻胃火而痊。祛痰火之积，止胃脘之痛，发狂可安，谵语可定，乃降火之神剂，泻热之圣药也。仲景张夫子以白虎名之，明示人以不可轻用，而非教人之不用也。乃世人畏之真如白虎，竟至不敢一用，又何以逢死症而重生，遇危症而重安哉。”[27]

《本草备要·金石水土部》：“石膏，体重，泻火气，轻，解肌甘辛而淡，体重而降。足阳明经（胃）大寒之药。色白入肺，兼入三焦（诸经气分之药）。寒能清热降火，辛能发汗解肌，甘能缓脾益气，生津止渴。治伤寒郁结无汗，阳明头痛，发热恶寒，日晡潮热。”[28]

《本经逢原》卷一：“石膏，辛甘大寒，无毒。清胃热煅用。治中暍热生用。一种微硬有肌理名理石，主治与粗理黄石相类。《本经》主中风寒热，心下逆气惊喘，口干舌焦不能息，腹中坚痛，除邪鬼产乳金疮。”[29]

《本草经解》卷四："【石膏】 气微寒。味辛。无毒。主中风寒热。心下逆气惊喘。口干舌焦不能息。腹中坚痛。除邪鬼。产乳。金疮。（煅） 石膏气微寒。禀天初冬寒水之气。入足太阳寒水膀胱经。味辛无毒。得地西方燥金之味入手太阴肺经、足阳明燥金胃、手阳明燥金大肠经。气味降多于升。"[30]

《本草从新》卷十三："石膏，体重泻火、气轻解肌。甘辛而淡。体重而降。足阳明经（胃）。大寒之药，色白入肺，兼入三焦（诸经气分）。寒能清热降火。辛能发汗解肌。甘能缓脾。生津止渴。治伤寒郁结无汗。阳明头痛。发热恶寒。日晡潮热。阳狂壮热。"[6]

《得配本草》卷一："石膏，一名寒水石，一名细理石。鸡子为之使。畏铁。恶莽草、巴豆、马目毒公。甘、辛、淡寒。入足阳明、手太阴、少阳经气分。解肌发汗，清热降火，生津止渴。治伤寒疫症，阳明头痛，发热恶寒，日晡潮热，狂热发斑，小便浊赤，大渴引饮，舌焦鼻干，中暑自汗，目痛牙疼。得甘草、姜、蜜，治热盛喘嗽。得桂枝，治温疟。得荆芥、白芷，治胃火牙疼。"[31]

《本草求真》卷四："石膏（石），清胃热解肌发汗。石膏（专入胃腑。兼入脾肺）。甘辛而淡。体重而降。其性大寒。功专入胃。清热解肌。发汗消郁。缘伤寒邪入阳明胃府。内郁不解。则必日晡热蒸。口干舌焦唇燥。坚痛不解。神昏谵语。气逆惊喘。溺闭渴饮。暨中暑自汗。胃热发斑牙痛等症。皆当用此调治。"[32]

《本草述钩元》："石膏，其性大寒如水。故名寒水石。与凝水石同名异物。丹溪云。石膏兼质与能而得名。苟非有膏。岂能为固济丹炉之用。昔人以方解石当之误矣。膏味甘辛。本阳明经药。阳明主肌肉。其甘也能缓脾益气。止渴去火。其辛也能解肌出汗。上行至头。又入手太阴少阳。彼方解石止有体重质坚性寒而已。求其有膏而可为三经之主治者焉在哉。"[33]

《神农本草经赞》卷二："石膏，味辛微寒。主中风寒热。心下逆气。惊喘。口干苦焦。不能息。腹中坚痛。除邪鬼。产乳、金创。生山谷。敛尘雨霁。棋布林皋。云溶孕采。玉洁浮醪。润当吻燥。结解肤挠。调封丹鼎。固密坚牢。解琬诗。雨霁微尘敛。"[34]

《本草撮要》卷六："【石膏】味甘辛。入足阳明、手太阴、少阳轻。功专解肌发汗。得桂枝治温疟。得苍术治中暍，得知母、甘草、粳米治胃腑大热。少壮火热者功效神速。老弱虚寒者祸不旋踵。病邪未入阳明者。切勿遽投。或因其性太寒。用火煅则不甚伤胃。但少用则难见功。且须先煎。鸡子为使。恶巴豆。畏铁。亦名寒水石。"[35]

《本草便读·金石部·金石类》："石膏，退肺胃之火邪。清暑除烦能止渴。解阳明之郁热。祛温逐疫可消斑。性属甘寒。质颇重镇。（石膏大寒质重。味甘之物。直清肺胃。相传解肌之说。皆因表有风寒。里有郁热。故正气被郁。不得透达于表。郁热解则表里通矣。大青龙之制。亦犹是耳。"[36]

《本草思辨录》卷一："石膏 邹氏云：石膏体质最重，光明润泽，乃随击即解，纷纷星散，而丝丝纵列，无一缕横陈，故其性主解横溢之热邪，此正石膏解肌之所以然。至其气味辛甘，亦兼具解肌之长；质重而大寒，则不足于发汗。"[37]

《中药志》："石膏 本品为常用中药，"神农本草经" 列为中品。［药材］本品为单斜晶系的硫酸钙矿石。名称：石膏 Gypsum. 别名：大石膏（山西），玉大石（甘肃），白虎、冰石（青海），细理石（黑龙江）。"[13]

《中药材手册》:“石膏［纲目列入金石部石类］　本品为硫酸盐类矿物石膏。主产于海湾盐湖和内陆湖泊中形成的沉积岩中。中医用为解肌透表药，西医用之作石膏绷带。［别名］石羔、白虎（青海）、玉火石（甘肃）、细理石（黑龙江）。”[14]

《全国中草药汇编》:“石膏　别名:大石膏、玉大石、白虎、冰石、细理石。来源:为含水硫酸钙的矿石。”[15]《中药大辞典》:“石膏《本经》　【异名】细石、细理石《别录》，软石膏《本草衍义补遗》，寒水石《纲目》，白虎《药品化义》。【基原】为硫酸盐类矿物石膏的矿石。［原矿物］石膏 Gypsum　单斜晶系。晶体常作板状，集合体常呈致密粒状、纤维状或叶片状。颜色通常为白色，结晶体无色透明，当成分不纯时可呈现灰色、肉红色、蜜黄色或黑色等。条痕白色。透明至半透明。解理面呈玻璃光泽或珍珠状光泽，纤维状者称绢丝光泽。片状解理显著。断口贝状至多片状。硬度1.5～2。比重2.3。具柔性和挠性。常产于海湾盐湖和内陆湖泊形成的沉积岩中。”[9]

《中医大辞典·中药分册》:“石膏　出《神农本草经》。为含水硫酸钙的矿石。产湖北、安徽、河南、山东、四川、湖南、广西、广东、云南、新疆等地。甘、辛，大寒。入肺、胃经。”[10]

《中国医学百科全书·中医学》:“石膏　始载于《神农本草经》。为含水硫酸钙的矿石。主产于中国湖北。安徽、河南、山东等省区亦产。”[11]

《全国中药炮制规范》:“石膏　［处方用名］生石膏、煅石膏。【来源】本品为单斜晶系矿物，纤维状石膏 Gypsum fibrosum，主含含水硫酸钙。主产于湖北、河南、山东、山西、宁夏等地。采挖后，除去泥沙及杂石。药材以色白、半透明、纵断面如丝者为佳”[16]

《中国药材学》:“石膏　［别名］白虎，细理石，纤维石膏。【来源】本品为硫酸盐类矿物石膏族石膏。”[17]

《中国中医药学主题词表》:“石膏 GYPSUM FIBROSUM　属矿物药和清热泻火药。”[12]

《普通高等教育中医药类规划教材·中药学》:“石膏《本经》　为一种矿石，即含结晶水硫酸钙（$CaSO_4 \cdot 2H_2O$）。分布极广，几乎全国各省区皆有蕴藏，主产于湖北、甘肃及四川，以湖北应城产者最佳。全年可挖。研细生用或煅用。”[8]

《中华本草》:“石膏《本经》　【异名】细石、细理石《别录》，软石膏《本草衍义补遗》，寒水石《纲目》，白虎《药品化义》，玉大石（甘肃），冰石（青海）。【来源】为硫酸盐类石膏族矿物石膏。［原矿物］石膏 Gypsum　晶体结构属单斜晶系。完好晶体成板块状、柱状，并常成燕尾状双晶。……纤维状集合体石膏称纤维石膏，此种石膏在目前多选作药用石膏。无色透明的晶体习称透明石膏，雪白色细晶粒状块体者习称雪花石膏。”[18]

《中华人民共和国药典》:“石膏 GYPSUM FIBROSUM　本品为硫酸盐类矿物硬石膏族石膏，主含含水硫酸钙（$CaSO_4 \cdot 2H_2O$），采挖后，除去泥沙及杂石。”[7]

5　参考文献

1　汉·神农本草经. 清顾观光重辑本. 北京：人民卫生出版社，1955，53

2　南北朝·陶弘景. 本草经集注. 北京：人民卫生出版社，1994，159

3 唐·苏敬等撰. 新修本草. 合肥：安徽科学技术出版社，1981，116
4 宋·唐慎微. 证类本草. 北京：人民卫生出版社，1957，108
5 明·李时珍. 本草纲目. 北京：人民卫生出版社，1982，543
6 清·吴仪洛. 本草从新. 北京：中医古籍出版社，2001，190
7 国家药典委员会编. 中华人民共和国药典. 一部. 北京：化学工业出版社，2000，71
8 雷载权主编. 普通高等教育中医药类规划教材·中药学. 上海：上海科学技术出版社，1995，50
9 江苏新医学院编. 中药大辞典. 上海：上海科学技术出版社，1977，592
10 《中医大辞典》编辑委员会编. 中医大辞典·中药分册. 北京：人民卫生出版社，1982，97
11 《中医学》编辑委员会. 中国医学百科全书·中医学. 上海：上海科学技术出版社，1997，983
12 吴兰成主编. 中国中医药学主题词表. 北京：中医古籍出版社，1996，346
13 中国医学科学院药物研究所等编. 中药志. 第四册. 北京：人民卫生出版社，1961，223
14 中华人民共和国卫生部药政管理局主编. 中药材手册. 北京：人民卫生出版社，1998，720
15 《全国中草药汇编》编写组编. 全国中草药汇编. 上册. 北京：人民卫生出版社，1996，259
16 中华人民共和国卫生部药政管理局编. 全国中药炮制规范. 北京：人民卫生出版社，1988，375
17 徐国钧等主编. 中国药材学. 北京：中国医药科技出版社，1996，1908
18 国家中医药管理局《中华本草》编委会. 中华本草. 第一册. 上海：上海科学技术出版社，1999，296
19 魏晋·名医别录. 北京：人民卫生出版社，1986，104
20 南北朝·雷敩. 雷公炮炙论. 上海：上海中医学院出版社，1986，53
21 宋·苏颂. 本草图经. 合肥：安徽科学技术出版社，1994，34
22 宋·寇宗奭. 本草衍义. 上海：商务印书馆，1957，31
23 元·王好古. 汤液本草. 北京：人民卫生出版社，1956，80
24 明·陈嘉谟. 本草蒙筌. 北京：人民卫生出版社，1988，338
25 明·卢之颐. 本草乘雅半偈. 北京：人民卫生出版社，1986，263
26 清·张志聪. 本草崇原. 北京：中国中医药出版社，1992，94
27 清·陈士铎. 本草新编. 北京：中国中医药出版社，1996，259
28 清·汪昂. 本草备要. 北京：中国中医药出版社，1998，218
29 清·张璐. 本经逢原. 上海：上海科学技术出版社，1959，13
30 清·叶桂. 本草经解. 上海：上海科学技术出版社，1958，96
31 清·严西亭. 得配本草. 上海：上海卫生出版社，1957，15
32 清·黄宫绣. 本草求真. 上海：上海科学技术出版社，1959，181
33 清·杨时泰. 本草述钩元. 上海：科技卫生出版社，1958，41
34 清·叶志诜. 神农本草经赞. 见：珍本医书集成. 本草类. 上海：上海科学技术出版社，1985，65
35 清·陈其瑞. 本草撮要. 见：珍本医书集成. 本草类. 上海：上海科学技术出版社，1985，75
36 清·张秉成. 本草便读. 上海：上海卫生出版社，1957，93
37 清·周岩. 本草思辨录. 北京：人民卫生出版，1960，15
38 明·李中梓. 本草征要. 见：李中梓医学全书. 北京：中国中医药出版社，1999，148
39 宋·太平惠民和剂局. 太平惠民和剂局方. 北京：人民卫生出版社，1985

105 龙胆

Longdan

Radix Gentianae

1 定名依据

1.1 正名

1.1.1 汉文名：龙胆（龙胆科植物条叶龙胆 Gentiana manshurica Kitag.、龙胆 Gentiana scabra Bge.、三花龙胆 Gentiana tiana triflora pall. 或坚龙胆 Gentiana rigescens Franch. 的干燥根及根茎）。

1.1.2 英文名：chinese gentian.

1.2 依据

1.2.1 定名的文献依据

(1)《神农本草经》卷一："龙胆，味苦涩。主骨间寒热，惊痫邪气，续绝伤，定五脏，杀蛊毒。久服，益智、不忘，轻身、耐老。一名陵游，生山谷。"[1]

(2)《本草经集注·草木上品》："龙胆，味苦，寒、大寒，无毒。主治骨间寒热，惊痫，邪气，续绝伤，定五脏，杀蛊毒。除胃中伏热，时气温热，热泄下痢，去肠中小虫，益肝胆气，止惊惕。"[2]

(3)《新修本草》卷第六："龙胆，味苦，寒、大寒，无毒。主骨间寒热，惊痫，邪气，续绝伤，定五脏，杀蛊毒。除胃中伏热，时气温热，热泄下痢，去肠中小虫，益肝胆气，止惊惕。"[3]

(4)《证类本草》卷第六："龙胆　味苦，寒、大寒，无毒。主骨间寒热，惊痫，邪气，续绝伤，定五脏，杀蛊毒，除胃中伏热，时气温热，热泄下痢，去肠中小虫，益肝胆气，止惊惕。久服益智不忘，轻身耐老。一名陵游。生齐朐山谷及冤句。"[4]

(5)《本草纲目》第十三卷："龙胆，《本经·上品》【释名】陵游《本经》。志曰：叶如龙葵，味苦如胆，因以为名。【集解】《别录》曰：龙胆生齐朐山谷及冤句，二月、八月、十一月、十二月采根阴干。"[5]

(6)《本草崇原》卷中："龙胆，气味苦涩，大寒，无毒。主治骨间寒热，惊痫邪气，续绝伤，定五脏，杀蛊毒。"[6]

(7)《中华人民共和国药典》："龙胆 Radix gentianae　本品为龙胆科植物条叶龙胆 Gentiana manshurica Kitag.、龙胆 Gentiana scabra Bge.、三花龙胆 Gentiana tiana triflora pall. 或坚龙胆 Gentiana rigescens Franch. 的干燥根及根茎。"[7]

(8)《中药大辞典》："龙胆《本经》　【异名】陵游《本经》，草龙胆《本草图经》，……【基原】为龙胆科植物龙胆或三花龙胆的根和根茎。【原植物】①龙胆 Gentiana scabra Bge.，又名：粗糙龙胆。②三花龙胆 Gentiana tiana triflora pall."[8]

(9)《中医大辞典·中药分册》："龙胆　出《神农本草经》。又名龙胆草、胆草、水龙胆、四叶胆。为龙胆科植物龙胆 Gentiana scabra Bge. 东北龙胆 G. manshurica Kitag. 或三花龙胆 G. triflora Pall. 的根及根茎。主产东北地区及江苏、浙江。”[9]

(10)《中国医学百科全书·中医学》：“龙胆　始载于《神农本草经》。又名草龙胆、胆草。为龙胆科植物龙胆 Gentiana scabra Bge.、条叶龙胆 G. manshurica Kitag.、三花龙胆 G. triflora Pall.、坚龙胆 G. rigescens Franch. 的根及根茎。”[10]

(11)《中国中医药学主题词表》：“龙胆 GENTANA SCABRA　属龙胆科；属清热燥湿药和清热泻火药。”[11]

(12)《中药志》[12]、《中药材手册》[13]、《全国中草药汇编》[14]、《全国中药炮制规范》[15]、《中国药材学》[16]、《中华本草》[17]等现代中药著作多以“龙胆”作为本品正名(参见“文献通考”)。

1.2.2　定名的选择理由

(1) 龙胆 Radix gentianae，系龙胆科植物条叶龙胆 Gentiana manshurica Kitag.、龙胆 Gentiana scabra Bge.、三花龙胆 Gentiana tiana triflora pall. 或坚龙胆 Gentiana rigescens Franch. 的干燥根及根茎。本品始载于汉·佚名《神农本草经》，并以“龙胆”作为本品正名记载。其后，历代主要本草著作如南北朝·陶弘景《本草经集注》，唐·苏敬《新修本草》，宋·唐慎微《证类本草》，明·李时珍《本草纲目》，清·张志聪《本草崇原》等在载录本品时均以“龙胆”作为正名，并一直沿用至今。

(2) 我国最新出版的《中华人民共和国药典》以及辞书类著作如《中药大辞典》、《中医大辞典·中药分册》、《中国医学百科全书·中医学》等均以“龙胆”为正名收录。已经广泛应用于中医药学文献的标引和检索的《中国中医药主题词表》也以“龙胆”为本品的正式主题词。当代本草著作《中药志》、《全国中草药汇编》、《中华本草》、《中国药材学》、《中药材手册》、《全国中药炮制规范》等虽记载了不少本药的俗名，但也无一例外地把“龙胆”作为本品的正名，说明以“龙胆”为本品正名已成共识。

1.3　与正名等效的名词：无。

2　源流考释

龙胆（龙胆科植物条叶龙胆 Gentiana manshurica Kitag.、龙胆 Gentiana scabra Bge.、三花龙胆 Gentiana tiana triflora pall. 或坚龙胆 Gentiana rigescens Franch. 的干燥根及根茎）始载汉代名著《神农本草经》：“龙胆　味苦涩。主骨间寒热，惊痫邪气，续绝伤，定五脏，杀蛊毒。久服，益智、不忘，轻身、耐老。一名陵游，生山谷。”[1]该书以“龙胆”为正名，同时记载其异名“陵游”。此后，“龙胆”和“陵游”分别作为正名和异名被后代重要本草所延载，如魏晋《名医别录》[18]，南北朝·陶弘景《本草经集注》[2]，唐·苏敬《新修本草》[3]，宋·唐慎微《证类本草》[4]，明·李时珍《本草纲目》[5]等。另外北周·姚僧垣《集验方》尚记载有本药异名“草龙胆”，如《集验方》卷第五：“治诸出血方　治卒下血不止方。草龙胆（一握）　上一味，切，以水五升煮，取二升半，分为五服，如不瘥，更服。《外台》卷十五）治卒下血方。”[19]在宋代，王怀隐的《太平圣惠方》[20]载录了本品异名“地胆草”，苏颂之《本草图经》曰：“龙胆，生齐朐山谷及冤句，今近道亦有之。宿根黄白色，下抽根十余本，类牛膝；直上生苗，高尺余。四月生叶似柳叶而细，茎如小竹枝；七月开花如牵牛花，作铃铎形，青碧色；冬后结子，苗便枯。二月、八月、十一月、十二月采根，阴干，俗呼为草龙胆。浙中又有山龙胆草，味苦涩，取根细锉，用生姜自然汁浸一宿，去其性，焙干，捣，水煎一钱匕，温服之。治四肢疼痛。采无时候，叶经霜雪不凋，此同类而别种也。”[21] 苏文不但将“龙胆”作为正名收录，而且还收录了“草龙胆”和“山龙胆草”两个异名；到了明代，兰茂在《滇南本草》中却以“苦龙胆草”[22]、“龙胆草”[23]为正名，尤其是“龙胆草”竟被许多后世本草作为正名予以延载，可见“龙胆草”影响之大、陈嘉谟在《本草蒙筌》中还进一步列出了“龙胆”的地方品种：“信阳军草龙胆”、“襄州草龙胆”，曰：“信阳军草龙胆、襄州草龙胆，味苦、涩，气大寒。气味俱轻，阴也。无毒。”[24] 明杜文燮之《药鉴》中也记载了“龙胆”的一个异名“胆草”，曰：“益肝胆气，凡眼肿睛胀，瘀肉高起，痛不可忍者，以柴胡为君，胆草为使，此又眼病必用之药也。”[25]。

需要注意的是，明末至清代，仍有半数以上的本草著作引“龙胆草”为正名，如明末有廖希雍之《炮炙大法》[25]、杜文燮之《药鉴》[24]等，清代则有陈士铎《本草新编》[26]、严西亭《得配本草》[27]等等。而以“龙胆”为正名之本草著作则较少，仅有明·卢之颐《本草乘雅半偈》[28]、张志聪《本草崇原》[6]、徐大椿《神农本草经百种录》[29]、陈念祖《神农本草经读》[30]、周岩《本草思辨录》[31]等为数不多的几部。其中《本草乘雅半偈》又说：“一种味极苦涩，经冬不凋，名石龙胆，类同而种别。”[30]，给出了一个异名“石龙胆”。经查阅古今本草著作，未见它处有载。根据文义及资料对比推测，疑为“山龙胆”之误。

现代中药著作大多以“龙胆”为正名，如《中华人民共和国药典》[7]、《中药大辞典》[8]、《中医大辞典·中药分册》[9]、《中国医学百科全书·中医学》[10]、《中国中医药学主题词表》[11]、《中药志》[12]、《中药材手册》[13]、《全国中草药汇编》[14]、《全国中药炮制规范》[15]、《中国药材学》[16]、《中华本草》[17]、《全国中草药名鉴》[32]等；《普通高等教育中医药类规划教材·中药学》[33]则以“龙胆草”为正名记载本品。同时还收载了各地的俗称“胆草根”《中药材手册》[13]，“苦胆草”《全国中草药汇编》[14]，“山龙胆”、“四叶胆”、“水龙胆”《中药大辞典》[8]，“四叶草”、“条叶龙胆”、“东北龙胆”、“三花龙胆”、“狭叶龙胆”、“鲁音－苏斯”、“坚龙胆”、“滇龙胆”、“青鱼胆”、“苦草”、“小秦艽”、“川龙胆”《中国药材学》[16]，“关龙胆”《普通高等教育中医药类规划教材·中药学》[33]，“鲤鱼胆”、“倒挂金钟”、“乌各缺”（蒙名）《全国中草药名鉴》[32]等。还记载有本品原植物“龙胆”的异名“龙胆草”、“龙须草”、“山龙胆”、“草龙胆”、“观音草”《中药志》[12]，“粗糙龙胆”《中药大辞典》[8]；原植物“条叶龙胆”的异名“东北龙胆”、“山龙胆”、“水龙胆”《中药志》[12]，“苦龙胆”《中华本草》[17]；原植物“三花龙胆”的异名“龙胆草”、“胆草”、“狭叶龙胆”、“鲁音－苏斯”《中药志》[12]；原植物“坚龙胆”的异名“滇龙胆”、“青鱼胆”、“苦草”、“小秦艽”、“川龙胆”《中药志》[12]等。

3 附录

3.1 又称：酒龙胆（饮片规格名），关龙胆、苏龙胆、川龙胆（药材商品名）。

3.2 俗称：山龙胆（浙江、江苏），四叶胆（广西），水龙胆（江苏），四叶草（广东），狭叶龙胆（内蒙古），鲁音－苏斯、乌各缺（蒙名），坚龙胆、滇龙胆、青鱼胆、苦草、小秦艽（云南），川龙胆（四川），关龙胆（东北），鲤鱼胆（浙江），倒挂金钟（江西），胆草根，苦胆草，条叶龙胆，东北龙胆，三花龙胆。

3.3　曾称：陵游《神农本草经》，草龙胆（姚僧坦《集验方》，山龙胆草《本草图经》，地胆草《太平圣惠方》，龙胆草、苦龙胆草《滇南本草》，胆草《药鉴》。

3.4　原植物名称：龙胆，龙胆草（东北），龙须草（江西），山龙胆（浙江），草龙胆、观音草（吉林），粗糙龙胆；条叶龙胆，东北龙胆（通称），山龙胆（江苏），水龙胆（江苏），苦龙胆（广东）；三花龙胆，龙胆草，胆草，狭叶龙胆（内蒙古），鲁音－苏斯（蒙名）；坚龙胆，滇龙胆，青鱼胆，苦草，小秦艽（云南），川龙胆（四川）。

4　文献通考

《神农本草经》卷一：“龙胆　味苦涩。主骨间寒热，惊痫邪气，续绝伤，定五脏，杀蛊毒。久服，益智、不忘，轻身、耐老。一名陵游，生山谷。”[1]

《名医别录》卷第一：“龙胆　大寒，无毒。主除胃中伏热，时气温热，热泄下痢，去肠中小蛊，益肝胆气，止惊惕。生齐朐及宛朐。二月、八月、十一月、十二月采根，阴干（贯众为之使，恶防葵、地黄）。”[18]

《本草经集注·草木上品》：“龙胆　味苦，寒、大寒，无毒。主治骨间寒热，惊痫，邪气，续绝伤，定五脏，杀蛊毒。除胃中伏热，时气温热，热泄下痢，去肠中小虫，益肝胆气，止惊惕。久服益智，不忘，轻身，耐老。一名陵游。生齐朐山谷及宛朐，二月、八月、十一月、十二月采根，阴干（贯众为之使，恶防葵、地黄）。今出近道，吴兴为胜。状似牛膝，味甚苦，故以胆为名。”[2]

《集验方》卷第五：“治诸出血方　治卒下血不止方。草龙胆（一握）　上一味，切，以水五升煮，取二升半，分为五服，如不瘥，更服。（《外台》卷十五）治卒下血方。”[19]

《新修本草》卷第六：“龙胆　味苦，寒、大寒，无毒。主骨间寒热，惊痫，邪气，续绝伤，定五脏，杀蛊毒。除胃中伏热，时气温热，热泄下痢，去肠中小虫，益肝胆气，止惊惕。久服益智，不忘，轻身耐老。一名陵游。生齐朐山谷及宛朐，二月、八月、十一月、十二月采根，阴干。贯众为之使，恶防葵、地黄。今出近道，吴兴为胜。状似牛膝，味甚苦，故以胆为名。”[3]

《太平圣惠方》卷第六十四：“治一切丹毒诸方　夫一切丹毒者。为人身体。忽然变赤如丹之状。故谓之丹毒也。或发手足。或发腹上。如手大。皆风热恶毒所为。重者亦有疽之类也。若不急治。则痛不可忍。久乃坏烂。出脓血数升。若发于节间。便令人四肢毒肿。入于肠则煞人。小儿得之。最为急也。治一切丹毒。恶气攻刺。身体赤肿。疼痛不可忍。宜用此方。车前草　益母草　地胆草（以上各等分）　上件药。烂研涂之。干即更涂。”[20]

《本草图经》卷第四：“龙胆，生齐朐山谷及冤句，今近道亦有之。宿根黄白色，下抽根十余本，类牛膝；直上生苗，高尺余。四月生叶似柳叶而细，茎如小竹枝；七月开花如牵牛花，作铃铎形，青碧色；冬后结子，苗便枯。二月、八月、十一月、十二月采根，阴干，俗呼为草龙胆。浙中又有山龙胆草，味苦涩，取根细锉，用生姜自然汁浸一宿，去其性，焙干，捣，水煎一钱匕，温服之。治四肢疼痛。采无时候，叶经霜雪不凋，此同类而别种也。”[21]

《证类本草》卷第六：“龙胆　味苦，寒、大寒，无毒。主骨间寒热，惊痫，邪气，续绝伤，定五脏，杀蛊毒，除胃中伏热，时气温热，热泄下痢，去肠中小虫，益肝胆气，止惊惕。久服益智不忘，轻身耐老。一名陵游。生齐朐山谷及冤句。二月、八月、十一月、十二月采根，阴干。（贯众为之使，恶防葵、地黄）。”[4]

《滇南本草》第二卷：“苦龙胆草，一名地胆草。味苦，性大寒。治咽喉疼痛，洗疥疮肿毒。”[22]

《滇南本草》第二卷：“龙胆草，味苦，性寒。泻肝经实火，止喉痛。煎点水酒服。”[23]《本草蒙筌》卷之二：“草龙胆，信阳军草龙胆、襄州草龙胆。味苦、涩，气大寒。气味俱轻，阴也。无毒。山野俱有，苗高尺余。叶类龙葵略尖，根同牛膝甚苦，故因名草龙胆也。须近冬月方采其根，甘草汤浸一宵，漉出曝干待用。仗贯众为使，恶防葵、地黄。止泄痢去肠中小虫，却惊痫益肝胆二气。胃中伏热及时行温热能除，下焦湿肿并酒疸黄肿堪退。疗客忤暗气，治痈肿口疮。敌惊痫，杀虫毒。酒浸为柴胡转佐，上行治眼目赤疼。胬肉必加，翳障通用。空腹勿服，令人溺遗。”[24]

《本草纲目》第十三卷：“龙胆　《本经·上品》【释名】陵游《本经》。志曰：叶如龙葵，味苦如胆，因以为名。【集解】《别录》曰：龙胆生齐朐山谷及冤句，二月、八月、十一月、十二月采根阴干。弘景曰：今出近道，以吴兴者为胜。根状似牛膝，其味甚苦。颂曰：宿根黄白色，下抽根十余条，类牛膝而短。直上生苗，高尺余。四月生叶如嫩蒜，细茎如小竹枝。七月开花，如牵牛花，作铃铎状，青碧色。冬后结子，苗便枯。俗呼草龙胆。又有山龙胆，味苦涩，其叶经霜雪不凋。山人用治四肢疼痛，与此同类而别种也。采无时。”[5]

《药鉴》卷之二：“龙胆草　气寒，味苦，无毒。气味俱厚，沉也，阴也。其用有四。除下部风湿，一也。除下焦湿热，二也。除脐以下至足肿痛，三也。除寒湿脚气，四也。又曰，益肝胆气，凡眼肿睛胀，瘀肉高起，痛不可忍者，以柴胡为君，胆草为使，此又眼病必用之药也。小儿惊痫，亦多用之。”[25]

《炮炙大法·草部》：“龙胆草　（甘草汤中浸一宿至明漉出曝干用勿空腹饵之令人溺不禁　贯众、赤小豆为之使　恶地黄防葵）。”[25]

《本草乘雅半偈·第三帙》：“龙胆　《本经·上品》【气味】苦涩，大寒，无毒。【主治】主骨间寒热，惊痫邪气，续绝伤，定五脏，杀蛊毒。【核】曰：处处有之，吴兴者为胜。宿根黄白，直下抽根一二十条，类牛膝而短。直上生苗，高尺余，类嫩蒜而细。七月开花，类牵牛，作铃铎状；茎类竹枝，冬后结子，茎便焦枯。一种味极苦涩，经冬不凋，名石龙胆，类同而种别。修治，取阴干者，铜刀切，去须、土、头了，锉细，甘草汤浸一宿，漉出曝干。”[28]

《本草崇原·本经中品》卷中：“龙胆　气味苦涩，大寒，无毒。主治骨间寒热，惊痫邪气，续绝伤，定五脏，杀蛊毒。”[6]

《本草新编》卷之三（角集）：“龙胆草，味苦涩，气大寒，阴也，无毒。其功专于利水消湿，除黄疸，其余治目、止痢、退热、却肿，皆推广之言也。但此种过于分利，未免耗气败血，水去血又去，湿消气又消。初起之水湿黄疸用之，不得不亟。久病之水湿黄疸用之，又不可不缓，正未可全恃之为利水神丹、消湿除痹之灵药也。”[26]

《得配本草》卷二：“贯众、赤小豆为之使。恶地黄、防葵。大苦，大寒。入足少阳、厥阴经气分。泻二经之邪热，治下焦之湿肿。杀蛔虫，疗黄疸，通淋秘，愈惊疳，止泻痢，消疮痈，去喉痛，除目赤。得苍耳子，治耳病。（湿热除也。）得柴胡，治目疾。配防风，治小儿盗汗。佐大麦芽，治谷疸。和鸡子清，治伤寒发狂。拌猪胆汁，治病后盗汗。甘草水浸一宿，曝干用。生用，下行。酒炒，上行。蜜炒，中行。猪胆汁拌炒，降火愈速。空心禁服（令人溺不禁，太苦则下泄也）。大损胃气，无实火者禁用。"[27]

《神农本草经百种录·上品》："龙胆　味苦涩。主骨间寒热，治肝邪犯肾之寒热。惊痫邪气，肝火犯心之邪。续绝伤，敛筋骨之气。定五脏，敛脏中之气。杀蛊毒。除热结之气。久服，益智不忘，收敛心中之神气。轻身耐老。热邪去而正气归，故有此效。药之味涩者绝少，龙胆之功皆在于涩，此以味为主也。涩者，酸辛之变味，兼金木之性者也，故能清敛肝家之邪火。人身惟肝火最横，能下挟肾中之游火，上引包络之相火，相持为害。肝火清，则诸火渐息，而百体清宁矣。"[29]

《神农本草经读》卷之二："龙胆　气味苦、涩、大寒，无毒。主骨间寒热，惊痫邪气，续绝伤，定五脏，杀蛊毒。张隐庵曰：龙乃东方之神，胆主少阳甲木，苦走骨，故主骨间寒热。涩类酸，故除惊痫邪气。胆主骨，肝主筋，故续绝伤。五脏六腑，皆取决于胆，故定五脏。山下有风曰蛊，风气升而蛊毒杀矣。"[30]

《本草思辨录》卷一："龙胆　黄芩主少阳之经热，竹茹主少阳之腑热，龙胆则主由少阳入厥阴之热。其味苦中有涩，苦主发，涩主收，即发即收，其用在少阳者少，在厥阴者多，故用龙胆者皆取其泻肝。凡肝之热，有本脏挟胆而热者，有为胆所侵侮而热者。龙胆治胆侮肝之热，能内极于骨间，谓之治肝无愧。以其未全离少阳，故泻肝之气热，不泻肝之血热，龙胆之名，所由来也。"[31]

《中药志》："龙胆　本品为常用中药。商品有三大类。一、关龙胆，原植物为龙胆、条叶龙胆、三花龙胆。二、苏龙胆，原植物为条叶龙胆。三、川龙胆，原植物为坚龙胆。它们都是龙胆科植物的根和根茎。……【原植物】①龙胆　别名：龙胆草（东北），龙须草（江西），山龙胆（浙江），草龙胆、观音草（吉林）。Gentiana scabra Bge. ——龙胆科 Gentianaceae ②条叶龙胆　别名：东北龙胆（通称）、山龙胆、水龙胆（江苏）。Gentiana manshurica Kitag. ——龙胆科 Gentianaceae ③三花龙胆　别名：龙胆草、胆草、狭叶龙胆（内蒙古），鲁音-苏斯（蒙名）。Gentiana tiana triflora pall. ——龙胆科 Gentianaceae ④坚龙胆　别名：滇龙胆、青鱼胆、苦草、小秦艽（云南），川龙胆（四川）。Gentiana rigescens Franch. ——龙胆科 Gentianaceae"[12]

《中药材手册》："龙胆［纲目列入草部山草类］　本品为龙胆科植物条叶龙胆 Gentiana manshurica Kitag.、龙胆 Gentiana scabra Bge.、三花龙胆 Gentiana tiana triflora pall. 或坚龙胆 Gentiana rigescens Franch. 的干燥根及根茎。原植物均系多年生草本，野生。商品龙胆按产地不同分成三大类：其中有关龙胆，原植物为条叶龙胆、粗糙龙胆、三花龙胆；苏龙胆，原植物亦为条叶龙胆；川龙胆原植物为坚龙胆。部分地区还将龙胆属多种植物的根和根茎或带根全草当龙胆药用，为其地区习惯用药。此外，菊科植物兔儿伞的根及根茎与龙胆外形相似，但不能作龙胆入药，应注意鉴别。［别名］胆草根。"[13]《全国中草药汇编》："龙胆　别名：胆草、苦胆草、龙胆草。来源：为龙胆科龙胆属植物龙胆 Gentiana scabra Bge.、条叶龙胆 G. manshurica Kitag. 和三花龙胆 G. triflora pall. 的根部。"[14]

《中药大辞典》："龙胆《本经》　【异名】陵游《本经》，草龙胆《本草图经》，龙胆草《履巉岩本草》，苦龙胆草、地胆草《滇南本草》，胆草《药品化义》，山龙胆《浙江中药手册》，四叶胆《广西中兽医药用植物》，水龙胆《江苏植物药材志》。【基原】为龙胆科植物龙胆或三花龙胆的根和根茎。【原植物】①龙胆 Gentiana scabra Bge.，又名：粗糙龙胆。②三花龙胆 Gentiana tiana triflora pall."[8]

《中医大辞典·中药分册》："龙胆　出《神农本草经》。又名龙胆草、胆草、水龙胆、四叶胆。为龙胆科植物龙胆 Gentiana scabra Bge. 东北龙胆 G. manshurica Kitag. 或三花龙胆 G. triflora Pall. 的根及根茎。主产东北地区及江苏、浙江。"[9]

《中国医学百科全书·中医学》："龙胆　始载于《神农本草经》。又名草龙胆、胆草。为龙胆科植物龙胆 Gentiana scabra Bge.、条叶龙胆 G. manshurica Kitag.、三花龙胆 G. triflora Pall.、坚龙胆 G. rigescens Franch. 的根及根茎。前三种药材称"龙胆"，后一种药材习称坚龙胆。春、秋两季采挖，以秋季为佳。挖取根部，去掉茎叶，洗净泥土，晒干。"[10]

《全国中药炮制规范》："龙胆　［处方用名］龙胆、酒龙胆。【来源】本品为龙胆科植物龙胆 Gentiana scabra Bge.、三花龙胆 Gentiana tiana triflora pall.、条叶龙胆 Gentiana manshurica Kitag. 或坚龙胆 Gentiana rigescens Franch. 的干燥根及根茎。均系野生。主产于黑龙江、辽宁、吉林、江苏、浙江等地。春、秋二季采挖，除去茎叶、洗净泥土，干燥。药材以根条粗长、色黄或黄棕者为佳。"[15]

《中国药材学》："龙胆　［别名］①龙胆：龙胆草，胆草，山龙胆草（江苏）、四叶草（广东）。②条叶龙胆：东北龙胆，山龙胆、水龙胆（江苏）。③三花龙胆：龙胆草，胆草，狭叶龙胆（内蒙古），鲁音－苏斯（蒙名）。④坚龙胆：滇龙胆、青鱼胆、苦草、小秦艽（云南），川龙胆（四川）。【来源】本品为龙胆科植物龙胆 Gentiana scabra Bunge.、条叶龙胆 G. manshurica Kitagawa、三花龙胆 G. triflora Pall. 或坚龙胆 G. rigescens Franch. 等的根和根茎。"[16]

《普通高等教育中医药类规划教材·中药学》："龙胆草《本经》　为龙胆科多年生草本植物龙胆 Gentiana scabra Bge. 和三花龙胆 Gentiana triflora pall. 或条叶龙胆 Gentiana manshurica Kitag. 的根。各地均有分布。以东北产量最大，故习称"关龙胆"。秋季采挖，晒干、切段，生用。"[33]

《中国中医药学主题词表》："龙胆 GENTANA SCABRA　属龙胆科；属清热燥湿药和清热泻火药。"[11]

《中华本草》："龙胆《本经》　【异名】陵游《本经》，草龙胆（姚僧坦《集验方》，龙胆草《履巉岩本草》，苦龙胆草、地胆草《普济方》，胆草《药品化义》，山龙胆《浙江中药手册》，四叶胆《广西中兽医药用植物》，水龙胆《江苏植物药材志》……【来源】为龙胆科植物龙胆、条叶龙胆、三花龙胆和滇龙胆的根和根茎。【原植物】①龙胆 Gentiana scabra Bge. 又名：观音草（吉林）。②条叶龙胆 Gentiana manshurica Kitag. 又名：水龙胆、山龙胆（江苏），苦龙胆（广东）。③三花龙胆 Gentiana triflora pall. 又名：狭叶龙胆（内蒙古）。④滇龙胆 Gentiana rigescens Franch. ex Hemsl. ［G. rigescesn Franch. ex Hemsl. var. stictantha Marq.］　又名：苦青、青鱼胆、小秦艽（云南）。"[17]

《中华人民共和国药典》："龙胆 Radix gentianae　本品为龙胆科植物条叶龙胆 Gentiana manshurica Kitag.、龙胆 Gentiana scabra Bge.、三花龙胆 Gentiana tiana triflora pall. 或坚龙

胆 Gentiana rigescens Franch. 的干燥根及根茎。前三种习称‘龙胆’，后一种习称‘坚龙胆’。春、秋二季采挖，洗净，干燥。”[7]

《全国中草药名鉴》：“植物名　龙胆。药材名　龙胆《本经》、《药典》　地方名　浙江：鲤鱼胆；江西：倒挂金钟；内蒙古：‘鸟各缺’（蒙名）。”[32]

5　参考文献

1　汉·神农本草经. 清顾观光重辑本. 北京：人民卫生出版社，1955，32

2　南北朝·陶弘景. 本草经集注. 北京：人民卫生出版社，1994，212

3　唐·苏敬等撰. 新修本草. 合肥：安徽科学技术出版社，1981，172

4　宋·唐慎微. 证类本草. 北京：人民卫生出版社，1957，163

5　明·李时珍. 本草纲目. 北京：人民卫生出版社，1982，814

6　清·张志聪. 本草崇原. 北京：中国中医药出版社，1992，79

7　国家药典委员会编. 中华人民共和国药典. 一部. 北京：化学工业出版社，2000，72

8　江苏新医学院编. 中药大辞典. 上海：上海科学技术出版社，1977，627

9　《中医大辞典》编辑委员会编. 中医大辞典·中药分册. 北京：人民卫生出版社，1982，98

10　《中医学》编辑委员会. 中国医学百科全书·中医学. 中册. 上海：上海科学技术出版社，1997，986

11　吴兰成主编. 中国中医药学主题词表. 北京：中医古籍出版社，1996，232

12　中国医学科学院药物研究所等编. 中药志. 第二册. 北京：人民卫生出版社，1993，310

13　中华人民共和国卫生部药政管理局主编. 中药材手册. 北京：人民卫生出版社，1998，67

14　《全国中草药汇编》编写组编. 全国中草药汇编. 上册. 北京：人民卫生出版社，1996，261

15　中华人民共和国卫生部药政管理局编. 全国中药炮制规范. 北京：人民卫生出版社，1988，31

16　徐国钧等主编. 中国药材学. 北京：中国医药科技出版社，1996，366

17　国家中医药管理局《中华本草》编委会. 中华本草. 第六册. 上海：上海科学技术出版社，1999，240

18　魏晋·名医别录. 北京：人民卫生出版社，1986，33

19　北周·姚僧垣. 集验方. 天津：天津科技出版社，1986，96

20　宋·王怀隐. 太平圣惠方. 北京：人民卫生出版社，1958，1988

21　宋·苏颂. 本草图经. 合肥：安徽科学技术出版社，1994，111

22　明·兰茂. 滇南本草. 第二卷. 昆明：云南人民出版社，1977，297

23　明·兰茂. 滇南本草. 昆明：云南人民出版社，1959

24　明·陈嘉谟. 本草蒙筌. 北京：人民卫生出版社，1988，115

25　明·杜文燮. 药鉴. 北京：中国中医药出版社，1993，72

25　明·缪希雍. 炮炙大法. 明末庄继先校刻本

26　清·陈士铎. 本草新编. 北京：中国中医药出版社，1996，135

27　清·严西亭. 得配本草. 上海：上海卫生出版社，1957，32

28　明·卢之颐. 本草乘雅半偈. 北京：人民卫生出版社，1986，183

29　清·徐大椿. 神农本草经百种录. 见：景印文渊阁四库全书（785）. 北京：中医古籍出版社，1986，566

30　清·陈念祖. 神农本草经读. 北京：人民卫生出版，1959，15

31　清·周岩. 本草思辨录. 北京：人民卫生出版，1960，46

32　谢宗万等主编. 全国中草药名鉴. 北京：人民卫生出版社，1996，809

33　雷载权主编．普通高等教育中医药类规划教材·中药学．上海：上海科学技术出版社，1995，63

106　龙骨
Longgu
Os Draconis

1　定名依据

1.1　正名

1.1.1　汉文名：龙骨（古代哺乳动物象类、犀类、三趾马、牛类、鹿类等的骨骼化石。由磷灰石 Apatite、方解石 Calcite 以及少量黏土矿物组成）。

1.1.2　英文名：dragon bone.

1.2　依据

1.2.1　定名的文献依据

(1)《神农本草经》卷一："龙骨，味甘，平。主心腹鬼注，精物老魁，咳逆，泄利脓血，女子漏下癥瘕坚结，小儿热气惊痫。齿，主小儿、大人惊痫癫疾狂走，心下结气，不能喘息，诸痉，杀精物。久服，轻身、通神明、延年。生山谷。"[1]

(2)《本草经集注·虫兽三品》："龙骨，味甘，平、微寒，无毒。主治心腹鬼疰，精物老魅，咳逆，泄痢脓血，女子漏下，癥瘕坚结，小儿热气惊痫。治心腹烦满，四肢痿枯，汗出，夜卧自惊，恚怒，伏气在心下，不得喘息，肠痈内疽阴蚀，止汗，小便利，溺血，养精神，定魂魄，安五脏。白龙骨，治梦寤泄精，小便泄精。"[2]

(3)《新修本草》卷十五："龙骨，味甘，平、微寒，无毒。主心腹鬼疰，精物，老魅，咳逆，泄痢脓血，女子漏下，癥瘕坚结，小儿热气惊痫，疗心腹烦满，四肢痿枯，汗出，夜卧自惊，恚怒，伏气在心下，不得喘息，肠痈内疽阴蚀，止汗，小便利，溺血，养精神，定魂魄，安五脏。"[3]

(4)《证类本草》卷十六："龙骨，味甘，平、微寒，无毒。主心腹鬼疰，精物老魅，咳逆，泄痢脓血，女子漏下，癥瘕坚结，小儿热气惊痫，疗心腹烦满，四肢痿枯，汗出，夜卧自惊，恚怒，伏气在心下，不得喘息，肠痈内疽阴蚀，止汗，缩小便，溺血，养精神，定魂魄，安五脏。"[4]

(5)《本草纲目》卷四十三："龙，《本经·上品》。【释名】时珍曰：按：许慎《说文》：龙字篆文象形……龙骨，《别录》曰：生晋地川谷，及太山岩水岸土穴中死龙处。采无时。弘景曰：今多出梁、益、巴中。骨欲得脊脑，作白地锦纹，舐之着舌者良。齿小强，犹有齿形。角强而实。皆是龙蜕，非实死也。"[5]

(6)《本草从新》卷十七："龙骨，涩精回阳、镇惊。甘涩平。入手足少阴（心、肾。）手阳明、（大肠。）足厥阴。（肝。）能收敛浮越之正气。涩肠益肾。安魂镇惊。辟邪解毒。治多梦纷纭。惊痫疟痢。吐衄崩带。滑精脱肛。大小肠利。固精止汗。定喘（气不归元则喘），敛疮。皆涩以止脱之义。"[6]

(7)《中华本草》："龙骨《本经》　……【来源】为古代哺乳动物象类、犀类、三趾马、牛类、鹿类等的骨骼化石。[原矿物] 由磷灰石、方解石以及少量黏土矿物组成。"[7]

(8)《普通高等教育中医药类规划教材·中药学》："龙骨《本经》　为古代多种大型哺乳动物，如三趾马、犀类、鹿类、牛类、名象类等的骨骼化石或象类门齿的化石。主产于山西、内蒙古、河南、河北、陕西、甘肃等地。全年均可采挖，除去泥土及杂质，贮于干燥处。生用或煅用。"[8]

(9)《中药大辞典》："龙骨《本经》　【基原】为古代哺乳动物如象类、犀牛类、三趾马等的骨胳的化石。"[9]

(10)《中医大辞典·中药分册》："龙骨　出《神农本草经》。又名花龙骨。为古代大形哺乳动物如象类、犀牛类、三趾马等的骨骼化石。"[10]

(11)《中国医学百科全书·中医学》："龙骨　始载于《神农本草经》。为古代哺乳动物三趾马、象类、犀类、鹿类、牛类等的骨骼化石，药材习称'龙骨'；或为象类门齿的化石，药材习称'五花龙骨'。"[11]

(12)《中国中医药学主题词表》："龙骨 OS DRACONIS　属动物药及安神药；为古代多种大型哺乳动物的骨骼化石。"[12]

(13)《中药志》[13]、《中药材手册》[14]、《全国中草药汇编》[15]、《全国中药炮制规范》[16]、《中国药材学》[17]等现代中药著作多以"龙骨"作为本品正名（参见"文献通考"）。

1.2.2　定名选择的理由

(1) 龙骨 Os Draconis，为古代多种大型哺乳动物，如三趾马、犀类、鹿类、牛类、名象类等的骨骼化石或象类门齿的化石。"龙骨"之名始见于汉《神农本草经》，并作为本品正名记载。其后的历代重要本草著作如南北朝·陶弘景《本草经集注》，唐·苏敬《新修本草》，宋·唐慎微《证类本草》，明·李时珍《本草纲目》，清·吴仪洛《本草从新》等在载录本品时均以"龙骨"作为正名，并一直沿用至今。

(2) 我国最新出版的《普通高等教育中医药类规划教材·中药学》以及辞书类著作《中医大辞典·中药分册》、《中药大辞典》、《中国医学百科全书·中医学》等均以"龙骨"作为本品正名。已经广泛应用于中医药学文献的标引和检索的《中国中医药学主题词表》也以"龙骨"作为本品的正式主题词。现代本草著作如《中药志》、《全国中草药汇编》、《中华本草》、《中国药材学》、《中药材手册》、《全国中药炮制规范》等虽记载了不少本品各地的俗称，但也无一例外以"龙骨"作为本品的正名。说明"龙骨"作为本品正名已成为共识。

1.3　与正名等效的名词：无。

2　源流考释

龙骨（古代多种大型哺乳动物，如三趾马、犀类、鹿类、牛类、名象类等的骨骼化石或象类门齿的化石）始载于汉《神农本草经》[1]，并以"龙骨"为正名，如《神农本草经》卷一："龙骨，味甘，平。主心腹鬼注，精物老魁，咳逆，泄利脓血，女子漏下癥瘕坚结，小儿热气惊痫。齿：主小儿、大人惊痫癫疾狂走，心下结气，不能喘息，诸痉，杀精物。久服，轻身、通神明、延年。生山谷。"[1]其后的本草著作大多即沿用该书记载，以"龙骨"为正名记载本品，如三国·吴普《吴普本草》[18]，魏晋《名医别录》[19]，南北朝·雷敩《雷公炮炙论》[20]、陶弘景《本草经集注》[2]，唐·苏敬《新修本草》[3]、孙思邈《千金翼方》[21]，宋·苏颂《本草图经》[22]、唐慎微《证类本草》[4]、寇宗奭《本草衍义》[23]、佚名《增广太平和剂图经本草药性总论》[24]，日本吉益东洞《药征》[25]，元·王好古《汤液本草》[26]，明·刘文泰《本草品汇精要》[27]、陈嘉谟《本草蒙筌》[28]、李时珍《本草纲目》[5]、缪希雍《炮炙大法》[29]、李中梓《雷公炮制药性解》[30]、李中梓《本草征要》[31]、卢之颐《本草乘雅半偈》[32]，清·张志聪《本草崇原》[33]、蒋居祉《本草择要纲目》[34]、陈士铎《本草新编》[35]、稻宣义《炮炙全书》[36]、汪昂《本草备要》[37]、张璐《本经逢原》[38]、叶桂《本草经解》[39]、徐大椿《神农本草经百种录》[40]、吴仪洛《本草从新》[6]、严西亭《得配本草》[41]、沈金鳌《要药分剂》[42]、黄宫绣《本草求真》[43]、陈念祖《神农本草经读》[44]、姚澜《本草分经》[45]、叶志诜《神农本草经赞》[46]、凌奂《本草害利》[47]、陈其瑞《本草撮要》[48]、张秉成《本草便读》[49]、周岩《本草思辨录》[50]等。

现代有关著作均沿用《神农本草经》的记载以"龙骨"作为本品正名，如《普通高等教育中医药类规划教材·中药学》[8]、《中药大辞典》[9]、《中医大辞典·中药分册》[10]、《中国医学百科全书·中医学》[11]、《中国中医药学主题词表》[12]、《中药志》[13]、《中药材手册》[14]、《全国中草药汇编》[15]、《全国中药炮制规范》[16]、《中国药材学》[17]、《中华本草》[7]等。同时尚记载有"花龙骨"《中医大辞典》[10]，"白龙骨"、"粉龙骨"、"土龙骨"《中国药材学》[17]等各地的俗称。

3　附录

3.1　又称：煅龙骨（饮片规格名），花龙骨、土龙骨、五花龙骨（药材商品名）。

3.2　俗称：花龙骨，白龙骨，粉龙骨，土龙骨。

3.3　曾称：无。

4　文献通考

《神农本草经》卷一："龙骨，味甘，平。主心腹鬼注，精物老魁，咳逆，泄利脓血，女子漏下癥瘕坚结，小儿热气惊痫。齿：主小儿、大人惊痫瘨疾狂走，心下结气，不能喘息，诸痉，杀精物。久服，轻身、通神明、延年。生山谷。"[1]

《吴普本草·虫兽类》："龙骨，《御览》卷九百八十八。生晋地山谷阴，大水所过处。是死龙骨，色青白者善。十二月采，或无时，龙角畏干漆、蜀椒、理石。"[18]

《名医别录》卷一："龙骨，微寒，无毒。主治心腹烦满，四肢痿枯，汗出，夜卧自惊，恚怒，伏气在心下，不得喘息，肠痈内疽阴蚀，止汗，小便利，溺血，养精神，定魂魄，安五脏。"[19]

《雷公炮炙论》卷上："龙骨，雷公云：剡州生者，仓州、太原者上。其骨细、文广者，是雌；骨粗、文狭者，是雄。骨五色者上，白色者中，黑色者次，黄色者稍得。经落不净之处不用，妇人采得者不用。"[20]

《本草经集注·虫兽三品》："龙骨，味甘，平、微寒，无毒。主治心腹鬼疰，精物老魅，咳逆，泄痢脓血，女子漏下，癥瘕坚结，小儿热气惊痫。治心腹烦满，四肢痿枯，汗出，夜卧自惊，恚怒，伏气在心下，不得喘息，肠痈内疽阴蚀，止汗，小便利，溺血，养精神，定魂魄，安五脏。白龙骨：治梦寤泄精，小便泄精。”[2]

《新修本草》卷十五：“龙骨，味甘，平、微寒，无毒。主心腹鬼疰，精物，老魅，咳逆，泄痢脓血，女子漏下，癥瘕坚结，小儿热气惊痫，疗心腹烦满，四肢痿枯，汗出，夜卧自惊，恚怒，伏气在心下，不得喘息，肠痈内疽阴蚀，止汗，小便利，溺血，养精神，定魂魄，安五脏。”[3]

《千金翼方》卷三：“龙骨，味甘，平，微寒，无毒。主心腹鬼疰，精物老魅，咳逆，泻痢脓血，女子漏下，癥瘕坚结，小儿热气惊痫，疗心腹烦满，四肢痿枯汗出，夜卧自惊恚怒，伏气在心下，不得喘息，肠痈内疽阴蚀，止汗，缩小便，溺血，养精神，定魂魄，安五脏。”[21]

《本草图经》卷十三：“龙骨，并齿、角，出晋地川谷及泰山岩水岸土穴中死龙处，今河东州郡多有之。或云是龙蜕，实非死骨，得脊脑，作白地锦文，舐之著舌者良。齿小强，犹有齿形，角强而实。采无时。李肇国《史补》云：春水时至，鱼登龙门，蜕其骨甚多，人采以为药，而有五色者。”[22]

《证类本草》卷十六：“龙骨，味甘，平、微寒，无毒。主心腹鬼疰，精物老魅，咳逆，泄痢脓血，女子漏下，癥瘕坚结，小儿热气惊痫，疗心腹烦满，四肢痿枯，汗出，夜卧自惊，恚怒，伏气在心下，不得喘息，肠痈内疽阴蚀，止汗，缩小便，溺血，养精神，定魂魄，安五脏。”[4]

《本草衍义》卷十六：“龙骨，诸家之说，纷然不一。既不能指定，终是臆度。西京颍阳县民家，忽崖坏，得龙骨一副，肢体头角悉具，不知其蜕也，其毙也。若谓蜕毙，则是有形之物，而又生不可得见，死方可见。谓其化也，则其形独不能化。然《西域记》中所说甚详，但未敢据凭。”[23]

《增广太平和剂图经本草药性总论·兽部上品》：“龙骨，味甘，平，微寒，无毒。主心腹鬼疰精物老魅，咳逆，泄痢脓血，女子漏下，癥瘕坚结，小儿热气惊痫，疗心腹烦满，四肢痿枯，汗出，夜卧自惊，恚怒，伏气在心下不得喘息，肠痈内疽，阴蚀，止汗，缩小便，溺血，养神定魄，安五脏。”[24]

《药征》卷下：“龙骨，主治脐下动也。旁治烦惊失精。考证，桂枝去芍药加蜀漆龙骨牡蛎汤证曰：惊狂、起卧不安。以上一方，龙骨四两。”[25]

《汤液本草》卷六：“龙骨，气平微寒，味甘。阳也。无毒。《本草》云：主心腹鬼疰，精物老魅，咳逆，泄利脓血，女子漏下，癥瘕坚结，小儿热气惊痫。疗心腹烦满，四肢痿枯，汗出，夜卧自惊。恚怒伏气在心下，不得喘息。肠痈内疽，阴蚀。止汗，缩小便，溺血。养精神，定魂魄，安五脏。”[26]

《本草品汇精要》卷二十三：“龙骨，无毒。龙骨，齿、角吉，吊紫稍花等附。龙骨（出《神农本经》）主心腹鬼疰，精物老魅，咳逆，泄痢脓血，女子漏下，癥瘕坚；结小儿热气惊痫。齿主小儿、大人惊痫，癫疾狂走，心下结气，不能喘息，诸痉杀精物。角久服轻身，通神明，延年（以上朱字《神农本经》）。骨疗心腹烦满，四肢痿枯，汗出，夜卧自惊，恚怒，伏气在心下，不得喘息，肠痈内疽，阴蚀；止汗，缩小便溺血，养精神，定魂魄，安五脏。”[27]

《本草蒙筌》卷十一：“龙骨，味甘，气微寒。阳也。无毒。河东多，崖穴有。指脱者，当时臆度语；云死者，《本经》的实辞。（经云：死龙处采无时。）”[28]

《本草纲目》卷四十三："龙，《本经·上品》。【释名】时珍曰：按：许慎《说文》：龙字篆文象形……龙骨，《别录》曰：生晋地川谷，及太山岩水岸土穴中死龙处。采无时。弘景曰：今多出梁、益、巴中。骨欲得脊脑，作白地锦纹，舐之着舌者良。齿小强，犹有齿形。角强而实。皆是龙蜕，非实死也。"[5]

《炮炙大法·兽部》："龙骨，（骨细文广者是雌骨，粗文狭者是雄骨，五色者上，白色者中，黑色者次，黄色者稍得经落不净之处，并妇人采得者。不用洗净，挎研如粉极细，方入药，其效始神。但是丈夫服，空心，益肾药中安置圆。龙骨气入肾脏中也，雷公所云生用，法也，一法用酒浸一宿，焙干研粉，水飞三度用，如急用以酒煮焙干。或云凡入药须水飞，晒干，每斤用黑豆一斗，蒸一伏时，晒干用，否则着人肠胃，晚年作热也。得人参、牛黄、黑豆良。畏石膏、铁，忌鱼。）"[29]

《雷公炮制药性解》卷六："龙骨，味甘，性平无毒，入肾经。主丈夫精滑遗泄，妇人崩中带下，止肠风下血，疗泻痢不止，得五色具者佳，其齿主惊痫狂疾，俱畏干漆、蜀、椒、理石、石膏。"[30]

《本草征要》卷三："龙骨及龙齿，味甘，性平，无毒。入心、肝、肾三经。忌鱼及铁器。畏石膏。火炼，水飞，酒煮用。养精神，定魂魄。涩精而遗泄能收，固肠而崩淋可止。缩小便，止自汗，生肌肉，收脱肛。"[31]

《本草乘雅半偈·第一帙》："龙骨，《本经·上品》。土大颃颡则风木变眚，以木必基土，维土为命，互为乘制，制则化生。"[32]

《本草崇原》卷上："龙骨，气味甘平，无毒。主治心腹鬼疰，精物老魅，咳逆，泄痢脓血，女子漏下，癥瘕坚结，小儿热气惊痫。"[33]

《本草择要纲目·平性药品》："龙骨，【气味】甘平无毒。阳中之阴。入手足少阴厥阴经。【主治】益肾镇惊。止阴疟。收湿气。疗多寐泄精。小便自泄。生肌敛疮。盖涩可去脱。龙骨能收敛浮越之正气。固大肠而镇惊。又主带脉为病。"[34]

《本草新编》卷五："龙骨（龙齿、紫稍花），味甘，气微寒，阳也。虽有雌雄，无分功效，但色黑者不可用。必须火煅研末，水飞过，始可用之。闭塞滑泻之大肠，收敛浮越之正气，止肠风下血，及妇人带下崩中，塞梦寐泄精，并小儿惊痫风热，辟鬼疰精物，除肠痈内疽，固虚汗，缩小便，散坚结，消癥瘕。龙齿，定心安魂，男妇邪梦纷纭者，尤宜急服。"[35]

《炮炙全书》卷四："龙骨，甘，平，有小毒。其骨细文广者是雌骨，粗文狭者是雄，五色全具上品，白中黄者次，黑色者勿用。舐之著舌者佳，煅赤研细，酒浸，焙干，水飞三度。用一云：凡入药须水飞过，晒干，每斤用黑豆一斗，蒸一伏时，晒干用否则著人肠胃，晚年作热也。"[36]

《本草备要·鳞介鱼虫部》："龙骨（龙齿、紫稍花），味甘，气微寒，阳也。虽有雌雄，无分功效，但色黑者不可用。必须火煅研末，水飞过，始可用之。闭塞滑泻之大肠，收敛浮越之正气，止肠风下血，及妇人带下崩中，塞梦寐泄精，并小儿惊痫风热，辟鬼疰精物，除肠痈内疽，固虚汗，缩小便，散坚结，消癥瘕。"[37]

《本经逢原》卷四："龙骨，甘平无毒。粘舌色白者良。煅赤，水飞用。飞之不细，粘著肠胃，令人寒热。《本经》主心腹鬼疰，精物老魅，咳逆泄痢脓血，女子漏下，癥瘕坚结，小儿热气惊痫。"[38]

《本草经解》卷四：“【龙骨】，气平味甘。无毒。主心腹鬼疰。精物老魅。咳逆。泄痢脓血。女子漏下。癥瘕坚结。小儿热气惊痫。（煅）龙骨气平。禀天秋收之金气。入手太阴肺经。味甘无毒。得地中正之土味。入足太阴脾经。龙为东方之神。鳞虫之长。神灵之骨。”[39]

《神农本草经百种录》上品：“龙骨，咸甘平。主心腹鬼疰，精物老魅，纯阳能制阴邪。咳逆，敛气涤饮。泄痢脓血，女子漏下，收涩之功。癥瘕坚结，龙性善入，能穿破积滞。小儿热气惊痫。敛火安神。”[40]

《本草从新》卷十七：“龙骨，涩精回阳、镇惊。甘涩平。入手足少阴（心、肾）、手阳明（大肠）、足厥阴（肝）。能收敛浮越之正气。涩肠益肾。安魂镇惊。辟邪解毒。治多梦纷纭。惊痫疟痢。吐衄崩带。滑精脱肛。大小肠利。固精止汗。定喘（气不归元则喘），敛疮。皆涩以止脱之义。”[6]

《得配本草》卷八：“龙骨，得人参、牛黄、黑豆良。畏石膏、铁器。忌鱼。甘、平、涩。入足少阴、厥阴经。收浮越之正气，涩有形之精液。镇惊定魄，止肠红，生肌肉，疗崩带，愈溺血，敛疮口，祛肠毒。”[41]

《要药分剂》卷九：“龙骨，味甘。性平。无毒。得阳气以生而伏于阴。为东方之神。升也。阴中阳也。得牛黄、人参良。畏石膏。忌鱼及铁。”[42]

《本草求真》卷二：“龙骨，（龙）敛肝气止脱镇惊安魄。龙骨（专入肝肾大肠，兼入心，阴中之阳。鳞虫之长）。”[43]

《神农本草经读》卷二：“龙骨，气味甘、平，无毒。主心腹鬼疰精物老魅，咳逆，泄痢脓血，女子漏下，癥瘕坚结，小儿热气惊痫。”[44]

《本草分经·原例》：“龙骨，甘平涩，入心肝肾大肠，能敛浮越之正气，涩肠益肾，安魂镇惊，固精止汗，定喘解毒，皆涩以止脱之义。”[45]

《神农本草经赞》卷一：“龙骨，味甘平。主心腹鬼注，精物老魅，咳逆，泄利脓血。女子漏下。癥瘕坚结。小儿热气惊痫。齿。主小儿大人惊痫。瘨疾狂走。心下结气。不能喘息。诸痉。杀精物。久服轻身。通神明延年。生山谷。”[46]

《本草害利·肝部药队》：“龙骨，【害】其性涩而收敛，凡泄利肠澼，及女子漏下、崩中、溺血等症，皆血热积滞而为患，法当通利疏泄，不可便用止涩之剂，恐积滞瘀血在内，反能为害。惟久病虚脱者，不在所忌。畏石羔、川椒、鱼腥及铁器。”[47]

《本草撮要》卷九：“【龙骨】，味甘涩。气微寒。入手足厥阴少阴少阳经。功专固脱。得远志治健忘。得韭子治滑精。得桑螵蛸治遗尿。”[48]

《本草便读·鳞介部》：“龙骨，性入东方。治肝脏魂无所附。功昭灵异。疗惊风瘛痉难痊。敛疮口以止遗。甘平性涩。固崩淋而辟魅。重镇能收。”[49]

《本草思辨录》卷四：“龙骨，非无真者，特不易得耳。药肆所售，乃龙蛰土中，至春启蛰上腾。其所伏处，土遂粘埴似石而形似龙，故其用与真龙为近。”[50]

《中药志》：“龙骨　本品为较常用中药。‘神农本草经’列为上品，现市售品可分为花龙骨和土龙骨两类。……［药材］本品为古代大形哺乳动物如象、犀牛、三趾马、羚羊的骨骼化石。［名称］龙骨 Os Draconis（Fossilia Ossis Mastodi）1. 花龙骨 Os Draconis coloratus　2. 土龙骨 Os Draconis nativus　别名：粉龙骨。”[13]

《中药材手册》：“龙骨［纲目列入鳞部龙类龙项下］　本品为古代哺乳动物象类、犀类、三趾马、羚羊、牛类、鹿类等的骨骼化石或象类门齿化石。多系开山掘地所得。一具龙骨常达数百斤，以至千斤不等。虽有大小之分，但均可供药用。商品龙骨分五花龙骨与一般龙骨两类，习惯认为五花龙骨为佳。若化石年代久远，已为石质而无吸湿性者，或尚未成为化石者，以及一般兽骨均不可药用。"[14]

《全国中草药汇编》："龙骨 【来源】为古代哺乳动物如象类、犀牛类、三趾马等的骨骼化石。"[15]

《中药大辞典》："龙骨《本经》 【基原】为古代哺乳动物如象类、犀牛类、三趾马等的骨胳的化石。"[9]

《中医大辞典·中药分册》："龙骨 出《神农本草经》。又名花龙骨。为古代大形哺乳动物如象类、犀牛类、三趾马等的骨骼化石。"[10]

《中国医学百科全书·中医学》："龙骨 始载于《神农本草经》。为古代哺乳动物三趾马、象类、犀类、鹿类、牛类等的骨骼化石，药材习称'龙骨'；或为象类门齿的化石，药材习称'五花龙骨'。"[11]

《全国中药炮制规范》："龙骨 ［处方用名］龙骨、煅龙骨。【来源】本品为古代哺乳动物如三趾马、犀类、鹿类、牛类、象类等的骨骼化石或象类门齿的化石 Osdradonis，前者习称'龙骨'，后者习称'五花龙骨'。主产于河南、河北、山西、内蒙古等地，挖出后，除去泥土及杂质。龙骨以质硬、色白、吸湿性强者为佳。五花龙骨以体轻，质酥脆、分层、有花纹，吸湿性强者为佳。"[16]

《中国药材学》："龙骨 ［别名］白龙骨，粉龙骨，土龙骨。【来源】本品为古代哺乳动物象类、犀类、三趾马、羚羊、牛类、鹿类等的骨骼化石或象类门齿化石。药材上皆称前者为土龙骨（Os Draconis），后者为花龙骨（Os Draconis Coloratus）。"[17]

《中国中医药学主题词表》："龙骨 OS DRACONIS 属动物药及安神药；为古代多种大型哺乳动物的骨骼化石。"[12]

《普通高等教育中医药类规划教材·中药学》："龙骨《本经》 为古代多种大型哺乳动物，如三趾马、犀类、鹿类、牛类、名象类等的骨骼化石或象类门齿的化石。主产于山西、内蒙古、河南、河北、陕西、甘肃等地。全年均可采挖，除去泥土及杂质，贮于干燥处。生用或煅用。"[8]

《中华本草》："龙骨《本经》 ……【来源】为古代哺乳动物象类、犀类、三趾马、牛类、鹿类等的骨骼化石。［原矿物］由磷灰石、方解石以及少量粘土矿物组成。"[7]

5 参考文献

1 汉·神农本草经．清顾观光重辑本．北京：人民卫生出版社，1955，49

2 南北朝·陶弘景．本草经集注．北京：人民卫生出版社，1994，387

3 唐·苏敬等撰．新修本草．合肥：安徽科学技术出版社，1981，361

4 宋·唐慎微．证类本草．北京：人民卫生出版社，1957，368

5 明·李时珍．本草纲目．北京：人民卫生出版社，1982，2375

6 清·吴仪洛．本草从新．北京：中医古籍出版社，2001，253

7 国家中医药管理局《中华本草》编委会．中华本草．第一册．上海：上海科学技术出版社，1999，317

8 雷载权主编．普通高等教育中医药类规划教材·中药学．上海：上海科学技术出版社，1995，250

9 江苏新医学院编．中药大辞典．上海：上海科学技术出版社，1977，625
10 《中医大辞典》编辑委员会编．中医大辞典·中药分册．北京：人民卫生出版社，1982，98
11 《中医学》编辑委员会．中国医学百科全书·中医学．上海：上海科学技术出版社，1997，1260
12 吴兰成主编．中国中医药学主题词表．北京：中医古籍出版社，1996，232
13 中国医学科学院药物研究所等编．中药志．第四册．北京：人民卫生出版社，1961，233
14 中华人民共和国卫生部药政管理局主编．中药材手册．北京：人民卫生出版社，1998，719
15 《全国中草药汇编》编写组编．全国中草药汇编．上册．北京：人民卫生出版社，1996，264
16 中华人民共和国卫生部药政管理局编．全国中药炮制规范．北京：人民卫生出版社，1988，378
17 徐国钧等主编．中国药材学．北京：中国医药科技出版社，1996，1914
18 三国·吴普．吴普本草．北京：人民卫生出版社，1987，69
19 魏晋·名医别录．北京：人民卫生出版社，1986，70
20 南北朝·雷敩．雷公炮炙论．上海：上海中医学院出版社，1986，37
21 唐·孙思邈．千金翼方．北京：人民卫生出版社，1955，40
22 宋·苏颂．本草图经．合肥：安徽科学技术出版社，1994，432
23 宋·寇宗奭．本草衍义．上海：商务印书馆，1937，94
24 宋·佚名．增广太平和剂图经本草药性总论．见：增广太平惠民和剂局方．海口：海南出版社，2002，486
25 ［日］吉益东洞．药征．见：中国医学大成（二）．长沙：岳麓书社，1990，193
26 元·王好古．汤液本草．见：景印文渊阁四库全书（745）．北京：中医古籍出版社，1986，1006
27 明·刘文泰．本草品汇精要．北京：人民卫生出版社，1982，595
28 明·陈嘉谟．本草蒙筌．北京：人民卫生出版社，1988，435
29 明·缪希雍．炮炙大法．明末庄继先校刻本
30 明·李中梓．雷公炮制药性解．见：中国医学大成（二）．长沙：岳麓书社，1990，159
31 明·李中梓．本草征要．见：李中梓医学全书．北京：中国中医药出版社，1999，151
32 明·卢之颐．本草乘雅半偈．北京：人民卫生出版社，1986，58
33 清·张志聪．本草崇原．北京：中国中医药出版社，1992，50
34 清·蒋居祉．本草择要纲目．见：珍本医书集成．本草类．上海：上海科学技术出版社，1985，102
35 清·陈士铎．本草新编．北京：中国中医药出版社，1996，303
36 ［日］稻宣义．炮炙全书．北京：中医古籍出版社，1981，132
37 清·汪昂．本草备要．北京：中国中医药出版社，1998，258
38 清·张璐．本经逢原．上海：上海科学技术出版社，1959，210
39 清·叶桂．本草经解．上海：上海科学技术出版社，1958，112
40 清·徐大椿．神农本草经百种录．见：景印文渊阁四库全书（785）．北京：中医古籍出版社，1986，570
41 清·严西亭．得配本草．上海：上海卫生出版社，1957，14
42 清·沈金鳌．要药分剂．上海：上海科学技术出版社，1959，227
43 清·黄宫绣．本草求真．上海：上海科学技术出版社，1959，59
44 清·陈念祖．神农本草经读．北京：人民卫生出版，1959，24
45 清·姚澜．本草分经．上海：上海科学技术出版社，1989，138
46 清·叶志诜．神农本草经赞．见：珍本医书集成．本草类．上海：上海科学技术出版社，1985，48
47 清·凌奂．本草害利．北京：中医古籍出版社，1982，22
48 清·陈其瑞．本草撮要．见：珍本医书集成．本草类．上海：上海科学技术出版社，1985，99
49 清·张秉成．本草便读．上海：上海卫生出版社，1957，110

50　清·周岩．本草思辨录．北京：人民卫生出版，1960，147

107　龙眼肉
Longyanrou
Arillus Longan

1　定名依据

1.1　正名

1.1.1　汉文名：龙眼肉（为无患子科植物龙眼 Dimocarpus longan Lour. 的假种皮）。

1.1.2　英文名：longan aril.

1.2　依据

1.2.1　定名的文献依据

(1)《严氏济生方·惊悸怔忡健忘门·健忘论证》："归脾汤　治思虑过度，劳伤心脾，健忘怔忡。白术　茯神（去木）　黄芪（去芦）　龙眼肉　酸枣仁（炒，去壳。各一两），人参　木香（不见火。各半两）甘草（炙，二钱半），每服四钱，水一盏半，生姜五片，枣子一枚，煎至七分，去滓，温服，不拘时候。"[1]

(2)《世医得效方》卷第七："归脾汤　治思虑伤脾，心多健忘，为脾不能统摄心血，以致妄行，或吐血、下血。白术　茯神　黄芪　酸枣仁（炒，去壳）龙眼肉（各一两）人参　木香（各半两）甘草（二钱半）上锉散。每服水一盏，姜五片，枣一枚煎。不拘时候，温服。"[2]

(3)《本草蒙筌》卷之七："龙眼肉　味甘，气平。无毒。树颇大，叶微小凌冬常青；实极圆，壳淡黄纹作鳞甲。肉甘甚薄，名亚荔枝。"[3]

(4)《医方考》卷五："归脾汤　人参　黄芪　龙眼肉　酸枣仁　茯苓　白术　远志（各一钱）炙甘草　木当归（各五分）　思虑过多，劳伤心脾，令人健忘者，此方主之。"[4]

(5)《本草新编》卷之五："龙眼肉，味甘，气平，无毒。入脾、心二经。解毒去虫，安志定神，养肌肉，美颜色，除健忘，却怔忡。多服强魂聪明，久服轻身不老。此物果中之尤益人者。"[5]

(6)《本草备要·果部》："龙眼肉　补心脾　甘温归脾。益脾长智（一名益智），养心补血（心为脾母），故归脾汤用之。治思虑劳心脾及汤风下血（心生血，脾统血。思虑过多，则心脾伤而血耗，致有健忘、怔忡、惊悸诸病）。"[6]

(7)《本草经解》卷三："【龙眼肉】气平。味甘。无毒。主五脏邪气。安志厌食。除蛊毒。去三虫。久服强魂聪明。轻身不老。通神明。圆肉气平。禀天秋平之金气。入手太阴肺经。味甘无毒。"[7]

(8)《本草从新》卷十："龙眼肉　俗呼圆眼。补心脾。甘平润。补心长智。（一名益智。）悦胃培脾。疗健忘与怔忡。能安神而熟寐。一切思虑过度。劳伤心脾。及血不归脾诸证。"[8]

(9)《本草分经》："龙眼肉　甘平而润，补心脾安神，治一切思虑过度劳伤心脾及血不归脾诸症。”[9]

(10)《本草述钩元》卷十八：“龙眼肉，荔枝才过，龙眼即熟。其色青黄。南人呼为荔枝奴。木性畏寒。然白露后方可采摘。气味甘平。入足太阴、手少阴经。开胃益脾。宁心安志。除健忘。却怔忡。禀稼穑之化。故其味甘。”[10]

(11)《中华人民共和国药典》：“龙眼肉 Arillus longan　本品为无患子科植物龙眼 Dimocarpus longan Lour. 的假种皮。夏、秋二季采收成熟果实，干燥，除去壳、核，晒至干爽不黏。”[11]

(12)《普通高等教育中医药类规划教材·中药学》：“龙眼肉《本经》为无患子科常绿乔木植物龙眼 Dimocarpus longan Lour. 的假种皮。主产于广东、福建、台湾、广西等地。初秋果熟时采摘，烘干或晒干，取肉去核，晒至干爽不粘。”[12]

(13)《中药大辞典》：“龙眼肉《开宝本草》　【异名】益智《本经》，蜜脾《纲目》，龙眼干《泉州本草》。【基原】为无患子科植物龙眼的假种皮。【原植物】龙眼 Euphoria longan (Lour.) Steud.。”[13]

(14)《中医大辞典·中药分册》：“龙眼肉　出《开宝重定本草》。又名桂圆肉、蜜脾。为无患子科植物龙眼 Dimocarpus longan (Lour.) Steud. 的假种皮。主产于广西、福建、广东、四川、台湾等地。”[14]

(15)《中国医学百科全书·中医学》：“龙眼肉　始载于《神农本草经》。原名龙眼，又名益智、蜜脾、桂圆肉。为无患子科植物龙眼 Dimocarpus longan Lour. 的假种皮。主产于中国广西、福建、广东、台湾、四川等省、区地。”[15]

(16)《中国中医药学主题词表》：“龙眼肉 ARILLUS LONGAN　为无患子科植物龙眼的假种皮；属补血药（中药）C 龙眼　D 桂圆肉。”[16]

(17)《中药志》[17]、《中药材手册》[18]、《全国中药炮制规范》[19]、《中国药材学》[20]、《中华本草》[21]等现代中药著作多以“龙眼肉”作为本品正名（参见“文献通考”）。

1.2.2　定名选择的理由

(1) 龙眼肉 Arillus longan，为无患子科植物龙眼 Dimocarpus longan Lour. 的假种皮。“龙眼肉”之名始载于宋·严用和《严氏济生方》，并逐渐被以后的中医药著作所引用，如宋·杨士瀛《仁斋直指方论》，元·危亦林《世医得效方》，明·朱橚《普济方》、陈嘉谟《本草蒙筌》、吴《医方考》等，且《本草蒙筌》始以本品为正名记载。清代大多数本草著作沿用《本草蒙筌》的记录，以“龙眼肉”为正名予以延载，如清·陈士铎《本草新编》、汪昂《本草备要》、叶桂《本草经解》、吴仪洛《本草从新》、姚澜《本草分经》、杨时泰《本草述钩元》等，并延续至今。

(2) 我国最新版的《中华人民共和国药典》、普通高等教育中医药类规划教材《中药学》以及辞书类中药著作《中医大辞典·中药分册》、《中药大词典》、《中国医学百科全书·中医学》等均以“龙眼肉”作为本品正名。已经广泛应用于中医药学文献标引、检索的《中国中医药学主题词表》也以“龙眼肉”作为本药的正式主题词。现代本草著作《中药志》、《中华本草》、《中国药材学》、《中药材手册》、《全国中药炮制规范》等虽记载了不少本品各地的俗称，但也均以“龙眼肉”为正名收载。总之，“龙眼肉”作为本药正名已成共识。

1.3　与正名等效的名词：无。

2 源流考释

龙眼肉（无患子科植物龙眼 Dimocarpus longan Lour. 的假种皮）原称“龙眼”，始见于汉《神农本草经》，如《神农本草经》卷二：“龙眼　味甘，平。主五脏邪气，安志厌食。久服，强魂、聪明、轻身、不老，通神明。一名益智。生山谷。”[22] 以后许多本草著作如南北朝·陶弘景《本草经集注》，[23] 唐·苏敬《新修本草》，[24] 宋·苏颂《本草图经》，[25] 宋·唐慎微《证类本草》，[26] 明·李时珍《本草纲目》，[27] 清·黄宫绣《本草求真》[28] 等都以“龙眼”为正名予以延载，但所述功效主要是“龙眼肉”的功效。《证类本草》尚引宋·刘翰《开宝本草》指出了本品的药用部位，如《证类本草》卷十三：“龙眼　味甘，平，无毒。……（今注）按此树高二丈余，枝叶凌冬不凋。花白色。七月始熟。一名亚荔枝。大者形似槟榔而小，有鳞甲，其肉薄于荔枝，而甘美堪食。”[26]

“龙眼肉”之名始见于宋·严用和《严氏济生方·惊悸怔忡健忘门·健忘论证》：“归脾汤　治思虑过度，劳伤心脾，健忘怔忡。白术　茯神（去木）　黄芪（去芦）　龙眼肉　酸枣仁（炒，去壳。各一两）　人参　木香（不见火。各半两）　甘草（炙，二钱半），每服四钱，水一盏半，生姜五片，枣子一枚，煎至七分，去滓，温服，不拘时候。”[1] “龙眼肉”名称的出现，说明人们对“龙眼”的认识进一步深化，使其药用部位更加明确。其后如宋·杨士瀛《仁斋直指方论》[29]，元·危亦林《世医得效方》[2]，明·朱棣《普济方》[30]、陈嘉谟《本草蒙筌》[3]、吴《医方考》[4] 等均有对“龙眼肉”的应用或论述，特别是《本草蒙筌》[3] 首次以“龙眼肉”为正名收载本品。到了清代，以“龙眼肉”为正名收载本品的本草著作便取代了“龙眼”而占据了主导地位，如清·陈士铎《本草新编》[5]、汪昂《本草备要》[6]、叶桂《本草经解》[7]、吴仪洛《本草从新》[8]、姚澜《本草分经》[9]、杨时泰《本草述钩元》[10]、凌奂《本草害利》[31]、陈其瑞《本草撮要》[32]、张秉成《本草便读》[33] 等十几部。

在异名问题上，《神农本草经》[22] 除了记载“龙眼”为正名外，还记载了异名“益智”。三国魏·吴普《吴普本草》[34] 记录了异名“比目”、“龙目”。宋人托名晋嵇含《南方草木状》[35] 引文列出了一个异名“荔枝奴”。在《本草图经》[25] 中又出现了“亚荔枝”的异名。在《本草纲目》中，李时珍“释名”项下则记载了更多的异名：“龙目《吴普》、圆眼（俗名）、益智《本经》、亚荔枝《开宝》、荔枝奴、骊珠、燕卵、蜜脾、鲛泪、川弹子《南方草木状》。时珍曰：龙眼、龙目，象形也。《吴普本草》谓之龙目，又曰比目。曹宪《博雅》谓之益智。弘景曰：广州有龙眼，非益智也，恐彼人别名耳。志曰：甘味归脾，能益人智，故名益智，非今之益智子也。颂曰：荔枝才过，龙眼即熟，故南人目为荔枝奴。又名木弹。晒干寄远，北人以为佳果，目为亚荔枝。”[27] 其中新出现的异名竟有“圆眼”、“骊珠”、“燕卵”、“蜜脾”、“鲛泪”、“川弹子”、“木弹”等七个之多。此外，清代汪昂《本草易读》[36]、《本草经解》[7] 还各记载一个异名“元肉”、“圆肉”。

此外古代著作记载的本品异名尚有“桂圆肉”、“桂圆”（明·贾所学《药品化义》）[38]，“元眼肉”（清·叶桂《本草再新》）[39] 等。如《药品化义》卷五：“桂圆肉，属阳（有土火与水），体润，色熟紫（鲜淡黄），气熟香，味甘，性温，能沉，力补血，性气与味俱厚，入肝心脾三经，桂圆味甘而鲜，气香而和，用入脾经，功胜于枣，色紫类血，体润味厚，大补阴血。”[38]《本草再新》卷五：“元眼肉　味甘，性温，无毒，入心肾二经。补中益气，益智安神。治虚劳寒冷，水少血枯。”[39]

现代中药著作对“龙眼肉”始载于哪部本草著作说法不同，《中药大词典》[13]、《中医大词典》[14]、《中华本草》[21]记载是始载于《开宝本草》，而《普通高等教育中医药类规划教材·中药学》[12]、《中国医学百科全书·中医学》[15]则认为是始载于《神农本草经》。后一种说法显然是将“龙眼”与“龙眼肉”视为相同了。其实，前种说法应更为准确。但无论怎样，现代中药著作除《全国中草药汇编》[40]以“龙眼”为正名外，其他均以“龙眼肉”为正名，如《中华人民共和国药典》[11]、《普通高等教育中医药类规划教材·中药学》[12]、《中药大辞典》[13]、《中医大辞典·中药分册》[14]、《中国医学百科全书·中医学》[15]、《中国中医药学主题词表》[16]、《中药志》[17]、《中药材手册》[18]、《全国中药炮制规范》[19]、《中国药材学》[20]、《中华本草》[21]等。同时尚记载有“龙眼干”《中药大词典》[13]等俗称。还记载有本品原植物“龙眼”的异名“桂圆”、“圆眼”、“益智”、“荔枝奴”《中药志》[17]，“龙目”、“比目”、“绣木团”、“川弹子”、“亚荔枝”、“木弹”、“骊珠”、“燕卵”、“鲛泪”、“圆眼”、“蜜脾”、“桂圆”《中药大辞典》[13]，“海珠丛”、“羊眼果树”《中华本草》[21]等。

3　附录

3.1　又称：桂圆肉（药材商品名）。
3.2　俗称：龙眼干（泉州）。
3.3　曾称：龙眼、益智《神农本草经》，龙目、比目《吴普本草》，荔枝奴《南方草本状》，亚荔枝《开宝本草》，蜜脾、木弹、骊珠、燕卵、鲛泪、圆眼、川弹子《本草纲目》，桂圆肉、桂圆《药品化义》，元眼肉《本草再新》，元肉《本草易读》。
3.4　原植物名称：龙眼，桂圆，圆眼，益智，荔枝奴，龙目，比目，绣木团，川弹子，亚荔枝，木弹，骊珠，燕卵，鲛泪，圆眼，蜜脾，桂圆，海珠丛，羊眼果树。

4　文献通考

《神农本草经》卷二：“龙眼　味甘，平。主五脏邪气，安志厌食。久服，强魂、聪明、轻身、不老，通神明。一名益智。生山谷。”[22]

《吴普本草》：“龙眼，一名益智。一名比目《御览》。”[34]

《本草经集注·草木上品》：“龙眼　味甘，平，无毒。主治五脏邪气，安志厌食，除虫去毒。久服强魂魄，聪察，轻身，不老，通神明。一名益智。其大者似槟榔。生南海山谷。广州别有龙眼，似荔枝而小，非益智，恐彼人别名，今者为益智耳。”[23]

《新修本草》卷第十三：“龙眼　味甘，平，无毒……【谨案】益智，似连翘子，头未开者，味甘、辛，殊不似槟榔。其苗、叶、花、根与豆蔻无别，唯子小耳。龙眼一名益智，而益智非龙眼也。其龙眼树，似荔枝，叶若林檎，花白色，子如槟榔，有鳞甲，大如雉卵，味甘酸。”[24]

《南方草木状》卷下：“龙眼，树如荔枝，但枝叶稍小，壳青黄色，形圆如弹丸，核如木梡子而不坚，肉白而带浆，其甘如蜜，一朵五、六十颗，作穗如葡萄。然荔枝过，即龙眼熟，故谓之‘荔枝奴’，言常随其后也。”[35]

《本草图经》卷第十一："龙眼，生南海山谷，今闽、广、蜀道出荔枝处皆有之。木高二丈许，似荔枝而叶微小，凌冬不凋；春末夏初，生细白花，七月而实成，壳青黄色，纹作鳞甲，形圆如弹丸，核若无患而不坚，肉白有浆，甚甘美；其实极繁，每枝常三二十枚，荔枝才过，龙眼即熟，故南人目为荔枝奴，一名益智，以其味甘归脾，而能益智耳。"[25]

唐慎微《证类本草》卷十三："龙眼　味甘，平，无毒。主五脏邪气，安志厌食，除虫去毒。久服强魂聪明，轻身不老，通神明。一名益智。其大者似槟榔。生南海山谷。……今注按此树高二丈余，枝叶凌冬不凋。花白色。七月始熟。一名亚荔枝。大者形似槟榔而小，有鳞甲，其肉薄于荔枝，而甘美堪食。"[26]

《严氏济生方·惊悸怔忡健忘门·健忘论证》："归脾汤治思虑过度，劳伤心脾，健忘怔忡。白术　茯神（去木）黄芪（去芦）龙眼肉　酸枣仁（炒，去壳。各一两）人参木香（不见火。各半两）甘草（炙，二钱半），每服四钱，水一盏半，生姜五片，枣子一枚，煎至七分，去滓，温服，不拘时候。"[1]

《仁斋直指方论》卷之十一："丹溪云：精神短少者多，亦有痰者。戴云：健忘者，为事有始无终，言谈不知首尾，此以为病之名，非此生成之愚顽不知人事者。归脾汤《济生方》治思虑过制，劳伤心脾，健忘怔忡。白术　茯神（去木）黄芪（蜜炙）龙眼肉　酸枣仁（去壳）人参（去芦。各一两）木香（半两）甘草（炙，二钱半）上㕮咀。每服四钱，水一盅，姜五片，枣一枚，煎七分，温服。"[29]

《世医得效方》卷第七："归脾汤　治思虑伤脾，心多健忘，为脾不能统摄心血，以致妄行，或吐血、下血。白术　茯神　黄芪　酸枣仁（炒，去壳）龙眼肉（各一两）人参　木香（各半两）甘草（二钱半）上锉散。每服水一盏，姜五片，枣一枚煎。不拘时候，温服。"[2]

《普济方》卷十七："夫健忘之病。本于心虚。血气衰少。精神昏愦。故志动乱而多忘也。盖心者。君主之官。神明出焉。苟为怵惕思虑所伤。或愁忧过损。惊惧失志。皆致是疾。故曰。愁忧思虑则伤心。心伤则喜忘。健忘者。陡然而忘返也。虽曰。此证皆由忧虑过度。损其心胞。以致神舍不清。遇事多忘。然过思伤脾。亦能令人健忘。治之须兼理心脾。神凝意定。其证自除。归脾汤（出《医方大成》）治思虑过度。劳伤心脾。健忘。怔忡。白术　茯神（去木）黄芪（去芦）龙眼肉　酸枣仁（炒去壳各一两）人参木香（不见火各半两）甘草（炙二钱半）上㕮咀。每服四钱。水一盏半。生姜五片。枣二枚。煎七分。去滓温服。不拘时。"[30]

《本草蒙筌》卷之七："龙眼肉　味甘，气平。无毒。树颇大，叶微小凌冬常青；实极圆，壳淡黄纹作鳞甲。肉甘甚薄，名亚荔枝。亦产蜀闽岭南，荔枝过后才熟。士人鄙之，又呼荔枝奴也。取肉入药，因甘归脾。古方归脾汤中，功与人参并奏。《本经》一名益智，禅益脾之所藏（脾藏智故云）。解毒去虫，安志厌食。养肌肉，美颜色，除健志，却怔忡。多服强魂聪明，久服轻身不老。"[3]

《本草纲目》第三十一卷："龙眼　【释名】龙目《吴普》、圆眼（俗名）、益智《本经》、亚荔枝《开宝》、荔枝奴、骊珠、燕卵、蜜脾、鲛泪、川弹子《南方草木状》。时珍曰：龙眼、龙目，象形也。《吴普本草》谓之龙目，又曰比目。曹宪《博雅》谓之益智。弘景曰：广州有龙眼，非益智也，恐彼人别名耳。志曰：甘味归脾，能益人智，故名益智，非今之益智子也。颂曰：荔枝才过，龙眼即熟，故南人目为荔枝奴。又名木弹。晒干寄远，北人以为佳果，目为亚荔枝。”[27]

《医方考》卷五：“归脾汤　人参　黄芪　龙眼肉　酸枣仁　茯苓　白术　远志（各一钱）炙甘草　木　当归（各五分）思虑过多，劳伤心脾，令人健忘者，此方主之。”[4]

《药品化义》卷五：“桂圆肉　属阳（有土火与水），体润，色熟紫（鲜淡黄），气熟香，味甘，性温，能沉，力补血，性气与味俱厚，入肝心脾三经，桂圆味甘而鲜，气香而和，用入脾经，功胜于枣，色紫类血，体润味厚，大补阴血，凡上部失血之后，入归脾汤，贺莲肉实以补脾脏，统血归经。如神思劳倦，心经血少，以此助生地、麦冬、补养心血，又筋骨过劳肝脏空虚，以此佐熟地当归滋补肝血，但甘甜助火亦能作痛，若心肺火盛中满呕吐及气膈郁结皆宜忌用。圆果多种，独桂圆味甘而鲜，余者不堪用。痘后产后老年及脾虚不可多啖，以体韧故也。”[38]

《本草新编》卷之五（羽集）：“龙眼肉，味甘，气平，无毒。入脾、心二经。解毒去虫，安志定神，养肌肉，美颜色，除健忘，却怔忡。多服强魂聪明，久服轻身不老。此物果中之尤益人者。入药，不过脾、心二脏。若泡酒服，大有补滋之益。同补气、补血之酒，泡酒为佳也。或问龙眼肉煎汤服之，宜食其肉，恐有滑肠之损？不知龙眼非滑肠也。但戒多食，未免大肠欠实耳。或问龙眼肉何以用之于归脾汤内，岂以其补脾也？夫归脾汤何物，非健脾之药，而必藉龙眼肉哉。龙眼肉实能调和诸药，使之分送于心、肝、脾、胃之中，不但专入心、肝也。”[5]

《本草易读》卷六：“元肉。甘，平，无毒。开胃益脾，补虚长智。蜀、闽二处出荔枝处皆有之。树似荔枝，叶如林檎，凌冬不凋，夏开细白花。七月实熟，别名益智。”[36]

《本草备要·果部》：“龙眼肉　补心脾　甘温归脾。益脾长智（一名益智），养心补血（心为脾母），故归脾汤用之。治思虑劳心脾，及汤风下血（心生血，脾统血。思虑过多，则心脾伤而血耗，致有健忘、怔忡、惊悸诸病。归脾汤能引血归脾而生补之。肠风亦由血不归脾而妄行）。或问龙眼肉煎汤服之。”[6]

《本草经解》卷三：“【龙眼肉】气平。味甘。无毒。主五脏邪气。安志厌食。除蛊毒。去三虫。久服强魂聪明。轻身不老。通神明。圆肉气平。禀天秋平之金气。入手太阴肺经。味甘无毒。得地中正之土味。入足太阴脾经。气味降中有升。阴也。脾者五脏之原也。邪之所凑。其气必虚。圆肉味甘益脾。脾健运则五脏皆充。而邪气不能容矣。肾藏志。肾者水藏也。圆肉气平益肺。肺金生肾水。水滋而志安。味甘益脾。脾补则食自进。甘能解毒。故除蛊。三虫湿热所化也。气平益肺。肺金藏也。肺益则清肃之令行。水道通。湿热下逐。而虫去矣。久服气平益肺。味甘益脾。脾主一身之血。肺主一身之气。气足生精。而阴气独强。心肝肾俱滋矣。肝藏魂。肝滋血藏。故魂强而目明。肾滋水旺。则身轻而耳聪。心滋血润。血色华面。所以不老。心灵通达。所以神明也。”[7]

《本草从新》卷十：“龙眼肉　俗呼圆眼。补心脾。甘平润。补心长智。（一名益智）。悦胃培脾。疗健忘与怔忡。能安神而熟寐。一切思虑过度。劳伤心脾。及血不归脾诸证。（归脾汤、用为向导者、五味入口、甘先归脾也、凡心脾伤而血耗、致有健忘怔忡惊悸、及吐血血崩、肠风下血等证、归脾汤、能引血归脾而生补之。道家用龙眼肉细嚼、待津液生、和津汩汩而咽、此即服玉泉之法也。）”[8]

《本草求真》卷一：“龙眼　（夷果）补心脾气血　龙眼（专入心脾）。气味甘温。

多有似于大枣。但此甘味更重。润气尤多。于补气之中（温则补气），又更存有补血之力。（润则补血），故书载能益脾长智。（脾益则智长），养心保血。（血保则心养），为心脾要药。”[28]

《本草分经·原例（次序略经更定）·足太阴脾》：“龙眼肉　甘平而润，补心脾安神，治一切思虑过度劳伤心脾及血不归脾诸症。”[9]

《本草再新》卷五：“元眼肉　味甘，性温，无毒，入心肾二经。补中益气，益智安神。治虚劳寒冷，水少血枯。”[39]

《本草述钩元·夷果部》卷十八：“龙眼肉　荔枝才过，龙眼即熟。其色青黄。南人呼为荔枝奴。木性畏寒。然白露后方可采摘。气味甘平，入足太阴手少阴经。开胃益脾，宁心安志，除健忘，却怔忡，禀稼穑之化，故其味甘。甘入脾，由统血者以益主血之脏。”[10]

《本草害利·心部药队·［补心猛将］》：“龙眼肉【利】甘平，补心虚而长智，悦胃气以培脾，除倦忘与怔忡，能安神而熟寐。道家服龙眼肉，细嚼千余，待满口津生，和津汩汩而咽，此即服玉泉之法也。【修治】七月实熟，白露后，方可采摘，晒干，焙。生者，沸汤瀹过，食不动脾。其核去黑壳研末，止金疮出血。”[31]

《本草撮要·果部》卷三：“【龙眼肉】味甘平润。入足太阴厥阴经。功专补心长智。悦胃培脾。疗健忘与怔忡。能安神而熟寐。一切思虑过度。劳伤心脾。血不归脾诸症。凡受风寒者忌。补养心脾营血。”[32]

《本草便读·果部·果类》：“龙眼肉　甘平无毒。悦胃气以培脾。思虑伤神。养心营而益智。（龙眼肉味纯甘。性平。微温。皮黄肉赤。心脾药也。专能补养心脾营血。心脾足则思虑劳伤惊悸健忘等证皆可愈耳。岂特安神益智而已哉。）”[33]

《中药志》：“龙眼肉　本品为较常用中药。商品为无患子科植物龙眼的干燥假种皮。【原植物】龙眼　别名：桂圆、圆眼、益智、荔枝奴。Dimocarpus longan（Lour.）Steud.（Nephelium longana Lam.）——无患子科 Sapindaceae”[17]

《中药材手册》：“龙眼肉［纲目列入果部夷果类龙眼项下］　本品为无患子科植物龙眼 Dimocarpus longan Lour. 的假种皮。原植物系常绿乔木，均为栽培。以我国福建所产品质最佳，广西产量最大。［别名］桂圆肉。”[18]

《全国中草药汇编》：“龙眼　别名：桂圆、圆眼。【来源】为无患子科龙眼属植物龙眼 Dimocarpus longan Lour. ［Euphoria longan（Lour.）Steud.］，以根、叶、假种皮（龙眼肉）及种子（龙眼核）入药。”[40]

《中药大辞典》：“龙眼肉《开宝本草》　【异名】益智《本经》，蜜脾《纲目》，龙眼干《泉州本草》。【基原】为无患子科植物龙眼的假种皮。【原植物】龙眼 Euphoria longan（Lour.）Steud.，又名：龙目《蜀都赋》，比目《吴普本草》，荔枝奴《南方草本状》，绣木团、川弹子《清异录》，亚荔枝《开宝本草》，木弹、骊珠、燕卵、鲛泪、圆眼、蜜脾《纲目》，桂圆《药品化义》。”[13]

《中医大辞典·中药分册》：“龙眼肉　出《开宝重定本草》。又名桂圆肉、蜜脾。为无患子科植物龙眼 Dimocarpus longan（Lour.）Steud. 的假种皮。主产于广西、福建、广东、四川、台湾等地。”[14]

《中国医学百科全书·中医学》：“龙眼肉　始载于《神农本草经》。原名龙眼，又名益智、蜜脾、桂圆肉。为无患子科植物龙眼 Dimocarpus longan Lour. 的假种皮。主产于中国广西、福建、广东、台湾、四川等省、区地。"[15]

《全国中药炮制规范》："龙眼肉（桂圆肉）　［处方用名］龙眼肉（桂圆肉）。【来源】本品为无患子科植物龙眼 Dimocarpus longan（Lour.）Steud. 的假种皮。均系栽培。主产于广西、福建、广东、四川、台湾等地。秋季果实成熟时采摘，晒干或烘干，然后剥皮去核取肉，晒至不黏。药材以片大、肉厚、质柔润、色棕黄、甜味浓者为佳。"[19]

《中国药材学》："龙眼肉　［别名］荔枝奴，桂圆，益智，亚荔枝。【来源】本品为无患子科植物龙眼 Dimocarpus longan Lour.　［Euphoria longan（Lour.）Steud.］的假种皮。"[20]

《中国中医药学主题词表》："龙眼肉 ARILLUS LONGAN　为无患子科植物龙眼的假种皮；属补血药（中药）C 龙眼　D 桂圆肉。"[16]

《普通高等教育中医药类规划教材·中药学》："龙眼肉《本经》为无患子科常绿乔木植物龙眼 Dimocarpus longan Lour. 的假种皮。主产于广东、福建、台湾、广西等地。初秋果熟时采摘，烘干或晒干，取肉去核，晒至干爽不黏。"[12]

《中华本草》："龙眼肉《开宝本草》　【异名】龙眼、益智《本经》，比目《吴普本草》，荔枝奴《南方草本状》，亚荔枝《开宝本草》，木弹、骊珠、燕卵、鲛泪、圆眼、蜜脾《纲目》，桂圆《药品化义》，元眼肉《本草再新》，龙眼干《泉州本草》……【来源】为无患子科植物龙眼的假种皮。【原植物】龙眼 Dimocarpus longan Lour.［Euphoria longan（Lour.）Steud.］　又名：海珠丛《群芳谱》，羊眼果树《中国植物志》。"[21]

《中华人民共和国药典》："龙眼肉 Arillus longan　本品为无患子科植物龙眼 Dimocarpus longan Lour. 的假种皮。夏、秋二季采收成熟果实，干燥，除去壳、核，晒至干爽不黏。"[11]

5　参考文献

1　宋·严用和．严氏济生方．北京：人民卫生出版社，1980，29

2　元·危亦林．世医得效方．见：景印文渊阁四库全书（746）．北京：中医古籍出版社，1986，241

3　明·陈嘉谟．本草蒙筌．北京：人民卫生出版社，1988，317

4　明·吴崑．医方考．见：中国医学大成（二）．长沙：岳麓书社，1990，608

5　清·陈士铎．本草新编．北京：中国中医药出版社，1996，247

6　清·汪昂．本草备要．北京：中国中医药出版社，1998，185

7　清·叶桂．本草经解．上海：上海科学技术出版社，1958，90

8　清·吴仪洛．本草从新．北京：中医古籍出版社，2001，146

9　清·姚澜．本草分经．上海：上海科学技术出版社，1989，87

10　清·杨时泰．本草述钩元．上海：科技卫生出版社，1958，437

11　国家药典委员会编．中华人民共和国药典．一部．北京：化学工业出版社，2000，73

12　雷载权主编．普通高等教育中医药类规划教材·中药学．上海：上海科学技术出版社，1995，304

13　江苏新医学院编．中药大辞典．上海：上海科学技术出版社，1977，636

14　《中医大辞典》编辑委员会编．中医大辞典·中药分册．北京：人民卫生出版社，1982，99

15　《中医学》编辑委员会．中国医学百科全书·中医学．中册．上海：上海科学技术出版社，1997，1235

16 吴兰成主编. 中国中医药学主题词表. 北京：中医古籍出版社，1996，233
17 中国医学科学院药物研究所等编. 中药志. 第二册. 北京：人民卫生出版社，1993，291
18 中华人民共和国卫生部药政管理局主编. 中药材手册. 北京：人民卫生出版社，1998，25
19 中华人民共和国卫生部药政管理局编. 全国中药炮制规范. 北京：人民卫生出版社，1988，134
20 徐国钧等主编. 中国药材学. 北京：中国医药科技出版社，1996，1270
21 国家中医药管理局《中华本草》编委会. 中华本草. 第五册. 上海：上海科学技术出版社，1999，109
22 汉·神农本草经. 清顾观光重辑本. 北京：人民卫生出版社，1955，68
23 南北朝·陶弘景. 本草经集注. 北京：人民卫生出版社，1994，187
24 唐·苏敬等撰. 新修本草. 合肥：安徽科学技术出版社，1981，323
25 宋·苏颂. 本草图经. 合肥：安徽科学技术出版社，1994，360
26 宋·唐慎微. 证类本草. 北京：人民卫生出版社，1957，330
27 明·李时珍. 本草纲目. 北京：人民卫生出版社，1982，1820
28 清·黄宫绣. 本草求真. 上编. 上海：上海科学技术出版社，1959，8
29 宋·杨士瀛. 仁斋直指方论. 卷之十一. 见：景印文渊阁四库全书（744）. 北京：中医古籍出版社，1986，266
30 明·朱橚. 普济方. 卷十七. 北京：人民卫生出版社，1959，425
31 清·凌奂. 本草害利. 北京：中医古籍出版社，1982，3
32 清·陈其瑞. 本草撮要. 见：珍本医书集成. 本草类. 上海：上海科学技术出版社，1985，51
33 清·张秉成. 本草便读. 上海：上海卫生出版社，1957，75
34 三国·吴普. 吴普本草. 北京：人民卫生出版社，1987，64
35 晋·嵇含. 南方草木状. 见：岭南本草古籍三种. 北京：中国医药科技出版社，1999，15
36 清·汪昂. 本草易读. 北京：人民卫生出版社，1987，278
37 明·贾所学. 药品化义. 清光绪三十年北京郁文书局排印
38 清·叶桂. 本草再新. 上海：上海群学书社，1919
39 《全国中草药汇编》编写组编. 全国中草药汇编. 下册. 北京：人民卫生出版社，1996，169

108 北豆根

Beidougen

Rhizoma Menispermi

1 定名依据

1.1 正名

1.1.1 汉文名：北豆根（为防己科植物蝙蝠葛 Menispermum dauricum DC. 的干燥根茎）。

1.1.2 英文名：asiatic moonseed rhizome.

1.2 依据

1.2.1 定名的文献依据

(1)《中华人民共和国药典》："北豆根 Rhizoma menispermi 本品为防己科植物蝙蝠葛 Menispermum dauricum DC. 的干燥根茎。春、秋二季采挖，除去须根及泥沙，干燥。"[1]

(2)《中药志》:“北豆根　本品为少常用中药，系防己科植物蝙蝠葛的根茎。北豆根一名始见于《中国药典》范 1977 年版，有‘北方用的山豆根’之意，而与南方所产的山豆根现名广豆根相区别。近年鞍山制药厂从中提取生物碱制成片剂及针剂应用。……【原植物】蝙蝠葛　别名：蝙蝠藤（浙江），山豆身根、苦豆根（内蒙古）。Menispermum dauricum DC. ——防己科 Menispermaceae”[2]

(3)《中药材手册》:“北豆根　本品为防己科植物蝙蝠葛 Menispermum dauricum DC. 的干燥根茎。原植物系多年生缠绕性草本，均为野生。是我国北方地区习用的山豆根，故名‘北豆根’。[别名] 山豆秧根、苦豆根（内蒙古)。”[3]

(4)《中医大辞典·中药分册》:“北豆根　见《中国药典·一部》1977 年版。又名蝙蝠葛根、狗葡萄根。为防己科植物蝙蝠葛 Menispermum dauricum DC. 的根茎。分布东北、华北、华东等地区。”[4]

(5)《中国医学百科全书·中医学》:“北豆根　又名野豆根、黄条香。为防己科植物蝙蝠葛 Menispermum dauricum DC. 的根茎。春、秋两季采挖，除去茎叶、须根及泥土，干燥。”[5]

(6)《全国中药炮制规范》:“北豆根　[处方用名] 北豆根。【来源】本品为防己科植物蝙蝠葛 Menispermum dauricum DC. 的干燥根茎。均系野生。主产于东北、华北及陕西等地。春、秋二季挖，除去茎叶、须根及泥土，干燥。药材以条粗长、外皮色黄棕、断面色淡黄者为佳。”[6]

(7)《中国药材学》:“北豆根【别名】山豆根、黄条香、野豆根（河北)，疯狗草（山东)，蝙蝠藤（浙江)。【来源】本品为防己科植物蝙蝠葛 Menispermum dauricum DC. 的根茎。”[7]

(8)《中国中医药学主题词表》“北豆根 RHIZOMA MENISPERMI　为防己科植物蝙蝠葛的干燥根茎；属清热解毒药　C 蝙蝠葛”[8]

(9)《中华本草》:“北豆根《中华人民共和国药典》　【异名】蝙蝠葛根、北山豆根（南药《药材学》，马串铃、狗骨头（陕西中草药)，野豆根《河北中草药》，山豆根、黄根、黄条香《长白山植物药志》，苦豆根、山豆身根（内蒙)。……【来源】为防己科植物蝙蝠葛的根茎。【原植物】蝙蝠葛 Menispermum dauricum DC. 又名：土常山《秦岭植物志》，防己葛《山西中草药》。”[9]

1.2.2　定名选择的理由

北豆根 Rhizoma menispermi，系防己科植物蝙蝠葛 Menispermum dauricum DC. 的干燥根茎。“北豆根”之名始见于《中华人民共和国药典》(1977 年版)，并以正名记载。其后的有关本草著作如《中国药材学》、《中医大辞典·中药分册》、《中国医学百科全书·中医学》、《中药志》、《中华本草》、《中药材手册》、《全国中药炮制规范》等均以“北豆根”作为本品的正名，已经广泛应用于中医药学文献的标引和检索的《中国中医药学主题词表》也以“北豆根”作为本品的正式主题词，说明“北豆根”作为本品正名已成为共识。

1.3　与正名等效的名词：无。

2　源流考释

北豆根（防己科植物蝙蝠葛 Menispermum dauricum DC. 的干燥根茎）为山豆根药材

之一种。山豆根始载于《开宝本草》，如《证类本草》卷第十一："山豆根　味甘，寒，无毒。主解诸药毒，止痛，消疮肿毒，人及马急黄发热，咳嗽，杀小虫。生剑南山谷。蔓如豆。今附"[10]。"北豆根"之名始见于《中华人民共和国药典》(1977 年版)："北豆根 Rhizoma menispermi　本品为防己科植物蝙蝠葛 Menispermum dauricum DC. 的干燥根茎。春、秋二季采挖，除去须根及泥沙，干燥。"[1] 此后有关著作多沿用《中华人民共和国药典》(1977 年版)[1] 以"北豆根"为正名收载本品，如《中医大辞典·中药分册》[4]、《中国医学百科全书·中医学》[5]、《中国中医药学主题词表》[8]、《中药志》[2]、《中药材手册》[3]、《全国中药炮制规范》[6]、《中国药材学》[7]、《中华本草》[9]等，同时记载有本品俗称"蝙蝠藤"、"山豆身根"、"苦豆根"、"山豆秧根"、"蝙蝠葛根"、"狗葡萄根"、"野豆根"、"黄条香"、"山豆根"、"疯狗草"、"北山豆根"、"马串铃"、"狗骨头"、"黄根"等。如《中药志》："北豆根……【原植物】蝙蝠葛　[别名] 蝙蝠藤（浙江），山豆身根、苦豆根（内蒙古）。Menispermum dauricum DC. ——防己科 Menispermaceae"[2]《中药材手册》："北豆根　本品为防己科植物蝙蝠葛 Menispermum dauricum DC. 的干燥根茎……[别名] 山豆秧根、苦豆根（内蒙古）。"[3]《中医大辞典·中药分册》："北豆根　见《中国药典·一部》1977 年版。又名蝙蝠葛根、狗葡萄根。为防己科植物蝙蝠葛 Menispermum dauricum DC. 的根茎。"[4]《中国医学百科全书·中医学》："北豆根　又名野豆根、黄条香。为防己科植物蝙蝠葛 Menispermum dauricum DC. 的根茎。"[5]《中国药材学》："北豆根　【别名】山豆根、黄条香、野豆根（河北），疯狗草（山东），蝙蝠藤（浙江）。【来源】本品为防己科植物蝙蝠葛 Menispermum dauricum DC. 的根茎。"[7]《中华本草》："北豆根《中华人民共和国药典》　【异名】蝙蝠葛根、北山豆根（南药《药材学》，马串铃、狗骨头（陕西中草药），野豆根《河北中草药》，山豆根、黄根、黄条香《长白山植物药志》，苦豆根、山豆身根（内蒙）。……【来源】为防己科植物蝙蝠葛的根茎。【原植物】蝙蝠葛 Menispermum dauricum DC. 又名：土常山《秦岭植物志》，防己葛《山西中草药》。"[9] 还记载有本品原植物"蝙蝠葛"的异名"蝙蝠藤"、"山豆身根"、"苦豆根"《中药志》[2]，"土常山"、"防己葛"《中华本草》[9]等。

但《全国中草药汇编》[11]、《普通高等教育中医药类规划教材·中药学》[12]、《中药大辞典》[13]未把本品单列，而是在"山豆根"条下予以论述。

3　附录

3.1　又称：无。

3.2　俗称：蝙蝠藤（浙江），山豆身根、苦豆根、山豆秧根（内蒙古），疯狗草（山东），马串铃、狗骨头（陕西），野豆根（河北），黄条香、山豆根（河北、长白山），黄根（长白山），蝙蝠葛根，狗葡萄根，北山豆根。

3.3　曾称：无。

3.4　原植物名称：蝙蝠葛，蝙蝠藤（浙江），山豆身根、苦豆根（内蒙古），土常山（秦岭），防己葛（山西）。

4　文献通考

《证类本草》："山豆根　味甘，寒，无毒。主解诸药毒，止痛，消疮肿毒，人及马急黄发热，咳嗽，杀小虫。生剑南山谷。蔓如豆。今附”[10]

《中药志》：“北豆根　本品为少常用中药，系防己科植物蝙蝠葛的根茎。北豆根一名始见于《中国药典》范97年版，有‘北方用的山豆根’之意，而与南方所产的山豆根现名广豆根相区别。近年鞍山制药厂从中提取生物碱制成片剂及针剂应用。……【原植物】蝙蝠葛。［别名］蝙蝠藤（浙江），山豆身根、苦豆根（内蒙古）。Menispermum dauricum DC. ——防己科 Menispermaceae”[2]

《中药材手册》：“北豆根　本品为防己科植物蝙蝠葛 Menispermum dauricum DC. 的干燥根茎。原植物系多年生缠绕性草本，均为野生。是我国北方地区习用的山豆根，故名‘北豆根’。［别名］山豆秧根、苦豆根（内蒙古）。”[3]

《全国中草药汇编》：“山豆根　【来源】为豆科槐属植物越南槐（柔枝槐）. Sophora tonkinensis Gapnep. (S. subprostrara Chun et T. Chen)、多叶越南槐 S. tonkinensis Gagnenp. Var. polyphyllaS. Z. Huang 和防己科蝙蝠葛属植物蝙蝠葛 Menispermum dahuricum DC 的根或及根状茎。前二者称广豆根，后者称北豆根（北山豆根）。”[11]

《中药大辞典》：“山豆根《开宝本草》……北豆根　为防己科植物蝙蝠葛 Menispermum dauricum DC. 的根茎，使用于东北、华北及山西、山东、青海、甘肃等地（参见‘蝙蝠葛’及‘蝙蝠葛根’条）。”[13]

《中医大辞典·中药分册》：“北豆根　见《中华人民共和国药典·一部》1977年版。又名蝙蝠葛根、狗葡萄根。为防己科植物蝙蝠葛 Menispermum dauricum DC. 的根茎。分布东北、华北、华东等地区。”[4]

《中国医学百科全书·中医学》：“北豆根　又名野豆根、黄条香。为防己科植物蝙蝠葛 Menispermum dauricum DC. 的根茎。春、秋两季采挖，除去茎叶、须根及泥土，干燥。”[5]

《全国中药炮制规范》：“北豆根　［处方用名］北豆根。【来源】本品为防己科植物蝙蝠葛 Menispermum dauricum DC. 的干燥根茎。均系野生。主产于东北、华北及陕西等地。春、秋二季挖，除去茎叶、须根及泥土，干燥。药材以条粗长、外皮色黄棕、断面色淡黄者为佳。”[6]

《中国药材学》：“北豆根　【别名】山豆根、黄条香、野豆根（河北），疯狗草（山东），蝙蝠藤（浙江）。【来源】本品为防己科植物蝙蝠葛 Menispermum dauricum DC. 的根茎。”[7]

《中国中医药学主题词表》“北豆根 RHIZOMA MENISPERMI　为防己科植物蝙蝠葛的干燥根茎；属清热解毒药　C 蝙蝠葛”[8]

《普通高等教育中医药类规划教材·中药学》：“山豆根《开宝本草》……附药　北豆根　防己科多年生藤本植物蝙蝠葛（北豆根）Menispermum dauricum DC. 的根茎，为北方习用。本品与广豆根功效相近，除解毒利咽，治咽喉肿痛外，近年发现还兼有降压、镇咳、祛痰及抗癌作用。主含蝙蝠葛碱。”[12]

《中华本草》：“北豆根《中华人民共和国药典》　【异名】蝙蝠葛根、北山豆根（南药《药材学》，马串铃、狗骨头（陕西中草药），野豆根《河北中草药》，山豆根、黄根、黄条香《长白山植物药志》，苦豆根、山豆身根（内蒙）。……【来源】为防己科植物蝙蝠葛的根茎。【原植物】蝙蝠葛 Menispermum dauricum DC. 又名：土常山《秦岭植物志》，防己葛《山西中草药》。”[9]

《中华人民共和国药典》：“北豆根 Rhizoma menispermi 本品为防己科植物蝙蝠葛 Menispermum dauricum DC. 的干燥根茎。春、秋二季采挖，除去须根及泥沙，干燥。”[1]

5 参考文献

1 国家药典委员会编. 中华人民共和国药典. 一部. 北京：化学工业出版社，1977，74

2 中国医学科学院药物研究所等编. 中药志. 第一册. 北京：人民卫生出版社，1993，54

3 中华人民共和国卫生部药政管理局主编. 中药材手册. 北京：人民卫生出版社，1998，75

4 《中医大辞典》编辑委员会编. 中医大辞典·中药分册. 北京：人民卫生出版社，1982，101

5 《中医学》编辑委员会. 中国医学百科全书·中医学. 上海：上海科学技术出版社，1997，1011

6 中华人民共和国卫生部药政管理局编. 全国中药炮制规范. 北京：人民卫生出版社，1988，123

7 徐国钧等主编. 中国药材学. 北京：中国医药科技出版社，1996，257

8 吴兰成主编. 中国中医药学主题词表. 北京：中医古籍出版社，1996，17

9 国家中医药管理局《中华本草》编委会. 中华本草. 第三册. 上海：上海科学技术出版社，1999，360

10 宋·唐慎微. 证类本草. 北京：人民卫生出版社，1993，276

11 《全国中草药汇编》编写组编. 全国中草药汇编. 上册. 北京：人民卫生出版社，1996，105

12 雷载权主编. 普通高等教育中医药类规划教材·中药学. 上海：上海科学技术出版社，1995，77

13 江苏新医学院编. 中药大辞典. 上海：上海科学技术出版社，1977，205

109 北沙参
Beishashen
Radix Glehniae

1 定名依据

1.1 正名

1.1.1 汉文名：北沙参（伞形科植物珊瑚菜 Glehnia littoralis Fr. Schmidt ex Miq. 的干燥根）。

1.1.2 英文名：coastal glehnia root.

1.2 依据

1.2.1 定名的文献依据

(1)《本草从新》卷一：“北沙参，补阴、清肺火。甘苦微寒。味淡体轻。专补肺阴。清肺火。治久咳肺痿。金受火刑者宜之。寒客肺中作嗽者勿服（人参补五脏之阳，沙参补五脏之阴，肺热者用之）。白实长大者良。恶防已。反藜芦。”[1]

(2)《本草分经·原例》：“北沙参，甘苦微寒，专补肺阴，清肺火，金受火刑者宜之。南沙参功同，而力稍逊。”[2]

(3)《得配本草》卷二：“北沙参，一名白参，一名铃儿参。恶防已。反藜芦。甘，平，微苦，微寒。入手太阴经。补阴以制阳，清金以滋水。治久咳肺痿，皮热瘙痒，惊烦，嘈杂，多眠，疝痛，长肌肉，消痈肿。”[3]

(4)《本草撮要》卷一：“【北沙参】，味甘。入手足太阴经。功专补五脏之阴。止嗽除疝。得麦冬。清肺热。得糯米。补脾阴。寒客肺中作嗽者勿服。产沙地者良。畏防己。反黎芦。一名羊乳。”[4]

(5)《中药志》：“北沙参　本品为常用中药。主产我国北部，故名“北沙参”……【原植物】北沙参　［别名］莱阳沙参（山东），海沙参（江苏、河北），辽沙参（辽宁）。Glehnia littoralis Fr. Schmidt ex Miq. （Phellonteria littoralis Benth.）——伞形科 Umbelliferae”[5]

(6)《中华人民共和国药典》：“北沙参 Radix glehniae　本品为伞形科植物珊瑚菜 Glehnia littoralis Fr. Schmidt ex Miq. 的干燥根。夏、秋二季采挖，除去须根，洗净，稍晾，置沸水中烫后，除去外皮，干燥。或洗净直接干燥。”[6]

(7)《普通高等教育中医药类规划教材·中药学》：“北沙参《本草汇言》　为伞形科多年生草本植物珊瑚菜 Glehnia littoralis Fr. Schmidt ex Miq. 的根。”[7]

(8)《中药材手册》：“北沙参［纲目拾遗列入南沙参项下］　本品为伞形科植物珊瑚菜 Glehnia littoralis F. Schmidt ex Miq. 的干燥根。原植物系多年生草本，栽培与野生均有。”[8]

(9)《中华本草》：“北沙参《本草汇言》　【异名】真北沙参《卫生易简方》，海沙参、银条参、莱阳参《江苏植物药材志》，辽沙参《中药志》，野香菜根《中药材手册》……【来源】为伞形科植物北沙参的根。【原植物】北沙参 Glehnia littoralis Fr. Schmidt ex Miq.。”[9]

(10)《中医大辞典·中药分册》：“北沙参　出《本草汇言》。又名银条参、莱阳参、辽沙参。为伞形科植物珊瑚菜 Glehnia littoralis Fr. Schm ex Miq. 的根。”[10]

(11)《中国医学百科全书·中医学》：“北沙参　始载于《本草汇言》。又名银条参、辽沙参、莱阳参。为伞形科植物珊瑚菜 Glehnia littoralis Fr. Schmidt ex Miq. 的根。”[11]

(12)《全国中草药汇编》：“北沙参　［别名］莱阳沙参、海沙参、辽沙参、条沙参。来源：为伞形科珊瑚菜属植物珊瑚菜 Glehnia littoralis Fr. Schmidt ex Miq. ［Phellopterus littoralis Benth.］，以根入药。”[12]

(13)《全国中药炮制规范》：“北沙参　［处方用名］北沙参。【来源】本品为伞形科植物珊瑚菜 Glehnia littoralis Fr. Schmidt ex Miq. 的干燥根。野生或栽培。主产于山东、辽宁等地。”[13]

1.2.2　定名选择的理由

(1) 北沙参 Radix glehniae，系伞形科植物珊瑚菜 Glehnia littoralis Fr. Schmidt ex Miq. 的干燥根。“北沙参”作为本品正名始见于清·吴仪洛《本草从新》。其后的历代本草著作如清·姚澜《本草分经》、严西亭《得配本草》、陈其瑞《本草撮要》等在载录本品时均以“北沙参”作为正名，并一直沿用至今。

(2) 我国最新出版的《中华人民共和国药典》、《普通高等教育中医药类规划教材·中药学》以及辞书类著作《中医大辞典·中药分册》、《中国医学百科全书·中医学》等均以“北沙参”作为本品正名。现代本草著作如《中药志》、《全国中草药汇编》、《中华本草》、《中药材手册》、《全国中药炮制规范》等虽记载了不少本品各地的俗称，但也无一例外以“北沙参”作为本品的正名，说明“北沙参”作为本品正名已成为共识。

1.3　与正名等效的名词：无。

2　源流考释

北沙参（伞形科植物珊瑚菜 Glehnia littoralis Fr. Schmidt ex Miq. 的干燥根）始载于《本草汇言》，称为“沙参”，如《本草汇言》卷之一：“沙参……集方：治阴虚火炎（卫生易简方），咳嗽无痰，骨蒸劳热，肌皮枯燥，口苦烦渴等证，用真北沙参、麦冬、知母、川贝母、怀熟地、地龟甲、地骨皮各四两，或作丸或作膏。”[14]

“北沙参”作为本品正名始见于清·吴仪洛《本草从新》卷一：“北沙参，补阴、清肺火。甘苦微寒。味淡体轻。专补肺阴。清肺火。治久咳肺痿。金受火刑者宜之。寒客肺中作嗽者勿服。”[1]其后的本草著作即以“北沙参”为正名记载本品，如清·姚澜《本草分经》[2]、严西亭《得配本草》[3]、陈其瑞《本草撮要》[4]等。

古代著作中记载的本品异名有“真北沙参”《本草汇言》[14]，“白参”、“铃儿参”《得配本草》[3]等。如《得配本草》卷二：“北沙参，一名白参，一名铃儿参。恶防己。反藜芦。”[3]

现代有关著作均沿用《本草从新》的记载以“北沙参”作为本品正名，如《中华人民共和国药典》[6]、《普通高等教育中医药类规划教材·中药学》[7]、《中医大辞典·中药分册》[10]、《中国医学百科全书·中医学》[11]、《中药志》[5]、《中药材手册》[8]、《全国中草药汇编》[12]、《全国中药炮制规范》[13]、《中华本草》[9]等。同时尚记载有“东沙参”、“辽沙参”、“莱阳沙参”、“条沙参”《中药材手册》[8]，“海沙参”《全国中草药汇编》[12]，“银条参”、“莱阳参”《中医大辞典》[10]，“野香菜根”《中华本草》[9]等各地的俗称。还记载有本品原植物“北沙参”的异名“莱阳沙参”、“海沙参”、“辽沙参”《中药志》[5]，“珊瑚菜”《中华本草》[9]等。

3　附录

3.1　又称：炒北沙参、醋北沙参（饮片规格名）。

3.2　俗称：东沙参、辽沙参、莱阳沙参（山东），条沙参（江苏），海沙参、银条参、莱阳参（江苏），野香菜根。

3.3　曾称：沙参、真北沙参《本草汇言》，白参、铃儿参《得配本草》。

3.4　原植物名称：北沙参，莱阳沙参（山东），海沙参（江苏、河北），辽沙参（辽宁），珊瑚菜。

4　文献通考

《本草汇言》卷之一：“沙参……集方：治阴虚火炎（卫生易简方），咳嗽无痰，骨蒸劳热，肌皮枯燥，口苦烦渴等证，用真北沙参、麦冬、知母、川贝母、怀熟地、地龟甲、地骨皮各四两，或作丸或作膏。”[14]

《本草从新》卷一：“北沙参，补阴、清肺火。甘苦微寒。味淡体轻。专补肺阴。清肺火。治久咳肺痿。金受火刑者宜之。寒客肺中作嗽者勿服（人参补五脏之阳、沙参补五脏之阴、肺热者用之）。白实长大者良。恶防已。反藜芦（肺热咳嗽者、用沙参半两、水煎服之、甚效)。南沙参(补阴、清肺火)。功同北参,而力稍逊。色稍黄。形稍瘦小而短。近有一种味带辣者。不可用。”[1]

《本草分经·原例》:“北沙参,甘苦微寒,专补肺阴清肺火,金受火刑者宜之。南沙参功同,而力稍逊。”[2]

《得配本草》卷二:“北沙参,一名白参,一名铃儿参。恶防己。反藜芦。甘,平,微苦,微寒。入手太阴经。补阴以制阳,清金以滋水。治久咳肺痿,皮热瘙痒,惊烦,嘈杂,多眠,疝痛,长肌肉,消痈肿。得糯米,助脾阴。配生地,凉血热。佐柴葛,去邪火。合玄参,止干嗽。气味清薄,宜加倍用。肺气寒,虚气上浮者,禁用。”[3]

《本草撮要》卷一:“【北沙参】,味甘。入手足太阴经。功专补五脏之阴。止嗽除疝。得麦冬。清肺热。得糯米。补脾阴。寒客肺中作嗽者勿服。产沙地者良。畏防己。反黎芦。一名羊乳。”[4]

《中药志》:“北沙参　本品为常用中药。主产我国北部,故名“北沙参”。商品中主要有莱阳沙参和辽沙参二类,均为伞形科植物北沙参的根。……【原植物】北沙参［别名］莱阳沙参(山东),海沙参(江苏、河北),辽沙参(辽宁)。Glehnia littoralis Fr. Schmidt ex Miq.(Phellonteria littoralis Benth.)——伞形科 Umbelliferae”[5]

《中药材手册》:“北沙参［纲目拾遗列入南沙参项下］　本品为伞形科植物珊瑚菜 Glehnia littoralis F. Schmidt ex Miq. 的干燥根。原植物系多年生草本,栽培与野生均有。石竹科山女娄菜(紫萼女娄菜、塔氏麦瓶草)的根及伞形科迷果芹的根不应伪充北沙参药用,须注意区别(此2种植物根的性状可详见党参项下)。［别名］东沙参、辽沙参、莱阳沙参(山东)、条沙参(江苏)。”[8]

《全国中草药汇编》:“北沙参　［别名］莱阳沙参、海沙参、辽沙参、条沙参。来源:为伞形科珊瑚菜属植物珊瑚菜 Glehnia littoralis Fr. Schmidt ex Miq.［Phellopterus littoralis Benth.］,以根入药。”[12]

《中医大辞典·中药分册》:“北沙参　出《本草汇言》。又名银条参、莱阳参、辽沙参。为伞形科植物珊瑚菜 Glehnia littoralis Fr. Schm ex Miq. 的根。”[10]

《中国医学百科全书·中医学》:“北沙参　始载于《本草汇言》。又名银条参、辽沙参、莱阳参。为伞形科植物珊瑚菜 Glehnia littoralis Fr. Schmidt ex Miq. 的根。夏、秋两季采挖根部,除去地上部分及须根,洗净泥土,稍晾,置沸水中烫后,除去外皮,晒干或烘干。”[11]

《全国中药炮制规范》:“北沙参　［处方用名］北沙参。【来源】本品为伞形科植物珊瑚菜 Glehnia littoralis Fr. Schmidt ex Miq. 的干燥根。野生或栽培。主产于山东、辽宁等地。春、秋二季采挖,除去须根,洗净,稍晾,置沸水中烫后除去外皮,干燥。药材以质紧密、色白者为佳。”[13]

《普通高等教育中医药类规划教材·中药学》:“北沙参《本草汇言》　为伞形科多年生草本植物珊瑚菜 Glehnia littoralis Fr. Schmidt ex Miq. 的根。主产山东、河北、辽宁、江苏等地。夏、秋两季采挖,洗净,置沸水中烫后,除去外皮,干燥。或洗净直接干燥。”[7]

《中华本草》:“北沙参《本草汇言》　【异名】真北沙参《卫生易简方》,海沙参、银条参、莱阳参《江苏植物药材志》,辽沙参《中药志》,野香菜根《中药材手册》……

【来源】为伞形科植物北沙参的根。【原植物】北沙参 Glehnia littoralis Fr. Schmidt ex Miq. 又名：珊瑚菜《江淮杂记》。”[9]

《中华人民共和国药典》：“北沙参 Radix glehniae　本品为伞形科植物珊瑚菜 Glehnia littoralis Fr. Schmidt ex Miq. 的干燥根。夏、秋二季采挖，除去须根，洗净，稍晾，置沸水中烫后，除去外皮，干燥。或洗净直接干燥。”[6]

5　参考文献

1　清·吴仪洛. 本草从新. 北京：中医古籍出版社，2001，5

2　清·姚澜. 本草分经. 上海：上海科学技术出版社，1989，70

3　清·严西亭. 得配本草. 上海：上海卫生出版社，1957，6

4　清·陈其瑞. 本草撮要. 见：珍本医书集成. 本草类. 上海：上海科学技术出版社，1985，1

5　中国医学科学院药物研究所等编. 中药志. 第一册. 北京：人民卫生出版社，1993，378

6　国家药典委员会编. 中华人民共和国药典. 一部. 北京：化学工业出版社，2000，75

7　雷载权主编. 普通高等教育中医药类规划教材·中药学. 上海：上海科学技术出版社，1995，305

8　中华人民共和国卫生部药政管理局主编. 中药材手册. 北京：人民卫生出版社，1998，74

9　国家中医药管理局《中华本草》编委会. 中华本草. 第五册. 上海：上海科学技术出版社，1999，955

10　《中医大辞典》编辑委员会编. 中医大辞典·中药分册. 北京：人民卫生出版社，1982，101

11　《中医学》编辑委员会. 中国医学百科全书·中医学. 上海：上海科学技术出版社，1997，1236

12　《全国中草药汇编》编写组编. 全国中草药汇编. 上册. 北京：人民卫生出版社，1996，267

13　中华人民共和国卫生部药政管理局编. 全国中药炮制规范. 北京：人民卫生出版社，1988，12

14　明·倪朱谟. 本草汇言. 清康熙三十二年刻本

110　生地黄
Shengdihuang
Radix rehmaniae recens

1　定名依据

1.1　正名

1.1.1　汉文名：生地黄（为玄参科植物地黄 Rehmannia glutinosa Libosch. 的块根缓缓烘焙至八成干）。

1.1.2　英文名：dried/fresh rehmannia [root].

1.2　依据

1.2.1　定名的文献依据

（1）《本草图经》卷第四：“地黄，生咸阳川泽，黄土地者佳，今处处有之，以同州为上。二月生叶，布地便出，似车前，叶上有皱纹而不光，高者及尺余，低者三、四寸，其花似油麻花而红紫色，亦有黄花者，其实作房如连翘，子甚细而沙褐色，根如人手指，通黄色，粗细长短不常。二月、八月采根，蒸三、二日令烂，曝干，谓之熟地黄。阴干者，是生地黄。种之甚易，根入土即生。"[1]

(2)《普通高等教育中医药类规划教材·中药学》："生地黄《神农本草经》。为玄参科多年生草本植物地黄 Rehmannia glutinosa Libosch. 的根。主产于我国河南、河北、内蒙古及东北。大部分地区有栽培。秋季采挖，鲜用或干燥切片生用。"[2]

(3)《全国中药炮制规范》："地黄　［处方用名］鲜地黄、生地黄（干地黄）、酒熟地黄、砂仁制熟地黄、蒸熟地黄、生地黄炭、熟地黄炭。【来源】本品为玄参科植物地黄 Rehmannia glutinosa Libosch. 的新鲜或干燥块根。栽培或野生。主产于河南、陕西、浙江等地。秋季采挖，除去芦头及须根、洗净。鲜用者习称'鲜地黄'，将鲜生地缓缓烘焙至约八成干时，捏成团块，习称'生地黄'。鲜地黄以粗壮、色红黄者为佳。生地黄以块大、体重、断面乌黑者为佳。"[3]

(4)《中华人民共和国药典》："地黄 Radix rehmanniae　本品为玄参科植物地黄 Rehmannia glutinosa Libosch. 的新鲜或干燥块根。秋季采挖，除去芦头、所须根及泥沙，鲜用；或将地黄缓缓烘焙至约八成干。前者习称'鲜地黄'，后者习称'生地黄'。"[4]

1.2.2　定名选择的理由

(1) 生地黄 Radix rehmaniae recens，系玄参科植物地黄 Rehmannia glutinosa Libosch. 的块根缓缓烘焙至八成干。"生地黄"之名始见于宋·苏颂《本草图经》，《全国中药炮制规范》、《中华人民共和国药典》等均在"地黄"条下明确记载了"生地黄"的采集加工方法并与"鲜地黄"作了明确区分。《普通高等教育中医药类规划教材·中药学》则以"生地黄"作为本品正名。

(2) 现代临床处方已习惯于将"生地黄"作为本品名称，以"生地黄"作为本品正名有利于达成共识。

1.3　与正名等效的名词：生地。

2　源流考释

生地黄（玄参科植物地黄 Rehmannia glutinosa Libosch. 的块根缓缓烘焙至八成干）原称"干地黄"，始见于汉《神农本草经》卷一："干地黄　味甘，寒。主折跌绝筋，伤中，逐血痹，填骨髓，长肌肉，作汤，除寒热积聚，除痹，生者尤良。久服，轻身、不老。一名地髓。生川泽。"[5] 其后的本草著作大多即沿用该书记载，以"干地黄"为正名记载本品，如魏晋《名医别录》[6]，南北朝·陶弘景《本草经集注》[7]，唐·苏敬《新修本草》[8]，宋·唐慎微《证类本草》[9]，明·卢之颐《本草乘雅半偈》[10]，清·张志聪《本草崇原》[11]、蒋居祉《本草择要纲目》[12]、徐大椿《神农本草经百种录》[13]、吴仪洛《本草从新》[14]、黄宫绣《本草求真》[15]、叶志诜《神农本草经赞》[16]、凌奂《本草害利》[17]等；有的在"地黄"条下介绍本品，如宋·苏颂《本草图经》[1]、寇宗奭《本草衍义》[18]，明·李时珍《本草纲目》[19]等；有的则以"生干地黄"为正名记载本品，如明·陈嘉谟《本草蒙筌》[20]。

"生地黄"之名始见于宋·苏颂《本草图经·草部·上品之上》卷第四："地黄，生咸阳川泽，黄土地者佳，今处处有之，以同州为上。二月生叶，布地便出，似车前，叶上有皱纹而不光，高者及尺余，低者三、四寸，其花似油麻花而红紫色，亦有黄花者，其实作房如连翘，子甚细而沙褐色，根如人手指，通黄色，粗细长短不常。二月、八月采根，蒸三、二日令烂，曝干，谓之熟地黄。阴干者，是生地黄。种之甚易，根入土即生。”[1]现代有关著作有的以“干地黄”为正名，如《中药大辞典》[21]、《中国医学百科全书·中医学》[22]、《中华本草》[23]等；有的在“地黄”项下介绍本品，如《中华人民共和国药典》[4]、《中国中医药学主题词表》[24]、《中药材手册》[25]、《全国中药炮制规范》[3]等；而《普通高等教育中医药类规划教材·中药学》[2]则以“生地黄”作为本品正名。同时尚记载有“原生地”、“干生地”《中药大辞典》[21]等各地的俗称。还记载有本品原植物“地黄”的异名“苄”、“地髓”、“芑”、“牛奶子”、“婆婆奶”、“狗奶子”《中华本草》[2]等。

3　附录

3.1　又称：无。

3.2　俗称：原生地，干生地。

3.3　曾称：干地黄《神农本草经》，生干地黄《本草蒙筌》。

3.4　原植物名称：地黄，苄，地髓，芑，牛奶子，婆婆奶，狗奶子。

4　文献通考

《神农本草经》卷一：“干地黄　味甘，寒。主折跌绝筋，伤中，逐血痹，填骨髓，长肌肉，作汤，除寒热积聚，除痹，生者尤良。久服，轻身、不老。一名地髓。生川泽。”[5]

《名医别录》卷第一：“干地黄　味苦，无毒。主治男子五劳、七伤，女子伤中、胞漏、下血，破恶血、溺血，利大小肠，去胃中宿食，饱力断绝，补五脏内伤不足，通血脉，益气力，利耳目。”[6]

《本草经集注·草木上品》：“干地黄　味甘、苦，寒，无毒。主治折跌，绝筋，伤中，逐血痹，填骨髓，长肌肉。作汤除寒热，积聚，除痹。主男子五劳七伤，女子伤中，胞漏，下血，破恶血，溺血，利大小肠，去胃中宿食，饱力断绝，补五脏内伤不足，通血脉，益气力，利耳目。生者尤良。”[7]

《新修本草》卷第六：“干地黄　味甘、苦，寒，无毒。主折跌、绝筋、伤中、逐血痹，填骨髓，长肌肉。作汤除寒热、积聚，除痹。主男子五劳七伤，女子伤中、胞漏、下血，破恶血、溺血，利大小肠，去胃中宿食，饱力断绝，补五脏内伤不足，通血脉，益气力，利耳目。生者尤良。”[8]

《本草图经》卷第四：“地黄，生咸阳川泽，黄土地者佳，今处处有之，以同州为上。二月生叶，布地便出，似车前，叶上有皱纹而不光，高者及尺余，低者三、四寸，其花似油麻花而红紫色，亦有黄花者，其实作房如连翘，子甚细而沙褐色，根如人手指，通黄色，粗细长短不常。二月、八月采根，蒸三、二日令烂，曝干，谓之熟地黄。阴干者，是生地黄。种之甚易，根入土即生。”[1]

《证类本草》卷第六：“干地黄　味甘、苦，寒，无毒。主折跌绝筋，伤中，逐血痹，填骨髓，长肌肉。作汤除寒热，积聚，除痹。主男子五劳七伤，女子伤中，胞漏，下血，破恶血，溺血，利大小肠，去胃中宿食，饱力断绝，补五脏内伤不足，通血脉，益气力，利耳目。生者尤良。”[9]

《本草衍义》卷七：“地黄　叶如甘露子，花如脂麻花，但有细斑点，北人谓之牛奶子。花、茎有微细短白毛。经只言干生二种，不言熟者。如血虚劳热，产后虚热，老人中虚燥热，须地黄者，生与生干常虑大寒，如此之类，故后世改用熟者。蒸曝之法：以细碎者洗出，研取汁，将粗地黄蒸出曝干，投汁中，浸三二时，又曝，再蒸，如此再过为胜，亦不必多。此等与干生二种，功治殊别。陶但云捣汁和蒸殊用工，意不显其法，不注治疗，故须悉言耳。”[18]

《本草蒙筌》卷之一：“生干地黄　冀州地黄　沂州地黄　一名苄。味苦、甘，气寒。气薄味厚，沉也，阴也，阴中之阳。无毒。秋深汁降，根实采收。日干者平，火干者温。蒸干者温补，生干者平宣。”[20]

《本草纲目》第十六卷：“地黄《本经·上品》　【释名】苄（音户）、芑（音起）、地髓《本经》。……时珍曰：《本经》所谓干地黄者，即生地黄之干者也。其法取地黄一百斤，择肥者六十斤洗净，晒令微皱。以拣下者洗净，木臼中捣绞汁尽，投酒更捣，取汁拌前地黄，日中晒干，或火焙干用。【气味】甘，寒，无毒。”[19]

《本草乘雅半偈》第一帙：“干地黄《本经·上品》　【气味】甘寒，无毒。【主治】主伤中，逐血痹，填骨髓，长肌肉，作汤除寒热积聚，除痹，疗折跌绝筋。久服轻身不老，生者尤良。”[10]

《本草崇原》卷上：“干地黄　气味甘寒，无毒。主伤中，逐血痹，填骨髓，长肌肉，作汤，除寒热积聚，除痹，疗折跌绝筋。久服轻身不老。生者尤良。（地黄《本经》）名地髓。”[11]

《本草从新》卷三：“干地黄，养阴凉血。苦甘而寒，沉阴而降。入手足少阴（心、肾。）厥阴。（心包、肝。）及手太阳经。（小肠）养阴退阳。凉血生血。治血虚发热。常觉饥馁。五心烦热（经曰：阴虚生内热。），痿痹惊悸。（有触而心动曰惊，无惊而自动曰悸，即怔忡也，有因心虚火动者，有因肝虚胆怯者，有因水停心下者，火畏水，故悸也。地黄能交心肾而益肝胆，亦能行水，故治之也。）倦怠嗜卧。（肝火郁于胃中，同归身用。）胸膈痞闷。（肝胆燥火，闭伏胃中，亦须同归身用。）吐衄尿血。”[12]

《本草求真》卷一：“干地黄（隰草）凉血滋阴　干地黄（即生地黄之干者也。专入肾。并入心脾）。味苦而甘。性阴而寒。考诸长洲张璐谓其心紫入心。中黄入脾。皮黑归肾。味厚气薄。内专凉血滋阴。外润皮肤索泽。病人虚而有热者。咸宜用之。”[13]

《本草择要纲目·寒性药品》：“干地黄（即生地之干也）。【气味】甘寒无毒。沉而降。阴也。入手足少阴厥阴及手太阳之经。【主治】伤中。逐血。填骨髓。长肌肉。通血脉。益气力。除皮肤燥。去诸湿热。疗折跌绝筋。生地黄气味主治及所入经络。即与干地黄同。”[14]

《神农本草经百种录·上品》：“干地黄　味甘寒。主折跌绝筋，伤中，逐血痹，行血之功。填骨髓，血足能化精，而色黑归肾也。长肌肉。脾统血，血充则肌肉亦满矣。作汤，除寒热积聚，血充足则邪气散，血流动则凝滞消。”[15]

《神农本草经赞》卷一：“干地黄　味甘寒。主折跌绝筋伤中。逐血痹。填骨髓。长肌肉。作汤。除寒热积聚除痹。生者尤良。久服轻身不老。一名地髓。生川泽。药之膏油。莫如地髓。”[16]

《本草害利·肾部药队》：“干地黄【害】性寒而润，阴虚咳嗽，内热骨蒸，或吐血等候，一见脾虚泄泻，胃虚食少，或天明肾泄，产后泄泻，产后不实，俱禁用。凡产后恶食

作泻，恶露作痛，虽见发热不可用，误用则泻不止。”[17]

《中药材手册》：“地黄［纲目列入草部　草类］　本品为玄参科植物地黄 Rehmannia glutinosa Libosch. 的干燥块根。原植物系多年生草本，主要为栽培。商品中有鲜生地、生地及熟生地三种规格，均可入药。一般以河南栽培历史悠久、产量大、质量好而闻名，为四大‘怀药’之一。［别名］怀地黄（河南）、酒壶花根、酒盅盅花根、密罐花根、山菸根。”[25]

《中药大辞典》：“干地黄《本经》　【异名】地髓《本经》，原生地《本草正义》，干生地《中药志》。【基原】为玄参科植物地黄的根茎。【原植物】地黄 Rehmannia glutinosa（Gaertn.）Libosch.，又名：苄《尔雅》，芑《别录》，牛奶子《本草衍义》，婆婆奶《救荒本草》，狗奶子《植物名实图考》，山烟、山白菜、酒壶花、甜酒棵、蜜罐棵。”[21]

《中国医学百科全书·中医学》：“干地黄　始载于《神农本草经》。又名地髓、生地。为玄参科植物地黄 Rehmannia glutinosa Libosch. 的块根。秋季采挖，除去芦头及须根，洗净，放置火炕上徐徐烘焙，至内部变黑，约八成干时，捏成团块。”[22]

《全国中药炮制规范》：“地黄　［处方用名］鲜地黄、生地黄（干地黄）、酒熟地黄、砂仁制熟地黄、蒸熟地黄、生地黄炭、熟地黄炭。【来源】本品为玄参科植物地黄 Rehmannia glutinosa Libosch. 的新鲜或干燥块根。栽培或野生。主产于河南、陕西、浙江等地。秋季采挖，除去芦头及须根、洗净。鲜用者习称‘鲜地黄’；将鲜生地缓缓烘焙至约八成干时，捏成团块，习称‘生地黄’。鲜地黄以粗壮、色红黄者为佳。生地黄以块大、体重、断面乌黑者为佳。”[3]

《中国中医药学主题词表》：“地黄 REHMANNIA GLUTINOSA　属玄参科；属补血药（中药）和清热凉血药　C 生地黄；C 熟地黄。”[24]

《普通高等教育中医药类规划教材·中药学》：“生地黄《神农本草经》。为玄参科多年生草本植物地黄 Rehmannia glutinosa Libosch. 的根。主产于我国河南、河北、内蒙古及东北。大部分地区有栽培。秋季采挖，鲜用或干燥切片生用。”[2]

《中华本草》：“干地黄《本经》　【异名】生地黄《本草图经》，原生地《本草正义》，干生地《中药志》。……【来源】为玄参科植物地黄 Rehmannia glutinosa（Gaertn.）Libosch. ex Fisch. et Mey. 的块根。【原植物】参见“鲜地黄”条。”[23]

《中华人民共和国药典》：“地黄 Radix rehmanniae　本品为玄参科植物地黄 Rehmannia glutinosa Libosch. 的新鲜或干燥块根。秋季采挖，除去芦头、所须根及泥沙，鲜用；或将地黄缓缓烘焙至约八成干。前者习称‘鲜地黄’，后者习称‘生地黄’。”[4]

5　参考文献

1　宋·苏颂. 本草图经. 合肥：安徽科学技术出版社，1994，80
2　雷载权主编. 普通高等教育中医药类规划教材·中药学. 上海：上海科学技术出版社，1995，89
3　中华人民共和国卫生部药政管理局编. 全国中药炮制规范. 北京：人民卫生出版社，1988，47
4　国家药典委员会编. 中华人民共和国药典. 一部. 北京：化学工业出版社，2000，94
5　汉·神农本草经. 清顾观光重辑本. 北京：人民卫生出版社，1955，18
6　魏晋·名医别录. 北京：人民卫生出版社，1986，23
7　南北朝·陶弘景. 本草经集注. 北京：人民卫生出版社，1994，199
8　唐·苏敬等撰. 新修本草. 合肥：安徽科学技术出版社，1981，154

9 宋·唐慎微. 证类本草. 北京：人民卫生出版社，1957，149
10 明·卢之颐. 本草乘雅半偈. 北京：人民卫生出版社，1986，43
11 清·张志聪. 本草崇原. 北京：中国中医药出版社，1992，11
12 清·蒋居祉. 本草择要纲目. 见：珍本医书集成. 本草类. 上海：上海科学技术出版社，1985，8
13 清·徐大椿. 神农本草经百种录. 见：景印文渊阁四库全书（785）. 北京：中医古籍出版社，1986，564
14 清·吴仪洛. 本草从新. 北京：中医古籍出版社，2001，45
15 清·黄宫绣. 本草求真. 上海：上海科学技术出版社，1959，226
16 清·叶志诜. 神农本草经赞. 见：珍本医书集成. 本草类. 上海：上海科学技术出版社，1985，10
17 清·凌奂. 本草害利. 北京：中医古籍出版社，1982，128
18 宋·寇宗奭. 本草衍义. 上海：商务印书馆，1957，44
19 明·李时珍. 本草纲目. 北京：人民卫生出版社，1982，1019
20 明·陈嘉谟. 本草蒙筌. 北京：人民卫生出版社，1988，34
21 江苏新医学院编. 中药大辞典. 上海：上海科学技术出版社，1977，74
22 《中医学》编辑委员会. 中国医学百科全书·中医学. 上海：上海科学技术出版社，1997，1034
23 国家中医药管理局《中华本草》编委会. 中华本草. 第七册. 上海：上海科学技术出版社，1999，380
24 吴兰成主编. 中国中医药学主题词表. 北京：中医古籍出版社，1996，75
25 中华人民共和国卫生部药政管理局主编. 中药材手册. 北京：人民卫生出版社，1998，103

111 生姜
Shengjiang
Rhizoma Zingiberis Recens

1 定名依据

1.1 正名

1.1.1 汉文名：生姜（为姜科植物姜 Zingiber officinale Rosc 的新鲜根茎）。

1.1.2 英文名：fresh ginger.

1.2 依据

1.2.1 定名的文献依据

(1)《名医别录》卷二："干姜，大热，无毒。主治寒冷腹痛，中恶，霍乱，胀满，风邪诸毒，皮肤间结气，止唾血。生姜，味辛，微温。主治伤寒头痛、鼻塞，咳逆上气，止呕吐。生犍为及荆州、扬州。九月采。（秦椒为之使。杀半夏、莨菪毒。恶黄芩、天鼠矢）。又，生姜，微温，辛，归五脏。去痰，下气，止呕吐，除风邪寒热。久服小志少智，伤心气。"[1]

(2)《千金翼方》卷二："生姜，味辛，微温。主伤寒头痛鼻塞，咳逆上气，止呕吐。久服去臭气，通神明。生犍为川谷及荆州、扬州，九月采。"[2]

(3)《证类本草》卷八："生姜，味辛，微温。主伤寒头痛鼻塞，咳逆上气，止呕吐。久服去臭气，通神明。生犍为川谷及荆州、扬州，九月采。（秦椒为之使，杀半夏、莨菪

毒，恶黄芩、黄连、天鼠粪。）”[3]

(4)《汤液本草》卷六：“生姜，气温，味辛。辛而甘，微温，气味俱轻，阳也。无毒。《象》云：伤寒头痛鼻塞，咳逆上气。止呕吐，治痰嗽。生与干同治。与半夏等分，治心下急痛，锉细用。”[4]

(5)《本草纲目》卷二十六：“生姜，(《别录》中品)。【校正】原附干姜下，今分出。今自草部移入此。【释名】时珍曰：按：许慎《说文》：姜作薑，云御湿之菜也。王安石《字说》云：姜能强御百邪，故谓之姜。初生嫩者，其尖微紫，名紫姜，或作子姜；宿根谓之母姜也。”[5]

(6)《本草从新》卷十一：“生姜，宣、散寒发表、开痰止呕。辛温。行阳分而祛寒发表。宣肺气而解郁调中。畅胃口而开痰下食。治伤寒头痛。伤风鼻塞（辛通入肺），咳逆呕哕。”[6]

(7)《中华人民共和国药典》：“生姜 Rhizoma zingiberis recens　本品为姜科植物姜 Zingiber officinale Rosc 的新鲜根茎。秋、冬二季采挖，除去须根及泥沙。”[7]

(8)《普通高等教育中医药类规划教材·中药学》：“生姜《别录》　为姜科植物姜 Zingiber officinale Rosc. 的根茎。各地均产。秋冬二季采挖，除去须根，切片生用。”[8]

(9)《中药大辞典》：“生姜《本草经集注》　【基原】为姜科植物姜的鲜根茎。【原植物】姜　《吕氏春秋》Zingiber officinale Rosc.”[9]

(10)《中医大辞典·中药分册》：“生姜　出《本草经集注》。为姜科植物姜 Zingiber officinale Rosc. 的鲜根茎。除东北外我国大部分地区均有栽培。”[10]

(11)《中国医学百科全书·中医学》“始载于《本草经集注》。为姜科植物姜 Zingiber officinale Rosc. 的新鲜根茎。原植物在中国中部、东南部及西南部各省、区广为栽培。”[11]

(12)《中国中医药学主题词表》“以“生姜”作为本药正式主题词，以“姜”作为同义词（D）。用姜检索 1995 前文献。干姜（FC）”[12]

(13)《中药志》[13]、《全国中药炮制规范》[14]、《中国药材学》[15]、《中华本草》[16]等现代中药著作多以“生姜”作为本品正名（参见“文献通考”）。

1.2.2　定名选择的理由

(1) 生姜 Rhizoma zingiberis recens，系姜科植物姜 Zingiber officinale Rosc 的新鲜根茎。“生姜”之名始见于魏晋《名医别录》，“生姜”作为本品正名始见于唐·孙思邈《千金翼方》，其后的历代重要本草著作如宋·唐慎微《证类本草》，元·王好古《汤液本草》，明·李时珍《本草纲目》，清·吴仪洛《本草从新》等在载录本品时均以“生姜”作为正名，并一直沿用至今。

(2) 我国最新出版的《中华人民共和国药典》、《普通高等教育中医药类规划教材·中药学》以及辞书类著作《中医大辞典·中药分册》、《中药大辞典》、《中国医学百科全书·中医学》等均以“生姜”作为本品正名。已经广泛应用于中医药学文献的标引和检索的《中国中医药学主题词表》也以“生姜”作为本品的正式主题词。现代本草著作如《中药志》、《中华本草》、《中国药材学》、《全国中药炮制规范》等虽记载了不少本品各地的俗称，但均以“生姜”作为本品的正名，《中药材手册》、《全国中草药汇编》则以“姜”为本品的正名。说明“生姜”作为本品正名已成为共识。

1.3　与正名等效的名词：无。

2 源流考释

生姜（姜科植物姜 Zingiber officinale Rosc 的新鲜根茎）始载于魏晋《名医别录》卷二：“干姜，大热，无毒。主治寒冷腹痛，中恶，霍乱，胀满，风邪诸毒，皮肤间结气，止唾血。生姜，味辛，微温。主治伤寒头痛、鼻塞，咳逆上气，止呕吐。生犍为及荆州、扬州。九月采。”[1] 其后南北朝·陶弘景《本草经集注》[17] 也予以沿载。

“生姜”作为本品正名始见于唐·孙思邈《千金翼方》卷二：“生姜，味辛，微温。主伤寒头痛鼻塞，咳逆上气，止呕吐。久服去臭气，通神明。生犍为川谷及荆州、扬州，九月采。”[2] 此后诸家本草即沿用《千金翼方》[2] 记载，以“生姜”为正名收载本品，如唐·孟诜《食疗本草》[18]，宋·苏颂《本草图经》[19]、唐慎微《证类本草》[3]、寇宗奭《本草衍义》[20]、佚名《增广太平和剂图经本草药性总论》[21]，金·李杲《珍珠囊药性赋》[22]，元·王好古《汤液本草》[4]、忽思慧《饮膳正要》[23] 等。同时尚载录有本品异名“姜”等。如《本草纲目》卷二十六：“生姜，（《别录》中品）。【校正】原附干姜下，今分出。今自草部移入此。【释名】时珍曰：按：许慎《说文》：姜作䕬，云御湿之菜也。”[5]

明清时期的本草著作大多仍沿用《千金翼方》记载以“生姜”为正名，如明·刘文泰《本草品汇精要》[24]、李时珍《本草纲目》[5]、杜文燮《药鉴》[25]、缪希雍《炮炙大法》[26]、李中梓《雷公炮制药性解》[27]、李中梓《本草征要》[28]，清·蒋居祉《本草择要纲目》[29]、陈士铎《本草新编》[30]、稻宣义《炮炙全书》[31]、汪昂《本草备要》[32]、张璐《本经逢原》[33]、叶桂《本草经解》[34]、吴仪洛《本草从新》[6]、严西亭《得配本草》[35]、沈金鳌《要药分剂》[36]、黄宫绣《本草求真》[37]、陈念祖《神农本草经读》[38]、姚澜《本草分经》[39]、凌奂《本草害利》[40]、陈其瑞《本草撮要》[41]、张秉成《本草便读》[42]、周岩《本草思辨录》[43] 等。同时尚载录有本品异名“母姜”、“紫姜”、“子姜”等。如《本草品汇精要》卷三十九：“生姜，无毒，丛生。生姜主伤寒头痛鼻塞咳逆上气止呕吐久服去臭气通神明（名医所录）【名】母姜。”[24]《本草纲目》卷二十六：“生姜，（《别录》中品）……王安石《字说》云：姜能强御百邪，故谓之姜。初生嫩者，其尖微紫，名紫姜，或作子姜；宿根谓之母姜也。”[5]

现代有关著作多沿用前代大多本草记载以“生姜”作为本品正名，如《中华人民共和国药典》[7]、《普通高等教育中医药类规划教材·中药学》[8]、《中药大辞典》[9]、《中医大辞典·中药分册》[10]、《中国医学百科全书·中医学》[11]、《中国中医药学主题词表》[12]、《中药志》[13]、《全国中药炮制规范》[14]、《中国药材学》[15]、《中华本草》[16] 等，而《中药材手册》[44]、《全国中草药汇编》[45] 以“姜”为正名记载本品。同时尚记载有“鲜姜”、“均姜”《中药材手册》[44] 等各地的俗称。

3 附录

3.1 又称：煨姜（饮片规格名），姜皮（药材商品名）。

3.2 俗称：鲜姜，均姜。

3.3 曾称：姜《说文》，母姜《本草品汇精要》，紫姜、子姜《本草纲目》。

3.4 原植物名称：姜。

4 文献通考

《名医别录》卷二："干姜，大热，无毒。主治寒冷腹痛，中恶，霍乱，胀满，风邪诸毒，皮肤间结气，止唾血。生姜，味辛，微温。主治伤寒头痛、鼻塞，咳逆上气，止呕吐。生犍为及荆州、扬州。九月采。（秦椒为之使。杀半夏、莨菪毒。恶黄芩、天鼠矢。）又，生姜，微温，辛，归五脏。去痰，下气，止呕吐，除风邪寒热。久服小志少智，伤心气。"[1]

《本草经集注》草木中品："干姜，味辛，温、大热，无毒。主治胸满，咳逆上气，温中，止血，出汗，逐风湿痹，肠澼下痢。寒冷腹痛，中恶，霍乱，胀满，风邪诸毒。皮肤间结气，止唾血，生者尤良。生姜：味辛，微温。主治伤寒头痛鼻塞，咳逆上气，止呕吐。久服去臭气，通神明。生犍为川谷及荆州、扬州，九月采。（秦椒为之使，杀半夏、莨菪毒，恶黄芩、黄连、天鼠屎）。"[17]

《千金翼方》卷二："生姜，味辛，微温。主伤寒头痛鼻塞，咳逆上气，止呕吐。久服去臭气，通神明。生犍为川谷及荆州、扬州，九月采。"[2]

《食疗本草》卷上："生姜〈温〉，去痰下气。多食少心智。八九月食，伤神。"[18]

《本草图经》卷六："生姜，生犍为山谷及荆州、扬州，今处处有之，以汉、温、池州者为良。苗高二、三尺；叶似箭竹叶而长，两两相对；苗青；根黄；无花实。秋采根，于长流水洗过，日晒为干姜。汉州干姜法：以水淹姜三日，去皮，又置流水中六日，更刮去皮，然后暴之，令干，酿于瓮中，三日乃成也。近世方有主脾胃虚冷，不下食，积久羸弱成瘵者，以温州白干姜一物，浆水煮，令透心润湿，取出焙干，捣筛，陈廪米煮粥饮，丸如梧子，一服三、五十枚，汤使任用，其效如神。"[19]

《证类本草》卷八："生姜，味辛，微温。主伤寒头痛鼻塞，咳逆上气，止呕吐。久服去臭气，通神明。生犍为川谷及荆州、扬州，九月采。（秦椒为之使，杀半夏、莨菪毒，恶黄芩、黄连、天鼠粪。）"[3]

《本草衍义》卷九："生姜，治暴逆气，嚼三两皂子大，下咽定，屡服屡定。初得寒热痰嗽，烧一块，冷啮之，终日间嗽自愈。暴赤眼无疮者，以古铜钱刮净姜上取汁，于钱唇点目，热泪出，今日点，来日愈。但小儿甚惧，不须疑，已试良验。"[20]

《增广太平和剂图经本草药性总论·草部中品之上》："生姜，味辛，微温。主伤寒头痛，鼻塞，咳逆上气，止呕吐，去臭气。《药性论》云：使。主痰水气满，下气。生与干并治嗽，疗时疾，止呕逆不下食。生和半夏主心下急痛。若中热不能食，捣汁和蜜服。又汁和杏仁作煎，下一切结气实，心胸壅隔，冷热气，神效。陶隐居云：多食伤心气。陈藏器云：汁解毒药，自余破血，调中，去冷，除痰，开胃。需热，去皮。要冷，即留皮。秦椒为使。杀：半夏，莨菪毒。恶：黄芩、黄连、天鼠粪。"[21]

《珍珠囊药性赋》卷二："生姜，使。恶黄芩黄连鼠粪去皮则热留皮则冷制半夏毒。生姜，味辛性温无毒。升也，阳也。其用有四：制半夏有解毒之功；佐大枣有厚肠之益；温经散表邪之风；益气止翻胃之哕。"[22]

《汤液本草》卷六："生姜，气温，味辛。辛而甘，微温，气味俱轻，阳也。无毒。《象》云：伤寒头痛鼻塞，咳逆上气。止呕吐，治痰嗽。生与干同治。与半夏等分，治心下急痛，锉细用。"[4]

《饮膳正要》卷三："生姜，味辛，微温。主伤寒头痛，咳逆上气，止呕，清神。"[23]

《本草品汇精要》卷三十九："生姜，无毒，丛生。生姜主伤寒头痛鼻塞咳逆上气止呕吐久服去臭气通神明（名医所录）【名】母姜。"[24]

《本草纲目》卷二十六："生姜，（《别录》中品）。【校正】原附干姜下，今分出。今自草部移入此。【释名】时珍曰：按：许慎《说文》：姜作薑，云御湿之菜也。王安石《字说》云：姜能强御百邪，故谓之姜。初生嫩者，其尖微紫，名紫姜，或作子姜；宿根谓之母姜也。"[5]

《药鉴》卷二："生姜，味辛性温，无毒，气味俱厚，升也，阳也。制半夏，有解毒之功。佐大枣，有厚肠之益。温经散表邪之风，益气止翻胃之疾。"[25]

《炮炙大法·草部》："生姜，（不宜使熟宜捣绞汁待药煎成倾入方不失生字之义如入药煎乃熟姜非生姜矣　使恶杀同干姜）。"[26]

《雷公炮制药性解》卷六："生姜，味辛，性温无毒，入肺心脾胃四经。主通神明，去秽恶，散风寒，止呕吐，除泄泻，散郁结，畅脾胃，疗痰嗽，制半夏。和药要热去皮，要冷留皮，恶黄芩。"[27]

《本草征要》卷一："生姜，味辛，性热，无毒。入肺、胃二经。生能发表，熟可温中。开胃有奇功。止呕为圣剂。气胀腹疼俱妙，痰凝血滞皆良。刮下姜皮，胀家必用。"[28]

《本草新编》卷四："生姜，味辛、辣，大热。通畅神明，辟疫疠，且助生发之气，能祛风邪。姜通神明，古志之矣。然徒用一二片，欲遽通神明，亦必不得之数。或用人参，或用白术，或用石菖蒲，或用丹砂，彼此相济，而后神明可通，邪气可辟也。"[30]

《炮炙全书》卷二："生姜，辛，温。去皮则热，留皮则冷。秦椒为使，杀半夏、莨菪毒，恶黄芩、黄连、天鼠粪。缪仲醇曰：生姜'不宜使熟，宜捣绞汁，待药煎成，倾方不失生字之义。如入药煎，乃熟姜非生姜'。"[31]

《本草备要·谷菜部》："生姜，宣，散寒发表，止呕开痰，辛温。行阳分而祛寒发表，宣肺气而解郁调中，畅胃口而开痰下食。"[32]

《本经逢原》卷三："生姜，宿根谓之母姜。辛温无毒。解半夏、莨菪、厚朴毒。"[33]

《本草经解》卷四："【生姜】，气微温。味辛。无毒。久服。去臭气。通神明。生姜气微温。禀天初春之木气。入足少阳胆经、足厥阴肝经。味辛无毒。得地西方之金味。入手太阴肺经。气味俱升。阳也。臭气。阴浊之气也。久服辛温益阳。阳能去阴。所以去臭气也。神者阳之灵也。明者阳之光也。辛温为阳。久服阳胜。所以通神明也。"[34]

《本草从新》卷十一："生姜，宣、散寒发表、开痰止呕。辛温。行阳分而祛寒发表。宣肺气而解郁调中。畅胃口而开痰下食。治伤寒头痛。伤风鼻塞。（辛通入肺），咳逆呕哕。"[6]

《要药分剂》卷二："生姜，味辛。性微温。无毒。禀天地之阳气以生。升也。阳也。秦椒为使。恶黄芩、黄连、天鼠粪。杀半夏、莨菪毒。"[36]

《本草求真》卷三："生姜，（荤辛）发表除寒止呕。生姜（专入肺）。气味辛窜。走而不守。据书开载主治甚多。然总发表除寒。开郁散气。辟恶除邪。数端而已。（姜性意义。一索尽贯。）"[37]

《神农本草经读》卷三："生姜，气味辛、微温，无毒。久服去臭气，通神明。陈修

园曰：‘凡药气温属厥阴风木；大温为热，属少阴君火；微温禀春初之木气，则专入足少阳胆经也。味辛属阳明燥金，大辛属手太阴肺、手阳明大肠，微辛为土中之金则专入足阳明胃经也。’”[38]

《本草分经·原例》：“生姜，辛温，行阳分，宣肺气，畅胃口，散寒发表，解郁调中，开痰下食，能散逆气，为呕家圣药，又能消水气行血痹辟瘴气。姜汁辛温而润，开痰尤良。姜皮辛凉，和脾行水。”[39]

《本草择要纲目·热性药品》：“生姜，【气味】辛微温无毒。浮而升。阳也。”[29]

《得配本草》卷五：“生姜，秦椒为之使。恶黄芩、黄连、天鼠粪。杀半夏、南星、莨菪毒。”[35]

《本草害利·肺部药队》：“生姜，【害】见脾部温阵，干姜条下。【利】辛温，入肺胃，发表发汗，开胃止呕，破血滞痰凝，平气胀腹痛。”[40]

《本草撮要》卷四：“【生姜】，味辛温。入手太阴足阳明经。功专散邪和中。得大枣和营卫。得附子温经散寒。得杏仁下胸膈冷气。得露水治暑疟。杀半夏南星菌草野禽毒。辟露雾山岚瘴气。”[41]

《本草便读·菜部》：“生姜，达肺经。发表除寒。横行有效。入胃腑。温中止呕。辛热多功。去秽通神。化痰散逆。煨熟则缓而性降。治中焦腹痛之虚寒。蜜炙则润以兼疏。散肺部风痰之咳嗽。姜汁豁痰通络。体用颇殊。姜皮散水和脾。温凉稍异。”[42]

《本草思辨录》卷三：“生姜，是老姜所生之子姜，干姜则老姜造成者。故干姜得秋气多，功兼收敛。生姜得夏气多，功主横散。干姜温太阴之阴，生姜宣阳明之阳。一脏一腑，亦治分母子。”[43]

《中药志》：“本品为常用中药。商品主要为姜科植物姜的栽培品种菜姜的新鲜根茎。”[13]

《中药材手册》：“姜（纲目列入菜部荤辛类）本品为根茎。原植物系姜科多年生草本植物，多为栽培。分生姜与干姜两种。生姜是嫩姜……。［别名］鲜姜、均姜。”[44]

《全国中草药汇编》：“姜　［别名］生姜　【来源】为姜科植物姜 Zingiber officinale Rosc. 的根状茎。”[45]

《中药大辞典》：“生姜《本草经集注》　【基原】为姜科植物姜的鲜根茎。【原植物】姜《吕氏春秋》Zingiber officinale Rosc.”[9]

《中医大辞典·中药分册》：“生姜　出《本草经集注》。为姜科植物姜 Zingiber officinale Rosc. 的鲜根茎。除东北外我国大部分地区均有栽培。”[10]

《中国医学百科全书·中医学》“始载于《本草经集注》。为姜科植物姜 Zingiber officinale Rosc. 的新鲜根茎。原植物在中国中部、东南部及西南部各省、区广为栽培。”[11]

《全国中药炮制规范》：“生姜　［处方用名］生姜、煨姜、姜皮。【来源】本品为为姜科植物姜 Zingiber officinale（Willd.）Rosc. 的新鲜根茎。均系栽培。主产于四川、贵州等地。”[14]

《中国药材学》：“生姜　［处方用名］生姜、煨姜、姜皮。【来源】本品为姜科植物姜 Zingiber officinale（Willd.）Rosc. 的新鲜根茎。均系栽培。主产于四川、贵州等地。”[15]

《中国中医药学主题词表》“以“生姜”作为本药正式主题词，以“姜”作为同义词

(D)。用姜检索1995前文献。干姜（FC）”[12]

《普通高等教育中医药类规划教材·中药学》：“生姜《别录》 为姜科植物姜 Zingiber offcinale Rosc. 的根茎。各地均产。秋冬二季采挖，除去须根，切片生用。”[8]

《中华本草》：“生姜 《别录》【来源】为姜科植物姜的新鲜根茎。【原植物】姜 Zingiber officinale Rosc.”[16]

《中华人民共和国药典》：“生姜 Rhizoma zingiberis recens 本品为姜科植物姜 Zingiber officinale Rosc 的新鲜根茎。秋、冬二季采挖，除去须根及泥沙。”[7]

5 参考文献

1 魏晋·名医别录. 北京：人民卫生出版社，1986，158

2 唐·孙思邈. 千金翼方. 北京：人民卫生出版社，1955，4

3 宋·唐慎微. 证类本草. 北京：人民卫生出版社，1957，194

4 元·王好古. 汤液本草. 见：景印文渊阁四库全书（745）. 北京：中医古籍出版社，1986，994

5 明·李时珍. 本草纲目. 卷二十六. 北京：人民卫生出版社，1982，1620

6 清·吴仪洛. 本草从新. 北京：中医古籍出版社，2001，158

7 国家药典委员会编. 中华人民共和国药典. 一部. 北京：化学工业出版社，2000，75

8 雷载权主编. 普通高等教育中医药类规划教材·中药学. 上海：上海科学技术出版社，1995，31

9 江苏新医学院编. 中药大辞典. 上海：上海科学技术出版社，1977，655

10 《中医大辞典》编辑委员会编. 中医大辞典·中药分册. 北京：人民卫生出版社，1982，105

11 《中医学》编辑委员会. 中国医学百科全书·中医学. 上海：上海科学技术出版社，1997，1218

12 吴兰成主编. 中国中医药学主题词表. 北京：中医古籍出版社，1996，340

13 中国医学科学院药物研究所等编. 中药志. 第二册. 北京：人民卫生出版社，1993，228

14 中华人民共和国卫生部药政管理局编. 全国中药炮制规范. 北京：人民卫生出版社，1988，31

15 徐国钧等主编. 中国药材学. 北京：中国医药科技出版社，1996，688

16 国家中医药管理局《中华本草》编委会. 中华本草. 第八册. 上海：上海科学技术出版社，1999，651

17 南北朝·陶弘景. 本草经集注. 北京：人民卫生出版社，1994，71

18 唐·孟诜. 食疗本草. 北京：人民卫生出版社，1984，4

19 宋·苏颂. 本草图经. 合肥：安徽科学技术出版社，1994，156

20 宋·寇宗奭. 本草衍义. 上海：商务印书馆，1937，53

21 宋·佚名. 增广太平和剂图经本草药性总论. 见：增广太平惠民和剂局方. 海口：海南出版社，2002，422

22 金·李杲. 珍珠囊补遗药性赋》. 见：中国医学大成（二）. 长沙：岳麓书社，1990，108

23 元·忽思慧. 饮膳正要. 北京：中国书店，1985，57

24 明·刘文泰. 本草品汇精要. 北京：人民卫生出版社，1982，867

25 明·杜文燮. 药鉴. 北京：中国中医药出版社，1993，31

26 明·缪希雍. 炮炙大法. 明末庄继先校刻本

27 明·李中梓. 雷公炮制药性解. 见：中国医学大成（二）. 长沙：岳麓书社，1990，157

28 明·李中梓. 本草征要. 见：李中梓医学全书. 北京：中国中医药出版社，1999，147

29 清·蒋居祉. 本草择要纲目. 见：珍本医书集成. 本草类. 上海：上海科学技术出版社，1985，46

30 清·陈士铎. 本草新编. 北京：中国中医药出版社，1996，236

31 ［日］稻宣义. 炮炙全书. 北京：中医古籍出版社，1981，90

32 清·汪昂．本草备要．北京：中国中医药出版社，1998，205
33 清·张璐．本经逢原．上海：上海科学技术出版社，1959，133
34 清·叶桂．本草经解．上海：上海科学技术出版社，1958，107
35 清·严西亭．得配本草．上海：上海卫生出版社，1957，22
36 清·沈金鳌．要药分剂．上海：上海科学技术出版社，1959，44
37 清·黄宫绣．本草求真．上海：上海科学技术出版社，1959，75
38 清·陈念祖．神农本草经读．北京：人民卫生出版，1959，28
39 清·姚澜．本草分经．上海：上海科学技术出版社，1989，104
40 清·凌奂．本草害利．北京：中医古籍出版社，1982，94
41 清·陈其瑞．本草撮要．见：珍本医书集成．本草类．上海：上海科学技术出版社，1985，57
42 清·张秉成．本草便读．上海：上海卫生出版社，1957，86
43 清·周岩．本草思辨录．北京：人民卫生出版，1960，88
44 中华人民共和国卫生部药政管理局主编．中药材手册．北京：人民卫生出版社，1998，117
45 《全国中草药汇编》编写组编．全国中草药汇编．上册．北京：人民卫生出版社，1996，580

112 生晒参

Shengshaishen

Radix Ginseng Rubra

1 定名依据

1.1 正名

1.1.1 汉文名：生晒参（为五加科植物人参 Panax ginseng C. A. Mey. 的栽培品经晒干或烘干者）。

1.1.2 英文名：radix Ginseng.

1.2 依据

1.2.1 定名的文献依据

(1)《神农本草经》卷一："人参，味甘，微寒。主补五脏，安精神，定魂魄，止惊悸，除邪气，明目、开心、益智。久服轻身延年。一名人衔，一名鬼盖。生山谷。"[1]

(2)《普通高等教育中医药类规划教材·中药学》："人参《本经》 为五加科多年生草本植物人参 Panax ginseng C. A. Mey. 的根。主产吉林、辽宁、黑龙江。野生者名山参，培植者称园参，于秋季采挖。园参一般栽培 6~7 年后收获。鲜参洗净后干燥者称'生晒参'；蒸制后干燥者称'红参'。"[2]

(3)《中药大辞典》："人参《本经》……【原植物】人参 Panax ginseng C. A. Mey. ……［制法］人参加工法主要分红参类、糖参类、生晒参类及其它类 4 种：……③生晒参类：取鲜参洗刷干净，日晒 1 天后，再用硫黄熏过晒干而成。主要成品有生晒参、全须生晒参、白干参等。［药材］(1) 园参 又名秧参……由于加工方法不同，商品园参主要有以下几种：……⑤生晒参：主根长约 3~10 厘米，直径约 0.3~2 厘米。"[3]

(4)《中华本草》："人参《本经》……【原植物】人参 Panax ginseng C. A. Meyer（P.

schin－seng Nees）……［采收加工］栽培参（园参）……生晒参：鲜参剪去支根须根，硫黄熏或入沸水内微烫后晒干，或直接晒干。……［药材鉴别］性状鉴别（1）生晒参（园参） 主根圆锥形或纺锤形，长3～15cm。"[4]

（5）《中药材手册》："人参（纲目列入草部山草类）……［产地加工］……1．生晒参：（1）除去水参表面浮泥后，放入沸水内微烫，取出放盘中，晾晒1～2日，再用绳子吊于空气流通的高处晾干。一般园参多采用此种方法加工，成品称'姜生晒'或'原皮生晒。"[5]

1.2.2 定名选择的理由

生晒参 Radix ginseng rubra，系五加科植物人参 Panax ginseng C. A. Mey. 的栽培品经晒干或烘干者。人参始载于汉《神农本草经》，列为上品。"生晒参"系人参的药材品种之一，现代本草著作如《普通高等教育中医药类规划教材·中药学》、《中药大辞典》、《中药材手册》、《中华本草》等均把"生晒参"归入"人参"中进行介绍。

1.3 与正名等效的名词：无。

2 源流考释

生晒参（五加科植物人参 Panax ginseng C. A. Mey. 的栽培品经晒干或烘干者）系人参的药材品种之一。人参始载于汉《神农本草经》[1]，作为正名列为上品，如《神农本草经》卷一："人参，味甘，微寒。主补五脏，安精神，定魂魄，止惊悸，除邪气，明目、开心、益智。久服轻身延年。一名人衔、一名鬼盖。生山谷。"[1] 现代本草著作如《普通高等教育中医药类规划教材·中药学》[2]、《中药大辞典》[3]、《中华本草》[4]、《中药材手册》[5] 等均把"红参"归入"人参"进行介绍，同时尚记载有"姜生晒"、"原皮生晒"等俗称，如《中药材手册》："人参（纲目列入草部山草类）……［产地加工］……1．生晒参：（1）除去水参表面浮泥后，放入沸水内微烫，取出放盘中，晾晒1～2日，再用绳子吊于空气流通的高处晾干。一般园参多采用此种方法加工，成品称'姜生晒'或'原皮生晒'。"[5] 原植物"人参"的异名参见"人参"条。

3 附录

3.1 又称：无。

3.2 俗称：姜生晒，原皮生晒。

3.3 曾称：无。

3.4 原植物名称：参见"人参"条。

4 文献通考

《神农本草经》卷一："人参，味甘，微寒。主补五脏，安精神，定魂魄，止惊悸，除邪气，明目、开心、益智。久服轻身延年。一名人衔，一名鬼盖。生山谷。"[1]

《中药材手册》："人参（纲目列入草部山草类）……［产地加工］……1．生晒参：（1）除去参表面浮泥后，放入沸水内微烫，取出放盘中，晾晒1～2日，再用绳子吊于空气流通的高处晾干。一般园参多采用此种方法加工，成品称'姜生晒'或'原皮生晒'。"[5]

《中药大辞典》：“人参《本经》……【原植物】人参 Panax ginseng C. A. Mey. ……［制法］ 人参加工法主要分红参类、糖参类、生晒参类及其它类4种：……③生晒参类：取鲜参洗刷干净，日晒1天后，再用硫黄熏过晒干而成。主要成品有生晒参、全须生晒参、白干参等。［药材］（1）园参 又名秧参……由于加工方法不同，商品园参主要有以下几种：……⑤生晒参：主根长约3～10厘米，直径约0.3～2厘米。”[3]

《普通高等教育中医药类规划教材·中药学》：“人参《本经》 为五加科多年生草本植物人参 Panax ginseng C. A. Mey. 的根。主产吉林、辽宁、黑龙江。野生者名山参，培植者称园参，于秋季采挖。园参一般栽培6～7年后收获。鲜参洗净后干燥者称‘生晒参’；蒸制后干燥者称‘红参’。”[2]

《中华本草》：“人参《本经》……【原植物】人参 Panax ginseng C. A. Meyer（P. schin－seng Nees）……［采收加工］栽培参（园参）……生晒参：鲜参剪去支根须根，硫黄熏或入沸水内微烫后晒干，或直接晒干。……［药材鉴别］性状鉴别（1）生晒参（园参） 主根圆锥形或纺锤形，长3～15cm。”[4]

5 参考文献

1 汉·神农本草经．清顾观光重辑本．北京：人民卫生出版社，1955，121

2 雷载权主编．普通高等教育中医药类规划教材·中药学．上海：上海科学技术出版社，1995，277

3 江苏新医学院编．中药大辞典．上海：上海科学技术出版社，1977，30

4 国家中医药管理局《中华本草》编委会．中华本草．第五册．上海：上海科学技术出版社，1999，805

5 中华人民共和国卫生部药政管理局主编．中药材手册．北京：人民卫生出版社，1998，2

113 仙茅

Xianmao

Rhizoma Curculiginis

1 定名依据

1.1 正名

1.1.1 汉文名：仙茅（石蒜科植物仙茅 Curculigo orchioides Gaertn. 的干燥根茎）。

1.1.2 英文名：common curculigo rhizome.

1.2 依据

1.2.1 定名的文献依据

(1)《雷公炮炙论》下卷：“仙茅 雷公云：凡采得后，用清水洗令净，刮上皮，于槐砧上用铜刀切豆许大，却，用生稀布袋盛，于乌豆水中浸一宿，取出，用酒湿拌了蒸，从巳至亥，取出，曝干。勿犯铁，斑人须鬓。”[1]

(2)《海药本草》卷第二：“仙茅，生西域。粗细有筋，或如笔管，有节文理。其黄色多涎，梵云呼为阿输干陀。味甘，微温，有小毒。主风，补暖腰脚，清安五藏，强筋骨，消食。久服轻身，益颜色。”[2]

(3)《证类本草》卷第十一：“仙茅　味辛，温，有毒。主心腹冷气不能食，腰脚风冷挛痹不能行，丈夫虚劳，老人失溺，无子，益阳道。久服通神强记，助筋骨，益肌肤，长精神，明目。一名独茅根，一名茅爪子，一名婆罗门参。”[3]

(4)《本草纲目》第十二卷：“仙茅　《开宝》【释名】独茅《开宝》、茅爪子《开宝》、婆罗门参。珣曰：‘其叶似茅，久服轻身，故名仙茅。’梵音呼为阿输干陀。颂曰：‘其根独生。’始因西域婆罗门僧献方于唐玄宗，故今江南呼为婆罗门参，言其功补如人参也。”[4]

(5)《本草从新》卷四：“仙茅　燥、补肾命。辛热。助命火，益阳道，明耳目，补虚劳。治失溺无子，心腹冷气不能食，(温胃)。腰脚冷痹不能行（暖筋骨）。专于补火。唯精寒者宜之。”[5]

(6)《中华人民共和国药典》：“仙茅 Rhizoma curculiginis　本品为石蒜科植物仙茅 Curculigo orchioides Gaertn. 的干燥根茎。秋、冬二季采挖，除去根头和须根，洗净，干燥。”[6]

(7)《普通高等教育中医药类规划教材·中药学》：“仙茅《本经》为石蒜科多年生草本植物仙茅 Curculigo orchioides Gaertn. 的根茎。主产四川、云南、贵州等地。秋、冬二季采挖。晒干。切段生用。”[7]

(8)《中药大辞典》：“仙茅《海药本草》　【异名】独茅根、茅爪子、婆罗门参《开宝本草》……【基原】为石蒜科植物仙茅的根茎。【原植物】仙茅 Curculigo orchioides Gaertn.”[8]

(9)《中医大辞典·中药分册》：“仙茅　出《海药本草》。又名独芽根、仙茅参、蟠龙草、地棕根、独脚丝茅。为仙茅科仙茅属植物仙茅 Curculigo orchioides Gaertn. 的根状茎。主产于四川、云南、贵州、广东、广西地。”[9]

(10)《中国医学百科全书·中医学》：“仙茅　始载于《海药本草》。又名独芽根、地棕根、独脚仙茅。为仙茅科仙茅属植物仙茅 Curculigo orchioides Gaertn. 的根状茎。秋、冬两季叶枯萎时采挖，除去芦头及须根，洗净，干燥；或蒸后干燥。”[10]

(11)《中国中医药学主题词表》：“仙茅 CURCULIGO ORCHIOIDES　属石蒜科；属补肾药和补阳药。”[11]

(12)《中药志》[12]、《中药材手册》[13]、《全国中草药汇编》[14]、《全国中药炮制规范》[15]、《中国药材学》[16]、《中华本草》[17]等现代中药著作多以“仙茅”作为本品正名(参见《文献通考》)。

1.2.2　定名选择的理由

(1) 仙茅 Rhizoma curculiginis，系石蒜科植物仙茅 Curculigo orchioides Gaertn. 的干燥根茎。本品始载于《雷公炮炙论》，其后历代诸家本草多以“仙茅”为正名收录，如唐·李珣《海药本草》，宋·《本草图经》、《证类本草》，明·《滇南本草》、《本草纲目》，清·《本草备要》、《本草从新》、《本草述钩元》等在载录本品时皆以“仙茅”为正名，并沿用至今。

(2) 我国最新出版的《中华人民共和国药典》、《普通高等教育中医药类规划教材·中药学》以及辞书类著作如《中药大辞典》、《中医大辞典·中药分册》、《中国医学百科全书·中医学》等均以“仙茅”为正名收录。已经广泛应用于中医药学文献的标引和检索的《中国中医药主题词表》也以“仙茅”为本品的正式主题词。当代本草著作《中药志》、《全国中草药汇编》、《中华本草》、《中国药材学》、《中药材手册》、《全国中药炮制规范》等虽记载了不少本药的俗名，但也无一例外地把“仙茅”作为本品的正名，说明以“仙茅”为本品正名已成共识。

1.3　与正名等效的名词：无。

2　源流考释

仙茅（石蒜科植物仙茅 Curculigo orchioides Gaertn. 的干燥根茎）始载于南北朝雷敩所著《雷公炮炙论》下卷：“仙茅，雷公云：凡采得后，用清水洗令净，刮上皮，于槐砧上用铜刀切豆许大，却，用生稀布袋盛，于乌豆水中浸一宿，取出，用酒湿拌了蒸，从巳至亥，取出，曝干。”[1]此后，历代主要本草如唐·李珣《海药本草》[2]，宋·《本草图经》[18]、《证类本草》[3]，明·《滇南本草》[19]、《本草品汇精要》[20]、《本草蒙筌》[21]、《本草纲目》[4]、《药鉴》[22]、《雷公炮制药性解》[23]，清·《本草新编》[24]、《本草易读》[25]、《本经逢原》[26]、《生草药性备要》[27]、《本草从新》[5]、《得配本草》[28]、《本草求真》[29]、《本草述钩元》[30]、《草木便方今释》[31]、《本草撮要》[32]、《分类草药性》[33]等收载此药时均以“仙茅”为正名，并延续至今。同时，尚记载了本品的多种异名“阿输干陀”《海药本草》[2]，“独茅根”、“茅爪子”、“婆罗门参”《证类本草》[3]引《开宝本草》，“阿轮干陀”《本草品汇精要》[20]，“婆罗门蜜”《本草蒙筌》[21]，“独脚仙茅”、“蟠龙草”《生草药性备要》[27]，“风台草”、“冷饭草”《质问本草》[34]，“地棕”《草木便方今释》[31]，“地棕根”、“仙茅草根”《分类草药性》[33]等。

现代中药著作大多以“仙茅”为正名，如《中华人民共和国药典》[6]、《普通高等教育中医药类规划教材·中药学》[7]、《中药大辞典》[8]、《中医大辞典·中药分册》[9]、《中国医学百科全书·中医学》[10]、《中国中医药主题词表》[11]、《中药志》[12]、《中药材手册》[13]、《全国中草药汇编》[14]、《全国中药炮制规范》[15]、《中国药材学》[16]、《中华本草》[17]等。同时还收载了各地的俗称“独毛”《中药材手册》[13]，“独脚丝茅”、“山棕”、“千年棕”、“番龙草”《全国中草药汇编》[14]，“小地棕根”、“仙茅参”、“黄茅参”、“独脚黄茅”、“独足绿茅根”、“天棕”、“土白芍”、“平肝薯”、“盘棕”、“山兰花”《中药大词典》[8]，“独芽根”《中医大辞典·中药分册》[9]，“山棕皮”、“尖刀草”《中华本草》[17]，“棕参”、“棕包脚”、“茅参”《全国中草药名鉴》[34]等。还记载有本品原植物“仙茅”的异名“地棕”、“独茅”、“仙茅参”、“婆罗门参”《中药志》[12]，“山党参”、“海南参”《中华本草》[17]等。

3　附录

3.1　又称：酒仙茅（饮片规格名）。

3.2　俗称：独毛、独足绿茅根（四川），独脚丝茅（江西），黄茅参、独脚黄茅（广西），棕包脚（湖南、江西、广东），棕参（福建、湖南），茅参（陕西），天棕、土白芍、平肝薯、盘棕（福建），山棕皮（云南），山兰花，山棕，千年棕，番龙草，小地棕根，仙茅参，独芽根，尖刀草。

3.3　曾称：阿输干陀《海药本草》，独茅根、茅爪子、婆罗门参《开宝本草》，阿轮干陀

《本草品汇精要》，婆罗门蜜《本草蒙筌》，独脚仙茅、蟠龙草《生草药性备要》，风苔草、冷饭草《质问本草》，地棕《草木便方今释》，地棕根、仙茅草根《分类草药性》。

3.4 原植物名称：仙茅、地棕（四川、贵州），独茅（四川），仙茅参，婆罗门参，山党参（福建），海南参（海南）。

4 文献通考

《雷公炮炙论》下卷："仙茅 雷公云：凡采得后，用清水洗令净，刮上皮，于槐砧上用铜刀切豆许大，却，用生稀布袋盛，于乌豆水中浸一宿，取出，用酒湿拌了蒸，从巳至亥，取出，曝干。勿犯铁，斑人须鬓。"[1]

《海药本草》卷第二："仙茅 生西域。粗细有筋，或如笔管，有节文理。其黄色多涎，梵云呼为阿输干陀。味甘，微温，有小毒。主风，补暖腰脚，清安五藏，强筋骨，消食。久服轻身，益颜色。自武城来，蜀中诸州皆有。叶似茅，故名曰仙茅。味辛，平，宣而复补，无大毒，有小热，有小毒。主丈夫七伤，明耳目，益筋力，填骨髓，益阳不倦。用时竹刀切，糯米泔浸。"[2]

《本草图经》卷第九："仙茅，生西域，及大庾岭，今蜀川、江湖、两浙诸州亦有之。叶青如茅而软，复稍阔，面有纵理；又似棕榈，至冬尽枯，春初乃生；三月有花如栀子黄，不结实；其根独茎而直，旁有短细根相附，肉黄白，外皮稍粗褐色。二月、八月采根曝干用。"[18]

《证类本草》卷第十一："仙茅 味辛，温，有毒。主心腹冷气不能食，腰脚风冷挛痹不能行，丈夫虚劳，老人失溺，无子，益阳道。久服通神强记，助筋骨，益肌肤，长精神，明目。一名独茅根，一名茅爪子，一名婆罗门参。《仙茅传》云：十斤乳石，不及一斤仙茅，表其功力尔。生西域，又大庾岭。亦云忌铁及牛乳。二月、八月采根。"[3]

《滇南本草》第二卷："仙茅，味辛、微咸，性温。入肾肝二经。治老人失溺，补肾，兴阳道，暖腰膝；又治妇人红崩下血，攻痈疽，排脓。"[19]

《本草品汇精要》卷之十四："仙茅，有毒，植生。仙茅，主心腹冷气不能食，腰脚风冷，挛痹不能行，丈夫虚劳，老人失溺无子，益阳道。久服通神，强记，助筋骨，益肌肤，长精神，明目（《名医》所录）。【名】独茅根、茅爪子、婆罗门参，［梵云］阿轮干陀。"[20]

《本草蒙筌》卷之二："仙茅 戎州仙茅、宁江府仙茅。味辛，气温。有毒。西域多有，蜀浙亦生。叶青似茅，故此为誉。其根独茎而直，旁附细根；内肉黄白多涎，外皮粗褐。二月八月采根曝干。梵语呼阿轮干陀，南人呼婆罗门蜜。"[21]

《本草纲目》第十二卷："仙茅 【释名】独茅《开宝》、茅爪子《开宝》、婆罗门参。珣曰：'其叶似茅，久服轻身，故名仙茅。'梵音呼为阿输干陀。颂曰：'其根独生。'始因西域婆罗门僧献方于唐玄宗，故今江南呼为婆罗门参，言其功补如人参也。"[4]

《药鉴》卷之二："仙茅 气温，味辛，足少阴剂也。益肌肤，明耳目，强阳事，壮精神，久服大有奇功。惟气温，故能除心腹冷气不能食。惟味辛，故能疗腰足挛痹不能行。合气与味，又能治大人虚损劳伤，老人失溺无子。忌牛肉牛乳。五泔浸去赤汁出毒，后无妨损。"[22]

《雷公炮制药性解》卷四："仙茅 味辛，性温有毒，入肝肾二经。主心腹冷气，不能食，腰足挛痹，不能行，丈夫血损劳伤，老人失溺无子。强阳道，补精血，明眼目，坚骨髓。洗净去皮，铜刀切如豆大，生稀布袋盛，于乌豆水中浸一宿，酒拌，蒸半日，晒干用。勿犯铁器，忌牛肉、牛乳。”[23]

《本草新编》卷之三（角集）：“仙茅，味辛，气温，有毒。入肾。治心腹冷气，疗腰膝挛痹，不能行走，男子虚损劳伤，老人失溺，无子，益肌肤，明耳目，助阳道，长精神，久服通神强记。”[24]

《本草易读》卷五：“仙茅百八十九　糯米泔浸，去赤汁用。忌铁。辛，温，有毒。除腰脚之冷痹，祛心腹之冷气，助阳道而生子，添精髓而通神。聪耳明目，开胃消食，最安五脏，尤治虚劳。生西域，今处处大山中有之。叶似茅，四五月抽茎四五寸，开小花深黄色。其根独茎而直，大如小指，下有短细肉根相附，外皮稍粗褐色，内肉黄白色。二八月采根。”[25]

《本经逢原》卷一：“仙茅　辛温，有毒。忌犯铁器，酒浸，焙干用。[发明] 仙茅性热，补三焦命门之药，惟阳衰精冷，下元痿弱，老人失溺，无子，男子禀赋素虚者宜之；若体壮相火炽盛者服之，反能动火为害叵测。”[26]

《生草药性备要》下卷：“独脚仙茅 味甜，性和。补肾，止痛。治白浊，煲肉食。十蒸九晒，用砂糖藏好，早晨送茶，能壮精神，乌须发，理痰火。其根煲肉食，大有奇功。花黄色，叶似茅。又名蟠龙草。”[27]

《质问本草》外篇卷之一：“风台草　仙茅　辛丑清舶漂到采此种问之。风台草，生原野，春生苗，夏开花。风台草土药治“牛产难”，同生姜、红糖服。俗名冷饭草。其根毒，鼠咬甚妙。”[34]

《本草从新》卷四：“仙茅　燥、补肾命。辛热。助命火，益阳道，明耳目，补虚劳。治失溺无子，心腹冷气不能食，（温胃）。腰脚冷痹不能行。（暖筋骨）。专于补火。唯精寒者宜之。”[5]

《得配本草》卷二：“仙茅　忌牛肉、牛乳，并忌铁器。辛，温。有毒。入足少阴，兼足厥阴经血分。助相火，除风冷，强筋骨，益肌肤。得杞子、茴香，治腰脚挛痹。配焦术、甘草，治冷气不食。清水洗净，竹刀刮去皮，以乌豆汁浸，或糯米泔浸，去赤汁出毒，酒蒸极熟用。阴虚相火动者禁用。中其毒，则舌胀出口，急煎大黄、芒硝饮之。复出，芒硝、大黄末敷舌即解。”[28]

《本草求真》卷一：“仙茅　（山草）补火散寒除痹暖精　仙茅（专入命门）。辛热微毒。据书皆载功专补火助阳暖精。凡下元虚弱。阳衰精冷失溺无子。并腹冷不食，冷痹不行。靡不服之有效。以其精为火宅。火衰则精与血皆衰。而精自尔厥逆不温。溺亦自尔失候不禁矣！”[29]

《本草述钩元》卷七：“仙茅　生西域及大庾岭。蜀川两浙亦有之。叶如茅而软。面有纵纹。似初生棕榈状。其根独茎劲直。二八月采根。曝干用。味辛气热。有毒。（凡味之毒者必辛。气之毒者必热）。气味俱厚。可升可降。阴中阳也。入手足厥阴命门。宣而复补。主治心腹冷气。不能食。腰脚风冷。挛痹不能行。丈夫虚劳。老人失溺无子。益阳道。助筋骨。明耳目。长精神。能通神强记。（命门之系。上通于心。相火得补。则君火益自振摄故也）。益皮肤。治一切风气。”[30]

《草木便方今释》：“地棕辛热助命门，温胃冷气耳目明。虚劳失尿益阳道，腰脚冷痹服能行。”[31]

《本草撮要》卷一：“【仙茅】味辛温。入足少阴、厥阴经。功专治风冷虚劳。得生地、枸杞、茴香、柏仁治腰脚挛痹。相火盛者忌。去皮切。糯米泔浸去汁出毒用。忌铁。”[32]

《分类草药性》上卷：“地棕根，一名仙茅草根，补命门相火不足，遗精白浊，带症头痛，耳鸣，补虚损肾虚阳弱，善能种子。”[33]

《中药志》：“仙茅　本品为少常用中药，商品仙茅为石蒜科植物仙茅的干燥根茎。……【原植物】仙茅　别名：地棕、独茅、仙茅参、婆罗门参。Curculigo orchioides Gaertn. ——石蒜科 Amaryllidaceae”[12]

《中药材手册》：“仙茅［纲目列入草部山草类］　本品为石蒜科植物仙茅 Curculigo orchioides Gaertn. 的干燥根茎。原植物系多年生草本，野生于山野间。［别名］独毛（四川）、地棕（四川、贵州）。”[13]

《全国中草药汇编》：“仙茅　［别名］独脚丝茅、山棕、地棕、千年棕、番龙草。【来源】为仙茅科仙茅属植物仙茅 Curculigo orchioides Gaertn. 的根状茎。”[14]

《中药大辞典》：“仙茅《海药本草》　【异名】独茅根、茅爪子、婆罗门参《开宝本草》，独脚仙茅、蟠龙草《生草药性备要》，风苔草、冷饭草《质问本草》，小地棕根《草木便方》，地棕根《分类草药性》，仙茅参《中药志》，独脚丝茅《江西中药》，黄茅参、独脚黄茅《广西中药志》，独足绿茅根《四川中药志》，天棕、山棕、土白芍、平肝薯、盘棕、山兰花《草药单方临床病例经验汇编》。【基原】为石蒜科植物仙茅的根茎。【原植物】仙茅 Curculigo orchioides Gaertn.”[8]

《中医大辞典·中药分册》：“仙茅　出《海药本草》。又名独芽根、仙茅参、蟠龙草、地棕根、独脚丝茅。为仙茅科仙茅属植物仙茅 Curculigo orchioides Gaertn. 的根状茎。主产于四川、云南、贵州、广东、广西等地。”[9]

《中国医学百科全书·中医学》：“仙茅　始载于《海药本草》。又名独芽根、地棕根、独脚仙茅。为仙茅科仙茅属植物仙茅 Curculigo orchioides Gaertn. 的根状茎。秋、冬两季叶枯萎时采挖，除去芦头及须根，洗净，干燥；或蒸后干燥。”[10]

《全国中药炮制规范》：“仙茅　［处方用名］仙茅、酒仙茅。【来源】本品为石蒜科植物仙茅 Curculigo orchioides Gaertn. 的干燥根茎。均系野生。主产于四川、云南、贵州等地。秋、冬二季采挖，除去须根和根头，洗净泥土，干燥。药材以条粗、质坚、外表黑褐色者为佳。”[15]

《中国药材学》：“仙茅　［别名］婆罗门参，地棕根，独茅根（广西），独脚仙茅（广东）。【来源】本品为仙茅科植物仙茅 Curculigo orchioides Gaertn. 的根茎。”[16]

《普通高等教育中医药类规划教材·中药学》：“仙茅《本经》为石蒜科多年生草本植物仙茅 Curculigo orchioides Gaertn. 的根茎。主产四川、云南、贵州等地。秋、冬二季采挖。晒干。切段生用。”[7]

《中国中医药学主题词表》：“仙茅 CURCULIGO ORCHIOIDES　属石蒜科；属补肾药和补阳药。”[11]

《中华本草》：“仙茅《雷公炮炙论》　【异名】独茅根、茅爪子、婆罗门参《开宝本草》，独脚仙茅、蟠龙草《生草药性备要》，风苔草、冷饭草《质问本草》，小地棕根

《草木便方》，地棕根《分类草药性》，黄茅参、独脚黄茅《广西中药志》，独足绿茅根《四川中药志》，独脚丝茅《江西中药》，天棕、山棕、土白芍、平肝薯、盘棕、山兰花《草药单方临床病例经验汇编》，仙茅参《中药志》，千年棕《全国中草药汇编》，山棕皮、尖刀草《新华本草纲要》。……【来源】为石蒜科植物仙茅的根茎。【原植物】仙茅 Curculigo orchioides Gaertn.［C. orchioides Gaertn. var. minor Benth.］ 又名：地棕（四川、贵州），独茅（四川），山党参（福建），海南参（海南）。”[17]

《中华人民共和国药典》：“仙茅 Rhizoma curculiginis 本品为石蒜科植物仙茅 Curculigo orchioides Gaertn. 的干燥根茎。秋、冬二季采挖，除去根头和须根，洗净，干燥。”[6]

《全国中草药名鉴》：“植物名 仙茅《中国植物志》 药材名 仙茅《海药本草》、《药典》 地方名 棕包脚（湖南、江西、广东），棕参（福建、湖南）；陕西：茅参……；福建：天棕、山棕、土白芍、平肝薯、盘棕……；云南：山棕皮……。”[34]

5 参考文献

1 南北朝·雷敩. 雷公炮炙论. 上海：上海中医学院出版社，1986，107

2 唐·李珣. 海药本草. 北京：人民卫生出版社，1997，33

3 宋·唐慎微. 证类本草. 卷第十一. 北京：人民卫生出版社，1957，273

4 明·李时珍. 本草纲目. 北京：人民卫生出版社，1982，752

5 清·吴仪洛. 本草从新. 北京：中医古籍出版社，2001，82

6 国家药典委员会编. 中华人民共和国药典. 一部. 北京：化学工业出版社，2000，75

7 雷载权主编. 普通高等教育中医药类规划教材·中药学. 上海：上海科学技术出版社，1995，289

8 江苏新医学院编. 中药大辞典. 上海：上海科学技术出版社，1977，661

9 《中医大辞典》编辑委员会编. 中医大辞典·中药分册. 北京：人民卫生出版社，1982，106

10 《中医学》编辑委员会. 中国医学百科全书·中医学. 上海：上海科学技术出版社，1997，1251

11 吴兰成主编. 中国中医药学主题词表. 北京：中医古籍出版社，1996，420

12 中国医学科学院药物研究所等编. 中药志. 第二册. 北京：人民卫生出版社，1993，317

13 中华人民共和国卫生部药政管理局主编. 中药材手册. 北京：人民卫生出版社，1998，97

14 《全国中草药汇编》编写组编. 全国中草药汇编. 上册. 北京：人民卫生出版社，1996，281

15 中华人民共和国卫生部药政管理局编. 全国中药炮制规范. 北京：人民卫生出版社，1988，32

16 徐国钧等主编. 中国药材学. 北京：中国医药科技出版社，1996，656

17 国家中医药管理局《中华本草》编委会. 中华本草. 第八册. 上海：上海科学技术出版社，1999，216

18 宋·苏颂. 本草图经. 合肥：安徽科学技术出版社，1994，307

19 明·兰茂. 滇南本草. 第二卷. 昆明：云南人民出版社，1977，442

20 明·刘文泰. 本草品汇精要. 卷之十四. 北京：人民卫生出版社，1982，414

21 明·陈嘉谟. 本草蒙筌. 北京：人民卫生出版社，1988，131

22 明·杜文燮. 药鉴. 北京：中国中医药出版社，1993，79

23 明·李中梓. 雷公炮制药性解. 见：中国医学大成（二）. 长沙：岳麓书社，1990，145

24 清·陈士铎. 本草新编. 北京：中国中医药出版社，1996，149

25 清·汪昂. 本草易读. 北京：人民卫生出版社，1987，235

26 清·张璐. 本经逢原. 上海：上海科学技术出版社，1959，38

27 清·何克谏. 生草药性备要. 见：岭南本草古籍三种. 北京：中国医药科技出版社，1999，48

28 清·严西亭. 得配本草. 上海：上海卫生出版社，1957，15
29 清·黄宫绣. 本草求真. 上海：上海科学技术出版社，1959，25
30 清·杨时泰. 本草述钩元. 上海：科技卫生出版社，1958，154
31 清·刘兴. 草木便方今释. 贵阳：贵州人民出版社，1988，7
32 清·陈其瑞. 本草撮要. 见：珍本医书集成. 本草类. 上海：上海科学技术出版社，1985，22
33 清·佚名. 分类草药性. 民国二十八年新刻本
34 清·吴继先. 质问本草. 北京：中医古籍出版社，1984，177
35 谢宗万等主编. 全国中草药名鉴. 上册. 北京：人民卫生出版社，1996，1013

114 仙鹤草

Xianhecao

Herba Agrimoniae

1 定名依据

1.1 正名

1.1.1 汉文名：仙鹤草（蔷薇科植物龙牙草 Agrimonia pilosa Ledeb. 的干燥地上部分）。

1.1.2 英文名：hairyvein agrimonia herb.

1.2 依据

1.2.1 定名的文献依据

(1)《分类草药性》上卷："仙鹤草，一名龙头草，又名黄草，又名寸八节，凡生必有双根，五叶七叶者治血吐痧症要药，味温无毒。"[1]

(2)《中华人民共和国药典》："仙鹤草 Herba agrimoniae 本品为蔷薇科植物龙牙草 Agrimonia pilosa Ledeb. 的干燥地上部分。夏、秋二季茎叶茂盛时采割，除去杂质，干燥。"[2]

(3)《普通高等教育中医药类规划教材·中药学》："仙鹤草《本草图经》为蔷薇科多年生植物龙牙草 Agrimonia pilosa Ledeb. 的全草。全国大部分地区均有，夏、秋二季茎叶茂盛时采割，除去杂质，晒干，切段生用。"[3]

(4)《中药大辞典》："仙鹤草《伪药条辨》 【异名】龙牙草、施州龙牙草《本草图经》……【基原】为蔷薇科植物龙芽草的全草。【原植物】龙芽草《救荒本草》Agrimonia pilosa Ledeb. var. japonica (Miq.) Nakai"[4]

(5)《中医大辞典·中药分册》："仙鹤草 出《伪药条辨》。又名脱力草、黄龙尾、狼牙草、金顶龙牙。为蔷薇科龙芽草属植物龙芽草 Agrimonia pilosa Ledeb. 的地上部分。全国大部分地区均产。"[5]

(6)《中国医学百科全书·中医学》："仙鹤草 始载于《本草图经》。又名脱力草、狼牙草、刀口药。为蔷薇科植物龙芽草 Agrimonia pilosa Ledeb. 的全草。夏、秋两季茎叶生长茂盛时采收，割取全草，除去杂质，晒干。"[6]

(7)《中国中医药学主题词表》："AGRIMONIA PILOSA 属蔷薇科；属止血药（中药）和抗疟药（中药） D 龙芽草 D 脱力草 FC 仙鹤芽。"[7]

(8)《中药志》[8]、《中药材手册》[9]、《全国中草药汇编》[10]、《全国中药炮制规范》[11]、

《中国药材学》[12]、《中华本草》[13]等现代中药著作多以“白蔹”作为本品正名（参见“文献通考”）。

1.2.2 定名选择的理由

仙鹤草 Herba agrimoniae，为蔷薇科植物龙牙草 Agrimonia pilosa Ledeb. 的干燥地上部分。“仙鹤草”作为本品正名在古代文献未见记载，近现代文献如《分类草药性》，我国最新出版的《中华人民共和国药典》、《普通高等教育中医药类规划教材·中药学》以及辞书类著作《中医大辞典·中药分册》、《中药大辞典》、《中国医学百科全书·中医学》等均以“仙鹤草”作为本品正名。已经广泛应用于中医药学文献的标引和检索的《中国中医药学主题词表》也以“仙鹤草”作为本品的正式主题词。现代本草著作如《中药志》、《全国中草药汇编》、《中华本草》、《中国药材学》、《中药材手册》、《全国中药炮制规范》等虽记载了不少本品各地的俗称，但也无一例外以“仙鹤草”作为本品的正名。说明“仙鹤草”作为本品正名已成为共识。

1.3 与正名等效的名词：无。

2 源流释考

仙鹤草（蔷薇科植物龙牙草 Agrimonia pilosa Ledeb. 的干燥地上部分）原称“龙牙草”，始见于宋·苏颂《本草图经》[14]，如《本草图经》卷第十九：“龙牙草生施州。株高二尺以来，春夏有苗叶，至秋冬而枯。其根味辛、涩，温，无毒。春夏采之。”[14]其后的本草著作有的以“龙牙草”为正名，如宋·唐慎微《证类本草》[15]，明·刘文泰《本草品汇精要》[16]、胡濙《卫生易简方》[17]，日本稻宣义《炮炙全书》[18]；有的以“石打穿”为正名，如清·赵学敏《本草纲目拾遗》[19]等；有的以“龙芽草”为正名，如清·吴其浚《植物名实图考》[20]。

古代著作中记载的本品异名尚有“狼牙草”《外台秘要》[21]，“龙芽草”、“瓜香草”《救荒本草》[20]，“金粟狼牙草”《卫生易简方》[17]，“石打穿”《药镜》[22]，“石见穿”、“铁胡蜂”、“地蜈蚣”《葛祖方》[19]，“金顶龙芽、《本草纲目拾遗》[19]，“老鹳嘴”、“子母草”、“毛脚茵”《植物名实图考》[20]。如《外台秘要》卷第四十：“蛇螫方六首　肘后蛇螫人，疮已合，而余毒在肉中淫淫痛痒方。……又方　取狼牙草，六月以前用叶，以后用根，生吹咀，以叶裹。”[21]《植物名实图考》引《救荒本草》曰：“龙芽草一名瓜香草，生辉县鸭子口山野间。”[20]《卫生易简方》卷之四：“溺血　治小便出血……又方　用金粟狼牙草焙干、入蚌粉炒、槐花、百药煎，为末。”[17]《药镜》卷四：“葛花解酒毒除，滚咽膈之痰平翻哕之胃，石打穿。蒋义用晶噎膈翻胃，从医者、病者，群相畏惧……识得者谁，止吐衄之红，收肠胃之血。”[22]《本草纲目拾遗·草部下·石打穿》卷五：“铁筅帚　葛祖方：一名龙芽草、石见穿、铁胡蜂、地蜈蚣。……龙芽草生山土，立夏时发苗布地，叶有微毛，起茎高一二尺，寒露时开花成穗，色黄而细小，根有白芽，尖圆似龙芽，顶开黄花，故名金顶龙芽。一名铁胡蜂，以其老根黑色，形似之。”[19]《植物名实图考》卷十二：“龙芽草　救荒本草：龙芽草一名瓜香草，生辉县鸭子口山野间……按此草，建昌呼为老鹳嘴，广信呼为子母草，湖南呼为毛脚茵。以治风痰、腰痛。”[20]

“仙鹤草”作为本品正名古代文献未见记载，近现代文献多以“仙鹤草”作为本品正名。如《分类草药性》上卷：“仙鹤草，一名龙头草，又名黄草，又名寸八节，凡生必有双根，五叶七叶者治血吐痧症要药，味温无毒。”[1] 该书并记载了本药异名“龙头草”、“黄草”、“寸八节”等；其他如《中华人民共和国药典》[2]、《普通高等教育中医药类规划教材·中药学》[3]、《中药大辞典》[4]、《中医大辞典·中药分册》[5]、《中国医学百科全书·中医学》[6]、《中国中医药学主题词表》[7]、《中药志》[8]、《中药材手册》[9]、《全国中草药汇编》[10]、《全国中药炮制规范》[11]、《中国药材学》[12]、《中华本草》[13]、《中国中草药名鉴》[23] 等均以“仙鹤草”作为本品正名。同时尚记载有“脱力草”《中药材手册》[9]，“金顶龙牙”、“黄龙尾”《全国中草药汇编》[10]，“施州龙牙草”、“黄龙牙”、“草龙牙”、“地椒”、“黄花草”、“蛇疙瘩”、“过路黄”、“毛脚鸡”，“杰里花”、“线麻子花”、“刀口药”、“大毛药”、“地仙草”、“蛇倒退”、“路边鸡”、“毛将军”、“鸡爪沙”、“路边黄”、“五蹄风”、“牛头草”、“泻痢草”、“黄花仔”、“异风颈草”、“子不离母”、“父子草”、“毛鸡草”、“群兰败毒草”《中药大辞典》[4]，黄牛尾，老牛筋《中国药材学》[12]，“乌脚鸡”《中华本草》[13]，“龙牙肾”、“毛仙鹤草”、“猴头草”《中国中草药名鉴》[23] 等各地的俗称。还记载有本品原植物“龙芽草”的异名“龙牙草”《中药志》[8] 等。

3 附录

3.1 又称：无。

3.2 俗称：脱力草、地仙草（东北），刀口药、大毛药（贵州），路边鸡、毛将军、鸡爪沙、路边黄、五蹄风、牛头草（湖南），泻痢草、黄花仔、异风颈草（闽东），子不离母、父子草、毛鸡草（江西），群兰败毒草（山东），龙牙肾、毛仙鹤草（浙江），猴头草（河南），金顶龙牙、黄龙尾，施州龙牙草，黄龙牙、草龙牙、地椒、黄花草、蛇疙瘩、过路黄、毛脚鸡、杰里花、线麻子花、蛇倒退、黄牛尾、老牛筋、乌脚鸡。

3.3 曾称：狼牙草《外台秘要》，龙牙草《本草图经》，龙芽草、瓜香草《救荒本草》，金粟狼牙草《卫生易简方》，石打穿《药镜·拾遗赋》，石见穿、铁胡蜂、地蜈蚣《葛祖方》，金顶龙芽《本草纲目拾遗》，老鹳嘴、子母草、毛脚茵《植物名实图考》，龙头草、黄草、寸八节《分类草药性》。

3.4 原植物名称：龙芽草，龙牙草。

4 文献通考

《外台秘要》卷第四十：“蛇螫方六首　肘后蛇螫人，疮已合，而余毒在肉中淫淫痛痒方。……又方　取狼牙草，六月以前用叶，以后用根，生吹咀，以叶裹。煻火炮令热用，冷即易之。”[21]

《本草图经》卷第十九：“龙牙草，生施州。株高二尺以来，春夏有苗叶，至秋冬而枯。其根味辛、涩，温，无毒。春夏采之。”[14]

《证类本草》卷第三十：“龙牙草，生施州。株高二尺以来，春夏有苗叶，至秋冬而枯。其根味辛、涩，温，无毒。春夏采之。洗净拣择，去芦头，焙干，不计分两，捣罗为末。用米饮调服一钱匕，治赤白痢，无所忌。”[15]

《卫生易简方》卷之四：“溺血　治小便出血……又方　用金粟狼牙草焙干、入蚌粉炒、槐花、百药煎，为末。每服三钱，米泔调空心服。亦治酒病。”[17]

《本草品汇精要》卷之四十一："龙牙草，治赤白痢。根为末，米饮调服一钱匕，服之无所忌（出图经）。【苗】〔图经曰〕株高二尺以来春夏有苗叶至秋冬而枯【地】〔图经曰〕生施州【时】（生）春生苗（采）春夏取根【用】根【味】辛涩。【性】温。【气】气之厚者阳也【制】洗净拣择去芦头焙干捣罗为末用。"[16]

《药镜》卷四："葛花解酒毒除，滚咽膈之痰平翻呕之胃，石打穿。蒋义用晶噎膈翻胃从医者病者群相畏惧……识得者谁止吐衄之红收肠胃之血。"[22]

《炮炙全书》卷第二："龙牙草　辛，寒。春夏生叶，采无时。按闽书曰：治痢最神，本草谓即马鞭草，非也。"[18]

《本草纲目拾遗》卷五："石打穿　葛祖方：一名龙芽草、石见穿、铁胡蜂、地蜈蚣。百草镜：地蜈蚣与神仙对坐相似，惟叶上有紫斑为别，且神仙对坐草之花，每节两朵，此则攒聚茎端，或三四或五六相聚为别，疑即石见穿。龙芽草生山土，立夏时发苗布地，叶有微毛，起茎高一二尺，寒露时开花成穗，色黄而细小，根有白芽，尖圆似龙芽，顶开黄花，故名金顶龙芽。一名铁胡蜂，以其老根黑色，形似之。又一种紫顶龙芽，茎有白毛，叶有微毛，寒露时抽茎，开紫花成穗，俱二月发苗，叶对生贴地，九月枯，七月采。"[19]

《植物名实图考》卷十二："龙芽草　救荒本草：龙芽草一名瓜香草，生辉县鸭子口山野间。苗高尺余，茎多涩毛。叶如地棠叶而宽大，叶头齐团，每五叶、或七叶作一茎排生。叶茎脚上又有小芽叶，两两对一。梢间出穗，开五瓣小圆黄花，结青毛蓇葖，有子大如黍粒，味甜。收子或捣、或磨，作麫食之。按此草，建昌呼为老鹳嘴，广信呼为子母草，湖南呼为毛脚茵。以治风痰、腰痛。"[20]

《分类草药性》上卷："仙鹤草，一名龙头草，又名黄草，又名寸八节，凡生必有双根，五叶七叶者治血吐痧症要药，味温无毒。"[1]

《中药志》："仙鹤草　本品为少常用中药。商品主要为蔷薇科植物龙芽草的地上部分。根芽称鹤草芽也，供药用。……【原植物】龙芽草　［别名］龙牙草。Agrimonia pilosa Ledeb.　——蔷薇科 Rosaceae"[8]

《中药材手册》："仙鹤草［原名］龙芽草，载于《本草纲目拾遗》石打穿项下　本品为蔷薇科植物龙牙草 Agrimonia pilosa Ledeb. 的干燥地上部分。原植物系多年生草本，均为野生。［别名］脱力草、狼牙草（东北）。"[9]

《全国中草药汇编》："仙鹤草　［别名］龙芽草、脱力草、狼牙草、金顶龙牙、黄龙尾、毛脚茵。【来源】为蔷薇科龙芽草属植物龙芽草 Agrimonia pilosa Ledeb.［A. pilosa Ledeb. var. japonica（Miq.）Nakai］，以全草（仙鹤草）或地下冬芽（鹤草芽）入药。"[10]

《中药大辞典》："仙鹤草《伪药条辨》　【异名】龙牙草、施州龙牙草《本草图经》，瓜香草《救荒本草》，黄龙尾《滇南本草》，铁胡蜂、金顶龙芽《百草镜》，老鹳嘴、子母草、毛脚茵《植物名实图考》，黄龙牙、草龙牙、地椒、黄花草、蛇疙瘩（亨利氏《中国植物名录》，龙头草、寸八节《分类草药性》，过路黄、毛脚鸡《天宝本草》，杰里花、线麻子花《植物名汇》，脱力草《滇南本草图谱》，刀口药、大毛药《贵州民间方药集》，地仙草《东北药植志》，蛇倒退（《滇南本草》整理本），路边鸡、毛将军、鸡爪沙、路边黄、五蹄风、牛头草《湖南药物志》，泻痢草、黄花仔、异风颈草《闽东草药》，子不离母、父子草、毛鸡草《江西民间草药验方》，群兰败毒草（山东），狼牙草

（辽宁）。【基原】为蔷薇科植物龙芽草的全草。【原植物】龙芽草《救荒本草》Agrimonia pilosa Ledeb. var. japonica（Miq.）Nakai."[4]

《中医大辞典·中药分册》："仙鹤草　出《伪药条辨》。又名脱力草、黄龙尾、狼牙草、金顶龙牙。为蔷薇科龙芽草属植物龙芽草 Agrimonia pilosa Ledeb. 的地上部分。全国大部分地区均产。"[5]

《中国医学百科全书·中医学》："仙鹤草　始载于《本草图经》。又名脱力草、狼牙草、刀口药。为蔷薇科植物龙芽草 Agrimonia pilosa Ledeb. 的全草。夏、秋两季茎叶生长茂盛时采收，割取全草，除去杂质，晒干。"[6]

《全国中药炮制规范》："仙鹤草　［处方用名］仙鹤草。【来源】本品为蔷薇科植物龙牙草 Agrimonia pilosa Ledeb. 的干燥地上部分。均系野生。主产于江苏、浙江、福建等地。夏、秋二季茎叶茂盛时割取地上部分，除去杂质，干燥。药材以茎红棕色、质嫩、叶多者为佳。"[11]

《中国药材学》："仙鹤草　［别名］脱力草，黄牛尾，瓜香草，老牛筋，狼牙草（东北）。【来源】本品为蔷薇科植物龙牙草 Agrimonia pilosa Ledeb. 的全草和根茎冬芽（鹤草芽）。"[12]

《中国中医药学主题词表》："AGRIMONIA PILOSA　属蔷薇科；属止血药（中药）和抗疟药（中药）　D 龙芽草　D 脱力草　FC 仙鹤芽。"[7]

《普通高等教育中医药类规划教材·中药学》："仙鹤草《本草图经》为蔷薇科多年生植物龙牙草 Agrimonia pilosa Ledeb. 的全草。全国大部分地区均有，夏、秋二季茎叶茂盛时采割，除去杂质，晒干，切段生用。"[3]

《中华本草》："仙鹤草《伪药条辨》　【异名】狼牙草《肘后方》，龙牙草、施州龙牙草《本草图经》，龙芽草、瓜香草《救荒本草》，金粟狼牙草《卫生易简方》，石打穿《药镜·拾遗赋》，铁胡蜂、地蜈蚣《葛祖方》，金顶龙芽《纲目拾遗》，老鹳嘴、子母草、毛脚茵《植物名实图考》，乌脚鸡《草木便方》，龙头草、寸八节《分类草药性》，脱力草《滇南本草图谱》，蛇倒退（《滇南本草》整理本），刀口药、大毛药《贵州民间方药集》，路边鸡、毛将军、鸡爪沙、路边黄、五蹄风、牛头草《湖南药物志》，泻痢草、黄花仔、异风（凤）颈草《闽东本草》，子不离母、父子草、毛鸡草《江西民间草药验方》，群兰败毒草《中药大辞典》……【来源】为蔷薇科植物龙牙草的地上部分。【原植物】龙芽草 Agrimonia pilosa Ledeb."[13]

《中华人民共和国药典》："仙鹤草 Herba agrimoniae　本品为蔷薇科植物龙牙草 Agrimonia pilosa Ledeb. 的干燥地上部分。夏、秋二季茎叶茂盛时采割，除去杂质，干燥。"[2]

《中国中草药名鉴》："植物名　龙芽草《救荒本草》、《中国植物志》　药材名　仙鹤草《伪药条辨》、《药典》　地方名　浙江：龙牙肾、毛仙鹤草；河南：猴头草……"[23]

5　参考文献

1　清·佚名．分类草药性．民国二十八年新刻本

2　国家药典委员会编．中华人民共和国药典．一部．北京：化学工业出版社，2000，76

3　雷载权主编．普通高等教育中医药类规划教材·中药学．上海：上海科学技术出版社，1995，192

4 江苏新医学院编. 中药大辞典. 上海：上海科学技术出版社，1977，665
5 《中医大辞典》编辑委员会编. 中医大辞典·中药分册. 北京：人民卫生出版社，1982，107
6 《中医学》编辑委员会. 中国医学百科全书·中医学. 上海：上海科学技术出版社，1997，1135
7 吴兰成主编. 中国中医药学主题词表. 北京：中医古籍出版社，1996，420
8 中国医学科学院药物研究所等编. 中药志. 第四册. 北京：人民卫生出版社，1993，277
9 中华人民共和国卫生部药政管理局主编. 中药材手册. 北京：人民卫生出版社，1998，418
10 《全国中草药汇编》编写组编. 全国中草药汇编. 上册. 北京：人民卫生出版社，1996，283
11 中华人民共和国卫生部药政管理局编. 全国中药炮制规范. 北京：人民卫生出版社，1988，218
12 徐国钧等主编. 中国药材学. 北京：中国医药科技出版社，1996，1430
13 国家中医药管理局《中华本草》编委会. 中华本草. 第四册. 上海：上海科学技术出版社，1999，66
14 宋·苏颂. 本草图经. 合肥：安徽科学技术出版社，1994，630
15 宋·唐慎微. 证类本草. 北京：人民卫生出版社，1957，528
16 明·刘文泰. 本草品汇精要. 北京：人民卫生出版社，1982，907
17 明·胡濙. 卫生易简方. 北京：人民卫生出版社，1984，179
18 [日] 稻宣义. 炮炙全书. 北京：中医古籍出版社，1981，64
19 清·赵学敏. 本草纲目拾遗. 北京：人民卫生出版社，1983，154
20 清·吴其浚. 植物名实图考. 北京：中华书局，1963，309
21 唐·王焘. 外台秘要. 北京：人民卫生出版社，1955，1120
22 明·李濂. 药镜. 见：四库全书存目丛书. 子部42. 济南：齐鲁书社，1995，9
23 谢宗万主编. 全国中草药名鉴. 上册. 北京：人民卫生出版社，1996，389

115 白及
Baiji
Rhizoma Bletillae

1 定名依据

1.1 正名

1.1.1 汉文名：白及［兰科植物白及 Bletilla striata（Thunb.）Reichb. f. 的干燥块茎］。

1.1.2 英文名：common bletilla rubber.

1.2 依据

1.2.1 定名的文献依据

(1)《神农本草经》卷三："白及 《御览》作芨） 味苦，平。主痈肿、恶创、败疽。伤阴，死肌，胃中邪气，贼风鬼击，痱缓不收。一名甘根，一名连及草。生川谷。"[1]

(2)《名医别录》卷第三："白及 味辛，微寒，无毒。除白癣疥虫。生北山及宛朐及越山。（紫石英为之使，恶理石，畏李核，杏仁。）白及生山谷，叶如藜芦，根白相连，九月采。"[2]

(3)《新修本草》卷第十："白及 味苦、辛，平、微寒，无毒。主痈肿，恶疮，败疽，伤阴，死肌，胃中邪气，贼风鬼击，痱缓不收。除白癣疥虫。一名甘根，一名连及草。生北山川谷及宛朐及越山。”[3]

(4)《证类本草》卷第十:“白芨 味苦、辛,平、微寒,无毒。主痈肿恶疮败疽,伤阴死肌,胃中邪气,贼风鬼击,痱(音肥)缓不收,除白癣疥虫。一名甘根,一名连及草。生北山川谷,又冤句及越山。”[4]

(5)《汤液本草》卷之四:“白及 苦、甘,阳中之阴。味辛、苦,平,微寒。无毒。”[5]

(6)《本草纲目》第十二卷:“白及 《本经·下品》【校正】并入《别录》白给。【释名】连及草《本经》、甘根《本经》、白给。时珍曰:其根白色,连及而生,故曰白及。其味苦,而曰甘根,反言也。”[6]

(7)《本草新编》卷之四(徵集):“白及,味苦、辛,气平、微寒,阳中之阴也。入肺经。功专收敛,亦能止血。败症溃疡、死肌腐肉,皆能去之。敷山根,止衄血。涂疥癣,杀虫。”[7]

(8)《中华人民共和国药典》:“白及 Rhizoma bletillae 本品为兰科植物白及 Bletilla striata (Thunb.) Reichb. f. 的干燥块茎。夏、秋二季采挖,除去须根,洗净,置沸水中煮或蒸至无白心,晒至半干,除去外皮,晒干。”[8]

(9)《普通高等教育中医药类规划教材·中药学》:“白及《本经》 为兰科多年生草本植物白及 Bletilla striata (Thunb.) Reichb. f. 的块茎。主产于四川、贵州、湖南、湖北、浙江等地。”[9]

(10)《中药大辞典》:“白及《本经》 【异名】甘根《本经》,白根《吴普本草》,白给《别录》……【基原】为兰科植物白及的块茎。【原植物】白及 Bletilla striata (Thunb.) Reichb. f.,又名:连及草《本经》,箬兰、朱兰《花镜》,紫兰、紫蕙、百笠。”[10]

(11)《中医大辞典·中药分册》:“白及 出《神农本草经》。又名白芨、白根、白鸡儿、地螺丝。为兰科植物白及 Bletilla striata (Thunb.) Reichb. f. 的块茎。主产于贵州、四川、湖南、湖北、河南、安徽、浙江、陕西等地。”[11]

(12)《中国医学百科全书·中医学》:“白及 始载于《神农本草经》。一作白芨,又名地螺丝、皲口经。为兰科植物白及 Bletilla striata (Thunb.) Reichb. f. 的块茎。夏、秋两季采挖,除去残茎与须根,洗净,蒸煮至内无白心,晒至半干,撞去外皮,晒干。”[12]

(13)《中国中医药学主题词表》:“白及 BLETLLA STRIATA 属兰科;属止血药(中药)和补气药。”[13]

(14)《中药志》[14]、《中药材手册》[15]、《全国中草药汇编》[16]、《全国中药炮制规范》[17]、《中国药材学》[18]、《中华本草》[19]等现代中药著作多以“白及”作为本品正名(参见“文献通考”)。

1.2.2 定名选择的理由

(1)白及 Rhizoma bletillae,为兰科植物白及 Bletilla striata (Thunb.) Reichb. f. 的干燥块茎。“白及”之名始见于《神农本草经》,并作为正名载录。此后,历代主要本草著作,如三国·吴普《吴普本草》、南北朝·陶弘景《本草经集注》、唐·苏敬等撰《新修本草》、宋·唐慎微《证类本草》、元·王好古《汤液本草》、明·李时珍《本草纲目》、清·陈士铎《本草新编》等均以“白及”作为正名延载,并沿用至今。

(2)我国最新版的《中华人民共和国药典》、普通高等教育中医药类规划教材《中药学》

以及辞书类中药著作《中医大辞典·中药分册》、《中药大词典》、《中国医学百科全书·中医学》等均以“白及”作为本品正名。已经广泛应用于中医药学文献标引、检索的《中国中医药学主题词表》也以“白及”作为本药的正式主题词。现代本草著作《中药志》、《全国中草药汇编》、《中华本草》、《中国药材学》、《中药材手册》、《全国中药炮制规范》等虽记载了不少本品各地的俗称，但也均以“白及”为正名收载。总之，“白及”作为本药正名已成公论。

1.3　与正名等效的名词：无。

2　源流考释

“白及”［兰科植物白及 Bletilla striata (Thunb.) Reichb. f. 的干燥块茎］，始载于《神农本草经》卷三：“白及　味苦，平。主痈肿、恶创、败疽，伤阴，死肌，胃中邪气，贼风鬼击，痱缓不收。一名甘根，一名连及草。生川谷。”[1] 此后，诸家本草即沿用《本经》[1] 记载，以“白及”作为正名收录本品，如三国·吴普《吴普本草》[20]，魏晋《名医别录》[2]，南北朝·陶弘景《本草经集注》[21]，唐·苏敬《新修本草》[3]、孙思邈《千金翼方》[22]，宋·苏颂《本草图经》[23]、唐慎微《证类本草》[4]、佚名《增广太平和剂图经本草药性总论》[24]，元·王好古《汤液本草》[5] 等。同时尚收载有本品异名“臼根”、“白给”等。如《吴普本草》：“一名臼根。神农：苦。黄帝：辛。李氏：大寒。雷公：辛，无毒。”[20]，《名医别录》卷第三：“……白给生山谷，叶如藜芦，根白相连，九月采。”[2]

明、清时期的本草著作大多仍延续《神农本草经》[1] 记载，以“白及”作为正名，如明·兰茂《滇南本草》[25]、刘文泰《本草品汇精要》[26]、陈嘉谟《本草蒙筌》[27]、李时珍《本草纲目》[6]、李中梓《本草征要》[28]、卢之颐《本草乘雅半偈》[29]，清·张志聪《本草崇原》[30]、陈士铎《本草新编》[7]、汪昂《本草易读》[31]、吴仪洛《本草从新》[32]、严西亭《得配本草》[33]、沈金鳌《要药分剂》[34]、黄宫绣《本草求真》[35]、杨时泰《本草述钩元》[36]、陈其瑞《本草撮要》[37]、张秉成《本草便读》[38] 等。同时，还载录有本品异名“白及根”《本草择要纲目》[39]、“肥白及”《药性切用》[40]，如《本草择要纲目·平性药品》：“白芨根　【气味】苦平无毒。又苦甘微寒性涩。阳中之阴也。”[39]《药性切用·卷之一上》：“肥白及　苦辛性平，气涩而收，质润兼补，入肺，止吐血、衄血。肺损者，能复生之。”[40] 其中“白及根”、“肥白及”未见后世本草载录。

在现代中药著作中，均以“白及”为正名，如《中华人民共和国药典》[8]、《普通高等教育中医药类规划教材·中药学》[9]、《中药大辞典》[10]、《中医大辞典·中药分册》[11]、《中国医学百科全书·中医学》[12]、《中国中医药学主题词表》[13]、《中药志》[14]、《中药材手册》[15]、《全国中草药汇编》[16]、《全国中药炮制规范》[17]、《中国药材学》[18]、《中华本草》[19]、《全国中草药名鉴》[41] 等。同时尚记载有“白芨”、“白及子”、“白鸡”、“羊角七”、“扣子七”、“白鸟儿头”、“小白及”《中药材手册》[15]，“白根”、“地螺丝”、“白鸡儿”、“白鸡娃”《全国中草药汇编》[16]，“冰球子”、“千年棕”、“君球子”、“一兜棕”、“皲口药”、“利知子”《中药大辞典》[10]，“千年棕榈”、“山田鸡”、“刀口药”、“鱼眼兰”《中国药材学》[18]，“山荸荠”、“连节草”、“血根”、“山浮瓜”、“石荸荠”、“兰花头”《全国中草药名鉴》[41] 等各地的俗称。还记载有本品原植物“白及”的异名“白根”、“白及子”、“白鸡”、“白鸡儿”、“羊角七”、“白鸟儿头”、“连及草”、“小白及”《中药志》[14]，“箬兰”、“朱兰”、“紫兰”、“紫蕙”、“百笠”《中药大辞典》[10]等。

3 附录

3.1 又称：无。

3.2 俗称：白芨、白及子（四川、陕西），白鸡（贵州、四川），地螺丝、羊角七、扣子七、刀口药（湖南），白鸟儿头（江苏），小白及（甘肃、云南），白根、白鸡娃、冰球子（贵州），千年棕、君球子、一兜棕、白鸡儿、皲口药、利知子、血根（江西），山田鸡（浙江），鱼眼兰（云南），山荸荠、连节草（安徽），山浮瓜（福建），石荸荠、兰花头（广东），千年棕榈。

3.3 曾称：甘根、连及草《本经》，臼根《吴普本草》，白给《名医别录》，白及根《本草择要纲目》，肥白及《药性切用》。

3.4 原植物名称：白及、白根（四川），白及子（陕西、四川），白鸡（贵州），白鸡儿（四川、江西），羊角七（湖南），白鸟儿头（江苏），连及草（福建、江西），小白及（甘肃、云南），箬兰、朱兰《花镜》，紫兰、紫蕙、百笠。

4 文献通考

《神农本草经》卷三：“白及（《御览》作芨） 味苦，平。主痈肿、恶创、败疽，伤阴，死肌，胃中邪气，贼风鬼击，痱缓不收。一名甘根，一名连及草。生川谷。”[1]

《吴普本草·草木类》：“白及 一名臼根。神农：苦。黄帝：辛。李氏：大寒。雷公：辛，无毒。茎叶如生姜、藜芦也。十月华，直上，紫赤。根白，连。二月、八月、九月采。生宛句。”[20]

《名医别录》卷第三：“白及 味辛，微寒，无毒。除白癣疥虫。生北山及宛朐及越山。（紫石英为之使，恶理石，畏李核，杏仁。）白给生山谷，叶如藜芦，根白相连，九月采。”[2]

《本草经集注·草木下品》：“白及 味苦、辛，平、微寒，无毒。主治痈肿，恶疮，败疽，伤阴，死肌，胃中邪气。贼风鬼击，痱缓不收。除白癣疥虫。一名甘根，一名连及草。生北山川谷及宛朐及越山。（紫石英为之使，恶理石，畏李核、杏仁。）近道处处有之。叶似杜若，根形似菱米，节间有毛。方用亦稀，可以作糊。”[21]

《新修本草》卷第十：“白及 味苦、辛，平、微寒，无毒。主痈肿，恶疮，败疽，伤阴，死肌，胃中邪气，贼风鬼击，痱缓不收。除白癣疥虫。一名甘根，一名连及草。生北山川谷及宛朐及越山。紫石英为之使，恶理石，畏李核、杏仁。近道处处有之。叶似杜若，根形似菱米，节间有毛。方用亦希，可以作糊。【谨案】此物，山野人患手足皲拆，嚼以涂之有效。”[3]

《千金翼方》卷第三：“白及 味苦辛，平，微寒，无毒。主痈肿，恶疮败疽，伤阴死肌，胃中邪气，贼风鬼击，痱缓不收。除白癣疥虫。一名甘根，一名连及草。生北山川谷又冤句及越山。”[22]

《本草图经》卷第八：“白及，生北山川谷，又冤句及越山，今江淮、河、陕、汉、黔诸州皆有之，生石山上。春生苗，长一尺许，似栟榈及藜芦，茎端生一台；叶两指大，青色；夏开花紫；七月结实，至熟黄黑色。至冬叶凋。根似菱米，有三角白色，角端生

芽。二月、七月采根。今医治金疮不差及痈疽方中多用之”。[23]

《证类本草》卷第十：“白及　味苦、辛，平、微寒，无毒。主痈肿恶疮败疽，伤阴死肌，胃中邪气，贼风鬼击，痱（音肥）缓不收，除白癣疥虫。一名甘根，一名连及草。生北山川谷，又冤句及越山。（紫石英为之使，恶理石，畏李核、杏仁。）”[4]

《增广太平和剂图经本草药性总论·草部下品之上》：“白及　味辛苦，平。微寒，无毒。主痈肿恶疮败疽，伤阴死肌，胃中邪气，贼风鬼击，痱缓不收，除白癣疥虫。《药性论》云：使。治热结不消，主阴下痿，治面上疱疮。日华子云：止惊邪，血邪，痫疾，赤眼，症结，发背，瘰疬，肠风，痔瘘，刀箭疮，扑损，温热疟疾，血痢。紫石英为之使。恶：理石。畏：李核、杏仁。”[24]

《汤液本草》卷之四：“白及　苦、甘，阳中之阴。味辛、苦，平，微寒。无毒。”[5]

《滇南本草》第一卷：“白芨，味辛、平，性微温。治痨伤肺气，补肺虚，止咳嗽，消肺痨咳血，收敛肺气。”[25]

《本草品汇精要》卷之十三：“白及　无毒　植生　白芨（出神农本经）主痈肿恶疮败疽伤阴死肌胃中邪气贼风鬼击痱（音肥）缓不收（以上朱字神农本经）除白癣疥虫（以上黑字名医所录）【名】甘根　连及草”[26]

《本草蒙筌》卷之三：“白及　味苦、辛、气平、微寒。阳中之阴。无毒。多出石山，苗高尺许。叶青两指大，茎端生一苔。花开紫红，实熟黄黑。根如菱米，节间有毛。二八月采干，紫石英为使。恶理石，畏杏仁。名擅外科，功专收敛。不煎汤服，惟熬膏敷。除贼风鬼击，痱缓不收；去溃疡败疽，死肌腐肉。敷山根（额之下，鼻之上）。止衄，涂疥癣杀虫。作糊甚黏，裱画多用。”[27]

《本草纲目》第十二卷：“白及　《本经·下品》【校正】并入《别录》白给。【释名】连及草《本经》、甘根《本经》、白给。时珍曰：其根白色，连及而生，故曰白及。其味苦，而曰甘根，反言也。《吴普》作白根，其根有白，亦通。《金光明经》谓之罔达罗喝悉多。又《别录》有名未用白给，即白及也，性味功用皆同，系重出，今并为一。”[6]

《本草征要》第一卷：“白及　味苦，性微寒，无毒。入肺经。反乌头。肺伤吐血建奇功。痈肿排脓称要剂。性收色白，合乎秋金，入肺经以疗诸热之证，收中有散，又能排脓。痈疽溃后，不宜与苦寒药同服。”[28]

《本草乘雅半偈·第六帙》：“白及　《本经·下品》【气味】苦平，无毒。【主治】主痈肿恶疮败疽，伤阴，死肌，胃中邪气，贼风，鬼击，痱缓不收。”[29]

《本草崇原·本经下品》“白及　气味苦平，无毒。主治痈肿，恶疮败疽，伤阴死肌，胃中邪气，贼风鬼去，痱缓不收。（白及近道处处有之，春生苗，叶如生姜、藜芦，三四月抽出一台，开花红紫色，长寸许，中心吐舌，宛若草兰，今浙人谓之箬兰。花后结实，七月中熟，黄黑色，根似菱，黄白色，有三角节，间有毛，可为末作糊，性稠黏难脱）。白及气味苦平，花红根白，得阳明少阴之气化。少阴主藏精，而精汁生于阳明，故主治痈肿恶疮，贼风痱缓诸证。”[30]

《本草择要纲目·平性药品》：“白芨根【气味】　苦、平、无毒。又苦甘微寒性涩。阳中之阴也。【主治】痈肿恶疮败疽伤阴死肌。胃中邪气。贼风鬼击。痱缓不收。除白癣疥虫。结热不消。阴下痿。面上皯疱。令人肌滑。止惊邪。血邪。血痢。痫疾。风痹。赤眼。症结。温热疟疾。发背。瘰疬。肠风。痔瘘。扑损刀箭疮。汤火疮。生肌止痛。止肺血。恶（理石）畏（李核　杏仁）反（乌头）”[39]

《本草新编》卷之四：“白及，味苦、辛，气平、微寒，阳中之阴也。入肺经。功专收敛，亦能止血。败症溃疡、死肌腐肉，皆能去之。敷山根，止衄血。涂疥癣，杀虫。”[7]

《本草易读》卷三：“白及二十四　紫石英为使，恶理石，畏李核、杏仁，反乌头。苦，辛，微寒，性涩。止肺血，填肺损。治跌打折骨，汤火灼伤，恶疮痈肿，败疽死肌。除头面

皯疱，使皮黑反白，坠手足皴裂，令涩肌变滑。去腐逐瘀甚速，生肌止痛良效。肺痈脓血未尽者勿用。处处有之。茎叶如生姜、藜芦，但一科只抽一茎。开花长寸许，红紫色。”[31]

《药性切用》卷之一上：“肥白及　苦辛性平，气涩而收，质润兼补，入肺，止吐血、衄血。肺损者，能复生之。”[40]

《本草从新》卷一：“白及　涩、补肺、化瘀生新。苦辛而平。性涩而收。得秋金之令。入肺止吐血。……紫石英为使。畏杏仁。反乌头。”[32]

《得配本草》卷二：“白及　紫石英为之使。畏杏仁、李核仁。恶理石。反乌头。苦、涩、微寒。入手太阴经。治肺伤吐血，敷手足皲裂，汤火灼伤，金疮疥癣，恶疮痈毒，败疽死肌，去腐生新。得羊肝，蘸末，治肝血吐逆。”[33]

《要药分剂》卷九：“白及　味苦辛。性微寒。无毒。得季秋之气。兼禀金水之性以生。降也。阳中阴也。紫石英为使。畏李核、杏仁。反乌头。”[34]

《本草求真》卷三：“白及　（山草）入肺涩血散瘀　白及（专入肺）。味苦而辛。性涩而收。微寒无毒。方书既载功能入肺止血。又载能治跌扑折骨。汤火灼伤。恶疮痈肿。败疽死肌。得非似收不收。似涩不涩。似止不止乎。不知书言功能止血者。是因性涩之谓也。”[35]

《本草述钩元》卷七：“白芨　出北山及冤句越山江淮河陕汉黔诸州。根色白似菱。有三角。角头生芽。节有毛。质极黏腻。根味苦辛甘。气微寒。性涩而收。阳中之阴。肺药也。紫石英为之使。恶理石。畏李核杏仁。反乌头。”[36]

《本草撮要》卷一：“【白及】　味苦。入手太阴经。功专疗金疮痈毒。得黄绢、丹皮能补脬损。并跌打折伤。手足皴裂。滑肌。紫石英为使。畏杏仁。反乌头。重舌鹅口为末。乳汁调涂足心。”[37]

《本草便读·草部·山草部》：“白及　清金治嗽。苦辛甘涩性平寒。止血生肌。散结敛疮质腻滑。”[38]

《中药志》：“白及　本品为常用中药。商品为兰科植物白及的块茎。……【原植物】白及　别名：白根（四川），白及子（陕西、四川），白鸡（贵州），白鸡儿（四川、江西），羊角七（湖南），白鸟儿头（江苏），连及草（福建、江西），小白及（甘肃、云南）。Bletilla striata（Thunb.） Reichb. f. ——兰科 Orchidaceae”[14]

《中药材手册》：“白及［纲目列入草部山草类］　本品为兰科植物白及 Bletilla striata（Thunb.） Reichb. f. 的干燥块茎。原植物系多年生草本，野生与栽培均有，商品一般多去掉外皮。［别名］白芨、白及子（四川、陕西），白鸡（贵州、四川），羊角七、扣子

七（湖南），白鸟儿头（江苏），连及草（福建、浙江、江西），小白及（甘肃、云南）。”[15]

《全国中草药汇编》：“白及　别名：白根、地螺丝、白鸡儿、白鸡娃、连及草、羊角七。【来源】为兰科白及属植物白及 Bletilla striata（Thunb.）Reichb. f. 或黄花白及（狭叶白及）B. ochracea Schltr. 的块茎。”[16]

《中药大辞典》：“白及《本经》【异名】甘根《本经》，白根《吴普本草》，白给《别录》，白芨《证治准绳》，冰球子《贵州民间方药集》，白乌儿头《江苏省药用植物志》，地螺丝、羊角七《湖南药物志》，千年棕、君球子、一兜棕、白鸡儿、皲口药、利知子（江西《草药手册》。【基原】为兰科植物白及的块茎。【原植物】白及 Bletilla striata（Thunb.）Reichb. f.，又名：连及草《本经》，箬兰、朱兰《花镜》，紫兰、紫蕙、百笠。”[10]

《中医大辞典·中药分册》：“白及　出《神农本草经》。又名白芨、白根、白鸡儿、地螺丝。为兰科植物白及 Bletilla striata（Thunb.）Reichb. f. 的块茎。主产于贵州、四川、湖南、湖北、河南、安徽、浙江、陕西等地。”[11]

《中国医学百科全书·中医学》：“白及　始载于《神农本草经》。一作白芨，又名地螺丝、皲口药。为兰科植物白及 Bletilla striata（Thunb.）Reichb. f. 的块茎。夏、秋两季采挖，除去残茎与须根，洗净，蒸煮至内无白心，晒至半干，撞去外皮，晒干。”[12]

《全国中药炮制规范》：“白及　［处方用名］白及。【来源】本品为兰科植物白及 Bletilla striata（Thunb.）Reichb. f. 的干燥块茎。野生或栽培。主产于贵州、四川、浙江、湖南等地。夏、秋二季采挖，除去残茎、须根，洗净，置沸水中煮或蒸至内无白心，晒至半干，撞去粗皮，晒干或烘干。药材以个大肥厚、色白、半透明、质坚实者为佳。”[17]

《中国药材学》：“白及　［别名］白鸡儿头，白根，地螺丝，千年棕榈，山田鸡（浙江），刀口药（湖南），鱼眼兰（云南）。【来源】本品为兰科植物白及 Bletilla striata（Thunb.）Reichb. f. 的假鳞茎。”[18]

《中国中医药学主题词表》：“白及 BLETLLA STRIATA　属兰科；属止血药（中药）和补气药。”[13]

《普通高等教育中医药类规划教材·中药学》：“白及《本经》　为兰科多年生草本植物白及 Bletilla striata（Thunb.）Reichb. f. 的块茎。主产于四川、贵州、湖南、湖北、浙江等地。夏、秋二季采挖，除去残茎及须根，洗净，置沸水中煮至无白心，除去外皮，晒干。切片生用。”[9]

《中华本草》：“白及《本经》　【异名】甘根、连及草《本经》，臼根《吴普本草》，白给《别录》，冰球子《贵州民间方药集》，白鸟儿头《江苏省药用植物志》，地螺丝、羊角七、千年棕、君求子、一兜棕、白鸡儿、皲口药、利知子《湖南药物志》……【来源】为兰科植物白及的根茎。【原植物】白及 Bletilla striata（Thunb.）Reichb. f.［Limodorum striata Thunb.］”[19]

《中华人民共和国药典》：“白及 Rhizoma bletillae　本品为兰科植物白及 Bletilla striata（Thunb.）Reichb. f. 的干燥块茎。夏、秋二季采挖，除去须根，洗净，置沸水中煮或蒸至无白心，晒至半干，除去外皮，晒干。”[8]

《全国中草药名鉴》：“植物名　白及《高等植物图鉴》　药材名　白及《本经》、《药典》　地方名　小白及（云南）；安徽：山荸荠、连节草；江西：血根；福建：山浮瓜；广东：石荸荠、兰花头……”[41]

5　参考文献

1　汉·神农本草经．清顾观光重辑本．北京：人民卫生出版社，1955，85

2　魏晋·名医别录．北京：人民卫生出版社，1986，256

3　唐·苏敬等撰．新修本草．合肥：安徽科学技术出版社，1981，270

4　宋·唐慎微．证类本草．北京：人民卫生出版社，1957，255

5　元·王好古．汤液本草．见：景印文渊阁四库全书（745）．北京：中医古籍出版社，1986，971

6　明·李时珍．本草纲目．北京：人民卫生出版社，1982，765

7　清·陈士铎．本草新编．北京：中国中医药出版社，1996，183

8　国家药典委员会编．中华人民共和国药典．一部．北京：化学工业出版社，2000，76

9　雷载权主编．普通高等教育中医药类规划教材·中药学．上海：上海科学技术出版社，1995，191

10　江苏新医学院编．中药大辞典．上海：上海科学技术出版社，1977，667

11　《中医大辞典》编辑委员会编．中医大辞典·中药分册．北京：人民卫生出版社，1982，108

12　《中医学》编辑委员会．中国医学百科全书·中医学．上海：上海科学技术出版社，1997，1135

13　吴兰成主编．中国中医药学主题词表．北京：中医古籍出版社，1996，8

14　中国医学科学院药物研究所等编．中药志．第二册．北京：人民卫生出版社，1993，382

15　中华人民共和国卫生部药政管理局主编．中药材手册．北京：人民卫生出版社，1998，76

16　《全国中草药汇编》编写组编．全国中草药汇编．上册．北京：人民卫生出版社，1996，285

17　中华人民共和国卫生部药政管理局编．全国中药炮制规范．北京：人民卫生出版社，1988，33

18　徐国钧等主编．中国药材学．北京：中国医药科技出版社，1996，692

19　国家中医药管理局《中华本草》编委会．中华本草．第八册．上海：上海科学技术出版社，1999，674

20　三国·吴普．吴普本草．北京：人民卫生出版社，1987，52

21　南北朝·陶弘景．本草经集注．北京：人民卫生出版社，1994，371

22　唐·孙思邈．千金翼方．北京：人民卫生出版社，1955，32

23　宋·苏颂．本草图经．合肥：安徽科学技术出版社，1994，272

24　宋·佚名．增广太平和剂图经本草药性总论．见：增广太平惠民和剂局方．海口：海南出版社，2002，450

25　明·兰茂．滇南本草．第一卷．昆明：云南人民出版社，1977．497

26　明·刘文泰．本草品汇精要．北京：人民卫生出版社，1982，389

27　明·陈嘉谟．本草蒙筌．北京：人民卫生出版社，1988，177

28　明·李中梓．本草征要．见：李中梓医学全书．北京：中国中医药出版社，1999，132

29　明·卢之颐．本草乘雅半偈．北京：人民卫生出版社，1986，353

30　清·张志聪．本草崇原．北京：中国中医药出版社，1992，128

31　清·汪昂．本草易读．北京：人民卫生出版社，1987，133

32　清·吴仪洛．本草从新．北京：中医古籍出版社，2001，17

33　清·严西亭．得配本草．上海：上海卫生出版社，1957，19

34　清·沈金鳌．要药分剂．上海：上海科学技术出版社，1959，214

35　清·黄宫绣．本草求真．上海：上海科学技术出版社，1959，133

36 清·杨时泰. 本草述钩元. 上海：上海科学技术出版社，1958，155
37 清·陈其瑞. 本草撮要. 见：珍本医书集成. 本草类. 上海：上海科学技术出版社，1985，5
38 清·张秉成. 本草便读. 上海：上海卫生出版社，1957
39 清·蒋居祉. 本草择要纲目. 见：珍本医书集成. 本草类. 上海：上海科学技术出版社，1985，765
40 清·徐大椿. 药性切用. 见：徐灵胎医书三十二种. 上海锦文堂石印本
41 谢宗万主编. 全国中草药名鉴. 上册. 北京：人民卫生出版社，1996，1029

116 白术
Baizhu
Rhizoma Atractylodis Macrocephalae

1 定名依据

1.1 正名

1.1.1 汉文名：白术（为菊科植物白术 Atractylodes macrocephala Koidz. 的干燥根茎）。

1.1.2 英文名：largehead atractylodes rhizome.

1.2 依据

1.2.1 定名的文献依据

(1)《本草经集注·草木上品》："术　味苦、甘，温，无毒……一名山蓟，一名山姜，一名山连……术乃有两种：白术叶大有毛而作桠，根甜而少膏，可作丸散用；赤术叶细无桠，根小苦而多膏，可作煎用。"[1]

(2)《增广太平和剂图经本草药性总论·草部上品之上》："白术　味苦甘，温，无毒。主风寒湿痹，死肌痉疸，止汗，除热，消食。主大风在身面，风眩头痛，目泪出，消痰水，逐皮间风水结肿，除心下急满及霍乱吐下不止，利腰脐间血，益津液，暖胃，消谷嗜食。"[2]

(3)《汤液本草》卷之三："白术　气温，味甘。苦而甘、温，味厚气薄，阴中阳也。无毒。入手太阳、少阴经，足阳明、太阴、少阴、厥阴四经。《象》云：除湿益燥，和中益气，利腰脐间血，除胃中热，去诸经之湿，理胃。"[3]

(4)《本草品汇精要》卷之七："白术　无毒　植生　白术（出神农本经）主风寒湿痹死肌痉（渠井切）疸止汗除热消食作煎饵久服轻身延年不饥（以上朱字神农本经）。"[4]

(5)《本草蒙筌》卷之一："白术　荆门军术　石州术　味苦、甘、辛，气温。味厚气薄，可升可降，阳中阴也。无毒。浙术（俗呼云头术）。种平壤，颇肥大，由粪力滋溉；歙术（俗呼狗头术）。产深谷，虽瘦小，得土气充盈。"[5]

(6)《本草新编》卷之一（宫集）："白术，味甘辛，气温，可升可降，阳中阴也，无毒。入心、脾、胃、肾、三焦之经。除湿消食，益气强阴，尤利腰脐之气。"[6]

(7)《中华人民共和国药典》："白术 Rhizoma atractylodis macrocephalae　本品为菊科植物白术 Atractylodes macrocephala Koidz. 的干燥根茎。冬季下部叶枯黄、上部叶变脆时采挖，除去泥沙，烘干或晒干，再除去须根。"[7]

(8)《普通高等教育中医药类规划教材·中药学》："白术《本经》为菊科多年生草本植物白术 Atractylodes macrocephala Koidz. 的根茎。主产于浙江、湖北、湖南、江西等地。"[8]

(9)《中药大辞典》："白术（陶弘景） 【异名】山蓟、杨枹蓟《尔雅》，术《本经》，山芥、天蓟《吴普本草》……【来源】为菊科植物白术的根茎。【原植物】白术 Atractylodes macrocephala Koidz. ［Atractylis macrocephala（Koidz.）Hand. -Mazz.］ 又名：于术《杭州府志》，浙术、种术、冬术《中药志》"[9]

(10)《中医大辞典·中药分册》："白术 出《本草经集注》。又名於术、冬术、山蓟、山精。为菊科苍术属植物白术 Atractylodes macrocephala Koidz. 的根茎。主产浙江、安徽。"[10]

(11)《中国医学百科全书·中医学》："白术 始载于《神农本草经》。原名术。《本草经集注》始有白术之名。又名山蓟、于术、冬术。为菊科植物白术 Atractylodes macrocephala Koidz. 的根茎。"[11]

(12)《中国中医药学主题词表》："白术 ATRACTYLODES MACROCEPHALA 属菊科和补气药 D 於术。"[12]

(13)《中药志》[13]、《中药材手册》[14]、《全国中草药汇编》[15]、《全国中药炮制规范》[16]、《中国药材学》[17]、《中华本草》[18]等现代中药著作多以"白术"作为本品正名（参见"文献通考"）。

1.2.2 定名选择的理由

(1) 白术 Rhizoma atractylodis macrocephala，为菊科植物白术 Atractylodes macrocephala Koidz. 的干燥根茎。"白术"之名始见于南北朝·陶弘景《本草经集注》。至宋·佚名《增广太平和剂图经本草药性总论》首次以"白术"为正名单列收录本品。此后，元明清时期的本草著作，如元·王好古《汤液本草》，明·刘文泰《本草品汇精要》、陈嘉谟《本草蒙筌》，清·陈士铎《本草新编》等在载录本品时均以"白术"为本品正名，并沿用至今。

(2) 我国最新版的《中华人民共和国药典》、普通高等教育中医药类规划教材《中药学》以及辞书类中药著作《中医大辞典·中药分册》、《中药大词典》、《中国医学百科全书·中医学》等均以"白术"作为本品正名。已经广泛应用于中医药学文献标引、检索的《中国中医药学主题词表》也以"白术"作为本药的正式主题词。现代本草著作《中药志》、《全国中草药汇编》、《中华本草》、《中国药材学》、《中药材手册》、《全国中药炮制规范》等虽记载了不少本品各地的俗称，但也均以"白术"为正名收载。总之，"白术"作为本药正名已成公论。

1.3 与正名等效的名词：无。

2 源流考释

白术（菊科植物白术 Atractylodes macrocephala Koidz. 的干燥根茎）始载于南北朝陶弘景《本草经集注》："术 味苦、甘，温，无毒。……术乃有两种：白术叶大有毛而作桠，根甜而少膏，可作丸散用；赤术叶细无桠，根小苦而多膏，可作煎用。"[1]"白术"之名虽在宋以前的本草著作中多次出现，但这一时期的主要著作却未将其与"苍术"分

别单列论述，而是统称为“术”。“术”最早出现于《神农本草经》卷一，并被作为正名记载：“术　味苦，温。主风寒湿痹、死肌、痉、疸。止汗，除热，消食，作煎饵。久服，轻身、延年、不饥。一名山蓟《艺文类聚》引作山筋），生山谷。”[19]此后，三国·吴普《吴普本草》[20]，魏晋《名医别录》[21]，南北朝·陶弘景《本草经集注》[1]，唐·苏敬《新修本草》[22]，宋·唐慎微《证类本草》[23]等本草著作从《本经》记载，以“术”作为正名延录。同时，尚收载有“术”的异名“山蓟”《证类本草》引《尔雅》[23]，“山连”、“山芥”、“天苏”、“山姜”《吴普本草》[20]，“山精”《证类本草》引《抱朴子》[23]，“吃力伽”《证类本草》引《日华子》[23]，“乞力伽”《南方草木状》[24]等。

宋·佚名《增广太平和剂图经本草药性总论》首次以“白术”为正名单列收录本品：“白术　味苦甘，温，无毒。主风寒湿痹，死肌痉疸，止汗，除热，消食。……”[2]后，金·李杲《珍珠囊药性赋》[25]、元·王好古《汤液本草》[3]即以“白术”为正名予以延载。

明清时期，除明·李时珍《本草纲目》[26]等少数本草沿袭《本经》记载，以“术”为正名记录本品外，大多数本草以“白术”作为本品正名，如明·刘文泰《本草品汇精要》[4]、陈嘉谟《本草蒙筌》[5]、杜文燮《药鉴》[27]、李中梓《本草征要》[28]，清·张志聪《本草崇原》[29]、蒋居祉《本草择要纲目》[30]、陈士铎《本草新编》[6]、汪昂《本草易读》[31]、张璐《本经逢原》[32]、徐大椿《药性切用》[33]、沈金鳌《要药分剂》[34]、黄宫绣《本草求真》[35]、陈其瑞《本草撮要》[36]、张秉成《本草便读》[37]等。同时，还新记载了本品的异名“山芬”、“马蓟”、“杨枹蓟”《本草品汇精要》[4]，“冬白术”《得配本草》[38]，“冬术”《本草便读》[37]等。

此外，古代非本草著作也记载了“白术”的异名“杨桴”、“桴蓟”（《本草纲目》[26]引《尔雅》记载）。

在现代中药著作中，均以“白术”为正名，如《中华人民共和国药典》[7]、《普通高等教育中医药类规划教材·中药学》[8]、《中药大辞典》[9]、《中医大辞典·中药分册》[10]、《中国医学百科全书·中医学》[11]、《中国中医药学主题词表》[12]、《中药志》[13]、《中药材手册》[14]、《全国中草药汇编》[15]、《全国中药炮制规范》[16]、《中国药材学》[17]、《中华本草》[18]、《全国中草药名鉴》[39]等。同时尚记载有本品各地的俗称“于术”、“浙术”、“烘术”、“生晒术”《中药材手册》[14]，种术《全国中草药汇编》[15]，於术《中医大辞典·中药分册》[10]，“於潜白术”《中国药材学》[17]，“鸡冠术”、“壶瓶术”、“田鸡术”、“花术”、“长形术”、“台术”、“浙江白术”、“徽州术”、“祁门术”、“平江术”、“天生术”、“贡术”《全国中草药名鉴》[39]等。还记载有本品原植物“白术”的异名“于术”、“冬术”、“浙术”、“种术”《中药志》[13]等。

3　附录

3.1　又称：烘术、生晒术、焦白术、麸炒白术、土炒白术（饮片规格名）。

3.2　俗称：鸡冠术（东北），壶瓶术、田鸡术、花术、长形术、台术、浙江白术（浙江），徽州术、祁门术（安徽），平江术、天生术（湖南），贡术（四川），于术、浙术、烘术、生晒术，种术，於术，於潜白术。

3.3　曾称：山蓟、杨桴、桴蓟《尔雅》，术《神农本草经》，山连、山芥、天苏、山姜

《吴普本草》，山精《抱朴子·仙药篇》，吃力伽《日华子》，山芬、马蓟、杨枹蓟《本草品汇精要》，乞力伽《南方草木状》，冬白术《得配本草》，冬术《本草便读》。

3.4　原植物名称：白术，于术，浙术（浙江），冬术，种术。

4　文献通考

《神农本草经》卷一：“术　味苦，温。主风寒湿痹、死肌、痉、疸。止汗，除热，消食，作煎饵。久服，轻身、延年、不饥。一名山蓟《艺文类聚》引作山筋），生山谷。”[19]

《吴普本草·草木类》：“术《类聚》卷八十一　一名山连，一名山芥，一名天苏，一名山姜。”[20]

《名医别录》卷第一：“术……一名山姜，一名山连，生郑山、汉中、南郑，二月、三月、八月、九月采根，曝干。”[21]

《本草经集注·草木上品》：“术　味苦、甘，温，无毒。……一名山蓟，一名山姜，一名山连。……术乃有两种：白术叶大有毛而作桠，根甜而少膏，可作丸散用；赤术叶细无桠，根小苦而多膏，可作煎用。”[1]

《新修本草》卷第六：“术　味苦、甘，温，无毒。主风寒，湿痹，死肌，痉疸，止汗，除热，消食。……一名山蓟，一名山姜，一名山连。生郑山山谷、汉中、南郑。二月、三月、八月、九月采根，曝干，防风、地榆为之使。”[22]

《证类本草》卷第六：“术　味苦、甘，温，无毒。主风寒湿痹，死肌痉（巨井切）疸，止汗除热，消食。主大风在身面，风眩头痛，目泪出，消痰水，逐皮间风水结肿，除心下急满及霍乱吐下不止，利腰脐间血，益津液，暖胃，消谷，嗜食。作煎饵，久服轻身、延年、不饥。一名山蓟，一名山姜，一名山连。……《尔雅》云：术，山蓟。注：今术似蓟而生山中。《疏》云：生平地者即名蓟，生山中者名术。抱朴子云：术，一名山精，故神农药经曰：必欲长生，常服山精。……日华子云：术，治一切风疾，五劳七冷，冷气腹胀，补腰膝，消痰，治水气，利小便，止反胃呕逆及筋骨弱软，痃癖气块，妇人冷，癥瘕，温疾，山岚瘴气，除烦，长肌。用米泔浸一宿，入药如常用，又名吃力伽。苍者去皮。”[23]

《增广太平和剂图经本草药性总论·草部上品之上》：“白术　味苦甘，温，无毒。主风寒湿痹，死肌痉疸，止汗，除热，消食。主大风在身面、风眩头痛，目泪出，消痰水，逐皮间风水结肿，除心下急满及霍乱吐下不止，利腰脐间血，益津液，暖胃，消谷嗜食。”[2]

《珍珠囊药性赋》卷二：“白术，味甘性温无毒。可升可降，阳也。其用有四：利水道有除湿之功；强脾有进食之效；佐黄芩有安胎之能；君枳实有消痞之妙。”[25]

《汤液本草》卷之三：“白术　气温，味甘。苦而甘、温，味厚气薄，阴中阳也。无毒。入手太阳、少阴经，足阳明、太阴、少阴、厥阴四经。……《本草》：在术条下，无苍、白之名。近多用白术治皮间风，止汗消痞，补胃和中，利腰脐间血。通水道，上而皮毛，中而心胃，下而腰脐。在气主气，在血主血。洁古又云：非白术不能去湿，非枳实不能消痞。除湿利水道，如何是益津液。”[3]

《本草品汇精要》卷之七：“白术　无毒　植生　白术（出神农本经）主风寒湿痹，

死肌痉（渠井切）疸，止汗除热，消食作煎饵。久服轻身延年，不饥（以上朱字神农本经）。主大风在身面，风眩头痛目泪出，消痰水，逐皮间风水，结肿，除心下急满及霍乱吐下不止。利腰脐间血，益津液，暖胃，消谷嗜食（以上黑字名医所录）【名】山姜　山芬　马蓟　杨枹（音孚）、蓟、乞力伽。"[4]

《本草蒙筌》卷之一："白术　荆门军术　石州术　味苦、甘、辛，气温。味厚气薄，可升可降，阳中阴也。无毒。浙术（俗呼云头术。）种平壤，颇肥大，由粪力滋溉；歙术（俗呼狗头术。）产深谷，虽瘦小，得土气充盈。采根秋月俱同，制度烘曝却异。浙者大块旋曝，每润滞油多；歙者薄片顿烘，竟干燥白甚。凡用惟白为胜，仍觅歙者尤优。"[5]

《本草纲目》第十二卷："术（直律切。《本经·上品》）【释名】山蓟《本经》、杨桴（音孚）、桴蓟《尔雅》、马蓟《纲目》、山姜《别录》、山连《别录》、吃力伽《日华》。……扬州之域多种白术，其状如桴，故有杨桴及桴蓟之名，今人谓之吴术是也。桴乃鼓槌之名。古方二术通用。后人始有苍、白之分，详见下。【集解】……陶隐居言术有二种，则《尔雅》所谓桴蓟，即白术也。……古方所用术者，皆白术也。古方及《本经》止言术，不分苍、白二种，亦宜两审。……白术，桴蓟也，吴越有之。人多取根栽莳，一年即稠。嫩苗可茹，叶稍大而有毛。根如指大，状如鼓槌，亦有大如拳者。彼人剖开曝干，谓之削术，亦曰片术。……"[26]

《药鉴》卷之二："白术　气温，味甘苦而甘温，味厚气薄，无毒，可升可降，阴中阳也。入手太阳少阴兼足阳明太阳少阴厥阴。除湿益燥，和中益气，利腰脐间瘀血，除胃中邪热。利水道，有除湿之功，强脾胃，有进食之效。"[27]

《本草征要》第一卷："白术　味苦、甘，性温，无毒。入脾、胃二经。防风为使。忌桃、李、青鱼。产于潜者佳。米泔水浸半日，土蒸，切片，蜜水拌匀，炒令褐色。"[28]

《本草崇原·本经上品》："白术　气味甘温，无毒。治风寒湿痹、死肌、痉、疸，止汗、除热、消食，作煎饵。久服，轻身延年不饥。"[29]

《本草择要纲目·热性药品》："白术　【气味】甘温无毒。可升可降。阳中阴也。入手太阳、少阴，足太阴、阳明、少阴、厥阴六经。"[30]

《本草新编》卷之一："白术，味甘辛，气温，可升可降，阳中阴也，无毒。入心、脾、胃、肾、三焦之经。除湿消食，益气强阴，尤利腰脐之气。……有汗能止，无汗能发，与黄芪同功，实君药而非偏裨。往往可用一味以成功，世人未知也，吾今泄天地之奇。"[6]

《本草易读》卷之三："白术第九　陈壁土炒用。甘，温，苦，平，无毒。入脾胃二经。燥湿补脾，温中和胃，生津止渴，已呕住泻。进饮食，祛劳倦，消痰水，除肌热。"[31]

《本经逢原》卷一："白术　一名山姜　甘温，无毒。云术肥大气壅。台术条细力薄。宁国狗头术皮赤稍大，然皆栽灌而成，故其气浊，不若于潜野生者气清，无壅滞之患。入诸补气药，饭上蒸数次用。入肺胃久嗽药，蜜水拌蒸。入脾胃痰湿药，姜汁拌晒。入健脾药，土炒。入泻痢虚脱药，炒存性用。入风痹痰湿利水破血药，俱生用。然非于潜产者，不可生用也。"[32]

《药性切用》卷之一上："白术　苦甘性温，生用豁痰利水；炒焦燥湿健脾；制熟补脾润燥；炒黑止血醒脾。其利腰脐结血，有健脾之功。盖脾健气运，则结血自解。野生者气清；于潜者力倍；种收者气浊。第可调补录用，断难挽回生死。若阴虚燥热、肝肾有动气者均忌。”[33]

《得配本草》卷二：“冬白术　一名吃力伽　防风、地榆为之使。忌桃、李、雀肉、菘菜、青鱼。甘、苦，性温。入足太阴、阳明经气分。补脾温胃，和中燥湿，益气生血。进饮食，治劳倦，化症癖，除呕吐，消痰饮，疗黄疸，逐水肿，止泻痢，收自汗，长肌肉。理心下急满，利腰间血滞。去风寒湿痹，定痛安胎。……”[38]

《要药分剂》卷四：“白术　味甘。性温。无毒。禀初夏之气。正得土之冲气以生。阴中阳也。可升可降。忌蛤、雀、桃、李、菘菜、青鱼。”[34]

《本草求真》卷一：“白术　（山草）补脾气燥脾湿　白术（专入脾）。缘何专补脾气。盖以脾苦湿。急食苦以燥之。脾欲缓。急食甘以缓之。《内经》白术味苦而甘。既能燥湿实脾。复能缓脾生津。（湿燥则脾实。脾缓则津生。）且其性最温。服则能以健食消谷。为脾脏补气第一要药也。”[35]

《本草撮要》卷一：“【白术】味辛甘。入足太阴经。功专除湿益气。得枳实。能涤饮消痞。得条芩能安胎。无湿者禁用。溃疡亦忌。以能生脓作痛也。和脾糯米泔浸。助脾土炒。或蜜水炒人乳拌以制燥。千金方齿长出口。名曰髓溢。单用白术愈。以于潜野生者为佳。”[36]

《本草便读·草部·山草类》：“白术　补脾燥湿。白术产浙江安徽等处。以于潜野生者为佳。土人皆用种法种之。冬采者为冬术。以冬令则精华汇聚于根也。为补脾之正药。脾喜温燥。白术之性气温而燥。能补脾而资其健运。脾健则运化有权。诸病皆愈耳。白术虽燥。中有膏汁。虽日晒后即复还软。刚中有柔。故脾阴不足者。亦可蜜炙用之。白术之补脾燥湿。当与陈皮、茯苓同用。否则恐有滞性。以其中含津液。是以能闭气。故又宜土炒用之。”[37]

《南方草木状》卷上：“乞力伽 药有乞力伽，术也，濒海所产，一根有至数斤者。刘涓子取以作煎，令可丸，饵之长生。”[24]

《中药志》：“白术　本品为常用中药。商品为菊科植物白术的根茎。……【原植物】白术　［别名］于术、冬术、浙术、种术。Atractylodes macrocephala Koidz.　［Atractylis macrocephala（Koidz.）H.　-M.］——菊科 Compositae”[13]

《中药材手册》：“白术［纲目列入草部山草类术项下］　本品为菊科植物白术 Atractylodes macrocephala Koidz.　的干燥根茎。原植物系多年生草本，野生与栽培均有。商品中尚有冬季生产的生晒白术，即冬术，性状与白术稍有不同。［别名］于术、浙术、冬术、烘术、生晒术。”[14]

《全国中草药汇编》：“白术　［别名］于术、冬术、浙术、种术。【来源】为菊科苍术属植物白术 Atractylodes macrocephala Koidz.　［Atractylis macrocephala（Koidz.）Hand.-Mazz.］的根状茎。”[15]

《中药大辞典》：“白术（陶弘景）　【异名】山蓟、杨枹蓟《尔雅》，术《本经》，山芥、天蓟《吴普本草》，山姜《广雅》，山连《别录》，山精《神农药经》，乞力伽《南方草本状》，冬白术《得配本草》……【来源】为菊科植物白术的根茎。【原植物】白术 Atractylodes macrocephala Koidz.　［Atractylis macrocephala（Koidz.）Hand.　-Mazz.］　又名：于术《杭州府志》，浙术、种术、冬术《中药志》”[9]

《中医大辞典·中药分册》："白术　出《本草经集注》。又名於术、冬术、山蓟、山精。为菊科苍术属植物白术 Atractylodes macrocephala Koidz. 的根茎。主产浙江、安徽。"[10]

《中国医学百科全书·中医学》："白术　始载于《神农本草经》。原名术。《本草经集注》始有白术之名。又名山蓟、于术、冬术。为菊科植物白术 Atractylodes macrocephala Koidz. 的根茎。在种植后2～3年的10月下旬～11月上旬下部叶枯黄，上部叶变脆时采挖，除去泥沙、须根及茎叶，烘干（称烘术）或晒干（称生晒术）。"[11]

《全国中药炮制规范》："白术　［处方用名］白术、焦白术、麸炒白术、土炒白术。【来源】本品为菊科植物白术 Atractylodes macrocephala Koidz. 的干燥根茎。主产于浙江、湖北、湖南、江西等地。栽培或野生。冬季下部叶枯黄、上部叶变脆时采挖，除去茎叶、须根和泥土，干燥。药材以个大、质坚实、表面灰黄色、断面黄白色、香气浓者为佳。"[16]

《中国药材学》："白术　［别名］於术，冬术，於潜白术。【来源】本品为菊科植物白术 Atractylodes macrocephala Koidz. ［Atractylis macrocephala（Koidz.）Hand. -Mazz.］的根茎。"[17]

《中国中医药学主题词表》："白术 ATRACTYLODES MACROCEPHALA　属菊科和补气药　D 於术。"[12]

《普通高等教育中医药类规划教材·中药学》："白术《本经》为菊科多年生草本植物白术 Atractylodes macrocephala Koidz. 的根茎。主产于浙江、湖北、湖南、江西等地。冬季下部叶枯黄、上部叶变脆时采收，除去泥沙，烘干或晒干，再除去须根。切厚片。生用或土炒、麸炒用；炒至黑褐色，称为焦白术。"[8]

《中华本草》："白术《本草经集注》　【异名】山蓟、杨枹蓟《尔雅》，术《本经》，山芥、天蓟《吴普本草》，山姜《广雅》，山连《别录》，山精《神农药经》，乞力伽《南方草本状》，冬白术《得配本草》……【来源】为菊科植物白术的根茎。【原植物】白术 Atractylodes macrocephala Koidz. ［Atractylis macrocephala（Koidz.）Hand. -Mazz.］又名：于术《杭州府志》，浙术、种术、冬术《中药志》。"[18]

《中华人民共和国药典》："白术 Rhizoma atractylodis macrocephalae　本品为菊科植物白术 Atractylodes macrocephala Koidz. 的干燥根茎。冬季下部叶枯黄、上部叶变脆时采挖，除去泥沙，烘干或晒干，再除去须根。"[7]

《全国中草药名鉴》："植物名　白术《高植图鉴》　药材名　白术《本草经集注》、《药典》　地方名　鸡冠术（东北）；浙江：壶瓶术、田鸡术、花术、长形术、台术、浙江白术；安徽：徽州术、祁门术；湖南：平江术、天生术；四川：贡术……"[39]

5　参考文献

1　南北朝·陶弘景．本草经集注．北京：人民卫生出版社，1994，43

2　宋·佚名．增广太平和剂图经本草药性总论．见：增广太平惠民和剂局方．海口：海南出版社，2002，406

3　元·王好古．汤液本草．见：景印文渊阁四库全书（745）．北京：中医古籍出版社，1986，945

4　明·刘文泰．本草品汇精要．北京：人民卫生出版社，1982，230

5　明·陈嘉谟. 本草蒙筌. 北京：人民卫生出版社，1988，31
6　清·陈士铎. 本草新编. 北京：中国中医药出版社，1996，39
7　国家药典委员会编. 中华人民共和国药典. 一部. 北京：化学工业出版社，2000，77
8　雷载权主编. 普通高等教育中医药类规划教材·中药学. 上海：上海科学技术出版社，1995，281
9　江苏新医学院编. 中药大辞典. 上海：上海科学技术出版社，1977，670
10　《中医大辞典》编辑委员会编. 中医大辞典·中药分册. 北京：人民卫生出版社，1982，109
11　《中医学》编辑委员会. 中国医学百科全书·中医学. 中册. 上海：上海科学技术出版社，1997，1225
12　吴兰成主编. 中国中医药学主题词表. 北京：中医古籍出版社，1996，12
13　中国医学科学院药物研究所等编. 中药志. 北京：人民卫生出版社，1993，152
14　中华人民共和国卫生部药政管理局主编. 中药材手册. 北京：人民卫生出版社，1998，77
15　《全国中草药汇编》编写组编. 全国中草药汇编. 上册. 北京：人民卫生出版社，1996，288
16　中华人民共和国卫生部药政管理局编. 全国中药炮制规范. 北京：人民卫生出版社，1988，33
17　徐国钧等主编. 中国药材学. 北京：中国医药科技出版社，1996，575
18　国家中医药管理局《中华本草》编委会. 中华本草. 第七册. 上海：上海科学技术出版社，1999，715
19　汉·神农本草经. 清顾观光重辑本. 北京：人民卫生出版社，1955，29
20　三国·吴普. 吴普本草. 北京：人民卫生出版社，1987，14
21　魏晋·名医别录. 北京：人民卫生出版社，1986，22
22　唐·苏敬等撰. 新修本草. 合肥：安徽科学技术出版社，1981，151
23　宋·唐慎微. 证类本草. 卷第六. 北京：人民卫生出版社，1957，151
24　晋·嵇含. 南方草木状. 卷上. 见：岭南本草古籍三种. 北京：中国医药科技出版社，1999，7
25　金·李杲. 珍珠囊补遗药性赋. 见：中国医学大成（二）. 长沙：岳麓书社，1990，106
26　明·李时珍. 本草纲目. 北京：人民卫生出版社，1982，733
27　明·杜文燮. 药鉴. 北京：中国中医药出版社，1993，29
28　明·李中梓. 本草征要. 见：李中梓医学全书. 北京：中国中医药出版社，1999，115
29　清·张志聪. 本草崇原. 北京：中国中医药出版社，1992，2
30　清·蒋居祉. 本草择要纲目. 见：珍本医书集成. 本草类. 上海：上海科学技术出版社，1985，50
31　清·汪昂. 本草易读. 北京：人民卫生出版社，1997，123
32　清·张璐. 本经逢原. 上海：上海科学技术出版社，1959，35
33　清·徐大椿. 药性切用. 卷之一上. 见：徐灵胎医书三十二种. 上海锦文堂石印本
34　清·沈金鳌. 要药分剂. 上海：上海科学技术出版社，1959，89
35　清·黄宫绣. 本草求真. 上海：上海科学技术出版社，1959，7
36　清·陈其瑞. 本草撮要. 见：珍本医书集成. 本草类. 上海：上海科学技术出版社，1985，2
37　清·张秉成. 本草便读. 上海：上海卫生出版社，1957，3
38　清·严西亭. 得配本草. 上海：上海卫生出版社，1957，10
39　谢宗万等主编. 全国中草药名鉴. 上册. 北京：人民卫生出版社，1996，751

117　白头翁

Baitouweng

Radix Pulsatillae

1　定名依据

1.1　正名

1.1.1　汉文名：白头翁［为毛茛科植物白头翁 Pulsatilla chinensis（Bge.）Regel 的干燥根］。

1.1.2　英文名：chinese pulsatilla root.

1.2　依据

1.2.1　定名的文献依据

(1)《神农本草经》卷三："白头翁　味苦，温。主温疟、易狂、寒热、癥瘕积聚、瘿气，逐血、止痛，疗金疮。一名野丈人，一名胡王使者。生山谷。"[1]

(2)《吴普本草·草木类》："白头翁　《御览》卷九百九十　一名野丈人，一名奈何草。神农、扁鹊：苦，无毒。生嵩山山谷。治气狂、寒热，止痛。"[2]

(3)《本草经集注·草木下品》："白头翁　味苦，温，无毒、有毒。主治温疟，狂易寒热，癥瘕积聚，瘿气，逐血，止痛，治金疮，鼻衄。一名野丈人，一名胡王使者，一名奈何草。生高山山谷及田野，四月采。处处有。近根处有白茸，状似人白头，故以为名。方用亦治毒痢。"[3]

(4)《新修本草》卷第十一："白头翁　味苦，温，无毒、有毒。主温疟狂易寒热，癥瘕积聚，瘿气，逐血，止痛，疗金疮，鼻衄。一名野丈人，一名胡王使者，一名奈何草。生高山山谷及田野，四月采。处处有。近根处有白茸，状似人白头，故以为名。方用亦疗毒痢。"[4]

(5)《证类本草》卷第十一："白头翁　味苦，温，无毒、有毒。主温疟狂易（音羊）寒热，癥瘕积聚，瘿气，逐血止痛，疗金疮。鼻衄。一名野丈人，一名胡王使者，一名奈何草。生高山山谷及田野，四月采。"[5]

(6)《汤液本草》卷之四："白头翁　气寒，味辛、苦，无毒。有毒。《本草》云：主温疟狂易（音羊）、寒热，癥瘕，积聚，瘿气，逐血止痛，疗金疮鼻衄。《心》云：下焦肾虚，纯苦以坚之。一名野丈人，一名胡王使者。"[6]

(7)《本草纲目》第十二卷："白头翁　《本经·下品》【释名】野丈人《本经》、胡王使者《本经》、奈何草《别录》。弘景曰：处处有之。近根处有白茸，状似白头老翁，故以为名。时珍曰：丈人、胡使、奈何，皆状老翁之意。"[7]

(8)《本草新编》卷之三（角集）："白头翁，味苦，气温，可升可降，阴中阳也。无毒。一云味甘、苦，有小毒者，非。主温疟、阳狂、寒热，治癥瘕积聚，逐血，愈金疮，祛风暖腰，疗血衄疝肿，并疗百节骨疼痛。赤毒之痢，所必用也。"[8]

(9)《中华人民共和国药典》："白头翁 Radix pulsatillae　本品为毛茛科植物白头翁 Pulsatilla chinensis（Bge.）Regel 的干燥根。春、秋二季采挖，除去泥沙，干燥。”[9]

(10)《普通高等教育中医药类规划教材·中药学》：“白头翁《本经》为毛茛科多年生草本植物白头翁 Pulsatilla chinensis（Bge.）Regel 的根。分布于我国东北、内蒙古及华北等地。春秋采挖。”[10]

(11)《中药大辞典》：“白头翁《本经》　【异名】野丈人、胡王使者《本经》，白头公《本草经集注》。【基原】为毛茛科植物白头翁。【原植物】白头翁 Pulsatilla chinensis（Bge.）Reg.。”[11]

(12)《中医大辞典·中药分册》：“白头翁　出《神农本草经》。又名野丈人、白头公、毛姑朵花、老白毛、猫爪子花。为毛茛科植物白头翁 Pulsatilla chinensis（Bge.）Regel 的根。主产于内蒙古、辽宁、河北。”[12]

(13)《中国医学百科全书·中医学》：“白头翁　始载于《神农本草经》。又名野丈人。为毛茛科植物白头翁 Pulsatilla chinensis（Bge.）Regel 的根。春、秋两季采挖，除去茎叶、保留根头部白绒毛，去净泥土，晒干。”[13]

(14)《中国中医药学主题词表》：“白头翁 PULSATILLA CHINENSIS　属毛茛科；属清热解毒药和清热凉血药。”[14]

(15)《中药志》[15]、《中药材手册》[16]、《全国中草药汇编》[17]、《全国中药炮制规范》[18]、《中国药材学》[19]、《中华本草》[20]等现代中药著作多以“白头翁”作为本品正名（参见“文献通考”）。

1.2.2　定名选择的理由

(1) 白头翁 Radix pulsatillae，为毛茛科植物白头翁 Pulsatilla chinensis（Bge.）Regel 的干燥根。“白头翁”之名始见于《神农本草经》，并作为正名载录。此后，历代主要本草著作，如三国·吴普《吴普本草》，南北朝·陶弘景《本草经集注》，唐·苏敬《新修本草》，宋·唐慎微《证类本草》，元·王好古《汤液本草》，明·李时珍《本草纲目》，清·陈士铎《本草新编》等均以“白头翁”作为正名延载，并沿用至今。

(2) 我国最新版的《中华人民共和国药典》、普通高等教育中医药类规划教材《中药学》以及辞书类中药著作《中医大辞典·中药分册》、《中药大词典》、《中国医学百科全书·中医学》等均以“白头翁”作为本品正名。已经广泛应用于中医药学文献标引、检索的《中国中医药学主题词表》也以“白头翁”作为本药的正式主题词。现代本草著作《中药志》、《全国中草药汇编》、《中华本草》、《中国药材学》、《中药材手册》、《全国中药炮制规范》等虽记载了不少本品各地的俗称，但也均以“白头翁”为正名收载。总之，“白头翁”作为本药正名已成公论。

1.3　与正名等效的名词：无。

2　源流考释

白头翁［毛茛科植物白头翁 Pulsatilla chinensis（Bge.）Regel 的干燥根］始载于汉《神农本草经》，并作为正名载录，同时以“野丈人”、“胡王使者”为异名，如《神农本草经》卷三：“白头翁，味苦，温。主温疟、易狂、寒热、癥瘕积聚、瘿气，逐血、止痛，疗金疮。一名野丈人，一名胡王使者。生山谷。”[1]。此后，历代主要本草著作，如三国·吴普《吴普本草》[2]，魏晋《名医别录》[21]，南北朝·陶弘景《本草经集注》[3]，唐·苏敬《新修本草》[4]、孙思邈《千金翼方》[22]，宋·苏颂《本草图经》[23]、唐慎微《证类本草》[5]，金·李杲《珍珠囊药性赋》[24]，元·王好古《汤液本草》[6]等均以“白头翁”作为正名延载。同时，尚载录有本品异名“奈何草”如《吴普本草·草木类》：“白头翁，一名野丈人，一名奈何草。神农、扁鹊：苦，无毒。生嵩山山谷。”[2]

明、清时期的绝大多数本草著作仍沿用《本经》记载，以“白头翁”为正名，如明·刘文泰《本草品汇精要》[25]、陈嘉谟《本草蒙筌》[26]、李时珍《本草纲目》[7]、李中梓《雷公炮制药性解》[27]、卢之颐《本草乘雅半偈》[28]，清·张志聪《本草崇原》[29]、蒋居祉《本草择要纲目》[30]、陈士铎《本草新编》[8]、汪昂《本草易读》[31]、徐大椿《药性切用》[32]、吴仪洛《本草从新》[33]、严西亭《得配本草》[34]、沈金鳌《要药分剂》[35]、黄宫绣《本草求真》[36]、杨时泰《本草述钩原》[37]、陈其瑞《本草撮要》[38]、张秉成《本草便读》[39]等。同时，还记载有本品的异名“白头老人”、“王主者”，如《本草乘雅半偈·第十一帙》：“白头翁，一名白头老人，一名王主者，端居北位，今生吴越矣。”[28]

现代中药著作均延续历代本草的记载，以“白头翁”作为本品正名，如《中华人民共和国药典》[9]、《普通高等教育中医药类规划教材·中药学》[10]、《中药大辞典》[11]、《中医大辞典·中药分册》[12]、《中国医学百科全书·中医学》[13]、《中国中医药学主题词表》[14]、《中药志》[15]、《中药材手册》[16]、《全国中草药汇编》[17]、《全国中药炮制规范》[18]、《中国药材学》[19]、《中华本草》[20]、《全国中草药名鉴》[40]等。同时尚记载有“毛姑朵花”、“老婆子花”、“老公花”《全国中草药汇编》[17]，“白头公”、“老白毛”、“猫爪子花”《中医大辞典·中药分册》[12]，“大将军草”、“大碗花”、“菊菊花根”、“犄角花”、“山棉花”、“头痛棵”、“老姑子花”、“老翁花”《中国药材学》[19]，“犄犄花”、“机机花”、“鸡鸡花”、“鸡菊花”、“兔兔花”、“北白头翁”、“毛头花”、“老虎花”、“兔儿花”、“秃儿花”《全国中草药名鉴》[40]等各地的俗称。还记载有本品原植物“白头翁”的异名“毛姑朵花”、“老公花”、“头痛棵”、“大碗花”、“老冠花”《中药志》[15]，“奈何草”、“粉乳草”、“粉草”、“白头草”、“老和尚头”、“老姑草”、“毫笔花”、“耗子尾巴花”、“猫爪子花”、“菊菊苗”、“老翁花”、“山棉花根”《中药大辞典》[11]，“羊胡子花”、“头痛棵”、“老观花”《中华本草》[20]等。

3　附录

3.1　又称：无。

3.2　俗称：大将军草，大碗花（江苏），菊菊花根（河北），山棉花、毛头花（山西），头痛棵（河南），老姑子花、老翁花（山东），犄角花、犄犄花、兔兔花、机机花、鸡鸡花、鸡菊花（北京），北白头翁（天津），老虎花、兔儿花、秃儿花（陕西），毛姑朵花，老婆子花，老公花，白头公，老白毛，猫爪子花。

3.3　曾称：野丈人、胡王使者《神农本草经》，白头老人、王主者《本草乘雅半偈》。

3.4　原植物名称：毛姑朵花（东北），老公花（山东），头痛棵（河南），大碗花、老冠花（江苏），奈何草，粉乳草，粉草，白头草，老和尚头，老姑草，毫笔花，耗子尾巴花，猫爪子花，菊菊苗，老翁花，山棉花根，羊胡子花（陕西），老观花（江苏）。

4. 文献通考

《神农本草经》卷三：“白头翁　味苦，温。主温疟、易狂、寒热、癥瘕积聚、瘿气，逐血、止痛，疗金疮。一名野丈人，一名胡王使者。生山谷。”[1]

《吴普本草》：“白头翁《御览》卷九百九十　一名野丈人，一名奈何草。神农、扁鹊：苦，无毒。生嵩山山谷。治气狂、寒热，止痛。”[2]

《名医别录》卷第三：“白头翁　有毒。主治鼻衄。一名奈何草。生嵩山及田野，四月采。《本经》原文：白头翁，味苦，温。主温疟狂易寒热，癥瘕积聚瘿气，逐血止痛，疗金疮。一名野丈人，一名胡王使者。生山谷。”[21]

《本草经集注·草木下品》：“白头翁　味苦，温，无毒、有毒。主治温疟，狂易寒热，癥瘕积聚，瘿气，逐血，止痛，治金疮，鼻衄。一名野丈人，一名胡王使者，一名奈何草。生高山山谷及田野，四月采。处处有。近根处有白茸，状似人白头，故以为名。方用亦治毒痢。”[3]

《新修本草》卷第十一：“白头翁，味苦，温，无毒、有毒。主温疟狂易寒热，癥瘕积聚，瘿气，逐血，止痛，疗金疮，鼻衄。一名野丈人，一名胡王使者，一名奈何草。生高山山谷及田野，四月采。处处有。近根处有白茸，状似人白头，故以为名。方用亦疗毒痢。”[4]

《千金翼方》卷第三：“白头翁　味苦，温，无毒，有毒。主温疟，狂易寒热，癥瘕积聚，瘿气。逐血止痛，疗金疮，鼻衄。一名野丈人，一名胡王使者，一名奈何草。生高山山谷及田野，四月采。亦疗毒痢。”[22]

《本草图经》卷第九：“白头翁，生嵩山山谷，今近京州郡皆有之。正月生苗，作丛，状如白薇而柔细稍长；叶生茎端，上有细白毛而不滑泽，近根有白茸，正似白头老翁，故名焉；根紫色，深如蔓菁；二月、三月开紫花，黄蕊；五月、六月结实。其苗有风则静，无风而摇，与赤箭、独活同。七月、八月采根，阴干用。”[23]

《证类本草》卷第十一：“白头翁　味苦，温，无毒、有毒。主温疟狂易（音羊）寒热，癥瘕积聚，瘿气，逐血止痛，疗金疮。鼻衄。一名野丈人，一名胡王使者，一名奈何草。生高山山谷及田野，四月采。”[5]

《珍珠囊补益药性赋》卷二：“白头翁，味苦性温无毒。可升可降，阴中之阳也。其用有四：消男子阴疝偏肿；治小儿头秃膻腥；鼻衄非此不效；痢疾全赖收功。”[24]

《汤液本草》卷之四：“白头翁　气寒，味辛、苦，无毒。有毒。《本草》云：主温疟狂易（音羊）、寒热，癥瘕，积聚，瘿气，逐血止痛，疗金疮鼻衄。《心》云：下焦肾虚，纯苦以坚之。一名野丈人，一名胡王使者。”[6]

《本草品汇精要》卷十四：“白头翁，无毒。《名医》云有毒。丛生。白头翁（出神农本经）主温疟狂易（音羊），寒热，癥瘕，积聚，瘿气，逐血止痛，疗金疮（以上朱字《神农本经》）。鼻衄（以上黑字《名医》所录）。【名】野丈人、胡王使者、柰何草”[25]

《本草蒙筌》卷之三：“白头翁　味苦、气温。可升可降，阴中阳也。无毒。一云味甘、苦。有小毒。山谷田野，在处有之。苗作丛柔细稍长，叶生杪有毛不泽。（毛细白色。）风来反静，风去则摇。与独滑赤箭苗茎三者，无差异也。近根底处，白茸寸余，状类老翁，名由此得。”[26]

《本草纲目》第十二卷：“白翁　《本经·下品》【释名】野丈人《本经》、胡王使者《本经》、奈何草《别录》。弘景曰：处处有之。近根处有白茸，状似白头老翁，故以为名。时珍曰：丈人、胡使、奈何，皆状老翁之意。”[7]

《雷公炮制药性解》卷四："白头翁　味苦，性温有小毒，入心肾二经。主温疟发狂，癥瘕积聚，瘿瘤瘰疬，金疮鼻衄，齿痛腹痛骨痛，赤毒痢下，男子阴疝偏肿，小儿头秃膻腥。豚实为使，得酒良。"[27]

《本草乘雅半偈·第十一帙》："白头翁　《本经·下品》　【气味】苦温，无毒。【主治】主温疟、狂易寒热，癥瘕、积聚、瘿气，逐血，止腹痛，疗金疮。【核】曰：白头翁，一名白头老人，一名王主者，端居北位，今生吴越矣。他处虽时见，总不及两地者为贵。春生作丛主，株分挺出于众叶，发茎端如杏，叶上有缟白茸毛，若头发韁短，之如翁也。近根亦有白茸，根似蔓荆，色深紫，其茎有风则静，无风自摇，赤箭、独活、鬼臼同性。"[28]

《本草崇原·卷下本经下品》："白头翁根　气味苦温，无毒，主治温疟，狂易寒热，癥瘕积聚，瘿气，逐血，止腹痛，疗金疮。（白头翁高山田野处处有之，正月生苗，叶如杏叶，上有细白毛，茎头着花紫色，如木槿花，近根有白茸，根紫色深，如蔓菁，其苗有风则静，无风而摇，与赤箭，独活同也。陶隐居曰：近根处有白茸，状如白头老翁，故以为名。寇宗奭曰：白头翁生河南洛阳界，于新安山野中，屡尝见之。山中人卖白头翁丸，言服之寿考。不失古人命名之义。）白头翁，无风而摇者，禀东方甲乙之气，风动之象也。有风则静者，得西方庚辛之气，金能制风也。"[29]

《本草择要纲目·温性药品》："白头翁　（一名野丈人。花子茎叶同。）【气味】苦温无毒。气厚味薄。可升可降。阴中阳也。【主治】温疟狂易。寒热癥瘕积聚瘿气。逐血止腹痛。疗金疮鼻衄。止毒痢赤痢。腹痛。百节骨痛。项下瘤疬。一切风气。暖腰膝。明目消赘。曰。近根有白茸。状似白头老翁"[30]

《本草新编》卷之三（角集）："白头翁，味苦，气温，可升可降，阴中阳也。无毒。一云味甘、苦，有小毒者，非。主温疟、阳狂、寒热，治癥瘕积聚，逐血，愈金疮，祛风暖腰，疗血衄疝肿，并疗百节骨疼痛。赤毒之痢，所必用也。"[8]

《本草易读》卷三："白头翁二十三　甘，苦，辛，温，有小毒。治温疟，疗金疮，止鼻衄，除腹痛。散癥瘕积聚，消瘿瘤瘰疬。毒痢血痢要药，偏坠秃疮灵丹。热毒下痢，紫血黑血者最宜。"[31]

《药性切用》卷之一上："白头翁　苦坚肾，寒凉血，入阳明血分，兼入厥阴，除热痢下重。血分无热者忌之。"[32]

《本草从新》卷一："白头翁　泻热凉血。苦坚肾。寒凉血。入阳明血分。（胃、大肠。）治热毒下痢。"[33]

《得配本草》卷二："白头翁　得酒良。蠡实为之使。苦，寒。入手足阳明经血分。治热毒血痢，疗吐血衄血，祛温疟阳狂，消瘿瘤瘰疬，涂疔疮疽痈，围毒气散漫。"[34]

《要药分剂》卷六："白头翁　味辛苦。性温。无毒。禀地中微阳之气以生。可升可降。阴中阳也。得酒良。【主治】主温疟狂易寒热。癥瘕积聚。瘿气。逐恶血。止腹痛。疗金疮。（本经）止毒痢。（弘景）赤痢腹痛。齿痛。百节骨痛。项下瘿瘤。（甄权）【归经】入胃大肠二经。为泄热凉血之品。（二经血分药　苦能坚肾寒能凉骨）"[35]

《本草求真》卷六："白头翁　（山草）泻肠胃热毒　白头翁（专入肠胃）。味苦性寒。何书用此以治痢便脓血。经云。肾欲坚。急食苦以坚之。痢则下焦虚损。故以纯苦之剂以坚。"[36]

《本草述钩元》卷七：“白头翁　处处有之。近根处有白茸。以状似得名。其苗有风则静。无风而摇。与赤箭独活同。七月采根。阴干用。苦辛而寒。气味俱厚。可升可降。能入血分。主血。为手足阳明经血分药。苦能下泄。辛能解散。寒能除热凉血。”[37]

《本草撮要》卷一：“【白头翁】　味苦。入手足阳明经血分。功专治热毒下痢。得秦皮、黄连、黄柏治厥阴热痢。若血分无热者忌。得酒良。”[38]

《本草便读·草部·山草类》：“白头翁　苦泄辛疏。能治传里伤寒。蕴成协热痢。凉瘀解表。毋使外来温疫扰乱少阳明。（白头翁形似柴胡。春生苗叶。茎端有细白毛。一云近根处有白毛丛生。……）”[39]

《中药志》：“白头翁　本品为较常用中药。从目前全国绝大多数地区来看，商品来源主要为毛茛科植物白头翁的根。同属植物兴安白头翁、朝鲜白头翁、北白头翁、细叶白头翁的根，在部分地区也作白头翁入药。个别地区尚有用其它植物的根，宜注意鉴别。……【原植物】白头翁　别名：毛姑朵花（东北），老公花（山东），头痛棵（河南），大碗花、老冠花（江苏）。Pulsatilla chinensis（Bge.）Rgl.　——毛茛科 Ranunculaceae”[15]

《中药材手册》：“白头翁［纲目列入草部山草类］　本品为毛茛科植物白头翁 Pulsatilla chinensis（Bge.）Regel 的干燥根。原植物系多年生草本，均为野生，喜生于向阳处，多生于山坡及田野间。商品中同名异物情况较为复杂，除白头翁外，尚以其同属植物兴安白头翁、朝鲜白头翁、细叶白头翁、蒙古白头翁的根或带地上部分的根作白头翁药用。此外，还有以同科植物大火草、秋牡丹以及蔷薇科植物委陵菜、翻白草，菊科植物祁州漏芦、毛大丁草，石竹科植物白鼓丁等的根或带根全草在不同地区作白头翁供药用，一般均自产自销。实与正品白头翁不同，应分别入药。”[16]

《全国中草药汇编》：“白头翁　别名：毛姑朵花、老婆子花、老公花。来源：为毛茛科白头翁属植物白头翁 Pulsatilla chinensis（Bge.）Regel 的根。”[17]

《中药大辞典》：“白头翁《本经》　【异名】野丈人、胡王使者《本经》，白头公《本草经集注》。【基原】为毛茛科植物白头翁。【原植物】白头翁 Pulsatilla chinensis（Bge.）Reg.，又名：奈何草《吴普本草》，粉乳草、粉草、白头草《履巉岩本草》，老和尚头、老冠花、老姑草、毫笔花、耗子尾巴花、猫爪子花、菊菊苗、老翁花、山棉花根。”[11]

《中医大辞典·中药分册》：“白头翁　出《神农本草经》。又名野丈人、白头公、毛姑朵花、老白毛、猫爪子花。为毛茛科植物白头翁 Pulsatilla chinensis（Bge.）Regel 的根。主产于内蒙古、辽宁、河北。”[12]

《中国医学百科全书·中医学》：“白头翁　始载于《神农本草经》。又名野丈人。为毛茛科植物白头翁 Pulsatilla chinensis（Bge.）Regel 的根。春、秋两季采挖，除去茎叶、保留根头部白绒毛，去净泥土，晒干。”[13]

《全国中药炮制规范》：“白头翁　［处方用名］白头翁。【来源】本品为毛茛科植物白头翁 Pulsatilla chinensis（Bge.）Regel 的干燥根。多系野生。主产于内蒙古、辽宁、河北、江苏、陕西等地。春、秋二季采挖，除去茎苗及泥沙，干燥。药材以条粗长、整齐、外表灰黄色、根头有白色毛茸者为佳。”[18]

《中国药材学》：“白头翁　［别名］大将军草，毛姑朵花，老公花，大碗花（江苏），菊菊花根（河北），犄角花（北京），山棉花（山西），头痛棵（河南），老姑子花、老翁花（山东）。【来源】本品为毛茛科多年生草本植物白头翁 Pulsatilla chinensis (Bunge.) Regel 的根。”[19]

《中国中医药学主题词表》：“白头翁 PULSATILLA CHINENSIS 属毛茛科；属清热解毒药和清热凉血药。”[14]

《普通高等教育中医药类规划教材·中药学》：“白头翁《本经》为毛茛科多年生草本植物白头翁 Pulsatilla chinensis（Bge.）Regel 的根。分布于我国东北、内蒙古及华北等地。春秋采挖。除去叶及残留的花茎和须根，保留根头白绒毛，晒干，生用。”[10]

《中华本草》：“白头翁《本经》 【异名】野丈人、胡王使者《本经》，白头公《本草经集注》……【来源】为毛茛科植物白头翁、细叶白头翁、蒙古白头翁、兴安白头翁、朝鲜白头翁和钟萼白头翁的根。【原植物】①白头翁 Pulsatilla chinensis（Bunge.）Regel [Anemone chinensis Bunge] 又名：奈何草《吴普本草》，粉乳草、粉草、白头草《履巉岩本草》，毛姑朵花（东北），羊胡子花（陕西），老公花（山东），头痛棵（河南），老观花（江苏）。②细叶白头翁 Pulsatilla turczaninovii Kryl. et Serg. 又名：细裂白头翁《全国中草药汇编》。③蒙古白头翁 Pulsatilla ambigua Turcz. ex Pritz. 又名：北白头翁《东北草本植物志》，高山白头翁《新疆中草药》。④兴安白头翁 Pulsatilla dahurica（Fisch. ex DC.）Spreng. [Anemone dahurica Fisch. ex DC.] 又名：毛姑朵花（东北）。⑤朝鲜白头翁 Pulsatilla cernua（Thunb.）Bercht. et Opiz. [Anemone cernua Thunb.；A. cernua Thunb. var. koreana Yabeex Nakai；Pulsatilla koreana Nakai ex Mori] 又名：毛姑朵花（东北）。⑥钟萼白头翁 Pulsatilla campanella Fisch. ex Regel 又名：小花白头翁《新疆中草药》，阿尔泰白头翁《全国中草药汇编》。”[20]

《中华人民共和国药典》：“白头翁 Radix pulsatillae 本品为毛茛科植物白头翁 Pulsatilla chinensis（Bge.）Regel 的干燥根。春、秋二季采挖，除去泥沙，干燥。”[9]

《全国中草药名鉴》：“植物名 白头翁《中国植物志》 药材名 白头翁《本经》、《药典》 地方名 北京：犄犄花、兔兔花、机机花、鸡鸡花、鸡菊花；天津：北白头翁；山西：毛头花；陕西：老虎花、兔儿花、秃儿花……”[40]

5 参考文献

1 汉·神农本草经．清顾观光重辑本．卷三．北京：人民卫生出版社，1955，88

2 三国·吴普．吴普本草．北京：人民卫生出版社，1987，55

3 南北朝·陶弘景．本草经集注．北京：人民卫生出版社，1994，370

4 唐·苏敬等撰．新修本草．合肥：安徽科学技术出版社，1981，273

5 宋·唐慎微．证类本草．北京：人民卫生出版社，1957，270

6 元·王好古．汤液本草．见：景印文渊阁四库全书（745）．北京：中医古籍出版社，1986，963

7 明·李时珍．本草纲目．北京：人民卫生出版社，1982，764

8 清·陈士铎．本草新编．北京：中国中医药出版社，1996，161

9 国家药典委员会编．中华人民共和国药典．一部．北京：化学工业出版社，2000，78

10 雷载权主编．普通高等教育中医药类规划教材·中药学．上海：上海科学技术出版社，1995，79

11 江苏新医学院编．中药大辞典．上海：上海科学技术出版社，1977，704

12 《中医大辞典》编辑委员会编．中医大辞典·中药分册．北京：人民卫生出版社，1982，36

13 《中医学》编辑委员会．中国医学百科全书·中医学．上海：上海科学技术出版社，1997，1007

14 吴兰成主编. 中国中医药学主题词表. 北京：中医古籍出版社，1996，10
15 中国医学科学院药物研究所等编. 中药志. 第一册. 北京：人民卫生出版社，1993，385
16 中华人民共和国卫生部药政管理局主编. 中药材手册. 北京：人民卫生出版社，1998，79
17 《全国中草药汇编》编写组编. 全国中草药汇编. 上册. 北京：人民卫生出版社，1996，289
18 中华人民共和国卫生部药政管理局编. 全国中药炮制规范. 北京：人民卫生出版社，1988，39
19 徐国钧等主编. 中国药材学. 北京：中国医药科技出版社，1996，185
20 国家中医药管理局《中华本草》编委会. 中华本草. 第三册. 上海：上海科学技术出版社，1999，1841
21 魏晋·名医别录. 北京：人民卫生出版社，1986，254
22 唐·孙思邈. 千金翼方. 北京：人民卫生出版社，1955，32
23 宋·苏颂. 本草图经. 合肥：安徽科学技术出版社，1994，277
24 金·李杲. 珍珠囊补遗药性赋. 见：中国医学大成（二）. 长沙：岳麓书社，1990，109
25 明·刘文泰. 本草品汇精要. 北京：人民卫生出版社，1982，411
26 明·陈嘉谟. 本草蒙筌. 北京：人民卫生出版社，1988，178
27 明·李中梓. 雷公炮制药性解. 见：李中梓医学全书. 北京：中国中医药出版社，1999，602
28 明·卢之颐. 本草乘雅半偈. 北京：人民卫生出版社，1986，661
29 清·张志聪. 本草崇原. 北京：中国中医药出版社，1992，115
30 清·蒋居祉. 本草择要纲目. 见：珍本医书集成. 本草类. 上海：上海科学技术出版社，1985，94
31 清·汪昂. 本草易读. 北京：人民卫生出版社，1997，132
32 清·徐大椿. 药性切用. 卷之一上. 见：徐灵胎医书三十二种. 上海锦文堂石印本
33 清·吴仪洛. 本草从新. 北京：中医古籍出版社，2001，24
34 清·严西亭. 得配本草. 上海：上海卫生出版社，1957，18
35 清·沈金鳌. 要药分剂. 上海：上海科学技术出版社，1959，134
36 清·黄宫绣. 本草求真. 上海：上海科学技术出版社，1959，262
37 清·杨时泰. 本草述钩元. 上海：上海科学技术出版社，1958，150
38 清·陈其瑞. 本草撮要. 见：珍本医书集成. 本草类. 上海：上海科学技术出版社，1985，28
39 清·张秉成. 本草便读. 上海：上海卫生出版社，1957，14
40 谢宗万等主编. 全国中草药名鉴. 上册. 北京：人民卫生出版社，1996，152

118 白芍
Baishao
Radix Paeoniae Alba

1 定名依据

1.1 正名

1.1.1 汉文名：白芍（毛茛科植物芍药 *Paeonia lactiflora* Pall. 的干燥根）。

1.1.2 英文名：white peony root.

1.2 依据

1.2.1 定名的文献依据

(1)《神农本草经》卷二："芍药　味苦，平。主邪气腹痛，除血痹，破坚积、寒热、疝瘕，止痛，利小便，益气。"[1]

(2)《吴普本草·草木类》："芍药　《御览》卷九百九十　一名其积，一名解仓，一名诞，一名余容，一名白术。神农：苦。桐君：甘，无毒。岐伯：咸。李氏：小寒。雷公：酸。二月、三月生。"[2]

(3)《药品化义》卷三："白芍药，属阴，体实色白气和，味微苦略酸，性生寒炒凉，能升能降，力平肝性气薄而味厚，入肝脾肺三经，白芍药微苦能补阴，略酸能收敛，因酸走肝踅用之生肝，肝性欲散恶敛，又取酸以抑肝，故谓白芍能补、复能泻，专行血海，女人调经胎产男子一切肝病悉宜用之调和血气……白色粗大者佳，如细小者不堪用，伐肝生补肝，行经酒炒，入脾肺炒用。"[3]

(4)《本草求真》卷二"白芍（专入肝）　有白有赤，白者味酸、微寒，无毒，功专入肝经血分。"[4]

(5)《中华人民共和国药典》："白芍 Radix paeoniae alba　本品为毛茛科植物芍药 Paeonia lactiflora Pall. 的干燥根。夏、秋二季采挖，洗净，除去头尾及细根，置沸水中煮后除去外皮或去皮后再煮，晒干。"[5]

(6)《普通高等教育中医药类规划教材·中药学》："白芍《本经》　为毛茛科多年生草本植物芍药 Paeonia lactiflora Pall. 的根。主产浙江、安徽、四川等地。夏、秋二季采挖，洗净，除去头尾及细根，置沸水中煮后除去外皮，或去皮后再煮至无硬心，捞起晒干。切薄片，生用或炒用、酒炒用。"[6]

(7)《中国中医药学主题词表》："白芍 RADIX PAEONIAE ALBA　为毛茛科植物芍药的干燥根；属补血药（中药）、补阴药和止痛药（中药）　C 芍药。"[7]

(8)《中药材手册》[8]、《中医大辞典·中药分册》[9]、《全国中药炮制规范》[10]、《中药志》[11]、《全国中草药汇编》[12]、《中国药材学》[13]等现代中药著作多以"白芍药"作为本药正名（参见"文献通考"）。

1.2.2　定名选择的理由

(1) 白芍 Radix paeoniae alba，系毛茛科植物芍药 Paeonia lactiflora Pall. 的干燥根。原称为"芍药"，始载于汉《神农本草经》。此后诸家本草著作多有沿用，以"芍药"为正名载录本品，如三国·吴普《吴普本草》等。"白芍"之名始见于明·贾所学《药品化义》，清代黄宫绣的《本草求真》始以"白芍"为正名载录本品。

(2) 我国最新出版的《中华人民共和国药典》、《普通高等教育中医药类规划教材·中药学》以及辞书类著作《中医大辞典·中药分册》等均以"白芍"作为本药正名。已经广泛应用于中医药学文献的标引和检索的《中国中医药学主题词表》也以"白芍"作为本药的正式主题词。现代本草著作如《全国中草药汇编》、《中药志》、《中国药材学》、《中药材手册》、《全国中药炮制规范》等均以"白芍"作为本药的正名。

1.3　与正名等效的名词：白芍药。

2　源流考释

白芍（毛茛科植物芍药 Paeonia lactiflora Pall. 的干燥根）为"芍药"的一种，始载于汉《神农本草经》，以"芍药"作为正名，如《神农本草经》卷二："芍药　味苦，平。主邪气腹痛，除血痹，破坚积、寒热、疝瘕，止痛，利小便，益气。”[1]其后的本草著作大部分以此为据，以“芍药”为正名记载本品，如三国·吴普《吴普本草》[2]，南北朝·陶弘景《本草经集注》[14]，唐·苏敬等《新修本草》[15]，宋·苏颂《本草图经》[16]、唐慎微《证类本草》[17]、寇宗奭《本草衍义》[18]，元·王好古《汤液本草》[19]，明·陈嘉谟《本草蒙筌》[20]、李时珍《本草纲目》[21]、卢之颐《本草乘雅半偈》[22]，清·张志聪《本草崇原》[23]、陈士铎《本草新编》[24]、叶桂《本草经解》[25]、徐大椿《神农本草经百种录》[26]、陈念祖《神农本草经读》[27]、杨时泰《本草述钩元》[28]、周岩《本草思辨录》[29]、叶志诜《神农本草经赞》[30]、陈其瑞《本草撮要》[31]等，同时尚记载有“白芍药”、“金芍药”等异名，如《本草图经》卷第六：“芍药　生中岳川谷及丘陵，今处处有之，淮南者胜……安其生服炼法云：芍药二种：一者金芍药，二者木芍药。救病用金芍药，色白，多脂肉……《正元广利方》：治妇女赤白下，年月深久不瘥者，取白芍药三大两，并干姜半大两，细锉，熬令黄，捣下筛，空肚和饮汁，服二钱匕，日再，佳。又金创血不止而痛者，亦单捣白芍药，末敷上，即止，良验。”[16]

将“芍药”分为赤、白二种始自南北朝·陶弘景《本草经集注》，如《本草经集注·草木中品》：“芍药……今出白山、蒋山、茅山最好，白而长大，余处亦有而多赤，赤者小利”[14]。《本草衍义》[18]、《本草蒙筌》[20]、《本草纲目》[21]、《本草述钩元》[28]等也有类似记载。

“白芍药”作为本品正名记载始于明·刘文泰《本草品汇精要》，如《本草品汇精要》卷之十：“白芍药　有小毒　丛生　芍药（出神农本经），主邪气腹痛，除血痹，破坚积，寒热疝瘕，止痛，利小便，益气，通顺血脉，缓中，散恶血，逐贼血，去水气，利膀胱、大小肠，消痈肿，时行寒热，中恶，腹痛，腰痛。【名】白木、余容、犁食、解仓、鋋。”[32]明末以后的本草著作则多将“白芍药”作为正名记载，如明·李中梓《本草征要》[33]、贾所学《药品化义》[3]，清·汪昂《本草备要》[34]、张璐《本经逢原》[35]、严西亭等《得配本草》[36]、吴仪洛《本草从新》[37]、黄宫绣《本草求真》[4]、凌奂《本草害利》[38]、张秉成《本草便读》[39]等。

“白芍”之名始见于明·贾所学《药品化义》卷三：“白芍药，属阴，体实色白气和，味微苦略酸，性生寒炒凉，能升能降，力平肝性气薄而味厚，入肝脾肺三经，白芍药微苦能补阴，略酸能收敛，因酸走肝踅用之生肝，肝性欲散恶敛，又取酸以抑肝，故谓白芍能补、复能泻，专行血海，女人调经胎产男子一切肝病悉宜用之调和血气……白色粗大者佳，如细小者不堪用，伐肝生补肝，行经酒炒，入脾肺炒用。”[3]清代的本草著作《本草求真》始以“白芍”为本品正名，如《本草求真》卷二：“白芍（专入肝）　有白有赤，白者味酸、微寒，无毒，功专入肝经血分。”[4]

另，明·兰茂所著的《滇南本草》[40]亦以“白芍”作为本品正名，但该书内容后人多有增补，故1914年刊刻的云南“丛本”不宜为据。且考1887年刊刻的昆明“务本”则以“白芍药”作为本品正名。

现代本草著作《中药大辞典》[41]、《中国医学百科全书·中医学》[42]等仍以“白芍药”为正名，而《中华人民共和国药典》[5]、《普通高等教育中医药类规划教材·中药学》[5]、《中国中医药学主题词表》[7]、《中药材手册》[8]、《中医大辞典·中药分册》[9]、《全国中药炮制规范》[10]、《中药志》[11]、《全国中草药汇编》[12]、《中国药材学》[13]等均以"白芍"为正名。同时尚记载有"芍药"《全国中草药汇编》[12]，"杭芍"、"亳芍"《中国药材学》[13]等各地俗称。还记载有本品原植物"芍药"的异名"离草"、"余容"、"其积"、"解仓"、"可离"、"梨食"、"鋌"、"没骨花"、"梦尾春"、"将离"《中药志》[11]等。

3　附录

3.1　又称：酒白芍、炒白芍、醋白芍、土炒白芍（饮片规格名），杭白芍、川白芍、中江芍、亳白芍（药材商品名）。

3.2　俗称：芍药，杭芍（浙江），亳芍（安徽）。

3.3　曾称：金芍药《本草图经》。

3.4　原植物名称：芍药，离草，余容，其积，解仓，可离，梨食，鋌，没骨花，梦尾春，将离。

4　文献通考

《神农本草经》卷二："芍药　味苦，平。主邪气腹痛，除血痹，破坚积、寒热、疝瘕，止痛，利小便，益气。生川谷及丘陵。"[1]

《吴普本草·草木类》："芍药　《御览》卷九百九十　一名其积，一名解仓，一名诞，一名余容，一名白术。神农：苦。桐君：甘，无毒。岐伯：咸。李氏：小寒。雷公：酸。二月、三月生。"[2]

《本草经集注·草木中品》："芍药　味苦、酸，平、微寒，有小毒。主治邪气腹痛，除血痹，破坚积，寒热，疝瘕，止痛，利小便，益气。通顺血脉，缓中，散恶血，逐贼血，去水气，利膀胱大小肠，消痈肿，时行寒热，中恶，腹痛，腰痛。一名白木，一名余容，一名犁食，一名解仓，一名鋌。生中岳川谷及丘陵。二月、八月采根，曝干。……今出白山、蒋山、茅山最好，白而长大，余处亦有而多赤，赤者小利。"[14]

《新修本草》卷第八："芍药　味苦、酸，平、微寒，有小毒。主邪气腹痛，除血痹，破坚积，寒热疝瘕，止痛，利小便，益气。通顺血脉，缓中，散恶血，逐贼血，去水气，利膀胱大小肠，消痈肿，时行寒热，中恶，腹痛，腰痛。一名白木，一名余容，一名犁食，一名解仓，一名鋌。生中岳川谷及丘陵。二月、八月采根，曝干。"[15]

《本草图经》卷第六："芍药　生中岳川谷及丘陵，今处处有之，淮南者胜。春生红芽作丛；茎上三枝五叶，似牡丹而狭长，高一、二尺；夏开花，有红、白、紫数种；子似牡丹子而小；秋时采根，根亦有赤、白二色。……安其生服炼法云：芍药二种：一者金芍药，二者木芍药。救病用金芍药，色白，多脂肉。木芍药色紫瘦，多脉，若取审看，勿令差错。若欲服饵，采得净，刮去皮，以东流水煮百沸出，阴干，停三日。又于木甑内蒸之，上覆以净黄土，一日夜熟出，阴干，捣末，以麦饮，或酒服三钱匕，日三。满三百日，可以登岭，绝谷不饥。《正元广利方》：治妇女赤白下，年月深久不瘥者，取白芍药三大两，并干姜半大两，细锉，熬令黄，捣下筛，空肚和饮汁，服二钱匕，日再，佳。又金创血不止而痛者，亦单捣白芍药，末敷上，即止，良验。"[16]

《证类本草》卷第八："芍药　味苦、酸，平、微寒，有小毒。主邪气腹痛，除血痹，破坚积，寒热疝瘕，止痛，利小便，益气，通顺血脉，缓中，散恶血，逐贼血，去水气，利膀胱、大小肠，消痈肿，时行寒热，中恶，腹痛、腰痛。一名白木，一名余容，一名犁食，一名解仓，一名鋌。生中岳川谷及丘陵。二月、八月采根，曝干。（须丸为之使。臣禹锡等谨按别本作雷丸，恶石斛、芒硝，畏硝石、鳖甲、小蓟，反藜芦。）"[17]

《本草衍义》卷九："芍药　芍药全用根，其品亦多，须用花红而单叶，山中者为佳。花叶多，即根虚。然其根多赤色，其味涩苦，或有色白粗肥者益好。余如经。然血虚寒人禁此一物。古人有言曰：减芍药以避中寒，诚不可忽。……今见花赤者，为赤芍药；花白者，为白芍药。"[18]

《汤液本草》卷之三："芍药　气微寒，味酸而苦。气薄味厚，阴也，降也。阴中之阳。有小毒。入手、足太阴经。"[19]

《滇南本草》第一卷："白芍，味酸、微甘，性微寒。主泻脾热，止腹痛，止水泄，收肝气逆痛，调养心肝脾经血，舒肝降气，止肝气痛。白芍汤：治肝气疼痛，偶因动怒着气，怯寒怕冷，左肋气胀上攻胸膈，或连胃口疼痛，背寒腰脊把着疼痛，身体屈伸俱难。白芍（三钱）　青皮（五分）　川芎（一钱）　片柴胡（一钱）　吴茱萸（一钱）　甘草（八分）　外加木香　沉香　玄胡　不拘多少　引茴香子（八分），煎服。——丛本卷上"[40]

《本草品汇精要》卷之十："白芍药　有小毒　丛生　芍药（出神农本经）主邪气腹痛，除血痹，破坚积，寒热疝瘕，止痛，利小便，益气，通顺血脉，缓中，散恶血，逐贼血，去水气，利膀胱、大小肠，消痈肿，时行寒热，中恶，腹痛，腰痛。【名】白木、余容、犁食、解仓、鋌。"[32]

《本草蒙筌》卷之二："芍药　味苦、酸，气平、微寒。气薄味厚，可升可降，阴中之阳。有小毒。近道俱生，淮南独胜。开花虽颜色五品，入药惟赤白二根。山谷花叶单，根重实有力；家园花叶盛，根轻虚无能。反藜芦，恶硝斛。（芒硝、石斛。）畏硝石、龟甲、小蓟，使乌药、没药、雷丸。入手太阴肺经，及足太阴脾脏。赤白因异，制治亦殊。赤芍药色应南方，能泻能散，生用正宜；白芍药色应西方，能补能收，酒炒才妙。（若补阴，酒浸日曝，勿见火。）赤利小便去热，消痈肿破积坚，主火盛眼疼要药；白和血脉缓中，固腠理止泻痢，为血虚腹痛捷方。已后数条，惟白可用。得甘草炙为辅佐，兼主治寒热腹疼。"[20]

《本草纲目》第十四卷："芍药（芍音杓，又音勺。《本经·中品》）　【释名】将离《纲目》、犁食《别录》、白术《别录》、余容《别录》、铤《别录》，白者名金芍药《图经》，赤者名木芍药。时珍曰：芍药，犹婥约也。婥约，美好貌。此草花容婥约，故以为名。罗愿《尔雅翼言》：制食之毒，莫良于芍，故得药名，亦通。郑风诗云：伊其相谑，赠之以芍药。《韩诗外传》云：芍药，离草也。董子云：芍药一名将离，故将别赠之。俗呼其花之千叶者，为小牡丹；赤者为木芍药，与牡丹同名也。"[21]

《药品化义》卷三："白芍药，属阴，体实色白气和，味微苦略酸，性生寒炒凉，能升能降，力平肝性气薄而味厚，入肝脾肺三经，白芍药微苦能补阴，略酸能收敛，因酸走肝踅用之生肝，肝性欲散恶敛，又取酸以抑肝，故谓白芍能补、复能泻，专行血海，女人调经胎产男子一切肝病悉宜用之调和血气……白色粗大者佳，如细小者不堪用，伐肝生补肝，行经酒炒，入脾肺炒用。"[3]

《本草乘雅半偈·第四帙》："芍药《本经·中品》　【气味】苦平，无毒。【主治】

主邪气腹痛，除血痹，破坚积，寒热疝瘕止痛，利小便，益气。”[22]

《本草征要》第二卷：“白芍药　味苦、酸，性微寒，无毒。入肺、脾、肝三经。恶石斛、芒硝。畏鳖甲、小蓟，反藜芦。煨熟，酒焙。养血敛阴，柔肝定痛。通补奇经，女科必用。”[33]

《本草崇原·本经中品》：“芍药　气味苦平，无毒。主治邪气腹痛，除血痹，破坚积，寒热，疝瘕，止痛，利小便，益气。（芍药始出中岳山谷，今白山、蒋山、茅山、淮南、杨州、江浙、吴松处处有之，而园圃中多莳植矣。春生红芽，花开于三月四月之间，有赤白二色，又有千叶、单叶、楼子之不同，入药宜用单叶之根，盖花薄则气藏于根也。开赤花者，为赤芍，开白花者，为白芍。）”[23]

《本草求真》卷二“白芍（专入肝）　有白有赤，白者味酸、微寒，无毒，功专入肝经血分。”[4]

《本草新编》卷之二（商集）：“芍药，味苦、酸，气平、微寒，可升可降，阴中之阳，有小毒。入手足太阴，又入厥阴、少阳之经。能泻能散，能补能收，赤白相，无分彼此。”[24]

《本草备要·草部》：“白芍药　补血，泻肝，涩，敛阴。苦酸微寒，入肝脾血分，为手、足太阴（肺脾）行经药。”[34]

《本经逢原》卷二：“白芍药　酸苦平微寒，无毒。入补脾药酒炒。入止血药醋炒。入和营药，及下利后重、血热痈毒药并酒洗生用。入血虚、水肿、腹胀药桂酒制用。反藜芦。”[35]

《本草经解》卷一：“【芍药】气平，味苦，无毒。主邪气腹痛，除血痹，破坚积，寒热疝瘕，止痛，利小便，益气。（赤者破血）。”[25]

《神农本草经百种录·中品》：“芍药　味苦。主邪气腹痛，肝气乘脾则痛，敛肝气则痛除。除血痹，肝邪凝滞之病。破坚积，寒热疝瘕，肝邪结聚之气。止痛，血和则痛止。利小便，肝气下达于宗筋，故小便亦利。益气。肝气敛则受益。芍药花大而荣，得春气为盛，而居百花之殿，故能收拾肝气，使归根反本，不至以有余肆暴，犯肺伤脾，乃养肝之圣药也。”[26]

《本草从新》卷二：“白芍药　补血、泻肝、敛阴。苦酸微寒，入肝脾血分。”[37]

《得配本草》卷二：“白芍药　须丸（一作雷丸）、乌药、没药为之使。畏硝石、鳖甲、小蓟。恶石斛、芒硝。反藜芦。”[36]

《神农本草经读》卷之三：“芍药　气味苦、平，无毒。主邪气腹痛，除血痹，破坚积，寒热疝瘕，止痛，利小便，益气。”[27]

《本草述钩元》卷八：“芍药　入药宜白花单瓣之根，气味全厚。根之赤白，亦随花之赤白。近用赤芍，多于白芍中寻取，白味有酸，赤味有苦，此其分辨处。”[28]

《本草思辨录》卷一：“芍药　芍药十月生芽，正月出土，夏初开花，花大而荣，正似少阳渐入阳明，故得木气最盛。根外黄内白，则为具木气于土中而土生其金，金主攻利，又气味苦平，故能入脾破血中之气结，又能敛外散之表气以返于里。凡仲圣方用芍药，不越此二义，以此求之方得。”[29]

《神农本草经赞》卷二：“芍药　味苦、平。主邪气腹痛，除血痹，破坚积寒热疝瘕，止痛利小便，益气。生山谷及邱陵。”[30]

《本草害利·心部药队》："白芍药　【害】酸寒收敛，凡胃弱中寒作泄，腹中冷痛，及胃中觉冷等症，当禁。伤寒病在上焦之阳结忌用，血虚有热者宜之。产后酒炒用，又曰产后忌用。"[38]

《本草撮要》卷一："【芍药】味酸。入手足太阴经，功专制肝补脾。得人参补气，得当归养血，得白术补脾，得川芎泻肝，得甘草治腹痛，得黄连止痢，得防风发痘症，得姜枣温经散湿。入药炒用，血分醋炒，下痢后重生用。恶芒硝、石斛、鳖甲、小蓟。反藜芦。赤者利水行血。"[31]

《本草便读·草部》："白芍药　平肝敛营，气逆汗多均可治。安脾御木，疝疼腹痛总堪投。"[39]

《中药志》："白芍　本品为常用中药。商品为毛茛科植物芍药的根。……【原植物】芍药 Paeonia lactiflora Pall.（P.　albiflora Pall.）——毛茛科 Ranunculaceae."[11]

《中药材手册》："白芍（纲目列入草部芳草类芍药项下）　本品为毛茛科植物芍药 Paeonia lactiflora Pall.　的干燥根。原植物系多年生草本，多为栽培。其野生品为赤芍的主要来源。商品中由于产地不同，分各种规格，习惯认为浙江产者品质最佳，因集散地为杭州，故俗称'杭白芍'；四川产者俗称'川白芍'，又名中江芍，产量亦大；安徽亳县（亳州）产者俗称'亳白芍'，产量最大。以上不同规格的产品，除销售习惯稍有差异外，均可作白芍应用。【别名】白芍药。"[8]

《全国中草药汇编》："白芍：别名：芍药。来源：为毛茛科芍药属植物芍药 Paeonia lactiflora Pall.（P.　albiflora Pall.）的根。"[12]

《中药大辞典》："白芍药《本草经集注》　【异名】金芍药《安期生服炼法》，白芍《药品化义》。【基原】为毛茛科植物芍药（栽培种）的根。【原植物】芍药《诗经》Paeonia lactiflora Pall.，又名：离草《韩诗》内传），余容、其积、解仓《吴普本草》，可离（崔豹《古今注》），犁食、铤《别录》，没骨花《胡本草》，梦尾春《清异录》，将离《纲目》。"[41]

《中医大辞典·中药分册》："白芍　见《药品化义》。为白芍药之处方名，详该条。""白芍药　出《本草经集注》。又名：白芍。为毛茛科植物芍药 Paeonia lactiflora Pall.　的根。主产浙江、四川、安徽等地。"[9]

《全国中药炮制规范》："白芍　［处方用名］白芍、酒白芍、炒白芍、醋白芍、土炒白芍。【来源】本品为毛茛科植物芍药 Paeonia lactiflora Pall.　除去栓皮的干燥根。均系栽培。主产于浙江、安徽、四川等地。夏、秋二季采挖，洗净，除去头尾及须根，入沸水中略煮后除去外皮或去皮后再煮，干燥。药材以根粗长、匀直、质坚实、粉性足、表面洁净者为佳。"[10]

《中国医学百科全书·中医学》："白芍药　始载于《神农本草经》。原名芍药。芍药至陶弘景《本草经集注》才明确记载赤、白两芍药名称。为毛茛科植物芍药 Paeonia lactiflora Pall.　的根。多为栽培品，夏、秋季采挖，洗净泥土，除去头、尾及须根，刮去外皮，置沸水中略煮，刮去外皮，晒干。"[42]

《中国药材学》："白芍　［别名］杭芍，亳芍。【来源】本品为毛茛科植物芍药 Paeonia lactiflora Pall.　的根。"[13]

《中国中医药学主题词表》："白芍 RADIX PAEONIAE ALBA　为毛茛科植物芍药的干

燥根；属补血药（中药）、补阴药和止痛药（中药）　C芍药。”[7]

《普通高等教育中医药类规划教材·中药学》：“白芍《本经》　为毛茛科多年生草本植物芍药 Paeonia lactiflora Pall. 的根。主产浙江、安徽、四川等地。夏、秋二季采挖，洗净，除去头尾及细根，置沸水中煮后除去外皮，或去皮后再煮至无硬心，捞起晒干。切薄片，生用或炒用、酒炒用。”[6]

《中华人民共和国药典》：“白芍 Radix paeoniae alba　本品为毛茛科植物芍药 Paeonia lactiflora Pall. 的干燥根。夏、秋二季采挖，洗净，除去头尾及细根，置沸水中煮后除去外皮或去皮后再煮，晒干。”[5]

5　参考文献

1　汉·神农本草经．清顾观光重辑本．北京：人民卫生出版社，1955，57

2　三国·吴普．吴普本草．北京：人民卫生出版社，1987，33

3　明·贾所学．药品化义．清光绪三十年北京郁文书局排印

4　明·刘文泰．本草品汇精要．北京：人民卫生出版社，1982，302

5　明·李中梓．本草征要．见：李中梓医学全书．北京：中国中医药出版社，1999，117

5　清·汪昂．本草备要．北京：中国中医药出版社，1998，53

6　清·张璐．本经逢原．上海：上海科学技术出版社，1959，54

7　国家药典委员会编．中华人民共和国药典．一部．北京：化学工业出版社，2000，78

8　雷载权主编．普通高等教育中医药类规划教材·中药学．上海：上海科学技术出版社，1995，302

9　吴兰成主编．中国中医药学主题词表．北京：中医古籍出版社，1996，10

10　中华人民共和国卫生部药政管理局主编．中药材手册．北京：人民卫生出版社，1998，82

11　《中医大辞典》编辑委员会编．中医大辞典·中药分册．北京：人民卫生出版社，1982，110

12　中华人民共和国卫生部药政管理局编．全国中药炮制规范．北京：人民卫生出版社，1988，

13　中国医学科学院药物研究所等编．中药志．第一册．北京：人民卫生出版社，1993，182

14　《全国中草药汇编》编写组编．全国中草药汇编．上册．北京：人民卫生出版社，1996，290

15　徐国钧等主编．中国药材学．北京：中国医药科技出版社，1996，178

16　南北朝·陶弘景．本草经集注．北京：人民卫生出版社，1994，267

17　唐·苏敬等撰．新修本草．合肥：安徽科学技术出版社，1981，205

18　宋·苏颂．本草图经．合肥：安徽科学技术出版社，1994，154

19　宋·唐慎微．证类本草．见：景印文渊阁四库全书（740）．北京：中医古籍出版社，1986，201

20　宋·寇宗奭．本草衍义．上海：商务印书馆，1937，53

21　元·王好古．汤液本草．见：景印文渊阁四库全书（745）．北京：中医古籍出版社，1986，946

22　明·陈嘉谟．本草蒙筌．北京：人民卫生出版社，1988，79

23　明·李时珍．本草纲目．北京：人民卫生出版社，1982，849

24　明·卢之颐．本草乘雅半偈．北京：人民卫生出版社，1986，244

25　清·张志聪．本草崇原．北京：中国中医药出版社，1992，61

26　清·陈士铎．本草新编．北京：中国中医药出版社，1996，100

27　清·叶桂．本草经解．上海：上海科学技术出版社，1958，17

28　清·徐大椿．神农本草经百种录．见：景印文渊阁四库全书（785）．北京：中医古籍出版社，1986，575

29　清·陈念祖．神农本草经读．北京：人民卫生出版，1959，35

30　清·杨时泰．本草述钩元．上海：科技卫生出版社，1958，166

31 清·周岩．本草思辨录．北京：人民卫生出版，1960，46
32 清·叶志诜．神农本草经赞．见：珍本医书集成．本草类．上海：上海科学技术出版社，1985，73
33 清·陈其瑞．本草撮要．见：珍本医书集成．本草类．上海：上海科学技术出版社，1985，10
34 清·严西亭．得配本草．上海：上海卫生出版社，1957，38
35 清·吴仪洛．本草从新．北京：中医古籍出版社，2001，29
37 清·黄宫绣．本草求真．上海：上海科学技术出版社，1959，61
38 清·凌奂．本草害利．北京：中医古籍出版社，1982，4
39 清·张秉成．本草便读．上海：上海卫生出版社，1957，37
40 明·兰茂．滇南本草．第一卷．昆明：云南人民出版社，1977，61
41 江苏新医学院编．中药大辞典．上海：上海科学技术出版社，1977，706
42 《中医学》编辑委员会．中国医学百科全书·中医学．上海：上海科学技术出版社，1997，1234

119 白芷
Baizhi
Radix Angelicae Dahuricae

1 定名依据

1.1 正名

1.1.1 汉文名：白芷［为伞型科植物白芷 Angelica dahurica（Fisch. ex Hoffm.）Benth. et Hook. f. 或杭白芷 Angelica dahurica（Fisch. ex Hoffm.）Benth. et Hook. f. var. formosana（Boiss.）Shan et Yuan 的干燥根］。

1.1.2 英文名：dahurian angelica root.

1.2 依据

1.2.1 定名的文献依据

(1)《神农本草经》卷二："白芷　味辛，温。主女人漏下赤白，血闭，阴肿，寒热，风头侵目泪出。长肌肤，润泽，可作面脂。一名芳香。生川谷。"[1]

(2)《吴普本草·草木类》："白芷《御览》卷九百八十三　一名虈，一名苻离，一名泽芬，一名葩。"[2]

(3)《本草经集注·草木中品》："白芷　味辛，温，无毒。主治女人漏下赤白，血闭，阴肿，寒热，风头侵目泪出，长肌肤润泽，可作面脂。治风邪，久渴，吐呕，两胁满，风痛，头眩，目痒，可作膏药面脂，润颜色。"[3]

(4)《新修本草》卷第八："白芷　味辛，温，无毒。主女人漏下赤白，血闭，阴肿，寒热，风头侵目泪出长肌肤润泽，可作面脂。疗风邪，久渴，吐呕，两胁满，风痛，头眩，目痒，可作膏药面脂，润颜色。"[4]

(5)《证类本草》卷第八："白芷　味辛，温，无毒。主女人漏下赤白，血闭，阴肿，寒热，风头侵目泪出，长肌肤，润泽作面脂，疗风邪，久渴，吐呕，两胁满，风痛，头眩目痒。可作膏药、面脂，润颜色。一名芳香，一名白茝，一名虈（许骄切），一名莞，一名苻蓠，一名泽芬。叶名蒚（音历）麻可作浴汤。"[5]

(6)《汤液本草》卷之三："白芷　气温，味大辛，纯阳。无毒。气味俱轻，阳也。阳明经引经药，手阳明经本经药。"[6]

(7)《本草纲目》卷十四："白芷　《本经·中品》【释名】白茝（音止，又昌海切）、芳香《本经》、泽芬《别录》、苻蓠《别录》、虈（许骄切）、莞（音官），叶名蒚麻（音力）、药（音约）。时珍曰：徐锴云：初生根干为芷，则白芷之义取乎此也。"[7]

(8)《本草新编》卷之三："白芷，味辛，气温，升也，阳也，无毒。入手足阳明二经，又入手太阴之经。治头痛，解寒热中风，止崩漏、赤白带，血闭能通，散目中痒，止痢消瘕，治风通用，定心腹血痛。"[8]

(9)《中华人民共和国药典》："白芷 Radix angelicae dahuricae　本品为伞型科植物白芷 Angelica dahurica（Fisch. ex Hoffm.）Benth. et Hook. f. 或杭白芷 Angelica dahurica（Fisch. ex Hoffm.）Benth. et Hook. f. var. formosana（Boiss.）Shan et Yuan 的干燥根。夏、秋间叶黄时采挖，除去须根及泥沙，晒干或低温干燥。"[9]

(10)《普通高等教育中医药类规划教材·中药学》："白芷《本经》为伞型科多年生草本植物白芷 Angelica dahurica（Fisch. ex Hoffm.）Benth. et Hook. f. 或杭白芷 Angelica dahurica（Fisch. ex Hoffm.）Benth. et Hook. f. var. formosana（Boiss.）Shan et Yuan 的根。主产于四川、浙江、河南、河北、安徽等地，秋季采挖，晒干切片生用。"[10]

(11)《中药大辞典》："白芷《本经》　【异名】虈、芷《楚辞》……【原植物】①兴安白芷 Angelica dahurica（Fisch. ex Hoffm.）Benth. et Hook. f. ex Franch. et Sva.，又名：达乌里当归，走马匠。②川白芷 Angelica anomala Lallem.，又名：异形当归。"[11]

(12)《中医大辞典·中药分册》："白芷　出《神农本草经》。又名香白芷。为伞型科植物白芷 Angelica dahurica（Fisch.）Benth. et Hook. f. 或杭白芷 A. formosana Boiss. 的根。主产于浙江、四川、河北、河南等地。"[12]

(13)《中国医学百科全书·中医学》："白芷　始载于《神农本草经》。为伞型科植物白芷 Angelica dahurica（Fisch.）Benth. et Hook. f. 或杭白芷 A. dahurica（Fisch.）Benth. et Hook. var. formosana（Boiss.）Shan et Yuan 的根。"[13]

(14)《中国中医药学主题词表》："白芷 ANGELICA DAHURICA　属伞形科；属辛温解表药和祛风湿药　C 白芷素　D 杭白芷。"[14]

(15)《中药志》[15]、《中药材手册》[16]、《全国中草药汇编》[17]、《全国中药炮制规范》[18]、《中国药材学》[19]、《中华本草》[20]等现代中药著作多以"白芷"作为本品正名（参见"文献通考"）。

1.2.2　定名选择的文献依据

(1) 白芷 Radix angelicae dahuricae，为伞型科植物白芷 Angelica dahurica（Fisch. ex Hoffm.）Benth. et Hook. f. 或杭白芷 Angelica dahurica（Fisch. ex Hoffm.）Benth. et Hook. f. var. formosana（Boiss.）Shan et Yuan 的干燥根。"白芷"之名始见于《神农本草经》，并作为正名载录。此后，历代主要本草著作，如三国·吴普《吴普本草》，南北朝·陶弘景《本草经集注》，唐·苏敬《新修本草》，宋·唐慎微《证类本草》，元·王好古《汤液本草》，明·李时珍《本草纲目》，清·陈士铎《本草新编》等均以"白芷"作为正名延载，并沿用至今。

(2) 我国最新版的《中华人民共和国药典》、《普通高等教育中医药类规划教材·中药学》以及辞书类中药著作《中医大辞典·中药分册》、《中药大词典》、《中国医学百科全书·中医学》等均以"白芷"作为本品正名。已经广泛应用于中医药学文献标引、检索的《中国中医药学主题词表》也以"白芷"作为本药的正式主题词。现代本草著作《中药志》、《全国中草药汇编》、《中华本草》、《中国药材学》、《中药材手册》、《全国中药炮制规范》等虽记载了不少本品各地的俗称，但也均以"白芷"为正名收载。总之，"白芷"作为本药正名已成公论。

1.3　与正名等效的名词：无。

2　源流考释

白芷［伞型科植物白芷 Angelica dahurica（Fisch. ex Hoffm.）Benth. et Hook. f. 或杭白芷 Angelica dahurica（Fisch. ex Hoffm.）Benth. et Hook. f. var. formosana（Boiss.）Shan et Yuan 的干燥根］始载于汉《神农本草经》卷二："白芷　味辛，温。主女人漏下赤白，血闭，阴肿，寒热，风头侵目泪出。长肌肤，润泽，可作面脂。一名芳香。生川谷。"[1] 此后，历代主要本草著作即沿用《本经》[1]记载，以"白芷"作为本品正名收录，如三国·吴普《吴普本草》[2]，魏晋《名医别录》[21]，南北朝·雷敩《雷公炮炙论》[22]、陶弘景《本草经集注》[3]，唐·苏敬《新修本草》[4]、孙思邈《千金翼方》[23]，宋·苏颂《本草图经》[24]、唐慎微《证类本草》[5]、寇宗奭《本草衍义》[25]，金·李杲《珍珠囊药性赋》[26]，元·王好古《汤液本草》[6]等。同时尚载录有本品异名"芳香"、"L"、"苻离"、"泽芬"、"葩"、"白鱃"、"莞"、"蒚麻"、"药"等。如《神农本草经》卷二："白芷味辛，温。一名芳香。生川谷。"[1]《吴普本草·草木类》："白芷　一名虈，一名苻离，一名泽芬，一名葩。"[2]《名医别录》卷第二："白芷　无毒。主治风邪，久渴，吐呕，两胁满，风痛，头眩，目痒。可作膏药面脂，润颜色。一名白鱃，一名虈，一名莞，一名苻蓠，一名泽芬。叶名蒚麻。可作浴汤。生河东下泽。二月、八月采根，曝干。"[21]《本草图经》引《九歌》云："辛夷楣兮药房。王逸注云：药，白芷是也。"[24]《本草衍义》卷九："白芷，鱃是也，出吴地者良。"[25]

明、清时期的本草著作大多仍延续《本经》[1]记载，以"白芷"作为正名，如明·兰茂《滇南本草》[27]、刘文泰《本草品汇精要》[28]、陈嘉谟《本草蒙筌》[29]、李时珍《本草纲目》[7]、李中梓《本草征要》[30]、卢之颐《本草乘雅半偈》[31]，清·张志聪《本草崇原》[32]、蒋居祉《本草择要纲目》[33]、陈士铎《本草新编》[8]、汪昂《本草易读》[34]、徐大椿《药性切用》[35]、吴仪洛《本草从新》[36]、严西亭《得配本草》[37]、沈金鳌《要药分剂》[38]、黄宫绣《本草求真》[39]、杨时泰《本草述钩原》[40]、陈其瑞《本草撮要》[41]、张秉成《本草便读》[42]等。同时尚记载有本品异名"香白芷"，如《本草纲目》引《夷坚志》曰："毒蛇伤螫：临川有人被蝮伤，即昏死，一臂如股，少顷遍身皮胀，黄黑色。一道人以新汲水调香白芷末一斤，灌之。……日日如此，一月平复。"（洪迈《夷坚志》）[7]

此外，古代非本草著作中还记载了"白芷"的异名"芷"，如汉初《楚辞》离骚："纷吾既有此内类兮，又重之以修能，扈江离与辟芷兮，纫秋兰以为佩。"[43]

在现代中药著作中，均以"白芷"作为本品正名，如《中华人民共和国药典》[9]、《普通高等教育中医药类规划教材·中药学》[10]、《中药大辞典》[11]、《中医大辞典·中药分册》[12]、《中国医学百科全书·中医学》[13]、《中国中医药学主题词表》[14]、《中药志》[15]、《中药材手册》[16]、《全国中草药汇编》[17]、《全国中药炮制规范》[18]、《中国药材学》[19]、《中华本草》[20]等。同时尚记载有本品原植物“白芷”的异名“祁白芷”、“禹白芷”、“香大活”、“大活”、“走马芹”、“走马芹筒子”、“会白芷”《中药志》[15]，“兴安白芷”、“达乌里当归”《中药大辞典》[11]，“祁白芷”《中华本草》[20]；原植物“杭白芷”的异名“川白芷”《中华本草》[20]等。

3 附录

3.1 又称：杭白芷、川白芷、禹白芷、祁白芷（药材商品名）。

3.2 俗称：无。

3.3 曾称：药、芷《楚辞》，芳香《神农本草经》，虈、苻离、泽芬、葩《吴普本草》，白茝、蒿麻《名医别录》，茝《本草衍义》，香白芷《夷坚志》。

3.4 原植物名称：白芷，祁白芷（河北），禹白芷（河南），香大活、大活（黑龙江），走马芹、走马芹筒子（东北），会白芷，兴安白芷，达乌里当归，祁白芷；杭白芷，川白芷（四川）。

4 文献通考

《楚辞·离骚》：“纷吾既有此内类兮，又重之以修能，扈江离与辟芷兮，纫秋兰以为佩。”[43]

《神农本草经》卷二：“白芷　味辛，温。主女人漏下赤白，血闭，阴肿，寒热，风头侵目泪出。长肌肤，润泽，可作面脂。一名芳香。生川谷。”[1]

《吴普本草·草木类》：“白芷《御览》卷九百八十三　一名虈，一名苻离，一名泽芬，一名葩。”[2]

《名医别录》卷第二：“白芷　无毒。主治风邪，久渴，吐呕，两胁满，风痛，头眩，目痒。可作膏药面脂，润颜色。一名白茝，一名虈，一名莞，一名苻蓠，一名泽芬。叶名蒿麻。可作浴汤。生河东下泽。二月、八月采根，曝干。（当归为之使，恶旋复花。）《本经》原文：白芷，味辛，温。主女人漏下赤白，血闭阴肿，寒热，风头侵目泪出，长肌肤润泽，可作面脂。一名芳香。生川谷。旋复花。”[21]

《雷公炮炙论》中卷：“白芷　雷公云：凡采得后，勿用四条作一处生者，此名丧公藤。兼勿用马蔺，并不入药中。凡使，采得后，刮削上皮，细锉，用黄精亦细锉，以竹刀切二味等分，两度蒸一伏时后，出，于日中晒干，去黄精用之。”[22]

《本草经集注·草木中品》：“白芷　味辛，温，无毒。主治女人漏下赤白，血闭，阴肿，寒热，风头侵目泪出，长肌肤润泽，可作面脂。治风邪，久渴，吐呕，两胁满，风痛，头眩，目痒，可作膏药面脂，润颜色。一名芳香，一名白茝，一名虈，一名莞，一名苻蓠，一名泽芬。叶名蒿麻，可作浴汤。生河东川谷下泽。二月、八月采根，曝干。”[3]

《新修本草》卷第八：“白芷　味辛，温，无毒。主女人漏下赤白，血闭，阴肿，寒热，风头侵目泪出长肌肤润泽，可作面脂。疗风邪，久渴，吐呕，两胁满，风痛，头眩，目痒，可作膏药面脂，润颜色。一名芳香，一名白茝，一名虈，一名莞，一名苻离，一名泽芬。叶名蒿麻，可作浴汤。生河东川谷下泽。二月、八月采根，曝干。当归为之使，恶旋复花。今出近道，处处有，近下湿地，东间甚多。叶亦可作浴汤，道家以此香浴去尸虫，又用合香也。《大观》卷八，《政和》。”[4]

《千金翼方》卷第二：“白芷味辛，温，无毒。主女子漏下赤白，血闭，阴肿，寒热风头，侵目泪出。长肌肤，润泽，可作面脂。疗风邪，久渴，吐呕，两胁满，风痛头眩，目痒，可作膏药面脂，润颜色。一名芳香，一名白茝，一名䓞，一名莞，一名苻离，一名泽芬。叶名蒚麻，可作浴汤。生河东川谷下泽，二月八月采根，曝干。”[23]

《本草图经》卷第六：“白芷，生河东川谷下泽，今所在有之，吴地尤多。根长尺余，白色，粗细不等；枝杆去地五寸以上；春生，叶相对婆娑，紫色，阔三指许；花白，微黄；入伏后结子，立秋后苗枯。二月、八月采根，曝干。以黄泽者为佳。楚人谓之药。《九歌》云：辛夷楣兮药房。王逸注云：药，白芷是也。”[24]

《证类本草》卷第八：“白芷　味辛，温，无毒。主女人漏下赤白，血闭，阴肿，寒热，风头侵目泪出，长肌肤，润泽作面脂，疗风邪，久渴，吐呕，两胁满，风痛，头眩目痒。可作膏药、面脂，润颜色。一名芳香，一名白茝，一名䓞（许骄切），一名莞，一名苻蓠，一名泽芬。叶名蒚（音历）麻可作浴汤。生河东川谷下泽。二月、八月采根，曝干。”[5]

《本草衍义》卷九：“白芷，茝是也，出吴地者良。经曰：“能蚀脓。”今人用治带下、肠有败脓、淋露不已，腥秽殊甚，遂至脐腹更增冷痛。此盖为败脓血所致，卒无已期，须以此排脓。白芷一两，单叶红蜀葵根二两，芍药根白者、白矾各半两，矾烧枯别研，余为末，同以蜡丸，如梧子大。空肚及饭前米饮下十丸或十五丸。俟脓尽。仍别以他药补之。”[25]

《珍珠囊药性赋》卷二：“白芷　臣　当归为之使，恶旋复花　白芷，味辛，性温无毒。升也，阳也。其用有四：去头面皮肤之风；除皮肤燥痒之痹；止足阳明头痛之邪；为手太阴引经之剂。”[26]

《汤液本草》卷之三：“白芷　气温，味大辛，纯阳。无毒。气味俱轻，阳也。阳明经引经药，手阳明经本经药。”[6]

《滇南本草》第一卷：“白芷，味辛、微甘，性温。升也，阳也，入阳明经。以辛入肺，止阳明头痛之寒邪。四时发热，祛皮肤游走之风，止胃冷腹痛、寒痛。除风湿燥痒顽痹，攻疮痈，排脓定痛。治妇人漏下、白带、散经、周身寒湿疼痛。”[27]

《本草品汇经要》卷之十：“白芷　无毒　植生　白芷（出《神农本经》），主女人漏下赤白，血闭，阴肿，寒热，风头侵目泪出。长肌肤润泽，可作面脂（以上朱字《神农本经》）。疗风邪，久渴，吐呕，两胁满，风痛头眩，目痒。可作膏药面脂，润颜色（以上黑字《名医》所录）。【名】芳香　白茝（音采）、䓞（音嚣）、莞、苻蓠、泽芬、叶名蒚（音历）麻　药”[28]

《本草纲目》卷十四：“白芷　《本经·中品》【释名】白茝（音止，又昌海切）、芳香《本经》、泽芬《别录》、苻蓠《别录》、虈（许骄切）、莞（音官），叶名蒚麻（音力）、药（音约）。时珍曰：徐锴云：初生根干为芷，则白芷之义取乎此也。王安石《字说》云：茝香可以养鼻，又可养体，故茝字从𦣞。𦣞音怡，养也。许慎《说文》云：晋谓之虈，齐谓之茝，楚谓之蓠，又谓之药。生于下泽，芬芳与兰同德，故骚人以兰茝为咏，而本草有芬香、泽芬之名，古人谓之香白芷云……毒蛇伤螫：临川有人被蝮伤，即昏死，一臂如股，少顷遍身皮胀，黄黑色。一道人以新汲水调香白芷末一斤，灌之。……日日如此，一月平复。（洪迈《夷坚志》）”[7]

《本草蒙筌》卷之二：“白芷　味辛，气温。气味俱轻，升也，阳也。无毒。所在俱生，吴地尤胜。气甚香窜，又名芳香。根收处暑蛀无，（是日收，则不蛀。）色选黄泽效速。恶旋覆，使当归。通行手足阳明二经，又为太阴经之引使也。乃本经头痛中风寒热解利之要药，亦女人漏下赤白血闭阴肿之仙丹。（宜炒黑用。）作面脂去面瘢，散目痒止目泪。去肺经风寒，治风通用；疗心腹血痛，止痛多宜。外散乳痈背疽，内托肠风痔瘘。排脓消毒，长肉生肌。一切疮疡，并用调治。与细辛辛夷作料，治久患鼻塞如神。叶名蒚麻，道家常采煎汤浴体，能杀尸虫。”[29]

《本草征要》第二卷：“白芷　味辛，性温，无毒。入脾、胃、大肠三经。当归为使。恶旋复花。微焙。通鼻塞，祛浊涕。头风目泪，齿痛眉疼，肌肤搔痒，呕吐不宁，女人赤白带下，疮家止痛排脓。色白味辛，行手阳明庚金；性温气厚，行足阳明戊土；芳香上达，人手太阴辛金。肺者，庚之弟，戊之子也，故主治不离三经。白芷，燥能耗血，散能损气，有虚火者，勿用。”[30]

《本草乘雅半偈·第五帙》：“白芷　《本经·中品》毒家、痘疹家多用此，宁不寒心。暖然齐春仁之洁，鼎新革故之象乎。【气味】辛温，无毒。【主治】主女人漏下亦白，血闭，阴肿，寒热，风头，侵目泪出，长肌肤，润泽颜色，可作面脂。”[31]

《本草崇原·本经中品》：“白芷　气味辛温，无毒。主治女人漏下赤白，血闭，阴肿，寒热头风侵目泪出，长肌肤，润泽颜色，可作面脂。（白芷处处有之，吴地尤多，根长尺余，粗细不等，色白气香。）白芷臭香色白，气味辛温，禀阳明金土之气化。”[32]

《本草新编》卷之三（角集）：“白芷，味辛，气温，升也，阳也，无毒。入手足阳明二经，又入手太阴之经。治头痛，解寒热中风，止崩漏、赤白带，血闭能通，散目中痒，止痢消瘕，治风通用，定心腹血痛，尤可外治各疮痈痔漏，消毒生肌，杀蛇虫，此药可为臣使，未可恃之为君，只外治可以为君耳。盖白芷辛散，多服恐耗散元阳也。”[8]

《本草择要纲目·温性药品》：“白芷　【气味】辛温无毒。阳也。为阳明经引经本药。通行手足阳明经。亦入手太阴经。【主治】风邪。止渴呕吐。头风侵目。迎风泪出。头眩目痒。目赤胬肉。治疮痍疥癣。排脓长肌肉。恶（旋复花）。”[33]

《本草易读》卷三：“白芷，……辛，温，无毒。手足阳明，手太阴药也。解三经风热之燥痒，除阳明头目之昏痛，调血崩血闭之大症，住鼻衄鼻渊之细疴。痔漏疮痈最宜，瘰疬疥癣亦医。目痒泪出，面皯瘢生。活血排脓，止痛生肌。疗心腹之血刺，兼疗肠风肠秘，除眉棱之骨痛，并除牙痛目胬，刀斧金疮之伤，砒毒蛇咬之灾。性升散，气芬芳，血热有虚火忌之。”[34]

《药性切用》卷之一：“白芷　性味辛温，色白入肺，气香入脾，发手足阳明之表；祛风燥湿，治头面、口齿诸疾。血虚火炎者忌之。”[35]

《本草从新》卷二：“白芷　宣、发表、祛风燥湿。色白味辛。行手阳明庚金。（大肠。）性温气厚，行足阳明戊土。（胃。）芳香上达。入手太阴辛金。（肺。）故主治不离三经。通窍发汗。除湿散风。”[36]

《得配本草》卷二：“白芷　当归为之使。恶旋复花。制雄黄、硫黄。辛，温。入手足阳明经气分。其气芳香，通窍发汗，除湿散风。退热止痛，排脓生肌。凡鼻渊目泪，头疼颊热，眉棱骨痛，牙痛疮瘘，项生块磊，崩带肠风，败脓腥秽，因风湿致疾者，皆可施治。解砒石、蛇虫毒。”[37]

《要药分剂》卷一：“白芷　味辛。性温。无毒。得地之金气。兼感天之阳气以生。升多于降。阳也。当归为使。恶旋复花。制雄黄、硫黄。【主治】主女人漏下赤白。血闭阴肿。寒热。头风侵目泪出。可作面脂。”[38]

《本草求真》卷三：“白芷　（芳草）散足阳明胃经风湿　白芷（专入胃。兼入肺大肠）。色白味辛。气温力厚。通窍行表。为足阳明（胃）经祛风散湿主药。故能治阳明一切头面诸疾。”[39]

《本草述钩元》卷八：“白芷　入伏后结子。立秋后苗枯。宜以处暑日采之。根味纯辛微苦。气温香烈。气味俱轻。升多于降。阳也。手阳明引经本药。同升麻则通行手足阳明经。亦入手太阴经。（色白味辛。行手阳明庚辛。性温气厚。行足阳明戊土。芳香上达。入手太阴肺经。凡所主病不离三经）”[40]

《本草撮要》卷一：“【白芷】味辛温。通行手足阳明经。功专疗风止痛排脓。”[41]

《本草便读·草部·香草类》：“白芷　为胃经之表药。祛寒燥湿味辛温。宣肺部之风邪。散肿排脓功达遍。升浮之气。头目能清。香燥之功。崩淋可用。至若肠风脏毒。缘阳明湿浊为殃。即其泽面涂容。亦肌肉瘀邪之滞。（白芷辛温香窜。色白。入手足阳明手太阴三经。祛风胜湿。是其所长。故为三经之表药。以其上至肺而下至肠。故能上清头目。下治崩带肠风。至若排脓散肿乳痈等证。皆肌肉病。阳明主肌肉。白芷又为阳明主药也）”[42]

《中药志》：“白芷　白芷为常用中药。商品为伞形科植物白芷和杭白芷的根。仅云南少数地区用糙叶独活的根作白芷使用。……【原植物】①白芷　［别名］祁白芷（河北），禹白芷（河南），香大活、大活（黑龙江），走马芹、走马芹筒子（东北），会白芷（药材名）Angelica dahurica（Fisch.）Benth. et Hook. ——伞形科 Umbelliferae②杭白芷　［别名］川白芷（药材名）Angelica dahurica（Fisch.）Benth. et Hook. var. formosana（Boiss.）Shan et Yuan（Angelica dahurica；A. taiwaniana Boiss. Epit. Mut.；A. dahurica（Fisch.）Benth. et Hook. var. pai - chi Kimura，Hata et Yen）——伞形科 Umbelliferae”[15]

《中药材手册》：“白芷［纲目列入草部芳草类］　本品为伞型科植物白芷 Angelica dahurica（Fisch. ex Hoffm.）Benth. et Hook. f. 或杭白芷 Angelica dahurica（Fisch. ex Hoffm.）Benth. et Hook. f. var. formosana（Boiss.）Shan et Yuan 的干燥根。原植物系多年生草本，野生或栽培均有。商品中由于产地不同分为各种规格。浙江产者谓‘杭白芷’；四川产者谓‘川白芷’；河南禹县产者‘禹白芷’；河北安国产者称‘祁白芷’。其中‘杭白芷’和‘川白芷’的原植物为杭白芷，‘禹白芷’和‘祁白芷’的原植物为白芷。［别名］香白芷。”[16]

《全国中草药汇编》：“白芷　【来源】为伞型科植物祁白芷 Angelica dahurica（Fisch. ex Hoffm.）Benth. et Hook. f. ex Franch. et Sav. cv. Qibaizhi 与杭白芷 Angelica dahurica（Fisch. ex Hoffm.）Benth. et Hook. f. ex Franch. et Sav. cv. Hangbaizhi 的根。”[17]

《中药大辞典》：“白芷《本经》　【异名】繭、芷《楚辞》，芳香《本经》，苻蓠、泽芬、蓠《吴普本草》，白茝《别录》，香白芷《夷坚志》。【基原】为伞形植物兴安白芷、川白芷、杭白芷或云南牛防风的根。【原植物】①兴安白芷 Angelica dahurica（Fisch. ex

Hoffm.) Benth. et Hook. f. ex Franch. et Sva.，又名：达乌里当归，走马匠。②川白芷 Angelica anomala Lallem.，又名：异形当归。③杭白芷 Angelica taiwaniana Boiss.，又名：浙白芷、台湾当归。④云南牛防风 Heracleum scabridum Franch.，又名：滇白芷、粗糙独活。"[11]

《中医大辞典·中药分册》："白芷　出《神农本草经》。又名香白芷。为伞型科植物白芷 Angelica dahurica (Fisch.) Benth. et Hook. f. 或杭白芷 A. formosana Boiss. 的根。主产于浙江、四川、河北、河南等地。"[12]

《中国医学百科全书·中医学》："白芷　始载于《神农本草经》。为伞型科植物白芷 Angelica dahurica (Fisch.) Benth. et Hook. f. 或杭白芷 A. dahurica (Fisch.) Benth. et Hook. var. formosana (Boiss.) Shan et Yuan 的根。夏、秋间叶黄时，挖掘根部，除去地上部及须根，洗净泥土，晒干或用微火炕干，再撞去粗皮。"[13]

《全国中药炮制规范》："白芷　［处方用名］白芷。【来源】本品为伞型科植物白芷 Angelica dahurica (Fisch. ex Hoffm.) Benth. et Hook. f. 或杭白芷 Angelica dahurica (Fisch. ex Hoffm.) Benth. et Hook. f. var. formosana (Boiss.) Shan et Yuan 的干燥根。栽培或野生。主产于浙江、四川、河南等地。夏、秋间茎叶枯黄时采挖，除去残茎、须根及泥土，干燥。药材以条粗壮、皮细、体重、粉性足、香气浓郁者为佳。"[18]

《中国药材学》："白芷　【来源】为伞型科多年生草本植物白芷 Angelica dahurica (Fisch. ex Hoffm.) Benth. et Hook. f. ex Franch. et Savat. 或杭白芷 A. dahurica (Fisch. exHoffm.) Benth. et Hook. f. ex Franch. et Savat var. formosana (Boiss.) Shan et Yuan 的根。"[19]

《中国中医药学主题词表》："白芷 ANGELICA DAHURICA　属伞形科；属辛温解表药和祛风湿药　C 白芷素　D 杭白芷。"[14]

《普通高等教育中医药类规划教材·中药学》："白芷《本经》为伞型科多年生草本植物白芷 Angelica dahurica (Fisch. ex Hoffm.) Benth. et Hook. f. 或杭白芷 Angelica dahurica (Fisch. ex Hoffm.) Benth. et Hook. f. var. formosana (Boiss.) Shan et Yuan 的根。主产于四川、浙江、河南、河北、安徽等地，秋季采挖，晒干切片生用。"[10]

《中华本草》："白芷《本经》　【异名】虈、芷《楚辞》，芳香《本经》，苻蓠、泽芬、葯《吴普本草》，白茝《别录》，香白芷《夷坚志》……【来源】为伞型科植物杭白芷和祁白芷的根。【原植物】①杭白芷 Angelica dahurica (Fisch. ex Hoffm.) Benth. et Hook. f. ex Franch. et Sav. cv. Hangbaizhi [A. dahurica (Fisch. ex Hoffm.) Benth. Et Hook. f. ex Franch. et Sav. var. pai－chi Kimura, Hara et Yen; A. taiwaniana de Boiss. Epith. Mut; A. dahurica (Fisch. ex Hoffm.) Benth. et Hook. f. ex Franch. et Sav. var. taiwaniana (de Boiss.) epith. Mut.; A. dahurica (Fisch. ex Hoffm.) Benth. et Hook. f. ex Franch. et Sav. var. formosana (de Boiss.) Shan et Yuan]　又名：川白芷（四川）②祁白芷 Angelica dahurica (Fisch. ex Hoffm.) Benth. et Hook. f. ex Franch. et Sav. cv. Qibaizhi [A. dahurica (Fisch. ex Hoffm.) auct. Non Benth. et Hook. f. ex Franch. et Sav.]　又名：禹白芷（河南）"[20]

《中华人民共和国药典》："白芷 Radix angelicae dahuricae　本品为伞型科植物白芷 Angelica dahurica (Fisch. ex Hoffm.) Benth. et Hook. f. 或杭白芷 Angelica dahurica

(Fisch. ex Hoffm.) Benth. et Hook. f. var. formosana (Boiss.) Shan et Yuan 的干燥根。夏、秋间叶黄时采挖，除去须根及泥沙，晒干或低温干燥。”[9]

5 参考文献

1 汉·神农本草经. 清顾观光重辑本. 北京：人民卫生出版社，1955，59

2 三国·吴普. 吴普本草. 北京：人民卫生出版社，1987，36

3 南北朝·陶弘景. 本草经集注. 北京：人民卫生出版社，1994，294

4 唐·苏敬等撰. 新修本草. 合肥：安徽科学技术出版社，1981，218

5 宋·唐慎微. 证类本草. 北京：人民卫生出版社，1957，206

6 元·王好古. 汤液本草. 见：景印文渊阁四库全书（745）. 北京：中医古籍出版社，1986，936

7 明·李时珍. 本草纲目. 北京：人民卫生出版社，1982，845

8 清·陈士铎. 本草新编. 北京：中国中医药出版社，1996，124

9 国家药典委员会编. 中华人民共和国药典. 一部. 北京：化学工业出版社，2000，79

10 雷载权主编. 普通高等教育中医药类规划教材·中药学. 上海：上海科学技术出社，1995，35

11 江苏新医学院编. 中药大辞典. 上海：上海科学技术出版社，1977，675

12 《中医大辞典》编辑委员会编. 中医大辞典·中药分册. 北京：人民卫生出版社，1982，111

13 《中医学》编辑委员会. 中国医学百科全书·中医学. 中册. 上海：上海科学技术出版社，1997，948

14 吴兰成主编. 中国中医药学主题词表. 北京：中医古籍出版社，1996，11

15 中国医学科学院药物研究所等编. 中药志. 第一册. 北京：人民卫生出版社，1993，391

16 中华人民共和国卫生部药政管理局主编. 中药材手册. 北京：人民卫生出版社，1998，84

17 《全国中草药汇编》编写组编. 全国中草药汇编. 上册. 北京：人民卫生出版社，1996，291

18 中华人民共和国卫生部药政管理局编. 全国中药炮制规范. 北京：人民卫生出版社，1988，36

19 徐国钧等主编. 中国药材学. 北京：中国医药科技出版社，1996，326

20 国家中医药管理局《中华本草》编委会. 中华本草. 第五册. 上海：上海科学技术出版社，1999，883

21 魏晋·名医别录. 北京：人民卫生出版社，1986，138

22 南北朝·雷敩. 雷公炮炙论. 上海：上海中医学院出版社，1986，61

23 唐·孙思邈. 千金翼方. 北京：人民卫生出版社，1955，26

24 宋·苏颂. 本草图经. 合肥：安徽科学技术出版社，1994，179

25 宋·寇宗奭. 本草衍义. 上海：商务印书馆，1937，55

26 金·李杲. 珍珠囊补遗药性赋. 见：中国医学大成（二）. 长沙：岳麓书社，1990，106

27 明·兰茂. 滇南本草. 第一卷. 昆明：云南人民出版社，1959，54

28 明·刘文泰. 本草品汇精要. 北京：人民卫生出版社，1982，308

29 明·陈嘉谟. 本草蒙筌. 北京：人民卫生出版社，1988，103

30 明·李中梓. 本草征要. 见：李中梓医学全书. 北京：中国中医药出版社，1999，122

31 明·卢之颐. 本草乘雅半偈. 北京：人民卫生出版社，1986，271

32 清·张志聪. 本草崇原. 北京：中国中医药出版社，1992，69

33 清·蒋居祉. 本草择要纲目. 见：珍本医书集成. 本草类. 上海：上海科学技术出版社，1985，74

34 清·汪昂. 本草易读. 北京：人民卫生出版社，1997，154

35 清·徐大椿. 药性切用. 卷之一中. 见：《徐灵胎医书三十二种》. 上海锦文堂石印本

36 清·吴仪洛. 本草从新. 北京：中医古籍出版社，2001，40

37　清·严西亭．得配本草．上海：上海卫生出版社，1957，37
38　清·沈金鳌．要药分剂．上海：上海科学技术出版社，1959，13
39　清·黄宫绣．本草求真．上海：上海科学技术出版社，1959，82
40　清·杨时泰．本草述钩元．上海：科技卫生出版社，1958，164
41　清·陈其瑞．本草撮要．见：珍本医书集成．本草类．上海：上海科学技术出版社，1985，7
42　清·张秉成．本草便读．上海：上海卫生出版社，1957
43　楚·屈原．《楚辞》．书海出版社，1999，2

120　白花蛇舌草
Baihuasheshecao
Herba Hedyotis

1　定名依据

1.1　正名

1.1.1　汉文名：白花蛇舌草〔茜草科植物白花蛇舌草 Hedyotis diffusa Willd.［Oldenlandia diffusa（Will.）Roxb.］的全草〕。

1.1.2　英文名：hedyotis.

1.2　依据

1.2.1　定名的文献依据

（1）《全国中草药汇编》："白花蛇舌草　［别名］蛇舌草、蛇舌癀、蛇针草、蛇总管、二叶葎、白花十字草、尖刀草、甲猛草、龙舌草、蛇蜊草、鹤舌草。【来源】为茜草科耳草属植物白花蛇舌草 Hedyotis diffusa Willd.　［Oldenlandia diffusa（Willd.）Roxb.］的全草。"[1]

（2）《中药大辞典》："白花蛇舌草《广西中药志》　【异名】蛇舌草、矮脚白花蛇利草《广西中药志》，蛇舌癀《闽南民间草药》，目目生珠草、节节结蕊草《泉州本草》，鹩哥利、千打捶、羊须草《广东中药》Ⅱ），蛇总管、鹤舌草、细叶柳子《福建中草药》。【基原】为茜草科植物白花蛇舌草的带根全草。【原植物】白花蛇舌草 Oldenlandia diffusa（Willd.）Roxb.，又名：二叶葎。"[2]

（3）《中医大辞典·中药分册》："白花蛇舌草　见《广西中药志》。又名蛇舌草、蛇舌癀、蛇脷草、蛇总管、二叶葎、羊须草。为茜草科植物白花蛇舌草 Hedyotis diffusa Willd. 的全草。"[3]

（4）《中国医学百科全书·中医学》："白花蛇舌草　又名蛇舌草、蛇舌癀、二叶葎、鹤舌草。为茜草科植物白花蛇舌草 Hedyotis diffusa Willd.　的全草。分布于中国广东、广西、云南、贵州、四川、福建、浙江、江苏、安徽、江西等省区。"[4]

（5）《中国药材学》："白花蛇舌草　［别名］蛇舌草，二叶葎，甲猛草，散草、竹叶菜（广东），蛇脷草（广西），蛇总管、鹤舌草、细叶柳子（福建）。【来源】本品为茜草科植物白花蛇舌草 Hedyotis diffusa Willd.　［Oldenlandia diffusa（Willd.）Roxb.］的全草。”[5]

(6)《中国中医药学主题词表》:“白花蛇舌草 HEDYOTIS DIFFUSA　属茜草科;属清热解毒药和抗肿瘤药(中药)　D 水钱草　D 蛇总管。”[6]

(7)《普通高等教育中医药类规划教材·中药学》:“白花蛇舌草《广西中药志》　为茜草科一年生草本植物白花蛇舌草 Oldenlandia diffusa (Willd.) Roxb. 的全草。产于我国长江以南各省。夏秋季采收、洗净、晒干、切段。”[7]

(8)《中华本草》:“白花蛇舌草《广西中药志》　【异名】蛇舌草、矮脚白花蛇利草《广西中药志》,蛇舌癀《闽南民间草药》,目目生珠草、节节结蕊蕊草《泉州本草》,鹩哥利、千打捶、羊须草《广东中药》,蛇总管、鹤舌草、细叶柳子《福建中草药》,甲猛草、蛇针草、白花十字草、尖刀草《全国中草药汇编》,珠仔草、定经草《台湾药草》,小叶锅巴草《云南中药志》,南地珠(江西),散草、竹叶草(广东),奶沙尔、铁沙尔(四川)……【来源】为茜草科植物白花蛇舌草的全草。【原植物】白花蛇舌草 Hedyotis diffusa Willd. [Oldenlandia diffusa (Willd.) Roxb.]　又名:十叶葎《浙江民间常用草药》。”[8]

1.2.2　定名选择的理由

白花蛇舌草 Herba Hedyotis,系茜草科植物白花蛇舌草 Hedyotis diffusa Willd. [Oldenlandia diffusa (Will.) Roxb.] 的全草。“白花蛇舌草”作为本品正名古代文献未见记载,我国最新出版的《普通高等教育中医药类规划教材·中药学》以及辞书类著作《中医大辞典·中药分册》、《中药大辞典》、《中国医学百科全书·中医学》等均以“白花蛇舌草”作为本品正名。已经广泛应用于中医药学文献的标引和检索的《中国中医药学主题词表》也以“白花蛇舌草”作为本品的正式主题词。现代本草著作如《全国中草药汇编》、《中华本草》、《中国药材学》等虽记载了不少本品各地的俗称,但也无一例外以“白花蛇舌草”作为本品的正名。说明“白花蛇舌草”作为本品正名已成为共识。

1.3　与正名等效的名词:无。

2　源流考释

白花蛇舌草〔茜草科植物白花蛇舌草 Hedyotis diffusa Willd. [Oldenlandia diffusa (Will.) Roxb.] 的全草〕古代文献未见记载,现代有关著作多以“白花蛇舌草”作为本品正名,如《普通高等教育中医药类规划教材·中药学》:“白花蛇舌草《广西中药志》　为茜草科一年生草本植物白花蛇舌草 Oldenlandia diffusa (Willd.) Roxb. 的全草。产于我国长江以南各省。夏秋季采收、洗净、晒干、切段。”[7],《中华本草》:“白花蛇舌草《广西中药志》　【异名】蛇舌草、矮脚白花蛇利草《广西中药志》,蛇舌癀《闽南民间草药》,目目生珠草、节节结蕊蕊草《泉州本草》,鹩哥利、千打捶、羊须草《广东中药》,蛇总管、鹤舌草、细叶柳子《福建中草药》,甲猛草、蛇针草、白花十字草、尖刀草《全国中草药汇编》,珠仔草、定经草《台湾药草》,小叶锅巴草《云南中药志》,南地珠(江西),散草、竹叶草(广东),奶沙尔、铁沙尔(四川)……【来源】为茜草科植物白花蛇舌草的全草。【原植物】白花蛇舌草 Hedyotis diffusa Willd. [Oldenlandia diffusa (Willd.) Roxb.]　又名:十叶葎《浙江民间常用草药》。”[8] 其他著作如《中药大辞典》[2]、《中医大辞典·中药分册》[3]、《中国医学百科全书·中医学》[4]、《中国中医药学主题词表》[6]、《全国中草药汇编》[1]、《中国药材学》[5]等也以"白花蛇舌草"作为本品正名。同时尚记载有"蛇舌草"、"蛇舌癀"、"蛇针草"、"蛇总管"、"二叶葎"、"白花十字草"、"尖刀草"、"甲猛草"、"龙舌草"、"蛇蜊草"、"鹤舌草"《全国中草药汇编》[1]，"矮脚白花蛇利草"、"目目生珠草"、"节节结蕊草"、"鹩哥利"、"千打捶"、"羊须草"、"细叶柳子"《中药大辞典》[2]，"散草"、"竹叶菜"、"蛇脷草"、《中国药材学》[5]"珠仔草"、"定经草"、"小叶锅巴草"、"南地珠"、"奶沙尔"、"铁沙尔"《中华本草》[8]等各地的俗称。还记载有本品原植物"白花蛇舌草"的异名"二叶葎"《中药大辞典》[2]，"十叶葎"《中华本草》[8]等。

3　附录

3.1　又称：无。

3.2　俗称：蛇舌草、矮脚白花蛇利草（广西），蛇舌癀（闽南），目目生珠草、节节结蕊草（泉州），鹩哥利、千打捶、羊须草、散草、竹叶菜（广东），蛇脷草（广西），蛇总管、鹤舌草、细叶柳子（福建），珠仔草、定经草（台湾），小叶锅巴草（云南），南地珠（江西），奶沙尔、铁沙尔（四川），蛇针草，二叶葎，白花十字草，尖刀草，甲猛草，龙舌草，蛇蜊草，鹤舌草。

3.3　曾称：无。

3.4　原植物名称：白花蛇舌草，二叶葎，十叶葎（浙江）。

4　文献通考

《全国中草药汇编》："白花蛇舌草　［别名］蛇舌草、蛇舌癀、蛇针草、蛇总管、二叶葎、白花十字草、尖刀草、甲猛草、龙舌草、蛇蜊草、鹤舌草。【来源】为茜草科耳草属植物白花蛇舌草 Hedyotis diffusa Willd.　［Oldenlandia diffusa（Willd.）Roxb.］的全草。"[1]

《中药大辞典》："白花蛇舌草《广西中药志》　【异名】蛇舌草、矮脚白花蛇利草《广西中药志》，蛇舌癀《闽南民间草药》，目目生珠草、节节结蕊草《泉州本草》，鹩哥利、千打捶、羊须草《广东中药》Ⅱ），蛇总管、鹤舌草、细叶柳子《福建中草药》。【基原】为茜草科植物白花蛇舌草的带根全草。【原植物】白花蛇舌草 Oldenlandia diffusa（Willd.）Roxb.，又名：二叶葎。"[2]

《中医大辞典·中药分册》："白花蛇舌草　见《广西中药志》。又名蛇舌草、蛇舌癀、蛇脷草、蛇总管、二叶葎、羊须草。为茜草科植物白花蛇舌草 Hedyotis diffusa Willd. 的全草。"[3]

《中国医学百科全书·中医学》："白花蛇舌草　又名蛇舌草、蛇舌癀、二叶葎、鹤舌草。为茜草科植物白花蛇舌草 Hedyotis diffusa Willd. 的全草。分布于中国广东、广西、云南、贵州、四川、福建、浙江、江苏、安徽、江西等省、区。"[4]

《中国药材学》："白花蛇舌草　［别名］蛇舌草，二叶葎，甲猛草，散草、竹叶菜（广东），蛇脷草（广西），蛇总管、鹤舌草、细叶柳子（福建）。【来源】本品为茜草科植物白花蛇舌草 Hedyotis diffusa Willd.　［Oldenlandia diffusa（Willd.）Roxb.］的全草。"[5]

《中国中医药学主题词表》:“白花蛇舌草 HEDYOTIS DIFFUSA　属茜草科;属清热解毒药和抗肿瘤药(中药)　D 水钱草　D 蛇总管。”[6]

《普通高等教育中医药类规划教材·中药学》:“白花蛇舌草《广西中药志》　为茜草科一年生草本植物白花蛇舌草 Oldenlandia diffusa (Willd.) Roxb. 的全草。产于我国长江以南各省。夏秋季采收、洗净、晒干、切段。”[7]

《中华本草》:“白花蛇舌草《广西中药志》　【异名】蛇舌草、矮脚白花蛇利草《广西中药志》,蛇舌癀《闽南民间草药》,目目生珠草、节节结蕊蕊草《泉州本草》,鹩哥利、千打捶、羊须草《广东中药》,蛇总管、鹤舌草、细叶柳子《福建中草药》,甲猛草、蛇针草、白花十字草、尖刀草《全国中草药汇编》,珠仔草、定经草《台湾药草》,小叶锅巴草《云南中药志》,南地珠(江西),散草、竹叶草(广东),奶沙尔、铁沙尔(四川)……【来源】为茜草科植物白花蛇舌草的全草。【原植物】白花蛇舌草 Hedyotis diffusa Willd. [Oldenlandia diffusa (Willd.) Roxb.]　又名:十叶葎《浙江民间常用草药》。”[8]

5　参考文献

1　《全国中草药汇编》编写组编. 全国中草药汇编. 上册. 北京:人民卫生出版社,1996,289

2　江苏新医学院编. 中药大辞典. 上海:上海科学技术出版社,1977,754,

3　《中医大辞典》编辑委员会编. 中医大辞典·中药分册. 北京:人民卫生出版社,1982,112

4　《中医学》编辑委员会. 中国医学百科全书·中医学. 上海:上海科学技术出版社,1997,1025

5　徐国钧等主编. 中国药材学. 北京:中国医药科技出版社,1996,1596

6　吴兰成主编. 中国中医药学主题词表. 北京:中医古籍出版社,1996,8

7　雷载权主编. 普通高等教育中医药类规划教材·中药学. 上海:上海科学技术出版社,1995,111

8　国家中医药管理局《中华本草》编委会. 中华本草. 第六册. 上海:上海科学技术出版社,1999,433

121　白芥子

Baijiezi

Semen Sinapis Albae

1　定名依据

1.1　正名

1.1.1　汉文名:白芥子(十字花科植物白芥 Sinapis alba L. 的干燥成熟种子)。

1.1.2　英文名:mustard [seed].

1.2　依据

1.2.1　定名的文献依据

(1)《新修本草》卷十八:“芥,味辛,温,无毒。归鼻。主除肾邪气,利九窍,明耳目,安中,久服温中。似菘而有毛,味辣,好作菹,亦生食。其子可藏冬瓜。又有莨,以作菹,甚辣快。【谨案】此芥有三种:叶大粗者,叶堪食,子入药用,熨恶注至良;叶小子细者，叶不堪食，其子但堪为齑耳；又有白芥子，粗大白色，如白粱米，甚辛美，从戎中来。”[1]

(2)《炮炙大法·菜部》：“白芥子，（研用）。”[2]

(3)《本草新编》卷四：“白芥子，味辛，气温，无毒。入肝、脾、肺、胃、心与胞络之经。能去冷气，安五脏，逐膜膈之痰，辟鬼祟之气，消癖化疟，降息定喘，利窍明目，逐瘀止疼，俱能奏效。能消能降，能补能升，助诸补药，尤善收功。近人不知用白芥以化痰，而频用半夏、南星以耗气，所不解也。”[3]

(4)《本经逢原》卷三：“白芥子，辛温微毒。发明，痰在胁下及皮里膜外，非此不能达，控涎丹用白芥子正此义也。辛能入肺，温能散表，故有利气豁痰，散痛消肿辟恶之功。昔有胁痛诸治不效，因食芥齑而愈者，偶中散结开痰之效。”[4]

(5)《本草从新》卷十一：“白芥子，宣、利气豁痰。辛温入肺。通行经络。发汗散寒。温中开胃。利气豁痰。”[5]

(6)《本草便读·菜部》：“白芥子，辛能发汗。热可温中。入肺胃以搜痰。并走皮间与膜外。宽胸膈而利气。却能散冷耗营阴。（白芥子此芥种类少异。茎叶青白色。其子黄白色。非如食芥之叶青绿色而子紫黑也。味大辛。性大热。入肺胃二经。散寒下气。宽胸膈。利风痰。其辛散之性。食之泪出。又能达肝。故治痰在胁下。及皮里膜外者。非此不除。但耗阴散气。昏目圣神。虚人禁用。）”[6]

(7)《普通高等教育中医药类规划教材·中药学》：“白芥子《别录》 为十字花科一年或越年生草本植物白芥 Sinapis alba L. 的种子。主产于安徽、河南等地。夏末秋初，果实成熟时割取全株，晒干后打下种子。生用或炒用。”[7]

(8)《中国药材学》：“白芥子 【来源】本品为十字花科植物白芥 Sinapis alba L. ［Brassica alba（L.）Boiss］的种子。”[8]

(9)《中药大辞典》：“白芥子《唐本草》 【异名】辣菜子《中药志》。【基原】为十字花科植物白芥 Sinapis alba L. 的种子。【原植物】白芥 Sinapis alba（L.）Boiss.”[9]

(10)《中医大辞典·中药分册》：“白芥子 出《新修本草》。又名芥菜子、辣菜子。为十字花科植物白芥 Sinapis alba（L.）Boiss. 的种子。”[10]

(11)《中国医学百科全书·中医学》：“白芥子 始载于《新修本草》。又名辣菜子。为十字花科植物白芥 Sinapis alba L. 的种子。主产于中国安徽、河南、山东、江苏、四川、河北、陕西、山西等省。”[11]

(12)《中华本草》：“白芥子《新修本草》 【异名】辣菜子《中药志》。【来源】为十字花科植物白芥 Sinapis alba L. 的种子。【原植物】白芥 Sinapis alba L.”[12]

(13)《全国中药炮制规范》：“白芥子（芥子） ［处方用名］白芥子、炒白芥子。【来源】本品为十字花科植物白芥 Sinapis alba L. 或芥 Brassica juncea（L.）Czern. et Coss. 的干燥成熟种子。前者习称‘白芥子’，后者习称‘黄芥子’。均系栽培。主产于安徽、河南、河北、山西等地。夏末秋初果实成熟时，采割全株，干燥，打下种子，除净杂质。药材以粒大、饱满者为佳。”[13]

1.2.2 定名选择的理由

(1) 白芥子 Semen sinapis albae，系十字花科一年或越年生草本植物白芥 Sinapis alba L. 的种子。“白芥子”之名始见于唐·苏敬等撰《新修本草》，“白芥子”作为本品正名始见于明·缪希雍《炮炙大法》。其后的本草著作如清·陈士铎《本草新编》、张璐《本经逢原》、吴仪洛《本草从新》、张秉成《本草便读》等在载录本品时均以“白芥子”作为正名，并一直沿用至今。

(2) 我国最新出版的《普通高等教育中医药类规划教材·中药学》以及辞书类著作《中医大辞典·中药分册》、《中药大辞典》、《中国医学百科全书·中医学》等均以“白芥子”作为本品正名。现代本草著作如《中华本草》、《中国药材学》、《全国中药炮制规范》等记载了不少本品各地的俗称，但均以“白芥子”作为本品的正名。说明“白芥子”作为本品正名已成为共识。

(3) 古代文献《新修本草》已将“芥（芥菜）”与“白芥”区别开来，至《开宝本草》已把二者分为两条分别载录，其后本草大多沿用，如《证类本草》、《本草纲目》等。现在若再恢复到宋以前记载，将二者并为一条（药）似有欠妥。

(4) 现代文献大多也不将二者作为一种药物，如《普通高等教育中医药类规划教材·中药学》、《中药大词典》、《中医大辞典》、《中国医学百科全书·中医学》、《中国药材学》、《全国中药炮制规范》、《中华本草》等；只有《全国中草药汇编》、《中华人民共和国药典》、《中药志》、《中药材手册》等以“芥子”为正名把二者合并介绍。教材影响大，工具书应用广，故分开便于达成共识。

(5) 将二者分为两条有利于二药区别应用，符合临床实际，也符合科学性、系统性和约定俗成的定名原则。

1.3　与正名等效的名词：无。

2　源流考释

白芥子（十字花科一年或越年生草本植物白芥 Sinapis alba L. 的种子）始载于唐·苏敬《新修本草》卷十八：“芥，味辛，温，无毒。归鼻。主除肾邪气，利九窍，明耳目，安中，久服温中。似菘而有毛，味辣，好作菹，亦生食。其子可藏冬瓜。又有莨，以作菹，甚辣快。【谨案】此芥有三种：叶大粗者，叶堪食，子入药用，熨恶注至良；叶小子细者，叶不堪食，其子但堪为齑耳；又有白芥子，粗大白色，如白粱米，甚辛美，从戎中来。”[1] 以“白芥子”为正名收载本品的本草著作始见于明缪希雍《炮炙大法·菜部》：“白芥子，（研用）。”[2] 此后诸家本草均沿用《炮炙大法》记载本品，如明·李中梓《雷公炮制药性解》[14]、李中梓《本草征要》[15]，清·蒋居祉《本草择要纲目》[16]、陈士铎《本草新编》[3]、稻宣义《炮炙全书》[17]、汪昂《本草易读》[18]、汪昂《本草备要》[19]、张璐《本经逢原》[4]、叶桂《本草经解》[20]、吴仪洛《本草从新》[5]、严西亭《得配本草》[21]、沈金鳌《要药分剂》[22]、黄宫绣《本草求真》[23]、陈念祖《神农本草经读》[24]、姚澜《本草分经》[25]、杨时泰《本草述钩元》[26]、凌奂《本草害利》[27]、陈其瑞《本草撮要》[28]、张秉成《本草便读》[6]等。

现代有关著作多沿用前代本草记载以“白芥子”作为本品正名，如《普通高等教育中医药类规划教材·中药学》[7]、《中医大辞典·中药分册》[10]、《中药大辞典》[9]、《中国医学百科全书·中医学》[11]、《全国中药炮制规范》[13]、《中国药材学》[8]、《中华本草》[12]等。而《中药志》[29]、《中药材手册》[30]、《中国中医药学主题词表》[31]、《中华人民共和国药典》[32]则以“介子”为正名记载本品。同时尚记载有“辣菜子”《中华本草》[12]等各地的俗称。还记载有本品原植物“白芥”的异名“白芥子”《中药志》[29]等。

须予说明的是，古代文献如《名医别录》[33]记载的“芥子”当包括“黄芥子”与本品。但唐《新修本草》已将“芥（芥菜）”与“白芥”区别开来，至《开宝本草》[34]已把“白芥”从“芥（芥菜）”中单列出来，其后本草大多沿用，如《证类本草》[34]、《本草纲目》[35]等。

3　附录

3.1　又称：无。

3.2　俗称：辣菜子。

3.3　曾称：无。

3.4　原植物名称：白芥，白芥子（通称）。

4　文献通考

《名医别录》卷二：“委蛇，味甘，平，无毒。主治消渴，少气，令人耐寒。生人家园中，大枝长须，多叶两两相值，子如芥子。”[33]

《新修本草》卷十八：“芥，味辛，温，无毒。归鼻。主除肾邪气，利九窍，明耳目，安中，久服温中。似菘而有毛，味辣，好作菹，亦生食。其子可藏冬瓜。又有莨，以作菹，甚辣快。【谨案】此芥有三种：叶大粗者，叶堪食，子入药用，熨恶注至良；叶小子细者，叶不堪食，其子但堪为齑耳；又有白芥子，粗大白色，如白粱米，甚辛美，从戎中来。《别录》云：子主射工及注气发无恒处，丸服之，或捣为末，醋和涂之，随手验也。”[1]

《证类本草》卷二十七：“白芥　味辛，温，无毒。主冷气。色白，甚辛美，从西戎来。子，主射工及疰气，上气发汗，胸膈痰冷，面黄。生河东。（今附）臣禹锡等谨按陈藏器云：白芥，生太原。如芥而叶白，为茹食之，甚美。日华子云：白芥，能安五脏，功用与芥颇同。子，烧及服，可辟邪魅。图经文具芥条下。”[34]

《本草纲目》卷二十六：“白芥　（宋《开宝》附）【释名】胡芥《蜀本草》、蜀芥。时珍曰：其种来自胡戎而盛于蜀，故名。【集解】恭曰：白芥子粗大白色，如白粱米，甚辛美，从戎中来。藏器曰：白芥生太原、河东。叶如芥而白，为茹食之甚美。保升曰：胡芥，近道亦有之，叶大子白且粗，入药及啖最佳，而人间未多用之。时珍曰：白芥处处可种，但人知莳之者少尔。”[35]

《炮炙大法·菜部》：“白芥子，（研用）。”[2]

《雷公炮制药性解》卷六：“白芥子，味辛，性温无毒，入肺胃二经。主下气，止翻胃，消疟癖，辟鬼邪，驱疰气，除皮里膜外痰涎；醋研可敷射工毒；其茎叶，堪却冷气，能安五脏。按：白芥子辛宜于肺，温宜于胃，故俱入之。”[14]

《本草征要》卷一：“白芥子，味辛，性热，无毒。入肺经。解肌发汗，利气疏痰。温中而冷滞冰消，辟邪而祟魔远遁。酒服而反胃宜痊，醋涂而痈毒可散。伍苏莱为三子养亲，同术枣治胸胁痰饮。痰在胁下，及皮里膜外者，非白芥子不能达，煎汤不可太过，便减力量。”[15]

《本草择要纲目·温性药品》：“白芥子，【气味】辛温无毒。【主治】胸膈痰冷上气。

醋研敷射工毒。辛能入肺。温能发散。有利气豁痰。温中开胃。散痛消肿辟恶之功。凡痰在胁下皮里膜外者。非此不能达。古方控涎丹用之。”[16]

《本草新编》卷四：“白芥子，味辛，气温，无毒。入肝、脾、肺、胃、心与胞络之经。能去冷气，安五脏，逐膜膈之痰，辟鬼祟之气，消癖化疟，降息定喘，利窍明目，逐瘀止疼，俱能奏效。能消能降，能补能升，助诸补药，尤善收功。近人不知用白芥以化痰，而频用半夏、南星以耗气，所不解也。”[3]

《炮炙全书》卷二：“白芥子，辛，热。微焙击碎，用生绢袋盛入煮，勿煎太过，则味苦辣。”[17]

《本草易读》卷六：“白芥子二百二十四，杵末。辛，温，无毒。通行经络，利气开痰，散肿止痛，温中和胃，发汗散寒。治喘嗽而疗胸满，止反胃而除脚气，涂麻痹而敷毒肿，散损瘀而暖腰痛。芥菜子治同。”[18]

《本草备要·谷菜部》：“白芥子，宣，利气，豁痰。辛温入肺。通行经络，温中开胃，发汗散寒，利气豁痰，消肿止痛（痰行则肿消，气行则痛止。为末醋调敷，消痈肿）。治咳嗽反胃，痹木脚气，筋骨诸病（痰阻气滞）。”[19]

《本经逢原》卷三：“白芥子，辛温微毒。［发明］痰在胁下及皮里膜外，非此不能达，控涎丹用白芥子正此义也。辛能入肺，温能散表，故有利气豁痰，散痛消肿辟恶之功。昔有胁痛诸治不效，因食芥齑而愈者，偶中散结开痰之效。”[4]

《本草经解》卷四：“【白芥子】，气温。味辛。无毒。发汗。主胸膈痰冷。上气。面目黄赤。醋研敷射工毒。芥子气温。禀天春升之木气。入足厥阴肝经。味辛无毒。得地西方之金味。入手太阴肺经。气味俱升。阳也。味辛入肺。肺合皮毛。辛温发散。所以发汗。胸者肺之分也。膈者肝之分也。”[20]

《本草从新》卷十一：“白芥子，宣、利气豁痰。辛温入肺。通行经络。发汗散寒。温中开胃。利气豁痰。”[5]

《得配本草》卷五：“白芥子，辛，温。入手太阴经气分。通经络，散水饮，除疟癖，治喘嗽。痰在胁下皮里膜外，非此不达。炒研蒸饼丸，治腹中冷气。”[21]

《要药分剂》卷二：“白芥子，味辛。性温。无毒。煎汤不可过熟。熟则力减。【主治】主胸膈冷。上气。面目黄赤。（别录）暴风毒肿。流四肢疼痛。（宏景）治喘咳反胃。痹木脚气。筋骨腰节诸痛。（时珍）”[22]

《本草求真》：“白芥子，（荤辛）除胁下皮里膜外风痰。白芥子（专入肺）。气味辛温。书载能治胁下及皮里膜外之痰。”[23]

《神农本草经读·本草附录》：“白芥子，气味辛、温，无毒。发汗，主胸膈痰冷，上气，面目黄赤。醋研，敷射工毒。《别录》”[24]

《本草分经·原例》：“白芥子，辛温入肺，通行经络，发汗散寒，温中利气豁痰，痰在胁下及皮里膜外者非此不行，煎太熟则力减。芥菜子主治略同。芥菜辛热而散，通肺开胃，利气豁痰，久食发疮昏目。”[25]

《本草述钩元》卷十五：“白芥子，生太原河东。叶如芥而白。（藏器）八九月下种。冬生可食。至春茎高二三尺。其叶花而有丫。其茎中空性脆……而白芥又得金气。故温中除冷虽同。而其子之利气豁痰。更胜于芥子。（仲淳）反胃上气。白芥子末。酒服一二钱……［辨治］他芥子大如苏子而色紫。此品大如粱米而色黄白。碾用。白芥又得金气。”[26]

《本草害利·肺部药队》：“白芥子，【害】辛热泄气，昏目动火伤精。经云：辛走气，气病无多食辛，多食则筋急爪枯。即此类也。凡肺经有热，与阴虚火炎，咳嗽生痰，气虚久咳者，法在所忌。切勿误投。茎叶动风，动气，有疮疡，痔疾，便血者忌。芥叶久食则积温成热，辛散太甚，耗人真元，昏目发疮。”[27]

《本草撮要》卷四：“【白芥子】，味辛温。入手足太阴经。功专通行经络。发汗散寒。温中开胃。利气豁痰。研末酒服一钱。治反胃上气。与白芷等分为末。姜汁和涂脚气肿痛神效。有疮疡痔疾便血者俱忌。芥菜子主治略同。”[28]

《本草便读·菜部》：“白芥子，辛能发汗。热可温中。入肺胃以搜痰。并走皮间与膜外。宽胸膈而利气。却能散冷耗营阴。（白芥子此芥种类少异。茎叶青白色。其子黄白色。非如食芥之叶青绿色而子紫黑也。味大辛。性大热。入肺胃二经。散寒下气。宽胸膈。利风痰。其辛散之性。食之泪出。又能达肝。故治痰在胁下。及皮里膜外者。非此不除。但耗阴散气。昏目圣神。虚人禁用。）”[6]

《中药志》：“芥子　本品为较常用中药。商品为十字花科植物欧白芥及芥菜的成熟种子。……【原植物】①白芥　［别名］白芥子（通称）。Sinapis alba L. ［Brassica alba（L.）Boiss.；Brassica hirta Moench.］——十字花科 Cruciferae. ②芥菜　［别名］黄芥子（通称）、芥菜子、冲菜、霜不老（福建）、青菜子（四川）。Brassica juncea（L.）Czern. etCoss.（Sinapis juncea L.）——十字花科 Cruciferae.”[29]

《中药材手册》：“芥子［纲目列入菜部荤辛类芥项下］　本品为十字花科植物白芥 Sinapis alba L. 或芥 Brassica juncea（L.）Czern. et Coss. 的干燥成熟种子。原植物系一年或二年生草本，均为栽培。前者习称‘白芥子’，后者习称‘黄芥子’，习惯多以白芥子入药，黄芥子多作调味食用。”[30]

《中药大辞典》：“白芥子《唐本草》　【异名】辣菜子《中药志》。【基原】为十字花科植物白芥 Sinapis alba L. 的种子。【原植物】白芥 Sinapis alba（L.）Boiss.”[9]

《中医大辞典·中药分册》：“白芥子　出《新修本草》。又名芥菜子、辣菜子。为十字花科植物白芥 Sinapis alba（L.）Boiss. 的种子。”[10]

《中国医学百科全书·中医学》：“白芥子　始载于《新修本草》。又名辣菜子。为十字花科植物白芥 Sinapis alba L. 的种子。主产于中国安徽、河南、山东、江苏、四川、河北、陕西、山西等省。”[11]

《全国中药炮制规范》：“白芥子（芥子）［处方用名］白芥子、炒白芥子。【来源】本品为十字花科植物白芥 Sinapis alba L. 或芥 Brassica juncea（L.）Czern. et Coss. 的干燥成熟种子。前者习称‘白芥子’，后者习称‘黄芥子’。均系栽培。主产于安徽、河南、河北、山西等地。夏末秋初果实成熟时，采割全株，干燥，打下种子，除净杂质。药材以粒大、饱满者为佳。”[13]

《中国药材学》：“白芥子　【来源】本品为十字花科植物白芥 Sinapis alba L. ［Brassica alba（L.）Boiss］的种子。”[8]

《中国中医药学主题词表》：“芥子 SEMEN SINAPIS　为十字花科植物白芥或芥干燥成熟种子；属祛寒药　C 白芥；D 白芥子。”[31]

《普通高等教育中医药类规划教材·中药学》：“白芥子《别录》　为十字花科一年或

越年生草本植物白芥 Sinapis alba L. 的种子。主产于安徽、河南等地。夏末秋初，果实成熟时割取全株，晒干后打下种子。生用或炒用。”[7]

《中华本草》：“白芥子《新修本草》 【异名】辣菜子《中药志》。【来源】为十字花科植物白芥 Sinapis alba L. 的种子。【原植物】白芥 Sinapis alba L.”[12]

《中华人民共和国药典》：“芥子 Semen sinapis 本品为十字花科植物白芥 Sinapis alba L. 或芥 Brassica juncea（L.）Czern. et Coss. 的干燥成熟种子。前者习称‘白芥子’，后者习称‘黄芥子’。夏末秋初果实成熟时采割植株，晒干，打下种子，除去杂质。”[32]

5 参考文献

1 唐·苏敬等撰. 新修本草. 合肥：安徽科学技术出版社，1981，463

2 明·缪希雍. 炮炙大法. 明末庄继先校刻本

3 清·陈士铎. 本草新编. 北京：中国中医药出版社，1996，238

4 清·张璐. 本经逢原. 上海：上海科学技术出版社，1959，132

5 清·吴仪洛. 本草从新. 北京：中医古籍出版社，2001，157

6 清·张秉成. 本草便读. 上海：上海卫生出版社，1957，85

7 雷载权主编. 普通高等教育中医药类规划教材·中药学. 上海：上海科学技术出版社，1995，226

8 徐国钧等主编. 中国药材学. 北京：中国医药科技出版社，1996，1224

9 江苏新医学院编. 中药大辞典. 上海：上海科学技术出版社，1977，716

10 《中医大辞典》编辑委员会编. 中医大辞典·中药分册. 北京：人民卫生出版社，1982，112

11 《中医学》编辑委员会. 中国医学百科全书·中医学. 上海：上海科学技术出版社，1997，1189

12 国家中医药管理局《中华本草》编委会. 中华本草. 第三册. 上海：上海科学技术出版社，1999，735

13 中华人民共和国卫生部药政管理局编. 全国中药炮制规范. 北京：人民卫生出版社，1988，136

14 明·李中梓. 雷公炮制药性解. 见：中国医学大成（二）. 长沙：岳麓书社，1990，157

15 明·李中梓. 本草征要. 见：李中梓医学全书. 北京：中国中医药出版社，1999，147

16 清·蒋居祉. 本草择要纲目. 见：珍本医书集成. 本草类. 上海：上海科学技术出版社，1985，70

17 ［日］稻宣义. 炮炙全书. 北京：中医古籍出版社，1981，90

18 清·汪昂. 本草易读. 北京：人民卫生出版社，1997，258

19 清·汪昂. 本草备要. 北京：中国中医药出版社，1998，209

20 清·叶桂. 本草经解. 上海：上海科学技术出版社，1958，111

21 清·严西亭. 得配本草. 上海：上海卫生出版社，1957，21

22 清·沈金鳌. 要药分剂. 上海：上海科学技术出版社，1959，43

23 清·黄宫绣. 本草求真. 上海：上海科学技术出版社，1959，125

24 清·陈念祖. 神农本草经读. 北京：人民卫生出版，1959，53

25 清·姚澜. 本草分经. 上海：上海科学技术出版社，1989，65

26 清·杨时泰. 本草述钩元. 上海：科技卫生出版社，1958，396

27 清·凌奂. 本草害利. 北京：中医古籍出版社，1982，82

28 清·陈其瑞. 本草撮要. 见：珍本医书集成. 本草类. 上海：上海科学技术出版社，1985，56

29 中国医学科学院药物研究所等编. 中药志. 第三册. 北京：人民卫生出版社，1993，374

30 中华人民共和国卫生部药政管理局主编. 中药材手册. 北京：人民卫生出版社，1998，303

31 吴兰成主编. 中国中医药学主题词表. 北京：中医古籍出版社，1996，187

32 国家药典委员会编. 中华人民共和国药典. 一部. 北京：化学工业出版社，2000，127

33 魏晋·名医别录. 北京：人民卫生出版社，1986，168
34 宋·唐慎微. 北京：人民卫生出版社，1957，505
35 明·李时珍. 本草纲目. 北京：人民卫生出版社，1982，1609

122 白豆蔻
Baidoukou
Fructus Amomi Rotundus

1 定名依据

1.1 正名

1.1.1 汉文名：白豆蔻（为姜科植物白豆蔻 Amomum kravanh Pierre ex Gagnep. 或爪哇白豆蔻 Amomum compactum Soland ex Maton 的干燥成熟果实）。

1.1.2 英文名：cardamon fruit.

1.2 依据

1.2.1 定名的文献依据

(1)《本草图经》第七：“白豆蔻，出伽古罗国，今广州、宜州亦有之，不及蕃舶者佳。苗类芭蕉，叶似杜若，长八、九尺而光滑，冬夏不凋；花浅黄色；子作朵如葡萄，生青熟白，七月采。”[1]

(2)《证类本草》卷九：“白豆蔻，味辛，大温，无毒。主积冷气，止吐逆反胃，消谷下气。出伽古罗国，呼为多骨。形如芭蕉，叶似杜若，长八、九尺。冬夏不凋，花浅黄色，子作朵如葡萄，其子初出微青，熟则变白，七月采。(今附)”[2]

(3)《汤液本草》卷三：“白豆蔻，气热，味大辛，味薄气厚，阳也。辛，大温。无毒。入手太阴经。”[3}

(4)《本草纲目》卷十四：“白豆蔻，(宋《开宝》)。【释名】多骨。【集解】志曰：白豆蔻，出伽古罗国，呼为多骨。其草形如芭蕉，叶似杜若，长八九尺而光滑，冬夏不凋，花浅黄色，子作朵如葡萄，初出微青，熟则变白，七月采之。[4]

(5)《本经逢原》卷二：“白豆蔻，俗名壳蔻。辛温，无毒。忌见火，去净膈膜，不尔令人膈满。凡草果、草豆蔻、缩砂皆然，不独白蔻也。[发明] 白豆蔻辛香上升，入脾肺二经，散肺中滞气。”[5]

(6)《本草经解》卷二：“【白豆蔻】，气大温。味辛。无毒。主积冷气。止吐逆反胃。消谷下气。白蔻气大温。禀天水火之气。入足厥阴肝经。手少阳相火三焦经。味辛无毒。得地西方燥金之味。入手太阴肺经、足阳明胃经。”[6]

(7)《本草从新》卷二：“白豆蔻，宣、行气暖胃。辛热。流行三焦。温暖脾胃。（三焦利、脾胃运、诸证自平。）而为肺家本药。（肺主气。）散滞气。消酒积。除寒燥湿。化食宽膨。治脾虚疟疾。感寒腹痛。吐逆反胃。白睛翳膜。”[7]

(8)《本草述钩元》卷八：“白豆蔻，其草冬夏不凋。其子圆大如白牵牛子。其壳白厚。其仁如缩砂仁。气味香辣辛凉。性大温。味薄气厚。轻清而升。阳也。浮也。入手太阴。

亦入足阳明经。"[8]

(9)《本草撮要》卷一："【白豆蔻】，味辛热。入手太阴经。功专散滞破积。脾虚疟疾。感寒腹痛。白睛翳膜。目眦红筋。得砂仁、甘草治小儿吐乳。得砂仁、丁香、陈皮治反胃。"[9]

(10)《中医大辞典·中药分册》："白豆蔻　出《本草拾遗》。又名白蔻、白蔻仁、豆蔻、蔻米。为姜科植物白豆蔻 Amomum kravanh Pierre ex Gagnep. 的果实。"[10]

(11)《中药大辞典》："白豆蔻《本草拾遗》　【异名】　多骨《本草拾遗》，壳蔻《本经逢原》，白蔻《本草经解》。【基原】为姜科植物白豆蔻的果实。【原植物】白豆蔻 Amomum cardamomum L."[11]

(12)《中国医学百科全书·中医学》："白豆蔻　始载于《本草拾遗》。又名多骨、壳蔻、紫蔻、圆豆蔻、十开蔻。为姜科植物白豆蔻 Amomum kravanh Pierre ex Gagnep. 或爪哇白豆蔻 A. compactum Soland ex Maton 的果实。"[12]

(13)《中药志》[13]、《中国药材学》[14]、《中华本草》[15]等现代中药著作多以"白豆蔻"作为本品正名（参见"文献通考"）。

1.2.2　定名选择的理由

(1) 白豆蔻 Fructus amomi rotundus，系姜科植物白豆蔻 Amomum kravanh Pierre ex Gagnep. 或爪哇白豆蔻 A. compactum Soland ex Maton 的干燥成熟果实。本品始载于《开宝本草》，并以"白豆蔻"作为本品正名记录。其后历代重要本草著作，如宋·苏颂《本草图经》、唐慎微《证类本草》，元·王好古《汤液本草》，明·李时珍《本草纲目》，清·张璐《本经逢原》、叶桂《本草经解》、吴仪洛《本草从新》、杨时泰《本草述钩元》、陈其瑞《本草撮要》等在载录本品时均以"白豆蔻"作为正名。

(2) 我国最新出版的辞书类著作《中医大辞典·中药分册》、《中药大辞典》、《中国医学百科全书·中医学》等均以"白豆蔻"作为本品正名，现代本草著作如《中药志》、《中国药材学》、《中华本草》等亦以"白豆蔻"作为本药正名。说明"白豆蔻"作为本品正名已成为共识。

(3) 以"白豆蔻"作为本药正名，便于与"草豆蔻"、"红豆蔻"等鉴别，有利于临床应用。

(4) 以"白豆蔻"作为本药正名，则与原植物名保持一致，可以避免药名与原植物名的混淆。

1.3　与正名等效的名词：无。

2　源流考释

白豆蔻（姜科植物白豆蔻 Amomum kravanh Pierre ex Gagnep. 或爪哇白豆蔻 A. compactum Soland ex Maton 的干燥成熟果实）始载于唐·陈藏器《开宝本草》，并以"白豆蔻"作为本药正名。同时尚载录有本品异名"多骨"。如《证类本草》卷九："白豆蔻，味辛，大温，无毒。主积冷气，止吐逆反胃，消谷下气。出伽古罗国，呼为多骨。形如芭蕉，叶似杜若，长八、九尺。冬夏不凋，花浅黄色，子作朵如葡萄，其子初出微青，熟则变白，七月采。(今附)"[2]

其后至明代以前的本草即沿用《开宝本草》记载，以"白豆蔻"为正名，如宋·苏颂《本草图经》[1]、唐慎微《证类本草》[2]，元·王好古《汤液本草》[3]等。

明清时期的本草著作仍沿用《开宝本草》记载，以“白豆蔻”为正名。如明·李时珍《本草纲目》[4]，清·张璐《本经逢原》[5]、叶桂《本草经解》[6]、吴仪洛《本草从新》[7]、黄宫绣《本草求真》[16]、陈念祖《神农本草经读》[17]、姚澜《本草分经》[18]、杨时泰《本草述钩元》[8]、蒋居祉《本草择要纲目》[19]、严西亭《得配本草》[20]、张秉成《本草便读》[21]、陈其瑞《本草撮要》[9]等。同时尚载录有本品异名“壳蔻”、“白蔻”、“豆仁”。如清·张璐《本经逢原》卷二：“白豆蔻，俗名壳蔻。辛温，无毒。忌见火，去净膈膜，不尔令人膈满。”[5]叶桂《本草经解》卷二：“【白豆蔻】，气大温。味辛。无毒。白蔻气大温。禀天水火之气。入足厥阴肝经。”[6]《得配本草》卷二：“白豆蔻，俗呼豆仁。”[20]

现代有关著作多沿用前代大多本草记载以“白豆蔻”作为本品正名，如《中医大辞典·中药分册》[10]、《中药大辞典》[11]、《中国医学百科全书·中医学》[12]、《中药志》[13]、《中国药材学》[14]、《中华本草》[15]等。虽然《中药材手册》[22]、《全国中草药汇编》[23]、《全国中药炮制规范》[24]、《普通高等教育中医药类规划教材·中药学》[25]、《中华人民共和国药典》[26]是以“豆蔻”作为本品正名记录，但无一不明确指出“豆蔻”既“白豆蔻”也。现代本草记载的各地俗称有“豆蔻”、“白蔻仁”、“蔻米”《中医大辞典》[10]，“原白蔻”、“印尼白蔻”、“紫豆蔻”《中药材手册》[22]，“圆豆蔻”、“紫蔻”、“十开蔻”《全国中草药汇编》[23]，“扣米”《中国药材学》[14]等。还记载有本品原植物“白豆蔻”的异名“豆蔻”《中药志》[13]；或原植物名称“爪哇豆蔻”《中药志》[13]等。

3　附录

3.1　又称：无。

3.2　俗称：白蔻仁，豆蔻，蔻米，原白蔻，印尼白蔻，紫豆蔻，圆豆蔻，紫蔻，十开蔻，扣米，豆蔻仁，豆蔻皮。

3.3　曾称：多骨《开宝本草》，壳蔻《本经逢原》，白蔻《本草经解》，豆仁《得配本草》。

3.4　原植物名称：白豆蔻，豆蔻；爪哇豆蔻。

4　文献通考

《本草图经》第七：“白豆蔻，出伽古罗国，今广州、宜州亦有之，不及蕃舶者佳。苗类芭蕉，叶似杜若，长八、九尺而光滑，冬夏不凋；花浅黄色；子作朵如葡萄，生青熟白，七月采。”[1]

《证类本草》卷九：“白豆蔻，味辛，大温，无毒。主积冷气，止吐逆反胃，消谷下气。出伽古罗国，呼为多骨。形如芭蕉，叶似杜若，长八、九尺。冬夏不凋，花浅黄色，子作朵如葡萄，其子初出微青，熟则变白，七月采。（今附）”[2]

《汤液本草》卷三：“白豆蔻，气热，味大辛，味薄气厚，阳也。辛，大温。无毒。入手太阴经。”[3]

《本草纲目》卷十四：“白豆蔻，（宋《开宝》）。【释名】多骨。【集解】志曰：白豆蔻，出伽古罗国，呼为多骨。其草形如芭蕉，叶似杜若，长八九尺而光滑，冬夏不凋，花浅黄色，子作朵如葡萄，初出微青，熟则变白，七月采之。颂曰：今广州、宜州亦有之，不及番舶来者佳。时珍曰：白豆蔻子圆大如白牵牛子，其壳白厚，其仁如缩砂仁。入药，去皮炒用。”[4]

《本经逢原》卷二：“白豆蔻，俗名壳蔻。辛温，无毒。忌见火，去净膈膜，不尔令人膈满。凡草果、草豆蔻、缩砂皆然，不独白蔻也。[发明] 白豆蔻辛香上升，入脾肺二经，散肺中滞气。”[5]

《本草经解》卷二：“【白豆蔻】，气大温。味辛。无毒。主积冷气。止吐逆反胃。消谷下气。白蔻气大温。禀天水火之气。入足厥阴肝经。手少阳相火三焦经。味辛无毒。得地西方燥金之味。入手太阴肺经、足阳明胃经。”[6]

《本草从新》卷二：“白豆蔻，宣、行气暖胃。辛热。流行三焦。温暖脾胃。（三焦利、脾胃运、诸证自平。）而为肺家本药。（肺主气。）散滞气。消酒积。除寒燥湿。化食宽膨。治脾虚疟疾。感寒腹痛。吐逆反胃。白睛翳膜。”[7]

《本草求真·上编》：“白豆蔻，（芳草）宜散肺分寒滞温暖脾胃。白豆蔻（专入肺脾胃。兼入大肠）。本与缩砂密一类。气味既同。功亦莫别。然此另有一种清爽妙气。”[16]

《神农本草经读·本草附录》：“白豆蔻，气味辛温，无毒。主积冷气，止吐逆反胃，消谷下气。《开宝》”[17]

《本草分经·原例》：“白豆蔻，辛热肺经本药流行三焦温暖脾胃散滞气消酒积除寒燥湿化食宽膨。”[18]

《本草述钩元》卷八：“白豆蔻，其草冬夏不凋。其子圆大如白牵牛子。其壳白厚。其仁如缩砂仁。气味香辣辛凉。性大温。味薄气厚。轻清而升。阳也。浮也。入手太阴。亦入足阳明经……［总论］白豆蔻、草豆蔻、肉豆蔻、草果。按草实中。凡名豆蔻者三。皆南方所产。”[8]

《本草择要纲目·热性药品》：“白豆蔻，【气味】大温无毒。轻清而升。阳也浮也。入手太阴经。”[19]

《得配本草》卷二：“白豆蔻，俗呼豆仁。辛，大温。味薄气厚，轻清而升，阳也、浮也。入手太阴经。散胸中滞气，去感寒腹痛，温脾暖胃。治赤眼暴发，去太阳经目内大眦红筋。杨士瀛云：白豆蔻治脾虚疟疾，呕吐寒热，能消能磨，流行三焦，营卫一转，诸证自平。”[20]

《本草撮要》卷一：“【白豆蔻】，味辛热。入手太阴经。功专散滞破积。脾虚疟疾。感寒腹痛。白睛翳膜。目眦红筋。得砂仁、甘草治小儿吐乳。得砂仁、丁香、陈皮治反胃。凡因热受病者均忌。胃冷恶心。食下即吐。以三枚研末酒冲服。味苦辛。性温无毒。”[9]

《本草便读·草部》：“白豆蔻，性热气香。入肺部宣邪破滞。味辛质燥。行胃中止呕除寒。（白豆蔻辛热。气香色白。入肺。理上焦一切寒凝气滞。故又兼入胃腑。散逆气。凡呕吐呃逆等证。因于寒滞者。皆可用之。然辛热香燥之物。阴虚多火者。不可乱投。）”[21]

《中药志》：“白豆蔻　本品为常用中药。商品主要为姜科植物白豆蔻和爪哇白豆蔻的干燥果实，用时去果皮。……【原植物】①白豆蔻（《开宝本草》）　豆蔻（《名医别录》）*Amomum kravanh* Pierre ex Gagnep. ——姜科 Zingiberaceae. ②爪哇豆蔻 *Amomum* compactum Soland. ex Maton (A. cardamomum auct. Non L.)——姜科 Zingiberaceae."[13]

《中药材手册》:"豆蔻［纲目名白豆蔻，列入草部芳草类］ 本品为进口药材。商品按产地来源不同分为二种：一为姜科植物白豆蔻 Amomum kravanh Pierre ex Gagnep. 的干燥成熟果实，习称"原白蔻"。另一种为姜科植物爪哇白豆蔻 Amomum compactum Soland. ex Maton 的干燥成熟果实，习称"印尼白蔻"。原植物均系多年生草本，野生与栽培均有。其种子、果壳均可入药，但以种子为主，用时取种子，在未使用前须存留于蒴果中。商品中有一种小豆蔻，质量差，进口时需注意。［别名］白蔻、紫豆蔻。"[22]

《全国中草药汇编》:"豆蔻 ［别名］圆豆蔻、白豆蔻、紫蔻、十开蔻。【来源】为姜科豆蔻属植物白豆蔻 Amomum kravanh Pierre ex Gagnep. 的种子，在未使用前须留存于蒴果中。"[23]

《中医大辞典·中药分册》:"白豆蔻 出《本草拾遗》。又名白蔻、白蔻仁、豆蔻、蔻米。为姜科植物白豆蔻 Amomum kravanh Pierre ex Gagnep. 的果实。"[10]

《中药大辞典》:"白豆蔻《本草拾遗》 【异名】 多骨《本草拾遗》，壳蔻《本经逢原》，白蔻《本草经解》。【基原】为姜科植物白豆蔻的果实。【原植物】白豆蔻 Amomum cardamomum L."[11]

《中国医学百科全书·中医学》:"白豆蔻 始载于《本草拾遗》。又名多骨、壳蔻、紫蔻、圆豆蔻、十开蔻。为姜科植物白豆蔻 Amomum kravanh Pierre ex Gagnep. 或爪哇白豆蔻 A. compactum Soland ex Maton 的果实。前者产于柬埔寨、泰国，后者产于印度尼西亚。两者在中国云南南部和海南省均有栽培。"[12]

《全国中药炮制规范》:"豆蔻 ［处方用名］白豆蔻、豆蔻仁、豆蔻皮。【来源】本品为姜科植物白豆蔻 Amomum kravanh Pierre ex Gagnep. 的干燥成熟果实。多系栽培。我国广东、云南有栽培。每年7月至翌年4月果实呈黄绿色尚未开裂时采收，除去残留的果柄，干燥。药材以个大饱满、果皮薄而完整、气味浓厚者为佳。"[24]

《中国药材学》:"白豆蔻 ［别名］圆豆蔻，扣米。【来源】本品为姜科植物白豆蔻 Amomum kravanh Pierre ex Gagnep. 或爪哇白豆蔻 A. compactum Soland ex Maton 的果实。"[14]

《普通高等教育中医药类规划教材·中药学》:"豆蔻《开宝本草》 为姜科多年生草本植物白豆蔻 Amomum kravanh Pierre ex Gagnep. 的成熟果实。主产于东柬埔寨、老挝、越南、斯里兰卡等地。我国云南、广东、广西等地亦有栽培。秋季采收，晒干生用，用时捣碎。"[25]

《中华本草》:"白豆蔻《开宝本草》 【异名】多骨《开宝本草》、壳蔻《本经逢原》、白蔻《本草经解》、圆豆蔻、扣米《中草药学》，豆蔻《中华人民共和国药典》……【来源】为姜科植物白豆蔻和爪哇豆蔻的成熟果实。按产地不同分为'原豆蔻'和'印尼白蔻'。【原植物】①白豆蔻 Amomum kravanh Pierre ex Gagnep. ②爪哇豆蔻 Amomum compactum Soland. ex Maton"[15]

《中华人民共和国药典》:"豆蔻 Fructus amomi rotundus 本品为姜科植物白豆蔻 Amomum kravanh Pierre ex Gagnep. 或爪哇白豆蔻 Amomum compactum Soland ex Maton 的干燥成熟果实。按产地不同分为'原豆蔻'和'印尼白蔻'。"[26]

5 参考文献

1 宋·苏颂. 本草图经. 合肥：安徽科学技术出版社，1994，230
2 宋·唐慎微. 证类本草. 北京：人民卫生出版社，1957，239
3 元·王好古. 汤液本草. 见：景印文渊阁四库全书（745）. 北京：中医古籍出版社，1986，942
4 明·李时珍. 本草纲目. 北京：人民卫生出版社，1982，867
5 清·张璐. 本经逢原. 上海：上海科学技术出版社，1959，57
6 清·叶桂. 本草经解. 上海：上海科学技术出版社，1958，32
7 清·吴仪洛. 本草从新. 北京：中医古籍出版社，2001，37
8 清·杨时泰. 本草述钩元. 上海：科技卫生出版社，1958，178
9 清·陈其瑞. 本草撮要. 见：珍本医书集成. 本草类. 上海：上海科学技术出版社，1985，23
10 《中医大辞典》编辑委员会编. 中医大辞典·中药分册. 北京：人民卫生出版社，1982，36
11 江苏新医学院编. 中药大辞典. 上海：上海科学技术出版社，1977，710
12 《中医学》编辑委员会. 中国医学百科全书·中医学. 上海：上海科学技术出版社，1997，1047
13 中国医学科学院药物研究所等编. 中药志. 第二册. 北京：人民卫生出版社，1993，253
14 徐国钧等主编. 中国药材学. 北京：中国医药科技出版社，1996，603
15 国家中医药管理局《中华本草》编委会. 中华本草. 第八册. 上海：上海科学技术出版社，1999，501
16 清·黄宫绣. 本草求真. 上海：上海科学技术出版社，1959，109
17 清·陈念祖. 神农本草经读. 北京：人民卫生出版，1959，49
18 清·姚澜. 本草分经. 上海：上海科学技术出版社，1989，73
19 清·蒋居祉. 本草择要纲目. 见：珍本医书集成. 本草类. 上海：上海科学技术出版社，1985，45
20 清·严西亭. 得配本草. 上海：上海卫生出版社，1957，42
21 清·张秉成. 本草便读. 上海：上海卫生出版社，1957，39
22 中华人民共和国卫生部药政管理局主编. 中药材手册. 北京：人民卫生出版社，1998，311
23 《全国中草药汇编》编写组编. 全国中草药汇编. 下册. 北京：人民卫生出版社，1996，283
24 中华人民共和国卫生部药政管理局编. 全国中药炮制规范. 北京：人民卫生出版社，1988，134
25 雷载权主编. 普通高等教育中医药类规划教材·中药学. 上海：上海科学技术出版社，1995，129
26 国家药典委员会编. 中华人民共和国药典. 一部. 北京：化学工业出版社，2000，132

123 白附子
Baifuzi
Rhizoma Typhonii

1 定名依据

1.1 正名

1.1.1 汉文名：白附子（为天南星科植物独角莲 Typhonium giganteum Engl. 的干燥块茎）。

1.1.2 英文名：giant typhonium rhizome.

1.2　依据

1.2.1　定名的文献依据

(1)《中华人民共和国药典》:“白附子 Rhizoma typhonii　本品为天南星科植物独角莲 Typhonium giganteum Engl. 的干燥块茎。秋季采挖，除去须根及外皮，晒干。”[1]

(2)《中医大辞典·中药分册》:“白附子　出《名医别录》。又名禹白附、鸡心白附。为天南星科植物独角莲 Typhonium giganteum Engl. 的块茎。主产河南、陕西、四川、湖北。”[2]

(3)《中国医学百科全书·中医学》:“白附子　又名禹白附、牛奶白附、鸡心白附、野芋、疗毒豆。为天南星科植物独角莲 Typhonium giganteum Engl. 的块茎。9~10月间采挖，除去残茎及须根，撞去或用竹刀削去外皮，用硫黄熏1~2次，晒干。”[3]

(4)《中国中医药学主题词表》:“白附子 RHIZOMA TYPHONII　为天南星科植物独角莲的干燥块茎；属化痰药（中药）C 独角莲　D 禹白附”[4]

(5)《中药志》[5]、《中药材手册》[6]、《全国中药炮制规范》[7]、《中国药材学》[8]、《中华本草》[9]等现代中药著作多以“白附子”作为本品正名（参见“文献通考”）。

1.2.2　定名选择的理由

白附子 Rhizoma typhonii，为天南星科植物独角莲 Typhonium giganteum Engl. 的干燥块茎。“白附子”作为本品正名始载于现代本草著作。我国最新版的《中华人民共和国药典》以及辞书类中药著作《中医大辞典·中药分册》、《中国医学百科全书·中医学》等均以“白附子”作为本品正名。已经广泛应用于中医药学文献标引、检索的《中国中医药学主题词表》也以“白附子”作为本药的正式主题词。现代本草著作《中药志》、《中华本草》、《中国药材学》、《中药材手册》、《全国中药炮制规范》等虽记载了不少本品各地的俗称，但也均以“白附子”为正名收载。总之，“白附子”作为本药正名已成公论。

1.3　与正名等效的名词：无。

2　源流考释

白附子（天南星科植物独角莲 Typhonium giganteum Engl. 的干燥块茎）。“白附子”之名始载于魏晋《名医别录》:“白附子，主治心痛，血痹，面上百病，行药势，生蜀郡。三月采。”[10]但因无形态描述，原植物属于何种，很难肯定。其后宋·唐慎微《证类本草》[11]，明·李时珍《本草纲目》[12]等本草著作对白附子产地及形态的记述，均为毛茛科植物黄花乌头，药材称关白附，应与本品区别使用。

对本品的明确记载始自现代本草著作。现代中药著作对“白附子”的记载又分为两类，多数著作以“白附子”作为本品正名，如《中华人民共和国药典》[1]、《中医大辞典·中药分册》[2]、《中国医学百科全书·中医学》[3]、《中国中医药学主题词表》[4]、《中药志》[5]、《中药材手册》[6]、《全国中药炮制规范》[7]、《中国药材学》[8]、《中华本草》[9]、《全国中草药名鉴》[13]等；个别著作以“禹白附”为正名，如《中药大辞典》[14]、《全国中草药汇编》[15]、《普通高等教育中医药类规划教材·中药学》[16]等。由于《药典》等多数著作的主导地位，本文认为以“白附子”作正名更为适宜。此外，现代本草还载有本品各地的俗称“禹白附”、“独角莲”、“独脚莲”、“牛奶白附”、“鸡心白附”、“疔毒豆”、“麻芋子”、“雷振子”《全国中草药汇编》[15]，“野芋”《中国医学百科全书·中医学》[3]，“滴水参”《中国药材学》[8]，“野半夏”、“野慈菇”《中华本草》[9]，“大半夏”、“太子莲”、“麻芋”、“毛半夏”、“野芋头”、“野魔芋”《全国中草药名鉴》[13]等。还记载有本品原植物“独脚莲”的异名“白附子”、“牛奶白附”、“疔毒豆”、“红南星”、“麻芋子”《中药志》[5]等。

3　附录

3.1　又称：生白附子、制白附子（饮片规格名）。

3.2　俗称：野芋、滴水参（湖北），疔毒豆（东北），雷振子（山东），牛奶白附（河北），野半夏（江西），野慈菇（泉州），麻芋子（甘肃），大半夏（陕西、甘肃），太子莲（河北），麻芋（陕西），毛半夏（甘肃），野芋头（湖北），野魔芋（广西），禹白附，独角莲，独脚莲，鸡心白附。

3.3　曾称：无。

3.4　原植物名称：独脚莲，白附子（通称），牛奶白附、疔毒豆（东北），红南星、麻芋子（陕西、甘肃）。

4　文献通考

《名医别录》卷第三：“白附子主治心痛，血痹，面上百病，行药势，生蜀郡。三月采。”[10]

《证类本草》卷第十一：“白附子主心痛血痹，面上百病，行药势。生蜀郡。三月采。陶隐居云：此物乃言出芮，芮久绝，俗无复真者，今人乃作之献用。唐本注云：此物本出高丽，今出凉州已西，形似天雄。”[11]

《本草纲目》第十七卷：“白附子（《别录》下品）【气味】辛、甘，大温，有小毒。保升曰：甘、辛，温。大明曰：无毒。珣曰：小毒。入药炮用。杲曰：纯阳。引药势上行。”[12]

《中药志》：“白附子　本品为常用中药。商品为天南星科植物独脚莲的块茎。……【原植物】独脚莲　［别名］白附子（通称），牛奶白附、疔毒豆（东北），红南星、麻芋子（陕西、甘肃）。Typhonium giganteum Engl. ［T. giraldii（Baroni）Engl.］——天南星科 Araceae”[5]

《中药材手册》：“白附子［纲目列入草部毒草类］　全国大部地区使用天南星科植物独角莲 Typhonium giganteum Engl. 的干燥块茎，原植物系多年生草本，野生与栽培均有，习称禹白附。东北地区、浙江、上海、广东等地使用的为毛茛科植物黄花乌头 Aconitum coreanum（Levl）Raipaics 的干燥块根，原植物亦系多年生草本，多为野生，习称关白附。二者植物来源、药材形性、成分、疗效等均不同，故根据目前使用情况白附子分有禹白附和关白附两大类，中国药典（1985 年版）只收载了禹白附。”[6]

《全国中草药汇编》：“禹白附　别名：白附子、独角莲、独脚莲、牛奶白附、鸡心白附、疔毒豆、麻芋子、雷振子。【来源】为天南星科植物独角莲 Typhonium giganteum Engl. 的块茎。”[15]

《中药大辞典》：“禹白附《中药志》　【异名】牛奶白附《中药志》，鸡心白附《中药材品种论述》。【基原】为天南星科犁头草属植物独角莲 Typhonium giganteum Engl. 的块茎。”[14]

《中医大辞典·中药分册》：“白附子　出《名医别录》。又名禹白附、鸡心白附。为天南星科植物独角莲 Typhonium giganteum Engl. 的块茎。主产河南、陕西、四川、湖北。”[2]

《中国医学百科全书·中医学》：“白附子　又名禹白附、牛奶白附、鸡心白附、野芋、疗毒豆。为天南星科植物独角莲 Typhonium giganteum Engl. 的块茎。9～10 月间采挖，除去残茎及须根，撞去或用竹刀削去外皮，用硫黄熏 1～2 次，晒干。”[3]

《全国中药炮制规范》：“白附子（禹白附）　［处方用名］生白附子、制白附子。【来源】本品为天南星科植物独角莲 Typhonium giganteum Engl. 的干燥块茎。野生或栽培。主产于河南、陕西、四川、湖北等地。秋季采挖，除去残茎、须根，撞去或用竹刀削去粗皮，洗净，干燥。药材以个大、肥壮、色白、粉性足者为佳。”[7]

《中国药材学》：“白附子　［别名］禹白附，野芋、滴水参（湖北），疔毒豆（东北），雷振子（山东），牛奶白附（河北）。【来源】为天南星科植物独角莲 Typhonium giganteum Engl. 的块茎。”[8]

《中国中医药学主题词表》：“白附子 RHIZOMA TYPHONII　为天南星科植物独角莲的干燥块茎；属化痰药（中药）C 独角莲　D 禹白附。”[4]

《普通高等教育中医药类规划教材·中药学》：“禹白附　为天南星科多年生草本植物独角莲 Typhonium giganteum Engl. 的块茎。生产于河南、甘肃、湖北等地。秋季采挖，除去残茎，须根及外皮；用硫黄熏 1～2 次，晒干。或用白矾、生姜制后切片。”[16]

《中华本草》：“白附子《中华人民共和国药典》　【异名】禹白附《中华人民共和国药典》，牛奶白附《中药志》，野半夏《江西民间草药》，野慈菇《泉州本草》，鸡心白附《全国中草药汇编》，麻芋子（甘肃）。［品种考证］白附子之名首见于《别录》，并云：“生蜀郡，三月采。”因无形态描述，原植物属于何种，很难肯定。其后《证类本草》、《纲目》等本草著作对白附子产地及形态的记述，均为毛茛科植物黄花乌头，药材称关白附，应与本品区别使用。【来源】为天南星科植物独角莲的块茎。【原植物】独角莲 Typhonium giganteum Engl.[9]

《中华人民共和国药典》：“白附子 Rhizoma typhonii　本品为天南星科植物独角莲 Typhonium giganteum Engl. 的干燥块茎。秋季采挖，除去须根及外皮，晒干。”[1]

《全国中草药名鉴》：“植物名　独角莲《中国植物志》　药材名　白附子《本草原始》、《药典》　地方名　大半夏（陕西、甘肃）；河北：太子莲；陕西：麻芋；甘肃：毛半夏；江西：野半夏；湖北：野芋头；广西：野魔芋……”[13]

5　参考文献

1　国家药典委员会编．中华人民共和国药典．一部．北京：化学工业出版社，2000，80

2　《中医大辞典》编辑委员会编．中医大辞典·中药分册．北京：人民卫生出版社，1982，113

3　《中医学》编辑委员会．中国医学百科全书·中医学．上海：上海科学技术出版社，1997，1187

4　吴兰成主编．中国中医药学主题词表．北京：中医古籍出版社，1996，7

5　中国医学科学院药物研究所等编．中药志．第二册．北京：人民卫生出版社，1993，325

6　中华人民共和国卫生部药政管理局主编．中药材手册．北京：人民卫生出版社，1998，86

7 中华人民共和国卫生部药政管理局编．全国中药炮制规范．北京：人民卫生出版社，1988，41
8 徐国钧等主编．中国药材学．北京：中国医药科技出版社，1996，608
9 国家中医药管理局《中华本草》编委会．中华本草．第八册．上海：上海科学技术出版社，1999，530
10 魏晋·名医别录．北京：人民卫生出版社，1986，232
11 宋·唐慎微．证类本草．北京：人民卫生出版社，1993，279
12 明·李时珍．本草纲目．北京：人民卫生出版社，1982，283
13 谢宗万等主编．全国中草药名鉴．上册．北京：人民卫生出版社，1996，1010
14 江苏新医学院编．中药大辞典．上海：上海科学技术出版社，1977，1689
15 《全国中草药汇编》编写组编．全国中草药汇编．上册．北京：人民卫生出版社，1996，644
16 雷载权主编．普通高等教育中医药类规划教材·中药学．上海：上海科学技术出版社，1995，225

124 白英
Baiying
Herba Solani

1 定名依据

1.1 正名

1.1.1 汉文名：白英〔为茄科植物白英 Solanum lyratum Thunb. ［S. dulcamara L. var. lyratum（Thunb.）Sieb. et Zucc.］的全草〕。

1.1.2 英文名：climbing nightshade.

1.2 依据

1.2.1 定名的文献依据

(1)《神农本草经》卷一："白英，味甘，寒。主寒热、八疸、消渴，补中益气。久服，轻身、延年。一名谷菜（元本误作黑字），生山谷。"[1]

(2)《本草经集注·草本上品》："白英，味甘，寒，无毒。主治寒热，八疸，消渴，补中益气。久服轻身，延年，一名谷菜，一名白草。生益州山谷。春采叶，夏采茎，秋采花，冬采根。"[2]

(3)《新修本草》卷六："白英，味甘，寒，无毒。主寒热，八疸，消渴，补中益气。久服轻身延年。一名谷菜，一名白草。生益州山谷。春采叶，夏采茎，秋采花，冬采根。"[3]

(4)《证类本草》卷六："白英，味甘，寒，无毒。主寒热，八疸，消渴，补中益气。久服轻身延年。一名谷菜，一名白草。生益州山谷。春采叶，夏采茎，秋采花，冬采根。陶隐居云：诸方药不用。"[4]

(5)《本草纲目》卷十八："白英，《本经·上品》。【校正】并入《别录》鬼目。【释名】縠菜《本经》、白草《别录》、白幕《拾遗》、排风（同上），子名鬼目。时珍曰：白英，谓其花色；縠菜，象其叶文；排风，言其功用；鬼目，象其子形。"[5]

(6)《神农本草经赞》卷一："白英，味甘寒。主寒热入疸。消渴补中益气。久服轻身延年。一名谷菜。生山谷。白幕排风。五丫蔓绕。叶展春妍。茎繁夏懊。花粲秋高。根蟠冬杪。杂缀玓珠。赤光目了。"[6]

(7)《中药志》:"白英　本品为少常用中药。商品为茄科植物白英的干燥全草。……【原植物】白英　［别名］鹰咬豆子（山东）……土防风、耳坠草（贵州)。Solanum lyratum Thunb. ［S. dulcamara L. var. lyratum（Thunb.）Sieb. et Zucc.］——茄科 Solanaceae"[7]

(8)《全国中草药汇编》:"白英　［别名］白毛藤、白草、毛千里光、毛风藤、排风藤、毛秀才、葫芦草、金线绿毛龟。【来源】为茄科茄属植物白英 Solanum lyratum Thunb. ［S. dulcamara L. var. lyratum（Thunb.）Sieb. et Zucc., S. dulcamara L. var. pubescens Blume, S. dulcamara L. var. chinense Dunal］，以全草或根入药。"[8]

(9)《中国医学百科全书·中医学》:"白英　始载于《神农本草经》。又名蜀羊泉、白毛藤、排风藤、毛风藤。为茄科植物白英 Solanum lyratum Thunb. 的全草。分布于中国甘肃、陕西、河南、山东及长江流域以南各省、区。"[9]

(10)《中国药材学》:"白英　［别名］白毛藤，蜀羊泉，排风藤，白草（广东），葫芦藤（福建），毛葫芦（江西），毛秀才（四川），鹰咬豆子（山东）。【来源】本品为茄科植物白英 Solanum lyratum Thunb. ［S. dulcamara L. var. lyratum（Thunb.）Sieb. et Zucc.］的全草。"[10]

(11)《中国中医药学主题词表》:"白英 SOLANUM LYRATUM　属茄科；属抗肿瘤药（中药)、清热燥湿药和祛湿利水药　D 白毛藤。"[11]

1.2.2　定名选择的理由

(1) 白英 Solanum lyratum，系茄科植物白英 Solanum lyratum Thunb. 或欧白英 S. dulcamara L. 的全草。"白英"之名始见于汉《神农本草经》，并作为本品正名，其后的本草著作如南北朝·陶弘景《本草经集注》，唐·苏敬《新修本草》，宋·唐慎微《证类本草》，明·李时珍《本草纲目》，清·叶志诜《神农本草经赞》等在载录本品时即以"白英"作为正名，并一直沿用至今。

(2) 我国最新出版的辞书类著作《中国医学百科全书·中医学》以"白英"作为本品正名。已经广泛应用于中医药学文献的标引和检索的《中国中医药学主题词表》也以"白英"作为本品的正式主题词。现代本草著作如《中药志》、《全国中草药汇编》、《中国药材学》等虽记载了不少本品各地的俗称，但多以"白英"作为本品的正名。说明"白英"作为本品正名已成为共识。

1.3　与正名等效的名词：无。

2　源流考释

白英（茄科植物白英 Solanum lyratum Thunb. 或欧白英 S. dulcamara L. 的全草）原称"苻"，始见于《尔雅》，晋·郭璞注称"鬼目草"，如《尔雅注疏》卷八·释草曰："苻，鬼目。今江东有鬼目草茎似葛叶，而毛子如耳也，赤色生。"[12]

"白英"之名始见于汉《神农本草经》，并以"白英"为正名。如《神农本草经》卷一："白英，味甘，寒。主寒热、八疸、消渴，补中益气。久服，轻身、延年。一名谷菜（元本误作黑字），生山谷。"[1] 其后的本草著作除《本草纲目拾遗》[13]以"白毛藤"为正名，《分类草药性》[14]以“排风藤”为正名外，其他本草著作均以“白英”为正名，如魏晋《名医别录》[15]，南北朝·陶弘景《本草经集注》[2]，唐·苏敬《新修本草》[3]、孙思邈《千金翼方》[16]、唐慎微《证类本草》[4]，明·刘文泰《本草品汇精要》[17]、李时珍《本草纲目》[5]，清·耿世珍《本草纲目别名录》[18]、吴其浚《植物名实图考》[19]、叶志诜《神农本草经赞》[6]等。

古代著作记载的本品异名有“白毛藤”《百草镜》[13]，“苻”、“鬼目”、“鬼目草”《尔雅》[12]，“谷菜”《神农本草经》[1]，“白草”《名医别录》[15]，“白幕”、“排风”、“鬼目菜”《本草纲目拾遗》[5]，“天灯笼”、“和尚头草”《本草纲目拾遗》[13]，“排风子”、“望冬红”、“酸尖菜”《植物名实图考》[19]，“排风藤”、“毛秀木”《分类草药性》[14]等。如《本草纲目拾遗》引《百草镜》曰：“白毛藤多生人家园圃中墙壁上，春生冬槁，结子小如豆而软，红如珊瑚，霜后叶枯，惟赤子累累，缀悬墙壁上，俗呼毛藤果。采其藤干之浸酒，云可除骨节风湿痛。”[13]《尔雅注疏》卷八曰：“苻，鬼目。今江东有鬼目草茎似葛叶　而毛子如耳　也赤色　生。”[12]《神农本草经》卷一：“白英，味甘，寒。主寒热、八疸、消渴，补中益气。久服，轻身、延年。一名谷菜（元本误作黑字），生山谷。”[1]《名医别录》卷一：“白英，无毒。一名白草。生益州。春采叶，夏采茎，秋采花，冬采根。”[15]《本草纲目》卷十八：“白英，《本经·上品》。【校正】并入《别录》鬼目。【释名】榖菜《本经》、白草（别录）、白幕《拾遗》、排风（同上），子名鬼目。……藏器曰：白英，鬼目菜也。蔓生，三月延长。”[5]《本草纲目拾遗》卷七：“白毛藤　亦名天灯笼，又名和尚头草。”[13]《植物名实图考》卷二十二：“白英，本经上品。《尔雅》苻，鬼目，即此。一名排风子，吴志曰鬼目菜，齐民要术误以为岭南鬼目果，湖南谓之望冬红。……雩娄农曰：白英有毛而酸，贫者食之，滇人呼为酸尖菜。”[19]。《分类草药性》上卷：“排风藤，一名毛秀木，治惊风咳嗽，根治瘰疬崩带，风火牙痛，开味去风，消一切风毒。”[14]

现代有关著作有的沿用《神农本草经》的记载以“白英”作为本品正名，如《中国医学百科全书·中医学》[9]、《中国中医药学主题词表》[11]、《中药志》[7]、《全国中草药汇编》[8]、《中国药材学》[10]等；有的以“白毛藤”为正名，如《中药大辞典》[20]、《中医大辞典·中药分册》[21]、《中华本草》[22]等。同时尚记载有“毛千里光”、“毛风藤”、“毛秀才”、“葫芦草”、“金线绿毛龟”《全国中草药汇编》[8]，“蜀羊泉”、“土防风”、“耳坠菜”、“金线绿毛龟草”、“毛老人”、“红道士”、“毛和尚”、“野猫耳朵”、“胡毛藤”、“羊仔耳”、“生毛梢”、“龙毛龟”、“毛燕仔”、“红麦禾”《中药大辞典》[20]，“葫芦藤”、“毛葫芦”、“鹰咬豆子”《中国药材学》[10]“排风草”、“毛相公”、“望风藤”、“毛道士”《中华本草》[22]等各地的俗称。还记载有本品原植物“白英”的异名“鹰咬豆子”、“白毛藤”、“毛道士”、“毛和尚”、“毛风藤”、“毛葫芦”、“毛老人”、“金钱绿毛黾草”、“葫芦草”、“葫芦藤”、“胡毛藤”、“白草”、“毛秀才”、“野猫耳朵”、“土防风”、“耳坠草”《中药志》[7]，“山甜菜”、“蔓茄”、“北风藤”《中华本草》[22]等。

3　附录

3.1　又称：无。

3.2　俗称：土防风、耳坠菜（贵州），金线绿毛龟草、葫芦草、葫芦藤（福建），毛风藤、毛老人、毛葫芦（江西），红道士、毛和尚（浙江），毛秀才、野猫耳朵（四川），胡毛藤、羊仔耳、生毛梢、龙毛龟、毛燕仔、红麦禾（闽东），蜀羊泉（广东、湖南），鹰咬豆子（山东），毛相公、望风藤（湖南），毛千里光，金线绿毛龟，排风草，毛道士。

3.3　曾称：白毛藤《百草镜》，苻、鬼目、鬼目草《尔雅》，谷菜《神农本草经》，白草《名医别录》，白幕、排风、鬼目菜、天灯笼、和尚头草《本草纲目拾遗》，排风子、望冬红、酸尖菜《植物名实图考》，排风藤、毛秀木《分类草药性》。

3.4　原植物名称：白英，鹰咬豆子（山东），白毛藤（浙江），毛道士、毛和尚（浙江），毛风藤、毛葫芦、毛老人（江西），金钱绿毛龟草、葫芦草、葫芦藤、胡毛藤（福建），白草（广东），毛秀才、野猫耳朵（四川），土防风、耳坠草（贵州），山甜菜，蔓茄，北风藤。

4　文献通考

《尔雅注疏》卷八·释草："苻，鬼目。今江东有鬼目草茎似葛叶　而毛子如耳　也赤色　生。"[12]

《神农本草经》卷一："白英，味甘，寒。主寒热、八疸、消渴，补中益气。久服，轻身、延年。一名谷菜（元本误作黑字），生山谷。"[1]

《名医别录》卷一："白英，无毒。一名白草。生益州。春采叶，夏采茎，秋采花，冬采根。"[15]

《本草经集注·草本上品》："白英，味甘，寒，无毒。主治寒热，八疸，消渴，补中益气。久服轻身，延年，一名谷菜，一名白草。生益州山谷。春采叶，夏采茎，秋采花，冬采根。"[2]

《新修本草》卷六："白英，味甘，寒，无毒。主寒热，八疸，消渴，补中益气。久服轻身延年。一名谷菜，一名白草。生益州山谷。春采叶，夏采茎，秋采花，冬采根。"[3]

《千金翼方》卷二："白英，味甘，寒，无毒。主寒热，八疸，消渴，补中益气。久服轻身延年。一名谷菜，一名白草。生益州山谷，春采叶，夏采茎，秋采花，冬采根。"[16]

《证类本草》卷六："白英，味甘，寒，无毒。主寒热，八疸，消渴，补中益气。久服轻身延年。一名谷菜，一名白草。生益州山谷。春采叶，夏采茎，秋采花，冬采根。陶隐居云：诸方药不用。此乃有蔛（音斛）菜，生水中，人蒸食之。此乃生山谷，当非是。又有白草，叶作羹饮，甚疗劳，而不用根、华。益州乃有苦菜，土人专食之，皆充健无病，疑或是此。唐本注云：此鬼目草也。蔓生，叶似王瓜，小长而五椏。实圆，若龙葵子，生青，熟紫黑，煮汁饮，解劳。东人谓之白草。陶云白草，似识之而不辨。今按陈藏器本草云：白英，主烦热，风疹，丹毒，疟瘴寒热，小儿结热。煮汁饮之。一名鬼目。"[4]

《本草品汇精要》卷八："白英，无毒，蔓。白英主寒热八疸消渴补中益气久服轻身延年（名医所录）【名】谷菜　白草　鬼目【苗】（唐本注云）蔓生叶似王瓜叶小长而生五椏其实圆若龙葵子生青熟紫黑煮汁解劳东人谓之白草即鬼目草也（陶隐居云）诸方药不用其叶作羹饮之甚疗劳而不用根华益州乃有苦菜土人专食之皆充健无病与图经吻合疑或是此”[17]

《本草纲目》卷十八：“白英，《本经·上品》。【校正】并入《别录》鬼目。【释名】榖菜《本经》、白草（别录）、白幕《拾遗》、排风（同上），子名鬼目。时珍曰：白英，谓其花色；榖菜，象其叶文；排风，言其功用；鬼目，象其子形。《别录》有名未用，复出鬼目，虽苗子不同，实一物也。故并之。【集解】《别录》曰：白英生益州山谷。春采叶，夏采茎，秋采花，冬采根。又曰：鬼目，一名来甘。实赤如五味，十月采。弘景曰：鬼目，俗人呼为白草子，是矣。又曰：白英，方药不复用。此有斛菜，生水中，可蒸食，非是此类。有白草，作羹饮，甚疗劳，而不用根花。益州乃有苦菜，土人专食之，充健无病，疑或是此。恭曰：白英，鬼目草也。蔓生，叶似王瓜，小长而五丫。实圆，若龙葵子，生青，熟紫黑。东人谓之白草。陶云白草，似识之，而不的辨。藏器曰：白英，鬼目菜也。蔓生，三月延长。”[5]

《本草纲目拾遗》卷七：“白毛藤　亦名天灯笼，又名和尚头草。白毛藤生人家墙壁上，茎、叶皆有白毛，八、九月开花藕合色，结子生青熟红，鸟雀喜食之。《百草镜》白毛藤多生人家园圃中墙壁上，春生冬槁，结子小如豆而软，红如珊瑚，霜后叶枯，惟赤子累累，缀悬墙壁上，俗呼毛藤果。采其藤干之浸酒，云可除骨节风湿痛。”[13]

《本草纲目别名录·草部（上）》：“白英（谷菜　白幕　子名鬼目　白草　排风）”[18]

《植物名实图考》卷二十二：“白英，本经上品。《尔雅》苻，鬼目，即此。一名排风子，吴志曰鬼目菜，齐民要术误以为岭南鬼目果，湖南谓之望冬红。……雩娄农曰：白英有毛而酸，贫者食之，滇人呼为酸尖菜。”[19]

《神农本草经赞》卷一：“白英，味甘寒。主寒热入疸。消渴补中益气。久服轻身延年。一名谷菜。生山谷。白幕排风。五丫蔓绕。叶展春妍。茎繁夏懊。花粲秋高。根蟠冬杪。杂缀珰珠。赤光目了。陈藏器曰。一名白幕。李时珍曰。俗名排风子。言其功用。苏恭曰。蔓生叶长而五丫。”[6]

《分类草药性》上卷：“排风藤，一名毛秀木，治惊风咳嗽，根治瘰疬崩带，风火牙痛，开味去风，消一切风毒。”[14]

《中药志》：“白英　本品为少常用中药。商品为茄科植物白英的干燥全草。……【原植物】白英　别名：鹰咬豆子（山东），白毛藤《本草纲目拾遗》（浙江），毛道士、毛和尚（浙江），毛风藤、毛葫芦、毛老人（江西），金钱绿毛甩草、葫芦草、葫芦藤、胡毛藤（福建），白草（广东），毛秀才、野猫耳朵（四川），土防风、耳坠草（贵州）。Solanum lyratum Thunb. ［S. dulcamara L. var. lyratum（Thunb.）Sieb. et Zucc.］——茄科 Solanaceae”[7]

《全国中草药汇编》：“白英　［别名］白毛藤、白草、毛千里光、毛风藤、排风藤、毛秀才、葫芦草、金线绿毛龟。【来源】为茄科茄属植物白英 Solanum lyratum Thunb. ［S. dulcamara L. var. lyratum（Thunb.）Sieb. et Zucc., S. dulcamara L. var. pubescens Blume，S. dulcamara L. var. chinense Dunal］，以全草或根入药。”[8]

《中药大辞典》：“白毛藤《百草镜》　【异名】苻《尔雅》，蜀羊泉、谷菜《本经》，鬼目草（《尔雅》郭璞注），白草《别录》，排风、白幕《本草拾遗》，鬼目菜《吴志》，天灯笼、和尚头草《纲目拾遗》，望冬红、酸尖菜《植物名实图考》，排风藤《分类草药性》，土防风、耳坠菜《贵州民间方药集》，金线绿毛龟草、葫芦草《福建民间草药》，毛风藤《江西民间草药》，毛老人《江西中药》，红道士、毛和尚《浙江民间草药》，野猫耳朵《四川中药志》，胡毛藤、羊仔耳、生毛梢、龙毛龟、毛燕仔、红麦禾《闽东本草》。【基原】为茄科植物白英的全草。【原植物】白英 Solanum lyratum Thunb. ”[20]

《中医大辞典·中药分册》：“白毛藤　出清·赵楷《百草镜》。又名蜀羊泉、排风藤、毛风藤、葫芦草。为茄科植物白英 Solanum lyratum Thunb. 或欧白英 S. dulcamara L. 的全草”[21]

《中国医学百科全书·中医学》：“白英　始载于《神农本草经》。又名蜀羊泉、白毛藤、排风藤、毛风藤。为茄科植物白英 Solanum lyratum Thunb. 的全草。分布于中国甘肃、陕西、河南、山东及长江流域以南各省、区。”[9]

《中国药材学》：“白英　［别名］白毛藤，蜀羊泉，排风藤，白草（广东），葫芦藤（福建），毛葫芦（江西），毛秀才（四川），鹰咬豆子（山东）。【来源】本品为茄科植物白英 Solanum lyratum Thunb. ［S. dulcamara L. var. lyratum（Thunb.）Sieb. et Zucc.］的全草。”[10]

《中国中医药学主题词表》：“白英 SOLANUM LYRATUM　属茄科；属抗肿瘤药（中药）、清热燥湿药和祛湿利水药　D 白毛藤。”[11]

《中华本草》：“白毛藤《百草镜》　【异名】苻《尔雅》，谷菜《本经》，鬼目草（《尔雅》郭璞注），白草《别录》，白幕、排风《本草拾遗》，排风草《履巉岩本草》，天灯笼、和尚头草《纲目拾遗》，望冬红、酸尖菜《植物名实图考》，排风藤《分类草药性》，土防风、耳坠菜《贵州民间方药集》，金线绿毛龟草、葫芦草《福建民间草药》，毛风藤《江西民间草药》，毛老人《江西中药》，红道士、毛和尚《浙江民间草药》，野猫耳朵《四川中药志》，胡毛藤、羊仔耳、生毛梢、龙毛龟、毛燕仔、红麦禾《闽东本草》，蜀羊泉、毛相公、望风藤《湖南药物志》，毛千里光、毛秀才《全国中草药汇编》，鹰咬豆子、毛道士、毛葫芦、葫芦藤《中药志》……【来源】为茄科植物白英的全草。【原植物】白英 Solanum lyratum Thunb. ［S. dulcamara L. var. lyratum（Thunb.）Sieb. et Zucc.］　又名：山甜菜、蔓茄、北风藤《中国高等植物图鉴》。”[22]

5　参考文献

1　汉·神农本草经．清顾观光重辑本．北京：人民卫生出版社，1955，33

2　南北朝·陶弘景．本草经集注．北京：人民卫生出版社，1994，142

3　唐·苏敬等撰．新修本草．合肥：安徽科学技术出版社，1981，174

4　宋·唐慎微．证类本草．北京：人民卫生出版社，1957，165

5　明·李时珍．本草纲目．北京：人民卫生出版社，1982，1322

6　清·叶志诜．神农本草经赞．见：珍本医书集成．本草类．上海：上海科学技术出版社，1985，18

7　中国医学科学院药物研究所等编．中药志．第四册．北京：人民卫生出版社，1993，285

8　《全国中草药汇编》编写组编．全国中草药汇编．上册．北京：人民卫生出版社，1996，297

9　《中医学》编辑委员会．中国医学百科全书·中医学．上海：上海科学技术出版社，1997，1089

10　徐国钧等主编．中国药材学．北京：中国医药科技出版社，1996，1562

11　吴兰成主编．中国中医药学主题词表．北京：中医古籍出版社，1996，11

12　汉初学者辑，晋·郭璞注．十三经注疏·尔雅注疏卷八．上海：上海古籍出版社，1993，136

13 清·赵学敏. 本草纲目拾遗. 北京：人民卫生出版社，1983，240
14 清·著者佚名. 分类草药性. 民国二十八年新刻本
15 魏晋·名医别录. 北京：人民卫生出版社，1986，51
16 唐·孙思邈. 千金翼方. 北京：人民卫生出版社，1955，15
17 明·刘文泰. 本草品汇精要. 北京：人民卫生出版社，1982，255
18 清·耿世珍. 本草纲目别名录. 北京：中医古籍出版社，1982，133
19 清·吴其浚. 植物名实图考. 北京：中华书局，1963，533
20 江苏新医学院编. 中药大辞典. 上海：上海科学技术出版社，1977，700
21 《中医大辞典》编辑委员会编. 中医大辞典·中药分册. 北京：人民卫生出版社，1982，108
22 国家中医药管理局《中华本草》编委会. 中华本草. 第七册. 上海：上海科学技术出版社，1999，301

125 白茅根

Baimaogen

Rhizoma Imperatae

1 定名依据

1.1 正名

1.1.1 汉文名：白茅根［为禾本科植物白茅 Imperata cylindrica Beauv. Var. major (Nees) C. E. Hubb. 的干燥根茎］。

1.1.2 英文名：lalang grass rhizome.

1.2 依据

1.2.1 定名的文献依据

(1)《肘后备急方》卷四："……又方，白茅根一大把，小豆三升，水三升，煮取干，去茅根食豆，水随小便下。"[1]

(2)《备急千金要方》卷三："白茅根汤 治产后淋方 白茅根（一斤），瞿麦、茯苓（各四两），地麦、人参（各二两），生姜（三两），桃胶、甘草（各一两），鲤鱼齿（一百枚），上九味㕮咀，以水一斗，煮取二升半，分三服。"[2]

(3)《外台秘要》卷第二："小品白茅根橘皮汤 白茅根（切一升）、橘皮（三两）、桂心（二两），上三味切，以水六升，煮取三升，去滓，温分三服，数数服之，尽复合之啘止乃停。"[3]

(4)《增广太平和剂图经本草药性总论·草部中品之上》："白茅根 味甘，寒，无毒。主劳伤虚羸，补中益气，除瘀血，血闭寒热，利小便，下五淋，除客热在肠胃，止渴，坚筋，妇人崩中。"[4]

(5)《珍珠囊药性赋》卷三："白茅根，味甘寒无毒，处处有之，通血除烦渴，治淋利小便；花，止吐衄血；茅针，捣敷金疮良。"[5]

(6)《本草从新》卷一："白茅根 泻火消瘀、凉血止哕。甘寒。入手少阴心、足太阴阳明。（脾胃。）除伏热。消瘀血。利小便。解酒毒。治吐衄诸血。"[6]

(7)《中华人民共和国药典》："白茅根 Rhizoma imperatae　本品为禾本科植物白茅 Imperata cylindrica Beauv. Var. major（Nees）C. E. Hubb. 的干燥根茎。春、秋二季采挖，洗净，晒干，除去须根及膜质叶鞘，捆成小把。"[7]

(8)《普通高等教育中医药类规划教材·中药学》："白茅根《本经》为禾本科多年生草本植物白茅 Imperata cylindrica Beauv. Var. major（Nees）C. E. Hubb. 的根茎。全国大部分地区均产。春、秋二季采挖，洗净，晒干。除去须根及膜质叶鞘，切段，生用或炒炭用。"[8]

(9)《中药大辞典》："白茅根《本草经集注》　【异名】茅根、兰根、茹根《本经》……【原植物】白茅《本草经集注》Imperata cylindrica（L.）P. Beauv. var. major（Nees）C. E. Hubb.，［又名］白茅菅（陶弘景），丝茅《纲目》，万根草《铁岭县志》，茅草。"[9]

(10)《中医大辞典·中药分册》："白茅根　出《本草经集注》。又名茅根、地菅、地节根、茅草根、丝毛草根。为禾本科植物白茅 Imperata cylindrica Beauv. Var. major（Nees）C. E. Hubb. 的根茎。全国各地均产。"[10]

(11)《中国医学百科全书·中医学》："白茅根　始载于《神农本草经》。原名茅根，又名地筋、甜草根。为禾本科植物白茅 Imperata cylindrica Beauv. Var. major（Nees）C. E. Hubb. 的根茎。中国大部分地区均产。"[11]

(12)《中国中医药学主题词表》："白茅根 RHIZOMA IMPERATAE　为禾本科植物白茅的根茎；属止血药（中药）、清热凉血药和祛湿利水药　C 白茅。"[12]

(13)《中药志》[13]、《中药材手册》[14]、《全国中草药汇编》[15]、《全国中药炮制规范》[16]、《中国药材学》[17]、《中华本草》[18] 等现代中药著作多以"白茅根"作为本品正名（参见"文献通考"）。

1.2.2　定名选择的理由

(1) 白茅根 Rhizoma imperatae，为禾本科植物白茅 Imperata cylindrica Beauv. Var. major（Nees）C. E. Hubb. 的干燥根茎。"白茅根"之名始见于晋·葛洪《肘后备急方》。此后，唐·孙思邈《备急千金要方》，宋·陈师文等《太平惠民和剂局方》、佚名《增广太平和剂图经本草药性总论》，金·李杲《珍珠囊药性赋》，清·吴仪洛《本草从新》等医药著作均有记载和应用，其中《增广太平和剂图经本草药性总论》首次以"白茅根"为正名收录，并被《珍珠囊药性赋》、《本草从新》等本草著作沿用，直至现代。

(2) 我国最新版的《中华人民共和国药典》、《普通高等教育中医药类规划教材·中药学》以及辞书类中药著作《中医大辞典·中药分册》、《中药大词典》、《中国医学百科全书·中医学》等均以"白茅根"作为本品正名。已经广泛应用于中医药学文献标引、检索的《中国中医药学主题词表》也以"白茅根"作为本药的正式主题词。现代本草著作《中药志》、《全国中草药汇编》、《中华本草》、《中国药材学》、《中药材手册》、《全国中药炮制规范》等虽记载了不少本品各地的俗称，但也均以"白茅根"为正名收载。总之，"白茅根"作为本药正名已成公论。

1.3　与正名等效的名词：无。

2　源流考释

白茅根（禾本科植物白茅 Imperata cylindrica Beauv. Var. major（Nees）C. E.

Hubb. 的干燥根茎）原称“茅根”，在我国现存最早的本草著作汉《神农本草经》卷二中就被作为正名记载：“茅根　味甘，寒。主劳伤虚羸，补中益气，除瘀血、血闭、寒热，利小便。其苗，主下水。一名兰根，一名茹根。生山谷、田野”[21]。此后，历代主要本草著作如魏晋《名医别录》[22]，南北朝·陶弘景《本草经集注》[23]，唐·苏敬等《新修本草》[24]，宋·唐慎微《证类本草》[25]，明·陈嘉谟《本草蒙筌》[26]等在载录本品时均以“茅根”作为正名。明代著名医药学家李时珍在《本草纲目》中记载“白茅根”的原植物“白茅”时说：“茅有白茅、菅茅、黄茅、香茅、芭茅数种，叶皆相似。”[27]但根的功效以“白茅根”为最佳。同时，诸家本草还记载了“茅根”的异名“兰根”、“茹根”《神农本草经》[21]，“地菅”、“地筋”、“兼杜”《名医别录》[22]，“白茅菅”《本草经集注》[23]，“白花茅根”《证类本草》引自《日华子本草》[25]，“过山龙”《本草蒙筌》[26]“丝茅”《本草纲目》[27]等。

“白茅根”之名始载于晋·葛洪《肘后备急方》卷四：“……又方，白茅根一大把，小豆三升，水三升，煮取干，去茅根食豆，水随小便下。”[1]此后，唐·孙思邈《备急千金要方》[2]、王焘《外台秘要》[3]，宋·陈师文等《太平惠民和剂局方》[19]、佚名《增广太平和剂图经本草药性总论》[4]，金·李杲《珍珠囊药性赋》[5]，明·朱橚《普济方》[20]等医药著作均有记载和应用，其中宋·佚名《增广太平和剂图经本草药性总论·草部中品之上》首次以“白茅根”为正名收录：“白茅根　味甘，寒，无毒。主劳伤虚羸，补中益气，除瘀血，血闭寒热，利小便，下五淋，除客热在肠胃，止渴，坚筋，妇人崩中。”[4]并被《珍珠囊药性赋》[5]等本草沿用，作为正名记载。

清代本草著作多沿袭《增广太平和剂图经本草药性总论》记载，以“白茅根”作为正名收录。如张志聪《本草崇原》[28]、汪昂《本草备要》[29]、张璐《本经逢原》[30]、徐大椿《药性切用》[31]、吴仪洛《本草从新》[6]、严西亭《得配本草》[32]、沈金鳌《要药分剂》[33]、黄宫绣《本草求真》[34]、姚澜《本草分经》[35]、杨时泰《本草述钩原》[36]、凌奂《本草害利》[37]等。同时《草木便方今释》尚收录有本品异名“茅草根”，如《草木便方今释》曰：“茅草根　甘消瘀热，补中益气治衄血。崩中淋沥消黄疸，利便解酒止热毒。”[38]

现代中药著作均以“白茅根”作为本品正名，如《中华人民共和国药典》[7]、《普通高等教育中医药类规划教材·中药学》[8]、《中药大辞典》[9]、《中医大辞典·中药分册》[10]、《中国医学百科全书·中医学》[11]、《中国中医药学主题词表》[12]、《中药志》[13]、《中药材手册》[14]、《全国中草药汇编》[15]、《全国中药炮制规范》[16]、《中国药材学》[17]、《中华本草》[18]、《全国中草药名鉴》[39]等。同时尚记载有本品各地的俗称“丝茅根”《中药材手册》[14]，丝茅草、茅草、白茅草《全国中草药汇编》[15]，“地节根”、“坚草根”、“甜草根”、“丝毛草根”、“寒草根”《中药大辞典》[9]，“茅蓉根”《中国药材学》[17]，“万根草”《中华本草》[18]，“丝毛根”、“毛草根”、“茅柴根”、“芭茅根”、“茅蔗根”《全国中草药名鉴》[39]等。还记载有本品原植物“白茅”的异名“茅根”、“黄茅”、“兰根”、“丝茅根”、“甜根”《中药志》[13]，“白茅菅”、“万根草”、“茅草”《中药大辞典》[9]等。

3　附录

3.1　又称：茅根炭（饮片规格名）。

3.2　俗称：地节根（青海），坚草根、甜草根（河北），茅蓉根、寒草根、茅蔗根（福建），万根草（铁岭），丝茅根、丝毛根（湖北、江西、湖南），毛草根（辽宁），茅柴根（上海），芭茅根（江西），丝茅草，茅草，白茅草，丝毛草根。

3.3　曾称：茅根、兰根、茹根《神农本草经》，地菅、地筋、兼杜《名医别录》，白茅菅《本草经集注》，白花茅根《日华子本草》，过山龙《本草蒙筌》，丝茅《本草纲目》，茅草根《草木便方今释》。

3.4　原植物名称：白茅，茅根，黄茅，兰根，丝茅根，甜根，白茅菅，万根草，茅草。

4　文献通考

《神农本草经》卷二："茅根　味甘，寒。主劳伤虚羸，补中益气，除瘀血、血闭、寒热，利小便。其苗，主下水。一名兰根，一名茹根。生山谷、田野。"[21]

《名医别录》卷第二："茅根　无毒。主下五淋，除客热在肠胃，止渴，坚筋，妇人崩中。久服利人。一名地菅，一名地筋，一名兼杜。生楚地田野。六月采根。"[22]

《肘后备急方》卷四："……又方，白茅根一大把，小豆三升，水三升，煮取干，去茅根食豆，水随小便下。"[1]

《本草经集注·草木中品》："茅根　味甘，寒，无毒。主治劳伤虚羸，补中益气，除瘀血，血闭，寒热，利小便，下五淋，除客热在肠胃，止渴，坚筋，妇人崩中。久服利人。其苗：主下水。一名兰根，一名茹根，一名地菅，一名地筋，一名兼杜。生楚地山谷田野，六月采根。此即今白茅菅。"[23]

《新修本草》卷第八："茅根　味甘，寒，无毒。主劳伤虚羸，补中益气，除瘀血，血闭，寒热，利小便，下五淋，除客热在肠胃，止渴，坚筋，妇人崩中。久服利人。其苗主下水。一名兰根，一名茹根，一名地菅，一名地筋，一名兼杜。生楚地山谷田野，六月采根。此即今白茅菅。《诗》云：露彼菅茅。其根如渣芹甜美。服食此断谷甚良。俗方稀用，惟疗淋及崩中尔。【谨案】菅花，味甘，温，无毒。主衄血、吐血、灸疮。"[24]

《备急千金要方》卷三："白茅根汤　治产后淋方　白茅根（一斤），瞿麦、茯苓（各四两），地麦、人参（各二两），生姜（三两），桃胶、甘草（各一两），鲤鱼齿（一百枚），上九味㕮咀，以水一斗，煮取二升半，分三服。"[2]

《外台秘要》卷第二："小品白茅根橘皮汤　白茅根（切一升）、橘皮（三两）、桂心（二两），上三味切，以水六升，煮取三升，去滓，温分三服，数数服之，尽复合之啘止乃停。"[3]

《证类本草》卷第八："茅根　味甘，寒，无毒。……一名兰根，一名茹根，一名地菅，一名地筋，一名兼杜。……日华子云：茅针，凉。通小肠，痈毒、软疖不作头，浓煎和酒服。花罯刀箭疮，止血并痛。根主妇人月经不匀。又云：茅根，通血脉淋沥，是白花茅根也。"[25]

《太平惠民和剂局方》卷之二："枇杷叶散　枇杷叶（去毛，炙）、陈皮（汤去瓤，焙）、丁香各半两，厚朴（去皮，涂姜汁炙，四两），白茅根、麦门冬（去心，焙）、干木瓜、甘草（炙，各一两），香薷（三分），上件药捣、罗为末。每服二钱，水一盏，入生姜二片，煎至七分，去滓，温服，温水调下亦得。"[19]

《增广太平和剂图经本草药性总论·草部中品之上》："白茅根　味甘，寒，无毒。主劳伤虚羸，补中益气，除瘀血，血闭寒热，利小便，下五淋，除客热在肠胃，止渴，坚筋，妇人崩中。”[4]

《珍珠囊药性赋·草部中》卷三：“白茅根，味甘寒无毒，处处有之，通血除烦渴，治淋利小便；花，止吐衄血；茅针，捣敷金疮良。”[5]

《普济方·小肠门·小肠实（附论）》卷四十一：“夫小肠者。受盛之官。心之腑也。手太阳其经也。其气盛则为有余。故左手寸口。人迎以前脉阳实者。小肠实也。实则生热。是故有身热来去。口疮心烦。身重汗不出。小便不利之证。治宜泻之。犀角汤（出圣惠方）治小肠实热。心烦口疮。小便赤涩。犀角（镑）瞿麦穗　杏仁（去皮尖双仁麸炒）栀子（去皮）赤茯苓（去黑皮）木通（锉）黄连（去须各二分）白茅根（一分锉）甘草（半两炙锉）麦门冬（去心焙一两）上为粗捣筛。每服三钱匕。水一盏。入竹叶二七片。煎至六分。去滓温服。不拘时候。”[20]

《本草蒙筌·草部中》卷之二：“茅根　澶州茅根　鼎州茅根　味甘，气寒。无毒。旷野平原，无处不产。本为盖屋草，俗呼过山龙。收采法去衣皮，掏断忌犯铁器。甘美可啖，断壳甚良。下淋利小便，通闭逐瘀血。除客热在肠胃，止吐衄因劳伤。解渴坚筋，补中益气。”[26]

《本草纲目》第十三卷：“白茅　《本经·中品》【释名】根名茹根《本经》、兰根《本经》、地筋《别录》。……【集解】……时珍曰：茅有白茅、菅茅、黄茅、香茅、芭茅数种，叶皆相似。白茅短小，三、四月开白花成穗，结细实。其根甚长，白软如筋而有节，味甘，俗呼丝茅，可以苫盖，及供祭祀苞苴之用，《本经》所用茅根是也。”[27]

《本草崇原·本经中品》：“白茅根　气味甘寒，无毒。主治劳伤虚羸，补中益气，除瘀血血闭，寒热，利小便。……白茅色白味甘，上刚下柔，根多津汁，禀土金水相生之气化。主治劳伤羸瘦者，烦劳内伤，则津液不荣于外，而身体羸瘦。茅根禀水精而多汁，故治劳伤羸瘦。补中益气者，中土内虚，则气不足。茅根禀土气而味甘，故能补中益气。除瘀血血闭者，肝气内虚，则血不荣经，而为瘀血血闭之证。茅根禀金气而色白，故除瘀血血闭。肺金之气外达皮毛，则寒热自愈。皮毛之气下输膀胱，则小便自利。”[28]

《本草备要·草部》：“白茅根　泻火，补中，止血，止哕　甘寒。入手少阴（心），足太阴、阳明（脾胃）。补中益气，除伏热，消瘀血，利小便，解酒毒。治吐、衄诸血”[29]

《本经逢原·山草部》卷一：“白茅根　一名地筋　甘寒，无毒。……发明　甘寒能降除伏热，利小便，止渴。治伤寒呃逆、喘哕，吐衄，便溺诸血。治黄瘅，水肿，胃反上气，五淋疼热，及痘疮干紫不起，但呕吐衄亦有因于寒者，即非所宜。”[30]

《药性切用·草部》卷之一上：“白茅根　性味甘寒，入肺而凉血、止血。”[31]

《本草从新·草部》卷一：“白茅根　泻火消瘀、凉血止哕。甘寒。入手少阴心、足太阴阳明。（脾胃。）除伏热。消瘀血。利小便。解酒毒。治吐衄诸血。”[6]

《得配本草·草部》卷二：“白茅根　甘，寒。入手少阴、太阴，兼入足太阴、阳明经。善理血病。治吐衄诸血，瘀血血闭，经水不调，淋沥崩中。除伏热烦渴，胃热哕逆，肺热喘急。消水肿黄疸，通五淋，解酒毒。”[32]

《要药分剂》卷一：“白茅根　味甘。性寒。无毒。正禀土之冲气。兼感春阳生生之气而生。可升可降。阳也。【主治】主劳伤虚羸。补中益气。除瘀血血闭寒热。利小便。

（本经）下五淋。除客热在肠胃。止渴坚筋。妇人崩中。（别录）妇人月经不行。通血脉淋沥。（大明）止吐衄诸血。伤寒哕逆。肺热喘急。水肿。黄疸。解酒毒。（时珍）【归经】入心脾胃三经。为清火治血之品。（除伏热清瘀血）【前论】时珍曰。甘能清伏热。利小便。故治以上诸症良药也。世人以微而忽之。惟事苦寒以伤冲和之气。乌知此之清火行水有甚妙哉。"[33]

《本草求真》卷四："白茅根　（山草）　清胃火消瘀血利水道　茅根（专入胃肝）。味甘性寒。清热泻火。消瘀利水。凡苦寒之药。未有不伤气败胃。此药味甘性纯。专理血病。凡一切吐血衄血。血瘀血淋。血崩血闭。并哕逆喘急烦渴。黄疸水肿等症。因热因火而成者。服之热除而血即理。火退而气与水即消矣。"[34]

《本草分经·原例（次序略经更定）·足太阴脾》："白茅根　甘寒，入心脾胃，凉血消瘀，除热行水，引火下降。"[35]

《本草述钩元·山草部》卷七："白茅根　根名茹。经寸成节。柔白如筋。甘甜如蔗者。是宜六月采根用。……味甘气寒。阳中之阴。入手少阴足太阴阳明经。能除内热。主劳伤虚羸。补中益气。除瘀血血闭寒热。治肺热喘急。伤寒哕逆。及客热在肠胃。止诸血吐衄。妇人崩中漏下。月经不匀。通血脉淋沥。止渴利小便。下五淋。并治水肿黄疸。"[36]

《本草害利·心部药队·［泻心次将］》："白茅根　【害】吐血因于虚寒者，非其所宜。因寒发哕，中寒呕吐湿痰，停饮发热，并不宜服。【利】甘寒，入心、脾、胃、小肠四经，凉金定喘，平血逆，清血瘀，利水湿，疗淋沥崩中。"[37]

《草木便方今释》："茅草根，甘消瘀热，补中益气治衄血。崩中淋沥消黄疸，利便解酒止热毒。"[38]

《中药志》："白茅根　白茅根为常用中药。商品为禾本科植物白茅的根茎。……【原植物】白茅　别名：茅根、黄茅、兰根、丝茅根、甜根。Imperata cylindrica（L.）Beauv. var. major（Nees）C. E. Hubb. ——禾本科 Grami neae"[13]

《中药材手册》："白茅根［纲目列入草部山草类白茅项下］　本品为禾本科植物白茅 Imperata cylindrica（L.）Beauv. Var. major（Nees）C. E. Hubb. 的干燥根茎。原植物系多年生草本。均为野生。喜生于向阳山坡荒野、路旁、田埂处。商品中除用干货外，亦有用鲜货者。同科植物白草的根茎为白茅根的伪品，应注意鉴别。［别名］茅根、茅草根、丝茅根。"[14]

《全国中草药汇编》："白茅根　别名：丝茅草、茅草、白茅草、茅草根。【来源】为禾本科白茅属植物白茅 Imperata cylindrica Beauv. Var. major（Nees）C. E. Hubb. 的根状茎。"[15]

《中药大辞典》："白茅根《本草经集注》　【异名】茅根、兰根、茹根《本经》，地菅、地筋、兼杜《别录》，白花茅根《日华子本草》，地节根《青海药材》，茅草根《江苏植药志》，坚草根、甜草根《河北药材》，丝毛草根《中药志》，寒草根《闽东本草》。【基原】为禾本科植物白茅的根茎。【原植物】白茅《本草经集注》Imperata cylindrica（L.）P. Beauv. var. major（Nees）C. E. Hubb.，又名：白茅菅（陶弘景），丝茅《纲目》，万根草《铁岭县志》，茅草。"[9]

《中医大辞典·中药分册》："白茅根　出《本草经集注》。又名茅根、地菅、地节根、茅草根、丝毛草根。为禾本科植物白茅 Imperata cylindrica Beauv. Var. major (Nees) C. E. Hubb. 的根茎。全国各地均产。"[10]

《中国医学百科全书·中医学》:"白茅根 始载于《神农本草经》。原名茅根，又名地筋、甜草根。为禾本科植物白茅 Imperata cylindrica Beauv. Var. major (Nees) C. E. Hubb. 的根茎。中国大部分地区均产。"[11]

《全国中药炮制规范》:"白茅根 [处方用名] 白茅根、茅根炭。【来源】本品为禾本科植物白茅 Imperata cylindrica Beauv. Var. major (Nees) C. E. Hubb. 的干燥根茎。均系野生。全国各地均产。春秋二季采挖，除去地上部分及泥土，洗净，干燥，除去须根及膜质叶鞘，捆成小把。药材以条粗、色白、无须根、味甜者为佳。"[16]

《中国药材学》:"白茅根 [别名] 茅草根，茅草，丝茅根，甜根草，茅蓉根（福建）。【来源】本品为禾本科本植物白茅 Imperata cylindrica (L.) Beauv. var. major (Nees) C. E. Hubb. 的根茎。"[17]

《中国中医药学主题词表》:"白茅根 RHIZOMA IMPERATAE 为禾本科植物白茅的根茎；属止血药（中药）、清热凉血药和祛湿利水药 C白茅。"[12]

《普通高等教育中医药类规划教材·中药学》:"白茅根《本经》为禾本科多年生草本植物白茅 Imperata cylindrica Beauv. Var. major (Nees) C. E. Hubb. 的根茎。全国大部分地区均产。春、秋二季采挖，洗净，晒干。除去须根及膜质叶鞘，切段，生用或炒炭用。"[8]

《中华本草》:"白茅根《本草经集注》 【异名】茅根、兰根、茹根《本经》，地菅、地筋、兼杜《别录》，白茅菅《本草经集注》，白花茅根《日华子》，丝茅《纲目》，万根草《铁岭县志》，茅草根《草木便方》，地节根《青海药材》，坚草根、甜草根《河北药材》，丝毛草根《中药志》，寒草根《闽东本草》……【来源】为禾本科植物白茅的根茎。 【原植物】白茅 Imperata cylindrica (L.) Beauv. var. major (Nees) C. E. Hubb."[18]

《中华人民共和国药典》:"白茅根 Rhizoma imperatae 本品为禾本科植物白茅 Imperata cylindrica Beauv. Var. major (Nees) C. E. Hubb. 的干燥根茎。春、秋二季采挖，洗净，晒干，除去须根及膜质叶鞘，捆成小把。"[7]

《全国中草药名鉴》:"植物名 白茅《高等植物图鉴》 药材名 白茅根《药典》 地方名 丝茅根、丝毛根（湖北、江西、湖南）；辽宁：毛草根；上海：茅柴根；江西：芭茅根；福建：寒草根、茅蔗根……"[39]

5 参考文献

1 晋·葛洪．肘后备急方．北京：人民卫生出版社，1956，69

2 唐·孙思邈．备急千金要方．北京：人民卫生出版社，1955，50

3 唐·王焘．外台秘要．北京：人民卫生出版社，1955，84．811

4 宋·佚名．增广太平和剂图经本草药性总论．见：增广太平惠民和剂局方．海口：海南出版社，2002，431

5 金·李杲．珍珠囊补遗药性赋．见：中国医学大成（二）．长沙：岳麓书社，1990，116

6 清·吴仪洛．本草从新．北京：中医古籍出版社，2001，25

7 国家药典委员会编．中华人民共和国药典．一部．北京：化学工业出版社，2000，80

8 雷载权主编．普通高等教育中医药类规划教材·中药学．上海：上海科学技术出版社，1995，186
9 江苏新医学院编．中药大辞典．上海：上海科学技术出版社，1977，721
10 《中医大辞典》编辑委员会编．中医大辞典·中药分册．北京：人民卫生出版社，1982，113
11 《中医学》编辑委员会．中国医学百科全书·中医学．中册．上海：上海科学技术出社，1997，1123
12 吴兰成主编．中国中医药学主题词表．北京：中医古籍出版社，1996，9
13 中国医学科学院药物研究所等编．中药志．第一册．北京：人民卫生出版社，1993，398
14 中华人民共和国卫生部药政管理局主编．中药材手册．北京：人民卫生出版社，1998，88
15 《全国中草药汇编》编写组编．全国中草药汇编．上册．北京：人民卫生出版社，1996，298
16 中华人民共和国卫生部药政管理局编．全国中药炮制规范．北京：人民卫生出版社，1988，40
17 徐国钧等主编．中国药材学．北京：中国医药科技出版社，1996，584
18 国家中医药管理局《中华本草》编委会．中华本草．第八册．上海：上海科学技术出版社，1999，357
19 宋·太平惠民和剂局．太平惠民和剂局方．北京：人民卫生出版社，1985，61
20 明·朱棣．普济方．北京：人民卫生出版社，1959，1030
21 汉·神农本草经．清顾观光重辑本．北京：人民卫生出版社，1955，59
22 魏晋·名医别录．北京：人民卫生出版社，1986，138
23 南北朝·陶弘景．本草经集注．北京：人民卫生出版社，1994，300
24 唐·苏敬等撰．新修本草．合肥：安徽科学技术出版社，1981，223
25 宋·唐慎微．证类本草．北京：人民卫生出版社，1957，206
26 明·陈嘉谟．本草蒙筌．北京：人民卫生出版社，1988，103
27 明·李时珍．本草纲目．北京：人民卫生出版社，1982，810
28 清·张志聪．本草崇原．北京：中国中医药出版社，1992，77
29 清·汪昂．本草备要．北京：中国中医药出版社，1998，71
30 清·张璐．本经逢原．上海：上海科学技术出版社，1959，49
31 清·徐大椿．药性切用．卷之一上．见：徐灵胎医书三十二种．上海锦文堂石印本
32 清·严西亭．得配本草．上海：上海卫生出版社，1957，31
33 清·沈金鳌．要药分剂．上海：上海科学技术出版社，1959，10
34 清·黄宫绣．本草求真．上海：上海科学技术出版社，1959，211
35 清·姚澜．本草分经．上海：上海科学技术出版社，1989，93
36 清·杨时泰．本草述钩元．上海：科技卫生出版社，1958，144
37 清·凌奂．本草害利．北京：中医古籍出版社，1982，18
38 清·刘兴．草木便方今释．贵阳：贵州人民出版社，1988
39 谢宗万等主编．全国中草药名鉴．上册．北京：人民卫生出版社，1996，1065

126 白矾

Baifan

Alumen

1 定名依据

1.1 正名

1.1.1 汉文名：白矾〔为硫酸盐类矿物明矾石经加工提炼制成。主含水硫酸铝钾［$KAl(SO_4)_2 \cdot 12H_2O$］〕。

1.1.2 英文名：alum.

1.2 依据

1.2.1 定名的文献依据

(1)《雷公炮炙论》上卷："白矾，雷公云：凡使，要光明如水精，酸、咸、涩味全者，研如粉，于瓷瓶中盛。其瓶盛得三升已来，以六一泥泥，于火畔炙之令干；置研了白矾于瓶内，用五方草、紫背天葵二味自然汁各一镒，旋添白矾于中，下火逼令药汁干；用盖子并瓶口，更以泥泥上，下用火一百斤煅。"[1]

(2)《新修本草》卷第三："矾石，味酸，寒，无毒。……一名羽涅，一名羽泽。……色青白，生者名马齿矾。已炼成绝白，蜀人又以当硝石名白矾。……【谨案】矾石有五种：青矾、白矾、黄矾、黑矾、绛矾，然白矾多入药用；……"[2]

(3)《严氏济生方·咽喉门》："白矾散　治缠喉风，急喉痹。白矾（三钱）巴豆（三枚，去壳，分作六瓣），上将白矾及巴豆于铫内，慢火熬化为水，候干，去巴取矾，研为细末，每用少许，以芦管吹入喉中。"[3]

(4)《汤液本草》卷之六："白矾　气寒，味酸。无毒。《本草》云：主寒热泄泻下痢，白沃，阴蚀恶疮。消痰止渴，除痼热。治咽喉闭，目痛。坚骨齿。《药性论》云：使，有小毒，生含咽津，治急喉痹。"[4]

(5)《本草征要》第四卷："白矾　味酸、涩，性寒，无毒。入脾、胃二经。甘草为使。恶牡蛎、麻黄。外治：收脱肛阴挺，理疥癣湿淫。内服：消痰止利，涤热祛风。矾之用有四：诸血脱肛，阴挺疮疡，取其酸涩而收也；"[5]

(6)《本草从新》卷十三："白矾　涩、燥湿化痰。酸咸而寒。性涩而收。燥湿追涎。化痰堕浊。解毒。除风杀虫。止血定痛。通大小便。蚀恶肉。生好肉。除痼热在骨髓。（髓为热所劫则空、故骨痿而齿浮。）治惊痫黄疸。"[6]

(7)《中华人民共和国药典》："白矾 Alumen　本品为硫酸盐类矿物明矾石经加工提炼制成。主含水硫酸铝钾［$KAl(SO_4)_2 \cdot 12H_2O$］。"[7]

(8)《普通高等教育中医药类规划教材·中药学》："白矾《本经》为天然产矿物硫酸盐类明矾石经加工提炼而成的结晶。主含水硫酸铝钾（$KAl(SO_4)_2 \cdot 12H_2O$）。主产于浙江、安徽、山西、湖北等地。生用或煅用。煅后称枯矾。"[8]

(9)《中药大辞典》："白矾《雷公炮炙论》【异名】石涅《山海经》，矾石、羽涅《本经》，羽泽《吴普本草》，涅石（《山海经》郭璞注），矾石《本草经集注》，理石《药性论》，白君、明矾、雪矾、云母矾、生矾《纲目》。【基原】为矿物明矾石，经加工提炼而制成的结晶。[原矿物] 明矾石《石雅》Alunite."[9]

(10)《中医大辞典·中药分册》："白矾　出《雷公炮炙论》。又名矾石、明矾。为天然的明矾石经加工提炼而成的结晶体。"[10]

(11)《中国医学百科全书·中医学》："白矾　始载于《神农本草经》。原名矾石，又名明矾。为硫酸盐类矿物明矾石经加工提炼而成的结晶体。产于中国浙江、安徽、山西、湖北、福建、河北、甘肃等省。"[11]

(12)《中国中医药学主题词表》："白矾 ALUMEN　属矿物药；属固涩药（中药）、清热燥湿药和外用药　D 明矾　D 矾石　D 枯矾。"[12]

(13)《中药材手册》[13]、《全国中草药汇编》[14]、《全国中药炮制规范》[15]、《中国药材学》[16]、《中华本草》[17] 等现代中药著作多以"白矾"作为本品正名（参见"文献通考"）。

1.2.2　定名选择的理由

(1) 白矾 Alumen，为硫酸盐类矿物明矾石经加工提炼制成。主含水硫酸铝钾［$KAl(SO_4)_2 \cdot 12H_2O$］。"白矾"之名始见于《雷公炮炙论》，其后的中医药著作如唐·苏敬等撰《新修本草》，宋·严用和《严氏济生方》，元·王好古《汤液本草》，明·李中梓《本草征要》，清·吴仪洛《本草从新》等均有载录，其中元·王好古《汤液本草》，明·李中梓《本草征要》，清·吴仪洛《本草从新》还作为正名记载，并沿用至今。

(2) 我国最新版的《中华人民共和国药典》、普通高等教育中医药类规划教材《中药学》以及辞书类中药著作《中医大辞典·中药分册》、《中药大词典》、《中国医学百科全书·中医学》等均以"白矾"作为本品正名。已经广泛应用于中医药学文献标引、检索的《中国中医药学主题词表》也以"白矾"作为本药的正式主题词。现代本草著作《全国中草药汇编》、《中华本草》、《中国药材学》、《中药材手册》、《全国中药炮制规范》等虽记载了不少本品各地的俗称，但也均以"白矾"为正名收载。总之，"白矾"作为本药正名已成公论。

1.3　与正名等效的名词：无。

2　源流考释

白矾（硫酸盐类矿物明矾石经加工提炼制成。主含水硫酸铝钾［$KAl(SO_4)_2 \cdot 12H_2O$］），古代称"涅石"、"矾石"。我国现存最早的本草著作——汉《神农本草经》卷一记载：涅石"（旧作矾石，据郭璞注，《山海经》引作涅石），味酸，寒。主寒热泄利，白沃阴蚀，恶创，目痛，坚筋骨齿。炼饵服之，轻身、不老、增年。一名羽涅，生山谷。"[18] 三国时，吴普《吴普本草》[19] 以"矾石"作为正名记载。此后，历代代表本草，如魏晋《名医别录》[20]，南北朝·陶弘景《本草经集注》[21]，唐·苏敬等《新修本草》[2]，宋·苏颂《本草图经》[22]、唐慎微《证类本草》[23]，明·刘文泰《本草品汇精要》[24]、陈嘉谟《本草蒙筌》[25]、李时珍《本草纲目》[26] 等均作为正名沿引。但诸家本草又同时将"白矾"作为"矾石"的一个品种记录，如《新修本草》卷第三曰："矾石有五种：青矾、白矾、黄矾、黑矾、绛矾，然白矾多入药用；"[2]《本草图经》卷一："矾石，生河西山谷及陇西、武都、石门。今白矾则晋州、慈州、无为军……凡有五种：其色各异，谓白矾、绿矾、黄矾、黑矾、绛矾也。白矾则入药，及染人所用者；……又有矾精、矾蝴蝶，皆炼白矾时，候其极沸，盘心有溅溢者，如物飞出，以铁匕接之，作虫形者，矾蝴蝶也，但成块光莹如水晶者，矾精也。此二种入药，力紧于常矾也。又有一种柳絮矾，亦出矾处有之，煎炼而成轻虚如棉絮，故以名之。"[22]同时，尚收录异名"矾石"、"羽涅"《本经》[18]，"羽泽"《吴普本草》[19]，"理石"（《证类本草》[23]引《药性论》），"白君"、"雪矾"、"明矾"、"云母矾"、"生矾"《本草纲目》[26]）等。

其实，早在南北朝时期，雷敩在《雷公炮炙论》中即记载有"白矾"之名："雷公云：凡使，要光明如水精，酸、咸、涩味全者，研如粉，于瓷瓶中盛。其瓶盛得三升已来，以六一泥泥，于火畔炙之令干；置研了白矾于瓶内，用五方草、紫背天葵二味自然汁各一镒，旋添白矾于中，下火逼令药汁干；用盖子并瓶口，更以泥泥上，下用火一百斤煅；从巳至未，去火，取白矾瓶出，放冷，敲破，取白矾，捣细，研如轻粉，方用之。"[1]此后历代中医药典籍多以"白矾"作为正名收载，如唐·李珣《海药本草》[27]，宋·严用和《严氏济生方》[3]，元·王好古《汤液本草》[4]，明·李中梓《本草征要》[5]等。同时，《海药本草》[27]记载了"白矾"的异名"波斯白矾"。

清代本草著作多沿用雷敩之说，以"白矾"为正名载录本品，如日本稻宣义《炮炙全书》[28]，清·汪昂《本草备要》[29]、徐大椿《药性切用》[30]、吴仪洛《本草从新》[6]、黄宫绣《本草求真》[31]、姚澜《本草分经》[32]、陈其瑞《本草撮要》[33]、张秉成《本草便读》[34]等。

此外，在古代非本草著作中亦出现有本品异名"石涅"《山海经》、"涅石"（郭璞注《山海经》）。

在现代中药著作中，均以"白矾"作为本品正名，如《中华人民共和国药典》[7]、《普通高等教育中医药类规划教材·中药学》[8]、《中药大辞典》[9]、《中医大辞典·中药分册》[10]、《中国医学百科全书·中医学》[11]、《中国中医药学主题词表》[12]、《中药材手册》[13]、《全国中草药汇编》[14]、《全国中药炮制规范》[15]、《中国药材学》[16]、《中华本草》[17]等。

3　附录

3.1　又称：枯矾、煅白矾（饮片规格名）

3.2　俗称：无。

3.3　曾称：石涅《山海经》，涅石（郭璞注《山海经》），矾石、羽涅《本经》，羽泽《吴普本草》，波斯白矾《海药本草》，矾精、矾蝴蝶、巴石、柳絮矾《本草图经》，理石《药性论》，白君、雪矾、明矾、云母矾、生矾《本草纲目》。

4　文献通考

《神农本草经》卷一："涅石　（旧作矾石，据郭璞注，《山海经》引作涅石），味酸，寒。主寒热泄利，白沃阴蚀，恶创，目痛，坚筋骨齿。炼饵服之，轻身、不老、增年。一名羽涅，生山谷。"[18]

《吴普本草·玉石类》："矾石《御览》卷九百八十八　一名羽涅，一名羽泽。神农、岐伯：酸。扁鹊：咸。雷公：酸，无毒。生河西或陇西，或武都、石门。采无时。岐伯：久服伤人骨。”[19]

《名医别录》卷第一：“矾石　无毒。除固热在骨髓，去鼻中息肉。岐伯云：久服伤人骨。能使铁为铜。一名羽泽。生河西及陇西、武都、石门，采无时。（甘草为之使，恶牡蛎。）”[20]

《雷公炮炙论》上卷：“白矾　雷公云：凡使，要光明如水精，酸、咸、涩味全者，研如粉，于瓷瓶中盛。其瓶盛得三升已来，以六一泥泥，于火畔炙之令干；置研了白矾于瓶内，用五方草、紫背天葵二味自然汁各一镒，旋添白矾于中，下火逼令药汁干；用盖子并瓶口，更以泥泥上，下用火一百斤煅；从巳至未，去火，取白矾瓶出，放冷，敲破，取白矾，捣细，研如轻粉，方用之。若经大火一煅，色如银，自然伏火，铢累不失。”[1]

《本草经集注·玉石三品·上品》：“矾石　味酸，寒，无毒。主治寒热，泄痢，白沃，阴蚀，恶疮，目痛，坚骨齿，除固热在骨髓，去鼻中息肉。炼饵服之，轻身，不老增年。岐伯云：久服伤人骨。能使铁为铜。一名羽涅，一名羽泽。生河西山谷，及陇西武都、石门，采无时。（甘草为之使，恶牡蛎。）今出益州北部西川，从河西来。色青白，生者名马齿矾。已炼成绝白，蜀人又以当硝石名白矾。其黄黑者名鸡屎矾，不入药，惟堪镀作以合熟铜。投苦酒中，涂铁皆作铜色。外虽铜色，内质不变。《仙经》单饵之，丹方亦用。世中合药，皆先火熬令沸燥，以治齿痛，多即坏齿，是伤骨之证，而云坚骨齿，诚为疑也。”[21]

《新修本草》卷第三：“矾石　味酸，寒，无毒。……一名羽涅，一名羽泽。……色青白，生者名马齿矾。已炼成绝白，蜀人又以当硝石名白矾。……【谨案】矾石有五种：青矾、白矾、黄矾、黑矾、绛矾，然白矾多入药用……”[2]

《海药本草》卷第一：“波斯白矾《广州记》云：出大秦国，其色白而莹净，内有棘针纹。味酸、涩，温，无毒。主赤白漏下，阴蚀，泄痢，疮疥，解一切虫蛇等毒。去目赤暴肿，齿痛。火炼之良，恶牡蛎。多入丹灶家，功力逾于河西石门者。近日文州诸番往往亦有，可用也。”[27]

《本草图经》卷第一：“矾石，生河西山谷及陇西、武都、石门。今白矾则晋州、慈州、无为军，绿矾则隰州温泉县、池州铜陵县，并煎矾处出焉。初生皆石也，采得碎之，煎炼乃成矾。凡有五种：其色各异，谓白矾、绿矾、黄矾、黑矾、绛矾也。白矾则入药，及染人所用者；……又有矾精、矾蝴蝶，皆炼白矾时，候其极沸，盘心有溅溢者，如物飞出，以铁匕接之，作虫形者，矾蝴蝶也。但成块光莹如水晶者，矾精也。此二种入药，力紧于常矾也。又有一种柳絮矾，亦出矾处有之，煎炼而成。轻虚如绵絮，故以名之。今医家用治痰壅及心肺烦热，甚佳。刘禹锡《传信方》治气痢巴石丸，取白矾一大斤，以炭火净地烧令汁尽，则其色如雪，谓之巴石。”[22]

《证类本草》卷第三：“矾石　味酸，寒，无毒。……一名羽涅，一名羽泽。生河西山谷及陇西武都、石门。采无时。（甘草为之使，恶牡蛎。）陶隐居云：今出益州北部西川，从河西来。色青白，生者名马齿矾。已炼成绝白，蜀人又以当硝石名白矾。……唐本注云：矾石有五种：青矾、白矾、黄矾、黑矾、绛矾，然白矾多入药用。……臣禹锡等谨按药性论云：矾石，使一名理石。畏麻黄，有小毒。能治鼠漏、瘰疬，疗鼻衄，治齆鼻，生含咽津，治急喉痹。日华子云：白矾，性凉。除风去劳，消痰止渴，暖水脏，治中风失音，疥癣。和桃仁、葱汤浴，可出汗也。”[23]

《严氏济生方·咽喉门》：“白矾散　治缠喉风，急喉痹。白矾（三钱）巴豆（三枚，去壳，分作六瓣）上将白矾及巴豆于铫内，慢火熬化为水，候干，去巴取矾，研为细末，每用少许，以芦管吹入喉中。”[3]

《汤液本草》卷之六：“白矾　气寒，味酸。无毒。《本草》云：主寒热泄泻下痢，白沃，阴蚀恶疮。消痰止渴，除痼热。治咽喉闭，目痛。坚骨齿。《药性论》云：使，有小毒，生含咽津，治急喉痹。”[4]

《本草品汇经要》卷之一：“矾石　无毒　煎炼成矾石（出神农本经）主寒热泄痢白沃阴蚀恶疮目痛坚骨齿炼饵服之轻身不老增年（以上朱字神农本经）除固热在骨髓去鼻中息肉（以上黑字名医所录）【名】羽涅（泥结切）黄矾　马齿矾　白矾　羽泽　黑矾　矾蝴蝶　青矾　绛矾　皂矾　皂荚矾　石胆　矾精”[24]

《本草蒙筌》卷之八：“矾石　味酸，气寒。无毒。一云小毒。种颜色五般，地出产数处。初皆石全凭炼就，其极精无越晋州。（属北直隶。）畏麻黄，恶牡蛎。为使甘草，凡用俱同。白矾治病证多能，生煅随重轻应变。并研细末，任作散丸。去息肉鼻窍中，除痼热骨髓内。劫喉痹，止目痛，禁便泻，塞齿疼。洗脱肛涩肠，敷脓疮收水。稀涎散同皂荚研服，叶风痰通窍神方。蜡矾丸和蜜蜡丸吞，平痈肿护膜要剂。久服损心肺伤骨，为医亦不可不防。”[25]

《本草纲目》第十一卷：“矾石　《本经·上品》【校正】并入《海药》波斯矾、《嘉祐》柳絮矾。【释名】涅石《纲目》、羽涅《本经》、羽泽《别录》，煅枯者名巴石，轻白者名柳絮矾。……【集解】恭曰：矾石有五种：白矾多入药用；……颂曰：矾石初生皆石也，采得烧碎煎炼，乃成矾也。凡有五种，其色各异，白矾、黄矾、绿矾、黑矾、绛矾也。今白矾出晋州、慈州、无为军，入药及染人所用甚多。……又有矾精、矾蝴蝶、巴石、柳絮矾，皆是白矾也。炼白矾时，候其极沸，盘心有溅溢，如物飞出，以铁匕接之，作虫形者，矾蝴蝶也。但成块光莹如水精者，矾精也。二者入药，力紧于常矾。其煎炼而成，轻虚如绵絮者，柳絮矾。其烧汁至尽，色白如雪者，谓之巴石。珣曰：波斯、大秦所出白矾，色白而莹净，内有束针纹，入丹灶家，功力逾于河西、石门者，近日文州诸番往往有之。波斯又出金线矾，打破内有金线纹者为上，多入烧炼家用。时珍曰：矾石折而辨之，不只于五种也。白矾，方士谓之白君，出晋地者上，青州、吴中者次之。洁白者为雪矾；光明者为明矾，亦名云母矾；纹如束针，状如粉扑者，为波斯白矾，并入药为良。……”[26]

《本草征要》第四卷：“白矾　味酸、涩，性寒，无毒。入脾、胃二经。甘草为使。恶牡蛎、麻黄。外治：收脱肛阴挺，理疥癣湿淫。内服：消痰止利，涤热祛风。矾之用有四：诸血脱肛，阴挺疮疡，取其酸涩而收也；喉痹、痈疽、蛇伤、虫毒，取其解毒也；吐风热痰涎，取其酸苦涌泄也；治风痰、泄痢、崩带，取其收而燥湿也。多服伤骨损心肺。”[5]

《炮制全书》卷第四：“白矾　酸，寒。明亮者佳，煅干汁者谓之枯矾，不煅者为生矾。甘草为使，恶牡蛎，畏麻黄。”[28]

《本草备要·金石水土部》：“白矾　涩，燥湿，坠痰　酸咸而寒，性涩而收。燥湿追涎，化痰坠浊，解毒生津，除风杀虫，止血定痛，通大、小便，蚀恶肉，生好肉，除痼热在骨髓（髓为热所劫则空，故骨痿而齿浮）。治惊痫黄疸，血痛喉痹，齿痛风眼，鼻中息肉，崩带脱肛，阴蚀阴挺（阴肉挺出，肝经之火），疔肿痈疽，瘰疬疥癣，虎、犬、蛇、虫咬伤。”[29]

《药性切用》卷之五：“白矾　酸涩微寒，化痰燥湿；解毒杀虫，性能却水，去浊澄清。解毒生研；涩涎煨熟。”[30]

《本草从新》卷十三：“白矾　涩，燥湿化痰。酸咸而寒。性涩而收。燥湿追涎。化痰堕浊。解毒。除风杀虫。止血定痛。通大小便。蚀恶肉。生好肉。除痼热在骨髓。（髓为热所劫则空、故骨痿而齿浮。）治惊痫黄疸。血痛喉痹。齿痛风眼。鼻中息肉。崩带脱肛。阴蚀阴挺。（阴肉挺出、肝经之火。）疔肿痈疽。瘰疬疮癣。虎犬蛇虫咬伤。”[6]

《本草求真》卷四：“白矾（专入脾）。气味酸寒。则其清热收热可知。何书又言燥痰。若于寒字相悖。书言能治风痰。若于收字涩字相殊。不知书之所云能燥痰者。非其气味温热。而可以燥而即化。实以收其燥湿初起。使之下坠。不使留滞而不解也。”[31]

《本草分经·原例（次序略经更定）》：“白矾　酸咸寒，性涩而收，燥湿涌涎化痰，除风止血，通二便杀虫，除痼热在骨髓，生用解毒，多服损心肺伤骨。”[32]

《本草撮要》卷六：“【白矾】味酸寒。入手足太阴阳明经。功专吐痰解毒。得黄蜡解一切肿毒。暑天痧症。昏迷瞀乱。急含少许或冲服立愈。得川郁金治痫疾。多食损心肺伤骨。甘草为使。畏麻黄。恶牡蛎。”[33]

《本草便读·金石部·金石类》：“白矾　酸涩而收。咸寒且敛。化痰涤热。劫黏滑以稀涎。燥湿杀虫。蚀恶肉而解毒。除风却水。治痢敷疮。（白矾初生亦石也。经煎炼而成。有五色精粗之分。其酸敛之性。同吐药则吐。同敛药则敛。如稀涎散蜡矾丸之类。性善却水。水化书纸上。干则水不能濡。损齿伤肺。”[34]

《中药大辞典》：“白矾《雷公炮炙论》【异名】石涅《山海经》，矾石、羽涅《本经》，羽泽《吴普本草》，涅石（《山海经》郭璞注），矾石《本草经集注》，理石《药性论》，白君、明矾、雪矾、云母矾、生矾《纲目》。【基原】为矿物明矾石，经加工提炼而制成的结晶。[原矿物］明矾石《石雅》Alunite.”[9]

《中医大辞典·中药分册》：“白矾　出《雷公炮炙论》。又名矾石、明矾。为天然的明矾石经加工提炼而成的结晶体。”[10]

《中国医学百科全书·中医学》：“白矾　始载于《神农本草经》。原名矾石，又名明矾。为硫酸盐类矿物明矾石经加工提炼而成的结晶体。产于中国浙江、安徽、山西、湖北、福建、河北、甘肃等省。”[11]

《中国中医药学主题词表》：“白矾 ALUMEN　属矿物药；属固涩药（中药）、清热燥湿药和外用药　D 明矾　D 矾石　D 枯矾。”[12]

《中药材手册》：“白矾［纲目名矾石，列入金石部卤石类］　本品为硫酸盐类矿物明矾石经加工提炼而成的结晶体。若再经火煅烧后即成为枯矾。［别名］明矾。”[13]

《全国中草药汇编》：“白矾　［别名］明矾、矾石。【来源】为天然的明矾石经加工提炼而成的结晶体。”[14]

《全国中药炮制规范》：“白矾（明矾）　［处方用名］白矾、枯矾（煅白矾）。【来源】本品为三方晶系矿物矾石 Alumen 或其他铝矿石，经加工提炼制成。主含硫酸铝钾［$KAl(SO_4)_2 \cdot 12H_2O$］。主产于安徽、浙江、福建、山西、河北、湖北等地，药材以无色透明者为佳。”[15]

《中国药材学》：“白矾　［别名］明矾。【来源】本品为硫酸盐类矿物明矾族明矾石经加工提炼制成的结晶体。”[16]

《普通高等教育中医药类规划教材·中药学》：“白矾《本经》为天然产矿物硫酸盐类明矾石经加工提炼而成的结晶。主含水硫酸铝钾（$KAl(SO_4)_2 \cdot 12H_2O$）。主产于浙江、安徽、山西、湖北等地。生用或煅用。煅后称枯矾。”[8]

《中华人民共和国药典》：“白矾 Alumen　本品为硫酸盐类矿物明矾石经加工提炼制成。主含水硫酸铝钾［$KAl(SO_4)_2 \cdot 12H_2O$］。”[7]

《中华本草》：“白矾《雷公炮炙论》　【异名】矾石、羽涅《本经》，羽泽《吴普本草》，理石《药性论》，白君、明矾、雪矾、云母矾、生矾《纲目》……【来源】为硫酸盐类明矾石族矿物明矾石经加工提炼而制成的结晶。［原矿物］明矾石 Alunite.”[17]

5　参考文献

1　南北朝·雷敩．雷公炮炙论．上海：上海中医学院出版社，1986，4

2　唐·苏敬等撰．新修本草．合肥：安徽科学技术出版社，1981，97

3　宋·严用和．严氏济生方．北京：人民卫生出版社，1980

4　元·王好古．汤液本草．见：景印文渊阁四库全书（745）．北京：中医古籍出版社，1986，

5　明·李中梓．本草征要．见：李中梓医学全书．北京：中国中医药出版社，1999，150

6　清·吴仪洛．本草从新．北京：中医古籍出版社，2001，201

7　国家药典委员会编．中华人民共和国药典．一部．北京：化学工业出版社，2000，81

8　雷载权主编．普通高等教育中医药类规划教材·中药学．上海：上海科学技术出版社，1995，332

9　江苏新医学院编．中药大辞典．上海：上海科学技术出版社，1977，680

10　《中医大辞典》编辑委员会编．中医大辞典·中药分册．北京：人民卫生出版社，1982，113

11　《中医学》编辑委员会．中国医学百科全书·中医学．上海：上海科学技术出版社，1997，1286

12　吴兰成主编．中国中医药学主题词表．北京：中医古籍出版社，1996，7

13　中华人民共和国卫生部药政管理局主编．中药材手册．北京：人民卫生出版社，1998，721

14　《全国中草药汇编》编写组编．全国中草药汇编．上册．北京：人民卫生出版社，1996，297

15　中华人民共和国卫生部药政管理局编．全国中药炮制规范．北京：人民卫生出版社，1988，379

16　徐国钧等主编．中国药材学．北京：中国医药科技出版社，1996，1887

17　国家中医药管理局《中华本草》编委会．中华本草．第一册．上海：上海科学技术出版社，1999，327

18　汉·神农本草经．清顾观光重辑本．北京：人民卫生出版社，1955，25

19　三国·吴普．吴普本草．北京：人民卫生出版社，1987，3

20　魏晋·名医别录．北京：人民卫生出版社，1986

21　南北朝·陶弘景．本草经集注．北京：人民卫生出版社，1994，138

22　宋·苏颂．本草图经．合肥：安徽科学技术出版社，1994，16

23　宋·唐慎微．证类本草．北京：人民卫生出版社，1957，84

24　明·刘文泰．本草品汇精要．北京：人民卫生出版社，1982，110

25　明·陈嘉谟．本草蒙筌．北京：人民卫生出版社，1988，348

26　明·李时珍．本草纲目．北京：人民卫生出版社，1982，669

27　唐·李珣．海药本草．北京：人民卫生出版社，1997，4

28 ［日］稻宣义．炮炙全书．北京：中医古籍出版社，1981，166
29 清·汪昂．本草备要．北京：中国中医药出版社，1998，232
30 清·徐大椿．药性切用．卷之五上．见：徐灵胎医书三十二种．上海锦文堂石印本
31 清·黄宫绣．本草求真．上海：上海科学技术出版社，1959，166
32 清·姚澜．本草分经．上海：上海科学技术出版社，1989，205
33 清·陈其瑞．本草撮要．见：珍本医书集成．本草类．上海：上海科学技术出版社，1985，80
34 清·张秉成．本草便读．上海：上海卫生出版社，1957，91
35 章行．山海经现代版．上海：上海古籍出版社，2000

127 白果
Baiguo
Semen Ginkgo

1 定名依据

1.1 正名

1.1.1 汉文名：白果（银杏科植物银杏 Ginkgo biloba L. 的干燥成熟种子）。

1.1.2 英文名：ginkgo seed.

1.2 依据

1.2.1 定名的文献依据

(1)《日用本草》："白果，敛肺气，益肝脾，定咳喘，止滞浊，缩小便。"[1]

(2)《滇南本草》第一卷："白果，味甘、苦，性温，有小毒。生食引疳，热食温肺、定咳嗽、缩小便。多食壅气发胀而动风。小儿多食，昏迷发惊，引疳积虫出。同鱼腥食发软。"[2]

(3)《本草蒙筌》卷之七："白果（一名银杏，俗呼鸭脚。）在处俱产，树大而高。二更开花，三更结实。秋熟击落，壳白肉青。生食戟人喉，炒食味甘苦。"[3]

(4)《本草新编》卷之五（羽集）："白果，味甘、少涩，气微寒。入心经，通任、督之脉，至于唇口。有毒，多食至千者死。治白浊，清心……"[4]

(5)《中华人民共和国药典》："白果 Semen ginkgo　本品为银杏科植物银杏 Ginkgo biloba L. 的干燥成熟种子。秋季种子成熟时采收，除去肉质外种皮，洗净，稍蒸或略煮后，烘干。"[5]

(6)《中药大辞典》："白果《日用本草》　【异名】灵眼《太仓州志》，佛指甲《浙江通志》，佛指柑《一握坤舆》。【基原】为银杏科植物的种子。【原植物】银杏 Ginkgo biloba L. 又名：鸭脚《宛陵集》，公孙树《汝南圃史》，鸭掌树。"[6]

(7)《中医大辞典·中药分册》："白果　出《日用本草》。为银杏科植物银杏 Ginkgo biloba L. 的种子。我国各地均有栽培。"[7]

(8)《中国医学百科全书·中医学》："白果　始载于《绍兴本草》。又名佛指柑、银杏、鸭脚树子。为银杏科植物银杏 Ginkgo biloba L. 的种子。原植物中国各地均有栽培。"[8]

(9)《中国中医药学主题词表》："白果 SEMEN GINKGO　为银杏科植物银杏的干燥成熟

种子；属止咳平喘药和固涩药（中药）　C 银杏。”[9]
(10)《中药志》[10]、《中药材手册》[11]、《全国中药炮制规范》[12]、《中国药材学》[13]、《中华本草》[14]等现代中药著作多以“白果”作为本品正名（参见“文献通考”）。

1.2.2　定名选择的理由

(1) 白果 Semen ginkgo，系银杏科植物银杏 Ginkgo biloba L. 的干燥成熟种子。“白果”之名始见于元吴瑞《日用本草》，并作为正名记载。此后的本草著作，如明·兰茂《滇南本草》、陈嘉谟《本草蒙筌》，清·汪昂《本草易读》、汪昂《本草新编》、徐大椿《药性切用》等在载录本品时即以“白果”作为正名，并沿用至今。

(2) 我国最新出版的《中华人民共和国药典》以及辞书类著作《中医大辞典·中药分册》、《中药大辞典》、《中国医学百科全书·中医学》等均以“白果”作为本品正名。已经广泛应用于中医药学文献的标引和检索的《中国中医药学主题词表》也以“白果”作为本品的正式主题词。现代本草著作如《中药志》、《中华本草》、《中国药材学》、《中药材手册》、《全国中药炮制规范》等虽记载了不少本品各地的俗称，但也无一例外以“白果”作为本品的正名。说明“白果”作为本品正名已成为共识。

1.3　与正名等效的名词：无。

2　源流考释

白果（银杏科植物银杏 Ginkgo biloba L. 的干燥成熟种子）原称“银杏”，又称“鸭脚子”，始载于宋·王继先《绍兴本草》：“银杏，以其色如银，形似小杏，故以名之。乃叶如鸭脚而又谓之鸭脚子。”[25]“白果”之名始见于元吴瑞《日用本草》，并作为正名记载。如《日用本草》：“白果，敛肺气，益肝脾，定咳喘，止滞浊，缩小便。”[1]此后的本草著作，有的以“白果”为正名，如明·兰茂《滇南本草》[2]、龚廷贤《药性歌括四百味》[15]、陈嘉谟《本草蒙筌》[3]，清·陈士铎《本草新编》[4]、汪昂《本草易读》[16]、汪昂《本草备要》[17]、徐大椿《药性切用》[18]、黄宫绣《本草求真》[19]等；有的在“银杏”项下介绍本品，如明·刘文泰《本草品汇精要》[20]、李时珍《本草纲目》[21]，清·张璐《本经逢原》[22]、吴仪洛《本草从新》[23]等。同时，还记载了本品异名“鸭脚”《本草品汇精要》。[20]

现代有关著作多以“白果”作为本品正名，如《中华人民共和国药典》[5]、《中药大辞典》[6]、《中医大辞典·中药分册》[7]、《中国医学百科全书·中医学》[8]、《中国中医药学主题词表》[9]、《中药志》[10]、《中药材手册》[11]、《全国中药炮制规范》[12]、《中国药材学》[13]、《中华本草》[14]等；有的以“银杏”为正名，如《全国中草药汇编》[24]等。同时尚记载有“灵眼”、“佛指甲”、“佛指柑”《中药大辞典》[6]，“鸭脚树子”《中国医学百科全书·中医学》[8]，“银杏核”、“公孙树子”《中国药材学》[13]等俗称。还记载有本品原植物“银杏”的异名“白果树”、“公孙树”、“鸭脚树”《中药志》[10]，“鸭脚”、“鸭掌树”《中药大辞典》[6]等。

3　附录

3.1　又称：白果仁、熟白果（商品规格名）。

3.2　俗称：佛指甲（浙江），灵眼，佛指柑，鸭脚树子，银杏核，公孙树子。

3.3 曾称：银杏、鸭脚子《绍兴本草》，鸭脚《本草品汇精要》。

3.4 原植物名称：银杏，白果树（通称），公孙树，鸭脚树，鸭脚，鸭掌树（北京）。

4 文献通考

《绍兴本草》：“银杏，以其色如银，形似小杏，故以名之。乃叶如鸭脚而又谓之鸭脚子。”[25]

《日用本草》：“白果，敛肺气，益肝脾，定咳喘，止滞浊，缩小便。”[1]

《滇南本草》第一卷：“白果，味甘、苦，性温，有小毒。生食引疳，热食温肺、定咳嗽、缩小便。多食壅气发胀而动风。小儿多食，昏迷发惊，引疳积虫出。同鱼腥食发软。”[2]

《本草品汇精要》卷之三十四：“银杏，无毒。植生。银杏，炒食煮食皆可，生食发病（出《饮膳正要》）【名】鸭脚、白果。【苗】谨按，树高五六丈，径三四尺，叶似鸭脚，五六月结实如李，八九月熟，则青黄色采之，浸烂去皮取核为果，亦名鸭脚。梅圣俞诗云，鸭脚类绿李，其名因叶高是也。【地】出宣域郡及江南皆有之。【时】（生）五六月生，（采）八月九月取实。【收】曝干。【用】核中肉。【色】壳白肉青黄。【味】甘苦……”[20]

《药性歌括四百味·白果》：“白果甘苦，喘嗽白浊。点茶压酒，不可多嚼。”[15]

《本草蒙筌》卷之七：“白果（一名银杏，俗呼鸭脚。）在处俱产，树大而高。二更开花，三更结实。秋熟击落，壳白肉青。生食戟人喉，炒食味甘苦。”[3]

《本草纲目》第三十卷：“银杏　《日用》　【释名】白果《日用》、鸭脚子。时珍曰：原生江南，叶似鸭掌，因名鸭脚。宋初始入贡，改呼银杏，因其形似小杏而核色白也。今名白果。梅尧臣诗：鸭脚类绿李，其名因叶高。欧阳修诗：绛囊初入贡，银杏贵中州。是矣。”[21]

《本草新编》卷之五（羽集）：“白果，味甘、少涩，气微寒。入心经，通任、督之脉，至于唇口。有毒，多食至千者死。治白浊，清心……”[4]

《本草易读》卷六：“银杏。甘、苦、辛，涩，无毒。熟食益人，温肺益气，定喘止嗽，缩小便而止白浊。生食引疳，降痰解酒，消毒杀虫，涂皴　而敷癣疳。”[16]

《本草备要·果部》：“白果　一名银杏　涩，敛肺，去痰　甘苦而温。性涩而收。熟食温肺益气（色白属金，故入肺），定痰哮，敛喘嗽，缩小便，止带浊。”[17]

《本经逢原·果部》卷三：“银杏　俗名白果　甘苦平涩，无毒。［发明］　银杏定喘方用之。生嚼止白浊降痰，消毒杀虫。涂鼻面手足。去皰皶皯黯。生捣能浣油腻，同水捣浆衣杀虫虱，去痰涤垢之功可例推矣。熟则壅遏闭气，多食令人胪胀昏闷。昔有饥者，薄暮食此过多，次日胀闷欲死，急以鹅翎蘸香油探吐，方可得生。粪清灌之亦生，取其能降泄也。”[22]

《药性切用》卷之四：“白果　一名银杏。甘苦性涩，生则豁痰清肺，可止带浊。熟则温肺定哮，能缩小便。多食，令人壅气。”[18]

《本草从新》卷十：“银杏　一名白果。涩、敛肺、去浊痰。甘苦收涩。熟食温肺益气。（色白属金、故入肺。）定痰哮，敛喘嗽，缩小便，止带浊。（带浊赤者、热伤血分、从心小肠来、白者、湿伤气分、从肺大肠来、并有寒热二证、亦有因痰而带浊者、宜二陈、加升柴二术。）生食。降浊痰。解酒消毒。杀虫。（花夜开、人不得见、性阴、有小毒、故能消毒杀虫。）浆泽手面。浣油腻。（时珍曰：去浊痰之功、可以类推。）多食则收涩太过。令人壅气胪胀。小儿发惊动疳。"[23]

《本草求真》卷四："白果　（山果）生用涤痰除垢熟则胀闷欲绝　白果（专入肺）。虽属一物。而生熟攸分。不可不辨。如生食则能降痰解酒。消毒杀虫。以浆涂鼻面手足。则去渣疱皯油腻。及同汞浣衣。则死虫虱。"[19]

《中药志》："白果　本品为较常用中药，商品为银杏科植物银杏的除去外种皮的成熟种子。【原植物】银杏　［别名］白果树、公孙树、鸭脚树。Ginkgo biloba L. ——银杏科 Ginkgoaceae"[10]

《中药材手册》："白果［纲目列入果部山果类银杏项下］　本品为银杏科植物银杏 Ginkgo biloba L. 的干燥成熟种子。原植物系落叶乔木，均为栽培。［别名］根杏。"[11]

《全国中草药汇编》："银杏　别名白果（种子）、白果树、公孙树、飞蛾叶、鸭脚子。来源：为银杏科银杏属植物银杏 Ginkgo biloba L. 的叶和种仁（白果仁）。"[24]

《中药大辞典》："白果《日用本草》　【异名】灵眼《太仓州志》，佛指甲《浙江通志》，佛指柑《一握坤舆》。【基原】为银杏科植物的种子。【原植物】银杏 Ginkgo biloba L. 又名：鸭脚《宛陵集》，公孙树《汝南圃史》，鸭掌树。"[6]

《中医大辞典·中药分册》："白果　出《日用本草》。为银杏科植物银杏 Ginkgo biloba L. 的种子。我国各地均有栽培。"[7]

《中国医学百科全书·中医学》："白果　始载于《绍兴本草》。又名佛指柑、银杏、鸭脚树子。为银杏科植物银杏 Ginkgo biloba L. 的种子。原植物中国各地均有栽培。"[8]

《全国中药炮制规范》："白果　［处方用名］白果、白果仁、熟白果。【来源】本品为银杏科植物银杏 Ginkgo biloba L. 的干燥成熟种子。均系栽培。主产于河南、广西、四川等地。秋季种子成熟时采收，除去肉质外皮，洗净，稍蒸或略煮后干燥。药材以外壳白色、种仁饱满、断面色白者为佳。"[12]

《中国药材学》："白果　［别名］银杏核，公孙树子，鸭脚树子。【来源】本品为银杏科植物银杏 Ginkgo biloba L. 除去肉质外种皮的种子。"[13]

《中国中医药学主题词表》："白果 SEMEN GINKGO　为银杏科植物银杏的干燥成熟种子；属止咳平喘药和固涩药（中药）　C 银杏。"[9]

《中华本草》："白果《日用本草》　【异名】鸭脚子《绍兴本草》，灵眼《太仓州志》，佛指甲《浙江通志》，佛指柑《一握坤舆》……【来源】为银杏科植物银杏的种子。【原植物】银杏 Ginkgo biloba L. 又名：鸭脚《宛陵集》，公孙树《汝南圃史》，鸭掌树（北京），白果树（通称）。"[14]

《中华人民共和国药典》："白果 Semen ginkgo　本品为银杏科植物银杏 Ginkgo biloba L. 的干燥成熟种子。秋季种子成熟时采收，除去肉质外种皮，洗净，稍蒸或略煮后，烘干。"[5]

5　参考文献

1　元·吴瑞. 日用本草. 明泰昌元年庚申（1620）钱允治刻本

2　明·兰茂. 滇南本草. 第一卷. 昆明：云南人民出版社，1977，17

3 明·陈嘉谟. 本草蒙筌. 北京：人民卫生出版社，1988，325
4 清·陈士铎. 本草新编. 北京：中国中医药出版社，1996，255
5 国家药典委员会编. 中华人民共和国药典. 一部. 北京：化学工业出版社，2000，82
6 江苏新医学院编. 中药大辞典. 上海：上海科学技术出版社，1977，684
7 《中医大辞典》编辑委员会编. 中医大辞典·中药分册. 北京：人民卫生出版社，1982，113
8 《中医学》编辑委员会. 中国医学百科全书·中医学. 上海：上海科学技术出版社，1997，1169
9 吴兰成主编. 中国中医药学主题词表. 北京：中医古籍出版社，1996，7
10 中国医学科学院药物研究所等编. 中药志. 第三册. 北京：人民卫生出版社，1993，295
11 中华人民共和国卫生部药政管理局主编. 中药材手册. 北京：人民卫生出版社，1998，282
12 中华人民共和国卫生部药政管理局编. 全国中药炮制规范. 北京：人民卫生出版社，1988，135
13 徐国钧等主编. 中国药材学. 北京：中国医药科技出版社，1996，1202
14 国家中医药管理局《中华本草》编委会. 中华本草. 第二册. 上海：上海科学技术出版社，1999，276
15 明·龚廷贤. 药性歌括四百味. 见：药性歌括四百味白话解. 北京：人民卫生出版社，2002，375
16 清·汪昂. 本草易读. 北京：人民卫生出版社，1997，276
17 清·汪昂. 本草备要. 北京：中国中医药出版社，1998，182
18 清·徐大椿. 药性切用. 见：徐灵胎医书三十二种. 上海锦文堂石印本
19 清·黄宫绣. 本草求真. 上海：上海科学技术出版社，1959，165
20 明·刘文泰. 本草品汇精要. 北京：人民卫生出版社，1982，805
21 明·李时珍. 本草纲目. 北京：人民卫生出版社，1982，1801
22 清·张璐. 本经逢原. 上海：上海科学技术出版社，1959，149
23 清·吴仪洛. 本草从新. 北京：中医古籍出版社，2001，144
24 《全国中草药汇编》编写组编. 全国中草药汇编. 上册. 北京：人民卫生出版社，1996，826
25 宋·王继先.《绍兴本草》. 日本东京春阳堂影印本

128 白前
Baiqian
Rhizoma cynanchi stauntonii

1 定名依据

1.1 正名

1.1.1 汉文名：白前［为萝藦科植物柳叶白前 Cynanchum stauntonii（Decne.）Schltr. ex Lévl. 或芫花叶白前 Cynanchum glaucescens（Decne.）Hand. －Mazz. 的干燥根茎及根］。

1.1.2 英文名：willowleaf swallowwort rhizome.

1.2 依据

1.2.1 定名的文献依据

(1)《名医别录》卷第二："白前，味甘，微温，无毒。主治胸胁逆气，咳嗽上气。"[1]

(2)《本草经集注·草木中品》："白前　味甘，微温，无毒。主治胸胁逆气，咳嗽上气。此药出近道，似细辛而大，色白易折。主气嗽方多用之。"[2]

(3)《新修本草》卷第九："白前　味甘，微温，无毒。主胸胁逆气，咳嗽上气。此药出近道，似细辛而大，色白易折。主气嗽方多用之。【谨案】此药叶似柳，或似芫花，苗高尺许，生洲渚沙碛之上。"[3]

(4)《证类本草》卷第九："白前　味甘，微温，臣禹锡等谨按蜀本云：微寒。无毒。主胸胁逆气，咳嗽上气"[4]

(5)《汤液本草》卷之三："白前　气微温，味甘，微寒。无毒。"[5]

(6)《本草纲目》第十三卷："白前（《别录》中品）【释名】石蓝《唐本》、嗽药（同上）。【气味】甘，微温，无毒。权曰：辛。恭曰：微寒。【主治】胸胁逆气，咳嗽上气，呼吸欲绝《别录》。"[6]

(7)《本草从新》卷一："泻肺降气、下痰。辛甘微寒。长于降气、下痰止嗽。治肺气壅实。（喉中作水鸡声者、服之立愈。）胸膈逆满。肺实者宜。否则忌也。似牛膝。粗长坚直。脆而易断者。白前也。短小柔软。能弯不断者。白薇也。"[7]

(8)《中华人民共和国药典》："白前 Rhizoma cynanchi stauntonii　本品为萝藦科植物柳叶白前 Cynanchum stauntonii（Decne.）Schltr. ex Lévl. 或芫花叶白前 Cynanchum glaucescens（Decne.）Hand. -Mazz. 的干燥根茎及根。秋季采挖，洗净，晒干。"[8]

(9)《中药大辞典》："白前《别录》　【异名】石蓝、嗽药《唐本草》。【基原】为萝藦科植物柳叶白前或芫花叶白前的根及根茎。【原植物】①柳叶白前 Cynanchum stauntonii（Decne.）Schltr. ex Lévl. 又名：水杨柳、大鹤瓢、水柳。②芫花叶白前 Cynanchum glaucescens（Decne.）Hand. -Mazz.，又名：溪瓢羹、消结草、乌梗仔。"[9]

(10)《中医大辞典·中药分册》："白前　出《名医别录》。又名嗽药。为萝藦科植物柳叶白前 Cynanchum stauntonii（Decne.）Schltr. ex Lévl. 或芫花叶白前 C. glaucescens（Decne.）Hand. -Mazz. 的根茎及根。主产于浙江、安徽。"[10]

(11)《中国医学百科全书·中医学》："白前　始载于《名医别录》。又名石蓝、嗽药。为萝藦科植物柳叶白前 Cynanchum stauntonii（Decne.）Schltr. ex Lévl. 及芫花叶白前 C. glaucescens（Decne.）Hand. -Mazz. 的根茎及根。春、夏两季采挖，拔起全株，割去地上部分，洗净，晒干，飞称'白前'。如将节部的须根除去，单用根茎，习称'鹅管白前'。全株洗净晒干入药，习称'草白前'。"[11]

(12)《中国中医药学主题词表》："白前 CYNANCHUM GLAUCESCENS　属萝摩科和化痰药（中药）　D 芫花叶白前。"[12]

(13)《中药志》[13]、《中药材手册》[14]、《全国中草药汇编》[15]、《全国中药炮制规范》[16]、《中国药材学》[17]、《中华本草》[18]等现代中药著作多以"白前"作为本品正名（参见"文献通考"）。

1.2.2　定名选择的理由

(1) 白前 Rhizoma cynanchi stauntonii，为萝藦科植物柳叶白前 Cynanchum stauntonii（Decne.）Schltr. ex Lévl. 或芫花叶白前 Cynanchum glaucescens（Decne.）Hand. -Mazz. 的干燥根茎及根。"白前"之名始见于魏晋《名医别录》，并作为本品正名记载。其后的历代重要本草著作如南北朝·陶弘景《本草经集注》，唐·苏敬《新修本草》，宋·唐慎微《证类本草》，明·李时珍《本草纲目》，清·吴仪洛《本草从新》等在载录本品时均以"白前"作为正名，并一直沿用至今。

（2）我国最新出版的《中华人民共和国药典》、《普通高等教育中医药类规划教材·中药学》以及辞书类著作《中医大辞典·中药分册》、《中药大辞典》、《中国医学百科全书·中医学》等均以"白前"作为本品正名。已经广泛应用于中医药学文献的标引和检索的《中国中医药学主题词表》也以"白前"作为本品的正式主题词。现代本草著作如《中药志》、《全国中草药汇编》、《中华本草》、《中国药材学》、《中药材手册》、《全国中药炮制规范》等虽记载了不少本品各地的俗称，但也无一例外以"白前"作为本品的正名。说明"白前"作为本品正名已成为共识。

1.3 与正名等效的名词：无。

2 源流考释

白前［萝藦科植物柳叶白前 Cynanchum stauntonii（Decne.）Schltr. ex Lévl. 或芫花叶白前 Cynanchum glaucescens（Decne.）Hand. -Mazz. 的干燥根茎及根］始载于魏晋《名医别录》，并以"白前"正名。如《名医别录》卷第二："白前，味甘，微温，无毒。主治胸胁逆气，咳嗽上气。"[1] 其后的本草著作大多即沿用该书记载，以"白前"为正名记载本品，如南北朝·雷敩《雷公炮炙论》[19]、陶弘景《本草经集注》[2]，唐·苏敬《新修本草》[3]，宋·苏颂《本草图经》[20]、唐慎微《证类本草》[4]、寇宗奭《本草衍义》[21]、佚名《增广太平和剂图经本草药性总论》[22]，元·王好古《汤液本草》[5]，明·刘文泰《本草品汇精要》[23]、陈嘉谟《本草蒙筌》[24]、李时珍《本草纲目》[6]、李中梓《本草征要》[25] 及《雷公炮制药性解》[26]、卢之颐《本草乘雅半偈》[27]，清·张志聪《本草崇原》[28]、蒋居祉《本草择要纲目》[29]、汪昂《本草易读》[30]、汪昂《本草备要》[31]、张璐《本经逢原》[32]、徐大椿《药性切用》[33]、吴仪洛《本草从新》[7]、严西亭《得配本草》[34]、沈金鳌《要药分剂》[35]、黄宫绣《本草求真》[36]、姚澜《本草分经》[37]、杨时泰《本草述钩元》[38]、陈其瑞《本草撮要》[39]、张秉成《本草便读》[40] 等。

古代著作记载的本品异名有"石蓝"、"嗽药"《新修本草》[3] 等。如《新修本草》卷第九："白前　味甘，微温，无毒。……不生近道，俗名石蓝，又名嗽药。"[3]

现代有关著作均沿用《名医别录》[1] 的记载以"白前"作为本品正名，如《中华人民共和国药典》[8]、《中药大辞典》[9]、《中医大辞典·中药分册》[10]、《中国医学百科全书·中医学》[11]、《中国中医药学主题词表》[12]、《中药志》[13]、《中药材手册》[14]、《全国中草药汇编》[15]、《全国中药炮制规范》[16]、《中国药材学》[17]、《中华本草》[18] 等。同时尚记载有"鹅管白前"、"空白前"、"水白前"、"软白前"《中药材手册》[14]，"竹叶白前"《全国中草药汇编》[15]，"草白前"《中国医学百科全书·中医学》[11]，"毛白前"、"红前"、"鹅白前"、"土白前"《中华本草》[18] 等各地的俗称。还记载有本品原植物"柳叶白前"的异名"水杨柳"、"竹叶白前"、"草白前"、"鹅管白前"、"江杨柳"、"水豆粘"、"酒叶草"《中药志》[13]，"大鹤瓢"、"水柳"《中药大辞典》[9]，"水草柳"、"水河柳"、"顺河柳"、"水柳树"、"溪柳"、"溪水柳"、"黑鱼头"、"酒叶草"、"水了刁草"《中华本草》[18] 等；原植物"芫花叶白前"的异名"沙消"、"水竹消"、"溪标羹"、"消结草"《中药志》[13]，"乌梗仔"《中药大辞典》[9]，"溪瓢"《中华本草》[18] 等。

3 附录

3.1 又称：蜜白前（饮片规格名）。

3.2　俗称：鹅管白前、竹叶白前、草白前、毛白前、红前（浙江），鹅白前（上海），土白前（湖南），空白前，水白前，软白前。

3.3　曾称：石蓝、嗽药《新修本草》。

3.4　原植物名称：柳叶白前，水杨柳，竹叶白前，草白前，鹅管白前（浙江），江杨柳，水豆粘（江西），酒叶草（湖南），大鹤瓢，水柳，水草柳，水河柳，顺河柳（安徽），水柳树，溪柳，溪水柳（福建），黑鱼头（湖北），酒叶草（湖南），水了刁草（广西）；芫花叶白前，沙消（浙江、江西），水竹消（湖南），溪标羹，消结草（福建），乌梗仔（福建），溪瓢。

4　文献通考

《名医别录》卷第二："白前　味甘，微温，无毒。主治胸胁逆气，咳嗽上气。"[1]

《雷公炮炙论》中卷："白前　雷公云：凡使，先用生甘草水浸一伏时后，漉出。去头、须，了，焙干，任入药中用。"[19]

《本草经集注·草木中品》："白前　味甘，微温，无毒。主治胸胁逆气，咳嗽上气。此药出近道，似细辛而大，色白易折。主气嗽方多用之。"[2]

《新修本草》卷第九："白前　味甘，微温，无毒。主胸胁逆气，咳嗽上气。此药出近道，似细辛而大，色白易折。主气嗽方多用之。【谨案】此药叶似柳，或似芫花，苗高尺许，生洲渚沙碛之上。根白，长于细辛，味甘，俗以酒渍服，主上气。不生近道，俗名石蓝，又名嗽药。"[3]

《本草图经》卷第七："白前，旧不载所出州土，陶隐居云出近道，今蜀中及淮浙州郡皆有之。生洲渚沙碛之上，根白，长于细辛，亦似牛膝、白薇辈。今用蔓生者，味苦，非真也。二月、八月采根，曝干。"[20]

《证类本草》卷第九："白前　味甘，微温，臣禹锡等谨按蜀本云：微寒。无毒。主胸胁逆气，咳嗽上气。陶隐居云：此药出近道。似细辛而大，色白，易折。主气嗽方多用之。唐本注云：此药叶似柳，或苡芫花，苗高尺许。生洲渚沙碛之上。根白，长于细辛，味甘，俗以酒渍服。主上气，不生近道。俗名石蓝，又名嗽药。今用蔓生者，味苦，非真也。今按别本注云：二月、八月采根，曝干。根似牛膝、白薇。臣禹锡等谨按药性论云：白前，臣，味辛。兼主一切气。"[4]

《本草衍义》卷十："白前　保定肺气，治嗽多用。白而长于细辛，但粗而脆，不似细辛之柔。以温药相佐使，则尤佳。余如经。"[21]

《增广太平和剂图经本草药性总论·草部中品之下》："白前　味甘，微温，无毒。主胸胁逆气，咳逆上气。《药性论》云：臣。味辛。兼主一切气。日华子云：治奔豚，肾气，肺气，烦闷及上气。《唐本》云：微寒。主上气冲喉中，呼吸欲绝。"[22]

《汤液本草》卷之三："白前　气微温，味甘，微寒。无毒。《本草》云：主胸胁逆气，咳嗽上气。状似白薇、牛膝辈。《衍义》云：白前保定肺气，治嗽多用，白而长于细辛，但粗而脆，不似细辛之柔。若以温药相佐使则尤佳。"[5]

《本草品汇精要》卷三十二："白前　无毒　植生　白前，主胸胁逆气，咳嗽上气（《名医》所录）。【名】石蓝……【地】〔图经曰〕生蜀中，及淮浙州郡皆有之。（道地）越州舒州"[23]

《本草蒙筌》卷之二："白前　成州白前　舒州白前　味甘、辛，气微温。无毒。出江浙蜀川，生洲渚砂碛。叶如柳树叶，苗似芫花苗。根粗长与牛膝颇同，但坚脆（音翠）而柔软鲜有。凡资入药，秋后采根。"[24]

《本草纲目》第十三卷："白前　（《别录》中品）【释名】石蓝《唐本》、嗽药（同上）。【集解】……嘉谟曰：似牛膝，粗长坚直易断者，白前也。似牛膝，短小柔软能弯者，白薇也。近道俱有，形色颇同，以此别之，不致差误。【气味】甘，微温，无毒。权曰：辛。恭曰：微寒……"[6]

《雷公炮制药性解》卷四："白前　味甘辛，性微温无毒，入肺经。主下气，除嗽气，寒呃上冲，不得睡卧，气逆冲喉，呼吸欲绝，腹中时时作水鸡声。甘草水浸一宿，去头须子，焙干用，忌羊肉。"[26]

《本草征要》第三卷："白前　味甘，性平，无毒。入肺经。甘草汤泡，去须，焙。疗喉间喘呼欲绝，宽胸中气满难舒。感秋之气，得土之味，清肺有神，喉中作水鸡声音，服之立愈。白前，性无补益，肺实邪壅者宜之，否则忌也。"[25]

《本草乘雅半偈·第九帙》："白前　（别录下品）【气味】甘微温，无毒。【主治】主胸胁逆气，咳嗽上气，呼吸欲绝。"[27]

《本草崇原·本经中品》："白前根　气味甘，微温，无毒。主治胸胁逆气，咳嗽上气，呼吸欲绝。"

《本草择要纲目·平性药品》："白前　【气味】甘微寒无毒。【主治】胁逆气。胸逆气。呼吸欲绝。降气下痰。手太阴也。然长于降气。肺气壅实而有痰者宜之。若虚而兀兀硬气。则不可用之以泄化源。"[29]

《本草易读·本草易读》卷三：　"白前　甘草水浸，去头须焙用。甘，平，无毒。……生州渚沙碛之上。其叶似柳，二八月采取。根似白薇、牛膝，不可不知。似牛膝粗长坚直易断者，白前也。似牛膝短小柔软能弯者，白薇也。近道俱有，形色颇同，以此别之，不致差误。"[30]

《本草备要·草部》："白前　泻肺，降气，下痰　辛甘微寒。长于降气下痰止嗽，治肺气壅实，胸膈逆满。虚者禁用。似牛膝、粗长坚直易断者，白前也；短小柔软能弯者，白薇也（近道多有，形色颇同，以此别之）。去头须，甘草水浸一伏时（即一昼夜），焙用。忌羊肉。"[31]

《本草逢原·山草部》卷一："白前　甘辛微温，无毒。……白前较白薇稍温，较细辛稍平，专搜肺窍中风水。非若白薇之咸寒，专泄肺胃之燥热；亦不似细辛之辛窜，能治肾肝之沉寒也。"[32]

《药性切用》卷之一上："白前　辛甘微寒，入肺而消痰降气，能除肺实气壅。肺虚者忌之。"[33]

《本草从新》卷一："白前　泻肺降气，下痰。辛甘微寒。长于降气、下痰止嗽。治肺气壅实。（喉中作水鸡声者、服之立愈。）胸膈逆满。肺实者宜。否则忌也。似牛膝。粗长坚直。脆而易断者。白前也。短小柔软。能弯不断者。白薇也。"[7]

《得配本草》卷二："白前　一名嗽药　忌猪羊肉、菘菜、饴糖。辛、甘、微寒。入手太阴经气分。"[34]

《要药分剂》卷六："白前　味甘。性微温。无毒。感秋之气而得土之冲味以生。降也。阳中阴也。【主治】主胸胁逆气。咳嗽上气。呼吸欲绝。主一切气。肺气烦闷。奔豚肾气。【归经】入肺经。为泻肺下气降痰之品。(肺家要药)"[35]

《本草求真》卷四："白前（专入肺）。甘辛微温。为降气祛风除痰要药。……非若白薇气味咸寒。专泄肺胃燥热。细辛辛热。专发肾中寒邪也。此惟实者用之。虚者不宜用耳。似牛膝粗长坚直易断者良。"[36]

《本草分经·原例（次序略经更定）·手太阴肺》："白前　辛甘微寒，降气下痰止嗽，治肺气壅实。"[37]

《本草述钩元》卷七："白前　生洲渚沙碛上。秋后采根。粗长坚直。色白微黄。折之易断者。为白前。细短柔韧。色黄微白。折之不断者。白薇也。味甘辛。气微温微寒。阳中之阴。降也。手太阴肺家治咳要药。更入手阳明足阳明经。"[38]

《本草撮要》卷一："【白前】味甘微辛。入手太阴经。功专降气下痰。得桔梗、桑皮治咳嗽吐血。去头须。甘草水浸一昼夜。焙用。忌羊肉。"[39]

《本草便读·草部·山草部》："白前　藉苦辛以降气行痰。仗微寒而清金除热。(白前其根形似北沙参。色白性寒。故功用亦相似。专入肺家。长于降气下痰。非肺有壅实者不相宜。)"[40]

《中药志》："白前　本品为较常用中药。商品为萝　科植物柳叶白前和芫花叶白前的根茎及根。……【原植物】①柳叶白前　［别名］水杨柳、竹叶白前、草白前、鹅管白前（浙江），江杨柳、水豆粘（江西），酒叶草（湖南）。Cynanchum stauntonii（Decne.）Schltr. ex Lévl.［Pentasacme stauntonii Deone；Cynanchum linearifolium Hemsl.，C. stauntonii（Decne.）H. －M.］——萝藦科 Asclepiadaceae②芫花叶白前　［别名］沙消（浙江），水竹消、溪标羹、消结草（福建）Cynanchum glaucescens（Decne.）H. －M.［Pentasachme glaucescens Deone.；Cynanchum lighti Dunn］——萝藦科 Asclepiadaceae"[13]

《中药材手册》："白前［纲目列入草部山草类］　本品为萝藦科植物柳叶白前 Cynanchum stauntonii（Decne.）Schltr. ex Lévl. 或芫花叶白前 Cynanchum glaucescens（Decne.）Hand. －Mazz. 的干燥根茎及根。原植物系多年生直立半灌木或矮灌木，均为野生，喜生于江河路边湿地。以根茎中空，丛生须根者为正品，俗称'鹅管白前'。商品中有同名异物的情况，如某些地区曾将白薇当白前，而将白前当白薇；这两种药材的性味、功能不同，不应颠倒使用，需注意鉴别。另外，河南林县曾将百合科龙须菜的根茎及根误当白前使用；江苏连云港和灌云县曾将鸢尾科白射干的根误作白前，云南昆明、曲靖曾以石竹科瓦草的根伪充白前等，均应注意区别。［别名］鹅管白前、空白前、水白前、软白前。"[14]

《全国中草药汇编》："白前　［别名］鹅管白前、竹叶白前。【来源】为萝藦科牛皮消属植物柳叶白前 Cynanchum stauntonii（Decne.）Schltr. ex Lévl.［Pentasacme brachyantha Hand. －Mazz.］或芫花叶白前 Cynanchum glaucescens（Decne.）Hand. －Mazz.［C. lightii Dunn］的根状茎及根，亦有以全草入药者。"[15]

《中药大辞典》："白前《别录》　【异名】石蓝、嗽药《唐本草》。【基原】为萝藦科植物柳叶白前或芫花叶白前的根及根茎。【原植物】①柳叶白前 Cynanchum stauntonii（Decne.）Schltr. ex Lévl. 又名：水杨柳、大鹤瓢、水柳。②芫花叶白前 Cynanchum glaucescens（Decne.）Hand. －Mazz.，又名：溪瓢羹、消结草、乌梗仔。"[9]

《中医大辞典·中药分册》："白前　出《名医别录》。又名嗽药。为萝藦科植物柳叶白前 Cynanchum stauntonii（Decne.）Schltr. ex Lévl. 或芫花叶白前 C. glaucescens（Decne.）Hand. -Mazz. 的根茎及根。主产于浙江、安徽。"[10]

《中国医学百科全书·中医学》："白前　始载于《名医别录》。又名石蓝、嗽药。为萝藦科植物柳叶白前 Cynanchum stauntonii（Decne.）Schltr. ex Lévl. 及芫花叶白前 C. glaucescens（Decne.）Hand. -Mazz. 的根茎及根。春、夏两季采挖，拔起全株，割去地上部分，洗净，晒干，习称'白前'。如将节部的须根除去，单用根茎，习称'鹅管白前'。全株洗净晒干入药，习称'草白前'。"[11]

《全国中药炮制规范》："白前　［处方用名］白前、蜜白前。【来源】本品为萝藦科植物柳叶白前 Cynanchum stauntonii（Decne.）Schltr. ex Lévl. 或芫花叶白前 Cynanchum glaucescens（Decne.）Hand. -Mazz. 的干燥根茎及根。均系野生。主产于浙江、安徽等地。秋季采挖，除去地上茎，洗净，干燥。药材以根粗、须根长者为佳。"[16]

《中国药材学》："白前　①柳叶白前：水杨柳，鹅白前，草白前，白马虎（江苏）。②芫花叶白前：沙消（浙江），水竹消（福建）。【来源】本品为萝藦科植物柳叶白前 Cynanchum stauntonii（Decne.）Schltr. ex Lévl. 或芫花叶白前 C. glaucescens（Decne.）Hand. -Mazz. 的根茎及根。"[17]

《中国中医药学主题词表》："白前 CYNANCHUM GLAUCESCENS　属萝摩科和化痰药（中药）　D 芫花叶白前。"[12]

《中华本草》："白前《雷公炮炙论》　【异名】石蓝、嗽药《新修本草》，鹅管白前、竹叶白前、草白前、毛白前、红前（浙江），鹅白前（上海），土白前（湖南）……【来源】为萝藦科植物柳叶白前与芫花叶白前的根茎及根。【原植物】①柳叶白前 Cynanchum stauntonii（Decne.）Schltr. ex Lévl.［Pentasacme stauntonii Deone］　又名：水杨柳《种痘新书》，江杨柳、水豆粘（江西），水草柳、水河柳、顺河柳（安徽），水柳、水柳树、溪柳、溪水柳（福建），黑鱼头（湖北），酒叶草（湖南），水了刁草（广西）。②芫花叶白前 Cynanchum glaucescens（Decne.）Hand. -Mazz.［Pentasachme glaucescens Deone.］　又名沙消（江西），水竹消（湖南），溪瓢、消结草、乌梗仔（福建）。"[18]

《中华人民共和国药典》："白前 Rhizoma cynanchi stauntonii　本品为萝藦科植物柳叶白前 Cynanchum stauntonii（Decne.）Schltr. ex Lévl. 或芫花叶白前 Cynanchum glaucescens（Decne.）Hand. -Mazz. 的干燥根茎及根。秋季采挖，洗净，晒干。"[8]

5　参考文献

1　魏晋·名医别录. 北京：人民卫生出版社，1986，151

2　南北朝·陶弘景. 本草经集注. 北京：人民卫生出版社，1994，311

3　唐·苏敬等撰. 新修本草. 合肥：安徽科学技术出版社，1981，232

4　宋·唐慎微. 证类本草. 北京：人民卫生出版社，1957，233

5　元·王好古. 汤液本草. 见：景印文渊阁四库全书（745）. 北京：中医古籍出版社，1986，951

6　明·李时珍. 本草纲目. 北京：人民卫生出版社，1982，825

7　清·吴仪洛. 本草从新. 北京：中医古籍出版社，2001，24

8　国家药典委员会编. 中华人民共和国药典. 一部. 北京：化学工业出版社，2000，82

9　江苏新医学院编. 中药大辞典. 上海：上海科学技术出版社，1977，686

10 《中医大辞典》编辑委员会编. 中医大辞典·中药分册. 北京：人民卫生出版社，1982，116
11 《中医学》编辑委员会. 中国医学百科全书·中医学. 中册. 上海：上海科学技术出版社，1997，1188
12 吴兰成主编. 中国中医药学主题词表. 北京：中医古籍出版社，1996，10
13 中国医学科学院药物研究所等编. 中药志. 第一册. 北京：人民卫生出版社，1993，165
14 中华人民共和国卫生部药政管理局主编. 中药材手册. 北京：人民卫生出版社，1998，90
15 《全国中草药汇编》编写组编. 全国中草药汇编. 上册. 北京：人民卫生出版社，1996，300
16 中华人民共和国卫生部药政管理局编. 全国中药炮制规范. 北京：人民卫生出版社，1988，37
17 徐国钧等主编. 中国药材学. 北京：中国医药科技出版社，1996，564
18 国家中医药管理局《中华本草》编委会. 中华本草. 第六册. 上海：上海科学技术出版社，1999，351
19 南北朝·雷敩. 雷公炮炙论. 上海：上海中医学院出版社，1986，72
20 宋·苏颂. 本草图经. 合肥：安徽科学技术出版社，1994，199
21 宋·寇宗奭. 本草衍义. 卷十. 上海：商务印书馆，1937，58
22 宋·佚名. 增广太平和剂图经本草药性总论. 见：增广太平惠民和剂局方. 海口：海南出版社，2002，441
23 明·刘文泰. 本草品汇精要. 北京：人民卫生出版社，1982，805
24 明·陈嘉谟. 本草蒙筌. 北京：人民卫生出版社，1988，123
25 明·李中梓. 本草征要. 见：李中梓医学全书. 北京：中国中医药出版社，1999，125
26 明·李中梓. 雷公炮制药性解. 卷四. 见：中国医学大成（二）. 长沙：岳麓书社，1990，146
27 明·卢之颐. 本草乘雅半偈. 北京：人民卫生出版社，1986，518
28 清·张志聪. 本草崇原. 北京：中国中医药出版社，1992，60
29 清·蒋居祉. 本草择要纲目. 见：珍本医书集成. 本草类. 上海：上海科学技术出版社，1985，111
30 清·汪昂. 本草易读. 北京：人民卫生出版社，1997，149
31 清·汪昂. 本草备要. 北京：中国中医药出版社，1998，27
32 清·张璐. 本经逢原. 上海：上海科学技术出版社，1959，51
33 清·徐大椿. 药性切用. 见：徐灵胎医书三十二种. 上海锦文堂石印本
34 清·严西亭. 得配本草. 上海：上海卫生出版社，1957，33
35 清·沈金鳌. 要药分剂. 上海：上海科学技术出版社，1959，140
36 清·黄宫绣. 本草求真. 上海：上海科学技术出版社，1959，165
37 清·姚澜. 本草分经. 上海：上海科学技术出版社，1989，82
38 清·杨时泰. 本草述钩元. 上海：科技卫生出版社，1958，147
39 清·陈其瑞. 本草撮要. 见：珍本医书集成. 本草类. 上海：上海科学技术出版社，1985，5
40 清·张秉成. 本草便读. 上海：上海卫生出版社，1957，15

129 白扁豆

Baibiandou

Semen Dalichoris Album

1 定名依据

1.1 正名

1.1.1 汉文名：白扁豆（豆科植物扁豆 Dolichos lablab L. 的干燥成熟种子）。

1.1.2 英文名：white hyacinth bean.

1.2 依据

1.2.1 定名的文献依据

(1)《本草纲目》第二十四卷："藊豆（音扁，《别录》中品）【释名】沿篱豆（俗）、蛾眉豆。时珍曰：藊，本作扁，荚形扁也……【发明】时珍曰：硬壳白扁豆，其子充实，白而微黄，其气腥香，其性温平，得乎中和，脾之谷也。"[1]

(2)《药品化义》卷五："白扁豆　属阳，体干（鲜润）色白带微黄，气干和味甘性温，能升能降，力醒脾和胃，性气与味俱清和，入脾胃肺三经……俗名羊眼豆，有数种，择壳肉俱白者佳，能解一切草木河豚毒，用两许煎汤服，即藤蔓煎服亦效。"[2]

(3)《本草新编》卷之三："白扁豆，味甘，气微温，无毒。入脾、胃二经。下气和中，除霍乱吐逆，解河豚酒毒，善治暑气。"[3]

(4)《本草备要》："白扁豆　补脾，除湿，消暑　甘温腥香。色白微黄，脾之谷也。调脾暖胃，通利三焦，降浊升清，消暑除湿（能消脾胃之暑），止渴止泻，专治中宫之病（土强湿去，正气自旺）。解酒毒，河豚毒。多食壅气，子粗圆、色白者入药，连皮炒，研用，亦有浸去皮及生用者。"[4]

(5)《食鉴本草·谷》："【白扁豆】清胃解毒。久食须发不白。又能解酒毒及煎煿热毒。又和中下气。惟患寒热及冷气人忌食。"[5]

(6)《本草撮要》卷五："【白扁豆】味甘。入手太阴经。功专下气消暑。得香薷治霍乱吐利。得天花粉消渴。炒研米汤调服。治赤白带。伤寒邪炽者勿服。用皮胜于用肉。以皮清暑而不壅气。若用之补脾。则皮肉全用为是。"[6]

(7)《中华人民共和国药典》："白扁豆 Semen lablab album　本品为豆科植物扁豆 Dolichos lablab L. 的干燥成熟种子。秋、冬二季采收成熟果实，晒干，取出种子，再晒干。"[7]

(8)《普通高等教育中医药类规划教材·中药学》："白扁豆《别录》为豆科一年生缠绕草本植物扁豆 Dolichos lablab L. 的成熟种子。主产江苏、河南、安徽、浙江等地。秋季果实成熟时采收，去皮或直接晒干。生用或炒用。"[8]

(9)《中医大辞典·中药分册》："白扁豆　见《太平惠民和剂局方》。为扁豆之处方名，详该条。"[9]

(10)《中国中医药学主题词表》："白扁豆 SEMEN LABLAB ALBUM　为豆科植物扁豆的干燥成熟种子；属补气药和祛暑药　C 扁豆。"[10]

(11)《中药志》[11]、《中药材手册》[12]、《全国中草药汇编》[13]、《全国中药炮制规范》[14]、《中国药材学》[15]、《中华本草》[16]等现代中药著作多以“白蔹”作为本品正名(参见“文献通考”)。

1.2.2　定名选择的理由

(1)白扁豆 Semen lablab album,系豆科植物扁豆 Dolichos lablab L. 的干燥成熟种子。“白扁豆”之名始见于明·李时珍《本草纲目》,“白扁豆”作为本品正名始见于明·贾所学《药品化义》,其后的本草著作如清·陈士铎《本草新编》、汪昂《本草备要》、黄伯雄《食鉴本草》、陈其瑞《本草撮要》等在载录本品时均以“白扁豆”作为正名,并沿用至今。

(2)我国最新出版的《中华人民共和国药典》、《普通高等教育中医药类规划教材·中药学》以及辞书类著作《中医大辞典·中药分册》等均以“白扁豆”作为本品正名。已经广泛应用于中医药学文献的标引和检索的《中国中医药学主题词表》也以“白扁豆”作为本品的正式主题词。现代本草著作如《中药志》、《全国中草药汇编》、《中华本草》、《中国药材学》、《中药材手册》、《全国中药炮制规范》等虽记载了不少本品各地的俗称,但也无一例外以“白扁豆”作为本品的正名。说明“白扁豆”作为本品正名已成为共识。

1.3　与正名等效的名词:无。

2　源流考释

白扁豆(豆科植物扁豆 Dolichos lablab L. 的干燥成熟种子)原称“藊豆”,始见于魏晋《名医别录》,如《名医别录》卷第三:“藊豆　味甘,微温。主和中,下气。”[17]其后的本草著作大多以“藊豆”为正名,如南北朝·陶弘景《本草经集注》[18],唐·苏敬《新修本草》[19]、孟诜《食疗本草》[20],宋·苏颂《本草图经》[21]、唐慎微《证类本草》[22],明·刘文泰《本草品汇精要》[23]、李时珍《本草纲目》[1]等;有的以“白藊豆”为正名记载本品,如金·李杲《珍珠囊药性赋》[24],明·陈嘉谟《本草蒙筌》[25];有的以“南扁豆”为正名,如明·兰茂《滇南本草》[26]等。

“白扁豆”之名始见于《本草纲目》第二十四卷:“藊豆(音扁,《别录》中品)【释名】沿篱豆(俗)、蛾眉豆。时珍曰:藊,本作扁,荚形扁也。沿篱,蔓延也。蛾眉,象豆脊白路之形也……【发明】时珍曰:硬壳白扁豆,其子充实,白而微黄,其气腥香,其性温平,得乎中和,脾之谷也。”[1]作为本草正名始见于《药品化义》卷五:“白扁豆　属阳,体干(鲜润)色白带微黄,气干和味甘性温,能升能降,力醒脾和胃,性气与味俱清和,入脾胃肺三经……俗名羊眼豆,有数种,择壳肉俱白者佳,能解一切草木河豚毒,用两许煎汤服,即藤蔓煎服亦效。”[2]其后有的以“白藊豆”为正名,如明·李中梓《雷公炮制药性解》[27],清·张璐《本经逢原》[28]、徐大椿《药性切用》[29]、吴仪洛《本草从新》[30]、严西亭《得配本草》[31]、杨时泰《本草述钩元》[32];有的以“藊豆”为正名,如明·李中梓《本草征要》[33]、卢之颐《本草乘雅半偈》[34];但大多则沿用《药品化义》以“白扁豆”为正名记载本品,如清·陈士铎《本草新编》[3]、汪昂《本草备要》[4]、黄伯雄《食鉴本草》[5]、陈其瑞《本草撮要》[6]等。

古代著作记载的本品异名尚有“白藊豆”《珍珠囊药性赋》[24],“沿篱豆”、“蛾眉豆”《本草纲目》[1],“羊眼豆”《药品化义》[2],“雪眉同气”、“凉衍豆”《本草乘雅半偈》[34]，"白扁豆子"《要药分剂》[35]等。如《珍珠囊药性赋》卷四："白藊豆，味甘微寒，无毒，消暑解毒，下气和中。"[24]《本草纲目》第二十四卷："藊豆（音扁，《别录》中品）【释名】沿篱豆（俗）、蛾眉豆……"[1]《药品化义》卷五："白扁豆　属阳，体干（鲜润）色白带微黄，……俗名羊眼豆"[2]《本草乘雅半偈·第九帙》："藊豆（别录下品）【气味】甘微寒，无毒。……故一名雪眉同气，一名凉衍豆，俗讹为羊眼豆，亦形相似也。"[34]《要药分剂》卷五："白扁豆子　味甘。性微温。无毒。禀土中冲和之气而生。可升可降。阳也。有黑白二种。白者入药。"[35]

现代有关著作大多沿用《本草新编》的记载以"白扁豆"作为本品正名，如《中华人民共和国药典》[7]、《普通高等教育中医药类规划教材·中药学》[8]、《中医大辞典·中药分册》[9]、《中国中医药学主题词表》[10]、《中药志》[11]、《中药材手册》[12]、《全国中草药汇编》[13]、《全国中药炮制规范》[14]、《中国药材学》[15]、《中华本草》[16]；有的以"扁豆"为正名，如《中药大辞典》[36]、《中国医学百科全书·中医学》[37]等。同时尚记载有"蛾眉豆"《中药材手册》[12]，"火镰扁豆"、"扁豆子"、"茶豆"《全国中草药汇编》[13]，"扁豆"、"膨皮豆"、"茶豆"、"南豆"、"小刀豆"、"树豆"、"藤豆"《中药大辞典》[36]，"肉豆"《中国药材学》[15]，"眉豆"《中华本草》[16]等各地的俗称。还记载有本品原植物"扁豆"的异名"藊豆"、"沿篱豆"、"火镰扁豆"、"鹊豆"、"蛾眉豆"、"眉豆"、"白藊豆"、"膨皮豆"《中药志》[11]等。

3　附录

3.1　又称：炒扁豆（饮片规格名）。

3.2　俗称：膨皮豆（广州），茶豆（江苏），南豆（陆川），小刀豆、树豆（四川），肉豆（江西），眉豆，火镰扁豆，扁豆子，茶豆，蛾眉豆，藤豆，扁豆。

3.3　曾称：藊豆《名医别录》，白藊豆《珍珠囊药性赋》，南扁豆《滇南本草》，沿篱豆、蛾眉豆《本草纲目》，羊眼豆《药品化义》，雪眉同气、凉衍豆《本草乘雅半偈》，白扁豆子《要药分剂》。

3.4　原植物名称：扁豆，藊豆，沿篱豆，火镰扁豆，鹊豆，蛾眉豆，眉豆，白藊豆，膨皮豆。

4　文献通考

《名医别录》卷第三："藊豆　味甘，微温。主和中，下气。"[17]

《本草经集注·果菜米谷有名无实·米食部药物·下品》："藊豆，味甘，微温。主和中，下气。"[18]

《新修本草》卷第十九："藊豆，味甘，微温。主和中，下气。叶主霍乱吐下不止。人家种之于篱垣，其荚蒸食甚美，无正用其豆者。"[19]

《食疗本草》卷下："藊豆（扁豆）　〈微寒〉（一）主呕逆，久食头不白。患冷气人勿食。〔证〕（二）疗霍乱吐痢不止，末和醋服之，下气。〔嘉〕（三）其叶治瘕，和醋煮。理转筋，叶汁醋服效。〔证〕（四）又，吐痢后转筋，生捣叶一把，以少酢浸，取汁服之，立瘥。〔嘉〕（五）其豆如绿豆，饼食亦可。〔嘉〕"[20]

《本草图经》卷十八："藊豆，旧不著所出州土，今处处有之。人家多种于篱援间，蔓延而上，大叶细花，花有紫、白二色，荚生花下。其实亦有黑、白二种，白者温，而黑者小冷，入药当用白者。主行风气，女子带下，兼杀一切草木及酒毒，亦解河豚毒。”[21]

《证类本草》卷第二十五：“藊豆味甘，微温。主和中下气。”[22]

《珍珠囊药性赋》卷四：“白藊豆味甘微寒，无毒，消暑解毒，下气和中。”[24]

《滇南本草》第二卷：“南扁豆，味甘、平，性微温。治脾胃虚弱，反胃冷吐，久泻不止，食积痞块，小儿疳积。解酒毒，调五脏。”[26]

《本草品汇精要》卷之三十六：“藊豆，蔓生　扁（音扁）豆主和中下气，主霍乱吐下不止（名医所录）”[23]

《本草蒙筌》卷之五：“白藊豆味甘，气微温。无毒。……白者扁豆名，黑者鹊豆唤。惟白入药，下气和中。”[25]

《本草纲目》第二十四卷：“藊豆　（音扁，《别录》中品）【释名】沿篱豆（俗）、蛾眉豆。时珍曰：藊，本作扁，荚形扁也。沿篱，蔓延也。蛾眉，象豆脊白路之形也……【发明】时珍曰：硬壳白扁豆，其子充实，白而微黄，其气腥香，其性温平，得乎中和，脾之谷也。入太阴气分，通利三焦，能化清降浊，故专治中宫之病，消暑除湿而解毒也。其软壳及黑鹊色者，其性微凉，但可供食，亦调脾胃。”[1]

《雷公炮制药性解》卷一：“白藊豆味甘，性微温无毒，入脾经。主补脾益气，和中止泻，醋制能疗霍乱转筋，解酒毒及河魨毒，一切草木毒。”[27]

《药品化义》卷五：“白扁豆　属阳，体干（鲜润）色白带微黄，气干和味甘性温，能升能降，力醒脾和胃，性气与味俱清和，入脾胃肺三经……俗名羊眼豆，有数种，择壳肉俱白者佳，能解一切草木河豚毒，用两许煎汤服，即藤蔓煎服亦效。”[2]

《本草征要》第四卷：“扁豆　味甘、性温，无毒。入脾经。去皮，炒。补脾胃而止吐泻，疗霍乱而清湿热。解诸毒大良、治带下颇验。色黄味甘，得乎中和，脾之谷也。能化清降浊，故有消暑之用。”[33]

《本草乘雅半偈·第九帙》：“藊豆（别录下品）【气味】甘微寒，无毒。【主治】主和中，下气。【核】曰：二月下种，延缠篱垣间。叶大如杯，圆而有尖，花具紫白二色，状如小蛾，有翅尾。荚生花下，凡十余样，或长或圆，或如龙爪虎爪，或如猪耳、刀镰，种种不同，皆累累成枝。白露后，实更繁衍，秋热便不易生，故一名雪眉同气，一名凉衍豆，俗讹为羊眼豆，亦形相似也。嫩时可充蔬菜茶料，老则收子煮食。”[34]

《本草新编》卷之三：“白扁豆，味甘，气微温，无毒。入脾、胃二经。下气和中，除霍乱吐逆，解河豚酒毒，善治暑气。”[3]

《本草备要》：“白扁豆　补脾，除湿，消暑　甘温腥香。色白微黄，脾之谷也。调脾暖胃，通利三焦，降浊升清，消暑除湿（能消脾胃之暑），止渴止泻，专治中宫之病（土强湿去，正气自旺）。解酒毒、河豚毒。多食壅气，子粗圆、色白者入药，连皮炒，研用，亦有浸去皮及生用者。”[4]

《本经逢原》卷三：“白藊豆　入脾经气分，能和中止呕，得木瓜治伤暑霍乱。《金匮》云，扁豆，病寒热者不可食之，以其能滞气也。若脾虚寒热不止，则扁豆又非禁剂。一种紫黑者，入脾经血分，治失血血痢，俱炒黑用之。”[28]

《药性切用》卷之四下：“白藊豆　性味甘平，健脾消暑，止泻除湿。消暑生用，健脾炒用。多食、久食，但能滞气。”[29]

《本草从新》卷十二："白藊豆　补脾、除湿消暑，甘平。腥香微黄。（脾之谷也）调脾和胃。降浊升清。消暑除湿。（能消脾胃之暑。）止渴止泻。专治中宫之病。（土强湿去、正气自旺、所以能疗呕吐霍乱、及带下诸证。赤白带下、炒研末、米饮服二钱、霍乱转筋、研末、醋汤和服、俱妙。）中和轻缓。故无禁忌。然多食能壅气。伤寒邪炽者勿服。生用或炒研。"[30]

《得配本草》卷五："白藊豆甘、淡。入足太阴经气分。调和脾胃，通利三焦，化清降浊，消暑除湿。治霍乱，疗呕逆，止泄泻，解消渴；……"[31]

《要药分剂》卷五："白扁豆子　味甘。性微温。无毒。禀土中冲和之气而生。可升可降。阳也。有黑白二种。白者入药。"[35]

《本草述钩元》卷十四："白藊豆　味甘。气腥香。性平。入足太阴阳明气分。主治和中下气。通利三焦。益脾胃。除湿热。消暑止泻痢。蠲脓血。疗霍乱。解一切草木毒。（生嚼及煮汁服取效）硬壳白扁豆。气性得乎中和。脾之谷也。能化清降浊。故专治中宫之病。"[32]

《食鉴本草·谷》："【白扁豆】清胃解毒。久食须发不白。又能解酒毒及煎煿热毒。又和中下气。惟患寒热及冷气人忌食。"[5]

《本草撮要》卷五："【白扁豆】味甘。入手太阴经。功专下气消暑。得香薷治霍乱吐利。得天花粉消渴。炒研米汤调服。治赤白带。伤寒邪炽者勿服。用皮胜于用肉。以皮清暑而不壅气。若用之补脾。则皮肉全用为是。"[6]

《中药志》："白扁豆　本品为常用中药。商品系豆科植物扁豆的种子。以色白者入药。……【原植物】扁豆　［别名］藊豆、沿篱豆、火镰扁豆、鹊豆、蛾眉豆、眉豆、白藊豆、膨皮豆。Dolichos lablab L.（Lablab vulgaris Savi）——豆科 Leguminosae"[11]

《中药材手册》："白扁豆［纲目名藊豆，列入谷部菽豆类］　本品为豆科植物扁豆 Dolichos lablab L. 的干燥成熟种子。原植物系一年生缠绕草质藤本，均为栽培。扁豆之干燥种皮称'扁豆衣裳'，亦供药用。扁豆之种子有白色、黑色，入药主用白扁豆，黑色者种子名鹊豆，不供药用。［别名］蛾眉豆。"[12]

《全国中草药汇编》："白扁豆　［别名］火镰扁豆、峨眉豆、扁豆子、茶豆。【来源】为豆科扁豆属植物扁豆 Dolichos lablab L.［Lablab vulgaris Savi］，以开白花植株的种子入药。"[13]

《中药大辞典》："扁豆《别录》　【异名】藊豆《唐本草》，南扁豆《滇南本草》，沿篱豆、蛾眉豆《纲目》，凉衍豆《本草乘雅半偈》，羊眼豆《药品化义》，膨皮豆《广州植物志》，茶豆《江苏植药志》，南豆《陆川本草》，小刀豆、树豆《四川中药志》，藤豆《中国药植图鉴》。……【基原】为豆科植物扁豆的白色种子。【原植物】扁豆 Dolichos lablab L."[36]

《中医大辞典·中药分册》："白扁豆　见《太平惠民和剂局方》。为扁豆之处方名，详该条。"[9]

《中国医学百科全书·中医学》："扁豆　始载于《名医别录》。又名沿篱豆、蛾眉豆。为豆科植物扁豆 Dolichos lablab L. 的成熟种子。入药都用白扁豆。原植物中国大部分地区均有栽培。"[37]

《全国中药炮制规范》："白扁豆　［处方用名］白扁豆、炒扁豆。【来源】本品为豆科植物扁豆 Dolichos lablab L. 的干燥成熟种子。均系栽培。主产于安徽、陕西、湖南、河南、山西等地。秋末种子成熟时，摘下荚果，晒干，取出种子，再晒至全干。药材以粒大、饱满、色白者为佳。”[14]

《中国药材学》：“白扁豆　［别名］蛾眉豆，藤豆，羊眼豆，肉豆（江西）。【来源】为豆科植物扁豆 Dolichos lablab L. 的种子。”[15]

《中国中医药学主题词表》：“白扁豆 SEMEN LABLAB ALBUM　为豆科植物扁豆的干燥成熟种子；属补气药和祛暑药　C 扁豆。”[10]

《普通高等教育中医药类规划教材·中药学》：“白扁豆《别录》为豆科一年生缠绕草本植物扁豆 Dolichos lablab L. 的成熟种子。产主江苏、河南、安徽、浙江等地。秋季果实成熟时采收，去皮或直接晒干。生用或炒用。”[8]

《中华本草》：“白扁豆《纲目》　【异名】藊豆《别录》，白藊豆《宝庆本草折衷》，沿篱豆、蛾眉豆《纲目》，羊眼豆《药品化义》，凉衍豆《本草乘雅半偈》，白藊豆子《要药分剂》，膨皮豆《广州植物志》，茶豆《江苏植物志》，小刀豆、树豆《四川中药志》，藤豆《中国药用植物图鉴》，火镰扁豆、眉豆《中药志》……【来源】为豆科植物扁豆的白色成熟种子。【原植物】扁豆 Dolichos lablab L. 之开白花者。”[16]

《中华人民共和国药典》：“白扁豆 Semen lablab album　本品为豆科植物扁豆 Dolichos lablab L. 的干燥成熟种子。秋、冬二季采收成熟果实，晒干，取出种子，再晒干。”[7]

5　参考文献

1　明·李时珍．本草纲目．北京：人民卫生出版社，1982，825

2　明·贾所学．药品化义．清光绪三十年北京郁文书局排印

3　清·陈士铎．本草新编．北京：中国中医药出版社，1996，232

4　清·汪昂．本草备要．北京：中国中医药出版社，1998，196

5　清·黄伯雄．食鉴本草．谷．见：历代中医珍本集成．上海：上海三联书店，1990，2

6　清·陈其瑞．本草撮要．见：珍本医书集成．本草类．上海：上海科学技术出版社，1985，69

7　国家药典委员会编．中华人民共和国药典．一部．北京：化学工业出版社，2000，83

8　雷载权主编．普通高等教育中医药类规划教材·中药学．上海：上海科学技术出版社，1995，282

9　《中医大辞典》编辑委员会编．中医大辞典·中药分册．北京：人民卫生出版社，1982，116

10　吴兰成主编．中国中医药学主题词表．北京：中医古籍出版社，1996，7

11　中国医学科学院药物研究所等编．中药志．第三册．北京：人民卫生出版社，1993，298

12　中华人民共和国卫生部药政管理局主编．中药材手册．北京：人民卫生出版社，1998，283

13　《全国中草药汇编》编写组编．全国中草药汇编．下册．北京：人民卫生出版社，1996，202

14　中华人民共和国卫生部药政管理局编．全国中药炮制规范．北京：人民卫生出版社，1988，137

15　徐国钧等主编．中国药材学．北京：中国医药科技出版社，1996，1249

16　国家中医药管理局《中华本草》编委会．中华本草．第四册．上海：上海科学技术出版社，1999，457

17　魏晋·名医别录．北京：人民卫生出版社，1986，313

18　南北朝·陶弘景．本草经集注．北京：人民卫生出版社，1994，511

19　唐·苏敬等撰．新修本草．合肥：安徽科学技术出版社，1981，491

20　唐·孟诜．食疗本草．北京：人民卫生出版社，1984，123

21　宋·苏颂．本草图经．合肥：安徽科学技术出版社，1994，606

22 宋·唐慎微. 证类本草. 北京：人民卫生出版社，1957，493
23 明·刘文泰. 本草品汇精要. 北京：人民卫生出版社，1982，832
24 金·李杲. 珍珠囊补遗药性赋. 见：中国医学大成（二）. 长沙：岳麓书社，1990，124
25 明·陈嘉谟. 本草蒙筌. 北京：人民卫生出版社，1988，278
26 明·兰茂. 滇南本草. 第二卷. 昆明：云南人民出版社，1977，200
27 明·李中梓. 雷公炮制药性解. 见：中国医学大成（二）. 长沙：岳麓书社，1990，132
28 清·张璐. 本经逢原. 上海：上海科学技术出版社，1959，125
29 清·徐大椿. 药性切用. 见：徐灵胎医书三十二种. 上海锦文堂石印本
30 清·吴仪洛. 本草从新. 北京：中医古籍出版社，2001，180
31 清·严西亭. 得配本草. 上海：上海卫生出版社，1957，11
32 清·杨时泰. 本草述钩元. 上海：科技卫生出版社，1958，377
33 明·李中梓. 本草征要. 见：李中梓医学全书. 北京：中国中医药出版社，1999，146
34 明·卢之颐. 本草乘雅半偈. 北京：人民卫生出版社，1986，520
35 清·沈金鳌. 要药分剂. 上海：上海科学技术出版社，1959，110
36 江苏新医学院编. 中药大辞典. 上海：上海科学技术出版社，1977，1742
37 《中医学》编辑委员会. 中国医学百科全书·中医学. 上海：上海科学技术出版社，1997，1226

130 白蔹

Bailian

Radix Ampelopsis

1 定名依据

1.1 正名

1.1.1 汉文名：白蔹［葡萄科植物白蔹 Ampelopsis japonica（Thunb.）Makino 的干燥块根］。

1.1.2 英文名：japanese ampelopsis root.

1.2 依据

1.2.1 定名的文献依据

(1)《神农本草经》卷三：“白蔹　味苦，平。主痈肿疽创，散结气，止痛，除热、目中赤、小儿惊痫、温疟、女子阴中肿痛。一名兔核，一名白草。生山谷。”[1]

(2)《本草经集注·草木下品》：“白蔹　味苦、甘，平、微寒，无毒。主治痈肿疽疮，散结气，止痛，除热、目中赤、小儿惊痫、温疟、女子阴中肿痛。”[2]

(3)《新修本草》卷第十：“白蔹　味苦、甘，平、微寒，无毒。主痈肿疽疮，散结气，止痛，除热、目中赤、小儿惊痫、温疟、女子阴中肿痛，下赤白，杀火毒。一名兔核，一名白草，一名白根，一名昆仑。生衡山山谷。二月、八月采根，曝干。”[3]

(4)《证类本草》卷第十：“白蔹　味苦、甘，平、微寒，无毒。主痈肿疽疮，散结气，止痛，除热、目中赤、小儿惊痫、温疟、女子阴中肿痛，下赤白，杀火毒。一名菟核，一名白草，一名白根，一名昆仑。生衡山山谷。二月、八月采根，曝干。”[4]

(5)《本草纲目》第十八卷："白蔹《本经·下品》【释名】白草《本经》、白根《别录》、兔核《本经》、猫儿卵《纲目》、昆仑《别录》。宗奭曰：白蔹，服饵方少用，惟敛疮方多用之，故名白蔹。时珍曰：兔核、猫儿卵，皆象形也。昆仑，言其皮黑也。"[5]

(6)《本草从新》卷五："白蔹　泻火散结。苦能泄。辛能散。甘能缓中。寒能除热。杀火毒。散结气。生肌止痛。治痈疽疮肿。面上疱疮。金疮扑损。"[6]

(7)《中华人民共和国药典》："白蔹 Radix ampelopsis　本品为葡萄科植物白蔹 Ampelopsis japonica（Thunb.）Makino 的干燥块根。春、秋二季采挖，除去泥沙及细根，切成纵瓣或斜片，晒干。"[7]

(8)《普通高等教育中医药类规划教材·中药学》："白蔹《本经》为葡萄科攀缘性草质藤本植物白蔹 Ampelopsis japonica（Thunb.）Makino 的块根。产于华北、华东及中南。春秋季挖根、去苗，洗净，斜切成片，晒干。"[8]

(9)《中药大辞典》："白蔹《本经》　【异名】白根、昆仑《别录》，猫儿卵《纲目》，鹅抱蛋《植物名实图考》……【基原】为葡萄科植物白蔹的根。【原植物】白蔹 Ampelopsis japonica（Thunb.）Mak.，又名：菟核、白草《本经》，野葡萄秧、小老鸹眼、七角莲、上竹龙、旱黄钳、白天天秧。"[9]

(10)《中医大辞典·中药分册》："白蔹　出《神农本草经》。又名山地瓜、见肿消。为葡萄科植物白蔹 Ampelopsis japonica（Thunb.）Mak. 的块根。"[10]

(11)《中国医学百科全书·中医学》："白蔹　始载于《神农本草经》。又名白根、猫儿卵、鹅抱蛋、见肿消、山地瓜。为葡萄科植物白蔹 Ampelopsis japonica（Thunb.）Mak. 的块根。春、秋两季采挖，除去茎叶、细根，洗净泥土，晒干；或纵切成瓣、斜切成片，晒干。"[11]

(12)《中国中医药学主题词表》："白蔹　AMPELOPSIS JAPONICA　属葡萄科和清热解毒药。"[12]

(13)《中药志》[13]、《中药材手册》[14]、《全国中草药汇编》[15]、《全国中药炮制规范》[16]、《中国药材学》[17]、《中华本草》[18]等现代中药著作多以"白蔹"作为本品正名（参见"文献通考"）。

1.2.2　定名选择的理由

(1) 白蔹 Radix ampelopsis，为葡萄科植物白蔹 Ampelopsis japonica（Thunb.）Makino 的干燥块根。"白蔹"之名始见于汉《神农本草经》，并作为本品正名记载。其后的历代重要本草著作如南北朝·陶弘景《本草经集注》，唐·苏敬《新修本草》，宋·唐慎微《证类本草》，明·李时珍《本草纲目》，清·吴仪洛《本草从新》等在载录本品时均以"白蔹"作为正名，并一直沿用至今。

(2) 我国最新出版的《中华人民共和国药典》、《普通高等教育中医药类规划教材·中药学》以及辞书类著作《中医大辞典·中药分册》、《中药大辞典》、《中国医学百科全书·中医学》等均以"白蔹"作为本品正名。已经广泛应用于中医药学文献的标引和检索的《中国中医药学主题词表》也以"白蔹"作为本品的正式主题词。现代本草著作如《中药志》、《全国中草药汇编》、《中华本草》、《中国药材学》、《中药材手册》、《全国中药炮制规范》等虽记载了不少本品各地的俗称，但也无一例外以"白蔹"作为本品的正名。说明"白蔹"作为本品正名已成为共识。

1.3 与正名等效的名词：无。

2 源流考释

白蔹［葡萄科植物白蔹 Ampelopsis japonica（Thunb.）Makino 的干燥块根］始载于汉《神农本草经》，并以“白蔹”为正名。如《神农本草经》卷三：“白蔹 味苦，平。主痈肿疽创，散结气，止痛除热，目中赤，小儿惊痫，温疟，女子阴中肿痛。一名兔核，一名白草。生山谷。”[1] 其后的本草著作大多即沿用该书记载，以“白蔹”为正名记载本品，如魏晋《名医别录》[19]、南北朝·陶弘景《本草经集注》[2]，唐·苏敬《新修本草》[3]、孙思邈《千金翼方》[20]，宋·苏颂《本草图经》[21]、唐慎微《证类本草》[4]、佚名《增广太平和剂图经本草药性总论》[22]，明·兰茂《滇南本草》[23]、刘文泰《本草品汇精要》[24]、陈嘉谟《本草蒙筌》[25]、李时珍《本草纲目》[5]、卢之颐《本草乘雅半偈》[26]，清·蒋居祉《本草择要纲目》[28]、陈士铎《本草新编》[29]、日本稻宣义《炮炙全书》[29]、汪昂《本草易读》[30]、汪昂《本草备要》[31]、张璐《本经逢原》[32]、吴仪洛《本草从新》[6]、严西亭《得配本草》[33]、沈金鳌《要药分剂》[35]、黄宫绣《本草求真》[34]、姚澜《本草分经》[35]、杨时泰《本草述钩元》[36]、叶志诜《神农本草经赞》[37]、陈其瑞《本草撮要》[38]、张秉成《本草便读》[39]等。

古代著作记载的本品异名有“兔核”、“白草”《神农本草经》[1]，“白根”、“昆仑”《名医别录》[19]，“猫儿卵”《本草纲目》[5]，“白蔹根”《本草崇原》[27]等。如《神农本草经》卷三：“白蔹，味苦，平。……一名兔核，一名白草。生山谷。”[1]《名医别录》卷第三：“白蔹，味甘，无毒。主下赤白，杀火毒。一名白根，一名昆仑。”[19]《本草纲目》第十八卷：“白蔹《本经·下品》【释名】白草《本经》、白根《别录》、兔核《本经》、猫儿卵《纲目》、昆仑《别录》。……”[5]《本草崇原·本经下品》：“白蔹根，气味苦平，无毒。……”[27]

现代有关著作均沿用《本经》的记载以“白蔹”作为本品正名，如《中华人民共和国药典》[7]、《普通高等教育中医药类规划教材·中药学》[8]、《中药大辞典》[9]、《中医大辞典·中药分册》[10]、《中国医学百科全书·中医学》[11]、《中国中医药学主题词表》[12]、《中药志》[13]、《中药材手册》[14]、《全国中草药汇编》[15]、《全国中药炮制规范》[16]、《中国药材学》[17]、《中华本草》[18]等。同时尚记载有“猫儿卵”、“山地瓜”、“野葡萄”、“肿见消”《中药材手册》[14]，“野红薯”、“葡萄秧”、“五爪藤”《全国中草药汇编》[15]，“鹅抱蛋”、“见肿消”、“穿山老鼠”、“白水罐”、“铁老鼠”、“母鸡带仔”、“老鼠瓜薯”、“山栗子”、“八卦牛”、“白浆罐”、“狗天天”、“癞痢茶”《中药大辞典》[9]，“鹅抱蛋”《中国医学百科全书·中医学》[11]，“野番薯”、“地老鼠”《中国药材学》[17]，“母鸡抱蛋”《中华本草》[18]等各地的俗称。还记载有本品原植物“白蔹”的异名“猫儿卵”、“山地瓜”《中药志》[13]，“菟核”、“白草”、“野葡萄秧”、“小老鸹眼”、“七角莲”、“上竹龙”、“旱黄钳”、“白天天秧”《中药大辞典》[9]，“山葡萄秧”、“乌藤”《中华本草》[18]等。

3 附录

3.1 又称：无。

3.2　俗称：猫儿卵、山地瓜、白水罐（东北），野葡萄（山东），肿见消、铁老鼠、母鸡带仔、老鼠瓜薯（广西），见肿消（南京），穿山老鼠（浙江），山栗子、八卦牛、白浆罐、狗天天（辽宁），癞痢茶（江西），野番薯（浙江），地老鼠（浙江、江苏），母鸡抱蛋（贵州），野红薯，葡萄秧，五爪藤，鹅抱蛋。

3.3　曾称：兔核、白草《神农本草经》，白根、昆仑《名医别录》，猫儿卵《本草纲目》，白蔹根《本草崇原》。

3.4　原植物名称：白蔹，猫儿卵、山地瓜（辽宁），菟核，白草，野葡萄秧，小老鸹眼，七角莲，上竹龙，旱黄钳，白天天秧，山葡萄秧，乌藤（贵州）。

4　文献通考

《神农本草经》卷三："白蔹　味苦，平。主痈肿疽创，散结气，止痛，除热、目中赤、小儿惊痫、温疟、女子阴中肿痛。一名兔核，一名白草。生山谷。"[1]

《名医别录》卷第三："白蔹　味甘，无毒。主下赤白，杀火毒。一名白根，一名昆仑。生衡山。二月、八月采根，曝干。"[19]

《本草经集注·草木下品》："白蔹　味苦、甘，平、微寒，无毒。主治痈肿疽疮，散结气，止痛，除热、目中赤、小儿惊痫、温疟、女子阴中肿痛，下赤白，杀火毒。一名菟核，一名白草，一名白根，一名昆仑。生衡山山谷。……"[2]

《新修本草》卷第十："白蔹　味苦、甘，平、微寒，无毒。主痈肿疽疮，散结气，止痛，除热、目中赤、小儿惊痫、温疟、女子阴中肿痛，下赤白，杀火毒。一名兔核，一名白草，一名白根，一名昆仑。生衡山山谷。二月、八月采根，曝干。"[3]

《千金翼方》卷第三："白蔹　味苦甘，平，微寒，无毒。主痈肿疽疮，散结气，止痛，除热、目中赤、小儿惊痫、温疟、女子阴中肿痛，下赤白，杀火毒。一名菟核，一名白草，一名白根，一名昆仑。生衡山山谷，二月八月采根，曝干。"[20]

《本草图经》卷第八："白蔹　生衡山山谷，今江淮州郡及荆、襄、怀、孟、商、齐诸州皆有之。二月生苗，多在林中作蔓，赤茎；叶如小桑；五月开花，七月结实；根如鸡、鸭卵；三、五枚同窠，皮赤黑，肉白。二月、八月采根，破片，曝干。今医治风金疮及面药方多用之。濠州有一种赤蔹，功用与白蔹同，花、实亦相类，但表里俱赤耳。"[21]

《证类本草》卷第十："白蔹　味苦、甘，平、微寒，无毒。主痈肿疽疮，散结气，止痛，除热、目中赤、小儿惊痫、温疟、女子阴中肿痛，下赤白，杀火毒。一名菟核，一名白草，一名白根，一名昆仑。生衡山山谷。二月、八月采根，曝干。"[4]

《增广太平和剂图经本草药性总论·草部下品之上》："白蔹　味苦甘，平、微寒，无毒。主痈肿疽疮，散结气，止痛、除热、目中赤、小儿惊痫、温疟、女子阴中痛肿，下赤白，杀火毒。"[22]

《滇南本草》第二卷："白蔹，味苦、辛，性微寒。入脾、肺二经。收肺气。止痛除热，止血，涩大肠下血，痔漏痈疮。"[23]

《本草品汇精要》卷之十三："白蔹　无毒　蔓生　白蔹（出神农本经）主痈肿疽疮散结气止痛除热、目中赤、小儿惊痫、温疟、女子阴中肿痛，下赤白杀火毒（以上黑字名医所录）【名】菟核　白草　白根　昆仑……"[24]

《本草蒙筌》卷之三："白蔹　味苦、甘、气平、微寒。无毒。一云有毒。随处蔓生，深林犹盛。根如鸡鸭卵，三五同窠。采待中秋时，黑皮洗净。破片以竹穿日曝，入药与白及并行。反乌头，使代赭。”[25]

《本草纲目》第十八卷：“白蔹《本经·下品》【释名】白草《本经》、白根《别录》、兔核《本经》、猫儿卵《纲目》、昆仑《别录》。宗爽曰：白蔹，服饵方少用，惟敛疮方多用之，故名白蔹。时珍曰：兔核、猫儿卵，皆象形也。昆仑，言其皮黑也。”[5]

《本草乘雅半偈·第六帙》：“白蔹　【气味】苦平，无毒。【主治】主痈肿疽疡，散结气，止痛，除热、目中赤、小儿惊痫、温疟、女子阴中肿痛、带下赤白。”[26]

《本草崇原·本经下品》：“白蔹根　气味苦平，无毒。主治痈肿疽疮，散结气，止痛，除热、目中赤、小儿惊痫、温疟、女子阴中肿痛、带下赤白。”[27]

《本草择要纲目·平性药品》：“白蔹　【根】【气味】苦平无毒。【主治】痈肿疽疮。散结气。止痛，除热、目中赤、小儿惊痫温疟、女子阴中肿痛、带下赤白，杀火毒。”[28]

《炮制全书》卷第二：“白蔹　甘、苦，平，微寒。代赭为使，反乌头。”[29]

《本草易读》卷五：“白蔹　代赭石为使，反乌头。甘，苦，辛，平，无毒。除热散结，止痛生肌。解痈疽疮肿，疗金疮折伤。治小儿惊痫，平女子阴肿。消肠风痔漏之疾，面疮瘰疬之疴。”[30]

《本草备要·草部》：“白蔹　泻火，散结　苦能泄，辛能散，甘能缓，寒能除热。杀火毒，散结气，生肌止痛。”[31]

《本经逢原》卷二：“白蔹　苦甘辛微寒，小毒。反乌附。解狼毒毒。《本经》主痈肿疽疮，散结气止痛，除热、目中赤、小儿惊痫、温疟、女子阴中肿痛、带下赤白。”[32]

《本草从新》卷五：“白蔹　泻火散结。苦能泄。辛能散。甘能缓中。寒能除热。杀火毒。散结气。生肌止痛。治痈疽疮肿、面上疱疮、金疮扑损。”[6]

《得配本草》卷四：“白蔹　代赭石为之使。反乌头。甘、苦、微寒。杀火毒，散结气。治阴肿带下，肠风痔瘘，瘰疬痈肿，生肌止痛。得藜芦为末，酒调敷痈肿。配白芨，治金疮出血。”[33]

《本草求真》卷四：“白蔹　（蔓草）散肝脾湿热内结　白蔹（专入肝脾）。敷肿疮疡，清热解毒。散结止痛。久为外科所用要药。”[34]

《本草分经·原例（次序略经更定）·不循环杂品》：“白蔹　苦辛甘寒，除热泻火毒，散结气治疮疽，敛疮方中多之。”[35]

《本草述钩元》卷七：“白蔹　根味苦辛兼甘。气微寒。苦则泄。辛则散。甘则缓。寒则除热。主痈肿疽疮。散结止痛。除血分热。治目中赤、女子阴中肿痛。杀火毒。疗刀箭疮及扑损生肌止痛。”[36]

《神农本草经赞》卷三：“白蔹　味苦平。主痈肿，疽疮，散结气，止痛，除热、目中赤、小儿惊痫、温疟、女子阴中肿痛。一名兔核。一名白草。生山谷。”[37]

《本草撮要》卷一：“【白蔹】味苦。入足少阳厥阴经。功专清上逆之火。泄下郁之热。以及阴肿带下。”[38]

《本草便读·草部·蔓草类》：“白蔹　苦能泻热。辛可疏邪。散结行瘀。止为性寒能解利。消痈敛口。皆因毒火未潜消。”[39]

《中药志》：“白蔹　本品为少常用中药。原植物只有一种。……【原植物】白蔹［别名］猫儿卵、山地瓜（辽宁）。Ampelopsis japonica（Thunb.）Mak. ——葡萄科 Vitaceae”[13]

《中药材手册》：“白蔹［纲目列入草部蔓草类］　本品为葡萄科植物白蔹 Ampelopsis japonica（Thunb.）Makino 的干燥块根。原植物系多年生攀援藤本，均为野生。四川、贵州、湖北恩施地区曾似萝藦科植物耳叶牛皮消的根充白蔹，广东、福建部分地区以葫芦科植物茅瓜的根误作白蔹，均应注意鉴别、纠正。［别名］猫儿卵、山地瓜（东北）、野葡萄（山东）、肿见消（广西）。”[14]

《全国中草药汇编》：“白蔹　［别名］山地瓜、野红薯、葡萄秧、白根、五爪藤。【来源】为葡萄科蛇葡萄属植物白蔹 Ampelopsis japonica（Thunb.）Makino，以块根入药。”[15]

《中药大辞典》：“白蔹《本经》　【异名】白根、昆仑《别录》，猫儿卵《纲目》，鹅抱蛋《植物名实图考》，见肿消《南京民间药草》，穿山老鼠《浙江中药手册》，白水罐、山地瓜《东北药植志》，铁老鼠、母鸡带仔、老鼠瓜薯《广西中药志》，山栗子、八卦牛、白浆罐、狗天天《辽宁经济植物志》，癞痢茶（江西《草药手册》。【基原】为葡萄科植物白蔹的根。【原植物】白蔹 Ampelopsis japonica（Thunb.）Mak.，又名：菟核、白草《本经》，野葡萄秧、小老鸹眼、七角莲、上竹龙、旱黄钳、白天天秧。”[9]

《中医大辞典·中药分册》：“白蔹　出《神农本草经》。又名山地瓜、见肿消。为葡萄科植物白蔹 Ampelopsis japonica（Thunb.）Mak. 的块根。”[10]

《中国医学百科全书·中医学》：“白蔹　始载于《神农本草经》。又名白根、猫儿卵、鹅抱蛋、见肿消、山地瓜。为葡萄科植物白蔹 Ampelopsis japonica（Thunb.）Mak. 的块根。春、秋两季采挖，除去茎叶、细根，洗净泥土，晒干；或纵切成瓣、斜切成片，晒干。”[11]

《全国中药炮制规范》：“白蔹　［处方用名］白蔹。【来源】本品为葡萄科植物白蔹 Ampelopsis japonica（Thunb.）Makino 的干燥块根。多系野生。主产于河南、湖北等地。春、秋二季采挖，除去泥沙及细根。纵切成瓣或切成斜片，晒干。药材以断面色粉白、粉性足者为佳。”[16]

《中国药材学》：“白蔹　［别名］山地瓜，野番薯（浙江），地老鼠（江苏），铁老鼠（广西）。【来源】本品为葡萄科植物白蔹 Ampelopsis japonica（Thunb.）Makino 的块根。”[17]

《中国中医药学主题词表》：“白蔹　AMPELOPSIS JAPONICA　属葡萄科和清热解毒药。”[12]

《普通高等教育中医药类规划教材·中药学》：“白蔹《本经》　为葡萄科攀缘性草质藤本植物白蔹 Ampelopsis japonica（Thunb.）Makino 的块根。产于华北、华东及中南。春秋季挖根、去苗，洗净，斜切成片，晒干。”[8]

《中华本草》：“白蔹《本经》　【异名】兔核《本经》，白根、昆仑《别录》，猫儿卵《纲目》，鹅抱蛋《植物名实图考》，见肿消《南京民间草药》，穿山老鼠《浙江中药手册》，白水罐、山地瓜《东北药用植物志》，铁老鼠、母鸡带仔、老鼠瓜薯《广西中药志》，山栗子、八卦牛、白浆罐《辽宁经济植物志》，野红薯《全国中草药汇编》，地老鼠、野蕃薯《浙江药用植物志》，母鸡抱蛋《贵州中草药名录》……【来源】为葡萄科植物白蔹的块根。【原植物】白蔹 Ampelopsis japonica（Thunb.）Makino［Paullinia japonica Thunb.]　又名：白草《本经》，山葡萄秧《全国中草药汇编》，乌藤《贵州中草药名录》。"[18]

《中华人民共和国药典》："白蔹 Radix ampelopsis　本品为葡萄科植物白蔹 Ampelopsis japonica（Thunb.）Makino 的干燥块根。春、秋二季采挖，除去泥沙及细根，切成纵瓣或斜片，晒干。"[7]

5　参考文献

1　汉·神农本草经. 清顾观光重辑本. 北京：人民卫生出版社，1955，84

2　南北朝·陶弘景. 本草经集注. 北京：人民卫生出版社，1994，83

3　唐·苏敬等撰. 新修本草. 合肥：安徽科学技术出版社，1981，270

4　宋·唐慎微. 证类本草. 北京：人民卫生出版社，1957，255

5　明·李时珍. 本草纲目. 北京：人民卫生出版社，1982，1297

6　清·吴仪洛. 本草从新. 北京：中医古籍出版社，2001，89

7　国家药典委员会编. 中华人民共和国药典. 一部. 北京：化学工业出版社，2000，83

8　雷载权主编. 普通高等教育中医药类规划教材·中药学. 上海：上海科学技术出版社，1995，87

9　江苏新医学院编. 中药大辞典. 上海：上海科学技术出版社，1977，691

10　《中医大辞典》编辑委员会编. 中医大辞典·中药分册. 北京：人民卫生出版社，1982，117

11　《中医学》编辑委员会. 中国医学百科全书·中医学. 上海：上海科学技术出版社，1997，1016

12　吴兰成主编. 中国中医药学主题词表. 北京：中医古籍出版社，1996，9

13　中国医学科学院药物研究所等编. 中药志. 第一册. 北京：人民卫生出版社，1993，404

14　中华人民共和国卫生部药政管理局主编. 中药材手册. 北京：人民卫生出版社，1998，94

15　《全国中草药汇编》编写组编. 全国中草药汇编. 上册. 北京：人民卫生出版社，1996，307

16　中华人民共和国卫生部药政管理局编. 全国中药炮制规范. 北京：人民卫生出版社，1988，38

17　徐国钧等主编. 中国药材学. 北京：中国医药科技出版社，1996，280

18　国家中医药管理局《中华本草》编委会. 中华本草. 第五册. 上海：上海科学技术出版社，1999，276

19　魏晋·名医别录. 北京：人民卫生出版社，1986，255

20　唐·孙思邈. 千金翼方. 北京：人民卫生出版社，1955，32

21　宋·苏颂. 本草图经. 合肥：安徽科学技术出版社，1994，271

22　宋·佚名. 增广太平和剂图经本草药性总论. 见：增广太平惠民和剂局方. 海口：海南出版社，2002，449

23　明·兰茂. 滇南本草. 第二卷. 昆明：云南人民出版社，1977，264

24　明·刘文泰. 本草品汇精要. 北京：人民卫生出版社，1982，387

25　明·陈嘉谟. 本草蒙筌. 北京：人民卫生出版社，1988，176

26　明·卢之颐. 本草乘雅半偈. 北京：人民卫生出版社，1986，356

27　清·张志聪. 本草崇原. 北京：中国中医药出版社，1992，128

28　清·蒋居祉. 本草择要纲目. 见：珍本医书集成. 本草类. 上海：上海科学技术出版社，1985，130

29　［日］稻宣义. 炮炙全书. 北京：中医古籍出版社，1981，77

30　清·汪昂. 本草易读. 北京：人民卫生出版社，1997，218

31　清·汪昂. 本草备要. 北京：中国中医药出版社，1998，123

32　清·张璐. 本经逢原. 上海：上海科学技术出版社，1959，112

33　清·严西亭. 得配本草. 上海：上海卫生出版社，1957，11

34　清・黄宫绣. 本草求真. 上海：上海科学技术出版社，1959，174
35　清・姚澜. 本草分经. 上海：上海科学技术出版社，1989，180
36　清・杨时泰. 本草述钩元. 上海：科技卫生出版社，1958，156
37　清・叶志诜. 神农本草经赞. 见：珍本医书集成. 本草类. 上海：上海科学技术出版社，1985，128
38　清・陈其瑞. 本草撮要. 见：珍本医书集成. 本草类. 上海：上海科学技术出版社，1985，29
39　清・张秉成. 本草便读. 上海：上海卫生出版社，1957，34

131　白鲜皮

Baixianpi

Cortex Dictamni

1　定名依据

1.1　正名

1.1.1　汉文名：白鲜皮（为芸香科植物白鲜 Dictamnus dasycarpus Turcz. 的干燥根皮）。

1.1.2　英文名：densefruit pittany root - bark.

1.2　依据

1.2.1　定名的文献依据

(1)《证类本草》卷第八："白鲜……臣禹锡等谨按药性论云：白鲜皮，臣。治一切热毒风，恶风，风疮疥癣赤烂，眉发脱脆，皮肌急，壮热恶寒，主解热黄、酒黄、急黄、谷黄、劳黄等良。"[1]

(2)《珍珠囊药性赋》卷一："白鲜皮，去风治筋弱，而疗足顽痹。"[2]

(3)《本草备要・草部》："白鲜皮，祛风湿气寒善行，味苦性燥（行水故燥）。入脾、胃除湿热，兼入膀胱、小肠。行水道，通关节，利九窍。为诸黄、风痹之要药。"[3]

(4)《本草从新》卷一："白鲜皮，祛风湿。气寒善行。味苦性燥。入脾胃。除湿热。兼入膀胱小肠。行水道。通关节。利九窍。为诸黄风痹之要药。"[4]

(5)《本草述钩元》卷七："白鲜皮　鲜者，羊之气也。此草根皮白色，作膻气。二月采者根心实。若四五月采。便虚恶。根皮味微咸。辛而苦。气寒性燥。"[5]

(6)《中华人民共和国药典》："白鲜皮 Cortex dictamni　本品为芸香科植物白鲜 Dictamnus dasycarpus Turcz. 的干燥根皮。春、秋二季采挖根部，除去泥沙及粗皮，剥取根皮，干燥。"[6]

(7)《普通高等教育中医药类规划教材・中药学》："白鲜皮《本经》为芸香科多年生草本植物白鲜 Dictamnus dasycarpus Turcz. 的根皮。产于辽宁、河北、四川、江苏等地，春秋采挖，去须根和外部糙皮，纵向剖开，抽去木心，切片，晒干用。"[7]

(8)《中药大辞典》："白鲜皮《药性论》　【异名】北鲜皮《药材资料汇编》。【基原】为芸香科植物白鲜的根皮。【原植物】白鲜《本经》Dictamnus dasycarpus Turcz.，又名：白鲜《本草经集注》，白膻、白羊鲜（陶弘景），金雀儿椒《日华子本草》，地羊膻《本草图经》，八圭牛、野花椒、八股牛。"[8]

(9)《中医大辞典·中药分册》："白鲜皮　出《药性论》。又名八股牛、北鲜皮、臭根皮。为芸香科植物白鲜 Dictamnus dasycarpus Turcz. 的根皮。"[9]

(10)《中国医学百科全书·中医学》："白鲜皮　始载于《神农本草经》。原名白鲜，又名白藓、白膻。为芸香科植物白鲜 Dictamnus dasycarpus Turcz. 的根皮。春、秋两季采挖根部，洗净，除去细根及粗皮，剥取根皮，晒干。"[10]

(11)《中国中医药学主题词表》："白鲜皮 CORTEX DICTAMNI　为芸香科植物白鲜的干燥根皮；属清热燥湿药　C 白鲜。"[11]

(12)《中药志》[12]、《中药材手册》[13]、《全国中草药汇编》[14]、《全国中药炮制规范》[15]、《中国药材学》[16]、《中华本草》[17]等现代中药著作多以"白鲜皮"作为本品正名（参见"文献通考"）。

1.2.2　定名选择的依据

(1) 白鲜皮 Cortex dictamni，为芸香科植物白鲜 Dictamnus dasycarpus Turcz. 的干燥根皮。"白鲜皮"之名始见于唐初《药性论》。金·李杲《珍珠囊药性赋》首次将"白鲜皮"作为正名记录。此后，明清本草著作，如汪昂《本草备要》、吴仪洛《本草从新》、杨时泰《本草述钩元》、严西亭《得配本草》、黄宫绣《本草求真》等在载录本品时均以"白鲜皮"作为正名，并沿用至今。

(2) 我国最新版的《中华人民共和国药典》、普通高等教育中医药类规划教材《中药学》以及辞书类中药著作《中医大辞典·中药分册》、《中药大词典》、《中国医学百科全书·中医学》等均以"白鲜皮"作为本品正名。已经广泛应用于中医药学文献标引、检索的《中国中医药学主题词表》也以"白鲜皮"作为本药的正式主题词。现代本草著作《中药志》、《全国中草药汇编》、《中华本草》、《中国药材学》、《中药材手册》、《全国中药炮制规范》等虽记载了不少本品各地的俗称，但也均以"白鲜皮"为正名收载。总之，"白鲜皮"作为本药正名已成公论。

1.3　与正名等效的名词：无。

2　源流考释

白鲜皮（芸香科植物白鲜 Dictamnus dasycarpus Turcz. 的根皮）　古代中医药著作在关于本品的应用及论述中"鲜"、"藓"混用，但本义为"鲜"，取"羊鲜"，气息正似羊膻"（见南北朝·陶弘景《本草经集注》之义，故本品正名应统一为"白鲜皮"。）

"白鲜皮"之名始见于唐初《药性论》，如唐慎微在《证类本草》中引《药性论》曰："白鲜皮，臣。治一切热毒风，恶风，风疮疥癣赤烂，眉发脱脆，皮肌急，壮热恶寒，主解热黄、酒黄、急黄、谷黄、劳黄等良。"[1]。此后，历代医家多沿用。到了金时，李杲《珍珠囊药性赋》曰："白鲜皮，去风治筋弱，而疗足顽痹。"[2]明代，李时珍《本草纲目》记载："根皮【气味】苦，寒，无毒。魏晋《名医别录》曰：咸。之才曰：恶螵蛸、桔梗、茯苓、萆薢。【发明】时珍曰：白鲜皮气寒善行，味苦性燥，足太阴、阳明经去湿热药也，兼入手太阴、阳明，为诸黄风痹要药。"[18]李时珍虽未将"白鲜皮"列为正名，但明确了原植物的药用部位，"白鲜皮"就是"白鲜"的根皮。清·汪昂《本草备要》进一步明确"白鲜皮"作为本品的正名，如《本草备要·草部》："白鲜皮，祛风湿气寒善行，味苦性燥（行水故燥）。入脾、胃除湿热，兼入膀胱、小肠。行水道，通关节，利九窍。为诸黄、风痹之要药。”[3]并为后来者所引用，如清·张璐《本经逢原》[19]、吴仪洛《本草从新》[4]、严西亭《得配本草》[20]、黄宫绣《本草求真》[21]、杨时泰《本草述钩元》[5]、陈其瑞《本草撮要》[22]、张秉成《本草便读》[23]等。

其实，早在汉代，我国现存最早的本草著作《神农本草经》卷二就对“白鲜皮”的原植物“白鲜”予以记载：“味苦，寒。主头风，黄疸，咳逆，淋沥，女子阴中肿痛，湿痹死肌，不可屈伸、起止、行步。生川谷。”[24]从文中记录的性味、功用看，实际上指的就是“白鲜皮”。此后，清以前的主要本草著作多以“白鲜”为正名沿引，如魏晋·《名医别录》[25]，南北朝·陶弘景《本草经集注》[26]，唐·苏敬《新修本草》[27]、孙思邈《备急千金要方》[28]，宋·苏颂《本草图经》[29]、唐慎微《证类本草》[1]，明·李时珍《本草纲目》[18]、李中梓《本草征要》[30]等。同时，记载中还出现了许多“白鲜”的异名“白羊鲜”、“白膻”《本草经集注》[26]，“金雀儿椒”《证类本草》[1]引自《日华子本草》，“地羊膻”、“金爵儿椒”《本草图经》[29]等。

现代有关著作均沿用前代大多本草记载，以“白鲜皮”作为本品正名，如《中华人民共和国药典》[6]、《普通高等教育中医药类规划教材·中药学》[7]、《中药大辞典》[8]、《中医大辞典·中药分册》[9]、《中国医学百科全书·中医学》[10]、《中国中医药学主题词表》[11]、《中药志》[12]、《中药材手册》[13]、《全国中草药汇编》[14]、《全国中药炮制规范》[15]、《中国药材学》[16]、《中华本草》[17]、《全国中草药名鉴》[29]等。同时尚记载有本品各地的俗称“八股牛”、“山牡丹”、“羊鲜草”《全国中草药汇编》[14]，“北鲜皮”《中药大辞典》[8]，“臭根皮”《中医大辞典·中药分册》[9]，“羊癣草”、“千斤拔”、“白奶秧根”、“野花椒皮”《中国药材学》[16]，“藓皮”、“野花椒根皮”《中华本草》[17]，“六月寒”、“野大香”、“椒椇子”《全国中草药名鉴》[31]等。还记载有本品原植物“白鲜”的异名“八股牛”、“八挂牛”、“好汉拔”、“金雀儿椒”、“羊鲜草”《中药志》[12]，“白藓”、“白膻”、“白羊鲜”、“地羊膻”、“八圭牛”、“野花椒”《中药大辞典》[8]，“金爵儿椒”《中华本草》[17]等。

3 附录

3.1 又称：无。

3.2 俗称：八股牛（东北），千斤拔（山东），白奶秧根（河北），臭根皮（江苏），六月寒（陕西），野大香（甘肃），椒椇子（安徽），山牡丹，羊鲜草，北鲜皮，羊癣草，野花椒皮，藓皮，野花椒根皮。

3.3 曾称：无。

3.4 原植物名称：白鲜，八股牛，八挂牛（东北），好汉拔（辽宁东部），金雀儿椒（辽宁西部），羊鲜草（铁岭县志），白藓，白膻，白羊藓，白羊鲜，地羊膻，八圭牛，野花椒，金爵儿椒。

4 文献通考

《神农本草经》卷二：“白鲜　味苦，寒。主头风，黄疸，咳逆，淋沥，女子阴中肿痛，湿痹死肌，不可屈伸、起止、行步。生川谷。”[24]

《名医别录》卷第二：“白鲜　味咸，无毒。主治四肢不安，时行腹中大热、饮水、欲走、大呼，小儿惊痫，妇人产后余痛。生上谷及宛朐。四月、五月采根，阴干（恶桑螵蛸、桔梗、茯苓、萆薢。）”[25]

《本草经集注·草木中品》：“白鲜　味苦、咸，寒，无毒。主治头风，黄疸，咳逆，淋沥，女子阴中肿痛，湿痹死肌。不可屈伸起止行步。治四肢不安，时行腹中大热，饮水，欲走，大呼，小儿惊痫，妇人产后余痛。生上谷川谷及宛朐。四月、五月采根，阴干（恶桑螵蛸、桔梗、茯苓、萆薢。）近道处处有，以蜀中者为良。世呼为白羊鲜，气息正似羊膻，或名白膻。”[26]

《新修本草》卷第八：“白鲜　味苦、咸，寒，无毒。主头风，黄疸，咳逆，淋沥，女子阴中肿痛，湿痹死肌，不可屈伸起止行步。疗四肢不安，时行腹中大热、饮水、欲走、大呼、小儿惊痫，妇人产后余痛。生上谷川谷及宛朐。四月、五月采根，阴干。恶桑螵蛸、桔梗、茯苓、萆薢。近道处处有，以蜀中者为良。俗呼为白羊藓，气息正似羊膻，或名白膻。”[27]

《备急千金要方·卷五上少小婴孺方上·客忤第四》：“白鲜皮汤治少小客魃挟实方。白鲜皮　大黄　甘草（各一两）　芍药　茯苓　细辛　桂心（各十八铢）　上七味㕮咀，以水二升，煮取九合，分三服。小儿夜啼。”[1]

《本草图经》卷第六：“白鲜，生上谷、川谷及冤句，今河中、江宁府、滁州、润州亦有之。苗高尺余，茎青，叶稍白，如槐，亦似茱萸；四月开花淡紫色，似小蜀葵；根似蔓菁，皮黄白而心实。四月、五月采根，阴干用。又云：宜二月采，差晚则虚恶也。其气息都似羊膻，故俗呼为白羊鲜，又名地羊膻，又名金爵儿椒。其苗，山人以为菜茹。葛洪治鼠瘘已有口，脓血出者，白鲜皮煮汁服一升，当吐鼠子乃愈。李《兵部手集方》疗肺嗽，有白鲜皮汤方，甚妙。”[28]

《证类本草》卷第八：“白鲜　味苦、咸，寒，无毒。主头风，黄疸，咳逆，淋沥，女子阴中肿痛，湿痹死肌，不可屈伸，起止行步，疗四肢不安，时行腹中大热饮水，欲走大呼，小儿惊痫，妇人产后余痛。生上谷川谷及冤句。四月、五月采根，阴干。恶螵蛸、桔梗、茯苓、萆薢。陶隐居云：近道处处有，以蜀中者为良。俗呼为白羊藓（音仙），气息正似羊膻，或名白膻。唐本注云：此药叶似茱萸，苗高尺余，根皮白而心实，花紫白色。根宜二月采。若四月、五月采，便虚恶也。臣禹锡等谨按药性论云：白鲜皮，臣。治一切热毒风，恶风，风疮疥癣赤烂，眉发脱脆，皮肌急，壮热恶寒，主解热黄、酒黄、急黄、谷黄、劳黄等良。”[1]

《珍珠囊药性赋》卷一：“白鲜皮，去风治筋弱，而疗足顽痹。”[2]

《本草纲目》第十三卷：“白鲜（音仙。《本经·中品》）【释名】白膻（弘景）、白羊藓（弘景）、地羊藓《图经》、金雀儿椒《日华》。弘景曰：俗呼为白羊藓。气息正似羊膻，故又名白膻。时珍曰：藓者，羊之气也。此草根白色，作羊膻气，共子累累如椒，故有诸名。……根皮【气味】苦，寒，无毒。《别录》曰：咸。之才曰：恶螵蛸、桔梗、茯苓、萆薢。”[18]

《本草征要》第二卷：“白鲜　味苦，性寒，无毒。入脾经。恶桔梗、茯苓、萆薢。主筋挛死肌，化湿热毒疮。地之湿气，感则害人皮肉筋脉。白鲜皮善除湿热，故疗肌死筋挛疮毒。”[30]

《本草备要·草部》：“白鲜皮，祛风湿气寒善行，味苦性燥（行水故燥）。入脾、胃除湿热，兼入膀胱、小肠。行水道，通关节，利九窍。为诸黄、风痹之要药（一味白鲜皮汤，治产后风。时珍曰：世医止施之疮科，浅矣）。兼治风疮疥癣，女子阴中肿痛（湿热乘虚客肾与膀胱所致）。根黄白而心实。取皮用。恶桑螵蛸、桔梗、茯苓、萆薢。”[3]

《本经逢原》卷一：“白鲜皮　一名白羊鲜　苦咸寒，无毒。《本经》主头风黄疸，咳逆淋沥，女子阴中肿痛，湿痹死肌，不可屈伸，起止行步。［发明］白鲜皮气寒善行，味苦，性燥，足太阴、阳明经去风湿热药也。兼入手太阴、阳明，为诸黄风痹要药。《本经》所主皆风湿热邪蕴酿经中之病。《千金》治婴儿风痫，热则生风，胸中有痰，白羊鲜汤取其善祛风热也。世医只施之于疮科，浅矣。下部虚寒之人，虽有湿证勿用。”[19]

《本草从新》卷一：“白鲜皮，祛风湿。气寒善行。味苦性燥。入脾胃，除湿热。兼入膀胱小肠。行水道。通关节。利九窍。为诸黄风痹之要药。”[4]

《得配本草》卷二：“白鲜皮　一名白膻　恶桔梗、茯苓、萆薢、螵蛸。苦、寒、性燥。入足太阴、阳明经。除湿热，治诸黄，利九窍，通关节，祛风痹，行水道，疗疥癣鼠瘘，退女人阴肿。酒拌炒。下部虚寒者禁用。”[20]

《本草求真》卷四：“白鲜皮　（山草）泻脾胃湿热　白鲜皮（专入脾胃）。味苦与咸。性寒无毒。”[21]

《本草述钩元》卷七：“白鲜皮　鲜者。羊之气也。此草根皮白色。作膻气。二月采者根心实。若四五月采。便虚恶。根皮味微咸。辛而苦。气寒性燥。”[5]

《本草撮要》卷一：“【白鲜皮】味苦。入手太阴阳明经。功专除风湿痛痹鼠瘘。已破者服之最效。恶桑螵蛸、桔梗、茯苓、萆薢。”[22]

《本草便读·草部·山草类》：“白鲜皮　气寒善行。味苦能降。清脾胃之湿热。导水宣邪。治癣癞与疯疮。行皮达肺。”[23]

《中药志》：“白鲜皮　本品为常用中药。商品为芸香科植物白鲜的干燥根皮。……【原植物】白鲜　别名：八股牛、八挂牛（东北），好汉拔（辽宁东部），金雀儿椒（辽宁西部），羊鲜草（铁岭县志）。Dictamnusdasycarpus Turcz. ——芸香科 Rutaceae”[12]

《中药材手册》：“白鲜皮［纲目列入草部山草类白藓项下］　本品为芸香科植物白鲜 Dictamnus dasycarpus Turcz. 的干燥根皮。原植物系多年生草本，均为野生。商品中发现有以锦鸡儿木及鹅绒藤的根皮误作白鲜皮入药者，应注意鉴别。”[13]

《全国中草药汇编》：“白鲜皮　别名：八股牛、山牡丹、羊鲜草。【来源】本品为芸香科白鲜属植物白鲜 Dictamnus dasycarpus Turcz. 的根皮。”[14]

《中药大辞典》：“白鲜皮《药性论》　【异名】北鲜皮《药材资料汇编》。【基原】为芸香科植物白鲜的根皮。【原植物】白鲜《本经》Dictamnus dasycarpus Turcz.，又名：白藓《本草经集注》，白膻、白羊鲜（陶弘景），金雀儿椒《日华子本草》，地羊膻《本草图经》，八圭牛、野花椒、八股牛。”[8]

《中医大辞典·中药分册》：“白鲜皮　出《药性论》。又名八股牛、北鲜皮、臭根皮。为芸香科植物白鲜 Dictamnus dasycarpus Turcz. 的根皮。”[9]

《中国医学百科全书·中医学》：“白鲜皮　始载于《神农本草经》。原名白鲜，又名白藓、白膻。为芸香科植物白鲜 Dictamnus dasycarpus Turcz. 的根皮。春、秋两季采挖根部，洗净，除去细根及粗皮，剥取根皮，晒干。”[10]

《全国中药炮制规范》：“白鲜皮　［处方用名］白鲜皮。【来源】本品为芸香科植物白鲜 Dictamnus dasycarpus Turcz. 的干燥根皮。均系野生。主产于辽宁、河北、四川、江苏、浙江、安徽等地。春、秋二季采挖根部，除去泥沙及粗皮，纵向割开，剥取根皮，干燥。药材以条大、肉厚、色类白者为佳。[15]

《中国药材学》："白鲜皮 ［别名］羊癣草，山牡丹，八股牛（东北），千斤拔（山东），白奶秧根（河北），野花椒皮，臭根皮（江苏）。【来源】本品为芸香科植物白鲜 Dictamnus dasycarpus Turcz. 的根皮。"[16]

《中国中医药学主题词表》："白鲜皮 CORTEX DICTAMNI 为芸香科植物白鲜的干燥根皮；属清热燥湿药 C 白鲜。"[11]

《普通高等教育中医药类规划教材·中药学》："白鲜皮《本经》为芸香科多年生草本植物白鲜 Dictamnus dasycarpus Turcz. 的根皮。产于辽宁、河北、四川、江苏等地，春秋采挖，去须根和外部糙皮，纵向剖开，抽去木心，切片，晒干用。"[7]

《中华本草》："白鲜皮《药性论》 【异名】藓皮《药性集要》，北鲜皮《药材资料汇编》，野花椒根皮、臭根皮（南药《中草药学》……【来源】为芸香科植物白鲜和狭叶白鲜的根皮。【原植物】①Dictamnus dasycarpus Turcz. 又名：白羊鲜、白膻《本草经集注》，金雀儿椒《日华子》，地羊膻、金爵儿椒《本草图经》，白藓《冯氏锦囊·药性》。②狭叶白鲜 Dictamnus angustifolius G. Don ex Sweet. 又名：托尔布提（维吾尔语）《新华本草纲要》。"[17]

《中华人民共和国药典》："白鲜皮 Cortex dictamni 本品为芸香科植物白鲜 Dictamnus dasycarpus Turcz. 的干燥根皮。春、秋二季采挖根部，除去泥沙及粗皮，剥取根皮，干燥。"[6]

《全国中草药名鉴》："植物名 白鲜《本经》、《高植图鉴》 药材名 白鲜皮《药性论》、《药典》 地方名 陕西：六月寒；甘肃：野大香；安徽：椒椤子……"[29]

5 参考文献

1 宋·唐慎微. 证类本草. 北京：人民卫生出版社，1957，210
2 金·李杲. 珍珠囊补遗药性赋. 见：中国医学大成（二）. 长沙：岳麓书社，1990，116
3 清·汪昂. 本草备要. 北京：中国中医药出版社，1998，121
4 清·吴仪洛. 本草从新. 北京：中医古籍出版社，2001，25
5 清·杨时泰. 本草述钩元. 上海：科技卫生出版社，1958，148
6 国家药典委员会编. 中华人民共和国药典. 一部. 北京：化学工业出版社，2000，83
7 雷载权主编. 普通高等教育中医药类规划教材·中药学. 上海：上海科学技术出版社，1995，65
8 江苏新医学院编. 中药大辞典. 上海：上海科学技术出版社，1977，737
9 《中医大辞典》编辑委员会编. 中医大辞典·中药分册. 北京：人民卫生出版社，1982，117
10 《中医学》编辑委员会. 中国医学百科全书·中医学. 上海：上海科学技术出版社，1997，994
11 吴兰成主编. 中国中医药学主题词表. 北京：中医古籍出版社，1996，11
12 中国医学科学院药物研究所等编. 中药志. 第四册. 北京：人民卫生出版社，1993，369
13 中华人民共和国卫生部药政管理局主编. 中药材手册. 北京：人民卫生出版社，1998，542
14 《全国中草药汇编》编写组编. 全国中草药汇编. 上册. 北京：人民卫生出版社，1996，308
15 中华人民共和国卫生部药政管理局编. 全国中药炮制规范. 北京：人民卫生出版社，1988，281
16 徐国钧等主编. 中国药材学. 北京：中国医药科技出版社，1996，801

17 国家中医药管理局《中华本草》编委会. 中华本草. 第四册. 上海：上海科学技术出版社，1999，921
18 明·李时珍. 本草纲目. 北京：人民卫生出版社，1982，802
19 清·张璐. 本经逢原. 上海：上海科学技术出版社，1959，47
20 清·严西亭. 得配本草. 上海：上海卫生出版社，1957，28
21 清·黄宫绣. 本草求真. 上海：上海科学技术出版社，1959，152
22 清·陈其瑞. 本草撮要. 见：珍本医书集成. 本草类. 上海：上海科学技术出版社，1985，28
23 清·张秉成. 本草便读. 上海：上海卫生出版社，1957，6
24 汉·神农本草经. 清顾观光重辑本. 北京：人民卫生出版社，1955，60
25 魏晋·名医别录. 北京：人民卫生出版社，1986，148
26 南北朝·陶弘景. 本草经集注. 北京：人民卫生出版社，1994，308
27 唐·苏敬等撰. 新修本草. 合肥：安徽科学技术出版社，1981，221
28 宋·苏颂. 本草图经. 合肥：安徽科学技术出版社，1994，183
29 明·李中梓. 本草征要. 见：李中梓医学全书. 北京：中国中医药出版社，1999，120
30 谢宗万等主编. 全国中草药名鉴. 上册. 北京：人民卫生出版社，1996，999

132 白薇
Baiwei
Radix Cynanchi Atrati

1 定名依据

1.1 正名

1.1.1 汉文名：白薇（为萝摩科植物白薇 Cynanchum atratum Bge. 或蔓生白薇 Cynanchum versicolor Bge. 的干燥根及根茎）。

1.1.2 英文名：blackend swallowwort root.

1.2 依据

1.2.1 定名的文献依据

(1)《神农本草经》卷二："白薇 味苦，平。主暴中风，身热肢满，忽忽不知人，狂惑，邪气，寒热酸痖，温疟洗洗，发作有时。生川谷。"[1]

(2)《名医别录》卷第二："白薇 味咸，大寒，无毒。主治伤中淋露，下水气，利阴气，益精。一名白幕，一名薇草，一名春草，一名骨美。久服利人。生平原。三月三日采根，阴干。（恶黄芪、干姜、干漆、山茱萸、大枣。）"[2]

(3)《新修本草》卷第八："白薇 味苦、咸，平、大寒，无毒。主暴中风，身热肢满，忽忽不知人，狂惑邪气，寒热酸疼，温疟洗洗，发作有时。"[3]

(4)《证类本草》卷第八："白薇 味苦、咸，平、大寒，无毒。主暴中风，身热肢满，忽忽不知人，狂惑邪气，寒热酸疼，温疟洗洗，发作有时，疗伤中淋露，下水气，利阴气，益精。"[4]

(5)《汤液本草》卷之三："白薇 气大寒，味苦、咸，平。无毒。《本草》云：主暴中风身热，肢满，忽忽不知人，狂惑邪气，寒热酸疼，温疟洗洗、发作有时。疗伤中淋露，下水气，利阴气，益精。”[5]

(6)《本草纲目》第十三卷：“白薇　《本经·中品》【释名】薇草《别录》、白幕《别录》、春草《别录》、䔲（音尾）、骨美。时珍曰：薇，细也。其根细而白也。”[6]

(7)《本草新编》卷之三（角集）：“白薇，味苦、咸，气平、大寒，无毒。入心、脾二经。主中风身热腹满，忽忽不知人事。疗温疟，寒热酸疼洒洒，发作有时。狂惑鬼邪堪却，伤中淋露可除。”[7]

(8)《中华人民共和国药典》：“白薇 Radix cynanchi atrati　本品为萝藦科植物白薇 Cynanchum atratum Bge. 或蔓生白薇 Cynanchum versicolor Bge. 的干燥根及根茎。春、秋二季采挖，洗净，干燥。”[8]

(9)《普通高等教育中医药类规划教材·中药学》：“白薇《本经》为萝藦科多年生草本植物白薇 Cynanchum atratum Bge. 和蔓生白薇 Cynanchum versicolor Bge. 的根及根茎。我国南北各省均有分布。秋季采挖，晒干。”[9]

(10)《中药大辞典》：“白薇《本经》　【异名】䔲、春草《尔雅》……【原植物】①直立白薇 Cynanchum atratum Bge. ……②蔓生白薇 Cynanchum versicolor Bge.，又名：白花牛皮消。”[10]

(11)《中医大辞典·中药分册》：“白薇　出《神农本草经》。又名白幕、白马尾、龙胆白薇。为萝藦科植物白薇 Cynanchum atratum Bge. 或蔓生白薇 C. versicolor Bge. 的根及根茎。”[11]

(12)《中国医学百科全书·中医学》：“白薇　始载于《神农本草经》。又名春草、薇草。为萝藦科植物白薇 Cynanchum atratum Bge. 或蔓生白薇 C. versicolor Bge. 的根及根茎。春、秋两季采挖，洗净，晒干。”[12]

(13)《中国中医药学主题词表》：“白薇 CYNANCHUM ATRATUM　属萝藦科；属清虚热药和清热凉血药。”[13]

(14)《中药志》[14]、《中药材手册》[15]、《全国中草药汇编》[16]、《全国中药炮制规范》[17]、《中国药材学》[18]、《中华本草》[19]等现代中药著作多以“白薇”作为本品正名（参见“文献通考”）。

1.2.2　定名选择的理由

(1) 白薇 Radix cynanchi atrati，为萝藦科植物白薇 Cynanchum atratum Bge. 或蔓生白薇 Cynanchum versicolor Bge. 的干燥根及根茎。本品始载于《神农本草经》，并以“白薇”作为本品正名记载。此后，历代主要本草著作如南北朝·陶弘景《本草经集注》，唐·苏敬等撰《新修本草》，宋·苏颂《本草图经》、唐慎微《证类本草》，元·王好古《汤液本草》，明·李时珍《本草纲目》，清·陈士铎《本草新编》、汪昂《本草备要》等在收录本品时均以“白薇”为正名，并延续至今。

(2) 我国最新版的《中华人民共和国药典》、《普通高等教育中医药类规划教材·中药学》以及辞书类中药著作《中医大辞典·中药分册》、《中药大词典》、《中国医学百科全书·中医学》等均以“白薇”作为本品正名。已经广泛应用于中医药学文献标引、检索的《中国中医药学主题词表》也以“白薇”作为本药的正式主题词。现代本草著作《中药志》、《全国中草药汇编》、《中华本草》、《中国药材学》、《中药材手册》、《全国中药炮制规范》等虽记载了不少本品各地的俗称，但也均以“白薇”为正名收载。总之，“白薇”作为本药正名已成公论。

1.3　与正名等效的名词：无。

2　源流考释

白薇（萝藦科植物白薇 Cynanchum atratum Bge. 或蔓生白薇 Cynanchum versicolor Bge. 的干燥根及根茎）始载于汉《神农本草经》：“味苦，平。主暴中风，身热肢满，忽忽不知人，狂惑，邪气，寒热酸疭，温疟洗洗，发作有时。生川谷。”[1]，并以“白薇”作为本品正名。其后的中医药著作在应用或论述本品时均以“白薇”为正名，如魏晋《名医别录》[2]，南北朝·雷敩《雷公炮炙论》[20]、陶弘景《本草经集注》[21]，唐·苏敬等《新修本草》[3]、孙思邈《千金翼方》[22]，宋·苏颂《本草图经》[23]、唐慎微《证类本草》[4]、佚名《增广太平和剂图经本草药性总论》[24]，元·王好古《汤液本草》[5]等。同时还记载本品异名有“白幕”、“薇草”、“骨美”《名医别录》[2]，“白微”（《本草经集注》）[21]，“知微老”（唐侯宁极《药谱》）[25]等。

明、清本草秉承前人的论述，仍以“白薇”作正名载录本品，如明·刘文泰《本草品汇精要》[26]、陈嘉谟《本草蒙筌》[27]、李时珍《本草纲目》[6]，清·张志聪《本草崇原》[28]、陈士铎《本草新编》[7]、汪昂《本草备要》[29]、吴仪洛《本草从新》[30]、严西亭《得配本草》[31]、黄宫绣《本草求真》[32]、杨时泰《本草述钩元》[33]、吴其浚《植物名实图考》[34]、陈其瑞《本草撮要》[35]等。同时，《植物名实图考》[34]尚记录了本品异名“白龙须”。值得注意的是《本草崇原》[28]曰：“白薇《本经》名春生，出陕西及舒、滁、润、辽诸处。其根黄白色，类牛膝，而短小柔软可曲者，白薇也。”引出“春生”之名，此系误载。

此外，古代非本草著作记录的本品异名还有“葞”、“春草”《尔雅》[36]，“芒草”（《尔雅》郭璞注）[36]。

现代有关著作则均以“白薇”作为本品正名，如《中华人民共和国药典》[8]、《普通高等教育中医药类规划教材·中药学》[9]、《中药大辞典》[10]、《中医大辞典·中药分册》[11]、《中国医学百科全书·中医学》[12]、《中国中医药学主题词表》[13]、《中药志》[14]、《中药材手册》[15]、《全国中草药汇编》[16]、《全国中药炮制规范》[17]、《中国药材学》[18]、《中华本草》[19]、《药材资料汇编》[37]、《全国中草药名鉴》[39]等。同时还记载了本品各地的俗称“白马尾”《全国中草药汇编》[16]，“龙胆白薇”、“硬白薇”、“实白薇”、“山白薇”《中药材手册》[15]，“白马尾”《全国中草药汇编》[16]，“白幕”《中医大辞典·中药分册》[11]，“春草”、“薇草”《中国医学百科全书·中医学》[12]，“山烟根子”、“拉瓜瓢”、“白马薇”《中国药材学》[18]，“巴子根”、“金金甲根”、“老君须”、“老虎瓢根”、“婆婆针线包”、“东白薇”《中华本草》[19]，“山鹤瓢”、“白鹤瓢”、“嫩白薇”《全国中草药名鉴》[38]等。

还记载有本品原植物“白薇”的异名“山烟根子”、“老鸹瓢根”、“山老鸹瓢”、“白马尾”、“大白薇”、“白龙须”、“老君须”、“百荡草”《中药志》[14]，“直立白薇”、“三百根”、“牛角胆草”、“苦胆草”、“羊奶子”、“山烟”、“百荡草”、“老龙角”、“羊角细辛”、“上天梯”、“大向砂”、“九根角”、“节节空”、“大百砂”、“双角果、“婆婆针线包”、“底线补”、“山老瓜瓢”《中药大辞典》[10]；原植物“蔓生白薇”的异名“蔓白薇”、“半蔓白薇”、“变色白薇”、“白马尾《中药志》[14]，“白花牛皮消”《中药大辞典》[10]等。

3　附录

3.1　又称：无。

3.2　俗称：山鹤瓢、白鹤瓢（江苏），白马薇（安徽、江苏），巴子根、金金甲根（山东），老君须（陕西、湖南、四川、贵州），老虎瓢根（陕西、江苏），婆婆针线包（贵州、云南），东白薇（上海），嫩白薇（安徽），硬白薇，实白薇，山白薇，白马尾，白幕，春草，薇草，龙胆白薇，白马尾，山烟根子，拉瓜瓢，。

3.3　曾称：葞、春草《尔雅》，芒草（《尔雅》郭璞注），白微《本草经集注》，白幕、薇草、骨美《别录》，知微老《药谱》，白龙须《植物名实图考》。

3.4　原植物名称：白薇，山烟根子（北京），老鸹瓢根（辽宁），山老鸹瓢（河北），白马尾（江苏），大白薇、白龙须（云南），老君须（四川），百荡草（广西），直立白薇，三百根，牛角胆草，苦胆草，羊奶子，山烟，百荡草，老龙角，羊角细辛，上天梯，大向砂，九根角，节节空，大百砂，双角果，婆婆针线包，底线补，山老瓜瓢，蔓生白薇，蔓白薇，半蔓白薇，变色白薇，白马尾（北京），白花牛皮消。

4　文献通考

《尔雅注疏·卷八·释草》：“葞，春草。郭注：一名芒草本草云。葞音尾。”[36]

《神农本草经》卷二：“白薇　味苦，平。主暴中风，身热肢满，忽忽不知人，狂惑，邪气，寒热酸痖，温疟洗洗，发作有时。生川谷。”[1]

《名医别录》卷第二：“白薇　味咸，大寒，无毒。主治伤中淋露，下水气，利阴气，益精。一名白幕，一名薇草，一名春草，一名骨美。久服利人。生平原。三月三日采根，阴干。（恶黄芪、干姜、干漆、山茱萸、大枣。）”[2]

《雷公炮炙论》中卷：“白薇　雷公云：凡采得后，用糯米泔汁浸一宿，至明取出，去髭了，于槐砧上细锉，蒸，从巳至申，出，用。”[20]

《本草经集注·草木中品》：“白微　味苦、咸，平、大寒，无毒。主治暴中风，身热肢满，忽忽不知人。狂惑邪气，寒热酸疼，温疟洗洗发作有时。治伤中淋露，下水气，利阴气，益精。一名白幕，一名薇草，一名春草，一名骨美。久服利人。生平原川谷。三月三日采根，阴干。（恶黄芪、干姜、干漆、山茱萸、大枣。）近道处处有。根状似牛膝而短小尔。方家用，多治惊邪、风狂、痓病。”[21]

《新修本草》卷第八：“白薇　味苦、咸，平、大寒，无毒。主暴中风，身热肢满，忽忽不知人，狂惑邪气，寒热酸疼，温疟洗洗，发作有时。疗伤中淋露，下水气，利阴气，益精。一名白幕，一名薇草，一名春草，一名骨美。久服利人。生平原川谷。三月三日采根，阴干。恶黄芪、大黄、大戟、干姜、干漆、山茱萸、大枣。近道处处有。根状似牛膝而短小尔。方家用，多疗惊邪、风狂、痓病。”[3]

《千金翼方》卷第二：“白薇　味苦咸，平，大寒，无毒。主暴中风，身热肢满，忽忽不知人，狂惑邪气，寒热酸疼，温疟洗洗，发作有时。疗伤中淋露，下水气，利阴气，益精。一名白幕，一名薇草，一名春草，一名骨美。久服利人，生平原川谷，三月三日采根，阴干。”[22]

《药谱》：“知微老，白薇”。[25]

《本草图经》卷第六：“白薇，生平原川谷，今陕西诸郡及滁、舒、润、辽州亦有之。茎叶俱青，颇类柳叶；六、七月开红花；八月结实；根黄白色，类牛膝而短小；三月三日采根，阴干用。今云八月采。”[23]

《证类本草》卷第八：“白薇　味苦、咸，平、大寒，无毒。主暴中风，身热肢满，忽忽不知人，狂惑邪气，寒热酸疼，温疟洗洗，发作有时，疗伤中淋露，下水气，利阴气，益精。一名白幕，一名薇草，一名春草，一名骨美。久服利人。生平原川谷。三月三日采根，阴干。（恶黄芪、大黄、大戟、干姜、干漆、山茱萸、大枣。）”[4]

《增广太平和剂图经本草药性总论·草部中品之上》：“白薇　味苦咸，平，大寒，无毒。主暴中风，身热肢满，忽忽不知人，狂惑邪气，寒热酸疼，温疟洗洗发作有时，疗伤中，淋露，下水气，除阴气，益精。”[24]

《汤液本草》卷之三：“白薇　气大寒，味苦、咸，平。无毒。《本草》云：主暴中风身热，肢满，忽忽不知人，狂惑邪气，寒热酸疼，温疟洗洗，发作有时。疗伤中淋露，下水气，利阴气，益精。近道处处有之，状似牛膝、白前而短小。疗惊邪风狂痓病。”[5]

《本草品汇精要·草部中品之中·草之草》卷之十一：“白薇（出神农本经）……【名】白幕　春草　薇草　骨美……【用】根【质】类牛膝而短细【色】黄白【味】苦咸【性】平大寒【气】味厚于气阴中之阳【臭】香【主】风狂温疟【反】恶黄芪大黄大戟干姜干漆山茱萸大枣【制】（雷公云）以糯米泔汁浸一宿至明取出去须了于槐砧上细锉蒸从巳至申出用【治】（疗）（陶隐居云）治惊邪痓病（药性论云）主百邪鬼魅。”[26]

《本草蒙筌》卷之三：“白薇　味苦、咸，气平，大寒。无毒。近道处处俱生，根类牛膝短小。三月三日，收采阴干。恶黄芪、大黄、干姜，及干漆、山茱、大枣。主中风身热支满，忽忽人事不知。疗温疟寒热酸疼，洗洗有时发作。狂惑鬼邪堪却，伤中淋露可除。利气益精，下水渗湿。”[27]

《本草纲目》第十三卷：“白薇《本经·中品》【释名】薇草《别录》，白幕《别录》，春草《别录》，葞（音尾）、骨美。时珍曰：薇，细也。其根细而白也。按：《尔雅》：葞，春草也。薇、葞音相近，则白薇又葞音之转也。《别录》以葞为莽草之名，误矣。【修治】敩曰：凡采得，以糯米泔汁浸一宿，取出去髭，于槐砧上细锉，蒸之，从巳至申，晒干用。时珍曰：后人惟以酒洗用。【气味】苦、咸，平，无毒。”[6]

《本草崇原·本经中品》：“白薇　气味苦咸平，无毒。主治暴中风，身热肢满，忽忽不知人，狂惑邪气，寒热酸疼，温疟洗洗，发作有时。（白薇《本经》名春生，出陕西及舒、滁、润、辽诸处。其根黄白色，类牛膝，而短小柔软可曲者，白薇也。坚直易断者，白前也。《乘雅》云：根似牛膝而细长尺许，色黄微白，芳香袭人者，白薇也。色白微黄，折之易断者，白前也。）凡草木皆感春气而生，唯《本经》号白薇为春生。谓其能启水天之精气，随春气而生升也。”[28]

《本草新编》卷之三（角集）：“白薇，味苦、咸，气平、大寒，无毒。入心、脾二经。主中风身热腹满，忽忽不知人事。疗温疟，寒热酸疼洒洒，发作有时。狂惑鬼邪堪却，伤中淋露可除。利气益精，下水渗湿。此佐使要药，非君臣主药也。用之必须用参、苓、柴、术，始可奏功。然又不可出二钱之外，以其大寒损胃也。或问白薇却邪定神，是有益于正气之药，多用何伤？夫邪病多热，白薇寒以解热而却邪，非补正消邪也。大寒之物，多乃损胃，所以戒之也。或问白薇功用止此乎？夫白薇功用不止此，而其尤效者，善能杀虫。用之于补阴之中，乃能杀劳瘵之虫也。用之健脾开胃之中，乃能杀寸白蛔虫也。以火焚之，可以辟蝇断虱；以酒敷之，可以愈疥而敛疮也。”[7]

《本草备要·草部》：“白薇　泻血热　苦咸而寒，阴阳、冲、任之药。利阴气，下水气。”[29]

《本草从新》卷一：“白薇　泻血热。苦咸而寒。阳明冲任之药。利阴气。下水气。主中风身热支满。忽忽不知人。（阴虚火旺，则内热生风、火气焚灼，故身热支满，痰随火涌，故不知人。）血厥。（汗出过多，血少阳气独上，气塞不行而厥，妇人尤多，此证宜白薇汤，白薇、当归各一两，参五钱，甘草钱半，每服五钱。）热淋温疟。寒热酸痛。（寒热作、则营气不能内荣、故酸痛。）妇人伤中淋露。（血热，孙真人千金方，白薇散，治胎前产后遗尿不知时，白薇白芍等分，酒调服。丹溪曰：此即刘河间《原病式》所谓热甚廷孔郁结，神无所依，不能收禁之意也，廷孔、女人溺孔也。）产虚烦呕。（经疏云：古方调经种子，往往用之，盖不孕缘于血热，而其源起于真阴不足，阳胜而内热，故营血日枯也，益阴清热，则血自生旺而有子矣。须佐以归地芍药杜仲苁蓉等药。）血热相宜，血虚则忌。似牛膝而短小柔软。去须。酒洗。恶大黄、大戟、山茱、姜枣。”[30]

《得配本草》卷二：“白薇　畏黄芪、干姜、大枣、山茱萸、大黄、大戟、干漆。苦、咸、寒。阳明冲任之药。利阴气，下水气。治风温灼热，自汗身重，多眠鼻鼾，语言难出，及温疟血厥，热淋遗尿。”[31]

《本草求真》卷四：“白薇　（山草）泻肺燥热　白薇（专入肺）。味苦而咸。性寒无毒。”[32]

《本草述钩元》卷七：“白薇　近道皆有。其根黄白色。类牛膝而短小。八月采之。气味苦寒平。乃阳明经药。主治暴中风。身热肢满。忽忽不知人。狂惑邪气。寒热酸疼。疗温疟洗洗发作有时。及风温灼热多眠。伤中淋露。下水气。利阴气。”[33]

《植物名实图考》卷七：“白微　本经中品。《救荒本草》：嫩角、嫩叶，皆可煠食。江西、湖南所产皆同，根长繁，故俚医呼白龙须。”[35]

《本草撮要》卷一：“【白薇】　味苦。入阳明经。功专治暴中风。身热肢满。忽忽不知人。狂惑邪气。寒热酸疼温疟。得桂枝、石膏、竹茹治胎前虚烦呕逆。得人参、当归、甘草治产后血厥昏冒。酒洗用。恶大黄、大戟、山茱、姜枣。”[35]

《中药志》：“白薇　本品为较常用中药。商品为萝藦科植物白薇和蔓生白薇的根。……【原植物】①白薇　别名：山烟根子（北京），老鸹瓢根（辽宁），山老鸹瓢（河北），白马尾（江苏），大白薇、白龙须（云南），老君须（四川），百荡草（广西）。Cynanchum atratum Bge. ［Vincetoxicum atratum（Bge.）Morr. et Decne.］——萝藦科 Asclepiadaceae②蔓生白薇　别名：蔓白薇、半蔓白薇、变色白薇、白马尾（北京）。Cynanchum versicolor Bge.（Vincetoxicum versicolor Decne.）——萝藦科 Asclepiadaceae”[14]

《中药材手册》：“白薇［纲目列入草部山草类］　本品为萝藦科植物白薇 Cynanchum atratum Bge. 或蔓生白薇 Cynanchum versicolor Bge. 的干燥根及根茎。原植物均系多年生草本，野生于山坡灌木丛中。以根茎坚实、不中空、丛生须根者为正品。商品白薇有同名异物现象，如有些地区将白前当白薇，而将白薇当白前，这两种药材性味功能不同，不应颠倒使用，需注意鉴别。另外，东北地区、河南、安徽、江西、陕西、四川、云南的部分地区尚将萝藦科多种植物的根及根茎当白薇使用。广西、广东曾以菊科植物毛大丁草的全草误当白薇；贵州、四川的局部地区则以百合科植物万寿竹的根及根茎作白薇入药，此二种与白薇不同，应注意区别。［别名］龙胆白薇、硬白薇、实白薇、山白薇。”[15]

《全国中草药汇编》：“白薇　别名：白马尾。来源：本品为萝藦科植物白薇 Cynanchum atratum Bunge 或蔓生白薇 C. versicolor Bunge 的根部。”[16]

《中药大辞典》：“白薇《本经》　【异名】葞、春草《尔雅》，芒草（《尔雅》郭璞注），白微《本草经集注》，白幕、薇草、骨美《别录》，龙胆白薇《药材资料汇编》。【基原】为萝V科植物直立白薇或蔓生白薇的根。【原植物】①直立白薇 Cynanchum atratum Bge.，又名：三百根、牛角胆草、苦胆草、羊奶子、山烟、百荡草、老龙角、羊角细辛、上天梯、大向砂、九根角、节节空、大百砂、双角果、婆婆针线包、底线补、山老瓜瓢。②蔓生白薇 Cynanchum versicolor Bge.，又名：白花牛皮消。”[10]

《中医大辞典·中药分册》：“白薇　出《神农本草经》。又名白幕、白马尾、龙胆白薇。为萝藦科植物白薇 Cynanchum atratum Bge. 或蔓生白薇 C. versicolor Bge. 的根及根茎。”[11]

《中国医学百科全书·中医学》：“白薇　始载于《神农本草经》。又名春草、薇草。为萝藦科植物白薇 Cynanchum atratum Bge. 或蔓生白薇 C. versicolor Bge. 的根及根茎。春、秋两季采挖，洗净，晒干。”[12]

《全国中药炮制规范》：“白薇　［处方用名］白薇。【来源】本品为萝藦科植物白薇 Cynanchum atratum Bge. 或蔓生白薇 Cynanchum versicolor Bge. 的干燥根及根茎。均系野生。主产于辽宁、山东、安徽等地。春、秋二季采挖，洗净，干燥。药材以根粗长、色淡黄者为佳。”[17]

《中国药材学》：“白薇　［别名］山烟根子，拉瓜瓢，白马薇（江苏）。【来源】本品为萝藦科植物白薇 Cynanchum atratum Bunge 的根及根茎。”[18]

《中国中医药学主题词表》：“白薇 CYNANCHUM ATRATUM　属萝藦科；属清虚热药和清热凉血药。”[13]

《普通高等教育中医药类规划教材·中药学》：“白薇《本经》为萝藦科多年生草本植物白薇 Cynanchum atratum Bge. 和蔓生白薇 Cynanchum versicolor Bge. 的根及根茎。我国南北各省均有分布。秋季采挖，晒干。”[9]

《中华本草》：“白薇《本经》　【异名】葞、春草《尔雅》，芒草（《尔雅》郭璞注），白幕、薇草、骨美《别录》，白微《纲目》，白龙须《植物名实图考》，龙胆白薇《药材资料汇编》，山烟根子、拉瓜瓢、白马薇《全国中草药汇编》，巴子根、金金甲根《青岛中草药手册》，老君须（陕西、湖南、四川、贵州），老虎瓢根（陕西、江苏），婆婆针线包（贵州、云南），东白薇（上海）……【来源】为萝藦科植物白薇或蔓生白薇的干燥根及根茎。【原植物】①白薇 Cynanchum atratum Bunge ［Vincetorxicum atratum (Bunge) Morr. et Decne］　又名：直立白薇、三百根、百荡草、苦胆草、双角果、老龙角、羊奶子《中药大辞典》。②蔓生白薇 Cynanchum versicolor Bge. ［Vincetoxicum versicolor Decne.］　又名：蔓白薇《中药志》，半蔓白薇《东北药用植物原色图志》，白花牛皮消《中国药用植物图鉴》，变色白前《东北植物检索表》。”[19]

《中华人民共和国药典》：“白薇 Radix cynanchi atrati　本品为萝藦科植物白薇 Cynanchum atratum Bge. 或蔓生白薇 Cynanchum versicolor Bge. 的干燥根及根茎。春、秋二季采挖，洗净，干燥。”[8]

《药材资料汇编·本经》：“别名［文献名］薇、春草、芒草、龙胆白薇。［习用名］东白薇、香白薇。来源为萝藦科植物白薇 Cynanchum atratum Bge. 或蔓生白薇 Cynanchum versicolor Bge. 的干燥根及根茎。野生。”[37]

《全国中草药名鉴》：“植物名　白薇《中国植物志》。药材名　白薇《本经》、《药典》。地方名　江苏：山鹤瓢、白马薇、白鹤瓢；安徽：嫩百薇；……”[38]

5　参考文献

1　汉·神农本草经. 清顾观光重辑本. 北京：人民卫生出版社，1955，62

2　魏晋·名医别录. 北京：人民卫生出版社，1986，40

3　唐·苏敬等撰. 新修本草. 合肥：安徽科学技术出版社，1981，221

4　宋·唐慎微. 证类本草. 北京：人民卫生出版社，1957，213

5　元·王好古. 汤液本草. 见：景印文渊阁四库全书（745）. 北京：中医古籍出版社，1986，951

6　明·李时珍. 本草纲目. 北京：人民卫生出版社，1982，823

7　清·陈士铎. 本草新编. 北京：中国中医药出版社，1996，145

8　国家药典委员会编. 中华人民共和国药典. 一部. 北京：化学工业出版社，2000，84

9　雷载权主编. 普通高等教育中医药类规划教材·中药学. 上海：上海科学技术出版社，1995，95

10　江苏新医学院编. 中药大辞典. 上海：上海科学技术出版社，1977，692

11　《中医大辞典》编辑委员会编. 中医大辞典·中药分册. 北京：人民卫生出版社，1982，118

12　《中医学》编辑委员会. 中国医学百科全书·中医学. 上海：上海科学技术出版社，1997，1038

13　吴兰成主编. 中国中医药学主题词表. 北京：中医古籍出版社，1996，11

14　中国医学科学院药物研究所等编. 中药志. 第一册. 北京：人民卫生出版社，1993，171

15　中华人民共和国卫生部药政管理局主编. 中药材手册. 北京：人民卫生出版社，1998，94

16　《全国中草药汇编》编写组编. 全国中草药汇编. 上册. 北京：人民卫生出版社，1996，308

17　中华人民共和国卫生部药政管理局编. 全国中药炮制规范. 北京：人民卫生出版社，1988，38

18　徐国钧等主编. 中国药材学. 北京：中国医药科技出版社，1996，377

19　国家中医药管理局《中华本草》编委会. 中华本草. 第六册. 上海：上海科学技术出版社，1999，330

20　南北朝·雷敩. 雷公炮炙论. 上海：上海中医学院出版社，1986，64

21　南北朝·陶弘景. 本草经集注. 北京：人民卫生出版社，1994，298

22　唐·孙思邈. 千金翼方. 北京：人民卫生出版社，1955，27

23　宋·苏颂. 木草图经. 合肥：安徽科学技术出版社，1994，184

24　宋·佚名. 增广太平和剂图经本草药性总论. 见：增广太平惠民和剂局方. 海口：海南出版社，2002，430

25　唐·侯宁极. 药谱. 抄本

26　明·刘文泰. 本草品汇精要. 北京：人民卫生出版社，1982，323

27　明·陈嘉谟. 本草蒙筌. 北京：人民卫生出版社，1988，122

28　清·张志聪. 本草崇原. 北京：中国中医药出版社，1992，82

29　清·汪昂. 本草备要. 北京：中国中医药出版社，1998，62

30 清·吴仪洛. 本草从新. 北京：中医古籍出版社，2001，24
31 清·严西亭. 得配本草. 上海：上海卫生出版社，1957，33
32 清·黄宫绣. 本草求真. 上海：上海科学技术出版社，1959，173
33 清·杨时泰. 本草述钩元. 上海：科技卫生出版社，1958，152
34 清·吴其浚. 植物名实图考. 北京：中华书局，1963，166
35 清·陈其瑞. 本草撮要. 见：珍本医书集成. 本草类. 上海：上海科学技术出版社，1985，11
36 汉初学者辑，晋·郭璞注. 十三经注疏·尔雅注疏. 上海：上海古籍出版社，1993
37 张明心. 药材资料汇编. 北京：中国商业出版社，1999，317
38 谢宗万等主编. 全国中草药名鉴. 上册. 北京：人民卫生出版社，1996，690

133 瓜蒌
Gualou
Fructus Trichosanthis

1 定名依据

1.1 正名

1.1.1 汉文名：瓜蒌（葫芦科植物栝楼 Trichosanthes kirilowii Maxim. 或双边栝楼 Trichosanthes rosthornii Harms 的干燥成熟果实）。

1.1.2 英文名：snakegourd fruit.

1.2 依据

1.2.1 定名选择的文献依据

(1)《滇南本草》第二卷："瓜蒌，迤西各处俱有。性微寒。入肺经，化痰。治寒嗽、伤寒、结胸、解渴、止烦。要去壳用仁。重纸包好，砖压掺之，去油用。"[1]

(2)《本草便读·草部》："瓜蒌　气味相同花粉。治疗各有偏宜。润肺清肠。降痰火下行为顺。消瘀涤垢。治结胸上实颇灵。用仁则润滑肠中，用皮则清于肺部。"[2]

(3)《中华人民共和国药典》："瓜蒌 Fructus trichosanthis　本品为葫芦科植物栝楼 Trichosanthes kirilowii Maxim. 或双边栝楼 Trichosanthes rosthornii Harms 的干燥成熟果实。秋季果实成熟时，连果梗剪下，置通风处阴干。"[3]

(4)《普通高等教育中医药类规划教材·中药学》："瓜蒌《本经》为葫芦科多年生草质藤本植物栝楼 Trichosanthes kirilowii Maxim. 和双边栝楼 T. rosthornii Harms 的成熟果实。全国均有，主产于河南、安徽、浙江、山东、江苏等地。秋季采收，将壳与种子分别干燥生用。或以仁制霜用。"[4]

(5)《中国医学百科全书·中医学》："瓜蒌　始载于《神农本草经》。又名栝楼、瓜蒌实、栝楼实。为葫芦科植物栝楼 Trichosanthes kirilowii Maxim. 或双边栝楼 T. rosthornii Harms 等的成熟果实。秋末冬初，果实呈淡黄色，上面有白粉时即可采摘，干燥，习称'全瓜蒌'。将瓜蒌剖开成两瓣，取出瓜瓤，习称瓜蒌皮，又名栝楼皮；种子习称瓜蒌仁，又名瓜蒌子。"[5]

(6)《中国中医药学主题词表》："瓜蒌 FRUCYUS TRICHOSATHIS　为葫芦科植物栝楼或

双边栝楼的干燥成熟果实；属化痰药（中药） C栝楼。”[6]

(7)《中药志》[7]、《中药材手册》[8]、《全国中草药汇编》[9]、《全国中药炮制规范》[10]、《中国药材学》[11]等现代中药著作多以“瓜蒌”作为本品正名（参见“文献通考”）。

1.2.2 定名选择的理由

(1) 瓜蒌 Fructus trichosanthis，系葫芦科植物栝楼 Trichosanthes kirilowii Maxim. 或双边栝楼 Trichosanthes rosthornii Harms 的干燥成熟果实。“瓜蒌”作为本草正名始见于明·兰茂《滇南本草》，其后清·张秉成《本草便读》等亦予以沿载。

(2) 我国最新出版的《中华人民共和国药典》、《普通高等教育中医药类规划教材·中药学》以及辞书类著作《中国医学百科全书·中医学》等均以“瓜蒌”作为本品正名。已经广泛应用于中医药学文献的标引和检索的《中国中医药学主题词表》也以“瓜蒌”作为本品的正式主题词。现代本草著作如《中药志》、《全国中草药汇编》、《中国药材学》、《中药材手册》、《全国中药炮制规范》等虽记载了不少本品各地的俗称，但也无一例外以“瓜蒌”作为本品的正名。说明“瓜蒌”作为本品正名已成为共识。

1.3 与正名等效的名词：无。

2 源流考释

瓜蒌（葫芦科植物栝楼 Trichosanthes kirilowii Maxim. 或双边栝楼 Trichosanthes rosthornii Harms 的干燥成熟果实）原称“栝楼”，始见于汉《神农本草经》，如《神农本草经》卷中：“栝楼，一名地楼，味苦寒，生川谷。治消渴，身热烦满，大热，补虚安中，续绝伤。”[12]其后的本草著作有的以“栝楼”为本品正名，如三国·吴普《吴普本草》[17]，南北朝·雷敩《雷公炮炙论》[13]，唐·孟诜《食疗本草》[14]，宋·苏颂《本草图经》[15]、唐慎微《证类本草》[16]等；有的以“栝楼实”为正名，如宋·寇宗奭《本草衍义》[18]。

“瓜蒌”之名始见于晋·皇甫谧《针灸甲乙经》卷第十一：“寒气客于经络之中发痈疽风成发厉浸淫第九（下）……黄帝问曰：愿尽闻痈疽之形与忌日名？岐伯对曰：痈发于嗌中，名曰猛疽。不急治化为脓，脓不泻塞咽，半日死……发于膺，名曰甘疽。色青，其状如谷实瓜蒌，常苦寒热。急治之，去其寒热；不急治。”[19]。“瓜蒌”作为本草正名始见于明·兰茂《滇南本草》：“瓜蒌，迤西各处俱有。性微寒。入肺经，化痰。治寒嗽、伤寒、结胸、解渴、止烦。”[1]其后的本草著作有的以“栝楼”为正名，如明·李时珍《本草纲目》[20]，清·蒋居祉《本草择要纲目》[21]、张璐《本经逢原》[22]、王绂《医林纂要》[23]、严西亭《得配本草》[24]、姚澜《本草分经》[25]、凌奂《本草害利》[26]等；有的以“栝楼实”为正名，如日本稻宣义《炮制全书》[27]、吉益东洞《药征》[28]，清·沈金鳌《要药分剂》[29]；有的以“瓜蒌”为正名，如清·张秉成《本草便读》[2]；有的以“瓜蒌实”为正名，如清·徐大椿《药性切用》[30]等。

古代著作中记载的本品异名有“果裸”《证类本草》引《诗经》[16]，“天瓜”（《尔雅》郭璞注）[31]，“地楼”《神农本草经》[12]，“泽巨”、“泽冶”《吴普本草》[17]，“泽姑”、“黄瓜”《名医别录》[32]，“柿瓜”《医林纂要》[23]等。

现代有关著作有的以“瓜蒌”作为本品正名，如《中华人民共和国药典》[3]、《普通高等教育中医药类规划教材·中药学》[4]、《中国医学百科全书·中医学》[5]、《中国中医药学主题词表》[6]、《中药志》[7]、《中药材手册》[8]、《全国中草药汇编》[9]、《全国中药炮制规范》[10]、《中国药材学》[11]、《中医大辞典·中药分册》[34]；有的以“栝楼”为正名，如《中药大辞典》[33]、《中华本草》[35]等。同时尚记载有“桥楼”、“糖瓜蒌”《中药材手册》[8]，“天圆子”、“野苦瓜”、“杜瓜”、“大肚瓜”、“药瓜”、“鸭屎瓜”《中药大辞典》[33]），“苦瓜”、“药瓜皮”、“鸭蛋瓜”、“山金匏”《中国药材学》[11]，“果赢”、“王菩”、“王白”、“狗使瓜”、“大圆瓜”、“吊瓜”《中华本草》[35]等各地的俗称。还记载有本品原植物“双边栝楼”的异名“中华栝楼”、“芦山龟”《中华本草》[35]等；或原植物名称“栝楼”《中华本草》[35]等。

3 附录

3.1 又称：蜜瓜蒌（饮片规格名），全瓜蒌（药材商品名）。

3.2 俗称：杜瓜、大肚瓜、吊瓜（浙江），苦瓜、药瓜皮（江苏），鸭蛋瓜、山金匏（福建），野苦瓜（四川、贵州），药瓜（四川），鸭屎瓜（广东），大圆瓜（山东），桥楼、糖瓜蒌，王善，王白，果赢，天圆子，狗使瓜。

3.3 曾称：果裸《诗经》，天瓜（《尔雅》郭璞注），栝楼、地楼《神农本草经》，泽巨、泽冶《吴普本草》，泽姑、黄瓜《别录》，栝楼实《本草衍义》，瓜蒌实《药性切用》，柿瓜《医林纂要》。

3.4 原植物名称：双边栝楼，中华栝楼，芦山龟（广西）；栝楼。

4 文献通考

《尔雅注疏》卷八：“栝楼，今齐人呼之为天瓜。［疏］：果赢之实栝楼。释曰：果赢之草，其实为栝楼实即子也，故李巡云栝楼子名也。郭云，今人谓之天瓜。《本草》云：栝楼荡瓜药形而两相，植蔓延青黑色，六月华七月实，如瓜瓣是也。”[31]

《神农本草经》卷中：“栝楼，一名地楼，味苦寒，生川谷。治消渴，身热烦满，大热，补虚安中，续绝伤。”[12]

《吴普本草·草木类》：“栝楼《御览》卷九百九十二　一名泽巨，一名泽冶。”[17]

《名医别录》卷二：“栝楼根　无毒。主除肠胃中痼热，八疸，身面黄，唇干口燥，短气，通月水，止小便利，一名果裸，一名天瓜，一名泽姑。实，名黄瓜，治胸痹，悦泽人面。”[32]

《雷公炮炙论》中卷：“雷公云：栝楼凡使，皮、子、茎、根，效各别。其栝并蒌，样全别。若栝，自圆黄、皮厚、蒂小；若蒌，唯形长，赤皮、蒂粗，是阴人服。若修事，去上壳皮革膜并油了。”[13]

《针灸甲乙经》卷十一：“寒气客于经络之中发痈疽风成发厉浸淫第九（下）……黄帝问曰：愿尽闻痈疽之形与忌日名？岐伯对曰：痈发于嗌中，名曰猛疽。不急治化为脓，脓不泻塞咽，半日死……发于膺，名曰甘疽。色青，其状如谷实瓜蒌，常苦寒热。急治之，去其寒热；不急治。”[19]

《食疗本草》卷上：“栝楼　（瓜蒌）（一）子：下乳汁。〔证〕（二）又，治痈肿：栝楼根苦酒中熬燥，捣筛之。苦酒和，涂纸上，摊贴。服金石人宜用。〔证〕”[14]

《本草图经》卷第六：“栝楼，生洪农山谷及山阴也，今所在有之。实名黄瓜，《诗》所谓果裸之实是也。三、四月内生苗，引藤蔓。叶如甜瓜叶作义，有细毛；七月开花，似葫芦花，浅黄色；实在花下，大如拳，生青，至九月熟，赤黄色。二月、八月采根，刮去皮，曝干，三十日成。其实有正圆者，有锐而长者，功用皆同。”[15]

《证类本草》卷第八：“栝楼　根　味苦，寒，无毒。主消渴，身热烦满，大热，补虚安中，续绝伤，除肠胃中痼热，八疸，身面黄，唇干口燥，短气，通月水，止小便利。一名地楼，一名果裸，一名天瓜，一名泽姑。实　名黄瓜，主胸痹，悦泽人面。茎、叶疗中热伤暑。生洪农川谷及山阴地，入土深者良，生卤地者有毒。二月、八月采根，曝干，三十日成。……《毛诗》云：果裸之实，亦施于宇。其实，今以杂作手膏用。根入土六、七尺，大二、三围者，服食亦用之。”[16]

《本草衍义》卷九：“栝楼实　九月十月间取穰，以干葛粉拌，焙干，银石器中慢火炒熟为末。食后，夜卧，以沸汤点一二钱服，治肺燥，热渴，大肠秘。”[18]

《滇南本草》第二卷：“瓜蒌，迤西各处俱有。性微寒。入肺经，化痰。治寒嗽、伤寒、结胸、解渴、止烦。要去壳用仁。重纸包好，砖压掺之，去油用。——丛本卷中”[1]

《本草纲目》第十八卷：“栝楼　《本经·中品》【校正】并入《图经》天花粉。【释名】果赢（音裸）、栝楼《纲目》、天瓜《别录》、黄瓜《别录》、地蒌《本经》、泽姑《别录》，根名白药《图经》、天花粉《图经》、瑞雪。时珍曰：赢，与蓏同。许慎云：木上曰果，地下曰蓏。此物蔓生附木，故得兼名。《诗》云：果赢之实，亦施于宇，是矣。栝楼，即果赢二字音转也，亦作菰薤，后人又转为栝楼，愈转愈失其真矣。古者瓜姑同音，故有泽姑之名。齐人谓之天瓜，象形也。”[20]

《炮制全书》卷第二：“栝楼实　甘，微寒。去壳皮、革膜及油，亦有不去油微炒者。药铺栝楼、王瓜子混而一之，用宜仔细辨，其壳中子似柿核者即栝楼也，如螳螂头者王瓜也。王瓜亦入药。”[27]

《本草择要纲目·寒性药品》：“栝楼　【气味】苦寒无毒。（采得去壳皮草膜及油净用。）【主治】降火润肺燥。涤痰结。利咽喉。消痈肿疮毒。凡肺受火逼。失其降。下之令。则致胸中有痰。得栝楼甘缓润下之助。则痰自降。又能洗涤胸膈中垢腻郁热。为治消渴之神药。”[21]

《本经逢原·蔓草部》卷二：“栝楼实　甘寒，无毒。去壳，纸包压去油用。反乌附。[发明]　栝楼实甘寒润燥，宜其为治嗽消痰止渴之要药，以能洗涤胸膈中垢腻郁热耳。”[22]

《医林纂要》卷二：“瓜蒌仁：甘，寒，微苦。古曰果裸，一名柿瓜，实相似，故名。子色青绿，仁色白，多脂，令人吐。压去油用。清心润肺，泻火泄逆，荡上焦垢腻。轻虚上浮入肺，用仁则并润心肺，能降郁热，治热咬，除胸痹，止吐衄，止渴生津，又润肠通利二便。二肠心肺之表也。”[23]

《药性切用》卷之二中：“瓜蒌实　古名栝楼。甘苦性寒，入肺、胃而消痰解热，荡涤胸中垢腻。壳：主宽胸除热。仁：主润燥豁痰，为治咳专药。炒研去油用，亦有生用者。肠滑均忌。”[30]

《得配本草》卷四：“栝楼　一名瓜蒌　枸杞为之使。畏牛膝、干漆。恶干姜。反乌头。甘，寒。润下。入手少阴经络。荡涤胸膈之邪热，消除肺经之结痰。润肠胃，疗乳痈。降上焦气逆，止消渴喘嗽。”[24]

《要药分剂》卷六：“栝楼实　全用为实。味苦甘。性寒。无毒。禀天地清寒之气而生。降也。阴也。恶干姜。畏牛膝。反乌头。”[29]

《本草分经·手少阳三焦》：“栝楼　甘苦寒，润肺清上焦之火，使热痰下降，又能荡涤胸中郁热垢腻，理嗽治痢，止渴止血滑肠。近多用仁名蒌仁，虽取油润，嫌浊腻尔。”[25]

《本草害利·肝部药队·［泻肝次将］》：“一名瓜蒌　【害】寒胃滑肠，胃虚少食，脾虚泄泻，勿投。畏牛膝、干漆，恶干姜，反乌头。【利】苦甘，润肺疏肝，滑肠凉脾，为治肺热咳嗽要药。清上焦之火，使痰气下降，止一切血热，又能荡涤胸中郁热垢腻，生津，止渴，清咽良剂，亦能治结胸，为脾热之主药。”[26]

《药征》卷中：“栝楼实　主治胸痹也，旁治痰饮。……品考　栝楼实　颂曰：其形有正圆者，有锐而长者，功用皆同。今用世所谓玉章者，李时珍曰：栝楼古方全用，后世乃分子瓤各用。今从古也！”[28]

《本草便读·草部》：“瓜蒌　气味相同花粉。治疗各有偏宜。润肺清肠。降痰火下行为顺。消瘀涤垢。治结胸上实颇灵。用仁则润滑肠中。用皮则清于肺部。（瓜蒌性味与花粉相同。惟润降之功过之。故凡上焦郁热。垢腻痰火咳嗽等证。皆可用之。一切肺痈肠痈乳痈之属火者。尤为相宜。但冷滑大肠。脾虚无火。大便不实者。不可用也。）”[2]

《中药志》：“瓜蒌　本品为常用中药。商品主要为葫芦科植物栝楼及日本栝楼的干燥成熟完整果实。此外尚有同属多种植物的果实有时也作瓜蒌作用。由于双边栝楼分布于四川等省，当地天气较热，因此加工时常将果实剖开，子、皮分别干燥。……【原植物】①栝楼 Trichosanthes kirilowii Maxim.　——葫芦科 Cucurbitaceae ②日本栝楼 Trichosanthes japonica Regel——葫芦科 Cucurbitaceae”[7]

《中药材手册》：“瓜蒌［纲目列入草部蔓草类］　本品为葫芦科植物栝楼 Trichosanthes kirilowii Maxim.　或双边栝楼 Trichosanthes rosthornii Harms、日本栝楼 Trichosa nthes Regel. 的干燥成熟果实。原植物系多年生草质藤本，多为栽培。根据中医药用经验，有将果皮与种子分别入药者，因此，商品中称瓜蒌为全瓜蒌。此外，还有瓜蒌皮（果皮）和瓜蒌子（种子）（详见瓜蒌皮及瓜蒌子项下）。习惯认为山东产者皱皮柔韧，糖质足，水分少，品质较佳。其根亦供药用，称‘天花粉’（详见天花粉项下）。华东、江浙一带、湖南、湖北等地尚用同属植物王瓜的果实，与瓜蒌性状稍有不同。［别名］桥楼、糖瓜蒌。”[8]

《全国中草药汇编》：“瓜蒌　【来源】为葫芦科栝楼属植物栝楼 Trichosanthes kirilowii Maxim.　和双边栝楼 T.　rosthornii Harms（T.　uniflora Hao）的果实。”[9]

《中药大辞典》：“栝楼《本经》　【异名】果裸《诗经》，王菩《吕氏春秋》，地楼《本经》，泽巨、泽冶《吴普本草》，王白《广雅》，天瓜（《尔雅》郭璞注），《穆天子传》郭璞注），瓜蒌《针灸甲乙经》，泽姑、黄瓜《别录》，天圆子《东医宝鉴》，柿瓜《医林纂要》，野苦瓜《贵州民间方药集》，杜瓜、大肚瓜《浙江中药手册》，药瓜《四川中药志》，鸭屎瓜《广东中药》。【基原】为葫芦科植物栝楼的果实。【原植物】栝楼 Trichosanthes kirilowii Maxim.”[33]

《中医大辞典·中药分册》：“瓜蒌　出《针灸甲乙经》。即栝楼，详该条。”[34]

《中国医学百科全书·中医学》：“瓜蒌　始载于《神农本草经》。又名栝楼、瓜蒌实、栝楼实。为葫芦科植物栝楼 Trichosanthes kirilowii Maxim.　或双边栝楼 T.　rosthornii Harms

等的成熟果实。秋末冬初，果实呈淡黄色，上面有白粉时即可采摘，干燥，习称'全瓜蒌'。将瓜蒌剖开成两瓣，取出瓜瓤，习称瓜蒌皮，又名栝楼皮；种子习称瓜蒌仁，又名瓜蒌子。"[5]

《全国中药炮制规范》："瓜蒌　［处方用名］瓜蒌、蜜瓜蒌。【来源】本品为葫芦科植物栝楼 Trichosanthes kirilowii Maxim. 或双边栝楼 Trichosanthes rosthornii Harms 的干燥成熟果实。栽培或野生。主产于山东、安徽、河南、四川等地。秋季果实成熟时采摘，置通风处阴干。药材以个大皮厚、糖性足者为佳。"[10]

《中国药材学》："瓜蒌　［别名］天瓜（湖北），苦瓜、药瓜皮（江苏），鸭蛋瓜、山金匏（福建），野苦瓜（四川）。【来源】本品为葫芦科植物栝楼 Trichosanthes kirilowii Maxim. 或中华栝楼（双边栝楼）T. rosthornii Harms（T. uniflora Hao）的果实。"[11]

《中国中医药学主题词表》："瓜蒌 FRUCYUS TRICHOSATHIS　为葫芦科植物栝楼或双边栝楼的干燥成熟果实；属化痰药（中药）　C 栝楼。"[6]

《普通高等教育中医药类规划教材·中药学》："瓜蒌《本经》　为葫芦科多年生草质藤本植物栝楼 Trichosanthes kirilowii Maxim. 和双边栝楼 T. rosthornii Harms 的成熟果实。全国均有，主产于河北、河南、安徽、浙江、山东、江苏等地。秋季采收，将壳与种子分别干燥生用。或以仁制霜用。"[4]

《中华本草》："栝楼《本经》　【异名】果赢《诗经》，王菩《吕氏春秋》，地楼《本经》，泽巨、泽治《吴普本草》，王白《广雅》，天瓜（《尔雅》郭璞注），瓜蒌《针灸甲乙经》，泽姑、黄瓜《别录》，天圆子《东医宝鉴》，柿瓜《医林纂要·药性》，狗使瓜《中药通报》1957，(1)：35，野苦瓜《贵州民间方药集》，杜瓜、大肚瓜《浙江中药手册》，药瓜《四川中药志》，鸭屎瓜《广东中药》，山金匏（南药《中草药学》，大圆瓜（山东），吊瓜（浙江）……【来源】为葫芦科植物栝楼及中华栝楼的果实。【原植物】①栝楼 Trichosanthes kirilowii Maxim. ②中华栝楼 Trichosanthes rosthornii Harms　又名：双边栝楼《中国植物志》，芦山龟（广西）。"[35]

《中华人民共和国药典》："瓜蒌 Fructus trichosanthis　本品为葫芦科植物栝楼 Trichosanthes kirilowii Maxim. 或双边栝楼 Trichosanthes rosthornii Harms 的干燥成熟果实。秋季果实成熟时，连果梗剪下，置通风处阴干。"[3]

5　参考文献

1　明·兰茂. 滇南本草. 第二卷. 昆明：云南人民出版社，1977，153
2　清·张秉成. 本草便读. 上海：上海卫生出版社，1957，29
3　国家药典委员会编. 中华人民共和国药典. 一部. 北京：化学工业出版社，2000，84
4　雷载权主编. 普通高等教育中医药类规划教材·中药学. 上海：上海科学技术出版社，1995，232
5　《中医学》编辑委员会. 中国医学百科全书·中医学. 上海：上海科学技术出版社，1997，1178
6　吴兰成主编. 中国中医药学主题词表. 北京：中医古籍出版社，1996，132
7　中国医学科学院药物研究所等编. 中药志. 第三册. 北京：人民卫生出版社，1993，307
8　中华人民共和国卫生部药政管理局主编. 中药材手册. 北京：人民卫生出版社，1998，285
9　《全国中草药汇编》编写组编. 全国中草药汇编. 上册. 北京：人民卫生出版社，1996，312
10　中华人民共和国卫生部药政管理局编. 全国中药炮制规范. 北京：人民卫生出版社，1988，138
11　徐国钧等主编. 中国药材学. 北京：中国医药科技出版社，1996，1175

12 汉·神农本草经. 上海：科技卫生出版社，1959，62
13 南北朝·雷敩. 雷公炮炙论. 上海：上海中医学院出版社，1986，56
14 唐·孟诜. 食疗本草. 北京：人民卫生出版社，1984，6
15 宋·苏颂. 本草图经. 合肥：安徽科学技术出版社，1994，165
16 宋·唐慎微. 证类本草. 北京：人民卫生出版社，1957，197
17 三国·吴普. 吴普本草. 北京：人民卫生出版社，1987，32
18 宋·寇宗奭. 本草衍义. 上海：商务印书馆，1937，54
19 晋·皇甫谧. 针灸甲乙经. 见：景印文渊阁四库全书（733）. 北京：中医古籍出版社，1986，698
20 明·李时珍. 本草纲目. 北京：人民卫生出版社，1982，1267
21 清·蒋居祉. 本草择要纲目. 见：珍本医书集成. 本草类. 上海：上海科学技术出版社，1985，12
22 清·张璐. 本经逢原. 上海：上海科学技术出版社，1959，108
23 清·王绂. 医林纂要. 合肥：安徽科学技术出版社，1993
24 清·严西亭. 得配本草. 上海：上海卫生出版社，1957，7
25 清·姚澜. 本草分经. 上海：上海科学技术出版社，1989，110
26 清·凌奂. 本草害利. 北京：中医古籍出版社，1982，36
27 ［日］稻宣义. 炮炙全书. 北京：中医古籍出版社，1981，75
28 ［日］吉益东洞. 药征. 见：中国医学大成（二）. 长沙：岳麓书社，1990，148
29 清·沈金鳌. 要药分剂. 上海：上海科学技术出版社，1959，153
30 清·徐大椿. 药性切用. 见：徐灵胎医书三十二种. 上海锦文堂石印本
31 汉初学者辑，晋·郭璞注. 十三经注疏·尔雅注疏. 上海：上海古籍出版社，1993，134
32 魏晋·名医别录. 北京：人民卫生出版社，1986，124
33 江苏新医学院编. 中药大辞典. 上海：上海科学技术出版社，1977，1780
34 《中医大辞典》编辑委员会编. 中医大辞典·中药分册. 北京：人民卫生出版社，1982，119
35 国家中医药管理局《中华本草》编委会. 中华本草. 第五册. 上海：上海科学技术出版社，1999，579

134 瓜蒌子
Gualouzi
Semen Trichosanthis

1 定名依据

1.1 正名

1.1.1 汉文名：瓜蒌子（葫芦科植物栝楼 Trichosanthes kirilowii Maxim. 或双边栝楼 Trichosanthes rosthornii Harms 的干燥成熟种子）。

1.1.2 英文名：trichosanthes seed.

1.2 依据

1.2.1 定名的文献依据

(1)《丹溪心法》卷二：“痰喘方　南星、半夏、杏仁、瓜蒌子、香附、陈皮（去白）、皂角炭、萝卜子，上为末，神曲糊丸，每服六七十丸，姜汤下。”[1]

(2)《中华人民共和国药典》："瓜蒌子 Semen trichosanthis　本品为葫芦科植物栝楼 Trichosanthes kirilowii Maxim. 或双边栝楼 Trichosanthes rosthornii Harms 的干燥成熟种子。秋季采摘成熟果实，剖开，取出种子，洗净，晒干。"[2]

(3)《中国中医药学主题词表》："瓜蒌子 SEMEN TRICHOSANTHIS　为葫芦科植物栝楼或双边栝楼的干燥成熟种子；属化痰药（中药）　C 栝楼。"[3]

(4)《中药志》："瓜蒌子　本品为常用中药。商品主要为葫芦科植物栝楼、日本栝楼及双边栝楼的干燥成熟种子。此外在甸南方尚有同属多种植物的种子也作为瓜蒌子使用（原植物参见本志第一册，319 页'天花粉'）。"[4]

(5)《中药材手册》："瓜蒌子［纲目列入草部蔓草类栝楼项下］　品为葫芦科植物栝楼 Trichosanthes kirilowii Maxim. 或双边栝楼 Trichosanthes rosthornii Harms、日本栝楼 Trichosanthes Regel. 的干燥成熟种子。原植物系多年生草质藤本，多为栽培。华东地区及湖南、湖北、四川等地所用之栝楼子为同科植物王瓜的种子，名称上虽与瓜蒌子有混淆，但无药物错用，处方写瓜蒌子即给正品瓜蒌子，写栝楼子则给王瓜子。［别名］瓜蒌仁、瓜蒌实。"[5]

(6)《全国中草药汇编》："瓜蒌子　【来源】为栝楼和双边栝楼的种子。"[6]

(7)《全国中药炮制规范》："瓜蒌子　［处方用名］瓜蒌子、炒瓜蒌子、蜜瓜蒌子、瓜蒌子霜。【来源】本品为葫芦科植物栝楼 Trichosanthes kirilowii Maxim. 或双边栝楼 Trichosanthes rosthornii Harms 的干燥成熟种子。栽培或野生。主产于山东、安徽、河南、四川等地。秋季采摘成熟果实，剖开，取出种子，洗净，干燥。药材以饱满、油性足者为佳。"[7]

1.2.2　定名选择的理由

(1) 瓜蒌子 Semen trichosanthis，系葫芦科植物栝楼 Trichosanthes kirilowii Maxim. 或双边栝楼 Trichosanthes rosthornii Harms 的干燥成熟种子。"瓜蒌子"之名始见于元·朱震亨《丹溪心法》，未见古代本草以"瓜蒌子"为正名记载本品。

(2) 我国最新出版的《中华人民共和国药典》等以"瓜蒌子"作为本品正名。已经广泛应用于中医药学文献的标引和检索的《中国中医药学主题词表》也以"瓜蒌子"作为本品的正式主题词。现代本草著作如《中药志》、《全国中草药汇编》、《中药材手册》、《全国中药炮制规范》等虽记载了不少本品各地的俗称，但也无一例外以"瓜蒌子"作为本品的正名。说明"瓜蒌子"作为本品正名已成为共识。

1.3　与正名等效的名词：无。

2　源流考释

瓜蒌子（葫芦科植物栝楼 Trichosanthes kirilowii Maxim. 或双边栝楼 Trichosanthes rosthornii Harms 的干燥成熟种子）原称"栝楼子"，始见于南北朝·雷敩《雷公炮炙论》："雷公云：栝楼凡使，皮、子、茎、根，效各别。其栝并蒌，样全别。若栝，自圆黄、皮厚、蒂小；若蒌，唯形长，赤皮、蒂粗，是阴人服。若修事，去上壳皮革膜并油了。"[8] 其后的本草著作，有的以"栝楼子"为正名，如宋·日华子《日华子本草》[9]，有的在"栝楼"项下介绍"栝楼子"，唐·孟诜《食疗本草》[11]等

"瓜蒌子"之名始见于元·朱震亨《丹溪心法》卷二："痰喘方　南星、半夏、杏仁、

瓜蒌子、香附、陈皮（去白）、皂角炭、萝卜子，上为末，神曲糊丸，每服六七十丸，姜汤下。”[1] 其后的本草著作，有的以“栝楼仁”为正名，如清·吴仪洛《本草从新》[11]、王绂《医林纂要》[12]、黄宫绣《本草求真》[13]等；有的在“栝楼”项下介绍“栝楼仁”，如清·姚澜《本草分经》[14]等；有的在“栝楼实”项下介绍“栝楼仁”，如清·徐大椿《药性切用》[15]、沈金鳌《要药分剂》[16]等。

古代著作中记载的本品异名有“瓜蒌仁”《丹溪心法》[17]，“娄仁”《本草分经》[14]等。如《丹溪心法》卷二：“黄瓜蒌丸，治食积，痰壅滞，喘急。瓜蒌仁、半夏、山楂，上为末。瓜蒌水丸，姜汤、竹沥送下二三十丸。”[17]《本草分经·原例》：“栝楼　甘苦寒，润肺清上焦之火，使热痰下降，又能荡涤胸中郁热垢腻，理嗽治痢，止渴止血滑肠。近多用仁，名娄仁，虽取油润，嫌浊腻尔。”[14]

现代有关著作有的以“瓜蒌子”作为本品正名，如《中华人民共和国药典》[2]、《中国中医药学主题词表》[3]、《中药志》[4]、《中药材手册》[5]、《全国中草药汇编》[6]、《全国中药炮制规范》[7]等；有的以“栝楼子”为正名，如《中药大辞典》[18]、《中华本草》[19]；有的以“瓜蒌仁”为正名，如《中医大辞典·中药分册》[20]、《中国药材学》[21]等。同时尚记载有“瓜米”《中华本草》[19]等各地的俗称。还记载有本品原植物“双边栝楼”的异名“中华栝楼”、“芦山龟”《中华本草》[19]；或原植物名称“栝楼”《中华本草》[19]等。

3　附录

3.1　又称：炒瓜蒌子、蜜瓜蒌子、瓜蒌子霜、蒌仁霜（饮片规格名）。
3.2　俗称：瓜米（四川）。
3.3　曾称：栝楼子《雷公炮炙论》，瓜蒌仁《丹溪心法》，栝楼仁《本草从新》，娄仁《本草分经》。
3.4　原植物名称：双边栝楼，中华栝楼，芦山龟（广西），栝楼。

4　文献通考

《雷公炮炙论》中卷：“栝楼　雷公云：栝楼凡使，皮、子、茎、根，效各别。其栝并蒌，样全别。若栝，自圆黄、皮厚、蒂小；若蒌，唯形长，赤皮、蒂粗，是阴人服。若修事，去上壳皮革膜并油了。”[8]

《食疗本草》卷上：“（瓜蒌）　（一）子：下乳汁。〔证〕（二）又，治痈肿：栝楼根苦酒中熬燥，捣筛之。苦酒和，涂纸上，摊贴。服金石人宜用。〔证〕”[10]

《证类本草》卷第八：“栝楼　根　味苦，寒，无毒。……日华子云：栝楼子，味苦，冷，无毒。补虚劳，口干，润心肺，疗手面皱，吐血，肠风泻血，赤白痢，并炒用。”[9]

《丹溪心法》卷二：“痰喘方　南星、半夏、杏仁、瓜蒌子、香附、陈皮（去白）、皂角炭、萝卜子，上为末，神曲糊丸，每服六七十丸，姜汤下。”[1]

《丹溪心法》卷二：“黄瓜蒌丸，治食积，痰壅滞，喘急。瓜蒌仁、半夏、山楂，上为末。瓜蒌水丸，姜汤、竹沥送下二三十丸。”[17]

《药性切用》卷之二中：“瓜蒌实古名栝楼。甘苦性寒，入肺、胃而消痰解热，荡涤胸中垢腻。壳：主宽胸除热。仁：主润燥豁痰，为治咳专药。炒研去油用，亦有生用者。肠滑均忌。”[15]

《本草从新》卷五："栝楼仁　俗作瓜蒌。泻火润肺、滑肠止血、治热痰。甘补肺。苦寒润下。能清上焦之火。使痰气下降。为治嗽要药。"[11]

《医林纂要》卷二："瓜蒌仁：甘，寒，微苦。古曰果裸，一名柿瓜，实相似，故名。子色青绿，仁色白，多脂，令人吐。压去油用。清心润肺，泻火泄逆，荡上焦垢腻。轻虚上浮入肺，用仁则并润心肺，能降郁热，治热咬，除胸痹，止吐衄，止渴生津，又润肠通利二便。二肠心肺之表也。"[12]

《要药分剂》卷六："栝楼实　全用为实。味苦甘。性寒。无毒。禀天地清寒之气而生。降也。阴也。恶干姜。畏牛膝。反乌头。【主治】主胸痹。《本经》洗涤胸中垢腻。此即连汁并子而言也。（丹溪）治气喘。结胸。痰嗽。润心肺。治吐血。泻血。赤白痢。并炒用。《医鉴》〔栝楼仁〕即实中之子。甘补肺。润降气。清胸中痰火。为治嗽要药。《医鉴》炒黄酒服。止一切血。（讱庵）取子去壳去油炒用。又名〔栝楼霜〕。专消痰。"[16]

《本草求真》卷四："（蔓草）　栝楼仁（专入肺。兼入脾胃）。气味甘寒。（成无己乃谓味苦。其说甚非。）功专降火下气坠痰。缘肺受火逼。则水必停而痰生。痰生则肺失养而气壅。故有喘急胸满。咳嗽咽闭口渴之病矣。栝楼性寒。味甘寒。能除上焦伤寒。胸膈郁结痰气。使之入肠胃而下降。（震亨曰。栝楼实治胸痹者。以其味甘性润。甘能补肺。润能降气。胸中有痰者。乃肺受火逼。失其降下之令。今得甘缓润下之助。则痰自降。宜其为治嗽之要药也。且又能洗涤胸膈中垢腻郁热。为治消渴之神药。）故仲景小陷胸汤。用此以治邪结在胸。又以小柴胡汤。用此易半夏以治少阳症见口渴等症。然大要取其有清降之力。故能使之下行也。若谓此能补气。正未必然。虚寒泻利者忌。（热利最宜。取其以寒降火。）实圆长如熟柿。子扁多脂。去油用。枸杞为使。畏牛膝干漆。恶干姜。反乌头。"[13]

《本草分经·原例·手少阳三焦》："栝楼　甘苦寒，润肺清上焦之火，使热痰下降，又能荡涤胸中郁热垢腻，理嗽治痢，止渴止血滑肠。近多用仁名娄仁，虽取油润，嫌浊腻尔。"[14]

《中药志》："瓜蒌子本品为常用中药。商品主要为葫芦科植物栝楼、日本栝楼及双边栝楼的干燥成熟种子。此外在甸南方尚有同属多种植物的种子也作为瓜蒌子使用。"[4]

《中药材手册》："瓜蒌子［纲目列入草部蔓草类栝楼项下］　品为葫芦科植物栝楼 Trichosanthes kirilowii Maxim. 或双边栝楼 Trichosanthes rosthornii Harms、日本栝楼 Trichosanthes Regel. 的干燥成熟种子。原植物系多年生草质藤本，多为栽培。华东地区及湖南、湖北、四川等地所用之栝楼子为同科植物王瓜的种子，名称上虽与瓜蒌子有混淆，但无药物错用，处方写瓜蒌子即给正品瓜蒌子，写栝楼子则给王瓜子。［别名］瓜蒌仁、瓜蒌实。"[5]

《全国中草药汇编》："瓜蒌子　来源：为栝楼和双边栝楼的种子。"[6]

《中药大辞典》："栝楼子《本草经集注》　【异名】瓜蒌仁《丹溪心法》，栝楼仁《药性类明》。【基原】为葫芦科植物栝楼或双边栝楼、大子栝楼等的种子。【原植物】①栝楼 Trichosanthes kirilowii Maxim.，详见'栝楼'条。②双边栝楼 Trichosanthes uniflora Hao③日本栝楼 Trichosanthes truncata C. B. Clarke"[18]

《中医大辞典·中药分册》："瓜蒌仁　出《丹溪心法》。为栝楼子之别名，详该条。”[20]

《全国中药炮制规范》：“瓜蒌子　［处方用名］瓜蒌子、炒瓜蒌子、蜜瓜蒌子、瓜蒌子霜。【来源】本品为葫芦科植物栝楼 Trichosanthes kirilowii Maxim. 或双边栝楼 Trichosanthes rosthornii Harms 的干燥成熟种子。栽培或野生。主产于山东、安徽、河南、四川等地。秋季采摘成熟果实，剖开，取出种子，洗净，干燥。药材以饱满、油性足者为佳。”[7]

《中国药材学》：“瓜蒌仁　【来源】本品为葫芦科植物栝楼 Trichosanthes kirilowii Maxim. 或中华栝楼 T. rosthornii Harms（T. uniflora Hao）的种子。”[21]

《中国中医药学主题词表》：“瓜蒌子 SEMEN TRICHOSANTHIS　为葫芦科植物栝楼或双边栝楼的干燥成熟种子；属化痰药（中药）　C 栝楼。”[3]

《中华本草》：“栝楼子《雷公炮炙论》　【异名】瓜蒌仁《丹溪心法》，栝楼仁《药性类明》，瓜米《四川中药志》。【来源】为葫芦科植物栝楼 Trichosanthes kirilowii Maxim. 及中华栝楼 Trichosanthes rosthornii Harms 的种子。【原植物】①栝楼 Trichosanthes kirilowii Maxim. ②中华栝楼 Trichosanthes rosthornii Harms　又名：双边栝楼《中国植物志》，芦山龟（广西）。”[19]

《中华人民共和国药典》：“瓜蒌子 Semen trichosanthis　本品为葫芦科植物栝楼 Trichosanthes kirilowii Maxim. 或双边栝楼 Trichosanthes rosthornii Harms 的干燥成熟种子。秋季采摘成熟果实，剖开，取出种子，洗净，晒干。”[2]

5　参考文献

1　元·朱震亨. 丹溪心法. 上海：上海科学技术出版社，1959，88

2　国家药典委员会编. 中华人民共和国药典. 一部. 北京：化学工业出版社，2000，85

3　吴兰成主编. 中国中医药学主题词表. 北京：中医古籍出版社，1996，132

4　中国医学科学院药物研究所等编. 中药志. 第三册. 北京：人民卫生出版社，1993，312

5　中华人民共和国卫生部药政管理局主编. 中药材手册. 北京：人民卫生出版社，1998，286

6　《全国中草药汇编》编写组编. 全国中草药汇编. 上册. 北京：人民卫生出版社，1996，315

7　中华人民共和国卫生部药政管理局编. 全国中药炮制规范. 北京：人民卫生出版社，1988，139

8　南北朝·雷敩. 雷公炮炙论. 上海：上海中医学院出版社，1986，56

9　宋·唐慎微. 证类本草. 北京：人民卫生出版社，1957，197

10　唐·孟诜. 食疗本草. 卷上. 北京：人民卫生出版社，1984，6

11　清·吴仪洛. 本草从新. 北京：中医古籍出版社，2001，88

12　清·王绂. 医林纂要. 卷二. 合肥：安徽科学技术出版社，1993，169

13　清·黄宫绣. 本草求真. 上海：上海科学技术出版社，1959，163

14　清·姚澜. 本草分经. 上海：上海科学技术出版社，1989，110

15　清·徐大椿. 药性切用. 见：徐灵胎医书三十二种. 上海锦文堂石印本

16　清·沈金鳌. 要药分剂. 上海：上海科学技术出版社，1959，153

17　元·朱震亨. 丹溪心法. 上海：上海科学技术出版社，1959，82

18　江苏新医学院编. 中药大辞典. 上海：上海科学技术出版社，1977，1782

19　国家中医药管理局《中华本草》编委会. 中华本草. 第五册. 上海：上海科学技术出版社，1999，582

20　《中医大辞典》编辑委员会编. 中医大辞典·中药分册. 北京：人民卫生出版社，1982，119

21　徐国钧等主编. 中国药材学. 北京：中国医药科技出版社，1996，1310

135　瓜蒌皮

Gualoupi

Pericarpium trichosanthis

1　定名依据

1.1　正名

1.1.1　汉文名：瓜蒌皮（葫芦科植物栝楼 Trichosanthes kirilowii Maxim. 或双边栝楼 Trichosanthes rosthornii Harms 的干燥成熟果皮）。

1.1.2　英文名：snakegourd peel

1.2　依据

1.2.1　定名的文献依据

(1)《中华人民共和国药典》："瓜蒌皮 Pericarpium trichosanthis　本品为葫芦科植物栝楼 Trichosanthes kirilowii Maxim. 或双边栝楼 Trichosanthes rosthornii Harms 的干燥成熟果皮。秋季采摘成熟果实，剖开，除去果瓤及种子，阴干。"[1]

(2)《中药志》："瓜蒌皮　本品为常用中药。商品主要为葫芦科植物栝楼、日本栝楼及双边栝楼（T. rosthornii Harms）的干燥成熟果皮。此外在我国南方尚有同属多种植物的果皮也作为瓜蒌皮使用。(原植物参见本志第一册，319 页，'天花粉')。"[2]

(3)《中药材手册》："瓜蒌皮［纲目列入草部蔓草类栝楼项下］　品为葫芦科植物栝楼 Trichosanthes kirilowii Maxim. 或双边栝楼 Trichosanthes rosthornii Harms、日本栝楼 Trichosanthes Regel. 的干燥成熟果皮。原植物系多年生草质藤本，多为栽培。商品中习惯认为山东产者皮厚，质柔韧，糖质足，品质较佳。另外，华东一带及湖南、湖北等地将同属植物王瓜的果皮亦作'栝楼皮'药用。"[3]

(4)《中医大辞典 · 中药分册》："瓜蒌皮　见《御药院方》。即栝楼皮，详该条。"[4]

(5)《全国中药炮制规范》："瓜蒌皮　［处方用名］瓜蒌皮、炒瓜蒌皮、蜜瓜蒌皮。【来源】本品为葫芦科植物栝楼 Trichosanthes kirilowii Maxim. 或双边栝楼 Trichosanthes rosthornii Harms 的干燥成熟果皮。栽培或野生。主产于山东、安徽、河南、四川等地。秋季采摘成熟果实，剖开，除去果瓤及种子，阴干。药材以外表面色橙红、内表面色黄白、皮厚者为佳。"[5]

(6)《中国中医药学主题词表》："瓜蒌皮 PERICARPIUM TRICHOSANTHIS　为葫芦科植物栝楼或双边栝楼的干燥成熟种子；属化痰药（中药）　C 栝楼。"[6]

1.2.2　定名选择的理由

瓜蒌皮 Pericarpium trichosanthis，系葫芦科植物栝楼 Trichosanthes kirilowii Maxim. 或双边栝楼 Trichosanthes rosthornii Harms 的干燥成熟果皮。"瓜蒌皮" 作为本品正名，古代文献未见记载，现代文献中我国最新出版的《中华人民共和国药典》以及辞书类著作《中医大辞典 · 中药分册》等均以 "瓜蒌皮" 作为本品正名。已经广泛应用于中医药学文献的标引和检索的《中国中医药学主题词表》也以"瓜蒌皮"作为本品的正式主题词。现代本草著作如《中药志》、《中药材手册》、《全国中药炮制规范》等虽记载了不少本品各地的俗称，但也无一例外以"瓜蒌皮"作为本品的正名。说明"瓜蒌皮"作为本品正名已成为共识。

1.3　与正名等效的名词：无。

2　源流考释

瓜蒌皮（葫芦科植物栝楼 Trichosanthes kirilowii Maxim. 或双边栝楼 Trichosanthes rosthornii Harms 的干燥成熟果皮）入药始见于南北朝·雷敩《雷公炮炙论》中卷："栝楼　雷公云：栝楼凡使，皮、子、茎、根，效各别。其栝并蒌，样全别。若栝，自圆黄、皮厚、蒂小；若楼，唯形长，赤皮、蒂粗，是阴人服。若修事，去上壳皮革膜并油了。"[7] 其后的本草著作多以"栝楼皮"作为本品名称在"栝楼"项下介绍本品，如《本草纲目》草部第十八卷："栝楼　《本经·中品》　【校正】并入《图经》天花粉。……牙齿疼痛：蒌皮、露蜂房烧灰擦牙。以乌柏根、荆柴根、葱根煎汤嗽之。（危氏《得效方》咽喉肿痛，语声不出：经进方用栝楼皮、白僵蚕（炒）、甘草（炒）各二钱半，为末。每服三钱半，姜汤下。或以绵裹半钱，含咽。一日二服。名发声散。《御药院方》"[8]

"瓜蒌皮"之名始于现代中药著作，如《中华人民共和国药典》[1]、《中医大辞典·中药分册》[4]、《中国中医药学主题词表》[6]、《中药志》[2]、《中药材手册》[3]、《全国中药炮制规范》[5]等；有的以"栝楼皮"作为本品正名，如《中药大辞典》[9]、《中华本草》[10]；有的则在"瓜蒌"下介绍本品，如《中国医学百科全书·中医学》[11]等。同时尚记载有"栝楼壳"、"瓜壳"《中药大辞典》[9]等各地的俗称。还记载有本品原植物"双边栝楼"的异名"中华栝楼"、"芦山龟"《中华本草》[10]等；或原植物名称"栝楼"《中华本草》[10]等。

3　附录

3.1　又称：炒瓜蒌皮、蜜瓜蒌皮（饮片规格名）。

3.2　俗称：瓜壳（四川），栝楼壳。

3.3　曾称：栝楼皮《得效方》。

3.4　原植物名称：双边栝楼，中华栝楼，芦山龟（广西）；栝楼。

4　文献通考

《雷公炮炙论》中卷："栝楼　雷公云：栝楼凡使，皮、子、茎、根，效各别。其栝并蒌，样全别。若栝，自圆黄、皮厚、蒂小；若楼，唯形长，赤皮、蒂粗，是阴人服。若修事，去上壳皮革膜并油了。"[7]

《本草纲目·草部》第十八卷："栝楼　《本经·中品》　【校正】并入《图经》天花粉。……牙齿疼痛：蒌皮、露蜂房烧灰擦牙。以乌柏根、荆柴根、葱根煎汤嗽之。（危氏《得效方》咽喉肿痛，语声不出：经进方用栝楼皮、白僵蚕（炒）、甘草（炒）各二钱半，为末。每服三钱半，姜汤下。或以绵裹半钱，含咽。一日二服。名发声散。《御药院方》"[8]

《中药志》：“瓜蒌皮　本品为常用中药。商品主要为葫芦科植物栝楼、日本栝楼及双边栝楼（T. rosthornii Harms）的干燥成熟果皮。此外在我国南方尚有同属多种植物的果皮也作为瓜蒌皮使用（原植物参见本志第一册，319 页，‘天花粉’）。”[2]

《中药材手册》：“瓜蒌皮［纲目列入草部蔓草类栝楼项下］　品为葫芦科植物栝楼 Trichosanthes kirilowii Maxim. 或双边栝楼 Trichosanthes rosthornii Harms、日本栝楼 Trichosanthes Regel. 的干燥成熟果皮。原植物系多年生草质藤本，多为栽培。商品中习惯认为山东产者皮厚，质柔韧，糖质足，品质较佳。另外，华东一带及湖南、湖北等地将同属植物王瓜的果皮亦作‘栝楼皮’药用。”[3]

《中药大辞典》：“栝楼皮《雷公炮炙论》　【异名】栝楼壳《中药形性经验鉴别法》，瓜壳《四川中药志》。【基原】为葫芦科植物栝楼 Trichosanthes kirilowii Maxim. 或双边栝楼 T. uniflora Hao 等的果皮。原植物详见‘栝楼’、‘栝楼子’条。”[9]

《中医大辞典·中药分册》：“瓜蒌皮　见《御药院方》。即栝楼皮，详该条。”[4]

《中国医学百科全书·中医学》：“瓜蒌　始载于《神农本草经》。又名栝楼、瓜蒌实、栝楼实。为葫芦科植物栝楼 Trichosanthes kirilowii Maxim. 或双边栝楼 T. rosthornii Harms 等的成熟果实。秋末冬初，果实呈淡黄色，上面有白粉时即可采摘，干燥，习称‘全瓜蒌’。将瓜蒌剖开成两瓣，取出瓜瓤，习称瓜蒌皮，又名栝楼皮；种子习称瓜蒌仁，又名瓜蒌子。”[11]

《全国中药炮制规范》：“瓜蒌皮　［处方用名］瓜蒌皮、炒瓜蒌皮、蜜瓜蒌皮。【来源】本品为葫芦科植物栝楼 Trichosanthes kirilowii Maxim. 或双边栝楼 Trichosanthes rosthornii Harms 的干燥成熟果皮。栽培或野生。主产于山东、安徽、河南、四川等地。秋季采摘成熟果实，剖开，除去果瓤及种子，阴干。药材以外表面色橙红、内表面色黄白、皮厚者为佳。”[5]

《中国中医药学主题词表》：“瓜蒌皮 PERICARPIUM TRICHOSANTHIS　为葫芦科植物栝楼或双边栝楼的干燥成熟种子；属化痰药（中药）　C 栝楼。”[6]

《中华本草》：“栝楼皮《雷公炮炙论》　【异名】栝楼壳《中药形性经验鉴别法》，瓜壳《四川中药志》，瓜蒌皮（通称）。【来源】为葫芦科植物栝楼 Trichosanthes kirilowii Maxim. 及中华栝楼 T. rosthornii Harms 的果皮。【原植物】①栝楼 Trichosanthes kirilowii Maxim. ②中华栝楼 Trichosanthes rosthornii Harms　又名：双边栝楼《中国植物志》，芦山龟（广西）。”[10]

《中华人民共和国药典》：“瓜蒌皮 Pericarpium trichosanthis　本品为葫芦科植物栝楼 Trichosanthes kirilowii Maxim. 或双边栝楼 Trichosanthes rosthornii Harms 的干燥成熟果皮。秋季采摘成熟果实，剖开，除去果瓤及种子，阴干。”[1]

5　参考文献

1　国家药典委员会编．中华人民共和国药典．一部．北京：化学工业出版社，2000，85

2　中国医学科学院药物研究所等编．中药志．第三册．北京：人民卫生出版社，1993，308

3　中华人民共和国卫生部药政管理局主编．中药材手册．北京：人民卫生出版社，1998，287

4　《中医大辞典》编辑委员会编．中医大辞典·中药分册．北京：人民卫生出版社，1982，119

5　中华人民共和国卫生部药政管理局编．全国中药炮制规范．北京：人民卫生出版社，1988，140

6 吴兰成主编. 中国中医药学主题词表. 北京：中医古籍出版社，1996，132
7 南北朝·雷敩. 雷公炮炙论. 上海：上海中医学院出版社，1986，56
8 明·李时珍. 本草纲目. 北京：人民卫生出版社，1982，1267
9 江苏新医学院编. 中药大辞典. 上海：上海科学技术出版社，1977，1784
10 国家中医药管理局《中华本草》编委会. 中华本草. 第五册. 上海：上海科学技术出版社，1999，584
11 《中医学》编辑委员会. 中国医学百科全书·中医学. 上海：上海科学技术出版社，1997，1178

136 冬瓜子
Dongguazi
Semen benincasae

1 定名依据

1.1 正名

1.1.1 汉文名：冬瓜子［葫芦科植物冬瓜 Benincasa hispida（Thunb.）Cogn. 的种子］。

1.1.2 英文名：wax gourd seed.

1.2 依据

1.2.1 定名的文献依据

（1）《新修本草》卷十八："白瓜子，味甘，平、寒，无毒。主令人悦泽，好颜色，益气不饥。久服轻身耐老……《别录》云：甘瓜子主腹内结聚，破溃脓血，最为肠胃脾内痈要药。本草以为冬瓜，但用蒂，不云子也。今肠痈汤中用之。俗人或用冬瓜子，非也。又案诸本草单云瓜子或云甘瓜子，今此本误作白字，当改从甘也。"[1]

（2）《本草害利·肝部药队》："冬瓜子　瓜一名白瓜　【害】瓜性冷利，凡脏腑有热者宜之。冷者食之瘦人，若虚寒肾冷，久病滑泄者勿食，令人反胃，须起霜食之，乃佳……凡药中所用瓜子，皆冬瓜子也。"[2]

（3）《中药大辞典》："冬瓜子《唐本草》　【异名】白瓜子《本经》，瓜子、瓜瓣《金匮要略》，冬瓜仁《别录》，瓜犀《荆楚岁时记》。【基原】为葫芦科植物冬瓜 Benincasa hispida（Thumb.）Cogn. 的种子。原植物详'冬瓜'条。"[3]

（4）《中医大辞典·中药分册》："冬瓜子　出《新修本草》。又名白瓜子、瓜瓣。为葫芦科植物冬瓜 Benincasa hispida（Thumb.）Cogn. 的种子。"[4]

（5）《中国医学百科全书·中医学》："冬瓜子　始载于《神农本草经》，原名白瓜子。又名瓜瓣、冬瓜仁。为葫芦科植物冬瓜 Benincasa hispida（Thumb.）Cogn. 的种子。原植物在中国大部分地区均有栽培。"[5]

（6）《中药志》："冬瓜子　本品为较常用中药。商品分为单边和双边两种，均是葫芦科植物冬瓜的干燥种子，但为不同的栽培品种。【原植物】冬瓜　别名：白瓜。……全国各地均有栽培。"[6]

（7）《中药材手册》："冬瓜子［纲目列入菜部蓏菜类冬瓜项下］　本品为葫芦科植物冬

瓜 Benincasa hispida（Thumb.）Cogn. 的干燥成熟种子。原植物系一年生攀援草本，均为栽培。……［别名］冬瓜仁。”[7]

(8)《全国中草药汇编》：“冬瓜子　来源：为冬瓜的干燥成熟种子。”[8]

(9)《全国中药炮制规范》：“冬瓜子　［处方用名］冬瓜子、炒冬瓜子。【来源】本品为葫芦科植物冬瓜 Benincasa hispida（Thumb.）Cogn. 的干燥成熟种子。均系栽培。全国各地均产。食用冬瓜时，掏出瓜瓣，取出成熟的种子，洗净，干燥。药材以颗粒饱满、色白者为佳。”[9]

(10)《中国药材学》：“冬瓜子　［别名］冬瓜仁，杜冬瓜仁，东瓜子。【来源】本品为葫芦科植物冬瓜 Benincasa hispida（Thumb.）Cogn. 的种子。”[10]

(11)《中华本草》：“冬瓜子《新修本草》　【异名】白瓜子《本经》，瓜子、瓜瓣《金匮要略》，冬瓜仁《别录》，瓜犀《荆楚岁时记》。【来源】为葫芦科植物冬瓜 Benincasa hispida（Thumb.）Cogn. 的种子。【原植物】参见“冬瓜”条。”[11]

1.2.2　定名选择的理由

(1) 冬瓜子 Semen benincasae，系葫芦科植物冬瓜 Benincasa hispida（Thunb.）Cogn. 的种子。“冬瓜子”之名始见于唐·苏敬《新修本草》，“冬瓜子”作为本品正名始见于清·凌奂《本草害利》。

(2) 辞书类著作《中医大辞典·中药分册》、《中药大辞典》、《中国医学百科全书·中医学》等均以“冬瓜子”作为本品正名。现代本草著作如《中药志》、《全国中草药汇编》、《中华本草》、《中国药材学》、《中药材手册》、《全国中药炮制规范》等虽记载了不少本品各地的俗称，但也无一例外以“冬瓜子”作为本品的正名。说明“冬瓜子”作为本品正名已成为共识。

1.3　与正名等效的名词：无。

2　源流考释

冬瓜子［葫芦科植物冬瓜 Benincasa hispida（Thunb.）Cogn. 的种子］原称“白瓜子”，始见于汉《神农本草经》，如汉《神农本草经》卷一：“白瓜子，味甘，平。主令人阅泽，好颜色，益气不饥。久服，轻身、耐老。一名水芝（《御览》作土芝）。生平泽。”[12]其后的本草著作大多沿用该书记载以“白瓜子”为正名，如南北朝·陶弘景《本草经集注》[13]，唐·苏敬《新修本草》[1]，宋·苏颂《本草图经》[14]、唐慎微《证类本草》[15]、寇宗奭《本草衍义》[16]等；有的以“瓜子”为正名记载本品，如《本草逢原》[17]；有的则在“冬瓜”项下介绍本品，如清·吴仪洛《本草从新》[18]，黄宫绣《本草求真》[19]、姚澜《本草分经》[20]等。

“冬瓜子”之名始见于唐·苏敬《新修本草》卷十八：“白瓜子，味甘，平、寒，无毒。主令人悦泽，好颜色，益气不饥。……《别录》云：甘瓜子主腹内结聚，破溃脓血，最为肠胃脾内痈要药。本草以为冬瓜，但用蒂，不云子也。今肠痈汤中用之。俗人或用冬瓜子，非也。又案诸本草单云瓜子或云甘瓜子，今此本误作白字，当改从甘也。”[1]“冬瓜子”作为本草正名始见于清·凌奂《本草害利·肝部药队》：“冬瓜子　瓜一名白瓜【害】瓜性冷利，凡脏府有热者宜之。冷者食之瘦人，若虚寒肾冷，久病滑泄者勿食，令人反胃，须起霜食之，乃佳。……凡药中所用瓜子，皆冬瓜子也。”[2]。

古代著作中记载的本品异名有“白瓜子”、“水芝”《神农本草经》[12]，“瓜子”《金匮要略》[21]，“瓜瓣”，“冬瓜仁”《名医别录》[22]，“白爪子”《本草经集注》[13]等。如《神农本草经》卷一：“白瓜子，味甘，平。主令人阅泽，好颜色，益气不饥。久服，轻身、耐老。一名水芝（《御览》作土芝）。生平泽。”[12]《金匮要略》卷中：“大黄牡丹汤……。大黄（四两） 牡丹皮（一两） 桃仁（五十个） 瓜子（半升） 芒硝（三合） 上五味，以水六升，煮取一升。去滓，内芒硝再煎沸。顿服之。”[21]《名医别录》：“一名白瓜子。生嵩高。冬瓜仁也，八月采。”[22]《本草经集注》：“白瓜子 味甘，平、寒，无毒。主令人悦泽，好颜色，益气，不饥。久服轻身，耐老。主除烦满不乐，久服寒中。可作面脂，令悦泽。一名水芝。一名白爪子。”[13]

现代有关著作大多沿用《本草害利》的记载以“冬瓜子”作为本品正名，如《中药大辞典》[3]、《中医大辞典·中药分册》[4]、《中国医学百科全书·中医学》[5]、《中药志》[6]、《中药材手册》[7]、《全国中草药汇编》[8]、《全国中药炮制规范》[9]《中国药材学》[10]、《中华本草》[11]等；但也有以“冬瓜仁”作为本品正名，如《普通高等教育中医药类规划教材·中药学》[23]、《中国中医药学主题词表》[24]等。同时尚记载有“瓜犀”《中药大辞典》[3]，“杜冬瓜仁”、“东瓜子”《中国药材学》[10]等各地的俗称。还记载有本品原植物“冬瓜”的异名“白瓜”《中药志》[6]等。

3 附录

3.1 又称：炒冬瓜子（饮片规格名）。

3.2 俗称：瓜犀，杜冬瓜仁，东瓜子。

3.3 曾称：白瓜子、水芝 《神农本草经》，瓜子、瓜瓣《金匮要略》，冬瓜仁《名医别录》，白爪子 《本草经集注》。

3.4 原植物名称：冬瓜，白瓜。

4 文献通考

《神农本草经》卷一：“白瓜子，味甘，平。主令人阅泽，好颜色，益气不饥。久服，轻身、耐老。一名水芝《御览》作土芝。生平泽。”[12]

《金匮要略》卷中：“大黄牡丹汤 治肠痈少腹肿痞，按之痛如淋，小便自调，时时发热，自汗出，复恶寒，其脉迟紧者，脓未成，可下之。当有血。脉洪数者，脓已成，不可过下，总以此方主之。大黄（四两） 牡丹皮（一两） 桃仁（五十个） 瓜子（半升） 芒硝（三合） 上五味，以水六升，煮取一升。去滓，内芒硝再煎沸。顿服之。有脓当下。如无脓，当下血。”[21]

《名医别录》：“一名白瓜子。生嵩高。冬瓜仁也，八月采。”[22]

《本草经集注》：“白瓜子 味甘，平、寒，无毒。主令人悦泽，好颜色，益气，不饥。久服轻身，耐老。主除烦满不乐，久服寒中。可作面脂，令悦泽。一名水芝。一名白爪子。生嵩高平泽。冬瓜仁也，八月采之。”[13]

《新修本草》卷十八：“白瓜子，味甘，平、寒，无毒。主令人悦泽，好颜色，益气不饥。久服轻身耐老，主除烦满不乐，久服寒中。可作面脂，令悦泽。一名水芝，一名白瓜子。生嵩高平泽。冬瓜仁也，八月采之……《别录》云：甘瓜子主腹内结聚，破溃脓血，最为肠胃脾内痈要药。本草以为冬瓜，但用蒂，不云子也。今肠痈汤中用之。俗人或用冬瓜子，非也。又案诸本草单云瓜子或云甘瓜子，今此本误作白字，当改从甘也。”[1]

《本草图经》卷第十七：“白瓜子，即冬瓜仁也。生嵩高平泽，今处处有之。皆园圃所莳。其实生苗蔓下，大者如斗而更长，皮厚而有毛，初生正青绿，经霜则白如涂粉，其中肉及子亦白，故谓之白瓜。人家多藏蓄弥年，作菜果。”[14]

《证类本草》卷第二十七：“白瓜子，味甘，平、寒，无毒。主令人悦泽，好颜色，益气不饥。久服轻身耐老。主除烦满不乐，久服寒中。可用面脂，令面悦泽。一名水芝，一名白爪（侧绞切）子。生嵩高平泽。冬瓜仁也，八月采。”[15]

《本草衍义》卷十九：“白瓜子，实冬瓜仁也，服食中亦稀用。”[16]

《本经逢原》卷三：“瓜子，味甘，平。主令人阅泽，好颜色，益气不饥。久服，轻身、耐老。一名水芝（《御览》作土芝）。生平泽。《吴普》曰：瓜子，一名瓣。七月七日采，可作面脂《御览》。”[17]

《本草从新》卷十一：“冬瓜　一名白瓜。通、泻热益脾。寒泻热。甘益脾。利二便。消水肿。（多吃效。）止消渴。（苗叶皆治。）散热毒痈肿。子、补肝明目。（凡药中所用瓜子、皆冬瓜子也。）叶、治消渴疟疾寒热。（焙研、敷多年恶疮。）”[18]

《本草求真》卷七：“冬瓜　（瓜菜）利水消肿解热　冬瓜（专入肠胃）。味虽甘淡。性甚冷利。故书所述治效。多是消肿定喘。（杨氏家藏方治十种水气浮肿。用大冬瓜一枚。切盖去瓤。以赤小豆填满。盖合签定。以纸筋泥固济。干用糯糠两大箩。入瓜在内。煨至火尽。取出切片。同赤小豆焙干为末。糊丸。每服七十丸。煎冬瓜子汤下。日三服。小便利为度。）止渴。及治痈肿热毒。（切片敷上。热则易之。）压丹石毒。然惟脏腑有热者最宜。若虚寒肾冷。久病滑泄。及水衰气弱体瘦。服之则水气益泄。而有厥逆滑脱燥渴之虞矣！汪昂既言性能止渴消肿。而又谓性不走。服甚宜人。是何自相。”[19]

《本草分经·原例》：“冬瓜　甘寒，泻热益脾，利二便，消水肿，散热毒。子补肝明目，凡药中所用瓜子皆冬瓜子也。”[20]

《本草害利·肝部药队》：“冬瓜子　瓜一名白瓜　【害】瓜性冷利，凡脏府有热者宜之。冷者食之瘦人，若虚寒肾冷，久病滑泄者勿食，令人反胃，须起霜食之，乃佳……凡药中所用瓜子，皆冬瓜子也。”[2]

《中药志》：“冬瓜子　本品为较常用中药。商品分为单边和双边两种，均是葫芦科植物冬瓜的干燥种子，但为不同的栽培品种。【原植物】冬瓜　别名：白瓜。……全国各地均有栽培。”[6]

《中药材手册》：“冬瓜子［纲目列入菜部蓏菜类冬瓜项下］　本品为葫芦科植物冬瓜 Benincasa hispida（Thumb.）Cogn. 的干燥成熟种子。原植物系一年生攀援草本，均为栽培。……［别名］冬瓜仁。”[7]

《全国中草药汇编》：“冬瓜子　来源：为冬瓜的干燥成熟种子。”[8]

《中药大辞典》：“冬瓜子《唐本草》　【异名】白瓜子《本经》，瓜子、瓜瓣《金匮要略》，冬瓜仁《别录》，瓜犀《荆楚岁时记》。【基原】为葫芦科植物冬瓜 Benincasa hispida（Thumb.）Cogn. 的种子。原植物详‘冬瓜’条。”[3]

《中医大辞典·中药分册》：“冬瓜子　出《新修本草》。又名白瓜子、瓜瓣。为葫芦科植物冬瓜 Benincasa hispida（Thumb.）Cogn. 的种子。”[4]

《中国医学百科全书·中医学》："冬瓜子　始载于《神农本草经》，原名白瓜子。又名瓜瓣、冬瓜仁。为葫芦科植物冬瓜 Benincasa hispida（Thumb.）Cogn. 的种子。原植物在中国大部分地区均有栽培。"[5]

《全国中药炮制规范》："冬瓜子　［处方用名］冬瓜子、炒冬瓜子。【来源】本品为葫芦科植物冬瓜 Benincasa hispida（Thumb.）Cogn. 的干燥成熟种子。均系栽培。全国各地均产。食用冬瓜时，掏出瓜瓣，取出成熟的种子，洗净，干燥。药材以颗粒饱满、色白者为佳。"[9]

《中国药材学》："冬瓜子　［别名］冬瓜仁，杜冬瓜仁，东瓜子。【来源】本品为葫芦科植物冬瓜 Benincasa hispida（Thumb.）Cogn. 的种子。"[10]

《中国中医药学主题词表》："冬瓜仁　Y 冬瓜。"[24]

《普通高等教育中医药类规划教材·中药学》："冬瓜仁　为冬瓜的种子。又称白瓜子、冬瓜子。"[23]

《中华本草》："冬瓜子《新修本草》　【异名】白瓜子《本经》，瓜子、瓜瓣《金匮要略》，冬瓜仁《别录》，瓜犀《荆楚岁时记》。【来源】为葫芦科植物冬瓜 Benincasa hispida（Thumb.）Cogn. 的种子。【原植物】参见"冬瓜"条。"[11]

5　参考文献

1　唐·苏敬等撰. 新修本草. 合肥：安徽科学技术出版社，1981，455

2　清·凌奂. 本草害利. 北京：中医古籍出版社，1982，23

3　江苏新医学院编. 中药大辞典. 上海：上海科学技术出版社，1977，761

4　《中医大辞典》编辑委员会编. 中医大辞典·中药分册. 北京：人民卫生出版社，1982，119

5　《中医学》编辑委员会. 中国医学百科全书·中医学. 上海：上海科学技术出版社，1997，1180

6　中国医学科学院药物研究所等编. 中药志. 第二册. 北京：人民卫生出版社，1993，318

7　中华人民共和国卫生部药政管理局主编. 中药材手册. 北京：人民卫生出版社，1998，279

8　《全国中草药汇编》编写组编. 全国中草药汇编. 上册. 北京：人民卫生出版社，1996，278

9　中华人民共和国卫生部药政管理局编. 全国中药炮制规范. 北京：人民卫生出版社，1988，140

10　徐国钧等主编. 中国药材学. 北京：中国医药科技出版社，1996，1169

11　国家中医药管理局《中华本草》编委会. 中华本草. 第五册. 上海：上海科学技术出版社，1999，506

12　汉·神农本草经. 清顾观光重辑本. 北京：人民卫生出版社，1955，48

13　南北朝·陶弘景. 本草经集注. 北京：人民卫生出版社，1994，477

14　宋·苏颂. 本草图经. 合肥：安徽科学技术出版社，1994，562

15　宋·唐慎微. 证类本草. 北京：人民卫生出版社，1957，504

16　宋·寇宗奭. 本草衍义. 上海：商务印书馆，1957，127

17　清·张璐. 本经逢原. 上海：上海科学技术出版社，1959，139

18　清·吴仪洛. 本草从新. 北京：中医古籍出版社，2001，167

19　清·黄宫绣. 本草求真. 上海：上海科学技术出版社，1959，285

20　清·姚澜. 本草分经. 上海：上海科学技术出版社，1989，93

21　汉·张机. 金匮要略方论. 北京：人民卫生出版社影印，1985，48

22　魏晋·名医别录. 北京：人民卫生出版社，1986，92

23　雷载权主编. 普通高等教育中医药类规划教材·中药学. 上海：上海科学技术出版社，1995，134

24　吴兰成主编. 中国中医药学主题词表. 北京：中医古籍出版社，1996，81

137　冬瓜皮

Dongguapi

Exocarpium Benincasae

1　定名依据

1.1　正名

1.1.1　汉文名：冬瓜皮［为葫芦科植物冬瓜 Benincasa　hispida（Thnb.）　Cogn. 的干燥外层果皮］。

1.1.2　英文名：Chinese waxgourd peel.

1.2　依据

1.2.1　定名的文献依据

(1)《食疗本草》卷中："淡菜〈温〉（二）又云：温，无毒。补虚劳损，产后血结，腹内冷痛。治癥瘕，腰痛，润毛发，崩中带下。烧一顿令饱，大效。又名壳菜，常时频烧食即苦，不宜人。与少米先煮熟后，除肉内两边鏁及毛了，再入萝卜，或紫苏、或冬瓜皮同煮，即更妙。〔嘉补〕"[1]

(2)《证类本草》卷第二十二："淡菜　温。补五脏，理腰脚气，益阳事，能消食，除腹中冷气……又名壳菜，常时频烧食即苦，不宜人。与少米先煮熟后，除肉内两边锁及毛了，再入萝卜，或紫苏、或冬瓜皮同煮，即更妙。［（新见）孟诜、日华子。］"[2]

(3)《滇南本草》第二卷："冬瓜皮，味甘淡、平，性微寒。入脾肺二经。止渴、消痰，利小便。熬水洗痔，良。治中风，皆效。（附方）治咳嗽　冬瓜皮（五钱 要经过霜者）蜂蜜（少许）水煎服。（又方）冬瓜皮　干茄子根洗冻疮效。"[3]

(4)《本草纲目》二十八卷："冬瓜……【附方】新二。跌扑伤损：用干冬瓜皮一两，真牛皮胶一两，锉入锅内炒存性，研末。每服五钱，好酒热服。仍饮酒一瓯，厚盖取微汗。其痛即止，一宿如初，极效。《摘玄方》。"[4]

(5)《药性切用》卷之四中："冬瓜　甘淡微寒，泻热消肿，利水益脾。冬瓜皮：行皮间水湿，善消肤肿。"[5]

(6)《要药分剂》卷七："冬瓜　味甘。性微寒。无毒。禀阴土之气而生。可升可降……［冬瓜皮］主折损伤骨。（时珍）【归经】入脾胃大小肠四经。为除热益脾之品。【前论】丹溪曰。冬瓜性走而急。寇氏谓其分散热毒气。"[6]

(7)《中华人民共和国药典》："冬瓜皮 Exocarpium benincasae　本品为葫芦科植物冬瓜 Benincasa hispida（Thumb.）Cogn. 的干燥外层果皮。食用冬瓜时，洗净，削取外层果皮，晒干。"[7]

(8)《普通高等教育中医药类规划教材·中药学》："冬瓜皮《开宝本草》　为葫芦科一年生草本植物冬瓜 Benincasa hispida（Thumb.）Cogn. 的果皮。全国各地均有栽培。夏末秋初果实成熟时采收，食冬瓜时收集剥下的果皮，晒干。生用。"[8]

(9)《中药大辞典》："冬瓜皮《开宝本草》　【基原】为葫芦科植物冬瓜 Benincasa hispida（Thumb.）Cogn. 的外层果皮。原植物详'冬'条。"[9]
(10)《中医大辞典·中药分册》："冬瓜皮　出《开宝重定本草》。为葫芦科植物冬瓜 Benincasa hispida（Thumb.）Cogn. 的果皮。"[10]
(11)《中国医学百科全书·中医学》："冬瓜皮　始载于《开宝本草》。为葫芦科植物冬瓜 Benincasa hispida（Thumb.）Cogn. 的果皮。中国大部分地区均产。"[11]
(12)《中国中医药学主题词表》："冬瓜皮 EXOCARPIUM BENINCASAE　为葫芦科植物冬瓜的干燥外层果皮；属祛湿利水药　C 冬瓜。"[12]
(13)《中药志》[13]、《中药材手册》[14]、《全国中草药汇编》[15]、《全国中药炮制规范》[16]、《中国药材学》[17]、《中华本草》[18]等现代中药著作多以"冬瓜皮"作为本品正名（参见"文献通考"）。

1.2.2　定名选择的理由

(1) 冬瓜皮 Exocarpium benincasae，为葫芦科植物冬瓜 Benincasa hispida（Thumb.）Cogn. 的干燥外层果皮。"冬瓜皮"之名最早出现于唐代孟诜的《食疗本草》。其后的中医药著作，如宋代的刘翰《开宝本草》、王怀隐《太平圣惠方》、唐慎微《证类本草》、赵佶《圣济总录》、张锐《普济方》，明代的兰茂《滇南本草》、李时珍《本草纲目》、张浩《仁术便览》，清代的吴世昌《奇方类编》、徐大椿《药性切用》、沈金鳌《要药分剂》等多有引述。其中明代兰茂在《滇南本草》中还把"冬瓜皮"与"冬瓜"并列，作为正名。可见，"冬瓜皮"在我国古代医药典籍中是常见的。但是，我国古代主要医药典籍，如汉代《神农本草经》，唐·苏敬《新修本草》，宋·唐慎微《证类本草》，明·李时珍《本草纲目》，清·吴仪洛《本草从新》等在有关"冬瓜"的记载中往往注重对果实"冬瓜"或"冬瓜子"的论述，多以它们为正名，而对"冬瓜皮"则一略而过或只字不提，说明人们对"冬瓜皮"的认识尚有局限。

现代，随着科学技术水平的提高，人们对"冬瓜皮"的认识和利用逐渐深入广泛。现在，"冬瓜皮"已经成为冬瓜的一个重要药用部分被专条论述和应用。我国最新版的《中华人民共和国药典》、《普通高等教育中医药类规划教材·中药学》以及辞书类中药著作《中医大辞典·中药分册》、《中药大词典》、《中国医学百科全书·中医学》等均以"冬瓜皮"作为本品正名。已经广泛应用于中医药学文献标引、检索的《中国中医药学主题词表》也以"冬瓜皮"作为本药的正式主题词。现代本草著作《中药志》、《全国中草药汇编》、《中华本草》、《中国药材学》、《中药材手册》、《全国中药炮制规范》等虽记载了不少本品各地的俗称，但也均以"冬瓜皮"为正名收载。总之，以"冬瓜皮"作为本药正名已成公论。

1.3　与正名等效的名词：无。

2　源流考释

冬瓜皮［葫芦科植物冬瓜 Benincasa hispida（Thumb.）Cogn. 的干燥外层果皮］始载于唐·孟诜著，（唐·张鼎补）《食疗本草》："淡菜……与少米先煮熟后，除肉内两边鏁及毛了，再入萝卜，或紫苏、或冬瓜皮同煮，即更妙。"[1]。其后的中医药典籍中多有引用，如宋代王怀隐的《太平圣惠方》[19]、唐慎微的《证类本草》[2]、赵佶的《圣济总录》[20]等。

明清时期的中医药著作对“冬瓜皮”的载录进一步增多，如明·兰茂《滇南本草》[3]、李时珍《本草纲目》[4]、朱橚《普济方》[21]、张浩《仁术便览》[22]，清·吴世昌《奇方类编》[24]、徐大椿《药性切用》[5]、沈金鳌《要药分剂》[6]、黄宫绣《本草求真》[25]、爱虚老人《古方汇精》[26]、鲍相璈《验方新编》[27]、丁尧臣《奇效简便良方》[28]等。其中《滇南本草》还首次将“冬瓜皮”作为本药正名记载，曰：“冬瓜皮，味甘淡、平，性微寒。入脾肺二经。止渴，消痰，利小便。熬水洗痔，良。治中风，皆效。”[3]

需要说明的是我国古代中医药典籍中有关“冬瓜皮”的记载，多出现于中医著作中，而在本草中的总结论述却不多。有些本草即使收载“冬瓜皮”，也往往是附属于果实“冬瓜”或“冬瓜子”的论述之中，极少将“冬瓜皮”列出作为正名。此种现象表明古人对于“冬瓜皮”的认识尚有局限。我国古代本草关于“冬瓜皮”原植物“冬瓜”的记载可谓由来已久。早在汉代，《神农本草经》[29]就以“白瓜子”为正名记载了“冬瓜”的有关内容。此后，魏晋《名医别录》[30]，唐·苏敬《新修本草》[31]，宋·唐慎微《证类本草》[2]，明·李时珍《本草纲目》[4]，清·吴仪洛《本草从新》[32]等历代本草著作均记载了“冬瓜”或其异名“白冬瓜”《名医别录》[30]。

现代有关著作则均以“冬瓜皮”作为本品正名，如《中华人民共和国药典》[7]、《普通高等教育中医药类规划教材·中药学》[8]、《中药大辞典》[9]、《中医大辞典·中药分册》[10]、《中国医学百科全书·中医学》[11]、《中国中医药学主题词表》[12]、《中药志》[13]、《中药材手册》[14]、《全国中草药汇编》[15]、《全国中药炮制规范》[16]、《中国药材学》[17]、《中华本草》[18]等。同时还记载了本品的俗名“白瓜皮”、“白东瓜皮”《全国中草药汇编》[15]，“白瓜”、“杜冬瓜皮”《中国药材学》[17]等。

3　附录

3.1　又称：无。

3.2　俗称：白瓜皮，白东瓜皮，白瓜，杜冬瓜皮。

3.3　曾称：无。

4　文献通考

《神农本草经》卷一：“白瓜子，味甘，平。主令人阅泽，好颜色，益气不饥。久服，轻身、耐老。一名水芝（《御览》作土芝）。生平泽。”[12]

《名医别录》卷第一：“白冬瓜　味甘，微寒，主除小腹水胀，利小便，止渴。……《本经》原文：白瓜子，味甘，平。主令人悦泽、好颜色，益气不饥。久服轻身耐老。一名水芝。生平泽。”[30]

《新修本草》卷十八：“白冬瓜　味甘，微寒。主除小腹水胀，利小便，止渴。被霜后合取，置经年，破取核，水洗，燥，乃擂取仁用之。”[31]

《食疗本草》卷中：“淡菜〈温〉（二）又云：温，无毒。补虚劳损，产后血结，腹内冷痛。治癥瘕，腰痛，润毛发，崩中带下。烧一顿令饱，大效。又名壳菜，常时频烧食即苦，不宜人。与少米先煮熟后，除肉内两边鏁及毛了，再入萝卜，或紫苏、或冬瓜皮同煮，即更妙。〔嘉补〕”[1]

《太平圣惠方》卷第四十一："治头疮白秃诸方　治白秃疮。宜用此方。乌头末（半两生用）硫黄（半两细研）腻粉（一分）狗粪（一两白色者细研）巴豆（一分去皮研）上件药。同研令匀。以生油调拌。先用热米泔洗了。又以热浆水洗。又用生甘草水洗，令净。然后剃却发。刮去痂。令赤色。便涂揩之。令入肉。便以故帛包裹。两日一上。三上即验。后用冬瓜皮。烧灰细研。油调涂之。头发生如常。"[19]

《证类本草》卷第二十二："淡菜　温。补五脏，理腰脚气，益阳事，能消食，除腹中冷气，消痃癖气。亦可烧，令汁沸出食之。多食令头闷目暗，可微利即止。北人多不识，虽形状不典，而甚益人。又云：温，无毒。补虚劳损，产后血结，腹内冷痛，治癥瘕，腰痛，润毛发，崩中带下。烧一顿令饱，大效。又名壳菜，常时频烧食即苦，不宜人。与少米先煮熟后，除肉内两边锁及毛了，再入萝卜，或紫苏、或冬瓜皮同煮，即更妙。[（新见）孟诜、日华子。]"[2]

《圣济总录》卷第二十五："伤寒干呕　论曰伤寒干呕者，呕而无所出也。此因邪热在胃，或发汗解后，胃中不和，尚有蓄热，气熏上焦，心下痞结，故令干呕，且诸邪气在胃，胃气上逆，皆发为呕。冷即寒痰凝滞，呕出涎沫，热即津液消铄，独其气逆，故干呕而已，拯疗者不可不察。治伤寒热病干呕。芦根饮方　芦根（锉半两）冬瓜皮（半两切焙）上二味，粗捣筛，用水三盏，煎至一盏半，去滓分温二服，不计时候。"[20]

《滇南本草》第二卷："冬瓜皮，味甘淡、平，性微寒。入脾肺二经。止渴，消痰，利小便。熬水洗痔，良。治中风，皆效。（附方）治咳嗽　冬瓜皮（五钱　要经过霜者）蜂蜜（少许）水煎服。（又方）冬瓜皮　干茄子根　洗冻疮效。"[3]

《普济方》卷四十八："治白秃疮（出十便良方）乌头末（半两生用）硫黄（半两细研）腻粉（一分）狗粪（一两白色者研）巴豆（一分生去皮研）上同研令匀。以生油调搅。先用热米泔洗。又以热浆水洗。又用生甘草水洗净。然后剃却发。刮去痂。令赤色。便涂揩之。令入肉。便以故帛包裹。两日一上。三上即验。后用冬瓜皮烧灰。细研。油调涂之。即发生如常。"[21]

《本草纲目》卷二十八："冬瓜　【释名】白瓜《本经》、水芝（同上）、地芝《广雅》。……瓜皮【主治】可作丸服，亦入面脂（苏颂）。主驴马汗入疮肿痛，阴干为末涂之。又主折伤损痛（时珍）。【附方】新二。跌扑伤损：用干冬瓜皮一两，真牛皮胶一两，锉入锅内炒存性，研末。每服五钱，好酒热服。仍饮酒一瓯，厚盖取微汗。其痛即止，一宿如初，极效《摘玄方》。损伤腰痛：冬瓜皮烧研，酒服一钱《生生编》。"[4]

《仁术便览》卷四："熏洗方　五倍子、朴硝、桑寄生、莲蓬水煎，入白矾末，先熏后洗。肿者用木鳖子仁、五倍子末敷。甘草煎汤洗，可救一时之苦急痛。又方　槐花　艾叶　荆芥　枳壳（各炙　白矾（一钱）煎汤，先熏后洗。又方 瓦松半斤，黑矾一合，熬水，先熏后洗。冬瓜皮煎汤洗亦好。"[22]

《奇方类编》卷下："治冻疮……又冬瓜皮、茄根煎水洗，亦愈。"[24]

《药性切用》卷之四中："冬瓜　甘淡微寒，泻热消肿，利水益脾。冬瓜皮：行皮间水湿，善消肤肿。"[5]

《本草从新·菜部》卷十一："冬瓜　一名白瓜。通、泻热益脾。寒泻热。甘益脾。利二便。消水肿（多吃效），止消渴。（苗叶皆治。）散热毒痈肿。子，补肝明目。（凡药中所用瓜子、皆冬瓜子也。）叶、治消渴疟疾寒热。（焙研、敷多年恶疮）。"[32]

《要药分剂》卷七："冬瓜　味甘。性微寒。无毒。禀阴土之气而生。可升可降。阴中阳也。【主治】主小腹水胀。利小便。止渴。《别录》除心胸满。去头面热。（孟诜）大解热毒。消痈肿。切片。摩痱子良。（大明）［冬瓜子］主除烦满不乐。《别录》去皮肤风。（大明）治肠痈。（陈承）开胃醒脾进食。（吴球）［冬瓜皮］主折损伤骨。（时珍）【归经】入脾胃大小肠四经。为除热益脾之品。【前论】丹溪曰。冬瓜性走而急。寇氏谓其分散热毒气。亦取其走而性急也。【禁忌】《经疏》曰。冬瓜性冷利。脏腑有热者宜之。若虚寒肾冷。久病滑泄者忌。"[6]

《本草求真》卷七："冬瓜　（瓜菜）利水消肿解热　冬瓜（专入肠胃）。味虽甘淡。性甚冷利。故书所述治效。……瓜皮可作面脂。"[25]

《古方汇精》卷三："快脾饮（三十九）（治产后痢。）当归　建曲　夏曲（各一钱）老苏梗（四分）　赤苓块（二钱）　丹皮（八分）　藿梗（六分）　淡干姜（二分）炙草（三分）照服二剂。加大生地（一钱五分姜汁炒炭）、淮岳（二钱）、广皮（七分）、丹参（二钱）、砂仁壳（四分）、冬瓜皮（八分）、白蔻肉（四分）、大南枣（二枚），再四剂。取和解而愈。"[26]

《验方新编》卷五："十种水肿……有十般肿病，各有根源。……又方：七星鱼（又名柴鱼）加葱与冬瓜皮，煮食，立消。"[27]

《奇效简便良方》卷二："脚气　又萝卜汤洗，或冬瓜皮煎洗。"[28]

《中华人民共和国药典》："冬瓜皮 Exocarpium benincasae　本品为葫芦科植物冬瓜 Benincasa hispida（Thumb.）Cogn. 的干燥外层果皮。食用冬瓜时，洗净，削取外层果皮，晒干。"[7]

《普通高等教育中医药类规划教材·中药学》："冬瓜皮《开宝本草》为葫芦科一年生草本植物冬瓜 Benincasa hispida（Thumb.）Cogn. 的果皮。全国各地均有栽培。夏末秋初果实成熟时采收，食冬瓜时收集剥下的果皮，晒干。生用。"[8]

《中药大辞典》："冬瓜皮《开宝本草》　【基原】为葫芦科植物冬瓜 Benincasa hispida（Thumb.）Cogn. 的外层果皮。原植物详'冬瓜'条。"[9]

《中医大辞典·中药分册》："冬瓜皮　出《开宝重定本草》。为葫芦科植物冬瓜 Benincasa hispida（Thumb.）Cogn. 的果皮。"[10]

《中国医学百科全书·中医学》："冬瓜皮　始载于《开宝本草》。为葫芦科植物冬瓜 Benincasa hispida（Thumb.）Cogn. 的果皮。中国大部分地区均产。"[11]

《中国中医药学主题词表》："冬瓜皮 EXOCARPIUM BENINCASAE　为葫芦科植物冬瓜的干燥外层果皮；属祛湿利水药　C 冬瓜。"[12]

《中药志》："冬瓜皮 Exocarpium Benincasae 为干燥外层果皮的碎片，大小不一，通常向内卷曲成筒状或不规则形，外表面灰绿色至黄白色，被白粉，或较光滑而无白粉，内表面较粗糙，有的可见筋状脉纹（维管束）。"[13]

《中药材手册》："冬瓜皮［纲目列入菜部　菜类冬瓜项下］　本品为葫芦科植物冬瓜 Benincasa hispida（Thumb.）Cogn. 的干燥外层果皮。原植物系一年生攀援草本，均为栽培。"[14]

《全国中草药汇编》："冬瓜皮　别名：白瓜皮、白东瓜皮。【来源】为葫芦科冬瓜属植物冬瓜 Benincasa hispida（Thumb.）Cogn. 的果皮。"[15]

《全国中药炮制规范》："冬瓜皮　［处方用名］冬瓜皮。【来源】本品为葫芦科植物冬瓜 Benincasa hispida（Thumb.）Cogn. 的干燥外层果皮。均系栽培。全国各地均产。食用冬瓜时，收集削下的外果皮，洗净，干燥。药材以皮薄、条长、色灰绿、洁净者为佳。"[16]

《中国药材学》："冬瓜皮　［别名］白瓜，杜冬瓜皮。【来源】本品为葫芦科植物冬瓜 Benincasa hispida（Thumb.）Cogn. 的外层果皮。"[17]

《中华本草》："冬瓜皮《开宝本草》　【异名】白瓜皮、白东瓜皮《全国中草药汇编》。【来源】为葫芦科植物冬瓜 Benincasa hispida（Thumb.）Cogn. 的外层果皮。【原植物】冬瓜 Benincasa hispida（Thumb.）Cogn.［B. cerifera Savi］"[18]

5　参考文献

1　唐·孟诜. 食疗本草. 北京：人民卫生出版社，1984，6
2　宋·唐慎微. 证类本草. 卷第二十二. 北京：人民卫生出版社，1957，197
3　明·兰茂. 滇南本草. 第二卷. 昆明：云南人民出版社，1977，120
4　明·李时珍. 本草纲目. 北京：人民卫生出版社，1982，1696
5　清·徐大椿. 药性切用. 见：徐灵胎医书三十二种. 上海锦文堂石印本
6　清·沈金鳌. 要药分剂. 上海：上海科学技术出版社，1959，168
7　国家药典委员会编. 中华人民共和国药典. 一部. 北京：化学工业出版社，2000，86
8　雷载权主编. 普通高等教育中医药类规划教材·中药学. 上海：上海科学技术出版社，1995，134
9　江苏新医学院编. 中药大辞典. 上海：上海科学技术出版社，1977，761
10　《中医大辞典》编辑委员会编. 中医大辞典·中药分册. 北京：人民卫生出版社，1982，119
11　《中医学》编辑委员会. 中国医学百科全书·中医学. 上海：上海科学技术出版社，1997，1080
12　吴兰成主编. 中国中医药学主题词表. 北京：中医古籍出版社，1996，81
13　中国医学科学院药物研究所等编. 中药志. 第三册. 北京：人民卫生出版社，1993，320
14　中华人民共和国卫生部药政管理局主编. 中药材手册. 北京：人民卫生出版社，1998，280
15　《全国中草药汇编》编写组编. 全国中草药汇编. 上册. 北京：人民卫生出版社，1996，278
16　中华人民共和国卫生部药政管理局编. 全国中药炮制规范. 北京：人民卫生出版社，1988，141
17　徐国钧等主编. 中国药材学. 北京：中国医药科技出版社，1996，1169
18　国家中医药管理局《中华本草》编委会. 中华本草. 第五册. 上海：上海科学技术出版社，1999，508
19　宋·王怀隐. 太平圣惠方. 卷第四十一. 北京：人民卫生出版社，1958，1251
20　宋·赵佶. 圣济总录. 卷第二十五. 北京：人民卫生出版社，1962，572
21　明·朱橚. 普济方. 卷四十八. 北京：人民卫生出版社，1959，111
22　明·张浩. 仁术便览. 上海：商务印书馆，1957，246
24　清·吴世昌. 奇方类编. 清康熙五十八年钱塘孙氏渊藻堂刻本
25　清·黄宫绣. 本草求真. 上海：上海科学技术出版社，1959，285
26　清·爱虚老人. 古方汇精. 见：珍本医书集成（九）. 上海：上海科技出版社，1986，90
27　清·鲍相璈. 验方新编. 清光绪十九年同文书局石印本
28　清·丁尧臣. 奇效简便良方. 清光绪七年著者自刻本
29　汉·神农本草经. 清顾观光重辑本. 北京：人民卫生出版社，1955，48
30　魏晋·名医别录. 北京：人民卫生出版社，1986，92
31　唐·苏敬等撰. 新修本草. 合肥：安徽科学技术出版社，1981，456

32 清·吴仪洛. 本草从新. 北京：中医古籍出版社，2001，167

138 冬虫夏草

Dongchongxiacao

Cordyceps

1 定名依据

1.1 正名

1.1.1 汉文名：冬虫夏草［麦角菌科真菌冬虫夏草菌 Cordyceps sinensis（BerK.）Sacc. 寄生在蝙蝠娥科昆虫幼虫上的子座及幼虫尸体的复合体］。

1.1.2 英文名：Chinese caterpillar fungus.

1.2.1 依据

(1)《本草从新》卷一："冬虫夏草　补肺肾。甘平保肺。益肾止血。化痰已劳嗽。四川嘉定府所产者最佳。云南贵州所出者次之。冬在土中。身活如老蚕。有毛能动。至夏则毛出土上。连身俱化为草。若不取。至冬则复化为虫。"[1]

(2)《药性切用》卷之一上："冬虫夏草　性味甘平，滋肾保肺，功专止血化痰，能已劳嗽。冬在土中，身活如老蚕，有毛能动，至夏则毛出土上，连身俱化为草，若不取，则至冬复化为虫。"[2]

(3)《本草分经·原例（次序略经更定）·手太阴肺》："冬虫夏草　甘平，补肺肾，止血化痰，治痨咳。"[3]

(4)《本草问答》卷上三："又如冬虫夏草，《本草》不载，今考其物真为灵品，此物冬至生虫，自春及夏，虫长寸余，粗如小指，当夏至前一时犹然虫也。及夏至时，虫忽不见，皆入于土，头上生苗，渐长到秋分后，则苗长三寸，居然草也。"[4]

(5)《中华人民共和国药典》："冬虫夏草 Cordyceps　本品为麦角菌科真菌冬虫夏草菌 Cordyceps sinensis（BerK.）Sacc. 寄生在蝙蝠娥科昆虫幼虫上的子座及幼虫尸体的复合体。夏初子座出土、孢子未发散时挖取，晒至六七成干，除去似纤维状的附着物及杂质，晒干或低温干燥。"[5]

(6)《普通高等教育中医药类规划教材·中药学》："冬虫夏草《本草从新》　为麦角菌科真菌冬虫夏草 Cordyceps sinensis（Berk.）Sacc. 寄生在蝙蝠蛾科昆虫幼虫上的子座及幼虫尸体的复合体。主产四川、西藏、青海、云南等地。初夏子座出土，孢子未发散时挖取。晒至6~7成干，除去似纤维状的附着物及杂质，晒干或低温干燥。生用。"[6]

(7)《中药大辞典》："冬虫夏草《本草从新》　【异名】夏草冬虫《黔囊》，虫草《本草问答》。【基原】为麦角菌科植物冬虫夏草菌的子座及其寄主蝙蝠蛾科昆虫虫草蝙蝠蛾 Hepialus armoricanus Oberthür 等的幼虫尸体的复合体。【原植物】冬虫夏草菌 Cordyceps sinensis（BerK.）Sacc."[7]

(8)《中医大辞典·中药分册》："冬虫夏草　出《本草从新》。又名虫草、冬虫草、夏草冬虫。为麦角菌科真菌冬虫夏草菌 Cordyceps sinensis（Berk.）Sacc. 寄生蝙蝠娥科昆虫虫草蝙蝠蛾 Hepialus armoricanus oberthur 幼虫上的子座与虫体。”[8]

(9)《中国医学百科全书·中医学》：“冬虫夏草　始载于《本草从新》。又名冬虫草、虫草、夏草冬虫。为麦角菌科真菌冬虫夏草菌 Cordyceps sinensis（Berk.）Sacc. 寄生蝙蝠娥科昆虫虫草蝙蝠蛾 Hepialus armoricanus oberthur 幼虫上的子座与虫体。”[9]

(10)《中国中医药学主题词表》：“冬虫夏草 CORDYCEPS SINENSIS　属麦角菌科；属补阳药；为麦角菌科真菌寄生在蝙蝠蛾科昆虫幼虫上的子座及幼虫尸体的复合体。”[10]

(11)《中药志》[11]、《全国中草药汇编》[12]、《中药材手册》[13]、《中国药材学》[14]、《中华本草》[15]等现代中药著作，多以“冬虫夏草”作为本品正名（参见《文献通考》)。

1.2.2　定名选择的理由

(1) 冬虫夏草 Cordyceps，为麦角菌科真菌冬虫夏草菌 Cordyceps sinensis（BerK.）Sacc. 寄生在蝙蝠娥科昆虫幼虫上的子座及幼虫尸体的复合体。本品始载于清·吴仪洛《本草从新》，并以“冬虫夏草”为正名记录。清以来的本草著作，如清·徐大椿《药性切用》、姚澜《本草分经》、唐宗海《本草问答》等在收录本药时均以“冬虫夏草”为正名，并沿用至今。

(2) 我国最新出版的《中华人民共和国药典》、《普通高等教育中医药类规划教材·中药学》以及辞书类著作《中医大辞典·中药分册》、《中药大辞典》、《中国医学百科全书·中医学》等均以“冬虫夏草”作为本药正名。已经广泛应用于中医药学文献的标引和检索的《中国中医药学主题词表》也以“冬虫夏草”作为本药的正式主题词。现代本草著作如《中药志》、《全国中草药汇编》、《中华本草》、《中国药材学》、《中药材手册》等虽记载了本品的俗称，但也无一例外以“冬虫夏草”作为本品的正名，说明“冬虫夏草”作为本品正名已成为共识。

1.3　与正名等效的名词：无。

2　源流考释

冬虫夏草［麦角菌科真菌冬虫夏草菌 Cordyceps sinensis（BerK.）Sacc. 寄生在蝙蝠娥科昆虫幼虫上的子座及幼虫尸体的复合体］始载于清·吴仪洛《本草从新》，并以“冬虫夏草”为正名记录，如《本草从新》卷一：“冬虫夏草　补肺肾。甘平保肺。益肾止血。化痰已劳嗽。四川嘉定府所产者最佳。云南贵州所出者次之。冬在土中。身活如老蚕。有毛能动。至夏则毛出土上。连身俱化为草。若不取。至冬则复化为虫。”[1]清以来的本草著作，如徐大椿《药性切用》[2]、姚澜《本草分经》[3]、唐宗海《本草问答》[4]等在收录本药时均沿用吴氏记载，以“冬虫夏草”为正名。清·赵学敏《本草纲目拾遗》[16]则以“夏草冬虫”为正名记载本品。同时，清代著作《黔囊》曰：“夏草冬虫出乌蒙塞外，暑茁土为草，冬蜇土为虫。”[16]。此外，唐宗海《本草问答》[4]还记录了本品异名“虫草”。

现代有关著作均沿用前代大多本草记载以“冬虫夏草”作为本品正名，如《中华人民共和国药典》[5]、《普通高等教育中医药类规划教材·中药学》[6]、《中药大辞典》[7]、《中医大辞典·中药分册》[8]、《中国医学百科全书·中医学》[9]、《中国中医药学主题词表》[10]、《中药志》[11]、《全国中草药汇编》[12]、《中药材手册》[13]、《中国药材学》[14]、《中华本草》[15]、《全国中草药名鉴》[17]等。同时还记载了本品的俗称“冬虫草”《中药材手册》[13]，“雅杂滚卜”《中国药材学》[14]，“牙什扎更布”、“春草”、“炉草”、“松潘草”《全国中草药名鉴》[17]等。还记载有本品原植物“冬虫夏草菌”的异名“冬虫夏草”、“虫草”、“冬虫草”《中药志》[11]等。

3 附录

3.1 又称：无。

3.2 俗称：冬虫草（甘肃），牙什扎更布、雅杂滚卜（西藏），春草（台湾），炉草、灌草、松潘草（四川）。

3.3 曾称：夏草冬虫《黔囊》，虫草《本草问答》。

3.4 原植物名称：冬虫夏草菌，冬虫夏草，虫草（通称），冬虫草（甘肃）。

4 文献通考

《本草从新》卷一：“冬虫夏草　补肺肾。甘平保肺。益肾止血。化痰已劳嗽。四川嘉定府所产者最佳。云南贵州所出者次之。冬在土中。身活如老蚕。有毛能动。至夏则毛出土上。连身俱化为草。若不取。至冬则复化为虫。”[1]

《药性切用》卷之一上：“冬虫夏草　性味甘平，滋肾保肺，功专止血化痰，能已劳嗽。冬在土中，身活如老蚕，有毛能动，至夏则毛出土上，连身俱化为草，若不取，则至冬复化为虫。”[2]

《本草纲目拾遗》卷五：“夏草冬虫　出四川江油县化林坪，夏为草，冬为虫，长三寸许，下趺六足，脰以上绝类蚕，羌俗采为上药。功与人参同。《从新》云：产云贵，冬在土中，身活如老蚕，有毛能动，至夏则毛出土上，连身俱化为草。若不取，至冬复化为虫。《四川通志》云：冬虫夏草出里塘拨浪工山，性温暖，补精益髓。《黔囊》：夏草冬虫出乌蒙塞外，暑茁土为草，冬蛰土为虫。”[16]

《本草分经·原例（次序略经更定）·手太阴肺》：“冬虫夏草　甘平，补肺肾，止血化痰，治痨咳。”[3]

《本草问答》卷上三：“又如冬虫夏草，《本草》不载，今考其物真为灵品，此物冬至生虫，自春及夏，虫长寸余粗如小指，当夏至前一时犹然虫也。及夏至时，虫忽不见，皆入于土，头上生苗，渐长到秋分后，则苗长三寸，居然草也。此物生于西蕃草地，遍地皆草，莫可辨识。秋分后即微雪，采虫草者，看雪中有数寸无雪处，一锄掘起，而虫草即在其中。”[4]

《中药志》：“冬虫夏草　本品为较常用的名贵中药。商品为冬虫夏草菌等真菌寄生在蝙蝠蛾科昆虫上的子座及幼虫尸体的复合体。……【原植物】冬虫夏草　[别名] 虫草（通称），冬虫草（甘肃）。Cordyceps sinensis（BerK.）Sacc. ——麦角菌科 Clavicipitaceae”[11]

《中药材手册》：“冬虫夏草［纲目拾遗名冬虫夏草，列入草部］　本品为麦角菌科真菌冬虫夏草菌 Cordyceps sinensis（BerK.）Sacc. 寄生在蝙蝠娥科昆虫幼虫上的子座及幼虫尸体的复合体。均为野生，多生于海拔 3000～4000m 高山草甸区的土层中。冬季幼虫垫居土里，菌类寄生其中，吸取养分，幼虫体内充满菌丝而死，夏季自幼虫头部生出幼苗（菌座）似草而得名。冬虫夏草是一名贵中药，近年来陆续发现一些同属不同种的菌座如亚香棒虫草、香棒虫草、凉山虫草等用以充当冬虫夏草。另有以唇形科植物地蚕的地下块茎冒充冬虫夏草，更为严重的是用石膏、面粉等作原料压模伪造，这些伪品与冬虫夏草显然不同，均应注意鉴别。[别名] 夏草冬虫、虫草、冬虫草。”[13]

《全国中草药汇编》：“冬虫夏草　[别名] 虫草、冬虫草、夏草冬虫。【来源】为麦角科（肉座菌科）虫草属植物冬虫夏草菌 Cordyceps sinensis（BerK.）Sacc. 寄生在鳞翅目蝙蝠娥科昆虫蝙蝠蛾 Hepialus armoricanus Oberthur 幼虫上的子座及幼虫尸体的复合体。”[12]

《中药大辞典》：“冬虫夏草《本草从新》　【异名】夏草冬虫《黔囊》，虫草《本草问答》。【基原】为麦角菌科植物冬虫夏草菌的子座及其寄主蝙蝠蛾科昆虫虫草蝙蝠蛾 Hepialus armoricanus Oberthür 等的幼虫尸体的复合体。【原植物】冬虫夏草菌 Cordyceps sinensis（BerK.）Sacc.”[7]

《中医大辞典·中药分册》：“冬虫夏草　出《本草从新》。又名虫草、冬虫草、夏草冬虫。为麦角菌科真菌冬虫夏草菌 Cordyceps sinensis（Berk.）Sacc. 寄生蝙蝠娥科昆虫虫草蝙蝠蛾 Hepialus armoricanus oberthur 幼虫上的子座与虫体。”[8]

《中国医学百科全书·中医学》：“冬虫夏草　始载于《本草从新》。又名冬虫草、虫草、夏草冬虫。为麦角菌科真菌冬虫夏草菌 Cordyceps sinensis（Berk.）Sacc. 寄生蝙蝠娥科昆虫虫草蝙蝠蛾 Hepialus armoricanus oberthur 幼虫上的子座与虫体。冬季菌丝侵入蛰居于土中的幼虫体内，至幼虫全体充满菌丝而死。春、夏季此菌由虫体头部生出子座子实体，露出土外，6～7 月采收，晒干。”[9]

《中国药材学》：“冬虫夏草　[别名] 虫草，夏草冬虫，雅杂滚卜（藏名译音）。【来源】本品为麦角菌科真菌冬虫夏草菌 Cordyceps sinensis（Berk.）Sacc. 的子座和其主鳞翅目蝙蝠科昆虫尸体的复合体。”[14]

《中国中医药学主题词表》：“冬虫夏草 CORDYCEPS SINENSIS　属麦角菌科；属补阳药；为麦角菌科真菌寄生在蝙蝠蛾科昆虫幼虫上的子座及幼虫尸体的复合体。”[10]

《普通高等教育中医药类规划教材·中药学》：“冬虫夏草《本草从新》为麦角菌科真菌冬虫夏草 Cordyceps sinensis（Berk.）Sacc. 寄生在蝙蝠蛾科昆虫幼虫上的子座及幼虫尸体的复合体。主产四川、西藏、青海、云南等地。初夏子座出土，孢子未发散时挖取。晒至 6～7 成干，除去似纤维状的附着物及杂质，晒干或低温干燥。生用。”[6]

《中华本草》：“冬虫夏草《本草从新》　【异名】夏草冬虫《黔囊》，虫草《本草问答》，冬虫草（甘肃）……【来源】为麦角菌科真菌冬虫夏草菌的子座及寄主蝙蝠娥科昆虫虫草蝙蝠蛾等幼虫体（菌核）的复合体。【原植物】冬虫夏草菌 Cordyceps sinensis（BerK.）Sacc. [Sphaeria sinensis Berk.]。”[15]

《中华人民共和国药典》：“冬虫夏草 Cordyceps　本品为麦角菌科真菌冬虫夏草菌 Cordyceps sinensis（BerK.）Sacc. 寄生在蝙蝠娥科昆虫幼虫上的子座及幼虫尸体的复合体。夏初子座出土、孢子未发散时挖取，晒至六七成干，除去似纤维状的附着物及杂质，晒干或低温干燥。”[5]

《全国中草药名鉴》：“真菌名　虫草《中国真菌总汇》　药材名　冬虫夏草《本草从新》、《药典》　地方名　牙什扎更布、雅杂滚卜（西藏）；台湾：春草；四川：炉草、灌草、松潘草。”[17]

5　参考文献

1　清·吴仪洛．本草从新．北京：中医古籍出版社，2001，26
2　清·徐大椿．药性切用．见：徐灵胎医书三十二种．上海锦文堂石印本
3　清·姚澜．本草分经．上海：上海科学技术出版社，1989，71
4　清·唐宗海．本草问答．见：唐宗海医学全书．北京：中国中医药出版社，1999
5　国家药典委员会编．中华人民共和国药典．一部．北京：化学工业出版社，2000，86
6　雷载权主编．普通高等教育中医药类规划教材·中药学．上海：上海科学技术出版社，1995，298
7　江苏新医学院编．中药大辞典．上海：上海科学技术出版社，1977，767
8　《中医大辞典》编辑委员会编．中医大辞典·中药分册．北京：人民卫生出版社，1982，120
9　《中医学》编辑委员会．中国医学百科全书·中医学．上海：上海科学技术出版社，1997，1257
10　吴兰成主编．中国中医药学主题词表．北京：中医古籍出版社，1996，81
11　中国医学科学院药物研究所等编．中药志．第五册．北京：人民卫生出版社，1993，775
12　《全国中草药汇编》编写组编．全国中草药汇编．上册．北京：人民卫生出版社，1996，279
13　中华人民共和国卫生部药政管理局主编．中药材手册．北京：人民卫生出版社，1998，767
14　徐国钧等主编．中国药材学．北京：中国医药科技出版社，1996，1701
15　国家中医药管理局《中华本草》编委会．中华本草．第一册．上海：上海科学技术出版社，1999，494
16　清·赵学敏．本草纲目拾遗．北京：人民卫生出版社，1983，138
17　谢宗万等主编．全国中草药名鉴．上册．北京：人民卫生出版社，1996，11

139　冬葵子
Dongkuizi
Fructus Malvae

1　定名依据

1.1　正名

1.1.1　汉文名：冬葵子（锦葵科植物冬葵 Malva verticillata L. 的干燥成熟种子）。

1.1.2　英文名：cluster mallow seed

1.2　依据

1.2.1　定名的文献依据

(1)《神农本草经》卷一："冬葵子　味甘，寒。主五脏六腑寒热、羸瘦、五癃，利小便。久服，坚骨、长肌肉、轻身、延年。"[1]

(2)《本草经集注》："冬葵子　味甘，寒，无毒。主治五脏六腑寒热，羸瘦，五癃，利小便。治妇人乳难内闭。久服坚骨，长肌肉，轻身，延年。生少室。十二月采。（黄芩为之使。）《新修》二六五页，《大观》卷二十七，《政和》四九九页）"[2]

(3)《新修本草》卷第十八："冬葵子　味甘，寒，无毒。主五脏六腑寒热，羸瘦，五癃，利小便，疗妇人乳难内闭，久服坚骨，长肌肉，轻身延年。生少室山。十二月采。黄芩为

之使。”[3]

(4)《证类本草》卷第二十七：“冬葵子，味甘，寒，无毒。主五脏六腑寒热，羸瘦，五癃，利小便，疗妇人乳难内闭。久服坚骨，长肌肉，轻身延年。生少室山。十二月采之。”[4]

(5)《本草征要》第三卷：“冬葵子　味甘，性寒，无毒。入膀胱经。能催生通乳，疏便闭诸淋。气味俱薄，淡滑为阳，故能利窍。冬葵乃滑利之品，滑可去着，故能治如上诸症。但无故服用，必有损真之害。”[5]

(6)《本草从新》卷三草部：“冬葵子　通、润肠利窍。甘寒。淡滑润燥。利窍。通营卫。行津液。利二便。消水肿。（用榆皮等分煎。）通关格。下乳滑胎。秋葵复种。经冬至春作子者。名冬葵子。根叶同功。春葵子亦滑。不堪入药。”[6]

(7)《普通高等教育中医药类规划教材·中药学》：“冬葵子《本经》　为锦葵科一年生草本植物冬葵 Malva verticillata L. 的成熟种子。全国各地均有分布。夏秋季种子成熟时采收。生用或捣碎用。”[7]

(8)《中药大辞典》：“冬葵子《本经》　【异名】葵子《金匮要略》，葵菜子《妇人良方》。【基原】为锦葵科植物冬葵的种子。【原植物】冬葵《本经》 Malva verticillata L.。”[8]

(9)《中医大辞典·中药分册》：“冬葵子　出《神农本草经》。又名葵子、葵菜子。为锦葵科植物冬葵 Malva verticillata L. 的种子。”[9]

(10)《中国医学百科全书·中医学》：“冬葵子　始载于《神农本草经》。又名葵子、葵菜子。为锦葵科植物冬葵 Malva verticillata L. 的种子。中国大部分地区均产。”[10]

(11)《中华本草》：“冬葵子《本经》　【异名】葵子《金匮要略》，葵菜子《妇人良方》。【来源】为锦葵科植物野葵和冬葵。【原植物】①野葵 Malva verticillata L. ［M. pulchella Bernh.］　又名：葵《诗经》，菟葵《尔雅》，葵菜《说文解字》，茴《广雅》，露葵《尔雅翼》，冬葵菜《救荒本草》，滑菜、鸭脚葵《纲目》，卫足《群芳谱》，马蹄菜、蕲菜《医林纂要·药性》，滑肠菜《宁都州志》，金钱葵、金钱紫花葵《犟经室集》，冬寒菜《植物名实图考》，冬苋菜《分类草药性》。②冬葵 Melva crispa L. 又名：皱叶锦葵《华北经济植物志要》。”[11]

1.2.2　定名选择的理由

(1) 冬葵子，系锦葵科植物冬葵 Malva verticillata L. 的干燥成熟种子。“冬葵子”之名始见于汉《神农本草经》，并作为本品正名记载。其后的历代重要本草著作如南北朝·陶弘景《本草经集注》，唐·苏敬《新修本草》，宋·唐慎微《证类本草》，明·李中梓《本草征要》，清·吴仪洛《本草从新》等在载录本品时均以“冬葵子”作为正名，并一直沿用至今。

(2) 我国最新出版的《普通高等教育中医药类规划教材·中药学》以及辞书类著作《中医大辞典·中药分册》、《中药大辞典》、《中国医学百科全书·中医学》等均以“冬葵子”作为本品正名。现代本草著作如《中华本草》等也以“冬葵子”作为本品的正名。《普通高等教育中医药类规划教材·中药学》影响甚大，普及面广，以“冬葵子”作为本品正名便于达到共识。

(3)“冬葵子”比“冬葵果”简练，符合科技名词“简明性”的定名原则。

1.3　与正名等效的名词：无。

2　源流考释

冬葵子（锦葵科植物冬葵 Malva verticillata L. 的干燥成熟种子）。本品始载于汉《神农本草经》，并以“冬葵子”为正名。如《神农本草经》卷一：“冬葵子，味甘，寒。主五脏六腑寒热、羸瘦、五癃，利小便。久服，坚骨、长肌肉、轻身、延年。”[1] 其后的本草著作大多即沿用该书记载，以“冬葵子”为正名记载本品，如南北朝·陶弘景《本草经集注》[2]，唐·苏敬《新修本草》[3]，宋·苏颂《本草图经》[12]、唐慎微《证类本草》[4]、寇宗爽《本草衍义》[13]，元·王好古《汤液本草》[14]，明·刘文泰《本草品汇精要》[15]、陈嘉谟《本草蒙筌》[16]、李中梓《本草征要》[5]，清·张志聪《本草崇原》[17]、陈士铎《本草新编》[18]、汪昂《本草备要》[19]、张璐《本经逢原》[20]、吴仪洛《本草从新》[6]、黄宫绣《本草求真》[21]、姚澜《本草分经》[22]、叶志诜《神农本草经赞》[23]、陈其瑞《本草撮要》[24]、张秉成《本草便读》[25]等。

古代著作记载的本品异名有“葵子”《金匮要略》[26]，“葵菜子”《本草衍义》[13]等。如《金匮要略》卷下：“葵子茯苓散方　葵子（一斤）　茯苓（三两）　上二味，杵为散，饮服方寸匕，日三服，小便利则愈。”[26]《本草衍义》卷十九：“冬葵子　葵菜子也，四方皆有。苗性滑利，不益人。患痈疖、毒热内攻未出脓者，水吞三五枚，遂作窍脓出。”[13]

现代有关著作大多沿用《神农本草经》的记载以“冬葵子”作为本品正名，如《普通高等教育中医药类规划教材·中药学》[7]、《中药大辞典》[8]、《中医大辞典·中药分册》[9]、《中国医学百科全书·中医学》[10]、《中华本草》[11]等；有的以“冬葵果”作为本品正名，如《中华人民共和国药典》[27]、《中国中医药学主题词表》[28]、《中药材手册》[29]等；有的则在“冬葵”下介绍本品，如《全国中草药汇编》[30]。同时尚记载有“冬葵果”《中药材手册》[29]，等各地的俗称。还记载有本品原植物“冬葵”的异名“葵”、“葵菜”、“莔”、“露葵”、“冬葵菜”、“滑菜”、“卫足”、“马蹄菜”、“蕲菜”、“滑肠菜”、“金钱葵”、“金钱紫花葵”、“冬寒菜”、“冬苋菜”、“茴菜”、“滑滑菜”、“奇菜”《中药大辞典》[8]，“菟葵”、“鸭脚葵”、“皱叶锦葵”《中华本草》[11]等。

3　附录

3.1　又称：无。

3.2　俗称：冬葵果。

3.3　曾称：葵子《金匮要略》，葵菜子《本草衍义》。

3.4　原植物名称：冬葵，葵，葵菜，莔，露葵，冬葵菜，滑菜，卫足，马蹄菜，蕲菜，滑肠菜，金钱葵，金钱紫花葵，冬寒菜，冬苋菜，茴菜，滑滑菜，奇菜，菟葵，鸭脚葵，皱叶锦葵（华北）。

4　文献通考

《神农本草经》卷一：“冬葵子　味甘，寒。主五脏六腑寒热、羸瘦、五癃，利小便。久服，坚骨、长肌肉、轻身、延年。”[1]

《金匮要略》卷下："葵子茯苓散方　葵子（一斤）　茯苓（三两）　上二味，杵为散，饮服方寸匕，日三服，小便利则愈。"[26]

《本草经集注》："冬葵子　味甘，寒，无毒。主治五脏六腑寒热，羸瘦，五癃，利小便。治妇人乳难内闭。久服坚骨，长肌肉，轻身，延年。生少室。十二月采。（黄芩为之使。）《新修》二六五页，（《大观》卷二十七，《政和》四九九页）"[2]

《新修本草》卷第十八："冬葵子　味甘，寒，无毒。主五脏六腑寒热，羸瘦，五癃，利小便，疗妇人乳难内闭，久服坚骨，长肌肉，轻身延年。生少室山。十二月采。黄芩为之使。"[3]

《本草图经》卷第十七："冬葵子，生少室山，今处处有之。其子是秋种葵，覆养经冬，至春作子者，谓之冬葵子，古方入药用最多。苗、吐作菜茹，更甘美。大抵性滑利，能宣导积壅，服丹石人尤相宜。"[12]

《证类本草》卷第二十七："冬葵子，味甘，寒，无毒。主五脏六腑寒热，羸瘦，五癃，利小便，疗妇人乳难内闭。久服坚骨，长肌肉，轻身延年。生少室山。十二月采之。"[4]

《本草衍义》卷十九："冬葵子　葵菜子也，四方皆有。苗性滑利，不益人。患痈疖，毒热内攻未出脓者，水吞三五枚，遂作窍脓出。"[13]

《汤液本草》卷之六："冬葵子　气寒，味甘。无毒。《本草》云：主五脏六腑寒热羸瘦，五癃，利小便。疗妇人乳难内闭。久服，坚筋骨，长肌肉，轻身。"[14]

《本草品汇精要》卷之三十八："冬葵子，无毒，植生。冬葵子（出《神农本草经》）主五脏六腑寒热，羸瘦，五癃，利小便：久服坚骨，长肌肉，轻身，延年（以上朱字《神农本草经》）。疗妇人乳难，内闭。葵根，味甘寒无毒，主恶疮，疗淋，利小便。叶为百菜，主其心伤人（以上黑字《名医》所录）。"[15]

《本草蒙筌》卷之六："冬葵子（臣）　葵菜子也。味甘，气寒。性滑利。无毒。主五脏六腑寒热，羸瘦五癃，利小便；疗妇人乳难内闭，久服坚骨，长肌肉。轻身延年，生少室山。今处处有之。十二月采。"[16]

《本草征要》第三卷："冬葵子　味甘，性寒，无毒。入膀胱经。能催生通乳，疏便闭诸淋。气味俱薄，淡滑为阳，故能利窍。冬葵乃滑利之品，滑可去着，故能治如上诸症。但无故服用，必有损真之害。"[5]

《本草新编》卷之四："冬葵子，味甘，气寒，性滑利，无毒。主五脏六腑寒热，羸瘦五癃，利小便，疗妇人乳难内闭。久服，坚骨长肌肉。冬葵子本非佳品，然药笼中必备者，以其能顺胎也。横生倒产，子死腹中，必藉此以滑之也。"[17]

《本草备要》草部："冬葵子　滑肠，利窍　甘寒淡滑。润燥利窍，通营卫，滋气脉，行津液，利二便，消水肿（用榆皮等分煎服），通关格，下乳滑胎。秋葵复种，经冬至春作子者，名冬葵子。根、叶同功。春葵子亦滑，不堪入药。蜀葵花，赤者治赤带，白者治白带，赤者治血燥，白者治气燥。亦治血淋、关格，皆取其寒润滑利之功也。产之"[18]

《本经逢原》卷二："冬葵子　向日葵子也　甘寒滑，无毒。《本经》主五脏六腑寒热、羸瘦，破五癃，利小便。［发明］向日葵质坚耐寒，入冬不凋，故名冬葵。性滑利窍，能治脏腑寒热，羸瘦，破五淋，利小便。"[19]

《本草从新》卷三草部："冬葵子　通、润肠利窍。甘寒。淡滑润燥。利窍。通营卫。

行津液。利二便。消水肿。(用榆皮等分煎。)通关格。下乳滑胎。秋葵复种。经冬至春作子者。名冬葵子。根叶同功。春葵子亦滑。不堪入药。"[6]

《本草崇原》卷上本经上品:"冬葵子　气味甘寒滑,无毒。主治五脏六腑寒热,羸瘦,五癃,利小便。久服坚骨,长肌肉,轻身延年。(葵菜处处有之,以八九月种者,覆养过冬,至春作子,谓之冬葵子。如不覆养,正月复种者,谓之春葵。)"[20]

《本草求真》上篇·卷一:"冬葵子　(隰草)冬葵子润燥利窍滑胎　冬葵子(专入胃大小肠)。甘寒淡滑。润燥利窍。通营活卫。消肿利水。凡妇人难产不下。专取一味炒香为末。"[21]

《本草分经·原例》:"冬葵子　甘寒淡滑,润燥利二便,通营卫消水肿滑胎。根叶同功。蜀葵花寒润滑利,治淋带气血燥。"[22]

《神农本草经赞》卷一上经:"冬葵子　味甘寒。主五脏六腑寒热。羸瘦五癃。利小便。久服坚骨。长肌肉。轻身。延年。解露抽心。倾阳卫足。莩秀浮香。英轻染绿。柏子修容。椒聊辟毒。朝种暮生。火焦地熟。"[23]

《本草撮要》卷一草部:"【冬葵子】　味甘气寒。入足太阳经。功专滑利。能通精下胎。得砂仁治乳汁蓄痈。得牛膝下胞衣。得榆皮治水肿。得滑石、木通、葱白治子淋。黄蜀葵子半合研烂。以酒滤去渣、温服催生。赤花治赤带。白花治白带。葵子为末。涂汤火伤。"[24]

《本草便读·草部》:"冬葵子　滑利通淋。下乳催生悉主治。甘寒入胃。二肠水腑并分消。(冬葵子甘寒滑利之品。入胃与大肠。故消乳痈。润大便。滑胎利窍。是其所长。至通淋渗湿等治。不过旁及小肠膀胱之地耳。凡乳痈初起。用冬葵子二两。酒水各半煎饮。即消。此物只可用于气血燥涩之人。而不可施于虚羸中寒之体。以其甘寒滑利也。中虚气陷者。尤宜禁之。)"[25]

《中药材手册》:"冬葵果［纲目列入草部隰草类葵项下］　本品为锦葵科植物冬葵 Malva crispa L. 的干燥成熟果实。原植物系一年生草本,多为野生。现《中国药典》已作为冬葵果收载。另外,个别地区发现有将圆叶锦葵的果实及望江南的种子误作冬葵子入药者,应注意鉴别。［别名］冬葵果。"[29]

《全国中草药汇编》:"冬葵　［别名］冬苋菜、冬寒菜、滑滑菜、土黄芪、荠菜粑粑叶。来源:为锦葵科锦葵属植物野葵 Malva verticillata L. 或冬葵 Malva crispa L. 以根、茎、叶及子入药。"[30]

《中药大辞典》:"冬葵子《本经》　【异名】葵子《金匮要略》,葵菜子《妇人良方》。【基原】为锦葵科植物冬葵的种子。【原植物】冬葵《本经》Malva verticillata L.,又名:葵《诗经》,葵菜《说文》,茈《广雅》,露葵《尔雅翼》,冬葵菜《救荒本草》,滑菜《纲目》,卫足《群芳谱》,马蹄菜,蕲菜《医林纂要》,滑肠菜《宁都州志》,金钱葵、金钱紫花葵《孳经室集》,冬寒菜《植物名实图考》,冬苋菜《分类草药性》,茴菜、滑滑菜、奇菜。"[8]

《中医大辞典·中药分册》:"冬葵子　出《神农本草经》。又名葵子、葵菜子。为锦葵科植物冬葵 Malva verticillata L. 的种子。"[9]

《中国医学百科全书·中医学》:"冬葵子　始载于《神农本草经》。又名葵子、葵菜子。为锦葵科植物冬葵 Malva verticillata L. 的种子。中国大部分地区均产。"[10]

《中国中医药学主题词表》："冬葵果 FRUCTUS MALVAE　为锦葵科植物冬葵的干燥成熟果实；属祛湿利水药　C 冬葵。"[28]

《普通高等教育中医药类规划教材·中药学》："冬葵子《本经》　为锦葵科一年生草本植物冬葵 Malva verticillata L. 的成熟种子。全国各地均有分布。夏秋季种子成熟时采收。生用或捣碎用。"[7]

《中华本草》："冬葵子《本经》　【异名】葵子《金匮要略》，葵菜子《妇人良方》。【来源】为锦葵科植物野葵和冬葵。【原植物】①野葵 Malva verticillata L. ［M. pulchella Bernh.］又名：葵《诗经》，莃葵《尔雅》，葵菜《说文解字》，葿《广雅》，露葵《尔雅翼》，冬葵菜《救荒本草》，滑菜、鸭脚葵《纲目》，卫足《群芳谱》，马蹄菜、蕲菜《医林纂要·药性》，滑肠菜《宁都州志》，金钱葵、金钱紫花葵《掔经室集》，冬寒菜《植物名实图考》，冬苋菜《分类草药性》。②冬葵 Melva crispa L. 又名：皱叶锦葵《华北经济植物志要》。"[11]

《中华人民共和国药典》："冬葵果 Fructus malvae　本品系蒙古族习用药材。为锦葵科植物冬葵 Malva verticillata L. 的干燥成熟果实。夏、秋二季果实成熟时采收，除去杂质，阴干。"[27]

5　参考文献

1　汉·神农本草经. 清顾观光重辑本. 北京：人民卫生出版社，1955，48

2　南北朝·陶弘景. 本草经集注. 北京：人民卫生出版社，1994，478

3　唐·苏敬等撰. 新修本草. 合肥：安徽科学技术出版社，1981，457

4　宋·唐慎微. 证类本草. 北京：人民卫生出版社，1957，499

5　明·李中梓. 本草征要. 见：李中梓医学全书. 北京：中国中医药出版社，1999，125

6　清·吴仪洛. 本草从新. 北京：中医古籍出版社，2001，56

7　雷载权主编. 普通高等教育中医药类规划教材·中药学. 上海：上海科学技术出版社，1995，144

8　江苏新医学院编. 中药大辞典. 上海：上海科学技术出版社，1977，765

9　《中医大辞典》编辑委员会编. 中医大辞典·中药分册. 北京：人民卫生出版社，1982，120

10　《中医学》编辑委员会. 中国医学百科全书·中医学. 上海：上海科学技术出版社，1997，1076

11　国家中医药管理局《中华本草》编委会. 中华本草. 第五册. 上海：上海科学技术出版社，1999，363

12　宋·苏颂. 本草图经. 合肥：安徽科学技术出版社，1994，564

13　宋·寇宗奭. 本草衍义. 上海：商务印书馆，1957，127

14　元·王好古. 汤液本草. 见：景印文渊阁四库全书（745）. 北京：中医古籍出版社，1986，997

15　明·刘文泰. 本草品汇精要. 北京：人民卫生出版社，1982，847

16　明·陈嘉谟. 本草蒙筌. 北京：人民卫生出版社，1988，289

17　清·张志聪. 本草崇原. 北京：中国中医药出版社，1992，42

18　清·陈士铎. 本草新编. 北京：中国中医药出版社，1996，230

19　清·汪昂. 本草备要. 北京：中国中医药出版社，1998，121

20　清·张璐. 本经逢原. 上海：上海科学技术出版社，1959，80

21　清·黄宫绣. 本草求真. 上海：上海科学技术出版社，1959，35

22　清·姚澜. 本草分经. 上海：上海科学技术出版社，1989，181

23　清·叶志诜. 神农本草经赞. 见：珍本医书集成. 本草类. 上海：上海科学技术出版社，1985，60

24 清·陈其瑞. 本草撮要. 见：珍本医书集成. 本草类. 上海：上海科学技术出版社，1985，28
25 清·张秉成. 本草便读. 上海：上海卫生出版社，1957，19
26 汉·张机. 金匮要略方论. 北京：人民卫生出版社影印，1985，52
27 国家药典委员会编. 中华人民共和国药典. 一部. 北京：化学工业出版社，2000，87
28 吴兰成主编. 中国中医药学主题词表. 北京：中医古籍出版社，1996，82
29 中华人民共和国卫生部药政管理局主编. 中药材手册. 北京：人民卫生出版社，1998，280
30 《全国中草药汇编》编写组编. 全国中草药汇编. 上册. 北京：人民卫生出版社，1996，280

140 玄明粉

Xuanmingfen

Natrii sulfas exsiccatus

1 定名依据

1.1 正名

1.1.1 汉文名：玄明粉［芒硝经风化干燥制得。主含硫酸钠（Na_2SO_4）］。

1.1.2 英文名：exsiccated sodium sulfate.

1.2 依据

1.2.1 定名的文献依据

(1)《证类本草》卷第三："玄明粉 味辛、甘，性冷，无毒。治心热烦躁，并五脏宿滞、症结。明目，退膈上虚热，消肿毒。此即朴硝炼成者。（新补见《药性论》并日华子。）"[1]

(2)《珍珠囊药性赋》卷二："玄明粉，味辛甘酸。性微温无毒。沉也，阴也。"[2]

(3)《汤液本草》卷之六："玄明粉 气冷，味辛、甘。无毒。《液》云：治心热烦躁，五脏宿滞，癥瘕。明目，逐膈上虚热，消肿毒。"[3]

(4)《本草纲目》第十一卷："玄明粉《药性》【释名】白龙粉。时珍曰：玄，水之色也。明，莹澈也。《御药院方》谓之白龙粉。"[4]

(5)《本草求真》卷四："玄明粉 （石）泻肠胃实热 玄明粉（专入肠胃）。系芒硝再煎而成。其色莹白。辛甘而冷。功用等于芒硝。皆有软坚推陈致新之力。"[5]

(6)《中华人民共和国药典》："玄明粉 Matrii sulfas exsiccatus 本品为芒硝经风化干燥制得。主含硫酸钠（Na_2SO_4）。"[6]

(7)《中药大辞典》："玄明粉《药性论》 【异名】白龙粉《御药院方》，风化硝《本草蒙筌》。【基原】为芒消经风化失去结晶水而成的无水硫酸钠。"[7]

(8)《中医大辞典·中药分册》："玄明粉 出《药性论》，又名白龙粉、风化硝。为芒硝经风化失去结晶水而成的无水硫酸钠。"[8]

(9)《中国中医药学主题词表》："玄明粉 NATRII SULFAS EXSICCATUS 属矿物药和攻下药。"[9]

(10)《中药材手册》[10]、《中华本草》[11]等现代中药著作多以"玄明粉"作为本品正名

（参见“文献通考”）。

1.2.2　定名选择的理由

（1）玄明粉 Matrii sulfas exsiccatus，为芒硝经风化干燥制得。主含硫酸钠（Na_2SO_4）。“玄明粉”之名始载于唐《药性论》。但该书已失传，其关于“玄明粉”的论述为宋·唐慎微《证类本草》、明·李时珍《本草纲目》等古代重要本草所收录。其后，历代重要本草著作如宋·掌禹锡《嘉祐本草》、唐慎微《证类本草》，金·李杲《珍珠囊药性赋》，元·许国桢《御药院方》、王好古《汤液本草》，明·刘文泰《本草品汇精要》、李时珍《本草纲目》，清·汪昂《本草易读》等在载录本品时均以“玄明粉”作为正名，并沿用至今。

（2）我国最新出版的《中华人民共和国药典》以及辞书类著作如《中药大辞典》、《中医大辞典·中药分册》等均以“玄明粉”为本品正名。已经广泛应用于中医药学文献的标引和检索的《中国中医药学主题词表》也把“玄明粉”列为本品的正式主题词。现代本草著作如《中华本草》、《中药材手册》等虽记载了不少本品的别名、俗名，但也多以“玄明粉”为正名。由此可见，“玄明粉”作为本品正名已成共识。

1.3　与正名等效的名词：无。

2　源流考释

玄明粉［芒硝经风化干燥制得。主含硫酸钠（Na_2SO_4）］始载于唐《药性论》。如《证类本草》卷第三引该书内容曰：“此即朴硝炼成者。（新补见《药性论》并日华子。）《仙经》：以朴硝制伏为玄明粉。”[1]后世本草多以“玄明粉”为正名予以沿载，如宋《嘉祐本草》[1]、唐慎微《证类本草》[1]、佚名《增广太平和剂图经本草药性总论》[12]，金·李杲《珍珠囊药性赋》[2]，元·许国祯《御药院方》[13]、王好古《汤液本草》[3]等。同时，《御药院方》[14]卷十还载录了本品异名“白龙粉”。

明、清时期的本草著作仍多以“玄明粉”为正名记载本品，如明·刘文泰《本草品汇精要》[15]、李时珍《本草纲目》[4]、杜文燮《药鉴》[16]，清·蒋居祉《本草择要纲目》[17]、汪昂《本草易读》[18]、严西亭《得配本草》[19]、黄宫绣《本草求真》[5]等。

需要指出的是，有些明清本草著作将“玄明粉”进一步细分，如明·陈嘉谟《本草蒙筌》[20]、卢之颐《本草乘雅半偈》[21]，清·汪昂《本草备要》[22]、张璐《本经逢原》[23]、严西亭《得配本草》[24]中均记载有“风化硝”一药。《本草蒙筌》卷之八：“朴硝……仍两品尤妙，亦朴硝制成。冬天苎布袋满盛，挂檐端质渐变白，此风化硝，取轻而不降，乃膏粱家易化顽痰捷方；腊月萝卜水同煮，露天底味竟去咸，号玄明粉。”[20]将“风化硝”和“玄明粉”作为两味药记载。但从文中看出，“风化硝”的制法与“玄明粉”的现代来源相同。因此，现代本草著作多将“风化硝”和“玄明粉”合二为一，把“风化硝”作为“玄明粉”的异名来收载。

同样，有些清代本草著作如清·吴仪洛《本草从新》[25]、沈金鳌《要药分剂》[26]、陈其瑞《本草撮要》[27]等记载了“元明粉”一药。《本草从新》卷十三载：“元明粉，泻热、润燥软坚。朴硝煎化，同莱菔煮，再同甘草煎。入罐煅炼，去其咸寒之性，阴中有阳，性稍和缓，用代朴硝。胃虚无实热者，均为大戒。俱忌苦参。”[25]其制法与用法亦与“玄明粉”相同，因而也多为现代本草著作列为“玄明粉”的异名。

绝大部分现代本草著作沿用前代大多本草的记载，以“玄明粉”为本品正名。如

《中华人民共和国药典》[6]、《中药大辞典》[7]、《中医大辞典·中药分册》[8]、《中国中医药学主题词表》[9]、《中药材手册》[10]、《中华本草》[11]等；有的以“元明粉”为正名记载本品，如《全国中草药汇编》[28]等；有的则在“芒硝”条下介绍本品，如《普通高等教育中医药类规划教材·中药学》[29]、《中国医学百科全书·中医学》[30]、《中国药材学》[31]等。记载原矿物“芒硝”的异名参见“芒硝”条。

3　附录

3.1　又称：无。

3.2　俗称：元明粉。

3.3　曾称：白龙粉《御药院方》，风化硝《本草蒙筌》。

3.4　原矿物名称：参见“芒硝”条。

4　文献通考

《证类本草》卷第三：“玄明粉　味辛、甘，性冷，无毒。治心热烦躁，并五脏宿滞、症结。明目，退膈上虚热，消肿毒。此即朴硝炼成者。（新补见《药性论》并日华子。）《仙经》：以朴硝制伏为玄明粉。朴硝是太阴之精华，水之子也。阴中有阳之药。太阴号曰玄明粉，内搜众疾，功莫大焉。治一切热毒风，搜冷，痃癖气胀满，五劳七伤，骨蒸传尸，头痛烦热，搜除恶疾，五脏秘涩，大小肠不通，三焦热淋，疰忤疾，咳嗽呕逆，口苦干涩，咽喉闭塞，心、肝、脾、肺脏胃积热，惊悸，健忘，荣卫不调，中酒中脍，饮食过度，腰膝冷痛，手脚酸，久冷久热，四肢壅塞，背膊拘急，眼昏目眩，久视无力，肠风痔病，血癖不调。妇人产后，小儿疳气，阴毒伤寒，表里疫疠等疾，并悉治之。此药久服令人身轻耳明，驻颜延寿。急解毒药，补益，妙。”[1]

《增广太平和剂图经本草药性总论·玉石部上品》：“玄明粉　味辛甘，冷，无毒。治心热烦躁并五脏宿滞，症结，明目，退膈上虚热，消肿毒。《太阴号》曰：治热毒风，搜冷，痃癖气胀满，五劳七伤，骨蒸传尸，头痛烦热，搜除恶疾，五脏秘涩，大小肠不通，三焦热淋，疰忤疾，咳嗽，呕逆，苦干涩，咽喉闭塞，心、肝、脾、肺脏、胃积热，惊悸健忘，营卫不调，中酒，中脍，饮食过度，腰膝冷痛，手脚酸，久冷久热，四肢壅塞，背膊拘急，眼昏目眩，久视无力，肠风痔病，血癖不调，妇人产后，小儿疳气，阴毒伤寒，表里疫疠等疾。一云：长服安胎，诞孩无疮肿疾病。马牙硝：味甘，大寒，无毒。除五脏积热、伏气，点眼去赤肿障翳，涩泪痛，消食，治小儿鹅口、重舌。”[12]

《珍珠囊药性赋》卷二：“玄明粉，味辛甘酸。性微温无毒。沉也，阴也。其用有二：去胃中之实热；荡肠中之宿垢，其效不可尽述。大抵用此而代盆硝也。”[2]

《御药院方》卷四：“玄明粉　朴硝煎过，打澄滤了，似此五七遍，晚于星月下露地至明，自然结作青白成块消也。用定瓷罐儿按实，于炭火内从慢至紧，罐子内自然成汁，煎沸直候不响，再加项火一煅，便取去火，于净地上倒合下，用盆合盖，去火毒，至晚取出，碾为细末。每二斤入甘草生熟二两，为末，一处搅匀，临卧斟量用之。或一钱、二钱、用桃花煎汤，或葱白汤调下。如调少，用一口汤，次用汤再送。治膈上气涩滞，五脏秘涩邪热。”[13]

《御药院方》卷十：“白龙粉（亦名玄明粉）治肾水衰虚，肝经邪热，视物不明；或生障翳，胬肉攀睛；或迎风泪出，眼见黑花；或如蝇翳；或如油星；或睛涩肿痛；或痒不可忍，并皆治之。”[14]

《汤液本草》卷之六：“玄明粉　气冷，味辛、甘。无毒。《液》云：治心热烦躁，五脏宿滞，癥瘕。明目，逐膈上虚热，消肿毒。注中有治阴毒一句，非伏阳不可用。若止用此除阴毒，杀人甚速。牙硝条下，太清炼灵砂补注，谓阴极之精，能化火石之毒。《仙经》云：阴中有阳之物。”[3]

《本草品汇精要》卷之一：“玄明粉　无毒　锻炼成　玄明粉，主心热烦躁，并五脏宿滞，症结。明目，退膈上虚热，消肿毒（名医所录）……【收】瓷器盛贮。【用】白净者佳。【质】类腻粉而轻亮。【色】白。【味】辛甘。【性】冷散缓。【气】气薄味厚，阴中之阳【主】积热烦躁。【制】研细为末。”[15]

《本草蒙筌》卷之八：“朴硝……仍两品尤妙，亦朴硝制成。冬天苎布袋满盛，挂檐端质渐变白，此风化硝，取轻而不降，乃膏粱家易化顽痰捷方；腊月萝卜水同煮，露天底味竟去咸，号玄明粉。”[20]

《本草纲目》第十一卷：“玄明粉　《药性》【释名】白龙粉。时珍曰：玄，水之色也。明，莹澈也。《御药院方》谓之白龙粉。……【气味】辛、甘，冷，无毒。【主治】心热烦躁，并五脏宿滞症结（甄权）。明目，退膈上虚热，消肿毒（大明）。【发明】杲曰：玄明粉，沉也，阴也。其用有二：去胃中之实热，荡肠中之宿垢。大抵用此以代盆硝耳。”[4]

《药鉴·新刻药鉴之二》：“玄明粉　气微寒，味辛咸，无毒，沉也，阴也。承气汤用之，去胃中之实邪，而荡肠中之宿垢。通圣散用之，除胸膈之稠痰，而润下部之结燥。痘家实热便秘者，用之于当归解毒汤中，甚为得法，取其不损真阴也。妇人胞衣不下，即用童便调二五钱，热服立下。大都寒能泄实，咸能软坚，辛能散滞，此三者，玄明粉之功也。予用之以代芒硝，虽老弱之人，亦可服之。”[16]

《本草乘雅半偈·第二帙》：“朴硝……川、晋之硝，炼之底少，上生牙如圭角，作六棱，纵横玲珑，洞彻可爱，嘉祐所谓马牙硝者是也。状如白石英，又名英硝。二硝之底，通名朴硝。取芒硝、英硝，各同莱菔煎炼数次，去咸味，即名甜硝。二硝置之风日中，吹去水气，则轻白如粉，即名风化硝。取朴硝、芒硝、英硝，同甘草煎炼，更用鼎罐升煅，即名玄明粉。”[21]

《本草择要纲目·温性药品》：“玄明粉　【气味】辛甘无毒。沉也，阴也。【主治】心热烦躁。并五脏宿滞症结。明目。退膈上虚热。消肿毒。大抵玄明粉其用有二。去胃中之实热。荡肠中之宿垢。用此以代盆硝耳。”[17]

《本草易读》卷八：“玄明粉……净白芒硝，与莱菔同炼，再入甘草末和匀，则成粉矣。退心热而明目，消肿毒而退烦。最破癥积，善消宿滞。”[18]

《本草备要·金石水土部》：“芒硝……硝能柔五金，化七十二种石为水。生于卤地，刮取煎炼。在底者，为朴硝；在上有芒者，为芒硝；有牙者，为马牙硝；置风日中，消尽水气，轻白如粉，为风化硝。”[22]

《本经逢原》卷一：“风化硝　甘咸寒，无毒。发明，风化硝，甘缓轻浮，故治上焦心肺痰热，而不致于泄利者宜之。并治经络之痰湿，但重著而非酸痛者用之有效。指迷茯苓丸治痰湿流于肩背之阳位，而隐隐作痛，最为合剂，然惟体肥气实者为宜。眼睑赤肿，和人乳点之。”[23]

《本草从新》卷十三：“元明粉　泻热、润燥软坚。辛甘咸冷。去胃中实热。荡肠中宿垢。（讱庵曰：有泻痢不止、用大黄元明粉以推荡之、而泻痢反止、盖宿垢不净、疾终不除、经所谓通因通用也。）润燥破结。消肿明目。（血热去则肿消而目明。）朴硝煎化。同莱菔煮。再同甘草煎。入罐煅炼。去其咸寒之性。阴中有阳。性稍和缓。用代朴硝。胃虚无实热者。均为大戒。俱忌苦参。”[25]

《得配本草》卷一：“玄明粉　辛、甘、冷。去胃中实热，荡肠中宿垢。消肿破结，除痰积，洗目肿。得朱砂，治伤寒发狂。和童便，治热厥心痛。朴硝以长流水煎化，同莱菔煮，再同甘草煎，入瓦罐火煅，去其咸寒之性，收用。”[19]

《得配本草》卷一：“风化硝……辛、咸、温。升散三焦之火，消除心肺之痰。治小儿惊热。得人乳，涂头面暴热肿痛。得川连，点目赤肿痛。以芒硝置风日中，硝尽水气，轻白如粉，为风化硝。无真实者禁用。”[24]

《要药分剂》卷十：“元明粉　味辛。其性寒。无毒。【主治】主心热烦躁。并五脏宿滞症结。（甄权）明目。退膈上虚热。并消肿毒（大明）【归经】入胃大肠三焦三经。为破结泄热之品。【炮制】《经疏》曰。元明粉即芒硝投滚汤沸化。夜置冰霜之下。结起在水面上者。用白莱菔切片煮汁。投硝。以结起多次者为上。其色莹白。其味辛咸也。”[26]

《本草求真》卷四：“玄明粉（专入肠胃）。系芒硝再煎而成。其色莹白。辛甘而冷。功用等于芒硝。皆有软坚推陈致新之力。（陈不除则泻痢不止。用宜同大黄推荡。正书所云通因通用之意。若热闭不解。亦当用此下夺。）然煅过多遍。其性稍缓。不似芒硝。其力迅锐。服之恐有伤血之虞耳（王好古曰。玄明粉治阴毒一切。非伏阳在内不可用。若用治真阴毒。杀人甚速。时珍曰。神农本草言朴硝炼饵。服之轻身神仙。盖方士窜入之言。后人因此制为玄明粉。煅炼多遍。佐以甘草。去其咸寒之毒。遇有三焦肠胃实热积滞。少年气壮者。量与服之。亦有速效。若脾胃虚冷及阴虚火动者。服之是速其咎矣。）若佐甘草同投。则膈上热痰。胃中实热。肠中宿热。又克见其治矣。兼洗眼目消肿。忌苦参。”[5]

《本草撮要》卷六：“【元明粉】味辛甘咸冷。入足阳明经。功专去胃中实热。荡肠中宿垢。得大黄止泻痢。无实热而胃虚者禁用。忌苦参。”[27]

《中药材手册》：“玄明粉，别名元明粉。为精制芒硝（纲目名芒消，列入金石部卤石类朴消项下）又经风化推动结晶水而成的无水硫酸钠（Na_2SO_4）。本品呈白色颗粒状结晶性粉末。”[10]

《全国中草药汇编》：“元明粉　［别名］玄明粉，风化硝。【来源】为芒硝经风化失去结晶水而成的无水硫酸钠（Na_2SO_4）。”[28]

《中药大辞典》：“玄明粉《药性论》　【异名】白龙粉《御药院方》，风化硝《本草蒙筌》。【基原】为芒消经风化失去结晶水而成的无水硫酸钠。原矿物详‘芒消’条。”[7]

《中医大辞典·中药分册》：“玄明粉　出《药性论》又名白龙粉、风化硝。为芒硝经风化失去结晶水而成的无水硫酸钠。”[8]

《中国医学百科全书·中医学》：“芒硝　始载于《名医别录》。又名盐硝、盆硝、马牙硝。为天然产的芒硝经煮炼而得的精制结晶。再经风化失去结晶水即成玄明粉。中国大部分地区均有生产。天然芒硝多产于海边碱土地区、矿泉、盐场附近及潮湿的山洞中。”[30]

《中国药材学》：“芒硝 ［别名］芒消，朴消。【来源】本品为硫酸盐类矿物芒硝族芒硝，经加工精制而成的结晶体。”[13]

《中国中医药学主题词表》：“玄明粉 NATRII SULFAS EXSICCATUS 属矿物药和攻下药。”[9]

《普通高等教育中医药类规划教材·中药学》：“芒硝《别录》为含硫酸钠的天然矿物经精制而成的结晶体。主含含水硫酸钠（$Na_2SO_4 \cdot 10H_2O$）。主产于河北、河南、山东、江苏、安徽等省的碱土地区。将天然产品用热水溶解，过滤，放冷析出结晶，通称‘皮硝’。再取萝卜洗净切片，置锅内加水与皮硝共煮，取上层液，放冷析出结晶，即芒硝。芒硝经风化失去结晶水而成的白色粉末称玄明粉（元明粉）。”[29]

《中华本草》：“玄明粉《药性论》 【异名】白龙粉《御药院方》，风化消《纲目》，元明粉《现代实用中药》……【来源】为硫酸盐尖芒硝族矿物无水芒硝或芒硝经风化的干燥品。［原矿物］无水芒硝 Thenardite.”[11]

《中华人民共和国药典》：“玄明粉 Matrii sulfas exsiccatus 本品为芒硝经风化干燥制得。主含硫酸钠（Na_2SO_4）。”[6]

5 参考文献

1 宋·唐慎微．证类本草．北京：人民卫生出版社，1957，87
2 金·李杲．珍珠囊补遗药性赋．见：中国医学大成（二）．长沙：岳麓书社，1990，106
3 元·王好古．汤液本草．见：景印文渊阁四库全书（745）．北京：中医古籍出版社，1986，1002
4 明·李时珍．本草纲目．北京：人民卫生出版社，1982，648
5 清·黄宫绣．本草求真．上海：上海科学技术出版社，1959，184
6 国家药典委员会编．中华人民共和国药典．一部．北京：化学工业出版社，2000，87
7 江苏新医学院编．中药大辞典．上海：上海科学技术出版社，1977，771
8 《中医大辞典》编辑委员会编．中医大辞典·中药分册．北京：人民卫生出版社，1982，121
9 吴兰成主编．中国中医药学主题词表．北京：中医古籍出版社，1996，448
10 中华人民共和国卫生部药政管理局主编．中药材手册．北京：人民卫生出版社，1998，722
11 国家中医药管理局《中华本草》编委会．中华本草．第一册．上海：上海科学技术出版社，1999，273
12 宋·佚名．增广太平和剂图经本草药性总论．见：增广太平惠民和剂局方．海口：海南出版社，2002，382
13 元·许国桢．御药院方．北京：人民卫生出版社，1992，52
14 元·许国桢．御药院方．北京：人民卫生出版社，1992，181
15 明·刘文泰．本草品汇精要．北京：人民卫生出版社，1982，114
16 明·杜文燮．药鉴．北京：中国中医药出版社，1993，59
17 清·蒋居祉．本草择要纲目．见：珍本医书集成．本草类．上海：上海科学技术出版社，1985，93
18 清·汪昂．本草易读．北京：人民卫生出版社，1997，374
19 清·严西亭．得配本草．上海：上海卫生出版社，1957，28
20 明·陈嘉谟．本草蒙筌．北京：人民卫生出版社，1988，357
21 明·卢之颐．本草乘雅半偈．北京：人民卫生出版社，1986，91
22 清·汪昂．本草备要．北京：中国中医药出版社，1998，221

23　清·张璐. 本经逢原. 上海：上海科学技术出版社，1959. 24
24　清·严西亭. 得配本草. 上海：上海卫生出版社，1957，28
25　清·吴仪洛. 本草从新. 北京：中医古籍出版社，2001，199
26　清·沈金鳌. 要药分剂. 上海：上海科学技术出版社，1959，251
27　清·陈其瑞. 本草撮要. 见：珍本医书集成. 本草类. 上海：上海科学技术出版社，1985，79
28　《全国中草药汇编》编写组编. 全国中草药汇编. 上册. 北京：人民卫生出版社，1996，369
29　雷载权主编. 普通高等教育中医药类规划教材·中药学. 上海：上海科学技术出版社，1995，99
30　《中医学》编辑委员会. 中国医学百科全书·中医学. 上海：上海科学技术出版社，1997，1209
31　徐国钧等主编. 中国药材学. 北京：中国医药科技出版社，1996，1920

141　玄参
Xuanshen
Radix Scrophulariae

1　定名依据

1.1　正名

1.1.1　汉文名：玄参（为玄参科植物玄参 Scrophularia ningpoensis Hemsl. 的干燥根）。

1.1.2　英文名：figwort root.

1.2　依据

1.2.1　定名的文献依据

(1)《神农本草经》卷二："玄参，味苦，微寒。主腹中寒热积聚，女子产乳余疾，补肾气，令人目明。一名重台。生川谷。"[1]

(2)《本草经集注》卷第二："玄参　味苦，咸，微寒，无毒。主治腹中寒热积聚，女子产乳余疾，补肾气，令人目明。治暴中风伤寒，身热支满，狂邪忽忽不知人，温疟洒洒，血瘕，下寒血，除胸中气，下水，止烦渴，散颈下核，痈肿，心腹痛，坚症，定五脏"[2]

(3)《新修本草》卷第八："玄参味苦、咸、微寒，无毒。……一名重台，一名玄台，一名鹿肠，一名正马，一名咸，一名端。生河间川谷及宛朐。三月、四月采根，曝干。恶黄芪、干姜、大枣、山茱萸，反藜芦。"[3]

(4)《证类本草》卷第八："玄参　味苦、咸，微寒，无毒。……一名玄台，一名鹿肠，一名正马，一名咸，一名端。生河间川谷及冤句。三月、四月采根，曝干。"[4]

(5)《汤液本草》卷之四："玄参　气微寒，味苦、咸。无毒。易老云：玄参乃枢机之剂，管领诸气，上下肃清而不浊，风药中多用之。故《活人书》治伤寒阳毒，玄参升麻汤，治汗下吐后毒不散，则知为肃清枢机之剂。"[5]

(6)《本草纲目》卷十二："玄参　《本经·中品》【释名】黑参《纲目》、玄台《吴普》、重台《本经》、鹿肠《吴普》、正马《别录》、逐马《药性》、馥草《开宝》、野脂麻《纲目》、鬼藏《吴普》。时珍曰：玄，黑色也。"[6]

(7)《本经逢原》卷一："玄参　一名黑参　苦微寒，无毒。反藜芦。［发明］黑参入足少阴肾经，主肾水受伤，真阴失守，孤阳无根，亢而僭逆，咽喉肿痛之专药。玄参专清上焦氤氲之气、无根之火。”[7]

(8)《中华人民共和国药典》：“玄参 Radix Scrophulariae　本品为玄参科植物玄参 Scrophularia ningpoensis Hemsl. 的干燥根。冬季茎叶枯萎时采挖。除去根茎、幼芽、须根及泥沙，晒或烘至半干，堆放3~6天，反复数次至干燥。”[8]

(9)《普通高等教育中医药类规划教材·中药学》：“玄参《本经》为玄参科多年生草本植物玄参 Scrophularia ningpoensis Hemsl. 的根。产于我国长江流域及陕西、福建等省，野生、家种均有。立冬前后采挖，反复堆晒到内部色黑，晒干、切片。生用。”[9]

(10)《中药大辞典》：“玄参《本经》　【异名】重台《本经》，鬼藏、正马、鹿肠、端、玄台《吴普本草》，咸《别录》，逐马《药性论》，馥草《开宝本草》，黑参《孙天仁集效方》，野脂麻《纲目》，元参《本草通玄》。【基原】为玄参科植物玄参的根。【原植物】玄参 Scrophularia ningpoensis Hemsl.”[10]

(11)《中医大辞典·中药分册》：“玄参　出《神农本草经》。又名重台、黑参、元参。为玄参科植物浙玄参 Scrophularia ningpoensis Hemsl. 名北玄参 S. buergeriana Miq. 的根。”[11]

(12)《中国医学百科全书·中医学》：“玄参　始载于《神农本草经》。又名黑参、元参。为玄参科植物浙玄参 Scrophularia ningpoensis Hemsl. 名北玄参 S. buergeriana Miq. 的根。”[12]

(13)《中国中医药学主题词表》：“玄参 SCROPHULARIA NINFPOENSIS　属玄参科；属清热凉血药和清热解毒药　D 元参。”[13]

(14)《中药志》[14]、《中药材手册》[15]、《全国中草药汇编》[16]、《全国中药炮制规范》[17]、《中国药材学》[18]、《中华本草》[19]等现代中药著作多以“玄参”作正名（参见“文献通考”）。

1.2.2　定名选择的理由

(1) 玄参 Radix scrophulariae 为玄参科植物玄参 Scrophularia ningpoensis Hemsl. 的干燥根。本品始载于汉代《神农本草经》，并以“玄参”为正名收载。其后历代重要本草著作如南北朝·陶弘景《本草经集注》，唐·苏敬《新修本草》，宋·唐慎微《证类本草》，明·李时珍《本草纲目》，清·张璐《本经逢原》等在收载本品时均以“玄参”为正名，并沿用至今。

(2) 我国最新出版的《中华人民共和国药典》、《普通高等教育中医药类规划教材·中药学》以及辞书类著作如《中医大辞典·中药分册》、《中药大辞典》、《中国医学百科全书·中医学》等均以“玄参”为正名收录。已经广泛应用于中医药学文献的标引和检索的《中国中医药学主题词表》也以“玄参”为本品的正式主题词。当代本草著作《中药志》、《全国中草药汇编》、《中华本草》、《中国药材学》、《中药材手册》、《全国中药炮制规范》等虽记载了不少本药的俗名，但也无一例外地把“玄参”作为本品的正名。总之，“玄参”作为本品的正名已成共识。

1.3　与正名等效的名词：无。

2　源流考释

玄参［玄参科植物玄参 Scrophularia ningpoensis Hemsl. 的干燥根］始载于我国最早的

本草著作汉代《神农本草经》卷二："玄参，味苦，微寒。主腹中寒热积聚，女子产乳余疾，补肾气，令人目明。一名重台。生川谷。"[1] 后世本草多为沿用，以"玄参"为正名。如三国魏·吴普《吴普本草》[20]，魏晋《名医别录》[21]，南北朝·雷敩《雷公炮炙论》[22]、陶弘景《本草经集注》[2]，唐代苏敬的《新修本草》[3]等。同时，《吴普本草》[20]还记载了本品异名"鬼藏"、"正马"、"重台"、"鹿肠"、"端"、"玄台"，《名医别录》[21]记载了本品异名"咸"。

宋、元时代的本草著作沿用《神农本草经》的记载，以"玄参"为正名。如宋·苏颂《本草图经》[23]、唐慎微《证类本草》[4]，元·王好古《汤液本草》[5]。同时，尚记载了本品异名"逐马"《药性论》[4]，"馥草"《开宝本草》[4]。

明、清时期的主要本草著作多以"玄参"为正名记录本品。如明·刘文泰《本草品汇精要》[24]、陈嘉谟《本草蒙筌》[25]、李时珍《本草纲目》[6]、卢之颐《本草乘雅半偈》[26]、李中梓《本草征要》[27]，清·张璐《本草逢原》[7]、黄宫绣《本草求真》[28]、张志聪《本草崇原》[29]、蒋居祉《本草择要纲目》[30]、严西亭《得配本草》[31]等。同时尚记载有本品异名"黑参"《御药院方》[32]，"野脂麻"《本草纲目》[6]等。明·李中梓《本草通玄》[33]曰："玄参仍称为元参"，记录"玄参"的异名"元参"。

清代本草著作有以"元参"为正名的，如陈士铎《本草新编》[34]、汪昂《本草易读》[35]等。但毕竟是个别，未见后世本草沿袭。

现代本草著作均以"玄参"为本品之正名，如《中华人民共和国药典》[8]、《普通高等教育中医药类规划教材·中药学》[9]、《中药大辞典》[10]、《中医大辞典·中药分册》[11]、《中国医学百科全书·中医学》[12]、《中国中医药学主题词表》[13]、《中药志》[14]、《中药材手册》[15]、《全国中草药汇编》[16]、《全国中药炮制规范》[17]、《中国药材学》[18]、《中华本草》[19]、《全国中草药名鉴》[36]等。同时还收载了各地的俗称"乌元参"、"元参"、"浙玄参"《中药材手册》[15]，"水萝卜"《中国药材学》[18]，"山当归"《中华本草》[19]，"黑玄参"、"山玄参"、"大叶玄参"、"土玄参"《全国中草药名鉴》[36]等。还记载有本品原植物"玄参"的异名"元参"、"浙玄参"、"黑参"、"乌元参"《中药志》[14]等。

3 附录

3.1 又称：无。

3.2 俗称：水萝卜（江西），山当归（湖南），黑玄参（湖北、四川），山玄参（江苏），大叶玄参、土玄参、大玄参（广西），乌元参、元参、浙玄参。

3.3 曾称：重台《本经》，鬼藏、正马、鹿肠、端、玄台《吴普本草》，咸《别录》，逐马《药性论》，馥草《开宝本草》，黑参《御药院方》，野脂麻《纲目》，元参《本草通玄》。

3.4 原植物名称：玄参，元参，浙玄参，黑参，乌元参（江苏、浙江）。

4 文献通考

《神农本草经》卷二："玄参，味苦，微寒。主腹中寒热积聚，女子产乳余疾，补肾气，令人目明。一名重台。生川谷。"[1]

《吴普本草·草木类》："玄参　一名鬼藏，一名正马，一名重台，一名鹿肠，一名端，一名玄台。神农、桐君、黄帝、雷公、扁鹊：苦，无毒。岐伯：咸。李氏：寒。或生冤句山阳。二月生，叶如梅毛，四四相值，以芍药，黑茎，茎方，高四、五尺，华赤，生枝间，四月实黑。"[20]

《名医别录》卷第二："玄参　味咸，无毒。主治暴中风、伤寒，身热支满，狂邪、忽忽不知人，温疟洒洒，血瘕，下寒血，除胸中气，下水，止烦渴，散颈下核，痈肿，心腹痛，坚症，定五脏。久服补虚，明目，强阴，益精。一名玄台，一名鹿肠，一名正马，一名咸，一名端。生河间及宛朐。"[21]

《雷公炮炙论》中卷："玄参……雷公云：凡采得后，须用蒲草重重相隔，入甑蒸两伏时后出，干晒，拣去蒲草尽了用之。使用时，勿令犯铜，饵之后噎人喉，丧人目。"[22]

《本草经集注》卷第二："玄参　味苦，咸，微寒，无毒。……久服补虚，明目，强阴，益精。一名重台，一名玄台，一名鹿肠，一名正马，一名咸，一名端。生河间川谷及冤句。三月、四月采根，曝干。（恶黄芪、干姜、大枣、山茱萸，反藜芦。）今出近道，处处有。茎似人参而长大。根甚黑，亦微香，道家时用，亦以合香。"[2]

《新修本草》卷第八："玄参　味苦、咸、微寒，无毒。主腹中寒热积聚，女子产乳余疾，补肾气，令人目明。疗暴中风伤寒，身热支满，狂邪忽忽不知人，温疟洒洒，血瘕，下寒血，除胸中气，下水，止烦渴，散颈下核，痈肿，心腹痛，坚症，定五脏。久服补虚，明目，强阴，益精。一名重台，一名玄台，一名鹿肠，一名正马，一名咸，一名端。生河间川谷及宛朐。三月、四月采根，曝干。恶黄芪、干姜、大枣、山茱萸，反藜芦。今出近道，处处有。茎似人参而长大。根甚黑，亦微香，道家时用，亦以合香。【谨案】玄参根苗并臭，茎亦不似人参。陶云道家亦以合香，未见其理也。"[3]

《本草图经·上卷》第六："玄参，生河间及冤句，今处处有之。二月生苗，叶似脂麻，又如槐柳，细茎青紫色；七月开花青碧色；八月结子黑色。亦有白花，茎方大紫赤色而有细毛；有节若竹者，高五、六尺；叶如掌大而尖长如锯齿；其根尖长，生青白，干即紫黑，新者润腻，一根可生五、七枚。三月、八月、九月采，曝干，或云蒸过日干。"[23]

《证类本草》卷第八："玄参　味苦、咸，微寒，无毒。……久服补虚，明目，强阴益精。一名重台，一名玄台，一名鹿肠，一名正马，一名咸，一名端。生河间川谷及冤句。三月、四月采根，曝干。（恶黄芪、干姜、大枣、山茱萸，反藜芦。）陶隐居云：今出近道，处处有。茎似人参而长大。根甚黑，亦微香，道家时用，亦以合香。唐本注云：玄参根苗并臭，茎亦不似人参，陶云道家亦以合香，未见其理也。今注详此药，茎方大，高四、五尺，紫赤色而有细毛。叶如掌大而尖长。根生青白，干即紫黑，新者润腻，合香用之。俗呼为馥草，酒渍饮之，疗诸毒鼠瘘。陶云：似人参茎，唐本注言根苗并臭，盖未深识尔。臣禹锡等谨按药性论云：玄参，使，一名逐马，味苦。能治暴结热，主热风头痛，伤寒劳复，散瘤瘿瘰疬。"[4]

《汤液本草》卷之四："玄参　气微寒，味苦、咸。无毒。《象》云：足少阴肾经之君药也，治本经须用。《本草》云：主腹中寒热积聚，女子产乳余疾，补肾气，令人目明。主暴中风伤寒，身热支满，狂邪，忽忽不知人，温疟洒洒，血瘕，下寒血，除胸中气，下水，止烦渴。易老云：玄参乃枢机之剂，管领诸气，上下肃清而不浊，风药中多用之。故《活人书》治伤寒阳毒，玄参升麻汤，治汗下吐后毒不散，则知为肃清枢机之剂。以此论之，治空中氤氲之气，无根之火，以玄参为圣药。”[5]

《御药院方》卷九：“黑参丸　治口舌生疮，久不愈。黑参　天门冬（去心，焙）麦门冬（去心，炒。各一两）　上件为末，炼蜜和丸，如弹子大。每以绵裹一丸，噙化咽津。”[32]

《本草品汇精要》卷之十：“玄参　无毒　植生　玄参（出《神农本经》）主腹中寒热积聚，女子产乳余疾，补肾气，令人目明（以上朱字《神农本经》）。主暴中风伤寒，身热支满，狂邪，忽忽不知人，温疟洒洒，血瘕，下寒血，除胸中气，下水，止烦渴。散颈下核痈肿，心腹痛，坚症，定五脏。久服补虚，明目，强阴，益精（以上黑字《名医》所录）。【名】重台、玄台、鹿肠、正马、咸、端、逐马。【味】苦咸。【性】微寒泄。”[24]

《本草蒙筌》卷之二：“玄参　味苦、咸，气微寒。无毒。春生深谷，茎方叶似芝麻；（又如槐柳细长。）秋取旁根，（正根勿用。）初白干旋紫黑。鼻闻微臭，咀片忌铜。误犯饵之，噎喉丧目。古人深戒，吴载医通。（郡《韩氏医通》。）恶芪枣姜茱，（黄芪、大枣、生姜、山茱。）反藜芦一味。可为君药，惟走肾经。强阴益精，补肾明目。治伤寒身热支满，忽忽如不知人。疗温疟寒热往来，洒洒时常发颤。除女人产乳余疾，驱男子骨蒸传尸。逐肠内血瘕坚症，散颈下痰核痈肿。盖此乃枢机之剂，管领诸气，上下肃清而不致浊。治空中氤氲之气，散无根浮游之火，惟此为最也。”[25]

《本草纲目》卷十二：“玄参　《本经·中品》【释名】黑参《纲目》、玄台《吴普》、重台《本经》、鹿肠《吴普》、正马《别录》、逐马《药性》、馥草《开宝》、野脂麻《纲目》、鬼藏《吴普》。时珍曰：玄，黑色也。《别录》一名端，一名咸，多未详。弘景曰：其茎微似人参，故得参名。志曰：合香家用之，故俗呼馥草。”[6]

《本草乘雅半偈·第四帙》：“玄参　《本经·中品》【气味】苦，微寒，无毒。【主治】主腹中寒热积聚，女子产乳余疾，补肾气，令人明目。修治，用蒲草重重相隔，入柳木甑，蒸两伏时，勿犯铜铁器，饵之噎人喉，丧人目。”[26]

《本草征要》第二卷：“玄参味苦，咸，性微寒，无毒。入肾经。恶黄芪、干姜、大枣、山茱萸。反藜芦。忌铜器。蒸过晒干，黑润者佳。滋阴降火，益肾生津。解烦渴，利咽喉。明眼目，清蒸热。痨证骨蒸，伤寒斑毒。外科瘰疬痈疽，女科产乳余疾。色黑味咸，肾家要药，明目除蒸，皆壮水之效也。至如咽痛烦渴，瘢毒疬疮，皆肺病也。正为水虚火亢，金受贼邪，但与壮水镇其阳光，产乳余疾，亦属阴伤，故应并主。《石室秘录》云：“玄参去浮游之火。”又云：“亦能平胃火之浮游。”玄参寒滑，脾虚泄泻者禁之。”[27]

《本草通玄》卷一：“玄参仍称为元参”。[33]

《本草崇原》卷中：“玄参　气味苦，微寒，无毒。主治腹中寒热积聚，女子产乳余疾，补肾气，令人明目。玄乃水天之色，参者参也，根实皆黑。气味苦寒，禀少阳寒水之精，上通于肺，故微有腥气。主治腹中寒热积聚者，启肾精之气，上交于肺，则水天一气，上下环转，而腹中之寒热积聚自散矣。女子产乳余疾者，生产则肾脏内虚，乳子则中焦不足，虽有余疾，必补肾和中。玄参滋肾脏之精，助中焦之汁，故可治也。又曰补肾气，令人明目者，言玄参补肾气，不但治产乳余疾，且又令人明目也。中品治病，则无久服矣，余俱仿此。”[29]

《本草择要纲目·寒性药品》：“玄参　【气味】苦，微寒无毒（勿犯铜器。饵之能噎人喉。丧人目。）入足少阴肾经。【主治】心中懊侬烦不得眠。心神颠倒欲绝。血滞。小便不利。凡肾水受伤。真阴失守。孤阳无根。发为火病。法宜壮水以制火。玄参治胸中氤氲之火。真圣剂也。恶（黄芪、山萸肉、干姜、大枣），反（藜芦）。”[30]

《本草新编》卷之三（角集）：“元参，味苦、咸，气微寒，无毒。忌铜器，犯人噎喉丧目。入肺、肾、胃三经。强阴益精，补肾明目。治伤寒身热支满，忽忽如不知人；疗温疟寒热往来，洒洒时常发颤；除女人产乳余疾，祛男子骨蒸传尸，逐肠风血瘕坚症；散头下痰核痈肿。乃枢机之剂，领诸气上下，肃清而不致浊，治空中氤氲之气，散无根浮游之火，惟此为最。”[34]

《本草易读》卷三：“元参　蒸熟晒干用。忌铜器，恶黄芪、干姜、大枣、山茱萸，反藜芦。苦、咸，微寒。入足少阴肾。壮水泻火，益精明目，通利溲便，清润咽喉。同丹皮治温热，佐升麻除阳斑。懊侬不遗，烦渴悉效。瘰疬结核之毒，痈疽鼠瘘之疴。大便滑者忌之。”[35]

《本经逢原》卷一：“玄参　一名黑参　苦微寒，无毒。反藜芦。《本经》主腹中寒热积聚，女子产乳余疾，补肾气，令人明目。”[7]

《得配本草》卷二：“玄参　一名黑参。微苦，微寒。入足少阴经。清上焦氤氲之热，滋下焦少阴之水。治伤寒沉昏身热，疗温疟寒热发颐，退无根浮游之火，为清肃枢机之剂。”[31]

《本草求真》卷四：“玄参（专入肾）。苦咸微寒。色黑入肾。书虽载能壮水。以制浮游无根之火。攻于咽喉。（肾脉贯肝膈。入肺中。循喉咙。系舌本。凡肾水虚损。相火上炎者。多有喉痹咽肿咳嗽吐血等症。）谓其肾水受伤。真阴失守。孤阳无根。发为火病。得此色黑性润。微寒以为节制。则阳得阴归。而咽喉不致肿痛而莫已也。然此只可暂治。以熄其火。非若地黄性禀纯阴。力能温肾壮水。以制阳光。即书有言服此玄参。”[28]

《中药志》：“玄参　本品为常用中药。商品主要为玄参科植物玄参的根。此外，我国北方部分地区也有用北玄参的根。……【原植物】玄参　别名：元参、浙玄参、黑参、乌元参（江苏、浙江）。Scrophularia ningpoensis Hemsl.　——玄参科 Scrophulariaceae.”[14]

《中药材手册》：“玄参［纲目列入草部山草类］　本品为玄参科植物玄参 Scrophularia ningpoensis Hemsl. 的干燥根。原植物系多年生草本，多为栽培品。另外，尚有一种北玄参，多为野生，质松肉泡，纤维多，质量较次，应用不广。［别名］黑参、元参、乌元参、浙玄参。”[15]

《全国中草药汇编》：“玄参　［别名］元参、乌元参、黑参。【来源】玄参科玄参属植物浙玄参 Scrophularia ningpoensis Hemsl.　的根。”[16]

《中药大辞典》：“玄参《本经》　【异名】重台《本经》，鬼藏、正马、鹿肠、端、玄台《吴普本草》，咸《别录》，逐马《药性论》，馥草《开宝本草》，黑参《孙天仁集效方》，野脂麻《纲目》，元参《本草通玄》。【基原】为玄参科植物玄参的根。【原植物】玄参 Scrophularia ningpoensis Hemsl.”[10]

《中医大辞典·中药分册》：“玄参出《神农本草经》。又名重台、黑参、元参。为玄参科植物浙玄参 Scrophularia ningpoensis Hemsl. 名北玄参 S. buergeriana Miq. 的根。”[11]

《中国医学百科全书·中医学》：“玄参　始载于《神农本草经》。又名黑参、元参。为玄参科植物浙玄参 Scrophularia ningpoensis Hemsl. 名北玄参 S. buergeriana Miq. 的根。

冬季采挖，除去茎叶、子芽、须根及泥砂，晒至半干时，堆积闷3~6日，再晒，堆晒反覆多次，使内部变黑，再晒至全干。也可采用烘干法干燥。”[12]

《全国中药炮制规范》：“玄参（元参） ［处方用名］玄参（元参）。【来源】本品为玄参科植物玄参 Scrophularia ningpoensis Hemsl. 的干燥根。多为栽培。主产于浙江、四川、湖北等地。冬季采挖，除去茎叶、子芽、泥土及须根，曝晒至半干，堆积3~4天再晒，以后反复堆、晒，至完全干燥或烘干。药材以支条肥大、皮细、质坚、断面乌黑者为佳。”[17]

《中国药材学》：“玄参 ［别名］元参，黑参，水萝卜（江西）。【来源】本品为玄参科植物玄参 Scrophularia ningpoensis Hemsl. 的根。”[18]

《中国中医药学主题词表》：“玄参 SCROPHULARIA NINFPOENSIS 属玄参科；属清热凉血药和清热解毒药 D元参。”[13]

《普通高等教育中医药类规划教材·中药学》：“玄参《本经》 为玄参科多年生草本植物玄参 Scrophularia ningpoensis Hemsl. 的根。产于我国长江流域及陕西、福建等省，野生、家种均有。立冬前后采挖，反复堆晒到内部色黑，晒干、切片。生用。”[9]

《中华本草》：“玄参《本经》 【异名】重台《本经》，正马、玄台、鹿肠、鬼藏、端《吴普本草》，咸别录》，逐马《药性论》，馥香《开宝本草》，黑参《御药院方》，野脂麻《纲目》，元参《本草通玄》，山当归《湖南药物志》，水萝卜（江西）。……【来源】为玄参科植物玄参及北玄参的根。【原植物】①玄参 Scrophularia ningpoensis Hemsl. 又名：浙玄参《拉汉种子植物名称》。②北玄参 Scrophularia buergeriana Miq. ［S. oldhami Oliv.］”[19]

《中华人民共和国药典》：“玄参 Radix Scrophulariae 本品为玄参科植物玄参 Scrophularia ningpoensis Hemsl. 的干燥根。冬季茎叶枯萎时采挖。除去根茎、幼芽、须根及泥沙，晒或烘至半干，堆放3~6天，反复数次至干燥。”[8]

《全国中草药名鉴》：“植物名 玄参《中国植物志》 药材名 玄参《神农本草经》、《药典》 地方名 黑玄参（湖北、四川）；江苏：山玄参；广西：大叶玄参、土玄参、大玄参；……”[36]

5 参考文献

1 汉·神农本草经. 清顾观光重辑本. 北京：人民卫生出版社，1955，58
2 南北朝·陶弘景. 本草经集注. 北京：人民卫生出版社，1994，279
3 唐·苏敬等撰. 新修本草. 合肥：安徽科学技术出版社，1981，212
4 宋·唐慎微. 证类本草. 北京：人民卫生出版社，1957，203
5 元·王好古. 汤液本草. 见：景印文渊阁四库全书（745）. 北京：中医古籍出版社，1986，964
6 明·李时珍. 本草纲目. 北京：人民卫生出版社，1982，745
7 清·张璐. 本经逢原. 上海：上海科学技术出版社，1959，39
8 国家药典委员会编. 中华人民共和国药典. 一部. 北京：化学工业出版社，2000，88
9 雷载权主编. 普通高等教育中医药类规划教材·中药学. 上海：上海科学技术出版社，1995，90
10 江苏新医学院编. 中药大辞典. 上海：上海科学技术出版社，1977，769
11 《中医大辞典》编辑委员会编. 中医大辞典·中药分册. 北京：人民卫生出版社，1982，121
12 《中医学》编辑委员会. 中国医学百科全书·中医学. 上海：上海科学技术出版社，1997，1035

13 吴兰成主编. 中国中医药学主题词表. 北京：中医古籍出版社，1996，448
14 中国医学科学院药物研究所等编. 中药志. 第一册. 北京：人民卫生出版社，1993，350
15 中华人民共和国卫生部药政管理局主编. 中药材手册. 北京：人民卫生出版社，1998，63
16 《全国中草药汇编》编写组编. 全国中草药汇编. 上册. 北京：人民卫生出版社，1996，226
17 中华人民共和国卫生部药政管理局编. 全国中药炮制规范. 北京：人民卫生出版社，1988，43
18 徐国钧等主编. 中国药材学. 北京：中国医药科技出版社，1996，410
19 国家中医药管理局《中华本草》编委会. 中华本草. 第七册. 上海：上海科学技术出版社，1999，392
20 三国·吴普. 吴普本草. 北京：人民卫生出版社，1987，34
21 魏晋·名医别录. 北京：人民卫生出版社，1986，127
22 南北朝·雷敩. 雷公炮炙论. 上海：上海中医学院出版社，1986，59
23 宋·苏颂. 本草图经. 合肥：安徽科学技术出版社，1994，167
24 明·刘文泰. 本草品汇精要. 北京：人民卫生出版社，1982，304
25 明·陈嘉谟. 本草蒙筌. 北京：人民卫生出版社，1988，118
26 明·卢之颐. 本草乘雅半偈. 北京：人民卫生出版社，1986，201
27 明·李中梓. 本草征要. 见：李中梓医学全书. 北京：中国中医药出版社，1999，118
28 清·黄宫绣. 本草求真. 上海：上海科学技术出版社，1959，193
29 清·张志聪. 本草崇原. 北京：中国中医药出版社，1992，42
30 清·蒋居祉. 本草择要纲目. 见：珍本医书集成. 本草类. 上海：上海科学技术出版社，1985，111
31 清·严西亭. 得配本草. 上海：上海卫生出版社，1957，15
32 元·许国桢. 御药院方. 北京：人民卫生出版社，1992，171
33 明·李中梓. 本草通玄. 清康熙十七年（1678）吴三桂称帝时刊于云南善甲
34 清·陈士铎. 本草新编. 北京：中国中医药出版社，1996，139
35 清·汪昂. 本草易读. 北京：人民卫生出版社，1997，130
36 谢宗万等主编. 全国中草药名鉴. 上册. 北京：人民卫生出版社，1996，871

142 半边莲

Banbianlian

Herba Lobeliae Chinensis

1 定名依据

1.1 正名

1.1.1 汉文名：半边莲（桔梗科植物半边莲 Lobelia chinensis Lour. 的干燥全草）。

1.1.2 英文名：chinese lobelia herb.

1.2 依据

1.2.1 定名的文献依据

(1)《滇南本草》第三卷："半边莲　半边莲，生水边湿处，软枝绿叶，开水红小莲花半朵。气味苦、甘、淡，性平。无毒。主治血痔、牡痔、牝痔、羊乳痔、鸡冠痔、翻花痔及一切疮毒，最良。枝叶熬水，洗诸毒疮、癣，其效如神。"[1]

(2)《本草纲目》第十六卷："半边莲《纲目》　【集解】时珍曰：半边莲，小草也。生阴湿塍堑边。就地细梗引蔓，节节而生细叶。秋开小花，淡红紫色，止有半边，如莲花状，故名。又呼急解索。【气味】辛，平，无毒。"[2]

(3)《本草品汇精要》卷之二："半边莲　无毒　半边莲：主蛇虺伤，捣汁饮，以滓围涂之。又治寒齁气喘，及疟疾寒热，同雄黄各二钱，捣泥，碗内覆之，待色青，以饭丸梧子大，每服九丸，空心盐汤下（李时珍寿域方）。"[3]

(4)《本经逢原》卷二："半边莲　辛平，无毒。［发明］半边莲，小草也。生阴湿塍堑边就地，细梗引蔓，节节生细叶，秋开小花，淡红紫色，止有半边如莲花状故名。专治蛇伤，捣汁饮，以滓围之。"[4]

(5)《本草纲目》第四卷："【蛇、虺伤】……五叶藤、茴香、半边莲、樱桃叶、小青大青、水苹，并捣汁服，滓敷。"[5]

(6)《中华人民共和国药典》："半边莲 Herba lobeliae chinensis　本品为桔梗科植物半边莲 Lobelia chinensis Lour. 的干燥全草。夏季采收，除去泥沙，洗净，晒干。"[6]

(7)《普通高等教育中医药类规划教材·中药学》："半边莲《纲目》　为桔梗科多年生蔓生植物半边莲 Lobelia chinensis Lour. 的全草。各地均有分布，主产于湖北、湖南、江苏、广东等地。夏季采收，拔起全草，除去杂质，用鲜品或晒干用。"[7]

(8)《中药大辞典》:《中药大辞典》："半边莲《纲目》　【异名】急解索《纲目》，蛇利草《岭南采药录》，细米草《中国药植志》，蛇舌草《福建民间草药》，鱼尾花《江西中药》……【基原】为桔梗科植物半边莲的带根全草。【原植物】半边莲 Lobelia chinensis Lour."[8]

(9)《中国中医药学主题词表》："半边莲 LOBELIA CHINENSIS　属桔梗科；属清热解毒药、抗肿瘤药（中药）和祛湿利水药。"[9]

(10)《中药材手册》[10]、《中医大辞典·中药分册》[11]、《全国中药炮制规范》[12]、《中药志》[13]、《全国中草药汇编》[14]、《中国药材学》[15]、《中国医学百科全书·中医学》[16]、《中华本草》[17]等现代中药著作多以"半边莲"作为本药正名（参见"文献通考"）。

1.2.2　定名选择的理由

(1) 半边莲 Herba lobeliae chinensis，系桔梗科植物半边莲 Lobelia chinensis Lour. 的干燥全草。本品始载于明·兰茂《滇南本草》，以"半边莲"为正名，此后本草著作也有沿用，以"半边莲"为正名记载本品，如明·李时珍《本草纲目》、刘文泰《本草品汇精要》，清·张璐《本经逢原》等。在组方应用时也以"半边莲"为正名组方，如《本草纲目》主治第四卷。

(2) 我国最新出版的《中华人民共和国药典》、《普通高等教育中医药类规划教材·中药学》以及辞书类著作《中医大辞典·中药分册》、《中药大辞典》、《中国医学百科全书·中医学》等均以"半边莲"作为本药正名。已经广泛应用于中医药学文献的标引和检索的《中国中医药学主题词表》也以"半边莲"作为本药的正式主题词。现代本草著作如《全国中草药汇编》、《中药志》、《中华本草》、《中国药材学》、《中药材手册》、《全国中药炮制规范》等均以"半边莲"作为本药的正名。

1.3　与正名等效的名词：无。

2 源流考释

半边莲（为桔梗科植物半边莲 Lobelia chinensis Lour. 的干燥全草）始载于明·兰茂《滇南本草》，以“半边莲”作为正名记载。如《滇南本草》第三卷：“半边莲　半边莲，生水边湿处，软枝绿叶，开水红小莲花半朵。气味苦、甘、淡，性平。无毒。主治血痔、牡痔、牝痔、羊乳痔、鸡冠痔、翻花痔及一切疮毒，最良。枝叶熬水，洗诸毒疮、癣，其效如神。——范本卷八。”[1] 其后本草著作也有沿用，如明·李时珍《本草纲目》[2]、刘文泰《本草品汇精要》[3]，清·张璐《本经逢原》[4]等，并且记载有“急解索”等异名，如《本草纲目》第十六卷：“半边莲《纲目》　【集解】时珍曰：半边莲，小草也。生阴湿塍堑边。就地细梗引蔓，节节而生细叶。秋开小花，淡红紫色，止有半边，如莲花状，故名。又呼急解索。”[2] 在临床组方运用时，也均以“半边莲”为正名，如《本草纲目》主治第四卷：“【蛇、虺伤】……五叶藤、茴香、半边莲、樱桃叶、小青、大青、水苹，并捣汁服，滓敷。”[5]

现代本草著作如《中华人民共和国药典》[6]、《普通高等教育中医药类规划教材·中药学》[7]、《中药大辞典》[8]、《中国中医药学主题词表》[9]、《中药材手册》[10]、《中医大辞典·中药分册》[11]、《全国中药炮制规范》[12]、《中药志》[13]、《全国中草药汇编》[14]、《中国药材学》[15]、《中国医学百科全书·中医学》[16]、《中华本草》[17]等均以“半边莲”为正名。同时尚记载有“细米草”《中药材手册》[10]，“半边花”、“蛇脷草”、“长虫草”《全国中草药汇编》[14]，“蛇利草”、“蛇舌草”、“鱼尾花”、“半边菊”、“半边旗”、“奶儿草”、“箭豆草”、“顺风旗”、“单片芽”、“小莲花草”、“绵蜂草”、“吹血草”、“腹水草”、“疳积草”、“白腊滑草”、“金菊草”、“金鸡舌”、“片花莲”、“偏莲”、“瓜仁草”、“蛇啄草”《中药大辞典》[8]，“半枝莲”、“蜈蚣草”《中国药材学》[15]，“肺经草”《中华本草》[17]等名地俗称。还记载有本品原植物“半边莲”的异名“急解索”、“细米草”、“蛇舌草”、“鲁尾花”、“半边花”、“小莲花草”、“腹水草”《中药志》[13]等。

3 附录

3.1　又称：无。

3.2　俗称：细米草、半边花、蛇脷草（广东），长虫草（河南），蛇舌草（福建），鱼尾花（江西），半边菊、半边旗（广西），奶儿草（浙江），箭豆草（四川）。顺风旗、单片芽、蛇利草（岭南），小莲花草、绵蜂草、吹血草、腹水草、疳积草、白腊滑草、金菊草（湖南），金鸡舌（闽东），片花莲、偏莲、瓜仁草（江西），蛇啄草（江苏），半枝莲（浙江），蜈蚣草（福建），肺经草。

3.3　曾称：急解索《本草纲目》。

3.4　原植物名称：半边莲，急解索，细米草（安徽），蛇舌草（福建），鲁尾花（江西），半边花（浙江），小莲花草、腹水草（湖南）。

4 文献通考

《滇南本草》第三卷：“半边莲　半边莲，生水边湿处，软枝绿叶，开水红小莲花半朵。气味苦、甘、淡，性平。无毒。主治血痔、牡痔、牝痔、羊乳痔、鸡冠痔、翻花痔及一切疮毒，最良。枝叶熬水，洗诸毒疮、癣，其效如神。——范本卷八。”[1]

《本草纲目》第十六卷：“半边莲《纲目》【集解】时珍曰：半边莲，小草也。生阴湿塍堑边。就地细梗引蔓，节节而生细叶。秋开小花，淡红紫色，止有半边，如莲花状，故名。又呼急解索。【气味】辛，平，无毒。”[2]

《本草品汇精要》卷之二：“半边莲，无毒；半边莲：主蛇虺伤，捣汁饮，以滓围涂之。又治寒齁气喘，及疟疾寒热，同雄黄各二钱，捣泥，碗内覆之，待色青，以饭丸梧子大，每服九丸，空心盐汤下（李时珍寿域方）。”[3]

《本草纲目》第四卷：“【蛇、虺伤】……五叶藤、茴香、半边莲、樱桃叶、小青、大青、水苹，并捣汁服，滓敷。”[5]

《本经逢原》卷二：“半边莲　辛平，无毒。［发明］半边莲，小草也。生阴湿塍堑边就地，细梗引蔓，节节生细叶，秋开小花，淡红紫色，止有半边如莲花状故名。专治蛇伤，捣汁饮，以滓围之。”[4]

《中药志》：“半边莲　本品为常用中药。商品为桔梗科植物半边莲的干燥全草。……【原植物】半边莲　［别名］急解索（纲目），细米草（安徽），蛇舌草（福建），鲁尾花（江西），半边花（浙江），小莲花草、腹水草（湖南）。Lobelia chinensis Lour.（L. radicans Thunb.）——桔梗科 Campanulaceae.”。[13]

《中药材手册》：“半边莲［纲目列入草部隰草类］　本品为桔梗科植物半边莲 Lobelia chinensis Thumb. 的干燥全草。原植物系多年生小草本，均为野生，多生于水田边、沟边或潮湿草地。［别名］细米草、急解索。”[10]

《全国中草药汇编》：“半边莲　别名：细米草、急解索、半边花、蛇脷草（广东）、长虫草（河南）。【来源】为桔梗科山梗菜属植物半边莲 Lobelia chinensis Lour.［L. radicans Thunb.］的全草。”[14]

《中药大辞典》：“半边莲《纲目》　【异名】急解索《纲目》，蛇利草《岭南采药录》，细米草《中国药植志》，蛇舌草《福建民间草药》，鱼尾花《江西中药》，半边菊、半边旗《广西中药志》，奶儿草、半边花《浙江民间草药》，箭豆草《四川中药志》。顺风旗、单片芽《内岭南草药志》，小莲花草、绵蜂草、吹血草、腹水草、疳积草、白腊滑草、金菊草《湖南药物志》，金鸡舌《闽东本草》，片花莲、偏莲、瓜仁草《江西民间草药验方》，蛇啄草《上海常用中草药》。【基原】为桔梗科植物半边莲的带根全草。【原植物】半边莲 Lobelia chinensis Lour.”。[8]

《中医大辞典·中药分册》：“半边莲　出《本草纲目》。又名急解索、腹水草、细米草、蛇利草、半边花。为桔梗科植物半边莲 Lobelia chinensis Lour. 的全草。”[11]

《中国医学百科全书·中医学》：“半边莲　始载于《本草纲目》。又名急解索、细米草、蛇脷草、腹水草、蛇啄草。为桔梗科植物半边莲 Lobelia chinensis Lour. 的全草。分布于中国长江中、下游及其以南各省；主产于江苏、安徽、浙江、江西、湖南、福建、广东等省。”[16]

《全国中药炮制规范》：“半边莲　［处方用名］半边莲。【来源】本品为桔梗科植物半边莲 Lobelia chinensis Lour. 的干燥全草。均系野生。主产于安徽、江苏、浙江等地。夏季采收，除去泥沙，洗净，干燥。药材以色绿、根黄者为佳。”[12]

《中国药材学》：“半边莲　［别名］半边花，急解索，细米草，蛇利草，蛇啄草

（江苏），半枝莲（浙江），蜈蚣草（福建）。【来源】本品为桔梗科植物半边莲 Lobelia chinensis Lour.（L. radicans Thunb.）的全草。"[15]

《中国中医药学主题词表》："半边莲 LOBELIA CHINENSIS　属桔梗科；属清热解毒药、抗肿瘤药（中药）和祛湿利水药。"[9]

《普通高等教育中医药类规划教材·中药学》："半边莲《纲目》　为桔梗科多年生蔓生植物半边莲 Lobelia chinensis Lour.　的全草。各地均有分布，主产于湖北、湖南、江苏、广东等地。夏季采收，拔起全草，除去杂质，用鲜品或晒干用。"[7]

《中华本草》："半边莲《滇南本草》　【异名】急解索《纲目》，蛇利草《岭南采药录》，细米草《中国药用植物志》，蛇舌草《福建民间草药》，鱼尾花《江西中药》，半边菊、半边旗《广西中药志》，奶儿草、半边花《浙江民间草药》，箭豆草《四川中药志》，顺风旗、单片芽《岭南草药志》，肺经草、小莲花草、绵蜂草、吹血草、腹水草、疳积草、白腊滑草、金菊草《湖南药物志》，金鸡舌《闽东本草》，片花莲、偏莲、瓜仁草《江西民间草药验方》，蛇啄草《上海常用中草药》，长虫草（河南）。……【来源】为桔梗科植物半边莲的带根全草。【原植物】半边莲 Lobelia chinensis Lour.　[L. radicans Thunb.]"[17]

《中华人民共和国药典》："半边莲 Herba lobeliae chinensis　本品为桔梗科植物半边莲 Lobelia chinensis Lour.　的干燥全草。夏季采收，除去泥沙，洗净，晒干。"[6]

5　参考文献

1　明·兰茂．滇南本草．第三卷．昆明：云南人民出版社，1977，220

2　明·李时珍．本草纲目．北京：人民卫生出版社，1982，1108

3　明·刘文泰．本草品汇精要．北京：人民卫生出版社，1982，137

4　清·张璐．本经逢原．上海：上海科学技术出版社，1959，78

5　明·李时珍．本草纲目．北京：人民卫生出版社，1982，1108

6　国家药典委员会编．中华人民共和国药典．一部．北京：化学工业出版社，2000，88

7　雷载权主编．普通高等教育中医药类规划教材·中药学．上海：上海科学技术出版社，1995，83

8　江苏新医学院编．中药大辞典．上海：上海科学技术出版社，1977，780

9　吴兰成主编．中国中医药学主题词表．北京：中医古籍出版社，1996，14

10　中华人民共和国卫生部药政管理局主编．中药材手册．北京：人民卫生出版社，1998，411

11　《中医大辞典》编辑委员会编．中医大辞典·中药分册．北京：人民卫生出版社，1982，122

12　中华人民共和国卫生部药政管理局编．全国中药炮制规范．北京：人民卫生出版社，1988．218

13　中国医学科学院药物研究所等编．中药志．第四册．北京：人民卫生出版社，1993，307

14　《全国中草药汇编》编写组编．全国中草药汇编．上册．北京：人民卫生出版社，1996，229

15　徐国钧等主编．中国药材学．北京：中国医药科技出版社，1996，1610

16　《中医学》编辑委员会．中国医学百科全书·中医学．上海：上海科学技术出版社，1997，1019

17　国家中医药管理局《中华本草》编委会．中华本草．第七册．上海：上海科学技术出版社，1999．613

143　半枝莲
Banzhilian
Herba Scutellariae Barbatae

1　定名依据

1.1　正名

1.1.1　汉文名：半枝莲（为唇形科植物半枝莲 Scutellaria barbata D. Don 的干燥全草）。

1.1.2　英文名：barbated skullcup herb.

1.2　依据

1.2.1　定名的文献依据

(1)《外科正宗》卷四："恶虫叮咬第一百二十七……蛇毒伤人，用雄黄末、兰叶捣汁，调敷肿上；内用半枝莲捣烂取汁二两，热酒四两和汁服之，盖汗为效，仍用渣敷伤处亦妙。又方随伤即用端午收采苍耳草末五钱，水煎一钟热服，盖汗即安；如无端午收采者，便用常日采取阴干，煎服一两，发汗亦效。"[1]

(2)《本草经解》卷二："制　方：夏枯草末，治血崩不止……煮甘菊、紫花地丁、金银花、连翘、白芨、白蔹、甘草、生地、白芷、半枝莲。消一切肿毒甚神。"[2]

(3)《文堂集验方》卷四："虫兽伤：半枝莲取汁冲酒服。渣敷患处。"[3]

(4)《验方新编》卷二十四："七星剑汤：治疔已走黄，心烦昏愦者。苍耳子（酒炒、去刺）、野菊花、豨莶草、地丁、丁香、半枝莲各三钱，蚤休二钱，麻黄一钱，酒煎服。盖被卧取汗。"[4]

(5)《中华人民共和国药典》："半枝莲 Herba scutellariae barbatae　本品为唇形科植物半枝莲 Scutellaria barbata D. Don 的干燥全草。夏、秋二季茎叶茂盛时采挖，洗净，晒干。"[5]

(6)《中药大辞典》："半枝莲《江苏植药志》　【异名】通经草、紫连草、并头草《南京民间药草》，牙刷草《江苏植药志》，小韩信草、水韩信《广西药植图志》，小耳挖草《南宁市药物志》，溪边黄芩、金挖耳《江西民间草药验方》，野夏枯草、方草儿、半向花、半面花、偏头草、四方草《浙江民间常用草药》，耳挖草《广西中草药》，小号向天盏、虎咬红、再生草《福建中草药》，赶山鞭（成都《常用草药治疗手册》，狭叶向天盏（福建《新医疗法资料选编》。【基原】为唇形科植物半枝莲的全草。【原植物】半枝莲 Scutellaria barbata D. Don，又名：狭叶韩信草。"[6]

(7)《中国中医药学主题词表》："半枝莲 SCUTELLARIA BARBATA　属唇形科；属清热解毒药、活血祛瘀药和抗肿瘤药（中药）　D 大花马齿苋。"[7]

(8)《中国医学百科全书·中医学》："半枝莲　又名并头草、牙刷草、狭叶韩信草。为唇形科植物半枝莲 Scutellaria barbata D. Don 的全草。分布于中国长江以南各省区及河北、山东、河南、陕西南部。"[8]

(9)《中医大辞典·中药分册》[9]、《全国中药炮制规范》[10]、《中药志》[11]、《全国中草药汇编》[12]、《中国药材学》[13]、《中华本草》[14]等现代中药著作多以"半枝莲"作为本药正名（参见“文献通考”）。

1.2.2　定名选择的理由

(1) 半枝莲 Herba scutellariae barbatae，系唇形科植物半枝莲 Scutellaria barbata D. Don 的干燥全草。“半枝莲”之名始见于明·陈实功《外科正宗》，其后在组方运用时也有以“半枝莲”为名组方者，如清·叶桂《本草经解》、何惠川《文堂集验方》、鲍相璈《验方新编》等。

(2) 我国最新出版的《中华人民共和国药典》以及辞书类著作《中医大辞典·中药分册》、《中药大辞典》、《中国医学百科全书·中医学》等均以“半枝莲”作为本药正名。已经广泛应用于中医药学文献的标引和检索的《中国中医药学主题词表》也以“半枝莲”作为本药的正式主题词。现代本草著作如《中药志》、《全国中草药汇编》、《中华本草》、《中国药材学》、《全国中药炮制规范》等也均以“半枝莲”作为本品的正名。

1.3　与正名等效的名词：无。

2　源流考释

半枝莲（唇形科植物半枝莲 Scutellaria barbata D. Don 的干燥全草）。“半枝莲”之名始载于明·陈实功《外科正宗》卷四：“恶虫叮咬第一百二十七……蛇毒伤人，用雄黄末、兰叶捣汁，调敷肿上；内用半枝莲捣烂取汁二两，热酒四两和汁服之，盖汗为效，仍用渣敷伤处亦妙。又方随伤即用端午收采苍耳草末五钱，水煎一钟热服，盖汗即安；如无端午收采者，便用常日采取阴干，煎服一两，发汗亦效。”[1] 后世在组方运用时也有以“半枝莲”为名组方者，如清·叶桂《本草经解》卷二：“制方：夏枯草末，治血崩不止……煮甘菊、紫花地丁、金银花、连翘、白芨、白蔹、甘草、生地、白芷、半枝莲。消一切肿毒甚神。”[2] 清·何惠川《文堂集验方》卷四：“虫兽伤：半枝莲取汁冲酒服。渣敷患处。”[3] 鲍相璈《验方新编》卷二十四：“七星剑汤：治疔已走黄，心烦昏愦者。苍耳子(酒炒、去刺)、野菊花、豨莶草、地丁、丁香、半枝莲各三钱，蚤休二钱，麻黄一钱，酒煎服。盖被卧取汗。”[4] 等。但因无形态描述，故均难于确定为何种植物。

对本品的明确记载始于现代本草著作，如《中华人民共和国药典》[5]、《中药大辞典》[6]、《中国中医药学主题词表》[7]、《中国医学百科全书·中医学》[8]、《中医大辞典·中药分册》[9]、《全国中药炮制规范》[10]、《中药志》[11]、《全国中草药汇编》[12]、《中国药材学》[13]、《中华本草》[14] 等均以“半枝莲”为本品正名，同时尚记载有“并头草”、“狭叶韩信草”、“牙刷草”、“四方马兰”《全国中草药汇编》[12]，“通经草”、“紫连草”、“小韩信草”、“水韩信”、“小耳挖草”、“溪边黄芩”、“金挖耳”、“野夏枯草”、“方草儿”、“半向花”、“半面花”、“偏头草”、“四方草”、“耳挖草”、“小号向天盏”、“虎咬红”、“再生草”、“赶山鞭”、“狭叶向天盏”《中药大辞典》[6]，“半边莲”、“四方梗”《中国药材学》[13] 等各地俗称。还记载有本品原植物“半枝莲（半枝莲）”的异名“狭叶韩信草”、“并头草”、“牙刷草”《中药志》[11] 等。

3　附录

3.1　又称：无。

3.2　俗称：通经草、紫连草、并头草（南京），牙刷草（江苏），小韩信草、水韩信、耳挖草（广西），小耳挖草（南宁），溪边黄芩、金挖耳（江西），野夏枯草、方草儿、半向花、半面花、偏头草、四方草、四方梗（浙江），小号向天盏、虎咬红、再生草、狭叶向天盏（福建），赶山鞭（成都），半边莲（山东），狭叶韩信草（广州），四方马兰。

3.3　曾称：无。

3.4　原植物名称：半枝莲（半支莲），狭叶韩信草，并头草，牙刷草（江苏、上海、浙江）。

4　文献通考

《外科正宗》卷四："恶虫叮咬第一百二十七……蛇毒伤人，用雄黄末、兰叶捣汁，调敷肿上；内用半枝莲捣烂取汁二两，热酒四两和汁服之，盖汗为效，仍用渣敷伤处亦妙。又方随伤即用端午收采苍耳草末五钱，水煎一钟热服，盖汗即安；如无端午收采者，便用常日采取阴干，煎服一两，发汗亦效。"[1]

《本草经解》卷二："制方：夏枯草末，治血崩不止……煮甘菊紫花地丁、金银花、连翘、白芨、白蔹、甘草、生地、白芷、半枝莲。消一切肿毒甚神。"[2]

《文堂集验方》卷四："虫兽伤：半枝莲取汁冲酒服。渣敷患处。"[3]

《验方新编》卷二十四："七星剑汤：治疗已走黄，心烦昏愦者。苍耳子（酒炒、去刺）、野菊花、豨莶草、地丁、丁香、半枝莲各三钱，蚤休二钱，麻黄一钱，酒煎服。盖被卧取汗。"[4]

《中药志》："半支莲　本品为民间较常用草药，商品系唇形科植物半支莲的全草。……【原植物】半支莲（半枝莲）　［别名］狭叶韩信草、并头草、牙刷草（江苏、上海、浙江）。Scutellaria barbata D. Don（Scutellaria rivularis Vall.）——唇形科 Labiatae."[11]

《全国中草药汇编》："半枝莲　别名：并头草、狭叶韩信草、牙刷草、四方马兰。【来源】为唇形科黄芩属植物半枝莲 Scutellaria barbata Don［S. rivularis Wall.］，以全草入药。"[12]

《中药大辞典》："半枝莲《江苏植药志》　【异名】通经草、紫连草、并头草《南京民间药草》，牙刷草《江苏植药志》，小韩信草、水韩信《广西药植图志》，小耳挖草《南宁市药物志》，溪边黄芩、金挖耳《江西民间草药验方》，野夏枯草、方草儿、半向花、半面花、偏头草、四方草《浙江民间常用草药》，耳挖草《广西中草药》，小号向天盏、虎咬红、再生草《福建中草药》，赶山鞭（成都《常用草药治疗手册》），狭叶向天盏（福建《新医疗法资料选编》。【基原】为唇形科植物半枝莲的全草。【原植物】半枝莲 Scutellaria barbata D. Don，又名：狭叶韩信草。"[6]

《中医大辞典·中药分册》："半枝莲　见《江苏省植物药材志》。又名金挖耳、并头草、四方草、牙刷草。为唇形科植物半枝莲 Scutellaria barbata Don 的全草。"[9]

《中国医学百科全书·中医学》："半枝莲　又名并头草、牙刷草、狭叶韩信草。为唇形科植物半枝莲 Scutellaria barbata D. Don 的全草。分布于中国长江以南各省区及河北、山东、河南、陕西南部。"[8]

《全国中药炮制规范》："半枝莲　［处方用名］半枝莲。【来源】本品为唇形科植物半枝莲 Scutellaria barbata D. Don 的干燥全草。均系野生。主产于江苏、江西、福建、广东、广西等地。夏、秋二季茎叶茂盛时采挖，洗净，干燥。药材以色绿、叶苦者为佳。”[10]

《中国药材学》：“半枝莲 ［别名］并头草，狭叶韩信草，牙刷草，溪边黄芩（江西），半边莲（山东），四方梗（浙江）。【来源】本品为唇形科植物半枝莲 Scutellaria barbata D. Don（S. rivularis Wall.）的全草。”[13]

《中国中医药学主题词表》：“半枝莲 SCUTELLARIA BARBATA 属唇形科；属清热解毒药、活血祛瘀药和抗肿瘤药（中药） D 大花马齿苋。”[7]

《中华本草》：“半枝莲《江苏省植物药材志》 【异名】狭叶韩信草《广州植物志》，通经草、紫连草、并头草《南京民间药草》，牙刷草《江苏省植物药材志》，水韩信《广西药用植物图志》，溪边黄芩、金挖耳《江西民间草药验方》，野夏枯草、方草儿、半向花、偏头草、四方草《浙江民间常用草药》，耳挖草《广西中草药》，小号向天盏《福建中草药》，狭叶向天盏（福建《新医疗法资料选编》。……【来源】为唇形科植物半枝莲的全草。【原植物】半枝莲 Scutellaria barbata D. Don（S. rivularis Wall.）。”[14]

《中华人民共和国药典》：“半枝莲 Herba scutellariae barbatae 本品为唇形科植物半枝莲 Scutellaria barbata D. Don 的干燥全草。夏、秋二季茎叶茂盛时采挖，洗净，晒干。”[5]

5 参考文献

1 明·陈实功. 外科正宗. 北京：人民卫生出版社，1956

2 清·叶桂. 本草经解. 上海：上海科学技术出版社，1958，47

3 清·何惠川. 文堂集验方. 见：珍本医书集成（十）. 上海：上海科技出版社，1986，170

4 清·鲍相璈. 验方新编. 清光绪十九年同文书局石印本

5 国家药典委员会编. 中华人民共和国药典. 一部. 北京：化学工业出版社，2000，89

6 江苏新医学院编. 中药大辞典. 上海：上海科学技术出版社，1977，783

7 吴兰成主编. 中国中医药学主题词表. 北京：中医古籍出版社，1996，15

8 《中医学》编辑委员会. 中国医学百科全书·中医学. 上海：上海科学技术出版社，1997，1006

9 《中医大辞典》编辑委员会编. 中医大辞典·中药分册. 北京：人民卫生出版社，1982，122

10 中华人民共和国卫生部药政管理局编. 全国中药炮制规范. 北京：人民卫生出版社，1988，219

11 中国医学科学院药物研究所等编. 中药志. 第四册. 北京：人民卫生出版社，1993，302

12 《全国中草药汇编》编写组编. 全国中草药汇编. 上册. 北京：人民卫生出版社，1996，228

13 徐国钧等主编. 中国药材学. 北京：中国医药科技出版社，1996，1553

14 国家中医药管理局《中华本草》编委会. 中华本草. 第七册. 上海：上海科学技术出版社，1999，210

144　半夏
Banxia
Rhizoma Pinelliae

1　定名依据

1.1　正名

1.1.1　汉文名：半夏［天南星科植物半夏 Pinellia ternata（Thunb.）Breit. 的干燥块茎］。

1.1.2　英文名：pinellia tuber.

1.2　依据

1.2.1　定名的文献依据

(1)《神农本草经》卷一："半夏　味辛，平。主伤寒寒热，心下坚，下气，喉咽肿痛，头眩胸胀，咳逆肠鸣，止汗。一名地文，一名水玉。生川谷。"[1]

(2)《本草经集注·草木下品》："半夏　味辛，平、生微寒，熟温，有毒。主治伤寒寒热，心下坚，下气，喉咽肿痛，头眩，胸胀，咳逆，肠鸣，止汗。消心腹胸中膈痰热满结，咳嗽上气，心下急痛坚痞，时气呕逆，消痈肿，胎堕，治痿黄，悦泽面目。"[2]

(3)《新修本草》卷第十："半夏　味辛，平，生微寒，熟温，有毒。……一名地文，一名水玉，一名守田，一名示姑。生槐里川谷。五月、八月采根，曝干。【谨案】半夏所在皆有，生泽中者，名羊眼半夏，圆白为胜。"[3]

(4)《本草纲目》第十七卷："半夏《本经·下品》　【释名】守田《别录》，水玉《本经》，地文《本经》，和姑《吴普》。时珍曰：《礼记·月令》：五月半夏生。盖当夏之半也，故名。守田会意，水玉因形。"[4]

(5)《本草新编》卷之三："半夏，味辛、微苦，气平，生寒，熟温，沉而降，阴中阳也。入胆、脾、胃三经。研末，每一两，用入枯矾二钱、姜汁一合，捏饼，楮叶包裹，阴干，又名半夏曲也。"[5]

(6)《中华人民共和国药典》："半夏 Rhizoma Pinelliae　本品为天南星科植物半夏 Pinellia ternata（Thunb.）Breit. 的干燥块茎。夏、秋二季采挖，洗净，除去外皮及须根，晒干。"[6]

(7)《普通高等教育中医药类规划教材·中药学》："半夏《本经》　为天南星科多年生草本植物半夏 Pinellia ternata（Thunb.）Breit. 的块茎。我国大部分地区均有。主产于四川、湖北、江苏、安徽等地。夏、秋二季茎叶茂盛时采挖，除去外皮及须根，晒干，为生半夏；一般用姜汁、明矾制过入药。"[7]

(8)《中药大辞典》："半夏《本经》　【异名】地文、水玉《本经》，守田、示姑《别录》。【基原】为天南星科植物半夏的块茎。【原植物】半夏 Pinellia ternata（Thunb.）Breit.，又名：三叶半夏。"[8]

(9)《中国中医药学主题词表》："半夏 PINELLIA TERNATA　属天南星科；属化痰药（中药）和止吐药（中药）。"[9]

(10)《中药材手册》[10]、《中医大辞典·中药分册》[11]、《全国中药炮制规范》[12]、《中药志》[13]、《全国中草药汇编》[14]、《中国药材学》[15]、《中国医学百科全书·中医学》[16]、《中华本草》[17]等现代中药著作多以“半夏”作为本药正名（参见“文献通考”）。

1.2.2 定名选择的理由

(1) 半夏 Rhizoma pinelliae，系天南星科植物半夏 Pinellia ternata（Thunb.）Breit. 的干燥块茎。本品始载于汉《神农本草经》，以“半夏”为正名，此后诸家本草著作多沿用此说。以“半夏”为正名载录本品，如南北朝·陶弘景《本草经集注》，唐·苏敬《新修本草》，明·李时珍《本草纲目》，清·陈士铎《本草新编》等。

(2) 我国最新出版的《中华人民共和国药典》、《普通高等教育中医药类规划教材·中药学》以及辞书类著作《中药大辞典》等均以“半夏”作为本品正名。已经广泛应用于中医药学文献的标引和检索的《中国中医药学主题词表》也以“半夏”作为本药的正式主题词。现代本草著作如《中药材手册》、《中医大辞典·中药分册》、《全国中药炮制规范》、《中药志》、《全国中草药汇编》、《中国药材学》、《中国医学百科全书·中医学》、《中华本草》等均以“半夏”作为本品的正名。

1.3 与正名等效的名词：无。

2 源流考释

半夏［天南星科植物半夏 Pinellia ternata（Thunb.）Breit. 的干燥块茎］始载于汉《神农本草经》，以“半夏”作为正名，以“地文”、“水玉”作为异名。如《神农本草经》卷一：“半夏 味辛，平。主伤寒寒热，心下坚，下气，喉咽肿痛，头眩胸胀，咳逆肠鸣，止汗。一名地文，一名水玉。生川谷。”[1]

其后的本草著作则多沿用《神农本草经》之说，除清·赵学敏《本草纲目拾遗》[18]、凌奂《本草害利》[19]以炮制名“仙半夏”、“制半夏”为正名外，其它本草均以“半夏”为正名，如三国《吴普本草》[20]，南北朝·陶弘景《本草经集注》[2]，唐·苏敬《新修本草》[3]，宋·苏颂《本草图经》[21]、唐慎微《证类本草》[22]、寇宗奭《本草衍义》[23]，元·王好古《汤液本草》[24]，明·刘文泰《本草品汇精要》[25]、陈嘉谟《本草蒙筌》[26]、李时珍《本草纲目》[4]、卢之颐《本草乘雅半偈》[27]、李中梓《本草征要》[28]，清·张志聪《本草崇原》[29]、蒋居祉《本草择要纲目》[30]、陈士铎《本草新编》[5]、汪昂《本草易读》[31]及《本草备要》[32]、张璐《本经逢原》[33]、叶桂《本草经解》[34]、徐大椿《神农本草经百种录》[35]、吴仪洛《本草从新》[36]、严西亭等《得配本草》[37]、黄宫绣《本草求真》[38]、陈念祖《神农本草经读》[39]、姚澜《本草分经》[40]、杨时泰《本草述钩元》[41]、吴其浚《植物名实图考》[42]、叶志诜《神农本草经赞》[43]、陈其瑞《本草撮要》[44]、张秉成《本草便读》[45]、周岩《本草思辨录》[46]等，同时尚记载有“和姑”、“羊眼半夏”、“守田”、“示姑”、“蝎子草”等异名以及“半夏粉”、“半夏饼”、“半夏曲”等炮制名。如《吴普本草·草木类》：“半夏 《御览》卷九百九十二 一名和姑。生微邱，或生野中。叶三三相偶，二月始生，白华圆上。”[20]《新修本草》卷第十：“半夏 味辛，平，生微寒，熟温，有毒。……一名地文，一名水玉，一名守田，一名示姑。生槐里川谷。五月、八月采根，曝干。【谨案】半夏所在皆有，生泽中者，名羊眼半夏，圆白为胜。”[3]《证类本草》引《名医别录》曰：“半夏，……消心腹胸膈痰热满结，咳嗽上气，心下急有痛坚痞，时气呕逆，消痈肿，堕胎，疗痿黄，悦泽面目。生令人吐，熟令人下。用之汤洗令滑尽。一名守田……一名示姑。生槐里川谷。五月、八月采根，曝干。”[22]《植物名实图考》：“半夏，本经下品。所在皆有，有长叶、圆叶二种，同生一处，夏亦开花，如南星而小，其梢上翘似蝎尾。固始呼为蝎子草。”[42]《本草纲目》第十七卷：“半夏《本经·下品》……时珍曰：今治半夏，惟洗去皮垢，以汤泡浸七日，逐日换汤，晾干切片，姜汁拌焙入药。或研为末，以姜汁入汤浸澄三日，沥去涎水，晒干用，谓之半夏粉。或研末以姜汁和作饼子，日干用，谓之半夏饼。或研末以姜汁、白矾汤和作饼，楮叶包置篮中，待生黄衣，日干用，谓之半夏曲。”[4]

现代有关著作均沿用《神农本草经》的记载以“半夏”作为本品正名，如《中华人民共和国药典》[6]、《普通高等教育中医药类规划教材·中药学》[7]、《中药大辞典》[8]、《中国中医药学主题词表》[9]、《中药材手册》[10]、《中医大辞典·中药分册》[11]、《全国中药炮制规范》[12]、《中药志》[13]、《全国中草药汇编》[14]、《中国药材学》[15]、《中国医学百科全书·中医学》[16]、《中华本草》[17]等。同时尚记载有三叶半夏、“三叶老”、三步跳、“麻玉果”、“燕子尾”《全国中草药汇编》[14]，老鸦眼、天落星、野芋头、麻芋子《中药材手册》[10]，“地珠半夏”、“麻芋果”、“泛石子”、“地鹧鸪”、“地茨菇”、“老黄嘴”、“老和尚头”、“野芋头”、“老鸹头”、“捉嘴豆子”、“地巴豆”、“无心菜根”、“天落星”、“老鸹眼”、“地雷公”、“老瓜蒜”、“狗芋头”、“珠半夏”、“裂刀菜”、“麻草子”《中药大辞典》[8]，小天老星、“独叶一枝花”、“白鞋子”、“老鹳眼”《中国药材学》[15]等名地俗称。还记载有本品原植物“半夏”的异名“三叶半夏”、“三步跳”、“麻芋子”、“小天老星”、“地雷公”、“地珠半夏”、“地慈姑”《中药志》[13]等。

另外，由于炮制方法的不同，半夏又有多种不同的名称，如《全国中药炮制规范》：“生半夏，取原药材，除去杂质，洗净，干燥。清半夏，取净半夏，大小个分开，用白矾水溶液（8%）浸泡至内无干心，口尝微有麻舌感，取出，用清水洗净，取出，切厚片，干燥。……姜半夏，取净半夏，大小个分开，用清水浸泡，如起泡沫时加白矾适量，泡至内无干心时，另取生姜切片煎汤，加白矾与半夏共煮透，取出，晾至半干，切薄片，干燥。……法半夏，取净半夏，大小个分开，用清水浸泡至内无干心，去水，加甘草、石灰液……浸泡，……半夏曲，取法半夏、赤小豆、苦杏仁共碾细粉，与面粉混合均匀，加入鲜青蒿、鲜辣蓼、鲜苍耳草之煎出液，搅拌揉匀，堆置发酵，压成片状，切成小块，晒干。……麸炒半夏曲，取麸皮，撒在热锅内，待冒烟时，加入半夏曲，迅速拌炒至表面深黄色，取出，筛去麸皮，放凉。”[12]

3　附录

3.1　又称：制半夏、生半夏、清半夏、姜半夏、法半夏、半夏曲、麸炒半夏曲（饮片规格名）。

3.2　俗称：老鸦眼、天落星、野芋头、地珠半夏（昆明），麻芋果（贵州），三步跳、泛石子（湖南），地鹧鸪、地茨菇（广西），老黄嘴、老和尚头、野芋头、老鸹头（江苏），捉嘴豆子、地巴豆（河北），无心菜根、天落星、老鸹眼（山东），珠半夏（广西），裂刀菜（辽宁），麻草子（安徽），小天老星（东北），麻芋子（山东、陕西），老鹳眼（山东），三叶老（河北），独叶一枝花（浙江），白鞋子（福建），地雷公、老瓜蒜、狗芋头、三叶半夏、麻玉果、燕子尾。

3.3 曾称：地文、水玉《神农本草经》，和姑《吴普本草》，示姑、守田《名医别录》，羊眼半夏《新修本草》，蝎子草《植物名实图考》。

3.4 原植物名称：半夏，三叶半夏（河南、山西、江西、广西），三步跳（湖北、湖南、江西、陕西、四川、贵州、云南），麻芋子（四川、陕西），小天老星（东北），地雷公（广东、广西），地珠半夏（云南），地慈姑（湖南、广东、广西）。

4 文献通考

《神农本草经》卷一："半夏 味辛，平。主伤寒寒热，心下坚，下气，喉咽肿痛，头眩胸胀，咳逆肠鸣，止汗。一名地文，一名水玉。生川谷。"[1]

《吴普本草·草木类》："半夏 《御览》卷九百九十二 一名和姑。生微邱，或生野中。叶三三相偶，二月始生，白华圆上。"[20]

《本草经集注·草木下品》："半夏 味辛，平、生微寒，熟温，有毒。主治伤寒寒热，心下坚，下气，喉咽肿痛，头眩，胸胀，咳逆，肠鸣，止汗。消心腹胸中膈痰热满结，咳嗽上气，心下急痛坚痞，时气呕逆，消痈肿，胎堕，治痿黄，悦泽面目。生令人吐，熟令人下。用之汤洗，令滑尽。一名地文，一名水玉，一名守田，一名示姑。生槐里川谷。五月、八月采根，曝干。"[2]

《新修本草》卷第十："半夏 味辛，平，生微寒，熟温，有毒。主伤寒寒热，心下坚，下气，喉咽肿痛，头眩，胸胀，咳逆，肠鸣，止汗。消心腹胸中膈痰热满结，咳嗽上气，心下急痛坚痞，时气呕逆，消痈肿，胎堕，疗痿黄，悦泽面目。生令人吐，熟令人下。用之汤洗，令滑尽。一名地文，一名水玉，一名守田，一名示姑。生槐里川谷。五月、八月采根，曝干。【谨案】半夏所在皆有，生泽中者，名羊眼半夏，圆白为胜。"[3]

《本草图经》卷第八："半夏，生槐里川谷，今在处有之，以齐州者为佳。二月生苗，一茎，茎端出三叶，浅绿色，颇似竹叶而光，江南者似芍药叶；根下相重生，上大下小，皮黄肉白；五月、八月内采根，以灰裛二日，汤洗曝干。一云：五月采者虚小，八月采者实大，然以圆白陈久者为佳。其平泽生者甚小，名羊眼半夏。"[21]

《证类本草》卷第十："半夏 味辛，平，生微寒，熟温，有毒。主伤寒寒热，心下坚，下气，喉咽肿痛，头眩，胸胀咳逆，腹鸣，止汗，消心腹胸膈痰热满结，咳嗽上气，心下急有痛坚痞，时气呕逆，消痈肿，堕胎，疗痿黄，悦泽面目。生令人吐，熟令人下。用之汤洗令滑尽。一名守田，一名地文，一名水玉，一名示姑。生槐里川谷。五月、八月采根，曝干。"[22]

《本草衍义》卷十一："半夏 今人惟知去痰，不言益脾，盖能分水故也。脾恶湿，湿则濡而困，困则不能制水。"[23]

《汤液本草》卷之四："半夏 气微寒，味辛、平。苦而辛，辛厚苦轻，阳中阴也。生微寒，熟温。有毒。"[24]

《本草品汇精要》卷之十三："半夏 有毒 植生 半夏（出神农本经）……【名】守田 地文 水玉 示姑。"[25]

《本草蒙筌》卷之三："半夏（一名守田） 味辛，微苦，气平，生寒熟温。沉而降，阴中阳也。有毒。山谷川泽，处处有之。……若研末搀少枯矾，（每泡过半夏四两，入枯矾一两共研。）拌姜汁捏作小饼。诸叶包裹，风际阴干，此又名半夏曲也。”[26]

《本草纲目》第十七卷：“半夏《本经·下品》 【释名】守田《别录》、水玉《本经》、地文《本经》、和姑《吴普》。时珍曰：《礼记·月令》：五月半夏生。盖当夏之半也，故名。守田会意，水玉因形。【集解】《别录》曰：半夏生槐里川谷。五月、八月采根，曝干。普曰：生微丘或生野中，二月始生，叶三三相偶。白花圆上。弘景曰：槐里属扶风。今第一出青州，吴中亦有，以肉白者为佳，不厌陈久。恭曰：所在皆有。生平泽中者，名羊眼半夏……时珍曰：今治半夏，惟洗去皮垢，以汤泡浸七日，逐日换汤，晾干切片，姜汁拌焙入药。或研为末，以姜汁入汤浸澄三日，沥去涎水，晒干用，谓之半夏粉。或研末以姜汁和作饼子，日干用，谓之半夏饼。或研末以姜汁、白矾汤和作饼，楮叶包置篮中，待生黄衣，日干用，谓之半夏曲。……”[4]

《本草乘雅半偈·第六帙》：“半夏《本经·下品》 【气味】辛平，有毒。【主治】主伤寒寒热，心下坚，胸胀，咳逆，头眩，咽喉肿痛，肠鸣，下气，止汗。”[27]

《本草征要》第一卷：“半夏 味辛，性温，有毒。入心、脾、胃三经。柴胡为使。恶皂荚。畏雄黄、姜、鳖甲及乌头。忌羊血、海藻、饴糖。”[28]

《本草崇原·本经下品》：“半夏 气味辛平，有毒。主治伤寒寒热，心下坚，胸胀咳逆，头眩，咽喉肿痛，肠鸣，下气，止汗。”[29]

《本草择要纲目·温性药品》：“半夏 【气味】辛平有毒，沉而降，阴中阳也，入手阳明太阴少阴三经。”[30]

《本草新编》卷之三（角集）：“半夏，味辛、微苦，气平，生寒，熟温，沉而降，阴中阳也。入胆、脾、胃三经。研末，每一两，用入枯矾二钱、姜汁一合，捏饼，楮叶包裹，阴干，又名半夏曲也。”[5]

《本草易读》卷五：“半夏百四十二 汤泡数日，姜汁制用。射干为使，恶皂角，畏雄黄、生姜、干姜、秦皮、龟甲，反乌头，忌羊血、海藻、饴糖。陈久者良。”[31]

《本草备要·草部》：“半夏 燥湿痰，润肾燥，宣通阴阳。辛温有毒，体滑性燥，能走能散，能燥能润。和胃健脾（去湿），补肝（辛散）润肾，除湿化痰，发表开郁，下逆气，止烦呕，发音声，利水道（燥去湿，故利水；辛通气，能化液，故润燥。”[32]

《本经逢原》卷二：“半夏 辛温，有毒。汤浸，同皂荚、白矾煮熟，姜汁拌、焙干用；或皂荚、白矾、姜汁、竹沥四制尤妙。咽痛醋炒用。”[33]

《本草经解》卷一：“【半夏】 气平。味辛。有毒。主伤寒寒热心下坚。胸胀咳逆头眩。咽喉肿痛。肠鸣。下气。止汗。（汤浸去涎，净姜汁拌焙）”[34]

《神农本草经百种录·下品》：“半夏 味辛平。主伤寒寒热，寒热之在肺胃间者。心下坚，下气，辛能开肺降逆。咽喉肿痛，头眩，开降上焦之火。胸胀，咳逆，肠鸣，气降则通和，故能愈诸疾。”[35]

《本草从新》卷四：“半夏 燥湿痰、宣通阴阳。辛温，体滑性燥，能走能散，和胃健脾，除湿化痰，发表开郁，下逆气，止烦呕，发声音，救暴卒。”[36]

《得配本草》卷三：“半夏 射干、柴胡为之使。畏生姜、干姜、秦皮、龟甲、雄黄。恶皂荚。反乌头。忌海藻、羊肉、羊血、饴糖。辛，温，有毒。入足太阴、阳明、少阳经气分。利窍和胃，而通阴阳，为除湿化痰，开郁止呕之圣药。”[37]

《本草求真》卷三：“半夏（毒草）主散肠胃湿痰 半夏（专入脾胃胆，兼入心）。

书言辛温有毒，体滑性燥，能走能散，能燥能润，和胃健脾，补肝润肾。”[38]

《本草纲目拾遗》卷五：“仙半夏　各种曲附　近日诸医皆用之。药肆亦多制备。相传制法系仙人所传，故名仙半夏。”[18]

《神农本草经读》卷之四：“半夏　气味辛、平，有毒。主伤寒寒热，心下坚，胸胀咳逆，头眩，咽喉肿痛，肠鸣，下气，止汗。”[39]

《本草分经·原例（次序略经更定）》：“半夏　辛温，体滑性燥，和胃健脾，兼行胆经，发表开郁，下气止呕，除湿痰，利二便，能行水气以润肾，燥和胃气而通阴阳，治一切脾湿之症，血家渴家汗家慎用，肺燥者不可误服，须制用，亦有造曲者。”[40]

《本草述钩元》卷十：“半夏　二月生苗，夏至后即枯，五月采根圆白，秋后则皮多黑。味辛微苦，气温性燥，有毒。气味俱薄，沉而降，阳中阴，阴中阳也。”[41]

《植物名实图考》：“半夏，本经下品。所在皆有，有长叶、圆叶二种，同生一处，夏亦开花，如南星而小，其梢上翘似蝎尾。固始呼为蝎子草。”[42]

《神农本草经赞》卷三：“半夏　味辛平。主伤寒寒热，心下坚，下气，喉咽肿痛，头眩胸胀，咳逆肠鸣止汗。一名地文，一名水玉，生川谷。”[43]

《本草害利·肺部药队》：“制半夏　【害】其性燥而辛温有毒。虽能祛湿分水实脾，及开寒湿气郁结痰，而其所忌者，惟阴虚血少，津液不足诸病，故古人有立禁者，谓血家渴家汗家是也。故凡一切吐血、衄血、齿衄、舌上出血、金疮，产后失血过多，尿血、便血、肾水真阴不足发渴，阳虚自汗，阴虚盗汗，内热烦燥出汗诸症，皆当禁者也。”[19]

《本草撮要》卷一：“【半夏】味辛，入手太阴、少阴二经，功专消痰止呕，救五绝急病。得醋制，再得茯苓、甘草，治伏暑引饮。”[44]

《本草便读·草部》：“半夏　性温体滑。入阳明并走心脾，质燥味辛，治呕吐专消痰饮，通阴阳而和胃。”[45]

《本草思辨录》卷二：“半夏，味辛气平，辛则开结，平则降逆，为治呕吐胸满之要药。”[46]

《中药志》：“半夏　本品为常用中药。商品主要为天南星科植物半夏的块茎。……【原植物】半夏　［别名］三叶半夏（河南、山西、江西、广西），三步跳（湖北、湖南、江西、陕西、四川、贵州、云南），麻芋子（四川、陕西），小天老星（东北），地雷公（广东、广西），地珠半夏（云南），地慈姑（湖南、广东、广西）。Pinellia ternata (Thunb.) Breit.（P. tuberifera Tenore）——天南星科 Araceae.”[13]

《全国中草药汇编》：“半夏　［别名］三叶半夏、三叶老、三步跳、麻玉果、燕子尾。【来源】为天南星科半夏属植物半夏 Pinellia ternata（Thunb.）Breit.［P. tuberifera Ten.］的块茎。”[14]

《中药材手册》：“半夏［纲目列入草部毒草类］　本品为天南星科植物半夏 Pinellia ternata（Thunb.）Breit. 的干燥块茎。原植物系多年生草本，野生与栽培均有。天南星属（Arisaema）植物的小块茎外形与半夏类似，但不应作半夏使用。另外，广西产水半夏的块茎与半夏亦不同，应注意鉴别。［别名］三步跳、老鸦眼、天落星、羊眼半夏、野芋头、麻芋子。”[10]

《中药大辞典》：“半夏《本经》　【异名】地文、水玉《本经》，守田、示姑《别录》，羊眼半夏《唐本草》，和姑《纲目》，蝎子草《植物名实图考》，地珠半夏《昆明药植调查报告》，麻芋果《贵州民间方药集》，三步跳、泛石子《湖南野生植物》，地鹧鸪、地茨菇《广西中兽医药植》，老黄嘴、老和尚头、野芋头、老鸹头《江苏植药志》，捉嘴豆子、地巴豆（河北药材），无心菜根、天落星、老鸹眼、麻芋子《山东中药》，地雷公、老瓜蒜、狗芋头《中药志》，珠半夏《广西中药志》，裂刀菜《辽宁经济植物志》，麻草子（安徽《土农药介绍》）。【基原】为天南星科植物半夏的块茎。【原植物】半夏 Pinellia ternata（Thunb.）Breit.，又名：三叶半夏。”[8]

《中医大辞典·中药分册》：“半夏　出《神农本草经》。又名老鸹头、地茨菇、麻芋果、三步跳。为天南星科植物半夏 Pinellia ternata（Thunb.）Breit. 的块茎。”[11]

《中国医学百科全书·中医学》：“半夏　始载于《神农本草经》。又名三步跳、地茨菇、野芋头、麻芋果。为天南星科植物半夏 Pinellia ternata（Thunb.）Breit. 的块茎。夏、秋两季均可采挖，秋季采者粉性充足，外皮薄。采得后洗净泥土，除去外皮及须根，晒干或烘干，药材称‘生半夏’。因生品有毒，用前多经炮制，药材称‘制半夏’，有法半夏、姜半夏等。”[16]

《全国中药炮制规范》：“半夏　［处方用名］生半夏、清半夏、姜半夏、法半夏、半夏曲、麸炒半夏曲。【来源】本品为天南星科植物半夏 Pinellia ternata（Thunb.）Breit. 的干燥块茎。均系野生。主产于四川、湖北、安徽、江苏等地。夏、秋二季均可采挖，洗净，除去外皮及须根，干燥。药材以个大、皮净、色白、质坚实、粉性足者为佳。”[12]

《中国药材学》：“半夏　［别名］三步跳，三叶半夏，地茨菇，小天老星（东北），麻芋子（陕西），老鹳眼（山东），三叶老（河北），野芋头（江苏），独叶一枝花（浙江），白鞋子（福建）。【来源】本品为天南星科植物半夏 Pinellia ternata（Thunb.）Breit. 的块茎。”[15]

《中国中医药学主题词表》：“半夏 PINELLIA TERNATA　属天南星科；属化痰药（中药）和止吐药（中药）。”[9]

《普通高等教育中医药类规划教材·中药学》：“半夏《本经》　为天南星科多年生草本植物半夏 Pinellia ternata（Thunb.）Breit. 的块茎。我国大部分地区均有。主产于四川、湖北、江苏、安徽等地。夏、秋二季茎叶茂盛时采挖，除去外皮及须根，晒干，为生半夏；一般用姜汁、明矾制过入药。”[7]

《中华本草》：“半夏《本经》　【异名】水玉、地文《本经》，和姑《吴普本草》，守田、示姑《别录》，羊眼半夏《新修本草》，地珠半夏《昆明药用植物调查报告》，麻芋果《贵州民间方药集》，三步跳、泛石子《湖南野生植物》，老和尚头、老鸹头《江苏省植物药材志》，地巴豆《河北药材》，无心菜根、老鸹眼《山东中药》，地雷公、狗芋头《中药志》。……【来源】为天南星科植物半夏的块茎。【原植物】半夏 Pinellia ternata（Thunb.）Breit. ［Arum ternatum Thunb.］又名：三叶半夏《全国中草药汇编》。”[17]

《中华人民共和国药典》：“半夏 Rhizoma pinelliae　本品为天南星科植物半夏 Pinellia ternata（Thunb.）Breit. 的干燥块茎。夏、秋二季采挖，洗净，除去外皮及须根，晒干。”[6]

5　参考文献

1　汉·神农本草经．清顾观光重辑本．北京：人民卫生出版社，1955，81

2 南北朝·陶弘景. 本草经集注. 北京：人民卫生出版社，1994，354
3 唐·苏敬等撰. 新修本草. 合肥：安徽科学技术出版社，1981，264
4 明·李时珍. 本草纲目. 北京：人民卫生出版社，1982，1192
5 清·陈士铎. 本草新编. 北京：中国中医药出版社，1996，154
6 国家药典委员会编. 中华人民共和国药典. 一部. 北京：化学工业出版社，2000，89
7 雷载权主编. 普通高等教育中医药类规划教材·中药学. 上海：上海科学技术出版社，1995，223
8 江苏新医学院编. 中药大辞典. 上海：上海科学技术出版社，1977，775
9 吴兰成主编. 中国中医药学主题词表. 北京：中医古籍出版社，1996，15
10 中华人民共和国卫生部药政管理局主编. 中药材手册. 北京：人民卫生出版社，1998，64
11 《中医大辞典》编辑委员会编. 中医大辞典·中药分册. 北京：人民卫生出版社，1982，123
12 中华人民共和国卫生部药政管理局编. 全国中药炮制规范. 北京：人民卫生出版社，1988，43
13 中国医学科学院药物研究所等编. 中药志. 第二册. 北京：人民卫生出版社，1993，38
14 《全国中草药汇编》编写组编. 全国中草药汇编. 上册. 北京：人民卫生出版社，1996. 233
15 徐国钧等主编. 中国药材学. 北京：中国医药科技出版社，1996，605
16 《中医学》编辑委员会. 中国医学百科全书·中医学. 上海：上海科学技术出版社，1997，1186
17 国家中医药管理局《中华本草》编委会. 中华本草. 第八册. 上海：上海科学技术出版社，1999，513
18 清·赵学敏. 本草纲目拾遗. 北京：人民卫生出版社，1983，171
19 清·凌奂. 本草害利. 北京：中医古籍出版社，1982，94
20 三国·吴普. 吴普本草. 北京：人民卫生出版社，1987，47
21 宋·苏颂. 本草图经. 合肥：安徽科学技术出版社，1994，265
22 宋·唐慎微. 证类本草. 北京：人民卫生出版社，1957，245
23 宋·寇宗奭. 本草衍义. 上海：商务印书馆，1937，65
24 元·王好古. 汤液本草. 见：景印文渊阁四库全书（745）. 北京：中医古籍出版社，1986，957
25 明·刘文泰. 本草品汇精要. 北京：人民卫生出版社，1982，375
26 明·陈嘉谟. 本草蒙筌. 北京：人民卫生出版社，1988，142
27 明·卢之颐. 本草乘雅半偈. 北京：人民卫生出版社，1986，362
28 明·李中梓. 本草征要. 见：李中梓医学全书. 北京：中国中医药出版社，1999，126
29 清·张志聪. 本草崇原. 北京：中国中医药出版社，1992，113
30 清·蒋居祉. 本草择要纲目. 见：珍本医书集成. 本草类. 上海：上海科学技术出版社，1985，71
31 清·汪昂. 本草易读. 北京：人民卫生出版社，1997，213
32 清·汪昂. 本草备要. 北京：中国中医药出版社，1998，28
33 清·张璐. 本经逢原. 上海：上海科学技术出版社，1959，99
34 清·叶桂. 本草经解. 上海：上海科学技术出版社，1958，30
35 清·徐大椿. 神农本草经百种录. 见：景印文渊阁四库全书（785）. 北京：中医古籍出版社，1986，578
36 清·吴仪洛. 本草从新. 北京：中医古籍出版社，2001，71
37 清·严西亭. 得配本草. 上海：上海卫生出版社，1957，42
38 清·黄宫绣. 本草求真. 上海：上海科学技术出版社，1959，117
39 清·陈念祖. 神农本草经读. 北京：人民卫生出版社，1959，45
40 清·姚澜. 本草分经. 上海：上海科学技术出版社，1989，100
41 清·杨时泰. 本草述钩元. 上海：科技卫生出版社，1958，298
42 清·吴其浚. 植物名实图考. 北京：中华书局，1963，603

43 清·叶志诜. 神农本草经赞. 见：珍本医书集成. 本草类. 上海：上海科学技术出版社，1985，120
44 清·陈其瑞. 本草撮要. 见：珍本医书集成. 本草类. 上海：上海科学技术出版社，1985，5
45 清·张秉成. 本草便读. 上海：上海卫生出版社，1957，47
46 清·周岩. 本草思辨录. 北京：人民卫生出版，1960，66

145 半夏曲

Banxiaqu

Rhizoma Pinelliae Fermentata

1 定名依据

1.1 正名

1.1.1 汉文名：半夏曲［为天南星科植物半夏 Pinellia ternata（Thunb.）Breit. 的干燥块茎加面粉、姜汁等制成的曲剂］。

1.1.2 英文名：fermented pinellia.

1.2 依据

1.2.1 定名的文献依据

(1)《医垒元戎·厥阴证》：“（当归四逆并加吴茱萸等汤见阴症略例）……若产后虚劳日久而脉浮疾，宜柴胡四物汤：川芎 熟地黄 当归 芍药（各一两半） 加柴胡（八钱） 人参 黄芩 甘草 半夏曲（各三钱），水煎服。”[1]

(2)《本草蒙筌》卷之三：“半夏（一名守田） 味辛、微苦，气平，生寒熟温。沉而降，阴中阳也。有毒。山谷川泽，处处有之。……若研末搀少枯矾，（每泡过半夏四两，入枯矾一两共研。）拌姜汁捏作小饼。诸叶包裹，风际阴干，此又名半夏曲也。”[2]

(3)《本草纲目》第十七卷：“半夏《本经·下品》 【释名】守田《别录》、水玉《本经》、地文《本经》、和姑《吴普》……时珍曰：今治半夏，惟洗去皮垢，以汤泡浸七日，逐日换汤，晾干切片，姜汁拌焙入药。或研为末，以姜汁入汤浸澄三日，沥去涎水，晒干用，谓之半夏粉。或研末以姜汁和作饼子，日干用，谓之半夏饼。或研末以姜汁、白矾汤和作饼，楮叶包置篮中，待生黄衣，日干用，谓之半夏曲。”[3]

(4)《本草新编》卷之三（角集）：“半夏，味辛、微苦，气平，生寒，熟温，沉而降，阴中阳也。入胆、脾、胃三经。研末，每一两，用入枯矾二钱、姜汁一合，捏饼，楮叶包裹，阴干，又名半夏曲也。”[4]

(5)《全国中药炮制规范》：“半夏 ［处方用名］生半夏、清半夏、姜半夏、法半夏、半夏曲、麸炒半夏曲。【来源】本品为天南星科植物半夏 Pinellia ternata（Thunb.）Breit. 的干燥块茎。均系野生。主产于四川、湖北、安徽、江苏等地。夏、秋二季均可采挖，洗净，除去外皮及须根，干燥。药材以个大、皮净、色白、质坚实、粉性足者为佳。”[5]

(6)《中药大辞典》：“半夏曲《韩氏医通》 【基原】为半夏加面粉、姜汁等制成的曲剂。”[6]

1.2.2 定名选择的理由

（1）半夏曲 Rhizoma pinelliae，系天南星科植物半夏 Pinellia ternata（Thunb.）Breit. 的干燥块茎加面粉、姜汁等制成的曲剂。“半夏曲”始见于元·王好古《医垒元戎》，此后本草著作如明·陈嘉谟《本草蒙筌》、李时珍《本草纲目》，清·陈士铎《本草新编》等均在“半夏”项下给予介绍。

（2）现代本草著作《全国中药炮制规范》也在“半夏”项下介绍，而《中药大辞典》则以“半夏曲”为正名把本品单列。

1.3　与正名等效的名词：无。

2　源流考释

半夏曲［天南星科植物半夏 Pinellia ternata（Thunb.）Breit. 的干燥块茎加面粉、姜汁等制成的曲剂］始载于元·王好古《医垒元戎·厥阴证》：“（当归四逆并加吴茱萸等汤见阴症略例）……若产后虚劳日久而脉浮疾，宜柴胡四物汤：川芎　熟地黄　当归　芍药（各一两半）　加柴胡（八钱）　人参　黄芩　甘草　半夏曲（各三钱），水煎服。”[1] 此后明·韩天爵《韩氏医通》在“药性裁成章”记载了本品的制做方法，如《韩氏医通》卷下：“药性裁成章第七……痰分之病，半夏为主。……湿痰白色，寒痰清，以老姜煎浓汤，加煅白矾三分之一（如半夏三两，煅矾一两），俱造曲如前法。予又以霞天膏加白芥子三分之二，姜汁、矾汤、竹沥造曲，治痰积沉痼者，自然能使腐败随大小便出，或散而为疮，此半夏曲之妙也。”[7] 明清本草著作如明·陈嘉谟《本草蒙筌》[2]、李时珍《本草纲目》[3]，清·陈士铎《本草新编》[4] 等均在“半夏”项下给予介绍。

现代本草著作《全国中药炮制规范》[5] 也在“半夏”项下介绍，而《中药大辞典》[6] 则以“半夏曲”为正名把本品单列，如《中药大辞典》：“半夏曲《韩氏医通》　【基原】为半夏加面粉、姜汁等制成的曲剂。”[6] 原植物“半夏”的异名参见“半夏”条。

3　附录

3.1　又称：无。
3.2　俗称：无。
3.3　曾称：无。
3.4　原植物名称：参见“半夏”条。

4　文献通考

《医垒元戎·厥阴证》：“（当归四逆并加吴茱萸等汤见阴症略例）……若产后虚劳日久而脉浮疾，宜柴胡四物汤：川芎　熟地黄　当归　芍药（各一两半）　加柴胡（八钱）　人参　黄芩　甘草　半夏曲（各三钱），水煎服。”[1]

《韩氏医通》卷下：“药性裁成章第七……痰分之病，半夏为主。……湿痰白色，寒痰清，以老姜煎浓汤，加煅白矾三分之一（如半夏三两，煅矾一两），俱造曲如前法。予又以霞天膏加白芥子三分之二，姜汁、矾汤、竹沥造曲，治痰积沉痼者，自然能使腐败随大小便出，或散而为疮，此半夏曲之妙也。”[7]

《本草蒙筌》卷之三：“半夏（一名守田）　味辛、微苦，气平，生寒熟温。沉而降，阴中阳也。有毒。山谷川泽，处处有之。……若研末搀少枯矾，（每泡过半夏四两，入枯矾一两共研。）拌姜汁捏作小饼。诸叶包裹，风际阴干，此又名半夏曲也。”[2]

《本草纲目》第十七卷：“半夏《本经·下品》　【释名】守田《别录》、水玉《本经》、地文《本经》、和姑《吴普》……时珍曰：今治半夏，惟洗去皮垢，以汤泡浸七日，逐日换汤，晾干切片，姜汁拌焙入药。或研为末，以姜汁入汤浸澄三日，沥去涎水，晒干用，谓之半夏粉。或研末以姜汁和作饼子，日干用，谓之半夏饼。或研末以姜汁、白矾汤和作饼，楮叶包置篮中，待生黄衣，日干用，谓之半夏曲。”[3]

《本草新编》卷之三（角集）：“半夏，味辛、微苦，气平，生寒，熟温，沉而降，阴中阳也。入胆、脾、胃三经。研末，每一两，用入枯矾二钱、姜汁一合，捏饼，楮叶包裹，阴干，又名半夏曲也。”[4]

《中药大辞典》：“半夏曲《韩氏医通》　【基原】为半夏加面粉、姜汁等制成的曲剂。”[6]

《全国中药炮制规范》：“半夏　［处方用名］生半夏、清半夏、姜半夏、法半夏、半夏曲、麸炒半夏曲。【来源】本品为天南星科植物半夏 Pinellia ternata（Thunb.）Breit. 的干燥块茎。均系野生。主产于四川、湖北、安徽、江苏等地。夏、秋二季均可采挖，洗净，除去外皮及须根，干燥。药材以个大、皮净、色白、质坚实、粉性足者为佳。”[5]

5　参考文献

1　元·王好古．医垒元戎．明嘉靖二十二年癸卯（1543）余姚顾遂刻本

2　明·陈嘉谟．本草蒙筌．北京：人民卫生出版社，1988，142

3　明·李时珍．本草纲目．北京：人民卫生出版社，1982，1192

4　清·陈士铎．本草新编．北京：中国中医药出版社，1996，154

5　中华人民共和国卫生部药政管理局编．全国中药炮制规范．北京：人民卫生出版社，1988，43

6　江苏新医学院编．中药大辞典．上海：上海科学技术出版社，1977，775

7　明·韩天爵．韩氏医通．清乾隆四十二年丁酉（1777）程永培校刻本

146　丝瓜络
Sigualuo
Retinervus Luffae Fructus

1　定名依据

1.1　正名

1.1.1　汉文名：丝瓜络［为葫芦科植物丝瓜 Luffa cylindrica（L.）Roem. 的干燥成熟果实的纍维管］。

1.1.2　英文名：luffa vegetable sponge.

1.2　依据

1.2.1　定名的文献依据

(1)《绛囊撮要·内科》：“二妙散　治虚火牙咬肿痛。宣州木瓜（一两陈酒拌一宿）

干丝瓜络（五钱）　瓦上各炙灰存性。研末和匀。卧时敷患处。含一夜吐出。即愈。”[1]

(2)《本草便读·菜部》：“丝瓜络　通经络。凉血祛风。性甘寒。化痰解毒。（丝瓜络味甘性寒。入经络解热邪。热除则风去。络中津液不致结而为痰。变成肿毒诸证。故云解毒耳。）”[2]

(3)《中华人民共和国药典》：“丝瓜络 Retinervus luffae fructus　本品为葫芦科植物丝瓜 Luffa cylindrica（L.）Roem. 的干燥成熟果实的维管束。夏、秋二季果实成熟、果皮变黄、内部干枯时采摘，除去外皮及果肉，洗净，晒干，除去种子。”[3]

(4)《普通高等教育中医药类规划教材·中药学》：“丝瓜络《本草纲目》　为葫芦科一年生攀援草本植物丝瓜 Luffa cylindrica（L.）Roem. 果络（成熟果实中的维管束）。我国各地均有栽培。秋季采收。切碎生用或炒用。”[4]

(5)《中国中医药学主题词表》：“丝瓜络 RETINERVUS LUFFAE FRUCTUS　为葫芦科植物丝瓜干燥成熟果实的维管束；属祛湿利水药　C 丝瓜。”[5]

(6)《中药大辞典》：“丝瓜络《本草再新》　【异名】丝瓜网《医林纂要》，丝瓜壳《分类草药性》，瓜络、絮瓜瓤《广州植物志》，天罗线《药材资料汇编》，丝瓜筋《江苏植药志》，丝瓜瓤《河北药材》，千层楼《湖南药物志》。【基原】为葫芦科植物丝瓜 Luffa cylindrica（L.）Roem. 老熟果实的网状纤维或粤丝瓜 L. acutangula Roxb. 的枯老果实。原植物详‘丝瓜’条。”[6]

(7)《中药志》[7]、《中医大辞典·中药分册》[8]、《中药材手册》[9]、《中国药材学》[10]、《全国中药炮制规范》[11]、《中国医学百科全书·中医学》[12]、《中华本草》[13]等现代中药著作多以“丝瓜络”作为本药正名（参见“文献通考”）。

1.2.2　定名选择的理由

(1) 丝瓜络 Retinervus luffae fructus，系葫芦科植物丝瓜 Luffa cylindrica（L.）Roem. 的干燥成熟果实的维管束。“丝瓜络”之名始见于清·云川道人《绛囊撮要》，以后本草著作也有沿用以此为正名记载本品，如清·张秉成《本草便读》等。

(2) 我国最新出版的《中华人民共和国药典》、《普通高等教育中医药类规划教材·中药学》以及辞书类著作《中医大辞典·中药分册》、《中药大辞典》、《中国医学百科全书·中医学》等均以“丝瓜络”作为本药正名。已经广泛应用于中医药学文献的标引和检索的《中国中医药学主题词表》也以“丝瓜络”作为本药的正式主题词。现代本草著作如《中药志》、《中华本草》、《中国药材学》、《中药材手册》、《全国中药炮制规范》等均以“丝瓜络”作为本药的正名。

1.3　与正名等效的名词：无。

2　源流考释

丝瓜络［葫芦科植物丝瓜 Luffa cylindrica（L.）Roem. 的干燥成熟果实的维管束］始载于清·云川道人《绛囊撮要·内科》：“二妙散　治虚火牙咬肿痛。宣州木瓜（一两陈酒拌一宿）　干丝瓜络（五钱）　瓦上各炙灰存性。研末和匀。卧时敷患处。含一夜吐出。即愈。”[1]其后的方书中也有沿用，如清·赵学敏《串雅内外编》[14]、鲍相璈《验方新编》[15]等。

清·叶桂《本草再新》则在“丝瓜”项下介绍本品，如《本草再新》卷六：“丝瓜味甘，性凉，无毒。入肝肾二经。凉血解毒，除风化痰，通经络，行气血……。络：亦能通经络，和血脉，化痰顺气。”[16]

“丝瓜络”作为本草正名最早见于清·张秉成《本草便读·菜部》：“丝瓜络 通经络。凉血祛风。性甘寒。化痰解毒。（丝瓜络味甘性寒。入经络解热邪。热除则风去。络中津液不致结而为痰。变成肿毒诸证。故云解毒耳。）”[2]清《分类草药性》[17]则以“丝瓜壳”为正名记载本品。

现代本草著作除《全国中草药汇编》[18]以植物名称“丝瓜”为正名外，其它本草著作如《中华人民共和国药典》[3]、《普通高等教育中医药类规划教材·中药学》[4]、《中国中医药学主题词表》[5]、《中药大辞典》[6]、《中药志》[7]、《中医大辞典·中药分册》[8]、《中药材手册》[9]、《中国药材学》[10]、《全国中药炮制规范》[11]、《中国医学百科全书·中医学》[12]、《中华本草》[13]等均以“丝瓜络”为正名记载，并同时记载有“丝瓜筋”、“丝瓜瓤”《中药材手册》[9]，“瓜络”、“絮瓜瓤”、“千层楼”、“天罗线”《中药大辞典》[6]，“丝瓜布”《中国医学百科全书·中医学》[12]，“天萝筋”《中华本草》[13]等名地俗称。还记载有本品原植物“丝瓜”的异名“天吊瓜”、“纯阳瓜”、“倒阳菜”、“天丝瓜”、“蛮瓜”、“天罗”、“天罗”、“鱼鲢”、“丝罗”、“虞刺”《中药大辞典》[6]等。

3 附录

3.1 又称：炒丝瓜络、丝瓜络炭（饮片规格名）。

3.2 俗称：瓜络、絮瓜瓤（广州），丝瓜筋（江苏），丝瓜瓤（河北），千层楼（湖南），丝瓜布（四川），丝瓜网，天罗线，丝瓜布，天萝筋。

3.3 曾称：丝瓜壳《分类草药性》。

3.4 植物名称：丝瓜，天吊瓜，纯阳瓜，倒阳菜，天丝瓜，蛮瓜，天罗、布瓜，鱼鲢，丝罗，虞刺。

4 文献通考

《绛囊撮要·内科》：“二妙散 治虚火牙咬肿痛。宣州木瓜（一两陈酒拌一宿） 干丝瓜络（五钱） 瓦上各炙灰存性。研末和匀。卧时敷患处。含一夜吐出。即愈。”[4]

《串雅内外编》卷四：“水肿……方用老丝瓜络三条（去子剪碎），巴豆四十九粒（去壳），将巴豆和丝瓜络同炒，俟巴豆深黄色，去巴豆入黄米三合，同丝瓜络同炒，至米黄为度。取米研粉为丸，如梧子大，每服三十粒，用苡仁汤下，神效。”[14]

《验方新编》卷十八：“治臌胀已验方 老丝瓜络一条切细，用巴豆七粒打碎，同丝瓜络共炒，待丝瓜络炒成黄色，去巴豆，留丝瓜络。白糯米一升淘净沥干，即将前炒黄之丝瓜络，乘热同糯米共炒，待米炒至黄色，又去丝瓜络。将炒米磨成细粉，早晚开水拌食，不可用盐，或入秋石少许亦可。此方平稳、简便而极神效。”[15]

《本草再新》卷六：“丝瓜 味甘，性凉，无毒。入肝肾二经。凉血解毒，除风化痰，通经络，行气血……。络，亦能通经络，和血脉，化痰顺气。”[16]

《本草便读·菜部》：“丝瓜络 通经络。凉血祛风。性甘寒。化痰解毒。（丝瓜络味甘性寒。入经络解热邪。热除则风去。络中津液不致结而为痰。变成肿毒诸证。故云解毒耳。）”[2]

《分类草药性》上卷：“丝瓜壳，治乳肿疼痛，火存性，冲酒服，研末调香油涂汤火伤。”[17]

《中药志》：“丝瓜络　本品为较常用中药。商品为葫芦科植物丝瓜的干燥成熟果实的维管束。广东、广西等省区应用的丝瓜络，原植物为棱角丝瓜。……【原植物】丝瓜 Luffa cylindrica（L.）Roem. ——葫芦科 Cucurbitaceae.”[7]

《中药材手册》：“丝瓜络［纲目名丝瓜，列入菜部　菜类］　本品为葫芦科植物丝瓜 Luffa cylindrica（L.）Roem. 的干燥成熟果实的维管束。原植物系一年生攀援草本，均为栽培。广东、广西等省区尚以棱角丝瓜果实的维管束作为丝瓜络药用。［别名］丝瓜筋、丝瓜瓤。”[9]

《全国中草药汇编》：“丝瓜　【来源】为葫芦科丝瓜属植物丝瓜 Luffa cylindrica（L.）Roem.，以果络、叶、藤、根及种子入药。”[18]

《中药大辞典》：“丝瓜络《本草再新》　【异名】丝瓜网《医林纂要》，丝瓜壳《分类草药性》，瓜络、絮瓜瓤《广州植物志》，天罗线《药材资料汇编》，丝瓜筋《江苏植药志》，丝瓜瓤《河北药材》，千层楼《湖南药物志》。【基原】为葫芦科植物丝瓜 Luffa cylindrica（L.）Roem. 老熟果实的网状纤维或粤丝瓜 L. acutangula Roxb. 的枯老果实。原植物丝瓜　【异名】丝瓜、天吊瓜、纯阳瓜、倒阳菜《滇南本草》，天丝瓜、蛮瓜《本事》，天罗、布瓜《事类合璧》，鱼鰦、丝罗、虞刺《本草纲目》。”[6]

《中医大辞典·中药分册》：“丝瓜络　出清·叶小峰《本草再新》。又名丝瓜筋、丝瓜网。为葫芦科植物丝瓜 Luffa cylindrica（L.）Roem. 老熟果实的维管束。”[8]

《中国医学百科全书·中医学》：“丝瓜络　始载于《医林纂要·药性》。原名丝瓜网，又名丝瓜筋、丝瓜壳、丝瓜布。为葫芦科植物丝瓜 Luffacylindrica（L.）Roem. 干燥成熟果实的维管束。中国大多数地区有产。”[12]

《全国中药炮制规范》：“丝瓜络　［处方用名］丝瓜络、炒丝瓜络、丝瓜络炭。【来源】本品为葫芦科植物丝瓜 Luffa cylindrica（L.）Roem. 的干燥成熟果实的维管束。均系栽培。主产于江苏、浙江等地，秋季果实成熟，果皮变黄，内部干枯时采摘，除去外皮及果肉，洗净，干燥，除去种子。药材以筋络清晰、质韧、色淡黄白者为佳。”[11]

《中国药材学》：“丝瓜络　［别名］丝瓜筋，丝瓜布（四川）。【来源】本品为葫芦科植物丝瓜 Luffa cylindrica（L.）Roem. 果实的维管束。”[10]

《中国中医药学主题词表》：“丝瓜络 RETINERVUS LUFFAE FRUCTUS　为葫芦科植物丝瓜干燥成熟果实的维管束；属祛湿利水药　C 丝瓜。”[5]

《普通高等教育中医药类规划教材·中药学》：“丝瓜络《本草纲目》　为葫芦科一年生攀援草本植物丝瓜 Luffa cylindrica（L.）Roem. 果络（成熟果实中的维管束）。我国各地均有栽培。秋季采收。切碎生用或炒用。”[4]

《中华本草》：“丝瓜络《本草再新》　【异名】天萝筋《脉因证治》，丝瓜网《医林纂要·药性》，丝瓜壳《分类草药性》，瓜络、絮瓜瓤《广州植物志》，天罗线《药材资料汇编》，丝瓜筋《江苏省植物药材志》，丝瓜瓤《河北药材》，千层楼《湖南药物志》，丝瓜布《四川常用中草药》。【来源】本品为葫芦科植物丝瓜 Luffa cylindrica（L.）Roem. 或粤丝瓜 L. acutangula（L.）Roxb. 成熟果实的维管束。【原植物】①丝瓜 Luffa cylindrica（L.）Roem. ②粤丝瓜 Luffa acutangula（L.）Roxb. 又名：棱角丝瓜。”[13]

《中华人民共和国药典》："丝瓜络 Retinervus luffae fructus　本品为葫芦科植物丝瓜 Luffa cylindrica（L.）Roem. 的干燥成熟果实的维管束。夏、秋二季果实成熟、果皮变黄、内部干枯时采摘，除去外皮及果肉，洗净，晒干，除去种子。"[3]

5　参考文献

1　清·云川道人. 绛囊撮要. 见：珍本医书集成（九）. 上海：上海科技出版社，1986，14

2　清·张秉成. 本草便读. 上海：上海卫生出版社，1957

3　国家药典委员会编. 中华人民共和国药典. 一部. 北京：化学工业出版社，2000，91

4　雷载权主编. 普通高等教育中医药类规划教材·中药学. 上海：上海科学技术出版社，1995，122

5　吴兰成主编. 中国中医药学主题词表. 北京：中医古籍出版社，1996，362

6　江苏新医学院编. 中药大辞典. 上海：上海科学技术出版社，1977，794

7　中国医学科学院药物研究所等编. 中药志. 第三册. 北京：人民卫生出版社，1993，322

8　《中医大辞典》编辑委员会编. 中医大辞典·中药分册. 北京：人民卫生出版社，1982，125

9　中华人民共和国卫生部药政管理局主编. 中药材手册. 北京：人民卫生出版社，1998，288

10　徐国钧等主编. 中国药材学. 北京：中国医药科技出版社，1996，1172

11　中华人民共和国卫生部药政管理局编. 全国中药炮制规范. 北京：人民卫生出版社，1988，142

12　《中医学》编辑委员会. 中国医学百科全书·中医学. 上海：上海科学技术出版社，1997，1061

13　国家中医药管理局《中华本草》编委会. 中华本草. 第五册. 上海：上海科学技术出版社，1999，553

14　清·赵学敏. 串雅内外编. 北京：人民卫生出版社，1980

15　清·鲍相璈. 验方新编. 清光绪十九年同文书局石印本

16　清·叶桂. 本草再新. 上海：上海群学书社，1919

17　清·著者佚名. 分类草药性. 民国二十八年新刻本

18　《全国中草药汇编》编写组编. 全国中草药汇编. 上册. 北京：人民卫生出版社，1996，315

147　老鹳草

Laoguancao

①Herba Erodii ②Herba Geranii

1　定名依据

1.1　正名

1.1.1　汉文名：老鹳草（牻龙牛儿苗科植物牻牛儿苗 Erodium stephanianum Willd.、老鹳草 Geranium wilfordii Maxim. 或野老鹳草 Geranium carolinianum L. 的干燥地上部分）。

1.1.2　英文名：common heron's bill herb，wilford granesbill herb.

1.2　依据

1.2.1　定名的文献依据

(1)《滇南本草》卷一："五叶草　出京都者良，名老官草。治筋骨痰火症，河南卫辉亦出。味辛、苦，性温。祛诸风皮肤发痒，通行十二经络。治筋骨疼痛，痰火痿软、手足筋挛麻木。利小便，泻膀胱积热。攻散诸疮肿毒，退痨热发烧。治风火牙疼、疥癞、痘疹等症。兼解诸痨热，其应如响。敷跌打损伤，能定痛治瘀（丛本卷下）。”[1]

(2)《本草纲目拾遗》卷五：“老鹳草　龙柏药性考补遗：出山东。味苦微辛，去风疏经活血，健筋骨，通络脉，损伤痹症，麻木皮风，浸酒常饮，大有效。或加桂枝、当归、红花、芍药等味，入药用茎嘴。”[2]

(3)《分类草药性》上卷：“老鹳草，一名天罡草，治一切风湿麻木疼痛，筋骨生疽，右泡酒服下。”[3]

(4)《中华人民共和国药典》：“老鹳草 Herba erodii Herba geranii　本品为牻牛儿苗科植物牻牛儿苗 Erodium stephanianum Willd.、老鹳草 Geranium wilfordii Maxim. 或野老鹳草 Geranium carolinianum L. 的干燥地上部分，前者习称‘长嘴老鹳草’，后两者习称‘短嘴老鹳草’，夏、秋二季果实近成熟时采割，捆成把，晒干。”[4]

(5)《普通高等教育中医药类规划教材·中药学》：“老鹳草《滇南本草》　为牻牛儿苗科植物牻牛儿苗 Erodium stephanianum Willd. 或老鹳草 Geranium wilfordii Maxim. 的地上部分。全国大部分地区均产。夏、秋季采收。晒干。切段生用。”[5]

(6)《中药大辞典》：“老鹳草《纲目拾遗》　【异名】五叶草、老官草《滇南本草》，五瓣花、老贯草《滇南本草图谱》，天罡草《分类草药性》，五叶联、生扯拢、破铜钱《贵州民间方药集》，老鸹筋《东北资源植物手册》，贯筋《新疆药材》，五齿耙、老鸹嘴《河北药材》，鹌子嘴（山东中药）。【基原】为牻牛儿苗科植物牻牛儿苗或老鹳草、尼泊尔老鹳草、西伯利亚老鹳草及野老鹳草、块根老鹳草等带有果实的全草。【原植物】①为牻牛儿苗《救荒本草》Erodium stephanianum Willd.，又名：斗牛儿《救荒本草》，牵巴巴《植物名实图考》，太阳花、狼巴巴草、土列列。②老鹳草 Geranium wilfordii Maxim.。”[6]

(7)《中医大辞典·中药分册》：“老鹳草　出《本草纲目拾遗》。又名五叶草、破铜钱、老鹳嘴、老鸹筋、鹌子嘴。为牻牛儿苗科植物　牛儿苗 Erodium stephanianum Willd. 或老鹳草 Geranium wilfordii Maxim. 等的地上部分。”[7]

(8)《中国中医药学主题词表》：“老鹳草 GERANIUM WILFORDII　属牻牛儿苗科和祛风湿药。”[8]

(9)《中国医学百科全书·中医学》：“老鹳草　始载于《救荒本草》。原名牻牛儿苗，又名五叶草、老贯草、贯筋、老鸹嘴。为牻牛儿苗科植物牻牛儿苗 Erodium stephanianum Willd. 或老鹳草 Geranium wilfordii Maxim. 等的全草。主产于中国河北、山西、山东、云南、四川、湖北等省。”[9]

(10)《中药志》[10]、《中药材手册》[11]、《全国中药炮制规范》[12]、《全国中草药汇编》[13]、《中华本草》[14]等现代中药著作多以“老鹳草”作为本药正名（参见“文献通考”）。

1.2.2　定名选择的理由

(1) 老鹳草 Herba erodii Herba geranii，系牻牛儿苗科植物牻牛儿苗 Erodium stephanianum Willd.、老鹳草 Geranium wilfordii Maxim. 或野老鹳草 Geranium carolinianum L. 的干燥地上部分。本品始载于明·兰茂《滇南本草》，以“五叶草”为正名，以“老官草”为异名，清·赵学敏《本草纲目拾遗》、《分类草药性》则以“老颧草”为正名载录本品。

(2) 我国最新出版的《中华人民共和国药典》、《普通高等教育中医药类规划教材·中药学》以及辞书类著作《中医大辞典·中药分册》、《中药大辞典》、《中国医学百科全书·

中医学》等均以“老鹳草”作为本药正名。已经广泛应用于中医药学文献的标引和检索的《中国中医药学主题词表》也以“老鹳草”作为本药的正式主题词。现代本草著作如《全国中草药汇编》、《中药志》、《中华本草》、《中药材手册》、《全国中药炮制规范》等均以“老鹳草”作为本药的正名。

1.3 与正名等效的名词：无。

2 源流考释

老鹳草（牻龙牛儿苗科植物牻牛儿苗 Erodium stephanianum Willd.、老鹳草 Geranium wilfordii Maxim. 或野老鹳草 Geranium carolinianum L. 的干燥地上部分）始载于明·兰茂《滇南本草》，以“五叶草”作为正名，以“老官草”作为异名。如明·兰茂《滇南本草》卷一：“五叶草，出京都者良，名老官草。治筋骨痰火症，河南卫辉亦出。味辛、苦，性温。祛诸风皮肤发痒，通行十二经络。治筋骨疼痛，痰火痿软，手足筋挛麻木。利小便，泻膀胱积热。攻散诸疮肿毒，退痨热发烧。治风火牙疼、疥癞、痘疹等症。兼解诸痨热，其应如响。敷跌打损伤，能定痛治瘀。”[1]

“老鹳草”作为本品正名始载于清·赵学敏《本草纲目拾遗》卷五：“老鹳草 龙柏药性考补遗：出山东。味苦微辛，去风疏经活血，健筋骨，通络脉，损伤痹症，麻木皮风，浸酒常饮，大有效。或加桂枝、当归、红花、芍药等味，入药用茎嘴。”[2]其后《分类草药性》也以“老鹳草”为正名载录本品，同时尚记载有“天罡草”等异名，如《分类草药性》上卷：“老鹳草，一名天罡草，治一切风湿麻木疼痛，筋骨生疽，右泡酒服下。”[3]

现代本草著作除《中国药材学》[15]以“长嘴老鹳草”为正名记载外，其它如《中华人民共和国药典》[4]、《普通高等教育中医药类规划教材·中药学》[5]、《中药大辞典》[6]、《中医大辞典·中药分册》[7]、《中国中医药学主题词表》[8]、《中国医学百科全书·中医学》[9]、《中药志》[10]、《中药材手册》[11]、《全国中药炮制规范》[12]、《全国中草药汇编》[13]、《中华本草》[14]等均以“老鹳草”为正名。同时尚记载有“太阳花”、“老鹳嘴草”、“鹌子嘴”《中药材手册》[11]，“老鹳嘴”、“老鸦嘴”、“贯筋”、“老贯筋”、“老牛筋”《全国中草药汇编》[13]，“五瓣花”、“老贯草”、“五叶联”、“生扯拢”、“破铜钱”、“老鸹筋”、“五齿靶”、“老鸹嘴”、“鹌子嘴”《中药大辞典》[6]，“牻牛儿苗”《中国医学百科全书·中医学》[9]，“狼巴巴草”《中国药材学》[15]等各地俗称。还记载有本品原植物“牻牛儿苗”的异名“老鹳嘴”、“太阳花”、“五齿耙”、“老鸹嘴”、“狼巴巴草”、“贯筋”、“鹌子嘴”《中药志》[10]，“为牻牛儿苗”、“斗牛儿”、“牵巴巴”、“土列列”《中药大辞典》[6]，“长嘴老鹳草”、“绵绵牛”、“车车路”《中华本草》[14]等；原植物“老鹳草”的异名“鸭脚老鹳草”《中华本草》[14]等。

3 附录

3.1 又称：无。

3.2 俗称：太阳花、老鸹筋（东北），老鹳嘴草、鹌子嘴、鹌子嘴（山东），五叶联、生扯拢、破铜钱（贵州），贯筋（新疆），五齿耙、老鸹嘴（河北），牻牛儿苗，狼巴巴草，老鹳嘴，老鸦嘴，老贯筋，老牛筋，五瓣花，老贯草。

3.3　曾称：五叶草、老官草《滇南本草》，天罡草《分类草药性》。

3.4　原植物名称：牻牛儿苗，老鹳嘴、太阳花（东北），五齿耙、老鸹嘴（河北），狼巴巴草（陕西），贯筋（新疆），鹌子嘴（山东），为牻牛儿苗，斗牛儿，牵巴巴，太阳花，狼巴巴草，土列列，长嘴老鹳草、绵绵牛、车车路；老鹳草，鸭脚老鹳草。

4　文献通考

《滇南本草》卷一："五叶草，出京都者良，名老官草。治筋骨痰火症，河南卫辉亦出。味辛、苦，性温。祛诸风皮肤发痒，通行十二经络。治筋骨疼痛，痰火痿软、手足筋挛麻木。利小便，泻膀胱积热。攻散诸疮肿毒，退痨热发烧。治风火牙疼、疥癞、痘疹等症。兼解诸痨热，其应如响。敷跌打损伤，能定痛治瘀。"[1]

《本草纲目拾遗》卷五："老鹳草　龙柏药性考补遗：出山东。味苦微辛，去风疏经活血，健筋骨，通络脉，损伤痹症，麻木皮风，浸酒常饮，大有效。或加桂枝、当归、红花、芍药等味，入药用茎嘴。"[2]

《分类草药性》上卷："老鹳草，一名天罡草，治一切风湿麻木疼痛，筋骨生疽，右泡酒服下。"[3]

《中药志》："老鹳草　本品为少常用中药。商品为牻牛儿苗科植物牻牛儿苗或老鹳草的地上部分，前者习称为长嘴老鹳草，后者为短嘴老鹳草，以长嘴老鹳草应用较普遍。……【原植物】牻牛儿苗　［别名］老鹳嘴、太阳花（东北），五齿耙、老鸹嘴（河北），狼巴巴草（陕西），贯筋（新疆），鹌子嘴（山东）。Erodium stephanianum Willd. ——牻牛儿苗科 Geraniaceae 2. 老鹳草 Geranium wilfordii Maxim. ——牻牛儿苗科 Geraniaceae."[10]

《中药材手册》："老鹳草。［纲目拾遗列入草部］　本品为牻牛儿苗科植物牻牛儿苗 Erodium stephanianum Willd. 或老鹳草 Geranium wilfordii Maxim. 的干燥地上部分，前者习称'长嘴老鹳草'，后两者习称'短嘴老鹳草'，二者均同等入药。牻牛儿苗原植物系一、二年生草本，老鹳草原植物系多年生草本，均为野生，多生于山坡、沟边及田间、路旁或林下。此外，尚有老鹳草属多种植物的全草在个别地区作老鹳草药用。［别名］太阳花（东北）、老鹳嘴草、鹌子嘴（山东）。"[11]

《全国中草药汇编》："老鹳草　［别名］老鹳嘴、老鸦嘴、贯筋、老贯筋、老牛筋。【来源】为牻牛儿苗科牻牛儿苗属植物牻牛儿苗 Erodium stephanianum Willd. 和老鹳草属植物老鹳草 Geranium nepalense Sweet 的全草。"[13]

《中药大辞典》："老鹳草《纲目拾遗》　【异名】五叶草、老官草《滇南本草》，五瓣花、老贯草《滇南本草图谱》，天罡草《分类草药性》，五叶联、生扯拢、破铜钱《贵州民间方药集》，老鸹筋《东北资源植物手册》，贯筋《新疆药材》，五齿耙、老鸹嘴《河北药材》，鹌子嘴（山东中药）。【基原】为牻牛儿苗科植物牻牛儿苗或老鹳草、尼泊尔老鹳草、西伯利亚老鹳草及野老鹳草、块根老鹳草等带有果实的全草。【原植物】①为牻牛儿苗《救荒本草》Erodium stephanianum Willd.，又名：斗牛儿《救荒本草》，牵巴巴《植物名实图考》，太阳花、狼巴巴草、土列列。②老鹳草 Geranium wilfordii Maxim.。"[6]

《中医大辞典·中药分册》："老鹳草　出《本草纲目拾遗》。又名五叶草、破铜钱、老鹳嘴、老鸹筋、鹌子嘴。为牻牛儿苗科植物牻牛儿苗 Erodium stephanianum Willd. 或老鹳草 Geranium wilfordii Maxim. 等的地上部分。”[7]

《中国医学百科全书·中医学》：“老鹳草　始载于《救荒本草》。原名牻牛儿苗，又名五叶草、老贯草、贯筋、老鸹嘴。为牻牛儿苗科植物牻牛儿苗 Erodium stephanianum Willd. 或老鹳草 Geranium wilfordii Maxim. 等的全草。主产于中国河北、山西、山东、云南、四川、湖北等省。”[9]

《全国中药炮制规范》：“老鹳草　［处方用名］老鹳草。【来源】本品为牻牛儿苗科植物牻牛儿苗 Erodium stephanianum Willd. 或老鹳草 Geranium wilfordii Maxim. 的干燥地上部分。均系野生。主产于山东、山西、河北、湖北、四川、云南等地。夏、秋二季果实近成熟时采割，除去杂质，干燥。药材以灰绿色、果实多者为佳。”[12]

《中国药材学》：“长嘴老鹳草　［别名］老鹳草，老鸦嘴，狼巴巴草，太阳花。【来源】本品为牻牛儿苗科植物牻牛儿苗 Erodium stephanianum Willd. 的全草。”[15]

《中国中医药学主题词表》：“老鹳草 GERANIUM WILFORDII　属牻牛儿苗科和祛风湿药。”[8]

《普通高等教育中医药类规划教材·中药学》：“老鹳草《滇南本草》　为牻牛儿苗科植物牻牛儿苗 Erodium stephanianum Willd. 或老鹳草 Geranium wilfordii Maxim. 的地上部分。全国大部分地区均产。夏、秋季采收。晒干。切段生用。”[5]

《中华本草》：“老鹳草《纲目拾遗》　【异名】五叶草、老官草《滇南本草》，五瓣花、老贯草《滇南本草图谱》，天罡草《分类草药性》，五叶联、破铜钱《贵州民间方药集》，老鸹筋《东北资源植物手册》，贯筋《新疆药材》，五齿耙、老鸹嘴《河北药材》，鹌子嘴《山东中药》……【来源】为牻牛儿苗科植物牻牛儿苗、老鹳草、西伯利亚老鹳草、尼泊尔老鹳草、块根老鹳草带果实的全草。【原植物】①牻牛儿苗 Erodium stephanianum Willd. 又名：太阳花（东北）、长嘴老鹳草、绵绵牛、车车路《全国中草药汇编》。②老鹳草 Geranium wilfordii Maxim. 又名：鸭脚老鹳草《全国中草药汇编》。③西伯利亚老鹳草 Geranium sibiricum L. 又名：鼠掌老鹳草《中国高等植物图鉴》。④尼泊尔老鹳草 Geranium nepalense Sweet　又名：短嘴老鹳草《中国高等植物图鉴》。⑤块根老鹳草 Geranium dahuricum DC. 又名：粗根老鹳草《中国高等植物图鉴》。”[14]

《中华人民共和国药典》：“老鹳草 Herba erodii Herba geranii　本品为牻龙牛儿苗科植物牻牛儿苗 Erodium stephanianum Willd.、老鹳草 Geranium wilfordii Maxim. 或野老鹳草 Geranium carolinianum L. 的干燥地上部分，前者习称‘长嘴老鹳草’，后两者习称‘短嘴老鹳草’，夏、秋二季果实近成熟时采割，捆成把，晒干。”[4]

5　参考文献

1　明·兰茂. 滇南本草. 第一卷. 昆明：云南人民出版社，1977，120

2　清·赵学敏. 本草纲目拾遗. 北京：人民卫生出版社，1983，164

3　清·佚名. 分类草药性. 民国二十八年新刻本

4　国家药典委员会编. 中华人民共和国药典. 一部. 北京：化学工业出版社，2000，91

5　雷载权主编. 普通高等教育中医药类规划教材·中药学. 上海：上海科学技术出版社，1995，116

6　江苏新医学院编. 中药大辞典. 上海：上海科学技术出版社，1977，845

7　《中医大辞典》编辑委员会编. 中医大辞典·中药分册. 北京：人民卫生出版社，1982，134

8　吴兰成主编. 中国中医药学主题词表. 北京：中医古籍出版社，1996，216

9 《中医学》编辑委员会. 中国医学百科全书·中医学. 上海：上海科学技术出版社，1997，1062
10 中国医学科学院药物研究所等编. 中药志. 第四册. 北京：人民卫生出版社，1993，326
11 中华人民共和国卫生部药政管理局主编. 中药材手册. 北京：人民卫生出版社，1998，427
12 中华人民共和国卫生部药政管理局编. 全国中药炮制规范. 北京：人民卫生出版社，1988，219
13 《全国中草药汇编》编写组编. 全国中草药汇编. 上册. 北京：人民卫生出版社，1996，337
14 国家中医药管理局《中华本草》编委会. 中华本草. 第四册. 上海：上海科学技术出版社，1999，723
15 徐国钧等主编. 中国药材学. 北京：中国医药科技出版社，1996，1453

148 地龙

Dilong

Pheretima

1 定名依据

1.1 正名

1.1.1 汉文名：地龙［钜蚓科动物参环毛蚓 Pheretima aspergillum（E. Perrier）、通俗环毛蚓 Pheretima vulgaris Chen、威廉环毛蚓 Pheretima guillelmi（Michaelsen）或栉盲环毛蚓 Pheretima pectinifera Michaelsen 的干燥体］。

1.1.2 英文名：earthworm.

1.2 依据

1.2.1 定名的文献依据

(1)《本草图经》卷第十五："白颈蚯蚓，生平土，今处处平泽皋壤地中皆有之。白颈是老者耳。三月采，阴干。一云须破去土盐之，日干。方家谓之地龙。治脚风药必须此物为使，然亦有毒。"[1]

(2)《滇南本草》第三卷："地龙，一名蚯蚓，又名蛐蟮。味苦、辛，性寒。祛风。治小儿瘛疭惊风，口眼歪斜，强筋，治痿软。(附方）治小儿急热惊风，手足瘛疭。地龙（五条洗白）、朱砂（二分），将地龙捣烂，入朱砂调服。(又方）治小儿肾囊肿大或硬用之。蚯蚓粪不拘多少，冰片（二分），共为末，芝麻油调搽，或菜油亦可。"[2]

(3)《本草便读》昆虫部："地龙，性下行，利水通经。皆取咸寒退火热，治囊肿，毒因火附，须求蚯蚓净泥砂。(地龙即蚯蚓，此物蛰于土，且所食者亦土，善窜穴下行，咸寒无毒。)"[3]

(4)《鸡峰普济方》卷第二："天麻地龙丸：治湿毒脚气攻注，两腿肿破重疼，皮肉顽紫，或上攻头面皮肉焮热方。天麻、地龙、羌活、附子（生），桂心、没药、荆芥穗（各一两），麝香（一钱）。上为细末，研匀，以生蜜丸，如弹子大，珀器盛，每服荆芥蜡茶嚼下一丸，如是破至甚者不过二十日，上攻者食后服，下注者食前服。"[4]

(5)《御药院方》卷九："地龙散：治牙齿疼痛，地龙（去土）、延胡索、荜茇（各一分）。上为细末，如左牙疼，用药一字，新绵裹，纳左耳中；右边牙疼，纳右耳中，其疼必止。"[5]

(6)《奇效良方》卷之五十九："地龙散：治鼻中息肉。地龙（去土，炒，二分）、猪牙皂荚（一挺），上煅存性，研为末，先洗鼻内令净，以蜜涂之，敷药少许在内，出清水尽，其息肉自除。"[6]

(7)《中华人民共和国药典》："地龙 Pheretima　本品为钜蚓科动物参环毛蚓 Pheretima aspergillum（E. Perrier）、通俗环毛蚓 Pheretima vulgaris Chen、威廉环毛蚓 Pheretima guillelmi（Michaelsen）或栉盲环毛蚓 Pheretima pectinifera Michaelsen 的干燥体。"[7]

(8)《普通高等教育中医药类规划教材·中药学》："地龙《本经》　为巨蚓科动物参环毛蚓 Pheretima aspergillum（Perrier）或缟蚯蚓 Allolobophora caliginosa（Savigny）Trapezoides（Ant. Duges）的全虫体。"[8]

(9)《中医大辞典·中药分册》："地龙　出《本草图经》。又名蚯蚓、曲蟮、广地龙。为钜蚓科动物参环毛蚓 Pheretima aspergillum Michaelsen 的干燥全体。"[9]

(10)《中国中医药学主题词表》："地龙 LUMBRICUS　属蚯蚓科；属动物药和平肝熄风药
D 蚯蚓。"[10]

(11)《中药材手册》[11]、《全国中药炮制规范》[12]、《中国药材学》[13]、《全国中草药汇编》[14]、《中国医学百科全书·中医学》[15]、《中华本草》[16]等现代中药著作多以"地龙"作为本药正名（参见"文献通考"）。

1.2.2　定名选择的理由

(1) 地龙 Pheretima，系钜蚓科动物参环毛蚓 Pheretima aspergillum（E. Perrier）、通俗环毛蚓 Pheretima vulgaris Chen、威廉环毛蚓 Pheretima guillelmi（Michaelsen）或栉盲环毛蚓 Pheretima pectinifera Michaelsen 的干燥体。"地龙"之名始见于宋·苏颂《本草图经》，作为"白颈蚯蚓"的异名。明·兰茂《滇南本草》始将"地龙"作为本品正名，此后的本草著作清·张秉成《本草便读》等也以"地龙"为正名载录本品。《滇南本草》、《本草便读》均为明、清较有名的本草著作，对后世有较大的影响。而不少方书也以"地龙"为正名组方运用，如宋·张锐《鸡峰普济方》，元·许国桢《御药院方》，明·董宿《奇效良方》等。

(2) 我国最新出版的《中华人民共和国药典》、《普通高等教育中医药类规划教材·中药学》以及辞书类著作《中医大辞典·中药分册》等均以"地龙"作为本品正名。已经广泛应用于中医药学文献的标引和检索的《中国中医药学主题词表》也以"地龙"作为本品的正式主题词。现代本草著作除《中药大辞典》等以"蚯蚓"为正名外，大多本草著作如《全国中草药汇编》、《中华本草》、《中国药材学》、《中药材手册》、《全国中药炮制规范》等均以"地龙"作为本药的正名。

1.3　与正名等效的名词：无。

2　源流考释

地龙［钜蚓科动物参环毛蚓 Pheretima aspergillum（E. Perrier）、通俗环毛蚓 Pheretima vulgaris Chen、威廉环毛蚓 Pheretima guillelmi（Michaelsen）或栉盲环毛蚓 Pheretima pectinifera Michaelsen 的干燥体］原名"白颈蚯蚓"，始载于汉《神农本草经》，如《神农本草经》卷三："白颈蚯蚓　味咸，寒。主蛇瘕，去三虫、伏尸、鬼注、蛊毒，杀长虫。仍自化作水。生平土。"[17]"白颈蚯蚓"即"蚯蚓"，是其老者。如明·李时珍《本草纲目》虫部第四十二卷引《本草经集注》曰："入药用白颈，是其老者"[18]。此后古代本草著作有的则以"蚯蚓"为正名，如三国·吴普《吴普本草》[19]，明·李时珍《本草纲目》[18]，清·张志聪《本草崇原》[20]、张璐《本经逢原》[21]等，同时尚记载有"白颈螳螾"、"附蚓"、"寒蠓"、"寒蚓"、"螼螾"、"朐腮"、"坚蚕"、"䖤蟺"、"曲蟺"、"土蟺"、"地龙子"、"歌女"、"千人踏"等异名。如《吴普本草》虫兽类："蚯蚓，一名白颈螳螾，一名附蚓，一名寒蠓，一名寒蚓。"[19]《本草纲目》虫部第四十二卷："蚯蚓《本经·下品》【释名】螼螾（音顷引）、朐腮（音蠢闰）、坚蚕（音遣忝）、䖤蟺（音阮善）、曲蟺、土蟺《纲目》、土龙《别录》、地龙子《药性》、寒蠓、寒蚓、附蚓《吴普》、歌女。"[18]《证类本草》卷第二十二："白颈蚯蚓　味咸，寒，大寒，无毒。……日华子云：蚯蚓，治中风并痫疾，去三虫，治传尸，天行热疾，喉痹，蛇虫伤。又名千人踏，即是路行人踏杀者。"[22]但古代大部分本草著作则以"白颈蚯蚓"为正名记载本品，如南北朝·陶弘景《本草经集注》[23]，唐·苏敬《新修本草》[24]，宋·苏颂《本草图经》[1]、唐慎微《证类本草》[22]、寇宗奭《本草衍义》[25]，明·刘文泰《本草品汇精要》[26]、陈嘉谟《本草蒙筌》[27]，清·汪昂《本草易读》[28]及《本草备要》[29]、杨时泰《本草述钩元》[30]等，并载录有"土龙"、"蚓蝼"等多种异名，如《证类本草》卷第二十二引《名医别录》曰："白颈蚯蚓……大寒无毒，疗伤寒伏热，狂大腹，黄疸。一名土龙。生平土。三月取阴干。"[22]《本草品汇精要》卷之三十一："白颈蚯蚓　无毒　湿生　白颈蚯蚓（出神农本经）……【名】土龙、地龙子、千人踏、曲蟺、蚓蝼。"[26]

"地龙"一名始见于宋·苏颂《本草图经》[1]，该书以"白颈蚯蚓"为正名，同时又记载有"地龙"等异名。如《本草图经》虫鱼下卷第十五："白颈蚯蚓，生平土，今处处平泽皋壤地中皆有之。白颈是老者耳。三月采，阴干。一云须破去土盐之，日干。方家谓之地龙。"[1]其后即有不少方书以"地龙"为正名组方，如宋·张锐《鸡峰普济方》[4]，元·许国祯《御药院方》[5]，明·董宿《奇效良方》[6]等。

"地龙"作为本草正名载录始见于明·兰茂《滇南本草》[2]，该书以"地龙"为正名，以"蚯蚓"、"蛐蟮"为异名，如《滇南本草》第三卷："地龙，一名蚯蚓，又名蛐蟮。味苦、辛，性寒。祛风。治小儿瘛疭惊风，口眼歪斜，强筋，治痿软。"[2]其后清·张秉成《本草便读》[3]亦以此为据，以"地龙"为正名载录本品。

古代文献著作中记载的本品异名尚有"螼螾"、"蚓"《说文》[31]，"蠖蚓"、"竖蚕"《尔雅》[32]，"䖤蟺"《尔雅》郭璞云）[32]，"邱蚓"《淮南子》[33]，"蜷蟮"《淮南子》高诱注）[33]，"蚯蚓"、"蜿蟺"、"引无"《广雅》[34]，"天龙"《本草崇原》[20]，白头蚯蚓《本草新编》[35]等。

现代本草著作除《中药大辞典》[36]以"蚯蚓"为正名外，其余如《中华人民共和国药典》[7]、《普通高等教育中医药类规划教材·中药学》[8]、《中医大辞典·中药分册》[9]、《中国中医药学主题词表》[10]、《中药材手册》[11]、《全国中药炮制规范》[12]、《中国药材学》[13]、《全国中草药汇编》[14]、《中国医学百科全书·中医学》[15]、《中华本草》[16]等均以"地龙"为正名。同时尚记载有"曲虫"、"赤虫"《全国中草药汇编》[14]，"丘螾"、"曲蟮"、"虫蟮"《中药大辞典》[36]，"广地龙"《中医大辞典》[9]，"蚯蚓干"《中国药材学》[13]等各地的俗称。

3 附录

3.1 又称：酒地龙（饮片规格名），广地龙、土地龙、沪地龙（药材商品名）。

3.2 俗称：丘螾，曲蟮，虫蟮，广地龙，曲虫，赤虫，蚯蚓干。

3.3 曾称：蚓、螼螾《说文》，螼蚓、竖蚕《尔雅》，蜸蚕（《尔雅》郭璞注），邱蚓《淮南子》，蜷蠕《淮南子》高诱注），蚯蚓、蜿蟺、引无《广雅》，白颈蚯蚓《神农本草经》，白颈螳螾、附蚓、寒蟪、寒蚓《吴普本草》，土龙《别录》，地龙子《药性论》，千人踏《日华子》，蛐蟮《滇南本草》，曲蟺、蚓蝼《本草品汇精要》，朐腮、坚蚕、土蟺、歌女《本草纲目》，天龙（本草崇原），白头蚯蚓《本草新编》。

4 文献通考

《神农本草经》卷三："白颈蚯蚓　味咸，寒。主蛇瘕，去三虫、伏尸、鬼注、蛊毒，杀长虫。仍自化作水。生平土。"[17]

《说文》："螾，侧行者，或作蚓，螼螾也。"[31]

《尔雅》："螼蚓，竖蚕。郭璞云：即蜸蚕也，江东呼寒蚓，旧作蚯，非。"[32]

《淮南子》："邱蚓出，不从虫。高诱注：螾，一名蜷蠕也。"[33]

《广雅》："蚯蚓，蜿蟺，引无也。"[34]

《吴普本草》虫兽类："蚯蚓　一名白颈螳螾，一名附蚓，一名寒蟪，一名寒蚓。"[19]

《本草经集注》虫兽三品："白颈蚯蚓　味咸，寒、大寒，无毒。主治蛇瘕，去三虫，伏尸，鬼疰，蛊毒，杀长虫，仍自化作水。治伤寒伏热，狂谬，大腹，黄疸。一名土龙，生平土，三月取，阴干。白颈是其老者尔，取破去土，盐之，日曝，须臾成水，道术多用之。温病大热狂言，饮其汁皆瘥，与黄龙汤治同也。其屎，呼为蚓蝼，食细土无沙石，入合丹泥釜用。若服此干蚓，应熬作屑，去蛔虫甚有验也。"[23]

《鸡峰普济方》卷第二："天麻地龙丸：治湿毒脚气攻注，两腿肿破重疼，皮肉顽紫，或上攻头面皮肉焮热方。天麻、地龙、羌活、附子（生），桂心、没药、荆芥穗（各一两），麝香（一钱）。上为细末，研匀，以生蜜丸，如弹子大，埚器盛，每服荆芥蜡茶嚼下一丸，如是破至甚者不过二十日，上攻者食后服，下注者食前服。"[4]

《御药院方》卷九："地龙散：治牙齿疼痛，地龙（去土）、延胡索、荜茇（各一分）。上为细末，如左牙疼，用药一字，新绵裹，纳左耳中；右边牙疼，纳右耳中，其疼必止。"[5]

《奇效良方》卷之五十九："地龙散：治鼻中息肉。地龙（去土，炒，二分）、猪牙皂荚（一挺），上煅存性，研为末，先洗鼻内令净，以蜜涂之，敷药少许在内，出清水尽，其息肉自除。"[6]

《新修本草》卷第十六："白颈蚯蚓　味咸，寒、大寒，无毒。主蛇瘕，去三虫，伏尸，鬼疰，蛊毒，杀长虫，仍自化作水，疗伤寒伏热，狂谬，大腹，黄疸。一名土龙。生平土，三月采，阴干。白颈是其老者尔，取破去土，盐之，日曝，须臾成水，道术多用之。温病大热狂言，饮其汁皆瘥，与黄龙汤疗同也。其屎，呼为蚓蝼，食细土无沙石，入合丹泥釜用。若服此干蚓，应熬作屑，去蛔虫甚有验也。"[24]

《本草图经》卷第十五："白颈蚯蚓，生平土，今处处平泽皋壤地中皆有之。白颈是老者耳。三月采，阴干。一云须破去土盐之，日干。方家谓之地龙。治脚风药必须此物为使，然亦有毒。曾有人因脚病药中用此，果得奇效，病既愈，服之不缀，至二十余日，而觉躁愦乱，但欲饮水不已，遂至委顿。凡攻病用毒药已愈，当便罢服也。其矢呼为蚓蝼，并盐傅疮，可去热毒。”[1]

《证类本草》卷第二十二：“白颈蚯蚓　味咸，寒，大寒，无毒。主蛇瘕，去三虫，伏尸，鬼疰，蛊毒，杀长虫，仍自化作水。疗伤寒伏热，狂谬，大腹，黄疸。一名土龙。生平土，三月取。阴干。陶隐居云：白颈是其老者尔，取破去土，盐之，日曝，须臾成水，道术多用之。温病大热狂言，饮其汁皆瘥，与黄龙汤疗同也。其屎，呼为蚓蝼（音娄），食细土无沙石，入合丹泥釜用。若服此干蚓，应熬作屑，去蛔虫甚有验也。唐本注云：《别录》云，盐沾为汁，疗耳聋。盐消蛔，功同蚯蚓。其屎，封狂犬伤毒。出犬毛，神效。臣禹锡等谨按蜀本注又云：解射罔毒。药性论云：蚯蚓，亦可单用，有小毒。干者熬末用之，主蛇伤毒。一名地龙子。日华子云：蚯蚓，治中风并痫疾，去三虫，治传尸，天行热疾，喉痹，蛇虫伤。又名千人踏，即是路行人踏杀者。入药烧用。其屎，治蛇、犬咬并热疮，并盐研敷。小儿阴囊忽虚热肿痛，以生甘草汁调，轻轻涂之。”[22]

《本草衍义》卷十七：“白颈蚯蚓　自死者良，然亦应候而鸣。此物有毒，昔有病腹大，夜间蚯蚓鸣于身，有人教用盐水浸之而愈。崇宁末年，陇州兵士暑月中在倅厅前，跣立厅下，为蚯蚓所中，遂不救。后数日，又有人被其毒，博识者教以先饮盐汤一杯，次以盐汤浸足，乃愈。今入药，当去土，了微炙。若治肾脏风下疰病，不可阙也，仍须盐汤送。王荆公所谓“藁壤太牢俱有味，可能蚯蚓独清廉”者也。”[25]

《滇南本草》第三卷：“地龙，一名蚯蚓，又名蛐蟮。味苦、辛，性寒。祛风。治小儿瘛疭惊风，口眼歪斜，强筋，治痿软。”[2]

《本草品汇精要》卷之三十一：“白颈蚯蚓　无毒　湿生　白颈蚯蚓（出神农本经）主蛇瘕，去三虫，伏尸，鬼疰蛊毒，杀长虫，仍自化作水（以上朱字神农本经）。疗伤寒伏热，狂谬，大腹黄疸（以上黑字名医所录）。【名】土龙　地龙子　千人踏　曲蟮　蚓蝼。”[26]

《本草蒙筌》卷之十一：“白颈蚯蚓　味咸，气寒。属土与水。无毒。一云大寒，小毒。颈白系老者，应候常鸣；穴居在泉壤，各处俱有。取须盐水洗净，用或生炙随宜。治温病大热狂言，疗伤寒伏热谵语。并用捣烂绞汁，井水调下立差。小水不通，亦捣汁饮。蛊毒卒中，须浸酒吞。主蛇瘕杀蛔虫，理肾风消脚气。又疗黄疸，行湿如神。人或被其咬伤，盐水浸之即解。屎封悍犬咬毒，仍出犬毛殊功。”[27]

《本草纲目》虫部第四十二卷：“蚯蚓《本经·下品》【释名】螼螾（音顷引）、朐䏰（音蠢闰）、竖蚕（音遣忝）、蜿蟺（音阮善）、曲蟺、土蟺《纲目》、土龙《别录》、地龙子《药性》、寒蠊、寒蚓、附蚓《吴普》、歌女。时珍曰：蚓之行也，引而后申，其塿如丘，故名蚯蚓。《尔雅》谓之螼螾，巴人谓之朐䏰，皆方音之转也。蜿蟺、曲蟺，象其状也。《东方虯赋》云：乍逶迤而蟮曲，或宛转而蛇行。任性行止，物击便曲，是矣。术家言蚓可兴云，又知阴晴，故有土龙、龙子之名。其鸣长吟，故曰歌女。大明曰：路上踏杀者，名千人踏，入药更良。……陶弘景曰：入药用白颈，是其老者。”[18]

《本草崇原》卷下本经下品：“蚯蚓　气味咸寒，无毒。主治蛇瘕，去三虫，伏尸鬼疰，蛊毒，杀长虫。（蚯蚓生湿土中，凡平泽膏壤地中皆有之，孟夏始出，仲冬蛰藏，雨则先出，晴则夜鸣，其塿如丘，其行也引而后伸，故名蚯蚓。能穿地穴，故又名地龙。入药宜大而白颈，是其老者有力。日华子曰：路上踏杀者，名千人踏，入药更良。）蚯蚓冬藏夏出，屈而后伸，上食稿壤，下饮黄泉，气味咸寒，宿应轸水，禀水土之气化。主治尸疰虫蛊，盖以泉下之水气上升，地中之土气上达，则阴类皆从之而消灭矣。蜈蚣属火，名曰天龙。蚯蚓属水，名曰地龙。”[20]

《本草新编》卷之五（羽集）：“白头蚯蚓　蚯蚓，味咸，气寒，有小毒，颈白者佳，盐水洗用。治温病大热狂言，疗伤寒伏热谵语，并用捣烂绞汁，井水调下立瘥。兼治小水不通，蛊毒猝中，杀蛇瘕蛔虫，消肾风脚气，又疗黄疸，行湿如神。人或被蛇咬伤，盐水浸之即解。治屎封，悍犬咬毒，仍出犬毛殊功，尤治毒疮。蚯蚓乃至微之物，实至神之物也。大热发狂之症，与其用白虎汤以泻之，不若用蚯蚓浆水以疗之。盖石膏虽泻火，而能伤胃；蚯蚓既泻火，而又不损土。蚯蚓生于土中，土为蚯蚓之母，子见母而自安故也。”[35]

《本草易读》卷第七：“白颈蚯蚓三百六十五　蛐蟮　咸，寒，有小毒。除一切大热狂烦，除诸般风痫水肿。赤游丹毒，蛐蟮粪水合敷。或者加皮硝。（验方第一。）”[28]

《本草备要·鳞介鱼虫部》：“白颈蚯蚓　泻热，利水　蚓，土德而星应轸水。味性咸寒，故能清热；下行故能利水。治温病大热狂言，大腹黄疸，肾风脚气（苏颂曰：脚气必须用之为使）。白颈者，乃老蚯蚓。治大热，捣汁井水调下。入药或晒干为末，或盐化为水，或微炙，或烧灰，各随本方（中其毒者，盐水解之。张将军病蚯蚓咬毒，每夕蚓鸣于体，浓煎盐水浸身，数过而愈）。蚯蚓泥（即蚯蚓屎），甘寒，泻热解毒。治赤白久痢，敷小儿阴囊热肿，肿腮丹毒。”[29]

《本经逢原》卷四：“蚯蚓　即地龙。咸，寒，小毒。白颈者良。解热毒，入盐化水用。通经络，炙干用。《本经》主蛇瘕，去三虫，伏尸鬼疰蛊毒，杀长虫。”[21]

《本草述钩元》卷二十七：“白颈蚯蚓　一名地龙。入药用白颈。是其老者。味咸。气寒。有小毒。畏葱盐。主治伤寒伏热狂谬。温病大热狂言。”[30]

《本草便读》昆虫部：“地龙　地龙性下行，利水通经。皆取咸寒退火热，治囊肿，毒因火附，须求蚯蚓净泥砂。（地龙即蚯蚓，此物蛰于土，且所食者亦土，善窜穴下行，咸寒无毒。入脾胃二经。凡一切大热狂乱，大腹水肿，小便不通等证，皆可用此下导。又治湿热脚气上攻。内用外用各方，皆有神效。蚯蚓泥即蚯蚓之矢，因其所食者泥土，故其矢亦泥，能解毒，能除热。性味功用，与蚯蚓相同。但只作外治敷搽之药耳。”[3]

《中药材手册》：“地龙［纲目名蚯蚓，列入虫部湿生类］　本品为钜蚓科动物参环毛蚓 Pheretima aspergillum（Perrier）或缟蚯蚓 Allolobophora caliginosa（Savigny）trapezoides（Ant. Duges）的干燥全虫。均系野生，喜生于潮湿土地里。前者习称‘广地龙’，后者习称‘土龙’。广地龙已除去内脏，土地龙未去内脏。一般认为广地龙品质较佳。［别名］蚯蚓、曲蟮。”[11]

《中药大辞典》：“蚯蚓《本经》　【异名】螼蚓、竖蚕《尔雅》，丘螾《淮南子》，蜷蠕《淮南子》高诱注），附蚓、寒蠊、寒蚓《吴普本草》，蜿蟺、引无《广雅》，曲蟺（崔豹《古今注》），曲蟮《小品方》，土龙《别录》，地龙子《药性论》，地龙《圣惠方》，胸腮、土蟺《纲目》，虫蟮《贵州民间方药集》。【基原】为巨蚓科动物参环毛蚓或正蚓科动物背暗异唇蚓等的全体。［原动物］①参环毛蚓 Pheretima aspergillum（E. Perrier）②背暗异唇蚓 Allolobophora caliginosa trapezoides（Ant. Duges）。”[36]

《中医大辞典·中药分册》：“地龙　出《本草图经》。又名蚯蚓、曲蟮、广地龙。为钜蚓科动物参环毛蚓 Pheretima aspergillum Michaelsen 的干燥全体。”[9]

《全国中药炮制规范》：“地龙　［处方用名］地龙、酒地龙。【来源】本品为巨蚓科动物参环毛蚓 Pheretima aspergillum（Perrier）或缟蚯蚓 Allolobophora caliginosa（Savigny）trapezoides（Ant. Dugés）的干燥全体。前者习称‘广地龙’，后者习称‘土地龙’。均系野生。全国大部分地区多有生产，主产于广东、江苏、山东等地。春、夏、秋三季均可捕捉。广地龙及时剖开腹部，洗去内脏及泥沙，土地龙用草木灰呛死后，去灰晒干或低温干燥。药材以条大、肉厚者为佳。”[12]

《普通高等教育中医药类规划教材·中药学》：“地龙《本经》　为巨蚓科动物参环毛蚓 Pheretima aspergillum（Perrier）或缟蚯蚓 Allolobophora caliginosa（Savigny）Trapezoides（Ant. Duges）的全虫体。前者主产于广东、广西、福建等地，药材称‘广地龙’；后者全国各地均有分布，药材称‘土地龙’。夏秋捕捉。广地龙捕捉后，及时剖开腹部，洗去内脏及泥沙，晒干或低温干燥。土地龙捕捉后，用草木灰呛死，去灰晒干或低温干燥。生用或鲜用。”[8]

《中国中医药学主题词表》：“地龙 LUMBRICUS　属蚯蚓科；属动物药和平肝熄风药
D 蚯蚓。”[10]

《全国中草药汇编》：“地龙　［别名］蚯蚓、蛐蟮、曲虫、土蚕、赤虫。【来源】为钜蚓科动物参环毛蚓 Pheretima aspergillum Michaelsen 或缟蚯蚓 Allolobophora caliginosa（Savigny）trapezoides（Ant. Duges）等的干燥全体。”[14]

《中国药材学》：“地龙　［别名］蚯蚓干，曲鳝，土蚕。【来源】本品为环节动物毛足纲寡毛目钜蚓科动物参环毛蚓 Pheretima aspergillum（E. Perrier）或正蚓科动物背暗异唇蚓（缟蚯蚓）Allolobophora caliginosa（Savigny）trapezoides（Ant. Duge´s）等的全体。”[13]

《中国医学百科全书·中医学》：“地龙　始载于《神农本草经》。原名白颈蚯蚓，又名蚯蚓，曲蟮。为巨蚓科动物参环毛蚓 Pheretima aspergillum（E. Perrier）及缟蚯蚓 Allolobophora caliginosa（Suvigny）trapezoides（Ant. Duges）的全体。参环毛蚓药材称‘广地龙’；缟蚯蚓药材称‘土地龙’。春、夏、秋三季均可捕捉。‘广地龙’采捕后，用草木灰呛死，再用温水稍泡，除去体外黏液，剖开腹面，洗去内脏、泥土，晒干或烘干。‘土地龙’用草木灰呛死，洗去灰后晒干或烘干。”[15]

《中华本草》：“地龙《本草图经》　【异名】蚯蚓《礼记·月令》，螼、螾《说文》，竖蚕《尔雅》，蜸蚕（《尔雅》郭璞注），丘螾《淮南子》，蜷蠕（《淮南子》高诱注），蜿蚕、引无《广雅》，附蚓、寒蚓《吴普本草》，曲蚕（崔豹《古今注》），曲蟮《小品方》，土龙《别录》，地龙子《药性论》，朐腮、土蚕《纲目》，虫蟮《贵州民间方药集》。……【来源】为钜蚓科动物参环毛蚓和威廉环毛蚓、通俗环毛蚓、栉盲环毛蚓等的全体。前一种药材习称‘广地龙’，后三种药材习称‘沪地龙’。［原动物］1. 参环毛蚓 Pheretima aspergillum（E. Perrier）2. 威廉环毛蚓 Pheretima guillelmi（Michaelsen）3. 通俗环毛蚓 Pheretima vulgaris Chen 4. 栉盲环毛蚓 Pheretima pectinifera Michaelsen.”[16]

《中华人民共和国药典》：“地龙 Pheretima　本品为钜蚓科动物参环毛蚓 Pheretima aspergillum（E. Perrier）、通俗环毛蚓 *Pheretima vulgaris* Chen、威廉环毛蚓 *Pheretima guillelmi*（Michaelsen）或栉盲环毛蚓 *Pheretima pectinifera* Michaelsen 的干燥体。前一种习称'广地龙'，后三种习称'沪地龙'。广地龙春季至秋季捕捉，沪地龙夏季捕捉，及时剖开腹部，除去内脏及泥沙，洗净，晒干或低温干燥。"[7]

5 参考文献

1 宋·苏颂．本草图经．合肥：安徽科学技术出版社，1994，516

2 明·兰茂．滇南本草．第三卷．昆明：云南人民出版社，1977，317

3 清·张秉成．本草便读．上海：上海卫生出版社，1957，116

4 宋·张锐．《鸡峰普济方》．卷第二．清道光八年汪士钟覆南宋刻本艺芸书舍藏版

5 元·许国桢．御药院方．北京：人民卫生出版社，1992，167

6 明·董宿．奇效良方．北京：商务印书馆，1959，1245

7 国家药典委员会编．中华人民共和国药典．一部．北京：化学工业出版社，2000，92

8 雷载权主编．普通高等教育中医药类规划教材·中药学．上海：上海科学技术出版社，1995，265

9 《中医大辞典》编辑委员会编．中医大辞典·中药分册．北京：人民卫生出版社，1982，126

10 吴兰成主编．中国中医药学主题词表．北京：中医古籍出版社，1996，75

11 中华人民共和国卫生部药政管理局主编．中药材手册．北京：人民卫生出版社，1998，645

12 中华人民共和国卫生部药政管理局编．全国中药炮制规范．北京：人民卫生出版社，1988，332

13 徐国钧等主编．中国药材学．北京：中国医药科技出版社，1996，1762

14 《全国中草药汇编》编写组编．全国中草药汇编．上册．北京：人民卫生出版社，1996，342

15 《中医学》编辑委员会．中国医学百科全书·中医学．上海：上海科学技术出版社，1997，1203

16 国家中医药管理局《中华本草》编委会．中华本草．第九册．上海：上海科学技术出版社，1999，20

17 汉·神农本草经．清顾观光重辑本．北京：人民卫生出版社，1955，97

18 明·李时珍．本草纲目．北京：人民卫生出版社，1982，2353

19 三国·吴普．吴普本草．北京：人民卫生出版社，1987，74

20 清·张志聪．本草崇原．北京：中国中医药出版社，1992，135

21 清·张璐．本经逢原．上海：上海科学技术出版社，1959，209

22 宋·唐慎微．证类本草．北京：人民卫生出版社，1957，445

23 南北朝·陶弘景．本草经集注．北京：人民卫生出版社，1994，445

24 唐·苏敬等撰．新修本草．合肥：安徽科学技术出版社，1981，432

25 宋·寇宗奭．本草衍义．上海：商务印书馆，1937，116

26 明·刘文泰．本草品汇精要．北京：人民卫生出版社，1982，742

27 明·陈嘉谟．本草蒙筌．北京：人民卫生出版社，1988，418

28 清·汪昂．本草易读．北京：人民卫生出版社，1997，330

29 清·汪昂．本草备要．北京：中国中医药出版社，1998，278

30 清·杨时泰．本草述钩元．上海：科技卫生出版社，1958，578

31 东汉·许慎．说文解字．成都：成都古籍书店，1891

32 汉初学者辑，晋·郭璞注．十三经注疏·尔雅注疏．上海：上海古籍出版社，1993

33 汉初·刘安．淮南子（直解）．上海：复旦大学，2002

34 三国魏·张揖撰，清·王念孙疏．广雅疏证．北京：中华书局，1994

35 清·陈士铎．本草新编．北京：中国中医药出版社，1996，293

36 江苏新医学院编. 中药大辞典. 上海：上海科学技术出版社，1977，2111

149 地肤子

Difuzi

Fructus Kochiae

1 定名依据

1.1 正名

1.1.1 汉文名：地肤子［为藜科植物地肤 Kochia scoparia（L.）Schrad. 的干燥成熟果实］。

1.1.2 英文名：belvedere fruit.

1.2 依据

1.2.1 定名的文献依据

(1)《神农本草经》卷一："地肤子 味苦，寒。主膀胱热，利小便，补中，益精气。久服，耳目聪明、轻身、耐老。一名地葵。生平泽及田野。"[1]

(2)《新修本草》卷第七："地肤子 味苦，寒，无毒。主膀胱热，利小便，补中，益精气。去皮肤中热气，散恶疮疝瘕，强阴。久服耳目聪明，轻身，耐老，使人润泽。一名地葵，一名地麦。生荆州平泽及田野。八月、十月采实，阴干。今田野间亦多，皆取茎苗为扫帚。子微细，入补丸、散用，《仙经》不甚须。谨案地肤子，田野人名为地麦草，……苗灰，主痢亦善，北人亦名为涎衣草。"[2]

(3)《本草图经》卷第五："地肤子，生荆州平泽及田野，今蜀川、关中近地皆有之。初生薄地，五、六寸；根形如蒿，茎赤，叶青，大似荆芥；三月开黄白花。八月、九月采实，阴干用。神仙七精散云：地肤子，星之精也。或曰其苗即独扫也，一名鸭舌草。"[3]

(4)《本草乘雅半偈·第三帙》："地肤子《本经·上品》 地性坚固，肤居肌表。【气味】苦寒，无毒。【主治】主膀胱热，利小便，补中益精气。久服耳目聪明，轻身耐老。【核】曰：出荆州平泽，及田野间，近道亦有。"[4]

(5)《本经逢原》卷二："地肤子 一名落帚，又名黄蒿。甘寒，无毒。"[5]

(6)《中华人民共和国药典》："地肤子 Fructus Kochiae 本品为藜科植物地肤 Kochia scoparia（L.）Schrad. 的干燥成熟果实。秋季果实成熟时采收植株，晒干，打下果实，除去杂质。"[6]

(7)《普通高等教育中医药类规划教材·中药学》："地肤子《本经》 为藜科一年生草本植物地肤 Kochia scoparia（L.）Schrad. 的成熟果实。全国大部分地区有产。秋季果实成熟时割取全株，晒干，打下果实，除去杂质，生用。"[7]

(8)《中药大辞典》："地肤子《本经》 【异名】地葵《本经》……【原植物】地肤《本经》Kochia scoparia（L.）Schrad.，又名：葥、王蔧《尔雅》，王帚（《尔雅》郭璞注），扫帚（陶弘景），涎衣裳草《唐本草》，鸭舌草、独帚《本草图经》，白地草《纲目》，黄蒿《本经逢原》，地面草。"[8]

(9)《中国中医药学主题词表》:“地肤子 FRUCTUS KOCHIAE　为藜科植物地肤的干燥成熟果实;属祛湿利水药　C 地肤。”[9]

(10)《中药材手册》[10]、《中医大辞典·中药分册》[11]、《全国中药炮制规范》[12]、《中药志》[13]、《全国中草药汇编》[14]、《中国药材学》[15]、《中国医学百科全书·中医学》[16]、《中华本草》[17] 等现代中药著作多以“地肤子”作为本药正名(参见“文献通考”)。

1.2.2　定名选择的理由

(1) 地肤子 Fructus kochiae,系藜科植物地肤 Kochia scoparia (L.) Schrad. 的干燥成熟果实。本品始载于汉《神农本草经》,以“地肤子”为正名,此后多家本草著作沿用《神农本草经》之说,以“地肤子”为正名载录本品,如唐·苏敬《新修本草》,宋·苏颂《本草图经》,明·卢之颐《本草乘雅半偈》,清·张璐《本经逢原》等,并一直沿用至今。

(2) 我国最新出版的《中华人民共和国药典》、《普通高等教育中医药类规划教材·中药学》以及辞书类著作《中医大辞典·中药分册》、《中药大辞典》、《中国医学百科全书·中医学》等均以“地肤子”作为本品正名。已经广泛应用于中医药学文献的标引和检索的《中国中医药学主题词表》也以“地肤子”作为本品的正式主题词。现代本草著作如《中药材手册》、《全国中药炮制规范》、《中药志》、《全国中草药汇编》、《中国药材学》、《中华本草》等均以“地肤子”作为本品的正名。

1.3　与正名等效的名词:无。

2　源流考释

地肤子[为藜科植物地肤 Kochia scoparia (L.) Schrad. 的干燥成熟果实]始载于汉《神农本草经》,以“地肤子”作为正名,以“地葵”作为异名。如《神农本草经》卷一:“地肤子　味苦,寒。主膀胱热,利小便,补中,益精气。久服,耳目聪明、轻身、耐老。一名地葵。生平泽及田野。”[1]

其后的本草著作则多沿用《神农本草经》之说,以“地肤子”为正名,如魏晋《名医别录》[18],南北朝·陶弘景《本草经集注》[19],唐·苏敬《新修本草》[2],宋·苏颂《本草图经》[3]、唐慎微《证类本草》[20],明·刘文泰《本草品汇精要》[21]、陈嘉谟《本草蒙筌》[22]、卢之颐《本草乘雅半偈》[4]、李中梓《本草征要》[23],清·张志聪《本草崇原》[24]、蒋居祉《本草择要纲目》[25]、汪昂《本经备要》[26]、张璐《本经逢原》[5]、吴仪洛《本草从新》[27]、严西亭等《得配本草》[28]、黄宫绣《本草求真》[29]、姚澜《本草分经》[30]、杨时泰《本草述钩元》[31]、叶志诜《神农本草经赞》[32]、陈其瑞《本草撮要》[33]、张秉成《本草便读》[34]等,同时尚记载有“地麦”、“益明”、“落帚子”、“落帚”、“黄蒿”等异名。如《名医别录》卷第一:“地肤子,无毒。主去皮肤中热气,散恶疮疝瘕,强阴。久服使人润泽。一名地麦。生荆州及田野。八月、十月采实,阴干。又,地肤子,捣绞取汁,主赤白痢;洗目去热暗,雀盲、涩痛。苗灰,主痢亦善。”[18]《证类本草》引《药性论》曰:“地肤子,君。一名益明。”[20]引《日华子本草》云:治客热,丹肿。又名落帚子。色青,似一眠起蚕沙矣。”[20]《本经逢原》卷二:“地肤子一名落帚,又名黄蒿。甘寒,无毒。”[5]

明·兰茂《滇南本草》[35]以“竹帚子”为正名,以“地肤子”作为异名,如《滇南本草》第一卷："竹帚子，即地肤子。"[35]而李时珍《本草纲目》[36]则以植物名"地肤"作为本品正名，其释名中的异名多与《神农本草经》、《新修本草》、《本草图经》等本草著作中"地肤子"的异名相同，如《本草纲目》草部第十六卷："地肤《本经·上品》

【释名】地葵《本经》、地麦《别录》、落帚《日华》、独帚《图经》、王蔧《尔雅》、王帚（郭璞）、扫帚（弘景）、益明《药性》、涎衣草《唐本》、白地草《纲目》、鸭舌草《图经》、千心妓女《土宿本草》。时珍曰：地肤、地麦，因其子形似也。地葵，因其苗味似也。鸭舌，因其形似也。妓女，因其枝繁而头多也。益明，因其子功能明目也。子落则老，茎可为帚，故有帚、蔧诸名。【集解】《别录》曰：地肤子生荆州平泽及田野，八月、十月采实，阴干。"[36]

古代方药著作中尚记载有本品异名"独扫子"，如《是斋百一选方》卷之十："治瘰子 陈郎中方。独扫子（本草名地肤子） 白矾 上二味等分为末，煎汤洗，不数次即尽去，亲曾用之果然。"[37]

现代本草著作如《中华人民共和国药典》[6]、《普通高等教育中医药类规划教材·中药学》[7]、《中药大辞典》[8]、《中国中医药学主题词表》[9]、《中药材手册》[10]、《中医大辞典·中药分册》[11]、《全国中药炮制规范》[12]、《中药志》[13]、《全国中草药汇编》[14]、《中国药材学》[15]、《中国医学百科全书·中医学》[16]、《中华本草》[17]等均"地肤子"为正名，同时尚记载有"扫帚菜子"、"千头子"《中药材手册》[10]，扫帚苗《全国中草药汇编》[14]，"帚菜子"、"铁扫把子"《中药大辞典》[8]，"扫帚子"《中医大辞典·中药分册》[11]，"扫帚菜"《中国药材学》[15]等各地俗称。还记载有本品原植物"地肤"的异名"扫帚菜"、"扫帚苗"《中药志》[13]，"葥"、"王蔧"、"王帚"、"扫帚"、"涎衣裳草"、"鸭舌草"、"独帚"、"白地草"、"黄蒿"、"地面草"《中药大辞典》[8]，"葥"、"落帚"、"涎衣草"、"地麦草"、"蒿帚菜"、"野扫帚"《中华本草》[17]等。

3 附录

3.1 又称：无。

3.2 俗称：扫帚菜子、千头子（河南、山东、山西），帚菜子（新疆），铁扫把子（四川），扫帚子（浙江），扫帚苗，扫帚菜。

3.3 曾称：地葵《神农本草经》，地麦《名医别录》，益明《药性论》，落帚子《日华子本草》，独扫子《是斋百一选方》，竹帚子《滇南本草》，落帚、黄蒿《本经逢原》。

3.4 原植物名称：地肤，扫帚菜，扫帚苗，葥，王蔧，王帚，扫帚，涎衣裳草，鸭舌草，独帚，白地草，黄蒿，地面草，葥，落帚，涎衣草，地麦草，蒿帚菜，野扫帚。

4 文献通考

《神农本草经》卷一："地肤子 味苦，寒。主膀胱热，利小便，补中，益精气。久服，耳目聪明、轻身、耐老。一名地葵。生平泽及田野。"[1]

《名医别录》卷第一："地肤子 无毒。主去皮肤中热气，散恶疮疝瘕，强阴。久服使人润泽。一名地麦。生荆州及田野。八月、十月采实，阴干。又，地肤子，捣绞取汁，主赤白痢；洗目去热暗，雀盲、涩痛。苗灰，主痢亦善。"[18]

《本草经集注》草木上品："地肤子 味苦，寒，无毒。主治膀胱热，利小便，补中，益精气。去皮肤中热气，散恶疮疝瘕，强阴。久服耳目聪明，轻身，耐老，使人润泽。一名地葵，一名地麦。生荆州平泽及田野。八月、十月采实，阴干。今田野间亦多，皆取茎苗为扫帚。子微细，入补丸、散用，《仙经》不甚须。（《大观》卷七，《政和》一八七页）”[19]

《新修本草》卷第七：“地肤子　味苦，寒，无毒。主膀胱热，利小便，补中，益精气。去皮肤中热气，散恶疮疝瘕，强阴。久服耳目聪明，轻身，耐老，使人润泽。一名地葵，一名地麦。生荆州平泽及田野。八月、十月采实，阴干。今田野间亦多，皆取茎苗为扫帚。子微细，入补丸、散用，《仙经》不甚须。谨案地肤子，田野人名为地麦草，……苗灰，主痢亦善，北人亦名为涎衣草。”[2]

《本草图经》卷第五：“地肤子，生荆州平泽及田野，今蜀川、关中近地皆有之。初生薄地，五、六寸；根形如蒿，茎赤，叶青，大似荆芥；三月开黄白花。八月、九月采实，阴干用。神仙七精散云：地肤子，星之精也。或曰其苗即独扫也，一名鸭舌草。”[3]

《证类本草》卷第七：“地肤子　味苦，寒，无毒。主膀胱热，利小便，补中益精气，去皮肤中热气，散恶疮疝瘕，强阴。久服耳目聪明，轻身耐老，使人润泽。一名地葵，一名地麦。生荆州平泽及田野。八月、十月采实，阴干。陶隐居云：今田野间亦多，皆取茎苗为扫帚。子微细，入补丸散用，《仙经》不甚须。唐本注云：地肤子，田野人名为地麦草，叶细茎赤。多出熟田中。苗极弱，不能胜举。今云堪为扫帚，恐人未识之。《别录》云：捣绞取汁，主赤白痢，洗目去热，暗雀盲涩痛。苗灰，主痢亦善。北人亦名涎衣草。臣禹锡等谨按蜀本《图经》云：叶细茎赤，初生薄地，花黄白，子青白色，今所在有。《药性论》云：地肤子，君。一名益明。与阳起石同服，主丈夫阴痿不起，补气益力，治阴卵癀疾，去热风，可作汤沐浴。《日华子》云：治客热，丹肿。又名落帚子。色青，似一眠起蚕沙矣。”[20]

《是斋百一选方》卷之十：“治瘊子　陈郎中方。独扫子（本草名地肤子）　白矾　上二味等分为末，煎汤洗，不数次即尽去，亲曾用之果然。”[37]

《滇南本草》第一卷：“竹帚子，即地肤子。味苦，性寒。利膀胱小便积热，洗皮肤之风，疗妇人诸经客热，清利胎热，妇人湿热带下用之良。”[35]

《本草品汇精要》卷之九：“地肤子　无毒　丛生　地肤子（出神农本经）主膀胱热，利小便，补中，益精气。久服耳目聪明，轻身耐老（以上朱字神农本经）。去皮肤中热气，散恶疮疝瘕，强阴，使人润泽（以上黑字名医所录）。【名】地葵　涎衣草　益明　地麦　鸭舌草　落帚。”[21]

《本草蒙筌》卷之一：“地肤子　密州地肤子　蜀州地肤子（一名落帚子。）味苦，气寒。无毒。生于平泽中，苗名铁扫帚。叶如荆芥，子类蚕沙。秋末采收，阴干入药。”[22]

《本草纲目》第十六卷：“地肤《本经·上品》　【释名】地葵《本经》、地麦《别录》、落帚《日华》、独帚《图经》、王蔧《尔雅》、王帚（郭璞）、扫帚（弘景）、益明《药性》、涎衣草《唐本》、白地草《纲目》、鸭舌草《图经》、千心妓女《土宿本草》。时珍曰：地肤、地麦，因其子形似也。地葵，因其苗味似也。鸭舌，因其形似也。妓女，因其枝繁而头多也。益明，因其子功能明目也。子落则老，茎可为帚，故有帚、蔧诸名。【集解】《别录》曰：地肤子生荆州平泽及田野，八月、十月采实，阴干。”[36]

《本草乘雅半偈·第三帙》：“地肤子《本经·上品》　地性坚固，肤居肌表。……三月开淡黄花，结子青白色，极繁盛似头眠蚕沙状，子落茎老，可以为拂，故一名落帚、独帚、王帚、王彗、扫帚、地葵、地麦、白地草、涎地衣、鸭舌草、千心妓女。”[4]

《本草征要》第二卷：“地肤子　味苦，性寒，无毒。入脾、膀胱二经。利膀胱，散恶疮。皮肤风热，可作浴汤。其主用多在皮肤。其入亦在土脏，盖脾主肌肤也。即其利水兼能祛湿者欤。”[23]

《本草崇原·本经上品》：“地肤子　气味苦寒，无毒。主治膀胱热利小便，补中，益精气。久服耳目聪明，轻身耐老。”[24]

《本草择要纲目·寒性药品》：“地肤子　【气味】　苦寒无毒。【主治】膀胱热。利小便中益精气。久服耳目聪明。轻身耐老。”[25]

《本草备要·草部》：“地肤子　通，利水，补阴，甘苦气寒。益精强阴，入膀胱，除虚热，利小便而通淋。”[26]

《本经逢原》卷二：“地肤子　一名落帚，又名黄蒿。甘寒，无毒。”[5]

《本草从新》卷三：“地肤子　通、利水。甘苦而寒，入膀胱。除虚热，利小便而通淋。”[27]

《得配本草》卷三：“地肤子　苦、甘，寒。入足太阳经气分。利膀胱水，去皮肤热。除客热丹肿，疗昰疝溲数，煎洗一切疮疥。”[37]

《本草求真》卷四：“地肤子　（隰草）泻膀胱血虚湿热利小便淋闭　地肤子（专入膀胱）。治淋利水清热，功颇类于黄柏。”[29]

《本草分经·原例（次序略经更定）》：“地肤子　苦、甘，寒。入足太阳经气分。利膀胱水，去皮肤热。除客热丹肿，疗昰疝溲数，煎洗一切疮疥。”[30]

《本草述钩元》卷九：“地肤子　田野间多有之。其根丛生，一干数十枝，攒簇直上。七月开小黄花，其子繁细，其茎将老。多取为扫帚。”[31]

《神农本草经赞》卷一：“地肤子　味苦寒。主膀胱热，利小便，补中益精气。久服耳目聪明，轻身耐老。一名地葵。生平泽及田野。……苏颂曰：星之精也。一名独帚，一名鸭舌草。八月　干成可采，土宿指南。一名千心草。”[32]

《本草撮要》卷一：“【地肤子】　味甘、苦，气寒。入足太阳经，功专益精强阴。入膀胱，除虚热，利小便而通淋，治昰疝，散恶疮。”[33]

《本草便读·草部》：“地肤子　治太阳湿热癃淋。性味苦寒阳自降。化脾部阴淫晦疾。功能分利水潜消。”[34]

《中药材手册》：“地肤子［纲目列入草部　草类地肤项下］　本品为藜科植物地肤 Kochia scoparia（L.）Schrad. 的干燥成熟果实。原植物系一年生草本，野生与栽培均有。近年来发现有将藜、岗松、草木樨的果实误作地肤子入药，其来源、性状与地肤子差异较大，应注意鉴别。［别名］扫帚菜子、千头子（河南、山东、山西）。”[10]

《中药大辞典》：“地肤子《本经》　【异名】地葵《本经》，地麦《别录》，益明《药性论》，落帚子《日华子本草》，竹帚子《滇南本草》，千头子《万病回春》，帚菜子《新疆药材》，铁扫把子《四川中药志》。【基原】为藜科植物地肤的果实。【原植物】地肤《本经》Kochia scoparia（L.）Schrad.，又名：葥、王蔧《尔雅》，王帚（《尔雅》郭璞注），扫帚（陶弘景），涎衣裳草《唐本草》，鸭舌草、独帚《本草图经》，白地草《纲目》，黄蒿《本经逢原》，地面草。”[8]

《中医大辞典·中药分册》："地肤子 出《神农本草经》。又名扫帚子、扫帚菜子、铁扫把子。为藜科地肤属植物地肤 Kochia scoparia（L.）Schrad. 的果实。"[11]

《全国中药炮制规范》："地肤子 ［处方用名］地肤子。【来源】本品为藜科植物地肤 Kochia scoparia（L.）Schrad. 的干燥成熟果实。栽培或野生。主产于河北、山西、山东、河南等地。秋季果实成熟时割收植株，晒干，打下果实，除去杂质。药材以颗粒饱满，色灰绿者为佳。"[12]

《中药志》："地肤子 本品为少常用中药。商品主要为藜科植物地肤的胞果。……【原植物】地肤 ［别名］扫帚菜、扫帚苗。Kochia scoparia（L.）Schrad. ——藜科 Chenopodiaceae."[13]

《普通高等教育中医药类规划教材·中药学》："地肤子《本经》 为藜科一年生草本植物地肤 Kochia scoparia（L.）Schrad. 的成熟果实。全国大部分地区有产。秋季果实成熟时割取全株，晒干，打下果实，除去杂质，生用。"[7]

《中国中医药学主题词表》："地肤子 FRUCTUS KOCHIAE 为藜科植物地肤的干燥成熟果实；属祛湿利水药 C 地肤。"[9]

《全国中草药汇编》："地肤子 ［别名］扫帚苗。【来源】为藜科地肤属植物地肤 Kochia scoparia（L.）Schrad.［Chenopodium scoparium L.］，以果实及全草入药。"[14]

《中国药材学》："地肤子 ［别名］扫帚菜，扫帚子。【来源】本品为藜科植物地肤 Kochia scoparia（L.）Schrad. 的果实。"[15]

《中国医学百科全书·中医学》："地肤子 始载于《神农本草经》。又名地麦、落帚子、益明。为藜科植物地肤 Kochia scoparia（L.）Schrad. 的果实。主产于中国河北、山西、山东、河南、江苏等省。"[16]

《中华本草》："地肤子《本经》 【异名】地葵《本经》，地麦《别录》，益明《药性论》，落帚子《日华子》，独扫子《百一选方》，竹帚子《滇南本草》，千头子《万病回春》，帚菜子《新疆药材》，铁扫把子《四川中药志》，扫帚子《浙江药用植物志》。……【来源】为藜科植物地肤的成熟果实。【原植物】地肤 Kochia scoparia（L.）Schrad.［Chenopodium scoparium L.］ 又名：葥，王蔧《尔雅》，王帚、落帚（《尔雅》郭璞注），涎衣草、地麦草《新修本草》，鸭舌草、独帚《本草图经》，白地草《纲目》，黄蒿《本经逢原》，地面草《中药大辞典》，扫帚菜《中药志》，蒿帚菜、野扫帚《新华本草纲要》。"[17]

《中华人民共和国药典》："地肤子 Fructus kochiae 本品为藜科植物地肤 Kochia scoparia（L.）Schrad. 的干燥成熟果实。秋季果实成熟时采收植株，晒干，打下果实，除去杂质。"[6]

5 参考文献

1 汉·神农本草经. 清顾观光重辑本. 北京：人民卫生出版社，1955，40
2 唐·苏敬等撰. 新修本草. 合肥：安徽科学技术出版社，1981，177
3 宋·苏颂. 本草图经. 合肥：安徽科学技术出版社，1994，119
4 明·卢之颐. 本草乘雅半偈. 北京：人民卫生出版社，1986，173
5 清·张璐. 本经逢原. 上海：上海科学技术出版社，1959，82

6 国家药典委员会编．中华人民共和国药典．一部．北京：化学工业出版社，2000，93
7 雷载权主编．普通高等教育中医药类规划教材·中药学．上海：上海科学技术出版社，1995，142
8 江苏新医学院编．中药大辞典．上海：上海科学技术出版社，1977，816
9 吴兰成主编．中国中医药学主题词表．北京：中医古籍出版社，1996，74
10 中华人民共和国卫生部药政管理局主编．中药材手册．北京：人民卫生出版社，1998，291
11 《中医大辞典》编辑委员会编．中医大辞典·中药分册．北京：人民卫生出版社，1982，128
12 中华人民共和国卫生部药政管理局编．全国中药炮制规范．北京：人民卫生出版社，1988，145
13 中国医学科学院药物研究所等编．中药志．第三册．北京：人民卫生出版社，1993，326
14 《全国中草药汇编》编写组编．全国中草药汇编．上册．北京：人民卫生出版社，1996．344
15 徐国钧等主编．中国药材学．北京：中国医药科技出版社，1996，1028
16 《中医学》编辑委员会．中国医学百科全书·中医学．上海：上海科学技术出版社，1997，1076
17 国家中医药管理局《中华本草》编委会．中华本草．第二册．上海：上海科学技术出版社，1999，818
18 魏晋·名医别录．北京：人民卫生出版社，1986，49
19 南北朝·陶弘景．本草经集注．北京：人民卫生出版社，1994，52
20 宋·唐慎微．证类本草．北京：人民卫生出版社，1957，186
21 明·刘文泰．本草品汇精要．北京：人民卫生出版社，1982，283
22 明·陈嘉谟．本草蒙筌．北京：人民卫生出版社，1988，60
23 明·李中梓．本草征要．见：李中梓医学全书．北京：中国中医药出版社，1999，132
24 清·张志聪．本草崇原．北京：中国中医药出版社，1992，42
25 清·蒋居祉．本草择要纲目．见：珍本医书集成．本草类．上海：上海科学技术出版社，1985，34
26 清·汪昂．本草备要．北京：中国中医药出版社，1998，93
27 清·吴仪洛．本草从新．北京：中医古籍出版社，2001，56
28 清·严西亭．得配本草．上海：上海卫生出版社，1957，24
29 清·黄宫绣．本草求真．上海：上海科学技术出版社，1959，151
30 清·姚澜．本草分经．上海：上海科技出版社，1989，134
31 清·杨时泰．本草述钩元．上海：科技卫生出版社，1958，274
32 清·叶志诜．神农本草经赞．见：珍本医书集成．本草类．上海：上海科学技术出版社，1985，32
33 清·陈其瑞．本草撮要．见：珍本医书集成．本草类．上海：上海科学技术出版社，1985，20
34 清·张秉成．本草便读．上海：上海卫生出版社，1957，25
35 明·兰茂．滇南本草．第一卷．昆明：云南人民出版社，1977，111
36 明·李时珍．本草纲目．北京：人民卫生出版社，1982，1058
37 宋·王璆．是斋百一选方．台北：新文丰出版公司，1987，307

150 地骨皮
Digupi
Cortex Lycii

1 定名依据

1.1 正名

1.1.1 汉文名：地骨皮（茄科植物枸杞 Lycium chinense Mill. 或宁夏枸杞 Lycium barbarum L. 的干燥根皮）。

1.1.2 英文名：Chinese wolfberry root - bark.

1.2 依据

1.2.1 定名的文献依据

(1) 南北朝·雷敩《雷公炮炙论》卷上："海蛤 雷公云：凡使，勿用游波草骨……凡修事一两，于浆水中煮一伏时；后却以地骨皮、柏叶二味又煮一伏时；后出，于东流水中淘三遍；拭干，细捣，研如粉，然后用。"[1]

(2)《汤液本草》卷之五："地骨皮 气寒，味苦，阴也。大寒。无毒。足少阴经，手少阳经。《象》云：解骨蒸、肌热，主风湿痹，消渴。坚筋骨。去骨，用根皮。……《衍义》云：枸杞当用梗皮，地骨当用根皮。"[2]

(3)《滇南本草》第一卷："地骨皮，即枸杞根皮。味苦，性寒。治肺热劳烧，骨蒸发热，诸经客热。(单方）枸杞尖作菜食，和鸡蛋炒吃，治少年妇人白带。——从本卷中"[3]

(4)《本草纲目》第三十六卷："枸杞、地骨皮《本经·上品》 【释名】枸檵《尔雅》。音计。(《本经》作枸忌)、枸棘《衍义》、苦杞《诗疏》、甜菜《图经》、天精《抱朴》、地骨《本经》、地辅《本经》、地仙《日华》、却暑《别录》、羊乳《别录》、仙人杖《别录》、西王母杖。"[4]

(5)《本草求真》："地骨皮 （灌木）入肺降火入肾凉血凉骨 地骨皮（专入肺肾。）即枸杞根也。味甘，气寒，虽与丹皮同治骨蒸之剂，但丹皮味辛，能治无汗骨蒸，此属味甘，能治有汗骨蒸。"[5]

(6)《中华人民共和国药典》："地骨皮 Cortex lycii 本品为茄科植物枸杞 Lycium chinense Mill. 或宁夏枸杞 Lycium barbarum L. 的干燥根皮。春初或秋后采挖根部，洗净，剥取根皮，晒干。"[6]

(7)《普通高等教育中医药类规划教材·中药学》："地骨皮《本经》 为茄科落叶灌木植物枸杞 Lycium chinense Mill. 或宁夏枸杞 Lycium barbarum L. 的根皮。分布于我国南北各地。初春或秋后采挖，剥取根皮，晒干，切段入药。"[7]

(8)《中药大辞典》："地骨皮《本经》 【异名】杞根、地骨、地辅、地节《本经》，枸杞根、苟起根《本草经集注》，枸杞根皮《药性论》，山杞子根、甜齿牙根、红耳堕根《河南中药手册》，山枸杞根、狗奶子根皮《山东中药》，红榴根皮《中药材手册》，狗地芽皮《四川中药志》。【基原】为茄科植物枸杞 Lycium chinense Mill. 等的根皮。【原植物】详‘枸杞子’条。”[8]

(9)《中国中医药学主题词表》:“地骨皮 CORTEX LYCII　为茄科植物枸杞等的根;属清热凉血药　C 枸杞。”[9]

(10)《中药材手册》[10]、《中医大辞典·中药分册》[11]、《全国中药炮制规范》[12]、《中药志》[13]、《全国中草药汇编》[14]、《中国药材学》[15]、《中国医学百科全书·中医学》[16]、《中华本草》[17] 等现代中药著作多以“地骨皮”作为本药正名(参见“文献通考”)。

1.2.2　定名选择的理由

(1) 地骨皮 Cortex lycii,系茄科植物枸杞 Lycium chinense Mill. 或宁夏枸杞 Lycium barbarum L. 的干燥根皮。“地骨皮”之名始见于南北朝·雷敩《雷公炮炙论》,元·王好古《汤液本草》始以“地骨皮”作为正名记录本品,此后多家本草著作均以“地骨皮”为正名记录本品,如明·兰茂《滇南本草》、李时珍《本草纲目》,清·黄宫绣《本草求真》等,并一直沿用至今。

(2) 我国最新出版的《中华人民共和国药典》、《普通高等教育中医药类规划教材·中药学》以及辞书类著作《中医大辞典·中药分册》、《中药大辞典》、《中国医学百科全书·中医学》等均以“地骨皮”作为本药正名。已经广泛应用于中医药学文献的标引和检索的《中国中医药学主题词表》也以“地骨皮”作为本药的正式主题词。现代本草著作如《全国中草药汇编》、《中药志》、《中华本草》、《中国药材学》、《中药材手册》、《全国中药炮制规范》等均以“地骨皮”作为本药的正名。

1.3　与正名等效的名词:无。

2　源流考释

地骨皮(茄科植物枸杞 Lycium chinense Mill. 或宁夏枸杞 Lycium barbarum L. 的干燥根皮)即枸杞根皮,始载于《神农本草经》,以“枸杞”作为正名,以“杞根”、“地骨”、“地辅”、“枸忌”作为异名。如《神农本草经》卷一:“枸杞　味苦,寒。主五内邪气,热中消渴,周痹。久服,坚筋骨、轻身、不老。一名杞根,一名地骨,一名枸杞,一名地辅。生平泽。”[18]

唐、宋时期的本草著作多沿用《神农本草经》之说,以“枸杞”为正名记载本品,如南北朝·陶弘景《本草经集注》[19],唐·苏敬《新修本草》[20],宋·苏颂《本草图经》[21]、唐慎微《证类本草》[22]、寇宗奭《本草衍义》[23] 等等。除载有“地骨”等异名外,尚记载有“羊乳”、“却暑”、“仙人杖”、“西王母杖”、“托卢”、“天精”、“却老”、“地仙”、“苦杞”、“枸棘”等异名,如《名医别录》卷第一:“枸杞　根大寒,子微寒,无毒。主治风湿,下胸胁气,客热头痛,补内伤,大劳、嘘吸,坚筋骨,强阴,利大小肠。久服耐寒暑。一名羊乳,一名却暑,一名仙人杖,一名西王母杖。生常山及诸丘陵阪岸上。冬采根,春夏采叶,秋采茎实。阴干。”[24]《证类本草》卷十二枸杞条下:“抱朴子云:家柴一名托卢或名天精,或名却老,或名地骨。……日华子云:地仙苗,除烦益志,补五劳七伤,壮心气,去皮肤骨节间风,消热毒,散疮肿,即枸杞也。”[22]《本草图经》卷第十:“枸杞,生常山平泽,及丘陵坂岸,今处处有之……其根名地骨。春夏采叶,秋采茎实,冬采根。谨按《尔雅》云:杞枸,檵。郭璞云:今枸杞也。《诗·小雅四牡》云:集于苞杞。陆机疏云:一名苦杞,一名地骨。”[21]《本草衍义》卷十三:“枸杞枸杞当用梗皮，地骨当用根皮，枸杞子当用其红实，是一物有三用。其皮寒，根大寒，子微寒，亦三等。此正是孟子所谓“性由杞柳”之杞。后人徒劳分别，又为之枸棘，兹强生名耳。”[23]《本草衍义》虽以“枸杞”为正名，但指出一物三用，“枸杞当用梗皮，地骨当用根皮，枸杞子当用其红实”，由此可见，二者虽为一物，但由于药用部位不同，其名称也有差异。

“地骨皮”之名始见于南北朝·雷敩《雷公炮炙论》卷上：“海蛤　雷公云：凡使，勿用游波草骨……凡修事一两，于浆水中煮一伏时；后却以地骨皮、柏叶二味又煮一伏时；后出，于东流水中淘三遍；拭干，细捣，研如粉，然后用。”[1]“地骨皮”作为本草正名始载于元·王好古《汤液本草》，如《汤液本草》卷之五：“地骨皮　气寒，味苦，阴也。大寒。无毒。足少阴经，手少阳经。《象》云：解骨蒸、肌热，主风湿痹，消渴。坚筋骨。去骨，用根皮。……《衍义》云：枸杞当用梗皮，地骨当用根皮。”[2]此后的本草著作除清·陈士铎《本草新编》[25]以“枸杞子（地骨皮）”为正名外，其它本草著作则多以《汤液本草》为依据，以“地骨皮”为正名记载本品，如明·兰茂《滇南本草》[3]、刘文泰《本草品汇精要》[26]、李时珍《本草纲目》[4]、李中梓《本草征要》[27]，清·张志聪《本草崇原》[28]、蒋居祉《本草择要纲目》[29]、汪昂《本草备要》[30]、张璐《本经逢原》[31]、吴仪洛《本草从新》[32]、黄宫绣《本草求真》[5]、姚澜《本草分经》[33]、凌奂《本草害利》[34]、陈其瑞《本草撮要》[35]、张秉成《本草便读》[36]等，同时尚记载有“枸杞根皮”、“枸檵”等异名，如《滇南本草》第一卷：“地骨皮，即枸杞根皮。”[3]《本草纲目》木部第三十六卷：“枸杞、地骨皮《本经·上品》　【释名】枸檵《尔雅》。音计。（《本经》作枸忌）、枸棘《衍义》、苦杞《诗疏》、甜菜《图经》、天精《抱朴》、地骨《本经》、地辅《本经》、地仙《日华》、却暑《别录》、羊乳《别录》、仙人杖《别录》、西王母杖。”[4]

现代本草著作如《中华人民共和国药典》[6]、《普通高等教育中医药类规划教材·中药学》[7]、《中药大辞典》[8]、《中国中医药学主题词表》[9]、《中药材手册》[10]、《中医大辞典·中药分册》[11]、《全国中药炮制规范》[12]、《中药志》[13]、《全国中草药汇编》[14]、《中国药材学》[15]、《中国医学百科全书·中医学》[16]、《中华本草》[17]等均以“地骨皮”为正名，同时尚记载有“红耳坠根”、“白葛针”、“红榴根皮”《中药材手册》[10]，“枸杞根”、“苟起根”、“山杞子根”、“甜齿牙根”、“山枸杞根”、“狗奶子根皮”、“狗地芽皮”《中药大辞典》[8]，“枸杞菜”、“狗奶子根”、“狗地芽”、“甜菜芽”《中国药材学》[15]等各地俗称。还记载有本品原植物“枸杞”的异名“苦杞”、“枸杞菜”、“甜菜芽”、“狗奶子根”、“红榴榴”、“枸茄子”、“红耳坠”《中药志》[13]，“杞”、“枸忌”、“仙人伏”、“地仙”、“枸棘”、“红珠子刺”《中华本草》[17]等。

3　附录

3.1　又称：无。

3.2　俗称：白葛针（内蒙）、红榴根皮（河北），山杞子根、甜齿牙根、红耳堕根、甜菜芽（河南），山枸杞根、狗奶子根皮（山东），狗地芽皮（四川），狗奶子根、狗地芽（贵州、四川），枸杞根、苟起根，枸杞菜。

3.3　曾称：枸檵《尔雅》，杞根、地骨、地辅、枸杞《神农本草经》，羊乳、却暑、仙人杖、西王母杖《名医别录》，苦杞《诗疏》、托卢、天精、却老《抱朴子》，枸杞根皮《滇南本草》，地仙《日华子本草》，甜菜《本草图经》，枸棘《本草衍义》。

3.4　原植物名称：枸杞，苦杞（福建），枸杞菜（四川、贵州），甜菜芽（河南）、狗奶子根（四川），红榴榴，枸茄子，红耳坠（河北），杞，枸忌，苦杞，仙人伏，地仙，枸棘，红珠子刺（福建）。

4　文献通考

《神农本草经》卷一："枸杞　味苦，寒。主五内邪气，热中消渴，周痹。久服，坚筋骨、轻身、不老。一名杞根，一名地骨，一名枸杞，一名地辅。生平泽。"[18]

《雷公炮炙论》卷上："海蛤　雷公云：凡使，勿用游波草骨。其虫骨真似海蛤，只是无面上光。其虫骨误饵之，令人狂走拟投水，时人为之犯鬼心狂，并不是缘，曾误饵此虫骨。若服着，只以醋解之，立瘥。凡修事一两，于浆水中煮一伏时；后却以地骨皮、柏叶二味又煮一伏时；后出，于东流水中淘三遍；拭干，细捣，研如粉，然后用。"[1]

《名医别录》卷第一："枸杞　根大寒，子微寒，无毒。主治风湿，下胸胁气，客热头痛，补内伤，大劳、嘘吸，坚筋骨，强阴，利大小肠。久服耐寒暑。一名羊乳，一名却暑，一名仙人杖，一名西王母杖。生常山及诸丘陵阪岸上。冬采根，春夏采叶，秋采茎实。阴干。"[24]

《本草经集注·草木上品》："枸杞　味苦，寒，根大寒，子微寒，无毒。主治五内邪气，热中，消渴，周痹。风湿，下胸胁气，客热，头痛，补内伤，大劳、嘘吸，坚筋骨，强阴，利大小肠。久服坚筋骨，轻身，耐老，耐寒暑。一名杞根，一名地骨，一名枸忌，一名地辅，一名羊乳，一名却暑，一名仙人杖，一名西王母杖。生常山平泽、及诸丘陵阪岸上。冬采根，春、夏采叶，秋采茎、实，阴干。"[19]

《新修本草》卷第十二："枸杞　味苦，寒，根大寒，子微寒，无毒。主五内邪气，热中，消渴，周痹，风湿，下胸胁气，客热，头痛，补内伤，大劳、嘘吸，坚筋骨，强阴，利大小肠。久服坚筋骨，轻身，能老，耐寒暑。一名杞根，一名地骨，一名枸忌，一名地辅，一名羊乳，一名却暑，一名仙人杖，一名西王母杖。生常山平泽、又诸丘陵阪岸上。冬采根，春、夏采叶，秋采茎、实，阴干。"[20]

《本草图经》卷第十："枸杞，生常山平泽，及丘陵坂岸，今处处有之。春生苗，叶如石榴叶而软薄堪食，俗呼为甜菜；其茎干高三、五尺，作丛；六月、七月生小红紫花；随便结红实，形微长如枣核；其根名地骨。春夏采叶，秋采茎实，冬采根。谨按《尔雅》云：杞枸，檵。郭璞云：今枸杞也。《诗·小雅四牡》云：集于苞杞。陆机疏云：一名苦杞，一名地骨。"[21]

《证类本草》卷第十二："枸杞　味苦，寒。根大寒，子微寒，无毒。主五内邪气，热中消渴，周痹，风湿，下胸胁气，客热头痛，补内伤大劳嘘吸，坚筋骨，强阴，利大小肠。久服坚筋骨，轻身不老，耐寒暑。一名杞根，一名地骨，一名枸忌，一名地辅，一名羊乳，一名却暑，一名仙人杖，一名西王母杖。生常山平泽及诸丘陵阪岸。冬采根，春夏采叶，秋采茎、实，阴干。……抱朴子云：家柴一名托卢或名天精，或名却老，或名地骨。……地仙苗，除烦益志，补五劳七伤，壮心气，去皮肤骨节间风，消热毒，散疮肿，即枸杞也……《外台秘要》疗眼暴天行肿痒痛。地骨皮三斤，水三斗，煮取三升，绞去滓，更纳盐一两，煎取二升，敷目。或加干姜二两。治疽凡患痈疽恶疮，出脓血不止者。”[22]

《本草衍义》卷十三：“枸杞　枸杞当用梗皮，地骨当用根皮，枸杞子当用其红实，是一物有三用。其皮寒，根大寒，子微寒，亦三等。此正是孟子所谓“性由杞柳”之杞。后人徒劳分别，又为之枸棘，兹强生名耳。凡杞，未有无棘者，虽大至有成架，然亦有棘。但此物小则多刺，大则少刺，还如酸枣及棘，其实皆一也。今人多用其子，直为补肾药，是曾未考究经意，当更量其虚实冷热用之。”[23]

《汤液本草》卷之五：“地骨皮　气寒，味苦，阴也。大寒。无毒。足少阴经，手少阳经。《象》云：解骨蒸、肌热，主风湿痹，消渴。坚筋骨。去骨，用根皮。《心》云：去肌热及骨中之热。《珍》云：凉血、凉骨。《本草》云：主五内邪气，热中消渴，周痹风湿，下胸胁气，客热头痛。补内伤大劳嘘吸，坚筋骨，强阴，利大小肠。《药性论》云：根皮细锉，面拌，熟煮吞之。主肾家风，益精气。《衍义》云：枸杞当用梗皮，地骨当用根皮。”[2]

《滇南本草》第一卷：“地骨皮，即枸杞根皮。味苦，性寒。治肺热劳烧，骨蒸发热，诸经客热。（单方）枸杞尖作菜食，和鸡蛋炒吃，治少年妇人白带。——从本卷中”[3]

《本草品汇精要》卷之十六：“地骨皮　无毒　丛生　地骨皮解骨蒸肌热，主风湿痹，消渴，坚筋骨。去骨用根皮（名医所录）【名】杞根【苗】谨按地骨皮即枸杞根皮也。”[24]

《本草纲目》第三十六卷：“枸杞、地骨皮《本经·上品》　【释名】枸檵《尔雅》。音计。（《本经》作枸忌）、枸棘《衍义》、苦杞《诗疏》、甜菜《图经》、天精《抱朴》、地骨《本经》、地辅《本经》、地仙《日华》、却暑《别录》、羊乳《别录》、仙人杖《别录》、西王母杖。时珍曰：枸、杞二树名。此物棘如枸之刺，茎如杞之条，故兼名之。道书言：千载枸杞，其形如犬，故得枸名，未审然否？颂曰：仙人杖有三种：一是枸杞；一是菜类，叶似苦苣；一是枯死竹竿之色黑者也。”[4]

《本草征要》第一卷：“地骨皮　味甘，性寒，无毒。入肾经。治在表无定之风邪，主传尸有汗之骨蒸。清血热，退低烧。热淫于内，泻以甘寒，退热除蒸，目宜尔也。又去风邪者，肝肾同治也。肝有热则风自内生，热退则风息，此与外感之风不同耳。春日饮其汤，可防皮肤病。地骨皮乃除热之剂，中寒者勿服。”[27]

《本草崇原·本经上品》：“地骨皮（附）气味苦寒。主去骨热、消渴。”[28]

《本草求真》：“地骨皮　（灌木）入肺降火入肾凉血凉骨　地骨皮（专入肺肾。）即枸杞根也。味甘，气寒，虽与丹皮同治骨蒸之剂，但丹皮味辛，能治无汗骨蒸，此属味甘，能治有汗骨蒸。”[5]

《本草择要纲目·寒性药品》：“地骨皮　（凡使根掘得、以东流水浸刷、去土、捶去心、以熟甘草汤浸一宿焙干。）【气味】苦寒，升也，阴也，入足少阴手少阳经。”[29]

《本草新编》卷之四（徵集）：“枸杞子（地骨皮）　枸杞子，味甘、苦，气微温，无毒。甘肃者佳。入肾、肝二经。明耳目，安神，耐寒暑，延寿，添精固髓，健骨强筋。滋阴不致阴衰，兴阳常使阳举。更止消渴，尤补劳伤。地骨皮，即枸杞之根也。性甚寒凉，入少阴肾脏，并入手少阳三焦。”[25]

《本草备要·木部》：“地骨皮　泻热凉血，补正气。甘淡而寒。降肺中伏火，泻肝、肾虚热，能凉血而补正气。内治五内邪热（热淫于内，治以甘寒。地骨一斤，生地五斤，酒煮服，治带下），吐血尿血（捣鲜汁服），咳嗽消渴（清肺）。外治肌热虚汗，上除头风痛（能除风者，肝、肾同治也。肝有热，则自生风，与外感之风不同，热退则风自息），中平胸胁痛（清肝），下利大、小肠。疗在表无定之风邪，传尸，有汗之骨蒸（李东垣曰：地为阴，骨为里，皮为表。地骨皮泻肾火，牡丹皮泻包络火，总治热在外，无汗而骨蒸。"[30]

《本经逢原》卷三："地骨皮　甘淡，微寒，无毒，泉州者良。《本经》主五内邪气，周痹风湿，久服坚筋骨，轻身不老。"[31]

《本草从新》卷九："地骨皮　凉血、除虚热。甘淡而寒，降肺中伏火，除肝肾虚热，能凉血，而治五内烦热。"[32]

《本草分经·原例（次序略经更定）》："地骨皮　甘淡而寒，降肺中伏火，除肝肾虚火，治肝风头痛，利肠，退骨蒸，走里而又走表，善除内热亦退外潮，凡风寒散而未尽者用之最宜。"[33]

《本草害利·肺部药队》："地骨皮　【害】中寒者勿用。【利】甘淡而寒，凉血清三焦，降肺中伏火，除肝肾虚热，治在表无定之风邪，主传尸有汗之骨蒸。去风邪者，肝有热则风自内生，热退则风息，与外感之风不同。能退内潮，人所知也。能退外潮，人实不知。病感风寒，散而未尽，作潮往来，非柴葛所能治，惟用地骨皮走表又走里之药，消其浮游之邪，服之未有不愈者。故以青蒿佐之。地骨皮退热，屡有奇功，尽扶精气充足，而邪火自退。何得以芩、连、知、柏之苦寒，而伤元气哉。鲜地骨皮汁。治吐血尿血。"[34]

《本草撮要》卷二："【地骨皮】　味甘淡，微苦。入手太阴经，功专退热除烦。得麦冬、小麦治劳渴；得青蒿子治虚热；得生地酒煮服治带下；若吐血尿血，捣鲜汁服效。妇人阴肿或生疮，以之煎水频洗良，中寒及便溏者忌，甘草水浸一宿用，有汗之骨蒸最宜。"[35]

《本草便读·木部》："地骨皮　地骨皮退伏热以除蒸，深入黄泉，下归肾部，降肺火而定喘。甘寒白色，清肃金家，（地骨皮即枸杞树根，入土最深，故名之。去外粗黑皮，取白皮用。味甘，大寒。性降，入肺肾，退伏热，肺热降则喘咳除，肾热除则骨蒸盗汗等病皆愈矣。）"[36]

《中药材手册》："地骨皮［纲目列入木部灌木类枸杞地骨皮项下］　本品为茄科植物枸杞 Lycium chinense Mill. 或宁夏枸杞 Lycium barbarum L. 的干燥根皮。原植物系落叶灌木，均为野生，或有栽培。商品中以'糟皮白里无气香'为地骨皮之特征。部分地区有以'茎皮'弃地骨皮入药者，应注意鉴别。［别名］枸杞根皮、红耳坠根（河南）、白葛针（内蒙）、红榴根皮（河北）。"[10]

《中药大辞典》："地骨皮《本经》　【异名】杞根、地骨、地辅、地节《本经》，枸杞根、苟起根《本草经集注》，枸杞根皮《药性论》，山杞子根、甜齿牙根、红耳堕根《河南中药手册》，山枸杞根、狗奶子根皮《山东中药》，红榴根皮《中药材手册》，狗地芽皮《四川中药志》。【基原】为茄科植物枸杞 Lycium chinense Mill. 等的根皮。原植物详'枸杞子'条。"[8]

《中医大辞典·中药分册》："地骨皮　出《神农本草经》。为茄科植物枸杞 Lycium chinense Mill. 或宁夏枸杞 Lycium barbarum L. 的根皮。"[11]

《全国中药炮制规范》：“地骨皮　［处方用名］地骨皮。【来源】本品为茄科植物枸杞 Lycium chinense Mill. 或宁夏枸杞 Lycium barbarum L. 的干燥根皮。野生或栽培。全国大部分地区均产。春初或秋后采挖根部，洗净，剥取根皮，干燥。药材以皮厚、色黄者为佳。”[12]

《中药志》：“地骨皮　本品为常用中药。商品为茄科植物枸杞的干燥根皮。……【原植物】枸杞　［别名］苦杞（福建）、枸杞菜（四川、贵州）、甜菜芽（河南）、狗奶子根（四川）、红榴榴、枸茄子、红耳坠（河北）。Lycium chinense Mill. ——茄科 Solanaceae.。”[13]

《普通高等教育中医药类规划教材·中药学》：“地骨皮《本经》　为茄科落叶灌木植物枸杞 Lycium chinense Mill. 或宁夏枸杞 Lycium barbarum L. 的根皮。分布于我国南北各地。初春或秋后采挖，剥取根皮，晒干，切段入药。”[7]

《中国中医药学主题词表》：“地骨皮 CORTEX LYCII　为茄科植物枸杞等的根；属清热凉血药　C 枸杞。”[9]

《全国中草药汇编》：“地骨皮　【来源】为茄科枸杞属植物枸杞 Lycium chinense Mill. 的根皮。”[14]

《中国药材学》：“地骨皮　［别名］枸杞菜，狗奶子根、狗地芽（贵州、四川），苦杞（福建），甜菜芽（河南）。【来源】本品为茄科植物枸杞 Lycium chinense Mill. 的根皮。”[15]

《中国医学百科全书·中医学》：“地骨皮　始载于《神农本草经》。原名地骨，又名枸杞根皮。为茄科植物枸杞 Lycium chinense Mill. 或宁夏枸杞 Lycium barbarum L. 的根皮。春初或秋后采挖根部，洗净，剥取根皮，晒干。”[16]

《中华本草》：“地骨皮《大观本草》　【异名】杞根、地骨、地辅、地节《本经》，枸杞根、苟起根《本草经集注》，枸杞根皮《药性论》，山杞子根、甜齿牙根、红耳坠根《河南中药手册》，山枸杞根、狗奶子根皮《山东中药》，红榴根皮《中药材手册》，狗地芽皮《四川中药志》。……【来源】为茄科植物枸杞的根皮。【原植物】枸杞 Lycium chinense Mill. 又名：杞《诗经》，枸檵《毛诗传》，枸忌《本经》，苦杞《广雅》，仙人杖《抱朴子》，地仙《日华子》，枸棘《本草衍义》，红珠子刺（福建）。”[17]

《中华人民共和国药典》：“地骨皮 Cortex lycii　本品为茄科植物枸杞 Lycium chinense Mill. 或宁夏枸杞 Lycium barbarum L. 的干燥根皮。春初或秋后采挖根部，洗净，剥取根皮，晒干。”[6]

5　参考文献

1　南北朝·雷斆. 雷公炮炙论. 上海：上海中医学院出版社，1986，45

2　元·王好古. 汤液本草. 见：景印文渊阁四库全书（745）. 北京：中医古籍出版社，1986，984

3　明·兰茂. 滇南本草. 第一卷. 昆明：云南人民出版社，1977，422

4　明·李时珍. 本草纲目. 北京：人民卫生出版社，1982，2111

5　清·黄宫绣. 本草求真. 上海：上海科学技术出版社，1959，199

6　国家药典委员会编. 中华人民共和国药典. 一部. 北京：化学工业出版社，2000，93

7　雷载权主编. 普通高等教育中医药类规划教材·中药学. 上海：上海科学技术出版社，1995，95

8　江苏新医学院编. 中药大辞典. 上海：上海科学技术出版社，1977，819

9 吴兰成主编. 中国中医药学主题词表. 北京：中医古籍出版社，1996，75
10 中华人民共和国卫生部药政管理局主编. 中药材手册. 北京：人民卫生出版社，1998，545
11 《中医大辞典》编辑委员会编. 中医大辞典·中药分册. 北京：人民卫生出版社，1982，128
12 中华人民共和国卫生部药政管理局编. 全国中药炮制规范. 北京：人民卫生出版社，1988，282
13 中国医学科学院药物研究所等编. 中药志. 第五册. 北京：人民卫生出版社，1993，374
14 《全国中草药汇编》编写组编. 全国中草药汇编. 上册. 北京：人民卫生出版社，1996. 345
15 徐国钧等主编. 中国药材学. 北京：中国医药科技出版社，1996，836
16 《中医学》编辑委员会. 中国医学百科全书·中医学. 上海：上海科学技术出版社，1997，1039
17 国家中医药管理局《中华本草》编委会. 中华本草. 第七册. 上海：上海科学技术出版社，1999，274
18 汉·神农本草经. 清顾观光重辑本. 北京：人民卫生出版社，1955，43
19 南北朝·陶弘景. 本草经集注. 北京：人民卫生出版社，1994，228
20 唐·苏敬等撰. 新修本草. 合肥：安徽科学技术出版社，1981，320
21 宋·苏颂. 本草图经. 合肥：安徽科学技术出版社，1994，356
22 宋·唐慎微. 证类本草. 北京：人民卫生出版社，1957，293
23 宋·寇宗奭. 本草衍义. 上海：商务印书馆，1937，78
24 魏晋·名医别录. 北京：人民卫生出版社，1986，44
25 清·陈士铎. 本草新编. 北京：中国中医药出版社，1996，212
26 明·刘文泰. 本草品汇精要. 北京：人民卫生出版社，1982，460
27 明·李中梓. 本草征要. 见：李中梓医学全书. 北京：中国中医药出版社，1999，135
28 清·张志聪. 本草崇原. 北京：中国中医药出版社，1992，15
29 清·蒋居祉. 本草择要纲目. 见：珍本医书集成. 本草类. 上海：上海科学技术出版社，1985，25
30 清·汪昂. 本草备要. 北京：中国中医药出版社，1998，134
31 清·张璐. 本经逢原. 上海：上海科学技术出版社，1959，188
32 清·吴仪洛. 本草从新. 北京：中医古籍出版社，2001，128
33 清·姚澜. 本草分经. 上海：上海科学技术出版社，1989，83
34 清·凌奂. 本草害利. 北京：中医古籍出版社，1982，92
35 清·陈其瑞. 本草撮要. 见：珍本医书集成. 本草类. 上海：上海科学技术出版社，1985，32
36 清·张秉成. 本草便读. 上海：上海卫生出版社，1957，61

151 地榆

Diyu

Radix Sanguisorbae

1 定名依据

1.1 正名

1.1.1 汉文名：地榆［蔷薇科植物地榆 Sanguisorba officinalis L. 或长叶地榆 Sanguisorba officinalis L. var. longifolia（Bert.）Yü et Li 的干燥根］。

1.1.2 英文名：garden burnet root.

1.2 依据

1.2.1 定名的文献依据

(1)《神农本草经》卷二："地榆 味苦，微寒。主妇人乳痓痛，七伤、带下病，止痛，除恶肉，止汗，疗金创。生山谷。"[1]

(2)《新修本草》卷第九："地榆 味苦、甘、酸，微寒，无毒。主妇人乳痓痛，七伤，带下病，止痛，除恶肉，止汗，疗金疮。……"[2]

(3)《证类本草》卷第九："地榆 味苦、甘、酸，微寒，无毒。主妇人乳痓痛，七伤，带下病，止痛，除恶肉，止汗，疗金疮，止脓血，诸瘘恶疮，热疮，消酒，除消渴，补绝伤，产后内塞，可作金疮膏。生桐柏及冤句山谷。二月、八月采根，曝干。（得发良，恶麦门冬。）"[3]

(4)《本草纲目》第十二卷："地榆《本经·中品》 【校正】并入《别录》有名未用酸赭。【释名】玉豉、酸赭。弘景曰：其叶似榆而长，初生布地，故名。其花子紫黑色如豉，故又名玉豉。时珍曰：按：外丹方言：地榆一名酸赭，其味酸、其色赭故也。今蕲州俚人呼地榆为酸赭，又讹赭为枣，则地榆、酸赭为一物甚明，其主治之功亦同，因并《别录》有名未用酸赭为一云。"[4]

(5)《本经逢原》卷一："地榆 苦涩微寒，无毒。去梢，酒拌，炒黑用。《本经》主妇人乳产痓痛，七伤带下五漏，止痛，止汗，除恶肉，疗金疮。"[5]

(6)《中华人民共和国药典》："地榆 Radix sanguisorbae 本品为蔷薇科植物地榆 Sanguisorba officinalis L. 或长叶地榆 Sanguisorba officinalis L. var. longifolia (Bert.) Yü et Li 的干燥根。后者习称'绵地榆'。春季将发芽时或秋季植株枯萎后采挖，除去须根，洗净，干燥，或趁鲜切片，干燥。"[6]

(7)《普通高等教育中医药类规划教材·中药学》："地榆《本经》 为蔷薇科多年生草本植物地榆 Sanguisorba officinalis L. 或长叶地榆 S. officinalis L. var. longifolia (Bert.) Yü et Li 的根。"[7]

(8)《中药大辞典》："地榆《本经》 【异名】白地榆、鼠尾地榆《滇南本草》……【原植物】地榆 Sanguisorba officinalis L.，又名：玉札、玉豉《神仙服食经》，酸赭《别录》，豚榆系《石药尔雅》，野升麻、红绣球、土儿红、山枣仁、一枝箭、紫朵苗子、小紫草、马猴枣、鞭枣胡子、黄瓜香、血箭草。"[8]

(9)《中国中医药学主题词表》："地榆 SANGUISORBA OFFICINALIS 属蔷薇科和止血药（中药）。"[9]

(10)《中药材手册》[10]、《中医大辞典·中药分册》[11]、《全国中药炮制规范》[12]、《中药志》[13]、《中国药材学》[14]、《中国医学百科全书·中医学》[15]、《中华本草》[16]等现代中药著作多以"地榆"作为本药正名（参见"文献通考"）。

1.2.2 定名选择的理由

(1) 地榆 Radix sanguisorbae，系蔷薇科植物地榆 Sanguisorba officinalis L. 或长叶地榆 Sanguisorba officinalis L. var. longifolia (Bert.) Yü et Li 的干燥根。本品始载于汉《神农本草经》，以"地榆"为正名，此后诸家本草著作多以"地榆"为正名载录本品，如唐·苏敬《新修本草》，宋·唐慎微《证类本草》，明·李时珍《本草纲目》，清·张璐《本经逢原》等等，并一直沿用至今。

(2) 我国最新出版的《中华人民共和国药典》、《普通高等教育中医药类规划教材·中药学》以及辞书类著作《中医大辞典·中药分册》、《中药大辞典》、《中国医学百科全书·中医学》等均以"地榆"作为本品正名。已经广泛应用于中医药学文献的标引和检索的《中国中医药学主题词表》也以"地榆"作为本品的正式主题词。现代本草著作如《中药材手册》、《全国中药炮制规范》、《中药志》、《中国药材学》、《中华本草》等均以"地榆"作为本品的正名。

1.3 与正名等效的名词：无。

2 源流考释

地榆［蔷薇科植物地榆 Sanguisorba officinalis L. 或长叶地榆 Sanguisorba officinalis L. var. longifolia (Bert.) Yü et Li 的干燥根］始载于汉《神农本草经》，以"地榆"作为正名。如《神农本草经》卷二："地榆 味苦，微寒。主妇人乳痓痛，七伤、带下病，止痛，除恶肉，止汗，疗金创。生山谷。"[1]

其后的本草著作明·兰茂《滇南本草》[17]以"白地榆"为正名，同时记载有"鼠尾地榆"、"鼠地榆"等异名，如《滇南本草》第二卷："白地榆，一名鼠尾地榆、鼠地榆。味苦、涩，性微寒。治久寒、面寒疼、肚腹疼。"[17]清·凌奂《本草害利》[18]则以炮制名"地榆炭"为正名，如《本草害利》："地榆炭……【修治】二八月采，似柳根，外黑里红，取上截切片炒黑用。"[18]其它本草著作均沿用《神农本草经》之说，以"地榆"为正名，如南北朝·陶弘景《本草经集注》[19]，唐·苏敬《新修本草》[2]，宋·苏颂《本草图经》[20]、唐慎微《证类本草》[3]、寇宗奭《本草衍义》[21]，元·王好古《汤液本草》[22]，明·刘文泰《本草品汇精要》[23]、陈嘉谟《本草蒙筌》[24]、李时珍《本草纲目》[4]、卢之颐《本草乘雅半偈》[25]、李中梓《本草征要》[26]，清·张志聪《本草崇原》[27]、蒋居祉《本草择要纲目》[28]、陈士铎《本草新编》[29]、汪昂《本草易读》[30]及《本草备要》[31]、张璐《本经逢原》[5]、吴仪洛《本草从新》[32]、严西亭等《得配本草》[33]、黄宫绣《本草求真》[34]、姚澜《本草分经》[35]、杨时泰《本草述钩元》[36]、叶志诜《神农本草经赞》[37]、陈其瑞《本草撮要》[38]、张秉成《本草便读》[39]等，同时尚记载有"玉豉"、"酸赭"等异名。如《本草经集注·草木下品》："地榆 味苦、甘、酸，微寒，无毒。主治妇人乳痓痛，七伤，带下十二病，止痛，除恶肉，止汗，治金疮。……今近道处处有，叶似榆而长，初生布地，而花子紫黑色如豉，故名玉豉。"[19]《本草纲目》草部第十二卷："地榆《本经·中品》 【校正】并入《别录》有名未用酸赭。【释名】玉豉、酸赭。弘景曰：其叶似榆而长，初生布地，故名。其花子紫黑色如豉，故又名玉豉。时珍曰：按：外丹方言：地榆一名酸赭，其味酸、其色赭故也。今蕲州俚人呼地榆为酸赭，又讹赭为枣，则地榆、酸赭为一物甚明，其主治之功亦同，因并《别录》有名未用酸赭为一云。"[4]

现代本草著作如《中华人民共和国药典》[6]、《普通高等教育中医药类规划教材·中药学》[7]、《中药大辞典》[8]、《中国中医药学主题词表》[9]、《中药材手册》[10]、《中医大辞典·中药分册》[11]、《全国中药炮制规范》[12]、《中药志》[13]、《中国药材学》[14]、《中国医学百科全书·中医学》[15]、《中华本草》[16]等均以"地榆"为正名。同时尚记载有"黄瓜香"、"玉札"《中药材手册》[10]，"涩地榆"、"马连鞍薯"、"山红枣根"、"枣儿红”、“岩地芨”、“红地榆”、“水橄榄根”、“花椒地榆”、“线形地榆”、“水槟榔”、“山枣参”、“黄根子”、“蕨苗参”、“赤地榆”、“紫地榆”《中药大辞典》[8]，“血箭草”《中医大辞典·中药分册》[11]“西地榆”、“地芽”、“野升麻”《中华本草》[16]，“山红枣”、“山地瓜”、“野升麻”、“猪人参”、“马连鞍”、“马胡枣”、“枣儿草”、“山枣子”、“绵地榆”《中国药材学》[14]，“豚榆系”、“西地榆”、“地芽”《中华本草》[16]等名地俗称。

还记载有本品原植物“地榆”的异名“黄瓜香”《中药志》[13]，“玉札”、“玉札”、“玉豉”、“酸赭”、“豚榆系”、“野升麻”、“红绣球”、“土儿红”、“山枣仁”、“一枝箭”、“紫朵苗子”、“小紫草”、“马猴枣”、“鞭枣胡子”、“血箭草”《中药大辞典》[8]；原植物“长叶地榆”的异名“绵地榆”《中药志》[13]等。

3 附录

3.1 又称：地榆炭（饮片规格名）。

3.2 俗称：黄瓜香（东北、内蒙古），涩地榆（贵州），马连鞍薯、马连鞍（广西），山红枣根（河北），枣儿红（贵阳），岩地芨、红地榆（湖南），水橄榄根、花椒地榆、线形地榆、山枣参、黄根子、蕨苗参（云南），猪人参（浙江、江苏），血箭草（广东、湖南），马胡枣（山东），水槟榔（云南），枣儿草（青海），山枣子（昆明），绵地榆（湖北），豚榆系，西地榆（四川），地芽，玉札，赤地榆、紫地榆，山红枣，山地瓜，野升麻。

3.3 曾称：酸赭《名医别录》，玉豉《本草经集注》，白地榆、鼠尾地榆、鼠地榆《滇南本草》。

3.4 植物名称：①地榆，黄瓜香（东北），玉札，玉豉，酸赭，豚榆系，野升麻，红绣球，土儿红，山枣仁，一枝箭，紫朵苗子，小紫草，马猴枣，鞭枣胡子，黄瓜香，血箭草；②长叶地榆，绵地榆（湖北）。

4 文献通考

《神农本草经》卷二：“地榆　味苦，微寒。主妇人乳痓痛，七伤、带下病，止痛，除恶肉，止汗，疗金创。生山谷。”[1]

《本草经集注·草木下品》：“地榆　味苦、甘、酸，微寒，无毒。主治妇人乳痓痛，七伤，带下十二病，止痛，除恶肉，止汗，治金疮。止脓血，诸瘘恶疮，热疮，消酒，除消渴，补绝伤，产后内塞，可作金疮膏。生桐柏及宛朐山谷。二月、八月采根，曝干。(得发良，恶麦门冬。）今近道处处有，叶似榆而长，初生布地，而花子紫黑色如豉，故名玉豉。一茎长直上，根亦入酿酒。道方烧作灰，能烂石也。乏茗时，用叶作饮，亦好。(《大观》卷九，《政和》二二〇页）麦。”[19]

《新修本草》卷第九：“地榆　味苦、甘、酸，微寒，无毒。主妇人乳痓痛，七伤，带下病，止痛，除恶肉，止汗，疗金疮。”[2]

《本草图经》卷第七：“地榆，生桐柏及冤句山谷，今处处有之。宿根三月内生，苗初生布地，茎直，高三、四尺；对分出叶，叶似榆少狭，细长，作锯齿状，青色；七月开花如椹子，紫黑色；根外黑里红，似柳根。二月、八月采，曝干。叶不用，山人乏茗时，采此叶作饮亦好，古断下方多用之。”[20]

《证类本草》卷第九："地榆　味苦、甘、酸，微寒，无毒。主妇人乳痓痛，七伤，带下病，止痛，除恶肉，止汗，疗金疮，止脓血，诸瘘恶疮，热疮，消酒，除消渴，补绝伤，产后内塞，可作金疮膏。生桐柏及冤句山谷。二月、八月采根，曝干。（得发良，恶麦门冬。）"[3]

《本草衍义》卷十："地榆　性沉寒，入下焦，热血痢则可用。（若虚寒人及水泻白痢，即未可轻使。）"[21]

《汤液本草》卷之四："地榆　气微寒，味甘、酸。苦而酸，气味俱厚，阴也。"[22]

《滇南本草》第二卷："白地榆，一名鼠尾地榆、鼠地榆。味苦、涩，性微寒。治久寒、面寒疼、肚腹疼。"[17]

《本草品汇精要》卷之十一："地榆　无毒　植生　地榆（出神农本经）……【名】玉豉。"[23]

《本草蒙筌》卷之三："地榆　江宁府地榆　衡州地榆　味苦、甘、酸，气微寒，气味俱薄，阴中阳也。无毒。山谷俱有生长，八月采根曝干。恶麦门冬，宜人头发。虽理血病，惟治下焦。止妇人带下崩中，及月经不断；却小儿疳热泻痢，驱积瘀时行。止痔瘘来红，禁肠风下血。散乳痓，愈金疮。因性沉寒，故诸血热者可用。倘若虚寒水泻冷痢，切宜忌之。"[24]

《本草纲目》第十二卷："地榆《本经·中品》　【校正】并入《别录》有名未用酸赭。【释名】玉豉、酸赭。弘景曰：其叶似榆而长，初生布地，故名。其花子紫黑色如豉，故又名玉豉。时珍曰：按：外丹方言：地榆一名酸赭，其味酸、其色赭故也。今蕲州俚人呼地榆为酸赭，又讹赭为枣，则地榆、酸赭为一物甚明，其主治之功亦同，因并《别录》有名未用酸赭为一云。"[4]

《本草乘雅半偈·第五帙》："地榆《本经·中品》　【气味】辛苦微寒，无毒。【主治】主妇人乳产痓痛，七伤，带下，五漏，止痛，止汗，除恶肉，疗金疮。"[25]

《本草征要》第三卷："地榆　味苦，性寒，无毒。入肝、大肠二经。恶麦门冬。止血利肠风，除带下五漏。味苦而厚，性沉而降，善主下焦血证，兼去湿热。"[26]

《本草崇原·本经中品》："地榆　气味苦微寒，无毒。主治妇人产乳痓病，七伤，带下，五漏，止痛，止汗，除恶肉，疗金疮。"[27]

《本草择要纲目·寒性药品》："地榆　【气味】苦微寒无毒。其体沉而降。阴中阳也。专主下焦血分。【主治】肠风下血。泻血下血。疗妇人乳疾七伤带下。治下部脓血水泻。白痢不可轻使。热血痢间多用之。"[28]

《本草新编》卷之三（角集）："地榆，味苦、酸，气微寒，阴中阳也，无毒。止妇人赤带、崩下及月经不断，却小儿疳热，止热痢，下瘀血，治肠风下血，愈金疮。但治热而不治寒，虚寒之人，不可轻用地榆凉血之品也。"[29]

《本草易读》卷三："地榆十九　得发良，恶麦冬。苦、酸，微寒。性涩而沉，下焦药也。疗一切失血，兼除血中之热。虚寒泻痢者忌。处处有之。宿根三月生苗，初生布地，独茎直上，对分出叶。叶似榆叶而稍狭，细长似锯齿。七月开花紫黑色。根外黑里红似柳根。"[30]

《本草备要·草部》："地榆　涩，止血　苦酸微寒。性沉而涩（本草未尝言涩，然能收汗止血，皆酸敛之功也），入下焦，除血热。"[31]

《本经逢原》卷一："地榆　苦涩微寒，无毒。去梢，酒拌，炒黑用。《本经》主妇人乳产痓痛，七伤带下五漏，止痛，止汗，除恶肉，疗金疮。"[5]

《本草从新》卷一："地榆　涩、止血。苦酸微寒，性沉而涩。（收汗止血、皆酸敛之功。）入下焦。除血热，治吐衄崩中，肠风（血鲜者为肠风，随感而见也；血瘀者为脏毒，积久而发也；粪前为近血，出肠胃，粪后为远血，出肺肝）。血痢。"[32]

《得配本草》卷二："地榆　得发良，恶麦冬。伏丹砂、雄黄、硫黄。苦、微酸、涩，微寒。入手阳明、足厥阴经。专理下焦血分，除下焦湿热。"[33]

《本草求真》卷五："地榆（山草）　清下焦血热血崩　地榆（专入肝肠胃）苦酸微寒，性沉而涩。诸书皆言因其苦寒，则能入于下焦血分除热。俾热悉从下解，又言性沉而涩，凡人症患吐衄崩中，肠风血痢等症（肠风下血，清而色鲜，四射如溅，乃风性使然。《素问》所谓久风入中，则为肠风飧泄是也。若肛门射血如线，或点滴不已者，乃五痔之血耳。）得此则能涩血不解。"[34]

《本草分经·原例（次序略经更定）》："（寒）地榆　苦酸微寒性涩，入下焦，除血热而止血，炒黑用。梢行血。"[35]

《本草述钩元》卷七："地榆　一名酸赭。根味微苦酸，气微寒，气薄味厚，沉而降，阴也。入足厥阴少阴手足阳明经。专主下焦血，治下部积热血痢，并肠风下血，女子月经不止，血崩。"[36]

《神农本草经赞》卷二中经："地榆　味苦微寒。主妇人乳痓痛，七伤带下病，止痛，除恶肉，止汗，疗金创。生山谷。"[37]

《本草害利·大肠部药队》："地榆炭　【害】性寒而下行，凡脾胃虚寒作泄，法并禁用。白痢久而胃弱，胎产虚寒，泄泻血崩，脾虚作泄等症，亦在禁例。【利】味苦寒，入肝、大肠二经。止血痢肠风，除带下五漏，善主下焦血症，兼去湿热。【修治】二八月采，似柳根，外黑里红，取上截切片炒黑用。"[18]

《本草撮要》卷一："【地榆】　味苦酸微寒，性沉涩。入足厥阴经。功专除血热，治吐衄崩中、肠风血痢。若虚寒泻痢初起并血虚者均忌。"[38]

《本草便读·草部》："地榆　酸苦入营阴，肝与大肠皆可及。沉寒凉血分，火同湿热总堪除。且能散肿疏风，疮疹常用，并可疗崩治痢，痔漏多宜。"[39]

《中药志》："地榆　本品为常用中药。商品为蔷薇科植物地榆的根。安徽、江苏、浙江等部分地区尚用长叶地榆的根。……【原植物】①地榆　［别名］黄瓜香（东北）Sanguisorba officinalis L. ——蔷薇科 Rosaceae②长叶地榆　别名：绵地榆（湖北）。Sanguisorba officinalis L. var. longifolia（Bert.）Yü et Li——蔷薇科 Rosaceae"[13]

《中药材手册》："地榆［纲目列入草部山草类］　本品为蔷薇科植物地榆 Sanguisorba officinalis L. 或长叶地榆 Sanguisorba officinalis L. var. longifolia（Bert.）Yü et Li 的干燥根。原植物系多年生草本，均为野生。前者多生于山坡、林缘、草原、灌丛及田边等地；后者多生于山坡草地、溪边、灌丛、湿草地及疏林中。有少数地区以同属植物细叶地榆作地榆药用。此外，尚有以牻牛儿苗科植物紫地榆作地榆药用的，均为地区习惯用药。［别名］黄瓜香（东北、内蒙古）、玉札。"[10]

《中药大辞典》："地榆《本经》　【异名】白地榆、鼠尾地榆《滇南本草》，涩地榆《贵州民间方药集》，马连鞍薯《广西中兽医药植》，山红枣根《河北药材》，赤地榆、紫地榆《中药志》，枣儿红《贵阳民间药草》，岩地芨、红地榆《湖南药物志》，水橄榄根、花椒地榆、线形地榆、水槟榔、山枣参、黄根子、蕨苗参《云南中草药》。【基原】为蔷薇科植物地榆的根及根茎。【原植物】地榆 Sanguisorba officinalis L.，又名：玉札、玉豉《神仙服食经》，酸赭《别录》，豚榆系《石药尔雅》，野升麻、红绣球、土儿红、山枣仁、一枝箭、紫朵苗子、小紫草、马猴枣、鞭枣胡子、黄瓜香、血箭草。”[8]

《中医大辞典·中药分册》：“地榆 出《神农本草经》。又名酸赭、山枣参、山红枣根、黄瓜香、血箭草。为蔷薇科植物地榆 Sanguisorba officinalis L. 的根。”[11]

《全国中药炮制规范》：“地榆 ［处方用名］地榆、地榆炭。【来源】本品为蔷薇科植物地榆 Sanguisorba officinalis L. 或长叶地榆 Sanguisorba officinalis L. var. longifolia (Bert.) Yü et Li 的干燥根。均系野生。全国大部分地区均有生产。春、待业者一季采挖，除去须根，洗净，干燥，或趁鲜切厚片，干燥。药材以条粗、质硬、断面色粉红者为佳。”[12]

《普通高等教育中医药类规划教材·中药学》：“地榆《本经》 为蔷薇科多年生草本植物地榆 Sanguisorba officinalis L. 或长叶地榆 S. officinalis L. var. longifolia (Bert.) Yü et Li 的根。全国均产，以浙江、江苏、山东、安徽、河北等地最多。春、秋季采挖，晒干，切片。生用或炒炭用。”[7]

《中国中医药学主题词表》：“地榆 SANGUISORBA OFFICINALIS 属蔷薇科和止血药（中药）。”[9]

《中国药材学》：“地榆 ［别名］山红枣，山地瓜，黄瓜香，野升麻，猪人参（浙江、江苏），血箭草（广东），马连鞍（广西），马胡枣（山东），水槟榔（云南），枣儿草（青海），山枣子（昆明），绵地榆（湖北）。【来源】本品为蔷薇科植物地榆 Sanguisorba officinalis L. 或长叶地榆 S. officinalis L. var. longifolia (Bert.) Yü et Li 的根。”[14]

《中国医学百科全书·中医学》：“地榆 始载于《神农本草经》。又名酸赭。为蔷薇科植物地榆 Sanguisorba officinalis L. 及长叶地榆 S. officinalis L. var. longifolia (Bert.) Yü et Li 的根。春季将发芽时或秋季植株枯萎后采挖，除去根茎及细根，洗净，晒干，或趁鲜切片，晒干。”[15]

《中华本草》：“地榆《本经》 【异名】酸赭《别录》，豚榆系《石药尔雅》，白地榆、鼠尾地榆《滇南本草》，西地榆《四川中药志》，地芽、野升麻《中国经济植物志》，马连鞍《广西中草药》，花椒地榆、水橄榄根、线形地榆、水槟榔、山枣参、蕨苗参《云南中草药》，红地榆、岩地芨、血箭草《湖南药物志》，黄瓜香《中药材手册》。【来源】为蔷薇科植物地榆、长叶地榆的根。【原植物】①地榆 Sanguisorba officinalis L. 又名：玉豉《神仙服食经》，红绣球、土儿红、一枝箭、紫朵苗子、马猴枣、鞭枣胡子《中药大辞典》。②长叶地榆 Sanguisorba officinalis L. var. longifolia (Bert.) Yü et Li 又名：绵地榆。”[16]

《中华人民共和国药典》：“地榆 Radix sanguisorbae 本品为蔷薇科植物地榆 Sanguisorba officinalis L. 或长叶地榆 Sanguisorba officinalis L. var. longifolia (Bert.) Yü et Li 的干燥根。后者习称‘绵地榆’。春季将发芽时或秋季植株枯萎后采挖，除去须根，洗净，干燥，或趁鲜切片，干燥。”[6]

5 参考文献

1 汉·神农本草经．清顾观光重辑本．北京：人民卫生出版社，1955，63

2 唐·苏敬等撰．新修本草．合肥：安徽科学技术出版社，1981，230

3 宋·唐慎微．证类本草．北京：人民卫生出版社，1957，220

4 明·李时珍．本草纲目．北京：人民卫生出版社，1982，756

5 清·张璐．本经逢原．上海：上海科学技术出版社，1959，39

6 国家药典委员会编．中华人民共和国药典．一部．北京：化学工业出版社，2000，95

7 雷载权主编．普通高等教育中医药类规划教材·中药学．上海：上海科学技术出版社，1995，184

8 江苏新医学院编．中药大辞典．上海：上海科学技术出版社，1977，806

9 吴兰成主编．中国中医药学主题词表．北京：中医古籍出版社，1996，76

10 中华人民共和国卫生部药政管理局主编．中药材手册．北京：人民卫生出版社，1998，105

11 《中医大辞典》编辑委员会编．中医大辞典·中药分册．北京：人民卫生出版社，1982，130

12 中华人民共和国卫生部药政管理局编．全国中药炮制规范．北京：人民卫生出版社，1988，46

13 中国医学科学院药物研究所等编．中药志．第二册．北京：人民卫生出版社，1993，341

14 徐国钧等主编．中国药材学．北京：中国医药科技出版社，1996，227

15 《中医学》编辑委员会．中国医学百科全书·中医学．上海：上海科学技术出版社，1997，1125

16 国家中医药管理局《中华本草》编委会．中华本草．第四册．上海：上海科学技术出版社，1999，281

17 明·兰茂．滇南本草．第二卷．昆明：云南人民出版社，1977，194

18 清·凌奂．本草害利．北京：中医古籍出版社，1982，126

19 南北朝·陶弘景．本草经集注．北京：人民卫生出版社，1994，360

20 宋·苏颂．本草图经．合肥：安徽科学技术出版社，1994，198

21 宋·寇宗奭．本草衍义．上海：商务印书馆，1937，58

22 元·王好古．汤液本草．见：景印文渊阁四库全书（745）．北京：中医古籍出版社，1986，968

23 明·刘文泰．本草品汇精要．北京：人民卫生出版社，1982，329

24 明·陈嘉谟．本草蒙筌．北京：人民卫生出版社，1988，153

25 明·卢之颐．本草乘雅半偈．北京：人民卫生出版社，1986，306

26 明·李中梓．本草征要．见：李中梓医学全书．北京：中国中医药出版社，1999，125

27 清·张志聪．本草崇原．北京：中国中医药出版社，1992，63

28 清·蒋居祉．本草择要纲目．见：珍本医书集成．本草类．上海：上海科学技术出版社，1985，17

29 清·陈士铎．本草新编．北京：中国中医药出版社，1996，167

30 清·汪昂．本草易读．北京：人民卫生出版社，1997，130

31 清·汪昂．本草备要．北京：中国中医药出版社，1998，67

32 清·吴仪洛．本草从新．北京：中医古籍出版社，2001，18

33 清·严西亭．得配本草．上海：上海卫生出版社，1957，17

34 清·黄宫绣．本草求真．上海：上海科学技术出版社，1959，228

35 清·姚澜．本草分经．上海：上海科技出版社，1989，110

36 清·杨时泰．本草述钩元．上海：科技卫生出版社，1958，119

37 清·叶志诜．神农本草经赞．见：珍本医书集成．本草类．上海：上海科学技术出版社，1985，84

38 清·陈其瑞．本草撮要．见：珍本医书集成．本草类．上海：上海科学技术出版社，1985，13

39 清·张秉成．本草便读．上海：上海卫生出版社，1957，11

152　地锦草

Dijincao

Herba euphorbiae humifusae

1　定名依据

1.1　正名

1.1.1　汉文名：地锦草（大戟科植物地锦 Euphorbia humifusa Willd. 或斑地锦 Euphorbia maculata L. 的干燥全草）。

1.1.2　英文名：creeping euphorbia.

1.2　依据

1.2.1　定名的文献依据

(1)《证类本草》卷第十一："地锦草　味辛，无毒。主通流血脉，亦可用治气。生近道田野，出滁州者尤良。茎叶细弱，蔓延于地。茎赤，叶青紫色，夏中茂盛。六月开红花，结细实。取苗、子用之。络石注有地锦，是藤蔓之类，虽与此名同，而其类全别。（新定）。"[1]

(2)《本草图经》草部下品之下卷第九："地锦草，生滁州及近道田野中。味辛，无毒，主通流血脉，亦治气。其苗叶细弱，作蔓遍地，茎赤，叶青赤，中夏茂盛；六月开红花，结实。今医家取苗子用之。《本经》络石条注中有地锦，与此同名而别是一类也。"[2]

(3)《本草品汇精要》卷之十五："地锦草　无毒　蔓生　地锦草主通流血脉亦可用治气（名医所录）【苗】〔图经曰〕茎叶细弱，蔓延于地。茎赤，叶青紫色，夏中茂盛。六月开红花，结细实。经云络石，条中注有地锦，是藤蔓之类，虽与此名同而其类全别。"[3]

(4)《本草原始》卷四："地锦草，生滁州及近道田野中。茎叶细弱蔓延于地。茎亦叶青紫色，夏中茂盛。六月开红花，结细实。取苗，子用之，俗呼璞地锦。"[4]

(5)《中华人民共和国药典》："地锦草 Herba euphorbiae humifusae　本品为大戟科植物地锦 Euphorbia humifusa Willd. 或斑地锦 Euphorbia maculata L. 的干燥全草。夏、秋二季采收，除去杂质，晒干。"[5]

(6)《中药志》："地锦草　本品为少常用中药。商品为大戟科植物地锦草和斑地锦的干燥全草，其中以地锦草为主。……【原植物】①地锦草　别名：血见愁（华北、东北、西北）、红茎草（江苏、浙江）、铺地锦、奶汁草（福建）。Euphorbia humifusa Willd. ——大戟科 Euphorbiaceae②斑地锦　别名：血筋草（华东地区）。Euphorbia supina Rafin——大戟科 Euphorbiaceae"[6]

(7)《中药大辞典》："地锦草《嘉祐本草》　【异名】地联、夜光、承夜《吴普本草》……【基原】为大戟科植物地锦草的全草。　【原植物】地锦草 Euphorbia humifusa Willd."[7]

(8)《中医大辞典·中药分册》："地锦草　出《嘉祐补注神农本草》。又名血见愁、奶浆草、粪脚草、铺地锦。为大戟科植物地锦 Euphorbia humifusa Willd. 或斑地锦 Euphorbia maculata L. 的全草。”[8]

(9)《中国药材学》:“地锦草 ［别名］血见愁，家雀川蛋，红丝草，奶疳草，奶浆草，麻雀蓑衣（山东），铺地草（福建）。【来源】本品为大戟科植物地锦 Euphorbia humifusa Willd. 的全草。”[9]

(10)《普通高等教育中医药类规划教材・中药学》:“地锦草《嘉祐本草》 为大戟科一年生草本植物地锦 Euphorbia humifusa Willd. 的全草。全国各地均有分布，尤以长江流域及南方各省为多。夏秋采集，洗净、晒干、切段用。”[10]

(11)《中华本草》:“地锦草《嘉祐本草》 【异名】草血竭、血见愁草《世医得效方》，血见愁《乾坤秘韫》……【来源】为大戟科植物地锦草及斑叶地锦的全草。【原植物】①地锦草 Euphorbia humifusa Willd. ②斑叶地锦 Euphorbia maculata L.”[11]

1.2.2 定名选择的理由

(1) 地锦草 Herba euphorbiae humifusae，系大戟科植物地锦 Euphorbia humifusa Willd. 或斑地锦 Euphorbia maculata L. 的干燥全草。“地锦草”之名始见于《嘉祐本草》，并作为本品正名记载。其后的历代重要本草著作，如宋・苏颂《本草图经》、唐慎微《证类本草》，明・刘文泰《本草品汇精要》、李中立《本草原始》等在载录本品时均以“地锦草”作为正名，并一直沿用至今。

(2) 我国最新出版的《中华人民共和国药典》、《普通高等教育中医药类规划教材・中药学》以及辞书类著作《中医大辞典・中药分册》、《中药大辞典》等均以“地锦草”作为本品正名。现代本草著作如《中药志》、《中华本草》、《中国药材学》等虽记载了不少本品各地的俗称，但也无一例外以“地锦草”作为本品的正名。说明“地锦草”作为本品正名已成为共识。

1.3 与正名等效的名词：无。

2 源流考释

地锦草（大戟科植物地锦 Euphorbia humifusa Willd. 或斑地锦 Euphorbia maculata L. 的干燥全草）始载于《嘉祐本草》，并以“地锦草”为正名。如《证类本草》引《嘉祐本草》曰：“地锦草 味辛，无毒。主通流血脉，亦可用治气。生近道田野，出滁州者尤良。茎叶细弱，蔓延于地。茎赤，叶青紫色，夏中茂盛。六月开红花，结细实。取苗、子用之。络石注有地锦，是藤蔓之类，虽与此名同，而其类全别。”[1] 其后的本草著作大多即沿用该书记载，以“地锦草”为正名记载本品，如宋・苏颂《本草图经》[2]、唐慎微《证类本草》[1]、明・刘文泰《本草品汇精要》[3]、李中立《本草原始》[4]等；但有的则以“小虫儿卧单”为正名，如明・朱橚《救荒本草》[12]；有的以“地锦”为正名，如明・李时珍《木草纲目》[13]，清・吴仪洛《本草从新》[14]等；有的以“奶花草”为正名，如清《植物名实图考》[15]。

古代著作中记载的本品异名有“血见愁”、“草血竭”《世医得效方》[16]，“小虫儿卧单”、“铁线草”《救荒本草》[12]，“血风草”、“马蚁草”、“雀儿卧单”、“酱瓣草”、“猢狲头草”《本草纲目》[13]，“璞地锦”《本草原始》[4]，“奶花草”《植物名实图考》[15]等。如《世医得效方》卷十八：“黄丹散 治金疮，并一切恶疮。……又方 五月五日采马鞭草、缺盆草、血见愁（即草血竭。） 擂烂，同风化灰为末，涂之即愈。”[16]《救荒本草》："小虫儿卧单，一名铁线草。生田野中。苗塌地生，叶似苜蓿叶而极小，又似鸡眼草叶，亦小。其茎色红。开小红花。"[12]《本草纲目》卷二十："地锦（宋《嘉祐》）【校正】并入有名未用《别录》地朕。【释名】地朕《吴普》、地噤《拾遗》、夜光《吴普》、承夜《吴普》、草血竭《纲目》、血见愁《纲目》、血风草《纲目》、马蚁草《纲目》、雀儿卧单《纲目》、酱瓣草《玉册》、猢狲头草。"[13]《本草原始》卷四："地锦草，生滁州及近道田野中。茎叶细弱，蔓延于地。茎亦叶青紫色。夏中茂盛，六月开红花，结细实。取苗子用之，俗呼璞地锦。"[4]《植物名实图考》卷十五："奶花草，田塍阴湿处皆有之。形状似小蟲儿卧卧单，而茎赤、叶稍大，断之有白汁。"[15]

另外，《本草纲目》所载"地锦"尚包括今葡萄科植物爬山虎 Parthenocissus tricuspidata (Sieb. et Zucc.) Planch.，引注意鉴别。

现代有关著作均沿用《嘉祐本草》的记载以"地锦草"作为本品正名，如《中华人民共和国药典》[5]、《普通高等教育中医药类规划教材·中药学》[10]、《中药大辞典》[7]、《中医大辞典·中药分册》[8]、《中药志》[6]、《中国药材学》[9]、《中华本草》[11]等。同时尚记载有"地联"、"夜光"、"扑地锦"、"斑鸠窝"、"天瓜叶"、"三月黄花"、"奶草"、"奶汁草"、"铺地锦"、"铺地红"、"红莲草"、"承夜"、"地蓬草"、"铁线马齿苋"、"蜈蚣草"、"奶疳草"、"红茎草"、"红斑鸠窝"、"小苍蝇翅草"、"凉帽草"、"红沙草"、"地马桑"、"红丝草"、"小红筋草"、"仙桃草"、"莲子草"、"地瓣草"、"软骨莲子草"、"九龙吐珠草"、"粪脚草"、"粪触脚"、"花被单"、"血经基"《中药大辞典》[7]，"奶浆草"《中医大辞典》[8]，"麻雀蓑衣"、"家雀川蛋"《中国药材学》[9]"血见愁草"、"被单草"、"星星草"、"斑雀草"、"多叶果"、"凤凰窝"、"九头狮子草"《中华本草》[11]等各地的俗称。还记载有本品原植物"地锦草"的异名"血见愁"、"红茎草"、"铺地锦"、"奶汁草"《中药志》[6]；原植物"斑地锦"的异名"血筋草"《中药志》[6]等。

3 附录

3.1 又称：无。

3.2 俗称：奶草、奶汁草、铺地锦、铺地红、红莲草（福建），地蓬草、铁线马齿苋、蜈蚣草（江西），奶疳草、红茎草（浙江），红斑鸠窝、地马桑、红沙草、凉帽草、小苍蝇翅草（四川），红丝草、小红筋草（杭州），仙桃草（湖南），莲子草、软骨莲子草、九龙吐珠草（闽东），地瓣草（贵州），麻雀蓑衣（山东），粪脚草、粪触脚、花被单、血经基（上海），被单草（秦岭），星星草、斑雀草、多叶果（东北），凤凰窝、九头狮子草（陕西），地联、夜光、承夜，扑地锦，斑鸠窝，天瓜叶，三月黄花，奶浆草，家雀川蛋。

3.3 曾称：血见愁、草血竭《世医得效方》，小虫儿卧单、铁线草《救荒本草》，血风草、马蚁草、雀儿卧单、酱瓣草、猢狲头草《本草纲目》，璞地锦《本草原始》，奶花草《植物名实图考》。

3.4 原植物名称：地锦草，血见愁（华北、东北、西北），红茎草（江苏、浙江），铺地锦，奶汁草（福建），斑地锦，血筋草（华东地区）。

4 文献通考

《本草图经》草部下品之下卷第九："地锦草，生滁州及近道田野中。味辛，无毒，主通流血脉，亦治气。其苗叶细弱，作蔓遍地，茎赤，叶青赤，中夏茂盛；六月开红花，结实。今医家取苗子用之。《本经》络石条注中有地锦，与此同名而别是一类也。”[2]

《证类本草》卷第十一：“地锦草　味辛，无毒。主通流血脉，亦可用治气。生近道田野，出滁州者尤良。茎叶细弱，蔓延于地。茎赤，叶青紫色，夏中茂盛。六月开红花，结细实。取苗、子用之。络石注有地锦，是藤蔓之类，虽与此名同，而其类全别。（新定）。”[1]

《世医得效方》卷十八：“黄丹散　治金疮，并一且恶疮。……又方　五月五日采马鞭草、缺盆草、血见愁（即草血竭。）擂烂，同风化灰为末，涂之即愈。”

《救荒本草》：“小虫儿卧单，一名铁线草。生田野中。苗塌地生，叶似苜蓿叶而极小，又似鸡眼草叶，亦小。其茎色红。开小红花。”[16]

《本草品汇精要》卷之十五：“地锦草　无毒　蔓生　地锦草主通流血脉，亦可用治气。（名医所录）【苗】〔图经曰〕茎叶细弱，蔓延于地。茎赤叶青紫色，夏中茂盛，六月开红花，结细实。经云络石条中注有地锦是藤蔓之类，虽与此名同而其类全别。”[3]

《本草纲目》卷二十：“地锦　（宋《嘉祐》）【校正】并入有名未用《别录》地朕。【释名】地朕《吴普》、地噤《拾遗》、夜光《吴普》、承夜《吴普》、草血竭《纲目》、血见愁《纲目》、血风草《纲目》、马蚁草《纲目》、雀儿卧单《纲目》、酱瓣草《玉册》、猢狲头草。《别录》曰：地朕，三月采之。藏器曰：地朕，一名地锦，一名地噤。蔓延着地，叶光净，露下有光。时珍曰：赤茎布地，故曰地锦。专治血病，故俗称为血竭、血见愁。马蚁、雀儿喜聚之，故有马蚁、雀单之名。酱瓣、猢狲头，象花叶形也……【附方】旧一，新十一……风疮疥癣：血见愁草同满江红草捣末，敷之。《乾坤秘韫》。”[13]

《本草原始》卷四：“地锦草，生滁州及近道田野中茎叶细弱蔓延十地茎亦叶青紫色夏中茂盛六月开红花结细实取苗子用之俗呼璞地锦。”[4]

《本草从新》卷六：“地锦　一名血见愁。宣、散血止血。辛平。通流血脉。能散血止血。治金刃扑损出血。血痢。下血崩中。女子阴疝血结。及痈肿恶疮。（时珍曰：专治血病、故俗称为血竭、又名酱瓣草、象花叶形也、断茎有汁、方士秋月采、煮雌雄黄、丹砂、硫黄。）非血滞血瘀勿用。以上石草类。”[14]

《植物名实图考》卷十五：“奶花草，田塍阴湿处皆有之。形状似小蟲儿卧卧单，而茎赤、叶稍大，断之有白汁。……今俗方治血病，不甚采用，而通乳则里妪皆识，故标奶花之名，以著其功用云。”[15]

《中药志》：“地锦草　本品为少常用中药。商品为大戟科植物地锦草和斑地锦的干燥全草，其中以地锦草为主。……【原植物】①地锦草　［别名］血见愁（华北、东北、西北）、红茎草（江苏、浙江）、铺地锦、奶汁草（福建）。Euphorbia humifusa Willd. ——大戟科 Euphorbiaceae②斑地锦　［别名］血筋草（华东地区）。Euphorbia supina Rafin——大戟科 Euphorbiaceae”[6]

《中药大辞典》：“地锦草《嘉祐本草》　【异名】地联、夜光、承夜《吴普本草》，地噤、地锦《本草拾遗》，酱瓣草《庚辛玉册》，草血竭、血见愁、血风草、马蚁草、雀儿卧单、猢狲头草《纲目》，扑地锦（本草原始），奶花草《植物名实图考》，奶草、奶汁草、铺地锦、铺地红、红莲草《福建民间草药》，斑鸠窝、天瓜叶、三月黄花《民间常用草药汇编》，地蓬草、铁线马齿苋、蜈蚣草《江西民间草药》，奶疳草、红茎草《浙江民间草药》，红斑鸠窝、地马桑、红沙草、凉帽草、小苍蝇翅草《四川中药志》，红丝草、小红筋草《杭州药植志》，仙桃草《湖南药物志》，莲子草、软骨莲子草、九龙吐珠草《闽东本草》，地瓣草《贵州草药》，粪脚草、粪触脚、花被单、血经基《上海常用中草药》。【基原】为大戟科植物地锦草的全草。【原植物】地锦草 Euphorbia humifusa Willd. ”[7]

《中医大辞典·中药分册》：“地锦草　出《嘉祐补注神农本草》。又名血见愁、奶浆草、粪脚草、铺地锦。为大戟科植物地锦 Euphorbia humifusa Willd. 或斑地锦 Euphorbia maculata L. 的全草。”[8]

《中国药材学》：“地锦草　［别名］血见愁，家雀川蛋，红丝草，奶疳草，奶浆草，麻雀蓑衣（山东），铺地草（福建）。【来源】本品为大戟科植物地锦 Euphorbia humifusa Willd. 的全草。”[9]

《普通高等教育中医药类规划教材·中药学》：“地锦草《嘉祐本草》　为大戟科一年生草本植物地锦 Euphorbia humifusa Willd. 的全草。全国各地均有分布，尤以长江流域及南方各省为多。夏秋采集，洗净、晒干、切段用。”[10]

《中华本草》：“地锦草《嘉祐本草》　【异名】草血竭、血见愁草《世医得效方》，血见愁《乾坤秘韫》，小虫儿卧单、铁线草《救荒本草》，酱瓣草《庚辛玉册》，血风草、马蚁草、雀儿卧单、猢狲头草《纲目》，扑地锦《本草原始》，奶花草《植物名实图考》，奶草、奶汁草、铺地锦、铺地红、红莲草《福建民间草药》，斑鸠窝、三月黄花《民间常用草药汇编》，地蓬草、铁线马齿苋、蜈蚣草《江西民间草药》，奶疳草、红茎草《浙江民间草药》，红斑鸠窝、地马桑、红沙草、凉帽草、小苍蝇翅草《四川中药志》，红丝草、小红筋草《杭州药用植物志》，仙桃草《湖南药物志》，莲子草、软骨莲子草、九龙吐珠草《闽东本草》，地瓣草《贵州草药》，被单草《秦岭植物志》，星星草、斑雀草、多叶果《东北草本植物志》，凤凰窝、九头狮子草《陕西中草药》……【来源】为大戟科植物地锦草及斑叶地锦的全草。【原植物】①地锦草 Euphorbia humifusa Willd. ②斑叶地锦 Euphorbia maculata L. ”[11]

《中华人民共和国药典》：“地锦草 Herba euphorbiae humifusae　本品为大戟科植物地锦 Euphorbia humifusa Willd. 或斑地锦 Euphorbia maculata L. 的干燥全草。夏、秋二季采收，除去杂质，晒干。”[5]

5　参考文献

1　宋·唐慎微. 证类本草. 北京：人民卫生出版社，1957，284
2　宋·苏颂. 本草图经. 合肥：安徽科学技术出版社，1994，323
3　明·刘文泰. 本草品汇精要. 北京：人民卫生出版社，1982，442
4　明·李中立. 本草原始. 清四美堂刻本
5　国家药典委员会编. 中华人民共和国药典. 一部. 北京：化学工业出版社，2000，96
6　中国医学科学院药物研究所等编. 中药志. 第四册. 北京：人民卫生出版社，1993，320
7　江苏新医学院编. 中药大辞典. 上海：上海科学技术出版社，1977，827
8　《中医大辞典》编辑委员会编. 中医大辞典·中药分册. 北京：人民卫生出版社，1982，130
9　徐国钧等主编. 中国药材学. 北京：中国医药科技出版社，1996，1464
10　雷载权主编. 普通高等教育中医药类规划教材·中药学. 上海：上海科学技术出版社，1995，81

11　国家中医药管理局《中华本草》编委会．中华本草．第四册．上海：上海科学技术出版社，1999，789
12　明·朱橚．救荒本草．上海：中华书局，1959
13　明·李时珍．本草纲目．北京：人民卫生出版社，1982，1395
14　清·吴仪洛．本草从新．北京：中医古籍出版社，2001，100
15　清·吴其浚．植物名实图考．北京：中华书局，1963，384
16　元·危亦林．世医得效方．见：景印文渊阁四库全书（746）．北京：中医古籍出版社，1986，575

153　芒硝
Mangxiao
Natrii sulfas

1　定名依据

1.1　正名

1.1.1　汉文名：芒硝［为硫酸盐类矿物芒硝族芒硝，经加工精制而成的结晶体。主含含水硫酸钠（$Na_2SO_4 \cdot 10H_2O$）］。

1.1.2　英文名：sodium sulfate.

1.2　依据

1.2.1　定名的文献依据

(1)《金匮要略方论》卷上："痉为病（一本痉字上有刚字），胸满口噤，卧不着席，脚挛急，必齘齿，可与大承气汤。大承气汤方：大黄（四两，酒洗）　厚朴（半斤，炙，去皮）　枳实（五枚，炙）　芒硝（二合）　右四味，以水一斗，先煮二物取五升，去滓；纳大黄煮取二升，去滓；纳芒硝，更上火微一二沸，分温再服，得下止服。"[1]

(2)《本草蒙筌》卷之八："朴硝，味苦、辛、咸，气寒。降也，阴也。无毒。一云有毒。……芒硝因再煎炼，倾入盆内结芒。上有廉棱，名故改唤。经云：热淫于内，治以苦寒。古方因之，每用大黄、芒硝，相须而为使也。又称英硝……又曰马牙硝者，因形与马牙无异。"[2]

(3)《本草新编》卷之五（集）："芒硝，即朴硝之再煎者。消痰癖，通月经延发，漆疮可敷，难产子胞可下，洗心肝明目，涤肠胃止疼，经云：热淫于内，治以咸寒，佐以苦寒。仲景夫子所以用大黄、芒硝相须为使也。"[3]

(4)《本草经解》卷四："【芒硝】气寒，味苦，无毒。主五脏积热，胃胀闭，涤去蓄结饮食，推陈致新，除邪气，炼之如膏。久服轻身。"[4]

(5)《本草分经·原例（次序略经更定）》："芒硝　辛咸苦大寒，峻下之品，润燥软坚，下泄除热，能荡涤三焦肠胃实热，推陈致新，治阳强之病无坚不破，无热不除，又能消化金石，误用伐下焦真阴。"[5]

(6)《本草便读·金石部》："芒硝　咸以软坚。辛苦并兼下至速，寒而润燥。热痰互结荡无余。元明粉虽属轻清，泻燥实均归肠胃，（芒硝生斥卤盐地，取以煎炼而成。在下者为朴硝，在上者为芒硝)。”[6]

(7)《中华人民共和国药典》：“芒硝 Natrii sulfas　本品为硫酸盐类矿物芒硝族芒硝，经加工精制而成的结晶体。主含含水硫酸钠（$Na_2SO_4 \cdot 10H_2O$）。”[7]

(8)《普通高等教育中医药类规划教材·中药学》：“芒硝《别录》　为含硫酸钠的天然矿物经精制而成的结晶体。主含含水硫酸钠（$Na_2SO_4 \cdot 10H_2O$）。主产于河北、河南、山东、江苏、安徽等省的碱土地区。”[8]

(9)《中医大辞典·中药分册》：“芒硝　出《名医别录》。又名盆硝。为矿物芒硝经煮炼而得的精制结晶。”[9]

(10)《中国医学百科全书·中医学》：“芒硝　始载于《名医别录》。又名盐硝、盆硝、马牙硝。为天然产的芒硝经煮炼而得的精制结晶。再经风化失去结晶水即成玄明粉。中国大部分地区均有生产。天然芒硝多产于海边碱土地区、矿泉、盐场附近及潮湿的山洞中。”[10]

(11)《中国中医药学主题词表》：“芒硝 NATRII　SULFAS　属矿物药和攻下药。”[11]

(12)《中药志》[12]、《中药材手册》[13]、《全国中药炮制规范》[14]、《全国中草药汇编》[15]、《中国药材学》[16]等现代中药著作多以“芒硝”作为本药正名（参见“文献通考”）。

1.2.2　定名选择的理由

(1) 芒硝 Natrii sulfas，系硫酸盐类矿物芒硝族芒硝，经加工精制而成的结晶体。“芒硝”之名始见于东汉·张仲景《金匮要略》，“芒硝”之名在本草著作中始自《本草蒙筌》，“芒硝”作为本品正名始见于清·陈士铎《本草新编》，此后多数本草著作即沿用此说，以“芒硝”为正名载录本品，如叶桂《本草经解》、姚澜《本草分经》、张秉成《本草便读》等，并一直沿用至今。

(2) 我国最新出版的《中华人民共和国药典》、《普通高等教育中医药类规划教材·中药学》以及辞书类著作《中医大辞典·中药分册》、《中国医学百科全书·中医学》等均以“芒硝”作为本药正名。已经广泛应用于中医药学文献的标引和检索的《中国中医药学主题词表》也以“芒硝”作为本药的正式主题词。现代本草著作如《中药志》、《全国中草药汇编》、《中国药材学》、《中药材手册》、《全国中药炮制规范》等均以“芒硝”作为本药的正名。说明“芒硝”作为本品正名已成为共识。

1.3　与正名等效的名词：无。

2　源流考释

芒硝［硫酸盐类矿物芒硝族芒硝，经加工精制而成的结晶体，主含含水硫酸钠（$Na_2SO_4 \cdot 10H_2O$）］原称“芒消”，入药始于魏晋《名医别录》，如《名医别录》上品卷第一：“芒消　味辛、苦，大寒。主治五脏积聚，久热、胃闭，除邪气，破留血，腹中淡实结搏，通经脉，利大小便及月水，破五淋，推陈致新。生于朴硝。”[16]《雷公炮炙论》也称其为朴消所炼而成，如《雷公炮炙论》上卷：“芒消是朴消中炼出，形似麦芒者，号曰芒消。”[17]其后的大多数本草著作则多以“芒消”为正名记录本品，如南北朝·陶弘景《本草经集注》[18]，唐·苏敬《新修本草》[19]，宋·唐慎微《证类本草》[20]、寇宗奭《本草衍义》[21]，明·刘文泰《本草品汇精要》[22]，清·蒋居祉《本草择要纲目》[23]、严西亭

《得配本草》[24]、杨时泰《本草述钩元》[25]等。有的在“朴消”项下介绍本品，如宋·苏颂《本草图经》[26]，明·李时珍《本草纲目》[27]等。

“芒硝”之名始见于东汉·张仲景《金匮要略》，如《金匮要略方论》卷上：“大承气汤方：大黄（四两，酒洗）　厚朴（半斤，炙，去皮）　枳实（五枚，炙）　芒硝（二合）　右四味，以水一斗，先煮二物取五升，去滓；纳大黄煮取二升，去滓；纳芒硝，更上火微一二沸，分温再服，得下止服。”[1]“芒硝”之名在本草著作中始见于《本草蒙筌》卷之八：“朴硝，味苦、辛、咸，气寒。降也，阴也。无毒。一云有毒。……芒硝因再煎炼，倾入盆内结芒。上有廉棱，名故改唤。经云：热淫于内，治以苦寒。古方因之，每用大黄、芒硝，相须而为使也。又称英硝……又曰马牙硝者，因形与马牙无异。”[2]“芒硝”作为本品正名始见于《本草新编》卷之五（集）：“芒硝，即朴硝之再煎者。消痰癖，通月经延发，漆疮可敷，难产子胞可下，洗心肝明目，涤肠胃止疼，经云：热淫于内，治以咸寒，佐以苦寒。仲景夫子所以用大黄、芒硝相须为使也。”[3]其后的本草著作大多即沿用该书记载，以“芒硝”为正名记载本品，如清·叶桂《本草经解》[4]、姚澜《本草分经》[5]、张秉成《本草便读》[6]等。

古代著作记载的本品异名有“芒消”《名医别录》[16]，“马牙消”、“英消”《开宝本草》[29]，“盆消”《本草图经》[26]等。如《名医别录》上品卷第一：“芒消　味辛、苦，大寒。主治五脏积聚，久热、胃闭，除邪气，破留血，腹中淡实结搏，通经脉，利大小便及月水，破五淋，推陈致新。生于朴硝。”[16]《证类本草》引《开宝本草》曰：“今出益州，彼人采之，以水淋取汁，煎炼而成朴硝也。一名消石朴者。消即是本体之名；石者，乃坚白之号；朴者，即未化之义也。以其芒消、英消皆从此出，故为消石朴也。其英消，即今俗间谓之马牙消者，是也。”[28]《本草图经》玉石上品卷第一：“朴消，生益州山谷有咸水之阳。消石，生益州山谷及武都、陇西、西羌。……炼成盆中上有芒者，为芒消，亦谓之盆消。其芒消底澄凝者，为消石。”[26]

需予指出的是，古代本草著作中“消石”亦名“芒消”，如《神农本草经》卷一：“消石，味苦寒。治五脏积热，胃张闭，涤去蓄结饮食，推陈致新，除邪气。炼之如膏，久服轻身。一名芒消，生山谷。”[29]但芒硝是硫酸盐类芒硝族矿物芒硝 Mirabilite 的提纯品，其主要化学成份是硫酸钠；而消石则为硝酸盐类硝石族矿物钾硝石经加工精制成的结晶体或人工制品，原矿物为钾硝石 Nitrokalite. 二者系不同物质，临床应注意鉴别。

现代本草著作除《中药大辞典》[30]、《中华本草》[31]以“芒消”为正名外，其他如《中华人民共和国药典》[7]、《普通高等教育中医药类规划教材·中药学》[8]、《中医大辞典·中药分册》[9]、《中国医学百科全书·中医学》[10]、《中国中医药学主题词表》[11]、《中药志》[12]、《中药材手册》[13]、《全国中药炮制规范》[14]、《全国中草药汇编》[15]、《中国药材学》[16]等均以“芒硝”为正名。同时尚记载有“朴硝”、“皮硝”、“毛硝”《全国中草药汇编》[15]，“盐硝”、“马牙硝”《中国医学百科全书·中医学》[10]，“朴消”《中国药材学》[16]等各地的俗称。还记载有本品原矿物“芒硝”的异名“朴硝”、“皮硝”《中药志》[12]等。

3　附录

3.1　又称：玄明粉、元明粉（饮片规格名）。

3.2　俗称：朴硝，皮硝，毛硝，盐硝，马牙硝，朴消。
3.3　曾称：芒消《名医别录》，马牙消、英消《开宝本草》，盆消《本草图经》。
3.4　原植物名称：芒硝，朴硝，皮硝。

4　文献通考

《神农本草经》卷一："消石，味苦寒。治五脏积热，胃张闭，涤去蓄结饮食，推陈致新，除邪气。炼之如膏，久服轻身。一名芒消，生山谷。"[29]

《金匮要略方论》卷上："痉为病（一本痉字上有刚字），胸满口噤，卧不着席，脚挛急，必齘齿，可与大承气汤。大承气汤方：大黄（四两，酒洗）　厚朴（半斤，炙，去皮）　枳实（五枚，炙）　芒硝（二合）　右四味，以水一斗，先煮二物取五升，去滓；纳大黄煮取二升，去滓；纳芒硝，更上火微一二沸，分温再服，得下止服。"[1]

《名医别录》上品卷第一："芒消　味辛、苦，大寒。主治五脏积聚，久热、胃闭，除邪气，破留血，腹中淡实结搏，通经脉，利大小便及月水，破五淋，推陈致新。生于朴硝。"[16]

《雷公炮炙论》上卷："芒消是朴消中炼出，形似麦芒者，号曰芒消。"[17]

《本草经集注》玉石三品："芒消　味辛、苦，大寒。主治五脏积聚，久热、胃闭，除邪气，破留血，腹中痰实结搏，通经脉，利大小便及月水，破五淋，推陈致新。生于朴硝。"[18]

《新修本草》卷第三："芒消　味辛、苦，大寒。主五脏积聚，久热、胃闭，除邪气，破留血，腹中痰实结搏，通经脉，利大小便及月水，破五淋，推陈致新。生于朴消。"[19]

《本草图经》玉石上品卷第一："朴消，生益州山谷有咸水之阳。消石，生益州山谷及武都、陇西、西羌。芒消生于朴消，今南北皆有之，而以西川者为佳。旧说三物同种，初采得其苗，以水淋取汁，煎炼而成，乃朴消也。一名消石朴，以消石出于其中。又炼朴消或地霜而成，坚白如石者，乃消石也，一名芒消。又取朴消，以暖水淋汁，炼之减半，投于盆中，经宿而有细芒生，乃芒消也。虽一体异名，而修炼之法既殊，则主治之功别矣。然《本经》各载所出，疑是二种。而今医、方家所用，亦不复能究其所来，但以未炼成块，微青色者，为朴消。炼成盆中上有芒者，为芒消，亦谓之盆消。其芒消底澄凝者，为消石。"[26]

《证类本草》卷第三："芒消　味辛、苦，大寒。主五脏积聚，久热、胃闭，除邪气，破留血，腹中痰实结搏，通经脉，利大小便及月水，破五淋，推陈致新。生于朴消。（石韦为之使，恶麦句姜。）陶隐居云：按《神农本经》无芒消，只有消石，名芒消尔。后名医别载此说，其疗与消石正同，疑此即是消石。旧出宁州，黄白粒大，味极辛、苦，顷来宁州道断都绝。今医家多用煮炼作者，色全白，粒细，而味不甚烈。此云生于朴消，则作者亦好。又皇甫士安解散消石大凡说云：无朴消可用消石，生山之阴，盐之胆也。"[20]

《证类本草》卷第三："朴消　味苦、辛，寒、大寒，无毒。……今注：今出益州，彼人采之，以水淋取汁，煎炼而成朴消也。一名消石朴者。消即是本体之名；石者，乃坚白之号；朴者，即未化之义也。以其芒消、英消皆从此出，故为消石朴也。其英消，即今俗间谓之马牙消者，是也。"[28]

《本草衍义》卷四："芒消　经云：生于朴消。乃是朴消以水淋汁，澄清，再经熬炼减半，倾木盆中，经宿，遂结芒有廉棱者。故其性和缓，古今多用以治伤寒。”[21]

《本草品汇精要》卷之一：“芒消　无毒　土生　芒消主五脏积聚，久热胃闭，除邪气，破留血腹中，痰实结搏，通经脉，利大小便及月水，破五淋，推陈致新（名医所录）。【名】盆消。”[22]

《本草蒙筌》卷之八：“朴硝，味苦、辛、咸，气寒。降也，阴也。无毒。一云有毒。……芒硝因再煎炼，倾入盆内结芒。上有廉棱，名故改唤。经云：热淫于内，治以苦寒。古方因之，每用大黄、芒硝，相须而为使也。又称英硝……又曰马牙硝者，因形与马牙无异。”[?]

《本草纲目·石部》第十一卷：“朴消《本经·上品》　［校正］并入别录芒消、嘉祐马牙消。【释名】消石朴《别录》、盐消《纲目》、皮消。……芒消《别录》　［气味］辛、苦、大寒，无毒。［权曰］咸，有小毒。［主治］五脏积聚，久热胃闭，除邪气。”[27]

《本草择要纲目·寒性药品》：“芒消　【气味】辛苦大寒，无毒。又曰咸有小毒。【主治】五脏积聚久热胃闭，除邪气，破留血，腹中痰实结搏，通经脉，利大小便及月水，破五淋，推陈致新，下瘰疬黄疸病时疾壅热，能散恶血，堕胎，敷膝疮。”[23]

《本草新编》卷之五（集）：“朴硝（芒硝、皮硝、元明粉）　朴硝，味苦、辛、咸，气寒，降也，阴也，有毒。……芒硝，即朴硝之再煎者。消痰癖，通月经延发，漆疮可敷，难产子胞可下，洗心肝明目，涤肠胃止疼，经云：热淫于内，治以咸寒，佐以苦寒。仲景夫子所以用大黄、芒硝相须为使也。”[3]

《本草经解》卷四：“【芒硝】气寒，味苦，无毒。主五脏积热，胃胀闭，涤去蓄结饮食，推陈致新，除邪气，炼之如膏。久服轻身。”[4]

《得配本草》卷一：“芒消　又名盆消，又名英消。辛、苦、咸，大寒。荡涤三焦肠胃之实热，消除胸膈壅淤之痰痞。得鼠黏子，治大便痈毒。得水调，涂火焰丹毒。得童便温服，下死胎。配猪胆汁，涂豌豆毒疮。和沉香末，破下焦阳结。研末，吹喉痹不通。（并治重舌、鹅口。）朴消再煎炼，倾盆凝结，在上有芒者为芒消，有牙者为马牙消。大伐下焦真阴，不宜轻用。”[24]

《本草分经·原例（次序略经更定）》：“芒硝　辛咸苦大寒，峻下之品，润燥软坚，下泄除热，能荡涤三焦肠胃实热，推陈致新，治阳强之病无坚不破，无热不除，又能消化金石，误用伐下焦真阴。”[5]

《本草述钩元》卷六：“芒消　味苦辛咸，气大寒，有小毒，气薄味厚，沉而降，阴也。”[25]

《本草便读·金石部》：“芒硝　咸以软坚。辛苦并兼下至速，寒而润燥。热痰互结荡无余。元明粉虽属轻清，泻燥实均归肠胃（芒硝生斥卤盐地，取以煎炼而成。在下者为朴硝，在上者为芒硝。以芒硝再经煎炼，在上者为之元明粉，悬风处化成粉者为之风化硝，其主治虽有轻清重浊之分。而咸寒润下之性，非肠胃实热坚结者，不可乱投，硝皮作用此以硝牛羊之皮，与硝石之硝不同）。”[6]

《中药志》：“芒硝　本品为常用中药，原名“朴消”，始载于《神农本草经》，列为上品。《本草纲目》将《名医别录》上列的“芒消”及宋《嘉祐本草》上列的“马牙消”均并入“朴消”项下。其加工制成品即为“玄明粉”。【原矿物】芒硝 Mirabilite……名称：芒硝，别名：朴硝、皮硝。”[12]

《中药材手册》："芒硝［纲目名芒消，列入金石部卤石类朴消项下］　本品为天然产的硫酸盐类矿物芒硝，经加工精制而成的结晶体。天然产芒硝多形成于含有钠离子和硫酸根离子的饱和溶液干涸的盐湖中，常与石盐、泥土等混合而生，故入药必须精制。精制品芒硝除药用外，在工业上亦大量使用。在空气中风化失去结晶水后即成玄明粉。"[13]

《全国中草药汇编》："芒硝（附：元明粉）　［别名］朴硝、皮硝、毛硝。【来源】为天然硫酸钠经精制而成的结晶体。"[15]

《中药大辞典》："芒消《别录》　【异名】盆消《本草图经》，芒硝《医学启源》。【基原】为矿物芒硝经煮炼而得的精制结晶。［原矿物］芒硝 Mirabilite."[30]

《中医大辞典·中药分册》："芒硝　出《名医别录》。又名盆硝。为矿物芒硝经煮炼而得的精制结晶。"[9]

《中国医学百科全书·中医学》："芒硝　始载于《名医别录》。又名盐硝、盆硝、马牙硝。为天然产的芒硝经煮炼而得的精制结晶。再经风化失去结晶水即成玄明粉。中国大部分地区均有生产。天然芒硝多产于海边碱土地区、矿泉、盐场附近及潮湿的山洞中。"[10]

《全国中药炮制规范》："芒硝　［处方用名］芒硝、玄明粉。【来源】本品为天然产的硫酸盐类矿物经精制而成的结晶体芒硝 Natrii sulfas，主含含水硫酸钠。主产于碱土地区。将天然产品加热水溶解过滤，除去泥沙及不溶性杂质，将滤液静置，析出结晶。药材以无色、透明、呈结晶块者为佳。"[14]

《中国药材学》："芒硝　［别名］芒消，朴消。【来源】本品为硫酸盐类矿物芒硝族芒硝，经加工精制而成的结晶体。［原矿物］芒硝（Mirabilite）属于单斜晶系。单晶体呈短柱状；通常集合体呈针状、粒状、纤维状或粉末状、皮壳状等。无色或白色；条痕白色。玻璃光泽。硬度 1.5～2。性脆。解理平行柱状延长方向，其他方向具贝壳状断口。相对密度 1.48。是密度最低的矿物之一。"[16]

《中国中医药学主题词表》："芒硝 NATRII　SULFAS　属矿物药和攻下药。"[11]

《普通高等教育中医药类规划教材·中药学》："芒硝《别录》　为含硫酸钠的天然矿物经精制而成的结晶体。主含含水硫酸钠（$Na_2SO_4 \cdot 10H_2O$）。主产于河北、河南、山东、江苏、安徽等省的碱土地区。将天然产品用热水溶解，过滤，放冷析出结晶，通称'皮硝'。再取萝卜洗净切片，置锅内加水与皮硝共煮，取上层液，放冷析出结晶，即芒硝。芒硝经风化失去结晶水而成的白色粉末称玄明粉（元明粉）。"[8]

《中华本草》："芒消《别录》　【异名】马牙消《药性论》，英消《开宝本草》，盆消《本草图经》，芒硝《医学启源》……【来源】为硫酸盐类芒硝族矿物芒硝 Mirabilite 的提纯品。"[31]

《中华人民共和国药典》："芒硝 Natrii sulfas　本品为硫酸盐类矿物芒硝族芒硝，经加工精制而成的结晶体。主含含水硫酸钠（$Na_2SO_4 \cdot 10H_2O$）。"[7]

5　参考文献

1　东汉·张仲景. 金匮要略方论. 北京：人民卫生出版社，1956，11

2　明·陈嘉谟. 本草蒙筌. 北京：人民卫生出版社，1988，357

3　清·陈士铎. 本草新编. 北京：中国中医药出版社，1996，268

4 清·叶桂. 本草经解. 上海：上海科技出版社，1958，94
5 清·姚澜. 本草分经. 上海：上海科技出版社，1989，96
6 清·张秉成. 本草便读. 上海：上海卫生出版社，1957，96
7 国家药典委员会编. 中华人民共和国药典. 一部. 北京：化学工业出版社，2000，96
8 雷载权主编. 普通高等教育中医药类规划教材·中药学. 上海：上海科学技术出版社，1995，99
9 《中医大辞典》编辑委员会编. 中医大辞典·中药分册. 北京：人民卫生出版社，1982，132
10 《中医学》编辑委员会. 中国医学百科全书·中医学. 上海：上海科学技术出版社，1997，1209
11 吴兰成主编. 中国中医药学主题词表. 北京：中医古籍出版社，1996，246
12 中国医学科学院药物研究所等编. 中药志. 第四册. 北京：人民卫生出版社，1961，242
13 中华人民共和国卫生部药政管理局主编. 中药材手册. 北京：人民卫生出版社，1998，721
14 中华人民共和国卫生部药政管理局编. 全国中药炮制规范. 北京：人民卫生出版社，1988，383
15 《全国中草药汇编》编写组编. 全国中草药汇编. 上册. 北京：人民卫生出版社，1996，369
16 徐国钧等主编. 中国药材学. 北京：中国医药科技出版社，1996，1920
17 魏晋·名医别录. 北京：人民卫生出版社，1986，8
18 南北朝·雷敩. 雷公炮炙论. 上海：上海中医学院出版社，1986，6
19 南北朝·陶弘景. 本草经集注. 北京：人民卫生出版社，1994，8
20 唐·苏敬等撰. 新修本草. 合肥：安徽科学技术出版社，1981，96
21 宋·唐慎微. 证类本草. 北京：人民卫生出版社，1957，86
22 宋·寇宗奭. 本草衍义. 上海：商务印书馆，1957，23
23 明·刘文泰. 本草品汇精要. 北京：人民卫生出版社，1982，113
24 清·蒋居祉. 本草择要纲目. 见：珍本医书集成. 本草类. 上海：上海科学技术出版社，1985，26
25 清·严西亭. 得配本草. 上海：上海卫生出版社，1957，27
26 清·杨时泰. 本草述钩元. 上海：科技卫生出版社，1958，70
27 宋·苏颂. 本草图经. 合肥：安徽科学技术出版社，1994，13
28 明·李时珍. 本草纲目. 北京：人民卫生出版社，1982，643
29 宋·唐慎微. 证类本草. 北京：人民卫生出版社，1957，86
30 汉·神农本草经. 清顾观光重辑本. 北京：人民卫生出版社，1955，25
31 江苏新医学院编. 中药大辞典. 上海：上海科学技术出版社，1977，836
32 国家中医药管理局《中华本草》编委会. 中华本草. 第一册. 上海：上海科学技术出版社，1999，6

154 亚麻子

Yamazi

Semen lini

1 定名依据

1.1 正名

1.1.1 汉文名：亚麻子（亚麻科植物亚麻 Linum usitatissimum L. 的干燥成熟种子）。

1.1.2 英文名：linseed.

1.2 依据

1.2.1 定名的文献依据

(1)《本草图经》卷第十九:“亚麻子，出兖州、威胜军。味甘，微温，无毒。苗叶俱青，花白色。八月上旬采其实用。又名鸦麻，治大风疾。”[1]

(2)《证类本草》卷第三十:“亚麻子 出兖州、威胜军。味甘，微温，无毒。苗、叶俱青，花白色。八月上旬采其实用。又名鸦麻，治大风疾。”[2]

(3)《本草品汇精要》卷之四十一:“亚麻子 无毒 植生 亚麻子治大风疾（出图经）【名】鸦麻【苗】〔图经曰〕苗叶俱青花白色，八月上旬采其实用。【地】〔图经曰〕出兖州威胜军。【时】（生）春生苗（采）八月取实。【用】实，【味】甘，【性】微温。【气】气之厚者阳也。”[3]

(4)《中华人民共和国药典》:“亚麻子 Semen lini 本品为亚麻科植物亚麻 Linum usitatissimum L. 的干燥成熟种子。秋季果实成熟时采收植株，晒干，打下种子，除去杂质，再晒干。”[4]

(5)《中药大辞典》:“亚麻子《本草图经》 【异名】胡麻子《博济方》，壁虱胡麻《纲目》，亚麻仁《国药的药理学》。【基原】为亚麻科植物亚麻 Linum usitatissimum L. 的种子。原植物详‘亚麻’条。”[5]

(6)《中医大辞典·中药分册》:“亚麻子 出《本草图经》。又名胡麻子、壁虱胡麻、亚麻仁。为亚麻科植物亚麻 Linum usitatissimum L. 的种子。”[6]

(7)《中国中医药学主题词表》:“亚麻子 SEMEN LINI 为亚麻科植物亚麻的干燥成熟种子；属祛风药和润下药 C 亚麻。”[7]

(8)《中药志》[8]、《全国中草药汇编》[9]、《全国中药炮制规范》[10]、《中华本草》[11]等现代中药著作多以“亚麻子”作为本品正名（参见“文献通考”）。

1.2.2 定名选择的理由

(1) 亚麻子 Semen lini，系亚麻科植物亚麻 Linum usitatissimum L. 的干燥成熟种子。“亚麻子”之名始见于宋·苏颂《本草图经》，并作为本品正名记载。其后的本草著作如宋·唐慎微《证类本草》，明·刘文泰《本草品汇精要》等在载录本品时也以“亚麻子”作为正名，并一直沿用至今。

(2) 由于古本草记载的胡麻，系指芝麻而言，为了避免二者混淆，故以亚麻子为本品正名。

(3) 我国最新出版的《中华人民共和国药典》以及辞书类著作《中医大辞典·中药分册》、《中药大辞典》等均以“亚麻子”作为本品正名。已经广泛应用于中医药学文献的标引和检索的《中国中医药学主题词表》也以“亚麻子”作为本品的正式主题词。现代本草著作如《中药志》、《全国中草药汇编》、《中华本草》、《全国中药炮制规范》等虽记载了不少本品各地的俗称，但也无一例外以“亚麻子”作为本品的正名。说明“亚麻子”作为本品正名已成为共识。

1.3 与正名等效的名词：无。

2 源流考释

亚麻子（亚麻科植物亚麻 Linum usitatissimum L. 的干燥成熟种子）始载于宋·苏颂

《本草图经》，并以“亚麻子”为正名。如《本草图经》卷第十九：“亚麻子，出兖州、威胜军。味甘，微温，无毒。苗叶俱青，花白色。八月上旬采其实用。又名鸦麻，治大风疾。”[1]其后的本草著作大多沿用该书记载，以“亚麻子”为正名记载本品，如宋·唐慎微《证类本草》[2]，明·刘文泰《本草品汇精要》[3]等；有的则在“亚麻”项下介绍本品，如明·李时珍《本草纲目》[12]，清·张璐《本经逢原》[13]等。

古代著作中记载的本品异名有“鸦麻”《本草图经》[1]，“壁虱胡麻”《本草纲目》[12]等。如《本草图经》卷第十九：“亚麻子，出兖州、威胜军。味甘，微温，无毒。苗叶俱青，花白色。八月上旬采其实用。又名鸦麻，治大风疾。”[1]《本草纲目》第二十二卷：“亚麻（宋《图经》）【释名】鸦麻《图经》、壁虱胡麻《纲目》。……时珍曰：今陕西人亦种之，即壁虱胡麻也。其实亦可榨油点灯，气恶不堪食。其茎穗颇似茺蔚，子不同。”[12]

现代有关著作大多沿用《本草图经》的记载以“亚麻子”作为本品正名，如《中华人民共和国药典》[4]、《中药大辞典》[5]、《中医大辞典·中药分册》[6]、《中国中医药学主题词表》[7]、《中药志》[8]、《全国中草药汇编》[9]、《全国中药炮制规范》[10]、《中华本草》[11]等；而《中药材手册》[14]则以“胡麻子”为正名记载本品。同时尚记载有“胡麻仁”、“大胡麻”《中药材手册》[14]，“亚麻仁”、“胡麻子”、“红胡麻子”《全国中草药汇编》[9]等各地的俗称。还记载有本品原植物“亚麻”的异名“大胡麻”、“胡麻仁”《中药志》[8]等。

3 附录

3.1 又称：无。

3.2 俗称：胡麻仁、大胡麻（山东），亚麻仁、胡麻子、红胡麻子。

3.3 曾称：鸦麻《本草图经》，壁虱胡麻《本草纲目》。

3.4 原植物名称：亚麻，大胡麻（山东），胡麻仁（山西、江西、四川）。

4 文献通考

《本草图经》卷第十九：“亚麻子，出兖州、威胜军。味甘，微温，无毒。苗叶俱青，花白色。八月上旬采其实用。又名鸦麻，治大风疾。”[1]

《证类本草》卷第三十：“亚麻子 出兖州、威胜军。味甘，微温，无毒。苗、叶俱青，花白色。八月上旬采其实用。又名鸦麻，治大风疾。”[2]

《本草品汇精要》卷之四十一：“亚麻子 无毒 植生 亚麻子治大风疾（出图经）【名】鸦麻【苗】〔图经曰〕苗叶俱青，花白色。八月上旬采其实用。【地】〔图经曰〕出兖州威胜军。【时】（生）春生苗（采），八月取实。【用】实，【味】甘，【性】微温【气】气之厚者阳也。”[3]

《本草纲目》第二十二卷：“亚麻（宋《图经》）【释名】鸦麻《图经》、壁虱胡麻《纲目》。【集解】颂曰：亚麻子出兖州、威胜军。苗叶俱青，花白色。八月上旬采其实用。时珍曰：今陕西人亦种之，即壁虱胡麻也。其实亦可榨油点灯，气恶不堪食。其茎穗颇似茺蔚，子不同。子【气味】甘，微温，无毒。【主治】大风疮癣（苏颂）。”[12]

《本经逢原·谷部》卷三：“亚麻 俗名壁虱胡麻。微温，无毒。［发明］亚麻性润，入阳明经，专于解散风热湿毒，为大麻风必用之药。故醉仙散用之。”

《得配本草》卷五·谷部：“亚麻　一名鳖虱胡麻，甘，微温。入阳明经。散风热，解湿毒。”[13]

《中药志》：“亚麻子　本品为少常用中药。商品为亚麻科植物亚麻的种子。……【原植物】亚麻　别名：大胡麻（山东），胡麻仁（山西、江西、四川）。Linum usitatissimum L.　——亚麻科 Linaceae”[8]

《中药材手册》：“胡麻子［纲目列入谷部麻麦稻类胡麻项下］　本品为亚麻科植物亚麻 Linum usitatissimum L. 的干燥成熟种子。原植物系一年生草本，均为栽培。本品实系亚麻的种子，但商品均习称为胡麻子，实际真正胡麻系指药材黑芝麻，为了与真正胡麻区别，宜称亚麻子。［别名］胡麻仁、大胡麻（山东）。”[14]

《全国中草药汇编》：“亚麻子　［别名］亚麻仁、胡麻子、红胡麻子。【来源】为亚麻科亚麻属植物亚麻 Linum usitatissimum L. 的种子，根亦入药。”[9]

《中药大辞典》：“亚麻子《本草图经》　【异名】胡麻子《博济方》，壁虱胡麻《纲目》，亚麻仁《国药的药理学》。【基原】为亚麻科植物亚麻 Linum usitatissimum L. 的种子。原植物详‘亚麻’条。”[5]

《中医大辞典·中药分册》：“亚麻子　出《本草图经》。又名胡麻子、壁虱胡麻、亚麻仁。为亚麻科植物亚麻 Linum usitatissimum L. 的种子。”[6]

《全国中药炮制规范》：“亚麻子　［处方用名］亚麻子（大胡麻）。【来源】本品为亚麻科植物亚麻 Linum usitatissimum L. 的干燥成熟种子。多系栽培。主产于黑龙江、吉林、辽宁、内蒙古等地。秋季果实成熟时割取全草，干燥，打下种子，除去杂质，再干燥。药材以饱满、色红棕、光亮者为佳。”[10]

《中国中医药学主题词表》：“亚麻子 SEMEN LINI　为亚麻科植物亚麻的干燥成熟种子；属祛风药和润下药　C 亚麻。”[7]

《中华本草》：“亚麻子《本草图经》　【异名】胡麻子《博济方》，壁虱胡麻《纲目》，亚麻仁《国药的药理学》，大胡麻、胡麻仁《药材学》。【来源】为亚麻科植物亚麻 Linum usitatissimum L. 的种子。【原植物】亚麻 Linum usitatissimum L.”[11]

《中华人民共和国药典》：“亚麻子 Semen lini　本品为亚麻科植物亚麻 Linum usitatissimum L. 的干燥成熟种子。秋季果实成熟时采收植株，晒干，打下种子，除去杂质，再晒干。”[4]

5　参考文献

1　宋·苏颂．本草图经．合肥：安徽科学技术出版社，1994，657
2　宋·唐慎微．证类本草．北京：人民卫生出版社，1957，533
3　明·刘文泰．本草品汇精要．北京：人民卫生出版社，1982，918
4　国家药典委员会编．中华人民共和国药典．一部．北京：化学工业出版社，2000，97
5　江苏新医学院编．中药大辞典．上海：上海科学技术出版社，1977，853
6　《中医大辞典》编辑委员会编．中医大辞典·中药分册．北京：人民卫生出版社，1982，134
7　吴兰成主编．中国中医药学主题词表．北京：中医古籍出版社，1996，514
8　中国医学科学院药物研究所等编．中药志．第三册．北京：人民卫生出版社，1993，332
9　《全国中草药汇编》编写组编．全国中草药汇编．下册．北京：人民卫生出版社，1996，234

10 中华人民共和国卫生部药政管理局编．全国中药炮制规范．北京：人民卫生出版社，1988，146
11 国家中医药管理局《中华本草》编委会．中华本草．第四册．上海：上海科学技术出版社，1999，749
12 明·李时珍．本草纲目．北京：人民卫生出版社，1982，1443
13 清·张璐．本经逢原．上海：上海科学技术出版社，1959，127
14 中华人民共和国卫生部药政管理局主编．中药材手册．北京：人民卫生出版社，1998，373

155 西红花

Xihonghua

Stigma croci

1 定名依据

1.1 正名

1.1.1 汉文名：西红花（鸢尾科植物番红花 Crocus sativus L. 的干燥柱头）。

1.1.2 英文名：saffron.

1.2 依据

1.2.1 定名的文献依据

(1)《中华人民共和国药典》："西红花 Stigma croci 本品为鸢尾科植物番红花 Crocus sativus L. 的干燥柱头。"[1]

(2)《中国药材学》："西红花 ［别名］藏红花。【来源】本品为鸢尾科植物番红花 Crocus sativus L. 的柱头。"[2]

(3)《中国中医药学主题词表》："西红花 CROCUS SATIVUS 属鸢尾科；属活血祛瘀药和安神药 D 番红花。"[3]

1.2.2 定名选择的理由

(1) 西红花 Stigma croci，系鸢尾科植物番红花 Crocus sativus L. 的干燥柱头。"西红花"作为本品正名古代文献未见记载，现代中药著作如《中华人民共和国药典》、《中国中医药学主题词表》、《中国药材学》等均以"西红花"作为本品的正名。

(2)"西红花"与"藏红花"、"番红花"比较书写方便，符合名词术语越来越精炼的发展趋势。

1.3 与正名等效的名词：无。

2 源流考释

西红花（鸢尾科植物番红花 Crocus sativus L. 的干燥柱头）原称"洎夫兰"，始载于元·忽思慧《饮膳正要》，如《饮膳正要》卷三："洎夫兰，味甘，平，无毒。主心忧郁积，气闷不散，久食令人心喜。（即是回回地面红花，未详是否。）"[4]其后的本草著作有的以"撒馥兰"为正名，如明·刘文泰《本草品汇精要》[5]；有的以"番红花"为正名，如明·李时珍《本草纲目》[6]；有的以"洎夫蓝"为正名，如明·卢之颐《本草乘雅半偈》[7]；有的以“藏红花”为正名，如清·赵学敏《本草纲目拾遗》[8]等。

古代著作中记载的本品异名有“洎夫兰”《饮膳正要》[4]，“撒馥兰”、“番红花”《本草品汇精要》[5]，“洎夫蓝”、“撒法郎”《本草纲目》[6]，“藏红花”《本草纲目拾遗》[8]等。如《饮膳正要》卷三：“洎夫兰，味甘，平，无毒。主心忧郁积，气闷不散，久食令人心喜。(即是回回地面红花，未详是否。)”[4]《本草品汇精要》卷四十一：“撒馥兰，无毒。植生。撒馥兰，主宽胸膈，开胃进饮食；久服滋下元，悦颜色，及治伤寒发狂。(今补)【名】番红花【苗】谨按，撒馥兰三月莳种于阴处，其根如蒜，硬而有须，抽一茎，高六七寸，上著五六叶，亦如蒜叶，细长，绿色。五月茎端开花五六朵，如红蓝花，初黄渐红，六月结子，大如黍花，能疗疾，彼土人最珍重。今亦入贡合香多用之。”[5]《本草纲目》卷十五：“番红花《纲目》　【释名】洎夫蓝《纲目》、撒法郎。”[6]《本草纲目拾遗》卷四：“藏红花　土红花附　出西藏，形如菊。干之可治诸痞。试验之法：将一朵入滚水内，色如血，又入色亦然，可冲四次者真。纲目有番红花，又大蓟曰野红花，皆与此别。”[8]。

“西红花”作为本品正名古代文献未见记载，现代有关著作大多以“西红花”作为本品正名，如《中华人民共和国药典》[1]、《中国药材学》[2]、《中国中医药学主题词表》[3]等；有的以“番红花”作为本品正名，如《中药志》[9]、《中药材手册》[10]、《中华本草》[11]；有的以“藏红花”为正名，如《全国中草药汇编》[12]、《中药大辞典》[13]、《中医大辞典·中药分册》[14]、《中国医学百科全书·中医学》[15]等。同时尚记载有“撒法即”《中药大辞典》[13]，“番栀子蕊”《中华本草》[11]等各地的俗称。还记载有本品原植物“番红花”的异名“西红花”、“藏红花”《中药志》[9]等。

3　附录

3.1　又称：无。

3.2　俗称：撒法郎，番栀子蕊。

3.3　曾称：洎夫兰《饮膳正要》，撒馥兰、番红花《本草品汇精要》，洎夫蓝、撒法郎《纲目》，藏红花《本草纲目拾遗》。

3.4　原植物名称：番红花，西红花，藏红花。

4　文献通考

《饮膳正要》卷三：“洎夫兰　味甘，平，无毒。主心忧郁积，气闷不散，久食令人心喜。(即是回回地面红花，未详是否。)”[4]

《本草品汇精要》卷四十一：“撒馥兰，无毒。植生。撒馥兰，主宽胸膈，开胃进饮食；久服滋下元，悦颜色，及治伤寒发狂。(今补)【名】番红花，【苗】谨按，撒馥兰三月莳种于阴处，其根如蒜，硬而有须，抽一茎高六七寸，上著五六叶，亦如蒜叶，细长，绿色。五月茎端开花五六朵，如红蓝花，初黄渐红，六月结子，大如黍花，能疗疾，彼土人最珍重，今亦入贡合香多用之。”[5]

《本草纲目》卷十五：“番红花　《纲目》　【释名】洎夫蓝《纲目》、撒法郎。【集解】时珍曰：番红花，出西番回回地面及天方国，即彼地红蓝花也。元时，以入食馔用。按：张华《博物志》言：张骞得红蓝花种于西域，则此即一种，或方域地气稍有异耳。

【气味】甘，平，无毒。【主治】心忧郁积，气闷不散，活血。久服令人心喜。又治惊悸（时珍）。【附方】新一。伤寒发狂，惊怖恍惚：用撒法郎二分。水一盏，浸一夕，服之。天方国人所传。（王玺《医林集要》）”[6]

《本草乘雅半偈》第九帙：“洎夫蓝　同类也，而功用别；此非别中异，乃同中异耳。【气味】甘平，无毒。【主治】主心忧郁积，气闷不散，活血。久服令人心喜，治惊悸。【核】曰：出西番，回回国，天花国。即番红花也。元时入食馔用。张骞得种即此，今地性异，则形质亦异矣。”[7]

《本草纲目拾遗》卷四：“藏红花　土红花附　出西藏，形如菊。干之可治诸痞。试验之法：将一朵入滚水内，色如血，又入色亦然，可冲四次者真。纲目有番红花，又大蓟曰野红花，皆与此别。治各种痞结：每服一朵，冲汤下，忌食油荤盐，宜食淡粥。治吐血：王士瑶云：不论虚实何经所吐之血，只须用藏红花。将无灰酒一盏，花一朵，入酒内，隔汤炖出汁服之，入口血即止，屡试皆效。”[8]

《中药志》：“番红花　本品为较常用中药。为鸢尾科植物番红花的干燥柱头。商品中有生晒和加工品之分。……【原植物】番红花　别名：西红花、藏红花。【原植物】番红花　别名：西红花、藏红花。Crocus sativus L. ——鸢尾科 Iridaceae”[9]

《中药材手册》：“番红花［纲目列入草部隰草类］　本品为鸢尾科植物番红花 Crocus sativus L. 的干燥柱头。原植物系多年生草本。均为进口。过去商品多自印度经我国西藏进口，故有‘藏红花’、‘西红花’之名。以往及目前市场上均出现过一些伪品，应注意鉴别。［别名］藏红花、西红花。”[10]

《全国中草药汇编》：“藏红花　［别名］番红花、西红花。为鸢尾科番红花属植物番红花 Crocus sativus L.，以柱头入药。”[12]

《中药大辞典》：“藏红花《纲目拾遗》　【异名】撒法即《医林集要》。【基原】番红花《品汇精要》Crocus sativus L.，又名：洎夫兰《饮膳正要》，撒馥兰《品汇精要》。”[13]

《中医大辞典·中药分册》：“藏红花　出《本草纲目拾遗》。为鸢尾科植物番红花 Crocus sativus L. 花柱上的部及柱头。”[14]

《中国医学百科全书·中医学》：“藏红花　始载于《饮膳正要》。原名洎夫兰，又名番红花、西红花、撒馥兰。为鸢尾科植物番红花 Crocus sativus L. 的上部及柱头。11 月上旬至中旬开花期，选晴天早晨采收花朵，摘下柱头，微火烘干的称干红花；若再加工使油润光泽则称湿红花。”[15]

《中国药材学》：“西红花　［别名］藏红花。【来源】本品为鸢尾科植物番红花 Crocus sativus L. 的柱头。”[2]

《中国中医药学主题词表》：“西红花 CROCUS SATIVUS　属鸢尾科；属活血祛瘀药和安神药　D 番红花。”[3]

《中华本草》：“番红花《品汇精要》　【异名】洎夫蓝《饮膳正要》，番栀子蕊《回回药方》，撒馥兰《品汇精要》，撒法郎《纲目》，藏红花《纲目拾遗》，西红花《中华人民共和国药典》。……【来源】为鸢尾科植物番红花花柱的上部及柱头。【原植物】番红花 Crocus sativus L.”[11]

《中华人民共和国药典》：“西红花 Stigma croci　本品为鸢尾科植物番红花 Crocus sativus L. 的干燥柱头。”[1]

5 参考文献

1 国家药典委员会编．中华人民共和国药典．一部．北京：化学工业出版社，2000，98
2 徐国钧等主编．中国药材学．北京：中国医药科技出版社，1996，1008
3 吴兰成主编．中国中医药学主题词表．北京：中医古籍出版社，1996，415
4 元·忽思慧．饮膳正要．北京：北京市中国书店，1985，38
5 明·刘文泰．本草品汇精要．北京：人民卫生出版社，1982，920
6 明·李时珍．本草纲目．北京：人民卫生出版社，1982，968
7 明·卢之颐．本草乘雅半偈．北京：人民卫生出版社，1986，523
8 清·赵学敏．本草纲目拾遗．北京：人民卫生出版社，1983，105
9 中国医学科学院药物研究所等编．中药志．第二册．北京：人民卫生出版社，1993，317
10 中华人民共和国卫生部药政管理局主编．中药材手册．北京：人民卫生出版社，1998，534
11 国家中医药管理局《中华本草》编委会．中华本草．第八册．上海：上海科学技术出版社，1999，261
12 《全国中草药汇编》编写组编．全国中草药汇编．下册．北京：人民卫生出版社，1996，686
13 江苏新医学院编．中药大辞典．上海：上海科学技术出版社，1977，2671
14 《中医大辞典》编辑委员会编．中医大辞典·中药分册．北京：人民卫生出版社，1982，413
15 《中医学》编辑委员会．中国医学百科全书·中医学．上海：上海科学技术出版社，1997，1143

156 西河柳
Xiheliu
Cacumen Tamaricis

1 定名依据

1.1 正名

1.1.1 汉文名：西河柳（柽柳科植物柽柳 Tamarix chinensis Lour. 的干燥细嫩枝叶）。

1.1.2 英文名：chinese tamarisk twig.

1.2 依据

1.2.1 定名的文献依据

(1)《本草纲目汇言》卷九：“柽柳，味苦微咸，气温无毒，浮而升，阳也。入足阳明、手太阴少阴经。马氏曰：柽柳又名西河柳，南北所在俱有，喜生沙地、水旁。”[1]

(2)《要药分剂》卷二：“西河柳　一名柽柳。禀阳春之气以生。升也。阳也。【主治】主剥驴马血入肉毒。以木片火炙熨之。并煮汁浸之。（开宝）枝叶消痞。解酒毒。利小便。”[2]

(3)《本草分经·原例（次序略经更定）》：“西河柳　甘咸平，消疿疗风解毒，亦散痧疹热毒。”[3]

(4)《本草撮要》卷二：“【西河柳】　味甘咸平。入手太阴经。功专消痞解酒。利小便。

疗诸风。解诸毒。痧疹不出。嗽喘闷乱。以叶为末。服四钱。疹后痢。以沙糖调服最效。一名观音柳。一名柽柳。”[4]

(5)《本草经解》卷二：“制方：黄连同西河柳、黄芩、黄柏、石膏、知母、甘草。治痧疹已透。烦躁不止。”[5]

(6)《中华人民共和国药典》：“西河柳 Cacumen tamaricis　本品为柽柳科植物柽柳 Tamarix chinensis Lour. 的干燥细嫩枝叶。夏季花未开时采收，阴干。”[6]

(7)《中国中医药学主题词表》：“西河柳 CAUMEN TAMARICIS　属辛温解表药　C 柽柳。”[7]

(8)《中医大辞典·中药分册》：“西河柳　见《本草汇言》。为柽柳之别名，详该条。”[8]

(9)《中国药材学》：“西河柳　［别名］山川柳，三春柳，垂丝柳（广东），红荆条（河北）。【来源】本品为柽柳科植物柽柳 Tamarix chinensis Lour. 的带叶嫩枝。”[9]

(10)《中药志》[10]、《全国中药炮制规范》[11]、《全国中草药汇编》[12]等现代中药著作多以“西河柳”作为本药正名（参见“文献通考”）。

1.2.2　定名选择的理由

(1) 西河柳 Cacumen tamaricis，系柽柳科植物柽柳 Tamarix chinensis Lour. 的干燥细嫩枝叶。“西河柳”之名始见于明·倪朱谟《本草纲目汇言》，此后清·沈金鳌《要药分剂》、姚澜《本草分经》、陈其瑞《本草撮要》等即以“西河柳”为正名记录本品，《本草经解》则以“西河柳”为正名组方运用。

(2) 我国最新出版的《中华人民共和国药典》以及辞书类著作《中医大辞典·中药分册》等均以“西河柳”作为本药正名。已经广泛应用于中医药学文献的标引和检索的《中国中医药学主题词表》也以“西河柳”作为本药的正式主题词。现代本草著作如《全国中草药汇编》、《中药志》、《中国药材学》、《全国中药炮制规范》等均以“西河柳”作为本药的正名。

1.3　与正名等效的名词：无。

2　源流考释

西河柳（为柽柳科植物柽柳 Tamarix chinensis Lour. 的干燥细嫩枝叶）始载于宋·日华子《日华子诸家本草》，名“赤柽木”。如宋·唐慎微《证类本草》引《日华子诸家本草》曰：“赤柽木，温。”后世本草著作记载本品时名称较混杂，宋·苏颂《本草图经》[14]则在“柳华”下介绍本品，以“柽柳”、“春柳”为异名，同时尚引载有本品异名“柽”、“河柳”《尔雅》，“雨师”（陆玑《诗疏》），如《本草图经》：“柳华　……又下有赤柽木，生河西沙地，皮赤叶细，即是今所谓柽柳者。又名春柳。《尔雅》曰：柽，河柳。郭璞云：今河旁赤茎小杨。陆机《诗疏》云：皮正赤如绛，一名雨师，枝叶似松是也。”[14]；宋·唐慎微《证类本草》、寇宗奭《本草衍义》[15]则以“赤柽木”为正名，以“三春柳”为异名；清·张志聪《本草崇原》[16]在“柳花”下介绍本品，而明·缪希雍《炮炙大法》[17]、汪昂《本草备要》[18]则以“赤柽柳”为正名，严西亭《得配本草》[19]在“赤柽柳叶”下介绍本品，以“西河柳”为异名。但明·李时珍《本草纲目》[20]、卢之颐《本草乘雅半偈》[21]，清·张璐《本经逢原》[22]、赵学敏《本草纲目拾遗》[23]、包诚《十剂表》[24]等则以“柽柳”为正名，以“西河柳”为异名，并且《本草纲目》尚引载有诸多异名，如《本草纲目》第三十五卷："柽柳（音偵。宋《开宝》）　【释名】赤柽《日华》、赤杨《古今注》、河柳《尔雅》、雨师《诗疏》、垂丝柳《纲目》、人柳《纲目》、三眠柳《衍义》、观音柳。时珍曰：按：罗愿《尔雅翼》云：天之将雨，柽先知之，起气以应，又负霜雪不凋，乃木之圣者也。故字从圣，又名雨师。或曰：得雨则垂垂如丝，当作雨丝。又《三辅故事》云：汉武帝苑中有柳，状如人，号曰人柳，一日三起三眠。则柽柳之圣，又不独知雨、负雪而已。今俗称长寿仙人柳，亦曰观音柳，谓观音用此洒水也。……时珍曰：柽柳小干弱枝，插之易生。……南齐时，益州献蜀柳，条长，状若丝缕者，即此柳也。"[20]

"西河柳"一名最早见于明·倪朱谟《本草纲目汇言》，如《本草纲目汇言》卷九："柽柳，味苦微咸，气温无毒，浮而升，阳也。入足阳明、手太阴少阴经。马氏曰：柽柳又名西河柳，南北所在俱有，喜生沙地、水旁。"[1]

"西河柳"作为正名记载始于清·沈金鳌《要药分剂》[2]，该书以"西河柳"为正名，以"柽柳"为异名，如《要药分剂》卷二："西河柳　一名柽柳。禀阳春之气以生。升也。阳也。【主治】主剥驴马血入肉毒。以木片火炙熨之。并煮汁浸之。（开宝）枝叶消痞。解酒毒。利小便。"[2] 其后姚澜《本草分经》[3]、陈其瑞《本草撮要》[4]、张秉成《本草便读》[25] 也均以"西河柳"为正名，以"观音柳"为异名，如《本草撮要》卷二："【西河柳】　味甘、咸，平。入手太阴经。功专消痞解酒，利小便，疗诸风，解诸毒，痧疹不出，嗽喘闷乱。以叶为末，服四钱。疹后痢，以沙糖调服最效。一名观音柳，一名柽柳。"[4] 个别本草著作则以"西河柳叶"或"西河柳枝叶"为正名，以"赤柽柳"为异名，如《本草从新》[26]、《药性切用》[27] 等。在组方运用中除《本草经解》[5] 以"西河柳"为正名组方外，多数则以"西河柳叶"、"西河柳枝叶"为正名，如《降雪园古方选注》[28]、《验方新编》[29] 等。

现代本草著作中虽然《中药大辞典》[30]、《中国医学百科全书·中医学》[31]、《普通高等教育中医药类规划教材·中药学》[32]、《中华本草》[33] 以"柽柳"为正名，《中药材手册》[34] 以"山川柳"为正名，以"西河柳"等为异名，但《中华人民共和国药典》[6]、《中国中医药学主题词表》[7]、《中医大辞典·中药分册》[8]、《中国药材学》[9]、《中药志》[10]、《全国中药炮制规范》[11]、《全国中草药汇编》[12] 等则均以"西河柳"为正名。同时尚记载有"山川柳"《中药材手册》[34]，"西湖柳"、"红筋条"《全国中草药汇编》[12]，"殷柽"、"楼落"、"赤柳"、"红柳"《中药大辞典》[30]，"红荆条"《中国药材学》[9]，"山柽柳"《中华本草》[33] 等名地俗称。还记载有本品原植物"柽柳"的异名"山川柳"、"西河柳"、"观音柳"、"三春柳"、"红荆条"、"红筋条"《中药志》[10]，"西湖柳"、"桧柽柳"、"华北柽柳"、"钻天柳"、"溪河柳"、"香椿柳"、"红柳"《中华本草》[33] 等

3　附录

3.1　又称：无。

3.2　俗称：红柳（新疆），红荆条（河北），山柽柳（山西），山川柳，西湖柳、红筋条，殷柽，楼落，赤柳。

3.3　曾称：柽、河柳《尔雅》，赤杨（崔豹《古今注》），雨师（陆玑《诗疏》），人柳

《三辅旧事》，赤柽木、赤柽《日华子》，柽柳、春柳《本草图经》，三春柳、三眠柳《本草衍义》，观音柳《卫生易简方》，长寿仙人柳、垂丝柳、雨丝、蜀柳《纲目》，赤柽柳《炮炙大法》。

3.4 植物名称：柽柳，山川柳，西河柳，观音柳，三春柳，红荆条（河北、山东），红筋条（河南），西湖柳（江苏），桧柽柳，华北柽柳，钻天柳，溪河柳，香椿柳，红柳（新疆）。

4 文献通考

《本草图经》："柳华 ……又下有赤柽木，生河西沙地，皮赤叶细，即是今所谓柽柳者。又名春柳。《尔雅》曰：柽，河柳。郭璞云：今河旁赤茎小杨。陆机《诗疏》云：皮正赤如绛，一名雨师，枝叶似松是也。其木中脂一名柽乳。医方稀用，故附于此。"[14]

《证类本草》："赤柽木 无毒。主剥驴马血入肉毒。取火炙用熨之。亦可煮汁浸之。其木中脂，一名柽乳，入合质汗用之。生河西沙地。皮赤色，叶细。（今附） 臣禹锡等谨按，《尔雅》疏云：柽，一名河柳。郭云：今河旁赤茎小杨。陆机云：生水旁，皮正赤如绛，一名雨师。枝、叶似松。日华子云：赤柽木，温。"[13]

《本草衍义》卷之十五："赤柽木 又谓三春柳，以其一年三秀也。花肉红色，成细穗，河西者，戎人取滑枝为鞭，京师亦甚多。"[15]

《本草纲目》第三十五卷："柽柳（音侦。宋《开宝》）【释名】赤柽《日华》、赤杨《古今注》、河柳《尔雅》、雨师《诗疏》、垂丝柳《纲目》、人柳《纲目》、三眠柳《衍义》、观音柳。时珍曰：按：罗愿《尔雅翼》云：天之将雨，柽先知之，起气以应，又负霜雪不凋，乃木之圣者也。故字从圣，又名雨师。或曰：得雨则垂垂如丝，当作雨丝。又《三辅故事》云：汉武帝苑中有柳，状如人，号曰人柳，一日三起三眠。则柽柳之圣，又不独知雨、负雪而已。今俗称长寿仙人柳，亦曰观音柳，谓观音用此洒水也。……时珍曰：柽柳小干弱枝，插之易生。赤皮，细叶如丝，婀娜可爱。一年三次作花，花穗长三、四寸，水红色如蓼花色。南齐时，益州献蜀柳，条长，状若丝缕者，即此柳也。……腹中痞积：观音柳煎汤，露一夜，五更空心饮数次，痞自消。《卫生易简方》"。[20]

《本草纲目汇言》卷九："柽柳，味苦微咸，气温无毒，浮而升，阳也。入足阳明、手太阴少阴经。马氏曰：柽柳又名西河柳，南北所在俱有，喜生沙地、水旁。"[1]

《本草乘雅半偈·第十帙》："柽柳（宋《开宝》） 【气味】咸温，无毒。【主治】主剥驴马血入肉毒，取木片火炙熨之，并煮汁浸之。【核】曰：出河西，所在亦有。喜生沙地水旁，插之便生。干小枝弱，皮赤如绛，叶整如丝。一日三眠起，一岁三秀实，穗长三五寸，如蓼花，水红色，婀娜可爱。《尔雅翼》云：柽，河柳也。郭璞以为河旁赤茎小杨也，天之将雨，柽先起气以应之，故一名雨师，字从柽。"[21]

《炮炙大法·木部》："赤柽柳 （治痧疹圣药也得之毒自出可不死）"。[17]

《本草崇原·本经下品》："柳花 气味苦寒，无毒。主治风水、黄疸，面热黑。（柳处处有之，有杨有柳，乃一类二种，杨叶圆阔，柳叶细长，杨枝硬而扬起，故曰杨。柳枝弱而垂流，故曰柳。柳有蒲柳、杞柳、柽柳之别，喜生水旁，纵横倒顺，插之皆生。春初生柔荑，即开黄蕊花，是为柳花，至春晚花中结细黑子，蕊落而絮出如白绒，因风飞舞，著于衣物能生虫蛀，入池沼即为浮萍。是为柳絮，盖黄蕊未结子时，为花结于蕊落，即为絮矣。古者春取榆柳之火。《开宝本草》有柽柳一日三起三眠，又名三眠柳。《尔雅》名河柳，即今儿医治瘄疹，所谓西河柳是也，乃寒凉通利，下行小便之药，用者以意会之。）”[16]

《本草备要·木部》：“赤柽柳　一名西河柳　宣，解毒　能使疹毒外出。末服四钱，治痧疹不出，喘嗽闷乱。沙糖调服，治疹后痢。”[18]

《本经逢原》卷三：“柽柳　俗名西河柳　甘咸平无毒。[发明]柽柳独入阳明，故其功专发麻疹兼解酒毒去风。煎汤浴风疹身痒效，其治剥牛马血入肉者，取以火炙熨之，亦可煮汁浸之，其毒即解。”[22]

《本草经解》卷二：“制方：黄连同西河柳、黄芩、黄柏、石膏、知母、甘草。治痧疹已透。烦躁不止。”[5]

《降雪园古方选注》下卷：“竹叶石膏汤　竹叶三十片　石膏五钱　西河柳叶五钱　牛蒡子（炒，研）一钱五分　荆芥穗一钱　蝉蜕一钱　薄荷叶一钱　麦门冬（去心）三钱　知母（蜜炙）一钱　干葛一钱五分　玄参二钱　甘草一钱　冬米一撮　上水一钟五分，煎八分，不拘时服。”[28]

《本草从新》卷八：“西河柳叶　一名赤柽柳。宣、解毒。甘咸而平。消痞解酒。利小便。疗诸风。解诸毒。近又以治痧疹热毒不能出外。用为发散。末服四钱、治痧疹不出、喘嗽闷乱。砂糖调服、治疹后痢。”[26]

《得配本草》卷七：赤柽柳枝叶　即西河柳　甘、咸、温。入足阳明、手太阴经。解温疫之躁乱，开肌肉之邪结。一切风火厉气，非此不能达表。”[19]

《药性切用》卷之三：“西河柳枝叶　一名赤柽柳。甘咸辛平，疏风解毒；能使痧疹、斑邪外达。砂糖拌炒，入营分散邪。砂糖调服西河柳末，止疹后痢下。清阳下陷而泄泻者，须炒焦用之。”[27]

《要药分剂》卷二：“西河柳　一名柽柳。禀阳春之气以生。升也。阳也。【主治】主剥驴马血入肉毒。以木片火炙熨之。并煮汁浸之。（开宝）枝叶消痞。解酒毒。利小便。”[2]

《本草纲目拾遗》卷六：“柽柳　俗名西河柳，性最透发。纲目柽柳下云，其枝叶消痞，解酒毒，利小便，不及治疹瘄之用。宏治绍兴府志：柽俗呼西河柳，其叶甚细，似桐而香，天将雨水，则生花，试之多验。本草汇：柽柳甘得土气，咸得水气，故能解血分之毒，消痞利便，是其本功。近世往往以治痧疹热毒不出，用为发散，不知本自何氏。本草乘雅之柽柳，缪仲淳本草经疏广之以治痧疹，此不独取其能通，又取其象形。疹亦三显三隐，三而三之，合为九，烹以应九藏也。”[23]

《本草分经·原例（次序略经更定）》：“西河柳　甘咸平，消痎疗风解毒，亦散痧疹热毒。”《本草分经》同名附考：赤柽柳　一名西河柳。[3]

《验方新编》卷十六：“风湿疹子　疹乃热也。不可用人参、白术，当理血而不宜散血。疹初起必发热口渴，状如红云一片，与斑相同。但斑无头粒而疹有头粒，如虫咬之状。用元参三钱，当归二钱，升麻五分，甘草五分，葛根一钱，水煎服。心火加黄连三分，肝火加栀子六分，肺火加黄芩、麦冬各一钱。又方：生地、牛子、丹参各三钱，荆芥、防风、木通各钱半，石斛、连翘各二钱，紫草绒、蝉蜕、郁金、犀角各一钱，西河柳叶五钱（又名观音柳），水煎服。此叶天士先生方也，屡试如神。西河柳能达皮肤，非此不效，体虚者少服。”[29]

《十剂表·十剂表下》：“柽柳甘咸温治痧疹热毒不出发散神剂利小便　霜桑叶苦甘寒除寒热和气祛风畅血　枝养筋　淡竹叶辛平。……药味别名　柽柳（即观音柳）。[24]

《本草撮要》卷二：“【西河柳】　味甘咸平。入手太阴经。功专消痞解酒。利小便。疗诸风。解诸毒。痧疹不出。嗽喘闷乱。以叶为末。服四钱。疹后痢。以沙糖调服最效。一名观音柳。一名柽柳。”[4]

《本草便读·木部》：“西河柳　西河柳性温。味属甘咸。透发痧疹。具宣表松肌之力。化毒功归脾胃。浴除风痒。有解酒利便之功。（西河柳。此柳遇天之将雨。望之必有郁蒸之气以应之。味甘咸。微温。入脾胃。行肌肉。通肢节。故能透发痧疹。蠲除风痒。皆在用之者取意耳。）毒。”[25]

《中药志》：“西河柳　本品为少常用中药。商品为柽柳科植物柽柳的干燥细嫩枝叶。……【原植物】柽柳　别名：山川柳、西河柳、观音柳、三春柳、红荆条（河北）、红筋条（河南）。Tamarix chinensis Lour. ——柽柳科 Tamaricaceae.”[10]

《中药材手册》：“山川柳［纲目名柽柳，列入木部乔木类］　本品为柽柳科植物柽柳 Tamarix chinensis Lour. 的干燥细嫩枝叶。原植物系落叶小乔木或灌木，适生于山野湿润砂碱地或海滨盐碱砂滩地。野生与栽培均有。天津、山西、湖北等地尚有以同属植物华北柽柳的细嫩枝叶作山川柳入药。此外，陕西除用以上两种外，尚以红柳的细嫩枝叶作山川柳入药，均为地区习惯用药。［别名］西河柳、观音柳。”[34]

《全国中草药汇编》：“西河柳　［别名］柽柳、赤柽柳、山川柳、三春柳、西湖柳、红筋条。【来源】为柽柳科柽柳属植物柽柳 Tamarix chinensis Lour. 的嫩枝叶。”[12]

《中药大辞典》：“柽柳《诗经》，河柳《毛诗传》，殷柽（《尔雅》郑玄注），雨师（陆玑《诗疏》，赤扬（崔豹《古今注》），人柳《三辅旧事》，赤柽《日华子本草》，三春柳《开宝本草》，春柳《本草图经》，三眠柳《本草衍义》，楼落《通志》，长寿仙人柳《履巉岩本草》，观音柳《卫生易简方》，雨丝、蜀柳、垂丝柳《纲目》，赤柳《东医宝鉴》，西河柳《本草汇言》，赤柽柳《本草备要》，西湖柳、红筋条《中国树木分类学》，山川柳《药材生产手册》，红柳《新疆药材》。【基原】为柽柳科植物柽柳、桧柽柳或多枝柽柳的细嫩枝叶。【原植物】①柽柳 Tamarix chinensis Lour. ②桧柽柳 Tamarix juniperina Bge.，又名华北柽柳、桧叶柽柳、钻天柳、溪河柳、香椿柳。③多枝柽柳 Tamarix ramosissima Ledeb.。”[30]

《中医大辞典·中药分册》：“西河柳　见《本草汇言》。为柽柳之别名，详该条。”[8]

《中国医学百科全书·中医学》：“柽柳　始载于《本草图经》。又名西河柳、观音柳。为柽柳科植物柽柳 Tamarix chinensis Lour. 的细嫩枝叶。6~8 月生长旺盛未开花时割取，阴干。”[31]

《全国中药炮制规范》：“西河柳（柽柳）　［处方用名］西河柳（柽柳）。【来源】本品为柽柳科植物柽柳 Tamarix chinensis Lour. 的干燥细嫩枝叶。野生或栽培。全国大部分地区有产。夏季花未开时采收，阴干。药材以枝叶细嫩、色绿者为佳。”[11]

《中国药材学》：“西河柳　［别名］山川柳，三春柳，垂丝柳（广东），红荆条（河北）。【来源】本品为柽柳科植物柽柳 Tamarix chinensis Lour. 的带叶嫩枝。”[9]

《中国中医药学主题词表》：“西河柳 CAUMEN TAMARICIS　属辛温解表药　C 柽

柳。”[7]

《普通高等教育中医药类规划教材·中药学》：“柽柳《开宝本草》 为柽柳科落叶灌木或小乔木柽柳 Tamarix chinensis Lour. 的细嫩枝叶。全国各地均有分布。5～6月开花时采收。晒干，切段用。本品又名观音柳、西河柳、赤柽柳。”[32]

《中华本草》：“柽柳《本草图经》 【异名】柽《诗经》，河柳《毛诗传》，殷柽（《尔雅》郑玄注），雨师（陆玑《诗疏》），人柳《三辅旧事》，赤柽木《日华子》，三春柳《开宝本草》，春柳《本草图经》，三眠柳《本草衍义》，长寿仙人柳《履巉岩本草》，观音柳《卫生易简方》，垂丝柳、雨丝、蜀柳《纲目》，西河柳《本草汇言》，赤柽柳《本草备要》，山柽柳《山西中草药》。【来源】为柽柳科植物柽柳的嫩枝叶。【原植物】柽柳 Tamarix chinensis Lour. ［T. juniperina Bunge］ 又名：西湖柳、红筋条《中国树木分类学》，桧柽柳《中国高等植物图鉴》，华北柽柳、钻天柳、溪河柳、香椿柳《中药大辞典》，西湖杨（江苏），红荆条（山东），红柳（新疆）。”[33]

《中华人民共和国药典》：“西河柳 Cacumen tamaricis 本品为柽柳科植物柽柳 Tamarix chinensis Lour. 的干燥细嫩枝叶。夏季花未开时采收，阴干。”[6]

5 参考文献

1 明·倪朱谟. 本草纲目汇言. 清顺治二年大成斋刻本，34

2 清·沈金鳌. 要药分剂. 上海：上海科学技术出版社，1959，34

3 清·姚澜. 本草分经. 上海：上海科技出版社，1989，163

4 清·陈其瑞. 本草撮要. 见：珍本医书集成. 本草类. 上海：上海科学技术出版社，1985，39

5 清·叶桂.《本草经解》. 上海：上海科技出版社，1958，55

6 国家药典委员会编. 中华人民共和国药典. 一部. 北京：化学工业出版社，2000，98

7 吴兰成主编. 中国中医药学主题词表. 北京：中医古籍出版社，1996，415

8 《中医大辞典》编辑委员会编. 中医大辞典·中药分册. 北京：人民卫生出版社，1982，135

9 徐国钧等主编. 中国药材学. 北京：中国医药科技出版社，1996，746

10 中国医学科学院药物研究所等编. 中药志. 第五册. 北京：人民卫生出版社，1993，576

11 中华人民共和国卫生部药政管理局编. 全国中药炮制规范. 北京：人民卫生出版社，1988，298

12 《全国中草药汇编》编写组编. 全国中草药汇编. 上册. 北京：人民卫生出版社，1996，336

13 宋·唐慎微. 证类本草. 北京：人民卫生出版社，1957，358

14 宋·苏颂. 本草图经. 合肥：安徽科学技术出版社，1994，409

15 宋·寇宗奭. 本草衍义. 上海：商务印书馆，1937，91

16 清·张志聪. 本草崇原. 北京：中国中医药出版社，1992，129

17 明·缪希雍. 炮炙大法. 明末庄继先校刻本

18 清·汪昂. 本草备要. 北京：中国中医药出版社，1998，173

19 清·严西亭. 得配本草. 上海：上海卫生出版社，1957，19

20 明·李时珍. 本草纲目. 北京：人民卫生出版社，1982，2035

21 明·卢之颐. 本草乘雅半偈. 北京：人民卫生出版社，1986，602

22 清·张璐. 本经逢原. 上海：上海科学技术出版社，1959，178

23 清·赵学敏. 本草纲目拾遗. 北京：人民卫生出版社，1983，202

24 清·包诚. 十剂表. 北京：中医古籍出版社，1982，74

25 清·张秉成. 本草便读. 上海：上海卫生出版社，1957，54

26 清·吴仪洛. 本草从新. 北京：中医古籍出版社，2001，117
27 清·徐大椿. 药性切用. 见：徐灵胎医书三十二种. 上海锦文堂石印本
28 清·王子接. 绛雪园古方选注. 上海：上海科技出版社，1982
29 清·鲍相璈. 验方新编. 清光绪十九年同文书局石印本
30 江苏新医学院编. 中药大辞典. 上海：上海科学技术出版社，1977，1533
31 《中医学》编辑委员会. 中国医学百科全书·中医学. 上海：上海科学技术出版社，1997，978
32 雷载权主编. 普通高等教育中医药类规划教材·中药学. 上海：上海科学技术出版社，1995，40
33 国家中医药管理局《中华本草》编委会. 中华本草. 第五册. 上海：上海科学技术出版社，1999，481
34 中华人民共和国卫生部药政管理局主编. 中药材手册. 北京：人民卫生出版社，1998，574

157 西洋参
Xiyangshen
Radix panacis quinquefolii

1 定名依据

1.1 正名

1.1.1 汉文名：西洋参（五加科植物西洋参 Panax quinquefolium L. 的干燥根）。

1.1.2 英文名：american ginseng.

1.2 依据

1.2.1 定名的文献依据

(1)《本草纲目拾遗》卷三："西洋参 药性考：洋参似辽参之白皮泡丁，味类人参，惟性寒，宜糯米饭上蒸用，甘苦，补阴退热，姜制，益元扶正气。"[1]

(2)《本草害利·肺部药队》："西洋参 【害】其性苦寒，脏寒者服之，反作腹痛。郁火服之，火不透发，反生寒热。"[2]

(3)《增订伪药条辨》："西洋参。形似辽参而小。产于美国。向来只有光白二种。近时更增毛皮参一种。因光参由日本人作伪。以生料小东洋参。擦去表皮。名曰副光。售与我国。贪利市侩。伪充西参以害同胞。"[3]

(4)《中华人民共和国药典》："西洋参 Radix panacis quinquefolii 本品为五加科植物西洋参 Panax quinquefolium L. 的干燥根。均系栽培品，秋季采挖，洗净，晒干或低温干燥。"[4]

(5)《普通高等教育中医药类规划教材·中药学》："西洋参《本草从新》 为五加科多年生草本植物西洋参 Panax quinquefolium L. 的根。主产于美国、加拿大及法国，我国亦有栽培。"[5]

(6)《中药大辞典》："西洋参《纲目拾遗》 【异名】西洋人参《本草从新》，洋参《药性考》，西参《增订伪药条辨》，花旗参、广东人参《中国药植志》。【基原】为五加科植物西洋参的根。【原植物】西洋参 Panax quinquefolium L."[6]

(7)《中医大辞典·中药分册》："西洋参 出《本草纲目拾遗》。又名洋参、西参、花旗参。为五加科植物西洋参 Panax quinquefolium L. 的根。"[7]

(8)《中国医学百科全书·中医学》:"西洋参 始载于《本草从新》。原名西洋人参，又名洋参、花旗参。为五加科植物西洋参 Panax quinquefolium L. 的根。秋季采挖生长 3~6 年的根，除去根茎及须根，连皮晒干或烘干，称"原皮西洋参"；撞去外皮，再用硫黄熏后晒干，称"粉光西洋参。"[8]

(9)《中国中医药学主题词表》:"西洋参 PANAX QUINQUEFOLIUS 属五加科；属补阴药和补气药。"[9]

(10)《中药志》[10]、《中药材手册》[11]、《中国药材学》[12]、《中华本草》[13] 等现代中药著作多以"西洋参"作为本品正名（参见"文献通考"）。

1.2.2 定名选择的理由

(1) 西洋参 Radix panacis quinquefolii，系五加科植物西洋参 Panax quinquefolium L. 的干燥根。"西洋参"之名始见于清·赵学敏《本草纲目拾遗》，并作为本品正名记载。其后的历代重要本草著作如清·凌奂《本草害利》、郑奋扬《增订伪药条辨》等在载录本品时均以"西洋参"作为正名，并一直沿用至今。

(2) 我国最新出版的《中华人民共和国药典》、《普通高等教育中医药类规划教材·中药学》以及辞书类著作《中医大辞典·中药分册》、《中药大辞典》、《中国医学百科全书·中医学》等均以"西洋参"作为本品正名。已经广泛应用于中医药学文献的标引和检索的《中国中医药学主题词表》也以"西洋参"作为本品的正式主题词。现代本草著作如《中药志》、《中华本草》、《中国药材学》、《中药材手册》等虽记载了不少本品各地的俗称，但也无一例外以"西洋参"作为本品的正名。说明"西洋参"作为本品正名已成为共识。

1.3 与正名等效的名词：无。

2 源流考释

西洋参（五加科植物西洋参 Panax quinquefolium L. 的干燥根）原称"西洋人参"，始载于清·吴仪洛《本草从新》卷一："西洋人参，补肺降火。苦寒微甘。味厚气薄。补肺降火。生津液。除烦倦。虚而有火者相宜。出大西洋佛兰西。（形似辽东糙人参、煎之不香、其气甚薄、禁忌与珠参同。）"[14]；"西洋参"作为本品正名始载于清·赵学敏《本草纲目拾遗》卷三："西洋参，药性考：洋参似辽参之白皮泡丁，味类人参，惟性寒，宜糯米饭上蒸用，甘苦，补阴退热，姜制，益元扶正气。"[1]；其后的本草著作大多即沿用该书记载，以"西洋参"为正名记载本品，如清·凌奂《本草害利》[2]、《增订伪药条辨》[3] 等。

古代著作记载的本品异名有"西洋人参"《本草从新》[14]，"洋参"《药性考》[1]，"西参"《增订伪药条辨》等。如《增订伪药条辨》："西洋参。形似辽参而小。产于美国。向来只有光白二种。近时更增毛皮参一种。因光参由日本人作伪。以生料小东洋参。擦去表皮。名曰副光。售与我国。贪利市侩。伪充西参以害同胞。"[3]

现代有关著作均以"西洋参"作为本品正名，如《中华人民共和国药典》[4]、《普通高等教育中医药类规划教材·中药学》[5]、《中药大辞典》[6]、《中医大辞典·中药分册》[7]、《中国医学百科全书·中医学》[8]、《中国中医药学主题词表》[9]、《中药志》[10]、

《中药材手册》[11]、《中国药材学》[12]、《中华本草》[13]等。同时尚记载有“花旗参”《中药材手册》[11]，“美洲人参”《中国药材学》[12]等各地的俗称。

3　附录

3.1　又称：广东人参（药材商品名）。

3.2　俗称：花旗参，美洲人参。

3.3　曾称：西洋人参《本草从新》，洋参《药性考》，西参《增订伪药条辨》。

4　文献通考

《本草从新》卷一：“西洋人参　补肺降火。苦寒微甘。味厚气薄。补肺降火。生津液。除烦倦。虚而有火者相宜。出大西洋佛兰西。（形似辽东糙人参、煎之不香、其气甚薄、禁忌与珠参同。）”[14]

《本草纲目拾遗》卷三：“西洋参　药性考：洋参似辽参之白皮泡丁，味类人参，惟性寒，宜糯米饭上蒸用，甘苦，补阴退热，姜制，益元扶正气。《从新》云：出大西洋佛兰西，形似辽东糙米参，煎之不香，其气甚薄，若对半擗开者，名片参，不佳。反藜芦。入药选皮细洁，切开中心不黑，紧实而大者良。近日有嫌其性寒，饭锅上蒸数十次而用者，或用桂圆肉拌蒸而用者，忌铁刀火炒。苦寒微甘，味厚气薄，补肺降火，生津液，除烦倦，虚而有火者相宜。”[1]

《本草害利·肺部药队》：“西洋参　【害】其性苦寒，脏寒者服之，反作腹痛。郁火服之，火不透发，反生寒热。”[2]

《增订伪药条辨》：“西洋参。形似辽参而小。产于美国。向来只有光白二种。近时更增毛皮参一种。因光参由日本人作伪。以生料小东洋参。擦去表皮。名曰副光。售与我国。贪利市侩。伪充西参以害同胞。”[3]

《中药志》：“西洋参　商品也称‘广东人参’，为西洋参 Panax quinquefolium L. 的根。《本草纲目拾遗》有收载，产于美国北部和加拿大，我国庐山等地有引种栽培。”[10]

《中药材手册》：“西洋参：产于美国和加拿大，本品为五加科植物西洋参 Panax quinquefolium L. 的干燥根。又名洋参、花旗参。”[11]

《中药大辞典》：“西洋参《纲目拾遗》　【异名】西洋人参《本草从新》，洋参《药性考》，西参《增订伪药条辨》，花旗参、广东人参《中国药植志》。【基原】为五加科植物西洋参的根。【原植物】西洋参 Panax quinquefolium L.”[6]

《中医大辞典·中药分册》：“西洋参　出《本草纲目拾遗》。又名洋参、西参、花旗参。为五加科植物西洋参 Panax quinquefolium L. 的根。”[7]

《中国医学百科全书·中医学》：“西洋参　始载于《本草从新》。原名西洋人参，又名洋参、花旗参。为五加科植物西洋参 Panax quinquefolium L. 的根。秋季采挖生长3～6年的根，除去根茎及须根，连皮晒干或烘干，称“原皮西洋参”；撞去外皮，再用硫黄熏后晒干，称“粉光西洋参”。”[8]

《中国药材学》：“西洋参　［别名］西洋人参，洋参，西参，花旗参，美洲人参，广东人参。【来源】为五加科植物西洋参 Panax quinquefolium L. 的根。”[12]

《中国中医药学主题词表》：“西洋参 PANAX QUINQUEFOLIUS　属五加科；属补阴药

和补气药。”[9]

《普通高等教育中医药类规划教材·中药学》：“西洋参《本草从新》　为五加科多年生草本植物西洋参 Panax quinquefolium L. 的根。主产于美国、加拿大及法国，我国亦有栽培。于秋季采挖生长3~6年的根。除去分枝、须尾，晒干。喷水湿润，撞去外皮，再用硫黄熏后晒干，称“光西洋参”；挖起后即连皮晒干或烘干者，称“原皮西洋参”。切片入药。”[5]

《中华本草》：“西洋参《纲目拾遗》　【异名】西洋人参《本草从新》，洋参《药性考》，西参《增订伪药条辨》，花旗参、广东人参《中国药用植物志》……【来源】为五加科植物西洋参的根。【原植物】西洋参 Panax quinquefolium L.”[13]

《中华人民共和国药典》：“西洋参 Radix panacis quinquefolii　本品为五加科植物西洋参 Panax quinquefolium L. 的干燥根。均系栽培品，秋季采挖，洗净，晒干或低温干燥。”[4]

5　参考文献

1　清·赵学敏．本草纲目拾遗．北京：人民卫生出版社，1983，63

2　清·凌奂．本草害利．北京：中医古籍出版社，1982，77

3　清·郑奋扬．增订伪药条辨．上海：科技卫生出版社，1959，6

4　国家药典委员会编．中华人民共和国药典．一部．北京：化学工业出版社，2000，99

5　雷载权主编．普通高等教育中医药类规划教材·中药学．上海：上海科学技术出版社，1995，278

6　江苏新医学院编．中药大辞典．上海：上海科学技术出版社，1977，850

7　《中医大辞典》编辑委员会编．中医大辞典·中药分册．北京：人民卫生出版社，1982，135

8　《中医学》编辑委员会．中国医学百科全书·中医学．上海：上海科学技术出版社，1997，1223

9　吴兰成主编．中国中医药学主题词表．北京：中医古籍出版社，1996，415

10　中国医学科学院药物研究所等编．中药志．第一册．北京：人民卫生出版社，1993，7

11　中华人民共和国卫生部药政管理局主编．中药材手册．北京：人民卫生出版社，1998，1

12　徐国钧等主编．中国药材学．北京：中国医药科技出版社，1996，321

13　国家中医药管理局《中华本草》编委会．中华本草．第五册．上海：上海科学技术出版社，1999，852

14　清·吴仪洛．本草从新．北京：中医古籍出版社，2001，4

158　百合
Baihe
Bulbus Lilii

1　定名依据

1.1　正名

1.1.1　汉文名：百合（百合科植物卷丹 Lilium lancifolium Thunb.、百合 Lilium brownii F. E. Brown var. viridulum Baker 或细叶百合 Lilium pumilum DC. 的干燥肉质鳞叶）。

1.1.2　英文名：lily bulb.

1.2　依据

1.2.1　定名的文献依据

(1)《神农本草经》卷二："百合　味甘，平。主邪气腹张，心痛，利大小便，补中益气。生川谷。"[1]

(2)《吴普本草·草木类》："百合《类聚》卷八十一　一名重迈，一名中庭，一名重匡。生冤朐及荆山。"[2]

(3)《本草经集注·草木中品》："百合　味甘，平，无毒。主治邪气腹胀，心痛，利大小便，补中益气。除浮肿，胪胀，痞满，寒热，通身疼痛，及乳难喉痹肿，止涕泪。一名重箱，一名重迈，一名摩罗，一名中逢花，一名强瞿。生荆州川谷。"[3]

(4)《新修本草》卷第八："百合　味甘，平，无毒。主邪气腹胀，心痛，利大小便，补中益气。除浮肿，胪胀，痞满，寒热，通身疼痛，及乳难喉痹肿，止涕泪。一名重箱，一名重迈，一名摩罗，一名中逢花，一名强瞿。生荆州川谷。二月、八月采根，曝干。近道处处有，根如胡蒜，数十片相累，人亦蒸煮食之。"[4]

(5)《本草纲目》第二十七卷："百合《本经·中品》　【校正】自草部移入此。【释名】
（音藩）、强瞿《别录》、蒜脑薯。《别录》曰：一名摩罗，一名重箱，一名中逢花。吴普曰：一名重迈，一名中庭。"[5]

(6)《本草崇原》卷中："百合　气味甘平，无毒。主治邪气腹胀心痛，利大小便，补中益气。"[6]

(7)《中华人民共和国药典》："百合 Bulbus lilii　本品为百合科植物卷丹 Lilium lancifolium Thunb.、百合 Lilium brownii F. E. Brown var. viridulum Baker 或细叶百合 Lilium pumilum DC. 的干燥肉质鳞叶。秋季采挖，洗净，剥取鳞叶，置沸水中略烫，干燥。"[7]

(8)《普通高等教育中医药类规划教材·中药学》："百合《本经》　为百合科多年生草本植物百合 Lilium brownii F. E. Brown var. viridulum Baker 或细叶百合 L. pumilum DC. 的肉质鳞叶。全国各地均产，以湖南、浙江产者为多。"[8]

(9)《中药大辞典》："百合《本经》　【异名】白百合《日华子本草》，蒜脑薯《纲目》。【基原】为百百合科植物百合、细叶百合、麝香百合及其同属多种植物鳞茎的鳞叶。【原植物】①百合 Lilium brownii F. E. Brown var. colchesteri Wils.。"[9]

(10)《中药材手册》[10]、《中医大辞典·中药分册》[11]、《全国中药炮制规范》[12]、《中药志》[13]、《中国中医药学主题词表》[14]、《全国中草药汇编》[15]、《中国药材学》[16]、《中国医学百科全书·中医学》[17]、《中华本草》[18]等现代中药著作多以"百合"作为本药正名（参见"文献通考"）。

1.2.2　定名选择的理由

(1) 百合 Bulbus lilii，系百合科植物卷丹 Lilium lancifolium Thunb.、百合 Lilium brownii F. E. Brown var. viridulum Baker 或细叶百合 Lilium pumilum DC. 的干燥肉质鳞叶。本品始载于汉《神农本草经》，以"百合"为正名，此后诸家本草著作均以"百合"为正名载录本品，如三国·吴普《吴普本草》，南北朝·陶弘景《本草经集注》，唐·苏敬《新修本草》，明·李时珍《本草纲目》以及清·张志聪《本草崇原》等，并一直沿用至今。

(2) 我国最新出版的《中华人民共和国药典》、《普通高等教育中医药类规划教材·中药

学》以及辞书类著作《中药大辞典》等均以“百合”作为本品正名。已经广泛应用于中医药学文献的标引和检索的《中国中医药学主题词表》也以“百合”作为本药的正式主题词。现代本草著作如《中药材手册》、《中医大辞典·中药分册》、《全国中药炮制规范》、《中药志》、《全国中草药汇编》、《中国药材学》、《中国医学百科全书·中医学》、《中华本草》等也均以“百合”作为本品的正名。

1.3 与正名等效的名词：无。

2 源流考释

百合（百合科植物卷丹 Lilium lancifolium Thunb.、百合 Lilium brownii F. E. Brown var. viridulum Baker 或细叶百合 Lilium pumilum DC. 的干燥肉质鳞叶）始载于汉《神农本草经》，以“百合”作为正名，如《神农本草经》卷二：“百合　味甘，平。主邪气腹张，心痛，利大小便，补中益气。生川谷。”[1]

其后的本草著作除《滇南本草》[19]以“百合花”为正名外，其它则多沿用《神农本草经》之说，以“百合”为正名，如三国·吴普《吴普本草》[2]，南北朝·陶弘景《本草经集注》[3]，唐·苏敬《新修本草》[4]、孟诜《食疗本草》[20]，宋·苏颂《本草图经》[21]、唐慎微《证类本草》[22]、寇宗奭《本草衍义》[23]，元·王好古《汤液本草》[24]，明·刘文泰《本草品汇精要》[25]、陈嘉谟《本草蒙筌》[26]、李时珍《本草纲目》[5]、卢之颐《本草乘雅半偈》[27]、李中梓《本草征要》[28]，清·张志聪《本草崇原》[6]、蒋居祉《本草择要纲目》[29]、汪昂《本草易读》[30]、张璐《本经逢原》[31]、叶桂《本草经解》[32]、徐大椿《神农本草经百种录》[33]、吴仪洛《本草从新》[34]、严西亭等《得配本草》[35]、黄宫绣《本草求真》[36]、赵学敏《本草纲目拾遗》[37]、姚澜《本草分经》[38]、杨时泰《本草述钩元》[39]、叶志诜《神农本草经赞》[40]、凌奂《本草害利》[41]、陈其瑞《本草撮要》[42]、张秉成《本草便读》[43]等，同时尚记载有“重迈”、“中庭”、“重匡”、“强仇”、“重箱”、“摩罗”、“中逢花”、“强瞿”、“䪤（音藩）”、“蒜脑薯”、“百合蒜”、“山丹”等异名。如《吴普本草·草木类》：“百合《类聚》卷八十一　一名重迈，一名中庭，一名重匡。生冤朐及荆山。”[2]《本草经集注》草木中品：“百合　味甘，平，无毒。……近道处处有，根如胡蒜，数十片相累，人亦蒸煮食之。乃言初是蚯蚓相缠结变作之，世人皆呼为强仇，仇即瞿也，声之讹尔，亦堪服食。(《大观》卷八，《政和》二〇四页)”[3]《本草纲目·菜部》第二十七卷：“百合《本经·中品》　【校正】自草部移入此。【释名】䪤（音藩）、强瞿《别录》、蒜脑薯。《别录》曰：一名摩罗，一名重箱，一名中逢花。吴普曰：一名重迈，一名中庭。弘景曰：百合，俗人呼为强仇，仇即瞿也，声之讹耳。时珍曰：百合之根，以众瓣合成也。或云专治百合病故名，亦通。其根如大蒜，其味如山薯，故俗称蒜脑薯。顾野王《玉篇》亦云：䪤乃百合蒜也。此物花、叶、根皆四向，故曰强瞿。”[5]《本经逢原》卷三：“百合　甘平无毒。白花者补脾肺，赤花者名山丹，散瘀血药用之。”[31]

现代本草著作如《中华人民共和国药典》[7]、《普通高等教育中医药类规划教材·中药学》[8]、《中药大辞典》[9]、《中药材手册》[10]、《中医大辞典·中药分册》[11]、《全国中药炮制规范》[12]、《中药志》[13]、《中国中医药学主题词表》[14]、《全国中草药汇编》[15]、《中国药材学》[16]、《中国医学百科全书·中医学》[17]、《中华本草》[18]等均“百合”为正名。同时尚记载有“野百合”、“喇叭筒”、“山百合”、“药百合”、“家百合”《全国中草药汇编》[15]，“白百合”《中药大辞典》[9]，“蟠”《中华本草》[18]等各地俗称。还记载有本品原植物“百合”的异名“夜合花”、“白花百合”《中药大辞典》[9]；原植物“细叶百合”的异名“线叶百合”、“卷莲花”、“灯伞花”、“散莲花”《中药大辞典》[9]，“山丹”《中华本草》[18]等；原植物“卷丹”的异名“山百合”《中华本草》[18]等。

3 附录

3.1 又称：蜜百合（饮片规格名）。

3.2 俗称：野百合，喇叭筒，山百合，药百合，家百合。

3.3 曾称：重迈、中庭、重匡《吴普本草》，重箱、摩罗、中逢花、强瞿《名医别录》，强仇《本草经集注》，蟠、蒜脑薯《本草纲目》，百合蒜《玉篇》，山丹《本经逢原》。

3.4 原植物名称：夜合花，白花百合；细叶百合，线叶百合，卷莲花，灯伞花，散莲花，山丹；卷丹，山百合。

4 文献通考

《神农本草经》卷二：“百合　味甘，平。主邪气腹张，心痛，利大小便，补中益气。生川谷。”[1]

《吴普本草·草木类》：“百合《类聚》卷八十一　一名重迈，一名中庭，一名重匡。生冤朐及荆山。”[2]

《本草经集注·草木中品》：“百合　味甘，平，无毒。主治邪气腹胀，心痛，利大小便，补中益气。除浮肿，胪胀，痞满，寒热，通身疼痛，及乳难喉痹肿，止涕泪。一名重箱，一名重迈，一名摩罗，一名中逢花，一名强瞿。生荆州川谷。二月、八月采根，曝干。近道处处有，根如胡蒜，数十片相累，人亦蒸煮食之。乃言初是蚯蚓相缠结变作之，世人皆呼为强仇，仇即瞿也，声之讹尔，亦堪服食。（《大观》卷八，《政和》二〇四页）”[3]

《新修本草》卷第八：“百合　味甘，平，无毒。主邪气腹胀，心痛，利大小便，补中益气。除浮肿，胪胀，痞满，寒热，通身疼痛，及乳难喉痹肿，止涕泪。一名重箱，一名重迈，一名摩罗，一名中逢花，一名强瞿。生荆州川谷。二月、八月采根，曝干。近道处处有，根如胡蒜，数十片相累，人亦蒸煮食之。乃言初是蚯蚓相缠结变作之，俗人皆呼为强仇，仇即瞿也，声之讹尔，亦堪服食。【谨案】此药有二种：一种细叶，花红白色；一种叶大，茎长，根粗，花白，宜入药用。”[4]

《食疗本草》卷上：“百合〈平〉主心急黄，（以百合）蒸过，蜜和食之。作粉尤佳。红花者名山丹，不堪食。〔证〕”[20]

《本草图经》卷第六：“百合，生荆州川谷，今近道处处有之。春生苗，高数尺，秆粗如箭；四面有叶如鸡距，又似柳叶，青色，叶近茎微紫，茎端碧白；四、五月开红白花，如石榴觜而大；根如胡蒜重叠，生二、三十瓣。二月、八月采根，曝干。人亦蒸食之，甚益气。”[21]

《证类本草》卷第八：“百合　味甘，平，无毒。主邪气腹胀，心痛，利大小便，补中益气，除浮肿胪胀，痞满，寒热，通身疼痛，及乳难，喉痹，止涕泪。一名重箱，一名摩罗，一名中逢花，一名强瞿。生荆州川谷。二月、八月采根，曝干。陶隐居云：近道处处有。根如胡蒜，数十片相累。人亦蒸煮食之，乃言初是蚯蚓相缠结变作之。俗人皆呼为强仇，仇即瞿也，声之讹尔。亦堪服食。”[22]

《本草衍义》卷九：“百合　张仲景用治伤寒坏后百合病须此也。茎高三尺许，叶如大柳叶，四向攒枝而上。其颠即有淡黄白花，四垂向下覆，长蕊。花心有檀色，每一枝颠，须五六花。子紫色，圆如梧子，生于枝叶间。每叶一子，不在花中，此又异也。根即百合，其色白，其形如松子壳，四向攒生，中间出苗。”[23]

《汤液本草》卷之四：“百合　气平，味甘。无毒。《本草》云：主邪气腹胀心痛，利大小便，补中益气，除浮肿胪胀，痞满寒热，遍身疼痛，及乳难喉痹，止涕泪。”[24]

《滇南本草》第二卷：“百合花，味甘、平、微苦，性微寒。入肺，止咳嗽、利小便、安神、宁心、定志。味甘者，清肺气，易于消散。味酸者，敛肺，有风邪者忌用。（附方）治老弱虚晕，有痰有火，头目眩晕。百合花（三朵）皂角子（七个微焙）或蜜或沙糖同煎服。——务本卷二”[19]

《本草品汇精要》卷之十：“百合　无毒　植生　百合（出神农本经）主邪气、腹胀心痛，利大、小便，补中益气（以上朱字神农本经），……【名】重箱、摩罗、强瞿、重迈、中庭、中逢花。”[25]

《本草蒙筌》卷之三：“百合　滁州百合　成州百合　味甘，气平。无毒。洲渚山野俱生，花开红白二种。根如葫蒜，小瓣多层。人因美之，称名百合。”[26]

《本草纲目》第二十七卷：“百合《本经·中品》　【校正】自草部移入此。【释名】䔩（音藩）、强瞿《别录》、蒜脑薯。《别录》曰：一名摩罗，一名重箱，一名中逢花。吴普曰：一名重迈，一名中庭。弘景曰：百合，俗人呼为强仇，仇即瞿也，声之讹耳。时珍曰：百合之根，以众瓣合成也。或云专治百合病故名，亦通。其根如大蒜，其味如山薯，故俗称蒜脑薯。顾野王《玉篇》亦云：䔩乃百合蒜也。此物花、叶、根皆四向，故曰强瞿。”[5]

《本草乘雅半偈·第五帙》：“百合《本经·中品》用以气言，天道也；体以形言，地道也。【气味】甘平，无毒。【主治】主邪气，腹胀，心痛，利大小便，补中，益气。”[27]

《本草征要》第四卷：“百合　味甘，性微寒，无毒。入心、肺二经。花白者入药。保肺止咳，驱邪定惊。耳聋耳痛，百合诸病。止涕泪多，利大小便。心主镇定，邪不能侵。肺相清肃，咳嗽可疗。”[28]

《本草崇原》卷中：“百合　气味甘平，无毒。主治邪气腹胀心痛，利大小便，补中益气。”[6]

《本草择要纲目·平性药品》：“百合　【气味】甘、平，无毒。【主治】补中益气，止涕泪，除心下急满，润肺止嗽。”[29]

《本草易读》卷二：“百合部八十七　百合变热（百合二百三十五，验方一。）百合变渴（百合二百三十五，验方二。）百合腹满（百合二百三十五，验方三。）汗后百合（百合二百三十五，诸方一。）下后百合（百合二百三十五，诸方二。）吐后百合（百合二百三十五，诸方二。）不因汗吐下百合（百合二百三十五，诸方三。）。”[30]

《本经逢原》卷三：“百合　甘平无毒。白花者补脾肺，赤花者名山丹，散瘀血药用之。《本经》主邪气腹胀心痛，利大小便，补中益气。”[31]

《本草经解》卷一："【百合】气平、气甘。无毒。主邪气腹胀心痛，利大小便，补中益气。"[32]

《神农本草经百种录·中品》："百合　味甘平。主邪气，腹胀心痛，肺气不舒之疾。利大小便，肺为水源。补中，甘能补脾。益气。肺主气，补肺则气益矣。此以形为治也，百合色白而多瓣，其形似肺，始秋而花，又得金气之全者，故为清补肺金之药。"[33]

《本草从新》卷十一："百合　润肺止嗽，甘平。润肺宁心，清热止嗽。"[34]

《得配本草》卷五："百合　甘、苦、平。入手太阴及手少阴经。润肺宁心，清热止嗽，利二便，除浮肿，疗虚痞，退寒热，定惊悸，止涕泪，治伤寒百合病。"[35]

《本草求真》卷四："百合　（柔滑）清心肺余热　百合（专入心肺）。甘淡微寒。功有利于肺心，而能敛气养心，安神定魄。"[36]

《本草纲目拾遗》卷八："藻异云：百合有三种：一名山百合，花迟不香；二名檀香百合，可食；三名虎皮百合，食之杀人。百草镜：百合白花者入药；红花者名山丹，黄花者名夜合，今惟作盆玩，不入药。百合以野生者良，有甜、苦二种，甜者可用，取如荷花瓣无蒂无根者佳。能利二便，气虚下陷者忌之。"[37]

《本草分经·原例（次序略经更定）》："百合　甘平，润肺宁心，清热止嗽，能敛肺气，利二便，止涕泪。"[38]

《本草述钩元》卷九："百合　其根以众瓣合成，故名。类有三种，叶短而阔，微似竹叶，白花四垂者，百合也。"[39]

《神农本草经赞》卷二："百合　味甘，平。主邪气腹胀，心痛。利大小便，补中益气。生山谷。"[40]

《本草害利·肺部药队》："百合　【害】善通二便，中寒下陷者勿服。【利】甘微寒，保肺止咳，清心安精，又补大肠，肺与大肠相表里也。【修治】一茎直上，四向生叶，似短竹叶而阔，茎端五六月开大白花者佳。五月开红花者，名山丹，其根微苦，食之不甚良，是不及白花也。山丹者，主治疮肿惊邪，女人崩中。二月八月采根阴干，近道山谷处处有之。"[41]

《本草撮要》卷四："【百合】味甘、苦。入手少阴太阴经。功专清肺。得款冬花治痰嗽带血。独用煎服。治百合病及吐血。"[42]

《本草便读·谷部》："百合　清心保肺，因甘寒微苦之功。治咳宁神，取述类象形之义。降上焦之邪热，清肃多功。利二便以益阴，化源无阻。（百合味甘、平。微寒，微苦。入心肺。功专补虚清热，其根以众瓣合成，有裹束之义。其质味甚厚，故能宁神定魄，肺热清则咳止肿消，二便清利矣。金匮百合病用之者，亦因病后余热留于肺部所致。故方中皆以百合为君也。）"[43]

《中药志》："百合　本品为常用中药。商品百合为百合科百合属植物的鳞茎，其中常用的是卷丹、百合，较少用山丹，个别省区有用渥丹、麝香百合、轮叶百合及川百合等。……【原植物】①卷丹 Lilium lancifolium Thunb.（L. tigrinum Ker. – Gawl.）——百合科 Liliaceae②百合 Lilium brownii F. E. Brown——百合科 Liliaceae"[13]。

《中药材手册》："百合［纲目列入菜部柔滑类］　药材商品主要来源于百合科植物卷丹 Lilium lancifolium Thunb. 山丹（细叶百合）Lilium pumilum DC. 百合 Lilium brownii F. E. Brown 及其变种倒卵叶百合 Lilium brownii var viridulum Baker 或的干燥肉质鳞叶。原植

物系多年生草本或草本，野生、栽培均有。习惯以野生瓣小而厚、味较苦者品质为佳，多供药用；栽培者瓣大而薄，味微苦，质较差，多作食用。"[10]

《全国中草药汇编》："百合 ［别名］野百合、喇叭筒、山百合、药百合、家百合。【来源】为百合科百合植物百合 Lilium brownii F. E. Brown 及其变种倒卵叶百合 Lilium brownii F. E. Brown var. viridulum Baker（L. brownii var. colchesteri Wils.）或卷丹 L. lancifolium Thunb. 的鳞茎。"[15]

《中药大辞典》："百合《本经》 【异名】白百合《日华子本草》，蒜脑薯《纲目》。【基原】为百合科植物百合、细叶百合、麝香百合及其同属多种植物鳞茎的鳞叶。【原植物】①百合 Lilium brownii F. E. Brown var. colchesteri Wils.，又名：播《南都赋》，重迈、中庭《吴普本草》，重箱、摩罗、强瞿、中逢花《别录》，强仇（陶弘景），百合蒜《玉篇》，夜合花《本草崇原》，白花百合《救生苦海》。②细叶百合 Lilium pumilum DC.，又名：线叶百合、卷莲花、灯伞花、散莲花。③麝香百合《汝南圃史》Lilium longiflorum Thunb.，又名：岩百合、红岩百合。"[9]

《中医大辞典·中药分册》："百合 出《神农本草经》。又名药百合。为百合科植物百合 Lilium brownii F. E. Brown var. viridulum Baker 或卷丹 L. lancifolium Thunb. 等的鳞茎。"[11]

《中国医学百科全书·中医学》："百合 始载于《神农本草经》。为百合科植物百合 Lilium brownii F. E. Brown var. viridulum Baker、卷丹 L. lancifolium Thunb. 及细叶百合 L. pumilum DC. 等的鳞茎。主产于中国湖南、湖北、浙江、江苏、安徽、陕西、四川等省。"[17]

《全国中药炮制规范》："百合 ［处方用名］百合、蜜百合。【来源】本品为百合科植物卷丹 Lilium lancifolium Thunb.、百合 Lilium brownii F. E. Brown var. viridulum Baker 或细叶百合 Lilium pumilum DC. 的干燥肉质鳞片。野生或栽培，全国大部分地区多有生产。秋、冬二季采挖，洗净，剥取鳞片，置沸水中略烫，干燥。药材以肉厚、质硬、色白者为佳。"[12]

《中国药材学》："百合 【来源】本品为百合科植物卷丹 Lilium lancifolium Thunb.、百合 Lilium brownii F. E. Brown var. viridulum Baker 或山丹 L. pumilum DC.（L. tenuifolium Fisch.）等的肉质鳞片。"[16]

《中国中医药学主题词表》："百合 BULBUS LILII 属百合科和补阴药。"[14]

《普通高等教育中医药类规划教材·中药学》："百合《本经》 为百合科多年生草本植物百合 Lilium brownii F. E. Brown var. viridulum Baker 或细叶百合 L. pumilum DC. 的肉质鳞叶。全国各地均产，以湖南、浙江产者为多。秋季采挖，洗净，剥取鳞叶，置沸水中略烫，干燥。生用或蜜炙用。"[8]

《中华本草》："百合《本经》 【异名】播《南都赋》，重迈、中庭《吴普本草》，重箱、摩罗、强瞿《别录》，百合蒜《玉篇》，蒜脑薯《纲目》。……【来源】为百合科植物百合、卷丹、山丹、川百合等的鳞茎。【原植物】①百合 Lilium brownii F. E. Brown ex Miellez var. viridulum Baker［L. brownii F. E. Brownex Miellez var. colchesteri（Van Houtt.）Wils. ex Elwes］ 又名：夜合花《本草崇原》，白花百合《经验广集》。②卷丹 Lilium lancifolium Thunb.［L. tigrinum Ker - Gawl.］又名：山百合（新华本草纲要）。③

山丹 Lilium pumilum DC. ［L. tenuifolium Fisch.］又名：细叶百合、卷莲花、灯伞花、散莲花《中药大辞典》。④川百合 Lilium davidii Duch. 又名：野百合，《包会应验方》，西北百合《新华本草纲要》。"[18]《中华人民共和国药典》："百合 Bulbus lilii 本品为百合科植物卷丹 Lilium lancifolium Thunb.、百合 Lilium brownii F. E. Brown var. viridulum Baker 或细叶百合 Lilium pumilum DC. 的干燥肉质鳞叶。秋季采挖，洗净，剥取鳞叶，置沸水中略烫，干燥。"[7]

5 参考文献

1 汉·神农本草经. 清顾观光重辑本. 北京：人民卫生出版社，1955，58

2 三国·吴普. 吴普本草. 北京：人民卫生出版社，1987，35

3 南北朝·陶弘景. 本草经集注. 北京：人民卫生出版社，1994，300

4 唐·苏敬等撰. 新修本草. 合肥：安徽科学技术出版社，1981，223

5 明·李时珍. 本草纲目. 北京：人民卫生出版社，1982，1680

6 清·张志聪. 本草崇原. 北京：中国中医药出版社，1992，80

7 国家药典委员会编. 中华人民共和国药典. 一部. 北京：化学工业出版社，2000，100

8 雷载权主编. 普通高等教育中医药类规划教材·中药学. 上海：上海科学技术出版社，1995，306

9 江苏新医学院编. 中药大辞典. 上海：上海科学技术出版社，1977，856

10 中华人民共和国卫生部药政管理局主编. 中药材手册. 北京：人民卫生出版社，1998，99

11 《中医大辞典》编辑委员会编. 中医大辞典·中药分册. 北京：人民卫生出版社，1982，135

12 中华人民共和国卫生部药政管理局编. 全国中药炮制规范. 北京：人民卫生出版社，1988，49

13 中国医学科学院药物研究所等编. 中药志. 第二册. 北京：人民卫生出版社，1993，348

14 吴兰成主编. 中国中医药学主题词表. 北京：中医古籍出版社，1996，12

15 《全国中草药汇编》编写组编. 全国中草药汇编. 上册. 北京：人民卫生出版社，1996，330

16 徐国钧等主编. 中国药材学. 北京：中国医药科技出版社，1996，637

17 《中医学》编辑委员会. 中国医学百科全书·中医学. 上海：上海科学技术出版社，1997，1239

18 国家中医药管理局《中华本草》编委会. 中华本草. 第八册. 上海：上海科学技术出版社，1999，113

19 明·兰茂. 滇南本草. 第二卷. 昆明：云南人民出版社，1977，406

20 唐·孟诜. 食疗本草. 北京：人民卫生出版社，1984，8

21 宋·苏颂. 本草图经. 合肥：安徽科学技术出版社，1994，186

22 宋·唐慎微. 证类本草. 北京：人民卫生出版社，1957，183

23 宋·寇宗奭. 本草衍义. 上海：商务印书馆，1937，56

24 元·王好古. 汤液本草. 见：景印文渊阁四库全书（745）. 北京：中医古籍出版社，1986，963

25 明·刘文泰. 本草品汇精要. 北京：人民卫生出版社，1982，305

26 明·陈嘉谟. 本草蒙筌. 北京：人民卫生出版社，1988，157

27 明·卢之颐. 本草乘雅半偈. 北京：人民卫生出版社，1986，279

28 明·李中梓. 本草征要. 见：李中梓医学全书. 北京：中国中医药出版社，1999，119

29 清·蒋居祉. 本草择要纲目. 见：珍本医书集成. 本草类. 上海：上海科学技术出版社，1985，109

30 清·汪昂. 本草易读. 北京：人民卫生出版社，1997，265

31 清·张璐. 本经逢原. 上海：上海科学技术出版社，1959，138

32 清·叶桂. 本草经解. 上海：上海科技出版社，1958，8

33 清·徐大椿. 神农本草经百种录. 见：景印文渊阁四库全书（785）. 北京：中医古籍出版社，

1986，575
34 清·吴仪洛. 本草从新. 北京：中医古籍出版社，2001，166
35 清·严西亭. 得配本草. 上海：上海卫生出版社，1957，29
36 清·黄宫绣. 本草求真. 上海：上海科学技术出版社，1959，210
37 清·赵学敏. 本草纲目拾遗. 北京：人民卫生出版社，1983，332
38 清·姚澜. 本草分经. 上海：上海科技出版社，1989，77
39 清·杨时泰. 本草述钩元. 上海：科技卫生出版社，1958，264
40 清·叶志诜. 神农本草经赞. 见：珍本医书集成. 本草类. 上海：上海科学技术出版社，1985，75
41 清·凌奂. 本草害利. 北京：中医古籍出版社，1982，77
42 清·陈其瑞. 本草撮要. 见：珍本医书集成. 本草类. 上海：上海科学技术出版社，1985，60
43 清·张秉成. 本草便读. 上海：上海卫生出版社，1957，79

159 百部

Baibu

Radix Stemonae

1 定名依据

1.1 正名

1.1.1 汉文名：百部［为百部科植物直立百部 Stemona sessilifolia（Miq.）Miq.、蔓生百部 Stemona japonica（Bl.）Miq. 或对叶百部 Stemona tuberosa Lour. 的干燥块根］。

1.1.2 英文名：stemona root.

1.2 依据

1.2.1 定名的文献依据

(1)《本草经集注·草木中品》："百部根　微温，有小毒。主治咳嗽上气。山野处处有。根数十相连，似天门冬而苦强，亦有小毒。火炙酒渍饮之。治咳嗽，亦主去虱。煮作汤，洗牛犬虱即去。《博物志》云：九真有一种草似百部，但长大尔。悬火上令干，夜取四五寸短切，含咽汁，勿令人知，治暴嗽甚良，名为嗽药。疑此是百部，恐其土肥润处，是以长大尔。"[1]

(2)《本草蒙筌》卷之三："百部　味甘、苦，气微温。又云：微寒。无毒。一云：有小毒。随处生长，用惟取根。劈开去心，酒浸火炒。主肺热上气，止年久咳嗽急求；治传尸骨蒸，杀寸白蛔虫须用。又专治虱，亦可去疳。烧汤洗牛马身虱不生，烧烟熏树木蛀虫即死。人家烧烬，尽逐蠓蝇。"[2]

(3)《本草纲目》第十八卷："百部（《别录》中品）　【释名】婆妇草《日华》、野天门冬《纲目》。时珍曰：其根多者百十连属，如部伍然，故以名之。……【修治】斅曰：凡采得以竹刀劈，去心皮花，作数十条，悬檐下风干。却用酒浸一宿，漉出焙干，锉用。或一窠八十三条者，号曰地仙苗。"《本草纲目》草部第十二卷：。"[3]

(4)《本草新编》卷之三（角集）："百部，味甘、苦，气微温而寒，无毒。专入肺经，亦入脾、胃。止肺热咳嗽上气，治传尸骨蒸，杀寸白蛔虫。"[4]

(5)《本草从新》卷五："百部　温肺、治寒嗽、杀虫。甘苦微温，能润肺温肺。治寒嗽暴嗽久嗽。"[5]
(6)《中华人民共和国药典》："百部 Radix Stemonae　本品为百部科植物直立百部 Stemona sessilifolia（Miq.）Miq.、蔓生百部 Stemona japonica（Bl.）Miq. 或对叶百部 Stemona tuberosa Lour. 的干燥块根。春、秋二季采挖，除去须根，洗净，置沸水中略烫或蒸至无白心，取出，晒干。"[6]
(7)《普通高等教育中医药类规划教材·中药学》："百部《别录》　为百部科多年生草本植物直立百部 Stemona sessilifolia（Miq.）Miq.、蔓生百部 S. japonica（Bl.）Miq. 或对叶百部 S. tuberosa Lour. 的块根。主产于安徽、江苏、湖北、浙江、山东等地。春、秋二季采挖，除去须根，洗净、置沸水中略烫或蒸至无白心，取出，晒干，切厚片生用，或蜜炙用。"[7]
(8)《中药大辞典》："百部《本草经集注》　【异名】嗽药（陶弘景），百条根、野天门冬、百奶《杨氏经验方》，九丛根《草木便方》，九虫根《分类草药性》，一窝虎《江苏植药志》，九十九条根《中国土农药志》，山百根《中药志》，牛虱鬼《闽东本草》。【基原】[为百部科植物蔓生百部] 直立百部或对叶百部等的块根。【原植物】①蔓生百部 Stemona japonica（Bl.）Miq.，又名：百部草《抱朴子》，婆妇草《日华子本草》，蔓草百部。②直立百部 Stemona sessilifolia（Miq.）Franch. et Sav. ③对叶百部 Stemona tuberosa Lour."[8]
(9)《中国中医药学主题词表》："百部 STEMONA JAPONICA　属百部科；属止咳平喘药和驱虫药（中药）　D 对叶百部；D 直立百部。"[9]
(10)《中医大辞典·中药分册》[10]、《中国医学百科全书·中医学》[11]、《中药志》[12]、《中药材手册》[13]、《全国中药炮制规范》[14]、《中国药材学》[15]、《全国中草药汇编》[16]、《中华本草》[17]等现代中药著作多以"百部"作为本药正名（参见"文献通考"）。

1.2.2　定名选择的理由

(1) 百部 Radix Stemonae，系百部科植物直立百部 Stemona sessilifolia（Miq.）Miq.、蔓生百部 Stemona japonica（Bl.）Miq. 或对叶百部 Stemona tuberosa Lour. 的干燥块根。"百部"作为本品名称记载始见于《博物志》，作为本品正名始见于明·陈嘉谟《本草蒙筌》，其后大部分本草著作均以"百部"为正名，如明·李时珍《本草纲目》，清·陈士铎《本草新编》、吴仪洛《本草从新》等。
(2) 我国最新出版的《中华人民共和国药典》、《普通高等教育中医药类规划教材·中药学》以及辞书类著作《中医大辞典·中药分册》、《中药大辞典》、《中国医学百科全书·中医学》等均以"百部"作为本品正名。已经广泛应用于中医药学文献的标引和检索的《中国中医药学主题词表》也以"百部"作为本药的正式主题词。现代本草著作如《全国中草药汇编》、《中约志》、《中华本草》、《中国药材学》、《中药材手册》、《全国中药炮制规范》等均以"百部"作为本药的正名。

1.3　与正名等效的名词：无。

2　源流考释

百部 [百部科植物直立百部 Stemona sessilifolia（Miq.）Miq.、蔓生百部 Stemona japonica（Bl.）Miq. 或对叶百部 Stemona tuberosa Lour. 的干燥块根］始载于魏晋《名医别录》，以“百部根”作为正名，同时记载有“白并”、“玉箫”、“箭杆”等异名，如《名医别录》卷二：“百部根，微温，有小毒。主治咳嗽上气。”[1] 又《名医别录》卷二：“白并 味苦，无毒。主治肺咳上气，行五脏，令百病不起。一名玉萧，一名箭悍。叶如小竹，根黄白皮。生山陵。三月、四月采根，曝干。”[3] 其后的多数本草著作也以“百部根”为正名记载，如南北朝·陶弘景《本草经集注》[1]，唐·苏敬《新修本草》[19]，宋·苏颂《本草图经》[20]、唐慎微《证类本草》[21]，明·刘文泰《本草品汇精要》[22]。

“百部”作为本品名称记载始见于《博物志》，如《本草经集注》引《博物志》云：“九真有一种草似百部，但长大尔。悬火上令干，夜取四五寸短切，含咽汁，勿令人知，治暴嗽甚良，名为嗽药。疑此是百部，恐其土肥润处，是以长大尔。”[1]

而“百部”作为本品正名记载则见于明·陈嘉谟《本草蒙筌》卷之三：“百部 味甘、苦，气微温。又云：微寒。无毒。一云：有小毒。随处生长，用惟取根。劈开去心，酒浸火炒。主肺热上气，止年久咳嗽急求；治传尸骨蒸，杀寸白蛔虫须用。又专治虱，亦可去疳。烧汤洗牛马身虱不生，烧烟熏树木蛀虫即死。人家烧烬，尽逐蠓蝇。”[2] 其后大部分本草著作均以“百部”为正名，如明·李时珍《本草纲目》[3]、李中梓《本草征要》[23]，清·蒋居祉《本草择要纲目》[24]、陈士铎《本草新编》[4]、汪昂《本草易读》[25]及《本草备要》[26]、张璐《本经逢原》[27]、吴仪洛《本草从新》[5]、严西亭等《得配本草》[28]、黄宫绣《本草求真》[29]、姚澜《本草分经》[30]、杨时泰《本草述钩元》[31]、陈其瑞《本草撮要》[32]、张秉成《本草便读》[33]等，

古代著作中记载的本品异名有“嗽药”、“婆妇草”、“百条根”、“野天门冬”、“百奶”等，如《本草经集注·草木中品》：“百部根 微温，有小毒。……《博物志》云：九真有一种草似百部，但长大尔。悬火上令干，夜取四五寸短切，含咽汁，勿令人知，治暴嗽甚良，名为嗽药。”[1]《本草纲目》草部第十八卷：“百部（《别录》中品）【释名】婆妇草《日华》、野天门冬《纲目》。……遍身黄肿：掘新鲜百条根，洗捣，罨脐上。以糯米饭半升，拌水酒半合，揉软盖在药上，以帛包住。待一、二日后，口内作酒气，则水从小便中出，肿自消也。百条根，一名野天门冬，一名百奶，状如葱头，其苗叶柔细，一根下有百余个数。《杨氏经验方》”[3]

另外，清《草木便方今释》[34]、《分类草药性》[35]也记载有“百部”，但以“九丛根”、“九虫根”为正名。

现代本草著作如《中华人民共和国药典》[6]、《普通高等教育中医药类规划教材·中药学》[7]、《中药大辞典》[8]、《中国中医药学主题词表》[9]、《中医大辞典·中药分册》[10]、《中国医学百科全书·中医学》[11]、《中药志》[12]、《中药材手册》[13]、《全国中药炮制规范》[14]、《中国药材学》[15]、《全国中草药汇编》[16]、《中华本草》[17]等均“百部”为正名。同时尚记载有“百部草”、“闹虱药”《中药材手册》[13]，“药虱药”《全中草药汇编》[16]，“一窝虎”、“九十九条根”、“牛虱鬼”、“山百根”《中药大辞典》[8]，“直立百部”、“蔓生百部”、“对叶百部”、“大叶百部”、“大春根菜”、“虱蚤草”、“穿山薯”《中国药材学》[15]等各地俗称。还记载有本品原植物“直立百部”的异名“百部袋”、“一窝虎”《中药志》[12]；原植物“蔓生百部”的异名“药虱药”《中药志》[12]，“百部草”、“婆妇草”、“蔓草百部”《中药大辞典》[8]；原植物“对叶百部”的异名“大百部”、“野

天门冬根”、“山百部”《中药志》[12]，“大叶百部”、“大春根菜”、“虱蚤草”、“穿山薯”《中华本草》[17]。

3 附录

3.1 又称：蜜百部（饮片规格名）。

3.2 俗称：百部草（山东）、闹虱药（河南），药虱药，一窝虎（江苏），牛虱鬼（闽东），大叶百部（广西），大春根菜（广东），虱蚤草、穿山薯（福建），九十九条根，山百根，直立百部，蔓生百部，对叶百部。

3.3 曾称：百部根、白并、玉箫、箭杆《名医别录》，嗽药《本草经集注》，婆妇草《日华子本草》，百条根、野天门冬、百奶《杨氏经验方》，九丛根《草木便方》，九虫根《分类草药性》。

3.4 原植物名称：直立百部，百部袋（江苏镇江、盱眙），一窝虎（江苏云台山），蔓生百部，药虱药（河南），百部草，婆妇草，蔓草百部，对叶百部，大百部（通称），野天门冬根（四川、云南、贵州），山百部（湖南），大叶百部，大春根菜，虱蚤草，穿山薯。

4 文献通考

《名医别录》卷二：“百部根　微温，有小毒。主治咳嗽上气。”[18]

《名医别录》卷二：“白并　味苦，无毒。主治肺咳上气，行五脏，令百病不起。一名玉萧，一名箭悍。叶如小竹，根黄白皮。生山陵。三月、四月采根，曝干。”[18]

《本草经集注·草木中品》：“百部根　微温，有小毒。主治咳嗽上气。山野处处有。根数十相连，似天门冬而苦强，亦有小毒。火炙酒渍饮之。治咳嗽，亦主去虱。煮作汤，洗牛犬虱即去。《博物志》云：九真有一种草似百部，但长大尔。悬火上令干，夜取四五寸短切，含咽汁，勿令人知，治暴嗽甚良，名为嗽药。疑此是百部，恐其土肥润处，是以长大尔。”[1]

《新修本草》卷第九：“百部根　微温，有小毒。主咳嗽上气。山野处处有。根数十相连，似天门冬而苦强，亦有小毒。火炙酒渍饮之。疗咳嗽，亦主去虱。煮作汤，洗牛犬虱即去。”[19]

《本草图经》卷第七：“百部根，旧不著所出州土，今江、湖、淮、陕、齐、鲁州郡皆有之。春生苗，作藤蔓；叶大而尖长，颇似竹叶，面青色而光；根下作撮如芋子，一撮乃十五、六枚，黄白色。二月、三月、八月采，曝干用。古今方书治嗽多用。葛洪主卒嗽，以百部根、生姜二物，各绞汁，合煎，服二合。张文仲单用百部根，酒渍再宿，大温，服一升，日再。《千金方》疗三十年嗽，以百部根二十斤，捣绞取汁，煎之如饴，服方寸匕，日三，验。”[20]

《证类本草》卷第九：“百部根　微温。臣禹锡等谨按蜀本云：微寒。主咳嗽上气。陶隐居云：山野处处有，根数十相连，似天门冬而苦强，亦有小毒，火炙酒渍饮之，疗咳嗽，亦主去虱。煮作汤，洗牛、犬虱即去。《博物志》云：九真有一种草似百部，但长大尔，悬火上令干，夜取四、五寸短切，含咽汁，勿令人知。主暴嗽甚良，名为嗽药。疑此是百部。恐其土肥润处，是以长大尔。今按陈藏器本草云：百部根，火炙浸酒，空腹饮。去虫蚕咬兼疥癣疮。臣禹锡等谨按药性论云：百部，使，味甘，无毒。能治肺家热，上气咳逆，主润益肺。日华子云：味苦，无毒。治疳蛔及传尸，骨蒸劳，杀蛔虫、寸白、蛲虫，并治一切树木蛀蚛，烬之亦可杀蝇蠓。又名婆妇草。一根三十来茎。图经曰：百部根，旧不著所出州土，今江、湖、淮、陕、齐、鲁州郡皆有之。春生苗作藤蔓，叶大而尖长，颇似竹叶，面青色而光，根下作撮如芋子。一撮乃十五、六枚，黄白色，二月、三月、八月采，曝干用。古今方书治嗽多用。葛洪主卒嗽。以百部根、生姜二物，各绞汁合煎，服二合。张文仲单用百部根，酒渍再宿。大温，服一升，日再。《千金方》：疗三十年嗽。以百部根二十斤，捣绞取汁，煎之如饴。服方寸匕，日三。验。唐本云：微寒，有小毒。雷公云：凡使，采得后，用竹刀劈破，去心、皮、花作数十条，于檐下悬令风吹，待土干后，却用酒浸一宿，漉出焙干，细锉用。忽一窠自有八十三条者，号曰地仙苗。若修事饵之，可千岁也。外台秘要：治误吞钱。百部根四两，酒一升，渍一宿，温服一升，日再服。续十全方治暴嗽。百部藤根捣自然汁，和蜜等分，沸汤煎成膏咽之。抱朴子百部根，理咳嗽及杀虱。服采，曝干用。”[21]

《本草品汇精要》卷之十一：“百部根　唐本云有小毒　丛生　百部根主咳嗽上气（名医所录）【名】婆妇草。”[22]

《本草蒙筌》卷之三：“百部　味甘、苦，气微温。又云：微寒。无毒。一云：有小毒。随处生长，用惟取根。劈开去心，酒浸火炒。主肺热上气，止年久咳嗽急求；治传尸骨蒸，杀寸白蛔虫须用。又专治虱，亦可去疳。烧汤洗牛马身虱不生，烧烟熏树木蛀虫即死。人家烧烬，尽逐蠓蝇。”[2]

《本草纲目》第十八卷：“百部（《别录》中品）　【释名】婆妇草《日华》、野天门冬《纲目》。时珍曰：其根多者百十连属，如部伍然，故以名之。……【修治】𩐳曰：凡采得以竹刀劈，去心皮花，作数十条，悬檐下风干。却用酒浸一宿，漉出焙干，锉用。或一窠八十三条者，号曰地仙苗。……【附录】白并　别录曰：味苦，无毒。主肺咳上气，行五脏，令百病不起。一名玉箫，一名箭杆。生山陵。叶如小竹，根黄皮白。三月采根，曝干。……遍身黄肿：掘新鲜百条根，洗捣，罨脐上。以糯米饭半升，拌水酒半合，揉软盖在药上，以帛包住。待一、二日后，口内作酒气，则水从小便中出，肿自消也。百条根，一名野天门冬，一名百奶，状如葱头，其苗叶柔细，一根下有百余个数。《杨氏经验方》”[3]

《本草征要》第三卷：“百部　味甘，性微温，无毒。入肺经。肺寒咳嗽，传尸骨蒸。杀蛔虫寸白，除蝇虱蛲蚊。与天门冬形相类，而用相仿，故名野天门冬，但天门冬治肺热，此治肺寒为别也。脾胃虚人，须与补药同用，恐其伤胃气，又恐其滑肠也。”[23]

《本草择要纲目·寒性药品》：“百部（一名野天门冬，其根多者百十连属如部伍然，故以名之。）【气味】甘微温无毒。【主治】传尸骨蒸劳，治疳。”[24]

《本草新编》卷之三（角集）：“百部，味甘、苦，气微温而寒，无毒。专入肺经，亦入脾、胃。止肺热咳嗽上气，治传尸骨蒸，杀寸白蛔虫。”[4]

《本草易读》卷五：“百部百七十三　酒浸焙用。甘，苦，微温，无毒。温肺杀虫。除咳嗽上气，治传尸骨蒸，解疳疾最易，疗疥癣良效。处处山野有之。春苗，作藤蔓。叶大而尖长，颇似竹叶，面青色而光。根下一撮十五六枚，黄白色。春秋采根。”[25]

《本草备要·草部》：“百部　润肺，杀虫。甘苦微温。能润肺，治肺热咳嗽（苦能泻热）。有小毒，杀蛔、蛲、蝇、虱，一切树木蛀虫（触烟即死）。治骨蒸传尸，疳积疥癣

（皆有虫。时珍曰：百部亦天冬之类，故皆治肺而杀虫，但天冬寒，热嗽宜之；百部温，寒嗽宜之）。根多成百故名。取肥实者，竹刀劈去心皮，酒浸焙用。”[26]

《本经逢原》卷二：“百部　苦微甘，小毒。肥白者良。抽去心用则不烦闷。《本经》主咳嗽上气，火炙酒渍饮之。”[27]

《本草从新》卷五：“百部　温肺、治寒嗽、杀虫。甘苦微温，能润肺温肺。治寒嗽暴嗽久嗽。”[5]

《得配本草》卷四：“百部　甘、苦、微温。入手太阴经气分。润肺气，止咳嗽，杀疳蛔及寸白诸虫，疗疥癣及虫蚕咬毒。”[28]

《本草求真》卷四：“百部，（蔓草）除肺寒泄肠热杀虫止嗽　百部（专入肺）。甘苦微温，功专杀虫，能除一切蛊毒及传尸骨蒸。”[29]

《本草分经·原例（次序略经更定）》：“百部　甘苦微温，能利肺气而润肺，温肺治寒嗽，杀虫虱，伤胃滑肠。”[30]

《本草述钩元》卷十一：“百部　亦天门冬之类。蔓生。叶颇似竹。根下作撮如芋子。一撮十五六枚。黄白相连。春二三秋八月采。晒干。”[31]

《草木便方今释》：“九丛根甘苦微温，劳热久嗽除骨蒸。传尸疳积杀劳虫，疥癞风癣蚊风清。”[34]

《本草撮要》卷一：“【百部】味甘苦微温，入手太阴经，功专治咳嗽杀虫。”[32]

《本草便读·草部》：　“百部　治肺寒之咳嗽。甘苦微温，除虫积之稽留，功能独擅。”[33]

《分类草药性》上卷：“九虫根，一名百部，根又名贝鱼目虫，治肺咳嗽气喘，吼气去心用生搽头风泡酒。”[35]

《中药志》：“百部　本品为常用中药。目前商品百部的原植物，以百部科的直立百部、蔓生百部及对叶百部三种最为常见，均以块根入药。……【原植物】①直立百部　别名：百部袋（江苏镇江、盱眙），一窝虎（江苏云台山）。Stemona sessilifolia（Miq.）Franch. et Sav. ——百部科 Stemonaceae②蔓生百部　别名：药虱药（河南）Stemona japonica（Bl.）Miq. ——百部科 Stemonaceae③对叶百部　别名：大百部（通称），野天门冬根（四川、云南、贵州），山百部（湖南）。Stemona tuberosa Lour. ——百部科 Stemonaceae.”[12]

《中药材手册》：“百部［纲目列入草部蔓草类］　本品为百部科植物直立百部 Stemona sessilifolia（Miq.）Franch. et Sav.、蔓生百部 Stemona japonica（Bl.）Miq. 或对叶百部 Stemona tuberosa Lour. 的干燥块根。直立百部原植物系多年生草本；蔓生百部茎下部直立，上部攀援；对叶百部为多年生缠绕草本。三种植物均为野生，商品中称前二者之块根为‘小百部’，后者为‘大百部’，可同等入药。另外，湖北有的地区曾以百合科植物山文竹的根作大白部，现已纠正。四川、云南等地则以百合科羊齿天门冬的块根混作百部使用，别名‘滇百部’，此二种与全国习用的百部不同，应注意鉴别。［别名］婆妇草、百条根（安徽）、百部草（山东）、闹虱药（河南）。”[13]

《全国中草药汇编》：“百部　［别名］百条根、百部草、闹虱药、药虱药。【来源】为百部科百部属植物百部 Stemona japonica（Blume）Miq.、直立百部 S. sessilifolia（Miq.）Franch. et Sav. 和对叶百部 S. tuberosa Lour. 块根。”[16]

《中药大辞典》："百部《本草经集注》 【异名】嗽药（陶弘景），百条根、野天门冬、百奶《杨氏经验方》，九丛根《草木便方》，九虫根《分类草药性》，一窝虎《江苏植药志》，九十九条根《中国土农药志》，山百根《中药志》，牛虱鬼《闽东本草》。【基原】［为百部科植物蔓生百部］直立百部或对叶百部等的块根。【原植物】①蔓生百部 Stemona japonica（Bl.）Miq.，又名：百部草《抱朴子》，婆妇草《日华子本草》，蔓草百部。②直立百部 Stemona sessilifolia（Miq.） Franch. et Sav. ③对叶百部 Stemona tuberosa Lour.。"[8]

《中医大辞典·中药分册》："百部 出《本草经集注》。又名嗽药、百条根、药虱药。为百部科植物百部 Stemona japonica（Blume）Miq. 直立百部 S. sessilifolia（Miq.）Miq. 或对叶百部 S. tuberosa Lour. 的块根。"[10]

《中国医学百科全书·中医学》："百部 始载于《本草经集注》。又名野天门冬、嗽药、百条根、药虱药。为百部科植物直立百部 Stemona sessilifolia（Miq.）Miq.、蔓生百部 S. japonica（Blume）Miq. 及对叶百部 S. tuberosa Lour. 的块根。春、秋两季采挖，除去茎叶与须根，洗净，蒸或放于沸水中烫至内无白心，捞出，晒干。"[11]

《全国中药炮制规范》："百部 ［处方用名］百部、蜜百部。【来源】本品为百部科植物直立百部 Stemona sessilifolia（Miq.）Miq.、蔓生百部 Stemona japonica（Bl.）Miq. 或对叶百部 Stemona tuberosa Lour. 的干燥块根。均系野生。主产于山东、安徽、江苏、广西等地。春、秋二季采挖，除去须根，洗净，置沸水中略烫或蒸至无白心，取出，晒干。药材以条粗壮、质坚实者为佳。"[14]

《中国药材学》："百部 ［别名］①直立百部、蔓生百部：药虱药，一窝虎（江苏）。②对叶百部：大叶百部（广西），大春根菜（广东），虱蚤草、穿山薯（福建）。【来源】本品为百部科植物直立百部 Stemona sessilifolia（Miq.）Miq.、蔓生百部 Stemona japonica（Bl.）Miq. 或对叶百部 Stemona tuberosa Lour. 的块根。"[15]

《中国中医药学主题词表》："百部 STEMONA JAPONICA 属百部科；属止咳平喘药和驱虫药（中药） D 对叶百部；D 直立百部。"[9]

《普通高等教育中医药类规划教材·中药学》："百部《别录》 为百部科多年生草本植物直立百部 Stemona sessilifolia（Miq.）Miq.、蔓生百部 S. japonica（Bl.）Miq. 或对叶百部 S. tuberosa Lour. 的块根。主产于安徽、江苏、湖北、浙江、山东等地。春、秋二季采挖，除去须根，洗净、置沸水中略烫或蒸至无白心，取出，晒干，切厚片生用，或蜜炙用。"[7]

《中华本草》："百部《本草经集注》【异名】百部根、白并、玉箫、箭杆《别录》，嗽药《本草经集注》，百条根、野天门冬、百奶《杨氏经验方》，九丛根《草木便方》，九虫根《分类草药性》，一窝虎《江苏植物药材志》，九十九条根《中国土农药志》，山百根《中药志》，牛虱鬼《闽东木草》，药虱药《全国中草药汇编》。……【来源】为百科科植物直立百部、蔓生百部和对叶百部的根。【原植物】直立百部 Stemona sessilifolia（Miq.） Franch. et Sav. 2. 蔓生百部 Stemona japonica（Bl.）Miq. 又名：百部草《抱朴子》，婆妇草《日华子》，蔓草百部《中药大辞典》。3. 对叶百部 Stemona tuberosa Lour. 又名：大叶百部、大春根菜、虱蚤草、穿山薯（南药《中草药学》，大百部《中药材品种论述》。"[17]

《中华人民共和国药典》："百部 Radix stemonae　本品为百部科植物直立百部 Stemona sessilifolia（Miq.）Miq.、蔓生百部 Stemona japonica（Bl.）Miq. 或对叶百部 Stemona tuberosa Lour. 的干燥块根。春、秋二季采挖，除去须根，洗净，置沸水中略烫或蒸至无白心，取出，晒干。"[6]

5　参考文献

1　宋·唐慎微. 证类本草. 北京：人民卫生出版社，1957，224

2　宋·苏颂. 本草图经. 合肥：安徽科学技术出版社，1994，200

3　明·李时珍. 本草纲目. 北京：人民卫生出版社，1982，1285

4　清·陈士铎. 本草新编. 北京：中国中医药出版社，1996，170

5　清·吴仪洛. 本草从新. 北京：中医古籍出版社，2001，88

6　国家药典委员会编. 中华人民共和国药典. 一部. 北京：化学工业出版社，2000，100

7　雷载权主编. 普通高等教育中医药类规划教材·中药学. 上海：上海科学技术出版社，1995，241

8　江苏新医学院编. 中药大辞典. 上海：上海科学技术出版社，1977，858

9　吴兰成主编. 中国中医药学主题词表. 北京：中医古籍出版社，1996，12

10　《中医大辞典》编辑委员会编. 中医大辞典·中药分册. 北京：人民卫生出版社，1982，136

11　《中医学》编辑委员会. 中国医学百科全书·中医学. 上海：上海科学技术出版社，1997，1167

12　中国医学科学院药物研究所等编. 中药志. 第一册. 北京：人民卫生出版社，1993，408

13　中华人民共和国卫生部药政管理局主编. 中药材手册. 北京：人民卫生出版社，1998，101

14　中华人民共和国卫生部药政管理局编. 全国中药炮制规范. 北京：人民卫生出版社，1988，50

15　徐国钧等主编. 中国药材学. 北京：中国医药科技出版社，1996，467

16　《全国中草药汇编》编写组编. 全国中草药汇编. 上册. 北京：人民卫生出版社，1996，333

17　国家中医药管理局《中华本草》编委会. 中华本草. 第八册. 上海：上海科学技术出版社，1999，189

18　魏晋·名医别录. 北京：人民卫生出版社，1986，152

19　唐·苏敬等撰. 新修本草. 合肥：安徽科学技术出版社，1981，232

20　宋·苏颂. 本草图经. 合肥：安徽科技出版社，1994，200

21　宋·唐慎微. 证类本草. 北京：人民卫生出版社，1957，225

22　明·刘文泰. 本草品汇精要. 北京：人民卫生出版社，1982，334

23　明·李中梓. 本草征要. 见：李中梓医学全书. 北京：中国中医药出版社，1999，128

24　清·蒋居祉. 本草择要纲目. 见：珍本医书集成. 本草类. 上海：上海科学技术出版社，1985，31

25　清·汪昂. 本草易读. 北京：人民卫生出版社，1997，229

26　清·汪昂. 本草备要. 北京：中国中医药出版社，1998，24

27　清·张璐. 本经逢原. 上海：上海科学技术出版社，1959，110

28　清·严西亭. 得配本草. 上海：上海卫生出版社，1957，9

29　清·黄宫绣. 木草求真. 上海：上海科学技术出版社，1959，210

30　清·姚澜. 本草分经. 上海：上海科技出版社，1989，74

31　清·杨时泰. 本草述钩元. 上海：科技卫生出版社，1958，329

32　清·陈其瑞. 本草撮要. 见：珍本医书集成. 本草类. 上海：上海科学技术出版社，1985，4

33　清·张秉成. 本草便读. 上海：上海卫生出版社，1957，32

34　清·刘兴. 草木便方今释. 贵阳：贵州人民出版社，1988，179

35　清·佚名. 分类草药性. 上卷. 民国二十八年新刻本

160 当归
Danggui
Radix Angelicae Sinensis

1 定名依据

1.1 正名

1.1.1 汉文名：当归［伞形科植物当归 Angelica sinensis（Oliv.）Diels 的干燥根］。

1.1.2 英文名：chinese angelica.

1.2 依据

1.2.1 定名的文献依据

(1)《神农本草经》卷二："当归　味甘，温。主咳逆上气，温疟、寒热，洗在皮肤中，妇人漏下绝子，诸恶创疡、金创。煮饮之。一名干归。生川谷。"[1]

(2)《本草经集注·草木中品》："当归　味甘、辛，温、大温，无毒。主治咳逆上气，温疟寒热洗洗在皮肤中，妇人漏下绝子，诸恶疮疡，金疮，煮饮之。"[2]

(3)《新修本草》卷第八："当归　味甘、辛，温、大温，无毒。……细叶者名蚕头当归，大叶者名马尾当归。"[3]

(4)《本草纲目》第十四卷："当归《本经·中品》　【释名】乾归《本经》、山蕲《尔雅》、白蕲《尔雅》、文无《纲目》。"[4]

(5)《本草新编》卷之一（宫集）："当归，味甘辛，气温，可升可降，阳中之阴，无毒。虽有上下之分，而补血则一。"[5]

(6)《中华人民共和国药典》："当归 Radix Angelicae Sinensis　本品为伞形科植物当归 Angelica sinensis（Oliv.）Diels 的干燥根。秋末采挖，除去须根及泥沙，待水分稍蒸发后，捆成小把，上棚，用烟火慢慢熏干。"[6]

(7)《普通高等教育中医药类规划教材·中药学》："当归《本经》　为伞形科多年生草本植物当归 Angelica sinensis（Oliv.）Diels 的根。主产甘肃东南部岷县（秦州），产量多，质量好；其次则为陕西、四川、云南等地。秋末采挖，除去须根及泥沙，待水分稍蒸发后，捆成小把，上棚，用烟火慢慢熏干。切薄片，或身、尾分别切片。"[7]

(8)《中药大辞典》："当归《本经》　【异名】干归《本经》。【基原】为伞形科植物当归的根。【原植物】当归 Angelica sinensis（Oliv.）Diels，又名：薜、山蕲、白蕲《尔雅》，文无（崔豹《古今注》）。"[8]

(9)《中国中医药学主题词表》："当归 ANGELICA SINENSIS　属伞形科；属补血药（中药）和活血祛瘀药。"[9]

(10)《中药材手册》[10]、《中医大辞典·中药分册》[11]、《全国中药炮制规范》[12]、《中药志》[13]、《全国中草药汇编》[14]、《中国药材学》[15]、《中国医学百科全书·中医学》[16]、《中华本草》[17]等现代中药著作多以"当归"作为本药正名（参见"文献通考"）。

1.2.2 定名选择的理由

（1）当归 Radix angelicae sinensis，系伞形科植物当归 Angelica sinensis（Oliv.）Diels 的干燥根。本品始载于汉《神农本草经》，以“当归”为正名，此后诸家本草著作均沿用《神农本草经》之说，以“当归”为正名载录本品，如南北朝·陶弘景《本草经集注》，唐·苏敬等撰《新修本草》，明·李时珍《本草纲目》，清·陈士铎《本草新编》等，并一直沿用至今。

（2）我国最新出版的《中华人民共和国药典》、《普通高等教育中医药类规划教材·中药学》以及辞书类著作《中药大辞典》等均以“当归”作为本品正名。已经广泛应用于中医药学文献的标引和检索的《中国中医药学主题词表》也以“当归”作为本药的正式主题词。现代本草著作如《中药材手册》、《中医大辞典·中药分册》、《全国中药炮制规范》、《中药志》、《全国中草药汇编》、《中国药材学》、《中国医学百科全书·中医学》、《中华本草》等也均以“当归”作为本品的正名。

1.3　与正名等效的名词：无。

2　源流考释

当归［伞形科植物当归 Angelica sinensis（Oliv.）Diels 的干燥根］始载于汉《神农本草经》[1]，以“当归”作为正名，以“干归”作为异名。如《神农本草经》卷二：“当归　味甘，温。主咳逆上气，温疟、寒热，洗在皮肤中，妇人漏下绝子，诸恶创疡、金创。煮饮之。一名干归。生川谷。”[1]

其后的本草著作则多以《神农本草经》为依据，以“当归”为正名，如三国·吴普《吴普本草》[18]、南北朝·陶弘景《本草经集注》[2]，唐·苏敬《新修本草》[3]，宋·苏颂《本草图经》[19]、唐慎微《证类本草》[20]、寇宗奭《本草衍义》[21]，元·王好古《汤液本草》[22]，明·兰茂《滇南本草》[23]、刘文泰《本草品汇精要》[24]、陈嘉谟《本草蒙筌》[25]、李时珍《本草纲目》[4]、卢之颐《本草乘雅半偈》[26]、李中梓《本草征要》[27]，清·张志聪《本草崇原》[28]、蒋居祉《本草择要纲目》[29]、汪昂《本草易读》[30]及《本草备要》[31]、陈士铎《本草新编》[5]、张璐《本经逢原》[32]、叶桂《本草经解》[33]、徐大椿《神农本草经百种录》[34]、吴仪洛《本草从新》[35]、严西亭等《得配本草》[36]、黄宫绣《本草求真》[37]、陈念祖《神农本草经读》[38]、姚澜《本草分经》[39]、杨时泰《本草述钩元》[40]、叶志诜《神农本草经赞》[41]、凌奂《本草害利》[42]、陈其瑞《本草撮要》[43]、张秉成《本草便读》[44]等，同时尚记载有“马尾当归”、“草当归”、“云真当归”、“蚕头当归”、“山蕲”、“白蕲”、“文无”、“薜”、“秦归”、“马尾归”等异名。如《本草经集注》草木中品：“当归　味甘、辛，温、大温，无毒。主治咳逆上气，温疟寒热洗洗在皮肤中，妇人漏下绝子，诸恶疮疡，金疮，煮饮之。……今陇西叨阳、黑水当归，多肉少枝气香，名马尾当归，稍难得。西川北部当归，多根枝而细。历阳所出，色白而气味薄，不相似，呼为草当归，阙少时乃用之。方家有云真当归，正谓此，有好恶故也。世用甚多。道方时须尔。”[2]《新修本草》卷第八：“当归　味甘、辛，温、大温，无毒。……细叶者名蚕头当归，大叶者名马尾当归。”[3]《本草纲目》草部第十四卷：“当归《本经·中品》　【释名】乾归《本经》、山蕲《尔雅》、白蕲《尔雅》、文无《纲目》。颂曰：按：《尔雅》：薜，山蕲。又云：薜，白蕲。薜音百。蕲即古芹字。郭璞注云：当归也。……以秦归头圆尾多色紫气香肥润者，名马尾归，最胜他处。”[4]

现代本草著作如《中华人民共和国药典》[6]、《普通高等教育中医药类规划教材·中药学》[7]、《中药大辞典》[8]、《中国中医药学主题词表》[9]、《中药材手册》[10]、《中医大辞典·中药分册》[11]、《全国中药炮制规范》[12]、《中药志》[13]、《全国中草药汇编》[14]、《中国药材学》[15]、《中国医学百科全书·中医学》[16]、《中华本草》[17]等均“当归”为正名，同时尚记载有“西归”、“云归”《中药材手册》[10]，“西当归”、“岷当归”《中华本草》[17]等名地俗称。还记载有本品原植物“当归”的异名“秦归”、“云归”、“西当归”、“岷当归”《中药志》[13]，“薜”、“山蕲”、“白蕲”、“文无”《中药大辞典》[8]等。

3 附录

3.1 又称：酒当归、土炒当归、当归炭（饮片规格名），全当归、当归头、当归身、当归尾（药材商品名）。

3.2 俗称：云归（云南），西当归、岷当归（甘肃），西归。

3.3 曾称：薜、山蕲、白蕲《尔雅》，干归《神农本草经》，马尾当归、草当归、云真当归《本草经集注》，蚕头当归《新修本草》，文无、秦归、马尾归《本草纲目》。

3.4 原植物名称：当归，秦归（甘肃、四川、云南），云归（云南），西当归、岷当归（甘肃），薜，山蕲，白蕲，文无。

4 文献通考

《神农本草经》卷二：“当归 味甘，温。主咳逆上气，温疟、寒热，洗在皮肤中，妇人漏下绝子，诸恶创疡、金创。煮饮之。一名干归。生川谷。”[1]

《吴普本草·草木类》：“当归 《御览》卷九百八十九 神农、黄帝、桐君、扁鹊：甘，无毒。岐伯、雷公：辛，无毒。李氏：小温。或生羌胡地。”[18]

《本草经集注·草木中品》：“当归 味甘、辛，温、大温，无毒。主治咳逆上气，温疟寒热洗洗在皮肤中，妇人漏下绝子，诸恶疮疡，金疮，煮饮之。温中止痛，除客血内塞，中风痓，汗不出，湿痹，中恶，客气虚冷，补五脏，生肌肉。一名干归。生陇西川谷。二月、八月采根，阴干。（恶蔺茹，畏菖蒲、海藻、牡蒙。）今陇西叨阳、黑水当归，多肉少枝气香，名马尾当归，稍难得。西川北部当归，多根枝而细。历阳所出，色白而气味薄，不相似，呼为草当归，阙少时乃用之。方家有云真当归，正谓此，有好恶故也。世用甚多。道方时须尔。（《大观》卷八，《政和》一九九页）”[2]

《新修本草》卷第八：“当归 味甘、辛，温、大温，无毒。主咳逆上气，温疟寒热洗洗在皮肤中，妇人漏下绝子，诸恶疮疡，金疮，煮饮之。……［谨案］当归苗，有二种于内：一种似大叶芎䓖，一种似细叶芎䓖，惟茎叶卑下于芎䓖也。今出当州、宕州、翼州、松州，宕州最胜。细叶者名蚕头当归，大叶者名马尾当归。今用多是马尾当归，蚕头者不如此，不复用。陶称历阳者，是蚕头当归也。西川谷。二月、八月采根，阴干。”[3]

《本草图经》卷第六：“当归，生陇西川谷，今川蜀、陕西诸郡及江宁府、滁州皆有之，以蜀中者为胜。春生苗，绿叶有三瓣；七、八月开花，似莳萝，浅紫色；根黑黄色。二月、八月采根，阴干。然苗有二种，都类芎䓖，而叶有大小为异，茎梗比芎䓖甚卑下，根亦二种，大叶名马尾当归，细叶名蚕头当归，大抵以肉厚而不枯者为胜。谨按《尔雅》云：薜（布革切），山蕲（古芹字巨斤切）。郭璞注引《广雅》云：山蕲，当归也。似蕲而粗大。释曰：《说文》云：靳草也。生山中者名薜，一名山蕲。然则当归芹类也。在平地者名芹，生山中而粗大者，名当归也。"[19]

《证类本草》卷第八："当归　味甘、辛，温、大温，无毒。主咳逆上气，温疟寒热洗洗（音癣）在皮肤中，妇人漏下，绝子，诸恶疮疡（音羊），金疮，煮饮之。温中止痛，除客血内塞，中风痓，汗不出，湿痹，中恶，客气虚冷，补五脏，生肌肉。一名干归。生陇西川谷。二月、八月采根，阴干。（恶蕳茹，畏菖蒲、海藻、牡蒙。）[20]

《本草衍义》卷九："当归　《广雅》云："山蕲（古芹切）当归也，似芹而粗大。"[21]

《汤液本草》卷之三："当归　气温，味辛甘而大温，气味俱轻，阳也。甘辛，阳中微阴。无毒。入手少阴经，足太阴经、厥阴经。"[22]

《滇南本草》第三卷："当归，味辛、微苦，性温。其性走而不守，引血归经。入心、肝、脾三经。止腹痛、面寒、背寒痛，消痈疽，排脓定痛。附方　治面寒、背寒、肝气疼。当归，拘多少，新瓦焙干为末，引用烧酒服。"[23]

《本草品汇精要》卷之十："当归　无毒　植生　当归（神农本经）主咳逆上气，温疟寒热，洗（音癣）在皮肤中，妇人漏下绝子，诸恶疮疡（音羊）、金疮煮饮之（以上朱字神农本经）。温中止痛，除客血内塞，中风痓汗不出，湿痹，中恶客气虚冷，补五脏，生肌肉（以上黑字名医所录）。【名】干归　山蕲。"[24]

《本草蒙筌》卷之一："当归　文州当归　滁州当归　味甘、辛，气温。气味俱轻，可升可降。阳也，阳中微阴。无毒。生秦蜀两邦（秦属陕西，蜀属四川）。"[25]

《本草纲目》第十四卷："当归《本经·中品》　【释名】乾归《本经》、山蕲《尔雅》、白蕲《尔雅》、文无《纲目》。颂曰：按：《尔雅》：薜，山蕲。又云：薜，白蕲。薜音百。蕲即古芹字。郭璞注云：当归也。似芹而粗大。许慎《说文》云：生山中者，名薜，一名山蕲。然则当归，芹类也。在平地者名芹，生山中粗大者，名当归也。宗爽曰：今川蜀皆以畦种，尤肥好多脂，不以平地、山中为等差也。时珍曰：当归本非芹类，特以花叶似芹，故得芹名。古人娶妻为嗣续也，当归调血为女人要药，有思夫之意，故有当归之名，正与唐诗胡麻好种无人种，正是归时又不归之旨相同。崔豹《古今注》云：古人相赠以芍药，相招以文无。文无一名当归，芍药一名将离故也。……时珍曰：……以秦归头圆尾多色紫气香肥润者，名马尾归，最胜他处。"[4]

《本草乘雅半偈·第四帙》："当归　【气味】苦温，无毒。【主治】主主咳逆上气，温疟寒热，洗洗在皮肤中，妇人漏下绝子，诸恶疮疡金疮。"[26]

《本草征要》第二卷："当归　味甘、辛，性温，无毒。入心、肝、脾三经。畏菖蒲、海藻、生姜。酒洗，去芦。去瘀生新，舒筋润肠。温中止心腹之痛，养营疗肢节之疼。外科排脓止痛，女科沥血崩中。"[27]

《本草崇原·本经中品》："当归　气味苦温，无毒。主治咳逆上气，温疟寒热，洗洗在皮肤中，妇人漏下绝子，诸恶疮疡金疮，煮汁饮之。"[28]

《本草择要纲目·热性药品》："当归　【气味】苦温无毒，可升可降，阴中微阳。入手少阴、足太阴、厥阴经血分。"[29]

《本草新编》卷之一（宫集）："当归，味甘辛，气温，可升可降，阳中之阴，无毒。虽有上下之分，而补血则一。"[5]

《本草易读》卷三："当归四十六　酒洗用。李杲曰：头止血而上行，身养血而中守，尾破血而下流，全活血而不走。甘，苦，辛，温，无毒。足厥阴肝，手少阴心药也。养血滋肝，润燥滑肠。补一切妇女虚损，止诸般脏腑疼痛。"[30]

《本草备要·草部》："当归　补血，润燥，滑肠。甘温和血，辛温散内，苦温助心、散寒（诸血属心，凡通脉者，必先补心，当归苦温助心）。入心、肝、脾（心生血，肝藏血，脾统血），为血中之气药。"[31]

《本经逢原》卷二："当归　甘辛温，无毒。蜀产者力刚可攻，秦产者力柔可补。凡治本病酒制，有痰姜汁制。白者为粉归，性劣，不入补剂。"[32]

《本草经解》卷一："【当归】　气温，味苦，无毒。主咳逆上气，温疟寒热，洗洗在皮肤中，妇人漏下绝子，诸恶疮疡金疮，煮汁饮之。"[33]

《神农本草经百种录·中品》："当归　味甘温。主咳逆上气，润肺气，温疟寒热，洗洗在皮肤中，皆风寒在血中之病。妇人漏下绝子，荣血不足之病。诸恶疮疡，金疮，荣血火郁及受伤之病。煮饮之。煮饮则能四达以行诸经。"[34]

《本草从新》卷二："当归　补血、润燥滑肠，甘温和血，辛温散内寒，苦温助心散寒。"[35]

《得配本草》卷二："当归　畏菖蒲、生姜、海藻、牡蒙。恶蔄茹、湿面。制雄黄。甘，辛，温。入手少阴、足厥阴、太阴经血分，血中气药。"[36]

《本草求真》卷一："当归（芳草）（专入心）　辛甘温润。诸书载为入心生血上品，缘脉为血府，诸脉皆属于心。心无血养，则脉不通，血无气附，则血滞而不行。"[37]

《神农本草经读》卷之三："当归　气味苦、温，无毒。主咳逆上气，温疟寒热，洗洗在皮肤中，妇人漏中绝子，诸恶疮疡，金疮。煮汁饮之。"[38]

《本草分经·原例（次序略经更定）》："（补）当归　辛甘苦温，入心肝脾，治冲脉带脉为病，为血中气药，血滞能通，血虚能补，血枯能润，血乱能抚，使气血各有所归，散内寒补不足，去瘀生新，润燥滑肠。治上用头，治中用身，治下用尾，统治全用。"[39]

《本草述钩元》卷八："当归　陕蜀秦汶诸州多栽莳为货，以秦产头尾圆色紫气香肥润者，为马尾归，最胜他处。尾大头粗色白坚枯者，为鑱头归，止宜入发散药。"[40]

《神农本草经赞》卷二："当归　味甘温。主咳逆上气。温疟寒热。癣在皮肤中。妇人漏下绝子。诸恶创疡金创。煮饮之。一名干归。生川谷。……窦淝以当归为地仙。"[41]

《本草害利·心部药队》："当归　【害】气味辛温，虽能补血活血，终是行血走血之性，故能滑肠。其气与胃气不相宜，故肠胃薄弱，泄泻溏薄，以及一切脾胃病，恶食不思食，及食不消者，并禁用。即在胎前产后亦忌。辛温发散，甚于麻黄细辛，气虚血弱有热者，犯之发痉。恶椢茹湿面，畏菖蒲、海藻、生姜。【利】甘辛温去瘀生新，舒筋养营，温中润肠。心主血，肝藏血，脾统血，归为血药，故入三经。头止血，尾破血，全和血。能引诸血归经故名。归尾，一称归须。"[42]

《本草撮要》卷一："【当归】味苦辛。入手少阴、足厥阴经。功专治女子诸虚不足。得人参、黄芪补气生血，同牵牛、大黄行气破血，得桂、附、茱萸则热，得大黄、芒硝则寒滑大肠。"[43]

《本草便读·草部》："当归　引诸血各归其经。甘苦辛温香且润。虽理血仍能调气，心肝脾脏畅而和，能解表以温中，可养营而止痛，下行破血。"[44]

《中药志》："当归　本品为常用中药。商品为伞形科植物当归的根。……【原植物】当归　［别名］秦归（甘肃、四川、云南），云归（云南），西当归、岷当归（甘肃）。Angelica sinensis（Oliv.）Diels（A. polymorpha Maxim. var. sinensis Oliv.）——伞形科 Umbelliferae."[13]

《中药材手册》："当归［纲目列入草部芳草类］　本品为伞形科植物当归 Angelica sinensis（Oliv.）Diels 的干燥根。原植物系多年生草本，均为栽培。以生长在阴坡沙质土壤者为佳，俗谓'前山腿子后山王'，即示后山当归较前山当归为优。过去商品规格甚多，如葫首归、各档箱归、十支王、十五支王、通底归、常行归、如意归、原来归等。现按支头大小简化为1~4等当归和1~4等当归头两种。另外，吉林省朝鲜族习用的当归为东当归。欧当归则是当归的伪品，不得误作当归，应注意区别。［别名］秦归、西归、云归。"[10]

《全国中草药汇编》："当归　［别名］秦归、云归。【来源】为伞形科当归属植物当归 Angelica sinensis（Oliv.）Diels［A. polymorpha Maxim. var. sinensis Oliv.］的根。"[14]

《中药大辞典》："当归《本经》　【异名】干归《本经》。【基原】为伞形科植物当归的根。【原植物】当归 Angelica sinensis（Oliv.）Diels，又名：薜、山蕲、白蕲《尔雅》，文无（崔豹《古今注》）。"[8]

《中医大辞典·中药分册》："当归　出《神农本草经》。又名干归、秦归。为伞形科植物当归 Angelica sinensis（Oliv.）Diels 的根。"[11]

《中国医学百科全书·中医学》："当归　始载于《神农本草经》。为伞形科植物当归 Angelica sinensis（Oliv.）Diels 的根。秋末挖取根部，除去须根及泥沙，用火慢慢熏干。根的全体习称'全当归'；根头习称'归头'；主根习称'归身'；支根习称'归尾'。"[16]

《全国中药炮制规范》："当归　［处方用名］全当归、当归头、当归身、当归尾、酒当归、土炒当归、当归炭。【来源】本品为伞形科植物当归 Angelica sinensis（Oliv.）Diels 的干燥根。均系栽培。主产于甘肃、云南等地。秋末采挖，除去须根及泥沙，待水分稍蒸发后，捆成小把，用烟火慢慢熏干。药材以主根粗长、油润、外皮色黄棕、断面色黄白、气味浓厚者为佳。"[12]

《中国药材学》："当归　［别名］秦归，云归，西归。【来源】本品为伞形科植物当归 Angelica sinensis（Oliv.）Diels 的根。"[15]

《中国中医药学主题词表》："当归 ANGELICA SINENSIS　属伞形科；属补血药（中药）和活血祛瘀药。"[9]

《普通高等教育中医药类规划教材·中药学》："当归《本经》　为伞形科多年生草本植物当归 Angelica sinensis（Oliv.）Diels 的根。主产甘肃东南部岷县（秦州），产量多，质量好；其次则为陕西、四川、云南等地。秋末采挖，除去须根及泥沙，待水分稍蒸发后，捆成小把，上棚，用烟火慢慢熏干。切薄片，或身、尾分别切片。生用或酒炒用。"[7]

《中华本草》："当归《本经》　【异名】干归《本经》，马尾当归《本草经集注》，秦归、马尾归《纲目》，云归（云南），西当归、岷当归（甘肃）……【来源】伞形科植物当归的根。【原植物】当归 Angelica sinensis（Oliv.）Diels［A. polymorpha Maxim. var. sinensis Oliv.］又名：薜、山蕲、白蕲《尔雅》，文无（崔豹《古今注》）。”[17]

《中华人民共和国药典》：“当归 Radix angelicae sinensis　本品为伞形科植物当归 Angelica sinensis（Oliv.）Diels 的干燥根。秋末采挖，除去须根及泥沙，待水分稍蒸发后，捆成小把，上棚，用烟火慢慢熏干。”[6]

5　参考文献

1　汉·神农本草经. 清顾观光重辑本. 北京：人民卫生出版社，1955，56

2　南北朝·陶弘景. 本草经集注. 北京：人民卫生出版社，1994，260

3　唐·苏敬等撰. 新修本草. 合肥：安徽科学技术出版社，1981，203

4　明·李时珍. 本草纲目. 北京：人民卫生出版社，1982，833

5　清·陈士铎. 本草新编. 北京：中国中医药出版社，1996，51

6　国家药典委员会编. 中华人民共和国药典. 一部. 北京：化学工业出版社，2000，101

7　雷载权主编. 普通高等教育中医药类规划教材·中药学. 上海：上海科学技术出版社，1995，300

8　江苏新医学院编. 中药大辞典. 上海：上海科学技术出版社，1977，876

9　吴兰成主编. 中国中医药学主题词表. 北京：中医古籍出版社，1996，70

10　中华人民共和国卫生部药政管理局主编. 中药材手册. 北京：人民卫生出版社，1998，107

11　《中医大辞典》编辑委员会编. 中医大辞典·中药分册. 北京：人民卫生出版社，1982，139

12　中华人民共和国卫生部药政管理局编. 全国中药炮制规范. 北京：人民卫生出版社，1988，51

13　中国医学科学院药物研究所等编. 中药志. 第一册. 北京：人民卫生出版社，1993，417

14　《全国中草药汇编》编写组编. 全国中草药汇编. 下册. 北京：人民卫生出版社，1996，361

15　徐国钧等主编. 中国药材学. 北京：中国医药科技出版社，1996，332

16　《中医学》编辑委员会. 中国医学百科全书·中医学. 上海：上海科学技术出版社，1997，1232

17　国家中医药管理局《中华本草》编委会. 中华本草. 第五册. 上海：上海科学技术出版社，1999，893

18　三国·吴普. 吴普本草. 北京：人民卫生出版社，1987，32

19　宋·苏颂. 本草图经. 合肥：安徽科学技术出版社，1994，151

20　宋·唐慎微. 证类本草. 北京：人民卫生出版社，1957，199

21　宋·寇宗奭. 本草衍义. 上海：商务印书馆，1937，53

22　元·王好古. 汤液本草. 见：景印文渊阁四库全书（745）. 北京：中医古籍出版社，1986，945

23　明·兰茂. 滇南本草. 第三卷. 昆明：云南人民出版社，1977，167

24　明·刘文泰. 本草品汇精要. 北京：人民卫生出版社，1982，299

25　明·陈嘉谟. 本草蒙筌. 北京：人民卫生出版社，1988，36

26　明·卢之颐. 本草乘雅半偈. 北京：人民卫生出版社，1986，242

27　明·李中梓. 本草征要. 见：李中梓医学全书. 北京：中国中医药出版社，1999，117

28　清·张志聪. 本草崇原. 北京：中国中医药出版社，1992，60

29　清·蒋居祉. 本草择要纲目. 见：珍本医书集成. 本草类. 上海：上海科学技术出版社，1985，56

30　清·汪昂. 本草易读. 北京：人民卫生出版社，1997，150

31　清·汪昂. 本草备要. 北京：中国中医药出版社，1998，51

32　清·张璐. 本经逢原. 上海：上海科学技术出版社，1959，52

33　清·叶桂. 本草经解. 上海：上海科技出版社，1958，18

34　清·徐大椿. 神农本草经百种录. 见：景印文渊阁四库全书（785）. 北京：中医古籍出版社，

1986，574
35 清·吴仪洛．本草从新．北京：中医古籍出版社，2001，28
36 清·严西亭．得配本草．上海：上海卫生出版社，1957，34
37 清·黄宫绣．本草求真．上海：上海科学技术出版社，1959，6
38 清·陈念祖．神农本草经读．北京：人民卫生出版，1959，29
39 清·姚澜．本草分经．上海：上海科技出版社，1989，115
40 清·杨时泰．本草述钩元．上海：科技卫生出版社，1958，157
41 清·叶志诜．神农本草经赞．见：珍本医书集成．本草类．上海：上海科学技术出版社，1985，72
42 清·凌奂．本草害利．北京：中医古籍出版社，1982，4
43 清·陈其瑞．本草撮要．见：珍本医书集成．本草类．上海：上海科学技术出版社，1985，10
44 清·张秉成．本草便读．上海：上海卫生出版社，1957，36

161 肉苁蓉
Roucongrong
Herba Cistanches

1 定名依据

1.1 正名

1.1.1 汉文名：肉苁蓉（列当科植物肉苁蓉 Cistanche deserticola Y. C. Ma 的干燥带鳞叶的肉质茎）。

1.1.2 英文名：desertliving cistanche.

1.2 依据

1.2.1 定名的文献依据

(1)《神农本草经》卷一：“肉苁蓉　味甘，微温。主五劳七伤，补中，除茎中寒热痛，养五脏，强阴，益精气，多子，妇人癥瘕。久服，轻身。生山谷。”[1]

(2)《吴普本草·草木类》：“肉苁蓉　《御览》卷九百八十九　一名肉松蓉。神农、黄帝：咸。雷公：酸。李氏：小温。生河东山阴地。长三、四寸，藂生。或代郡、雁门。二月至八月采，阴干用之。”[2]

(3)《本草图经》卷第五：“肉苁蓉，生河西山谷及代郡雁门，今陕西州郡多有之，然不及西羌界中来者，肉厚而力紧。[3]

(4)《本草纲目》第十二卷：“肉苁蓉《本经·上品》　【释名】肉松容《吴普》、黑司命《吴普》。时珍曰：此物补而不峻，故有从容之号。从容，和缓之貌。”[4]

(5)《本草经解》卷一：“【肉苁蓉】气微温，味甘，无毒。主五劳七伤，补中，除茎中寒热痛，养五脏，强阴，益精气，多子，妇人癥瘕，久服轻身。”[5]

(6)《中华人民共和国药典》：“肉苁蓉 Herba Cistanches　本品为列当科植物肉苁蓉 Cistanche deserticola Y. C. Ma 的干燥带鳞叶的肉质茎。多于春季苗未出土或刚出土时采挖，除去花序，切段，晒干。”[6]

(7)《普通高等教育中医药类规划教材·中药学》：“肉苁蓉《本经》　为列当科一年生

寄生草本植物肉苁蓉 Cistanche deserticola Y. C. Ma 带鳞叶的肉质茎。主产内蒙古、甘肃、新疆、青海等地。多于春季苗未出土或刚出土时采挖，除去花序，干燥。切厚片生用或酒制用。"[7]

(8)《中药大辞典》:"肉苁蓉《本经》 【异名】肉松蓉《吴普本草》，纵蓉《本草经集注》，地精《石药尔雅》，金笋《现代实用中药》，大芸《青海药材》。【基原】为列当科植物肉苁蓉或苁蓉、迷肉苁蓉等的肉质茎。【原植物】①肉苁蓉 Cistanche salsa（C. A. Mey.）G. Beck ②苁蓉 Cistanche deserticola Y. C. Ma ③迷肉苁蓉 Cistanche ambigua (Bge.) G. Beck."[8]

(9)《中国中医药学主题词表》:"肉苁蓉 CISTANCHE DESERTICOLA 属列当科；属补肾药和补阳药 D 淡大芸；D 苁蓉。"[9]

(10)《中药材手册》[10]、《中医大辞典·中药分册》[11]、《全国中药炮制规范》[12]、《中药志》[13]、《全国中草药汇编》[14]、《中国药材学》[15]、《中国医学百科全书·中医学》[16]、《中华本草》[17]等现代中药著作多以"肉苁蓉"作为本药正名（参见"文献通考"）。

1.2.2 定名选择的理由

(1) 肉苁蓉 Herba cistanches，系列当科植物肉苁蓉 Cistanche deserticola Y. C. Ma 的干燥带鳞叶的肉质茎。本品始载于汉《神农本草经》，以"肉苁蓉"为正名，此后诸家本草著作大多沿用《神农本草经》之说，以"肉苁蓉"为正名载录本品，如三国·吴普《吴普本草》，宋·苏颂《本草图经》，明·李时珍《本草纲目》，清·叶桂《本草经解》等，并一直沿用至今。

(2) 我国最新出版的《中华人民共和国药典》、《普通高等教育中医药类规划教材·中药学》以及辞书类著作《中医大辞典·中药分册》、《中药大辞典》、《中国医学百科全书·中医学》等均以"肉苁蓉"作为本品正名。已经广泛应用于中医药学文献的标引和检索的《中国中医药学主题词表》也以"肉苁蓉"作为本品的正式主题词。现代本草著作如《中药材手册》、《全国中药炮制规范》、《中药志》、《全国中草药汇编》、《中国药材学》、《中华本草》等均以"肉苁蓉"作为本品的正名。

1.3 与正名等效的名词：无。

2 源流考释

肉苁蓉（列当科植物肉苁蓉 Cistanche deserticola Y. C. Ma 的干燥带鳞叶的肉质茎）始载于汉《神农本草经》，以"肉苁蓉"作为正名，如《神农本草经》卷一："肉苁蓉 味甘，微温。主五劳七伤，补中，除茎中寒热痛，养五脏，强阴，益精气，多子，妇人癥瘕。久服，轻身。生山谷。"[1]

其后的本草著作则多沿用此说，以"肉苁蓉"为正名，如三国·吴普《吴普本草》[2]，南北朝·陶弘景《本草经集注》[18]，唐·苏敬等《新修本草》[19]，宋·苏颂《本草图经》[3]、唐慎微《证类本草》[20]、寇宗奭《本草衍义》[21]，明·刘文泰《本草品汇精要》[22]、陈嘉谟《本草蒙筌》[23]、李时珍《本草纲目》[4]、卢之颐《本草乘雅半偈》[24]、李中梓《本草征要》[25]，清·张志聪《本草崇原》[26]、蒋居祉《本草择要纲目》[27]、陈士铎《本草新编》[28]、汪昂《本草易读》[29]及《本草备要》[30]、张璐《本经逢原》[31]、叶桂《本草经解》[5]、徐大椿《神农本草经百种录》[32]、吴仪洛《本草从新》[33]、严西亭等《得配本草》[34]、黄宫绣《本草求真》[35]、陈念祖《神农本草经读》[36]、姚澜《本草分经》[37]、杨时泰《本草述钩元》[38]、叶志诜《神农本草经赞》[39]、陈其瑞《本草撮要》[40]、张秉成《本草便读》[41]等，同时尚记载有“肉松蓉”、“黑司命”等异名。如《吴普本草》草木类：“肉苁蓉　《御览》卷九百八十九　一名肉松蓉。神农、黄帝：咸。雷公：酸。李氏：小温。生河东山阴地。长三、四寸，蘩生。或代郡、雁门。二月至八月采，阴干用之。”[2]《本草纲目》草部第十二卷：“肉苁蓉《本经·上品》　【释名】肉松容《吴普》、黑司命《吴普》。时珍曰：此物补而不峻，故有从容之号。从容，和缓之貌。”[4]

现代本草著作如《中华人民共和国药典》[6]、《普通高等教育中医药类规划教材·中药学》[7]、《中药大辞典》[8]、《中国中医药学主题词表》[9]、《中药材手册》[10]、《中医大辞典·中药分册》[11]、《全国中药炮制规范》[12]、《中药志》[13]、《全国中草药汇编》[14]、《中国药材学》[15]、《中国医学百科全书·中医学》[16]、《中华本草》[17]等均以“肉苁蓉”为正名，以“纵蓉”、“地精”、“马足”、“马芝”为异名。同时尚记载有“大芸”《中药材手册》[10]，“寸芸”、“苁蓉”《全国中草药汇编》[14]，“纵蓉”、“金笋”、“地精”《中药大辞典》[8]，“查干告亚”《中国药材学》[15]，“马足”、“马芝”《中华本草》[17]等名地俗称。还记载有本品原植物“肉苁蓉”的异名“苁蓉”、“大芸”《中药志》[13]等。

3　附录

3.1　又称：酒苁蓉（饮片规格名）。

3.2　俗称：大芸（青海），查干告亚（蒙语），寸芸，苁蓉，纵蓉，地精，金笋，马足，马芝。

3.3　曾称：肉松蓉、黑司命《吴普本草》。

3.4　原植物名称：肉苁蓉，苁蓉，大芸。

4　文献通考

《神农本草经》卷一：“肉苁蓉　味甘，微温。主五劳七伤，补中，除茎中寒热痛，养五脏，强阴，益精气，多子，妇人癥瘕。久服，轻身。生山谷。”[1]

《吴普本草·草木类》：“肉苁蓉　《御览》卷九百八十九　一名肉松蓉。神农、黄帝：咸。雷公：酸。李氏：小温。生河东山阴地。长三、四寸，蘩生。或代郡、雁门。二月至八月采，阴干用之。”[2]

《本草经集注·草木上品》：“肉苁蓉　味甘、酸、咸，微温，无毒。主治五劳七伤，补中，除茎中寒热痛，养五脏，强阴。益精气，多子，治妇人癥瘕，除膀胱邪气、腰痛，止痢。久服轻身。生河西山谷及代郡雁门。五月五日采，阴干。”[18]

《新修本草》卷第七：“肉苁蓉　味甘、酸、咸，微温，无毒。主五劳七伤，补中，除茎中寒热痛，养五脏，强阴，益精气，多子，疗妇人癥瘕，除膀胱邪气、腰痛，止痢。久服轻身。”[19]

《本草图经》卷第五：“肉苁蓉，生河西山谷及代郡雁门，今陕西州郡多有之，然不及西羌界中来者，肉厚而力紧。”[3]

《证类本草》卷第七：“肉苁蓉　味甘、酸、咸，微温，无毒。主五劳七伤，补中。

除茎中寒热痛，养五脏，强阴，益精气，多子，妇人癥瘕，除膀胱邪气，腰痛，止痢。久服轻身。生河西山谷及代郡雁门。五月五日采，阴干。”[20]

《本草衍义》卷八：“肉苁蓉　《图经》以谓“皮如松，子有鳞”。子字当为壳，于义为允。又曰：“以酒净洗，去黑汁作羹”。黑汁既去，气味皆尽。然嫩者方可作羹，老者苦。入药，少则不效。”[21]

《本草品汇精要》卷之八：“肉苁蓉　无毒草苁蓉附　丛生　肉苁蓉（出神农本经）主五劳七伤，补中，除茎中寒热痛，养五脏，强阴，益精气，多子，妇人癥瘕，久服轻身（以上朱字神农本经）除膀胱邪气，腰痛，止痢（以上黑字名医所录）。【名】肉松蓉。……又有一种草苁蓉极相类，但根茎圆紫色，北来人多取刮去花，压令匾以代肉者，功力殊劣耳。又下品有列当条云生山即是。”[22]

《本草蒙筌》卷之一：“肉苁蓉　味甘、酸、咸，气微温。无毒。陕西州郡俱有，马沥落地所生。端午采干，用先酒浸。刷去身外浮甲，劈除心内膜筋。或酥炙酒蒸，仍碎掐入剂。忌轻铁器，切勿犯之。治男子绝阳不兴，泄精尿血遗沥；疗女人绝阴不产，血崩带下阴疼。助相火补益劳伤，暖腰膝坚强筋骨。”[23]

《本草纲目》第十二卷：“肉苁蓉《本经·上品》　【释名】肉松容《吴普》、黑司命《吴普》。时珍曰：此物补而不峻，故有从容之号。从容，和缓之貌。”[4]

《本草乘雅半偈·第二帙》：“肉苁蓉《本经·上品》　宛如生物，当与肉芝同一种类。【气味】甘，微温，无毒。【主治】主五劳七伤，茎中寒热痛，养五脏，强阴，益精气，多子，妇人癥瘕。久服轻身。”[24]

《本草征要》第三卷：“肉苁蓉　味甘、咸，性温，无毒。入肾经。酒洗，去甲。益精壮阳事，补伤润大肠。男子血沥遗精，女子阴疼带下。滋肾补精之首药，亦温润之首药。但须大至斤许，不腐者佳，温而下热，润而不燥，补而不骤，故有苁容之名。别名黑司命，亦多其功力之意云。巫蓉性滑，泄泻及阳易举，而精不固者忌之。”[25]

《本草崇原·本经上品》：“肉苁蓉　气味甘，微温，无毒。主五劳七伤，补中，除茎中寒热痛，养五脏，强阴，益精气，多子，妇人癥瘕。久服轻身。”[26]

《本草择要纲目·热性药品》：“肉苁蓉　【气味】干微温无毒。（酒浸一宿，刷去砂土浮甲，劈破中心，去白膜一重如竹丝草样，复以甑蒸之，从午至酉，又用酥炙得所，方可入丸。）命门相火不足者，以此补之，乃肾经血分药也。”[27]

《本草新编》卷之二（商集）：“肉苁蓉，味甘温而咸、酸，无毒。入肾。最善兴阳，止崩漏。久用令男女有子，暖腰膝。但专补肾中之水火，余无他用。”[28]

《本草易读》卷三：“肉苁蓉十六　酒洗去咸蒸晒用。草苁蓉功同而劣。甘，酸，咸，微温。足少阴药也。强益精髓，润滋脏腑。男子痿阴，妇女绝阴，腰膝冷痛皆疗，崩带遗精悉医。最滑大肠。便结者宜之。”[29]

《本草备要·草部》：“肉苁蓉　补肾命，滑肠。甘酸咸温，入肾经血分。补命门相火，滋润五脏，益髓强筋。治五劳七伤，绝阳不兴，绝阴不产，腰膝冷痛，崩带遗精，峻补精血（时珍曰：补而不峻，故有苁蓉之号）。”[30]

《本经逢原》卷一：“肉苁蓉　甘咸微温，无毒。酒洗去甲及腐，切片焙用。《本经》主五劳七伤，补中，除茎中寒热痛，养五脏，强阴益精气，多子，妇人癥瘕。”[31]

《本草经解》卷一：“【肉苁蓉】气微温，味甘，无毒。主五劳七伤，补中，除茎中寒热痛，养五脏，强阴，益精气，多子，妇人癥瘕，久服轻身。”[5]

《神农本草经百种录·上品》：“肉苁蓉　陶隐居云：是马精落地所生，后有此种则蔓延者也。味甘，微温。主五劳七伤，补中，补诸精虚之证。”[32]

《本草从新》卷一：“肉苁蓉　补肾命门、滑肠。甘酸咸温。入肾经血分，补命门相火，滋润五脏，益髓强筋。治五劳七伤，绝阳不兴，绝阴不产，腰膝冷痛，峻补精血。”[33]

《得配本草》卷二：“肉苁蓉　忌铜、铁。味咸，性温。入命门，兼入足少阴经血分。壮阳强阴。除茎中虚痛，腰膝寒疼，阴冷不孕。”[34]

《本草求真》卷一：“肉苁蓉（山草）滋肾润燥　肉苁蓉（专入肾，兼入大肠）甘酸咸温，体润色黑。诸书既言峻补精血，又言力能兴阳助火。”[35]

《神农本草经读》卷之一：“肉苁蓉　气味甘、微温，无毒。主五劳七伤，补中，除茎中寒热痛，养五脏，强阴，益精气，多子，妇人癥瘕。久服轻身。”[36]

《本草分经·原例（次序略经更定）》：“肉苁蓉　甘酸咸温，入肾经血分，补命门相火，润五脏益精血滑肠，功用与琐阳相仿，草苁蓉力稍劣。”[37]

《本草述钩元》卷七：“肉苁蓉　之颐云：柔红美满，膏释脂凝，肉之体也。濒湖言其性补而不峻，故有从容之名。”[38]

《神农本草经赞》卷一：“肉苁蓉　味甘微温。主五劳七伤，补中，除茎中寒热痛，养五脏，强阴，益精气，多子，妇人癥瘕，久服轻身。生山谷。”[39]

《本草撮要》卷一：“【肉苁蓉】　味淡，入足少阴经，功专补肾阴，菟丝补肾之阳，同用则生精补阳。”[40]

《本草便读·草部》：“肉苁蓉　壮阳滋肾，甘咸少带微酸。补命通幽，温润且犹兼黑。”[41]

《中药志》：“肉苁蓉　本品为少常用中药。商品主为列当科植物肉苁蓉带鳞叶的干燥肉质茎。……【原植物】肉苁蓉　别名：苁蓉、大芸。Cistanche deserticola Y. C. Ma——列当科 Orobanchaceae.”[13]

《中药材手册》：“肉苁蓉［纲目列入草部山草类］　本品为列当科植物肉苁蓉 Cistanche deserticola Y. C. Ma 的干燥带鳞片的肉质茎。原植物系多年生寄生草本，多野生于沙漠地带。商品中因加工不同，有甜大芸及盐大芸二种。［别名］大芸。”[10]

《全国中草药汇编》：“别名：大芸，寸芸，苁蓉。【来源】为列当科鳔苁蓉属植物肉苁蓉 Cistanche deserticola Y. C. Ma 的全草。”[14]

《中药大辞典》：“肉苁蓉《本经》　【异名】肉松蓉《吴普本草》，纵蓉《本草经集注》，地精《石药尔雅》，金笋《现代实用中药》，大芸《青海药材》。【基原】为列当科植物肉苁蓉或苁蓉、迷肉苁蓉等的肉质茎。【原植物】①肉苁蓉 Cistanche salsa (C. A. Mey.) G. Beck ②苁蓉 Cistanche deserticola Y. C. Ma ③迷肉苁蓉 Cistanche ambigua (Bge.) G. Beck.”[8]

《中医大辞典·中药分册》：“肉苁蓉　出《神农本草经》。又名地精、大芸、金笋、寸芸。为列当科植物肉苁蓉 Cistanche deserticola Y. C. Ma 的带鳞片的肉质茎。”[11]

《中国医学百科全书·中医学》：“肉苁蓉　始载于《神农本草经》。又名苁蓉、大芸。为列当科植物肉苁蓉 Cistanche deserticola Y. C. Ma 等带鳞片的肉质茎。多于春季苗未出土或刚出土时采挖，除去花序，切段，晒干。”[16]

《全国中药炮制规范》：“肉苁蓉　［处方用名］肉苁蓉、酒苁蓉。【来源】本品为列当科植物肉苁蓉 Cistanche deserticola Y. C. Ma 的干燥带鳞片的肉质茎。多系野生。主产于内蒙古、甘肃、新疆等地。春、秋二季采挖，春季采收后置沙土地上晒干者，称‘甜大芸’。药材以肉质、条粗长、肥大、棕褐色、柔嫩滋润者为佳。”[12]

《中国药材学》：“肉苁蓉　［别名］大芸，寸芸，苁蓉，查干告亚（蒙语）。【来源】本品为列当科植物肉苁蓉 Cistanche deserticola Y. C. Ma 带鳞叶的肉质茎。”[15]

《中国中医药学主题词表》：“肉苁蓉 CISTANCHE DESERTICOLA　属列当科；属补肾药和补阳药　D 淡大芸；D 苁蓉。”[9]

《普通高等教育中医药类规划教材·中药学》：“肉苁蓉《本经》　为列当科一年生寄生草本植物肉苁蓉 Cistanche deserticola Y. C. Ma 带鳞叶的肉质茎。主产内蒙古、甘肃、新疆、青海等地。多于春季苗未出土或刚出土时采挖，除去花序，干燥。切厚片生用或酒制用。”[7]

《中华本草》：“肉苁蓉《本经》　【异名】肉松蓉、黑司令《吴普本草》，纵蓉《本草经集注》，地精《石药尔雅》，马足、马芝《宝庆本草折衷》，苁蓉、大芸《中药志》，寸芸《全国中草药汇编》。……【来源】为列当科植物肉苁蓉的肉质茎。【原植物】肉苁蓉 Cistanche deserticola Y. C. Ma.”[17]

《中华人民共和国药典》：“肉苁蓉 Herba cistanches　本品为列当科植物肉苁蓉 Cistanche deserticola Y. C. Ma 的干燥带鳞叶的肉质茎。多于春季苗未出土或刚出土时采挖，除去花序，切段，晒干。”[6]

5　参考文献

1　汉·神农本草经. 清顾观光重辑本. 北京：人民卫生出版社，1955，37

2　三国·吴普. 吴普本草. 北京：人民卫生出版社，1987，25

3　宋·苏颂. 本草图经. 合肥：安徽科学技术出版社，1994，118

4　明·李时珍. 本草纲目. 北京：人民卫生出版社，1982，727

5　清·叶桂. 本草经解. 上海：上海科技出版社，1958，10

6　国家药典委员会编. 中华人民共和国药典. 一部. 北京：化学工业出版社，2000，103

7　雷载权主编. 普通高等教育中医药类规划教材·中药学. 上海：上海科学技术出版社，1995，292

8　江苏新医学院编. 中药大辞典. 上海：上海科学技术出版社，1977，896

9　吴兰成主编. 中国中医药学主题词表. 北京：中医古籍出版社，1996，312

10　中华人民共和国卫生部药政管理局主编. 中药材手册. 北京：人民卫生出版社，1998，430

11　《中医大辞典》编辑委员会编. 中医大辞典·中药分册. 北京：人民卫生出版社，1982，140

12　中华人民共和国卫生部药政管理局编. 全国中药炮制规范. 北京：人民卫生出版社，1988，220

13　中国医学科学院药物研究所等编. 中药志. 第三册. 北京：人民卫生出版社，1993，347

14　《全国中草药汇编》编写组编. 全国中草药汇编. 上册. 北京：人民卫生出版社，1996. 365

15　徐国钧等主编. 中国药材学. 北京：中国医药科技出版社，1996，1575

16　《中医学》编辑委员会. 中国医学百科全书·中医学. 上海：上海科学技术出版社，1997，1246

17　国家中医药管理局《中华本草》编委会. 中华本草. 第七册. 上海：上海科学技术出版社，1999，509

18　南北朝·陶弘景. 本草经集注. 北京：人民卫生出版社，1994，239

19　唐·苏敬等撰. 新修本草. 合肥：安徽科学技术出版社，1981，177
20　宋·唐慎微. 证类本草. 北京：人民卫生出版社，1957，178
21　宋·寇宗奭. 本草衍义. 上海：商务印书馆，1937，49
22　明·刘文泰. 本草品汇精要. 北京：人民卫生出版社，1982，267
23　明·陈嘉谟. 本草蒙筌. 北京：人民卫生出版社，1988，53
24　明·卢之颐. 本草乘雅半偈. 北京：人民卫生出版社，1986，86
25　明·李中梓. 本草征要. 见：李中梓医学全书. 北京：中国中医药出版社，1999，129
26　清·张志聪. 本草崇原. 北京：中国中医药出版社，1992，17
27　清·蒋居祉. 本草择要纲目. 见：珍本医书集成. 本草类. 上海：上海科学技术出版社，1985，46
28　清·陈士铎. 本草新编. 北京：中国中医药出版社，1996，78
29　清·汪昂. 本草易读. 北京：人民卫生出版社，1997，129
30　清·汪昂. 本草备要. 北京：中国中医药出版社，1998，100
31　清·张璐. 本经逢原. 上海：上海科学技术出版社，1959，34
32　清·徐大椿. 神农本草经百种录. 见：景印文渊阁四库全书（785）. 北京：中医古籍出版社，1986，567
33　清·吴仪洛. 本草从新. 北京：中医古籍出版社，2001，17
34　清·严西亭. 得配本草. 上海：上海卫生出版社，1957，9
35　清·黄宫绣. 本草求真. 上海：上海科学技术出版社，1959，45
36　清·陈念祖. 神农本草经读. 北京：人民卫生出版，1959，4
37　清·姚澜. 本草分经. 上海：上海科技出版社，1989，142
38　清·杨时泰.《本草述钩元》. 上海：科技卫生出版社，1958，103
39　清·叶志诜. 神农本草经赞. 见：珍本医书集成. 本草类. 上海：上海科学技术出版社，1985，25
40　清·陈其瑞. 本草撮要. 见：珍本医书集成（二）. 上海：上海科技出版社，1985，22
41　清·张秉成. 本草便读. 上海：上海卫生出版社，1957，12

162　肉豆蔻
Roudoukou
Semen Myristicae

1　定名依据

1.1　正名

1.1.1　汉文名：肉豆蔻（肉豆蔻科植物肉豆蔻 Myristica fragrans Houtt. 的干燥种仁）。

1.1.2　英文名：nutmeg.

1.2　依据

1.2.1　定名的文献依据

(1)《证类本草》卷第九："肉豆蔻　味辛，温，无毒。主鬼气，温中治积冷，心腹胀痛，霍乱中恶，冷疰，呕沫冷气，消食止泄，小儿乳霍。其形圆小，皮紫紧薄，中肉辛辣。生胡国，胡名迦拘勒。（今附）臣禹锡等谨按，《药性论》云：肉豆蔻，君，味苦辛，能主小儿吐逆，不下乳，腹痛。治宿食不消，痰饮。"[1]

(2)《海药本草》卷第二："肉豆蔻　谨按《广志》云：生秦国及昆仑。味辛，温，无毒。主心腹虫痛，脾胃虚冷气，并冷热虚泄，赤白痢等。凡痢以白粥饮服，佳。霍乱气并以生姜汤服，良。"[2]

(3)《本草蒙筌》卷之二："肉豆蔻　味苦、辛，气温。无毒。胡国多生，岭南亦产。一名肉果，形类弹丸。油色肥实佳，面包煨熟用。所入经络，惟手阳明。疗心腹胀疼，卒成霍乱者可止；理脾胃虚冷，不消宿食者能温。男妇伤暑血痢有功，小儿伤乳吐泻立效。痢疾助之白粥饮，吐泻佐以生姜汤。"[3]

(4)《太平惠民和剂局方》卷之三："肉豆蔻丸　治气泻，疗脾胃气虚弱，饮食减少。诃黎勒皮、龙骨、木香（各三分），丁香（三两），肉豆蔻仁、缩砂仁（各一两），赤石脂、白矾灰（各半两，枯），上件药捣，罗为末，粟米饮和搜，丸如梧桐子大。每服二十丸，米饮下，不计时候。"[4]

(5)《增广太平和剂图经本草药性总论·草部中品之下》："肉豆蔻　味辛，温，无毒。主鬼气，温中，治冷心腹胀痛，霍乱中恶，冷疰，呕沫，冷气，消食止泄，小儿乳霍。"[5]

(6)《中华人民共和国药典》："肉豆蔻 Semen myristicae　本品为肉豆蔻科植物肉豆蔻 Myristica fragrans Houtt. 的干燥种仁。"[6]

(7)《普通高等教育中医药类规划教材·中药学》："肉豆蔻《药性论》　为肉豆蔻科高大乔木植物植物肉豆蔻 Myristica fragrans Houtt. 的成熟种仁。主产于马来西亚、印度尼西亚；我国广东、广西云南亦有栽培。冬春两季果实成熟时采收。除去皮壳后干燥。煨制去油用。"[7]

(8)《中国中医药学主题词表》："肉豆蔻 MYRISTICA ERAGRANS　属肉豆蔻；属祛寒药、固涩药（中药）和理气药　D 肉果；D 玉果。"[8]

(9)《中药材手册》[9]、《中药大辞典》[10]、《中医大辞典·中药分册》[11]、《全国中药炮制规范》[12]、《中药志》[13]、《全国中草药汇编》[14]、《中国药材学》[15]、《中国医学百科全书·中医学》[16]、《中华本草》[17]等现代中药著作多以"肉豆蔻"作为本药正名（参见"文献通考"）。

1.2.2　定名选择的理由

(1) 肉豆蔻 Semen myristicae，系肉豆蔻科植物肉豆蔻 Myristica fragrans Houtt. 的干燥种仁。本品始载于唐初《药性论》，以"肉豆蔻"为正名，此后多家本草著作、炮制、药性著作以及方书类著作均以"肉豆蔻"为正名载录本品或组方运用，如唐·李珣《海药本草》，宋·唐慎微《证类本草》、佚名《增广太平和剂图经本草药性总论》、太平惠民和剂局《太平惠民和剂局方》，明·陈嘉谟《本草蒙筌》等，并一直沿用至今。

(2) 我国最新出版的《中华人民共和国药典》、《普通高等教育中医药类规划教材·中药学》以及辞书类著作《中医大辞典·中药分册》、《中药大辞典》、《中国医学百科全书·中医学》等均以"肉豆蔻"作为本药正名。已经广泛应用于中医药学文献的标引和检索的《中国中医药学主题词表》也以"肉豆蔻"作为本药的正式主题词。现代本草著作如《全国中草药汇编》、《中药志》、《中华本草》、《中国药材学》、《中药材手册》、《全国中药炮制规范》等均以"肉豆蔻"作为本药的正名。

1.3　与正名等效的名词：无。

2 源流考释

肉豆蔻（肉豆蔻科植物肉豆蔻 Myristica fragrans Houtt. 的干燥种仁）始载于唐初《药性论》，以“肉豆蔻”作为正名记载。如《证类本草》卷第九引《药性论》云：“臣禹锡等谨按，《药性论》云：肉豆蔻，君，味苦辛，能主小儿吐逆，不下乳，腹痛。治宿食不消，痰饮。”[1] 唐·李珣《海药本草》也以“肉豆蔻”为正名记载，如《海药本草》卷第二：“肉豆蔻　谨按《广志》云：生秦国及昆仑。味辛，温，无毒。主心腹虫痛，脾胃虚冷气，并冷热虚泄，赤白痢等。凡痢以白粥饮服，佳。霍乱气并以生姜汤服，良。”[2]

其后的本草著作均以“肉豆蔻”为正名记载本品，如宋·苏颂《本草图经》[18]、唐慎微《证类本草》[1]、寇宗奭《本草衍义》[19]，元·王好古《汤液本草》[20]，刘文泰《本草品汇精要》[21]、陈嘉谟《本草蒙筌》[3]、李时珍《本草纲目》[22]、卢之颐《本草乘雅半偈》[23]、李中梓《本草征要》[24]，清·蒋居祉《本草择要纲目》[25]、陈士铎《本草新编》[26]、汪昂《本草易读》[27]及《本草备要》[28]、张璐《本经逢原》[29]、叶桂《本草经解》[30]、吴仪洛《本草从新》[31]、严西亭等《得配本草》[32]、黄宫绣《本草求真》[33]、陈念祖《神农本草经读》[34]、杨时泰《本草述钩元》[35]、凌奂《本草害利》[36]、陈其瑞《本草撮要》[37]、张秉成《本草便读》[38]等。同时记载有“迦拘勒”、“豆蔻”、“肉果”、“脾家瑞气”等异名，如《证类本草》卷第九引《开宝本草》云：“肉豆蔻　味辛，温，无毒。主鬼气，温中治积冷，心腹胀痛，霍乱中恶，冷疰，呕沫冷气，消食止泄，小儿乳霍。其形圆小，皮紫紧薄，中肉辛辣。生胡国，胡名迦拘勒。（今附）。”[1]《本草图经》引《续传信方》云：“治脾泄气痢等，以豆蔻二颗，米醋调面裹之，置灰火中煨令黄焦，和面碾末，更以炒了　子末一两，相和，又焦炒陈廪米为末，每用二钱匕煎作饮，调前二物三钱匕，旦暮各一，便瘥。”[18]《本草蒙筌》卷之二：“肉豆蔻　味苦、辛，气温。无毒。胡国多生，岭南亦产。一名肉果，形类弹丸。”[3]《本草乘雅半偈·第十帙》：“肉豆蔻（宋《开宝》）　事物异名云一名迦拘勒，一名脾家瑞气。”[23]

而炮制、药性著作以及方书类著作也均以“肉豆蔻”为正名记述本品或组方运用，如宋·太平惠民和剂局《太平惠民和剂局方》[4]、佚名《增广太平和剂图经本草药性总论》[5]、明·李中梓《雷公炮制药性解》[39]、稻宣义《炮炙全书》[40]、沈金鳌《要药分剂》[41]等。如《炮炙全书》卷第一：“肉豆蔻　苦、辛，温。形类弹丸，油色肥实者佳。”[41]《太平惠民和剂局方》卷之三：“肉豆蔻丸　治气泻，疗脾胃气虚弱，饮食减少。诃黎勒皮、龙骨、木香（各三分），丁香（三两），肉豆蔻仁、缩砂仁（各一两），赤石脂、白矾灰（各半两，枯），上件药捣，罗为末，粟米饮和搜，丸如梧桐子大。每服二十丸，米饮下，不计时候。”[4]

现代本草著作如《中华人民共和国药典》[6]、《普通高等教育中医药类规划教材·中药学》[7]、《中国中医药学主题词表》[8]、《中药材手册》[9]、《中药大辞典》[10]、《中医大辞典·中药分册》[11]、《全国中药炮制规范》[12]、《中药志》[13]、《全国中草药汇编》[14]、《中国药材学》[15]、《中国医学百科全书·中医学》[16]、《中华本草》[17]等均以“肉豆蔻”为正名，同时尚记载有“玉果”、“顶头肉”《全国中草药汇编》[14]，“扎地（藏语）”，“麻失（傣语）”《中华本草》[17]等各地俗称。

3 附录

3.1 又称：煨肉豆蔻（饮片规格名）。
3.2 俗称：玉果，顶头肉，扎地（藏语），麻失（傣语）。
3.3 曾称：迦拘勒《开宝本草》，豆蔻《续传信方》，肉果《本草蒙筌》，脾家瑞气《本草乘雅半偈》。
3.4 原植物俗称、曾称：无。

4 文献通考

《海药本草》卷第二："肉豆蔻 谨按《广志》云：生秦国及昆仑。味辛，温，无毒。主心腹虫痛，脾胃虚冷气，并冷热虚泄，赤白痢等。凡痢以白粥饮服，佳。霍乱气并以生姜汤服，良。"[2]

《本草图经·下卷第七》："肉豆蔻 肉豆蔻，出胡国，今惟岭南人家种之。春生苗，花实似豆蔻而圆小，皮紫紧薄，中肉辛辣，六月、七月采。《续传信方》：治脾泄气痢等，以豆蔻二颗，米醋调面裹之，置灰火中煨令黄焦，和面碾末，更以炒了 子末一两，相和，又焦炒陈廪米为末，每用二钱匕煎作饮，调前二物三钱匕，旦暮各一，便瘥。"[18]

《证类本草》卷第九："肉豆蔻 味辛，温，无毒。主鬼气，温中治积冷，心腹胀痛，霍乱中恶，冷疰，呕沫冷气，消食止泄，小儿乳霍。其形圆小，皮紫紧薄，中肉辛辣。生胡国，胡名迦拘勒。（今附）臣禹锡等谨按药性论云：肉豆蔻，君，味苦辛，能主小儿吐逆，不下乳，腹痛。治宿食不消，痰饮。"[1]

《太平惠民和剂局方》卷之三："肉豆蔻丸 治气泻，疗脾胃气虚弱，饮食减少。诃黎勒皮、龙骨、木香（各三分），丁香（三两），肉豆蔻仁、缩砂仁（各一两），赤石脂、白矾灰（各半两，枯），上件药捣，罗为末，粟米饮和搜，丸如梧桐子大。每服二十丸，米饮下，不计时候。"[4]

《本草衍义》卷十："肉豆蔻 对草豆蔻言之。去壳，只用肉，肉油色者佳。枯白，味薄，瘦虚者下等。亦善下气，多服则泄气，得中则和来其气。"[19]

《增广太平和剂图经本草药性总论·草部中品之下》："肉豆蔻 味辛，温，无毒。主鬼气，温中，治冷心腹胀痛，霍乱中恶，冷疰，呕沫，冷气，消食止泄，小儿乳霍。《药性论》云：君。味苦辛。能主小儿吐逆不乳，腹痛，治宿食不消，痰饮。日华子云：调中下气，止泻痢，开胃消食，皮外络，下气，解酒毒，治霍乱。"[5]

《汤液本草》卷之四："肉豆蔻 气温，味辛。无毒。入手阳明经。《本草》云：主鬼气，温中，治积冷心腹胀痛，霍乱，中恶冷疰，呕沫，冷气，消食止泄，小儿伤乳霍乱。"[20]

《本草品汇精要》卷之十二："肉豆蔻 无毒 丛生 肉豆蔻主鬼气，温中，治积冷心腹胀痛，霍乱，中恶冷疰，呕沫，冷气，消食止泄，小儿乳霍（名医所录）。【名】迦拘勒。"[21]

《本草蒙筌》卷之二："肉豆蔻 味苦、辛，气温。无毒。胡国多生，岭南亦产。一名肉果，形类弹丸。油色肥实佳，面包煨熟用。所入经络，惟手阳明。疗心腹胀疼，卒成霍乱者可止；理脾胃虚冷，不消宿食者能温。男妇伤暑血痢有功，小儿伤乳吐泻立效。痢疾助之白粥饮，吐泻佐以生姜汤。”[3]

《本草纲目》第十四卷：“肉豆蔻（宋《开宝》）　【释名】肉果《纲目》、迦拘勒。宗奭曰：肉豆蔻对草豆蔻为名，去壳只用肉。肉油色者佳，枯白瘦虚者劣。时珍曰：花实皆似豆蔻而无核，故名。【集解】藏器曰：肉豆蔻生胡国，胡名迦拘勒。大舶来即有，中国无之。其形圆小，皮紫紧薄，中肉辛辣。珣曰：生昆仑，及大秦国。颂曰：今岭南人家亦种之。春生苗，夏抽茎开花，结实似豆蔻，六月、七月采。”[22]

《雷公炮制药性解》卷三：“肉豆蔻　味苦辛。性温无毒，入肺胃二经。疗心腹胀痛，卒成霍乱，脾胃寒弱，宿食不消，虚冷泻痢，小儿伤乳吐泻，尤为要药。糯米粉裹煨，忌见铁器。按：肉豆蔻即肉果，辛温之性。宜入脾胃，有未去之积者，不可先用。雷公云：凡使须以糯米作粉，使热汤搜裹豆蔻于糖灰中炮，待米团子焦黄熟，然后出去米，其中有子取用，勿令犯铁。”[39]

《本草乘雅半偈·第十帙》：“肉豆蔻（宋《开宝》）　事物异名云一名迦拘勒，一名脾家瑞气。【气味】辛温，无毒。【主治】主温中，消食，止泄，治积冷，心腹胀痛，霍乱，中恶，鬼气，冷疰，呕沫，冷气，小儿乳霍。【核】曰：肉豆蔻，即肉果。生胡国，胡名迦拘勒。中国无有之，令岭南人得种种莳矣。春生苗，夏抽茎，开花结实，都似草豆蔻，皮肉之颗则不同。其颗外有皱纹，内有斑缬纹，宛似槟榔，紫白相间也。修事，用糯米粉，熟汤和搜，裹包其实，糠灰火中煨熟；去粉用，勿犯铁器。”[23]

《本草征要》第三卷：“肉豆蔻　味辛，性温，入胃、大肠二经。面裹，煨透，去油，忌铁。温中消食，止泻止痢，心疼腹痛，辟秽杀虫。日华称其下气，以脾得补而善运，气自下也。非若陈皮、香附之泄气耳。肉果性温，病人有火，泻痢初起，皆不宜服。”[24]

《本草择要纲目·热性药品》：“肉豆蔻　【气味】辛温无毒。入手足阳明经。（采得，须以糯米粉和包裹，投灰火煨熟用。）【主治】宿食痰饮，积冷胸腹胀痛，霍乱呕逆，性属金而能上，可温中以补脾，又称其能下气者，以脾得补而善运化，气自下也。”[25]

《本草新编》卷之三（角集）：“肉豆蔻，味苦、辛，气温，无毒。一名肉果。入心、脾、大肠经。疗心腹胀疼，止霍乱，理脾胃虚寒，能消宿食，专温补心包之火，故又入膻中与胃经也。”[26]

《炮炙全书》卷第一：“肉豆蔻　苦、辛，温。形类弹丸，油色肥实者佳。以糯米粉裹于　火中煨熟，去粉用，勿犯铁器。”[40]

《本草易读》卷四：“肉豆蔻六十二　煨熟，去粉用。忌铁。辛，温，无毒。入手足阳明经。温中消食，下气止泻，开胃醒酒，暖脾固肠。利老人之虚泻，驻小儿之乳霍。疗心腹之胀痛，兼疗虫痛，调赤白之下痢，兼调气痢。霍乱中恶之疾，痰饮吐沫之疴。”[27]

《本草备要·草部》：“肉豆蔻　一名肉果。燥脾，涩肠。辛温气香。理脾暖胃，下气调中，逐冷祛痰，消食解酒。治积冷心腹胀痛（挟痰、挟食者并宜之），中恶吐沫，小儿吐逆，乳食不下。又能涩大肠，止虚泻冷痢（初起忌用）。出岭南。似草蔻，外有皱纹，内有斑纹。糯米粉裹，煨熟用。忌铁。”[28]

《本经逢原》卷二：“肉豆蔻　俗名肉果。辛温，无毒。糯米粉裹，煨熟用，勿犯铁。发明：肉豆蔻辛香，入手足阳明，温中补脾，宽膨胀，固大肠，为小儿伤乳、吐逆、泄泻之要药。二神丸合补骨脂，治肾泻，盖取补脾以治肾邪也。按脾土性喜芳香，故肉果与脾胃最为相宜。以其能下气者，脾胃得补则健运。非若厚朴、枳实之峻削也。热郁暴注禁用，以其辛温性滞也。”[29]

《本草经解》卷一：“【肉豆蔻】 气温，味辛，无毒。主温中，消食止泄，治积冷心腹胀痛，霍乱，中恶鬼气冷疰，呕沫冷气，小儿乳霍（面包煨）。”[30]

《本草从新》卷二：“肉豆蔻 一名肉果。温中涩肠。辛温气香，理脾暖胃，下气调中。”[31]

《得配本草》卷二：“肉豆蔻 一名肉果。辛，温。入手足阳明经。理脾暖胃，温中下气。化痰饮，消宿食，解酒毒，辟恶气。治积冷除心腹胀痛，涩大肠止泻痢滑泄，及小儿胃寒，伤乳吐泻。”[32]

《要药分剂》卷十：“肉豆蔻 一名肉果。味辛，性温，无毒。禀火土金之气以生，升也，阳也。【主治】主积冷心腹胀满，霍乱，中恶，吐沫冷气，小儿乳霍。”[41]

《本草求真》卷二：“肉豆蔻 （芳草）燥脾温胃涩肠。肉豆蔻（专入脾胃。兼入大肠），辛温气香，兼苦而涩。功专燥脾温胃涩肠，（时珍曰：土爱暖而喜芳香，故肉豆蔻之辛温，理脾胃而治吐利。）行滞治膨消胀。”[33]

《神农本草经读·本草附录》：“肉豆蔻 气味辛、温，无毒。主温中，消食止泄，治精冷，心腹胀痛，霍乱中恶，鬼气冷疰，呕沫冷气，小儿乳霍。《开宝》”[34]

《本草述钩元》卷八：“肉豆蔻 一名肉果。花实皆似草豆蔻而无核。故名。然虽似草蔻。而皮肉之颗。实不同类。外有皱纹。内有斑缬纹如槟榔。最易生蛀。惟烘干密封。则稍可留。”[35]

《本草害利·脾部药队》：“肉豆蔻 【害】香燥偏阳，大肠素有火热，及中暑热泄暴注，肠风下血，胃火齿痛，及温热积滞方盛，泻利初起，皆不宜服，多服则泄气。【利】辛温，入肺、脾、胃、大肠四经。功专温中，亦能下气，脾得补而善运，气自下也。又能涩大肠，止虚泻冷痢。【修治】六七月采，出岭南，似草蔻，外有绉纹，内有斑纹，糯米粉裹，或面煨熟，须去油净，忌铁。”[36]

《本草撮要》卷一：“【肉豆蔻】 味辛温，入手足阳明经，功专暖脾胃，固大肠。得木香、附子治久泻不止，煨用，一名肉果。”[37]

《本草便读·草部》：“肉豆蔻 味属苦辛。温中散逆，质原香燥，入胃除邪，逐冷滞以下气行痰，脾家所喜，治虚寒而厚肠止泻。”[38]

《中药志》：“肉豆蔻 本品为少常用中药。商品为肉豆蔻科植物肉豆蔻的干燥种仁。……【原植物】肉豆蔻 Myristica fragrans Houtt. ——肉豆蔻科 Myristicaceae.”[13]

《中药材手册》：“肉豆蔻［纲目列入草部芳草类］ 本品为肉豆蔻科植物肉豆蔻 Myristica fragrans Houtt. 除去假种皮及种皮的种仁。原植物系常绿乔木，均为栽培。”[9]

《全国中草药汇编》：“肉豆蔻 ［别名］肉果、玉果、顶头肉。【来源】为肉豆蔻科肉豆蔻属植物肉豆蔻 Myristica fragrans Houtt.，以种仁入药。”[14]

《中药大辞典》：“肉豆蔻《药性论》 【异名】迦拘勒《本草拾遗》，豆蔻《续传信方》，肉果《纲目》。【基原】为肉豆蔻科植物肉豆蔻的种子。【原植物】肉豆蔻 Myristica fragrans Houtt.。”[10]

《中医大辞典·中药分册》：“肉豆蔻 出《药性论》。又名肉果、玉果。为肉豆蔻科植物肉豆蔻 Myristica fragrans Houtt. 的种仁。”[11]

《中国医学百科全书·中医学》：“肉豆蔻 始载于《药性论》。又名肉果、玉果。为肉豆蔻科植物肉豆蔻 Myristica fragrans Houtt. 的种仁。冬、春两季采收成熟果实，纵剖肉质果皮，剥去红色网状假种皮（肉豆蔻衣），再敲去壳状种皮，取出种仁，用石灰乳浸泡1日，取出后用微火焙干。”[16]

《全国中药炮制规范》：“肉豆蔻 ［处方用名］肉豆蔻、煨肉豆蔻。【来源】本品为肉豆蔻科植物肉豆蔻 Myristica fragrans Houtt. 的干燥种仁。均系栽培。主产于马来西亚、印度尼西亚等地。药材以个大、体重、坚实、油足、香气浓者为佳。”[12]

《中国药材学》：“肉豆蔻 ［别名］肉果，玉果。【来源】本品为肉豆蔻科植物肉豆蔻 Myristica fragrans Houtt. 的种仁。”[15]

《中国中医药学主题词表》：“肉豆蔻 MYRISTICA ERAGRANS 属肉豆蔻；属祛寒药、固涩药（中药）和理气药 D 肉果；D 玉果。”[8]

《普通高等教育中医药类规划教材·中药学》：“肉豆蔻《药性论》 为肉豆蔻科高大乔木植物植物肉豆蔻 Myristica fragrans Houtt. 的成熟种仁。主产于马来西亚、印度尼西亚；我国广东、广西云南亦有栽培。冬春两季果实成熟时采收。除去皮壳后干燥。煨制去油用。”[7]

《中华本草》：“肉豆蔻《药性论》 【异名】迦拘勒《开宝本草》，豆蔻《续传信方》，肉果《纲目》，顶头肉、玉果《全国中草药汇编》，扎地（藏名），麻失（傣语）……【来源】为肉豆蔻科植物肉豆蔻的种仁。 【原植物】肉豆蔻 Myristica fragrans Houtt. 。”[17]

《中华人民共和国药典》：“肉豆蔻 Semen myristicae 本品为肉豆蔻科植物肉豆蔻 Myristica fragrans Houtt. 的干燥种仁。”[6]

5 参考文献

1 宋·唐慎微. 证类本草. 北京：人民卫生出版社，1957，231

2 唐·李珣. 海药本草. 北京：人民卫生出版社，1997，27

3 明·陈嘉谟. 本草蒙筌. 北京：人民卫生出版社，1988，95

4 宋·太平惠民和剂局. 太平惠民和剂局方. 北京：人民卫生出版社，1985，

5 宋·佚名. 增广太平和剂图经本草药性总论. 见：增广太平惠民和剂局方. 海口：海南出版社，2002，438

6 国家药典委员会编. 中华人民共和国药典. 一部. 北京：化学工业出版社，2000，102

7 雷载权主编. 普通高等教育中医药类规划教材·中药学. 上海：上海科学技术出版社，1995，321

8 吴兰成主编. 中国中医药学主题词表. 北京：中医古籍出版社，1996，312

9 中华人民共和国卫生部药政管理局主编. 中药材手册. 北京：人民卫生出版社，1998，293

10 江苏新医学院编. 中药大辞典. 上海：上海科学技术出版社，1977，894

11 《中医大辞典》编辑委员会编. 中医大辞典·中药分册. 北京：人民卫生出版社，1982，140

12 中华人民共和国卫生部药政管理局编. 全国中药炮制规范. 北京：人民卫生出版社，1988，146

13 中国医学科学院药物研究所等编. 中药志. 第三册. 北京：人民卫生出版社，1993，339

14 《全国中草药汇编》编写组编. 全国中草药汇编. 下册. 北京：人民卫生出版社，1996. 239

15 徐国钧等主编. 中国药材学. 北京：中国医药科技出版社，1996，1218

16 《中医学》编辑委员会. 中国医学百科全书·中医学. 上海：上海科学技术出版社，1997，272

17 国家中医药管理局《中华本草》编委会. 中华本草. 第三册. 上海：上海科学技术出版社，1999，12

18 宋·苏颂. 本草图经. 合肥：安徽科学技术出版社，1994，229
19 宋·寇宗奭. 本草衍义. 上海：商务印书馆，1937，60
20 元·王好古. 汤液本草. 见：景印文渊阁四库全书（745）. 北京：中医古籍出版社，1986，961
21 明·刘文泰. 本草品汇精要. 北京：人民卫生出版社，1982，347
22 明·李时珍. 本草纲目. 北京：人民卫生出版社，1982，876
23 明·卢之颐. 本草乘雅半偈. 北京：人民卫生出版社，1986，618
24 明·李中梓. 本草征要. 见：李中梓医学全书. 北京：中国中医药出版社，1999，124
25 清·蒋居祉. 本草择要纲目. 见：珍本医书集成. 本草类. 上海：上海科学技术出版社，1985，45
26 清·陈士铎. 本草新编. 北京：中国中医药出版社，1996，118
27 清·汪昂. 本草易读》. 北京：人民卫生出版社，1997，162
28 清·汪昂. 本草备要. 北京：中国中医药出版社，1998，107
29 清·张璐. 本经逢原. 上海：上海科学技术出版社，1959，59
30 清·叶桂. 本草经解. 上海：上海科技出版社，1958，26
31 清·吴仪洛. 本草从新. 北京：中医古籍出版社，2001，38
32 清·严西亭. 得配本草. 上海：上海卫生出版社，1957，44
33 清·黄宫绣. 本草求真. 上海：上海科学技术出版社，1959，54
34 清·陈念祖. 神农本草经读. 北京：人民卫生出版，1959，48
35 清·杨时泰. 本草述钩元. 上海：科技卫生出版社，1958，181
36 清·凌奂. 本草害利. 北京：中医古籍出版社，1982，69
37 清·陈其瑞. 本草撮要. 见：珍本医书集成. 本草类. 上海：上海科学技术出版社，1985，24
38 清·张秉成. 本草便读. 上海：上海卫生出版社，1957，40
39 明·李中梓. 雷公炮制药性解. 见：中国医学大成（二）. 长沙：岳麓书社，1990，143
40 ［日］稻宣义. 炮炙全书. 北京：中医古籍出版社，1981，49
41 清·沈金鳌. 要药分剂. 上海：上海科学技术出版社，1959，232

163　肉桂

Rougui

Cortex Cinnamomi

1　定名依据

1.1　正名

1.1.1　汉文名：肉桂（樟科植物肉桂 Cinnamomum cassia Presl 的干燥树皮）。

1.1.2　英文名：cassia bark.

1.2　依据

1.2.1　定名的文献依据

(1)《新修本草》卷第十二："牡桂　味辛，温，无毒。……【谨案】《尔雅》云：梫，木桂。古方亦用木桂，或云牡桂，即今木桂，及单名桂者，是也。此桂花子与菌桂同，唯叶倍长，大小枝皮俱名牡桂。然大枝皮肌理粗虚如木兰，肉少味薄，不及小枝皮也。小枝皮肉多，半卷。中必皱起，味辛美。一名肉桂，一名桂枝，一名桂心。出融州、柳州、交州甚良。”[1]

(2)《本草择要纲目·热性药品》：“肉桂　【气味】甘、辛，大热，有小毒。阳中之阳浮也。去其外之粗皮，是为肉桂。入足少阴太阴经血分。”[2]

(3)《本经逢原》卷三：“肉桂　辛甘大温，无毒。去粗皮用。凡桂皆忌葱，勿见火，以辛香得火转烈，恐动阴血也。色深紫而甘胜于辛，其形狭长，半卷而松，厚者良。若坚厚味淡者曰板桂，今名西桂，不入汤药。近世舶上人每以丁皮混充，不可不辨。”[3]

(4)《本草从新》卷七：“肉桂　大燥、补命门火、平肝通血脉、引火归元。辛甘大热。有小毒。气厚纯阳。入肝肾血分。补命门相火之不足。”[4]

(5)《本草求真》上编卷一：“肉桂　（香木）补命火除血分寒滞　肉桂（专入命门肝），气味纯阳，辛甘大热，直透肝肾血分，大补命门相火。”[5]

(6)《中华人民共和国药典》：“肉桂 Cortex cinnamomi　本品为樟科植物肉桂 Cinnamomum cassia Presl 的干燥树皮。多于秋季剥取，阴干。”[6]

(7)《普通高等教育中医药类规划教材·中药学》：“肉桂《本经》　为樟科常绿乔木植物肉桂 Cinnamomum cassia Presl 的树皮。主产于广东、广西、海南、云南等地。多于秋季剥取，刮去栓皮、阴干。因剥取部位及品质的不同而加工成多种规格，常见的有企边桂、油板桂、桂通等。生用。”[7]

(8)《中国中医药学主题词表》：“肉桂 CINNAMOMUM CASSIA　属樟科；属补阳药和祛寒药。”[8]

(9)《中药材手册》[9]、《中药大辞典》[10]、《中医大辞典·中药分册》[11]、《全国中药炮制规范》[12]、《中药志》[13]、《全国中草药汇编》[14]、《中国药材学》[15]、《中国医学百科全书·中医学》[16]、《中华本草》[17] 等现代中药著作多以“肉桂”作为本药正名（参见“文献通考”）。

(10)《苏沈良方》：“肉桂散（出《灵苑》）　治产后众疾，血气崩运，肿满发狂，泻痢寒热等，唯吐而泻者难瘥。黑豆（二两炒熟去皮）、肉桂、当归（酒浸）、芍药、干姜（炮）、干地黄、甘草、蒲黄（纸包炒共为末各一两）　上温酒调下二钱，日三服，疾甚者三服，无疾二服，七日止。”[18]

1.2.2　定名选择的理由

(1) 肉桂 Cortex cinnamomi，系樟科植物肉桂 Cinnamomum cassia Presl 的干燥树皮。“肉桂”之名始见于唐·苏敬《新修本草》，宋·苏轼等《苏沈良方》即以“肉桂”为正名组方运用，清代始以“肉桂”作为正名记载本品，如清·蒋居祉《本草择要纲目》、张璐《本经逢原》、吴仪洛《本草从新》、黄宫绣《本草求真》等，并一直沿用至今。

(2) 我国最新出版的《中华人民共和国药典》、《普通高等教育中医药类规划教材·中药学》以及辞书类著作《中医大辞典·中药分册》、《中药大辞典》、《中国医学百科全书·中医学》等均以“肉桂”作为本药正名。已经广泛应用于中医药学文献的标引和检索的《中国中医药学主题词表》也以“肉桂”作为本药的正式主题词。现代本草著作如《全国中草药汇编》、《中药志》、《中华本草》、《中国药材学》、《中药材手册》、《全国中药炮制规范》等均以“肉桂”作为本药的正名。

1.3　与正名等效的名词：无。

2 源流考释

肉桂（樟科植物肉桂 Cinnamomum cassia Presl 的干燥树皮）始载于汉《神农本草经》，以“牡桂”作为正名，如《神农本草经》卷一：“牡桂，味辛，温，主上气咳逆，结气，喉痹吐吸。利关节，补中益气。久服通神、轻身、不老。生山谷。”[24]其后本草著作多沿用此说，以“牡桂”为正名，如魏晋《名医别录》[19]，唐·苏敬等《新修本草》[1]，宋·唐慎微《证类本草》[20]，清·陈念祖《神农本草经读》[21]、杨时泰《本草述钩元》[22]、叶志诜《神农本草经赞》[23]等。以上本草著作记载的本品异名有“菌桂”、“厚桂”等，如《神农本草经》卷一：“菌桂，味辛，温。主百病，养精神，和颜色，为诸药先聘通使。久服，轻身、不老，面生光华，媚好常如童子。生山谷。”[24]《神农本草经读》卷之二：“牡桂者，即今之桂枝、桂皮也、菌根也。菌桂即今之肉桂、厚桂也。”[21]

但《名医别录》[19]、《新修本草》[1]、《证类本草》[20]同时又以植物名“桂”作为正名，后世本草著作也有以“桂”为正名者，如宋·苏颂《本草图经》[24]，元·王好古《汤液本草》[25]，明·刘文泰《本草品汇精要》[26]、陈嘉谟《本草蒙筌》[27]、李时珍《本草纲目》[28]、李中梓《本草征要》[2]，清·张志聪《本草崇原》[29]等，并同时记载有“筒桂”、“桂枝”、“木桂”、“大桂”、“丹桂”、“姜桂”、“辣桂”等异名，如《新修本草》卷第十二：“桂　今按桂有二种，唯皮稍不同，若菌桂老皮坚板无肉，全不堪用。其小枝薄卷，乃二、三重者，或名菌桂，或名筒桂。其牡桂嫩枝皮，名为肉桂，亦名桂枝。其老者，名木桂，亦名大桂。”[1]《本草品汇精要》卷之十六：“桂　有小毒，附桂心、肉桂、桂枝　植生　桂主温中，利肝肺气，心腹寒热冷疾，霍乱转筋，……【名】丹桂、姜桂”[26]《本草纲目》第三十四卷：“桂《别录上品》牡桂《本经·上品》……【附方】……打扑伤损，瘀血溷闷，身体疼痛：辣桂为末，酒服二钱。《直指方》”[28]

“肉桂”之名始见于唐《新修本草》卷第十二：“牡桂　味辛，温，无毒。……此桂花子与菌桂同，唯叶倍长，大小枝皮俱名牡桂。然大枝皮肌理粗虚如木兰，肉少味薄，不及小枝皮也。小枝皮肉多，半卷。中必皱起，味辛美。一名肉桂，一名桂枝，一名桂心。出融州、柳州、交州甚良。”[1]宋代即以“肉桂”作为正名组方运用，如宋·苏轼、沈括《苏沈良方》的肉桂散：“肉桂散（出《灵苑》）　治产后众疾，血气崩运，肿满发狂，泻痢寒热等，唯吐而泻者难瘥。黑豆（二两炒熟去皮）、肉桂、当归（酒浸）、芍药、干姜（炮）、干地黄、甘草、蒲黄（纸包炒共为末各一两）　上温酒调下二钱，日三服，疾甚者三服，无疾二服，七日止。”[18]

“肉桂”作为本药正名单独记载始于清代，如清·蒋居祉《本草择要纲目》[2]、陈士铎《本草新编》[31]、汪昂《本草备要》[32]、张璐《本经逢原》[3]、叶桂《本草经解》[33]、吴仪洛《本草从新》[4]、严西亭等《得配本草》[34]、黄宫绣《本草求真》[5]、赵学敏《本草纲目拾遗》[35]、姚澜《本草分经》[36]、凌奂《本草害利》[37]、陈其瑞《本草撮要》[38]、张秉成《本草便读》[39]等，同时记载有“板桂”、“西桂”等异名，如《本经逢原》卷三：“肉桂　辛甘大温，无毒。去粗皮用。凡桂皆忌葱，勿见火，以辛香得火转烈，恐动阴血也。色深紫而甘胜于辛，其形狭长，半卷而松，厚者良。若坚厚味淡者曰板桂，今名西桂，不入汤药。近世舶上人每以丁皮混充，不可不辨。”[3]

而清代《本草求原》则以“玉桂”为正名，以“菌桂”为异名记载本品，如《本草求原》卷之七：“玉桂　辛甘，而热下行，入肝、肺、肾血分，补命门相火，导火归源，所谓肾苦燥，辛以润之也。一名菌桂，菌者根也。本乎下者亲下，故能引肺气归宿于肾，内则通达脏腑阴蹻督脉，散能养精神，消阴寒；止腰腹冷痛，治奔豚疝瘕，皆肾积寒病。”[40]

现代本草著作如《中华人民共和国药典》[6]、《普通高等教育中医药类规划教材·中药学》[7]、《中医大辞典·中药分册》[11]、《中药大辞典》[10]、《中国医学百科全书·中医学》[16]、《中国中医药学主题词表》[8]、《全国中草药汇编》[14]、《中药志》[13]、《中华本草》[17]、《中国药材学》[15]、《中药材手册》[9]、《全国中药炮制规范》[12]等均以“肉桂”为正名。同时尚记载有“紫桂”、“桂皮”《中药大辞典》[10]，官桂《中医大辞典·中药分册》[11]，“肉桂皮”《中国药材学》[15]等各地俗称。还记载有本品原植物“肉桂”的异名“桂树”《中药志》[13]，“桂木”、“木桂”、“糠桂”《中药大辞典》[10]，“梫”《中华本草》[17]等。

3　附录

3.1　又称：企边桂、广条桂、板桂（药材商品名）。

3.2　俗称：紫桂，桂皮，官桂，肉桂皮。

3.3　曾称：菌桂、牡桂《神农本草经》，桂《别录》，桂枝、木桂、大桂、筒桂《新修本草》，丹桂、姜桂《本草品汇精要》，辣桂《直指方》，板桂、西桂《本经逢原》，厚桂《神农本草经读》，玉桂《本草求原》。

3.4　植物名称：肉桂，桂树，桂木，木桂，糠桂，梫。

4　文献通考

《神农本草经》卷一：“牡桂　味辛，温，主上气咳逆，结气，喉痹吐吸。利关节，补中益气。久服通神、轻身、不老。生山谷。”[24]

《神农本草经》卷一：“菌桂　味辛，温。主百病，养精神，和颜色，为诸药先聘通使。久服，轻身、不老，面生光华，媚好常如童子。生山谷。”[24]

《名医别录》卷第一：“牡桂　无毒。主治心痛，胁风，胁痛，温筋通脉，止烦，出汗。生南海。”[19]

《名医别录》卷第一：“桂　味甘、辛，大热，有毒。主温中，利肝肺气，心腹寒热，冷疾，霍乱，转筋，头痛，腰痛，出汗，止烦，止唾、咳嗽、鼻齆，能堕胎，坚骨节，通血脉，理疏不足，宣导百药，无所畏。久服神仙，不老。生桂阳。二月、七八月、十月采皮，阴干。（得人参、麦门冬、甘草、大黄、黄芩调中益气，得柴胡、紫石英、干地黄治吐逆。）”[19]

《新修本草》卷第十二：“牡桂　味辛，温，无毒。主上气咳逆，结气，喉痹，吐吸，心痛，胁风，胁痛，温筋通脉，止烦出汗，利关节，补中益气，久服通神，轻身、不老。生南海山谷。南海郡即是广州。今俗用牡桂，状似桂而扁广殊薄，皮色黄，脂肉甚少，气如木兰，味亦类桂，不知当是别树，为复犹是桂生，有老宿者耳，亦所未究。【谨案】《尔雅》云：梫，木桂。古方亦用木桂，或云牡桂，即今木桂，及单名桂者，是也。此桂花子与菌桂同，唯叶倍长，大小枝皮俱名牡桂。然大枝皮肌理粗虚如木兰，肉少味薄，不及小枝皮也。小枝皮肉多，半卷。中必皱起，味辛美。一名肉桂，一名桂枝，一名桂心。出融州、柳州、交州甚良。”[1]

《新修本草》卷第十二“桂，今按桂有二种，唯皮稍不同，若菌桂老皮坚板无肉，全不堪用。其小枝薄卷，乃二、三重者，或名菌桂，或名筒桂。其牡桂嫩枝皮，名为肉桂，亦名桂枝。其老者，名木桂，亦名大桂。”[1]

《本草图经》卷第十：“桂：菌桂生交址山谷，牡桂生南海山谷，桂生桂阳。旧经载此三种之异，性味功用亦别。而《尔雅》但言“梫，木桂”一种。郭璞云：南人呼桂，厚皮者，为木桂。苏恭以谓牡桂，即木桂，及单名桂者是也。今岭表所出，则有筒桂、肉桂、桂心、官桂、板桂之名，而医家用之，罕有分别者。旧说菌桂正圆如竹，有二、三重者，则今所谓筒桂也。筒、菌字近，或传写之误耳。或云即肉桂也。”[24]

《证类本草》卷第十二“牡桂　陶隐居云：南海郡即是广州。今俗用牡桂，状似桂而扁广，殊薄，皮色黄，脂肉甚少，气如木兰，味亦类桂，不知当是别树，为复犹是桂生，有老宿者尔，亦所未究。唐本注云：《尔雅》云：梫（音寝），木桂。古方亦用木桂，或云牡桂，即今木桂，及单名桂者是也。此桂花、子与菌桂同，唯叶倍长，大、小枝皮俱名牡桂。然大枝皮肉理粗虚如木，肉少味薄，不及小枝皮肉多，半卷。中必皱起，味辛美。一名肉桂，一名桂枝，一名桂心。出融州、桂州、交州，甚良。臣禹锡等谨按蜀本图经云：叶狭长于菌桂叶一、二倍。其嫩枝皮半卷，多紫肉中皱起，肌理虚软，谓之桂枝，又名肉桂。削去上皮，名曰桂心。药中以此为善，其厚皮者名曰木桂。二月、八月采皮，晒干之。”[20]

《证类本草》卷第十二：“桂　今按桂有二种，桂皮稍不同，若菌桂，老皮坚板无肉，全不堪用。其小枝薄卷及二、三重者，或名菌桂，或名筒桂。其牡桂，嫩枝皮，名为肉桂，亦名桂枝。其老者，名木桂，亦名大桂。”[20]

《苏沈良方》：“肉桂散（出《灵苑》）　治产后众疾，血气崩运，肿满发狂，泻痢寒热等，唯吐而泻者难瘥。黑豆（二两炒熟去皮）、肉桂、当归（酒浸）、芍药、干姜（炮）、干地黄、甘草、蒲黄（纸包炒共为末各一两）　上温酒调下二钱，日三服，疾甚者三服，无疾二服，七日止。”[18]

《汤液本草》卷之五：“桂　桂心、肉桂、桂枝附　气温，味甘、辛。有小毒。入手少阴经。桂枝，入足太阳经。《本草》云：主温中，利肝肺气，心腹寒热冷疾，霍乱转筋，头痛腰痛，出汗，止烦，止唾，咳嗽鼻齆；能堕胎，坚骨节、通血脉，理疏不足；宣导百药，无所畏。久服，神仙不老。生桂阳，二月、八月、十月采皮，阴干。有菌桂、牡桂、木桂、筒桂、肉桂、板桂、桂心、官桂之类。用者罕有分别。”[25]

《本草品汇精要》卷之十六：“桂　有小毒，附桂心、肉桂、桂枝　植生　桂主温中，利肝肺气，心腹寒热冷疾，霍乱转筋，头痛腰痛，出汗，止烦，止唾咳嗽鼻齆，能堕胎，坚骨节，通血脉，理疏不足，宣导百药无所畏，久服神仙不老（名医所录）。【名】丹桂姜桂。”[26]

《本草蒙筌》卷之四：“桂　官桂、菌桂、牡桂　味辛、甘，气大热。浮也，阳中之阳也。有小毒。采皮宜冬至，同饵忌生葱。收必阴干，（勿见火日。）用旋咀片。余剩须密纸重裹，犯风免辛气泄扬。种类多般，地产各处。菌桂正圆无骨，（形类竹。）生交趾桂林。牡桂广薄皮，产南海山谷。官桂品极高而堪充进贡，却出观宾；（州名，属广东。一说：世人以观字笔画多，懒书之，故只作官，如写黄蘗作柏，薑作姜，同意亦通。）木桂皮极厚而肉理粗虚，乃发从岭。筒桂因皮嫩如筒卷束，板桂谓皮老若板坦平。柳桂系至软枝梢，肉桂指至厚脂肉。桂枝枝梗小条，非身干粗厚之处；桂心近木黄肉，但去外甲错粗皮。品分既明，欺罔难入。又各主治，亦须详知。”[27]

《本草纲目》第三十四卷：“桂《别录上品》牡桂《本经·上品》……桂《别录》。时珍曰：此即肉桂也。厚而辛烈，去粗皮用。其去内外皮者，即为桂心。【附方】……打扑伤损，瘀血溷闷，身体疼痛：辣桂为末，酒服二钱。《直指方》”[28]

《本草征要》第一卷：“桂　味辛、甘，大热，有小毒。入肝、肾二经。畏石脂。忌生葱，去皮用。见火无功。益火消阴，救元阳之痼冷。温中降气，扶脾胃之虚寒。坚筋骨、强阳道，乃助火之勋。定惊痫，通血脉，属平肝之绩。下焦腹痛，非此不除。奔豚疝瘕，用之即效。宣通百药，善堕胞胎。桂心：（入心肾二经）理心腹之恙，三虫九痛皆瘥。补气脉之虚，五痨七伤多验。宣气血而无壅，利关节而有灵。托痈疽痘毒，能引血成脓。肉桂乃近根之最厚者，桂心即在中之次厚者。桂枝即顶上细枝。（另列专条）以其皮薄，又名薄。”[30]

《本草崇原·本经上品》：“桂　今以枝为桂枝，干为桂皮，为官桂，即《本经》之牡桂也。根为肉桂，去粗皮为桂心，即《本经》之菌桂也。”[29]

《本草择要纲目·热性药品》：“肉桂　【气味】甘、辛，大热，有小毒。阳中之阳，浮也。去其外之粗皮，是为肉桂。入足少阴太阴经血分。”[2]

《本草新编》卷之四（徵集）：“肉桂，味辛、甘、香、辣，气大热，沉也，阳中之阴也，有小毒。肉桂数种，卷筒者第一，平坦者次之，俱可用也。入肾、脾、膀胱、心胞、肝经。养精神，和颜色，兴阳耐老，坚骨节，通血脉，疗下焦虚寒，治秋冬腹痛、泄泻、奔豚，利水道，温筋暖脏，破血通经，调中益气，实卫护营，安吐逆疼痛。此肉桂之功用也，近人亦知用之，然而肉桂之妙，不止如斯。其妙全在引龙雷之火，下安肾脏。夫人身原有二火，一君火，一相火。君火者，心火也；相火者，肾火也。君火旺，则相火下安于肾；君火衰，而相火上居于心。欲居于心者，仍下安于肾，似乎宜补君火矣。”[31]

《本草备要·木部》：“肉桂　大燥，补肾命火。辛甘大热，气厚纯阳。入肝、肾血分（平肝、补肾），补命门相火之不足（两肾中间，先天祖气，乃真火也。人非此火，不能有生，无此真阳之火，则无以蒸糟粕而化精微，脾胃衰败，气尽而亡矣），益阳消阴。治痼冷沉寒，能发汗疏通血脉，宣导百药（辛则善散，热则通行）。去营卫风寒，表虚自汗（阳虚），腹中冷痛，咳逆结气（咳逆亦由气不归元，桂能引火，归宿丹田）。木得桂而枯（削桂钉木根，其木即死），又能抑肝风而扶脾土（肝木盛则克土，辛散肝风，甘益脾土）。”[32]

《本经逢原》卷三：“肉桂　辛甘大温，无毒。去粗皮用。凡桂皆忌葱，勿见火，以辛香得火转烈，恐动阴血也。色深紫而甘胜于辛，其形狭长，半卷而松，厚者良。若坚厚味淡者曰板桂，今名西桂，不入汤药。近世舶上人每以丁皮混充，不可不辨。”[3]

《本草经解》卷三：“【肉桂】　气大热。味甘辛。有小毒。利肝肺气。心腹寒热冷疾。霍乱转筋。头痛腰痛。出汗。止烦。止唾。咳嗽。鼻齆。堕胎。温中。坚筋骨。通血脉。理疏不足。宣导百药无所畏。久服神仙不老。”[33]

《本草从新》卷七："肉桂　大燥、补命门火、平肝通血脉、引火归元。辛甘大热。有小毒。气厚纯阳。入肝肾血分。补命门相火之不足。"[4]

《得配本草》卷七："肉桂　畏生葱、石脂。甘、辛、热。有小毒。入足少阴经，兼足厥阴经血分。补命门之相火，通上下之阴结，升阳气以交中焦，开诸窍而出阴浊，从少阳纳气归肝，平肝邪扶益脾土，一切虚寒致病，并宜治之。（端温营分之里，与躯壳经络之病无涉。）得人参、甘草、麦门冬、大黄、黄芩，调中益气。得柴胡、紫石英、干地黄，疗吐逆。蘸雄鸡肝，治遗尿。入阳药，即汗散。入血药，即温行。入泄药，即渗利。入气药，即透表。去皮，勿见火，研末吞。若入药煎服，必待诸药煎好投入，煎五六沸，即倾出取服。"[34]

《本草求真》卷一："肉桂　（香木）补命火除血分寒滞　肉桂（专入命门肝），气味纯阳，辛甘大热，直透肝肾血分，大补命门相火。"[5]

《本草纲目拾遗》卷六：肉桂油　百草镜：粤澳洋舶带来，色紫香烈，如肉桂气。或云，桂脂也。或云，桂子所榨，未知孰是。性热气猛，入心脾，功同肉桂。传信方：治各种疟，用灯草一茎，约长三、四寸，以水稍润，再以肉桂油涂之，贴背脊风府穴下，至肺俞止，外以绵纸条封之，须临发前一、二时为之，或先一日更妙，贴后次日，发疟更重，嗣后渐减，盖风寒暑湿，尽为提掣而然也。"[35]

《神农本草经读》卷之二："牡桂　气味辛、温，无毒。主上气咳逆结气，喉痹吐吸，利关节，补中益气。久服通神，轻身不老。牡，阳也。牡桂者，即今之桂枝、桂皮也、菌根也。菌桂即今之肉桂、厚桂也。然生发之机在枝干，故仲景方中所用俱是桂枝，即牡桂也。时医以桂枝发表，禁不敢用，而所用肉桂，又必刻意求备，皆是为施治不愈，卸罪巧法。"[21]

《本草分经·原例（次序略经更定）》："肉桂　辛甘，纯阳大热，入肝肾血分，补命门相火之不足，能抑肝风而扶脾土，引无根之火降而归元，治痼冷沉寒，疏通血脉，发汗去营卫风寒。"[36]

《本草述钩元》卷二十二："肉桂　至厚如脂。肉质松。色紫。味极辛辣。而甘又过之。"[22]

《本草求原》卷之七："玉桂　辛甘，而热下行，入肝、肺、肾血分，补命门相火，导火归源，所谓肾苦燥，辛以润之也。一名菌桂，菌者根也。本乎下者亲下，故能引肺气归宿于肾，内则通达脏腑阴蹻督脉，散能养精神，消阴寒；止腰腹冷痛，治奔豚疝瘕，皆肾积寒病。"[40]

《神农本草经赞》卷一："牡桂　味辛温。主上气咳逆结气。喉痹吐吸。利关节。补中益气。久服通神。轻身不老。生山谷。山启招摇。百药备使。丰肉结心。茸毛细齿。枣实孰传。主形差拟。辛螯中存。成林卓峙。山海经。招摇之山多桂。说文。桂百药之长。左传。寡君使盖备使。郭璞曰。一名肉桂。一名桂心。"[23]

《本草害利·肝部药队》："肉桂　【害】其气大热，偏胜阳气，表里俱达。和营气，散表邪，出汗，实腠理，则桂枝为长。"[37]

《本草撮要》卷二："【肉桂】　味甘辛。入足厥阴经。功专疗沉寒痼冷。益火消阴。通经催生。得人参、麦冬、甘草能益中气。得紫石英治吐逆。得二苓、泽泻、白术行水。去粗皮用。得人参、甘草、麦冬良。忌生葱、石脂。足躄筋急。桂末和白酒涂。外肾偏肿水调涂均效。产交趾者良。”[38]

《本草便读·木部》:“肉桂　辛甘大热，补命门助火消阴。紫赤多香，益肝肾通经行血，腹痛疝瘕等疾，可导可温，风寒痹湿诸邪，能宣能散。”[39]

《中药志》:“肉桂　本品为常用中药。商品规格繁多，主要有企边桂、官桂、板桂、桂心、桂碎等，皆来源于樟科植物桂树的皮；此外，近年还发展一种清化肉桂，系同属植物大叶清化桂的树皮。……【原植物】①桂树 Cinnamomum cassia Presl.——樟科 Lauraceae②大叶清化桂 Cinnamomum cassia Presl var. macrophyllum Chu——樟科 Lauraceae.”[13]

《中药材手册》:“肉桂［纲目名桂，列入木部香木类］　木品为樟科植物肉桂 Cinnamomum cassia Presl 三、四十年老树的干燥树皮。原植物系常绿乔木，野生与栽培均有。商品有国产肉桂与进口肉桂两类，国产肉桂由于采收加工方法不同，分为企边桂和广条桂；进口肉桂过去规格较多，现在只分为高山肉桂和低山肉桂，高山肉桂多系野生，低山肉桂大部分为栽培品。”[9]

《全国中草药汇编》:“肉桂　［别名］玉桂、牡桂、菌桂、筒桂、桂树。【来源】为樟科植物肉桂 Cinnamomum cassia Presl，以树皮、嫩枝及果实入药。”[14]

《中药大辞典》:“肉桂《唐本草》　【异名】牡桂《本经》，紫桂《药性论》，大桂《唐本草》，辣桂《仁斋直指方》，桂皮《本草述》，玉桂《本草求原》。【基原】为樟科植物肉桂的干皮及枝皮。【原植物】肉桂 Cinnamomum cassia Presl，又名：桂木《山海经》，梫、木桂《尔雅》，桂树（《尔雅》郭璞注），糠桂。”[10]

《中医大辞典·中药分册》:“肉桂　出《新修本草》。又名牡桂、玉桂、官桂。为樟科植物肉桂 Cinnamomum cassia Presl 的树皮，除去栓皮者名桂心。”[11]

《中国医学百科全书·中医学》:“肉桂　始载于《神农本草经》。又名菌桂、牡桂、桂。为樟科植物肉桂 Cinnamomum cassia Presl 的树皮。秋季剥取，阴干。由于采收时的树龄及加工方法不同，商品有官桂、企边桂、板桂等规格。主产于中国广东、广西、云南等省、区。此外，越南、老挝、印度尼西亚等国亦产。”[16]

《全国中药炮制规范》:“肉桂　［处方用名］肉桂。【来源】本品为樟科植物肉桂 Cinnamomum cassia Presl 的干燥树皮。野生或栽培。主产于广西、广东、云南等地。秋季剥取树皮，阴干。药材以肉厚、体重、油性大、香气浓、嚼之渣少者为佳。”[12]

《中国药材学》:“肉桂　［别名］肉桂皮，桂皮，玉桂。【来源】本品为樟科植物肉桂 Cinnamomum cassia Presl（C. aromaticum Nees）的树皮。”[15]

《中国中医药学主题词表》:“肉桂 CINNAMOMUM CASSIA　属樟科；属补阳药和祛寒药。”[8]

《普通高等教育中医药类规划教材·中药学》:“肉桂《本经》　为樟科常绿乔木植物肉桂 Cinnamomum cassia Presl 的树皮。主产于广东、广西、海南、云南等地。多于秋季剥取，刮去栓皮、阴干。因剥取部位及品质的不同而加工成多种规格，常见的有企边桂、油板桂、桂通等。生用。”[7]

《中华本草》:“肉桂《新修本草》　【异名】菌桂《离骚》，牡桂《本经》，桂《别录》，大桂、筒桂《新修本草》，辣桂《直指方》，玉桂《本草求原》……【来源】为樟科植物肉桂和大叶清化桂的干皮、枝皮。【原植物】①肉桂 Cinnamomum cassia Presl［Laurus cinnamomum Andr.；L. cassia C. G. et Th. Nees］　又名：桂木《山海经》，梫、木桂《尔雅》，桂树（《尔雅》郭璞注）。②大叶清化桂 Cinnamomum cassia Presl var. macrophyllum Chu.”[17]

《中华人民共和国药典》：“肉桂 Cortex cinnamomi　本品为樟科植物肉桂 Cinnamomum cassia Presl 的干燥树皮。多于秋季剥取，阴干。”[6]

5　参考文献

1　唐·苏敬等撰．新修本草．合肥：安徽科学技术出版社，1981，304

2　清·蒋居祉．本草择要纲目．见：珍本医书集成．本草类．上海：上海科学技术出版社，1985，49

3　清·张璐．本经逢原．上海：上海科学技术出版社，1959，162

4　清·吴仪洛．本草从新．北京：中医古籍出版社，2001，103

5　清·黄宫绣．本草求真．上海：上海科学技术出版社，1959，28

6　国家药典委员会编．中华人民共和国药典．一部．北京：化学工业出版社，2000，104

7　雷载权主编．普通高等教育中医药类规划教材·中药学．上海：上海科学技术出版社，1995，151

8　吴兰成主编．中国中医药学主题词表．北京：中医古籍出版社，1996，312

9　中华人民共和国卫生部药政管理局主编．中药材手册．北京：人民卫生出版社，1998，104

10　江苏新医学院编．中药大辞典．上海：上海科学技术出版社，1977，890

11　《中医大辞典》编辑委员会编．中医大辞典·中药分册．北京：人民卫生出版社，1982，141

12　中华人民共和国卫生部药政管理局编．全国中药炮制规范．北京：人民卫生出版社，1988，283

13　中国医学科学院药物研究所等编．中药志．第五册．北京：人民卫生出版社，1993，388

14　《全国中草药汇编》编写组编．全国中草药汇编．上册．北京：人民卫生出版社，1996．366

15　徐国钧等主编．中国药材学．北京：中国医药科技出版社，1996，291

16　《中医学》编辑委员会．中国医学百科全书·中医学．上海：上海科学技术出版社，1997，1100

17　国家中医药管理局《中华本草》编委会．中华本草．第三册．上海：上海科学技术出版社，1999，35

18　宋·苏轼等．苏沈良方．见：景印文渊阁四库全书（738）．北京：中医古籍出版社，1986，275

19　汉·神农本草经．清顾观光重辑本．北京：人民卫生出版社，1955，42

20　魏晋·名医别录．北京：人民卫生出版社，1986，36

21　唐·苏敬等撰．新修本草．合肥：安徽科学技术出版社，1981，303

22　唐·苏敬等撰．新修本草．合肥：安徽科学技术出版社，1981，304

23　宋·唐慎微．证类本草．北京：人民卫生出版社，1957，290

24　宋·唐慎微．证类本草．北京：人民卫生出版社，1957，290

25　宋·唐慎微．证类本草．北京：人民卫生出版社，1957，289

26　明·李时珍．本草纲目．下册．北京：人民卫生出版社，1982，1932

27　明·李时珍．本草纲目．下册．北京：人民卫生出版社，1982，1925

28　清·陈念祖．神农本草经读．北京：人民卫生出版社，1959，17

29　清·叶志诜．神农本草经赞．见：珍本医书集成（二）．上海：上海科学技术出版社，1985，39

30　宋·苏颂．本草图经．合肥：安徽科学技术出版社，1994，329

31　元·王好古．汤液本草．见：景印文渊阁四库全书（745）．北京：中医古籍出版社，1986，973

32　明·陈嘉谟．本草蒙筌．北京：人民卫生出版社，1988，207

33　明·李中梓．本草征要．见：李中梓医学全书．北京：中国中医药出版社，1999，134

34　清·张志聪．本草崇原．北京：中国中医药出版社，1992，25

35 清·陈士铎．本草新编．北京：中国中医药出版社，1996，192
36 清·汪昂．本草备要．北京：中国中医药出版社，1998，131
37 清·叶桂．本草经解．上海：上海科学技术出版社，1958
38 清·严西亭．得配本草．上海：上海卫生出版社，1957，3
39 清·赵学敏．本草纲目拾遗．北京：人民卫生出版社，1983，182
40 清·姚澜．本草分经．上海：上海科学技术出版社，1959
41 清·凌奂．本草害利．北京：中医古籍出版社，1982
42 清·陈其瑞．本草撮要．见：珍本医书集成（二）．上海：上海科学技术出版社，1985，32
43 清·张秉成．本草便读．上海：上海科学技术出版社，1958
44 清·赵其光．本草求原．见：岭南本草古籍三种．北京：中国医药科技出版社，1998，243

164 朱砂
Zhusha
Cinnabaris

1 定名依据

1.1 正名

1.1.1 汉文名：朱砂［为硫化物类矿物辰砂族辰砂，主含硫化汞（HgS）］。

1.1.2 英文名：cinnabar.

1.2 依据

1.2.1 定名的文献依据

(1)《神农本草经》卷一："丹沙　味甘，微寒。治身体五脏百病，养精神，安魂魄，益气明目，杀精魅邪恶鬼。久服通神明不老。能化为汞。"[1]

(2)《汤液本草》卷之六："朱砂　味甘。《珍》云：心热者，非此不能除。《局方本草》云：丹朱味甘，微寒。无毒。养精神，安魂魄，益气明目，通血脉，止烦渴。《药性论》云：君。有大毒。镇心，主抽风。"[2]

(3)《本草征要》第三卷："朱砂　味甘，性寒，有毒。入心经。恶磁石，畏咸水，忌一切血。水飞镇心而定癫狂，辟邪而除魔祟。解胎热痘毒，疗目痛牙疼。色赤应离，为心经主药，独用多用，令人呆闷。【气味】苦，凉，无毒。"[3]

(4)《本草便读·金石部》："朱砂　味甘性寒。镇坠有功邪热去。外丹内汞。癫狂无患痫痰除。能辟鬼以安神。可护心而解毒。"[4]

(5)《太平惠民和剂局方》卷之十："朱砂丸　镇心神，化痰涎，利咽膈，止烦渴。硼砂（研，一分）、朱砂（研飞，五十两）、麝香（研）、梅花脑（研，各半两）、脑子（研）、牙硝（枯，各一两）、甘草（浸汁熬膏，五斤、寒水石（烧通红，研），上研匀，用甘草膏和，每两作一百丸。每服一丸，含化。小儿夜多惊啼，薄荷水化下。"[5]

(6)《奇效良方》卷之六十二："朱砂散　揩牙令白净。朱砂（细研）　茅香　藿香　丁皮　香附　甘松　白芷　升麻　黄丹（各一两）　石膏（四两）　寒水石（八两）　猪牙皂角（二两）　白檀香　零陵香（各半两），上为细末，研匀，每用揩齿，甚佳。"[6]

(7)《中华人民共和国药典》："朱砂 Cinnabaris　本品为硫化物类矿物辰砂族辰砂，主含硫化汞（HgS）。采挖后，选取纯净者，用磁铁吸净含铁的杂质，再用水淘去杂石和泥沙。"[7]

(8)《普通高等教育中医药类规划教材·中药学》:“朱砂《本经》 为三方晶系硫化物类矿物辰砂族辰砂，主含硫化汞（HgS）。主产于贵州、湖南、四川、云南等地。”[8]

(9)《中国中医药学主题词表》:“朱砂 CINNABARIS 属矿物药、安神药和清热解毒药 D 丹砂；D 辰砂。”[9]

(10)《中医大辞典·中药分册》[10]、《中国医学百科全书·中医学》[11]、《中药大辞典》[12]、《中药志》[13]、《中药材手册》[14]、《全国中药炮制规范》[15]、《中国药材学》[16]、《全国中草药汇编》[17]、《中华本草》[18] 等现代中药著作多以“朱砂”作为本药正名（参见“文献通考”）。

1.2.2 定名选择的理由

(1) 朱砂 Cinnabaris，系硫化物类矿物辰砂族辰砂，主含硫化汞（HgS）。本品始载于汉《神农本草经》，以“丹砂”为正名，此后本草著作虽多有沿用，但自元·王好古《汤液本草》以“朱砂”为正名，其后本草著作即多有效仿，如明·李中梓《本草征要》，清·张秉成《本草便读》等等。在古方书中，也多以“朱砂”为正名组方运用，如宋·太平惠民和剂局《太平惠民和剂局方》，明·董宿《奇效良方》等。

(2) 我国最新出版的《中华人民共和国药典》、《普通高等教育中医药类规划教材·中药学》以及辞书类著作《中医大辞典·中药分册》、《中药大辞典》、《中国医学百科全书·中医学》等均以“朱砂”作为本药正名。已经广泛应用于中医药学文献的标引和检索的《中国中医药学主题词表》也以“朱砂”作为本药的正式主题词。现代本草著作如《全国中草药汇编》、《中药志》、《中华本草》、《中国药材学》、《中药材手册》、《全国中药炮制规范》等均以“朱砂”作为本药的正名。

1.3 与正名等效的名词：无。

2 源流考释

朱砂［为硫化物类矿物辰砂族辰砂，主含硫化汞（HgS）］，始载于汉《神农本草经》，以“丹砂”作为正名，如《神农本草经》卷一:“丹砂 味甘，微寒。治身体五脏百病，养精神，安魂魄，益气明目，杀精魅邪恶鬼。久服通神明不老。能化为汞。”[1] 后世本草著作大多都沿用此说，以“丹砂”为正名，如三国·吴普《吴普本草》[19]，魏晋《名医别录》[20]，南北朝·陶弘景《本草经集注》[21]，唐·苏敬等《新修本草》[22]、梅彪《石药尔雅》[23]，宋·苏颂《本草图经》[24]、唐慎微《证类本草》[25]、寇宗奭《本草衍义》[26]，刘文泰《本草品汇精要》[27]、陈嘉谟《本草蒙筌》[28]、李时珍《本草纲目》[29]、卢之颐《本草乘雅半偈》[30]，清·张志聪《本草崇原》[31]、陈士铎《本草新编》[32]、汪昂《本草易读》[33]及《本草备要》[34]、张璐《本经逢原》[35]、叶桂《本草经解》[36]、徐大椿《神农本草经百种录》[37]、严西亭等《得配本草》[38]、陈念祖《神农本草经读》[39]、杨时泰《本草述钩元》[40]、陈其瑞《本草撮要》[41]等，同时尚记载有“真朱”《名医别录》，“巴砂”、“越砂”、“云母砂”、“马齿砂”、“豆砂”、“末砂”《本草经集注》，“土砂”、“石砂”、“块砂”、“光明砂”、“马牙砂”、“无重砂”《新修本草》，“日精”、“真珠”、“仙砂”、“汞砂”、“赤帝”、“太阳”《石药尔雅》，“辰砂”《本草图经》，“云丹砂”、“妙硫砂”、“白庭砂”、“金座砂”、“梅柏砂”、“白金砂”、“澄水砂”、“玉座砂”、“辰锦砂”、“芙蓉砂”、“阴成砂”、“箭簇砂”、“曹末砂”、“镜面砂”、“平面砂”、“神末砂”、“金星砂”《本草品汇精要》，“箭头砂”、“米砂”《本草蒙筌》，“阴砂”《本草崇原》等异名。

“朱砂”之名始见于南北朝·陶弘景《本草经集注·玉石三品上品》:“丹沙 味甘，微寒，无毒。……生涪陵山谷，采无时。（恶磁石，畏咸水。）案此化为汞及名真朱者，即是今朱沙也。”[21]“朱砂”作为本草正名记载始于元·王好古《汤液本草》[2]，同时引载有“丹朱”等异名，如《汤液本草》卷之六:“朱砂 味甘。《珍》云：心热者，非此不能除。《局方本草》云：丹朱味甘，微寒。无毒。养精神，安魂魄，益气明目，通血脉，止烦渴。”[2] 其后的本草以及炮制、药性著作在记载本品时也多以“朱砂”为正名，如明·李中梓《本草征要》[3]，清·蒋居祉《本草择要纲目》[42]、稻宣义《炮炙全书》[43]、吴仪洛《本草从新》[44]、沈金鳌《要药分剂》[45]、姚澜《本草分经》[46]、张秉成《本草便读》[4]等。

古方书在组方运用时也多以"朱砂"为正名，如《太平惠民和剂局方》[5]、张锐《鸡峰普济方》[47]，元·许国祯《御药院方》[48]，明·董宿《奇效良方》[6]等，既使以"丹砂"为正名记载本品的本草著作，在组方时也有以"朱砂"为正名而引用者，如《本草纲目》第九卷丹砂："【附方】……明目轻身，去三尸，除疮癞。美酒五升，浸朱砂五两，五宿，日干研末，蜜丸小豆大，每服二十丸，白汤下，久服见效。……小儿惊热，夜卧多啼。朱砂半两，牛黄一分，为末。每服一字，犀角磨水调下。"[29]另外，在古籍中记载的本品异名尚有"丹粟"《山海经》，"朱丹"《穆天子传》[49]，"赤丹"《淮南子》[50]等。如《山海经》："丹粟，粟、沙，音之缓急也。沙，旧作砂，非。汞，即㺊省文。"[51]《穆天子传》卷之三："天子游于□子之泽。智氏之夫献酒百□于天子。天子赐之狗璭采（玉名）。黄金之罂二九贝带四十，朱丹三百裹。"[49]《淮南子·地形训》："赤矢，七百岁，生赤丹……高诱云：赤丹、丹沙也。"[50]

现代本草著作如《中华人民共和国药典》[7]、《普通高等教育中医药类规划教材·中药学》[8]、《中医大辞典·中药分册》[10]、《中药大辞典》[12]、《中国医学百科全书·中医学》[11]、《中国中医药学主题词表》[9]、《全国中草药汇编》[17]、《中药志》[13]、《中华本草》[18]、《中国药材学》[16]、《中药材手册》[14]、《全国中药炮制规范》[15]等无一例外均以"朱砂"为正名记载本品。同时尚记载有"硃砂"《中国医学百科全书·中医学》[11]等各地的俗称；还记载本品原矿物"辰砂"的异名"丹砂"《中药志》[13]等。

3 附录

3.1 又称：镜面砂、豆瓣砂、朱宝砂（药材商品名）。

3.2 俗称：硃砂。

3.3 曾称：丹粟《山海经》，朱丹《穆天子传》，赤丹《淮南子》，丹砂《神农本草经》，真朱《名医别录》，巴砂、越砂、云母砂、马齿砂、豆砂、末砂《本草经集注》，土砂、石砂、块砂、光明砂、马牙砂、无重砂《新修本草》，日精、真珠、仙砂、汞砂、赤帝、太阳《石药尔雅》，辰砂《本草图经》，云丹砂、妙硫砂、白庭砂、金座砂、梅柏砂、白金砂、澄水砂、玉座砂、辰锦砂、芙蓉砂、阴成砂、箭簇砂、曹末砂、镜面砂、平面砂、神末砂、金星砂《本草品汇精要》，箭头砂，米砂《本草蒙筌》，阴砂《本草崇原》。

3.4 原矿物名称：辰砂，丹砂。

4 文献通考

《神农本草经》卷一："丹砂　味甘，微寒。治身体五脏百病，养精神，安魂魄，益气明目，杀精魅邪恶鬼。久服通神明不老。能化为汞。"[1]

《山海经》："丹粟，粟、沙，音之缓急也。沙，旧作砂，非。汞，即　省文。"[51]

《淮南子·地形训》："赤矢，七百岁，生赤丹……高诱云：赤丹、丹沙也。"[50]

《吴普本草·玉石类》："丹砂　《御览》卷九百八十五　神农：甘。黄帝、岐伯：苦，有毒。扁鹊：苦。李氏：大寒。或生武陵。采无时，能化朱成水银，畏磁石，恶咸水。"[19]

《穆天子传》卷之三："天子游于□子之泽。智氏之夫献酒百□于天子。天子赐之狗璭采（玉名）换黄金之罂二九，贝带四十，朱丹三百裹。"[49]

《名医别录》卷第一："丹砂　无毒。主通血脉，止烦满、消渴，益精神，悦泽人面，除中恶、腹痛、毒气、疥瘘、诸疮。久服轻身神仙。作末名真朱，光色如云母，可析者良。生符陵，采无时。"[20]

《本草经集注·玉石三品上品》："丹砂　味甘，微寒，无毒。主治身体五脏百病，养精神，安魂魄，益气，明目，通血脉，止烦满，消渴，益精神，悦泽人面，杀精魅邪恶鬼，除中恶、腹痛、毒气、疥瘘、诸疮。久服通神明不老，轻身神仙，能化为汞，作末名真朱，光色如云母，可析者良。生涪陵山谷，采无时。（恶磁石，畏咸水。）案此化为汞及名真朱者，即是今朱砂也。世医皆别取武都仇池雄黄夹雌黄者，名为丹砂。方家亦往往俱用，此为谬矣。涪陵是涪州，接巴郡南，今无复采者。乃出武陵，西川诸蛮夷中，皆通属巴地，故谓之巴砂。《仙经》亦用越砂，即出广州临漳者，此二处并好，惟须光明莹澈为佳。如云母片者，谓云母砂。如樗蒲子，紫石英形者，谓马齿砂，亦好。如大小豆及大块圆滑者，谓豆砂。细末碎者，谓末砂。此二种粗，不入药用，但可画用尔。"[21]

《新修本草》卷第三："丹砂　味甘，微寒，无毒。主治身体五脏百病，养精神，安魂魄，益气，明目，通血脉，止烦满，消渴，益精神，悦泽人面，杀精魅邪恶鬼，除中恶、腹痛、毒气、疥瘘、诸疮。久服通神明不老，轻身神仙，能化为汞，作末名真朱，光色如云母，可析者良。生涪陵山谷，采无时。（恶磁石，畏咸水。）案此化为汞及名真朱者，即是今朱砂也。世医皆别取武都仇池雄黄夹雌黄者，名为丹砂。方家亦往往俱用，此为谬矣。涪陵是涪州，接巴郡南，今无复采者。乃出武陵，西川诸蛮夷中，皆通属巴地，故谓之巴砂。《仙经》亦用越砂，即出广州临漳者，此二处并好，惟须光明莹澈为佳。如云母片者，谓云母砂。如樗蒲子，紫石英形者，谓马齿砂，亦好。如大小豆及大块圆滑者，谓豆砂。细末碎者，谓末砂。此二种粗，不入药用，但可画用尔。采砂皆凿坎入数丈许。虽同出一郡县，亦有好恶。地有水井，胜火井也。炼饵之法，备载《仙方》，最为长生之宝。【谨案】丹砂大略二种，有土砂、石砂。其土砂，复有块砂、末砂，体并重而色黄黑，不任画用，疗疮疥亦好，但不入心腹之药尔，然可烧之，出水银乃多。其石砂便有十数种，最上者光明砂，云一颗别生一石龛内，大者如鸡卵，小者如枣栗，形似芙蓉，破之如云母，光明照澈，在龛中石台上生，得之者，带之辟恶为上，其次或出石中，或出水内，形块大者如拇指，小者如杏仁，光明无杂，名马牙砂，一名无重砂，入药及画俱善，俗间亦少有之。其有磨嵯、新井、别井、水井、火井、芙蓉、石末、石堆、豆末等砂，形类颇相似，入药及画，当择去其杂土石，便可用矣。别有越砂，大者如拳，小者如鸡鹅卵，形虽大，其杂土石不如细明净者。经言末之名真朱，谬矣。岂有一物而以全、末为殊名者也。"[22]

《石药尔雅》上卷："丹砂，一名日精，一名真珠，一名仙砂，一名汞砂，一名赤帝，一名太阳，一名朱砂。"[23]

《本草图经》卷第一："丹砂，生符陵山谷，今出辰州、宜州、阶州，而辰州者最胜，谓之辰砂。生深山石崖间，土人采之，穴地数十尺，始见其苗乃白石耳，谓之朱砂床……宜砂绝有大块者，碎之亦作墙壁，但罕有类物状，而色亦深赤，为不及辰砂，盖出土石间，非白石床所生也"[24]

《证类本草》卷第三："丹砂　味甘，微寒，无毒。主身体五脏百病，养精神，安魂魄，益气明目，通血脉，止烦满，消渴，益精神，悦泽人面，杀精魅邪恶鬼，除中恶、腹痛、毒气、疥瘘、诸疮。久服通神明不老，轻身神仙，能化为汞。作末名真朱，光色如云母，可析者良。生符陵山谷。采无时。（恶磁石，畏咸水。）陶隐居云：按：此化为汞及名真朱者，即是今朱砂也。俗医皆别取武都、仇池雄黄夹雌黄者，名为丹砂。方家亦往往俱用，此为谬矣。符陵是涪州，接巴郡南，今无复采者。乃出武陵、西川诸蛮夷中，皆通属巴地，故谓之巴砂。《仙经》亦用。越大块者，碎之亦作墙壁，但罕有类物砂，即出广州、临漳者，此二处并好，唯须光明莹澈为佳。如云母片者，谓云母砂。如樗蒲子，紫石英形者，谓马齿砂，亦好。如大小豆及大块圆滑者，谓豆砂。细末碎者，谓末砂。此二种粗，不入药用，但可画用尔。采砂，皆凿坎入数丈许。虽同出一郡县，亦有好恶。地有水井胜火井也。炼饵之法，备载《仙方》，最为长生之宝。唐本注云：丹砂，大略二种，有土砂、石砂。其土砂，复有块砂、末砂，体并重而色黄黑，不任画用。疗疮疥亦好，但不入心腹之药尔，然可烧之，出水银乃多。其石砂便有十数种，最上者光明砂，云一颗别生一石龛内，大者如鸡卵，小者如枣栗，形似芙蓉，破之如云母，光明照澈，在龛中石台上生，得此者，带之辟恶为上。其次，或出石中或出水内，形块大者如拇指，小者如杏仁，光明无杂，名马牙砂，一名无重砂。入药及画俱善，俗间亦少有之。其有磨嵯、新井、别井、水井、火井、芙蓉、石末、石堆、豆末等砂，形类颇相似。入药及画，当择去其杂土石，便可用矣。南有越砂，大者如拳，小者如鸡鹅卵，形虽大，其杂土石，不如细明净者。”[25]

《太平惠民和剂局方》卷之十：“朱砂丸　镇心神，化痰涎，利咽膈，止烦渴。硼砂（研，一分）、朱砂（研飞，五十两）、麝香（研）、梅花脑（研，各半两）、脑子（研）、牙硝（枯，各一两）、甘草（浸汁熬膏，五斤、寒水石（烧通红，研），上研匀，用甘草膏和，每两作一百丸。每服一丸，含化。小儿夜多惊啼，薄荷水化下。”[5]

《本草衍义》卷四：“丹砂　今人谓之朱砂。辰州朱砂，多出蛮峒。锦州界猎獠峒老鸦井，其井深广数十丈，先聚薪于井，满则纵火焚之。其青石壁迸裂处，即有小龛，龛中自有白石床。其石如玉，床上乃生丹砂。小者如箭镞，大者如芙蓉，其光明可鉴，研之鲜红，砂泊床，大者重七八两，至十两者，晃州亦有。形如箭镞、带石者，得自土中，非此之比也。此物镇养心神，但宜生使。炼服，少有不作疾者，亦不减硫黄辈。又一医流服伏火者数粒，一旦大热，数夕而毙。李善胜尝炼朱砂为丹，经岁余，沐浴再入鼎，误遗下一块，其徒丸服之，遂发懵冒，一夕而毙。其生朱砂，初生儿便可服，因火力所变，遂能杀人，可不谨也。”[26]

《鸡峰普济方》：“朱砂丸　治　食气遍身黄肿多年不瘥及一切块积：朱砂、硇砂、麝香（各一分），雄黄、黄丹（各半两），腻粉（三个子），巴豆（三十个去皮出油后烂研又用醋半盏熬成膏为度），上为细末，入巴豆膏内，用面尘和，滴水丸如绿豆大，每服五七丸。用水半盏煮一沸，取出临卧温酒下，至晚但微泻二三行，是效并不搜搅人脏腑下。”[47]

《汤液本草》卷之六：“朱砂　味甘。《珍》云：心热者，非此不能除。《局方本草》云：丹朱味甘，微寒。无毒。养精神，安魂魄，益气明目，通血脉，止烦渴。《药性论》云：君。有大毒。镇心，主抽风。”[2]

《御药院方》卷九：“麝香朱砂丸　治咽喉肿塞闭痛，或作疮疖，或舌本肿胀，满口生疮，津液难咽。烧寒水石（拣净，一斤）　马牙硝（生用，七钱）　南硼砂（二两）　铅白霜　龙脑（各三钱）　麝香（二钱）　甘草（二十两，熬膏）　朱砂（一两半，为衣），上研极匀细，用甘草膏子和丸，如梧桐子大，朱砂为衣。每服一两丸，噙化咽津，不拘时候。”[48]

《奇效良方》卷之六十二：“朱砂散　揩牙令白净。朱砂（细研）　茅香　藿香　丁皮　香附　甘松　白芷　升麻　黄丹（各一两）　石膏（四两）　寒水石（八两）　猪牙皂角（二两）　白檀香・零陵香（各半两），上为细末，研匀，每用揩齿，甚佳。”[6]

《本草品汇精要》卷之一：“丹砂　无毒　石穴生　丹砂（出神农本经）主身体五脏百病，养精神，安魂魄，益气，明目，杀精魅邪恶鬼。久服通神明，不老能化为汞（以上朱字神农本经）。通血脉，止烦满，消渴，益精神，悦泽人面，除中恶，腹痛，毒气，疥瘘诸疮，轻身神仙（以上黑字名医所录）【名】云丹砂　马齿砂　豆砂　末砂　土砂　石砂　朱砂　真朱　光明砂　马牙砂　无重砂　越砂　鹿蔌　妙硫砂　白庭砂　金座砂　梅柏砂　白金砂　澄水砂　玉座砂　辰锦砂　芙蓉砂　阴成砂　箭簇砂　曹末砂　镜面砂　平面砂　神末砂　金星砂　巴砂。”[27]

《本草蒙筌》卷之八：“丹砂　味甘，气微寒。生饵无毒，炼服杀人。出辰州（属湖广）。峦峒井中，（本境所出朱砂，多在猎獠峒、老鸦井得之。）在井围青石壁内。土人欲觅，多聚干柴。纵火满井焚之，致壁迸裂，始见有石床如玉洁白。生砂块，似血鲜红。大类芙蓉头，（有四、五两，至十两一块者。）小若羽箭簇。（俗呼箭头砂。）其甚小者，豆砂、米砂。”[28]

《本草纲目》第九卷：“丹砂《本经・上品》　【释名】朱砂。时珍曰：丹乃石名，其字从井中一点，象丹在井中之形，义出许慎说文。后人以丹为朱色之名，故呼朱砂。……时珍曰：丹砂以辰、锦者为最。麻阳即古锦州地。佳者为箭镞砂，结不实者为肺砂，细者为末砂。色紫不染纸者，为旧坑砂，为上品；色鲜染纸者，为新坑砂，次之。……张果《丹砂要诀》云：丹砂者，万灵之主，居之南方……又有紫灵砂，圆长似笋而红紫，为上品；石片棱角生青光，为下品。交、桂所出，但是座上及打石得，形似芙蓉头面光明者，亦入上品……【附方】……明目轻身，去三尸，除疮癞。美酒五升，浸朱砂五两，五宿，日干研末，蜜丸小豆大，每服二十丸，白汤下，久服见效。……小儿惊热，夜卧多啼。朱砂半两，牛黄一分，为末。每服一字，犀角磨水调下。”[29]

《本草乘雅半偈·第一帙》：“丹砂《本经·上品》 本具烟雾气作画，自然神异。座中者，为君。朝护者，为臣。如此生成，宜作万灵主。【气味】甘，微寒，无毒。”[30]

《本草征要》第三卷：“朱砂 味甘，性寒，有毒。入心经。恶磁石，畏咸水，忌一切血。水飞镇心而定癫狂，辟邪而除魔祟。解胎热痘毒，疗目痛牙疼。色赤应离，为心经主药，独用多用，令人呆闷。【气味】苦，凉，无毒。”[3]

《本草择要纲目·平性药品》：“朱砂 【气味】甘微寒无毒。【主治】 镇心安魂魄。通神明。主尸疰抽风。解惊痫胎毒痘毒。盖朱砂生于炎方。秉离火之气而成。体阳而性阴。故外显丹色。内含真汞。其气不热而寒。离中有阴也。其味不苦而甘。火中有土也。故可以养心。可以明目。可以安胎。可以解毒。可以发汗。随佐使而见功。”[42]

《本草崇原·本经上品》：“丹砂 气味甘，微寒，无毒。主治身体五脏百病，养精神，安魂魄，益气明目，杀精魅邪恶鬼。永服通神明，不老，能化为汞。（丹砂又名朱砂，始出涪州山谷，今辰州、锦州及云南、波斯蛮獠洞中石穴内皆有，而以辰州者为胜，故又名辰砂。大者如芙蓉花，小者如箭镞，碎之作墙壁光明可鉴，成层可拆研之。鲜红斯为上品，细小者为米砂，淘土石中得者为土砂，又名阴砂，皆为下品。苏恭曰：形虽大而杂土石，又不若细而明净者佳。）”[31]

《本草新编》卷之五：“丹砂（水银、轻粉） 丹砂，味甘，气微寒，生饵无毒，炼服杀人。入心经。镇养心神，通调血脉，杀鬼祟精魅，扫疥瘘疮疡，止渴除烦恼，安魂定魄。水银，即丹砂火煅而出之者也，只可为外科之用。轻粉，又从水银而再变者也，亦外科所需。此三物，至毒者水银，其次轻粉，又其次则丹砂也。盖水银、轻粉经火百炼而成。”[32]

《炮炙全书》卷第四：“朱砂 甘，微寒。形如箭镞透明者佳，研末极细，水飞用忌火，畏磁石、咸水。辰砂今市人往往和银朱以饰其色，入药须先以水漂去银朱，然后细研，水飞用。”[43]

《本草易读》卷八：“丹砂四百二十九 明净者良。细研水飞用。恶磁石，畏硷水，忌一切血。甘，寒，无毒。镇心清肝，明目发汗，祛风定惊，解毒辟邪，止渴安胎，通脉除烦。”[33]

《本草备要·金石水土部》：“丹砂 重，镇心，定惊，泻热。体阳性阴（内含阴汞），味甘而凉，色赤属火（性反惊者，离中虚有阴也。味不苦而甘者，火中有土也）。泻心经邪热（心经血分主药），镇心清肝，明目发汗（汗为心液），定惊祛风，辟邪（胡玉少卿多恶梦，遇推官胡用之，胡曰：昔常患此，有道士教戴灵砂而验。”[34]

《本经逢原》卷一：“丹砂 一名朱砂。甘微寒，无毒。研细水飞用，入火则烈，毒能杀人，急以生羊血、童便、金汁等解之。”[35]

《本草经解》卷四：“【丹砂】 气微寒。味甘。无毒。主身体五脏百病。养精神。安魂魄。益气明目。杀精魅邪恶鬼。久服通神明不老。”[36]

《神农本草经百种录》：“丹砂 味甘，微寒。甘言味，寒言性，何以不言色与气？盖入口则知其味，入腹则知其性，若色与气则在下文主治之中可推而知之也。主身体五脏百病。”[37]

《本草从新》卷十三：“朱砂 重、镇心、定惊、泻热。甘凉。体阳性阴。（内含阴汞、郑康成注周礼、以丹砂、雄黄、石胆、矾石、慈石为五毒。）色赤属火。（性反凉者、离中虚有阴也，味不苦而甘者、火中有土也。）泻心经邪热。（心经血分主药。）镇心定惊。辟邪清肝。明目祛风。止渴解毒。（胎毒痘毒宜之。）定癫狂。止牙疼。下死胎。（十全博救方，水煮一两，研酒服。）独用多用。令人呆闷。辰产。明如箭镞者良。（名箭镞砂。）细研。水飞三次。（若火炼则有毒、服饵常杀人。）畏盐水。恶慈石。忌一切血。”[44]

《得配本草》卷一：“丹砂 一名朱砂。畏咸水、车前、石苇、皂荚、决明、瞿麦、南星、乌头、地榆、桑椹、紫河车、地丁、马鞭草、地骨皮、阴地厥、白附子。恶磁石。忌诸血。甘，微寒。入手少阴经血分。纳浮溜之火，降心肺之热。安神明，除烦满，是其降火之功。”[38]

《要药分剂》卷八：“朱砂 味甘。性微寒。无毒。禀地二之火气以生。兼得天七之气以成。降也。

阳中阴也。恶磁石。畏咸水。忌一切血。"[45]

《神农本草经读》卷之二："丹砂　气味甘、微寒，无毒。主身体五脏百病，养精神，安魂魄，益气明目，杀精魅邪恶鬼。久服通神明不老。"[39]

《本草分经·原例（次序略经更定）》："朱砂　甘凉，体阳性阴，心经血分药，镇心而泻邪热，定惊清肝，祛风解毒，治癫狂下死胎，多服令人呆闷，细研水飞，如火炼则有毒，服饵常杀人，或用原块辰砂绵裹，入药同煎最妙。"[46]

《本草述钩元》卷五："丹砂　一名朱砂。上品。生于辰锦二州石穴。产五溪山峒者。得正南之气为上。麻阳（即古锦州地）诸山。与五溪相接者次之。有石砂上砂溪砂之殊。石砂最上者为光明砂。此天地自然之宝。在石室间。生雪床之上。（采之者寻石脉。穴地数十丈始见。其苗乃白石。谓之朱砂床。）如初生芙蓉。光明外澈。细者环拱。大者处中。有辰居之象。其箭镞连床者。紫黯若铁色而莹彻。碎之崭岩作墙壁。又如云母石。成层可析者。真辰砂也。得此者带之辟恶。为上。其次或出石中。或出水内。形块大者如拇指。小如杏仁。光明无杂。名马牙砂。二种俗间少有。"[40]

《本草撮要》卷六："【丹砂】　味甘凉。入手少阴经。功专镇心安魄。辟邪解毒。止渴下胎。得远志龙骨养心气。得丹参当归养心血。得生地枸杞养肾阴。得厚朴川椒养脾。得南星川乌祛风。独用多服。令人呆闷。辰产名箭镞砂最良。畏盐米。恶磁石。忌一切血。"[41]

《本草便读·金石部》："朱砂　味甘性寒。镇坠有功邪热去。外丹内汞。癫狂无患痫痰除。能辟鬼以安神。可护心而解毒。"[4]

《中药志》："朱砂　本品为常用中药，原名丹砂。《神农本草经》列为上品。市场有镜面砂、豆瓣砂、朱宝砂等不同规格。主要是以形状不同而分，实际质地相同。以朱宝砂用得较广。原矿物均为辰砂。【原矿物】辰砂　别名：丹砂 Cinnabar. ……【药材】本品为天然的辰砂矿石。名称：朱砂 Cinnabaris　别名：辰砂、丹砂。"[13]

《中药材手册》："朱砂［纲目名丹砂，列入金石部石类］　本品为天然产硫化物类矿物辰砂。仅产于低温热液矿床中。药用朱砂根据产品形状、颜色、质地等不同，而有朱宝砂、镜面砂、豆瓣砂等各种规格，其中以鲜红色镜面砂最佳，朱宝砂在质量上最好，而豆瓣砂则品质较次。另有人工合成的灵砂与银朱，性状与朱砂不同，应注意鉴别。"[14]

《全国中草药汇编》："朱砂　别名：丹砂、辰砂。【来源】为天然的硫化汞矿石。"[17]

《中药大辞典》："朱砂《本草经集注》　【异名】丹粟《山海经》，丹砂《本经》，赤丹《淮南子》，汞砂《石药尔雅》，辰砂《本草图经》。【基原】为天然的辰砂矿石。［原矿物］辰砂 Cinnabar."[12]

《中医大辞典·中药分册》："朱砂　出《本草经集注》。又名丹砂、辰砂。为天然的辰砂矿石。"[10]

《中国医学百科全书·中医学》："朱砂　始载于《神农本草经》。原名丹砂，一作硃砂。为天然硫化物类矿物辰砂的矿石。主产于中国贵州、湖南、四川等省。"[11]

《全国中药炮制规范》："朱砂　［处方用名］朱砂。【来源】本品为三方晶系矿物辰砂 Cinnabaris，主含硫化汞（HgS）。主产于湖南、贵州、四川、广西、云南等地。全年均可采挖。采得后，选择纯净者，用水淘去杂石、泥沙，并用磁铁吸去铁质。药材以色鲜红、有光泽、体重、无杂质者为佳。"[15]

《中国药材学》："朱砂　［别名］丹砂、汞砂、辰砂。【来源】本品为硫化物类矿物辰砂族辰砂。"[16]

《中国中医药学主题词表》："朱砂 CINNABARIS　属矿物药、安神药和清热解毒药　D 丹砂；D 辰砂。"[9]

《普通高等教育中医药类规划教材·中药学》："朱砂《本经》　为三方晶系硫化物类矿物辰砂族辰砂，主含硫化汞（HgS）。主产于贵州、湖南、四川、云南等地。随时开采，采挖后，选取纯净者，用磁铁吸净含铁的杂质，再用水淘去杂石和泥沙，研细水飞，晒干装瓶备用。"[8]

《中华本草》："朱砂《本草经集注》　【异名】丹粟《山海经》，朱丹《穆天子传》，赤丹《淮南子》，丹砂《本经》，真朱《别录》，汞沙《石药尔雅》，光明砂《外台》，辰砂《本草图经》……【来源】为硫化物类辰砂族矿物辰砂。[原矿物] 辰砂 Cinnabar 晶体结构属三方晶系。晶体为原板状或菱面体，有时呈极不规则的粒状集合体或致密状块体出现。为朱红色至褐红色，有时带铅灰色。条痕红色。具金钢光泽。硬度2~2.5。易碎裂成片，有平行的完全理解。断口呈半贝壳状或参差状，相对密度0.89~8.2。”[18]

《中华人民共和国药典》：“朱砂 Cinnabaris　本品为硫化物类矿物辰砂族辰砂，主含硫化汞（HgS）。采挖后，选取纯净者，用磁铁吸净含铁的杂质，再用水淘去杂石和泥沙。”[7]

5　参考文献

1　汉·神农本草经．清顾观光重辑本．北京：人民卫生出版社，1955，24
2　元·王好古．汤液本草．见：景印文渊阁四库全书（745）．北京：中医古籍出版社，1986，1005
3　明·李中梓．本草征要．见：李中梓医学全书．北京：中国中医药出版社，1999，148
4　清·张秉成．本草便读．上海：上海卫生出版社，1957，92
5　宋·太平惠民和剂局．太平惠民和剂局方．北京：人民卫生出版社，1985，371
6　明·董宿．奇效良方．北京：商务印书馆，1959，1336
7　国家药典委员会编．中华人民共和国药典．一部．北京：化学工业出版社，2000，105
8　雷载权主编．普通高等教育中医药类规划教材·中药学．上海：上海科学技术出版社，1995，249
9　吴兰成主编．中国中医药学主题词表．北京：中医古籍出版社，1996，605
10　《中医大辞典》编辑委员会编．中医大辞典·中药分册．北京：人民卫生出版社，1982，143
11　《中医学》编辑委员会．中国医学百科全书·中医学．上海：上海科学技术出版社，1997，1260
12　江苏新医学院编．中药大辞典．上海：上海科学技术出版社，1977，912
13　中国医学科学院药物研究所等编．中药志．第四册．北京：人民卫生出版社，1961，240
14　中华人民共和国卫生部药政管理局主编．中药材手册．北京：人民卫生出版社，1998，723
15　中华人民共和国卫生部药政管理局编．全国中药炮制规范．北京：人民卫生出版社，1988，384
16　徐国钧等主编．中国药材学．北京：中国医药科技出版社，1996，1878
17　《全国中草药汇编》编写组编．全国中草药汇编．上册．北京：人民卫生出版社，1996，382
18　国家中医药管理局《中华本草》编委会．中华本草．第一册．上海：上海科学技术出版社，1999，405
19　三国·吴普．吴普本草．北京：人民卫生出版社，1987，2
20　魏晋·名医别录．北京：人民卫生出版社，1986，2
21　南北朝·陶弘景．本草经集注．北京：人民卫生出版社，1994，27
22　唐·苏敬等撰．新修本草．合肥：安徽科学技术出版社，1981，86
23　唐·梅彪撰．石药尔雅．据别下斋丛书本抄本，4
24　宋·苏颂．本草图经．合肥：安徽科学技术出版社，1994，79
25　宋·唐慎微．证类本草．北京：人民卫生出版社，1957，79
26　宋·寇宗奭．本草衍义．上海：商务印书馆，1937，22
27　明·刘文泰．本草品汇精要．北京：人民卫生出版社，1982，107
28　明·陈嘉谟．本草蒙筌．北京：人民卫生出版社，1988，330
29　明·李时珍．本草纲目．北京：人民卫生出版社，1982，517
30　明·卢之颐．本草乘雅半偈．北京：人民卫生出版社，1986，31
31　清·张志聪．本草崇原．北京：中国中医药出版社，1992，44
32　清·陈士铎．本草新编．北京：中国中医药出版社，1996，256
33　清·汪昂．本草易读．北京：人民卫生出版社，1997，362

34 清·汪昂. 本草备要. 北京：中国中医药出版社，1998，215
35 清·张璐. 本经逢原. 上海：上海科学技术出版社，1959，10
36 清·叶桂. 本草经解. 上海：上海科技出版社，1958，43
37 清·徐大椿. 神农本草经百种录. 见：景印文渊阁四库全书（785）. 北京：中医古籍出版社，1986，572
38 清·严西亭. 得配本草. 上海：上海卫生出版社，1957，12
39 清·陈念祖. 神农本草经读. 北京：人民卫生出版，1959，22
40 清·杨时泰. 本草述钩元. 上海：科技卫生出版社，1958，28
41 清·陈其瑞. 本草撮要. 见：珍本医书集成. 木草类. 上海：上海科学技术出版社，1985，75
42 清·蒋居祉. 本草择要纲目. 见：珍本医书集成. 本草类. 上海：上海科学技术出版社，1985，101
43 ［日］稻宣义. 炮炙全书. 北京：中医古籍出版社，1981，159
44 清·吴仪洛. 本草从新. 北京：中医古籍出版社，2001，188
45 清·沈金鳌. 要药分剂. 上海：上海科学技术出版社，1959，198
46 清·姚澜. 本草分经. 上海：上海科技出版社，1989，128
47 宋·张锐. 鸡峰普济方. 见：中国医学珍本丛书，上海：上海科技出版社，1987
48 元·许国桢. 御药院方. 北京：人民卫生出版社，1992
49 晋·郭璞注. 穆天子传. 上海：上海古籍出版社，1990，11
50 汉初·刘安. 淮南子（直解）. 上海：复旦大学，2002
51 章行. 山海经现代版. 上海：上海古籍出版社，2000

165 竹节参

Zhujieshen
Rhizoma Panacis Japonici

1 定名依据

1.1 正名

1.1.1 汉文名：竹节参（五加科植物竹节参 Panax japonicus C. A. Mey. 的干燥根茎）。

1.1.2 英文名：japanese ginseng.

1.2 依据

1.2.1 定名的文献依据

(1)《中华人民共和国药典》："竹节参 Rhizoma panacis japonici 本品为五加科植物竹节参 Panax japonicus C. A. Mey. 的干燥根茎。秋季采挖，除去主根及外皮，干燥。"[1]

(2)《中药志》："竹节参 本品为常用中药。商品主要为五加科植物竹节参的根茎。……【原植物】竹节参 别名：竹根七、萝卜七、峨三七（四川）。Panax japonicus C. A. Mey. ——五加科 Araliaceae"[2]

(3)《中医大辞典·中药分册》："竹节参 见《本经逢源》。为人参芦之别名，详该条。"[3]

(4)《中国药材学》："竹节参 ［别名］竹节三七，萝卜七，土参，蜈蚣七、野三七（广西）。【来源】本品为五加科植物竹节参 Panax japonicus C. A. Mey. 的根茎。"[4]

(5)《中国中医药学主题词表》："竹节参 PANAX JAPONICUM　属人参属；属活血祛瘀药、补血药（中药）和化痰药（中药）　D 竹节人参；D 竹节三七。"[5]

(6)《中华本草》："竹节参《科学的民间药草》　【异名】土参、土精、血参《花镜》，竹节三七《百草镜》，甜七、竹根七《草木便方》，竹节人参《现代实用中药》，竹鞭三七、罗汉三七《中国药用植物志》，竹节七、竹七《中药形性经验鉴别法》，萝卜七、白三七《中药材品种论述》，水三七《贵州草药》，明七、野三七、鸡头七《云南经济植物》，野田七《广西本草选编》，蜈蚣七、七叶子《全国中草药汇编》，大竹根七（云南）……【来源】为五加科植物竹节参的根茎。【原植物】竹节参 Panax japonicus C. A. Mey. [P. pseudo－ginseng Wall. japonicus (C. A. Mey.) Hoo et Tseng]"[6]

1.2.2　定名选择的理由

竹节参 Rhizoma panacis japonici，系五加科植物竹节参 Panax japonicus C. A. Mey. 的干燥根茎。"竹节参"作为本品正名古代文献未见记载，现代文献中我国最新出版的《中华人民共和国药典》以及辞书类著作《中医大辞典・中药分册》等均以"竹节参"作为本品正名。已经广泛应用于中医药学文献的标引和检索的《中国中医药学主题词表》也以"竹节参"作为本品的正式主题词。现代本草著作如《中药志》、《中华本草》、《中国药材学》等虽记载了不少本品各地的俗称，但也无一例外以"竹节参"作为本品的正名。说明"竹节参"作为本品正名已成为共识。

1.3　与正名等效的名词：无。

2　源流考释

竹节参（五加科植物竹节参 Panax japonicus C. A. Mey. 的干燥根茎）原称"土参"，始见于清・陈扶摇《花镜》，如《花镜》卷五："土参　一名神草，一名土精，一名血参。产于南浙。四月开花，细小如粟，蕊如丝，白色。秋后结实，生青熟红，性最喜燥，春间分种。"[7] 其后的本草著作有的以"昭参"为正名，如清・赵学敏《本草纲目拾遗》[8]；有的以"竹根七"为正名，如《草木便方今释》[9] 等。

古代著作中记载的本品异名有"土参"、"神草"、"土精"、"血参"《花镜》[7]，"人参三七"、"竹节三七"《百草镜》[8]，"昭参"《本草纲目拾遗》[8]，"竹根七"、"甜七"《草木便方今释》[9] 等。如《本草纲目拾遗》引《百草镜》云："人参三七味微甘，颇似人参，入口生津，切开内沥青色，外皮细而绿，一种广西山峒来者，形似白芨，长者如老干姜，黄有节，味甘如人参，亦名人参三七，又名竹节三七。"[8]《本草纲目拾遗》卷三："昭参……浙产台温山中，出一种竹节三七，色白如僵蚕，每条上有凹痕如臼，云此种血症良药"[8]《草木便方今释》："竹根七，甘入血分，散血活血破血症。痈肿消瘀疗犬伤，金刃跌扑消瘀尽。即甜七是也。"[9]

"竹节参"之名古代文献未见记载，现代有关著作大多以"竹节参"作为本品正名，如《中华人民共和国药典》[1]、《中医大辞典・中药分册》[3]、《中国中医药学主题词表》[5]、《中药志》[2]、《中国药材学》[4]、《中华本草》[6] 等；但也有的以"竹节三七"为正名记载本品，如《中药大辞典》[10] 等。同时尚记载有"水三七"、"明七"、"野三七"、"鸡头七"、"竹节参"、"竹节人参"、"竹鞭三七"、"罗汉三七"、"竹节七"、"竹七"、"萝卜七"、"白三七"《中药大辞典》[10]，"人参芦"《中医大辞典》[3]，"蜈蚣七"《中国药材学》[4]“野田七”、“七叶子”、“大竹根七”《中华本草》[6]等各地的俗称。还记载有本品原植物“竹节参”的异名“竹根七”、“萝卜七”、“峨三七”《中药志》[2]，“大叶三七”《中药大辞典》[10]等。

3　附录

3.1　又称：无。

3.2　俗称：水三七（贵州），野三七（广西、云南），明七、鸡头七、大竹根七（云南），蜈蚣七（广西），竹节参，竹节人参，竹鞭三七、罗汉三七，竹节七、竹七，萝卜七、白三七，人参芦，野田七，七叶子。

3.3　曾称：土参、神草、土精、血参《花镜》，人参三七、竹节三七《百草镜》，昭参《本草纲目拾遗》，竹根七、甜七《草木便方今释》。

3.4　原植物名称：竹节参，竹根七、萝卜七、峨三七（四川），大叶三七。

4　文献通考

《花镜》卷五：“土参　一名神草，一名土精，一名血参。产于南浙。四月开花，细小如粟，蕊如丝，白色。秋后结实，生青熟红，性最喜燥，春间分种。”[7]

《本草纲目拾遗》卷三：“昭参……浙产台温山中，出一种竹节三七，色白如僵蚕，每条上有凹痕如臼，云此种血症良药……百草镜云：人参三七味微甘，颇似人参，入口生津，切开内沥青色，外皮细而绿，一种广西山峒来者，形似白芨，长者如老干姜，黄有节，味甘如人参，亦名人参三七，又名竹节三七。”[8]

《草木便方今释》：“竹根七，甘入血分，散血活血破血症。痈肿消瘀疗犬伤，金刃跌扑消瘀尽。即甜七是也”。[9]

《中药志》：“竹节参　本品为常用中药。商品主要为五加科植物竹节参的根茎。……【原植物】竹节参　别名：竹根七、萝卜七、峨三七（四川）。Panax japonicus C. A. Mey. ——五加科 Araliaceae”[2]

《中药大辞典》：“竹节三七《百草镜》　【异名】土参、土精、血参《花镜》，甜七、竹根七《草木便方》，竹节参《科学的民间药草》，竹节人参《现代实用中药》，竹鞭三七、罗汉三七《中国药植志》，竹节七、竹七《中药形性经验鉴别法》，萝卜七、白三七《中药材品种论述》，水三七《贵州草药》，明七、野三七、鸡头七《云南经济植物》。【基原】为五加科植物大叶三七的呈竹鞭状的根茎。【原植物】大叶三七 Panax pseudo-ginseng Wall. var. japonicus (C. A. Mey.) Hoo & Tseng”[10]

《中医大辞典·中药分册》：“竹节参　见《本经逢源》。为人参芦之别名，详该条。”[3]

《中国药材学》：“竹节参　［别名］竹节三七，萝卜七，土参，蜈蚣七、野三七（广西）。【来源】本品为五加科植物竹节参 Panax japonicus C. A. Mey. 的根茎。”[4]

《中国中医药学主题词表》：“竹节参 PANAX JAPONICUM　属人参属；属活血祛瘀药、补血药（中药）和化痰药（中药）　D 竹节人参；D 竹节三七。”[5]

《中华本草》：“竹节参《科学的民间药草》　【异名】土参、土精、血参《花镜》，竹节三七《百草镜》，甜七、竹根七《草木便方》，竹节人参《现代实用中药》，竹鞭三

七、罗汉三七《中国药用植物志》，竹节七、竹七《中药形性经验鉴别法》，萝卜七、白三七《中药材品种论述》，水三七《贵州草药》，明七、野三七、鸡头七《云南经济植物》，野田七《广西本草选编》，蜈蚣七，七叶子《全国中草药汇编》，大竹根七（云南）……【来源】为五加科植物竹节参的根茎。【原植物】竹节参 Panax japonicus C. A. Mey. ［P. pseudo－ginseng Wall. japonicus（C. A. Mey.）Hoo et Tseng”[6]

《中华人民共和国药典》：“竹节参 Rhizoma panacis japonici　本品为五加科植物竹节参 Panax japonicus C. A. Mey. 的干燥根茎。秋季采挖，除去主根及外皮，干燥。”[1]

5　参考文献

1　国家药典委员会编．中华人民共和国药典．一部．北京：化学工业出版社，2000，106

2　中国医学科学院药物研究所等编．中药志．第一册．北京：人民卫生出版社，1993，18

3　《中医大辞典》编辑委员会编．中医大辞典·中药分册．北京：人民卫生出版社，1982，142

4　徐国钧等主编．中国药材学．北京：中国医药科技出版社 1996，549

5　吴兰成主编．中国中医药学主题词表．北京：中医古籍出版社，1996，607

6　国家中医药管理局《中华本草》编委会．中华本草．第五册．上海：上海科学技术出版社，1999，832

7　清·陈昊子辑．伊钦恒校注．花镜．农业出版社，1979，291

8　清·赵学敏．本草纲目拾遗．北京：人民卫生出版社，1983，65

9　清·刘兴．草木便方今释．贵阳：贵州人民出版社，1988，232

10　江苏新医学院编．中药大辞典．上海：上海科学技术出版社，1977，908

166　竹茹

Zhuru

Caulis Bambusae In Taenia

1　定名依据

1.1　正名

1.1.1　汉文名：竹茹［为禾本科植物青秆竹 Bambusa tuldoides Munro、大头典竹 Sinocalamus beecheyanus（Munro）Mcclure var. pubescens P. F. Li 或淡竹 Phyllostachys nigra（Lodd.）Munro var. henonis（Mitf.）Stapf ex Rendle 的茎秆的干燥中间层］。

1.1.2　英文名：bamboo shavings.

1.2　依据

1.2.1　定名的文献依据

(1)《金匮要略》卷八：“橘皮竹茹汤主之。此为哕逆之挟虚者。出其方治也。……橘皮竹茹汤方　橘皮（二斤）　竹茹（二升）　大枣（三十枚）　生姜（半斤）　甘草（五两）　人参（三两）　上六味。以水一斗。煮取三升。温服一升。日三服。”[1]

(2)《汤液本草》卷之五：“竹茹，气微寒，味苦。《本草》云：主呕哕、温气、寒热，吐血、崩中。溢筋。”[2]

(3)《本草征要》第三卷："竹茹 （刮去青皮，用第二层）疏逆气，而呕呃与噎膈皆平；清血热，而吐衄与崩中咸疗。……竹种最多，惟大而味甘者为胜，必生长甫及一年者，嫩而有力。"[3]

(4)《炮炙全书》卷第三："竹茹 甘，微寒。刮去青皮，用第二层。"[4]

(5)《本草崇原》卷中："竹茹（附） 气味甘，微寒，无毒。主治呕啘温气，寒热，吐血，崩中。(《别录》附。)（用刀轻轻刮去竹皮上粉青，取青内之皮，谓之竹茹。今人用竹沥、竹茹，皆取大竹，不知淡竹、苦竹、篁竹皆细小不大，俱系野生，非家种也。)"[5]

(6)《本经逢原》卷三："竹茹 甘寒无毒。取竹茹法，选大青竹，磁片刮去外膜，取第二层如麻缕者，除去屑末用之。[发明] 竹茹专清胃府之热，为虚烦烦渴、胃虚呕逆之要药。"[6]

(7)《中华人民共和国药典》："竹茹 Caulis bambusae in taenia 本品为禾本科植物青秆竹 Bambusa tuldoides Munro、大头典竹 Sinocalamus beecheyanus（Munro）Mcclure var. pubescens P. F. Li 或淡竹 Phyllostachys nigra（Lodd.）Munro var. henonis（Mitf.）Stapf ex Rendle 的茎秆的干燥中间层。"[7]

(8)《普通高等教育中医药类规划教材·中药学》："竹茹《别录》 为禾本科多年生常绿乔木或灌木植物青秆竹 Bambusa tuldoides Munro、大头典竹 S. beecheyanus（Munro）Mcclure var. pubescens P. F. Li 或淡竹 Phyllostachys nigra var. henonis Stapf 的茎的中间层。"[8]

(9)《中药大辞典》："竹茹《本草经集注》……【基原】为禾本科植物淡竹的茎秆除去外皮后刮下的中间层。【原植物】淡竹《本草图经》Phyllostachys nigra（Lodd.）Munro var. henonis（Mitf.）Stapf ex Rendle."[9]

(10)《中医大辞典·中药分册》："竹茹 出《本草经集注》。又名竹皮、竹二青、淡竹茹。为禾本科植物淡竹 Phyllostachys nigra（Lodd.）Munro var. henonis（Mitf.）Stapf ex Rendle 或青秆竹 Bambusa tuldoides Munro 等的茎秆除去外皮后刮下的中间层。"[10]

(11)《中国医学百科全书·中医学》："竹茹 始载于《名医别录》。又名竹皮、竹二青、青竹茹。为禾本科植物淡竹 Phyllostachys nigra（Lodd.）Munro var. henonis（Mitf.）Stapf ex Rendle、青秆竹 Bambusa tuldoides Munro 或大头典竹 Sinocalamus beecheyanus（Munro）Mcclure var. pubescens 等的茎秆除去外皮后刮下的中间层。"[11]

(12)《中国中医药学主题词表》："竹茹 CAULIS BAMBUSAE IN TAENIAM 为禾本科植物青秆竹、大头典竹或淡竹的茎秆干燥中间层；属化痰药（中药）和止吐药（中药） C 淡竹。"[12]

(13)《中药志》[13]、《中药材手册》[14]、《全国中草药汇编》[15]、《全国中药炮制规范》[16]、《中国药材学》[17]、《中华本草》[18]等现代中药著作多以"竹茹"作为本品正名（参见"文献通考"）。

1.2.2 定名选择的理由

(1) 竹茹 Caulis bambusae in taenia，系禾本科植物青秆竹 Bambusa tuldoides Munro、大头典竹 Sinocalamus beecheyanus（Munro）Mcclure var. pubescens P. F. Li 或淡竹 Phyllostachys nigra（Lodd.）Munro var. henonis（Mitf.）Stapf ex Rendle 的茎秆的干燥中间层。"竹茹"之名始见东汉·张仲景《金匮要略》，"竹茹"作为本品正名始见于元·王好古

《汤液本草》，其后的本草著作如明·李中梓《本草征要》，日本稻宣义《炮炙全书》，清·张志聪《本草崇原》、张璐《本经逢原》等在载录本品时即以“竹茹”作为正名，并一直沿用至今。

(2) 我国最新出版的《中华人民共和国药典》、《普通高等教育中医药类规划教材·中药学》以及辞书类著作《中医大辞典·中药分册》、《中药大辞典》、《中国医学百科全书·中医学》等均以“竹茹”作为本药正名。已经广泛应用于中医药学文献的标引和检索的《中国中医药学主题词表》也以“竹茹”作为本药的正式主题词。现代本草著作如《全国中草药汇编》、《中药志》、《中华本草》、《中国药材学》、《中药材手册》、《全国中药炮制规范》等均以“竹茹”作为本药的正名。说明“竹茹”作为本品正名已成为共识。

1.3　与正名等效的名词：无。

2　源流考释

竹茹［禾本科植物青秆竹 Bambusa tuldoides Munro、大头典竹 Sinocalamus beecheyanus (Munro) Mcclure var. pubescens P. F. Li 或淡竹 Phyllostachys nigra (Lodd.) Munro var. henonis (Mitf.) Stapf ex Rendle 的茎秆的干燥中间层］始载于东汉·张仲景《金匮要略》，如《金匮要略》卷八：“橘皮竹茹汤主之。此为哕逆之挟虚者。出其方治也。……橘皮竹茹汤方　橘皮（二斤）　竹茹（二升）　大枣（三十枚）　生姜（半斤）　甘草（五两）　人参（三两）　上六味。以水一斗。煮取三升。温服一升。日三服。”[1] 其后南北朝·陶弘景《本草经集注》在“败船茹”条下也记载有“竹茹”名称；宋·唐慎微《证类本草》[19]则在“竹叶”条下介绍本品。

“竹茹”作为本品正名始载于元·王好古《汤液本草》卷之五：“竹茹，气微寒，味苦。《本草》云：主呕哕、温气、寒热，吐血、崩中。溢筋。”[2] 其后的本草著作大多即沿用该书记载，以“竹茹”为正名记载本品，如明·李中梓《本草征要》[3]，清·张志聪《本草崇原》[5]、日本稻宣义《炮炙全书》[4]、汪昂《本草备要》[20]、张璐《本经逢原》[6]、叶桂《本草经解》[21]、黄宫绣《本草求真》[22]、陈念祖《神农本草经读》[23]、姚澜《本草分经》[24]、凌奂《本草害利》[25]、陈其瑞《本草撮要》[26]、张秉成《本草便读》[27]、周岩《本草思辨录》[28]等；有的在“竹”条下介绍本品，如明·李时珍《本草纲目》[29]；有的在“淡竹叶”条下介绍本品，如清·陈士铎《本草新编》[30]；有的则在“淡竹茹”条下介绍本品，如清·汪昂《本草易读》[31]等。

古代著作中记载的本品异名所有“竹皮”《金匮要略》，“青竹茹”《药性论》[19]，“淡竹茹”《本草纲目》[29]等。如《金匮要略》卷下：“妇人乳中虚，烦乱，呕逆，安中益气，竹皮大丸主之。竹皮大丸方　生竹茹（二分）　石膏（二分）　桂枝（一分）　甘草（七分）　白薇（一分）　上五味，末之，枣肉和丸弹子大，以饮服一丸，日三夜二服。有热者倍白薇。烦喘者加柏实一分。”[32]《证类本草》引《药性论》云：“淡竹叶，味甘，无毒。主吐血，热毒风，压丹石毒，止消渴。竹烧沥治卒中风，失音不语，苦者治眼赤。又云青竹茹，使，味甘。能止肺痿唾血，鼻衄，治五痔。”[19]《本草纲目》第三十七卷：“竹《本经·中品》　竹字象形。……淡竹茹　［气味］甘，微寒，无毒。［主治］呕啘，温气寒热，吐血崩中，溢筋。”[29]

现代有关著作均沿用《汤液本草》的记载以“竹茹”作为本品正名，如《中华人民共和国药典》[7]、《普通高等教育中医药类规划教材·中药学》[8]、《中药大辞典》[9]、《中医大辞典·中药分册》[10]、《中国医学百科全书·中医学》[11]、《中国中医药学主题词表》[12]、《中药志》[13]、《中药材手册》[14]、《全国中草药汇编》[15]、《全国中药炮制规范》[16]、《中国药材学》[17]、《中华本草》[18]等。同时尚记载有"竹二青"《中药材手册》[14]，"淡竹皮茹"、"麻巴"《中药大辞典》[9]，"竹子青"《中国药材学》[17]等各地的俗称。还记载有本品原植物"淡竹"的异名"金竹"、"甘竹"、"杜圆竹"、"斑真竹"《中药志》[13]，"水竹"、"金竹花"、"光苦竹"、"钓鱼竹"、"白夹竹"、"如金竹"、"荆竹"、"罗汉竹"《中药大辞典》[9]，"毛金竹"《中华本草》[18]等；原植物"大头典竹"的异名"大头甜竹"《中药大辞典》[9]；或原植物名称"青竿竹"《中华本草》[18]等。

3 附录

3.1 又称：姜竹茹（饮片规格名）。

3.2 俗称：竹二青（上海），淡竹皮茹，竹子青。

3.3 曾称：竹皮《金匮要略》，青竹茹《药性论》，淡竹茹《本草纲目》。

3.4 原植物名称：淡竹，金竹、甘竹（湖北），杜圆竹（苏州），斑真竹（广西），水竹，金竹花，光苦竹，钓鱼竹，白夹竹，如金竹，荆竹，罗汉竹，毛金竹；大头典竹，大头甜竹；青竿竹。

4 文献通考

《金匮要略》卷下："妇人乳中虚，烦乱，呕逆，安中益气，竹皮大丸主之。竹皮大丸方 生竹茹（二分） 石膏（二分） 桂枝（一分） 甘草（七分） 白薇（一分） 上五味，末之，枣肉和丸弹子大，以饮服一丸，日三夜二服。有热者倍白薇。烦喘者加柏实一分。"[32]

《金匮要略方论》卷中："橘皮竹茹汤主之。此为哕逆之挟虚者。出其方治也。……橘皮竹茹汤方 橘皮（二斤） 竹茹（二升） 大枣（三十枚） 生姜（半斤） 甘草（五两） 人参（三两） 上六味。以水一斗。煮取三升。温服一升。日三服。"[1]

《证类本草》卷十三："竹叶 味苦，平、大寒，无毒。主咳逆上气，溢筋，急恶疡，杀小虫，除烦热，风痉，喉痹，呕吐……臣禹锡等谨按药性论云：淡竹叶，味甘，无毒。主吐血，热毒风，压丹石毒，止消渴。竹烧沥治卒中风，失音不语，苦者治眼赤。又云青竹茹，使，味甘。能止肺痿唾血，鼻衄，治五痔。"[19]

《汤液本草》卷之五："竹茹 气微寒，味苦。《本草》云：主呕哕、温气、寒热，吐血、崩中。溢筋。"[2]

《本草纲目》第三十七卷："竹《本经·中品》 竹字象形。许慎说文云：竹，冬生草也。故字从倒草。……淡竹茹 ［气味］甘，微寒，无毒。［主治］呕啘，温气寒热，吐血崩中，溢筋。"[29]

《本草征要》第三卷："竹茹 （刮去青皮，用第二层）疏逆气，而呕呃与噎膈皆平；清血热，而吐衄与崩中咸疗。……竹种最多，惟大而味甘者为胜，必生长甫及一年者，嫩而有力。"[3]

《炮炙全书》卷第三："竹茹 甘，微寒。刮去青皮，用第二层。"[4]

《本草崇原》卷中："竹茹（附）　气味甘，微寒，无毒。主治呕哕温气，寒热，吐血，崩中。(《别录》附。)（用刀轻轻刮去竹皮上粉青，取青内之皮，谓之竹茹。今人用竹沥、竹茹，皆取大竹，不知淡竹、苦竹、篁竹皆细小不大，俱系野生，非家种也。)"[5]

《本草求真》卷四："竹茹　（苞木）清肺凉胃，解烦除呕　竹茹（专入肺胃）。味甘而淡，气寒而滑。凡因邪热客肺，肺金失养，而致烦渴不宁，膈噎呕逆，恶阻呕吐，吐血衄血等症者，皆当服此。"[22]

《本草新编》卷之四（徵集)："淡竹叶（竹茹、竹沥）　淡竹叶，味甘、淡，气平寒，阴中微阳，无毒，入心、脾、肺、胃。逐上气咳喘，散阳明之邪热，亦退虚热烦躁不眠，专凉心经，尤祛风痉。竹茹，主胃热呃逆，疗噎膈呕哕，尤止心烦。"[30]

《本草易读》卷七："淡竹茹　甘，微寒，无毒。除呕哕气逆，止吐衄血崩。妇人胎产，小儿痫热，伤寒劳复，肺痿唾血。五痔最良，噎膈亦平。……女劳复病，腹痛，卵肿股肿，竹茹水煎。(第三。）产后烦热短气，竹茹同参、苓、甘草煎服。(第四。）月水不断，竹茹炒末，水下。(第五。)"[31]

《本草备要》："竹茹　泻上焦烦热，凉血。甘而微寒。开胃土之郁，清肺金之燥，凉血除热。治上焦烦热（皮入肺，主上焦。温胆汤用之)，温气寒热，噎膈呕逆（胃热)，吐血衄血（清肺凉胃，齿血不止，浸醋含之)，肺痿惊痫（散肝火)，崩中胎动（凉胎气)。"[20]

《本经逢原》卷三："竹茹　甘寒无毒。取竹茹法，选大青竹，磁片刮去外膜，取第二层如麻缕者，除去屑末用之。发明　竹茹专清胃府之热，为虚烦烦渴、胃虚呕逆之要药。"[6]

《本草经解》卷三："【竹茹】　气微寒，味甘，无毒。主呕哕，温气寒热，吐血崩中。竹茹气微寒，禀天初冬寒水之气，入足太阳寒水膀胱经。味甘无毒，得地中正之土味，入足太阴脾经。气味降多于升，阴也。"[21]

《神农本草经读·本草附录》："竹茹　气味甘、微寒，无毒。主呕哕，温气，寒热，吐血，崩中。《别录》张隐庵曰：此以竹之脉络，而通人之脉络也。人身脉络不和，则吐逆为热矣。脉络不和，则或寒或热矣。充肤热肉澹渗皮毛之血，不循行于脉络，则上吐血而下崩中矣，竹茹通脉络，皆治之。"[23]

《本草分经·原例（次序略经更定)》："竹茹　甘微寒，开胃郁，清肺燥，凉血，除上焦烦热，兼清肝火，凉胎气。"[24]

《本草思辨录》卷四："竹茹　竹青而中空，与胆为清净之府，无出无入相似。竹茹甘而微寒，又与胆喜温和相宜。故黄芩为少阳经热之药，竹茹为少阳腑热之药。古方疗胆热多用竹茹，而后人无知其为胆药者。"[28]

《本草害利·肺部药队》："竹茹　【害】竹性寒凉。胃寒呕吐，及感寒挟食作吐者忌用。【利】甘辛淡寒，入心、肺、胃，疏气逆而平呕吐噎嗝，清血热而疗吐衄崩中。淡竹茹为上，甘竹皮次之，凡用竹茹、叶、沥，须生长甫及一年者，为嫩而有力。刮去青皮，用第二层为鲜竹茹。入平呕逆药，姜汁炒用。"[25]

《本草撮要》卷二："【竹茹】　味甘。入足阳明经。功专清热利气。得栝蒌治伤寒劳复。得参、苓、芩、草治产后烦热。剖去青皮。用第二层。"[26]

《本草便读·木部》："竹茹　入胃清烦止呕逆。用治多灵。行皮达络埽邪氛。甘寒有力。(竹茹乃竹之二青。种类颇多。均以淡竹为佳。味甘淡。性寒入肺胃。散逆气。清烦热。凡一切呕哕痈痿噎膈等证。属上焦有热者。皆可用之。至行皮达络之意。亦以类相从耳。)"[27]

《中药志》:"竹茹　本品为常用中药。商品来源复杂,以青秆竹、大头典竹茎秆的干燥外层和中间层,淡竹茎秆的干燥中间层为常见,在全国各地使用较为广泛的还有:慈竹、刚竹、毛竹、苦竹茎秆的干燥中间层。……【原植物】①青秆竹 Bambusa tuldoides Munro——禾本科 Gramineae②大头典竹 Sinocalamus beecheyanus Mcclure var. pubescens P. F. Li——禾本科 Gramineae③淡竹　别名:金竹,甘竹(湖北);杜圆竹(苏州);斑真竹(广西)。Phyllostachys nigra (Lodd.) Munro var. henonis (Mitf.) Stapf ex Rendle——禾本科 Gramineae"[13]

《中药材手册》:"竹茹[纲目名淡竹茹,列入木部苞木类竹项下]　本品为禾本科植物青秆竹 Bambusa tuldoides Munro、大头典竹 Sinocalamus beecheyanus (Munro) Mcclure var. pubescens P. F. Li、淡竹 Phyllostachys nigra (Lodd.) Munro var. henonis (Mitf.) Stapf ex Rendle 的茎的干燥中间层。原植物系乔木状之竹类。大部为制作竹器时刮下的副产品,习惯以当年产的新竹刮下的竹丝质量为佳。[别名]淡竹茹、竹二青。"[14]

《全国中草药汇编》:"竹茹　来源:为禾本科刚竹属植物淡竹 Phyllostachys nigra (Lodd.) Munro var. henonis (Mitf.) Stapf ex Rendle 秆的中层。"[15]

《中药大辞典》:"竹茹《本草经集注》　【异名】竹皮《金匮要略》,青竹茹《本草经集注》,淡竹皮茹《别录》,淡竹茹《食疗本草》,麻巴《草木便方》,竹二青《上海常用中草药》。【基原】为禾本科植物淡竹的茎秆除去外皮后刮下的中间层。【原植物】淡竹《本草图经》Phyllostachys nigra (Lodd.) Munro var. henonis (Mitf.) Stapf ex Rendle,又名:水竹《纲目》,甘竹《群芳谱》,金竹花《植物名汇》,光苦竹、钓鱼竹、白夹竹、如金竹、杜圆竹、斑真竹、荆竹、罗汉竹。"[9]

《中医大辞典·中药分册》:"竹茹　出《本草经集注》。又名竹皮、竹二青、淡竹茹。为禾本科植物淡竹 Phyllostachys nigra (Lodd.) Munro var. henonis (Mitf.) Stapf ex Rendle 或青秆竹 Bambusa tuldoides Munro 等的茎秆除去外皮后刮下的中间层。"[10]

《中国医学百科全书·中医学》:"竹茹　始载于《名医别录》。又名竹皮、竹二青、青竹茹。为禾本科植物淡竹 Phyllostachys nigra (Lodd.) Munro var. henonis (Mitf.) Stapf ex Rendle、青秆竹 Bambusa tuldoides Munro 或大头典竹 Sinocalamus beecheyanus (Munro) Mcclure var. pubescens 等的茎秆除去外皮后刮下的中间层。全年可采,以当年新竹为好。砍取茎秆后刮去外层青皮,然后刮取中间层,晒干或文火焙干。"[11]

《全国中药炮制规范》:"竹茹　[处方用名]竹茹、姜竹茹。【来源】本品为禾本科植物淡竹 Phyllostachys nigra var. henonis Stapf 青秆竹 Bambusa tuldoides Munro 或大头典竹 Sinocalamus beecheyanus (Munro) Mcclure var. pubescens P. F. Li 的茎的干燥中间层。均系栽培。主产于江苏、浙江、江西、湖北、四川等地。全年均可采,以冬至采伐当年新竹为宜。取新鲜茎,刮去外皮,将稍带绿色的中间层刮成丝条,阴干。药材以丝细均匀、色绿、质柔软、有弹性者为佳。"[16]

《中国药材学》:"竹茹　[别名]竹子青,竹二青。【来源】本品为禾本科植物淡竹 Phyllostachys nigra (Lodd. Ex Lindl.) Munro var. henonis (Mitf.) Stapf ex Rendle 等植物

茎秆除去外皮后刮下的中间层。”[17]

《中国中医药学主题词表》：“竹茹 CAULIS BAMBUSAE IN TAENIAM 为禾本科植物青杆竹、大头典竹或淡竹的茎秆干燥中间层；属化痰药（中药）和止吐药（中药） C 淡竹。”[12]

《普通高等教育中医药类规划教材·中药学》：“竹茹《别录》 为禾本科多年生常绿乔木或灌木植物青秆竹 Bambusa tuldoides Munro、大头典竹 S. beecheyanus（Munro）Mcclure var. pubescens P. F. Li 或淡竹 Phyllostachys nigra var. henonis Stapf 的茎的中间层。主产于长江流域和南方各省。全年均可采制，取新鲜茎，除去外皮，将稍带绿色的中间层刮成丝条，或削成薄条，捆扎成束，阴干。生用或姜汁炙用。”[8]

5 《中华本草》：“竹茹《本草经集注》 【异名】竹皮《金匮要略》，淡竹皮茹《别录》，青竹茹《药性论》，淡竹茹《食疗本草》，麻巴《草木便方》，竹二青《上海常用中草药》，竹子青（南药《中草药学》）。……【来源】为禾本科植物淡竹、青竿竹、大头典竹等的茎秆去外皮刮出的中间层。【原植物】①淡竹 Phyllostachys nigra（Lodd. Ex Lindl.）Munro var. henonis（Mitf.）Stapf ex Rendle 又名：毛金竹《南林科技》，白夹竹。②青竿竹 Bambusa tuldoides Munro③大头典竹 Sinocalamus beecheyanus（Munro）McClure var. pubescens P. F. Li［Bambusa beecheyana Munro var. pubescens P. F. Li］Keng f.］ 又名：大头甜竹《中国竹类植物志略》。”[18]

《中华人民共和国药典》：“竹茹 Caulis bambusae in taenia 本品为禾本科植物青秆竹 Bambusa tuldoides Munro、大头典竹 Sinocalamus beecheyanus（Munro）Mcclure var. pubescens P. F. Li 或淡竹 Phyllostachys nigra（Lodd.）Munro var. henonis（Mitf.）Stapf ex Rendle 的茎秆的干燥中间层。全年均可采制，取新鲜茎，除去外皮，将稍带绿色的中间层刮成丝条，或削成薄片，捆扎成束，阴干。前者称‘散竹茹’，后者称‘齐竹茹’。”[7]

5 参考文献

1 汉·张机．金匮要略方论．北京：人民卫生出版社影印，1956，46
2 元·王好古．汤液本草．见：景印文渊阁四库全书（745）．北京：中医古籍出版社，1986，987
3 明·李中梓．本草征要．见：李中梓医学全书．北京：中国中医药出版社，1999，125
4 ［日］稻宣义．炮炙全书．北京：中医古籍出版社，1981，129
5 清·张志聪．本草崇原．北京：中国中医药出版社，1992，94
6 清·张璐．本经逢原．上海：上海科学技术出版社，1959，80
7 国家药典委员会编．中华人民共和国药典．一部．北京：化学工业出版社，2000，107
8 雷载权主编．普通高等教育中医药类规划教材·中药学．上海：上海科学技术出版社，1995，233
9 江苏新医学院编．中药大辞典．上海：上海科学技术出版社，1977，900
10 《中医大辞典》编辑委员会编．中医大辞典·中药分册．北京：人民卫生出版社，1982，143
11 《中医学》编辑委员会．中国医学百科全书·中医学．上海：上海科学技术出版社，1997，1179
12 吴兰成主编．中国中医药学主题词表．北京：中医古籍出版社，1996，607
13 中国医学科学院药物研究所等编．中药志．第五册．北京：人民卫生出版社，1993，587
14 中华人民共和国卫生部药政管理局主编．中药材手册．北京：人民卫生出版社，1998，581
15 《全国中草药汇编》编写组编．全国中草药汇编．下册．北京：人民卫生出版社，1996，251
16 中华人民共和国卫生部药政管理局编．全国中药炮制规范．北京：人民卫生出版社，1988，299

17　徐国钧等主编．中国药材学．北京：中国医药科技出版社，1996，766
18　国家中医药管理局《中华本草》编委会．中华本草．第八册．上海：上海科学技术出版社，1999，397
19　宋·唐慎微．证类本草．北京：人民卫生出版社，1957，316
20　清·汪昂．本草备要．北京：中国中医药出版社，1998，172
21　清·叶桂．本草经解，上海：上海科技出版社
22　清·黄宫绣．本草求真．上海：上海科学技术出版社，1959，176
23　清·陈念祖．神农本草经读．北京：人民卫生出版，1959，51
24　清·姚澜．本草分经．上海：上海科技出版社，1989，105
25　清·凌奂．本草害利．北京：中医古籍出版社，1982，88
26　清·陈其瑞．本草撮要．见：珍本医书集成．本草类．上海：上海科学技术出版社，1985，44
27　清·张秉成．本草便读．上海：上海卫生出版社，1957，68
28　清·周岩．本草思辨录．北京：人民卫生出版，1960，143
29　明·李时珍．本草纲目．北京：人民卫生出版社，1982，1037
30　清·陈士铎．本草新编．北京：中国中医药出版社，1996，201
31　清·汪昂．本草易读．北京：人民卫生出版社，1997，316
32　汉·张机．金匮要略方论．北京：人民卫生出版社影印，1985，46

167　延胡索

Yanhusuo
Rhizoma Corydalis

1　定名依据

1.1　正名

1.1.1　汉文名：延胡索（为罂粟科植物延胡索 Corydalis yanhusuo W. T. Wang 的干燥块茎）。

1.1.2　英文名：yanhusuo.

1.2　依据

1.2.1　定名的文献依据

(1)《雷公炮炙论》："雷公炮炙论序云……心痛欲死，速觅延胡（以延胡索作散，酒服之立愈也）。"[1]

(2)《海药本草》卷第二："延胡索，生奚国，从安东道来。味苦、甘，无毒。主肾气，破产后恶露及儿枕，与三棱、鳖甲、大黄为散，能散气，通经络。蛀蚛成末者，使之惟良，偏主产后病也。"[2]

(3)《证类本草》卷第九："延胡索，味辛，温，无毒。主破血，产后诸病因血所为者，妇人月经不调，腹中结块，崩中淋露，产后血晕，暴血冲上，因损下血，或酒摩及煮服。生奚国。根如半夏，色黄。（今附）……拾遗序云：延胡索止心痛酒服。"[3]

(4)《汤液本草》．卷第三："延胡索，气温，味辛。苦、辛，温。无毒。入手足太阴

经。"[4]

(5)《本草纲目》第十三卷："延胡索（宋《开宝》)。【释名】玄胡索。"[5]

(6)《中华人民共和国药典》："延胡索 Rhizoma corydalis　本品为罂粟科植物延胡索 Corydalis yanhusuo W. T. Wang 的干燥块茎。夏初茎叶枯萎时采挖，除去须根，洗净，置沸水中煮至恰无白心时，取出，晒干。"[6]

(7)《普通高等教育中医药类规划教材·中药学》："延胡索《雷公炮炙论》　为罂粟科多年生草本植物延胡索 Corydalis yanhusuo W. T. Wang 的块茎。主产于浙江、江苏、湖北、湖南等地。夏初茎叶枯萎时采挖，除去须根，置沸水中煮至恰无白心时取出，晒干。切厚片或捣碎，生用；或醋炙用。"[7]

(8)《中国医学百科全书·中医学》："延胡索　始载于《雷公炮炙论》。又名玄胡索、元胡。罂粟科植物延胡索 Corydalis yanhusuo W. T. Wang 的块茎。5～6 月茎叶枯萎时采挖，洗净，按大小分别置沸水中烫至无白心时，取出，晒干。"[8]

(9)《中国中医药学主题词表》："延胡索 CORYDALIS YANHUSUO　属罂粟科；属活血祛瘀药、理气药和止痛药（中药）　D 元胡索；D 玄胡索；D 玄胡。"[9]

(10)《中华本草》："延胡索《本草拾遗》　【异名】延胡《雷公炮炙论》，玄胡索《济生方》，元胡索《药品化义》，元胡（通称）……【来源】为罂粟科植物延胡索的块茎。【原植物】延胡索 Corydalis yanhusuo W. T. Wang [C. turtschaninovii Bess. f. yanhusuo Y. H. Chou et C. C. Hus]"[10]

1.2.2　定名选择的理由

(1) 延胡索 Rhizoma corydalis，系罂粟科植物延胡索 Corydalis yanhusuo W. T. Wang 的干燥块茎，原称"延胡"，始见于南北朝·雷敩《雷公炮炙论》。"延胡索"之名始见于唐·陈藏器《本草拾遗》，作为本药正名始见于唐·李珣《海药本草》，其后历代重要本草著作如宋·唐慎微《证类本草》，元·王好古《汤液本草》，明·李时珍《本草纲目》等在载录本品时均以"延胡索"作为正名，并一直沿用至今。

(2) 我国最新出版的《中华人民共和国药典》、《普通高等教育中医药类规划教材·中药学》等均以"延胡索"作为本药正名。已经广泛应用于中医药学文献的标引和检索的《中国中医药学主题词表》也以"延胡索"作为本药的正式主题词。现代本草著作如《中药志》、《中华本草》等虽记载了不少本品各地的俗称，但也无一例外以"延胡索"作为本品的正名。说明"延胡索"作为本品正名已成为共识。

1.3　与正名等效的名词：无。

2　源流考释

延胡索（罂粟科植物延胡索 Corydalis yanhusuo W. T. Wang 的干燥块茎）原称"延胡"，始见于南北朝·雷敩《雷公炮炙论》卷中："心痛欲死，速觅延胡。注云：以延胡索作散，酒服之立愈也。"[1]

"延胡索"之名始见于唐·陈藏器《本草拾遗》，如宋·唐慎微《证类本草》引该书云："延胡索，……拾遗序云：延胡索止心痛酒服。"[3]"延胡索"作为本药正名始见于唐·李珣《海药本草》卷第二："延胡索，生奚国，从安东道来。味苦、甘，无毒。主肾气，破产后恶露及儿枕，与三棱、鳖甲、大黄为散，能散气，通经络。蛀蚛成末者，使之惟良，偏主产后病也。”[2]其后本草大多沿用《海药本草》，以“延胡索”为正名记载本品。如宋·唐慎微《证类本草》[3]、佚名《增广太平和剂图经本草药性总论》[11]，元·王好古《汤液本草》[4]，明·刘文泰《本草品汇精要》[12]、陈嘉谟《本草蒙筌》[13]、李时珍《本草纲目》[5]、缪希雍《炮炙大法》[14]、卢之颐《本草乘雅半偈》[15]，清·蒋居祉《本草择要纲目》[16]、陈士铎《本草新编》[17]，日本稻宣义《炮炙全书》[18]，清·汪昂《本草备要》[19]、张璐《本经逢原》[20]、叶桂《本草经解》[21]、吴仪洛《本草从新》[22]、严西亭《得配本草》[23]、沈金鳌《要药分剂》[24]、黄宫绣《本草求真》[25]、陈念祖《神农本草经读》[26]、姚澜《本草分经》[27]、杨时泰《本草述钩元》[28]、凌奂《本草害利》[29]、陈其瑞《本草撮要》[30]、张秉成《本草便读》[31]等。

宋·张锐《鸡峰普济方》始记载本品异名“玄胡索”，如《鸡峰普济方》卷第十六：“玄胡索散，治妇人血气攻心不可忍并走注，蓬莪术（半两油煎乘热切片子）、玄胡索（一分），上为细末每服半钱淡醋汤调下食前。”[32]金·李杲《珍珠囊药性赋》，宋·严用和《严氏济生方》等沿用《鸡峰普济方》，以本品异名“玄胡索”为正名记载本药或组方，如《珍珠囊药性赋》卷二：“玄胡索，玄胡索，味苦辛，性温无毒。”[33]《严氏济生方·妇人门·血气论治》：“玄胡索汤，……当归（去芦，酒浸，锉，炒）、玄胡索（炒，去皮）、蒲黄（炒）、赤芍药、官桂（不见火。各半两）、片子姜黄（洗）、乳香、没药、木香（不见火。各三两）、甘草（炙，二钱半）。上㕮咀，每服四钱，水一盏半，生姜七片，煎至七分，去滓，食前温服。”[34]

明·贾所学《药品化义》载录有本品异名“元胡索”、“元胡”，如《药品化义》卷二：“元胡索：属阴中有阳，体实而小色黄，气和味苦重略辛云甘非性凉，能降力破血滞，性气薄而味厚，入脾胃肺肝四经，元胡味苦能降辛利窍，色黄入脾，盖脾主统血管理一身上下血中气滞，气中血滞用醋炒治胸膈胃气痛小腹肝气疼，酒拌炒治经水不调崩中淋沥产后恶露，生用凡血凝滞者俱皆疗治但行血之品胎前忘用。择色如黄金，大者佳”[35]。

现代有关著作均沿用前代大多本草记载以“延胡索”作为本品正名，如《中华人民共和国药典》[6]、《普通高等教育中医药类规划教材·中药学》[7]、《中医大辞典·中药分册》[36]、《中药大辞典》[37]、《中国医学百科全书·中医学》[8]、《中国中医药学主题词表》[9]、《中药志》[38]、《中药材手册》[39]、《全国中草药汇编》[40]、《全国中药炮制规范》[41]、《中国药材学》[42]、《中华本草》[10]等。同时尚记载有本品饮片规格名“醋延胡索”、“酒延胡索”《全国中药炮制规范》和本品俗称“玄胡”《中药材手册》[39]。还记载有本品原植物“延胡索”的异名“玄胡索”、“元胡”《中药志》[38]等。

3 附录

3.1 又称：醋延胡索、酒延胡索（饮片规格名）。

3.2 俗称：玄胡。

3.3 曾称：延胡《雷公炮炙论》，玄胡索《鸡峰普济方》，元胡索、元胡《药品化义》。

3.4 原植物名称：延胡索，玄胡索，元胡。

4 文献通考

《雷公炮炙论》：“雷公炮炙论序：……心痛欲死，速觅延胡（以延胡索作散，酒服之立愈也）。”[1]

《海药本草》卷第二：“延胡索，生奚国，从安东道来。味苦、甘，无毒。主肾气，破产后恶露及儿枕，与三棱、鳖甲、大黄为散，能散气，通经络。蛀蚛成末者，使之惟良，偏主产后病也。”[2]

《证类本草》卷第九：“延胡索，味辛，温，无毒。主破血，产后诸病因血所为者，妇人月经不调，腹中结块，崩中淋露，产后血晕，暴血冲上，因损下血，或酒摩及煮服。生奚国。根如半夏，色黄。（今附）……拾遗序云：延胡索，止心痛，酒服。”[3]

《增广太平和剂图经本草药性总论·草部中品之下》：“延胡索，味辛，温，无毒。主破血，产后诸病因血所为者，妇人月经不调，腹中结块，崩中淋露，产后血晕，暴血冲上，因损下血，或酒摩及煮服。生：奚国。根如半夏，色黄。日华子云：除风治气，暖腰膝，破症癖，扑损瘀血，落胎及暴腰痛。《海药》云：主肾气，破产后恶露及儿枕，《圣惠方》：治堕车马筋骨疼痛不止。”[11]

《鸡峰普济方》卷第十六：“玄胡索散，治妇人血气攻心不可忍并走注，蓬莪术（半两油煎乘热切片子）　玄胡索（一分），上为细末每服半钱淡醋汤调下食前。”[32]

《珍珠囊药性赋》卷二：“玄胡索，味苦辛，性温无毒。可升可降，阴中之阳也。其用有二：活精血，能疗产后之疾；调月水，亦主胎前之症。以上凡药九十品，品各赋以短章。既明以升降浮沉，复主以君臣佐使。或一味而内外兼攻。名系阴阳表里。或一物而生熟互异，更分暑湿风寒。辞简意周，几无余义。诚发前篇之所未尽也。其可不熟读而详记之乎。”[33]

《严氏济生方·妇人门·血气论治》：“玄胡索汤，治妇人室女……当归（去芦，酒浸，锉，炒）、玄胡索（炒，去皮）、蒲黄（炒）、赤芍药、官桂（不见火。各半两）、片子姜黄（洗）、乳香、没药、木香（不见火。各三两）、甘草（炙，二钱半）。上㕮咀，每服四钱，水一盏半，生姜七片，煎至七分，去滓，食前温服。吐逆加半夏、橘红各半两。”[34]

《汤液本草》卷第三：“延胡索，气温，味辛。苦、辛，温。无毒。入手足太阴经。《象》云：破血治气，月水不调，小腹痛，暖腰膝，破癥瘕。碎用。《液》云：治心气痛、小腹痛，有神。主破血，产后诸疾，因血为病者。妇人月水不调，腹中结块，崩漏淋露，暴血上行，因损下血。”[4]

《本草品汇精要》卷之十一：“延胡索，无毒，蔓生。延胡索，主破血，产后诸病因血所为者。妇人月经不调，腹中结块，崩中淋露，产后血晕，暴血冲上，因损下血或酒摩及煮服。（《名医》所录）【苗】〔图经曰〕春生，苗作蔓延被，郊野或园圃间多有之，其根如半夏而色黄，至秋采之，为产家之圣药也。【地】（海药云）生奚国，从安东道来（道地），镇江为佳。”[12]

《本草蒙筌》卷第三：“延胡索（即玄胡索），味辛、苦，气温。无毒。来自安东（县名，属南直隶。），生从奚国。因避宋讳，改玄为延。形类半夏色黄，用须炒过咀片。专入太阴脾肺，一云又走肝经。调月水气滞血凝，止产后血冲备晕。跌扑下血、淋露崩中，心腹卒疼、小腹胀痛，并治之而即效也。”[13]

《本草纲目》第十三卷：“延胡索（宋《开宝》）。【释名】玄胡索。好古曰：本名玄胡索，避宋真宗讳，改玄为延也。【集解】藏器曰：延胡索生于奚，从安东道来，根如半夏，色黄。时珍曰：奚乃东北夷也。今二茅山西上龙洞种之。每年寒露后栽，立春后生苗，叶如竹叶样，三月长三寸高，根丛生如芋卵样，立夏掘起。”[5]

《炮炙大法·草部》：“延胡索，（产茅山溪陵涧粒粒金黄色者良醋煮切）。”[14]

《本草乘雅半偈·第十帙》：“延胡索，（宋《开宝》）。【气味】辛温，无毒。【主治】主破血，妇人经水不调，腹中结块，崩中淋露，产后诸血病，血运，暴血冲上，因损下血。煮酒，或酒磨服。【核】曰：原名玄胡索，避宋真宗讳，易玄为延也。出奚国，从安东来；奚即东北夷……【参】曰：玄者，象幽而入覆之也……玄胡立鼓血中之气，震行气中之用，虚则补，实则平，致新推陈，推陈致新之良物也。虽象幽入覆之如胡，凭不厌乎求索之殆尽，命名玄胡索者以此。”[15]

《本草择要纲目·温性药品》：“延胡索，【气味】辛温无毒。可升可降。阴中阳也。入手足太阴经。【主治】破产后恶血。行血中滞气。气中血滞。故疗心气小腹痛有神。达肾气。通经络立效。止下痢绞痛。妙不可述。”[16]

《本草新编》卷第三：“延胡索，味辛、苦，气温，无毒。入肺、脾二经，又入肝足厥阴。调月水气滞血凝，止产后血晕，跌扑损伤，下血崩淋，心腹卒痛，小肠胀疼，皆能主治。及气血中佐使之品，可偶用见长者也。产后亦宜少用，非曰用之于补气、补血之内，便可肆然多用耳。”[17]

《药品化义》卷二：“元胡索：属阴中有阳，体实而小色黄，气和味苦重略辛云甘非性凉，能降力破血滞，性气薄而味厚，入脾胃肺肝四经，元胡味苦能降辛利窍，色黄入脾，盖脾主统血管理一身上下血中气滞，气中血滞用醋炒，治胸膈胃气痛小腹肝气疼，酒拌炒治经水不调，崩中淋沥产后恶露，生用凡血凝滞者俱皆疗治，但行血之品胎前忌用。择色如黄金，大者佳。”

《炮炙全书》卷一：“延胡索，苦、甘、辛，温，如半夏，色黄，上部酒炒，中部醋炒，下部盐水炒。”[18]

《本草备要·草部》：“延胡索，宣，活血，利气，辛苦而温。入手足太阴（肺、脾）、厥阴（心包、肝）经。能行血中气滞，气中血滞，通小便，除风痹。”[19]

《本经逢原》卷一：“延胡索，即玄胡索。苦辛温，无毒。上部酒炒，中部醋炒，下部盐水炒……按延胡走而不守，惟有瘀滞者宜之，若经事先期，虚而崩漏，产后血虚而晕，咸非所宜。”[20]

《本草经解》卷一：“【延胡索】，气温。味辛。无毒。主破血。妇人月经不调。腹中结块。崩中淋露。产后诸血症。血晕。暴血冲上。因损下血。煮酒或酒磨服。”[21]

《本草从新》卷一：“延胡索，宣、活血利气。辛苦而温。入手足太阴（肺、脾。）厥阴。（心包、肝。）能行血中气滞。气中血滞。通小便。除风痹。治上下内外诸痛。（通则不痛。）症癖崩淋。月候不调。”[22]

《得配本草》卷二：“延胡索，一名玄胡索，苦、辛、温。入手足太阴、厥阴经血分。能行血中气滞、气中血滞。理一身内外上下诸痛，调月经，止痢疾，利小便，破症癖跌扑凝瘀，善落胎，治产后诸血病。得乳香、钩藤，治盘肠气痛。”[23]

《要药分剂》卷一：“延胡索，味辛苦。性温。无毒。禀初夏之气。而兼得金之辛味以生。可升可降。阴中阳也……【前论】时珍曰。入手足太阴厥阴。能行血中气滞。气中血滞。故专治一身上下诸痛。用之中的。妙不可言。凡胃脘当心痛。下痢腹痛。气凝血滞遍身作痛。肢节拘挛。服之皆有奇效。”[24]

《本草求真·上编》：“延胡索，（山草）行心肝血中气滞气中血滞。延胡索（专入心肝）。气味辛温。无毒。入足厥阴肝、手少阴心经。能行血中气滞。气中血滞。”[25]

《神农本草经读·本草附录》：“延胡索，气味辛、温，无毒。主破血，妇人月经不调，腹中结块，崩中淋露，产后诸血症，血晕，暴血冲上，因损下血，煮酒或酒磨服。”[26]

《本草分经·原例》：“延胡索，辛苦温，入肺脾心包肝，能行血中气滞、气中血滞，活血利气，治诸痛，生用破血，酒炒调血。”[27]

《本草述钩元》卷七：“延胡索，根丛生蔓延。状似半夏。黄色。立夏掘起。阴干者良。味苦微辛微甘。气温。可升可降。阴中阳也。入手足太阴厥阴。亦入手少阴经。活血化气。治心气小腹痛。膜外气块痛。理肾气。止暴腰痛。通经络。活精血。调女子月经。腹中结块。崩中淋露。产后诸血病。血晕。暴血冲上。并扑损瘀血。（诸本草）专治一身上下诸痛。”[28]

《本草害利·肝部药队》：“延胡索，【害】辛温，走而不守，经事先期，虚而崩漏，产后虚运，均忌之。”[29]

《本草撮要》卷一：“【延胡索】味辛。入足太阴厥阴经。功专破血行伤。得川楝子治热厥心痛。得茴香治小儿盘肠痛。独用力迅。宜兼补气血药。血热气虚者禁。酒炒行血。醋炒止血。生用破血。炒用调血。”[30]

《本草便读·草部》：“延胡索，行血中之气滞。质属温香。使气顺而血调。味兼辛苦。入胃搜除瘀冷痛。达肝通治妇人经。”[31]

《中药志》：“延胡索（元胡）　本品为常用中药。商品主要为浙江栽培品，系罂粟科植物延胡索的块茎。野生土元胡在全国各地使用较广泛的种类有：齿瓣延胡索、全叶延胡索、东北延胡索、灰叶延胡索等。……【原植物】①延胡索　别名：玄胡索，元胡。Corydalis turtschaninovii Bess. f. yanhusuo Y. H. Chou et C. C. Hsü（C. bulbosa auct. Non DC.，C. yanhusuo W. T. Wang）[1]——罂粟科 Papaveraceae. ②齿瓣延胡索　别：土元胡（东北）。Corydalis turtschaninovii Bess.（C. remota Fisch. ex Maxim.）——罂粟科 Papaveraceae. ③全叶延胡索　别名：匍匐延胡索（黑龙江）。Corydalis repens Mandl. et Muchld.（C. humosa Migo）——罂粟科 Papaveraceae.”[38]

《中药材手册》：“延胡索［纲目列入草部山草类］　本品为罂粟科植物延胡索 Corydalis turtschaninovii Bess. f. yanhusuo Y. H. Chou et C. C. Hsü 的干燥块茎。原植物系多年生草本，均为栽培。商品药材以浙江栽培者为主。此外，华北、东北等地尚以同属植物齿瓣延胡索及全叶延胡索的干燥块茎称土元胡入药，多自产自销。［别名］元胡、玄胡、玄胡索。”[39]

《全国中草药汇编》：“延胡索　别名：玄胡索、元胡。【来源】为罂粟科植物延胡索 Corydalis yanhusuo W. Y. Wang 或齿瓣延胡索 C. remota Fisch. ex Maxim.［C. turtschaninovii Bess.］的块茎。”[40]

《中药大辞典》：“延胡索《本草拾遗》　【异名】延胡《雷公炮炙论》，玄胡索《济生方》，元胡索《药品化义》。【基原】为罂粟科植物延胡索的块茎。【原植物】延胡索 Corydalis yanhusuo W. T. Wang.”[37]

《中医大辞典·中药分册》："延胡索　出《本草拾遗》。又名元胡、延胡、元胡索、玄胡索。为罂粟科植物延胡索 Corydalis turtschaninovii Bess. f. yanhusuo Y. H. Chou et C. C. Hsü 等的块茎。"[36]

《中国医学百科全书·中医学》："延胡索　始载于《雷公炮炙论》。又名玄胡索、元胡。罂粟科植物延胡索 Corydalis yanhusuo W. T. Wang 的块茎。5 ~6 月茎叶枯萎时采挖，洗净，按大小分别置沸水中烫至无白心时，取出，晒干。"[8]

《全国中药炮制规范》："延胡索（元胡）　［处方用名］延胡索、醋延胡索、酒延胡索。【来源】本品为罂粟科植物延胡索 Corydalis turtschaninovii Bess. f. yanhusuo Y. H. Chou et C. C. Hsü 的干燥块茎。多系栽培。主产于浙江等地。夏初茎叶枯萎时采挖，除去须根，洗净，置沸水中煮至恰无白心时，取出，干燥。药材以个大、饱满、质坚实，断面色黄者为佳。"[41]

《中国药材学》："延胡索　［别名］玄胡，元胡，延胡。【来源】本品为罂粟科植物延胡索 Corydalis yanhusuo W. Y. Wang 的干燥块茎。"[42]

《中国中医药学主题词表》："延胡索 CORYDALIS YANHUSUO　属罂粟科；属活血祛瘀药、理气药和止痛药（中药）　D 元胡索；D 玄胡索；D 玄胡。"[9]

《普通高等教育中医药类规划教材·中药学》："延胡索《雷公炮炙论》　为罂粟科多年生草本植物延胡索 Corydalis yanhusuo W. T. Wang 的块茎。主产于浙江、江苏、湖北、湖南等地。夏初茎叶枯萎时采挖，除去须根，置沸水中煮至恰无白心时取出，晒干。切厚片或捣碎，生用；或醋炙用。"[7]

《中华本草》："延胡索《本草拾遗》　【异名】　延胡《雷公炮炙论》，玄胡索《济生方》，元胡索《药品化义》，元胡（通称）。……【来源】为罂粟科植物延胡索的块茎。【原植物】延胡索 Corydalis yanhusuo W. T. Wang［C. turtschaninovii Bess. f. yanhusuo Y. H. Chou et C. C. Hus］"[10]

《中华人民共和国药典》："延胡索 Rhizoma corydalis　本品为罂粟科植物延胡索 Corydalis yanhusuo W. T. Wang 的干燥块茎。夏初茎叶枯萎时采挖，除去须根，洗净，置沸水中煮至恰无白心时，取出，晒干。"[6]

5　参考文献

1　南北朝·雷敩. 雷公炮炙论. 上海：上海中医学院出版社，1986，3

2　唐·李珣. 海药本草. 北京：人民卫生出版社，1997，25

3　宋·唐慎微. 证类本草. 北京：人民卫生出版社，1957，230

4　元·王好古. 汤液本草. 北京：人民卫生出版社，1956 . 31

5　明·李时珍. 本草纲目. 北京：人民卫生出版社，1982，803

6　国家药典委员会编. 中华人民共和国药典. 一部. 北京：化学工业出版社，2000，108

7　雷载权主编. 普通高等教育中医药类规划教材·中药学. 上海：上海科学技术出版社，1995，199

8　《中医学》编辑委员会. 中国医学百科全书·中医学. 上海：上海科学技术出版社，1997，1148

9　吴兰成主编. 中国中医药学主题词表. 北京：中医古籍出版社，1996，514

10　国家中医药管理局《中华本草》编委会. 中华本草. 第三册. 上海：上海科学技术出版社，1999，642

11　宋·佚名. 增广太平和剂图经本草药性总论. 见：增广太平惠民和剂局方. 海口：海南出版社，

2002，437
12　明·刘文泰．本草品汇精要．北京：人民卫生出版社，1982，341
13　明·陈嘉谟．本草蒙筌．北京：人民卫生出版社，1988，150
14　明·缪希雍．炮炙大法．明末庄继先校刻本
15　明·卢之颐．本草乘雅半偈．北京：人民卫生出版社，1986，614
16　清·蒋居祉．本草择要纲目．见：珍本医书集成．本草类．上海：上海科学技术出版社，1985，74
17　清·陈士铎．本草新编．北京：中国中医药出版社，1996，166
18　［日］稻宣义．炮炙全书．北京：中医古籍出版社，1981，44
19　清·汪昂．本草备要．北京：中国中医药出版社，1998，63
20　清·张璐．本经逢原．上海：上海科学技术出版社，1959，47
21　清·叶桂．本草经解．上海：上海科技出版社，1958，22
22　清·吴仪洛．本草从新．北京：中医古籍出版社，2001，25
23　清·严西亭．得配本草．上海：上海卫生出版社，1957，28
24　清·沈金鳌．要药分剂．上海：上海科学技术出版社，1959，8
25　清·黄宫绣．本草求真．上海：上海科学技术出版社，1959，29
26　清·陈念祖．神农本草经读．北京：人民卫生出版，1959，48
27　清·姚澜．本草分经．上海：上海科技出版社，1989，119
28　清·杨时泰．本草述钩元．上海：科技卫生出版社，1958，141
29　清·凌奂．本草害利．北京：中医古籍出版社，1982，32
30　清·陈其瑞．本草撮要．见：珍本医书集成．本草类．上海：上海科学技术出版社，1985，12
31　清·张秉成．本草便读．上海：上海卫生出版社，1957，11
32　宋·张锐．鸡峰普济方：见：中国医学珍本丛书，上海：上海科技出版社，1987
33　金·李杲．珍珠囊补遗药性赋．见：中国医学大成（二）．长沙：岳麓书社，1990，110
34　宋·严用和．严氏济生方．北京：人民卫生出版社，1980，145
35　明·贾所学．药品化义．清光绪三十年北京郁文书局排印
36　《中医大辞典》编辑委员会编．中医大辞典·中药分册．北京：人民卫生出版社，1982，145
37　江苏新医学院编．中药大辞典．上海：上海科学技术出版社，1977，919
38　中国医学科学院药物研究所等编．中药志．第一册．北京：人民卫生出版社，1993，60
39　中华人民共和国卫生部药政管理局主编．中药材手册．北京：人民卫生出版社，1998，130
40　《全国中草药汇编》编写组编．全国中草药汇编．上册．北京：人民卫生出版社，1996，387
41　中华人民共和国卫生部药政管理局编．全国中药炮制规范．北京：人民卫生出版社，1988，61
42　徐国钧等主编．中国药材学．北京：中国医药科技出版社，1996，542

168　自然铜

Zirantong

Pyritum

1　定名依据

1.1　正名

1.1.1　汉文名：自然铜［为硫化物类矿物黄铁矿族黄铁矿。主含二硫化铁（FeS_2）］。

1.1.2　英文名：pyrite.

1.2　依据

1.2.1　定名的文献依据

(1)《雷公炮炙论》二："石髓铅，即自然铜也。凡使，勿用方金牙，其方金牙真似石髓铅，若误饵，吐煞人。其石髓铅，色似干银泥，味微甘。"[1]

(2)《本草图经》卷第三："自然铜，生邕州山岩中出铜处，今信州、火山军皆有之，于铜坑中及石间采之。方圆不定，其色青黄如铜，不从矿炼，故号自然铜。今信州出一种如乱铜丝状，云在铜矿中，山气熏蒸，自然流出，亦若生银如老翁须之类，入药最好。火山军者，颗块如铜，而坚重如石，医家谓之鍮石，用之力薄。采无时。今南方医者说自然铜有二三体，一体大如麻黍，或多方解，累累相缀，至如斗大者，色煌煌明烂如黄金、鍮石，最上……"[2]

(3)《证类本草》卷第五："自然铜，味辛，平，无毒。疗折伤，散血止痛，破积聚。生邕州山岩中出铜处，于坑中及石间采得，方圆不定，其色青黄如铜，不从矿炼，故号自然铜。(今附)"[3]

(4)《本草纲目》第八卷："自然铜，(宋《开宝》)　【释名】石髓铅。"[4]

(5)《本草征要》第二卷："自然铜，味辛、性平，无毒。续筋接骨，折伤者依然复旧。消瘀破滞，疼痛者倏尔消除。自然铜，虽有接骨之功、颇多燥烈之性，宜慎用。"[5]

(6)《得配本草》卷一："自然铜，一名髓铅。辛，平。散血定痛。续筋接骨。火煅，醋淬七次，研末，甘草水飞过用。"[6]

(7)《中华人民共和国药典》："自然铜 Pyritum　本品为硫化物类矿物黄铁矿族黄铁矿。主含二硫化铁（FeS_2）。采挖后，除去杂质。"[7]

(8)《普通高等教育中医药类规划教材·中药学》："自然铜《雷公炮炙论》　为天然黄铁矿，主含二硫化铁（FeS_2）。产于四川、湖南、云南、广东等地。四季可采，除去杂质，砸碎，或以火煅，醋淬后，研末或水飞用。"[8]

(9)《中医大辞典·中药分册》："自然铜　出《雷公炮炙论》。为天然黄铁矿的矿石。"[9]

(10)《中药大辞典》："自然铜《雷公炮炙论》　【异名】石髓铅《雷公炮炙论》，【基原】为天然硫化铁矿石。[原矿物] 黄铁矿 Pyrite."[10]

(11)《中国医学百科全书·中医学》："自然铜　始载于《雷公炮炙论》。又名石髓铅。为天然黄铁矿的矿石。产于中国四川、云南、湖南、广东、河北、辽宁等省。"[11]

(12)《中国中医药学主题词表》："自然铜 PYRITUM　属矿物药和活血祛瘀药。"[9]

(13)《中药志》[13]、《中药材手册》[14]、《全国中草药汇编》[15]、《全国中药炮制规范》[16]、《中国药材学》[17]、《中华本草》[18]等现代中药著作多以"自然铜"作为本品正名（参见"文献通考"）。

1.2.2　定名选择的理由

(1) 自然铜 Pyritum，为硫化物类矿物黄铁矿族黄铁矿。本品始见于南北朝·雷敩《雷公炮炙论》。"自然铜"作为本药正名始见于宋·刘翰《开宝本草》。其后历代重要本草著作如宋·苏颂《本草图经》、唐慎微《证类本草》，明·李时珍《本草纲目》、李中梓《本草征要》；清·张璐《本经逢原》等在载录本品时均以"自然铜"作为正名，并一直沿用至今。

（2）我国最新出版的《中华人民共和国药典》、《普通高等教育中医药类规划教材·中药学》以及辞书类著作《中医大辞典·中药分册》、《中药大辞典》、《中国医学百科全书·中医学》等均以“自然铜”作为本药正名。已经广泛应用于中医药学文献的标引和检索的《中国中医药学主题词表》也以“自然铜”作为本药的正式主题词。现代本草著作如《中药志》、《全国中草药汇编》、《中华本草》、《中国药材学》、《中药材手册》、《全国中药炮制规范》等虽记载了不少本品各地的俗称，但也无一例外以“自然铜”作为本品的正名。说明“自然铜”作为本品正名已成为共识。

1.3　与正名等效的名词：无。

2　源流考释

自然铜（硫化物类矿物黄铁矿族黄铁矿）始载于南北朝·雷敩《雷公炮炙论》，该书以“石髓铅”为正名，“自然铜”为异名记载。如《雷公炮炙论》二：“石髓铅，即自然铜也。凡使，勿用方金牙，其方金牙真似石髓铅，若误饵，吐煞人。其石髓铅，色似干银泥，味微甘。如采得，先捶碎，同甘草汤煮一伏时，至明漉出，摊令干，入臼中捣了，重筛过，以醋浸一宿，至明，用六一泥泥瓷盒子，约盛得二升已来，于文武火中养三日夜，才干，便用盖盖了泥，用火煅两伏时，去土，抉盖研如粉用。若修事五两，以醋两镒为度。”[1]

“自然铜”作为本药正名始见于宋·刘翰《开宝本草》，如宋·唐慎微《证类本草》卷第五引该书云：“自然铜，味辛，平，无毒。疗折伤，散血止痛，破积聚。生邕州山岩中出铜处，于坑中及石间采得，方圆不定，其色青黄如铜，不从矿炼，故号自然铜。”[3]其后历代重要本草著作如宋·苏颂《本草图经》[2]、唐慎微《证类本草》[3]、寇宗奭《本草衍义》[19]，明·刘文泰《本草品汇精要》[20]、李时珍《本草纲目》[4]、李中梓《本草征要》[5]，清·张璐《本经逢原》[21]、吴仪洛《本草从新》[22]、严西亭《得配本草》[6]、黄宫绣《本草求真》[23]、姚澜《本草分经》[24]、杨时泰《本草述钩元》[25]、陈其瑞《本草撮要》[26]、张秉成《本草便读》[27]等在载录本品时均以“自然铜”作为正名，同时尚载录有本品异名“鉐石”（《本草图经》），“髓铅”《得配本草》，如《本草图经》卷第三：“自然铜，生邕州山岩中出铜处，今信州、火山军皆有之，于铜坑中及石间采之。……火山军者，颗块如铜，而坚重如石，医家谓之鉐石，用之力薄。”[2]《得配本草》卷一：“自然铜，一名髓铅。辛，平。散血定痛。续筋接骨。火煅，醋淬七次，研末，甘草水飞过用。”[6]

须予说明，有学者认为古代文献记载的“自然铜”系黄铜矿，待进一步考证。

现代有关著作均沿用前代大多本草记载以“自然铜”作为本品正名，如《中华人民共和国药典》[7]、《普通高等教育中医药类规划教材·中药学》[8]、《中医大辞典·中药分册》[9]、《中药大辞典》[10]、《中国医学百科全书·中医学》[11]、《中国中医药学主题词表》[12]、《中药志》[13]、《中药材手册》[14]、《全国中草药汇编》[15]、《全国中药炮制规范》[16]、《中国药材学》[17]、《中华本草》[18]等。同时尚记载有本品的饮片规格名“醋自然铜”《全国中药炮制规范》[16]以及本品各地的俗称“接骨丹”《中药志》[13]，“方块铜”《中华本草》[18]等。

3　附录

3.1　又称：醋自然铜（饮片规格名）。

3.2　俗称：接骨丹（河北），方块铜。

3.3　曾称：石髓铅《雷公炮炙论》，鉐《本草图经》，髓铅《得配本草》。

4　文献通考

《雷公炮炙论》二："石髓铅，即自然铜也。凡使，勿用方金牙，其方金牙真似石髓铅，若误饵，吐煞人。其石髓铅，色似干银泥，味微甘。如采得，先捶碎，同甘草汤煮一伏时，至明漉出，摊令干，入臼中捣了，重筛过，以醋浸一宿，至明，用六一泥泥瓷盒子，约盛得二升已来，于文武火中养三日夜，才干，便用盖盖了泥，用火煅两伏时，去土，抉盖研如粉用。若修事五两，以醋两镒为度。"[1]

《本草图经》卷第三："自然铜，生邕州山岩中出铜处，今信州、火山军皆有之，于铜坑中及石间采之。方圆不定，其色青黄如铜，不从矿炼，故号自然铜。今信州出一种如乱铜丝状，云在铜矿中，山气熏蒸，自然流出，亦若生银如老翁须之类，入药最好。火山军者，颗块如铜，而坚重如石，医家谓之鉐石，用之力薄。采无时。今南方医者说自然铜有二三体，一体大如麻黍，或多方解累累相缀至如斗大者，色煌煌明烂如黄金、鍮石，最上……"[2]

《证类本草》卷第五："自然铜，味辛，平，无毒。疗折伤，散血止痛，破积聚。生邕州山岩中出铜处，于坑中及石间采得，方圆不定，其色青黄如铜，不从矿炼，故号自然铜。（今附）"[3]

《本草衍义》卷六："自然铜，有人饲折翅雁，后遂飞去。今人打扑损，研极细，水飞过，同当归、没药各半钱，以酒调，频服，仍以手摩痛处。"[19]

《本草品汇精要》卷第六："自然铜，石生。自然铜，主疗折伤散血止痛破积聚（名医所录）【名】石髓铅【地】〔图经曰〕生邕州山岩中出铜处今信州火山军皆有之于铜坑中及石间采之方圆不定其色青黄如铜不从矿炼故号自然铜今信州出一种如乱铜丝状云在铜矿中山气熏蒸自然流出亦若生银如老翁须之类入药最好火山军者颗块如铜而坚重如石医家谓之鉐石用之力薄。"[20]

《本草纲目》第八卷："自然铜，（宋《开宝》）　【释名】石髓铅。志曰：其色青黄如铜，不从矿炼，故号自然铜。【集解】志曰：自然铜生邕州山岩间出铜处，于坑中及石间采得，方圆不定，其色青黄如铜。"[4]

《本草征要》第二卷："自然铜，味辛、性平，无毒。续筋接骨，折伤者依然复旧。消瘀破滞，疼痛者倏尔消除。自然铜，虽有接骨之功、颇多燥烈之性，宜慎用。"[5]

《本经逢原》卷一："自然铜，辛平，小毒。火煅，醋淬七次，置地七日，出火毒水飞用。铜非煅不可入药。新煅者，火毒燥烈，慎勿用之。发明自然铜出铜坑中，性禀坚刚，散火止痛，功专接骨，骨接之后，即宜理气活血，庶无悍烈伤中走散真气之患。"[21]

《本草从新》卷十三："自然铜，重、续筋骨。辛平。主折伤。续筋骨。散瘀止痛。（折伤必有死血瘀滞经络、然须审虚实、佐以养血补气温经之药。）铜非煅。不可用。然火毒金毒相煽。复挟香药。热毒内攻。虽有接骨神功。颇多燥烈之损。大宜慎用。产铜坑中。火煅。醋淬七次。细研。甘草水飞。"[22]

《得配本草》卷一："自然铜，一名髓铅。辛，平。散血定痛。续筋接骨。火煅，醋淬七次，研末，甘草水飞过用。"[6]

《本草求真·上编》："自然铜，（金）散血瘀接骨止痛。自然铜（专入骨）。因何用能接骨。盖缘骨被折伤。则血瘀而作痛。"[23]

《本草分经·原例》："自然铜，辛平，主折伤续筋骨散瘀，火煅醋淬甘草水飞。"[24]

《本草述钩元》卷四："自然铜，出铜坑中。以其未经矿炼。故名自然。……今人多以鉐石为自然铜。烧之成青焰如硫黄。此亦有二三种。但俱畏火。"[25]

《本草撮要》卷六："【自然铜】味辛。入足厥阴经。功专治折伤。续筋骨。去瘀止痛。得折伤必有瘀血凝滞经络。须审其虚实。佐以养血补气温经之品。产铜坑中。火煅醋淬七次。细研。甘草水飞用。醋淬。即可研细。便能续筋接骨。"[28]

《本草便读·金石部》："自然铜，续筋接骨。为伤损良方。破滞消瘀。味辛平小毒。(自然铜出铜圹中。圹气凝结而成。内有铜脉。虽经火炼难为器皿者。故入药一经火煅醋淬。即可研细。便能续筋接骨。消瘀和伤。不特自然铜有功。即一切铜屑皆可。或醋煅内服。或研细外敷。每见铜匠偶遇前证用之即愈。）病。妙在补气血。不宜求速效。"[29]

《中药志》："自然铜　本品为少常用中药，始载于宋"开宝本草"，列于石部下品。……［药材］本品为方块状的硫化铁矿石。名称　自然铜 Pyritum　别名　接骨丹（河北）"[13]

《中药材手册》："自然铜［纲目列入金石部金类］　本品为复硫化物类矿物黄铁矿。分布很广，可见于各种矿石和岩石中。商品中大多为有金属光泽的方块，习惯认为四川灌县所产者为佳。云南地区使用的自然铜虽为方块，但表面不现金属光泽，系已风化成褐铁矿，一般认为其品质较次。"[14]

《全国中草药汇编》："自然铜　【来源】为天然硫化铁矿石（黄铁矿）。"[15]

《中药大辞典》："自然铜《雷公炮炙论》　【异名】石髓铅《雷公炮炙论》，【基原】为天然硫化铁矿石。［原矿物］黄铁矿 Pyrite"[10]

《中医大辞典·中药分册》："自然铜　出《雷公炮炙论》。为天然黄铁矿的矿石。"[9]

《中国医学百科全书·中医学》："自然铜　始载于《雷公炮炙论》。又名石髓铅。为天然黄铁矿的矿石。产于中国四川、云南、湖南、广东、河北、辽宁等省。"[11]

《全国中药炮制规范》："自然铜　［处方用名］自然铜、醋自然铜。【来源】本品为等轴晶系矿物黄铁矿 Pyritum，主含硫化铁。全国各地多有生产，主产于四川、河北、辽宁、广东等地。采挖后，除去杂质。药材以块整齐、色黄而光亮、断面有金属光泽者为佳。"[16]

《中国药材学》："自然铜　［别名］石髓铅，接骨丹。【来源】本品为硫化物类矿物黄铁矿族黄铁矿。"[17]

《中国中医药学主题词表》："自然铜 PYRITUM　属矿物药和活血祛瘀药。"[12]

《普通高等教育中医药类规划教材·中药学》："自然铜《雷公炮炙论》　为天然黄铁矿，主含二硫化铁（FeS_2）。产于四川、湖南、云南、广东等地。四季可采，除去杂质，砸碎，或以火煅，醋淬后，研末或水飞用。"[8]

《中华本草》："自然铜《雷公炮炙论》　【异名】石髓铅《雷公炮炙论》，方块铜

《药材学》……【来源】为硫化物类黄铁矿族矿物黄铁矿。[原矿物] 黄铁矿 Pyrite”[18]

《中华人民共和国药典》：“自然铜 Pyritum　本品为硫化物类矿物黄铁矿族黄铁矿。主含二硫化铁（FeS_2）。采挖后，除去杂质。”[7]

5　参考文献

1　南北朝·雷敩. 雷公炮炙论. 上海：上海中医学院出版社，1986，93
2　宋·苏颂. 本草图经. 合肥：安徽科学技术出版社，1994，62
3　宋·唐慎微. 证类本草. 北京：人民卫生出版社，1957，133
4　明·李时珍. 本草纲目. 北京：人民卫生出版社，1982，466
5　明·李中梓. 本草征要. 见：李中梓医学全书. 北京：中国中医药出版社，1999，148
6　清·严西亭. 得配本草. 上海：上海卫生出版社，1957，7
7　国家药典委员会编. 中华人民共和国药典. 一部. 北京：化学工业出版社，2000，109
8　雷载权主编. 普通高等教育中医药类规划教材·中药学. 上海：上海科学技术出版社，1995，214
9　《中医大辞典》编辑委员会编. 中医大辞典·中药分册. 北京：人民卫生出版社，1982，146
10　江苏新医学院编. 中药大辞典. 上海：上海科学技术出版社，1977，924
11　《中医学》编辑委员会. 中国医学百科全书·中医学. 上海：上海科学技术出版社，1997，1158
12　吴兰成主编. 中国中医药学主题词表. 北京：中医古籍出版社，1996，616
13　中国医学科学院药物研究所等编. 中药志. 第四册. 北京：人民卫生出版社，1961，237
14　中华人民共和国卫生部药政管理局主编. 中药材手册. 北京：人民卫生出版社，1998，724
15　《全国中草药汇编》编写组编. 全国中草药汇编. 上册. 北京：人民卫生出版社，1996，375
16　中华人民共和国卫生部药政管理局编. 全国中药炮制规范. 北京：人民卫生出版社，1988，384
17　徐国钧等主编. 中国药材学. 北京：中国医药科技出版社，1996，1881
18　国家中医药管理局《中华本草》编委会. 中华本草. 第一册. 上海：上海科学技术出版社，1999，362
19　宋·寇宗奭. 本草衍义. 上海：商务印书馆，1937，39
20　明·刘文泰. 本草品汇精要. 北京：人民卫生出版社，1982，203
21　清·张璐. 本经逢原. 上海：上海科学技术出版社，1959，6
22　清·吴仪洛. 本草从新. 北京：中医古籍出版社，2001，186
23　清·黄宫绣. 本草求真. 上海：上海科学技术出版社，1959，244
24　清·姚澜. 本草分经. 上海：上海科技出版社，1989，167
25　清·杨时泰. 本草述钩元. 上海：科技卫生出版社，1958，14
26　清·陈其瑞. 本草撮要. 见：珍本医书集成. 本草类. 上海：上海科学技术出版社，1985，73
27　清·张秉成. 本草便读. 上海：上海卫生出版社，1957，91

169　血余炭

Xueyutan

Crinis Carbonisatus

1　定名依据

1.1　正名

1.1.1　汉文名：血余炭（为人发制成的炭化物）。

1.1.2　英文名：carbonized hair.

1.2　依据

1.2.1　定名的文献依据

(1)《中华人民共和国药典》(2000年版)："血余炭 Crinis Carbonisatus　本品为人发制成的炭化物。取头发，除去杂质，碱水洗去油垢，清水漂净，晒干，焖煅成炭，放凉。"[1]

(2)《中华人民共和国药典》(1963年版)："血余炭　【来源】本品为人头发按炮炙项下的方法加工制成。……【炮炙】取人头发加碱水洗去油垢，用清水漂净晒干后，置煅锅内，上面复盖一锅，两锅接合处用黄泥封固，上压重物，用文武火煅至贴在盖锅底上的白纸显焦黄色为度挡住火门，待凉后，取出，斫成小块即得。"[2]

(3)《普通高等教育中医药类规划教材·中药学》："血余炭《本经》　为人发之加工品。收集人发，除去杂质，洗净晒干，焖煅成炭用。"[3]

(4)《中医大辞典·中药分册》："血余炭　出《本草蒙筌》。为人的头发煅成的炭。"[4]

(5)《中国医学百科全书·中医学》："血余炭　始载于《神农本草经》。原名发　，为人的头发。入药多煅成炭用，故又称血余炭。"[5]

(6)《中国中医药学主题词表》："血余炭 CRINIS CARBONISATUS　为人发制成的炭化物；属动物药、止血药（中药）和祛湿利水药　D 人发炭。"[6]

(7)《全国中草药汇编》："血余炭　别名：血余、人发炭、头发炭。来源：为人发煅成的炭。"[7]

(8)《全国中药炮制规范》："血余炭　[处方用名] 血余炭。【来源】本品为人发制成的炭化物。取头发，除去杂质，用稀碱水洗去油垢，漂净，干燥后置锅内，上盖一个口径较小的锅，两锅接合处用盐泥封固，上压重物。盖锅底部贴一白纸条，或放几粒大米，用武火加热，煅至白纸或大米呈焦黄色为度，离火，待凉后取出，剁成小块。药材以体轻、色黑光亮者为佳。"[8]

(9)《中国药材学》："血余炭　[别名] 人发炭，杜血余（江苏）。【来源】本品为人发洗净后煅成的炭化物。"[9]

1.2.2　定名选择的理由

血余炭 Crinis carbonisatus，为人发制成的炭化物。"血余炭"作为本品正名古代文献未见记载，现代文献中《中华人民共和国药典》(2000年版)、《中华人民共和国药典》(1963年版)、《普通高等教育中医药类规划教材·中药学》以及辞书类著作《中医大辞典·中药分册》、《中国医学百科全书·中医学》等均以“血余炭”作为本药正名。已经广泛应用于中医药学文献的标引和检索的《中国中医药学主题词表》也以“血余炭”作为本药的正式主题词。现代本草著作如《全国中草药汇编》、《全国中药炮制规范》、《中国药材学》等虽记载了不少本品各地的俗称，但也无一例外以“血余炭”作为本品的正名。说明“血余炭”作为本品正名已成为共识。

1.3 与正名等效的名词：无。

2 源流考释

“血余炭”（人发制成的炭化物），原称“发髲”，始载于汉《神农本草经》，如《神农本草经》卷第一：“发髲，味苦，温。主五癃，关格不通，利小便水道，疗小儿痫、大人痓，仍自还神化。”[10] 其后，本草著作如南北朝·陶弘景《本草经集注》[11]，唐·苏敬等撰《新修本草》[12]，宋·唐慎微《证类本草》[13]、寇宗奭《本草衍义》[14]，明·陈嘉谟《本草蒙筌》[15]、李时珍《本草纲目》[16]、卢之颐《本草乘雅半偈》[17] 等沿用《神农本草经》，以“发髲”为正名，同时尚载录有本品异名“人退”、“鬓”、“髲髢”《本草纲目》。如《本草纲目》卷第五十二：“发髲，（音被。《本经》）。【释名】鬓（音总。甄立言）、髲髢（音剃。亦作鬄）。”“乱发，……【释名】血余《纲目》、人退。”[16]

《本草品汇精要》载录有本品异名“血余”，如《本草品汇精要》卷第二十二：“乱发，……【名】血余〔陶隐居云〕此即人之头发梳下乱畜者是也。”[18] 其后，本草著作如明·李中梓《本草征要》[19]，清·蒋居祉《本草择要纲目》[20]、严西亭《得配本草》[21]、黄宫绣《本草求真》[22] 均以“血余”为正名记载本药。

东汉·张机《金匮要略》以本品异名“乱发”组方，如《金匮要略》卷七：“猪膏发煎方，猪膏（半斤）、乱发（如鸡子大三枚），上二味。和膏中煎之。发消药成。分再服。病从小便出。”[23] 其后，本草著作如明·刘文泰《本草品汇精要》[18]，清·汪昂《本草易读》[24] 均以“乱发”为正名记载本药。

《子母秘录》记载有本品异名“发灰”，如《本草纲目》卷第五十二：“乱发，……小儿斑疹：发灰，饮服三钱。《子母秘录》”[16]

清·汪昂《本草备要》以“发”为正名记载本药，如《本草备要》：“发，一名血余。补，和血。发者血之余。味苦微寒，入足少阴、厥阴（肾、肝）。补阴消瘀，通关格，利二便。”[25]

清·陶东亭《惠直堂经验方》以本品异名“头发”组方，如《惠直堂经验方》卷三：“三生散，治诸毒大痛。不辨肉色。漫肿光满。名附骨痈。宜速服之。蜂房、蛇蜕、头发各等分。共煅存性为末。酒下三钱。”[26]

清·凌奂《本草害利》以“血余胶”为正名记载本药，如《本草害利·肝部药队》：“血余胶，【害】发灰走血分而带散，其主诸血证者，是血见灰则止，乃治标之义。若仗其补益，未必能也。经熬煅成末后，气味不佳，胃弱者勿服。”[27]

“血余炭”作为本品正名古代文献未见记载，现代文献中我国最新出版的《中华人民共和国药典》（2000 年版）[1]、《中华人民共和国药典》（1963 年版）[2]、《普通高等教育中医药类规划教材·中药学》[3] 以及辞书类著作《中医大辞典·中药分册》[4]、《中国医学百科全书·中医学》[5] 等均以“血余炭”作为本药正名。已经广泛应用于中医药学文献的标引和检索的《中国中医药学主题词表》[6]也以"血余炭"作为本药的正式主题词。现代本草著作如《全国中草药汇编》[7]、《全国中药炮制规范》[8]、《中国药材学》[9]等也无一例外以"血余炭"作为本品的正名。同时尚记载有各地的俗称"人发炭"、"头发炭"《全国中草药汇编》[7]，"杜血余"（江苏）《中国药材学》[9]。

现代本草中亦有以本品异名"血余"为正名的著作，如《中药材手册》[29]、《中药大辞典》[28]、《中华本草》[30]等。同时尚记载有本品的俗称"人发灰"《中药材手册》[29]。

3 附录

3.1 又称：无。

3.2 俗称：杜血余（江苏），人发灰，人发炭，头发炭。

3.3 曾称：发髲《神农本草经》，乱发《金匮要略》，血余《本草品汇精要》，发灰《子母秘录》，人退、鬄、髲髢《本草纲目》，头发《惠直堂经验方》，发《本草备要》，血余胶《本草害利》。

4 文献通考

《神农本草经》卷第一："发髲，味苦，温。主五癃，关格不通，利小便水道，疗小儿痫、大人痓，仍自还神化。"[10]

《金匮要略方论》卷中："猪膏发煎方，猪膏（半斤）、乱发（如鸡子大三枚），上二味。和膏中煎之。发消药成。分再服。病从小便出。"[23]

《本草经集注·虫兽三品》："发髲，味苦，温、小寒，无毒。主治五癃，关格不得小便，利水道，治小儿痫，大人痓。仍自还神化。合鸡子黄煎之，消为水，治小儿惊热，下痢。"[11]

《新修本草》卷第十五："发髲，味苦，温、小寒，无毒。主五癃关格不得小便，利水道，疗小儿痫、大人痓，仍自还神化，合鸡子黄煎之，消为水，疗小儿惊热，下痢。"[12]

《证类本草》卷第十五："发髲（音被），味苦，温、小寒，无毒。主五癃关格不通，利小便水道，疗小儿痫，大人痓，仍自还神化。合鸡子黄煎之，消为水，疗小儿惊热下痢。陶隐居云：李云：是童男发。神化之事，未见别方。今俗中妪母，为小儿作鸡子煎用发杂熬，良久得汁与儿服，去痰热，疗百病。"[13]

《本草衍义》卷第十六："发髲，与乱发自是两等。发髲味苦，即陈旧经年岁者。如橘皮皆橘也，而取其陈者。狼毒、麻黄、吴茱萸、半夏、枳实之类，皆须陈者，谓之六陈，入药更良。败蒲亦然，此用髲之义耳。今人又谓之头髲。其乱发条中，自无用髲之义，此二义甚明，亦不必如此过谓搜索。"[14]

《本草品汇精要》卷第二十二："发髲，无毒。发髲（音被，出《神农本经》）主五癃，关格不通，利小便水道，疗小儿痫，大人痫，仍自还神化。"[18]

《本草品汇精要》卷第二十二："乱发，主咳嗽五淋大小便不通小儿惊痫止血鼻衄烧之吹内立已（名医所录）【名】血余〔陶隐居云〕此即人之头发梳下乱畜者是也。"[18]

《本草蒙筌》卷第十二："发髲，味苦，气温、小寒。无毒。髲及发根，用宜陈久。烧灰存性，入剂汤调。一名血余，补阴甚捷。……乱发常人落者，色黑润泽为良。烧制同前，血证亦用。止赤白痢，通大小便。”[15]

《本草纲目》卷第五十二：“发髲，（音被。《本经》）。【释名】鬈（音总。甄立言）、髲髢（音剃。亦作鬄）。李当之曰：发髲是童男发。弘景曰：不知发髲审是何物？髲字书记所无。或作蒜音，今人呼斑发为蒜发，书家亦呼乱发为鬊，恐即鬊也。童男之理，或未全明。”[16]

《本草纲目》卷第五十二：“乱发，《别录》 【释名】血余《纲目》、人退。小儿斑疹：发灰，饮服三钱。《子母秘录》”[16]

《本草征要》卷第一：“血余，味苦，性温，无毒。入心、肝、肾三经。去瘀血，补真阴。父发与鸡子同煎，免婴儿惊悸。己发与川椒共煅，令本体乌头。吐血衄红取效，肠风崩带宜求。”[19]

《本草乘雅半偈·第四佚》：“发髲，《本经·中品》。【气味】苦温，无毒。【主治】主五癃，关格不通，利小便水道，疗小儿惊，大人痉，仍自还神化。【核】曰：发髲，剪髢下发也。梳栉而下者，乃乱发耳。修事，取男子年近二十岁以上，无疾患，及颜貌红白者，从顶心剪下。苦参水浸一宿，入瓶子内，用火煅赤，俟冷，研用；一法用水煮七日夜，取汁熬膏者弥佳。”[17]

《本草易读》卷第八：“乱发四百零八，烧灰研细末。苦，微寒，无毒。入足少阴、厥阴。利二便而通淋，止诸血而补阴，疗惊痫而治嗽，平痈肿而消瘀。转胞泻痢之疾，口口哽咽之疴。”[24]

《惠直堂经验方》卷三：“三生散，治诸毒大痛。不辨肉色。漫肿光满。名附骨痈。宜速服之。蜂房、蛇蜕、头发各等分。共煅存性为末。酒下三钱。”[26]

《本草备要》：“发，一名血余。补，和血。发者血之余。味苦微寒，入足少阴、厥阴（肾、肝）。补阴消瘀，通关格，利二便。”[25]

《本草择要纲目·温性药品》：“血余，头上曰发。属足少阴阳明。耳前曰鬓。属手足少阳。目上曰眉。属手足阳明。唇上曰髭。属手阳明。颏下曰须。属足少阴阳明。两颊曰髯。属足少阳。其经气血盛则美而长。气多血少则美而短。气少血多。则少而恶。气血俱少。则其处不生。气血俱热。则黄而赤。气血俱衰。则白而落。”[20]

《得配本草》卷十：“血余，苦，微温。入手少阴、足厥阴经血分。消瘀（能去窍血。）生新，补阴甚捷。”[21]

《本草求真·上编》：“血余，（人）凉血逐瘀。血余（专入肝心。兼入肾）。味苦微温。据书载能补肾壮气。”[22]

《本草害利·肝部药队》：“血余胶，【害】发灰走血分而带散，其主诸血证者，是血见灰则止，乃治标之义。若仗其补益，未必能也。经熬煅成末后，气味不佳，胃弱者勿服。”[27]

《中药材手册》：“血余［纲目名乱发，列入人部］ 本品为人的头发经加工制成的炭化物。煅炭时应注意，不可使其成灰，以免影响质量。［别名］血余炭、人发灰。”[29]

《全国中草药汇编》：“血余炭 ［别名］血余、人发炭、头发炭。【来源】为人发煅成的炭。”[7]

《中药大辞典》：“血余《本草蒙筌》 【异名】发髲《本经》，乱发《金匮要略》。【基原】为人的头发。”[28]

《中医大辞典·中药分册》："血余炭　出《本草蒙筌》。为人的头发煅成的炭。"[4]

《中国医学百科全书·中医学》："血余炭　始载于《神农本草经》。原名发髲，为人的头发。入药多煅成炭用，故又称血余炭。"[5]

《全国中药炮制规范》："血余炭　［处方用名］血余炭。【来源】本品为人发制成的炭化物。取头发，除去杂质，用稀碱水洗去油垢，漂净，干燥后置锅内，上盖一个口径较小的锅，两锅接合处用盐泥封固，上压重物。盖锅底部贴一白纸条，或放几粒大米，用武火加热，煅至白纸或大米呈焦黄色为度，离火，待凉后取出，剁成小块。药材以体轻、色黑光亮者为佳。"[8]

《中国药材学》："血余炭　［别名］人发炭，杜血余（江苏）。【来源】本品为人发洗净后煅成的炭化物。"[9]

《中国中医药学主题词表》："血余炭 CRINIS CARBONISATUS　为人发制成的炭化物；属动物药、止血药（中药）和祛湿利水药　D 人发炭"[6]

《普通高等教育中医药类规划教材·中药学》："血余炭《本经》　为人发之加工品。收集人发，除去杂质，洗净晒干，焖煅成炭用。"[3]

《中华本草》："血余《本草蒙筌》　【异名】发髲《本经》，乱发《金匮要略》，发灰《子母秘录》，人退《纲目》，头发《惠直堂经验方》，血余炭《药材学》，人发灰《中药材手册》。【来源】为人科健康人之头发制成的炭化物。"[30]

《中华人民共和国药典》（1963 年版）："血余炭　【来源】本品为人头发按炮炙项下的方法加工制成。……【炮炙】取人头发加碱水洗去油垢，用清水漂净晒干后，置煅锅内，上面复盖一国，两锅接合处用黄泥封固，上压重物，用文武火煅至贴在盖锅底上的白纸显焦黄色为度挡住火门，待凉后，取出，斫成小块即得。"[2]

《中华人民共和国药典》（2000 年版）："血余炭 Crinis carbonisatus　本品为人发制成的炭化物。取头发，除去杂质，碱水洗去油垢，清水漂净，晒干，焖煅成炭，放凉。"[1]

5　参考文献

1　国家药典委员会编．中华人民共和国药典．一部．北京：化学工业出版社，2000，110

2　国家药典委员会编．中华人民共和国药典．一部．北京：化学工业出版社，1963，115

3　雷载权主编．普通高等教育中医药类规划教材·中药学．上海：上海科学技术出版社，1995，194

4　《中医大辞典》编辑委员会编．中医大辞典·中药分册．北京：人民卫生出版社，1982，146

5　《中医学》编辑委员会．中国医学百科全书．中医学．上海：上海科学技术出版社，1997，1132

6　吴兰成主编．中国中医药学主题词表．北京：中医古籍出版社，1996，511

7　《全国中草药汇编》编写组编．全国中草药汇编．上册．北京：人民卫生出版社，1996，372

8　中华人民共和国卫生部药政管理局编．全国中药炮制规范．北京：人民卫生出版社，1988，333

9　徐国钧等主编．中国药材学．北京：中国医药科技出版社，1996，1867

10　汉·神农本草经．见：中国医学大成（二）．长沙：岳麓书社，1990，18

11　南北朝·陶弘景．本草经集注．北京：人民卫生出版社，1994，392

12　唐·苏敬等撰．新修本草．合肥：安徽科学技术出版社，1981，365

13　宋·唐慎微．证类本草．北京：人民卫生出版社，1957，363

14　宋·寇宗奭．本草衍义．上海：商务印书馆，1937，93

15　明·陈嘉谟．本草蒙筌．北京：人民卫生出版社，1988，445

16 明·李时珍. 本草纲目. 北京：人民卫生出版社，1982，2927
17 明·卢之颐. 本草乘雅半偈. 北京：人民卫生出版社，1986，224
18 明·刘文泰. 本草品汇精要. 北京：人民卫生出版社，1982，585
19 明·李中梓. 本草征要. 见：李中梓医学全书. 北京：中国中医药出版社，1999，150
20 清·蒋居祉. 本草择要纲目. 见：珍本医书集成. 本草类. 上海：上海科学技术出版社，1985，100
21 清·严西亭. 得配本草. 上海：上海卫生出版社，1957，1
22 清·黄宫绣. 本草求真. 上海：上海科学技术出版社，1959，234
23 东汉·张机. 金匮要略方论. 北京：人民卫生出版社，1956，42
24 清·汪昂. 本草易读. 北京：人民卫生出版社，1997，354
25 清·汪昂. 本草备要. 北京：中国中医药出版社，1998，279
26 清·陶东亭. 惠直堂经验方. 见：珍本医书集成（九）. 上海：上海科技出版社，1986，120
27 清·凌奂. 本草害利. 北京：中医古籍出版社，1982，26
28 江苏新医学院编. 中药大辞典. 上海：上海科学技术出版社，1977，925
29 中华人民共和国卫生部药政管理局主编. 中药材手册. 北京：人民卫生出版社，1998，749
30 国家中医药管理局《中华本草》编委会. 中华本草. 第九册. 上海：上海科学技术出版社，1999，530

170　血竭
Xuejie
Sanguis Draxonis

1　定名依据

1.1　正名

1.1.1　汉文名：血竭（为棕榈科植物麒麟竭 Daemonorops draco Bl. 果实渗出的树脂经加工制成）。

1.1.2　英文名：dragon's blood.

1.2　依据

1.2.1　定名的文献依据

(1)《雷公炮制药性解》卷五："血竭，味甘微咸，性平有小毒，入诸阴经。主五脏邪气，心腹卒痛，除带下，破积血，疗疥癣恶疮及金疮，生肌止痛，得密陀僧良。"[1]

(2)《本草新编》卷第四："血竭，味辛、咸，气平，有小毒。入肾。治跌打伤损，消恶毒痈疽，专破积血，引脓，驱邪气止痛，外科多用之。然治诸痛，内治实神效。"[2]

(3)《本草备要》："血竭，补，和血，敛疮，甘咸。"[3]

(4)《本草从新》卷七："血竭，一名麒麟竭。和血敛疮。甘咸平。有小毒。色赤。入血分。（心、肝。）散瘀生新。专除血痛。治金疮折跌。疮口不合。止痛生肌。[4]

(5)《得配本草》卷七："血竭，甘、咸、平。入诸阴经血分。止痛生肌，为和血之圣药。"[5]

(6)《中华人民共和国药典》："血竭 Sanguis Draxonis　本品为棕榈科植物麒麟竭 Daemonorops draco Bl. 果实渗出的树脂经加工制成。"[6]

(7)《中国医学百科全书·中医学》:"血竭　始载于《雷公炮炙论》。又名麒麟血、木血竭。为棕榈科植物麒麟竭 Daemonorops draco Blume 果实中渗出的树脂;或为龙舌兰科植物柬埔寨龙血树 Dracaena cambodiana Pierre 木质中提取的树脂。"[7]

(8)《中医大辞典·中药分册》:"血竭　出《雷公炮炙论》。又名麒麟血。为棕榈科植物麒麟竭 Daemonorops draco Blume 果实中渗出的树脂;或为龙舌兰科植物柬埔寨龙血树 Dracaena cambodiana Pierre 木质中提取的树脂。"[8]

(9)《中药大辞典》:"血竭《雷公炮炙论》　【异名】骐驎竭《雷公炮炙论》,……【原植物】麒麟竭 Daemonorops draco Bl.,又名:渴留《唐本草》。"[9]

(10)《中国中医药学主题词表》:"血竭 RESINA DRACONS　为棕榈科植物麒麟竭果实及树干中的树脂;属活血祛瘀药、外用药和止血药(中药)　D 麒麟竭。"[10]

(11)《中药志》[11]、《中药材手册》[12]、《全国中草药汇编》[13]、《全国中药炮制规范》[14]、《中国药材学》[15]、《中华本草》[16]等现代中药著作多以"血竭"作为本品正名(参见"文献通考")。

1.2.2　定名选择的理由

(1)血竭 Sanguis draxonis,系棕榈科植物麒麟竭 Daemonorops draco Bl. 果实渗出的树脂经加工制成。"血竭"作为本草正名始见于明·李中梓《雷公炮制药性解》。其后历代重要本草著作如清·陈士铎《本草新编》、汪昂《本草备要》、严西亭《得配本草》等在载录本品时均以"血竭"作为正名,并一直沿用至今。

(2)我国最新出版的《中华人民共和国药典》以及辞书类著作《中国医学百科全书·中医学》、《中药大辞典》等均以"血竭"作为本药正名。已经广泛应用于中医药学文献的标引和检索的《中国中医药学主题词表》也以"血竭"作为本药的正式主题词。现代本草著作如《中华本草》等虽记载了不少本品各地的俗称,但也无一例外以"血竭"作为本品的正名。说明"血竭"作为本品正名已成为共识。

1.3　与正名等效的名词:无。

2　源流考释

"血竭"(棕榈科植物麒麟竭 Daemonorops draco Bl. 果实渗出的树脂经加工制成)原名为"骐驎竭",始见于南北朝·雷敩《雷公炮炙论》中卷:"骐驎竭,雷公云:骐驎竭凡使,勿用海母血,真似骐驎竭,只是味咸并腥气。其骐驎竭味微咸、甘,似栀子气是也。"[17]其后历代本草著作多沿用雷氏记载,以"骐驎竭"为正名。如唐·李珣《海药本草》[18],宋·苏颂《本草图经》[19],明·李时珍《本草纲目》[23]等。明代以后尚有以"麒麟竭"为本品正名者,如明·刘文泰《本草品汇精要》[21]、陈嘉谟《本草要筌》[22]、李中梓《本草征要》[23],清·吴其浚《植物名实图考》[24]等。同时,明·兰茂《滇南本草》尚载录有本品异名"木血竭",如《植物名实图考》卷二十一引用该书曰:"麒麟竭,味苦涩微香,性温,出无江界,木高数丈,叶类樱桃,脂液流树中,凝红如血,为木血竭。"[24]

"血竭"之名在本草著作中始见于宋·苏颂《本草图经》,如《本草图经》卷第十一:"骐驎竭,旧不载所生州土,今出南蕃诸国及广州。木高数丈,婆娑可爱;叶似樱桃而有三角；其脂液从木中流出，滴下如胶饴状，久而坚凝，乃成竭，赤作血色，故亦谓之血竭。采无时。”[19]

“血竭”作为本草正名始见于明·李中梓《雷公炮制药性解》，如《雷公炮制药性解》卷五：“血竭，味甘微咸，性平有小毒，入诸阴经。主五脏邪气，心腹卒痛，除带下，破积血，疗疥癣恶疮及金疮，生肌止痛，得密陀僧良。”[1] 其后的本草著作如清·陈士铎《本草新编》[2]、汪昂《本草易读》[25]、汪昂《本草备要》[3]、吴仪洛《本草从新》[4]、严西亭《得配本草》[5]、黄宫绣《本草求真》[26]、姚澜《本草分经》[27]、杨时泰《本草述钩元》[28]、凌奂《本草害利》[29]、陈其瑞《本草撮要》[30]、张秉成《本草便读》[31]等，均沿用《雷公炮制药性解》记载，以“血竭”为正名。

唐·侯宁极《药谱》首载本品异名“海腊”、“麒麟竭”，如《药谱》：“海腊　麒麟竭”[32]。

宋·王怀隐《太平圣惠方》以本品异名“麒麟血”组方，如《太平圣惠方》卷六十七：“治从高坠下伤折诸方，……治从高坠下。伤损筋骨。打破皮肉疼痛。没药散方。没药（一两）、当归（一两锉微炒）、麒麟血（一两）、蒲黄（一两）、牡丹（一两）、骨碎补（一两）、橘仁（一两微炒）、上件药。捣细罗为散。不计时候。以温酒调下二钱。”[33]

现代有关著作均沿用前代大多本草记载以“血竭”作为本品正名，如《中华人民共和国药典》[6]、《中医大辞典·中药分册》[8]、《中药大辞典》[9]、《中国医学百科全书·中医学》[7]、《中国中医药学主题词表》[10]、《中药志》[11]、《中药材手册》[12]、《全国中草药汇编》[13]、《全国中药炮制规范》[14]、《中国药材学》[15]、《中华本草》[16]等。同时尚记载有各地的俗称“血竭花”《全国中草药汇编》[13]，“血结”、“血力花”《中国药材学》[15]等。还记载有本品原植物“血竭”的异名“麒麟竭”《中药志》[11]，“渴留”《中药大辞典》[9]，“龙血藤”《中华本草》[16]等。

3　附录

3.1　又称：无。

3.2　俗称：血竭花，血结，血力花。

3.3　曾称：骐驎竭《雷公炮炙论》，海蜡、麒麟竭（侯宁极《药谱》），麒麟血《圣惠方》，木血竭《滇南本草》。

3.4　原植物名称：血竭，麒麟竭，渴留，龙血藤。

4　文献通考

《雷公炮炙论》中卷：“骐驎竭　雷公云：骐驎竭凡使，勿用海母血，真似骐驎竭，只是味咸并腥气。其骐驎竭味微咸、甘，似栀子气是也。凡欲使，先研作粉，重筛过。临使，安于丸散或膏中任使用。勿与众药同捣，化作飞尘也。”[17]

《海药本草》卷第一：“骐驎竭　谨按《南越志》云：是紫矿树之脂也。其味甘，温，无毒。主打伤折损，一切疼痛，补虚及血气搅刺，内伤血聚，并宜酒服。欲验真伪，但嚼之不烂如蜡者上也。”[18]

《药谱》：“海腊　麒麟竭。”[32]

《太平圣惠方》卷六十七：“治从高坠下伤折诸方，治从高坠下。落马坠车。辗着腕损。骨碎筋伤。内损。恶血攻心闷绝。坐卧不安。宜先须按摩。排正筋骨后。宜服止痛散血。蒲黄散方。……治从高坠下。伤损筋骨。打破皮肉疼痛。没药散方。没药（一两）、当归（一两锉微炒）、麒麟血（一两）、蒲黄（一两）、牡丹（一两）、骨碎补（一两）、橘仁（一两微炒）、上件药。捣细罗为散。不计时候。以温酒调下二钱。”[33]

《本草图经》卷第十一：“骐驎竭，旧不载所生州土，今出南蕃诸国及广州。木高数丈，婆娑可爱；叶似樱桃而有三角；其脂液从木中流出，滴下如胶饴状，久而坚凝，乃成竭，赤作血色，故亦谓之血竭。采无时。其味咸而气腥者是。海母血不可用，而竭微咸而甘，作栀子气味。旧说与紫铆大都相类，而别是一物，功力亦殊。今按段成式《酉阳杂俎》云：紫铆出真腊国，国人呼为勒铆，亦出波斯国，木高丈许，枝于繁郁，叶似橘柚，冬不凋落，三月花开，不结子，每有雾露微雨沾濡，其枝条则为紫铆。波斯国使人呼及沙利，两人说如此。而真腊国使人言是蚁运土，上于木端作窠，蚁壤为雾露所沾，即化为紫铆。又《交州地志》亦云：本州岁贡紫铆，出于蚁壤。乃知与血竭虽俱出于木，而非一物明矣。今医方亦罕用，惟染家所须耳。”[19]

《本草品汇精要》卷十八：“麒麟竭　无毒　麒麟竭主心腹卒痛，止金疮血，生肌肉，除邪气（名医所录）。【名】血竭　〔树〕渴留。”[20]

《本草蒙筌》卷四：“麒麟竭　（一名血竭），味辛、咸，气平。有小毒。出自南番诸国，麒麟树脂结成。其树高长，婆娑可爱。脂从中滴，状如胶饴。久久凝块成形，红赤与血同色。故今番买，收采货买，特名曰血竭，又名曰麒麟竭也。”[21]

《本草纲目》卷三十四：“骐驎竭　《唐本草》　【释名】血竭。时珍曰：骐驎亦马名也。此物如干血，故谓之血竭。曰骐驎者，隐之也。”[22]

《雷公炮制药性解》卷五：“血竭，味甘微咸，性平有小毒，入诸阴经。主五脏邪气，心腹卒痛，除带下，破积血，疗疥癣恶疮及金疮，生肌止痛，得密陀僧良。”[1]

《本草征要》卷一：“麒麟竭　一名血竭。味甘咸，性平，有小毒。入心、肝二经。凡用另研，若同他药捣，则化为飞尘。产于外国，难得真者，磨之透甲，烧灰不变色者佳。走南方，兼达东方，遂作阴经之主。和新血，且推陈血，真为止痛之君。”[23]

《本草新编》卷第四：“血竭，味辛、咸，气平，有小毒。入肾。治跌打伤损，消恶毒痈疽，专破积血，引脓，驱邪气止痛，外科多用之。然治诸痛，内治实神效。存之以备采用。”[2]

《本草易读》卷第七：“血竭二百八十六，凡使勿用海母血，真相似。只是味咸并有腥气耳。麒麟竭。朱力。甘，咸，无毒。手足厥阴药也。与走血多。止血散瘀，生肉除痛。敷一切恶疮，平诸般折伤。”[25]

《本草备要》：“血竭，补，和血，敛疮，甘咸。色赤入血分。补心包、肝血不足，专除血痛，散瘀生新，为和血之圣药。治内伤血聚，金疮折跌，疮口不合，止痛生肌。性急，不可多使，引脓（血竭单入血分、乳香、没药兼入气分，皆木脂也）。出南番。色赤，以染透指甲者为真（假者是海母血，味大咸，有腥气）。单碾用（同众药捣，则作尘飞）。”[3]

《本草从新》卷七：“血竭，一名麒麟竭。和血敛疮。甘咸平。有小毒。色赤。入血分。（心、肝。）散瘀生新。专除血痛。治金疮折跌。疮口不合。止痛生肌。”[4]

《得配本草》卷七：“血竭，甘、咸、平。入诸阴经血分。止痛生肌，为和血之圣药。

配乳香，治慢惊瘛疭。配没药，消腹中血块。，麒麟木之脂。敲断有光彩，磨指甲红透者佳。须另研，若同众药研，则作尘飞。疮家多用，引脓不止。”[5]

《本草求真·上编》：“血竭，（香木）入肝血分破瘀。血竭（专入肝）。系南番树木之液。犹人之膏脂者是。味甘而咸。性平色赤。按五味惟甘主补。咸主消。”[26]

《本草分经·原例》：“血竭，甘咸平性急，入心肝血分，散瘀生新，和血敛疮。”[27]

《本草述钩元》卷二十二：“血竭，一名骐驎竭。出南番诸国及广州。其木脂液从中流出。滴下如胶饴状。久而坚凝。形如干血。敲断有光。磨指甲红透。故名。”[28]

《植物名实图考》三十五卷：“麒麟竭味苦涩微香，性温，出无江界，木高数丈，叶类樱桃，脂液流树中，凝红如血，为木血竭。”[24]

《本草害利·肝部药队》：“血竭，一名麒麟竭。【害】善收疮口，却能引脓，性急，不可多用，无瘀积者忌之。”[29]

《本草撮要》卷二：“【血竭】味甘咸平有小毒。色赤入血分。入足厥阴经。功专散瘀生新。专除血痛。治金疮折跌疮口不合。止痛生肌。却能引脓。不可多用。无瘀积者忌之。嵌脚痛及血痔。俱以末敷之。鼻衄以末吹之均效。一名麒麟竭。”[30]

《本草便读·木部》：“血竭，色赤入营。功可行瘀止痛。性收敛口。力能和血生肌。性平润而甘咸。入心肝之血分。”[31]

《中药志》：“血竭　本品为较常用中药。商品为棕榈科植物麒麟竭果实渗出的树脂。市售品均系进口，进口血竭通常分为加工血竭和原装血竭。……【原植物】血竭　别名：麒麟竭。Daemonorops draco Bl.　——棕榈科 Palmaceae.”[11]

《中药材手册》：“血竭［纲目名麒麟竭，列入木部香木类］　本品为棕榈科植物麒麟竭 Daemonorops draco Bl. 果实中渗出的树脂。原植物系常绿高大细长藤本，野生或栽培均有。商品均为进口，分原装血竭及加功血竭。原装血竭系印尼原料。加工血竭系将印尼血竭原料掺入辅料（过去用松香，后改达马树脂，近几年用原白树脂）加工炼制而成。”[12]

《全国中草药汇编》：“血竭　［别名］麒麟竭、骐驎竭、血竭花。【来源】血竭有国产血竭与进口血竭之分。国产血竭为木血竭（龙血竭），主要来源于龙舌兰科（百合科）龙血树属植物剑叶龙血树（交趾龙血树）Dracaena cochinchinensis（Lour.）S. C. Chen 或柬埔寨龙血树（海南龙血树）Dracaena cambodiana Pierre，从含脂木材中用乙醇提取而得的树脂。进口血竭为藤竭，来源于棕榈科黄藤属（白棕藤属）植物藤竭（黄藤血竭）Daemonorops draco Blume［Calamus draco Blume］，果实中渗出的树脂。”[13]

《中药大辞典》：“血竭《雷公炮炙论》　【异名】骐驎竭《雷公炮炙论》，海蜡（侯宁极《药谱》），麒麟血《圣惠方》，木血竭《滇南本草》。【基原】为棕榈科植物麒麟竭果实及树干中的树脂。【原植物】麒麟竭 Daemonorops draco Bl.，又名：渴留《唐本草》。”[9]

《中医大辞典·中药分册》：“血竭　出《雷公炮炙论》。又名麒麟血。为棕榈科植物麒麟竭 Daemonorops draco Blume 果实中渗出的树脂；或为龙舌兰科植物柬埔寨龙血树 Dracaena cambodiana Pierre 木质中提取的树脂。”[8]

《中国医学百科全书·中医学》：“血竭　始载于《雷公炮炙论》。又名麒麟血、木血竭。为棕榈科植物麒麟竭 Daemonorops draco Blume 果实中渗出的树脂；或为龙舌兰科植物柬埔寨龙血树 Dracaena cambodiana Pierre 木质中提取的树脂。麒麟竭果实成熟时采收，将果实捣烂，置布袋内榨取树脂，然后煎熬成糖浆状，冷却凝固而成块状。或将成熟果实采收后，充分晒干，再加贝壳同入笼中强力振摇，使松脆的树脂块脱落，筛去果鳞杂质，用布包起，入热水中使软化成团，再取出冷却。柬埔寨龙血树采取木质部含紫红色树脂部分，粉碎后用乙醇提取浓缩而得。”[7]

《全国中药炮制规范》：“血竭　［处方用名］血竭。【来源】本品为棕榈科植物麒麟竭 Daemonorops draco Bl. 果实渗出的树脂。主产于马来西亚、印度尼西亚、伊朗等地；我国广东、台湾亦有种植。药材以外表色黑如铁、研末红如血、燃之其烟呛鼻者为佳。”[14]

《中国药材学》：“血竭　［别名］血结，血力花，血竭花。【来源】本品为棕榈科植物麒麟血竭 Daemonorops draco Blume（Calamus draco Willd.）果实渗出的红色树脂。”[15]

《中国中医药学主题词表》：“血竭 RESINA DRACONS　为棕榈科植物麒麟竭果实及树干中的树脂；属活血祛瘀药、外用药和止血药（中药）　D 麒麟竭。”[10]

《中华本草》：“血竭《雷公炮炙论》　【异名】骐驎竭《雷公炮炙论》，海蜡（侯宁极《药谱》），麒麟血《圣惠方》，木血竭《滇南本草》……【来源】棕榈科植物麒麟竭果实和藤茎中的树脂。【原植物】麒麟竭 Daemonorops draco Bl. 又名：龙血藤《中国植物志》。”[16]

《中华人民共和国药典》：“血竭 Sanguis Draxonis　本品为棕榈科植物麒麟竭 Daemonorops draco Bl. 果实渗出的树脂经加工制成。”[6]

5　参考文献

1　明·李中梓. 雷公炮制药性解. 见：中国医学大成（二）. 长沙：岳麓书社，1990. 156
2　清·陈士铎. 本草新编. 北京：中国中医药出版社，1996，228
3　清·汪昂. 本草备要. 北京：中国中医药出版社，1998，165
4　清·吴仪洛. 本草从新. 北京：中医古籍出版社，2001，109
5　清·严西亭. 得配本草. 上海：上海卫生出版社，1957，7
6　国家药典委员会编. 中华人民共和国药典. 一部. 北京：化学工业出版社，2000，110
7　《中医学》编辑委员会. 中国医学百科全书·中医学. 上海：上海科学技术出版社，1997，1133
8　《中医大辞典》编辑委员会编. 中医大辞典·中药分册. 北京：人民卫生出版社，1982，146
9　江苏新医学院编. 中药大辞典. 上海：上海科学技术出版社，1977，926
10　吴兰成主编. 中国中医药学主题词表. 北京：中医古籍出版社，1996，510
11　中国医学科学院药物研究所等编. 中药志. 第五册. 北京：人民卫生出版社，1993，745
12　中华人民共和国卫生部药政管理局主编. 中药材手册. 北京：人民卫生出版社，1959，614
13　《全国中草药汇编》编写组编. 全国中草药汇编. 下册. 北京：人民卫生出版社，1996，254
14　中华人民共和国卫生部药政管理局编. 全国中药炮制规范. 北京：人民卫生出版社，1988，313
15　徐国钧等主编. 中国药材学. 北京：中国医药科技出版社，1996，1726
16　国家中医药管理局《中华本草》编委会. 中华本草. 第八册. 上海：上海科学技术出版社，1999，455
17　南北朝·雷敩. 雷公炮炙论. 上海：上海中医学院出版社，1986，75
18　唐·李珣. 海药本草. 北京：人民卫生出版社，1997，10
19　宋·苏颂. 本草图经. 合肥：安徽科学技术出版社，1994，386

20 明·刘文泰. 本草品汇精要. 北京：人民卫生出版社，1982，504
21 明·陈嘉谟. 本草蒙筌. 北京：人民卫生出版社，1988，256
22 明·李时珍. 本草纲目. 北京：人民卫生出版社，1982，1959
23 明·李中梓. 本草征要. 见：李中梓医学全书. 北京：中国中医药出版社，1999，138
24 清·吴其浚. 植物名实图考. 下册. 北京：中华书局，1963，813
25 清·汪昂. 本草易读. 北京：人民卫生出版社，1997，29
26 清·黄宫绣. 本草求真. 上海：上海科学技术出版社，1959，242
27 清·姚澜. 本草分经. 上海：上海科技出版社，1989，137
28 清·杨时泰. 本草述钩元. 上海：科技卫生出版社，1958，476
29 清·凌奂. 本草害利. 北京：中医古籍出版社，1982，38
30 清·陈其瑞. 本草撮要. 见：珍本医书集成. 本草类. 上海：上海科学技术出版社，1985，42
31 清·张秉成. 本草便读. 上海：上海卫生出版社，1957，65
32 唐·侯宁极. 药谱. 抄本
33 宋·王怀隐. 太平圣惠方. 卷六十七. 北京：人民卫生出版社，1958，2079

171 全蝎
Quanxie
Scorpio

1 定名依据

1.1 正名

1.1.1 汉文名：全蝎（为钳蝎科动物东亚钳蝎 Buthus martensii Karsch 的干燥体）。

1.1.2 英文名：scorpion.

1.2 依据

1.2.1 定名的文献依据

(1)《本草纲目》卷四十："蝎《开宝》。【释名】蛜蝌（音伊祁）。《蜀本》主簿虫《开宝》杜柏《广雅》、虿尾虫……古语云：蜂、虿垂芒，其毒在尾。今入药有全用者，谓之全蝎；有用尾者，谓之蝎梢，其力尤紧。"[1]

(2)《药鉴》卷二："全蝎，气温，味甘辛，有毒。主小儿风痫手足抽掣，驱大人中风口眼㖞斜。却风痰耳聋，解风毒瘾疹。痘家初发，密如蚕种者，急用苦参为主，同防风荆芥姜蚕青黛麻黄天麻连翘蝉蜕，一服即散。"[2]

(3)《本草择要纲目·温性药品》："全蝎，【气味】甘辛平有毒。【主治】蝎产于东方。色青属木。足厥阴经药也。故治厥阴诸病。诸风掉眩。搐掣疟疾。寒热耳聋无闻。皆属厥阴风木。故东垣云。凡疝气带下。皆属于风。蝎乃活风要药。俱宜加而用之。"[3]

(4)《本草易读》卷第七："全蝎三百五十四，辛，甘，有毒。治诸风眩掉，惊痫抽掣；疗偏风不遂，目口斜歪。大人痎疟耳聋，女子带下阴脱。疝气风疮之疾，瘾疹疮痒之疴。小儿一切惊风，炙焦为末，薄荷汤下。（验方第一）妇人乳痈积乳，没药三钱，乳香二钱，蜈蚣半条，全蝎二个焙焦，为细末，黄酒冲服，发汗。(第二)"[4]

(5)《得配本草》卷八："全蝎，尾谓之蝎梢。辛，热。有毒。入足厥阴经。一切风木致病，耳聋掉眩，痰疟惊痫，无乎不疗。"[5]

(6)《本草求真·上编》："全蝎，（卵生）散肝血分风热治胎风发搐　全蝎（专入肝）。味辛而甘。气温有毒。色青属木。故专入肝祛风。（诸风眩掉。皆属于肝。）凡小儿胎风发搐。"[6]

(7)《中华人民共和国药典》："全蝎 Scorpio　本品为钳蝎科动物东亚钳蝎 Buthus martensii Karsch 的干燥体。春末至秋初捕捉，除去泥沙，置沸水或沸盐水中，煮至全身僵硬，捞出，置通风处，阴干。"[7]

(8)《普通高等教育中医药类规划教材·中药学》："全蝎《蜀本草》　为钳蝎科动物东亚钳蝎 Buthus martensii Karsch 的干燥体。如单用尾，名蝎尾。主产于河南、山东、湖北、安徽等地。"[8]

(9)《中医大辞典·中药分册》："全蝎　出《蜀重广英公本草》。又名全虫、蝎子。为钳蝎科动物问荆蝎 Buthus martensii Karsch 的干燥全体。"[9]

(10)《中药大辞典》："全蝎《蜀本草》【异名】虿《诗经》，蠆、虿尾虫《说文》，杜柏、蠚《广雅》，主簿虫《酉阳杂俎》，蛜蝌《蜀本草》，全虫《中药形性经验鉴别法》，茯背虫《山西中药志》。【基原】为钳蝎科动物钳蝎的干燥全虫。［原动物］钳蝎 Buthus martensii Karsch"[10]

(11)《中国医学百科全书·中医学》："全蝎　始载于《蜀本草》，原名蝎。又名全虫。为钳蝎科动物东亚钳蝎 Buthus martensii Karsch 的全体。"[11]

(12)《中国中医药学主题词表》："全蝎 SCORPIO　属钳蝎科；属动物药和平肝熄风药　D 蝎子；D 全虫。"[12]

(13)《中药志》[13]、《中药材手册》[14]、《全国中草药汇编》[15]、《全国中药炮制规范》[16]、《中国药材学》[17]、《中华本草》[18]等现代中药著作多以"全蝎"作为本品正名（参见"文献通考"）。

1.2.2　定名选择的理由

(1) 全蝎 Scorpio，系钳蝎科动物东亚钳蝎 Buthus martensii Karsch 的干燥体。"全蝎"之名始载于明·李时珍《本草纲目》，明·杜文燮《药鉴》始以"全蝎"作为本品正名记录。其后历代重要本草著作如清·蒋居祉《本草择要纲目》[3]、汪昂《本草易读》、严西亭《得配本草》、黄宫绣《本草求真》等在载录本品时均以"全蝎"作为正名，并一直沿用至今。

(2) 我国最新出版的《中华人民共和国药典》、《普通高等教育中医药类规划教材·中药学》以及辞书类著作《中医大辞典·中药分册》、《中药大辞典》、《中国医学百科全书·中医学》等均以"全蝎"作为本药正名。已经广泛应用于中医药学文献的标引和检索的《中国中医药学主题词表》也以"全蝎"作为本药的正式主题词。现代本草著作如《中药志》、《中药材手册》、《全国中药炮制规范》、《全国中草药汇编》、《中国药材学》、《中华本草》等虽记载了不少本品各地的俗称，但也无一例外以"全蝎"作为本品的正名。说明"全蝎"作为本品正名已成为共识。

1.3　与正名等效的名词：无。

2 源流考释

全蝎（钳蝎科动物东亚钳蝎 Buthus martensii Karsch 的干燥体）原名“蝎”，在本草著作中始见于后蜀·韩保昇《蜀本草》，该书尚载录有本品异名“蛜蝌”。如宋·唐慎微《证类本草》卷二十二引用该书曰：“臣禹锡等谨按蜀本云：蝎，紧小者名蛜蝌。”[19]其后本草大多即沿用韩氏记载，以“蝎”为正名，如宋·唐慎微《证类本草》[19]，明·李时珍《本草纲目》[1]、李中梓《本草征要》[20]，清·杨时泰《本草述钩元》[21]等。

“全蝎”之名始见于明·李时珍《本草纲目》，如《本草纲目》虫部卷四十：“蝎《开宝》……古语云：蜂、虿垂芒，其毒在尾。今入药有全用者，谓之全蝎；有用尾者，谓之蝎梢，其力尤紧。”[1]明·杜文燮《药鉴》始以“全蝎”作为本品正名记录。如《药鉴》卷二：“全蝎，气温，味甘辛，有毒。主小儿风痫手足抽掣，驱大人中风口眼㖞斜。却风痰耳聋，解风毒瘾疹。”[2]其后历代本草著作沿用此书记载以“全蝎”为正名。如清·蒋居祉《本草择要纲目》[3]、清·汪昂《本草易读》[4]、严西亭《得配本草》[5]、黄宫绣《本草求真》[6]等。

《诗经》载录有本品异名“虿”，如《诗·小雅·都人士》：“彼君子女，卷发如虿。郑玄笺：‘虿，螫虫。尾末揵然，似妇人发末曲上卷然。’”[22]

《说文解字·虫部》载录有本品异名“虿尾虫”，《广雅》载录有本品异名“杜柏”，如《本草纲目》卷四十曰：“蝎《开宝》……张揖《广雅》云：杜伯，蝎也。陆玑《诗疏》云：虿一名杜伯，幽州人谓之蝎。观此，则主簿乃杜伯之讹，而后人遂附会其说。许慎云：蝎，虿尾虫也。长尾为虿。短尾为蝎。”[1]

唐·段成式《酉阳杂俎》载录有本品异名“主簿虫”，如《酉阳杂俎》前集卷十七：“蝎，负蟲巨者，多化为蝎……江南旧无蝎，开无初，常有一主薄竹筒盛过江至今江南，往往而有，俗呼为主薄蟲。”[23]

现代有关著作均沿用前代大多本草记载，以“全蝎”作为本品正名，如《中华人民共和国药典》[7]、《普通高等教育中医药类规划教材·中药学》[8]、《中医大辞典·中药分册》[9]、《中药大辞典》[10]、《中国医学百科全书·中医学》[11]、《中国中医药学主题词表》[12]、《中药志》[13]、《中药材手册》[14]、《全国中草药汇编》[15]、《全国中药炮制规范》[16]、《中国药材学》[17]、《中华本草》[18]等。同时尚记载有本品各地的俗称“全虫”、“蝎子”、“茯背虫”《中药材手册》[14]，“蛗”、“蠆”《中药大辞典》[10]“问荆蝎”《中国药材学》[17]等；还记载有本品原动物“问荆蝎”的异名“远东全蝎”《中药志》[13]等；原动物“东亚钳蝎”的异名“钳蝎”、“部荆蝎”、“山蝎”、“东全蝎”、“马氏全蝎”《中华本草》[18]等。

3 附录

3.1 又称：淡水蝎、盐蝎、清水蝎子、盐蝎子、活蝎子（饮片规格名），问荆蝎、钳蝎、春蝎、伏蝎（药材商品名）。

3.2 俗称：全虫、蝎子，茯背虫（山西），蛗，蠆。

3.3 曾称：虿《诗经》，虿尾虫《说文》，杜柏《广雅》，主簿虫《酉阳杂俎》，蝎、蛜蝌《蜀本草》，蝎梢《本草纲目》。

3.4 原动物名称：问荆蝎，远东全蝎；东亚钳蝎，钳蝎，部荆蝎，山蝎，东全蝎，马氏全蝎。

4 文献通考

《诗·小雅·都人士》：“‘彼君子女，卷发如虿。’郑玄笺：‘虿，螫虫。尾末揵然，似妇人发末曲上卷然。’”[22]

《酉阳杂俎》卷十七：“蝎，负蠜巨者，多化为蝎……江南旧无蝎，开无初，常有一主薄竹筒盛过江至今江南，往往而有，俗呼为主薄蠜。”[23]

《证类本草》卷二十二：“蝎，味甘、辛，有毒。……臣禹锡等谨按蜀本云：蝎，紧小者名蛜蝌。段成式酉阳杂俎云：鼠负虫巨者，多化为蝎。蝎子多负于背，尝见一蝎负十余子，子色犹白，才如稻粒。陈州古仓有蝎，形如钱，螫人必死。江南旧无蝎，开元初尝有主簿，竹筒盛过江，至今江南往往有之，俗呼为主簿虫。蝎常为蜗所食，先以迹规之不复去。蝎前谓之螫，后谓之虿。”[19]

《本草纲目》卷四十：“蝎《开宝》。【释名】蛜蝌（音伊祁）。《蜀本》、主簿虫《开宝》、杜柏《广雅》、虿尾虫。志曰：段成式《酉阳杂俎》云：江南旧无蝎。开元初有主簿，以竹筒盛过江，至今往往有之，故俗称为主簿虫。时珍曰：按：《唐史》云：剑南本无蝎，有主簿将至，遂呼为主簿虫。又张揖《广雅》云：杜伯，蝎也。陆玑《诗疏》云：虿一名杜伯，幽州人谓之蝎。观此，则主簿乃杜伯之讹，而后人遂附会其说。许慎云：蝎，虿尾虫也。长尾为虿。短尾为蝎。葛洪云：蝎前为螫，后为虿。古语云：蜂、虿垂芒，其毒在尾。今入药有全用者，谓之全蝎；有用尾者，谓之蝎梢，其力尤紧。”[1]

《药鉴》卷二：“全蝎，气温，味甘辛，有毒。主小儿风痫手足抽掣，驱大人中风口眼㖞斜。却风痰耳聋，解风毒瘾疹。痘家初发，密如蚕种者，急用苦参为主，同防风荆芥姜蚕青黛麻黄天麻连翘蝉蜕，一服即散。”[2]

《本草征要》卷第三：“蝎，味辛、性平，有毒。入肝经。善逐肝风，深透筋骨。中风恒收，惊痫亦简。诸风掉眩，皆属肝木，蝎属木，色青，独入厥阴，为风家要药，全用者谓之全蝎，但用尾谓之蝎梢，其力尤紧。”[20]

《本草择要纲目·温性药品》：“全蝎，【气味】甘辛平有毒。【主治】蝎产于东方。色青属木。足厥阴经药也。故治厥阴诸病。诸风掉眩。搐掣疟疾。寒热耳聋无闻。皆属厥阴风木。故东垣云。凡疝气带下。皆属于风。蝎乃活风要药。俱宜加而用之。”[3]

《本草易读》卷第七：“全蝎三百五十四，辛，甘，有毒。治诸风眩掉，惊痫抽掣；疗偏风不遂，目口斜歪。大人痎疟耳聋，女子带下阴脱。疝气风疮之疾，瘾疹疮痒之疴。小儿一切惊风，炙焦为末，薄荷汤下。（验方第一）妇人乳痈积乳，没药三钱，乳香二钱，蜈蚣半条，全蝎二个焙焦，为细末，黄酒冲服，发汗。（第二。）”[4]

《得配本草》卷八：“全蝎，尾谓之蝎梢。辛，热。有毒。入足厥阴经。一切风木致病，耳聋掉眩，痰疟惊痫，无乎不疗。且引风药达病所，以扫其根，入降药暖肾气，以止其痛。配白附、僵蚕，治搐掣症。配天麻、蜂实，治破伤风。（蜂实，即蜂窠蒂。如无蜂实，蜂窠亦可。）酒洗淡，去足焙用。梢力尤紧。类中风，慢脾惊风，禁用。”[5]

《本草求真·上编》：“全蝎，（卵生）散肝血分风热治胎风发搐　全蝎（专入肝）。味辛而甘。气温有毒。色青属木。故专入肝祛风。（诸风眩掉。皆属于肝。）凡小儿胎风发搐。"[6]

《本草述钩元》卷二十七："蝎，形如木黾。八足而长尾。有节色青。长尾为虿。短尾为蝎。出青州者佳。蝎螫人。泥水敷之。或画地作十字。取其上土。水服五分。螫在手足。以冷水渍之。稍暖即易。螫在身。以水浸布拓之。皆验。"[21]

《中药志》："全蝎　本品为常用中药，原名"蝎"，始载于宋"开宝本草"。目前野生或饲养均有，市售品中最常见者为"问荆蝎"（钳蝎），由于加工不同，分淡水蝎、盐蝎和活蝎三类。……因产地不同又有南全蝎与东全蝎之分。【原动物】问荆蝎　别名：远东全蝎……【药材】……名称　全蝎 Buthus　别名：蝎子、全虫。"[13]

《中药材手册》："全蝎［纲目名蝎，列入虫部卵生类］　本品为钳蝎科动物东亚钳蝎 Buthus martensii Karsch 的干燥全体。野生或饲养均有，喜穴居于墙缝和向阳坡的石隙中。过去商品中由于加工不同，分清水蝎子、盐蝎子和活蝎子等。现多用盐蝎子，个别地区仍有以活蝎子入药的。［别名］全虫、蝎子、茯背虫（山西）。"[14]

《全国中草药汇编》："全蝎　［别名］全虫、蝎子。【来源】为钳蝎科动物东亚钳蝎 Buthus martensii Karsch 的干燥全体。"[15]

《中药大辞典》："全蝎《蜀本草》　【异名】虿《诗经》，蠆、虿尾虫《说文》，杜柏、蠚《广雅》，主簿虫《酉阳杂俎》，蛜蝌《蜀本草》，全虫《中药形性经验鉴别法》，茯背虫《山西中药志》。【基原】为钳蝎科动物钳蝎的干燥全虫。［原动物］钳蝎 Buthus martensii Karsch"[10]

《中医大辞典·中药分册》："全蝎　出《蜀重广英公本草》。又名全虫、蝎子。为钳蝎科动物问荆蝎 Buthus martensii Karsch 的干燥全体。"[9]

《中国医学百科全书·中医学》："全蝎　始载于《蜀本草》，原名蝎。又名全虫、蛜蝌。为钳蝎科动物东亚钳蝎 Buthus martensii Karsch 的全体。4～9 月夜间捕捉，除去泥土，放入清水中，待其将泥土吐出，捞出，置沸水中煮，水量以淹没蝎子为度，每斤蝎子加食盐 3 两，煮 3～4 小时，至水将吸尽时，用手掐其尾端，待身挺腹硬竖立，脊背抽沟，腹瘪，捞出，置通风处，阴干。用时以清水漂去盐质。"[11]

《全国中药炮制规范》："全蝎　［处方用名］全蝎。【来源】本品为钳蝎科动物东亚钳蝎 Buthus martensii Karsch 的干燥体。野生或饲养。主产于河南、山东、湖北、安徽等地。春末至初秋捕捉，入清水中待其吐出泥土，取出，置沸水或沸盐水中，煮至身挺腹硬，脊背抽沟，捞出，置通风处，阴干。药材以完整、色黄褐、盐霜少者为佳。"[16]

《中国药材学》："全蝎　［别名］全虫、虿尾虫，问荆蝎。【来源】本品为节足动物蛛形纲钳蝎科动物东亚钳蝎 Buthus martensii Karsch 的全体。"[17]

《中国中医药学主题词表》："全蝎 SCORPIO　属钳蝎科；属动物药和平肝熄风药　D 蝎子；D 全虫。"[12]

《普通高等教育中医药类规划教材·中药学》："全蝎《蜀本草》　为钳蝎科动物东亚钳蝎 Buthus martensii Karsch 的干燥体。如单用尾，名蝎尾。主产于河南、山东、湖北、安徽等地。野生蝎春末至秋初均可捕捉，清明至谷雨前后捕捉者，称为'春蝎'，此时未食泥土，品质较佳；夏季产量较多，称为'伏蝎'，品质较次。饲养蝎一般在秋季，隔年收捕一次。捕得后，先浸入清水中，待其吐出泥土，置沸水或沸盐水中，煮至全身僵硬，捞出，置通风处，阴干。"[8]

《中华本草》：“全蝎《纲目》　【异名】虿《诗经》，蠆《说文》，杜柏、蠆《广雅》，主簿虫《酉阳杂俎》，蛜蝌《蜀本草》，虿尾虫《纲目》，全虫《外科真铨》，茯背虫《山西中药志》，蝎子（俗称）……【来源】为钳蝎科动物东亚钳蝎的全体。［原动物］东亚钳蝎 Buthus martensii Karsch　又名：钳蝎《动物学大辞典》，部荆蝎《中药志》，山蝎、东全蝎、马氏全蝎《山东药用动物》。”[18]

《中华人民共和国药典》：“全蝎 Scorpio　本品为钳蝎科动物东亚钳蝎 Buthus martensii Karsch 的干燥体。春末至秋初捕捉，除去泥沙，置沸水或沸盐水中，煮至全身僵硬，捞出，置通风处，阴干。”[7]

5　参考文献

1　明·李时珍．本草纲目．北京：人民卫生出版社，1982，2282
2　明·杜文燮．药鉴．北京：中国中医药出版社，1993，74
3　清·蒋居祉．本草择要纲目．见：珍本医书集成．本草类．上海：上海科学技术出版社，1985，90
4　清·汪昂．本草易读．北京：人民卫生出版社，1997，326
5　清·严西亭．得配本草．上海：上海卫生出版社，1957，6
6　清·黄宫绣．本草求真．上海：上海科学技术出版社，1959，93
7　国家药典委员会编．中华人民共和国药典．一部．北京：化学工业出版社，2000，111
8　雷载权主编．普通高等教育中医药类规划教材·中药学．上海：上海科学技术出版社，1995，266
9　《中医大辞典》编辑委员会编．中医大辞典·中药分册．北京：人民卫生出版社，1982，148
10　江苏新医学院编．中药大辞典．上海：上海科学技术出版社，1977，933
11　《中医学》编辑委员会．中国医学百科全书．中医学．上海：上海科学技术出版社，1997，1200
12　吴兰成主编．中国中医药学主题词表．北京：中医古籍出版社，1996，305
13　中国医学科学院药物研究所等编．中药志．第四册．北京：人民卫生出版社，1961，36
14　中华人民共和国卫生部药政管理局主编．中药材手册．北京：人民卫生出版社，1998，647
15　《全国中草药汇编》编写组编．全国中草药汇编．上册．北京：人民卫生出版社，1996，378
16　中华人民共和国卫生部药政管理局编．全国中药炮制规范．北京：人民卫生出版社，1988，332
17　徐国钧等主编．中国药材学．北京：中国医药科技出版社，1996，1780
18　国家中医药管理局《中华本草》编委会．中华本草．第九册．上海：上海科学技术出版社，1999，129
19　宋·唐慎微．证类本草．北京：人民卫生出版社，1957，452
20　明·李中梓．本草征要．见：李中梓医学全书．北京：中国中医药出版社，1999，156
21　清·杨时泰．本草述钩元．上海：科技卫生出版社，1958，569
22　汉·毛亨传，唐·孔颖达正义．十三经注疏·毛诗正义．上海：上海古籍出版社，1993
23　唐·段成式．酉阳杂俎．上海：上海商务印书馆，1994

172　合欢皮
Hehuanpi
Cortex Albiziae

1　定名依据

1.1　正名

1.1.1　汉文名：合欢皮（为豆科植物合欢 Albizia julibrissin Durazz. 的干燥树皮）。

1.1.2　英文名：silktree albizia bark.

1.2　依据

1.2.1　定名的文献依据

(1)《证类本草》卷十三："合欢，味甘、平，无毒。主安五脏，利心志，令人欢乐无忧。久服轻身明目，得所欲。生益州山谷……今按陈藏器本草云：合欢皮杀虫，捣为末，和铛下墨，生油调涂蜘蛛咬疮。及叶并去垢，叶至暮即合，故云合昏也。"[1]

(2)《雷公炮制药性解》卷四："合欢皮，味甘，性平无毒，入心经。主安五脏，利心志，杀诸虫，消痈肿，续筋骨，令人欢乐无怒，轻身明目，花主小儿撮口，煎汤洗拭，跌打伤疼，热酒调下。"[2]

(3)《炮炙全书》卷三："合欢皮，甘，平，去上皮，炒用。"[3]

(4)《本经逢原》卷三："合欢皮，一名合昏，《千金》名黄昏，俗名乌绒树，甘平无毒。"[4]

(5)《得配本草》卷七："合欢皮，即夜合，甘，平。入手足太阴经。安五脏，治肺痈，又能补心脾之阴。"[5]

(6)《中华人民共和国药典》："合欢皮 Cortex albiziae　本品为豆科植物合欢 Albizia julibrissin Durazz. 的干燥树皮。夏、秋二季剥取，晒干。"[6]

(7)《普通高等教育中医药类规划教材·中药学》："合欢皮《本经》　为豆科落叶乔木植物合欢 Albizia julibrissin Durazz. 的树皮。全国大部分地区都有分布，主产长江流域各省。夏秋间采，剥下树皮，晒干。切段用。"[7]

(8)《中国医学百科全书·中医学》："合欢皮　始载于《神农本草经》。原名合欢，又名夜合皮、合昏皮。为豆科植物合欢 Albizia julibrissin Durazz. 的树皮。夏、秋两季剥取，晒干。"[8]

(9)《中国中医药学主题词表》："合欢皮 CORTEX ALBIZIAE　为豆科植物合欢的干燥树皮；属安神药　C 合欢"[9]

(10)《中华本草》："合欢皮《本草拾遗》　【异名】合昏皮《千金要方》，夜合皮《独行方》，合欢木皮《纲目》……【来源】为豆科植物合欢的树皮。【原植物】合欢 Albizia julibrissin Durazz. 又名：青堂（崔豹《古今注》），黄昏《千金要方》，合昏《新修本草》，夜合《本草图经》，萌葛、乌赖树《百一选方》，交枝树《本草蒙筌》，宜男《群芳谱》，马缨《畿辅通志》，绒树《植物名实图考》，乌树《本草便读》，茸花枝《分类草药性》，绒花树、马缨花、蓉花树《中国高等植物图鉴》。”[10]

1.2.2 定名选择的理由

（1）合欢皮 Cortex albiziae，系豆科植物合欢 Albizia julibrissin Durazz. 的干燥树皮。“合欢皮”之名始见于唐·陈藏器《本草拾遗》。作为本品正名始见于明·李中梓《雷公炮制药性解》、其后历代本草著作如日本稻宣义《炮炙全书》，清·张璐《本经逢原》、严西亭《得配本草》等在载录本品时均以“合欢皮”作为正名，并一直沿用至今。

（2）我国最新出版的《中华人民共和国药典》、《普通高等教育中医药类规划教材·中药学》以及辞书类著作《中国医学百科全书·中医学》等均以“合欢皮”作为本药正名。已经广泛应用于中医药学文献的标引和检索的《中国中医药学主题词表》也以“合欢皮”作为本药的正式主题词。现代本草著作如《中华本草》亦以“合欢皮”作为本品的正名。说明“合欢皮”作为本品正名已成为共识。

1.3 与正名等效的名词：无。

2 源流考释

合欢皮（豆科植物合欢 Albizia julibrissin Durazz. 的干燥树皮）的原植物“合欢”始载于汉《神农本草经》，如《神农本草经》卷二．中经：“合欢，味甘平。主安五脏，利心志，艺文类聚作和心志，御览作和心气，令人欢乐无忧，久服轻身明目，得所欲。生山谷。”[11]

唐·孙思邈《备急千金要方》以本品异名“合昏皮”组方，如《备急千金要方》卷六：“黄昏汤，治咳有微热烦满，胸心甲错，是为肺痈者方。黄昏手掌大一块，是合昏皮也。㕮咀，以水三升煮取一升，分二服。”[12]

“合欢皮”之名始见于唐·陈藏器《本草拾遗》，如宋·唐慎微《证类本草》引该书内容曰“今按陈藏器本草云：合欢皮杀虫，捣为末，和铛下墨，生油调涂蜘蛛咬疮。及叶并去垢，叶至暮即合，故云合昏也。”[1]“合欢皮”作为本草正名始见于明·李中梓《雷公炮制药性解》，如《雷公炮制药性解》卷四：“合欢皮，味甘，性平无毒，入心经。主安五脏，利心志，杀诸虫，消痈肿，续筋骨，令人欢乐无怒，轻身明目，花主小儿撮口，煎汤洗拭，跌打伤疼，热酒调下。”[2]其后本草即多沿用《雷公炮制药性解》记载，以“合欢皮”作为本药正名，如日本稻宣义《炮炙全书》[3]，清·张璐《本经逢原》[4]、吴仪洛《本草从新》[13]、严西亭《得配本草》[5]、黄宫绣《本草求真》[14]、姚澜《本草分经》[15]、凌奂《本草害利》[16]、《分类草药性》[17]等。

宋·王璆《是斋百一选方》记载有本品异名“夜合树皮”，如《是斋百一选方》卷之十三：“扑损折骨：夜合树皮（即合欢皮，去粗皮，炒黑色）四两，芥菜子（炒）一两，为末。每服二钱，温酒卧时服，以滓敷之，接骨甚妙。”[18]

古代文献著作中记载的本品异名尚有“夜合皮”《独行方》[26]，“合欢木皮”《本草纲目》[28]等。如《本草图经》卷第十一：“合欢，夜合也。……韦宙《独行方》：胸心甲错，是为肺痈，黄昏汤主之。取夜合皮掌大一枚，水三升，煮取半分，再服。”[26]《本草纲目》第四卷：“须发 【内服】〔草部〕菊花（和巨胜、茯苓，蜜丸服，去风眩，变白不老。）……合欢木皮灰 槐枝灰 石荆。”[27]

现代有关著作均沿用前代大多本草记载以“合欢皮”作为本品正名，如《中华人民共和国药典》[6]、《普通高等教育中医药类规划教材·中药学》[7]、《中医大辞典·中药分册》[19]、《中药大辞典》[20]、《中国医学百科全书·中医学》[8]、《中国中医药学主题词表》[9]、《中药志》[21]、《中药材手册》[22]、《全国中草药汇编》[23]、《全国中药炮制规范》[24]、《中国药材学》[25]、《中华本草》[10]等。同时尚记载有各地的俗称“夜合欢皮”《中药材手册》[22]、“合欢”《中国医学百科全书·中医学》[8]等。还记载有本品原植物“合欢”的异名“夜合欢”《中药志》[21]，“青堂”、“黄昏”、“合昏”、“夜合”、“萌葛”、“乌赖树”、“宜男”、“马缨”、“绒树”、“乌树”、“茸花枝”、“夜合槐”、“绒花树”、“乌绒树”、“夜关门”《中药大辞典》[20]，“交枝树”、“马缨花”、“蓉花树”《中华本草》[10]等。

3 附录

3.1 又称：无。

3.2 俗称：夜合欢皮，合欢。

3.3 曾称：合昏皮《备急千金要方》，夜合皮《独行方》，合欢木皮《本草纲目》，夜合树皮《是斋百一选方》。

3.4 原植物名称：合欢，夜合欢，青堂，黄昏，合昏，夜合，萌葛，乌赖树，宜男，马缨，绒树，乌树，茸花枝，夜合槐，绒花树，乌绒树，夜关门，交枝树，马缨花，蓉花树。

4 文献通考

《神农本草经》卷二：“合欢，味甘平。主安五脏，利心志，艺文类聚作和心志，御览作和心气，令人欢乐无忧，久服轻身明目，得所欲。生山谷。”[11]

《备急千金要方》卷二十六：“黄昏汤，治咳有微热烦满，胸心甲错，是为肺痈者方。黄昏手掌大一块，是合昏皮也。㕮咀，以水三升煮取一升，分二服。”[12]

《本草图经》卷第十一：“合欢，夜合也。生益州山谷，今近京雍洛间皆有之，人家多植于庭除间。木似梧桐，枝甚柔弱；叶似皂荚槐等，极细而繁密，互相交结，每一风来，辄似相解了，不相牵缀；其叶至暮而合，故一名合昏；五月花发，红白色，瓣上若丝茸；然至秋而实作荚，子极薄细。采皮及叶用，不拘时月。……韦宙《独行方》：胸心甲错，是为肺痈，黄昏汤主之。取夜合皮掌大一枚，水三升，煮取半分，再服。”[27]

《证类本草》卷十三：“合欢，味甘、平，无毒。主安五脏，利心志，令人欢乐无忧。久服轻身明目，得所欲。生益州山谷……今按陈藏器本草云：合欢皮杀虫，捣为末，和铛下墨，生油调涂蜘蛛咬疮。及叶并去垢，叶至暮即合，故云合昏也。”[1]

《本草纲目》第四卷：“须发　【内服】〔草部〕菊花（和巨胜、茯苓，蜜丸服，去风眩，变白不老。）……合欢木皮灰　槐枝灰　石荆。”[28]

《是斋百一选方》卷之十三：“扑损折骨：夜合树皮（即合欢皮，去粗皮，炒黑色）四两，芥菜子（炒）一两，为末。每服二钱，温酒卧时服，以滓敷之，接骨甚妙。”[18]

《雷公炮制药性解》卷四：“合欢皮，味甘，性平无毒，入心经。主安五脏，利心志，杀诸虫，消痈肿，续筋骨，令人欢乐无怒，轻身明目，花主小儿撮口，煎汤洗拭，跌打伤疼，热酒调下。按：合欢味甘，何以独入心家？经所谓以甘泻之之说也。心得所胜，而痈疮诸患为之自释矣！其叶细细相并，至夜则合，又名夜合花，似绒拂可爱，俗又谓之乌绒。”[2]

《炮炙全书》卷三：“合欢皮，甘，平，去上皮，炒用。”[3]

《本经逢原》卷三：“合欢皮，一名合昏，《千金》名黄昏，俗名乌绒树，甘平无毒。”[4]

《本草从新》卷八：“合欢皮，一名夜合。和调心脾。甘平。安五脏。和心志。令人欢乐无忧。”[13]

《得配本草》卷七：“合欢皮，即夜合，甘，平。入手足太阴经。安五脏，治肺痈，又能补心脾之阴。”[5]

《本草求真·上编》：“合欢皮，（乔木）补脾阴缓心气。合欢（专入脾。兼入心）。因何命名。……合欢即合昏木。植于庭除。干似梧桐。枝甚柔弱。叶似皂角。极细繁密。叶则夜合者是。去粗皮。炒用。”[14]

《本草分经·原例》：“合欢皮，甘平，和血补阴，安五脏和心志，盖心脾调和则五脏自安矣。”[15]

《本草害利·心部药队》：“合欢皮，【害】气味平和，与病无忤。【利】甘平安五脏，和心志，令人欢乐无忧，和血止痛，明目消肿，续筋骨，长肌肉，杀虫，和调心脾，得酒良。”[16]

《分类草药性》上卷：“合欢皮，一名茸花枝，又名合树，治跌打损伤，消瘰疬，花能清心明目。”[17]

《中药志》：“合欢皮　本品为较常用中药。原植物为豆科植物合欢的干燥茎皮。……【原植物】合欢　别名：夜合欢。Albizia julibrissin Durazz.　——Leguminosae.”[21]

《中药材手册》：“合欢皮［纲目列入木部乔木类合欢项下］　商品主要为豆科植物合欢 Albizia julibrissin Durazz.　的树皮。原植物系落叶乔木，野生与栽培均有。另外，同科同属植物山合欢的树皮在湖北、四川等地亦作合欢皮用。［别名］夜合欢皮。”[22]

《全国中草药汇编》：“合欢皮　［别名］绒花树、芙蓉花树、马缨花、夜合花。【来源】为豆科植物合欢 Albizia julibrissin Durazz.　的树皮。”[23]

《中药大辞典》：“合欢皮《本草拾遗》　【异名】合昏皮《千金要方》，夜合皮《独行方》，合欢木皮《纲目》。【基原】为豆科植物合欢的树皮。【原植物】合欢《本经》Albizia julibrissin Durazz.　又名：青堂（崔豹《古今注》），黄昏《千金要方》，合昏《唐本草》，夜合《本草图经》，萌葛、乌赖树《百一选方》，宜男《群芳谱》，马缨《畿辅通志》，绒树《植物名实图考》，乌树《本草便读》，茸花枝《分类草药性》，夜合槐、绒花树、乌绒树、夜关门。”[20]

《中医大辞典·中药分册》：“合欢皮　出《本草拾遗》。又名合昏皮、夜合皮。为豆科植物合欢 Albizia julibrissin Durazz.　的树皮。”[19]

《中国医学百科全书·中医学》：“合欢皮　始载于《神农本草经》。原名合欢，又名夜合皮、合昏皮。为豆科植物合欢 Albizia julibrissin Durazz.　的树皮。夏、秋两季剥取，晒干。”[8]

《全国中药炮制规范》：“合欢皮　［处方用名］合欢皮。【来源】本品为豆科植物合欢 Albizia julibrissin Durazz.　的干燥树皮。栽培或野生。全国大部地区均产。夏、秋二季剥取树皮，干燥。药材以皮细嫩、珍珠疙瘩（皮孔）明显者为佳。”[24]

《中国药材学》：“合欢皮　［别名］马缨花，夜合树，绒花树。【来源】本品为豆科植物合欢 Albizia julibrissin Durazz. 的树皮。”[25]

《中国中医药学主题词表》：“合欢皮 CORTEX ALBIZIAE　为豆科植物合欢的干燥树皮；属安神药　C 合欢。”[9]

《普通高等教育中医药类规划教材·中药学》：“合欢皮《本经》　为豆科落叶乔木植物合欢 Albizia julibrissin Durazz. 的树皮。全国大部分地区都有分布，主产长江流域各省。夏秋间采，剥下树皮，晒干。切段用。”[7]

《中华本草》：“合欢皮《本草拾遗》　【异名】合昏皮《千金要方》，夜合皮《独行方》，合欢木皮《纲目》……【来源】为豆科植物合欢的树皮。【原植物】合欢 Albizia julibrissin Durazz. 又名：青堂（崔豹《古今注》），黄昏《千金要方》，合昏《新修本草》，夜合《本草图经》，萌葛、乌赖树《百一选方》，交枝树《本草蒙筌》，宜男《群芳谱》，马缨《畿辅通志》，绒树《植物名实图考》，乌树《本草便读》，茸花枝《分类草药性》，绒花树、马缨花、蓉花树《中国高等植物图鉴》。”[10]

《中华人民共和国药典》：“合欢皮 Cortex albiziae　本品为豆科植物合欢 Albizia julibrissin Durazz. 的干燥树皮。夏、秋二季剥取，晒干。”[6]

5　参考文献

1　宋·唐慎微．证类本草．北京：人民卫生出版社，1957，332

2　明·李中梓．雷公炮制药性解．见：中国医学大成（二）．长沙：岳麓书社，1990．149

3　［日］稻宣义．炮炙全书．北京：中医古籍出版社，1981，114

4　清·张璐．本经逢原．上海：上海科学技术出版社，1959，176

5　清·严西亭．得配本草．上海：上海卫生出版社，1957，15

6　国家药典委员会编．中华人民共和国药典．一部．北京：化学工业出版社，2000，111

7　雷载权主编．普通高等教育中医药类规划教材·中药学．上海：上海科学技术出版社，1995，255

8　《中医学》编辑委员会．中国医学百科全书·中医学．上海：上海科学技术出版社，1997，1262

9　吴兰成主编．中国中医药学主题词表．北京：中医古籍出版社，1996，146

10　国家中医药管理局《中华本草》编委会．中华本草．第四册．上海：上海科学技术出版社，1999，319

11　汉·神农本草经．见：中国医学大成（二）．长沙：岳麓书社，1990．31

12　唐·孙思邈．备急千金要方．北京：人民卫生出版社，1955．316

13　清·吴仪洛．本草从新．北京：中医古籍出版社，2001，119

14　清·黄宫绣．本草求真．上海：上海科学技术出版社，1959，18

15　清·姚澜．本草分经．上海：上海科技出版社，1989，58

16　清·凌奂．本草害利．北京：中医古籍出版社，1982，7

17　清·佚名．分类草药性．民国二十八年新刻本

18　宋·王璆．是斋百一选方．卷之十三．台北：新文丰出版公司，1987，374

19　《中医大辞典》编辑委员会编．中医大辞典·中药分册．北京：人民卫生出版社，1982，148

20　江苏新医学院编．中药大辞典．上海：上海科学技术出版社，1977，937

21　中国医学科学院药物研究所等编．中药志．第五册．北京：人民卫生出版社，1993，397

22　中华人民共和国卫生部药政管理局主编．中药材手册．北京：人民卫生出版社，1998，548

23 《全国中草药汇编》编写组编. 全国中草药汇编. 上册. 北京：人民卫生出版社，1996，375
24 中华人民共和国卫生部药政管理局编. 全国中药炮制规范. 北京：人民卫生出版社，1988，284
25 徐国钧等主编. 中国药材学. 北京：中国医药科技出版社，1996，798
26 宋·苏颂. 本草图经. 合肥：安徽科学技术出版社，1994，374
27 明·李时珍. 本草纲目. 北京：人民卫生出版社，1982，304

173 合欢花
Hehuanhua
Flos Albiziae

1 定名依据

1.1 正名

1.1.1 汉文名：合欢花（为豆科植物合欢 Albizia julibrissin Durazz. 的干燥花序）。

1.1.2 英文名：albizia flower.

1.2 依据

1.2.1 定名的文献依据

(1)《本草衍义》卷第十四："合欢花，其色如今之醮晕线，上半白，下半肉红，散垂如丝，为花之异。其绿叶至夜则合，又谓之夜合花。"[1]

(2)《中华人民共和国药典》："合欢花 Flos albiziae 本品为豆科植物合欢 Albizia julibrissin Durazz. 的干燥花序。夏季花开放时择晴天采收，及时晒干。"[2]

(3)《普通高等教育中医药类规划教材·中药学》："合欢皮……附药 合欢花 为豆科落叶乔木植物合欢的花或花蕾。每年 6 月份花初开时采收，晒干。药性、功效与合欢皮相似，但尤长于安神解郁。多用于虚烦不眠，抑郁不欢，健忘多梦等症，单用或其他安神药同用。"[3]

(4)《中国医学百科全书·中医学》："合欢花 始载于《本草衍义》。又名夜合花。为豆科植物合欢 Albizia julibrissin Durazz. 的或花蕾。中国大部分地区均有产。"[4]

(5)《中国中医药学主题词表》："合欢花 FLOS ALBIZIAE 为豆科植物合欢的干燥花序；属安神药 C 合欢。"[5]

(6)《中药大辞典》："合欢花《本草衍义》 【异名】夜合花《本草衍义》，乌绒《雷公炮制药性解》。【基原】为豆科植物合欢 Albizia julibrissin Durazz. 的花或花蕾。【原植物】合欢《本经》 Albizia julibrissin Durazz. 又名：青堂（崔豹《古今注》），黄昏《千金要方》，合昏《唐本草》，夜合《本草图经》，萌葛、乌赖树《百一选方》，宜男《群芳谱》，马缨《畿辅通志》，绒树《植物名实图考》，乌树《本草便读》，茸花枝《分类草药性》，夜合槐、绒花树、马绒树、夜关门。"[6]

(7)《中医大辞典·中药分册》："合欢花 出《本草衍义》。又名夜合花。为豆科植物合欢 Albizia julibrissin Durazz. 的花或花蕾。"[7]

(8)《全国中草药汇编》："合欢花 【来源】为合欢树的花或花蕾（连同总花梗的头状

花序)，花蕾称合欢米。”[8]

(9)《全国中药炮制规范》：“合欢花　［处方用名］合欢花。【来源】本品为豆科植物合欢 Albizia julibrissin Durazz. 的干燥花序或花蕾。多系野生。主产于浙江、安徽、江苏等地。夏季花初开或未开放时择晴天采收。及时干燥。药材以色淡黄棕、梗短者为佳。”[9]

(10)《中华本草》：“合欢花《本草衍义》　【异名】夜合花《本草衍义》，乌绒《雷公炮制药性解》……【来源】为豆科植物合欢 Albizia julibrissin Durazz. 的花或花蕾。【原植物】合欢 Albizia julibrissin Durazz. 又名：青堂（崔豹《古今注》），黄昏《千金要方》，合昏《新修本草》，夜合《本草图经》，萌葛、乌赖树《百一选方》，交枝树《本草蒙筌》，宜男《群芳谱》，马缨《畿辅通志》，绒树《植物名实图考》，乌树《本草便读》，茸花枝《分类草药性》，绒花树、马缨花、蓉花树《中国高等植物图鉴》。”[10]

1.2.2　定名选择的理由

(1) 合欢花 Flos albiziae，系豆科植物合欢 Albizia julibrissin Durazz. 的干燥花序。本品始载于宋·寇宗奭《本草衍义》，并以“合欢花”作为本品正名记录。

(2) 我国最新出版的《中华人民共和国药典》、《普通高等教育中医药类规划教材·中药学》以及辞书类著作《中医大辞典·中药分册》、《中药大辞典》、《中国医学百科全书·中医学》等均以“合欢花”作为本药正名。已经广泛应用于中医药学文献的标引和检索的《中国中医药学主题词表》也以“合欢花”作为本药的正式主题词。现代本草著作如《全国中草药汇编》、《中华本草》、《中国药材学》《全国中药炮制规范》等虽记载了不少本品各地的俗称，但也无一例外以“合欢花”作为本品的正名。说明“合欢花”作为本品正名已成为共识。

1.3　与正名等效的名词：无。

2　源流考释

合欢花（豆科植物合欢 Albizia julibrissin Durazz. 的干燥花序）始载于宋·寇宗奭《本草衍义》，同时尚载录有本品异名“夜合花”，如《本草衍义》卷第十四：“合欢花，其色如今之醮晕线，上半白，下半肉红，散垂如丝，为花之异。其绿叶至夜则合，又谓之夜合花。”[1]

明·李中梓《雷公炮制药性解》载录有本品异名“乌绒”，如《雷公炮制药性解》卷四：“合欢皮，……花主小儿撮口，煎汤洗拭，跌打伤疼，热酒调下。……其叶细细相并，至夜则合，又名夜合花，似绒拂可爱，俗又谓之乌绒。”[11]

清·吴其浚《植物名实图考》载录有本品原植物异名“马缨花”，如《植物名实图考》卷三十三：“合欢，本经中品，即马缨花。京师呼为绒树，以其花似绒線，故名。”[12]

现代有关著作均沿用宋·寇宗奭《本草衍义》记载，以“合欢花”作为本品正名，如《中华人民共和国药典》[2]、《普通高等教育中医药类规划教材·中药学》[3]、《中医大辞典·中药分册》[7]、《中药大辞典》[6]、《中国医学百科全书·中医学》[4]、《中国中医药学主题词表》[5]、《全国中草药汇编》[8]、《全国中药炮制规范》[9]、《中华本草》[10]等。同时尚记载有俗称“合欢米”《全国中草药汇编》[8]。还记载有本品原植物“合欢”的异名“青堂”、“黄昏”、“合昏”、“夜合”、“萌葛”、“乌赖树”、“宜男”、“马缨”、“绒树”、“乌树”、“茸花枝”、“夜合槐”、“绒花树”、“马绒树”、“夜关门”《中药大辞典》[6]，

"交枝树"、"蓉花树"《中华本草》[10]等。

3　附录

3.1　又称：无。

3.2　俗称：无。

3.3　曾称：夜合花《本草衍义》，乌绒《雷公炮制药性解》。

3.4　原植物名称：合欢，青堂，黄昏，合昏，夜合，萌葛，乌赖树，宜男，马缨，绒树，乌树，茸花枝，夜合槐，绒花树，马绒树，夜关门，交枝树，马缨花，蓉花树。

4　文献通考

《本草衍义》卷第十四："合欢花，其色如今之醮晕线，上半白，下半肉红，散垂如丝，为花之异。其绿叶至夜则合，又谓之夜合花。"[1]

《雷公炮制药性解》卷四："合欢皮，味甘，性平无毒，入心经。主安五脏，利心志，杀诸虫，消痈肿，续筋骨，令人欢乐无怒，轻身明目，花主小儿撮口，煎汤洗拭，跌打伤疼，热酒调下。按：合欢味甘，何以独入心家？经所谓以甘泻之之说也。心得所胜，而痈疮诸患为之自释矣！其叶细细相并，至夜则合，又名夜合花，似绒拂可爱，俗又谓之乌绒。"[11]

《植物名实图考》卷三十三："合欢，本经中品，即马缨花。京师呼为绒树，以其花似绒線，故名。"[12]

《全国中草药汇编》："合欢花　【来源】为合欢树的花或花蕾（连同总花梗的头状花序），花蕾称合欢米。"[8]

《中药大辞典》："合欢花《本草衍义》　【异名】夜合花《本草衍义》，乌绒《雷公炮制药性解》。【基原】为豆科植物合欢 Albizia julibrissin Durazz. 的花或花蕾。【原植物】合欢《本经》Albizia julibrissin Durazz. 又名：青堂（崔豹《古今注》），黄昏《千金要方》，合昏《唐本草》，夜合《本草图经》，萌葛、乌赖树《百一选方》，宜男《群芳谱》，马缨《畿辅通志》，绒树《植物名实图考》，乌树《本草便读》，茸花枝《分类草药性》，夜合槐、绒花树、马绒树、夜关门。"[6]

《中医大辞典·中药分册》："合欢花　出《本草衍义》。又名夜合花。为豆科植物合欢 Albizia julibrissin Durazz. 的花或花蕾。"[7]

《中国医学百科全书·中医学》："合欢花　始载于《本草衍义》。又名夜合花。为豆科植物合欢 Albizia julibrissin Durazz. 的或花蕾。中国大部分地区均有产。"[4]

《全国中药炮制规范》："合欢花　［处方用名］合欢花。【来源】本品为豆科植物合欢 Albizia julibrissin Durazz. 的干燥花序或花蕾。多系野生。主产于浙江、安徽、江苏等地。夏季花初开或未开放时择晴天采收。及时干燥。药材以色淡黄棕、梗短者为佳。"[9]

《中国中医药学主题词表》："合欢花 FLOS ALBIZIAE　为豆科植物合欢的干燥花序；属安神药　C 合欢。"[5]

《普通高等教育中医药类规划教材·中药学》："合欢皮……附药　合欢花　为豆科落叶乔木植物合欢的花或花蕾。每年 6 月份花初开时采收，晒干。药性、功效与合欢皮相似，但尤长于安神解郁。多用于虚烦不眠，抑郁不欢，健忘多梦等症，单用或其他安神药同用。"[3]

《中华本草》："合欢花《本草衍义》 【异名】夜合花《本草衍义》，乌绒《雷公炮制药性解》……【来源】为豆科植物合欢 Albizia julibrissin Durazz. 的花或花蕾。【原植物】合欢 Albizia julibrissin Durazz. 又名：青堂（崔豹《古今注》），黄昏《千金要方》，合昏《新修本草》，夜合《本草图经》，萌葛、乌赖树《百一选方》，交枝树《本草蒙筌》，宜男《群芳谱》，马缨《畿辅通志》，绒树《植物名实图考》，乌树《本草便读》，茸花枝《分类草药性》，绒花树、马缨花、蓉花树《中国高等植物图鉴》。"[10]

《中华人民共和国药典》："合欢花 Flos albiziae 本品为豆科植物合欢 Albizia julibrissin Durazz. 的干燥花序。夏季花开放时择晴天采收，及时晒干。"[2]

5 参考文献

1 宋·寇宗奭. 本草衍义. 见：中国医学大成（二）. 长沙：岳麓书社，1990，76

2 国家药典委员会编. 中华人民共和国药典. 一部. 北京：化学工业出版社，2000，112

3 雷载权主编. 普通高等教育中医药类规划教材·中药学. 上海：上海科学技术出版社，1995，255

4 《中医学》编辑委员会. 中国医学百科全书·中医学. 上海：上海科学技术出版社，1997，1263

5 吴兰成主编. 中国中医药学主题词表. 北京：中医古籍出版社，1996，146

6 江苏新医学院编. 中药大辞典. 上海：上海科学技术出版社，1977，938

7 《中医大辞典》编辑委员会编. 中医大辞典·中药分册. 北京：人民卫生出版社，1982，148

8 《全国中草药汇编》编写组编. 全国中草药汇编. 上册. 北京：人民卫生出版社，1996，376

9 中华人民共和国卫生部药政管理局编. 全国中药炮制规范. 北京：人民卫生出版社，1988，261

10 国家中医药管理局《中华本草》编委会. 中华本草. 第四册. 上海：上海科学技术出版社，1999，432

11 明·李中梓. 雷公炮制药性解. 见：中国医学大成（二）. 长沙：岳麓书社，1990. 149

12 清·吴其浚. 植物名实图考. 北京：中华书局，1963，779

174 灯心草

Dengxincao

Medulla Junci

1 定名依据

1.1 正名

1.1.1 汉文名：灯心草（为灯心草科植物灯心草 Juncus effusus L. 的干燥茎髓）。

1.1.2 英文名：common rush.

1.2 依据

1.2.1 定名的文献依据

(1)《证类本草》卷第十一："灯心草，味甘，寒，无毒。根及苗主五淋。生煮服之。生江南泽地，丛生。茎圆，细而长直。人将为席，败席煮服更良。（今附）"[1]

(2)《本草衍义》卷十二："灯心草，陕西亦有。蒸熟，干则拆取中心穰然灯者，是谓之熟草，又有不蒸，但生干剥取者，为生草。入药宜用生草。”[2]

(3)《本草纲目》卷第十五：“灯心草，（宋《开宝》）。【释名】虎须草《纲目》、碧玉草《纲目》。【集解】志曰：灯心草　生江南泽地，丛生，茎圆细而长直，人将为席。宗奭曰：陕西亦有之。蒸熟待干，折取中心白穰燃灯者，是谓熟草。”[3]

(4)《本草新编》卷之四：“灯心草，味辛、甘，气寒，无毒。入心、小肠、膀胱经。通阴窍，利小便，除癃闭成淋，消水湿作肿。此物用之以引经，并非佐使之药也。”[4]

(5)《中华人民共和国药典》：“灯心草 Medulla junci　本品为灯心草科植物灯心草 Juncus effusus L. 的干燥茎髓。夏末至秋季割取茎，晒干，取出茎髓，理直，扎成小把。”[5]

(6)《普通高等教育中医药类规划教材·中药学》：“灯心草《开宝本草》　为灯心草科多年生草本植物灯心草 Juncus effusus L. 的茎髓。全国各地均产。主产于江苏、四川、云南等地。夏、秋采收。晒干。生用。”[6]

(7)《中药大辞典》：“灯心草《开宝本草》　【异名】虎须草（崔豹《古今注》）……【基原】为灯心草科植物灯心草的茎髓或全草。【原植物】灯心草 Juncus effusus L. ［J. effusus L. var. decipiens Buchen.; J. decipiens（Buchen.）Nakai］”[7]

(8)《中医大辞典·中药分册》：“灯心草　出《开宝重定本草》。又名灯心、灯草、龙须草。为灯心草科植物灯心草 Juncus effusus L. 的茎髓。”[8]

(9)《中国医学百科全书·中医学》：“灯心草　始载于《开宝本草》。又名虎须草、灯草。为灯心草科植物灯心草 Juncus effusus L. 的茎髓。原植物分布于中国长江中、下游及陕西、四川等省、区。”[9]

(10)《中国中医药学主题词表》：“灯心草 JUNCUS EFFUSUS　属灯心草科和祛湿利水药。”[10]

(11)《中药志》[11]、《中药材手册》[12]、《全国中草药汇编》[13]、《全国中药炮制规范》[14]、《中国药材学》[15]、《中华本草》[16]等现代中药著作多以“灯心草”作为本品正名（参见“文献通考”）。

1.2.2　定名的文献理由

(1) 灯心草 Medulla junci，系灯心草科植物灯心草 Juncus effusus L. 的干燥茎髓。“灯心草”之名始见于宋·刘翰《开宝本草》，并作为正名记载。其后的本草著作，如宋·唐慎微《证类本草》、寇宗奭《本草衍义》，明·李时珍《本草纲目》，清·陈士铎《本草新编》等在载录本品时即以“灯心草”作为正名，并沿用至今。

(2) 我国最新出版的《中华人民共和国药典》、《普通高等教育中医药类规划教材·中药学》以及辞书类著作《中医大辞典·中药分册》、《中药大辞典》、《中国医学百科全书·中医学》等均以“灯心草”作为本药正名。已经广泛应用于中医药学文献的标引和检索的《中国中医药学主题词表》也以“灯心草”作为本药的正式主题词。现代本草著作如《中药志》、《全国中草药汇编》、《中华本草》、《中国药材学》、《中药材手册》、《全国中药炮制规范》等虽记载了不少本品各地的俗称，但也无一例外以“灯心草”作为本品的正名。说明“灯心草”作为本品正名已成为共识。

1.3　与正名等效的名词：无。

2　源流考释

灯心草（灯心草科植物灯心草 Juncus effusus L. 的干燥茎髓）原称“灯心”，始见于晋·葛洪《肘后备急方》，如《肘后备急方》卷三："杨氏《产乳》疗上气急满，坐卧不得方。鳖甲一大两，炙令黄，细捣为散，取灯心一握，水二升，煎取五合。食前服一钱匕，食后蜜水服一钱匕。"[17]其后的中医药著作有的以"灯心"为正名组方，如宋·赵佶《圣济总录》[18]等；有的以"赤须"为正名论述，如南北朝·雷敩《雷公炮炙论》[19]等。

"灯心草"之名始见于宋·刘翰《开宝本草》，并作为正名记载。如《证类本草》引文《开宝本草》曰："灯心草，味甘，寒，无毒。根及苗主五淋。生煮服之。"[1]其后的本草著作多沿用该书记载，以"灯心草"为正名记载本品，如宋·唐慎微《证类本草》[1]、寇宗奭《本草衍义》[2]、佚名《增广太平和剂图经本草药性总论》[20]，明·刘文泰《本草品汇精要》[21]、陈嘉谟《本草蒙筌》[22]、李时珍《本草纲目》[3]、缪希雍《炮炙大法》[24]、卢之颐《本草乘雅半偈》[25]，清·蒋居祉《本草择要纲目》[26]、陈士铎《本草新编》[4]、日本稻宣义《炮炙全书》[27]、张璐《本经逢原》[28]、叶桂《本草经解》[29]、严西亭《得配本草》[30]、沈金鳌《要药分剂》[31]、杨时泰《本草述钩元》[32]、吴其濬《植物名实图考》[33]等。

古代著作记载的本品异名有"虎须草"《古今注》[19]，"灯草"《圣济总录》[33]，"五蕺"、"蛇罔"《本草品汇精要》[22]，"碧玉草"《本草纲目》[3]，"水灯心"《植物名实图考》[33]等。如《雷公炮炙论》引《古今注》云："其草名赤须，今呼为虎须草，是用煮硇砂即生火验。"[19]《圣济总录》卷七十："治血妄行，九窍皆出，服药不住者，南天竺饮方，南天竺草（生瞿麦者是拇指大一把锉）、山栀子（三十枚去皮）、生姜（一块如拇指大）、大枣（去核五枚）、甘草（炙半两）、灯草（如小指一大把），上六味锉。水一大碗，煮至半碗，去滓通口服。"[33]《本草品汇精要》卷十五："灯心草，灯心草根及苗，主五淋，生煮服之。人将为席，败席煮服更良。（《名医》所录）……【名】五蕺（俎及切） 蛇罔"[22] 《本草纲目》卷第十五："灯心草，（宋《开宝》）。【释名】虎须草《纲目》、碧玉草《纲目》。【集解】志曰：灯心草 生江南泽地，丛生，茎圆细而长直，人将为席。……"[3]清《植物名实图考》卷十四："灯心草，开宝本草始著録……俚医谓之水灯心，合野生者，性尤清凉。"[33]

现代有关著作均沿用《开宝本草》记载以"灯心草"作为本品正名，如《中华人民共和国药典》[5]、《普通高等教育中医药类规划教材·中药学》[6]、《中药大辞典》[7]、《中医大辞典·中药分册》[8]、《中国医学百科全书·中医学》[9]、《中国中医药学主题词表》[10]、《中药志》[11]、《中药材手册》[12]、《全国中草药汇编》[13]、《全国中药炮制规范》[14]、《中国药材学》[15]、《中华本草》[16]等。同时尚记载有各地的俗称"秧草"、"野席草"、"龙须草"、"水葱"《全国中草药汇编》[13]，"铁灯心"、"猪矢草"、"洋牌洞"、"灯芯草"、"虎酒草"、"曲屎草"、"老虎须"《中药大辞典》[7]等。还记载有本品原植物"灯心草"的异名"灯芯草"、"灯草"《中药志》[11]等。

3 附录

3.1 又称：朱砂拌灯心、青黛拌灯心、灯心炭（饮片规格名）。

3.2 俗称：秧草（长白山），猪矢草、洋牌洞（闽东），灯芯草、虎酒草、曲屎草（福建），老虎须，野席草，龙须草，水葱，铁灯心。

3.3 曾称：灯心《肘后备急方》，虎须草（崔豹《古今注》），赤须《雷公炮炙论》，灯草《圣济总录》，五蕺、蛇罔《本草品汇精要》，碧玉草《纲目》，水灯心《植物名实图考》。

3.4　原植物名称：灯心草，灯芯草（江苏、四川、湖北），灯草（上海、陕西、四川）。

4　文献通考

《肘后备急方》卷三：“治卒上气咳嗽方第二十三……杨氏《产乳》疗上气急满，坐卧不得方。鳖甲一大两，炙令黄，细捣为散，取灯心一握，水二升，煎取五合。食前服一钱匕，食后蜜水服一钱匕。”[17]

《雷公炮炙论》卷中：“赤须，雷公炮炙论序云：硇遇赤须，水留金鼎。注云：其草名赤须，今呼为虎须草，是用煮硇砂即生火验。”[19]

《证类本草》卷第十一：“灯心草，味甘，寒，无毒。根及苗主五淋。生煮服之。生江南泽地，丛生。茎圆，细而长直。人将为席，败席煮服更良。（今附）……衍义曰：灯心草，陕西亦有。蒸熟，干则拆取中心穰然灯者，是谓之熟草；又有不蒸，但生干剥取者，为生草。入药宜用生草。”[1]

《本草衍义》卷十二：“灯心草，陕西亦有。蒸熟，干则拆取中心穰然灯者，是谓之熟草，又有不蒸，但生干剥取者，为生草。入药宜用生草。”[2]

《圣济总录》卷二十：“小便不通，论曰肾脏不足，气不传化，膀胱有热，水道不宣，故小便不通也，令人少腹胀满，其气上冲，心腹膨痞，甚则喘急不能升降，内经曰，膀胱不利为癃者如此。治膀胱积热，小便不通，通关瞿麦汤方，瞿麦穗、芍药、大黄（锉炒）、当归（切焙）、葵子、甘草（炙）、榆白皮（锉）、栀子仁、木通（锉）、石苇（去毛）、大麻仁（各一两），上一十一味，粗捣筛，每服五钱匕，水一盏半，入灯心少许，煎至一盏，去滓温服。”[18]

《圣济总录》卷七十：“治血妄行，九窍皆出，服药不住者，南天竺饮方，南天竺草（生瞿麦者是拇指大一把锉）、山栀子（三十枚去皮）、生姜（一块如拇指大）、大枣（去核五枚）、甘草（炙半两）、灯草（如小指一大把），上六味锉。水一大碗，煮至半碗，去滓通口服。”[33]

《增广太平和剂图经本草药性总论·草部下品之下》：“灯心草，味甘，寒，无毒。根及苗主五淋，治小虫蚁入耳不出，治小儿夜啼。又：治破伤。烂嚼贴之，用帛裹血立止。”[20]

《本草品汇精要》卷十五：“灯心草，灯心草，根及苗，主五淋。生煮服之，人将为席，败席煮服更良。（《名医》所录）【苗】〔图经曰〕茎圆细而长直，土人亦将为席……【名】五蕺（俎及切）、蛇罔。【苗】〔图经曰〕花叶如荞麦，根紧硬似狗脊，又别有蚕罔草如苎麻，与蕺同名也。”[21]

《本草蒙筌》卷之三：“灯心草，味甘、气寒。属金与火。无毒。江南泽地丛生，苗茎圆细长直。多采蒸熟，向日曝干。拆取中心白穰，用之燃灯照夜。此谓熟草，不入医方。务求生剥者为良，揉碎煎汤液才效。通阴窍，利小便。除癃闭成淋，消水湿作肿。钵擂乳香少入，油润全无罐藏。冰片多加，分两不耗。”[22]

《本草纲目》卷第十五：“灯心草，（宋《开宝》）。【释名】虎须草《纲目》、碧玉草《纲目》。【集解】志曰：灯心草　生江南泽地，丛生，茎圆细而长直，人将为席。宗奭曰：陕西亦有之。蒸熟待干，折取中心白穰燃灯者，是谓熟草。又有不蒸者，但生干剥取为生草。入药宜用生草。时珍曰：此即龙须之类，但龙须紧小而瓤实，此草稍粗而瓤虚白。吴人栽莳之，取瓤为灯炷，以草织席及蓑。他处野生者不多。外丹家以之伏硫、砂。《雷公炮炙论》序云：硇遇赤须，永留金鼎。注云：赤须亦呼虎须草，煮硇能住火。不知即此虎须否也？”[3]

《炮炙大法·草部》：“灯心草，（蒸熟待干，折取中心白穰燃灯者，是为熟草。不蒸者，生干剥取为生草。入药用之最难研，以粳米粉浆染过晒干，研末入水澄之浮者，是灯心也，晒干用。）”[23]

《本草乘雅半偈·第十帙》：“灯心草，（宋《开宝》）。【气味】甘寒，无毒。【主治】主五淋，败席尤良。【核】曰：出江南，及陕西泽地，他处虽有野生，但不多耳。丛生圆劲，与龙须草同类，龙须草茎小瓤实，灯心草茎肥瓤虚为别也。土人选长大者，蒸熟待冷，劈取白瓤为炷，短细者唯堪织席，用皮作蓑，谓之夫需。质之柔脆，性之温凉，各随水土，以分优劣。修事：取生劈者良，或饮或膏，或末或圆，各从方制。若辗末使，每用生劈白瓤十斤，以米粉调煮稀薄浆水，拌润一伏时，晒燥辗末，入水澄去浆粉，取浮起者，曝干收用。”[24]

《本草择要纲目·寒性药品》：“灯心草，【气味】甘寒无毒。阳也。【主治】泻肺。治阴窍涩不利。行水。除喉风痹塞。燥灰涂乳上饲小儿夜啼。以粳米粉浆染过晒干研末。入水澄之。浮于水上者。是灯心也。降心火。通气散肿。祛衄血不止。浆染过。晒干研末。”[25]

《本草新编》卷之四：“灯心草，味辛、甘，气寒，无毒。入心、小肠、膀胱经。通阴窍，利小便，除癃闭成淋，消水湿作肿。此物用之以引经，并非佐使之药也。或问灯心能除心热，而子不言者，何也？夫灯心能通心而入小肠，心与小肠为表里，既通水道，则小便无壅滞之苦，小肠既通利，而心中之热随之下行，入于膀胱，从前阴而出矣。其实，灯心草不能除心中之热也。”[4]

《炮炙全书》卷二：“灯心草，淡，平。蒸熟待干折其瓤，是谓熟草，可然灯，不蒸生剥为生草，可入药。灯心最难研，以粳米粉浆染过，晒干研末，入水澄之，浮者是灯心也，晒干用。”[26]

《本经逢原》卷二：“灯心草，甘寒，无毒。欲入丸剂，粳米粉浆磨之。发明，灯心轻虚甘淡，故能泄肺利水。治急喉痹，烧灰吹之。又烧灰涂乳上饲小儿止夜啼。烧灰入轻粉、麝香治阴疳。”[27]

《本草经解》卷二：“【灯心草】，气寒。味甘。无毒。主五淋。生煮服之。灯草气寒。禀天冬寒之水气。入手太阳寒水小肠经、足太阳寒水膀胱经。味甘无毒。得地中正之土味。入足太阴脾经。气味降多于升。阴也。心与小肠为表里。小便者心火之去路也。心火结于小肠膀胱。则小便淋沥矣。灯心生煮服之。气寒清热。味甘化气。结者解而火下泄矣。”[28]

《得配本草》卷三：“灯心草，甘、淡，寒。入手少阴经气分。降心火，泻肺热，利小肠，退水肿。配麦冬，引心火下降。佐红花，治喉风。佐鳖甲，治疮痘烦喘。和丹砂，治衄血。煅炭和轻粉，治阴疳。煅炭，吹喉风闭塞。煅炭涂乳头饮儿，止夜啼。心气虚者禁用。多服、久服，令人目暗。烧炭法：用淡竹筒一个，将灯草筑实，黄泥封口，火煅通红，用湿草纸裹贮，不令出气，候冷劈开，其中即成炭也。”[29]

《要药分剂》卷八：“灯心草，味甘。性寒。无毒。禀清芬之气而生。浮也。阳也。”[30]

《本草述钩元》卷九：“灯心草，产姑苏陆地。丛生。茎圆细而长直。其瓤虚白。气味甘淡平寒。入心小肠二经。阳也。主降心火。通气泻肺。治阴窍不利。疗五淋。行水除水肿癃闭。急喉痹烧灰吹之即效。外刚内柔。表青里白。具乙木之气。禀燥金之化。体浮用升。故能齐通窍穴。咸遍脏腑。奇方之轻剂通剂也。”[31]

《植物名实图考》卷十四：“灯心草，开宝本草始著録……俚医谓之水灯心，合野生者，性尤清凉。”[32]

《中药志》：“灯心草　本品为较常用中药。系灯心草科灯心草的茎髓。……【原植物】灯心草　别名：灯芯草（江苏、四川、湖北），灯草（上海、陕西、四川）。Juncus effusus L.（J. effusus L. var. decipiens Buchen.）——灯心草科 Juncacaeae.”[11]

《中药材手册》：“灯心草［纲目列入草部　草类］本品为灯心草科植物灯心草 Juncus effusus L. 的干燥茎髓。原植物系多年生草本，多野生于农田或水边。四川、贵州等地所产者，茎细髓心小，不能剥取髓心。［别名］灯心、灯草。”[12]

《全国中草药汇编》：“灯心草　别名：秧草、水灯心、野席草、龙须草、灯草、水葱。来源：为灯心草科灯心草属植物灯心草 Juncus effusus L.　［Juncus decipiens（Buchen.）Nakai］的茎髓。”[13]

《中药大辞典》：“灯心草《开宝本草》　【异名】虎须草（崔豹《古今注》），赤须《雷公炮炙论》，灯心《圣济总录》，灯草《珍珠囊》，碧玉草《纲目》，水灯心《植物名实图考》，铁灯心《开宝本草》，猪矢草、洋牌洞《闽东本草》，灯芯草、虎酒草、曲屎草《福建中草药》，老虎须《北方常用中草药手册》。【基原】为灯心草科植物灯心草的茎髓或全草。【原植物】灯心草 Juncus effusus L.［J. effusus L. var. decipiens Buchen.; J. decipiens（Buchen.）Nakai］”[7]

《中医大辞典·中药分册》：“灯心草　出《开宝重定本草》。又名灯心、灯草、龙须草。为灯心草科植物灯心草 Juncus effusus L. 的茎髓。”[8]

《中国医学百科全书·中医学》：“灯心草　始载于《开宝本草》。又名虎须草、灯草。为灯心草科植物灯心草 Juncus effusus L. 的茎髓。原植物分布于中国长江中、下游及陕西、四川等省、区。”[9]

《全国中药炮制规范》：“灯心草　［处方用名］灯心草、朱砂拌灯心、青黛拌灯心、灯心炭。【来源】本品为灯心草科植物灯心草 Juncus effusus L. 的干燥茎髓。多系野生。主产于江苏、福建、四川、贵州等地。夏末至秋季采收其地上茎，剥去茎的外皮，将白髓整理顺直，捆成小把，干燥。药材以条长、粗壮、色白者为佳。”[14]

《中国药材学》：“灯心草　【来源】本品为灯心草科植物灯心草 Juncus effusus L.［J. decipiens（Buchen.）Nakai］的茎髓。”[15]

《中国中医药学主题词表》：“灯心草 JUNCUS EFFUSUS　属灯心草科和祛湿利水药。”[10]

《普通高等教育中医药类规划教材·中药学》：“灯心草《开宝本草》　为灯心草科多年生草本植物灯心草 Juncus effusus L. 的茎髓。全国各地均产。主产于江苏、四川、云南等地。夏、秋采收。晒干。生用。”[6]

《中华本草》：“灯心草《开宝本草》　【异名】虎须草（崔豹《古今注》），赤须《雷公炮炙论》，灯心《圣济总录》，灯草《珍珠囊》，碧玉草《纲目》，水灯心《植物名实图考》，铁灯心《开宝本草》，虎酒草、曲屎草《福建中草药》，秧草《长白山植物药志》……【来源】为灯心草科植物灯心草的茎髓或全草。【原植物】灯心草 Juncus effusus L. ［J. effusus L. var. decipiens Buchen.；J. decipiens（Buchen.）Nakai］”[16]

《中华人民共和国药典》：“灯心草 Medulla junci　本品为灯心草科植物灯心草 Juncus effusus L. 的干燥茎髓。夏末至秋季割取茎，晒干，取出茎髓，理直，扎成小把。”[5]

5　参考文献

1　宋·唐慎微. 证类本草. 北京：人民卫生出版社，1957，284
2　宋·寇宗奭. 本草衍义. 上海：商务印书馆，1937，71
3　明·李时珍. 本草纲目. 北京：人民卫生出版社，1982，1014
4　清·陈士铎. 本草新编. 北京：中国中医药出版社，1996，187
5　国家药典委员会编. 中华人民共和国药典. 一部. 北京：化学工业出版社，2000，115
6　雷载权主编. 普通高等教育中医药类规划教材·中药学. 上海：上海科学技术出版社，1995，145
7　江苏新医学院编. 中药大辞典. 上海：上海科学技术出版社，1977，946
8　《中医大辞典》编辑委员会编. 中医大辞典·中药分册. 北京：人民卫生出版社，1982，149
9　《中医学》编辑委员会. 中国医学百科全书·中医学. 上海：上海科学技术出版社，1997，1073
10　吴兰成主编. 中国中医药学主题词表. 北京：中医古籍出版社，1996，73
11　中国医学科学院药物研究所等编. 中药志. 第四册. 北京：人民卫生出版社，1993，352
12　中华人民共和国卫生部药政管理局主编. 中药材手册. 北京：人民卫生出版社，1998，419
13　《全国中草药汇编》编写组编. 全国中草药汇编. 上册. 北京：人民卫生出版社，1996，328
14　中华人民共和国卫生部药政管理局编. 全国中药炮制规范. 北京：人民卫生出版社，1988，221
15　徐国钧等主编. 中国药材学. 北京：中国医药科技出版社，1996，767
16　国家中医药管理局《中华本草》编委会. 中华本草. 第八册. 上海：上海科学技术出版社，1999，290
17　晋·葛洪. 肘后备急方. 北京：人民卫生出版社，1956，63
18　宋·赵佶. 圣济总录. 卷二十. 北京：人民卫生出版社，1962
19　南北朝·雷敩. 雷公炮炙论. 上海：上海中医学院出版社，1986，1
20　宋·佚名. 增广太平和剂图经本草药性总论. 见：增广太平惠民和剂局方. 海口：海南出版社，2002，458
21　明·刘文泰. 本草品汇精要. 卷十五. 北京：人民卫生出版社，1982，442
22　明·陈嘉谟. 本草蒙筌. 北京：人民卫生出版社，1988，184
23　明·缪希雍. 炮炙大法. 明末庄继先校刻本
24　明·卢之颐. 本草乘雅半偈. 北京：人民卫生出版社，1986，616
25　清·蒋居祉. 本草择要纲目. 见：珍本医书集成. 本草类. 上海：上海科学技术出版社，1985，38
26　［日］稻宣义. 炮炙全书. 北京：中医古籍出版社，1981，80
27　清·张璐. 本经逢原. 上海：上海科学技术出版社，1959，74
28　清·叶桂. 本草经解. 上海：上海科技出版社，1958，61
29　清·严西亭. 得配本草. 上海：上海卫生出版社，1957，16
30　清·沈金鳌. 要药分剂. 上海：上海科学技术出版社，1959，188

31　清·杨时泰．本草述钩元．上海：科技卫生出版社，1958，268
32　清·吴其浚．植物名实图考．北京：中华书局，1963，363
33　宋·赵佶．圣济总录．卷七十．北京：人民卫生出版社，1962

175　关木通

Guanmutong

Caulis Aristolochiae Manshuriensis

1　定名依据

1.1　正名

1.1.1　汉文名：关木通（为马兜铃科植物东北马兜铃 Aristolochia manshuriensis Kom. 的干燥藤茎）。

1.1.2　英文名：manchurian dutchmanspipe stem.

1.2　依据

1.2.1　定名的文献依据

(1)《中华人民共和国药典》："关木通 Guanmutong CAULIS ARISTOLOCHIAE MANSHURIENSI　本品为马兜铃科植物东北马兜铃 Aristolochia manshuriensis Kom. 的干燥藤茎。秋冬二季采截，除去粗皮，晒干。"[1]

(2)《中华人民共和国药典》："关木通 Guanmutong CAULIS ARISTOLOCHIAE HOCQUARTIAE　本品为马兜铃科（Aristolochiaceae）木通（Hocquartia manshuriensis（Kom.）Nakai）的干燥茎。均系野生，产于吉林、黑龙江、辽宁等地。"[2]

(3)《普通高等教育中医药类规划教材·中药学》："关木通《本经》为马兜铃科植物东北马兜铃 Aristolochia manshuriensis Kom. 的藤茎。主产于吉林、辽宁、黑龙江等省。秋季采收，晒干，切片，生用。"[3]

(4)《中药大辞典》："关木通《中国药典》　【异名】马木通《东北植药图志》，苦木通《中药材品种论述》。【基原】为马兜铃科植物木通马兜铃的木质茎。【原植物】木通马兜铃 Aristolochia manshuriensis Kom. "[4]

(5)《中医大辞典·中药分册》："关木通　见《中药志》又名马木通、马木通、万年藤。为马兜铃科植物木通马兜铃 Aristolochia manshuriensis Kom. 的木质茎。"[5]

(6)《中国医学百科全书·中医学》："关木通　又名马木通、苦木通、万年藤。本品为马兜铃科植物木通马兜铃 Aristolochia manshuriensis Kom. 的木质茎。"[6]

(7)《中国中医药学主题词表》"关木通 ARISTOLOCHIA MANSHURIENSIS　属马兜铃科和清热泻火药　D 东北马兜铃。"[7]

(8)《中药材手册》："关木通　【别名】马木通、怀木通。""木通［纲目名通草，列入草部蔓草类］商品木通同名异物品甚多。目前全国大多数地区主要用马兜铃科植物东北马兜铃 Aristolochia manshuriensis Kom. 的干燥藤茎，商品称关木通。……关木通的原植物为缠绕性木质藤本，……"[8]

(9)《中药志》:"关木通　本品为常用中药。商品为马兜铃科植物东北木通的干燥藤茎。【原植物】东北木通　别名:木通马兜铃《东北木本植物图志》,马木通《辽宁药材》,苦木通《中药材品种论述》,木通(东北)。Hocquartia manshuriensis (Kom) Nakai (Aristolochia manshuriensis Kom.) –马兜铃科 Aristolochiaceae……【附注】同属植物木香马兜铃 Aristolochia moupinensis Franch. 的藤茎,在陕西也作木通药用。"[9]

(10)《全国中草药汇编》:"关木通　别名:木通马兜铃、东北木通、马木通、万年藤。来源:为马兜铃科马兜铃属植物关木通 Aristolochia manshuriensis Komar. [Hocquartia mandshuriensis (Komar.) Nakai] 的藤茎。"[10]

(11)《中国药材学》:"关木通　【别名】马木通,万年藤,东北马兜铃。【来源】本品为马兜铃科植物木通马兜铃 Aristolochia manshuriensis Kom. [Hocquartia mandshuriensis (Komar.) Nakai] 的藤茎。"[11]

(12)《中华本草》:"关木通《中华人民共和国药典》　【异名】马木通《东北植物药图志》,苦木通《中药材品种论述》,木通《长白山植物药志》,东北木通《新华本草纲要》,梠木香(四川)。……【来源】为马兜铃科植物木通马兜铃的藤茎。"[12]

1.2.2　定名选择的理由

(1) 关木通 Caulis aristolochiae manshuriensis,为马兜铃科植物东北马兜铃 Aristolochia manshuriensis Kom. 的干燥藤茎。"关木通"古代文献未见记载,现代文献中《中华人民共和国药典》(1963 年版)始以"关木通"作为本药正名单列。

(2) 我国最新出版的《中华人民共和国药典》(2000 年版)、《普通高等教育中医药类规划教材·中药学》以及辞书类著作《中医大辞典·中药分册》、《中药大辞典》、《中国医学百科全书·中医学》等均以"关木通"作为本药正名。已经广泛应用于中医药学文献的标引和检索的《中国中医药学主题词表》也以"关木通"作为本药的正式主题词。现代本草著作如《中药志》、《全国中草药汇编》、《中华本草》、《中国药材学》、《中药材手册》等也无一例外以"关木通"作为本药的正名。说明"关木通"作为本药正名已成为共识。

1.3　与正名等效的名词:无。

2　源流考释

关木通(马兜铃科植物东北马兜铃 Aristolochia manshuriensis Kom. 的干燥藤茎)始载于现代本草著作《中药志》(1961 年版),该书以"关木通"作为"木通"的一个药材名称,附于"木通"下。如该书记载:"木通……【药材】本品为干燥的茎。名称 1. 关木通 Hocquartia manshuriensis……产地及销售习惯　1. 关木通:主产吉林抚松、敦化、永吉、蛟河、辑安,黑龙江宁安、虎林、,辽宁新宾、清原、宽甸、凤城等地,以吉林产量最大。……采收加工　1. 关木通:每年 9 月至第二年 3 月均可采收,割取茎部,……"[13]。《全国中药炮制规范》[14]亦把"关木通"列入"木通"下:"木通……【来源】本品为毛茛科植物小木通、绣球藤或马兜铃科植物东北马兜铃的干燥藤茎。前者习称"川木通",后者习称"关木通。"[14]

"关木通"作为本药正名始见于《中华人民共和国药典》(1963 年版),该书将"关木通"始列为本草正名。如该书云:"关木通 Guanmutong CAULIS ARISTOLOCHIAE HOC-

QUARTIAE 本品为马兜铃科（Aristolochiaceae）木通［Hocquartia manshuriensis（Kom.）Nakai］的干燥茎。均系野生，产于吉林、黑龙江、辽宁等地。”[2]

此后，我国最新出版的《中华人民共和国药典》[1]，以及辞书类著作《中医大辞典·中药分册》[5]、《中药大辞典》[4]、《中国医学百科全书·中医学》[6]等均以“关木通”作为本药正名。已经广泛应用于中医药学文献的标引和检索的《中国中医药学主题词表》[7]也以“关木通”作为本药的正式主题词。现代本草著作如《中药志》[9]（1993年2版）、《中华本草》[12]、《中国药材学》[11]、《中药材手册》[8]、《全国中草药汇编》[10]等也均以“关木通”作为本药的正名。同时尚记载有“马木通”、“怀木通”《中药材手册》[8]，“木通马兜铃”、“东北木通”、“万年藤”《全国中草药汇编》[10]，“苦木通”《中药大辞典》[4]，“东北马兜铃”《中国药材学》[11]，“木通”、“东北木通”、“椙木香”《中华本草》[12]等各地的俗称；还记载有本品原植物“东北木通”的异名“木通马兜铃”、“马木通”、“苦木通”、“木通”《中药志》[9]，木通马兜铃”《中药大辞典》[4]等。

3 附录

3.1 又称：无。

3.2 俗称：木通（长白山），椙木香（四川），马木通（东北），东北木通，怀木通，木通马兜铃，东北木通，万年藤，苦木通。

3.3 曾称：无。

3.4 原植物名称：东北木通，木通马兜铃（东北），马木通（辽宁），苦木通，木通（东北），木通马兜铃。

4 文献通考

《中药志》：“木通……【药材】本品为干燥的茎。名称 1. 关木通 Hocquartia manshuriensis……产地及销售习惯 2. 关木通：主产吉林抚松、敦化、永吉、蛟河、辑安，黑龙江宁安、虎林、，辽宁新宾、清原、宽甸、凤城等地，以吉林产量最大。……采收加工 3. 关木通：每年9月至第二年3月均可采收，割取茎部，……”[13]

《中药志》：“关木通 本品为常用中药。商品为马兜铃科植物东北木通的干燥藤茎。【原植物】东北木通 别名：木通马兜铃《东北木本植物图志》，马木通《辽宁药材》，苦木通《中药材品种论述》，木通（东北）。Hocquartia manshuriensis（Kom）Nakai（Aristolochia manshuriensis Kom.）－马兜铃科 Aristolochiaceae……【附注】同属植物木香马兜铃的藤茎，在陕西也作木通药用。……”[9]

《中药材手册》：“关木通 【别名】马木通、怀木通。”“木通［纲目名通草，列入草部蔓草类］商品木通同名异物品甚多。目前全国大多数地区主要用马兜铃科植物东北马兜铃 Aristolochia manshuriensis Kom. 的干燥藤茎，商品称关木通。……关木通的原植物为缠绕性木质藤本，……”[8]

《全国中草药汇编》：“关木通 ［别名］木通马兜铃、东北木通、马木通、万年藤。【来源】为马兜铃科马兜铃属植物关木通 Aristolochia manshuriensis Komar. ［Hocquartia mandshuriensis（Komar.）Nakai］的藤茎。”[10]

《中药大辞典》：“关木通《中国药典》 【异名】马木通《东北植药图志》，苦木通

《中药材品种论述》。【基原】为马兜铃科植物木通马兜铃的木质茎。【原植物】木通马兜铃 Aristolochia manshuriensis Kom."[4]

《中医大辞典 · 中药分册》："关木通 见《中药志》。又名马木通、万年藤。为马兜铃科植物木通马兜铃 Aristolochia manshuriensis Kom. 的木质茎。主产吉林、黑龙江、辽宁。"[5]

中国医学百科全书 · 中医学》："关木通　又名马木通、苦木通、万年藤。本品为马兜铃科植物木通马兜铃 Aristolochia manshuriensis Kom. 的木质茎。主产于中国东北地区。"[6]

《全国中药炮制规范》："木通……【来源】本品为毛茛科植物小木通、绣球藤或马兜铃科植物东北马兜铃的干燥藤茎。前者习称"川木通"，后者习称"关木通。"[14]

《中国药材学》："关木通　【别名】马木通，万年藤，东北马兜铃。【来源】本品为马兜铃科植物木通马兜铃 Aristolochia manshuriensis Kom.　[Hocquartia mandshuriensis (Komar.) Nakai] 的藤茎。"[11]

《中国中医药学主题词表》"关木通 ARISTOLOCHIA MANSHURIENSIS　属马兜铃科和清热泻火药　D 东北马兜铃"[7]

《普通高等教育中医药类规划教材 · 中药学》："关木通《本经》为马兜铃科植物东北马兜铃 Aristolochia manshuriensis Kom. 的藤茎。主产于吉林、辽宁、黑龙江等省。秋季采收，晒干，切片，生用。"[3]

《中华本草》："关木通《中华人民共和国药典》　【异名】马木通《东北植物药图志》，苦木通《中药材品种论述》，木通《长白山植物药志》，东北木通《新华本草纲要》，椴木香（四川）。……【来源】为马兜铃科植物木通马兜铃的藤茎。"[12]

《中华人民共和国药典》："关木通 Guanmutong CAULIS ARISTOLOCHIAE MANSHURIENSIS　本品为马兜铃科植物东北马兜铃 Aristolochia manshuriensis Kom. 的干燥藤茎。秋冬二季采截，除去粗皮，晒干。"[1]

《中华人民共和国药典》："关木通 Guanmutong CAULIS ARISTOLOCHIAE HOCQUARTIAE　本品为马兜铃科（Aristolochiaceae）木通 [Hocquartia manshuriensis (Kom.) Nakai] 的干燥茎。均系野生，产于吉林、黑龙江、辽宁等地。"[2]

5　参考文献

1　国家药典委员会编. 中华人民共和国药典. 一部. 北京：化学工业出版社，2000，114

2　国家药典委员会编. 中华人民共和国药典 1963 年版. 一部. 北京：人民卫生出版社，1964，94

3　雷载权主编. 普通高等教育中医药类规划教材 · 中药学. 上海：上海科学技术出版社，1995，140

4　江苏新医学院编. 中药大辞典. 上海：上海科学技术出版社，1977，956

5　《中医大辞典》编辑委员会编. 中医大辞典 · 中药分册. 北京：人民卫生出版社，1982，154

6　《中医学》编辑委员会. 中国医学百科全书 · 中医学. 上海：上海科学技术出版社，1997，1214

7　吴兰成主编. 中国中医药学主题词表. 北京：中医古籍出版社，1996，133

8　中华人民共和国卫生部药政管理局等主编. 中药材手册. 第二版. 北京：人民卫生出版社，1998，577

9　中国医学科学院药物研究所等编. 中药志. 第五册. 北京：人民卫生出版社，1993，581

10　《全国中草药汇编》编写组编. 全国中草药汇编. 上册. 北京：人民卫生出版社，1996，319

11　徐国钧等主编．中国药材学．北京：中国医药科技出版社，1996，709
12　国家中医药管理局《中华本草》编委会．中华本草．第三册．上海：上海科学技术出版社，1999．477
13　中国医学科学院药物研究所等编．中药志．第三册．北京：人民卫生出版社，1961，471
14　中华人民共和国卫生部药政管理局编．全国中药炮制规范．北京：人民卫生出版社，1988，117

176　决明子

Juemingzi

Semen Cassiae

1　定名依据

1.1　正名

1.1.1　汉文名：决明子（为豆科植物决明 Cassia obtusifolia L. 或小决明 Cassia tora L. 的干燥成熟种子）。

1.1.2　英文名：cassia seed.

1.2　依据

1.2.1　定名的文献依据

(1)《神农本草经》卷第一："决明子，味咸，平。主青盲、目淫、肤赤、白膜、眼赤痛、泪出。久服，益精光，轻身。生川泽。"[1]

(2)《吴普本草》："决明子，一名草决明，一名羊明。"[2]

(3)《本草经集注》："决明子，味咸、苦、甘，平、微寒，无毒。主治青盲，目淫肤，赤白膜，眼赤痛泪出。治唇口青。久服益精光，轻身。生龙门川泽，石决明生豫章。十月十日采，阴干百日。"[3]

(4)《新修本草》卷第七："决明子，味咸、苦、甘、平、微寒、无毒。主青盲，目淫，肤赤，白膜，眼赤痛，泪出。疗唇口青。久服益精光，轻身。生龙门川泽，石决明生豫章。十月十日采，阴干百日。蓍实为之使，恶大麻子。龙门乃在长安北。今处处有。叶如茳芒，子形似马蹄，呼为马蹄决明。"[4]

(5)《证类本草》卷第七："决明子，味咸、苦、甘，平，微寒，无毒。"[5]

(6)《本草品汇精要》卷第九："决明子，无毒，植生。决明子（出神农本经）主青盲目淫肤赤白膜眼赤痛泪出久服益精光轻身。"[6]

(7)《本草备要》："决明子，泻肝，明目，甘苦咸平。入肝经，除风热。治一切目疾，故有决明之名。"[7]

(8)《中华人民共和国药典》："决明子 Semen cassiae　本品为豆科植物决明 Cassia obtusifolia L. 或小决明 Cassia tora L. 的干燥成熟种子。秋季采收成熟果实，晒干，打下种子，除去杂质。"[8]

(9)《普通高等教育中医药类规划教材・中药学》："决明子《本经》　为豆科一年生草本植物决明 Cassia obtusifolia L. 或小决明 Cassia tora L. 的成熟种子。主产于安徽、广西、四川、浙江、广东等省，南北各地均有栽培。秋季采收，晒干，打下种子，生用或炒用。”[9]

(10)《中医大辞典·中药分册》：“决明子　出《神农本草经》。又名草决明、马蹄决明、假绿豆。为豆科植物决明 Cassia obtusifolia L. 或小决明 C. tora L. 的种子。”[10]

(11)《中药大辞典》：“决明子《本经》　【异名】草决明、羊明《吴普本草》……【原植物】决明《本经》Cassia obtusifolia L. 又名：夜关门、羊触足、假羊角菜、假花生、夜合草、野花生。”[11]

(12)《中国医学百科全书·中医学》：“决明子　始载于《神农本草经》。又名马蹄决明、草决明、还瞳子。为豆科植物决明 Cassia obtusifolia L. 或小决明 C. tora L. 的种子。9～10月果实成熟，呈黄褐色时，将全株割下晒干，打落种子，去净杂质。”[12]

(13)《中国中医药学主题词表》：“决明子 SEMEN CASSIAE　为豆科植物决明的成熟种子；属降压药（中药）和清热泻火药　C 决明；D 草决明。”[13]

(14)《中药志》[14]、《中药材手册》[15]、《全国中草药汇编》[16]、《全国中药炮制规范》[17]、《中国药材学》[18]、《中华本草》[19]等现代中药著作多以“决明子”作为本品正名（参见“文献通考”）。

1.2.2　定名选择的理由

(1) 决明子 Semen cassiae，为豆科植物决明 Cassia obtusifolia L. 或小决明 Cassia tora L. 的干燥成熟种子。本品始载于汉《神农本草经》，并以“决明子”作为本品正名记录。其后历代重要本草著作如三国·吴普《吴普本草》，南北朝·陶弘景《本草经集注》，唐·苏敬等撰《新修本草》，宋·唐慎微《证类本草》，明·刘文泰《本草品汇精要》，清·汪昂《本草备要》等在载录本品时均以“决明子”作为正名，并一直沿用至今。

(2) 我国最新出版的《中华人民共和国药典》、《普通高等教育中医药类规划教材·中药学》以及辞书类著作《中医大辞典·中药分册》、《中药大辞典》、《中国医学百科全书·中医学》等均以“决明子”作为本药正名。已经广泛应用于中医药学文献的标引和检索的《中国中医药学主题词表》也以“决明子”作为本药的正式主题词。现代本草著作如《中药志》、《全国中草药汇编》、《中华本草》、《中国药材学》、《中药材手册》、《全国中药炮制规范》等虽记载了不少本品各地的俗称，但也无一例外以“决明子”作为本品的正名。说明“决明子”作为本品正名已成为共识。

1.3　与正名等效的名词：无。

2　源流考释

决明子（豆科植物决明 Cassia obtusifolia L. 或小决明 Cassia tora L. 的干燥成熟种子）始载于汉《神农本草经》，并以“决明子”作为本品正名记录。如《神农本草经》卷第一：“决明子，味咸，平。主青盲、目淫、肤赤、白膜、眼赤痛、泪出。久服，益精光，轻身。生川泽。”[1]其后本草大多即沿用《神农本草经》记载，以“决明子”为正名，如三国·吴普《吴普本草》[2]，魏晋《名医别录》[20]，南北朝·陶弘景《本草经集注》[3]，唐·苏敬等撰《新修本草》[4]，宋·苏颂《本草图经》[21]、唐慎微《证类本草》[5]、寇宗奭《本草衍义》[22]，明·刘文泰《本草品汇精要》[6]、陈嘉谟《本草蒙筌》[23]、李中梓《本草征要》[24]、卢之颐《本草乘雅半偈》[25]，清·张志聪《本草崇原》[26]、汪昂《本草备要》[7]、严西亭《得配本草》[27]、黄宫绣《本草求真》[28]、姚澜《本草分经》[29]、杨时泰《本草述钩元》[30]、陈其瑞《本草撮要》[31]、张秉成《本草便读》[32]等。同时尚载录有本品异名"草决明"、"羊明"《吴普本草》，"马蹄决明"《本草经集注》。如《吴普本草》："决明子，一名草决明，一名羊明。"[2]《本草经集注》："决明子，味咸、苦、甘，平、微寒，无毒。主治青盲，目淫肤，赤白膜，眼赤痛泪出。治唇口青。久服益精光，轻身。生龙门川泽，石决明生豫章。十月十日采，阴干百日。（蓍实为之使，恶大麻子。）龙门乃在长安北。今处处有。叶如茳芒，子形似马蹄，呼为马蹄决明。"[3]

三国魏·张揖《广雅疏证》载录有本品异名"羊角"，如《广雅疏证》卷十："……又决明，羊角也。"[33]。

明·虞传《医学正传》以本品异名"还瞳子"组方，如《医学正传》卷六："木香、沉香（各二钱五分）、人参（一两）、当归（七钱五分）、明天麻、猪牙皂角（各五钱）、麝香（一钱五分，鼻塞声重者倍之）、乳香、没药（各一钱）、明雄黄、辰砂（各五分，大块者佳）、肉豆蔻（一枚，煨）、定风草（二钱半，即天麻）、还瞳子（即草决明，一两）。"[34]

《生草药性备要》载录有本品异名"狗屎豆"，如《生草药性备要·下卷》："草决明味甜，性寒。能治小儿五疳，又能明目，擦癣癞。一名狗屎豆。"[35]

现代有关著作均沿用前代大多本草记载以"决明子"作为本品正名，如《中华人民共和国药典》[8]、《普通高等教育中医药类规划教材·中药学》[9]、《中医大辞典·中药分册》[10]、《中药大辞典》[11]、《中国医学百科全书·中医学》[12]、《中国中医药学主题词表》[13]、《中药志》[14]、《中药材手册》[15]、《全国中草药汇编》[16]、《全国中药炮制规范》[17]、《中国药材学》[18]、《中华本草》[19]等。同时尚记载有本品各地的俗称"咖啡豆"、"假绿豆"《中药材手册》[15]，"钝叶决明"《全国中草药汇编》[16]，"马蹄子"、"千里光"、"芹决"、"羊角豆"、"野青豆"、"猪骨明"、"猪屎蓝豆"、"细叶猪屎豆"、"夜拉子"、"羊尾豆"《中药大辞典》[11]，"决明"、"假花生"、"假咖啡豆"、"喉白草"《中国药材学》[18]，"大号山土豆"《中华本草》[19]等；还记载有本品原植物"决明"的异名"夜关门"、"羊触足"、"假羊角菜"、"假花生"、"夜合草"、"野花生"《中药大辞典》[11]，"钝叶决明"《中华本草》[19]；原植物"小决明"的异名"决明"、"假花生"《中华本草》[19]等。

3 附录

3.1 又称：炒决明子（饮片规格名），马蹄决明、大决明子、小决明子（药材商品名）。

3.2 俗称：咖啡豆（辽宁），假绿豆、羊角豆（广东），马蹄子、假咖啡豆、喉白草（江苏），千里光（山西），芹决（陕西），野青豆（江西），假花生（广西），大号山土豆（台湾），猪骨明，猪屎蓝豆，细叶猪屎豆，夜拉子，羊尾豆，决明，钝叶决明。

3.3 曾称：草决明、羊明《吴普本草》，羊角《广雅疏证》，马蹄决明《本草经集注》，还瞳子《医学正传》，狗屎豆《生草药性备要》。

3.4 原植物名称：决明，夜关门，羊触足，假羊角菜，夜合草，野花生，钝叶决明；小决明，假花生（云南、广东）。

4 文献通考

《神农本草经》卷第一："决明子，味咸，平。主青盲、目淫、肤赤、白膜、眼赤痛、泪出。久服，益精光，轻身。生川泽。"[1]

《吴普本草》："决明子，一名草决明，一名羊明。"[2]

《广雅疏证》卷十："……又决明，羊角也。"[33]

《名医别录·中品》："决明子，味苦、甘，微寒，无毒。主治唇口青。生龙门，石决明生豫章。十月十日采，阴干百日。（蓍实为之使，恶大麻子）"[20]

《本草经集注》："决明子，味咸、苦、甘，平、微寒，无毒。主治青盲，目淫肤，赤白膜，眼赤痛泪出。治唇口青。久服益精光，轻身。生龙门川泽，石决明生豫章。十月十日采，阴干百日。（蓍实为之使，恶大麻子。）龙门乃在长安北。今处处有。叶如茳芒，子形似马蹄，呼为马蹄决明。"[3]

《新修本草》卷第七："决明子，味咸、苦、甘、平、微寒、无毒。主青盲，目淫，肤赤，白膜，眼赤痛，泪出。疗唇口青。久服益精光，轻身。生龙门川泽，石决明生豫章。十月十日采，阴干百日。蓍实为之使，恶大麻子。龙门乃在长安北。今处处有。叶如茳芒，子形似马蹄，呼为马蹄决明。"[4]

《本草图经》卷第五："决明子，生龙门川泽，今处处有之……按《尔雅》：薢茩，芵茪。释曰：药草，决明也。郭璞注云：叶黄锐，赤华，实如山茱萸。关西谓之薢茩，与此种颇不类。又有一种马蹄决明，叶如茳芏，于形似马蹄，故得此名。又萋蒿子亦谓之草决明，未知孰为入药者。然今医家但用子，如绿豆者。"[21]

《证类本草》卷第七："决明子，味咸、苦、甘，平、微寒，无毒……陶隐居云：龙门乃在长安北。今处处有。叶如茳芒，子形似马蹄，呼为马蹄决明。用之当捣碎。又别有草决明，是萋（音妻）蒿子，在下品中也。"[5]

《本草衍义》卷第八："决明子，苗高四五尺，春亦为蔬，秋深结角。其子生角中，如羊肾。今湖南北人家园圃所种甚多，或在村野成段种。《蜀本·图经》言：叶似苜蓿而阔大，甚为允当。不识人。"[22]

《本草品汇精要》卷第九："决明子，无毒，植生。决明子（出神农本经）主青盲目淫肤赤白膜眼赤痛泪出久服益精光轻身。"[6]

《医学正传》卷六："木香、沉香（各二钱五分）、人参（一两）、当归（七钱五分）、明天麻、猪牙皂角（各五钱）、麝香（一钱五分，鼻塞声重者倍之）、乳香、没药（各一钱）、明雄黄、辰砂（各五分，大块者佳）、肉豆蔻（一枚，煨）、定风草（二钱半，即天麻）、还瞳子（即草决明，一两）。"[34]

《本草蒙筌》卷之一："决明子，味咸、苦、甘，气平、微寒。无毒。川泽多生，苗高数尺。叶类苜蓿阔大，堪作菜蔬；子如绿豆锐圆，可入药剂。冬月采曝，捣碎才煎。"[23]

《本草征要》第二卷："决明子，味咸，性平，无毒。入肝经。青盲内障、翳膜遮睛。赤肿眶烂，泪出羞明。此马蹄决明也，以决能明目，故得此名。"[24]

《本草乘雅半偈·第三帙》："决明子《本经·上品》。【气味】咸平，无毒。【主治】主青盲，目淫肤赤白膜，眼赤，泪出。久服益精光，轻身。"[25]

《本草备要·草部》："决明子，泻肝，明目，甘苦咸平。入肝经，除风热。治一切目疾，故有决明之名。又曰：益肾精（瞳子神光属肾。日华曰：明目甚于黑豆，作枕治头风）。状如马蹄决明。捣碎煎。恶大麻仁。"[7]

《生草药性备要》下卷："草决明 味甜，性寒。能治小儿五疳，又能明目，擦癣癞。一名狗屎豆。"[35]

《本草崇原》卷上："决明子，气味咸平，无毒。主治青盲、目淫、肤赤、白膜、眼赤泪出。久服益精光，轻身。"[26]

《本草求真·上编》："决明子，（隰草）入肝驱风散热明目。决明子（专入肝）。气禀清阳……谓之决明。即是此意。状如马蹄。俗呼马蹄决明。"[28]

《本草分经·原例》："决明子，甘苦咸平，祛风热治目疾，作枕能去头风。"[29]

《本草述钩元》卷九："决明子，此马蹄决明。又有草决明。即青葙子也。以其亦能明目。用之者遂冒为决明子。误矣。"[30]

《得配本草》卷三："决明子，芪实为之使。恶大麻子。甘、苦，微寒。入足厥阴经。除肝热，和肝气。凡因血热，以致头风、鼻衄、肿毒、目翳赤泪、唇口青色者，均得此而愈。得生甘草，治发背初起。配地肤子，治青盲雀目。"[27]

《本草撮要》卷一："【决明子】味甘苦咸平。入足厥阴经。功专除风热。治一切目疾。作枕治头风。明目胜于黑豆。俗呼马蹄决明。恶大麻仁。"[31]

《本草便读·草部》："决明子，微寒无毒。治水虚木实之邪。甘苦兼咸。疗赤肿羞明之疾。"[32]

《中药志》："决明子　本品为常用中药。商品为豆科植物钝叶决明和决明的种子，前者称大决明子，后者称小决明子，有时混用。【原植物】①钝叶决明。Cassia obtusifolia L. ——豆科 Leguminosae. ②决明。Cassia tora L. ——豆科 Leguminosae."[14]

《中药材手册》："决明子［纲目列入草部草类决明项下］　本品为豆科植物钝叶决明（决明）Cassia obtusifolia L. 和决明（小决明）Cassia tora L. 的干燥成熟种子。原植物系一年生草本，栽培与野生均有。因其形似马蹄，在商品中又有“马蹄决明”之称。个别地区有以“圆决明”误作决明子使用者，实为望江南的种子，与决明子不同，应注意鉴别。［别名］马蹄决明、咖啡豆（辽宁），假绿豆（广东）。"[15]

《全国中草药汇编》："决明子　［别名］马蹄决明、钝叶决明、假绿豆、草决明。【来源】为豆科植物决明 Cassia obtusifolia L. 的种子。"[16]

《中药大辞典》："决明子《本经》　【异名】草决明、羊明《吴普本草》，羊角《广雅》，马蹄决明（陶弘景），还瞳子《医学正传》，狗屎豆《生草药性备要》，假绿豆《中国药用植物志》，马蹄子《江苏省植物药材志》，千里光《山西中药志》，芹决《陕西中药志》，羊角豆《广东中药》，野青豆《江西草药》，猪骨明、猪屎蓝豆、细叶猪屎豆、夜拉子、羊尾豆《南方主要有毒植物》。【基原】为豆科植物决明的成熟种子。【原植物】决明《本经》Cassia obtusifolia L. 又名：夜关门、羊触足、假羊角菜、假花生、夜合草、野花生。"[11]

《中医大辞典·中药分册》："决明子　出《神农本草经》。又名草决明、马蹄决明、假绿豆。为豆科植物决明 Cassia obtusifolia L. 或小决明 C. tora L. 的种子。"[10]

《中国医学百科全书·中医学》："决明子　始载于《神农本草经》。又名马蹄决明、草决明、还瞳子。为豆科植物决明 Cassia obtusifolia L. 或小决明 C. tora L. 的种子。9～10月果实成熟，呈黄褐色时，将全株割下晒干，打落种子，去净杂质。”[12]

《全国中药炮制规范》：“决明子 ［处方用名］决明子、炒决明子。【来源】本品为豆科植物决明 Cassia obtusifolia L. 或小决明 Cassia tora L. 的干燥成熟种子。栽培或野生。生产于安徽、广西、四川等地。秋季采收成熟果实，干燥，打下种子，除去杂质。药材以颗粒饱满、色绿棕者为佳。”[17]

《中国药材学》：“决明子 ［别名］决明，草决明，马蹄决明，假绿豆，假花生（广西），假咖啡豆、喉白草（江苏）。【来源】本品为豆科植物决明 Cassia obtusifolia L. 或小决明 C. tora L. 的种子。”[18]

《中国中医药学主题词表》：“决明子 SEMEN CASSIAE 为豆科植物决明的成熟种子；属降压药（中药）和清热泻火药 C 决明；D 草决明。”[13]

《普通高等教育中医药类规划教材·中药学》：“决明子《本经》 为豆科一年生草本植物决明 Cassia obtusifolia L. 或小决明 Cassia tora L. 的成熟种子。主产于安徽、广西、四川、浙江、广东等省，南北各地均有栽培。秋季采收，晒干，打下种子，生用或炒用。”[9]

《中华本草》：“决明子《本经》 【异名】草决明、羊明《吴普本草》，羊角《广雅》，马蹄决明《本草经集注》，还瞳子《医学正传》，狗屎豆《生草药性备要》，假绿豆《中国药用植物志》，马蹄子《江苏省植物药材志》，羊角豆《广东中药》，野青豆《江西草药》，大号山土豆《台湾药用植物志》，猪骨明、猪屎蓝豆、夜拉子、羊尾豆《南方主要有毒植物》……【来源】为豆科植物决明和小决明的成熟种子。【原植物】①决明 Cassia obtusifolia L. 又名：钝叶决明《中药鉴别手册》，假花生（云南、广东）。②小决明 Cassia tora L. 又名：决明《拉汉种子植物名称》，假花生（云南、广东）。”[19]

《中华人民共和国药典》：“决明子 Semen cassiae 本品为豆科植物决明 Cassia obtusifolia L. 或小决明 Cassia tora L. 的干燥成熟种子。秋季采收成熟果实，晒干，打下种子，除去杂质。”[8]

5 参考文献

1 汉·神农本草经．清顾观光重辑本．北京：人民卫生出版社，1990，38

2 三国·吴普．吴普本草．北京：人民卫生出版社，1987，27

3 南北朝·陶弘景．本草经集注．北京：人民卫生出版社，1994，59

4 唐·苏敬等撰．新修本草．合肥：安徽科学技术出版社，1981，188

5 宋·唐慎微．证类本草．北京：人民卫生出版社，1957，183

6 明·刘文泰．本草品汇精要．北京：人民卫生出版社，1982，278

7 清·汪昂．本草备要．北京：中国中医药出版社，1998，126

8 国家药典委员会编．中华人民共和国药典．一部．北京：化学工业出版社，2000，112

9 雷载权主编．普通高等教育中医药类规划教材·中药学．上海：上海科学技术出版社，1995，57

10 《中医大辞典》编辑委员会编．中医大辞典·中药分册．北京：人民卫生出版社，1982，150

11 江苏新医学院编．中药大辞典．上海：上海科学技术出版社，1977，949

12 《中医学》编辑委员会．中国医学百科全书．中医学．上海：上海科学技术出版社，1997，1197

13 吴兰成主编．中国中医药学主题词表．北京：中医古籍出版社，1996，204

14 中国医学科学院药物研究所等编．中药志．第三册．北京：人民卫生出版社，1993，348
15 中华人民共和国卫生部药政管理局主编．中药材手册．北京：人民卫生出版社，1998，290
16 《全国中草药汇编》编写组编．全国中草药汇编．上册．北京：人民卫生出版社，1996，327
17 中华人民共和国卫生部药政管理局编．全国中药炮制规范．北京：人民卫生出版社，1988，147
18 徐国钧等主编．中国药材学．北京：中国医药科技出版社，1996，1245
19 国家中医药管理局《中华本草》编委会．中华本草．第四册．上海：上海科学技术出版社，1999，405
20 魏晋·名医别录．北京：人民卫生出版社，1986，117
21 宋·苏颂．本草图经．合肥：安徽科学技术出版社，1994，137
22 宋·寇宗奭．本草衍义．上海：商务印书馆，1937，51
23 明·陈嘉谟．本草蒙筌．北京：人民卫生出版社，1988，61
24 明·李中梓．本草征要．见：李中梓医学全书．北京：中国中医药出版社，1999，132
25 明·卢之颐．本草乘雅半偈．北京：人民卫生出版社，1986，147
26 清·张志聪．本草崇原．北京：中国中医药出版社，1992，43
27 清·严西亭．得配本草．上海：上海卫生出版社，1957，24
28 清·黄宫绣．本草求真．上海：上海科学技术出版社，1959，86
29 清·姚澜．本草分经．上海：上海科技出版，1989，180
30 清·杨时泰．本草述钩元．上海：科技卫生出版社，1958，254
31 清·陈其瑞．本草撮要．见：珍本医书集成．本草类．上海：上海科学技术出版社，1985，30
32 清·张秉成．本草便读．上海：上海卫生出版社，1957，25
33 三国魏·张揖撰，清·王念孙疏．广雅疏证．北京：中华书局
34 明·虞传．医学正传．北京：人民卫生出版社，1965
35 清·何克谏．生草药性备要．见：岭南本草古籍三种．北京：中国医药科技出版社，1999，49

177 冰片
Bingpian
Borneolum Syntheticum

1 定名依据

1.1 正名

1.1.1 汉文名：冰片（为无色透明或白色半透明的片状松脆结晶，为人工合成品，分子式为 $C_{10}H_{18}O$）。

1.1.2 英文名：borneol.

1.2 依据

1.2.1 定名的文献依据

(1)《雷公炮制药性解》卷五：“冰片，味辛苦，性温无毒，入肺肝二经。主心腹邪气积聚，喉闭乳蛾，舌肿，痔疮，通九窍，消风气，明耳目，杀诸虫，解蛊毒。”[1]

(2)《本草备要》：“冰片，一名龙脑香。宣，通窃，散火，辛温。香窜善走能散，先入肺，传于心脾而透骨，通诸窍，散郁火……出南番，云是老杉脂。”[2]

(3)《本草求真·上编》："冰片，（香木）除骨髓内伏风邪自内出外。冰片（专入骨髓）。辛香气窜。无往不达。"[3]

(4)《本草分经·原则例》："冰片，辛香善走，体温用凉，先入肺传于心脾，而透骨通窍散郁火，辟邪消风化湿，风病在骨髓者宜之，若在血脉肌肉，辄用冰麝反引风入骨，莫之能出。"[4]

(5)《本草便读·木部》："冰片，其体温而用凉。其味辛而带苦。香能达窍。内能透骨搜风。散可疏邪。外可通经宣毒。"[5]

(6)《中华人民共和国药典》："冰片 Borneolum syntheticum　本品（$C_{10}H_{18}O$ 154. 25）为无色透明或白色半透明的片状松脆结晶；气清香，味辛、凉；具挥发性，点燃发生浓烟，并有带光的火焰。"[6]

(7)《普通高等教育中医药类规划教材·中药学》："冰片《新修本草》　为龙脑香科常绿乔木植物龙脑香 Dryobalanops aromatica Gaerth. f. 树脂的加工品，或龙脑香的树干经蒸馏冷却而得的结晶，称'龙脑冰片'，亦称'梅片'。由菊科多年生草本植物艾纳香（大艾）Blumea balsamifera DC. 的叶的升华物经加工劈削而成，称'艾片'。现多用松节油、樟脑等，经化学方法合成，称'机制冰片'。"[7]

(8)《中医大辞典·中药分册》："冰片　出《本草纲目》。又名梅片、梅花冰片。有机制冰片和艾片两种，机制冰片用松节油等人工合成，主产北京、上海、广州等地，艾片系用大风艾鲜叶蒸馏制成，主产广东、广西等地。"[8]

(9)《中药大辞典》："冰片《纲目》　【基原】为龙脑香科植物龙脑香树的树脂加工品，或为樟脑、松节油等用化学方法合成的加工制成品。【原植物】龙脑香《唐本草》Dryobalanops aromatica Gaerth. f.，又名：固不婆律《酉阳杂俎》，羯布罗香《本草衍义》。"[9]

(10)《中国医学百科全书·中医学》："冰片　始载于《新修本草》原名龙脑香，又名梅片、梅花脑、龙脑。为龙脑香科植物龙脑香 Dryobalanops aromatica Gaerth. f. 树脂的加工品，称为'龙脑冰片'。以樟脑、松节油等用化学方法合成的加工制成品，称为'合成龙脑'或'机制冰片'。以菊科植物艾纳香 Blumea balsamifera（L.）DC. 的叶提取的结晶，称'艾片'。"[10]

(11)《中国中医药学主题词表》："冰片 BORNEOLUM SYNTHETICUM　为龙脑香科龙脑香树脂的加工品；属开窍药　D 龙脑香。"[11]

(12)《中药志》[12]、《中药材手册》[13]、《全国中草药汇编》[14]、《中国药材学》[15]等现代中药著作多以"冰片"作为本品正名（参见"文献通考"）。

1. 2. 2　定名选择的理由

(1) 冰片 Borneolum syntheticum，为无色透明或白色半透明的片状松脆结晶，为人工合成品，分子式为 $C_{10}H_{18}O$。"冰片"作为本品正名始载于明·李中梓《雷公炮制药性解》，其后本草著作如清·汪昂《本草备要》、黄宫绣《本草求真》、姚澜《本草分经》、张秉成《本草便读》等在载录本品时均以"冰片"作为正名，并一直沿用至今。

(2) 我国最新出版的《中华人民共和国药典》、《普通高等教育中医药类规划教材·中药学》以及辞书类著作《中医大辞典·中药分册》、《中药大辞典》、《中国医学百科全书·中医学》等均以"冰片"作为本药正名。已经广泛应用于中医药学文献的标引和检索的

《中国中医药学主题词表》也以“冰片”作为本药的正式主题词。现代本草著作如《中药志》、《全国中草药汇编》、《中国药材学》、《中药材手册》等虽记载了不少本品各地的俗称，但也无一例外以“冰片”作为本品的正名。说明“冰片”作为本品正名已成为共识。

1.3　与正名等效的名词：无。

2　源流考释

冰片（无色透明或白色半透明的片状松脆结晶，为人工合成品，分子式为 $C_{10}H_{18}O$）原名“龙脑”，又称“龙脑香”，始载于魏晋《名医别录》：“妇人难产，取龙脑研末少许，以新汲水调服，立瘥。又唐太宗时，西海律国贡龙脑香，是知彼处出耳……干如松株，叶异，湿时无香。采干之后，折之，中有香，状类云母，色如冰雪，此龙脑香也。盖西方亦有。”[16] 其后本草著作唐·李珣《海药本草》[17]，宋·寇宗奭《本草衍义》[18] 均以“龙脑”为正名记载本药。

唐·苏敬等撰《新修本草》以“龙脑香”作为正名记载本药，如《新修本草》卷第十三：“龙脑香及膏香，味辛、苦，微寒，一云温，平，无毒。主心腹邪气，风湿积聚，耳聋，明目，去目赤肤翳”[19]，其后本草著作如宋·苏颂《本草图经》[20]、唐慎微《证类本草》[21]，明·刘文泰《本草品汇精要》[22]、李时珍《本草纲目》[23]、李中梓《本草征要》[24]、卢之颐《本草乘雅半偈》[25]，清·张璐《本经逢原》[26]、吴仪洛《本草从新》[27]、严西亭《得配本草》[28]、杨时泰《本草述钩元》[29]、陈其瑞《本草撮要》[30] 等，均以“龙脑香”为正名，予以沿载。

“冰片”之名始见于明·李时珍《本草纲目》，该书同时尚载录有本品异名“片脑”、“冰片脑”、“梅花脑”、“米脑”、“速脑”、“金脚脑”、“苍龙脑”、“梅花”等，如《本草纲目》卷三十四：“龙脑香《唐本草》，【释名】片脑《纲目》、羯婆罗香《衍义》，膏名婆律香。时珍曰：龙脑者，因其状加贵重之称也。以白莹如冰，及作梅花片者为良，故俗呼为冰片脑，或云梅花脑。番中又有米脑、速脑、金脚脑、苍龙脑等称，皆因形色命名，不及冰片、梅花者也。”[23]

“冰片”作为本品正名始见于明·李中梓《雷公炮制药性解》，如《雷公炮制药性解》卷五：“冰片，味辛苦，性温无毒，入肺肝二经。主心腹邪气积聚，喉闭乳蛾，舌肿，痔疮，通九窍，消风气，明耳目，杀诸虫，解蛊毒。又主小儿惊痫，大人痰迷。按：冰片之辛，本入肺家，而肝则受克者也，故兼入焉。”[1] 其后本草著作如清·汪昂《本草备要》[2]、黄宫绣《本草求真》[3]、姚澜《本草分经》[4]、张秉成《本草便读》[5] 等在载录本品时均以“冰片”作为正名，并一直沿用至今。

晋·葛洪《肘后备急方》以本品异名“脑子”组方，如《肘后备急方》卷四：“又方，治膈壅风痰。半夏不计多少，酸浆浸一宿，温汤洗五七遍，去恶气，日中晒干，捣为末，浆水搜饼子，日中干之，再为末，每五两，入生脑子一钱，研匀，以浆水浓脚丸，鸡头大，纱袋贮，通风处阴干，每日一丸，好茶或薄荷汤下。”[31]

现代有关著作均沿用前代大多本草记载以“冰片”作为本品正名，如《中华人民共和国药典》[6]、《普通高等教育中医药类规划教材·中药学》[7]、《中医大辞典·中药分册》[8]、《中药大辞典》[9]、《中国医学百科全书·中医学》[10]、《中国中医药学主题词表》[11]、《中药志》[12]、《中药材手册》[13]、《全国中草药汇编》[14]、《中国药材学》[15] 等；

而《中华本草》[32]则以“梅花冰片”为正名记载本品。同时尚记载有本品各地的俗称“梅片”、“梅花冰片”、“老梅片”、“龙脑”、“艾纷”、“结片”《中药材手册》[13]等；还记载有本品原植物“龙脑树”的异名“龙脑香”、“固不婆律”、“羯布罗香”《中药大辞典》[9]，“龙脑香树”《中华本草》[32]等。

3 附录

3.1 又称：龙脑冰片、合成龙脑、天然冰片、龙脑香冰片、机制冰片、艾片，大梅、二梅、三梅，小三梅、四梅（药材商品名）。

3.2 俗称：梅片，梅花冰片，老梅片，龙脑，艾纷，结片。

3.3 曾称：龙脑、龙脑香《名医别录》，脑子《肘后备急方》，片脑、冰片脑、梅花脑、米脑、速脑、金脚脑、苍龙脑、梅花《本草纲目》。

3.4 原植物名称：龙脑树，龙脑香，固不婆律，羯布罗香，龙脑香树。

4 文献通考

《名医别录》卷：“妇人难产，取龙脑研末少许，以新汲水调服，立瘥。又唐太宗时，西海律国贡龙脑香，是知彼处出耳……干如松株，叶异，湿时无香。采干之后，折之，中有香，状类云母，色如冰雪，此龙脑香也。盖西方亦有。”[1]

《肘后备急方》卷四：“又方，治膈壅风痰。半夏不计多少，酸浆浸一宿，温汤洗五七遍，去恶气，日中晒干，捣为末，浆水搜饼子，日中干之，再为末，每五两，入生脑子一钱，研匀，以浆水浓脚丸，鸡头大，纱袋贮，通风处阴干，每一丸，好茶或薄荷汤下。”[31]

《新修本草》卷第十三：“龙脑香及膏香，味辛、苦，微寒，一云温，平，无毒。主心腹邪气，风湿积聚，耳聋，明目，去目赤肤翳。出婆律国，形似白松脂，作杉木气，明净者善；久经风日，或如雀屎者不佳。云合粳米炭、相思子贮之，则不耗。膏主耳聋。树形似杉木，言婆律膏是树根下清脂，龙脑是树根中干脂。子似豆蔻。皮有甲错，香似龙脑，味辛，尤下恶气，消食，散胀满，香人口，旧云出婆律国，药以国为名也。亦言即杉脂也。江南有杉木，未经试造，或方土无脂，尤甘蕉比闻花而无实耳。（新附）”[19]

《海药本草》卷第三：“龙脑，谨按陶弘景云：生西海律国，是波律树中脂也，如白胶香状。味苦、辛，微温，无毒。主内外障眼，三虫，治五痔，明目，镇心，秘精。又有苍龙脑，主风疮皯黵，入膏煎良。用点眼，则有伤。”[17]

《本草图经》卷第十一：“龙脑香，出婆律国，今惟南海番舶贾客货之。相传云：其木高七、八丈，大可六、七围，如积年杉木状，旁生枝，叶正圆而背白，结实如豆蔻，皮有甲错，香即木中脂，似白松脂，作杉木气。膏乃根下清液耳，亦谓之婆律膏。”[20]

《证类本草》卷第十三：“龙脑香及膏香，味辛、苦，微寒（一云温）、平，无毒。主心腹邪气，风湿积聚，耳聋，明目，去目赤肤翳。出婆律国。形似白松脂，作杉木气，明净者善。久经风日或如雀屎者不佳。”[21]

《本草衍义》卷第十四：“龙脑，条中与《图经》所说各未尽。此物大通利关膈热塞，其清香为百药之先。大人、小儿风涎闭壅及暴得惊热，甚济用。然非常服之药，独行则势弱，佐使则有功。”[18]

《本草品汇精要》卷第十七："龙脑香，无毒。附相思子，植生。龙脑香及膏香主心腹邪气，风湿积聚，耳聋；明目，去目赤肤翳（《名医》所录）。"[22]

《本草纲目》卷三十四："龙脑香《唐本草》，【释名】片脑《纲目》、羯婆罗香《衍义》，膏名婆律香。时珍曰：龙脑者，因其状加贵重之称也。以白莹如冰，及作梅花片者为良，故俗呼为冰片脑，或云梅花脑。番中又有米脑、速脑、金脚脑、苍龙脑等称，皆因形色命名，不及冰片、梅花者也。清者名脑油，《金光明经》谓之羯婆罗香。恭曰：龙脑是树根中干脂。婆律香是根下清脂。旧出婆律国，因以为名也。……鼻中息肉垂下者：用片脑点之，自入。《集简方》"[23]

《雷公炮制药性解》卷五："冰片，味辛苦，性温无毒，入肺肝二经。主心腹邪气积聚，喉闭乳蛾，舌肿，痔疮，通九窍，消风气，明耳目，杀诸虫，解蛊毒。又主小儿惊痫，大人痰迷。按：冰片之辛，本入肺家，而肝则受克者也，故兼入焉。"[1]

《本草征要》卷第四："龙脑香，味辛苦，性微温，无毒。开通关窍，驱逐祟邪。善消风而化湿，使耳聪而目明。芳香为百药之冠，香甚者，性温热。善于走窜，入骨搜风，能引火热之气，自外而出……龙脑入骨，风病在骨髓者，宜也。若风在血脉肌肉，辄用脑麝，又引风入骨，如油入面，莫之能出。目不明，属虚者，不宜入点。"[24]

《本草乘雅半偈》："龙脑香，（别录上品）。【气味】苦，微寒，无毒……【核】曰：龙脑香，取俗称冰片、梅花脑。出婆律、抹罗短叱诸国，南海深山穷谷亦有之……劈而取之，大者成片如花瓣，小者成粒，为米脑，为速脑，为瑞脑，为金脚脑，为苍龙脑。因其形色以名，总不及成片者气全力备也。湿者为脑油，清者为脑浆。南唐保大中，贡龙脑浆，贮之缣囊，悬琉璃瓶内，少顷滴沥成水，香气馥烈，大有益也。"[25]

《本草备要》："冰片，一名龙脑香。宣，通窃，散火，辛温。香窜善走能散，先入肺，传于心脾而透骨，通诸窍，散郁火……。"[2]

《本经逢原》卷三："龙脑香，即冰片，辛苦温有毒。忌见火。发明，龙脑香窜入骨，风病在骨髓者宜之；若风在血脉肌肉用之，反引风入骨髓也。"[26]

《本草从新》卷七："龙脑香，一名冰片。宣、通窍散火。辛温。（《纲目》云：微寒、盖体温而用凉也。）香窜。善走能散。先入肺。传于心脾而透骨。通诸窍。散郁火。逐鬼邪。聪耳明目。消风化湿。治惊痫痰迷。目赤肤翳。"[27]

《本草求真·上编》："冰片，（香木）除骨髓内伏风邪自内出外。冰片（专入骨髓）。辛香气窜。无往不达。"[3]

《本草分经·原则例》："冰片，辛香善走，体温用凉，先入肺传于心脾，而透骨通窍散郁火，辟邪消风化湿，风病在骨髓者宜之，若在血脉肌肉，辄用冰麝反引风入骨，莫之能出。"[4]

《本草述钩元》卷二十二："龙脑香，俗呼冰片。又名梅花脑。方书多称脑子……湿时无香。干之循理而析。状类云母。莹若冰霜。或解木作板。香溢缝间。劈而取之。大者成片如花瓣。气全力备。小者成粒。为米脑。为速脑。为瑞脑。为金脚脑。为苍龙脑。因其形色以名。湿者为脑油。清者为脑浆"[29]

《得配本草》卷七："龙脑香，辛、苦、微热。入手太阴经气分。开气闭，使风邪内散，通关格，引热气外宣。杀诸虫，疗惊痫，退乳蛾，治舌肿，皆其辛散之力。得麝香，内入骨髓，外走经络。配川柏、麦冬，治梦漏口疮。（经络中火邪一去，梦漏恍惚等症自除。）配猯猪血，宣发痘毒。梅花片者为最。气虚者禁用。”[28]

《本草撮要》卷二：“【龙脑香】，味辛苦。入手太阴足厥阴经。功专治骨节间风。得猪血令心经痘毒宣发于表。得朱砂治牙痛。得葱汁治内外痔。一名冰片。”[30]

《本草便读·木部》：“冰片，其体温而用凉。其味辛而带苦。香能达窍。内能透骨搜风。散可疏邪。外可通经宣毒。(冰片出波斯等国。树脂也。一云深山穷谷中千年老杉未经伤损者。则有之。辛温香烈。宣窍散气。凡一切风痰诸中内闭等证。暂用以开闭搜邪。然辛香走窜之极。服之令人暴亡。惟外证点眼吹喉等药用之。或藉其辛散。或赖其香开耳。)”[5]

《中药志》：“冰片　本品为常用中药。系龙脑香科植物龙脑香树干经水蒸气蒸馏所得的结晶。目前多用合成冰片。【原植物】龙脑树。Dryobalanops aromatica Gaerth. f. ——龙脑香科 Dipterocarpaceae.”[12]

《中药材手册》：“冰片［纲目名龙脑香，列入木部香木类］　商品冰片分为天然冰片(龙脑香冰片)、机制冰片及艾片三类。天然冰片系以龙脑香科植物龙脑香 Dryobalanops aromatica Gaerth. f. 的树干经水蒸汽蒸馏所得的结晶。原植物系常绿乔木。机制冰片系以松节油、樟脑等为原料加工合成的龙脑。艾片为菊科植物艾纳香（大风艾）Blumea balsamifera DC. 的鲜叶经水蒸汽蒸馏所得的结晶。原植物系多年生草本，野与栽培均有。三者均可同等入药。近年来，机制冰片国内已可制造，产品质量高于进口的天然冰片，足可供应国内的需要。……天然冰片　［别名］梅片、梅花冰片、老梅片、龙脑。……【附注】过去香港市场多将原装冰片过筛，依冰片大小为大梅、二梅、三梅，其颗粒再小者为小三梅、四梅。……艾片　［别名］艾粉、结片。”[13]

《全国中草药汇编》：“冰片　来源：药材分机制冰片与艾片两类。机制冰片系以松节油、樟脑等为原料经化学方法合成的龙脑，又称‘梅片’；艾片为菊科艾纳香属植物大风艾 Blumea balsamifera DC. 的鲜叶经蒸气蒸馏、冷却所得的结晶，又称‘艾粉’或‘结片’。”[14]

《中药大辞典》：“冰片《纲目》　【基原】为龙脑香科植物龙脑香树的树脂加工品，或为樟脑、松节油等用化学方法合成的加工制成品。【原植物】龙脑香《唐本草》Dryobalanops aromatica Gaerth. f.，又名：固不婆律《酉阳杂俎》，羯布罗香《本草衍义》。”[9]

《中医大辞典·中药分册》：“冰片　出《本草纲目》。又名梅片、梅花冰片。有机制冰片和艾片两种，机制冰片用松节油等人工合成，主产北京、上海、广州等地，艾片系用大风艾鲜叶蒸馏制成，主产广东、广西等地。”[8]

《中国医学百科全书·中医学》：“冰片　始载于《新修本草》原名龙脑香，又名梅片、梅花脑、龙脑。为龙脑香科植物龙脑香 Dryobalanops aromatica Gaerth. f. 树脂的加工品，称为‘龙脑冰片’。以樟脑、松节油等用化学方法合成的加工制成品，称为‘合成龙脑’或‘机制冰片’。以菊科植物艾纳香 Blumea balsamifera（L.）DC. 的叶提取的结晶，称‘艾片’。”[10]

《中国药材学》：“冰片　［别名］梅花脑。【来源】本品为龙脑香科植物龙脑香 Dryobalanops aromatica Gaerth. f. 树干经蒸馏冷却而得的结晶。”[15]

《中国中医药学主题词表》：“冰片 BORNEOLUM SYNTHETICUM　为龙脑香科龙脑香

树脂的加工品；属开窍药　D 龙脑香。”[11]

《普通高等教育中医药类规划教材·中药学》：“冰片《新修本草》　为龙脑香科常绿乔木植物龙脑香 Dryobalanops aromatica Gaerth. f. 树脂的加工品，或龙脑香的树干经蒸馏冷却而得的结晶，称‘龙脑冰片’，亦称‘梅片’。由菊科多年生草本植物艾纳香（大艾）Blumea balsamifera DC. 的叶的升华物经加工劈削而成，称‘艾片’。现多用松节油、樟脑等，经化学方法合成，称“机制冰片”。龙脑香主产于东南亚地区，我国台湾有引种；艾纳香主产于广东、广西、云南、贵州等地。冰片成品须贮于阴凉处，密闭。研粉用。”[7]

《中华本草》：“梅花冰片《中药材手册》　【异名】龙脑《别录》，龙脑香《新修本草》，脑子《海上名方》，冰片、片脑、冰片脑、梅花脑《纲目》，天然冰片、老梅片、梅片《中药材手册》……【来源】为龙脑香科植物龙脑香树的树脂中析出的天然结晶性化合物。【原植物】龙脑香树 Dryobalanops aromatica Gaerth. f.”[32]

《中华人民共和国药典》：“冰片 Borneolum syntheticum　本品（$C_{10}H_{18}O$ 154. 25）为无色透明或白色半透明的片状松脆结晶；气清香，味辛、凉；具挥发性，点燃发生浓烟，并有带光的火焰。”[6]

5　参考文献

1　明·李中梓. 雷公炮制药性解. 见：中国医学大成（二）. 长沙：岳麓书社，1990. 153
2　清·汪昂. 本草备要. 北京：中国中医药出版社，1998，164
3　清·黄宫绣. 本草求真. 上海：上海科学技术出版社，1959，88
4　清·姚澜. 本草分经. 上海：上海科技出版社，1989，65
5　清·张秉成. 本草便读. 上海：上海卫生出版社，1957，65
6　国家药典委员会编. 中华人民共和国药典. 一部. 北京：化学工业出版社，2000，113
7　雷载权主编. 普通高等教育中医药类规划教材·中药学. 上海：上海科学技术出版社，1995，271
8　《中医大辞典》编辑委员会编. 中医大辞典·中药分册. 北京：人民卫生出版社，1982，150
9　江苏新医学院编. 中药大辞典. 上海：上海科学技术出版社，1977，951
10　《中医学》编辑委员会. 中国医学百科全书. 中医学. 上海：上海科学技术出版社，1997，1266
11　吴兰成主编. 中国中医药学主题词表. 北京：中医古籍出版社，1996，28
12　中国医学科学院药物研究所等编. 中药志. 第五册. 北京：人民卫生出版社，1993，833
13　中华人民共和国卫生部药政管理局主编. 中药材手册. 北京：人民卫生出版社，1998，745
14　《全国中草药汇编》编写组编. 全国中草药汇编. 上册. 北京：人民卫生出版社，1996，326
15　徐国钧等主编. 中国药材学. 北京：中国医药科技出版社，1996，1742
16　魏晋·名医别录. 北京：人民卫生出版社，1986，160
17　唐·李珣. 海药本草. 北京：人民卫生出版社，1997，55
18　宋·寇宗奭. 本草衍义. 上海：商务印书馆，1937，82
19　唐·苏敬等撰. 新修本草. 合肥：安徽科学技术出版社，1981，338
20　宋·苏颂. 本草图经. 合肥：安徽科学技术出版社，1994，383
21　宋·唐慎微. 证类本草. 北京：人民卫生出版社，1957，321
22　明·刘文泰. 本草品汇精要. 北京：人民卫生出版社，1982，488
23　明·李时珍. 本草纲目. 北京：人民卫生出版社，1982，1965
24　明·李中梓. 本草征要. 见：李中梓医学全书. 北京：中国中医药出版社，1999，138

25 明·卢之颐. 本草乘雅半偈. 北京：人民卫生出版社，1986，456
26 清·张璐. 本经逢原. 上海：上海科学技术出版社，1959，169
27 清·吴仪洛. 本草从新. 北京：中医古籍出版社，2001，110
28 清·严西亭. 得配本草. 上海：上海卫生出版社，1957，8
29 清·杨时泰. 本草述钩元. 上海：上海卫生出版社，1958，477
30 清·陈其瑞. 本草撮要. 见：珍本医书集成. 本草类. 上海：上海科学技术出版社，1985，42
31 晋·葛洪. 肘后备急方. 北京：人民卫生出版社，1956，68
32 国家中医药管理局《中华本草》编委会. 中华本草. 第三册. 上海：上海科学技术出版社，1999，551

178 安息香

Anxixiang

Benzoinum

1 定名依据

1.1 正名

1.1.1 汉文名：安息香［为安息香科植物白花树 Styrax tonkinensis（Pierre）Craib ex Hart. 的干燥树脂］。

1.1.2 英文名：benzoin.

1.2 依据

1.2.1 定名的文献依据

(1)《新修本草》卷十三："安息香，味辛、苦，平，无毒。主心腹恶气鬼疰。出西戎，似松脂，黄黑色为块，新者亦柔韧。(新附)"[1]

(2)《证类本草》卷第十三："安息香，味辛、苦，平，无毒。主心腹恶气，鬼疰。出西戎。似松脂，黄黑色，为块。新者亦柔韧（音刃）。"[2]

(3)《本草纲目》卷三十四："安息香，《唐本草》。【释名】时珍曰：此香辟恶，安息诸邪，故名。或云：安息，国名也。梵书谓之拙贝罗香。"[3]

(4)《本草从新》卷七："安息香，宣、行气血、辟邪恶。辛香苦平。入心经。研服行血下气。安神去祟。(手少阴主藏神、神昏则鬼邪侵之、心主血、血滞则气不宣快、安神行血、故治之。) 鬼胎能下。蛊毒可消。烧烟、辟邪逐恶。病非关恶气侵犯者。勿用。辟邪。安息诸邪。故名。或云：安息国名也。"[4]

(5)《中华人民共和国药典》："安息香 Benzoinum 本品为安息香科植物白花树 Styrax tonkinensis（Pierre）Craib ex Hart. 的干燥树脂。树干经自然损伤或于夏、秋二季割裂树干，收集流出的树脂，阴干。"[5]

(6)《中药大辞典》："安息香《唐本草》 【基原】为安息香科植物安息香树或越南安息香的树脂。【原植物】①安息香《酉阳杂俎》Styrax benzoin Dryand ②越南安息香 Styrax tonkinensis（Pierre）Craib"[6]

(7)《中医大辞典·中药分册》："安息香 出《新修本草》。为安息香科植物青山安息香

Styrax tonkinensis Pierre 或粉背安息香 S. S. hypoglaucus Perk. 等的树干受伤后分泌出的香树脂。”[7]

(8)《中国医学百科全书·中医学》：“安息香 始载于《新修本草》。为安息香科植物安息香树 Styrax benzoin Dry. 及青山安息香 S. tonkinensis (Pierre) Craib ex Hart. 的香树脂。前者产于印度尼西亚；后者产于泰国、越南、老挝及中国广西、云南等省、区。”[8]

(9)《中国中医药学主题词表》：“安息香 BENZOIN 为安息香科植物安息香树或越南安息香的树脂；属开窍药。”[9]

(10)《中药志》[10]、《中药材手册》[11]、《全国中草药汇编》[12]、《全国中药炮制规范》[13]、《中国药材学》[14]、《中华本草》[15] 等现代中药著作多以“安息香”作为本品正名（参见“文献通考”）。

1.2.2 定名选择的理由

(1) 安息香 Benzoinum，系安息香科植物白花树 Styrax tonkinensis (Pierre) Craib ex Hart. 的干燥树脂。本品始载于唐·苏敬等撰《新修本草》，并以“安息香”作为本品正名记录。其后历代重要本草著作如宋·唐慎微《证类本草》，明·李时珍《本草纲目》。清·吴仪洛《本草从新》、杨时泰《本草述钩元》等在载录本品时均以“安息香”作为正名，并一直沿用至今。

(2) 我国最新出版的《中华人民共和国药典》以及辞书类著作《中医大辞典·中药分册》、《中药大辞典》、《中国医学百科全书·中医学》等均以“安息香”作为本药正名。已经广泛应用于中医药学文献的标引和检索的《中国中医药学主题词表》也以“安息香”作为本药的正式主题词。现代本草著作如《中药志》、《全国中草药汇编》、《中华本草》、《中国药材学》、《中药材手册》、《全国中药炮制规范》等虽记载了不少本品各地的俗称，但也无一例外以“安息香”作为本品的正名。说明“安息香”作为本品正名已成为共识。

1.3 与正名等效的名词：无。

2 源流考释

安息香［安息香科植物白花树 Styrax tonkinensis (Pierre) Craib ex Hart. 的干燥树脂］始载于唐·苏敬等撰《新修本草》，并以“安息香”为正名。如《新修本草》卷十三：“安息香，味辛、苦，平，无毒。主心腹恶气鬼疰。出西戎，似松脂，黄黑色为块，新者亦柔韧。(新附)”[1] 其后的本草著作大多即沿用该书记载，以“安息香”为正名记载本品，如唐·孙思邈《千金翼方》[16]、段成式《酉阳杂俎》[17]、李珣《海药本草》[18]，宋·唐慎微《证类本草》[2]、佚名《增广太平和剂图经本草药性总论》[19]，明·刘文泰《本草品汇精要》[20]、陈嘉谟《本草蒙筌》[21]、李时珍《本草纲目》[3]、缪希雍《炮炙大法》[22]、李中梓《本草征要》[23]，清·蒋居祉《本草择要纲目》[24]、日本稻宣义《炮炙全书》[25]、汪昂《本草易读》[26]、张璐《本经逢原》[27]、吴仪洛《本草从新》[4]、严西亭《得配本草》[28]、黄宫绣《本草求真》[29]、姚澜《本草分经》[30]、杨时泰《本草述钩元》[31]、凌奂《本草害利》[32]、张秉成《本草便读》[33]等。

古代著作记载的本品异名有“拙贝罗香”《本草纲目》[3]等。如《本草纲目》卷三十四：“安息香，《唐本草》。【释名】时珍曰：此香辟恶，安息诸邪，故名。或云：安息，国名也。梵书谓之拙贝罗香。”[3]

现代有关著作均沿用《新修本草》的记载以“安息香”作为本品正名，如《中华人民共和国药典》[5]、《中药大辞典》[6]、《中医大辞典·中药分册》[7]、《中国医学百科全书·中医学》[8]、《中国中医药学主题词表》[9]、《中药志》[10]、《中药材手册》[11]、《全国中草药汇编》[12]、《全国中药炮制规范》[13]、《中国药材学》[14]、《中华本草》[15]等。同时尚记载有“白花榔”《全国中草药汇编》[12]，“安悉香”、“安息香脂”《中国药材学》[14]等各地的俗称；还记载有本品原植物“白花树”的异名“越南安息香”、“滇桂野茉莉”、“白背安息香”、“白脉安息香”、“大青安息香”、“青山安息香”、“泰国安息香”、“牛油树”、“八翻龙”、“白花木”《中华本草》[15]等。

3 附录

3.1 又称：泰国安息香、苏门达腊安息香（药材商品名）。

3.2 俗称：白花榔，安悉香，安息香脂。

3.3 曾称：拙贝罗香《本草纲目》。

3.4 原植物名称：白花树，越南安息香，滇桂野茉莉，白背安息香，白脉安息香，大青安息香，青山安息香（广西），泰国安息香（通称），牛油树，八翻龙（云南），白花木（广东）。

4 文献通考

《新修本草》卷十三：“安息香，味辛、苦，平，无毒。主心腹恶气鬼疰。出西戎，似松脂，黄黑色为块，新者亦柔韧。（新附）”[1]

《千金翼方》卷三：“安息香，味辛苦，平，无毒。主心腹恶气，鬼疰。出西戎，似松脂，黄黑色为块，新者亦柔韧。”[16]

《酉阳杂俎》卷十八：“安息香树出波斯国，波斯呼为辟邪树，长三丈，皮色黄黑，叶有四角，经寒不凋。二月开花黄色，花心微碧，不结实，刻其树皮，其膠如饴，名安息香，六七月坚凝，乃取之烧之，通神明辟众恶。”[17]

《海药本草》卷三：“安息香，谨按《广州记》云：生南海、波斯国。树中脂也，状若桃胶，以秋月采之。又方云：妇人夜梦鬼交，以臭黄合为丸，烧薰丹穴永断。又主男子遗精，暖肾，辟恶气。”[18]

《证类本草》卷第十三：“安息香，味辛、苦，平，无毒。主心腹恶气，鬼疰。出西戎。似松脂，黄黑色，为块。新者亦柔韧（音刃）。（唐本先附）臣禹锡等谨按萧炳云：烧之去鬼来神。《段成式酉阳杂俎》云：安息香树，出波斯国，波斯呼为辟邪树。长三丈，皮色黄黑。叶有四角，经寒不凋。二月开花，黄色，花心微碧，不结实。刻其树皮，其胶如饴，名安息香。六、七月坚凝乃取之。烧之通神，辟众恶。日华子治邪气魍魉，鬼胎血邪，辟蛊毒，肾气，霍乱，风痛，治妇人血噤并产后血晕。”[2]

《增广太平和剂图经本草药性总论·木部中品》：“安息香，味辛苦，平，无毒。主心腹恶气鬼疰。日华子云：治邪气魍魉，鬼胎血邪，辟蛊毒，肾气，霍乱，风痛，治妇人血禁并产后血晕。”[19]

《本草品汇精要》卷第十七：“安息香，无毒，植生。安息香，主心腹恶气鬼疰（名医所录）【苗】［段成式酉阳杂俎云］树高三丈许皮色黄黑叶有四角经冬不凋二月开花黄色花心微碧不结实刻其木皮则枝如饴亦若松脂桃胶黄黑色为块新者亦柔韧（音刃）六七月坚凝乃取之烧则通神辟众恶故波斯呼其木为辟邪树【地】〔图经曰〕出西戎〔海药云〕生南海波斯国。”[20]

《本草蒙筌》：“安息香，味辛、苦，气平。无毒。惟生海外，亦系木脂。因香辟邪，土人呼为辟邪树也。七月七日，裂其树皮，胶脂如饴，随即涌出。坚凝成块，其色黄黑。烧烟鬼惧神欢，研服邪驱恶逐。鬼胎能下，虫毒可消。”[21]

《本草纲目》卷三十四：“安息香，《唐本草》。【释名】时珍曰：此香辟恶，安息诸邪，故名。或云：安息，国名也。梵书谓之拙贝罗香。”[3]

《炮炙大法·木部》：“安息香，（或烧熏或末服）。”[22]

《本草征要》卷第三：“安息香，味辛苦，性平，无毒。入心经。服之而行血下气，烧之而辟恶驱邪。手少阴，主藏神，神昏则邪祟侵之。心主血，血滞则气不宣快，安神行血，故主治如上。”[23]

《本草择要纲目·平性药品》：“安息香，（或言烧之能集鼠者为真。）【气味】辛苦无毒。【主治】心腹恶气鬼疰。邪气魍魉鬼胎血邪。辟蛊毒。霍乱风痛。男子遗精。暖肾气。妇人血噤并产后血运。妇人夜梦鬼交。同臭黄烧熏丹穴永断。烧之去鬼来神。治中恶魇寐劳瘵传尸。气血宣行。”[24]

《炮炙全书》卷三：“安息香，辛、苦，平。状如松脂、桃胶，黄黑色，酒煮研，有如饧者谓之安息油。”[25]

《本草易读》卷第七：“安息香二百八十七，辛，苦，平，无毒。烧之通神，辟一切邪魅。烧之聚鼠者为真。出西戎。状如松脂，而兼黑色，作块。或曰生南海、波斯国。树中脂也，状如桃胶，秋月采之。其树长二三丈，皮黑黄色，叶有四角，经寒不凋。开黄色花，不结实。刻其树皮，其胶如饴。”[26]

《本经逢原》卷三：“安息香，辛苦微甘平，无毒。出西戎及南海波斯国。树中脂也，如胶如饴，今安南三佛齐诸番皆有之。如饴者曰安息香，紫黑黄相和如玛瑙，研之色白者为上。粗黑中夹砂石树皮者为次，乃渣滓结成也。有屑不成块者为下，恐有他香夹杂也。烧之集鼠者为真。修制最忌经火。”[27]

《本草从新》卷七：“安息香，宣、行气血、辟邪恶。辛香苦平。入心经。研服行血下气。安神去祟。（手少阴主藏神、神昏则鬼邪侵之、心主血、血滞则气不宣快、安神行血、故治之。）鬼胎能下。蛊毒可消。烧烟、辟邪逐恶。病非关恶气侵犯者。勿用。辟邪。安息诸邪。故名。或云：安息国名也。”[4]

《得配本草》卷七：“安息香，辛、苦、平。入手少阴经。驱邪逐恶。治血晕，消蛊毒，禁梦魇，疗劳瘵。”[28]

《本草求真·上编》：“安息香，（香木）通心气活肝血。安息香（专入心肝）。系西戎及南海波斯国树中之脂。其香如胶如饴。其气馨。其味苦而兼甘。其性平。按凡香物皆燥。惟此香而不燥。香物皆烈。惟此窜而不烈。洵佳品也。以之常熏。则恶气悉绝而心肺皆沁。神气通畅。”[29]

《本草分经·原例》：“安息香，辛香苦平，入心经，安神去祟，行血下气，安息国名也。”[30]

《本草述钩元》卷二十二：“安息香，树出波斯国。呼为辟邪。长二三尺。刻其树皮。

胶出如饴。名安息香。取以和香。亦名安息油。六七月坚凝。乃取之。今安南三佛齐诸番皆有。形色类胡桃瓤。辛苦而平。气厚味薄。阳也。入手少阴心经……〔论〕安息名为辟邪树。其脂不宜于烧。而能发众香。即萧氏去鬼来神之说。乃知鬼阴而神阳。此味固畅阳明之气。而祛阴浊之邪者也。用以对治人身气血之邪恶。"[31]

《本草害利·心部药队》:"安息香,【害】病非关邪恶气侵犯者,勿用。【利】辛香苦平入心经,研服行血下气,安神,蛊毒可消。心经主藏神,神昏则邪侵之,心主血,血滞则气不宣快,安神行血故治也。【修治】安息,国名也。或云辟邪安息诸邪,故名。出西番,树名辟邪,其脂结成状若桃胶,秋月采之,烧之能集鼠者真。"[32]

《本草便读·木部》:"安息香,芳香开窍。有温宣气血之功。辛苦辟邪。擅畅达心脾之力。或安神而息魅。或煎服而焚香。(安息香出安南波斯等国。亦树脂也。其质如桃胶。柔韧不断。焚之能安息诸邪。故名。辛苦微温。芳香无毒。入心脾二经。开窍辟恶。其芳香温散之性。能使气血宣行。通身通泰。则鬼疰蛊毒。卒中暴厥。心腹诸痛等证。皆可愈耳。)"[33]

《中药志》:"安息香　本品为少常用中药。商品为安息香科植物越南安息香的干燥树脂。……【原植物】①白叶安息香。Styrax subniveus Merr. et Chun——安息香科 Styracaceae. ②粉背安息香。Styrax hypoglaucus Perk. ——安息香科 Styracaceae."[10]

《中药材手册》:"安息香［纲目列入木部香木类］　本品为安息香科植物　罗安息香树 Styrax tonkinensis (Pierre) Craib ex Hortwick 的安息香树 Styrax benzoin Dryand 的树干割伤后渗出的香树脂。原植物系常绿乔木,野生或栽培均有。前者习称"泰国安息香",后者习称"苏门答腊安息香",全系进口。另有野茉莉科植物青山安息香 Styrax macrothyrsus Perk.、白花(白叶安息香) Styrax hypoglaucus Perk. 等树干渗出的香树脂,也可作安息香药用,为国产安息香,但目前尚无大量产品供应。"[11]

《全国中草药汇编》:"安息香　［别名］白花榔。【来源】为安息香科安息香属植物青山安息香 Styrax macrothyrsus Perk.、白叶安息香 S. subniveus Merr. et Chun 及越南安息香 S. tonkinensis (Pierre) Craib ex Hartwick 以及同属其他种的树干经人工割脂或自然受伤后流出的香树脂。"[12]

《中药大辞典》:"安息香《唐本草》　【基原】为安息香科植物安息香树或越南安息香的树脂。【原植物】①安息香《酉阳杂俎》Styrax benzoin Dryand　②越南安息香 Styrax tonkinensis (Pierre) Craib"[6]

《中医大辞典·中药分册》:"安息香　出《新修本草》。为安息香科植物青山安息香 Styrax tonkinensis Pierre 或粉背安息香 S. S. hypoglaucus Perk. 等的树干受伤后分泌出的香树脂。"[7]

《中国医学百科全书·中医学》:"安息香　始载于《新修本草》。为安息香科植物安息香树 Styrax benzoin Dry. 及青山安息香 S. tonkinensis (Pierre) Craib ex Hart. 的香树脂。前者产于印度尼西亚;后者产于泰国、越南、老挝及中国广西、云南等省、区。"[8]

《全国中药炮制规范》:"安息香　［处方用名］安息香。【来源】本品为安息香科植物白花树 Styrax tonkinensis (Pierre) Craib ex Hart. 的干燥树脂。野生或栽培,主产于广西、云南、广东等地。夏、秋二季割裂树干,收集流出的树脂,阴干,药材以灰褐色、油性大、中央有黄白色颗粒而无杂者为佳。"[13]

《中国药材学》:“安息香 ［别名］安悉香，安息香脂，白花树。【来源】本品为安息香科植物越南安息香树（白花树）Styrax tonkinensis（Pierre）Craib ex Hart. 的树干受伤后渗出的香树脂。”[14]

《中国中医药学主题词表》:“安息香 BENZOIN 为安息香科植物安息香树或越南安息香的树脂；属开窍药。”[9]

《中华本草》:“安息香《新修本草》 【异名】拙贝罗香《纲目》……【来源】为安息香科植物安息香和越南安息香的树脂。【原植物】①安息香 Styrax benzoin Dryand 又名：安息香树、辟邪树《酉阳杂俎》。②越南安息香 Styrax tonkinensis（Pierre）Craib ex Hart.［S. macrothyrsus Perk.；S. hypoglaucus Perk.］ 又名：滇桂野茉莉《中国树木分类学》，白背安息香《中国植物图谱》，白花树《中国高等植物图鉴》，白脉安息香、大青安息香、青山安息香（广西），泰国安息香（通称），牛油树、八翻龙（云南），白花木（广东）。”[15]

《中华人民共和国药典》：“安息香 Benzoinum 本品为安息香科植物白花树 Styrax tonkinensis（Pierre）Craib ex Hart. 的干燥树脂。树干经自然损伤或于夏、秋二季割裂树干，收集流出的树脂，阴干。”[5]

5 参考文献

1 唐·苏敬等撰. 新修本草. 合肥：安徽科学技术出版社，1981，338
2 宋·唐慎微. 证类本草. 北京：人民卫生出版社，1957，330
3 明·李时珍. 本草纲目. 北京：人民卫生出版社，1982，1961
4 清·吴仪洛. 本草从新. 北京：中医古籍出版社，2001，109
5 国家药典委员会编. 中华人民共和国药典. 一部. 北京：化学工业出版社，2000，115
6 江苏新医学院编. 中药大辞典. 上海：上海科学技术出版社，1977，955
7 《中医大辞典》编辑委员会编. 中医大辞典·中药分册. 北京：人民卫生出版社，1982，151
8 《中医学》编辑委员会. 中国医学百科全书·中医学. 上海：上海科学技术出版社，1997，1267
9 吴兰成主编. 中国中医药学主题词表. 北京：中医古籍出版社，1996，3
10 中国医学科学院药物研究所等编. 中药志. 第五册. 北京：人民卫生出版社，1993，740
11 中华人民共和国卫生部药政管理局主编. 中药材手册. 北京：人民卫生出版社，1998，613
12 《全国中草药汇编》编写组编. 全国中草药汇编. 上册. 北京：人民卫生出版社，1996，316
13 中华人民共和国卫生部药政管理局编. 全国中药炮制规范. 北京：人民卫生出版社，1988，313
14 徐国钧等主编. 中国药材学. 北京：中国医药科技出版社，1996，1723
15 国家中医药管理局《中华本草》编委会. 中华本草. 第六册. 上海：上海科学技术出版社，1999，144
16 唐·孙思邈. 千金翼方. 北京：人民卫生出版社，1955，38
17 唐·段成式. 酉阳杂俎. 上海：上海商务印书馆，1994
18 唐·李珣. 海药本草. 北京：人民卫生出版社，1997，55
19 宋·佚名. 增广太平和剂图经本草药性总论. 见：增广太平惠民和剂局方. 海口：海南出版社，2002，477
20 明·刘文泰. 本草品汇精要. 北京：人民卫生出版社，1982，489
21 明·陈嘉谟. 本草蒙筌. 北京：人民卫生出版社，1988，259
22 明·缪希雍. 炮炙大法. 明末庄继先校刻本

23 明·李中梓. 本草征要. 见：李中梓医学全书. 北京：中国中医药出版社，1999，138
24 清·蒋居祉. 本草择要纲目. 见：珍本医书集成. 本草类. 上海：上海科学技术出版社，1985，121
25 ［日］稻宣义. 炮炙全书. 北京：中医古籍出版社，1981，108
26 清·汪昂. 本草易读. 北京：人民卫生出版社，1997，291
27 清·张璐. 本经逢原. 上海：上海科学技术出版社，1959，169
28 清·严西亭. 得配本草. 上海：上海卫生出版社，1957，7
29 清·黄宫绣. 本草求真. 上编. 上海：上海科学技术出版社，1959，121
30 清·姚澜. 本草分经. 上海：上海科技出版社，1989，137
31 清·杨时泰. 本草述钩元. 上海：科技卫生出版社，1958，480
32 清·凌奂. 本草害利. 北京：中医古籍出版社，1982，14
33 清·张秉成. 本草便读. 上海：上海卫生出版社，1957，66

179 防己
Fangji
Radix stephaniae tetrandrae

1 定名依据

1.1 正名

1.1.1 汉文名：防己（防己科植物粉防己 Stephania tetrandra S. Moore 的干燥根）。

1.1.2 英文名：mealy fangji ［root］u.

1.2 依据

1.2.1 定名的文献依据

(1)《本草经集注·草木下品》："防己　味辛、苦，平、温，无毒。主治风寒，温疟，热气，诸痫，除邪，利大小便。……今出宜都、建平，大而青白色，虚软者好，黯黑冰强者不佳，服食亦须之，是治风水家要药尔。"[1]

(2)《新修本草》卷第九："防己　味辛、苦、平、温，无毒……今出宜都、建平，大而青白色，虚软者好，黯黑冰强者不佳。服食亦须之。是疗风水家要药耳。"[2]

(3)《证类本草》卷第九："防己　味辛、苦，平，温，无毒。主风寒，温疟，热气……陶隐居云：今出宜都、建平，大而青白色，虚软者好，黯黑冰强者不佳。服食亦须之。是疗风水家要药尔。"[3]

(4)《本草纲目》卷十八："防己　《本经·中品》……弘景曰：今出宜都、建平。大而青白色、虚软者好，黑点木强者不佳。服食亦须之。"[4]

(5)《本草备要》草部："防己……出汉中，根大而虚通，心有花纹，色黄，名汉防己；黑点黄腥木强者，名木防己，不佳（陈藏器曰：治风用木防己，治水用汉防己）。酒洗用。恶细辛。畏萆薢。桂枝、威灵仙，痛连胁加胆草。"[5]

(6)《本草求真》上编："防己……已有二种。曰汉曰木。治风须用木防己。治水须用汉防己。汉己根大而虚。通心有花纹。色黄。木己黑点黄腥木强。酒洗用。恶细辛。"[6]

(7)《中华人民共和国药典》："防己 Radix stephaniae tetrandrae　本品为防己科植物粉防

己 Stephania tetrandra S. Moore 的干燥根。秋季采挖，洗净，除去粗皮，晒至半干，切段，个大者再纵切，干燥。”[7]

(8)《普通高等教育中医药类规划教材·中药学》：“防己《本经》 为防己科多年生本质藤本植物粉防己（汉防己）Stephania tetrandra S. Moore 或马兜铃科多年生缠绕草本植物广防己（木防己）Aristlolchia fangchi Y. C. Wu ex L. D. Chow et S. M. Hwang 的根。汉防己主产于浙江、安徽、江西、湖北等地。”[8]

(9)《中药大辞典》：“防己《本经》 【异名】解离《本经》，载君行《本草蒙筌》，石解《纲目》。【基原】为防己科植物粉防己、木防己及马兜铃科植物广防己、异叶马兜铃的根。【原植物】①粉防己 Stephania tetrandra S. Moore……②广防己 Aristlolchia fangchi Wu，又名：防己马兜铃。③木防己 Cocculus trilobus（Thunb.）DC. ……④异叶马兜铃 Aristlolchia heterophylla Hemsl.，又名：汉中防己。”[9]

(10)《中医大辞典·中药分册》：“防己 出《神农本草经》。又名汉防己、白木香、倒地拱。为防己科植物粉防己 Stephania tetrandra S. Moore 的根。”[10]

(11)《中国医学百科全书·中医学》：“防己 始载于《神农本草经》。又名汉防己、粉防己、白木香。为防己科植物粉防己 Stephania tetrandra S. Moore 的根。秋季采挖，洗净，除去粗皮，切段，粗根劈成两半、晒干。”[11]

(12)《中国中医药学主题词表》：“防己 STEPHANIA TETRANDRA 属防己科；属祛湿利水药和祛风湿药 D 汉防己；D 粉防己。”[12]

(13)《中药材手册》[13]、《全国中药炮制规范》[14]、《中华本草》[15]等现代中药著作多以“防己”作为本品正名（参见“文献通考”）。

1.2.2 定名选择的理由

(1) 防己 Radix stephaniae tetrandrae，系防己科植物粉防己 Stephania tetrandra S. Moore 的干燥根。“防己”作为本品正名始见于南北朝·陶弘景《本草经集注》，其后的本草著作如唐·苏敬《新修本草》，宋·唐慎微《证类本草》，明·李时珍《本草纲目》，清·汪昂《本草备要》、黄宫绣《本草求真》等在载录本品时即以“防己”作为正名，并一直沿用至今。

(2) 我国最新出版的《中华人民共和国药典》、《普通高等教育中医药类规划教材·中药学》以及辞书类著作《中医大辞典·中药分册》、《中药大辞典》、《中国医学百科全书·中医学》等均以“防己”作为本品正名。已经广泛应用于中医药学文献的标引和检索的《中国中医药学主题词表》也以“防己”作为本品的正式主题词。现代本草著作如《中华本草》、《中药材手册》、《全国中药炮制规范》等虽记载了不少本品各地的俗称，但也无一例外以“防己”作为本品的正名。说明“防己”作为本品正名已成为共识。

1.3 与正名等效的名词：无。

2 源流考释

防己（防己科植物粉防己 Stephania tetrandra S. Moore 的干燥根）始载于南北朝·陶弘景《本草经集注》，并以“防己”作为本品正名，如《本草经集注·草木下品》：“防己 味辛、苦，平、温，无毒。主治风寒，温疟，热气，诸痫，除邪，利大小便。……今出宜都、建平，大而青白色，虚软者好，黯黑冰强者不佳，服食亦须之，是治风水家要药尔。"[1] 此后唐·苏敬《新修本草》[2]、宋·唐慎微《证类本草》[3]、明·刘文泰《本草品汇精要》[17]、陈嘉谟《本草蒙筌》[18]、李时珍《本草纲目》[4]、李中立《本草原始》[19]，清·汪昂《本草备要》[5]、黄宫绣《本草求真》[6]、杨时泰《本草述钩元》[20] 等或沿用《本草经集注》的记载，或进一步指出本品的特征，或在炮制"防己"条下介绍本品，如《本草品汇精要》明确指出本品"根大而有粉者为好"[17]；《本草纲目》引《雷公炮炙论》曰："凡使勿用木条，色黄、腥、皮皱、上有丁足子，不堪用。惟要心有花纹黄色者，细锉，以车前草根相对蒸半日，晒干取用。"[4]

古代著作记载的本品异名有"汉防己"《药性论》[3]，"瓜防己"《本草原始》[19]等。如《证类本草》引《药性论》云："汉防己，君，味苦，有小毒。能治湿风，口面㖞斜，手足疼，散留痰，主肺气嗽喘。"[3]《本草原始》卷三："防己，生汉山川谷，木防内皮皱，上有下足子，青白虚软；汉防己，破之绞作车辐解，黄实馨香，状与森通近似，惟汉者胜，占方于防己之上多书汉字巳止也，防止足疾也，汉主肺炁妙木理风邪佳……俗呼瓜防己。"[19]。

值得注意的是，"防己"之名早在汉《神农本草经》就有记载，如《神农本草经》卷二："防己　味辛，平。主风寒温疟，热气诸痈，除邪，利大小便。一名解离《御览》作石解引云：通腠理，利九窍。(《大观本》六字黑)。生川谷。"[16] 但经考《本经》所载"防己"系指马兜铃科的汉中防己，亦即异叶马兜铃 Aristolochia heteophylla Hemsl. 而言，非防己科 Cocculus 属植物，应注意与本品鉴别。

现代有关著作大多沿用《本草经集注》的记载以"防己"作为本品正名，如《中华人民共和国药典》[7]、《普通高等教育中医药类规划教材·中药学》[8]、《中药大辞典》[9]、《中医大辞典·中药分册》[10]、《中国医学百科全书·中医学》[11]、《中国中医药学主题词表》[12]、《中药材手册》[13]、《全国中药炮制规范》[14]、《中华本草》[15]等；有的以"粉防己"作为本品正名，如《中药志》[21]、《中国药材学》[22]等。同时尚记载有"粉防己"《中药志》[21]，"倒地拱"、"石蟾蜍"《中药材手册》[13]，"解离"、"载君行"、"石解"《中药大辞典》[9]，"白木香"《中医大辞典》[10]，"山乌龟"、"蟾酥薯"、"铜秤锤"、"金线吊蛤蟆"《中国药材学》[22]"长根金不换"《中华本草》[15]等各地的俗称。还记载有本品原植物"粉防己"的异名"石蟾蜍"，"汉防己"、"防己"、"白木香"《中药志》[21]，"山乌龟"、"倒地拱"、"金丝吊鳖"《中药大辞典》[9]，"金线吊葫芦"、"金线吊蛤蟆"《中华本草》[15]等。

3　附录

3.1　又称：炒防己、醋防己（饮片规格名），广防己、粉防己（药材商品名）。

3.2　俗称：蟾酥薯、倒地拱（台湾），铜秤锤（广西），白木香、金线吊蛤蟆（浙江），长根金不换（海南），粉防己，石蟾蜍，解离，载君行，山乌龟，石解。

3.3　曾称：汉防己《药性论》，瓜防己《本草原始》。

3.4　原植物名称：粉防己，石蟾蜍，汉防己，防己，白木香（浙江），山乌龟（广西、福建），倒地拱，金丝吊鳖，金线吊葫芦（浙江），金线吊蛤蟆（江西）。

4　文献通考

《神农本草经》卷二："防己　味辛，平。主风寒温疟，热气诸痈，除邪，利大小便。

一名解离《御览》作石解引云：通腠理，利九窍。(《大观本》六字黑)。生川谷。"[16]

《本草经集注》草木下品："防己　味辛、苦，平、温，无毒。主治风寒，温疟，热气，诸痫，除邪，利大小便。……今出宜都、建平，大而青白色，虚软者好，黯黑冰强者不佳，服食亦须之，是治风水家要药尔。(《大观》卷八，《政和》二二三页)"[1]

《新修本草》卷第九："防己　味辛、苦、平、温，无毒……今出宜都、建平，大而青白色，虚软者好，黯黑冰强者不佳。服食亦须之。是疗风水家要药耳。"[2]

《证类本草》卷第九："防己　味辛、苦，平、温，无毒。主风寒，温疟，热气……陶隐居云：今出宜都、建平，大而青白色，虚软者好，黯黑冰强者不佳。服食亦须之。是疗风水家要药尔……臣禹锡等谨按，《药性论》云：汉防己，君，味苦，有小毒。能治湿风，口面㖞斜，手足疼，散留痰，主肺气嗽喘。"[3]

《本草品汇精要》卷十一："防己　蔓生……(生)春生叶(采)二月八月取根【收】阴干【用】根大而有粉者为好【质】类木通黄实而香【色】黄【味】辛苦【性】平温泄【气】气薄味厚阴中之阳。"[17]

《本草蒙筌》卷二："防己　味辛、苦，气平、寒。阴也。无毒。多生汉中府，(属陕西。)通行十二经。畏萆薢杀雄黄毒，恶细辛宜使殷蘖。状与木通近似，气吹亦贯两头。卖家因难得真，多采似者假代。殊不知气味大异，无益有伤。凡觅拯疴，甚宜细审。种因根苗各治，名分汉木两呼，汉防己是根，破之纹作车辐解，黄实馨香；木防己是苗，皮皱上有丁足子，青白虚软。宗此辨认，庶不差讹。并刮净粗皮，才咀成薄片。汉者主水气，名载君行；(音杭。)木香理风邪，职佥使列。有粉者为好。"[18]

《本草纲目》卷十八："防己　《本经·中品》……弘景曰：今出宜都、建平。大而青白色、虚软者好，黑点木强者不佳。服食亦须之。……【修治】敩曰：凡使勿用木条，色黄、腥、皮皱、上有丁足子，不堪用。惟要心有花纹黄色者，细锉，以车前草根相对蒸半日，晒干取用。时珍曰：今人多去皮锉，酒洗晒干用。"[4]

《本草原始》卷三："防己，生汉山川谷。木防内皮皱，上有下足子，青白虚软；汉防己，破之绞作车辐，解黄实馨香，状与森通近似，惟汉者胜，故占方于防己之上，多书汉字巳止也，防止足疾也，汉主肺炁妙木理风邪佳……俗呼瓜防己。"[19]

《本草备要》卷："防己……出汉中，根大而虚通，心有花纹，色黄，名汉防己；黑点黄腥木强者，名木防己，不佳(陈藏器曰：治风用木防己，治水用汉防己)。酒洗用。恶细辛。畏萆薢。桂枝、威灵仙，痛连胁加胆草。"[5]

《本草求真》上编："防己……己有二种。曰汉曰木。治风须用木防己。治水须用汉防己。汉己根大而虚。通心有花纹。色黄。木己黑点黄腥木强。酒洗用。恶细辛。"[6]

《本草述钩元》卷十一："防己　黔产不及汉中者良。故称汉防己。其茎如葛蔓延。茎根甚嫩。折一头吹之。气从中贯。采其根用。剖开须作车辐解。而木强者不取也。汉防己。是根破之纹。作车辐解。黄实馨香。木防己。是苗上有丁足子。青白虚软。"[20]

《中药志》："粉防己　本品为常用中药。商品为防己科植物石蟾蜍的块根。……【原植物】石蟾蜍　别名：汉防己、防己、白木香(浙江)。Stephania tetrandra S. Moore——防己科 Menispermaceae."[21]

《中药材手册》："防己［纲目列入草部蔓草类］　主流商品有广防己和粉防己两类，皆为全国大部地区使用，而后者主销华东、东北。《中国药典》1977 年版及 1985 年版均以广防己和防己分别收载。广防己为马兜铃科科植物广防己 Aristlolchia fangchi Y. C. Wu ex L. D. Chow et S. M. Hwang 的干燥根。原植物系多年生木质大藤木，栽培与野生均有，多生于山坡荒林中；粉防己为防己科植物石蟾蜍 Stephania tetrandra S. Moore 的干燥根，原植物系多年生落叶缠绕性藤本，多为野生，喜生于丘陵地带的草丛及灌木中或路旁沟边，以石灰岩山地生长较多。广防己 ［别名］木防己、藤防己、水防己（天津）、防己、百解头。粉防己 ［别名］汉防己、倒地拱、石蟾蜍。”[13]

《中药大辞典》：“防己《本经》 【异名】解离《本经》，载君行《本草蒙筌》，石解《纲目》。【基原】为防己科植物粉防己、木防己及马兜铃科植物广防己、异叶马兜铃的根。【原植物】①粉防己 Stephania tetrandra S. Moore，又名：石蟾蜍、山乌龟、汉防己、倒地拱、金丝吊鳖、白木香。②广防己 Aristlolchia fangchi Wu，又名：防己马兜铃。③木防己 Cocculus trilobus（Thunb.）DC.，又名：青藤香《阳春县志》，小青藤、白山番薯、青檀香、青风藤、小葛藤。④异叶马兜铃 Aristlolchia heterophylla Hemsl.，又名：汉中防己。”[9]

《中医大辞典·中药分册》：“防己 出《神农本草经》。又名汉防己、白木香、倒地拱。为防己科植物粉防己 Stephania tetrandra S. Moore 的根。”[10]

《中国医学百科全书·中医学》：“防己 始载于《神农本草经》。又名汉防己、粉防己、白木香。为防己科植物粉防己 Stephania tetrandra S. Moore 的根。秋季采挖，洗净，除去粗皮，切段，粗根劈成两半、晒干。”[11]

《全国中药炮制规范》：“防己 ［处方用名］防己。【来源】本品为防己科植物粉防己 Stephania tetrandra S. Moore 的干燥根，多系野生。主产于浙江、安徽等地。秋季采挖，洗净，除去粗皮，晒至半干，切段，个大者再纵切，干燥。药材以质坚实、粉性足者为佳。”[14]

《中国药材学》：“粉防己（汉防己） ［别名］山乌龟，蟾酥薯、倒地拱（台湾），铜秤锤（广西），白木香、金线吊蛤蟆（浙江）。【来源】本品为防己科植物石蟾酥 Stephania tetrandra S. Moore 的块根。”[22]

《中国中医药学主题词表》：“防己 STEPHANIA TETRANDRA 属防己科；属祛湿利水药和祛风湿药 D汉防己；D粉防己。”[12]

《普通高等教育中医药类规划教材·中药学》：“防己《本经》 为防己科多年生本质藤本植物粉防己（汉防己）Stephania tetrandra S. Moore 或马兜铃科多年生缠绕草本植物广防己（木防己）Aristlolchia fangchi Y. C. Wu ex L. D. Chow et S. M. Hwang 的根。汉防己主产于浙江、安徽、江西、湖北等地。木防己主产于广东、广西等地。秋季采挖。晒干。切片生用。”[2]

《中华本草》：“防己《本草经集注》 【异名】汉防己《儒门事亲》，瓜防己《本草原始》，石蟾蜍《中药大辞典》，长根金不换（海南）……【来源】为防己科植物粉防己的块根。【原植物】粉防己 Stephania tetrandra S. Moore 又名：金线吊葫芦（浙江），金线吊蛤蟆（江西），山乌龟（广西、福建）。”[15]

《中华人民共和国药典》：“防己 Radix stephaniae tetrandrae 本品为防己科植物粉防己 Stephania tetrandra S. Moore 的干燥根。秋季采挖，洗净，除去粗皮，晒至半干，切段，个大者再纵切，干燥。”[7]

5　参考文献

1　南北朝·陶弘景．本草经集注．北京：人民卫生出版社，1994，356
2　唐·苏敬等撰．新修本草．合肥：安徽科学技术出版社，1981，228
3　宋·唐慎微．证类本草．北京：人民卫生出版社，1957，223
4　明·李时珍．本草纲目．北京：人民卫生出版社，1982，1313
5　清·汪昂．本草备要．北京：中国中医药出版社，1998，82
6　清·黄宫绣．本草求真．上海：上海科学技术出版社，1959，150
7　国家药典委员会编．中华人民共和国药典．一部．北京：化学工业出版社，2000，116
8　雷载权主编．普通高等教育中医药类规划教材·中药学．上海：上海科学技术出版社，1995，118
9　江苏新医学院编．中药大辞典．上海：上海科学技术出版社，1977，981
10　《中医大辞典》编辑委员会编．中医大辞典·中药分册．北京：人民卫生出版社，1982，156
11　《中医学》编辑委员会．中国医学百科全书·中医学．上海：上海科学技术出版社，1997，1079
12　吴兰成主编．中国中医药学主题词表．北京：中医古籍出版社，1996，101
13　中华人民共和国卫生部药政管理局主编．中药材手册．北京：人民卫生出版社，1998，111
14　中华人民共和国卫生部药政管理局编．全国中药炮制规范．北京：人民卫生出版社，1988，53
15　国家中医药管理局《中华本草》编委会．中华本草．第三册．上海：上海科学技术出版社，1999，385
16　汉·神农本草经．清顾观光重辑本．北京：人民卫生出版社，1955，64
17　明·刘文泰．本草品汇精要．北京：人民卫生出版社，1982，332
18　明·陈嘉谟．本草蒙筌．北京：人民卫生出版社，1988，99
19　明·李中立．本草原始．清四川宏道堂刻本
20　清·杨时泰．本草述钩元．上海：上海卫生出版社，1958，339
21　中国医学科学院药物研究所等编．中药志．第二册．北京：人民卫生出版社，1993，67
22　徐国钧等主编．中国药材学．北京：中国医药科技出版社，1996，208

180　防风
Fangfeng
Radix saposhnikoviae

1　定名依据

1.1　正名

1.1.1　汉文名：防风［伞形科植物防风 *Saposhnikovia divaricata*（Turcz.）Schischk. 的干燥根］。

1.1.2　英文名：divaricate saposhnikovia root.

1.2　依据

1.2.1　定名的文献依据

(1)《神农本草经》卷一："防风　味苦，温，无毒。主大风、头眩痛，恶风风邪，目盲无所见，风行周身，骨节疼痹（《御览》作痛），烦满。久服，轻身。一名铜芸（《御览》

作芒）。生川泽。”[1]

(2)《本草经集注》卷：“防风　味甘、辛，温，无毒。主治大风，头眩痛，恶风，风邪，目盲无所见，风行周身，骨节疼痹，烦满。”[2]

(3)《新修本草》卷七：“防风　味甘、辛，温，无毒。主大风头眩痛，恶风，风邪，目盲无所见，风行周身，骨节疼痹，烦满。胁痛胁风，头面去来，四肢挛急，字乳金疮内痉。久服轻身。”[3]

(4)《证类本草》卷七：防风，味甘、辛，温，无毒。主大风，头眩痛，恶风，风邪，目盲无所见，风行周身，骨节疼痹，烦满，胁痛胁风，头面去来，四肢挛急，字乳，金疮，内痉。久服轻身。叶，主中风热汗出。”[4]

(5)《本草纲目》卷十三：“防风《本经·上品》　【释名】铜芸《本经》、茴芸《吴普》、茴草《别录》、屏风《别录》、讑根《别录》、百枝《别录》、百蜚《吴普》。时珍曰：防者，御也。其功疗风最要，故名。”[5]

(6)《本草从新》卷一：“防风　宣、发表、去风胜湿。辛甘微温。升浮为阳。搜肝泻肺。散头目滞气。经络留湿。主上部见血。（用之为使、亦能治崩。）上焦风邪。头痛目眩。脊痛项强。”[6]

(7)《中华人民共和国药典》：“防风 Radix saposhnikoviae　本品为伞形科植物防风 Saposhnikovia divaricata（Turcz.）Schischk. 的干燥根。春、秋二季采挖未抽花茎植株的根，除去须根及泥沙，晒干。”[7]

(8)《普通高等教育中医药类规划教材·中药学》：“防风《防风》　为伞形科植物防风 Saposhnikovia divaricata（Turcz.）Schischk. 的根。主产于东北、河北、四川、云南等地。春秋季采挖，晒干切片生用或炒炭用。”[8]

(9)《中药大辞典》：“防风《本经》【异名】铜芸《本经》，茴云、茴草、百枝、根、百蜚《吴普本草》，屏风《别录》，风肉《药材资料汇编》。【基原】为伞形科植物防风的根。【原植物】防风 Saposhnikovia divaricata（Turcz.）Schischk.，又名：山芹菜、白毛草。”[9]

(10)《中医大辞典·中药分册》：“防风　出《神农本草经》。又名屏风，关防风、青防风。为伞形科植物防风 Saposhnikovia divaricata（Turcz.）Schischk. 的根。”[10]

(11)《中国医学百科全书·中医学》：“防风　始载于《神农本草经》。又名屏风。为伞形科植物防风 Saposhnikovia divaricata（Turcz.）Schischk. 的根。春季或秋季采挖未抽花茎植株的根；栽培者种植 2～3 年后采挖。去净泥土及须根，晒至 8～9 成干，再捆成小把，晒干。”[11]

(12)《中国中医药学主题词表》：“防风 SAPOSHNIKOVIA DIVARICATA　属伞形科及祛风药和辛温解表药。”[12]

(13)《中药志》[13]、《中药材手册》[14]、《全国中草药汇编》[15]、《全国中药炮制规范》[16]、《中国药材学》[17]、《中华本草》[18]等现代中药著作多以“防风”作为本品正名（参见“文献通考”）。

1.2.2　定名选择的理由

(1) 防风 Radix saposhnikoviae，系伞形科植物防风 Saposhnikovia divaricata（Turcz.）Schischk. 的干燥根。“防风”之名始见于汉《神农本草经》，并作为本品正名记载。其后的历代重要本草著作如南北朝·陶弘景《本草经集注》，唐·苏敬《新修本草》，宋·唐慎微《证类本草》，明·李时珍《本草纲目》，清·吴仪洛《本草从新》等在载录本品时均以“防风”作为正名，并一直沿用至今。

（2）我国最新出版的《中华人民共和国药典》、《普通高等教育中医药类规划教材·中药学》以及辞书类著作《中医大辞典·中药分册》、《中药大辞典》、《中国医学百科全书·中医学》等均以“防风”作为本品正名。已经广泛应用于中医药学文献的标引和检索的《中国中医药学主题词表》也以“防风”作为本品的正式主题词。现代本草著作如《中药志》、《全国中草药汇编》、《中华本草》、《中国药材学》、《中药材手册》、《全国中药炮制规范》等虽记载了不少本品各地的俗称，但也无一例外以“防风”作为本品的正名。说明“防风”作为本品正名已成为共识。

1.3 与正名等效的名词：无。

2 源流考释

防风［伞形科植物防风 Saposhnikovia divaricata（Turcz.）Schischk. 的干燥根］始载于汉《神农本草经》，并以“防风”为正名。如《神农本草经》卷一：“防风，味苦，温，无毒。主大风、头眩痛，恶风风邪，目盲无所见，风行周身，骨节疼痹（《御览》作痛），烦满。久服，轻身。一名铜芸（《御览》作芒）。生川泽。”[1]其后的本草著作大多即沿用该书记载，以“防风”为正名记载本品，如三国·吴普《吴普本草》[19]，魏晋《名医别录》[20]，南北朝·陶弘景《本草经集注》[2]，唐·苏敬《新修本草》[3]，宋·苏颂《本草图经》[21]、唐慎微《证类本草》[4]、寇宗奭《本草衍义》[22]，元·王好古《汤液本草》[23]，明·刘文泰《本草品汇精要》[24]、陈嘉谟《本草蒙筌》[25]、李时珍《本草纲目》[5]、李中梓《本草征要》[26]、卢之颐《本草乘雅半偈》[27]，清·张志聪《本草崇原》[28]、蒋居祉《本草择要纲目》[29]、陈士铎《本草新编》[30]、汪昂《本草易读》[31]、汪昂《本草备要》[32]、张璐《本经逢原》[33]、叶桂《本草经解》[34]、徐大椿《神农本草经百种录》[35]、吴仪洛《本草从新》[6]、严西亭《得配本草》[36]、赵学敏《本草纲目拾遗》[37]、黄宫绣《本草求真》[38]、陈念祖《神农本草经读》[39]、姚澜《本草分经》[40]、杨时泰《本草述钩元》[41]、叶志诜《神农本草经赞》[42]、凌奂《本草害利》[43]、陈其瑞《本草撮要》[44]、张秉成《本草便读》[45]等。

古代著作记载的本品异名有“铜芸”《神农本草经》[1]，“回云”、“回草”、“百枝”、“蕑根”、“百韭”、“百种”《吴普本草》[19]，“茴草”、“屏风”、“蔄根”、“百蜚”《名医别录》[20]等。如《神农本草经》卷一：“防风 味苦，温，无毒。……一名铜芸《御览》作芒）。生川泽。”[1]《吴普本草》卷：“防风 一名回云，一名回草，一名百枝，一名蕑根，一名百韭，一名百种。”[19]《名医别录》卷：“防风 一名茴草，一名百枝，一名屏风，一名蔄根，一名百蜚。[20]

须予指出的是，古代所用防风原植物并非一种，如《别录》及《新修本草》所述生沙苑者、《本草经集注》所述产郁州者。经考证，沙苑在今陕西渭南地区，所产防风原植物为伞形科华山前胡 Peucedanum ledebourielloides K. T. Fu.。但有的品种现在尚无法确定。

现代有关著作均沿用《神农本草经》的记载以“防风”作为本品正名，如《中华人民共和国药典》[7]、《普通高等教育中医药类规划教材·中药学》[8]、《中药大辞典》[9]、《中医大辞典·中药分册》[10]、《中国医学百科全书·中医学》[11]、《中国中医药学主题词表》[12]、《中药志》[13]、《中药材手册》[14]、《全国中草药汇编》[15]、《全国中药炮制规范》[16]、《中国药材学》[17]、《中华本草》[18]等。同时尚记载有“旁风”、“软防风”《中药材手册》[14]，“关防风”、“东防风”《全国中草药汇编》[15]，“风肉”《中药大辞典》[9]，“青防风”《中医大辞典》[10]等各地的俗称。还记载有本品原植物“防风”的异名“关防风”、“东防风”《中药志》[13]，“山芹菜”、“白毛草”《中药大辞典》[9]等。

3 附录

3.1 又称：关防风、川防风、云防风、东防风、口防风（药材商品名）。

3.2 俗称：旁风（吉林、辽宁、内蒙古、山东）、软防风（陕西），关防风、东防风，风肉，青防风。

3.3 曾称：铜芸《神农本草经》，回云、回草、百枝、蕑根、百韭、百种《吴普本草》，茴草、屏风、藺根、百蜚《名医别录》。

3.4 原植物名称：防风，关防风，东防风，山芹菜，白毛草。

4 文献通考

《神农本草经》卷一：“防风　味苦，温，无毒。主大风，头眩痛，恶风风邪，目盲无所见，风行周身，骨节疼痹（《御览》作痛），烦满。久服，轻身。一名铜芸（《御览》作芒）。生川泽。”[1]

《吴普本草》卷：“防风　一名回云，一名回草，一名百枝，一名蕑根，一名百

韭，一名百种。神农、黄帝、岐伯、桐君、雷公、扁鹊：甘，无毒。李氏：小寒。或生邯郸、上蔡。正月生，叶细圆，青黑黄白，五月华黄，六月实黑，二月、十月采根，日干。琅邪者良。”[19]

《名医别录》卷：“防风　一名茴草，一名百枝，一名屏风，一名蕳根，一名百蜚。生沙苑，及邯郸、琅邪。……味苦，温，无毒。主大风、头眩痛，恶风风邪，目盲无所见，风行周身，骨节疼痹（《御览》作痛），烦满。久服，轻身。一名铜芸（《御览》作芒）。生川泽。”[20]

《本草经集注》卷：“防风　味甘、辛，温，无毒。主治大风，头眩痛，恶风，风邪，目盲无所见，风行周身，骨节疼痹，烦满。胁痛胁风，头面去来，四肢挛急，字乳金疮内痉。久服轻身。叶：主中风热汗出。一名铜芸，一名茴草，一名百枝，一名屏风，一名蕳根，一名百蜚。生沙苑川泽及邯郸、琅琊、上蔡。二月、十月采根，曝干。（得泽泻、藁本治风，得当归、芍药、阳起石、禹余粮治妇人子藏风，杀附子毒，恶干姜、藜芦、白蔹、芫花。）”[2]

《新修本草》卷七：“防风　味甘、辛，温，无毒。主大风头眩痛，恶风，风邪，目盲无所见，风行周身，骨节疼痹，烦满。胁痛胁风，头面去来，四肢挛急，字乳金疮内痉。久服轻身。叶，主中风热汗出。一名铜芸，一名茴草，一名百枝，一名屏风，一名藺根，一名百蜚。生沙苑川泽及邯郸、琅玡、上蔡。二月、十月采根，曝干。”[3]

《本草图经》卷五：“防风，生沙苑川泽及邯郸上蔡，今京东、淮、浙州郡皆有之。

根土黄色，与蜀葵根相类。茎叶俱青绿色，茎深而叶淡，似青蒿而短小，初时嫩紫，作菜茹，极爽口。五月开细白花，中心攒聚，作大房，似莳萝花。实似胡荽而大。二月、十月采根，曝干。”[21]

《证类本草》卷七：防风，味甘、辛，温，无毒。主大风，头眩痛，恶风，风邪，目盲无所见，风行周身，骨节疼痹，烦满，胁痛胁风，头面去来，四肢挛急，字乳，金疮，内痉。久服轻身。叶，主中风热汗出。一名铜芸，一名茴草，一名百枝，一名屏风，一名蕳根，一名百蜚。生沙苑川泽及邯郸、琅邪、上蔡。二月、十月采根，曝干。（得泽泻、藁本疗风，得当归、芍药、阳起石、禹余粮疗妇人子脏风，杀附子毒，恶干姜、藜芦、白蔹、芫花。）”[4]

《本草衍义》卷八：“防风黄芪　防风、黄芪世多相须而用。唐许胤宗为新蔡王外兵参军，王太后病风，不能言，脉沉难对，医告术穷。胤宗曰：“饵液不可进”。即以黄芪、防风煮汤数十斛，置床下，气如雾熏薄之，是夕语。”[22]

《汤液本草》卷三：防风　纯阳，性温，味甘、辛。无毒。足阳明胃经、足太阴脾经，乃二经行经之药，太阳经本经药。《象》云：治风通用，泻肺实，散头目中滞气，除上焦风邪之仙药也。误服，泻人上焦元气。去芦并钗股用。《珍》云：身，去身半以上风邪；梢，去身半以下风邪。”[23]

《本草品汇精要》卷八：防风　无毒　植生　防风（出《神农本经》）主大风，头眩痛，恶风，风邪，目盲无所见，风行周身，骨节疼痹，烦满。久服轻身（以上朱字《神农本经》）。胁痛胁风，头面去来，四肢挛急，字乳，金疮，内痉。叶主中风热汗出（以上黑字《名医》所录）。【名】铜芸　茴草　百枝　屏风　蕳根　百蜚”[24]

《本草蒙筌》卷二：“防风　味甘、辛、气温。升也，阳也。无毒。种生沙苑，（属河南。）根类蜀葵。秋后采收，曝干入药。杀乌头大毒，恶藜蔹芫姜。（藜芦、白蔹、芫花、干姜。）择坚实脂润为良，去芦头钗股不用。系太阳本经之药，又通行脾胃二经。职居卒伍卑贱之流，听命即行，随引竟至。尽治一身之痛，而为风药中之润剂也。治风通用，散湿亦宜。”[25]

《本草纲目》卷十三：“防风　《本经·上品》　【释名】铜芸《本经》、茴芸《吴普》、茴草《别录》、屏风《别录》、讁根《别录》、百枝《别录》、百蜚《吴普》。时珍曰：防者，御也。其功疗风最要，故名。屏风者，防风隐语也。曰芸、曰茴、曰讁者，其花如茴香，其气如芸蒿、讁兰也。”[5]

《本草征要》卷一：“防风　味甘，性温，无毒。入肺、小肠、膀胱三经。畏草薢。恶干姜、芫花。杀附子毒。色白而润者佳。散风解表，止痛医疮。清咽喉及口齿，治风疹与搔痒。头目中滞气，经络中留湿，俱可疗也。骨节之烦疼，四肢之挛急，均能解之。”[26]

《本草乘雅半偈》第二帙：“防风　《本经·上品》　【气味】甘温，无毒。【主治】主大风，头眩痛恶风，风邪目盲无所见，风行周身，骨节疼痹，烦满。久服轻身。【核】曰：出齐州龙山者最胜，青、兖、淄州者亦佳。二月生芽，红紫色，作茹柔嫩爽口。三月茎叶转青，茎深叶淡，似青蒿而短小。五月开花，似莳萝花而色白，攒簇作房，似胡荽子而稍大。九月采根，似葵根而黄色。”[27]

《本草崇原》卷上：“防风　气味甘温，无毒。主大风头眩痛，恶风风邪，目盲无所见，风行周身，骨节疼痛烦满。久服轻身。（防风始出沙苑川泽及邯郸、琅琊、上蔡，皆属中州之地。春初发嫩芽，红紫色，三月茎叶俱青，五月开细白花，六月结实黑色，九月、十月采根，色黄空通。）”[28]

《本草择要纲目·寒性药品》：“防风　【气味】甘温无毒。浮而升。阳也。入手足太阳经。又行足阳明太阴二经。为肝经气分之药。【主治】疗风通用。泻肺实如神。散头目中滞气。除上焦风邪。虽其分乃卒伍卑贱之职。然随所引而无不至。若补脾胃。非此导用不能行。凡脊痛项强不可回顾。腰似折。项似拔者。乃手足太阳症。”[29]

《本草新编》卷三：“防风，味甘、辛，气温，升也，阳也，无毒。系太阳本经之药，又通行脾、胃二经。古人曾分上、中、下以疗病，其实，治风则一。盖随所用而听令，从各引经之药，无所不达，治一身之痛，疗半身之风，散上下之湿，祛阴阳之火，皆能取效。但散而不收，攻而不补，可暂时少用以成功，而不可经年频用以助虚耳。”[30]

《本草易读》卷三：“防风三十二　得葱白行周身，得藁本、泽泻疗风，得当归、白芍、阳起石、禹粮，疗妇人子脏风。畏萆薢，杀附子毒，恶藜芦、白蔹、干姜、芫花。甘，辛，微温，无毒，性升。手足太阳药也，又行足阳明、太阴经。疗诸般风，治一切劳。除骨蒸之疼痛，解肌体之挛急。青盲赤目，头痛胁痛。除盗汗而驱烦满，止冷泪而起瘫痪。为治风去湿之要药，乃脊痛项强之灵丹。”[31]

《本草备要》卷：“防风　宣，发表，胜湿　辛苦性温，升浮为阳。搜肝泻肺，散头目滞气、经络留湿。主上部见血（用之为使，亦能治崩），上焦风邪，头痛目眩，脊痛项强，周身尽痛，太阳（膀胱）经证（徐之才曰：得葱白，能行周身）。”[32]

《本经逢原》卷一：“防风　甘辛温，无毒。叉头者令人烦喘，叉尾者发人痼疾。《本经》主大风头眩痛，恶风风邪，目盲无所见，风行周身骨节疼痛。发明　防风浮而升，阳也。入手太阳、阳明、少阳、厥阴，兼通足太阳，治风去湿之仙药，以风能胜湿也。其治大风头眩痛，恶风，风邪等病，其性上行，故治上盛风邪，泻肺实喘满，及周身痹痛，四肢挛急，目盲无所见，风眼冷泪，总不出《本经》主治也。”[33]

《本草经解》卷二：“【防风】　气温。味甘。无毒。主大风头眩痛。恶风风邪。目盲无所见。风行周身。骨节疼痛。久服轻身。防风气温。禀天春和风木之气。入足厥阴肝经。味甘无毒。得地中正之土味。入足太阴脾经。气味俱升。阳也。肝为风木。其经与督脉会于巅顶。”[34]

《神农本草经百种录》卷：“防风　味甘温。主大风，头眩痛恶风，风邪风病无不治也。目盲无所见，风在上窍也。风行周身，风在偏体也。骨节疼痛，风在筋骨也。烦满，风在上焦也。久服，轻身。风气除则有此效。”[35]

《本草从新》卷一：“防风　宣、发表、去风胜湿。辛甘微温。升浮为阳。搜肝泻肺。散头目滞气。经络留湿。主上部见血。（用之为使、亦能治崩。）上焦风邪。头痛目眩。脊痛项强。周身尽痛。太阳经证。（膀胱、徐之才曰：得葱白、能行周身。）又行脾胃二经。为去风胜湿之要药。”[6]

《得配本草》卷二：“防风　畏萆薢。恶干姜、藜芦、白蔹、芫花。制黄芪。杀附子毒。辛、甘，性温。太阳经本药，又入手足太阴、阳明经，又随诸经之药所引而入。治风去湿之要药，此为润剂。”[36]

《本草纲目拾遗》卷三：“防风　党参　从新云：古本草云参须上党者佳，今真党参久已难得，肆中所市党参，种类甚多，皆不堪用。惟防党性味和平足贵，根有狮子盘头者真，硬纹者伪也。白党即将此参煮晒已成，原汁已出，不堪用。”[37]

《本草求真》上篇：“防风　（山草）有膀胱上焦筋骨风邪仍为风药通用　防风（专入膀胱。兼入脾胃）。味甘微温。虽入足太阳膀胱。以治上焦风邪。头痛目眩。脊痛项强。周身尽痛。（之才曰。得葱白能行周身。）然亦能入脾胃二经。”[38]

《神农本草经读》卷一：“防风　气味甘、温，无毒。主大风，头眩痛，恶风，风邪目盲无所见，风行周身，骨节疼痛、身重。久服轻身。”[39]

《本草分经》卷：“防风　辛甘微温，搜肝泻肺，散头目滞气经络留湿，主上焦风邪、膀胱经症，又为脾胃引经去风胜湿之药，同葱白用能行周身。”[40]

《本草述钩元》卷七：“防风　出齐州龙山者最胜。青兖淄州者亦佳。九月采用。（不止用根。故通身采。）味辛而甘。气温而浮。气厚味薄。升也。阳也。手足太阳经本药。又行足阳明太阴二经。为肝经气分药。”[41]

《神农本草经赞》卷一：“防风　味甘温无毒。主大风头眩痛。恶风风邪。目盲无所见。风行周身。骨节疼痛烦满。久服轻身。一名铜芸。生川泽。叉尾叉头。区分无隐。荽散香芬。萝攒房紧。美比珊瑚。坚同蚯蚓。三十六风消。神光炯炯。”[42]

《本草害利·膀胱部药队》：“防风　【害】升浮之性，易动肝木。若似中风，产后血晕痉急诸病，头痛因于血虚不因于风寒，泄泻不因于寒湿，及二便闭涩，小儿脾虚发搐，慢惊脾风，气升作呕，火升作嗽，阴虚盗汗，阳虚自汗等病，法所同忌。能泻肺实，误服泻人上焦元气。叉头者，令人发狂，叉尾者，发人痼疾。”[43]

《本草撮要》卷一：“【防风】　味甘辛。入手太阳足太阳足厥阴经。功专驱风。其性柔淫。无所不入。随主药而走经络。得葱白能通行周身。得泽泻、藁本疗风湿。得当归芍药、阳起石、禹余粮、疗妇人子脏风冷。若虚痉头痛不因风寒。泄泻不因寒湿。火升发嗽。阴虚盗汗。阳虚自汗。并忌。”[44]

《本草便读·草部》：防风　走太阳兼达肺通肝。表解风疏。甘辛温之力。得黄芪则寓宣于补。痹舒邪化。随所引俱宜。且为脾胃引经。风能胜湿。都道卑微卒伍。润可柔枯。”[45]

《中药志》：“防风　防风为常用中药。商品主要为关防风，其次为川防风和云防风。原植物分别为伞形科植物防风、短片藁本和竹叶邪蒿的根。……【原植物】防风　别名：关防风、东防风。Saposhnikovia divaricata（Turcz.）Schischk.［Siler divaricatum（Turcz.）Benth. et Hook.；Ledebouriella seseloides auct. non Wolff；L. divaricata（Turcz.）Hiroe］——伞形科 Umbelliferae.”[13]

《中药材手册》：“防风［纲目列入草部山草类］　本品为伞形科植物防风 Saposhnikovia divaricata（Turcz.）Schischk. 的干燥根。原植物系多年生草本，均为野生。商品中由于产地不同有多种规格，习惯以东北产者品质较优，俗称“关防风”或“东防风”；内蒙古、河北等地产者质稍次，俗称“口防风”，二者均同等入药。此外，四川南部及东部与河南还应用川防风，云南应用云防风，湖北恩施地区习用岩防风，均为地区习惯用药。但部分地区有将同科植物贡蒿及野胡萝卜的根误充防风入药者。［别名］旁风（吉林、辽宁、内蒙古、山东）、软防风（陕西）。”[14]

《全国中草药汇编》：“防风　别名：关防风、东防风。【来源】伞形科植物防风 Saposhnikovia divaricata（Turcz.）Schischk. [Siler divari catum Benth. et Hook.; Ledebouriella seseloides auct. non Wolff; L. divaricata（Turcz.）Hiroe]，以根入药。”[15]

《中药大辞典》：“防风《本经》 【异名】铜芸《本经》，茴云、茴草、百枝、根、百蜚《吴普本草》，屏风《别录》，风肉《药材资料汇编》。【基原】为伞形科植物防风的根。【原植物】防风 Saposhnikovia divaricata（Turcz.）Schischk.，又名：山芹菜、白毛草。”[9]

《中医大辞典·中药分册》：“防风 出《神农本草经》。又名屏风，关防风、青防风。为伞形科植物防风 Saposhnikovia divaricata（Turcz.）Schischk. 的根。”[10]

《中国医学百科全书·中医学》：“防风 始载于《神农本草经》。又名屏风。为伞形科植物防风 Saposhnikovia divaricata（Turcz.）Schischk. 的根。春季或秋季采挖未抽花茎植株的根；栽培者种植 2~3 年后采挖。去净泥土及须根，晒至 8~9 成干，再捆成小把，晒干。”[11]

《全国中药炮制规范》：“防风 [处方用名] 防风。【来源】本品为伞形科植物防风 Saposhnikovia divaricata（Turcz.）Schischk. 的干燥根。均系野生。主产于黑龙江、吉林、内蒙古、河北等地。春、秋二季采挖未抽花茎植株的根，除去须根及泥沙，干燥。药材以条粗壮。断面皮部色浅棕、木部色浅黄者为佳。”[16]

《中国药材学》：“防风 [别名] 关防风，东防风，旁风。【来源】本品为伞形科植物防风 Saposhnikovia divaricata（Turcz.）Schischk. [Ledebouriella seseloides（Hoffom.）Wolff] 的根。”[17]

《中国中医药学主题词表》：“防风 SAPOSHNIKOVIA DIVARICATA 属伞形科及祛风药和辛温解表药。”[12]

《普通高等教育中医药类规划教材·中药学》：“防风《防风》 为伞形科植物防风 Saposhnikovia divaricata（Turcz.）Schischk. 的根。主产于东北、河北、四川、云南等地。春秋季采挖，晒干切片生用或炒炭用。”[8]

《中华本草》：“防风《本经》 【异名】铜芸《本经》，回云、回草、百枝、根、百韭、百种《吴普本草》，屏风《别录》，风肉《药材资料汇编》……【来源】为伞形科植物防风的根。【原植物】防风 Saposhnikovia divaricata（Turcz.）Schischk. [Stenocoelium divaricatum Turcz.; Siler divaricatum（Turcz.）Benth. et Hook. f.; Ledebouriella seseloides auct. Non Wolff; L. divaricata（Turcz.）Hiroe]”[18]

《中华人民共和国药典》：“防风 Radix saposhnikoviae 本品为伞形科植物防风 Saposhnikovia divaricata（Turcz.）Schischk. 的干燥根。春、秋二季采挖未抽花茎植株的根，除去须根及泥沙，晒干。”[7]

5 参考文献

1 汉·神农本草经. 清顾观光重辑本. 北京：人民卫生出版社，1955，37
2 南北朝·陶弘景. 本草经集注. 北京：人民卫生出版社，1994，261
3 唐·苏敬等撰. 新修本草. 合肥：安徽科学技术出版社，1981，179
4 宋·唐慎微. 证类本草. 北京：人民卫生出版社，1957，179
5 明·李时珍. 本草纲目. 北京：人民卫生出版社，1982，790

6　清·吴仪洛．本草从新．北京：中医古籍出版社，2001，13
7　国家药典委员会编．中华人民共和国药典．一部．北京：化学工业出版社，2000，117
8　雷载权主编．普通高等教育中医药类规划教材·中药学．上海：上海科学技术出版社，1995，33
9　江苏新医学院编．中药大辞典．上海：上海科学技术出版社，1977，985
10　《中医大辞典》编辑委员会编．中医大辞典·中药分册．北京：人民卫生出版社，1982，156
11　《中医学》编辑委员会．中国医学百科全书·中医学．上海：上海科学技术出版社，1997，967
12　吴兰成主编．中国中医药学主题词表．北京：中医古籍出版社，1996，101
13　中国医学科学院药物研究所等编．中药志．第二册．北京：人民卫生出版社，1993，364
14　中华人民共和国卫生部药政管理局主编．中药材手册．北京：人民卫生出版社，1998，115
15　《全国中草药汇编》编写组编．全国中草药汇编．下册．北京：人民卫生出版社，1996，357
16　中华人民共和国卫生部药政管理局编．全国中药炮制规范．北京：人民卫生出版社，1988，54
17　徐国钧等主编．中国药材学．北京：中国医药科技出版社，1996，354
18　国家中医药管理局《中华本草》编委会．中华本草．第五册．上海：上海科学技术出版社，1999，1026
19　三国·吴普．吴普本草．北京：人民卫生出版社，1987，25
20　魏晋·名医别录．北京：人民卫生出版社，1986，112
21　宋·苏颂．本草图经．合肥：安徽科学技术出版社，1994，121
22　宋·寇宗爽．本草衍义．上海：商务印书馆，1957，49
23　元·王好古．汤液本草．见：景印文渊阁四库全书（745）．北京：中医古籍出版社，1986，931
24　明·刘文泰．本草品汇精要．北京：人民卫生出版社，1982，268
25　明·陈嘉谟．本草蒙筌．北京：人民卫生出版社，1988，99
26　明·李中梓．本草征要．见：李中梓医学全书．北京：中国中医药出版社，1999，121
27　明·卢之颐．本草乘雅半偈．北京：人民卫生出版社，1986，73
28　清·张志聪．本草崇原．北京：中国中医药出版社，1992，27
29　清·蒋居祉．本草择要纲目．见：珍本医书集成．本草类．上海：上海科学技术出版社，1985，14
30　清·陈士铎．本草新编．北京：中国中医药出版社，1996，121
31　清·汪昂．本草易读．北京：人民卫生出版社，1997，140
32　清·汪昂．本草备要．北京：中国中医药出版社，1998，35
33　清·张璐．本经逢原．上海：上海科学技术出版社，1959，45
34　清·叶桂．本草经解．上海：上海科学技术出版社，1958，39
35　清·徐大椿．神农本草经百种录．见：景印文渊阁四库全书（785）．北京：中医古籍出版社，1986，567
36　清·严西亭．得配本草．上海：上海卫生出版社，1957，25
37　清·赵学敏．本草纲目拾遗．北京：人民卫生出版社，1983，69
38　清·黄宫绣．本草求真．上海：上海科学技术出版社，1959，80
39　清·陈念祖．神农本草经读．北京：人民卫生出版，1959，7
40　清·姚澜．本草分经．上海：上海科技出版社，1989，133
41　清·杨时泰．本草述钩元．上海：科技卫生出版社，1958，133
42　清·叶志诜．神农本草经赞．见：珍本医书集成．本草类．上海：上海科学技术出版社，1985，25
43　清·凌奂．本草害利．北京：中医古籍出版社，1982，116
44　清·陈其瑞．本草撮要．见：珍本医书集成．本草类．上海：上海科学技术出版社，1985，6
45　清·张秉成．本草便读．上海：上海卫生出版社，1957，8

181　红大戟
Hongdaji
Radix Knoxiae

1　定名依据

1.1　正名

1.1.1　汉文名：红大戟（茜草科植物红大戟 Knoxia valerianoides Thorcl ex Pitard 的干燥块根）。

1.1.2　英文名：knoxia root.

1.2　依据

1.2.1　定名的文献依据

（1）《中药志》："红大戟　本品为较常用中药。商品为茜草科植物红大戟的干燥块根。……【原植物】红大戟。别名：红牙大戟（通称），红萝卜、走黄沙、红心薯（广西）。Knoxia valerianoides Thorcl ex Pitard（K.　corymbosa auct.　sin.　non Willd）……茜草科 Rubiaccac."[1]

（2）《中华人民共和国药典》："红大戟 Radix knoxiae　本品为茜草科植物红大戟 Knoxia valerianoides Thorcl ex Pitard 的干燥块根。秋、冬二季采挖，除去须根，洗净，置沸水中略烫，干燥。"[2]

（3）《中医大辞典・中药分册》："红大戟　出《中国药用植物志》。又名红芽大戟、紫大戟、南大戟、红毛大戟。为茜草科植物红大戟 Knoxia valerianoides Thorel ex Pitard 的块根。分布福建、广西、广东及云南等地。"[3]

（4）《中国医学百科全书・中医学》："红大戟　又名广大戟、南大戟、红其根。为茜草科植物红大戟 Knoxia valerianoides Thorel ex Pitard 的块根。主产于广东、广西、云南等省区。"[4]

（5）《中国中医药学主题词表》以"红大戟"作为本药正式主题词，以"红牙大戟"作为代项（正式主题词的同义词或代词）。[5]

（6）《全国中草药汇编》："红大戟　［别名］红牙大戟、红牙戟、紫大戟、广大戟、南大戟、将军草、野黄萝卜。【来源】为茜草科红大戟属植物红大戟 Knoxia valerianoides Thorcl.　的块根。"[6]

（7）《全国中药炮制规范》："红大戟　［处方用名］红大戟、醋红大戟。【来源】本品为茜草科植物红大戟 Knoxia valerianoides Thorcl et Pitard.　的干燥块根。多系野生。主产于福建、广西、广东、云南等地。"[7]

（8）《中国药材学》："红大戟　【别名】红牙大戟，红参，土人参（广西）。【来源】本品为茜草科植物红大戟 Knoxia valerianoides Thorcl ex Pitard 的块根。"[8]

（9）《中华本草》："红大戟《药材学》　【异名】红芽大戟《药物出产辩》，此大戟《中国药学大辞典》，广大戟、云南大戟、南大戟、《药材学》红其根《广西本草选编》，红芽戟、野黄萝卜《全国中草药汇编》，红萝卜、走沙黄、红心薯《中药志》，土人参《新华本草纲要》，红牙大戟《中药材品种论述》……【来源】为茜草科植物红大戟 Knoxia valerianoides Thorcl et Pitard. 的根。【原植物】红大戟 Knoxia valerianoides Thorcl ex Pitard [K. corymbosa auct. sin. non Willd]。又名：将军草《中药材品种论述》，娃娃草《新华本草纲要》。"[9]

1.2.2 定名选择的理由

(1) 红大戟 Radix knoxiae，系茜草科植物红大戟 Knoxia valerianoides Thorcl ex Pitard 的干燥块根。"红大戟"之名始见于现代本草学著作《中药志》，并作为本药正名记录。

(2) 国家颁布的《中华人民共和国药典》也将"红大戟"作为本药正名收录，作为国家药材标准。

(3) 现代最新出版的医药工具书《中医大辞典·中药分册》《中药大辞典》《中国医学百科全书·中医学》和本草学著作如《全国中草药汇编》《全国中药炮制规范》《中国药材学》《中华本草》等均以"红大戟"作为本药正名。已经广泛应用于中医药学文献的标引和检索的《中国中医药学主题词表》也以"红大戟"作为本药的正式主题词，说明"红大戟"作为本药正名已成为现代医药界的共识。

1.3 与正名等效的名词：无。

2 源流考释

红大戟（茜草科植物红大戟 Knoxia valerianoides Thorcl ex Pitard 的干燥块根）原称"红芽大戟"，始见于近代药学著作《药物出产辨》："大戟：绵大戟产河南禹州府；红芽大戟产广西南宁。"[10]

"红大戟"作为本品名称始见于现代有关本草学著作，并多作为正名记载。如《中药志》中说："红大戟　本品为较常用中药。商品为茜草科植物红大戟的干燥块根。……【原植物】红大戟。[别名] 红牙大戟（通称）"[1]，《中华本草》云："红大戟《药材学》【异名】红芽大戟《药物出产辩》"。[9] 还有《中华人民共和国药典》[2]、《中医大辞典·中药分册》[3]、《中国医学百科全书·中医学》[4]、《全国中草药汇编》[6]、《全国中药炮制规范》[7]、《中药材手册》[8] 等。同时尚记载有"红牙大戟"、"广大戟"、"南大戟"、"红牙戟"、"紫大戟"、"将军草"、"野黄萝卜"《全国中草药汇编》[6]"红毛大戟"《中医大辞典·中药分册》[3]"广大戟"、"红其根"《中国医学百科全书·中医学》[4]，"红参"、"土人参"《中药材手册》[8]，"云南大戟"、"红萝卜"、"走沙黄"、"红心薯"《中华本草》[9] 等异名。还记载有本品原植物"红大戟"的异名"红牙大戟"、"红萝卜"、"走黄沙"、"红心薯"《中药志》[1]，"将军草"、"娃娃草"《中华本草》[9] 等。

值得注意的是："红芽大戟"与"红牙大戟"既是茜草科植物红大戟 Knoxia valerianoides Thorcl ex Pitard 的异名，同时又是大戟科植物京大戟 Euphorbia pekinensis Rupr. 的异名，而红大戟的异名"红芽大戟"原植物系茜草科多年生草本植物，与大戟的异名"红芽大戟"原植物不同。据考证，红芽大戟之"芽"应为"牙"，为误用大戟科植物京大戟的别称，因而，二者经常混用。现已明确，古代本草记载和方书应用的大戟均为大戟科京大戟。二者功能不同，应当注意鉴别。

3 附录

3.1 又称：醋红大戟（饮片规格名）。

3.2 俗称：红其根、土人参（广西），红牙大戟，广大戟，南大戟，红牙戟，紫大戟，将军草，野黄萝卜，红毛大戟，广大戟，红参，云南大戟，红萝卜，走沙黄，红心薯。

3.3 曾称：红芽大戟《药物出产辨》。

3.4 原植物名称：红大戟，红牙大戟（通称），红萝卜、走黄沙、红心薯（广西），将军草，娃娃草。

4 文献通考

《药物出产辨》："大戟：绵大戟产河南禹州府；红芽大戟产广西南宁。"[10]

《中药志》："红大戟　本品为较常用中药。商品为茜草科植物红大戟的干燥块根。……【原植物】红大戟。[别名] 红牙大戟（通称），红萝卜、走黄沙、红心薯（广西）。Knoxia valeria noides Thorcl ex Pitard（K. corymbosa auct. sin. non Willd）——茜草科 Rubiaccac."[1]

《全国中草药汇编》："红大戟　[别名] 红牙大戟、红牙戟、紫大戟、广大戟、南大戟、将军草、野黄萝卜。【来源】为茜草科红大戟属植物红大戟 Knoxia valerianoides Thorcl. 的块根。"[6]

《中医大辞典·中药分册》："红大戟　出《中国药用植物志》。又名红芽大戟、紫大戟、南大戟、红毛大戟。为茜草科植物红大戟 Knoxia valerianoides Thorel ex Pitard 的块根。分布福建、广西、广东及云南等地。"[3]

《中国医学百科全书·中医学》："红大戟　又名广大戟、南大戟、红其根。为茜草科植物红大戟 Knoxia valerianoides Thorel ex Pitard 的块根。主产于广东、广西、云南等省区。"[4]

《全国中药炮制规范》："红大戟　[处方用名] 红大戟、醋红大戟。【来源】本品为茜草科植物红大戟 Knoxia valerianoides Thorcl et Pitard. 的干燥块根。多系野生。主产于福建、广西、广东、云南等地。"[7]

《中国药材学》："红大戟　【别名】红牙大戟，红参，土人参（广西）。【来源】本品为茜草科植物红大戟 Knoxia valerianoides Thorcl ex Pitard 的块根。"[8]

《中国中医药学主题词表》以"红大戟"作为本药正式主题词，以"红牙大戟"作为代项（正式主题词的同义词或代词）。[5]

《中华本草》："红大戟《药材学》　【异名】红芽大戟《药物出产辨》，紫大戟《中国药学大辞典》，广大戟、云南大戟、南大戟《药材学》，红其根《广西本草选编》，红牙戟、野黄萝卜《全国中草药汇编》，红萝卜、走沙黄、红心薯《中药志》，土人参《新华本草纲要》，红牙大戟《中药材品种论述》……【来源】为茜草科植物红大戟 Knoxia valerianoides Thorcl et Pitard. 的根。【原植物】红大戟 Knoxia valerianoides Thorcl ex Pitard [K. corymbosa auct. sin. non Willd]。又名：将军草《中药材品种论述》，娃娃草《新华本草纲要》。"[9]

《中华人民共和国药典》："红大戟 Radix knoxiae　本品为茜草科植物红大戟 Knoxia

valerianoides Thorcl ex Pitard 的干燥块根。秋、冬二季采挖，除去须根，洗净，置沸水中略烫，干燥。”[2]

5 参考文献

1 中国医学科学院药物研究所等编. 中药志. 第二册. 北京：人民卫生出版社，1993，253

2 国家药典委员会编. 中华人民共和国药典. 一部. 北京：化学工业出版社，2000，118

3 《中医大辞典》编辑委员会编. 中医大辞典·中药分册. 北京：人民卫生出版社，1982，157

4 《中医学》编辑委员会. 中国医学百科全书·中医学. 上海：上海科学技术出版社，1997，1212

5 吴兰成主编. 中国中医药学主题词表. 北京：中医古籍出版社，1996，152

6 《全国中草药汇编》编写组编. 全国中草药汇编. 上册. 北京：人民卫生出版社，1996，390

7 中华人民共和国卫生部药政管理局编. 全国中药炮制规范. 北京：人民卫生出版社，1988，54

8 徐国钧等主编. 中国药材学. 北京：中国医药科技出版社，1996，413

9 国家中医药管理局《中华本草》编委会. 中华本草. 第六册. 上海：上海科学技术出版社，1999，444

10 民国·陈仁山. 药物出产辨. 广州：广东中医药专门学校印刷部，1930，31

182 红花
Honghua
Flos carthami

1 定名依据

1.1 正名

1.1.1 汉文名：红花（为菊科植物红花 Carthamus tinctorius L. 的干燥花）。

1.1.2 英文名：safflower.

1.2 依据

1.2.1 定名的文献依据

(1)《珍珠囊药性赋》卷二：“红花，味辛，性温无毒。阳也，其用有四：逐腹中恶血；而补虚之血；除产后败血，而止血晕之晕。”[1]

(2)《药鉴》卷二：“红花，气温味辛，可升可降，阳也。惟入血分，专治女科。下胎死腹中，为未生圣药。疗口噤血晕，诚已产佳品。多用破血，少用养血。大都辛温则能和血，故少用养血。若过于辛温，则血又走散，故多用破血。”[2]

(3)《本草从新》卷三：“红花，古名红蓝花。通、行血润燥。辛苦甘温。入肝经而破瘀血。活血（瘀行则血活、有热结于中、暴吐紫黑血者、吐出为好、吐未尽、加桃仁红花行之、大抵鲜血宜止、瘀血宜行。）润燥。”[3]

(4)《中华人民共和国药典》：“红花 Flos carthami 本品为菊科植物红花 Carthamus tinctorius L. 的干燥花。夏季花由黄变红时采摘，阴干或晒干。”[4]

(5)《普通高等教育中医药类规划教材·中药学》：“红花《新修本草》 为菊科一年生草本植物红花 Carthamus tinctorius L. 的花。全国各地多有栽培，主产于河南、浙江、四川、江苏等地。夏季花由黄变红时采摘，阴干或晒干，生用。”[5]

(6)《中药大辞典》：“红花《本草图经》　【异名】红蓝花《金匮要略》，刺红花《四川中药志》，草红花《陕西中药志》。【基原】为菊科植物红花的花。【原植物】红花 Carthamus tinctorius L.，又名：黄蓝《博物志》，红蓝（崔豹《古今注》），红花草《履巉岩本草》，红花采《救荒本草》。”[6]

(7)《中医大辞典·中药分册》：“红花　出《本草图经》。又名红蓝花、刺红花、草红花。为菊科植物红花 Carthamus tinctorius L. 的花。”[7]

(8)《中国医学百科全书·中医学》：“红花　始载于《本草图经》。又名红蓝花、草红花。为菊科植物红花 Carthamus tinctorius L. 的花。初夏花冠由黄变红时，在早晨露水未干前采摘，置通风并微有日光处晾干或阴干；为防止褪色，不宜强烈日光曝晒或急火烘烤。”[8]

(9)《中国中医药学主题词表》：“红花 CARTHAMUS TINCTORIUS　属菊科和活血祛瘀药　D 草红花。”[9]

(10)《中药志》[10]、《中药材手册》[11]、《全国中草药汇编》[12]、《全国中药炮制规范》[13]、《中国药材学》[14]、《中华本草》[15]等现代中药著作多以“红花”作为本品正名（参见“文献通考”）。

1.2.2　定名选择的理由

(1) 红花 Flos carthami，本品为菊科植物红花 Carthamus tinctorius L. 的干燥花。“红花”作为本品正名始见于金·李杲《珍珠囊药性赋》，其后的本草著作如明·杜文燮《药鉴》，清·吴仪洛《本草从新》等在载录本品时即以“红花”作为正名，并一直沿用至今。

(2) 我国最新出版的《中华人民共和国药典》、《普通高等教育中医药类规划教材·中药学》以及辞书类著作《中医大辞典·中药分册》、《中药大辞典》、《中国医学百科全书·中医学》等均以“红花”作为本药正名。已经广泛应用于中医药学文献的标引和检索的《中国中医药学主题词表》也以“红花”作为本药的正式主题词。现代本草著作如《中药志》、《全国中草药汇编》、《中华本草》、《中国药材学》、《中药材手册》、《全国中药炮制规范》等虽记载了不少本品各地的俗称，但也无一例外以“红花”作为本品的正名。说明“红花”作为本品正名已成为共识。

1.3　与正名等效的名词：无。

2　源流考释

红花（菊科植物红花 Carthamus tinctorius L. 的干燥花）原称“红蓝花”，始见于汉·张仲景《金匮要略》，如《金匮要略心典·妇人杂病脉证并治第二十二》：“妇人中风……红蓝花酒方，红蓝花（一两），上一味。酒一大升。煎减半。顿服一半。未止再服。”[31]

“红花”之名始载于宋·苏颂《本草图经》卷：“红蓝花，即红花也。生梁汉及西域，今处处有之。人家场圃所种，冬而布子于熟地，至春生苗，夏乃有花。下作球汇多刺……其实亦同叶，颇似蓝，故有蓝名，又名黄蓝。”[16]“红花”作为本品正名始见于金·李杲《珍珠囊药性赋》：“红花，味辛，性温无毒。阳也，其用有四：逐腹中恶血；而补虚之血；除产后败血，而止血晕之晕。”[1]，其后的本草著作，有的以“红花”为正名，如明·杜文燮《药鉴》[2]、李中梓《雷公炮制药性解》[17]、李中梓《本草征要》[18]，日本稻宣义《炮炙全书》[19]，清·汪昂《本草易读》[20]、汪昂《本草备要》[21]、叶桂《本草经解》[22]、吴仪洛《本草从新》[3]、严西亭《得配本草》[23]、沈金鳌《要药分剂》[24]、黄宫绣《本草求真》[25]、陈念祖《神农本草经读》[26]、姚澜《本草分经》[27]、陈其瑞《本草撮要》[28]、张秉成《本草便读》[29]等；有的以本品原植物"红花菜"为正名，如明·朱橚《救荒本草》[30]。

古代著作中记载的本品异名尚有"红兰花"《本草备要》[21]等。如《本草备要》卷：“红花，古名红兰花。通，行血，润燥。辛苦甘温。”[21]

现代有关著作均沿用《珍珠囊药性赋》的记载以"红花"作为本品正名，如《中华人民共和国药典》[4]、《普通高等教育中医药类规划教材·中药学》[5]、《中药大辞典》[6]、《中医大辞典·中药分册》[7]、《中国医学百科全书·中医学》[8]、《中国中医药学主题词表》[9]、《中药志》[10]、《中药材手册》[11]、《全国中草药汇编》[12]、《全国中药炮制规范》[13]、《中国药材学》[14]、《中华本草》[15]等。同时尚记载有"草红花"《全国中草药汇编》[12]，"刺红花"《中药大辞典》[6]"红花樱子"、"杜红花"、"金红花"《中国药材学》[14]等各地的俗称。还记载有本品原植物"红花"的异名"草红花"、"刺红花"、"红蓝花"、"扎让孜"、"古曰古木"《中药志》[10]，"黄蓝"、"红蓝"、"红花草"《中药大辞典》[6]，"红花采"《中华本草》[15]等。

3　附录

3.1　又称：怀红花、川红花、云红花（药材商品名）。

3.2　俗称：刺红花（四川），草红花（陕西），红花樱子，杜红花，金红花。

3.3　曾称：红蓝花《金匮要略》，红兰花《本草备要》。

3.4　原植物名称：红花，草红花、刺红花（四川），红蓝花，红花菜，扎让孜（维吾尔语），古曰古木（蒙语），黄蓝，红蓝，红花草，红花采。

4　文献通考

《金匮要略心典·妇人杂病脉证并治第二十二》卷下：“妇人中风……红蓝花酒方，红蓝花（一两），上一味。酒一大升。煎减半。顿服一半。未止再服。”[31]

《本草图经》卷第七：“红蓝花，即红花也。生梁汉及西域，今处处有之。人家场圃所种，冬而布子于熟地，至春生苗，夏乃有花。下作球汇多刺……其实亦同叶，颇似蓝，故有蓝名，又名黄蓝。”[16]

《珍珠囊药性赋》卷二：“红花，味辛，性温无毒。阳也，其用有四：逐腹中恶血；而补虚之血；除产后败血，而止血晕之晕。”[1]

《救荒本草》卷一：“红花菜　本草名红蓝花，一名黄蓝。出梁汉及西域，沧魏亦种之，今处处有之。苗高二尺许，茎叶有刺，似刺蓟叶而润泽。”[30]

《药鉴》卷二：“红花，气温味辛，可升可降，阳也。惟入血分，专治女科。下胎死腹中，为未生圣药。疗口噤血晕，诚已产佳品。多用破血，少用养血。大都辛温则能和血，故少用养血。若过于辛温，则血又走散，故多用破血。此通经药中宜用之，必须酒煮。东垣以为补血虚者，为其兼血药用之，斯能行血养血，而有补血之功也。苗捣敷游毒殊功，胭脂滴聤耳立效。”[2]

《雷公炮制药性解》卷三："红花，味辛，性温无毒，入心肝二经。逐腹中恶血，而补血虚。除产后败血，而止血晕。疗跌扑损伤，疮毒肿胀，老人血少便结，女子经闭不行，催生下胎衣及死胎。酒渍用，其苗生捣敷肿毒，其子吞数粒，主天行痘疮不出。"[17]

《本草征要》卷二："红花，味辛，性温，无毒。入心肝二经。酒喷，微焙。通调血脉，去瘀生新。产后血晕急需，胎死腹中必用。"[18]

《炮炙全书》卷一："红花，辛、甘，苦，温，入酒良。"[19]

《本草易读》卷四："红花八十七，辛，甘，苦，温，无毒。足厥阴药也。除产后之恶露，通经脉之滞瘀。活血润燥悉灵，止痛散肿良效。"[20]

《本草备要》："红花，古名红兰花。通，行血，润燥。辛苦甘温。入肺经而破瘀血、活血（瘀行则血活。有热结于中、暴吐紫黑血者，吐出为好。吐未尽，加桃仁、红花行之。大抵鲜血宜止，瘀血宜行），润燥，消肿止痛（凡血热血瘀，则作肿作痛）。"[21]

《本草经解》卷二："【红花】，气温。味辛。无毒。主产后血晕口噤。腹内恶血不尽绞痛。胎死腹中。并酒煮服。亦主蛊毒。"[22]

《本草从新》卷三："红花，古名红蓝花。通、行血润燥。辛苦甘温。入肝经而破瘀血。活血（瘀行则血活、有热结于中、暴吐紫黑血者、吐出为好、吐未尽、加桃仁红花行之、大抵鲜血宜止、瘀血宜行。）润燥。"[3]

《得配本草》卷三："红花，得酒良。辛、甘、苦，温。入手少阴、足厥阴经血分。破瘀血，行新血，散肿止痛。（血行痛自止。）配当归，活血。"[23]

《要药分剂》卷三："红花，味辛甘。性温。无毒。禀火土之气而生。可升可降。阴中阳也。得酒良……（又）有番红花，俗名藏红花。以出西番藏中。故名。主心忧郁积气闷不散。活血。久服令人心喜。又治惊悸。鳌按、番红花能令人心喜。及治惊悸。皆由能养心血也。"[24]

《本草求真·上编》："红花，（隰草）凉血通瘀。红花（专入心包肝）。辛苦而温。色红入血。为通瘀活血要剂……胭脂系红花染出。可治小儿聤耳。（红蓝花三钱半。枯矾五钱。为末。以绵杖缴净吹之。无花则用枝叶。一方去矾。）并解痘疮毒肿。（有痘疮挑破。以油胭脂敷之良。）"[25]

《神农本草经读》："红花，气味辛、温，无毒。主产后血晕口噤，腹内恶血不尽绞痛，胎死腹中，并酒煮服。亦主蛊毒。《开宝》"[26]

《本草分经》："红花，辛甘苦温，入肝经，破瘀活血，润燥消肿，过用能使血行不止。胭脂活血解痘毒。绛纬略得红花之力，可以养血而又借蚕丝以行经络，虚而血滞者用之最宜。"[27]

《本草撮要》卷一："【红花】，味辛。入手少阴经。功专活血消肿。得去风药治六十二种风。得补益药生新血。作胭脂活血解毒。痘疔挑破。以油胭脂敷之良。过服血行不止。"[28]

《本草便读·草部》："红花，色赤而温。心肝皆及。味甘且苦。辛散俱优。调血脉可去瘀生新。治折伤理胎前产后。（红花行散之品。专入心肝血分。破瘀活血。是其所长。至于消肿治风。理伤疗产等法。亦在人之善用耳。红花开于盛夏。其味虽有辛甘。然毕竟苦温色赤。为心之正药。少用和血。多用行血。治风者亦凡花皆散。又血行风自灭也。）"[29]

《中药志》："红花　本品为常用中药。商品为菊科植物红花的花。……【原植物】红花　别名：草红花、刺红花《四川中药志》，红蓝花《金匮要略》，红花菜《救荒本草》，扎让孜（维吾尔语），古曰古木（蒙语）。Carthamus tinctorius L. ——菊科 Compositae."[10]

《中药材手册》："红花［纲目名红蓝花，列入草部草类］　本品为菊科植物红花 Carthamus tinctorius L. 的干燥花。原植物系一年生草本，多为栽培。商品过去按产地有怀红花、川红花、云红花、草红花之分。习惯认为怀红花质佳。均同等入药。此外，河南将鲜红花做成红花饼出售，多销于东北及天津。"[11]

《全国中草药汇编》："红花　［别名］草红花。【来源】为菊科红花属植物红花 Carthamus tinctorius L.，以花入药。"[12]

《中药大辞典》："红花《本草图经》　【异名】红蓝花《金匮要略》，刺红花《四川中药志》，草红花《陕西中药志》。【基原】为菊科植物红花的花。【原植物】红花 Carthamus tinctorius L.，又名：黄蓝《博物志》，红蓝（崔豹《古今注》），红花草《履巉岩本草》，红花菜《救荒本草》。"[6]

《中医大辞典·中药分册》："红花　出《本草图经》。又名红蓝花、刺红花、草红花。为菊科植物红花 Carthamus tinctorius L. 的花。"[7]

《中国医学百科全书·中医学》："红花　始载于《本草图经》。又名红蓝花、草红花。为菊科植物红花 Carthamus tinctorius L. 的花。初夏花冠由黄变红时，在早晨露水未干前采摘，置通风并微有日光处晾干或阴干；为防止褪色，不宜强烈日光曝晒或急火烘烤。"[8]

《全国中药炮制规范》："红花　［处方用名］红花。【来源】本品为菊科植物红花 Carthamus tinctorius L. 的干燥花。多系栽培。主产于河南、四川、浙江等地。夏初花盛开、花冠由黄变红时采摘、阴干。药材以花细、色红黄鲜艳、无枝刺、质柔软者为佳。"[13]

《中国药材学》："红花　［别名］草红花，刺红花，红花樱子，杜红花，金红花。【来源】本品为菊科植物红花 Carthamus tinctorius L. 的花。"[14]

《中国中医药学主题词表》："红花 CARTHAMUS TINCTORIUS　属菊科和活血祛瘀药　D 草红花。"[9]

《普通高等教育中医药类规划教材·中药学》："红花《新修本草》　为菊科一年生草本植物红花 Carthamus tinctorius L. 的花。全国各地多有栽培，主产于河南、浙江、四川、江苏等地。夏季花由黄变红时采摘，阴干或晒干，生用。"[5]

《中华本草》："红花《本草图经》　【异名】红蓝花《金匮要略》，刺红花《四川中药志》，草红花《陕西中药志》……【来源】为菊科植物红花的花。【原植物】红花 Carthamus tinctorius L. 又名：黄蓝《博物志》，红蓝（崔豹《古今注》），红花草《履巉岩本草》，红花采《救荒本草》。"[15]

《中华人民共和国药典》："红花 Flos carthami　本品为菊科植物红花 Carthamus tinctorius L. 的干燥花。夏季花由黄变红时采摘，阴干或晒干。"[4]

5　参考文献

1　金·李杲. 珍珠囊补遗药性赋. 见：中国医学大成（二）. 长沙：岳麓书社，1990，109

2 明·杜文燮．药鉴．北京：中国中医药出版社，1993，66
3 清·吴仪洛．本草从新．北京：中医古籍出版社，2001，34
4 国家药典委员会编．中华人民共和国药典．一部．北京：化学工业出版社，2000，119
5 雷载权主编．普通高等教育中医药类规划教材·中药学．上海：上海科学技术出版社，1995，206
6 江苏新医学院编．中药大辞典．上海：上海科学技术出版社，1977，992
7 《中医大辞典》编辑委员会编．中医大辞典·中药分册．北京：人民卫生出版社，1982，159
8 《中医学》编辑委员会．中国医学百科全书·中医学．上海：上海科学技术出版社，1997，1142
9 吴兰成主编．中国中医药学主题词表．北京：中医古籍出版社，1996，150
10 中国医学科学院药物研究所等编．中药志．第五册．北京：人民卫生出版社，1993，202
11 中华人民共和国卫生部药政管理局主编．中药材手册．北京：人民卫生出版社，1998，504
12 《全国中草药汇编》编写组编．全国中草药汇编．上册．北京：人民卫生出版社，1996，394
13 中华人民共和国卫生部药政管理局编．全国中药炮制规范．北京：人民卫生出版社，1988，261
14 徐国钧等主编．中国药材学．北京：中国医药科技出版社，1996，988
15 国家中医药管理局《中华本草》编委会．中华本草．第七册．上海：上海科学技术出版社，1999，763
16 宋·苏颂．本草图经．合肥：安徽科学技术出版社，1994，240
17 明·李中梓．雷公炮制药性解．卷三．见：中国医学大成（二）．长沙：岳麓书社，1990，139
18 明·李中梓．本草征要．见：李中梓医学全书．北京：中国中医药出版社，1999，128
19 ［日］稻宣义．炮炙全书．北京：中医古籍出版社，1981，56
20 清·汪昂．本草易读．北京：人民卫生出版社，1997，177
21 清·汪昂．本草备要．北京：中国中医药出版社，1998，64
22 清·叶桂．本草经解．上海：上海科技出版社，1958，48
23 清·严西亭．得配本草．上海：上海卫生出版社，1957，7
24 清·沈金鳌．要药分剂．上海：上海科学技术出版社，1959，68
25 清·黄宫绣．本草求真．上海．上海：上海科学技术出版社，1959，227
26 清·陈念祖．神农本草经读．北京：人民卫生出版，1959，50
27 清·姚澜．本草分经．上海：上海科技出版社，1989，123
29 清·张秉成．本草便读．上海：上海卫生出版社，1957，20
30 明·朱橚．救荒本草．上海：中华书局
31 汉·张仲景．《金匮要略心典》卷下．上海：上海卫生出版社．1956，214

183　红芪
Hongqi
Radix Hedysari

1　定名依据

1.1　正名

1.1.1　汉文名：红芪（豆科植物多序岩黄芪 Hedysarum polybotrys Hand. －Mazz. 的干燥根）。

1.1.2　英文名：manyinflorescenced sweetvetch root.

1.2　依据

1.2.1　定名的文献依据

(1)《中药志》："红芪　本品也是黄芪的一种。商品为豆科植物多序岩黄芪的根部。……【原植物】多序岩黄芪　［别名］红芪、晋芪（通称）。Hedysarum polybotrys Hand. －Mazz. ——豆科 Leguminosae"[1]

(2)《全国中草药汇编》："红芪　［别名］岩黄芪、黑芪。【来源】为豆科岩黄芪属植物多序岩黄芪 Hedysarum polybotrys Hand. －Mazz. 的根。"[2]

(3)《中国中医药学主题词表》："红芪 HEDYSARUM POLYBOTRYS　属豆科和补气药。"[3]

(4)《中华本草》："红芪《内蒙古中草药》　【异名】纳洼善马、真盘子《四川高原阿坝中草药》，岩黄芪、黑芪《全国中草药汇编》……【来源】为豆科植物多序岩黄芪的根。【原植物】多序岩黄芪 Hedysarum polybotrys Hand. －Mazz."[4]

(5)《中华人民共和国药典》："红芪 Radix hedysari　本品为豆科植物多序岩黄芪 Hedysarum polybotrys Hand. －Mazz. 的干燥根。春、秋二季采挖，除去须根及根头，晒干。"[5]

1.2.2　定名选择的理由

红芪 Radix hedysari，系豆科植物多序岩黄芪 Hedysarum polybotrys Hand. －Mazz. 的干燥根。"红芪"作为本品正名古代文献未见记载，现代文献中我国最新出版的《中华人民共和国药典》以"红芪"作为本品正名。已经广泛应用于中医药学文献的标引和检索的《中国中医药学主题词表》也以"红芪"作为本品的正式主题词。现代本草著作如《中药志》、《全国中草药汇编》、《中华本草》等虽记载了不少本品各地的俗称，但也无一例外以"红芪"作为本品的正名。说明"红芪"作为本品正名已成为共识。

1.3　与正名等效的名词：无。

2　源流考释

红芪（豆科植物多序岩黄芪 Hedysarum polybotrys Hand. －Mazz. 的干燥根）古代文献未见记载，现代有关著作大多以"红芪"作为本品正名，如《中华人民共和国药典》："红芪 Radix hedysari　本品为豆科植物多序岩黄芪 Hedysarum polybotrys Hand. －Mazz. 的干燥根。春、秋二季采挖，除去须根及根头，晒干。”[5]《中药志》：“红芪　本品也是黄芪的一种。商品为豆科植物多序岩黄芪的根部。……【原植物】多序岩黄芪　［别名］红芪、晋芪（通称）。Hedysarum polybotrys Hand. -Mazz. ——豆科 Leguminosae”[1]其他现代著作如《全国中草药汇编》[2]、《中国中医药学主题词表》[3]、《中华本草》[4]等也以“红芪”为正名记载本品。同时尚记载有“晋芪”《中药志》[1]，“岩黄芪”、“黑芪”《全国中草药汇编》[2]，“纳洼善马”、“真盘子”《中华本草》[4]等各地的俗称。还记载有本品原植物“多序岩黄芪”的异名“红芪”、“晋芪”《中药志》[1]等。

3　附录

3.1　又称：无。
3.2　俗称：晋芪，岩黄芪，黑芪，纳洼善马，真盘子。
3.3　曾称：无。
3.4　原植物名称：多序岩黄芪，红芪，晋芪（通称）。

4　文献通考

《中药志》：“红芪　本品也是黄芪的一种。商品为豆科植物多序岩黄芪的根部。……【原植物】多序岩黄芪　［别名］红芪、晋芪（通称）。Hedysarum polybotrys Hand. -Mazz. ——豆科 Leguminosae”[1]

《全国中草药汇编》：“红芪　［别名］岩黄芪、黑芪。【来源】为豆科岩黄芪属植物多序岩黄芪 Hedysarum polybotrys Hand. -Mazz. 的根。”[2]

《中国中医药学主题词表》：“红芪 HEDYSARUM POLYBOTRYS　属豆科和补气药。”[3]

《中华本草》：“红芪《内蒙古中草药》　【异名】纳洼善马、真盘子《四川高原阿坝中草药》，岩黄芪、黑芪《全国中草药汇编》……【来源】为豆科植物多序岩黄芪的根。【原植物】多序岩黄芪 Hedysarum polybotrys Hand. -Mazz.”[4]

《中华人民共和国药典》：“红芪 Radix hedysari　本品为豆科植物多序岩黄芪 Hedysarum polybotrys Hand. -Mazz. 的干燥根。春、秋二季采挖，除去须根及根头，晒干。”[5]

5　参考文献.

1　中国医学科学院药物研究所等编. 中药志. 第二册. 北京：人民卫生出版社，1993，195
2　《全国中草药汇编》编写组编. 全国中草药汇编. 上册. 北京：人民卫生出版社，1996，393
3　吴兰成主编. 中国中医药学主题词表. 北京：中医古籍出版社，1996，151
4　国家中医药管理局《中华本草》编委会. 中华本草. 第四册. 上海：上海科学技术出版社，1999，520
5　国家药典委员会编. 中华人民共和国药典. 一部. 北京：化学工业出版社，2000，120

184 红豆蔻
Hongdoukou
Fructus Galangae

1 定名依据

1.1 正名

1.1.1 汉文名：红豆蔻（为姜科植物大高良姜 Alpinia galanga Willd. 的干燥成熟果实）。

1.1.2 英文名：galanga galangal fruit.

1.2 依据

1.2.1 定名的文献依据

(1)《证类本草》卷九："红豆蔻，味辛，温，无毒。主肠虚水泻，心腹搅痛，霍乱，呕吐酸水，解酒毒。不宜多服，令人舌粗，不思饮食。云是高良姜子。其苗如芦，叶似姜，花作穗，嫩叶卷而生微带红色。生南海诸谷。（今附）臣禹锡等谨按《药性论》云：红豆蔻亦可单用，味苦、辛。"[1]

(2)《海药本草》卷二："红豆蔻，云是高良姜子，其苗如芦，叶似姜，花作穗，嫩叶卷而生，微带红色。择嫩者，加入盐，累累作朵不散落，须以朱槿染，令色深善，醒于醉，解酒毒。此外无诸要使也。生南海诸谷。"[2]

(3)《本草品汇精要》卷十二："红豆蔻，无毒，丛生。红豆蔻，主肠虚水泻心腹搅痛霍乱呕吐酸水解酒毒（名医所录）【苗】〔图经曰〕其苗如芦高一二尺叶似姜花作穗嫩叶卷而生微带红色其结实如豆而红即高良姜子也"[3]

(4)《本草易读》卷三："红豆蔻，炒用。辛，温，无毒。主治略同。忽然恶心，含咽之。（验方第一。）霍乱腹痛，煎汁煮大米食之。（第二。）霍乱呕甚，水煎枣引。（第三。）头痛，生研吹鼻。（第四。）心腹痛冷，同甘草水煎服。（第五。）"[4]

(5)《中华人民共和国药典》："红豆蔻 Fructus galangae　本品为姜科植物大高良姜 Alpinia galanga Willd. 的干燥成熟果实。秋季果实变红时采收，除去杂质，阴干。"[5]

(6)《中药大辞典》："红豆蔻《药性论》　【异名】红豆（王好古），红蔻《本草述钩元》，良姜子《广西中药志》。【基原】为姜科植物大高良姜 Alpinia galanga（L.）Swartz 的果实。【原植物】大高良姜 Alpinia galanga（L.）Willd.［Maranta galanga.］"[6]

(7)《中医大辞典·中药分册》："红豆蔻　出《药性论》。又名红蔻。为姜科植物大高良姜 Alpinia galanga（L.）Willd. 的果实。"[7]

(8)《中国医学百科全书·中医学》："红豆蔻　始载于《药性论》。又名山姜子、良姜子、红蔻。为姜科植物大高良姜 Alpinia galanga（L.）Willd. 的果实，用时去果皮。主产于中国广东、广西、云南省、区。"[8]

(9)《中国中医药学主题词表》："红豆蔻 ALPINIA GALANGA　属姜科；属祛寒药和消导药　D 大高良姜；D 紫豆蔻。"[9]

(10)《中药志》[10]、《中药材手册》[11]、《全国中草药汇编》[12]、《全国中药炮制规范》[13]、《中国药材学》[14]、《中华本草》[15]等现代中药著作多以“红豆蔻”作为本品正名（参见“文献通考”）。

1.2.2　定名选择的理由

（1）红豆蔻 Fructus galangae，系姜科植物大高良姜 Alpinia galanga Willd. 的干燥成熟果实。本品始载于唐初《药性论》，并以“红豆蔻”作为本品正名记录。其后历代重要本草著作如唐·李珣《海药本草》，宋·唐慎微《证类本草》，元·王好古《汤液本草》，明·刘文泰《本草品汇精要》，清·汪昂《本草易读》等在载录本品时均以“红豆蔻”作为正名，并一直沿用至今。

（2）我国最新出版的《中华人民共和国药典》以及辞书类著作《中医大辞典·中药分册》、《中药大辞典》、《中国医学百科全书·中医学》等均以“红豆蔻”作为本药正名。已经广泛应用于中医药学文献的标引和检索的《中国中医药学主题词表》也以“红豆蔻”作为本药的正式主题词。现代本草著作如《中药志》、《全国中草药汇编》、《中华本草》、《中国药材学》、《中药材手册》、《全国中药炮制规范》等虽记载了不少本品各地的俗称，但也无一例外以“红豆蔻”作为本品的正名。说明“红豆蔻”作为本品正名已成为共识。

1.3　与正名等效的名词：无。

2　源流考释

红豆蔻（姜科植物大高良姜 Alpinia galanga Willd. 的干燥成熟果实）始载于唐初《药性论》，并以“红豆蔻”作为本品正名记录。如《证类本草》引《药性论》云：“红豆蔻，亦可单用，味苦、辛。”[1]其后的本草著作大多即沿用该书记载，以“红豆蔻”为正名记载本品，如唐·李珣《海药本草》[2]，宋·唐慎微《证类本草》[1]，元·王好古《汤液本草》[16]，明·刘文泰《本草品汇精要》[3]，日本稻宣义《炮炙全书》[17]，清·汪昂《本草易读》[4]、严西亭《得配本草》[18]、姚澜《本草分经》[19]等。有的以“高良姜”为正名，如清·杨时泰《本草述钩元》[20]等

古代著作记载的本品异名有“高良姜子”《海药本草》[2]，“伊豆缩砂”《炮炙全书》[17]，“红蔻”《本草述钩元》[20]等。如《海药本草》卷二：“红豆蔻，云是高良姜子，其苗如芦，叶似姜，花作穗，嫩叶卷而生，微带红色。”[2]《炮炙全书》卷一：“红豆蔻，即高良姜子，苦、辛，温。炒过入药。肆中名伊豆缩砂，售者乃此也。”[17]《本草述钩元》卷八：“高良姜，高良当作高凉。即今高州。汉为高凉县。生内郡者不堪入药。（濒湖）根味辛兼苦。气温热纯阳。浮也。入足太阴阳明经。温中下气。疗心脾久冷作痛。治内冷腹痛。霍乱吐泻。翻食呕沫。破冷癖。去风冷痹弱。噫逆胃寒者。高良姜为要药……此味用根。其仁即红豆蔻。红蔻辛热。最能动火伤目致衄。”[20]。

现代有关著作均沿用《海药本草》的记载以“红豆蔻”作为本品正名，如《中华人民共和国药典》[5]、《中药大辞典》[6]、《中医大辞典·中药分册》[7]、《中国医学百科全书·中医学》[8]、《中国中医药学主题词表》[9]、《中药志》[10]、《中药材手册》[11]、《全国中草药汇编》[12]、《全国中药炮制规范》[13]、《中国药材学》[14]、《中华本草》[15]等。同时尚记载有“良姜子”《中药材手册》[11]，“大良姜”、“山姜”《全国中草药汇编》[12]，“山姜子”《中国医学百科全书·中医学》[8]，“红扣”《中华本草》[15]等各地的俗称。还记载有本品原植物“大高良姜”的异名“大良姜”、“红扣””《中药志》[10]等。

3 附录

3.1 又称：无。

3.2 俗称：良姜子（广西），良姜子，大良姜，山姜，山姜子，红扣。

3.3 曾称：高良姜子《海药本草》，伊豆缩砂《炮炙全书》，红蔻《本草述钩元》。

3.4 原植物名称：大高良姜，大良姜，红扣。

4 文献通考

《证类本草》卷九："红豆蔻，味辛，温，无毒。主肠虚水泻，心腹搅痛，霍乱，呕吐酸水，解酒毒。不宜多服，令人舌粗，不思饮食。云是高良姜子。其苗如芦，叶似姜，花作穗，嫩叶卷而生微带红色。生南海诸谷。（今附）臣禹锡等谨按《药性论》云：红豆蔻亦可单用，味苦、辛。"[1]

《海药本草》卷二："红豆蔻，云是高良姜子，其苗如芦，叶似姜，花作穗，嫩叶卷而生，微带红色。择嫩者，加入盐，累累作朵不散落，须以朱槿染，令色深善，醒于醉，解酒毒。此外无诸要使也。生南海诸谷。"[2]

《汤液本草》卷四："红豆蔻，气温，味辛。无毒。《本草》云：主肠虚水泻，心腹绞痛，霍乱，呕吐酸水。解酒毒。不宜多服，令人舌粗不能饮食。《液》云：是高良姜子，用红豆蔻复用良姜，如用官桂复用桂花同意。"[16]

《本草品汇精要》卷十二："红豆蔻，无毒，丛生。红豆蔻，主肠虚水泻，心腹搅痛，霍乱，呕吐酸水，解酒毒。（《名医》所录）【苗】〔图经曰〕其苗如芦，高一二尺，叶似姜，花作穗，嫩叶卷而生微带红色，其结实如豆而红即高良姜子也。【地】〔图经曰〕出南海诸国，【时】（生）春生苗（采）秋取实，【收】曝干。【用】实，【质】类益智而赤小，【色】红。【味】辛，【性】温散，【气】气之厚者阳也，【臭】香。【主】冷气腹痛，【治】（疗）（药性论云）消瘴雾气毒，去宿食，温腹肠，吐泻痢疾。【禁】多服令人舌粗，不思饮食。【解】酒毒。"[3]

《炮炙全书》卷一："红豆蔻，即高良姜子，苦、辛，温。炒过入药。肆中名伊豆缩砂，售者乃此也。"[17]

《本草易读》卷三："红豆蔻，炒用。辛，温，无毒。主治略同。忽然恶心，含咽之。（验方第一。）霍乱腹痛，煎汁煮大米食之。（第二。）霍乱呕甚，水煎枣引。（第三。）头痛，生研吹鼻。（第四。）心腹痛冷，同甘草水煎服。（第五。）"[4]

《得配本草》卷二："红豆蔻，即良姜子。辛，热。入手足太阴经。温肺醒脾，散寒燥湿，解酒毒，消食积。治霍乱吐泻，心腹绞痛。东壁土拌炒，或吴茱萸泡汤浸炒。动火致衄，伤目，不可常用。脾肺素有伏火者禁用。"[18]

《本草分经·原例》："（热）红豆蔻，见胃热注。"[19]

《本草述钩元》卷八："高良姜，高良当作高凉。即今高州。汉为高凉县。生内郡者不堪入药。（濒湖）根味辛兼苦。气温热纯阳。浮也。入足太阴阳明经。温中下气。疗心脾久冷作痛。治内冷腹痛。霍乱吐泻。翻食呕沫。破冷癖。去风冷痹弱。噫逆胃寒者。高良姜为要药……此味用根。其仁即红豆蔻。红蔻辛热。最能动火伤目致衄。缪氏云。良姜辛温大热。"[20]

《中药志》："红豆蔻　本品为较常用中药。商品为姜科植物大高良姜成熟的干燥果实。用时去果皮。……【原植物】大高良姜　［别名］大良姜、红扣。Alpinia galanga (L.) Willd. ——姜科 Zingiberaceae."[10]

《中药材手册》："红豆蔻［纲目列入草部芳草类高良姜项下］　本品为姜科植物大高良姜 Alpinia galanga Willd. 的干燥成熟果实。原植物系多年生草本，均为栽培。个别地区尚有以高良姜的果实作红豆蔻者，需注意鉴别。［别名］红蔻、良姜子。"[11]

《全国中草药汇编》："红豆蔻　［别名］大良姜、山姜。【来源】为姜科植物大高良姜 Alpinia galanga（L.）Swartz 的果实。"[12]

《中药大辞典》："红豆蔻《药性论》　【异名】红豆（王好古），红蔻《本草述钩元》，良姜子《广西中药志》。【基原】为姜科植物大高良姜 Alpinia galanga（L.）Swartz 的果实。【原植物】大高良姜 Alpinia galanga（L.）Willd.［Maranta galanga.］"[6]

《中医大辞典·中药分册》："红豆蔻　出《药性论》。又名红蔻。为姜科植物大高良姜 Alpinia galanga（L.）Willd. 的果实。"[7]

《中国医学百科全书·中医学》："红豆蔻　始载于《药性论》。又名山姜子、良姜子、红蔻。为姜科植物大高良姜 Alpinia galanga（L.）Willd. 的果实，用时去果皮。主产于中国广东、广西、云南省、区。"[8]

《全国中药炮制规范》："红豆蔻　［处方用名］　红豆蔻。【来源】本品为姜科植物大高良姜 Alpinia galanga Willd. 的干燥成熟果实。多系野生。主产于广东、广西、云南等地。秋季果实变红时采摘，除去杂质，晒干或阴干。药材以粒大、饱满、味辛辣、不破碎者为佳。"[13]

《中国药材学》："红豆蔻　［别名］山姜子。【来源】本品为姜科植物大高良姜 Alpinia galanga（L.）Willd. 的果实，用时取种子。"[14]

《中国中医药学主题词表》："红豆蔻 ALPINIA GALANGA　属姜科；属祛寒药和消导药　D 大高良姜；D 紫豆蔻。"[9]

《中华本草》："红豆蔻《药性论》　【异名】红蔻《本草述钩元》，良姜子《萃金裘本草述录》，红扣《中药志》……【来源】为姜科植物大高良姜的果实。【原植物】大高良姜 Alpinia galanga（L.）Willd.［Maranta galanga.］"[15]

《中华人民共和国药典》："红豆蔻 Fructus galangae　本品为姜科植物大高良姜 Alpinia galanga Willd. 的干燥成熟果实。秋季果实变红时采收，除去杂质，阴干。"[5]

5　参考文献

1　宋·唐慎微. 证类本草. 卷九. 北京：人民卫生出版社，1957，240

2　唐·李珣. 海药本草. 北京：人民卫生出版社，1997，26

3　明·刘文泰. 本草品汇精要. 北京：人民卫生出版社，1982，767

4　清·汪昂. 本草易读. 北京：人民卫生出版社，1997，159

5　国家药典委员会编. 中华人民共和国药典. 一部. 北京：化学工业出版社，2000，118

6　江苏新医学院编. 中药大辞典. 上海：上海科学技术出版社，1977，1001

7　《中医大辞典》编辑委员会编. 中医大辞典·中药分册. 北京：人民卫生出版社，1982，159

8　《中医学》编辑委员会. 中国医学百科全书·中医学. 上海：上海科学技术出版社，1997，1101

9　吴兰成主编. 中国中医药学主题词表. 北京：中医古籍出版社，1996，150

10 中国医学科学院药物研究所等编. 中药志. 第三册. 北京：人民卫生出版社，1993，7
11 中华人民共和国卫生部药政管理局主编. 中药材手册. 北京：人民卫生出版社，1998，9
12 《全国中草药汇编》编写组编. 全国中草药汇编. 上册. 北京：人民卫生出版社，1996，397
13 中华人民共和国卫生部药政管理局编. 全国中药炮制规范. 北京：人民卫生出版社，1988，148
14 徐国钧等主编. 中国药材学. 北京：中国医药科技出版社，1996，1188
15 国家中医药管理局《中华本草》编委会. 中华本草. 第八册. 上海：上海科学技术出版社，1999，590
16 元·王好古. 汤液本草. 见：景印文渊阁四库全书（745）. 北京：中医古籍出版社，1986，942
17 ［日］稻宣义. 炮炙全书. 北京：中医古籍出版社，1981，48
18 清·严西亭. 得配本草. 上海：上海卫生出版社，1957，42
19 清·姚澜. 本草分经. 上海：上海科技出版社，1989
20 清·杨时泰. 本草述钩元. 上海：上海卫生出版社，1958，173

185 红参
Hongshen
Radix Ginseng Rubra

1 定名依据

1.1 正名

1.1.1 汉文名：红参（五加科植物人参 Panax ginseng C. A. Mey. 的栽培品经蒸制后的干燥根）。

1.1.2 英文名：red ginseng.

1.2 依据

1.2.1 定名的文献依据

(1)《神农本草经》卷一："人参，味甘，微寒。主补五脏，安精神，定魂魄，止惊悸，除邪气，明目、开心、益智。久服轻身延年。一名人衔，一名鬼盖。生山谷。"[1]

(2)《中华人民共和国药典》："红参 Radix ginseng rubra 本品为五加科植物人参 Panax ginseng C. A. Mey. 的栽培品（习称"园参"）经蒸制后的干燥根。秋季采挖，洗净，蒸制后，干燥。"[2]

(3)《普通高等教育中医药类规划教材·中药学》："人参《本经》 为五加科多年生草本植物人参 Panax ginseng C. A. Mey. 的根。主产吉林、辽宁、黑龙江。野生者名山参，培植者称园参，于秋季采挖。园参一般栽培 6 ~ 7 年后收获。鲜参洗净后干燥者称'生晒参'；蒸制后干燥者称'红参'。"[3]

(4)《中药大辞典》："人参《本经》……【原植物】人参 Panax ginseng C. A. Mey. ……［制法］人参加工法主要分红参类、糖参类、生晒参类及其它类 4 种：①红参类：取园参水子剪去支根及须根，洗刷干净，蒸 2 ~ 3h，至参根呈黄色，皮呈半透明状为宜，取出烘干或晒干。主要成品有红参，边条参等……［药材］（1）园参 又名秧参……由于加工方法不同，商品园参主要有以下几种：①红参：主根长约 5 ~ 20 厘米，直径约 0.

7 ~2 厘米。”[4]

(5)《中华本草》：“人参《本经》……【原植物】人参 Panax ginseng C. A. Meyer（P. schin－seng Nees）……［采收加工］栽培参（园参）……红参：蒸 2 ~3h，烘干或晒干……［药材鉴别］性状鉴别……（2）红参 侧根大多已除去，红棕色，半透明，或土黄色，不透明角质。”[5]

(6)《中药材手册》“人参（纲目列入草部山草类）……［产地加工］……3. 红参：又名‘生蒸参’。系将挖回的水参用清水洗净，剪去参须及支根，然后蒸 2 ~3h，至参体柔软后取出，放入烘炉内进行干燥。”[6]

1.2.2 定名选择的理由

红参 Radix ginseng rubra，系五加科植物人参 Panax ginseng C. A. Mey. 的栽培品（习称“园参”）经蒸制后的干燥根。人参始载于汉《神农本草经》，列为上品。“红参”现代本草著作如《普通高等教育中医药类规划教材·中药学》、《中药大辞典》、《中药材手册》、《中华本草》等多归入“人参”予以论述，《中华人民共和国药典》则把“红参”单列介绍。

1.3 与正名等效的名词：无。

2 源流考释

红参（五加科植物人参 Panax ginseng C. A. Mey. 的栽培品经蒸制后的干燥根）系人参的药材品种之一。“人参”始载于汉《神农本草经》[1]，作为正名列为上品。同时尚记载有人衔、鬼盖等别名，如《神农本草经》卷一：“人参，味甘，微寒。主补五脏，安精神，定魂魄，止惊悸，除邪气，明目、开心、益智。久服轻身延年。一名人衔、一名鬼盖。生山谷。”[1]现代本草著作如《普通高等教育中医药类规划教材·中药学》[3]、《中药大辞典》[4]、《中华本草》[5]、《中药材手册》[6]等多把“红参”归入“人参”予以论述，同时尚记载有“生蒸参”等俗称，如《中药材手册》：“人参（纲目列入草部山草类）……［产地加工］……3. 红参：又名‘生蒸参’。系将挖回的水参用清水洗净，剪去参须及支根，然后蒸 2 ~3 小时，至参体柔软后取出，放入烘炉内进行干燥。”[6]原植物“人参”的异名见“人参”条。

《中华人民共和国药典》则把“红参”单列介绍：“红参 Radix ginseng rubra 本品为五加科植物人参 Panax ginseng C. A. Mey. 的栽培品（习称“园参”）经蒸制后的干燥根。秋季采挖，洗净，蒸制后，干燥。”[2]

3 附录

3.1 又称：无。

3.2 俗称：生蒸参。

3.3 曾称：无。

3.4 原植物名称：参见“人参”条。

4 文献通考

《神农本草经》卷一：“人参，味甘，微寒。主补五脏，安精神，定魂魄，止惊悸，除邪气，明目、开心、益智。久服轻身延年。一名人衔，一名鬼盖。生山谷。”[1]

《中药材手册》“人参（纲目列入草部山草类）……［产地加工］……3. 红参：又名‘生蒸参’。系将挖回的水参用清水洗净，剪去参须及支根，然后蒸2~3h，至参体柔软后取出，放入烘炉内进行干燥。”[6]

《中药大辞典》：“人参《本经》……【原植物】人参 Panax ginseng C. A. Mey. ……［制法］人参加工法主要分红参类、糖参类、生晒参类及其它类4种：①红参类：取园参水子剪去支根及须根，洗刷干净，蒸2~3h，至参根呈黄色，皮呈半透明状为宜，取出烘干或晒干。主要成品有红参，边条参等……［药材］（1）园参 又名秧参……由于加工方法不同，商品园参主要有以下几种：①红参：主根长约5~20厘米，直径约0.7~2厘米。”[4]

《普通高等教育中医药类规划教材·中药学》：“人参《本经》 为五加科多年生草本植物人参 Panax ginseng C. A. Mey. 的根。主产吉林、辽宁、黑龙江。野生者名山参，培植者称园参，于秋季采挖。园参一般栽培6~7年后收获。鲜参洗净后干燥者称‘生晒参’；蒸制后干燥者称‘红参’。”[3]

《中华本草》：“人参《本经》……【原植物】人参 Panax ginseng C. A. Meyer（P. schin-seng Nees）……［采收加工］栽培参（园参）……红参：蒸2~3h，烘干或晒干……［药材鉴别］性状鉴别……（2）红参 侧根大多已除去，红棕色，半透明，或土黄色，不透明角质。”[5]

《中华人民共和国药典》：“红参 hongshen Radix ginseng rubra 本品为五加科植物人参 Panax ginseng C. A. Mey. 的栽培品（习称“园参”）经蒸制后的干燥根。秋季采挖，洗净，蒸制后，干燥。”[2]

5 参考文献

1 汉·神农本草经. 清顾观光重辑本. 北京：人民卫生出版社，1955，28

2 国家药典委员会编. 中华人民共和国药典. 一部. 北京：化学工业出版社，2000，121

3 雷载权主编. 普通高等教育中医药类规划教材·中药学. 上海：上海科学技术出版社，1995，277

4 江苏新医学院编. 中药大辞典. 上海：上海科学技术出版社，1977，30

5 国家中医药管理局《中华本草》编委会. 中华本草. 第五册. 上海：上海科学技术出版社，1999，805

6 中华人民共和国卫生部药政管理局主编. 中药材手册. 北京：人民卫生出版社，1998，2

186 红景天

Hongjingtian

Herba Rhodiolae

1 定名依据

1.1 正名

1.1.1 汉文名：红景天〔景天科植物库页红景天 Rhodiola sachalinensis A. Bor. ［Sedum sachali nensis（A. Bor.）Vorosh.］、圣地红景天 Rhodiola sacra（Prain ex Hamet）S. H. Fu［Sedum sacra Prain ex Hamet］、唐古特红景天 Rhodiola algida（Ledeb.）Fi sch et Mey. Var. tangutica（Maxim.）S. H. Fu 等的全草］。

1.1.2 英文名：folium seu Herba Rhodiola.

1.2 依据

1.2.1 定名的文献依据

(1)《全国中草药汇编》："红景天 【来源】为景天科红景天属植物红景天 Rhodiola saera（Prain）Fu，以全草入药。"[1]

(2)《中药大辞典》："红景天《西藏常用中草药》 【异名】扫罗玛尔布（藏名）。【基原】为景天科植物全瓣红景天的全草。【原植物】全瓣红景天 Rhodiola saera（Prain ex Hamet）Fu"[2]

(3)《中医大辞典·中药分册》："红景天 见《中国药典·一部》1977 年版。又名狮子七、涩疙瘩。为景天科植物大株红景天 Rhodiola kirilowii（Regel）Regel ex Maxim. 或唐古特红景天 R. algida（Ledeb.）Fu var. tangutica（Maxim.）Fu 等的根及根茎"[3]

(4)《中国中医药学主题词表》："红景天 RHODIOLA 属景天科；用于总论，宜用专指词，无专指词用本词组配关键词。"[4]

(5)《中华本草》："红景天《青藏高原药物图鉴》 【来源】为景天科植物库页红景天、圣地红景天、唐古特红景天等的全草。【原植物】①库页红景天 Rhodiola sachalinensis A. Bor.［Sedum sachalinensis（A. Bor.）Vorosh.］又名：高山红景天《长白山植物药志》。②圣地红景天 Rhodiola saera（Prain ex Hamet）S. H. Fu［Sedum sacra Prain ex Hamet］③唐古特红景天 Rhodiola algida（Ledeb.）Fisch. et Mey. var. tangutica（Maxim.）S. H. Fu"[5]

1.2.2 定名选择的理由

红景天 Herba Rhodiolae，系景天科植物库页红景天 Rhodiola sachalinensis A. Bor.［Sedum sachali nensis（A. Bor.）Vorosh.］、圣地红景天 Rhodiola sacra（Prain ex Hamet）S. H. Fu［Sedum sacra Prain ex Hamet］、唐古特红景天 Rhodiola algida（Ledeb.）Fi sch et Mey. Var. tangutica（Maxim.）S. H. Fu 等的全草。"红景天"作为本品正名古代文献未见记载，现代文献中《中医大辞典·中药分册》、《中药大辞典》等均以"红景天"作为本品正名。已经广泛应用于中医药学文献的标引和检索的《中国中医药学主题词表》也以"红景天"作为本品的正式主题词。现代本草著作如《全国中草药汇编》、《中华本草》等虽记载了不少本品各地的俗称，但也无一例外以"红景天"作为本品的正名。说明"红景天"作为本品正名已成为共识。

1.3 与正名等效的名词：无。

2 源流考释

红景天〔景天科植物库页红景天 Rhodiola sachalinensis A. Bor.［Sedum sachali nensis（A. Bor.）Vorosh.］、圣地红景天 Rhodiola sacra（Prain ex Hamet）S. H. Fu［Sedum sacra Prain ex Hamet］、唐古特红景天 Rhodiola algida（Ledeb.）Fi sch et Mey. Var. tangutica（Maxim.）S. H. Fu 等的全草〕古代文献未见记载，现代有关著作均以"红景天"作为

本品正名，如《中华本草》："红景天《青藏高原药物图鉴》　【来源】为景天科植物库页红景天、圣地红景天、唐古特红景天等的全草。【原植物】①库页红景天 Rhodiola sachalinensis A. Bor. ［Sedum sachalinensis（A. Bor.）Vorosh.］　又名：高山红景天《长白山植物药志》。②圣地红景天 Rhodiola saera（Prain ex Hamet）S. H. Fu［Sedum sacra Prain ex Hamet］③唐古特红景天 Rhodiola algida（Ledeb.）Fisch. et Mey. var. tangutica（Maxim.）S. H. Fu"[5]其他现代著作如《全国中草药汇编》[1]、《中药大辞典》[2]、《中医大辞典·中药分册》[3]、《中国中医药学主题词表》[4]等也以"红景天"为正名记载本品。同时尚记载有　"扫罗玛尔布"《中药大辞典》[2]，"狮子七"、"涩疙瘩"《中医大辞典》[3]等各地的俗称。

3　附录

3.1　又称：无。

3.2　俗称：扫罗玛尔布（藏名），狮子七，涩疙瘩。

3.3　曾称：无。

4　文献通考

《全国中草药汇编》："红景天　【来源】为景天科红景天属植物红景天 Rhodiola saera（Prain）Fu，以全草入药。"[1]

《中药大辞典》："红景天《西藏常用中草药》　【异名】扫罗玛尔布（藏名）。【基原】为景天科植物全瓣红景天的全草。【原植物】全瓣红景天 Rhodiola saera（Prain ex Hamet）Fu."[2]

《中医大辞典·中药分册》："红景天　见《中国药典·一部》1977年版。又名狮子七、涩疙瘩。为景天科植物大株红景天 Rhodiola kirilowii（Regel）Regel ex Maxim. 或唐古特红景天 R. algida（Ledeb.）Fu var. tangutica（Maxim.）Fu 等的根及根茎"[3]

《中国中医药学主题词表》："红景天 RHODIOLA　属景天科；用于总论，宜用专指词，无专指词用本词组配关键词。"[4]

《中华本草》："红景天《青藏高原药物图鉴》　【来源】为景天科植物库页红景天、圣地红景天、唐古特红景天等的全草。【原植物】①库页红景天 Rhodiola sachalinensis A. Bor. ［Sedum sachalinensis（A. Bor.）Vorosh.］又名：高山红景天《长白山植物药志》。②圣地红景天 Rhodiola saera（Prain ex Hamet）S. H. Fu［Sedum sacra Prain ex Hamet］③唐古特红景天 Rhodiola algida（Ledeb.）Fisch. et Mey. var. tangutica（Maxim.）S. H. Fu."[5]

5　参考文献

1　《全国中草药汇编》编写组编. 全国中草药汇编. 下册. 北京：人民卫生出版社，1996，273

2　江苏新医学院编. 中药大辞典. 上海：上海科学技术出版社，1977，1009

3　《中医大辞典》编辑委员会编. 中医大辞典·中药分册. 北京：人民卫生出版社，1982，161

4　吴兰成主编. 中国中医药学主题词表. 北京：中医古籍出版社，1996，151

5　国家中医药管理局《中华本草》编委会. 中华本草. 第三册. 上海：上海科学技术出版社，1999，

763

187　麦冬
Maidong
Radix Ophiopogonis

1　定名依据

1.1　正名

1.1.1　汉文名：麦冬［为百合科植物麦冬 Ophiopogon japonicus（Thunb.）Ker－Gawl. 的干燥块根］。

1.1.2　英文名：dwarf lilyturf tuber.

1.2　依据

1.2.1　定名的文献依据

(1)《药鉴》卷二："麦冬，气微寒，味甘平，无毒，降也，阳中微阴也。阳乃肺药，微阴去肺中之伏火，火去则肺金生，金生则烦渴止，而心亦清矣，心清而神亦保安矣。"[1]

(2)《本草易读》卷四："麦冬百零八，汤泡去心，酒浸滋补。地黄、车前为使，恶款冬，畏苦参、青葙、木耳。甘，平，微寒，无毒。入肺胃二经。润肺清心，泻热除烦，消痰止嗽，利水生津。定肺痿吐脓，解时疾热狂。呕吐痿痹之疾，经枯乳闭之疴。"[2]

(3)《要药分剂》卷四："麦冬，味甘。性微寒。无毒。禀天春生之气。感地稼穑之甘以生。降也。阳中微阴也。地黄、车前为使。"[3]

(4)《本草求真·上编》："麦冬（隰草）清心肺火。麦冬（专入心肺）。有类天冬。然麦冬甘味甚多。寒性差少。天冬所主在肺。而麦冬所主。则更在肺而在心。"[4]

(5)《本草分经·原例》："麦冬　甘微苦微寒，润肺清心，胃经正药，泻热生津，化痰止呕，治嗽行水。"[5]

(6)《本草害利·凉肺次将》："麦冬，［害］性寒而润，寒多人禁服。凡虚寒泄泻，及痘疮虚寒作泄，产后虚寒泄泻者，咸忌之。［利］甘，微寒，清心泻热，滋燥金而清水源。"[6]

(7)《中华人民共和国药典》："麦冬 Radix ophiopogonis　本品为百合科植物麦冬 Ophiopogon japonicus（Thunb.）Ker－Gawl. 的干燥块根。夏季采挖，洗净，反复暴晒、堆置，至七八成干，除去须根，干燥。"[7]

(8)《普通高等教育中医药类规划教材·中药学》："麦冬《本经》为百合科多年生草本植物麦冬 Ophiopogon japonicus（L. f.）Ker－Gawl. 的块根。主产四川、浙江、湖北等地。夏季采挖，反复暴晒、堆置，至七、八成干，除去须根，干燥。生用。"[8]

(9)《中国中医药学主题词表》："麦冬 OPHIOPOGON JAPONICUS　属百合科和补阴药 D 麦门冬。"[9]

(10)《中药志》："麦冬（麦门冬）　本品为常用中药。商品主要为百合科植物麦冬的块根。此外，尚有百合科沿阶草属和山麦冬数种植物的肉质块根。……【原植物】麦冬

[别名] 沿阶草（旧称）。Ophiopogon japonicus（L. f.）Ker－Gawl. ——百合科 Liliaceae."[10]

(11)《中药材手册》："麦冬［纲目名麦虋冬，列入草部隰草类］ 本品为百合科植物麦冬 Ophiopogon japonicus（Thunb.）Ker－Gawl. 的干燥块根。原植物系多年生常绿草本，栽培与野生均有。浙江产者习称杭麦冬，质佳；四川产者称川麦冬，个长瘦瘪，质较差。［别名］麦门冬、寸冬、沿阶草。"[11]

(12)《全国中草药汇编》："麦冬 ［别名］麦门冬、细叶麦冬、韭叶麦冬、杭麦冬、川麦冬。【来源】为百合科沿阶草植物麦冬（沿阶草）Ophiopogon japonicus Ker－Gawl.，以块根入药。"[12]

(13)《全国中药炮制规范》："麦冬 ［处方用名］麦冬、朱麦冬。【来源】本品为百合科植物麦冬 Ophiopogon japonicus（Thunb.）Ker－Gawl. 的干燥块根。栽培或野生。主产于浙江、四川等地。夏季采挖，洗净，反复暴晒、堆置，至七八成干，除去须根，干燥。药材以肥大、色黄白者为佳。"[13]

(14)《中国药材学》："麦冬 ［别名］麦门冬，沿阶草，杭麦冬，川麦冬，寸冬，韭叶麦冬，小麦门冬，地麦冬（四川）。【来源】本品为百合科植物麦冬 Ophiopogon japonicus（L. f.）Ker－Gawl. 的块根。"[14]

1.2.2 定名选择的理由

(1) 麦冬 Radix ophiopogonis，系百合科植物麦冬 Ophiopogon japonicus（Thunb.）Ker－Gawl. 的干燥块根。"麦冬"之名始见于明·杜文燮《药鉴》，并作为正名记载。其后的本草著作如清·汪昂《本草易读》、沈金鳌《要药分剂》、黄宫绣《本草求真》、姚澜《本草分经》、凌奂《本草害利》等在载录本品时即以"麦冬"作为正名，并一直沿用至今。

(2) 我国最新出版的《中华人民共和国药典》、《普通高等教育中医药类规划教材·中药学》等均以"麦冬"作为本药正名。已经广泛应用于中医药学文献的标引和检索的《中国中医药学主题词表》也以"麦冬"作为本药的正式主题词。现代本草著作如《中药志》、《全国中草药汇编》、《中国药材学》、《中药材手册》、《全国中药炮制规范》等虽记载了不少本品各地的俗称，但也无一例外以"麦冬"作为本品的正名。说明"麦冬"作为本品正名已成为共识。

1.3 与正名等效的名词：麦门冬。

2 源流考释

麦冬［百合科植物麦冬 Ophiopogon japonicus（Thunb.）Ker－Gawl. 的干燥块根］原称"麦门冬"，始见于汉《神农本草经》，如汉《神农本草经》卷一："麦门冬，味甘，平。主心腹结气，伤中、伤饱，胃络脉绝，羸瘦短气。久服，轻身、不老、不饥。生川谷及堤阪。"[15] 其后的本草著作大多即以"麦门冬"为正名，如三国·吴普《吴普本草》[16]、魏晋《名医别录》[17]，唐·苏敬等《新修本草》[18]，宋·唐慎微《证类本草》[19]，明·李时珍《本草纲目》[20] 等。

"麦冬"之名始见于明·杜文燮《药鉴》[1]，并作为正名记载。其后的本草著作，有的以"麦门冬"为正名，如清·吴义洛《本草从新》[21]、严西亭《得配本草》[22]；有的以“麦冬”为正名，如清·汪昂《本草易读》[2]、沈金鳌《要药分剂》[3]、黄宫绣《本草求真》[4]、姚澜《本草分经》[5]、凌奂《本草害利》[6]。

古代著作记载的本品异名有“乌韭”、“马韭”、“羊韭”、“爱韭”、“禹韭”、“虋火冬”、“忍冬”、“忍凌”、“不死药”、“禹余粮”、“仆垒”、“随脂”《吴普本草》[16]，“麦韭”、“羊蓍”、“禹葭”《名医别录》[17]，“阶前草”、“门冬”《本草纲目》[20]等。如《吴普本草》草木类：“麦门冬，《御览》卷九百八十九。一名羊韭。秦，一名乌韭；楚，一名马韭。越，一名羊韭；齐，一名爱韭，一名禹韭，一名虋火冬，一名忍冬，一名忍凌，一名不死药，一名禹余粮，一名仆垒，一名随脂。”[16]

《名医别录》卷一：“秦，名羊韭；齐，名麦韭；楚，名马韭；越，名羊蓍，一名禹葭，一名禹余粮，叶如韭，冬夏长生，生函谷肥土、石间久废处。二月、三月、八月、十月采，阴干。”[17]《本草纲目》草部第十五卷：“麦门冬　本经上品　【释名】虋冬（音门）　秦名羊韭，齐名爱韭，楚名马韭，越名羊耆。并别录。禹韭（吴普）　禹余粮（别录）　忍冬（吴普）　忍凌（吴普）　不死药（吴普）　阶前草［弘景曰］根似穬麦，故谓麦门冬。［时珍］麦须曰虋，此草根似麦而有须，其叶如韭，凌冬不凋，故谓之麦虋冬，及有诸韭、忍冬诸名。俗作门冬，便于字也。”[20]

现代有关著作有的以“麦冬”作为本品正名，如《中华人民共和国药典》[7]、《普通高等教育中医药类规划教材·中药学》[8]、《中国中医药学主题词表》[9]、《中药志》[10]、《中药材手册》[11]、《全国中草药汇编》[12]、《全国中药炮制规范》[13]、《中国药材学》[14]；有的以“麦门冬”为正名，如《中药大辞典》[23]、《中医大辞典·中药分册》[24]、《中国医学百科全书·中医学》[25]、《中华本草》[26]。同时尚记载有“寸冬”、“沿阶草”《中药材手册》[11]，“细叶麦冬”、“韭叶麦冬”、“杭麦冬”、“川麦冬”《全国中草药汇编》[12]，“藚冬”《中药大辞典》[23]，“小麦门冬”、“地麦冬”《中国药材学》[14]等本品各地的俗称。还记载有本品原植物“麦冬”的异名“沿阶草”《中药志》[10]，“羊韭”、“马韭”、“羊荠”、“爱韭”、“禹韭”、“忍陵”、“不死药”、“仆垒”、“随脂”、“羊蓍”、“禹葭”、“阶前草”、“书带草”、“秀墩草”、“马粪草”、“家边草”、“韭叶麦冬”《中药大辞典》[23]，“马鬃草”、“羊胡子草”《中华本草》[26]等。

3　附录

3.1　又称：朱麦冬（饮片规格名），杭麦冬、川麦冬（药材商品名）。

3.2　俗称：地麦冬（四川），寸冬，沿阶草，细叶麦冬，韭叶麦冬，杭麦冬，川麦冬，藚冬，小麦门冬。

3.3　曾称：乌韭、马韭、羊韭、爱韭、禹韭、虋火冬、忍冬、忍凌、不死药、禹余粮、仆垒、随脂《吴普本草》，麦韭、羊蓍、禹葭《名医别录》，阶前草、门冬《本草纲目》。

3.4　原植物名称：麦冬，沿阶草（旧称），羊韭，马韭，羊荠，爱韭，禹韭，忍陵，不死药，仆垒，随脂，羊蓍，禹葭，阶前草，书带草，秀墩草，马粪草，家边草，韭叶麦冬，马鬃草，羊胡子草。

4　文献通考

《神农本草经》卷一：“麦门冬，味甘，平。主心腹结气，伤中、伤饱，胃络脉绝，羸瘦短气。久服，轻身、不老、不饥。生川谷及堤阪。”[15]

《吴普本草·草木类》：“麦门冬，《御览》卷九百八十九。一名羊韭。秦，一名乌韭；楚，一名马韭。越，一名羊韭；齐，一名爱韭，一名禹韭，一名虋火冬，一名忍冬，一名忍凌，一名不死药，一名禹余粮，一名仆垒，一名随脂。神农、岐伯：甘，平。黄帝、桐君、雷公：甘，无毒。李氏：甘，小温。扁鹊：无毒。生山谷肥地。叶如韭，肥泽丛生。采无时。实青黄。”[16]

《名医别录》卷一：“秦，名羊韭；齐，名麦韭；楚，名马韭；越，名羊蓍，一名禹葭，一名禹余粮，叶如韭，冬夏长生，生函谷肥土、石间久废处。二月、三月、八月、十月采，阴干。”[17]

《新修本草》卷第六：“麦门冬，味甘，平，微寒，无毒。主心腹结气，伤中，伤饱，胃络脉绝，羸瘦短气。……秦名羊韭，齐名爱韭，楚名马韭，越名羊蓍，一名禹葭，一名禹余粮。”[18]

《证类本草》卷第六：“麦门冬，味甘，平，微寒，无毒。主心腹结气，伤中，伤饱，胃络脉绝，羸瘦短气。……秦名羊韭，齐名爱韭，楚名马韭，越名羊蓍，一名禹葭，一名禹余粮。”[19]

《本草纲目》第十五卷：“麦门冬　本经上品　【释名】虋冬　音门　秦名羊韭，齐名爱韭，楚名马韭，越名羊蓍。并别录。禹韭（吴普）　禹余粮（别录）　忍冬（吴普）　忍凌（吴普）　不死药（吴普）　阶前草［弘景曰］根似穬麦，故谓麦门冬。［时珍］麦须曰虋，此草根似麦而有须，其叶如韭，凌冬不凋，故谓之麦虋冬，及有诸韭、忍冬诸名。俗作门冬，便于字也。可以服食断谷，故又有余粮、不死之称。吴普本草：一名仆垒，一名随脂。”[20]

《药鉴》卷二：“麦冬，气微寒，味甘平，无毒，降也，阳中微阴也。阳乃肺药，微阴去肺中之伏火，火去则肺金生，金生则烦渴止，而心亦清矣，心清而神亦保安矣。惟肺金得令，则金能生水，又能强阴益精，心清神安，则气血和畅，又能治血妄行。夫曰解烦渴补虚劳者，正以其润肺清心也，心清而肺润，则心统气行，而郁结之患可释矣。夫曰能复脉者，何也？盖心主脉，而百脉之朝宗于肺，若肺润心清，则脉亦调和，气血无所阻，必听命以遂脉之通畅也。能引生地而至所生之处。痘家用之，以止烦渴。诸症便滑者忌之。”[1]

《本草易读》卷四：“麦冬百零八，汤泡去心，酒浸滋补。地黄、车前为使，恶款冬，畏苦参、青葙、木耳。甘，平，微寒，无毒。入肺胃二经。润肺清心，泻热除烦，消痰止嗽，利水生津。定肺痿吐脓，解时疾热狂。呕吐痿痹之疾，经枯乳闭之疴。”[2]

《本草从新》卷三：“麦门冬　味甘，微苦微寒，润肺清心，泻热除烦，微寒，能泻肺火，化痰行水。……”[21]

《得配本草》卷三：“麦门冬，地黄、车前为之使，畏苦参、青葙、木耳。恶款冬、苦芙、苦瓠。忌鱼、伏石、钟乳。……”[22]

《要药分剂》卷四：“麦冬，味甘。性微寒。无毒。禀天春生之气。感地稼穑之甘以生。降也。阳中微阴也。地黄、车前为使。”[3]

《本草求真·上编》：“麦冬（隰草）清心肺火。麦冬（专入心肺）。有类天冬。然麦冬甘味甚多。寒性差少。天冬所主在肺。而麦冬所主。则更在肺而在心。”[4]

《本草分经·原例》："麦冬　甘微苦微寒，润肺清心，胃经正药，泻热生津，化痰止呕，治嗽行水。"[5]

《本草害利·凉肺次将》："麦冬，［害］性寒而润，寒多人禁服。凡虚寒泄泻，及痘疮虚寒作泄，产后虚寒泄泻者，咸忌之。［利］甘，微寒，清心泻热，滋燥金而清水源。"[6]

《中药志》："麦冬（麦门冬）　本品为常用中药。商品主要为百合科植物麦冬的块根。此外，尚有百合科沿阶草属和山麦冬数种植物的肉质块根。……【原植物】麦冬　别名：沿阶草（旧称）。Ophiopogon japonicus（L. f.）Ker - Gawl. ——百合科 Liliaceae."[10]

《中药材手册》："麦冬［纲目名麦衅冬，列入草部隰草类］　本品为百合科植物麦冬 Ophiopogon japonicus（Thunb.）Ker - Gawl. 的干燥块根。原植物系多年生常绿草本，栽培与野生均有。浙江产者习称杭麦冬，质佳；四川产者称川麦冬，个长瘦瘪，质较差。［别名］麦门冬、寸冬、沿阶草。"[11]

《全国中草药汇编》："麦冬　别名：麦门冬、细叶麦冬、韭叶麦冬、杭麦冬、川麦冬。来源：为百合科沿阶草植物麦冬（沿阶草）Ophiopogon japonicus Ker - Gawl.，以块根入药。"[12]

《中药大辞典》："麦门冬《本经》　【异名】虋冬《尔雅》，麦冬《药品化义》。【基原】为百合科植物沿阶草的块根。【原植物】沿阶草 Ophiopogon japonicus Ker - Gawl.，又名：羊韭、马韭、羊荠、爱韭、禹韭、忍陵、不死药、仆垒、随脂《吴普本草》，羊蓍、禹葭《别录》，阶前草《纲目》，书带草、秀墩草《群芳谱》，马粪草、家边草、韭叶麦冬。"[23]

《中医大辞典·中药分册》："麦门冬　出《神农本草经》。为百合科植物麦冬草 Ophiopogon japonicus Ker - Gawl. 的块根。"[24]

《中国医学百科全书·中医学》："麦门冬　始载于《神农本草经》。为百合科植物麦冬 Ophiopogon japonicus（L. f.）Ker - Gawl. 的块根。5～7 月采收。洗净、晒干，再除去细根及杂质。"[25]

《全国中药炮制规范》："麦冬　［处方用名］麦冬、朱麦冬。【来源】本品为百合科植物麦冬 Ophiopogon japonicus（Thunb.）Ker - Gawl. 的干燥块根。栽培或野生。主产于浙江、四川等地。夏季采挖，洗净，反复暴晒、堆置，至七八成干，除去须根，干燥。药材以肥大、色黄白者为佳。"[13]

《中国药材学》："麦冬　［别名］麦门冬，沿阶草，杭麦冬，川麦冬，寸冬，韭叶麦冬，小麦门冬，地麦冬（四川）。【来源】本品为百合科植物麦冬 Ophiopogon japonicus（L. f.）Ker - Gawl. 的块根。"[14]

《中国中医药学主题词表》："麦冬 OPHIOPOGON JAPONICUS　属百合科和补阴药　D 麦门冬。"[9]

《普通高等教育中医药类规划教材·中药学》："麦冬《本经》　为百合科多年生草本植物麦冬 Ophiopogon japonicus（L. f.）Ker - Gawl. 的块根。主产四川、浙江、湖北等地。夏季采挖，反复暴晒、堆置，至七、八成干，除去须根，干燥。生用。"[8]

《中华本草》："麦门冬《本经》　【异名】虋冬《尔雅》，不死药《吴普本草》，禹余粮《别录》……【来源】为百合科植物麦冬或沿阶草的块根。【原植物】①麦冬 Ophiopogon japonicus（L. f.）Ker－GawL. 又名：羊韭、马韭、羊荠、爱韭、禹韭、忍陵、仆垒、随脂《吴普本草》，羊蓍、禹葭《别录》，阶前草《纲目》，书带草、秀墩草《群芳谱·药谱》，沿阶草《江西通志》，马粪草、家边草、韭叶麦冬《中药大辞典》，马鬃草、羊胡子草《中药材品种论述》。②沿阶草 Ophiopogon bodinieri Le'vl."[26]

《中华人民共和国药典》："麦冬 Radix ophiopogonis　本品为百合科植物麦冬 Ophiopogon japonicus（Thunb.）Ker－Gawl. 的干燥块根。夏季采挖，洗净，反复暴晒、堆置，至七八成干，除去须根，干燥。"[7]

5　参考文献

1　明·杜文燮. 药鉴. 北京：中国中医药出版社，1993，38
2　清·汪昂. 本草易读. 北京：人民卫生出版社，1997，189
3　清·沈金鳌. 要药分剂. 上海：上海科学技术出版社，1959，98
4　清·黄宫绣. 本草求真. 上编. 上海：上海科学技术出版社，1959，209
5　清·姚澜. 本草分经. 上海：上海科技出版社，1989，105
6　清·凌奂. 本草害利. 北京：中医古籍出版社，1982，3
7　国家药典委员会编. 中华人民共和国药典. 一部. 北京：化学工业出版社，2000，122
8　雷载权主编. 普通高等教育中医药类规划教材·中药学. 上海：上海科学技术出版社，1995，307
9　吴兰成主编. 中国中医药学主题词表. 北京：中医古籍出版社，1996，243
10　中国医学科学院药物研究所等编. 中药志. 第一册. 北京：人民卫生出版社，1993，427
11　中华人民共和国卫生部药政管理局主编. 中药材手册. 北京：人民卫生出版社，1998，119
12　《全国中草药汇编》编写组编. 全国中草药汇编. 上册. 北京：人民卫生出版社，1996，415
13　中华人民共和国卫生部药政管理局编. 全国中药炮制规范. 北京：人民卫生出版社，1988，57
14　徐国钧等主编. 中国药材学. 北京：中国医药科技出版社，1996，478
15　汉·神农本草经. 清顾观光重辑本. 北京：人民卫生出版社，1955，30
16　三国·吴普. 吴普本草. 北京：人民卫生出版社，1987，17
17　魏晋·名医别录. 北京：人民卫生出版社，1986，21
18　唐·苏敬等撰. 新修本草. 合肥：安徽科学技术出版社，1981，151
19　宋·唐慎微. 证类本草. 北京：人民卫生出版社，1957，156
20　明·李时珍. 本草纲目. 北京：人民卫生出版社，1982，1033
21　清·吴仪洛. 本草从新. 北京：中医古籍出版社，2001，48
22　清·严西亭. 得配本草. 上海：上海卫生出版社，1957，21
23　江苏新医学院编. 中药大辞典. 上海：上海科学技术出版社，1977，1024
24　《中医大辞典》编辑委员会编. 中医大辞典·中药分册. 北京：人民卫生出版社，1982，162
25　《中医学》编辑委员会. 中国医学百科全书·中医学. 上海：上海科学技术出版社，1997，1237
26　国家中医药管理局《中华本草》编委会. 中华本草. 第八册. 上海：上海科学技术出版社，1999，122

188　麦芽
Maiya
Fructus Hordei Germinatus

1　定名依据

1.1　正名

1.1.1　汉文名：麦芽（为禾本科植物大麦 Hordeum vulgare L. 的成熟果实经发芽干燥而得）。

1.1.2　英文名：germinated barley.

1.2　依据

1.2.1　定名的文献依据

(1)《雷公炮制药性解》卷一："麦芽，味甘咸，性温无毒，入脾胃二经，主温中下气，开胃健脾，催生下胎，去宿食，除胀满，止吐逆，破癥结，消痰痞，炒去芒，再炒焦黄研用，蜜为之使。"[1]

(2)《本草新编》卷四："麦芽，大麦芽，味咸，气温，无毒。入脾、胃二经。尤化米食，消痰亦效。孕妇勿服，多用恐堕胎元，若只用一、二钱，亦无妨。惟大麦煎糖，孕妇切戒。多食极消肾水，必损胎元矣。"[2]

(3)《炮炙全书》卷二："麦芽，咸、甘，温，即大麦水浸生芽者，去须，取其中米炒研面用，今惟炒用。豆蔻、缩砂仁、乌梅、木瓜、芍药、五味子为使。"[3]

(4)《得配本草》卷五："麦芽，咸，温。入足阳明经。除痰饮，化癥结。治一切米麦果积，治妇人乳秘成痈。得川椒、干姜，治谷劳嗜卧。炒黑用。多服伤肾气。孕妇禁用。"[4]

(5)《中华人民共和国药典》："麦芽 Fructus hordei germinatus　本品为禾本科植物大麦 Hordeum vulgare L. 的成熟果实经发芽干燥而得。将麦粒用水浸泡后，保持适宜温、湿度，待幼芽长至约 0.5cm 时，晒干或低温干燥。"[5]

(6)《普通高等教育中医药类规划教材·中药学》："麦芽《药性论》　为禾本科一年生草本植物大麦 Hordeum vulgare L. 的成熟果实经发芽干燥而成。全国各地均产。将麦粒用水浸泡后，保持适宜温、湿度，待幼芽长至约 0.5cm 时，干燥。生用或炒用。"[6]

(7)《中药大辞典》："麦芽《纲目》　【异名】大麦蘖《药性论》，麦蘖《日华子本草》，大麦毛《滇南本草》，大麦芽《本草汇言》。【基原】为发芽的大麦颖果。【原植物】大麦 Hordeum vulgare L."[7]

(8)《中医大辞典·中药分册》："麦芽　出《本草纲目》。又名麦蘖、大麦芽。为大麦的颖果经发芽制成。"[8]

(9)《中国医学百科全书·中医学》："麦芽　始载于《药性论》。原名大麦蘖，又名麦蘖、大麦芽。为禾本科植物大麦 Hordeum vulgare L. 的果实经发芽制成。中国产麦地区均有生产。"[9]

（10）《中国中医药学主题词表》：“麦芽 FRUCTS HORDEI GERMINATUS　属禾本科植物大麦的成熟果实经发芽干燥而得；属消导药　C 大麦。”[10]
（11）《中药志》[11]、《中药材手册》[12]、《全国中草药汇编》[13]、《全国中药炮制规范》[14]、《中国药材学》[15]、《中华本草》[16]等现代中药著作多以“麦芽”作为本品正名（参见“文献通考”）。

1.2.2　定名选择的理由

（1）麦芽 Fructus hordei germinatus，系禾本科植物大麦 Hordeum vulgare L. 的成熟果实经发芽干燥而得。“麦芽”作为本品正名始见于明·李中梓《雷公炮制药性解》，其后的本草著作如清·陈士铎《本草新编》、日本稻宣义《炮炙全书》、严西亭《得配本草》等在载录本品时均以“麦芽”作为正名，并一直沿用至今。
（2）我国最新出版的《中华人民共和国药典》、《普通高等教育中医药类规划教材·中药学》以及辞书类著作《中医大辞典·中药分册》、《中药大辞典》、《中国医学百科全书·中医学》等均以“麦芽”作为本药正名。已经广泛应用于中医药学文献的标引和检索的《中国中医药学主题词表》也以“麦芽”作为本药的正式主题词。现代本草著作如《中药志》、《全国中草药汇编》、《中华本草》、《中国药材学》、《中药材手册》、《全国中药炮制规范》等虽记载了不少本品各地的俗称，但也无一例外以“麦芽”作为本品的正名。说明“麦芽”作为本品正名已成为共识。

1.3　与正名等效的名词：无。

2　源流考释

麦芽（禾本科植物大麦 Hordeum vulgare L. 的成熟果实经发芽干燥而得）原称“大麦蘖”始见于唐《药性论》，如《证类本草》引《药性论》：“大麦蘖，使，味甘，无毒。能消化宿食，破冷气，去心腹胀满。”[17]其后的本草著作有的以“大麦蘖”为正名，如《卫生宝鉴》[18]；有的以“麦蘖”为正名，如宋《日华子本草》[17]；有的以“大麦芽”为正名，如明·兰茂《滇南本草》[20]，《本草汇言》[21]。

“麦芽”之名始见于明·李时珍《本草纲目》卷二十五：蘖米（《别录》中品）……麦蘖（一名麦芽）【气味】咸，温，无毒。【主治】消食和中《别录》。破冷气，去心腹胀满《药性》。开胃，止霍乱，除烦闷，消痰饮，破症结，能催生落胎《日华》。补脾胃虚，宽肠下气，腹鸣者用之（元素）。消化一切米、面、诸果食积（时珍）。”明·李中梓《雷公炮制药性解》始以“麦芽”作为本品正名记载，如《雷公炮制药性解》卷一：“麦芽，味甘咸，性温无毒，入脾胃二经，主温中下气，开胃健脾，催生下胎，去宿食，除胀满，止吐逆，破症结，消痰痞，炒去芒，再炒焦黄研用，蜜为之使。”[1]其后的本草著作有的以“大麦芽”为正名，如清·汪昂《本草易读》[22]、汪昂《本草备要》[23]；有的以“麦芽”作为正名，如日本稻宣义《炮炙全书》[3]，清·陈士铎《本草新编》[2]、沈金鳌《要药分剂》[24]、黄宫绣《本草求真》[25]、姚澜《本草分经》[26]、严西亭《得配本草》[4]、凌奂《本草害利》[27]、陈其瑞《本草撮要》[28]、张秉成《本草便读》[29]等。

现代有关著作均沿用《雷公炮制药性解》的记载以“麦芽”作为本品正名，如《中华人民共和国药典》[5]、《普通高等教育中医药类规划教材·中药学》[6]、《中药大辞典》[7]、《中医大辞典·中药分册》[8]、《中国医学百科全书·中医学》[9]、《中国中医药学主题词表》[10]、《中药志》[11]、《中药材手册》[12]、《全国中草药汇编》[13]、《全国中药炮制规范》[14]、《中国药材学》[15]、《中华本草》[16]等。同时尚记载有“草大麦”《中药材手册》[12]，“大麦毛”《中药大辞典》[7]等各地的俗称。

3　附录

3.1　又称：炒麦芽、焦麦芽（饮片规格名）。
3.2　俗称：草大麦（山西），大麦毛。
3.3　曾称：大麦糵《药性论》，麦糵《日华子本草》，大麦芽《滇南本草》。
3.4　原植物：大麦。

4　文献通考

《证类本草》卷二十五：“大麦，味咸，温、微寒，无毒。……臣禹锡等谨按药性论云：大麦糵，使，味甘，无毒。能消化宿食，破冷气，去心腹胀满。……日华子云：麦糵，温中下气，开胃，止霍乱，除烦，消痰，破症结，能催生落胎。”[17]

《卫生宝鉴》卷二十一：“大麦糵，气温味咸，补脾胃虚，宽肠胃，先捣细，炒黄色替，取麦面用。”[18]

《卫生宝鉴》卷四：“治怫热内盛、痃癖坚积、酒食积、一切肠垢积滞、癥瘕积聚，疼痛发作有时三焦壅滞、二肠燥结或懊恼烦心不得眠……又能宣通气血，消酒进食解积。三棱炮、神曲炒各一两，川乌一两半去皮脐，大黄一两同前四味为末，好醋半升，熬成膏不破坚积不用膏。麦糵炒茴香炒各一两，半夏半两，巴豆两个，破坚积用四个，干姜炮、楝桂各二钱，牵牛三两……”[19]

《滇南本草》卷二：“大麦芽，味平、甜，性温。宽中下气、止呕吐、消宿食、止吞酸、吐酸、止泻、消胃宽膈，并治妇人奶乳不收，乳汁不止。（附方）大麦芽不拘多少煎汤服。”[20]

《本草纲目》卷二十五：糵米（《别录》中品）……穬麦糵（一名麦芽）　【气味】咸，温，无毒。【主治】消食和中《别录》。破冷气，去心腹胀满《药性》。开胃，止霍乱，除烦闷，消痰饮，破症结，能催生落胎《日华》。补脾胃虚，宽肠下气，腹鸣者用之（元素）。消化一切米、面、诸果食积（时珍）。”

《本草纲目汇言》卷十四：“大麦芽，味甘气温无毒，可升可降，入足太阴、阳明、手阳明经……大麦芽和中消食之药也。方氏曰，盖麦之萌芽已出，发生之机已萌，有伤于面食阻而不行者用已发之物，而发未发之物则未发随已发腐也……”[21]

《雷公炮制药性解》卷一：“麦芽，味甘咸，性温无毒，入脾胃二经，主温中下气，开胃健脾，催生下胎，去宿食，除胀满，止吐逆，破症结，消痰痞，炒去芒，再炒焦黄研用，蜜为之使。按：麦芽甘而且温，宜职中州。夫麦性泥滞，不过水浸生芽，气虽少清，性犹未化。功效何若是殊哉？全在多炒，使其性枯尔，不然是积食矣，岂复能消耶？丹溪云：大麦有火，能生热病，其芽能行上焦滞血，除腹内寒鸣，然多用久服，令人消肾。”[1]

《本草新编》卷四：“麦芽，大麦芽，味咸，气温，无毒。入脾、胃二经。尤化米食，消痰亦效。孕妇勿服，多用恐堕胎元，若只用一、二钱，亦无妨。惟大麦煎糖，孕妇切戒。多食极消肾水，必损胎元矣。”[2]

《炮炙全书》卷二：“麦芽，咸、甘，温，即大麦水浸生芽者，去须，取其中米炒研面用，今惟炒用。豆蔻、缩砂仁、乌梅、木瓜、芍药、五味子为使。”[3]

《本草易读》卷五：“大麦芽，炒。开胃补脾，和中宽肠，散气破血，通乳落胎。化一切米面果食，消诸般胀结痰气。”[22]

《本草备要》：“大麦芽，开胃健脾，行气消积，咸温。能助胃气上行，而资健运，补脾宽肠，和中下气，消食除胀，散结祛痰（咸能软坚），化一切米、面、果、食积，通乳下胎。”[23]

《得配本草》卷五：“麦芽，咸，温。入足阳明经。除痰饮，化症结。治一切米麦果积，治妇人乳秘成痈。得川椒、干姜，治谷劳嗜卧。炒黑用。多服伤肾气。孕妇禁用。”[4]

《要药分剂》卷二：“麦芽，味甘咸。性温。无毒。豆蔻、砂仁、乌梅、木瓜、白芍、五味为之使。”[24]

《本草求真》卷三：“麦芽，（造酿）专消谷食。麦芽（专入胃）。味甘气温。功专入胃消食。又味微咸。能软坚。温主通行。”[25]

《本草分经》：“麦芽，甘温，能助胃气上行，健脾宽肠下气，消食化积散结，祛痰善通乳，亦消肾气，炒用。”[26]

《本草害利》：“麦芽【害】有积消积，无积消人元气，堕胎。【利】甘咸温，入脾胃二经。熟腐五谷，消导而无停；运行三焦，宣通而不滞。快脾宽肠，和中下气，散结祛痰，尤善通乳，亦催生而坠胎。【修治】今以大麦发芽，炒焦用。古方麦芽，实穬麦为芽耳。元气耳。孕妇忌之。）”[27]

《本草撮要》卷五：“【麦芽】，味咸。入足太阴少阴厥阴经。功专消食下气。产后退乳。得川椒干姜治谷劳嗜卧。得蜜能下胎乳胀欲成痈。单用一二两炒煎服立消。并消果食积。”[28]

《本草便读》卷：“麦芽，其味甘咸。能温胃助脾。消磨谷食。其功克化。去面停乳积。浊阻瘀留。（麦芽味甘咸。性温。入脾胃。能消能磨。化一切米面诸谷食积。凡瘀留浊垢等物。皆可化之。观造饴糖家用之。即可想见矣。若无积者用之。恐削人元气耳。孕妇忌之。）”[29]

《中药志》：“麦芽　本品为常用中药。商品为禾本科植物大麦经发芽的颖果。【原植物】大麦 Hordeum vulgare L. ——禾本科 Gramineae. ”[11]

《中药材手册》：“麦芽［纲目名穬麦蘖，列入谷部造酿类］　本品为禾本科植物大麦 Hordeum vulgare L. 的颖果，经浸泡发芽后的干燥品。原植物系一年生草本，均为栽培。一般认为大麦麦芽品质佳，但也有用小麦麦芽入药的。［别名］大麦芽、草大麦（山西）。”[12]

《全国中草药汇编》：“麦芽　别名：大麦芽。来源：为禾本科大麦植物大麦 Hordeum vulgare L. 的发芽颖果。”[13]

《中药大辞典》：“麦芽《纲目》　【异名】大麦蘖《药性论》，麦蘖《日华子本草》，大麦毛《滇南本草》，大麦芽《本草汇言》。【基原】为发芽的大麦颖果。【原植物】大麦 Hordeum vulgare L. ”[7]

《中医大辞典·中药分册》："麦芽　出《本草纲目》。又名麦蘖、大麦芽。为大麦的颖果经发芽制成。"[8]

《中国医学百科全书·中医学》："麦芽　始载于《药性论》。原名大麦蘖，又名麦蘖、大麦芽。为禾本科植物大麦 Hordeum vulgare L. 的果实经发芽制成。中国产麦地区均有生产。"[9]

《全国中药炮制规范》："麦芽　［处方用名］麦芽、炒麦芽、焦麦芽。【来源】本品为禾本科植物大麦 Hordeum vulgare L. 的干燥成熟果实经发芽后的干燥品。全国各地均产。药材以芽完整、色淡黄者为佳。"[14]

《中国药材学》："麦芽　［别名］大麦芽，麦蘖。【来源】本品为禾本科植物大麦 Hordeum vulgare L. 的颖果经发芽而成。"[15]

《中国中医药学主题词表》："麦芽 FRUCTS HORDEI GERMINATUS　属禾本科植物大麦的成熟果实经发芽干燥而得；属消导药　C大麦。"[10]

《普通高等教育中医药类规划教材·中药学》："麦芽《药性论》　为禾本科一年生草本植物大麦 Hordeum vulgare L. 的成熟果实经发芽干燥而成。全国各地均产。将麦粒用水浸泡后，保持适宜温、湿度，待幼芽长至约0.5cm时，干燥。生用或炒用。"[6]

《中华本草》："麦芽《纲目》　【异名】大麦蘖《药性论》，麦蘖《日华子》，大麦毛《滇南本草》，大麦芽《本草汇言》……【来源】为禾本科植物大麦 Hordeum vulgare L. 的发芽颗果。【原植物】大麦 Hordeum vulgare L."[16]

《中华人民共和国药典》："麦芽 Fructus hordei germinatus　本品为禾本科植物大麦 Hordeum vulgare L. 的成熟果实经发芽干燥而得。将麦粒用水浸泡后，保持适宜温、湿度，待幼芽长至约0.5cm时，晒干或低温干燥。"[5]

5　参考文献

1　明·李中梓．雷公炮制药性解．见：中国医学大成（二）．长沙：岳麓书社，1990，132

2　清·陈士铎．本草新编．北京：中国中医药出版社，1996，230

3　［日］稻宣义．炮炙全书．北京：中医古籍出版社，1981，88

4　清·严西亭．得配本草．上海：上海卫生出版社，1957，14

5　国家药典委员会编．中华人民共和国药典．一部．北京：化学工业出版社，2000，122

6　雷载权主编．普通高等教育中医药类规划教材·中药学．上海：上海科学技术出版社，1995，173

7　江苏新医学院编．中药大辞典．上海：上海科学技术出版社，1977，1021

8　《中医大辞典》编辑委员会编．中医大辞典·中药分册．北京：人民卫生出版社，1982，162

9　《中医学》编辑委员会．中国医学百科全书·中医学．上海：上海科学技术出版社，1997，1219

10　吴兰成主编．中国中医药学主题词表．北京：中医古籍出版社，1996，224

11　中国医学科学院药物研究所等编．中药志．第三册．北京：人民卫生出版社，1993，355

12　中华人民共和国卫生部药政管理局主编．中药材手册．北京：人民卫生出版社，1998，302

13　《全国中草药汇编》编写组编．全国中草药汇编．下册．北京：人民卫生出版社，1996，305

14　中华人民共和国卫生部药政管理局编．全国中药炮制规范．北京：人民卫生出版社，1988，148

15　徐国钧等主编．中国药材学．北京：中国医药科技出版社，1996，1184

16　国家中医药管理局《中华本草》编委会．中华本草．第八册．上海：上海科学技术出版社，1999，353

17 宋·唐慎微．证类本草．北京：人民卫生出版社，1957，492
18 元·罗天益．卫生宝鉴．清光绪二十二年丙申（1896）长沙刻惜阴轩
19 元·罗天益．《卫生宝鉴》．卷四．清光绪二十二年丙申（1896）长沙刻惜阴轩
20 明·兰茂．滇南本草．第二卷．昆明：云南人民出版社，1977，463
19 明·倪朱谟．本草纲目汇言．清顺治二年大成斋刻本
20 清·汪昂．本草易读．北京：人民卫生出版社，1997，253
21 清·汪昂．本草备要．北京：中国中医药出版社，1998，192
23 清·沈金鳌．要药分剂．上海：上海科学技术出版社，1959，40
24 清·黄宫绣．本草求真．上海：上海科学技术出版社，1959，124
25 清·姚澜．本草分经．上海：上海科技出版社，1989，92
27 清·凌奂．本草害利．北京：中医古籍出版社，1982，58
28 清·陈其瑞．本草撮要．见：珍本医书集成．本草类．上海：上海科学技术出版社，1985，71
29 清·张秉成．本草便读．上海：上海卫生出版社，1957，82

189 远志
Yuanzhi
Radix polygalae

1 定名依据

1.1 正名

1.1.1 汉文名：远志（远志科植物远志 Polygala tenuifolia Willd. 或卵叶远志 Polygala sibirica L. 的干燥根）。

1.1.2 英文名：thinleaf milkwort root.

1.2 依据

1.2.1 定名的文献依据

(1)《神农本草经》卷一："远志　味苦，温。主咳逆伤中，补不足，除邪气，利九窍，益智慧，耳目聪明，不忘，强志倍力。久服，轻身、不老。叶名小草，一名棘菀，一名葽绕，一名细草。生川谷。"[1]

(2)《本草经集注》："远志　味苦，温，无毒。主治咳逆伤中，补不足，除邪气，利九窍，益智慧，耳目聪明，不忘，强志，倍力。利丈夫，定心气，止惊悸，益精，去心下膈气，皮肤中热，面目黄。"[2]

(3)《新修本草》卷六："远志　味苦，温，无毒。主咳逆伤中，补不足，除邪气，利九窍，益智慧，耳目聪明，不忘，强志，倍力。利丈夫，定心气，止惊悸，益精，去心下膈气，皮肤中热，面目黄。"[3]

(4)《证类本草》卷六："远志（为君）　味苦，温，无毒。主咳逆伤中，补不足，除邪气，利九窍，益智慧，耳目聪明，不忘，强志，倍力，利丈夫，定心气，止惊悸，益精，去心下膈气，皮肤中热，面目黄。"[4]

(5)《本草纲目》卷十二："远志　《本经·上品》　【释名】苗名小草《本经》、细草

《本经》、棘菀《本经》、葽绕《本经》。时珍曰：此草服之能益智强志，故有远志之称。”[5]

(6)《本草从新》卷一：“远志　宣、散郁、通心肾。苦泄热。温行气。辛散郁。主手少阴。（心）能通肾气。上达于心。强志益智。聪耳明目。利九窍。治迷惑善忘。惊悸不寐。”[6]

(7)《中华人民共和国药典》：“远志 Radix polygalae　本品为远志科植物远志 Polygala tenuifolia Willd. 或卵叶远志 Polygala sibirica L. 的干燥根。春、秋二季采挖，除去须根及泥沙，晒干。”[7]

(8)《普通高等教育中医药类规划教材·中药学》：“远志《本经》　为远志科多年生草本植物远志 Polygala tenuifolia Willd. 或卵叶远志 Polygala sibirica L. 的根。主产于河北、山西、陕西、吉林、河南等地。”[8]

(9)《中药大辞典》：“远志《本经》　【异名】葽绕、蕀蒬《尔雅》，棘菀《本经》，苦远志《滇南本草》。【基原】为远志科植物细叶远志的根。【原植物】细叶远志 Polygala tenuifolia Willd.，又名：山茶叶、光棍茶、小鸡棵、线茶、山胡麻、米儿茶、燕了草、草远志、十二月花。”[9]

(10)《中医大辞典·中药分册》：“远志　出《神农本草经》。又名小草根、苦远志、远志筒。为远志科多年生草本植物细叶远志 Polygala tenuifolia Willd. 或卵叶远志 P. sibirica L. 的根。”[10]

(11)《中国医学百科全书·中医学》：“远志　始载于《神农本草经》。为远志科植物远志 Polygala tenuifolia Willd. 或卵叶远志 P. sibirica L. 的根或根皮。”[11]

(12)《中国中医药学主题词表》：“远志 POLYGALA TENUIFOLIA　属远志科和安神药。”[12]

(13)《中药志》[13]、《中药材手册》[14]、《全国中草药汇编》[15]、《全国中药炮制规范》[16]、《中国药材学》[17]、《中华本草》[18]等现代中药著作多以“远志”作为本品正名（参见“文献通考”）。

1.2.2　定名选择的理由

(1) 远志 Radix polygalae，系远志科植物远志 Polygala tenuifolia Willd. 或卵叶远志 Polygala sibirica L. 的干燥根。“远志”之名始见于汉《神农本草经》，并作为本品正名记载。其后的历代重要本草著作如南北朝·陶弘景《本草经集注》，唐·苏敬《新修本草》，宋·唐慎微《证类本草》，明·李时珍《本草纲目》，清·吴仪洛《本草从新》等在载录本品时均以“远志”作为正名，并一直沿用至今。

(2) 我国最新出版的《中华人民共和国药典》、《普通高等教育中医药类规划教材·中药学》以及辞书类著作《中医大辞典·中药分册》、《中药大辞典》、《中国医学百科全书·中医学》等均以“远志”作为本品正名。已经广泛应用于中医药学文献的标引和检索的《中国中医药学主题词表》也以“远志”作为本品的正式主题词。现代本草著作如《中药志》、《全国中草药汇编》、《中华本草》、《中国药材学》、《中药材手册》、《全国中药炮制规范》等虽记载了不少本品各地的俗称，但也无一例外以“远志”作为本品的正名。说明“远志”作为本品正名已成为共识。

1.3　与正名等效的名词：无。

2 源流考释

远志（远志科植物远志 Polygala tenuifolia Willd. 或卵叶远志 Polygala sibirica L. 的干燥根）始载于汉《神农本草经》，并以“远志”为正名。如《神农本草经》卷一：“远志，味苦，温。主咳逆伤中，补不足，除邪气，利九窍，益智慧，耳目聪明，不忘，强志倍力。久服，轻身、不老。叶名小草，一名棘菀（陆德明《尔雅音义》引作苋），一名葽绕（《御览》作要绕），一名细草。生川谷。”[1]其后的本草著作大多即沿用该书记载，以“远志”为正名记载本品，如魏晋《名医别录》[19]，南北朝·雷敩《雷公炮炙论》[20]、陶弘景《本草经集注》[2]，唐·苏敬《新修本草》[3]、孙思邈《千金翼方》[21]，宋·苏颂《本草图经》[22]、唐慎微《证类本草》[4]，元·忽思慧《饮膳正要》[23]，明·陈嘉谟《本草蒙筌》[24]、李时珍《本草纲目》[5]、杜文燮《药鉴》[25]、缪希雍《炮炙大法》[26]、李中梓《雷公炮制药性解》[27]、卢之颐《本草乘雅半偈》[28]，清·张志聪《本草崇原》[29]、陈士铎《本草新编》[30]、日本稻宣义《炮炙全书》[31]、汪昂《本草易读》[32]、汪昂《本草备要》[33]、张璐《本经逢原》[34]、叶桂《本草经解》[35]、吴仪洛《本草从新》[6]、沈金鳌《要药分剂》[36]、黄宫绣《本草求真》[37]等。

古代著作记载的本品异名有“葽绕”、“蕀蒬”《尔雅注疏》[38]，“棘菀”、“细草”《神农本草经》[1]等。如《尔雅注疏》：“葽绕，蕀蒬。郭璞云：今远志也，似麻黄，赤华，叶锐而黄。”[38]《神农本草经》卷一：“远志　味苦，温。……叶名小草，一名棘菀（陆德明《尔雅音义》引作苋），一名葽绕（《御览》作要绕），一名细草。生川谷。”[1]

须予指明的是，古代之药用远志来源有多种，但其主流产品有小叶者即今用的远志，大叶者即今用的卵叶远志。

现代有关著作均沿用《神农本草经》的记载以“远志”作为本品正名，如《中华人民共和国药典》[7]、《普通高等教育中医药类规划教材·中药学》[8]、《中药大辞典》[9]、《中医大辞典·中药分册》[10]、《中国医学百科全书·中医学》[11]、《中国中医药学主题词表》[12]、《中药志》[13]、《中药材手册》[14]、《全国中草药汇编》[15]、《全国中药炮制规范》[16]、《中国药材学》[17]、《中华本草》[18]等。同时尚记载有“小草根”、“小鸡棵”《中药材手册》[14]，“小草”、“细草”、“小鸡腿”、“小鸡根”、“细叶远志”、“线茶”《全国中草药汇编》[15]，“苦远志”《中药大辞典》[9]，“远志筒”《中医大辞典》[10]，“小鸡眼”《中华本草》[18]等各地的俗称。还记载有本品原植物“远志”的异名“细叶远志”、“小草”《中药志》[13]，“山茶叶”、“光棍茶”、“小鸡棵”、“线茶”、“山胡麻”、“米儿茶”、“燕了草”、“草远志”、“十二月花”《中药大辞典》[9]；原植物“西伯利亚远志”的异名“宽叶远志”、“卵叶远志”《中华本草》[18]等。

3 附录

3.1 又称：制远志、蜜远志、朱远志（饮片规格名），远志筒、远志肉、远志棍（药材商品名）。

3.2 俗称：小草根（东北），小鸡棵（河北、山西），小草，细草，小鸡腿，小鸡根，细叶远志，线茶，苦远志，远志筒，小鸡眼。

3.3 曾称：葽绕、蕀蒬《尔雅注疏》，棘菀、细草《神农本草经》。

3.4　原植物名称：远志，细叶远志（通称），小草（东北），山茶叶，光棍茶，小鸡棵，线茶，山胡麻，米儿茶，燕了草，草远志，十二月花；西伯利亚远志，宽叶远志，卵叶远志。

4　文献通考

《尔雅注疏》："葽绕，蕀蒬。郭璞云：今远志也，似麻黄，赤华，叶锐而黄。"[38]

《神农本草经》卷一："远志　味苦，温。主咳逆伤中，补不足，除邪气，利九窍，益智慧，耳目聪明，不忘，强志倍力。久服，轻身、不老。叶名小草，一名棘菀（陆德明《尔雅音义》引作苋），一名葽绕（《御览》作要绕），一名细草。生川谷。"[1]

《名医别录》卷一："远志　无毒。主利丈夫，定心气，止惊悸，益精，去心下隔气，皮肤中热、面目黄。久服好颜色，延年。"[19]

《雷公炮炙论》一上卷："远志　雷公云：远志凡使，先须去心，若不去心，服之令人闷。去心了，用熟甘草汤浸一宿，漉出，曝干用之也。"[20]

《本草经集注》："远志　味苦，温，无毒。主治咳逆伤中，补不足，除邪气，

利九窍，益智慧，耳目聪明，不忘，强志，倍力。利丈夫，定心气，止惊悸，益精，去心下膈气，皮肤中热，面目黄。久服轻身，不老，好颜色，延年。叶名小草，主益精，补阴气，止虚损，梦泄。一名棘菀，一名葽绕，一名细草。生太山及宛朐川谷。四月采根、叶，阴干。"[2]

《新修本草》卷六："远志　味苦，温，无毒。主咳逆伤中，补不足，除邪气，利九窍，益智慧，耳目聪明，不忘，强志，倍力。利丈夫，定心气，止惊悸，益精，去心下膈气，皮肤中热，面目黄。久服轻身不老，好颜色，延年。叶名小草，主益精，补阴气，止虚损，梦泄。一名棘菀，一名葽绕，一名细草。生太山及宛朐川谷。四月采根、叶，阴干。"[3]

《千金翼方》卷二："远志　味苦，温，无毒。主咳逆伤中，补不足，除邪气，利九窍，益智慧，耳目聪明，不忘，强志倍力，利丈夫，定心气，止惊悸，益精，去心下膈气，皮肤中热，面目黄。久服轻身不老，好颜色，延年。叶：名小草，主益精，补阴气，止虚损，梦泻。一名棘苑，一名葽绕，一名细草。生太山及冤句川谷，四月采根叶，阴干。"[21]

《本草图经》卷四："远志，生泰山及冤句川谷，今河、陕、京西州郡亦有之。根黄色，形如蒿根；苗名小草，似麻黄而青，又如荜豆。叶亦有似大青而小者；三月，开花白色；根长及一尺。四月采根、叶，阴、干。今云晒干用。"[22]

《证类本草》卷六："远志（为君）　味苦，温，无毒。主咳逆伤中，补不足，除邪气，利九窍，益智慧，耳目聪明，不忘，强志，倍力，利丈夫，定心气，止惊悸，益精，去心下膈气，皮肤中热，面目黄。久服轻身不老，好颜色，延年。叶名小草，主益精，补阴气，止虚损，梦泄。一名棘菀，一名葽绕，一名细草。生泰山及冤句川谷。四月采根、叶阴干。"[4]

《饮膳正要》卷二："服远志　《抱朴子》云：陵阳仲子服远志二十年，有子三十人，开书所见，便记不忘。"[23]

《本草蒙筌》卷一："远志　泗州远志　威胜军远志　味苦，气温。无毒。茎类麻黄

而青，兖州（郡名）泰山（并属山东。）俱有。根名远志，四月采收。用宜去骨取皮，甘草汤渍一宿。（因苦下行，以甘缓之，使上发也。）漉向日曝，干入剂煎。”

《本草纲目》卷十二：“远志　《本经·上品》　【释名】苗名小草《本经》、细草《本经》、棘菀《本经》、葽绕《本经》。时珍曰：此草服之能益智强志，故有远志之称。”[24]

《药鉴》卷二：“远志　气温，味苦，无毒。主和颜悦色，轻身耐老。利九窍而补中伤，除咳逆而驱惊悸，益智慧而善不忘。小儿惊痫客忤，非此莫治。妇人血噤失音，非此莫疗。大都温则能补，故能益精气，壮阳神，强志倍力。苦则能泄，故能辟邪气，去邪梦，安心定神。畏珍珠藜芦。”[25]

《炮炙大法·草部》：“远志　（去心若不去心服之令人闷去心了用熟甘草汤浸一宿漉出曝干用之　得茯苓龙骨冬葵子良　畏真珠飞廉藜芦齐蛤）。”[26]

《雷公炮制药性解》卷三：“远志　味苦，性温无毒，入心肾二经。补不足，除邪气，益智慧，明耳目，宁怔忡，定惊悸，利九窍，治健忘，壮阳道，益精气，长肌肉，助筋骨。及妇人血禁失音，小儿惊风客忤，皮肤热，面目黄，久服悦颜色延年。汤泡，去心用，得茯苓、冬葵子、龙骨良，畏珍珠、藜芦、蜚蠊齐蛤，忌诸肉、生葱、冷水，杀天雄、附子毒，叶名小草，主萝泄。”[27]

《本草乘雅半偈》第二帙：“远志　《本经·上品》　【气味】苦温，无毒。【主治】主咳逆，伤中，补不足，除邪气，利九窍，益智慧，耳目聪明，不忘，强志倍力。久服轻身不老。”[28]

《本草崇原》卷上：“远志　气味苦温，无毒。主咳逆伤中，补不足，除邪气，利九窍，益智慧，耳目聪明，不忘，强志倍力。久服轻身不老。（远志始出太山及冤句川谷，今河洛陕西州郡皆有之。苗名小草，三月开红花，四月采根晒干，用者去心取皮。李时珍曰：服之主益智强志，故有远志之称）”[29]

《本草新编》卷三：“远志　味苦、辛，性温，无毒。入心、肾二经。畏珍珠，藜芦。杀附子毒，冷甘草汤浸透，去水焙干。定心气，止惊益智，补肾气，强志益精。治皮肤中热，令耳目聪明。疗咳逆而愈伤中，培不足以除邪气。心主镇定，则震撼无忧，灵机善运，故止惊益智，水脏充盈，则坚强称职。闭蛰封藏，故强志益精。水旺而皮热可除，心安而耳目自利。”[30]

《炮炙全书》卷一：“远志　苦，温。以甘草汤浸一宿去骨，焙干用，畏珍珠、藜芦、蜚蠊、齐蛤，得茯苓、冬葵子、龙骨良。苗名小草，细茎如线，叶似黄杨，本草云：似麻黄者失之，详审处处多有之，人莫之能识，或以小桔梗花为远志。非是，有大叶小叶二种。”[31]

《本草易读》卷三：“远志十三　去心，用甘草水浸干。畏真珠、藜芦，得茯苓、冬葵、龙骨良。苦、辛，微温，无毒。足少阴肾经药也。强志益肾，补精壮阳，除健忘，安魂魄，长肌肉，助筋骨。兼疗痈疽，亦治奔豚。聪耳明目良剂，通肾安心灵丹。”[32]

《本草备要》草部：“肾者绝不用远志耶？不知肾药易通于心，而心药难通于肾，故用肾药，不必又用远志，而用心药，不可不用远志也。（［批］远志补心而不补肾，然能通肾，通肾自然补肾矣，亦宜活看。）”[33]

《本经逢原》卷一：“远志　苗名小草　辛苦温，无毒。甘草汤泡，去骨，制过不可陈久，久则油气戟入喉。《本经》主咳逆伤中，补不足，除邪气，利九窍，益智慧，耳目聪明不忘，强志倍力，久服轻身不老。”[34]

《本草经解》卷一：“【远志】 气温。味苦。无毒。主咳逆伤中。补不足。除邪气。利九窍。益智慧。耳目聪明不忘。强志。倍力。久服轻身不老。（去心甘草汤浸晒干用）远志气温。”[35]

《本草从新》卷一：“远志 宣、散郁、通心肾。苦泄热。温行气。辛散郁。主手少阴。（心）能通肾气。上达于心。强志益智。聪耳明目。利九窍。治迷惑善忘。惊悸不寐。”[6]

《要药分剂》卷四：“远志 味甘。性温。无毒。感天之阳气。得地之芳烈而生。可升可降。阳也。得茯苓、冬葵子、龙骨良。畏珍珠、藜芦。【主治】主咳逆伤中。补不足。除邪气。利九窍。益智慧。耳目聪明。不忘。强志。倍力。（本经）利丈夫。定心气。止惊悸。益精。去心下膈气。皮肤中热。面目黄。（别录）令人不迷。坚壮阳道。（甄权）妇人血噤失音。小儿客忤病。（日华）肾积奔豚。（好古）治一切痈疽。（纲目）叶名小草。主益精。补阴气。止虚损梦泄。（别录）”[36]

《本草求真》卷一：“远志 （山草）补火通心 远志（专入肾）。辛甘而温。入足少阴肾经气分。强志益精。凡梦遗善忘。喉痹失音。小便赤涩。因于肾水衰薄而致者。宜用是药以补。盖精与志皆藏于肾。肾气充则九窍利。智慧生。耳目聪明。邪气不能为害。肾气不足则志气衰。不能上通于心。故迷惑善忘。”[37]

《中药志》：“远志 本品为常用中药。全国普遍应用的是远志科远志的根皮，也有用根。……【原植物】远志 ［别名］细叶远志（通称），小草（东北）。Polygala tenuifolia Willd. ——远志科 Polygalaceae.”[13]

《中药材手册》：“远志［纲目列入草部山草类］ 本品为远志科植物远志 Polygala tenuifolia Willd. 或卵叶远志 Polygala sibirica L. 的干燥根皮或根。原植物系多年生草本，均为野生。商品中有远志筒、远志肉和远志棍，一般认为远志筒的质量最佳，远志棍的质量最次。其地上部分称小草，亦供药用。［别名］小草根（东北）、小鸡棵（河北、山西）。”[14]

《全国中草药汇编》：“远志 ［别名］小草、细草、小鸡腿、小鸡根、细叶远志、线茶。【来源】为远志科远志植物远志 Polygala tenuifolia Willd. 或卵叶远志 P. sibirica L. 的根或根皮。”[15]

《中药大辞典》：“远志《本经》 【异名】葽绕、蕀蒬《尔雅》，棘菀《本经》，苦远志《滇南本草》。【基原】为远志科植物细叶远志的根。【原植物】细叶远志 Polygala tenuifolia Willd.，又名：山茶叶、光棍茶、小鸡棵、线茶、山胡麻、米儿茶、燕了草、草远志、十二月花。”[9]

《中医大辞典·中药分册》：“远志 出《神农本草经》。又名小草根、苦远志、远志筒。为远志科多年生草本植物细叶远志 Polygala tenuifolia Willd. 或卵叶远志 P. sibirica L. 的根。”[10]

《中国医学百科全书·中医学》：“远志 始载于《神农本草经》。为远志科植物远志 Polygala tenuifolia Willd. 或卵叶远志 P. sibirica L. 的根或根皮。春、秋两季采挖，除去须根、残茎及泥土，晒干。抽去木心，习称‘远志筒’，细小的不去木部习称‘远志根’。”[11]

《全国中药炮制规范》：“远志　［处方用名］远志、制远志、蜜远志、朱远志。【来源】本品为远志科植物远志 Polygala tenuifolia Willd. 或卵叶远志 Polygala sibirica L. 的干燥根皮或根。野生或栽培，主产于山西、陕西、河南等地。春秋二季采挖，除去须根及泥沙，晒至皮部稍皱缩，抽去木心干燥。药材以条粗、皮厚者为佳。”[16]

《中国药材学》：“远志　［别名］细叶远志，小鸡根，小草根。【来源】本品为远志科植物远志 Polygala tenuifolia Willd. 的根皮或根。”[17]

《中国中医药学主题词表》：“远志 POLYGALA TENUIFOLIA　属远志科和安神药。”[12]

《普通高等教育中医药类规划教材·中药学》：“远志《本经》　为远志科多年生草本植物远志 Polygala tenuifolia Willd. 或卵叶远志 Polygala sibirica L. 的根。主产于河北、山西、陕西、吉林、河南等地。春季出苗前或秋季地上部分枯萎后，挖取根部，除去残基及泥土，晒干。生用或炙用。”[8]

《中华本草》：“远志《本经》　【异名】葽绕、蕀蒬《尔雅》，棘菀、细草《本经》，小鸡腿、小鸡眼《全国中草药汇编》，小草根《中药材品种论述》……【来源】为远志科植物远志和西伯利亚远志的根。【原植物】①远志 Polygala tenuifolia Willd. 又名：细叶远志《中药大辞典》。②西伯利亚远志 Polygala sibirica L. 又名：宽叶远志《中药志》，卵叶远志《药材学》。”[18]

《中华人民共和国药典》：“远志 Radix polygalae　本品为远志科植物远志 Polygala tenuifolia Willd. 或卵叶远志 Polygala sibirica L. 的干燥根。春、秋二季采挖，除去须根及泥沙，晒干。”[7]

5　参考文献

1　汉·神农本草经．清顾观光重辑本．北京：人民卫生出版社，1955，32

2　南北朝·陶弘景．本草经集注．北京：人民卫生出版社，1994，201

3　唐·苏敬等撰．新修本草．合肥：安徽科学技术出版社，1981，156

4　宋·唐慎微．证类本草．北京：人民卫生出版社，1957，163

5　明·李时珍．本草纲目．北京：人民卫生出版社，1982，748

6　清·吴仪洛．本草从新．北京：中医古籍出版社，2001，15

7　国家药典委员会编．中华人民共和国药典．一部．北京：化学工业出版社，2000，123

8　雷载权主编．普通高等教育中医药类规划教材·中药学．上海：上海科学技术出版社，1995，254

9　江苏新医学院编．中药大辞典．上海：上海科学技术出版社，1977，1028

10　《中医大辞典》编辑委员会编．中医大辞典·中药分册．北京：人民卫生出版社，1982，163

11　《中医学》编辑委员会．中国医学百科全书·中医学．上海：上海科学技术出版社，1997，1623

12　吴兰成主编．中国中医药学主题词表．北京：中医古籍出版社，1996，554

13　中国医学科学院药物研究所等编．中药志．第二册．北京：人民卫生出版社，1993，381

14　中华人民共和国卫生部药政管理局主编．中药材手册．北京：人民卫生出版社，1998，126

15　《全国中草药汇编》编写组编．全国中草药汇编．上册．北京：人民卫生出版社，1996，427

16　中华人民共和国卫生部药政管理局编．全国中药炮制规范．北京：人民卫生出版社，1988，57

17　徐国钧等主编．中国药材学．北京：中国医药科技出版社，1996，812

18 国家中医药管理局《中华本草》编委会. 中华本草. 第五册. 上海：上海科学技术出版社，1999，62
19 魏晋·名医别录. 北京：人民卫生出版社，1986，24
20 南北朝·雷敩. 雷公炮炙论. 上海：上海中医学院出版社，1986，18
21 唐·孙思邈. 千金翼方. 北京：人民卫生出版社，1955，20
22 宋·苏颂. 本草图经. 合肥：安徽科学技术出版社，1994，83
23 元·忽思慧. 饮膳正要. 第二卷. 北京：北京市中国书店，1985，15
24 明·陈嘉谟. 本草蒙筌. 北京：人民卫生出版社，1988，40
25 明·杜文燮. 药鉴. 北京：中国中医药出版社，1993，70
26 明·缪希雍. 炮炙大法. 明末庄继先校刻本
27 明·李中梓. 雷公炮制药性解. 见：中国医学大成（二）. 长沙：岳麓书社，1990，140
28 明·卢之颐. 本草乘雅半偈. 北京：人民卫生出版社，1986，100
29 清·张志聪. 本草崇原. 北京：中国中医药出版社，1992，22
30 清·陈士铎. 本草新编. 北京：中国中医药出版社，1996，56
31 ［日］稻宣义. 炮炙全书. 北京：中医古籍出版社，1981，37
32 清·汪昂. 本草易读. 北京：人民卫生出版社，1997，128
33 清·汪昂. 本草备要. 北京：中国中医药出版社，1998，18
34 清·张璐. 本经逢原. 上海：上海科学技术出版社，1959，38
35 清·叶桂. 本草经解. 上海：上海科技出版社，1958，24
36 清·沈金鳌. 要药分剂. 上海：上海科学技术出版社，1959，90
37 清·黄宫绣. 本草求真. 上海：上海科学技术出版社，1959，27
38 汉初学者辑，晋·郭璞注. 十三经注疏·尔雅注疏. 上海：上海古籍出版社，1993

190 赤小豆

Chixiaodou

Semen Phaseoli

1 定名依据

1.1 正名

1.1.1 汉文名：赤小豆（为豆科植物赤小豆 Phaseolus calcaratus Roxb. 或赤豆 Phaseolus angularis Wight 的干燥成熟种子）。

1.1.2 英文名：rice bean.

1.2 依据

1.2.1 定名的文献依据

(1)《神农本草经》卷二："大黄豆卷，味甘，平。主湿痹，筋挛，膝痛。生大豆 涂痈肿，煮汁饮，杀鬼毒，止痛。赤小豆，主下水，排痈肿脓血。生平泽。"[1]

(2)《吴普本草》："赤小豆，《御览》卷八百四十一。神农、黄帝：咸。雷公：甘。九月采。"[2]

(3)《本草经集注》："赤小豆，主下水，排痈肿脓血。味甘、酸，平、温，无毒。主寒热，热中，消渴，止泄，利小便，吐逆，猝澼，下胀满。”[3]

(4)《证类本草》卷二十五：“赤小豆，味甘、酸，平，无毒……以大豆为蘖芽，生便干之，名为黄卷……唐本注云：《别录》云，叶名藿，止小便数，去烦热……日华子云：赤豆粉，治烦解热毒，排脓，补血脉，解油衣粘缀甚妙。叶食之明目……肘后方：辟温病。取小豆，新布囊盛之，置井中，三日出。举家服，男十枚，女二十枚。”[4]

(5)《本草纲目》卷二十四：“赤小豆，《本经·中品》。【校正】自大豆分出。【释名】赤豆（恭）、红豆（俗）、荅《广雅》，叶名藿。时珍曰：案：《诗》云：黍稷稻粱，禾麻菽麦。此即八谷也。董仲舒注云：菽是大豆，有两种。”[5]

(6)《本草从新》卷十二：“赤小豆，通、行水散血。甘酸平。色赤。心之谷也。性下行而通小肠。（心与小肠相为表里、行水。同鲤鱼煮食、能消水肿、煮粥亦佳。）”[6]

(7)《中华人民共和国药典》：“赤小豆 Semen phaseoli　本品为豆科植物赤小豆 Phaseolus calcaratus Roxb. 或赤豆 Phaseolus angularis Wight 的干燥成熟种子。秋季果实成熟而未开裂时拔取全株，晒干，打下种子，除去杂质，再晒干。”[7]

(8)《中药大辞典》：“赤小豆《本经》　【异名】赤豆《日华子本草》……【基原】为豆科植物赤小豆或赤豆的种子。【原植物】①赤小豆 Phaseolus calcaratus Roxb.，又名：猪肝赤《本经逢原》，杜赤豆《本草便读》，米赤豆、茅柴赤、米赤。②赤豆 Phaseolus angularis Wight，又名：红饭豆《增订伪药条辨》。”[8]

(9)《中医大辞典·中药分册》：“赤小豆　出《神农本草经》。又名红豆、红小豆、朱赤豆。为豆科植物赤小豆 Phaseolus calcaratus Roxb. 或赤豆 P. angularis Wight 的种子。”[9]

(10)《中国医学百科全书·中医学》：“赤小豆　始载于《神农本草经》。又名赤豆、红豆、红小豆。为豆科植物赤小豆 Phaseolus calcaratus Roxb. 或赤豆 P. angularis Wight 的种子。秋季果实成熟而未开裂时，割取地上部分，晒干，脱粒，除去杂质及果壳，再晒干。”[10]

(11)《中国中医药学主题词表》：“赤小豆 PHASEOLUS CALCARATUS　属豆科和祛湿利水药　D 红小豆；D 饭赤豆。”[11]

(12)《中华本草》：“赤小豆《本经》　【异名】小豆《肘后方》……【来源】为豆科植物赤小豆和赤豆的种子。【原植物】①赤小豆 Vigna umbellata（Thunb.）Ohwi et Ohashi [Dolichos umbellatus Thunb.；Phaseolus calcaratus Roxb.] ②赤豆 Vigna angularis（Willd.）Ohwi et Ohashi [Dolichos angularis Willd.；Phaseolus angularis（Willd.）W. F. Wight] 又名：红饭豆《增订伪药条辨》。”[12]

(13)《中药志》[13]、《中药材手册》[14]、《全国中草药汇编》[15]、《全国中药炮制规范》[16]、《中国药材学》[17]、等现代中药著作多以“赤小豆”作为本品正名（参见“文献通考”）。

1.2.2　定名选择的理由

(1) 赤小豆 Chixiaodo，系豆科植物赤小豆 Phaseolus calcaratus Roxb. 或赤豆 Phaseolus angularis Wight 的干燥成熟种子。“赤小豆”之名始见于汉《神农本草经》，“赤小豆”作为本品正名始见于三国《吴普本草》，其后的历代重要本草著作如南北朝·陶弘景《本草经集注》，宋·唐慎微《证类本草》，明·李时珍《本草纲目》，清·吴仪洛《本草从新》等在载录本品时均以“赤小豆”作为正名，并一直沿用至今。

（2）我国最新出版的《中华人民共和国药典》以及辞书类著作《中医大辞典·中药分册》、《中药大辞典》、《中国医学百科全书·中医学》等均以“赤小豆”作为本药正名。已经广泛应用于中医药学文献的标引和检索的《中国中医药学主题词表》也以“赤小豆”作为本药的正式主题词。现代本草著作如《中药志》、《全国中草药汇编》、《中华本草》、《中国药材学》、《中药材手册》、《全国中药炮制规范》等虽记载了不少本品各地的俗称，但也无一例外以“赤小豆”作为本品的正名。说明“赤小豆”作为本品正名已成为共识。

1.3　与正名等效的名词：无。

2　源流考释

赤小豆（豆科植物赤小豆 Phaseolus calcaratus Roxb. 或赤豆 Phaseolus angularis Wight 的干燥成熟种子）始载于汉《神农本草经》卷二：“大黄豆卷，味甘，平。主湿痹，筋挛，膝痛。生大豆　涂痈肿，煮汁饮，杀鬼毒，止痛。赤小豆，主下水，排痈肿脓血。生平泽。”[1]“赤小豆”作为本品正名始见于三国·吴普《吴普本草》：“赤小豆。神农、黄帝：咸。雷公：甘。九月采。”[2]此后诸家本草即沿用《吴普本草》[2]记载，以“赤小豆”为正名收载本品，如魏晋《名医别录》[18]，南北朝·陶弘景《本草经集注》[3]，唐·苏敬等撰《新修本草》[19]、孙思邈《千金翼方》[20]，宋·苏颂《本草图经》[21]、唐慎微《证类本草》[4]，宋·寇宗奭《本草衍义》[22]，元·王好古《汤液本草》[23]、忽思慧《饮膳正要》[24]等。同时尚载录有本品异名“小豆”、“赤豆”等。如：《证类本草》卷二十五：“赤小豆，味甘、酸，平，无毒……以大豆为蘖芽，生便干之，名为黄卷……唐本注云：《别录》云，叶名藿，止小便数，去烦热……日华子云：赤豆粉，治烦解热毒，排脓，补血脉，解油衣粘缀甚妙。叶食之明目……肘后方：辟温病。取小豆，新布囊盛之，置井中，三日出。举家服，男十枚，女二十枚。”[4]

明、清时期的本草著作仍沿用陈氏记载以“赤小豆”为正名。如明·刘文泰《本草品汇精要》[25]、陈嘉谟《本草蒙筌》[26]、李时珍《本草纲目》[5]、李中立《本草原始》[27]、缪希雍《炮炙大法》[28]、李中梓《雷公炮制药性解》[29]，清·陈士铎《本草新编》[30]、稻宣义《炮炙全书》[31]、汪昂《本草易读》[32]、吴仪洛《本草从新》[6]、张志聪《本草崇原》[33]、蒋居祉《本草择要纲目》[34]、严西亭《得配本草》[35]、沈金鳌《要药分剂》[36]、黄宫绣《本草求真》[37]、姚澜《本草分经》[38]、杨时泰《本草述钩元》[39]、凌奂《本草害利》[40]、陈其瑞《本草撮要》[41]、张秉成《本草便读》[42]等。同时尚载录有本品异名“红豆”、“红小豆”、“猪肝赤”、“杜赤豆”。如《本草纲目》卷二十四：“赤小豆，《本经·中品》。【校正】自大豆分出。【释名】赤豆（恭）、红豆（俗）、荅《广雅》，叶名藿。”[5]《本草原始》卷十：“赤小豆，今江淮间多种之苗……入药以粒紫小而色赤者为良。《广雅》名答俗呼红小豆。”[27]《本经逢原》卷三：“诸豆，甘平，无毒……赤小豆，即赤豆之小而色黯者，俗名猪肝赤。”[43]《本草便读》：“赤小豆……（赤小豆即今之杜赤豆。以紧小色赤者为佳。今药店中之赤小豆。半红半黑。谓之相思子。即红豆也。有毒不堪用。杜赤豆之性。甘酸而平。人心与小肠。功专消水行血。）”[42]

但清·郑奋扬《增订伪药条辨》却以“赤豆”为正名载录本品，并记载了本品异名“红饭豆”，如《增订伪药条辨》：“炳章按，赤豆。浙江慈溪余姚、萧山、龛山近沙地皆产之。粒小细长妥子。紫红色。腰间有白纹如凤眼。名杜赤豆。入药能利小便。泄血分之湿热。为最道地。又一种色红赤。粒大圆形。比黄豆略小。名红饭豆。”[44]

现代有关著作均沿用前代大多本草记载以“赤小豆”作为本品正名，如《中华人民共和国药典》[7]、《中医大辞典·中药分册》[9]、《中药大辞典》[8]、《中国医学百科全书·中医学》[10]、《中国中医药学主题词表》[11]、《中药志》[13]、《中药材手册》[14]、《全国中草药汇编》[15]、《全国中药炮制规范》[16]、《中国药材学》[17]、《中华本草》[12]等。同时尚记载有各地的俗称“朱赤豆”《中药材手册》[14]，“小红绿豆”、“虱豆”、“金红小豆”、“朱小豆”《中药大辞典》[8]，“野赤豆”、“芳紫豆”《中国药材学》[14]，“茅柴赤”、“米赤豆”《中华本草》[12]等。还记载有本品原植物“赤小豆”的异名“赤豆”、“红豆”《中药志》[13]，“猪肝赤”、“杜赤豆”、“米赤豆”、“茅柴赤”、“米赤”《中药大辞典》[8]；原植物“赤豆”的异名“红饭豆”、“小豆”、“红小豆”、“朱赤豆”《中药志》[13]等。

3　附录

3.1　又称：无。

3.2　俗称：朱赤豆（上海），小红绿豆、虱豆（陆川），金红小豆，朱小豆，野赤豆，芳紫豆，茅柴赤，米赤豆。

3.3　曾称：小豆《肘后方》，赤豆《日华子》，红豆《纲目》，红小豆《本草原始》，猪肝赤《本经逢原》，杜赤豆《本草便读》，红饭豆《增订伪药条辨》。

3.4　原植物名称：赤小豆，赤豆、红豆（通称），猪肝赤，杜赤豆，米赤豆，茅柴赤，米赤；赤豆，红饭豆，小豆，红小豆，朱赤豆。

4　文献通考

《神农本草经》卷二：“大黄豆卷，味甘，平。主湿痹，筋挛，膝痛。生大豆　涂痈肿，煮汁饮，杀鬼毒，止痛。赤小豆，主下水，排痈肿脓血。生平泽。”[1]

《吴普本草》：“赤小豆，《御览》卷八百四十一。神农、黄帝：咸。雷公：甘。九月采。”[2]

《名医别录》卷二：“赤小豆，味甘，酸，平，温，无毒。主治寒热、热中、消渴，止泄，利小便，吐逆，卒澼，下胀满。又，叶名藿，主治小便数，去烦热。《本经》原文：赤小豆，主下水，排痈肿脓血。生平泽。”[18]

《本草经集注》：“赤小豆，主下水，排痈肿脓血。味甘、酸，平、温，无毒。主寒热，热中，消渴，止泄，利小便，吐逆，猝澼，下胀满。”[3]

《新修本草》卷十九：“赤小豆，味甘、酸，平、温，无毒。主下水，排痈肿脓血。寒热，热中，消渴，止泄，利小便，吐逆，卒澼，下胀满。大、小豆共条，犹如葱、薤义也。以大豆为蘖，芽生便干之，名为黄卷，用之亦熬，服食家所须。煮大豆，主温毒、水肿殊效。复有白大豆，不入药。小豆性逐津液，久食令人枯燥矣。【谨案】《别录》云：叶名藿，止小便数，去烦热。”[19]

《千金翼方》卷四：“赤小豆，味甘酸，平，无毒。主下水，排痈肿脓血，寒热热中，消渴，止泻，利小便，吐逆猝澼，下胀满。”[20]

《本草图经》卷十八：“赤小豆，旧与大豆同条，苏恭分之。今江淮间尤多种莳。主水气，脚气方最急用。其法用此豆五合，葫一头，生姜一分，并碎破，商陆根一条，切，同水煮豆烂，汤成，适寒温，去葫等。细嚼豆，空腹食之，旋旋啜汁令尽，肿立消便止。”[21]

《证类本草》卷二十五：“赤小豆，味甘、酸，平，无毒……以大豆为糵芽，生便干之，名为黄卷……唐本注云：《别录》云，叶名藿，止小便数，去烦热……日华子云：赤豆粉，治烦解热毒，排脓，补血脉，解油衣粘缀甚妙。叶食之明目……肘后方：辟温病。取小豆，新布囊盛之，置井中，三日出。举家服，男十枚，女二十枚。”[4]

《本草衍义》卷二十：“赤小豆，食之行小便，久则虚人，令人黑瘦枯燥。关西、河北、京东西多食之。花治宿酒渴病。”[22]

《汤液本草》卷六：“赤小豆，气温，味辛、甘、酸，阴中之阳。无毒。《本草》云：主下水，排脓，寒热热中消渴。止泄，利小便，吐逆卒澼，下胀满。又治水肿，通健脾胃。赤小豆，食之行小便，久食则虚人，令人黑瘦枯燥。赤小豆花，治宿酒渴病，即腐婢也。花有腐气，故以名之。与葛花末，服方寸匕，饮酒不知醉。气味平辛。大豆黄卷，是以生豆为糵，待其芽出，便曝干用。方书名黄卷皮，产妇药中用之。性平。”[23]

《饮膳正要》卷三：“赤小豆，味甘酸，平，无毒。主下水，排脓血，去热肿，止泻痢，通小便。解小麦毒。”[24]

《本草品汇精要》卷三十五：“赤小豆，无毒，丛生。赤小豆，（出《神农本经》），主下水，排痈肿，脓血（以上朱字《神农本经》）寒热，热中，消渴，止泄，利小便，吐逆，卒澼，下胀满（以上黑字《名医》所录）。【名】脱气藿（叶名）”[25]

《本草蒙筌》卷五：“赤小豆，腐婢，味辛、甘、酸，气温而平……赤豆粉解油衣沾缀，赤豆叶止小便数频。腐婢花名，因气腐臭，虽称卑贱，解酒诚良。共葛花煎尝，任酒多不醉。”[26]

《本草纲目》卷二十四：“赤小豆，《本经·中品》。【校正】自大豆分出。【释名】赤豆（恭）、红豆（俗）、荅《广雅》，叶名藿。时珍曰：案：《诗》云：黍稷稻粱，禾麻菽麦。此即八谷也。董仲舒注云：菽是大豆，有两种。小豆名荅，有三、四种。王祯云：今之赤豆、白豆、绿豆、萱豆，皆小豆也。此则入药用赤小者也。”[5]

《本草原始》卷十：“赤小豆，今江淮间多种之苗，高尺余，叶类豇豆，叶微圆峭而小花似豇豆，花淡银褐色结荚比绿豆荚大，入药以粒紫小而色赤者为良。广雅名答俗呼红小豆。”[27]

《炮炙大法·米谷类》：“赤小豆（法同大豆合鱼酢食成消渴）。”[28]

《雷公炮制药性解》卷一：“赤小豆，味甘酸，性平无毒，入心经，主消热毒，排痈肿，解烦热，补血脉，止泄泻，下水气，利小便，除大便血，解小麦毒。按：赤小豆，南方心火之色也，故独入之。经曰：诸疮痛痒，皆属心火，又曰：心主血也，故主疗如上。小肠者，即受盛而与心应者，故亦能利之。”[29]

《本草新编》卷四：“赤小豆当归散，小豆，当归为末，浆水下。治狐惑病，脉数无热，微烦，默默欲卧，目赤眦黄黑，若能食者，脓已成也。又治先血后便。”[30]

《炮炙全书》卷二：“赤小豆，甘，平。不可同鱼鲊食成消渴，作酱同饭食成口疮。”[31]

《本草易读》卷五：“赤小豆二百零九，甘，酸，无毒。散血消肿，排脓清热，止渴解酒，通乳下胎。利小便而消水肿，治脚气而疗泻痢。敷一切疮痈，涂诸般热毒。水气肿胀，赤小豆五合，大蒜一颗、生姜五钱、商陆一条同捣，同水煮烂，去药，空心食豆，旋旋啜汁令尽，肿自消也。”[32]

《本经逢原》卷三：“诸豆，甘平，无毒……赤小豆，即赤豆之小而色黯者，俗名猪肝赤。其性下行通利小肠，故能利水、降火，久食令人枯燥，瓜蒂散用之，以泄胸中寒实，正以其利水清热也。”[43]

《本草从新》卷十二：“赤小豆，通、行水散血。甘酸平。色赤。心之谷也。性下行而通小肠。（心与小肠相为表里、行水。同鲤鱼煮食、能消水肿、煮粥亦佳。）”[6]

《本草崇原》：“赤小豆，气味甘酸平，无毒。主下水肿，排痈肿脓血……赤小豆乃赤豆之小者，今药肆中不知以何物，草子赤黑相间者，伪充赤小豆，其谬已甚。夫既名为豆，岂可于谷外求之耶。”[33]

《要药分剂》卷三：“赤小豆，味辛。性平。无毒。禀秋燥之气以生。阴中阳也……赤小豆消水通气而健脾胃。乃其药也。时珍曰。小豆色赤。心之谷也。其性下行。通乎小肠。能入阴分。治有形之病。故主治一切。”[36]

《本草求真》：“赤小豆，（菽豆）利小肠湿热。赤小豆（专入小肠）甘酸色赤。心之谷也。其性下行入阴。通小肠而利有形之病，故与桑白皮同为利水除湿之剂。（十剂曰。燥可去湿。桑白皮赤小豆之属是也。）是以水气内停。而见溺闭腹肿。手足挛痹。痈肿疮疽。非此莫治。”[37]

《本草分经》：“赤小豆，见心和。”[38]

《本草述钩元》卷十四：“赤小豆，待老收采。以紧小而赤黯色者。入药。其稍大而鲜红及淡红色者。及三青二黄时。收之仅可供食。不疗疾。近用赤黑相间之草实为赤小豆。谬甚。”[39]

《本草择要纲目》：“赤小豆（俗呼红豆。以紧小而赤黯色者入药。其稍大而鲜红淡红色者并不治病）。[34]

《得配本草》卷五：“赤小豆，甘、酸。入手少阴、太阳经。行水散血，消肿排脓。通乳汁，下胞衣。得鲤鱼，治脚气。得通草，下心气。得杏仁，泄肉里湿热。配鸡子白，敷痘后痈毒。配苎根末，治痈疽神效。”[35]

《本草害利》：“赤小豆，【害】最渗津液，久服令人枯燥，肌瘦身重。凡水肿胀满，总属脾虚，当杂补脾胃药中用之，病已即去，勿过剂也……【修治】深秋八月采，以紧小而赤黯色者入药，其稍大而鲜红淡红色者，并不治病。今肆中半粒黑者，是相思子，一名红豆，有毒。”[40]

《本草撮要》卷五：“【赤小豆】，味甘酸平。入手少阴太阳经。功专散血利水。得桑皮去湿肿。得通草能下气。得鸡子敷痈疡。同鲤鱼煮食消水肿。凡外疡溃烂。为末敷之立效。性极黏。入苎根末则不黏。止渴解酒。通乳汁。下胞胎。久食令人瘦。半红半黑者名相思子。一名红豆。苦平有毒。”[41]

《本草便读》：“赤小豆，能通心与小肠，行瘀利水，可排脓而散肿，治豉消瘴。味甘微酸，性平无毒。绿豆甘寒专解毒，蠲除水热并和脾，其色可以入肝，其治似疑归胃。（赤小豆即今之杜赤豆，以紧小色赤者为佳。今药店中之赤小豆，半红半黑，谓之相思子，即红豆也，有毒不堪用。杜赤豆之性，甘酸而平，入心与小肠。功专消水行血。故内而水鼓血鼓，以及一切脚气，外而痈疽肿毒。或服或敷，皆有神效。然总不过消水行血之功。古人言其多食令人消瘦者，概可想见矣。绿豆味甘性寒。行水之功。相同赤豆。而清热解毒。惟此为胜。故一切丹石诸毒。皆可解之。且能厚肠胃。非如赤豆之能令人消瘦也。）”[42]

《增订伪药条辨》：“［炳章按］赤豆，浙江慈溪、余姚、萧山、龛山近沙地皆产之。粒小细长妥子。紫红色。腰间有白纹如凤眼。名杜赤豆。入药能利小便。泄血分之湿热。为最道地。又一种色红赤。粒大圆形。比黄豆略小。名红饭豆。”[44]

《中药志》：“赤小豆　本品为较常用中药。商品为豆科植物赤小豆的赤豆的种子。……【原植物】①赤小豆　［别名］赤豆、红豆（通称）。Phaseolus calcaratus Roxb. ——豆科 Leguminosae. ②赤豆　［别名］红饭豆，小豆，红小豆，朱赤豆。Phaseolus angularis（Willd.）W. F. Wight（Dolichos angularis Wight）——豆科 Leguminosae.”[13]

《中药材手册》：“赤小豆［纲目列入谷部菽豆类］　本品为豆科植物赤小豆 Phaseolus calcaratus Roxb. 或赤豆 Phaseolus angularis Wight 的干燥成熟种子。原植物系一年生直立草本，野生与栽培均有，可同等入药。药材相思子与赤小豆的植物来源、性状与疗效均不相同，不应以相思子误作赤小豆使用（详见相思子项下）。［别名］红小豆、杜赤豆（浙江）、朱赤豆（上海）。”[14]

《全国中草药汇编》：“赤小豆　［别名］赤豆、红小豆。【来源】为豆科植物赤小豆 Phaseolus calcaratus Roxb. 或赤豆 Phaseolus angularis Wight 的种子。”[15]

《中药大辞典》：“赤小豆《本经》　【异名】赤豆《日华子本草》，红豆《纲目》，红小豆《本草原始》，小红绿豆、虱豆《陆川本草》，朱赤豆《中药材手册》，金红小豆、朱小豆《药材学》。【基原】为豆科植物赤小豆或赤豆的种子。【原植物】①赤小豆 Phaseolus calcaratus Roxb.，又名：猪肝赤《本经逢原》，杜赤豆《本草便读》，米赤豆、茅柴赤、米赤。②赤豆 Phaseolus angularis Wight，又名：红饭豆《增订伪药条辨》。”[8]

《中医大辞典·中药分册》：“赤小豆　出《神农本草经》。又名红豆、红小豆、朱赤豆。为豆科植物赤小豆 Phaseolus calcaratus Roxb. 或赤豆 P. angularis Wight 的种子。”[9]

《中国医学百科全书·中医学》：“赤小豆　始载于《神农本草经》。又名赤豆、红豆、红小豆。为豆科植物赤小豆 Phaseolus calcaratus Roxb. 或赤豆 P. angularis Wight 的种子。秋季果实成熟而未开裂时，割取地上部分，晒干，脱粒，除去杂质及果壳，再晒干。”[10]

《全国中药炮制规范》：“赤小豆　［处方用名］赤小豆。【来源】本品为豆科植物赤小豆 Phaseolus calcaratus Roxb. 或赤豆 Phaseolus angularis Wight 的干燥成熟种子。均系栽培。主产于广东、广西、江西等地。秋季豆荚成熟而未开裂时，割取全株，晒干，打下种子，除去杂质，干燥。药材以体实、饱满、色紫红者为佳。”[16]

《中国药材学》：“赤小豆　［别名］野赤豆，红饭豆，芳紫豆，红小豆，红豆。【来源】本品为豆科植物赤小豆 Phaseolus calcaratus Roxb. 或赤豆 P. angularis Wight 的种子。”[14]

《中国中医药学主题词表》：“赤小豆 PHASEOLUS CALCARATUS　属豆科和祛湿利水药　D 红小豆；D 饭赤豆。”[11]

《中华本草》：“赤小豆《本经》　【异名】小豆《肘后方》，赤豆《日华子》，红豆《纲目》，红小豆《本草原始》，猪肝赤《本经逢原》，杜赤豆《本草便读》，小红绿豆、虱豆《陆川本草》，朱赤豆《中药材手册》，金红小豆、朱小豆《药材学》，茅柴赤、米赤豆《中药大辞典》……【来源】为豆科植物赤小豆和赤豆的种子。【原植物】①赤小豆 Vigna umbellata（Thunb.）Ohwi et Ohashi［Dolichos umbellatus Thunb.；Phaseolus calcaratus Roxb.］②赤豆 Vigna angularis（Willd.）Ohwi et Ohashi［Dolichos angularis Willd.；Phaseolus angularis（Willd.）W. F. Wight］　又名：红饭豆《增订伪药条辨》。"[12]

《中华人民共和国药典》："赤小豆 Semen phaseoli　本品为豆科植物赤小豆 Phaseolus calcaratus Roxb. 或赤豆 Phaseolus angularis Wight 的干燥成熟种子。秋季果实成熟而未开裂时拔取全株，晒干，打下种子，除去杂质，再晒干。"[7]

5　参考文献

1　汉·神农本草经．清顾观光重辑本．北京：人民卫生出版社，1955，94
2　三国·吴普．吴普本草．北京：人民卫生出版社，1987，83
3　南北朝·陶弘景．本草经集注．北京：人民卫生出版社，1994，503
4　宋·唐慎微．证类本草．北京：人民卫生出版社，1957，487
5　明·李时珍．本草纲目．北京：人民卫生出版社，1982，1508
6　清·吴仪洛．本草从新．北京：中医古籍出版社，2001，178
7　国家药典委员会编．中华人民共和国药典．一部．北京：化学工业出版社，2000，124
8　江苏新医学院编．中药大辞典．上海：上海科学技术出版社，1977，1090
9　《中医大辞典》编辑委员会编．中医大辞典·中药分册．北京：人民卫生出版社，1982，174
10　《中医学》编辑委员会．中国医学百科全书·中医学．上海：上海科学技术出版社，1997，1081
11　吴兰成主编．中国中医药学主题词表．北京：中医古籍出版社，1996，46
12　国家中医药管理局《中华本草》编委会．中华本草．第四册．上海：上海科学技术出版社，1999，698
13　中国医学科学院药物研究所等编．中药志．第三册．北京：人民卫生出版社，1993，387
14　中华人民共和国卫生部药政管理局主编．中药材手册．北京：人民卫生出版社，1998，301
15　《全国中草药汇编》编写组编．全国中草药汇编．下册．北京：人民卫生出版社，1996，301
16　中华人民共和国卫生部药政管理局编．全国中药炮制规范．北京：人民卫生出版社，1988，153
17　徐国钧等主编．中国药材学．北京：中国医药科技出版社，1996，1255
18　魏晋·名医别录．北京：人民卫生出版社，1986，204
19　唐·苏敬等撰．新修本草．合肥：安徽科学技术出版社，1981，483
20　唐·孙思邈．千金翼方．北京：人民卫生出版社，1955，52
21　宋·苏颂．本草图经．合肥：安徽科学技术出版社，1994，600
22　宋·寇宗奭．本草衍义．上海：商务印书馆，1937，134
23　元·王好古．汤液本草．见：景印文渊阁四库全书（745）．北京：中医古籍出版社，1986，997
24　元·忽思慧．饮膳正要．第三卷．北京：北京市中国书店，1985，3
25　明·刘文泰．本草品汇精要．北京：人民卫生出版社，1982，822
26　明·陈嘉谟．本草蒙筌．北京：人民卫生出版社，1988，277
27　明·李中立．本草原始．清四美堂刻本
28　明·缪希雍．炮炙大法．明末庄继先校刻本
29　明·李中梓．雷公炮制药性解．见：中国医学大成（二）．长沙：岳麓书社，1990，133
30　清·陈士铎．本草新编．北京：中国中医药出版社，1996，231
31　［日］稻宣义．炮炙全书．北京：中医古籍出版社，1981，86

32 清·汪昂. 本草易读. 北京：人民卫生出版社，1997，248
33 清·张志聪. 本草崇原. 北京：中国中医药出版社，1992，81
34 清·蒋居祉. 本草择要纲目. 见：珍本医书集成. 本草类. 上海：上海科学技术出版社，1985，122
35 清·严西亭. 得配本草. 上海：上海卫生出版社，1957，10
36 清·沈金鳌. 要药分剂. 上海：上海科学技术出版社，1959，79
37 清·黄宫绣. 本草求真. 上海：上海科学技术出版社，1959，154
38 清·姚澜. 本草分经. 上海：上海科技出版社，1989，138
39 清·杨时泰. 本草述钩元. 上海：上海科技卫生出版社，1958，374
40 清·凌奂. 本草害利. 北京：中医古籍出版社，1982，17
41 清·陈其瑞. 本草撮要. 见：珍本医书集成. 本草类. 上海：上海科学技术出版社，1985，68
42 清·张秉成. 本草便读. 上海：上海卫生出版社，1957，81
43 清·张璐. 本经逢原. 上海：上海科学技术出版社，1959，125
44 清·郑奋扬. 增订伪药条辨. 上海：科技卫生出版社，1959，44

191 赤石脂
Chishizhi
Halloysitum Rubrum

1 定名依据

1.1 正名

1.1.1 汉文名：赤石脂〔为硅酸盐类矿物多水高岭石族多水高岭石，主含含水硅酸铝 [$Al_4(Si_4O_{10})(OH)_8 \cdot 4H_2O$]〕。

1.1.2 英文名：red halloysite.

1.2 依据

1.2.1 定名的文献依据

(1)《神农本草经》卷三："玉、石，上部……赤石脂，恶大黄；畏芫花。黄石脂，曾青为使；恶细辛；畏蜚蠊。"[1]

(2)《名医别录》卷上："赤石脂，甘、酸、辛，温。以理腻粘舌缀唇者为上，研细，水飞过三度，晒干用，亦有火煅，水飞者。畏芫花、黄芩，官桂，恶大黄、松脂。"[2]

(3)《千金翼方》卷二："赤石脂，味甘酸辛，大温，无毒。主养心气，明目益精。疗腹痛泻澼，下痢赤白，小便利及痈疽疮痔，女子崩中漏下，产难，胞衣不出。久服补髓，好颜色，益智不饥，轻身延年。生济南，射阳及太山之阴，采无时。"[3]

(4)《证类本草》卷三："赤石脂，味甘、酸、辛，大温，无毒。主养心气，明目益精，疗腹痛，泄澼，下痢赤白，小便利，及痈疽疮痔，女子崩中漏下，产难胞衣不出。久服补髓，好颜色，益智，不饥，轻身延年。生济南、射阳及泰山之阴。采无时。"[4]

(5)《本草蒙筌》卷八："赤石脂，味甘、酸、辛，气温。无毒。多产泰山，无时收采。种有五色，实共一名。虽各补脏不同，总系收敛之剂。可以隅反，不必概言。形赤粘舌为良，火煅醋淬才研。"[5]

(6)《本草征要》卷三："赤石脂，味酸、辛，性大温，无毒。入心、脾、大肠三经。畏芫花，恶大黄、松脂。煅，水飞。"[6]

(7)《本草从新》卷十三："赤石脂，重、涩、固大小肠。甘温酸涩。能收湿止血而固下。(《经疏》云：大小肠下后虚脱，非涩剂无以固之，其他涩药轻浮不能达下，惟赤石脂体重而涩，直入下焦阴分，故为久痢泄澼要药。)"[7]

(8)《中华人民共和国药典》："赤石脂 Halloysitum rubrum　本品为硅酸盐类矿物多水高岭石族多水高岭石，主含含水硅酸铝［Al_4（Si_4O_{10}）（OH)$_8$·$4H_2O$］。采挖后，除去杂质。"[8]

(9)《普通高等教育中医药类规划教材·中药学》："赤石脂《本经》　为硅酸盐类矿物多水高岭石族多水高岭石，主含含水硅酸铝［Al_4（Si_4O_{10}）（OH)$_8$·$4H_2O$］。主产于福建、山东、河南等地。全年均可采挖。拣去杂石。研末水飞或火煅水飞用。"[9]

(10)《中医大辞典·中药分册》："赤石脂　出《神农本草经》。又名红土、赤石土。为红色的多水高岭土块状体。"[10]

(11)《中国医学百科全书·中医学》："赤石脂　始载于《神农本草经》。又名红土、赤石土。为红色的多水高岭土块状体。产于中国河南、江苏、陕西、湖北、山西等省。"[11]

(12)《中国中医药学主题词表》："赤石脂 HALLOYSITUM RUBRUM　属矿物药和固涩药（中药）。"[12]

(13)《中药材手册》[13]、《全国中草药汇编》[14]、《全国中药炮制规范》[15]、《中国药材学》[16]、《中华本草》[17]等现代中药著作多以"赤石脂"作为本品正名（参见"文献通考"）。

1.2.2　定名选择的理由

(1) 赤石脂 Halloysitum rubrum，为硅酸盐类矿物多水高岭石族多水高岭石，主含含水硅酸铝［Al_4（Si_4O_{10}）（OH)$_8$·$4H_2O$］。"赤石脂"之名始见于《神农本草经》，"赤石脂"作为本品正名始见于魏晋《名医别录》，其后的历代重要本草著作如唐·孙思邈《千金翼方》，宋·唐慎微《证类本草》，明·陈嘉谟《本草蒙筌》、李中梓《本草征要》，清·吴仪洛《本草从新》等在载录本品时均以"赤石脂"作为正名，并一直沿用至今。

(2) 我国最新出版的《中华人民共和国药典》、《普通高等教育中医药类规划教材·中药学》以及辞书类著作《中医大辞典·中药分册》、《中药大辞典》、《中国医学百科全书·中医学》等均以"赤石脂"作为本品正名。已经广泛应用于中医药学文献的标引和检索的《中国中医药学主题词表》也以"赤石脂"作为本品的正式主题词。现代本草著作如《全国中草药汇编》、《中华本草》、《中国药材学》、《中药材手册》、《全国中药炮制规范》等虽记载了不少本品各地的俗称，但也无一例外以"赤石脂"作为本品的正名。说明"赤石脂"作为本品正名已成为共识。

1.3　与正名等效的名词：无。

2　源流考释

赤石脂〔（硅酸盐类矿物多水高岭石族多水高岭石，主含含水硅酸铝［Al_4（Si_4O_{10}）（OH)$_8$·$4H_2O$］〕始载于汉《神农本草经》卷三："玉、石，上部……赤石脂，恶大黄；畏芫花。黄石脂，曾青为使；恶细辛；畏蜚蠊。"[1]此后三国·吴普《吴普本草》以"赤符”为正名记载本品：“赤符，神农、雷公：甘。黄帝、扁鹊：无毒。李氏：小寒。或生少室，或生太山。色绛，滑如脂。”[18]

“赤石脂”作为本品正名始见于魏晋《名医别录》卷上：“赤石脂，甘、酸、辛，温。以理腻粘舌缀唇者为上，研细，水飞过三度，晒干用，亦有火煅，水飞者。畏芫花、黄芩，官桂，恶大黄、松脂。”[2] 此后诸家本草即沿用《名医别录》记载，以“赤石脂”为正名收载本品，如唐·孙思邈《千金翼方》[3]，宋·苏颂《本草图经》[19]、唐慎微《证类本草》[4]、寇宗奭《本草衍义》[20]、佚名《增广太平和剂图经本草药性总论》[21]，金·李杲《珍珠囊药性赋》[22]，元·王好古《汤液本草》[23]等。

明、清时期的本草著作大多仍沿用《名医别录》记载以“赤石脂”为正名，如明·刘文泰《本草品汇精要》[24]、陈嘉谟《本草蒙筌》[5]、缪希雍《炮炙大法》[25]、李中梓《雷公炮制药性解》[27]、李中梓《本草征要》[6]，清·陈士铎《本草新编》[28]、稻宣义《炮炙全书》[29]、汪昂《本草易读》[30]、汪昂《本草备要》[31]、张璐《本经逢原》[32]、叶桂《本草经解》[33]、吴仪洛《本草从新》[7]、张志聪《本草崇原》[34]、沈金鳌《要药分剂》[35]、黄宫绣《本草求真》[36]、陈念祖《神农本草经读》[37]、姚澜《本草分经》[38]、蒋居祉《本草择要纲目》[39]、严西亭《得配本草》[40]、陈其瑞《本草撮要》[41]、张秉成《本草便读》[42]、《增订伪药条辨》[26]、《本草思辨录》[45]等。此外，这一时期的本草著作尚载录有本品异名“红高岭”，如《增订伪药条辨》：“赤石脂原出济南。今苏州馀杭亦出。性不甚佳。石雅云。石脂即垩土。垩。白土也。方书名其石脂者具五色。今以赤白二种验之。亦高岭之类。其赤者殆即所谓红高岭也。”[26]

但明代李时珍《本草纲目》却把本品列入“五色石脂”中论述，如《本草纲目》卷九曰：“五色石脂，《本经·上品》……赤石脂，【气味】甘、酸、辛，大温，无毒。普曰：赤符：神农、雷公：甘；黄帝、扁鹊：无毒；李当之：小寒。”[43]

现代有关著作均沿用前代大多本草记载，以“赤石脂”作为本品正名，如《中华人民共和国药典》[8]、《普通高等教育中医药类规划教材·中药学》[9]、《中医大辞典·中药分册》[10]、《中药大辞典》[44]、《中国医学百科全书·中医学》[11]、《中国中医药学主题词表》[12]、《中药材手册》[13]、《全国中草药汇编》[14]、《全国中药炮制规范》[15]、《中国药材学》[16]、《中华本草》[17]等。同时尚记载有‘蓝矾’、“云胆矾”《中药材手册》[13]，“赤石土”、“吃油脂”、“红土”《中药大辞典》[10]，“石脂”、“陶土”、“红高岭土”《中国药材学》[16]等各地的俗称。还记载有本品原矿物“多水高岭石”的异名“叙永石”、“埃洛石”《中华本草》[17]等。

3 附录

3.1 又称：煅赤石脂、醋赤石脂（饮片规格名）。

3.2 俗称：蓝矾，云胆矾，赤石土，吃油脂，红土，石脂，陶土，红高岭土。

3.3 曾称：赤符《吴普本草》，红高岭《增订伪药条辨》。

3.4 原矿物名称：多水高岭石，叙永石，埃洛石。

4 文献通考

《神农本草经》卷三：“玉、石，上部……赤石脂，恶大黄；畏芫花。黄石脂，曾青为使；恶细辛；畏蜚蠊。”[1]

《吴普本草·玉石类》：“赤符，《御览》卷九百八十七，神农、雷公：甘。黄帝、扁鹊：无毒。李氏：小寒。或生少室，或生太山。色绛，滑如脂。”[18]

《名医别录》卷上：“赤石脂，甘、酸、辛，温。以理腻粘舌缀唇者为上，研细，水飞过三度，晒干用，亦有火煅，水飞者。畏芫花、黄芩，官桂，恶大黄、松脂。”[2]

《千金翼方》卷二：“赤石脂，味甘酸辛，大温，无毒。主养心气，明目益精。疗腹痛泻澼，下痢赤白，小便利及痈疽疮痔，女子崩中漏下，产难，胞衣不出。久服补髓，好颜色，益智不饥，轻身延年。生济南，射阳及太山之阴，采无时。”[3]

《本草图经》卷一：“赤石脂，生济南、射阳及泰山之阴……《乳石论》载服赤石脂，发则心痛，饮热酒不解，治之用葱豉绵裹，水煮饮之。《千金翼》论曰治痰饮吐水无时节者，其源以冷饮过度，遂令脾胃气羸，不能消于饮食，饮食入胃，则皆变成冷水，反吐不停，皆赤石脂散主之。”[19]

《证类本草》卷三：“赤石脂，味甘、酸、辛，大温，无毒。主养心气，明目益精，疗腹痛，泄澼，下痢赤白，小便利，及痈疽疮痔，女子崩中漏下，产难胞衣不出。久服补髓，好颜色，益智，不饥，轻身延年。生济南、射阳及泰山之阴。采无时。（恶大黄，畏芫花。）”[4]

《本草衍义》卷四：“赤石脂，今四方皆有，以舌拭之，粘着者为佳。有人病大肠寒滑，小便精出，诸热药服及一斗二升，未甚效。后有人教服赤石脂、干姜各一两，胡椒半两，同为末，醋糊丸如梧桐子大，空心及饭前米饮下五七十丸。”[20]

《增广太平和剂图经本草药性总论》：“赤石脂，甘、酸、辛，温。以理腻粘舌缀唇者为上，研细，水飞过三度，晒干用，亦有火煅，水飞者。畏芫花、黄芩，官桂，恶大黄、松脂。”[21]

《珍珠囊药性赋》卷二：“赤石脂，甘、酸、辛，温。以理腻粘舌缀唇者为上，研细，水飞过三度，晒干用，亦有火煅，水飞者。畏芫花、黄芩，官桂，恶大黄、松脂。”[22]

《汤液本草》卷六：“赤石脂，气大温，味甘、酸、辛。无毒。《本草》：主养心气，明目益精。疗腹痛泄澼，下利赤白，小便利，及痈疽疮痔，女子崩中漏下，产难，胞衣不出。久服，补髓、好颜色、益老不饥、轻身延年。五色石脂，各入五脏补益。《东垣》云：赤石脂、白石脂并温无毒。畏黄芩、芫花，恶大黄……《局方本草》云：青石脂，养肝胆气，明目：黑石脂，养肾气，强阴，主阴蚀疮；黄石脂，养脾气，除黄疸。余与赤、白同功。”[23]

《本草品汇精要》卷二：“赤石脂，无毒，土石生。赤石脂主养心气，明目益精。疗腹痛泄澼，下痢赤白，小便利，及痈疽疮痔，女子崩中漏下，产难，胞衣不出。久服，补髓，好颜色，益智不饥，轻身延年。（《名医》所录）【名】赤符。【地】〔图经曰〕出济南射阳及泰山之阴。苏恭云，济南泰山不闻出者，惟虢州卢氏县、泽州陵川县、慈州吕乡县并有，及宜州诸山亦出；今出潞州，以色理鲜腻者为胜。”[24]

《本草蒙筌》卷八：“赤石脂，味甘、酸、辛，气温。无毒。多产泰山，无时收采。种有五色，实共一名。虽各补脏不同，总系收敛之剂。可以隅反，不必概言。形赤粘舌为良，火煅醋淬才研。”[5]

《本草纲目》卷九：“五色石脂，《本经·上品》。【校正】并入五种石脂。【释名】时珍曰：膏之凝者，曰脂。此物性粘，固济炉鼎甚良，盖兼体用而言也。【集解】《别录》曰：五色石脂，生南山之阳山谷中。又曰：青石脂，生齐区山及海涯。黄石脂，生嵩高山，色如莺雏。黑石脂，生颍川阳城。白石脂，生泰山之阴。赤石脂，生济南、射阳，又泰山之阴。并采无时……赤石脂，【气味】甘、酸、辛，大温，无毒。普曰：赤符：神农、雷公：甘；黄帝、扁鹊：无毒；李当之：小寒。"[43]

《炮炙大法·石部》："赤石脂，甘、酸、辛，温。以理腻粘舌缀唇者为上，研细，水飞过三度，晒干用，亦有火煅，水飞者。畏芫花、黄芩，官桂，恶大黄、松脂。"[25]

《雷公炮制药性解》卷一："赤石脂，甘、酸、辛，温。以理腻粘舌缀唇者为上，研细，水飞过三度，晒干用，亦有火煅，水飞者。畏芫花、黄芩，官桂，恶大黄、松脂。"[27]

《本草征要》卷三："赤石脂，味酸、辛，性大温，无毒。入心、脾、大肠三经。畏芫花，恶大黄、松脂。煅，水飞。"[6]

《本草新编》卷五："赤石脂，味甘、酸、辛，气温，无毒。入脾与大肠。凡有溃疮，收口长肉甚验。能止血归经，养心气，涩精，住泻痢。此亦止涩之药，内外科俱不可缺者也。"[28]

《炮炙全书》卷四："赤石脂，甘、酸、辛，温。以理腻粘舌缀唇者为上，研细，水飞过三度，晒干用，亦有火煅，水飞者。畏芫花、黄芩，官桂，恶大黄、松脂。"[29]

《本草易读》卷八："赤石脂四百三十六，火煅水飞。畏芫花，恶大黄、松脂。甘，涩，辛，温，无毒。手足阳明、手少阴、足太阴药也。疗肠澼泻痢，止崩带遗精。益气补心，收湿止血，长肉收口，明目催生。"[30]

《本草备要·金石水土部》："赤石脂，重，涩，固大小肠。甘而温，故益气生肌而调中。酸而涩，故收湿《独行方》：煅末，治小儿脐中汁出、赤肿）止血而固下《经疏》云：大、小肠下后虚脱，非涩剂无以固之。其他涩药轻浮，不能达下，惟赤石脂体重而涩，直入下焦阴分，故为久痢、泄癖要药。仲景桃花汤用之，加干姜、粳米）。"[31]

《本经逢原》卷一："赤石脂，甘酸辛温，无毒。五色石脂并温，无毒。《本经》养心气明目益精，疗腹痛肠澼，下痢赤白，小便利，及痈疽疮痔，女子崩中漏下，产难，胞衣不出。发明，赤石脂功专止血固下。"[32]

《本草经解》卷四："【赤石脂】，气大温。味甘酸辛。无毒。主养心气。明目益精。疗腹痛肠澼，下痢赤白。小便利。及痈疽疮痔。女人崩中漏下。产难胞衣不出。久服补髓好颜色。益智不饥。轻身延年。（火煅）"[33]

《本草从新》卷十三："赤石脂，重、涩、固大小肠。甘温酸涩。能收湿止血而固下。（《经疏》云：大小肠下后虚脱、非涩剂无以固之、其他涩药、轻浮不能达下、惟赤石脂体重而涩、直入下焦阴分、故为久痢泄澼要药。）"[7]

《本草崇原》卷上："赤石脂，气味甘平，无毒……《本经》概言五色石脂，今时只用赤白二脂。赤白二脂，赤中有白，白中有赤，总名赤石脂。不必如《别录》分为二也。始出南山之阳，及延州、潞州、吴郡山谷中，今四方皆有。此石中之脂，如骨之髓，故揭石取之以理腻粘舌缀唇者为上。）石脂乃石中之脂，为少阴肾脏之药。"[34]

《要药分剂》卷九："赤石脂，甘、酸、辛，温。以理腻粘舌缀唇者为上，研细，水飞过三度，晒干用，亦有火煅，水飞者。畏芫花、黄芩，官桂，恶大黄、松脂。"[35]

《本草求真·上编》:“赤石脂，（石）入大肠血分固脱。赤石脂（专入大肠）。与禹余粟壳。皆属收涩固脱之剂。但粟壳体轻微寒。其功止入气分敛肺。此则甘温质重色赤。能入下焦血分固脱。及兼溃泻收口。长肉生肌也。”[36]

《神农本草经读》卷二：“赤石脂，气味甘、平，无毒。主黄疸，泄痢，肠澼脓血，阴浊下血赤白，邪气痈肿，疽痔恶疮，头疡疥瘙。久服补髓益气，肥健不饥，轻身延年。五色石脂，各随五色补五脏。”[37]

《本草分经·原例》:“赤石脂，甘温，酸涩体重，固大小肠，直入下焦阴分，而固下收湿止血，催生下胞衣，为久痢泄澼要药。”[38]

《本草择要纲目·温性药品》:“赤石脂，【气味】甘酸辛大温无毒。降也。阳中阴也。【主治】养心气。明目益精。疗腹痛肠癖下痢赤白。小便利。及痈疽疮痔女子崩中漏下。产难胞衣不出。久服补髓好颜色。益智不饥。轻身延年。补五脏虚乏。补心血。生肌肉。厚肠胃。除水湿。收脱肛。”[39]

《得配本草》卷一：“赤石脂，畏芫花、豉汁。恶大黄、松脂。甘、酸、温涩。入手少阴、足阳明经。厚肠胃，除水湿。收脱肛，止崩带，下胞胎，补心血，生肌肉。”[40]

《本草撮要》卷六：“【赤石脂】，味甘温酸涩。入手足阳明经。功专厚肠止利。得干姜粳米治下利脓血。得蜀椒附子治心痛彻背。得故纸等分为末。米饮下。治经水过多。研粉或煅研。水飞用。畏芫花。恶大黄松脂。”[41]

《本草便读·金石部》:“赤石脂，固大肠。治久痢肠红。疗崩带淋漓。甘酸温肾。养心气。可和营敛血。涂癞风蚀烂。敷贴生肌。（赤石脂此石其性最黏而有脂。用以固济炉鼎甚良。其味甘酸。其质重镇。凡用药治病。皆宜察形观色。度其性味。审其寒温。自有得心应手之妙。不必拘拘乎本草诸说。总之其治能入心肾大肠血分。其功不外乎固涩重镇。足以尽之。）”[42]

《增订伪药条辨》:“石脂有五色之分。赤石脂原出济南。今苏州馀杭亦出。性不甚佳。石雅云。石脂即垩土。垩。白土也。方书名其石脂者具五色。今以赤白二种验之。亦高岭之类。其赤者殆即所谓红高岭也。”[26]

《本草思辨录》卷一：“赤石脂，石脂揭两石中取之。邹氏云：两石必同根歧出而相并，脂者黏合两石之胶，故所治皆同本异趋而不相浃之病，得此乃汇于一处，专力以化之。仲圣所用石脂四方，固与邹说符合。”[45]

《中药材手册》:“赤石脂［纲目名石，列入金石部石类］　本品为天然产硫酸盐类矿物胆矾。由含铜硫化物氧化分解而成，常见于干燥地区含铜硫化物矿床氧化带中。因其色蓝，故又称‘蓝矾’，主产于云南，故俗称‘云胆矾。”[13]

《全国中草药汇编》:“赤石脂　【来源】为天然产的一种红色多水高岭土。”[14]

《中药大辞典》:“赤石脂《本经》　【异名】赤符《吴普本草》，红高岭《增订伪药条辨》，赤石土《中药形性经验鉴别法》，吃油脂《中药志》，红土《药材学》。【基原】为硅酸盐类矿物多水高岭土的一种红色块状体。［原矿物］多水高岭土 Halloysite”[44]

《中医大辞典·中药分册》:“赤石脂　出《神农本草经》。又名红土、赤石土。为红色的多水高岭土块状体。”[10]

《中国医学百科全书·中医学》:“赤石脂　始载于《神农本草经》。又名红土、赤石土。为红色的多水高岭土块状体。产于中国河南、江苏、陕西、湖北、山西等省。”[11]

《全国中药炮制规范》："赤石脂　［处方用名］赤石脂、煅赤石脂、醋赤石脂。【来源】本品为硅酸盐类矿物多水高岭土 Halloysitum rubrum，主含含水硅酸铝。主产于山西、河南、江苏等地。全年均可采挖。采得后，选择红色滑腻的块状体，除去杂石、泥土。药材以色红、光滑油腻、易碎、吸水性强者为佳。"[15]

《中国药材学》："赤石脂　［别名］赤符，石脂，陶土，红高岭土，红土。【来源】本品为硅酸盐类矿物多水高岭石族多水高岭石。"[16]

《中国中医药学主题词表》："赤石脂 HALLOYSITUM RUBRUM　属矿物药和固涩药（中药）。"[12]

《普通高等教育中医药类规划教材·中药学》："赤石脂《本经》　为硅酸盐类矿物多水高岭石族多水高岭石，主含含水硅酸铝［Al_4（Si_4O_{10}）（OH）$_8$·$4H_2O$］。主产于福建、山东、河南等地。全年均可采挖。拣去杂石。研末水飞或火煅水飞用。"[9]

《中华本草》："赤石脂《本经》　【异名】赤符《吴普本草》，红高岭《增订伪药条辨》，赤石土《中药形性经验鉴别法》，红土《药材学》……【来源】为硅酸盐类多水高岭石族矿石多水高岭石与氧化物类赤铁矿或含氢氧化物类褐铁矿共同组成的细分散多矿物集合体。［原矿物］1．硅酸盐黏土矿物主要为多水高岭石 Halloysitum　又名：叙永石、埃洛石。2．铁的氧化物或含水量氢氧化物。"[17]

《中华人民共和国药典》："赤石脂 Halloysitum rubrum　本品为硅酸盐类矿物多水高岭石族多水高岭石，主含含水硅酸铝［Al_4（Si_4O_{10}）（OH）$_8$·$4H_2O$］。采挖后，除去杂质。"[8]

5　参考文献

1　汉·神农本草经．清顾观光重辑本．北京：人民卫生出版社，1955，

2　魏晋·名医别录．北京：人民卫生出版社，1986，10

3　唐·孙思邈．千金翼方．北京：人民卫生出版社，1955，15

4　宋·唐慎微．证类本草．北京：人民卫生出版社，1957，93

5　明·陈嘉谟．本草蒙筌．北京：人民卫生出版社，1988，343

6　明·李中梓．本草征要．见：李中梓医学全书．北京：中国中医药出版社，1999，148

7　清·吴仪洛．本草从新．北京：中医古籍出版社，2001，192

8　国家药典委员会编．中华人民共和国药典．一部．北京：化学工业出版社，2000，124

9　雷载权主编．普通高等教育中医药类规划教材·中药学．上海：上海科学技术出版社，1995，321

10　《中医大辞典》编辑委员会编．中医大辞典·中药分册．北京：人民卫生出版社，1982，174

11　《中医学》编辑委员会．中国医学百科全书·中医学．上海：上海科学技术出版社，1997，1271

12　吴兰成主编．中国中医药学主题词表．北京：中医古籍出版社，1996，46

13　中华人民共和国卫生部药政管理局主编．中药材手册．北京：人民卫生出版社，1998，728

14　《全国中草药汇编》编写组编．全国中草药汇编．上册．北京：人民卫生出版社，1996，414

15　中华人民共和国卫生部药政管理局编．全国中药炮制规范．北京：人民卫生出版社，1988，388

16　徐国钧等主编．中国药材学．北京：中国医药科技出版社，1996，1888

17　国家中医药管理局《中华本草》编委会．中华本草．第一册．上海：上海科学技术出版社，1999，332

18　三国·吴普．吴普本草．北京：人民卫生出版社，1987，6

19　宋·苏颂．本草图经．合肥：安徽科学技术出版社，1994，21

20 宋·寇宗奭. 本草衍义. 上海：商务印书馆，1937，24
21 宋·佚名. 增广太平和剂图经本草药性总论. 见：增广太平惠民和剂局方. 海口：海南出版社，2002，386
22 金·李杲. 珍珠囊补遗药性赋. 见：中国医学大成（二）. 长沙：岳麓书社，1990，109
23 元·王好古. 汤液本草. 见：景印文渊阁四库全书（745）. 北京：中医古籍出版社，1986，1002
24 明·刘文泰. 本草品汇精要. 北京：人民卫生出版社，1982，128
25 明·缪希雍. 炮炙大法. 明末庄继先校刻本
26 清·郑奋扬. 增订伪药条辨. 上海：科技卫生出版社，1959
27 明·李中梓. 雷公炮制药性解. 见：中国医学大成（二）. 长沙：岳麓书社，1990，128
28 清·陈士铎. 本草新编. 北京：中国中医药出版社，1996，265
29 ［日］稻宣义. 炮炙全书. 北京：中医古籍出版社，1981，161
30 清·汪昂. 本草易读. 北京：人民卫生出版社，1997，366
31 清·汪昂. 本草备要. 北京：中国中医药出版社，1998，86
32 清·张璐. 本经逢原. 上海：上海科学技术出版社，1959，15
33 清·叶桂. 本草经解. 上海：上海科学技术出版社，1958，98
34 清·张志聪. 本草崇原. 北京：中国中医药出版社，1992，45
35 清·沈金鳌. 要药分剂. 上海：上海科学技术出版社，1959，223
36 清·黄宫绣. 本草求真. 上海：上海科学技术出版社，1959，64
37 清·陈念祖. 神农本草经读. 北京：人民卫生出版，1959，23
38 清·姚澜. 本草分经. 上海：上海科学出版社，1989，96
39 清·蒋居祉. 本草择要纲目. 见：珍本医书集成. 本草类. 上海：上海科学技术出版社，1985，80
40 清·严西亭. 得配本草. 上海：上海卫生出版社，1957，17
41 清·陈其瑞. 本草撮要. 见：珍本医书集成. 本草类. 上海：上海科学技术出版社，1985，76
42 清·张秉成. 本草便读. 上海：上海卫生出版社，1957，94
43 明·李时珍. 本草纲目. 北京：人民卫生出版社，1982，554
44 江苏新医学院编. 中药大辞典. 上海：上海科学技术出版社，1977，1091
45 清·周岩. 本草思辨录. 北京：人民卫生出版，1960，19

192 赤芍

Chishao

Radix Paeoniae Rubra

1 定名依据

1.1 正名

1.1.1 汉文名：赤芍（毛茛科植物芍药 *Paeonia lactiflora* Pall. 或川赤芍 *Paeonia veitchii* Lynch 的干燥根）。

1.1.2 英文名：red peony root.

1.2 依据

1.2.1 定名的文献依据

(1)《神农本草经》卷二："芍药　味苦，平。主邪气腹痛，除血痹，破坚积、寒热、疝瘕，止痛，利小便，益气。生川谷及丘陵。"[1]

(2)《药品化义》卷三："赤芍，味苦能泻，带酸入肝，专泻肝火，……较白芍味苦重，但能泻而无补"[2]

(3)《本草易读》卷三："赤芍　苦，寒，无毒。泻肝火，散瘀血，疗腹痛，除积结。去肠风痈肿，调血痹疝瘕。利水有力，行经差强。腹中虚痛，佐炙草服。脉缓者。（验方第一。）脚气肿痛，佐炙草末服。"[3]

(4)《本草求真》："赤芍，与白芍主治略同，但白则有敛阴益营之力，赤则只有散邪行血之意；白则能于土中泻木，赤则能于血中活滞。"[4]

(5)《中华人民共和国药典》："赤芍 Radix paeoniae rubra　本品为毛茛科植物芍药 Paeonia lactiflora Pall. 或川赤芍 Paeonia veitchii Lynch 的干燥根。春、秋二季采挖，除去根茎、须根及泥沙，晒干。"[5]

(6)《普通高等教育中医药类规划教材·中药学》："赤芍《本经》　为毛茛科多年生草本植物芍药 Paeonia lactiflora Pall. 或川赤芍 Paeonia veitchii Lynch 的根。全国大部分地区均产。春、秋季采挖，晒干、切片。生用或炒用。"[6]

(7)《中国中医药学主题词表》："赤芍 RADIX PAEONIAE RUBRA　为毛茛科植物芍药、草芍药、赤芍药等的根；属活血祛　药和清热凉血药。C 芍药　D 卵叶赤药。"[7]

(8)《中华本草》："赤芍《药品化义》　【异名】木芍药（崔豹《古今注》），赤芍药《博剂方》，红芍药《圣剂总录》，草芍药《滇南本草》……【来源】为芍药科植物芍药、川芍药、草芍药、毛叶草芍药、美丽芍药、窄叶芍药和块根芍药的根。【原植物】①芍药 Paeonia lactiflora Pall.［P. albiflora Pall.］［P. albiflora Pall.］。参见'白芍'条。②川芍药 Paeonia veitchii Lynch　又名：毛果赤芍《四川中药志》，《条赤芍》（四川）。"[8]

(9)《中医大辞典·中药分册》[9]、《中药志》[10]、《中国药材学》[11]、《中药材手册》[12]、《全国中药炮制规范》[13]等现代中药著作多以"赤芍"作为本药正名（参见"文献通考"）。

1.2.2　定名选择的理由

(1) 赤芍 Radix paeoniae rubra，系毛茛科植物芍药 Paeonia lactiflora Pall. 或川赤芍 Paeonia veitchii Lynch 的干燥根，本品为"芍药"的一种，始载于汉《神农本草经》，以"芍药"为正名。"赤芍"之名始见于明·贾所学《药品化义》，清代的本草著作汪昂《本草易读》、黄宫绣《本草求真》沿用该书记载，以"赤芍"为正名载录本品。

(2) 我国最新出版的《中华人民共和国药典》、《普通高等教育中医药类规划教材·中药学》以及辞书类著作《中医大辞典·中药分册》等均以"赤芍"作为本药正名。已经广泛应用于中医药学文献的标引和检索的《中国中医药学主题词表》也以"赤芍"作为本药的正式主题词。现代本草著作如《中药志》、《中华本草》、《中国药材学》、《中药材手册》、《全国中药炮制规范》等均以"赤芍"作为本药的正名。

1.3　与正名等效的名词：赤芍药。

2　源流考释

赤芍（毛茛科植物芍药 Paeonia lactiflora Pall. 或川赤芍 Paeonia veitchii Lynch 的干燥

根）为“芍药”的一种，“芍药”始载于汉《神农本草经》，以“芍药”为正名，如《神农本草经》卷二：“芍药　味苦，平。主邪气腹痛，除血痹，破坚积、寒热、疝瘕，止痛，利小便，益气。生川谷及丘陵。”[1] 其后的本草著作大多沿用《神农本草经》一说，以“芍药”为正名载录本品（详见“白芍”条）。

将“芍药”分为赤、白二种始自南北朝·陶弘景《本草经集注》，如《本草经集注·草木中品》：“芍药……今出白山、蒋山、茅山最好，白而长大，余处亦有而多赤，赤者小利”[14]。宋·苏颂《本草图经》[15]、寇宗奭《本草衍义》[16]，明·李时珍《本草纲目》[17]，清·叶桂《本草经解》[18]、张志聪《本草崇原》[19]、杨时泰《本草述钩元》[20]等也有类似记载。

“赤芍药”作为本品正名记载始于明·刘文泰《本草品汇精要》，同时记载有“花根”等异名，如《本草品汇精要》卷之十：“赤芍药　有小毒　丛生　赤芍药利小便，下气，泻肝行经，通顺血脉，散恶血，消痈肿（名医所录）。【名】花根。”[21] 后世本草著作有的也将“赤芍药”作为本品正名记载，如清·张璐《本经逢原》[22]、严西亭《得配本草》[23]、凌奂《本草害利》[24]等。

“赤芍”之名始见于明·贾所学《药品化义》卷三：“赤芍，味苦能泻，带酸入肝，专泻肝火，……较白芍味苦重，但能泻而无补”[2] 其后的本草著作如《本草易读》[3]、《本草求真》[4]即沿用该书记载，以“赤芍”为正名载录本品。

另，明·兰茂所著的《滇南本草》[25]亦以“赤芍”作为本品正名，但该书内容后人多有增补，故1914年刊刻的云南“丛本”不宜为据。且考1887年刊刻的昆明“务本”则以“赤芍药”作为本品正名。

古代著作中记载的本品异名尚有“木芍药”（崔豹《古今注》）[15]，“赤芍药”《备急千金要方》[26]，“红芍药”《太平圣惠方》[27]等。如《本草图经》引《古今注》云：“芍药有二种：有草芍药、木芍药”[15]《备急千金要方》卷二：“朴硝荡胞汤　治妇人立身以来全不产，及断绪久不产三十年者方。朴硝　牡丹　当归　大黄　桃仁（生用，各三铢）　细辛　厚朴　桔梗　人参　赤芍药　茯苓　桂心　甘草　牛膝　橘皮（各一铢）　虻虫　水蛭（各十枚）　附子（六铢）……。”[26]《太平圣惠方》卷第六十三：“治一切恶毒疮膏药诸方　治一切恶毒疮肿，抵圣雄黄膏方。雄黄（一两细研）　黄丹（二两）　乳香（一分细研）　没药（一分细研）　麒麟竭（一分细研）　密陀僧（半两细研）　麝香（半分细研）　丁香（半分末）　红芍药（一分锉）　白芨（一分锉）　白蔹（一分锉）　白芷（一分锉）　不灰木（一分锉）　槐条　柳条（以上各一寸冬用根，夏用条，并乱发都一处，水浸一日，滤出）　乱发（如球子大净洗）　油（半斤）　蜡（四两）　上件药，从芍药以下，以油煎令白芷焦赤，滤去滓，入蜡并雄黄以下八味，不住手以柳木篦搅，候色变黑，即倾入瓷盒中。”[27]

现代本草著作《中药大辞典》[28]、《中国医学百科全书·中医学》[29]、《全国中草药汇编》[30]以“赤芍药”为正名，而《中华人民共和国药典》[5]、《普通高等教育中医药类规划教材·中药学》[6]、《中国中医药学主题词表》[7]、《中华本草》[8]、《中医大辞典·中药分册》[9]、《中药志》[10]、《中国药材学》[11]、《中药材手册》[12]、《全国中药炮制规范》[13]等均以“赤芍”为正名，以“木芍药”为异名，同时尚记载有“山芍药”、“草芍药”《全国中草药汇编》[30]、“臭牡丹根”《中药大辞典》[28]，芍药《中国医学百科全书·

中医学》[29]等各地俗称。还记载有本品原植物“川赤芍”的异名“毛果赤芍”《中药大辞典》[28]，“条赤芍”《中华本草》[8]等；或原植物名称“芍药”《中药志》[10]等。

3　附录

3.1　又称：无。

3.2　俗称：臭牡丹根（青海），山芍药，草芍药，芍药。

3.3　曾称：木芍药（崔豹《古今注》），赤芍药《备急千金要方》，红芍药《太平圣惠方》，花根《本草品汇精要》。

3.4　原植物名称：川赤芍。毛果赤芍（四川），条赤芍（四川）；芍药。

4　文献通考

《神农本草经》卷二：“芍药　味苦，平。主邪气腹痛，除血痹，破坚积、寒热、疝瘕，止痛，利小便，益气。生川谷及丘陵。”[1]

《本草经集注·草木中品》：“芍药　味苦、酸，平、微寒，有小毒。主治邪气腹痛，除血痹，破坚积，寒热，疝瘕，止痛，利小便，益气。通顺血脉，缓中，散恶血，逐贼血，去水气，利膀胱大小肠，消痈肿，时行寒热，中恶，腹痛，腰痛。一名白木，一名余容，一名犁食，一名解仓，一名鋋。生中岳川谷及丘陵。二月、八月采根，曝干。……今出白山、蒋山、茅山最好，白而长大，余处亦有而多赤，赤者小利。”[14]

《备急千金要方》卷二：“朴硝荡胞汤　治妇人立身以来全不产，及断绪久不产三十年者方。朴硝　牡丹　当归　大黄　桃仁（生用，各三铢）　细辛　厚朴　桔梗　人参　赤芍药　茯苓　桂心　甘草　牛膝　橘皮（各一铢）　虻虫　水蛭（各十枚）　附子（六铢）　上十八味，㕮咀，以清酒、水各五升合煮，取三升，日三夜一，分四服，每服相去三时，更服如常，覆被取少汗。”[26]

《本草图经·草部中品之上》卷第六：“芍药，生中岳川谷及丘陵，今处处有之，淮南者胜。春生红芽作丛；茎上三枝五叶，似牡丹而狭长，高一、二尺；夏开花，有红、白、紫数种；子似牡丹子而小；秋时采根，根亦有赤、白二色。崔豹《古今注》云：芍药有二种：有草芍药、木芍药。木者花大而色深，俗呼为牡丹，非也。”[15]

《本草衍义》卷九：“芍药　芍药全用根，其品亦多，须用花红而单叶，山中者为佳。花叶多，即根虚。然其根多赤色，其味涩苦，或有色白粗肥者益好。余如经。然血虚寒人禁此一物。古人有言曰：减芍药以避中寒，诚不可忽。……今见花赤者，为赤芍药；花白者，为白芍药。”[16]

《太平圣惠方》卷第六十三：“治一切恶毒疮膏药诸方　治一切恶毒疮肿，抵圣雄黄膏方。雄黄（一两细研）　黄丹（二两）　乳香（一分细研）　没药（一分细研）　麒麟竭（一分细研）　密陀僧（半两细研）　麝香（半分细研）　丁香（半分末）　红芍药（一分锉）　白芨（一分锉）　白蔹（一分锉）　白芷（一分锉）　不灰木（一分锉）　槐条　柳条（以上各一寸冬用根，夏用条，并乱发都一处，水浸一日，滤出）　乱发（如球子大净洗）　油（半斤）　蜡（四两）　上件药，从芍药以下，以油煎令白芷焦赤，滤去滓，入蜡并雄黄以下八味，不住手以柳木篦搅，候色变黑，即倾入瓷盒中。”[27]

《滇南本草》第一卷："赤芍，味酸、微辛，性寒。泄脾火，降气行血，破瘀血，散血块，止腹痛，散血热，攻痈疽，治疥癞疮。——丛本卷上"[25]

《本草品汇精要》卷之十："赤芍药　有小毒　丛生　赤芍药利小便，下气，泻肝行经，通顺血脉，散恶血，消痈肿（名医所录）。【名】花根。"[21]

《本草纲目》第十四卷："芍药（芍音杓，又音勺。《本经·中品》）　【释名】将离《纲目》、犁食《别录》、白术《别录》、余容《别录》、铤《别录》，白者名金芍药《图经》，赤者名木芍药。时珍曰：芍药，犹婥约也。婥约，美好貌。此草花容婥约，故以为名。罗愿《尔雅翼言》：制食之毒，莫良于芍，故得药名，亦通。郑风诗云：伊其相谑，赠之以芍药。《韩诗外传》云：芍药，离草也。董子云：芍药一名将离，故将别赠之。俗呼其花之千叶者，为小牡丹；赤者为木芍药，与牡丹同名也。"[17]

《药品化义》卷三："赤芍，味苦能泻，带酸入肝，专泻肝火，……较白芍味苦重，但能泻而无补"[2]

《本草崇原·本经中品》："芍药　气味苦平，无毒。主治邪气腹痛，除血痹，破坚积，寒热，疝瘕，止痛，利小便，益气。（芍药始出中岳山谷，今白山、蒋山、茅山、淮南、杨州、江浙、吴松处处有之，而园圃中多莳植矣。春生红芽，花开于三月四月之间，有赤白二色，又有千叶、单叶、楼子之不同，入药宜用单叶之根，盖花薄则气藏于根也。开赤花者，为赤芍，开白花者，为白芍。）"[19]

《本草易读》卷三："赤芍　苦，寒，无毒。泻肝火，散瘀血，疗腹痛，除积结。去肠风痈肿，调血痹疝瘕。利水有力，行经差强。腹中虚痛，佐炙草服。脉缓者。（验方第一。）脚气肿痛，佐炙草末服。（第二。）消渴，他药不效。同上。（第三。）五淋，同槟榔末服，宜赤芍。（第四。）鼻衄，赤芍末服。（第五。）崩中小腹痛，佐柏叶煎服。（第六。）经水不止，同香附、艾叶煎服。（第七。）赤带，赤芍、香附末服。（第八。）"[3]

《本经逢原》卷二："赤芍药　酸苦微寒，无毒。酒洗用。《本经》除血痹，破坚积，寒热疝瘕，止痛，利小便。"[22]

《本草经解·附余》："芍药　本经不分赤白。东垣云：赤者利小便下气，白者止痛散气血。俗云：白补赤泻。《纲目》云：白芍益脾，能于土中泻木。赤芍散邪，能行血中之滞。产后气血已虚，不可更泻，故禁用。"[18]

《得配本草》卷二："赤芍药　畏恶反使，与白芍药同。酸、苦，微寒。入足厥阴经血分。行血中之滞。通经闭，治血痹，利小肠，除疝瘕，泻血热，退目赤，消痈肿，疗痘毒。得槟榔，治五淋。配香附，治血崩带下。血虚，疮溃无实热者，禁用。"[23]

《本草求真》："赤芍，与白芍主治略同，但白则有敛阴益营之力，赤则只有散邪行血之意；白则能于土中泻木，赤则能于血中活滞。"[4]

《本草述钩元》卷八："芍药　入药宜白花单瓣之根，气味全厚。根之赤白，亦随花之赤白。近用赤芍，多于白芍中寻取，白味有酸，赤味有苦，此其分辨处。"[20]

《本草害利·肝部药队》："赤芍药　【害】赤芍破血，凡一切血虚病，及泄泻产后，恶露已行，少腹痛已止，痈疽已溃，并不宜服。恶芒硝、石斛、鳖甲，畏龟甲、小蓟。反藜芦。"[24]

《中药志》："赤芍　本品为常用中药。商品系毛茛科植物芍药、川赤芍的根。……【原植物】①芍药　Paeonia lactiflora Pall.（P.　albiflora Pall.）——毛茛科 Ranunculaceae.

②川赤芍　Paeonia veitchii Lynch——毛茛科 Ranunculaceae."[10]

《中药材手册》："赤芍（纲目名芍药，列入草部芳草类）　本品植物来源主要有两种：一为野生的毛茛科植物芍药 Paeonia lactiflora Pall. 的干燥根，习称赤芍药，销全国各地；其栽培品种为药材白芍（详见白芍项下）。二为同科植物川芍药 Paeonia veitchii Lynch 的干燥根，一般多在产地自产自销，习称川赤芍。另外，同科植物草芍药 Paeonia obouata Maxim. 的干燥根，亦作赤芍，但质量稍差。"[12]

《全国中草药汇编》："赤芍药　别名：山芍药、草芍药。【来源】为毛茛科芍药属植物芍药 Paeonia lactiflora Pall. （野生品）、草芍药 P. obouata Maxim.. 和川赤芍 P. veitchii Lynch 的根。"[30]

《中药大辞典》："赤芍药《本草经集注》　【异名】木芍药（崔豹《古今注》），红芍药《圣济总录》，赤芍《药品化义》，臭牡丹根《青海药材》。【基原】为毛茛科植物芍药（野生种）、草芍药、川赤芍等的根。【原植物】①芍药《诗经》Paeonia lactiflora Pall.，详白芍药条。②草芍药（崔豹《古今注》）Paeonia obouata Maxim.，又名：山芍药、卵叶芍药、参幌子、野芍药。③川赤芍 Paeonia veitchii Lynch，又名：毛果赤芍。"[28]

《中医大辞典·中药分册》："赤芍　见《药品化义》。为赤芍药之简称，详该条。"[9]

《中医大辞典·中药分册》"赤芍药　出《本草经集注》。又名：木芍药、赤芍、红芍药。为毛茛科植物芍药 Paeonia lactiflora Pall. 或草芍药 P. obouata Maxim..、川芍药 P. veitchii Lynch 的根。主产内蒙古、河北、辽宁、黑龙江、吉林。"[9]

《中国医学百科全书·中医学》："赤芍药　始载于《神农本草经》。原名芍药，又名木芍药、山芍药、赤芍。为毛茛科植物芍药 Paeonia lactiflora Pall. （野生者）或川赤芍 P. veitchii Lynch 的根。春、秋两季采挖，除去残茎、根茎、须根及泥土，晒干。"[29]

《中国药材学》："赤芍　［别名］山芍药，赤芍药。【来源】本品为毛茛科植物芍药 Paeonia lactiflora Pall. 或川赤药 P. veitchii Lynch 的根。"[11]

《中国中医药学主题词表》："赤芍 RADIX PAEONIAE RUBRA　为毛茛科植物芍药、草芍药、赤芍药等的根；属活血祛　药和清热凉血药。C 芍药　D 卵叶赤药。"[7]

《普通高等教育中医药类规划教材·中药学》："赤芍《本经》　为毛茛科多年生草本植物芍药 Paeonia lactiflora Pall. 或川赤芍 Paeonia veitchii Lynch 的根。全国大部分地区均产。春、秋季采挖，晒干、切片。生用或炒用。"[6]

《中华本草》："赤芍《药品化义》　【异名】木芍药（崔豹《古今注》），赤芍药《博剂方》，红芍药《圣剂总录》，草芍药《滇南本草》……【来源】为芍药科植物芍药、川芍药、草芍药、毛叶草芍药、美丽芍药、窄叶芍药和块根芍药的根。【原植物】①芍药 Paeonia lactiflora Pall. ［P. albiflora Pall. ］［P. albiflora Pall. ］。参见"白芍"条。②川芍药 Paeonia veitchii Lynch　又名：毛果赤芍《四川中药志》，条赤芍（四川）。"[8]

《中华人民共和国药典》："赤芍 Radix paeoniae rubra　本品为毛茛科植物芍药 Paeonia lactiflora Pall. 或川赤芍 Paeonia veitchii Lynch 的干燥根。春、秋二季采挖，除去根茎、须根及泥沙，晒干。"[5]

5　参考文献

1　汉·神农本草经. 清顾观光重辑本. 北京：人民卫生出版社，1955，57

2　明·贾所学．药品化义．清光绪三十年北京郁文书局排印
3　清·汪昂．本草易读．北京：人民卫生出版社，1997，156
4　清·黄宫绣．本草求真．上海：上海科学技术出版社，1959，228
5　国家药典委员会编．中华人民共和国药典．一部．北京：化学工业出版社，2000，125
6　雷载权主编．普通高等教育中医药类规划教材·中药学．上海：上海科学技术出版社，1995，92
7　吴兰成主编．中国中医药学主题词表．北京：中医古籍出版社，1996，46
8　国家中医药管理局《中华本草》编委会．中华本草．第三册．上海：上海科学技术出版社，1999，521
9　《中医大辞典》编辑委员会编．中医大辞典·中药分册．北京：人民卫生出版社，1982，175
10　中国医学科学院药物研究所等编．中药志．第一册．北京：人民卫生出版社，1993，186
11　徐国钧等主编．中国药材学．北京：中国医药科技出版社，1996，182
12　中华人民共和国卫生部药政管理局主编．中药材手册．北京：人民卫生出版社，1998，121
13　中华人民共和国卫生部药政管理局编．全国中药炮制规范．北京：人民卫生出版社，1988，60
14　南北朝·陶弘景．本草经集注．北京：人民卫生出版社，1994，267
15　宋·苏颂．本草图经．合肥：安徽科学技术出版社，1994，154
16　宋·寇宗奭．本草衍义．上海：商务印书馆，1937，53
17　明·李时珍．本草纲目．北京：人民卫生出版社，1982，849
18　清·叶桂．本草经解．上海：上海科技出版社，1958，125
19　清·张志聪．本草崇原．北京：中国中医药出版社，1992，61
20　清·杨时泰．本草述钩元．上海：上海卫生出版社，1958，166
21　明·刘文泰．本草品汇精要．北京：人民卫生出版社，1982，302
22　清·张璐．本经逢原．上海：上海科学技术出版社，1959，55
23　清·严西亭．得配本草．上海：上海卫生出版社，1957，39
24　清·凌奂．本草害利．北京：中医古籍出版社，1982，129
25　明·兰茂．滇南本草．第一卷．昆明：云南人民出版社，1977，40
26　唐·孙思邈．备急千金要方．北京：人民卫生出版社，1955，17
27　宋·王怀隐．太平圣惠方．北京：人民卫生出版社，1958，1976
28　江苏新医学院编．中药大辞典．上海：上海科学技术出版社，1977，1093
29　《中医学》编辑委员会．中国医学百科全书·中医学．上海：上海科学技术出版社，1997，1035
30　《全国中草药汇编》编写组编．全国中草药汇编．上册．北京：人民卫生出版社，1996．414

193　芫花

Yuanhua

Flos Genkwa

1　定名依据

1.1　正名

1.1.1　汉文名：芫花（为瑞香科植物芫花 Daphne genkwa Sieb. Et Zucc. 的干燥花蕾）。

1.1.2　英文名：lilac daphne flower bud.

1.2 依据

1.2.1 定名的文献依据

(1)《神农本草经》卷三："芫花，味辛，温。主咳逆上气，喉鸣、喘，咽肿、短气，蛊毒、鬼疟，疝瘕、痈肿，杀虫鱼。一名去水。生川谷（旧在木部，非）。"[1]

(2)《本草经集注·草木下品》："芫花，味辛、苦，温、微温，有小毒。主治咳逆上气，喉鸣喘，咽肿，短气，蛊毒，鬼疟，疝瘕，痈肿，杀虫鱼，消胸中痰水，喜唾，水肿，五水在五脏皮肤，及腰痛，下寒毒、肉毒。"[2]

(3)《千金翼方》卷三："芫花，味辛、苦，温、微温，有小毒。主咳逆上气，喉鸣喘，咽肿短气，蛊毒鬼疟，疝瘕痈肿，杀虫鱼，消胸中痰水，喜唾水肿，五水在五脏皮肤及腰痛，下寒毒肉毒。久服，令人虚。"[3]

(4)《证类本草》卷十四："芫花，味辛、苦，温、微温，有小毒。主咳逆上气，喉鸣喘，咽肿，短气，蛊毒，鬼疟，疝瘕，痈肿，杀虫鱼，消胸中痰水，喜（音戏）唾，水肿，五水在五脏皮肤及腰痛，下寒毒肉毒。久服令人虚。"[4]

(5)《本草纲目》卷十七："芫花，《本经·下品》。【校正】自木部移入此。【释名】杜芫《别录》、赤芫《吴普》、去水《本经》、毒鱼《别录》、头痛花《纲目》、儿草《吴普》、败华《吴普》。"[5]

(6)《本草从新》卷四："芫花，大通、行水。苦温。去水饮痰癖。疗五水在五脏，皮肤胀满，喘急痛引胸胁，咳嗽瘴疟。"[6]

(7)《中华人民共和国药典》："芫花 Flos genkwa　本品为瑞香科植物芫花 Daphne genkwa Sieb. Et Zucc. 的干燥花蕾。春季花未开放时采收，除去杂质，干燥。"[7]

(8)《普通高等教育中医药类规划教材·中药学》："芫花《本经》　为瑞香科落叶灌木植物芫花 Daphne genkwa Sieb. Et Zucc. 的花蕾。主产于安徽、江苏、浙江、四川、山东等地。春季花未开放前采摘。晒干或烘干。生用或醋制用。"[8]

(9)《中药大辞典》："芫花《本经》　【异名】芫《山海经》，去水《本经》，败花、赤芫、儿草《吴普本草》……【基原】为瑞香科植物芫花的花蕾。【原植物】芫花 Daphne genkwa Sieb. Et Zucc. "[9]

(10)《中医大辞典·中药分册》："芫花　出《神农本草经》。又名药鱼草、头痛花、老鼠花、癞头花、棉花条、芫条花、银腰带。为瑞香科植物芫花 Daphne genkwa Sieb. et Zucc. 的花蕾。"[10]

(11)《中国医学百科全书·中医学》："芫花　始载于《神农本草经》。又名杜芫、头痛花、老鼠花。为瑞香科植物芫花 Daphne genkwa Sieb. et Zucc. 的花蕾。原植物分布于中国长江流域以南各省、区及山东、河南、陕西等省。"[11]

(12)《中国中医药学主题词表》："芫花 DAPHNE GENKWA　属瑞香科和祛湿利水药　D 头痛花。"[12]

(13)《中药志》[13]、《中药材手册》[14]、《全国中草药汇编》[15]、《全国中药炮制规范》[16]、《中国药材学》[17]、《中华本草》[18]等现代中药著作多以"芫花"作为本品正名（参见"文献通考"）。

1.2.2 定名选择的理由

(1) 芫花 Flos genkwa，系瑞香科植物芫花 Daphne genkwa Sieb. Et Zucc. 的干燥花蕾。

“芫花”之名始见于汉《神农本草经》，并作为本品正名记录。其后的历代重要本草著作如南北朝·陶弘景《本草经集注》，唐·苏敬等撰《新修本草》，宋·唐慎微《证类本草》，明·李时珍《本草纲目》，清·吴仪洛《本草从新》等在载录本品时均以“芫花”作为正名，并一直沿用至今。

（2）我国最新出版的《中华人民共和国药典》、《普通高等教育中医药类规划教材·中药学》以及辞书类著作《中医大辞典·中药分册》、《中药大辞典》、《中国医学百科全书·中医学》等均以“芫花”作为本品正名。已经广泛应用于中医药学文献的标引和检索的《中国中医药学主题词表》也以“芫花”作为本品的正式主题词。现代本草著作如《全国中草药汇编》、《中华本草》、《中国药材学》、《中药材手册》、《全国中药炮制规范》等虽记载了不少本品各地的俗称，但也无一例外以“芫花”作为本品的正名。说明“芫花”作为本品正名已成为共识。

1.3 与正名等效的名词：无。

2 源流考释

芫花（瑞香科植物芫花 Daphne genkwa Sieb. Et Zucc. 的干燥花蕾）始载于汉《神农本草经》卷三：“芫花，味辛，温。主咳逆上气，喉鸣、喘，咽肿、短气，蛊毒、鬼疟，疝瘕、痈肿，杀虫鱼。一名去水。生川谷（旧在木部，非）。”[1]此后诸家本草即沿用《神农本草经》[1]记载，以“芫花”为正名收载本品，如三国·吴普《吴普本草》[19]，魏晋《名医别录》[20]，南北朝·陶弘景《本草经集注》[2]，孙思邈《千金翼方》[3]，宋·苏颂《本草图经》[21]、唐慎微《证类本草》[4]、佚名《增广太平和剂图经本草药性总论》[22]，元·王好古《汤液本草》[23]等。同时尚载录有本品异名“芫”、“去水”、“赤芫”、“败花”、“儿草”、“黄大戟”、“毒鱼”、“杜芫”等。如《吴普本草》曰：“芫花，一名去水，一名败花，一名儿草根，一名黄大戟。”[19]《名医别录》卷三：“芫花，味苦，微温，有小毒。消胸中痰水，喜唾，水肿，五水在五脏皮肤，及腰痛，下寒毒肉毒。久服令人虚。一名毒鱼，一名杜芫。其根名蜀桑根，治疥疮，可用毒鱼。生淮源。三月三日采花，阴干。”[20]《本草纲目》卷十七：“芫花，《本经·下品》。【校正】自木部移入此。【释名】杜芫《别录》、赤芫《吴普》、去水《本经》、毒鱼《别录》、头痛花《纲目》、儿草《吴普》、败华《吴普》，根名黄大戟《吴普》、蜀桑《别录》。……《山海经》云：首山其草多芫，是也。”[5]

明、清时期的本草著作大多仍沿用《神农本草经》[1]记载以“芫花”为正名，如明·刘文泰《本草品汇精要》[24]、陈嘉谟《本草蒙筌》[25]、李时珍《本草纲目》[5]、卢之颐《本草乘雅半偈》[26]，稻宣义《炮炙全书》[27]、汪昂《本草易读》[28]、汪昂《本草备要》[29]、张璐《本经逢原》[30]、吴仪洛《本草从新》[6]、张志聪《本草崇原》[31]、蒋居祉《本草择要纲目》[32]、严西亭《得配本草》[33]、沈金鳌《要药分剂》[34]、黄宫绣《本草求真》[35]、姚澜《本草分经》[36]、杨时泰《本草述钩元》[37]、叶志诜《神农本草经赞》[38]、陈其瑞《本草撮要》[39]、张秉成《本草便读》[40]等。此外，这一时期的本草著作尚载录有本品异名“头痛花”等。如《本草纲目》卷十七：“芫花，《本经·下品》……时珍曰：芫或作杬，其义未详。去水言其功，毒鱼言其性，大戟言其似也。俗人因其气恶，呼为头痛花。”[5]

现代有关著作均沿用前代大多本草记载以“芫花”作为本品正名，如《中华人民共和国药典》[7]、《普通高等教育中医药类规划教材·中药学》[8]、《中医大辞典·中药分册》[10]、《中药大辞典》[9]、《中国医学百科全书·中医学》[11]、《中国中医药学主题词表》[12]、《中药志》[13]、《中药材手册》[14]、《全国中草药汇编》[15]、《全国中药炮制规范》[16]、《中国药材学》[17]、《中华本草》[18]等。同时尚记载有“闷头花”、“毒鱼草”、“老鼠花”、“野丁香花”《中药材手册》[14]，“南芫花”、“芫花条”、“药鱼草”、“莞花”、“癞头花”、“金腰带”、“浮胀草”《全国中草药汇编》[15]，“闹鱼花”、“棉花条”、“大米花”、“芫条花”、“野丁香”、“九龙花”、“地棉花”、“银腰带”、“小叶金腰带”《中药大辞典》[9]，“黄阳花”、“山麻皮”《中国药材学》[17]，“毒老鼠花”、“紫金花”《中华本草》[18]等各地的俗称。还记载有本品原植物“芫花”的异名“金腰带”、“药鱼草”、“药鱼棵”、“闷头树”《中华本草》[18]等。

3　附录

3.1　又称：生芫花、醋芫花（饮片规格名）。

3.2　俗称：棉花条、大米花（江苏），芫条花、野丁香、野丁香花（山东），九龙花、浮胀草、地棉花（湖南），银腰带、小叶金腰带（江西），药鱼草（河北），黄阳花（陕西），山麻皮、毒老鼠花、紫金花（浙江），南芫花（华东），闷头花，毒鱼草，老鼠花，南芫花，芫花条，莞花，癞头花，金腰带，闹鱼花。

3.3　曾称：芫《山海经》，去水《神农本草经》，赤芫、败花、儿草《吴普本草》，毒鱼、杜芫《名医别录》，头痛花《本草纲目》。

3.4　原植物名称：芫花，金腰带，药鱼草，药鱼棵（江苏），闷头树（四川）。

4　文献通考

《神农本草经》卷三：“芫花，味辛，温。主咳逆上气，喉鸣、喘，咽肿、短气，蛊毒、鬼疰，疝瘕、痈肿，杀虫鱼。一名去水。生川谷（旧在木部，非）。”[1]

《吴普本草》：“芫花，一名去水，一名败花，一名儿草根，一名黄大戟。神农、黄帝：有毒；扁鹊、岐伯：苦；李氏：大寒。二月生，叶青，加厚则黑。华有紫、赤、白者。三月实落尽，叶乃生。三月、五月采花。芫花根，一名赤芫根。神农、雷公：苦，有毒。生邯郸，九月、八月采，阴干。久服，令人泄。可用毒鱼《御览》，亦见《图经》节文）。”[19]

《名医别录》卷三：“芫花，味苦，微温，有小毒。消胸中痰水，喜唾，水肿，五水在五脏皮肤，及腰痛，下寒毒肉毒。久服令人虚。一名毒鱼，一名杜芫。其根名蜀桑根，治疥疮，可用毒鱼。生淮源。三月三日采花，阴干。（决明为之使，反甘草。）《本经》原文：芫花，味辛，温。主咳逆上气，喉鸣喘，咽肿短气，蛊毒鬼疰，疝瘕痈肿。杀虫鱼。一名去水。生川谷。”[20]

《本草经集注·草木下品》：“芫花，味辛、苦，温、微温，有小毒。主治咳逆上气，喉鸣喘，咽肿，短气，蛊毒，鬼疰，疝瘕，痈肿，杀虫鱼，消胸中痰水，喜唾，水肿，五水在五脏皮肤，及腰痛，下寒毒、肉毒。久服令人虚。一名去水，一名毒鱼，一名杜芫。其根名蜀桑根，治疥疮，可用毒鱼。生淮源川谷。三月三日采花，阴干。决明子为之使，反甘草。”[2]

《千金翼方》卷三：“芫花，味辛，苦，温、微温，有小毒。主咳逆上气，喉鸣喘，咽肿短气，蛊毒鬼疟，疝瘕痈肿，杀虫鱼，消胸中痰水，喜唾水肿，五水在五脏皮肤及腰痛，下寒毒肉毒。久服，令人虚。一名去水，一名毒鱼，一名杜芫。其根名蜀桑根，疗疥疮，可用毒鱼。生淮源川谷，三月三日采花，阴干。”[3]

《本草图经》卷八：“芫花，生淮源川谷，今在处有之……《吴普本草》云：芫花，一名败华，一名儿草，一名黄大戟。二月生叶，加厚则黑。华有紫、赤、白者。三月实落尽，叶乃生是也。而今绛州出者，花黄谓之黄芫花。汉太仓公淳于意，治临淄女子薄吾蛲（音饶）瘕。蛲瘕为病，腹大，上肤黄粗，循之戚戚然。意饮以芫花一撮，即出蛲可数升，病遂愈。张仲景治太阳中风，吐下呕逆者，可攻十枣汤主之。”[21]

《证类本草》卷十四：“芫花，味辛、苦，温、微温，有小毒。主咳逆上气，喉鸣喘，咽肿，短气，蛊毒，鬼疟，疝瘕，痈肿，杀虫鱼，消胸中痰水，喜（音戏）唾，水肿，五水在五脏、皮肤及腰痛，下寒毒肉毒。久服令人虚。一名去水，一名毒鱼，一名杜芫……《吴普本草》云：芫花，一名败华，一名儿草，一名黄大戟。二月生叶，加厚则黑。华有紫、赤、白者。三月实落尽，叶乃生是也。而今绛州出者花黄，谓之黄芫花。”[4]

《增广太平和剂图经本草药性总论》卷下：“芫花，味辛、苦，温、微温，有小毒。主咳逆上气，喉鸣喘，咽肿短气，蛊毒鬼疟，疝瘕痈肿，杀虫鱼，消胸中痰水，喜唾，水肿，五水在五脏、皮肤及腰痛，下寒毒、肉毒。根：疗疥疮，可用毒鱼。”[22]

《汤液本草》卷五：“芫花，气温，味辛、苦。有小毒。《本草》云：主咳逆上气，喉鸣喘急，咽肿短气，蛊毒鬼疟，痈肿疝瘕。杀虫鱼。消胸中痰水，喜（声戏）唾，水肿，五水在五脏、皮肤及腰痛。下寒毒、肉毒。久服令人虚。仲景治太阳中风，胁下痛，呕逆者，可攻，十枣汤主之。”[23]

《本草品汇精要》卷二十一：“芫花，有小毒，植。芫花（出《神农本经》），主咳逆上气，喉鸣、喘，咽肿、短气，虫毒、鬼疟，疝瘕、痈肿，杀虫鱼（以上朱字《神农本经》）。消胸中痰水，喜（音戏）唾，水肿，五水在五脏、皮肤，及腰痛，下寒毒、肉毒。根：疗疥疮，可用毒鱼（以上黑字《名医》所录）。【名】去水　黄大戟　杜芫　儿草　毒鱼　黄芫花　败华　〔根〕蜀桑根。”[24]

《本草蒙筌》卷三：“芫花，味辛、苦，气温。有小毒。川谷甚多，远近俱有。茎紫花白，一二尺长。密开花盈旧枝茎，如紫梢作穗；未出叶采嫩苞蕊，向晴日曝干。花落叶生，不堪用也。得之煮醋数沸，洒出渍水一宵。复曝干收，才免毒害。反甘草，使决明。散皮肤水肿发浮，消胸膈痰沫善唾。咳逆上气能止，咽肿短气可安。驱疝瘕痈疽，除蛊毒鬼疟。令人虚损，久服不宜。汁渍线丝，系痔易落。根采尤毒，乃名蜀桑。捣烂堪毒鱼，研末能敷疥。”[25]

《本草纲目》卷十七：“芫花，《本经·下品》。【校正】自木部移入此。【释名】杜芫《别录》、赤芫《吴普》、去水《本经》、毒鱼《别录》、头痛花《纲目》、儿草《吴普》、败华《吴普》，根名黄大戟《吴普》、蜀桑《别录》。时珍曰：芫或作杬，其义未详。去水言其功，毒鱼言其性，大戟言其似也。俗人因其气恶，呼为头痛花。《山海经》云：首山其草多芫，是也。”[5]

《本草乘雅半偈·第六帙》：“芫花《本经·下品》。虚中者，转能善开茅塞；茅塞者，当号毒鱼。”[26]

《炮炙全书》卷第三：“芫花，辛、苦，温，有大毒。醋煮数沸，去醋，更以水浸一宿，晒干用，则毒灭也，或以醋炒者次之，留数年者良，不可近眼。决明为使，反甘草。芫花，今俗误名紫荆者即此也，小木高二三尺，枝茎紫色，叶似白前及柳叶，根白色如榆根，二月发紫碧花，似藤花而细长，先花后叶，叶未生时收采，日干，叶生花落即不堪用也。药肆中都不识芫花，乃采水菊花充之，非是。又以此为紫荆，殊为缪妄。”[27]

《本草易读》卷五：“芫花百四十六，醋炒用。决明为使，反甘草。辛、苦，有毒。入足太阳经。泄水破气，逐饮涤痰。疗咳嗽而除上气，平痈疮而消腹满。荛花治同。芫花生淮源川谷。春采花，秋采根。今在处有之。宿根旧枝茎紫，根白似榆根。苗叶似柳。二月开紫花作穗，又似藤花而细。今绛州出者花黄，谓之黄芫花。或日黄色者即荛花，或曰生时色黄，干则白耳。”[28]

《本草备要·草部》：“芫花，大通，行水。苦寒有毒。去水饮痰癖……十枣汤：芫花、甘遂、大戟等分，枣十枚。”[29]

《本经逢原》卷二：“芫花，苦辛温，有毒。陈者良。水浸一宿晒干，醋炒以去其毒。弘景曰：用者微熬，不可近眼，反甘草。《本经》主咳逆上气，喉鸣咽肿短气，蛊毒鬼疟，疝瘕痈肿，杀虫鱼。发明，芫花，消痰饮水肿，故《本经》治咳逆，咽肿疝瘕痈毒，皆是痰湿内壅之象。”[30]

《本草从新》卷四：“芫花，大通、行水。苦温。去水饮痰癖。疗五水在五脏，皮肤胀满，喘急痛引胸胁，咳嗽瘴疟。”[6]

《本草崇原》卷下：“芫花，气味辛温，有小毒。主治咳逆上气，喉鸣喘，咽肿，短气，蛊毒鬼疟，疝瘕痈肿，杀虫鱼。(芫花《本经》名去水，言其功也。《别录》名毒鱼，言其性也。根名黄大戟，言其似也。俗人因其气恶，又名头痛花。近道处处有之。春生苗，茎紫色，长一二尺，叶色青，厚则黑。二月开花，有紫、赤、黄、碧、白数种，根色黄白如桑根，小人争斗者，取其叶挪擦皮肤，辄作赤肿，如被伤以诬人。和盐擦卵，能染其壳，若赭色。)”[31]

《要药分剂》卷三：“芫花，味苦。性温。有大毒。决明为使。反甘草。”[34]

《本草求真》上编：“芫花，（毒草）大通里外水道。芫花（专入脾肺肾）。味辛而苦。气温有毒。亦反甘草……根名蜀桑。止可敷疮毒鱼。及捣汁浸线。系落痔疮。他不宜用。叶似柳。花紫碧色。叶生花落。陈久者良。醋煮过。水浸暴用。反甘草。”[35]

《本草分经·原例》：“芫花，苦温，疗五脏水饮、痰癖、治瘴疟，毒性至紧，虚者忌之，醋煮用。根疗疥。”[36]

《本草述钩元》卷十：“芫花，在处有之。茎干不全类木。亦非草本。高二三尺。正二月旧枝抽苗作花。有紫赤黄白四种。三月花落尽。叶乃生。似柳而青。渐厚则转黑。根皮黄。似桑根。三月采花。必于叶未生时。叶生花落。即不堪用。五月采叶。八九月采根。据图经。荛花恐即芫花。说详纲目。”[37]

《神农本草经赞》卷三：“芫花，味辛温。主咳逆上气。喉鸣喘。咽肿短气。蛊毒鬼疟。疝瘕痈肿。杀虫鱼。一名去水。生川谷。去水功收。毒亦滋厚。白沃星榆。青毵风柳。撷趁春先。蓄宜岁久。薄醉游鱼。花开秋后。左传。以厚其毒。名医曰。一名毒鱼。”[38]

《本草择要纲目·温性药品》："芫花，【气味】苦温有大毒。【主治】凡人饮有五。症由内啜水浆。外受湿气。郁蓄而为留饮。流于肺则为支饮。令人喘咳寒热。吐沫背寒。流于肝则为悬饮。"[32]

《得配本草》卷三："芫花，得醋良。决明为之使。反甘草。辛、苦，温。有毒。入手太阴经。逐水饮痰癖，从至高之分，而直达下焦。治五水在五脏，皮肤胀满，喘急咳嗽，胸胁腰痛。并疗风痹瘴疟，亦可毒鱼。"[33]

《本草撮要》卷一："【芫花】，味辛温。入足太阳经。功专泄水。治心腹胀满。水气寒痰。得大戟、甘遂为赘瘤焦法。得大黄、甘草、大枣、芒硝治水肿支饮。陈久者良。醋煮过。水浸曝用。根疗疥子毒鱼。反甘草。讼者取叶擦皮肤辄作赤肿假伤以诬人。虚者服必夭折。惟十枣汤用之为君药。"[39]

《本草便读·草部》："芫花，入肺脾而兼肾。窠囊水饮立蠲除。导上下以通肠。留伏湿痰顿解化。散瘀消肿。味苦而辛。治癖杀虫。性温有毒。（芫花味苦辛。色黄赤。性温有毒。入脾肺肾三经血分。专泻上下水邪。以其为花也。故能泻而兼散。非比商陆之沉降。不能破血。且性之寒温亦异耳。然有毒之品。不可轻投。）"[40]

《中药志》："芫花　本品为常用中药。商品为瑞香科植物芫花的干燥花蕾。……【原植物】芫花 Daphne genkwa Sieb. Et Zucc. ——瑞香科 Thymelaeaecae."[13]

《中药材手册》："芫花［纲目列入草部毒草类］　本品为瑞香科植物芫花 Daphne genkwa Sieb. et Zucc. 的干燥花蕾。原植物系落叶灌木，野生与栽培均有。此种花色紫为紫芫花。尚有黄芫花，在少数地区亦作芫花用。［别名］头痛花、闷头花、毒鱼草、老鼠花、野丁香花。"[14]

《全国中草药汇编》："芫花　别名：南芫花、芫花条、药鱼草、莞花、头痛花、闷头花、老鼠花、癞头花、金腰带、浮胀草（根皮）。【来源】为瑞香科植物芫花 Daphne genkwa Sieb. et Zucc. 的花；其根白皮（二层皮）也供药用。"[15]

《中药大辞典》："芫花《本经》　【异名】芫《山海经》，去水《本经》，败花、赤芫、儿草《吴普本草》，毒鱼、杜芫《别录》，头痛花《纲目》，闷头花、老鼠花《东还纪程》，闹鱼花《中国树木分类学》，棉花条、大米花《江苏植物药材志》，芫条花、野丁香《山东中药》，九龙花、浮胀草、地棉花《湖南药物志》，银腰带、小叶金腰带《江西草药》。【基原】为瑞香科植物芫花的花蕾。【原植物】芫花 Daphne genkwa Sieb. Et Zucc."[9]

《中医大辞典·中药分册》："芫花　出《神农本草经》。又名药鱼草、头痛花、老鼠花、癞头花、棉花条、芫条花、银腰带。为瑞香科植物芫花 Daphne genkwa Sieb. et Zucc. 的花蕾。"[10]

《中国医学百科全书·中医学》："芫花　始载于《神农本草经》。又名杜芫、头痛花、老鼠花。为瑞香科植物芫花 Daphne genkwa Sieb. et Zucc. 的花蕾。原植物分布于中国长江流域以南各省、区及山东、河南、陕西等省。"[11]

《全国中药炮制规范》："芫花　［处方用名］生芫花。醋芫花。【来源】本品为瑞香科植物芫花 Daphne genkwa Sieb. et Zucc. 的干燥花蕾。多系野生。主产于河北、安徽、江苏、浙江、四川、山东等地。春季花未开放时采收。除去杂质，干燥。药材以花蕾多而整齐、色淡紫者为佳。"[16]

《中国药材学》："芫花　［别名］杜芫，老鼠花，棉花条，头痛花，药鱼草（河北），黄阳花（陕西），野丁香花（山东），山麻皮（浙江），金腰带（江西）。【来源】本品为瑞香科植物芫花 Daphne genkwa Sieb. et Zucc. 的花蕾。"[17]

《中国中医药学主题词表》："芫花 DAPHNE GENKWA　属瑞香科和祛湿利水药　D 头痛花。"[12]

《普通高等教育中医药类规划教材·中药学》："芫花《本经》　为瑞香科落叶灌木植物芫花 Daphne genkwa Sieb. Et Zucc. 的花蕾。主产于安徽、江苏、浙江、四川、山东等地。春季花未开放前采摘。晒干或烘干。生用或醋制用。"[8]

《中华本草》："芫花《本经》　【异名】芫《山海经》，去水《本经》，赤芫、败花《吴普本草》，毒鱼、杜芫《别录》，头痛花《纲目》，闷头花《群芳谱》，老鼠花《东还纪程》，闹鱼花《中国树木分类学》，棉花条、大米花《江苏植物药材志》，芫条花《山东中药》，地棉花、九龙花《湖南药物志》，芫花条、癞头花《全国中草药汇编》，南芫花（华东），毒老鼠花、紫金花（浙江）……【来源】为瑞香科植物芫花的苗蕾。【原植物】芫花 Daphne genkwa Sieb. Et Zucc. 又名：金腰带《植物名实图考》，药鱼草《全国中草药汇编》，药鱼棵《江苏植物志》，闷头树（四川）。"[18]

《中华人民共和国药典》："芫花 Flos genkwa　本品为瑞香科植物芫花 Daphne genkwa Sieb. Et Zucc. 的干燥花蕾。春季花未开放时采收，除去杂质，干燥。"[7]

5　参考文献

1　汉·神农本草经. 清顾观光重辑本. 北京：人民卫生出版社，1955，86
2　南北朝·陶弘景. 本草经集注. 北京：人民卫生出版社，1994，323
3　唐·孙思邈. 千金翼方. 北京：人民卫生出版社，1955，30
4　宋·唐慎微. 证类本草. 北京：人民卫生出版社，1957，360
5　明·李时珍. 本草纲目. 北京：人民卫生出版社，1982，1213
6　清·吴仪洛. 本草从新. 北京：中医古籍出版社，2001，76
7　国家药典委员会编. 中华人民共和国药典. 一部. 北京：化学工业出版社，2000，125
8　雷载权主编. 普通高等教育中医药类规划教材·中药学. 上海：上海科学技术出版社，1995，104
9　江苏新医学院编. 中药大辞典. 上海：上海科学技术出版社，1977，1047
10　《中医大辞典》编辑委员会编. 中医大辞典·中药分册. 北京：人民卫生出版社，1982，167
11　《中医学》编辑委员会. 中国医学百科全书·中医学. 上海：上海科学技术出版社，1997，1212
12　吴兰成主编. 中国中医药学主题词表. 北京：中医古籍出版社，1996，554
13　中国医学科学院药物研究所等编. 中药志. 第五册. 北京：人民卫生出版社，1993，220
14　中华人民共和国卫生部药政管理局主编. 中药材手册. 北京：人民卫生出版社，1998，510
15　《全国中草药汇编》编写组编. 全国中草药汇编. 上册. 北京：人民卫生出版社，1996，459
16　中华人民共和国卫生部药政管理局编. 全国中药炮制规范. 北京：人民卫生出版社，1988，262
17　徐国钧等主编. 中国药材学. 北京：中国医药科技出版社，1996，964
18　国家中医药管理局《中华本草》编委会. 中华本草. 第五册. 上海：上海科学技术出版社，1999，402
19　三国·吴普. 吴普本草. 北京：人民卫生出版社，1987，58
20　魏晋·名医别录. 北京：人民卫生出版社，1986，226
21　宋·苏颂. 本草图经. 合肥：安徽科学技术出版社，1994，250

22 宋·佚名. 增广太平和剂图经本草药性总论. 见：增广太平惠民和剂局方. 海口：海南出版社，2002，483
23 元·王好古. 汤液本草. 见：景印文渊阁四库全书（745）. 北京：中医古籍出版社，1986，990
24 明·刘文泰. 本草品汇精要. 北京：人民卫生出版社，1982，579
25 明·陈嘉谟. 本草蒙筌. 北京：人民卫生出版社，1988，190
26 明·卢之颐. 本草乘雅半偈. 北京：人民卫生出版社，1986，368
27 ［日］稻宣义. 炮炙全书. 北京：中医古籍出版社，1981，124
28 清·汪昂. 本草易读. 北京：人民卫生出版社，1997，216
29 清·汪昂. 本草备要. 北京：中国中医药出版社，1998，86
30 清·张璐. 本经逢原. 上海：上海科学技术出版社，1959，102
31 清·张志聪. 本草崇原. 北京：中国中医药出版社，1992，120
32 清·蒋居祉. 本草择要纲目. 见：珍本医书集成. 本草类. 上海：上海科学技术出版社，1985，86
33 清·严西亭. 得配本草. 上海：上海卫生出版社，1957，44
34 清·沈金鳌. 要药分剂. 上海：上海科学技术出版社，1959，73
35 清·黄宫绣. 本草求真. 上海：上海科学技术出版社，1959，157
36 清·姚澜. 本草分经. 上海：上海科技出版社，1989，62
37 清·杨时泰. 本草述钩元. 上海：上海卫生出版社，1958，287
38 清·叶志诜. 神农本草经赞. 见：珍本医书集成. 本草类. 上海：上海科学技术出版社，1985，132
39 清·陈其瑞. 本草撮要. 见：珍本医书集成（二）. 上海：上海科学技术出版社，1985，18
40 清·张秉成. 本草便读. 上海：上海卫生出版社，1957，49

194　花椒
Huajiao
Pericarpium Zanthoxyli

1　定名依据

1.1　正名

1.1.1　汉文名：花椒（为芸香科植物青椒 Zanthoxylum schinifolium Sieb. Et Zucc. 或花椒 Zanthoxylum bungeanum Maxim. 的干燥成熟果皮）。

1.1.2　英文名：pricklyash peel.

1.2　依据

1.2.1　定名的文献依据

(1)《证类本草》卷十三："杜仲，味辛、甘，平、温，无毒……杜仲一两去粗皮，炙微黄锉，以水二大盏，煎至一盏去滓，用羊肾二对，细切去脂膜，入药中煮，次入薤白七茎，盐、花椒、姜、醋等如作羹吃。空腹食之。"[1]

(2)《本草分经·原例》："花椒，辛、苦，温，散寒燥湿，温中下气，利五脏去老血，杀虫。"[2]

(3)《中药志》："花椒　本品为较常用中药。商品为芸香科植物花椒和青椒的果皮。……【原植物】①花椒　别名：川椒、红椒、蜀椒、大红袍。Zanthoxylum bungeanum Maxim. ——芸香科 Rutaceae. ②青椒……”[3]

(4)《中药材手册》:“花椒［纲目名秦椒，列入果部味类］　本品为芸香科植物花椒 Zanthoxylum bungeanum Maxim. 或青椒 Zanthoxylum schinifolium Sieb. Et Zucc. 的果皮。原植物系落叶灌木，野生与栽培均有。”[4]

(5)《全国中草药汇编》:“花椒　［别名］香椒、大花椒、椒目。【来源】为芸香科植物青椒 Zanthoxylum schinifolium Sieb. et Zucc. 及花椒 Zanthoxylum bungeanum Maxim. 以果皮（花椒）及种子（椒目）入药。”[5]

(6)《中药大辞典》:“花椒《日用本草》　【异名】檓、大椒《尔雅》，秦椒、蜀椒《本经》，南椒《雷公炮炙论》，巴椒、蓎藙《别录》……【原植物】花椒 Zanthoxylum bungeanum Maxim.”[6]

(7)《中医大辞典·中药分册》:“花椒　出《日用本草》。又名川椒、蜀椒、点椒。为芸香科植物青椒 Zanthoxylum schinifolium Sieb. et Zucc. 或花椒 Z. bungeanum Maxim. 的果皮。”[7]

(8)《全国中药炮制规范》:“花椒　［处方用名］花椒（川椒、青椒）炒花椒。【来源】本品为芸香科植物青椒 Zanthoxylum schinifolium Sieb. et Zucc. 或花椒 Zanthoxylum bungeanum Maxim. 的干燥成熟果皮。野生或栽培。”[8]

(9)《中国药材学》:“花椒　［别名］①香椒子：山椒，川椒（东北）。②花椒：川椒，红椒，蜀椒，大红袍。【来源】本品为芸香科植物香椒子（青椒）Zanthoxylum schinifolium Sieb. et Zucc. 或花椒 Z. bungeanum Maxim. 的果皮。”[9]

(10)《中国中医药学主题词表》:“花椒 ZANTHOXYLUM BUNGEANUM　属芸香科和祛寒药　D 川椒；D 蜀椒。”[10]

(11)《普通高等教育中医药类规划教材·中药学》:“花椒《本经》　为芸香科灌木或小乔木植物花椒 Zanthoxylum bungeanum Maxim. 或青椒 Zanthoxylum schinifolium Sieb. Et Zucc. 的成熟果皮。”[11]

(12)《中华本草》:“花椒《日用本草》　【异名】、大椒《尔雅》……【来源】为芸香科植物花椒、青椒的果皮。【原植物】①花椒 Zanthoxylum bungeanum Maxim. 又名：川椒、红椒、大红袍《中药志》。②青椒……”[12]

(13)《中华人民共和国药典》:“花椒 Pericarpium zanthoxyli　本品为芸香科植物青椒 Zanthoxylum schinifolium Sieb. Et Zucc. 或花椒 Zanthoxylum bungeanum Maxim. 的干燥成熟果皮。秋季采收成熟果实，晒干，除去种子及杂质。”[13]

1.2.2　定名选择的理由

(1) 花椒 Pericarpium zanthoxyli，系芸香科植物青椒 Zanthoxylum schinifolium Sieb. Et Zucc. 或花椒 Zanthoxylum bungeanum Maxim. 的干燥成熟果皮。“花椒”之名始见于宋·唐慎微《证类本草》，“花椒”作为本品正名始见于清·姚澜《本草分经》。

(2) 我国最新出版的《中华人民共和国药典》、《普通高等教育中医药类规划教材·中药学》以及辞书类著作《中医大辞典·中药分册》、《中药大辞典》等均以“花椒”作为本药正名。已经广泛应用于中医药学文献的标引和检索的《中国中医药学主题词表》也以“花椒”作为本药的正式主题词。现代本草著作如《中药志》、《全国中草药汇编》、《中华本草》、《中国药材学》、《中药材手册》、《全国中药炮制规范》等虽记载了不少本药的别名和异名，但也无一例外以“花椒”作为本药的正名。说明“花椒”作为本药正名已成为共识。

1.3 与正名等效的名词：无。

2 源流考释

花椒（芸香科植物青椒 Zanthoxylum schinifolium Sieb. Et Zucc. 或花椒 Zanthoxylum bungeanum Maxim. 的干燥成熟果皮）在《神农本草经》[14,15]中分别以“秦椒”与“蜀椒”为正名分两条介绍，如《神农本草经》卷二：“秦菽，味辛，温。主风邪气，温中，除寒痹，坚齿发、明目。久服，轻身、好颜色、耐老、增年、通神。生川谷。”[14]《神农本草经》卷三：“蜀菽，味辛，温。主邪气、咳逆，温中，逐骨节，皮肤死肌，寒湿痹痛，下气。久服之，头不白、轻身、增年，生川谷。”[15]其后的本草著作有的即沿用《神农本草经》[14,15]的记载，如宋·唐慎微《证类本草》[16,17]，明·李时珍《本草纲目》[18,19]，清·张璐《本经逢原》[20,21]；有的以“蜀椒”为本品正名，如魏晋《名医别录》[22]，南北朝·雷敩《雷公炮炙论》[23]，清·叶桂《本草经解》[24]、陈念祖《神农本草经读》[25]；有的以“秦椒”为本品正名，如南北朝·陶弘景《本草经集注》[26]，唐·苏敬等撰《新修本草》[27]，宋·苏颂《本草图经》[28]，明·卢之颐《本草乘雅半偈》[29]，清·吴仪洛《本草从新》[30]；有的以“川椒”为正名，如清·汪昂《本草备要》[31]、沈金鳌《要药分剂》[32]等。

“花椒”之名始见于宋·唐慎微《证类本草》卷十三：“杜仲，味辛、甘，平、温，无毒……杜仲一两去粗皮，炙微黄锉，以水二大盏，煎至一盏去滓，用羊肾二对，细切去脂膜，入药中煮，次入薤白七茎，盐、花椒、姜、醋等如作羹吃。空腹食之。”[1]其后不少著作已以“花椒”为正名组方，如明·兰茂《滇南本草》[33]、清·汪昂《本草易读》[34]等。

“花椒”作为本品正名始见于清·姚澜《本草分经·原例》：“花椒，辛、苦，温，散寒燥湿，温中下气，利五脏去老血，杀虫。”[2]其后的本草著作有的仍以“蜀椒”为正名，如清·杨时泰《本草述钩元》[35]、严西亭《得配本草》[36]、凌奂《本草害利》[37]、陈其瑞《本草撮要》[38]、周岩《本草思辨录》[39]；有的以“秦椒”与“蜀椒”为正名分两条介绍，如蒋居祉《本草择要纲目》[39,40]等。

古代著作中记载的本品异名尚有“檓”、“大椒”《尔雅》[41]，“南椒”《雷公炮炙论》[23]，“巴椒”、“蓎藙”《名医别录》[22]，“陆拨”《药性论》[16]，“汉椒”《日华子》[16]，“点椒”、“川椒”《本草纲目》[18]等。如《尔雅》：“檓，大椒。郭璞云：今椒树丛生实大者，名为檓。又椒榝，丑荥。”[41]《雷公炮炙论》卷一：“蜀椒，雷公云：一名南椒。凡使，须去目及闭口者，不用其椒子。”[23]《名医别录》卷三：“蜀椒，大热，有毒。……一名巴椒，一名蓎藙。”[22]《证类本草》卷十四：“蜀椒，味辛，温、大热，有毒……药性论云：蜀椒，使，畏雄黄。又名陆拨，有小毒。……日华子云：汉椒，破症结，开胃，治天行时气温疾，产后宿血，治心腹气，壮阳，疗阴汗，暖腰膝，缩小便。”[16]《本草纲目》卷三十二：“蜀椒，《本经·下品》。【校正】自木部移入此。【释名】巴椒《别录》、汉椒《日华》、川椒《纲目》、南椒《炮炙论》、蓎藙（唐毅）、点椒。”[18]

现代有关著作均沿用《本草分经》[2]的记载以“花椒”作为本品正名，如《中华人民共和国药典》[13]、《普通高等教育中医药类规划教材·中药学》[11]、《中药大辞典》[6]、《中医大辞典·中药分册》[7]、《中国中医药学主题词表》[10]、《中药志》[3]、《中药材手册》[4]、《全国中草药汇编》[5]、《全国中药炮制规范》[8]、《中国药材学》[9]、《中华本草》[12]等。而《中国医学百科全书·中医学》[42]则在"椒目"为正名。同时尚记载有"香椒"、"大花椒"《全国中草药汇编》[5]，"川椒目"《中国医学百科全书·中医学》[42]，"香椒子"、"山椒"、"红椒"、"大红袍"《中国药材学》[9]等各地的俗称。还记载有本品原植物"花椒"的异名"川椒"、"红椒"、"大红袍"《中华本草》[12]；原植物"青椒"的异名"川椒"、"香花椒"、"青花椒"、"散血胆"、"散血胆"、"香椒子"、"天椒"、"崖椒"《中华本草》[12]等。

3 附录

3.1 又称：炒花椒（饮片规格名）。

3.2 俗称：香椒，大花椒，川椒目，香椒子，山椒，红椒，大红袍。

3.3 曾称：檓、大椒《尔雅》，秦椒、蜀椒《神农本草经》，南椒《雷公炮炙论》，巴椒、蓎藙《名医别录》，陆拨《药性论》，汉椒《日华子》，点椒、川椒《本草纲目》。

3.4 原植物名称：花椒，川椒，红椒，大红袍；青椒，川椒、香花椒，青花椒，散血胆、散血胆（广西），香椒子（湖南），天椒、崖椒（辽宁）。

4 文献通考

《尔雅》："檓，大椒。郭璞云：今椒树丛生实大者，名为檓。又椒榝，丑莍。郭璞云：莍萸子聚成房貌。"[41]

《神农本草经》卷二："秦菽，味辛，温。主风邪气，温中，除寒痹，坚齿发，明目。久服，轻身、好颜色、耐老、增年、通神。生川谷。"[14]

《神农本草经》卷三："蜀菽，味辛，温。主邪气、咳逆，温中，逐骨节，皮肤死肌，寒湿痹痛，下气。久服之，头不白、轻身、增年，生川谷。[15]

《名医别录》卷三："蜀椒，大热，有毒。主除五脏六腑寒冷，伤寒，温疟，大风，汗不出，心腹留饮、宿食，止肠澼、下利，泄精，女子字乳余疾，散风邪，瘕结，水肿，黄疸，鬼疰，蛊毒，杀虫、鱼毒……一名巴椒，一名蓎藙。"[22]

《雷公炮炙论》卷一："蜀椒，雷公云：一名南椒。凡使，须去目及闭口者，不用其椒子。先须酒拌令湿，蒸，从巳至午，放冷，密盖，除向下火，四畔无气后取出，便入瓷器中盛，勿令伤风，用也。"[23]

《本草经集注·草木上品》："秦椒，味辛，温、生温熟寒，有毒。主治风邪气，温中，除寒痹，坚齿长发，明目。治喉痹，吐逆，疝瘕，去老血，产后余疾，腹痛，出汗，利五脏。久服轻身，好颜色，耐老，增年，通神。生太山川谷及秦岭上，或琅琊。八月、九月采实。（恶栝蒌、防葵，畏雌黄。）今从西来，形似椒而大，色黄黑，味亦颇有椒气，或呼为大椒。又云：即今樛树子，而樛子是楮椒，恐谬。"[26]

《新修本草》卷十三："秦椒，味辛，温、生温、熟寒，有毒。主风邪气，温中，除寒痹，坚齿长发，明目。疗喉痹，吐逆，疝瘕，去老血，产后余疾，腹痛，出汗；利五脏。久服轻身，好色，能老，增年，通神。生太山川谷及秦岭上，或琅玡。八月、九月采实。恶栝蒌、防葵，畏雌黄。今从西来，形似椒而大，色黄黑，味亦颇有椒气，或呼为大椒。”[27]

《本草图经》卷十一：“秦椒，生泰山川谷及秦岭上，或琅琊，今秦、凤间及明、越、金、商州皆有之。初秋生花，秋末结实，九月、十月采。陶隐居云：似椒而大，色黄黑，或呼大椒。苏恭云：叶及茎、子都似蜀椒，但实细味短。《尔雅》云：檓，大椒。郭璞云：椒丛生，生实大者名为檓。《诗·唐风》云：椒聊。且陆机疏云：椒似茱萸，有针刺。茎、叶坚而滑，蜀人作茶，吴人作茗，皆合煮其叶以为香。今成皋诸山谓之竹叶椒，其木亦如蜀椒，少毒热，不中合药，可著饮食中，又用蒸鸡、豚最佳。东海诸岛上亦有椒，枝、叶皆相似。子长而不圆，甚香，其味似橘皮。岛上獐鹿食其叶，其肉自然作椒、橘香。而今南北所生一种椒，其实大于蜀椒，与陶及郭、陆之说正相合，当以实大者为秦椒。其云蜀、吴作茶、茗，皆煮其叶，今不复如此。盖古人所食，与今异者多矣。故苦榛（与茶同）条云：作饮加茱萸、葱、姜等良，是也。相传椒可以来水银。又云椒气好下，言饵之益下，不上冲也。服食药当用蜀椒。”[28]

《证类本草》卷十三：“秦椒，味辛，温，生温熟寒，有毒……或呼为大椒。又云：即今樛（居虬切）树。而樛子是猪椒，恐谬。唐本注云：秦椒树，叶及茎、子都似蜀椒，但味短实细。蓝田南、秦岭间大有也。臣禹锡等谨按范子计然云：蜀椒出武都，赤色者善；秦椒出天水陇西，细者善……《诗·唐风》云：椒聊且。陆机疏云：椒似茱萸，有针刺。茎叶坚而滑。蜀人作茶，吴人作茗，皆合煮其叶以为香。今成皋诸山谓之竹叶椒，其木亦如蜀椒，少毒热，不中合药，可著饮食中……故苦：（与茶同条）云。”[16]

《证类本草》卷十四：“蜀椒，味辛，温、大热，有毒……一名巴椒，一名蓎（音唐）藙（音毅）……唐本注云：椒目，味苦，寒，无毒。主水腹胀满，利小便。今椒出金州西城者阳善。臣禹锡等谨蜀、按尔雅疏云：檓者，大椒之别名。郭云：今椒树丛生实大者，名为檓……药性论云：蜀椒，使，畏雄黄。又名陆拨，有小毒。能治冷风顽头风，下泪，腰脚不遂，虚损留结，破血，下诸石水，能治嗽，主腹内冷而痛，除齿痛。又云椒目，使，治十二种水气。味苦、辛，有小毒。主和巴豆、菖蒲、松脂以蜡熔为筒子，纳耳中，抽肾气虚，耳中如风水鸣，或如打钟磬之声，卒暴聋，一日一易，若神验。日华子云：汉椒，破症结，开胃，治天行时气温疾，产后宿血，治心腹气，壮阳，疗阴汗，暖腰膝，缩小便。椒目主膀胱急。又云椒叶，热，无毒。治贲豚，伏梁气及内外肾钓，并霍乱转筋。和共及葱研，以醋汤拌署并得……陶隐居云：俗呼为樛，似椒薰（音党）小，不香耳。今亦无复分别，或云即金椒是也。薰子出闽中、江东，其木似樗，茎间有刺，子辛辣如椒。主游蛊，飞尸及腹冷。南人淹藏以作果品，或以寄远。”[17]

《证类本草》卷十二：“杜仲，味辛、甘，平、温，无毒……圣惠方治卒患腰脚疼痛，补肾。杜仲一两去粗皮，炙微黄锉，以水二大盏，煎至一盏去滓，用羊肾二对，细切去脂膜，入药中煮，次入薤白七茎，盐、花椒、姜、醋等如作羹吃。空腹食之。”[1]

《滇南本草》卷一：“羊蹄根，味苦，性大寒。治诸热毒，泻六腑实火，泻六经客热，退虚劳发烧，利小便，治热淋。杀虫，搽癣疮、癞疮。叶，贴热毒红肿、血风癣疮。（单方）搽癞疮，古方单剂，加花椒搽。今增补用。羊蹄根（一两）　石黄（二钱）　雄黄（二钱）　枯矾（二钱）　臭菊花（二钱）　花椒（一钱）　共为末，真菜油调搽。或素烛油亦可。”[33]

《本草纲目》卷三十二："蜀椒，《本经·下品》。【校正】自木部移入此。【释名】巴椒《别录》、汉椒《日华》、川椒《纲目》、南椒《炮炙论》、蓎藙（唐毅）、点椒。"[18]

《本草纲目》卷三十二："秦椒，《本经·中品》。【校正】自木部移入此。【释名】大椒《尔雅》、椴（毁）、花椒。【集解】《别录》曰：秦椒生泰山山谷及秦岭上，或琅琊。八月、九月采实。弘景曰：今从西来。形似椒而大，色黄黑，味亦颇有椒气。或云即今樛树子。樛乃猪椒，恐谬。恭曰：秦椒树、叶及茎、子都似蜀椒，但味短实细尔。蓝田、秦岭间大有之。"[19]

《本草乘雅半偈·第九帙》："秦椒，《本经·中品》。含蓄者，自然酝藉；发露者，自然浅薄。【气味】辛温，无毒。【主治】主除风邪气，温中，去寒痹，坚齿发，明目。久服轻身，好颜色，耐老，增年，通神。【核】曰：秦椒花椒也。始产于秦，今处处有之，极易繁衍。其叶对生，尖而有刺。四月生细花。五月结青实，熟则红赤，大于蜀椒，其目不及蜀椒之光且黑也。恶栝蒌、防葵，畏雄黄。"[29]

《本草备要·木部》："川椒，宣，散寒湿，燥，补火。辛热纯阳。入肺，发汗散寒，治风寒咳嗽。入脾，暖胃燥湿，消食除胀，治心腹冷痛、吐泻澼痢、痰饮水肿。"[31]

《本草易读》卷六："椒目，苦，辛，有小毒。治水肿而利小便，止崩带而除气喘。手足心肿，风也。花椒、食盐为末，醋合敷（验方第一）。风牙痛，花椒醋煎含漱（第二）。囊痒，同葱头煎洗之（第三）。水气肿满，杵研酒下（第四）。崩中带下。同上（第五）。痞满肿痛，同上，水下（第六）。"[34]

《本经逢原》卷三："秦椒，辛温有毒。去目炒去汗取红用，其叶九瓣者秦椒也。闭口者有毒，误食之戟入咽喉，气欲绝。或吐下白沫，身体痹冷，肉桂煎汁饮之。多饮冷水一二升，或食蒜，或饮地浆，或浓煎豆豉饮之并解。"[20]

《本经逢原》卷三："蜀椒，辛温小毒。去目须炒。用蜀产者微辛不辣，色黄者气味微辛，散心包之火最胜。色红者气味辛辣，壮命门之火最强。"[21]

《本草经解》卷三："【蜀椒】，气温。味辛。有毒。主邪气咳逆。温中。逐骨节皮肤死肌寒湿痹痛。下气。久服头不白。轻身增年。蜀椒气温。"[24]

《本草从新》卷十："秦椒，俗名花椒。宣散寒、燥湿温中。辛苦温。有毒。温中散寒。燥湿除风。下气杀虫。治上气。咳嗽吐逆疝瘕。风湿寒痹。利五脏。去老血。疗久痢。月闭。腹中冷痛。产后余疾。恶血痢。腹痛。禁忌修治。俱同川椒。"[27]

《要药分剂》卷二："川椒，味辛。性温。无毒。得南方之阳。受西方之阴。禀火金之气而生。可升可降。阳也。杏仁为使。得盐味佳。畏款冬花、防风、附子、雄黄。可收水银。中其毒者凉水麻仁浆解之。闭口者杀人。多食乏气喘促。久食失明。伤血脉。五月食。损气伤心。令人多忘……【炮制】寇氏曰。凡使。微炒使出汗。乘热入竹筒中。捣去里面黄壳取红用。未尽。再捣用。花椒亦然。"[32]

《神农本草经读·本草附录》："蜀椒，气味辛、温，有毒。主邪气咳逆，温中，逐骨节皮肤死肌，寒湿痹痛，下气，久服头不白，轻身增年。"[25]

《本草分经·原例》："花椒，辛、苦，温，散寒燥湿，温中下气，利五脏去老血，杀虫。"[2]

《本草述钩元》卷十九："蜀椒，今归峡及蜀川陕洛间多种之。四月结子。枝叶间如小豆而圆。无花。皮紫赤色。八月采实。江淮北土亦有之。不及蜀中者皮厚里白味烈也。

（颂）……椒目，蜀椒肉厚皮皱。其子光黑。如人之瞳。人故谓之目。他椒子虽光黑。亦不似之。若土椒则子无光彩矣。”[35]

《本草择要纲目·热性药品》：“秦椒，【气味】辛温有毒。【主治】除风邪气。温中去寒痹。坚齿发。明目。久服轻身好颜色耐老增年通神。疗喉痹吐逆疝瘕。去老血产后余疾腹痛。出汗。利五脏。上气咳嗽。久风湿痹。治恶风遍身四肢瘴痹。口齿浮肿摇动。”[40]

《本草择要纲目·热性药品》：“蜀椒（即川椒。），【气味】辛温有毒。椒乃纯阳之物。入手足太阴右肾命门气分之药。”[40]

《得配本草》卷六：“蜀椒，得盐良。杏仁为之使。畏款冬花、防风、附子、雄黄、冷水、麻仁浆……子，名椒目，苦，寒。专行水道。治水蛊，定痰喘。得猪上唇，治盗汗。”[36]

《本草害利·脾部药队》：“蜀椒，【害】纯阳之气，虽除寒湿，散风邪，然肺胃素有火热，或咳嗽生痰，或大肠积热下血，咸不宜用……秦椒，俗名花椒。”[37]

《本草撮要》卷二：“【蜀椒】味辛。入足太阴阳明经。功专疗心腹冷痛。传尸劳疰。得地黄汁调养真元。得白茯苓补益心肾。得乌梅治蛔。阴虚火旺之人忌服。闭口者杀人宜去之。微炒去汗。捣去里面黄壳。取红用。名椒红。得盐良。杏仁为使。畏雄黄、附子、防风、款冬、凉水麻仁。中其毒者用凉水麻仁浆解之。一名川椒。秦产俗名花椒。实稍大。子名椒目。味辛有小毒。”[38]

《本草思辨录》卷三：“蜀椒，为足太阴及右肾气分之药。祛脾肾之寒湿而不治风寒风湿。若但寒无湿，亦有不宜。治寒湿无分脾肾，而补火则独在肾。”[39]

《中药志》：“花椒　本品为较常用中药。商品为芸香科植物花椒和青椒的果皮。……【原植物】①花椒　别名：川椒、红椒、蜀椒、大红袍。Zanthoxylum bungeanum Maxim. ——芸香科 Rutaceae. ②青椒　别名：香椒子、天椒、崖椒；山椒、川椒（东北）；香花椒（广东）。Zanthoxylum schinifolium Sieb. Et Zucc. ——芸香科 Rutaceae.”[3]

《中药材手册》：“花椒［纲目名秦椒，列入果部味类］　本品为芸香科植物花椒 Zanthoxylum bungeanum Maxim. 或青椒 Zanthoxylum schinifolium Sieb. Et Zucc. 的果皮。原植物系落叶灌木，野生与栽培均有。国内大部地区多用花叔目，亦供药用。另外，同科同属植物竹叶花椒、野花椒、的果皮亦作花椒药用。［别名］花椒又称蜀椒、红椒、川椒。青椒别名：香椒子、山椒、崖椒、天椒、香花椒。”[4]

《全国中草药汇编》：“花椒　别名：香椒、大花椒、椒目。【来源】为芸香科植物青椒 Zanthoxylum schinifolium Sieb. et Zucc. 及花椒 Zanthoxylum bungeanum Maxim. 以果皮（花椒）及种子（椒目）入药。”[5]

《中药大辞典》：“花椒《日用本草》　【异名】檓、大椒《尔雅》，秦椒、蜀椒《本经》，南椒《雷公炮炙论》，巴椒、蓎藙《别录》，汗椒（陶弘景），陆拨《药性论》，汉椒《日华子本草》，川椒《圣惠方》，点椒《纲目》。【基原】为芸香科植物花椒的果皮。【原植物】花椒 Zanthoxylum bungeanum Maxim.”[6]

《中医大辞典·中药分册》：“花椒　出《日用本草》。又名川椒、蜀椒、点椒。为芸香科植物青椒 Zanthoxylum schinifolium Sieb. et Zucc. 或花椒 Z. bungeanum Maxim. 的果皮。”[7]

《中国医学百科全书·中医学》："椒目　始载于《本草经集注》。又名川椒目。为芸香科植物花椒 Zanthoxylum bungeanum Maxim. 或青椒 Zanthoxylum schinifolium Sieb. et Zucc. 等的种子。秋季果实成熟后采收，去除杂质。主产中国河北、四川、山西、陕西、河南等省。"[42]

《全国中药炮制规范》："花椒　［处方用名］花椒（川椒、青椒），炒花椒。【来源】本品为芸香科植物青椒 Zanthoxylum schinifolium Sieb. et Zucc. 或花椒 Zanthoxylum bungeanum Maxim. 的干燥成熟果皮。野生或栽培。主产于河北、四川、山西、陕西、河南等地。秋季采收成熟果实，晒干，除去种子及杂质。青椒以粒匀、色灰绿者为佳；花椒以粒大、色紫红、香气浓郁者为佳。"[8]

《中国药材学》："花椒　［别名］①香椒子：山椒，川椒（东北）。②花椒：川椒，红椒，蜀椒，大红袍。【来源】本品为芸香科植物香椒子（青椒）Zanthoxylum schinifolium Sieb. et Zucc. 或花椒 Z. bungeanum Maxim. 的果皮。"[9]

《中国中医药学主题词表》："花椒 ZANTHOXYLUM BUNGEANUM　属芸香科和祛寒药　D 川椒；D 蜀椒。"[10]

《普通高等教育中医药类规划教材·中药学》："花椒《本经》　为芸香科灌木或小乔木植物花椒 Zanthoxylum bungeanum Maxim. 或青椒 Zanthoxylum schinifolium Sieb. Et Zucc. 的成熟果皮。我国大部分地区有分布，但以四川产者为佳，故又名川椒、蜀椒。秋季采收成熟果实，晒干，除去种子及杂质。生用或炒用。"[11]

《中华本草》："花椒《日用本草》　【异名】檓、大椒《尔雅》，秦椒、蜀椒《本经》，南椒《雷公炮炙论》，巴椒、蓎藙《别录》，陆拨《药性论》，汉椒《日华子》，点椒《纲目》……【来源】为芸香科植物花椒、青椒的果皮。【原植物】①花椒 Zanthoxylum bungeanum Maxim. 又名：川椒、红椒、大红袍《中药志》。②青椒 Zanthoxylum schinifolium Sieb. Et Zucc. 又名：川椒、香花椒《中药志》，青花椒《中药大辞典》，散血胆、刺搜山虎《广西药用植物名录》，香椒子（湖南），天椒、崖椒（辽宁）。"[12]

《中华人民共和国药典》："花椒 Pericarpium zanthoxyli　本品为芸香科植物青椒 Zanthoxylum schinifolium Sieb. Et Zucc. 或花椒 Zanthoxylum bungeanum Maxim. 的干燥成熟果皮。秋季采收成熟果实，晒干，除去种子及杂质。"[13]

5　参考文献

1　宋·唐慎微. 证类本草. 北京：人民卫生出版社，1957，305

2　清·姚澜. 本草分经. 上海：上海科技出版社，1989，69

3　中国医学科学院药物研究所等编. 中药志. 第三册. 北京：人民卫生出版社，1993，365

4　中华人民共和国卫生部药政管理局主编. 中药材手册. 北京：人民卫生出版社，1998，308

5　《全国中草药汇编》编写组编. 全国中草药汇编. 上册. 北京：人民卫生出版社，1996，457

6　江苏新医学院编. 中药大辞典. 上海：上海科学技术出版社，1977，1057

7　《中医大辞典》编辑委员会编. 中医大辞典·中药分册. 北京：人民卫生出版社，1982，169

8　中华人民共和国卫生部药政管理局编. 全国中药炮制规范. 北京：人民卫生出版社，1988，151

9　徐国钧等主编. 中国药材学. 北京：中国医药科技出版社，1996，1094

10　吴兰成主编. 中国中医药学主题词表. 北京：中医古籍出版社，1996，157

11　雷载权主编. 普通高等教育中医药类规划教材·中药学. 上海：上海科学技术出版社，1995，154

12 国家中医药管理局《中华本草》编委会. 中华本草. 第四册. 上海：上海科学技术出版社，1999，976
13 国家药典委员会编. 中华人民共和国药典. 一部. 北京：化学工业出版社，2000，126
14 汉·神农本草经. 清顾观光重辑本. 北京：人民卫生出版社，1955，68
15 汉·神农本草经. 清顾观光重辑本. 北京：人民卫生出版社，1955，91
16 宋·唐慎微. 证类本草. 北京：人民卫生出版社，1957，326
17 宋·唐慎微. 证类本草. 北京：人民卫生出版社，1957，340
18 明·李时珍. 本草纲目. 北京：人民卫生出版社，1982，1851
19 明·李时珍. 本草纲目. 北京：人民卫生出版社，1982，1849
20 清·张璐. 本经逢原. 上海：上海科学技术出版社，1959，158
21 清·张璐. 本经逢原. 上海：上海科学技术出版社，1959，158
22 魏晋·名医别录. 北京：人民卫生出版社，1986，61
23 南北朝·雷敩. 雷公炮炙论. 上海：上海中医学院出版社，1986，109
24 清·叶桂. 本草经解. 上海：上海科技出版社，1958，73
25 清·陈念祖. 神农本草经读. 北京：人民卫生出版，1959，51
26 南北朝·陶弘景. 本草经集注. 北京：人民卫生出版社，1994，251
27 唐·苏敬等撰. 新修本草. 合肥：安徽科学技术出版社，1981，331
28 宋·苏颂. 本草图经. 合肥：安徽科学技术出版社，1994，375
29 明·卢之颐. 本草乘雅半偈. 北京：人民卫生出版社，1986，308
30 清·吴仪洛. 本草从新. 北京：中医古籍出版社，2001，148
31 清·汪昂. 本草备要. 北京：中国中医药出版社，1998，159
32 清·沈金鳌. 要药分剂. 上海：上海科学技术出版社，1959，38
33 明·兰茂. 滇南本草. 第一卷. 昆明：云南人民出版社，1977，107
34 清·汪昂. 本草易读. 北京：人民卫生出版社，1997，279
35 清·杨时泰. 本草述钩元. 上海：科技卫生出版社，1958，441
36 清·严西亭. 得配本草. 上海：上海卫生出版社，1957，20
37 清·凌奂. 本草害利. 北京：中医古籍出版社，1982，74
38 清·陈其瑞. 本草撮要. 见：珍本医书集成. 本草类. 上海：上海科学技术出版社，1985，40
39 清·周岩. 本草思辨录. 北京：人民卫生出版社，1960，106
40 清·蒋居祉. 本草择要纲目. 见：珍本医书集成. 本草类. 上海：上海科学技术出版社，1985，57
41 汉·初学者辑，晋·郭璞注. 十三经注疏·尔雅注疏. 上海：上海古籍出版社，1993
41 《中医学》编辑委员会. 中国医学百科全书·中医学. 上海：上海科学技术出版社，1997，1080

195 花蕊石

Huaruishi

Ophicalcitum

1 定名依据

1.1 正名

1.1.1 汉文名：花蕊石（为变质岩类岩石蛇纹大理岩）。

1.1.2 英文名：ophicalcite.

1.2 依据

1.2.1 定名的文献依据

(1)《本草图经》卷二："花蕊石，出陕州阌乡县。体至坚重，色如硫黄，形块有极大者，人用琢器，古方未有用者。近世以合硫黄同煅，研末，敷金疮，其效如神。又人仓猝中金刃，不及煅合，但刮石上，取细末敷之，亦效。"[1]

(2)《本草蒙筌》卷八："花蕊石，极大坚重，出自陕州。颜色仿佛硫黄，黄中间有白点。因名花蕊，最难求真。得之煅研粉霜，治诸血证神效。男子以童便搀半酒和，女人以童便搀半醋调。"[2]

(3)《本草征要》卷一："花蕊石，味酸，性平，无毒。火煅，水飞。止吐衄如神，消瘀血为水。血见花蕊石，即化为水。过用损血，不可不谨。"[3]

(4)《本草新编》卷五："花蕊石，治诸血证神效，最化瘀血，以酒调服，男女俱同。只可酒调服一分，瘀血即化为黄水，诚劫药之至神，化瘀血之至捷也。外调亦验极，金疮口敷上即合。产后血晕，舐舌即安，真有不可思议之妙。"[4]

(5)《本草从新》卷十三："花蕊石，一名花乳石。涩、止金疮血、化瘀。酸涩气平。颛入肝经血分。能化瘀血为水。止金疮出血。"[5]

(6)《本草便读·金石部》："花蕊石，酸可入肝。消瘀化水。温能治外。敛口生肌。（花蕊石此石性能敛血。而又能使血化为水。一如兵家攻寇之法。欲劫之而先聚之之意。金疮出血。刮末掺之即合者。亦此意也。）"[6]

(7)《中华人民共和国药典》："花蕊石 Ophicalcitum　本品为变质岩类岩石蛇纹大理岩。采挖后，除去杂石及泥沙。"[7]

(8)《普通高等教育中医药类规划教材·中药学》："花蕊石《嘉祐本草》　为变质岩类岩石蛇纹大理岩之石块。主产于江苏、浙江、陕西、山西、河南、山东等地。全年可采，除去杂石及泥沙。砸成碎块用；多经火煅、研细、水飞后用。"[8]

(9)《中药大辞典》："花蕊石《嘉祐本草》　【异名】花乳石《嘉祐本草》。【基原】为变质岩类岩石含蛇纹大理岩的石块。[原矿物] 含蛇纹石大理岩 Ophicalcite"[9]

(10)《中医大辞典·中药分册》："花蕊石　出《嘉祐补注神农本草》。又名花乳石。为变质岩类岩石含蛇纹石大理岩的石块。"[10]

(11)《中国医学百科全书·中医学》："花蕊石　始载于《嘉祐本草》。又名花乳石。为含蛇纹石大理岩的石块。主产于中国山西、陕西、河南、河北、江苏、浙江、湖南、四川等省。"[11]

(12)《中华本草》："花蕊石《嘉祐本草》　【异名】花乳石《嘉祐本草》，白云石《全国中草药汇编》……【来源】为变质岩类岩石蛇纹大理岩。[原矿物] 蛇纹石大理岩主要由矿物方解石形成的大理岩与蛇纹石组成。1. 大理岩　由方解石形成，方解石 Calite　2. 蛇纹石 Serpentine　为硅酸盐类蛇纹石簇矿物。"[12]

(13)《中药材手册》[13]、《全国中草药汇编》[14]、《全国中药炮制规范》[15]、《中国药材学》[16]、《中国中医药学主题词表》[17]等现代中药著作多以"花蕊石"作为本药正名（参见"文献通考"）。

1.2.2 定名选择的理由

(1) 花蕊石 Ophicalcitum，系变质岩类岩石蛇纹大理岩。“花蕊石”作为本药正名始见于宋·苏颂《本草图经》，其后的医药学著作如明·陈嘉谟《本草蒙筌》、李中梓《本草征要》，清·陈士铎《本草新编》、吴仪洛《本草从新》、张秉成《本草便读》等在应用或载录本药时均以“花蕊石”作为正名，并一直沿用至今。

(2) 我国最新出版的《中华人民共和国药典》、《普通高等教育中医药类规划教材·中药学》以及辞书类著作《中医大辞典·中药分册》、《中药大辞典》、《中国医学百科全书·中医学》等均以“花蕊石”作为本药正名。已经广泛应用于中医药学文献的标引和检索的《中国中医药学主题词表》也以“花蕊石”作为本药的正式主题词。现代本草著作如《中药材手册》、《全国中草药汇编》、《中华本草》、《中国药材学》、《全国中药炮制规范》等虽记载了不少本药各地的俗称，但也无一例外以“花蕊石”作为本药的正名。说明“花蕊石”作为本药正名已成为共识。

1.3 与正名等效的名词：无。

2 源流考释

花蕊石（变质岩类岩石蛇纹大理岩）始载于宋·掌禹锡《嘉祐本草》，该书以“花乳石”为正名，以“花蕊石”为异名，如《证类本草》引该书曰：“花乳石，主金疮止血，又疗产妇血晕恶血。出陕、华诸郡。色正黄，形之大小，方圆无定。欲服者，当以大火烧之；金疮止血，正尔刮末敷之即合，仍不作脓溃。或名花蕊石。”[26]

“花蕊石”作为本药正名始见于宋·苏颂《本草图经》卷二：“花蕊石，出陕州阌乡县。体至坚重，色如硫黄，形块有极大者，人用琢器，古方未有用者。近世以合硫黄同煅，研末，敷金疮，其效如神。又人仓猝中金刃，不及煅合，但刮石上，取细末敷之，亦效。”[1] 其后的著作多沿用《本草图经》的记载以“花蕊石”为正名，如宋·佚名《增广太平和剂图经本草药性总论》[18]，明·陈嘉谟《本草蒙筌》[2]、李中梓《雷公炮制药性解》[19]、李中梓《本草征要》[3]，清·陈士铎《本草新编》[4]、稻宣义《炮炙全书》[20]、汪昂《本草易读》[21]、汪昂《本草备要》[22]、吴仪洛《本草从新》[5]、黄宫绣《本草求真》[23]、凌奂《本草害利》[24]、陈其瑞《本草撮要》[25]、张秉成《本草便读》[6]等。但有的本草著作仍沿用《嘉祐本草》记载，以“花乳石”作为本品正名，而将“花蕊石”作为本品别名，宋·唐慎微《证类本草》[26]、寇宗奭《本草衍义》[27]，明·刘文泰《本草品汇精要》[28]、李时珍《本草纲目》[29]、卢之颐《本草乘雅半偈》[30]，清·张璐《本经逢原》[31]、杨时泰《本草述钩元》[32]、蒋居祉《本草择要纲目》[33]、严西亭《得配本草》[34]等。

现代有关著作均以“花蕊石”作为本药正名，如《中华人民共和国药典》[7]、《普通高等教育中医药类规划教材·中药学》[8]、《中药大辞典》[9]、《中医大辞典·中药分册》[10]、《中国医学百科全书·中医学》[11]、《中华本草》[12]、《中药材手册》[13]、《全国中草药汇编》[14]、《全国中药炮制规范》[15]、《中国药材学》[16]、《中国中医药学主题词表》[17]等。同时尚记载有“白云石”等各地的俗称，如《全国中草药汇编》：“花蕊石别名：花乳石、白云石。来源：为一种含蛇纹石的大理岩石。”[14]

3 附录

3.1 又称：煅花蕊石（饮片规格名）。

3.2　俗称：白云石。

3.3　曾称：花乳石《嘉祐本草》。

4　文献通考

《本草图经》卷二："花蕊石，出陕州阌乡县。体至坚重，色如硫黄，形块有极大者，人用琢器，古方未有用者。近世以合硫黄同煅，研末，敷金疮，其效如神。又人仓猝中金刃，不及煅合，但刮石上，取细末敷之，亦效。"[1]

《证类本草》卷五："花乳石，主金疮止血，又疗产妇血晕恶血。出陕、华诸郡。色正黄，形之大小，方圆无定。欲服者，当以大火烧之；金疮止血，正尔刮末敷之即合，仍不作脓溃。或名花蕊石。（新定）……别说云《图经》玉石中品有花蕊石一种，主治与此同，是一物。"[26]

《本草衍义》卷五："花乳石，其色如硫黄，《本经》第五卷中已著。今出陕、华间，于黄石中间，有淡白点，以此得花之名。今惠民局花乳石散者是。此物陕人又能镌为器。《图经》第二卷中，易其名为花蕊石，是却取其色黄也。更无花乳之名，虑岁久为世所惑，故书之。"[27]

《增广太平和剂图经本草药性总论》："花蕊石，味涩，平。主金疮，止血，又疗产妇血晕恶血。出陕华诸郡，色正黄，形之大小方圆无定。欲服者当以大火烧之，金疮止血正尔，刮末敷之即合，仍不作脓溃。古方未用，近世以合硫黄同煅研末，敷金疮其效如神。又仓猝中金刃，不及煅合，但刮石上，取细末敷之，亦效。采无时。"[18]

《本草品汇精要》卷六："花乳石，主金疮止血又疗产妇血晕恶血（名医所录）【名】花蕊石【地】〔图经曰〕出陕华诸郡其阌乡县者体至坚重色如硫黄形块有大小方圆无定陕人用琢为器古方未有用者（衍义曰）于黄石中间有淡白点以此得花之名今惠民局花乳石散用者是此也"[28]

《本草蒙筌》卷八："花蕊石，极大坚重，出自陕州。颜色仿佛硫黄，黄中间有白点。因名花蕊，最难求真。得之煅研粉霜，治诸血证神效。男子以童便搀半酒和，女人以童便搀半醋调。"[2]

《本草纲目》卷十："花乳石，（宋《嘉祐》）。【释名】花蕊石。宗奭曰：黄石中间有淡白点，以此得花之名。《图经》作花蕊石，是取其色黄……时珍曰：《玉册》云：花乳石，阴石也。生代州山谷中，有五色，可代丹砂匮药。蜀中汶山、彭县亦有之。【修治】时珍曰：凡入丸散，以罐固济，顶火煅过，出火毒，研细，水飞，晒干用。【气味】酸、涩，平，无毒。【主治】金疮出血，刮末敷之即合，仍不作脓。又疗妇人血运恶血《嘉祐》。"[29]

《雷公炮制药性解》卷一："花蕊石，味性经络，诸书不载。主金疮止血，产妇血晕，火煅用。按：花蕊之功，专主血证，能化瘀血为黄水，服之令人大虚，不宜轻用。若多用，服后当以补剂培之。"[19]

《本草征要》卷一："花蕊石，味酸，性平，无毒。火煅，水飞。止吐衄如神，消瘀血为水。血见花蕊石，即化为水。过用损血，不可不谨。"[3]

《本草乘雅半偈·第九帙》："花乳石，（宋《嘉祐》）。【气味】酸涩平，无毒。【主治】主金疮出血，刮末敷之即合，仍不作脓。又疗妇人血运恶血。【核】曰：出陕州阌乡。体坚重，色正黄，如石硫黄色，间有淡白点，一名花蕊石。”[30]

《本草新编》卷五：“花蕊石，治诸血证神效，最化瘀血，以酒调服，男女俱同。只可酒调服一分，瘀血即化为黄水，诚劫药之至神，化瘀血之至捷也。外调亦验极，金疮口敷上即合。产后血晕，舐舌即安，真有不可思议之妙。”[4]

《炮炙全书》卷三：“花蕊石，酸、涩，平。体至坚重，色如硫黄，形块有极大者，人镌为器用。黄石中间有淡白点，以此得花之名，以罐固济，火煅过，出火毒，研细，水飞，晒干用。”[20]

《本草易读》卷八：“花蕊石四百四十九，火煅水飞。酸，涩，无毒。一切金疮之良剂，诸般失血之灵丹。能除目翳，尤止血晕。出陕、华诸郡，色黄如硫黄而坚重。”[21]

《本草备要》金石水土部：“花蕊石，涩，止血，酸涩气平。专入肝经血分。能化瘀血为水，止金疮出血（刮末敷之即合，仍不作脓。《局方》治损伤诸血，胎产恶血、血晕，有花蕊石散），下死胎胞衣（恶血化则胞胎无阻）。出陕华代地。体坚色黄。煅研，水飞用。”[22]

《本经逢原》卷一：“花乳石，一名花蕊石。酸辛温，无毒。出陕华诸郡。色黄中有淡白点，以此得名。又代州山谷中有五色者。制法以花乳石五两，同硫黄二两入炀成罐内，盐泥固济，加顶火煅过，研细，水飞用。”[31]

《本草从新》卷十三：“花蕊石，一名花乳石。涩、止金疮血、化瘀。酸涩气平。颛入肝经血分。能化瘀血为水。止金疮出血。”[5]

《本草求真·上编》：“花蕊石，（石）通瘀止血。花蕊石（专入肝）。虽产硫黄山中。号为性温。然究味酸而涩。其气亦平。故有化血之功耳。”[23]

《本草述钩元》卷五：“花乳石，黄石中间有淡白点。以此得花之名。图经作花蕊石。（宗奭）味酸涩。气平。”[32]

《本草择要纲目·平性药品》：“花乳石，（一名花蕊石。凡入丸散。以罐固济顶。火煅过。出火毒。研细水飞。晒干用。）”[33]

《得配本草》卷一：“花乳石，一名花蕊石。酸、涩、平。入厥阴经血分。化血为水。掺金疮、跌扑损伤、犬咬至死者。得川芎、甘菊、防风、白附子、大力子、炙甘草为末，每服腊茶下五分，治多年障翳。配黄丹，掺脚缝出水。配童便，治产妇恶血奔心，胎死腹中，胎衣不下。”[34]

《本草害利·肝部药队》：“花蕊石，一名花乳石。【害】大损阴血，凡虚劳吐血，多由火炎迫血上行，当用滋降阴火者，不宜服。无瘀血停积，胸膈不板痛者，亦忌之。”[24]

《本草撮要》卷六：“【花蕊石】，味酸涩气平。入足厥阴经。功专化血为水。止金疮出血。下死胎胞衣。及胎产恶血血晕等症。有花蕊石散。多服损阴血。煅研水飞用。一名花乳石。”[25]

《本草便读·金石部》：“花蕊石，酸可入肝。消瘀化水。温能治外。敛口生肌。（花蕊石此石性能敛血。而又能使血化为水。一如兵家攻寇之法。欲劫之而先聚之之意。金疮出血。刮末掺之即合者。亦此意也。）”[6]

《中药材手册》：“花蕊石［纲目名花乳石，列入金石部石类］　本品为变质岩类蛇纹石大理岩的岩石块。”[13]

《全国中草药汇编》：“花蕊石　别名：花乳石、白云石。来源：为一种含蛇纹石的大理岩石。"[14]

《中药大辞典》："花蕊石《嘉祐本草》 【异名】花乳石《嘉祐本草》。【基原】为变质岩类岩石含蛇纹大理岩的石块。[原矿物] 含蛇纹石大理岩 Ophicalcite"[9]

《中医大辞典·中药分册》："花蕊石 出《嘉祐补注神农本草》。又名花乳石。为变质岩类岩石含蛇纹石大理岩的石块。"[10]

《中国医学百科全书·中医学》："花蕊石 始载于《嘉祐本草》。又名花乳石。为含蛇纹石大理岩的石块。主产于中国山西、陕西、河南、河北、江苏、浙江、湖南、四川等省。"[11]

《全国中药炮制规范》："花蕊石 [处方用名] 花蕊石、煅花蕊石。【来源】本品为蛇纹大理岩的岩石 Ophicalcitum. 主产于陕西、河南、浙江等地。挖出后，除去杂石及泥沙。药材以质坚硬、色白带'彩晕'者为佳。"[15]

《中国药材学》："花蕊石 [别名] 花乳石。【来源】本品为变质岩类岩石蛇纹石大理岩。"[16]

《中国中医药学主题词表》："花蕊石 OPHICALCITUM 属矿物药和止血药（中药）；为变质岩类岩石含蛇纹石大理岩的石块 D 花乳石。"[17]

《普通高等教育中医药类规划教材·中药学》："花蕊石《嘉祐本草》 为变质岩类岩石蛇纹大理岩之石块。主产于江苏、浙江、陕西、山西、河南、山东等地。全年可采，除去杂石及泥沙。砸成碎块用；多经火煅，研细，水飞后用。"[8]

《中华本草》："花蕊石《嘉祐本草》 【异名】花乳石《嘉祐本草》，白云石《全国中草药汇编》。……【来源】为变质岩类岩石蛇纹大理岩。[原矿物] 蛇纹石大理岩主要由矿物方解石形成的大理岩与蛇纹石组成。1. 大理岩 由方解石形成，方解石 Calite 2. 蛇纹石 Serpentine 为硅酸盐类蛇纹石簇矿物。"[12]

《中华人民共和国药典》："花蕊石 Ophicalcitum 本品为变质岩类岩石蛇纹大理岩。采挖后，除去杂石及泥沙。"[7]

5 参考文献

1 宋·苏颂．本草图经．合肥：安徽科学技术出版社，1994，47

2 明·陈嘉谟．本草蒙筌．北京：人民卫生出版社，1988，346

3 明·李中梓．本草征要．见：李中梓医学全书．北京：中国中医药出版社，1999，149

4 清·陈士铎．本草新编．北京：中国中医药出版社，1996，270

5 清·吴仪洛．本草从新．北京：中医古籍出版社，2001，196

6 清·张秉成．本草便读．上海：上海卫生出版社，1957，95

7 国家药典委员会编．中华人民共和国药典．一部．北京：化学工业出版社，2000，127

8 雷载权主编．普通高等教育中医药类规划教材·中药学．上海：上海科学技术出版社，1995，190

9 江苏新医学院编．中药大辞典．上海：上海科学技术出版社，1977，1062

10 《中医大辞典》编辑委员会编．中医大辞典·中药分册．北京：人民卫生出版社，1982，169

11 《中医学》编辑委员会．中国医学百科全书·中医学．上海：上海科学技术出版社，1997，1132

12 国家中医药管理局《中华本草》编委会．中华本草．第一册．上海：上海科学技术出版社，1999，314

13 中华人民共和国卫生部药政管理局主编．中药材手册．北京：人民卫生出版社，1998，727

14 《全国中草药汇编》编写组编. 全国中草药汇编. 下册. 北京：人民卫生出版社，1996，292
15 中华人民共和国卫生部药政管理局编. 全国中药炮制规范. 北京：人民卫生出版社，1988，387
16 徐国钧等主编. 中国药材学. 北京：中国医药科技出版社，1996，1913
17 吴兰成主编. 中国中医药学主题词表. 北京：中医古籍出版社，1996，158
18 宋·佚名. 增广太平和剂图经本草药性总论. 见：增广太平惠民和剂局方. 海口：海南出版社，2002，402
19 明·李中梓. 雷公炮制药性解. 见：中国医学大成（二）. 长沙：岳麓书社，1990，129
20 ［日］稻宣义. 炮炙全书. 北京：中医古籍出版社，1981，163
21 清·汪昂. 本草易读. 北京：人民卫生出版社，1997，372
22 清·汪昂. 本草备要. 北京：中国中医药出版社，1998，226
23 清·黄宫绣. 本草求真. 上海：上海科学技术出版社，1959，245
24 清·凌奂. 本草害利. 北京：中医古籍出版社，1982，40
25 清·陈其瑞. 本草撮要. 见：珍本医书集成. 本草类. 上海：上海科学技术出版社，1985，78
26 宋·唐慎微. 证类本草. 北京：人民卫生出版社，1957，136
27 宋·寇宗爽. 本草衍义. 上海：商务印书馆，1937，33
28 明·刘文泰. 本草品汇精要. 北京：人民卫生出版社，1982，210
29 明·李时珍. 本草纲目. 北京：人民卫生出版社，1982，613
30 明·卢之颐. 本草乘雅半偈. 北京：人民卫生出版社，1986，564
31 清·张璐. 本经逢原. 上海：上海科学技术出版社，1959，21
32 清·杨时泰. 本草述钩元. 上海：科技卫生出版社，1958，62
33 清·蒋居祉. 本草择要纲目. 见：珍本医书集成. 本草类. 上海：上海科学技术出版社，1985，124
34 清·严西亭. 得配本草. 上海：上海卫生出版社，1957，24

196 苍术
Cangzhu
Rhizoma Atractylodis

1 定名依据

1.1 正名

1.1.1 汉文名：苍术［为菊科植物茅苍术 Atractylodes lancea（Thunb.）DC. 或北苍术 Atractylodes chinensis（DC.）Koidz. 的干燥根茎］。

1.1.2 英文名：atractylodes rhizome.

1.2 依据

1.2.1 定名的文献依据

（1）《本草衍义》卷七：“苍术，其长如大拇指，肥实，皮色褐，气味辛烈，须米泔浸洗，再换泔浸二日，去上粗皮。白术粗促，色微褐，气味亦微辛，苦而不烈。”[1]

（2）《汤液本草》卷三：“苍术，气温，味甘。入足阳明、太阴经。《象》云：主治同白术，若除上湿、发汗，功最大；若补中焦、除湿，力小，如白术也。”[2]

（3）《本草征要》卷三：“苍术，味苦、辛，性温，无毒。入脾经。畏恶同白术。产茅山者佳。泔浸，蒸晒。”[3]

(4)《本草新编》卷一：“苍术，气辛，味厚，性散能发汗。入足阳明、太阴经。亦能消湿，去胸中冷气，辟山岚瘴气，解瘟疫尸鬼之气，尤善止心疼。但散多于补，不可与白术并论。”[4]

(5)《本经逢原》卷一：“苍术，《本经》名山蓟。苦辛温，无毒。产茅山者味甘形瘦多毛，最良。吴郡诸山者次之。楚中大块辛烈气燥者为下。”[5]

(6)《本草从新》卷一：“苍术，补脾燥湿、宣、升阳解郁。苦温辛烈。燥胃强脾。发汗除湿。能升发胃中阳气。(上行雄壮、能除湿、治中气下陷、下安太阴、使邪气不入脾。)止吐泻。逐痰水。”[6]

(7)《中华人民共和国药典》：“苍术 Rhizoma atractylodis　本品为菊科植物茅苍术 Atractylodes lancea（Thunb.）DC. 或北苍术 Atractylodes chinensis（DC.）Koidz. 的干燥根茎。春、秋二季采挖，除去泥沙，晒干，撞去须根。”[7]

(8)《普通高等教育中医药类规划教材·中药学》：“苍术《本经》　为菊科多年生草本植物茅苍术（茅术、南苍术）Atractylodes lancea（Thunb.）DC. 或北苍术 A. chinensis（DC.）Koidz. 的根茎。前者主产于江苏、湖北、河南等地，以产于江苏茅山一带者质量最好，故名茅苍术。后者主产于内蒙古、山西、辽宁等地。春秋季采挖，除去泥土、残茎，晒干。水或米泔水润透切片，炒微黄用。”[8]

(9)《中药大辞典》：“苍术《证类本草》　【异名】赤术（陶弘景），马蓟《说文系传》，青术（张《水南翰记》，仙术《纲目》。【基原】为菊科植物南苍术或北苍术等的根。【原植物】①Atractylodes lancea（Thunb.）DC②北苍术 Atractylodes chinensis Koidz.，又名：山苍术，枪头菜，山刺儿菜。”[9]

(10)《中医大辞典·中药分册》：“苍术　见《东北药用植物志》。为苍耳子之简称，详该条。”[10]

(11)《中国医学百科全书·中医学》：“苍术　始载于《经史证类备急本草》。又名赤术、茅术。为菊科植物茅苍术 Atractylodes lancea（Thunb.）DC. 或北苍术 A. Chinensis（DC.）Koidz. 的根茎。春、秋两季均可采挖，以 8～10 月采质量最好。采得后除去残茎及须根，晒干或烘干。”[11]

(12)《中国中医药学主题词表》：“苍术 ATRACTYLODES CHINENSIS　属菊科和祛湿利水药　D 茅术。”[12]

(13)《中药志》[13]、《中药材手册》[14]、《全国中草药汇编》[15]、《全国中药炮制规范》[16]、《中国药材学》[17]、《中华本草》[18]等现代中药著作多以“苍术”作为本品正名（参见“文献通考”）。

1.2.2　定名选择的理由

(1) 苍术 Rhizoma atractylodis，系菊科植物茅苍术 Atractylodes lancea（Thunb.）DC. 或北苍术 Atractylodes chinensis（DC.）Koidz. 的干燥根茎。“苍术”之名始见于宋·寇宗奭《本草衍义》，并以“苍术”作为本品正名记录。其后历代重要本草著作如元·王好古《汤液本草》，明·李中梓《本草征要》，清·陈士铎《本草新编》、张璐《本经逢原》、吴仪洛《本草从新》等在载录本品时均以“苍术”作为正名，并一直沿用至今。

(2) 我国最新出版的《中华人民共和国药典》、《普通高等教育中医药类规划教材·中药

学》以及辞书类著作《中医大辞典·中药分册》、《中药大辞典》、《中国医学百科全书·中医学》等均以“苍术”作为本药正名。已经广泛应用于中医药学文献的标引和检索的《中国中医药学主题词表》也以“苍术”作为本药的正式主题词。现代本草著作如《中药志》、《全国中草药汇编》、《中华本草》、《中国药材学》、《中药材手册》、《全国中药炮制规范》等虽记载了不少本品各地的俗称，但也无一例外以“苍术”作为本品的正名。说明“苍术”作为本品正名已成为共识。

1.3 与正名等效的名词：无。

2 源流考释

苍术［菊科植物茅苍术 Atractylodes lancea（Thunb.）DC. 或北苍术 Atractylodes chinensis（DC.）Koidz. 的干燥根茎］与“白术”原统称为“术”，始见于汉《神农本草经》卷一：“术，味苦，温。主风寒湿痹、死肌、痉、疸。止汗，除热，消食，作煎饵。久服，轻身、延年、不饥。一名山蓟（《艺文类聚》引作山筋），生山谷。”[19] 其后本草多在“术”项下介绍本品，如三国·吴普《吴普本草》[20]，魏晋《名医别录》[21]，南北朝·陶弘景《本草经集注》[22]，宋·唐慎微《证类本草》[23]等。

“苍术”之名始见于宋·寇宗奭《本草衍义》，并作为本品正名，如《本草衍义》卷七：“苍术，其长如大拇指，肥实，皮色褐，气味辛烈，须米泔浸洗，再换泔浸二日，去上粗皮。白术粗促，色微褐，气味亦微辛，苦而不烈。”[1] 其后本草著作大多即以“苍术”为正名，如金·李杲《珍珠囊药性赋》[24]，元·王好古《汤液本草》[2]，明·刘文泰《本草品汇精要》[25]、杜文燮《药鉴》[26]、缪希雍《炮炙大法》[27]、李中梓《雷公炮制药性解》[28]、李中梓《本草征要》[3]，清·张志聪《本草崇原》[29]、蒋居祉《本草择要纲目》[30]、陈士铎《本草新编》[4]、稻宣义《炮炙全书》[31]、汪昂《本草易读》[32]、张璐《本经逢原》[5]、吴仪洛《本草从新》[6]、严西亭《得配本草》[33]、沈金鳌《要药分剂》[34]、黄宫绣《本草求真》[35]、姚澜《本草分经》[36]、杨时泰《本草述钩元》[37]、陈其瑞《本草撮要》[38]、张秉成《本草便读》[39]等；而明·李时珍《本草纲目》[40]则在“术”下介绍本品。

古代著作中记载的本品异名有“山蓟”《神农本草经》[19]，“山连”、“山芥”、“天苏”、“山姜”《吴普本草》[20]，“赤术”《本草经集注》[22]，“山精”《神农药经》[23]，“杨抱蓟”《尔雅》[23]，“仙术”、“马蓟”《本草纲目》[40]等。如《吴普本草》：“术，一名山连，一名山芥，一名天苏，一名山姜《艺文类聚》。”[20]《本草经集注》卷草木上品：“术，味苦、甘，温，无毒……术乃有两种：白术叶大有毛而作桠，根甜而少膏，可作丸散用；赤术叶细无桠，根小苦而多膏，可作煎用。”[22]《本草纲目》卷十二：“术，（直律切。《本经·上品》）。【释名】山蓟《本经》、杨桴（音孚）、桴蓟《尔雅》、马蓟《纲目》、山姜《别录》、山连《别录》、吃力伽《日华》……苍术，【释名】赤术《别录》、山精《抱朴》、仙术《纲目》、山蓟。”[40]《证类本草》卷六：“术，味苦、甘，温，无毒……一名山蓟，一名山姜，一名山连。生郑山山谷、汉中、南郑……抱朴子云：术，一名山精，故神农药经曰：必欲长生，常服山精。……《尔雅》云：术，山蓟、杨抱（音孚）蓟。”[23]

现代有关著作均沿用《本草衍义》[1]的记载以“苍术”作为本品正名，如《中华人民共和国药典》[7]、《普通高等教育中医药类规划教材·中药学》[8]、《中药大辞典》[9]、《中医大辞典·中药分册》[10]、《中国医学百科全书·中医学》[11]、《中国中医药学主题词表》[12]、《中药志》[13]、《中药材手册》[14]、《全国中草药汇编》[15]、《全国中药炮制规范》[16]、《中国药材学》[17]、《中华本草》[18]等。同时尚记载有“茅苍术”、“南苍术”、“京苍术”、“茅山苍术”、“北苍术”、“山苍术”、“华苍术”、“枪头菜”、“山刺儿菜”《中药材手册》[14]，“青术”《中药大辞典》[9]，“茅术”《中国医学百科全书·中医学》[11]，“穹窿术”、“山刺菜”、“山蓟根”、“大齐齐菜”《中国药材学》[17]等各地的俗称。还记载有本品原植物“茅苍术”的异名“南苍术”、“茅术”、“京苍术”、“茅山苍术”、“赤术”、“仙术”《中药志》[13]；原植物“北苍术”的异名“枪头菜”、“山刺儿菜”、“山苍术”、“华苍术”《中药志》[13]，“辽宁苍术”、“枪头草”、“大七七菜”《中华本草》[18]等。

3　附录

3.1　又称：麸炒苍术、制苍术（饮片规格名）。

3.2　俗称：南苍术、京苍术、茅山苍术（江苏），北苍术，山苍术（陕西、宁夏、甘肃、青海、河北、内蒙古、辽宁），华苍术（宁夏），枪头菜（东北、西北、内蒙古），山刺儿菜（河北、陕西、宁夏、青海），穹窿术（上海），山蓟根、大齐齐菜（山东），青术，茅术，山刺菜，茅苍术。

3.3　曾称：山蓟《神农本草经》，山连、山芥、天苏、山姜《吴普本草》，赤术《本草经集注》，山精《神农药经》，杨抱蓟《尔雅》，仙术、马蓟《本草纲目》。

3.4　原植物名称：茅苍术，南苍术（通称），茅术、京苍术、茅山苍术（江苏），赤术、仙术（江西），南苍术（浙江）；北苍术，枪头菜（东北、西北、内蒙），山刺儿菜（河北、陕西、宁夏、青海），山苍术（陕西、宁夏、甘肃、青海），华苍术（宁夏、辽宁），辽宁苍术（东北），枪头草（东北、西北、内蒙古），大七七菜（烟台）。

4　文献通考

《神农本草经》卷一：“术，味苦，温。主风寒湿痹、死肌、痉、疸。止汗，除热，消食，作煎饵。久服，轻身、延年、不饥。一名山蓟，生山谷。”[19]

《吴普本草》：“术，一名山连，一名山芥，一名天苏，一名山姜《艺文类聚》。”[20]

《名医别录》卷一：“术，味甘，无毒。主治大风在身面，风眩头痛，目泪出，消痰水，逐皮间风水结肿，除心下急满，及霍乱，吐下不止，利腰脐间血，益津液，暖胃，消谷，嗜食。一名山姜，一名山连。生郑山、汉中、南郑。二月、三月、八月、九月采根，曝干。”[21]

《本草经集注·草木上品》：“术，味苦、甘，温，无毒。主治风寒湿痹，死肌，痉，疸，止汗，除热，消食。主大风在身面，风眩头痛，目泪出，消痰水，逐皮间风水结肿，除心下急满，及霍乱、吐下不止，利腰脐间血，益津液，暖胃，消谷，嗜食。作煎饵。久服轻身，延年，不饥。一名山蓟，一名山姜，一名山连……术乃有两种：白术叶大有毛而作桠，根甜而少膏，可作丸散用；赤术叶细无桠，根小苦而多膏，可作煎用。”[22]

《证类本草》卷六：“术，味苦、甘，温，无毒……一名山蓟，一名山姜，一名山连。

生郑山山谷、汉中、南郑……抱朴子云：术，一名山精，故神农药经曰：必欲长生，常服山精。……《尔雅》云：术，山蓟、杨抱（音孚）蓟。"[23]

《本草衍义》卷七："苍术，其长如大拇指，肥实，皮色褐，气味辛烈，须米泔浸洗，再换泔浸二日，去上粗皮。白术粗促，色微褐，气味亦微辛，苦而不烈。"[1]

《珍珠囊药性赋》卷二："苍术，气味主治与白术同。补中除湿，力不及白，宽中发汗，功过于白。"[24]

《汤液本草》卷三："苍术，气温，味甘。入足阳明、太阴经。《象》云：主治同白术，若除上湿、发汗，功最大；若补中焦、除湿，力小，如白术也。"[2]

《本草品汇精要》卷七："苍术，无毒，植生。苍术，主治与白术同若除上湿发汗功最大若补中焦除湿力小于白术也本草但言术而不分苍白其苍术别有雄壮之气以其经泔浸火炒故能出汗与白术止汗特异用者不可以此代彼（名医所录）【名】山连　山精　天苏　山蓟"[25]

《本草纲目》卷十二："术，(直律切。《本经·上品》)。【释名】山蓟《本经》、杨桴(音孚)、桴蓟《尔雅》、马蓟《纲目》、山姜《别录》、山连《别录》、吃力伽《日华》……苍术，【释名】赤术《别录》、山精《抱朴》、仙术《纲目》、山蓟。"[40]

《药鉴》卷二："苍术，气温，味甘辛，气薄味厚，无毒，可升可降，阳也。"[26]

《炮炙大法·草部》："苍术（出茅山细而带糖香味甘者真米泔浸洗极净刮去皮拌黑豆蒸又拌蜜酒蒸又拌人乳透蒸凡三次蒸时须烘晒极干气方透忌同白术）。"[27]

《雷公炮制药性解》卷二："苍术，味甘辛，性温无毒，入脾胃二经。主平胃健脾，宽中散结，发汗祛湿，压山岗气，散温疟。泔浸一宿，换泔浸，炒用，使忌同白术。"[28]

《本草征要》卷三："苍术，味苦、辛，性温，无毒。入脾经。畏恶同白术。产茅山者佳。泔浸，蒸晒。"[3]

《本草崇原》卷上："苍术（附），气味苦温，无毒。主治风寒湿痹、死肌、痉疸，除热，消食，作煎饵。久服轻身延年不饥。白术性优，苍术性劣，凡欲补脾，则用白术，凡欲运脾，则用苍术，欲补运相兼，则相兼而用。如补多运少，则白术多而苍术少。运多补少，则苍术多而白术少。品虽有二，实则一也。《本经》未分苍白，而仲祖《伤寒》方中，皆用白术，《金匮》方中，又用赤术，至陶弘景《别录》，则分而为二，须知赤白之分，始于仲祖，非弘景始分之也。赤术，即是苍术，其功用与白术略同，故仍以《本经》术之主治为本，但白术味甘，苍术兼苦，白术止汗，苍术发汗，故止汗二字，节去不录。"[29]

《本草择要纲目·温性药品》："苍术，【气味】苦温无毒。又甘辛。可升可降。阴中阳也。入足太阴阳明太阳之经。"[30]

《本草新编》卷一："苍术，气辛，味厚，性散能发汗。入足阳明、太阴经。亦能消湿，去胸中冷气，辟山岚瘴气，解瘟疫尸鬼之气，尤善止心疼。但散多于补，不可与白术并论。"[4]

《炮炙全书》卷一："苍术，辛烈苦温，焙用，使忌同白术。二术留皮者当以米泔水浸半日，去粗皮，肆中售者多削净，不可水浸更泄性味，凡用不拘州土，惟白为胜，市人每误认代名用，宜自分辨之，二术虽是一类，然根苗气味，微有不同，故各自施用，又二术俱有清来者甚佳，按郑七潭曰：白术不必泔浸，暖胃炒用，其余皆生用可也。"[31]

《本草易读》卷三："苍术第十，米泔浸炒用。甘，苦，辛，温，无毒。入脾胃二经。燥湿补土，升阳散郁，逐痰水留饮，止呕吐泄泻。最辟恶气，兼攻饮囊。发汗解表最验，强胃疗痿良效。燥结者无用，以性燥也；汗多者无用，以性走也。"[32]

《本经逢原》卷一："苍术，《本经》名山蓟。苦辛温，无毒。产茅山者味甘形瘦多毛，最良。吴郡诸山者次之。楚中大块辛烈气燥者为下。"[5]

《本草从新》卷一："苍术，补脾燥湿、宣、升阳解郁。苦温辛烈。燥胃强脾。发汗除湿。能升发胃中阳气。（上行雄壮、能除湿、治中气下陷、下安太阴、使邪气不入脾。）止吐泻。逐痰水。"[6]

《得配本草》卷二："苍术，防风、地榆为之使。忌桃、李、雀肉、菘菜、青鱼。甘、苦、辛，温。入足太阴、阳明经。燥胃强脾，发汗除湿。治风寒湿痹，山岚瘴气，霍乱吐泻，心腹急痛，水肿胀满，筋骨痿痹。"[33]

《要药分剂》卷十："苍术，味苦。性温。无毒。可升可降。阴中阳也。忌同白术。"[34]

《本草求真·上编》："苍术，（山草）升阳散湿发汗除郁。苍术（专入脾）。甘苦辛烈。气温无毒。虽有升阳散郁。发汗除湿。"[35]

《本草分经·原例》："苍术，苦温辛烈，燥胃强脾，发汗除湿，能升发胃中肠气，止吐泻逐痰水，辟恶气解六郁，散风寒湿治痿。"[36]

《本草述钩元》卷七："苍术（一名赤术），味甘微苦而辛。气温。可升可降。阴中阳也。入足太阴阳明手太阴阳明太阳之经。禀初夏之气以生。其味苦甘而浓。其气芳烈而温。其性纯阳而健。为除风痹之上药。安脾胃之神品。（仲淳）主治除湿。（其体轻浮。气力雄壮。能去皮肤间腠理湿）发汗。（与白术止汗特异）总解诸郁。"[37]

《本草撮要》卷一："【苍术】，味苦辛温。入足阳明经。功专补脾燥湿。升阳散郁。得防风发汗。得黄柏胜湿。得香附快中下二焦之气。得山栀解术性之燥。二术皆防风地榆为使。糯米泔浸焙干。同芝麻炒以制其燥。"[38]

《本草便读·草部》："苍术，辛苦气温。燥湿强脾能发汗。芳香质壮。宣中解郁并驱邪。破水结之澼囊。浊痰尽化。平胃中之敦阜。瘴疠全消。（苍术汉时名赤术。处处山谷皆有之，而以江苏茅山者为上。其形较白术为小。切之内有朱砂点。其味辛苦。其气香烈。燥散之性则有余。补助之功则不足也。专入脾胃。阴虚血燥者忌之。）"[39]

《中药志》："苍术　本品为常用中药。商品苍术分为南苍术和北苍术（包括关苍术），均为菊科苍术属植物的根茎。……【原植物】①茅苍术　别名：南苍术（通称），茅术、京苍术、茅山苍术（江苏），赤术、仙术（江西）。Atractylodes lancea（Thunb.）DC.（Atractylodes lancea Thunb.）——菊科 Compositae. ②北苍术　别名：枪头菜（东北、西北、内蒙），山刺儿菜（河北、陕西、宁夏、青海），山苍术（陕西、宁夏、甘肃、青海），华苍术（宁夏）。Atractylodes chinensis（DC.）Koidz.（Atractylodes chinensis DC.；Atractylodes lancea DC. var. chinensis Kitam.）——菊科 Compositae. ③关苍术　别名：和苍术。Atractylodes japonica Koidz. ex Kitam.（Atractylodes japonica Kom.；Atractylodes lyrata S. et. Z. f. ternata Nak.；Atractylodes ovala Thunb. var. ternata Kom. ——菊科 Compositae.）"[13]

《中药材手册》："苍术［纲目列入草部山草类术项下］　本品为菊科植物茅苍术 Atractylodes lancea（Thunb.）DC. 或北苍术 Atractylodes chinensis（DC.）Koidz. 的干燥根茎。原植物系多年生草本，野生于山坡灌木丛中。前者习称："南苍术"，切片后能析出白色毛状结晶，故又名："霜苍术"。后者为北方习用的苍术。此外，东北地区还使用关苍术，别名"和苍术"，疗效相同。［别名］茅苍术：南苍术、京苍术、茅山苍术（江苏）、赤术、仙术（江西）。北苍术：山苍术（陕西、宁夏、甘肃、青海、河北、内蒙古、辽宁）、华苍术（宁夏）、枪头菜（东北、西北、内蒙古）、山刺儿菜（河北、陕西、宁夏、青海）。"[14]

《全国中草药汇编》："苍术　别名：赤术、枪头菜。【来源】为菊科苍术属植物茅苍术（苍术）Atractylodes lancea（Thunb.）DC.（Atractylodes lancea Thunb.）和北苍术 Atractylodes lancea（Thunb.）DC. var. chinensis（Bunge）Kitam.　［A. chinensis（DC.）Koidz.；Atractylodes chinensis（Bunge）DC.］的根状茎。"[15]

《中药大辞典》："苍术《证类本草》【异名】赤术（陶弘景），马蓟《说文系传》，青术（张《水南翰记》，仙术《纲目》）。【基原】为菊科植物南苍术或北苍术等的根。【原植物】① Atractylodes lancea（Thunb.）DC ②北苍术 Atractylodes chinensis Koidz.，又名：山苍术，枪头菜，山刺儿菜。"[9]

《中医大辞典·中药分册》："苍术　见《东北药用植物志》。为苍耳子之简称，详该条。"[10]

《中国医学百科全书·中医学》："苍术　始载于《经史证类备急本草》。又名赤术、茅术。为菊科植物茅苍术 Atractylodes lancea（Thunb.）DC. 或北苍术 A. Chinensis（DC.）Koidz. 的根茎。春、秋两季均可采挖，以 8～10 月采质量最好。采得后除去残茎及须根，晒干或烘干。"[11]

《全国中药炮制规范》："苍术　［处方用名］苍术、麸炒苍术、制苍术。【来源】本品为菊科植物茅苍术 Atractylodes lancea（Thunb.）DC. 或北苍术 Atractylodes chinensis（DC.）Koidz. 的干燥根茎。均系野生，主产于江苏、安徽、湖北、山西、内蒙古等地。春、秋二季采挖，除去泥沙，晒干，撞去须根。药材以质坚实、断面朱砂点多、香气浓者为佳。"[16]

《中国药材学》："苍术　［别名］①茅苍术：茅术，南苍术，穹窿术（上海）。②北苍术：山刺菜，枪头菜，山苍术，山蓟根、大齐齐菜（山东）。【来源】本品为菊科植物茅苍术 Atractylodes lancea（Thunb.）DC.（Atractylis lancea Thunb.）或北苍术 A. chinensis Dc. var.（Bge.）Kitam.［Atractylodes chinensis（Bge.）DC.］的根茎。"[17]

《中国中医药学主题词表》："苍术 ATRACTYLODES CHINENSIS　属菊科和祛湿利水药　D 茅术。"[12]

《普通高等教育中医药类规划教材·中药学》："苍术《本经》　为菊科多年生草本植物茅苍术（茅术、南苍术）Atractylodes lancea（Thunb.）DC. 或北苍术 A. chinensis（DC.）Koidz. 的根茎。前者主产于江苏、湖北、河南等地，以产于江苏茅山一带者质量最好，故名茅苍术。后者主产于内蒙古、山西、辽宁等地。春秋季采挖，除去泥土、残茎，晒干。水或米泔水润透切片，炒微黄用。"[8]

《中华本草》："苍术《本草衍义》　【异名】山精《神农药经》，赤术《本草经集注》，马蓟《说文系传》，青术（张《水南翰记》，仙术《纲目》……，【来源】为菊科植物茅苍术、北苍术、关苍术的根。【原植物】①茅苍术 Atractylodes lancea (Thunb.) DC. [Atractylodes lancea Thunb.; Atractylodes ovata (Thunb.) DC.] 又名：茅术、南苍术《浙江药用植物志》，茅山苍术（江苏）。②北苍术 Atractylodes lancea (Thunb.) DC. var. chinensis (Bunge) Kitam. [Atractylodes chinensis (DC.) Koidz.; Atractylodes chinensis (Bunge) DC.] 又名：华苍术《辽宁药材》，辽宁苍术（东北），枪头草（东北、西北、内蒙古），山刺儿菜（河北、陕西、宁夏、青海），山苍术（陕西、甘肃、宁夏、青海），大七七菜（烟台）。”[18]

《中华人民共和国药典》：“苍术 Rhizoma atractylodis 本品为菊科植物茅苍术 Atractylodes lancea (Thunb.) DC. 或北苍术 Atractylodes chinensis (DC.) Koidz. 的干燥根茎。春、秋二季采挖，除去泥沙，晒干，撞去须根。”[7]

5 参考文献

1 宋·寇宗奭．本草衍义．上海：商务印书馆，1937，43

2 元·王好古．汤液本草．见：景印文渊阁四库全书（745）．北京：中医古籍出版社，1986，145

3 明·李中梓．本草征要．见：李中梓医学全书．北京：中国中医药出版社，1999，115

4 清·陈士铎．本草新编．北京：中国中医药出版社，1996，43

5 清·张璐．本经逢原．上海：上海科学技术出版社，1959，36

6 清·吴仪洛．本草从新．北京．中医古籍出版社，2001，9

7 国家药典委员会编．中华人民共和国药典．一部．北京：化学工业出版社，2000，127

8 雷载权主编．普通高等教育中医药类规划教材·中药学．上海：上海科学技术出版社，1995，127

9 江苏新医学院编．中药大辞典．上海：上海科学技术出版社，1977，1066

10 《中医大辞典》编辑委员会编．中医大辞典·中药分册．北京：人民卫生出版社，1982，170

11 《中医学》编辑委员会．中国医学百科全书·中医学．上海：上海科学技术出版社，1997，1093

12 吴兰成主编．中国中医药学主题词表．北京：中医古籍出版社，1996，36

13 中国医学科学院药物研究所等编．中药志．第一册．北京：人民卫生出版社，1993，156

14 中华人民共和国卫生部药政管理局主编．中药材手册．北京：人民卫生出版社，1998，123

15 《全国中草药汇编》编写组编．全国中草药汇编．上册．北京：人民卫生出版社，1996，451

16 中华人民共和国卫生部药政管理局编．全国中药炮制规范．北京：人民卫生出版社，1988，58

17 徐国钧等主编．中国药材学．北京：中国医药科技出版社，1996，571

18 国家中医药管理局《中华本草》编委会．中华本草．第七册．上海：上海科学技术出版社，1999，709

19 汉·神农本草经．清顾观光重辑本．北京：人民卫生出版社，1955，29

20 三国·吴普．吴普本草．北京：人民卫生出版社，1987，14

21 魏晋·名医别录．北京：人民卫生出版社，1986，22

22 南北朝·陶弘景．本草经集注．北京：人民卫生出版社，1994，196

23 宋·唐慎微．证类本草．北京：人民卫生出版社，1957，150

24 金·李杲．珍珠囊补遗药性赋．见：中国医学大成（二）．长沙：岳麓书社，1990，107

25 明·刘文泰．本草品汇精要．北京：人民卫生出版社，1982，229

26 明·杜文燮．药鉴．北京：中国中医药出版社，1993，47

27 明·缪希雍．炮炙大法．明末庄继先校刻本

28 明·李中梓．雷公炮制药性解．见：中国医学大成（二）．长沙：岳麓书社，1990，134

29 清·张志聪．本草崇原．北京：中国中医药出版社，1992，4

30 清·蒋居祉. 本草择要纲目. 见：珍本医书集成. 本草类. 上海：上海科学技术出版社，1985，72
31 ［日］稻宣义. 炮炙全书. 北京：中医古籍出版社，1981，35
32 清·汪昂. 本草易读. 北京：人民卫生出版社，1997，125
33 清·严西亭. 得配本草. 上海：上海卫生出版社，1957，11
34 清·沈金鳌. 要药分剂. 上海：上海科学技术出版社，1959，230
35 清·黄宫绣. 本草求真. 上海：上海科学技术出版社，1959，95
36 清·姚澜. 本草分经. 上海：上海科技出版社，1989，88
37 清·杨时泰. 本草述钩元. 上海：科技卫生出版社，1958，105
38 清·陈其瑞. 本草撮要. 见：珍本医书集成. 本草类. 上海：上海科学技术出版社，1985，2
39 清·张秉成. 本草便读. 上海：上海卫生出版社，1957，3
40 明·李时珍. 本草纲目. 北京：人民卫生出版社，1982，733

197 苍耳子
Cang’erzi
Fructus Xanthii

1 定名依据

1.1 正名

1.1.1 汉文名：苍耳子（为菊科植物苍耳 Xanthium sibiricum Patr. 的干燥成熟带总苞的果实）。

1.1.2 英文名：siberian cocklebur fruit.

1.2 依据

1.2.1 定名的文献依据

(1)《千金·食治》卷二十六："苍耳子，味苦甘温。叶，味苦辛微寒涩有小毒，主风头寒痛，风湿痹，四肢拘急挛痛，去恶肉死肌，膝痛溪毒，久服益气，耳目聪明，强志轻身。黄帝云：戴甲苍耳不可共猪肉食，害人。"[1]

(2)《雷公炮制药性解》卷四："苍耳子，味甘，性温有小毒，入肺经。主风寒湿痹，头风脑漏，疔肿困重，疥癣瘙痒，血崩，大风癫痫，善能发汗。炒令香，杵去刺用，反猪肉，解狗毒。"[2]

(3)《本草备要·草部》："苍耳子，一名菒耳，即诗卷耳轻，发汗，散风湿　甘苦性温。善发汗散风湿，上通脑顶，下行足膝，外达皮肤。"[3]

(4)《得配本草》卷三："苍耳子，即菒耳。忌猪肉、马肉、米泔。伏硇砂。甘、苦，温。有小毒。治风湿周痹，四肢挛痛，能善通顶脑，疗头风目暗，鼻渊息肉，瘰疬疮疥。解溪毒，杀疳虫。配葶苈子为末，治小便不利。炒熟去刺用，或酒拌蒸过用。根、茎、叶（一名常思草，一名缣丝草。）"[4]

(5)《本草分经·原例》："苍耳子，甘苦温，发汗散风湿，上通脑顶，下行足膝，外达皮肤，治头面诸疾、遍身瘙痒、去刺用。采根煎熬名万应膏，功用略同。"[5]

(6)《中华人民共和国药典》："苍耳子 Fructus xanthii　本品为菊科植物苍耳 Xanthium

sibiricum Patr. 的干燥成熟带总苞的果实。秋季果实成熟时采收，干燥，除去梗、叶等杂质。”[6]

(7)《普通高等教育中医药类规划教材·中药学》：“苍耳子《本经》 为菊科一年生草本植物苍耳 Xanthium sibiricum Patr. 的果实。分布全国，各地都有野生。秋季采收，晒干。炒去硬刺用。”[7]

(8)《中药大辞典》：“苍耳子《千金·食治》 【异名】葈耳实《本经》，牛虱子《贵州民间方药集》，苍郎种、棉螳螂《江苏植物药材志》，苍子、胡苍子《东北药植志》，饿虱子《广西中药志》，苍棵子、苍耳蒺藜《陕西中草药》。【基原】为菊科植物苍耳 Xanthium sibiricum Patrin. ex Widder 带总苞的果实。【原植物】①苍耳 Xanthium sibiricum Patrin. ex Widder.”[8]

(9)《中医大辞典·中药分册》：“苍耳子 出《备急千金要方·食治》。又名葈耳实、苍子、苍棵子、牛虱子。为菊科植物苍耳 Xanthium sibiricum Patrin 带总苞的果实。”[9]

(10)《中国医学百科全书·中医学》：“苍耳子 始载于《神农本草经》。原名葈耳实，又名胡苍子、牛虱子、苍棵子、羊带归。为菊科植物苍耳 Xanthium sibiricum Patrin et Widd 带总苞的果实。中国各地均产。”[10]

(11)《中国中医药学主题词表》：“苍耳子 FRUCTUS XANTHII 为菊科植物苍耳的干燥成熟带总苞的果实；属祛风湿药和驱虫药（中药） C 苍耳。”[11]

(12)《中药志》[12]、《中药材手册》[13]、《全国中药炮制规范》[14]、《中国药材学》[15]、《中华本草》[16]等现代中药著作多以“苍耳子”作为本品正名（参见“文献通考”）。

1.2.2 定名选择的理由

(1) 苍耳子 Fructus xanthii，系菊科植物苍耳 Xanthium sibiricum Patr. 的干燥成熟带总苞的果实。“苍耳子”之名始见于唐·孙思邈《千金·食治》，并作为本品正名记载。其后的本草著作如明·李中梓《雷公炮制药性解》，清·汪昂《本草备要》、严西亭《得配本草》、姚澜《本草分经》等在载录本品时均以“苍耳子”作为正名，并一直沿用至今。

(2) 我国最新出版的《中华人民共和国药典》、《普通高等教育中医药类规划教材·中药学》以及辞书类著作《中医大辞典·中药分册》、《中药大辞典》、《中国医学百科全书·中医学》等均以“苍耳子”作为本品正名。已经广泛应用于中医药学文献的标引和检索的《中国中医药学主题词表》也以“苍耳子”作为本品的正式主题词。现代本草著作如《中药志》、《中华本草》、《中国药材学》、《中药材手册》、《全国中药炮制规范》等虽记载了不少本品各地的俗称，但也无一例外以“苍耳子”作为本品的正名。说明“苍耳子”作为本品正名已成为共识。

1.3 与正名等效的名词：无。

2 源流考释

苍耳子（菊科植物苍耳 Xanthium sibiricum Patr. 的干燥成熟带总苞的果实）原称“葈耳实”，始见于汉《神农本草经》卷二：“葈耳实，味甘，温。主风头寒痛，风湿周痹，四肢拘挛痛，恶肉死肌。久服益气，耳目聪明，强志轻身。一名胡葈，一名地葵。生川谷。”[17]其后的本草著作南北朝·陶弘景《本草经集注》[18]亦以“葈耳实”为正名记载。

“苍耳子”之名始见于唐·孙思邈《千金·食治》[1]，并作为本品正名，如《千金·食治》卷二十六：“苍耳子，味苦甘温。叶，味苦辛微寒涩有小毒，主风头寒痛，风湿痹，四肢拘急挛痛，去恶肉死肌，膝痛溪毒，久服益气，耳目聪明，强志轻身。黄帝云：戴甲苍耳不可共猪肉食，害人。”[1] 其后的本草著作有的以“葈耳”为正名，如宋·苏颂《本草图经》[19]、李时珍《本草纲目》[20]；有的以“葈耳实”为正名，如明·陈嘉谟《本草蒙筌》[21]、清·陈士铎《本草新编》[22]；有的沿用《备急千金要方》[1] 即以“苍耳子”为正名，如明·李中梓《雷公炮制药性解》[2]，清·张志聪《本草崇原》[23]、蒋居祉《本草择要纲目》[24]、汪昂《本草备要》[3]、严西亭《得配本草》[4]、沈金鳌《要药分剂》[25]、黄宫绣《本草求真》[26]、姚澜《本草分经》[5]、陈其瑞《本草撮要》[27]、张秉成《本草便读》[28] 等。

古代著作中记载的本品异名有“胡葈”、“地葵”《神农本草经》[17]，“羊负来”《本草经集注》[18]，“道人头”《本草图经》[19]，“只刺”《普济方》[29]，“兼丝草”《秘传证治要诀及类方》[30]，“苍耳实”《本草蒙筌》[21] 等。如《本草经集注》草木中品：“葈耳实，味苦、甘，温……以叶覆麦作黄衣者，一名羊负来。”[18]《本草图经》卷六：“葈耳，生安陆川谷及六安田野，今处处有之……郭璞云：形似鼠耳，丛生如盘。今之所有，皆类此，但不作蔓生耳。或曰此物本生蜀中，其实多刺，因羊过之，毛中粘缀，遂至中国，故名羊负来。俗呼为道人头。”[19] 明·朱橚《普济方》卷二百五十七：“总论，夫天产动物。地产植物。阴阳禀质……苍耳子。味苦甘温。叶。味苦辛微寒涩。有小毒。主风头疼。寒痛。风湿痹。四肢拘急挛痛。去恶肉死肌。膝痛溪毒。久服益人气。耳目聪明。强志轻身。一名相菜。一名地葵。一名葹。一名长思。蜀人名羊负来。秦名苍耳。魏名只刺。”[29]《秘传证治要诀及类方》卷十：“鼻塞流涕不止，有冷热不同……一方用苍耳子，即分兼丝草，炒，碾为细末，食后为药末，点服，立效。”[30]《本草蒙筌》卷二：“葈耳实，味苦、甘，气温。叶苦、辛，微寒。有小毒。本生蜀川，今发各处。一名苍耳实。小刺多，羊过即粘缀毛中，故又名之曰羊负来也。”[21]

现代有关著作多沿用《千金·食治》[1] 的记载以“苍耳子”作为本品正名，如《中华人民共和国药典》[6]、《普通高等教育中医药类规划教材·中药学》[7]、《中药大辞典》[8]、《中医大辞典·中药分册》[9]、《中国医学百科全书·中医学》[10]、《中国中医药学主题词表》[11]、《中药志》[12]、《中药材手册》[13]、《全国中药炮制规范》[14]、《中国药材学》[15]、《中华本草》[16] 等。但也有以“苍耳”为正名，如《全国中草药汇编》[31]。同时尚记载有“苍子”、“刺儿果”《中药材手册》[13]，“老苍子”、“苍刺头”、“毛苍子”、“痴头猛”、“羊带归”《全国中草药汇编》[31]，“牛虱子”、“苍郎种”、“棉螳螂”、“胡苍子”、“饿虱子”、“苍棵子”、“苍耳蒺藜”《中药大辞典》[8]，“刺儿棵”、“老苍子”、“芦青株”、“粘粘葵”《中国药材学》[15]，“胡寝子”、“苍浪子”《中华本草》[16] 等各地的俗称。还记载有本品原植物“苍耳”的异名“耳实”、“野茄子”、“老苍子”、“刺儿棵”、“苍耳蒺藜”《中药志》[12] 等。

3 附录

3.1 又称：炒苍耳子（饮片规格名）。

3.2 俗称：牛虱子（贵州），苍郎种、棉螳螂（江苏），苍子、胡苍子（东北），饿虱子

（广西），苍棵子、苍耳蒺藜（陕西），野茄子，刺儿棵（河南），老苍子（东北），芦青株（上海），粘粘葵（福建），胡寝子，苍浪子（江苏），刺儿果，苍刺头，毛苍子，痴头猛，羊带归。

3.3　曾称：葈耳实、胡葈、地葵《神农本草经》，羊负来《本草经集注》，道人头《本草图经》，只刺《普济方》，兼丝草《秘传证治要诀及类方》，苍耳实《本草蒙筌》。

3.4　原植物名称：苍耳，耳实，野茄子，老苍子（东北），刺儿棵（河南），苍耳蒺藜（陕西）。

4　文献通考

《神农本草经》卷二：“葈耳实，味甘，温。主风头寒痛，风湿周痹，四肢拘挛痛，恶肉死肌。久服益气，耳目聪明，强志轻身。一名胡葈，一名地葵。生川谷。”[17]

《本草经集注·草木中品》：“葈耳实，味苦、甘，温。叶：味苦、辛，微寒，有小毒。主治风头寒痛，风湿周痹，四肢拘挛痛，恶肉死肌，膝痛，溪毒。久服益气，耳目聪明，强志，轻身。一名胡葈，一名地葵，一名葹，一名常思。生安陆川谷及六安田野，实熟时采。此是常思菜，伧人皆食之。以叶覆麦作黄衣者，一名羊负来……《传》云：卷耳，苓耳也。”[18]

《千金·食治》卷二十六：“苍耳子，味苦甘温。叶，味苦辛微寒涩有小毒，主风头寒痛，风湿痹，四肢拘急挛痛，去恶肉死肌，膝痛溪毒，久服益气，耳目聪明，强志轻身。黄帝云：戴甲苍耳不可共猪肉食，害人。”[1]

《本草图经》卷六：“葈耳，生安陆川谷及六安田野，今处处有之。谨按诗人谓之卷耳。《尔雅》谓之苓耳。《广雅》谓之葈耳，皆以实得名也。陆机疏云：叶青白，似胡荽，白华，细茎，蔓生，可煮为茹，滑而少味。四月中生子，正如妇人耳珰，今或谓之耳珰草。郑康成谓是白胡荽，幽州人呼为爵耳。郭璞云：形似鼠耳，丛生如盘。今之所有，皆类此，但不作蔓生耳。或曰此物本生蜀中，其实多刺，因羊过之，毛中粘缀，遂至中国，故名羊负来。俗呼为道人头。实熟时采之。古今方书多单用，治丁肿困甚者。生捣根叶，和小儿溺，绞取汁，令服一升，日三。又烧作灰，和腊月猪脂，封上，须臾拔出根，愈。”[19]

《普济方》卷二百五十七：“总论，夫天产动物。地产植物。阴阳禀质……苍耳子。味苦甘温。叶。味苦辛微寒涩。有小毒。主风头疼。寒痛。风湿痹。四肢拘急挛痛。去恶肉死肌。膝痛溪毒。久服益人气。耳目聪明。强志轻身。一名相菜。一名地葵。一名葹。一名长思。蜀人名羊负来。秦名苍耳。魏名只刺。黄帝云。戴甲苍耳。不可共猪肉食。害人。食甜粥。复以苍耳甲下之。成走注。又患两肋痛。立秋后。忌食之。”[29]

《秘传证治要诀及类方》卷十：“鼻塞流涕不止，有冷热不同……一方用苍耳子，即分兼丝草，炒，碾为细末，食后为药末，点服，立效。”[30]

《本草蒙筌》卷二：“葈耳实，味苦、甘，气温。叶苦、辛，微寒。有小毒。本生蜀川，今发各处。一名苍耳实。小刺多，羊过即粘缀毛中，故又名之曰羊负来也。秋采微炒入药，最忌猪肉、米泔。散疥癣细疮遍身瘙痒者立效，驱风湿周痹四肢挛急者殊功。止头痛善通顶门，追风毒任在骨髓。杀疳虫湿，主恶肉死肌。益气开聪明，强志暖腰膝。亦堪久服，明目轻身。”[21]

《本草纲目》卷十五："葈耳，《本经·中品》。【释名】胡葈《本经》、常思（弘景）、苍耳《尔雅》、卷耳《诗经》、爵耳《诗疏》、猪耳《纲目》、耳璫《诗疏》、地葵《本经》、葹（音施）、羊负来（弘景）、道人头《图经》、进贤菜《记事珠》、喝起草《纲目》、野茄《纲目》、缣丝草。颂曰：诗人谓之卷耳，《尔雅》谓之苍耳，《广雅》谓之葈耳，皆以实得名也。陆玑《诗疏》云：其实正如妇人耳璫，今或谓之耳璫草。郑康成谓是白胡荽，幽州人呼为爵耳。《博物志》云：洛中有人驱羊入蜀，胡葈子多刺，粘缀羊毛，遂至中土，故名羊负来。俗呼为道人头。弘景曰：伧人皆食之，谓之常思菜。以叶覆麦作黄衣者，方用甚稀。时珍曰：其叶形如葈麻，又如茄，故有葈耳及野茄诸名。其……明。"[20]

《雷公炮制药性解》卷四："苍耳子，味甘，性温有小毒，入肺经。主风寒湿痹，头风脑漏，疔肿困重，疥癣瘙痒，血崩，大风癫痫，善能发汗。炒令香，杵去刺用，反猪肉，解狗毒。"[2]

《本草崇原》卷中："苍耳子，气味甘温，有小毒。主治风头寒痛，风湿周痹，四肢拘挛痛，恶肉死肌，膝痛。久服益气。《诗》名卷耳。《本经》名葈耳。处处有之，七八月开细白花，结实如妇女珥珰，外壳坚韧，刺毛密布，生青熟黄，中列两仁，其色黄白，嫩苗熟食可以救饥，其仁炒，去皮研为面，可作烧饼食。"[23]

《本草择要纲目·温性药品》："苍耳子，（入药炒熟捣去刺用。或酒拌蒸过用）。【气味】甘温有小毒。又曰甘无毒。"[24]

《本草新编》卷三："葈耳实（即苍耳子），味苦、甘，气温，叶苦、辛、微寒，俱有小毒。善解大麻风之毒，余病禁用。各《本草》称其效，皆不足信也。盖此物最利关节，凡邪物在脏腑者，服之无不外出。大麻风之毒，正苦其留于脏中，必借此引出于皮毛。他病原非脏毒，何必借重。况葈耳子与叶，散尽真气，乌可轻服哉。"[22]

《本草备要》草部："苍耳子，一名葈耳，即诗卷耳轻，发汗，散风湿。甘苦性温。善发汗散风湿，上通脑顶，下行足膝，外达皮肤。"[3]

《得配本草》卷三："苍耳子，即葈耳。忌猪肉、马肉、米泔。伏硇砂。甘、苦，温。有小毒。治风湿周痹，四肢挛痛，能善通顶脑，疗头风目暗，鼻渊息肉，瘰疬疮疥。解溪毒，杀疳虫。配葶苈子为末，治小便不利。炒熟去刺用，或酒拌蒸过用。根、茎、叶。(一名常思草，一名缣丝草。)"[4]

《要药分剂》卷八："苍耳子，味苦甘。性温。无毒。得土之冲气。兼禀天之春气以生。可升可降。阳也。忌猪肉、马肉、米泔。害人……鳌按、苍耳即葈耳。治鼻渊鼻息。断不可缺。"[25]

《本草求真·上编》："苍耳子，（隰草）祛肝风除脾湿活血通气　苍耳子（专入肝脾）。味苦而甘。气温无毒。凡人风湿内淫。气血阻滞。（肝受风则血阻。脾受湿则气滞。）则上而脑顶。下而足膝。内而骨髓。外而皮肤。靡不病症悉形。而致症见疥癣。通身周痹。四肢拘挛。骨节痈肿。顶巅风痛。疳虫湿。恶肉死肌。疔肿痔漏。腰重膝屈。按此苦能燥湿。温能通活。为祛风疗湿之圣药。或作膏。(如采根叶。根名万应膏。)"[26]

《本草分经·原例》："苍耳子，甘苦温，发汗散风湿，上通脑顶，下行足膝，外达皮肤，治头面诸疾、遍身瘙痒、去刺用。采根煎熬名万应膏，功用略同。"[5]

《本草撮要》卷一："【苍耳子】，味甘苦。入足厥阴经。功专消肿开痹。泄湿去风。

得葶苈治水肿。小便闭。遍身痒。以之煎浴良。忌猪肉。一名莫耳。即诗卷耳。叶捣汁服。治产后痢。”[27]

《本草便读·草部》：“苍耳子，上通脑顶。外达皮肤。因能发汗以祛风。故可宣痹而散湿。鼻渊头痛。均因苦降功能。疥疾痒疮。又赖疏辛温润。”[28]

《中药志》：“苍耳子　本品为较常用中药。商品为菊科植物苍子带总苞的果实。……【原植物】苍耳　别名：耳实（本经）、野茄子（纲目）、老苍子（东北）、刺儿棵（河南）、苍耳蒺藜（陕西）。Xanthium sibiricum Patrin. ——菊科 Compositae.”[12]

《中药材手册》：“苍耳子［纲目名　耳，列入草部隰草类］　本品为菊科植物苍耳 Xanthium sibiricum Patrin. 的干燥成熟果实。原植物系一年生草本，野生于荒地、山坡等干燥向阳处。同科同属植物东北苍耳，为苍耳子的伪品，应注意鉴别。［别名］苍子、刺儿果。”[13]

《全国中草药汇编》：“苍耳　别名：苍耳子、老苍子、苍子、菒耳、苍刺头、毛苍子、痴头猛、羊带归。来源：为菊科苍耳属植物苍耳 Xanthium sibiricum Patrin. ex Widder［X. strumatium non L.］，以带总苞的果实和全草入药。”[31]

《中药大辞典》：“苍耳子《千金·食治》　【异名】菒耳实《本经》，牛虱子《贵州民间方药集》，苍郎种、棉螳螂《江苏植物药材志》，苍子、胡苍子《东北药植志》，饿虱子《广西中药志》，苍棵子、苍耳蒺藜《陕西中草药》。【基原】为菊科植物苍耳 Xanthium sibiricum Patrin. ex Widder 带总苞的果实。【原植物】①苍耳 Xanthium sibiricum Patrin. ex Widder.”[8]

《中医大辞典·中药分册》：“苍耳子　出《备急千金要方·食治》。又名菒耳实、苍子、苍棵子、牛虱子。为菊科植物苍耳 Xanthium sibiricum Patrin 带总苞的果实。”[9]

《中国医学百科全书·中医学》：“苍耳子　始载于《神农本草经》。原名菒耳实，又名胡苍子、牛虱子、苍棵子、羊带归。为菊科植物苍耳 Xanthium sibiricum Patrin et Widd 带总苞的果实。中国各地均产。”[10]

《全国中药炮制规范》：“苍耳子　［处方用名］苍耳子、炒苍耳子。【来源】本品为菊科植物苍耳 Xanthium sibiricum Patr. 的干燥成熟果实。均系野生。主产于山东、江苏、湖北等地。秋季果实成熟时，割取全株，干燥，打下果实，去净梗叶及杂质。药材以粒大、饱满、色黄绿者为佳。”[14]

《中国药材学》：“苍耳子　［别名］菒耳实，野茄子，刺儿棵（河南），老苍子（东北），苍耳蒺藜（陕西），芦青株（上海），粘粘葵（福建）。【来源】本品为菊科植物苍耳 Xanthium sibiricum Patrin. ex Widder（X. strumarium non L.）的带总苞的果实。”[15]

《中国中医药学主题词表》：“苍耳子 FRUCTUS XANTHII　为菊科植物苍耳的干燥成熟带总苞的果实；属祛风湿药和驱虫药（中药）　C 苍耳。”[11]

《普通高等教育中医药类规划教材·中药学》：“苍耳子《本经》　为菊科一年生草本植物苍耳 Xanthium sibiricum Patr. 的果实。分布全国，各地都有野生。秋季采收，晒干。炒去硬刺用。”[7]

《中华本草》：“苍耳子《千金·食治》　【异名】菒耳实《本经》，羊负来《本草经集注》，只刺《千金·食治》，道人头《本草图经》，苍耳实《本草蒙筌》，牛虱子《贵州民间方药集》，胡寝子《药材资料汇编》，棉螳螂《江苏植物药材志》，苍子、胡苍子

《东北药用植物志》，饿虱子《广西中药志》，苍棵子、苍耳蒺藜《陕西中草药》，苍浪子（江苏），老苍子（辽宁、河北）。【来源】为菊科植物苍耳 Xanthium sibiricum Patrin. ex Widder 或筌古苍耳 Xanthium mongolicum Kitag. 带总苞的果实。【原植物】①苍耳 Xanthium sibiricum Patrin. ex Widder ［X. strumarium L.］②筌古苍耳 Xanthium mongolicum Kitag."[16]

《中华人民共和国药典》："苍耳子 Fructus xanthii 本品为菊科植物苍耳 Xanthium sibiricum Patr. 的干燥成熟带总苞的果实。秋季果实成熟时采收，干燥，除去梗、叶等杂质。"[6]

5 参考文献

1 唐·孙思邈. 备急千金要方. 北京：人民卫生出版社，1955，467

2 明·李中梓. 雷公炮制药性解. 见：中国医学大成（二）. 长沙：岳麓书社，1990，148

3 清·汪昂. 本草备要. 北京：中国中医药出版社，1998，47

4 清·严西亭. 得配本草. 上海：上海卫生出版社，1957，11

5 清·姚澜. 本草分经. 上海：上海科技出版社，1989，65

6 国家药典委员会编. 中华人民共和国药典. 一部. 北京：化学工业出版社，2000，128

7 雷载权主编. 普通高等教育中医药类规划教材·中药学. 上海：上海科学技术出版社，1995，37

8 江苏新医学院编. 中药大辞典. 上海：上海科学技术出版社，1977，1071

9 《中医大辞典》编辑委员会编. 中医大辞典·中药分册. 北京：人民卫生出版社，1982，171

10 《中医学》编辑委员会. 中国医学百科全书·中医学. 上海：上海科学技术出版社，1997，970

11 吴兰成主编. 中国中医药学主题词表. 北京：中医古籍出版社，1996，36

12 中国医学科学院药物研究所等编. 中药志. 第三册. 北京：人民卫生出版社，1993，380

13 中华人民共和国卫生部药政管理局主编. 中药材手册. 北京：人民卫生出版社，1998，304

14 中华人民共和国卫生部药政管理局编. 全国中药炮制规范. 北京：人民卫生出版社，1988，152

15 徐国钧等主编. 中国药材学. 北京：中国医药科技出版社，1996，1182

16 国家中医药管理局《中华本草》编委会. 中华本草. 第七册. 上海：上海科学技术出版社，1999，1013

17 汉·神农本草经. 清顾观光重辑本. 北京：人民卫生出版社，1955，55

18 南北朝·陶弘景. 本草经集注. 北京：人民卫生出版社，1994，299

19 宋·苏颂. 本草图经. 合肥：安徽科学技术出版社，1994，184

20 明·李时珍. 本草纲目. 北京：人民卫生出版社，1982，989

21 明·陈嘉谟. 本草蒙筌. 北京：人民卫生出版社，1988，112

22 清·陈士铎. 本草新编. 北京：中国中医药出版社，1996，168

23 清·张志聪. 本草崇原. 北京：中国中医药出版社，1992，71

24 清·蒋居祉. 本草择要纲目. 见：珍本医书集成. 本草类. 上海：上海科学技术出版社，1985，82

25 清·沈金鳌. 要药分剂. 上海：上海科学技术出版社，1959，188

26 清·黄宫绣. 本草求真. 上海：上海科学技术出版社，1959，129

27 清·陈其瑞. 本草撮要. 见：珍本医书集成. 本草类. 上海：上海科学技术出版社，1985，9

28 清·张秉成. 本草便读. 上海：上海卫生出版社，1957，27

29 明·朱橚. 普济方. 北京：人民卫生出版社，1959，4295

30 明·戴思恭. 秘传证治要诀及类方. 明万历三十三年乙巳（605）王肯堂刻本

31 《全国中草药汇编》编写组编. 全国中草药汇编. 上册. 北京：人民卫生出版社，1996，453

198　芡实
Qianshi
Semen Euryales

1　定名依据

1.1　正名

1.1.1　汉文名：芡实（睡莲科植物芡 Euryale ferox Salisb. 的干燥成熟种仁）。

1.1.2　英文名：gordon euryale seed.

1.2　依据

1.2.1　定名的文献依据

(1)《本草纲目》卷三十三："芡实，（音俭。《本经·上品》）。【释名】鸡头《本经》、雁喙（同）、雁头《古今注》、鸿头（韩退之）、鸡雍《庄子》、卯菱《管子》、蔿子（音唯）、水流黄。"[1]

(2)《本草征要》卷四："芡实，味甘、性平，无毒。入脾、肾二经。补肾固精，而遗浊有赖，益脾养气，而泄泻无虞。使耳目聪明，愈腰脊酸痛。"[2]

(3)《本草新编》卷五："芡实，味甘，气平，无毒。入脾、肾二经。主湿痹，止腰膝疼痛，益精，令耳目聪明，强志补中，除暴疾，久食延龄益寿。视之若平常，用之大有利益。可君可臣，而又可佐使者也。其功全在补肾去湿。夫补肾之药，大都润泽者居多，润泽则未免少湿矣。"[3]

(4)《本草备要·果部》："芡实，一名鸡头子。补脾，涩精，甘涩。固肾益精，补脾去湿。治泄泻带浊，小便不禁，梦遗滑精（同金樱膏为丸，名水陆二仙丹），腰漆瘀痛（吴子野曰：人之食芡，必枚啮而细嚼之，使华液流通，转相灌溉，其功胜于乳石也。《经验后方》：煮熟研膏，合粳米煮粥食，益精气）。"[4]

(5)《本草从新》卷十："芡实，一名鸡头。补脾涩精。甘平而涩。补脾固肾。助气涩精。治梦遗滑精。解暑热酒毒。疗带浊泄泻。小便不禁。大小便不利者勿服。小儿不宜多食。甚难消化。蒸熟捣粉。"[5]

(6)《中华人民共和国药典》："芡实 Semen euryales　本品为睡莲科植物芡 Euryale ferox Salisb. 的干燥成熟种仁。秋末冬初采收成熟果实，除去果皮，取出种子，洗净，再除去硬壳（外种皮），晒干。"[6]

(7)《普通高等教育中医药类规划教材·中药学》："芡实《本经》　为睡莲科一年生水生草本植物芡 Euryale ferox Salisb. 的成熟种仁。主产于湖南、江西、安徽、山东等地。秋末冬初采收成熟果实，除去果皮，取出种仁，再除去硬壳，晒干。捣碎生用或炒用。"[7]

(8)《中药大辞典》："芡实《纲目》　【异名】卯菱《管子》，鸡《庄子》，鸡头实、雁喙实《本经》，鸡头、雁头、乌头《方言》，蔿子《本草经集注》，鸿头（韩愈），水流黄《东坡杂记》，水鸡头《经验方》，肇实、刺莲藕《广西中兽医药用植物》，刀芡实、鸡头果、苏黄、黄实《江苏省植物药材志》，鸡嘴莲《民间常用草药汇编》，鸡头苞《江西中药》。【基原】为睡莲科植物芡的成熟种仁。【原植物】芡《周礼》Euryale ferox Salisb. 又名：莅《方言》，芰（周豹《古今注》）。"[8]

(9)《中医大辞典·中药分册》："芡实　出《本草纲目》。又名鸡头、鸡头米、刺莲蓬实。为睡莲科植物芡 Euryale ferox Salisb. 的种仁。"[9]

(10)《中国医学百科全书·中医学》："芡实　始载于《神农本草经》。原名鸡头实，又名水鸡头、刺莲蓬实。为睡莲科植物芡实 Euryale ferox Salisb. 的成熟种仁。中国南北各省区均产。"[10]

(11)《中国中医药学主题词表》："芡实 EURYALE FEROX　属睡莲科；属补气药、固涩药（中药）和补肾药　D 鸡头实。"[11]

(12)《中药志》[12]、《中药材手册》[13]、《全国中草药汇编》[14]、《全国中药炮制规范》[15]、《中国药材学》[16]、《中华本草》[17] 等现代中药著作多以"芡实"作为本品正名（参见"文献通考"）。

1.2.2　定名选择的理由

(1) 芡实 Semen euryales，系睡莲科植物芡 Euryale ferox Salisb. 的干燥成熟种仁。"芡实"作为本品正名始见于明·李时珍《本草纲目》，其后的本草著作如明·李中梓《本草征要》，清·陈士铎《本草新编》、汪昂《本草备要》、吴仪洛《本草从新》等在载录本品时即以"芡实"作为正名，并一直沿用至今。

(2) 我国最新出版的《中华人民共和国药典》、《普通高等教育中医药类规划教材·中药学》以及辞书类著作《中医大辞典·中药分册》、《中药大辞典》、《中国医学百科全书·中医学》等均以"芡实"作为本品正名。已经广泛应用于中医药学文献的标引和检索的《中国中医药学主题词表》也以"芡实"作为本品的正式主题词。现代本草著作如《中药志》、《全国中草药汇编》、《中华本草》、《中国药材学》、《中药材手册》、《全国中药炮制规范》等虽记载了不少本品各地的俗称，但也无一例外以"芡实"作为本品的正名。说明"芡实"作为本品正名已成为共识。

1.3　与正名等效的名词：无。

2　源流考释

芡实（睡莲科植物芡 Euryale ferox Salisb. 的干燥成熟种仁）原称"鸡头实"，始见于汉《神农本草经》，如《神农本草经》卷一："鸡头实，味苦，平。主湿痹，腰脊膝痛，补中，除暴疾，益精气，强志，令耳目聪明。久服，轻身、不饥、耐老、神仙。一名雁啄实。生池泽。"[18] 其后本草著作即以"鸡头实"为正名记载本品，如南北朝·陶弘景《本草经集注》[19]，唐·苏敬《新修本草》[20]、孟诜《食疗本草》[21]，宋·苏颂《本草图经》[22]、唐慎微《证类本草》[23]、寇宗奭《本草衍义》[24]，明·兰茂《滇南本草》[25]、刘文泰《本草品汇精要》[26]、陈嘉谟《本草蒙筌》[27] 等。

"芡实"之名始见于明·李时珍《本草纲目》，并作为本品正名，如《本草纲目》卷三十三："芡实，（音俭。《本经·上品》）。【释名】鸡头《本经》、雁喙（同）、雁头《古今注》、鸿头（韩退之）、鸡雍《庄子》、卯菱《管子》、蔿子（音唯）、水流黄。"[1] 其后本草著作即以"芡实"为正名记载本品，如明·李中梓《雷公炮制药性解》[28]、李中梓《本草征要》[2]、卢之颐《本草乘雅半偈》[29]，清·张志聪《本草崇原》[30]、蒋居祉《本草择要纲目》[31]、陈士铎《本草新编》[3]、稻宣义《炮炙全书》[32]、汪昂《本草易读》[33]、汪昂《本草备要》[4]、张璐《本经逢原》[34]、叶桂《本草经解》[35]、吴仪洛《本草从新》[5]、严西亭《得配本草》[36]、沈金鳌《要药分剂》[37]、姚澜《本草分经》[38]、杨时泰《本草述钩元》[39]、陈其瑞《本草撮要》[40]、张秉成《本草便读》[41]等。

古代著作中记载的本品异名尚有“雁啄实”《神农本草经》[18]，“芡”《古今注》[43]，“鸡头”、“雁头”、“乌头”《方言》[42]，“蔿子”《本草经集注》[19]，“鸡头盘”《本草图经》[22]，“芡雁头”、“葰菜”《本草品汇精要》[26]、“鸡雍”《庄子》[2]，“卯菱”《管子》[2]，“雁喙”、“鸿头”、“水流黄”《本草纲目》[1]等。如《神农本草经》卷一：“鸡头实，味苦，平。主湿痹，腰脊膝痛，补中，除暴疾，益精气，强志，令耳目聪明。久服，轻身、不饥、耐老、神仙。一名雁啄实。生池泽。”[18]《方言》：“葰芡，鸡头也，北燕谓之葰；青徐淮泗之间谓之芡；南楚江湘之间谓之鸡头，或谓之雁头，或谓之乌头。”[42]《古今注》：“芡，鸡头也，一名雁头，一名芰。叶似荷而大，叶上蹙皱如沸，实有芒刺，其中如米，可以度饥。”[43]《本草经集注》：“鸡头实，味甘，平，无毒……一名雁喙实，一名芡。生雷泽池泽，八月采。此即今蔿子，子形上花似鸡冠，故名鸡头。”[19]《本草图经》卷十六：“鸡头实，生雷泽，今处处有之。生水泽中，叶大如荷，皱而有刺，俗谓之鸡头盘。花下结实，其形类鸡头，故以名之。”[22]《本草品汇精要》卷三十二：“鸡头实，无毒，浮生……【名】雁啄实　芡雁头　葰菜”[26]《本草纲目》卷三十三：“芡实，（音俭。《本经·上品》）。【释名】鸡头《本经》、雁喙（同）、雁头《古今注》、鸿头（韩退之）、鸡雍《庄子》、卯菱《管子》、蔿子（音唯）、水流黄。弘景曰：此即今蔿子也。茎上花似鸡冠，故名鸡头。颂曰：其苞形类鸡、雁头，故有诸名。时珍曰：芡可济俭歉，故谓之芡。鸡雍见《庄子·徐无鬼篇》。卯菱见《管子·五行篇》。扬雄《方言》云：南楚谓之鸡头，幽燕谓之雁头，徐、青、淮、泗谓之芡子。其茎谓之蔿，亦曰葰。”[1]

现代有关著作均沿用《本草纲目》[1]的记载以“芡实”作为本品正名，如《中华人民共和国药典》[6]、《普通高等教育中医药类规划教材·中药学》[7]、《中药大辞典》[8]、《中医大辞典·中药分册》[9]、《中国医学百科全书·中医学》[10]、《中国中医药学主题词表》[11]、《中药志》[12]、《中药材手册》[13]、《全国中草药汇编》[14]、《全国中药炮制规范》[15]、《中国药材学》[16]、《中华本草》[17]等。同时尚记载有“鸡头米”《中药材手册》[13]，“鸡头”《全国中草药汇编》[14]，“水鸡头”、“肇实”、“刺莲藕”、“刀芡实”、“鸡头果”、“苏黄”、“黄实”、“鸡嘴莲”、“鸡头苞”《中药大辞典》[8]，“刺莲蓬实”《中医大辞典》[9]，“鸡头莲”、“刺莲”《中国药材学》[16]，“鸡咀莲”《中华本草》[17]等各地的俗称。还记载有本品原植物“芡”的异名“鸡头米”《中药志》[12]。“鸡头”、“雁头”、“乌头”、“芰”《中药大辞典》[8]，“葰”、“假莲藕”《中华本草》[17]等。

3　附录

3.1　又称：炒芡实、麸炒芡实（饮片规格名）。

3.2　俗称：鸡头米（东北、河北），肇实、刺莲藕（广西），刀芡实、鸡头果、苏黄、黄实（江苏），鸡头苞、鸡头莲、刺莲（江西），鸡咀莲，鸡头，水鸡头，鸡嘴莲，刺莲蓬实。

3.3　曾称：鸡雍《庄子》，卯菱《管子》，鸡头实、雁啄实《神农本草经》，芡《古今注》，鸡头、雁头、乌头《方言》，蔿子《本草经集注》，鸡头盘《本草图经》，芡雁头、葰菜《本草品汇精要》，鸿头（韩愈），雁喙、水流黄《本草纲目》。

3.4　原植物名称：芡，鸡头米（东北、河北），鸡头，雁头，乌头，芰。假莲藕（广西）。

4　文献通考

《神农本草经》卷一："鸡头实，味苦，平。主湿痹，腰脊膝痛，补中，除暴疾，益精气，强志，令耳目聪明。久服，轻身、不饥、耐老、神仙。一名雁啄实。生池泽。"[18]

《方言》卷八："葰芡，鸡头也，北燕谓之葰；青徐淮泗之间谓之芡；南楚江湘之间谓之鸡头，或谓之雁头，或谓之乌头。"[42]

《古今注》："芡，鸡头也，一名雁头，一名芰。叶似荷而大，叶上蹙皱如沸，实有芒刺，其中如米，可以度饥。"[43]

《本草经集注》："鸡头实，味甘，平，无毒。主治湿痹，腰脊膝痛，补中，除暴疾，益精气，强志，令耳目聪明，久服轻身，不饥，耐老，神仙。一名雁喙实，一名芡。生雷泽池泽，八月采。此即今蔿子，子形上花似鸡冠，故名鸡头。仙方取此并莲实合饵，能令小儿不长，自别有方。正尔食之，亦当益人。"[19]

《新修本草》卷十七："鸡头实，味甘，平，无毒。主湿痹，腰脊膝痛，补中，除疾，益精气，强志，令耳目聪明，久服轻身不饥，耐老神仙。一名雁喙实，一名芡。生雷泽池泽，八月采。此即今蔿子，子形上花似鸡冠，故名鸡头。仙方取此并莲实合饵，能令小儿不长，自别有方。正尔食之，亦当益人。【谨案】此实，去皮作粉，与菱粉相似，益人胜菱。"[20]

《食疗本草》卷上："鸡头子（芡实）〈寒〉，（一）主温，治风痹，腰脊强直，膝痛。补中焦，益精，强志意，耳目聪明。作粉食之，甚好。此是长生之药。与莲实同食，令小儿不（能）长大，故知长服当亦驻年。〔卷·心·嘉〕"[21]

《本草图经》卷十六："鸡头实，生雷泽，今处处有之。生水泽中，叶大如荷，皱而有刺，俗谓之鸡头盘。花下结实，其形类鸡头，故以名之。其茎葰之嫩者名为蔿，今采以为菜茹。八月采实。服饵家取其实并中子，捣烂，曝干，再捣，下筛，熬金樱子煎和丸服之，云补下益人，谓之水陆丹。经传谓其子为芡。"[22]

《证类本草》卷二十三："鸡头实，味甘，平，无毒。主湿痹，腰脊膝痛，补中除暴疾，益精气，强志，令耳目聪明。久服轻身不饥耐老神仙。一名雁喙实，一名芡（音俭）。生雷泽池泽。八月采。陶隐居云：此即今蔿（音苇）子形上花似鸡冠，故名鸡头……陈士良云：此种虽生于水，而有软根名葰菜。主小腹结气痛，宜食。日华子云：鸡头，开胃助气。根可作蔬菜食。图经曰：鸡头实，生雷泽，今处处有之，生水泽中。叶大如荷，皱而有刺，俗谓之鸡头盘。花下结实，其形类鸡头，故以名之。其茎葰之嫩者，名葰菜，人采以为菜茹，八月采实。"[23]

《本草衍义》卷十八："鸡头实，今天下皆有之。河北沿溏泺居人采得，舂去皮，捣仁为粉，蒸炸作饼，可以代粮。食多，不益脾胃气，兼难消化。"[24]

《滇南本草》卷一："鸡头实，始生外国，今滇中亦有之。生水中，叶大如荷钱而有刺，俗名谓之鸡头盘。叶下结实，形类鸡头。庄子谓之鸡雍，管子谓之卯蔆。其茎菂之嫩者名蔿蔿，人多以为菜食。气味甘、平、涩，无毒。"[25]

《本草品汇精要》卷三十二："鸡头实，无毒，浮生。鸡头实主湿痹腰脊膝痛补中除暴疾益精气强志令耳目聪明久服轻身不饥耐老神仙（神农本经）【名】雁啄实　芡雁头莅菜"[26]

《本草蒙筌》卷七："鸡头实，芰实，（一名芡实。）味甘，气平。属土有水。无毒……嫩根乃名莅菜，小腹气痛宜尝。又种水菱，名曰芰实。"[27]

《本草纲目》卷三十三："芡实，（音俭。《本经·上品》）。【释名】鸡头《本经》、雁喙（同）、雁头《古今注》、鸿头（韩退之）、鸡雍《庄子》、卯菱《管子》、蔿子（音唯）、水流黄。弘景曰：此即今蔿子也。茎上花似鸡冠，故名鸡头。颂曰：其苞形类鸡、雁头，故有诸名。时珍曰：芡可济俭歉，故谓之芡。鸡雍见《庄子·徐无鬼篇》。卯菱见《管子·五行篇》。扬雄《方言》云：南楚谓之鸡头，幽燕谓之雁头，徐、青、淮、泗谓之芡子。其茎谓之蔿，亦曰莅。郑樵《通志》以钩芙为芡，误矣。钩芙，陆生草也，其茎可食。水流黄见下。"[1]

《雷公炮制药性解》卷一："芡实，味甘，性平无毒，入心肾脾胃四经。主安五脏，补脾胃，益精气，止遗泄，暖腰膝，去湿痹，明耳目，治健忘。"[28]

《本草征要》卷四："芡实，味甘、性平，无毒。入脾、肾二经。补肾固精，而遗浊有赖，益脾养气，而泄泻无虞。使耳目聪明，愈腰脊酸痛。"[2]

《本草乘雅半偈·第三帙》："芡实，《本经·上品》。【气味】甘涩平，无毒。【主治】主湿痹，腰脊膝痛，补中，除暴疾，益精气，强志，令耳目聪明。久服轻身，不饥，耐老神仙。"[29]

《本草崇原》卷上："芡实，气味甘平涩，无毒。主湿痹，腰脊膝痛，补中，除暴疾，益精气，强志，令耳目聪明，久服轻身不饥，耐老神仙。"[30]

《本草择要纲目·平性药品》："芡实，（一名鸡头。）。【气味】甘平涩无毒。【主治】湿痹腰脊膝痛。补中除暴疾。益精气。强志。令耳目聪明。久服轻身不饥耐老。开胃助气。止渴益肾。治小便不禁遗精白浊带下。小儿多食令不长。生食多动风冷气。食多不益脾胃。兼难消化。"[31]

《本草新编》卷五："芡实，味甘，气平，无毒。入脾、肾二经。主湿痹，止腰膝疼痛，益精，令耳目聪明，强志补中，除暴疾，久食延龄益寿。视之若平常，用之大有利益。可君可臣，而又可佐使者也。其功全在补肾去湿。夫补肾之药，大都润泽者居多，润泽则未免少湿矣。"[3]

《炮炙全书》卷二："芡实，甘，平。凡用蒸熟，烈日晒裂，取仁，亦可舂取粉用，入涩精药连壳亦可。"[32]

《本草易读》卷六："芡实二百七十一，蒸熟取仁用。入涩精药，连壳亦可。甘，涩，无毒。补精强志，聪耳明目。退腰膝痹痛，收小便遗数。涩遗精而止带，除白浊而益肾。"[33]

《本草备要·果部》："芡实，一名鸡头子。补脾，涩精，甘涩。固肾益精，补脾去湿。治泄泻带浊，小便不禁，梦遗滑精（同金樱膏为丸，名水陆二仙丹），腰漆瘀痛（吴子野曰：人之食芡，必枚啮而细嚼之，使华液流通，转相灌溉，其功胜于乳石也。《经验后方》：煮熟研膏，合粳米煮粥食，益精气）。”[4]

《本经逢原》卷三：“芡实，俗名鸡头实。甘平无毒。《本经》主湿痹腰脊膝痛，补中除暴疾，益精气强志。”[34]

《本草经解》卷三：“【芡实】，气平涩。味甘。无毒。主湿痹。腰脊膝痛。补中。除暴疾。益精气。强志。令耳目聪明。久服轻身不饥。耐老神仙。（炒）芡实气平涩。”[35]

《本草从新》卷十：“芡实，一名鸡头。补脾涩精。甘平而涩。补脾固肾。助气涩精。治梦遗滑精。解暑热酒毒。疗带浊泄泻。小便不禁。大小便不利者勿服。小儿不宜多食。甚难消化。蒸熟捣粉。”[5]

《得配本草》卷六：“芡实，一名鸡头。甘、平、涩。入足少阴、太阴经。补脾助气，固肾涩精。治遗浊滞下，小便不禁。得金樱子，涩精。配秋石、莲肉、大枣，为丸盐汤下，治便数精滑。佐生地，止血。”[36]

《要药分剂》卷九：“芡实，味甘。性平。无毒。禀水土之气以生。可升可降。阴也。【主治】主湿痹腰脊膝痛。补中。除暴疾。益精气。强志。聪耳明目。（本经）止渴。益肾。治小便不禁。遗精。白浊。带下。（纲目）治泄泻。梦遗滑精。（士材）”[37]

《本草分经·原例》：“芡实，甘平而涩，补脾固肾，助气涩精，又能解暑热。”[38]

《本草述钩元》卷二十二：“芡实，味甘涩。气平。入足太阴少阴经。主治益精气强志。开胃助气。益脾实肠。固精。治小便不禁。遗精白浊带下。疗湿痹腰脊膝痛。止泻固精。独于脾肾得力。先后天之根本咸赖焉。”[39]

《本草撮要》卷三：“【芡实】，味甘涩。入手太阴足少阴经。功专暖元阳。得生地止血。得金樱子涩精。得菟丝子实大便。大小便不利者勿服。”[40]

《本草便读·果部》：“芡实，扶脾止泻。治水则同气相求。固肾益精。性味则甘平无毒。（芡实生于水而能治水。诸家本草皆谓甘平性涩。然尝之似无涩味。仅觉甘淡而已。此亦邪水去而真水固也。味甘入脾。水属入肾。扶土利水。是其本功。毕竟称其能涩精固气。恐亦未必。岂一物而有通涩二用哉。或此药同山药等味则补。同苡仁等味则利。同金樱子等则涩。各随其用耳）”[41]

《中药志》：“芡实　本品为常用中药。商品为睡莲科植物芡的干燥成熟种仁。……【原植物】芡　别名：鸡头米（东北、河北）。Euryale ferox Salisb. ——睡莲科 Nymphaeaceae.”[12]

《中药材手册》：“芡实［纲目列入果部水果类］　本品为睡莲科植物芡 Euryale ferox Salisb. 的干燥成熟种仁。原植物系一年生水生草本，野生与栽培均有。商品中以江苏所产撞去红棕色内种皮者为著，故有‘苏欠实’之称。［别名］鸡头米。”[13]

《全国中草药汇编》：“芡实　别名：鸡头米、鸡头。来源：为睡莲科芡属植物芡 Euryale ferox Salisb. 的种仁；其根部亦可入药。”[14]

《中药大辞典》：“芡实《纲目》　【异名】卯菱《管子》，鸡雍《庄子》，鸡头实、雁喙实《本经》，鸡头、雁头、乌头《方言》，蔿子《本草经集注》，鸿头（韩愈），水流黄《东坡杂记》，水鸡头《经验方》，肇实、刺莲藕《广西中兽医药用植物》，刀芡实、鸡头果、苏黄、黄实《江苏省植物药材志》，鸡嘴莲《民间常用草药汇编》，鸡头苞《江西中药》。【基原】为睡莲科植物芡的成熟种仁。【原植物】芡《周礼》Euryale ferox Salisb. 又名：葰《方言》，芰（周豹《古今注》。”[8]

《中医大辞典·中药分册》："芡实　出《本草纲目》。又名鸡头、鸡头米、刺莲蓬实。为睡莲科植物芡 Euryale ferox Salisb. 的种仁。"[9]

《中国医学百科全书·中医学》："芡实　始载于《神农本草经》。原名鸡头实，又名水鸡头、刺莲蓬实。为睡莲科植物芡实 Euryale ferox Salisb. 的成熟种仁。中国南北各省区均产。"[10]

《全国中药炮制规范》："芡实　［处方用名］芡实、炒芡实、麸炒芡实。【来源】本品为睡莲科植物芡 Euryale ferox Salisb. 的干燥成熟种仁。栽培或野生。主产于湖南、江苏、安徽、山东等地。秋末冬初采收成熟果实，除去果皮，取出种子，洗净，再除去硬壳（外种皮），干燥。药材以断面色白、粉性足，无碎末者为佳。"[15]

《中国药材学》："芡实　［别名］鸡头米，鸡头莲，刺莲（江西）。【来源】本品为睡莲科植物芡 Euryale ferox Salisb. 的种仁。"[16]

《中国中医药学主题词表》："芡实 EURYALE FEROX　属睡莲科；属补气药、固涩药（中药）和补肾药　D 鸡头实。"[11]

《普通高等教育中医药类规划教材·中药学》："芡实《本经》　为睡莲科一年生水生草本植物芡 Euryale ferox Salisb. 的成熟种仁。主产于湖南、江西、安徽、山东等地。秋末冬初采收成熟果实，除去果皮，取出种仁，再除去硬壳，晒干。捣碎生用或炒用。"[7]

《中华本草》："芡实《纲目》　【异名】卵菱《管子》，鸡瘫《庄子》，鸡头实、雁喙实《本经》，鸡头、雁头、乌头《方言》，蔿子《本草经集注》，鸿头（韩愈），水流黄《东坡杂记》，水鸡头《经验方》，刺莲蓬实《药材学》，肇实、刺莲藕《广西中兽医药用植物》，刀芡实、鸡头果、苏黄、黄实《江苏省植物药材志》，鸡头苞《江西中药》，鸡咀莲《民间常用草药汇编》……【来源】为睡莲科植物芡的种仁。【原植物】芡 Euryale ferox Salisb. 又名：䓈《方言》，假莲藕（广西）。"[17]

《中华人民共和国药典》："芡实 Semen euryales　本品为睡莲科植物芡 Euryale ferox Salisb. 的干燥成熟种仁。秋末冬初采收成熟果实，除去果皮，取出种子，洗净，再除去硬壳（外种皮），晒干。"[6]

5　参考文献

1　明·李时珍. 本草纲目. 北京：人民卫生出版社，1982，1902

2　明·李中梓. 本草征要. 见：李中梓医学全书. 北京：中国中医药出版社，1999，143

3　清·陈士铎. 本草新编. 北京：中国中医药出版社，1996，250

4　清·汪昂. 本草备要. 北京：中国中医药出版社，1998，189

5　清·吴仪洛. 本草从新. 北京：中医古籍出版社，2001，153

6　国家药典委员会编. 中华人民共和国药典. 一部. 北京：化学工业出版社，2000，128

7　雷载权主编. 普通高等教育中医药类规划教材·中药学. 上海：上海科学技术出版社，1995，327

8　江苏新医学院编. 中药大辞典. 上海：上海科学技术出版社，1977，1074

9　《中医大辞典》编辑委员会编. 中医大辞典·中药分册. 北京：人民卫生出版社，1982，171

10　《中医学》编辑委员会. 中国医学百科全书·中医学. 上海：上海科学技术出版社，1997

11　吴兰成主编. 中国中医药学主题词表. 北京：中医古籍出版社，1996，291

12　中国医学科学院药物研究所等编. 中药志. 第三册. 北京：人民卫生出版社，1993，384

13　中华人民共和国卫生部药政管理局主编. 中药材手册. 北京：人民卫生出版社，1998，306

14 《全国中草药汇编》编写组编. 全国中草药汇编. 上册. 北京：人民卫生出版社，1996，461
15 中华人民共和国卫生部药政管理局编. 全国中药炮制规范. 北京：人民卫生出版社，1988，152
16 徐国钧等主编. 中国药材学. 北京：中国医药科技出版社，1996，1214
17 国家中医药管理局《中华本草》编委会. 中华本草. 第三册. 上海：上海科学技术出版社，1999，396
18 汉·神农本草经. 清顾观光重辑本. 北京：人民卫生出版社，1955，47
19 南北朝·陶弘景. 本草经集注. 北京：人民卫生出版社，1994，464
20 唐·苏敬等撰. 新修本草. 合肥：安徽科学技术出版社，1981，443
21 唐·孟诜. 食疗本草. 北京：人民卫生出版社，1984，37
22 宋·苏颂. 本草图经. 合肥：安徽科学技术出版社，1994，534
23 宋·唐慎微. 证类本草. 北京：人民卫生出版社，1957，466
24 宋·寇宗爽. 本草衍义. 上海：商务印书馆，1937，120
25 明·兰茂. 滇南本草. 第一卷. 昆明：云南人民出版社，195，409
26 明·刘文泰. 本草品汇精要. 北京：人民卫生出版社，1982，775
27 明·陈嘉谟. 本草蒙筌. 北京：人民卫生出版社，1988，320
28 明·李中梓. 雷公炮制药性解. 见：中国医学大成（二）. 长沙：岳麓书社，1990，132
29 明·卢之颐. 本草乘雅半偈. 北京：人民卫生出版社，1986，152
30 清·张志聪. 本草崇原. 北京：中国中医药出版社，1992，7
31 清·蒋居祉. 本草择要纲目. 见：珍本医书集成. 本草类. 上海：上海科学技术出版社，1985，116
32 ［日］稻宣义. 炮炙全书. 北京：中医古籍出版社，1981，102
33 清·汪昂. 本草易读. 北京：人民卫生出版社，1997，284
34 清·张璐. 本经逢原. 上海：上海科学技术出版社，1959，157
35 清·叶桂. 本草经解. 上海：上海科学技术出版社，1958，88
36 清·严西亭. 得配本草. 上海：上海卫生出版社，1957，29
37 清·沈金鳌. 要药分剂. 上海：上海科学技术出版社，1959，223
38 清·姚澜. 本草分经. 上海：上海科学技术出版社，1989，87
39 清·杨时泰. 本草述钩元. 上海：上海科学技术出版社，1958，456
40 清·陈其瑞. 本草撮要. 见：珍本医书集成. 本草类. 上海：上海科学技术出版社，1985，53
41 清·张秉成. 本草便读. 上海：上海卫生出版社，1957，71
42 汉·杨雄. 方言. 抱经堂校定本影印本，2
43 西晋·崔豹. 古今注. 沈阳：辽宁教育出版社，1996，14

199 芦荟
Luhui
Aloe

1 定名依据

1.1 正名

1.1.1 汉文名：芦荟（为百合科植物库拉索芦荟 Aloe barbadensis Miller、好望角芦荟 Aloe ferox Miller 或其他同属近缘植物叶的汁液浓缩干燥物）。

1.1.2 英文名：aloes.

1.2 依据

1.2.1 定名的文献依据

(1)《本草蒙筌》卷四："芦荟，味苦，气寒。无毒。波斯国土所出，木滴脂泪结成。状类黑饧，俗呼象胆。(味苦故云。) 误服巴豆，毒能解除。杀虫去疳，镇心明目。"[1]

(2)《本草征要》卷三："芦荟，味苦、性寒，无毒。入心、肝、脾三经。善疗五疳、能杀三虫。主去热明目，理幼稚惊风。肝火上炎，耳鸣或聋。"[2]

(3)《本经逢原》卷三："芦荟，苦寒，小毒。发明，芦荟入厥阴肝经及冲脉。其功专于杀虫清热。冲脉为病，逆气里急及经事不调，腹中结块上冲，与小儿疳热积滞非此不除。同甘草为末，治头项顽癣甚效。但大苦大寒，且气甚秽恶仅可施之藜藿。若胃虚少食人得之，入口便大吐逆，每致夺食泄泻而成羸瘦怯弱者多矣。"[3]

(4)《本草从新》卷七："芦荟，泻热杀虫。大苦大寒。功专清热杀虫。凉肝明目。镇心除烦。治小儿惊痫。敷齿。(以盐汤漱净、敷之。) 湿癣。(甘草末减半和敷。) 吹鼻杀脑疳。除鼻痒。脾胃虚者忌投。出波斯国。木脂也。味苦色绿者真。"[4]

(5)《得配本草》卷七："芦荟，苦，寒。入足厥阴经。最捷于引经入肝。消风热，杀三虫，散瘰疬，治惊痫。镇心明目，利水除肿。得朱砂，治风秘。配甘草，敷疮瘘。佐使君子，治脾疳。入盐汤，漱齿。(和甘草研敷亦可。)"[5]

(6)《本草求真·上编》："芦荟，(香木) 除热杀虫。芦荟 (专入肝。兼入脾心。即波斯国木脂)。大苦大寒。功专杀虫除疳。安心明目。最为小儿惊痫疳积上品。(芦荟使君子等分为末。米饮下。) 且能吹鼻杀脑疳。及除鼻痒。"[6]

(7)《中华人民共和国药典》："芦荟 Aloe　本品为百合科植物库拉索芦荟 Aloe barbadensis Miller、好望角芦荟 Aloe ferox Miller 或其他同属近缘植物叶的汁液浓缩干燥物。库拉索芦荟习称'老芦荟'，好望角芦荟习称'新芦荟'。"[7]

(8)《普通高等教育中医药类规划教材·中药学》："芦荟《药性论》　为百合科多年生常绿植物库拉索芦荟 Aloe barbadensis Miller 及好望角芦荟 Aloe ferox Miller 的叶汁经浓缩后的干燥物。"[8]

(9)《中药大辞典》："芦荟《开宝本草》　【异名】卢会……【基原】为百合科植物库拉索芦荟、好望角芦荟、斑纹芦荟的液汁经浓缩的干燥品。【原植物】①库拉索芦荟 Aloe vera L. ②好望角芦荟 Aloe ferox Miller ③斑纹芦荟 Aloe vera L. var. chinensis (Haw.) Berger."[9]

(10)《中医大辞典·中药分册》："芦荟　出《开宝重定本草》。又名草芦荟。为百合科植物芦荟 Aloe vera L. var. chinensis (Haw.) Berger 或同属植物叶汁浓缩后的制成品。"[10]

(11)《中国医学百科全书·中医学》："芦荟　始载于《药性论》。又名讷人、象胆、奴会。为百合科植物芦荟 Aloe vera L. var. chinensis (Haw.) Berger 的叶汁浓缩后的制成品。产于中国云南、广东、广西、福建等省、区。"[11]

(12)《中国中医药学主题词表》："芦荟 ALOE　属百合科和清热泻火药。"[12]

(13)《中药志》[13]、《中药材手册》[14]、《全国中草药汇编》[15]、《全国中药炮制规范》[16]、《中国药材学》[17]、《中华本草》[18]等现代中药著作多以"五加皮"作为本品正名（参见“文献通考”）。

1.2.2　定名选择的理由

(1) 芦荟 Aloe，系百合科植物库拉索芦荟 Aloe barbadensis Miller、好望角芦荟 Aloe ferox Miller 或其他同属近缘植物叶的汁液浓缩干燥物。本品始载于明·陈嘉谟《本草蒙筌》，并以“芦荟”作为本品正名。其后历代重要本草著作如明·李中梓《本草征要》，清·张璐《本经逢原》、吴仪洛《本草从新》、《得配本草》、黄宫绣《本草求真》等在载录本品时均以“芦荟”作为正名，并一直沿用至今。

(2) 我国最新出版的《中华人民共和国药典》、《普通高等教育中医药类规划教材·中药学》以及辞书类著作《中医大辞典·中药分册》、《中药大辞典》、《中国医学百科全书·中医学》等均以“芦荟”作为本药正名。已经广泛应用于中医药学文献的标引和检索的《中国中医药学主题词表》也以“芦荟”作为本药的正式主题词。现代本草著作如《中药志》、《全国中草药汇编》、《中华本草》、《中国药材学》、《中药材手册》、《全国中药炮制规范》等虽记载了不少本品各地的俗称，但也无一例外以“芦荟”作为本品的正名。说明“芦荟”作为本品正名已成为共识。

1.3　与正名等效的名词：无。

2　源流考释

芦荟（百合科植物库拉索芦荟 Aloe barbadensis Miller、好望角芦荟 Aloe ferox Miller 或其他同属近缘植物叶的汁液浓缩干燥物）原称“卢会”，始载于《药性论》，如《证类本草》引《药性论》云：“卢会亦可单用。杀小儿疳蛔，主吹鼻，杀脑疳，除鼻痒。”[19] 其后宋·苏颂《本草图经》[20]、唐慎微《证类本草》[19]、佚名《增广太平和剂图经本草药性总论》[21]、明·刘文泰《本草品汇精要》[22] 等均以“卢会”为正名载录本品。

“芦荟”之名始见于《本草蒙筌》，并将其作为正名，如《本草蒙筌》卷四：“芦荟，味苦，气寒。无毒。波斯国土所出，木滴脂泪结成。状类黑饧，俗呼象胆。”[1] 其后虽然有的仍以“卢会”为正名，如明·李时珍《本草纲目》[23]、卢之颐《本草乘雅半偈》[24]、清·杨时泰《本草述钩元》[25] 等，但大多本草即沿用《本草蒙筌》以“芦荟”为正名记载本品，如明·缪希雍《炮炙大法》[26]、李中梓《雷公炮制药性解》[27]、李中梓《本草征要》[2]，清·蒋居祉《本草择要纲目》[28]、稻宣义《炮炙全书》[29]、汪昂《本草易读》[30]、汪昂《本草备要》[31]、张璐《本经逢原》[3]、《生草药性备要》[32]、吴仪洛《本草从新》[4]、严西亭《得配本草》[5]、沈金鳌《要药分剂》[33]、黄宫绣《本草求真》[6]、姚澜《本草分经》[34]、凌奂《本草害利》[35]、陈其瑞《本草撮要》[36]、张秉成《本草便读》[37] 等。

古代著作记载的本品异名尚有“讷会”、“奴会”、“象胆”《本草拾遗》[19]，“劳伟”《生草药性备要》[32] 等。如《证类本草》引《本草拾遗》曰：“卢会，味苦，寒，无毒……。一名讷会，一名奴会，俗呼为象胆。盖以其味苦如胆故也。生波斯国，似黑饧。”[19]《生草药性备要·上卷》：“芦荟，味劫，性平。凉血、止痛，治内伤，洗痔疮如神……。俗名劳伟。”[32]

现代有关著作均沿用《本草蒙筌》的记载以“芦荟”作为本品正名，如《中华人民共和国药典》[7]、《普通高等教育中医药类规划教材·中药学》[8]、《中医大辞典·中药分册》[10]、《中药大辞典》[9]、《中国医学百科全书·中医学》[11]、《中国中医药学主题词表》[12]、《中药志》[13]、《中药材手册》[14]、《全国中草药汇编》[15]、《全国中药炮制规范》[16]、《中国药材学》[17]、《中华本草》[18]等。同时尚记载有各地的俗称"老芦荟"、"肝色芦荟"、"新芦荟"、"透明芦荟"《中药材手册》[14]，"奴荟"《全国中草药汇编》[15]，"草芦荟"《中医大辞典》[10]，"讷人"《中国医学百科全书·中医学》[11]，"油葱"、"罗苇"、"龙角"、"番蜡"《中国药材学》[17]等。还记载有本品原植物"斑纹芦荟"的异名"油葱"、"象鼻草"、"象鼻莲"、"罗帏草"、"罗帏花"、"篾草"、"龙篾草"、"龙角"、"乌七"《中药大辞典》[9]；或原植物名称"库拉索芦荟"《中药志》[13]；或原植物名称"好望角芦荟"《中药志》[13]等。

3 附录

3.1 又称：老芦荟、新芦荟（药材商品名）。

3.2 俗称：龙角、番蜡（福建），老芦荟，肝色芦荟，新芦荟，透明芦荟，奴荟，草芦荟，讷人，油葱，罗苇。

3.3 曾称：卢会《药性论》，讷会、奴会、象胆《本草拾遗》，劳伟《生草药性备要》。

3.4 原植物名称：斑纹芦荟，油葱，象鼻草，象鼻莲，罗帏草，罗帏花，篾草，龙篾草，龙角，乌七；库拉索芦荟；好望角芦荟。

4 文献通考

《本草图经》卷七："卢会，出波斯国，今惟广州有来者。其木生山野中，滴脂泪而成。采之不拘时月。俗呼为象胆，以其味苦而云耳。卢会治湿痒，搔之有黄汁者。"[20]

《证类本草》卷九："卢会，味苦，寒，无毒。主热风烦闷，胸膈间热气，明目镇心，小儿癫痫惊风，疗五疳，杀三虫及痔病疮瘘，解巴豆毒。一名讷会，一名奴会，俗呼为象胆。盖以其味苦如胆故也。生波斯国，似黑饧。（今附）臣禹锡等谨按药性论云：卢会亦可单用。杀小儿疳蛔，主吹鼻，杀脑疳，除鼻痒。南海药谱云：树脂也，本草不细委之，谓是象胆，殊非也。兼治小儿诸热。"[19]

《增广太平和剂图经本草药性总论》卷："卢会，味苦，寒，无毒。主热风烦闷，胸膈间热气，明目镇心，小儿癫痫惊风，疗五疳，杀三虫及痔病疮瘘。解巴豆毒。《药性论》云：可单用，杀小儿疳蛔，主吹鼻，杀脑疳，除鼻痒。《南海药谱》云：兼治小儿诸热。《海上方》：治䘌齿。以盐揩齿令净，然后敷少末，妙。"[21]

《本草品汇精要》卷十九："卢会，无毒，植生。卢会主热风烦闷胸膈间热气明目镇心小儿癫痫惊风疗五疳杀三虫及痔病疮瘘（名医所录）【名】讷会、奴会、象胆"[22]

《本草蒙筌》卷四："芦荟，味苦，气寒。无毒。波斯国土所出，木滴脂泪结成。状类黑饧，俗呼象胆。（味苦故云。）误服巴豆，毒能解除。杀虫去疳，镇心明目。"[1]

《本草纲目》卷三十四："卢会，（宋《开宝》）。【校正】自草部移入此。【释名】奴会《开宝》、讷会《拾遗》、象胆。时珍曰：名义未详。藏器曰：俗呼为象胆，以其味苦如胆也。"[23]

《炮炙大法·草部》："芦荟，（上有青竹文斑并光腻味极苦勿便和众药捣此药先捣成粉待众药末出然后入药中）。"[26]

《雷公炮制药性解》卷四："芦荟，味苦，性寒无毒，入心肝二经。消风热，除烦闷，明眼目，治惊痫，杀三虫，疗五疳及疥癣痔漏诸疮，解巴豆毒。按：芦荟之苦，本入心经，而肝则其母也，故亦入之。在小儿惊疳诸热，尤为要药。"[27]

《本草征要》卷三："芦荟，味苦、性寒，无毒。入心、肝、脾三经。善疗五疳、能杀三虫。主去热明目，理幼稚惊风。肝火上炎，耳鸣或聋。"[2]

《本草乘雅半偈·第十帙》："卢会，（宋《开宝》）。方言黑为卢，书云下土坟卢，宜乎状似黑锡也。有不得隐曲，晋注谓不得作隐蔽委曲之事谬甚矣。"[24]

《本草择要纲目·寒性药品》："芦荟，【气味】苦寒无毒。乃厥阴药也。【主治】其功专于杀虫。清热明目。镇心。疗小儿癫痫惊风。祛五疳。杀三尸。研末敷䘌齿甚妙。治湿癣出黄汗。"[28]

《炮炙全书》卷三："芦荟，苦，大寒。产波斯国，状似黑锡，木滴脂泪结成也，先捣成粉，然后入药。解巴豆毒。"[29]

《本草易读》卷七："芦荟二百九十二，苦，寒，无毒。足厥阴药也。消风退热，明目镇心。治小儿诸般惊痫，五种疳热。解脑疳而除鼻痒，敷䘌齿而治湿癣。最杀三虫，且愈疮瘘。"[30]

《本草备要·木部》："芦荟，泻热，杀虫。大苦大寒。功专清热杀虫，凉肝明目，镇心除烦。治小儿惊痫五疳，敷䘌齿湿癣（甘草末和敷），吹鼻杀脑疳，除鼻痒。小儿脾胃虚寒作泻者勿服。出波斯国。木脂也，味苦、色绿者真。"[31]

《本经逢原》卷三："芦荟，苦寒，小毒。发明，芦荟入厥阴肝经及冲脉。其功专于杀虫清热。冲脉为病，逆气里急及经事不调，腹中结块上冲，与小儿疳热积滞非此不除。同甘草为末，治头项顽癣甚效。但大苦大寒，且气甚秽恶仅可施之藜藿。若胃虚少食人得之，入口便大吐逆，每致夺食泄泻而成羸瘦怯弱者多矣。"[3]

《生草药性备要》上卷："芦荟，味劫，性平。凉血、止痛，治内伤，洗痔疮如神。敷疮疥，去油腻。同粉庄糖擂作饮，茶送，止咳嗽神药。搥盐少许，敷疮止痛。以入药，埋口，治疳疗湿癣。俗名劳伟。"[32]

《本草从新》卷七："芦荟，泻热杀虫。大苦大寒。功专清热杀虫。凉肝明目。镇心除烦。治小儿惊痫。敷䘌齿。（以盐汤漱净、敷之。）湿癣。（甘草末减半和敷。）吹鼻杀脑疳。除鼻痒。脾胃虚者忌投。出波斯国。木脂也。味苦色绿者真。"[4]

《得配本草》卷七："芦荟，苦，寒。入足厥阴经。最捷于引经入肝。消风热，杀三虫，散瘰疬，治惊痫。镇心明目，利水除肿。得朱砂，治风秘。配甘草，敷疮瘘。佐使君子，治脾疳。入盐汤，漱齿䘌。（和甘草研敷亦可。）"[5]

《要药分剂》卷三："芦荟，味苦。性大寒。无毒。【主治】主吹鼻杀脑疳。除鼻痒。（甄权）䘌主清热杀虫。凉肝明目。治小儿惊痫。五疳三虫。痔瘘，䘌齿。湿癣出黄汁。（备要）"[33]

《本草求真·上编》："芦荟，（香木）除热杀虫。芦荟（专入肝。兼入脾心。即波斯国木脂）。大苦大寒。功专杀虫除疳。安心明目。最为小儿惊痫疳积上品。（芦荟使君子等分为末。米饮下）且能吹鼻杀脑疳。及除鼻痒。"[6]

《本草分经·原例》："芦荟，大苦大寒，凉肝镇心，功专清热杀虫，治惊痫湿癣，波斯国木脂也。"[34]

《本草述钩元》卷二十二："卢会，俗呼象胆。药谱图经。皆言是木脂。味至苦。气寒。为足厥阴肝经药。主疗小儿五疳。杀三虫。及癫痫惊风。大人风热烦闷。胸膈热。明目镇心。痔病疮瘘。主濡阳明燥化。陨胃家邪实虫结。"[25]

《本草害利·肝部药队》："芦荟，【害】苦寒之性，脾胃虚者犯之，洞泄不止。故凡小儿脾胃虚弱，不思食，及泄泻者，禁用。【利】大苦大寒，功专清热杀虫，凉肝明目，镇心除烦，治惊痫，敷𧏾齿湿癣。"[35]

《本草撮要》卷二："【芦荟】，味苦寒。入足厥阴经。功专凉膈热。得使君子治小儿脾疳。得朱砂治老人风秘。得甘草共为末。调敷湿癣良。胃虚者忌服。亦名象胆。"[36]

《本草便读·木部》："芦荟，除邪退热。能润下性味苦寒。明目凉肝。可杀虫消除疳积。(芦荟出波斯等国。状如黑饴。树脂也。苦寒润下之品。除热杀虫之外别无所长。更衣丸用之。取其润也。明目治疳者。取其寒也。考其气质性味。能入脾胃大肠肝肾诸经。故主治亦不离此诸经耳。)"[37]

《中药志》："芦荟　本品为较常用中药。商品为百合科库拉索芦荟、好望角芦荟和芦荟的叶中液汁，经煎煮浓缩而得。……【原植物】①库拉索芦荟 Aloe vera L. ——百合科 Lilaceae. ②好望角芦荟 Aloe ferox Mill. ——百合科 Lilaceae."[13]

《中药材手册》："芦荟［纲目列入木部香木类］　本品为百合科植物库拉索芦荟(翠叶芦荟) Aloe vera L. 和好望角芦(青鳄芦荟)荟 Aloe ferox Miller 及同属其他近缘植物叶的液汁经浓缩的干燥物。原植物系多年生肉质草本，均为栽培。商品习称前者为老芦荟，后者为新芦荟。均为进口。［别名］老芦荟又名肝色芦荟，新芦荟别名透明芦荟。"[14]

《全国中草药汇编》："芦荟　别名：奴荟。来源：为百合科芦荟植物芦荟 Aloe vera L. 或斑纹芦荟 Aloe vera L. var. chinensis (Haw.) Berger.，以叶或叶的干浸膏入药，花亦供药用。"[15]

《中药大辞典》："芦荟《开宝本草》　【异名】卢会《药性论》，讷会《本草拾遗》，象胆、奴会《开宝本草》，劳伟《生草药性备要》。【基原】为百合科植物库拉索芦荟、好望角芦荟、斑纹芦荟的液汁经浓缩的干燥品。【原植物】①库拉索芦荟 Aloe vera L. ②好望角芦荟 Aloe ferox Miller ③斑纹芦荟 Aloe vera L. var. chinensis (Haw.) Berger，又名：油葱《岭南杂记》，象鼻草《纲目拾遗》，象鼻莲、罗帏草、罗帏花《植物名实图考》，篾草、龙篾草、龙角、乌七。"[9]

《中医大辞典·中药分册》："芦荟　出《开宝重定本草》。又名草芦荟。为百合科植物芦荟 Aloe vera L. var. chinensis (Haw.) Berger 或同属植物叶汁浓缩后的制成品。"[10]

《中国医学百科全书·中医学》："芦荟　始载于《药性论》。又名讷人、象胆、奴会。为百合科植物芦荟 Aloe vera L. var. chinensis (Haw.) Berger 的叶汁浓缩后的制成品。产于中国云南、广东、广西、福建等省、区。"[11]

《全国中药炮制规范》："芦荟　［处方用名］芦荟。【来源】本品为百合科植物库拉索芦荟 Aloe vera L.、好望角芦荟 Aloe ferox Miller 及斑纹芦荟 Aloe vera L. var. chinensis (Haw.) Berger 叶中的液汁经浓缩的干燥品。库拉索芦荟习称‘老芦荟’，好望角芦荟习称‘新芦荟’。主产于南美洲、非洲等地。我国南方各省有栽培。夏末秋初将叶自基部切断，收集流出的液汁，经浓缩、干燥而成。药材以色墨绿、质脆、有光泽、气味俱浓、溶后无杂质者为佳。”[16]

《中国药材学》：“芦荟 ［别名］象胆，油葱，草芦荟，罗苇，龙角、番蜡（福建）。【来源】本品为百合科植物芦荟，Aloe vera L. var. chinensis（Haw.）Berger、库拉索芦荟 A. vera L、好望角芦荟 A. ferox Miller 或同属近缘植物叶的汁液浓缩干燥物。”[17]

《中国中医药学主题词表》：“芦荟 ALOE 属百合科和清热泻火药。”[12]

《普通高等教育中医药类规划教材·中药学》：“芦荟《药性论》 为百合科多年生常绿植物库拉索芦荟 Aloe barbadensis Miller 及好望角芦荟 Aloe ferox Miller 的叶汁经浓缩后的干燥物。主产于非洲，我国广东、广西、福建等地亦有栽培。全年可采，割取植物的叶片，收集流出的液汁，置锅内熬成稠膏，倾入容器，冷却凝固后即得。入丸剂用。”[8]

《中华本草》：“芦荟《本草蒙筌》 【异名】卢会《药性论》，讷会、象胆《本草拾遗》，奴会《开宝本草》，劳伟《生草药性备要》……【来源】为百合科植物库拉索芦荟、斑纹芦荟、好望角芦荟的叶汁经浓缩的干燥品。【原植物】①库拉索芦荟 Aloe vera L. ②斑纹芦荟 Aloe vera L. var. chinensis（Haw.）Berger［A. barbadensis Mill. var. chinensis Haw.；A. chinensis（Haw.）Bak.］ 又名：油葱《岭南杂记》，象鼻草《纲目拾遗》，象鼻莲、罗帏草、罗帏花《植物名实图考》。3. 好望角芦荟 Aloe ferox Miller”[18]

《中华人民共和国药典》：“芦荟 Aloe 本品为百合科植物库拉索芦荟 Aloe barbadensis Miller、好望角芦荟 Aloe ferox Miller 或其他同属近缘植物叶的汁液浓缩干燥物。库拉萦芦荟习称‘老芦荟’，好望角芦荟习称‘新芦荟’。”[7]

5 参考文献

1 明·陈嘉谟. 本草蒙筌. 北京：人民卫生出版社，1988，263
2 明·李中梓. 本草征要. 见：李中梓医学全书. 北京：中国中医药出版社，1999，133
3 清·张璐. 本经逢原. 上海：上海科学技术出版社，1959，170
4 清·吴仪洛. 本草从新. 北京：中医古籍出版社，2001，111
5 清·严西亭. 得配本草. 上海：上海卫生出版社，1957，9
6 清·黄宫绣. 本草求真. 上海：上海科学技术出版社，1959，252
7 国家药典委员会编. 中华人民共和国药典. 一部. 北京：化学工业出版社，2000，129
8 雷载权主编. 普通高等教育中医药类规划教材·中药学. 上海：上海科学技术出版社，1995，101
9 江苏新医学院编. 中药大辞典. 上海：上海科学技术出版社，1977，1076
10 《中医大辞典》编辑委员会编. 中医大辞典·中药分册. 北京：人民卫生出版社，1982，172
11 《中医学》编辑委员会. 中国医学百科全书·中医学. 上海：上海科学技术出版社，1997，1210
12 吴兰成主编. 中国中医药学主题词表. 北京：中医古籍出版社，1996，234
13 中国医学科学院药物研究所等编. 中药志. 第五册. 北京：人民卫生出版社，1993，840
14 中华人民共和国卫生部药政管理局主编. 中药材手册. 北京：人民卫生出版社，1998，618
15 《全国中草药汇编》编写组编. 全国中草药汇编. 下册. 北京：人民卫生出版社，1996，285
16 中华人民共和国卫生部药政管理局编. 全国中药炮制规范. 北京：人民卫生出版社，1988，314
17 徐国钧等主编. 中国药材学. 北京：中国医药科技出版社，1996，1747
18 国家中医药管理局《中华本草》编委会. 中华本草. 第八册. 上海：上海科学技术出版社，1999，51
19 宋·唐慎微. 证类本草. 北京：人民卫生出版社，1957，230
20 宋·苏颂. 本草图经. 合肥：安徽科学技术出版社，1994，227

21 宋·佚名．增广太平和剂图经本草药性总论．见：增广太平惠民和剂局方．海口：海南出版社，2002，437
22 明·刘文泰．本草品汇精要．北京：人民卫生出版社，1982，532
23 明·李时珍．本草纲目．北京：人民卫生出版社，1982，1972
24 明·卢之颐．木草乘雅半偈．北京：人民卫生出版社，1986，580
25 清·杨时泰．本草述钩元．上海：科技卫生出版社，1958，479
26 明·缪希雍．炮炙大法．明末庄继先校刻本
27 明·李中梓．雷公炮制药性解．见：中国医学人成（二）．长沙：岳麓书社，1990，146
28 清·蒋居祉．本草择要纲目．见：珍本医书集成．本草类．上海：上海科学技术出版社，1985，22
29 ［日］稻宣义．炮炙全书．北京：中医古籍出版社，1981，110
30 清·汪昂．本草易读．北京：人民卫生出版社，1997，293
31 清·汪昂．本草备要．北京：中国中医药出版社，1998，166
32 清·何克谏．生草药性备要．见：岭南本草古籍三种．北京：中国医药科技出版社，1999，38
33 清·沈金鳌．要药分剂．上海：上海科学技术出版社，1959，156
34 清·姚澜．本草分经．上海：上海科学技术出版社，1989，127
35 清·凌奂．本草害利．北京：中医古籍出版社，1982，47
36 清·陈其瑞．本草撮要．见：珍本医书集成．本草类．上海：上海科学技术出版社，1985，43
37 清·张秉成．本草便读．上海：上海卫生出版社，1957，66

200　芦根
Lugen
Rhizoma Phragmitis

1　定名依据

1.1　正名

1.1.1　汉文名：芦根（为禾本科植物芦苇 Phragmites communis Trin. 的新鲜或干燥根茎）。

1.1.2　英文名：reed rhizoma.

1.2　依据

1.2.1　定名的文献依据

(1)《名医别录》卷三："芦根，味甘，寒。主治消渴，客热，止小便利。"[1]

(2)《新修本草》卷十一："芦根，味甘，寒。主消渴，客热，止小便利。当掘取甘辛者，其露出及浮水中者，并不堪用也。【谨案】此草，根疗呕逆不下食，胃中热，伤寒患者弥良。其花名蓬蕽，水煮汁服，主霍乱大善，用有验也。"[2]

(3)《证类本草》卷十一："芦根，味甘，寒。主消渴，客热，止小便利……谨按《尔雅》谓：芦根为葭华。郭璞云：芦苇也，苇即芦之成者，谓蒹为薕（与廉同），蒹似萑（音桓）而细长，高数尺，江东人呼为薕。薍（与荻同）者谓炎（得）。"[3]

(4)《汤液本草》卷四："芦根，气寒，味甘。《本草》云：主消渴客热，止小便。《金匮

玉函》治五噎膈气烦闷，吐逆不下食，芦根五两，锉，水三盏，煮一盏，去渣，服无时。"[4]

(5)《本草品汇精要》卷十四："芦根，无毒附蓬茸，丛生。芦根主消渴客热止小便利（名医所录）【名】蓬蕽花也。"[5]

(6)《本草从新》卷三："芦根，泻热止呕。甘和胃，寒降火。治呕哕反胃。（胃热火升则呕、逆食不下。）客热消渴。伤寒烦热。止小便数。"[6]

(7)《中华人民共和国药典》："芦根 Rhizoma phragmitis　本品为禾本科植物芦苇 Phragmites communis Trin. 的新鲜或干燥根茎。全年均可采挖，除去芽、须根及膜状叶，鲜用或晒干。"[7]

(8)《普通高等教育中医药类规划教材·中药学》："芦根《别录》　为禾本科多年生草本植物芦苇 Phragmites communis Trin. 的地下茎。我国各地均有分布。春末夏初或秋季均可采挖，洗净，切段，鲜用或晒干用。"[8]

(9)《中药大辞典》："芦根《本草经集注》【异名】芦茅根《会约医镜》，苇根《温病条辨》，芦菇根《草木便方》，顺江龙《天宝本草》，水蒴蘧《岭南采药录》，芦柴根《南京民间药草》，芦通《江苏植物药材志》，苇子根《河北药材》，芦芽根《山东中药》，甜梗子《四川中药志》。【基原】为禾本科植物芦苇的根茎。【原植物】芦苇 Phragmites communis Trin.，又名苇、葭《诗经》，芦《别录》，芦竹《药对》，蒲苇《圣济总录》，苇子草《救荒本草》，禾杂竹、水芦竹。"[9]

(10)《中医大辞典·中药分册》："芦根　出《本草经集注》。又名苇根、芦柴根、芦通、芦芽根、甜梗子。为禾本科植物芦苇 Phragmites communis（L.）Trin. 的根茎。"[10]

(11)《中国医学百科全书·中医学》："芦根　始载于《本草经集注》。又名苇根、芦头。为禾本科植物芦苇 Phragmites communis Trin. 的根茎。主产于中国安徽、江苏、浙江、湖北；其他省、区亦产。"[11]

(12)《中国中医药学主题词表》："芦根 RHIZOMA PHRAGMITIS　为禾本科植物芦苇的根茎；属清热泻火药；C 芦苇。"[12]

(13)《中药志》[13]、《中药材手册》[14]、《全国中草药汇编》[15]、《全国中药炮制规范》[16]、《中国药材学》[17]、《中华本草》[18] 等现代中药著作多以"芦根"作为本品正名（参见"文献通考"）。

1.2.2　定名选择的理由

(1) 芦根 Rhizoma phragmitis，系禾本科植物芦苇 Phragmites communis Trin. 的新鲜或干燥根茎。"芦根"之名始见于魏晋《名医别录》，并作为本品正名记载。其后的历代重要本草著作如唐·苏敬《新修本草》，宋·唐慎微《证类本草》，元·王好古《汤液本草》，明·刘文泰《本草品汇精要》，清·吴仪洛《本草从新》等在载录本品时均以"芦根"作为正名，并一直沿用至今。

(2) 我国最新出版的《中华人民共和国药典》、《普通高等教育中医药类规划教材·中药学》以及辞书类著作《中医大辞典·中药分册》、《中药大辞典》、《中国医学百科全书·中医学》等均以"芦根"作为本品正名。已经广泛应用于中医药学文献的标引和检索的《中国中医药学主题词表》也以"芦根"作为本品的正式主题词。现代本草著作如《中药志》、《全国中草药汇编》、《中华本草》、《中国药材学》、《中药材手册》、《全国中药炮制规范》等虽记载了不少本品各地的俗称，但也无一例外以“芦根”作为本品的正名。说明“芦根”作为本品正名已成为共识。

1.3　与正名等效的名词：无。

2　源流考释

芦根（禾本科植物芦苇 Phragmites communis Trin. 的新鲜或干燥根茎）始载于魏晋《名医别录》[1]，并以“芦根”为正名记载，如《名医别录》卷三：“芦根，味甘，寒。主治消渴，客热，止小便利。”[1]其后的本草著作大多以“芦根”为正名，如南北朝·陶弘景《本草经集注》[19]，唐·苏敬等撰《新修本草》[2]，宋·苏颂《本草图经》[20]、唐慎微《证类本草》[3]，元·王好古《汤液本草》[4]，明·刘文泰《本草品汇精要》[5]、陈嘉谟《本草蒙筌》[21]、缪希雍《炮炙大法》[22]、李中梓《雷公炮制药性解》[23]、李中梓《本草征要》[24]、卢之颐《本草乘雅半偈》[25]、稻宣义《炮炙全书》[26]，清·汪昂《本草易读》[27]、汪昂《本草备要》[28]、张璐《本经逢原》[29]、吴仪洛《本草从新》[6]、严西亭《得配本草》[30]、凌奂《本草害利》[31]、黄宫绣《本草求真》[32]、姚澜《本草分经》[33]、杨时泰《本草述钩元》[34]、陈其瑞《本草撮要》[35]、张秉成《本草便读》[36]等；有的在“芦”项下介绍本品，如李时珍《本草纲目》[37]等。

古代著作中记载的本品异名有“苇根”《温病条辨》[38]，“顺江龙”《天宝本草》[39]等。如清·吴瑭《温病条辨》卷：一“湿温、寒湿，四三、头痛恶寒，身重疼痛，舌白不渴，脉弦细而濡，面色淡黄，胸闷不饥，午后身热，状若阴虚，病难速已，名曰湿温……银翘马勃散方（辛凉微苦法）、连翘（一两）、牛蒡子（六钱）、银花（五钱）、射干（三钱）、马勃（二钱），上杵为散，服如银翘散法。不痛但阻甚者，加滑石六钱，桔梗五钱，苇根五钱。四六、太阴湿温，气分痹郁而哕者（俗名为呃），宣痹汤主之。”[38]《天宝本草》：“顺江龙［歌词］顺江龙益肾清心，能去目雾与头晕，耳鸣疮毒皆可治，梦魂颠倒并遗精。［基原考订］顺江龙为禾本科植物芦苇 Phragmites communis（L.）Trin. 的根茎。［别名］苇根、芦根、芦茅根、芦茹根、蒲芦根、芦头、水葫蕻、鲜芦根、活水芦根、活芦根。”[39]

现代有关著作均沿用《名医别录》[1]的记载以“芦根”作为本品正名，如《中华人民共和国药典》[7]、《普通高等教育中医药类规划教材·中药学》[8]、《中药大辞典》[9]、《中医大辞典·中药分册》[10]、《中国医学百科全书·中医学》[11]、《中国中医药学主题词表》[12]、《中药志》[13]、《中药材手册》[14]、《全国中草药汇编》[15]、《全国中药炮制规范》[16]、《中国药材学》[17]、《中华本草》[18]等。同时尚记载有“芦苇根”《中药材手册》[14]，“芦头”《全国中草药汇编》[15]，“芦茅根”、“芦菇根”、“芦柴根”、“芦通”、“苇子根”、“芦芽根”、“甜梗子”、“水葫蕻”《中药大辞典》[9]，“蒲芦根”、“活水芦根”、“活芦根”《天宝本草新编》[39]等各地的俗称。还记载有本品原植物“芦苇”的异名“苇子”《中药志》[13]，“苇”、“葭”、“芦”、“芦竹”、“蒲苇”、“苇子草”、“禾杂竹”、“水芦竹”《中药大辞典》[9]等。

3　附录

3.1　又称：鲜芦根（饮片规格名）。

3.2　俗称：芦柴根（南京），芦通（江苏），苇子根（河北），芦芽根（山东），甜梗子（四川），水蓢蔃（岭南），蒲芦根，活水芦根，活芦根，芦苇根，芦头，芦茅根，芦菇根。

3.3　曾称：苇根《温病条辨》，顺江龙《天宝本草》。

3.4　原植物名称：芦苇，苇子（俗称），苇，葭，芦，芦竹，蒲苇，苇子草，禾杂竹，水芦竹。

4　文献通考

《名医别录》卷三："芦根，味甘，寒。主治消渴，客热，止小便利。"[1]

《本草经集注·草木下品》："芦根，味甘，寒。主治消渴，客热，止小便利。当掘取甘辛者，其露出及浮水中者，并不堪用也。"[19]

《新修本草》卷十一："芦根，味甘，寒。主消渴，客热，止小便利。当掘取甘辛者，其露出及浮水中者，并不堪用也。【谨案】此草，根疗呕逆不下食，胃中热，伤寒患者弥良。其花名蓬蕽，水煮汁服，主霍乱大善，用有验也。"[2]

《本草图经》卷九："芦根，旧不载所出州土，今在处有之，生下湿陂泽中。其状都似竹，而叶抱茎生，无枝；花白作穗若茅花；根亦若竹根而节疏；二月、八月采，日干用之。当汲取水底甘辛者。其露出及浮水中者，并不堪用。"[20]

《证类本草》卷十一："芦根，味甘，寒。主消渴，客热，止小便利……谨按《尔雅》谓：芦根为葭华。郭璞云：芦苇也，苇即芦之成者，谓蒹为蒹（与廉同），蒹似萑（音桓）而细长，高数尺，江东人呼为蒹。薍（与荻同）者谓荻（得）。"[3]

《汤液本草》卷四："芦根，气寒，味甘。《本草》云：主消渴客热，止小便。《金匮玉函》治五噎膈气烦闷，吐逆不下食，芦根五两，锉，水三盏，煮一盏，去渣，服无时。"[4]

《本草品汇精要》卷十四："芦根，无毒附蓬茸，丛生。芦根主消渴客热止小便利（名医所录）【名】蓬蕽花也。"[5]

《本草蒙筌》卷三："芦根，味甘，气寒。无毒。州渚多生，秋冬才取。掘土择甘美者有效，露出及浮水者损人。解酒毒退热除烦；止呕哕开胃下食。食鱼蟹中毒即劫，怀胎孕发热即驱。花白名曰蓬茸，主卒霍乱危急。煮汁顿饮，霎时可安。"[21]

《本草纲目》卷十五："芦，（《别录》下品）。【校正】并入《拾遗》江中采出芦。【释名】苇（音伟）、葭（音加），花名蓬蕽，《唐本》，笋名虇（音拳）。时珍曰：按毛苌《诗疏》云：苇之初生曰葭；未秀曰芦；长成曰苇。苇者，伟大也。芦者，色卢黑也。葭者，嘉美也。【集解】恭曰：芦根生下湿地。茎叶似竹，花若荻花，名蓬蕽。二月、八月采根，日干用……根，【气味】甘，寒，无毒。【主治】消渴客热，止小便利《别录》。疗反胃呕逆不下食，胃中热，伤寒内热，弥良（苏恭）。解大热，开胃，治噎哕不止（甄权）。寒热时疾烦闷，泻痢大渴，孕妇心热（大明）。"[37]

《炮炙大法·草部》："芦根，（逆水生并黄泡肥厚，味甘者良，露根勿用。去须节并赤黄皮。用其汁消痰，开胃下气，除热，解一切食物鱼虾河鲀毒）。"[22]

《雷公炮制药性解》卷四："芦根，味甘，性寒无毒，入肺胃二经。主消渴客热，止小便利，治五噎膈气，烦闷吐逆，以芦根五两，水三盏煮一盏服，甚效。按：芦根主气逆呕哕，故入太阴阳明。消渴之证，亦以气化不及故也。今得芦根以下太阴，而津液之生必矣。”[23]

《本草征要》卷二：“芦根，味甘，性寒，无毒。入肺、胃二经。清肺胃火，生津止渴。治肺痈，除呕哕。胸中烦热，鲜者煎尝。牙疳腐烂，生饮其汁。入太阳、阳明，清热下降，故主治如上。芦芽，能解河鲀毒。按霍乱呕吐，由于寒者勿服。”[24]

《本草乘雅半偈·第十一帙》：“芦根，（别录下品）……［条］曰：诗疏云：芦初生曰葭，嘉美也。长成曰苇，伟大也。未秀曰芦，芦，黑也。盖芦曰黑，黑，水色也。胪，腹前也，假言驴力之在胪也。”[25]

《炮炙全书》卷二：“芦根，甘，寒。取肥者去须并赤黄皮用其露出及浮水中者并不堪。”[26]

《本草易读》卷四：“芦根一百，甘，寒，无毒。除反胃之呕哕，止小便之频数。伤寒内热最良，消渴客热至效。芦笋：利客热烦渴之火，且利小便，解鱼蟹河豚之毒，并解诸肉毒。处处有之，多生下湿陂泽中。其状都似竹，而叶抱茎生，无枝。花白作穗。其根浮水者不堪用。”[27]

《本草备要·草部》：“芦根，泻热，止呕。甘益胃，寒降火。治呕哕反胃（胃热火升，则呕逆，食不下。《金匮》方：芦根煎服），消渴客热，伤寒内热，止小便数。”[28]

《本经逢原》卷二：“芦根，笋名蘿芦，茎名苇茎，花名蓬蕽。甘寒，无毒。发明，芦根甘寒，主消渴、胃中客热。利小便，治噎哕，反胃呕逆，不下食，妊娠心热，时疫寒热，烦闷。解河豚诸鱼毒，其笋尤良。蘿芦治脐下坚癖，小便不利。苇茎中空，专于利窍，善治肺痈，吐脓血臭痰。”[29]

《本草从新》卷三：“芦根，泻热止呕。甘和胃，寒降火。治呕哕反胃。（胃热火升则呕、逆食不下。）客热消渴。伤寒烦热。止小便数。”[6]

《得配本草》卷三：“芦根，忌巴豆。甘，寒。入足阳明经。退邪热，下逆气，止呕哕，除烦渴，（甘能益胃，寒能降火。）疗便数劳复。解鱼鳖肉毒。配竹茹、麦冬，治霍乱烦闷。（热除呕自止。）配地骨皮、麦冬、橘皮、生姜，治肺痿骨蒸。”[30]

《本草害利·胃部药队》：“芦根，【害】性味寒凉，因寒霍乱作胀……”[31]

《本草求真·上编》：“芦根，（隰草）泻胃中热呕。芦根（专入肺胃。兼入心）。治无他奇。惟清肺降火。是其所能。凡人胸中有热。则火升上呕。逆气不下。脾肺热起则消渴便数。甚至不能少忍。”[32]

《温病条辨》卷一：“湿温、寒湿，四三、头痛恶寒，身重疼痛，舌白不渴，脉弦细而濡，面色淡黄，胸闷不饥，午后身热，状若阴虚，病难速已，名曰湿温……银翘马勃散方（辛凉微苦法）、连翘（一两）、牛蒡子（六钱）、银花（五钱）、射干（三钱）、马勃（二钱），上杵为散，服如银翘散法。不痛但阻甚者，加滑石六钱，桔梗五钱，苇根五钱。四六、太阴湿温，气分痹郁而哕者（俗名为呃），宣痹汤主之。”[38]

《本草分经·原例》：“芦根，甘寒，和胃降火止呕，清上焦热，用逆水者。芦笋解鱼蟹河豚毒。”[33]

《本草述钩元》卷九：“芦根，芦有数种。其长丈许。中空皮薄色白者。葭也。芦也。苇也。其短小于苇。而中空皮厚色青苍者。炎也。薍也。荻也。萑也。其最短小而中实者。蒹也。帘也。其身皆如竹。其叶皆长如箬。其根入药。性味皆同。未解叶者。谓之紫箨。(濒湖)”[34]

《天宝本草新编》:“顺江龙［歌词］顺江龙益肾清心，能去目雾与头晕，耳鸣疮毒皆可治，梦魂颠倒并遗精。［基原考订］顺江龙为禾本科植物芦苇 Phragmites communis (L.) Trin. 的根茎。［别名］苇根、芦根、芦茅根、芦茹根、蒲芦根、芦头、水葫蕴、鲜芦根、活水芦根、活芦根。”[39]

《本草撮要》卷一:“【芦根】，味甘寒。入手太阴足阳明经。功专消渴去呕逆。得麦冬治霍乱烦闷。得麦冬、骨皮、茯苓、陈皮、生姜治骨蒸肺痿。如独用止小便。并解鱼蟹河豚毒。”[35]

《本草便读·草部》:“芦根，性入阳明。甘寒清热。功除烦呕。润降和阴。茎则清肃上焦。肺痈可愈。笋乃解消鱼毒。膈热能清。（芦根甘寒。入胃清热。热则胃气逆而不顺。呕吐反胃等证作矣。至于解毒。亦甘寒入胃之功。但芦根主降。茎与笋有上升之意。故肺痈肺痿皆用之。芦根寒能清热。甘可养阴。故胃阴不足。而有火邪上逆为患者。最宜。胃寒便溏呕吐者禁用。)”[36]

《中药志》:“芦根　本品为常用中药。商品为禾本科植物芦苇的根茎。……【原植物】芦苇　别名：苇子（俗称）。Phragmites communis Trin. ——禾本科 Gramineae.”[13]

《中药材手册》:“芦根［纲目列入草部　草类芦项下］　本品为禾本科植物芦苇 Phragmites communis Trin. 的新鲜或干燥根茎。原植物系多年生丛生草本，生于池沼池、河溪地、湖边及河流两岸沙地及湿地等处。商品中有鲜货和干货。一般多用鲜货。干货均去节，切成长约寸许的小段，用量较少，多供出口。［别名］芦苇根。”[14]

《全国中草药汇编》:“芦根　别名：苇根、芦头。来源：为禾本科芦苇植物芦苇 Phragmites communis (L.) Trin. 的根状茎。”[15]

《中药大辞典》:“芦根《本草经集注》　【异名】芦茅根《会约医镜》，苇根《温病条辨》，芦菇根《草木便方》，顺江龙《天宝本草》，水葫蕴《岭南采药录》，芦柴根《南京民间药草》，芦通《江苏植物药材志》，苇子根《河北药材》，芦芽根《山东中药》，甜梗子《四川中药志》。【基原】为禾本科植物芦苇的根茎。【原植物】芦苇 Phragmites communis Trin.，又名苇、葭《诗经》，芦《别录》，芦竹《药对》，蒲苇《圣济总录》，苇子草《救荒本草》，禾杂竹、水芦竹。”[9]

《中医大辞典·中药分册》:“芦根　出《本草经集注》。又名苇根、芦柴根、芦通、芦芽根、甜梗子。为禾本科植物芦苇 Phragmites communis (L.) Trin. 的根茎。”[10]

《中国医学百科全书·中医学》:“芦根　始载于《本草经集注》。又名苇根、芦头。为禾本科植物芦苇 Phragmites communis Trin. 的根茎。主产于中国安徽、江苏、浙江、湖北；其他省、区亦产。”[11]

《全国中药炮制规范》:“芦根　［处方用名］鲜芦根、芦根。【来源】本品为禾本科植物芦苇 Phragmites communis Trin. 的新鲜或干燥根茎。野生或栽培。全国各地均产。全年均可采挖，除去芽、须根及膜状嘎，鲜用或干燥。药材以条粗、色黄白、有光泽者为佳。”[16]

《中国药材学》:“芦根　【来源】本品为禾本科植物芦苇 Phragmites communis Trin. 的根茎。”[17]

《中国中医药学主题词表》:“芦根 RHIZOMA PHRAGMITIS　为禾本科植物芦苇的根

茎；属清热泻火药　C芦苇。”[12]

《普通高等教育中医药类规划教材·中药学》：“芦根《别录》　为禾本科多年生草本植物芦苇 Phragmites communis Trin. 的地下茎。我国各地均有分布。春末夏初或秋季均可采挖，洗净，切段，鲜用或晒干用。”[8]

《中华本草》：“芦根《别录》　【异名】芦茅根《会约医镜》，苇根《温病条辨》，芦菰根《草木便方》，顺江龙《天宝本草》，水蒴蒻《岭南采药录》，芦柴根《南京民间药草》，芦通《江苏植物药材志》，苇子根《河北药材》，芦芽根《山东中药》，甜梗子《四川中药志》，芦头《全国中草药汇编》……【来源】为禾本科植物芦苇的根茎。【原植物】芦苇 Phragmites communis Trin. ［P. australis（Cav.）Trin.］　又名苇、葭《诗经》，芦竹《药对》，蒲苇《圣济总录》，苇子草《救荒本草》。”[18]

《中华人民共和国药典》：“芦根 Rhizoma phragmitis　本品为禾本科植物芦苇 Phragmites communis Trin. 的新鲜或干燥根茎。全年均可采挖，除去芽、须根及膜状叶，鲜用或晒干。”[7]

5　参考文献

1　魏晋·名医别录. 北京：人民卫生出版社，1986，231

2　唐·苏敬等撰. 新修本草. 合肥：安徽科学技术出版社，1981，291

3　宋·唐慎微. 证类本草. 北京：人民卫生出版社，1957，271

4　元·王好古. 汤液本草. 见：景印文渊阁四库全书（745）. 北京：中医古籍出版社，1986，965

5　明·刘文泰. 本草品汇精要. 北京：人民卫生出版社，1982，412

6　清·吴仪洛. 本草从新. 北京：中医古籍出版社，2001，58

7　国家药典委员会编. 中华人民共和国药典. 一部. 北京：化学工业出版社，2000，130

8　雷载权主编. 普通高等教育中医药类规划教材·中药学. 上海：上海科学技术出版社，1995，53

9　江苏新医学院编. 中药大辞典. 上海：上海科学技术出版社，1977，1078

10　《中医大辞典》编辑委员会编. 中医大辞典·中药分册. 北京：人民卫生出版社，1982，172

11　《中医学》编辑委员会. 中国医学百科全书·中医学. 上海：上海科学技术出版社，1997，985

12　吴兰成主编. 中国中医药学主题词表. 北京：中医古籍出版社，1996，233

13　中国医学科学院药物研究所等编. 中药志. 第一册. 北京：人民卫生出版社，1993，434

14　中华人民共和国卫生部药政管理局主编. 中药材手册. 北京：人民卫生出版社，1998，124

15　《全国中草药汇编》编写组编. 全国中草药汇编. 上册. 北京：人民卫生出版社，1996，456

16　中华人民共和国卫生部药政管理局编. 全国中药炮制规范. 北京：人民卫生出版社，1988，59

17　徐国钧等主编. 中国药材学. 北京：中国医药科技出版社，1996，586

18　国家中医药管理局《中华本草》编委会. 中华本草. 第八册. 上海：上海科学技术出版社，1999，390

19　南北朝·陶弘景. 本草经集注. 北京：人民卫生出版社，1994，339

20　宋·苏颂. 本草图经. 合肥：安徽科学技术出版社，1994，298

21　明·陈嘉谟. 本草蒙筌. 北京：人民卫生出版社，1988，188

22　明·缪希雍. 炮炙大法. 明末庄继先校刻本

23　明·李中梓. 雷公炮制药性解. 见：中国医学大成（二）. 长沙：岳麓书社，1990，147

24　明·李中梓. 本草征要. 见：李中梓医学全书. 北京：中国中医药出版社，1999，133

25　明·卢之颐. 本草乘雅半偈. 北京：人民卫生出版社，1986，682

26 ［日］稻宣义. 炮炙全书. 北京：中医古籍出版社
27 清·汪昂. 本草易读. 北京：人民卫生出版社，1997，183
28 清·汪昂. 本草备要. 北京：中国中医药出版社，1998，72
29 清·张璐. 本经逢原. 上海：上海科学技术出版社，1959，73
30 清·严西亭. 得配本草. 上海：上海卫生出版社，1957，13
31 清·凌奂. 本草害利. 北京：中医古籍出版社，1982，112
32 清·黄宫绣. 本草求真. 上海：上海科学技术出版社，1959，175
33 清·姚澜. 本草分经. 上海：上海科技出版社，1989，105
34 清·杨时泰. 本草述钩元. 上海：科技卫生出版社，1958，233
35 清·陈其瑞. 本草撮要. 见：珍本医书集成. 本草类. 上海：上海科学技术出版社，1985，14
36 清·张秉成. 本草便读. 上海：上海卫生出版社，1957，26
37 明·李时珍. 本草纲目. 北京：人民卫生出版社，1982，1001
38 清·吴瑭. 温病条辨. 清嘉庆十八年癸酉（1813）问心堂刻本
39 清·龚锡麟原著，谢宗万等新编. 天宝本草新编. 北京：中医古籍出版社，2001，168

201 芦笋
Lusun
Cacumen Asparagi

1 定名依据

1.1 正名

1.1.1 汉文名：芦笋（禾本科植物芦苇 Phragmites communis Trin. 的嫩苗）。

1.1.2 英文名：asparagus.

1.2 依据

1.2.1 定名的文献依据

(1)《尔雅注疏》卷八："其萌，虇。郭注：今江东呼芦笋。为虇然则旧苇之类，其初生者皆名虇。"[1]

(2)《本草经集注·序录下》："服药忌食，有术，勿食桃、李及雀肉、胡蒜、青鱼鲊。服药有巴豆，勿食芦笋羹及猪肉。"[2]

(3)《中药大辞典》："芦笋《本草图经》 【异名】虇《尔雅》，芦尖《要药分剂》。【基原】为禾本科植物芦苇 Phragmites communis Trin. 的嫩苗。原植物详'芦根'条。"[3]

(4)《中医大辞典·中药分册》："芦笋 出《本草图经》。又名笋尖。为禾本科植物芦苇 Phragmites communis（L.）Trin. 的嫩苗。"[4]

(5)《中华本草》："芦笋《本草图经》 【异名】灌《尔雅》，芦尖《要药分剂》。【来源】为禾本科植物的芦苇 Phragmites communis Trin. 的嫩苗。"[5]

1.2.2 定名选择的理由

(1) 芦笋 Cacumen Asparagi，系禾本科植物芦苇 Phragmites communis Trin. 的嫩苗。"芦笋"之名始见于晋郭璞《尔雅注疏》，"芦笋"在本草著作中始载于南北朝·陶弘景《本草经集注》，其后的本草著作多以“芦笋”为本品正名在“芦根”条下论述。

(2) 现代本草著作已以“芦笋”为正名将本品单列介绍，如《中医大辞典·中药分册》、《中药大辞典》、《中华本草》等。

1.3 与正名等效的名词：无。

2 源流考释

芦笋（禾本科植物芦苇 Phragmites communis Trin. 的嫩苗）原称“虇”，始载于《尔雅》。晋·郭璞始称本品为“芦笋”，如《尔雅注疏》卷八：“其萌，虇。郭注：今江东呼芦笋。为虇然则旧苇之类，其初生者皆名虇。”[1]

“芦笋”在本草著作中始载于南北朝·陶弘景《本草经集注·序录下》：“服药忌食，有术，勿食桃、李及雀肉、胡蒜、青鱼鲊。服药有巴豆，勿食芦笋羹及猪肉。”[2] 其后的本草著作唐·苏敬《新修本草》[6]，宋·唐慎微《证类本草》[7] 等在药物禁忌中均提及本品。

宋·苏颂《本草图经》[8] 未提及“芦笋”之名，但最早记载了本品的性味，如《本草图经》卷九：“芦根，旧不载所出州土，今在处有之，生下湿陂泽中。其状都似竹，而叶抱茎生，无枝；花白作穗若茅花；根亦若竹根而节疏；二月、八月采日干用之。当汲取水底甘辛者。其露出及浮水中者，并不堪用。谨按《尔雅》谓芦根为葭华。郭璞云：芦苇也……其萌笋皆名虇（音绻）。若然所谓芦苇，通一物也……其笋味小苦，堪食。法如竹笋，但极冷耳。”[8]

汪昂《本草易读》[9] 在“芦根”条下论述了本品的功能主治：“芦根一百，甘，寒，无毒。除反胃之呕哕，止小便之频数。伤寒内热最良，消渴客热至效。芦笋：利客热烦渴之火，且利小便，解鱼蟹河豚之毒，并解诸肉毒。”[9] 其后的本草著作有的在“芦根”条下论述本品，如清·吴仪洛《本草从新》[10]、沈金鳌《要药分剂》[11]、姚澜《本草分经》[12]；有的在“诸笋”条下论述，如清·黄宫绣《本草求真》[13]。

古代著作记载的本品异名有“芦尖”，如《要药分剂》卷六：“芦根，味甘。性寒。无毒。禀土之冲气兼感水之阴气以生。降也。阴也。【主治】主消渴。客热。止小便数。(别录) 胃中热。伤寒内热弥良。(苏恭) 解大热。开胃。治噎哕不止。(甄权) 寒热时疾烦闷。泻痢人渴。孕妇心中热。(大明)〔芦笋〕即芦尖。”[11]

现代有关著作有的即以“芦笋”为正名论述本品，如《中药大辞典》[3]、《中医大辞典·中药分册》[4]、《中华本草》[5] 等。同时记载有“笋尖”《中医大辞典》[4] 等俗称。

3 附录

3.1 又称：无。

3.2 俗称：笋尖。

3.3 曾称：虇《尔雅》，芦尖《要药分剂》。

3.4 原植物名称：详‘芦根’条

4 文献通考

《尔雅注疏》卷八：“其萌，虇。郭注：今江东呼芦笋。为虇然则旧苇之类，其初生者皆名蘿。”[1]

《本草经集注·序录下》：“服药忌食，有术，勿食桃、李及雀肉、胡蒜、青鱼鲊。服药有巴豆，勿食芦笋羹及猪肉。”[2]

《新修本草》卷二：“服药食忌例，有术，勿食桃、李及雀肉、胡荽、大蒜、青鱼等物。有藜芦，勿食狸肉。有巴豆，勿食芦笋羹及野猪肉。”[6]

《本草图经》卷九：“芦根　旧不载所出州土，今在处有之，生下湿陂泽中。其状都似竹，而叶抱茎生，无枝；花白作穗若茅花；根亦若竹根而节疏；二月、八月采日干用之。当汲取水底甘辛者。其露出及浮水中者，并不堪用。谨按《尔雅》谓芦根为葭华。郭璞云：芦苇也……其萌笋皆名蘿（音绻）。若然所谓芦苇，通一物也……其笋味小苦，堪食。法如竹笋，但极冷耳。”[8]

《证类本草》卷十四：“巴豆，味辛，温，生温熟寒，有大毒……臣禹锡等谨按药性论云：巴豆，使。中其毒，用黄连汁、大豆汁解之。忌芦笋、酱、豉、冷水，得火良。杀斑蝥、蛇虺毒。能主破心腹聚结气，治十种水肿，痿痹，大腹，能落胎。”[7]

《本草易读》卷四：“芦根一百，甘，寒，无毒。除反胃之呕哕，止小便之频数。伤寒内热最良，消渴客热至效。芦笋：利客热烦渴之火，且利小便，解鱼蟹河豚之毒，并解诸肉毒。”[9]

《本草从新》卷三：“芦根，泻热止呕。甘和胃，寒降火。治呕哕反胃。（胃热火升则呕、逆食不下。）客热消渴。伤寒烦热。止小便数。（肺为水之上源、脾气散精、上归于肺、始能通调水道、下输膀胱、肾为水脏、而主二便、三经有热、则小便数甚、至不能少忍、火性急速故也、芦中空、清上焦、湿热解、则肺之气化行、而小便复其常道矣。）芦笋能解鱼、蟹、河豚毒。反胃呕吐。由于寒者勿用。取逆水肥厚者。去须节。（因热霍乱烦闷、芦根三钱、麦门冬二钱、水煎服、即愈。）”[10]

《要药分剂》卷六：“芦根，味甘。性寒。无毒。禀土之冲气兼感水之阴气以生。降也。阴也。【主治】主消渴。客热。止小便数。（别录）胃中热。伤寒内热弥良。（苏恭）解大热。开胃。治噎哕不止。（甄权）寒热时疾烦闷。泻痢人渴。孕妇心中热。（大明）〔芦笋〕即芦尖。主膈间客热。止渴。利小便。解河豚及诸鱼蟹毒。（宁原）〔芦花〕主霍乱。煮汁饮。大验。（苏恭）亦入崩中药。（时珍）”[11]

《本草求真》卷七：“诸笋，（柔滑）诸笋解肠胃热毒及化皮里膜外痰。诸笋（专入肠胃）。味甘微寒无毒。按笋虽载品类甚多。如玂竹笋（即中母笋。）能治消渴风热等症。淡竹笋气味甘寒。能除痰热狂燥。头痛头风。颠仆惊悸等症。桃竹笋有小毒。（出广中。皮滑而黄。犀绞瘦骨。四寸骨节。可以为席。）能治六畜疮中蛆等症。刺竹笋（时珍曰。生交广中。丛生。大者围二尺。枝节皆有刺。夷人种以为城。伐竹为弓。根大如车辐。一名芭竹。）气味甘苦。微有小毒。食之令人落发。酸笋（出粤南。笋大如臂。摘至。用沸汤泡去苦水。投冷井水中浸二三日。取出。缕如丝绳。醋煮可食。好事者提入中州。成罕物云。）气味苦凉无毒。食之令人止渴解酲。利膈。芦笋气味甘温。能治噎膈烦闷不食等症。然总多食助冷动气。以甘则气壅。而寒则发人冷症。”[13]

《本草分经·原例》：“芦根，甘，寒，和胃降火止呕，清上焦热，用逆水者。芦笋解鱼蟹河豚毒。”[12]

《中药大辞典》：“芦笋《本草图经》　【异名】蘿《尔雅》，芦尖《要药分剂》。【基原】为禾本科植物芦苇 Phragmites communis Trin. 的嫩苗。原植物详‘芦根’条。”[3]

《中医大辞典·中药分册》：“芦笋　出《本草图经》。又名笋尖。为禾本科植物芦苇 Phragmites communis（L.）Trin. 的嫩苗。”[4]

《中华本草》：“芦笋《本草图经》　【异名】蘿《尔雅》，芦尖《要药分剂》。【来源】为禾本科植物的芦苇 Phragmites communis Trin. 的嫩苗。”[5]

5　参考文献

1　初学者辑，晋·郭璞注. 十三经注疏·尔雅注疏. 上海：上海古籍出版社，1993

2　南北朝·陶弘景. 本草经集注. 北京：人民卫生出版社，1994，30

3　江苏新医学院编. 中药大辞典. 上海：上海科学技术出版社，1977，1079

4　《中医大辞典》编辑委员会编. 中医大辞典·中药分册. 北京：人民卫生出版社，1982，173

5　国家中医药管理局《中华本草》编委会. 中华本草. 第八册. 上海：上海科学技术出版社，1999，394

6　唐·苏敬等撰. 新修本草. 合肥：安徽科学技术出版社，1981，73

7　宋·唐慎微. 证类本草. 北京：人民卫生出版社，1957，271

8　宋·苏颂. 本草图经. 合肥：安徽科学技术出版社，1994，298

9　清·汪昂. 本草易读. 北京：人民卫生出版社，1987，183

10　清·吴仪洛. 本草从新. 北京：中医古籍出版社，2001，58

11　清·沈金鳌. 要药分剂. 上海：上海科技出版社，1959，150

12　清·姚澜. 本草分经. 上海：上海科学技术出版社，1989，105

13　清·黄宫绣. 本草求真. 上海：上海科学技术出版社，1959，175

202　苏木

Sumu

Lignum Sappan

1　定名依据

1.1　正名

1.1.1　汉文名：苏木（为豆科植物苏木 Caesalpinia sappan L. 的干燥心材）。

1.1.2　英文名：sappan wood.

1.2　依据

1.2.1　定名的文献依据

(1)《医学启源》卷之下：“湿化成〔中央〕，戊〔土〕其本气平，其兼气〔温〕凉寒热，在人以胃应之；己土其本味〔淡〕，其兼味辛甘咸苦，在人以脾应之……苏木，气平，味甘咸，主破血，产后血〔胀闷〕欲死者。排脓止痛，消痈肿瘀血，妇人月经不调，及血晕口噤。《主治秘〔要〕》云：性凉，味微辛，发散表里风气。又云：甘咸，阳中之阴，破死血。”[1]

(2)《珍珠囊药性赋》卷二：“苏木，味甘、咸、平，性寒无毒。可升可降，阴也。其用有二：破疮疡死血，非此无功；除产后败血，用之立验。”[2]

(3)《汤液本草》卷五：“苏木，气平，味甘、咸。甘而酸、辛，性平。甘胜于酸辛，阳中之阴。无毒。《本草》云：主破血，产后血胀闷欲死者。排脓止痛，消痈肿瘀血，妇人月水不调及血晕口噤。《心》云：性平，甘胜于酸辛。去风，与防风同用。”[3]

(4)《本草征要》卷一：“苏木，味甘、咸，性平，无毒。入心、肝、脾三经。能除新旧之瘀血，兼宣表里之风邪。苏木理血，与红花同功，少用和血，多用即破血也。故能治跌扑损伤、壅塞作痛。其治风者，所谓治风先治血，血行风自灭也。”[4]

(5)《本草从新》卷八：“苏木，泻、行血祛风。甘、咸、辛，平，入三阴血分。行血去瘀。宣表里之风。（元素曰：宜与防风同用、但此之治风、即治风先治血、血行风自灭之义、不宜与防风同用也。）治产后血晕。胀满欲死。”[5]

(6)《本草撮要》卷二：“【苏木】，味甘咸辛平。入手足太阴、少阴、厥阴经。功专行血去瘀。宣表里之风。得乳香酒服治产后败血上冲。得人参治败血乘虚入肺。挟虚气喘垂危。若刀斧断指。以末敷之。外以蚕茧缚好即接。虚甚无瘀滞者忌服。”[6]

(7)《中华人民共和国药典》：“苏木 Lignum sappan　本品为豆科植物苏木 Caesalpinia sappan L. 的干燥心材。多于秋季采伐，除去白色边材，干燥。”[7]

(8)《普通高等教育中医药类规划教材·中药学》：“苏木《新修本草》　为豆科灌木或小乔木苏木 Caesalpinia sappan L. 的心材。主产于广东、广西、云南、台湾等地。四季可采伐，取树干，除去枝皮及边材，留取中心部分，锯段，晒干。用时刨成薄片或砍为小块，或经蒸软切片用。”[8]

(9)《中药大辞典》：“苏木《医学启源》　【异名】芳枋《南方草木状》，苏方《肘后方》，苏方木《唐本草》，窳木《诸蕃志》，棕木《中国主要植物图说·豆科》，赤木《兽医国药及处方》，红柴《四川中药志》。【基原】为豆科植物苏木的干燥心材。【原植物】苏木 Caesalpinia sappan L.”[9]

(10)《中医大辞典·中药分册》：“苏木　出《本草经集注》。又名红柴、赤木、苏杭、苏方木。为豆科植物苏木 Caesalpinia sappan L. 的干燥心材。”[10]

(11)《中国医学百科全书·中医学》：“苏木　始载于《新修本草》，原名苏方木。又名苏枋、苏枋木。为豆科植物苏木 Caesalpinia sappan L. 的心材。全年均可采收，多在 5～7 月间，将树砍下，除去粗皮及边材，取其黄红色或棕红色的心材，晒干。”[11]

(12)《中国中医药学主题词表》：“苏木 LIGNUM SAPPAN　属豆科和活血祛瘀药。”[12]

(13)《中药志》[13]、《中药材手册》[14]、《全国中草药汇编》[15]、《全国中药炮制规范》[16]、《中国药材学》[17]、《中华本草》[18]等现代中药著作多以“苏木”作为本品正名（参见“文献通考”）。

1.2.2　定名选择的理由

(1) 苏木 Lignum sappan，系豆科植物苏木 Caesalpinia sappan L. 的干燥心材。“苏木”之名始见于金·张元素《医学启源》，“苏木”作为本草正名始见于金·李杲《珍珠囊药性赋》，其后的本草著作如元·王好古《汤液本草》，明·李中梓《本草征要》，清·吴仪洛《本草从新》、陈其瑞《本草撮要》等在载录本品时即以“苏木”作为正名，并一直沿用至今。

(2) 我国最新出版的《中华人民共和国药典》、《普通高等教育中医药类规划教材·中药

学》以及辞书类著作《中医大辞典·中药分册》、《中药大辞典》、《中国医学百科全书·中医学》等均以“苏木”作为本品正名。已经广泛应用于中医药学文献的标引和检索的《中国中医药学主题词表》也以“苏木”作为本品的正式主题词。现代本草著作如《中药志》、《全国中草药汇编》、《中华本草》、《中国药材学》、《中药材手册》、《全国中药炮制规范》等虽记载了不少本品各地的俗称，但也无一例外以“苏木”作为本品的正名。说明“苏木”作为本品正名已成为共识。

1.3　与正名等效的名词：无。

2　源流考释

苏木（豆科植物苏木 Caesalpinia sappan L. 的干燥心材）原称“苏枋”，始载于《南方草木状·卷中》：“苏枋 树类槐花，黑子。出九真。南人以染绛，渍以大庾之水，则色愈深。（苏木，苏枋。抄者注）”[19] 其后的本草著作则多以“苏方木”为正名记载本品，如唐·苏敬《新修本草》[20]、李珣《海药本草》[21]，宋·唐慎微《证类本草》[22]等。

“苏木”之名始见于金·张元素《医学启源》卷之下：“湿化成〔中央〕，戊〔土〕其本气平，其兼气〔温〕凉寒热，在人以胃应之；己土其本味〔淡〕，其兼味辛甘咸苦，在人以脾应之……苏木，气平，味甘咸，主破血，产后血〔胀闷〕欲死者。排脓止痛，消痈肿瘀血，妇人月经不调，及血晕口噤。《主治秘〔要〕》云：性凉，味微辛，发散表里风气。又云：甘咸，阳中之阴，破死血。”[1]“苏木”作为本草正名始见于金·李杲《珍珠囊药性赋》卷二：“苏木，味甘、咸、平，性寒无毒。可升可降，阴也。其用有二：破疮疡死血，非此无功；除产后败血，用之立验。”[2]，其后的本草著作有的即以“苏木”为正名，如元·王好古《汤液本草》[3]，明·杜文燮《药鉴》[23]、李中梓《雷公炮制药性解》[24]、李中梓《本草征要》[4]，清·蒋居祉《本草择要纲目》[25]、汪昂《本草易读》[26]、汪昂《本草备要》[27]、吴仪洛《本草从新》[5]、沈金鳌《要药分剂》[28]、黄宫绣《本草求真》[29]、姚澜《本草分经》[30]、陈其瑞《本草撮要》[6]、张秉成《本草便读》[31]等；有的以“苏方木”为正名，如明·刘文泰《本草品汇精要》[32]、陈嘉谟《本草蒙筌》[33]、李时珍《本草纲目》[34]、卢之颐《本草乘雅半偈》[35]等。

古代著作中记载的本品异名尚有“苏方”《海药本草》[21]等。如《海药本草》卷三：“苏方木，谨按徐表《南海记》，生海畔，叶似绛，木若女贞。味平，无毒。主虚劳血癖气壅滞，产后恶露不安，怯起冲心，腹中搅痛，及经络不通，男女中风，口噤不语。宜此法，细研乳头香细末方寸匕，酒煎苏方，去滓，调服，立吐恶物，差。”[21]

现代有关著作均沿用《珍珠囊药性赋》[2]的记载以“苏木”作为本品正名，如《中华人民共和国药典》[7]、《普通高等教育中医药类规划教材·中药学》[8]、《中药大辞典》[9]、《中医大辞典·中药分册》[10]、《中国医学百科全书·中医学》[11]、《中国中医药学主题词表》[12]、《中药志》[13]、《中药材手册》[14]、《全国中草药汇编》[15]、《全国中药炮制规范》[16]、《中国药材学》[17]、《中华本草》[18]等。同时尚记载有“窊木”、“棕木”、“赤木”、“红柴”《中药大辞典》[9]，“苏杭”《中医大辞典》[10]，“苏枋木”《中国医学百科全书·中医学》[11]，“红紫”《中国药材学》[17]，“红苏木”、“落文树”《中华本草》[18]等各地的俗称。还记载有本品原植物“苏木”的异名“苏枋”、“红柴”《中药志》[13]等。

3 附录

3.1 又称：无。

3.2 俗称：红柴、红紫（四川），红苏木（广西），落文树（玉溪），窊木，苏杭－苏枋木，棕木，赤木。

3.3 曾称：苏枋《南方草木状》，苏方木《新修本草》，苏方《海药本草》。

3.4 原植物名称：苏木，苏枋（旧称），红柴（四川）。

4 文献通考

《南方草木状》卷中："苏枋 树类槐花，黑子。出九真。南人以染绛，渍以大庾之水，则色愈深。（苏木，苏枋。抄者注）"[19]

《新修本草》卷十四："苏方木，味甘、咸，平，无毒。主破血，产后血胀闷欲死者。水煮若酒煮五两，取浓汁服之，效。此人用染色者，自南海昆仑来，交州、爱州亦有。树似菴罗，叶若榆叶而无涩，抽条长丈许，花黄，子生青、熟黑。"[20]

《海药本草》卷三："苏方木，谨按徐表《南海记》，生海畔，叶似绛，木若女贞。味平，无毒。主虚劳血癖气壅滞，产后恶露不安，怯起冲心，腹中搅痛，及经络不通，男女中风，口噤不语。宜此法，细研乳头香细末方寸匕，酒煎苏方，去滓，调服，立吐恶物，差。"[21]

《证类本草》卷十四："苏方木，味甘、咸，平，无毒。主破血。产后血胀闷欲死者，水煮，苦酒煮五两，取浓汁服之效。唐本注云：此人用染色者。出南海、昆仑来，交州爱州亦有。树似庵罗，叶若榆叶而无涩，抽条长丈许，花黄，子生青熟黑。今按陈藏器本草云：苏方，寒。主霍乱呕逆，及人常呕吐，用水煎服之……《肘后方》：治血运。苏方：三两细锉，水五升，煮取二升，分再服，瘥。"[2]

《医学启源》卷之下："3. 湿化成〔中央〕，戊〔土〕其本气平，其兼气〔温〕凉寒热，在人以胃应之；己土其本味〔淡〕，其兼味辛甘咸苦，在人以脾应之……苏木，气平，味甘咸，主破血，产后血〔胀闷〕欲死者。排脓止痛，消痈肿瘀血，妇人月经不调，及血晕口噤。《主治秘〔要〕》云：性凉，味微辛，发散表里风气。又云：甘咸，阳中之阴，破死血。"[1]

《珍珠囊药性赋》卷二："苏木，味甘、咸、平，性寒无毒。可升可降，阴也。其用有二：破疮疡死血，非此无功；除产后败血，用之立验。"[2]

《汤液本草》卷五："苏木，气平，味甘、咸。甘而酸、辛，性平。甘胜于酸辛，阳中之阴。无毒。《本草》云：主破血，产后血胀闷欲死者。排脓止痛，消痈肿瘀血，妇人月水不调及血晕口噤。《心》云：性平，甘胜于酸辛。去风，与防风同用。"[3]

《本草品汇精要》卷二十："苏方木，无毒，植生。苏方木，主破血。产后血胀闷欲死者，水煮，苦酒煮，五两，取浓汁服之效（名医所录）。"[32]

《本草蒙筌》卷四："苏方木，味甘、咸，气平。可升可降，阳中之阴。无毒。多生海外，堪用染红。入药惟取中心，煎酒专行积血。女科姿通月水，产后败血立除。外科仗散肿痈，跌扑死血即逐。同防风散表里风气，调乳香治口噤风邪。"[33]

《本草纲目》卷三十五："苏方木，《唐本草》。【释名】苏木。时珍曰：海岛有苏方国，其地产此木，故名。今人省呼为苏木尔。【集解】恭曰：苏方木自南海、昆仑来，而交州、爱州亦有之。树似庵罗，叶若榆叶而无涩，抽条长丈许，花黄，子生青熟黑。其木，人用染绛色。珣：按：徐表《南州记》云：生海畔。叶似绛，木若女贞。时珍曰：按：嵇含《南方草木状》云：苏方树类槐，黄花黑子，出九真。煎汁忌铁器，则色黯。其木蠹之粪名曰紫纳，亦可用。暹罗国人贱用如薪。"[34]

《药鉴》卷二："苏木，气寒，味甘咸，无毒。可升可降，阴也。诸血家之要药也。与川芎同用，则散头目之血热。与红花同用，则治产后之血瘀。与皂荚刺同用，则逐痈肿之血死。与四物汤同用，则滋骨蒸之血枯。"[23]

《雷公炮制药性解》卷五："苏木，味甘咸，性平无毒，入肝经。主破产后恶血，疮疡死症，一切跌扑损伤，调月水，去瘀血，和新血，排脓止痛，消痈散肿，及主霍乱呕逆，赤白痢下，酒蒸干用。按：苏木专主血分，宜入肝经。然破血之功多，而和血之功少，勿得多用，以伤阴分。"[24]

《本草征要》卷一："苏木，味甘咸，性平，无毒。入心、肝、脾三经。能除新旧之瘀血，兼宣表里之风邪。苏木理血，与红花同功，少用和血，多用即破血也。故能治跌扑损伤、壅塞作痛。其治风者，所谓治风先治血，血行风自灭也。"[4]

《本草乘雅半偈·第九帙》："苏方木，（唐本草）。震苏苏震行无眚，方其义也，义以方外直方，大不习无不利。【气味】甘咸平，无毒。"[35]

《本草择要纲目·寒性药品》："苏木，【气味】甘、咸，平，无毒。可升可降。阴中阳也。【主治】破血。产后血胀。消痈肿扑损瘀血心腹搅痛。及经络不通。乃三阴经血分药也。少用则和血。多用则破血。茧缚好即接。虚甚无瘀滞者忌服。"[25]

《本草易读》卷七："苏木三百一十，切细蒸用。甘，咸，无毒。破血消肿，行瘀止痛。开症癖而除恶露，止霍乱而解呕逆。自南海、昆仑来，而交州、爱州亦有之。叶似榆叶而无涩，抽条长丈许，花黄，子青熟黑。产后气喘（因恶露不行。水煎冲参末服）。"[26]

《本草备要·木部》："苏木，泻，行血，解表。甘咸辛凉。入三阴血分。行血去瘀，发散表里风气（宜与防风同用）。治产后血晕《肘后方》：煮汁服。《海藏方》：加乳香，酒服），胀满欲死，血痛血瘕，经闭气壅，痈肿仆伤，排脓止痛。多破血，少和血。出苏方国，交、爱亦有。忌铁。"[27]

《本草从新》卷八："苏木，泻、行血祛风。甘、咸、辛，平。入三阴血分。行血去瘀。宣表里之风。（元素曰：宜与防风同用、但此之治风、即治风先治血、血行风自灭之义、不宜与防风同用也。）治产后血晕。胀满欲死。"[5]

《要药分剂》卷六："苏木，味甘、咸。性平。无毒。禀水土之气而生。降多于升。阳中阴也。"[28]

《本草求真·上编》："苏木，（乔木）凉血破瘀。苏木（专入心胃）。甘咸辛凉。功用有类红花。少用则能和血。多用则能破血。但红花性微温和。此则性微寒凉也。故凡病因表里风起。而致血滞不行。暨产后血晕胀满以死。及血痛血瘕。"[29]

《本草分经·原例》："苏木，甘、咸，辛，平，入三阴血分，行血去瘀，因宣表里之风。"[30]

《本草撮要》卷二："【苏木】，味甘、咸、辛，平。入手足太阴，少阴，厥阴经。功专行血去瘀。宣表里之风。得乳香酒服治产后败血上冲。得人参治败血乘虚入肺。挟虚气喘垂危。若刀斧断指。以末敷之。外以蚕茧缚好即接。虚甚无瘀滞者忌服。”[6]

《本草便读·木部》：“苏木，味甘、咸而平性。入心肝以达脾。活血行瘀。消风散肿。(苏木此物专走血分。活血行血而无别用。虽味甘咸平无毒之品。然血中无滞者。仍属不宜。能治风。亦血行风自灭耳。)”[31]

《中药志》：“苏木　本品为较常用中药。商品为豆科植物苏木的心材。……【原植物】苏木　【别名】苏枋（旧称），红柴（四川）。Caesalpinia sappan L. ——豆科 Leguminosae.”[13]

《中药材手册》：“苏木［纲目名苏枋木，列入木部乔木类］　本品为豆科植物苏木 Caesalpinia sappan L. 的干燥心材。原植物系落叶乔木，均为野生。过去多由香港输入，近年来国内亦产。”[14]

《全国中草药汇编》：“苏木　【别名】苏方木。【来源】为豆科云实属植物苏木 Caesalpinia sappan L. 的心材。”[15]

《中药大辞典》：“苏木《医学启源》　【异名】芳枋《南方草木状》，苏方《肘后方》，苏方木《唐本草》，窊木《诸蕃志》，棕木《中国主要植物图说·豆科》，赤木《兽医国药及处方》，红柴《四川中药志》。【基原】为豆科植物苏木的干燥心材。【原植物】苏木 Caesalpinia sappan L.”[9]

《中医大辞典·中药分册》：“苏木　出《本草经集注》。又名红柴、赤木、苏杭、苏方木。为豆科植物苏木 Caesalpinia sappan L. 的干燥心材。”[10]

《中国医学百科全书·中医学》：“苏木　始载于《新修本草》，原名苏方木。又名苏枋、苏枋木。为豆科植物苏木 Caesalpinia sappan L. 的心材。全年均可采收，多在5~7月间，将树砍下，除去粗皮及边材，取其黄红色或棕红色的心材，晒干。”[11]

《全国中药炮制规范》：“苏木　［处方用名］苏木。【来源】本品为豆科植物苏木 Caesalpinia sappan L. 的干燥心材。野生或栽培。主产于广西、云南、台湾、广东、四川等地。多于秋季采收，除去外皮及白色边材，取心材，干燥。药材以粗大、质坚、色黄红者为佳。”[16]

《中国药材学》：“苏木　【别名】苏方木，红紫（四川），棕木（台湾）。【来源】本品为豆科植物苏木 Caesalpinia sappan L. 的心材。”[17]

《中国中医药学主题词表》：“苏木 LIGNUM SAPPAN　属豆科和活血祛瘀药。”[12]

《普通高等教育中医药类规划教材·中药学》：“苏木《新修本草》　为豆科灌木或小乔木苏木 Caesalpinia sappan L. 的心材。主产于广东、广西、云南、台湾等地。四季可采伐，取树干，除去枝皮及边材，留取中心部分，锯段，晒干。用时刨成薄片或砍为小块，或经蒸软切片用。”[8]

《中华本草》：“苏木《医学启源》　【异名】芳枋《南方草木状》，苏方《肘后方》，苏方木《新修本草》，棕木《中国主要植物图说·豆科》，赤木《兽医国药及处方》，红柴《四川中药志》，红苏木《广西中草药》，落文树《玉溪中草药》……【来源】为豆科植物苏木的心材。【原植物】苏木 Caesalpinia sappan L.”[18]

《中华人民共和国药典》：“苏木 Lignum sappan　本品为豆科植物苏木 Caesalpinia sappan L. 的干燥心材。多于秋季采伐，除去白色边材，干燥。”[7]

5　参考文献

1　金·张元素．医学启源．元刻本
2　金·李杲．珍珠囊药性赋．清康熙三十二年文武堂刻本
3　元·王好古．汤液本草．见：景印文渊阁四库全书（745）．北京：中医古籍出版社，1986，990
4　明·李中梓．本草征要．见：李中梓医学全书．北京：中国中医药出版社，1999，142
5　清·吴仪洛．本草从新．北京：中医古籍出版社，2001，119
6　清·陈其瑞．本草撮要．见：珍本医书集成．本草类．上海：上海科学技术出版社，1985，41
7　国家药典委员会编．中华人民共和国药典．一部．北京：化学工业出版社，2000，130
8　雷载权主编．普通高等教育中医药类规划教材·中药学．上海：上海科学技术出版社，1995，214
9　江苏新医学院编．中药大辞典．上海：上海科学技术出版社，1977，1083
10　《中医大辞典》编辑委员会编．中医大辞典·中药分册．北京：人民卫生出版社，1982，173
11　《中医学》编辑委员会．中国医学百科全书·中医学．上海：上海科学技术出版社，1997，1154
12　吴兰成主编．中国中医药学主题词表．北京：中医古籍出版社，1996，366
13　中国医学科学院药物研究所等编．中药志．第五册．北京：人民卫生出版社，1993，606
14　中华人民共和国卫生部药政管理局主编．中药材手册．北京：人民卫生出版社，1998，583
15　《全国中草药汇编》编写组编．全国中草药汇编．下册．北京：人民卫生出版社，1996，294
16　中华人民共和国卫生部药政管理局编．全国中药炮制规范．北京：人民卫生出版社，1988，299
17　徐国钧等主编．中国药材学．北京：中国医药科技出版社，1996，848
18　国家中医药管理局《中华本草》编委会．中华本草．第四册．上海：上海科学技术出版社，1999，376
19　宋人托名晋·嵇含．南方草木状．见：岭南本草古籍三种．北京：中国医药科技出版社，1999，11
20　唐·苏敬等撰．新修本草．合肥：安徽科学技术出版社，1981，356
21　唐·李珣．海药本草．北京：人民卫生出版社，1997，64
22　宋·唐慎微．证类本草．北京：人民卫生出版社，1957，348
23　明·杜文燮．药鉴，卷二．上海：上海人民出版社，1975
24　明·李中梓．雷公炮制药性解．见：中国医学大成（二）．长沙：岳麓书社，1990，153
25　清·蒋居祉．本草择要纲目．见：珍本医书集成．本草类．上海：上海科学技术出版社，1985，16
26　清·汪昂．本草易读．北京：人民卫生出版社，1987，303
27　清·汪昂．本草备要．北京：中国中医药出版社，1998，160
28　清·沈金鳌．要药分剂．上海：上海科学技术出版社，1959，159
29　清·黄宫绣．本草求真．上海：上海科学技术出版社，1959，240
30　清·姚澜．本草分经．上海：上海科学技术出版社，1989，63
31　清·张秉成．本草便读．上海：上海卫生出版社，1957，57
32　明·刘文泰．本草品汇精要．北京：人民卫生出版社，1982，549
33　明·陈嘉谟．本草蒙筌．北京：人民卫生出版社，1988，254
34　明·李时珍．本草纲目．北京：人民卫生出版社，1982，2044
35　明·卢之颐．本草乘雅半偈．北京：人民卫生出版社，1986，539

203　苏合香
Suhexiang
Styrax

1　定名依据

1.1　正名

1.1.1　汉文名：苏合香（为金缕梅科植物苏合香树 Liquidambar orientalis Mill. 的树干渗出的香树脂，经加工精制而成）。

1.1.2　英文名：storax.

1.2　依据

1.2.1　定名的文献依据

(1)《名医别录》卷一："苏合香，味甘，温，无毒。主辟恶，杀鬼精物，温疟，蛊毒，痫痓，去三虫，除邪，不梦，忤魇脒，通神明。久服轻身长年。"[1]

(2)《千金翼方》卷三："苏合香，味甘，温，无毒。主辟恶，杀鬼精物，温疟蛊毒，痫痓，去三虫，除邪，令人无梦魇。久服通神明，轻身长年。生中台川谷。"[2]

(3)《证类本草》卷十二："苏合香，味甘，温，无毒。主辟恶，杀鬼精物，温疟蛊毒，痫痓，去三虫，除邪，令人无梦魇。久服通神明，轻身长年。生中台川谷。"[3]

(4)《本草纲目》卷三十四："苏合香，(《别录》上品)。【释名】时珍曰：按：郭义恭《广志》云：此香出苏合国，因以名之。"[4]

(5)《本经逢原》卷三："苏合香，甘温无毒。出天竺昆仑诸国，安南三佛齐亦皆有之。其质如黐胶者为苏合油。色微绿如雉斑者良，微黄者次之，紫赤者又次之。以簪挑起径尺不断如丝，渐渐屈起如钩者为上，以少许擦手心香透手背者真。忌经火。[5]

(6)《本草从新》卷七："苏合香，宣、通窍辟恶。甘温走窜。通窍开郁。辟一切不正之气。杀精鬼。令人滥用苏合丸。不知诸香走散真气。每见服之。轻病致重。重病即死。唯气体壮实者。庶可暂服一二丸。否则当深戒也。"[6]

(7)《中华人民共和国药典》："苏合香 Styrax　本品为金缕梅科植物苏合香树 Liquidambar orientalis Mill. 的树干渗出的香树脂，经加工精制而成。"[7]

(8)《普通高等教育中医药类规划教材·中药学》："苏合香《别录》　为金缕梅科乔木植物苏合香树 Liquidambar orientalis Mill. 的树脂。主产于非洲、印度及土耳其等地，我国广西有栽培。"[8]

(9)《中药大辞典》："苏合香《别录》　【异名】帝膏（侯宁极《药谱》），苏合油《太平寰宇记》，苏合香油《局方》，帝油流《现代实用中药》。【基原】为金缕梅科植物苏合香树所分泌的树脂。【原植物】苏合香树 Liquidambar orientalis Mill. "[9]

(10)《中医大辞典·中药分册》："苏合香　出《名医别录》。又名苏合油、苏合香油。为金缕梅科植物苏合香树 Liquidambar orientalis Mill. 所分泌的香树脂。"[10]

(11)《中国医学百科全书·中医学》："苏合香　始载于《名医别录》。为金缕梅科植物苏合香树 Liquidambar orientalis Mill. 所分泌的香树脂，经加工精制而成。主产于土耳其。”[11]

(12)《中国中医药学主题词表》：“苏合香 STYRAX 为金缕梅科植物苏合香树干渗出的香树脂；属开窍药。”[12]

(13)《中药志》[13]《中药材手册》[14]、《全国中草药汇编》[15]、《全国中药炮制规范》[16]、《中华本草》[17]等现代中药著作多以“五加皮”作为本品正名（参见“文献通考”）。

1.2.2 定名选择的理由

(1) 苏合香 Styrax，系金缕梅科植物苏合香树 Liquidambar orientalis Mill. 的树干渗出的香树脂。本品入药始载于魏晋《名医别录》，并以“苏合香”作为本品正名记录。其后历代重要本草著作如唐·孙思邈《千金翼方》，宋·唐慎微《证类本草》，明·李时珍《本草纲目》，清·张璐《本经逢原》、吴仪洛《本草从新》等在载录本品时均以“芦荟”作为正名，并一直沿用至今。

(2) 我国最新出版的《中华人民共和国药典》、《普通高等教育中医药类规划教材·中药学》以及辞书类著作《中医大辞典·中药分册》、《中药大辞典》、《中国医学百科全书·中医学》等均以“芦荟”作为本药正名。已经广泛应用于中医药学文献的标引和检索的《中国中医药学主题词表》也以“芦荟”作为本药的正式主题词。现代本草著作如《中药志》、《全国中草药汇编》、《中华本草》、《中药材手册》、《全国中药炮制规范》等虽记载了不少本品各地的俗称，但也无一例外以“苏合香”作为本品的正名。说明“芦荟”作为本品正名已成为共识。

1.3 与正名等效的名词：无。

2 源流考释

苏合香（金缕梅科植物苏合香树 Liquidambar orientalis Mill. 的树干渗出的香树脂）入药始载于魏晋《名医别录》卷一：“苏合香，味甘，温，无毒。主辟恶，杀鬼精物，温疟，蛊毒，痫痓，去三虫，除邪，不梦，忤魇脒，通神明。久服轻身长年。”[1]其后本草大多即沿用《名医别录》[1]记载，以“苏合香”为正名，如唐·孙思邈《千金翼方》[2]、侯宁极《药谱》[18]，宋·苏颂《本草图经》[19]、唐慎微《证类本草》[3]，元·王好古《汤液本草》[20]等。同时尚载录有本品异名“帝膏”，如《药谱》：“帝膏，苏合香”。[18]

方药著作如宋·佚名《太平惠民和剂局方》[21]也以“苏合香”为正名记载本品，并记载有本品别名“苏合香油”，《太平惠民和剂局方》卷之三：“苏合香丸……沉香 麝香（研）、丁香、荜茇（各二两）、龙脑（研）、苏合香油（入安息香膏内，各一两）、薰陆香（别研一两），上为细末，入研药匀，用安息香膏并炼白蜜和剂，每服旋丸如梧桐子大。”[21]

明、清时期的本草著作仍沿用《名医别录》[1]记载以“苏合香”为正名。如明·刘文泰《本草品汇精要》[22]、陈嘉谟《本草蒙筌》[23]、李时珍《本草纲目》[4]、李中梓《本草征要》[24]，清·稻宣义《炮炙全书》[25]、汪昂《本草易读》[26]、《本草备要》[27]、张璐《本经逢原》[5]、吴仪洛《本草从新》[6]、黄宫绣《本草求真》[28]、杨时泰《本草述钩元》[29]、严西亭《得配本草》[30]、陈其瑞《本草撮要》[31]、张秉成《本草便读》[32]等。

现代有关著作均沿用前代大多本草记载以“苏合香”作为本品正名，如《中华人民共和国药典》[7]、《普通高等教育中医药类规划教材·中药学》[8]、《中医大辞典·中药分册》[10]、《中药大辞典》[9]、《中国医学百科全书·中医学》[11]、《中国中医药学主题词表》[12]、《中药志》[13]、《中药材手册》[14]、《全国中草药汇编》[15]、《全国中药炮制规范》[16]、《中华本草》[17]等。同时尚记载有各地的俗称“苏合油”、“苏合香胶”《中药材手册》[14]，“流动苏合香”《全国中草药汇编》[15]，“帝膏”、“帝油流”《中药大辞典》等。还记载有本品原植物“苏合香”的异名“苏合油”、“流动苏合香”《中药志》[13]，“苏合香树”《中药大辞典》[9]等。

3 附录

3.1 又称：无。

3.2 俗称：苏合油，流动苏合香，苏合香胶，帝油流。

3.3 曾称：帝膏《药谱》，苏合香油《太平惠民和剂局方》。

3.4 原植物名称：苏合香，苏合油，流动苏合香，苏合香树。

4 文献通考

《名医别录》卷一：“苏合香，味甘，温，无毒。主辟恶，杀鬼精物，温疟，蛊毒，痫痓，去三虫，除邪，不梦，忤魇脒，通神明。久服轻身长年。”[1]

《千金翼方》卷三：“苏合香，味甘，温，无毒。主辟恶，杀鬼精物，温疟蛊毒，痫痓，去三虫，除邪，令人无梦魇。久服通神明，轻身长年。生中台川谷。”[2]

《药谱》：“帝膏，苏合香”。[18]

《本草图经》卷十：“苏合香，文具沉香条下。”[19]

《证类本草》卷十二：“苏合香，味甘，温，无毒。主辟恶，杀鬼精物，温疟蛊毒，痫痓，去三虫，除邪，令人无梦魇。久服通神明，轻身长年。生中台川谷。”[3]

《太平惠民和剂局方》卷之三：“苏合香丸……朱砂（研，水飞）、诃黎勒（煨，去皮）、白檀香、安息香（别为末，用无灰酒一升熬膏）　沉香　麝香（研）、丁香、荜茇（各二两）、龙脑（研）、苏合香油（入安息香膏内，各一两）、薰陆香（别研一两），上为细末，入研药匀，用安息香膏并炼白蜜和剂，每服旋丸如梧桐子大。早朝取井华水，温冷任意，化服四丸。”[21]

《汤液本草》卷五：“苏合香，味甘，温。无毒。《本草》云：主辟恶，杀鬼精物，温疟，蛊毒，痫痓，去三虫，除邪，令人无梦魇。久服，通神明、轻身、长年。生中台川谷。《禹锡》云：按《梁书》云：中天竺国出苏合香，是诸香汁煎之，非自然一物也。”[20]

《本草品汇精要》卷十七：“苏合香，无毒，煎炼成。苏合香主辟恶杀鬼精物温疟蛊毒痫痓去三虫除邪令人无梦魇久服通神明轻身长年（名医所录）。”[22]

《本草蒙筌》卷四：“苏合香，味甘，气温。无毒。来从西域，卖自广东。气极芬香，色乃紫赤。或云：系诸香汁，煎合成就。一说：是狮子屎，故饰其名。诸论纷纭，难指孰是。今市卖者，多如膏油。辟诸恶，杀鬼物精邪；去三虫，除虫毒痫痓。仍禁梦魇，尤通神明。”[23]

《本草纲目》卷三十四：“苏合香，（《别录》上品）。【释名】时珍曰：按：郭义恭

《广志》云：此香出苏合国，因以名之。梵书谓之咄鲁瑟剑。【集解】《别录》曰：苏合香出中台川谷。恭曰：今从西域及昆仑来，紫赤色，与紫真檀相似，坚实极芳香，惟重如石，烧之灰白者好。颂曰：今广州虽有苏合香，但类苏木，无香气。药中只用如膏油者，极芬烈。陶隐居以为狮子矢者，亦是指此膏油者言之尔。《梁书》云：中天竺国出苏合香，是诸香汁煎成，非自然一物也。又云：大秦国人采得苏合香，先煎其汁以为香膏，乃卖其滓与诸国贾人。是以展转来达中国者，不大香也。然则广南货者，其经煎煮之余乎？今用如膏油者，乃合治成者尔。时珍曰：按：《寰宇志》云：苏合油出安南、三佛齐诸国。树生膏，可为药，以浓而无滓者为上。叶廷珪《香谱》云：苏合香油出大食国。气味皆类笃耨香……【正误】弘景曰：苏合香俗传是狮子屎，外国说不尔。今皆从西域来，亦不复入药，惟供合好香尔。"[4]

《本草征要》卷三："苏合香，味甘，性温，无毒。入心、脾二经。开窍通神，逐秽辟恶。甘暖和脾，郁结凝留咸雾释。芬芳彻髓，妖邪梦魇尽冰消。沈括云：'苏合油，如黐胶，以箸挑起，悬丝不断者真也。苏合香，能开窍豁痰。走真气，唯体气壮实者宜之，否则慎用。'"[24]

《炮炙全书》卷三："苏合香，甘，温。药中只用苏合油，如黐胶以箸挑起，悬丝不断者，真也。亦番国树生之膏，必浓而无滓者为上。"[25]

《本草易读》卷七："苏合香二百八十八，达诸窍，通神明。除鬼恶、蛊虫，一切邪痳。出苏合国，因以名之。又曰出中台川谷。今从西域及昆仑来者，紫赤色，与紫檀相似，极芳香，惟重如石，烧之灰白者良。今广州亦有，但类苏木，无香气。"[26]

《本草备要·木部》："苏合香，宣，通窍，辟恶。甘温走窜。通窍开郁，辟一切不正之气，杀精鬼。出诸番。合众香之汁煎成。以筋挑起，悬丝不断者真。"[27]

《本经逢原》卷三："苏合香，甘，温，无毒。出天竺昆仑诸国，安南三佛齐亦皆有之。其质如黐胶者为苏合油。色微绿如雉斑者良，微黄者次之，紫赤者又次之。以簪挑起径尺不断如丝渐渐屈起如钩者为上，以少许擦手心香透手背者真。忌经火。[5]

《本草从新》卷七："苏合香，宣、通窍辟恶。甘温走窜。通窍开郁。辟一切不正之气。杀精鬼。今人滥用苏合丸。不知诸香走散真气。每见服之。轻病致重。重病即死。唯气体壮实者。庶可暂服一二丸。否则当深戒也。（别录谓其可以久服、笔谈甚言饮苏合酒之效、鸣呼、立言失当、贻害无穷、此类是也。）出诸番。合众香之汁煎成。故又名苏合油。形如黐胶。以箸挑起。悬丝不断者真。"[6]

《本草求真·上编》："苏合香，（香木）通窍逐邪杀鬼除疟。苏合香（专入诸窍）。味甘气温。出于天竺昆仑诸国。安南三佛齐亦皆有之。治能辟恶杀鬼。凡温疟蛊毒痫痓。并痰积气厥。山岚瘴湿。袭于经络。寒于诸窍者。非此不除。（昔文正公气羸多病。宋真宗面赐药酒一瓶。令空腹饮之。可以和气血。辟外邪。公饮之大觉安健。次日称谢。上曰。此苏合香酒也。每酒一斗。入苏合香丸一两同煮。极能调和五脏。却腹中诸疾。每冒寒夙兴。则饮一杯而安。）"[28]

《本草述钩元》卷二十二："苏合香，从西域及昆仑来。色紫赤如坚檀。极香。性重。烧之灰白。煎其汁为油。如黐胶。今概用油。气甚芬烈。"[29]

《得配本草》卷七："苏合香，甘，温。入足太阴经。性暖气窜，通经达窍。和气血，通神明，辟邪恶，去三虫，禁梦魇，消蛊毒。"[30]

《本草撮要》卷二：“【苏合香】味辛、甘，温。入手太阴，足厥阴经。功专通神辟恶。得安息诸香、荜茇、诃子、朱砂、犀角治传尸鬼疰。”[31]

《本草便读·木部》：“苏合香，合诸香膏汁煎成。宣窍辟邪气滞解。能主治心脾各病。中风痰闭病危安。味苦而甘。性温无毒。（苏合香。此香亦出诸番。一云树脂。一云合诸香之汁煎成。未知孰是。味甘而略带辛苦。其香烈较诸香为甚。性温无毒。入心脾二经。开窍搜邪。凡一切中风中痰中气属邪陷内闭者。皆可用此开之。若类中属虚而脱者。不可用也。）”[32]

《中药志》：“苏合香　本品为较常用中药。商品为金缕梅科植物苏合香树的树干渗出的香树脂，经加工精制而成。……【原植物】苏合香　【别名】苏合油、流动苏合香。Liquidambar orientalis Mill. ——金缕梅科 Hamamelidaceae.”[13]

《中药材手册》：“苏合香［纲目列入木部香类］　本品为金缕梅科植物苏合香树 Liquidambar orientalis Mill. 的树干渗出的香树脂，经加工精制而成。原植物系乔木，野生与栽培均有。商品为黏稠状半透明液体，均系进口。【别名】苏合香胶、苏合油。”[14]

《全国中草药汇编》：“苏合香　【别名】苏合油、流动苏合香。【来源】为金缕梅科枫香属植物苏合香树 Liquidambar orientalis Mill. 的香树脂。”[15]

《中药大辞典》：“苏合香《别录》　【异名】帝膏（侯宁极《药谱》），苏合油《太平寰宇记》，苏合香油《局方》，帝油流《现代实用中药》。【基原】为金缕梅科植物苏合香树所分泌的树脂。【原植物】苏合香树 Liquidambar orientalis Mill.”[9]

《中医大辞典·中药分册》：“苏合香　出《名医别录》。又名苏合油、苏合香油。为金缕梅科植物苏合香树 Liquidambar orientalis Mill. 所分泌的香树脂。”[10]

《中国医学百科全书·中医学》：“苏合香　始载于《名医别录》。为金缕梅科植物苏合香树 Liquidambar orientalis Mill. 所分泌的香树脂，经加工精制而成。主产于土耳其。”[11]

《全国中药炮制规范》：“苏合香　［处方用名］苏合香。【来源】本品为金缕梅科植物苏合香树 Liquidambar orientalis Mill. 分泌的树脂，经加工精制而成。多系野生。主产于土耳其西南部，我国广西有栽培。药材以黄白色、半透明、香气浓郁者为佳。”[16]

《中国中医药学主题词表》：“苏合香 STYRAX　为金缕梅科植物苏合香树干渗出的香树脂；属开窍药。”[12]

《普通高等教育中医药类规划教材·中药学》：“苏合香《别录》　为金缕梅科乔木植物苏合香树 Liquidambar orientalis Mill. 的树脂。主产于非洲、印度及土耳其等地，我国广西有栽培。初百般时将树皮击伤或割破，深达木部，使香树脂渗入树皮内。至秋季剥下树皮，榨取香树脂，即为普通苏合香。如将普通苏合香溶解于酒精中，过滤，蒸去酒精，则为精制苏合香。成品应置阴凉处，密闭保存。”[8]

《中华本草》：“苏合香《别录》　【异名】帝膏《药谱》，苏合油《太平寰宇记》，苏合香油《局方》，帝油流《现代实用中药》……【来源】为金缕梅科植物苏合香树所分泌的树脂。【原植物】苏合香树 Liquidambar orientalis Mill.”[17]

《中华人民共和国药典》：“苏合香 Styrax　本品为金缕梅科植物苏合香树 Liquidambar orientalis Mill. 的树干渗出的香树脂，经加工精制而成。”[7]

5 参考文献

1 魏晋·名医别录. 北京：人民卫生出版社，1986，45
2 唐·孙思邈. 千金翼方. 北京：人民卫生出版社，1955，36
3 宋·唐慎微. 证类本草. 北京：人民卫生出版社，1957，310
4 明·李时珍. 本草纲目. 北京：人民卫生出版社，1982，1962
5 清·张璐. 本经逢原. 上海：上海科学技术出版社，1959，169
6 清·吴仪洛. 本草从新. 北京：中医古籍出版社，2001，109
7 国家药典委员会编. 中华人民共和国药典. 一部. 北京：化学工业出版社，2000，131
8 雷载权主编. 普通高等教育中医药类规划教材·中药学. 上海：上海科学技术出版社，1995，272
9 江苏新医学院编. 中药大辞典. 上海：上海科学技术出版社，1977，1085
10 《中医大辞典》编辑委员会编. 中医大辞典·中药分册. 北京：人民卫生出版社，1982，173
11 《中医学》编辑委员会. 中国医学百科全书·中医学. 上海：上海科学技术出版社，1997，1267
12 吴兰成主编. 中国中医药学主题词表. 北京：中医古籍出版社，1996，365
13 中国医学科学院药物研究所等编. 中药志. 第五册. 北京：人民卫生出版社，1993，753
14 中华人民共和国卫生部药政管理局主编. 中药材手册. 北京：人民卫生出版社，1998，617
15 《全国中草药汇编》编写组编. 全国中草药汇编. 下册. 北京：人民卫生出版社，1996，295
16 中华人民共和国卫生部药政管理局编. 全国中药炮制规范. 北京：人民卫生出版社，1988，315
17 国家中医药管理局《中华本草》编委会. 中华本草. 第三册. 上海：上海科学技术出版社，1999，747
18 唐·侯宁极. 药谱. 抄本
19 宋·苏颂. 本草图经. 合肥：安徽科学技术出版社，1994，345
20 元·王好古. 汤液本草. 见：景印文渊阁四库全书（745）. 北京：中医古籍出版社，1986，981
21 宋·太平惠民和剂局. 太平惠民和剂局方. 北京：人民卫生出版社，1985，83
22 明·刘文泰. 本草品汇精要. 北京：人民卫生出版社，1982，488
23 明·陈嘉谟. 本草蒙筌. 北京：人民卫生出版社，1988，259
24 明·李中梓. 本草征要. 见：李中梓医学全书. 北京：中国中医药出版社，1999，138
25 ［日］稻宣义. 炮炙全书. 北京：中医古籍出版社，1981
26 清·汪昂. 本草易读. 北京：人民卫生出版社，1987，291
27 清·汪昂. 本草备要. 北京：中国中医药出版社，1998，165
28 清·黄宫绣. 本草求真. 上海：上海科学技术出版社，1959，120
29 清·杨时泰. 本草述钩元. 上海：上海科学技术出版社，1958，480
30 清·严西亭. 得配本草. 上海：上海卫生出版社，1957，7
31 清·陈其瑞. 本草撮要. 见：珍本医书集成. 本草类. 上海：上海科学技术出版社，1985，42
32 清·张秉成. 本草便读. 上海：上海卫生出版社，1957，64

204 杜仲
Duzhong
Cortex Eucommiae

1 定名依据

1.1 正名

1.1.1 汉文名：杜仲（为杜仲科植物杜仲 Eucommia ulmoides Oliv. 的干燥树皮）。

1.1.2 英文名：eucommia bark.

1.2 依据

1.2.1 定名的文献依据

(1)《神农本草经》卷一："杜仲，味辛，平。主腰脊痛，补中，益精气，坚筋骨，强志，除阴下痒湿，小便余沥。久服，轻身、耐老。一名思仙。生山谷。"[1]

(2)《吴普本草·草木类》："杜仲，《御览》卷九百九十一。一名木绵，一名思仲。"[2]

(3)《新修本草》卷十二："杜仲，味辛、甘，平、温，无毒。主腰脊痛，补中，益精气，坚筋骨，强志，除阴下痒湿，小便余沥。脚中酸疼痛，不欲践地，久服轻身能老。一名思仙，一名思仲，一名木绵。生上虞山谷又上党及汉中。"[3]

(4)《证类本草》卷十二："杜仲，味辛、甘，平、温，无毒。主腰脊痛，补中益精气，坚筋骨，强志，除阴下痒湿，小便余沥，脚中酸疼不欲践地。久服轻身耐老。"[4]

(5)《本草纲目》卷十五："杜仲，《本经·上品》。【释名】思仲《别录》、思仙《本经》、木绵《吴普》、櫋。时珍曰：昔有杜仲服此得道，因以名之。思仲、思仙，皆由此义。其皮中有银丝如绵，故曰木绵。其子名逐折，与厚朴子同名。"[5]

(6)《本草从新》卷八："杜仲，补腰膝。甘温能补。微辛能润。色紫入肝经气分。润肝燥。补肝虚。子能令母实。故兼补肾。肝充则筋健。肾充则骨强。能使筋骨相著。（皮中有丝、有筋骨相著之象。）治腰膝酸痛。"[6]

(7)《中华人民共和国药典》："杜仲 Cortex eucommiae 本品为杜仲科植物杜仲 Eucommia ulmoides Oliv. 的干燥树皮。4～6月剥取，刮去粗皮，堆置'发汗'至内皮呈紫褐色，晒干。"[7]

(8)《普通高等教育中医药类规划教材·中药学》："杜仲《本经》 为杜仲科落叶乔木植物杜仲 Eucommia ulmoides Oliv. 的树皮。主产四川、云南、贵州、湖北等地。4～6月剥取树皮，刮去粗皮，堆置'发汗'至内皮呈紫褐色，晒干。切块或丝，生用或盐水炙用。"[8]

(9)《中药大辞典》："杜仲《本经》 【异名】思仙《本经》，木绵、思仲《别录》，櫋《本草图经》，石思仙《本草衍义补遗》，丝连皮、丝楝树皮《中药志》，扯丝皮《湖南药物志》，丝棉皮（苏医《中草药手册》。【基原】为杜仲科植物杜仲的树皮。【原植物】杜仲 Eucommia ulmoides Oliv."[9]

(10)《中医大辞典·中药分册》："杜仲 出《神农本草经》。又名木绵、思仲、丝棉皮、扯丝皮、丝连皮。为杜仲科植物杜仲 Eucommia ulmoides Oliv. 的树皮。”[10]

(11)《中国医学百科全书·中医学》：“杜仲　始载于《神农本草经》。又名思仙、木棉、丝棉皮。为杜仲科植物杜仲 Eucommia ulmoides Oliv. 的树皮。选生长 10 年以上的植株，在 4～5 月剥取树皮，趁鲜刮去粗皮，晒干；或堆置‘发汗’至内表面呈紫褐色时再晒干。”[11]

(12)《中国中医药学主题词表》：“杜仲 EUCOMMIA ULMOIDES　属杜仲科；属补肾药和补阳药。”[12]

(13)《中药志》[13]、《中药材手册》[14]、《全国中草药汇编》[15]、《全国中药炮制规范》[16]、《中国药材学》[17]、《中华本草》[18]等现代中药著作多以“杜仲”作为本品正名（参见“文献通考”）。

1.2.2　定名选择的理由

(1) 杜仲 Cortex eucommiae，系杜仲科植物杜仲 Eucommia ulmoides Oliv. 的干燥树皮。本品始载于汉《神农本草经》，并以“杜仲”作为本品正名记录。其后历代重要本草著作如三国·吴普《吴普本草》，唐·苏敬等撰《新修本草》，宋·唐慎微《证类本草》，明·李时珍《本草纲目》，清·吴仪洛《本草从新》等在载录本品时均以“杜仲”作为正名，并一直沿用至今。

(2) 我国最新出版的《中华人民共和国药典》、《普通高等教育中医药类规划教材·中药学》以及辞书类著作《中医大辞典·中药分册》、《中药大辞典》、《中国医学百科全书·中医学》等均以“杜仲”作为本药正名。已经广泛应用于中医药学文献的标引和检索的《中国中医药学主题词表》也以“杜仲”作为本药的正式主题词。现代本草著作如《中药志》、《全国中草药汇编》、《中华本草》、《中国药材学》、《中药材手册》、《全国中药炮制规范》等虽记载了不少本品各地的俗称，但也无一例外以“杜仲”作为本品的正名。说明“杜仲”作为本品正名已成为共识。

1.3　与正名等效的名词：无。

2　源流考释

杜仲（杜仲科植物杜仲 Eucommia ulmoides Oliv. 的干燥树皮）始载于《神农本草经》卷一：“杜仲，味辛，平。主腰脊痛，补中，益精气，坚筋骨，强志，除阴下痒湿，小便余沥。久服，轻身、耐老。一名思仙。生山谷。”[1] 其后本草大多即沿用《神农本草经》记载，以“杜仲”为正名，如三国·吴普《吴普本草》[2]，魏晋《名医别录》[19]，南北朝·雷敩《雷公炮炙论》[20]、陶弘景《本草经集注》[21]，唐·苏敬等撰《新修本草》[3]，宋·苏颂《本草图经》[22]、唐慎微《证类本草》[4]，元·王好古《汤液本草》[23]等。同时尚载录有本品异名“思仙”、“木绵”、“思仲”、“櫋”，如《吴普本草·草木类》：“杜仲，一名木绵，一名思仲。”[2]《本草图经》卷十：“杜仲，生上虞山谷及上党、汉中。……二月、五月、六月、九月采皮用。江南人谓之櫋。初生叶嫩时，采食，主风毒脚气，及久积风冷、肠痔、下血。亦宜干末作汤，谓之櫋芽。”[22]

明、清时期的本草著作仍沿用《神农本草经》记载以“杜仲”为正名。如明·刘文泰《本草品汇精要》[24]、陈嘉谟《本草蒙筌》[25]、李时珍《本草纲目》[5]、杜文燮《药鉴》[26]、缪希雍《炮炙大法》[27]、李中梓《雷公炮制药性解》[28]、李中梓《本草征要》[29]、卢之颐《本草乘雅半偈》[30]，稻宣义《炮炙全书》[31]、汪昂《本草易读》[32]、《本草备要》[33]、张璐《本经逢原》[34]、叶桂《本草经解》[35]、徐大椿《神农本草经百种录》[36]、吴仪洛《本草从新》[6]、张志聪《本草崇原》[37]、沈金鳌《要药分剂》[38]、黄宫绣《本草求真》[39]、陈念祖《神农本草经读》[40]、姚澜《本草分经》[41]、杨时泰《本草述钩元》[42]、叶志诜《神农本草经赞》[43]、蒋居祉《本草择要纲目》[44]、严西亭《得配本草》[45]、凌奂《本草害利》[46]、陈其瑞《本草撮要》[47]、张秉成《本草便读》[48]、周岩《本草思辨录》[49]等。

方书药性著作如唐·孙思邈《千金翼方》[50]，宋·佚名《增广太平和剂图经本草药性总论》[51]，金·李杲《珍珠囊药性赋》[52]等也以"杜仲"为正名记载本品。

古代著作中记载的本品异名尚有"曼榆"，如《广雅疏证》云："杜仲，曼榆也。"[53]

现代有关著作均沿用前代大多本草记载以"杜仲"作为本品正名，如《中华人民共和国药典》[7]、《普通高等教育中医药类规划教材·中药学》[8]、《中医大辞典·中药分册》[10]、《中药大辞典》[9]、《中国医学百科全书·中医学》[11]、《中国中医药学主题词表》[12]、《中药志》[13]、《中药材手册》[14]、《全国中草药汇编》[15]、《全国中药炮制规范》[16]、《中国药材学》[17]、《中华本草》[18]等。同时尚记载有各地的俗称"丝棉皮"《中药材手册》[14]，"扯丝皮"、"玉丝皮"《全国中草药汇编》[15]，"石思仙"、"丝连皮"、"丝楝树皮"《中药大辞典》[9]，"棉皮"、"玉丝皮"《中华本草》[18]等。还记载有本品原植物"杜仲"的异名"丝棉皮"、"扯丝皮"《中药志》[13]等。

3 附录

3.1 又称：盐杜仲（饮片规格名）。

3.2 俗称：丝棉皮（陕西、甘肃、湖南），扯丝皮（湖南），棉皮（河南），玉丝皮（四川），石思仙，丝连皮，丝楝树皮。

3.3 曾称：思仙《神农本草经》，曼榆《广雅疏证》，木绵、思仲《吴普本草》，櫰《本草图经》。

3.4 原植物名称：杜仲，丝棉皮、扯丝皮（湖南）。

4 文献通考

《神农本草经》卷一："杜仲，味辛，平。主腰脊痛，补中，益精气，坚筋骨，强志，除阴下痒湿，小便余沥。久服，轻身、耐老。一名思仙。生山谷。"[1]

《广雅疏证》："杜仲，曼榆也。"[53]

《吴普本草·草木类》："杜仲，《御览》卷九百九十一。一名木绵，一名思仲。"[2]

《名医别录》卷一："杜仲，味甘，温，无毒。主治脚中酸疼痛，不欲践地。一名思仲，一名木绵。生上虞及上党、汉中。二月、五月、六月、九月采皮，阴干。（畏蛇蜕皮、玄参）《本经》原文：杜仲，味辛，平。主要脊痛，补中，益精气，坚筋骨，强志，除阴下痒湿，小便余沥。久服轻身耐老。一名思仙。生山谷。"[19]

《雷公炮炙论》上卷："杜仲，雷公云：凡使，先须削去粗皮，用酥、蜜和作一处，炙之尽为度；炙干了，细锉用。凡修事一斤，酥二两，蜜三两，二味相和，令一处用也。"[20]

《本草经集注·草木上品》："杜仲，味辛、甘，平、温，无毒。主治腰脊痛，补中，益精气，坚筋骨，强志，除阴下痒湿，小便余沥。脚中酸疼痛，不欲践地。久服轻身，耐老。一名思仙，一名思仲，一名木绵。生上虞山谷又上党及汉中。二月、五月、六月、九月采皮，阴干。(畏蛇蜕皮、玄参。)"[21]

《新修本草》卷十二："杜仲，味辛、甘，平，温，无毒。主腰脊痛，补中，益精气，坚筋骨，强志，除阴下痒湿，小便余沥。脚中酸疼痛，不欲践地，久服轻身能老。一名思仙，一名思仲，一名木绵。生上虞山谷又上党及汉中。二月、五月、六月、九月采皮，阴干。"[3]

《千金翼方》卷三："杜仲，味辛、甘，平，温，无毒。主腰脊痛，补中，益精气，坚筋骨，强志，除阴下痒湿，小便余沥，脚中酸疼，不欲践地。久服轻身耐老。一名思仙，一名思仲，一名木绵。"[50]

《本草图经》卷十："杜仲，生上虞山谷及上党、汉中。今出商州、成州、峡州近处大山中亦有之。木高数丈，叶如辛夷，亦类柘；其皮类厚朴，折之内有白丝相连。二月、五月、六月、九月采皮用。江南人谓之櫛。初生叶嫩时，采食，主风毒脚气，及久积风冷、肠痔、下血。亦宜干末作汤，谓之櫛芽。花、实苦涩，亦堪入药。木作屐，亦主益脚。"[22]

《证类本草》卷十二："杜仲，味辛、甘，平、温，无毒。主腰脊痛，补中益精气，坚筋骨，强志，除阴下痒湿，小便余沥，脚中酸疼不欲践地。久服轻身耐老。一名思仙，一名思仲，一名木绵。生上虞山谷及上党、汉中。二月、五月、六月、九月采皮。(恶蛇蜕皮、玄参。)陶隐居云：上虞在豫州，虞、虢之虞，非会稽上虞县也。"[4]

《增广太平和剂图经本草药性总论》："杜仲，味辛、甘，平、温，无毒。主腰脊痛，补中，益精气，坚筋骨，强志，除阴下痒湿，小便余沥，脚中酸疼不欲践地。《药性论》云：能治肾冷臀腰。病人虚而身强直，风也，腰不利，加而用之。日华子云：暖。治肾劳腰脊挛伛。入药炙用。恶：蛇蜕皮、玄参。"[51]

《珍珠囊药性赋》卷二："杜仲，恶蛇蜕、玄参，凡用炒去丝。杜仲，味辛、甘，平，性温，无毒。降也，阳也。其用有二：强志壮筋骨；滋肾止腰痛。酥炙去其丝，功能如神应。"[52]

《汤液本草》卷五："杜仲，味辛、甘，平、温，无毒。阳也，降也。《本草》云：主腰脊痛。补中、益精气，坚筋骨，强志；除阴下湿痒，小便余沥，脚中酸疼，不欲践地。久服，轻身、耐老。恶蛇蜕皮、玄参。《日华子》云：暖，治肾劳，腰脊挛，入药炙用。"[23]

《本草品汇精要》卷十七："杜仲，毒，植生。杜仲（出神农本经）主腰脊痛补中益精气坚筋骨强志除阴下痒湿小便余沥久服轻身耐老（以上朱字神农本经）脚中酸疼不欲践地（以上黑字名医所录）【名】思仲　木绵　思仙　櫛芽。"[24]

《本草蒙筌》卷四："杜仲，味辛、甘，气平、温。气味俱薄，降也，阳也。无毒。汉中（属四川）产者第一，脂厚润者为良。刮净粗皮，咀成薄片，姜汁润透，连炒去丝。凡为丸散煎汤，最恶玄参蛇蜕。补中强志，益肾添精。"[25]

《本草纲目》卷十五："杜仲，《本经·上品》。【释名】思仲《别录》、思仙《本经》、木绵《吴普》、櫛。时珍曰：昔有杜仲服此得道，因以名之。思仲、思仙，皆由此义。其皮中有银丝如绵，故曰木绵。其子名逐折，与厚朴子同名。”[5]

《药鉴》卷二：“杜仲，气平温，味辛、甘，气味俱薄，降也，阴也，无毒。补中强志，益肾添精。腰痛不能屈者，同芡实枣肉丸之神方，足疼不能践者，入黄芪苍术煎之灵丹。除阴囊湿痒，止失精梦遗，故大造丸补阴丸皆用之也。”[26]

《炮炙大法·木部》：“杜仲，（极厚者良削去粗皮每一斤用酥一两蜜三两和涂火炙以尽为度一法用酒炒断丝以渐取屑方不焦　恶玄参蛇蜕皮）”[27]

《雷公炮制药性解》卷五：“杜仲，味辛、甘，性温无毒，入肾经。主阴下湿痒，小便余沥，强志，壮筋骨，滋肾止腰痛。去粗皮，酥蜜炙去丝用，恶蛇蜕、玄参。按：杜仲降而属阳，宜治肾家之证。然精血燥者，不宜多用。”[28]

《本草征要》卷二：“杜仲，味辛，甘，性温，无毒。入肝、肾二经。恶玄参、蛇蜕。去浮皮，酥炙。强筋壮骨，益肾添精，腰膝之疼痛皆痊。遍体之机关总利。肾苦燥，急食辛以润之。肝苦急，急食甘以缓之。杜仲辛甘，故主用如上。亦治阴下湿痒、小便余沥。”[29]

《本草乘雅半偈·第三帙》：“杜仲，《本经·上品》。【气味】辛，平，无毒。【主治】主腰膝痛，补中，益精气，坚筋骨，强志，除阴下痒湿，小便余沥。久服轻身，耐老。【核】曰：出上虞山谷，及上党、汉中。上虞在豫州，虞、虢之虞，非会稽上虞县也。今出建平、宜都，及商州、成州、峡州，诸山大谷中亦有之。树高数丈，叶似辛夷，又类柘叶。初生嫩叶可食，谓之棉芽。木皮状似厚朴，拆之白丝相连，江南单呼曰棉。花、实皆苦涩，亦堪入药。木可作履，以益脚也。”[30]

《炮炙全书》卷三：“杜仲，苦、辛，甘，温。脂厚润者良，去粗皮，盐酒炒，或以姜汁拌炒去丝。恶玄参、蛇蜕皮。杜仲有树生、蔓生二种，本草欠载蔓生一种。”[31]

《本草易读》卷七：“杜仲二百九十六，盐水炒去丝用。恶元参、蛇皮。甘，温，辛，平，无毒。补中益精，坚筋润肝。除腰膝痛重，疗阴下湿痒。小便之余沥，脚中之酸痛。生上虞山谷及上党、汉中。二、五、六、九月采皮。商州、成州、峡州大山中亦有之。木高数丈，叶似辛夷，其皮折之有白丝相连。”[32]

《本草备要·木部》：“杜仲，补腰膝。甘温能补，微辛能润。色紫入肝经气分。润肝燥，补肝虚。子能令母实，故兼补肾。肝充则筋健，肾充则骨强，能使筋骨相著（皮中有丝，有筋骨相著之象）。”[33]

《本经逢原》卷三：“杜仲，辛、甘，温，无毒。盐酒炒断丝用。《本经》主腰脊痛，补中益精气，坚筋骨强志，除阴下痒湿，小有余沥。”[34]

《本草经解》卷三：“【杜仲】，气平。味辛。无毒。主腰膝痛。补中益精气。坚筋骨强志。除阴下痒湿。小便余沥。久服轻身耐老。（盐水炒）”[35]

《神农本草经百种录·上品》：“杜仲，味辛，平。主腰脊痛，补中益精气，坚筋骨，强志，其质坚韧者，其精气必足，故亦能坚定人身之筋骨气血也。除阴下痒湿，补脾利湿。小便余沥，坚溺管之气。久服，轻身耐老。强健肢体。杜仲木之皮，木皮之韧且厚者此为最，故能补人之皮。”[36]

《本草从新》卷八：“杜仲，补腰膝。甘温能补。微辛能润。色紫入肝经气分。润肝燥。补肝虚。子能令母实。故兼补肾。肝充则筋健。肾充则骨强。能使筋骨相著。（皮中有丝、有筋骨相著之象。）治腰膝酸痛。”[6]

《本草崇原》卷上："杜仲，气味辛、平，无毒。主腰膝痛，补中，盖精气，坚筋骨，强志，除阴下痒湿，小便余沥。久服轻身耐老。"[37]

《要药分剂》卷四："杜仲，味辛、甘。性温。无毒。微禀阳气。厚得金气而生。降也。阳中阴也。恶元参、蛇蜕。"[38]

《本草求真·上编》："杜仲，（乔木）温补肝气达于下部筋骨气血。杜仲（专入肝）。辛甘微温。诸书皆言能补腰脊。为筋骨气血之需。以其色紫入肝。"[39]

《神农本草经读》卷二："杜仲，气味辛、平，无毒。主腰膝痛，补中益精气，坚筋骨，强志，除阴下痒湿，小便余沥。久服轻身耐老。"[40]

《本草分经·原例》："杜仲，甘，温，微辛，入肝经气分，润肝燥，补肝虚又兼补肾，能使筋骨相着，补腰膝。"[41]

《本草述钩元》卷二十三："杜仲，味辛，甘、微苦。气平而温。气薄味厚。降也。入足少阴厥阴经。肝经气分药。主治腰膝痛。补中益精气。坚筋骨强志。除阴下痒湿。小便余沥。治肾劳腰脊挛。脚中酸疼。不欲践地。"[42]

《神农本草经赞》卷一："杜仲，味辛，平。主腰脊痛。补中益精气。坚筋骨。强志。除阴下痒湿。小便余沥。久服轻身耐老。一名思仙。生山谷……木可为履。益脚。初生嫩叶。可食。谓之櫰牙。叶亦类柘。《诗》。七月烹葵及菽。《尔雅》。杜仲曼榆也。雷敩论。凡使用，酥蜜和涂。"[43]

《本草择要纲目·温性药品》："杜仲，（凡用削去粗皮。用酥油和蜜涂炙。细锉用。）【气味】辛，平，无毒。沉而降。阴也。【主治】腰膝痛。益精气。坚筋骨。除阴下痒湿。小便余沥。脚心酸痛。不欲践地。润肝燥。补肝经风虚。盖肝主筋。肾主骨。肾充则骨强。肝充则筋健。屈伸利用。皆属于筋。"[44]

《得配本草》卷七："杜仲，恶元参、蛇蜕皮。辛、甘、淡，气温。入足少阴经气分。除阴下之湿，合筋骨之离，补肝气而利于用，助肾气而胎自安。凡因湿而腰膝酸疼，内寒而便多余沥，须此治之。得羊肾，治腰痛。配牡蛎，治虚汗。配菟丝、五味，治肾虚泄泻。配糯米、山药，治胎动不安。佐当归，补肝火。入滋补药，益筋骨之气血。入祛邪药，除筋骨之风寒。"[45]

《本草害利·肾部药队》："杜仲，【害】肾虽虚，而火炽者不用。【利】甘辛温，入肝肾。强筋壮骨，益肾添精，治腰膝疼痛，利遍体机关，亦治阴下湿痒，小便淋沥。"[46]

《本草撮要》卷二："【杜仲】，味苦、辛。入足厥阴经。功专治肝虚。得羊肾治肾虚腰痛。得牡蛎治虚汗。得糯米、山药、枣肉治胎漏胎坠。得补骨脂、青盐、枸杞能壮肾阳。或酥酒炙。蜜炙盐酒炒。姜汁炒。炒断丝用。恶元参。"[47]

《本草便读·木部》："杜仲，气温而厚。味甘且辛。益肾培肝。腰膝虚疼用取治。除寒胜湿。筋皮连续类相求。（杜仲其树一名木绵。杜仲即其皮也。折之有丝不断。色紫独入肝经。味辛甘而温。善祛逐下焦寒湿。邪去则肝得温养。以遂其生发之性。乙癸同源。子实则母不虚。故又能补肾也。须知杜仲祛邪之力有余。补养之功不足耳。）"[48]

《本草思辨录》卷四："杜仲，本经杜仲主腰脊痛，脊有误作膝者，注家即以腰膝释之。不知杜仲辛甘色黑，皮内有白丝缠联，为肝肾气药，非血药。其温补肝肾之功，实在腰脊。性温化湿而甘能守中，不特腰脊痛可止，即阴下痒湿，小便余沥，何不可已。《别录》谓脚中酸疼不欲践地。不俗之故，自在腰脊，与不能有异。总当以主腰脊痛为用是物之主脑。即后世治频惯堕胎，亦岂为脚膝事哉。”[49]

《中药志》：“杜仲　本品为常用中药。商品为杜仲科植物杜仲的干燥树皮。……【原植物】杜仲　【别名】丝棉皮、扯丝皮（湖南）。Eucommia ulmoides Oliv. 杜仲科 Eucommiaceae.”[13]

《中药材手册》：“杜仲［纲目列入木部乔木类］　本品为杜仲科植物杜仲 Eucommia ulmoides Oliv. 的干燥树皮。原植物系落叶乔木，多为栽培。目前部分地区有以夹竹桃科植物的树皮等充作杜仲使用，应注意鉴别。【别名】丝棉皮（陕西、甘肃、湖南）。”[14]

《全国中草药汇编》：“杜仲　【别名】扯丝皮、思仲、丝棉皮、玉丝皮。【来源】为杜仲科杜仲属植物杜仲 Eucommia ulmoides Oliv. 的干燥树皮。”[15]

《中药大辞典》：“杜仲《本经》　【异名】思仙《本经》，木绵、思仲《别录》，《本草图经》，石思仙《本草衍义补遗》，丝连皮、丝楝树皮《中药志》，扯丝皮《湖南药物志》，丝棉皮（苏医《中草药手册》。【基原】为杜仲科植物杜仲的树皮。【原植物】杜仲 Eucommia ulmoides Oliv.”[9]

《中医大辞典·中药分册》：“杜仲　出《神农本草经》。又名木绵、思仲、丝棉皮、扯丝皮、丝连皮。为杜仲科植物杜仲 Eucommia ulmoides Oliv. 的树皮。”[10]

《中国医学百科全书·中医学》：“杜仲　始载于《神农本草经》。又名思仙、木棉、丝棉皮。为杜仲科植物杜仲 Eucommia ulmoides Oliv. 的树皮。选生长 10 年以上的植株，在 4～5 月剥取树皮，趁鲜刮去粗皮，晒干；或堆置‘发汗’至内表面呈紫褐色时再晒干。”[11]

《全国中药炮制规范》：“杜仲　［处方用名］杜仲、盐杜仲。【来源】本品为杜仲科植物杜仲 Eucommia ulmoides Oliv. 的干燥树皮。栽培或野生。主产于四川、云南、贵州、湖北、陕西等地。4～6 月剥取树皮，刮去粗皮，堆置‘发汗’至内皮呈紫褐色，干燥。药材以皮厚、内表面色暗紫者为佳。”[16]

《中国药材学》：“杜仲　【来源】本品为杜仲科植物杜仲 Eucommia ulmoides Oliv. 的树皮。”[17]

《中国中医药学主题词表》：“杜仲 EUCOMMIA ULMOIDES　属杜仲科；属补肾药和补阳药。”[12]

《普通高等教育中医药类规划教材·中药学》：“杜仲《本经》　为杜仲科落叶乔木植物杜仲 Eucommia ulmoides Oliv. 的树皮。主产四川、云南、贵州、湖北等地。4～6 月剥取树皮，刮去粗皮，堆置‘发汗’至内皮呈紫褐色，晒干。切块或丝，生用或盐水炙用。”[8]

《中华本草》：“杜仲《本经》　【异名】思仙《本经》，思仲、木绵《别录》，《本草图经》，石思仙《本草衍义补遗》，扯丝皮《湖南药物志》，丝连皮《中药志》，棉皮（河南），玉丝皮（四川），丝棉皮（陕西）……【来源】为杜仲科植物杜仲的树皮。【原植物】杜仲 Eucommia ulmoides Oliv.”[18]

《中华人民共和国药典》：“杜仲 Cortex eucommiae　本品为杜仲科植物杜仲 Eucommia ulmoides Oliv. 的干燥树皮。4～6 月剥取，刮去粗皮，堆置‘发汗’至内皮呈紫褐色，晒干。”[7]

5 参考文献

1 汉·神农本草经．清顾观光重辑本．北京：人民卫生出版社，1955，45
2 三国·吴普．吴普本草．北京：人民卫生出版社，1987，62
3 唐·苏敬等撰．新修本草．合肥：安徽科学技术出版社，1981，306
4 宋·唐慎微．证类本草．北京：人民卫生出版社，1957，305
5 明·李时珍．本草纲目．北京：人民卫生出版社，1982，1986
6 清·吴仪洛．本草从新．北京：中医古籍出版社，2001，118
7 国家药典委员会编．中华人民共和国药典．一部．北京：化学工业出版社，2000，131
8 雷载权主编．普通高等教育中医药类规划教材·中药学．上海：上海科学技术出版社，1995，294
9 江苏新医学院编．中药大辞典．上海：上海科学技术出版社，1977，1031
10 《中医大辞典》编辑委员会编．中医大辞典·中药分册．北京：人民卫生出版社，1982，163
11 《中医学》编辑委员会．中国医学百科全书·中医学．上海：上海科学技术出版社，1997，1247
12 吴兰成主编．中国中医药学主题词表．北京：中医古籍出版社，1996，84
13 中国医学科学院药物研究所等编．中药志．第五册．北京：人民卫生出版社，1993，401
14 中华人民共和国卫生部药政管理局主编．中药材手册．北京：人民卫生出版社，1998，549
15 《全国中草药汇编》编写组编．全国中草药汇编．上册．北京：人民卫生出版社，1996，423
16 中华人民共和国卫生部药政管理局编．全国中药炮制规范．北京：人民卫生出版社，1988，284
17 徐国钧等主编．中国药材学．北京：中国医药科技出版社，1996，795
18 国家中医药管理局《中华本草》编委会．中华本草．第二册．上海：上海科学技术出版社，1999，458
19 魏晋·名医别录．北京：人民卫生出版社，1986，37
20 南北朝·雷敩．雷公炮炙论．上海：上海中医学院出版社，1986，35
21 南北朝·陶弘景．本草经集注．北京：人民卫生出版社，1994，218
22 宋·苏颂．本草图经．合肥：安徽科学技术出版社，1994，332
23 元·王好古．汤液本草．见：景印文渊阁四库全书（745）．北京：中医古籍出版社，1986，989
24 明·刘文泰．本草品汇精要．北京：人民卫生出版社，1982，480
25 明·陈嘉谟．本草蒙筌．北京：人民卫生出版社，1988，237
26 明·杜文燮．药鉴．卷一．上海：上海人民出版社，1975
27 明·缪希雍．炮炙大法·木部．明末庄继先校刻本
28 明·李中梓．雷公炮制药性解．见：中国医学大成（二）．长沙：岳麓书社，1990，151
29 明·李中梓．本草征要．见：李中梓医学全书．北京：中国中医药出版社，1999，137
30 明·卢之颐．本草乘雅半偈．北京：人民卫生出版社，1986，143
31 ［日］稻宣义．炮炙全书．北京：中医古籍出版社，1981，112
32 清·汪昂．本草易读．北京：人民卫生出版社，1987，295
33 清·汪昂．本草备要．北京：中国中医药出版社，1998，136
34 清·张璐．本经逢原．上海：上海科学技术出版社，1959，172
35 清·叶桂．本草经解．上海：上海科学技术出版社，1958，64
36 清·徐大椿．神农本草经百种录．见：景印文渊阁四库全书（785）．北京：中医古籍出版社，1986，570
37 清·张志聪．本草崇原．北京：中国中医药出版社，1992，14
38 清·沈金鳌．要药分剂．上海：上海科学技术出版社，1959，105
39 清·黄宫绣．本草求真．上海：上海科学技术出版社，1959，47

40　清·陈念祖. 神农本草经读. 北京：人民卫生出版社，1959，20
41　清·姚澜. 本草分经. 上海：上海科学技术出版社，1989，117
42　清·杨时泰. 本草述钩元. 上海：科技卫生出版社，1958，488
43　清·叶志诜. 神农本草经赞. 见：珍本医书集成. 本草类. 上海：上海科学技术出版社，1985，45
44　清·蒋居祉. 本草择要纲目. 见：珍本医书集成. 本草类. 上海：上海科学技术出版社，1985，79
45　清·严西亭. 得配本草. 上海：上海卫生出版社，1957，11
46　清·凌奂. 本草害利. 北京：中医古籍出版社，1982，99
47　清·陈其瑞. 本草撮要. 见：珍本医书集成. 本草类. 上海：上海科学技术出版社，1985，33
48　清·张秉成. 本草便读. 上海：上海卫生出版社，1957，53
49　清·周岩. 本草思辨录. 北京：人民卫生出版，1960，130
50　唐·孙思邈. 千金翼方. 北京：人民卫生出版社，1955，35
51　宋·佚名. 增广太平和剂图经本草药性总论. 见：增广太平惠民和剂局方. 海口：海南出版社，2002，466
52　金·李杲. 珍珠囊药性赋. 清康熙三十二年文武堂刻本
53　三国魏·张揖撰，清·王念孙疏. 广雅疏证. 北京：中华书局

205　杏仁
Xingren
Semen Armeniacae Amarum

1　定名依据

1.1　正名

1.1.1　汉文名：杏仁［蔷薇科植物山杏 Prunus armeniaca L. var. ansu Maxim.、西伯利亚杏 Prunus sibirica L.、东北杏 Prunus mandshurica（Maxim.）Koehne或杏 Prunus armeniaca L. 的干燥成熟种子］。

1.1.2　英文名：bitter apricot seed.

1.2　依据

1.2.1　定名的文献依据

(1)《雷公炮炙论》卷下："杏仁，雷公云：凡使，须以沸汤浸少时，去皮膜，去尖，擘作两片，用白火石并乌豆、杏仁三件于锅子中，下东流水煮，从巳至午，其杏仁色褐黄，则去尖，然用。"[1]

(2)《汤液本草》卷五："杏仁，气温，味甘、苦，冷利。有小毒。入手太阴经。《象》云：除肺燥，治风燥在胸膈间。麸炒，去皮尖用。《心》云：散结润燥，散肺之风及热，是以风热嗽者用之。"[2]

(3)《本草征要》卷三："杏仁，味苦、甘，性温，有毒。入肺、大肠二经。恶黄芩、黄芪、葛根。泡去皮尖，焙。双仁者勿用。散上焦之风，除心下之热，利胸中气逆而喘嗽，润大肠气闭而难通。解锡毒有效，消狗肉如神。杏仁性温，散肺经风寒滞气，殊效。"[3]

(4)《本草崇原》卷中："杏仁，气味甘苦温，冷利，有小毒。主治咳逆上气，雷鸣，喉

痹，下气，产乳，金疮，寒心奔豚。”[4]

(5)《得配本草》卷六：“杏仁，得火良。畏蘘草。恶黄芩、黄芪、葛根。甘、苦、温。入手太阴经气分。泻肺降气，行痰散结，润燥解肌，消食积，通大便，解锡毒，杀狗毒，逐奔豚，杀虫蛔。”[5]

(6)《本草便读·果部》：“杏仁，苦辛宣壅。能疏肺部风寒。温润下行，善降大肠燥结。能宽胸而降气。可治咳以搜痰。甜者因味属甘平。用之则功多润降。”[6]

(7)《全国中草药汇编》：“杏仁 【来源】为蔷薇科樱桃属植物杏 Prunus armeniaca L. 及其变种山杏 P. armeniaca L. var. ansu Maxim. 的种子。”[7]

(8)《中药大辞典》：“杏仁《本草经集注》 【异名】杏核仁……【基原】为蔷薇科植物杏或山杏等味苦的干燥种子。【原植物】①杏《本经》Prunus armeniaca L.，又名：甜梅《江南录》。②山杏《本草图经》Prunus armeniaca L. var. ansu Maxim.”[8]

(9)《中医大辞典·中药分册》：“杏仁 出《本草经集注》。又名苦杏仁。为蔷薇科植物杏 Armeniaca vulgaris L. 或山杏 P. armeniaca L. var. ansu Maxim. 等味苦的种子。”[9]

(10)《中国医学百科全书·中医学》：“杏仁 始载于《神农本草经》。原名核仁，又名杏子、苦杏仁。为蔷薇科植物杏 Prunus armeniaca L. 山杏 P. armeniaca L. var. ansu Maxim.、西伯利亚杏 P. sibirica L. 及东北杏 P. mandshurica（Maxim.）Koehne 的成熟种子。夏季采收成熟果实，除去果肉，敲碎果核，取出种子，晒干。”[10]

(11)《中华本草》：“杏仁《雷公炮炙论》 【异名】杏核仁……【原植物】①杏 Armeniaca vulgaris Lam. ［Prunus armeniaca L.］②野杏 Armeniaca vulgaris Lam. var. ansu（Maxim.）Yü et Lu［Prunus armeniaca L. var. ansu Maxim.］又名：山杏《本草图经》。③山杏 Armeniaca sibirica（L.）Lam. ［Prunus sibirica L.］又名：西柏利亚杏《中国树木分类学》。”[11]

1.2.2 定名选择的理由

(1) 杏仁 Semen armeniacae amarum，系（苦）蔷薇科植物山杏 Prunus armeniaca L. var. ansu Maxim.、西伯利亚杏 Prunus sibirica L.、东北杏 Prunus mandshurica（Maxim.）Koehne 或杏 Prunus armeniaca L. 的干燥成熟种子。“杏仁”之名始见于南北朝·雷敩《雷公炮炙论》，“杏仁”作为本品正名始见于元·王好古《汤液本草》，其后的本草著作如明·李中梓《本草征要》，清·张志聪《本草崇原》、严西亭《得配本草》、张秉成《本草便读》等在载录本品时即以“杏仁”作为正名，并一直沿用至今。

(2) 辞书类著作《中医大辞典·中药分册》、《中药大辞典》、《中国医学百科全书·中医学》等均以“杏仁”作为本品正名。现代本草著作如《全国中草药汇编》、《中华本草》等也以“杏仁”作为本品的正名。说明“杏仁”作为本品正名已成为共识。

1.3 与正名等效的名词：无。

2 源流考释

杏仁［（苦）蔷薇科植物山杏 Prunus armeniaca L. var. ansu Maxim.、西伯半 亚杏 Prunus sibirica L.、东北杏 Prunus mandshurica（Maxim.）Koehne 或杏 Prunus armeniaca L. 的干燥成熟种子］原称“杏核仁”，始载于《神农本草经》卷三：“杏核仁，味甘，温。主咳逆上气，雷鸣，喉痹下气，产乳，金创、寒心、贲豚。生川谷。”[12] 其后的本草著作即以“杏核仁”为正名，如南北朝·陶弘景《本草经集注》[13]，唐·苏敬等撰《新修本草》[14]，宋·苏颂《本草图经》[15]、唐慎微《证类本草》[16]、寇宗奭《本草衍义》[17]等。

“杏仁”之名始见于南北朝·雷敩《雷公炮炙论》卷下：“凡使，须以沸汤浸少时，去皮膜，去尖，擘作两片，用白火石并乌豆、杏仁三件于锅子中，下东流水煮，从巳至午，其杏仁色褐黄，则去尖，然用。”[1]“杏仁”作为本草正名始见于元·王好古《汤液本草》卷五：“杏仁，气温，味甘、苦，冷利。有小毒。入手太阴经。《象》云：除肺燥，治风燥在胸膈间。麸炒，去皮尖用。《心》云：散结润燥，散肺之风及热，是以风热嗽者用之。”[2]。其后的本草著作有的以“杏仁”为正名，如明·杜文燮《药鉴》[18]、缪希雍《炮炙大法》[19]、李中梓《雷公炮制药性解》[20]、李中梓《本草征要》[3]、清·张志聪《本草崇原》[4]、蒋居祉《本草择要纲目》[21]、陈士铎《本草新编》[22]、稻宣义《炮炙全书》[23]、汪昂《本草备要》[24]、张璐《本经逢原》[25]、叶桂《本草经解》[26]、严西亭《得配本草》[5]、黄宫绣《本草求真》[27]、陈念祖《神农本草经读》[28]、姚澜《本草分经》[29]、杨时泰《本草述钩元》[30]、凌奂《本草害利》[31]、陈其瑞《本草撮要》[32]、张秉成《本草便读》[6]、周岩《本草思辨录》[33]；有的将“杏”、“杏仁”并列论述，如明·兰茂《滇南本草》[34]；有的仍沿用《神农本草经》，以“杏核仁”为正名，如明·刘文泰《本草品汇精要》[35]、陈嘉谟《本草蒙筌》[36]、卢之颐《本草乘雅半偈》[37]等。

古代著作中记载的本品异名尚有“杏子”《伤寒论》[40]，“杏人”、“木落子”《石药尔雅》[41]，“苦杏仁”《临证指南医案》[42]等。如《伤寒论》：“辨太阳病脉证并治上，1. 太阳之为病，脉浮、头项强痛而恶寒……18. 喘家，作桂枝汤，加厚朴、杏子佳。方六。”[40]《石药尔雅》上卷：“杏人，一名木落子。”[41]《临证指南医案》卷四：“喘，伊。先寒后热。不饥不食。继浮肿喘呛。俯不能仰。仰卧不安……葶苈　苦杏仁　桑皮　厚朴　猪苓　通草　大腹皮　茯苓皮　泽泻　汪　脉弦坚。动怒气冲。喘急不得卧息。此肝升太过。肺降失职。两足逆冷。入暮为剧。议用仲景越婢法。（肝升饮邪上逆）”[42]

现代有关著作多沿用《汤液本草》的记载以“杏仁”作为本品正名，如《中医大辞典·中药分册》[9]、《中药大辞典》[8]、《中国医学百科全书·中医学》[10]、《全国中草药汇编》[7]、《中华本草》[11]等；有的以“苦杏仁”作为本品正名，如《中国药材学》[43]、《中华人民共和国药典》[42]等。同时尚记载有“杏梅仁”《中药大辞典》[8]，“核仁”《中国医学百科全书·中医学》[10]，“山杏仁”、“北杏”《中国药材学》[43]等各地的俗称。还记载有本品原植物“杏”的异名“甜梅”《中药大辞典》[8]；原植物“山杏”的异名“西伯利亚杏”《中华本草》[11]等。

3　附录

3.1　又称：无。

3.2　俗称：杏梅仁（浙江），核仁，山杏仁，北杏。

3.3　曾称：杏核仁《神农本草经》，杏子《伤寒论》，杏人、木落子《石药尔雅》，苦杏仁《临证指南医案》。

3.4　原植物名称：杏，甜梅（江南）；山杏，西伯利亚杏。

4　文献通考

《伤寒论》：“辨太阳病脉证并治上，1. 太阳之为病，脉浮、头项强痛而恶寒……18.

喘家，作桂枝汤，加厚朴、杏子佳。方六。”[40]

《石药尔雅》上卷：“杏人，一名木落子。”[41]

《神农本草经》卷三：“杏核仁，味甘，温。主咳逆上气，雷鸣，喉痹下气，产乳，金创、寒心、贲豚。生川谷。”[41]

《雷公炮炙论》卷下：“杏仁，雷公云：凡使，须以沸汤浸少时，去皮膜，去尖，擘作两片，用白火石并乌豆、杏仁三件于锅子中，下东流水煮，从巳至午，其杏仁色褐黄，则去尖，然用。每修一斤，用白火石一斤，乌豆三合，水旋添，勿令缺，免反血，为妙也。”[1]

《本草经集注·下品》：“杏核仁，味甘、苦，温，冷利，有毒。主治咳逆上气，雷鸣，喉痹，下气，产乳，金创，寒心。贲豚，惊痫，心下烦热，风气去来，时行头痛，解肌，消心下急，杀狗毒。一名杏子。五月采。其两人者杀人，可以毒狗。花：味苦，无毒。主补不足，女子伤中，寒热痹，厥逆。实：味酸，不可多食，伤筋骨。”[13]

《新修本草》卷十七：“杏核仁，味甘、苦，温，冷利，有毒。主咳逆上气，雷鸣，喉痹，下气，产乳，金创，寒心，贲豚，惊痫，心下烦热，风气去来，时行头痛，解肌，消心下急，杀狗毒，一名杏子。五月采。其两仁者杀人，可以毒狗。”[14]

《本草图经》卷十六：“杏核仁，生晋川山谷，今处处有之。其实亦数种，黄而圆者名金杏。相传云：种出济南郡之分流山，彼人谓之汉帝杏，今近都多种之，熟最早。其扁而青黄者名木杏，味酢不及金杏。杏子入药，今以东来者为胜，仍用家园种者。山杏不堪入药。”[15]

《证类本草》卷二十三：“杏核仁，味甘、苦，温、冷利，有毒。主咳逆上气，雷鸣，喉痹，下气，产乳，金疮，寒心，贲豚，惊痫，心下烦热，风气去来，时行头痛，解肌，消心下急，杀狗毒。五月采之。其两仁者杀人，可以毒狗。”[16]

《本草衍义》卷十八：“杏核仁，犬伤人，量所伤大小，烂嚼沃破处，以帛系定，至瘥无苦。又汤去皮，研一升，以水一升半，翻复绞取稠汁，入生蜜四两、甘草一茎约一钱，银石器中熳火熬成稀膏，瓷器盛。”[17]

《汤液本草》卷五：“杏仁，气温，味甘、苦，冷利。有小毒。入手太阴经。《象》云：除肺燥，治风燥在胸膈间。麸炒，去皮尖用。《心》云：散结润燥，散肺之风及热，是以风热嗽者用之。”[2]

《滇南本草》卷一：“杏、杏仁，杏，味酸，性热。治心中冷热，止渴定喘，解瘟疫。但人多食损目劳筋。仁，治疳虫。叶，能敷大恶疮。——务本卷一下杏仁，味苦、微辛，性微寒。入脾肺二经。止咳嗽，消痰润肺，润肠胃，消面粉积，下气。”[34]

《本草品汇精要》卷三十四：“杏核仁，有毒，植生。杏核仁（出《神农本经》），主咳逆上气，雷鸣喉痹，下气产乳，金疮，寒心奔豚（以上朱字《神农本经》）。惊痫，心下烦热，风气去来，时行头痛，解肌，消心下急〇花味苦，无毒。主补不足，女子伤中，寒热痹厥逆（以上黑字《名医》所录）。【名】金杏、汉帝杏、木杏、白杏。”[35]

《本草蒙筌》卷七：“杏核仁，味甘、苦，气温。可升可降，阴中阳也。有小毒。树种山傍园侧，（家园种者妙，山杏不堪用。）实结生青熟黄。五月摘收，堪为果品。凡资拯治，惟取核仁。所恶药有三般，黄芪、黄芩、干葛。解锡毒，得火良。”[36]

《药鉴》卷二：“杏仁，气温，味甘、苦，气薄味厚，可升可降，阴中之阳也。有小毒。入手太阴之剂也。解肌毒，散结滞。入麻黄，利胸中气逆而喘促。同乌梅，润大肠气闭而便难。单仁开腠理甚捷，双仁治狗咬极验。”[18]

《炮炙大法·果部》：“杏仁，（五月采之以汤浸去皮尖及双仁者麸炒研用治风寒肺病药中亦有连皮尖用者取其发散也）”[19]

《雷公炮制药性解》卷一：“杏仁，味甘、苦，性温有小毒，入肺大肠二经。主胸中气逆而喘嗽，大肠气秘而难便，及喉痹喑症。痰结烦闷，金疮破伤，风热诸疮，中风诸证，蛇伤犬咬，阴户痛痒，并堪捣敷，沸汤泡去皮尖炒用。得火良，恶黄芩、黄芪、葛根，畏蘘草，解锡毒及中狗肉毒，双仁者能杀人，杏子不可多食，能损筋骨眼目。”[20]

《本草征要》卷三：“杏仁，味苦、甘，性温，有毒。入肺、大肠二经。恶黄芩、黄芪、葛根。泡去皮尖，焙。双仁者勿用。散上焦之风，除心下之热，利胸中气逆而喘嗽，润大肠气闭而难通。解锡毒有效，消狗肉如神。杏仁性温，散肺经风寒滞气，殊效。”[3]

《本草乘雅半偈·第四帙》：“杏核仁，《本经·中品》。自下而上曰竖穷，从内而外曰横遍。【气味】甘苦温，有小毒。【主治】主咳逆上气，雷鸣，喉痹，下气，产乳，金疮，寒心，奔豚。”[37]

《本草崇原》卷中：“杏仁，气味甘、苦，温，冷利，有小毒。主治咳逆上气，雷鸣，喉痹，下气，产乳，金疮，寒心奔豚。（杏叶似梅，二月开淡红花，五月实熟有数种，赭色而圆者，名金杏。甘而有沙者，名沙杏，黄而带酢者，名梅杏。青而带黄者，名柰杏，入药用苦杏。）”[4]

《本草择要纲目·温性药品》：“杏仁，【气味】甘、苦，温，有小毒。两仁者杀人。可以毒狗。沉而降。阴也。入手太阴经。【主治】咳逆上气。润肺消食积。散滞结。王氏治伤寒气上逆喘者。麻黄汤内加杏仁陈皮。”[21]

《本草新编》卷五：“杏仁，味甘、苦，气温，可升可降，阴中阳也，有小毒。专入太阴肺经。乃利下之剂，除胸中气逆喘促，止咳嗽，坠痰，润大肠，气闭便难，逐痹散结。研纳女人阴户，又治发痒虫疽。虽与桃仁同是利气下血之药，其中亦有分别。”[22]

《炮炙全书》卷二：“杏仁，甘、苦。温。汤浸去皮尖，炒黄研细，风寒肺病药中连皮尖用，取其发散也，作汤如白沫不解者，食之气壅，汤经宿者动冷气。恶黄芩、黄芪、葛根，畏蘘草，得火良。”[23]

《本草备要·果部》：“杏仁，泻肺，解肌，润燥，下气。辛苦甘温而利。泻肺解肌（能发汗），除风散寒，降气行痰，润燥消积（索面、豆粉，近之则烂），通大肠气秘。”[24]

《本经逢原》卷三：“杏仁，苦、辛、甘，温，小毒。汤泡去皮尖，研如泥用，两仁者有毒伤人。凡果花六出者必双仁，得纯阴之气也。《本经》主咳逆上气，雷鸣喉痹，下气产乳，金疮寒心奔豚。”[25]

《本草经解》卷三：“【杏仁】，气温。味甘。有小毒。主咳逆上气。雷鸣喉痹。下气。产乳金疮。寒心奔豚。（汤泡去皮尖双仁者大毒勿用）杏仁气温。禀天春和之木气。入足厥阴肝经。味甘。得地中正之土味。入足太阴脾经。杏果本苦。且属核仁而有小毒。则禀火性。”[26]

《临证指南医案》卷四：“喘，伊。先寒后热。不饥不食。继浮肿喘呛。俯不能仰。仰卧不安……葶苈　苦杏仁　桑皮　厚朴　猪苓　通草　大腹皮　茯苓皮　泽泻　汪　脉弦坚。动怒气冲。喘急不得卧息。此肝升太过。肺降失职。两足逆冷。入暮为剧。议用仲景越婢法。(肝升饮邪上逆)"[42]

《得配本草》卷六:"杏仁,得火良。畏蘘草。恶黄芩、黄芪、葛根。甘、苦、温。入手太阴经气分。泻肺降气,行痰散结,润燥解肌,消食积,通大便,解锡毒,杀狗毒,逐奔豚,杀虫蛔。得陈皮,治便秘。配天冬,润心肺。佐柿饼,治咯血。合紫菀,利小便。(开水中之气以解结。)"[5]

《本草求真》卷四:"杏仁,(五果)散肺气分风寒下气除喘。杏仁(专入肺)。既有发散风寒之能。复有下气除喘之力。缘辛则散邪。苦则下气。润则通秘。温则宣滞行痰。杏仁气味俱备。故凡肺经感受风寒。而见喘嗽咳逆。胸满便秘。烦热头痛。与夫蛊毒疮疡。狗毒、面毒、锡毒、金疮。无不可以调治。"[27]

《神农本草经读》卷三:"杏仁,气味甘、苦、温,冷利,有小毒。主咳逆上气,雷鸣喉痹,下气产乳,金疮,寒心奔豚。(汤泡去皮。双仁者,大毒勿用)"[28]

《本草分经·原例》:"杏仁,辛、苦、甘,温,泻肺降气,行痰解肌,除风散寒,润燥,并解肺郁,利胸膈气逆,通大肠气秘,治上焦风燥,又能杀虫,消狗肉面粉积,去皮尖研用。如发散连皮尖研。双仁者杀人。"[29]

《本草述钩元》卷十六:"杏仁,五月采之。双仁者有毒杀人。不可用。气味甘、苦,温,冷利。(性润。利下行。非真冷也。)有小毒。气薄味厚。浊而沉坠。降也。入手太阴经。散结润燥。除肺中风热。治咳逆上气雷鸣。喉痹。寒心奔豚。并上焦风燥。(治风燥在胸膈间)肺燥喘热。(风热咳嗽用之)润大肠气闭。"[30]

《本草害利·肺部药队》:"杏仁,【害】性温有毒,而沉坠降止,散肺经风寒滞气殊效,第有湿痰者勿服,以其性润,阴虚咳嗽便闭,肺家虚有热痰者忌。风寒外邪,非壅逆肺分,咳嗽气急者不得用。双仁者有毒杀人。"[31]

《本草撮要》卷三:"【杏仁】,味甘、苦。入手太阴经气分。功专散结润燥。得门冬能润心肺。得柿饼治肺病咯血。得童便能补肺劫劳。得陈皮治气闭昼便难。其性毒能杀虫。治疮。制锡狗毒。消狗肉积。因虚而咳嗽便闭者忌之。双仁者杀人。去皮尖炒研。发散连皮尖研。得火良。恶葛根。黄芩、黄芪。杏子肉酸热。"[32]

《本草便读·果部》:"杏仁,苦辛宣壅,能疏肺部风寒。温润下行,善降大肠燥结,能宽胸而降气,可治咳以搜痰。甜者因味属甘平,用之则功多润降。(杏仁味苦性温,入肺经气分。凡仁皆降,故功专降气。气降则痰消嗽止,能润大肠,故大肠气闭者可用之。考杏仁之性,似无辛味,似乎只有润降之功,而无解散之力。但风寒外束,肺气壅逆,不得不用此苦降之品,使气顺而表方得解,故麻黄汤用之,亦此意耳。桃仁、杏仁,其性相似。一入肝经血分,一入肺经气分,至于解毒杀虫,彼此均可,在乎用者之神明耳。○甜杏仁别有一种,味甘性平,可供果食,主治亦皆相仿。用于虚劳咳嗽方中,无苦劣之性耳。)"[6]

《本草思辨录》卷三:"杏仁,杏有脉络为心果,仁则主通脉络之气而为肺果。其性直降而兼横扩,横扩与直降,互相牵制而不得逞,故非加他药不能横扩、不能直降。然用杏仁于横扩,有兼取其直降者。用杏仁于直降,有兼取其横扩者。证若两有所需,杏仁亦两呈其技也。"[33]

《全国中草药汇编》:"杏仁 【来源】为蔷薇科樱桃属植物杏 Prunus armeniaca L. 及

其变种山杏 P. armeniaca L. var. ansu Maxim. 的种子。”[7]

《中药大辞典》：“杏仁《本草经集注》 【异名】杏核仁《本经》，杏子《伤寒论》，木落子《石药尔雅》，苦杏仁《临证指南》，杏梅仁《浙江中药手册》。【基原】为蔷薇科植物杏或山杏等味苦的干燥种子。【原植物】①杏《本经》Prunus armeniaca L.，又名：甜梅《江南录》。②山杏《本草图经》Prunus armeniaca L. var. ansu Maxim.”[8]

《中医大辞典·中药分册》：“杏仁 出《本草经集注》。又名苦杏仁。为蔷薇科植物杏 Armeniaca vulgaris L. 或山杏 P. armeniaca L. var. ansu Maxim. 等味苦的种子。”[9]

《中国医学百科全书·中医学》：“杏仁 始载于《神农本草经》。原名核仁，又名杏子、苦杏仁。为蔷薇科植物杏 Prunus armeniaca L. 山杏 P. armeniaca L. var. ansu Maxim.、西伯利亚杏 P. sibirica L. 及东北杏 P. mandshurica（Maxim.）Koehne 的成熟种子。夏季采收成熟果实，除去果肉，敲碎果核，取出种子，晒干。”[10]

《中国药材学》：“苦杏仁 【别名】杏仁，山杏仁，北杏。【来源】本品为蔷薇科植物杏 Armeniaca vulgaris Lam. （Prunus armeniaca L.）或山杏 A. vulgaris Lam. var. ansu（Maxim.）Yu et Lu（P. armeniaca L. var. ansu Maxim.）等的种子。”[43]

《中华本草》：“杏仁《雷公炮炙论》 【异名】杏核仁《本经》，杏子《伤寒论》，木落子《石药尔雅》，苦杏仁《临证指南》，杏梅仁《浙江中药手册》。……【来源】为蔷薇科植物杏、野杏、山杏、东北杏的种子。【原植物】①杏 Armeniaca vulgaris Lam.［Prunus armeniaca L.］②野杏 Armeniaca vulgaris Lam. var. ansu（Maxim.）Yü et Lu［Prunus armeniaca L. var. ansu Maxim.］又名：山杏《本草图经》。③山杏 Armeniaca sibirica（L.）Lam.［Prunus sibirica L.］又名：西柏利亚杏《中国树木分类学》。”[11]

《中华人民共和国药典》：“苦杏仁 Semen Armeniacae Amarum 本品为蔷薇科植物山杏 Prumus armeniaca L. var. ansu Maxim.、西伯利亚杏 Prumus sibirica L.、东北杏 Prunus mandshurica（Maxim.）Koehne 或杏 Prunus armeniaca L. 的干燥成熟种子。夏季采收成熟果实，除去果肉及核壳，取出种子，晒干。”[42]。

5 参考文献

1 南北朝·雷敩．雷公炮炙论．上海：上海中医学院出版社，1986，127

2 元·王好古．汤液本草．见：景印文渊阁四库全书（745）．北京：中医古籍出版社，1986，993

3 明·李中梓．本草征要．见：李中梓医学全书．北京：中国中医药出版社，1999，144

4 清·张志聪．本草崇原．北京：中国中医药出版社，1992，86

5 清·严西亭．得配本草．上海：上海卫生出版社，1957，1

6 清·张秉成．本草便读．上海：上海卫生出版社，1957，73

7 《全国中草药汇编》编写组编．全国中草药汇编．上册．北京：人民卫生出版社，1996，419

8 江苏新医学院编．中药大辞典．上海：上海科学技术出版社，1977，1100

9 《中医大辞典》编辑委员会编．中医大辞典·中药分册．北京：人民卫生出版社，1982176

10 《中医学》编辑委员会．中国医学百科全书·中医学．上海：上海科学技术出版社，1997，1165

11 国家中医药管理局《中华本草》编委会．中华本草．第四册．上海：上海科学技术出版社，1999，94

12 汉·神农本草经．清顾观光重辑本．北京：人民卫生出版社，1955，70

13 南北朝·陶弘景．本草经集注．北京：人民卫生出版社，1994，471

14 唐·苏敬等撰．新修本草．合肥：安徽科学技术出版社，1981，449
15 宋·苏颂．本草图经．合肥：安徽科学技术出版社，1994，550
16 宋·唐慎微．证类本草．北京：人民卫生出版社，1957，473
17 宋·寇宗奭．本草衍义．上海：商务印书馆，1937，124
18 明·杜文燮．药鉴．上海：上海人民出版社，1975
19 明·缪希雍．炮炙大法．明末庄继先校刻本
20 明·李中梓．雷公炮制药性解．见：中国医学大成（二）．长沙：岳麓书社，1990，130
21 清·蒋居祉．本草择要纲目．见：珍本医书集成．本草类．上海：上海科学技术出版社，1985，78
22 清·陈士铎．本草新编．北京：中国中医药出版社，1996，245
23 ［日］稻宣义．炮炙全书．北京：中医古籍出版社，1981，94
24 清·汪昂．本草备要．北京：中国中医药出版社，1998，175
25 清·张璐．本经逢原．上海：上海科学技术出版社，1959，142
26 清·叶桂．本草经解．上海：上海科学技术出版社，1959，91
27 清·黄宫绣．本草求真．上海：上海科学技术出版社，1959，205
28 清·陈念祖．神农本草经读．北京：人民卫生出版，1959，40
29 清·姚澜．本草分经．上海：上海科学技术出版社，1989，76
30 清·杨时泰．本草述钩元．上海：上海卫生出版社，1958，414
31 清·凌奂．本草害利．北京：中医古籍出版社，1982，85
32 清·黄伯雄．食鉴本草．见：珍本医书集成．本草类．上海：上海科学技术出版社，1985
33 清·周岩．本草思辨录．北京：人民卫生出版，1960，93
34 明·兰茂．滇南本草．昆明：云南人民出版社，1959
36 明·陈嘉谟．本草蒙筌．北京：人民卫生出版社，1988，309
37 明·卢之颐．本草乘雅半偈．北京：人民卫生出版社，1986，222
40 成都中医学院编．伤寒论释义．上海：上海科学技术出版社
41 唐·梅彪．石药尔雅．据别下斋丛书本抄本
42 清·叶桂．临证指南医案．清乾隆三十三年戊子卫生堂刻本
43 徐国钧等主编．中国药材学．北京：中国医药科技出版社，1996，1231
44 国家药典委员会编．中华人民共和国药典．一部．北京：化学工业出版社，2000，160

206 两面针

Liangmianzhen

Radix Zanthoxyli

1 定名依据

1.1 正名

1.1.1 汉文名：两面针［为芸香科植物两面针 Zanthoxylum nitidum（Roxb.）DC. 的干燥根］。

1.1.2 英文名：shinyleaf pricklyash root.

1.2 依据

1.2.1 定名的文献依据

(1)《神农本草经》卷三："蔓椒，味苦，温。主风寒湿痹、疬节疼，除四肢厥气、膝痛。一名家椒。生川谷及邱家间。"[1]

(2)《中药志》："两面针　本品为两广地区常用的民间草药。商品主要为芸香科植物两面针的根。……【原植物】两面针　【别名】入地金牛、上山虎、下山虎、双面针（广东、广西、云南、福建），山椒（海南）。Zanthoxylum nitidum（Roxb.）DC. ——芸香科 Rutaceae."[2]

(3)《中华人民共和国药典》："两面针 Radix zanthoxyli　本品为系芸香科植物两面针 Zanthoxylum nitidum（Roxb.）DC. 的干燥根。全年均可采挖，洗净，切片或段，晒干。"[3]

(4)《中医大辞典·中药分册》："两面针　①见萧步丹《岭南采药录》。为入地金牛之别名。②见《广西药用植物名录》。为虎刺之别名。各详该条。"[4]

(5)《中国医学百科全书·中医学》："两面针　始载于《神农本草经》。原名蔓椒，又名猪椒、山椒、鸟不踏、入地金牛。为芸香科植物光叶花椒 Zanthoxylum nitidum（Roxb.）DC. 的根。产于中国广东、广西、福建、云南等省、区。"[5]

(6)《全国中草药汇编》："两面针　【别名】入地金牛、红心刺刁根、红倒钩簕、两背针、双面刺、双面针、叶下穿针、大叶猫枝簕、上山虎、下山虎、山椒。来源：为芸香科花椒属植物两面针 Zanthoxylum nitidum（Roxb.）DC.，以根、根皮及茎皮入药。"[6]

(7)《中华本草》："入地金牛《本草求原》　【异名】蔓椒、豕椒《本经》，猪椒、彘椒、狗椒《别录》，豨椒《本草经集注》，金椒《本草图经》，金牛公、两边针《岭南采药录》，山椒《广州植物志》，上山虎、花椒刺、胡椒《广西中兽医药用植物》，出山虎，入山虎《陆川本草》，马药、下山虎、金牛母（海南岛《常用中草药手册》，《文山中草药》，光叶花椒《浙江药用植物志》，鸟不踏、猫公刺、山胡椒、叶下穿针《福建药物志》，崖椒、鸟踏刺、双面针、黄根、壳刺《台湾药用植物志》，藤椒（四川）……【来源】为芸香科植物两面针的根或枝叶。[原植物两面针 Zanthoxylum nitidum（Roxb.）DC. [Fagara nitidum Roxb.]"[7]

(8)《中国药材学》："两面针　【别名】双面针，上山虎，下山虎，山椒，入地金牛，鸟不踏。【来源】本品为芸香科植物光叶花椒 Zanthoxylum nitidum（Roxb.）DC. 的根。"[8]

1.2.2　定名选择的理由

两面针 Radix zanthoxyli，系芸香科植物两面针 Zanthoxylum nitidum（Roxb.）DC. 的干燥根。本品原称"蔓椒"，始载于《神农本草经》。"两面针"作为本品正名古代文献未见记载，现代文献中我国最新出版的《中华人民共和国药典》以及辞书类著作《中医大辞典·中药分册》、《中国医学百科全书·中医学》等均以"两面针"作为本药正名。其他如《中药志》、《全国中草药汇编》、《中华本草》、《中国药材学》等虽记载了不少本品各地的俗称，但也无一例外以"两面针"作为本品的正名。说明"两面针"作为本品正名已成为共识。

1.3　与正名等效的名词：无。

2　源流考释

两面针（芸香科植物两面针 Zanthoxylum nitidum（Roxb.）DC. 的干燥根）原称"蔓

椒”，始载于《神农本草经》，同时尚载录有本品异名“家椒”。如《神农本草经》卷三：“蔓椒，味苦，温。主风寒湿痹、疬节疼，除四肢厥气、膝痛。一名家椒。生川谷及邱家间。”[1]其后历代本草大多沿用《神农本草经》的记载，以“蔓椒”为正名，如魏晋《名医别录》[9]，南北朝·陶弘景《本草经集注》[10]，宋·苏颂《本草图经》[11]、唐慎微《证类本草》[12]，明·刘文泰《本草品汇精要》[13]、李时珍《本草纲目》[14]，清·张璐《本经逢原》[15]、耿世珍《本草纲目别名录》[16]、叶志诜《神农本草经赞》[17]等。只有《本草求原》[18]是以“入地金牛根”作为正名记载本品。如《本草求原》：“入地金牛根　治痰火、疬核，并急喉痰闭危笃，去外皮，煎水饮。”[18]

古代著作记载的本品异名尚有“猪椒”、“彘椒”、“狗椒”“豕椒”、“樛”、“豨杀”、“金椒”、“豨椒”等。如《名医别录》卷三：“蔓椒，无毒。一名猪椒，一名彘椒，一名狗椒。生云中山及丘冢间。采茎、根煮酿酒。”[9]《本草经集注》本草下品：“蔓椒，味苦，温，无毒。一名豕椒，一名猪椒，一名彘椒，一名狗椒。世呼为樛，似椒，小不香尔，一名豨杀，可以蒸病出汗也。”[10]《本草图经》卷十二“蔓椒条”云：“生云中川谷及丘冢间，采茎根，煮酿酒。或云即金椒是也。”[11]《证类本草》卷十四：“陶隐居云：山野处处有，俗呼为樛，似椒、榄（音党），小不香尔。一名豨椒，可以蒸病出汗也。”[12]

“两面针”作为本品名称古代文献未见记载，现代文献如《中华人民共和国药典》[3]、《中医大辞典·中药分册》[4]、《中国医学百科全书·中医学》[5]、《中药志》[2]、《全国中草药汇编》[6]、《中国药材学》[8]、《中华本草》[7]等均以“两面针”作为本药正名。只有《中药大辞典》[19]仍沿用《本草求原》的记载以“入地金牛根”为正名。同时现代文献尚记载有各地的俗称“红心刺刁根”、“红倒钩簕”、“两背针”、“双面刺”、“双面针”、“叶下穿针”、“大叶猫枝簕”、“上山虎”、“下山虎”、“山椒”《全国中草药汇编》[6]，“金牛公”、“两边针”、“花椒刺”、“胡椒”、“出山虎”，“入山虎”《中药大辞典》[19]，“鸟不踏”《中国医学百科全书·中医学》[5]，“马药”、“金牛母”、“双背针”、“光叶花椒”、“猫公刺”、“山胡椒”、“叶下穿针”、“崖椒”、“鸟踏刺”、“黄根”、“鲎壳刺”、“藤椒”《中华本草》[7]等。还记载有本品原植物“两面针”的异名“入地金牛”、“上山虎”、“下山虎”、“双面针”、“山椒”《中药志》[2]等。

3　附录

3.1　又称：无。

3.2　俗称：金牛公、两边针（岭南），山椒（广州），上山虎、花椒刺、胡椒（广西），入山虎（陆川），马药、下山虎、金牛母（海南），光叶花椒（浙江），鸟不踏、猫公刺、山胡椒、叶下穿针（福建），崖椒、鸟踏刺、双面针、黄根、鲎壳刺（台湾），藤椒（四川），红心刺刁根，红倒钩簕，两背针，双面刺，叶下穿针，大叶猫枝簕，出山虎，双背针。

3.3　曾称：蔓椒、家椒《神农本草经》，猪椒、彘椒、狗椒《名医别录》，豕椒、樛、豨杀、豨椒《本草经集注》，金椒《本草图经》，入地金牛《本草求原》。

3.4　原植物名称：两面针，入地金牛、上山虎、下山虎、双面针（广东、广西、云南、福建），山椒（海南）。

4 文献通考

《神农本草经》卷三："蔓椒，味苦，温。主风寒湿痹、疬节疼，除四肢厥气、膝痛。一名家椒。生川谷及邱家间。"[1]

《名医别录》卷三："蔓椒，无毒。一名猪椒，一名彘椒，一名狗椒。生云中山及丘冢间。采茎、根煮酿酒。"[9]

《本草经集注·本草下品》："蔓椒，味苦，温，无毒。主治风寒湿痹，历节疼痛，除四肢厥气，膝痛。一名豕椒，一名猪椒，一名彘椒，一名狗椒。生云中山川谷及丘冢间。采茎、根，煮酿酒。山野处处有，世呼为樛，似椒藭，小不香尔，一名豨杀，可以蒸病出汗也。"[10]

《本草图经》卷十二："蔓椒条云，生云中川谷及丘冢间，采茎根，煮酿酒。陶隐居云：俗呼为樛，似椒梲（音党）小，不香耳。今亦无复分别，或云即金椒是也。子，出闽中、江东。其木似樗茎，间有刺，子辛辣如椒。"[11]

《证类本草》卷十四："蔓椒，味苦，温，无毒。主风寒湿痹，历节疼，除四肢厥气，膝痛。一名豕椒，一名猪椒，一名彘椒，一名狗椒。生云中川谷及丘冢间。采茎、根，煮酿酒。陶隐居云：山野处处有，俗呼为樛，似椒梲（音党），小不香尔。一名豨椒，可以蒸病出汗也。"[12]

《本草品汇精要》卷二十一："蔓椒，无毒，植生。蔓椒，主风寒湿痹历节疼，除四肢厥气膝痛（《神农本经》）。【名】豕椒　猪椒　彘椒　狗椒　豨椒　樛。"[13]

《本草纲目》卷三十二："蔓椒，《本经·下品》。【校正】自木部移入此。【释名】猪椒《别录》、豕椒《本经》、彘椒《别录》、豨椒（弘景）、狗椒《别录》、金椒《图经》。时珍曰：此椒蔓生，气臭如狗、彘，故得诸名。"[14]

《本经逢原》卷三："猪椒根，即蔓椒。苦温无毒。其叶七瓣者猪椒也。《本经》主风寒湿痹历节疼，除四肢厥气膝痛，煎汤蒸浴取汗。"[15]

《本草纲目别名录》本草纲目释名："草部（中），石长生（丹草　丹沙草）……蔓椒（猪椒　彘椒　狗椒　豕椒　豨椒　金椒）"[16]

《本草求原》："入地金牛根　治痰火、疬核，并急喉痰闭危笃，去外皮，煎水饮。"[18]

《神农本草经赞》卷三："蔓椒，味苦温。主风寒湿痹。疬节疼。除四肢厥气。膝痛。一名家椒。生川谷。"[17]

《中药志》："两面针　本品为两广地区常用的民间草药。商品主要为芸香科植物两面针的根。……【原植物】两面针　【别名】入地金牛、上山虎、下山虎、双面针（广东、广西、云南、福建），山椒（海南）。Zanthoxylum nitidum（Roxb.）DC.——芸香科 Rutaceae."[2]

《全国中草药汇编》："两面针　【别名】入地金牛、红心刺刁根、红倒钩簕、两背针、双面刺、双面针、叶下穿针、大叶猫枝簕、上山虎、下山虎、山椒。【来源】为芸香科花椒属植物两面针 Zanthoxylum nitidum（Roxb.）DC.，以根、根皮及茎皮入药。"[6]

《中药大辞典》："入地金牛《本草求原》　【异名】蔓椒、豕椒《本经》，猪椒、彘椒、狗椒《别录》，豨椒（陶弘景），金椒《本草图经》，金牛公、两边针《岭南采药录》，山椒《广州植物志》，上山虎、花椒刺、胡椒《广西中兽医药用植物》，出山虎，入山虎《陆川本草》。【基原】为芸香科植物两面针的根或枝叶。【原植物】两面针 Zanthoxylum nitidum（Roxb.）DC.”[19]

《中医大辞典·中药分册》：“两面针　①见萧步丹《岭南采药录》。为入地金牛之别名。②见《广西药用植物名录》。为虎刺之别名。各详该条。”[4]

《中国医学百科全书·中医学》：“两面针　始载于《神农本草经》。原名蔓椒，又名猪椒、山椒、鸟不踏、入地金牛。为芸香科植物光叶花椒 Zanthoxylum nitidum（Roxb.）DC. 的根。产于中国广东、广西、福建、云南等省、区。”[5]

《中国药材学》：“两面针　【别名】双面针，上山虎，下山虎，山椒，入地金牛，鸟不踏。【来源】本品为芸香科植物光叶花椒 Zanthoxylum nitidum（Roxb.）DC. 的根。”[8]

《中华本草》：“入地金牛《本草求原》　【异名】蔓椒、豕椒《本经》，猪椒、彘椒、狗椒《别录》，稀椒《本草经集注》，金椒《本草图经》，金牛公、两边针《岭南采药录》，山椒《广州植物志》，上山虎、花椒刺、胡椒《广西中兽医药用植物》，出山虎，入山虎《陆川本草》，马药、下山虎、金牛母（《常用中草药手册》，双背针《文山中草药》，光叶花椒《浙江药用植物志》，鸟不踏、猫公刺、山胡椒、叶下穿针《福建药物志》，崖椒、鸟踏刺、双面针、黄根、鲎壳刺《台湾药用植物志》，藤椒（四川）……【来源】为芸香科植物两面针的根或枝叶。【原植物】两面针 Zanthoxylum nitidum（Roxb.）DC.［Fagara nitidum Roxb.］”[7]

《中华人民共和国药典》：“两面针 Radix zanthoxyli　本品为芸香科植物两面针 Zanthoxylum nitidum（Roxb.）DC. 的干燥根。全年均可采挖，洗净，切片或段，晒干。”[3]

5　参考文献

1　汉·神农本草经. 清顾观光重辑本. 北京：人民卫生出版社，1955，94

2　中国医学科学院药物研究所等编. 中药志. 第二册. 北京：人民卫生出版社，1993，388

3　国家药典委员会编. 中华人民共和国药典. 一部. 北京：化学工业出版社，2000，133

4　《中医大辞典》编辑委员会编. 中医大辞典·中药分册. 北京：人民卫生出版社，1982，166

5　《中医学》编辑委员会. 中国医学百科全书·中医学. 上海：上海科学技术出版社，1997，1047

6　《全国中草药汇编》编写组编. 全国中草药汇编. 上册. 北京：人民卫生出版社，1996，412

7　国家中医药管理局《中华本草》编委会. 中华本草. 第四册. 上海：上海科学技术出版社，1999，991

8　徐国钧等主编. 中国药材学. 北京：中国医药科技出版社，1996，263

9　魏晋·名医别录. 北京：人民卫生出版社，1986，220

10　南北朝·陶弘景. 本草经集注. 北京：人民卫生出版社，1994，324

11　宋·苏颂. 本草图经. 合肥：安徽科学技术出版社，1994，394

12　宋·唐慎微. 证类本草. 北京：人民卫生出版社，1957，358

13　明·刘文泰. 本草品汇精要. 北京：人民卫生出版社，1982，572

14　明·李时珍. 本草纲目. 北京：人民卫生出版社，1982，1857

15　清·张璐. 本经逢原. 上海：上海科学技术出版社，1959，159

16　清·耿世珍. 本草纲目别名录. 北京：中医古籍出版社，1982，86

17　清·叶志诜. 神农本草经赞. 见：珍本医书集成. 本草类. 上海：上海科学技术出版社，1985

18　清·赵其光. 本草求原. 见：岭南本草古籍三种. 北京：中国医药科技出版社，1999，138

19　江苏新医学院编. 中药大辞典. 上海：上海科学技术出版社，1977，213

207　连钱草
Lianqiancao
Herba Glechomae

1　定名依据

1.1　正名

1.1.1　汉文名：连钱草［为唇形科植物活血丹 Glechoma longituba（Nakai）Kupr. 的干燥地上部分］。

1.1.2　英文名：longtube ground ivy herb.

1.2　依据

1.2.1　定名的文献依据

(1)《质问本草》外篇卷之二："乞食碗　连钱草，春生苗蔓延于篱下，俗名乞食碗。用七叶为丸，塞鼻中，男左女右。发作之日以此截止。"[1]

(2)《全国中草药汇编》："连钱草　别名：活血丹、金钱草（上海、江苏）、金钱薄荷、落地金钱、肺风草、十八缺、透骨消（四川）。【来源】为唇形科连钱草属植物连钱草 Glechoma longituba（Nakai）Kupr.［G. hederacea L. auct. Sin. non L.；G. hederacea L. var. longituba Nakai；G. brevituba Kupr.］，以全草入药。"[2]

(3)《中医大辞典·中药分册》："连钱草　出《质问本草》。又名金钱草、马蹄草、穿墙草、金钱薄荷、江苏金钱草、一串钱。为唇形科植物活血丹 Glechoma longituba（Nakai）Kupr. 的全草。"[3]

(4)《中国医学百科全书·中医学》："连钱草　始载于《本草纲目拾遗》。原名金钱草，又名遍地香、江苏金钱草。为唇形科植物活血丹 Glechoma longituba（Nakai）Kupr. 的全草。中国大部分地区有分布；主产于江苏、浙江省。"[4]

(5)《全国中药炮制规范》："连钱草　［处方用名］连钱草。【来源】本品为唇形科植物活血丹 Glechoma longituba（Nakai）Kupr. 的干燥地上部分。均系野生。主产于江苏、广东、四川、广西等地。春至秋季采收，除去杂质，干燥。药材以叶多、色绿，香气浓者为佳。"[5]

(6)《中国药材学》："连钱草　【别名】透骨消，大叶金钱草，金钱薄荷，驳骨消（广东、广西）。【来源】本品为唇形科植物活血丹 Glechoma longituba（Nakai）Rupr. 的全草。"[6]

(7)《中国中医药学主题词表》："连钱草 FLECHOMA LONGITUBA　属唇形科和祛湿利水药　D 活血丹。"[7]

(8)《中华人民共和国药典》："连钱草 Herba glechomae　本品为唇形科植物活血丹 Glechoma longituba（Nakai）Kupr. 的干燥地上部分。春至秋季采收，除去杂质，晒干。"[8]

1.2.2　定名选择的理由

连钱草 Herba glechomae，系唇形科植物活血丹 Glechoma longituba（Nakai）Kupr. 的干燥地上部分。“连钱草”之名始见于清·吴继先《质问本草》，作为本品正名古代文献未见记载，现代文献中我国最新出版的《中华人民共和国药典》以及辞书类著作《中医大辞典·中药分册》、《中国医学百科全书·中医学》等均以“连钱草”作为本药正名。已经广泛应用于中医药学文献的标引和检索的《中国中医药学主题词表》也以“连钱草”作为本药的正式主题词。现代本草著作如《全国中草药汇编》、《中国药材学》、《全国中药炮制规范》等虽记载了不少本品各地的俗称，但也均以“连钱草”作为本品的正名。说明“连钱草”作为本品正名已成为共识。

1.3　与正名等效的名词：无。

2　源流考释

连钱草［唇形科植物活血丹 Glechoma longituba（Nakai）Kupr. 的干燥地上部分］在本草著作始载于明《救荒野谱》，称为“地钱儿”，又名“积雪草”。如《救荒野谱·卷下》：“地钱儿，食叶，一名积雪草，叶圆如钱，生官院寺庙，砌缝中，延蔓抟地，八九月采之，……。”[9]

其后本草在载录本品时有“活血丹”、“马蹄草”、“金钱草”、“金钱艾”、“蛮子草”、“透骨风”等多种正名。同时尚载录有本品异名“透骨消”、“遍地香”、“佛耳草”、“白耳草”、“乳香藤”、“九里香”、“半池莲”、“千年冷”、“遍地金钱”、“地钱草”、“胡薄荷”、“铜钱草”、“遍地金廾”、“金钱薄荷”、“十八缺”、“蛮婆草”、“碗子草”、“透骨香”、“闻墙风”、“晕病药”、“碗碗草”、“过桥风”、“巡骨风”、“过墙风”等。如清·吴其浚《植物名实图考》卷十三：“活血丹产九江、饶州，园圃、阶角、墙阴下皆有之。”[10]，吴其浚《植物名实图考》卷三十一：“马蹄草，江西、湖南皆有之。绿茎细弱，蔓生，对叶。叶大于钱，末微尖，后缺，如马蹄，圆齿光泽。茎近土即生须。俚医以为跌打损伤要药，虽伤重，捣敷即愈。故又名透骨消。”[10]赵学敏《本草纲目拾遗》卷三：“金钱草，一名遍地香，佛耳草。俗讹白耳草、乳香藤、九里香、半池莲、千年冷、遍地金钱。”[11]赵其光《本草求原》卷之三：“金钱艾，即透骨消。辛、涩，微温。祛风湿，止骨痛。浸酒，舒筋活络，止跌打闪伤。取汁调酒更效。”[12]《天宝本草新编》：“蛮子草，……。【别名】连钱草、透骨消、活血丹、积雪草、地钱草、胡薄荷、金钱草、遍地香、地钱儿、铜钱草、遍地金廾、金钱薄荷、十八缺、蛮婆草、碗子草、透骨香、闻墙风、晕病药、碗碗草、过桥风。”[13]《分类草药性》上卷　风类：“透骨风，一名巡骨风，又名过墙风，治跌打损伤、风湿麻木、筋骨疼痛，熬水服。”[14]

“连钱草”之名始见于清·吴继先《质问本草·外篇》卷之二：“乞食碗　连钱草，春生苗蔓延于篱下，俗名乞食碗。用七叶为丸，塞鼻中，男左女右。发作之日以此截止。”[1]“连钱草”作为本品正名古代文献未见记载，现代文献如《中华人民共和国药典》[8]、《中医大辞典·中药分册》[3]、《中国医学百科全书·中医学》[4]、《全国中药炮制规范》[5]、《中国中医药学主题词表》[7]、《全国中草药汇编》[2]、《中国药材学》[6]等多以“连钱草”作为本品正名。如《全国中草药汇编》云：“连钱草　【别名】活血丹、金钱草（上海、江苏）、金钱薄荷、落地金钱、肺风草、十八缺、透骨消（四川）。【来源】为唇形科植物活血丹 Glechoma longituba（Nakai）Kupr.［G. hederacea L. auct. Sin. non

L.；G. hederacea L. var. longituba Nakai；G. brevituba Kupr.]，以全草入药。"[2] 只有《中药大辞典》[15]、《中华本草》[16] 仍沿用前代本草的记载，分别以"金钱草"和"活血丹"为本品正名。同时现代文献尚记载有"落地金钱"、"肺风草"《全国中草药汇编》[2]，"钹儿草"、"穿墙草"、"团经药"、"风草"、"十八缺草"、"江苏金钱草""透骨草"、"一串钱"、"四方雷公根"、"钱凿草"、"钱凿王"、"大叶金钱草"、"野薄荷"、"马蹄筋骨草"、"破铜钱"《中药大辞典》[15]，"驳骨消"《中国药材学》[6]，"对叶金钱草"、"疳取草"、"钻地风"、"接骨消"《中华本草》[16] 等各地的俗称。

3　附录

3.1　又称：无。

3.2　俗称：落地金钱、肺风草、马蹄筋骨草、破铜钱（四川），团经药、风草（贵州），肺风草、十八缺草（福建），四方雷公根、钱凿草、钱凿王（陆川），大叶金钱草、野薄荷（江西），驳骨消（广东、广西），对叶金钱草（浙江），疳取草（湖南），钻地风、接骨消（广西），钹儿草，穿墙草，江苏金钱草，透骨草，一串钱。

3.3　曾称：地钱儿、积雪草《救荒野谱》，乞食碗《质问本草》，金钱草、遍地香、佛耳草、白耳草、乳香藤、九里香、半池莲、千年冷、遍地金钱《本草纲目拾遗》，金钱艾《本草求原》，马蹄草、透骨消、活血丹《植物名实图考》，透骨风、巡骨风、过墙风《分类草药性》，蛮子草、地钱草、胡薄荷、铜钱草、遍地金廾、金钱薄荷、十八缺、蛮婆草、碗子草、透骨香、闻墙风、晕病药、碗碗草、过桥风《天宝本草新编》。

3.4　原植物名称：活血丹。

4　文献通考

《救荒野谱》卷下："地钱儿，食叶，一名积雪草，叶圆如钱，生官院寺庙，砌缝中，延蔓抟地，八九月采之，可充生采济饥。"[9]

《质问本草》外篇卷之二："乞食碗　连钱草，春生苗蔓延于篱下，俗名乞食碗。用七叶为丸，塞鼻中，男左女右。发作之日以此截止。"[1]

《本草纲目拾遗》卷三："金钱草，一名遍地香，佛耳草。俗讹白耳草、乳香藤、九里香、半池莲、千年冷、遍地金钱。"[11]

《本草求原》卷之三："金钱艾，即透骨消。辛、涩，微温。祛风湿，止骨痛。浸酒，舒筋活络，止跌打闪伤。取汁调酒更效。"[12]

《植物名实图考》卷十三："活血丹，产九江、饶州，园圃、阶角、墙阴下皆有之。"[10]

《植物名实图考》卷二十一："马蹄草，江西、湖南皆有之。绿茎细弱，蔓生叶。叶大于钱，末微尖，后缺，如马蹄，圆齿光泽。茎近土即生须。俚医以为跌打损伤要药，虽伤重，捣敷即愈。故又名透骨消。"[10]

《分类草药性》上卷："透骨风，一名巡骨风，又名过墙风，治跌打损伤风湿麻木筋骨疼痛，傲水服。"[14]

《天宝本草新编》："蛮子草，[歌词] 蛮子草温味淡甘，风寒咳嗽更化痰，强筋壮骨脚酸软，腰疼背痛效仙丹。[基原考订] 蛮子草为唇形科植物活血丹 Glechoma longituba

（Nakai）Kupr. 的全草。【别名】连钱草、透骨消、活血丹、积雪草、地钱草、胡薄荷、金钱草、遍地香、地钱儿、铜钱草、遍地金廾、金钱薄荷、十八缺、蛮婆草、碗子草、透骨香、闻墙风、晕病药、碗碗草、过桥风。”[13]

《全国中草药汇编》：“连钱草 【别名】活血丹、金钱草（上海、江苏）、金钱薄荷、落地金钱、肺风草、十八缺、透骨消（四川）。【来源】为唇形科连钱草属植物连钱草 Glechoma longituba（Nakai）Kupr.［G. hederacea L. auct. Sin. non L.；G. hederacea L. var. longituba Nakai；G. brevituba Kupr.］，以全草入药。”[2]

《中药大辞典》：“金钱草《纲目拾遗》 【异名】遍地香《祝穆试效方》，地钱儿《救荒野谱》，钹儿草《救生苦海》，连钱草《质问本草》，铜钱草《慈航活人书》，白耳草、乳香藤、九里香、半池莲、千年冷、遍地金钱《纲目拾遗》，金钱艾《本草求原》，马蹄草、透骨消《植物名实图考》，透骨风、过墙风、巡骨风《分类草药性》，蛮子草《天宝本草》，胡薄荷《现代实用中药》，穿墙草《经效实验单方》，团经药、风草《贵州民间方药集》，肺风草、金钱薄荷、十八缺草《福建民间草药》，江苏金钱草、透骨草、一串钱《民间常用草药汇编》，四方雷公根、钱凿草、钱凿王《陆川本草》，大叶金钱草、野薄荷《江西民间草药》，马蹄筋骨草、破铜钱《四川中药志》。【基原】为唇形科植物活血丹的全草或带根全草。【原植物】活血丹《植物名实图考》Glechoma longituba（Nakai）Kupr. ……治白虎丹：鲜车前草、遍地香。洗净捣烂，少加白酒，绞取汁，鹅毛蘸搽患处。《祝穆试效方》……治疮疥：钹儿草，加盐少许，搓熟频擦，全化，然后洗浴。若用煎洗，反不见效。《救生苦海》”[15]

《中医大辞典·中药分册》：“连钱草 出《质问本草》。又名金钱草、马蹄草、穿墙草、金钱薄荷、江苏金钱草、一串钱。为唇形科植物活血丹 Glechoma longituba（Nakai）Kupr. 的全草。”[3]

《中国医学百科全书·中医学》：“连钱草 始载于《本草纲目拾遗》。原名金钱草，又名遍地香、江苏金钱草。为唇形科植物活血丹 Glechoma longituba（Nakai）Kupr. 的全草。中国大部分地区有分布；主产于江苏、浙江省。”[4]

《全国中药炮制规范》：“连钱草 ［处方用名］连钱草。【来源】本品为唇形科植物活血丹 Glechoma longituba（Nakai）Kupr. 的干燥地上部分。均系野生。主产于江苏、广东、四川、广西等地。春至秋季采收，除去杂质，干燥。药材以叶多、色绿，香气浓者为佳。”[5]

《中国药材学》：“连钱草 【别名】透骨消，大叶金钱草，金钱薄荷，驳骨消（广东、广西）。【来源】本品为唇形科植物活血丹 Glechoma longituba（Nakai）Rupr. 的全草。”[6]

《中国中医药学主题词表》：“连钱草 FLECHOMA LONGITUBA 属唇形科和祛湿利水药 D 活血丹。”[7]

《中华本草》：“活血丹《植物名实图考》 【异名】遍地香《祝穆试效方》，地钱儿《救荒野谱》，钹儿草《救生苦海》，连钱草《质问本草》，铜钱草《慈航活人书》，白耳草、乳香藤、九里香、半池莲、千年冷、遍地金钱、金钱草《纲目拾遗》，金钱艾《本草求原》，马蹄草、透骨消《植物名实图考》，透骨风、过墙风、巡骨风《分类草药性》，蛮子草《天宝本草》，胡薄荷《现代实用中药》，穿墙草《经效实验单》，团经药、风草

《贵州民间方药集》，肺风草、金钱薄荷、十八缺草《福建民间草药》，江苏金钱草《中药通报》1959，5（1）：27，透骨草、一串钱《民间常用草药汇编》，四方雷公根、钱凿草、钱凿王《陆川本草》，大叶金钱草、野薄荷《江西民间草药》，马蹄筋骨草、破铜钱《四川中药志》，对叶金钱草（浙江），疳取草（湖南），钻地风、接骨消（广西）……【来源】为唇形科植物活血丹的全草。【原植物】活血丹 Glechoma longituba（Nakai）Kupr.［G. hederacea L. var. longituba Nakai；G. hederacea auct. Non L.］”[16]

《中华人民共和国药典》：“连钱草 Herba glechomae　本品为唇形科植物活血丹 Glechoma longituba（Nakai）Kupr. 的干燥地上部分。春至秋季采收，除去杂质，晒干。”[8]

5　参考文献

1　清·吴继先. 质问本草. 北京：中医古籍出版社，1984，252

2　《全国中草药汇编》编写组编. 全国中草药汇编. 下册. 北京：人民卫生出版社，1996，428

3　《中医大辞典》编辑委员会编. 中医大辞典·中药分册. 北京：人民卫生出版社，1982，177

4　《中医学》编辑委员会. 中国医学百科全书·中医学. 上海：上海科学技术出版社，1997，1075

5　中华人民共和国卫生部药政管理局编. 全国中药炮制规范. 北京：人民卫生出版社，1988，223

6　徐国钧等主编. 中国药材学. 北京：中国医药科技出版社，1996，1529

7　吴兰成主编. 中国中医药学主题词表. 北京：中医古籍出版社，1996，Ⅱ-223

8　国家药典委员会编. 中华人民共和国药典. 一部. 北京：化学工业出版社，2000，134

9　明·王西楼辑，姚可成补. 救荒野谱. 日本平安书肆，长松堂梓，中国中医研究院图书馆藏

10　清·吴其浚. 植物名实图考. 北京：中华书局，1963，332

11　清·赵学敏. 本草纲目拾遗. 北京：人民卫生出版社，1983，86

12　清·赵其光. 本草求原. 见：岭南本草古籍三种. 北京：中国医药科技出版社，1999，201

13　清·龚锡麟原著，谢宗万等新编. 天宝本草新编. 北京：中医古籍出版社，2001，260

14　民国·著者佚名. 分类草药性. 民国二十八年新刻本

15　江苏新医学院编. 中药大辞典. 上海：上海科学技术出版社，1977，1399

16　国家中医药管理局《中华本草》编委会. 中华本草. 第七册. 上海：上海科学技术出版社，1999，47

17　清·吴其浚. 植物名实图考. 北京：中华书局，1963，521

208　连翘

Lianqiao

Fructus Forsytiae

1　定名依据

1.1　正名

1.1.1　汉文名：连翘［为木犀科植物连翘 Forsythia suspensa（Thunb.）Vahl 的干燥果实］。

1.1.2　英文名：weeping forsythia capsule.

1.2 依据

1.2.1 定名的文献依据

(1)《神农本草经》卷三:"连翘,味苦,平。主寒热,鼠瘘,瘰疬,痈肿,创,瘿瘤,热蛊毒。一名异翘,一名兰花,一名轵,一名三廉。生山谷。"[1]

(2)《本草图经》卷九:"连翘,生泰山山谷,今近京及河中、江宁府、泽、《润、淄、兖、鼎、岳、利州、南康军皆有之"[2]

(3)《证类本草》卷十一:"连翘,味苦,平,无毒。主寒热,鼠瘘,瘰疬,痈肿恶疮瘿瘤,结热蛊毒,去白虫。一名异翘,一名兰华,一名折根,一名轵,一名三廉。生泰山山谷。八月采,阴干……。"[3]

(4)《汤液本草》卷四:"连翘,气平,味苦。苦,微寒,气味俱轻,中阳也,无毒。手足少阳经、阳明经药。"[4]

(5)《本草纲目》卷十六:"连翘,《本经·下品》。【校正】并入有名未用《本经》翘根。【释名】连《尔雅》、异翘《尔雅》、旱莲子《药性》、兰华《本经》、三廉《本经》,根名连轺(仲景)、折根《本经》。"[5]

(6)《本草从新》卷三:"连翘,轻宣散结、泻火。味苦微寒。而性升浮。其形似心。(实似莲房有瓣。)故入手少阴、厥阴。(心、心包。)而泻火。兼除手足少阳(三焦、胆。)手阳明经(大肠。)湿热。"[6]

(7)《本草述钩元》卷九:"连翘,秋时结实。内作房瓣。八月采房。有两种。一似椿实之未开者。壳小坚而外完。无跗萼。剖之则中解。气甚芳馥。其实才干。振之皆落。不着茎也。一种如菡萏。壳柔。外有跗萼抱之。"[7]

(8)《中华人民共和国药典》:"连翘 Fructus forsytiae 本品为木犀科植物连翘 Forsythia suspensa (Thunb.) Vahl 的干燥果实。秋季果实初熟尚带绿色时采收,除去杂质,蒸熟,晒干,习称"青翘";果实熟透时采收,晒干,除去杂质,习称"老翘"。[8]

(9)《普通高等教育中医药类规划教材·中药学》:"连翘《本经》 为木犀科落叶灌木连翘 Forsythia suspensa (Thunb.) Vahl 的果实。产于我国东北、华北、长江流域至云南。野生、家种均有。"[9]

(10)《中药大辞典》:"连翘《本经》 【异名】旱连子《药性论》,大翘子《唐本草》,空壳《中药志》。【来源】为木犀科植物连翘的果实。【原植物】连翘 Forsythia suspensa (Thunb.) Vahl."[10]

(11)《中医大辞典·中药分册》:"连翘 出《神农本草经》。又名大翘子、连壳、落翘。为木犀科植物连翘 Forsythia suspensa (Thunb.) Vahl 的果实。"[11]

(12)《中国医学百科全书·中医学》:"连翘 始载于《神农本草经》。又名旱连子、大翘子。为木犀科植物连翘 Forsythia suspensa (Thunb.) Vahl 的果实。"[12]

(13)《中国中医药学主题词表》:"连翘 FORSYTHIA SUSPENSA 属木犀科和清热解毒药 D 青翘;D 连轺;D 连翘心。"[13]

(14)《中药志》[14]、《中药材手册》[15]、《全国中草药汇编》[16]、《全国中药炮制规范》[17]、《中国药材学》[18]、《中华本草》[19]、现代本草著作多以"连翘"作为本品的正名(参见"文献通考")。

1.2.2 定名选择的理由

（1）连翘 Fructus forsytiae，系木犀科植物连翘 Forsythia suspensa（Thunb.）Vahl 的干燥果实。本品入药始载始见于汉《神农本草经》，以“连翘”作为正名。其后历代重要本草著作如宋·苏颂《本草图经》、唐慎微《证类本草》，元·王好古《汤液本草》，明·李时珍《本草纲目》，清·吴仪洛《本草从新》、杨时泰《本草述钩元》等在载录本品时均沿用该书记载。

（2）我国最新出版的《中华人民共和国药典》、《普通高等教育中医药类规划教材·中药学》以及辞书类著作《中医大辞典·中药分册》、《中药大辞典》、《中国医学百科全书·中医学》等均以“连翘”作为本药正名。已经广泛应用于中医药学文献的标引和检索的《中国中医药学主题词表》也以“连翘”作为本药的正式主题词。现代本草著作如《中药志》、《全国中草药汇编》、《中华本草》、《中国药材学》、《中药材手册》、《全国中药炮制规范》等虽记载了不少本品各地的俗称，但也无一例外以“连翘”作为本品的正名。说明“连翘”作为本品正名已成为共识。

1.3　与正名等效的名词：无。

2　源流考释

连翘［木犀科植物连翘 Forsythia suspensa（Thunb.）Vahl 的干燥果实］始载于《神农本草经》，以“连翘”作为正名，同时尚载录有本品异名“异翘”、“兰花”，“轵”、“三廉”。如《神农本草经》卷三：“连翘，味苦，平。主寒热、鼠瘘，瘰疬、痈肿，创，瘿瘤，热蛊毒。一名异翘，一名兰花，一名轵，一名三廉。生山谷。”[1]

其后本草大多即沿用《神农本草经》的记载，以“连翘”为正名。如魏晋《名医别录》[21]，南北朝·陶弘景《本草经集注》[22]、唐·苏敬等撰《新修本草》[23]，宋·苏颂《本草图经》[2]、唐慎微《证类本草》[3]，元·王好古《汤液本草》[4]等。同时尚载录有本品异名“兰华”、“折根”。“大翘子”、“旱莲子”。如《本草经集注·草木下品》：“连翘，味苦，平，无毒。……一名异翘，一名兰华，一名折根，一名轵，一名三廉。”[22]《新修本草》卷十一：“连翘，味苦，平，无毒。……【谨案】此物有两种：大翘、小翘。今京下惟用大翘子，不用茎花也。”[23]《证类本草》卷十一：“连翘，味苦，平，无毒。……《药性论》云：连翘，使。一名旱莲子。主通利五淋，小便不通，除心家客热。”[3]

明清时期的本草著作仍沿用《神农本草经》的记载，以“连翘”为正名。如明·陈嘉谟《本草蒙筌》[24]、李时珍《本草纲目》[5]、李中梓《本草征要》[25]，清·陈士铎《本草新编》[26]、汪昂《本草易读》[27]、《本草备要》[28]、张璐《本经逢原》[29]、叶桂《本草经解》[30]、吴仪洛《本草从新》[6]、沈金鳌《要药分剂》[31]、黄宫绣《本草求真》[32]、姚澜《本草分经》[33]、杨时泰《本草述钩元》[7]、严西亭《得配本草》[34]、张秉成《本草便读》[35]等。

古代文献中记载的本品异名尚有“连”、“异翘”《尔雅》[20]，“连苕”、“连草”《尔雅注疏》[20]等。如《十三经注疏——尔雅注疏》卷八：“连，异翘。一名连苕，又名连草。”[20]

现代有关著作均沿用前代大多本草记载以“连翘”作为本品正名，如《中华人民共和国药典》[8]、《普通高等教育中医药类规划教材·中药学》[9]、《中医大辞典·中药分册》[11]、《中药大辞典》[10]、《中国医学百科全书·中医学》[12]、《中国中医药学主题词表》[13]、《中药志》[14]、《中药材手册》[15]、《全国中草药汇编》[16]、《全国中药炮制规范》[17]、《中国药材学》[18]、《中华本草》[19]等。同时尚记载有各地的俗称“落翘”、“黄花瓣”、“连翘心”、“空翘”《中药材手册》[15]，“连壳”、“黄花条”、“黄链条花”、“黄奇丹”、“青翘”《全国中草药汇编》[16]，“空壳”《中药大辞典》[10]，“大翘子”《中医大辞典·中药分册》[11]等。还记载有本品原植物“连翘”的异名“落翘”、“空壳”“黄链条花”、“黄花条”、“黄花瓣”《中药志》[14]，“连”、“异翘”、“兰华”、“折根”、“轵”、“三廉”、“连草”、“大翘”、“黄花杆”、“黄寿丹”《中药大辞典》[10]，“黄花树”、“黄绶丹”《中华本草》[19]等。

3　附录

3.1　又称：青翘、老翘、黄翘、连翘心、连茶（药材商品名）。

3.2　俗称：落翘（山东），黄花瓣（山西），连翘心，空翘，连壳，黄花条，黄链条花，黄奇丹，青翘，空壳，大翘子。

3.3　曾称：连、异翘《尔雅》，兰花、轵、三廉《神农本草经》，兰华、折根《本草经集注》，连苕、连草《尔雅注疏》，旱莲子《药性论》，大翘子《新修本草》。

3.4　原植物名称：连翘，落翘（山东），空壳（河南），黄链条花（河北），黄花条（陕西），黄花瓣（山西），连，异翘，兰华，折根，轵，三廉，连草，大翘，黄花杆，黄寿丹，黄花瓣，黄花树，黄绶丹。

4　文献通考

《尔雅注疏》卷八：“连，异翘。一名连苕，又名连草，本草云”[20]。

《神农本草经》卷三：“连翘，味苦，平。主寒热、鼠瘘，瘰疬、痈肿，恶创，瘿瘤，结热蛊毒。一名异翘，一名兰花，一名轵，一名三廉。生山谷。”[1]

《名医别录》卷三：“连翘，无毒。去白虫。生太山。八月采，阴干。”[21]

《本草经集注·草木下品》：“连翘，味苦，平，无毒。主治寒热，鼠瘘，瘰疬，痈肿，恶疮，瘿瘤，结热、蛊华毒，去白虫。一名异翘，一名兰华，一名折根，一名轵，一名三廉。生太山山谷。二月采，阴干。处处有，今用茎连花实也。”[22]

《新修本草》卷十一：“连翘，味苦，平，无毒。主寒热，鼠瘘，瘰疬，痈肿，恶疮，瘿瘤，结热，蛊毒。去白虫。一名异翘，一名兰华，一名折根，一名轵，一名三廉。生太山山谷。八月采，阴干。处处有，今用茎连花实也。【谨案】此物有两种：大翘、小翘。今京下惟用大翘子，不用茎花也。”[23]

《本草图经》卷九：“连翘，生泰山山谷，今近京及河中、江宁府、泽、润、淄、兖、鼎、岳、利州、南康军皆有之。有大翘、小翘二种，生下湿地或山岗上；叶青黄而狭长，如榆叶、水苏辈；茎赤色，高三、四尺许；花黄可爱；秋结实似莲作房，翘出众草，以此得名；根黄如蒿根……《尔雅》谓之连，一名异翘，一名连苕，又名连草。”[2]

《证类本草》卷十一：“连翘，味苦，平，无毒。主寒热鼠瘘瘰疬，痈肿恶疮瘿瘤，结热蛊毒，去白虫。一名异翘，一名兰华，一名折根，一名轵，一名三廉。生泰山山谷。八月采，阴干……。药性论云：连翘，使。一名旱莲子。主通利五淋，小便不通，除心家客热。”[3]

《汤液本草》卷四："连翘，气平，味苦。苦，微寒，气味俱轻，阴中阳也，无毒。手足少阳经、阳明经药。"[4]

《本草蒙筌》卷三："连翘，味苦，气平、微寒。气味俱薄，轻清而浮，升也，阳也。无毒。茎短微赤，叶狭常青。花细瓣深黄，实作房黄黑。因中片片相比，状如翘应故名。凡用采收，须择地土……连轺系根之名。仲景方云去热。"[24]

《本草纲目》卷十六："连翘，《本经·下品》。【校正】并入有名未用《本经》翘根。【释名】连《尔雅》、异翘《尔雅》、旱莲子《药性》、兰华《本经》、三廉《本经》，根名连轺（仲景）、折根《本经》。时珍曰：按《尔雅》云：连，异翘。则是本名连，又名异翘，人因合称为连翘矣。连轺亦作连苕，即《本经·下品》翘根是也。唐·苏恭《修本草》退入有名未用中，今并为一。旱莲乃小翘，人以为鳢肠者，故同名。"[5]

《本草征要》卷一："连翘，味苦，性寒，无毒。入心、胃、胆、肾、大肠五经。清热解毒，消肿凉血。除胸中火焰，散诸经血结。手少阴主药也。诸疮痛痒，皆属心火，故为疮家要药。连翘苦寒，多服即减食，谨之。"[25]

《本草新编》卷三："连翘，味苦，气平、微寒，性轻而浮，升也，阳也，无毒。入少阴心经，手足少阳、阳明。"[26]

《本草易读》卷四："连翘百二十一，微苦，辛，凉，无毒。入手足少阳，手阳明、少阴、厥阴。排疮脓，消肿毒，通月经、治五淋。散诸经血结气聚，除心肺客热湿热。瘘疬瘿瘤之疾，蛊毒白虫之邪。为十二经疮家圣药。叶茎治心肺积热。"

《本草备要》草部："连翘，轻，宣，散结，泻火。微寒升浮。形似心（实以莲房有瓣），苦入心，故入手少阴、厥阴（心、心包）气分而泻火，兼除手、足少阳（三焦、胆），手阳明经（大肠）气分湿热。散诸经血凝、气聚（营气壅遏，卫气郁滞，遂成疮肿），利水通经，杀虫止痛，消肿排脓（皆结者散之。凡肿而痛者为实邪，肿而不痛为虚邪，肿而赤者为结热，肿而不赤为留气停痰），为十二经疮家圣药（经曰：诸疮痛痒皆属心火）。"[28]

《本经逢原》卷二："连翘，苦，平，无毒。根名连轺，甘寒平，小毒。《本经》主寒热鼠瘘，瘰疬痈肿，恶疮瘿瘤，结热蛊毒。［发明］连翘轻清而浮，本手少阴、厥阴气分药。泻心经客热，破血结，散气聚，消肿毒，利小便。诸痛痒疮，皆属心火。连翘泻心为疮家之圣药；十二经疮药中不可无此，乃结者散之之义。"[29]

《本草经解》卷二："【连翘】，气平。味苦。无毒。主寒热。鼠瘘瘰疬。痈恶尰疮。瘿瘤结热。蛊毒。（去心用）连翘气平。禀天秋平之金气。入手太阴肺经。味苦无毒。得地南方之火味。入手少阴心经、手厥阴心包络经。气味俱降。阴也。"[30]

《本草从新》卷三："连翘，轻宣散结、泻火。味苦微寒。而性升浮。其形似心。（实似莲房有瓣。）故入手少阴、厥阴。（心、心包。）而泻火。兼除手足少阳（三焦、胆。）手阳明经（大肠。）湿热。"[6]

《要药分剂》卷八："连翘，味苦、辛。性平。无毒。感清凉之气。得金水之性以生。升也。阳也。一云阴中阳也。"[31]

《本草求真·上编》："连翘，（隰草）解心经热邪。连翘（专入心）。味苦微寒。质轻而浮。书虽载泻六经郁火。然其轻清气浮。实为泻心要剂。（连翘形像似心，但开有瓣。）心为火主。"[32]

《本草分经·原例》：“连翘，苦，微寒，性升，入心、心包而泻火，兼除三焦，大肠，胆经湿热，能散诸经血凝气聚，利水杀虫，为十二经疮家要药，多服减食。”[33]

《本草述钩元》卷九：“连翘，秋时结实。内作房瓣。八月采房。有两种。一似椿实之未开者。壳小坚而外完。无跗萼。剖之则中解。气甚芳馥。其实才干。振之皆落。不着茎也。一种如菡萏。壳柔。外有跗萼抱之。而无解脉。亦无香气。干之虽久。着茎不脱。此种江南下泽间极多。如椿实者乃自蜀中来。入用为胜。（颂）”[7]

《得配本草》卷三：“连翘，苦，凉。入足少阴、手阳明、少阴、厥阴经气分。泻六经之血热，散诸疮之肿毒，利水通经，杀虫排脓。配木通，泻心火。”[34]

《本草便读·草部》：“连翘，苦先入心。寒能及肺。诸疮各毒。皆缘邪火游行。气聚血凝。用此宣通表里。（连翘其仁初生象心。若未开莲花。熟则四解象肺。去心用壳。轻浮解散之品。味苦性寒。入心肺之分。以肺主一身之气。心主一身之血。故能解散十二经血凝气聚。而为痈疽疮疡之圣药。但外证之属寒者禁之。）”[35]

《中药志》：“连翘　本品为常用中药。商品有青翘、老翘两种，均为木犀科植物连翘的果实。……【原植物】连翘　别名：落翘（山东），空壳（河南），黄链条花（河北），黄花条（陕西），黄花瓣（山西）。Forsythia suspensa（Thunb.）Vahl——木犀科 Oleaceae.”[14]

《中药材手册》：“连翘［纲目列入草部隰草类］　本品为木犀科植物连翘 Forsythia suspensa（Thunb.）Vahl 的干燥果实。原植物系灌木，野生与栽培均有，商品中称嫩者为“青翘”，老者为“老翘”，又叫黄“黄翘”。二者质量相同，只是销路不一，青翘多销于浙江、四川、上海、北京、天津等地，老翘则行销全国或出口。其心亦供药用，叫“连翘心”。连翘叶夏季采之当茶饮，俗称“连茶”，据说能清热降火。【别名】落翘（山东）、黄花瓣（山西）、连翘心、空翘。”[15]

《全国中草药汇编》：“连翘　【别名】连壳、黄花条、黄链条花、黄奇丹、青翘、落翘。【来源】为木犀科植物连翘 Forsythia suspensa（Thunb.）Vahl，以果实入药。”[16]

《中药大辞典》：“连翘《本经》　【异名】旱连子《药性论》，大翘子《唐本草》，空壳《中药志》。【来源】为木犀科植物连翘的果实。【原植物】连翘 Forsythia suspensa（Thunb.）Vahl，又名：连、异翘《尔雅》，兰华、折根、轵、三廉《本经》，连草（《尔雅》郭璞注），大翘《唐本草》，黄花杆、黄寿丹、黄花瓣、落翘、黄花条。”[10]

《中医大辞典·中药分册》：“连翘　出《神农本草经》。又名大翘子、连壳、落翘。为木犀科植物连翘 Forsythia suspensa（Thunb.）Vahl 的果实。”[11]

《中国医学百科全书·中医学》：“连翘　始载于《神农本草经》。又名旱连子、大翘子。为木犀科植物连翘 Forsythia suspensa（Thunb.）Vahl 的果实。秋季果实初熟尚带绿色时采收，除去杂质，蒸熟，晒干，习称‘青翘’；果实成熟后采收，晒干，除去杂质，习称‘老翘’。”[12]

《全国中药炮制规范》：“连翘　［处方用名］连翘。【来源】本品为木犀科植物连翘 Forsythia suspensa（Thunb.）Vahl 的干燥果实。栽培或野生。主产于山西、河南、陕西等地。秋季果实初熟尚带绿色时采收，除去杂质，蒸熟，干燥，习称为‘青翘’。熟透的果实采收后，干燥，除去杂质，称为‘老翘’。青翘以色青绿、不开裂者为佳；老翘以色较黄、壳厚、无种子者为佳。”[17]

《中国药材学》："连翘　【别名】黄花条，落翘，空壳，黄链条花（河北）。【来源】本品为木犀科植物连翘 Forsythia suspensa（Thunb.）Vahl 的果实。"[18]

《中国中医药学主题词表》："连翘 FORSYTHIA SUSPENSA　属木犀科和清热解毒药　D 青翘；D 连轺；D 连翘心。"[13]

《普通高等教育中医药类规划教材·中药学》："连翘《本经》　为木犀科落叶灌木连翘 Forsythia suspensa（Thunb.）Vahl 的果实。产于我国东北、华北、长江流域至云南。野生、家种均有。白露前采初熟果实，色尚青绿，称青翘。寒露前采熟透果实则为黄翘。青翘采得后即蒸熟晒干，筛取籽实作连翘心用。以青翘为佳，生用。"[9]

《中华本草》："连翘《本经》　【异名】旱连子《药性论》，大翘子《新修本草》，空翘、空壳《中药志》，落翘《新华本草纲要》……【来源】为木犀科植物连翘的果实。【原植物】连翘 Forsythia suspensa（Thunb.）Vahl［Syringa suspensa Thunb.］　又名：连、异翘《尔雅》，兰华、折根、轵、三廉《本经》，连草（《尔雅》郭璞注），大翘《新修本草》，黄花杆、黄寿丹《中国植物志》，黄花树、黄链条花、黄绶丹《新华本草纲要》。"[19]

《中华人民共和国药典》："连翘 Fructus forsytiae　本品为木犀科植物连翘 Forsythia suspensa（Thunb.）Vahl 的干燥果实。秋季果实初熟尚带绿色时采收，除去杂质，蒸熟，晒干，习称'青翘'；果实熟透时采收，晒干，除去杂质，习称'老翘'。"[8]

5　参考文献

1　汉·神农本草经．清顾观光重辑本．北京：人民卫生出版社，1955，88

2　宋·苏颂．本草图经．合肥：安徽科学技术出版社，1994，276

3　宋·唐慎微．证类本草．北京：人民卫生出版社，1957，275

4　元·王好古．汤液本草．见：景印文渊阁四库全书（745）．北京：中医古籍出版社，1986，956

5　明·李时珍．本草纲目．北京：人民卫生出版社，1982，1080

6　清·吴仪洛．本草从新．北京：中医古籍出版社，2001，52

7　清·杨时泰．本草述钩元．上海：上海科学技术出版社，1958，259

8　国家药典委员会编．中华人民共和国药典．一部．北京：化学工业出版社，2000，135

9　雷载权主编．普通高等教育中医药类规划教材·中药学．上海：上海科学技术出版社，1995，67

10　江苏新医学院编．中药大辞典．上海：上海科学技术出版社，1977，1111

11　《中医大辞典》编辑委员会编．中医大辞典·中药分册．北京：人民卫生出版社，1982，178

12　《中医学》编辑委员会．中国医学百科全书·中医学．上海：上海科学技术出版社，1997，997

13　吴兰成主编．中国中医药学主题词表．北京：中医古籍出版社，1996，Ⅱ-223

14　中国医学科学院药物研究所等编．中药志．第三册．北京：人民卫生出版社，1993，393

15　中华人民共和国卫生部药政管理局主编．中药材手册．北京：人民卫生出版社，1998，312

16　《全国中草药汇编》编写组编．全国中草药汇编．下册．北京：人民卫生出版社，1996，88

17　中华人民共和国卫生部药政管理局编．全国中药炮制规范．北京：人民卫生出版社，1988，223

18　徐国钧等主编．中国药材学．北京：中国医药科技出版社，1996，1138

19　国家中医药管理局《中华本草》编委会．中华本草．第六册．上海：上海科学技术出版社，1999，155

20　汉初学者辑，晋·郭璞注．十三经注疏·尔雅注疏．上海：上海古籍出版社，1993，131

21　魏晋·名医别录．北京：人民卫生出版社，1986，254

22 南北朝·陶弘景. 本草经集注. 北京：人民卫生出版社，1994，369
23 唐·苏敬等撰. 新修本草. 合肥：安徽科学技术出版社，1981，273
24 明·陈嘉谟. 本草蒙筌. 北京：人民卫生出版社，1988，160
25 明·李中梓. 本草征要. 见：李中梓医学全书. 北京：中国中医药出版社，1999，131
26 清·陈士铎. 本草新编. 北京：中国中医药出版社，1996，175
27 清·汪昂. 本草易读. 北京：人民卫生出版社，1987，196
28 清·汪昂. 本草备要. 北京：中国中医药出版社，1998，44
29 清·张璐. 本经逢原. 上海：上海科学技术出版社，1959，84
30 清·叶桂. 本草经解. 上海：上海科学技术出版社，1958，56
31 清·沈金鳌. 要药分剂. 上海：上海科学技术出版社，1959，189
32 清·黄宫绣. 本草求真. 上海：上海科学技术出版社，1959，173
33 清·姚澜. 本草分经. 上海：上海科学技术出版社，1989，138
35 清·张秉成. 本草便读. 上海：上海卫生出版社，1957

209 吴茱萸
Wuzhuyu
Fructus Evodiae

1 定名依据

1.1 正名

1.1.1 汉文名：吴茱萸［为芸香科植物吴茱萸 Euodia rutaecarpa (Juss.) Benth.、石虎 Euodia rutaecarpa (Juss.) Benth. var. officinalis (Dode) Huang 或疏毛吴茱萸 Euodia rutaecarpa (Juss.) Benth. var. bodinieri (Dode) Huang 的干燥近成熟果实］。

1.1.2 英文名：medicinal evodia fruit.

1.2 依据

1.2.1 定名的文献依据

(1)《神农本草经》卷二："吴茱萸，味辛，温。主温中，下气，止痛，咳逆，寒热，除湿、血痹，逐风邪，开腠理。根：杀三虫。一名藙，生山谷。"[1]

(2)《本草经集注·草木中品》："吴茱萸，味辛，温、大热，有小毒。主温中下气，止痛，咳逆，寒热，除湿血痹，逐风邪，开腠理。去淡冷，腹内绞痛，诸冷、实不消，中恶，心腹痛，逆气，利五脏。根：杀三虫。"[2]

(3)《本草图经》卷十一："吴茱萸，生上谷川谷及冤句，今处处有之，江浙、蜀汉尤多。木高丈余，皮青绿色；叶似椿而阔厚，紫色；三月开花，红紫色；七月、八月结实，似椒子，嫩时微黄，至成熟则深紫。九月九日采，阴干。"[3]

(4)《证类本草》卷十三："吴茱萸　味辛，温、大热，有小毒。主温中下气，止痛，咳逆寒热，除湿血痹，逐风邪，开腠理，去痰冷，腹内绞痛，诸冷实不消，中恶，心腹痛，逆气，利五脏。……陈藏器云：椒子，根浓煮浸痔，有验。"[4]

(5)《本草蒙筌》卷四："吴茱萸，味辛、苦，气温、大热。气味俱厚，可升可降，阳中阴也。有小毒。所产吴地独妙，故加吴字为名。重阳采收，依法精制。汤泡苦汁七次，烘干杵碎才煎。畏紫白石英，恶丹参硝石。用蓼实为使，入肺脾肾经。”[5]

(6)《本草征要》卷三：“吴茱萸，味辛，性热，有小毒。入肝、脾、胃三经。蓼实为使。恶丹参、滑石。畏紫石英，开口者良、盐汤泡过，焙干。燥肠胃，而止久滑之泻。散阴寒而攻心腹之疼。祛冷胀的独得，疏肝气有偏长。疝疼脚气相宜。开郁杀虫至效。”[6]

(7)《本草从新》卷十：“吴茱萸，宣散风寒、燥湿疏肝、下气。辛苦大热。有小毒。疏肝燥脾。温中下气。除湿解郁。去痰杀虫。开腠理。逐风寒。治厥阴头痛。阴毒腹痛。(痛在少腹。)呕逆吞酸。吴茱汤泡七次、与茯苓等分、蜜丸、服之而愈。”[7]

(8)《中华人民共和国药典》：“吴茱萸 Fructus evodiae 本品为芸香科植物吴茱萸 Euodia rutaecarpa (Juss.) Benth.、石虎 Euodia rutaecarpa (Juss.) Benth. var. officinalis (Dode) Huang 或疏毛吴茱萸 Euodia rutaecarpa (Juss.) Benth. var. bodinieri (Dode) Huang 的干燥近成熟果实。”[8]

(9)《普通高等教育中医药类规划教材·中药学》：“吴茱萸《本经》 为芸香科落叶灌木或小乔木植物吴茱萸 Euodia rutaecarpa (Juss.) Benth.、石虎 E. rutaecarpa (Juss.) Benth. var. officinalis (Dode) Huang 或疏毛吴茱萸 E. rutaecarpa (Juss.) Benth. var. bodinieri (Dode) Huang 的接近成熟果实。”[9]

(10)《中药大辞典》：“吴茱萸《本经》 【异名】吴萸《草本便方》，左力《南宁市药物志》。【基原】为芸香科植物吴茱萸的未成熟果实。【原植物】吴茱萸 Euodia rutaecarpa (Juss.) Benth.，又名：辣子、臭辣子树、气辣子、曲药子、茶辣。”[10]

(11)《中医大辞典·中药分册》：“吴茱萸 出《神农本草经》。又名吴萸、茶辣。本品为芸香科植物吴茱萸 Euodia rutaecarpa (Juss.) Benth. 将近成熟的果实。”[11]

(12)《中国医学百科全书·中医学》：“吴茱萸 始载于《神农本草经》。又名吴萸。为芸香科植物吴茱萸 Euodia rutaecarpa (Juss.) Benth. 等将近成熟的果实。”[12]

(13)《中国中医药学主题词表》：“吴茱萸 EVODIA RUTAECARPA 属芸香科；属祛寒药和疏肝解郁药。”[13]

(14)《中药志》[14]、《中药材手册》[15]、《全国中草药汇编》[16]、《全国中药炮制规范》[17]、《中国药材学》[18]、《中华本草》[19]等现代本草著作也以“吴茱萸”作为本品的正名（参见“文献通考”）。

1.2.2 定名选择的理由

(1) 吴茱萸 Fructus evodiae，系芸香科植物吴茱萸 Euodia rutaecarpa (Juss.) Benth.、石虎 Euodia rutaecarpa (Juss.) Benth. var. officinalis (Dode) Huang 或疏毛吴茱萸 Euodia rutaecarpa (Juss.) Benth. var. bodinieri (Dode) Huang 的干燥近成熟果实。“吴茱萸”作为药物正名始载于《神农本草经》。其后历代重要本草著作如南北朝·陶弘景《本草经集注》，宋·苏颂《本草图经》、唐慎微《证类本草》，明·陈嘉谟《本草蒙筌》、李中梓《本草征要》，清·吴仪洛《本草从新》等在载录本品时均以“吴茱萸”作为正名，并一直沿用至今。

(2) 我国最新出版的《中华人民共和国药典》、《普通高等教育中医药类规划教材·中药学》以及辞书类著作《中医大辞典·中药分册》、《中药大辞典》、《中国医学百科全书·中医学》等均以“吴茱萸”作为本药正名。已经广泛应用于中医药学文献的标引和检索的《中国中医药学主题词表》也以“吴茱萸”作为本药的正式主题词。现代本草著作如《中药志》、《全国中草药汇编》、《中华本草》、《中国药材学》、《中药材手册》、《全国中药炮制规范》等虽记载了不少本品各地的俗称，但也无一例外以“吴茱萸”作为本品的正名。说明“吴茱萸”作为本品正名已成为共识。

1.3　与正名等效的名词：无。

2　源流考释

吴茱萸［芸香科植物吴茱萸 Euodia rutaecarpa（Juss.）Benth.、石虎 Euodia rutaecarpa（Juss.）Benth. var. officinalis（Dode）Huang 或疏毛吴茱萸 Euodia rutaecarpa（Juss.）Benth. var. bodinieri（Dode）Huang 的干燥近成熟果实］始载于《神农本草经》并以“吴茱萸”作为正名，同时尚载录有本品异名“藙”。如《神农本草经》卷二：“吴茱萸，味辛，温。主温中，下气，止痛，咳逆，寒热，除湿、血痹，逐风邪，开凑理。根：杀三虫。一名藙，生山谷。”[1] 其后重要的草著作大多沿用《神农本草经》的记载，以“吴茱萸”作为本药正名。如魏晋《名医别录》[20]，南北朝·陶弘景《本草经集注》[2]，唐·苏敬等撰《新修本草》[21]、孟诜《食疗本草》[22]，宋·苏颂《本草图经》[3]、唐慎微《证类本草》[4]、佚名《增广太平和剂图经本草药性总论》[23]，金·李杲《珍珠囊药性赋》[24]，元·王好古《汤液本草》[25]等。同时《新修本草》尚载录有本品异名“食茱萸”，如《新修本草》卷十三：“吴茱萸，味辛，温、大热，有小毒。一名藙。生上谷川谷及宛朐。九月九日采，阴干。此即今食茱萸。”[21]《本草拾遗》载录有本品异名“椒子”，如宋·唐慎微《证类本草》卷十三：“吴茱萸，味辛，温、大热，有小毒……陈藏器云：椒子，根浓煮浸痔，有验。烧末服亦主痔病。”[4]

明清时期的本草著作仍沿用《神农本草经》记载，“吴茱萸”为正名。如明·刘文泰《本草品汇精要》[26]、陈嘉谟《本草蒙筌》[5]、李时珍《本草纲目》[27]、文燮《药鉴》[28]、卢之颐《本草乘雅半偈》[29]、李中梓《本草征要》[6]，清·陈士铎《本草新编》[30]、汪昂《本草易读》[31]、汪昂《本草备要》[32]、张璐《本经逢原》[33]、叶桂《本草经解》[34]、张志聪《本草崇原》[35]、沈金鳌《要药分剂》[36]、黄宫绣《本草求真》[37]、姚澜《本草分经》[38]、杨时泰《本草述钩元》[39]、严西亭《得配本草》[40]、凌奂《本草害利》[41]、陈其瑞《本草撮要》[42]。同时尚载录有本品异名“羊椒”、“鼠查椒”、“茱萸”、“吴茱”。如《本草品汇精要》卷十八：“吴茱萸，有小毒附根叶并椒子　植生【名】羊椒　鼠查椒〔根〕藙”[26]《药鉴》卷二：“吴茱萸，气热，味苦、辛，气味俱厚，可升可降，阳也。大哉茱萸，乃驱阴之捷方，回阳之妙药也。”[28]《本草从新》卷十：“吴茱萸，宣散风寒、燥湿疏肝、下气。辛、苦，大热。有小毒。呕逆吞酸。吴茱汤泡七次，与茯苓等分，蜜丸，服之而愈。”[7]

现代有关著作均沿用前代大多本草记载以“吴茱萸”作为本品正名，如《中华人民共和国药典》[8]、《普通高等教育中医药类规划教材·中药学》[9]、《中医大辞典·中药分册》[11]、《中药大辞典》[10]、《中国医学百科全书·中医学》[12]、《中国中医药学主题词表》[13]、《中药志》[14]、《中药材手册》[15]、《全国中草药汇编》[16]、《全国中药炮制规范》[17]、《中国药材学》[18]、《中华本草》[19]等。同时尚记载有各地的俗称“吴萸”、“米辣子”、“伏辣子”、“茶辣子”、“漆辣子”、“曲药子”《中药材手册》[15]，“左力”《中药大辞典》[10]，“茶辣”《中医大辞典·中药分册》[11]，“臭辣子树”、“臭泡子”《中国药材学》[18]，“气辣子”、“优辣子”《中华本草》[19]等。还记载有本品原植物“吴茱萸”的异名“吴萸”、“茶辣”、“漆辣子”、“伏辣子”、“曲药子”、“气辣子”、“臭泡子”、“臭辣子树”《中药志》[14]，“辣子”《中药大辞典》[10]；原植物“毛脉吴茱萸”的异名“波氏吴萸”、“疏毛吴茱萸”、“贵州吴茱萸”《中华本草》[19]；或原植物名称“石虎”《中药志》[14]等。

3 附录

3.1 又称：制吴茱萸、盐吴茱萸（饮片规格名）。

3.2 俗称：吴萸、米辣子、伏辣子（陕西、湖南、贵州），茶辣子（广西），漆辣子（陕西），曲药子（湖北），左力（南宁），茶辣（广西），臭泡子、气辣子（四川），优辣子（贵州、陕西），臭辣子树。

3.3 曾称：藙《神农本草经》，食茱萸《新修本草》，梂子《本草拾遗》，羊梂、鼠查梂《本草品汇精要》，茱萸《药鉴》，吴茱《本草从新》。

3.4 原植物名称：吴茱萸，吴萸（浙江、广东、广西、贵州、陕西），茶辣（广西），漆辣子（陕西），伏辣子（贵州、陕西），曲药子（湖北），气辣子、臭泡子（四川），臭辣子树（湖北、贵州）；毛脉吴茱萸，波氏吴萸，疏毛吴茱萸，贵州吴茱萸（广西）；石虎。

4 文献通考

《神农本草经》卷二：“吴茱萸，味辛，温。主温中，下气，止痛，咳逆，寒热，除湿、血痹，逐风邪，开腠理。根：杀三虫。一名藙，生山谷。”[1]

《名医别录》卷二：“吴茱萸，主治呕而胸满也。考证，吴茱萸汤证曰：呕而胸满。以上一方，吴茱萸一斤。”[20]

《本草经集注·草木中品》：“吴茱萸，味辛，温、大热，有小毒。主温中下气，止痛，咳逆，寒热，除湿血痹，逐风邪，开腠理。去淡冷，腹内绞痛，诸冷、实不消，中恶，心腹痛，逆气，利五脏。根：杀三虫。根白皮：杀蛲虫，治喉痹咳逆，止泄注，食不消，女子经产余血。治白癣。一名藙。生上谷川谷及宛朐。九月九日采，阴干。”[2]

《新修本草》卷十三：“吴茱萸，味辛，温、大热，有小毒。主温中下气，止痛咳逆，寒热，除湿血痹，逐风邪，开腠理，去痰冷，腹内绞痛，诸冷、实不消，中恶，心腹痛，逆气，利五脏。根杀三虫。根白皮杀蛲虫，疗喉痹咳逆，止泄注，食不消，女子经产余血。疗白癣。一名藙。生上谷川谷及宛朐。九月九日采，阴干。蓼实为之使，恶丹参、硝石、白垩，畏紫石英。此即今食茱萸。”[21]

《食疗本草》卷上：“吴茱萸〈温〉，（一）上主治心痛，下气，除咳逆，去脏中冷。能温脾气消食。”[22]

《本草图经》卷十一：“吴茱萸，生上谷川谷及冤句，今处处有之，江浙、蜀汉尤多。木高丈余，皮青绿色；叶似椿而阔厚，紫色；三月开花，红紫色；七月、八月结实，似椒子，嫩时微黄，至成熟则深紫。九月九日采，阴干。”[3]

《证类本草》卷十三：“吴茱萸，辛，温、大热，有小毒。主温中下气，止痛，咳逆寒热，除湿血痹，逐风邪，开腠理，去痰冷，腹内绞痛，诸冷实不消，中恶，心腹痛，逆气，利五脏……陈藏器云：椒子，根浓煮浸痔，有验。烧末服亦主痔病。”[4]

《增广太平和剂图经本草药性总论》：“吴茱萸，味辛，温。大热，有小毒。主温中，下气，止痛，咳逆寒热，除湿，血痹，逐风邪，开腠理，去痰冷，腹内绞痛，诸冷实不消，中恶，心腹痛，逆气，利五脏。”[23]

《珍珠囊药性赋》卷二：“吴茱萸，恶丹参硝石紫石英先以汤浸去辛味凡六七次然后可用。吴茱萸，味苦辛，性热有小毒。可升可降，阳也。其用有四：咽嗌寒气噎塞而不通；胸中冷气闭塞而不利；脾胃停冷腹痛而不住；心气刺痛成阵而不止。”[24]

《汤液本草》卷五：“吴茱萸，气热，味辛、苦，气味俱厚，阳中阴也。辛温大热。有小毒。入足太阴经、少阴经、厥阴经。”[25]

《本草品汇精要》卷十八：“吴茱萸，有小毒附根叶并椒子　植生。吴茱萸（出《神农本经》），主温中，下气止痛，咳逆，寒热，除湿血痹，逐风邪，开腠理。根杀三虫（以上朱字《神农本经》）。去痰冷，腹内绞痛，诸冷食不消，中恶心腹痛逆气，利五脏。根白皮杀蛲虫，治喉痹咳逆，止泄注食不消，女子经产余血，疗白癣（以上黑字《名医》所录）。【名】羊椒　鼠查椒〔根〕藙。”[26]

《本草蒙筌》卷四：“吴茱萸，味辛、苦，气温、大热。气味俱厚，可升可降，阳中阴也。有小毒。所产吴地独妙，故加吴字为名。重阳采收，依法精制。汤泡苦汁七次，烘干杵碎才煎。畏紫白石英，恶丹参硝石。用蓼实为使，入肺脾肾经。”[5]

《本草纲目》卷三十二：“吴茱萸，《本经·中品》。【校正】自木部移入此。【释名】藏器曰：茱萸南北总有，入药以吴地者为好，所以有吴之名也。时珍曰：茱萸二字义未详。萸有俞、由二音。”[27]

《药鉴》卷二：“吴茱萸，气热，味苦辛，气味俱厚，可升可降，阳也。主咽喉寒气呃塞而不通，胸中冷气闭塞而不利，脾胃停冷腹痛而不住，心气刺痛苦闷而不仁。开腠理，消疝气，止呕逆，除霍乱。又能顺折肝木之性，治吞吐酸水如神。厥阴头疼，引经必用。更杀寸白三虫，煎服即出。枝疗二便关格，衔口立通，必取向阳者方验。大哉茱萸，乃驱阴之捷方，回阳之妙药也。”[28]

《本草征要》卷三：“吴茱萸，味辛，性热，有小毒。入肝、脾、胃三经。蓼实为使。恶丹参、滑石。畏紫石英，开口者良、盐汤泡过，焙干。燥肠胃，而止久滑之泻。散阴寒而攻心腹之疼。祛冷胀的独得，疏肝气有偏长。疝疼脚气相宜。开郁杀虫至效。”[6]

《本草乘雅半偈·第五帙》：“吴茱萸，《本经·中品》。【气味】辛温，有小毒。【主治】主温中，下气，止痛，除湿血痹，逐风邪，开腠理，咳逆，寒热，杀三虫。”[29]

《本草新编》卷四：“吴茱萸，味辛、苦，气温，大热，可升可降，阳中阴也，有小毒。入肝、脾、肾之经。主咽塞气不通，散气膈冷气窒塞，驱脾胃停寒，脐腹成阵绞痛，逐膀胱受湿，阴囊作疝剜痛，开腠理，解风邪，止呕逆，除霍乱。因顺折肝木之性，治吞吐酸水如神。厥阴头疼，引经必用。”[30]

《本草易读》卷六：“吴茱萸二百六十一，汤浸炒用。蓼实为使，恶丹参、硝石、白垩，畏紫石英。辛，温，有小毒。入足阳明、太阴、少阴、厥阴经。温中下气，止痛除湿，开郁化滞，祛痹杀虫。止心腹之冷痛，除腰脚之痿弱，住胃冷之吐泻，解遍身之痹痛，下产后之余血，退心中之吞酸。平转筋而疗脚气，消水肿而除疝气。肠风痔血最灵，舌苦口疮亦效。咽膈不通之疾，胸胁痞满之疴。”[31]

《本草备要·木部》："吴茱萸，燥，去风寒湿，宣，下气开郁　辛苦大热，有小毒。入足太阴（脾）血分，少阴、厥阴（肾、肝）气分（其气燥，故专入肝而旁及脾、肾）。润肝燥脾，温中下气，除湿解郁，去痰杀虫，开腠理，逐风寒。"[32]

《本经逢原》卷三："吴茱萸，辛苦温，小毒。拣去闭口者，否则令人躁闷。拣净以滚汤泡七次，去其浊气则清香扶胃，而无辛燥之患也。"[33]

《本草经解》卷三："【吴茱萸】气温。味辛。有小毒。主温中下气。止痛。除湿血痹。逐风邪。开腠理。咳逆寒热。（泡焙用）"[34]

《本草从新》卷十："吴茱萸，宣散风寒、燥湿疏肝、下气。辛苦大热。有小毒。疏肝燥脾。温中下气。除湿解郁。去痰杀虫。开腠理。逐风寒。治厥阴头痛。阴毒腹痛。（痛在少腹。）呕逆吞酸。吴茱汤泡七次、与茯苓等分、蜜丸、服之而愈。"[7]

《本草崇原》卷中："吴茱萸，气味辛温，有小毒。主治温中下气，止痛，除湿血痹，逐风邪，开腠理，咳逆寒热。（吴茱萸所在有之，江浙、蜀汉尤多。木高丈余，叶似椿而阔厚，紫色，三月开红紫细花，七八月结实累累成簇，似椒子而无核，嫩时微黄，熟则深紫，多生吴地，故名吴茱萸。九月九日采，阴干，陈久者良，滚水泡一二次，去其毒气用之。）山茱萸、吴茱萸咸禀木火之气。禀火气，故主温中。禀木气，故主下气。中焦温而逆气下，则痛自止矣。"[35]

《要药分剂》卷十："食伤眼。又脱发也。寇氏曰。此物下气最速。肠虚人尤甚。李杲曰。浊阴不降。厥气上逆。咽膈不通。食则令人口开目瞪。阴寒隔塞。气不得上下。此病不已。令人寒中腹满。膨胀下利。宜以吴萸之苦热泄其逆气。用之如神。他药不可代也。但多用防损元气。丹溪曰。此性虽热。而能引热下行。盖亦从治之义。时珍曰。吐酸之症。宜降火清痰。用吴萸作向导。"[36]

《本草求真·上编》："吴茱萸，（味）逐肝寒气上逆。吴茱萸，（专入肝。兼入脾胃肾膀胱）。辛苦燥热。微毒。专入厥阴（肝）气分。散寒除胀。东垣云。浊阴不降。厥气上逆。甚而胀满。非吴茱萸不可治也。多用损人元气。故吞酸吐酸等症俱用。"[37]

《本草分经·原例》："吴茱萸，辛苦大热，疏肝燥脾，温中下气除湿，去痰解郁杀虫，开腠理逐风寒，治冲脉为病气逆里急，性虽热而能引热下行，利大肠壅气，下产后余血，汤泡去苦汁用。"[38]

《本草述钩元》卷十九："吴茱萸，一种粒大。一种粒小。小者入药。其色青绿。苦辛大热。有小毒。气味俱厚。浮而沉。阳中阴也。入足太阴经血分。少阴厥阴经气分。吴萸辛散燥热。入厥阴居多。脾肾其旁及也。"[39]

《得配本草》卷六："吴茱萸，蓼实为之使。畏紫石英。恶丹参、硝石、白垩。辛、苦、热。有毒。入足厥阴经血分，兼足太阴、少阴经气分。"[40]

《本草害利·肝部药队》："吴茱萸，【害】阳厥似阴，手足虽逆冷，而口多渴喜饮水，大小便闭结，小便或通，亦赤涩短少，此火极似水。"[41]

《本草撮要》卷二："【吴茱萸】，味辛苦。入足太阴阳明厥阴经。功专温中下气。得干姜治吞酸。得黄连、白芍治赤白下利。得茯苓治痰饮。"[42]

《中药志》："吴茱萸　本品为常用中药。商品为芸香科植物吴茱萸及其变种的果实。……【原植物】①吴茱萸　【别名】吴萸（浙江、广东、广西、贵州），茶辣（广西），吴萸、漆辣子（陕西），伏辣子（贵州、陕西），曲药子（湖北），气辣子、臭泡子（四川），臭辣子树（湖北、贵州）。Euodia rutaecarpa（Juss.）Benth. ——芸香科 Rutaceae. ②石虎 Euodia rutaecarpa（Juss.）Benth. var. officinalis（Dode）Huang——芸香科 Rutaceae.”[14]

《中药材手册》：“吴茱萸［纲目列入果部味类］　本品为芸香科植物吴茱萸 Euodia rutaecarpa（Juss.）Benth.、石虎 Euodia rutaecarpa（Juss.）Benth. var. officinalis（Dode）Huang 或疏毛吴茱萸 Euodia rutaecarpa（Juss.）Benth. var. bodinieri（Dode）Huang 的干燥近成熟果实。原植物系常绿灌木或小乔木，多为栽培。商品过去有常吴萸（集散于湖南常德）、川吴萸等规格，习惯认为常吴萸质量最佳。另外，江西省近年来发现有用臭辣子混充吴茱萸者，应注意鉴别。【别名】吴萸、米辣子、伏辣子（陕西、湖南、贵州）、茶辣子（广西）、漆辣子（陕西）、曲药子（湖北）。”[15]

《全国中草药汇编》：“吴茱萸　【来源】为芸香科吴茱萸属植物吴茱萸 Euodia rutaecarpa（Juss.）Benth. 及石虎 E. rutaecarpa（Juss.）Benth. var. officinalis（Dode）Huang［E. officinalis Dode］，以果实入药。”[16]

《中药大辞典》：“吴茱萸《本经》　【异名】吴萸《草本便方》，左力《南宁市药物志》。【基原】为芸香科植物吴茱萸的未成熟果实。【原植物】吴茱萸 Euodia rutaecarpa（Juss.）Benth.，又名：辣子、臭辣子树、气辣子、曲药子、茶辣。”[10]

《中医大辞典·中药分册》：“吴茱萸　出《神农本草经》。又名吴萸、茶辣。本品为芸香科植物吴茱萸 Euodia rutaecarpa（Juss.）Benth. 将近成熟的果实。”[11]

《中国医学百科全书·中医学》：“吴茱萸　始载于《神农本草经》。又名吴萸。为芸香科植物吴茱萸 Euodia rutaecarpa（Juss.）Benth. 等将近成熟的果实。8～11 月果实尚未开裂时采摘果序，晒干，除去枝梗。”[12]

《全国中药炮制规范》：“吴茱萸　［处方用名］吴茱萸、制吴茱萸、盐吴茱萸。【来源】本品为芸香科植物吴茱萸 Euodia rutaecarpa（Juss.）Benth.、石虎 Euodia rutaecarpa（Juss.）Benth. var. officinalis（Dode）Huang 或疏毛吴茱萸 Euodia rutaecarpa（Juss.）Benth. var. bodinieri（Dode）Huang 的干燥近成熟果实。多系栽培。主产于贵州、广西、湖南、云南、陕西、浙江、四川等地。秋季果实呈茶绿色而心皮尚未分离时采摘，干燥，除去枝梗及杂质。药材以饱满坚实、色绿、香气浓烈者为佳。”[17]

《中国药材学》：“吴茱萸　【别名】臭辣子树，曲药子，伏辣子，茶辣（广西），臭泡子（四川）。【来源】本品为芸香科植物吴茱萸 Euodia rutaecarpa（Juss.）Benth. 的未成熟果实。”[18]

《中国中医药学主题词表》：“吴茱萸 EVODIA RUTAECARPA　属芸香科；属祛寒药和疏肝解郁药。”[13]

《普通高等教育中医药类规划教材·中药学》：“吴茱萸《本经》　为芸香科落叶灌木或小乔木植物吴茱萸 Euodia rutaecarpa（Juss.）Benth.、石虎 E. rutaecarpa（Juss.）Benth. var. officinalis（Dode）Huang 或疏毛吴茱萸 E. rutaecarpa（Juss.）Benth. var. bodinieri（Dode）Huang 的接近成熟果实。主产于贵州、广西、湖南、浙江、四川等地。8～11 月果实尚未开裂时采收。晒干或低温烘干。生用或制用。”[9]

《中华本草》：“吴茱萸《本经》　【异名】食茱萸《新修本草》，子《本草拾遗》，吴萸《草本便方》，茶辣（广西），漆辣子（陕西），优辣子（贵州、陕西），曲药子（湖北），气辣子（四川）……【来源】为芸香科植物吴茱萸、石虎及毛脉吴茱萸未成熟的果实。【原植物】①吴茱萸 Euodia rutaecarpa（Juss.）Benth. 又名：臭辣子树（湖北、贵州）。②石虎 E. rutaecarpa（Juss.）Benth. var. officinalis（Dode）Huang③毛脉吴茱萸 E. rutaecarpa（Juss.）Benth. var. bodinieri（Dode）Huang 又名：波氏吴萸《植物分类学报》，疏毛吴茱萸《中华人民共和国药典》，贵州吴茱萸（广西）。”[19]

《中华人民共和国药典》：“吴茱萸 Fructus evodiae 本品为芸香科植物吴茱萸 Euodia rutaecarpa（Juss.）Benth.、石虎 Euodia rutaecarpa（Juss.）Benth. var. officinalis（Dode）Huang 或疏毛吴茱萸 Euodia rutaecarpa（Juss.）Benth. var. bodinieri（Dode）Huang 的干燥近成熟果实。8～11 月果实尚未开裂时，剪下果枝，晒干或低温干燥，除去枝、叶、果、梗等杂质。”[8]

5 参考文献

1 汉·神农本草经. 清顾观光重辑本. 北京：人民卫生出版社，1955，66

2 南北朝·陶弘景. 本草经集注. 北京：人民卫生出版社，1994，263

3 宋·苏颂. 本草图经. 合肥：安徽科学技术出版社，1994，368

4 宋·唐慎微. 证类本草. 北京：人民卫生出版社，1957，318

5 明·陈嘉谟. 本草蒙筌. 北京：人民卫生出版社，1988，247

6 明·李中梓. 本草征要. 见：李中梓医学全书. 北京：中国中医药出版社，1999，138

7 清·吴仪洛. 本草从新. 北京：中医古籍出版社，2001，149

8 国家药典委员会编. 中华人民共和国药典. 一部. 北京：化学工业出版社，2000，24

9 雷载权主编. 普通高等教育中医药类规划教材·中药学. 1995，上海：上海科学技术出版社，1995，125

10 江苏新医学院编. 中药大辞典. 上海：上海科学技术出版社，1977，213

11 《中医大辞典》编辑委员会编. 中医大辞典·中药分册. 北京：人民卫生出版社，1982，36

12 《中医学》编辑委员会. 中国医学百科全书·中医学. 上海：上海科学技术出版社，1997，1047

13 吴兰成主编. 中国中医药学主题词表. 北京：中医古籍出版社，1996，290

14 中国医学科学院药物研究所等编. 中药志. 第二册. 北京：人民卫生出版社，1993，253

15 中华人民共和国卫生部药政管理局主编. 中药材手册. 北京：人民卫生出版社，1998，9

16 《全国中草药汇编》编写组编. 全国中草药汇编. 下册. 北京：人民卫生出版社，1996，88

17 中华人民共和国卫生部药政管理局编. 全国中药炮制规范. 北京：人民卫生出版社，1988，12

18 徐国钧等主编. 中国药材学. 北京：中国医药科技出版社，1996，603

19 国家中医药管理局《中华本草》编委会. 中华本草. 第八册. 上海：上海科学技术出版社，1999，501

20 魏晋·名医别录. 北京：人民卫生出版社，1986，114

21 唐·苏敬等撰. 新修本草. 合肥：安徽科学技术出版社，1981，327

22 唐·孟诜. 食疗本草. 北京：人民卫生出版社，1984，20

23 宋·佚名. 增广太平和剂图经本草药性总论. 见：增广太平惠民和剂局方. 海口：海南出版社，2002，471

24 金·李杲. 珍珠囊药性赋. 清康熙三十二年文武堂刻本

25 元·王好古. 汤液本草. 见：景印文渊阁四库全书（745）. 北京：中医古籍出版社，1986，977

26 明·刘文泰. 本草品汇精要. 北京：人民卫生出版社，1982，500

27 明·李时珍. 本草纲目. 北京：人民卫生出版社，1982，1861

28 明·杜文燮. 药鉴. 上海：上海人民出版社，1975
29 明·卢之颐. 本草乘雅半偈. 北京：人民卫生出版社，1986，314
30 清·陈士铎. 本草新编. 北京：中国中医药出版社，1996，223
31 清·汪昂. 本草易读. 北京：人民卫生出版社，1987，280
32 清·汪昂. 本草备要. 北京：中国中医药出版社，1998，158
33 清·张璐. 本经逢原. 上海：上海科学技术出版社，1959，159
34 清·叶桂. 本草经解. 上海：上海科学技术出版社，1958，71
35 清·张志聪. 本草崇原. 北京：中国中医药出版社，1992，90
36 清·沈金鳌. 要药分剂. 上海：上海科学技术出版社，1959，245
37 清·黄宫绣. 本草求真. 上海：上海科学技术出版社，1959，122
38 清·姚澜. 本草分经. 上海：上海科学技术出版社，1989，130
39 清·杨时泰. 本草述钩元. 上海：上海科学技术出版社，1958，443
40 清·严西亭. 得配本草. 上海：上海卫生出版社，1957
41 清·凌奂. 本草害利. 北京：中医古籍出版社，1982，49
42 清·陈其瑞. 本草撮要. 见：珍本医书集成. 本草类. 上海：上海科学技术出版社，1985，40

210 牡丹皮

Mudanpi

Cortex Moutan Radicis

1 定名依据

1.1 正名

1.1.1 汉文名：牡丹皮（为毛茛科植物牡丹 Paeonia suffruticosa Andr. 的干燥根皮）。

1.1.2 英文名：tree peony bark.

1.2 依据

1.2.1 定名的文献依据

(1)《汤液本草》卷五："牡丹皮，气寒，味苦、辛。阴中微阳。辛、苦，微寒。无毒。手厥阴经，足少阴经。"[1]

(2)《滇南本草》卷一："牡丹皮，味酸、辛，性寒。破血，行血，消癥瘕，破血块，除血分之热，坠胎，孕妇忌服。"[2]

(3)《药鉴》卷二："牡丹皮，气寒，味苦、辛，阴中微阳也，无毒。凉骨蒸灵丹，止吐衄神方。惟其苦也，故除症坚瘀血留舍于肠胃之中。惟其辛也，故散冷热血气收作于生产之后。"[3]

(4)《本草备要》草部："牡丹皮，泻伏火而补血。辛甘寒微。入手足少阴（心、肾）、厥阴（心包、肝）。泻血中伏火（色丹故入血分。时珍曰：伏火即阴火也，阴火即相火也。世人专以黄柏治相火，不知丹皮之功更胜，故仲景肾气丸用之），和血、凉血而生血（血热则枯，凉则生），破积血（积瘀不去则新血不生），通经脉。"[4]

(5)《本草述钩元》卷八："牡丹皮，根皮味辛而有苦。气寒。阴中微阳。入手厥阴、足少阴、足厥阴经。治血中结气。行血中伏火凉血……（诸本草）丹皮入手厥阴、足少阴。故治无汗之骨蒸。”[5]

(6)《中华人民共和国药典》：“牡丹皮 Cortex moutan　本品为毛茛科植物牡丹 Paeonia suffruticosa Andr. 的干燥根皮。秋季采挖根部，除去细根，剥取根皮，晒干。”[6]

(7)《普通高等教育中医药类规划教材·中药学》：“牡丹皮《本经》　为毛茛科多年生落叶小灌木植物牡丹 Paeonia suffruticosa Andr. 的根皮。产于安徽、山东等地。秋季采收，晒干。生用或炒用。”[7]

(8)《中药大辞典》：“牡丹皮《珍珠囊》，《本原》（原作牡丹）　【异名】牡丹根皮《纲目》，丹皮《本草正》，丹根《贵州民间方药集》。【基原】为毛茛科植物牡丹的根皮。【原植物】牡丹 Paeonia suffruticosa Andr.，又名：鹿韭、鼠姑《本经》，白术《广雅》，百两金、吴牡丹《唐本草》，木芍药《开元天宝遗事》，花王《洛阳名园记》，洛阳花《群芳谱》，铁角牛。”[8]

(9)《中医大辞典·中药分册》：“牡丹皮　出《珍珠囊》。又名丹皮、粉丹皮。为毛茛科植物牡丹 Paeonia suffruticosa Andr. 的根皮。”[9]

(10)《中国医学百科全书·中医学》：“牡丹皮　始载于《神农本草经》。原名牡丹，又名丹皮。为毛茛科植物牡丹 Paeonia suffruticosa Andr. 的根皮。秋季采挖，除去须根及茎苗，剥取根皮，晒干。”[10]

(11)《中国中医药学主题词表》：“牡丹皮 CORTEX MOUTAN　系毛茛科植物牡丹的干燥根皮；属清热凉血药和降压药（中药）　C 牡丹；D 丹皮。”[11]

(12)《中药志》[12]、《中药材手册》[13]、《全国中草药汇编》[14]、《全国中药炮制规范》[15]、《中国药材学》[16]、《中华本草》[17]等现代中药著作多以“牡丹皮”作为本品正名（参见“文献通考”）。

1.2.2　定名选择的理由

(1) 牡丹皮 Cortex moutan，系毛茛科植物牡丹 Paeonia suffruticosa Andr. 的干燥根皮。“牡丹皮”作为本品正名始见于元·王好古《汤液本草》。其后的本草著作如明·兰茂《滇南本草》、杜文燮《药鉴》，清·汪昂《本草备要》、杨时泰《本草述钩元》等在载录本品时即以“牡丹皮”作为正名，并一直沿用至今。

(2) 我国最新出版的《中华人民共和国药典》、《普通高等教育中医药类规划教材·中药学》以及辞书类著作《中医大辞典·中药分册》、《中药大辞典》、《中国医学百科全书·中医学》等均以“牡丹皮”作为本品正名。已经广泛应用于中医药学文献的标引和检索的《中国中医药学主题词表》也以“牡丹皮”作为本品的正式主题词。现代本草著作如《中药志》、《全国中草药汇编》、《中华本草》、《中国药材学》、《中药材手册》、《全国中药炮制规范》等虽记载了不少本品各地的俗称，但也无一例外以“牡丹皮”作为本品的正名。说明“牡丹皮”作为本品正名已成为共识。

1.3　与正名等效的名词：丹皮。

2　源流考释

牡丹皮（毛茛科植物牡丹 Paeonia suffruticosa Andr. 的干燥根皮）。“牡丹皮”之名始载于宋·苏颂《本草图经》卷七：“牡丹，生巴郡山谷及汉中，今丹、延、青、越、滁、和州山中皆有之。花有黄、紫、红、白数色，此当是山牡丹……《正元广利方》疗因伤损血瘀不散者，取牡丹皮八分，合虻虫二十一枚，熬过同捣筛，每旦温酒和散，方寸匕服，血当化为水下。"[18]、其后金·李杲《珍珠囊药性赋》[19]等著作也有关于"牡丹皮"的记载。如《珍珠囊药性赋》卷一："寒性，诸药赋性，此类最寒……疗伤寒，解虚烦，淡竹叶之功倍；除结气，破瘀血，牡丹皮之用同。"[19]

"牡丹皮"作为本品正名始见于元·王好古《汤液本草》，如《汤液本草》卷五："牡丹皮，气寒，味苦、辛。阴中微阳。辛苦微寒。无毒。手厥阴经，足少阴经。"[1]其后历代大多本草著作即沿用《汤液本草》的记载，以"牡丹皮"为正名。如明·兰茂《滇南本草》[2]、李时珍《本草纲目》[20]、缪希雍《炮炙大法》[21]、张景岳《本草正（上）芳草部》[22]、李中梓《雷公炮制药性解》[23]，清·陈士铎《本草新编》[24]、汪昂《本草易读》[25]、《本草备要》[4]、张璐《本经逢原》[26]、吴仪洛《本草从新》[27]、蒋居祉《本草择要纲目》[28]、严西亭《得配本草》[29]、凌奂《本草害利》[30]、《药征》[31]等。但也有以"丹皮"作为正名者。如张景岳《本草正（上）芳草部》："丹皮（八一），味辛苦，气微凉，气味俱轻，阴中阳也。赤者行性多，白者行性缓，入足少阴及手厥阴经。忌葫蒜。"[22]同时尚记载有本品异名"牡丹根皮"，如明·李时珍《本草纲目》卷三十八："黄丝绢：煮汁服，止消渴，产妇脬损，洗痘疮溃烂……用生丝黄绢一尺，白牡丹根皮末、白芨末各一钱，水二碗，煮至绢烂如饧，服之《妇人良方》。"[20]

现代有关著作均沿用元·王好古《汤液本草》的记载，以"牡丹皮"作为本品正名，如《中华人民共和国药典》[6]、《普通高等教育中医药类规划教材·中药学》[7]、《中药大辞典》[8]、《中医大辞典·中药分册》[9]、《中国医学百科全书·中医学》[9]、《中国中医药学主题词表》[11]、《中药志》[12]、《中药材手册》[13]、《全国中草药汇编》[14]、《全国中药炮制规范》[15]、《中国药材学》[16]、《中华本草》[17]等。同时尚记载有"粉丹皮"、"条丹皮"《全国中草药汇编》[14]，"丹根"《中药大辞典》[8]等各地的俗称。还记载有本品原植物"牡丹"的异名"丹根"、"丹皮"《中药志》[12]，"鹿韭"、"鼠姑"、"白术"、"百两金"、"吴牡丹"、"木芍药"、"花王"、"洛阳花"、"铁角牛"《中药大辞典》[8]，"云南牡丹"《中华本草》[17]等。

3 附录

3.1 又称：牡丹皮炭（饮片规格名）。

3.2 俗称：丹根（贵州），粉丹皮，条丹皮。

3.3 曾称：牡丹根皮《妇人良方》，丹皮《本草正》。

3.4 原植物名称：牡丹，丹根（贵州），丹皮（通称），鹿韭，鼠姑，白术，百两金，吴牡丹，木芍药，花王，洛阳花，铁角牛，云南牡丹。

4 文献通考

《本草图经》卷七："牡丹，生巴郡山谷及汉中，今丹、延、青、越、滁、和州山中皆有之。花有黄、紫、红、白数色，此当是山牡丹……《正元广利方》疗因伤损血瘀不散者，取牡丹皮八分，合虻虫二十一枚，熬过同捣筛，每旦温酒和散，方寸匕服，血当化为水下。"[18]

《珍珠囊药性赋》卷一：“寒性，诸药赋性，此类最寒……又况荆芥穗清头目便血，疏风散疮之用；瓜蒌根疗黄疸毒痈，消渴解痰之忧；地榆疗崩漏，止血止痢；昆布破疝气，散瘿散瘤。疗伤寒，解虚烦，淡竹叶之功倍；除结气，破瘀血，牡丹皮之用同。”[19]

《汤液本草》卷五：“牡丹皮，气寒，味苦、辛。阴中微阳。辛苦微寒。无毒。手厥阴经，足少阴经。”[1]

《滇南本草》卷一：“牡丹皮，味酸、辛，性寒。破血，行血，消癥瘕，破血块，除血分之热，坠胎，孕妇忌服。”[2]

《本草纲目》卷三十八：“绢，《纲目》。【释名】时珍曰：绢，疏帛也。生曰绢，熟曰练。入药用黄丝绢，乃蚕吐黄丝所织，非染色也。【主治】黄丝绢：煮汁服，止消渴，产妇脬损，洗痘疮溃烂……用生丝黄绢一尺，白牡丹根皮末、白芨末各一钱，水二碗，煮至绢烂如饧，服之。不宜作声。《妇人良方》。”[22]

《药鉴》卷二：“牡丹皮，气寒，味苦辛，阴中微阳也，无毒。凉骨蒸灵丹，止吐衄神方。惟其苦也，故除症坚瘀血留舍于肠胃之中。惟其辛也，故散冷热血气收作于生产之后。”[3]

《炮炙大法·草部》：“牡丹皮，（凡使采得后晒干用铜刀劈破去骨了细铿如大豆许用清酒拌蒸从巳至未出晒干用阔而厚者良　忌蒜胡荽　伏砒　畏菟丝子贝母大黄）。”[21]

《本草正（上）芳草部》：“丹皮（八一），味辛苦，气微凉，气味俱轻，阴中阳也。赤者行性多，白者行性缓，入足少阴及手厥阴经。忌葫蒜。凉骨蒸无汗，散吐衄于血，除产后血滞寒热，祛肠胃蓄血症坚，仍定神志，通月水，治惊搐风痫，疗痈肿住痛。”[22]

《雷公炮制药性解》卷三：“牡丹皮，味辛苦，性微温无毒，入肝经。治一切冷热气血凝滞，吐衄血瘀积血，跌扑伤血，产后恶血。通月经，除风痹，催产难。畏菟丝子，忌蒜。按：丹皮主用，无非辛温之功，禹锡等言其治冷，当矣。”[23]

《本草新编》卷三：“牡丹皮，味辛、苦，气微寒，阴中微阳，无毒。种分赤、白，性味却同。入肾、肝二经，兼入心包络。凉骨蒸之热，止吐血、衄血、呕血、咯血，兼消瘀血，除症坚，定神志，更善调经，止惊搐，疗痈肿，排脓住痛。”[24]

《本草易读》卷三：“丹皮五十二，酒蒸。畏贝母、大黄、菟丝，忌蒜、胡荽，伏砒。苦，辛，微寒，无毒。手足少阴、厥阴药也。凉血退热，去瘀消症。”[25]

《本草备要》草部：“牡丹皮，泻伏火而补血。辛甘寒微。入手足少阴（心、肾）、厥阴（心包、肝）。泻血中伏火（色丹故入血分。时珍曰：伏火即阴火也，阴火即相火也。世人专以黄柏治相火，不知丹皮之功更胜，故仲景肾气丸用之），和血、凉血而生血（血热则枯，凉则生），破积血（积瘀不去则新血不生），通经脉。”[4]

《本经逢原》卷二：“牡丹皮，苦辛平，无毒。酒洗去碱土，曝干。勿见火。《本经》主寒热、中风、瘛疭、惊痫、邪气，除症坚、瘀血留舍肠胃五脏，疗痈疮。发明，牡丹皮入手足少阴厥阴，治血中伏火，故相火胜肾，无汗骨蒸为专药。”[26]

《本草从新》卷二：“牡丹皮，泻伏火、去瘀。辛苦微寒。入手足少阴（心、肾。）、厥阴。（心包、肝。）泻血中伏火。（色赤、故入血分、能泻诸经伏火、古方所以用治相火也、世人专以黄柏治相火、不知丹皮之功更胜。）和血凉血而生血。”[27]

《本草述钩元》卷八：“牡丹皮，根皮味辛而有苦。气寒。阴中微阳。入手厥阴、足少阴、足厥阴经。治血中结气。行血中伏火凉血……（诸本草）丹皮入手厥阴、足少阴。

故治无汗之骨蒸。”[5]

《本草择要纲目·寒性药品》：“牡丹皮，（凡采得，以铜刀劈破、去骨，用酒拌蒸，日中晒干用。）【气味】辛寒无毒。阴中微阳。入手厥、足少阴经。”[28]

《得配本草》卷二：“牡丹皮，畏菟丝子、贝母、大黄。忌葱、蒜、胡荽。伏砒。以乌贼骨针其树，必枯。辛、苦，微寒。入手足少阴、厥阴经血分。”[29]

《本草害利·肾部药队》：“牡丹皮，【害】气香而浊，极易作呕，胃弱服之即吐，凉血通瘀，故胃气虚寒，妇人血崩，经行过期不净，并妊娠者并忌之。若无瘀而血热妄行，及血虚而无外感者，皆不可用。”[30]

《药征》卷二：“牡丹皮，仲景之方中，桂枝茯苓丸、八味丸、大黄牡丹皮汤，以上三方，虽有牡丹皮，而不以为主药也。”[31]

《中药志》：“牡丹皮　本品为常用中药。商品来源主要为芍药科植物牡丹的根皮。……【原植物】牡丹　【别名】丹根（贵州），丹皮（通称）。Paeonia suffruticosa Andr.（P. moutan Sims；P. yunnanensis Fang）——芍药科 Paeoniaceae.”[12]

《中药材手册》：“牡丹皮［纲目列入草部芳草类牡丹项下］　本品为毛茛科植物牡丹 Paeonia suffruticosa Andr. 的干燥根皮。原植物系多年生落叶小灌木，多为栽培。商品中主要用牡丹皮和刮丹皮两种，部分地区以不去木心的牡丹根入药，不符合牡丹皮的质量要求，对疗效亦有影响，应注意改进。习惯认为安徽凤凰山所产丹皮质量佳，皮厚粉足，断面色白，味浓。另外，赤芍皮与本品外形极相似，应注意鉴别（详见赤芍项下）。【别名】粉丹皮。”[13]

《全国中草药汇编》：“牡丹皮　【别名】丹皮、粉丹皮、木芍药、条丹皮、洛阳花。【来源】为毛茛科芍药属植物牡丹 Paeonia suffruticosa Andr. 的根皮。”[15]

《中药大辞典》：“牡丹皮《珍珠囊》，《本原》（原作牡丹）　【异名】牡丹根皮《纲目》，丹皮《本草正》，丹根《贵州民间方药集》。【基原】为毛茛科植物牡丹的根皮。【原植物】牡丹 Paeonia suffruticosa Andr.，又名：鹿韭、鼠姑《本经》，白术《广雅》，百两金、吴牡丹《唐本草》，木芍药《开元天宝遗事》，花王《洛阳名园记》，洛阳花《群芳谱》，铁角牛。”[8]

《中医大辞典·中药分册》：“牡丹皮　出《珍珠囊》。又名丹皮、粉丹皮。为毛茛科植物牡丹 Paeonia suffruticosa Andr. 的根皮。”[9]

《中国医学百科全书·中医学》：“牡丹皮　始载于《神农本草经》。原名牡丹，又名丹皮。为毛茛科植物牡丹 Paeonia suffruticosa Andr. 的根皮。秋季采挖，除去须根及茎苗，剥取根皮，晒干。”[10]

《全国中药炮制规范》：“牡丹皮　［处方用名］牡丹皮（丹皮）、牡丹皮炭。【来源】本品为毛茛科植物牡丹 Paeonia suffruticosa Andr. 的干燥根皮。多系栽培。主产于安徽、湖南、山东、湖北、四川、甘肃、贵州等地。秋季采挖根部，除去细根，剥取根皮，干燥。药材以条粗、肉厚、断面色白、粉性足、香气浓者为佳。”[15]

《中国药材学》：“牡丹皮　【别名】丹皮，木芍药，洛阳花。【来源】本品为毛茛科植物牡丹 Paeonia suffruticosa Andr. 的根皮。”[16]

《中国中医药学主题词表》：“牡丹皮 CORTEX MOUTAN　系毛茛科植物牡丹的干燥根皮；属清热凉血药和降压药（中药）　C 牡丹；D 丹皮。”[11]

《普通高等教育中医药类规划教材·中药学》："牡丹皮《本经》　为毛茛科多年生落叶小灌木植物牡丹 Paeonia suffruticosa Andr. 的根皮。产于安徽、山东等地。秋季采收，晒干。生用或炒用。"[7]

《中华本草》："牡丹皮《珍珠囊》　【异名】牡丹根皮《纲目》，丹皮《本草正》，丹根（贵州）……【来源】为芍药科植物牡丹的根皮。【原植物】牡丹 Paeonia suffruticosa Andr. ［P. moutan Sims；P. yunnanensis Fang］　又名：鼠姑、鹿韭《本经》，白术《广雅》，百两金《新修本草》，木芍药《开元天宝遗事》，花王《洛阳名园记》，洛阳花《群芳谱》，云南牡丹《植物分类学报》。"[17]

《中华人民共和国药典》："牡丹皮 Cortex moutan　本品为毛茛科植物牡丹 Paeonia suffruticosa Andr. 的干燥根皮。秋季采挖根部，除去细根，剥取根皮，晒干。"[7]

5　参考文献

1　元·王好古．汤液本草．见：景印文渊阁四库全书（745）．北京：中医古籍出版社，1986，984
2　明·兰茂．滇南本草．昆明：云南人民出版社，1959，263
3　明·杜文燮．药鉴．上海：上海人民出版社，1975
4　清·汪昂．本草备要．北京：中国中医药出版社，1998，57
5　清·杨时泰．本草述钩元．上海：上海科学技术出版社，1958，169
6　国家药典委员会编．中华人民共和国药典．一部．北京：化学工业出版社，2000，137
7　雷载权主编．普通高等教育中医药类规划教材·中药学．上海：上海科学技术出版社，1995，91
8　江苏新医学院编．中药大辞典．上海：上海科学技术出版社，1977，1127
9　《中医大辞典》编辑委员会编．中医大辞典·中药分册．北京：人民卫生出版社，1982，180
10　《中医学》编辑委员会．中国医学百科全书·中医学．上海：上海科学技术出版社，1997，1034
11　吴兰成主编．中国中医药学主题词表．北京：中医古籍出版社，1996，255
12　中国医学科学院药物研究所等编．中药志．第五册．北京：人民卫生出版社，1993，405
13　中华人民共和国卫生部药政管理局主编．中药材手册．北京：人民卫生出版社，1998，552
14　《全国中草药汇编》编写组编．全国中草药汇编．下册．北京：人民卫生出版社，1996，472
15　中华人民共和国卫生部药政管理局编．全国中药炮制规范．北京：人民卫生出版社，1988，285
16　徐国钧等主编．中国药材学．北京：中国医药科技出版社，1996，778
17　国家中医药管理局《中华本草》编委会．中华本草．第六册．上海：上海科学技术出版社，1999，434
18　宋·苏颂．本草图经．合肥：安徽科学技术出版社，1994，194
19　金·李杲．《珍珠囊药性赋》．清康熙三十二年文武堂刻本
20　明·李时珍．本草纲目．北京：人民卫生出版社，1982，852
21　明·缪希雍．炮炙大法．明末庄继先校刻本
22　明·张景岳．本草正．见：景岳全书．下册．上海：上海科学技术出版社，1984
23　明·李中梓．雷公炮制药性解．见：中国医学大成（二）．长沙：岳麓书社，1990，142
24　清·陈士铎．本草新编．北京：中国中医药出版社，1996，162
25　清·汪昂．本草易读．北京：人民卫生出版社，1989，157
26　清·张璐．本经逢原．上海：上海科学技术出版社，1959，55
27　清·吴仪洛．本草从新．北京：中医古籍出版社，2001，31
28　清·蒋居祉．本草择要纲目．见：珍本医书集成．本草类．上海：上海科学技术出版社，1985，15
29　清·严西亭．得配本草．上海：上海卫生出版社，1957，39

30　清·凌奂．本草害利．北京：中医古籍出版社，1982，103
31　［日］吉益东洞．药征．见：中国医学大成（二）．长沙：岳麓书社，1990．178

211　牡荆叶

Mujinyie
Folium Viticis Negundo

1　定名依据

1.1　正名

1.1.1　汉文名：牡荆叶［为马鞭草科植物牡荆 Vitex negundo L. var. cannabifolia（Sieb. et Zucc.）Hand. -Mazz. 的新鲜叶］。

1.1.2　英文名：hempleaf negundo chastetree leaf.

1.2　依据

1.2.1　定名的文献依据

(1)《中药志》："牡荆叶　本品为常用民间药，系马鞭草科植物黄荆、牡荆或荆条的干燥叶片。……【原植物】①牡荆　【别名】土常山（湖南），五指柑（福州）。Vitex negundo L. var. cannabifolia（Sieb. et Zucc.）Hand. - Mazz.　（V. cannabifolia Sieb. et Zucc.）——马鞭草科 Verbenaceae. ②黄荆　别名：黄荆柴（湖南），蚊烟柴、七指风、埔姜、土蔓荆（广东、广西）。Vitex negundo L. ——马鞭草科 Verbenaceae. ③荆条　别名：荆棵（河北、山东），荆梢子、黑谷子、七枝箭（河北、陕西）。Vitex negundo L. var. heterophylla（Franch.）Rehd. [1]

(2)《中药大辞典》："牡荆叶《别录》　【原植物】马鞭草科植物牡荆 Vitex negundo L. var. cannabifolia（Sieb. et Zucc.）Hand. - Mazz.，又名：楚《诗经》，荆《广雅》，铺香、午时草、土柴胡、蚊子柴、山京木、土常山、奶疸、野牛膝、布惊草、坟香草。"[2]

(3)《中医大辞典·中药分册》："牡荆叶　出《本草经集注》。又名牡荆实、荆条果。为马鞭草科植物牡荆 Vitex negundo L. var. cannabifolia（Sieb. et Zucc.）Hand. - Mazz. 的果实。"[3]

(4)《中国医学百科全书·中医学》："牡荆叶　始载于《名医别录》。为马鞭草科植物牡荆 Vitex negundo L. var. cannabifolia（Sieb. et Zucc.）Hand. -Mazz. 的叶。原植物自中国河北起经华东、中南至西南各省、区都有分布。"[4]

(5)《中国药材学》："牡荆叶　【别名】荆条棵（江苏），黄荆柴（浙江），埔香（福建），五指柑（广东），黄荆条（广西）。【来源】本品为马鞭草科植物牡荆 Vitex negundoL. var. cannabifolia（Sieb. et Zucc.）Hand. - Mazz.（V. cannabifolia Sieb. et Zucc.）的叶。"[5]

(6)《中国中医药学主题词表》："牡荆叶 FOLIUM VITICIS NEGUNDO　为马鞭草科植物牡荆的叶；属止咳平喘药　C 牡荆。"[6]

(7)《中华本草》："牡荆叶《别录》　【异名】荆叶《别录》。【来源】为马鞭草科植物牡荆 Vitex negundo L. var. cannabifolia（Sieb. et Zucc.）Hand. -Mazz. 的叶。【原植物】牡荆 Vitex negundo L. var. cannabifolia（Sieb. et Zucc.）Hand. -Mazz.［V. cannabifolia Sieb. et Zucc.；V. negundo L. f. intermedia Pei］ 又名：楚《诗经》，荆《广雅》，蚊香草、铺香、午时草、洋公柴（福建），五指柑（广东），土柴胡、蚊子柴、山京木、黄荆条（江西），荆条棵（江苏），黄荆柴（浙江）。"[7]

(8)《中华人民共和国药典》："牡荆叶 Folium viticis negundo 本品为马鞭草科植物牡荆 Vitex negundo L. var. cannabifolia（Sieb. et Zucc.）Hand. -Mazz. 的新鲜叶。夏、秋二季叶茂盛时采收，除去茎枝。"[8]

1.2.2 定名选择的理由

牡荆叶 Folium viticis negundo，系马鞭草科植物牡荆 Vitex negundo L. var. cannabifolia（Sieb. et Zucc.）Hand. -Mazz. 的新鲜叶。"牡荆叶"作为本药正名始见于现代中药著作，如我国最新出版的《中华人民共和国药典》、《中药志》、《中医大辞典·中药分册》、《中药大辞典》、《中国医学百科全书·中医学》等均以"牡荆叶"作为本药正名。广泛应用于中医药学文献的标引和检索的《中国中医药学主题词表》也以""牡荆叶""作为本药的正式主题词。另外《中华本草》、《中国药材学》、《全国中药炮制规范》等虽记载了不少本品各地的俗称，但也无一例外以"牡荆叶"作为本品的正名。说明"牡荆叶"作为本品正名已成为共识。

1.3 与正名等效的名词：无。

2 源流考释

牡荆叶（马鞭草科植物牡荆 Vitex negundo L. var. cannabifolia（Sieb. et Zucc.）Hand. -Mazz. 的新鲜叶）原称"荆叶"，始载于魏晋《名医别录》卷一："牡荆实，味苦，温，无毒。主除骨间寒热，通利胃气，止咳逆，下气。……又，荆叶，味苦，平，无毒。主久痢，霍乱、转筋，血淋，下部疮，湿䘌薄脚，主脚气肿满。"[9]此后一些本草著作在记载本品的原植物"牡荆"或"牡荆实"时，也对其叶用部分进行了论述。如宋·苏颂《本草图经》卷十："牡荆，生河间、南阳、冤句三谷，枝茎坚劲，作科不为蔓生，故称牡。叶如蓖麻，更疏瘦；崔元亮《集验方》，治腰脚蒸法，取荆叶不限多少，蒸令熟热，置于瓮中，其下著火，温之。"[10]明·刘文泰《本草品汇精要》卷十六："牡荆实，无毒，植生。牡荆实，主除骨间寒热，通利胃气，止咳逆下气（《名医》所录）【名】黄荆……【合治】实合木柏实青葙疗头风○荆叶取汁合酒服二合疗九窍出血。"[11]另外在宋·唐慎微《证类本草》[12]、明·李时珍《本草纲目》[13]，清·杨时泰《本草述钩元》[14]等著作中也有论及。

"牡荆叶"作为本药正名始见于现代中药著作，如《中药志》[1]、《中药大辞典》[2]、《中医大辞典·中药分册》[3]、《中国医学百科全书·中医学》[4]、《中国药材学》[5]、《中国中医药学主题词表》[6]、《中华本草》[7]、《中华人民共和国药典》[8]等均以"牡荆叶"作为本药正名。同时尚记载有各地的俗称"荆条棵"、"黄荆柴"、"埔香"、"五指柑"、"黄荆条"《中国药材学》[5]等。还记载有本品原植物"牡荆"的异名"土常山"、"五指柑"《中药志》[1]，"楚"、"荆"、"铺香"、"午时草"、"土柴胡"、"蚊子柴"、"山京木"、"土常山"、"奶疸"、"野牛膝"、"布惊草"、"蚊香草"《中药大辞典》[2]，"洋公柴”、“黄荆条”、“荆条棵”、“黄荆柴”《中华本草》[7]等。

3 附录

3.1 又称：无。

3.2 俗称：荆条棵（江苏），黄荆柴（浙江），埔香（福建），五指柑（广东），黄荆条（广西）。

3.3 曾称：荆叶《名医所录》。

3.4 原植物名称：牡荆，土常山（湖南），五指柑（福州、广东），楚，荆，铺香，午时草（福建），土常山，奶疸，野牛膝，布惊草，蚊香草，洋公柴（福建），土柴胡、蚊子柴、山京木、黄荆条（江西），荆条棵（江苏），黄荆柴（浙江）。

4 文献通考

《名医别录》卷一：“牡荆实，味苦，温，无毒。主除骨间寒热，通利胃气，止咳逆，下气。生河间南阳宛朐山谷，或平寿、都乡高堤岸上，牡荆生田野。八月、九月采实，阴干。（得术、柏实、青葙共治头风，防风为之使，恶石膏。）又，荆叶，味苦，平，无毒。主久痢，霍乱、转筋，血淋，下部疮，湿𧏾薄脚，主脚气肿满。其根，味甘、苦，平，无毒。水煮服，主心风、头风，肢体诸风，解肌发汗。”[9]

《本草图经》卷十：“牡荆，生河间、南阳、冤句三谷，或平寿、都乡高岸上及田野中。今眉州、蜀州及近京亦有之，此即作棰杖者，俗名黄荆是也。枝茎坚劲，作科不为蔓生，故称牡。叶如蓖麻，更疏瘦；花红作穗；实细而黄，如麻子大；或云即小荆也。八月、九月采实，阴干。此有青赤二种，以青者为佳。崔元亮《集验方》，治腰脚蒸法，取荆叶不限多少，蒸令熟热，置于瓮中，其下著火，温之，以病人置于叶中，剩著叶，盖须臾当汗出药中，旋旋吃饭，稍倦即止，便以绵衣盖避风，仍进葱豉酒，及豆酒，并得以瘥为度。”[10]

《证类本草》卷二十：“牡荆实，味苦，温，无毒。主除骨间寒热，通利胃气，止咳逆，下气。生河间、南阳、冤句山谷，或平寿、都乡高岸上及田野中。八月、九月采实，阴干。（得术、柏实、青葙，共疗头风，防风为之使，恶石膏。）……《别录》云：荆叶，味苦，平，无毒。主久痢霍乱转筋，血淋，下部疮湿。薄脚，主脚气肿满。其根，味甘、苦，平，无毒。水煮服，主心风，头风，肢体诸风，解肌发汗。有青、赤二种，以青者为佳。”[12]

《本草品汇精要》卷十六：“牡荆实，无毒，植生。牡荆实，主除骨间寒热，通利胃气，止咳逆下气（《名医》所录）【名】黄荆。”[11]

《本草纲目》卷三十六：“牡荆，（《别录》上品）。【校正】并入《别录》有名未用荆茎。【释名】黄荆《图经》、小荆《本经》、楚。弘景曰：既是牡荆，不应有子。小荆应是牡荆。牡荆子大于蔓荆子，而反呼小荆，恐以树形为言。不知蔓荆树亦高大也……。”[13]

《本草述钩元》卷二十四：“牡荆，即俗所谓黄荆条。非蔓荆也。处处有之。其木心方。其枝对生。一枝五叶或七叶。如榆而长。尖边有锯齿。五月杪间。开红紫花成穗。子如胡荽而有白膜裹之。茎叶，味苦。气寒。附方，九窍出血。荆叶捣汁。酒和。服二合。

腰脚风湿痛不止。用荆茎于坛中烧烟。熏涌泉穴及痛处。使汗出则愈。”[14]

《中药志》：“牡荆叶　本品为常用民间药，系马鞭草科植物黄荆、牡荆或荆条的干燥叶片。……【原植物】①牡荆　别名：土常山（湖南），五指柑（福州）。Vitex negundo L. var. cannabifolia（Sieb. et Zucc.）Hand. －Mazz.　（V. cannabifolia Sieb. et Zucc.）——马鞭草科 Verbenaceae. ②黄荆　别名：黄荆柴（湖南），蚊烟柴、七指风、埔姜、土蔓荆（广东、广西）。Vitex negundo L. ——马鞭草科 Verbenaceae. ③荆条　别名：荆棵（河北、山东），荆梢子、黑谷子、七枝箭（河北、陕西）。Vitex negundo L. var. heterophylla（Franch.）Rehd.（V. chinensis Mill；V. incisa Lam. var. heterophylla Franch.）——马鞭草科 Verbenaceae.”[1]

《中药大辞典》：“牡荆叶《别录》　【原植物】马鞭草科植物牡荆 Vitex negundo L. var. cannabifolia（Sieb. et Zucc.）Hand. －Mazz.，又名：楚《诗经》，荆《广雅》，铺香、午时草、土柴胡、蚊子柴、山京木、土常山、奶疸、野牛膝、布惊草、蚊香草。”[2]

《中医大辞典·中药分册》：“牡荆叶　出《名医别录》。为马鞭草科植物牡荆 Vitex negundo L. var. cannabifolia（Sieb. et Zucc.）Hand. －Mazz. 的叶。”[3]

《中国医学百科全书·中医学》：“牡荆叶　始载于《名医别录》。为马鞭草科植物牡荆 Vitex negundo L. var. cannabifolia（Sieb. et Zucc.）Hand. －Mazz. 的叶。原植物自中国河北起经华东、中南至西南各省、区都有分布。”[4]

《中国药材学》：“牡荆叶　【别名】荆条棵（江苏），黄荆柴（浙江），埔香（福建），五指柑（广东），黄荆条（广西）。【来源】本品为马鞭草科植物牡荆 Vitex negundo L. var. cannabifolia（Sieb. et Zucc.）Hand. －Mazz.（V. cannabifolia Sieb. et Zucc.）的叶。”[5]

《中国中医药学主题词表》：“牡荆叶 FOLIUM VITICIS NEGUNDO　为马鞭草科植物牡荆的叶；属止咳平喘药　C 牡荆。”[6]

《中华本草》：“牡荆叶《别录》　【异名】荆叶《别录》。【来源】为马鞭草科植物牡荆 Vitex negundo L. var. cannabifolia（Sieb. et Zucc.）Hand. －Mazz. 的叶。【原植物】牡荆 Vitex negundo L. var. cannabifolia（Sieb. et Zucc.）Hand. －Mazz. ［V. cannabifolia Sieb. et Zucc.；V. negundo L. f. intermedia Pei］　又名：楚《诗经》，荆《广雅》，蚊香草、铺香、午时草、洋公柴（福建），五指柑（广东），土柴胡、蚊子柴、山京木、黄荆条（江西），荆条棵（江苏），黄荆柴（浙江）。”[7]

《中华人民共和国药典》：“牡荆叶 Folium viticis negundo　本品为马鞭草科植物牡荆 Vitex negundo L. var. cannabifolia（Sieb. et Zucc.）Hand. －Mazz. 的新鲜叶。夏、秋二季叶茂盛时采收，除去茎枝。”[8]

5　参考文献

1　中国医学科学院药物研究所等编．中药志．第五册．北京：人民卫生出版社，1993，87

2　江苏新医学院编．中药大辞典．上海：上海科学技术出版社，1977，1131

3　《中医大辞典》编辑委员会编．中医大辞典·中药分册．北京：人民卫生出版社，1982，180

4　《中医学》编辑委员会．中国医学百科全书·中医学．上海：上海科学技术出版社，1997，980

5　徐国钧等主编．中国药材学．北京：中国医药科技出版社，1996，924

6 吴兰成主编. 中国中医药学主题词表. 北京：中医古籍出版社，1996，Ⅱ-255
7 国家中医药管理局《中华本草》编委会. 中华本草. 第六册. 上海：上海科学技术出版社，1999，435
8 国家药典委员会编. 中华人民共和国药典. 一部. 北京：化学工业出版社，2000，24
9 魏晋·名医别录. 北京：人民卫生出版社，1986，243
10 宋·苏颂. 本草图经. 合肥：安徽科学技术出版社，1994，336
11 明·刘文泰. 本草品汇精要. 北京：人民卫生出版社，1982，531
12 宋·唐慎微. 证类本草. 北京：人民卫生出版社，1957，302
13 明·李时珍. 本草纲目. 北京：人民卫生出版社，1982，2120
14 清·汪昂. 本草易读. 北京：人民卫生出版社，1987
15 清·杨时泰. 本草述钩元. 上海：上海科学技术出版社，1958，537

212 牡蛎
Muli
Concha Ostreae

1 定名依据

1.1 正名

1.1.1 汉文名：牡蛎（为牡蛎科动物长牡蛎 Ostrea gigas Thunberg、大连湾牡蛎 Ostrea talienwhanensis Crosse 或近江牡蛎 Ostrea rivularis Gould 的贝壳）。

1.1.2 英文名：oyster shell.

1.2 依据

1.2.1 定名的文献依据

(1)《神农本草经》卷一："牡蛎，味咸，平。主伤寒寒热，温疟洒洒，惊恚怒气，除拘缓鼠瘘，女子带下赤白。久服，强骨节、杀邪气、延年。一名蛎蛤。生池泽。"[1]

(2)《吴普本草·虫兽类》："牡蛎，按：此药参见本书'麻蓝'条，《本经》首载此药。"[2]

(3)《新修本草》卷十六："牡蛎，味咸，平，微寒，无毒。主伤寒，寒热，温疟洒洒，惊恚怒气，除拘缓，鼠瘘，女子带下赤白……久服强骨节，杀邪鬼，延年。一名蛎蛤，一名牡蛤。生东海池泽，采无时。"[3]

(4)《证类本草》卷二十："牡蛎。味咸，平、微寒，无毒。主伤寒寒热，温疟洒洒，惊恚怒气，除拘缓鼠瘘，女子带下赤白，除留热在关节营卫，虚热去来不定，烦满，止汗，心痛气结，止渴，除老血，涩大小肠，止大小便，疗泄精，喉痹咳嗽，心胁下痞热"[4]

(5)《本草纲目》卷四十六："牡蛎，《本经·上品》。【释名】牡蛤《别录》、蛎蛤《本经》、古贲《异物志》、蠔。弘景曰：道家方以左顾是雄，故名牡蛎，右顾则牝蛎也。或以尖头为左顾，未详孰是。"[5]

(6)《本草从新》卷十："牡蛎，涩肠、补水、软坚。咸以软坚化痰。消瘰疬结核。老血瘕疝。涩以收脱。治遗精崩带。止嗽敛汗。"[6]

(7)《中华人民共和国药典》："牡蛎 Concha ostreae 本品为牡蛎科动物长牡蛎 Ostrea gigas

Thunberg、大连湾牡蛎 Ostrea talienwhanensis Crosse 或近江牡蛎 Ostrea rivularis Gould 的贝壳。全年均可采收，去肉，洗净，晒干。”[7]

(8)《普通高等教育中医药类规划教材·中药学》：“牡蛎《本经》　为牡蛎科动物长牡蛎 Ostrea gigas Thunb.、大连湾牡蛎 O. talienwhanensis Crosse 或近江牡蛎 O. rivularis Gould 等的贝壳。”[8]

(9)《中药大辞典》：“牡蛎《本经》　【异名】蛎蛤《本经》……【基原】为牡蛎科动物近江牡蛎、长牡蛎或大连湾牡蛎等的贝壳。[原动物]①近江牡蛎 Ostrea rivularis Gould ②长牡蛎 Ostrea gigas Thunb. ③大连湾牡蛎 Ostrea talienwhanensis Crosse”[9]

(10)《中医大辞典·中药分册》：“牡蛎　出《神农本草经》。又名蠔壳、海蛎子壳、左壳、左牡蛎、蛎蛤。为牡蛎科动物长牡蛎 Ostrea gigas Thunb. 或大连湾牡蛎 O. talienwhanensis Crosse 等的贝壳。”[10]

(11)《中国药材学》：“牡蛎　【别名】海蛎子壳，左壳，蚝壳（江苏），牡蛤，蛎蛤。【来源】本品为软体动物瓣鳃纲异柱目牡蛎科动物长牡蛎 Ostrea gigas Thunberg、大连湾牡蛎 O. talienwhanensis Crosse 或近江牡蛎 O. rivularis Gould 的贝壳。”[11]

(12)《中国中医药学主题词表》：“牡蛎 CONCHA OSTREAE　属安神药、动物药、固涩药（中药）和软坚药。”[12]

(13)《中药材手册》[13]、《全国中草药汇编》[14]、《全国中药炮制规范》[15]、《中华本草》[16]等现代中药著作多以“五加皮”作为本品正名（参见“文献通考”）。[13]

1.2.2　定名选择的理由

(1) 牡蛎 Concha ostreae，系牡蛎科动物长牡蛎 Ostrea gigas Thunberg、大连湾牡蛎 Ostrea talienwhanensis Crosse 或近江牡蛎 Ostrea rivularis Gould 的贝壳。本品始载于《神农本草经》，并以“牡蛎”作为本品正名记录。其后历代重要本草著作如三国·吴普《吴普本草》、《新修本草》，唐·苏敬等撰《证类本草》，明·李时珍《本草纲目》，清·吴仪洛《本草从新》等在载录本品时均以“牡蛎”作为正名，并一直沿用至今。

(2) 我国最新出版的《中华人民共和国药典》、《普通高等教育中医药类规划教材·中药学》以及辞书类著作《中医大辞典·中药分册》、《中药大辞典》等均以“牡蛎”作为本药正名。已经广泛应用于中医药学文献的标引和检索的《中国中医药学主题词表》也以“牡蛎”作为本药的正式主题词。现代本草著作如《中药志》、《全国中草药汇编》、《中华本草》、《中国药材学》、《中药材手册》、《全国中药炮制规范》等虽记载了不少本品各地的俗称，但也无一例外以“牡蛎”作为本品的正名。说明“牡蛎”作为本品正名已成为共识。

1.3　与正名等效的名词：无。

2　源流考释

牡蛎（牡蛎科动物长牡蛎 Ostrea gigas Thunberg、大连湾牡蛎 Ostrea talienwhanensis Crosse 或近江牡蛎 Ostrea rivularis Gould 的贝壳）始载于《神农本草经》，如《神农本草经》卷一：“牡蛎，味咸，平。主伤寒寒热，温疟洒洒，惊恚怒气，除拘缓鼠瘘，女子带下赤白。久服，强骨节、杀邪气、延年。一名蛎蛤。生池泽。”[1] 其后本草大多即沿用《神农本草经》记载，以“牡蛎”为正名，如三国·吴普《吴普本草》[2]，魏晋《名医别录》[17]，南北朝·雷敩《雷公炮炙论》[18]、陶弘景《本草经集注》[19]，唐·苏敬等撰《新修本草》[3]、孟诜《食疗本草》[20]、李珣《海药本草》[21]，宋·苏颂《本草图经》[22]、唐慎微《证类本草》[4]、寇宗奭《本草衍义》[23]，元·王好古《汤液本草》[24]等。同时尚载录有本品异名"蛎蛤"、"牡蛤"、"蛎房"、"蠔山"、"蠔莆"，如《神农本草经》卷一："牡蛎，味咸，平。主伤寒寒热，温疟洒洒，惊恚怒气，除拘缓鼠瘘，女子带下赤白。久服，强骨节、杀邪气、延年。一名蛎蛤。生池泽。"[1]《名医别录》卷一："牡蛎，微寒，无毒。主除留热在关节荣卫，虚热去来不定，烦满，止汗，心痛气结，止渴，除老血，涩大小肠，止大小便，治泄精，喉痹、咳嗽、心胁下痞热。一名牡蛤。"[17]《本草图经》卷十四："牡蛎，生东海池泽，今海旁皆有之，而南海、闽中及通、泰间尤多。此物附石而生，磈礧相连如房，故名蛎房（读如阿房之房），一名蠔山，晋安人呼为蠔莆。初生海边才如拳石，四面渐长，有一、二丈者，崭岩如山。"[22]

明、清时期的本草著作仍沿用《神农本草经》记载以"牡蛎"为正名。如明·刘文泰《本草品汇精要》[25]、李时珍《本草纲目》[5]、缪希雍《炮炙大法》[26]、李中梓《雷公炮制药性解》[27]，清·张志聪《本草崇原》[28]、蒋居祉《本草择要纲目》[29]、稻宣义《炮炙全书》[30]、张璐《本经逢原》[31]、叶桂《本草经解》[32]、吴仪洛《本草从新》[6]、严西亭《得配本草》[33]、黄宫绣《本草求真》[34]、陈念祖《神农本草经读》[35]、姚澜《本草分经》[36]、杨时泰《本草述钩元》[37]、叶志诜《神农本草经赞》[38]、凌奂《本草害利》[39]、陈其瑞《本草撮要》[40]、张秉成《本草便读》[41]、周岩《本草思辨录》[42]，吉益东洞《药征》[43]等。同时尚载录有本品异名"蛎房真海"、"石牡蛎"、"石鱼蛎"、"古贲"等，如《本草品汇精要》卷二十九："牡蛎，无毒。牡蛎（出神农本经）……【名】蛎蛤　牡蛤　蛎房真海　牡蛎　蠔山　蠔莆　石牡蛎　石鱼蛎"[25]《本草纲目》卷四十六："牡蛎，《本经·上品》。【释名】牡蛤《别录》、蛎蛤《本经》、古贲《异物志》、蠔。弘景曰：道家方以左顾是雄，故名牡蛎，右顾则牝蛎也。或以尖头为左顾，未详孰是。"[5]

此外，唐·孙思邈《千金翼方》[44]，宋·佚名《增广太平和剂图经本草药性总论》[45]，金·李杲《珍珠囊药性赋》[46]，清·沈金鳌《要药分剂》[47]等也以"牡蛎"为正名记载本品。晋·葛洪《肘后备急方》记载有本品别名"左顾牡蛎"，如《肘后备急方》卷二："治时气病起诸劳复方第十四，凡得毒病愈后，百日之内，禁食猪，犬，羊肉……大病瘥后，小劳便鼻衄。左顾牡蛎十分，石膏五分，捣末，酒服方寸匕，日三四，亦可蜜丸服，如梧子大服之。"[48]

现代有关著作均沿用前代大多本草记载以"牡蛎"作为本品正名，如《中华人民共和国药典》[7]、《普通高等教育中医药类规划教材·中药学》[8]、《中药大辞典》[9]、《中医大辞典·中药分册》[10]、《中国药材学》[11]、《中国中医药学主题词表》[12]、《中药材手册》[13]、《全国中草药汇编》[14]、《全国中药炮制规范》[15]、《中华本草》[16]等。同时尚记载有各地的俗称"牡蛎壳"、"蠔壳"、"海蛎子"、"蚝壳"《中药材手册》[13]，"左牡蛎"、"海蛎子壳"、"左壳"《全国中草药汇编》[14]，"海蛎子皮"《中药大辞典》[9]等。

还记载有本品原动物"近江牡蛎"的异名"蠔"、"海蛎子"、"猴蜊"《中华本草》[16]；原动物"长牡蛎"的异名"大牡蛎"、"蠔"《中华本草》[16]；原动物"大连湾牡蛎"的异名"海蛎子"《中华本草》[16]等。

3 附录

3.1 又称：煅牡蛎（饮片规格名）。

3.2 俗称：蠔壳（浙江），海蛎子壳、海蛎子皮（山东），蚝壳（江苏），牡蛎壳，海蛎子，左牡蛎，左壳。

3.3 曾称：蛋《说文》，蛎蛤《神农本草经》，古贲《异物志》，左顾牡蛎《肘后备急方》，牡蛤《名医别录》，蛎房、蠔山、蠔莆《本草图经》，蛎房真海、石牡蛎、石鱼蛎《本草品汇精要》。

3.4 原动物名称：近江牡蛎，蠔（广东、福建），海蛎子（辽宁、山东），猴蜊（浙江）；长牡蛎，大牡蛎、蠔（俗称）；大连湾牡蛎，海蛎子（大连）。

4 文献通考

《神农本草经》卷一："牡蛎，味咸，平。主伤寒寒热，温疟洒洒，惊恚怒气，除拘缓鼠瘘，女子带下赤白。久服，强骨节、杀邪气、延年。一名蛎蛤。生池泽。"[1]

《吴普本草·虫兽类》："牡蛎，按：此药参见本书'麻蓝'条，《本经》首载此药。"[2]

《肘后备急方》卷二："治时气病起诸劳复方第十四，凡得毒病愈后，百日之内，禁食猪，犬，羊肉，并伤血及肥鱼久腻，干鱼则必大下痢，下则不可复救，又禁食面食，胡蒜，韭薤，生菜，虾鲴辈，食此多致复发则难治，又令到他年数发也，治笃病新起早劳，及食饮多致欲死方……大病瘥后，小劳便鼻衄方。左顾牡蛎十分，石膏五分，捣末，酒服方寸匕，日三四，亦可蜜丸服，如梧子大服之。"[48]

《名医别录》卷一："牡蛎，微寒，无毒。主除留热在关节荣卫，虚热去来不定，烦满，止汗，心痛气结，止渴，除老血，涩大小肠，止大小便，治泄精，喉痹、咳嗽、心胁下痞热。一名牡蛤。生东海，采无时。（贝母为之使，得甘草、牛膝、远志、蛇床，良。恶麻黄、吴茱萸、辛夷。）"[17]

《雷公炮炙论》上卷："牡蛎，雷公云：有石牡蛎、石鱼蛎、真海牡蛎。石牡蛎者，头边背大，小甲沙石，真似牡蛎，只是圆如龟壳；海牡蛎使得，只是丈夫不得服，令人无髭；真牡蛎，火煅白炮，并用譻试之，随手走起，可认真是。万年珀，号曰譻，用之妙。"[18]

《本草经集注·虫兽三品》："牡蛎，味咸，平、微寒，无毒。主治伤寒，寒热，温疟洒洒，惊恚怒气，除拘缓，鼠瘘，女子带下赤白。除留热在关节、荣卫虚热去来不定，烦满，止汗，心痛气结，止渴，除老血，涩大小肠，止大小便，治泄精，喉痹，咳嗽，心胁下痞热。久服强骨节，杀邪鬼，延年。一名蛎蛤，一名牡蛤。生东海池泽。采无时。"[19]

《新修本草》卷十六："牡蛎，味咸，平、微寒，无毒。主伤寒，寒热，温疟洒洒，惊恚怒气，除拘缓，鼠瘘，女子带下赤白。除留热在关节、荣卫虚热去来不定，烦满，止汗，心痛气结，止渴，除老血，涩大小肠，止大小便，疗泄精，喉痹，咳嗽，心肋下痞热。久服强骨节，杀邪鬼，延年。一名蛎蛤，一名牡蛤。生东海池泽，采无时。"[3]

《千金翼方》卷四："牡蛎，味咸，平，微寒，无毒。主伤寒寒热，温疟洒洒，惊恚怒气，除拘缓鼠瘘，女子带下赤白，除留热在关节，荣卫虚热去来不定，烦满，止汗，心痛气结，止渴，除老血，涩大小肠，止大小便，疗泻精，喉痹，咳嗽，心胁下痞热。久服强骨节，杀邪鬼，延年。一名蛎蛤，一名牡蛤。生东海池泽，采无时。”[44]

《食疗本草》卷中：“牡蛎，（一）火上炙，令沸。去壳食之，甚美。令人细润肌肤，美颜色。〔心·嘉〕（二）又，药家比来取左顾者，若食之，即不拣左右也。可长服之。海族之中，惟此物最贵。北人不识，不能表其味尔。〔嘉〕，咳嗽，心肋下痞热。”[20]

《海药本草》卷五：“牡蛎，按《广州记》云：出南海水中。主男子遗精，虚劳乏损，补肾正气，止盗汗，去烦热，治伤阴热疾，能补养，安神，治孩子惊痫。久服轻身。用之炙令微黄色熟后，研令极细，入丸散中用。”[21]

《本草图经》卷十四：“牡蛎，生东海池泽，今海旁皆有之，而南海、闽中及通、泰间尤多。此物附石而生，磈礧相连如房，故名蛎房（读如阿房之房），一名蠔山，晋安人呼为蠔莆。初生海边才如拳石，四面渐长，有一、二丈者，崭岩如山。”[22]

《证类本草》卷二十：“牡蛎。味咸，平、微寒，无毒。主伤寒寒热，温疟洒洒，惊恚怒气，除拘缓鼠瘘，女子带下赤白，除留热在关节营卫，虚热去来不定，烦满，止汗，心痛气结，止渴，除老血，涩大小肠，止大小便，疗泄精，喉痹咳嗽，心胁下痞热。久服强骨节，杀邪鬼，延年。一名蛎蛤，一名牡蛤……《图经》曰：牡蛎，生东海池泽，今海旁皆有之，而南海、闽中及通泰间尤多。此物附石而生，块礧相连如房，故名蛎房（读如阿房之房）。一名蚝山。晋安人呼为蚝莆。”[4]

《本草衍义》卷十七：“牡蛎，须烧为粉用，兼以麻黄根等分同捣，研为极细末粉。盗汗及阴汗，本方使生者，则自从本方左顾。经中本不言，只从陶隐居说。其《西阳杂俎》已言：‘牡蛎言牡，非为雄也。且如牡丹，岂可更有牝丹也？今则合于地，人面向午位，以牡蛎顶向子，视之口，口在左者为左顾。’”[23]

《增广太平和剂图经本草药性总论》：“牡蛎，味咸，平，微寒，无毒。主伤寒寒热，温疟洒洒，惊恚怒气，除拘缓，鼠瘘，女子带下赤白，除留热在关节营卫，虚热往来不定，烦满，止汗，心痛气结，止渴，除老血，涩大小肠，止大小便，疗泄精，喉痹，咳嗽，心胁下痞热，久服强骨节，杀邪鬼。贝母为之使。得甘草、牛膝、远志、蛇床，良。恶麻黄、吴茱萸、辛夷。《药性论》云：君。主女子崩中，止盗汗，除风热，止痛，治温疟。”[45]

《珍珠囊药性赋》卷二：“牡蛎，味咸，平，性寒无毒。可升可降，阴也。其用有四：男子梦寐遗精；女子赤白崩中；荣卫往来虚热；便滑大小肠同。”[46]

《汤液本草》卷六：“牡蛎，气微寒，味咸，平。无毒。入足少阴经。《象》云：治伤寒寒热温疟，女子带下赤白，止汗，止心痛气结。涩大小肠，治心胁痞。烧，白研，细用。《珍》云：能软积气之痞。《经》曰：咸能软坚。《心》云：咸，平。熬，泄水气。”[24]

《本草品汇精要》卷二十九：“牡蛎，无毒。牡蛎（出《神农本经》），主伤寒寒热，温疟洒洒，惊恚怒气，除拘缓，鼠瘘，女子带下赤白。久服强骨节。杀邪鬼。延年（以上朱字《神农本经》）。除留热在关节，荣卫虚热去来不定，烦满，止汗，心痛气结，止渴，除老血，涩大小肠，止大小便，疗泄精，喉痹，咳嗽，心胁下痞热（以上黑字《名医》所录）。【名】蛎蛤　牡蛤　蛎房真海　牡蛎　蠔山　蠔莆　石牡蛎　石鱼蛎”[25]

《本草纲目》卷四十六：“牡蛎，《本经·上品》。【释名】牡蛤《别录》、蛎蛤《本经》、古贲《异物志》、蠔。弘景曰：道家方以左顾是雄，故名牡蛎，右顾则牝蛎也。或以尖头为左顾，未详孰是。”[5]

《炮炙大法》：“牡蛎，（左顾者良东流水入盐一两煮一伏时后入火中烧令通赤然后入钵中研如粉用也一法火煅醋淬七次研极细如飞面　贝母为之使　得甘草牛膝远志蛇床子良　恶麻黄辛夷吴茱萸伏硇砂）”[26]

《雷公炮制药性解》卷六：“牡蛎，味咸，性微寒无毒，入肾经。主遗泄带下，喉痹咳嗽，营卫虚热，去来不定，心胁下老痰痞积，宿血温疟，疮肿结核。贝母为使，喜甘草、牛膝、远志、蛇床，恶麻黄、吴茱萸、辛夷，火煅微红，杵绝细用。”[27]

《本草崇原》卷上：“牡蛎，气味咸，平，微寒，无毒。主治伤寒寒热，温疟洒洒，惊恚怒气，除拘缓，鼠瘘，女子带下赤白。久服强骨节，杀邪鬼延年。”[28]

《本草择要纲目·寒性药品》：“牡蛎，【气味】咸，平，微寒无毒。入足少阴经。”[29]

《炮炙全书》卷四：“牡蛎，咸、微寒。先以盐水煮一伏时，再入火中煅赤，研细水飞用。贝母为使，得甘草、牛膝、远志、蛇床子良，恶麻黄、辛夷、吴茱萸、伏硇砂。”[30]

《本经逢原》卷四：“牡蛎，咸平微寒无毒。煅赤用，左顾者良。”[31]

《本草经解》卷四：“【牡蛎】，气平微寒。味咸。无毒。主伤寒。寒热。温疟洒洒。惊恚怒气。除拘缓鼠瘘。女子带下赤白。久服强骨节。杀邪鬼。延年。（盐泥固煅）”[32]

《本草从新》卷十：“牡蛎，涩肠、补水、软坚。咸以软坚化痰。消瘰疬结核。老血瘕疝。涩以收脱。治遗精崩带。止嗽敛汗。”[6]

《得配本草》卷八：“牡蛎，得甘草、牛膝、远志、蛇床子良。贝母为之使。恶麻黄、吴茱萸、辛夷、伏硇砂。”[33]

《要药分剂》卷九：“牡蛎，味咸。性微寒。无毒。得海气结成。降也。阴也。贝母为使。得甘草、牛膝、远志、蛇床子良。恶麻黄、细辛、吴萸。”[47]

《本草求真》卷二：“牡蛎，（蚌蛤）入肾涩精固气化痰软坚。牡蛎（专入肾。兼入肝）。”[34]

《神农本草经读》卷二：“牡蛎，气味咸、平、微寒，无毒。主伤寒寒热，温疟洒洒，惊恚怒气，除拘缓，鼠瘘，女子带下赤白，久服强骨节，杀邪鬼，延年。”[35]

《本草分经·原例》：“牡蛎，咸，微寒，涩，体用皆阴，入肝肾血分，软坚化痰，收脱敛汗，清热补水，固肠利湿止渴。”[36]

《本草述钩元》卷二十九：“牡蛎，海旁皆有。初生假水沫傍石。向日者渐结成形。至数十丈。硊礧如房。房多左顾。随潮开阖。纳小虫以充腹。房中有肉。如马蹄。如指面。名曰蛎黄。海人欲取其肉。凿房。火迫得之。”[37]

《神农本草经赞》卷一：“牡蛎，味咸，平。主伤寒寒热。温疟洒洒。惊恚怒气。除拘缓。鼠瘘。女子带下赤白。久服强骨节。杀邪气。延年。一名蛎蛤。生池泽。”[38]

《本草害利·肝部药队》：“左顾牡蛎，【害】凡病虚而多热宜之，虚而有寒者忌之。肾虚无火，精寒自出者非宜。恶吴萸、细辛、麻黄。”[39]

《本草撮要》卷九：“【牡蛎】，味咸。入足少阴经。功专软坚降逆止汗。得柴胡去胁下硬。得松萝茶消项上结核。得大黄消股间肿。得地黄涩精。”[40]

《本草便读·鳞介部》：“牡蛎，味属咸寒。退热潜阳生可贵。性多涩固。疗崩敛汗煅相宜。兼之燥湿软坚。瘰疬结痰皆易散。且又益阴补水。骨蒸遗滑尽能瘳。"[41]

《本草思辨录》卷四："鳖甲、牡蛎之用，其显然有异者，自不致混于所施。惟其清热耎坚，人每视为一例，漫无区分。不知此正当明辨而不容忽者。"[42]

《药征》卷下："牡蛎，主治胸腹之动也，旁治惊狂烦躁。考证，桂枝去芍药加蜀漆龙骨牡蛎汤证曰：惊狂、起卧不安。"[43]

《中药材手册》："牡蛎［纲目列入介部蚌蛤类］ 本品为海产牡蛎科动物近江牡蛎 Ostrea rivularis Gould.、大连湾牡蛎 Ostrea talienwhanensis Crosse、长牡蛎 Ostrea gigas Thunb. 或的贝壳。原动物多系野生，亦有养殖。牡蛎分左右两壳，一般左壳又称下壳，稍大而深，固着在他物上；右壳又称上壳，稍小如盖，但二者可同等入药。【别名】牡蛎壳、蠔壳、海蛎子、蚝壳。"[13]

《全国中草药汇编》："牡蛎 【别名】左牡蛎、海蛎子壳、左壳。【来源】为牡蛎科动物长牡蛎 Ostrea gigas Thunb.、大连湾牡蛎 O. talienwhanensis Crosse、近江牡蛎 O. rivularis Gould 或同属动物的贝壳。"[14]

《中药大辞典》："牡蛎《本经》 【异名】蛎蛤《本经》，古贲（杨孚《异物志》，左顾牡蛎《补缺肘后方》，牡蛤《别录》，蛎房、蠔莆《本草图经》，蠔壳《浙江中药手册》，海蛎子壳、海蛎子皮《山东中药》，左壳《中药志》。【基原】为牡蛎科动物近江牡蛎、长牡蛎或大连湾牡蛎等的贝壳。［原动物］①近江牡蛎 Ostrea rivularis Gould ②长牡蛎 Ostrea gigas Thunb. ③大连湾牡蛎 Ostrea talienwhanensis Crosse"[9]

《中医大辞典·中药分册》："牡蛎 出《神农本草经》。又名蠔壳、海蛎子壳、左壳、左牡蛎、蛎蛤。为牡蛎科动物长牡蛎 Ostrea gigas Thunb. 或大连湾牡蛎 O. talienwhanensis Crosse 等的贝壳。"[10]

《全国中药炮制规范》："牡蛎 ［处方用名］牡蛎、煅牡蛎。【来源】本品为牡蛎科动物长牡蛎 Ostrea gigas Thunberg、大连湾牡蛎 Ostrea talienwhanensis Crosse 或近江牡蛎 Ostrea rivularis Gould 的贝壳。养殖或野生。我国沿海各地都有生产。全年均可采收，去肉，洗净、干燥。药材以质坚、内面光洁、色白者为佳。"[15]

《中国药材学》："牡蛎 【别名】海蛎子壳，左壳，蚝壳（江苏），牡蛤，蛎蛤。【来源】本品为软体动物瓣鳃纲异柱目牡蛎科动物长牡蛎 Ostrea gigas Thunberg、大连湾牡蛎 O. talienwhanensis Crosse 或近江牡蛎 O. rivularis Gould 的贝壳。"[11]

《中国中医药学主题词表》："牡蛎 CONCHA OSTREAE 属安神药、动物药、固涩药（中药）和软坚药。"[12]

《普通高等教育中医药类规划教材·中药学》："牡蛎《本经》 为牡蛎科动物长牡蛎 Ostrea gigas Thunb.、大连湾牡蛎 O. talienwhanensis Crosse 或近江牡蛎 O. rivularis Gould 等的贝壳。我国沿海一带均有分布。全年可采，以冬季、春季产量最多。采得后，去肉取壳，洗净晒干。生用或煅用。用时打碎。"[8]

《中华本草》："牡蛎《本经》 【异名】蛎蛤《本经》，古贲（杨孚《异物志》，左顾牡蛎《肘后方》，牡蛤《别录》，蛎房、蠔山、蠔莆《本草图经》，左壳《中药志》，壳《浙江中药手册》，海蛎子壳、海蛎子皮《山东中药》。【来源】为牡蛎科动物近江牡蛎、长牡蛎及大连湾牡蛎、密鳞牡蛎等的贝壳。［原动物］1. 近江牡蛎 Ostrea rivularis Gould

又名：蠔（广东、福建），海蛎子（辽宁、山东），猴蝌（浙江）。2. 长牡蛎 Ostrea

gigas Thunberg　又名：大牡蛎、蠔（俗称）。3. 大连湾牡蛎 Ostrea talienwhanensis Crosse　又名：海蛎子（大连）。4. 密鳞牡蛎 O. denselamellosa Lischke　又名：蛎子（浙江）。"[16]

《中华人民共和国药典》："牡蛎 Concha ostreae　本品为牡蛎科动物长牡蛎 Ostrea gigas Thunberg、大连湾牡蛎 Ostrea talienwhanensis Crosse 或近江牡蛎 Ostrea rivularis Gould 的贝壳。全年均可采收，去肉，洗净，晒干。"[7]

5　参考文献

1　汉·神农本草经. 清顾观光重辑本. 北京：人民卫生出版社，1955，51

2　三国·吴普. 吴普本草. 北京：人民卫生出版社，1987，72

3　唐·苏敬等撰. 新修本草. 合肥：安徽科学技术出版社，1981，403

4　宋·唐慎微. 证类本草. 北京：人民卫生出版社，1957，412

5　明·李时珍. 本草纲目. 北京：人民卫生出版社，1982，2519

6　清·吴仪洛. 本草从新. 北京：中医古籍出版社，2001，257

7　国家药典委员会编. 中华人民共和国药典. 一部. 北京：化学工业出版社，2000，138

8　雷载权主编. 普通高等教育中医药类规划教材·中药学. 上海：上海科学技术出版社，1995，258

9　江苏新医学院编. 中药大辞典. 上海：上海科学技术出版社，1977，1124

10　《中医大辞典》编辑委员会编. 中医大辞典·中药分册. 北京：人民卫生出版社，1982，181

11　徐国钧等主编. 中国药材学. 北京：中国医药科技出版社，1996，1774

12　吴兰成主编. 中国中医药学主题词表. 北京：中医古籍出版社，1996，256

13　中华人民共和国卫生部药政管理局主编. 中药材手册. 北京：人民卫生出版社，1998，651

14　《全国中草药汇编》编写组编. 全国中草药汇编. 上册. 北京：人民卫生出版社，1996，473

15　中华人民共和国卫生部药政管理局编. 全国中药炮制规范. 北京：人民卫生出版社，1988，334

16　国家中医药管理局《中华本草》编委会. 中华本草. 第九册. 上海：上海科学技术出版社，1999，77

17　魏晋·名医别录. 北京：人民卫生出版社，1986，84

18　南北朝·雷敩. 雷公炮炙论. 上海：上海中医学院出版社，1986，42

19　南北朝·陶弘景. 本草经集注. 北京：人民卫生出版社，1994，406

20　唐·孟诜. 食疗本草. 北京：人民卫生出版社，1984，88

21　唐·李珣. 海药本草. 北京：人民卫生出版社，1997，76

22　宋·苏颂. 本草图经. 合肥：安徽科学技术出版社，1994，469

23　宋·寇宗奭. 本草衍义. 上海：商务印书馆，1937，105

24　元·王好古. 汤液本草. 见：景印文渊阁四库全书（745）. 北京：中医古籍出版社，1986，1008

25　明·刘文泰. 本草品汇精要. 北京：人民卫生出版社，1982，681

26　明·缪希雍. 炮炙大法. 明末庄继先校刻本

27　明·李中梓. 雷公炮制药性解. 见：中国医学大成（二）. 长沙：岳麓书社，1990，162

28　清·张志聪. 本草崇原. 北京：中国中医药出版社，1992，55

29　清·蒋居祉. 本草择要纲目. 见：珍本医书集成. 本草类. 上海：上海科学技术出版社，1985，20

30　［日］稻宣义. 炮炙全书. 北京：中医古籍出版社，1981，138

31　清·张璐. 本经逢原. 上海：上海科学技术出版社，1959，226

32　清·叶桂. 本草经解. 上海：上海科学技术出版社，1958，120

33　清·严西亭. 得配本草. 上海：上海卫生出版社，1957，24

34 清·黄宫绣. 本草求真. 上海：上海科学技术出版社，1959，60
35 清·陈念祖. 神农本草经读. 北京：人民卫生出版，1959，26
36 清·姚澜. 本草分经. 上海：上海科学技术出版社，1989，129
37 清·杨时泰. 本草述钩元. 上海：上海科学技术出版社，1958，602
38 清·叶志诜. 神农本草经赞. 见：珍本医书集成. 本草类. 上海：上海科学技术出版社，1985，54
39 清·凌奂. 本草害利. 北京：中医古籍出版社，1982，28
40 清·陈其瑞. 本草撮要. 见：珍本医书集成. 本草类. 上海：上海科学技术出版社，1985，100
41 清·张秉成. 本草便读. 上海：上海卫生出版社，1957，110
42 清·周岩. 本草思辨录. 北京：人民卫生出版，1960，149
43 ［日］吉益东洞. 药征. 见：中国医学大成（二）. 长沙：岳麓书社，1990，194
44 唐·孙思邈. 千金翼方. 北京：人民卫生出版社，1955，46
45 宋·佚名. 增广太平和剂图经本草药性总论. 见：增广太平惠民和剂局方. 海口：海南出版社，2002，495
46 金·李杲. 珍珠囊药性赋. 清康熙三十二年文武堂刻本
47 清·沈金鳌. 要药分剂. 上海：上海科学技术出版社，1959，227
48 晋·葛洪. 肘后备急方. 北京：人民卫生出版社，1956，41

213 何首乌

Heshouwu

Radix Polygoni Multiflori

1 定名依据

1.1 正名

1.1.1 汉文名：何首乌（为蓼科植物何首乌 Polygonum multiflorum Thunb. 的干燥块根）。

1.1.2 英文名：fleeceflower root.

1.2 依据

1.2.1 定名的文献依据

(1)《证类本草》卷十一：“何首乌，味苦、涩，微温，无毒……（今附）臣禹锡等谨按日华子云：味甘。久服令人有子。治腹藏宿疾，一切冷气及肠风。此药有雌雄。雄者苗叶黄白，雌者赤黄色。凡修合药须雌雄相合吃，有验。其药本草无名，因何首乌见藤夜交，便即采食有功，因以采人为名耳。”[1]

(2)《本草图经》卷九：“何首乌，本出顺州南河县，岭外、江南诸州亦有，今处处有之，以西洛、嵩山及南京柘城县者为胜。春生苗，叶叶相对，如山芋而不光泽；其茎蔓延竹木墙壁间，夏秋开黄白花，似葛勒花。”[2]

(3)《本草衍义》卷十二：“何首乌，兼黑髭鬓，与萝卜相恶，令人髭鬓早白。治肠风热多用。”[3]

(4)《饮膳正要》卷二：“服何首乌，《日华子》云：何首乌，味甘，无毒，久服壮筋骨，益精髓，黑髭鬓，令人有子。”[4]

(5)《本草纲目》卷十八:"何首乌,(宋《开宝》)。【释名】交藤《本传》、夜合《本传》、地精《本传》、陈知白《开宝》、马肝石《纲目》、桃柳藤《日华》、九真藤《纲目》、赤葛《斗门》、疮帚《纲目》、红内消。"[5]

(6)《本草新编》卷二:"何首乌,味甘而涩,气微温,无毒。神农未尝非遗之也。以其功效甚缓,不能急于救人,故尔失载。然首乌蒸熟,能黑须鬓,但最恶铁器。凡入诸药之中,曾经铁器者,沾其气味,绝无功效。"[6]

(7)《中华人民共和国药典》:"何首乌 Radix polygoni multiflori 本品为蓼科植物何首乌 Polygonum multiflorum Thunb. 的干燥块根。秋、冬二季叶枯萎时采挖,削去两端,洗净,个大的切成块,干燥。"[7]

(8)《普通高等教育中医药类规划教材·中药学》:"何首乌《何首乌录》 为蓼科多年生缠绕草本植物何首乌 Polygonum multiflorum Thunb. 的块根。"[8]

(9)《中药大辞典》:"何首乌《日华子本草》 【异名】地精《何首乌录》,赤敛《理伤续断秘方》,首乌《经验方》,陈知白《开宝本草》,红内消《外科精要》,马肝石《纲目》,黄花乌根、小独根《云南中草药选》。【基原】为蓼科植物何首乌的块根。【原植物】何首乌 Polygonum multiflorum Thunb. 。"[9]

(10)《中医大辞典·中药分册》:"何首乌 出《日华子诸家本草》。又名首乌、地精、红内消、赤首乌、小独根。为蓼科植物何首乌 Polygonum multiflorum Thunb. 的块根。"[10]

(11)《中国医学百科全书·中医学》:"何首乌 始载于《开宝本草》。又名首乌。为蓼科植物何首乌 Polygonum multiflorum Thunb. 的块根。秋、冬两季采挖,洗去泥土,削去头尾,大者可对剖成两半或切成块状,晒干或微火烘干,习称"生首乌"。"[11]

(12)《中国中医药学主题词表》:"何首乌 POLYGONIUM MULTIFLORUM 属蓼科;属安神药、补肾药和补血药(中药) PC 首乌藤。"[12]

(13)《中药志》[13]《中药材手册》[14]、《全国中草药汇编》[15]、《全国中药炮制规范》[16]、《中国药材学》[17]、《中华本草》[18]等现代中药著作多以"何首乌"作为本品正名(参见"文献通考")。

1.2.2 定名选择的理由

(1) 何首乌 Radix polygoni multiflori,系蓼科植物何首乌 Polygonum multiflorum Thunb. 的干燥块根。"何首乌"之名始载于《日华子》,"何首乌"作为本品正名始载于宋·刘翰《开宝本草》,其后历代重要本草著作如宋·苏颂《本草图经》、唐慎微《证类本草》、寇宗奭《本草衍义》,元·忽思慧《饮膳正要》,明·李时珍《本草纲目》,清·陈士铎《本草新编》等在载录本品时均以"何首乌"作为正名,并一直沿用至今。

(2) 我国最新出版的《中华人民共和国药典》、《普通高等教育中医药类规划教材·中药学》以及辞书类著作《中医大辞典·中药分册》、《中药大辞典》、《中国医学百科全书·中医学》等均以"何首乌"作为本药正名。已经广泛应用于中医药学文献的标引和检索的《中国中医药学主题词表》也以"何首乌"作为本药的正式主题词。现代本草著作如《中药志》、《全国中草药汇编》、《中华本草》、《中国药材学》、《中药材手册》、《全国中药炮制规范》等虽记载了不少本品各地的俗称,但也无一例外以"何首乌"作为本品的正名。说明"何首乌"作为本品正名已成为共识。

1.3 与正名等效的名词:无。

2 源流考释

何首乌（蓼科植物何首乌 Polygonum multiflorum Thunb. 的干燥块根）始载于《日华子》，如《证类本草》引《日华子》："味甘。久服令人有子。治腹藏宿疾，一切冷气及肠风。此药有雌雄。雄者苗叶黄白，雌者赤黄色。凡修合药须雌雄相合吃，有验。其药本草无名，因何首乌见藤夜交，便即采食有功，因以采人为名耳。"[1] "何首乌"作为本品正名始载于《开宝本草》，如《证类本草》引《开宝本草》曰："何首乌，味苦、涩，微温，无毒。主瘰疬，消痈肿，疗头面风疮，五痔，止心痛，益血气，黑髭鬓，悦颜色。久服长筋骨，益精髓，延年不老。"[1] 其后本草大多即沿用《开宝本草》记载，以"何首乌"为正名，如宋·苏颂《本草图经》[2]、唐慎微《证类本草》[1]、寇宗奭《本草衍义》[3]，元·忽思慧《饮膳正要》[4]，明·兰茂《滇南本草》[19]、刘文泰《本草品汇精要》[20]、陈嘉谟《本草蒙筌》[21]、李时珍《本草纲目》[5]、杜文燮《药鉴》[22]、缪希雍《炮炙大法》[23]、李中梓《雷公炮制药性解》[24]、李中梓《本草征要》[25]、卢之颐《本草乘雅半偈》[26]、陈士铎《本草新编》[6]，清·稻宣义《炮炙全书》[28]、汪昂《本草易读》[29]、汪昂《本草备要》[30]、张璐《本经逢原》[31]、叶桂《本草经解》[32]、陈念祖《神农本草经读》[33]、姚澜《本草分经》[34]、杨时泰《本草述钩元》[35]、蒋居祉《本草择要纲目》[36]、严西亭《得配本草》[37]、凌奂《本草害利》[38]、陈其瑞《本草撮要》[39]、张秉成《本草便读》[40]、周岩《本草思辨录》[41] 等。

此外，宋·佚名《增广太平和剂图经本草药性总论》[42]，清·沈金鳌《要药分剂》[27] 等也以"何首乌"为正名记载本品。

古代著作记载的本品异名尚有"野苗"、"交藤"、"夜合"、"地精"、"首乌"《何首乌传》[5]，"陈知白"《开宝本草》[1]，"桃柳藤"《日华子》[1]，"红内消"《外科精要》[5]，"赤葛"、"九真藤"《斗门方》[5]，"马肝石"、"疮帚"、"山奴"、"山哥"、"山伯"、"山翁"、"山精"《本草纲目》[5]。如《本草纲目》卷十八："何首乌，（宋《开宝》）。【释名】交藤《本传》、夜合《本传》、地精《本传》、陈知白《开宝》、马肝石《纲目》、桃柳藤《日华》、九真藤《纲目》、赤葛《斗门》、疮帚《纲目》、红内消。……时珍曰：汉武时，有马肝石能乌人发，故后人隐此名，亦曰马肝石。赤者能消肿毒，外科呼为疮帚、红内消。《斗门方》云：取根若获九数者，服之乃仙。故名九真藤……李翺乃著《何首乌传》云：何首乌者，顺州南河县人。祖名能嗣，父名延秀。……延秀生首乌。首乌服药，亦生数子，年百三十岁，发犹黑。……一名野苗，二名交藤，三名夜合，四名地精，五名何首乌。……痈疽毒疮：红内消不限多少，瓶中文武火熬煎，临熟入好无灰酒相等，再煎数沸，时时饮之。……（陈自明《外科精要》）"[5]《证类本草》卷十一："何首乌，味苦、涩，微温，无毒。……一名野苗，一名交藤，一名夜合，一名地精，一名陈知白。春夏采。临用之以苦竹刀切，米泔浸经宿，曝干。木杵臼捣之。忌铁。（今附）臣禹锡等谨按日华子云：味甘。久服令人有子。治腹藏宿疾，一切冷气及肠风。……又名桃柳藤。……经验方：何首乌，新采者，去皮土后，用铜、竹刀薄切片，上甑如炊饭，蒸下用瓷石锅。忌铁。……一名野苗，二名交藤，三名夜合，四名地精，五名首乌。"[1]

现代有关著作均沿用前代大多本草记载以"何首乌"作为本品正名，如《中华人民共和国药典》[7]、《普通高等教育中医药类规划教材·中药学》[8]、《中药大辞典》[9]、《中医大辞典·中药分册》[10]、《中国医学百科全书·中医学》[11]、《中国中医药学主题词表》[12]、《中药志》[13]、《中药材手册》[14]、《全国中草药汇编》[15]、《全国中药炮制规范》[16]、《中国药材学》[17]、《中华本草》[18]等。同时尚记载有各地的俗称“赤首乌”、“铁称陀”《全国中草药汇编》[15]，“赤敛”、“黄花乌根”、“小独根”《中药大辞典》[9]，“夜交藤根”、“黄花污根”、“血娃娃”、“田猪头”、“山首乌”、“药首乌”、“何相公”《中华本草》[18]等。还记载有本品原植物“何首乌”的异名“首乌”、“田猪头”、“红内消”、“铁称陀”《中药志》[13]，“野苗”、“交茎”、“交藤”、“夜合”、“桃柳藤”、“赤葛”、“九真藤”、“芮草”、“蛇草”、“伸头草”、“多花蓼”、“紫乌藤”《中药大辞典》[9]，“金香草”《中华本草》[18]等。

3 附录

3.1 又称：生首乌、制首乌（饮片规格名）。

3.2 俗称：黄花污根、血娃娃、小独根（云南），赤首乌，铁秤陀，赤敛，黄花乌根，夜交藤根，田猪头，山首乌，药首乌，何相公。

3.3 曾称：野苗、交藤、夜合、地精、首乌《何首乌传》，陈知白《开宝本草》，桃柳藤《日华子》，红内消《外科精要》，赤葛、九真藤《斗门方》，马肝石、疮帚、山奴、山哥、山伯、山翁、山精《本草纲目》。

3.4 原植物名称：何首乌，首乌，田猪头（甘肃），红内消（贵州），铁称陀（湖南、陕西），野苗，交茎，交藤，夜合，桃柳藤，赤葛，九真藤，芮草，蛇草，伸头草，多花蓼，紫乌藤，金香草。

4 文献通考

《本草图经》卷九：“何首乌，本出顺州南河县，岭外、江南诸州亦有，今处处有之，以西洛、嵩山及南京柘城县者为胜。春生苗，叶叶相对，如山芋而不光泽；其茎蔓延竹木墙壁间，夏秋开黄白花，似葛勒花；结子有棱，似荞麦而细小，才如粟大。秋冬取根，大者如拳，各有五棱瓣，似小甜瓜。”[2]

《证类本草》卷十一：“何首乌，味苦、涩，微温，无毒。主瘰疬，消痈肿，疗头面风疮，五痔，止心痛，益血气，黑髭鬓，悦颜色。久服长筋骨，益精髓，延年不老。亦治妇人产后及带下诸疾。本出顺州南河县，今岭外，江南诸州皆有。蔓紫，花黄白，叶如薯蓣而不光。生必相对，根大如拳，有赤白二种，赤者雄，白者雌。一名野苗，一名交藤，一名夜合，一名地精，一名陈知白。春夏采。临用之以苦竹刀切，米泔浸经宿，曝干。木杵臼捣之。忌铁。（今附）臣禹锡等谨按日华子云：味甘。久服令人有子。治腹藏宿疾，一切冷气及肠风。此药有雌雄。雄者苗叶黄白，雌者赤黄色。凡修合药须雌雄相合吃，有验。其药本草无名，因何首乌见藤夜交，便即采食有功，因以采人为名耳。又名桃柳藤。……经验方：何首乌，新采者，去皮土后，用铜、竹刀薄切片，上甑如炊饭，蒸下用瓷石锅。忌铁。……一名野苗，二名交藤，三名夜合，四名地精，五名首乌。”[1]

《本草衍义》卷十二：“何首乌，兼黑髭鬓，与萝卜相恶，令人髭鬓早白。治肠风热多用。”[3]

《增广太平和剂图经本草药性总论》：“何首乌，味苦、涩，微温，无毒。主瘰疬，消痈肿，疗头面风疮，五痔，止心痛，益血气，长筋骨，女人产后及带下诸疾。《日华子》云：味甘。久服令人有子。治腹脏宿疾、一切冷气及肠风。忌：羊血及铁器。”[42]

《饮膳正要》卷二：“服何首乌，《日华子》云：何首乌，味甘，无毒，久服壮筋骨，益精髓，黑髭鬓，令人有子。”[4]

《滇南本草》卷一：“何首乌。味微甘，性微温。古本草注云：久服延年耐寒，且味涩、苦。入肾为君，涩精，坚肾气。止赤、白便浊，缩小便。入血分，消痰毒。治赤白癜风，疮疥顽癣，皮肤瘙痒。截疟，治痰疟。”[19]

《本草品汇精要》卷十三：“何首乌，无毒，蔓生。何首乌主瘰疬消痈肿疗头面风疮五痔止心痛益血气黑髭鬓悦颜色久服长筋骨益精髓延年不老亦治妇人产后及带下诸疾（名医所录）【名】野苗交藤　夜合　地精　陈知白　桃柳藤　赤葛。”[20]

《本草蒙筌》卷一：“何首乌，味甘、苦、涩，气微温。无毒。今生近道，原出祐城。（县名，属山西。）篱堑墙坦，随处蔓发。有雌雄二种，对长苗成藤。夜交合相联，昼分开各植。凡资入药，秋后采根。大类山甜瓜，外有五棱瓣。”[21]

《本草纲目》卷十八：“何首乌，（宋《开宝》）。【释名】交藤《本传》、夜合《本传》、地精《本传》、陈知白《开宝》、马肝石《纲目》、桃柳藤《日华》、九真藤《纲目》、赤葛《斗门》、疮帚《纲目》、红内消。大明曰：其药本草无名，因何首乌见藤夜交，便即采食有功，因以采人为名尔。时珍曰：汉武时，有马肝石能乌人发，故后人隐此名，亦曰马肝石。赤者能消肿毒，外科呼为疮帚、红内消。《斗门方》云：取根若获九数者，服之乃仙。故名九真藤……李翱乃著《何首乌传》云：何首乌者，顺州南河县人。祖名能嗣，父名延秀。……延秀生首乌。首乌服药，亦生数子，年百三十岁，发犹黑。有李安期者，与首乌乡里亲善，窃得方服，其寿亦长，遂叙其事传之云。何首乌，味甘性温无毒，茯苓为使。治五痔腰膝之病，冷气心痛，积年劳瘦痰癖，风虚败劣，长筋力，益精髓，壮气驻颜，黑发延年，妇人恶血痿黄，产后诸疾，赤白带下，毒气入腹，久痢不止，其功不可具述。一名野苗，二名交藤，三名夜合，四名地精，五名何首乌。……痈疽毒疮：红内消不限多少，瓶中文武火熬煎，临熟入好无灰酒相等，再煎数沸，时时饮之。其滓焙研为末，酒煮面糊丸梧子大。空心温酒下三十丸，疾退宜常服之。即赤何首乌也，建昌产者，良。（陈自明《外科精要》）”[5]

《药鉴》卷二：“何首乌，气微温，味苦、涩。疗头面风，消诸痈肿，长筋骨而悦颜色，益气力而止心疼。久服添精，令人有子。与血药同用，能黑须发。与利药同用，能收痘疮。佐白芷，又止痘疮作痒。君寄生，又驱风疾作痛。大都多年肥大者为美。忌萝菔。”[22]

《炮炙大法·草部》：“何首乌，（冬至后采者良，入春则芽而中空矣，北人以赝种欺人，香气不能混也。临用勿去皮，以苦竹刀切，米泔浸经宿，同豆九蒸九晒，木杵臼捣之，勿犯铁器。茯苓为之使，忌葱、蒜、萝卜、诸血无鳞鱼）”[23]

《雷公炮制药性解》卷三：“何首乌，味苦、甘、涩，温无毒，十二经络所不收。观其藤夜交，乃补阴之剂也。消瘰疬，散痈肿，疗五痔，止肠风，乌须发，美容颜，补劳瘦，助精神，长肌肉，坚筋骨，添精髓，固腰膝，除风湿，明眼目，及治妇人产后带下诸血。”[24]

《本草征要》卷一：“何首乌，味苦、涩，性微温，无毒。入肝、肾二经。茯苓为使。

忌猪血、无鳞鱼、萝卜、葱、蒜、铁器。选大者，赤白合用。泔浸，黑豆拌，九蒸九晒。”[25]

《本草乘雅半偈·第十帙》：“何首乌，（宋《开宝》）。药有雌雄，指花实之有无，或形色之相肖。唯何首乌色分赤白，雌雄共生其地，两藤互为交解，如天上夫妻，目视执手，以为淫事者也……【篸】曰：何首乌，原名交藤，以言象也。”[26]

《本草新编》卷二：“何首乌，味甘而涩，气微温，无毒。神农未尝非遗之也。以其功效甚缓，不能急于救人，故尔失载。然首乌蒸熟，能黑须鬓，但最恶铁器。凡人诸药之中，曾经铁器者，沾其气味，绝无功效。世人久服而不变白者，正坐此耳，非首乌之不黑须鬓也。近人尊此物为延生之宝，余薄而不用。惟生首乌用之治疟，实有速效，治痞亦有神功，世人不尽知也。”[6]

《炮炙全书》卷二：“何首乌，甘、苦、涩，微温。用竹刀切，米泔浸一宿，木杵捣。一法用竹刀刮去黑皮，米泔浸二日，切片，每赤白各一斤，用黑豆三斗，每次用三升三合三勺，以水浸过甑内，铺豆一层药一层，重重铺尽，砂锅上蒸之，豆熟为度。去豆用，九蒸九晒为佳。”[28]

《本草易读》卷五：“何首乌百七十四，米泔浸拌，黑豆同蒸。忌铁。茯苓为使，忌诸血、无鳞鱼、蒜、葱、莱菔。苦，涩，微温，无毒。足厥阴、少阴药也。益肾补肝，养血祛风。黑髭发而悦颜色，长筋骨而益精髓，治瘰疬而消痈肿，止崩带而除疟疾。”[29]

《本草备要·草部》：“何首乌，平补肝肾，涩精 苦坚肾，温补肝，甘益血，涩收敛精气。添精益髓，养血祛风（治风先治血，血活则风散），强筋骨，乌髭发（故名首乌），令人有子，为滋补良药。气血太和，则劳瘦风虚、崩带疮痔、瘰疬痈肿诸病自已（营血调则痈肿消。赤者，外科呼为疮帚）止恶疟（益阴补肝，疟疾要药，而本草不言治疟。时珍曰：不寒不燥功在地黄、天冬诸药之上）。”[30]

《本经逢原》卷二：“何首乌，一名夜交藤。苦、涩，微温，无毒。其形圆大者佳。须赤白并用。制法以竹刀刮去皮，拌黑豆九蒸九晒，候用。禁犯铁器，忌莱菔诸血，勿与天雄、乌附、姜、辛、仙茅等同用，为其性敛味涩也。”[31]

《本草经解》卷一：“【何首乌】，气微温。味苦、涩。无毒。主瘰疬。消痈肿。疗头风面疮。治五痔。止心痛。益血气。黑髭发。悦颜色。久服长筋骨。益精髓。延年不老。亦治妇人产后及带下诸疾。（马豆蒸用）”[32]

《本草从新》卷五：“何首乌，补益肝肾、调和气血、涩精气、化虚痰。”[6]

《要药分剂》卷四：“何首乌，味苦涩。性微温。无毒。禀春深之气而生。升也。阳也。茯苓为使。忌诸血、无鳞鱼、莱菔、葱、蒜、铁器。”[27]

《神农本草经读·本草附录》：“何首乌，气味苦、温，无毒。主瘰疬，消痈肿，疗头面风疮，治五痔，止心痛，益血气，黑髭发，悦颜色。久服长筋骨，益精髓，延年不老。亦治妇人产后及带下诸疾。《开宝》”[33]

《本草分经·原例》：“何首乌，苦、甘，温，补益肝肾，涩精气养血，化虚痰乌须发，消痈肿疗疟痢，补阴而不滞不寒，强阳而不燥不热，为调和气血之圣药，久服延年，制用。”[34]

《本草述钩元》卷十一：“何首乌，春生苗。其蔓名交藤。雌雄共生。雄者茎色黄白。雌者黄赤。蔓时交结。或隐化不见。叶似薯蓣而不光泽。夜合昼疏。（与合欢叶同）夏秋开黄白花。结子有棱。根有五棱。色分赤白。白雄赤雌也。”[35]

《本草择要纲目·温性药品》：“何首乌，（采深山重大者佳。以竹刀刮去粗皮。米泔水浸一夜。切片。用黑料豆以水泡过。砂锅内铺豆一层。首乌一层。层层铺尽。蒸之豆熟取出。去豆晒干。如此九次乃用。）”[36]

《得配本草》卷四：“何首乌，茯苓为之使。忌葱、蒜、萝卜、诸血、无鳞鱼，又忌与燥热药同用。伏朱砂。”[37]

《本草害利·肝部药队》：“何首乌，【害】此为益血之物，相恶与莱菔同食，令人须发早白。忌与附子、仙茅、姜、桂等诸燥热药同用，若犯铁器损人。”[38]

《本草撮要》卷一：“【何首乌】味苦、涩。入足厥阴经。功专消痈肿。益精髓。”[39]

《本草便读·草部》：“何首乌，禀中和之性。益肾培肝。得坤土之纯。悦颜黑发。固真阴而性涩。崩中遗滑堪医。续后嗣以添精。坚骨强筋可赖。祛风养血。毒化疮消。豆制酒蒸。延年却病。藤可夜交熟寐。味则甘苦微温。”[40]

《本草思辨录》卷二：“何首乌，种分赤白，故气血兼益。藤夜交昼疏，故具阖辟之长。味厚入肾，涩入肝，苦则坚，温则补。陈修园但知其为苦涩，而于益气血具阖辟之所以然，则未之见，其必有施之不当而为所误者矣。”[41]

《中药志》：“何首乌　本品为常用中药。商品为蓼科植物何首乌的块根。……【原植物】何首乌　【别名】首乌，田猪头（甘肃），红内消（贵州），铁称陀（湖南、陕西）。Polygonum multiflorum Thunb. ——蓼科 Polygonaceae”[13]

《中药材手册》：“何首乌［纲目列入草部蔓草类］　本品为蓼科植物何首乌 Polygonum multiflorum Thunb. 的干燥块根。原植物系多年生缠绕草木，多为野生。商品中以河南、湖北等地所产者质量较佳。另外，有的地区习用萝藦科植物白首乌，因名称亦曰首乌而易与本品相混，实际与何首乌是两种药材，应分别名称使用。【别名】首乌。”[14]

《全国中草药汇编》：“何首乌　别名：首乌、赤首乌、铁秤陀、红内消。【来源】为蓼科蓼属植物何首乌 Polygonum multiflorum Thunb. 的块根，其藤茎称夜交藤。”[15]

《中药大辞典》：“何首乌《日华子本草》　【异名】地精《何首乌录》，赤敛《理伤续断秘方》，首乌《经验方》，陈知白《开宝本草》，红内消《外科精要》，马肝石《纲目》，黄花乌根、小独根《云南中草药选》。【基原】为蓼科植物何首乌的块根。【原植物】何首乌 Polygonum multiflorum Thunb.，又名：野苗、交茎、交藤、夜合、桃柳藤《何首乌录》，赤葛、九真藤《斗门方》，芮草、蛇草《汉英韵府》，伸头草、多花蓼、紫乌藤。”[9]

《中医大辞典·中药分册》：“何首乌　出《日华子诸家本草》。又名首乌、地精、红内消、赤首乌、小独根。为蓼科植物何首乌 Polygonum multiflorum Thunb. 的块根。”[10]

《中国医学百科全书·中医学》：“何首乌　始载于《开宝本草》。又名首乌。为蓼科植物何首乌 Polygonum multiflorum Thunb. 的块根。秋、冬两季采挖，洗去泥土，削去头尾，大者可对剖成两半或切成块状，晒干或微火烘干，习称“生首乌”。鲜块根洗净后，削去头尾，放在铜锅内，加些黑大豆同煮，一般煮 3 小时，内部发黄褐色或黑色，取出，晒干，习称“制首乌”。古代对何首乌有赤、白之分。赤者即为本品，白首乌为萝科植物。（见白首乌条）”[11]

《全国中药炮制规范》：“何首乌　［处方用名］何首乌、制首乌。【来源】本品为蓼科植物何首乌 Polygonum multiflorum Thunb. 的干燥块根。多系野生。全国各地均产。秋、冬二季叶枯萎时采挖，削去两端，洗净，个大的切成块，干燥。药材以体重、质坚、粉性足者为佳。”[16]

《中国药材学》：“何首乌 【别名】首乌，赤首乌，马肝石，红内消（贵州）。【来源】本品为蓼科植物何首乌 Polygonum multiflorum Thunb. 的块根。”[17]

《中国中医药学主题词表》：“何首乌 POLYGONIUM MULTIFLORUM 属蓼科；属安神药、补肾药和补血药（中药） PC 首乌藤。”[12]

《普通高等教育中医药类规划教材·中药学》：“何首乌《何首乌录》 为蓼科多年生缠绕草本植物何首乌 Polygonum multiflorum Thunb. 的块根。我国大部地区，如河南、湖北、广西、广东、贵州、四川、江苏等地均有出产。秋、冬二季叶枯萎时采挖，削去两端，洗净，切厚片，干燥，称生首乌；再以黑豆汁拌匀，蒸至内外均呈棕褐色，晒干，称为制首乌。”[8]

《中华本草》：“何首乌《日华子》 【异名】首乌、地精《何首乌传》，赤敛《理伤续断方》，陈知白《开宝本草》，红内消《外科精要》，马肝石、疮帚、山奴、山哥、山伯、山翁、山精《纲目》，夜交藤根《药材学》，黄花污根、血娃娃、小独根《云南药用植物名录》，田猪头、铁称陀《中药志》，赤首乌、山首乌、药首乌、何相公《中药材品种论述》。……【来源】为蓼科植物何首乌的块根。【原植物】何首乌 Polygonum multiflorum Thunb. 又名：野苗、交茎、交藤、夜合、桃柳藤《何首乌传》，赤葛、九真藤《斗门方》，芮草、蛇草《汉英韵府》，金香草《新本草纲目》，多花蓼《中国北部植物图志》。”[18]

《中华人民共和国药典》：“何首乌 Radix polygoni multiflori 本品为蓼科植物何首乌 Polygonum multiflorum Thunb. 的干燥块根。秋、冬二季叶枯萎时采挖，削去两端，洗净，个大的切成块，干燥。”[7]

5 参考文献

1 宋·唐慎微. 证类本草. 北京：人民卫生出版社，1957，262
2 宋·苏颂. 本草图经. 合肥：安徽科学技术出版社，1994，314
3 宋·寇宗爽. 本草衍义. 上海：商务印书馆，1937，71
4 元·忽思慧. 饮膳正要. 北京：北京市中国书店，1985
5 明·李时珍. 本草纲目. 北京：人民卫生出版社，1982，1288
6 清·陈士铎. 本草新编. 北京：中国中医药出版社，1996，91
7 国家药典委员会编. 中华人民共和国药典. 一部. 北京：化学工业出版社，2000，139
8 雷载权主编. 普通高等教育中医药类规划教材·中药学. 上海：上海科学技术出版社，1995，303
9 江苏新医学院编. 中药大辞典. 上海：上海科学技术出版社，1977，1135
10 《中医大辞典》编辑委员会编. 中医大辞典·中药分册. 北京：人民卫生出版社，1982，181
11 《中医学》编辑委员会. 中国医学百科全书·中医学. 上海：上海科学技术出版社，1997，1233
12 吴兰成主编. 中国中医药学主题词表. 北京：中医古籍出版社，1996，146
13 中国医学科学院药物研究所等编. 中药志. 第一册. 北京：人民卫生出版社，1993，487
14 中华人民共和国卫生部药政管理局主编. 中药材手册. 北京：人民卫生出版社，1998，128
15 《全国中草药汇编》编写组编. 全国中草药汇编. 上册. 北京：人民卫生出版社，1996，469

16 中华人民共和国卫生部药政管理局编. 全国中药炮制规范. 北京：人民卫生出版社，1988，62
17 徐国钧等主编. 中国药材学. 北京：中国医药科技出版社，1996，712
18 国家中医药管理局《中华本草》编委会. 中华本草. 第二册. 上海：上海科学技术出版社，1999，671
19 明·兰茂. 滇南本草. 昆明：云南人民出版社，1959
20 明·刘文泰. 本草品汇精要. 北京：人民卫生出版社，1982，394
21 明·陈嘉谟. 本草蒙筌. 北京：人民卫生出版社，1988，68
22 明·杜文燮. 药鉴. 上海：上海人民出版社，1975
23 明·缪希雍. 炮炙大法. 明末庄继先校刻本
24 明·李中梓. 雷公炮制药性解. 见：中国医学大成（二）. 长沙：岳麓书社，1990，140
25 明·李中梓. 本草征要. 见：李中梓医学全书. 北京：中国中医药出版社，1999，124
26 明·卢之颐. 本草乘雅半偈. 北京：人民卫生出版社，1986，588
27 清·沈金鳌. 要药分剂. 上海：上海科学技术出版社，1959，102
28 ［日］稻宣义. 炮炙全书. 北京：中医古籍出版社，1981，76
29 清·汪昂. 本草易读. 北京：人民卫生出版社，1987，229
30 清·汪昂. 本草备要. 北京：中国中医药出版社，1998，56
31 清·张璐. 本经逢原. 上海：上海科学技术出版社，1959，110
32 清·叶桂. 本草经解. 上海：上海科学技术出版社，1958，7
33 清·陈念祖. 神农本草经读. 北京：人民卫生出版，1959，47
34 清·姚澜. 本草分经. 上海：上海科学技术出版社，1989，116
35 清·杨时泰. 本草述钩元. 上海：上海科学技术出版社，1958，330
36 清·蒋居祉. 本草择要纲目. 见：珍本医书集成. 本草类. 上海：上海科学技术出版社，1985，76
37 清·严西亭. 得配本草. 上海：上海卫生出版社，1957，9
38 清·凌奂. 本草害利. 北京：中医古籍出版社，1982，61
39 清·陈其瑞. 本草撮要. 见：珍本医书集成. 本草类. 上海：上海科学技术出版社，1985，11
40 清·张秉成. 本草便读. 上海：上海卫生出版社，1957，31
41 清·周岩. 本草思辨录. 北京：人民卫生出版，1960，71
42 宋·佚名. 增广太平和剂图经本草药性总论. 见：增广太平惠民和剂局方. 海口：海南出版社，2002，453

214 伸筋草
Shenjincao
Herba Lycopodii

1 定名依据

1.1 正名

1.1.1 汉文名：伸筋草（为石松科植物石松 Lycopodium japonicum Thunb. 的干燥全草）。

1.1.2 英文名：common clubmoss herb.

1.2 依据

1.2.1 定名的文献依据

(1)《生草药性备要》上卷："宽筋藤 味甜，性和。消肿，除风湿，浸酒饮，舒筋活络。其根治气结疼痛、损伤、金疮，治内伤，去痰止咳，治痈疽。挛手足，用热饭同敷甚效。一名大炭葛。"[1]

(2)《分类草药性》上卷："伸筋草，治筋骨疼痛、风湿麻木、转筋疝气。"[2]

(3)《中药志》："伸筋草　本品为少常用中药。商品主要为石松科植物石松和垂穗石松的干燥全草。……【原植物】①石松　【别名】过山龙（浙江），金毛狮子草（四川、江苏），狮子草（贵州），金腰带（湖北），万岁藤（安徽）……"[3]

(4)《中药材手册》："伸筋草　本品为石松科植物石松 Lycopodium japonicum Thunb. 的干燥全草。原植物系多年生常绿草本，均为野生，喜生于山野阴湿酸性土壤中。石松的孢子为石松子，亦供药用。【别名】金腰带、狮子草、狮子毛草、金毛狮子草。"[4]

(5)《全国中草药汇编》："伸筋草　【别名】石松、狮子尾、狮子草、绿毛伸筋、小伸筋、舒筋草。【来源】为石松科石松植物石松 Lycopodium japonicum Thunb. 以全草入药。"[5]

(6)《中药大辞典》："伸筋草《分类草药性》　【异名】石松《本草拾遗》，过山龙《滇南本草》……【基原】为石松科植物石松的带根全草。【原植物】石松 Lycopodium clavatum L."[6]

(7)《中医大辞典·中药分册》："伸筋草　出《分类草药性》。又名宽筋藤、舒筋草、狮子毛草、筋骨草、凤尾伸筋。为石松科植物石松 Lycopodium clavatum L. 的带根全草。"[7]

(8)《中国医学百科全书·中医学》："伸筋草　始载于《本草拾遗》。原名石松，又名宽筋藤、舒筋草、过山龙、金毛狮子草。为石松科石松植物石松 Lycopodium japonicum Thunb. 的全草。中国南北各地均产，主产于浙江、湖北、江苏等省。"[8]

(9)《全国中药炮制规范》："伸筋草　［处方用名］伸筋草。【来源】本品为石松科植物石松 Lycopodium japonicum Thunb. 的干燥全草。均系野生。主产于湖北、浙江、江苏、贵州等地。夏、秋季茎叶生长茂盛时，连根拔起，晒干，除去泥土及杂质。药材以茎长、黄绿色者为佳。"[9]

(10)《中国药材学》："伸筋草　【别名】金毛狮子草，爬行蜈蚣，石蜈蚣，铺筋草、寸寸草（四川）。【来源】本品为石松科植物石松 Lycopodium japonicum Thunb. 的全草。"[10]

(11)《中国中医药学主题词表》："伸筋草 HERBA LYCOPODII　为石松科植物石松的干燥全草；属祛风湿药　C 石松　D 过江龙。"[11]

(12)《普通高等教育中医药类规划教材·中药学》："伸筋草《本草拾遗》　为石松科多年生常绿草本蕨类植物石松 Lycopodium japonicum Thunb. 的全草。产于东北、华北、华中、西南各省。四季均可采收，晒干，切段生用。"[12]

(13)《中华本草》："伸筋草《分类草药性》　【异名】宽筋藤、太岁葛《生草药性备要》……【原植物】①石松 Lycopodium japonicum Thunb. ［L. clavatum auct. non L.］……②华中石松 Lyopodium centro - chinense③Palhinhaea cernua（L.）Franco et Vasc. ［Lycopodium cernuum L.］。"[13]

(14)《中华人民共和国药典》："伸筋草 Herba lycopodii　本品为石松科植物石松 Lycopodium japonicum Thunb. 的干燥全草。夏、秋二季茎叶茂盛时采收，除去杂质，晒干。"[14]

1.2.2 定名选择的理由

(1) 伸筋草 Herba lycopodii，系石松科植物石松 Lycopodium japonicum Thunb. 的干燥全草。本品最早见于清·何克谏《生草药性备要》，称为"宽筋藤"。"伸筋草"之名最早见于清《分类草药性》，并作为本品正名记录。

(2) 我国最新出版的《中华人民共和国药典》、《普通高等教育中医药类规划教材·中药学》以及辞书类著作《中医大辞典·中药分册》、《中药大辞典》、《中国医学百科全书·中医学》等均以"伸筋草"作为本药正名。已经广泛应用于中医药学文献的标引和检索的《中国中医药学主题词表》也以"伸筋草"作为本药的正式主题词。现代本草著作如《中药志》、《全国中草药汇编》、《中华本草》、《中国药材学》、《中药材手册》、《全国中药炮制规范》等虽记载了不少本品各地的俗称，但也无一例外以"伸筋草"作为本品的正名。说明"伸筋草"作为本品正名已成为共识。

1.3 与正名等效的名词：无。

2 源流考释

伸筋草（石松科植物石松 Lycopodium japonicum Thunb. 的干燥全草）始载于清·何克谏《生草药性备要》[1]，原名为"宽筋藤"，又名"大炭葛"，如《生草药性备要·上卷》："宽筋藤 味甜，性和。消肿，除风湿，浸酒饮，舒筋活络。其根，治气结疼痛、损伤、金疮，治内伤，去痰止咳，治痈疽。挛手足，用热饭同敷甚效。一名大炭葛。"[1]"伸筋草"之名始见于《分类草药性》[2]，并以"伸筋草"为正名记载，如清《分类草药性》上卷："伸筋草，治筋骨疼痛、风湿麻木、转筋疝气。"[2]清·吴其浚《植物名实图考》以"筋骨草"为正名，以"小伸筋"为异名记载本品，如《植物名实图考》卷十六："筋骨草生山溪间。绿蔓茸毛，就茎生杈，长至数尺。著地生根，头绪繁挐，如人筋络。俚医以为调和筋骨之药，名为小伸筋。"[15]清·赵其光《本草求原》则以"宽筋藤"为正名，如《本草求原》卷之四："宽筋藤 即火炭葛。性甘涩，平。除风湿，疏筋活络，消肿，敷疮，散热。藤、蔃并用，浸酒良。根，治气结疼痛，止咳。"[16]

现代有关著作均沿用《分类草药性》[2]记载以"伸筋草"作为本品正名，如《中药志》[3]、《中药材手册》[4]、《全国中草药汇编》[5]、《中药大辞典》[6]、《中医大辞典·中药分册》[7]、《中国医学百科全书·中医学》[8]、《中国中医药学主题词表》[11]、《全国中药炮制规范》[9]、《中国药材学》[10]、《普通高等教育中医药类规划教材·中药学》[12]、《中华本草》[13]、《中华人民共和国药典》[14]等。同时尚记载有各地的俗称"金腰带"、"狮子草"、"狮子毛草"、"金毛狮子草"《中药材手册》[4]，"石松"、"狮子尾"、"绿毛伸筋"、"舒筋草"《全国中草药汇编》[5]，"过山龙"、"立筋草"、"铺筋草"、"抽筋草"、"分筋草"、"过筋草"、"地棚窝草"、"凤尾伸筋"、"蜈蚣藤"、"大地毛公"、"缠身龙"、"猫藤草"、"通伸草"、"山猫儿"、"老虎垫坐"、"盘龙草"、"烂腰蛇"、"宽筋草"、"穿山龙"《中药大辞典》[6]，"爬行蜈蚣"，"石蜈蚣"，"寸寸草"《中国药材学》[10]，"太岁葛"《中华本草》[13]等。还记载有本品原植物"石松"的异名"过山龙"、"金毛狮子草"、"狮子草"、"金腰带"、"万岁藤"《中药志》[3]，"穿山藤"、"筋骨草"、"蜈蚣藤"、"大地毛公"、"缠身龙"、"猫藤草"、"通伸草"、"山猫儿"、"老虎垫坐"、"盘龙草"、"烂腰蛇"、"宽筋草"、"穿山龙"、"地套"、《中华本草》[13]等。

3 附录

3.1 又称：生南星、制南星（饮片规格名）。

3.2 俗称：立筋草、舒筋草（四川），抽筋草、分筋草、过筋草、地棚窝草（重庆），绿毛伸筋、凤尾伸筋（湖南），蜈蚣藤、大地毛公、缠身龙、猫藤草、通伸草、山猫儿、老虎垫坐、盘龙草、烂腰蛇、宽筋草、穿山龙（浙江），爬行蜈蚣，石蜈蚣，铺筋草、寸寸草（四川），金毛狮子草（四川、江苏），狮子草（贵州），金腰带（湖北），狮子毛草，石松，狮子尾，过山龙，太岁葛。

3.3 曾称：宽筋藤、大炭葛《生草药性备要》，筋骨草、小伸筋《植物名实图考》，火炭葛《本草求原》。

3.4 原植物名称：石松，过山龙（浙江），金毛狮子草（四川、江苏），狮子草（贵州），金腰带（湖北），万岁藤（安徽），穿山藤、筋骨草（陕西中药志），蜈蚣藤、大地毛公、缠身龙、猫藤草、通伸草、山猫儿、老虎垫坐、盘龙草、烂腰蛇、宽筋草、穿山龙、地套（浙江）。

4 文献通考

《生草药性备要》上卷："宽筋藤 味甜，性和。消肿，除风湿，浸酒饮，舒筋活络。其根，治气结疼痛、损伤、金疮，治内伤，去痰止咳，治痈疽。挛手足，用热饭同敷甚效。一名大炭葛。"[1]

《植物名实图考》卷十六："筋骨草生山溪间。绿蔓茸毛，就茎生杈，长至数尺。著地生根，头绪繁拏，如人筋络。俚医以为调和筋骨之药，名为小伸筋。"[15]

《分类草药性》上卷："伸筋草，治筋骨疼痛、风湿麻木、转筋疝气。"[2]

《本草求原》卷之四："宽筋藤 即火炭葛。性甘涩，平。除风湿，疏筋活络，消肿，敷疮，散热。藤、蔃并用，浸酒良。根，治气结疼痛，止咳。"[16]

《中药志》："伸筋草 本品为少常用中药。商品主要为石松科植物石松和垂穗石松的干燥全草。……【原植物】①石松 【别名】过山龙（浙江），金毛狮子草（四川、江苏），狮子草（贵州），金腰带（湖北），万岁藤（安徽）。Lycopodium japonicum Thunb.（Lycopodium clavatum L. var. nipponicum Nakai）——石松科 Lycopodiaceae②垂穗石松 【别名】铺地蜈蚣草（广西），土木胶（福建）。Palhinhaea cernua（L.）A. Franco et Vasc.（Lycopodium cernuum L.）[1]——石松科 Lycopodiaceae"[3]

《中药材手册》："伸筋草 本品为石松科植物石松 Lycopodium japonicum Thunb. 的干燥全草。原植物系多年生常绿草本，均为野生，喜生于山野阴湿酸性土壤中。石松的孢子为石松子，亦供药用。【别名】金腰带、狮子草、狮子毛草、金毛狮子草。"[4]

《全国中草药汇编》："伸筋草 别名：石松、狮子尾、狮子草、绿毛伸筋、小伸筋、舒筋草。来源：为石松科石松植物石松 Lycopodium japonicum Thunb. 以全草入药。"[5]

《中药大辞典》："伸筋草《分类草药性》 【异名】石松《本草拾遗》，过山龙《滇南本草》，宽筋藤《生草药性备要》，火炭葛《本草求原》，金毛狮子草、金腰带、狮子草《中药志》，狮子毛草《中药材手册》，立筋草、舒筋草《四川中药志》，铺筋草、抽筋草、分筋草、过筋草、地棚窝草《重庆草药》，筋骨草《陕西中药志》，绿毛伸筋、小伸筋、凤尾伸筋《湖南药物志》，蜈蚣藤、大地毛公、缠身龙、猫藤草、通伸草、山猫儿、老虎垫坐、盘龙草、烂腰蛇、宽筋草、穿山龙《浙江民间常用草药》。【基原】为石松科植物石松的带根全草。【原植物】石松 Lycopodium clavatum L.”[6]

《中医大辞典·中药分册》：“伸筋草　出《分类草药性》。又名宽筋藤、舒筋草、狮子毛草、筋骨草、凤尾伸筋。为石松科植物石松 Lycopodium clavatum L. 的带根全草。”[7]

《中国医学百科全书·中医学》：“伸筋草　始载于《本草拾遗》。原名石松，又名宽筋藤、舒筋草、过山龙、金毛狮子草。为石松科石松植物石松 Lycopodium japonicum Thunb. 的全草。中国南北各地均产，主产于浙江、湖北、江苏等省。”[8]

《全国中药炮制规范》：“伸筋草　［处方用名］伸筋草。【来源】本品为石松科植物石松 Lycopodium japonicum Thunb. 的干燥全草。均系野生。主产于湖北、浙江、江苏、贵州等地。夏、秋季茎叶生长茂盛时，连根拔起，晒干，除去泥土及杂质。药材以茎长、黄绿色者为佳。”[9]

《中国药材学》：“伸筋草　【别名】金毛狮子草，爬行蜈蚣，石蜈蚣，铺筋草、寸寸草（四川）。【来源】本品为石松科植物石松 Lycopodium japonicum Thunb. 的全草。”[10]

《中国中医药学主题词表》：“伸筋草 HERBA LYCOPODII　为石松科植物石松的干燥全草；属祛风湿药　C 石松　D 过江龙。”[11]

《普通高等教育中医药类规划教材·中药学》：“伸筋草《本草拾遗》　为石松科多年生常绿草本蕨类植物石松 Lycopodium japonicum Thunb. 的全草。产于东北、华北、华中、西南各省。四季均可采收，晒干，切段生用。”[12]

《中华本草》：“伸筋草《分类草药性》　【异名】宽筋藤、太岁葛《生草药性备要》，火炭葛《本草求原》，铺筋草、抽筋草、分筋草、过筋草、地棚窝草《重庆草药》，金毛狮子草（四川、江苏），狮子草（贵州），金腰带（湖北）……【来源】为石松科植物石松、华中石松及灯笼草的全草。【原植物】①石松 Lycopodium japonicum Thunb. ［L. clavatum auct. non L.］　又名：过山龙、穿山藤《滇南本草》，筋骨草《陕西中药志》，蜈蚣藤、大地毛公、缠身龙、猫藤草、通伸草、山猫儿、老虎垫坐、盘龙草、烂腰蛇、宽筋草、穿山龙、地套《浙江民间常用草药》，万岁藤《安徽中草药》。②华中石松 Lyopodium centro-chinense③Palhinhaea cernua（L.）Franco et Vasc. ［Lycopodium cernuum L.］又名：筋骨草、小伸筋《植物名实图考》，凤尾伸筋、龙须草《江西中药》，铺地蜈蚣《湖南药物志》，垂穗石松《中国高等植物图鉴》。”[13]

《中华人民共和国药典》：“伸筋草 Herba lycopodii　本品为石松科植物石松 Lycopodium japonicum Thunb. 的干燥全草。夏、秋二季茎叶茂盛时采收，除去杂质，晒干。”[14]

5　参考文献

1　清·何克谏. 生草药性备要. 见：岭南本草古籍三种. 北京：中国医药科技出版社，1999，37

2　清·著者佚名. 分类草药性. 民国二十八年新刻本

3　中国医学科学院药物研究所等编. 中药志. 第四册. 北京：人民卫生出版社，1993，417

4　中华人民共和国卫生部药政管理局主编. 中药材手册. 北京：人民卫生出版社，1998，433

5　《全国中草药汇编》编写组编. 全国中草药汇编. 上册. 北京：人民卫生出版社，1996，471

6　江苏新医学院编. 中药大辞典. 上海：上海科学技术出版社，1977，1138

7 《中医大辞典》编辑委员会编. 中医大辞典·中药分册. 北京：人民卫生出版社，1982，181
8 《中医学》编辑委员会. 中国医学百科全书·中医学. 上海：上海科学技术出版社，1997，1061
9 中华人民共和国卫生部药政管理局编. 全国中药炮制规范. 北京：人民卫生出版社，1988，224
10 徐国钧等主编. 中国药材学. 北京：中国医药科技出版社，1996，1323
11 吴兰成主编. 中国中医药学主题词表. 北京：中医古籍出版社，1996，334
12 载权主编. 普通高等教育中医药类规划教材·中药学. 上海：上海科学技术出版社，1995，1323
13 国家中医药管理局《中华本草》编委会. 中华本草. 第二册. 上海：上海科学技术出版社，1999，38
14 国家药典委员会编. 中华人民共和国药典. 一部. 北京：化学工业出版社，2000，140
15 清·吴其濬. 植物名实图考. 北京：中华书局，1963，422
16 清·赵其光. 本草求原. 见：岭南本草古籍三种. 北京：中国医药科技出版社，1999，216

215 佛手
Foshou
Fructus Citri Sarcodactylis

1 定名依据

1.1 正名

1.1.1 汉文名：佛手（本品为芸香科植物佛手 Citrus medica L. var. sarcodactylis Swingle 的干燥果实）。

1.1.2 英文名：finger citron.

1.2 依据

1.2.1 定名的文献依据

(1)《滇南本草》卷一："佛手柑，味甘，微辛，性温。入肝、胃二经，补肝暖胃，止呕吐，消胃家寒痰，治胃气疼，止面寒疼、和中、行气。"[1]

(2)《中药志》："佛手 本品为较常用中药。商品为芸香植物佛手的果实。【基原】为芸香科植物佛手的果实。【原植物】佛手 【别名】佛手柑、手柑（通称）。Citrus medica L. var. sarcodactylis（Noot.）Swingle——芸香科 Rutaceae"[2]

(3)《中药材手册》："佛手［纲目名佛手柑，列入果部山果类枸橼项下］ 本品为芸香科植物佛手 Citrus medica L. var. sarcodactylis（Noot.）Swingle 的干燥果实。"[3]

(4)《全国中草药汇编》："佛手 【别名】佛手柑、手柑。【来源】为芸香科柑橘属植物佛手 Citrus medica L. var. sarcodactylis（Noot.）Swingle，以果实、叶、根入药。"[4]

(5)《中国医学百科全书·中医学》："佛手 始载于《滇南本草》。又名福寿柑、五指柑。为芸香科植物佛手 Citrus medica L. var. sarcodactylis（Noot.）Swingle 的果实。主产于中国四川、广东、广西。"[5]

(6)《全国中药炮制规范》："佛手 ［处方用名］佛手。【来源】本品为芸香科植物佛手 Citrus medica L. var. sarcodactylis Swingle 的干燥果实。均系栽培。主产于四川、广东、云南等地。"[6]

(7)《中国药材学》："佛手　【别名】九爪木、五指柑（广西）。【来源】本品为芸香科植物佛手 Citrus medica L. var. sarcodactylis（Noot.）Swingle 的果实。"[7]

(8)《中国中医药学主题词表》："佛手 CITRUS SARCODACTYLIS　属芸香科和理气药　C 佛手柑。"[8]

(9)《普通高等教育中医药类规划教材·中药学》："佛手《滇南本草》　为芸香科常绿小乔木或灌木植物佛手 Citrus medica L. var. sarcodactylis Swingle 的果实。主产于广东、福建、云南、四川等地。"[9]

(10)《中华人民共和国药典》："佛手 Fructus citri sarcodactylis　本品为芸香科植物佛手 Citrus medica L. var. sarcodactylis Swingle 的干燥果实。秋季果实尚未变黄或变黄时采收，纵切成薄片，晒干或低温干燥。"[10]

1.2.2　定名选择的理由

佛手 Fructus citri sarcodactylis，系芸香科植物佛手 Citrus medica L. var. sarcodactylis Swingle 的干燥果实。本品原名"佛手柑"，始载于明·兰茂《滇南本草》。"佛手"作为本品正名古代文献未见记载，现代文献中我国最新出版的《中华人民共和国药典》、《普通高等教育中医药类规划教材·中药学》以及辞书类著作《中国医学百科全书·中医学》等均以"佛手"作为本药正名。已经广泛应用于中医药学文献的标引和检索的《中国中医药学主题词表》也以"佛手"作为本药的正式主题词。现代本草著作如《中药志》、《全国中草药汇编》、《中国药材学》、《中药材手册》、《全国中药炮制规范》等虽记载了不少本品各地的俗称，但均以"佛手"作为本品的正名。说明"佛手"作为本品正名已成为共识。

1.3　与正名等效的名词：无。

2　源流考释

佛手（芸香科植物佛手 Citrus medica L. var. sarcodactylis Swingle 的干燥果实）原名"佛手柑"，始载于明·兰茂《滇南本草》，如《滇南本草》卷一："佛手柑，味甘、微辛，性温。入肝、胃二经，补肝暖胃，止呕吐，消胃家寒痰，治胃气疼，止面寒疼、和中、行气。"[1]其后清·姚澜《本草分经》[11]、凌奂《本草害利》[12]、陈其瑞《本草撮要》[13]等沿用《滇南本草》以"佛手柑"为正名记载本品。但有的以"柑橼"（清·张璐《本经逢原》[14]为正名记载本品，同时尚载录有本品异名"枸橼"，如《本经逢原》卷三："柑橼，柑橼旧作枸橼，字形相似之误。辛、苦、甘，温，无毒。[发明] 柑橼乃佛手、香橼两种，性温相类，故《纲目》混论不分。盖柑者，佛手也，专破滞气。"[14]

古代《黔书》[15]以"密筒柑"为正名记载本品，如《黔书·卷下》："密筒柑……或曰即南海之紫罗橘。视佛指而少擘指，形悉具屈而不伸，剖食如密，类楚泽之萍实也。黄裳元吉，其臭如兰。咀嚼之，馨流齿颊矣。其子离离可。盘州以上咸有之。蓄之树，以浃岁；存之拌，则弥月色不衰，而香亦不变。可谓果实中之幽人志士矣。丁炜曰：数行可当《橘颂》，（炜）向尝有咏柚二语云'应讶萍为实，从呼橘作孙'，移赠筒柑，有当弋获。"[15]

"佛手"作为本品正名古代文献未见记载，现代文献如《中华人民共和国药典》[10]、《普通高等教育中医药类规划教材·中药学》[9]、《中国医学百科全书·中医学》[5]、《中国中医药学主题词表》[8]、《中药志》[2]、《中药材手册》[3]、《全国中草药汇编》[4]、《全国中药炮制规范》[6]、《中国药材学》[7]等均以“佛手”作为本品正名。但也有以“佛手柑”为本品正名者，如《中药大辞典》[16]、《中医大辞典·中药分册》[17]、《中华本草》[18]。现代文献记载的各地俗称有“五指柑”、“手柑”《中药材手册》[3]，“佛手香橼”、“蜜筩柑”、“蜜罗柑”、“福寿柑”《中药大辞典》[16]，“九爪木”《中国药材学》[7]等。还记载有本品原植物“佛手”的异名“佛手柑”、“手柑”《中药志》[3]等。

3　附录

3.1　又称：川佛手、广佛手（药材商品名）。

3.2　俗称：九爪木、五指柑（广西），手柑（广东），佛手香橼，蜜筩柑，蜜罗柑，福寿柑。

3.3　曾称：佛手柑《滇南本草》，柑橼、枸橼《本经逢原》，密筒柑《黔书》。

3.4　原植物名称：佛手，佛手柑、手柑（通称）。

4　文献通考

《滇南本草》卷一：“佛手柑，味甘、微辛，性温。入肝、胃二经，补肝暖胃，止呕吐，消胃家寒痰，治胃气疼，止面寒疼、和中、行气。”[1]

《本经逢原》卷三：“柑橼，柑橼旧作枸橼，字形相似之误。辛苦甘温，无毒。［发明］柑橼乃佛手、香橼两种，性温相类，故《纲目》混论不分。盖柑者，佛手也，专破滞气。”[14]

《本草分经·原例》：“佛手柑，辛、苦、酸，温，入肺脾，理气止呕，健脾治心头痰水气痛，根叶同功。”[11]

《本草害利·肝部药队》：“佛手柑，【害】单用多用，亦损正气。【利】辛苦温、性中和，理上焦肺气而平呕，健中州脾运而进食，疏气平肝，除痰止嗽。”[12]

《黔书》卷下：“密筒柑……或曰即南海之紫罗橘。视佛指而少擘指，形悉具屈而不伸，剖食如密，类楚泽之萍实也。黄裳元吉，其臭如兰。咀嚼之，馨流齿颊矣。其子离离可。盘州以上咸有之。蓄之树，以浃岁；存之拌，则弥月色不衰，而香亦不变。可谓果实中之幽人志士矣。丁炜曰：数行可当《橘颂》，（炜）向尝有咏柚二语云‘应讶萍为实，从呼橘作孙’，移赠筒柑，有当弋获。”[15]

《本草撮要》卷三：“【佛手柑】，味苦、酸，温。入手足太阴经。功专理上焦气而止呕。进中州食而健脾。除心头痰水。治痰气咳嗽。心下气痛。独用损气。宜与参术并行。陈久者良。一名香橼。古名枸橼。”[13]

《中药志》：“佛手　本品为较常用中药。商品为芸香植物佛手的果实。【基原】为芸香科植物佛手的果实。【原植物】佛手　别名：佛手柑、手柑（通称）。Citrus medica L. var. sarcodactylis（Noot.）Swingle——芸香科 Rutaceae”[2]

《中药材手册》：“佛手［纲目名佛手柑，列入果部山果类枸橼项下］　本品为芸香科植物佛手 Citrus medica L. var. sarcodactylis（Noot.）Swingle 的干燥果实。原植物系常绿小乔木或灌木，喜生于气候温暖的阴湿地带，多为栽培。纲目将香橼与佛手同列于枸橼项下，实际二者并非一物，佛手系用香缘的植物来源 Citrus medica L. 接枝而成，故佛手是枸橼的变种。果实成熟后多加工成佛手片，按采摘地点、切片厚薄不同，而分成川佛手与广佛手，两种商品规格，可同等入药，习惯认为川佛手质佳。【别名】佛手柑、五指柑、手柑。”[3]

《全国中草药汇编》：“佛手　【别名】佛手柑、手柑。【来源】为芸香科柑橘属植物佛手 Citrus medica L. var. sarcodactylis（Noot.）Swingle，以果实、叶、根入药。”[4]

《中药大辞典》：“佛手柑《滇南本草》　【异名】佛手《中馈录》，佛手香橼《闽书》，蜜箭柑《黔书》，蜜罗柑《古州杂记》，福寿柑《民间常用草药汇编》，五指柑《广西中药志》。……【原植物】佛手 Citrus medica L. var. sarcodactylis（Noot.）Swingle”[16]

《中医大辞典·中药分册》：“佛手柑　出《滇南本草》。又名五指柑、佛手香橼。为芸香科植物佛手 Citrus medica L. var. sarcodactylis（Noot.）Swingle 的果实。”[17]

《中国医学百科全书·中医学》：“佛手　始载于《滇南本草》。又名福寿柑、五指柑。为芸香科植物佛手 Citrus medica L. var. sarcodactylis（Noot.）Swingle 的果实。主产于中国四川、广东、广西。”[5]

《全国中药炮制规范》：“佛手　［处方用名］佛手。【来源】本品为芸香科植物佛手 Citrus medica L. var. sarcodactylis Swingle 的干燥果实。均系栽培。主产于四川、广东、云南等地。秋季果实变黄或尚未变黄前采收，纵切成薄片，晒干或低温干燥。药材以片大、绿皮白肉、香气浓厚者为佳。”[6]

《中国药材学》：“佛手　【别名】九爪木、五指柑（广西）。【来源】本品为芸香科植物佛手 Citrus medica L. var. sarcodactylis（Noot.）Swingle 的果实。”[7]

《中国中医药学主题词表》：“佛手 CITRUS SARCODACTYLIS　属芸香科和理气药　C 佛手柑。”[8]

《普通高等教育中医药类规划教材·中药学》：“佛手《滇南本草》　为芸香科常绿小乔木或灌木植物佛手 Citrus medica L. var. sarcodactylis Swingle 的果实。主产于广东、福建、云南、四川等地。秋季果实尚未变黄或刚变黄时采收，切成薄片晒干或低温干燥。生用。”[9]

《中华本草》：“佛手柑《滇南本草》　【异名】佛手《中馈录》，佛手香橼《闽书》，蜜箭柑《黔书》，蜜罗柑《古州杂记》，五指柑《广西中药志》，福寿柑《民间常用中草药汇编》，手柑（广东）。……【来源】为芸香科植物佛手的果实。【原植物】佛手柑 Citrus medica L. var. sarcodactylis（Noot.）Swingle.”[18]

《中华人民共和国药典》：“佛手 Fructus citri sarcodactylis　本品为芸香科植物佛手 Citrus medica L. var. sarcodactylis Swingle 的干燥果实。秋季果实尚未变黄或变黄时采收，纵切成薄片，晒干或低温干燥。”[10]

5　参考文献

1　明·兰茂. 滇南本草. 昆明：云南人民出版社，1959

2　中国医学科学院药物研究所等编. 中药志. 第三册. 北京：人民卫生出版社，1993，57

3　中华人民共和国卫生部药政管理局主编. 中药材手册. 北京：人民卫生出版社，1998，315.

4　《全国中草药汇编》编写组编. 全国中草药汇编. 下册. 北京：人民卫生出版社，1996，330

5 《中医学》编辑委员会. 中国医学百科全书·中医学. 上海：上海科学技术出版社，1997，1109
6 中华人民共和国卫生部药政管理局编. 全国中药炮制规范. 北京：人民卫生出版社，1988，156
7 徐国钧等主编. 中国药材学. 北京：中国医药科技出版社，1996，1082
8 吴兰成主编. 中国中医药学主题词表. 北京：中医古籍出版社，1996，110
9 雷载权主编. 普通高等教育中医药类规划教材·中药学. 上海：上海科学技术出版社，1995，165
10 国家药典委员会编. 中华人民共和国药典. 一部. 北京：化学工业出版社，2000，141
11 清·姚澜. 本草分经. 上海：上海科学技术出版社，1989，90
12 清·凌奂. 本草害利. 北京：中医古籍出版社，1982，37
13 清·陈其瑞. 本草撮要. 见：珍本医书集成. 本草类. 上海：上海科学技术出版社，1985，49
14 清·张璐. 本经逢原. 上海：上海科学技术出版社，1959，148
15 清·田雯. 黔书. 见贵州古籍集粹. 贵州：贵州人民出版社，1992，109
16 江苏新医学院编. 中药大辞典. 上海：上海科学技术出版社，1977，1141
17 《中医大辞典》编辑委员会编. 中医大辞典·中药分册. 北京：人民卫生出版社，1982，182
18 国家中医药管理局《中华本草》编委会. 中华本草. 第四册. 上海：上海科学技术出版社，1999，911

216 皂角刺
Zaojiaoci
Spina Gleditsiae

1 定名依据

1.1 正名

1.1.1 汉文名：皂角刺（为豆科植物皂荚 Gleditsia sinensis Lam. 的干燥棘刺）。

1.1.2 英文名：chinese honeylocust spine.

1.2 依据

1.2.1 定名的文献依据

(1)《肘后备急方》卷五："治卒得癞皮毛变黑方第四十　癞病方，初觉皮肤不仁，或淫淫苦痒，如虫行，或眼前见物如垂丝，或瘾疹赤黑。此即急疗。蛮夷酒，佳善。……皂角刺一二斤，为灰，蒸久晒研为末，食上浓煎大黄汤，调一钱匕。"[1]

(2)《医方考·疠风门》卷五："皂角刺：疠风眉发堕落者，取皂角刺九蒸九晒为末，每服酒下二钱。久服眉发再生，肌肤悦润，眼目倍明。"[2]

(3)《本草崇原》卷中："皂角刺，辛，温，无毒。去尖用，否则脱人须发。[发明] 皂角刺治风杀虫，与荚略同，但其锐利直达病所为异。其治痘疹气滞不能起顶灌脓者，功效最捷。而气虚者慎勿误用，恐透表过锐反生虚泡也。"[3]

(4)《本经逢原》卷三："皂角刺，辛，温，无毒。去尖用，否则脱人须发。[发明] 皂角刺治风杀虫，与荚略同，但其锐利直达病所为异。其治痘疹气滞不能起顶灌脓者，功效最捷。而气虚者慎勿误用，恐透表过锐反生虚泡也。"[4]

(5)《中华人民共和国药典》："皂角刺 Spina gleditsiae　本品为豆科植物皂荚 Gleditsia

sinensis Lam. 的干燥棘刺。全年均可采收，干燥，或趁鲜切片，干燥。”[5]

(6)《普通高等教育中医药类规划教材·中药学》：“皂角刺 为皂荚树的棘刺，又名皂角针。”[6]

(7)《中药大辞典》：“皂角刺《本草衍义补遗》 【异名】皂荚刺《圣惠方》，皂刺《医学入门》，天丁《纲目》，皂角针《江苏植药志》，皂针《中药材手册》。……【基原】为豆科植物皂荚 Gleditsia sinensis Lam. 的棘刺。原植物说‘皂荚’条。”[7]

(8)《中医大辞典·中药分册》：“皂角刺 出《本草衍义补遗》。又名天丁、皂荚刺、皂刺、皂角针、皂针。为豆科植物皂荚 Gleditsia sinensis Lam. 的棘刺。”[8]

(9)《中国医学百科全书·中医学》：“皂角刺 始载于《本草图经》。又名皂荚刺、皂角针、天丁。为豆科植物皂荚 Gleditsia sinensis Lam. 的棘刺。主产于中国四川、河北、山西、河南、江苏、湖北等省。”[9]

(10)《中国药材学》：“皂角刺 【别名】天丁，皂丁，皂刺，皂荚刺，皂角针（江苏）。【来源】本品为豆科植物皂荚 Gleditsia sinensis Lam. 的棘刺。”[10]

(11)《中国中医药学主题词表》：“皂角刺 SPINA GLEDITSIAE 为豆科植物皂荚的棘刺；属清热解毒药和驱虫药（中药） C 皂荚。”[11]

(12)《中华本草》：“皂角刺《本草衍义补遗》 【异名】皂荚刺《圣惠方》，皂刺《医学入门·本草》，天丁明《纲目》，皂角针《江苏植物药材志》，皂针《中药材手册》。【来源】为豆科植物皂荚和山皂荚的棘刺。【原植物】①皂荚 Gleditsia sinensis Lam. 参见‘皂荚条。②山皂荚 Gleditsia japonica Miq. ［G. horrida（Thunb.）Makino］又名：日本皂荚《中国主要植物图说·豆科》。”[12]

(13)《中药志》[13]、《中药材手册》[14]、《全国中草药汇编》[15]、《全国中药炮制规范》[16]等现代中药著作多以“皂角刺”作为本品正名（参见“文献通考”）。

1.2.2 定名选择的理由

(1) 皂角刺 Spina gleditsiae，系豆科植物皂荚 Gleditsia sinensis Lam. 的干燥棘刺。“皂角刺”之名始载于晋·葛洪《肘后备急方》，作为本品正名首见于明·吴《医方考》，其后历代重要本草著作如清·张志聪《本草崇原》、张璐《本经逢原》等在载录本品时均以“皂角刺”作为正名，并一直沿用至今。

(2) 我国最新出版的《中华人民共和国药典》、《普通高等教育中医药类规划教材·中药学》以及辞书类著作《中医大辞典·中药分册》、《中药大辞典》、《中国医学百科全书·中医学》等均以“皂角刺”作为本药正名。已经广泛应用于中医药学文献的标引和检索的《中国中医药学主题词表》也以“皂角刺”作为本药的正式主题词。现代本草著作如《中药志》、《全国中草药汇编》、《中华本草》、《中国药材学》、《中药材手册》、《全国中药炮制规范》等虽记载了不少本品各地的俗称，但也无一例外以“皂角刺”作为本品的正名。说明“皂角刺”作为本品正名已成为共识。

1.3 与正名等效的名词：无。

2 源流考释

皂角刺（豆科植物皂荚 Gleditsia sinensis Lam. 的干燥棘刺）始载于晋·葛洪《肘后备急方》，如《肘后备急方》卷五：“治卒得癞皮毛变黑方第四十……皂角刺一二斤，为灰，蒸久晒研为末，食上浓煎大黄汤，调一钱匕。服一旬，鬓发再生，肌肤悦润，愈，眼目倍常明，得此方后，却入山不知所之。"[1]其后宋·唐慎微《证类本草》[17]，明·李时珍《本草纲目》[18]在"皂荚"条下记载本品。

"皂角刺"作为本品正名始载于明·吴《医方考》，该书在"疠风门"单列本品曰："皂角刺：疠风眉发堕落者，取皂角刺九蒸九晒为末，每服酒下二钱。久服眉发再生，肌肤悦润，眼目倍明。"[19]其后不少本草即沿用《医方考》以"皂角刺"为正名，如清·张志聪《本草崇原》[3]、张璐《本经逢原》[4]。也有以"皂荚刺"（明·李中梓《本草征要》[20]、清·吴仪洛《本草从新》[21]、或"皂刺"（清·汪昂《本草易读》[22]）为正名记载本品者。

古代方书宋·王怀隐《太平圣惠方》[23]以"皂荚刺"为名记载本品。

古代著作中记载的本品异名尚有"天丁"、"皂角针"、"皂刺"等。如《本草纲目》卷三十五："皂荚，《本经·下品》。【释名】皂角《纲目》、鸡栖子《纲目》、乌犀《纲目》、悬刀。时珍曰：荚之树皂，故名。《广志》谓之鸡栖子，曾氏方谓之乌犀，《外丹本草》谓之悬刀。……刺（一名天丁），【气味】辛，温，无毒。"[18]《本草易读》卷七："皂刺三百零五，即皂角针也。辛，温，无毒。治痈肿妒乳，疗风痒恶疮。下胎衣而杀虫，溃疮痈而涂癣。大风恶疾，目昏眉落鼻崩，皂刺三斤，烧灰，蒸一时久，晒干为末，大黄汤下，十日当全愈。（验方第一。）"[22]《医学入门》卷六："杂病用药赋　（制法俱见本草）……治胁臊方　硇砂五分，密陀僧一钱，白枯矾二钱，铜青、白附子各一钱，辰砂七分，为末，用皂刺煎浓汁调擦两胁下；夜静时先用皂刺煎水洗净，然后擦药，至一十七；……。"[24]

现代有关著作均沿用前代大多本草记载以"皂角刺"作为本品正名，如《中华人民共和国药典》[5]、《普通高等教育中医药类规划教材·中药学》[6]、《中医大辞典·中药分册》[8]、《中药大辞典》[7]、《中国医学百科全书·中医学》[9]、《中国中医药学主题词表》[11]、《中药志》[13]、《中药材手册》[14]、《全国中草药汇编》[15]、《全国中药炮制规范》[16]、《中国药材学》[10]、《中华本草》[12]等。同时尚记载有各地的俗称"皂针"《中药材手册》[14]，"皂丁"《全国中草药汇编》[15]，"天丁明"《中华本草》[12]等。还记载有本品原植物"皂荚"的异名"皂角"、"台树"、"皂节"、"悬刀"《中药志》[13]等。

3　附录

3.1　又称：无。

3.2　俗称：皂针，皂丁，天丁明。

3.3　曾称：皂荚刺《太平圣惠方》，皂刺《医学入门》，天丁《本草纲目》，皂角针《本草易读》。

3.4　原植物名称：皂荚，皂角（通称），台树（江苏），皂节（江西），悬刀（山西、广西）。

4　文献通考

《肘后备急方》卷五："治卒得癞皮毛变黑方第四十　癞病方，初觉皮肤不仁，或淫淫苦痒，如虫行，或眼前见物如垂丝，或瘾疹赤黑。此即急疗。蛮夷酒，佳善。……皂角刺一二斤，为灰，蒸久晒研为末，食上浓煎大黄汤，调一钱匕。服一旬，鬓发再生，肌肤悦润，愈，眼目倍常明，得此方后，却入山不知所之。”[1]

《太平圣惠方》卷二十四：“治大风癞诸方，夫大风癞者……治大风癞疾。白僵蚕丸方. 白僵蚕（半两微炒） 蛇脱皮灰（半两） 皂荚刺灰（半两） 虾蟆灰（半两） 防风（半两去芦头） 薄荷根（半两） 茵陈根（半两） 兰香根（半两） 蜥蜴（半两炙微黄） 腰带皮灰（半两） 皮巾子灰（半两） 上件药。捣罗为末。用乌蛇卵和丸。如梧桐子大。每日空心及晚食前。以温酒下二十丸。”[23]

《证类本草》卷十四：“皂荚，味辛、咸，温，有小毒。主风痹死肌邪气，风头泪出，利九窍，杀精物，疗腹胀满，消谷，除咳嗽，囊结，妇人胞不落，明目，益精……感应神仙传：崔言者，职隶左亲骑军，一旦得疾，双眼昏，咫尺不辨人物，眉发自落，鼻梁崩倒，肌肤有疮如癣，皆为恶疾，势不可救。因为洋州骆谷子归寨使，遇一道流，自谷中出，不言名姓，授其方：曰：皂角刺一、二斤为灰，蒸久晒研为末。食上浓煎大黄汤调一钱匕，服。一旬鬓发再生，肌肤悦润，愈，眼目倍常明。”[17]

《本草纲目》卷三十五：“皂荚，《本经·下品》。【释名】皂角《纲目》、鸡栖子《纲目》、乌犀《纲目》、悬刀。时珍曰：荚之树皂，故名。《广志》谓之鸡栖子，曾氏方谓之乌犀，《外丹本草》谓之悬刀。……刺（一名天丁），【气味】辛，温，无毒。”[18]

《医方考·疠风门》卷五：“皂角刺：疠风眉发堕落者，取皂角刺九蒸九晒为末，每服酒下二钱。久服眉发再生，肌肤悦润，眼目倍明。”[19]

《本草征要》卷二：“皂荚……刺：功用与皂荚同。其性锐利，直达疮区。山甲相伍，穿透痈疽。为痈疽、妒乳、丁肿未溃之神药。醋熬嫩刺，涂癣有效。痈疽已溃者勿服。孕妇忌用。”[17]

《医学入门》卷六：“杂病用药赋 （制法俱见本草）……治胁臊方 硇砂五分，密陀僧一钱，白枯矾二钱，铜青、白附子各一钱，辰砂七分，为末，用皂刺煎浓汁调擦两胁下；夜静时先用皂刺煎水洗净，然后擦药，至一十七；又将大甘草一两煎浓汁服之，外用甘遂末四钱，猪油调擦胁下；一日夜拔出身内臭物，再将枯矾一两，蛤粉五钱，樟脑一钱为末，少许擦之，抹去病根。梦遗火盛，饮苦寒以清心，樗柏樗根最妙。”[24]

《本草崇原》卷中：“皂角刺，辛温无毒。去尖用，否则脱人须发。[发明] 皂角刺治风杀虫，与荚略同，但其锐利直达病所为异。其治痘疹气滞不能起顶灌脓者，功效最捷。而气虚者慎勿误用，恐透表过锐反生虚泡也。若血滞不能起顶灌脓，又需鲮鲤，当非角刺所宜。《丹方》治大风恶疾，眉落鼻崩，用皂角刺三斤烧灰为末，食后煎大黄汤调一匕服之，不终剂而愈。肿疡服之即消，溃疡服之难敛，以其性善开泄也。”[3]

《本草易读》卷七：“皂刺三百零五，即皂角针也。辛，温，无毒。治痈肿妒乳，疗风痒恶疮。下胎衣而杀虫，溃疮痈而涂癣。大风恶疾，目昏眉落鼻崩，皂刺三斤，烧灰，蒸一时久，晒干为末，大黄汤下，十日当全愈。（验方第一。）”[22]

《本经逢原》卷三：“皂角刺，辛温无毒。去尖用，否则脱人须发。[发明] 皂角刺治风杀虫，与荚略同，但其锐利直达病所为异。其治痘疹气滞不能起顶灌脓者，功效最捷。而气虚者慎勿误用，恐透表过锐反生虚泡也。若血滞不能起顶灌脓，又需鲮鲤，当非角刺所宜。《丹方》治大风恶疾，眉落鼻崩，用皂角刺三斤烧灰为末，食后煎大黄汤调一匕服之，不终剂而愈。肿疡服之即消，溃疡服之难敛，以其性善开泄也。”[4]

《本草从新》卷八："皂荚刺，宣、通窍溃痈。辛温。搜风杀虫。功同皂荚。其锋锐直达病所。溃散痈疽。治肿毒妒乳。"[21]

《中药志》："皂角刺　本品为少常用中药。商品主要为豆科植物皂荚的棘刺。……【原植物】皂荚　【别名】皂角（通称），台树（江苏），皂节（江西），悬刀（山西、广西）。Gleditsia sinensis Lam.（G. officinalis Hemsl.）——豆科 Leguminosae"[13]

《中药材手册》："皂角刺［纲目名皂荚，列入木部乔木类］　本品为豆科植物皂荚 Gleditsia sinensis Lam. 的干燥棘刺。原植物系落叶乔木，野生与栽培均有。皂荚树干、枝均生刺，且刺上又歧生小刺，锋锐刺手，一般多切片应用。【别名】皂荚刺、皂刺、皂针、天丁。"[14]

《全国中草药汇编》："皂角刺　【别名】天丁、皂丁。【来源】为豆科皂荚属植物皂荚树 Gleditsia sinensis Lam. 的刺针。"[15]

《中药大辞典》："皂角刺《本草衍义补遗》　【异名】皂荚刺《圣惠方》，皂刺《医学入门》，天丁《纲目》，皂角针《江苏植药志》，皂针《中药材手册》。……【基原】为豆科植物皂荚 Gleditsia sinensis Lam. 的棘刺。原植物说'皂荚'条。"[7]

《中医大辞典·中药分册》："皂角刺　出《本草衍义补遗》。又名天丁、皂荚刺、皂刺、皂角针、皂针。为豆科植物皂荚 Gleditsia sinensis Lam. 的棘刺。"[8]

《中国医学百科全书·中医学》："皂角刺　始载于《本草图经》。又名皂荚刺、皂角针、天丁。为豆科植物皂荚 Gleditsia sinensis Lam. 的棘刺。主产于中国四川、河北、山西、河南、江苏、湖北等省。"[9]

《全国中药炮制规范》："皂角刺　［处方用名］皂角刺（皂刺）。【来源】本品为豆科植物皂荚 Gleditsia sinensis Lam. 的干燥棘刺。野生或栽培。主产于江苏、湖北、河北、山西、河南、山东等地。全年均可采收，干燥，或趁鲜切片，干燥。药材以皮色紫棕者为佳。"[16]

《中国药材学》："皂角刺　【别名】天丁，皂丁，皂刺，皂荚刺，皂角针（江苏）。【来源】本品为豆科植物皂荚 Gleditsia sinensis Lam. 的棘刺。"[10]

《中国中医药学主题词表》："皂角刺 SPINA GLEDITSIAE　为豆科植物皂荚的棘刺；属清热解毒药和驱虫药（中药）　C 皂荚。"[11]

《普通高等教育中医药类规划教材·中药学》："皂角刺　为皂荚树的棘刺，又名皂角针。"[6]

《中华本草》："皂角刺《本草衍义补遗》　【异名】皂荚刺《圣惠方》，皂刺《医学入门·本草》，天丁明《纲目》，皂角针《江苏植物药材志》，皂针《中药材手册》。【来源】为豆科植物皂荚和山皂荚的棘刺。【原植物】①皂荚 Gleditsia sinensis Lam. 参见'皂荚条。②山皂荚 Gleditsia japonica Miq. ［G. horrida（Thunb.）Makino］又名：日本皂荚《中国主要植物图说·豆科》。"[12]

《中华人民共和国药典》："皂角刺 Spina gleditsiae　本品为豆科植物皂荚 Gleditsia sinensis Lam. 的干燥棘刺。全年均可采收，干燥，或趁鲜切片，干燥。"[5]

5　参考文献

1　晋·葛洪. 肘后备急方. 北京：人民卫生出版社，1956，105

2 明·吴昆．医方考．见：中国医学大成（二）．长沙：岳麓书社，1990，611
3 清·张志聪．本草崇原．北京：中国中医药出版社，1992，92
4 清·张璐．本经逢原．上海：上海科学技术出版社，1959，177
5 国家药典委员会编．中华人民共和国药典．一部．北京：化学工业出版社，2000，141
6 雷载权主编．普通高等教育中医药类规划教材·中药学．上海：上海科学技术出版社，1995，228
7 江苏新医学院编．中药大辞典．上海：上海科学技术出版社，1977，1145
8 《中医大辞典》编辑委员会编．中医大辞典·中药分册．北京：人民卫生出版社，1982，183
9 《中医学》编辑委员会．中国医学百科全书·中医学．上海：上海科学技术出版社，1997，1164
10 徐国钧等主编．中国药材学．北京：中国医药科技出版社，1996，728
11 吴兰成主编．中国中医药学主题词表．北京：中医古籍出版社，1996，561
12 国家中医药管理局《中华本草》编委会．中华本草．第四册．上海：上海科学技术出版社，1999，485
13 中国医学科学院药物研究所等编．中药志．第五册．北京：人民卫生出版社，1993，623
14 中华人民共和国卫生部药政管理局主编．中药材手册．北京：人民卫生出版社，1998，584
15 《全国中草药汇编》编写组编．全国中草药汇编．上册．北京：人民卫生出版社，1996，465
16 中华人民共和国卫生部药政管理局编．全国中药炮制规范．北京：人民卫生出版社，1988，300
17 宋·唐慎微．证类本草．北京：人民卫生出版社，1957，341
18 明·李时珍．本草纲目．北京：人民卫生出版社，1982，2014
19 明·吴昆．医方考．见：中国医学大成（二）．长沙：岳麓书社，1990
20 明·李中梓．本草征要．见：李中梓医学全书．北京：中国中医药出版社，1999，141
21 清·吴仪洛．本草从新．北京：中医古籍出版社，2001，117
22 清·汪昂．本草易读．北京：人民卫生出版社，1987，300
23 宋·王怀隐．太平圣惠方．北京：人民卫生出版社，1958，660
24 明·李梴．医学入门．天津：天津科学技术出版社，1999，1227

217 谷芽
Guya
Fructus Setariae Germinatus

1 定名依据

1.1 正名

1.1.1 汉文名：谷芽［禾本科植物粟 Setaria italica（L.）Beauv. 的成熟果实经发芽干燥而得］。

1.1.2 英文名：millet sprout.

1.2 依据

1.2.1 定名的文献依据

（1）《中华人民共和国药典》："谷芽 Fructus setariae germinatus　本品为禾本科植物粟 Setaria italica（L.）Beauv. 的成熟果实经发芽干燥而得。将粟谷用水浸泡后，保持适宜的温、湿度，待须根长至约 6mm 时，晒干或低温干燥。"[1]

(2)《中国医学百科全书·中医学》："谷芽 始载于《名医别录》。原名米，又名谷蘖、稻蘖、稻芽。为禾本科植物稻 oryza sativa L. 或粟 Setaria italica（L.）Beauv. 的成熟果实，经加工发芽而成。中国产稻区均有生产。"[2]

(3)《中国中医药学主题词表》："谷芽 FRUCTUS SETARIAE GERMINATUS 为禾本科植物粟的成熟果实经发芽干燥而得；属消导药 D 粟芽。"[3]

(4)《全国中药炮制规范》[4]等现代中药著作也多以"谷芽"作为本品正名（参见"文献通考"）。

1.2.2 定名选择的理由

谷芽 Fructus setariae germinatus，系禾本科植物粟 Setaria italica（L.）Beauv. 的成熟果实经发芽干燥而得。"谷芽"作为本品正名古代文献未见记载，而《中华人民共和国和药典》已把"谷芽"作为本药正名。已经广泛应用于中医药学文献的标引和检索的《中国中医药学主题词表》也以"谷芽"作为本药的正式主题词。现代著作如《中国医学百科全书中医学》、《全国中药炮制规范》等也以"谷芽"作为本品的正名。说明"谷芽"作为本品正名已成为共识。

1.3 与正名等效的名词：无。

2 源流考释

谷芽［禾本科植物粟 Setaria italica（L.）Beauv. 的成熟果实经发芽干燥而得］原称"糵米"，始载于魏晋《名医别录》，如《名医别录》卷二："糵米，味苦，无毒。主治寒中，下气除热。"[18]其后有不少本草著作即以"糵米"为正名记载本品，如宋·寇宗奭《本草衍义》[6]，明·李时珍《本草纲目》[7]、卢之颐《本草乘雅半偈》等[8]。但古代记载的"糵米"还当包括稻、黍等多科植物果实所生之芽。

古代著作中记载的本品异名有"蘖米"、"粟糵"、"粟芽"等。如《本草衍义》卷二十："蘖米，此则粟蘖也。"[6]《本草纲目》卷二十五："粟蘖，一名粟芽。"[7]

"谷芽"作为本品正名古代文献未见记载。现代文献多以"谷芽"作为本品正名，如《中华人民共和国药典》[1]、《中国中医药学主题词表》[3]、《中国医学百科全书·中医学》[2]、《全国中药炮制规范》[4]等；但有的以"粟芽"为正名，如《全国中草药汇编》[9]、《中药大辞典》[10]、《中华本草》[11]等；有的则在稻（Oryza sat iva L.）芽下介绍本品，如《中药志》[12]、《中药材手册》[13]、《中国药材学》[14]等。

3 附录

3.1 又称：炒谷芽、焦谷芽（饮片规格名）。

3.2 俗称：无。

3.3 曾称：糵米《名医别录》，蘖米、粟糵《本草衍义》，粟芽《本草纲目》。

4 文献通考

《名医别录》卷二："糵米，味苦，无毒。主治寒中，下气除热。"[5]

《本草衍义》卷二十："蘖米，此则粟蘖也。今谷神散中用之。"[6]

《本草纲目》卷二十五："蘖米，(《别录》中品)。【释名】弘景曰：此是以米作蘖，非别米名也。恭曰：蘖犹孽也，生不以理之名也。皆当以可生之物生之，取其蘖中之米入药。按：《食经》用稻蘖，稻即穬谷之总名。陶谓以米作蘖，非矣。米岂能更生乎？……粟蘖，一名粟芽……”[7]

《本草纲目》卷二十五：“蘖米，(《别录》中品)。【释名】弘景曰：此是以米作蘖，非别米名也。恭曰：蘖犹孽也，生不以理之名也。皆当以可生之物生之，取其蘖中之米入药。按：《食经》用稻蘖，稻即 谷之总名。陶谓以米作蘖，非矣。米岂能更生乎？……稻蘖（一名谷芽）……【附方】新一。启脾进食：谷神丸：用谷蘖四两为末，入姜汁、盐少许，和作饼，焙干，入炙甘草、砂仁、白术（麸炒）各一两，为末。白汤点服之，或丸服。《澹寮方》”[1]

《本草乘雅半偈·第八帙》：“蘖米，(别录中品)。帝出乎震，莫看呆了万物，各承帝气以生之为震，则无物不予，无时不然，此自强不息之机焉。”[8]

《中药志》：“谷芽　本品为少常用中药，由禾本科植物稻的颖果发芽干燥而得。……【原植物】稻　别名：水稻（通称）。Oryza sativa L. ——禾木科 Gramineae.”[12]［附注］华北地区习惯以禾本植物粟 Setaria italica（L.）Beauv 的颖果，发芽后作谷芽用。

《中药材手册》：“谷芽［纲目列入谷部造酿类蘖米项下］　本品为禾本科植物稻 oryza sativa L. 的成熟颖果经发芽处理后的干燥品。原植物系一年生草本，均为栽培。北方地区习惯以同科植物粟的颖果经发芽后当谷芽用。【别名】稻芽。”[13]

《全国中草药汇编》：“粟芽　【别名】谷芽（北方地区）。【来源】为禾本科狗尾草属植物粟 Setaric italica Beauv. 的成熟的颖果，经过发芽加工处理而得。”[9]

《中药大辞典》：“粟芽《纲目》　【异名】蘖米（《别录》），粟蘖（《本草衍义》）。【基原】为粟的发芽颖果。【原植物】粟（《尚书》）Setaria italica（L.）Beauv.。”[10]

《中国医学百科全书·中医学》：“谷芽　始载于《名医别录》。原名蘖米，又名谷蘖、稻蘖、稻芽。为禾本科植物稻 oryza sativa L. 或粟 Setaria italica（L.）Beauv. 的成熟果实，经加工发芽而成。中国产稻区均有生产。”[2]

《全国中药炮制规范》：“谷芽（稻芽）　［处方用名］谷芽、炒谷芽、焦谷芽。【来源】本品为禾本科植物稻 oryza sativa L. 或粟 Setaria italica（L.）Beauv. 的成熟果，经发芽干燥而得。全年可加工。药材以色黄、有幼芽、颗粒匀整者为佳。”[4]

《中国药材学》：“谷芽　【别名】稻芽。【来源】本品为禾本科植物稻 oryza sativa L. 的颖果经发芽而成……［附注］北方地区习惯将同科植物粟 Setaria ltalica（L.）Beauv. 的果实发芽后称谷芽，又名粟芽；北秫米。”[14]

《中国中医药学主题词表》：“谷芽 FRUCTUS SETARIAE GERMINATUS　为禾本科植物粟的成熟果实经发芽干燥而得；属消导药　D 粟芽。”[13]

《中华本草》：“粟芽《纲目》　【异名】孽米《别录》，粟蘖《本草衍义》，谷芽《山东中草药手册》。【来源】为禾本科植物粱 Setaria italica（L.）Beauv. 的发芽颖果。”[11]

《中华人民共和国药典》：“谷芽 Fructus setariae germinatus　本品为禾本科植物粟 Setaria italica（L.）Beauv. 的成熟果实经发芽干燥而得。将粟谷用水浸泡后，保持适宜的温、湿度，待须根长至约 6mm 时，晒干或低温干燥。”[1]

5 参考文献

1 国家药典委员会编. 中华人民共和国药典. 一部. 北京：化学工业出版社，2000，142
2 《中医学》编辑委员会. 中国医学百科全书·中医学. 上海：上海科学技术出版社，1997，1219
3 吴兰成主编. 中国中医药学主题词表. 北京：中医古籍出版社，1996，129
4 中华人民共和国卫生部药政管理局编. 全国中药炮制规范. 北京：人民卫生出版社，1988，149
5 魏晋·名医别录. 北京：人民卫生出版社，1986，208
6 宋·寇宗爽. 本草衍义. 上海：商务印书馆，1937，135
7 明·李时珍. 本草纲目. 北京：人民卫生出版社，1982，1548
8 明·卢之颐. 本草乘雅半偈. 北京：人民卫生出版社，1986，473
9 《全国中草药汇编》编写组编. 全国中草药汇编. 下册. 北京：人民卫生出版社，1996，332
10 江苏新医学院编. 中药大辞典. 上海：上海科学技术出版社，1977，1148
11 国家中医药管理局《中华本草》编委会. 中华本草. 第八册. 上海：上海科学技术出版社，1999，421
12 中国医学科学院药物研究所等编. 中药志. 第三册. 北京：人民卫生出版社，1993，409
13 中华人民共和国卫生部药政管理局主编. 中药材手册. 北京：人民卫生出版社，1998，297
14 徐国钧等主编. 中国药材学. 北京：中国医药科技出版社，1996，1186

218 谷精草

Gujingcao

Flos Eriocauli

1 定名依据

1.1 正名

1.1.1 汉文名：谷精草（本品为谷精草科植物谷精草 Eriocaulon buergerianum Koern. 的干燥带花茎的头状花序）。

1.1.2 英文名：pipewort flower.

1.2 依据

1.2.1 定名的文献依据

(1)《证类本草》卷十一："谷精草，味辛，温，无毒。主疗喉痹，齿风痛，及诸疮疥。饲马主虫颡毛焦等病。二月、三月于谷田中采之。一名戴星草。花白而小圆似星。故有此名尔。(今附) 臣禹锡等谨按《日华子》云：凉。喂饲马肥，二、三月于田中生白花者，结水银成沙子。……陈藏器云：味甘，平。亦入马药用之。白花细叶。集验方治偏、正头痛。谷精草一两为末，用白面调摊纸花子上，贴痛处，干又换。"[1]

(2)《本草图经》卷九："谷精草，旧不载所出州土，今处处有之。春生于谷田中，叶秆俱青，根花并白色。二月、三月内采花用，一名戴星草，以其叶细，花白而小圆似星，故以名尔。"[2]

(3)《本草纲目》卷十六："谷精草，(宋《开宝》)。【释名】戴星草《开宝》、文星草

《纲目》、流星草。时珍曰：谷田余气所生，故曰谷精。志曰：白花似星，故有戴星诸名。”[3]

(4)《本草从新》卷三：“谷精草，轻、明目。辛温轻浮。功善明目退翳。兼治头风喉痹。牙疼疥痒。田中收谷后多有之。田低而谷为水腐。得谷之余气结成。（谷精草为末、热面汤服二钱、治鼻衄不止。）”[4]

(5)《本草便读·草部》：“谷精草，得秋金谷气以生成。温可疏肝摩目翳。养中土胃阴而甘淡。轻能治上愈头风。（谷精草田中收谷后。得谷之余气而生。丛生细茎。茎头开小白花。其子亦白如椒实形。”[5]

(6)《中华人民共和国药典》：“谷精草 Flos eriocauli　本品为谷精草科植物谷精草 Eriocaulon buergerianum Koern. 的干燥带花茎的头状花序。秋季采收，将花序连同花茎拔出，晒干。”[6]

(7)《普通高等教育中医药类规划教材·中药学》：“谷精草《开宝本草》　为谷精草科一年生草本植物谷精草 Eriocaulon buergerianum Koern. 的干燥带花茎的头状花序。主产于浙江、江苏、安徽、江西、湖南、广东、广西等省。”[7]

(8)《中药大辞典》：“谷精草《开宝本草》　【异名】戴星草《开宝本草》……【基原】为谷精草科植物谷精草的带花茎的花序。【原植物】谷精草 Eriocaulon buergerianum Koern.”[8]

(9)《中国医学百科全书·中医学》：“谷精草　始载于《开宝本草》。又名戴星草、移星草。为谷精草科植物谷精草 Eriocaulon buergerianum Koern. 带花茎的花序，单用共花序者称‘谷精珠’。主产于中国江苏、浙江；此外，湖北、安徽、江西等省亦产。”[9]

(10)《全国中药炮制规范》：“谷精草　［处方用名］谷精草。【来源】本品为谷精草科植物谷精草 Eriocaulon buergerianum Koern. 的干燥带花茎的头状花序，多系野生。主产于华东、华南、西南及陕西等地。秋季采收，将花序连同花茎拔出，干燥。”[10]

(11)《中国药材学》：“谷精草　【别名】谷精珠，文星草，戴星草，鼓槌草，移星草，珍珠草（江苏）。【来源】本品为谷精草科植物谷精草 Eriocaulon buergerianum Koern. 的花茎和花序。”[11]

(12)《中药材手册》[12]、《中医大辞典》[13]、《全国中草药汇编》[14]、《中国中医药学主题词表》[15]、《中华本草》[16]等现代中药著作多以“谷精草”作为本品正名（参见“文献通考”）。

1.2.2　定名选择的理由

(1) 谷精草 Flos eriocauli，系谷精草科植物谷精草 Eriocaulon buergerianum Koern. 的干燥带花茎的头状花序。本品始载于唐·陈藏器《本草拾遗》，“谷精草”作为本品正名始见于宋·刘翰《开宝本草》，其后历代重要本草著作如宋·苏颂《本草图经》、唐慎微《证类本草》，明·李时珍《本草纲目》，清·吴仪洛《本草从新》、张秉成《本草便读》等在载录本品时均以“谷精草”作为正名，并一直沿用至今。

(2) 我国最新出版的《中华人民共和国药典》、《普通高等教育中医药类规划教材·中药学》以及辞书类著作《中医大辞典·中药分册》、《中药大辞典》、《中国医学百科全书·中医学》等均以“谷精草”作为本药正名。已经广泛应用于中医药学文献的标引和检索的《中国中医药学主题词表》也以“谷精草”作为本药的正式主题词。现代本草著作如

《全国中草药汇编》、《中华本草》、《中国药材学》、《中药材手册》、《全国中药炮制规范》等虽记载了不少本品各地的俗称，但也无一例外以“谷精草”作为本品的正名。说明“谷精草”作为本品正名已成为共识。

1.3　与正名等效的名词：无。

2　源流考释

谷精草（谷精草科植物谷精草 Eriocaulon buergerianum Koern. 的干燥带花茎的头状花序）始载于唐·陈藏器《本草拾遗》，如《证类本草》引该书曰：“味甘，平。亦入马药用之。白花细叶。集验方治偏、正头痛。谷精草一两为末，用白面调摊纸花子上，贴痛处，干又换。”[1]“谷精草”作为本品正名始见于宋·刘翰《开宝本草》，如《证类本草》引《开宝本草》云：“谷精草，味辛，温，无毒。主疗喉痹，齿风痛，及诸疮疥。饲马主虫颡毛焦等病。二月、三月于谷田中采之。一名戴星草。花白而小圆似星。故有此名尔。”[1]其后本草大多即沿用该书记载，以“谷精草”为正名，如宋·苏颂《本草图经》[2]、唐慎微《证类本草》[1]，明·兰茂《滇南本草》[17]、刘文泰《本草品汇精要》[18]、陈嘉谟《本草蒙筌》[19]、李时珍《本草纲目》[3]、李中梓《本草征要》[20]、卢之颐《本草乘雅半偈》[21]，清·汪昂《本草备要》[22]、张璐《本经逢原》[23]、吴仪洛《本草从新》[4]、严西亭《得配本草》[24]、黄宫绣《本草求真》[25]、姚澜《本草分经》[26]、杨时泰《本草述钩元》[27]、蒋居祉《本草择要纲目》[28]、陈其瑞《本草撮要》[29]、张秉成《本草便读》[5]等。

古代著作中记载的本品异名有“戴星草”、“文星草”、“流星草”、“谷精”、“戴星”、“文星”、“流星”。如《证类本草》卷十一：“谷精草，味辛，温，无毒。主疗喉痹，齿风痛，及诸疮疥。饲马主虫颡毛焦等病。二月、三月于谷田中采之。一名戴星草。花白而小圆似星。故有此名尔。（今附）”[1]《本草纲目》卷十六：“谷精草，（宋《开宝》）。【释名】戴星草《开宝》、文星草《纲目》、流星草。时珍曰：谷田余气所生，故曰谷精。志曰：白花似星，故有戴星诸名。”《本草乘雅半偈·第十帙》：“谷精草，（宋《开宝》）。【气味】辛，温，无毒……【参】曰谷之言续，精之言神观而凿凿者，阳之睛也。一名戴星、文星、流星。”[3]

现代有关著作均沿用前代大多本草记载以“谷精草”作为本品正名，如《中华人民共和国药典》[6]、《普通高等教育中医药类规划教材·中药学》[7]、《中医大辞典·中药分册》[13]、《中药大辞典》[8]、《中国医学百科全书·中医学》[9]、《中国中医药学主题词表》[15]、《中药材手册》[12]、《全国中草药汇编》[14]、《全国中药炮制规范》[10]、《中国药材学》[11]、《中华本草》[16]等。同时尚记载有各地的俗称“珍珠草”《中药材手册》[11]，“耳朵刷子”、“挖耳朵草”、“鼓槌草”、“衣钮草”、“谷精珠”《全国中草药汇编》[14]，“移星草”、“鱼眼草”、“天星草”、“佛顶珠”、“灌耳草”《中药大辞典》[8]，“翳子草”、“满天星”、“羊壳珠”、“金箍棒”、“鼓锤草”、“谷星草”、“谷精子”、“癞痢头草”《中华本草》[16]等。还记载有本品原植物“谷精草”的异名“连萼谷精草”《中华本草》[16]等。

3　附录

3.1　又称：无。

3.2　俗称：珍珠草、癞痢头草（江苏），鱼眼草（陆川），天星草（南宁），佛顶珠、灌耳草（四川），翳子草、满天星、羊壳珠、金箍棒（湖南），鼓锤草（湖北），耳朵刷子、挖耳朵草、衣钮草（浙江），鼓槌草、谷精珠，移星草，谷星草，谷精子。

3.3　曾称：戴星草《开宝本草》，文星草、流星草、谷精、戴星《本草纲目》，文星流星《本草乘雅半偈》。

3.4　原植物名称：谷精草，连萼谷精草（台湾）。

4　文献通考

《本草图经》卷九："谷精草，旧不载所出州土，今处处有之。春生于谷田中，叶秆俱青，根花并白色。二月、三月内采花用，一名戴星草，以其叶细，花白而小圆似星，故以名尔。"[2]

《证类本草》卷十一："谷精草，味辛，温，无毒。主疗喉痹，齿风痛，及诸疮疥。饲马主虫颡毛焦等病。二月、三月于谷田中采之。一名戴星草。花白而小圆似星。故有此名尔。（今附）臣禹锡等谨按《日华子》云：凉。喂饲马肥，二、三月于田中生白花者，结水银成沙子。……陈藏器云：味甘，平。亦入马药用之。白花细叶。集验方治偏、正头痛。谷精草一两为末，用白面调摊纸花子上，贴痛处，干又换。"[1]

《滇南本草》卷三："谷精草，味微苦、甜，性温，无毒。入肝脾二经，为清热明目之品。治喉痹、牙痛、退翳膜、散火热，疗疮疡。"[17]

《本草品汇精要》卷十五："谷精草，无毒，植生。谷精草主疗喉痹齿风痛及诸疮疥饲马主虫颡毛焦等病（名医所录）【名】戴星草【苗】〔图经曰〕春生于谷田中叶秆俱青根花并白色一名戴星草以其叶细花白而小圆似星故以名尔又有一种茎梗差长有节根微赤出秦陇间古方稀有今口齿药中多用之"[18]

《本草蒙筌》卷三："谷精草，秦州。谷精草，江宁府。谷精草，味辛，气温。无毒。生长谷田中，采收三月后。花白叶细，圆小似星，故又名戴星草也。理咽喉痹塞，止牙齿风疼。口舌诸疮，眼目翳膜。并堪煎服，取效霎时。"[19]

《本草纲目》卷十六："谷精草，（宋《开宝》）。【释名】戴星草《开宝》、文星草《纲目》、流星草。时珍曰：谷田余气所生，故曰谷精。志曰：白花似星，故有戴星诸名。"[3]

《本草征要》卷二："谷精草，味甘，性温，无毒。入肝、胃二经。头风翳膜遮睛，眉痛牙疼疥痒。"[20]

《本草乘雅半偈·第十帙》："谷精草，（宋《开宝》）。【气味】辛温，无毒……【覈】曰谷之言续，精之言神观而凿凿者，阳之睛也。一名戴星、文星、流星。《说文》云：星之言精也，阳之荣也。故白花点点犹星星也。《天文志》云：金之散气为星，其本曰人。孟康云：星涩，石也。金石相生，人与星气相应而成睛也。是故力平肝木之风，以通喉痹，布散翳膜之障，以开盲瞽。谓其不谷，仍续神观凿凿之以阳为睛也。若疮疥淫疮，为火刑金地，致金不谷，仍可续之；若鼻衄不止，为木用太过，而血菀于上，亦属金之不谷，无以乘气于木下也。谷精草，布散以金气，火自安其位，木亦退其舍矣。"[21]

《本草备要》："谷精草，轻，明目。辛温轻浮。上行阳明（胃），兼入厥阴（肝）。明目退翳之功在菊花之上。亦治喉痹齿痛，阳明风热。"[22]

《本经逢原》卷二："谷精草，辛温，无毒。［发明］谷精草性体轻浮，能入阳明分野，治目中诸痛甚良，而去翳尤为专药，明目退翳之功在菊花之上，痘后生翳亦用之。此草兔性喜食，故目疾家专用，与望月砂功用不殊。"[23]

《本草从新》卷三："谷精草，轻、明目。辛温轻浮。功善明目退翳。兼治头风喉痹。牙疼疥痒。田中收谷后多有之。田低而谷为水腐。得谷之余气结成。（谷精草为末，热面汤服二钱，治鼻衄不止。）"[4]

《得配本草》卷三："谷精草，甘，平。入足厥阴经。专治头风目翳，能疗疳积伤睛。风湿喉痹，亦可用以为佐。配地龙、乳香薰鼻，治脑痛。"[24]

《本草求真》卷五："谷精草，（隰草）入肝散结通血明目。谷精草（专入肝。兼入胃）。本谷余气而成。得天地中和之气。味辛微苦气温。故能入足厥阴肝及足阳明胃。按此辛能散结。温能通达。"[25]

《本草分经·原例》："谷精草，辛温轻浮，明目兼治头风喉痹。"[26]

《本草述钩元》卷九："谷精草，收谷后。荒田中有之。一科丛生。叶似嫩谷秧。抽茎高四五寸。茎头有小白花。点点如星。九月采花。阴干用。（濒湖）"[27]

《本草择要纲目·热性药品》："谷精草，【气味】辛温无毒。浮而升。上行阳明。"[28]

《本草撮要》卷一："【谷精草】，味辛温。入足厥阴阳明经。轻浮上行。功专明目退翳。功胜菊花。亦治喉痹齿痛。阳明风热。羯羊肝一具不洗。"[29]

《本草便读·草部》："谷精草，得秋金谷气以生成。温可疏肝摩目翳。养中土胃阴而甘淡。轻能治上愈头风。（谷精草田中收谷后。得谷之余气而生。丛生细茎。茎头开小白花。其子亦白如椒实形。轻浮之质。性禀中和。故能两入厥阴阳明。疏肝和胃。凡一切头风目疾等证。皆治之。此草治目疾翳障。疏中有补。以其有谷气也。）"[5]

《中药材手册》："谷精草［纲目列入草部隰草类］　本品主要为谷精草科植物谷精草 Eriocaulon buergerianum Koern. 的干燥带花茎的头状花序。原植物系一年生草本，野生于溪沟、田边阴湿地带。全国大部地区均使用此种。另外，贵州、云南、四川等地习用全草，福建、两广地区习用头状花序。除谷精草外，尚有其他品种也在不同地区使用。河南、陕西等地所用者为石竹科植物，与本品不同，应注意鉴别。【别名】珍珠草（江苏）。"[12]

《全国中草药汇编》："谷精草　【别名】耳朵刷子、挖耳朵草、珍珠草、鼓"》、搥草、衣钮草、谷精珠（头状花序）。【来源】为谷精草科谷精草属植物谷精草 Eriocaulon buergerianum Koern. 的花葶和花序。"[14]

《中药大辞典》："谷精草《开宝本草》　【异名】戴星草《开宝本草》，文星草、流星草《纲目》，移星草《现代实用中草》，珍珠草《江苏植药志》，鱼眼草《陆川本草》，天星草《南宁市药物志》，佛顶珠、灌耳草《四川中药志》。【基原】为谷精草科植物谷精草的带花茎的花序。【原植物】谷精草 Eriocaulon buergerianum Koern."[8]

《中医大辞典·中药分册》："谷精草　出《开宝重定本草》。又名珍珠草、流星草、谷精珠、移星草、鼓槌草。为谷精草科植物谷精草 Eriocaulon buergerianum Koern. 的带花茎的花序。"[13]

《中国医学百科全书·中医学》："谷精草　始载于《开宝本草》。又名戴星草、移星草。为谷精草科植物谷精草 Eriocaulon buergerianum Koern. 带花茎的花序，单用共花序者称“谷精珠”。主产于中国江苏、浙江；此外，湖北、安徽、江西等省亦产。”[9]

《全国中药炮制规范》：“谷精草 ［处方用名］谷精草。【来源】本品为谷精草科植物谷精草 Eriocaulon buergerianum Koern. 的干燥带花茎的头状花序，多系野生。主产于华东、华南、西南及陕西等地。秋季采收，将花序连同花茎拔出，干燥。药材以珠大而紧、色灰白、花茎短、色淡黄者为佳。”[10]

《中国药材学》：“谷精草 【别名】谷精珠，文星草，戴星草，鼓槌草，移星草，珍珠草（江苏）。【来源】本品为谷精草科植物谷精草 Eriocaulon buergerianum Koern. 的花茎和花序。”[11]

《中国中医药学主题词表》：“谷精草 ERIOCAULON BUERGERIANUM 属谷精草科和清热泻火药。”[15]

《普通高等教育中医药类规划教材·中药学》：“谷精草《开宝本草》 为谷精草科一年生草本植物谷精草 Eriocaulon buergerianum Koern. 的干燥带花茎的头状花序。主产于浙江、江苏、安徽、江西、湖南、广东、广西等省。秋季采收，将花序连同花茎拔出，晒干，切段用。”[7]

《中华本草》：“谷精草《本草拾遗》 【异名】戴星草《开宝本草》，文星草、流星草《纲目》，移星草《现代实用中药》，珍珠草《江苏省植物药材志》，鱼眼草《陆川本草》，天星草《南宁市药物志》，佛顶珠、灌耳草《四川中药志》，翳子草、满天星、羊壳珠、金箍棒《湖南药物志》，鼓锤草《湖北中草药志》，谷星草《植物名释札记》，谷精子（福建），耳朵刷子、挖耳朵草、衣钮草（浙江），癞痢头草（江苏）。……【来源】为谷精草科植物谷精草、白药谷精草、华南谷精草和毛谷精草等带花茎的头状花序。【原植物】①谷精草 Eriocaulon buergerianum Koern. 又名：连萼谷精草《台湾植物志》。②白药谷精草 Eriocaulon cinereum R. Br. ［E. sieboldianum Sieb. et Zucc.；E. heteranthum Benth.；E. formosanum Hayata］ 又名：赛谷精草《广州植物志》，小谷精草《台湾植物志》，异花谷精草《海南植物志》。③华南谷精草 Eriocaulon sexangulare L. ［E. wallichianum Mart.］④毛谷精草 Eriocaulon australe R. Br.”[16]

《中华人民共和国药典》：“谷精草 Flos eriocauli 本品为谷精草科植物谷精草 Eriocaulon buergerianum Koern. 的干燥带花茎的头状花序。秋季采收，将花序连同花茎拔出，晒干。”[12]

5 参考文献

1 宋·唐慎微. 证类本草. 北京：人民卫生出版社，1957，282

2 宋·苏颂. 本草图经. 合肥：安徽科学技术出版社，1994，308

3 明·李时珍. 本草纲目. 北京：人民卫生出版社，1982，1105

4 清·吴仪洛. 本草从新. 北京：中医古籍出版社，2001，49

5 清·张秉成. 本草便读. 上海：上海卫生出版社，1957，23

6 国家药典委员会编. 中华人民共和国药典. 一部. 北京：化学工业出版社，2000，142

7 雷载权主编. 普通高等教育中医药类规划教材·中药学. 上海：上海科学技术出版社，1995，58

8 江苏新医学院编. 中药大辞典. 上海：上海科学技术出版社，1977，1149

9 《中医学》编辑委员会. 中国医学百科全书·中医学. 上海：上海科学技术出版社，1997，988

10 中华人民共和国卫生部药政管理局编. 全国中药炮制规范. 北京：人民卫生出版社，1988，263

11 徐国钧等主编. 中国药材学. 北京：中国医药科技出版社，1996，1007
12 中华人民共和国卫生部药政管理局主编. 中药材手册. 北京：人民卫生出版社，1998，507
13 《中医大辞典》编辑委员会编. 中医大辞典·中药分册. 北京：人民卫生出版社，1982，184
14 《全国中草药汇编》编写组编. 全国中草药汇编. 上册. 北京：人民卫生出版社，1996，467
15 吴兰成主编. 中国中医药学主题词表. 北京：中医古籍出版社，1996，129
16 国家中医药管理局《中华本草》编委会. 中华本草. 第八册. 上海：上海科学技术出版社，1999，313
17 明·兰茂. 滇南本草. 昆明：云南人民出版社，1959
18 明·刘文泰. 本草品汇精要. 北京：人民卫生出版社，1982，437
19 明·陈嘉谟. 本草蒙筌. 北京：人民卫生出版社，1988，181
20 明·李中梓. 本草征要. 见：李中梓医学全书. 北京：中国中医药出版社，1999，131
21 明·卢之颐. 本草乘雅半偈. 北京：人民卫生出版社，1986，612
22 清·汪昂. 本草备要. 北京：中国中医药出版社，1998，125
23 清·张璐. 本经逢原. 上海：上海科学技术出版社，1959，86
24 清·严西亭. 得配本草. 上海：上海卫生出版社，1957，31
25 清·黄宫绣. 本草求真. 上海：上海科学技术出版社，1959，219
26 清·姚澜. 本草分经. 上海：上海科学技术出版社，1989，179
27 清·杨时泰. 本草述钩元. 上海：上海科学技术出版社，1958，267
28 清·蒋居祉. 本草择要纲目. 见：珍本医书集成. 本草类. 上海：上海科学技术出版社，1985，70
29 清·陈其瑞. 本草撮要. 见：珍本医书集成. 本草类. 上海：上海科学技术出版社，1985，29

219 龟甲

Guijia

Carapax Et plastrum Testudins

1 定名依据

1.1 正名

1.1.1 汉文名：龟甲［本品为龟科动物乌龟 Chinemys reevesii（Gray）的背甲及腹甲］。

1.1.2 英文名：tortoise carapace and plastron.

1.2 依据

1.2.1 定名的文献依据

(1)《神农本草经》卷一："龟甲，味咸，平。主漏下赤白，破癥瘕、痎疟，五痔、阴蚀，湿痹，四肢重弱，小儿囟不合。久服，轻身、不饥。一名神屋。生池泽。"[1]

(2)《本草经集注》："龟甲，味咸、甘，平，有毒。主治漏下赤白，破癥瘕，痎疟，五痔，阴蚀，湿痹，四肢重弱，小儿囟不合。"[2]

(3)《新修本草》卷十六："龟甲，味咸、甘，平，有毒。主漏下赤白，破癥瘕痎疟，五痔，阴蚀，湿痹，四肢重弱，小儿囟不合，疗头疮难燥，女子阴疮及惊恚气，心腹痛不可久立，骨中寒热，伤寒劳复，或肌体寒热欲死，以作汤良。"[3]

(4)《证类本草》卷十二："龟甲，味咸、甘，平，有毒……一名神屋。生南海池泽及湖水中。采无时。勿令中湿，中湿即有毒。（恶沙参、蜚蠊。）……《药性论》云：龟甲，畏狗胆，无毒。烧灰治小儿头疮不燥。"[4]

(5)《本草蒙筌》卷十一："龟甲，味咸、甘，气平。有毒。一云属金，有水，阴中阳也。无毒。深泽阴山，处处俱有。得神龟甲版为上，（神龟产水中，底甲当心前一处四方透明，如琥珀色者是也。）分阴阳取用才灵。"[5]

(6)《本草新编》卷五："龟甲（千岁灵龟），味咸、甘，气平，有毒，阴中阳也。"[6]

(7)《中华人民共和国药典》："龟甲 Carapax et plastrum testudins　本品为龟科动物乌龟 Chinemys reevesii（Gray）的背甲及腹甲。全年均可捕捉，以秋、冬二季为多，捕捉后杀死，或用沸水烫死，剥取背甲及腹甲，除去残肉，晒干。"[7]

(8)《普通高等教育中医药类规划教材·中药学》："龟甲《本经》　为龟科动物乌龟 Chinemys reevesii（Gray）的背甲及腹甲。主产浙江、湖北、湖南、安徽、江苏等地。全年均可捕捉，杀死，或用沸水烫死，剥取甲壳，除去残肉，晒干。以砂炒后醋淬用。"[8]

(9)《中医大辞典·中药分册》："龟甲　出《神农本草经》。即龟版，详该条。"[9]

(10)《中国医学百科全书·中医学》："龟甲　始载于《神农本草经》。又名龟版、龟腹甲、龟下甲、元武版。为龟科动物乌龟 Chinemys reevesii（Gray）的腹甲。全年均可捕捉，以秋、冬两季为多。捕捉后杀死或用沸水烫死，剔除筋肉，剥取腹甲，晒干。近已开始采用龟背甲入药。《药典》（1995 年版）以'龟甲'立条。"[10]

(11)《中国药材学》："龟甲　【别名】乌龟板，下甲，龟腹甲，龟壳。【来源】本品为爬行纲龟鳖目龟科动物乌龟 Chinemys reevesii（Gray）的腹甲（龟板）及背甲（龟壳）。"[11]

(12)《中国中医药学主题词表》："龟甲 CARAPAX ET PLASTRUM TESTUDINS　为龟科动物乌龟的背甲和腹甲；属补阴药及动物药　FC 龟甲胶。"[12]

(13)《全国中草药汇编》[13]、《中华本草》[14]等现代中药著作多以"龟甲"作为本品正名（参见"文献通考"）。

1.2.2　定名选择的理由

(1) 龟甲 Carapax et plastrum testudins，系龟科动物乌龟 Chinemys reevesii（Gray）的背甲及腹甲。本品始载于汉《神农本草经》，并以"龟甲"作为本品正名记录。其后历代重要本草著作如南北朝·陶弘景《本草经集注》，唐·苏敬《新修本草》，宋·唐慎微《证类本草》，明·陈嘉谟《本草蒙筌》，清·陈士铎《本草新编》等在载录本品时均以"龟甲"作为正名，并一直沿用至今。

(2) 我国最新出版的《中华人民共和国药典》、《普通高等教育中医药类规划教材·中药学》以及辞书类著作《中医大辞典·中药分册》、《中国医学百科全书·医学》等均以"龟甲"作为本药正名。已经广泛应用于中医药学文献的标引和检索的《中国中医药学主题词表》也以"龟甲"作为本药的正式主题词。现代本草著作如《全国中草药汇编》、《中华本草》、《中国药材学》等虽记载了不少本品各地的俗称，但均以"龟甲"作为本品的正名。说明"龟甲"作为本品正名已成为共识。

1.3　与正名等效的名词：无。

2　源流考释

龟甲［龟科动物乌龟 Chinemys reevesii（Gray）的背甲及腹甲］始载于汉·佚名《神

农本草经》[1]，并作为本品正名记载，如《神农本草经》卷一："龟甲，味咸，平。主漏下赤白，破癥瘕、痎疟，五痔、阴蚀，湿痹，四肢重弱，小儿囟不合。久服，轻身、不饥。一名神屋。生池泽。"[1]其后本草大多沿用《神农本草经》记载，以"龟甲"为正名，如南北朝·陶弘景《本草经集注》[2]，唐·苏敬等撰《新修本草》[3]、孟诜《食疗本草》[15]，宋·唐慎微《证类本草》[4]，明·刘文泰《本草品汇精要》[16]、陈嘉谟《本草蒙筌》[5]、李中梓《本草征要》[17]、贾所学《药品化义》[18]、卢之颐《本草乘雅半偈》[19]，清·陈士铎《本草新编》[6]、杨时泰《本草述钩元》[20]等；有的以"龟板"为正名，如清·张璐《本经逢原》[21]、吴仪洛《本草从新》[22]、姚澜《本草分经》[23]；有的在"水龟"项下介绍本品，如明·李时珍《本草纲目》[24]；有的在"龟"项下介绍本品，如清·王绂《医林纂要》[25]等。

古代著作中记载的本品异名有"神屋"、"龟壳"、"败龟"、"龟筒"、"神龟"、"龟甲版"、"败龟版"、"龟版"、"龟底甲"、"龟腹甲"、"龟下甲"等。如《淮南子》云："龟壳，龟甲也。"[27]《证类本草》引《日华子》云："卜龟小者，腹下可卜，钻遍者，名败龟。治血麻痹。入药酥炙用，又名败将。"[4]《本草衍义》卷十七："秦龟，即生于秦者。秦地山中多老龟，极大而寿。龟甲即非只秦地有，四方皆有之，但取秦地所出大者为胜。今河北独流、钓台甚多，取龟筒治疗，亦入众药。"[29]《本草品汇精要》卷二十九："龟甲，有毒，卵生。龟甲（出神农本经）……【名】神屋　神龟　灼过者名败龟　败将　漏天机"[16]《本草蒙筌》卷十一："龟甲，味咸、甘，气平。有毒。一云属金，有水，阴中阳也。无毒。深泽阴山，处处俱有。得神龟甲版为上……（谟）按：方药用败龟版者，乃龟死深山之中，形肉烂渗甲内，人或捡拾，因有此名。"[5]《本草纲目》卷四十五："水龟《本经·上品》。【释名】玄衣督邮……龟甲，【释名】神屋《本经》、败龟版《日华》、败将《日华》、漏天机《图经》。时珍曰：并隐名也……一名神屋。陶言厣可供卜，壳可入药。则古者上下甲皆用之。至《日华》始用龟版，而后人遂主之矣。"[24]《药品化义》卷六："龟甲，属纯阳（有土水与金）……常居土中近水泽遇阴水则出行，其头常缩，眼耳口鼻皆伏于地，得地之阴气最厚，取之底甲。"[18]《医林纂要》卷三："龟：甘，咸，寒……壳：甘，咸，寒。壳皆可用，今重腹甲，谓之龟板，以腹尤至阴也。又以自死者为败龟板，谓得阴气之全。入丸散，必用甲。"《本草述钩元》："龟甲，一名败龟板……龟下甲酒炙五两。侧柏叶炒一两半。"[25]

现代有关著作均沿用《神农本草经》的记载以"龟甲"作为本品正名，如《中华人民共和国药典》[7]、《普通高等教育中医药类规划教材·中药学》[8]、《中医大辞典·中药分册》[9]、《中国医学百科全书·中医学》[10]、《中国中医药学主题词表》[12]、《全国中草药汇编》[13]、《中国药材学》[11]、《中华本草》[14]等。现代有关著作有的以"龟板"作为本品正名，如《中药材手册》[26]、《全国中药炮制规范》[28]等。同时尚记载有"下甲"《中药材手册》[26]，"乌龟壳"、"乌龟板"《全国中草药汇编》[13]，"元武版"《中国医学百科全书·中医学》[10]，"败龟甲"、"拖泥板"、"坎版"《中华本草》[14]等各地的俗称。还记载有本品原植物"乌龟"的异名"龟"、"水龟"、"神龟"、"元绪"、"泥龟"、"墨龟"、"田龟"《中华本草》[14]等。

3　附录

3.1　又称：醋龟板（饮片规格名）。

3.2　俗称：下甲，乌龟壳，乌龟板，元武版，败龟甲，拖泥板，坎版。

3.3　曾称：神屋《神农本草经》，龟壳《淮南子》，败龟《日华子》，龟筒《本草衍义》，神龟《本草品汇精要》，龟甲版、败龟版《本草蒙筌》，龟版《本草纲目》，龟底甲《药品化义》，龟腹甲《医林纂要》，龟板《本经逢原》，龟下甲《本草述钩元》。

3.4　原植物名称：乌龟，龟，水龟，神龟，元绪，泥龟、墨龟（浙江），田龟。

4　文献通考

《神农本草经》卷一："龟甲，味咸，平。主漏下赤白，破癥瘕、痎疟，五痔、阴蚀，湿痹，四肢重弱，小儿囟不合。久服，轻身、不饥。一名神屋。生池泽。"[1]

《淮南子》："龟壳，龟甲也。"[27]

《本草经集注》："龟甲，味咸、甘，平，有毒。主治漏下赤白，破癥瘕，痎疟，五痔，阴蚀，湿痹，四肢重弱，小儿囟不合。治头疮难燥，女子阴疮及惊恚气，心腹痛不可久立，骨中寒热，伤寒劳复，或肌体寒热欲死，以作汤良。久服轻身，不饥，益气资智，亦使人能食。一名神屋。"[2]

《新修本草》卷十六："龟甲，味咸、甘，平，有毒。主漏下赤白，破癥瘕痎疟，五痔，阴蚀，湿痹，四肢重弱，小儿囟不合，疗头疮难燥，女子阴疮及惊恚气，心腹痛不可久立，骨中寒热，伤寒劳复，或肌体寒热欲死，以作汤良。久服轻身不饥，益气资智，亦使人能食。一名神屋，生南海池泽及湖水中，采无时，勿令中湿，中湿即有毒。"[3]

《食疗本草》卷中："龟甲〈温〉，（一）味酸。主除温瘴气，风痹，身肿，踒折。又，骨带入山林中，令人不迷路。其食之法，一如鳖法也。其中黑色者，常啖蛇，不中食之。其壳亦不堪用。"[15]

《证类本草》卷十二："龟甲，味咸、甘，平，有毒……一名神屋。生南海池泽及湖水中。采无时。勿令中湿，中湿即有毒。（恶沙参、蜚蠊。）……《药性论》云：龟甲，畏狗胆，无毒。烧灰治小儿头疮不燥。骨带入山令人不迷。血治脱肛。灰亦治脱肛。日华子云：卜龟小者，腹下可卜，钻遍者，名败龟。治血麻痹。入药酥炙用，又名败将。"[4]

《本草衍义》卷十七："秦龟，即生于秦者。秦地山中多老龟，极大而寿。龟甲即非只秦地有，四方皆有之，但取秦地所出大者为胜。今河北独流、钓台甚多，取龟筒治疗，亦入众药。"[29]

《本草品汇精要》卷二十九："龟甲，有毒，卵生。龟甲（出《神农本经》），主漏下赤白，破癥瘕痎疟，五痔阴蚀，湿痹四肢重弱，小儿囟不合。久服轻身不饥（以上朱字《神农本经》）。头疮难燥，女子阴疮，及惊恚气心腹痛，不可久立，骨中寒热，伤寒劳复或肌体寒热欲死，以作汤良；益气资智亦使人能食（以上黑字《名医》所录）。【名】神屋　神龟　灼过者名败龟　败将　漏天机"[16]

《本草蒙筌》卷十一："龟甲，味咸、甘，气平。有毒。一云属金，有水，阴中阳也。无毒。深泽阴山，处处俱有。得神龟甲版为上，（神龟产水中，底甲当心前一处四方透明，如琥珀色者是也。）分阴阳取用才灵……（谟）按：方药用败龟版者，乃龟死深山之中，形肉烂渗甲内，人或捡拾，因有此名。"[5]

《本草纲目》卷四十五："水龟，《本经·上品》。【释名】玄衣督邮……龟甲，【释名】神屋《本经》、败龟版《日华》、败将《日华》、漏天机《图经》。时珍曰：并隐名也……一名神屋。陶言厣可供卜，壳可入药。则古者上下甲皆用之。至《日华》始用龟版，而后人遂主之矣。”[24]

《本草征要》卷一：“龟甲，味咸，性寒，有毒。入心、肾二经。恶沙参、蜚蠊。去肋，酥炙。”[17]

《本草乘雅半偈·第二帙》：“龟甲，《本经·上品》。厣可供卜以垂象者，大效法者，地故取诸腹厣，日华用厣亦本于此。龟运任脉，服天气以通神明也。”[19]

《药品化义》卷六：“龟甲　属纯阳（有土水与金），体坚，色内白外肤皮有黑有黄，气羶臭，味咸性寒，能沉，力补阴，性气与味俱厚，入肾肝二经，龟甲龟之性喜静，常居土中近水泽遇阴水则出行，其头常缩，眼耳口鼻皆伏于地，得地之阴气最厚，取之底甲……倍有力胆脾虚者恐滑肠慎之，医者仁术恐伤生命，鹿有自解之角，龟有灼过之甲，故名败龟板，奈有认作自败者不思 病龟乃为自败甲，必枯槁不惟无益而反而有损特为订正。”[18]

《本草新编》卷五：“龟甲（千岁灵龟），味咸、甘，气平，有毒，阴中阳也。”[6]

《本经逢原》：“龟板，《本经》名曰神屋。咸甘平小毒。入药取腹去背，酒浸酥炙，或熬胶用，色黑产水中者为水龟。其色黄，出山中者为秦龟，秦龟不入补肾药。一种呷蛇龟，腹折，见蛇则呷而食之，其性最毒，不可误用。方书皆用灼过败龟之板，取其用过无关生命也。世以自死龟壳为败，既死精气已脱，取用何益，误服反受其毒，以其为蛇虺所伤也。”[21]

《本草从新》卷十七：“龟板，补肾阴。咸寒至阴。属金与水。补心资智。益肾滋阴……时珍曰：龟鹿皆灵而寿、龟首常藏向腹、能通任脉、故取其甲以补心、补肾、补血、以养阴也、鹿首常返向尾、能通督脉、故取其角以补命、补精、补气、以养阳也。虽肾虚而无热者勿用。大者力胜。(自死败龟良、得阴气更全也。)”[22]

《医林纂要》卷三：“龟：甘，咸，寒。……壳：甘，咸，寒。壳皆可用，今重腹甲，谓之龟板，以腹尤至阴也。又以自死者为败龟板，谓得阴气之全。入丸散，必用甲。”[25]

《本草分经·原例》：“龟板，咸寒至阴，通心入肾，补阴清热，治一切阴虚血弱之症，能通任脉，自死败龟良，熬胶更胜。龟尿走窍透骨，染须发，治哑聋。”[23]

《本草述钩元》：“龟甲，一名败龟板。《格物考》云。天有先春之震。山多自死之龟。龟听雷音。则口中所含以蛰者。便吐而昂首。时令尚早。无虫可食。多致饿死。血肉腐烂。渗入下甲。此真败龟板也……〔辨治〕阳龟壳　圆板白。阴龟壳长板黄。阴人用阳。阳人用阴。锯去四边。石上磨净。灰火炮过。涂酥炙黄用。亦有酒炙。醋炙。猪脂炙。烧灰用者。（濒湖）凡入药。须研极细。不尔留滞肠胃。能变癥瘕也。……龟下甲酒炙五两。侧柏叶炒一两半。香附童便浸炒一两。为末。米糊丸梧子大。每空心温酒服百丸。胎产下痢。龟甲一枚。醋炙为末。每服一钱。臁疮朽臭。”[20]

《中药材手册》：“龟板［纲目名龟甲，列入介部龟鳖类水龟项下］　本品为龟科动物乌龟 Chinemys reevesii（Gray）的腹甲。乌龟系野生，常栖息于川泽湖池中。冬季离水，藏于土穴或树洞内冬眠，冬眠时有群集现象，翌年 4 月开始活动。商品因加工不同，有‘血板’与‘汤板’之分，习惯认为血板质量较佳。【别名】下甲、龟甲。”[26]

《全国中草药汇编》：“龟甲　【别名】乌龟壳、乌龟板、龟板（下甲）。【来源】为龟科动物乌龟（龟、金龟）Chinemys（Geoclemys）reevesii（Gray）的下甲（腹甲），现上甲（背甲）亦同等入药。”[13]

《中医大辞典·中药分册》：“龟甲　出《神农本草经》。即龟版，详该条。”[9]

《中国医学百科全书·中医学》：“龟甲　始载于《神农本草经》。又名龟版、龟腹甲、龟下甲、元武版。为龟科动物乌龟 Chinemys reevesii（Gray）的腹甲。全年均可捕捉，以秋、冬两季为多。捕捉后杀死或用沸水烫死，剔除筋肉，剥取腹甲，晒干。近已开始采用龟背甲入药。《药典》（1995 年版）以“龟甲”立条。”[10]

《全国中药炮制规范》：“龟板　［处方用名］龟板、醋龟板。【来源】本品为龟科动物乌龟 Chinemys reevesii（Gray）的背甲及腹甲。养殖或野生，主产于湖北、安徽、河南、江苏、浙江等地。全年均可捕捉，以秋、冬二季为多，捕捉后杀死或用沸水烫死，剥取腹甲，除去残肉，干燥。药材以块大、无残肉者为佳。”[28]

《中国药材学》：“龟甲　【别名】乌龟板，下甲，龟腹甲，龟壳。【来源】本品为爬行纲龟鳖目龟科动物乌龟 Chinemys reevesii（Gray）的腹甲（龟板）及背甲（龟壳）。”[11]

《中国中医药学主题词表》：“龟甲 CARAPAX ET PLASTRUM TESTUDINS　为龟科动物乌龟的背甲和腹甲；属补阴药及动物药　FC 龟甲胶。”[12]

《普通高等教育中医药类规划教材·中药学》：“龟甲《本经》　为龟科动物乌龟 Chinemys reevesii（Gray）的背甲及腹甲。主产浙江、湖北、湖南、安徽、江苏等地。全年均可捕捉，杀死，或用沸水烫死，剥取甲壳，除去残肉，晒干。以砂炒后醋淬用。”[8]

《中华本草》：“龟甲《本经》　【异名】神屋《本经》，龟壳《淮南子》，败龟甲《小品方》，败龟《日华子》，龟筒《本草衍义》，龟下甲（朱丹溪），龟版《纲目》，龟底甲《药品化义》，龟腹甲《医林纂要·药性》，拖泥板、元武版、坎版《药材学》，乌龟壳、龟板（俗称）。……【来源】为龟科动物乌龟的甲壳。［原动物］乌龟 Chinemys reevesii（Gray）　又名：龟《周礼》，水龟《尔雅》，神龟《本经》，元绪（崔豹《古今注》），泥龟、墨龟《浙江动物志》，田龟《便民食疗》。”[14]

《中华人民共和国药典》：“龟甲 Carapax et plastrum testudins　本品为龟科动物乌龟 Chinemys reevesii（Gray）的背甲及腹甲。全年均可捕捉，以秋、冬二季为多，捕捉后杀死，或用沸水烫死，剥取背甲及腹甲，除去残肉，晒干。”[7]

5　参考文献

1　汉·神农本草经. 清顾观光重辑本. 北京：人民卫生出版社，1955，51

2　南北朝·陶弘景. 本草经集注. 北京：人民卫生出版社，1994，433

3　唐·苏敬等撰. 新修本草. 合肥：安徽科学技术出版社，1981，406

4　宋·唐慎微. 证类本草. 北京：人民卫生出版社，1957，413

5　明·陈嘉谟. 本草蒙筌. 北京：人民卫生出版社，1988，422

6　清·陈士铎. 本草新编. 北京：中国中医药出版社，1996，295

7　国家药典委员会编. 中华人民共和国药典. 一部. 北京：化学工业出版社，2000，143

8　雷载权主编. 普通高等教育中医药类规划教材·中药学. 上海：上海科学技术出版社，1995，312

9　《中医大辞典》编辑委员会编. 中医大辞典·中药分册. 北京：人民卫生出版社，1982，184

10　《中医学》编辑委员会. 中国医学百科全书·中医学. 上海：上海科学技术出版社，1997，1241

11　徐国钧等主编. 中国药材学. 北京：中国医药科技出版社，1996，1820

12　吴兰成主编. 中国中医药学主题词表. 北京：中医古籍出版社，1996，135

13 《全国中草药汇编》编写组编．全国中草药汇编．上册．北京：人民卫生出版社，1996，466
14 国家中医药管理局《中华本草》编委会．中华本草．第九册．上海：上海科学技术出版社，1999，378
15 唐·孟诜．食疗本草．北京：人民卫生出版社，1984，89
16 明·刘文泰．本草品汇精要．北京：人民卫生出版社，1982，683
17 明·李中梓．本草征要．见：李中梓医学全书．北京：中国中医药出版社，1999，154
18 明·贾所学．药品化义．清光绪三十年北京郁文书局排印
19 明·卢之颐．本草乘雅半偈．北京：人民卫生出版社，1986，123
20 清·杨时泰．本草述钩元．上海：上海科学技术出版社，1958，597
21 清·张璐．本经逢原．上海：上海科学技术出版社，1959，223
22 清·吴仪洛．本草从新．北京：中医古籍出版社，2001，255
23 清·姚澜．本草分经．上海：上海科学技术出版社，1989，146
24 明·李时珍．本草纲目．北京：人民卫生出版社，1982，2491
25 清·王绂．医林纂要．合肥：安徽科学技术出版社，1993
26 中华人民共和国卫生部药政管理局主编．中药材手册．北京：人民卫生出版社，1998，649
27 汉初·刘安．淮南子（直解）．上海：复旦大学，2002
28 中华人民共和国卫生部药政管理局编．全国中药炮制规范．北京：人民卫生出版社，1988，336
29 宋·寇宗奭．本草衍义．上海：商务印书馆，1937，107

220 辛夷
Xinyi
Flos Magnoliae

1 定名依据

1.1 正名

1.1.1 汉文名：辛夷（本品为木兰科植物望春花 Magnolia biondii Pamp.、玉兰 Magnolia denudata Desr. 或武当玉兰 Magnolia sprengeri Pamp. 的干燥花蕾）。

1.1.2 英文名：biond magnolia flower.

1.2 依据

1.2.1 定名的文献依据

(1)《神农本草经》卷一："辛夷，味辛，温。主五脏身体寒风，头脑痛，面皯。久服下气、轻身、明目、增年、耐老。一名辛矧（《御览》作引)，一名侯桃，一名房木。生川谷。"[1]

(2)《吴普本草》："辛夷，味辛，温，无毒。……一名辛矧，一名侯桃，一名房木。生汉中川谷。九月采实，曝干。（芎䓖为之使，恶五石脂，畏菖蒲、蒲黄、黄连、石膏、黄环。)"[2]

(3)《证类本草》卷十二："辛夷，味辛，温，无毒……一名辛矧，一名侯桃，一名房木。生汉中川谷。九月采实，曝干。"[3]

(4)《本草纲目》卷三十四："辛夷，《本经·上品》。【释名】辛雉《本经》、侯桃

(同)、房木(同)、木笔《拾遗》、迎春。时珍曰：夷者荑也。其苞初生如荑而味辛也。"[4]

(5)《本草从新》卷七："辛夷，一名木笔花、一名迎春花。宣散上焦风热。辛温轻浮。入肺胃气分。能助胃中清阳上行。"[5]

(6)《得配本草》卷七："辛夷，芎䓖为之使。畏菖蒲、黄连、蒲黄、石膏、黄环。恶五石脂。辛，温。入手太阴、足阳明经气分。"[6]

(7)《中华人民共和国药典》："辛夷 Flos magnoliae　本品为木兰科植物望春花 Magnolia biondii Pamp.、玉兰 Magnolia denudata Desr. 或武当玉兰 Magnolia sprengeri Pamp. 的干燥花蕾。冬末春初花未开放时采收，除去枝硬，阴干。"[7]

(8)《普通高等教育中医药类规划教材·中药学》："辛夷《本经》　为木兰科植物望春花 Magnolia biondii Pamp.、玉兰 Magnolia denudata Desr. 或武当玉兰 Magnolia sprengeri Pamp. 的花蕾。春初花未开放时采收，除去枝梗，阴干入药用。"[8]

(9)《中药大辞典》："辛夷《本经》　【异名】辛矧……【基原】为木兰科植物辛夷或玉兰的花蕾。【原植物】①辛夷 Magnolia liliflora Desr.，又名：林兰《本经》，木栏、桂栏《广雅》，杜兰《别录》，木兰、紫玉兰。②玉兰《学圃杂疏》Magnolia denudata Desr.，又名：白木莲《本草纲目启蒙》、应春花、玉堂春、白玉兰。"[9]

(10)《中医大辞典·中药分册》："辛夷　出《神农本草经》。又名迎春、木笔花、姜朴花。为木兰科植物辛夷 Magnolia liliflora Desr. 或玉兰 M. denudata Desr. 等的花蕾。"[10]

(11)《中国医学百科全书·中医学》："辛夷　始载于《神农本草经》。又名木笔花。为木兰科木兰属植物望春玉兰 Magnolia biondii Pamp.、玉兰 M. denudata Desr. 或武当玉兰 Magnolia sprengeri Pamp. 的花蕾。冬末春初花未开放时采收花蕾，阴干。"[11]

(12)《中国中医药学主题词表》："辛夷 MAGNOLIA BIONDII　属木兰科和辛温解表药 D 木兰；D 玉兰花；D 木笔花。"[12]

(13)《中药志》[13]、《全国中草药汇编》[14]、《全国中药炮制规范》[15]、《中国药材学》[16]、《中华本草》[17]等现代中药著作多以"辛夷"作为本品正名（参见"文献通考"）。

1.2.2　定名选择的理由

(1) 辛夷 Flos magnoliae，系木兰科植物望春花 Magnolia biondii Pamp.、玉兰 Magnolia denudata Desr. 或武当玉兰 Magnolia sprengeri Pamp. 的干燥花蕾。"辛夷"之名始见于汉《神农本草经》，并作为本品正名记载。其后的历代重要本草著作如三国·吴普《吴普本草》，宋·唐慎微《证类本草》，明·李时珍《本草纲目》，清·吴仪洛《本草从新》、严西亭《得配本草》等在载录本品时均以"辛夷"作为正名，并一直沿用至今。

(2) 我国最新出版的《中华人民共和国药典》、《普通高等教育中医药类规划教材·中药学》以及辞书类著作《中医大辞典·中药分册》、《中药大辞典》、《中国医学百科全书·中医学》等均以"辛夷"作为本品正名。已经广泛应用于中医药学文献的标引和检索的《中国中医药学主题词表》也以"辛夷"作为本品的正式主题词。现代本草著作如《中药志》、《全国中草药汇编》、《中华本草》、《中国药材学》、《中药材手册》、《全国中药炮制规范》等虽记载了不少本品各地的俗称，但也无一例外以"辛夷"作为本品的正名。说明"辛夷"作为本品正名已成为共识。

1.3　与正名等效的名词：无。

2　源流考释

辛夷（木兰科植物望春花 Magnolia biondii Pamp.、玉兰 Magnolia denudata Desr. 或武当玉兰 Magnolia sprengeri Pamp. 的干燥花蕾）始载于汉《神农本草经》，并将“辛夷”作为正名记载，如汉《神农本草经》卷一：“辛夷，味辛，温。主五脏身体寒风，头脑痛，面皯。久服下气、轻身、明目、增年、耐老。一名辛矧《御览》作引），一名侯桃，一名房木。生川谷。”[1] 其后的本草著作均沿用《神农本草经》以“辛夷”作为正名，如三国·吴普《吴普本草》[2]，宋·苏颂《本草图经》[18]、唐慎微《证类本草》[3]、寇宗奭《本草衍义》[19]，明·刘文泰《本草品汇精要》[20]、李时珍《本草纲目》[4]、李中梓《本草征要》[21]、卢之颐《本草乘雅半偈》[22]，清·张志聪《本草崇原》[23]、陈士铎《本草新编》[24]、汪昂《本草备要》[25]、张璐《本经逢原》[26]、吴仪洛《本草从新》[5]、严西亭《得配本草》[6]、黄宫绣《本草求真》[27]、姚澜《本草分经》[28]、杨时泰《本草述钩元》[29]、叶志诜《神农本草经赞》[30]、凌奂《本草害利》[31]、陈其瑞《本草撮要》[32]、张秉成《本草便读》[33]等。

古代著作中记载的本品异名有“辛矧”、“侯桃”、“房木”《神农本草经》[1]，“新雉”《汉书·杨雄传》引杨雄《甘泉赋》[34]，（“新矧”《汉书·杨雄传》引唐·颜师古注）[34]，“木笔”、“迎春”、“玉蕊”、“玉兰”《本草拾遗》[3]，“木笔花”《蜀本草》[3]，“辛雉”《本草纲目》[4]，“花蕊”《本草便读》[33]等。如《神农本草经》卷一：“辛夷，味辛，温。主五脏身体寒风，头脑痛，面皯。久服下气、轻身、明目、增年、耐老。一名辛矧《御览》作引），一名侯桃，一名房木。生川谷。”[1]《汉书·杨雄传》引杨雄《甘泉赋》曰：“平原唐其坛曼兮，列新雉于林薄。”[35]《汉书·杨雄传》引唐·颜师古注曰：“新雉，即辛夷耳，为树甚大，其木枝叶皆芳，一名新矧。”[34]《证类本草》引《本草拾遗》曰：“初发如笔，北人呼为木笔，其花最早，南人呼为迎春。按：唐人名为玉蕊，又曰玉兰。”[3]《证类本草》引《蜀本草》曰：“……经秋历冬，叶、花渐大，如有毛小桃，至来年正月、二月始开。初是兴元府进来，其树才可三、四尺，有花无子，谓之木笔花。”[3]《本草纲目》曰：“扬雄《甘泉赋》云：列辛雉于林薄。服虔注云：即辛夷。雉、夷声相近也。今本草作辛矧，传写之误矣。”[4]《本草便读·木部》：“辛夷，禀春阳之气……（辛夷一名木笔花。一云即玉兰、花蕊也。此物初生如笔。重重有毛。当去净用。否则毛射肺中。令人咳嗽。）”[33]

现代有关著作均沿用《神农本草经》的记载以“辛夷”作为本品正名，如《中华人民共和国药典》[7]、《普通高等教育中医药类规划教材·中药学》[8]、《中药大辞典》[9]、《中医大辞典·中药分册》[10]、《中国医学百科全书·中医学》[11]、《中国中医药学主题词表》[12]、《中药志》[13]、《全国中草药汇编》[14]、《全国中药炮制规范》[15]、《中国药材学》[16]、《中华本草》[17]等。同时尚记载有“望春花”、“春花”《全国中草药汇编》[14]，“毛辛夷”、“辛夷桃”、“姜朴花”《中药大辞典》[9]，“望春玉兰”、“华中木兰”、“玉兰”、“玉堂春”、“迎春花”、“白玉兰”、“应春花”、“武当玉兰”、“湖北木兰”、“迎春树”《中国药材学》[16]等各地的俗称。还记载有本品原植物“望春花”的异名“望春玉兰”、“迎春花”、“华中木兰”《中药志》[13]；原植物“玉兰”的异名“迎春花”、“望春花”、“安春花”、“白玉兰”《中药志》[13]，“白木莲”、“应春花”、“玉堂春”《中药大辞典》[9]；原植物“武当玉兰”的异名“迎春树”、“姜朴花”、“迎春花”、“二月花”、“湖北木兰”《中药志》[13]等。

3 附录

3.1 又称：无。

3.2 俗称：毛辛夷、辛夷桃（山西），姜朴花（四川），望春花，春花，望春玉兰，华中木兰，玉兰，玉堂春，迎春花，白玉兰，应春花，武当玉兰，湖北木兰，迎春树。

3.3 曾称：辛矧、侯桃、房木《神农本草经》，新雉《汉书·杨雄传》引杨雄《甘泉赋》，木笔、迎春、玉蕊、玉兰《本草拾遗》，新矧（《汉书·杨雄传》引唐·颜师古注），木笔花《蜀本草》，辛雉《本草纲目》，花蕊《本草便读》。

3.4 原植物名称：望春花，望春玉兰，迎春花（通称），华中木兰（湖北）；玉兰，迎春花（浙江），望春花（江西），安春花（安徽），白玉兰（通称），白木莲，应春花，玉堂春；武当玉兰，迎春树（湖北），姜朴花、迎春花、二月花（四川），湖北木兰。

4 文献通考

《神农本草经》卷一：“辛夷，味辛，温。主五脏身体寒风，头脑痛，面皯。久服下气、轻身、明目、增年、耐老。一名辛矧《御览》作引)，一名侯桃，一名房木。生川谷。”[1]

《汉书·杨雄传》：“平原唐其坛曼兮，列新雉于林薄……师古云：新雉，即辛夷耳，为树甚大，其木枝叶皆芳，一名新矧。”[34]

《吴普本草》：“辛夷，味辛，温，无毒……一名辛矧，一名侯桃，一名房木。生汉中川谷。九月采实，曝干。（芎劳为之使，恶五石脂，畏菖蒲、蒲黄、黄连、石膏、黄环）”[2]

《本草图经》卷十：“辛夷，生汉中川谷，今处处有之。人家园庭亦多种植。木高数丈，叶似柿而长，正月、二月生；花似著毛小桃子，色白带紫；花落无子，至夏复开花，初出如笔，故北人呼为木笔花。”[18]

《证类本草》卷十二：“辛夷，味辛，温，无毒……一名辛矧，一名侯桃，一名房木。生汉中川谷。九月采实，曝干。（芎劳为之使。恶五石脂，畏菖蒲、蒲黄、黄连、石膏、黄环。）陶隐居云：今出丹阳近道。形如桃子，小时气辛香。即《离骚》所呼辛夷者。唐本注云：此是树花未开时收之。正月、二月好采。今见用者是。其九月采实者，恐误。其树大，连合抱，高数仞。叶大于柿叶。所在皆有。实臭不任药也。方云去毛用其心，然难得而滋人面，此用花开者易得，而且香也。今按陈藏器本草云：辛夷，今时所用者，是未发花时如小桃子，有毛，未折时取之。所云用花开者，及在二月，此殊误尔。此花，江南地暖正月开；北地寒二月开。初发如笔，北人呼为木笔。其花最早，南人呼为迎春。臣禹锡等谨按蜀本图经云：……正月、二月花开，紫白色。花落复生叶，至夏初还生花如小笔。经秋历冬，叶、花渐大，如有毛小桃，至来年正月、二月始开。初是兴元府进来，其树才可三、四尺，有花无子，谓之木笔花。树种经二十余载方结实。以此推之。即是年岁浅者无子，非有二种也。其花开早晚，应各随其土风尔。《药性论》云：辛夷，臣。能治面生疱，面脂用，主光华。”[3]

《本草衍义》卷十三：“辛夷，先花后叶，即木笔花也。最先春，以其花未开时，其花苞有毛，光长如笔，故取像曰木笔。”[19]

《本草品汇精要》卷十七：“辛夷，无毒，植生。辛夷（出《神农本经》)，主五脏身体寒热，风头脑痛，面䵟。久服下气，轻身，明目，增年耐老（以上朱字《神农本经》)。温中解肌，利九窍，通鼻塞涕出，治面肿引齿痛，眩冒，身兀兀如在车船之上者。生须发去白虫，可作膏药（以上黑字《名医》所录）。【名】辛矧　侯桃　房木　迎春　木笔”[20]

《本草纲目》卷三十四：“辛夷，《本经·上品》。【释名】辛雉《本经》、侯桃（同)、房木（同)、木笔《拾遗》、迎春。时珍曰：夷者荑也。其苞初生如荑而味辛也。杨雄《甘泉赋》云：列辛雉于林薄。服虔注云：即辛夷。雉、夷声相近也。今本草作辛矧，传写之误矣。藏器曰：辛夷花未发时，苞如小桃子，有毛，故名侯桃。初发如笔头，北人呼为木笔。其花最早，南人呼为迎春。”[4]

《本草征要》卷二：“辛夷，味辛，性温，无毒。入肝、胃二经。芎䓖为使。恶五石脂。畏菖蒲、蒲黄、黄连、石膏。去心及毛。毛射肺中，令人发咳。”[21]

《本草乘雅半偈·第二帙》：“辛夷，《本经·上品》。【气味】辛温，无毒。”[22]

《本草崇原》卷上：“辛夷，气味辛温，无毒。主治五脏身体寒热，风头脑痛，面䵟。久服下气，轻身，明目，增年耐老。（辛夷始出汉中、魏兴、梁州川谷，今近道处处有之。人家园亭亦多种植。树高丈余，花先叶后，叶苞有茸毛。花开白色者，名玉兰，谓花色如玉，花香如兰也。红紫色者，名木笔，谓花苞尖长，俨然如笔也。入药红白皆用，取含苞未开者收之)”[23]

《本草新编》卷四：“辛夷，味辛，气温，无毒。入肺、胆二经。止脑内风疼、面肿引齿痛眩目，除身体寒热，通鼻塞，止鼻渊清涕，生须发。”[24]

《本草备要》：“辛夷，即木笔花。宣散上焦风热，辛温轻浮。入肺、胃气分，能助胃中清阳上行，通于头脑。温中解肌，通九窍，利关节。”[25]

《本经逢原》卷三：“辛夷，即木笔花。辛，温，无毒。剥去毛瓣，取仁用，忌火焙。”[26]

《本草从新》卷七：“辛夷，一名木笔花、一名迎春花。宣散上焦风热。辛温轻浮。入肺胃气分。能助胃中清阳上行。”[5]

《得配本草》卷七：“辛夷，芎䓖为之使。畏菖蒲、黄连、蒲黄、石膏、黄环。恶五石脂。辛，温。入手太阴、足阳明经气分。”[6]

《本草求真》卷三：“辛夷，（香木）散肺中风热。辛夷（专入肺)。辛温气浮。功专入肺解散风热。缘人鼻气通天。肺窍开鼻。鼻主肺。风热移于脑。”[27]

《本草分经·原例》：“辛夷，辛温，入肺胃气分，能助胃中清阳上行通于头脑，温中解肌通窍，治九窍风热之病，去外皮毛用。”[28]

《本草述钩元》卷二十二：“辛夷，宜于花未开时收之。正二月采。苞，气味辛温。气清而香。味薄而散。浮而升。阳也。入手太阴、足阳明经。芎䓖为之使。主治风头脑痛。面肿引齿痛。通鼻塞涕出。疗鼻渊鼻鼽鼻疮鼻窒。及痘后鼻疮。”[29]

《神农本草经赞》卷一：“辛夷，味辛，温。主五脏身体。寒风头脑痛。面皯。久服下气。轻身明目。增年耐老。一名辛矧。一名侯桃。一名房木。"[30]

《本草害利·胃部药队》："辛夷，【害】辛香走窜之性，气虚人偶感风寒而鼻塞者，禁之。头脑痛，属血虚火炽，及齿痛属胃火者，服之转甚。毛射入肺中，令人咳。"[31]

《本草撮要》卷二："【辛夷】，味辛。入手太阴足阳明经。功专去头风鼻病。得川芎、薄荷、细辛、石膏。治鼻塞流涕。不闻香臭。得南星、半夏、黄柏、牡蛎治鼻渊下如白脓。偶感风寒，鼻塞及血虚火炽者均忌。去皮毛焙用。川芎为使。恶石脂。畏菖蒲、石膏、蒲黄、黄连。一名木笔花。一名迎春花。"[32]

《本草便读·木部》："辛夷，禀春阳之气。味薄而辛。具香窜之能。气温且散。开窍搜邪于肺部。鼻塞堪通。升清助胃于上焦。头风亦愈。（辛夷一名木笔花。一云即玉兰花蕊也。此物初生如笔。重重有毛。当去净用。否则毛射肺中。令人咳嗽。禀春初生发之气。轻浮上升。辛温香散。入肺胃二经。肺气通于鼻。胃脉行于面。故主头风鼻塞。开窍解肌。纯乎解散上部风寒之物。虚而无邪者。不可用之。）"[33]

《中药志》："辛夷　本品为常用中药。商品为木兰科植物望春花、玉兰和武当玉兰的干燥花蕾。此外，尚有木兰属和含笑属多种植物的花蕾在一些地区混作辛夷使用。……【原植物】①望春玉兰　别名望春花、迎春花（通称）、华中木兰（湖北植物志）。Magnolia biondii Pamp. ［M. fargesii（Finet et Gagnep.）Cheng］——木兰科 Magnoliaceae②玉兰

【别名】迎春花（浙江），望春花（江西），安春花（安徽），白玉兰（通称）。Magnolia denudata Desr. ［M. heptapeta（Buchoz）Dandy］——木兰科 Magnoliaceae③武当玉兰

【别名】迎春树（湖北），姜朴花、迎春花、二月花（四川），湖北木兰（药学学报）Magnolia sprengeri Pamp. （M. diva Stapf；M. sprengeri var. diva；M. purpurascens Rehd. et Wils.）——木兰科 Magnoliaceae"[13]

《全国中草药汇编》："辛夷　别名：望春花、春花。来源：为木兰科木兰属植物望春玉兰 Magnolia biondii Pamp. ［M. conspicua Salisb. var. fargesii Finet et Gagnep.；M. fargesii（Finet et Gagnep.）Cheng］或玉兰 M. denudata Desr. ［M. heptapeta（Buc'hoz）Dandy］的花蕾。"[14]

《中药大辞典》："辛夷《本经》　【异名】辛矧、侯桃、房木《本经》，新雉《甘泉赋》，迎春《本草拾遗》，木笔花《蜀本草》，毛辛夷、辛夷桃《山西中药志》，姜朴花《四川中药志》。【基原】为木兰科植物辛夷或玉兰的花蕾。【原植物】①辛夷 Magnolia liliflora Desr.，又名：林兰《本经》，木栏、桂栏《广雅》，杜兰《别录》，木兰、紫玉兰。②玉兰《学圃杂疏》Magnolia denudata Desr.，又名：白木莲《本草纲目启蒙》、应春花、玉堂春、白玉兰。"[9]

《中医大辞典·中药分册》："辛夷　出《神农本草经》。又名迎春、木笔花、姜朴花。为木兰科植物辛夷 Magnolia liliflora Desr. 或玉兰 M. denudata Desr. 等的花蕾。"[10]

《中国医学百科全书·中医学》："辛夷　始载于《神农本草经》。又名木笔花。为木兰科木兰属植物望春玉兰 Magnolia biondii Pamp.、玉兰 M. denudata Desr. 或武当玉兰 Magnolia sprengeri Pamp. 的花蕾。冬末春初花未开放时采收花蕾，阴干。"[11]

《全国中药炮制规范》："辛夷　［处方用名］辛夷。【来源】本品为木兰科植物望春花 Magnolia biondii Pamp.、玉兰 Magnolia denudata Desr. 或武当玉兰 Magnolia sprengeri Pamp. 的干燥花蕾。多系栽培。主产于河南、安徽、浙江、四川、陕西、湖北等地。冬

末春初花未开放时采收，除去枝梗，阴干。药材以完整、内瓣紧密、香气浓者为佳。”[15]

《中国药材学》：“辛夷 【别名】①望春玉兰：望春花、华中木兰。②玉兰：玉堂春、迎春花、白玉兰、望春花、应春花。③武当玉兰：湖北木兰、迎春树。【来源】本品为木兰科植物望春玉兰 Magnolia biondii Pamp. ［M. fargesii（Gagnep.）Cheng］、玉兰 M. denudata Desr. ［M. heptapeta（Buchoz）Dandy］或武当玉兰 M. sprengeri Pamp. 的花蕾。”[16]

《中国中医药学主题词表》：“辛夷 MAGNOLIA BIONDII 属木兰科和辛温解表药 D 木兰；D 玉兰花；D 木笔花。”[12]

《普通高等教育中医药类规划教材·中药学》：“辛夷《本经》 为木兰科植物望春花 Magnolia biondii Pamp.、玉兰 Magnolia denudata Desr. 或武当玉兰 Magnolia sprengeri Pamp. 的花蕾。春初花未开放时采收，除去枝梗，阴干入药用。”[8]

《中华本草》：“辛夷《本经》 【异名】辛矧、侯桃、房木《本经》，辛雉《甘泉赋》，迎春《本草拾遗》，木笔花《蜀本草》，毛辛夷《山西中药志》，姜朴花《四川中药志》。……【来源】为木兰科植物望春玉兰、玉兰、武当玉兰等的干燥花蕾。【原植物】①望春玉兰 Magnolia biondii Pamp. ［M. fargesii（Finet et Gagnep.）Cheng］②玉兰 Magnolia denudata Desr. ［M. heptapeta（Buchoz）Dandy；M. obovata Thunb. var. denudata（Desr.）DC.］又名：玉堂春（广州），白玉兰（河南）。③武当玉兰 Magnolia sprengeri Pamp. ［M. denudata Rehd. et Wils. var. purpurascens（Maxim.）Rehd. et Wils.；M. denudata Rehd. et Wils. var. elongata Rehd. et Wils.］又名：湖北木兰《中国树木分类学》。”[17]

《中华人民共和国药典》：“辛夷 Flos magnoliae 本品为木兰科植物望春花 Magnolia biondii Pamp.、玉兰 Magnolia denudata Desr. 或武当玉兰 Magnolia sprengeri Pamp. 的干燥花蕾。冬末春初花未开放时采收，除去枝硬，阴干。”[7]

5 参考文献

1 汉·神农本草经．清顾观光重辑本．北京：人民卫生出版社，1955，45
2 三国·吴普．吴普本草．北京：人民卫生出版社，1987，78
3 宋·唐慎微．证类本草．北京：人民卫生出版社，1957，303
4 明·李时珍．本草纲目．北京：人民卫生出版社，1982，1935
5 清·吴仪洛．本草从新．北京：中医古籍出版社，2001，105
6 清·严西亭．得配本草．上海：上海卫生出版社，1957，4
7 国家药典委员会编．中华人民共和国药典．一部．北京：化学工业出版社，2000，143
8 雷载权主编．普通高等教育中医药类规划教材·中药学．上海：上海科学技术出版社，1995，38
9 江苏新医学院编．中药大辞典．上海：上海科学技术出版社，1977，1157
10 《中医大辞典》编辑委员会编．中医大辞典·中药分册．北京：人民卫生出版社，1982，185
11 《中医学》编辑委员会．中国医学百科全书·中医学．上海：上海科学技术出版社，1997，969
12 吴兰成主编．中国中医药学主题词表．北京：中医古籍出版社，1996，440
13 中国医学科学院药物研究所等编．中药志．第五册．北京：人民卫生出版社，1993，207
14 《全国中草药汇编》编写组编．全国中草药汇编．上册．北京：人民卫生出版社，1996，401
15 中华人民共和国卫生部药政管理局编．全国中药炮制规范．北京：人民卫生出版社，1988，264

16 徐国钧等主编．中国药材学．北京：中国医药科技出版社，1996，951
17 国家中医药管理局《中华本草》编委会．中华本草．第二册．上海：上海科学技术出版社，1999，873
18 宋·苏颂．本草图经．合肥：安徽科学技术出版社，1994，349
19 宋·寇宗奭．本草衍义．上海：商务印书馆，1937，77
20 明·刘文泰．本草品汇精要．北京：人民卫生出版社，1982，479
21 明·李中梓．本草征要．见：李中梓医学全书．北京：中国中医药出版社，1999，136
22 明·卢之颐．本草乘雅半偈．北京：人民卫生出版社，1986，116
23 清·张志聪．本草崇原．北京：中国中医药出版社，1992，29
24 清·陈士铎．本草新编．北京：中国中医药出版社，1996，213
25 清·汪昂．本草备要．北京：中国中医药出版社，1998，147
26 清·张璐．本经逢原．上海：上海科学技术出版社，1959，165
27 清·黄宫绣．本草求真．上海：上海科学技术出版社，1959，87
28 清·姚澜．本草分经．上海：上海科学技术出版社，1989，81
29 清·杨时泰．本草述钩元．上海：上海科学技术出版社，1958，468
30 清·叶志诜．神农本草经赞．见：珍本医书集成．本草类．上海：上海科学技术出版社，1985
31 清·凌奂．本草害利．北京：中医古籍出版社，1982，113
32 清·陈其瑞．本草撮要．见：珍本医书集成．本草类．上海：上海科学技术出版社，1985，36
33 清·张秉成．本草便读．上海：上海卫生出版社，1957，63
34 汉·班固撰，唐·颜师古注．汉书．北京：中华书局，1962，3525

221 羌活
Qianghuo
Rhizoma Et Radix Notopterygii

1 定名依据

1.1 正名

1.1.1 汉文名：羌活（本品为伞形科植物羌活 Notopterygium incisum Ting ex H. T. Chang 或宽叶羌活 Notopterygium forbesii Boiss. 的干燥根茎及根）。

1.1.2 英文名：incised notopterygium rhizome or root.

1.2 依据

1.2.1 定名的文献依据

(1)《神农本草经》卷一："独活，味苦，平。主风寒所击，金疮，止痛，贲豚，痫痓，女子疝瘕。久服，轻身、耐老。一名羌活，一名羌青，一名扩羌使者。生川谷。"[1]

(2)《本草图经》卷四："羌活，文具独活条下。"[2]

(3)《汤液本草》卷三："羌活，气微温，味苦、甘，平；苦、辛，气味俱轻，阳也。无毒。足太阳经、厥阴经药，太阳经本经药也……又云：羌治，足太阳、厥阴、少阴药也。与独活不分二种，后人用羌活，多用鞭节者；用独活，多用鬼眼者。活羌则气雄，独活则气细，故雄者入足太阳，细者入足少阴也。"[3]

(4)《本草品汇精要》卷七："羌活，无毒，丛生。羌活主遍身百节疼痛肌表八风贼邪除新旧风湿排腐肉疽疮亦去温湿风一身尽痛非此不能除（名医所录）【名】羌青　护羌使者"[4]

(5)《本草备要》："羌活，宣，搜风，发表，胜湿。辛苦性湿，气雄而散，味薄上升。入足太阳（膀胱）以理游风，兼入足少阴、厥阴（肾、肝）气分。"[5]

(6)《本草从新》卷一："羌活，宣、理游风、发表胜湿。辛苦性温。气雄而散。味薄上升。入足太阳。(膀胱）以理游风。兼入足少阴、厥阴气分。(肾肝）泻肝气。搜肝风。治风湿相搏。本经头痛。"[6]

(7)《中华人民共和国药典》："羌活 Rhizoma et radix notopterygii　本品为伞形科植物羌活 Notopterygium incisum Ting ex H. T. Chang 或宽叶羌活 Notopterygium forbesii Boiss. 的干燥根茎及根。春、秋二季采挖，除去须根及泥沙，晒干。"[7]

(8)《普通高等教育中医药类规划教材·中药学》："羌活《药性论》　为伞形科多年生草本植物羌活 Notopterygium incisum Ting ex H. T. Chang 及宽叶羌活 Notopterygium forbesii Boiss. 的根茎及根。主产于四川、甘肃及云南等地。多于初春及秋季采挖，干燥，切片生用。"[8]

(9)《中药大辞典》："羌活《本经》　【异名】羌青、护羌使者《本经》，胡王使者《吴普本草》，羌滑《本草蒙筌》，退风使者《国药的药理学》，黑药《青海药材》。【基原】为伞形科植物羌活、宽叶羌活或川羌活的根及根茎。【原植物】①羌活 Notopterygium incisum Ting②宽叶羌活 Notopterygium forbesii Boiss. ③川羌活 Notopterygium franchetii Boiss."[9]

(10)《中医大辞典·中药分册》："羌活　出《神农本草经》。为伞形科植物羌活 Notopterygium incisum Ting 或宽叶羌活 N. forbesii Boiss. 的根茎和根。"[10]

(11)《中国医学百科全书·中医学》："羌活　始载于《神农本草经》。为伞形科植物羌活 Notoperygium incisum Ting ex H. T. Chang 或宽叶羌活 Notoperygium forbesii Boiss 的根茎和根。春、秋两季均可采挖，以秋季采挖者为佳，采挖后除去泥土及须根，用微火烘干或晒干。"[11]

(12)《中国中医药学主题词表》："羌活 NOTOPTERYGIUM INCISUM　属伞形科；属祛风湿药和辛温解表药。"[12]

(13)《中药志》[13]、《中药材手册》[14]、《全国中草药汇编》[15]、《全国中药炮制规范》[16]、《中国药材学》[17]、《中华本草》[18]等现代中药著作多以"羌活"作为本品正名（参见"文献通考"）。

1.2.2　定名选择的理由

(1) 羌活 Rhizoma et radix notopterygii，系伞形科植物羌活 Notopterygium incisum Ting ex H. T. Chang 或宽叶羌活 Notopterygium forbesii Boiss. 的干燥根茎及根。"羌活"之名始见于汉《神农本草经》，"羌活"作为本品正名始见于宋·苏颂《本草图经》，其后的本草著作如元·王好古《汤液本草》，明·刘文泰《本草品汇精要》，清·汪昂《本草备要》、吴仪洛《本草从新》等在载录本品时即以"羌活"作为正名，并一直沿用至今。

(2) 我国最新出版的《中华人民共和国药典》、《普通高等教育中医药类规划教材·中药学》以及辞书类著作《中医大辞典·中药分册》、《中药大辞典》、《中国医学百科全书·

中医学》等均以“羌活”作为本品正名。已经广泛应用于中医药学文献的标引和检索的《中国中医药学主题词表》也以“羌活”作为本品的正式主题词。现代本草著作如《中药志》、《全国中草药汇编》、《中华本草》、《中国药材学》、《中药材手册》、《全国中药炮制规范》等虽记载了不少本品各地的俗称，但也无一例外以“羌活”作为本品的正名。说明“羌活”作为本品正名已成为共识。

1.3　与正名等效的名词：无。

2　源流考释

羌活（伞形科植物羌活 Notopterygium incisum Ting ex H. T. Chang 或宽叶羌活 Notopterygium forbesii Boiss. 的干燥根茎及根）始载于汉《神农本草经》，在该书中“独活”与“羌活”不分，以“独活”为正名，以“羌活”为异名，如汉《神农本草经》卷一：“独活，味苦，平。主风寒所击，金疮，止痛，贲豚，痫痓，女子疝瘕。久服，轻身、耐老。一名羌活，一名羌青，一名扩羌使者。生川谷。”[1]其后的本草著作多沿用《神农本草经》，“独活”与“羌活”不分，或在“独活”项下介绍本品，如三国·吴普《吴普本草》[19]，明·李时珍《本草纲目》[20]；有的以“羌滑”为正名，如明·陈嘉谟《本草蒙筌》[21]；有的将“独活”与“羌活”并列介绍，如明·李中梓《本草征要》[22]、陈士铎《本草新编》[23]、汪昂《本草易读》[24]等。

“羌活”作为本草正名始见于宋·苏颂《本草图经》卷四：“羌活，文具独活条下。”[2]。其后的本草著作多沿用《本草图经》以“羌活”为正名，并单列一条，如元·王好古《汤液本草》[3]明·刘文泰《本草品汇精要》[4]、陈嘉谟《本草蒙筌》[21]、清·汪昂《本草备要》[5]、张志聪《本草崇原》[25]、张璐《本经逢原》[26]、吴仪洛《本草从新》[6]、严西亭《得配本草》[27]、姚澜《本草分经》[28]、张秉成《本草便读》[29]等。

古代著作中记载的本品异名尚有“羌青”、“扩羌使者”《神农本草经》[1]，“胡王使者”《吴普本草》[19]，“独摇者”《名医别录》[30]，“长生草”《本草纲目》[20]等。如《神农本草经》卷一：“独活，味苦，平。主风寒所击，金疮，止痛，贲豚，痫痓，女子疝瘕。久服，轻身、耐老。一名羌活，一名羌青，一名扩羌使者。生川谷。”[1]《吴普本草》：“独活，一名胡王使者，神农、黄帝：苦，无毒。八月采。此药有风花不动，无风独摇《御览》。”[19]《名医别录》：“一名胡王使者，一名独摇者。此草，得风不摇，无风自动。生雍州，或陇西南安。二月、八月采根，曝干。”[30]《本草纲目》卷十三：“独活，《本经·上品》。【释名】羌活《本经》、羌青《本经》、独摇草《别录》、护羌使者《本经》、胡王使者《吴普》、长生草。弘景曰：一茎直上，不为风摇，故曰独活。《别录》曰：此草得风不摇，无风自动，故名独摇草。大明曰：独活，是羌活母也。”[20]

现代有关著作均沿用《本草图经》的记载以“羌活”作为本品正名，如《中华人民共和国药典》[7]、《普通高等教育中医药类规划教材·中药学》[8]、《中药大辞典》[9]、《中医大辞典·中药分册》[10]、《中国医学百科全书·中医学》[11]、《中国中医药学主题词表》[12]、《中药志》[13]、《中药材手册》[14]、《全国中草药汇编》[15]、《全国中药炮制规范》[16]、《中国药材学》[17]、《中华本草》[18]等。同时尚记载有“蚕羌”、“竹节羌”、“条羌”、“狗引子花”、“曲药”《全国中草药汇编》[15]，“退风使者”、“黑药”《中药大辞典》[9]，“大头羌”《中国药材学》[17]等各地的俗称。还记载有本品原植物“羌活”的异名“蚕羌”、“裂叶羌活”《中药志》[13]，“竹节羌活”《中华本草》[18]；原植物“宽叶羌活”的异名“大头羌”、“福氏羌活”《中药志》[13]等。

3 附录

3.1 又称：无。

3.2 俗称：蚕羌、竹节羌、大头羌、黑药（青海），条羌，狗引子花，曲药，退风使者。

3.3 曾称：羌青、扩羌使者《神农本草经》，胡王使者《吴普本草》，独摇者《名医别录》，长生草《本草纲目》，羌滑《本草蒙筌》。

3.4 原植物名称：羌活，蚕羌，裂叶羌活，竹节羌活（四川马尔康）；宽叶羌活，大头羌，福氏羌活。

4 文献通考

《神农本草经》卷一：“独活，味苦，平。主风寒所击，金疮，止痛，贲豚，痫痓，女子疝瘕。久服，轻身、耐老。一名羌活，一名羌青，一名扩羌使者。生川谷。”[1]

《吴普本草·草木类》：“独活，一名胡王使者，神农、黄帝：苦，无毒。八月采。此药有风花不动，无风独摇《御览》。”[19]

《名医别录》卷一：“独活，味甘，微温，无毒。主治诸贼风，百节痛风无久新者。一名胡王使者，一名独摇者。此草，得风不摇，无风自动。生雍州，或陇西南安。二月、八月采根，曝干。”[30]

《本草图经》卷四：“羌活，文具独活条下。”[2]

《汤液本草》卷三：“羌活，气微温，味苦、甘，平；苦、辛，气味俱轻，阳也。无毒。足太阳经、厥阴经药，太阳经本经药也……又云：羌活，足太阳、厥阴、少阴药也。与独活不分二种，后人用羌活，多用鞭节者；用独活，多用鬼眼者。羌活则气雄，独活则气细，故雄者入足太阳，细者入足少阴也。”[3]

《本草品汇精要》卷七：“羌活，无毒，丛生。羌活主遍身百节疼痛，肌表八风贼邪，除新旧风湿，排腐肉疽疮，亦去温湿风，一身尽痛非此不能除（《名医》所录）。【名】羌青　护羌使者。”[4]

《本草蒙筌》卷一：“羌滑，文州羌活，文州独活。味苦、甘、辛，气平、微温。气味俱轻，升也，阳也。无毒。多生川蜀，亦产陇西。得风不摇，无风自动，因又名独摇草也。本与独滑同种，后人分有二名。紫色节密者为羌，黄色成块者为独。今医家用羌滑多用鞭节，用独滑多用鬼眼。羌滑则气雄，独滑则香细。”[21]

《本草纲目》卷十三：“独活，《本经·上品》。【释名】羌活《本经》、羌青《本经》、独摇草《别录》、护羌使者《本经》、胡王使者《吴普》、长生草。弘景曰：一茎直上，不为风摇，故曰独活。《别录》曰：此草得风不摇，无风自动，故名独摇草。大明曰：独活，是羌活母也。”[20]

《本草征要》卷二：“独活、羌活，味苦、甘，性平，无毒。入小肠、膀胱、肝、肾四经。”[22]

《本草新编》卷二：“独活、羌活，味苦、甘，性平，无毒。入小肠、膀胱、肝、肾四经。风寒湿痹，筋骨挛疼。头旋掉眩、颈项难伸。”[23]

《本草易读》卷三：“独活、羌活，味苦、甘，性平，无毒。入小肠、膀胱、肝、肾四经。”[24]

《本草备要》：“羌活，宣，搜风，发表，胜湿。辛苦性湿，气雄而散，味薄上升。入足太阳（膀胱）以理游风，兼入足少阴、厥阴（肾、肝）气分。”[5]

《本草崇原》卷上：“羌活，气味苦、甘、辛，无毒。主风寒所击，金疮止痛，奔豚、痫痓，女人疝瘕。久服轻身耐老。”[25]

《本经逢原》卷一：“羌活，苦、辛，温，无毒。香而色紫者良。［发明］羌活生于羌胡雍州，陇西西川皆有之。”[26]

《本草从新》卷一：“羌活，宣、理游风，发表胜湿。辛、苦，性温，气雄而散。味薄上升，入足太阳。（膀胱）以理游风。兼入足少阴、厥阴气分。（肾肝）泻肝气。搜肝风。治风湿相搏。本经头痛。”[6]

《得配本草》卷二：“羌活，蠡实为之使。辛、苦，性温，气雄而散。入足太阳经气分，以理游风。”[27]

《本草分经·原例》：“羌活，辛、苦，性温，气雄入膀胱当游风，兼入肝肾气分搜风胜湿，治督脉为病周身百节痛。”[28]

《本草便读·草部》：“羌活，辛，温，雄壮。散肌表八风之邪。独走太阳。利周身百节之痛。湿留于表。由汗能宣。病在于颠。惟风可到。（羌活一云产自西羌胡地。其形较独活为雄。其气较独活为猛。其主治虽与防风相似。而尤过之。以防风之散风。甘而润。羌活之散风。辛而燥为异耳。余详独活条。羌活入足太阳气分。雄而善散。以治游风。与独活之气香。入足少阴血分。以治伏风者。辛苦温燥则同。而主治不同也。）”[29]

《中药志》：“羌活　羌活为常用中药。商品药材羌活由于性状不同，习惯上分为数种类型。但从其原植物来看，大致情况是，蚕羌、竹节羌为羌活的根茎及根；条羌、大头羌、疙瘩羌为宽叶羌活的根茎和根。有时也有将竹节羌或大头羌上部环节排列紧密的部位折下作蚕羌出售者，但数量很少。……【原植物】①羌活　【别名】蚕羌、裂叶羌活。Notoperygium incisum Ting ex H. T. Chang——伞形科 Umbelliferae②宽叶羌活　【别名】大头羌、福氏羌活 Notoperygium forbesii Boiss——伞形科 Umbelliferae”[13]

《中药材手册》：“羌活［纲目列入草部山草类独活项下］　本品为伞形科植物羌活 Notoperygium incisum Ting ex H. T. Chang 及宽叶羌活 Notoperygium forbesii Boiss 的干燥根茎及根。原植物系多年生草本，均为野生。商品按产地不同，分为川羌（产于四川）与西羌（产于青海、甘肃），传统以川羌品质为佳。均行销全国，并有出口。按性状不同，分为蚕羌、竹节羌、条羌、大头羌。蚕羌、竹节羌、条羌植物来源为羌活，大头羌植物来源于宽叶羌活。川羌多为蚕羌与条羌；西羌多为蚕羌、竹节羌，少数为大头羌。大头羌并非全国均用，仅局部地区使用。历代本草文献最初独活、羌活不分，后来分离为两种药材，分别入药。【别名】黑药（甘肃）。”[14]

《全国中草药汇编》：“羌活　【别名】蚕羌、竹节羌、条羌、狗引子花、曲药。【来源】为伞形科羌活（背翅芹）属植物羌活 Notopterygium incisum Ting 和宽叶羌活（大头羌）N. forbesii Boiss. ［N. forbesii Boiss.］，以根状茎和根入药。”[15]

《中药大辞典》：“羌活《本经》　【异名】羌青、护羌使者《本经》，胡王使者《吴普本草》，羌滑《本草蒙筌》，退风使者《国药的药理学》，黑药《青海药材》。【基原】

为伞形科植物羌活、宽叶羌活或川羌活的根及根茎。【原植物】①羌活 Notopterygium incisum Ting ②宽叶羌活 Notopterygium forbesii Boiss. ③川羌活 Notopterygium franchetii Boiss."[9]

《中医大辞典·中药分册》:"羌活　出《神农本草经》。为伞形科植物羌活 Notopterygium incisum Ting 或宽叶羌活 N. forbesii Boiss. 的根茎和根。"[10]

《中国医学百科全书·中医学》:"羌活　始载于《神农本草经》。为伞形科植物羌活 Notoperygium incisum Ting ex H. T. Chang 或宽叶羌活 Notoperygium forbesii Boiss 的根茎和根。春、秋两季均可采挖,以秋季采挖者为佳,采挖后除去泥土及须根,用微火烘干或晒干。"[11]

《全国中药炮制规范》:"羌活　[处方用名] 羌活。【来源】本品为伞形科植物羌活 Notoperygium incisum Ting ex H. T. Chang 或宽叶羌活 Notoperygium forbesii Boiss 的干燥根茎及根。多系野生。主产于四川、甘肃、青海等地。春、秋二季采挖,除去须根及泥沙,干燥。药材以条粗、表面棕褐色、断面朱砂点多、香气浓者为佳。"[16]

《中国药材学》:"羌活　【别名】蚕羌,竹节羌,大头羌(青海)。【来源】本品为伞形科植物羌活 Notoperygium incisum Ting ex H. T. Chang 或宽叶羌活 N. forbesii Boiss 的根茎及根。"[17]

《中国中医药学主题词表》:"羌活 NOTOPTERYGIUM INCISUM　属伞形科;属祛风湿药和辛温解表药。"[12]

《普通高等教育中医药类规划教材·中药学》:"羌活《药性论》　为伞形科多年生草本植物羌活 Notopterygium incisum Ting ex H. T. Chang 及宽叶羌活 Notopterygium forbesii Boiss. 的根茎及根。主产于四川、甘肃及云南等地。多于初春及秋季采挖,干燥,切片生用。"[8]

《中华本草》:"羌活《本经》　【异名】羌青、护羌使者《本经》,胡王使者《吴普本草》,羌滑《本草蒙筌》,退风使者《国药的药理学》,黑药《青海药材》……【来源】为伞形科植物羌活或宽叶羌活的根茎和根。【原植物】①羌活 Notopterygium incisum Ting ex H. T. Chang　又名:裂叶羌活《中药志》,竹节羌活(四川马尔康)。②宽叶羌活 Notopteryium forbesii de Boiss(N. franchetii de Boiss)　又名:福乐羌活《中药志》。"[18]

《中华人民共和国药典》:"羌活 Rhizoma et radix notopterygii　本品为伞形科植物羌活 Notopterygium incisum Ting ex H. T. Chang 或宽叶羌活 Notopterygium forbesii Boiss. 的干燥根茎及根。春、秋二季采挖,除去须根及泥沙,晒干。"[7]

5　参考文献

1　汉·神农本草经. 清顾观光重辑本. 北京:人民卫生出版社,1955,30
2　宋·苏颂. 本草图经. 合肥:安徽科学技术出版社,1994,99
3　元·王好古. 汤液本草. 见:景印文渊阁四库全书(745). 北京:中医古籍出版社,1986,932
4　明·刘文泰. 本草品汇精要. 北京:人民卫生出版社,1982,237
5　清·汪昂. 本草备要. 北京:中国中医药出版社,1998,34
6　清·吴仪洛. 本草从新. 北京:中医古籍出版社,2001,13
7　国家药典委员会编. 中华人民共和国药典. 一部. 北京:化学工业出版社,2000,144
8　雷载权主编. 普通高等教育中医药类规划教材·中药学. 上海:上海科学技术出版社,1995,34

9 江苏新医学院编．中药大辞典．上海：上海科学技术出版社，1977，1172
10 《中医大辞典》编辑委员会编．中医大辞典·中药分册．北京：人民卫生出版社，1982，187
11 《中医学》编辑委员会．中国医学百科全书·中医学．上海：上海科学技术出版社，1997，967
12 吴兰成主编．中国中医药学主题词表．北京：中医古籍出版社，1996，291
13 中国医学科学院药物研究所等编．中药志．第二册．北京：人民卫生出版社，1993，397
14 中华人民共和国卫生部药政管理局主编．中药材手册．北京：人民卫生出版社，1998，117
15 《全国中草药汇编》编写组编．全国中草药汇编．上册．北京：人民卫生出版社，1996，409
16 中华人民共和国卫生部药政管理局编．全国中药炮制规范．北京：人民卫生出版社，1988
17 徐国钧等主编．中国药材学．北京：中国医药科技出版社，1996，560
18 国家中医药管理局《中华本草》编委会．中华本草．第五册．上海：上海科学技术出版社，1999，993
19 三国·吴普．吴普本草．北京：人民卫生出版社，1987，18
20 明·李时珍．本草纲目．北京：人民卫生出版社，1982，792
21 明·陈嘉谟．本草蒙筌．北京：人民卫生出版社，1988，55
22 明·李中梓．本草征要．见：李中梓医学全书．北京：中国中医药出版社，1999，121
23 清·陈士铎．本草新编．北京：中国中医药出版社，1996，81
24 清·汪昂．本草易读．北京：人民卫生出版社，1987，141
25 清·张志聪．本草崇原．北京：中国中医药出版社，1992，26
26 清·张璐．本经逢原．上海：上海科学技术出版社，1959，46
27 清·严西亭．得配本草．上海：上海卫生出版社，1957，26
28 清·姚澜．本草分经．上海：上海科学技术出版社，1989，133
29 清·张秉成．本草便读．上海：上海卫生出版社，1957，8
30 魏晋·名医别录．北京：人民卫生出版社，1986，38

222 沙苑子

Shayuanzi

Semen Astragali Complanati

1 定名依据

1.1 正名

1.1.1 汉文名：沙苑子（本品为豆科植物扁茎黄芪 Astragalus complanatus R. Br. 的干燥成熟种子）。

1.1.2 英文名：flatstcm milkvetch seed.

1.2 依据

1.2.1 定名的文献依据

(1)《临证指南医案》卷三："淋浊，某（三二）湿热下注淋浊。当分利。（湿热）萆薢　淡竹叶　瞿麦　赤苓　细木通　萹蓄……刘（三九）脉缓涩。溺后有血。或间成块。晨倾溺器。必有胶浊黏腻之物。四肢寒凛。纳食如昔。病伤奇脉。生鹿茸　当归　杞子　柏子仁　沙苑子　小茴。"[1]

(2)《中药志》："沙苑子　本品为少常用中药。商品主要为豆科植物扁茎黄芪的种子。另外，同属植物华黄芪的种子部分地区也作沙苑子用。……【原植物】①扁茎黄芪　【别名】大沙苑、蔓黄芪（陕西）、夏黄草（吉林）。Astragalus complanatus R. Br. ——豆科 Leguminosae②华黄芪　【别名】芒牛旦（河北）。Astragalus chinensis L. ——豆科 Leguminosae"[2]

(3)《中药材手册》："沙苑子［纲目列入草部隰草类蒺藜项下］　本品为豆科植物扁茎黄芪 Astragalus complanatus R. Brow 的种子。"[3]

(4)《全国中草药汇编》："沙苑子　【别名】潼蒺藜、蔓黄芪、夏黄草、沙苑蒺藜。【来源】为豆科黄芪属植物扁茎黄芪 Astragalus complanatus R. Brown，以种子入药。"[4]

(5)《中药大辞典》："沙苑子《临证指南医案》　【异名】沙苑蒺藜、同州白疾藜……【基原】为豆科植物扁茎黄芪或华黄芪的种子。【原植物】①扁茎黄芪 Astragalus complanatus R. Br.，又名：蔓黄芪。②华黄芪 Astragalus chinensis L."[5]

(6)《中国医学百科全书·中医学》："沙苑子　始载于《本草图经》。原名同州白蒺藜，又名沙苑蒺藜、沙蒺藜、潼蒺藜。为豆科植物扁茎黄芪 Astragalus complanatus R. Br. 的种子。主产中国陕西、山西等省。"[6]

(7)《全国中药炮制规范》："沙苑子　［处方用名］沙苑子、盐沙苑子。【来源】本品为芸香科植物佛手柑 Citrus medica L. var. sarcodactylis Swingle 的干燥果实。均系栽培。主产于四川、广东、云南等地。"[7]

(8)《中国药材学》："沙苑子　【别名】沙苑蒺藜，潼蒺藜。【来源】本品为豆科植物扁茎黄芪 Astragalus complanatus R. Br. 的种子。"[8]

(9)《中国中医药学主题词表》："沙苑子 SEMEN ASTRAGALI COMPLANATI　为豆科植物扁茎黄芪的干燥成熟种子；属豆科；属补肾药和疏肝解郁药　D 潼蒺藜；D 沙苑蒺藜。"[9]

(10)《普通高等教育中医药类规划教材·中药学》："沙苑子《本草图经》　为豆科多年生草本植物扁茎黄芪 Astragalus complanatus R. Br. 的成熟种子。"[10]

(11)《中华人民共和国药典》："沙苑子 Semen astragali complanati　本品为豆科植物扁茎黄芪 Astragalus complanatus R. Br. 的干燥成熟种子。秋末冬初果实成熟尚未开裂时采割植株，晒干，打下种子，除去杂质，晒干。"[11]

1.2.2　定名选择的理由

沙苑子 Semen astragali complanati，系豆科植物扁茎黄芪 Astragalus complanatus R. Br. 的干燥成熟种子。"沙苑子"之名始见于叶桂《临证指南医案》，"沙苑子"作为本品正名古代文献未见记载，现代文献中我国最新出版的《中华人民共和国药典》、《普通高等教育中医药类规划教材·中药学》以及辞书类著作《中药大辞典》、《中国医学百科全书·中医学》等均以"沙苑子"作为本品正名。已经广泛应用于中医药学文献的标引和检索的《中国中医药学主题词表》也以"沙苑子"作为本品的正式主题词。现代本草著作如《中药志》、《全国中草药汇编》、《中国药材学》、《中药材手册》、《全国中药炮制规范》等虽记载了不少本品各地的俗称，但也无一例外以"沙苑子"作为本品的正名。说明"沙苑子"作为本品正名已成为共识。

1.3　与正名等效的名词：无。

2 源流考释

沙苑子（豆科植物扁茎黄芪 Astragalus complanatus R. Br. 的干燥成熟种子）原称"白蒺藜"，始见于宋·苏颂《本草图经》卷五："蒺藜，蒺藜子，生冯翊平泽，或道旁……又一种白蒺藜，今生同州沙苑，牧马草地最多，而近道亦有之。绿叶细蔓，绵布沙上；七月开花，黄紫色，如豌豆花而小；九月结实，作荚子，便可采。其实味甘而微腥，褐绿色，与蚕种了相类而差大。"[12] 其后的本草著作有的在"蒺藜"项下介绍本品，如宋·寇宗奭《本草衍义》[13]、明·李时珍《本草纲目》[14]；有的在"沙苑"项下介绍，如清·赵其光《本草求原》[15]、张秉成《本草便读》[16]；有的在"沙苑蒺藜"项下介绍，如《增订伪药条辨》[17] 等。

"沙苑子"之名始见于叶桂《临证指南医案》卷三："淋浊，某（三二）湿热下注淋浊。当分利。（湿热）革薢　淡竹叶　瞿麦　赤苓　细木通　萹蓄……刘（三九）脉缓涩。溺后有血。或间成块。晨倾溺器。必有胶浊黏腻之物。四肢寒凛。纳食如昔。病伤奇脉。生鹿茸　当归　杞子　柏子仁　沙苑子　小茴。"[1]"沙苑子"作为本品正名始见于现代本草著作，如《中华人民共和国药典》[11]、《普通高等教育中医药类规划教材·中药学》[10]、《中药大辞典》[5]、《中国医学百科全书·中医学》[6]、《中国中医药学主题词表》[9]、《中药志》[2]、《中药材手册》[3]、《全国中草药汇编》[4]、《全国中药炮制规范》[7]、《中国药材学》[8] 等。但也有以"沙苑蒺藜"作为本品正名，如《中医大辞典·中药分册》[18]、《中华本草》[19] 等。

古代著作中记载的本品异名尚有"沙苑蒺藜"《本草纲目》[14]，"潼蒺藜"《本草便读》[16]，"沙蒺藜"《增订伪药条辨》[17] 等。如《本草便读·草部》："沙苑，补肾固精。味苦多甘能摄下。益阴明目。性温滋水却生肝。（沙苑出陕西潼关等处。一名潼蒺藜。其形如豆。其色青绿。嚼之微有腥气。味甘带苦。其性微温。故为补肾之药。能治腰痛泄精等证。虽然力薄之品。而命门火炽。湿热淋浊等证。仍不可用。以其性温固摄也。）"[16]《增订伪药条辨》："沙菀蒺藜。俗名北沙菀。苦温补肾。强阴益精明目。产陕西潼关者真。状如肾子。微带绿色。今市中所卖有用红花草子伪充。贻害匪浅。［炳章按］沙蒺藜，七月出新。陕西潼关外出者。名潼蒺藜。"[17] 现代本草著作尚记载有"蔓黄芪"、"夏黄草"《全国中草药汇编》[4] 等各地的俗称。还记载有本品原植物"扁茎黄芪"的异名"大沙苑"、"蔓黄芪"、"夏黄草"《中药志》[2]，"蔓黄芪"《中药大辞典》[5] 等。

3 附录

3.1　又称：盐沙苑子（饮片规格名）。

3.2　俗称：夏黄草（吉林），蔓黄芪。

3.3　曾称：白蒺藜《本草图经》，沙苑蒺藜《本草纲目》，潼蒺藜《本草便读》，沙蒺藜《增订伪药条辨》。

3.4　原植物名称：扁茎黄芪，大沙苑，蔓黄芪（陕西），夏黄草（吉林），蔓黄芪。

4 文献通考

《本草图经》卷五："蒺藜，蒺藜子，生冯翊平泽，或道旁。七月、八月采实，曝干。

又冬采。黄白色，类军家铁蒺藜。此《诗》所谓墙有茨者。郭璞注《尔雅》云：布地蔓生，细叶，子有三角，刺人是也。又一种白蒺藜，今生同州沙苑，牧马草地最多，而近道亦有之。绿叶细蔓，绵布沙上；七月开花，黄紫色，如豌豆花而小；九月结实，作荚子，便可采。其实味甘而微腥，褐绿色，与蚕种子相类而差大。”[12]

《本草衍义》卷“蒺藜，蒺藜有两等：一等杜蒺藜，即今之道旁布地而生，或生墙上，有小黄花，结芒刺，此正是墙有茨者。花收摘荫干，为末，每服三二钱，饭后以温酒调服，治白癜风。又一种白蒺藜，出同州沙苑牧马处。黄紫花，作荚，结子如羊内肾。补肾药，今人多用。风家惟用刺蒺藜。”[13]

《本草纲目》卷十六：“蒺藜《本经·上品》。【释名】茨《尔雅》、旁通《本经》、屈人《本经》、止行《本经》、豺羽《本经》、升推。弘景曰：多生道上及墙上，叶布地，子有刺，状如菱而小。长安最饶，人行多着木履。今军家乃铸铁作之，以布敌路，名铁蒺藜。《易》云：据于蒺藜，言其凶伤；《诗》云：墙有茨，不可扫也，以刺梗秽。方用甚稀。时珍曰：蒺，疾也；藜，利也；茨，刺也。其刺伤人，甚疾而利也。屈人、止行，皆因其伤人也。……白蒺藜，【气味】甘，温，无毒。【主治】补肾，治腰痛泄精，虚损劳乏（时珍）。【发明】颂曰：古方皆用有刺者，治风明目最良。神仙方亦有单服蒺藜法，云不问黑白，但取坚实者，舂去刺用。时珍曰：古方补肾治风，皆用刺蒺藜。后世补肾多用沙苑蒺藜，或以熬膏和药，恐其功亦不甚相远也。刺蒺藜炒黄去刺，磨面作饼，或蒸食，可以救荒。”[14]

《临证指南医案》卷三：“淋浊，某（三二）湿热下注淋浊。当分利。（湿热）萆薢　淡竹叶　瞿麦　赤苓　细木通　萹蓄……刘（三九）脉缓涩。溺后有血。或间成块。晨倾溺器。必有胶浊黏腻之物。四肢寒凛。纳食如昔。病伤奇脉。生鹿茸　当归　杞子　柏子仁　沙苑子　小茴。”[1]

《本草求原》卷之三：“沙苑　蒺藜子。气腥属金。性温；味甘，炒之即香，能导肺气归脾下行直入于肾，形又象肾。白蒺，宣上而达下，为风脏血剂，治上功多。此则直入于下，为肾脏气剂，补下功专。补肾，治腰痛、泄精、虚损劳乏、肺痿、肾冷、尿多遗溺、明目、长肌肉，亦治肝肾风毒攻注。”[15]

《本草便读·草部》：“沙苑，补肾固精。味苦多甘能摄下。益阴明目。性温滋水却生肝。（沙苑出陕西潼关等处。一名潼蒺藜。其形如豆。其色青绿。嚼之微有腥气。味甘带苦。其性微温。故为补肾之药。能治腰痛泄精等证。虽然力薄之品。而命门火炽。湿热淋浊等证。仍不可用。以其性温固摄也。）”[16]

《增订伪药条辨》：“沙菀蒺藜。俗名北沙菀。苦温补肾。强阴益精明目。产陕西潼关者真。状如肾子。微带绿色。今市中所卖。有用红花草子伪充。贻害匪浅。［炳章按］沙蒺藜。七月出新。陕西潼关外出者。名潼蒺藜。”[17]

《中药志》：“沙苑子　本品为少常用中药。商品主要为豆科植物扁茎黄芪的种子。另外，同属植物华黄芪的种子，部分地区也作沙苑子用。……【原植物】①扁茎黄芪【别名】大沙苑、蔓黄芪（陕西）、夏黄草（吉林）。Astragalus complanatus R. Br. ——豆科 Leguminosae②华黄芪　【别名】芒牛旦（河北）。Astragalus chinensis L. ——豆科 Leguminosae”[2]

《中药材手册》：“沙苑子［纲目列入草部隰草类蒺藜项下］　本品为豆科植物扁茎黄

芪 Astragalus complanatus R. Brow 的种子。原植物系多年生草本，野生于山野路旁，也多有栽培。商品以陕西产者为佳。另外，紫云英、华黄芪的种子在个别地区亦作沙苑子使用。近年来尚发现沙苑子商品中出现了伪品，应注意鉴别。”[3]

《全国中草药汇编》：“沙苑子　【别名】潼蒺藜、蔓黄芪、夏黄草、沙苑蒺藜。【来源】为豆科黄芪属植物扁茎黄芪 Astragalus complanatus R. Brown，以种子入药。”[4]

《中药大辞典》：“沙苑子《临证指南医案》　【异名】沙苑蒺藜、同州白疾藜、沙苑白蒺藜《本草图经》，沙苑蒺藜子《本草求原》，潼蒺藜《本草便读》，沙蒺藜《增订伪药条辨》，夏黄草《吉林中草药》。【基原】为豆科植物扁茎黄芪或华黄芪的种子。【原植物】①扁茎黄芪 Astragalus complanatus R. Br.，又名：蔓黄芪。②华黄芪 Astragalus chinensis L.”[5]

《中医大辞典·中药分册》：“沙苑蒺藜　出《本草图经》。为沙苑子之别名，详该条。”[19]

《中国医学百科全书·中医学》：“沙苑子　始载于《本草图经》。原名同州白蒺藜，又名沙苑蒺藜、沙蒺藜、潼蒺藜。为豆科植物扁茎黄芪 Astragalus complanatus R. Br. 的种子。主产中国陕西、山西等省。”[6]

《全国中药炮制规范》：“沙苑子　［处方用名］沙苑子、盐沙苑子。【来源】本品为芸香科植物佛手柑 Citrus medica L. var. sarcodactylis Swingle 的干燥果实。均系栽培。主产于四川、广东、云南等地。秋季果实变黄或尚未变黄前采收，纵切成薄片，晒干或低温干燥。药材以片大、绿皮白肉、香气浓厚者为佳。”[7]

《中国药材学》：“沙苑子　【别名】沙苑蒺藜，潼蒺藜。【来源】本品为豆科植物扁茎黄芪 Astragalus complanatus R. Br. 的种子。”[8]

《中国中医药学主题词表》：“沙苑子 SEMEN ASTRAGALI COMPLANATI　为豆科植物扁茎黄芪的干燥成熟种子；属豆科；属补肾药和疏肝解郁药　D 潼蒺藜；D 沙苑蒺藜。”[9]

《普通高等教育中医药类规划教材·中药学》：“沙苑子《本草图经》　为豆科多年生草本植物扁茎黄芪 Astragalus complanatus R. Br. 的成熟种子。主产陕西、山西等地。秋末冬初果实成熟尚未开裂时采割植株，晒干，打下种子，除去杂质。生用或盐水炒用。”[10]

《中华本草》：“沙苑蒺藜《纲目》　【异名】白蒺藜《本草图经》，沙苑子《临证指南医案》，沙苑蒺藜子《本草求原》，潼蒺藜《本草便读》，沙蒺藜《增订伪药条辨》。……【来源】为豆科植物背扁黄芪的种子。【原植物】背扁黄芪 Astragalus complanatus R. Br. ex Bunge　又名：蔓黄芪《中国高等植物图鉴》。”[19]

《中华人民共和国药典》：“沙苑子 Semen astragali complanati　本品为豆科植物扁茎黄芪 Astragalus complanatus R. Br. 的干燥成熟种子。秋末冬初果实成熟尚未开裂时采割植株，晒干，打下种子，除去杂质，晒干。”[11]

5　参考文献

1　清·叶桂. 临证指南医案. 清乾隆三十三年戊子卫生堂刻本

2　中国医学科学院药物研究所等编. 中药志. 第三册. 北京：人民卫生出版社，1993，411

3　中华人民共和国卫生部药政管理局主编. 中药材手册. 北京：人民卫生出版社，1998，298

4 《全国中草药汇编》编写组编. 全国中草药汇编. 上册. 北京：人民卫生出版社，1996，406
5 江苏新医学院编. 中药大辞典. 上海：上海科学技术出版社，1977，1163
6 《中医学》编辑委员会. 中国医学百科全书·中医学. 上海：上海科学技术出版社，1997，1250
7 中华人民共和国卫生部药政管理局编. 全国中药炮制规范. 北京：人民卫生出版社，1988
8 徐国钧等主编. 中国药材学. 北京：中国医药科技出版社，1996，1240
9 吴兰成主编. 中国中医药学主题词表. 北京：中医古籍出版社，1996，322
10 雷载权主编. 普通高等教育中医药类规划教材·中药学. 上海：上海科学技术出版社，1995，293
11 国家药典委员会编. 中华人民共和国药典. 一部. 北京：化学工业出版社，2000，145
12 宋·苏颂. 本草图经. 合肥：安徽科学技术出版社，1994，120
13 宋·寇宗奭. 本草衍义. 上海：商务印书馆，1937，49
14 明·李时珍. 本草纲目. 北京：人民卫生出版社，1982，1102
15 清·赵其光. 本草求原. 见：岭南本草古籍三种. 北京：中国医药科技出版社，1999，195
16 清·张秉成. 本草便读. 上海：上海卫生出版社，1957，20
17 郑肖严辑著. 增订伪药条辨. 上海：上海科学技术出版社，1959，41
18 《中医大辞典》编辑委员会编. 中医大辞典·中药分册. 北京：人民卫生出版社，1982，186
19 国家中医药管理局《中华本草》编委会. 中华本草. 第四册. 上海：上海科学技术出版社，1999，336

223 沙棘

Shaji

Fructus Hippophae

1 定名依据

1.1 正名

1.1.1 汉文名：沙棘（为胡颓子科植物沙棘 Hippophae rhamnoides L. 的干燥成熟果实）。

1.1.2 英文名：seabuckthorn fruit.

1.2 依据

1.2.1 定名的文献依据

(1)《内蒙古中草药》："沙棘　别名　醋柳、酸刺子、酸柳柳。蒙药名　察其日嘎纳。形态特征　体态：灌木，高 1～3 米。枝灰褐色，常具刺，小枝银白色。叶：叶互生，线形至线状披针形，先端尖，全缘，稍反卷，背面银灰色。"[1]

(2)《中国医学百科全书·中医学》："沙棘　始载于藏医药书《医药月帝》。藏文名索玛拉扎，又名醋柳果、醋林子、酸刺、黑刺，黄酸刺。为胡颓子科植物中国沙棘 Hippophae rhmnoides L. subsp. Sinensis Rousi 等同属数种植物的果实。10～11 月采收成熟果实，晒干或烘干。"[2]

(3)《中国中医药学主题词表》："沙棘 HIPPOPHAE RHAMNOIDES　属胡颓子科；属化痰药（中药）和固涩药（中药）　D 醋柳；D 酸刺。"[3]

(4)《中华本草》："沙棘《内蒙古中草药》　【异名】达尔、沙枣《高原中草药治疗手册》，醋柳、醋刺子、酸柳柳、其察日嘎纳《内蒙古中草药》，酸刺、黑刺《沙漠地区药用植物》，黄酸刺、酸刺刺《新华本草纲要》。【来源】为胡颓子科植物中国沙棘和云南沙棘的果实。【原植物】①中国沙棘 Hippophae rhmnoides L. subsp. Sinensis Rousi［H. rhamnoides auct. non L.；H. rhamonides L. var. procera Rehd.］②云南沙棘 Hippophae rhmnoides L. subsp. Yunnanensis Rousi"[4]

(5)《中华人民共和国药典》："沙棘 Fructus hippophae　本品系蒙古族、藏族习用药材。为胡颓子科植物沙棘 Hippophae rhmnoides L. 的干燥成熟果实。秋、冬二季果实成熟或冻硬时采收，除去杂质，干燥或蒸后干燥。"[5]

1.2.2　定名选择的理由

(1) 沙棘 Fructus hippophae，系胡颓子科植物沙棘 Hippophae rhmnoides L. 的干燥成熟果实。"沙棘"作为本品正名古代文献未见记载，现代文献中我国最新出版的《中华人民共和国药典》以及辞书类著作《中国医学百科全书·中医学》等均以"沙棘"作为本药正名。已经广泛应用于中医药学文献的标引和检索的《中国中医药学主题词表》也以"沙棘"作为本药的正式主题词。现代本草著作如《内蒙古中草药》、《中华本草》等虽记载了不少本品各地的俗称，但也无一例外以"沙棘"作为本品的正名。说明"沙棘"作为本品正名已成为共识。

1.3　与正名等效的名词：无。

2　源流考释

沙棘（胡颓子科植物沙棘 Hippophae rhmnoides L. 的干燥成熟果实）古代文献未见记载，现代有关著作《中华人民共和国药典》[5]、《中国医学百科全书·中医学》[2]、《中国中医药学主题词表》[3]、《内蒙古中草药》[1]、《中华本草》[4]等均以"沙棘"作为本品正名。如《中华人民共和国药典》："沙棘 Fructus hippophae　本品系蒙古族、藏族习用药材。为胡颓子科植物沙棘 Hippophae rhmnoides L. 的干燥成熟果实。秋、冬二季果实成熟或冻硬时采收，除去杂质，干燥或蒸后干燥。"[5]《内蒙古中草药》："沙棘　别名　醋柳、酸刺子、酸柳柳。蒙药名　察其日嘎纳。形态特征　体态：灌木，高1~3米。枝灰褐色，常具刺，小枝银白色。叶：叶互生，线形至线状披针形，先端尖，全缘，稍反卷，背面银灰色。"[1]有的则以"醋柳果"为正名，如《全国中草药汇编》[6]、《中药大辞典》[7]等。同时尚记载有"醋柳"、"酸刺子"、"酸柳柳"、"察其日嘎纳"《内蒙古中草药》[1]，"醋刺柳"、"酸刺"、"黑刺"、"黄酸刺"《全国中草药汇编》[6]，"沙枣"、"大尔卜兴"《中药大辞典》[7]，"索玛拉扎"、"醋林子"《中国医学百科全书·中医学》[2]，"达尔"、"酸刺刺"《中华本草》[4]等各地的俗称。还记载有本品原植物"沙棘"的异名"醋柳"、"酸刺"、"中国沙棘"《中药大辞典》[7]，"云南沙棘"《中华本草》[4]等。

3　附录

3.1　又称：炒沙棘、醋沙棘（饮片规格名），全沙棘（药材商品名）。

3.2　俗称：醋柳果（西藏），察其日嘎纳（蒙药名）大尔卜兴、索玛拉扎（藏名），醋柳、醋刺子、酸柳柳（内蒙古），醋林子，达尔，酸刺刺，醋刺柳，酸刺，黑刺，黄酸刺，沙枣。

3.3 曾称：无。

3.4 原植物名称：沙棘，醋柳，酸刺，中国沙棘，云南沙棘。

4 文献通考

《内蒙古中草药》："沙棘　别名　醋柳、酸刺子、酸柳柳。蒙药名　察其日嘎纳。形态特征　体态：灌木，高1~3米。枝灰褐色，常具刺，小枝银白色。叶：叶互生，线形至线状披针形，先端尖，全缘，稍反卷，背面银灰色。"[1]

《全国中草药汇编》："醋柳果　【别名】醋刺柳、酸刺、黑刺、醋柳、黄酸刺。来源：为胡颓子科沙棘属植物沙棘 Hippophae rhmnoides L.，以果实入药。"[6]

《中药大辞典》："醋柳果《西藏常用中草药》　【异名】沙枣《高原中草药治疗手册》，大尔卜兴（藏名）。【基原】为胡身子科植物沙棘的果实。【原植物】沙棘 Hippophae rhmnoides L.，又名：醋柳、酸刺。"[7]

《中国医学百科全书·中医学》："沙棘　始载于藏医药书《医药月帝》。藏文名索玛拉扎，又名醋柳果、醋林子、酸刺、黑刺，黄酸刺。为胡颓子科植物中国沙棘 Hippophae rhmnoides L. subsp. Sinensis Rousi 等同属数种植物的果实。10~11月采收成熟果实，晒干或烘干。"[2]

《中国中医药学主题词表》："沙棘 HIPPOPHAE RHAMNOIDES　属胡颓子科；属化痰药（中药）和固涩药（中药）　D 醋柳；D 酸刺。"[3]

《中华本草》："沙棘《内蒙古中草药》　【异名】达尔、沙枣《高原中草药治疗手册》，醋柳、醋刺子、酸柳柳、其察日嘎纳《内蒙古中草药》，酸刺、黑刺《沙漠地区药用植物》，黄酸刺、酸刺刺《新华本草纲要》。【来源】为胡颓子科植物中国沙棘和云南沙棘的果实。【原植物】①中国沙棘 Hippophae rhmnoides L. subsp. Sinensis Rousi［H. rhamnoides auct. non L.; H. rhamonides L. var. procera Rehd.］②云南沙棘 Hippophae rhmnoides L. subsp. Yunnanensis Rousi"[4]

《中华人民共和国药典》："沙棘 Fructus hippophae　本品系蒙古族、藏族习用药材。为胡颓子科植物沙棘 Hippophae rhmnoides L. 的干燥成熟果实。秋、冬二季果实成熟或冻硬时采收，除去杂质，干燥或蒸后干燥。"[5]

5 参考文献

1 内蒙古自治区革命委员会卫生局主编. 内蒙古中草药. 呼和浩特：内蒙古自治区人民出版社. 1972，292

2 《中医学》编辑委员会. 中国医学百科全书·中医学. 上海：上海科学技术出版社，1997，1163

3 吴兰成主编. 中国中医药学主题词表. 北京：中医古籍出版社，1996，321

4 国家中医药管理局《中华本草》编委会. 中华本草. 第五册. 上海：上海科学技术出版社，1999，442

5 国家药典委员会编. 中华人民共和国药典. 一部. 北京：化学工业出版社，2000，145

6 《全国中草药汇编》编写组编. 全国中草药汇编. 下册. 北京：人民卫生出版社，1996，672

7 江苏新医学院编. 中药大辞典. 上海：上海科学技术出版社，1977，2602

224　没药
Moyao
Myrrha

1　定名依据

1.1　正名

1.1.1　汉文名：没药［橄榄科植物没药树 Commiphora myrrha Engl. （C. molmol Engl.）及同属奸物树干皮部渗出的油胶树脂］。

1.1.2　英文名：myrrh.

1.2　依据

1.2.1　定名的文献依据

(1)《证类本草》卷十三："没药，味苦，平，无毒。主破血止痛，疗金疮杖疮，诸恶疮痔漏，卒下血，目中翳晕痛肤赤。生波斯国。似安息香，其块大小不定，黑色。(今附)臣禹锡等谨按《药性论》云：没药单用亦得。味苦、辛。能主打搕损，心腹血瘀，伤折踒跌，筋骨瘀痛，金刃所损，痛不可忍。皆以酒投饮之。良。"[1]

(2)《海药本草》卷三："没药，谨按徐表《南州记》：生波斯国，是彼处松脂也。状如神香，赤黑色。味苦、辛，温，无毒。主折伤马坠，推陈置新，能生好血。凡服皆须研烂，以热酒调服，近效。"[2]

(3)《汤液本草》卷五："没药，味苦、平。无毒。《本草》云：主破血止痛，疗金疮杖疮，诸恶疮，痔漏卒下血，目中翳，晕痛，肤赤。生波斯国，似安息香，其块大小不定，黑色。"[3]

(4)《本草纲目》卷三十四："没药，(宋《开宝》【释名】末药。时珍曰：没、末皆梵言。【集解】志曰：没药生波斯国。其块大小不定，黑色，似安息香。《颂》曰：今海南诸国及广州或有之。木之根株皆如橄榄，叶青而密。"[4]

(5)《本草新编》卷四："没药，味苦、辛，气平，无毒。入脾、肾二经。消肿突恶疮、痈疽溃腐，破血止痛如神，疗坠堕跌打损伤尤效。亦内、外可用之药，而外治更奇也。"[5]

(6)《本草从新》卷七："没药，一名末药。宣、散瘀定痛。苦平。入十二经，散结气，通滞血，消肿定痛。(血滞则气壅、气壅则经络满急、故肿且痛。)生肌。(推陈致新、能生好血。)治金疮杖疮。恶疮痔漏。翳晕目赤。"[6]

(7)《普通高等教育中医药类规划教材·中药学》："没药《药性论》　为橄榄科灌木或乔木没药树 Commiphora myrrha Engl. 或其它同属植物皮部渗出的油胶树脂。主产于非洲索马里，埃塞俄比亚以及印度等地。"[7]

(8)《中药大辞典》："没药《药性论》　【异名】末药《纲目》。【基原】为橄榄科植物没药树或爱伦堡没药树的胶树脂。【原植物】①没药树《大明一统志》Commiphora myrrha Engl. ②爱伦堡没药树 Balsamodendron ehrenbergianum Berg."[8]

(9)《中医大辞典·中药分册》："没药　出《药性论》。又名末药。为橄榄科植物没药树 Commiphora myrrha Eugl. 及其同属数种植物茎干皮部渗出的油胶树脂。"[9]

(10)《中国医学百科全书·中医学》："没药　始载于《药性论》。又名末药。为橄榄科植物没药树 Commiphora myrrha Eugl. 及其同属数种植物茎干皮部渗出的油胶树脂。"[10]

(11)《中国中医药学主题词表》："没药 MYRRHA　为橄榄科植物没药树或爱伦堡没药树的油胶树脂；属活血祛瘀药和止痛药（中药）　D 末药。"[11]

(12)《中药志》："没药　本品为常用中药。商品为橄榄科植物没药树及同属植物树干皮部渗出的油胶树脂。……【原植物】没药树 Commiphora myrrha Engl. （C. molmol Engl.）——橄榄科 Burseraceae"[12]

(13)《中药材手册》[13]、《全国中草药汇编》[14]、《全国中药炮制规范》[15]、《中国药材学》[16]、《中华本草》[17]等现代中药著作多以"没药"作为本品正名（参见"文献通考"）。

1.2.2　定名选择的理由

(1) 没药 Myrrha，为橄榄科植物没药树 Commiphora myrrha Engl. ［C. molmol Engl.］及同属婷物树干皮部渗出的油胶树脂。"没药"之名始见于《药性轮》，并作为本品正名记载。其后的历代重要本草著作如唐·李珣《海药本草》，宋·唐慎微《证类本草》，元·王好古《汤液本草》，明·李时珍《本草纲目》，清·陈士铎《本草新编》、吴仪洛《本草从新》等在载录本品时均以"没药"作为正名，并一直沿用至今。

(2) 我国最新出版的《普通高等教育中医药类规划教材·中药学》以及辞书类著作《中医大辞典·中药分册》、《中药大辞典》、《中国医学百科全书·中医学》等均以"没药"作为本品正名。已经广泛应用于中医药学文献的标引和检索的《中国中医药学主题词表》也以"没药"作为本品的正式主题词。现代本草著作如《中药志》、《全国中草药汇编》、《中华本草》、《中国药材学》、《中药材手册》、《全国中药炮制规范》等虽记载了不少本品各地的俗称，但也无一例外以"没药"作为本品的正名。说明"没药"作为本品正名已成为共识。

1.3　与正名等效的名词：无。

2　源流考释

没药［橄榄科植物没药树 Commiphora myrrha Engl.（C. molmol Engl.）及同属婷物树干皮部渗出的油胶树脂］始载于《药性论》[1]，并以"没药"为正名。如《证类本草》引《药性论》曰："没药单用亦得。味苦、辛。能主打搕损，心腹血瘀，伤折踒跌，筋骨瘀痛，金刃所损，痛不可忍。皆以酒投饮之。良。"[1]其后的本草著作大多即沿用该书记载，以"没药"为正名记载本品，如唐·李珣《海药本草》[2]，宋·苏颂《本草图经》[18]、唐慎微《证类本草》[1]、寇宗奭《本草衍义》[19]、佚名《增广太平和剂图经本草药性总论》[20]，元·王好古《汤液本草》[3]，明·刘文泰《本草品汇精要》[21]、陈嘉谟《本草蒙筌》[22]、李时珍《本草纲目》[4]、缪希雍《炮炙大法》[23]、李中梓《雷公炮制药性解》[24]、李中梓《本草征要》[25]、卢之颐《本草乘雅半偈》[26]，清·蒋居祉《本草择要纲目》[27]、陈士铎《本草新编》[5]、日本稻宣义《炮炙全书》[28]、汪昂《本草易读》[29]、汪昂《本草备要》[30]、张璐《本经逢原》[31]、吴仪洛《本草从新》[6]、严西亭

《得配本草》[32]、沈金鳌《要药分剂》[33]、黄宫绣《本草求真》[34]、姚澜《本草分经》[35]、杨时泰《本草述钩元》[36]、陈其瑞《本草撮要》[37]、张秉成《本草便读》[38]等。

古代著作记载的本品异名尚有"末药"《本草纲目》[4]。如《本草纲目》卷三十四："没药，(宋《开宝》【释名】末药。时珍曰：没、末皆梵言。【集解】志曰：没药生波斯国。其块大小不定，黑色，似安息香。《颂》曰：今海南诸国及广州或有之。木之根株皆如橄榄，叶青而密。岁久者，则有脂液流滴在地下，凝结成块，或大或小，亦类安息香。采无时。"[4]

现代有关著作均沿用《药性论》的记载以"没药"作为本品正名，如《普通高等教育中医药类规划教材·中药学》[7]、《中药大辞典》[8]、《中医大辞典·中药分册》[9]、《中国医学百科全书·中医学》[10]、《中国中医药学主题词表》[11]、《中药志》[12]、《中药材手册》[13]、《全国中草药汇编》[14]、《全国中药炮制规范》[15]、《中国药材学》[16]、《中华本草》[17]等。同时尚记载有"明没药"《全国中草药汇编》[14]等各地的俗称。

3　附录

3.1　又称：醋没药、炒没药（饮片规格名）。
3.2　俗称：明没药。
3.3　曾称：末药《本草纲目》。
3.4　原植物名称：没药树。

4　文献通考

《海药本草》卷三："．没药，谨按徐表《南州记》：生波斯国，是彼处松脂也。状如神香，赤黑色。味苦、辛，温，无毒。主折伤马坠，推陈置新，能生好血。凡服皆须研烂，以热酒调服，近效。堕胎，心腹俱痛，及野鸡漏痔，产后血气痛，并宜丸散中服尔。"[2]

《本草图经》卷十一："没药，生波斯国，今海南诸国及广州或有之。木之根株，皆如橄榄，叶青而密。岁久者，则有膏液流滴在地下，凝结成块，或大或小，亦类安息香。采无时。今方多用治妇人内伤痛楚，又治血晕及脐腹㽲刺者。"[18]

《证类本草》卷十三："没药，味苦，平，无毒。主破血止痛，疗金疮杖疮，诸恶疮痔漏，卒下血，目中翳晕痛肤赤。生波斯国。似安息香，其块大小不定，黑色。(今附)臣禹锡等谨按《药性论》云：没药单用亦得。味苦、辛。能主打搕损，心腹血瘀，伤折踒跌，筋骨瘀痛，金刃所损，痛不可忍。皆以酒投饮之。良。日华子云：破症结，宿血，消肿毒。"[1]

《本草衍义》卷十四："没药，大概通滞血，打扑损疼痛，皆以酒化服。血滞则气壅淤，气壅淤则经络满急，经络满急，故痛且肿。凡打扑着肌肉须肿胀者，经络伤，气血不行，壅淤，故如是。"[19]

《增广太平和剂图经本草药性总论·木部中品》："没药，味苦，平，无毒。主破血止痛，疗金疮，杖疮，诸恶疮，痔漏卒下血，目中翳晕痛，肤赤。《药性论》云：单用亦得。味苦辛。能主打搕损，心腹血瘀，伤折踒跌，筋骨疼痛，金刃所损痛不可忍，皆以酒投饮之，良。《日华子》云：破症结，宿血，消肿毒。"[20]

《汤液本草》卷五："没药，味苦、平。无毒。《本草》云：主破血止痛，疗金疮杖疮，诸恶疮，痔漏卒下血，目中翳，晕痛，肤赤。生波斯国，似安息香，其块大小不定，黑色。"[3]

《本草品汇精要》卷十九："没药，无毒，植生。没药主破血止痛，疗金疮、杖疮诸恶疮，痔漏卒下血，目中翳晕痛肤赤（《名医》所录）。【苗】〔图经曰〕木之根株皆如橄榄，叶青而密。岁久者，则有膏液流滴在地，凝结成块，或大或小，亦类安息香。〔海药云〕按徐表南州记云：状如神香，赤黑色，是彼处松脂也。"[21]

《本草蒙筌》卷四："没药，味苦、辛，气平。无毒。黄黑类安息香，出产自波斯国。亦木脂液，逐日结凝成块；大小不侔，断碎光莹可爱。擂细入药，制同没药。主坠堕跌打损伤，疗痈疽疮瘘溃腐。破血立效，止痛如神。"[22]

《本草纲目》卷三十四："没药，（宋《开宝》【释名】末药。时珍曰：没、末皆梵言。【集解】志曰：没药生波斯国。其块大小不定，黑色，似安息香。颂曰：今海南诸国及广州或有之。木之根株皆如橄榄，叶青而密。岁久者，则有脂液流滴在地下，凝结成块，或大或小，亦类安息香。采无时。"[4]

《炮炙大法·木部》："没药，(透明者良制同没药法)。"[23]

《雷公炮制药性解》卷五："没药，味苦辛，性平无毒，入十二经。主破症结宿血，止痛，疗金疮、杖疮、痔疮，诸恶肿毒，跌打损伤，目中翳晕，历节诸风，骨节疼痛，制同没药。"[24]

《本草征要》卷二："没药，味苦，性平，无毒。入肝经。制法同没药。宣血气之滞，医疮腐之疼。可攻目翳，堪堕胎儿。"[25]

《本草乘雅半偈·第十帙》："没药，（宋《开宝》)。【气味】苦平，无毒。【主治】主破血，止痛，疗金疮，杖疮，诸恶疮，痔漏，卒下血，目中翳晕肤赤痛。久服舒筋膜，通血脉，固齿牙，长须发。"[26]

《本草择要纲目·平性药品》："没药，【气味】苦平无毒。【主治】破血止痛。疗金疮杖疮诸恶疮痔漏。卒下血。破癥瘕宿血。损伤瘀血。消肿定痛生肌。大概没药活血。没药散旧而生新。皆能止痛消肿。故方药中每相兼而用之也。"[27]

《本草新编》卷四："没药，味苦、辛，气平，无毒。入脾、肾二经。消肿突恶疮、痈疽溃腐，破血止痛如神，疗坠堕跌打损伤尤效。亦内、外可用之药，而外治更奇也。"[5]

《炮炙全书》卷三："没药，苦，平。色黄黑，修治与没药同。"[28]

《本草易读》卷七："没药二百八十五，煅去油用。辛，苦，无毒。散血消肿，定痛生肌。疗诸疮金疮杖疮，破癥瘕宿血瘀血。平产后血刺，兼坠胎孕，除目中障翳，亦解痔漏。"[29]

《本草备要·木部》："没药，宣，散瘀，定痛。苦平《经疏》云：应兼辛。入十二经。散结气，通滞血，消肿定痛生肌（寇宗奭曰：血滞则气壅，气壅则经络满急，故肿且痛），补心胆虚，肝血不足（推陈致新，能生好血）。"[30]

《本经逢原》卷三："没药，苦平无毒。修治与没药同。[发明] 没药活血，没药散血，皆能止痛消肿生肌，故二药每每相兼为用。凡刃伤打损坠马，并宜热酒调服。若妊妇胎气不安勿用，产后恶露去多腹中虚痛，痈疽已溃而痛，及筋骨胸腹诸痛，若不因瘀血者，皆不可服。”[31]

《本草从新》卷七：“没药，一名末药。宣、散瘀定痛。苦平。入十二经，散结气，通滞血，消肿定痛。（血滞则气壅、气壅则经络满急、故肿且痛。）生肌。（推陈致新、能生好血。）治金疮杖疮。恶疮痔漏。翳晕目赤。”[6]

《得配本草》卷七：“没药，苦，平。微寒。入十二经血分。没药功专活血而定痛，没药功专散血而消肿。得虎胫骨，治历节风痛。配血竭、童便，去产后恶血。”[32]

《要药分剂》卷二：“没药，味苦辛。性平。无毒。禀金水之气以生。降也。阴也。【主治】主破血止痛。疗金疮杖疮诸恶疮。痔漏猝下血。目中翳晕痛肤赤。（开宝）破癥瘕宿血。损伤瘀血。消肿痛。（大明）补心胆虚。肝血不足。（好古）堕胎。产后心腹血气痛。并入丸散。（李珣）”[33]

《本草求真》卷五：“没药，（香木）入心破血宣瘀止痛。没药（专入心。兼入肝。）苦平兼辛。诸书亦载能补心胆与肝。盖谓瘀血不除。则新血安生。没药气味辛温。既能行气活血。”[34]

《本草分经·原例》：“没药，苦平，入十二经，散结气通瘀血，消肿定痛生肌。”[35]

《本草述钩元》卷二十二：“没药，出波斯及海南。今广州亦有之。其木岁久脂溢。下地凝块。大小不等。色赤黑而香。透明者良。”[36]

《本草撮要》卷二：“【没药】，味苦。入足厥阴经。功专破血止痛。得没药治跌扑损伤肿痛。得虎胫骨治历节风痛。”[37]

《本草便读·木部》：“没药，活血与没药相仿。性利能宣。行瘀则没药为长。味平而苦。（没药亦树脂也。味苦平。其治虽与没药相仿。而行瘀散血。则没药独擅其长。故能治金疮杖疮癥瘕痈肿等证。所以能止痛者。血瘀则痛。气壅亦痛也。外科药用之。其理概可想见。）”[38]

《中药志》：“没药　本品为常用中药。商品为橄榄科植物没药树及同属植物树干皮部渗出的油胶树脂。……【原植物】没药树 Commiphora myrrha Engl.　（C. molmol Engl.）——橄榄科 Burseraceae”[12]

《中药材手册》：“没药［纲目列入木部香木类］　本品为橄榄科植物没药树 Commiphoramyrrha Eugl.　的爱伦堡没药树 Balsamodendron ehrenbergianum Berg.　茎干皮部渗出的胶树脂。原植物系灌木或乔木。均系进口。现在商品分为天然没药和胶质没药。”[13]

《全国中草药汇编》：“没药　【别名】末药、明没药。【来源】为橄榄科没药属植物没药树 Commiphora myrrha Engl.［C. molmol Engl.］及同属他种植物的树干皮部渗出的油胶树脂。”[14]

《中药大辞典》：“没药《药性论》　【异名】末药《纲目》。【基原】为橄榄科植物没药树或爱伦堡没药树的胶树脂。【原植物】①没药树《大明一统志》Commiphora myrrha Engl.　②爱伦堡没药树 Balsamodendron ehrenbergianum Berg.”[8]

《中医大辞典·中药分册》：“没药　出《药性论》。又名末药。为橄榄科植物没药树 Commiphora myrrha Eugl.　及其同属数种植物茎干皮部渗出的油胶树脂。”[9]

《中国医学百科全书·中医学》：“没药　始载于《药性论》。又名末药。为橄榄科植物没药树 Commiphora myrrha Eugl.　及其同属数种植物茎干皮部渗出的油胶树脂。”[10]

《全国中药炮制规范》：“没药　［处方用名］没药、醋没药、炒没药。【来源】本品为橄榄科植物没药树 Commiphora myrrha Engl. 或爱伦堡没药树 Balsamodendron ehrenbergianum Berg. 的干燥胶树脂。多系野生。主产于非洲索马里、埃塞俄比亚、印度、阿拉伯半岛南部等地。药材以块大、棕红色、香气浓而杂质少者为佳。"[15]

《中国药材学》："没药 【来源】本品为橄榄科植物没药树 Commiphora myrrha Engl.（C. molmol Engl.）或其他同属植物茎干部渗出的油胶树脂。"[16]

《中国中医药学主题词表》："没药 MYRRHA 为橄榄科植物没药树或爱伦堡没药树的油胶树脂；属活血祛瘀药和止痛药（中药） D 末药。"[11]

《普通高等教育中医药类规划教材·中药学》："没药《药性论》 为橄榄科灌木或乔木没药树 Commiphora myrrha Engl. 或其它同属植物皮部渗出的油胶树脂。主产于非洲索马里、埃塞俄比亚以及印度等地。11 月至翌年 2 月，采集由树皮裂缝处渗出于空气中变成红棕色坚块的油胶树脂，去净树皮及杂质，打碎后炒用。"[7]

《中华本草》："没药《药性论》 【异名】末药《纲目》……【来源】为橄榄科植物没药树及同属植物树干皮部渗出的油胶树脂。【原植物】没药树 Commiphora myrrha Engl. [C. molmol Engl.]"[17]

5 参考文献

1 宋·唐慎微. 证类本草. 北京：人民卫生出版社，1957，330

2 唐·李珣. 海药本草. 北京：人民卫生出版社，1997，58

3 元·王好古. 汤液本草. 见：景印文渊阁四库全书（745）. 北京：中医古籍出版社，1986，991

4 明·李时珍. 本草纲目. 北京：人民卫生出版社，1982，1957

5 清·陈士铎. 本草新编. 北京：中国中医药出版社，1996，229

6 清·吴仪洛. 本草从新. 北京：中医古籍出版社，2001，108

7 雷载权主编. 普通高等教育中医药类规划教材·中药学. 上海：上海科学技术出版社，1995，203

8 江苏新医学院编. 中药大辞典. 上海：上海科学技术出版社，1977，1167

9 《中医大辞典》编辑委员会编. 中医大辞典·中药分册. 北京：人民卫生出版社，1982，186

10 《中医学》编辑委员会. 中国医学百科全书·中医学. 上海：上海科学技术出版社，1997，1146

11 吴兰成主编. 中国中医药学主题词表. 北京：中医古籍出版社，1996，254

12 中国医学科学院药物研究所等编. 中药志. 第五册. 北京：人民卫生出版社，1993，750

13 中华人民共和国卫生部药政管理局主编. 中药材手册. 北京：人民卫生出版社，1998，615

14 《全国中草药汇编》编写组编. 全国中草药汇编. 下册. 北京：人民卫生出版社，1996，280

15 中华人民共和国卫生部药政管理局编. 全国中药炮制规范. 北京：人民卫生出版社，1988，315

16 徐国钧等主编. 中国药材学. 北京：中国医药科技出版社，1996，1719

17 国家中医药管理局《中华本草》编委会. 中华本草. 第五册. 上海：上海科学技术出版社，1999，26

18 宋·苏颂. 本草图经. 合肥：安徽科学技术出版社，1994，388

19 宋·寇宗奭. 本草衍义. 上海：商务印书馆，1957，83

20 宋·佚名. 增广太平和剂图经本草药性总论. 见：增广太平惠民和剂局方. 海口：海南出版社，2002，476

21 明·刘文泰. 本草品汇精要. 北京：人民卫生出版社，1982，521

22 明·陈嘉谟. 本草蒙筌. 北京：人民卫生出版社，1988，263

23 明·缪希雍. 炮炙大法. 明末庄继先校刻本

24 明·李中梓. 雷公炮制药性解. 见：中国医学大成（二）. 长沙：岳麓书社，1990，153
25 明·李中梓. 本草征要. 见：李中梓医学全书. 北京：中国中医药出版社，1999，138
26 明·卢之颐. 本草乘雅半偈. 北京：人民卫生出版社，1986，582
27 清·蒋居祉. 本草择要纲目. 见：珍本医书集成. 本草类. 上海：上海科学技术出版社，1985，105
28 [日] 稻宣义. 炮炙全书. 北京：中医古籍出版社，1981，107
29 清·汪昂. 本草易读. 北京：人民卫生出版社，1987，290
30 清·汪昂. 本草备要. 北京：中国中医药出版社，1998，163
31 清·张璐. 本经逢原. 上海：上海科学技术出版社，1959，168
32 清·严西亭. 得配本草. 上海：上海卫生出版社，1957，6
33 清·沈金鳌. 要药分剂. 上海：上海科学技术出版社，1959，31
34 清·黄宫绣. 本草求真. 上海：上海科学技术出版社，1959，241
35 清·姚澜. 本草分经. 上海：上海科学技术出版社，1989，59
36 清·杨时泰. 本草述钩元. 上海：科技卫生出版社，1958，475
37 清·陈其瑞. 本草撮要. 见：珍本医书集成. 本草类. 上海：上海科学技术出版社，1985，42
38 清·张秉成. 本草便读. 上海：上海卫生出版社，1957，65

225 沉香

Chenxiang

Lignum Aquilariae Resinatum

1 定名依据

1.1 正名

1.1.1 汉文名：沉香［本品为瑞香科植物白木香 Aquilaria sinensis（Lour.）Gilg 含有树脂的木材］。

1.1.2 英文名：chinese eaglewood wood.

1.2 依据

1.2.1 定名的文献依据

(1)《名医别录》卷一："沉香，薰陆香、鸡舌香、藿香、詹糖香、枫香并微温。悉治风水毒肿，去恶气。薰陆、詹糖去伏尸。鸡舌藿香治霍乱、心痛。枫香治风瘾疹痒毒。"[1]

(2)《本草经集注·草木上品》："沉香、薰陆香、鸡舌香、藿香、詹糖香、枫香，并微温。悉治风水毒肿，去恶气。薰陆、詹糖去伏尸。鸡舌、藿香治霍乱、心痛。枫香治风瘾疹痒毒。[2]

(3)《新修本草》卷十二："沉香、薰陆香、鸡舌香、藿香、詹糖香、枫香，并微温。"[3]

(4)《证类本草》卷十二："沉香，微温。疗风水毒肿，去恶气。陶隐居云：此香合香家要用，不正入药。唯疗恶核毒肿，道方颇有用处。"[4]

(5)《本草纲目》卷三十四："沉香，（《别录》上品）　【释名】沉水香《纲目》、蜜香。时珍曰：木之心节置水则沉，故名沉水，亦曰水沉。半沉者为栈香，不沉者为黄熟香。"[5]

(6)《本草易读》卷六："沉香二百七十八，沉水下者上，半沉者次之。磨汁用或研粉干之。辛，苦，微温，无毒。下气补肾，益精壮阳。除恶气而定霍乱，暖腰膝而止转筋，解麻痹而却瘙痒，破症癖而住吐泻。"[6]

(7)《中华人民共和国药典》："沉香 Lignum aquilariae resinatum 本品为瑞香科植物白木香 Aquilaria sinensis (Lour.) Gilg 含有树脂的木材。全年均可采收，割取含树脂的木材，除去不含树脂的部分，阴干。"[7]

(8)《普通高等教育中医药类规划教材·中药学》："沉香《别录》 为瑞香科常绿乔木植物沉香 Aquilaria agallocha Roxb. 及白木香 A. sinensis (Lour.) Gilg 含有树脂的木材。白木香主产于海南、广东、云南、台湾等地；沉香主产于东南亚、印度等地。"[8]

(9)《中药大辞典》："沉香《别录》 【异名】蜜香《南方草木状》，沉水香《桂海虞衡志》。【基原】为瑞香科植物沉香或白木香的含有树脂的木材。【原植物】①沉香 Aquilaria agallocha Roxb. ②白木香《南越笔记》Aquilaria sinesis (Lour.) Gilg."[9]

(10)《中医大辞典·中药分册》："沉香 出《名医别录》。又名蜜香、沉水香。为瑞香科植物白木香 Aquilaria sinesis (Lour.) Gilg 或沉香 A. agallocha Roxb. 含有树脂的心材。"[10]

(11)《中国医学百科全书·中医学》："沉香 始载于《名医别录》。又名蜜香、沉水香。为瑞香科植物白木香 Aquilaria sinesis (Lour.) Gilg 或沉香 A. agallocha Roxb. 含有黑色树脂的心材。前者药材为国产沉香；后者药材为进口沉香。"[11]

(12)《中国中医药学主题词表》："沉香 AQUILARIA AGALLOCHA 属瑞香科和理气药 D 沉水香；D 白木香。"[12]

(13)《中药志》[13]、《中药材手册》[14]、《全国中药炮制规范》[15]、《中国药材学》[16]、《中华本草》[17]等现代中药著作多以"沉香"作为本品正名（参见"文献通考"）。

1.2.2 定名选择的理由

(1) 沉香 Lignum aquilariae resinatum，系瑞香科植物白木香 Aquilaria sinensis (Lour.) Gilg 含有树脂的木材。"沉香"之名始见于魏晋《名医别录》，并作为本品正名记载，其后的本草著作如南北朝·陶弘景《本草经集注》，唐·苏敬《新修本草》，宋·唐慎微《证类本草》，明·李时珍《本草纲目》，清·汪昂《本草易读》等在载录本品时即以"沉香"作为正名，并一直沿用至今。

(2) 我国最新出版的《中华人民共和国药典》、《普通高等教育中医药类规划教材·中药学》以及辞书类著作《中医大辞典·中药分册》、《中药大辞典》、《中国医学百科全书·中医学》等均以"沉香"作为本品正名。已经广泛应用于中医药学文献的标引和检索的《中国中医药学主题词表》也以"沉香"作为本品的正式主题词。现代本草著作如《中药志》、《中华本草》、《中国药材学》、《中药材手册》、《全国中药炮制规范》等虽记载了不少本品各地的俗称，但也无一例外以"沉香"作为本品的正名。说明"沉香"作为本品正名已成为共识。

1.3 与正名等效的名词：无。

2 源流考释

沉香［瑞香科植物白木香 Aquilaria sinensis (Lour.) Gilg 含有树脂的木材］始载于魏

晋《名医别录》卷一："沉香，薰陆香、鸡舌香、藿香、詹糖香、枫香并微温。悉治风水毒肿，去恶气。薰陆、詹糖去伏尸。鸡舌藿香治霍乱、心痛。枫香治风瘾疹痒毒。"[1] 其后的本草著作多沿用《名医别录》以"沉香"为正名，如南北朝·雷斅《雷公炮炙论》[18]、陶宏景《本草经集注》[2]，唐·苏敬《新修本草》[3]，李珣《海药本草》[19]，宋·苏颂《本草图经》[20]、唐慎微《证类本草》[4]，元·王好古《汤液本草》[21]，明·刘文泰《本草品汇精要》[22]、陈嘉谟《本草蒙筌》[23]、李时珍《本草纲目》[5]、李中梓《本草征要》[24]、卢之颐《本草乘雅半偈》[25]，清·陈士铎《本草新编》[26]、汪昂《本草易读》[6]、江昂《本草备要》[27]等。

宋·寇宗奭《本草衍义》[28]以"沉香木"为正名，赵学敏《本草纲目拾遗》[29]以"伽𪾢香"为正名记载本品。

古代著作中记载的本品异名有"蜜香"、"栈香"《南方草木状》[30]，"沉水香"《本草纲目》[5]，"阿迦嚧香"《南越志》[5]，"奇南一香"、"奇南"《本草乘雅半偈》[25]，"琪𪾢"《宦游笔记》[29]等。如《南方草木状·卷中》："按此八物，同出于一树也。交趾有蜜香树，干似柜柳，其花白而繁，其叶如橘。欲取香，伐之；经年，其根、干、枝、节各有别色也。木心与节坚黑沉水者，为沉香；与水面平者，为鸡骨香；其根，为黄熟香；其干，为栈香；细枝紧实未烂者，为青桂香；其根节轻而大者，为马蹄香；其花不香，成实乃香，为鸡舌香。珍异之木也。"[30]《本草纲目》卷三十四："沉香，（《别录》上品）【释名】沉水香《纲目》、蜜香。时珍曰：木之心节置水则沉，故名沉水，亦曰水沉。半沉者为栈香，不沉者为黄熟香。《南越志》言：交州人称为蜜香，谓其气如蜜脾也。梵书名阿迦嚧香。"[5]《本草乘雅半偈》第八帙："沉香，（别录上品）【气味】辛，微温，无毒。……而奇南一香，原属同类，因树分牝牡，则阴阳形质，臭味情性，各各差别……第牝多牡少，独奇南世称至贵。"[25]《本草纲目拾遗》卷六："伽𪾢香，今俗作奇楠，乘雅作奇南栈、香栈、木速香名，而广人亦呼奇南为栈，名同而香异也。……宦游笔记：伽一作琪𪾢，出粤东海上诸山，即沉香木之佳者。"[29]

现代有关著作均沿用《名医别录》的记载以"沉香"作为本品正名，如《中华人民共和国药典》[7]、《普通高等教育中医药类规划教材·中药学》[8]、《中药大辞典》[9]、《中医大辞典·中药分册》[10]、《中国医学百科全书·中医学》[11]、《中国中医药学主题词表》[12]、《中药志》[13]、《中药材手册》[14]、《全国中药炮制规范》[15]、《中国药材学》[16]、《中华本草》[17]等。同时尚记载有"落水沉"、"海南沉香"《中药材手册》[14]，"土沉香"、"白木香"、"芫香"、"六麻树"、"女儿香"、"芽香树"《全国中草药汇编》[31]，"女儿香"、"莞香"、"外弦顺"《中药大辞典》[9]等各地的俗称。还记载有本品原植物"白木香"的异名"土沉香"、"六麻树"、"女儿香"、"芽香树"、"芫香"《中药志》[13]等。

3 附录

3.1 又称：炒沉香、醋沉香（饮片规格名），全沉香（药材商品名）。

3.2 俗称：女儿香、莞香（广东），外弦顺（傣语），土沉香，海南沉香，落水沉，白木香，芫香，六麻树，女儿香，芽香树。

3.3 曾称：沉香木《本草衍义》，伽𪾢香《本草纲目拾遗》，蜜香、栈香《南方草木状》，沉水香《本草纲目》，阿迦嚧香《南越志》，奇南一香、奇南《本草乘雅半偈》，琪璊《宦游笔记》。

3.4　原植物名称：白木香，土沉香，六麻树（海南），女儿香（广东），芽香树、芫香（广西）。

4　文献通考

《名医别录》卷一："沉香，薰陆香、鸡舌香、藿香、詹糖香、枫香并微温。悉治风水毒肿，去恶气。薰陆、詹糖去伏尸。鸡舌藿香治霍乱、心痛。枫香治风瘾疹痒毒。"[1]

《雷公炮炙论》卷上："沉香，雷公云：沉香凡使，须要不枯者，如觜角硬重、沉于水下为上也；半沉者，次也。"[18]

《本草经集注·草木上品》："沉香、薰陆香、鸡舌香、藿香、詹糖香、枫香，并微温。悉治风水毒肿，去恶气。薰陆、詹糖去伏尸。鸡舌、藿香治霍乱、心痛。枫香治风瘾疹痒毒。此六种香皆合香家要用，不正复入药，唯治恶核毒肿，道方颇有用处。詹糖出晋安岭州。上真淳泽者难得，多以其皮及柘虫屎杂之，唯轻者为佳，其余无甚真伪，而有精粗尔。外国用波津香明目。白檀消风肿。其青木香别在上品。"[2]

《新修本草》卷十二："沉香、薰陆香、鸡舌香、藿香、詹糖香、枫香，并微温。……【谨案】沉香、青桂、鸡骨、马蹄、笺香等，同是一树，叶似橘叶，花白，子似槟榔，大如桑椹，紫色而味辛。树皮青色，木似榉柳。薰陆香，形似白胶，出天竺、单于国。鸡舌香，树叶及皮并似粟，花如梅花，子似枣核，此雌树也，不入香用。"[3]

《海药本草》卷三："沉香　按《正经》生南海山谷。味苦，温，无毒。主心腹痛，霍乱，中恶邪鬼疰，清人神，并宜酒煮服之。诸疮肿，宜入膏用。当以水试乃知子细，没者为沉香，浮者为檀，似鸡骨者为鸡骨香，似马蹄者为马蹄香，似牛头者为牛头香，枝条细实者为青桂，粗重者为笺香。以上七件，并同一树。梵云波律亦此香也。"[19]

《南方草木状》卷中："按此八物，同出于一树也。交趾有蜜香树，干似柜柳，其花白而繁，其叶如橘。欲取香，伐之；经年，其根、干、枝、节各有别色也。木心与节坚黑沉水者，为沉香；与水面平者，为鸡骨香；其根，为黄熟香；其干，为栈香；细枝紧实未烂者，为青桂香；其根节轻而大者，为马蹄香；其花不香，成实乃香，为鸡舌香。珍异之木也。"[30]

《本草图经》卷十："沉香，沉香、青桂香、鸡骨香、马蹄香、栈香，同是一本，旧不著所出州土，今惟海南诸国及交、广、崖州有之。……坚黑而沉水为沉香；半浮半沉与水面平者，为鸡骨；最粗者为栈香；又云栈香中形如鸡骨者为鸡骨香。形如马蹄者为马蹄香。然今人有得沉香奇好者，往往亦作鸡骨形，不必独是栈香也；其又粗不堪药用者，为生结黄熟香；其实一种，有精粗之异耳。并采无时。《岭表录异》云：广管罗州多栈香，如柜柳，其花白而繁，皮堪作纸，名为香皮纸，灰白色，有纹如鱼子，笺其理慢而弱，沾水即烂，不及楮纸，亦无香气。又云与沉香、鸡骨、黄熟虽同是一木，而根、干、枝、节各有分别者是也。"[20]

《证类本草》卷十二："沉香，微温。疗风水毒肿，去恶气。陶隐居云：此香合香家要用，不正入药。唯疗恶核毒肿，道方颇有用处。唐本注云：沉香、青桂、鸡骨、马蹄、煎香等，同是一树，叶似桔叶，花白。子似槟榔，大如桑椹，紫色而味辛。树皮青色，木似榉柳。臣禹锡等谨按陈藏器云：沉香，枝、叶并似椿。苏云如桔，恐未是也。”[4]

《本草衍义》卷十三：“沉香木，岭南诸郡悉有之，旁海诸州尤多。交干连枝，岗岭相接，千里不绝。叶如冬青，大者合数人抱。木性虚柔，山民或以构茅庐，或为桥梁，或为饭甑尤佳。有香者，百无一二。盖木得水方结，多在折枝枯干中，或为沉，或为煎，或为黄熟。自枯死者，谓之水盘香。今南恩、高、窦等州，惟产生结香。”[28]

《汤液本草》卷五：“沉香，气微温，阳也。《本草》云：治风水毒肿，去恶气；能调中壮阳，暖腰膝；破症癖，冷风麻痹，骨节不任，湿风，皮肤痒，心腹痛，气痢；止转筋吐泻。东垣云：能养诸气，上而至天，下而至泉。用为使，最相宜。《珍》云：补右命门。”[21]

《本草品汇精要》卷十七：“沉香，无毒，植生。沉香，疗风水毒肿，去恶气（《名医》所录）。【苗】〔图经曰〕其木类椿榉但多节，而青花白子似槟榔大，如桑椹紫色。夷人采时，先断老根，俟其雨水渍久，其不朽烂者择而取之，必得坚黑沉水中，心不空者最佳，乃沉香之上品，宜入药。用其次细枝紧实者为青桂香，半沉半浮者为鸡骨香，粗者为栈香，树自枯烂者为生结香，伐仆烂脱者为黄熟香，淡黄者为散黄香。又有麻叶、竹叶、马蹄、牛头等香，不啻二十余品，其实一种，但有精粗之异耳，俱不堪入药用。”[22]

《本草蒙筌》卷四：“沉香，味辛，气微温。阳也。无毒。出南海诸国，及交广崖州。大类椿榉节多，择老者砍仆。渍以雨水，岁久（木得水方结香）使皮木朽残，心节独存。坚黑沉水，燔极清烈，故名沉香。但种犹有精粗，凡买须当选择。黄沉结鹧鸪斑者方是，角沉似牛角黑者为然。二种虽精，尚未尽善。倘资主治，亦可取功。若咀韧（音软）柔，或削自卷，此又名黄蜡沉也。品极精美，得者罕稀。应病如神，入药甚捷。堪为丸作散，忌日曝火烘。补相火抑阴助阳，养诸气通天彻地。转筋吐泻能止，噤口痢痛可驱。又浮而不沉水者，名栈香，此品最粗；半浮半沉与水面平者，名煎香，此品略次。煎香中形如鸡骨者，名鸡骨香”[23]

《本草纲目》卷三十四：“沉香，（《别录》上品）　【释名】沉水香《纲目》、蜜香。时珍曰：木之心节置水则沉，故名沉水，亦曰水沉。半沉者为栈香，不沉者为黄熟香。《南越志》言：交州人称为蜜香，谓其气如蜜脾也。梵书名阿迦嚧香……【正误】时珍曰：按：李珣《海药本草》谓沉者为沉香，浮者为檀香。梁元帝《金楼子》谓一木五香：根为檀，节为沉，花为鸡舌，胶为熏陆，叶为藿香。并误也。五香各是一种。所谓五香一本者，即前苏恭所言，沉、栈、青桂、马蹄、鸡骨者是矣。者，谓之番沉，亦曰主”[5]

《本草征要》卷一：“沉香，味辛，性温，无毒。入脾、胃、肝、肾四经。调和中气，破结滞而胃开。温补下焦，壮元阳而肾暖。疗脾家痰涎之血，去肌肤水肿之邪。大肠虚闭宜投，小便气淋须用。芬芳之气，与脾胃相投，温而下沉，与命门相契。怒则气上，肝之过也，辛温下降，故平肝有功。沉香降气之要药，然命门火衰，不宜多用，气虚下陷者，切勿沾唇。”[24]

《本草乘雅半偈·第八帙》：“沉香，（别录上品）【气味】辛，微温，无毒。……而奇南一香，原属同类，因树分牝牡，则阴阳形质，臭味情性，各各差别。其成沉之本，为牝，为阴，故味苦厚，性通利，臭含藏，燃之臭转胜，阴体而阳用，藏精而起亟也。成南之本，为牡，为阳，故味辛辣，臭显发，性禁止，系之闭二便，阳体而阴用，卫外而为固也。至若等分黄栈，品成四结，状肖四十有二则一矣。第牝多牡少，独奇南世称至贵。即黄栈二等，亦得因之以沦高下，沉本黄熟，固坎端棕透，浅而材白，臭亦易散；奇本黄熟，不唯棕透，而黄质邃理，犹如熟色，远胜生香，炙经旬，尚袭袭难过也。”[25]

《本草新编》卷四：“沉香，味辛，气微温，阳也，无毒。入命门。补相火，抑阴助阳，养诸气，通天彻地，治吐泻，引龙雷之火下藏肾宫，安呕逆之气，上通于心脏，乃心肾交接之妙品。又温而不热，可常用以益阳者也。沉香温肾而又通心。用黄连、肉桂以交心肾者，不若用沉香更为省事，一药而两用之也。但用之以交心肾，须用之一钱为妙。不必水磨，切片为末，调入于心肾补药中，同服可也。”[26]

《本草易读》卷六：“沉香二百七十八，沉水下者上，半沉者次之。磨汁用或研粉干之。辛，苦，微温，无毒。下气补肾，益精壮阳。除恶气而定霍乱，暖腰膝而止转筋，解麻痹而却瘙痒，破症癖而住吐泻。生天竺国。皮青色，叶似橘，经冬不凋。海南、交、广亦有之。有青桂、鸡骨、马蹄、煎香等异，大抵其木沉水者为真。今药肆所用尽伪也。”[6]

《本草备要·木部》：“沉香，重，宣，调气，补阳。辛、苦，性温。诸木皆浮，而沉香独沉，故能下气而坠痰涎（怒则气上，能平则下气）。能降亦能升，气香入脾，故能理诸气而调中（东垣曰：上至天，下至泉，用为使，最相宜）。”[27]

《本草纲目拾遗》卷六：“伽𬭚香，今俗作奇楠，乘雅作奇南栈、香栈、木速香名，而广人亦呼奇南为栈，名同而香异也……宦游笔记：伽𬭚一作琪𤦽，出粤东海上诸山，即沉香木之佳者。黄蜡沉也，香木枝柯窍露，大蚁穴其窍，蚁食石蜜，归而遗香其中，岁久渐渍，木受蜜气，结而坚润，则香成矣。香成则木渐坏，其旁草树咸枯，有生结者，红而坚；糖结者，黑而软，琼草亦有土伽𬭚，白质黑点。今南海人取沉速伽𬭚于深山中，见有蚁封高二三尺，随挖之，则其下必有异香。南中香品不下数百种，然诸香赋性多燥烈，熏烧日久，能令人发白血枯，唯伽𬭚香气温细，性甚益人，而范石湖桂海香志独不载及。”[29]

《中药志》：“沉香　本品为较常用中药。商品为瑞香科植物白木香含有树脂的木材。……【原植物】①白木香　别名：土沉香，六麻树（海南），女儿香（广东），芽香树、芫香（广西）。Aquilaria sinensis（Lour.）Gilg（A. grandiflora Benth.）——瑞香科 Thymelaceae②沉香　别名：奇南香木（台湾）。Aquilaria agallocha Roxb. ——瑞香科 Thymelaceae”[13]

《中药材手册》：“沉香［纲目列入木部香木类］　本品为瑞香科植物沉香 Aquilaria agallocha Roxb. 和白木香 Aquilaria sinesis（Lour.）Gilg 含有树脂的木材。前者为进口沉香，后者为国产沉香。原植物系常绿乔木，野生与栽培均有。为贵重药材之一。【别名】沉香木、沉水香、蜜香、落水沉、海南沉香。”[14]

《全国中草药汇编》：“土沉香　【别名】沉香（广东）、白木香、芫香、六麻树、女儿香、芽香树。【来源】为瑞香科沉香属植物土沉香 Aquilaria sinensis（Lour.）Gilg.，以含树脂的心材入药。”[31]

《中药大辞典》：“沉香《别录》　【异名】蜜香《南方草木状》，沉水香《桂海虞衡志》。【基原】为瑞香科植物沉香或白木香的含有树脂的木材。【原植物】①沉香 Aquilaria agallocha Roxb. ②白木香《南越笔记》Aquilaria sinesis（Lour.）Gilg，又名：土沉香《桂海虞衡志》，女儿香《纲目拾遗》，牙香树、莞香、六麻树。”[9]

《中医大辞典·中药分册》：“沉香　出《名医别录》。又名蜜香、沉水香。为瑞香科植物白木香 Aquilaria sinesis（Lour.）Gilg 或沉香 A. agallocha Roxb. 含有树脂的心材。”[10]

《中国医学百科全书·中医学》：“沉香　始载于《名医别录》。又名蜜香、沉水香。为瑞香科植物白木香 Aquilaria sinesis（Lour.）Gilg 或沉香 A. agallocha Roxb. 含有黑色树脂的心材。前者药材为国产沉香；后者药材为进口沉香。”[11]

《全国中药炮制规范》：“沉香　［处方用名］沉香。【来源】本品为瑞香科植物沉香 Aquilaria agallocha Roxb. 或白木香 Aquilaria sinesis（Lour.）Gilg 含有树脂的木材。野生或栽培。沉香主产于印度、马来西亚、台湾、广东、广西等地；白木香主产于广东、广西等地。全年均可采收，割取含树脂的木材，除去不含树脂的部分，阴干。药材以质重、色综黑油润、燃之有油渗出、香气浓烈、味苦者为佳。”[15]

《中国药材学》：“沉香　【别名】①白木香：土沉香，海南沉香，女儿香、莞香（广东），外弦顺（傣语）。②沉香：沉水香。【来源】本品为瑞香科植物白木香 Aquilaria sinesis（Lour.）Gilg 或沉香 A. agallocha Roxb. 等含有树脂的心材。”[16]

《中国中医药学主题词表》：“沉香 AQUILARIA AGALLOCHA　属瑞香科和理气药　D 沉水香；D 白木香。”[12]

《普通高等教育中医药类规划教材·中药学》：“沉香《别录》　为瑞香科常绿乔木植物白木香 Aquilaria agallocha Roxb. 及白木香 A. sinensis（Lour.）Gilg 含有树脂的木材。白木香主产于海南、广东、云南、台湾等地；沉香主产于东南亚、印度等地。全年均可采收，割取含树脂的木材，除去不含树脂的部分，阴干。锉末。生用。”[8]

《中华本草》：“沉香《别录》　【异名】蜜香、栈香《南方草木状》，沉水香《桂海虞衡志》，奇南香《本草乘雅半偈》，琪瑜《宦游笔记》，伽俑香《纲目拾遗》……【来源】为瑞香科植物沉香、白木香含树脂木材。【原植物】①沉香 Aquilaria agallocha（Lour.）Roxb. 又名：沉水香树、落水沉香树、伽罗树《中药材品种论述》，奇南香木（台湾）。②白木香 Aquilaria sinensis（Lour.）Gilg［Ophispermum sinense Lour.；A. grandiflora Benth.］　［又名］土沉香《桂海虞衡志》，女儿香《纲目拾遗》，六麻树、牙香树、莞香《中药大辞典》。”[17]

《中华人民共和国药典》：“沉香 Lignum aquilariae resinatum　本品为瑞香科植物白木香 Aquilaria sinensis（Lour.）Gilg 含有树脂的木材。全年均可采收，割取含树脂的木材，除去不含树脂的部分，阴干。”[7]

5　参考文献

1　魏晋·名医别录. 北京：人民卫生出版社，1986，64
2　南北朝·陶弘景. 本草经集注. 北京：人民卫生出版社，1994，256
3　唐·苏敬等撰. 新修本草. 合肥：安徽科学技术出版社，1981，313
4　宋·唐慎微. 证类本草. 北京：人民卫生出版社，1957，307
5　明·李时珍. 本草纲目. 北京：人民卫生出版社，1982，1936
6　清·汪昂. 本草易读. 北京：人民卫生出版社，1987，287

7 国家药典委员会编. 中华人民共和国药典. 一部. 北京：化学工业出版社，2000，146
8 雷载权主编. 普通高等教育中医药类规划教材·中药学. 上海：上海科学技术出版社，1995，161
9 江苏新医学院编. 中药大辞典. 上海：上海科学技术出版社，1977，1170
10 《中医大辞典》编辑委员会编. 中医大辞典·中药分册. 北京：人民卫生出版社，1982，187
11 《中医学》编辑委员会. 中国医学百科全书·中医学. 上海：上海科学技术出版社，1997，1116
12 吴兰成主编. 中国中医药学主题词表. 北京：中医古籍出版社，1996，44
13 中国医学科学院药物研究所等编. 中药志. 第五册. 北京：人民卫生出版社，1993，597
14 中华人民共和国卫生部药政管理局主编. 中药材手册. 北京：人民卫生出版社，1998，582
15 中华人民共和国卫生部药政管理局编. 全国中药炮制规范. 北京：人民卫生出版社，1988，12
16 徐国钧等主编. 中国药材学. 北京：中国医药科技出版社，1996，853
17 国家中医药管理局《中华本草》编委会. 中华本草. 第五册. 上海：上海科学技术出版社，1999，396
18 南北朝·雷敩. 雷公炮炙论. 上海：上海中医学院出版社，1986，36
19 唐·李珣. 海药本草. 北京：人民卫生出版社，1997，40
20 宋·苏颂. 本草图经. 合肥：安徽科学技术出版社，1994，342
21 元·王好古. 汤液本草. 见：景印文渊阁四库全书（745）. 北京：中医古籍出版社，1986，979
22 明·刘文泰. 本草品汇精要. 北京：人民卫生出版社，1982，484
23 明·陈嘉谟. 本草蒙筌. 北京：人民卫生出版社，1988，257
24 明·李中梓. 本草征要. 见：李中梓医学全书. 北京：中国中医药出版社，1999，137
25 明·卢之颐. 本草乘雅半偈. 北京：人民卫生出版社，1986，450
26 清·陈士铎. 本草新编. 北京：中国中医药出版社，1996，228
27 清·汪昂. 本草备要. 北京：中国中医药出版社，1998，161
28 宋·寇宗奭. 本草衍义. 上海：商务印书馆，1937，75
29 清·赵学敏. 本草纲目拾遗. 北京：人民卫生出版社，1983，204
30 宋人托名晋·嵇含. 南方草木状. 见：岭南本草古籍三种. 北京：中国医药科技出版社，1999，11
31 《全国中草药汇编》编写组编. 全国中草药汇编. 上册. 北京：人民卫生出版社，1996，41

226 诃子
Hezi
Fructus Chebulae

1 定名依据

1.1 正名

1.1.1 汉文名：诃子（为使君子科植物诃子 Terminalia chebula Retz. 或绒毛诃子 Terminalia chebula Retz. var. tomentella Kurt. 的干燥成熟果实）。

1.1.2 英文名：medicine terminalia fruit.

1.2 依据

1.2.1 定名的文献依据

(1)《本草图经》卷十二："诃梨勒，生交、爱州，今岭南皆有，而广州最盛。株似木梡花白，子似栀子青黄色；皮肉相著；七月、八月实熟时采。六路者佳，《岭南异物志》云：广州法性寺佛殿前，有四、五十株，子极小，而味不涩，皆是六路。”[1]
(2)《本草择要纲目·温性药品》：“诃子（梵言诃黎勒。凡用以酒浸后蒸一伏时，刀削去皮。取肉铿焙。用核则去肉。）［气味］苦温无毒，又苦酸平，苦重酸轻味厚。阴也降也。”[2]
(3)《本草易读》卷七：“诃子，酒煮去皮核用。苦，酸，涩，温，无毒。消痰下气，开胃化食，生津除烦，敛肺涩肠。消心腹胀满，破胸膈结气，止呕吐霍乱，除崩带泻痢。最利久嗽，兼止诸痛。生交州、爱州、岭南，而广州最盛。”[3]
(4)《本草备要》：“诃子，涩肠，敛肺，泻气。苦以泄气消痰，酸以敛肺降火（东垣曰：肺苦气上逆，急食苦以泄之，以酸补之。诃子苦重泄气，酸轻不能补肺，故嗽药中不用），涩以收脱止泻，温以开胃调中。”[4]
(5)《本草便读·木部》：“诃子，敛肺除痰，降逆温通能下气，固肠治痢，酸收苦泄各随便方。大肠有湿热者异投，肺部有火邪者勿用。（诃子苦降之力有余，酸涩之性不足，故能下肺气，除胸膈痰食结气）。仲景以之治气痢，用之治气也。”[5]
(6)《中华人民共和国药典》：“诃子 Fructus chebulae 本品为使君子科植物诃子 Terminalia chebula Retz. 或绒毛诃子 Terminalia chebula Retz. var. tomentella Kurt. 的干燥成熟果实。秋、冬二季果实成熟时采收，除去杂质，晒干。”[6]
(7)《普通高等教育中医药类规划教材·中药学》：“诃子《药性论》 为使君子科落叶乔木植物诃子 Terminalia chebula Retz. 的成熟果实。主产于云南及广东、广西等地。秋冬二季采取。晒干。生用或煨用。若用果肉，则去核。”[7]
(8)《中药大辞典》：“诃子《本草图经》【异名】诃黎勒《金匮要略》，诃黎《千金方》，随风子（刘禹锡《传言方》）。【基原】为使君子科植物诃子的果实。【原植物】诃子 Terminalia chebula Retz.。”[8]
(9)《中医大辞典·中药分册》：“诃子 出《本草图经》。又名诃黎勒。为使君子科植物诃子 Terminalia chebula Retz. 的果实。”[9]
(10)《中国医学百科全书·中医学》：“诃子 始载于《药性论》。原名诃黎勒，又名诃黎。为使君子科植物诃子 Terminalia chebula Retz. 的果实。冬季采收成熟果实，晒干或用沸水烫5分钟，取出，晒干。”[10]
(11)《中国中医药学主题词表》：“诃子 Terminalia chebula 属使君子科和固涩药（中药）。D 诃黎勒。”[11]
(12)《中药志》[12]、《中药材手册》[13]、《全国中草药汇编》[14]、《全国中药炮制规范》[15]、《中国药材学》[16]、《中华本草》[17]等现代中药著作多以“诃子”作为本品正名（参见“文献通考”）。

1.2.2 定名选择的理由

(1) 诃子 Fructus chebulae，系使君子科植物诃子 Terminalia chebula Retz. 或绒毛诃子 Terminalia chebula Retz. var. tomentella Kurt. 的干燥成熟果实。“诃子”之名始见于宋·颂《本草图经》。“诃子”作为本品正名始见于清·蒋居祉《本草择要纲目》，其后的本草著作如清·汪昂《本草易读》、汪昂《本草备要》、张秉成《本草便读》等在载录本品时即以“诃子”作为正名，并一直沿用至今。

(2) 我国最新出版的《中华人民共和国药典》、《普通高等教育中医药类规划教材·中药学》以及辞书类著作《中医大辞典·中药分册》、《中药大辞典》、《中国医学百科全书·中医学》等均以“诃子”作为本品正名。已经广泛应用于中医药学文献的标引和检索的《中国中医药学主题词表》也以“诃子”作为本品的正式主题词。现代本草如《中药志》、《全国中草药汇编》、《中华本草》、《中国药材学》、《中药材手册》、《全国中药炮制规范》等虽记载了不少本品各地的俗称，但也无一例外以“诃子”作为本品的正名。说明“诃子”作为本品正名已成为共识。

1.3　与正名等效的名词：无。

2　源流考释

诃子（使君子科植物诃子 Terminalia chebula Retz. 或绒毛诃子 Terminalia chebula Retz. var. tomentella Kurt. 的干燥成熟果实）原称“诃黎勒”，始载《金匮要略》[18]，如《金匮要略浅注》卷十：“杂疗方第二十三……长服诃黎勒丸方，诃黎勒（三两）　陈皮（三两）　厚朴（三两）上三味。末之。炼蜜丸如梧子大。酒饮服二十丸。加至三十丸。”[18]其后的本草著作即以“诃黎勒”或“诃梨勒”为正名记载本品，如唐·孙思邈《千金翼方》[19]，宋·苏颂《本草图经》[1]、唐慎微《证类本草》[20]、寇宗奭《本草衍义》[21]、元·王好古《汤液本草》[22]，明·陈嘉谟《本草蒙筌》[23]、李时珍《本草纲目》[24]、李中梓《雷公炮制药性解》[25]、李中梓《本草征要》[26]、卢之颐《本草乘雅半偈》[27]等。

“诃子”之名始见于宋·苏颂《本草图经》卷十二：诃梨勒，生交、爱州，今岭南皆有，而广州最盛……每子熟时，有佳客至，则院僧煎汤以延之。其法用新摘诃子五枚，甘草一寸，皆碎破，汲木下井水同煎，色若新茶。今其寺谓之乾明，旧木犹有六、七株，古井亦在。”[1]“诃子”作为本草正名始见于清·蒋居祉《本草择要纲目·温性药品》：“诃子（梵言诃黎勒。凡用以酒浸后蒸一伏时，刀削去皮。取肉锉焙。用核则去肉。）　[气味] 苦温无毒。又苦酸平，苦重酸轻味厚。阴也，降也。”[2]。其后本草著作即以“诃子”为正名记载本品，如清·汪昂《本草易读》[3]、汪昂《本草备要》[4]、黄宫绣《本草求真》[28]、姚澜《本草分经》[29]、凌奂《本草害利》[30]、陈其瑞《本草撮要》[31]、张秉成《本草便读》[5]；有的以“诃黎勒”为正名，如清·张璐《本经逢原》[32]、吴仪洛《本草从新》[33]、杨时泰《本草述钩元》[34]、周岩《本草思辨录》[35]等。

古代著作中记载的本品异名有“随风子”《古方书辑佚·传信方》[37]，“诃黎”《千金要方》[36]，“诃梨”《卫生易简方》[38]等。如《古方书辑佚·传信方》：“治痰嗽咽喉不利方：诃黎勒其子未熟时，风飘坠者，谓之随风子，暴干收之，彼人尤珍贵，益小者益佳，治痰嗽咽喉不利，含三数枚殊胜。”[37]《本草纲目》引《千金要方》曰：“一切气疾、宿食不消：诃黎一枚，入夜含之，至明嚼咽。又方：诃黎三枚，湿纸包，煨熟去核，细嚼，以牛乳下。《千金方》”[36]《卫生易简方》卷二：“咳嗽，治咳嗽冷气膈胀。用干姜末，热酒调半钱服。兼治头旋目眩，立效。治痰嗽　用贝母为末，沙糖丸含化……治久患气嗽，用生诃梨一枚，含之咽汁，瘥后口不知味，却煎槟榔汤一碗，服之立便知味。”[38]

现代有关著作均沿用《本草图经》的记载以“诃子”作为本品正名，如《中华人民共和国药典》[6]、《普通高等教育中医药类规划教材·中药学》[7]、《中药大辞典》[8]、《中医大辞典·中药分册》[9]、《中国医学百科全书·中医学[10]、《中国中医药学主题词表》[11]、《中药志》[12]、《中药材手册》[13]、《全国中草药汇编》[14]、《全国中药炮制规范》[15]、《中国药材学》[16]、《中华本草》[17]等。

3 附录

3.1 又称：炒诃子肉（饮片规格名）。

3.2 俗称：诃子肉。

3.3 曾称：诃黎勒《金匮要略》，诃黎《千金要方》，诃梨勒《千金翼方》，随风子《古方书辑佚·传信方》，诃梨《卫生简易方》。

4 文献通考

《金匮要略方论》卷十："杂疗方第二十三……长服诃黎勒丸方，诃黎勒（三两） 陈皮（三两） 厚朴（三两）上三味。末之。炼蜜丸如梧子大。酒饮服二十丸。加至三十丸。"[18]

《备急千金要方》卷十七："黎勒丸，治气满闭塞，不能食，喘息方。诃黎勒十枚为末，蜜丸如梧子大，食后服三丸，不忌。得利即止。治上气咳逆方：苏子（一升）、五味子（五合）、麻黄、细辛、紫菀、人参、黄芩、甘草（各二两）、桂心、当归（各一两）、生姜（五两）、姜夏（三两），上十二味㕮咀，以水一斗，煮取三升，分三服。"[38]

《千金翼方》卷一："诃梨勒，味苦、酸涩，性温无毒，入肺肝脾肾大肠五经。主冷气心腹胀满，久泻痢，霍乱喘急，肠风泻血。崩中带下，奔豚肾气，开胃消食，生津止渴，治嗽开音，酒浸蒸熟用。未熟时风飘坠者，谓之随风子。肺因火伤，郁退胀满，痰嗽咽喉不利者，含三四枚殊胜……雷公云：凡使勿用毗梨勒，罨梨勒，榔精勒、杂路勒。若诃梨，纹只是六路，或多或少，并是杂路勒，毗路勒，个个毗杂，路皆圆露。又或八路至十三路，号曰榔精勒，多涩，不入用。凡修事先于酒内浸，后蒸一伏时，以刀削路，细锉，路干用之。"[36]

《古方书辑佚·传信方》："治痰嗽咽喉不利方：诃黎勒其子未熟时，风飘坠者，谓之随风子，暴干收之，彼人尤珍贵，益小者益佳，治痰嗽咽喉不利，含三数枚殊胜。"[37]

《本草图经》卷十二："诃梨勒，生交、爱州，今岭南皆有，而广州最盛。株似木梡花白，子似栀子青黄色；皮肉相著；七月、八月实熟时采，六路者佳。《岭南异物志》云：广州法性寺佛殿前，有四、五十株，子极小，而味不涩，皆是六路。每岁州贡，只以此寺者。寺有古井，木根蘸水，水味不咸。每子熟时，有佳客至，则院僧煎汤以延之。其法用新摘诃子五枚，甘草一寸，皆碎破，汲木下井水同煎，色若新茶。今其寺谓之乾明，旧木犹有六、七株，古井亦在。"[1]

《证类本草》卷十四："诃梨勒，味苦，温，无毒。主冷气，心腹胀满，下食。生交、爱州。唐本注云：树似木梡（音患），花白。子形似栀子，青黄色，皮肉相著。水摩或散服之。（唐本先附）……《岭南异物志》云：广州法性寺佛殿前有四诃梨勒三枚，上好者两枚炮，取、五十株，子极小而味不涩，皆是六路。每岁州贡，只以此寺者。寺有古井，木根蘸水，水味不咸。每子熟时，有佳客至，则院僧煎汤以延之。其法用新摘诃子五枚，甘草一寸，皆碎破，汲木下井水同煎，色若新茶。"[20]

《本草衍义》卷十五："诃黎勒，气虚人亦宜，缓缓煨熟，少服。此物虽涩肠，而又泄气，盖其味苦涩。"[21]

《汤液本草》卷五："诃黎勒，气温，味苦。苦而酸，性平，味厚，阴也，降也。苦重酸轻。无毒。《象》云：主腹胀满，不下饮食；消痰下气，通利津液，破胸膈结气；治久痢赤白，肠风。去核，捣细用。《心》云：经曰肺苦气上逆，急食苦以泄之，以酸补之。苦重泻气，酸轻不能补肺，故嗽药中不用。俗名诃子、随风子。《本草》云：主冷气，心腹满，下食。仲景治气痢，以诃黎勒十枚，面裹，煻灰火中煨之。令面黄熟，去核，细研为末，和粥饮顿服。《衍义》云：气虚人亦宜缓缓煨熟，少服。此物能涩肠而又泄气，盖其味苦涩故尔。其子未熟时，风飘堕者，谓之随风子。"[22]

《卫生易简方》卷二："咳嗽，治咳嗽冷气膈胀。用干姜末，热酒调半钱服。兼治头旋目眩，立效。治痰嗽　用贝母为末，沙糖丸含化……治久患气嗽，用生诃梨一枚，含之咽汁，瘥后口不知味，却煎槟榔汤一碗，服之立便知味。"[38]

《本草蒙筌》卷四："诃黎勒，味苦、酸，气温。苦重酸轻，性急喜降，阴也。无毒。岭南俱生，广州独胜。六棱黑色为美，火煨去核才煎。消宿食，去腹膨，且通津液；破结气，止久痢，兼遂肠风。开胃涩肠，驱痰住嗽。又因其味酸苦，有收敛降火之功。故能治肺金伤极郁遏，胀满喘急咳嗽无休也。"[23]

《本草纲目》卷三十五："诃黎勒，《唐本草》。【释名】诃子。时珍曰：诃黎勒，梵言天主持来也。【集解】恭曰：诃黎勒生交州、爱州。颂曰：今岭南皆有而广州最盛。树似木患子，花白。子形似栀子、橄榄，青黄色，皮肉相着。七月、八月实熟时采，六路者佳。《岭南异物志》云：广州法性寺有四、五十株，子极小而味不涩，皆是六路。每岁州贡，只以此寺者。寺有古井，木根蘸水，水味不咸。每子熟时，有佳客至，则院僧煎汤以延之。其法用新摘诃子五枚，甘草一寸，破之，汲井水同煎，色若新茶。今其寺谓之乾明古寺，尚在，旧木犹有六、七株。南海风俗尚贵此汤，然煎之不必尽如昔时之法也。诃子未熟时，风飘堕者，谓之随风子，曝干收之，益小者佳，彼人尤珍贵之。萧炳曰：波斯舶上来者，六路黑色肉厚者良。六路即六棱也。敩曰：几使勿用毗黎温勒，个个毗头也。若诃黎勒文只有六路。或多或少，并是杂路勒，皆圆而露，文或八路至十、三路，号曰榔精勒，涩不堪用……【附方】旧十，新五。下气消食：诃黎一枚为末，瓦器中水一大升，煎三、两沸，下药更煎三、五沸，如曲尘色，入少盐，饮之。《食医心镜》。一切气疾、宿食不消：诃黎一枚，入夜含之，至明嚼咽。又方：诃黎三枚，湿纸包，煨熟去核，细嚼，以牛乳下。《千金方》……风热冲顶、热闷：诃黎二枚（为末），芒硝一钱。同入醋中，搅令消，摩涂热处。《外台秘要》。"[24]

《雷公炮制药性解》卷五："诃梨勒，味苦、酸、涩，性温无毒，入肺肝脾肾大肠五经。主冷气心腹胀满，久泻痢，霍乱喘急，肠风泻血。崩中带下，奔豚肾气，开胃消食，生津止渴，治嗽开音，酒浸蒸熟用。未熟时风飘坠者，谓之随风子。肺因火伤，郁退胀满，痰嗽咽喉不利者，含三四枚殊胜……若诃梨，纹只是六路，或多或少，并是杂路勒，毗路勒，个个毗杂，路皆圆露。又或八路至十三路，号曰榔精勒，多涩，不入用。"[25]

《本草征要》卷二："诃黎勒，味苦，性温，无毒。入肺、大肠二经。蒸，去核，焙。固肠而泄痢咸安，敛肺而喘嗽俱止，利咽喉而通津液，可以清音。下食积而除胀满，能驱冷气按其主用，皆温涩收敛之功，若肺有实热，泻痢因湿热，气喘因火冲，法咸忌之。"[26]

《本草乘雅半偈·第九帙》："诃黎勒，（唐本草）。【气味】苦温，无毒。【主治】主冷气心腹胀满，下食。【核】曰：出波斯，今岭南、广州亦有之。本似木槵，开白花。作实似栀子、橄榄状，色青黄，皮与肉相着。七八月成熟，具六路，肉厚者佳。修事，勿用毗黎勒，个个毗头者是也。若诃黎勒实，棱只有六路。或多或少者，并是杂路勒，圆而文露，或八路，至十二、三路，号榔精勒，涩不堪用，为害殊甚也。凡使酒浸六时，蒸六时，刀削去路，用肉则去核，用核则去肉，并锉焙用。"[27]

《本草择要纲目·温性药品》："诃子，（梵言诃黎勒。凡用以酒浸后蒸一伏时。刀削去皮。取肉锉焙。用核则去肉。）【气味】苦，温，无毒。又苦、酸、平、苦重、酸轻、味厚。阴也降也。"[2]

《本草易读》卷七："诃子三百零六，酒煮去皮核用。苦，酸，涩，温，无毒。消痰下气，开胃化食，生津除烦，敛肺涩肠。消心腹胀满，破胸膈结气，止呕吐霍乱，除崩带泻痢。最利久嗽，兼止诸痛。生交州、爱州、岭南，而广州最盛。"[3]

《本草备要》："诃子，涩肠，敛肺，泻气。苦以泄气消痰，酸以敛肺降火（东垣曰：肺苦气上逆，急食苦以泄之，以酸补之。诃子苦重泄气，酸轻不能补肺，故嗽药中不用），涩以收脱止泻，温以开胃调中。"[4]

《本经逢原》卷三："诃黎勒，即诃子。苦、涩，温，无毒。六棱者佳，去核用。[发明]诃子苦涩降敛。生用清金止嗽，煨熟固脾止泻。古方取苦以化痰涎，涩以固滑泄也。殊不知降敛之性，虽云涩能固脱，终非甘温益脾之比。"[32]

《本草从新》卷八："诃黎勒，一名诃子。涩肠敛肺、泻气。苦温以泄气消痰。（海鱼放涎凝滑、船不能行、投诃子汤、寻化为水、化痰可知。）酸涩以敛肺收脱。除胀满。下食积。利咽喉。通津液。开音止渴。治冷气腹胀。膈气呕逆。"[33]

《本草求真》卷二："诃子，（乔木）收脱止泄仍降痰火除滑。诃子（专入大肠胃）。味苦酸涩。气温无毒。虽有收脱止泻之功。然苦味居多。服反使气下泄。故书载能消痰降火。止喘定逆。"[28]

《本草分经·原例》："诃子，苦，温，酸，涩，泄气消痰，敛肺涩肠，生用清金行气，熟用温胃固肠。"[29]

《本草述钩元》卷二十三："诃黎勒，即诃子出波斯。今岭南广州亦有之。其木作实似栀子橄榄状。七八月成熟。实棱只具六路。或多或少者非。肉厚者佳。曝干收之。益小为胜。毗黎勒个个毗头。一种勒圆而文露。或八路至十二三路。号榔精勒。味涩不堪。为害殊甚。"[34]

《本草害利·肺部药队》："诃子，【害】苦、涩，性温，却又泄气，病人气虚，咳痢初起者勿服。凡咳嗽因于肺经实热，泄泻因于湿热所致，气喘因于火逆冲上，带下因于虚热，而不因于虚寒，及肠澼初发，湿热正盛，小便不禁，因于肾家虚火，法并忌之。至于带下本于湿热，喘嗽实由肺火，用之立致杀人，宜当深戒其弊。"[30]

《本草撮要》卷二："【诃子】，味苦，温。入手太阴阳明经。功专下气涩肠。得乌梅五味则收敛。得橘皮、厚朴则泄气。得肉果治水泻下利。得人参治肺虚寒嗽。得陈皮、砂仁治冷气腹胀。佐白术、莲子治虚寒久泻。佐樗皮治肠澼便血。同蛇床、五味、山茱、续断、杜仲治虚寒带下。嗽痢初起。气虚肺热。湿热。火冲气喘。均忌。用宜酒蒸。去核焙。生用清金行气。熟用温胃固肠。核止咳痢。一名诃黎勒。"[31]

《本草便读·木部》:"诃子，敛肺除痰。降逆温通能下气。固肠治痢。酸收苦泄各随方。大肠有湿热者忌投。肺部有火邪者勿用。(诃子苦降之力有余。酸涩之性不足。故能下肺气。除胸膈痰食结气。仲景以之治气痢。用之治气也。后世但用以敛肺涩肠。而忘其除痰下气。亦疏矣。总之此物同乌梅五味用。则敛。同陈皮厚朴用。则泄。各随其宜耳。以其性温。故宜寒病不宜热病。)"[5]

《本草思辨录》卷四:"诃黎勒，诃黎勒苦温能开，酸涩能收。开则化痰涎，消胀满，下宿食，发音声；收则止喘息，已泻痢。然苦多酸少，虽涩肠而终泄气，古方用是物皆极有斟酌。仲圣诃黎勒散治气利。气利者，气与矢俱失也，必有痰涎阻于肠中。诃黎勒既涩肠而又化痰涎，最于是证相得。又以粥饮和服，安其中气。是诃黎勒之泄，亦有功无过矣。千金诃黎勒丸治气满闭塞，不能食喘息。不能食喘息由于气满闭塞，气满闭塞非有痰涎宿食不尔。然去其痰涎宿食，而既逆在上之气，岂能即返，诃黎勒能一物而两治之。两治之物，无冲和之性，蜜丸又所以和之也。与仲圣用诃黎勒之意正复无异。若诃子清音汤治中风不语，是但用其泄矣；协以甘桔，则不至过泄而音可开。"[35]

《中药志》:"诃子　本品为少常用中药。商品为使君子科植物诃子或绒毛诃子的干燥成熟果实。……【原植物】①诃子 Terminalia chebula Retz. ——使君子科 Combertaceae②绒毛诃子 Terminalia chebula Retz. var. tomentella Kurt. ——使君子科 Combertaceae"[12]

《中药材手册》:"诃子［纲目名诃黎勒，列入木部乔木类］　本品为使君子科植物诃子 Terminalia chebula Retz.、绒毛诃子 Terminalia chebula Retz. var. tomentella Kurt. 或小花诃子 Terminalia chebula Retz. var. 的干燥成熟果实。原植物系落叶乔木，野生与栽培均有。商品诃子过去多系进口。目前在我国云南等地发现亦有生产，并能供应国内需要。"[13]

《全国中草药汇编》:"诃子　【别名】诃黎勒。【来源】为使君子科榄仁树属植物诃子树 Terminalia chebula Retz.，以果实入药。"[14]

《中药大辞典》:"诃子《本草图经》　【异名】诃黎勒《金匮要略》，诃黎《千金方》，随风子(刘禹锡《传信方》)。【基原】为使君子科植物诃子的果实。【原植物】诃子 Terminalia chebula Retz."[8]

《中医大辞典·中药分册》:"诃子　出《本草图经》。又名诃黎勒。为使君子科植物诃子 Terminalia Chebula Retz. 的果实。"[9]

《中国医学百科全书·中医学》:"诃子　始载于《药性论》。原名诃黎勒，又名诃黎。为使君子科植物诃子 Terminalia chebula Retz. 的果实。冬季采收成熟果实，晒干或用沸水烫5分钟，取出，晒干。"[10]

《全国中药炮制规范》:"诃子　［处方用名］诃子、诃子肉、炒诃子肉。【来源】本品为使君子科植物诃子 Terminalia chebula Retz. 的干燥成熟果实。多系栽培。主产于云南、广东、广西等地。秋、冬二季采摘成熟果实，干燥。药材以粒大、质坚实、肉厚、外皮黄棕色、微皱、有光泽者为佳。"[15]

《中国药材学》:"诃子　【来源】本品为使君子科植物诃子 Terminalia chebula Retz. 的果实。"[16]

《中国中医药学主题词表》:"诃子 TERMINALIA CHEBULA　属使君子科和固涩药

（中药） D诃黎勒。”[11]

《普通高等教育中医药类规划教材·中药学》：“诃子《药性论》 为使君子科落叶乔木植物诃子 Terminalia chebula Retz. 的成熟果实。主产于云南及广东、广西等地。秋冬二季采取。晒干。生用或煨用。若用果肉，则去核。”[7]

《中华本草》：“诃子《本草图经》 【异名】诃黎勒《金匮要略》，诃黎《千金要方》，诃梨《外台》，随风子《传信方》……【来源】为使君子科植物诃子和微毛诃子的果实。【原植物】①诃子 Terminalia chebula Retz. ②微毛诃子 Terminalia chebula Retz. Var. tomentella（Kurt.）C. B. Clarke”[17]

《中华人民共和国药典》：“诃子 Fructus chebulae 本品为使君子科植物诃子 Terminalia chebula Retz. 或绒毛诃子 Terminalia chebula Retz. var. tomentella Kurt. 的干燥成熟果实。秋、冬二季果实成熟时采收，除去杂质，晒干。”[6]

5 参考文献

1 宋·苏颂．本草图经．合肥：安徽科学技术出版社，1994，416

2 清·蒋居祉．本草择要纲目．见：珍本医书集成．本草类．上海：上海科学技术出版社，1985，85

3 清·汪昂．本草易读．北京：人民卫生出版社，1987，301

4 清·汪昂．本草备要．北京：中国中医药出版社，1998，149

5 清·张秉成．本草便读．上海：上海卫生出版社，1957，56

6 国家药典委员会编．中华人民共和国药典．一部．北京：化学工业出版社，2000，146

7 雷载权主编．普通高等教育中医药类规划教材·中药学．上海：上海科学技术出版社，1995，320

8 江苏新医学院编．中药大辞典．上海：上海科学技术出版社，1977，1174

9 《中医大辞典》编辑委员会编．中医大辞典·中药分册．北京：人民卫生出版社，1982，187

10 《中医学》编辑委员会．中国医学百科全书·中医学．上海：上海科学技术出版社，1997，1274

11 吴兰成主编．中国中医药学主题词表．北京：中医古籍出版社，1996，145

12 中国医学科学院药物研究所等编．中药志．第三册．北京：人民卫生出版社，1993，424

13 中华人民共和国卫生部药政管理局主编．中药材手册．北京：人民卫生出版社，1998，296

14 《全国中草药汇编》编写组编．全国中草药汇编．上册．北京：人民卫生出版社，1996，403

15 中华人民共和国卫生部药政管理局编．全国中药炮制规范．北京：人民卫生出版社，1988，12

16 徐国钧等主编．中国药材学．北京：中国医药科技出版社，1996，1120

17 国家中医药管理局《中华本草》编委会．中华本草．第五册．上海：上海科学技术出版社，1999，621

18 东汉·张仲景．金匮要略方论．北京：人民卫生出版社，1956，6

19 唐·孙思邈．千金翼方．北京：人民卫生出版社，1955，40

20 宋·唐慎微．证类本草．北京：人民卫生出版社，1957，342

21 宋·寇宗奭．本草衍义．上海：商务印书馆，1937，89

22 元·王好古．汤液本草．见：景印文渊阁四库全书（745）．北京：中医古籍出版社，1986，988

23 明·陈嘉谟．本草蒙筌．北京：人民卫生出版社，1988，254

24 明·李时珍．本草纲目．北京：人民卫生出版社，1982，2027

25 明·李中梓．雷公炮制药性解．见：中国医学大成（二）．长沙：岳麓书社，1990，154

26 明·李中梓．本草征要．见：李中梓医学全书．北京：中国中医药出版社，1999，142

27 明·卢之颐．本草乘雅半偈．北京：人民卫生出版社，1986，542

28 清·黄宫绣. 本草求真. 上海：上海科学技术出版社，1959，63
29 清·姚澜. 本草分经. 上海：上海科学技术出版社，1989，75
30 清·凌奂. 本草害利. 北京：中医古籍出版社，1982，79
31 清·陈其瑞. 本草撮要. 见：珍本医书集成. 本草类. 上海：上海科学技术出版社，1985，37
32 清·张璐. 本经逢原. 上海：上海科学技术出版社，1959，177
33 清·吴仪洛. 本草从新. 北京：中医古籍出版社，2001，115
34 清·杨时泰. 本草述钩元. 上海：上海科学技术出版社，1958，502
35 清·周岩. 本草思辨录. 北京：人民卫生出版，1960，131
36 唐·孙思邈. 备急千金要方. 北京：人民卫生出版社，1955，312
37 唐·刘禹锡.《古方书辑佚·传信方》. 冯汉镛编. 人民卫生出版社，1993，110
38 明·胡濙. 卫生易简方. 北京：人民卫生出版社，1984，53

227 补骨脂

Buguzhi

Fructus Psoraleae

1 定名依据

1.1 正名

1.1.1 汉文名：补骨脂（为豆科植物补骨脂 Psoralea corylifolia L. 的干燥成熟果实）。

1.1.2 英文名：malaytea scurfpea fruit.

1.2 依据

1.2.1 定名的文献依据

(1)《雷公炮炙论》卷中："补骨脂 凡使，性本大燥毒，用酒浸一宿后，漉出，却用东流水浸三日夜，却蒸从巳至申出，日干用。"[1]

(2)《本草图经》卷七："补骨脂，生广南诸州及波斯国，今岭外山坂间多有之，不及蕃舶者佳。茎高三、四尺，叶似薄荷，花微紫色，实如麻子圆扁而黑。九月采，或云胡韭子也。胡人呼若婆固脂，故别名破故纸。"[2]

(3)《证类本草》卷九："补骨脂，味辛，大温，无毒。主五劳七伤，风虚冷，骨髓伤败，肾冷精流，及妇人血气堕胎。一名破故纸。生广南诸州及波斯国。树高三、四尺，叶小似薄荷。其舶上来者最佳。"[3]

(4)《本草纲目》卷十四："补骨脂，(宋《开宝》)。【释名】破故纸《开宝》、婆固脂《药性论》、胡韭子《日华》。时珍曰：补骨脂言其功也。胡人呼为婆固脂，而俗讹为破故纸也。胡韭子，因其子之状相似，非胡地之韭子也。"[4]

(5)《本草新编》卷二："补骨脂，即破故纸也。味苦、辛，气温，无毒。入脾、肾二经。治男子劳伤，疗妇人血气，止腰膝酸疼，补髓添精，除囊涩而缩小便，固精滑而兴阳事，去手足冷疼，能定诸逆气。但必下焦寒虚者，始可久服。"[5]

(6)《得配本草》卷二："补骨脂，一名破故纸。得胡桃、胡麻良。恶甘草。忌诸血、芸苔。辛、苦，大温。入命门、手厥阴经。暖肾脏以壮元阳，补相火以通君火。治肾冷精滑，带浊遗尿，腹冷溏泄，腰膝酸疼，阴冷囊湿。得肉果、大枣为丸，治脾肾虚泄。”[6]

(7)《中华人民共和国药典》：“补骨脂 Fructus psoraleae　本品为豆科植物补骨脂 Psoralea corylifolia L. 的干燥成熟果实。秋季果实成熟时采收果序，晒干，搓出果实，除去杂质。”[7]

(8)《普通高等教育中医药类规划教材·中药学》：“补骨脂《雷公炮炙论》　为豆科一年生草本植物补骨脂 Psoralea corylifolia L. 的成熟果实。主产河南、四川、陕西等地。秋季果实成熟时采收。生用或盐水炙用。”[8]

(9)《中药大辞典》：“补骨脂《雷公炮炙论》　【异名】胡韭子（徐表《南州记》，婆固脂、破胡纸《药性论》，补骨鸱《本草图经》，黑故子、胡故子《中药志》，吉固子《江西中药》。【基原】为豆科植物补骨脂的果实。【原植物】补骨脂 Psoralea corylifolia L.”[9]

(10)《中医大辞典·中药分册》：“补骨脂　出《雷公炮炙论》。又名破故纸、胡韭子、补骨鸱。为豆科植物补骨脂 Psoralea corylifolia L. 的果实。”[10]

(11)《中国医学百科全书·中医学》：“补骨脂　始载于《雷公炮炙论》。又名破故纸。为豆科植物补骨脂 Psoralea corylifolia L. 的果实。秋季果实成熟时采收果序，晒干，搓出果实，除去杂质。”[11]

(12)《中国中医药学主题词表》：“补骨脂 PSORALEA CORYLIFOLIA　属豆科；属补阳和补肾药　D 破故纸”[12]

(13)《中药志》[13]、《中药材手册》[14]、《全国中草药汇编》[15]、《全国中药炮制规范》[16]、《中国药材学》[17]、《中华本草》[18]等现代中药著作多以“补骨脂”作为本品正名（参见“文献通考”）。

1.2.2　定名选择的理由

(1) 补骨脂 Fructus psoraleae，系豆科植物补骨脂 Psoralea corylifolia L. 的干燥成熟果实。“补骨脂”始载于南北朝·雷敩《雷公炮炙论》，并作为本品正名记载。其后的历代重要本草著作如宋·苏颂《本草图经》、唐慎微《证类本草》，明·李时珍《本草纲目》，清·陈士铎《本草新编》、严西亭《得配本草》等在载录本品时均以“补骨脂”作为正名，并一直沿用至今。

(2) 我国最新出版的《中华人民共和国药典》、《普通高等教育中医药类规划教材·中药学》以及辞书类著作《中医大辞典·中药分册》、《中药大辞典》、《中国医学百科全书·中医学》等均以“补骨脂”作为本品正名。已经广泛应用于中医药学文献的标引和检索的《中国中医药学主题词表》也以“补骨脂”作为本品的正式主题词。现代本草著作如《中药志》、《全国中草药汇编》、《中华本草》、《中国药材学》、《中药材手册》、《全国中药炮制规范》等虽记载了不少本品各地的俗称，但也无一例外以“补骨脂”作为本品的正名。说明“补骨脂”作为本品正名已成为共识。

1.3　与正名等效的名词：无。

2　源流考释

补骨脂（豆科植物补骨脂 Psoralea corylifolia L. 的干燥成熟果实）始载于南北朝·雷敩《雷公炮炙论》，并以“补骨脂”作为正名记载，如《雷公炮炙论》卷中：“补骨脂凡使，性本大燥毒，用酒浸一宿后，漉出，却用东流水浸三日夜，却蒸从巳至申出，日干用。”[1]其后本草著作即以“补骨脂”为正名记载本品，如唐·李珣《海药本草》[19]，宋·苏颂《本草图经》[2]、唐慎微《证类本草》[3]，明·刘文泰《本草品汇精要》[20]、陈嘉谟《本草蒙筌》[21]、李时珍《本草纲目》[4]、缪希雍《炮炙大法》[22]、李中梓《本草征要》[23]、卢之颐《本草乘雅半偈》[24]，清·蒋居祉《本草择要纲目》[25]、陈士铎《本草新编》[5]、稻宣义《炮炙全书》[26]、张璐《本经逢原》[27]、叶桂《本草经解》[28]、严西亭《得配本草》[6]、沈金鳌《要药分剂》[29]、黄宫绣《本草求真》[30]、陈念祖《神农本草经读》[31]、杨时泰《本草述钩元》[32]、张秉成《本草便读》[33]、周岩《本草思辨录》[34]等。

古代著作中记载的本品异名有“胡韭子”（徐表《南州记》[4]，“婆固脂”、“破故纸”《药性论》[3]，“补骨鸱”《本草图经》[2]等。如《本草纲目》引徐表《南州记》曰：“是胡韭子也。南番者，色赤；广南者色绿，入药微炒用。”[4]《证类本草》引《药性论》曰：“婆固脂，一名破故纸。味苦、辛。能主男子腰疼，膝冷囊湿，逐诸冷痹顽，止小便利，腹中冷。”[3]《本草图经》卷七：“补骨脂，生广南诸州及波斯国，今岭外山坂间多有之，不及蕃舶者佳。茎高三、四尺，叶似薄荷，花微紫色，实如麻子圆扁而黑……此物本自外蕃随海舶而来，非中华所有，蕃人呼为补骨鸱，语讹为破故纸为。”[2]

现代有关著作均沿用《海药本草》的记载以“补骨脂”作为本品正名，如《中华人民共和国药典》[7]、《普通高等教育中医药类规划教材·中药学》[8]、《中药大辞典》[9]、《中医大辞典·中药分册》[10]、《中国医学百科全书·中医学》[11]、《中国中医药学主题词表》[12]、《中药志》[13]、《中药材手册》[14]、《全国中草药汇编》[15]、《全国中药炮制规范》[16]、《中国药材学》[17]、《中华本草》[18]等。同时尚记载有“怀故子”、“黑故子”《中药材手册》[14]，“和兰苋”《全国中草药汇编》[15]，“破胡纸”、“胡故子”、“吉固子”《中药大辞典》[9]，“故子”、“黑胡纸”《中国药材学》[17]，“黑固脂”《中华本草》[18]等各地的俗称。还记载有本品原植物“补骨脂”的异名“破故纸”、“怀故子”、“川故子”、“黑故子”《中药志》[13]等。

3 附录

3.1 又称：盐补骨脂（饮片规格名）。

3.2 俗称：怀故子（河南），黑故子（贵州、四川），吉固子（江西），黑固脂（云南），和兰苋，破胡纸，胡故子，故子，黑胡纸。

3.3 曾称：胡韭子（徐表《南州记》，婆固脂、破故纸《药性论》，补骨鸱《本草图经》。

3.4 原植物名称：补骨脂，破故纸（河南、陕西、山西），怀故子（河南），川故子、黑故子（四川）。

4 文献通考

《雷公炮炙论》卷中：“补骨脂　凡使，性本大燥毒，用酒浸一宿后，漉出，却用东流水浸三日夜，却蒸从巳至申出，日干用。”[1]

《海药本草》卷二：“补骨脂，恶甘草。”[19]

《本草图经》卷七：“补骨脂，生广南诸州及波斯国，今岭外山坂间多有之，不及蕃舶者佳。茎高三、四尺，叶似薄荷，花微紫色，实如麻子圆扁而黑。九月采，或云胡韭子也。胡人呼若婆固脂，故别名破故纸。今人多以胡桃合服。此法出于唐·郑相国自叙云：予为南海节度，年七十有五，越地卑湿，伤于内外，众疾俱作，阳气衰绝，服乳石补益之药，百端不应……此物本自外蕃随海舶而来，非中华所有，蕃人呼为补骨鸱，语讹为破故纸为。《续传信方》载其事。其义颇详，故并录之。"[2]

《证类本草》卷九："补骨脂，味辛，大温，无毒。主五劳七伤，风虚冷，骨髓伤败，肾冷精流，及妇人血气堕胎。一名破故纸。生广南诸州及波斯国。树高三、四尺，叶小似薄荷。其舶上来者最佳。（今附）臣禹锡等谨按药性论云：婆固脂，一名破故纸。味苦、辛。能主男子腰疼，膝冷囊湿，逐诸冷痹顽，止小便利，腹中冷。日华子云：兴阳事，治冷劳，明耳目。南蕃者色赤，广南者色绿。入药微炒用。又名胡韭子。"[3]

《本草品汇精要》卷十二："补骨脂，无毒，植生。补骨脂主五劳七伤风虚冷骨髓伤败肾冷精流及妇人血气堕胎（名医所录）【名】破故纸　婆固脂　胡韭子　补骨鸱"[20]

《本草蒙筌》卷一："补骨脂，（即破故纸。）　味苦、辛，气大温。无毒。生广西诸州，子圆扁而绿。盐酒浸宿，（浮酒面者，轻虚去之。）蒸过曝干。又同炒伴乌油麻，炒熟去麻单用；亦为丸捣胡桃肉，再加杜仲青盐。（即青娥丸。）治男子劳伤，疗妇人血气。腰膝酸疼神效，骨髓伤败殊功。除囊湿而缩小便，固精滑以兴阳道。却诸风湿痹，去四肢冷疼。恶甘草须知，忌芸薹羊肉。"[21]

《本草纲目》卷十四："补骨脂，（宋《开宝》）。【释名】破故纸《开宝》、婆固脂《药性论》、胡韭子《日华》。时珍曰：补骨脂言其功也。胡人呼为婆固脂，而俗讹为破故纸也。胡韭子，因其子之状相似，非胡地之韭子也。【集解】志曰：补骨脂生岭南诸州及波斯国。颂曰：今岭外山坂间多有之，四川合州亦有，皆不及番舶者佳。茎高三四尺，叶小似薄荷，花微紫色，实如麻子，圆扁而黑，九月采。大明曰：徐表《南州记》云，是胡韭子也。南番者，色赤；广南者色绿，入药微炒用。"[4]

《炮炙大法·草部》："补骨脂，（即破故纸，形圆实色黑者良，此药性本太燥，每用酒浸一宿后，漉出浮者去之，却用东流水浸三日夜，却蒸从巳至申出晒干用，忌铁，得胡桃胡麻良。恶甘草，忌诸血芸苔）。"[22]

《本草征要》卷三："补骨脂，味辛，性温，无毒。入肾经。恶甘草。忌羊肉、诸血，胡桃拌炒。一名破故纸。兴阳事，止肾泄。固精气，止腰疼。肺寒咳嗽无虞，肾虚喘息宜用。暖则水藏，壮火益土之要药也。补骨性燥，凡阴虚有热，大便闭结者戒之。"[23]

《本草乘雅半偈·第十帙》："补骨脂，（宋《开宝》）。【气味】辛大温，无毒。【主治】主五劳七伤，风虚冷，骨髓伤败，肾冷精流，及妇人血气坠胎。【核】曰：补骨脂，即婆固脂，俗讹为破故纸者是也。出波斯国，及岭南诸州。今岭外山坂间亦有之。茎高三四尺，叶尖小似薄荷，花色微紫，实似麻粒，圆扁而黑，宜九月采。修事，酒浸一宿，酒出，再用东流水浸三日夜，蒸之，从巳至申，日干用。"[24]

《本草择要纲目·温性药品》："补骨脂，（俗名为破故纸。）【气味】辛大温无毒。【主治】五痨七伤。男子腰疼。时冷。妇人血气。堕胎。兴阳事。明耳目。治肾泄。通命门。敛精神。其性属火。收敛神明。能使心胞络之火。与命门之火相通。故元阳坚固。骨髓充实。涩以治脱之义也。然又言故纸能补脾者。非补脾也。"[25]

《本草新编》卷二："补骨脂，即破故纸也。味苦、辛，气温，无毒。入脾、肾二经。

治男子劳伤，疗妇人血气，止腰膝酸疼，补髓添精，除囊涩而缩小便，固精滑而兴阳事，去手足冷疼，能定诸逆气。但必下焦寒虚者，始可久服。倘虚火太旺，只可暂用，以引火归原，否则，日日服之，反助其浮游之火上升矣。古人用破故纸，必用胡桃者，正因其性过于燥，恐动相火，所以制之使润，非故纸必须胡桃也……然而用故纸者，必非单用，得一、二味补阴之药以济之，则火且不动，又何能破气哉？（［批］破故纸纳气，而非破气，前人虽言之矣，但无此痛快耳。）"[5]

《炮炙全书》卷一："补骨脂，苦、辛，大温，微炒用，一法用盐酒浸一宿，蒸过，晒，微炒用。恶甘草，忌芸苔及诸血，得胡桃胡麻良。"[26]

《本经逢原》卷二："补骨脂，俗名破故纸，字音相近之误也。苦、辛，大温，无毒。盐、酒浸焙干用，与胡麻同炒良。忌芸苔、羊肉、诸血。"[27]

《本草经解》卷一："【补骨脂】，气大温。味辛。无毒。主五劳七伤。风虚冷。骨髓伤败。肾冷精流。及妇人血气堕胎。（盐水炒）补骨脂气大温。禀天阳明之火气。入足阳明胃经。味辛无毒。得地西方之金味。入手太阴肺经。色黑而形如肾。入足少阴肾经。气味俱升。阳也。其主五劳七伤者。五脏之劳。食忧饮房室饥劳经络营卫七者之伤。莫不伤损先天后天真气而成也。补骨入肾。补真阳以生土。先天与后天相接。"[28]

《得配本草》卷二："补骨脂，一名破故纸。得胡桃、胡麻良。恶甘草。忌诸血、芸苔。辛、苦，大温。入命门、手厥阴经。暖肾脏以壮元阳，补相火以通君火。治肾冷精滑，带浊遗尿，腹冷溏泄，腰膝酸疼，阴冷囊湿。得肉果、大枣为丸，治脾肾虚泄。（或加木香。）得山栀、茯神，治上热下寒。配茴香、肉桂，治血瘀腰疼。"[6]

《要药分剂》卷十："补骨脂，味辛。性温，无毒。禀火土之气，兼得天令之阳以生。降多于升，阳中微阴也。得胡桃、胡麻良。恶甘草。忌羊猪血……【前论】飞霞曰，故纸属火，收敛神明，能使心包之火与命门之火相通。故元阳坚固，骨髓充实，涩以止脱也。胡桃属木，润燥养血。血属阴，恶燥，故油以润之。佐故纸有水火相生之妙。"[29]

《本草求真》卷二："补骨脂，（芳草）温肾逐冷涩气止脱。补骨脂（即破故纸。专入肾。）辛苦大温。色黑。何书皆载能敛神明。使心胞之火与命门之火相通。因而元阳坚固。骨髓充实。以其气温味苦。涩以止脱故也。"[30]

《神农本草经读·本草附录》："补骨脂，气味辛、温，无毒。主五劳七伤，风虚冷，骨髓伤败，肾冷精流，及妇人血气堕胎。《开宝》陈修园曰：堕胎者，言其人素有堕胎之病，以此药治之，非谓以此药堕之也。上文主字，直贯至此。盖胎借脾气之长，借肾气之举，此药温补脾肾，所以大有固胎之功。"[31]

《本草述钩元》卷八："补骨脂，出波斯国。一名胡韭子。即婆固脂。俗讹为破故纸。今岭南诸州及岭外山坂间亦有之。实似麻粒。圆扁而黑。宜九月采。味苦辛。气大温。阴中归阳。降多升少。入手厥阴心包络命门。及足太阴经。恶甘草芸苔羊血。"[32]

《本草便读·草部》："补骨脂，兴阳事。止肾泄。甘温辛苦之功。固精气。愈腰疼。益火消阴之力。虚寒咳嗽。补纳有权。滑数便遗。摄虚可赖。梦遗湿火当须禁。便约津枯切勿投。（补骨脂一名破故纸。辛热入肾。助火益阳。凡命门真火不足。以及五更泄泻。肾冷精流等证。皆可服之。其所以治喘者。亦惟肾脏虚寒。真气上逆之证。但辛热香燥之物。善助湿热。倘下焦有湿。阴虚有热者。均须远之。）"[33]

《本草思辨录》卷二："补骨脂，按开宝补骨脂主治，以五劳七伤冠首而踵以风虚冷，是风虚冷由五劳七伤而致也。再继之以骨髓伤败肾冷精流，又由风虚冷而致也。夫肾家之风，有因热而生者，如天麻丸之用萆薢元参生地黄也。此则因虚冷而生风，故宜以味辛大温之补骨脂拯之。”[34]

《中药志》：“补骨脂　本品为常用中药。商品为豆科植物补骨脂的果实。……【原植物】补骨脂　【别名】破故纸（河南、陕西、山西），怀故子（河南），川故子、黑故子（四川）。Psoralea corylifolia L.　——豆科 Leguminosae”[13]

《中药材手册》：“补骨脂［纲目列入草部芳草类］　本品为豆科植物补骨脂 Psoralea corylifolia L. 的干燥成熟果实。原植物系一年生草本，多为栽培。【别名】怀故子（河南）、破故纸、黑故子（贵州、四川）。”[14]

《全国中草药汇编》：“补骨脂　【别名】破故纸、和兰苋、胡韭子。【来源】为豆科补骨脂属植物补骨脂 Psoralea corylifolia L. 的种子。”[15]

《中药大辞典》：“补骨脂《雷公炮炙论》　【异名】胡韭子（徐表《南州记》），婆固脂、破胡纸《药性论》，补骨鸱《本草图经》，黑故子、胡故子《中药志》，吉固子《江西中药》。【基原】为豆科植物补骨脂的果实。【原植物】补骨脂 Psoralea corylifolia L.”[9]

《中医大辞典·中药分册》：“补骨脂　出《雷公炮炙论》。又名破故纸、胡韭子、补骨鸱。为豆科植物补骨脂 Psoralea corylifolia L. 的果实。”[10]

《中国医学百科全书·中医学》：“补骨脂　始载于《雷公炮炙论》。又名破故纸。为豆科植物补骨脂 Psoralea corylifolia L. 的果实。秋季果实成熟时采收果序，晒干，搓出果实，除去杂质。”[11]

《全国中药炮制规范》：“补骨脂　［处方用名］补骨脂、盐补骨脂。【来源】本品为豆科植物补骨脂 Psoralea corylifolia L. 的干燥成熟果实。多系栽培。主产于河南、四川、陕西等地。秋季果实成熟时采摘果穗，干燥，搓下果实，除净杂质。药材以颗粒饱满、黑褐色者为佳。”[16]

《中国药材学》：“补骨脂　【别名】破故纸，故子，黑胡纸。【来源】本品为豆科植物补骨脂 Psoralea corylifolia L. 的果实。”[17]

《中国中医药学主题词表》：“补骨脂 PSORALEA CORYLIFOLIA　属豆科；属补阳和补肾药　D 破故纸”[12]

《普通高等教育中医药类规划教材·中药学》：“补骨脂《雷公炮炙论》　为豆科一年生草本植物补骨脂 Psoralea corylifolia L. 的成熟果实。主产河南、四川、陕西等地。秋季果实成熟时采收。生用或盐水炙用。”[8]

《中华本草》：“补骨脂《雷公炮炙论》　【异名】胡韭子（徐表《南州记》，婆固脂、破故纸《药性论》，补骨鸱《本草图经》，黑故子、胡故子《中药志》，吉固子《江西中药》，黑固脂（云南）。……【来源】为豆科植物补骨脂的果实。【原植物】补骨脂 Psoralea corylifolia L.”[18]

《中华人民共和国药典》：“补骨脂 Fructus psoraleae　本品为豆科植物补骨脂 Psoralea corylifolia L. 的干燥成熟果实。秋季果实成熟时采收果序，晒干，搓出果实，除去杂质。”[7]

5 参考文献

1 南北朝·雷敩．雷公炮炙论．上海：上海中医学院出版社，1986，71
2 宋·苏颂．本草图经．合肥：安徽科学技术出版社，1994，238
3 宋·唐慎微．证类本草．北京：人民卫生出版社，1957，231
4 明·李时珍．本草纲目．北京：人民卫生出版社，1982，877
5 清·陈士铎．本草新编．北京：中国中医药出版社，1996，79
6 清·严西亭．得配本草．上海：上海卫生出版社，1957，45
7 国家药典委员会编．中华人民共和国药典．一部．北京：化学工业出版社，2000，147
8 雷载权主编．普通高等教育中医药类规划教材·中药学．上海：上海科学技术出版社，1995，289
9 江苏新医学院编．中药大辞典．上海：上海科学技术出版社，1977，1177
10 《中医大辞典》编辑委员会编．中医大辞典·中药分册．北京：人民卫生出版社，1982，187
11 《中医学》编辑委员会．中国医学百科全书·中医学．上海：上海科学技术出版社，1997，1248
12 吴兰成主编．中国中医药学主题词表．北京：中医古籍出版社，1996，30
13 中国医学科学院药物研究所等编．中药志．第三册．北京：人民卫生出版社，1993，429
14 中华人民共和国卫生部药政管理局主编．中药材手册．北京：人民卫生出版社，1998，300
15 《全国中草药汇编》编写组编．全国中草药汇编．上册．北京：人民卫生出版社，1996，408
16 中华人民共和国卫生部药政管理局编．全国中药炮制规范．北京：人民卫生出版社，1988，12
17 徐国钧等主编．中国药材学．北京：中国医药科技出版社，1996，1066
18 国家中医药管理局《中华本草》编委会．中华本草．第四册．上海：上海科学技术出版社，1999，603
19 唐·李珣．海药本草．北京：人民卫生出版社，1997，29
20 明·刘文泰．本草品汇精要．北京：人民卫生出版社，1982，347
21 明·陈嘉谟．本草蒙筌．北京：人民卫生出版社，1988，54
22 明·缪希雍．炮炙大法．明末庄继先校刻本
23 明·李中梓．本草征要．见：李中梓医学全书．北京：中国中医药出版社，1999，129
24 明·卢之颐．本草乘雅半偈．北京：人民卫生出版社，1986，594
25 清·蒋居祉．本草择要纲目．见：珍本医书集成．本草类．上海：上海科学技术出版社，1985，84
26 ［日］稻宣义．炮炙全书．北京：中医古籍出版社，1981，49
27 清·张璐．本经逢原．上海：上海科学技术出版社，1959，59
28 清·叶桂．本草经解．上海：上海科学技术出版社，1958，29
29 清·沈金鳌．要药分剂．上海：上海科技出版社，1959，233
30 清·黄宫绣．本草求真．上海：上海科学技术出版社，1959，54
31 清·陈念祖．神农本草经读．北京：人民卫生出版，1959，48
33 清·杨时泰．本草述钩元．上海：上海科学技术出版社，1958，182
34 清·张秉成．本草便读．上海：上海卫生出版社，1957，42
35 清·周岩．本草思辨录．北京：人民卫生出版，1960，50

228 灵芝
Lingzhi
Ganoderma

1 定名依据

1.1 正名

1.1.1 汉文名：灵芝［为多孔菌科真菌赤芝 Ganoderma lucidum（Leyss. ex Fr.）Karst. 或紫芝 Ganoderma sinense Zhao，Xu et Zhang 的干燥子实体］。

1.1.2 英文名：glossy ganoderma.

1.2 依据

1.2.1 定名的文献依据

(1)《本草原始》卷二："灵芝：赤芝，味苦，一名丹芝，生霍山。黑芝，味咸，一名玄芝，生常山。青芝，味酸，一名龍芝，生泰山。白芝，米字，一名金芝，俱生芝。黄芝、紫芝，味甘，一名森芝，生高夏山。六芝俱主祥瑞。礼曰：王者仁慈，则芝草生，故曰灵芝。"[1]

(2)《中药志》："灵芝　本品为较常用中药。商品主要为多孔菌科灵芝和紫芝的子实体。……【原植物】①灵芝《中国药用真菌图鉴》　【别名】赤芝、红芝、丹芝。Ganoderma lucidum（Leyss. ex Fr.）Karst. ——多孔菌科 Polyporaceae②紫芝　【别名】黑芝、玄芝。Ganoderma sinense Zhao，Xu et Zhang（G.，japonicum sensu Teng）——多孔菌科 Polyporaceae"[2]

(3)《全国中草药汇编》："灵芝　【别名】灵芝草、菌灵芝、木灵芝。【来源】为提子菌类多孔菌科灵芝属植物灵芝赤芝 Ganoderma lucidum（Leyss. ex Fr.）Karst. 或紫芝 G. japonicum（Fr.）Lloyd 的子实体。"[3]

(4)《中医大辞典·中药分册》："灵芝　见《嵇中散集》。即灵芝草，详该条。"[4]

(5)《中国药材学》："灵芝　【别名】①灵芝：赤芝，红芝，木灵芝，灵芝草，万年蕈，菌灵芝，过夏（藏名译音）。②紫芝：黑芝，玄芝。【来源】本品为多孔菌科植物灵芝 Ganoderma lucidum（Leyss. ex Fr.）Karst. 或紫芝 G. sinense Zhao，Xu et Zhang［G. japonicum（Fr.）Lloyd］的担子果。"[5]

(6)《中国中医药学主题词表》："灵芝 GANODERMA LUCIDUM　属真菌类和补气药。"[6]

(7)《中华本草》："灵芝　【异名】三秀《楚辞·九歌》，灵芝《尔雅》，灵芝草《滇南本草》，本灵芝《杭州药用植物志》，菌灵芝《全国中草药汇编》。……【来源】为多孔菌科真菌灵芝、紫芝等的子实体。【原植物】①灵芝 Ganoderma lucidum（Leyss. ex Fr.）Karst. 又名：赤芝、丹芝《本经》，潮红灵芝《全国中草药汇编》。②紫芝 Ganoderma sinense Zhao，Xu et Zhang［G. japonicum（Fr.）Lloyd］又名：木芝《本经》。"[7]

(8)《中华人民共和国药典》："灵芝 Ganoderma　本品为多孔菌科真菌赤芝 Ganoderma lucidum（Leyss. ex Fr.）Karst. 或紫芝 Ganoderma sinense Zhao，Xu et Zhang 的干燥子实

体。全年采收，除去杂质，剪除附有朽木、泥沙或培养基质的下端菌柄，阴干或在40～50℃烘干。”[8]

1.2.2　定名选择的理由

(1) 灵芝Ganoderma，系多孔菌科真菌赤芝Ganoderma lucidum (Leyss. ex Fr.) Karst. 或紫芝Ganoderma sinense Zhao, Xu et Zhang的干燥子实体。“灵芝”之名始见于明·李中立《本草原始》，作为六种芝的总称。

(2) 我国最新出版的《中华人民共和国药典》以及辞书类著作《中医大辞典·中药分册》等以“灵芝”作为本品正名。已经广泛应用于中医药学文献的标引和检索的《中国中医药学主题词表》也以“灵芝”作为本品的正式主题词。现代本草著作如《中药志》、《全国中草药汇编》、《中华本草》、《中国药材学》等虽记载了不少本品各地的俗称，但均以“灵芝”作为本品的正名。说明“灵芝”作为本品正名已成为共识。

1.3　与正名等效的名词：无。

2　源流考释

灵芝［多孔菌科真菌赤芝Ganoderma lucidum (Leyss. ex Fr.) Karst. 或紫芝Ganoderma sinense Zhao, Xu et Zhang的干燥子实体］始载于汉《神农本草经》卷一：“赤芝，味苦，平。主胸中结，益心气，补中，增智慧，不忘。久食，轻身、不老、延年、神仙。一名丹芝……紫芝，味甘，温。主耳聋，利关节，保神，益精气，坚筋骨，好颜色。久服，轻身、不老、延年。一名木芝。生山谷（旧作六种，今并）。”[9]其后的本草著作有的在原植物“紫芝”条下介绍本品，如三国·吴普《吴普本草》[10]，南北朝·陶弘景《本草经集注》[11]，唐·苏敬《新修本草》[12]，宋·唐慎微《证类本草》[13]，明·李时珍《本草纲目》[14]；有的以“灵芝草”为正名，如明·兰茂《滇南本草》[15]、陈嘉谟《本草蒙筌》[16]等。

“灵芝”之名始见于明·李中立《本草原始》卷二：“灵芝：赤芝，味苦，一名丹芝，生霍山。黑芝，味咸，一名玄芝，生常山。青芝，味酸，一名龍芝生泰山。白芝，米字，一名金芝，俱生芝。黄芝、紫芝，味甘，一名森芝，生高夏山。六芝俱主祥瑞。《礼》曰：王者仁慈，则芝草生，故曰灵芝。”[1]其后的本草著作有的仍以“紫芝”为正名，如明·卢之颐《本草乘雅半偈》[17]等。

古代著作中记载的本品异名尚有“三秀”《楚辞·九歌》[18]，“茵”、“芝”《尔雅》[13]等。如汉初《楚辞·九歌》山鬼：“采三秀兮於山间，石磊磊兮葛蔓蔓，怨公子兮怅忘归，君思我兮不得闲。”[18]《证类本草》卷六：“紫芝，味甘，温……臣禹锡等谨按《尔雅》云：茵，芝。释曰：瑞草名也，一岁三华，一名茵，一名芝，《论衡》云：芝生于土，土气和。故芝草生《瑞命记》曰：王者仁慈，则芝草生是也。”[13]

现代有关著作大多沿用《本草原始》的记载以“灵芝”作为本品正名，如《中药志》[2]、《全国中草药汇编》[3]、《中医大辞典·中药分册》[4]、《中国药材学》[5]、《中国中医药学主题词表》[6]、《中华本草》[7]、《中华人民共和国药典》[8]等；而有的则以“灵芝草”为正名，如《中药大辞典》[19]、《中国医学百科全书·中医学》[20]等。同时尚记载有“菌灵芝”、“木灵芝”《全国中草药汇编》[3]，“赤芝”、“红芝”、“万年覃”、“过夏”、“紫芝”、“黑芝”、“玄芝”《中国药材学》[5]等各地的俗称。还记载有本品原植物“赤芝”

的异名“灵芝”、“红芝”、“丹芝”《中药志》[2]，“潮红灵芝”《中华本草》[7]；原植物“紫芝”的异名“黑芝”、“玄芝”《中药志》[2]，“木芝”《中药大辞典》[19]等。

3 附录

3.1 又称：炒灵芝、醋灵芝（饮片规格名），全灵芝（药材商品名）。

3.2 俗称：过夏（藏名译音），菌灵芝，木灵芝，赤芝，红芝，万年蕈，紫芝，黑芝，玄芝。

3.3 曾称：三秀《楚辞·九歌》，茵、芝《尔雅》，灵芝草《滇南本草》。

3.4 原植物名称：赤芝，灵芝，红芝，丹芝，潮红灵芝；紫芝，黑芝，玄芝，木芝。

4 文献通考

《楚辞·九歌》山鬼：“采三秀兮於山间，石磊磊兮葛蔓蔓，怨公子兮怅忘归，君思我兮不得闲。”[18]

《神农本草经》卷一：“赤芝，味苦，平。主胸中结，益心气，补中，增智慧，不忘。久食，轻身、不老、延年、神仙。一名丹芝……紫芝，味甘，温。主耳聋，利关节，保神，益精气，坚筋骨，好颜色。久服，轻身、不老、延年。一名木芝。生山谷（旧作六种，今并）。”[9]

《吴普本草·草木类》：“紫芝，《御览》卷九百八十六，一名木芝。”[10]

《本草经集注·草木上品》：“紫芝，味甘，温。主治耳聋，利关节，保神，益精气，坚筋骨，好颜色。久服轻身，不老延年，神仙。一名木芝。生高夏山谷。六芝皆无毒，六月、八月采。”[11]

《新修本草》卷六：“紫芝，味甘，温。主耳聋，利关节，保神，益精气，坚筋骨，好颜色。久服轻身不老，延年神仙。一名木芝。生高夏山谷。六芝皆无毒，六月、八月采。”[12]

《证类本草》卷六：“紫芝，味甘，温。主耳聋，利关节，保神，益精气，坚筋骨，好颜色，久服轻身不老，延年。一名木芝。生高夏山谷。六芝皆无毒，六月、八月采。（薯蓣为之使，得发良，得麻子仁、白瓜子、牡桂共益人，恶常山，畏萹青、茵陈蒿。）陶隐居云：按郡县无高夏名，恐是山名尔。此六芝，皆仙草之类，俗所稀见，族种甚多，形色环异，并栽《芝草图》中。今俗所用紫芝，此是朽树木株上所生，状如木檽（音软），名为紫芝。盖只疗痔，而不宜以合诸补丸药也。凡得芝草，便正尔食之，无余节度，故皆不云服法也。臣禹锡等谨按尔雅云：茵，芝。释曰：瑞草名也，一岁三华，一名茵，一名芝，《论衡》云：芝生于土，土气和。故芝草生《瑞命记》曰：王者仁慈，则芝草牛是也。”[13]

《滇南本草》卷三：“灵芝草，灵芝草（务本附图），此草生山中，分五色。俗呼菌子。赤芝，味甘，无毒。治胸中有积，补中，强智慧。服之轻身。白芝，味辣。无毒。治一切肺痿痨咳，力能延年。黑芝，味咸，性平。无毒。补肾，通窍，利水，黑发。黄芝，味甘、辛，性平。无毒。熬膏久服，轻身延年。青芝，味咸。无毒。治眼目不明。”[15]

《本草蒙筌》卷一：“灵芝草，赤芝，玄芝，紫芝，色分六品，味应五行。气禀俱平，服饵无毒。青芝如翠羽（一名龙芝。）应木味酸，产泰山专补肝气。兴仁恕强志，明眼目安魂。赤芝如珊瑚（一名珊芝。）应火味苦，产衡山善养心神。增智慧不忘，开胸膈除结。白芝截肪可比，（一名玉芝。）味辛应金。华山生，益肺定魄，止咳逆，润皮毛。黑芝泽漆堪伦，（一名玄芝。）味咸应水。常山出，益肾驱瘤，利二便，通九窍。黄芝与黄金类，（一名金芝。）嵩岳山多。紫芝与紫衣同，（一名木芝。）高夏山有。"[16]

《本草纲目》卷二十八："紫芝一名木芝，《本经》。【气味】甘，温，无毒。甄权曰：平。【主治】耳聋，利关节，保神，益精气，坚筋骨，好颜色。久服，轻身不老延年《本经》。疗虚劳，治痔（时珍）。【附方】新一。紫芝丸：治虚劳短气，胸胁苦伤，手足逆冷，或时烦躁口干，目视𥉂𥉂，腹内时痛，不思饮食，此药安神保精也：紫芝一两半，山芋（焙）、天雄（炮去皮）、柏子仁（炒）、巴戟天（去心）、白茯苓（去皮）、枳实（去瓤麸炒）各三钱五分，生地黄（焙）、麦门冬（去心焙）、五味子（炒）、半夏（制炒）、附子（炒去皮）、牡丹皮、人参各七钱五分，远志（去心）、蓼实各二钱五分，瓜子仁（炒）、泽泻各五钱，为末，炼蜜丸梧子大。每服十五丸，渐至三十丸，温酒下，日三服。《圣济总录》"[14]

《本草原始》卷二："灵芝，赤芝，味苦，一名丹芝，生霍山。黑芝，味咸，一名玄芝，生常山。青芝，味酸，一名龍芝生泰山。白芝，米字，一名金芝，俱生芝，黄芝、紫芝，味甘，一名森芝，生高夏山，六芝俱主祥瑞，《礼》曰：王者仁慈，则芝草生，故曰灵芝。"[1]

《本草乘雅半偈》第一帙："紫芝，《本经·上品》。希世异种服食致仙上品上生与天合化。【气味】甘温，无毒。【主治】主耳聋，利关节，保神，益精气，坚筋骨，好颜色。久服轻身，不老延年。虚劳，治痔（时珍）。"[17]

《中药志》："灵芝　本品为较常用中药。商品主要为多孔菌科灵芝和紫芝的子实体。……【原植物】①灵芝《中国药用真菌图鉴》　【别名】赤芝、红芝、丹芝。Ganoderma lucidum（Leyss. ex Fr.）Karst. ——多孔菌科 Polyporaceae②紫芝　【别名】黑芝、玄芝。Ganoderma sinense Zhao，Xu et Zhang（G.，japonicum sensu Teng）——多孔菌科 Polyporaceae"[2]

《全国中草药汇编》："灵芝　【别名】灵芝草、菌灵芝、木灵芝。【来源】为担子菌类多孔菌科灵芝属植物灵芝赤芝 Ganoderma lucidum（Leyss. ex Fr.）Karst. 或紫芝 G. japonicum（Fr.）Lloyd 的子实体。"[3]

《中药大辞典》："灵芝草《滇南本草》　【异名】三秀《楚辞》，茵、芝《尔雅》。【基原】为孔菌科植物紫芝或赤芝的全株。【原植物】①紫芝《本经》Ganoderma japonicum（Fr.）Lloyd，又名：木芝《本经》。②赤芝 Ganoderma lucidum（Leyss. ex Fr.）Karst."[19]

《中医大辞典·中药分册》："灵芝　见《嵇中散集》。即灵芝草，详该条。"[4]

《中国医学百科全书·中医学》："灵芝草　始载于《神农本草经》。又名灵芝。为多孔菌科植物赤芝 Ganoderma lucidum（Leyss. ex Fr.）Karst.、紫芝 G. sinense Zhao，Xu et Zhang 等的子实体。全年均可采收，阴干。"[20]

《中国药材学》："灵芝　【别名】①灵芝：赤芝，红芝，木灵芝，灵芝草，万年蕈，菌灵芝，过夏（藏名译音）。②紫芝：黑芝，玄芝。【来源】本品为多孔菌科植物灵芝 Ganoderma lucidum（Leyss. ex Fr.）Karst. 或紫芝 G. sinense Zhao，Xu et Zhang［G. japonicum（Fr.）Lloyd］的担子果。”[5]

《中国中医药学主题词表》：“灵芝 GANODERMA LUCIDUM　属真菌类和补气药。”[6]

《中华本草》：“灵芝　【异名】三秀《楚辞·九歌》，茵、芝《尔雅》，灵芝草《滇南本草》，木灵芝《杭州药用植物志》，菌灵芝《全国中草药汇编》。……【来源】为多孔菌科真菌灵芝、紫芝等的子实体。【原植物】①灵芝 Ganoderma lucidum（Leyss. ex Fr.）Karst. 又名：赤芝、丹芝《本经》，潮红灵芝《全国中草药汇编》。②紫芝 Ganoderma sinense Zhao，Xu et Zhang［G. japonicum（Fr.）Lloyd］又名：木芝《本经》。”[7]

《中华人民共和国药典》：“灵芝 Ganoderma　本品为多孔菌科真菌赤芝 Ganoderma lucidum（Leyss. ex Fr.）Karst. 或紫芝 Ganoderma sinense Zhao，Xu et Zhang 的干燥子实体。全年采收，除去杂质，剪除附有朽木、泥沙或培养基质的下端菌柄，阴干或在 40 ~ 50℃烘干。”[8]

5　参考文献

1　明·李中立. 本草原始. 清四川宏道堂刻本

2　中国医学科学院药物研究所等编. 中药志. 第五册. 北京：人民卫生出版社，1993，781

3　《全国中草药汇编》编写组编. 全国中草药汇编. 上册. 北京：人民卫生出版社，1996，431

4　《中医大辞典》编辑委员会编. 中医大辞典·中药分册. 北京：人民卫生出版社，1982，188

5　徐国钧等主编. 中国药材学. 北京：中国医药科技出版社，1996，1703

6　吴兰成主编. 中国中医药学主题词表. 北京：中医古籍出版社，1996，228

7　国家中医药管理局《中华本草》编委会. 中华本草. 第一册. 上海：上海科学技术出版社，1999，534

8　国家药典委员会编. 中华人民共和国药典. 一部. 北京：化学工业出版社，2000，147

9　汉·神农本草经. 清顾观光重辑本. 北京：人民卫生出版社，1955，34

10　三国·吴普. 吴普本草. 北京：人民卫生出版社，1987，22

11　南北朝·陶弘景. 本草经集注. 北京：人民卫生出版社，1994，185

12　唐·苏敬等撰. 新修本草. 合肥：安徽科学技术出版社，1981，148

13　宋·唐慎微. 证类本草. 北京：人民卫生出版社，1957，168

14　明·李时珍. 本草纲目. 北京：人民卫生出版社，1982，1712

15　明·兰茂. 滇南本草. 昆明：云南人民出版社，1959

16　明·陈嘉谟. 本草蒙筌. 北京：人民卫生出版社，1988，46

17　明·卢之颐. 本草乘雅半偈. 北京：人民卫生出版社，1986，3

18　楚·屈原. 楚辞. 书海出版社，1995，2

19　江苏新医学院编. 中药大辞典. 上海：上海科学技术出版社，1977，1180

20　《中医学》编辑委员会. 中国医学百科全书·中医学. 上海：上海科学技术出版社，1997，1229

229 阿胶

Ejiao

Colla Corii Asini

1　定名依据

1.1　正名

1.1.1　汉文名：阿胶（为马科动物驴 Equus asinus L. 的皮去毛后熬制而成的胶）。

1.1.2　英文名：ass hide glue.

1.2.1　定名的文献依据

(1)《神农本草经》卷一：阿胶　味甘，平。主心腹内崩，劳极，洒洒如疟状，腰腹痛，四肢酸疼，女子下血，安胎。久服，轻身、益气，一名傅致胶。[1]

(2)《本草经集注》："阿胶　味甘，平、微温，无毒。主治心腹内崩，劳极洒洒如疟状，腰腹痛，四肢酸疼，女子下血，安胎。丈夫少腹痛，虚劳羸瘦，阴气不足，脚酸不能久立，养肝气。久服轻身，益气。一名傅致胶"[2]

(3)《新修本草》卷十五："阿胶　味甘，平、微温，无毒。主心腹内崩，劳极洒洒如疟状，腰腹痛，四肢酸疼，女子下血，安胎。丈夫少腹痛，虚劳羸瘦，阴气不足，脚酸不能久立，养肝气。久服轻身益气。一名傅致胶。生东平郡，煮牛皮作之。出东阿。恶大黄，得火良。"[3]

(4)《证类本草》卷十六："阿胶，味甘，平、微温，无毒。主心腹内崩，劳极洒洒（音藓）如疟状，腰腹痛，四肢酸疼，女子下血，安胎，丈夫小腹痛，虚劳羸瘦，阴气不足，脚酸不能久立，养肝气。久服轻身"[4]

(5)《本草纲目》卷五十："阿胶《本经·上品》　【释名】傅致胶《本经》。弘景曰：出东阿，故名阿胶。时珍曰：阿井，在今山东·兖州府·阳谷县东北六十里，即古之。东阿县也。有官舍禁之。"[5]

(6)《本草述钩元》卷三十一："阿胶　东阿井乃济水之伏者所注。其水清而重。其色正绿。入手太阴少阴足少阴厥阴经。主治虚劳羸瘦。阴气不足。疗虚劳咳嗽喘急。肺痿吐脓血。并吐血衄血。血淋尿血血痢。"[6]

(7)《本草撮要》卷八："【阿胶】　味甘，平。入手太阴足厥阴经。功专清肺养肝。滋肾补阴。止血去瘀。除风化痰。润燥定喘。利大小肠。"[7]

(8)《普通高等教育中医药类规划教材·中药学》："阿胶《本经》　为马科动物驴 Equus asiuns L. 的皮经煎煮、浓缩制成的固体胶。主产山东、浙江、河北、河南、江苏等地。以山东省东阿县的产品最著名。捣成碎块或以蛤粉烫炒成珠用。"[8]

(9)《中药大辞典》："阿胶《本经》　【异名】傅致胶《本经》，盆覆胶（陶弘景），驴皮胶《千金·食治》。【基原】为马科动物驴 Equus asiuns L. 的皮去毛后熬制成的胶块。原动物详'驴肉'条。"[9]

(10)《中医大辞典·中药分册》："阿胶　出《神农本草经》，又名驴皮胶。为驴皮煎制而成的胶质块。主产山东、河北、浙江。"[10]

(11)《中国医学百科全书·中医学》："阿胶　始载于《神农本草经》。又名驴皮胶。为马科动物驴 Equus asiuns L. 的皮熬制成的固体胶。"[11]

(12)《中国中医药学主题词表》："阿胶 COLLA CORII ASINI　为马科动物驴的皮熬制成的固体胶；属动物药和补血药（中药）"[12]

(13)《中药材手册》[13]、《全国中草药汇编》[14]、《全国中药炮制规范》[15]、《中国药材学》[16]、《中华本草》[17]等现代中药著作多以"阿胶"作为本品正名（参见"文献通考"）。

1.2.2　定名选择的理由

(1) 阿胶 Colla corii asini，马科动物驴 Equus asinus Linnaeus 的皮去毛后熬制而成的胶。"阿胶"作为本品正名始见于汉《神农本草经》，其后的本草著作如南北朝·陶弘景《本草经集注》，唐·苏敬《新修本草》，宋·唐慎微《证类本草》，明·李时珍《本草纲目》，清·杨时泰《本草述钩元》、《本草撮要》等在载录本品时即以"阿胶"作为正名，并一直沿用至今。

(2) 我国最新出版的《普通高等教育中医药类规划教材·中药学》以及辞书类著作《中医大辞典·中药分册》、《中药大辞典》、《中国医学百科全书·中医学》等均以"阿胶"作为本品正名。已经广泛应用于中医药学文献的标引和检索的《中国中医药学主题词表》也以"阿胶"作为本品的正式主题词。现代本草著作如《全国中草药汇编》、《中华本草》、《中国药材学》、《中药材手册》、《全国中药炮制规范》等虽记载了不少本品各地的俗称，但也无一例外以"阿胶"作为本品的正名。说明"阿胶"作为本品正名已成为共识。

1.3　与正名等效的名词：无。

2　源流考释

阿胶（马科动物驴 Equus asinus Linnaeus 的皮去毛后熬制而成的胶）始载于汉《神农本草经》[1]，并以"阿胶"作为正名，同时尚记载有本品异名"傅致胶"。如《神农本草经》卷一："阿胶　味甘，平。主心腹内崩，劳极，洒洒如疟状，腰腹痛，四肢酸疼，女子下血，安胎。久服，轻身、益气，一名傅致胶。"[1]其后历代本草著作即以"阿胶"作为本品正名予以载录。如魏晋《名医别录》[18]、雷敩《雷公炮炙论》[19]、陶弘景《本草经集注》[2]、唐·苏敬等撰《新修本草》[3]、宋·苏颂《本草图经》[20]、唐慎微《证类本草》[4]、金·李杲《珍珠囊药性赋》[21]、元·王好古《汤液本草》[22]、明·刘文泰《本草品汇精要》[23]、陈嘉谟《本草蒙筌》[24]、李时珍《本草纲目》[5]、杜文燮《药鉴》[25]、李中梓《雷公炮制药性解》[26]、李中梓《木草征要》[27]、卢之颐《本草乘雅半偈》[28]、清·陈士铎《本草新编》[29]、汪昂《本草易读》[30]、叶桂《本草经解》[31]、沈金鳌《要药分剂》[32]、黄宫绣《本草求真》[33]、姚澜《本草分经》[34]、杨时泰《本草述钩元》[6]、叶志诜《神农本草经赞》[35]、凌奂《本草害利》[36]、陈其瑞《本草撮要》[7]、张秉成《本草便读》[37]等。

古代著作中记载的本品异名尚有"盆覆胶"、"驴皮胶"、"传致胶"。如南北朝·陶弘景《本草经集注》："阿胶　味甘，平、微温，无毒。胶则有清浊。凡三种：清薄者，书画用；厚而清者，名为盆覆胶，作药用之，用之皆火炙，丸散须极燥，入汤微炙尔；……。"[2] 宋·苏颂《本草图经》卷十三："阿胶，出东平郡，煮牛皮作之，出东阿，故名阿胶。《广济方》疗瘫缓风及诸风手脚不遂，腰脚无力者，驴皮胶炙令微起，先煮葱豉粥一升，别贮，又以水一升，煮香豉二合，去滓，内胶，更煮六、七沸，胶烊如饧，顿服之。"[20]，清·叶桂《本草经解》卷四："【阿胶】 气平。味甘。无毒。主心腹内崩劳极。入手太阴肺经。味甘无毒。……附余：阿胶，一名传致胶。本经阿胶。煮牛皮为之。"[31]

现代有关著作大多沿用《《神农本草经》以"阿胶"作为正名，如《普通高等教育中医药类规划教材·中药学》[8]、《中药大辞典》[9]、《中医大辞典·中药分册》[10]、《中国医学百科全书·中医学》[11]、《中国中医药学主题词表》[12]、《中药材手册》[13]、《全国中药炮制规范》[15]、《中国药材学》[16]、《中华本草》[17]等。《全国中草药汇编》[14]则是以"驴皮胶"作为本品正名。现代有关著作同时尚记载有"东阿胶"、"药料胶"《中药材手册》[13]等各地的俗称。还记载有本品原动物"驴"的异名"毛驴"《中华本草》[17]等。

3 附录

3.1 又称：阿胶珠（饮片规格名）。

3.2 俗称：东阿胶，药料胶。

3.3 曾称：傅致胶《神农本草经》，盆覆胶《本草经集注》，驴皮胶《广济方》，传致胶《本草经解》。

3.4 原动物名称：驴，毛驴。

4 文献通考

《神农本草经》卷一："阿胶 味甘，平。主心腹内崩，劳极，洒洒如疟状，腰腹痛，四肢酸疼，女子下血，安胎。久服，轻身、益气，一名傅致胶。"[1]

《名医别录》卷一："阿胶 微温，无毒。主丈夫少腹痛，虚劳羸瘦，阴气不足，脚酸不能久立，养肝气。生东平郡，煮牛皮作之。出东阿。（恶大黄，得火良。）"[18]

《雷公炮炙论》一卷上："阿胶 雷公云：凡使，先于猪脂内浸一宿；至明出，于柳木火上炙，待泡了，细碾用。"[19]

《本草经集注》："阿胶 味甘，平、微温，无毒。主治心腹内崩，劳极洒洒如疟状，腰腹痛，四肢酸疼，女子下血，安胎。丈夫少腹痛，虚劳羸瘦，阴气不足，脚酸不能久立，养肝气。久服轻身，益气。一名傅致胶。生东平郡，煮牛皮作之。（出东阿。恶大黄，得火良。）出东阿，故曰阿胶。今都下能作之，用皮亦有老少，胶则有清浊。凡三种：清薄者，书画用；厚而清者，名为盆覆胶，作药用之，用之皆火炙，丸散须极燥，入汤微炙尔；浊黑者，可胶物用，不入药也。用一片鹿角即成胶，不尔不成也。"[2]

《新修本草》卷十五："阿胶 味甘，平、微温，无毒。主心腹内崩，劳极洒洒如疟状，腰腹痛，四肢酸疼，女子下血，安胎。丈夫少腹痛，虚劳羸瘦，阴气不足，脚酸不能久立，养肝气。久服轻身益气。一名傅致胶。生东平郡，煮牛皮作之。出东阿。恶大黄，得火良。"[3]

《本草图经》卷十三："阿胶，出东平郡，煮牛皮作之，出东阿，故名阿胶。今郓州皆能作之，以阿县城北井水作煮为真。造之，用阿井水煎乌驴皮，如常煎胶法。《广济方》疗瘫缓风及诸风手脚不遂，腰脚无力者，驴皮胶炙令微起，先煮葱豉粥一升，别贮，又以水一升，煮香豉二合，去滓，内胶，更煮六、七沸，胶烊如饧，顿服之。"[20]

《证类本草》卷十六："阿胶，味甘，平、微温，无毒。主心腹内崩，劳极洒洒（音藓）如疟状，腰腹痛，四肢酸疼，女子下血，安胎，丈夫小腹痛，虚劳羸瘦，阴气不足，脚酸不能久立，养肝气。久服轻身益气。一名敷致胶。生东平郡，煮牛皮作之。出东阿。（畏大黄，得火良。）"[4]

《珍珠囊药性赋》卷二："阿胶　君　畏大黄　阿胶，味甘平，性微温，无毒。降也，阳也。其用有四：保肺益金之气；止嗽蠲咳之脓；补虚而安妊胎；治痿而强骨力。"[21]

《汤液本草》卷六："阿胶　气微温，味甘平。无毒。甘，平。味薄，气升阳也。入手太阴经、足少阴经、厥阴经。"[22]

《本草品汇精要》卷二十三："阿胶　无毒　熬成（出《神农本经》）。主心腹内崩，劳极洒洒（音藓）如疟状，腰腹痛，四肢酸疼，女子下血，安胎，久服轻身益气（以上朱字《神农本经》）。丈夫小腹痛，虚劳羸瘦，阴气不足，脚酸不能久立，养肝气（以上黑字《名医》所录）。【名】傅致胶，盆覆胶。"[23]

《本草蒙筌》卷九："阿胶　味甘、辛，气平，微温。味薄气厚，升也，阳也。无毒。汲东阿井水，（东阿县属山东兖州府，井在城北。）用纯黑驴皮。（诸胶多系牛皮熬成，惟此用驴皮耳。）鹿角一片后加，文火渐进熬就。"[24]

《本草纲目》卷五十："阿胶　《本经·上品》　【释名】傅致胶《本经》。弘景曰：出东阿，故名阿胶。时珍曰：阿井，在今山东·兖州府·阳谷县东北六十里，即古之东阿县也。有官舍禁之。【集解】《别录》曰：阿胶出东平郡·东阿县，煮牛皮作之。【气味】甘，平，无毒。《别录》曰：微温。张元素曰：性平味淡，气味俱薄，浮而升，阳也。入手太阴、足少阴、厥阴经。得火良。薯蓣为之使。畏大黄。【主治】心腹内崩，劳极洒洒（音藓）。如疟状，腰腹痛，四肢酸痛，女子下血，安胎……"[5]

《药鉴》卷二："阿胶　气微温，味甘平，无毒，降也，阳也。能保肺气，养肝血，补虚羸，故止血安胎，止嗽止痢，治痰治痿，皆效。"[25]

《雷公炮制药性解》卷六："阿胶　味甘咸，性微温无毒，入肺肝肾三经。主风淫木旺，肢节痿疼，火盛金衰，喘嗽痰血，补劳伤疗崩带，滋肾安胎，益气止痢。明澈如水，质脆易断者真。山药为使，畏大黄，蛤粉炒成珠用。"[26]

《本草征要》卷二："阿胶　味咸，性平，无毒。入肺、肝二经。山药为使。畏大黄，蛤粉拌炒。止血兮，兼能去瘀。疏风也，又且补虚。西归金脏、化痰止咳除痈痿。"[27]

《本草乘雅半偈·第三帙》：阿胶《本经·上品》　【气味】甘平，无毒。【主治】主心腹内崩，劳极洒洒如疟状，腰腹痛，四肢酸疼，女子下血，安胎。久服轻身，益气。【核】曰：东阿井，在山东兖州府阳谷县，东北六十里，即古之东阿县也。[28]

《本草新编》卷五："阿胶，味甘辛，气平、微温，降也，阳也，无毒。入太阴肺经，及肝、肾二脏。止血止嗽，止崩止带，益气扶衰，治劳伤，利便闭，禁胎漏，定喘促，止泻痢，安胎养肝，坚骨滋肾，乃益肺之妙剂，生阴之灵药，多用固可奏功，而少用亦能取效。唯觅真者为佳。"[29]

《本草易读》卷八："阿胶，蛤粉炒用。山药为使，畏大黄。辛，平，无毒。入厥阴肝。清肺养肝，滋肾益气，和血补阴。除风化痰，润燥定喘，利肠止血。除虚劳之咳嗽，息肺痿之吐脓，解肠风之下血，消水气之浮肿。腰腹骨节之痛，痈疽肿毒之疡，吐衄淋痔之血，崩带胎产之疴。善调经脉，亦安胎产。泄者忌用。”[30]

《本草经解》卷四：“【阿胶】　气平。味甘。无毒。主心腹内崩劳极。洒洒如疟状。腰腹痛，四肢酸疼。女子下血。安胎。久服轻身益气。禀天秋收之金气。入手太阴肺经。味甘无毒。得地中正之土味。入足太阴脾经。气味降多于升。色黑质润。阴也。心腹者。太阴经行之地也。内崩劳极者。脾血不统。内崩而劳极也。阴者中之守。阴虚则内气馁。而洒洒恶寒如疟状也。其主之者。味甘可以益脾阴也。腰腹皆藏阴之处。阴虚则空痛。阿胶色黑益阴。所以止痛。四肢脾主之。酸疼者血不养筋也。味甘益脾。脾统血。四肢之疼自止。女子下血。脾血不统也。味甘以统脾血。血自止也。安胎者亦养血之功也。久服轻身益气者。气平益肺。肺主气。气充则身轻也。”

《要药分剂》卷五：“阿胶　味甘。性平。无毒。得济水之清气。兼得驴皮之润气而成。可升可降。阳中阴也。山药为使。畏大黄。得火良　【主治】主心腹内崩。劳极洒洒如疟状。腰腹痛。四肢酸疼。女子下血安胎。丈夫小腹痛。虚劳羸瘦。阴气不足。脚酸不能久立。养肝气。久服轻身益气。”[32]

《本草求真·上编》：“阿胶　（畜）入肝补血通润心肺与肾。（专入肝。兼入肺肾心）。味甘气平。质润。专入肝经养血。”[33]

《本草分经·原例》：“阿胶　甘平，清肺养肝，补阴滋肾，止血去瘀，除风化痰，润燥定喘，利大小肠，治一切血病风病，大抵补血与液，为肺、大肠要药，伤暑伏热成痢者必用之，胃弱脾虚者酌用，化痰蛤粉炒，止血蒲黄炒。”[34]

《本草述钩元》卷三十一：“阿胶　东阿井乃济水之伏者所注。其水清而重。其色正绿。入手太阴、少阴，足少阴、厥阴经。主治虚劳羸瘦。阴气不足。疗虚劳咳嗽喘急。肺痿吐脓血。并吐血衄血。血淋尿血血痢。及女子血痛。血枯崩漏。经水不调无子。并胎前产后诸疾。更男女血涸血污。四肢酸痛。（风淫木旺。肢体遍疼者。能驱之。）劳极洒洒如疟。除风润燥。化痰清肺。利小便。（调猪苓汤服）调大脉，肠圣药也。”[6]

《神农本草经赞》卷一：“阿胶　味甘平。主心腹内崩劳极。洒洒如疟状。腰腹痛。四肢酸疼。女子下血。安胎。久服轻身益气。一名傅致胶。”[35]

《本草害利·肺部药队》：“阿胶　【害】胶性黏腻，胃弱作呕吐者勿服。脾虚食不消者，亦忌之。【利】甘咸平，清肺养肝，滋肾补阴，止血去瘀，除风化痰。驴皮主风，善理风淫。取其乌色属水，以制热则息风之义。润燥定喘，利大小肠，调经安胎，又兼治利，伤暑伏热成痢者必用。妊娠血痢尤宜。大抵补血与液，为肺、大肠要药。乌驴皮胶，功用略同。黄明胶，即牛皮胶。甘平补阴，润燥活血，功同阿胶，可以权代。补虚用牛皮胶，去风用驴皮胶，同葱白煮服，可通大肠，痈疽初起，酒炖分服四两，则毒不内攻。”[36]

《本草撮要》卷八：“【阿胶】　味甘平。入手太阴足厥阴经。功专清肺养肝。滋肾补阴。止血去瘀。除风化痰。润燥定喘。利大小肠。”[7]

《本草便读·兽部》：“阿胶　用济水以煎成。涤垢行瘀。功专治嗽。藉驴皮之功用。补阴益血。力主祛风。且能润燥化痰。味甘咸而平性。并可入肝及肺。治痿弱与虚劳。”[37]

《中药材手册》：“阿胶［纲目列入兽部畜类］　本品为马科动物驴 Equus asiuns L. 的皮经煎煮、浓缩制成的固体胶。习惯以山东东阿县东阿井中之水熬成的胶，质量最佳，故称阿胶。商品以黑驴皮所制之胶，质量最好。目前市场常见以多种动物的皮熬制成杂皮胶块伪充阿胶，应注意鉴别。【别名】驴皮胶、东阿胶、药料胶。”[13]

《全国中草药汇编》：“驴皮胶　【别名】阿胶。【来源】为马科动物驴 Equus asiuns L. 的皮熬制成的胶块。”[14]

《中药大辞典》：“阿胶《本经》　【异名】傅致胶《本经》，盆覆胶（陶弘景），驴皮胶《千金·食治》。【基原】为马科动物驴 Equus asiuns L. 的皮去毛后熬制成的胶块。原动物详‘驴肉’条。”[9]

《中医大辞典·中药分册》：“阿胶　出《神农本草经》，又名驴皮胶。为驴皮煎制而成的胶质块。主产山东、河北、浙江。”[10]

《中国医学百科全书·中医学》：“阿胶　始载于《神农本草经》。又名驴皮胶。为马科动物驴 Equus asiuns L. 的皮熬制成的固体胶。将驴皮用水浸软，去毛，切成小块，用皂角水洗擦，除去油污，或在沸水中略煮，漂去腥味，置锅中分次水煎，合并过滤，加适量明矾细末，搅匀静置，滤取清胶液，用文火浓缩，加入适量黄酒、冰糖及豆油，熬成黏稠的膏状，倾入凝胶槽内，冷凝后切成小块，晾干。”[11]

《全国中药炮制规范》：“阿胶　［处方用名］阿胶、阿胶珠。【来源】本品为马科动物黑驴 Equus asiuns Linnaeus 或其他驴的皮经加工熬制成的固体胶块 Colla corii asini. 主产于山东、浙江、河北、北京等地。药材以乌黑、光亮、断面紫红色、质脆、味甘、无腥气者为佳。”[15]

《中国药材学》：“阿胶　【别名】驴皮胶。【来源】本品为哺乳纲奇蹄目马科动物驴 Equus asiuns Linnaeus 的皮熬制成的胶块。”[16]

《中国中医药学主题词表》：“阿胶 COLLA CORII ASINI　为马科动物驴的皮熬制成的固体胶；属动物药和补血药（中药）。”[12]

《普通高等教育中医药类规划教材·中药学》：“阿胶《本经》　为马科动物驴 Equus asiuns L. 的皮经煎煮、浓缩制成的固体胶。主产山东、浙江、河北、河南、江苏等地。以山东省东阿县的产品最著名。捣成碎块或以蛤粉烫炒成珠用。”[8]

《中华本草》：“阿胶《本经》　【异名】傅致胶《本经》，盆覆胶《本草经集注》，驴皮胶《千金·食治》。……【来源】为马科动物驴的去毛之皮经熬制而成的胶。［原动物］驴 Equus asiuns Linnaeus　又名：毛驴（俗称）。”[17]

5　参考文献

1　汉·神农本草经．清顾观光重辑本．北京：人民卫生出版社，1955，50

2　南北朝·陶弘景．本草经集注．北京：人民卫生出版社，1994，400

3　唐·苏敬等撰．新修本草．合肥：安徽科学技术出版社，1981，371

4　宋·唐慎微．证类本草．北京：人民卫生出版社，1957，372

5　明·李时珍．本草纲目．北京：人民卫生出版社，1982，2793

6　清·杨时泰．本草述钩元．上海：上海科学技术出版社，1958，634

7　清·陈其瑞．本草撮要．见：珍本医书集成．本草类．上海：上海科学技术出版社，1985，88

8　雷载权主编．普通高等教育中医药类规划教材·中药学．上海：上海科学技术出版社，1995，303

9 江苏新医学院编．中药大辞典．上海：上海科学技术出版社，1977，1184
10 《中医大辞典》编辑委员会编．中医大辞典·中药分册．北京：人民卫生出版社，1982，189
11 《中医学》编辑委员会．中国医学百科全书·中医学．上海：上海科学技术出版社，1997，1234
12 吴兰成主编．中国中医药学主题词表．北京：中医古籍出版社，1996，Ⅱ-86
13 中华人民共和国卫生部药政管理局主编．中药材手册．北京：人民卫生出版社，1998，751
14 《全国中草药汇编》编写组编．全国中草药汇编．下册．北京：人民卫生出版社，1996，433
15 中华人民共和国卫生部药政管理局编．全国中药炮制规范．北京：人民卫生出版社，1988，408
16 徐国钧等主编．中国药材学．北京：中国医药科技出版社，1996，1845
17 国家中医药管理局《中华本草》编委会．中华本草．第九册．上海：上海科学技术出版社，1999，653
18 魏晋·名医别录．北京：人民卫生出版社，1986，78
19 南北朝·雷敩．雷公炮炙论．上海：上海中医学院出版社，1986，41
20 宋·苏颂．本草图经．合肥：安徽科学技术出版社，1994，439
21 金·李杲．珍珠囊药性赋．清康熙三十二年文武堂刻本
22 元·王好古．汤液本草．见：景印文渊阁四库全书（745）．北京：中医古籍出版
23 明·刘文泰．本草品汇精要．北京：人民卫生出版社，1982，603
24 明·陈嘉谟．本草蒙筌．北京：人民卫生出版社，1988，374
25 明·杜文燮．药鉴．上海：上海人民出版社，1975
26 明·李中梓．雷公炮制药性解．见：中国医学大成（二）．长沙：岳麓书社，1990，161
27 明·李中梓．本草征要．见：李中梓医学全书．北京：中国中医药出版社，1999，152
28 明·卢之颐．本草乘雅半偈．北京：人民卫生出版社，1986，194
29 清·陈士铎．本草新编．北京：中国中医药出版社，1996，280
30 清·汪昂．本草易读．北京：人民卫生出版社，1987，350
31 清·叶桂．本草经解．上海：上海科学技术出版社，1958，114
32 清·沈金鳌．要药分剂．上海：上海科学技术出版社，1959，125
33 清·黄宫绣．本草求真．上海：上海科学技术出版社，1959，20
34 清·姚澜．本草分经．上海：上海科学技术出版社，1989，72
35 清·叶志诜．神农本草经赞．见：珍本医书集成．本草类．上海：上海科学技术出版社，1985，51
36 清·凌奂．本草害利．北京：中医古籍出版社，1982，78
37 清·张秉成．本草便读．上海：上海卫生出版社，1957，105

230 阿魏

Awei

Resina Ferulae

1 定名依据

1.1 正名

1.1.1 汉文名：阿魏（为伞形科植物新疆阿魏 *Ferula sinkiangensis* K. M. Shen 或阜康阿魏 *Ferula fukanensis* K. M. Shen 的树脂）。

1.1.2 英文名：chinese asafetida.

1.2 依据

1.2.1 定名的文献依据

(1)《新修本草》卷五:“阿魏，味辛，平，无毒。主杀诸小虫，去臭气，破症积，下恶气，除邪鬼蛊毒。生西蕃及昆仑。苗、叶、根、茎酷似白芷。捣根汁，日煎作饼者为上，截根穿曝干者为次。体性极臭，而能止臭，亦为奇物也。(新附)”[1]

(2)《证类本草》卷九:“阿魏，味辛，平，无毒。主杀诸小虫，去臭气，破症积，下恶气，除邪鬼蛊毒。生西蕃及昆仑。唐本注云：苗、叶、根、茎酷似白芷。捣根汁，日煎作饼者为上，截根穿曝干者为次。”[2]

(3)《本草纲目》卷三十四:“阿魏，《唐本草》。【校正】自草部移入此。【释名】阿虞《纲目》、熏渠《唐本》、哈昔泥。时珍曰：夷人自称曰阿，此物极臭，阿之所畏也。波斯国呼为阿虞，天竺国呼为形虞，《涅槃经》谓之央匮。”[3]

(4)《本草从新》卷七:“阿魏，泻、消积杀虫。辛平，入脾胃。消肉积，杀细虫。去臭气。谚云：黄芩无假、阿魏无真。刘纯玉机微义云：阿魏无真却有真、臭而止臭是为珍。解草菜、自死牛马肉毒。治心腹冷痛。疟痢。”[4]

(5)《得配本草》卷七:“阿魏，辛，温。入足太阴、阳明经。辟臭气，破痞块，杀小虫，消蛊毒，化肉积，下恶气。得朱砂为丸，截疟。配蒌仁，治痢疾。配五灵脂、狗胆汁，治噎膈痞积。”[5]

(6)《本草便读·木读》:“阿魏，化积有功于脾胃。杀虫独禀夫辛温，臭烈难闻。外消多效。(阿魏。出西番诸国。一云是树脂。一云是草根煎成。未知孰是。辛温气臭。入脾胃。消积杀虫。)”[6]

(7)《中华人民共和国药典》:“阿魏 Resina ferulae　本品为伞形科植物新疆阿魏 Ferula sinkiangensis K.　M.　Shen 或阜康阿魏 Ferula fukanensis K.　M.　Shen 的树脂。春末夏初盛花期至初果期，分次由茎上部往下斜割，收集渗出的乳状树脂，阴干。”[7]

(8)《中药材手册》:“阿魏［纲目列入木部香木类］　本品为伞形科植物阿魏 Ferula assafoetide L.、新疆阿魏 Ferula sindiangensis K.　M.　Shen 及其具有蒜样特臭的同属植物渗出的油胶树脂。”[8]

(9)《中药大辞典》:“阿魏《唐本草》　【异名】熏渠《唐本草》，魏去疾(侯宁极《药谱》)，阿虞、形虞《酉阳杂俎》，哈昔泥《纲目》，五彩魏《中药志》，臭阿魏《新疆中草药手册》。【基原】为伞形科植物阿魏、新疆阿魏、宽叶阿魏的树脂。【原植物】①阿魏 Ferula assafoetida L.　②新疆阿魏 Ferula caspica Marsh.　– Bieb.　③宽叶阿魏 Ferula conocaula Eug.”[9]

(10)《中医大辞典·中药分册》:“阿魏　出《新修本草》。又名臭阿魏。为伞形科植物新疆阿魏 Ferula sindiangensis K.　M.　Shen 或圆茎阿魏 F.　conocaula Korovin 及具有蒜样特臭的同属植物的油胶树脂，主产新疆。”[10]

(11)《中国医学百科全书·中医学》:“阿魏　始载于《新修本草》。为伞形科植物新疆阿魏 Ferula sinkiangensis K.　M.　Shen 或阜康阿魏 F.　fukanensis K.　M.　Shen 及其具有蒜样特臭的同属植物的油胶树脂”[11]

(12)《中国中医药学主题词表》:“阿魏 FERULA SINKIANGENSIS　属伞形科；属驱虫药(中药)、消导药和外用药。”[12]

(13)《全国中草药汇编》[13]、《全国中药炮制规范》[14]、《中国药材学》[15]、《中华本草》[16]等现代中药著作多以"阿魏"作为本品正名(参见"文献通考")。

1.2.2 定名选择的理由

(1)阿魏 Resina ferulae,系伞形科植物新疆阿魏 Ferula sinkiangensis K. M. Shen 或阜康阿魏 Ferula fukanensis K. M. Shen 的树脂。"阿魏"之名始见于唐·苏敬《新修本草》,并作为本品正名记载。其后的历代重要本草著作如宋·唐慎微《证类本草》,明·李时珍《本草纲目》,清·吴仪洛《本草从新》、严西亭《得配本草》、张秉成《本草便读》等在载录本品时均以"阿魏"作为正名,并一直沿用至今。

(2)我国最新出版的《中华人民共和国药典》以及辞书类著作《中医大辞典·中药分册》、《中药大辞典》、《中国医学百科全书·中医学》等均以"阿魏"作为本品正名。已经广泛应用于中医药学文献的标引和检索的《中国中医药学主题词表》也以"阿魏"作为本品的正式主题词。现代本草著作如《全国中草药汇编》、《中华本草》、《中国药材学》、《中药材手册》、《全国中药炮制规范》等虽记载了不少本品各地的俗称,但也无一例外以"阿魏"作为本品的正名。说明"阿魏"作为本品正名已成为共识。

1.3 与正名等效的名词:无。

2 源流考释

阿魏(伞形科植物新疆阿魏 Ferula sinkiangensis K. M. Shen 或阜康阿魏 Ferula fukanensis K. M. Shen 的树脂)始载于唐·苏敬等撰《新修本草》,并以"阿魏"作为本品正名记载,如《新修本草》卷五:"阿魏,味辛,平,无毒。主杀诸小虫,去臭气,破症积,下恶气,除邪鬼蛊毒。生西蕃及昆仑。苗、叶、根、茎酷似白芷。捣根汁,日煎作饼者为上,截根穿曝干者为次。体性极臭,而能止臭,亦为奇物也。(新附)"[1]其后的本草著作即以"阿魏"为正名记载本品,如唐·李珣《海药本草》[17],宋·苏颂《本草图经》[18]、唐慎微《证类本草》[2],明·刘文泰《本草品汇精要》[19]、陈嘉谟《本草蒙筌》[20]、李时珍《本草纲目》[3]、李中梓《本草征要》[21]、卢之颐《本草乘雅半偈》[22],清·蒋居祉《本草择要纲目》[23]、陈士铎《本草新编》[24]、汪昂《本草易读》[25]、汪昂《本草备要》[26]、张璐《本经逢原》[27]、吴仪洛《本草从新》[4]、严西亭《得配本草》[5]、黄宫绣《本草求真》[28]、姚澜《本草分经》[29]、杨时泰《本草述钩元》[30]、陈其瑞《本草撮要》[31]、张秉成《本草便读》[6]等。

古代著作中记载的本品异名有"魏去疾"《药谱》[32],"形虞"、"阿虞"《本草品汇精要》[19],"熏渠"《新修本草》[3],"央匮"《涅槃经》[3],"哈昔泥"《本草纲目》[3]等。如《药谱》:"魏去疾,阿魏"。[32]《本草品汇精要》卷十九:"阿魏,无毒,植生。阿魏主杀诸小虫去臭气破症积下恶气除邪鬼蛊毒(名医所录)【名】形虞 阿虞"[19]《本草纲目》卷三十四:"阿魏,《唐本草》。【校正】自草部移入此。【释名】阿虞《纲目》、熏渠《唐本》、哈昔泥。时珍曰:夷人自称曰阿,此物极臭,阿之所畏也。波斯国呼为阿虞,天竺国呼为形虞,《涅槃经》谓之央匮。蒙古人谓之哈昔泥,元时食用以和料。其根名稳展,云淹羊肉甚香美,功同阿魏。见《饮膳正要》。"[3]

现代有关著作均沿用《新修本草》的记载以"阿魏"作为本品正名,如《中华人民共和国药典》[7]、《中药大辞典》[9]、《中医大辞典·中药分册》[10]、《中国医学百科全书·

中医学》[11]、《中国中医药学主题词表》[12]、《中药材手册》[8]、《全国中草药汇编》[13]、《全国中药炮制规范》[14]、《中国药材学》[15]、《中华本草》[16]等。同时尚记载有“臭阿魏”《中药材手册》[8]，“细叶阿魏”《全国中草药汇编》[13]，“五彩魏”《中药大辞典》[9]等各地的俗称。

3 附录

3.1 又称：炒阿魏、醋阿魏（饮片规格名），全阿魏（药材商品名）。

3.2 俗称：臭阿魏（新疆），细叶阿魏，五彩魏。

3.3 曾称：熏渠《新修本草》，魏去疾《药谱》，央匮《涅槃经》，形虞、阿虞《本草品汇精要》，哈昔泥《本草纲目》。

4 文献通考

《新修本草》卷九：“阿魏，味辛，平，无毒。主杀诸小虫，去臭气，破症积，下恶气，除邪鬼蛊毒。生西蕃及昆仑。苗、叶、根、茎酷似白芷。捣根汁，日煎作饼者为上，截根穿曝干者为次。体性极臭，而能止臭，亦为奇物也。（新附）”[1]

《海药本草》卷二：“阿魏，谨按《广志》云：生石昆仑国，是木津液，如桃胶状。其色黑者不堪，其状黄散者为上。其味辛、温。善主于风邪鬼注，并心腹中冷服饵。又云南长河中亦有阿魏，与舶上来者滋味相似一般，只无黄色。”[17]

《药谱》：“魏去疾，阿魏”。[32]

《本草图经》卷七：“阿魏，出西蕃及昆仑，今惟广州有之。旧说苗、叶、根极似白芷。捣根汁，日煎作饼者为上，截根穿曝干者为次。今广州出者，云是木膏液滴酿结成。二说不同。谨按段成式《酉阳杂俎》云：阿魏木，生波斯国，呼为阿虞木，长八、九尺，皮色青黄；三月生叶，似鼠耳，无花实；断其枝，汁出如饴，久乃坚凝，名阿魏。或云取其汁和米、豆屑，合酿而成，乃与今广州所上相近耳。”[18]

《证类本草》卷九：“阿魏，味辛，平，无毒。主杀诸小虫，去臭气，破症积，下恶气，除邪鬼蛊毒。生西蕃及昆仑。唐本注云：苗、叶、根、茎酷似白芷。捣根汁，日煎作饼者为上，截根穿曝干者为次。体性极臭而能止臭，亦为奇物也。（唐本先附）臣禹锡等谨按萧炳云：今人日煎蒜白为假者，真者极臭，而去臭为奇物。今下细虫极效。段成式酉阳杂俎云：阿魏出伽阇那国，即北天竺也。伽阇那呼为形虞，亦出波斯国。波斯呼为阿虞。载树长八、九尺，皮色青黄。三月生叶，叶形似鼠耳。无花实。断其枝，汁出如饴，久乃坚凝，名阿魏。拂林国僧弯所说同。……谨按段成式《酉阳杂俎》云：阿魏木，生波斯国，呼为阿虞。木长八、九尺，皮色青黄。三月生叶，似鼠耳，无花实。断其枝，汁出如饴，久乃坚凝，名阿魏。”[2]

《本草品汇精要》卷十九：“阿魏，无毒，植生。阿魏主杀诸小虫去臭气破症积下恶气除邪鬼蛊毒（名医所录）【名】形虞　阿虞。”[19]

《本草蒙筌》卷四：“阿魏，味辛，气微热。无毒。出波斯国中，生阿虞木内。其木长八九尺，皮色青黄；四季花实俱无，叶如鼠耳。断其枝梗，汁滴如饴。久乃坚凝，遂名阿魏。”[20]

《本草纲目》卷三十四：“阿魏，《唐本草》。【校正】自草部移入此。【释名】阿虞

《纲目》、熏渠《唐本》、哈昔泥。时珍曰：夷人自称曰阿，此物极臭，阿之所畏也。波斯国呼为阿虞，天竺国呼为形虞，《涅槃经》谓之央匮。蒙古人谓之哈昔泥，元时食用以和料。其根名稳展，云淹羊肉甚香美，功同阿魏。见《饮膳正要》。”[3]

《本草征要》卷四：“阿魏，味辛，性温，无毒。入脾、胃二经。破症积，辛散温行，内外同施。除邪气，杀虫化蛊。实者投之。臭烈殊常，故杀蛊辟恶，辛则能散，温则能行，故消积化蛊。人之血气，闻香则顺，闻臭则逆；故凡虚人，虽有痞积，不可轻用。当先养胃气，胃强则坚积渐磨而消矣。经曰：‘大积大聚，其可犯也。衰其大半而止’，盖重视于根本者乎。”[21]

《本草乘雅半偈·第九帙》：“阿魏，（唐本草）。【气味】辛平，无毒。【主治】主杀诸小虫，去臭气，破症积，下恶气，除邪鬼蛊毒。【核】曰：出西番，及昆仑，今云南长河中亦有。与舶上者气味虽相似，只无黄色耳。苗叶根茎，酷似白芷，或如草，或如木，此风土不同，禀质则异。咸属草类，非有草木两种也。”[22]

《本草择要纲目·平性药品》：“阿魏，（臭而止臭者。乃为真。验法有三。一以半铢安熟铜器中一宿。至明沾阿魏处白如银汞。无赤色。一以一铢置五斛草自然汁中一夜。至明如鲜血色。一以一铢安于柚树上树立干。便是真者。）”[23]

《本草新编》卷四：“阿魏，味辛，气平，无毒，热。入脾、胃、大肠。杀虫下恶气，破症积，辟瘟禁疟，却鬼祛邪，蛊毒能消，传尸可减，乃消毒攻邪之物，宜于外治，而不宜于内治者也。阿魏以臭者为佳，无臭气者皆假。然亦有臭者不可用，乃取蒜捣为汁而乱人者也，然我有辨真假之法，臭阿魏投之水中，半沉半浮者上也，浮者次之，沉者假物，而不堪入药也。”[24]

《本草易读》卷七：“阿魏二百九十一，辛，平，无毒。破症消肉，辟瘟治疟。去臭气，下恶气。除邪鬼蛊毒，治风邪鬼疰、传尸冷气、霍乱腹痛。生西域及昆仑。有二种：有草生者，出西域，似白芷，捣根汁，煎作饼者为上，截根暴干者次之；木生者，出南番，取其脂汁凝之。然性极臭，而能止臭，亦奇物也。或类蒜头伪充者。以半钱放熟铜器上一宿，至明沾魏处白如银者，真也。”

《本草备要》：“阿魏，泻，[25]消积，杀虫。辛平（一日温）。入脾胃。消肉积，杀细虫，去臭气（谚曰：黄芩无假，阿魏无真。刘纯曰：阿魏无真却有真，臭而止臭是为珍），解草菜，自死牛马肉毒。治心腹冷痛、疟痢（疟痢多由积滞而起），传尸、疳劳疰虫。出西番。”[26]

《本经逢原》卷三：“阿魏，辛温有毒。验真伪法，置熟铜器中一宿，沾处白如银色者为真。[发明] 阿魏消肉积，杀虫，治癖积为主药。故能解毒辟邪，治疟痢，疳劳诸病。久疟用阿魏、朱砂等分为末，米糊丸皂子大，空心人参汤服一丸即愈。”[27]

《本草从新》卷七：“阿魏，泻、消积杀虫。辛平。入脾胃。消肉积。杀细虫。去臭气。谚云：黄芩无假、阿魏无真、刘纯玉机微义云：阿魏无真却有真、臭而止臭是为珍。解草菜、自死牛马肉毒。治心腹冷痛。疟痢。”[4]

《得配本草》卷七：“阿魏，辛，温。入足太阴、阳明经。辟臭气，破痞块，杀小虫，消蛊毒，化肉积，下恶气。得朱砂为丸，截疟。配蒌仁，治痢疾。配五灵脂、狗胆汁，治噎膈痞积。”[5]

《本草求真》卷六：“阿魏，（香木）入脾胃消痞除秽杀虫。阿魏（专入脾胃）。出西番波斯国中。阿虞木枝梗汁。味辛。气平而温。且极臭烈。故书载能杀虫辟恶。又其味既兼辛与温。则气更活不滞。故书载治痞辟秽。是以温疟鬼魅。蛊毒传尸。恶气痞积等症。服之最为得宜。”[28]

《本草分经·原例》:“阿魏,辛平,入脾胃,消肉积,去臭气杀虫,臭烈伤胃,西番木脂熬成,今以胡蒜白伪之。”[29]

《本草述钩元》卷二十二:“阿魏,有草木二种。草者出西域。可晒可煎。木者出南番。取其脂汁。熬作膏。名阿魏。出三佛齐及暹罗国者。树不甚高。土人纳筒于树。脂满其中。冬月破筒取之。近惟广州有之。是木膏液滴酿而成。又有云树汁毒甚。系羊于下。自远射树。流脂着羊。羊毙即成阿魏。夫木汁既毒。何以汁尽于羊。变成此味。而人用之不毒。然则此汁于羊。必有相剂以为用者。其根名稳展。”[30]

《本草撮要》卷二:“【阿魏】,味辛。入足太阴、厥阴经。功专杀虫破症。辟瘟消瘴。得丹砂为丸能截疟。得灵脂黄狗胆治噎膈痞积。惟臭烈恐伤胃气。虚者须忌用。钵研细。热酒器上滤过入药。解草菜及自死牛马毒。”[31]

《本草便读·木部》:“阿魏,化积有功于脾胃。杀虫独禀夫辛温。臭烈难闻。外消多效。(阿魏。出西番诸国。一云是树脂。一云是草根煎成。未知孰是。辛温气臭。入脾胃。消积杀虫。虽极臭而又能辟臭。凡口气腋气等证。皆可用之。然人之血气。闻香则顺。闻臭则逆。即使内外各方有效。而良药甚多。亦不必喜功生事也。)”[6]

《中药材手册》:“阿魏[纲目列入木部香木类] 本品为伞形科植物阿魏 Ferula assafoetide L.、新疆阿魏 Ferula sindiangensis K. M. Shen 及其具有蒜样特臭的同属植物渗出的油胶树脂。原植物系多年生草本,均为野生。商品过去多系进口,近年来国产量增加,且纯净质佳,足可供国内应用。【别名】臭阿魏。”[8]

《全国中草药汇编》:“阿魏 【别名】臭阿魏、细叶阿魏。【来源】为伞形科阿魏属植物新疆阿魏 Ferula sindiangensis K. M. Shen 的茎中分泌的油胶树脂及其具似葱蒜样阿魏特异臭的同属植物的油胶树脂。”[13]

《中药大辞典》:“阿魏《唐本草》 【异名】熏渠《唐本草》,魏去疾(侯宁极《药谱》),阿虞、形虞《酉阳杂俎》,哈昔泥《纲目》,五彩魏《中药志》,臭阿魏《新疆中草药手册》。【基原】为伞形科植物阿魏、新疆阿魏、宽叶阿魏的树脂。【原植物】①阿魏 Ferula assafoetida L. ②新疆阿魏 Ferula caspica Marsh. -Bieb. ③宽叶阿魏 Ferula conocaula Eug.”[9]

《中医大辞典·中药分册》:“阿魏 出《新修本草》。又名臭阿魏。为伞形科植物新疆阿魏 Ferula sindiangensis K. M. Shen 或圆茎阿魏 F. conocaula Korovin 及具有蒜样特臭的同属植物的油胶树脂,主产新疆。”[10]

《中国医学百科全书·中医学》:“阿魏 始载于《新修本草》。为伞形科植物新疆阿魏 Ferula sinkiangensis K. M. Shen 或阜康阿魏 F. fukanensis K. M. Shen 及其具有蒜样特臭的同属植物的油胶树脂。夏季 5~6 月植物抽茎后至开花期采收,由茎上部往下割切,收集渗出的树脂,每次待树脂流尽后再割下一刀,一般可割取 3~5 次,将所收取的树脂阴干。”[11]

《全国中药炮制规范》:“阿魏 [处方用名] 阿魏。【来源】本品为伞形科植物新疆阿魏 Ferula sindiangensis K. M. Shen 或阜康阿魏 Ferual fukanensis K. M. Shen 的干燥树脂。主产于新疆等地。开花前采收，自茎与根头处切断，以树叶复盖断面，数日后渗出液凝固如脂，刮取，然后再将上端切去一片，待乳液再渗出，如此反复处理，至枯竭为止。药材以纯净而无杂质、断面乳白色、气味浓厚者为佳。”[14]

《中国药材学》：“阿魏　【来源】本品为伞形科植物新疆阿魏 Ferula sinkiangensis K. M. Shen 或阜康阿魏 Ferula fukanensis K. M. Shen 等的油胶树脂。”[15]

《中国中医药学主题词表》：“阿魏 FERULA SINKIANGENSIS　属伞形科；属驱虫药（中药）、消导药和外用药。”[12]

《中华本草》：“阿魏《新修本草》　【异名】熏渠《新修本草》，魏去疾（侯宁极《药谱》），哈昔泥《纲目》，五彩魏《中药志》，臭阿魏《新疆中草药手册》……【来源】为伞形科植物阿魏、新疆阿魏、阜康阿魏等分泌的树脂。【原植物】①阿魏 Ferula assafoetida L. ②新疆阿魏 Ferula sinkiangensis K. M. Shen③阜康阿魏 Ferula fukanensis K. M. Shen”[16]

《中华人民共和国药典》：“阿魏 Resina ferulae　本品为伞形科植物新疆阿魏 Ferula sinkiangensis K. M. Shen 或阜康阿魏 Ferula fukanensis K. M. Shen 的树脂。春末夏初盛花期至初果期，分次由茎上部往下斜割，收集渗出的乳状树脂，阴干。”[7]

5　参考文献

1　唐·苏敬等撰．新修本草．合肥：安徽科学技术出版社，1981，245
2　宋·唐慎微．证类本草．北京：人民卫生出版社，1957，224
3　明·李时珍．本草纲目．北京：人民卫生出版社，1982，1969
4　清·吴仪洛．本草从新．北京：中医古籍出版社，2001，111
5　清·严西亭．得配本草．上海：上海卫生出版社，1957，8
6　清·张秉成．本草便读．上海：上海卫生出版社，1957，66
7　国家药典委员会编．中华人民共和国药典．一部．北京：化学工业出版社，2000，148
8　中华人民共和国卫生部药政管理局主编．中药材手册．北京：人民卫生出版社，1998，619
9　江苏新医学院编．中药大辞典．上海：上海科学技术出版社，1977，1186
10　《中医大辞典》编辑委员会编．中医大辞典·中药分册．北京：人民卫生出版社，1982，189
11　《中医学》编辑委员会．中国医学百科全书·中医学．上海：上海科学技术出版社，1997，1302
12　吴兰成主编．中国中医药学主题词表．北京：中医古籍出版社，1996，1
13　《全国中草药汇编》编写组编．全国中草药汇编．下册．北京：人民卫生出版社，1996，311
14　中华人民共和国卫生部药政管理局编．全国中药炮制规范．北京：人民卫生出版社，1988，316
15　徐国钧等主编．中国药材学．北京：中国医药科技出版社，1996，1721
16　国家中医药管理局《中华本草》编委会．中华本草．第五册．上海：上海科学技术出版社，1999，945
17　唐·李珣．海药本草．北京：人民卫生出版社，1997，23
18　宋·苏颂．本草图经．合肥：安徽科学技术出版社，1994，226
19　明·刘文泰．本草品汇精要．北京：人民卫生出版社，1982，530
20　明·陈嘉谟．本草蒙筌．北京：人民卫生出版社，1988，262
21　明·李中梓．本草征要．见：李中梓医学全书．北京：中国中医药出版社，1999，133
22　明·卢之颐．本草乘雅半偈．北京：人民卫生出版社，1986，548
23　清·蒋居祉．本草择要纲目．见：珍本医书集成．本草类．上海：上海科学技术出版社，1985，110

24　清·陈士铎. 本草新编. 北京：中国中医药出版社，1996，229
25　清·汪昂. 本草易读. 北京：人民卫生出版社，1987，293
26　清·汪昂. 本草备要. 北京：中国中医药出版社，1998，166
27　清·张璐. 本经逢原. 上海：上海科学技术出版社，1959，170
28　清·黄宫绣. 本草求真. 上海：上海科学技术出版社，1959，252
29　清·姚澜. 本草分经. 上海：上海科学技术出版社，1989，90
30　清·杨时泰. 本草述钩元. 上海：科技卫生出版社，1958，252
31　清·陈其瑞. 见：珍本医书集成. 本草类. 上海：上海科学技术出版社，1985，43
32　唐·侯宁极. 药谱. 抄本

231　陈皮
Chenpi
Pericarpium Citri Reticulatae

1　定名依据

1.1　正名

1.1.1　汉文名：陈皮（为芸香科植物橘 Citrus reticulata Blanco 及其栽培变种的干燥成熟果皮）。

1.1.2　英文名：dried tangerine peel.

1.2　依据

1.2.1　定名的文献依据

(1)《食疗本草》卷上："橘〈温〉，(一)(穰)：止泄痢。食之，下食，开胸膈痰实结气。下气不如皮也。穰不可多食，止气。性虽温，甚能止渴。〔心·嘉〕……(四)又，取陈皮一斤，和杏仁五两，去皮尖熬，加少蜜为丸。每日食前饮下三十丸，下腹脏间虚冷气。脚气冲心，心下结硬，悉主之。〔嘉〕"[1]

(2)《汤液本草》卷五："陈皮，气温，味微苦。辛而苦，味厚，阴也。无毒。《象》云：能益气，加青皮，减半，去滞气，推陈致新。若补脾胃，不去白；若调理胸中肺气，须去白。"[2]

(3)《饮膳正要》卷三："陈皮，味甘，平，无毒。止消渴，开胃气，下痰，破冷积。"[3]

(4)《本草备要·果部》："陈皮，能燥能宣，有补有泻，可升可降。辛能散，苦能燥、能泻，温能补、能和。同补药则补，泻药则泻，升药则升，降药则降。为脾、肺气分之药(脾为气母，肺为气龠。凡补药涩药，必佐陈皮以利气)。"[4]

(5)《本草经解》卷三："【陈皮】，气温。味苦、辛。无毒。主胸中瘕热逆气。利水谷。久服去臭。下气通神。陈皮气温。禀天春升之木气。入足厥阴肝经。味苦辛无毒。"[5]

(6)《中药志》："陈皮　本品为常用中药。商品为芸香科植物橘的成熟果皮。药材因产地和栽培品种的不同分为陈皮和广东皮。……【原植物】橘　栽培品种甚多，有：茶枝柑(大红柑)(广东)，红橘［福橘(福建)，红橘，大红袍(四川)，川橘(湖北)，衢橘(浙江)］，朱橘［九月黄(江西)、早橘(浙江)、早红、了红(江苏)］，温州蜜柑（无核蜜橘）（浙江、四川、湖南）。Citrus reticulata Blanco（C. nobilis Lour.；C. deliciosa Ten.）——芸香科 Rutaceae”[6]

(7)《中华人民共和国药典》：“陈皮 Pericarpium citri reticulatae　本品为芸香科植物橘 Citrus reticulata Blanco 及其栽培变种的干燥成熟果皮。药材分为‘陈皮’和‘广陈皮’。采摘成熟果实，剥取果皮，晒干或低温干燥。”[7]

(8)《中药材手册》：“陈皮［纲目名黄橘皮，列入果部山果类橘项下］　本品为芸香科植物桔 Citrus reticulata Blanco 及其栽培变种的干燥成熟果皮。原植物系常绿小乔木或灌木。均为栽培。入药以陈者为佳，故名‘陈皮’”[8]

(9)《全国中草药汇编》：“陈皮　【别名】橘皮。【来源】为芸香科柑橘属植物橘 Citrus reticulata Blanco，以果皮（陈皮）入药。”[9]

(10)《中医大辞典·中药分册》：“陈皮　出《食疗本草》。为橘皮之处方名，详橘皮条。”[10]

(11)《中国医学百科全书·中医学》：“陈皮　始载于《神农本草经》。原名橘皮，为芸香科植物橘 Citrus reticulata Blanco 及其栽培变种的成熟果实的果皮。10～11 月果实成熟时，剥取外果皮，阴干或晒干。药材分为‘陈皮’与‘广陈皮’。”[11]

(12)《中国中医药学主题词表》：“陈皮 PERICARPIUM CITRUS RETICULATA　为芸香科植物福橘或朱橘等多种橘类的果皮；属理气药和化痰药（中药）　C 橘；D 广陈皮；D 橘皮；D 新会皮。”[12]

(13)《全国中药炮制规范》[13]、《中国药材学》[14]、《中华本草》[15]等现代中药著作多以“陈皮”作为本品正名（参见“文献通考”）。

1.2.2　定名选择的理由

(1) 陈皮 Pericarpium citri reticulatae，系芸香科植物橘 Citrus reticulata Blanco 及其栽培变种的干燥成熟果皮。“陈皮”之名始见于唐·孟诜《食疗本草》，“陈皮”作为本品正名始见于元·王好古《汤液本草》，其后的本草著作如元·忽思慧《饮膳正要》，清·汪昂《本草备要》、叶桂《本草经解》等在载录本品时即以“陈皮”作为正名，并一直沿用至今。

(2) 我国最新出版的《中华人民共和国药典》以及辞书类著作《中医大辞典·中药分册》、《中国医学百科全书·中医学》等均以“陈皮”作为本品正名。已经广泛应用于中医药学文献的标引和检索的《中国中医药学主题词表》也以“陈皮”作为本品的正式主题词。现代本草著作如《中药志》、《全国中草药汇编》、《中华本草》、《中国药材学》、《中药材手册》、《全国中药炮制规范》等虽记载了不少本品各地的俗称，但也无一例外以“陈皮”作为本品的正名。说明“陈皮”作为本品正名已成为共识。

1.3　与正名等效的名词：无。

2　源流考释

陈皮（芸香科植物橘 Citrus reticulata Blanco 及其栽培变种的干燥成熟果皮）原称“橘皮”，始见于《神农本草经》卷一：“橘柚，味辛，温。主胸中瘕热逆气，利水谷。久服，去臭、下气、通神。一名橘皮。生川谷（旧在果部，非）。”[16]其后的本草著作多在“橘柚”项下介绍本品，如南北朝·陶弘景《本草经集注》[17]，唐·苏敬《新修本草》[18]，宋·苏颂《本草图经》[19]，唐慎微《证类本草》[20]。

"陈皮"之名始见于唐·孟诜《食疗本草》卷上："橘〈温〉，(一)(穰)：止泄痢。食之，下食，开胸膈痰实结气。下气不如皮也。穰不可多食，止气。性虽温，甚能止渴。〔心·嘉〕……(四)又，取陈皮一斤，和杏仁五两，去皮尖熬，加少蜜为丸。每日食前饮下三十丸，下腹脏间虚冷气。脚气冲心，心下结硬，悉主之。〔嘉〕"[1]"陈皮"作为本品正名始见于元·王好古《汤液本草》卷五："陈皮，气温，味微苦。辛而苦，味厚，阴也。无毒。"[2]其后的本草著作有的即以"陈皮"为正名，如元·忽思慧《饮膳正要》[3]，清·汪昂《本草备要》[4]、叶桂《本草经解》[5]；有的以"橘子皮"为正名，如明·兰茂《滇南本草》[21]；有的在"青橘皮"下介绍本品，如明·陈嘉谟《本草蒙筌》[22]；有的仍以"橘皮"为正名，如明·李中梓《本草征要》[23]，清·蒋居祉《本草择要纲目》[24]、陈士铎《本草新编》[25]、吴仪洛《本草从新》[26]、黄宫绣《本草求真》[27]、凌奂《本草害利》[28]；有的以"广皮"为正名，如清·姚澜《本草分经》[29]；有的以"陈橘皮"为正名，如清·杨时泰《本草述钩元》[30]；有的在"青盐陈皮"项下介绍本品，如清·赵学敏《本草纲目拾遗》[31]等。

古代著作中记载的本品异名尚有"贵老"《药谱》[32]，"陈橘皮"《药性论》[33]，"黄橘皮"《鸡峰普济方》[34]，"红皮"《汤液本草》[2]，"广橘皮"《绛雪园得宜本草》[35]等。如《药谱》："贵老　陈皮"。[32]《证类本草》卷九："缩沙蜜，味辛，温，无毒。……臣禹锡等谨按药性论云：缩沙蜜，君，出波斯国。味苦、辛。……又方：炮附子末、干姜、厚朴、陈橘皮等分为丸，日二服四十丸。"[33]《鸡峰普济方》卷二："沉香煎，治气厥上重下轻久成脚气。黄橘皮(四两)　沉香　紫苏叶　人参(各一两)，上为细末，姜汁糊和丸，如梧桐子大，每服二十丸，生姜汤下"[34]《汤液本草》卷五："青皮，气温，味辛。苦而辛，性寒，气厚，阴也。足厥阴经引经药，又入手少阳经……《液》云：主气滞，下食，破积结及膈气。或云与陈皮一种。青皮小而未成熟，成熟而大者橘也，色红故名红皮，日久者佳，故名陈皮。"[2]《得宜本草》："广橘皮　味苦、辛，入足阳明、太阴经。功专利气止咳。得白术则补脾，得甘草则补肺，得杏仁治大肠气闭，亦治脚气冲心得桃仁治大肠血闭，得生姜治呕哕厥冷，得神曲生姜治经年气嗽，麝香治妇人乳癖。"[35]

现代有关著作多沿用《汤液本草》[2]的记载以"陈皮"作为本品正名，如《中华人民共和国药典》[7]、《中医大辞典·中药分册》[10]、《中国医学百科全书·中医学》[11]、《中国中医药学主题词表》[12]、《中药志》[6]、《中药材手册》[8]、《全国中草药汇编》[9]、《全国中药炮制规范》[13]、《中国药材学》[14]、《中华本草》[15]等。但也有以"橘皮"为本品正名，如《普通高等教育中医药类规划教材·中药学》[36]、《中药大辞典》[37]等。同时尚记载有"桔皮"《中药材手册》[8]等各地的俗称。还记载有本品原植物"橘"的异名"茶枝柑(大红柑)"、"红橘(福橘)"、"红橘"、"大红袍"、"川橘"、"衢橘"、"朱橘(九月黄)"、"早橘"、"早红"、"了红"、"温州蜜柑(无核蜜橘)"《中药志》[6]等。

3　附录

3.1　又称：陈皮炭(饮片规格名)，广陈皮(药材商品名)。

3.2　俗称：桔皮。

3.3　曾称：橘皮《神农本草经》，贵老《药谱》，陈橘皮《药性论》，黄橘皮《鸡峰普济方》，红皮《汤液本草》，橘子皮《滇南本草》，广橘皮《得宜本草》，广皮《本草分经》。

3.4 原植物名称：橘，茶枝柑（大红柑）（广东），红橘，福橘（福建），红橘，大红袍（四川），川橘（湖北），衢橘（浙江），朱橘（九月黄）（江西），早橘（浙江）、早红、了红（江苏），温州蜜柑（无核蜜橘）（浙江、四川、湖南）。

4 文献通考

《神农本草经》卷一："橘柚，味辛，温。主胸中瘕热逆气，利水谷。久服，去臭、下气、通神。一名橘皮。生川谷（旧在果部，非）。"[16]

《本草经集注·草木上品》："橘柚，味辛，温，无毒。主治胸中瘕热逆气，利水谷，下气，止呕咳，除膀胱留热，下停水，五淋，利小便，主脾不能消谷，气冲胸中吐逆，霍乱，止泄，去寸白。久服去臭，下气，通神，轻身长年，一名橘皮。生南山川谷，生江南。十月采。"[17]

《新修本草》卷十二："橘柚，味辛，温，无毒。主胸中瘕热逆气，利水谷，下气，止呕咳，除膀胱留热，下停水，五淋，利小便，主脾不能消谷，气冲胸中吐逆，霍乱，止泄，去寸白。久服去臭，下气通神，轻身长年。一名橘皮。"[18]

《食疗本草》卷上："橘〈温〉，（一）（穰）：止泄痢。食之，下食，开胸膈痰实结气。下气不如皮也。穰不可多食，止气。性虽温，甚能止渴。〔心·嘉〕……（四）又，取陈皮一斤，和杏仁五两，去皮尖熬，加少蜜为丸。每日食前饮下三十丸，下腹脏间虚冷气。脚气冲心，心下结硬，悉主之。〔嘉〕"[1]

《药谱》："贵老　陈皮。"[32]

《本草图经》卷十六："橘柚，生南山川谷及江南，今江浙、荆襄、湖岭皆有之。木高一、二丈；叶与枳无辨，刺出于茎间。夏初生白花，六月、七月而成实，至冬而黄熟，乃可啖。旧说小者为橘，大者为柚。又云：柚似橙而实酢，大于橘。孔安国注《尚书》：厥包橘柚。郭璞注《尔雅》柚条，皆如此说。又闽中、岭外、江南皆有柚，比橘黄白色而大；襄、唐间柚色青黄而实小，皆味酢，皮厚，不堪入药。今医方乃用黄橘、青橘两物，不言柚。岂青橘是柚之类乎？然黄橘味辛，青橘味苦。"[19]

《鸡峰普济方》卷二："沉香煎，治气厥上重下轻久成脚气。黄橘皮（四两）　沉香　紫苏叶　人参（各一两）　上为细末姜汁糊和丸如梧桐子大每服二十丸生姜汤下"[34]

《证类本草》卷二十三："橘柚　味辛，温，无毒。主胸中瘕热逆气，利水谷，下气，止呕咳，除膀胱留热，停水，五淋，利小便，主脾不能消谷，气冲胸中，吐逆，霍乱，止泄，去寸白。久服去臭，下气通神，轻身长年。一名橘皮。生南山川谷，生江南。十月采。陶隐居云：此是说其皮功尔。"[20]

《证类本草》卷九："缩沙蜜，味辛，温，无毒。主虚劳冷泄，宿食不消，赤白泄痢，腹中虚痛，下气……臣禹锡等谨按《药性论》云：缩沙蜜，君，出波斯国。味苦、辛。能主冷气腹痛，止休息气痢，劳损，消化水谷，温暖脾胃，治冷滑下痢不禁，虚羸。方曰：熬末，以羊子肝薄切，用末逐片糁，瓦上焙干为末，入干姜末。饭为丸。日二服五十丸。又方：炮附子末、干姜、厚朴、陈橘皮等分为丸，日二服四十丸。"[33]

《汤液本草》卷五："陈皮，气温，味微苦。辛而苦，味厚，阴也。无毒。《象》云：能益气，加青皮，减半，去滞气，推陈致新。若补脾胃，不去白；若调理胸中肺气，须去白。《心》云：导胸中滞气，除客气。有白术，则补脾胃；无白术，则泻脾胃。然勿多用也。《珍》云：益气利肺。有甘草，则补肺；无甘草，则泻肺。"[2]

《汤液本草》卷五："青皮，气温，味辛。苦而辛，性寒，气厚，阴也。足厥阴经引经药，又入手少阳经。《象》云：主气滞，消食，破积结膈气。去穰。《心》云：厥阴经引经药也。有滞气则破滞气，无滞气则损真气。《液》云：主气滞，下食，破积结及膈气。或云与陈皮一种。青皮小而未成熟，成熟而大者橘也，色红故名红皮，日久者佳，故名陈皮。如枳实、枳壳一种，'实'小而青，未穰；'壳'大而黄紫色，已穰。故壳高而治胸膈；实低而治心下。与陈皮治高，青皮治低同意。又云：陈皮、青皮二种，枳实、枳壳亦有二种。"[2]

《饮膳正要》卷三："陈皮，味甘，平，无毒。止消渴，开胃气，下痰，破冷积。"[3]

《滇南本草》卷一："橘子皮、橘子叶，橘子皮，味苦、辛，性温。行气，消痰，降肝气，治咳嗽、治疝气等症。（附方）　治咳嗽，橘子叶刮蜜在背上，火焙干，煨吃。（又方）治疝气，橘子叶（十个）　荔枝核（五个）（焙）水煎服。"[21]

《本草蒙筌》卷七："青橘皮，橘柚，味辛、苦，气寒。味厚，沉也，阴也，阴中之阳。无毒。浙郡俱生，广州独胜。本与橘红同种，此未成熟落之……新采者名橘红，气味稍缓，胃虚气弱者宜；久藏者名陈皮，气味辛烈，痰实气壅服妙……又种乳柑，圆大过橘。皮粗且厚，色赤兼黄。经霜甚甜，未经霜者味酸，故名柑子。其皮不任药用，肉惟解酒良。多食脏寒，令人泄痢也。柑皮不甚苦，橘皮极苦，至熟亦苦。"[22]

《本草征要》卷一："橘皮（附橘红），味辛，性温，无毒。入肺、脾二经。广中者最佳，福建者力薄，浙产便又逊矣。陈久愈佳。去蒂及浮膜，晒干。"[23]

《本草择要纲目》热性药品："橘皮，【气味】苦、辛，温，无毒。又气薄味厚。阳中之阴也。可升可降。【主治】橘皮苦能泻能燥。辛能散能温。能补能和。化痰治嗽。顺气理中。调脾快膈。通五淋。疗酒病。其功当在诸药之上。皆是取其理气燥湿之功。同补药则补。同泻药则泻。同升药则升。同降药则降。脾乃元气之母。肺乃摄气之仑。故橘皮为二经气分之药。但随所配而补泻升降也。故洁古张氏云。陈皮枳壳利其气而痰自下。盖此义也。同杏仁治大肠气閟。同桃仁治大肠血閟。皆取其通滞也。"[24]

《本草新编》卷五："橘皮（陈皮、青皮），橘皮，味辛、苦，气温，沉也，阴中之阳，无毒。陈皮治高，青皮治低，亦以功力大小不同也。入少阳三焦、胆腑，又入厥阴肝脏、太阴脾脏。青皮，消坚辟，消瘟疟滞气，尤胁下郁怒痛甚者须投，却疝疏肝，消食宽胃。橘红名陈皮，气味相同，而功用少缓，和中消痰，宽胁利膈，用之补，则佐补以健脾；用之攻，则尚攻以损肺。宜于补药同行，忌于攻剂共用。倘欲一味出奇，未有不倒戈而自败者也。"[25]

《本草备要·果部》："陈皮，能燥能宣，有补有泻，可升可降。辛能散，苦能燥、能泻，温能补、能和。同补药则补，泻药则泻，升药则升，降药则降。为脾、肺气分之药（脾为气母，肺为气龠。凡补药涩药，必佐陈皮以利气）。"[4]

《本草经解》卷三："【陈皮】，气温。味苦、辛。无毒。主胸中瘕热逆气。利水谷。久服去臭。下气通神。陈皮气温。禀天春升之木气。入足厥阴肝经。味苦辛无毒。得地南西火金之味。入手少阴心经、手太阴肺经。气味升多于降。阳也。胸中者肺之分也。肺主气。气常则顺。气变则滞。滞则一切有形血食痰涎。"[5]

《得宜本草》："广橘皮　味苦、辛，入足阳明太阴经，功专利气止咳。得白术则补脾，得甘草则补肺，得杏仁治大肠气闭，亦治脚气冲心，得桃仁治大肠血闭，得生姜治呕哕厥冷，得神曲、生姜治经年气嗽，麝香治妇人乳癖。"[35]

《本草从新》卷十："橘皮，宣、理气调中、泻、燥湿、消痰。辛能散，温能和，苦能燥能泻。为脾、肺气分之药。（脾为气母、肺为气龠、凡用补药涩药、有宜佐陈皮以利气者。）调中快膈。导滞消痰。（大法治痰、以健脾顺气为主、洁古曰：陈皮枳壳、利其气而痰自下。）定呕止嗽。利水破症。宣通五脏。统治百病。皆取其理气燥湿之功。入和中药。则留白。入疏通药。则去白。去白名橘红。兼能除寒发表。（皮能发散皮肤。）气虽中和。亦损真元。无滞勿用。广产为胜。皮厚不脆。有猪棕纹。（福建产者、名建皮、力薄、浙江衢州出者、名衢皮、更恶劣矣。）陈久者良。故又名陈皮。"[26]

《本草纲目拾遗》卷七："青盐陈皮，百草镜：制青盐陈皮，即苏州宋公祠遗法也。陈皮二斤，河水浸一日，竹刀轻刮去浮白，贮竹筐内，沸汤淋三、四次，用冷河水洗净，不苦为度；晒至半干，可得净皮一斤，初次用甘草、乌梅肉各四两，煎浓汁拌晒，夜露，俟酥捻碎如豆大，再用川贝母去心四两，青盐三两，研为细末，拌匀，晒露干，收贮。"[31]

《本草求真》卷三："橘皮，（山果）宣肺气燥脾湿。橘皮（专入脾肺。兼入大肠）。味辛而温。治虽专主脾肺。（时珍曰。脾乃元气之母。肺乃摄气之签。故橘皮为二经气分药。）调中快膈。导痰消滞。利水破症。宣五脏理气燥湿。（汪自曰。大法治痰以健脾顺气为主。洁古曰。陈皮枳壳利其气而痰目下。）然同补剂则补。"[27]

《本草分经·原例》："广皮，辛、苦，温，入脾肺气分，能散能和，能燥能泻，利气调中，消痰快膈，宣通五脏，统治百病。入和中药留白，入疏通药去白，亦名橘红，兼能除寒发表，广产为胜，名广皮，陈者良名陈皮。化州陈皮消伐太峻，不宜轻用。橘肉生痰聚饮。"[29]

《本草述钩元》卷十七："陈橘皮，枳橙叶有两刻。橘叶两头尖。无两刻。柑叶与橘同。但柑树独无刺。橘枳橙皆有刺。橘皮纹细。色红而薄。内多筋膜。其味苦辛。柑皮纹粗。色黄而厚。内多白膜。其味辛甘。柚皮最厚。而虚纹更粗。色黄。内多膜。无筋。其味甘多辛少。以此别之不差。橘皮性温。柑柚皮性冷。今市肆货橘皮。多以柑皮杂之。柑皮犹可用。柚皮则与橘悬殊矣。"[30]

《本草害利·脾部药队》："橘皮，【害】气味辛温，能耗真气。凡中气虚，气不归元，忌与耗气药同用。胃虚有火呕吐，不宜与温热香燥药同用。阴虚咳嗽生痰，不宜与半夏、南星等同用。化州陈皮，消伐太峻，不宜滥用……【修治】广东新会皮为胜，陈久者良，故名陈皮。福建产者名建皮，力薄。浙江衢州出者名衢皮，更次矣。去白名橘红，痰嗽童便浸晒，痰积姜汁拌，入下焦盐水炒济，和蜜炙。"[28]

《中药志》："陈皮　本品为常用中药。商品为芸香科植物橘的成熟果皮。药材因产地和栽培品种的不同为分陈皮和广东皮。……【原植物】橘　栽培品种甚多，有：茶枝柑（大红柑）（广东），红橘，福橘（福建），红橘，大红袍（四川），川橘（湖北），衢橘（浙江）]，朱橘［九月黄（江西）、早橘（浙江）、早红、了红（江苏）]，温州蜜柑（无核蜜橘）（浙江、四川、湖南）。Citrus reticulata Blanco（C. nobilis Lour.；C. deliciosa Ten.）——芸香科 Rutaceae"[6]

《中药材手册》："陈皮［纲目名黄橘皮，列入果部山果类橘项下］　本品为芸香科植物桔 Citrus reticulata Blanco 及其栽培变种的干燥成熟果皮。原植物系常绿小乔木或灌木。均为栽培。入药以陈者为佳，故名'陈皮'。商品中又习惯以广东产者质量最佳，故又有'广陈皮'这称。其幼果及未成熟的果皮为青皮，中果皮、内果皮之间的维管束为桔络（详见青皮、桔络项下）。陈皮的栽培变种很多，其中以茶枝柑 Citrus reticulata 'chachi'的果皮质量为好，可列为广陈皮。【别名】桔皮。"[8]

《全国中草药汇编》："陈皮　【别名】橘皮。【来源】为芸香科柑橘属植物橘 Citrus reticulata Blanco，以果皮（陈皮）入药。"[9]

《中药大辞典》："橘皮《本经》　【异名】陈皮（孟诜），贵老（侯宁极《药谱》），黄橘皮《鸡峰普济方》，红皮《汤液本草》。【基原】为芸香科植物福橘 Citrus tangerina Hort. et Tanaka 或朱橘 C. erythrosa Tanaka 等多种橘类的果皮。原植物详'橘'条。"[37]

《中医大辞典·中药分册》："陈皮　出《食疗本草》。为橘皮之处方名，详橘皮条。"[10]

《中国医学百科全书·中医学》："陈皮　始载于《神农本草经》。原名橘皮，为芸香科植物橘 Citrus reticulata Blanco 及其栽培变种的成熟果实的果皮。10～11 月果实成熟时，剥取外果皮，阴干或晒干。药材分为'陈皮'与'广陈皮'。"[11]

《全国中药炮制规范》："陈皮　［处方用名］陈皮、陈皮炭。【来源】本品为芸香科植物橘 Citrus reticulata Blanco 及其栽培变种的干燥成熟果皮。均系栽培。主产于四川、福建、广东、浙江等地。冬季果实成熟时采摘，剥取外层果皮，阴干或低温干燥。药材以瓣大、整齐、色鲜艳、质柔软、香气浓者为佳。"[13]

《中国药材学》："陈皮　【来源】本品为芸香科植物橘 Citrus reticulata Blanco 及其栽培品种的成熟果皮。"[14]

《中国中医药学主题词表》："陈皮 PERICARPIUM CITRUS RETICULATA　为芸香科植物福橘或朱橘等多种橘类的果皮；属理气药和化痰药（中药）　C 橘；D 广陈皮；D 橘皮；D 新会皮。"[12]

《普通高等教育中医药类规划教材·中药学》："橘皮《本经》　为芸香科常绿小乔木植物橘 Citrus reticulata Blanco 及其栽培变种的成熟果皮。主产于广东、福建、四川、浙江、江西等地。秋末冬初果实成熟时采收果皮，晒干或低温干燥。以陈久者为佳，故称陈皮。产广东新会者称新会皮、广陈皮。生用。"[36]

《中华本草》："陈皮《食疗本草》　【异名】橘皮《本经》，贵老（侯宁极《药谱》），黄橘皮《鸡峰普济方》，红皮《汤液本草》，橘子皮《滇南本草》，广橘皮《得宜本草》。……【来源】为芸香科植物橘 Citrus reticulata Blanco 及其栽培变种的成熟果皮。【原植物】参见'橘'、'柑'条。"[15]

《中华人民共和国药典》："陈皮 Pericarpium citri reticulatae　本品为芸香科植物橘 Citrus reticulata Blanco 及其栽培变种的干燥成熟果皮。药材分为'陈皮'和'广陈皮'。采摘成熟果实，剥取果皮，晒干或低温干燥。"[7]

5　参考文献

1　唐·孟诜．食疗本草．北京：人民卫生出版社，1984，32

2 元·王好古．汤液本草．见：景印文渊阁四库全书（745）．北京：中医古籍出版社，1986，992
3 元·忽思慧．饮膳正要．北京：北京市中国书店，1958，55
4 清·汪昂．本草备要．北京：中国中医药出版社，1998，177
5 清·叶桂．本草经解．上海：上海科学技术出版社，1982，86
6 中国医学科学院药物研究所等编．中药志．第二册．北京：人民卫生出版社，1993，30
7 国家药典委员会编．中华人民共和国药典．一部．北京：化学工业出版社，2000，148
8 中华人民共和国卫生部药政管理局主编．中药材手册．北京：人民卫生出版社，1998，317
9 《全国中草药汇编》编写组编．全国中草药汇编．上册．北京：人民卫生出版社，1996，446
10 《中医大辞典》编辑委员会编．中医大辞典·中药分册．北京：人民卫生出版社，1982，189
11 《中医学》编辑委员会．中国医学百科全书·中医学．上海：上海科学技术出版社，1997，1108
12 吴兰成主编．中国中医药学主题词表．北京：中医古籍出版社，1996，45
13 中华人民共和国卫生部药政管理局编．全国中药炮制规范．北京：人民卫生出版社，1988，258
14 徐国钧等主编．中国药材学．北京：中国医药科技出版社．1996，1085
15 国家中医药管理局《中华本草》编委会．中华本草．第四册．上海：上海科学技术出版社，1999，886
16 汉·神农本草经．清顾观光重辑本．北京：人民卫生出版社，1955，43
17 南北朝·陶弘景．本草经集注．北京：人民卫生出版社，1994，230
18 唐·苏敬等撰．新修本草．合肥：安徽科学技术出版社，1981，321
19 宋·苏颂．本草图经．合肥：安徽科学技术出版社，1994，539
20 宋·唐慎微．证类本草．北京：人民卫生出版社，1957
21 明·兰茂．滇南本草．昆明：云南人民出版社，1959
22 明·陈嘉谟．本草蒙筌．北京：人民卫生出版社，1988，305
23 明·李中梓．本草征要．见：李中梓医学全书．北京：中国中医药出版社，1999，143
24 清·蒋居祉．本草择要纲目．见：珍本医书集成．本草类．上海：上海科学技术出版社，1985，68
25 清·陈士铎．本草新编．北京：中国中医药出版社，1996，243
26 清·吴仪洛．本草从新．北京：中医古籍出版社，2001，141
27 清·黄宫绣．本草求真．上海：上海科学技术出版社，1959，136
28 清·凌奂．本草害利．北京：中医古籍出版社，1982，61
29 清·姚澜．本草分经．上海：上海科学技术出版社，1989，90
30 清·杨时泰．本草述钩元．上海：上海科学技术出版社，1958，428
31 清·赵学敏．本草纲目拾遗．北京：人民卫生出版社，1983，277
32 唐·侯宁极．《药谱》．抄本
33 宋·唐慎微．证类本草．北京：人民卫生出版社，1957，461
34 宋·张锐．鸡峰普济方．见：中国医学珍本丛书．上海：上海科技出版社，1987
35 清·王子接．《绛雪园得宜本草》．介景楼刊单行本，4
36 雷载权主编．普通高等教育中医药类规划教材·中药学．上海：上海科学技术出版社，1995，158
37 江苏新医学院编．中药大辞典．上海：上海科学技术出版社，1977，2637

232　附子
Fuzi
Radix Aconiti Lateralis Preparata

1　定名依据

1.1　正名

1.1.1　汉文名：附子（为毛茛科植物乌头 Aconitum carmichaeli Debx. 的子根的加工品）。

1.1.2　英文名：prepared common monkshood daughter root.

1.2　依据

1.2.1　定名的文献依据

(1)《神农本草经》卷三："附子，味辛，温。主风寒咳逆邪气，温中，金创，破症坚积聚，血瘕，寒湿，踒（《御览》作痿）躄拘挛，脚痛不能行步《御览》引云：为百药之长。《（大观本）作黑字）。生山谷。"[1]

(2)《本草经集注·草木下品》："附子，味辛、甘，温、大热，有大毒。主治风寒咳逆，邪气，温中，金创，破症坚积聚，血瘕。寒湿，踒躄，拘挛，膝痛，不能行走。"[2]

(3)《新修本草》卷十："附子，味辛、甘，温、大热，有大毒。主风寒咳逆，邪气，温中，金创，破症坚积聚，血瘕，寒湿踒躄，拘挛膝痛，不能行走。疗脚疼冷弱，腰脊风寒，心腹冷痛，霍乱转筋，下痢赤白，坚肌骨，强阴。又堕胎，为百药长。"[3]

(4)《证类本草》卷十："附子，味辛、甘，温、大热，有大毒。主风寒咳逆，邪气，温中，金疮，破症坚积聚血瘕，寒湿踒（乌卧切）躄，挛膝痛，脚疼冷弱，不能行步，腰脊风寒，心腹冷痛，霍乱转筋，下利赤白，坚肌骨，强阴。又堕胎，为百药长。"[4]

(5)《本草纲目》卷十七："附子，《本经·下品》。【释名】其母名乌头。时珍曰：初种为乌头，象乌之头也。附乌头而生者为附子，如子附母也。乌头如芋魁，附子如芋子，盖一物也。别有草乌头、白附子，故俗呼此为黑附子，川乌头以别之。"[5]

(6)《本草从新》卷四："附子，大燥回阳、补肾命火、逐风寒湿。辛甘。大热纯阳。其性浮多沉少。其用走而不守。通行十二经。无所不至。能引补气药。以复散失之元阳。(丹溪曰：气虚甚者、稍加附子、以行参芪之功、肥人多湿亦用。)"[6]

(7)《中华人民共和国药典》："附子 Radix aconiti lateralis preparata　本品为毛茛科植物乌头 Aconitum carmichaeli Debx. 的子根的加工品。6月下旬至8月上旬采挖，除去母根、须根及泥沙，习称'泥附子'。"[7]

(8)《普通高等教育中医药类规划教材·中药学》："附子《本经》　为毛茛科多年生草本植物乌头 Aconitum carmichaeli Debx. 的子根的加工品。主产于四川、湖北、湖南等地。"[8]

(9)《中药大辞典》："附子《本经》　【基原】为毛茛科植物乌头 Aconitum carmichaeli Debx.（栽培品）的旁生块根（子根）。原植物详'川乌头'条。"[9]

(10)《中医大辞典·中药分册》："附子　出《神农本草经》。为毛茛科植物乌头 Aconitum Carmichaeli Debx.（栽培品）的侧根（肥大者）。”[10]

(11)《中国医学百科全书·中医学》：“附子　始载于《神农本草经》。为毛茛科植物乌头 Aconitum carmichaeli Debx. 的子根（侧根）的加工品。”[11]

(12)《中国中医药学主题词表》：“附子 RX ACONITI LATERALIS PREPARATA　为乌头属植物的子根的加工品；属祛寒药；拉丁译名全称：RADIX ACONITI LATERALLS PREPARATA；D　RADIX ACONITI LATERALLS PREPARATA；FC 乌头。”[12]

(13)《中药志》[13]、《中药材手册》[14]、《全国中草药汇编》[15]、《全国中药炮制规范》[16]、《中国药材学》[17]、《中华本草》[18]等现代中药著作多以“附子”作为本品正名（参见“文献通考”）。

1.2.2　定名选择的理由

(1) 附子 Radix aconiti lateralis preparata，系毛茛科植物乌头 Aconitum carmichaeli Debx. 的子根的加工品。“附子”之名始见于汉《神农本草经》，并作为本品正名记载，其后的本草著作如南北朝·陶弘景《本草经集注》，唐·苏敬《新修本草》，宋·唐慎微《证类本草》，明·李时珍《本草纲目》，清·吴仪洛《本草从新》等在载录本品时即以“附子”作为正名，并一直沿用至今。

(2) 我国最新出版的《中华人民共和国药典》、《普通高等教育中医药类规划教材·中药学》以及辞书类著作《中医大辞典·中药分册》、《中药大辞典》、《中国医学百科全书·中医学》等均以“附子”作为本品正名。已经广泛应用于中医药学文献的标引和检索的《中国中医药学主题词表》也以“附子”作为本品的正式主题词。现代本草著作如《中药志》、《中药材手册》、《全国中草药汇编》、《中华本草》、《中国药材学》、《全国中药炮制规范》等虽记载了不少本品各地的俗称，但也无一例外以“附子”作为本品的正名。说明“附子”作为本品正名已成为共识。

1.3　与正名等效的名词：无。

2　源流考释

附子（毛茛科植物乌头 Aconitum carmichaeli Debx. 的子根的加工品）始载于汉《神农本草经》，并以“附子”作为本品正名，如《神农本草经》卷三：“附子，味辛，温。主风寒咳逆邪气，温中，金创，破症坚积聚，血瘕，寒湿，踒（《御览》作痿）躄拘挛，脚痛不能行步《御览》引云：为百药之长。(《大观本》作黑字）。生山谷。”[1]其后的本草著作大多沿用《神农本草经》以“附子”为正名记载本品，如三国·吴普《吴普本草》[19]，南北朝·陶弘景《本草经集注》[2]，唐·苏敬《新修本草》[3]，宋·苏颂《本草图经》[20]、唐慎微《证类本草》[4]，明·刘文泰《本草品汇精要》[21]、陈嘉谟《本草蒙筌》[22]、李时珍《本草纲目》[5]、张璐《本经逢原》[23]、叶桂《本草经解》[24]、徐大椿《神农本草经百种录》[25]、吴仪洛《本草从新》[6]、张志聪《本草崇原》[26]、黄宫绣《本草求真》[27]、陈念祖《神农本草经读》[28]、姚澜《本草分经》[29]、杨时泰《本草述钩元》[30]、叶志诜《神农本草经赞》[31]、蒋居祉《本草择要纲目》[32]、严西亭《得配本草》[33]、陈其瑞《本草撮要》[34]、张秉成《本草便读》[35]、周岩《本草思辨录》[36]等。也有的以“黑附子”为正名，如元·王好古《汤液本草》[37]等。

古代著作中记载的本品异名有“茛”《吴普本草》[19]，如《吴普本草·草木类》：“附子，《御览》卷九百九十，名莨。神农：辛。岐伯、雷公：甘，有毒。李氏：苦，有毒，大温。或生广汉。八月采。皮黑肌白。”[19]

现代有关著作均沿用《神农本草经》的记载以“附子”作为本品正名，如《中华人民共和国药典》[7]、《普通高等教育中医药类规划教材·中药学》[8]、《中药大辞典》[9]、《中医大辞典·中药分册》[10]、《中国医学百科全书·中医学》[11]、《中国中医药学主题词表》[12]、《中药志》[13]、《中药材手册》[14]、《全国中草药汇编》[15]、《全国中药炮制规范》[16]、《中国药材学》[17]、《中华本草》[18]等。同时尚记载有“天雄”、“盐附子”、“淡附子”、“附片”、“白附片”、“黑顺片”、“卦片”、“熟附子”、“铁花”、“五毒”《中国药材学》[17]等各地的俗称。还记载有本品原植物“乌头”的异名“鹅儿花”、“铁花”、“五毒”《中药志》[13]等。

3 附录

3.1 又称：炮附片、淡附片、盐附子、盐乌头（饮片规格名），附片、黑附片、黑顺片、白附片（药材商品名）。

3.2 俗称：铁花（四川），五毒（河南），天雄，盐附子，淡附子，附片，白附片，黑顺片，卦片，熟附子。

3.3 曾称：莨《吴普本草》，黑附子《汤液本草》。

3.4 原植物名称：乌头，鹅儿花、铁花（四川峨嵋山），五毒（河南）。

4 文献通考

《神农本草经》卷三：“附子，味辛，温。主风寒咳逆邪气，温中，金创，破症坚积聚，血瘕，寒湿，踒（《御览》作痿）躄拘挛，脚痛不能行步《御览》引云：为百药之长。（《大观本》作黑字）。生山谷。”[1]

《吴普本草·草木类》：“附子，《御览》卷九百九十，名莨。神农：辛。岐伯、雷公：甘，有毒。李氏：苦，有毒，大温。或生广汉。八月采。皮黑肌白。”

《本草经集注·草木下品》：“附子，味辛、甘，温、大热，有大毒。主治风寒咳逆，邪气，温中，金创，破症坚积聚，血瘕。寒湿，踒躄，拘挛，膝痛，不能行走。治脚疼冷弱，腰脊风寒，心腹冷痛，霍乱转筋，下痢赤白，坚肌骨，强阴。又堕胎，为百药长。”[2]

《新修本草》卷十：“附子，味辛、甘，温、大热，有大毒。主风寒咳逆，邪气，温中，金创，破症坚积聚，血瘕，寒湿踒躄，拘挛膝痛，不能行走。疗脚疼冷弱，腰脊风寒，心腹冷痛，霍乱转筋，下痢赤白，坚肌骨，强阴。又堕胎，为百药长。生犍为山谷及广汉。八月采为附子，春采为乌头。”[3]

《本草图经》卷八：“附子，文具侧子条下。”[20]

《证类本草》卷十：“附子，味辛、甘，温、大热，有大毒。主风寒咳逆，邪气，温中，金疮，破症坚积聚血瘕，寒湿踒（乌卧切）躄，挛膝痛，脚疼冷弱，不能行步，腰脊风寒，心腹冷痛，霍乱转筋，下利赤白，坚肌骨，强阴。又堕胎，为百药长。生犍为山谷及广汉。冬月采为附子，春采为乌头。（地胆为之使，恶蜈蚣，畏防风、黑豆、甘草、黄芪、人参、乌韭。）”[4]

《汤液本草》卷三："黑附子，气热，味大辛，纯阳。辛、甘，温，大热。有大毒。通行诸经引用药。入手少阳经三焦、命门之剂。《象》云：性走而不守。亦能除肾中寒甚，白术为佐，名术附汤，除寒湿之圣药也，湿药中少加之，通行诸经引用药也。治经闭。慢火炮。《珍》云：治脾湿肾寒。《本草》云：主风寒咳逆邪气，温中，金疮，破症坚积聚，血瘕，寒湿踒躄拘挛，膝痛脚疼，冷弱不能行步，腰脊风寒，心腹冷痛，霍乱转筋，下利赤白，坚肌骨，强阴，堕胎，为百药之长。《液》云：入手少阳三焦、命门之剂，浮中沉无所不至。附子味辛大热，为阳中之阳，故行而不止，非若干姜止而不行也。非身表凉而四肢厥者，不可僭用。如用之者，以其治四逆也。又方《本草》又云：地胆为之使，恶蜈蚣，畏防风、黑豆、甘草、黄芪、人参。冬月采为附子，春月采为乌头。"[37]

《本草品汇精要》卷十三："附子，有大毒，植生。附子（出《神农本经》）主风寒咳逆邪气，温中，金疮，破症坚积聚血瘕，寒湿踒（乌卧切）躄，拘挛膝痛不能行步（以上朱字《神农本经》）。脚疼冷弱，腰脊风寒，心腹冷痛，霍乱转筋，下痢赤白，坚肌骨强阴，为百药长（以上黑字《名医》所录）。"[21]

《本草蒙筌》卷三："附子，天雄形，味辛、甘，气温、大热。浮也，阳中之阳也。有大毒。系乌头傍出，故附子佥名。皮黑体圆底平，山芋状相仿佛。畏人参、黄耆、甘草，并黑豆、乌韭、防风。恶蜈蚣，使地胆。种莳川蜀，（蜀人春每种莳。）冬月收采者汁全；顶择正圆，一两一枚者力大。"[22]

《本草纲目》卷十七："附子，《本经·下品》。【释名】其母名乌头。时珍曰：初种为乌头，象乌之头也。附乌头而生者为附子，如子附母也。乌头如芋魁，附子如芋子，盖一物也。别有草乌头、白附子，故俗呼此为黑附子，川乌头以别之。诸家不分乌头有川、草两种，皆混杂注解，今悉正之……以长二、三寸者为天雄；割削附子旁尖角为侧子，附子之绝小者亦名侧子；元种者为乌头；其余大小者，皆为附子，以八角者为上。"[5]

《本经逢原》卷二："附子，辛热，大毒。反半夏、栝蒌、贝母、白蔹。古方以一两一枚者为力全，近时专取大者为胜。用盐过多，虽一两五六钱，制熟不及七八钱，且容易腐烂。若欲久藏，须同灶灰入罐中，置近火处，庶可经久。"[23]

《本草经解》卷一："【附子】，气温大热。味辛。有大毒。主风寒咳逆邪气。寒湿痿躄拘挛。膝痛不能行步。破症坚积聚血瘕。金疮。（便浸水煮去皮脐用）附子气温大热。温则禀天春和之木气。"[24]

《神农本草经百种录·下品》："附子，味辛温。主风寒咳逆邪气，寒邪逆在上焦。温中，除中焦之寒。金疮，血肉得暖而合。破症坚积聚，血瘕，寒气凝结，血滞于中，得热乃行也。寒湿踒躄，拘挛，膝痛不能行步。此寒邪之在下焦筋骨间者。"[25]

《本草从新》卷四："附子，大燥回阳、补肾命火、逐风寒湿。辛甘。大热纯阳。其性浮多沉少。其用走而不守。通行十二经。无所不至。能引补气药。以复散失之元阳。（丹溪曰：气虚甚者、稍加附子、以行参芪之功、肥人多湿亦用。）"[6]

《本草崇原》卷下："附子，气味辛温，有大毒。主治风寒咳逆邪气，寒湿踒躄拘挛，膝痛不能行走，破症坚积聚，血瘕金疮。（附子以蜀地绵州出者为良，他处虽有，为薄不堪用也。绵州领县八，唯彰明出附子，彰明领乡二十，唯赤水、廉水、昌明、会昌四乡出附子，而又推赤水一乡出者为最佳。其初种而成者，为乌头，形如乌鸟之头也。其附母根而生，虽相须实不相连者，为附子，如子附母也。旁生支出而小者，名侧子。种而独生无所附，长三四寸者，名天雄。附子之形以蹲坐正节，而侧子少者为上，有节多乳者次之。形不正而伤缺风皱者为下。其色以花白者为上，黑色者次之，青色者为下，俗呼黑附子，正以其色黑，兼以别于白附之子名耳。）"[26]

《本草求真·上编》："附子，（毒草）补命火逐冷厥。附子（专入命门）。味辛大热。纯阳有毒。其性走而不守。（好古曰。其性走而不守。非若干姜止而不行。）通行十二经。无所不至。为补先天命门真火第一要剂。凡一切沉寒痼冷之症。用此无不奏效。"[27]

《神农本草经读》卷四："附子，气味辛、温，有大毒。主风寒咳逆邪气，温中，金疮，破症坚、积聚、血瘕，寒湿痿躄，拘挛，膝痛，不能行步。（以刀削去皮脐，每个剖作四块，用滚水微温泡三日，一日一换，去盐味，晒半燥，剖十六块，于铜器炒熟用之。近世以便煮之，非法也。）"[28]

《本草分经·原例》："附子，辛甘，大热纯阳，其性浮多沉少，其用走而不守，通行十二经无所不至，能引补气药以复失散之元阳，引补血药以滋不足之真阴，引发散药开腠理以逐在表之风寒，引温暖药达下焦以祛在里之寒湿，治督脉为病及一切沉寒痼冷之症。生用发散，熟用峻补，误服祸不旋踵中其毒者，黄连、犀角、甘草煎汤解之，或用澄清黄土水亦可。"[29]

《本草述钩元》卷十："附子，出犍为山谷及少室。近以蜀道绵州（今属成都。领县八。惟彰明出附子。彰明领乡凡二十。惟赤水为多。）龙州者为良。他处虽有。力薄不堪用也。"[30]

《神农本草经赞》卷三："附子，味辛温。主风寒咳逆。邪气温中。金创。破症坚积聚血瘕。寒热痿躄。拘挛膝痛。不能行步。生山谷。附母旁萌。严冬盈积。蹲坐形端。乳垂甄摘。力薄缩拳。侧生连脉。畏恶猥多。祷神祈获。韩保升曰。乌头旁如芋散生者。为附子。"[31]

《本草择要纲目热性药品》："附子，【气味】辛温有大毒。可升可降。阳中之阴。浮中之沉。无所不至。入手少阳足少阴三焦命门之剂。"[32]

《得配本草》卷三："附子，俗呼黑附子。地胆为之使。畏防风、甘草、人参、黄芪、黑豆、绿豆、乌韭、童溲、犀角。恶蜈蚣。忌豉汁。大辛，大热。有大毒。"[33]

《本草撮要》卷一："【附子】，味辛温。入足太阴厥阴经。功专驱风泄湿。熟附得麻黄发中有补。生附得麻黄补中有发。得人参能留阳气。得熟地能固元阳。得干姜、桂枝温经散寒。通经堕胎。畏人参、黄芪、甘草、防风、犀角、绿豆、童便。反贝母、半夏、栝蒌、白芨、白蔹。中其毒者。黄连、犀角、甘草煎汤解之。或用黄土煎水服亦可。若手足冻裂。附子去皮为末。以水面调涂。"[34]

《本草便读·草部》："附子，味辛性热。能回脾肾元阳。质燥气刚。可逐下中寒湿。斩关夺门之将。痼冷何愁。善行疾走之功。沉寒立解。或温经发汗。痹病赖此以宣通。或益气调营。补药仗之而有力。乌头即附子之母。性猛祛风。"[35]

《本草思辨录》卷二："附子、天雄、乌头，邹氏论附子天雄乌头之性用颇精，为节其说曰，乌头老阴之生育已竟者也，天雄孤阳之不能生育者也，附子即乌头天雄之种，含阴包阳者也。老阴生育已竟者，其中空，以气为用。孤阳不能生育者，其中实，以精为用。气主发散，精主敛藏。"[36]

《中药志》："附子　本品为常用中药。商品为毛茛科植物乌头栽培品的侧根（子根）经加工炮制后而成。……【原植物】乌头　别名：鹅儿花、铁花（四川峨嵋山），五毒（河南）。Aconitum carmichaeli Debx.　——毛茛科 Ranunculaceae"[13]

《中药材手册》："附子［纲目列入草部毒草类］　本品为毛茛科植物乌头 Aconitum carmichaeli Debx. 的子根侧根的炮制加工品。原植物系多年生草本，均为栽培。过去商品规格甚多，如盐附子、黑顺片、白附片、卦片、熟片、黄片、刨片、柳叶片、鼓片等数十种。现已简化，只保留了其中的盐附子（又称盐乌头）、黑顺片、白附片三种规格。纲目所称天雄，目前只留下这个品名，并无另一种商品存在。"[14]

《全国中草药汇编》："附子　【来源】为毛茛科乌头属植物乌头 Aconitum carmichaeli Debx.，以栽培品的子根入药。"[15]

《中药大辞典》："附子《本经》　【基原】为毛茛科植物乌头 Aconitum carmichaeli Debx.（栽培品）的旁生块根（子根）。原植物详'川乌头'条。"[9]

《中医大辞典·中药分册》："附子　出《神农本草经》。为毛茛科植物乌头 Aconitum Carmichaeli Debx.（栽培品）的侧根（肥大者）。"[10]

《中国医学百科全书·中医学》："附子　始载于《神农本草经》。为毛茛科植物乌头 Aconitum carmichaeli Debx. 的子根（侧根）的加工品。夏至至立秋间采挖，摘取子根，除去泥土和须根，称为'泥附子'，再根据大小分类，加工炮制而成盐附子或附片（黑顺片、白附片）。"[11]

《全国中药炮制规范》："附子　［处方用名］附片、炮附片、淡附片。【来源】本品为毛茛科植物乌头 Aconitum carmichaeli Debx. 的侧根加工品。均系栽培。主产于四川、陕西等地。夏秋季采挖，除去主根、须根及泥沙，以不同的加工方法制成盐附子、黑顺片、白附片。盐附子以个大、体重、色灰黑、表面起盐霜者为佳。黑顺片以片大，厚薄均匀，切面油润有光泽者为佳。白附片以片大、色白、油润、半透明者为佳。"[16]

《中国药材学》："附子　【别名】天雄，黑附子，盐附子，淡附子，附片，白附片，黑顺片，卦片，熟附子，铁花（四川），五毒（河南）。【来源】本品为毛茛科植物乌头 Aconitum carmichaeli Debx. 的子根（块根）。"[17]

《中国中医药学主题词表》："附子 RX ACONITI LATERALIS PREPARATA　为乌头属植物的子根的加工品；属祛寒药；拉丁译名全称：RADIX ACONITI LATERALLS PREPARATA；D　RADIX ACONITI LATERALLS PREPARATA；FC 乌头。"[12]

《普通高等教育中医药类规划教材·中药学》："附子《本经》　为毛茛科多年生草本植物乌头 Aconitum carmichaeli Debx. 的子根的加工品。主产于四川、湖北、湖南等地。6 月下旬至 8 月上旬采收，加工炮制为盐附子、黑附片（黑顺片）、白附片、淡附片、炮附片。"[8]

《中华本草》："附子《本经》……【来源】为毛茛科植物乌头 Aconitum carmichaeli Debx.（栽培品）的侧根（子根）。【原植物】参见'川乌头'条。"[18]

《中华人民共和国药典》："附子 Radix aconiti lateralis preparata　本品为毛茛科植物乌头 Aconitum carmichaeli Debx. 的子根的加工品。6 月下旬至 8 月上旬采挖，除去母根、须根及泥沙，习称'泥附子'。"[7]

5 参考文献

1 汉·神农本草经. 清顾观光重辑本. 北京：人民卫生出版社，1955，80
2 南北朝·陶弘景. 本草经集注. 北京：人民卫生出版社，1994，344
3 唐·苏敬等撰. 新修本草. 合肥：安徽科学技术出版社，1981，259
4 宋·唐慎微. 证类本草. 北京：人民卫生出版社，1957，241
5 明·李时珍. 本草纲目. 北京：人民卫生出版社，1982，1158
6 清·吴仪洛. 本草从新. 北京：中医古籍出版社，2001，67
7 国家药典委员会编. 中华人民共和国药典. 一部. 北京：化学工业出版社，2000，149
8 雷载权主编. 普通高等教育中医药类规划教材·中药学. 上海：上海科学技术出版社，1995，150
9 江苏新医学院编. 中药大辞典. 上海：上海科学技术出版社，1977，1191
10 《中医大辞典》编辑委员会编. 中医大辞典·中药分册. 北京：人民卫生出版社，1982，189
11 《中医学》编辑委员会. 中国医学百科全书·中医学. 上海：上海科学技术出版社，1997，1097
12 吴兰成主编. 中国中医药学主题词表. 北京：中医古籍出版社，1996，Ⅱ-114
13 中国医学科学院药物研究所等编. 中药志. 第一册. 北京：人民卫生出版社，1993，137
14 中华人民共和国卫生部药政管理局主编. 中药材手册. 北京：人民卫生出版社，1998，30
15 《全国中草药汇编》编写组编. 全国中草药汇编. 上册. 北京：人民卫生出版社，1996，443
16 中华人民共和国卫生部药政管理局编. 全国中药炮制规范. 北京：人民卫生出版社，1988，64
17 徐国钧等主编. 中国药材学. 北京：中国医药科技出版社，1996，160
18 国家中医药管理局《中华本草》编委会. 中华本草. 第三册. 上海：上海科学技术出版社，1999，106
19 三国·吴普. 吴普本草. 北京：人民卫生出版社，1987，46
20 宋·苏颂. 本草图经. 合肥：安徽科学技术出版社，1994，260
21 明·刘文泰. 本草品汇精要. 北京：人民卫生出版社，1982，371
22 明·陈嘉谟. 本草蒙筌. 北京：人民卫生出版社，1988，137
23 清·张璐. 本经逢原. 上海：上海科学技术出版社，1959，95
24 清·叶桂. 本草经解. 上海：上海科学技术出版社，1958，27
25 清·徐大椿. 神农本草经百种录. 见：景印文渊阁四库全书（785）. 北京：中医古籍出版社，1986，577
26 清·张志聪. 本草崇原. 北京：中国中医药出版社，1992，108
27 清·黄宫绣. 本草求真. 上海：上海科学技术出版社，1959，24
28 清·陈念祖. 神农本草经读. 北京：人民卫生出版，1959，44
29 清·姚澜. 本草分经. 上海：上海科学技术出版社，1989，68
30 清·杨时泰. 本草述钩元. 上海：上海科学技术出版社，1958，291
31 清·叶志诜. 神农本草经赞. 见：珍本医书集成. 本草类. 上海：上海科学技术出版社，1985，119
32 清·蒋居祉. 本草择要纲目. 见：珍本医书集成. 本草类. 上海：上海科学技术出版社，1985，43
33 清·严西亭. 得配本草. 上海：上海卫生出版社，1957，37
34 清·陈其瑞. 本草撮要. 见：珍本医书集成. 本草类. 上海：上海科学技术出版社，1985，43
35 清·张秉成. 本草便读. 上海：上海卫生出版社，1957，47
36 清·周岩. 本草思辨录. 北京：人民卫生出版，1960，63
37 元·王好古. 汤液本草. 见：景印文渊阁四库全书（745）. 北京：中医古籍出版社，1986，940

233　忍冬藤

Rendongteng

Caulis Lonicerae

1　定名依据

1.1　正名

1.1.1　汉文名：忍冬藤（为忍冬科植物忍冬 Lonicera japonica Thunb. 的干燥茎枝）。

1.1.2　英文名：honeysuckle stem.

1.2　依据

1.2.1　定名的文献依据

(1)《类编朱氏集验医方》卷之十二："忍冬藤五两，木槌微微槌损，不可犯铁，大甘草节一两生用。……此藤凌冬不凋，故名忍冬草。其藤左绕附树延蔓或在园圃墙篱之上，藤方而紫，叶似薜荔而青，故又名左缠藤。二月开花，五微香，蒂带红色，花初开则色白，经一二日则色黄，故又名之金银花，又名鹭鸶藤，又名金钗股，又名老翁须。"[1]

(2)《要药分剂》卷六："忍冬藤，味甘。性寒。无毒。感土之中气禀天之春气以生。花名［金银花］。【主治】主寒热身肿。（别录）　治腹胀满。止气下澼。（甄权）　热毒血痢。水痢。浓煎服。（藏器）治一切痈疽恶疮。散热解毒。"[2]

(3)《本草述钩元》卷十二："忍冬藤，在处有之。藤蔓左缠。茎色微紫。对节生叶。似薜荔而青。有涩毛。三四月花初开。蕊瓣俱白。经三日渐变金黄。幽香袭人。燥湿不变。名金银花。藤名左缠藤。俗曰甜藤。统名忍冬。夏采花。秋采叶。冬采藤用。"[3]

(4)《中药志》："忍冬藤　本品为常用中药。商品主要为忍冬科植物忍冬的干燥茎枝。……【原植物】忍冬　别名：金银花、二花、二苞花、通灵草 Lonicera japonica Thunb. ——Lonicera japonica ThunbCaprifoliaceae"[4]

(5)《中药大辞典》："忍冬藤《本草经集注》　【异名】老翁须、金钗股、大薜荔、水杨藤、千金藤《苏沈良方》，鸳鸯草《墨庄漫录》……【基原】为忍冬科植物忍冬的茎叶。【原植物】忍冬《别录》Lonicera japonica Thunb."[5]

(6)《中医大辞典·中药分册》："忍冬藤　出《新修本草》。为金银花之别名，详该条。"[6]

(7)《中国医学百科全书·中医学》："忍冬藤　始载于《名医别录》。原名忍冬，又名鹭鸶藤、左缠藤、金银藤、银花秧。为忍冬科植物忍冬 Lonicera japonica Thunb. 的茎枝。原植物中国大部分省、区均有野生或栽培。主产于江苏、河南、山东等省。"[7]

(8)《全国中药炮制规范》："忍冬藤　［处方用名］忍冬藤。【来源】本品为豆科植物密花豆 Spatholobus suberectus Dunn. 的干燥藤茎。均系野生或栽培。主产于河南、山东、浙江、江苏等地。秋、冬二季采割，干燥。药材以表面色棕红、质嫩者为佳。"[8]

(9)《中国药材学》："忍冬藤　【别名】金银藤，二花藤（湖北），银花身（河南）。【来源】本品为忍冬科植物忍冬 Lonicera japonica Thunb. 的带叶藤茎。"[9]

(10)《中国中医药学主题词表》:“忍冬藤 CAULIS LONICERAE　为忍冬科植物忍冬的干燥茎叶；属清热解毒药和祛风湿药　C 忍冬；D 金银藤。”[10]

(11)《普通高等教育中医药类规划教材·中药学》:“忍冬藤　为忍冬的茎叶，又名银花藤。秋冬割取带叶的嫩枝，晒干，生用。”[11]

(12)《中华本草》:“忍冬藤《本草经集注》　【异名】老翁须、金钗股、大薜荔、水杨藤、千金藤《苏沈良方》……【来源】为忍冬科植物忍冬 Lonicera japonica Thunb.、华南忍冬 L. confusa（Sweet）DC.、菰腺忍冬 L. hypoglauca Miq.、黄褐毛忍冬 L. fulvotomentosa Hsu et S. C. Cheng 等的茎枝。”[12]

(13)《中华人民共和国药典》:“忍冬藤 Caulis lonicerae　本品为忍冬科植物忍冬 Lonicera japonica Thunb. 的干燥茎枝。秋、冬二季采割，晒干。”[13]

1.2.2　定名选择的理由

(1) 忍冬藤 Caulis lonicerae，系忍冬科植物忍冬 Lonicera japonica Thunb. 的干燥茎枝。“忍冬藤”之名始见于宋·朱佐编《类编朱氏集验医方》，“忍冬藤”作为本品正名始见于清·沈金鳌《要药分剂》，其后的本草著作如杨时泰《本草述钩元》等在载录本品时即以“忍冬藤”作为正名，并一直沿用至今。

(2) 我国最新出版的《中华人民共和国药典》、《普通高等教育中医药类规划教材·中药学》以及辞书类著作《中医大辞典·中药分册》、《中药大辞典》、《中国医学百科全书·中医学》等均以“忍冬藤”作为本品正名。已经广泛应用于中医药学文献的标引和检索的《中国中医药学主题词表》也以“忍冬藤”作为本品的正式主题词。现代本草著作如《中药志》、《中华本草》、《中国药材学》、《全国中药炮制规范》等虽记载了不少本品各地的俗称，但也无一例外以“忍冬藤”作为本品的正名。说明“忍冬藤”作为本品正名已成为共识。

1.3　与正名等效的名词：无。

2　源流考释

忍冬藤（忍冬科植物忍冬 Lonicera japonica Thunb. 的干燥茎枝）始载于南北朝·陶弘景《本草经集注·草木上品》:“忍冬，味甘，温，无毒。主治寒热身肿。久服轻身，长年益寿。十二月采，阴干。今处处皆有，似藤生，凌冬不凋，故名忍冬。人惟取煮汁以酿酒，补虚治风。”[14] 其后的本草著作唐·苏敬《新修本草》[15]，宋·唐慎微《证类本草》[30]，明·陈嘉谟《本草蒙筌》[16]、李时珍《本草纲目》[17] 等在“忍冬”项下均有关于本品的记载。

“忍冬藤”之名始见于宋·朱佐编《类编朱氏集验医方》卷之十二:“忍冬藤五两，木槌微微槌损，不可犯铁，大甘草节一两生用。此藤凌冬不调，故名忍冬草。其藤左绕附树延蔓或在园圃墙篱之上，藤方而紫，叶似薜荔而青，故又名左缠藤。”[1]“忍冬藤”作为本品正名始见于清·沈金鳌《要药分剂》卷六:“忍冬藤，味甘。性寒。无毒。感土之中气禀天之春气以生。花名［金银花］。【主治】主寒热身肿。（别录）治腹胀满。止气下澼。（甄权）热毒血痢。水痢。浓煎服。（藏器）治一切痈疽恶疮。散热解毒。”[2] 其后的本草著作有的即以“忍冬藤”为正名，如杨时泰《本草述钩元》[3]；有的仍在“忍冬”项下介绍本品，如明·卢之颐《本草乘雅半偈》[18]，清·蒋居祉《本草择要纲目》[19]、张璐《本经逢原》[20]、陈念祖《神农本草经读》[21]；有的以“金银花”为正名，如清·陈士铎《本草新编》[22]；有的以“忍冬藤花”为正名，如清·严西亭《得配本草》[23]等。

古代著作中记载的本品异名有“老翁须”、“金钗股”、“大薜荔”、“水杨藤”、“千金藤”《苏沈良方》[24]，“鸳鸯草”《墨庄漫录》[25]，“忍冬草”《秘传证治要诀及类方》[26]，“鹭鸶藤”、“左缠藤”《珍珠囊药性赋》[27]，“忍寒草”《洪氏集验方》[28]，“金银花藤”《丹溪心法》[29]，“金银藤”《乾坤秘韫》[17]，“通灵草”《土宿》[17]，“蜜桶藤”《本草纲目》[17]，“甜藤”《本草述》[32]，“右篆藤”《分类草药性》[31]等。如宋·苏轼、沈括《苏沈良方》卷九：“治痈疮疡久不合……忍冬嫩苗一握，叶尖圆茎生，茎叶皆有毛……花开曳蕊数茎如丝，故一名老翁须，一名金钗股。冬间叶圆厚，似薜荔枝，一名大薜荔……后十年过金陵，闻医王琪亦善治疡，其方用水杨藤，求得观之，乃老翁须也。又数年，友人王子渊曰，言得神方，尝活数人，方用大薜荔。又过历阳，杜医者治疡，常以二万钱活一人，用千金藤。过宣州宁国尉王子驳，传一方，用金银花。”[24]宋《墨庄漫录》卷二：“崇宁间，平江府天平山白云寺有数僧行山间得草一丛，共煮食之，至夜发吐内，三个急取鸳鸯草，生啖，遂愈，其二人不者，吐至死。鸳鸯草，藤蔓而生，黄白花对开，傍水依山处处有之，治痈疽肿毒尤妙，或服或傅皆可。盖沈存中良方所载金钱花，又曰老翁者，本草名忍冬。”[25]《秘传证治要诀及类方》卷十一：“痈疽疖毒，(附发背)。发散诸般毒。多碾白芙蓉叶入草乌叶少许。蜜调敷。重者。加入南星末。凡诸毒用膏药。欲散。搓入麝香欲溃。搓入雄黄……疮毒久不干。成漏者。忍冬草浸酒常服。”[26]《珍珠囊药性赋》卷三：“草部上，观夫天生黎民，地生百草。人生不无札瘥之常，以致病于寿夭。草有治病之功，用别花苗实脑……忍冬草，即鹭鸶藤，又名金银花。其蔓左缠，亦名左缠藤。味甘温无毒，今处处有之。”[27]

现代有关著作大多以“忍冬藤”作为本品正名，如《中华人民共和国药典》[13]、《普通高等教育中医药类规划教材·中药学》[11]、《中药大辞典》[5]、《中医大辞典·中药分册》[6]、《中国医学百科全书·中医学》[7]、《中国中医药学主题词表》[10]、《中药志》[4]、《全国中药炮制规范》[8]、《中国药材学》[9]、《中华本草》[12]、《全国中草药汇编》[33]等；而有的则以“金银藤”为正名，如《中药材手册》[34]。同时尚记载有“二花藤”、“银花秧”《中药材手册》[34]，“银花藤”《全国中草药汇编》[33]，“金银花杆”、“二花秧”、“右旋藤”《中药大辞典》[5]，“银花身”《中国药材学》[9]，“过冬藤”《中华本草》[12]等各地的俗称。还记载有本品原植物“忍冬”的异名“金银花”、“二花”、“二苞花”、“通灵草”《中药志》[4]，“密银花”、“东银花”、“小山花”《中华本草》[12]等。

3　附录

3.1　又称：无。

3.2　俗称：二花藤（湖北），右旋藤（贵州），二花秧、银花秧、银花身（河南），过冬藤，银花藤，金银花杆。

3.3　曾称：老翁须、金钗股、大薜荔、水杨藤、千金藤《苏沈良方》，鸳鸯草《墨庄漫录》，忍冬草《秘传证治要诀及类方》，鹭鸶藤、左缠藤《珍珠囊药性赋》，忍寒草《洪氏集验方》，金银花藤《丹溪心法》，金银藤《乾坤秘韫》，通灵草《土宿》，蜜桶藤《本草纲目》，甜藤《本草述》，右篆藤《分类草药性》。

3.4　原植物名称忍冬，金银花，二花，二苞花，通灵草，密银花（河南），东银花（山东），小山花（广西全州）。

4　文献通考

《本草经集注·草木上品》："忍冬，味甘，温，无毒。主治寒热身肿。久服轻身，长年益寿。十二月采，阴干。今处处皆有，似藤生，凌冬不凋，故名忍冬。人惟取煮汁以酿酒，补虚治风。《仙经》少用。此既长年益寿，甚可常采服。凡易得之草，而人多不肯为之。更求难得者，是贵远贱近，庸人之情乎？"[14]

《新修本草》卷七："忍冬，味甘，温，无毒。主寒热身肿。久服轻身，长年益寿。十二月采，阴干。今处处皆有，似藤生，凌冬不凋，故名忍冬。人惟取煮汁以酿酒，补虚疗风。《仙经》少用。此既长年益寿，甚可常采服。凡易得之草，而人多不肯为之，更求难得者，是贵远贱近，庸人之情乎？【谨案】此草藤生，绕覆草木上。苗茎赤紫色，宿者有薄白皮膜之。其嫩茎有毛，叶似胡豆，亦上下有毛。花白蕊紫。今人或以络石当之，非也。"[15]

《苏沈良方》卷九："治痈疮疡久不合，仆尝读《本草》，露蜂房、蛇蜕反，乱发，各烧灰，每味取一钱匕，酒调服，治疮久不合神验，仆屡试之。烧灰略存性，治痈疽，忍冬嫩苗一握，叶尖圆茎生，茎叶皆有毛，生田野篱落，处处有之，两叶对生。春夏新叶梢尖，而色嫩绿柔薄，秋冬即坚厚，色深而圆，得霜则叶卷而色紫，经冬不凋。四月开花，极芬，香闻数步，初开色白，数日则变黄。每黄白相间，故一名金银花。花开曳蕊数茎如丝，故一名老翁须，一名金钗股。冬间叶圆厚，似薜荔枝，一名大薜荔，可移根庭槛间，以备急。花气可爱，似茉莉、瑞香、甘草。（生用半两）上忍冬烂研，同甘草，入酒一斤半，沙瓶中，塞口煮两食顷，温服。予在江西，有医僧鉴清，善治发背疽，得其方，用老翁须，予颇神秘之。后十年过金陵，闻医王琪亦善治疡，其方用水杨藤，求得观之，乃老翁须也。又数年，友人王子渊曰，言得神方，尝活数人，方用大薜荔。又过历阳，杜医者治疡，常以二万钱活一人，用千金藤。过宣州宁国尉王子驳，传一方，用金银花。"[24]

《墨庄漫录》卷二："崇宁间，平江府天平山白云寺有数僧行山间得草一丛，共煮食之，至夜发吐内，三个急取鸳鸯草，生啖，遂愈，其二人不者，吐至死。鸳鸯草，藤蔓而生，黄白花对开，傍水依山处处有之，治痈疽肿毒尤妙，或服或傅皆可。盖沈存中良方所载金钱花，又曰老翁者，本草名忍冬。"[25]

《证类本草》卷七："忍冬，味甘，温，无毒。主寒热身肿。久服轻身，长年益寿。十二月采，阴干。陶隐居云：今处处皆有，似藤生，凌冬不凋，故名忍冬。"[30]

《洪氏集验方》卷二："治乳痈发背，诸般疮毒。丹阳僧传。金银花（一名忍寒草），上采叶，研为滓，敷疮口。（花五出而白，微香，蒂带红色，野生延蔓，叶如薜荔而青。予见《沈存中良方》所载，忍冬嫩苗，治痈疽云：江西医僧鉴清，善治背疽，得其方，用老翁须。后在金陵，闻医王善琪治疡，其方用水杨藤，观之，乃老翁须也。又友人王子渊，自言得神方，活数人，方用大薜荔。又杜医治疡，常以二万钱活一人，方用千金藤。又宁国尉王子骏传一方，用金银花。海州士人刘纯臣传一方，用金钗股，皆自神其方。求其草视之，盖一物也。存中云，仓卒求不获，只用干叶为散，并甘草酒煮服，然不及生者。）"[28]

《珍珠囊药性赋》卷三："草部上，观夫天生黎民，地生百草。人生不无札瘥之常，以致病于寿夭。草有治病之功，用别花苗实脑……忍冬草，即鹭鸶藤，又名金银花。其蔓左缠，亦名左缠藤。味甘温无毒，今处处有之。"[27]

《类编朱氏集验医方》卷之十二："忍冬藤五两，木槌微微槌损，不可犯铁，大甘草节一两生用……此藤凌冬不凋，故名忍冬草。其藤左绕附树延蔓或在园圃墙篱之上，藤方而紫，叶似薜荔而青，故又名左缠藤。二月开花，五微香，蒂带红色，花初开则色白，经一二日则色黄，故又名之金银花，又名鹭鸶藤，又名金钗股，又名老翁须。在处有之。"[1]

《秘传证治要诀及类方》卷十一："痈疽疖毒，（附发背）。发散诸般毒。多碾白芙蓉叶入草乌叶少许。蜜调敷。重者。加入南星末。凡诸毒用膏药。欲散。搓入麝香欲溃。搓入雄黄……疮毒久不干。成漏者。忍冬草浸酒常服。"[26]

《本草蒙筌》卷一："忍冬，味甘，气温。无毒。多生田坂畦圳，或产园圃墙垣。凌冬不凋，名由此得。蔓延树上，藤多左缠。故又名左缠藤。茎梗方小微紫，叶如薜荔而青。四月开花，香甚扑鼻。初开色白，经久变黄。因又名金银花，又名鹭鸶藤，又名金钗股，又名老翁须。凡数名者，前乃美其藤之异常，此则美其花之出类也。根茎花叶，随时采收。"[16]

《本草纲目》卷十八："忍冬，（《别录》上品）。【释名】金银藤《纲目》、鸳鸯藤《纲目》、鹭鸶藤《纲目》、老翁须《纲目》、左缠藤《纲目》、金钗股《纲目》、通灵草《土宿》、蜜桶藤。弘景曰：处处有之。藤生，凌冬不凋，故名忍冬。时珍曰：其花长瓣垂须，黄白相半，而藤左缠，故有金银、鸳鸯以下诸名。金钗股，贵其功也。土宿真君云：蜜桶藤，阴草也。取汁能伏硫制汞，故有通灵之称……一切肿毒，不问已溃未溃，或初起发热：用金银花（俗名甜藤，采花连茎叶）自然汁半碗。煎八分，服之，以滓敷上。败毒托里，散气和血，其功独胜。（万表《积善堂方》）……脚气作痛，筋骨引痛：鹭鸶藤（即金银花）为末。每服二钱，热酒调下。《卫生易简方》中野菌毒：急采鸳鸯藤啖之，即今忍冬草也。（洪迈《夷坚志》）口舌生疮：赤梗蜜桶藤、高脚地铜盘、马蹄香等分，以酒捣汁，鸡毛刷上，取涎出即愈。《普济方》忍冬膏，治诸般肿痛，金刃伤疮恶疮：用金银藤四两，吸铁石三钱。香油一斤，熬枯去滓，入黄丹八两，待熬至滴水不散，如常摊用。《乾坤秘韫》"[17]

《丹溪心法》卷五："救急诸方九十八，鱼骨鲠，用砂糖、白炭皮末、紫苏叶、滑石末和丸，含口中，津液咽下，骨自下……天蛇头，用落苏即金丝草、金银花藤、五叶紫葛、天荞麦切碎，用十分好醋浓煎，先熏后洗。"[29]

《本草乘雅半偈·第八帙》："忍冬，（别录上品）。【气味】甘温，无毒。【主治】主寒热身肿。久服轻身，长年益寿。【核】曰：在处有之。藤蔓左缠，绕覆草木上，或篱落间。茎色微紫，对节生叶。叶似薜荔而青，有涩毛。三四月开花长寸许，垂须倍之，一蒂二花两瓣，大小不齐，若半朵状。初开蕊瓣俱白；经三日，渐变金黄。新旧交参，黄白掩映，幽香袭人，燥湿不变。花名金银花、金钗股、老翁须；藤名鸳鸯、鹭鸶、左缠、蜜桶；统名忍冬、通灵草。功相并，形相肖，色相同也。夏采花，秋采叶，冬采藤。"[18]

《本草述》："忍冬滕俗名甜藤。"[32]

《本草择要纲目·温性药品》："忍冬，（即金银花。）【气味】甘温无毒。【主治】止气下澼热毒血痢水泄。一切风湿气。及诸肿毒痈疽疥癣杨梅。茎叶及花功用皆同。昔人称其治风湿胀。解痢逐尸为要药。而后世不复知用。后世称其消肿散毒治疮为要药。而昔人并未言及。古今之理。固不一辙。而推究各极其妙。"[19]

《本草新编》卷二："金银花，一名忍冬藤。味甘，温，无毒。入心、脾、肺、肝、肾五脏，无经不入。消毒之神品也。未成毒则散，已成毒则消，将死者可生，已坏者可转。故痈疽发背，必以此药为夺命之丹。但其味纯良，性又补阴，虽善消毒，而功用甚缓，必须大用之。"[22]

《本经逢原》卷二："忍冬，即金银花。甘温，无毒。［发明］金银花芳香而甘，入脾通肺，主下痢脓血，为内处痈肿之要药。解毒祛脓，泻中有补，痈疽溃后之圣药。今世但知其消肿之功，昧其能利风虚也，但气虚脓清、食少便泻者勿用。痘疮倒陷不起，用此根长流水煎浴，以痘光壮为效，此即水杨汤变法。"[20]

《得配本草》卷四："忍冬藤花，一名金银藤。伏硫。制汞。甘，平、微寒。入足阳明、太阴经。去风火，除气胀，解热痢，消肿毒。得黄芪、当归、甘草，托痈疽。得粉草，解热毒下痢。研末调糖常服，能稀痘。研烂拌酒，敷疮毒。煎取浓汁和温酒服，治五种尸疰。"[23]

《要药分剂》卷六："忍冬藤，味甘。性寒。无毒。感土之中气，禀天之春气以生。花名［金银花］。【主治】主寒热身肿。（别录）治腹胀满。止气下澼。（甄权）热毒血痢。水痢。浓煎服。（藏器）治一切痈疽恶疮。散热解毒。（纲目）疗风。养血。止渴。解轻粉毒。（备要）治飞尸伏尸遁尸沉尸风尸尸疰。（弘景）"[2]

《神农本草经读·本草附录》："忍冬，气味甘、温，无毒。主寒热，身肿，久服轻身，长年益寿。《别录》"[21]

《本草述钩元》卷十一："忍冬藤，在处有之。藤蔓左缠。茎色微紫。对节生叶。似薜荔而青。有涩毛。三四月花初开。蕊瓣俱白。经三日渐变金黄。幽香袭人。燥湿不变。名金银花。藤名左缠藤。俗曰甜藤。统名忍冬。夏采花。秋采叶。冬采藤用。"[3]

《分类草药性》上卷："右篆藤，一名金银花藤，性凉，治口牙痛，筋骨疼痛，叶涂一切恶毒诸疮。"[31]

《中药志》："忍冬藤　本品为常用中药。商品主要为忍冬科植物忍冬的干燥茎枝。……【原植物】忍冬　【别名】金银花、二花、二苞花、通灵草 Lonicera japonica Thunb. ——Lonicera japonica ThunbCaprifoliaceae"[4]

《中药材手册》："金银藤［纲目列入草部蔓草忍冬项下］　本品为忍冬科植物忍冬 Lonicera japonica Thunb. 的干燥带叶茎枝。原植物系多年生半常绿缠绕灌木，野生与栽培均有。【别名】忍冬藤、二花藤（湖北）、银花秧（河南）。"[34]

《全国中草药汇编》："忍冬藤　【别名】忍冬、银花藤、金银藤。【来源】为忍冬带叶的茎、枝。"[33]

《中药大辞典》："忍冬藤《本草经集注》　【异名】老翁须、金钗股、大薜荔、水杨藤、千金藤《苏沈良方》，鸳鸯草《墨庄漫录》，鹭鸶藤《履巉岩本草》，忍冬草《证治要诀》，左缠藤《余居士选奇方》，忍寒草《洪氏集验方》，通灵草、蜜桶藤《土宿本草》，金银花藤《丹溪心法》，金银藤《乾坤生意秘韫》，金银花杆《滇南本草》，甜藤《本草述》，右篆藤《分类草药性》，右旋藤《贵州民间方药集》，二花秧、银花秧《河南中药手册》。【基原】为忍冬科植物忍冬的茎叶。【原植物】忍冬《别录》Lonicera japonica Thunb.”[5]

《中医大辞典·中药分册》：“忍冬藤　出《新修本草》。为金银花之别名，详该条。”[6]

《中国医学百科全书·中医学》：“忍冬藤　始载于《名医别录》。原名忍冬，又名鹭鸶藤、左缠藤、金银藤、银花秧。为忍冬科植物忍冬 Lonicera japonica Thunb. 的茎枝。原植物中国大部分省、区均有野生或栽培。主产于江苏、河南、山东等省。”[7]

《全国中药炮制规范》：“忍冬藤　［处方用名］忍冬藤。【来源】本品为豆科植物密花豆 Spatholobus suberectus Dunn. 的干燥藤茎。均系野生或栽培。主产于河南、山东、浙江、江苏等地。秋、冬二季采割，干燥。药材以表面色棕红、质嫩者为佳。”[8]

《中国药材学》：“忍冬藤　【别名】金银藤，二花藤（湖北），银花身（河南）。【来源】本品为忍冬科植物忍冬 Lonicera japonica Thunb. 的带叶藤茎。”[9]

《中国中医药学主题词表》：“忍冬藤 CAULIS LONICERAE　为忍冬科植物忍冬的干燥茎叶；属清热解毒药和祛风湿药　C 忍冬；D 金银藤。”[10]

《普通高等教育中医药类规划教材·中药学》：“忍冬藤　为忍冬的茎叶，又名银花藤。秋冬割取带叶的嫩枝，晒干，生用。”[11]

《中华本草》：“忍冬藤《本草经集注》　【异名】老翁须、金钗股、大薜荔、水杨藤、千金藤《苏沈良方》，鸳鸯草《墨庄漫录》，鹭鸶藤《履巉岩本草》，忍冬草《证治要诀》，左缠藤《余居士选奇方》，忍寒草《洪氏集验方》，通灵草、蜜桶藤《造化指南》，金银花藤《丹溪心法》，金银藤《乾坤秘韫》，金银花杆《滇南本草》，过冬藤《本草药性大全》，甜藤《本草述》，右篆藤《分类草药性》，右旋藤《贵州民间方药集》，二花秧、银花秧《河南中药手册》，二花藤（湖北）……【来源】为忍冬科植物忍冬 Lonicera japonica Thunb.、华南忍冬 L. confusa（Sweet）DC.、菰腺忍冬 L. hypoglauca Miq.、黄褐毛忍冬 L. fulvotomentosa Hsu et S. C. Cheng 等的茎枝。【原植物】①忍冬 Lonicera japonica Thunb. 又名：密银花（河南），东银花（山东），小山花（广西全州）。②华南忍冬 Lonicera confusa（Sweet）DC. ［Nintooa confusa Sweet；Lonicera multiflora Champ.］又名：土银花、左缠藤《岭南草药志》，山银花《拉汉种子植物名称》，上忍冬（广西、广州），大金银花、山金银花（广西）。③菰腺忍冬 Lonicera hypoglauca Miq. 又名：腺叶忍冬《全国中草药汇编》，红腺忍冬《中国高等植物图鉴》，质腺忍冬《浙江药用植物志》，大银花（湖南），大金银花（广西），大叶金银花（江西），山银花（广东）。④黄褐毛忍冬 Lonicera fulvotomentosa Hsu et S. C. Cheng”[12]

《中华人民共和国药典》：“忍冬藤 Caulis lonicerae　本品为忍冬科植物忍冬 Lonicera japonica Thunb. 的干燥茎枝。秋、冬二季采割，晒干。”[13]

5　参考文献

1　宋·朱佐编集.《类编朱氏集验医方》. 人民卫生出版社，1983，180

2　清·沈金鳌. 要药分剂. 上海：上海科学技术出版社，1959，154

3　清·杨时泰. 本草述钩元. 上海：上海科学技术出版社，1958，344

4　中国医学科学院药物研究所等编. 中药志. 第五册. 北京：人民卫生出版社，1993，603

5 江苏新医学院编. 中药大辞典. 上海: 上海科学技术出版社, 1977, 1194
6 《中医大辞典》编辑委员会编. 中医大辞典·中药分册. 北京: 人民卫生出版社, 1982, 190
7 《中医学》编辑委员会. 中国医学百科全书·中医学. 上海: 上海科学技术出版社, 1997, 996
8 中华人民共和国卫生部药政管理局编. 全国中药炮制规范. 北京: 人民卫生出版社, 1988, 38
9 徐国钧等主编. 中国药材学. 北京: 中国医药科技出版社, 1996, 763
10 吴兰成主编. 中国中医药学主题词表. 北京: 中医古籍出版社, 1996, 310
11 雷载权主编. 普通高等教育中医药类规划教材·中药学. 上海: 上海科学技术出版社, 1995, 67
12 国家中医药管理局《中华本草》编委会. 中华本草. 第七册. 上海: 上海科学技术出版社, 1999, 529
13 国家药典委员会编. 中华人民共和国药典. 一部. 北京: 化学工业出版社, 2000, 150
14 南北朝·陶弘景. 本草经集注. 北京: 人民卫生出版社, 1994, 238
15 唐·苏敬等撰. 新修本草. 合肥: 安徽科学技术出版社, 1981, 178
16 明·陈嘉谟. 本草蒙筌. 北京: 人民卫生出版社, 1988, 72
17 明·李时珍. 本草纲目. 北京: 人民卫生出版社, 1982, 1334
18 明·卢之颐. 本草乘雅半偈. 北京: 人民卫生出版社, 1986, 444
19 清·蒋居祉. 本草择要纲目. 见: 珍本医书集成. 本草类. 上海: 上海科学技术出版社, 1985, 85
20 清·张璐. 本经逢原. 上海: 上海科学技术出版社, 1959, 115
21 清·陈念祖. 神农本草经读. 北京: 人民卫生出版, 1959, 54
22 清·陈士铎. 本草新编. 北京: 中国中医药出版社, 1996, 94
23 清·严西亭. 得配本草. 上海: 上海卫生出版社, 1957, 16
24 宋·苏轼等. 苏沈良方. 见: 景印文渊阁四库全书 (738). 北京: 中医古籍出版社, 1986, 266
25 宋·张邦基撰. 墨庄漫录. 见: 四库笔记小说丛书? 墨庄漫录 (外十种). 上海古籍出版社, 1992, 29
26 明·戴思恭撰. 秘传证治要诀. 明末新安余时雨校刻本
27 金·李杲. 珍珠囊药性赋. 清康熙三十二年文武堂刻本
28 宋·洪遵. 洪氏集验方. 见: 历代中医珍本集成 (十). 上海: 上海三联书店, 1990, 12
29 元·朱震亨. 丹溪心法. 清二酉堂刻本
30 宋·唐慎微. 证类本草. 北京: 人民卫生出版社, 1957, 186
31 清·著者佚名. 分类草药性. 民国二十八年新刻本, 5
32 清·刘若金. 本草述. 清康熙二十九年庚午 (1690) 初刻本. 58
33 《全国中草药汇编》编写组编. 全国中草药汇编. 上册. 北京: 人民卫生出版社, 1996, 556
34 中华人民共和国卫生部药政管理局主编. 中药材手册. 北京: 人民卫生出版社, 1998, 591

234 鸡内金

Jineijin

Endothelium Corneum Gigeriae Galli

1 定名依据

1.1 正名

1.1.1 汉文名: 鸡内金 (为雉科动物家鸡 Gallus gallus domesticus Brisson 的干燥沙囊内

壁）。

1.1.2　英文名：chicken's gizzard - skin.

1.2　依据

1.2.1　定名的文献依据

(1)《本草蒙筌》卷十："丹雄鸡，味甘，气微温。一云：微寒，无毒。各处虽多，为馔堪用……剥取瑚胵黄皮，（即肫里黄皮，一名鸡内金。）性寒亦去烦热。男子溺遗精泄，赤白痢者并调。女人漏下崩中，赤白沃者总禁。"[1]

(2)《本草易读》卷八："鸡内金，（即膍胵内黄皮也。）。甘，平，无毒。止泄痢遗精，住崩带肠风。缩小便而除尿痛，退烦热而息淋痛。一切口疮牙疳，诸般喉闭乳蛾。能消酒积，尤止反胃。"[2]

(3)《得配本草》卷九："鸡内金，肫内黄皮。甘，平。入大肠、膀胱。健脾开胃。祛肠风，治泄痢，消水谷，除酒积。得花粉，治膈消饮水。配枯矾，敷牙疳口疮。（清热之功。）拌人乳，治小儿疟疾。同郁金，贴金腮疮蚀。"[3]

(4)《本草害利·肺部药队》："鸡内金，【害】同麦芽。【利】甘，平，性涩，入脾去烦热，消水谷，通大小肠，治遗溺便数。【修治】剖取，不可落水，去宿食，瓦上炙入药。男用雌，女用雄。"[4]

(5)《中药材手册》："鸡内金［纲目列入禽部原禽类鸡项下］　本品为雉科动物家鸡 Gallus gallus domesticus Brisson 的干燥胃内壁。"[5]

(6)《全国中草药汇编》："鸡内金　【别名】鸡肫皮。【来源】为雉科动物鸡 Gallus gallus domesticus Brisson 的砂囊的角质内壁。"[6]

(7)《中药大辞典》："鸡内金《本草蒙筌》　【异名】鸡肶胵里黄皮《本经》，鸡肶胵《本草经集注》，鸡肫内黄皮《日华子本草》……【基原】为雉科动物家鸡 Gallus gallus domesticus Brisson 的干燥砂囊内膜。原动物详'鸡肉'条。"[7]

(8)《中医大辞典·中药分册》："鸡内金　出《本草蒙筌》。又名鸡肫皮、鸡黄皮、鸡肶胵。为雉科动物家鸡 Gallus gallus domesticus Brisson 的砂囊内壁。"[8]

(9)《中国医学百科全书·中医学》："鸡内金　始载于《神农本草经》。原名鸡肶胵里黄皮，又名鸡肫内黄皮、鸡肫皮、鸡黄皮、鸡肶胵。为雉科动物家鸡 Gallus gallus domesticus Brisson 的砂囊的角质内壁。中国各省、区均产。"[9]

(10)《全国中药炮制规范》："鸡内金　［处方用名］鸡内金、制内金、炒内金、醋内金。【来源】本品为雉科动物家鸡 Gallus gallus domesticus Brisson 的干燥沙囊内壁。全国各地均产。全年均可收集。剖开沙囊，剥下内壁，洗净、干燥。"[10]

(11)《中国药材学》："鸡内金　【别名】鸡肫皮，鸡黄皮。【来源】本品为鸟纲鸡形目雉科动物鸡 Gallus gallus domesticus Brisson 的砂囊的角质内壁。"[11]

(12)《中国中医药学主题词表》："鸡内金 ET CORNEUM GIGERIAE GALLI　为雉科动物家鸡的干燥沙囊内壁；属消导药；拉丁译名全称：ENDOTHELIUM CORNEUM GIGERIAE GALLI；D 内金；D ENDOTHELIUM CORNEUM GIGERIAE"[12]

(13)《普通高等教育中医药类规划教材·中药学》："鸡内金《本经》　为雉科动物家鸡 Gallus gallus domesticus Brisson 的砂囊内壁。全国各地均产。杀鸡后，取出鸡肫，立即取下内壁，洗净，晒干。生用或炒用。"[13]

(14)《中华本草》："鸡内金《本草蒙筌》　【异名】鸡肶胵里黄皮《本经》，鸡肶胵《千金要方》，鸡肫内黄皮《日华子》，鸡肫皮《滇南本草》……【来源】为雉科动物家鸡 Gallus gallus domesticus Brisson 的沙囊内壁。[原动物] 参见'鸡肉'条。"[14]

(15)《中华人民共和国药典》："鸡内金 Endothelium corneum gigeriae galli　本品为雉科动物家鸡 Gallus gallus domesticus Brisson 的干燥沙囊内壁。杀鸡后，取出鸡肫，立即剥下内壁，洗净，干燥。"[15]

1.2.2　定名选择的理由

(1) 鸡内金 Endothelium corneum gigeriae galli，系雉科动物家鸡 Gallus gallus domesticus Brisson 的干燥沙囊内壁。"鸡内金"之名始见于明·陈嘉谟《本草蒙筌》，"鸡内金"作为本品正名始见于清·汪昂《本草易读》，其后的本草著作如清·严西亭《得配本草》、凌奂《本草害利》等在载录本品时即以"鸡内金"作为正名，并一直沿用至今。

(2) 我国最新出版的《中华人民共和国药典》、《普通高等教育中医药类规划教材·中药学》以及辞书类著作《中医大辞典·中药分册》、《中药大辞典》、《中国医学百科全书·中医学》等均以"鸡内金"作为本品正名。已经广泛应用于中医药学文献的标引和检索的《中国中医药学主题词表》也以"鸡内金"作为本品的正式主题词。现代本草著作如《全国中草药汇编》、《中华本草》、《中国药材学》、《中药材手册》、《全国中药炮制规范》等虽记载了不少本品各地的俗称，但也无一例外以"鸡内金"作为本品的正名。说明"鸡内金"作为本品正名已成为共识。

1.3　与正名等效的名词：无。

2　源流考释

鸡内金（雉科动物家鸡 Gallus gallus domesticus Brisson 的干燥沙囊内壁）原称"肶胵裹黄皮"，始见于汉《神农本草经》卷一："丹雄鸡，味甘，微温。主女人崩中漏下，赤白沃，补虚温中，止血，通神，杀毒，辟不祥。头：主杀鬼，东门上者尤良，肪：主耳聋。肠：主遗溺。肶胵裹黄皮：主泄利。尿白：主消渴，伤寒寒热。"[16] 其后的本草著作有的在"丹雄鸡"项下介绍，如南北朝·陶弘景《本草经集注》[17]，唐·苏敬《新修本草》[18]，宋·唐慎微《证类本草》[19]；有的与"雄鸡"并列介绍，如明·兰茂《滇南本草》[20]；有的在"鸡"项下介绍，如明·李时珍《本草纲目》[21] 等。

"鸡内金"之名始见于明·陈嘉谟《本草蒙筌》卷十："丹雄鸡，味甘，气微温。一云：微寒，无毒。各处虽多，为馔堪用……剥取瑚胵黄皮，（即肫里黄皮，一名鸡内金。）性寒亦去烦热。男子溺遗精泄，赤白痢者并调。女人漏下崩中，赤白沃者总禁。"[1]"鸡内金"作为本品正名始见于清·汪昂《本草易读》卷八："鸡内金，（即膍胵内黄皮也。）甘，平，无毒。止泄痢遗精，仕崩带肠风。缩小便而除尿痛，退烦热而息淋痛。一切口疮牙疳，诸般喉闭乳蛾。能消酒积，尤止反胃。"[2] 其后的本草著作有的即以"鸡内金"为正名，如清·严西亭《得配本草》[3]、凌奂《本草害利》[4]；有的在"鸡"项下介绍，如清·张璐《本经逢原》[22]、吴仪洛《本草从新》[23]、杨时泰《本草述钩元》[24]、陈其瑞《本草撮要》[25] 等。

古代著作中记载的本品异名尚有"鸡肶胵"《备急千金要方》，"鸡肶胵"、"鸡肫内黄皮"《日华子》[19]，"鸡肫皮"《滇南本草》[20] 等。如《备急千金要方》卷三："鸡肶胵汤治产后小便数方。鸡肶胵（二十具） 鸡肠（三具，洗） 干地黄 当归 甘草（各二两） 厚朴 人参（各三两） 蒲黄（四两，世本作麻） 生姜（五两） 大枣（二十枚）上十味㕮咀，以水一斗煮肶胵及肠、大枣，取七升，去滓，纳诸药，煎取三升半，分三服。"[26]《证类本草》卷十九："丹雄鸡，味甘，微温、微寒，无毒。主女人崩中漏下赤白沃，补虚，温中止血，久伤乏疮，通神，杀毒，辟不祥……肶胵里黄皮，微寒。主泄利，小便利，遗溺，除热止烦。食，臣禹锡等谨按日华子云：诸鸡肶胵，平，无毒。止泄精并尿血，崩中，带下，肠风，泻痢，此即是鸡肫内黄皮。"[19]《滇南本草》卷三："雄鸡、鸡肫皮，雄鸡，红者味甘，无毒。白者气味酸，寒。红者治妇人诸虚损、血崩漏下，温中。白者疗风、治狂，下气消渴。乌骨者，补中止渴。鸡肫皮，味甘，性平。宽中健脾，消食磨胃。治小儿乳食结滞，肚大筋青，痞积、疳积、疳痰。并皆治之。"[20]

现代有关著作均沿用《本草易读》[2]的记载以"鸡内金"作为本品正名，如《中华人民共和国药典》[15]、《普通高等教育中医药类规划教材·中药学》[13]、《中药大辞典》[7]、《中医大辞典·中药分册》[8]、《中国医学百科全书·中医学》[9]、《中国中医药学主题词表》[12]、《中药材手册》[5]、《全国中草药汇编》[6]、《全国中药炮制规范》[10]、《中国药材学》[11]、《中华本草》[14]等。同时尚记载有"鸡黄皮"、"鸡食皮"、"鸡臜子"、"鸡合子"、"鸡中金"、"化石胆"、"化骨胆"《中药大辞典》[7]等各地的俗称。

3　附录

3.1　又称：制内金、炒内金、醋内金（饮片规格名）。

3.2　俗称：鸡食皮（河南），鸡臜子（新疆），鸡合子（山东），鸡中金、化石胆、化骨胆（山西），鸡黄皮。

3.3　曾称：肶胵裹黄皮《神农本草经》，鸡肶胵《千金要方》，鸡跖胵、鸡肫内黄皮《日华子》，鸡肫皮《滇南本草》。

3.4　原动物名称：参见"鸡肉"条。

4　文献通考

《神农本草经》卷一："丹雄鸡，味甘，微温。主女人崩中漏下，赤白沃，补虚温中，止血，通神，杀毒，辟不祥。头：主杀鬼，东门上者尤良，肪：主耳聋。肠：主遗溺。肶胵裹黄皮：主泄利。尿白：主消渴，伤寒寒热。"[16]

《本草经集注·卷虫兽三品》："丹雄鸡，味甘，微温、微寒，无毒。主治女人崩中漏下。赤白沃，补虚，温中，止血。不伤之疮，通神，杀毒，辟不祥。头：主杀鬼，东门上者弥良。白雄鸡肉：味酸，微温，主下气，治狂邪，安五脏，伤中，消渴。乌雄鸡肉：微温。主补中，止痛。胆：微寒，主治目不明，肌疮。心：主治五邪。血：主踒折，骨痛及痿痹。肪：主治耳聋。鸡肠：平，主治遗尿，小便数不禁。肝及左翅毛：主起阴。冠血：主治乳难。肶胵里黄皮：微寒，主治泄痢，小便利，遗溺，除热，止烦。屎白：微寒。主消渴，伤寒，寒热，破石淋及转筋，利小便，止遗溺，灭瘢痕。黑雌鸡：主治风寒湿痹，五缓六急，安胎。"[17]

《备急千金要方》卷三："鸡肶胵汤　治产后小便数方。鸡肶胵（二十具）　鸡肠（三具，洗）　干地黄　当归　甘草（各二两）　厚朴　人参（各三两）　蒲黄（四两，世本作麻）　生姜（五两）　大枣（二十枚）上十味㕮咀，以水一斗煮肶胵及肠、大枣，取七升，去滓，纳诸药，煎取三升半，分三服。”[26]

《新修本草》卷十五：“丹雄鸡，味甘，微温、微寒，无毒……肶胵里黄皮，微寒，主泄痢，小便利，遗溺，除热，止烦。屎白，微寒。主消渴，伤寒，寒热，破石淋及转筋，利小便，止遗溺，灭瘢痕。黑雌鸡，主风寒湿痹，五缓六急，安胎。其血，无毒，平。”[18]

《证类本草》卷十九：“丹雄鸡，味甘，微温、微寒，无毒。主女人崩中漏下赤白沃，补虚，温中止血，久伤乏疮，通神，杀毒，辟不祥……肶胵里黄皮，微寒。主泄利，小便利，遗溺，除热止烦。食，臣禹锡等谨按日华子云：诸鸡肶胵，平，无毒。止泄精并尿血，崩中，带下，肠风，泻痢，此即是鸡肫内黄皮。”[19]

《滇南本草》卷三：“雄鸡、鸡肫皮，雄鸡，红者味甘，无毒。白者气味酸，寒。红者治妇人诸虚损、血崩漏下，温中。白者疗风、治狂，下气消渴。乌骨者，补中止渴。——务本卷一下。鸡肫皮，味甘，性平。宽中健脾，消食磨胃。治小儿乳食结滞，肚大筋青，痞积、疳积、疳痰。并皆治之。”[20]

《本草蒙筌》卷十：“丹雄鸡，味甘，气微温。一云：微寒，无毒。各处虽多，为馔堪用……剥取肶胵黄皮，（即肫里黄皮，一名鸡内金。）性寒亦去烦热。男子溺遗精泄，赤白痢者并调。女人漏下崩中，赤白沃者总禁。”[1]

《本草纲目》卷四十八：“鸡，《本经·上品》。【释名】烛夜。时珍曰：按徐铉云：鸡者稽也，能稽时也……膍胵里黄皮（一名鸡内金）膍胵（音脾鸱），鸡肫也。近人讳之，呼肫内黄皮为鸡内金。男用雌，女用雄……【附方】旧三，新十七。小便遗失：用鸡膍胵一具，并肠烧存性，酒服。男用雌，女用雄。《集验》小便淋沥痛不可忍：鸡肫内黄皮五钱，阴干烧存性，作一服，白汤下，立愈。《医林集要》膈消饮水：鸡内金（洗，晒干）、栝蒌根（炒）各五两，为末，糊丸梧桐子大。每服三十丸，温水下，日三。《总录》反胃吐食：鸡膍胵一具，烧存性，酒调服。男用雌，女用雄。《千金》消导酒积：鸡膍胵、干葛为末，等分，面糊丸梧桐子大。每服五十丸，酒下。《袖珍方》噤口痢疾：鸡内金焙研，乳汁服之。小儿疟疾：用鸡膍胵黄皮烧存性，乳服。男用雌，女用雄。《千金》喉闭乳蛾：鸡肫黄皮勿洗，阴干烧末，用竹管吹之即破，愈。（《青囊》方）一切口疮：鸡内金烧灰敷之，立效。《活幼新书》鹅口白疮：烧鸡肫黄皮为末，乳服半钱。《子母秘录》走马牙疳：《经验》：用鸡肫黄皮（不落水者）五枚，枯矾五钱，研搽立愈。《心鉴》：用鸡肫黄皮，灯上烧存性，入枯矾、黄柏末等分，麝香少许。先以米泔洗漱后，贴之。阴头疳蚀：鸡内金（不落水）拭净，新瓦焙脆，出火毒，为细末。先以米泔水洗疮，乃搽之。亦治口疳。《经验方》谷道生疮久不愈：用鸡膍胵烧存性为末，干贴之，如神。《总录》脚胫生疮：雄鸡肫内皮，洗净贴之。一日一易，十日愈。《小山奇方》疮口不合：鸡膍胵皮，日贴之。发背初起：用鸡肫黄皮（不落水者）阴干，临时温水润开贴之，随干随润，不过三五个，即消。（杨氏《经验方》）发背已溃：用鸡肫黄皮，同绵絮焙末搽之，即愈。金腮疮蚀：初生如米豆，久则穿蚀。用鸡内金（焙）、郁金等分，为末。盐浆漱了贴之。忌米食。《总录》　小儿疣目：鸡肫黄皮擦之，自落。（《集要》方）鸡骨哽咽：活鸡一只打死，取出鸡内金洗净，灯草裹，于火上烧存性。竹筒吹入咽内，即消，不可见肉。《摄生方》。”[21]

《本草易读》卷八："鸡内金，（即膍胵内黄皮也。）甘，平，无毒。止泄痢遗精，住崩带肠风。缩小便而除尿痛，退烦热而息淋痛。一切口疮牙疳，诸般喉闭乳蛾。能消酒积，尤止反胃。"[2]

《本经逢原》卷四："鸡，甘，平，小毒。诸鸡有五色者，黑鸡白首者，六指者，死足不伸者，并不可食。发明，鸡属巽而动风，外应乎木，内通乎肝，得阳气之最早，故先寅而鸣，鸣必鼓翅，火动生风之象，风火易动而易散，人之阳事不力者不宜食鸡，是以昔人有利妇人不利男子之说……鸡肶胵俗名鸡内金，治食积腹满，反胃泄利，及眼目障翳。鸡卵治伤寒发狂，咳嗽失音并生食之，以鸡卵略敲损勿令清漏，浸尿中，冬三、夏一日，取煮食之，治哮喘风痰。鸡子清治伏热目赤喉痛。鸡子黄治产后胞衣不下并用生者。又以煮熟去白取黄同乱发、香油熬化，涂婴孩胎毒热疮。抱出卵壳研细为末，去目中障翳，烧灰蜜调涂婴儿头身诸疮。卵壳中白皮同麻黄、紫菀治久咳气结。鸡子乃不孵之卵，取以同犬屎敷肿疡，其痛立止，《千金方》也。鸡矢白为散，无灰酒下一钱匕，治蛊胀腹满，《内经》鸡矢醴也。溏矢和石灰末涂疔肿，半日许即能拔出。"[22]

《本草从新》卷十六："鸡，补虚温中。甘，温。属巽属木。（故动风。）补虚温中……鸡肫皮、（一名鸡内金、一名膍胵、音皮鸱。）甘平性涩。鸡之脾也。能消水谷。除热止烦。通小肠、膀胱。治泻痢便数。遗溺溺血。崩带肠风。膈消反胃。小儿食疟。男用雌。女用雄。"[23]

《得配本草》卷九："鸡内金，肫内黄皮。甘，平。入大肠、膀胱。健脾开胃。祛肠风，治泄痢，消水谷，除酒积。得花粉，治膈消饮水。配枯矾，敷牙疳口疮。（清热之功。）拌人乳，治小儿疟疾。同郁金，贴金腮疮蚀。"[3]

《本草述钩元》卷三十："鸡，〔总论〕鸡属土而有金木火。其性补。又属巽。能助肝火及湿中之火……鸡之肫名膍胵。肫内黄皮为鸡内金。是鸡脏也。参其对治诸证。亦取中土之脏。得木为主。而木随为金用者。以至土而益肾。岂得力于单行之风木哉。即此可以推全鸡之用矣。"[24]

《本草害利·肺部药队》："鸡内金，【害】同麦芽。【利】甘，平，性涩，入脾去烦热，消水谷，通大小肠，治遗溺便数。【修治】剖取，不可落水，去宿食，瓦上炙入药。男用雌，女用雄。"[4]

《本草撮要》卷八："【鸡】，味甘，温。入手足太阴阳明经。功专补虚温中。以血涂面沥口吹鼻。治中恶惊忤。鸡子，甘，平，益气补血。鸡子略敲损。浸尿缸中三日煮熟。姜汁竹沥汤送下。治年深哮喘风痰。醋煮鸡子治赤白痢。哺鸡子壳主治伤寒劳复。研敷下疳。麻油调搽痘毒神效。卵中白皮。治久嗽结气。鸡肫皮一名鸡内金。又名膍胵。甘，平，性涩。鸡之脾也。消水谷。除烦热。通小肠膀胱。"[25]

《中药材手册》："鸡内金［纲目列入禽部原禽类鸡项下］　本品为雉科动物家鸡 Gallus gallus domesticus Brisson 的干燥胃内壁。鸡为最普通的家禽，由于饲养杂交的原因品种繁多，有九斤鸡、狼山鸡、寿光鸡、大骨鸡、浦东鸡、桃源鸡、潇山鸡、北京油鸡、黄油鸡、红褐色油鸡、来亨鸡、澳洲鸡等，其胃之内壁均可作鸡内金入药。【别名】鸡肫皮。"[5]

《全国中草药汇编》："鸡内金　【别名】鸡肫皮。【来源】为雉科动物鸡 Gallus gallus domesticus Brisson 的砂囊的角质内壁。"[6]

《中药大辞典》："鸡内金《本草蒙筌》 【异名】鸡肶胵里黄皮《本经》，鸡肶胵《本草经集注》，鸡肫内黄皮《日华子本草》，鸡肫皮《滇南本草》，鸡黄皮《现代实用中药》，鸡食皮《河南中药手册》，鸡膝子《新疆药材》，鸡合子《山东中药》，鸡中金、化石胆、化骨胆《山西中药志》。【基原】为雉科动物家鸡 Gallus gallus domesticus Brisson 的干燥砂囊内膜。原动物详'鸡肉'条。"[7]

《中医大辞典·中药分册》："鸡内金　出《本草蒙筌》。又名鸡肫皮、鸡黄皮、鸡肶胵。为雉科动物家鸡 Gallus gallus domesticus Brisson 的砂囊内壁。"[8]

《中国医学百科全书·中医学》："鸡内金　始载于《神农本草经》。原名鸡肶胵里黄皮，又名鸡肫内黄皮、鸡肫皮、鸡黄皮、鸡肶胵。为雉科动物家鸡 Gallus gallus domesticus Brisson 的砂囊的角质内壁。中国各省、区均产。"[9]

《全国中药炮制规范》："鸡内金　［处方用名］鸡内金、制内金、炒内金、醋内金。【来源】本品为雉科动物家鸡 Gallus gallus domesticus Brisson 的干燥沙囊内壁。全国各地均产。全年均可收集。剖开沙囊，剥下内壁，洗净、干燥。药材以色黄、少破碎者为佳。"[10]

《中国药材学》："鸡内金　【别名】鸡肫皮，鸡黄皮。【来源】本品为鸟纲鸡形目雉科动物鸡 Gallus gallus domesticus Brisson 的砂囊的角质内壁。"[11]

《中国中医药学主题词表》："鸡内金 ET CORNEUM GIGERIAE GALLI　为雉科动物家鸡的干燥沙囊内壁；属消导药；拉丁译名全称：ENDOTHELIUM CORNEUM GIGERIAE GALLI；D 内金；D ENDOTHELIUM CORNEUM GIGERIAE"[12]

《普通高等教育中医药类规划教材·中药学》："鸡内金《本经》　为雉科动物家鸡 Gallus gallus domesticus Brisson 的砂囊内壁。全国各地均产。杀鸡后，取出鸡肫，立即取下内壁，洗净，晒干。生用或炒用。"[13]

《中华本草》："鸡内金《本草蒙筌》 【异名】鸡肶胵里黄皮《本经》，鸡肶胵《千金要方》，鸡肫内黄皮《日华子》，鸡肫皮《滇南本草》，鸡黄皮《现代实用中药》，鸡食皮《河南中药手册》，鸡合子《山东中药》，鸡中金、化石胆、化骨胆《山西中药志》。……【来源】为雉科动物家鸡 Gallus gallus domesticus Brisson 的沙囊内壁。［原动物］参见'鸡肉'条。"[14]

《中华人民共和国药典》："鸡内金 Endothelium corneum gigeriae galli　本品为雉科动物家鸡 Gallus gallus domesticus Brisson 的干燥沙囊内壁。杀鸡后，取出鸡肫，立即剥下内壁，洗净，干燥。"[15]

5　参考文献

1　明·陈嘉谟．本草蒙筌．北京：人民卫生出版社，1988，397

2　清·汪昂．本草易读．北京：人民卫生出版社，1987，341

3　清·严西亭．得配本草．上海：上海卫生出版社，1957，2

4　清·凌奂．本草害利．北京：中医古籍出版社，1982，61

5　中华人民共和国卫生部药政管理局主编．中药材手册．北京：人民卫生出版社，1998，654

6　《全国中草药汇编》编写组编．全国中草药汇编．上册．北京：人民卫生出版社，1996，434

7　江苏新医学院编．中药大辞典．上海：上海科学技术出版社，1977，1203

8　《中医大辞典》编辑委员会编．中医大辞典·中药分册．北京：人民卫生出版社，1982，190

9 《中医学》编辑委员会. 中国医学百科全书·中医学. 上海：上海科学技术出版社，1997，1219
10 中华人民共和国卫生部药政管理局编. 全国中药炮制规范. 北京：人民卫生出版社，1988，337
11 徐国钧等主编. 中国药材学. 北京：中国医药科技出版社，1996，1834
12 吴兰成主编. 中国中医药学主题词表. 北京：中医古籍出版社，1996，171
13 雷载权主编. 普通高等教育中医药类规划教材·中药学. 上海：上海科学技术出版社，1995，174
14 国家中医药管理局《中华本草》编委会. 中华本草. 第九册. 上海：上海科学技术出版社，1999，470
15 国家药典委员会编. 中华人民共和国药典. 一部. 北京：化学工业出版社，2000，151
16 汉·神农本草经. 清顾观光重辑本. 北京：人民卫生出版社，1955，74
17 南北朝·陶弘景. 本草经集注. 北京：人民卫生出版社，1994，402
18 唐·苏敬等撰. 新修本草. 合肥：安徽科学技术出版社，1981，392
19 宋·唐慎微. 证类本草. 北京：人民卫生出版社，1957，397
20 明·兰茂. 滇南本草卷三. 昆明：云南人民出版社，1959
21 明·李时珍. 本草纲目. 北京：人民卫生出版社，1982，2583
22 清·张璐. 本经逢原. 上海：上海科学技术出版社，1959，231
23 清·吴仪洛. 本草从新. 北京：中医古籍出版社，2001，223
24 清·杨时泰. 本草述钩元. 上海：科技卫生出版社，1958，613
25 清·陈其瑞. 本草撮要. 见：珍本医书集成. 本草类. 上海：上海科学技术出版社，1985，84

235 鸡血藤

Jixueteng

Caulis Spatholobi

1 定名依据

1.1 正名

1.1.1 汉文名：鸡血藤（为豆科植物密花豆 Spatholobus suberectus Dunn 的干燥藤茎）。

1.1.2 英文名：suberect spatholobus stem.

1.2 依据

1.2.1 定名的文献依据

(1)《本草纲目拾遗》卷七："鸡血藤胶，产猛缅……《云南志》：顺宁府出鸡血藤，熬膏可治血症。《滇游杂记》：云南顺宁府阿度里地方，有一山，绵亘数十里，产藤甚异，粗类棒梁，细似芦苇，中空如竹，剖断流汁，色赤若血，故土人名之为鸡血藤。"[1]

(2)《中药志》："鸡血藤　本品为少常用中药。商品主要为豆科植物密花豆的干燥藤茎。此外，还有豆科油麻藤属和鸡血藤属等数种植物及巴豆藤等植物的茎，在部分地区作为鸡血藤使用。……【原植物】密花豆　【别名】猪血藤、血龙藤、九层风、血筋藤、五层风，鲤鱼藤（广西），马鹿花、小豆花，紫梗藤（云南）。Spatholobus suberectus Dunn. ——豆科 Leguminosae"[2]

(3)《中药材手册》："鸡血藤［纲目拾遗列入藤部］　全国普遍使用的鸡血藤为豆科植物密花豆 Spatholobus suberectus Dunn. 的干燥藤茎。原植物系多年生藤本，野生于山谷林间、山地灌木丛中。”[3]

(4)《全国中草药汇编》：“鸡血藤 【别名】血风、血藤、血风藤、三叶约血藤、九层风。来源：为豆科密花豆属植物密花豆 Spatholobus suberectus Dunn，以藤茎入药。”[4]

(5)《中药大辞典》：“鸡血藤《纲目拾遗》 【异名】血风藤《中药志》。【基原】为豆科植物密花豆、白花油麻藤、香花岩豆藤或亮叶岩豆藤等的藤茎。【原植物】①密花豆 Spatholobus suberectus Dunn，又名：三叶鸡血藤。②白花油麻藤 Mucuna birdwoodiana Tutcher ③香花岩豆藤 Millettia dielsiana Harms，又名：山鸡血藤、贯肠血藤、苦藤、猪婆藤、大活血、过山龙、野奶豆。④亮叶岩豆藤 Millettia nitida Benth.。”[5]

(6)《中医大辞典·中药分册》：“鸡血藤 出《本草纲目拾遗》。又名血风藤。为豆科植物密花豆 Spatholobus suberectus Dunn. 或香花崖豆藤 Millettia dielsiana Harms ex Diels 等的藤茎。”[6]

(7)《中国医学百科全书·中医学》：“鸡血藤 始载于《本草纲目拾遗》。又名血风藤、大血藤。为豆科植物密花豆 Spatholobus suberectus Dunn. 的藤茎。秋、冬两季割取藤茎切段或切片，晒干。”[7]

(8)《全国中药炮制规范》：“鸡血藤 ［处方用名］鸡血藤。【来源】本品为豆科植物密花豆 Spatholobus suberectus Dunn. 的干燥藤茎。均系野生。主产于广西等地。秋、冬二季采收，除去枝叶，切片，干燥。药材以树脂状分泌物多者为佳。”[8]

(9)《中国药材学》：“鸡血藤 【别名】过江龙，血枫藤，猪血藤，野奶豆，大血藤（广西、云南）。【来源】本品为豆科植物密花豆 Spatholobus suberectus Dunn. 的藤茎。”[9]

(10)《中国中医药学主题词表》：“鸡血藤 SPATHOLOBUS SUBERECTUS 属豆科；属活血祛瘀药和清热解毒药 D 密花豆；D 山鸡血藤。”[10]

(11)《普通高等教育中医药类规划教材·中药学》：“鸡血藤《本草纲目拾遗》 为豆科攀援木密花豆 Spatholobus suberectus Dunn 的藤茎。主产于广西。秋、冬二季采收，除去枝叶，切片，晒干。生用或熬制鸡血藤膏用。”[11]

(12)《中华本草》：“鸡血藤《纲目拾遗》 【异名】血风藤《中药志》……【来源】为豆科植物密花豆的藤茎。【原植物】密花豆 Spatholobus suberectus Dunn ［Butea suberecta Pdunn Blatter］又名：小豆花《云南思茅中草药选》，三叶鸡血藤《广西植物名录》。”[12]

(13)《中华人民共和国药典》：“鸡血藤 Caulis spatholobi 本品为豆科植物密花豆 Spatholobus suberectus Dunn 的干燥藤茎。秋、冬二季采收，除去枝叶，切片，晒干。”[13]

1.2.2 定名选择的理由

(1) 鸡血藤 Caulis spatholobi，系豆科植物密花豆 Spatholobus suberectus Dunn 的干燥藤茎。“鸡血藤”之名始见于清·赵学敏《本草纲日拾遗》。

(2) 我国最新出版的《中华人民共和国药典》、《普通高等教育中医药类规划教材·中药学》以及辞书类著作《中医大辞典·中药分册》、《中药大辞典》、《中国医学百科全书·中医学》等均以“鸡血藤”作为本品正名。已经广泛应用于中医药学文献的标引和检索的《中国中医药学主题词表》也以“鸡血藤”作为本品的正式主题词。现代本草著作如《中药志》、《全国中草药汇编》、《中华本草》、《中国药材学》、《中药材手册》、《全国中药炮制规范》等虽记载了不少本品各地的俗称，但也无一例外以“鸡血藤”作为本品的正名。说明“鸡血藤”作为本品正名已成为共识。

1.3 与正名等效的名词：无。

2 源流考释

鸡血藤（豆科植物密花豆 Spatholobus suberectus Dunn 的干燥藤茎）始载于清·赵学敏《本草纲目拾遗》，如《本草纲目拾遗》卷七：“鸡血藤胶，产猛缅，去云南昆明计程一月有余，乃藤汁也，土人取其汁，如割漆然，滤之殷红，似鸡血，作胶最良。近日云南省亦产，其藤长亘蔓地上或山崖，一茎长数十里，土人得之，以刀斫断，则汁出如血，每得一茎，可得汁数升。彼处有店市之，价亦不贵，干者极似山羊血，取药少许，投入滚汤中，有一线如鸡血走散者真。云南志：顺宁府出鸡血藤，熬膏可治血症。滇游杂记：云南顺宁府阿度里地方，有一山，绵亘数十里，产藤甚异，粗类棒梁，细似芦苇，中空如竹，剖断流汁，色赤若血，故土人名之为鸡血藤。”[1]

现代有关著作均以“鸡血藤”作为本品正名，如《中华人民共和国药典》[13]、《普通高等教育中医药类规划教材·中药学》[11]、《中药大辞典》[5]、《中医大辞典·中药分册》[6]、《中国医学百科全书·中医学》[7]、《中国中医药学主题词表》[10]、《中药志》[2]、《中药材手册》[3]、《全国中草药汇编》[4]、《全国中药炮制规范》[8]、《中国药材学》[9]、《中华本草》[12]等。同时尚记载有“三叶鸡血藤”、“猪血藤”《中药材手册》[3]，“血风”、“血藤”、“血风藤”、“三叶约血藤”、“九层风”《全国中草药汇编》[4]，“大血藤”《中国医学百科全书·中医学》[7]，“过江龙”、“血枫藤”、“野奶豆”《中国药材学》[9]“马鹿藤”、“紫梗藤”、“红藤”、“活血藤”、“血龙藤”、“过岗龙”、“五层血”《中华本草》[12]等各地的俗称。还记载有本品原植物“密花豆”的异名“猪血藤”、“血龙藤”、“九层风”、“血筋藤”、“五层风”、“鲤鱼藤”、“马鹿花”、“小豆花”、“紫梗藤”《中药志》[2]，“三叶鸡血藤”《中药大辞典》[5]，“小豆花”《中华本草》[12]等。

3 附录

3.1 又称：炒鸡血藤、醋鸡血藤（饮片规格名），全鸡血藤（药材商品名）。

3.2 俗称：血风（广东），血龙藤、过岗龙、五层血、九层风（广西），过江龙、血枫藤、猪血藤、野奶豆、大血藤（广西、云南），紫梗藤、活血藤（云南），三叶鸡血藤，血藤，血风藤，三叶约血藤，马鹿藤，红藤。

3.3 曾称：无。

3.4 原植物名称：密花豆，猪血藤，血龙藤，九层风，血筋藤，五层风，鲤鱼藤（广西），马鹿花、小豆花，紫梗藤（云南），三叶鸡血藤（广西）。

4 文献通考

《本草纲目拾遗》卷七：“鸡血藤胶，产猛缅，去云南昆明计程一月有余，乃藤汁也，土人取其汁，如割漆然，滤之殷红，似鸡血，作胶最良。近日云南省亦产，其藤长亘蔓地上或山崖，一茎长数十里，土人得之，以刀斫断，则汁出如血，每得一茎，可得汁数升。彼处有店市之，价亦不贵，干者极似山羊血，取药少许，投入滚汤中，有一线如鸡血走散者真。《云南志》：顺宁府出鸡血藤，熬膏可治血症。滇游杂记：云南顺宁府阿度里地方，有一山，绵亘数十里，产藤甚异，粗类棒梁，细似芦苇，中空如竹，剖断流汁，色赤若血，故土人名之为鸡血藤。”[1]

《中药志》：“鸡血藤　本品为少常用中药。商品主要为豆科植物密花豆的干燥藤茎。此外，还有豆科油麻藤属和鸡血藤属等数种植物及巴豆藤等植物的茎，在部分地区作为鸡血藤使用。……【原植物】密花豆　【别名】猪血藤、血龙藤、九层风、血筋藤、五层风，鲤鱼藤（广西），马鹿花、小豆花，紫梗藤（云南）。Spatholobus suberectus Dunn. ——豆科 Leguminosae”[2]

《中药材手册》：“鸡血藤［纲目拾遗列入藤部］　全国普遍使用的鸡血藤为豆科植物密花豆 Spatholobus suberectus Dunn. 的干燥藤茎。原植物系多年生藤本，野生于山谷林间、山地灌木丛中。除此外，商品鸡血藤异物同名品种甚多，常见的有木通科植物大血藤的藤茎、豆科植物山鸡血藤、常春油麻藤及网络鸡血藤，云南尚有以木兰科多种植物的藤茎称鸡血藤入药者，均应注意鉴别。【别名】三叶鸡血藤、猪血藤。”[3]

《全国中草药汇编》：“鸡血藤　【别名】血风、血藤、血风藤、三叶约血藤、九层风。【来源】为豆科密花豆属植物密花豆 Spatholobus suberectus Dunn，以藤茎入药。”[4]

《中药大辞典》：“鸡血藤《纲目拾遗》　【异名】血风藤《中药志》。【基原】为豆科植物密花豆、白花油麻藤、香花岩豆藤或亮叶岩豆藤等的藤茎。【原植物】①密花豆 Spatholobus suberectus Dunn，又名：三叶鸡血藤。②白花油麻藤 Mucuna birdwoodiana Tutcher ③香花岩豆藤 Millettia dielsiana Harms，又名：山鸡血藤、贯肠血藤、苦藤、猪婆藤、大活血、过山龙、野奶豆。④亮叶岩豆藤 Millettia nitida Benth.，又名：血节藤、血藤、血筋藤。”[5]

《中医大辞典·中药分册》：“鸡血藤　出《本草纲目拾遗》。又名血风藤。为豆科植物密花豆 Spatholobus suberectus Dunn. 或香花崖豆藤 Millettia dielsiana Harms ex Diels 等的藤茎。”[6]

《中国医学百科全书·中医学》：“鸡血藤　始载于《本草纲目拾遗》。又名血风藤、大血藤。为豆科植物密花豆 Spatholobus suberectus Dunn. 的藤茎。秋、冬两季割取藤茎切段或切片，晒干。”[7]

《全国中药炮制规范》：“鸡血藤　［处方用名］鸡血藤。【来源】本品为豆科植物密花豆 Spatholobus suberectus Dunn. 的干燥藤茎。均系野生。主产于广西等地。秋、冬二季采收，除去枝叶，切片，干燥。药材以树脂状分泌物多者为佳。”[8]

《中国药材学》：“鸡血藤　【别名】过江龙，血枫藤，猪血藤，野奶豆，大血藤（广西、云南）。【来源】本品为豆科植物密花豆 Spatholobus suberectus Dunn. 的藤茎。”[9]

《中国中医药学主题词表》：“鸡血藤 SPATHOLOBUS SUBERECTUS　属豆科；属活血祛瘀药和清热解毒药　D 密花豆；D 山鸡血藤。”[10]

《普通高等教育中医药类规划教材·中药学》：“鸡血藤《本草纲目拾遗》　为豆科攀援木密花豆 Spatholobus suberectus Dunn 的藤茎。主产于广西。秋、冬二季采收，除去枝叶，切片，晒干。生用或熬制鸡血藤膏用。”[11]

《中华本草》：“鸡血藤《纲目拾遗》　【异名】血风藤《中药志》，马鹿藤、紫梗藤《云南思茅中草药选》，猪血藤，九层风《广西植物名录》，红藤、活血藤《云南药用植物名录》，大血藤、血风（广东），血龙藤、过岗龙、五层血（广西）。……【来源】为豆科植物密花豆的藤茎。【原植物】密花豆 Spatholobus suberectus Dunn ［Butea suberecta Pdunn］Blatter］ 又名：小豆花《云南思茅中草药选》，三叶鸡血藤《广西植物名录》。”[12]

《中华人民共和国药典》：“鸡血藤 Caulis spatholobi 本品为豆科植物密花豆 Spatholobus suberectus Dunn 的干燥藤茎。秋、冬二季采收，除去枝叶，切片，晒干。”[13]

5 参考文献

1 清·赵学敏. 本草纲目拾遗. 北京：人民卫生出版社，1983，229
2 中国医学科学院药物研究所等编. 中药志. 第五册. 北京：人民卫生出版社，1993，611
3 中华人民共和国卫生部药政管理局主编. 中药材手册. 北京：人民卫生出版社，1998，585
4 《全国中草药汇编》编写组编. 全国中草药汇编. 上册. 北京：人民卫生出版社，1996，436
5 江苏新医学院编. 中药大辞典. 上海：上海科学技术出版社，1977，1206
6 《中医大辞典》编辑委员会编. 中医大辞典·中药分册. 北京：人民卫生出版社，1982，191
7 《中医学》编辑委员会. 中国医学百科全书·中医学. 上海：上海科学技术出版社，1997，1146
8 中华人民共和国卫生部药政管理局编. 全国中药炮制规范. 北京：人民卫生出版社，1988，302
9 徐国钧等主编. 中国药材学. 北京：中国医药科技出版社，1996，730
10 吴兰成主编. 中国中医药学主题词表. 北京：中医古籍出版社，1996，171
11 雷载权主编. 普通高等教育中医药类规划教材·中药学. 上海：上海科学技术出版社，1995，210
12 国家中医药管理局《中华本草》编委会. 中华本草. 第四册. 上海：上海科学技术出版社，1999，656
13 国家药典委员会编. 中华人民共和国药典. 一部. 北京：化学工业出版社，2000，151

236 鸡骨草

Jigucao

Herba Abri

1 定名依据

1.1 正名

1.1.1 汉文名：鸡骨草（为豆科植物广州相思子 Abrus cantoniensis Hance 的干燥全株）。

1.1.2 英文名：canton love - pea vine.

1.2 依据

1.2.1 定名的文献依据

(1)《中药志》：“鸡骨草 本品为华南地区常用草药。主要来源于豆科植物鸡骨草和毛鸡骨草，以全株入药。……【原植物】①鸡骨草 【别名】土甘草。Abrus cantoniensis Hance（A. fruticulosus Wall. ex Wight et Arn.）——豆科 Leguminosae②毛鸡骨草 【别名】芒尾蛇、牛甘藤。Abrus mollis Hance——豆科 Leguminosae”[1]

(2)《全国中草药汇编》：“鸡骨草 【别名】红母鸡草、石门坎、黄食草、细叶龙鳞草、大黄草。【来源】为豆科相思子属植物广州相思子 Abrus cantoniensis Hance，以全株入药。"[2]

(3)《中药大辞典》："鸡骨草《岭南采药录》 【异名】黄头草、黄仔蕹、大黄草《岭南采药录》，假牛甘子、红母鸡草《南宁市药物志》，猪腰草《广东中药》Ⅱ)，黄食草、小叶龙鳞草（广州部队《常用中草药手册》）。【基原】为豆科植物广东相思子的带根全草。【原植物】广东相思子 Abrus fruticulosus Wall. ex Wight et Arn."[3]

(4)《中医大辞典·中药分册》："鸡骨草 见萧步丹《岭南采药录》。又名红母鸡草、黄头草、猪腰草、黄食草、石门坎、细叶龙鳞草。为豆科植物广东相思子 Abrus cantoniensis Hance 除去荚果的全株。"[4]

(5)《中国医学百科全书·中医学》："鸡骨草 始载于《岭南采药录》。又名黄头草、大黄草、黄食草。为豆科植物广东相思子 Abrus cantoniensis Hance 除去荚果的全株。分布于中国广东、广西等省、区。"[5]

(6)《中国药材学》："鸡骨草 【别名】土甘草，黄食草，小叶龙麟草（广东）。【来源】本品为豆科植物广东相思子 Abrus cantoniensis Hance（Abrus fruticulosus Wall. ex Wight et Arn.）的全草。"[6]

(7)《中国中医药学主题词表》："鸡骨草 ABRUS CANTONIENSS 属豆科和清热解毒药 D 相思子。"[7]

(8)《中华本草》："鸡骨草《岭南采药录》 【异名】黄头草、黄仔蕹、大黄草《岭南采药录》，假牛甘子、红母鸡草《南宁市药物志》，猪腰草《广东中药》，黄食草、小叶龙鳞草（广州部队《常用中草药手册》）。……【来源】为豆科植物广东相思子的全草。【原植物】广州相思子 Abrus cantoniensis Hance［A. fruticulosus Wall. ex Wight et Arn.］又名：广州相思子《广州植物志》。"[8]

(9)《中华人民共和国药典》："鸡骨草 Herba abri 本品为豆科植物广州相思子 Abrus cantoniensis Hance 的干燥全株。全年均可采挖，除去泥沙，干燥。"[9]

1.2.2 定名选择的理由

鸡骨草 Herba abri，系豆科植物广州相思子 Abrus cantoniensis Hance 的干燥全株。鸡骨草作为本品正名古代文献未见记载，现代文献中我国最新出版的《中华人民共和国药典》以及辞书类著作《中医大辞典·中药分册》、《中药大辞典》、《中国医学百科全书·中医学》等均以"鸡骨草"作为本品正名。已经广泛应用于中医药学文献的标引和检索的《中国中医药学主题词表》也以"鸡骨草"作为本品的正式主题词。现代本草著作如《中药志》、《全国中草药汇编》、《中华本草》、《中国药材学》等虽记载了不少本品各地的俗称，但也无一例外以"鸡骨草"作为本品的正名。说明"鸡骨草"作为本品正名已成为共识。

1.3 与正名等效的名词：无。

2 源流考释

鸡骨草（豆科植物广州相思子 Abrus cantoniensis Hance 的干燥全株）作为本品正名古代文献未见记载，现代文献《中华人民共和国药典》[9]、《中医大辞典·中药分册》[4]、《中药大辞典》[3]、《中国医学百科全书·中医学》[5]、《中国中医药学主题词表》[7]、《中药志》[1]、《全国中草药汇编》[2]、《中华本草》[8]、《中国药材学》[6]等均以"鸡骨草"作为本品正名。如《中药志》:“鸡骨草　本品为华南地区常用草药。主要来源于豆科植物鸡骨草和毛鸡骨草，以全株入药。……【原植物】①鸡骨草　【别名】土甘草。Abrus cantoniensis Hance（A. fruticulosus Wall. ex Wight et Arn.）——豆科 Leguminosae②毛鸡骨草　【别名】芒尾蛇、牛甘藤。Abrus mollis Hance——豆科 Leguminosae”[1]《中华人民共和国药典》:“鸡骨草 Herba abri　本品为豆科植物广州相思子 Abrus cantoniensis Hance 的干燥全株。全年均可采挖，除去泥沙，干燥。”[9] 同时，现代文献尚记载有“红母鸡草”、“石门坎”、“黄食草”、“细叶龙鳞草”、“大黄草”《全国中草药汇编》[2]，“黄头草”、“黄仔蔃”、“假牛甘子”、“红母鸡草”、“猪腰草”、“小叶龙鳞草”《中药大辞典》[3]，“土甘草”《中国药材学》[6] 等各地的俗称。还记载有本品原植物“鸡骨草”的异名“土甘草”《中药志》[1]，“广东相思子”《中药大辞典》[3] 等。

3　附录

3.1　又称：无。

3.2　俗称：黄头草、黄仔蔃、大黄草（岭南），假牛甘子、红母鸡草（南宁），猪腰草（广东），黄食草、小叶龙鳞草（广州），红母鸡草，石门坎，细叶龙鳞草，土甘草。

3.3　曾称：无。

3.4　原植物名称：鸡骨草，土甘草，广东相思子（广州）。

4　文献通考

《中药志》:“鸡骨草　本品为华南地区常用草药。主要来源于豆科植物鸡骨草和毛鸡骨草，以全株入药。……【原植物】①鸡骨草　【别名】土甘草。Abrus cantoniensis Hance（A. fruticulosus Wall. ex Wight et Arn.）——豆科 Leguminosae②毛鸡骨草　【别名】芒尾蛇、牛甘藤。Abrus mollis Hance——豆科 Leguminosae”[1]

《全国中草药汇编》:“鸡骨草　【别名】红母鸡草、石门坎、黄食草、细叶龙鳞草、大黄草。【来源】为豆科相思子属植物广州相思子 Abrus cantoniensis Hance，以全株入药。”[2]

《中药大辞典》:“鸡骨草《岭南采药录》　【异名】黄头草、黄仔蔃、大黄草《岭南采药录》，假牛甘子、红母鸡草《南宁市药物志》，猪腰草（《广东中药》Ⅱ），黄食草、小叶龙鳞草（广州部队《常用中草药手册》）。【基原】为豆科植物广东相思子的带根全草。【原植物】广东相思子 Abrus fruticulosus Wall. ex Wight et Arn.”[3]

《中医大辞典·中药分册》:“鸡骨草　见萧步丹《岭南采药录》。又名红母鸡草、黄头草、猪腰草、黄食草、石门坎、细叶龙鳞草。为豆科植物广东相思子 Abrus cantoniensis Hance 除去荚果的全株。”[4]

《中国医学百科全书·中医学》:“鸡骨草　始载于《岭南采药录》。又名黄头草、大黄草、黄食草。为豆科植物广东相思子 Abrus cantoniensis Hance 除去荚果的全株。分布于中国广东、广西等省、区。”[5]

《中国药材学》:“鸡骨草　【别名】土甘草，黄食草，小叶龙麟草（广东）。【来源】本品为豆科植物广东相思子 Abrus cantoniensis Hance（Abrus fruticulosus Wall. ex Wight et Arn.）的全草。”[6]

《中国中医药学主题词表》：“鸡骨草 ABRUS CANTONIENSS 属豆科和清热解毒药 D 相思子。”[7]

《中华本草》：“鸡骨草《岭南采药录》 【异名】黄头草、黄仔蔃、大黄草《岭南采药录》，假牛甘子、红母鸡草《南宁市药物志》，猪腰草《广东中药》，黄食草、小叶龙鳞草（广州部队《常用中草药手册》）。……【来源】为豆科植物广东相思子的全草。【原植物】广州相思子 Abrus cantoniensis Hance［A. fruticulosus Wall. ex Wight et Arn.］ 又名：广州相思子《广州植物志》。”[8]

《中华人民共和国药典》：“鸡骨草 Herba abri 本品为豆科植物广州相思子 Abrus cantoniensis Hance 的干燥全株。全年均可采挖，除去泥沙，干燥。”[9]

5 参考文献

1 中国医学科学院药物研究所等编. 中药志. 第四册. 北京：人民卫生出版社，1993，433

2 《全国中草药汇编》编写组编. 全国中草药汇编. 上册. 北京：人民卫生出版社，1996，440

3 江苏新医学院编. 中药大辞典. 上海：上海科学技术出版社，1977，1210

4 《中医大辞典》编辑委员会编. 中医大辞典·中药分册. 北京：人民卫生出版社，1982，192

5 《中医学》编辑委员会. 中国医学百科全书·中医学. 上海：上海科学技术出版社，1997，1084

6 徐国钧等主编. 中国药材学. 北京：中国医药科技出版社，1996，1438

7 吴兰成主编. 中国中医药学主题词表. 北京：中医古籍出版社，1996，171

8 国家中医药管理局《中华本草》编委会. 中华本草. 第四册. 上海：上海科学技术出版社，1999，2924

9 国家药典委员会编. 中华人民共和国药典. 一部. 北京：化学工业出版社，2000，151

237 鸡冠花

Jiguanhua

Flos Celosiae Cristatae

1 定名依据

1.1 正名

1.1.1 汉文名：鸡冠花（为苋科植物鸡冠花 Celosia cristata L. 的干燥花序）。

1.1.2 英文名：cockcomb flower.

1.2 依据

1.2.1 定名的文献依据

(1)《滇南本草》卷一：“鸡冠花，味苦、微辛，性寒。花有赤、白。止肠风血热，妇人红崩带下。赤痢下血，用红花效；白痢下血，用白花效。”[1]

(2)《本草从新》卷三：“鸡冠花，甘，凉。治痔漏下血。赤白下痢。崩中。赤白带下。(分赤白用。)子治肠风泻血。赤白痢。崩中带下。(炒用。)苗治疮痔及血病。以花状命名。”[2]

(3)《本草分经·原例》：“鸡冠花，甘，凉，治痔漏下血痢疾崩带。子治肠风，功用略同，苗治疮痔及血病。"[3]

(4)《得配本草》卷三："鸡冠花，甘，凉。入血分。治痔瘘下血，赤白下痢，崩中带下。得椿根白皮，治结阴便血。配防风，治下血脱肛。入苦酒，治吐血不止。煎黄酒，治带下。分赤白，炒用。"[4]

(5)《中药大辞典》："鸡冠花《滇南本草》 【异名】鸡髻花、鸡公花《闽东本草》，鸡角枪《福建中草药》。【基原】为苋科植物鸡冠花的花序。【原植物】鸡冠花 Celosia cristata L.，又名：鸡冠花。"[5]

(6)《中医大辞典·中药分册》："鸡冠花 出《滇南本草》。又名鸡髻花、鸡冠头。为苋科植物鸡冠花 Celosia Cristata L. 的花序。"[6]

(7)《中国医学百科全书·中医学》："鸡冠花 始载于《滇南本草》。为苋科植物鸡冠花 Celosia cristata L. 的花序。中国各地均有栽培。"[7]

(8)《中国药材学》："鸡冠花 【别名】鸡公花，鸡角枪，鸡髻花，老来红（四川），似田姑（青海）。【来源】本品为苋科植物鸡冠花 Celosia cristata L. 的花序。"[8]

(9)《中国中医药学主题词表》："鸡冠花 CELOSIA CRISTATA 属苋科；属固涩药（中药）和止血药（中药）。"[9]

(10)《中华本草》："鸡冠花《滇南本草》 【异名】鸡髻花、鸡公花《闽东本草》，鸡角枪《福建中草药》，鸡冠头《全国中草药汇编》，鸡骨子花、老来少《新华本草纲要》。……【来源】为苋科植物鸡冠花的花序。【原植物】鸡冠花 Celosia cristata L. [C. argentea L. var. cristata (L.) O. Kuntze]"[10]

(11)《中华人民共和国药典》："鸡冠花 Flos celosiae cristatae 本品为苋科植物鸡冠花 Celosia cristata L. 的干燥花序。秋季花盛开时采收，晒干。"[11]

(12)《中药志》[12]、《中药材手册》[13]、《全国中草药汇编》[14]、《全国中药炮制规范》[15]等现代中药著作多以"鸡冠花"作为本品正名（参见"文献通考"）。

1.2.2 定名选择的理由

(1) 鸡冠花 Flos celosiae cristatae，系苋科植物鸡冠花 Celosia cristata L. 的干燥花序。"鸡冠花"之名始见于明·兰茂《滇南本草》，并作为本品正名记载。其后的本草著作如清·吴仪洛《本草从新》、姚澜《本草分经》、严西亭《得配本草》等在载录本品时均以"鸡冠花"作为正名，并一直沿用至今。

(2) 我国最新出版的《中华人民共和国药典》以及辞书类著作《中医大辞典·中药分册》、《中药大辞典》、《中国医学百科全书·中医学》等均以"鸡冠花"作为本品正名。已经广泛应用于中医药学文献的标引和检索的《中国中医药学主题词表》也以"鸡冠花"作为本品的正式主题词。现代本草著作如《中药志》、《全国中草药汇编》、《中华本草》、《中国药材学》、《中药材手册》、《全国中药炮制规范》等虽记载了不少本品各地的俗称，但也无一例外以"鸡冠花"作为本品的正名。说明"鸡冠花"作为本品正名已成为共识。

1.3 与正名等效的名词：无。

2 源流考释

鸡冠花（苋科植物鸡冠花 Celosia cristata L. 的干燥花序）始载于明·兰茂《滇南本草》，并以"鸡冠花"作为正名记载，如《滇南本草》卷一："鸡冠花，味苦、微辛，性寒。花有赤、白。止肠风血热，妇人红崩带下。赤痢下血，用红花效；白痢下血，用白花效。”[1] 其后本草著作大多沿用《滇南本草》以“鸡冠花”为正名记载本品，如清·吴仪洛《本草从新》[2]、姚澜《本草分经》[3]、严西亭《得配本草》[4] 等；有的以“鸡冠子”为正名，如明·刘文泰《本草品汇精要》[16]；有的在“鸡冠”项下介绍本品，如明·李时珍《本草纲目》卷十五：“鸡冠，（宋《嘉祐》）。【释名】时珍曰：以花状命名……花，【气味】同上。【主治】痔漏下血，赤白下痢，崩中赤白带下，分赤白用（时珍）。【附方】新十一。吐血不止：白鸡冠花，醋浸煮七次，为末。每服二钱，热酒下。《经验方》结阴便血：鸡冠花、椿根白皮等分，为末，炼蜜丸梧子大。”[17]

现代有关著作均沿用《滇南本草》的记载以“鸡冠花”作为本品正名，如《中华人民共和国药典》[11]、《中药大辞典》[5]、《中医大辞典·中药分册》[6]、《中国医学百科全书·中医学》[7]、《中国中医药学主题词表》[9]、《中药志》[12]、《中药材手册》[13]、《全国中草药汇编》[14]、《全国中药炮制规范》[15]、《中国药材学》[8]、《中华本草》[10] 等。同时尚记载有“鸡公花”、“鸡髻花”、“鸡冠状”《全国中草药汇编》[14]，“鸡角枪”《中药大辞典》[5]，“鸡冠头”《中医大辞典》[6]，“老来红”、“似田姑”《中国药材学》[8]“鸡骨子花”、“老来少”《中华本草》[10] 等各地的俗称。

3 附录

3.1 又称：无。

3.2 俗称：鸡髻花、鸡公花（闽东），鸡角枪（福建），老来红（四川），似田姑（青海），鸡冠状，鸡冠头，鸡骨子花，老来少。

3.3 曾称：无。

4 文献通考

《滇南本草》卷一：“鸡冠花，味苦、微辛，性寒。花有赤、白。止肠风血热，妇人红崩带下。赤痢下血，用红花效；白痢下血，用白花效。”[1]

《本草品汇精要》卷十五：“鸡冠子，无毒，植生。鸡冠子主肠风泻血赤白痢妇人崩中带下（名医所录）【苗】谨按苗高三五尺独茎而匾红绿色叶如蓼叶而长至端渐小花开茎巅状若鸡冠故谓之鸡冠花也其子细黑似车前子但棱匾而有光泽尔”[16]

《本草纲目》卷十五：“鸡冠，（宋《嘉祐》）。【释名】时珍曰：以花状命名……花，【气味】同上。【主治】痔漏下血，赤白下痢，崩中赤白带下，分赤白用（时珍）。【附方】新十一。吐血不止：白鸡冠花，醋浸煮七次，为末。每服二钱，热酒下。《经验方》结阴便血：鸡冠花、椿根白皮等分，为末，炼蜜丸梧子大。”[17]

《本草从新》卷三：“鸡冠花，甘凉。治痔漏下血。赤白下痢。崩中。赤白带下。（分赤白用。）子治肠风泻血。赤白痢。崩中带下。（炒用。）苗治疮痔及血病。以花状命名。”[2]

《本草分经·原例》：“鸡冠花，甘凉，治痔漏下血痢疾崩带。子治肠风，功用略同，苗治疮痔及血病。”[3]

《得配本草》卷三：“鸡冠花，甘，凉。入血分。治痔瘘下血，赤白下痢，崩中带下。得椿根白皮，治结阴便血。配防风，治下血脱肛。入苦酒，治吐血不止。煎黄酒，治带下。分赤白，炒用。”[4]

《中药志》：“鸡冠花 Celosia cristata L. 的种子亦作青葙子用。本种的花序鸡冠状、卷冠状或羽毛状，多分枝，花被片红色、紫色、黄色、橙色或红黄相间。与青葙子药材性状极相似，仅偶存鸡冠花的果壳，其顶端细丝状花柱长 2～3mm，而青葙子花柱长 4～6mm。”[12]

《中药材手册》：“鸡冠花［纲目名鸡冠，列入草部隰草类］ 本品为苋科植物鸡冠花 Celosia cristata L. 的干燥花序。原植物系一年生草本。通常栽培在庭院里供观赏用；亦有野生，但和栽培的形状稍异。”[13]

《全国中草药汇编》：“鸡冠花 【别名】鸡公花、鸡髻花、鸡冠状。【来源】为苋科青葙属植物鸡冠花 Celosia cristata L. ［C. argentea L. var. cristata（L.）O. Kuntze］的花序。”[14]

《中药大辞典》：“鸡冠花《滇南本草》 【异名】鸡髻花、鸡公花《闽东本草》，鸡角枪《福建中草药》。【基原】为苋科植物鸡冠花的花序。【原植物】鸡冠花 Celosia cristata L.，又名：鸡冠花。”[5]

《中医大辞典·中药分册》：“鸡冠花 出《滇南本草》。又名鸡髻花、鸡冠头。为苋科植物鸡冠花 Celosia Cristata L. 的花序。”[6]

《中国医学百科全书·中医学》：“鸡冠花 始载于《滇南本草》。为苋科植物鸡冠花 Celosia cristata L. 的花序。中国各地均有栽培。”[7]

《全国中药炮制规范》：“鸡冠花 ［处方用名］鸡冠花。【来源】本品为苋科植物鸡冠花 Celosia cristata L. 的干燥花序。栽培或野生。全国大部分地区均产。秋季花盛开时采收，干燥。药材以朵大。色泽鲜艳者为佳。”[15]

《中国药材学》：“鸡冠花 【别名】鸡公花，鸡角枪，鸡髻花，老来红（四川），似田姑（青海）。【来源】本品为苋科植物鸡冠花 Celosia cristata L. 的花序。”[8]

《中国中医药学主题词表》：“鸡冠花 CELOSIA CRISTATA 属苋科；属固涩药（中药）和止血药（中药）。”[9]

《中华本草》：“鸡冠花《滇南本草》 【异名】鸡髻花、鸡公花《闽东本草》，鸡角枪《福建中草药》，鸡冠头《全国中草药汇编》，鸡骨子花、老来少《新华本草纲要》。……【来源】为苋科植物鸡冠花的花序。【原植物】鸡冠花 Celosia cristata L. ［C. argentea L. var. cristata（L.）O. Kuntze］”[10]

《中华人民共和国药典》：“鸡冠花 Flos celosiae cristatae 本品为苋科植物鸡冠花 Celosia cristata L. 的干燥花序。秋季花盛开时采收，晒干。”[11]

5 参考文献

1 明·兰茂. 滇南本草. 昆明：云南人民出版社，1959，291
2 清·吴仪洛. 本草从新. 北京：中医古籍出版社，2001，62
3 清·姚澜. 本草分经. 上海：上海科学技术出版社，1989，181
4 清·严西亭. 得配本草. 上海：上海卫生出版社，1957，6
5 江苏新医学院编. 中药大辞典. 上海：上海科学技术出版社，1977，1211
6 《中医大辞典》编辑委员会编. 中医大辞典·中药分册. 北京：人民卫生出版社，1982，192

7 《中医学》编辑委员会．中国医学百科全书·中医学．上海：上海科学技术出版社，1997，1128
8 徐国钧等主编．中国药材学．北京：中国医药科技出版社，1996，946
9 吴兰成主编．中国中医药学主题词表．北京：中医古籍出版社，1996，171
10 国家中医药管理局《中华本草》编委会．中华本草．第二册．上海：上海科学技术出版社，1999，854
11 国家药典委员会编．中华人民共和国药典．一部．北京：化学工业出版社，2000，152
12 中国医学科学院药物研究所等编．中药志．第三册．北京：人民卫生出版社，1993，444
13 中华人民共和国卫生部药政管理局主编．中药材手册．北京：人民卫生出版社，1998，512
14 《全国中草药汇编》编写组编．全国中草药汇编．上册．北京：人民卫生出版社，1996，439
15 中华人民共和国卫生部药政管理局编．全国中药炮制规范．北京：人民卫生出版社，1988，264
16 明·刘文泰．本草品汇精要．北京：人民卫生出版社，1982，448
17 明·李时珍．本草纲目．北京：人民卫生出版社，1982，965

238 玫瑰花
Meiguihua
Flos Rosae Rugosae

1 定名依据

1.1 正名

1.1.1 汉文名：玫瑰花（为蔷薇科植物玫瑰 Rosa rugosa Thunb. 的干燥花蕾）。

1.1.2 英文名：rose flower.

1.2 依据

1.2.1 定名的文献依据

(1)《食物本草》："玫瑰花……处处有之，江南尤多。茎高二三尺，极利秽污灌溉。宿根自生，春时抽条，枝干多刺。叶小似蔷薇叶，边多锯齿。四月开花，大者如盎，小者如杯，色若胭脂，香同兰麝。"[1]

(2)《本草纲目拾遗》卷七："玫瑰花，有紫、白二种，紫者入血分，白者入气分。茎有刺，叶如月季而多锯齿，高者三、四尺，其花色紫，入药用花瓣，勿见火。百草镜云：玫瑰花立夏前采含苞未放者，阴干用，忌见火。"[2]

(3)《本草分经·原例》："玫瑰花，气味甘平，香而不散，肝病用之多效，蒸露尤佳。"[3]

(4)《本草害利·肝部药队》："玫瑰花，【害】毕竟伐气之品，妇人血枯气上逆者，不可多用。【利】甘苦平，香而不散，色紫入肝，能引血中之气，肝病用之多效。"[4]

(5)《中药志》："玫瑰花　本品为少常用中药。商品为蔷薇科植物玫瑰的花蕾或初开放的花。……【原植物】玫瑰　【别名】红玫瑰（浙江、山东），笔头花、湖花（浙江），刺玫瑰（河北）。Rosa rugosa Thunb. ——蔷薇科 Rosaceae"[5]

(6)《中华人民共和国药典》："玫瑰花 Flos rosae rugosae　本品为蔷薇科植物玫瑰 Rosa rugosa Thunb. 的干燥花蕾。春末夏初花将开放时分批采收，及时低温干燥。"[6]

(7)《普通高等教育中医药类规划教材·中药学》:“玫瑰花《食物本草》 为蔷薇科灌木植物玫瑰 Rosa rugosa Thunb. 的花蕾。主产于江苏、浙江、福建、山东、四川等地。春末夏初花将开放时分批采收，除去花柄及蒂，及时低温干燥。生用。”[7]

(8)《中药大辞典》:“玫瑰花(姚可成《食物本草》 【异名】徘徊花《群芳谱》，笔头花、湖花《浙江中药手册》，刺玫花《河北药材》。【基原】为蔷薇科植物玫瑰初放的花。【原植物】玫瑰《群芳谱》Rosa rugosa Thunb. ”[8]

(9)《中医大辞典·中药分册》:“玫瑰花 出明·姚可成《食物本草》。又名徘徊花、笔头花、刺玫花。为蔷薇科植物玫瑰 Rosa rugosa Thunb. 初放的花。”[9]

(10)《中国医学百科全书·中医学》:“玫瑰花 始载于《食物本草》。又名徘徊花、刺玫花。为蔷薇科植物玫瑰 Rosa rugosa Thunb. 的初开的花。主产于中国江苏、浙江、福建、山东、四川、河北等省。”[10]

(11)《中国中医药学主题词表》:“玫瑰花 FLOS ROSAE RUGOSAE 为蔷薇科玫瑰花初放的花；属理气药、活血祛瘀药和疏肝解郁药 C 蔷薇属。”[11]

(12)《中药材手册》[12]、《全国中草药汇编》[13]、《全国中药炮制规范》[14]、《中国药材学》[15]、《中华本草》[16]等现代中药著作多以“玫瑰花”作为本品正名(参见“文献通考”)。

1.2.2 定名选择的理由

(1) 玫瑰花 Flos rosae rugosae，系蔷薇科植物玫瑰 Rosa rugosa Thunb. 的干燥花蕾。“玫瑰花”之名始见于明·姚可成《食物本草》，并作为本品正名记载。其后的本草著作如清·赵学敏《本草纲目拾遗》、姚澜《本草分经》、凌奂《本草害利》等在载录本品时均以“玫瑰花”作为正名，并一直沿用至今。

(2) 我国最新出版的《中华人民共和国药典》、《普通高等教育中医药类规划教材·中药学》以及辞书类著作《中医大辞典·中药分册》、《中药大辞典》、《中国医学百科全书·中医学》等均以“玫瑰花”作为本品正名。已经广泛应用于中医药学文献的标引和检索的《中国中医药学主题词表》也以“玫瑰花”作为本品的正式主题词。现代本草著作如《中药志》、《全国中草药汇编》、《中华本草》、《中国药材学》、《中药材手册》、《全国中药炮制规范》等虽记载了不少本品各地的俗称，但也无一例外以“玫瑰花”作为本品的正名。说明“玫瑰花”作为本品正名已成为共识。

1.3 与正名等效的名词：无。

2 源流考释

玫瑰花(蔷薇科植物玫瑰 Rosa rugosa Thunb. 的干燥花蕾)始载于明·姚可成《食物本草》，并以“玫瑰花”作为本品正名记载，如《食物本草》:“玫瑰花……处处有之，江南尤多。茎高二三尺，极利秽污灌溉。宿根自生，春时抽条，枝干多刺。叶小似蔷薇叶，边多锯齿。四月开花，大者如盎，小者如杯，色若胭脂，香同兰麝。”[1]与其同一时期的王象晋《群芳谱》[17]则以“玫瑰”作为本品正名记载本品。其后的本草著作均沿用《食物本草》以“玫瑰花”为正名，如清·赵学敏《本草纲目拾遗》[2]、姚澜《本草分经》[3]、凌奂《本草害利》[4]等。

古代著作中记载的本品异名有“徘徊花”《群芳谱》，如《群芳谱诠释》:“玫瑰，一名徘徊花。灌生，细叶多刺，类蔷薇，茎短。花亦类蔷薇，色淡紫，青黄蕊，瓣末白，娇艳芬馥，有香有色，民、堪入茶、入酒、入蜜。栽宜肥土，常加浇灌。”[17]

现代有关著作均沿用《食物本草》的记载以“玫瑰花”作为本品正名，如《中华人民共和国药典》[6]、《普通高等教育中医药类规划教材·中药学》[7]、《中药大辞典》[8]、《中医大辞典·中药分册》[9]、《中国医学百科全书·中医学》[10]、《中国中医药学主题词表》[11]、《中药志》[5]、《中药材手册》[12]、《全国中草药汇编》[13]、《全国中药炮制规范》[14]、《中国药材学》[15]、《中华本草》[16]等。同时尚记载有“红玫瑰”、“笔头花”、“刺玫花”《中药材手册》[12]，“湖花”《中药大辞典》[8]，“刺玫菊”《中华本草》[16]等各地的俗称。还记载有本品原植物“玫瑰”的异名“红玫瑰”、“笔头花”、“湖花”、“刺玫瑰”《中药志》[5]；或原植物名称“重瓣玫瑰”《中华本草》[16]等。

3 附录

3.1 又称：无。

3.2 俗称：红玫瑰、笔头花、湖花（浙江），刺玫花（河北），刺玫菊（山东）。

3.3 曾称：徘徊花《群芳谱》。

3.4 原植物名称：玫瑰，红玫瑰（浙江、山东），笔头花、湖花（浙江），刺玫瑰（河北）；重瓣玫瑰。

4 文献通考

《食物本草》：“玫瑰花……处处有之，江南尤多。茎高二三尺，极利秽污灌溉。宿根自生，春时抽条，枝干多刺。叶小似蔷薇叶，边多锯齿。四月开花，大者如盎，小者如杯，色若胭脂，香同兰麝。”[1]

《群芳谱诠释》：“玫瑰，一名徘徊花。灌生，细叶多刺，类蔷薇，茎短。花亦类蔷薇，色淡紫，青黄蕊，瓣末白，娇艳芬馥，有香有色，民、堪入茶、入酒、入蜜。栽宜肥土，常加浇灌。”[17]

《本草纲目拾遗》卷七：“玫瑰花，有紫、白二种，紫者入血分，白者入气分。茎有刺，叶如月季而多锯齿，高者三、四尺，其花色紫，入药用花瓣，勿见火。《百草镜》云：玫瑰花立夏前采含苞未放者，阴干用，忌见火。气香性温，味甘微苦，入脾、肝经，和血行血，理气治风痹。《药性考》云：玫瑰性温，行血破积，损伤瘀痛，浸酒饮益。治吐血玫瑰膏，救生苦海：用玫瑰花一百朵（初开者去心蒂），河水二碗，煎半：再用河水一碗，煎半去渣，和匀，共有碗半，复煎至一碗，白糖一斤，收成调膏，不时服之。噤口痢，用玫瑰花阴干煎服。治乳痈：玫瑰花七朵、母丁香七粒、无灰酒煎服，自愈。肿毒初起，《百草镜》：玫瑰花（去心蒂、焙为末）一钱，好酒和服。”[2]

《本草分经·原例》：“玫瑰花，气味甘平，香而不散，肝病用之多效，蒸露尤佳。”[3]

《本草害利·肝部药队》：“玫瑰花，【害】毕竟伐气之品，妇人血枯气上逆者，不可多用。【利】甘苦平，香而不散，色紫入肝，能引血中之气，肝病用之多效。”[4]

《中药志》：“玫瑰花　本品为少常用中药。商品为蔷薇科植物玫瑰的花蕾或初开放的花。……【原植物】玫瑰　【别名】红玫瑰（浙江、山东），笔头花、湖花（浙江），刺玫瑰（河北）。Rosa rugosa Thunb.　——蔷薇科 Rosaceae”[5]

《中药材手册》："玫瑰花［纲目拾遗列入花部］ 本品为蔷薇科植物玫瑰 Rosa rugosa Thunb. 的干燥花蕾。原植物系直立灌木。全国各地均有栽培。月季花形状与本品类似，商品药材常有混杂，应注意鉴别。【别名】红玫瑰、笔头花（浙江）、刺玫花。"[12]

《全国中草药汇编》："玫瑰花 【来源】为蔷薇科蔷薇属植物玫瑰 Rosa rugosa Thunb. 的花。"[13]

《中药大辞典》："玫瑰花（姚可成《食物本草》） 【异名】徘徊花（《群芳谱》），笔头花、湖花（《浙江中药手册》），刺玫花（《河北药材》）。【基原】为蔷薇科植物玫瑰初放的花。【原植物】玫瑰《群芳谱》Rosa rugosa Thunb."[8]

《中医大辞典·中药分册》："玫瑰花 出明·姚可成《食物本草》。又名徘徊花、笔头花、刺玫花。为蔷薇科植物玫瑰 Rosa rugosa Thunb. 初放的花。"[9]

《中国医学百科全书·中医学》："玫瑰花 始载于《食物本草》。又名徘徊花、刺玫花。为蔷薇科植物玫瑰 Rosa rugosa Thunb. 的初开的花。主产于中国江苏、浙江、福建、山东、四川、河北等省。"[10]

《全国中药炮制规范》："玫瑰花 ［处方用名］玫瑰花（红玫瑰）。【来源】本品为蔷薇科植物玫瑰 Rosa rugosa Thunb. 的干燥花蕾。均系栽培。主产于江苏、浙江、福建、山东、四川、河北等地。春末夏初花将开放时分批采摘，及时低温干燥，药材以朵大、完整、色紫红、不露芯、香气浓者为佳。"[14]

《中国药材学》："玫瑰花 【来源】本品为蔷薇科植物玫瑰 Rosa rugosa Thunb. 的花蕾或初开放的花。"[15]

《中国中医药学主题词表》："玫瑰花 FLOS ROSAE RUGOSAE 为蔷薇科玫瑰花初放的花；属理气药、活血祛瘀药和疏肝解郁药 C 蔷薇属。"[11]

《普通高等教育中医药类规划教材·中药学》："玫瑰花《食物本草》 为蔷薇科灌木植物玫瑰 Rosa rugosa Thunb. 的花蕾。主产于江苏、浙江、福建、山东、四川等地。春末夏初花将开放时分批采收，除去花柄及蒂，及时低温干燥。生用。"[7]

《中华本草》："玫瑰花 姚可成《食物本草》 【异名】徘徊花《群芳谱》，笔头花、湖花《浙江中药手册》，刺玫花《河北药材》，刺玫菊《山东中草药手册》。……【来源】为蔷薇科植物玫瑰和重瓣玫瑰的花。【原植物】①玫瑰 Rosa rugosa Thunb. ②重瓣玫瑰 Rosa rugosa Thunb. f. plena (Regel) Byhouwer［R. rugosa Thunb. var. plena Regel］"[16]

《中华人民共和国药典》："玫瑰花 Flos rosae rugosae 本品为蔷薇科植物玫瑰 Rosa rugosa Thunb. 的干燥花蕾。春末夏初花将开放时分批采收，及时低温干燥。"[6]

5 参考文献

1 明·姚可成. 食物本草. 北京：中国医药科技出版社，1990

2 清·赵学敏. 本草纲目拾遗. 北京：人民卫生出版社，1983，254

3 清·姚澜. 本草分经. 上海：上海科学技术出版社，1989，119

4 清·凌奂. 本草害利. 北京：中医古籍出版社，1982，38

5 中国医学科学院药物研究所等编. 中药志. 第五册. 北京：人民卫生出版社，1993，244

6 国家药典委员会编. 中华人民共和国药典. 一部. 北京：化学工业出版社，2000，153

7 雷载权主编．普通高等教育中医药类规划教材·中药学．上海：上海科学技术出版社，1995，166
8 江苏新医学院编．中药大辞典．上海：上海科学技术出版社，1977，1223
9 《中医大辞典》编辑委员会编．中医大辞典·中药分册．北京：人民卫生出版社，1982，194
10 《中医学》编辑委员会．中国医学百科全书·中医学．上海：上海科学技术出版社，1997，1121
11 吴兰成主编．中国中医药学主题词表．北京：中医古籍出版社，1996，248
12 中华人民共和国卫生部药政管理局主编．中药材手册．北京：人民卫生出版社，1998，514
13 《全国中草药汇编》编写组编．全国中草药汇编．上册．北京：人民卫生出版社，1996，487
14 中华人民共和国卫生部药政管理局编．全国中药炮制规范．北京：人民卫生出版社，1988，265
15 徐国钧等主编．中国药材学．北京：中国医药科技出版社，1996，957
16 国家中医药管理局《中华本草》编委会．中华本草．第四册．上海：上海科学技术出版社，1999，238
17 明·王象晋纂辑，伊钦恒诠释．群芳谱诠释．见：中国农书丛刊．北京：农业出版社，1985，248

239 青木香

Qingmuxiang

Radix Aristolochiae

1 定名依据

1.1 正名

1.1.1 汉文名：青木香（为马兜铃 Aristolochia debilis Sieb. et Zucc. 的干燥根）。

1.1.2 英文名：slender dutchmanspipe root.

1.2 依据

1.2.1 定名的文献依据

(1)《本草蒙筌》卷二："马兜铃，信州马兜铃，滁州马兜铃。味苦，气寒。阴中之阳。无毒。山谷俱有，野坂尤多。藤蔓绕树而生，结实如铃五瓣。去革膜取向里扁子，入药剂微炒燥为良。烧烟熏痔瘘症疮，煎汤劫痰结喘促。去肺热止咳，清肺气补虚。根名青木香，亦为散气药。"[1]

(2)《本草正（上）蔓草部》："青木香（百二三） 即马兜铃根，亦名土木香，味苦微辛，性寒。有毒，能吐能利，不可多服。煮汁服，可吐蛊毒鬼疰诸毒。捣末水调，涂疔肿热毒蛇毒，日三四次，立瘥。亦可敷瘙痒秃疮。"[2]

(3)《本经逢原》卷二："青木香，即马兜铃根。辛、苦，微寒，无毒。［发明］青木香苦寒香细，入足少阴。善降阴气上逆，故治风湿，葳蕤汤用之，并治痈肿痰结气凝诸痛。《唐本》治热肿蛇毒，水磨敷之。《肘后》治蛊毒，酒水和煎服之，毒从小便出。昔人言，多服令人吐利，肺寒咳嗽，寒痰作喘，胃虚畏食人勿服，以其辛香走窜也。"[3]

(4)《本草求真》卷三："青木香，（蔓草）散毒泄热。青木香（专入肺），即马兜铃根。又名土木香者是也。味辛而苦。微寒无毒。诸书皆言可升可降，可吐可利。凡人感受恶毒而致胸膈不快，则可用此上吐，以其气辛而上达也。感受风湿而见阴气上逆，则可用此下降。以其苦能泄热也。"[4]

(5)《中华人民共和国药典》:“青木香 Radix aristolochiae　本品为马兜铃 Aristolochia debilis Sieb. et Zucc. 的干燥根。春、秋二季采挖，除去须根及泥沙，晒干。”[5]

(6)《普通高等教育中医药类规划教材·中药学》:“青木香《新修本草》　为马兜铃科多年生缠绕草本植物马兜铃 Aristolochia debilis Sieb. et Zucc. 的根。主产于江苏、浙江、安徽等地。春、秋二季采挖，除去须根及泥沙，晒干，切片，生用。”[6]

(7)《中药大辞典》:“青木香《本草蒙筌》　【异名】马兜铃根《肘后方》……【基原】为马兜铃科植物马兜铃 Aristolochia debilis Sieb. et Zucc. 和北马兜铃 Aristolochia contorta Bge. 的根。原植物详‘马兜铃’条。”[7]

(8)《中医大辞典·中药分册》:“青木香　出《本草蒙筌》。又名马兜铃根、独行根、青藤香。为马兜铃科植物马兜铃 Aristolochia debilis Sieb. et Zucc. 的根。”[8]

(9)《中国医学百科全书·中医学》:“青木香　始载于《新修本草》，原名土青木香。又名马兜铃根、独行根、独行木香、土木香。为马兜铃科植物马兜铃 Aristolochia debilis Sieb. et Zucc. 的根。主产于中国浙江、江苏等省。”[9]

(10)《中国中医药学主题词表》:“青木香 RADIX ARISTOLOCHIAE　为马兜铃科及植物马兜铃及北马兜铃的根；属止痛药（中药）、降压药（中药）和理气药　C 马兜铃；D 马兜铃根。”[10]

(11)《中药志》[11]、《中药材手册》[12]、《全国中草药汇编》[13]、《全国中药炮制规范》[14]、《中国药材学》[15]、《中华本草》[16]等现代中药著作多以“青木香”作为本品正名（参见“文献通考”）。

1.2.2　定名选择的理由

(1) 青木香 Radix aristolochiae，系马兜铃 Aristolochia debilis Sieb. et Zucc. 的干燥根。“青木香”之名始见于明·陈嘉谟《本草蒙筌》，“青木香”作为本品正名始见于明·张景岳《本草正》。其后的本草著作如清·张璐《本经逢原》、黄宫绣《本草求真》等在载录本品时即以“青木香”作为正名，并一直沿用至今。

(2) 我国最新出版的《中华人民共和国药典》、《普通高等教育中医药类规划教材·中药学》以及辞书类著作《中医大辞典·中药分册》、《中药大辞典》、《中国医学百科全书·中医学》等均以“青木香”作为本品正名。已经广泛应用于中医药学文献的标引和检索的《中国中医药学主题词表》也以“青木香”作为本品的正式主题词。现代本草著作如《中药志》、《全国中草药汇编》、《中华本草》、《中国药材学》、《中药材手册》、《全国中药炮制规范》等虽记载了不少本品各地的俗称，但也无一例外以“青木香”作为本品的正名。说明“青木香”作为本品正名已成为共识。

1.3　与正名等效的名词：无。

2　源流考释

青木香（马兜铃 Aristolochia debilis Sieb. et Zucc. 的干燥根）原称“马兜铃根”，始见于晋·葛洪《肘后备急方》卷七:“治中蛊毒方第六十三，葛氏方，疗蛊毒下血方……姚氏，疗中蛊下血如鸡肝，出石余，四脏悉坏，唯心未毁，或鼻破。待死方。末桔梗，酒服一匕。日一二，葛氏方也。支太医，有十数传用方。取马兜铃根，捣末。”[17]其后的本草著作有的以“独行根”为正名，如唐·苏敬《新修本草》[18]，宋·唐慎微《证类本草》[19]、寇宗奭《本草衍义》[20]，明·刘文泰《本草品汇精要》[21]；有的在“马兜铃”项下介绍，如宋·苏颂《本草图经》[22]，明·陈嘉谟《本草蒙筌》[1]；有的在“木香”下介绍，如明·李时珍《本草纲目》[23]等。

“青木香”之名始见于明·陈嘉谟《本草蒙筌》卷二：“马兜铃，信州马兜铃，滁州马兜铃。味苦，气寒。阴中之阳。无毒。山谷俱有，野坂尤多。藤蔓绕树而生，结实如铃五瓣。去革膜取向里扁子，入药剂微炒燥为良。烧烟熏痔瘘𤻲疮，煎汤劫痰结喘促。去肺热止咳，清肺气补虚。根名青木香，亦为散气药。”[1]“青木香”作为本品正名始见于明·张景岳《本草正（上）蔓草部》：“青木香（百二三） 即马兜铃根，亦名土木香，味苦微辛，性寒。有毒，能吐能利，不可多服。煮汁服，可吐蛊毒鬼疰诸毒。捣末水调，涂疔肿热毒蛇毒，日三四次，立瘥。亦可敷瘙痒秃疮。”[2]其后的本草著作有的即以“青木香”为正名，如清·张璐《本经逢原》[3]、黄宫绣《本草求真》[4]；有的在“马兜铃”项下介绍本品，如清·张秉成《本草便读》[24]等。

古代著作中记载的本品异名尚有“独行根”、“土青木香”、“兜零根”《新修本草》[18]，“云南根”《本草图经》[22]，“土木香”《本草正》[2]，“青藤香”《草木便方》[25]，“蛀参根”《分类草药性》[26]等。如《新修本草》卷十一：“独行根，味辛、苦、冷，有毒。主鬼疰积聚，诸毒热肿，蛇毒。水摩为泥封之，日三、四立瘥。水煮一、二两，取汁服，吐蛊毒。蔓生，叶似萝摩，其子如桃李，枯则头四开，悬草木上。其根扁长尺许，作葛根气，亦似汉防己。生古堤城旁，山南名为土青木香，疗疔肿大效。一名兜零根。（新附）”[18]《本草图经》卷九：“马兜铃，生关中，今河东、河北、江淮、夔、浙州郡亦有之……其根名云南根，似木香，小指大，赤黄色，亦名土青木香。”[22]《草木便方今释》：“青藤香温发表良，风湿瘫痪筋骨强。腰脚疼痛除风毒，能解蛇毒跌损伤。”[25]。《分类草药性》上卷？香类：“青藤香，一名蛀参根，味苦性温，治血气痛，能消胀，饱胀涂疮，搽毒如神。”[26]

现代有关著作均沿用《本草正》[2]的记载以“青木香”作为本品正名，如《中华人民共和国药典》[5]、《普通高等教育中医药类规划教材·中药学》[6]、《中药大辞典》[7]、《中医大辞典·中药分册》[8]、《中国医学百科全书·中医学》[9]、《中国中医药学主题词表》[10]、《中药志》[11]、《中药材手册》[12]、《全国中草药汇编》[13]、《全国中药炮制规范》[14]、《中国药材学》[15]、《中华本草》[16]等。同时尚记载有“天仙藤根”《中药材手册》[12]，“蛇参根”《全国中草药汇编》[13]，“百两金”、“土麝”、“铁扁担”、“痧药”《中药大辞典》[7]，“独行木香”《中国医学百科全书·中医学》[9]，“野木香根”、“臭拉秧子”、“白青木香”、“痧药根”《中国药材学》[15]等各地的俗称。原植物“马兜铃”的异名参见“马兜铃”条。

3 附录

3.1 又称：炒青木香、醋青木香（饮片规格名），全青木香（药材商品名）。

3.2 俗称：铁扁担（陕西），痧药、白青木香（江西），臭拉秧子（江苏、湖南），痧药根（江西、浙江），天仙藤根（江苏），独行木香，野木香根，蛇参根，百两金，土麝。

3.3 曾称：马兜铃根《肘后备急方》，独行根、土青木香、兜零根《新修本草》，云南根《本草图经》，土木香《本草正》，青藤香《草木便方》，蛀参根《分类草药性》。

3.4　原植物名称：参见‘马兜铃’条。

4　文献通考

《肘后备急方》卷七：“治中蛊毒方第六十三，葛氏方，疗蛊毒下血方。羚羊皮方三寸，得败鼓亦好。蘘荷叶，苦参，黄连，当归各二两，水七升，煮二升，分三服。一方加犀角、升麻各三两，无蘘荷根，用茜根四两代之，佳……姚氏，疗中蛊下血如鸡肝，出石余，四脏悉坏，唯心未毁，或鼻破。待死方。末桔梗，酒服一匕。日一二，葛氏方也。支太医，有十数传用方。取马兜铃根，捣末。水服方寸匕，随吐则出，极神验。此物苗似葛蔓缘柴生，子似橘子。凡畏已中蛊，欲服甘草汁。宜生煮服之，当吐，疾出。若平生，预服防蛊毒者，宜熟炙煮服。即内消不令吐，神验。”[17]

《新修本草》卷十一：“独行根，味辛、苦、冷，有毒。主鬼疰积聚，诸毒热肿，蛇毒。水摩为泥封之，日三、四立瘥。水煮一、二两，取汁服，吐蛊毒。蔓生，叶似萝摩，其子如桃李，枯则头四开，悬草木上。其根扁长尺许，作葛根气，亦似汉防已。生古堤城旁，山南名为土青木香，疗疔肿大效。一名兜零根。（新附）”[18]

《本草图经》卷九：“马兜铃，生关中，今河东、河北、江淮、夔、浙州郡亦有之。春生，苗如藤蔓，叶如山芋叶；六月开黄紫花，颇类枸杞花；七月结实，枣许大；如铃，作四、五瓣。其根名云南根，似木香，小指大，赤黄色，亦名土青木香。七月、八月采实，曝干。主肺病。三月采根，治气下膈，止刺痛。”[22]

《证类本草》卷十一：“独行根，味辛、苦，冷，有毒。主鬼疰，积聚，诸毒热肿，蛇毒。水摩为泥封之。日三、四，立瘥。水煮一、二两，取汁服，吐蛊毒。《唐本》注云：蔓生叶似萝摩，其子如桃李，枯则头四开，悬草木上。其根扁长尺许，作葛根气，亦似汉防已。生古堤城旁。山南名为土青木香，疗疔肿大效。一名兜零根。”[19]

《本草衍义》卷十二：“独行根，苗蔓生，子则马兜零也。根扁，其嗅稍似葛根。细捣，水调，敷疔肿。后有马兜零条。”[20]

《本草品汇精要》卷十四：“独行根，有毒〔日华子云〕无毒，蔓生。独行根，主鬼疰，积聚，诸毒热肿，蛇毒。水摩为泥封之，日三四立差，水煮一二两取汁服吐蛊毒（《名医》所录）。【名】土青木香、兜铃根。【苗】〔唐本注云〕此即马兜铃根也，蔓生，叶似萝摩而圆且涩，花青白色，其子悬草木上，如桃李；枯则头四开若囊中，实似榆荚，其根匾长尺许作葛根，气亦似汉防已，山南名为土青木香也。”[21]

《本草蒙筌》卷二：“马兜铃，信州马兜铃，滁州马兜铃。味苦，气寒。阴中之阳。无毒。山谷俱有，野坂尤多。藤蔓绕树而生，结实如铃五瓣。去革膜取向里扁子，入药剂微炒燥为良。烧烟熏痔瘘娷疮，煎汤劫痰结喘促。去肺热止咳，清肺气补虚。根名青木香，亦为散气药。”[1]

《本草纲目》卷十四：“木香，《本经·上品》。【释名】蜜香《别录》、青木香（弘景）、五木香《图经》、南木香《纲目》。时珍曰：木香，草类也。本名蜜香，因其香气如蜜也。缘沉香中有蜜香，遂讹此为木香尔。昔人谓之青木香。后人因呼马兜铃根为青木香，乃呼此为南木香、广木香以别之。今人又呼一种蔷薇为木香，愈乱真矣。《三洞珠囊》云：五香者，即青木香也。一株五根，一茎五枝，一枝五叶，叶间五节，故名五香，烧之能上彻九天也。古方治痈疽有五香连翘汤，内用青木香。《古乐府》云：氍毹毾㲪五木香，皆指此也。颂曰：《修养书》云：正月一日取五木煮汤以浴，令人至老须发黑。徐锴注云：道家谓青木香为五香，亦云五木，多以为浴是矣。《金光明经》谓之矩琵佗香。”[23]

《本草正（上）·蔓草部》：“青木香（百二三） 即马兜铃根，亦名土木香，味苦微辛，性寒。有毒，能吐能利，不可多服。煮汁服，可吐蛊毒鬼疰诸毒。捣末水调，涂疔肿热毒蛇毒，日三四次，立瘥。亦可敷瘙痒秃疮。”[2]

《本经逢原》卷二：“青木香，即马兜铃根。辛苦微寒，无毒。发明，青木香苦寒香细，入足少阴。善降阴气上逆，故治风湿，葳蕤汤用之，并治痈肿痰结气凝诸痛。《唐本》治热肿蛇毒，水磨敷之。《肘后》治蛊毒，酒水和煎服之，毒从小便出。昔人言，多服令人吐利，肺寒咳嗽，寒痰作喘，胃虚畏食人勿服，以其辛香走窜也。”[3]

《本草求真》卷三：“青木香，（蔓草）散毒泄热。青木香（专入肺）。即马兜铃根。又名土木香者是也。味辛而苦。微寒无毒。诸书皆言可升可降。可吐可利。凡人感受恶毒而致胸膈不快。则可用此上吐。以其气辛而上达也。感受风湿而见阴气上逆。则可用此下降。以其苦能泄热也。”[4]

《草木便方今释》：“青藤香温发表良，风湿瘫痪筋骨强。腰脚疼痛除风毒，能解蛇毒跌损伤。”[25]

《本草便读·草部》：“马兜铃，轻浮象肺。降痰嗽有解散之功。清肃归金。平喘促得苦寒之力。（马兜铃藤蔓之属。附木而生。叶脱时其实尚垂。状如马项之铃。熟则四开象肺。苦寒轻举。而又有下降之性。故能清肺热。降肺气。凡一切咳嗽痰喘属于肺热者。均可用之。兜铃虽主清热降气。而又能散肺中结气。以其苦而兼辛也。根名青木香。苦冷有毒。可作吐药。不常用。）”[24]

《分类草药性》上卷：“青藤香，一名蛀参根，味苦性温，治血气痛，能消胀，饱胀涂疮，搽毒如神。”[26]

《中药志》：“青木香　本品为较常用中药。目前全国主要用马兜铃科植物马兜铃的根。……【原植物】　别名：臭拉秧子、独行根、土青木香、痒辣菜（江苏）。Aristolochia debilis Sieb. et Zucc. ——马兜铃科 Aristolochiaceae”[11]

《中药材手册》：“青木香［纲目列入草部芳草类木香项下］　全国大部分地区主要用马兜铃科植物马兜铃 Aristolochia debilis Sieb. et Zucc. 的干燥根及同科植物北马兜铃 Aristolochia contorta Bge. 的干燥根，前者原植物为多年生缠绕或匍匐状草本，后者为多年生草质藤本，二者均为野生；两种植物之藤茎为药材天仙藤，果实马兜铃。另外，同科植物异叶马兜铃的干燥根在陕西、湖北省数地区亦作青木香，在西北及陕西汉中又作汉防己；菊科植物土木香的根在华北、西北及东北地区作青木香，药材名土木香、祁木香。此二种均为地区习惯用药，需注意鉴别。【别名】马兜铃根、天仙藤根、独行根。”[12]

《全国中草药汇编》：“青木香　【别名】土青木香、青藤香、蛇参根、独行根。【来源】为马兜铃科马兜属植物马兜铃 Aristolochia debilis Sieb. et Zucc. 的根。”[13]

《中药大辞典》：“青木香《本草蒙筌》　【异名】马兜铃根《肘后方》，土青木香、独行根、兜零根《唐本草》，云南根《本草图经》，独行木香《纲目》，土木香《本草正》，青藤香《草木便方》，蛇参根《分类草药性》，百两金、土麝《中医药实验研究》，铁扁担《陕西中药志》，痧药（江西《草药手册》）。【基原】为马兜铃科植物马兜铃 Aristolochia debilis Sieb. et Zucc. 和北马兜铃 Aristolochia contorta Bge. 的根。原植物详‘马兜铃’条。”[7]

《中医大辞典·中药分册》：“青木香　出《本草蒙筌》。又名马兜铃根、独行根、青藤香。为马兜铃科植物马兜铃 Aristolochia debilis Sieb. et Zucc. 的根。”[8]

《中国医学百科全书·中医学》：“青木香　始载于《新修本草》，原名土青木香。又名马兜铃根、独行根、独行木香、土木香。为马兜铃科植物马兜铃 Aristolochia debilis Sieb. et Zucc. 的根。主产于中国浙江、江苏等省。”[9]

《全国中药炮制规范》：“青木香　［处方用名］青木香。【来源】本品为马兜铃科植物马兜铃 Aristolochia debilis Sieb. et Zucc. 的干燥根。均系野生。主产于浙江、江苏、安徽等地。春、秋二季采挖，除去须根及泥沙，干燥。药材以条粗、质坚实、香气浓者为佳。”[14]

《中国药材学》：“青木香　【别名】土青木香，天仙藤根，独行根，野木香根，臭拉秧子（江苏、湖南），蛇参根、青藤香（四川），白青木香（江西），痧药根（江西、浙江）。【来源】本品为马兜铃科植物马兜铃 Aristolochia debilis Sieb. et Zucc. 的根。”[15]

《中国中医药学主题词表》：“青木香 RADIX ARISTOLOCHIAE　为马兜铃科及植物马兜铃及北马兜铃的根；属止痛药（中药）、降压药（中药）和理气药　C 马兜铃；D 马兜铃根。”[10]

《普通高等教育中医药类规划教材·中药学》：“青木香《新修本草》　为马兜铃科多年生缠绕草本植物马兜铃 Aristolochia debilis Sieb. et Zucc. 的根。主产于江苏、浙江、安徽等地。春、秋二季采挖，除去须根及泥沙，晒干，切片，生用。”[6]

《中华本草》：“青木香《本草蒙筌》　【异名】马兜铃根、兜铃根《肘后方》，土青木香、独行根《新修本草》，云南根《本草图经》，土木香《本草正》，青藤香《草木便方》，蛇参根《分类草药性》，铁扁担《陕西中药志》，痧药（江西《草药手册》，野木香根、水木香根、白青木香《中药材品种论述》，天仙藤根（江苏）。……【来源】为马兜铃科植物马兜铃 Aristolochia debilis Sieb. et Zucc. 和北马兜铃 Aristolochia contorta Bunge 的根。【原植物】参见‘马兜铃’条。”[16]

《中华人民共和国药典》：“青木香 Radix aristolochiae　本品为马兜铃 Aristolochia debilis Sieb. et Zucc. 的干燥根。春、秋二季采挖，除去须根及泥沙，晒干。”[5]

5　参考文献

1　明·陈嘉谟. 本草蒙筌. 北京：人民卫生出版社，1988，89

2　明·张景岳. 本草正. 见：景岳全书. 下册. 上海：上海科学技术出版社，1984，935

3　清·张璐. 本经逢原. 上海：上海科学技术出版社，1959，106

4　清·黄宫绣. 本草求真. 上海：上海科学技术出版社，1959，130

5　国家药典委员会编. 中华人民共和国药典. 一部. 北京：化学工业出版社，2000，154

6　雷载权主编. 普通高等教育中医药类规划教材·中药学. 上海：上海科学技术出版社，1995，168

7　江苏新医学院编. 中药大辞典. 上海：上海科学技术出版社，1977，1232

8　《中医大辞典》编辑委员会编. 中医大辞典·中药分册. 北京：人民卫生出版社，1982，194

9　《中医学》编辑委员会. 中国医学百科全书·中医学. 上海：上海科学技术出版社，1997，1111

10　吴兰成主编. 中国中医药学主题词表. 北京：中医古籍出版社，1996，295

11 中国医学科学院药物研究所等编．中药志．第二册．北京：人民卫生出版社，1993，406
12 中华人民共和国卫生部药政管理局主编．中药材手册．北京：人民卫生出版社，1998，136
13 《全国中草药汇编》编写组编．全国中草药汇编．上册．北京：人民卫生出版社，1996，488
14 中华人民共和国卫生部药政管理局编．全国中药炮制规范．北京：人民卫生出版社，1988，65
15 徐国钧等主编．中国药材学．北京：中国医药科技出版社，1996，117
16 国家中医药管理局《中华本草》编委会．中华本草．第三册．上海：上海科学技术出版社，1999，466
17 晋·葛洪．肘后备急方．北京：人民卫生出版社，1956，134
18 唐·苏敬等撰．新修本草．合肥：安徽科学技术出版社，1981，316
19 宋·唐慎微．证类本草．北京：人民卫生出版社，1957，279
20 宋·寇宗爽．本草衍义．上海：商务印书馆，1937，69
21 明·刘文泰．本草品汇精要．北京：人民卫生出版社，1982，240
22 宋·苏颂．本草图经．合肥：安徽科学技术出版社，1994，306
23 明·李时珍．本草纲目．北京：人民卫生出版社，1982，854
24 清·张秉成．本草便读．上海：上海卫生出版社，1957，31
25 清·刘兴．草木便方今释．贵阳：贵州人民出版社，1988，376
26 清·著者佚名．分类草药性．民国二十八年新刻本

240 青风藤

Qingfengteng

Caulis Sinomenii

1 定名依据

1.1 正名

1.1.1 汉文名：青风藤［为防已科植物青藤 Sinomenium acutum（Thunb.）Rehd. et Wils. 及毛青藤 Sinomenium acutum（Thunb.）Rehd. et Wils. var. cinereum Rehd. et Wils. 的干燥茎］。

1.1.2 英文名：orientvine stem.

1.2 依据

1.2.1 定名的文献依据

(1)《本草择要纲目·平性药品》："青风藤，【气味】（缺）【主治】风疾。治风湿流注。历节鹤膝。麻痹瘙痒。损伤疮肿。入酒药中用。罂子粟（一名御米。）"[1]

(2)《本草便读·草部》："青风藤，温达肝脾。用使搜风兼胜湿。味归辛、苦。功能蠲痹并舒筋。（青风藤。凡藤蔓之属皆可通经入络。此物味苦平善治风疾。故一切历节麻痹皆治之。浸酒尤妙。以风气通于肝故入肝。风胜湿湿气又通于脾也。）"[2]

(3)《中药志》："青风藤　本品为较常用中药。商品为防已科植物青藤与毛青藤的藤茎。……【原植物】①青藤　别名：青风藤、清风藤、防已。Sinomenium acutum（Thunb.）Rehd. et Wils. ——防已科 Menispermaceae②毛青藤　别名：青风藤（湖北）、毛防已。

S. acutum (Thunb.) Rehd. et Wils. var. Cinereum (Diels) Rehd. et Wils. ——防己科 Menispermaceae"[3]

(4)《中药材手册》:"青风藤［纲目列入草部蔓草类］　本品为防己科植物青藤 Sinomenium acutum (Thunb.) Rehd. et Wils. 及毛青藤 Sinomenium acutum (Thunb.) Rehd. et Wils. var. cinereum Rehd. Et Wils. 的干燥藤茎。原植物系落叶缠绕藤本,多为野生。"[4]

(5)《全国中草药汇编》:"青风藤　【别名】大风藤、吹风散、黑防己、排风藤、青防己。【来源】为防己科防己属植物青藤 Sinomenium acutum (Thunb.) Rehd. et Wils. 的茎。"[5]

(6)《中药大辞典》:"青风藤《中药志》　【异名】清风藤《本草图经》,青藤、寻风藤《纲目》。【基原】为防己科植物青藤、华防己或清风藤科植物清风藤等的藤茎。【原植物】①青藤 Sinomenium acutum (Thunb.) Rehd. et Wils.,又名:大叶青藤、土木通、土藤、大青木香、岩见愁、排风藤。②华防己 Diploclisia chinensis Merr.,又名:湘防己、过山龙、穿山藤、秤钩风。③毛青藤 Sabia japonica Maxim."[6]

(7)《中医大辞典·中药分册》:"青风藤　见《中药志》。又名清风藤、寻风藤、大叶青绳儿、追骨风、大风藤。为防己科植物青藤 Sinomenium acutum (Thunb.) Rehd. et Wils. 或毛青藤 S. acutum (Thunb.) Rehd. et Wils. Var. Cinereum Rehd. et Wils. 的藤茎。"[7]

(8)《中国医学百科全书·中医学》:"青风藤　始载于《本草图经》。原名清风藤,又名寻风藤、追骨风。为防己科植物青藤 Sinomenium acutum (Thunb.) Rehd. et Wils. 及毛青藤 S. acutum (Thunb.) Rehd. et Wils. var. cinereum Rehd. et Wils. 的藤茎。"[8]

(9)《全国中药炮制规范》:"青风藤　［处方用名］青风藤。【来源】本品为防己科植物青藤 Sinomenium acutum (Thunb.) Rehd. et Wils. 及毛青藤 Sinomenium acutum (Thunb.) Rehd. et Wils. Var. Cinereum Rehd. et Wils. 的干燥藤茎。"[9]

(10)《中国药材学》:"青风藤　【别名】寻风藤,大风藤,大青木香(贵州),追骨散(云南),大叶青绳儿(浙江)。木防己(四川、河南),汉防己(河南),土藤(四川),追骨风(陕西)。【来源】本品为防己科植物青藤 Sinomenium acutum (Thunb.) Rehd. et Wils. 的藤茎。"[10]

(11)《中国中医药学主题词表》:"青风藤 SINOMENIUM ACUTUM　属防己科和祛风湿药
D 青藤;D 毛青藤。"[11]

(12)《中华人民共和国药典》:"青风藤 Caulis sinomenii　本品为防己科植物青藤 Sinomenium acutum (Thunb.) Rehd. et Wils. 及毛青藤 Sinomenium acutum (Thunb.) Rehd. et Wils. var. cinereum Rehd. Et Wils. 的干燥茎。秋末冬初采割,扎把或切长段,晒干。"[12]

1.2.2　定名选择的理由

(1)青风藤 Caulis sinomenii,系防己科植物青藤 Sinomenium acutum (Thunb.) Rehd. et Wils. 及毛青藤 Sinomenium acutum (Thunb.) Rehd. et Wils. var. cinereum Rehd. Et Wils. 的干燥茎。"青风藤"之名始见于清·蒋居祉《本草择要纲目》,并作为本品正名记载。其后的本草著作如清·张秉成《本草便读》等在载录本品时亦以"青风藤"作为正名，并一直沿用至今。

(2) 我国最新出版的《中华人民共和国药典》以及辞书类著作《中医大辞典·中药分册》、《中药大辞典》、《中国医学百科全书·中医学》等均以“青风藤”作为本品正名。已经广泛应用于中医药学文献的标引和检索的《中国中医药学主题词表》也以“青风藤”作为本品的正式主题词。现代本草著作如《中药志》、《全国中草药汇编》、《中国药材学》、《中药材手册》、《全国中药炮制规范》等虽记载了不少本品各地的俗称，但也无一例外以“青风藤”作为本品的正名。说明“青风藤”作为本品正名已成为共识。

1.3 与正名等效的名词：无。

2 源流考释

青风藤［防己科植物青藤 Sinomenium acutum（Thunb.）Rehd. et Wils. 及毛青藤 Sinomenium acutum（Thunb.）Rehd. et Wils. var. cinereum Rehd. Et Wils. 的干燥茎］始载于明·李时珍《本草纲目》，以“清风藤”为正名，“青藤”、“寻风藤”为异名，如《本草纲目》卷十八：“清风藤，(宋《图经》)。【释名】青藤《纲目》、寻风藤《纲目》。【集解】颂曰：生台州天台山中。其苗蔓延木上，四时常青。土人采茎用。”[16]

“青风藤”作为本草正名始见于清·蒋居祉《本草择要纲目》平性药品：“青风藤，【气味】(缺)【主治】风疾。治风湿流注。历节鹤膝。麻痹瘙痒。损伤疮肿。入酒药中用。罂子粟（一名御米。)”[1] 其后本草著作有的即以“青风藤”为正名记载本品，如清·张秉成《本草便读》[2]等；有的以“滇防己”为正名，如清《植物名实图考》卷二十三：“滇防己，绿蔓细发，一叶五歧，黑根麄硬，切之作车辐纹。”[17]

另，宋·苏颂《本草图经》记载有“清风藤”，如《本草图经》卷二十：“清风藤，生天台山中。其苗蔓延木上，四时常有。彼土人采其叶入药，治风有效。”[13] 其后的本草著作如宋·唐慎微《证类本草》[14]，明·刘文泰《本草品汇精要》[15] 等也有类似记载。但经现代学者考证，所载与本品不同。

现代有关著作大多沿用《本草择要纲目》的记载以“青风藤”作为本品正名，如《中华人民共和国药典》[12]、《中药大辞典》[6]、《中医大辞典·中药分册》[7]、《中国医学百科全书·中医学》[8]、《中国中医药学主题词表》[11]、《中药志》[3]、《中药材手册》[4]、《全国中草药汇编》[5]、《全国中药炮制规范》[9]、《中国药材学》[10] 等；而《中华本草》[18]则以“青藤”为正名记载本品。同时尚记载有“大风藤”《中药材手册》[4]，“吹风散”、“黑防己”、“排风藤”、“青防己”《全国中草药汇编》[5]，“大叶青绳儿”、“追骨风”《中医大辞典》[7]，“大青木香”、“追骨散”、“木防己”、“汉防己”、“土藤”《中国药材学》[10]，“大青藤”、“岩见愁”、“过山龙”、“羊雀木”、“鼓藤”、“豆荚藤”、“爬地枫”、“毛防己”、“风龙”、“苦藤”、《中华本草》等各地的俗称。还记载有本品原植物“青藤”的异名“青风藤”、“清风藤”、“防己”《中药志》[3]，“大叶青藤”、“土木通”、“土藤”、“大青木香”、“岩见愁”、“排风藤”《中药大辞典》[6]；原植物“毛青藤”的异名“青风藤”、“毛防己”《中药志》[3]等。

3 附录

3.1 又称：炒青风藤、醋青风藤（饮片规格名），全青风藤（药材商品名）。

3.2　俗称：大风藤（湖北），大叶青绳儿（浙江），木防己（四川、河南），汉防己（河南），土藤（四川），大青木香、大青藤、岩见愁、排风藤（贵州），过山龙、羊雀木、鼓藤、豆荚藤、追骨风、爬地枫、毛防己（陕西），风龙（广西），苦藤（浙江），黑防己、吹风散、追骨散（云南），青防己。

3.3　曾称：寻风藤、青藤、清风藤《本草纲目》，滇防己《植物名实图考》。

3.4　原植物名称：青藤，青风藤，清风藤，防己，大叶青藤，土木通，土藤，大青木香，岩见愁，排风藤；毛青藤，青风藤（湖北），毛防己。

4　文献通考

《本草图经》卷二十："清风藤，生天台山中。其苗蔓延木上，四时常有。彼土人采其叶入药，治风有效。"[13]

《证类本草》卷十三："清风藤，生天台山中。其苗蔓延木上，四时常有。彼土人采其叶入药。治风有效。"[14]

《本草品汇精要》卷四十一："清风藤，蔓生。清风藤治风有效（出图经）【苗】〔图经曰〕其苗蔓延木上四时常有彼土人采其叶入药用【地】〔图经曰〕生天台山中【时】（生）春生新叶（采）无时【用】叶"[15]

《本草纲目》卷十八："清风藤，（宋《图经》）。【释名】青藤《纲目》、寻风藤《纲目》。【集解】颂曰：生台州天台山中。其苗蔓延木上，四时常青。土人采茎用。【气味】缺　【主治】风疾（苏颂）。治风湿流注，历节鹤膝，麻痹瘙痒，损伤疮肿。入酒药中用（时珍）。【附方】新二。风湿痹痛：青藤根三两，防己一两，㕮咀。入酒一瓶煮饮。《普济方》一切诸风：青藤膏：用青藤，出太平荻港上者，二、三月采之，不拘多少，入釜内，微火熬七日夜成膏，收入瓷器内。用时先备梳三、五把，量人虚实，以酒服一茶匙毕，将患人身上拍一掌，其后遍身发痒，不可当，急以梳梳之。要痒止，即饮冷水一口便解，风病皆愈也。避风数日良。《集简方》"[16]

《本草择要纲目·平性药品》："青风藤，【气味】（缺）【主治】风疾。治风湿流注。历节鹤膝。麻痹瘙痒。损伤疮肿。入酒药中用。罂子粟（一名御米。）"[1]

《植物名实图考》卷二十三："滇防己，绿蔓细发，一叶五歧，黑根麄硬，切之作车辐纹。"[17]

《本草便读·草部》："青风藤，温达肝脾。用使搜风兼胜湿。味归辛、苦。功能蠲痹并舒筋。（青风藤。凡藤蔓之属皆可通经入络。此物味苦平善治风疾。故一切历节麻痹皆治之。浸酒尤妙。以风气通于肝故入肝。风胜湿湿气又通于脾也。）"[2]

《中药志》："青风藤　本品为较常用中药。商品为防己科植物青藤与毛青藤的藤茎。……【原植物】①青藤　别名：青风藤、清风藤、防己。Sinomenium acutum（Thunb.）Rehd. et Wils. ——防己科 Menispermaceae②毛青藤　别名：青风藤（湖北）、毛防己。S. acutum（Thunb.）Rehd. et Wils. var. Cinereum（Diels）Rehd. et Wils. ——防己科 Menispermaceae"[3]

《中药材手册》："青风藤［纲目列入草部蔓草类］　本品为防己科植物青藤 Sinomenium acutum（Thunb.）Rehd. et Wils. 及毛青藤 Sinomenium acutum（Thunb.）Rehd. et Wils. var. cinereum Rehd. Et Wils. 的干燥藤茎。原植物系落叶缠绕藤本，多为野生。商

品均采用粗如手指者，太粗的则质量不佳。部分地区尚用青藤科植物青风藤，因名称与防己科植物青风藤相同，常易混淆，应注意区别。另外，尚有一同科植物华防己的藤茎，俗称“秤钩风”，用以误作青风藤者，亦应注意鉴别。【别名】大风藤（湖北）。”[4]

《全国中草药汇编》：“青风藤　【别名】大风藤、吹风散、黑防己、排风藤、青防己。【来源】为防己科防己属植物青藤 Sinomenium acutum（Thunb.）Rehd. et Wils. 的茎。”[5]

《中药大辞典》：“青风藤《中药志》　【异名】清风藤《本草图经》，青藤、寻风藤《纲目》。【基原】为防己科植物青藤、华防己或清风藤科植物清风藤等的藤茎。【原植物】①青藤 Sinomenium acutum（Thunb.）Rehd. et Wils.，又名：大叶青藤、土木通、土藤、大青木香、岩见愁、排风藤。②华防己 Diploclisia chinensis Merr.，又名：湘防己、过山龙、穿山藤、秤钩风。③毛青藤 Sabia japonica Maxim.”[6]

《中医大辞典·中药分册》：“青风藤　见《中药志》。又名清风藤、寻风藤、大叶青绳儿、追骨风、大风藤。为防己科植物青藤 Sinomenium acutum（Thunb.）Rehd. et Wils. 或毛青藤 S. acutum（Thunb.）Rehd. et Wils. Var. Cinereum Rehd. et Wils. 的藤茎。”[7]

《中国医学百科全书·中医学》：“青风藤　始载于《本草图经》。原名清风藤，又名寻风藤、追骨风。为防己科植物青藤 Sinomenium acutum（Thunb.）Rehd. et Wils. 及毛青藤 S. acutum（Thunb.）Rehd. et Wils. var. cinereum Rehd. et Wils. 的藤茎。产于中国湖北、浙江、安徽、河南、陕西、四川等省。”[8]

《全国中药炮制规范》：“青风藤　［处方用名］青风藤。【来源】本品为防己科植物青藤 Sinomenium acutum（Thunb.）Rehd. et Wils. 及毛青藤 Sinomenium acutum（Thunb.）Rehd. et Wils. Var. Cinereum Rehd. et Wils. 的干燥藤茎。均系野生。主产于湖北、江苏、陕西、河南、四川等地。秋末冬初采割。扎把或切成段，干燥。药材以条匀、外皮色绿褐者为佳。”[9]

《中国药材学》：“青风藤　【别名】寻风藤，大风藤，大青木香（贵州），追骨散（云南），大叶青绳儿（浙江）。木防己（四川、河南），汉防己（河南），土藤（四川），追骨风（陕西）。【来源】本品为防己科植物青藤 Sinomenium acutum（Thunb.）Rehd. et Wils. 的藤茎。”[10]

《中国中医药学主题词表》：“青风藤 SINOMENIUM ACUTUM　属防己科和祛风湿药 D 青藤；D 毛青藤。”[11]

《中华本草》：“青藤《纲目》　【异名】寻风藤、清风藤《纲目》，滇防己《植物名实图考》，大青木香、大青藤、岩见愁、排风藤《贵州民间药物》，过山龙、羊雀木、鼓藤、豆荚藤、追骨风、爬地枫、毛防己《陕西中草药》，青防己《全国中草药汇编》，风龙《广西植物志》，苦藤《浙江药用植物志》，黑防己、吹风散、追骨散（云南），土藤（四川）……【来源】为防己科植物青藤或毛青藤的藤茎。【原植物】①青藤 Sinomenium acutum（Thunb.）Rehd. et Wils.［Menispermum acutum Thunb.］②Sinomenium acutum（Thunb.）Rehd. et Wils. var. cinereum Rehd. et Wils.”[18]

《中华人民共和国药典》：“青风藤 Caulis sinomenii　本品为防己科植物青藤 Sinomenium acutum（Thunb.）Rehd. et Wils. 及毛青藤 Sinomenium acutum（Thunb.）Rehd. et

Wils. var. cinereum Rehd. Et Wils. 的干燥茎。秋末冬初采割，扎把或切长段，晒干。”[12]

5 参考文献

1 清·蒋居祉. 本草择要纲目. 见：珍本医书集成. 本草类. 上海：上海科学技术出版社，1985，132
2 清·张秉成. 本草便读. 上海：上海卫生出版社，1957，35
3 中国医学科学院药物研究所等编. 中药志. 第五册. 北京：人民卫生出版社，1993，641
4 中华人民共和国卫生部药政管理局主编. 中药材手册. 北京：人民卫生出版社，1998，588
5 《全国中草药汇编》编写组编. 全国中草药汇编. 上册. 北京：人民卫生出版社，1996，489
6 江苏新医学院编. 中药大辞典. 上海：上海科学技术出版社，1977，1234
7 《中医大辞典》编辑委员会编. 中医大辞典·中药分册. 北京：人民卫生出版社，1982，195
8 《中医学》编辑委员会. 中国医学百科全书·中医学. 上海：上海科学技术出版社，1997，1045
9 中华人民共和国卫生部药政管理局编. 全国中药炮制规范. 北京：人民卫生出版社，1988，303
10 徐国钧等主编. 中国药材学. 北京：中国医药科技出版社，1996，723
11 吴兰成主编. 中国中医药学主题词表. 北京：中医古籍出版社，1996，294
12 国家药典委员会编. 中华人民共和国药典. 一部. 北京：化学工业出版社，2000，154
13 宋·苏颂. 本草图经. 合肥：安徽科学技术出版社，1994，678
14 宋·唐慎微. 证类本草. 北京：人民卫生出版社，1957
15 明·刘文泰. 本草品汇精要. 北京：人民卫生出版社，1982，925
16 明·李时珍. 本草纲目. 北京：人民卫生出版社，1982，1340
17 清·吴其浚. 植物名实图考. 北京：中华书局，1963，577
18 国家中医药管理局《中华本草》编委会. 中华本草. 第三册. 上海：上海科学技术出版社，1999，365

241 青叶胆

Qingyedan

Herba Swertiae Mileensis

1 定名依据

1.1 正名

1.1.1 汉文名：青叶胆（为龙胆科植物青叶胆 Swertia mileensis T. N. Ho et W. L. Shih 的干燥全草）。

1.1.2 英文名：mile swertia herb.

1.2 依据

1.2.1 定名的文献依据

(1)《云南中草药选》：“青叶胆，别名 走胆药、肝炎草、青鱼胆、滇獐牙菜。识别特征 一年生直立草本，高 20～40 厘米。茎有棱，浅褐色。单叶对生，线形，长 1～1.5 厘米，宽 2～3 毫米。”[1]

(2)《中药志》：“青叶胆 本品为常用草药。商品为龙胆科植物青叶胆的全草。……

【原植物】青叶胆 【别名】弥勒獐牙菜、金鱼胆、走胆药、肝炎草、小苦草、细龙胆（云南）。Swertia mileensis T. N. Ho et W. L. Shi——龙胆科 Gentianaceae"[2]

(3)《全国中草药汇编》："青叶胆 【别名】青叶丹、青鱼胆、金鱼胆、走胆药、肝尖草、小苦草、细龙胆、弥勒獐牙菜。【来源】为龙胆科獐牙菜属植物青叶胆 Swertia mileensis T. N. Ho et W. L. shih 的全草。"[3]

(4)《中药大辞典》："青叶胆《云南中草药》 【异名】肝炎草、小青鱼胆、土疸药。【基原】为龙胆科植物美丽獐牙菜的全草。【原植物】美丽獐牙菜 Swertia pulchella (D. Don) Buch. – Ham."[4]

(5)《中医大辞典·中药分册》："青叶胆 见《云南中草药》。又名肝炎草、青鱼胆、走胆药。为龙胆科植物云南当药 Swertia yunnanensis Burkill 或青叶胆 S. mileensis T. N. Ho et W. L. shi 的全草。"[5]

(6)《中国医学百科全书·中医学》："青叶胆 又名肝炎草。为龙胆科植物青叶胆 Swertia mileensis T. N. Ho et W. L. Shi 或云南獐牙菜 S. yunnanensis Burkill 的全草。分布于中国云南省。"[6]

(7)《中国药材学》："青叶胆 【别名】青鱼胆、苦胆、肝炎草（云南）。【来源】本品为龙胆科植物青叶胆 Swertia mileensis T. N. He et W. L. shih 的全草。"[7]

(8)《中国中医药学主题词表》："青叶胆 SWERTIA MILEENSS 属龙胆科；属清热燥湿药和清热泻火药 D 青鱼胆。"[8]

(9)《中华本草》："青叶胆《云南中草药》 【异名】肝炎草、小青鱼胆、土疸药《云南中草药》。【来源】为龙胆科植物青叶胆、滇獐牙菜和美丽獐牙菜的全草。【原植物】①青叶胆 Swertia mileensis T. N. Ho et W. L. Shi 又名：胆炎草《云南药用植物名录》……"[9]

(10)《中华人民共和国药典》："青叶胆 Herba swertiae mileensis 本品为龙胆科植物青叶胆 Swertia mileensis T. N. Ho et W. L. shih 的干燥全草。秋季花果期采收，除去泥沙，晒干。"[10]

1.2.2 定名选择的理由

青叶胆 Herba swertiae mileensis，系龙胆科植物青叶胆 Swertia mileensis T. N. Ho et W. L. shih 的干燥全草。本品古代文献未见记载，现代文献最早见于《云南中草药选》，以"青叶胆"为正名。其后我国最新出版的《中华人民共和国药典》以及辞书类著作《中医大辞典·中药分册》、《中药大辞典》、《中国医学百科全书·中医学》等均以"青叶胆"作为本品正名。已经广泛应用于中医药学文献的标引和检索的《中国中医药学主题词表》也以"青叶胆"作为本品的正式主题词。现代本草著作如《中药志》、《全国中草药汇编》、《中华本草》、《中国药材学》等虽记载了不少本品各地的俗称，但也无一例外以"青叶胆"作为本品的正名。说明"青叶胆"作为本品正名已成为共识。

1.3 与正名等效的名词：无。

2 源流考释

青叶胆（龙胆科植物青叶胆 Swertia mileensis T. N. Ho et W. L. Shih 的干燥全草）古代文献未见记载，现代文献最早见于《云南中草药选》，以"青叶胆"为正名："青叶胆，别名　走胆药、肝炎草、青鱼胆、滇獐牙菜。识别特征　一年生直立草本，高 20 ~ 40 厘米。茎有棱，浅褐色。单叶对生，线形，长 1 ~ 1.5 厘米，宽 2 ~ 3 毫米。"[1] 其后有关著作均沿用该书记载，以"青叶胆"作为本品正名，如《中华人民共和国药典》[10]、《中药志》[2]、《全国中草药汇编》[3]、《中药大辞典》[4]、《中医大辞典·中药分册》[5]、《中国医学百科全书·中医学》[6]、《中国药材学》[7]、《中国中医药学主题词表》[8]、《中华本草》[9] 等。同时尚记载有"走胆药"、"肝炎草"、"青鱼胆"、"滇獐牙菜"《云南中草药选》[1]，"青叶丹"、"金鱼胆"、"肝尖草"、"小苦草"、"细龙胆"、"弥勒獐牙菜"《全国中草药汇编》[3]，"小青鱼胆"、"土疸药"《中药大辞典》[4]，"苦胆"《中国药材学》[7] 等各地的俗称。还记载有本品原植物"青叶胆"的异名"弥勒獐牙菜"、"金鱼胆"、"走胆药"、"肝炎草"、"小苦草"、"细龙胆"《中药志》[2]，"胆炎草"《中华本草》[9]。

3　附录

3.1　又称：无。

3.2　俗称：小青鱼胆、土疸药、苦胆、走胆药、肝炎草、青鱼胆、滇獐牙菜（云南），青叶丹，金鱼胆，肝尖草，小苦草，细龙胆，弥勒獐牙菜。

3.3　曾称：无。

3.4　原植物名称：青叶胆，弥勒獐牙菜，金鱼胆，走胆药，肝炎草，小苦草，细龙胆（云南），胆炎草（云南）。

4　文献通考

《云南中草药选》："青叶胆，别名　走胆药、肝炎草、青鱼胆、滇獐牙菜。识别特征　一年生直立草本，高 20 ~ 40 厘米。茎有棱，浅褐色。单叶对生，线形，长 1 ~ 1. 5 厘米，宽 2 ~ 3 毫米。"[1]

《中药志》："青叶胆　本品为常用草药。商品为龙胆科植物青叶胆的全草。……【原植物】青叶胆　别名：弥勒獐牙菜、金鱼胆、走胆药、肝炎草、小苦草、细龙胆（云南）。Swertia mileensis T. N. Ho et W. L. Shi——龙胆科 Gentianaceae"[2]

《全国中草药汇编》："青叶胆　别名：青叶丹、青鱼胆、金鱼胆、走胆药、肝尖草、小苦草、细龙胆、弥勒獐牙菜。来源：为龙胆科獐牙菜属植物青叶胆 Swertia mileensis T. N. Ho et W. L. shih 的全草。"[3]

《中药大辞典》："青叶胆《云南中草药》　【异名】肝炎草、小青鱼胆、土疸药。【基原】为龙胆科植物美丽獐牙菜的全草。【原植物】美丽獐牙菜 Swertia pulchella (D. Don) Buch. – Ham."[4]

《中医大辞典·中药分册》："青叶胆　见《云南中草药》。又名肝炎草、青鱼胆、走胆药。为龙胆科植物云南当药 Swertia yunnanensis Burkill 或青叶胆 S. mileensis T. N. Ho et W. L. shi 的全草。"[5]

《中国医学百科全书·中医学》："青叶胆　又名肝炎草。为龙胆科植物青叶胆 Swertia mileensis T. N. Ho et W. L. Shi 或云南獐牙菜 S. yunnanensis Burkill 的全草。分布于中国云南省。"[6]

《中国药材学》："青叶胆　【别名】青鱼胆、苦胆、肝炎草（云南）。【来源】本品为龙胆科植物青叶胆 Swertia mileensis T. N. He et W. L. shih 的全草。”[7]

《中国中医药学主题词表》：“青叶胆 SWERTIA MILEENSS 属龙胆科；属清热燥湿药和清热泻火药 D 青鱼胆。”[8]

《中华本草》：“青叶胆《云南中草药》 【异名】肝炎草、小青鱼胆、土疸药《云南中草药》。【来源】为龙胆科植物青叶胆、滇獐牙菜和美丽獐牙菜的全草。【原植物】①青叶胆 Swertia mileensis T. N. Ho et W. L. Shi 又名：胆炎草《云南药用植物名录》。②滇獐牙菜 Swertia yunnanensis Burk. 又名：走胆草、青鱼胆《云南中草药选》，云南獐牙菜《植物分类学报》，紫花胆草、小龙胆獐《云南药用植物名录》。③美丽獐牙菜 Swertia angustifolia Buch. –Ham. ex D. Don var. pulchella（D. Don）Burk. ［S. pulchella Buch. –Ham.；Ophelia pulchella D. Don；S. vacillans Maxim.］ 又名：青叶骨、思茅獐牙菜《云南思茅中草药选》，青鱼草、水黄连《湖南药物志》。”[9]

《中华人民共和国药典》：“青叶胆 Herba swertiae mileensis 本品为龙胆科植物青叶胆 Swertia mileensis T. N. Ho et W. L. shih 的干燥全草。秋季花果期采收，除去泥沙，晒干。”[10]

5 参考文献

1 昆明军区后勤部卫生部编. 云南中草药选. 天津：天津人民印刷厂，1970，374

2 中国医学科学院药物研究所等编. 中药志. 第四册. 北京：人民卫生出版社，1993，450

3 《全国中草药汇编》编写组编. 全国中草药汇编. 上册. 北京：人民卫生出版社，1996，490

4 江苏新医学院编. 中药大辞典. 上海：上海科学技术出版社，1977，1236

5 《中医大辞典》编辑委员会编. 中医大辞典·中药分册. 北京：人民卫生出版社，1982，195

6 《中医学》编辑委员会. 中国医学百科全书·中医学. 上海：上海科学技术出版社，1997，1085

7 徐国钧等主编. 中国药材学. 北京：中国医药科技出版社，1996，1508

8 吴兰成主编. 中国中医药学主题词表. 北京：中医古籍出版社，1996，295

9 国家中医药管理局《中华本草》编委会. 中华本草. 第六册. 上海：上海科学技术出版社，1999，260

10 国家药典委员会编. 中华人民共和国药典. 一部. 北京：化学工业出版社，2000，155

242 青皮

Qingpi

Pericarpium Citri Reticulatae Viride

1 定名依据

1.1 正名

1.1.1 汉文名：青皮（为芸香科植物橘 Citrus reticulata Blanco 及其栽培变种的干燥幼果或未成熟果实的果皮）。

1.1.2 英文名：green tangerine peel.

1.2 依据

1.2.1 定名的文献依据

(1)《珍珠囊补遗药性赋》卷二:"青皮,味苦性寒无毒。沉也,阴也。其用有四:破滞气愈低而愈效;削坚积愈下而愈良;引诸药至厥阴之分;下饮食入太阴之仓。"[1]

(2)《汤液本草》卷五:"青皮,气温,味辛。苦而辛,性寒,气厚,阴也。足厥阴经引经药,又入手少阳经。"[2]

(3)《本草品汇精要》卷三十二:"青皮,无毒,植生。青皮,主气滞,消食,破积结膈气(名医所录)。【名】乳橘。"[3]

(4)《本草征要》卷三:"青皮,即橘之小者。麸炒。破滞气、愈低愈效,削坚积、愈下愈良。引诸药至厥阴之分,下饮食入太阴之仓。青皮伐肝,兼能发汗,性颇猛锐,不宜多用,如人年少壮,未免躁暴,及长大而为橘皮,如人至老年,烈性渐减,经久而为陈皮,则多历寒暑,而躁气全消也。"[4]

(5)《本草从新》卷十:"青皮,泻肝破气、散积。辛苦而温。色青气烈。入肝胆气分。疏肝泻肺(凡泻气药皆泻肺)。引诸药至厥阴之分(柴胡疏上焦肝气、青皮平下焦肝气),下饮食,入太阴之仓。破滞削坚,消痰散痞,治肝气郁积,胁痛多怒,久疟结癖。"[5]

(6)《本草撮要》卷三:"【青皮】,味辛苦温。色青气烈。入足厥阴经。功专疏肝泻肺。治肝气郁积。胁痛多怒。久疟结癖。疝痛乳肿。发汗。有汗及气虚人禁用。醋炒用。叶治胸膈气逆。消肿散毒。妇人妒乳内外吹乳岩乳痈用之皆效。"[6]

(7)《中华人民共和国药典》:"青皮 Pericarpium citri reticulatae viride 本品为芸香科植物橘 Citrus reticulata Blanco 及其栽培变种的干燥幼果或未成熟果实的果皮。"[7]

(8)《普通高等教育中医药类规划教材·中药学》:"青皮《本草图经》 为橘 Citrus reticulata Blanco 及其栽培变种的幼果或未成熟果实的果皮。产地同橘皮。"[8]

(9)《中药大辞典》:"青皮《珍珠囊》 【异名】青橘皮《品汇精要》,青柑皮《本草求原》。【基原】为芸香科植物橘 Citrus reticulata Blanco 或朱橘 C. erythrosa Tanaka 等多种橘类的未成熟的果皮或幼果。"[9]

(10)《中医大辞典·中药分册》:"青皮 出《珍珠囊》。又名小青皮、青桔皮、青柑皮。为芸香科植物橘 Citrus reticulata Blanco 及其变种未成熟的果皮或幼果。"[10]

(11)《中国医学百科全书·中医学》:"青皮 始载于《本草图经》,原名青橘。又名青橘皮、青柑皮。为芸香科植物橘 Citrus reticulata Blanco 及其变种未成熟的果皮或幼果。主产于中国福建、浙江、四川等省。"[11]

(12)《中国中医药学主题词表》:"青皮 PC CITRI RETICULATAE VIRIDE 为芸香科植物的干燥幼果或未成熟果实的果皮;属疏肝解郁药和理气药 C 橘;D PERICARPIUM CITRI RETICULATAE VIRIDE"[12]

(13)《中药志》[13]、《中药材手册》[14]、《全国中草药汇编》[15]、《全国中药炮制规范》[16]、《中国药材学》[17]、《中华本草》[18]等现代中药著作多以"青皮"作为本品正名(参见"文献通考")。

1.2.2 定名选择的理由

(1)青皮 Pericarpium citri reticulatae viride,系芸香科植物橘 Citrus reticulata Blanco 及其栽培变种的干燥幼果或未成熟果实的果皮。"青皮"之名始见于金·李杲《珍珠囊补遗药性赋》，并作为本品正名记载。其后的本草著作如元·王好古《汤液本草》、明·刘文泰《本草品汇精要》、李中梓《本草征要》、清·吴仪洛《本草从新》、陈其瑞《本草撮要》等在载录本品时均以“青皮”作为正名，并一直沿用至今。

(2) 我国最新出版的《中华人民共和国药典》、《普通高等教育中医药类规划教材·中药学》以及辞书类著作《中医大辞典·中药分册》、《中药大辞典》、《中国医学百科全书·中医学》等均以“青皮”作为本品正名。已经广泛应用于中医药学文献的标引和检索的《中国中医药学主题词表》也以“青皮”作为本品的正式主题词。现代本草著作如《中药志》、《全国中草药汇编》、《中华本草》、《中国药材学》、《中药材手册》、《全国中药炮制规范》等虽记载了不少本品各地的俗称，但也无一例外以“青皮”作为本品的正名。说明“青皮”作为本品正名已成为共识。

1.3　与正名等效的名词：无。

2　源流考释

青皮（芸香科植物橘 Citrus reticulata Blanco 及其栽培变种的干燥幼果或未成熟果实的果皮）始载于金·李杲《珍珠囊补遗药性赋》，并以“青皮”作为本品正名记载，如《珍珠囊补遗药性赋》卷二：“青皮，味苦性寒无毒。沉也，阴也。其用有四：破滞气愈低而愈效；削坚积愈下而愈良；引诸药至厥阴之分；下饮食入太阴之仓。”[1] 其后的本草著作大多以“青皮”为正名，如元·王好古《汤液本草》[2]、明·刘文泰《本草品汇精要》[3]、杜文燮《药鉴》[19]、缪希雍《炮炙大法》[20]、李中梓《雷公炮制药性解》[21]、李中梓《本草征要》[4]、清·蒋居祉《本草择要纲目》[22]、汪昂《本草易读》[24]、汪昂《本草备要》[25]、叶桂《本草经解》[26]、吴仪洛《本草从新》[5]、沈金鳌《要药分剂》[27]、黄宫绣《本草求真》[28]、陈念祖《神农本草经读》[29]、姚澜《本草分经》[30]、陈其瑞《本草撮要》[6]、张秉成《本草便读》[31]，日本稻宣义《炮炙全书》等；有的以“青橘皮”为正名，如明·陈嘉谟《本草蒙筌》[32] 等；有的在“橘皮”项下介绍本品，如清·陈士铎《本草新编》[33] 等；有的以“青柑皮”为正名，如清·赵其光《本草求原》[34] 等。

古代著作中记载的本品异名尚有“青橘皮”、“乳橘”《本草品汇精要》[3] 等。如《本草品汇精要》卷三十二：“青皮，无毒，植生。青皮主气滞消食破积结膈气（名医所录）【名】乳橘【苗】谨按……盖青皮即青橘皮也。”[3]

现代有关著作多沿用《珍珠囊补遗药性赋》的记载以“青皮”作为本品正名，如《中华人民共和国药典》[7]、《普通高等教育中医药类规划教材·中药学》[8]、《中药大辞典》[9]、《中医大辞典·中药分册》[10]、《中国医学百科全书·中医学》[11]、《中国中医药学主题词表》[12]、《中药志》[13]、《中药材手册》[14]、《全国中草药汇编》[15]、《全国中药炮制规范》[16]、《中国药材学》[17]、《中华本草》[18] 等。同时尚记载有“小青皮”、“青桔皮”《中医大辞典》[10]、“青橘”《中国医学百科全书·中医学》[11] 等各地的俗称。还记载有本品原植物“橘”的异名“茶枝柑（大红柑）”、“红橘（福橘）”、“红橘”、“大红袍”、“川橘”、“衢橘”、“朱橘（九月黄）”、“早橘”、“早红”、“了红”、“温州蜜柑（无核蜜橘）”《中药志》[13]，“绿橘”、“大红蜜橘”、“漳橘”、“红柑”、“扁柑”、“玉林柑”、“朱砂柑”、“潮州柑”《中药大辞典》[9]；原植物“朱橘”的异名“朱红橘”、“赤蜜柑”、“朱砂橘”、“迟红”、“早衢橘”、“朱红”、“了红”《中药大辞典》[9] 等。

3 附录

3.1 又称：醋青皮、麸炒青皮（饮片规格名），个青皮、个青、青皮子、四化青皮、扣青（药材商品名）。

3.2 俗称：小青皮，青桔皮，青橘。

3.3 曾称：青橘皮、乳橘《本草品汇精要》，青柑皮《本草求原》。

3.4 原植物名称：橘，茶枝柑（大红柑）（广东），红橘（福橘）（福建），红橘，大红袍（四川），川橘（湖北），衢橘（浙江），朱橘（九月黄）（江西），早橘（浙江），早红、了红（江苏），温州蜜柑（无核蜜橘）（浙江、四川、湖南），绿橘，大红蜜橘，漳橘，红柑，扁柑，玉林柑，朱砂柑，潮州柑；朱橘，朱红橘，赤蜜柑，朱砂橘，迟红，早衢橘，朱红，了红。

4 文献通考

《珍珠囊补遗药性赋》："青皮，味苦性寒无毒。沉也，阴也。其用有四：破滞气愈低而愈效；削坚积愈下而愈良；引诸药至厥阴之分；下饮食入太阴之仓。"[1]

《汤液本草》卷五："青皮，气温，味辛。苦而辛，性寒，气厚，阴也。足厥阴经引经药，又入手少阳经。《象》云：主气滞，消食，破积结膈气。去穰。《心》云：厥阴经引经药也。有滞气则破滞气，无滞气则损真气。《液》云：主气滞，下食，破积结及膈气。或云与陈皮一种。青皮小而未成熟，成熟而大者橘也，色红故名红皮，日久者佳，故名陈皮。如枳实、枳壳一种，'实'小而青，未穰；'壳'大而黄紫色，已穰。故壳高而治胸膈；实低而治心下。与陈皮治高，青皮治低同意。又云：陈皮、青皮二种，枳实、枳壳亦有二种。"[2]

《本草品汇精要》卷三十二："青皮，无毒，植生。青皮主气滞，消食，破积结膈气（《名医》所录）。【名】乳橘。【苗】谨按本经，二橘通云味辛，又云一名橘皮，又云十月采，都是今之黄橘也。后人由其味辛苦，其形大小遂以为二种，今则各立其条，便于治用。盖青皮即青橘皮也，实与黄橘同种，由其所采时月生熟及体色性味不同故，攻疾有异，其霜后采黄大已穰而味辛者谓之黄橘，则入脾胃走肺气；六七月未成熟时，采青小未穰而味苦者谓之青皮，则入厥阴少阳，疏肝气；正如枳壳、枳实同种，枳壳治高以其性详而缓，枳实治低以其性酷而烈之故也。"[3]

《本草蒙筌》卷七："青橘皮，橘柚。味辛、苦，气寒。味厚，沉也，阴也，阴中之阳。无毒。浙郡俱生，广州独胜。本与橘红同种，此未成熟落之。皮紧厚色则纯青，头破裂状如莲瓣。去穰嘴薄，润醋炒干……新采者名橘红，气味稍缓，胃虚气弱者宜；久藏者名陈皮，气味辛烈，痰实气壅服妙。"[32]

《本草纲目》卷三十："橘《本经·上品》。【校正】志曰：自木部移入此……青橘皮，【修治】时珍曰：青橘皮乃橘之未黄而青色者，薄而光，其气芳烈。今人多以小柑、小柚、小橙伪为之，不可不慎辨之。入药以汤浸去瓤，切片醋拌，瓦炒过用……杲曰：青皮，乃足厥阴引经之药，能引食入太阴之仓，破滞削坚，皆治在下之病。有滞气则破滞气，无滞气则损真气。"[35]

《药鉴》卷二："青皮，气寒，味苦辛，气味俱厚，无毒，沉也阴也。足厥阴引药也。

破滞气，愈低而愈效。削坚积，愈下而愈良。引诸药至厥阴之分，下饮食入太阴之仓。又少阴经下药也。陈皮治高气，青皮治低气。”[19]

《炮炙大法·果部》：“青皮（以汤浸去瓤切片醋拌瓦炒过用）。”[20]

《雷公炮制药性解》卷一：“青皮，味苦酸，性温无毒，入肝脾二经。主破滞气，愈用而愈效；削坚积，愈下而愈良。引诸药至厥阴之分，下饮食入太阴之仓，消温疟热甚结母，止左胁郁怒作痛，去肉微炒用。按：青皮即橘之小者，酸能泻水，宜走肝经，温能辅导，宜归脾部。其性峻削，多服伤脾虚羸。”[21]

《本草征要》卷三：“青皮，即橘之小者。麸炒。破滞气、愈低愈效，削坚积、愈下愈良。引诸药至厥阴之分，下饮食入太阴之仓。青皮伐肝，兼能发汗，性颇猛锐，不宜多用，如人年少壮，未免躁暴，及长大而为橘皮，如人至老年，烈性渐减，经久而为陈皮，则多历寒暑，而躁气全消也。”[4]

《本草择要纲目·寒性药品》：“青皮，【气味】苦辛温无毒。沉而降，阴也，入厥阴少阳经，治肝胆之病。【主治】气滞，下食破积结，祛下焦诸湿，疗左胁肝经积气，小腹疝痛，消乳肿，青皮汤用之以治久疟热甚致结癖块之症。盖疏利肝邪，削其坚实也，但有滞气则破滞气，无滞气则损真气，不可不慎择而用之也。”[22]

《本草新编》卷五：“橘皮（陈皮、青皮），味辛、苦，气温，沉也，阴中之阳，无毒。陈皮治高，青皮治低，亦以功力大小不同也。入少阳三焦、胆腑，又入厥阴肝脏、太阴脾脏。青皮，消坚辟，消瘟疟滞气，尤胁下郁怒痛甚者须投，却疝疏肝，消食宽胃。”[33]

《炮炙全书》卷二：“青皮，即橘之未熟而色青者。苦烈辛温，以汤浸，去瓤，切片，醋拌，瓦炒过用。李中立曰：头破裂者，俗呼四花青皮。凡用以此为胜，今人多以小柑、小柚、小橙伪为之，不可不辨。”[23]

《本草易读》卷六：“青皮，去瓤醋炒用。苦，辛，温，无毒。入肝胆经。下滞气而消食，破坚癖而祛胀；治两胁之郁痛，降胸膈之气逆。疏肝胆而除疝气，泻肺气而平乳痈。乃橘之未黄而青色者，薄而光，其气芳烈。今人多以小柑、小柚、小橙伪为之，不可不知。历寒暑，而躁气全消也。”[24]

《本草备要·果部》：“青皮，泻肝，破气，散积。辛苦而温，色青气烈。入肝胆气分。疏肝泻肺（柴胡疏上焦肝气，青皮平下焦肝气。凡泻气药，皆云泻肺），破滞削坚，除痰消痞。”[25]

《本草经解》卷三：“【青皮】，气温。味辛苦。无毒。主气滞。下食。破积结。及膈气。青皮气温。禀天春和之木气。入足厥阴肝经。味辛苦无毒。得地西南金火之味。入手太阴肺经、手少阴心经。气味升多于降，阳也。其主气滞者，味辛入肺，肺主气，而辛温能通也。下食者，饮食入胃，散精于肝，气温入肝，肝能散精。”[26]

《本草从新》卷十：“青皮，泻肝破气、散积。辛苦而温，色青气烈，入肝胆气分。疏肝泻肺（凡泻气药皆泻肺），引诸药至厥阴之分（柴胡疏上焦肝气、青皮平下焦肝气）。下饮食，入太阴之仓，破滞削坚，消痰散痞，治肝气郁积，胁痛多怒，久疟结癖。”[5]

《要药分剂》卷七：“青皮，味苦辛。性寒。无毒。降也。阴中微阳也。【主治】主破坚癖，散滞气。治左胁肝经积气（元素）。治胸膈气逆胁痛，小腹疝痛，消乳肿（纲目）。治肝经。郁久。胁痛多怒。久疟结癖。最能发汗。以皮能达皮。辛苦发散也（备要）。”[27]

《本草求真》卷三：“青皮，（山果）行肝气滞。青皮（专入肝），本于橘生，其皮则一，何为因青而异，盖犹人当少壮，则性燥暴而少柔，人当老年，则性渐减而不燥，青皮未经寒暑，燥气不消，故其赋性最劣，其色青，青属木，木主肝，故青独于肝经则入，其味苦，故能入肝而下气。”[28]

《神农本草经读·本草附录》：“青皮，气味苦、辛、温，无毒。主气滞，下食，破积结及膈气《图经》。”[29]

《本草分经·原例》：“青皮，辛苦温，沉降气烈，入肝胆气分，疏肝泻肺，破积消痰，最能发汗，引诸药至厥阴之分，兼入脾下饮食。”[30]

《本草求原》卷之三：“青柑皮　旧名青橘皮，气温，疏肝胆滞。味苦辛，泄心肺。无毒。破滞削坚，除痰消痞，治胸膈气逆，心肺之病。肝气郁积，胁痛多怒，久疟结癖。”[34]

《本草撮要》卷三：“【青皮】，味辛苦温，色青气烈。入足厥阴经，功专疏肝泻肺。治肝气郁积，胁痛多怒，久疟结癖，疝痛乳肿，发汗，有汗及气虚人禁用。醋炒用，叶治胸膈气逆，消肿散毒，妇人妒乳内外吹乳岩乳痈用之皆效。”[6]

《本草便读·果部》：“青皮，入肝经破滞削坚。辛能发汗。治疝疾辟寒理气。苦可宣邪。下焦之肝气可疏。胸胁之郁痰能解。性味与橘皮相仿。炒煎用醋水为良（青皮乃橘之小者。色青气烈。味苦辛。性温燥。入肝胆气分。能发汗散寒。行气破积。如壮盛年少之人。其气剽悍。故一切疝气痰滞积聚等证。属于肝胆者。皆可用之。用醋炒者缓之敛之。制其剽悍之性。引以入肝也）。”[31]

《中药志》：“青皮　本品为较常用中药。商品主要分四花青皮和个青皮两类，原植物均为芸香科植物，主要为橘的幼果或未成熟果实的青色果皮。……【原植物】橘　栽培品种甚多，有：茶枝柑（大红柑）（广东），红橘［福橘（福建），红橘，大红袍（四川），川橘（湖北），衢橘（浙江）］，朱橘［九月黄（江西）、早橘（浙江）、早红、了红（江苏）］，温州蜜柑（无核蜜橘）（浙江、四川、湖南）。Citrus reticulata Blanco（C. nobilis Lour.；C. deliciosa Ten.）——芸香科 Rutaceae”[13]

《中药材手册》：“青皮［纲目名青橘皮，列入果部山果，类橘项下］　本品为芸香科植物橘 Citrus reticulata Blanco 及其栽培变种的干燥幼果及未成熟的外层果皮。原植物系常绿小乔木或灌木，均为栽培。商品上将采摘或拾取自医治的幼果晒干称个青皮；将果实尚绿未成熟，用刀剖成四裂，除去果瓤，晒干者称四化青皮，两种规格均作青皮入药。【别名】个青皮又名个青、青皮子，直径在 1cm 以下的称扣青。”[14]

《全国中草药汇编》：“青皮　来源：为芸香科柑橘属植物橘 Citrus reticulata Blanco 的自行落地的幼嫩果实。”[15]

《中药大辞典》：“青皮《珍珠囊》　【异名】青橘皮《品汇精要》，青柑皮《本草求原》。【基原】为芸香科植物橘 Citrus reticulata Blanco 或朱橘 C. erythrosa Tanaka 等多种橘类的未成熟的果皮或幼果。【原植物】①福橘《泉南杂志》Citrus tangerina Hort. Et Tanaka，又名：绿橘《纲目》，红橘、大红蜜橘、漳橘、红柑、扁柑、玉林柑、大红袍、朱砂柑、潮州柑。②朱橘《本草拾遗》Citrus erythrosa Tanaka，又名：朱红橘、赤蜜柑、朱砂橘、迟红、早衢橘、朱红、了红。”[9]

《中医大辞典·中药分册》："青皮　出《珍珠囊》。又名小青皮、青桔皮、青柑皮。为芸香科植物橘 Citrus reticulata Blanco 及其变种未成熟的果皮或幼果。"[10]

《中国医学百科全书·中医学》："青皮　始载于《本草图经》，原名青橘。又名青橘皮、青柑皮。为芸香科植物橘 Citrus reticulata Blanco 及其变种未成熟的果皮或幼果。主产于中国福建、浙江、四川等省。"[11]

《全国中药炮制规范》："青皮　［处方用名］青皮、醋青皮、麸炒青皮。【来源】本品为芸香科植物橘 Citrus reticulata Blanco 及其栽培变种的干燥未成熟果皮或幼小果实。均系栽培。主产于福建、浙江、四川等地。春末、夏、秋采摘未成熟果实或收集脱落的幼果。个小者直接晒干，习称'个青皮'；较大者将外层果皮剖成四瓣至基部，除尽内瓤，晒干，习称'四花青皮'。个青皮以坚实、皮厚，香气浓者为佳。四花青皮以皮黑绿色、内面黄白色、油性足、香气浓者为佳。"[16]

《中国药材学》："青皮　【来源】本品为芸香科植物橘 Citrus reticulata Blanco 及其栽培品种的幼果（个青皮）或未成熟果实的果皮（四花青皮）。"[17]

《中国中医药学主题词表》："青皮 PC CITRI RETICULATAE VIRIDE　为芸香科植物的干燥幼果或未成熟果实的果皮；属疏肝解郁药和理气药　C 橘；D PERICARPIUM CITRI RETICULATAE VIRIDE."[12]

《普通高等教育中医药类规划教材·中药学》："青皮《本草图经》　为橘 Citrus reticulata Blanco 及其栽培变种的幼果或未成熟果实的果皮。产地同橘皮。5～6月间收集自落的幼果，晒干，称为'个青皮'；7～8月间采收示成熟的果实，在果皮上纵剖成四瓣至基部，晒干，习称'四花青皮'。生用或醋炙用。"[8]

《中华本草》："青皮《珍珠囊》　【异名】青橘皮《品汇精要》，青柑皮《本草求原》。……【来源】为芸香科植物橘 Citrus reticulata Blanco 及其栽培变种的幼果或未成熟果实的果皮。【原植物】①福橘《泉南杂志》Citrus tangerina Hort. Et Tanaka，又名：绿橘《纲目》，红橘、大红蜜橘、漳橘、红柑、扁柑、玉林柑、大红袍、朱砂柑、潮州柑。②朱橘《本草拾遗》Citrus erythrosa Tanaka，又名：朱红橘、赤蜜柑、朱砂橘、迟红、早衢橘、朱红、了红。"[18]

《中华人民共和国药典》："青皮 Pericarpium citri reticulatae viride　本品为芸香科植物橘 Citrus reticulata Blanco 及其栽培变种的干燥幼果或未成熟果实的果皮。5～6月收集自落的幼果，晒干，习称'个青皮'；7～8月采收未成熟的果实，在果皮上纵剖成四瓣至基部，除尽瓤瓣，晒干，习称'四花青皮'。"[7]

5　参考文献

1　金·李杲．珍珠囊补遗药性赋．见：中国医学大成（二）．长沙：岳麓书社，1990，107

2　元·王好古．汤液本草．见：景印文渊阁四库全书（745）．北京：中医古籍出版社，1986，992

3　明·刘文泰．本草品汇精要．北京：人民卫生出版社，1982，769

4　明·李中梓．本草征要．见：李中梓医学全书．北京：中国中医药出版社，1999，143

5　清·吴仪洛．本草从新．北京：中医古籍出版社，2001，142

6　清·陈其瑞．本草撮要．见：珍本医书集成．本草类．上海：上海科学技术出版社，1985，49

7　国家药典委员会编．中华人民共和国药典．一部．北京：化学工业出版社，2000，156

8　雷载权主编．普通高等教育中医药类规划教材·中药学．上海：上海科学技术出版社，1995，159

9 江苏新医学院编．中药大辞典．上海：上海科学技术出版社，1977，1224
10 《中医大辞典》编辑委员会编．中医大辞典·中药分册．北京：人民卫生出版社，1982，195
11 《中医学》编辑委员会．中国医学百科全书·中医学．上海：上海科学技术出版社，1997，1117
12 吴兰成主编．中国中医药学主题词表．北京：中医古籍出版社，1996，295
13 中国医学科学院药物研究所等编．中药志．第三册．北京：人民卫生出版社，1993，37
14 中华人民共和国卫生部药政管理局主编．中药材手册．北京：人民卫生出版社，1998，319
15 《全国中草药汇编》编写组编．全国中草药汇编．上册．北京：人民卫生出版社，1996，447
16 中华人民共和国卫生部药政管理局编．全国中药炮制规范．北京：人民卫生出版社，1988，160
17 徐国钧等主编．中国药材学．北京：中国医药科技出版社，1996，1083
18 国家中医药管理局．《中华本草》编委会．中华本草．第四册．上海：上海科学技术出版社，1999，892
19 明·杜文燮．药鉴．北京：中国中医药出版社，1993，49
20 明·缪希雍．炮炙大法．明末庄继先校刻本
21 明·李中梓．雷公炮制药性解．见：中国医学大成（二）．长沙：岳麓书社，1990，130
22 清·蒋居祉．本草择要纲目．见：珍本医书集成．本草类．上海：上海科学技术出版社，1985，10
23 ［日］稻宣义．炮炙全书．北京：中医古籍出版社，1981，97
24 清·汪昂．《本草易读》卷六．上海：上海大成书局刊，1926
25 清·汪昂．本草备要．北京：中国中医药出版社，1998，178
26 清·叶桂．本草经解．上海：上海科学技术出版社，1958，178
27 清·沈金鳌．要药分剂．上海：上海科学技术出版社，1959，170
28 清·黄宫绣．本草求真．上海：上海科学技术出版社，1959，137
29 清·陈念祖．神农本草经读．北京：人民卫生出版，1959，52
30 清·姚澜．本草分经．上海：上海科学技术出版社，1989，124
31 清·张秉成．本草便读．上海：上海卫生出版社，1957，71
32 明·陈嘉谟．本草蒙筌．北京：人民卫生出版社，1988，305
33 清·陈士铎．本草新编．北京：中国中医药出版社，1996，243
34 清·赵其光．本草求原．见：岭南本草古籍三种．北京：中国医药科技出版社，1999，301
35 明·李时珍．本草纲目．北京：人民卫生出版社，1982，1785

243 青果
Qingguo
Fructus Canarii

1 定名依据

1.1 正名

1.1.1 汉文名：青果（为橄榄科植物橄榄 Canarium album Raeusch. 的干燥成熟果实）。

1.1.2 英文名：Chinese white olive.

1.2 依据

1.2.1 定名的文献依据

(1)《本草纲目》卷三十一："橄榄（宋《开宝》）。【释名】青果《梅圣俞集》、忠果《记事珠》、谏果（出《农书》）。时珍曰：橄榄名义未详。此果虽熟，其色亦青，故俗呼青果。"[1]

(2)《中药志》："青果　本品为少常用中药。商品为橄榄科植物橄榄的干燥成熟果实……【原植物】橄榄　别名：青果，白榄，黄榄果，甘榄。Canarium album Raeusch. ——橄榄科 Burseraceae"[2]

(3)《中药材手册》："青果［纲目名橄榄，列入果部夷果类］　本品为橄榄科植物橄榄 Canarium album（Lour.）Raeusch. 的干燥成熟果实。原植物系常绿乔木，野生与栽培均有。因其果实成熟后仍为青色，故名"青果"。应注意不可将本品误作胖大海使用。【别名】橄榄。"[3]

(4)《中医大辞典·中药分册》："青果　出《宛陵集》。为橄榄之别名，详该条。"[4]

(5)《全国中药炮制规范》："青果　［处方用名］青果。【来源】本品为橄榄科植物橄榄 Canarium album Raeusch. 的干燥成熟果实。均系栽培。主产于广东、福建、四川等地。秋季采摘成熟的果实，晒干或阴干。药材以个大、坚实、肉厚、整齐、灰绿色、味先涩后甜者为佳。"[5]

(6)《中国药材学》："青果　【别名】土青果（四川）、黄榄（广西）、青榄（福建）。【来源】本品为橄榄科植物橄榄 Canarium album（Lour.）Raeusch. 的果实。"[6]

(7)《中国中医药学主题词表》："青果 FRUCTUS CANARII　为橄榄科植物橄榄干燥成熟果实；属清热解毒药　C 橄榄。"[7]

(8)《中华人民共和国药典》："青果 Fructus canarii　本品为橄榄科植物橄榄 Canarium album Raeusch. 的干燥成熟果实。秋季果实成熟时采收，干燥。"[8]

1.2.2　定名选择的理由

青果 Fructus canarii，系橄榄科植物橄榄 Canarium album Raeusch. 的干燥成熟果实。"青果"之名在本草著作始见于明·李时珍《本草纲目》。"青果"作为本品正名古代文献未见记载，现代文献中我国最新出版的《中华人民共和国药典》以及辞书类著作《中医大辞典·中药分册》等以"青果"作为本品正名。已经广泛应用于中医药学文献的标引和检索的《中国中医药学主题词表》也以"青果"作为本品的正式主题词。现代本草著作如《中药志》、《中国药材学》、《中药材手册》、《全国中药炮制规范》等虽记载了不少本品各地的俗称，但也无一例外以"青果"作为本品的正名。说明"青果"作为本品正名已成为共识。

1.3　与正名等效的名词：无。

2　源流考释

青果（橄榄科植物橄榄 Canarium album Raeusch. 的干燥成熟果实）入药始载于唐·孟诜《食疗本草》，称为"橄棪"，如《食疗本草》卷上："橄棪（橄榄），主河豚毒，（煮）汁服之。中此鱼肝、子毒，人立死，惟此木能解。出岭南山谷。大树阔数围，实长寸许。其子先生者向下，后生者渐高。至八月熟，蜜藏极甜。〔嘉〕"[22]但其后的本草著作大多以"橄榄"为正名，如唐·李珣《海药本草》[9]、宋《日华子本草》[23]、苏颂《本草图经》[10]、唐慎微《证类本草》[23]、寇宗奭《本草衍义》[11]，元·忽思慧《饮膳正要》[12]，明·兰茂《滇南本草》[15]、刘文泰《本草品汇精要》[14]、陈嘉谟《本草蒙筌》[15]、李时珍《本草纲目》[1]、李中梓《本草征要》[16]、清·陈士铎《本草新编》[17]、汪昂《本草易读》[18]、汪昂《本草备要》[21]、张璐《本经逢原》[20]、赵学敏《本草纲目拾遗》[21]等。

“青果”之名始见于《梅圣俞集》，如《本草纲目》卷三十一：“橄榄，（宋《开宝》）。【释名】青果《梅圣俞集》、忠果《记事珠》、谏果（出《农书》）。”[1]其后有不少著作将“青果”作为本品异名记载，如清·张璐《本经逢原》[20]、赵学敏《本草纲目拾遗》[21]等。

古代著作中记载的本品异名有“橄榄子”《南州异物志》[1]、“余甘子”《临海异物志》[24]，“忠果”《记事珠》[1]、“青子”《东坡诗集》[1]、“谏果”《农书》[1]等。如《本草纲目》引《临海异物志》曰：“余甘子如梭形，大如梅子，其核两头锐，与橄榄一物异名也。”[24]《本草纲目》卷三十一：“橄榄，（宋《开宝》）。【释名】青果《梅圣俞集》、忠果《记事珠》、谏果（出《农书》）。时珍曰：橄榄名义未详。此果虽熟，其色亦青，故俗呼青果。其有色黄者不堪，病物也。王祯云：其味苦涩，久之方回甘味。王元之作诗，比之忠言逆耳，世乱乃思之，故人名为谏果。”[1]《本草品汇精要》卷三十四：“橄榄，无毒，植生。……秋晚结实，其实长寸许，形似生诃子，无棱瓣，南人尤重之，咀嚼则满口香久不歇，山野中生者子繁而木峻不可梯缘，但刻其木下方寸许纳盐于中，一夕子皆落，木亦无损。苏东坡诗云纷纷青子落红盐是也。”[16]

“青果”作为本品正名古代文献未见记载，现代有关著作多以“青果”作为本品正名，如《中药志》[2]、《中药材手册》[3]、《中医大辞典·中药分册》[4]、《全国中药炮制规范》[5]、《中国药材学》[6]、《中国中医药学主题词表》[7]、《中华人民共和国药典》[8]等；有的以“橄榄”为正名，如《全国中草药汇编》[25]、《中国医学百科全书·中医学》[26]、《中华本草》[27]等。同时尚记载有“橄榄根”、“黄榄”、“白榄”《全国中草药汇编》[25]，“谏果”、“忠果”、“甘榄”《中国医学百科全书·中医学》[26]，“土青果”、“青榄”《中国药材学》[6]，“青橄榄”《中华本草》[27]等各地的俗称。还记载有本品原植物“橄榄”的异名“青果”、“白榄”、“黄榄果”、“甘榄”《中药志》[2]等。

3 附录

3.1 又称：无。

3.2 俗称：白榄（广东），黄榄、甘榄（陆川），土青果（四川），黄榄（广西），青榄（福建），青橄榄，橄榄根，谏果，忠果。

3.3 曾称：橄榄《日华子》，橄棪《食疗本草》，橄榄子《南州异物志》，余甘子《临海异物志》，忠果《记事珠》，青子《东坡诗集》，谏果《农书》。

3.4 原植物名称：橄榄，青果，白榄，黄榄果，甘榄。

4 文献通考

《食疗本草》卷上：“橄棪（橄榄），主河豚毒，（煮）汁服之。中此鱼肝、子毒，人立死，惟此木能解。出岭南山谷。大树阔数围，实长寸许。其子先生者向下，后生者渐高。至八月熟，蜜藏极甜。〔嘉〕”[22]

《海药本草》卷六："橄榄，谨按《异物志》云：生南海浦屿间。树高丈余。其实如枣，二月有花生，至八月乃熟，甚香。橄榄木高大难采，以盐擦木身，则其实自落。"[9]

《本草图经》卷十六："橄榄，生岭南，今闽、广诸郡皆有之。木似木槵而高，且端直可爱，秋晚实成，南人尤重之，咀嚼之满口香久不歇。生啖及煮饮并解诸毒，人误食鯸鲐肝至迷闷者，饮其汁立瘥。山野中生者，子繁而木峻，不可梯缘，但刻其根下方寸许，内盐于中，一夕子皆落，木亦无损。其枝节间有脂膏如桃胶，南人采得并其皮、叶，煎之如黑饧，谓之榄糖，用胶船，著水益干，牢于胶漆。邕州又有一种波斯橄榄，与此无异，但其核作三瓣，可蜜渍食之。"[10]

《证类本草》卷二十三："橄（音敢）榄（音览），味酸、甘，温，无毒。主消酒，疗鯸（音侯）鲐（音怡）毒。人误食此鱼肝迷闷者，可煮汁服之，必解。其木作楫拨，著鱼皆浮出，故知物有相畏如此也……日华子云：橄榄，开胃，下气，止渴……陈藏器云：树大，圆实长寸许，南方：人以为果，生实味酸，《南州异物志》曰：橄榄子，缘海浦屿间生，实大如轴头，皆反垂向下，实先生者向下后生者渐高。《南方草木状》曰：橄榄子，大如枣，八月熟，生交趾。"[23]

《本草衍义》卷十八："橄榄，味涩，食久则甘。嚼汁咽，治鱼鲠。堉、广诸郡皆有之。"[11]

《饮膳正要》卷三："橄榄，味酸甘，温，无毒。主消酒，开胃，下气，止渴。"[12]

《滇南本草》卷一："橄榄，味甘、酸，性平。治一切喉火上炎、大头瘟症。能解湿热春温，生津止渴，利痰，解鱼毒、酒积滞，神效。"[13]

《本草品汇精要》卷三十四："橄榄，无毒，植生。橄（音敢）榄（音览），主消酒，疗鯸（音侯）鲐（音怡）毒，人误食此鱼肝迷闷者，可煮汁服之必解。其木作楫拨着鱼，皆浮出，故知物有相畏如此也。核中仁研敷唇吻燥痛（《名医》所录）。【苗】〔图经曰〕其树似木槵子树而高且端直，二月开花，秋晚结实其实长寸许，形似生诃子，无棱瓣，南人尤重之，咀嚼则满口香久不歇，山野中生者子繁而木峻不可梯缘，但刻其木下方寸许纳盐于中，一夕子皆落，木亦无损。苏东坡诗云纷纷青子落红盐是也。"[14]

《本草蒙筌》卷七："橄榄，味酸、甘，气温。无毒。树生闽广，似木槵子树。端直而高，实成晚秋。如生诃子状，瓣棱绝少。采之咀嚼，满口生香。开胃、消酒食甚佳，止渴解鱼毒益妙。喉中鱼鲠，汁咽亦除。若煮饮之，并解诸毒。丹溪曰：味涩而生甘，醉饱后宜之。然性热，多食致上壅，不可不知也。"[15]

《本草纲目》卷三十一："橄榄，（宋《开宝》）。【释名】青果《梅圣俞集》、忠果《记事珠》、谏果（出《农书》）。时珍曰：橄榄名义未详。此果虽熟，其色亦青，故俗呼青果。其有色黄者不堪，病物也。王祯云：其味苦涩，久之方回甘味。王元之作诗，比之忠言逆耳，世乱乃思之，故人名为谏果。【集解】志曰：橄榄生岭南。树似木槵子树而高，端直可爱。结子形如生诃子，无棱瓣，八月、九月采之。又有一种波斯橄榄，生邕州。色类相似，但核作两瓣，蜜渍食之……。时珍曰：橄榄树高，将熟时以木钉钉之，或纳盐少许于皮内，其实一夕自落，亦物理之妙也。其子生食甚佳，蜜渍、盐藏皆可致远。其木脂状如黑胶者，土人采取，爇之清烈，谓之榄香。杂以牛皮胶者，即不佳矣。又有绿榄，色绿。乌榄，色青黑，肉烂而甘。取肉捶碎干放，自有霜如白盐，谓之榄酱。青榄核内仁干小。惟乌榄仁最肥大，有文层叠如海螵蛸状而味甘美，谓之榄仁。又有一种方榄，出广西两江峒中，似橄榄而有三角或四角，即是波斯橄榄之类也。”[1]

《本草纲目》卷三十一：“庵摩勒　《唐本》【校正】自木部移入此。【释名】余甘子《唐本》、庵摩落迦果……时珍曰：余甘，泉州山中亦有之。状如川楝子，味类橄榄，亦可蜜渍、盐藏。其木可制器物。按陈祈畅《异物志》云：余甘树叶如夜合及槐叶，其枝如柘，其花黄。其子圆，大如弹丸，色微黄，有纹理如定陶瓜，核有五六棱，初入口苦涩，良久饮水更甘，盐而蒸之尤美。其说与两苏所言相合。而《临海异物志》云：余甘子如梭形，大如梅子，其核两头锐，与橄榄一物异名也。”[24]

《本草征要》卷四：“橄榄，味酸、涩、甘，性平，无毒。入胃经。清咽喉而止渴，厚肠胃而止泻。消酒称奇，解毒更异。迹其主用，约与诃黎勒相同。误中河豚毒，惟橄榄煮汁服之可解。诸鱼骨鲠，嚼橄榄汁咽之，如无橄榄，即以核研末，急流水调服，亦效。”[16]

《本草新编》卷五：“橄榄，味酸、甘，气温，无毒。入肺、胃、脾三经。生津开胃，消酒，解鱼毒，化鱼鲠，亦备急之需，药笼中不可不备者也。连肉敲碎核，煎汤用之。煨灰，香油调敷，外伤无痕。或问梦中有神告曰：橄榄能治哮病。可信乎？不可信乎？曰：余亦梦内父鄂仍张公告予曰：橄榄治哮病最有效，但用新鲜者捣汁，饮半瓯，其哮立定，干者不能取汁，煎汤饮之，则无益矣。”[17]

《本草易读》卷六：“橄榄，酸，甘，温，无毒。开胃下气，生津止渴，除泻消酒。治咽喉之痛，解鱼鳖之毒。生闽、广及缘海诸处。木高丈余，叶似榉柳。二月开花，八月成实，状如长枣。熟时以木钉钉之，或纳盐少许于皮内，其实一宿自落。”[18]

《本草备要·果部》：“橄榄，宣，清肺。甘涩而温。肺、胃之果，清咽生津，除烦醒酒，解河豚毒（投入煮佳）及鱼骨鲠（如无橄榄，以核磨水服。橄榄木作舟楫，鱼拨即浮出，物之相畏有如此者）。”[19]

《本经逢原》卷三：“橄榄，一名青果。涩甘温无毒。发明，橄榄先涩后甘，生津止渴，开胃消痰，醉饱后及寒痰结嗽宜之。热嗽不可误食。病人多食令气上壅，以其性温而涩，聚火气于胃也。”[20]

《本草纲目拾遗》卷八：“乌榄仁，出广东。今果肆皆有市者，皮黄黑色，肉白，有文层叠如海螵蛸状，酒筵中以为豆笾食品。纲目集解下云：乌榄青黑，肉烂而甘，取肉捶碎放干，自有霜如白盐，谓之榄酱。其子仁肥大，名榄仁。而主治所载，悉言白榄，即今常食之青果。又所载榄仁治吻燥者，亦指青果核中仁而言，非指乌榄仁也，今采岭南果录中补其遗。”[21]

《中药志》：“青果　本品为少常用中药。商品为橄榄科植物橄榄的干燥成熟果实……【原植物】橄榄　别名：青果，白榄，黄榄果，甘榄。Canarium album Raeusch. ——橄榄科 Burseraceae”[2]

《中药材手册》：“青果［纲目名橄榄，列入果部夷果类］　本品为橄榄科植物橄榄 Canarium album（Lour.）Raeusch. 的干燥成熟果实。原植物系常绿乔木，野生与栽培均有。因其果实成熟后仍为青色，故名‘青果’。应注意不可将本品误作胖大海使用。【别名】橄榄。”[3]

《全国中草药汇编》：“橄榄　别名：青果、橄榄根、黄榄、白榄。来源：为橄榄科橄榄属植物橄榄 Canarium album（Lour.）Raeusch.，以根、叶、果入药。”[25]

《中医大辞典·中药分册》："青果　出《宛陵集》。为橄榄之别名，详该条。"[4]

《中国医学百科全书·中医学》："橄榄　始载于《食疗本草》。原名橄椶，又名青果、谏果、忠果、甘榄。为橄榄科植物橄榄 Canarium album（Lour.）Raeusch. 的果实。产于中国广东、广西、福建等省、区。"[26]

《全国中药炮制规范》："青果　［处方用名］青果。【来源】本品为橄榄科植物橄榄 Canarium album Raeusch. 的干燥成熟果实。均系栽培。主产于广东、福建、四川等地。秋季采摘成熟的果实，晒干或阴干。药材以个大、坚实、肉厚、整齐、灰绿色、味先涩后甜者为佳。"[5]

《中国药材学》："青果　【别名】土青果（四川），黄榄（广西），青榄（福建）。【来源】本品为橄榄科植物橄榄 Canarium album（Lour.）Raeusch. 的果实。"[6]

《中国中医药学主题词表》："青果 FRUCTUS CANARII　为橄榄科植物橄榄干燥成熟果实；属清热解毒药　C 橄榄。"[7]

《中华本草》："橄榄《日华子》　【异名】橄榄子《南州异物志》，余甘子《临海异物志》，橄椶《食疗本草》，忠果《记事珠》，青果《宛陵集》，青子《东坡诗集》，谏果《齐东野语》，青橄榄《海槎余录》，白榄《广东新语》，黄榄、甘榄《陆川本草》……【来源】为橄榄科植物橄榄的果实。【原植物】橄榄 Canarium album（Lour.）Raeusch.［Pimela alba Lour.］。"[27]

《中华人民共和国药典》："青果 Fructus canarii　本品为橄榄科植物橄榄 Canarium album Raeusch. 的干燥成熟果实。秋季果实成熟时采收，干燥。"[8]

5　参考文献

1　明·李时珍. 本草纲目. 北京：人民卫生出版社，1982，1821
2　中国医学科学院药物研究所等编. 中药志. 第三册. 北京：人民卫生出版社，1993，437
3　中华人民共和国卫生部药政管理局主编. 中药材手册. 北京：人民卫生出版社，1998，321
4　《中医大辞典》编辑委员会编. 中医大辞典·中药分册. 北京：人民卫生出版社，1982，196
5　中华人民共和国卫生部药政管理局编. 全国中药炮制规范. 北京：人民卫生出版社，1988，161
6　徐国钧等主编. 中国药材学. 北京：中国医药科技出版社，1996，1101
7　吴兰成主编. 中国中医药学主题词表. 北京：中医古籍出版社，1996，294
8　国家药典委员会编. 中华人民共和国药典. 一部. 北京：化学工业出版社，2000，157
9　唐·李珣. 海药本草. 北京：人民卫生出版社，1997，89
10　宋·苏颂. 本草图经. 合肥：安徽科学技术出版社，1994，558
11　宋·寇宗奭. 本草衍义. 上海：商务印书馆，1937，126
12　元·忽思慧. 饮膳正要. 北京：北京市中国书店，1985，39
13　明·兰茂. 滇南本草. 第一卷. 昆明：云南人民出版社，1977，153
14　明·刘文泰. 本草品汇精要. 北京：人民卫生出版社，1982，801
15　明·陈嘉谟. 本草蒙筌. 北京：人民卫生出版社，1988，324
16　明·李中梓. 本草征要. 见：李中梓医学全书. 北京：中国中医药出版社，1999，144
17　清·陈士铎. 本草新编. 北京：中国中医药出版社，1996，254
18　清·汪昂. 本草易读. 北京：人民卫生出版社，1987，278
19　清·汪昂. 本草备要. 北京：中国中医药出版社，1998，182
20　清·张璐. 本经逢原. 上海：上海科学技术出版社，1959，151

21 清·赵学敏. 本草纲目拾遗. 北京：人民卫生出版社，1983，294
22 唐·孟诜. 食疗本草. 北京：人民卫生出版社，1984，55
23 宋·唐慎微. 证类本草. 北京：人民卫生出版社，1957，479
24 明·李时珍. 本草纲目. 北京：人民卫生出版社，1982，1824
25 《全国中草药汇编》编写组编. 全国中草药汇编. 下册. 北京：人民卫生出版社，1996，679
26 《中医学》编辑委员会. 中国医学百科全书·中医学. 上海：上海科学技术出版社，1997，1015
27 国家中医药管理局《中华本草》编委会. 中华本草. 第五册. 上海：上海科学技术出版社，1999，21

244 青葙子
Qingxiangzi
Semen Celosiae

1 定名依据

1.1 正名

1.1.1 汉文名：青葙子（为苋科植物青葙 Celosia argentea L. 的干燥成熟种子）。

1.1.2 英文名：feather cockscomb seed.

1.2 依据

1.2.1 定名的文献依据

(1)《神农本草经》卷三："青葙子，味苦，微寒。主邪气，皮肤中热，风瘙身痒，杀三虫，子：名草决明，疗唇口青。一名草蒿，一名萋蒿。生平谷。"[1]

(2)《本草经集注》："青葙子，味苦，微寒，无毒。主治邪气，皮肤中热，风瘙身痒，杀三虫。恶疮，疥虱，痔蚀，下部䘌疮。其子：名草决明，治唇口青。一名草蒿，一名萋蒿。生平谷道傍。三月采茎叶，阴干。"[2]

(3)《新修本草》卷十："青葙子，味苦，微寒，无毒。主邪气，皮肤中热，风瘙身痒，杀三虫。恶疮、疥虱、痔蚀，下部䘌疮。其子名草决明，疗唇口青。一名草蒿，一名萋蒿。生平谷道旁。三月采茎叶，阴干。五月、六月采子。处处有。似麦栅花，其子甚细。"[3]

(4)《证类本草》卷十："青葙子，味苦，微寒，无毒。主邪气，皮肤中热，风瘙身痒，杀三虫，恶疮疥虱，痔蚀，下部䘌疮。子名草决明，疗唇口青。一名草蒿，一名萋蒿。生平谷道旁。"[4]

(5)《本草蒙筌》卷二："青葙子，味苦，气平，微寒。无毒。园圃俱有，江淮独多。茎直似蒿青红，叶大如柳柔软。花上红下白，形类鸡冠（即野鸡冠花纯白者胜）。子黑扁而光，粒同苋实"[5]

(6)《本草易读》卷四："青葙子八十五，味苦，微寒，无毒。入足厥阴肝。祛风退热，镇肝明目。治青盲，除障翳，疗唇口之青，解疮疥之毒。生田野间。嫩苗似苋可食，长则高三四尺。叶苗花实，如鸡冠花一样。"[6]

(7)《中华人民共和国药典》："青葙子 Semen celosiae 本品为苋科植物青葙 Celosia argentea L. 的干燥成熟种子。秋季果实成熟时采割植株或摘取果穗，晒干，收集种子，除去杂质。”[7]

(8)《普通高等教育中医药类规划教材·中药学》：“青葙子《本经》　为苋科一年生草本植物青葙 Celosia argentea L. 的成熟种子。产于我国中部及南部各省。秋季种子成熟时采集。晒干用。”[8]

(9)《中药大辞典》：“青葙子《本经》　【异名】草决明《本经》，牛尾花子《中药材手册》，狗尾巴子《四川中药志》。【基原】为苋科植物青葙 Celosia argentea L. 的种了。【原植物】为苋科植物青葙的种子。”[9]

(10)《中医大辞典·中药分册》：“青葙子　出《神农本草经》。又名草决明、牛尾花子、狗尾巴子。为苋科植物青葙 Celosia argentea L. 的种子。”[10]

(11)《中国医学百科全书·中医学》：“青葙子　始载于《神农本草经》。又名草决明、野鸡冠花子。为苋科植物青葙 Celosia argentea L. 的种子。原植物中国大部分地区均有分布。”[11]

(12)《中国中医药学主题词表》：“青葙子 SEMEN CELOSIAE　为苋科植物青葙的种子；属清热泻火药　C 青葙。”[12]

(13)《中药志》[13]、《中药材手册》[14]、《全国中草药汇编》[15]、《全国中药炮制规范》[16]、《中国药材学》[17]、《中华本草》[18] 等现代中药著作多以“青葙子”作为本品正名（参见“文献通考”）。

1.2.2　定名选择的理由

(1) 青葙子 Semen celosiae，系苋科植物青葙 Celosia argentea L. 的干燥成熟种子。“青葙子”之名始见于汉《神农本草经》，并作为本品正名记载。其后的历代重要本草著作如南北朝·陶弘景《本草经集注》，唐·苏敬《新修本草》，宋·唐慎微《证类本草》，明·陈嘉谟《本草蒙筌》，清·汪昂《本草易读》等在载录本品时均以“青葙子”作为正名，并一直沿用至今。

(2) 我国最新出版的《中华人民共和国药典》、《普通高等教育中医药类规划教材·中药学》以及辞书类著作《中医大辞典·中药分册》、《中药大辞典》、《中国医学百科全书·中医学》等均以“青葙子”作为本品正名。已经广泛应用于中医药学文献的标引和检索的《中国中医药学主题词表》也以“青葙子”作为本品的正式主题词。现代本草著作如《中药志》、《全国中草药汇编》、《中华本草》、《中国药材学》、《中药材手册》、《全国中药炮制规范》等虽记载了不少本品各地的俗称，但也无一例外以“青葙子”作为本品的正名。说明“青葙子”作为本品正名已成为共识。

1.3　与正名等效的名词：无。

2　源流考释

青葙子（苋科植物青葙 Celosia argentea L. 的干燥成熟种子）始载于汉《神农本草经》，并以“青葙子”为正名记载，如《神农本草经》卷三：“青葙子，味苦，微寒。主邪气，皮肤中热，风瘙身痒，杀三虫，子：名草决明，疗唇口青。一名草蒿，一名萋蒿。生平谷。”[1] 其后的本草著作多沿用《神农本草经》记载以“青葙子”为正名，如南北朝·陶弘景《本草经集注》[2]、唐·苏敬《新修本草》[3]、宋·苏颂《本草图经》[19]、唐慎微《证类本草》[4]、寇宗爽《本草衍义》[20]、明·刘文泰《本草品汇精要》[21]、陈嘉谟《本草蒙筌》[5]、清·汪昂《本草易读》[6]、汪昂《本草备要》[22]、严西亭《得配本草》[23]、黄宫绣《本草求真》[24]、叶志诜《神农本草经赞》[25]、陈其瑞《本草撮要》[26]、张秉成《本草便读》[27]等；有的在"青葙"项下介绍本品，如明·李时珍《本草纲目》[28]等。

古代著作中记载的本品异名有"草决明"、"草蒿"、"萋蒿"《神农本草经》[1]，"草藁"《药性论》[4]，"昆仑草"《本草品汇精要》[21]等。如《神农本草经》卷三："青葙子，味苦，微寒。主邪气，皮肤中热，风瘙身痒，杀三虫，子：名草决明，疗唇口青。一名草蒿，一名萋蒿。生平谷。"[1]《证类本草》卷十："青葙子，味苦，微寒，无毒。主邪气，皮肤中热，风瘙身痒，杀三虫，恶疮疥虱，痔蚀，下部䘌疮。子名草决明，疗唇口青。一名草蒿，一名萋蒿……药性论云：青葙子，一名草藁，味苦，平，无毒。"[4]《本草品汇精要》卷十三："青葙子，无毒，植生。青葙子（出《神农本经》），主邪气，皮肤中热，风瘙身痒，杀三虫，疗唇口青（以上朱字《神农本经》）。恶疮疥虱、痔蚀，下部䘌疮（以上黑字《名医》所录）。【名】草蒿　萋蒿　草藁　昆仑草　草决明。"[21]。

现代有关著作均沿用《神农本草经》的记载以"青葙子"作为本品正名，如《中华人民共和国药典》[7]、《普通高等教育中医药类规划教材·中药学》[8]、《中药大辞典》[9]、《中医大辞典·中药分册》[10]、《中国医学百科全书·中医学》[11]、《中国中医药学主题词表》[12]、《中药志》[13]、《中药材手册》[14]、《全国中草药汇编》[15]、《全国中药炮制规范》[16]、《中国药材学》[17]、《中华本草》[18]等。同时尚记载有"野鸡冠花子"、"牛尾巴花子"《中药材手册》[14]，"狗尾花"、"狗尾苋"《全国中草药汇编》[15]，"牛尾花子"、"狗尾巴子"《中药大辞典》[9]，"野鸡冠花"、"狼尾花"、"大尾鸡冠花"《中国药材学》[17]等各地的俗称。还记载有本品原植物"青葙"的异名"野鸡冠花"、"狼尾花"《中药志》[13]等。

3　附录

3.1　又称：炒青葙子（饮片规格名）。

3.2　俗称：狗尾巴子（四川），大尾鸡冠花（福建），野鸡冠花子，狗尾花，狗尾苋，牛尾花子，野鸡冠花，狼尾花，牛尾巴花子。

3.3　曾称：草决明、草蒿、萋蒿《神农本草经》，草藁《药性论》，昆仑草《本草品汇精要》。

3.4　原植物名称：青葙，野鸡冠花、狼尾花（福建）。

4　文献通考

《神农本草经》卷三："青葙子，味苦，微寒。主邪气，皮肤中热，风瘙身痒，杀三虫，子：名草决明，疗唇口青。一名草蒿，一名萋蒿。生平谷。"[1]

《本草经集注》："青葙子，味苦，微寒，无毒。主治邪气，皮肤中热，风瘙身痒，杀三虫。恶疮，疥虱，痔蚀，下部䘌疮。其子：名草决明，治唇口青。一名草蒿，一名萋蒿。生平谷道傍。三月采茎叶，阴干。五月、六月采子。处处有。似麦栅花，其子甚细。后又有草蒿，别本亦作草藁。今主治殊相类，形名又相似，极多足为疑，而实两种也。"[2]

《新修本草》卷十："青葙子，味苦，微寒，无毒。主邪气，皮肤中热，风瘙身痒，杀三虫。恶疮、疥虱、痔蚀，下部䘌疮。其子名草决明，疗唇口青。一名草蒿，一名萋蒿。生平谷道旁。三月采茎叶，阴干。五月、六月采子。处处有。似麦栅花，其子甚细。后又有草蒿，别本亦作草藁。今主疗殊相类，形名又相似，极多足为疑，而实两种也。"[3]

《本草图经》卷八："青葙子，生平谷道旁，今江淮州郡近道亦有之。二月内生青苗，长三四尺；叶阔似柳，细软；茎似蒿，青红色；六月、七月内生花，上红下白；子黑光而扁，有似莨菪；根似蒿根而白，直下独茎生根。六月、八月采子。又有一种花黄，名陶珠术；苗亦相似，恐不堪用之。"[19]

《证类本草》卷十："青葙子，味苦，微寒，无毒。主邪气，皮肤中热，风瘙身痒，杀三虫，恶疮疥虱，痔蚀，下部䘌疮。子名草决明，疗唇口青。一名草蒿，一名萋蒿。生平谷道旁。三月采茎叶，阴干……药性论云：青葙子，一名草藁，味苦，平，无毒。能治肝脏热毒冲眼，赤障青盲翳肿，主恶疮疥瘙，治下部虫䘌疮。萧炳云：今主理眼，有青葙子丸。又有一种花黄，名陶珠术，苗相似。"[4]

《本草衍义》卷十一："青葙子，经中并不言治眼，《药性论》始言之。能治肝藏热毒冲眼、赤障、青盲。萧炳可云：'理眼。'日华子云：'益脑髓，明耳目，镇肝。'人多用之治眼，殊不与经意相当。"[20]

《本草品汇精要》卷十三："青葙子，无毒，植生。青葙子（出《神农本经》），主邪气，皮肤中热，风瘙身痒，杀三虫，疗唇口青（以上朱字《神农本经》）。恶疮疥虱、痔蚀，下部䘌疮（以上黑字《名医》所录）。【名】草蒿　萋蒿　草藁　昆仑草　草决明。"[21]

《本草蒙筌》卷二："青葙子，味苦，气平，微寒。无毒。园圃俱有，江淮独多。茎直似蒿青红，叶大如柳柔软。花上红下白，形类鸡冠（即野鸡冠花纯白者胜）。子黑扁而光，粒同苋实……（谟）按：《本经》款内载曰：子名草决明，意谓功专治眼，特假别名以美之，非真为决明子也。若以为然，则原揭诸简端，何不直书而但曰青葙子乎？正犹沙参一名知母，龙眼一名益智，名同而实异也。且别条所载决明子药，粒状稍大，主治尤优。世医弗明，或偏执一，不免得此失彼，大辜药味之能矣。幸而此曰草决明，彼曰决明子。两名虽一，上下字差略，此分别不同，读者不可不识也。"[5]

《本草纲目》卷十五："青葙《本经·下品》。【释名】草蒿《本经》、萋蒿《本经》、昆仑草《唐本》、野鸡冠《纲目》、鸡冠苋《纲目》、子名草决明《本经》。时珍曰：青葙名义未详……子：【气味】苦，微寒，无毒。权曰：苦，平。【主治】唇口青《本经》。治五脏邪气，益脑髓，镇肝，明耳目，坚筋骨，去风寒湿痹（大明）。治肝脏热毒冲眼，赤障青盲翳肿，恶疮疥疮（甄权）。【发明】炳曰：理眼，有青葙子丸。宗奭曰：青葙子，《经》中不言治眼，惟《药性论》、《日华子》始言治肝明目。"[28]

《本草易读》卷四："青葙子八十五，味苦，微寒，无毒。入足厥阴肝。祛风退热，镇肝明目。治青盲，除障翳，疗唇口之青，解疮疥之毒。生田野间。嫩苗似苋可食，长则高三四尺。叶苗花实，如鸡冠花一样。但鸡冠花穗有大小，而扁或团者。此则梢间出花穗，尖长四五寸，状如兔尾，水红色，亦有黄白色者。子在穗中，与鸡冠花一样。"[6]

《本草备要》："青葙子，一名草决明。泻肝，明目。味苦微寒。入厥阴（肝）。祛风热，镇肝明目。治青盲障翳，虫疥恶疮。瞳子散大者忌服（能助相火）。类鸡冠而穗尖长。"[22]

《得配本草》卷三："青葙子，一名草决明。味苦，微寒。入手少阴、足厥阴经。清肝火之上冲，祛心经之邪热。皮肤风湿，目中翳障，皆可施治。瞳子散大者禁用（恐散阴气）。怪症：眼见似有虫飞，以手捉之则无，此肝经病也。用青葙子合元明粉、羌活、枣仁为末，水送下。"[23]

《本草求真》卷四："青葙子，（隰草）泻肝经风热。青葙子（专入肝）。即鸡冠花子者是也。备要又言即草决明。味苦微寒无毒。入足厥阴肝。凡人一身风痒。虫疥得蚀。口唇色青。青盲翳肿。多缘热盛风炽所致。（亦有不尽风热者。此则专就风热言）。书言服此目疾皆愈。唇青即散。三虫皆杀。风痒即绝。无非因其血热除。"[24]

《神农本草经赞》卷三："青葙子，味苦微寒。主邪气。皮肤中热。风搔身痒。杀三虫。子名草决明。疗唇口青。一名草蒿。一名萋蒿。生平谷。邻接胡麻。葙蘘音诡。高耸鸡冠。尖垂兔尾。雁过秋红。桃霏夏紫。披决光明。昭昭觉视。李时珍曰。此草多生于胡麻地中。胡麻叶亦名青蘘。音相近。岂以其相似而然耶。花叶似鸡冠。苗似苋。故谓之鸡冠苋。梢间出花。穗尖长。如鼠尾。又一种名雁来红。其叶九月鲜红。望之如花。故名。陈藏器曰。又一种名桃朱术。花紫。五月五日。妇人收子带之。"[25]

《本草撮要》卷一："【青葙子】，味苦微寒。入厥阴经。功专祛风热。镇肝明目。治青盲障翳虫疥恶疮。瞳子散大者忌服。一名草决明。"[26]

《本草便读·草部》："青葙子，青碧入肝疗目疾。苦寒退热治风淫。（青葙子一名草决明。即野鸡冠子。本经列之下品。但其主治仅有唇口青三字。然唇口属脾。青色属肝。显系肝邪侮土之象。况此物性寒。其子青碧色而成于秋。宜其能清肝火治目疾也。青葙子只可治目疾之因热邪者。属虚者不宜用。不若决明子之兼有补性也。）"[27]

《中药志》："青葙子　本品为较常用中药。商品为苋科植物的青葙的种子。……【原植物】青葙　别名：野鸡冠花、狼尾花（福建）。Celosia argentea L. ——苋科 Amaranthaceae"[13]

《中药材手册》："青葙子［纲目列入草部隰草类青葙项下］　本品为苋科植物青葙 Celosia argentea L. 的干燥成熟种子。原植物系一年生草本，野生、栽培均有。一些地区有将同属植物鸡冠花的种子作青葙子药用的，二者性状相似，不易分辨。另外，同科植物反枝苋及苋属多种植物的种子，不应误作青葙子，均需注意鉴别。【别名】野鸡冠花子、牛尾巴花子。"[14]

《全国中草药汇编》："青葙子　别名：野鸡冠花，狗尾花、狗尾苋。来源：为苋科青葙属植物青葙 Celosia argentea L. 的种子，其茎、叶花序亦入药。"[15]

《中药大辞典》："青葙子《本经》　【异名】草决明《本经》，牛尾花子《中药材手册》，狗尾巴子《四川中药志》。【基原】为苋科植物青葙 Celosia argentea L. 的种子。【原植物】为苋科植物青葙的种子。"[9]

《中医大辞典·中药分册》："青葙子　出《神农本草经》。又名草决明、牛尾花子、狗尾巴子。为苋科植物青葙 Celosia argentea L. 的种子。"[10]

《中国医学百科全书·中医学》："青葙子　始载于《神农本草经》。又名草决明、野鸡冠花子。为苋科植物青葙 Celosia argentea L. 的种子。原植物中国大部分地区均有分布。”[11]

《全国中药炮制规范》：“青葙子 ［处方用名］青葙子、炒青葙子。【来源】本品为苋科植物青葙 Celosia argentea L. 的干燥成熟种子。野生或栽培。全国大部分地区均产。秋季果实成熟时割取植株或果穗，干燥，收集种子，除去杂质，干燥。药材以粒饱满、色黑、光亮者为佳。”[16]

《中国药材学》：“青葙子 【别名】野鸡冠花，狼尾花，牛尾巴花子，大尾鸡冠花(福建)。【来源】本品为苋科植物青葙 Celosia argentea L. 的种子。”[17]

《中国中医药学主题词表》：“青葙子 SEMEN CELOSIAE 为苋科植物青葙的种子；属清热泻火药 C 青葙。”[12]

《普通高等教育中医药类规划教材·中药学》：“青葙子《本经》 为苋科一年生草本植物青葙 Celosia argentea L. 的成熟种子。产于我国中部及南部各省。秋季种子成熟时采集。晒干用。”[8]

《中华本草》：“青葙子《本经》 【异名】草决明《本经》，野鸡冠花子《医学入门·本草》，狗尾巴子《四川中药志》，牛尾巴花子《中药材手册》。……【来源】为苋科植物青葙的种子。【原植物】青葙 Celosia argentea L. ”[18]

《中华人民共和国药典》：“青葙子 Semen celosiae 本品为苋科植物青葙 Celosia argentea L. 的干燥成熟种子。秋季果实成熟时采割植株或摘取果穗，晒干，收集种子，除去杂质。”[7]

5 参考文献

1 汉·神农本草经．清顾观光重辑本．北京：人民卫生出版社，1955，84
2 南北朝·陶弘景．本草经集注．北京：人民卫生出版社，1994，367
3 唐·苏敬等撰．新修本草．合肥：安徽科学技术出版社，1981，268
4 宋·唐慎微．证类本草．北京：人民卫生出版社，1957，255
5 明·陈嘉谟．本草蒙筌．北京：人民卫生出版社，1988，120
6 清·汪昂．本草易读．北京：人民卫生出版社，1987，176
7 国家药典委员会编．中华人民共和国药典．一部．北京：化学工业出版社，2000，157
8 雷载权主编．普通高等教育中医药类规划教材·中药学．上海：上海科学技术出版社，1995，59
9 江苏新医学院编．中药大辞典．上海：上海科学技术出版社，1977，1241
10 《中医大辞典》编辑委员会编．中医大辞典·中药分册．北京：人民卫生出版社，1982，196
11 《中医学》编辑委员会．中国医学百科全书·中医学．上海：上海科学技术出版社，1997，987
12 吴兰成主编．中国中医药学主题词表．北京：中医古籍出版社，1996，295
13 中国医学科学院药物研究所等编．中药志．第三册．北京：人民卫生出版社，1993，441
14 中华人民共和国卫生部药政管理局主编．中药材手册．北京：人民卫生出版社，1998，322
15 《全国中草药汇编》编写组编．全国中草药汇编．上册．北京：人民卫生出版社，1996，493
16 中华人民共和国卫生部药政管理局编．全国中药炮制规范．北京：人民卫生出版社，1988，162
17 徐国钧等主编．中国药材学．北京：中国医药科技出版社，1996，1210
18 国家中医药管理局《中华本草》编委会．中华本草．第二册．上海：上海科学技术出版社，1999，851
19 宋·苏颂．本草图经．合肥：安徽科学技术出版社，1994，269

20 宋·寇宗奭. 本草衍义. 上海：商务印书馆，1937，65
21 明·刘文泰. 本草品汇精要. 北京：人民卫生出版社，1982，388
22 清·汪昂. 本草备要. 北京：中国中医药出版社，1998，126
23 清·严西亭. 得配本草. 上海：上海卫生出版社，1957，6
24 清·黄宫绣. 本草求真. 上海：上海科学技术出版社，1959，175
25 清·叶志诜. 神农本草经赞. 见：珍本医书集成. 本草类. 上海：上海科学技术出版社，1985，128
26 清·陈其瑞. 本草撮要. 见：珍本医书集成. 本草类. 上海：上海科学技术出版社，1985，30
27 清·张秉成. 本草便读. 上海：上海卫生出版社，1959，25
28 明·李时珍. 本草纲目. 北京：人民卫生出版社，1982，963

245 青蒿
Qinghao
Herba Artemisiae Annuae

1 定名依据

1.1 正名

1.1.1 汉文名：青蒿（为菊科植物黄花蒿 Artemisia annua L. 的干燥地上部分）。

1.1.2 英文名：sweet wormwood herb.

1.2 依据

1.2.1 定名的文献依据

(1)《神农本草经》卷三："草蒿，味苦，寒。主疥瘙、痂痒、恶创，杀虫，留热在骨节间，明目。一名青蒿，一名方溃。生川泽。"[1]

(2)《食疗本草》："青蒿（草蒿）〈寒〉，(一) 益气长发，能轻身补中，不老明目，煞风毒。捣敷疮上，止血生肉。最早，春前生，色白者是。自然香醋淹为菹，益人。治骨蒸，以小便渍一两宿，干，末为丸，甚去热劳。〔证〕"[2]

(3)《滇南本草》卷二："青蒿，味苦，性寒。入脾胃，去湿热，治痰火嘈杂，消痰；上清头目痰火眩晕，头晕，利小便，凉血，止大肠风热下血。退五种劳热，发烧怕冷。少年气盛者吃之，有进饮食之功，令人善饿。"[3]

(4)《本草纲目》卷十五："青蒿《本经·下品》。【释名】草蒿《本经》、方溃《本经》、菣（音牵去声）、犱蒿《蜀本》、香蒿《衍义》。保升曰：草蒿，江东人呼为犱蒿，为其气臭似犱也。北人呼为青蒿。"[4]

(5)《本草易读》卷四："青蒿八十，童尿浸，晒干用。雷敩曰：凡使惟中为妙，到膝则仰，到腰则俯。使子无使叶，使根无使茎。四件皆同使，翻然成痼疾。苦，寒，无毒。退骨节之蒸热，除风毒之热黄，疗缠绵之痢疟，平顽恶之疮疥。"[5]

(6)《本草从新》卷三："青蒿，泻热、理劳、清暑。苦寒。得春木少阳之令最早（二月生苗）。故入少阳、厥阴血分。（肝、胆。）治劳瘦骨蒸（能除骨髓之热、用童便浸、捣汁熬膏）。蓐劳虚热。久疟久痢。虚烦盗汗。"[6]

(7)《中华人民共和国药典》："青蒿 Herba artemisiae annuae 本品为菊科植物黄花蒿 Artemisia annua L. 的干燥地上部分。秋季花盛开时采割，除去老茎，阴干。"[7]

(8)《普通高等教育中医药类规划教材·中药学》："青蒿《本经》 为菊科一年生草本植物黄花蒿 Artemisia annua L. 的全草。广布于全国各地。夏秋两季采收。鲜用或阴干，切段入药。"[8]

(9)《中药大辞典》："青蒿《本经》 【异名】蒿《诗经》，菣《毛诗传》，草蒿、方溃《本经》，犼蒿《蜀本草》，三庚草《履巉岩本草》，野兰蒿《现代实用中药》，黑蒿《山东中药》，白染艮《闽东本草》。【基原】为菊科植物青蒿或黄花蒿的全草。【原植物】①青蒿 Artemisia apiacea Hance，又名：香蒿《说文》。②黄花蒿 Artemisia annua L.，详'黄花蒿'条。"[9]

(10)《中医大辞典·中药分册》："青蒿 出《神农本草经》。又名香蒿、苦蒿、草蒿。为菊科植物黄花蒿 Artemisia annua L. 或青蒿 A. apiacea Hance 的全草。"[10]

(11)《中国医学百科全书·中医学》："青蒿 始载于《神农本草经》。又名草蒿、蒿子、香蒿。为菊科植物黄花蒿 Artemisia annua L. 或青蒿 A. apiacea Hance 的全草。中国大部分地区均产。"[11]

(12)《中国中医药学主题词表》："青蒿 ARTEMISIA ANNUA 属菊科；属清虚热药和抗疟药（中药） D 黄花蒿。"[12]

(13)《中药志》[13]、《中药材手册》[14]、《全国中草药汇编》[15]、《全国中药炮制规范》[16]、《中国药材学》[17]、《中华本草》[18]等现代中药著作多以"青蒿"作为本品正名（参见"文献通考"）。

1.2.2 定名选择的理由

(1) 青蒿 Herba artemisiae annuae，系菊科植物黄花蒿 Artemisia annua L. 的干燥地上部分。"青蒿"之名始见于汉《神农本草经》，"青蒿"作为本品正名始见于唐·孟诜《食疗本草》，其后的本草著作如明·兰茂《滇南本草》，明·李时珍《本草纲目》，清·汪昂《本草易读》、吴仪洛《本草从新》等在载录本品时即以"青蒿"作为正名，并一直沿用至今。

(2) 我国最新出版的《中华人民共和国药典》、《普通高等教育中医药类规划教材·中药学》以及辞书类著作《中医大辞典·中药分册》、《中药大辞典》、《中国医学百科全书·中医学》等均以"青蒿"作为本品正名。已经广泛应用于中医药学文献的标引和检索的《中国中医药学主题词表》也以"青蒿"作为本品的正式主题词。现代本草著作如《中药志》、《全国中草药汇编》、《中华本草》、《中国药材学》、《中药材手册》、《全国中药炮制规范》等虽记载了不少本品各地的俗称，但也无一例外以"青蒿"作为本品的正名。说明"青蒿"作为本品正名已成为共识。

1.3 与正名等效的名词：无。

2 源流考释

青蒿（菊科植物黄花蒿 Artemisia annua L. 的干燥地上部分）始载于汉《神农本草经》，称为"草蒿"，将"青蒿"作为本品别名，如《神农本草经》卷三："草蒿，味苦，寒。主疥瘙、痂痒、恶创，杀虫，留热在骨节间，明目。一名青蒿，一名方溃。生川泽。"[1]其后的本草著作多沿用《神农本草经》记载，如南北朝·陶弘景《本草经集注》[19]，唐·苏敬《新修本草》[20]等。

"青蒿"作为本草正名始见于唐·孟诜《食疗本草》："青蒿（草蒿）〈寒〉，（一）益气长发，能轻身补中，不老明目，煞风毒。捣敷疮上，止血生肉。最早，春前生，色白者是。自然香醋淹为菹，益人。治骨蒸，以小便渍一两宿，干，末为丸，甚去热劳。〔证〕"[2]。其后的本草著作大多以"青蒿"为正名，如明·兰茂《滇南本草》[3]、李时珍《本草纲目》[4]、李中梓《本草征要》[21]、卢之颐《本草乘雅半偈》[22]，清·陈士铎《本草新编》[23]、汪昂《本草易读》[5]、汪昂《本草备要》[24]、张璐《本经逢原》[25]、吴仪洛《本草从新》[6]、张志聪《本草崇原》[26]、黄宫绣《本草求真》[27]、姚澜《本草分经》[28]、杨时泰《本草述钩元》[29]、蒋居祉《本草择要纲目》[30]、严西亭《得配本草》[31]、凌奂《本草害利》[32]、陈其瑞《本草撮要》[33]、张秉成《本草便读》[34]、周岩《本草思辨录》[35]等；有的以"草蒿"为正名，如宋·苏颂《本草图经》[36]、唐慎微《证类本草》[37]、寇宗奭《本草衍义》[38]等。

古代著作中记载的本品异名尚有"方溃"《神农本草经》[1]、"犼蒿"《蜀本草》[37]，"蒿"《诗经》[37]、"菣"《毛诗传》[37]、"臭蒿"《日华子》[37]、"香蒿"、"菣"《说文解字》[39]等。如《说文解字》云："蒿，菣也；菣，香蒿也，或作菣。"[1]《证类本草》卷十："草蒿，蒿。味苦，寒，无毒……臣禹锡等谨按蜀本图经云：叶似茵陈蒿而背不白，高四尺许。四月、五月采苗，日干。江东人呼为犼蒿，为其臭似犼，北人呼为青蒿。尔雅云：蒿，菣。释曰：蒿一名菣。《诗·小雅》云：食野之蒿。陆机云：青蒿也。荆、豫之间，汝南、汝阴皆云菣。孙炎云：荆楚之间谓蒿为菣。郭云：今人呼青蒿香中炙啖者为菣，是也。日华子云：青蒿，补中益气，轻身补劳，驻颜色，长毛发，发黑不老。兼去蒜发，心痛，热黄。生捣汁服并敷之，泻痢。饭饮调末五钱匕，烧灰和石灰煎，治恶毒疮并茎亦用。又云子味甘，冷，无毒。明目，开胃。炒用治劳，壮健人。小便浸用治恶疥癣风疹，杀虱煎洗。又云臭蒿子，凉，无毒。治劳，下气开胃，止盗汗及邪气鬼毒。又名草蒿。"[37]

现代有关著作均沿用《食疗本草》的记载以"青蒿"作为本品正名，如《中华人民共和国药典》[7]、《普通高等教育中医药类规划教材·中药学》[8]、《中药大辞典》[9]、《中医大辞典·中药分册》[10]、《中国医学百科全书·中医学》[11]、《中国中医药学主题词表》[12]、《中药志》[13]、《中药材手册》[14]、《全国中草药汇编》[15]、《全国中药炮制规范》[16]、《中国药材学》[17]、《中华本草》[18]等。同时尚记载有"蒿子"、"苦蒿"、"臭青蒿"、"香青蒿"、"细叶蒿"、"细青蒿"、"草青蒿"、"草蒿子"《全国中草药汇编》[15]，"三庚草"、"野兰蒿"、"黑蒿"、"白染艮"《中药大辞典》[9]，"黄蒿"《中国药材学》[17]，"香丝草"、"酒饼草"《中华本草》[18]等各地的俗称。还记载有本品原植物"青蒿"的异名"臭蒿"、"臭青蒿"、"香青蒿"、"细叶蒿"、"细叶蒿"《中药志》[13]，"黄花蒿"《中药大辞典》[9]等。

3 附录

3.1 又称：无。

3.2 俗称：黄蒿、苦蒿、香青蒿（江苏），细叶蒿（湖南），黑蒿（山东），白染艮（闽东），臭青蒿（广西），香丝草（海南），酒饼草（广东），细青蒿，草青蒿，草蒿子，三庚草，野兰蒿，蒿子。

3.3 曾称：蒿《诗经》，菣《毛诗传》，草蒿、方溃《神农本草经》，犱蒿《蜀本草》，臭蒿《日华子》，香蒿、菣《说文解字》。

3.4 原植物名称：青蒿，臭蒿（湖北），臭青蒿（广西），香青蒿（江苏），细叶蒿（湖南），细叶蒿（山东），黄花蒿。

4 文献通考

《神农本草经》卷三："草蒿，味苦，寒。主疥瘙、痂痒、恶创，杀虫，留热在骨节间，明目。一名青蒿，一名方溃。生川泽。"[1]

《说文解字》："蒿，菣也；菣，香蒿也，或作菣。"[39]

《本草经集注·草木下品》："草蒿，味苦，寒，无毒。主治疥瘙痂痒，恶疮，杀虱，留热在骨节间，明目。一名青蒿，一名方溃。生华阴川泽。处处有之，即今青蒿，人亦取杂香菜食之。"[19]

《新修本草》卷十："草蒿，味苦，寒，无毒。主疥瘙痂痒恶疮，杀虱，留热在骨节间，明目。一名青蒿，一名方溃。生华阴川泽。处处有之，即今青蒿，人亦取杂香菜食之。【谨案】此蒿，生挪敷金疮，大止血、生肉，止疼痛良。"[36]

《食疗本草》："青蒿（草蒿）〈寒〉，（一）益气长发，能轻身补中，不老明目，煞风毒。捣敷疮上，止血生肉。最早，春前生，色白者是。自然香醋淹为菹，益人。治骨蒸，以小便渍一两宿，干，末为丸，甚去热劳。〔证〕"[2]

《本草图经》卷八："草蒿，即青蒿也。生华阴川泽，今处处有之。春生苗，叶极细，嫩时人亦取杂诸香菜食之，至夏高三五尺；秋后开细淡黄花，花下便结子，如粟米大，八九月间采子，阴干。根、茎、子、叶并入药用，干者炙作饮香，尤佳。青蒿亦名方溃。凡使子勿使叶，使根勿使茎，四者若同，反以成疾。得童子小便浸之良。治骨蒸热劳为最，古方多单用者。"[36]

《证类本草》卷十："草蒿，蒿。味苦，寒，无毒。主疥瘙痂痒恶疮，杀虱，留热在骨节间，明目。一名青蒿，一名方溃。生华阴川泽。陶隐居云：处处有之。即今青蒿，人亦取杂香菜食之。唐本注云：此蒿生挪敷金疮，大止血生肉，止疼痛，良。今按陈藏器本草：蒿主鬼气尸疰伏连，妇人血气，腹内满及冷热久痢。秋冬用子，春夏用苗，并捣绞汁服。亦曝干为末，小便中服。如觉冷，用酒煮。又烧为灰，纸八九重淋取汁，和石灰去息肉、黡子。臣禹锡等谨按蜀本图经云：叶似茵陈蒿而背不白，高四尺许。四月、五月采苗，日干。江东人呼为犱蒿，为其臭似犱，北人呼为青蒿。尔雅云：蒿，菣。释曰：蒿一名菣。《诗·小雅》云：食野之蒿。陆机云：青蒿也。荆、豫之间，汝南、汝阴皆云菣。孙炎云：荆楚之间谓蒿为菣。郭云：今人呼青蒿香中炙啖者为菣，是也。日华子云：青蒿，补中益气，轻身补劳，驻颜色，长毛发，发黑不老。兼去蒜发，心痛，热黄。生捣汁服并敷之，泻痢。饭饮调末五钱匕，烧灰和石灰煎，治恶毒疮并茎亦用。又云子味甘，冷，无毒。明目，开胃。炒用治劳，壮健人。小便浸用治恶疥癣风疹，杀虱煎洗。又云臭蒿子，凉，无毒。治劳，下气开胃，止盗汗及邪气鬼毒。又名草蒿。"[37]

《本草衍义》卷十一："草蒿，今青蒿也，在处有之，得春最早，人剔以为蔬，根赤叶香。今人谓之青蒿，亦有所别也。但一类之中，又取其青者。陕西、绥、银之间有青蒿。在蒿丛之间，时有一两窠，迥然青色，土人谓之为香蒿。”[38]

《滇南本草》卷二：“青蒿，味苦，性寒。入脾胃，去湿热，治痰火嘈杂，消痰；上清头目痰火眩晕，头晕，利小便，凉血，止大肠风热下血。退五种劳热，发烧怕冷。少年气盛者吃之，有进饮食之功，令人善饿。痰气盛者，宽中下气，倒饱，心嘈，体虚者忌之。”[3]

《本草纲目》卷十五：“青蒿，《本经·下品》。【释名】草蒿《本经》、方溃《本经》、菣（音牵去声）、犼蒿《蜀本》、香蒿《衍义》。保升曰：草蒿，江东人呼为犼蒿，为其气臭似犼也。北人呼为青蒿。《尔雅》云：蒿，菣也。孙炎注云：荆楚之间，谓蒿为菣。郭璞注云：今人呼青蒿香中炙啖者为菣，是也。时珍曰：《晏子》云：蒿，草之高者也。按《尔雅》诸蒿，独菣得单称为蒿，岂以诸蒿叶背皆白，而此蒿独青，异于诸蒿故耶？【集解】《别录》曰：青蒿生华阴川泽。弘景曰：处处有之，即今青蒿，人亦取杂香菜食之。保升曰：嫩时醋淹为菹，自然香。叶似茵陈蒿而背不白，高四尺许。四月、五月采，日干入药。《诗》云：呦呦鹿鸣，食野之蒿。即此蒿也。”[4]

《本草征要》卷一：“青蒿，味苦，性寒，无毒。入肝、肾二经。童便浸一宿，曝。清热、凉血。解暑热，退潮热，清虚热，治痨热。温疟瘅疟，早凉暮热，热自阴来，用之多捷。苦寒之药，多与胃家不利。惟青蒿芬芳袭脾，宜于血虚有热之人，取其不犯冲和之气耳。”[21]

《本草乘雅半偈·第六帙》：“青蒿，《本经·中品》。两手相摩，中有暖出，淫为因火为果，理固然矣。【气味】苦寒，无毒。【主治】主疥瘙痂痒恶疮，杀虱，治留热在骨节间，明目。”[22]

《本草新编》卷三：“青蒿，味苦，气寒，无毒。入胃、肝、心、肾四经。专解骨蒸劳热，尤能泻暑热之火，愈风瘙痒，止虚烦盗汗，开胃，安心痛，明目辟邪，养脾气，此药最佳。盖青蒿泻火热，又不耗伤气血，用之以佐气血之药，大建奇功。可君可臣，而又可佐使，无往不宜也。但必须多用。”[23]

《本草易读》卷四：“青蒿八十，童尿浸，晒干用。雷敩曰：凡使惟中为妙，到膝则仰，到腰则俯。使子无使叶，使根无使茎。四件皆同使，翻然成痼疾。苦，寒，无毒。退骨节之蒸热，除风毒之热黄，疗缠绵之痢疟，平顽恶之疮疥。”[5]

《本草备要》：“青蒿，泻热，补劳。苦寒。得春木少阳之令最早（二月生苗），故入少阳、厥阴（肝胆）血分。”[24]

《本经逢原》卷二：“青蒿，苦寒，无毒。茎紫者真。根茎子叶不可并用，恐成痼疾。叶主湿热，子治骨蒸，俱宜童便制用。《本经》主疥瘙痂痒恶疮，杀虫，留热在骨节间，明目。发明，青蒿亦有二种，一种发于早春，叶青如绵茵陈，专泻丙丁之火，能利水道，与绵茵陈之性不甚相远。一种盛于夏秋，微黄如地肤子，专司甲乙之令，为少阳、厥阴血分之药。”[25]

《本草从新》卷三：“青蒿，泻热、理劳、清暑。苦寒。得春木少阳之令最早（二月生苗）。故入少阳、厥阴血分（肝、胆）。治劳瘦骨蒸（能除骨髓之热、用童便浸、捣汁熬膏）。蓐劳虚热。久疟久痢。虚烦盗汗。”[6]

《本草崇原》卷中：“青蒿，气味苦寒，无毒。主治疥瘙痂痒恶疮，杀虱，治留热在骨节间，明目（《纲目》误注下品，今改正）。（青蒿处处有之，春生苗叶极细可食。至夏高四五尺，秋后开细淡黄花颇香，结实如麻子。凡蒿叶皆淡青，此蒿独深青，如松桧之色，深秋余蒿并黄，此蒿犹青，其气芬芳，其根白色，春夏用苗叶，秋冬用子根。寇氏曰：青蒿得春最早）。”[26]

《本草求真》卷四：“青蒿，（隰草）清肝肾三焦阴火伏留骨节。青蒿（专入肝肾三焦）。性禀芬芳。味甘微辛。气寒无毒。阴中有阳。降中有升。能入肝肾三焦血分。以疗阴火伏留骨节。故凡骨蒸劳热。及风毒热黄。久疟久痢。瘙痒恶疮。”[27]

《本草分经·原例》：“青蒿，【害】苦寒之药，多与胃家不利。凡产后气虚内寒作泻，及饮食停滞泄泻勿用。产后脾胃薄弱，忌与归地同用。雷公曰：使子勿使叶，使根勿使茎，子叶根茎四件若同使，翻然成痼疾。”[28]

《本草述钩元》卷九：“青蒿，所在有之。望春便发。茎如指而肥。叶极纤细。似茵陈而背不白。至夏渐高五六尺许。秋深开细淡黄花。结子如粟米。茎柔韧。根白硬。苗叶花实并香。功力亦相若也。青蒿茵陈。人疑两药一种。因老嫩异名。不知叶虽近似。种却不同。青蒿叶背面俱青。且结花实。茵陈叶面青背白。花实全无。茵陈茎干不凋。干上发叶。青蒿茎干俱凋。至春苗起根下。发旧干者三月可采。产新苗者四月才成。是以三月茵陈四月蒿。非以苗分老嫩为说也（嘉谟）。”[29]

《本草择要纲目·寒性药品》：“青蒿（叶茎根子），【气味】苦寒无毒。使子勿使叶。使根勿使茎。四件若同使。翻然成痼疾。得春木少阳之气最早。故所主之症。皆少阳厥阴血分之病。”[30]

《得配本草》卷三：“青蒿，伏硫黄。苦、微辛，微寒。入手少阴、足少阳、厥阴经血分。其气芬香，与胃独宜。治妇人血气腹满，退阴火伏留。捣敷金疮。得豆豉，治赤白痢。配桂心，治寒热疟。配赤柽柳，祛时行邪热。佐鳖甲，治温疟（但热不寒为温疟）。佐人参，治虚汗。入滋补药，治骨蒸虚劳（和童便捣汁熬膏）。”[31]

《本草害利·肝部药队》：“青蒿，【害】苦寒之药，多与胃家不利。凡产后气虚内寒作泻，及饮食停滞泄泻勿用。产后脾胃薄弱，忌与归地同用。雷公曰：使子勿使叶，使根勿使茎，子叶根茎四件若同使，翻然成痼疾。”[32]

《本草撮要》卷一：“【青蒿】，味苦寒。入手足少阳厥阴经。功专清热。得地骨皮治骨蒸劳热。蓐劳虚热。最稳且效。得鳖甲治温疟。”[33]

《本草便读·草部》：“青蒿，得春初少阳之气。味苦而香。行肝胆血分之经。气升且散。辛能解表。营中郁热叶相宜。寒可除蒸。尸疰痟痨子可使（青蒿禀春生之气。其气香。其味苦。其性寒。故能疏发肝胆血分热邪。由表而出。其子功用性味皆相似。但无解表之能。而有润降之用。至于治骨蒸尸疰虫痟等证。大抵亦皆由血分郁热所致耳。青蒿苦多辛少。虽寒不伤脾胃。以有芳香之气。故入肝胆血分。搜风逐热。邪去则血不郁。故又能治血中瘀郁也）。”[34]

《本草思辨录》卷二：“青蒿有二种，一黄色，一青色，生苗于二月，其深青者，更异于常蒿，至深秋犹碧，其气芳香疏达与柴胡相仿佛，非少阳药而何，所以柴胡治疟，青蒿亦治疟也。”[35]

《中药志》：“青蒿　本品为常用中药。商品为菊科植物青蒿的地上部分……【原植物】青蒿　别名：臭蒿（湖北），臭青蒿（广西），香青蒿（江苏），细叶蒿（湖南），草蒿（山东）。Artemisia annua L. ——菊科 Compositae”[13]

《中药材手册》："青蒿［纲目列入草部隰草类］　本品为菊科植物黄花蒿 Artemisia annua L. 的干燥地上部分。原植物系一年生草本，均为野生，多生于山坡、路边、旷野荒地及林缘。此外，在个别地区亦有以同属植物青蒿、滨蒿等作青蒿药用者，为地区习惯用药，其中滨蒿为药材茵陈的主要来源之一。【别名】香蒿。"[14]

《全国中草药汇编》："青蒿　别名：蒿子、臭蒿、苦蒿、臭青蒿、香青蒿、细叶蒿、细青蒿、草青蒿、草蒿子。来源：为菊科艾属植物黄花蒿 Artemisia annua L. 的全草。"[15]

《中药大辞典》："青蒿《本经》　【异名】蒿《诗经》，菣《毛诗传》，草蒿、方溃《本经》，犼蒿《蜀本草》，三庚草《履巉岩本草》，野兰蒿《现代实用中药》，黑蒿《山东中药》，白染艮《闽东本草》。【基原】为菊科植物青蒿或黄花蒿的全草。【原植物】①青蒿 Artemisia apiacea Hance，又名：香蒿《说文》。②黄花蒿 Artemisia annua L.，详'黄花蒿'条。"[9]

《中医大辞典·中药分册》："青蒿　出《神农本草经》。又名香蒿、苦蒿、草蒿。为菊科植物黄花蒿 Artemisia annua L. 或青蒿 A. apiacea Hance 的全草。"[10]

《中国医学百科全书·中医学》："青蒿　始载于《神农本草经》。又名草蒿、蒿子、香蒿。为菊科植物黄花蒿 Artemisia annua L. 或青蒿 A. apiacea Hance 的全草。中国大部分地区均产。"[11]

《全国中药炮制规范》："青蒿　［处方用名］青蒿。【来源】本品为菊科植物黄花蒿 Artemisia annua L. 或青蒿 Artemisia apiacea Hance 的干燥地上部分。野生或栽培。全国大部分地区均产。夏季花开前茂盛时采割，除去老茎，阴干。药材以色绿、叶多、香气浓者为佳。"[16]

《中国药材学》："青蒿　【别名】香蒿，臭蒿，苦蒿，黄蒿（江苏）。【来源】本品为菊科植物黄花蒿 Artemisia annua L. 的地上部分。"[17]

《中国中医药学主题词表》："青蒿 ARTEMISIA ANNUA　属菊科；属清虚热药和抗疟药（中药）　D 黄花蒿。"[12]

《普通高等教育中医药类规划教材·中药学》："青蒿《本经》　为菊科一年生草本植物黄花蒿 Artemisia annua L. 的全草。广布于全国各地。夏秋两季采收。鲜用或阴干，切段入药。"[8]

《中华本草》："青蒿《本经》　【异名】蒿《诗经》，菣《毛诗传》，草蒿、方溃《本经》，犼蒿《蜀本草》，臭蒿《日华子》，香蒿《本草衍义》，三庚草《履巉岩本草》，蒿子、草青蒿、草蒿子《全国中草药汇编》，细叶蒿（湖南），香青蒿、苦蒿（江苏），臭青蒿（广西），香丝草（海南），酒饼草（广东）……【来源】为菊科植物黄花蒿的全草。【原植物】黄花蒿 Artemisia annua L."[18]

《中华人民共和国药典》："青蒿 Herba artemisiae annuae　本品为菊科植物黄花蒿 Artemisia annua L. 的干燥地上部分。秋季花盛开时采割，除去老茎，阴干。"[7]

5　参考文献

1　汉·神农本草经. 清顾观光重辑本. 北京：人民卫生出版社，1955，82

2　唐·孟诜. 食疗本草. 北京：人民卫生出版社，1984，13

3　明·兰茂．滇南本草．第二卷．昆明：云南人民出版社，1977，276
4　明·李时珍．本草纲目．北京：人民卫生出版社，1982，943
5　清·汪昂．本草易读．北京：人民卫生出版社，1987，174
6　清·吴仪洛．本草从新．北京：中医古籍出版社，2001，52
7　国家药典委员会编．中华人民共和国药典．一部．北京：化学工业出版社，2000，158
8　雷载权主编．普通高等教育中医药类规划教材·中药学．上海：上海科学技术出版社，1995，94
9　江苏新医学院编．中药大辞典．上海：上海科学技术出版社，1977，1228
10　《中医大辞典》编辑委员会编．中医大辞典·中药分册．北京：人民卫生出版社，1982，197
11　《中医学》编辑委员会．中国医学百科全书·中医学．上海：上海科学技术出版社，1997，1039
12　吴兰成主编．中国中医药学主题词表．北京：中医古籍出版社，1996，294
13　中国医学科学院药物研究所等编．中药志．第四册．北京：人民卫生出版社，1993，441
14　中华人民共和国卫生部药政管理局主编．中药材手册．北京：人民卫生出版社，1998，437
15　《全国中草药汇编》编写组编．全国中草药汇编．上册．北京：人民卫生出版社，1996，494
16　中华人民共和国卫生部药政管理局编．全国中药炮制规范．北京：人民卫生出版社，1988，225
17　徐国钧等主编．中国药材学．北京：中国医药科技出版社，1996，1616
18　国家中医药管理局《中华本草》编委会．中华本草．第七册．上海：上海科学技术出版社，1999，658
19　南北朝·陶弘景．本草经集注．北京：人民卫生出版社，1994，363
20　唐·苏敬等撰．新修本草．合肥：安徽科学技术出版社，1981，271
21　明·李中梓．本草征要．见：李中梓医学全书．北京：中国中医药出版社，1999，131
22　明·卢之颐．本草乘雅半偈．北京：人民卫生出版社，1986，323
23　清·陈士铎．本草新编．北京：中国中医药出版社，1996，148
24　清·汪昂．本草备要．北京：中国中医药出版社，1998，96
25　清·张璐．本经逢原．上海：上海科学技术出版社，1959，67
26　清·张志聪．本草崇原．北京：中国中医药出版社，1992，74
27　清·黄宫绣．本草求真．上海：上海科学技术出版社，1959，212
28　清·姚澜．本草分经．上海：上海科学技术出版社，1989，119
29　清·杨时泰．本草述钩元．上海：科技卫生出版社，1958，125
30　清·蒋居祉．本草择要纲目．见：珍本医书集成．本草类．上海：上海科学技术出版社，1985，39
31　清·严西亭．得配本草．上海：上海卫生出版社，1957，3
32　清·凌奂．本草害利．北京：中医古籍出版社，1982，46
33　清·陈其瑞．本草撮要．见：珍本医书集成．本草类．上海：上海科学技术出版社，1985，20
34　清·张秉成．本草便读．上海：上海卫生出版社，1957，22
35　清·周岩．本草思辨录．北京：人民卫生出版，1960，52
36　宋·苏颂．本草图经．合肥：安徽科学技术出版社，1994，274
37　宋·唐慎微．证类本草．北京：人民卫生出版社，1957，250
38　宋·寇宗奭．本草衍义．上海：商务印书馆，1937，65
39　东汉·许慎．说文解字．成都：成都古籍书店，1981，26

246 青黛

Qingdai

Indigo Naturalis

1 定名依据

1.1 正名

1.1.1 汉文名：青黛［为爵床科植物马蓝 Baphicacanthus cusia（Nees）Bremek.、蓼科植物蓼蓝 Polygonum tinctorium Ait. 或十字花科植物菘蓝 Isatis indigotica Fort. 的叶或茎叶经加工制得的干燥粉末或团块］。

1.1.2 英文名：natural indigo.

1.2 依据

1.2.1 定名的文献依据

(1)《证类本草》卷九："青黛，味咸，寒，无毒。主解诸药毒，小儿诸热，惊痫发热，天行头痛寒热，并水研服之。亦摩敷热疮恶肿，金疮，下血，蛇、犬等毒。从波斯国来，及太原并庐陵、南康等，染淀亦堪敷热恶肿，蛇虺螫毒。染瓮上池沫紫碧色者用之，同青黛功。（今附）臣禹锡等谨按药性论云：青黛，君，味甘，平。能解小儿疳热消瘦，杀虫。陈藏器云：青黛并鸡子白、大黄，敷疮痈、蛇虺等。"[1]

(2)《本草图经》卷五："青黛，文具蓝实条下。"[2]

(3)《本草纲目》卷十六："青黛，(宋《开宝》)。【释名】靛花《纲目》、青蛤粉。时珍曰：黛，眉色也。刘熙《释名》云：灭去眉毛，以此代之，故谓之黛。【集解】志曰：青黛从波斯国来。今以太原并庐陵、南康等处，染淀瓮上沫紫碧色者用之，与青黛同功。时珍曰：波斯青黛，亦是外国蓝靛花，既不可得，则中国靛花亦可用。"[3]

(4)《本草新编》卷二："青黛，即靛之干者。《本草》辨其出波斯国者，始真转误矣。味苦，气寒，无毒。杀虫除热，能消赤肿疔毒，兼疗金疮，余无功效。他书盛称之，皆不足信也。"[4]

(5)《本草从新》卷三："青黛，泻肝、散郁火。咸寒。色青泻肝。散五脏郁火。解中下焦蓄蕴风热。"[5]

(6)《得配本草》卷三："青黛，咸，寒。入足厥阴、太阴经血分。除郁火，解热毒。杀小儿疳虫，散时疫赤斑，消膈痰，止血痢。配川连，洗风热眼。佐蒲黄，治重舌胀。冷水调服，治内热吐血。"[6]

(7)《中华人民共和国药典》："青黛 Indigo naturalis　本品为爵床科植物马蓝 Baphicacanthus cusia（Nees）Bremek.、蓼科植物蓼蓝 Polygonum tinctorium Ait. 或十字花科植物菘蓝 Isatis indigotica Fort. 的叶或茎叶经加工制得的干燥粉末或团块。"[7]

(8)《普通高等教育中医药类规划教材·中药学》："青黛《药性论》　为菘蓝、马蓝、蓼蓝、草大青等叶中的色素。"[8]

(9)《中药大辞典》："青黛《药性论》　【异名】靛花……【基原】为爵床科植物马蓝

Baphicacanthus cusia（Nees）Brem.、豆科植物木蓝 Indigofera tinctoria L.、十字花科植物菘蓝 Isatis tinctoria L.、草大青 I. indigotica Fort. 或蓼科植物蓼蓝 Polygonum tinctorium Ait. 叶中的干燥色素。原植物说‘木蓝’、‘板蓝根’、‘蓝实’各条。”[9]

(10)《中医大辞典·中药分册》：“青黛　出《药性论》。又名靛花、青缸花、靛沫花。为爵床科植物马蓝 Baphicacanthus cusia（Nees）Bremek. 或豆科植物木蓝 Indigofera tinctoria L.、十字花科植物菘蓝 Isatis tinctoria L.、蓼科植物蓼蓝 Polygonum tinctorium Ait. 的茎叶经加工制成的粉末状物。”[10]

(11)《中国医学百科全书·中医学》：“青黛　始载于《药性论》。又名靛花、青蛤粉、靛沫花。为爵床科植物马蓝 Baphicacanthus cusia（Nees）Bremek. 或十字花科植物菘青 Isatis indigotica Fort.、蓼科植物蓼青 Polygonum tinctorium Ait. 等的叶，经加工制得的粉末状色素。主产于中国福建、河北、云南、江苏、广东等省。”[11]

(12)《中国中医药学主题词表》：“青黛 INDIGO NATURALIS　为爵床科植物马蓝，蓼科植物蓼蓝或十字花科植物菘蓝的叶或茎的加工品；属清热解毒药。”[12]

(13)《中药志》[13]、《中药材手册》[14]、《全国中草药汇编》[15]、《中国药材学》[16]、《中华本草》[17]等现代中药著作多以“青黛”作为本品正名（参见“文献通考”）。

1.2.2　定名选择的理由

(1) 青黛 Indigo naturalis，系爵床科植物马蓝 Baphicacanthus cusia（Nees）Bremek.、蓼科植物蓼蓝 Polygonum tinctorium Ait. 或十字花科植物菘蓝 Isatis indigotica Fort. 的叶或茎叶经加工制得的干燥粉末或团块。“青黛”之名始见于唐《药性论》，并作为本品正名，其后的本草著作如宋·苏颂《本草图经》、唐慎微《证类本草》，明·李时珍《本草纲目》，清·陈士铎《本草新编》、吴仪洛《本草从新》、严西亭《得配本草》等在载录本品时即以“青黛”作为正名，并一直沿用至今。

(2) 我国最新出版的《中华人民共和国药典》、《普通高等教育中医药类规划教材·中药学》以及辞书类著作《中医大辞典·中药分册》、《中药大辞典》、《中国医学百科全书·中医学》等均以“青黛”作为本品正名。已经广泛应用于中医药学文献的标引和检索的《中国中医药学主题词表》也以“青黛”作为本品的正式主题词。现代本草著作如《中药志》、《全国中草药汇编》、《中华本草》、《中国药材学》、《中药材手册》等虽记载了不少本品各地的俗称，但也无一例外以“青黛”作为本品的正名。说明“青黛”作为本品正名已成为共识。

1.3　与正名等效的名词：无。

2　源流考释

青黛［爵床科植物马蓝 Baphicacanthus cusia（Nees）Bremek.、蓼科植物蓼蓝 Polygonum tinctorium Ait. 或十字花科植物菘蓝 Isatis indigotica Fort. 的叶或茎叶经加工制得的干燥粉末或团块］始载于唐《药性论》，并以“青黛”作为本品正名，如《证类本草》引《药性论》曰：“青黛，君，味甘，平。能解小儿疳热消瘦，杀虫。”[1]其后的本草著作均以“青黛”为正名，如宋·苏颂《本草图经》[2]、唐慎微《证类本草》[1]、寇宗奭《本草衍义》[18]、明·刘文泰《本草品汇精要》[19]、李时珍《本草纲目》[3]、李中梓《本草征要》[20]，清·蒋居祉《本草择要纲目》[21]、陈士铎《本草新编》[4]、汪昂《本草备要》[23]、张璐《本经逢原》[24]、吴仪洛《本草从新》[5]、严西亭《得配本草》[6]、黄宫绣《本草求真》[25]、姚澜《本草分经》[26]、杨时泰《本草述钩元》[27]、凌奂《本草害利》[28]、陈其瑞《本草撮要》[29]、张秉成《本草便读》[30]等。

古代著作中记载的本品异名有"靛花"《简便单方》[3]，"青蛤粉"《本草纲目》[3]，"青缸花"《外科正宗》[22]等。如《本草纲目》卷十六："青黛，（宋《开宝》）。【释名】靛花《纲目》、青蛤粉。时珍曰：黛，眉色也。……瘰疬未穿：靛花、马齿苋同捣。日日涂敷，取效。《简便方》"[3]《外科正宗》卷三："下疳主治方，清肝导滞汤……及诸疮新肉已满，不能生皮。又汤泼火烧，皮损肉烂，疼痛不止者。青缸花（五分，如无，用头刀靛花轻虚色翠者代之，终不及缸花为妙）、珍珠（一钱……）、真轻粉（一两），上三味，共研千转，细如飞面，方入罐收。凡下疳初起皮损，搽之即愈。"[22]

现代有关著作均沿用《本草图经》的记载以"青黛"作为本品正名，如《中华人民共和国药典》[7]、《普通高等教育中医药类规划教材·中药学》[8]、《中药大辞典》[9]、《中医大辞典·中药分册》[10]、《中国医学百科全书·中医学》[11]、《中国中医药学主题词表》[12]、《中药志》[13]、《中药材手册》[14]、《全国中草药汇编》[15]、《中国药材学》[16]、《中华本草》[17]等。同时尚记载有"靛沫"、"蓝靛"《中药材手册》[14]，"靛"《全国中草药汇编》[15]，"蓝露"、"淀花"、"靛沫花"《中药大辞典》[9]等各地的俗称。还记载有本品原植物"菘青"的异名"大青"、"板蓝根叶"、"板蓝叶"《中药志》[13]；原植物"蓼蓝"的异名"大青叶"《中药志》[13]；原植物"马蓝"的异名"大叶冬蓝"《中药志》[13]，"葴"、"大蓝"、"青蓝"、"板蓝"、"山蓝"《中华本草》[17]等。

3 附录

3.1 又称：无。

3.2 俗称：蓝靛（广东），靛沫，靛，蓝露，淀花，靛沫花。

3.3 曾称：靛花《简便单方》，青蛤粉《本草纲目》，青缸花《外科正宗》。

3.4 原植物名称：菘青，大青，板蓝根叶（天津），板蓝叶（通称）；蓼蓝，大青叶（天津）；马蓝，大叶冬蓝，葴，大蓝，青蓝，板蓝，山蓝。

4 文献通考

《本草图经》卷五："青黛，文具蓝实条下。"[2]

《证类本草》卷九："青黛，味咸，寒，无毒。主解诸药毒，小儿诸热，惊痫发热，天行头痛寒热，并水研服之。亦摩敷热疮恶肿，金疮，下血，蛇、犬等毒。从波斯国来，及太原并庐陵、南康等，染淀亦堪敷热恶肿，蛇虺螫毒。染瓮上池沫紫碧色者用之，同青黛功。（今附）臣禹锡等谨按药性论云：青黛，君，味甘，平。能解小儿疳热消瘦，杀虫。陈藏器云：青黛并鸡子白、大黄，敷疮痈、蛇虺等。"[1]

《本草衍义》卷十："青黛乃蓝为之。有一妇人患脐下腹上、下连二阴遍满生湿疮，状如马瓜疮，他处并无，热痒而痛，大小便涩，出黄汁，食亦减，身面微肿。"[18]

《本草品汇精要》卷八："青黛，主解诸药毒，小儿诸热惊痫，发热，天行头痛寒热，并水研服之，亦摩敷热疮，恶肿，金疮，下血，蛇、犬等毒，染淀亦堪敷热恶肿，蛇虺螫毒（《名医》所录）。【苗】谨按青黛出于蓝也，其种人家园圃莳之，叶似蓼，夏采得以水渍缸瓮中，日搅令沫旋结水面，取起晒干入药，或云一种出波斯国者，今不复见之。”[19]

《本草纲目》卷十六：“青黛，(宋《开宝》)。【释名】靛花《纲目》、青蛤粉。时珍曰：黛，眉色也。刘熙《释名》云：灭去眉毛，以此代之，故谓之黛。【集解】志曰：青黛从波斯国来。今以太原并庐陵、南康等处，染淀瓮上沫紫碧色者用之，与青黛同功。时珍曰：波斯青黛，亦是外国蓝靛花，既不可得，则中国靛花亦可用。或不得已，用青布浸汁代之。货者复以干淀充之，然有石灰，入服饵药中当详之……瘰疬未穿：靛花、马齿苋同捣。日日涂敷，取效。《简便方》诸毒虫伤：青黛、雄黄等分，研末，新汲水服二钱。《古今录验》。【附录】雀翘《别录》有名未用曰：味咸。益气明目。生蓝中。叶细黄，茎赤有刺。四月实，锐黄中黑。五月采，阴干。一名去母，一名更生。”[3]

《外科正宗》卷三：“下疳主治方，清肝导滞汤。清肝导滞汤瞿麦　滑石甘草并萹蓄　大便秘之加大黄　灯心为引空心服　治肝经湿热，玉茎肿痛，小水涩滞作疼者服之……珍珠散，珍珠散效实堪夸　轻粉还兼缸子花　诸肿诸疮诸痛疾　用之一掺自无他　治下疳皮损腐烂，痛极难忍；及诸疮新肉已满，不能生皮。又汤泼火烧，皮损肉烂，疼痛不止者。青缸花（五分，如无，用头刀靛花轻虚色翠者代之，终不及缸花为妙）　珍珠（一钱，不论大小以新白为上，入豆腐内煮数滚，研为极细无声方用）　真轻粉（一两）　上三味，共研千转，细如飞面，方入罐收。凡下疳初起皮损，搽之即愈。腐烂疼痛者，甘草汤洗净。猪脊髓调搽；如诸疮不生皮者，用此干掺即可生皮。”[22]

《本草征要》卷三：“青黛，味咸，性寒，无毒。入肝经。清肝火，解郁结，幼稚惊疳，大方吐血。伤寒发斑，疮生口舌。内服轻浮上达，清火解毒，外用有收水燥湿之功。青黛性凉，中寒者勿与。”[20]

《本草新编》卷二：“青黛，即靛之干者。《本草》辨其出波斯国者，始真转误矣。味苦，气寒，无毒。杀虫除热，能消赤肿疔毒，兼疗金疮，余无功效。他书盛称之，皆不足信也。惟喉痹之症，倘系实火，可以内外兼治，而《本草》各书反不言及。大约此物，止可为佐使者也。惟杀虫可以多用，只消一味，用至一两，研末，加入神曲三钱、使君子三钱，同为丸，一日服尽，虫尽死矣。”[4]

《本草备要·草部》：“青黛，泻肝，散郁火。咸寒，色青泻肝。散五脏郁火，解中、下焦蓄蕴风热（《衍义》曰：一妇患脐、腹、二阴遍生湿疮，热痒而痛，出黄汁，二便涩。用鳗鲡、松脂、黄丹之类涂之，热痛愈甚。其妇嗜酒，喜食鱼、虾发风之物。乃用马齿苋四两研烂，入青黛一两和涂，热痛皆去，仍服八正散而愈。此中、下焦蓄蕴风热。毒气若不出，当作肠风、内痔。妇不能禁酒物，果仍发痔）。”[23]

《本经逢原》卷二：“青黛，一名蓝。咸寒，无毒。发明，青黛乃蓝淀浮沫搅澄掠出收干，泻肝胆，散郁火，治温毒发斑，及产后热痢下重。《千金》金蓝丸用之，天行寒热头痛，水研服之。与蓝同类，而止血拔毒、杀虫之功似胜于蓝。”[24]

《本草从新》卷三：“青黛，泻肝、散郁火。咸寒。色青泻肝。散五脏郁火。解中下焦蓄蕴风热。（衍义曰：一妇患脐腹二阴遍生湿疮、热痒而痛、出黄汁、二便涩、用鳗鲡、松脂、黄丹之类涂之、热痛愈甚、其妇嗜酒、喜食鱼虾发风之物、乃用马齿苋四两、研烂、青黛一两、和涂、热痛皆去、仍服八正散而愈、此中下焦蓄蕴风热、毒气若不出、当病肠风内痔、妇不能禁酒物、果发痔）。”[5]

《本草求真》卷四："青黛，（隰草）大泻肝经郁火。青黛（专入肝）。系蓝靛浮沫。搅澄。掠出取干而成。味咸性寒。色青。大泻肝经实火。及散肝经火郁。"[25]

《本草分经·原例》："青黛，咸寒，泻肝，散五脏郁火，解中下焦蓄蕴风热，敷痈疮。"[26]

《本草述钩元》卷九："青黛，波斯青黛。是外国蓝靛花。既不可得。则中国靛花亦可用。（濒湖）　真青黛形状。与靛花不同类。今因其罕有。而靛花功效亦同。特假为名。旋收曝干。色甚紫碧。市家多取干靛充卖。顾干靛枯黑重实。靛花娇嫩轻浮。亦殊易别（仙制药性）。"[27]

《本草择要纲目·寒性药品》："青黛（其本原从波斯国来。不可复得。今以中国靛花为之。否则以青布烧灰可代。以靛充用。恐有石灰）。"[21]

《得配本草》卷三："青黛，咸，寒。入足厥阴、太阴经血分。除郁火，解热毒。杀小儿疳虫，散时疫赤斑，消膈痰，止血痢。配川连，洗风热眼。佐蒲黄，治重舌胀。冷水调服，治内热吐血。"[6]

《本草害利·肝部药队》："青黛，【害】性凉，中寒者勿使，即阴虚有热者，亦不宜用。解毒治火，固其所长，古方多有用于诸血证者。使非血分实热而病，由于阴虚内热，阳无所附，火空上炎，发为吐衄咯血唾血等证，用之非宜，愈增其病，宜详辨之……【修治】真者从波斯国来，不可得也。今用干靛花，取娇碧者，每斤淘取一两亦佳，内多石灰，故须淘净。"[28]

《本草撮要》卷一："【青黛】，味咸寒。入足厥阴经。功专泻肝。散五脏郁火。解中下焦蓄蕴风热。治伤寒发斑。得杏仁、柿饼治咯血。得硼砂、冰片名青黛散。吹喉痛。"[29]

《本草便读·草部》："青黛，清肝火之结邪。丹毒虫疮。青碧咸寒归血分。治儿疳之郁热。斑疹瘟疫。轻浮凉苦到金家。（青黛即靛青之沫。和石灰粉为之。无灰者绝少。大抵其功用与靛叶相近。虽色青入肝。而轻浮咸寒之性。功用概可想见。故清火解毒。杀虫治疮。即可为青黛赞之。青黛本专入肝。治血分郁火。以其轻浮上达。故又能入肺胃。降瘀热。治温疫斑疹。咽喉口舌等疾。如阴虚之火。及大便不实。脾胃不足者。勿用。）"[30]

《中药志》："青黛　本品为常用中药。是以“大青”的叶或茎叶为原料，经加工而成。据调查，原植物有：十字花科植物菘青，蓼科植物蓼蓝，爵床科植物马蓝和豆科植物野青树。原植物虽然不同，但加工出的青黛均同等入药，其品质有优劣，一般多喜用（福）建青黛。①菘青　别名：大青《中药志》（1960年版），板蓝根叶（天津），板蓝叶（通称）。Indigofera indigotica Fort.　——十字花科 Cruciferae ②蓼蓝　别名：大青叶（天津）。Polygonum tinctorium Lour.　——蓼科 Polygonaceae ③马蓝　别名：大叶冬蓝（尔雅）。Strobilanthes cusia O. Ktze.　（Baphicacanthus cusia（Nees）Bremek.　——爵床科 Acanthaceae. ④野青树　别名：蓝靛（广东），木蓝（福建）Indigofera suffruticosa Mill.　——豆科 Leguminosae"[13]

《中药材手册》："青黛［纲目列入草部隰草类］　本品为爵床科植物马蓝马蓝 Baphicacanthus cusia（Nees）Bremek.、豆科植物野青树 Indigofera suffruticosa Mill.，蓼科植物蓼蓝 Polygonum tinctorium Ait. 或十字花科植物菘蓝 Isatis indigotica Fort. 的叶或茎叶，经加工制得的干燥粉末或团块。习惯以福建产者质量最佳。故有‘建青黛’之名。其所用原料尚有豆科植物木蓝 Indigofera tinctoria L. 的叶及茎叶。由于所用植物来源较为混乱，因此各地用以制造出的青黛亦不相同。加工制造时下沉物为青靛，上浮之泡沫晒干，即为表黛。有的地区以青靛作青黛用，或在青黛内掺入青靛，因含石灰粉过多，品质低劣，不宜伪充。以上加工青黛所用之马蓝、蓼蓝、菘蓝的叶为药材大青叶。马蓝的根及根茎、菘蓝的根为药材板蓝根。【别名】靛花、靛沫、蓝靛。”[14]

《全国中草药汇编》：“青黛　别名：靛、靛花、靛沫、蓝靛。来源：为爵床科马蓝属植物马蓝 Baphicacanthus cusia Bremek.、豆科木蓝属植物木蓝 Indigofera tinctoria L.、蓼科蓼属植物蓼蓝 Polygonum tinctorium Lour. 或十字花科大青属植物菘蓝 Isatis indigotica Fort. 等茎叶，经加工制得的粉末状物。”[15]

《中药大辞典》：“青黛《药性论》　【异名】靛花《简便单方》，青蛤粉《纲目》，青缸花《外科正宗》，蓝露，淀花《手板发蒙》，靛沫花《中药形性经验鉴别法》。【基原】为爵床科植物马蓝 Baphicacanthus cusia（Nees）Brem.、豆科植物木蓝 Indigofera tinctoria L.、十字花科植物菘蓝 Isatis tinctoria L.、草大青 I. indigotica Fort. 或蓼科植物蓼蓝 Polygonum tinctorium Ait. 叶中的干燥色素。”[9]

《中医大辞典·中药分册》：“青黛　出《药性论》。又名靛花、青缸花、靛沫花。为爵床科植物马蓝 Baphicacanthus cusia（Nees）Bremek. 或豆科植物木蓝 Indigofera tinctoria L.、十字花科植物菘蓝 Isatis tinctoria L.、蓼科植物蓼蓝 Polygonum tinctorium Ait. 的茎叶经加工制成的粉末状物。”[10]

《中国医学百科全书·中医学》：“青黛　始载于《药性论》。又名靛花、青蛤粉、靛沫花。为爵床科植物马蓝 Baphicacanthus cusia（Nees）Bremek. 或十字花科植物菘青 Isatis indigotica Fort.、蓼科植物蓼青 Polygonum tinctorium Ait. 等的叶，经加工制得的粉末状色素。主产于中国福建、河北、云南、江苏、广东等省。”[11]

《中国药材学》：“青黛　【别名】靛花，蓝靛。【来源】本品为爵床科植物马蓝 Baphicacanthus cusia（Nees）Bremek.［Strobilanthes cusia（Nees）O. Kuntze］、蓼科植物蓼青 Polygonum tinctorium Ait.、十字花科植物菘青 Isatis indigotica Fort.、或豆科植物木蓝 Indigofera tinctoria L. 等的叶，经加工而得的色素。”[16]

《中国中医药学主题词表》：“青黛 INDIGO NATURALIS　为爵床科植物马蓝，蓼科植物蓼蓝或十字花科植物菘蓝的叶或茎的加工品；属清热解毒药。”[12]

《普通高等教育中医药类规划教材·中药学》：“青黛《药性论》　为菘蓝、马蓝、蓼蓝、草大青等叶中的色素。秋季采收以上植物的落叶，加水浸泡，至叶腐烂，叶落脱皮时，捞去落叶，加适量石灰乳，充分搅拌至浸液由乌绿色转为深红色时，捞取液面泡沫，晒干而成。”[8]

《中华本草》：“青黛《药性论》　【异名】靛花《简便单方》，青蛤粉《纲目》，青缸花《外科正宗》，蓝露、淀花《手板发蒙》，靛沫花《中药形性经验鉴别法》……【来源】为爵床科植物马蓝、蓼科植物蓼蓝、豆科植物木蓝、十字花科植物菘蓝的叶或茎叶经加工制得的干燥粉末或团块。【原植物】①马蓝 Baphicacanthus cusia（Nees）Bremek.［Goldfussia cusia Nees; Strobilanthes cusia（Nees）O. Kuntze］　又名：葴《尔雅》，大叶冬蓝（《尔雅》郭璞注），大蓝（刘禹锡《传信方》），青蓝《履巉岩本草》，板蓝《纲目》，山蓝《中药大辞典》。②蓼蓝 Polygonum tinctorium Ait. ③木蓝 Indigofera tinctoria

L. ”[17]

《中华人民共和国药典》：“青黛 Indigo naturalis　本品为爵床科植物马蓝 Baphicacanthus cusia（Nees）Bremek.、蓼科植物蓼蓝 Polygonum tinctorium Ait. 或十字花科植物菘蓝 Isatis indigotica Fort. 的叶或茎叶经加工制得的干燥粉末或团块。”[7]

5　参考文献

1　宋·唐慎微. 证类本草. 北京：人民卫生出版社，1957，229

2　宋·苏颂. 本草图经. 合肥：安徽科学技术出版社，1994，132

3　明·李时珍. 本草纲目. 北京：人民卫生出版社，1982，1089

4　清·陈士铎. 本草新编. 北京：中国中医药出版社，1996，89

5　清·吴仪洛. 本草从新. 北京：中医古籍出版社，2001，58

6　清·严西亭. 得配本草. 上海：上海卫生出版社，1957，29

7　国家药典委员会编. 中华人民共和国药典. 一部. 北京：化学工业出版社，2000，158

8　雷载权主编. 普通高等教育中医药类规划教材·中药学. 上海：上海科学技术出版社，1995，72

9　江苏新医学院编. 中药大辞典. 上海：上海科学技术出版社，1977，1230

10　《中医大辞典》编辑委员会编. 中医大辞典·中药分册. 北京：人民卫生出版社，1982，197

11　《中医学》编辑委员会. 中国医学百科全书·中医学. 上海：上海科学技术出版社，1997，1000

12　吴兰成主编. 中国中医药学主题词表. 北京：中医古籍出版社，1996，293

13　中国医学科学院药物研究所等编. 中药志. 第五册. 北京：人民卫生出版社，1993，846

14　中华人民共和国卫生部药政管理局主编. 中药材手册. 北京：人民卫生出版社，1998，752

15　《全国中草药汇编》编写组编. 全国中草药汇编. 上册. 北京：人民卫生出版社，1996，495

16　徐国钧等主编. 中国药材学. 北京：中国医药科技出版社，1996，1744

17　国家中医药管理局《中华本草》编委会. 中华本草. 第七册. 上海：上海科学技术出版社，1999，445

18　宋·寇宗奭. 本草衍义. 上海：商务印书馆，1937，60

19　明·刘文泰. 本草品汇精要. 北京：人民卫生出版社，1982，262

20　明·李中梓. 本草征要. 见：李中梓医学全书. 北京：中国中医药出版社，1999，131

21　清·蒋居祉. 本草择要纲目. 见：珍本医书集成. 本草类. 上海：上海科学技术出版社，1985，37

22　明·陈实功. 外科正宗. 北京：人民卫生出版社，1956

23　清·汪昂. 本草备要. 北京：中国中医药出版社，1998，80

24　清·张璐. 本经逢原. 上海：上海科学技术出版社，1959，85

25　清·黄宫绣. 本草求真. 上海：上海科学技术出版社，1959，192

26　清·姚澜. 本草分经. 上海：上海科学技术出版社，1989，66

27　清·杨时泰. 本草述钩元. 上海：科技卫生出版社，1958，262

28　清·凌奂. 本草害利. 北京：中医古籍出版社，1982，46

29　清·陈其瑞. 本草撮要. 见：珍本医书集成. 本草类. 上海：上海科学技术出版社，1985，16

30　清·张秉成. 本草便读. 上海：上海卫生出版社，1957，23

247 青礞石
Qingmengshi
Lapis Chloriti

1 定名依据

1.1 正名

1.1.1 汉文名：青礞石（为变质岩类黑云母片岩或绿泥石化云母碳酸盐片岩）。

1.1.2 英文名：chlorite schist.

1.2 依据

1.2.1 定名的文献依据

(1)《证类本草》卷五："礞石，治食积不消，留滞在脏腑，宿食症块久不瘥及小儿食积羸瘦，妇人积年食症，攻刺心腹。得硇砂、巴豆、大黄、京三棱余等良。可作丸服用之，细研为粉。一名青礞石（新定）。"[1]

(2)《本草蒙筌》卷八："青礞石，颜色微绿，出自山东。欲辨假真，须依法制。敲碎小颗粒，贮倾银罐中。搀半焰硝（石二两，硝二两）。盐泥固济。武火煅一炷香，取出色若雌黄。软脆易擂，方为不假。成末以水飞细，入药作散为丸。"[2]

(3)《本草征要》卷一："青礞石，味咸，性平。入肝经。火煅，水飞。化顽痰癖结，行食积停留。痰见青礞，即化为水。脾虚者大忌。"[3]

(4)《本草从新》卷十三："青礞石，重、泻、坠痰。甘咸有毒。体重沉坠。色青入肝。制以硝石。能平肝下气。为治顽痰癖结之神药。"[4]

(5)《本草撮要》卷六："【青礞石】，味甘咸。入足厥阴经。功专利痰止惊。得硝石赤石脂治一切痰积痼疾。得焰硝治惊风危证。得焰硝大黄黄芩沉香名滚痰丸。气弱血虚者忌。"[5]

(6)《本草便读·金石部》："青礞石，其色青碧入肝。其味咸寒润下。同焰硝而煅炼。化痰积之胶粘。"[6]

(7)《中华人民共和国药典》："青礞石 Lapis chloriti　本品为变质岩类黑云母片岩或绿泥石化云母碳酸盐片岩。采挖后，除去泥沙和杂石。"[7]

(8)《中药材手册》："青礞石［纲目列入金石部石类］　宋《嘉祐本草》载有礞石，李时珍曰："礞石有青白二种，以青者为佳，坚细而青黑，打开中有白星点，煅后则星黄如麸金"，其中之青者似系指本品。其来源为变质盐类岩石黑云母片盐及绿泥石化云母炭酸盐片岩。"[8]

(9)《中医大辞典·中药分册》："青礞石　见《太平圣惠方》。为礞石药材之一种，详该条。"[9]

(10)《中国药材学》："青礞石　【别名】礞石。【来源】本品为变质岩类岩石黑云母片岩或绿泥石化云母碳酸盐片岩。"[10]

(11)《中国中医药学主题词表》："青礞石 LAPIS CHLORITI　属矿物药和平肝熄风

药。"[11]

(12)《中华本草》："青礞石《嘉祐本草》　【异名】礞石《嘉祐本草》。……【来源】为变质岩类黑云母片岩、绿泥石化云母片岩、绿泥石化云母碳酸盐片岩。[原矿物]①黑云母片岩 Biotite Schist②绿泥石化云母碳酸盐片岩 Mica Carbonate Schist by Chloritization"[12]

1.2.2　定名选择的理由

(1) 青礞石 Lapis chloriti，系变质岩类黑云母片岩或绿泥石化云母碳酸盐片岩。"青礞石"之名始见于宋·掌禹锡《嘉祐本草》，"青礞石"作为本品正名始见于明·陈嘉谟《本草蒙筌》，其后的本草著作如明·李中梓《本草征要》、清·吴仪洛《本草从新》、陈其瑞《本草撮要》、张秉成《本草便读》等在载录本品时即以"青礞石"作为正名，并一直沿用至今。

(2) 我国最新出版的《中华人民共和国药典》以及辞书类著作《中医大辞典·中药分册》等均以"青礞石"作为本品正名。已经广泛应用于中医药学文献的标引和检索的《中国中医药学主题词表》也以"青礞石"作为本品的正式主题词。现代本草著作如《中华本草》、《中国药材学》、《中药材手册》等虽记载了不少本品各地的俗称，但也无一例外以"青礞石"作为本品的正名。说明"青礞石"作为本品正名已成为共识。

1.3　与正名等效的名词：无。

2　源流考释

青礞石（变质岩类黑云母片岩或绿泥石化云母碳酸盐片岩）始载于宋·掌禹锡《嘉祐本草》，称为"礞石"，将"青礞石"作为别名，如《证类本草》卷五："礞石，治食积不消，留滞在脏腑，宿食症块久不瘥及小儿食积羸瘦，妇人积年食症，攻刺心腹。得硇砂、巴豆、大黄、京三棱余等良。可作丸服用之，细研为粉。一名青礞石（新定）。"[1] 其后的本草著作有的即以"礞石"为正名记载本品，如明·刘文泰《本草品汇精要》[13]等。

"青礞石"作为本草正名始见于明·陈嘉谟《本草蒙筌》卷八："青礞石，颜色微绿，出自山东。欲辨假真，须依法制。敲碎小颗粒，贮倾银罐中。搀半焰硝（石二两，硝二两）。盐泥固济。武火煅一炷香，取出色若雌黄。软脆易擂，方为不假。成末以水飞细，入药作散为丸。"[2]。其后的本草著作有的即以"青礞石"为正名，如明·李中梓《本草征要》[3]、清·吴仪洛《本草从新》[4]、陈其瑞《本草撮要》[5]、张秉成《本草便读》[6]等；有的仍以"礞石"为正名，如明·李时珍《本草纲目》[14]、卢之颐《本草乘雅半偈》[15]、清·蒋居祉《本草择要纲目》[16]、汪昂《本草易读》[17]、汪昂《本草备要》[18]、张璐《本经逢原》[19]、严西亭《得配本草》[20]、黄宫绣《本草求真》[21]、姚澜《本草分经》[22]、杨时泰《本草述钩元》[23]等。

现代有关著作多沿用《本草蒙筌》的记载以"青礞石"作为本品正名，如《中华人民共和国药典》[7]、《中药材手册》[8]、《中医大辞典·中药分册》[9]、《中国药材学》[10]、《中国中医药学主题词表》[11]、《中华本草》[12]等；有的以"礞石"为正名，如《全国中草药汇编》[24]、《中国医学百科全书·中医学》[25]、《全国中药炮制规范》[26]等。同时尚记载有"烂石"《全国中草药汇编》[24]，"金礞石"《全国中药炮制规范》[26]等各地的俗称。

3 附录

3.1 又称：煅青礞石、煅金礞石（饮片规格名）。

3.2 俗称：烂石，金礞石。

3.3 曾称：礞石《嘉祐本草》。

4 文献通考

《证类本草》卷五："礞石，治食积不消，留滞在脏腑，宿食症块久不瘥及小儿食积羸瘦，妇人积年食症，攻刺心腹。得硇砂、巴豆、大黄、京三棱余等良。可作丸服用之，细研为粉。一名青礞石（新定）。"[1]

《本草品汇精要》卷六："礞石，主食积不消，留滞在脏腑宿食，症块久不瘥，及小儿食积羸瘦，妇人积年食症攻刺心腹（《名医》所录）。【名】青礞石。【地】谨按旧本不载所出州郡，今齐鲁山中有之，青色微有金星，其质坚理细，凿制为磨取其出物最速，为末亦细，及考王隐君论痰致病百端，入滚痰丸用之，丹溪治食积成痰良有验也。"[13]

《本草蒙筌》卷八："青礞石，颜色微绿，出自山东。欲辨假真，须依法制。敲碎小颗粒，贮倾银罐中。搀半焰硝（石二两，硝二两）。盐泥固济。武火煅一炷香，取出色若雌黄。软脆易擂，方为不假。成末以水飞细，入药作散为丸。"[2]

《本草纲目》卷十："礞石，（宋《嘉祐》）。【释名】青礞石。时珍曰：其色濛濛然，故名。【集解】时珍曰：礞石，江北诸山往往有之，以盱山出者为佳。有青、白二种，以青者为佳。坚细而青黑，打开中有白星点，煅后则星黄如麸金。其无星点者，不入药用。通城县一山产之，工人以为器物。"[14]

《本草征要》卷一："青礞石，味咸，性平。入肝经。火煅，水飞。化顽痰癖结，行食积停留。痰见青礞，即化为水。脾虚者大忌。"[3]

《本草乘雅半偈·第九帙》："礞石，（宋嘉祐）。【气味】甘咸平，无毒。【主治】主食积不消，留滞脏腑，宿食症块久不瘥。小儿食积羸瘦，妇人积年食瘕，攻刺心腹。"[15]

《本草易读》卷八："礞石四百四十八，坩锅内与火硝同煅，硝尽为度。甘，咸，平，无毒。治积痰惊痫，除咳嗽喘息。江北诸山往往有之。以盱山出者为佳。有青白二种，以青者为胜，坚细而青黑，打开中有白点者为胜。"[17]

《本草备要·金石水土部》："礞石，重，泻痰。甘威有毒，体重沉坠。色青入肝，制以硝石，能平肝下气，为治惊利痰之圣药（吐痰在水上，以石末掺之，痰即随下）。王隐君有礞石滚痰丸，能治百病。"[18]

《本经逢原》卷一："礞石，辛咸平，无毒。色青者入肝力胜，色黄者兼脾次之。硝石煅过杵细，水飞用。发明，青礞石，厥阴之药，其性下行，治风木太过，挟制脾土，气不运化，积滞生痰，壅塞膈上，变生风热诸病，故宜此药重坠以下泄之，使木平气下，而痰积通利，诸证自除矣。"[19]

《本草从新》卷十三："青礞石，重、泻、坠痰。甘咸有毒。体重沉坠。色青入肝。制以硝石。能平肝下气。为治顽痰癖结之神药（痰着青礞、即化为水、王隐君养生主论、有礞石滚痰丸、礞石焰硝各二两、煅研、水飞净一两、大黄蒸八两、黄芩酒洗八两、沉香五钱为末、水丸、量虚实服、时珍曰：风木太过、来制脾土、气不运化、积滞生痰、壅塞上中二焦、变生诸病、礞石重坠、硝性疏快、使痰积通利、诸证自除）。”[4]

《本草求真》卷四：“礞石，除肝膈上热痰。礞石（专入肝）。禀石中刚猛之性。沉坠下降。味辛而咸。色青气平。功专入肝平木下气。为治惊利痰要药。”[21]

《本草分经·原例》：“礞石，甘咸，重坠入肝，能平肝下气，为治顽痰结癖之神药，制用。”[22]

《本草述钩元》卷五：“礞石，有青白二种。青者佳。取青黑而坚细者打开。中有白星点。煅后则星黄如麸金。其无星点者。不入药（濒湖）。”[23]

《本草择要纲目》平性药品：“礞石，【气味】甘咸平无毒。其性下行。阴也沉也。乃足厥阴之药。【主治】肝经病。故宜以礞石之重坠。疏快其滞。使木平气下。而痰积通利也。然只可用之救急。”[16]

《得配本草》卷一：“礞石，得焰硝良。甘，咸，平。入足厥阴经气分。平肝下气。除结热，治惊痫、积痰。得薄荷自然汁、生蜜调下，治急惊痰热（慢惊脾虚者，木香汤熟蜜调下）。配大黄末，除横结之痰。配赤石脂，疗积痰久痢。青者佳。如无星点，不入药。入硝石等分，煅至硝尽，色如金为度，研末，水飞晒干用。脾虚气弱，发热声哑，痰血夹杂者，禁用。”[20]

《本草撮要》卷六：“【青礞石】，味甘咸。入足厥阴经。功专利痰止惊。得硝石赤石脂治一切痰积痼疾。得焰硝治惊风危证。得焰硝大黄黄芩沉香名滚痰丸。气弱血虚者忌。”[5]

《本草便读·金石部》：“青礞石，其色青碧入肝。其味咸寒润下。同焰硝而煅炼。化痰积之胶粘（青礞石此石善化老痰癖积。沉降下行。吐痰在水上。以末掺之痰即随水而下。同火硝煅炼者。取其疏利之性。则礞石之功。更为剽悍耳。独入肝家。治惊痫痰涎胶粘不化。不外咸能软坚。重以镇邪之意）。”[6]

《中药材手册》：“青礞石［纲目列入金石部石类］　宋《嘉祐本草》载有礞石，李时珍曰：“礞石有青白二种，以青者为佳，坚细而青黑，打开中有白星点，煅后则星黄如麸金”，其中之青者似系指本品。其来源为变质盐类岩石黑云母片盐及绿泥石化云母炭酸盐片岩。”[8]

《全国中草药汇编》：“礞石　别名：烂石。来源：药材以颜色不同分为青礞石与金礞石两种，以青礞石应用较广。青礞石为一种绿泥石片；金礞石为一种云母片岩。”[24]

《中医大辞典·中药分册》：“青礞石　见《太平圣惠方》。为礞石药材之一种，详该条。”[9]

《中国医学百科全书·中医学》：“礞石　始载于《嘉祐本草》。为绿泥石片岩或云母片岩的石块或碎粒。前者药材称青礞石，产于中国湖南、湖北、四川、江苏、浙江等省；后者药材称金礞石，产于河南、河北等省。”[25]

《全国中药炮制规范》：“礞石　［处方用名］礞石、青礞石、煅青礞石、金礞石、煅金礞石。【来源】本品为变质岩类岩石，黑云母片岩或绿泥石化云母碳酸盐片岩 Lapis chloriti（青礞石）及去母片岩的风化物 Lapis micae aureus（金礞石）。青礞石主产于湖南、湖北等地。金礞石主产于河南、河北等地。全年均可采，采挖后，除去杂石及泥沙。青礞石以色青、块整齐、断面有星点者为佳；金礞石以块整，色金黄者为佳。”[26]

《中国药材学》：“青礞石　【别名】礞石。【来源】本品为变质岩类岩石黑云母片岩或绿泥石化云母碳酸盐片岩。”[10]

《中国中医药学主题词表》：“青礞石 LAPIS CHLORITI 属矿物药和平肝熄风药。”[11]

《中华本草》：“青礞石《嘉祐本草》 【异名】礞石《嘉祐本草》。……【来源】为变质岩类黑云母片岩、绿泥石化云母片岩、绿泥石化云母碳酸盐片岩。[原矿物]①黑云母片岩 Biotite Schist②绿泥石化云母碳酸盐片岩 Mica Carbonate Schist by Chloritization”[12]

《中华人民共和国药典》：“青礞石 Lapis chloriti 本品为变质岩类黑云母片岩或绿泥石化云母碳酸盐片岩。采挖后，除去泥沙和杂石。”[7]

5 参考文献

1 宋·唐慎微. 证类本草. 北京：人民卫生出版社，1957，135
2 明·陈嘉谟. 本草蒙筌. 北京：人民卫生出版社，1988，347
3 明·李中梓. 本草征要. 见：李中梓医学全书. 北京：中国中医药出版社，1999，149
4 清·吴仪洛. 本草从新. 北京：中医古籍出版社，2001，196
5 清·陈其瑞. 本草撮要. 见：珍本医书集成. 本草类. 上海：上海科学技术出版社，1985，78
6 清·张秉成. 本草便读. 上海：上海卫生出版社，1957，95
7 国家药典委员会编. 中华人民共和国药典. 一部. 北京：化学工业出版社，2000，159
8 中华人民共和国卫生部药政管理局主编. 中药材手册. 北京：人民卫生出版社，1998，741
9 《中医大辞典》编辑委员会编. 中医大辞典·中药分册. 北京：人民卫生出版社，1982，197
10 徐国钧等主编. 中国药材学. 北京：中国医药科技出版社，1996，1898
11 吴兰成主编. 中国中医药学主题词表. 北京：中医古籍出版社，1996，294
12 国家中医药管理局《中华本草》编委会. 中华本草. 第一册. 上海：上海科学技术出版社，1999，293
13 明·刘文泰. 本草品汇精要. 北京：人民卫生出版社，1982，208
14 明·李时珍. 本草纲目. 北京：人民卫生出版社，1982，611
15 明·卢之颐. 本草乘雅半偈. 北京：人民卫生出版社，1986，563
16 清·蒋居祉. 本草择要纲目. 见：珍本医书集成. 本草类. 上海：上海科学技术出版社，1985，111
17 清·汪昂. 本草易读. 北京：人民卫生出版社，1987，371
18 清·汪昂. 本草备要. 北京：中国中医药出版社，1998，225
19 清·张璐. 本经逢原. 上海：上海科学技术出版社，1959，21
20 清·严西亭. 得配本草. 上海：上海卫生出版社，1957，23
21 清·黄宫绣. 本草求真. 上海：上海科学技术出版社，1959，166
22 清·姚澜. 本草分经. 上海：上海科学技术出版社，1989，124
23 清·杨时泰. 本草述钩元. 上海：科技卫生出版社，1958，60
24 《全国中草药汇编》编写组编. 全国中草药汇编. 下册. 北京：人民卫生出版社，1996，694
25 《中医学》编辑委员会. 中国医学百科全书·中医学. 上海：上海科学技术出版社，1997，1181
26 中华人民共和国卫生部药政管理局编. 全国中药炮制规范. 北京：人民卫生出版社，1988，406

248 苦参
Kushen
Radix Sophorae Flavescentis

1 定名依据

1.1 正名

1.1.1 汉文名：苦参（为豆科植物苦参 Sophora flavescens Ait. 的干燥根）。

1.1.2 英文名：lightyellow sophora root.

1.2 依据

1.2.1 定名的文献依据

(1)《神农本草经》卷二："苦参，味苦，寒。主心腹结气，癥瘕积聚，黄疸，溺有余沥，逐水，除痈肿，补中明目，止泪。一名水槐，一名苦识。生山谷及田野。"[1]

(2)《本草经集注·草木中品》："苦参，味苦，寒，无毒。主治心腹结气，癥瘕，积聚，黄胆，溺有余沥，逐水，除痈肿，补中，明目，止泪。"[2]

(3)《新修本草》卷八："苦参，味苦，寒，无毒。主心腹结气，癥瘕，积聚，黄疸，溺有余沥，逐水，除痈肿，补中，明目，止泪。养肝胆气，安五脏，定志，益精，利九窍，除伏热，肠澼，止渴，醒酒，小便黄赤，疗恶疮，下部䘌疮，平胃气。"[3]

(4)《证类本草》卷八："苦参，味苦，寒，无毒。主心腹结气，癥瘕积聚，黄疸，溺有余沥，逐水，除痈肿，补中，明目止泪，养肝胆气，安五脏，定志益精，利九窍，除伏热肠澼，止渴，醒酒，小便黄赤，疗恶疮、下部䘌，平胃气，令人嗜食、轻身。"[4]

(5)《本草纲目》卷十三："苦参，《本经·中品》。【释名】苦识《本经》、苦骨《纲目》、地槐《别录》、水槐《本经》、菟槐《别录》、骄槐《别录》、野槐《纲目》、白茎《别录》，又名芩茎、禄白、陵郎、虎麻。"[5]

(6)《本草从新》卷一："苦参，泻湿热、祛风。大苦燥湿。大寒胜热。沉降入肾。消痈解毒。明目止泪（泪为肝热）。治梦遗滑精（白术牡蛎倍之、雄猪肚丸、亦治赤白带下）。热痢血痢（纯下清血者、风伤肝也、宜散风凉血）。肠风泻血。"[6]

(7)《中华人民共和国药典》："苦参 Radix sophorae flavescentis　本品为豆科植物苦参 Sophora flavescens Ait. 的干燥根。春、秋二季采挖，除去根头及小支根，洗净，干燥或趁鲜切片，干燥。"[7]

(8)《普通高等教育中医药类规划教材·中药学》："苦参《本经》　为豆科多年生落叶亚灌木植物苦参 Sophora flavescens Ait. 的根。我国各地均产。春秋两季采收，切片，晒干，生用。"[8]

(9)《中药大辞典》："苦参《本经》　【异名】苦骨《纲目》，川参《贵州民间方药集》，凤凰爪《广西中兽医药植》，牛参《湖南药物志》。【基原】为豆科植物苦参的根。【原植物】苦参 Sophora flavescens Ait.，又名：苦识、水槐《本经》，地槐、菟槐、骄槐、白茎、虎麻、岑茎、禄白、陵郎《别录》，野槐《纲目》，山槐子、白萼。"[9]

(10)《中医大辞典·中药分册》:“苦参　出《神农本草经》。又名苦骨、地骨、牛参、川参。为豆科植物苦参 Sophora flavescens Ait. 的根。”[10]

(11)《中国医学百科全书·中医学》:“苦参　始载于《神农本草经》。又名苦骨、牛人参、野槐根。为豆科植物苦参 Sophora flavescens Ait. 的根。春、秋两季采挖，除去根头及细支根，洗净，晒干，或趁鲜切成 2~5 毫米厚的饮片晒干。”[11]

(12)《中国中医药学主题词表》:“苦参 SOPHOPA FLAVESCENS　属槐树属；属清热燥湿药和驱虫药（中药）。”[12]

(13)《中药志》[13]、《中药材手册》[14]、《全国中草药汇编》[15]、《全国中药炮制规范》[16]、《中国药材学》[17]、《中华本草》[18]等现代中药著作多以“苦参”作为本品正名（参见“文献通考”）。

1.2.2　定名选择的理由

(1) 苦参 Radix sophorae flavescentis，系豆科植物苦参 Sophora flavescens Ait. 的干燥根。“苦参”之名始见于汉《神农本草经》，并作为本品正名记载。其后的历代重要本草著作如南北朝·陶弘景《本草经集注》、唐·苏敬《新修本草》、宋·唐慎微《证类本草》、明·李时珍《本草纲目》、清·吴仪洛《本草从新》等在载录本品时均以“苦参”作为正名，并一直沿用至今。

(2) 我国最新出版的《中华人民共和国药典》、《普通高等教育中医药类规划教材·中药学》以及辞书类著作《中医大辞典·中药分册》、《中药大辞典》、《中国医学百科全书·中医学》等均以“苦参”作为本品正名。已经广泛应用于中医药学文献的标引和检索的《中国中医药学主题词表》也以“苦参”作为本品的正式主题词。现代本草著作如《中药志》、《全国中草药汇编》、《中华本草》、《中国药材学》、《中药材手册》、《全国中药炮制规范》等虽记载了不少本品各地的俗称，但也无一例外以“苦参”作为本品的正名。说明“苦参”作为本品正名已成为共识。

1.3　与正名等效的名词：无。

2　源流考释

苦参（豆科植物苦参 Sophora flavescens Ait. 的干燥根）始载于汉《神农本草经》，并以“苦参”为正名记载，如《神农本草经》卷二：“苦参，味苦，寒。主心腹结气，癥瘕积聚，黄疸，溺有余沥，逐水，除痈肿，补中明目，止泪。一名水槐，一名苦蘵。生山谷及田野。”[1]其后的本草著作均沿用《神农本草经》以“苦参”为正名，如三国·吴普《吴普本草》[19]，南北朝·陶弘景《本草经集注》[2]，唐·苏敬《新修本草》[3]，宋·苏颂《本草图经》[20]、唐慎微《证类本草》[4]、寇宗奭《本草衍义》[21]、元·王好古《汤液本草》[22]、明·兰茂《滇南本草》、刘文泰《本草品汇精要》[24]、陈嘉谟《本草蒙筌》[25]、李时珍《本草纲目》[5]、李中梓《本草征要》[26]、卢之颐《本草乘雅半偈》[27]、清·张志聪《本草崇原》[28]、蒋居祉《本草择要纲目》[29]、陈士铎《本草新编》[30]、汪昂《本草易读》[31]、汪昂《本草备要》[32]、张璐《本经逢原》[33]、徐大椿《神农本草经百种录》[34]、吴仪洛《本草从新》[6]、严西亭《得配本草》[35]、黄宫绣《本草求真》[36]、陈念祖《神农本草经读》[37]、姚澜《本草分经》[38]、杨时泰《本草述钩元》[39]、叶志诜《神农本草经赞》[40]、凌奂《本草害利》[41]、陈其瑞《本草撮要》[42]、张秉成《本草便读》[43]

等。

古代著作中记载的本品异名有“水槐”、“苦蘵”《神农本草经》[1]，“苦蘵”、“地槐”、“菟槐”、“骄槐”、“白茎”、“虎麻”、“岑茎”、“禄白”、“陵郎”《本草经集注》[2]、“苦骨”《本草纲目》[5]等。如《神农本草经》卷二：“苦参，味苦，寒。主心腹结气，癥瘕积聚，黄疸，溺有余沥，逐水，除痈肿，补中明目，止泪。一名水槐，一名苦蘵。生山谷及田野。”[1]《本草经集注》草木中品：“苦参，味苦，寒，无毒……平胃气，令人嗜食轻身。一名水槐，一名苦蘵，一名地槐，一名菟槐，一名骄槐，一名白茎，一名虎麻，一名岑茎，一名禄白，一名陵郎。生汝南山谷及田野。”[2]《本草纲目》卷十三：“苦参，《本经·中品》。【释名】苦蘵《本经》、苦骨《纲目》、地槐《别录》、水槐《本经》、菟槐《别录》、骄槐《别录》、野槐《纲目》、白茎《别录》，又名芩茎、禄白、陵郎、虎麻。时珍曰：苦以味名，参以功名，槐以叶形名也。苦蘵与菜部苦蘵同名异物。”[5]

现代有关著作均沿用《神农本草经》的记载以“苦参”作为本品正名，如《中华人民共和国药典》[7]、《普通高等教育中医药类规划教材·中药学》[8]、《中药大辞典》[9]、《中医大辞典·中药分册》[10]、《中国医学百科全书·中医学》[11]、《中国中医药学主题词表》[12]、《中药志》[13]、《中药材手册》[14]、《全国中草药汇编》[15]、《全国中药炮制规范》[16]、《中国药材学》[17]、《中华本草》[18]等。同时尚记载有“野槐”、“好汉枝”、“地骨”、“山槐子”《全国中草药汇编》[15]，“川参”、“凤凰爪”、“牛参”《中药大辞典》[9]、“牛人参”、“野槐根”《中国医学百科全书·中医学》[11]、“山槐根”《中国药材学》[17]、“地参”《中华本草》[18]等各地的俗称。还记载有本品原植物“苦参”的异名“野槐”、“山槐”、“地槐”、“地参”、“川参”、“水槐”、“苦骨”《中药志》[13]、“苦蘵”、“菟槐”、“骄槐”、“白茎”、“虎麻”、“岑茎”、“禄白”、“陵郎”、“山槐子”、“白萼”《中药大辞典》[9]、“好汉枝”《中华本草》[18]等。

3　附录

3.1　又称：苦参炭（饮片规格名）。

3.2　俗称：川参（贵州），凤凰爪（广西），牛参（湖南），牛人参、野槐根、山槐根（广东），地参（江苏、江西），野槐，好汉枝，地骨，地槐，山槐子。

3.3　曾称：水槐、苦蘵《神农本草经》，苦蘵、地槐、菟槐、骄槐、白茎、虎麻、岑茎、禄白、陵郎《本草经集注》，苦骨《本草纲目》。

3.4　原植物名称：苦参，野槐（北京、河南、福建、湖南、陕西、甘肃、四川），山槐、地槐（东北、内蒙、湖南），地参、川参（江苏、江西），水槐（江西、广东），苦骨（江西、福建），苦蘵，菟槐，骄槐，白茎，虎麻，岑茎，禄白，陵郎，山槐子，白萼，好汉枝。

4　文献通考

《神农本草经》卷二：“苦参，味苦，寒。主心腹结气，癥瘕积聚，黄疸，溺有余沥，逐水，除痈肿，补中明目，止泪。一名水槐，一名苦蘵。生山谷及田野。”[1]

《吴普本草·草木类》：“苦参，按：此药参见本书‘菥蓂’条，《本经》首载此药。”[19]

《本草经集注·草木中品》："苦参，味苦，寒，无毒。主治心腹结气，癥瘕，积聚，黄胆，溺有余沥，逐水，除痈肿，补中，明目，止泪。养肝胆气，安五脏，定志，益精，利九窍，除伏热，肠澼，止渴，醒酒，小便黄赤，治恶疮，下部䘌疮，平胃气，令人嗜食轻身。一名水槐，一名苦蘵，一名地槐，一名菟槐，一名骄槐，一名白茎，一名虎麻，一名岑茎，一名禄白，一名陵郎。生汝南山谷及田野。"[2]

《新修本草》卷八："苦参，味苦，寒，无毒。主心腹结气，癥瘕，积聚，黄疸，溺有余沥，逐水，除痈肿，补中，明目，止泪。养肝胆气，安五脏，定志，益精，利九窍，除伏热，肠澼，止渴，醒酒，小便黄赤，疗恶疮，下部䘌疮，平胃气，令人嗜食轻身。一名水槐，一名苦蘵，一名地槐，一名菟槐，一名骄槐，一名白茎，一名虎麻，一名岑茎，一名禄白，一名陵郎。"[3]

《本草图经》卷六："苦参，生汝南山谷及田野，今近道处处皆有之。其根黄色，长五七寸许，两指粗细；三五茎并生，苗高三二尺以来；叶碎青色，极似槐叶，故有水槐名，春生冬凋；其花黄白，七月结实如小豆子。河北生者无花子。五月、六月、八月、十月采根，曝干用。古今方用治疮疹最多，亦可治癞疾。"[20]

《证类本草》卷八："苦参，味苦，寒，无毒。主心腹结气，癥瘕积聚，黄疸，溺有余沥，逐水，除痈肿，补中，明目止泪，养肝胆气，安五脏，定志益精，利九窍，除伏热肠澼，止渴，醒酒，小便黄赤，疗恶疮、下部，平胃气，令人嗜食、轻身。一名水槐，一名苦蘵（音识），一名地槐，一名菟槐，一名骄槐，一名白茎，一名虎麻，一名岑茎，一名禄白，一名陵郎。生汝南山谷及田野。三月、八月、十月采根，曝干（玄参为之使，恶贝母、漏芦、菟丝，反藜芦）。陶隐居云：今出近道处处有。叶极似槐树，故有槐名，花黄，子作荚，根味至苦恶。病人酒渍饮之多瘥。患疥者，一两服亦除，盖能杀虫。唐本注云：以十月收其实，饵如槐子法。久服轻身不老，明目，有验。"[4]

《本草衍义》卷九："苦参，有朝士苦腰重，久坐，旅拒十余步，然后能行。有一将佐谓朝士曰：见公日逐以药揩齿，得无用苦参否？曰：始以病齿，用苦参已数年。此病由苦参入齿，其气味伤肾，故使人腰重。后有太常少卿舒昭亮，用苦参揩齿，岁久亦病腰。自后悉不用，腰疾皆愈，此皆方书旧不载者。有人病遍身风热细疹，痒痛不可任，连胸颈脐腹及近隐处皆然，涎痰亦多，夜不得睡。"[21]

《汤液本草》卷四："苦参，气寒，味苦，气沉，纯阴。《心》云：除湿。《本草》云：主心腹结气，癥瘕积聚，黄疸，溺有余沥，逐水除痈肿，补中，明目止泪。养肝胆气，安五脏，定志益精，利九窍，除伏热肠澼，止渴醒酒，小便黄赤，疗恶疮，下部䘌，平胃气，令人嗜食轻身。《衍义》云：有人病遍身风热细疹，痒痛不可任，连胸颈脐腹近阴处皆然，涎痰亦多，夜不得睡。以苦参末一两，皂角二两，水一升，揉滤取汁，银、石器熬成膏，和苦参末为丸，如梧桐子大，食后温水下二十丸至三十丸。"[22]

《滇南本草》卷一："苦参，味苦，性大寒。凉血，解热毒，疥癞脓臭疮毒最良。疗皮肤瘙痒、血风癣疮、顽皮白屑，肠风下血便血。消风，消肿毒，消痰毒。"[23]

《本草品汇精要》卷十："苦参，无毒，植生。苦参（出《神农本经》），主心腹结气，癥瘕积聚，黄疸，溺有余沥，逐水，除痈肿，补中，明目止泪（以上朱字《神农本经》）。养肝胆气，安五脏，定志，益精，利九窍，除伏热肠澼，止渴醒酒，小便黄赤，疗恶疮，下部䘌，平胃气，令人嗜食轻身（以上黑字《名医》所录）。【名】水槐　地槐

菟槐　骄槐　虎麻　芩茎　陵郎　禄白　白茎　苦蘵（音识）”[24]

《本草蒙筌》卷三：“苦参，成德军苦参，秦州苦参。味苦，气寒。沉也，纯阴。无毒。田野山谷，随处有生。采根曝干，嚼之极苦。反藜芦莫入，恶贝母菟丝。使宜玄参，惟作丸服（不入汤散）。治肠风下血及热痢刮痛难当，疗温病狂言致心燥结胸垂死。赤癞眉脱者，驱风有功；黄疸遗溺者，逐水立效。”[25]

《本草纲目》卷十三：“苦参，《本经·中品》。【释名】苦蘵《本经》、苦骨《纲目》、地槐《别录》、水槐《本经》、菟槐《别录》、骄槐《别录》、野槐《纲目》、白茎《别录》，（又名芩茎、禄白、陵郎、虎麻）。时珍曰：苦以味名，参以功名，槐以叶形名也。苦蘵与菜部苦蘵同名异物。”[5]

《本草征要》卷一：“苦参，味苦，性寒，无毒。入肾经。玄参为使。恶贝母、菟丝、漏芦，反藜芦。泔浸一宿，蒸过曝干。除热祛湿，利水固齿。痈肿疮疡，肠澼下血。风疠疥癣，在所亟需。味苦性寒，纯阴之品，故理湿热有功。疮毒肠澼。皆湿蒸热阏之愆，宜其咸主。齿乃骨之余，清肾骨自固耳。”[26]

《本草乘雅半偈·第六帙》：“苦参，《本经·中品》。【气味】苦寒，无毒。【主治】主心腹结气，癥瘕，积聚，黄疸，溺有余沥，逐水，除痈肿，补中，明目止泪。”[27]

《本草新编》卷三：“苦参，味苦，气寒，沉也，纯阴，无毒。入心、肝、肾、大肠之经。治肠风下血，热痢刮痛难当，疗狂言心燥，结胸垂死；赤癞眉脱者，祛风有功；黄疸遗溺者，逐水立效。扫遍身痒疹，止卒暴心疼，杀疥虫，破癥瘕，散结气，明目止泪，解渴生津，利九窍，通大便。第过于迅利，宜少用为佐使，不宜多用为君臣。至称益肾、安五脏、定心志，不可信之辞也。”[30]

《本草易读》卷三：“苦参三十六，糯米泔浸，蒸晒用。元参为使，恶贝母、菟丝、漏芦，反藜芦，野槐根也。苦，寒，无毒，性沉。足厥阴、太阳、少阴药也。补阴益精，明目止泪。治湿热血痢，住肠风血泻。兼疗大风疥癞，最除痈肿阴蚀。溺赤疸黄之疾，积聚癥瘕之疴。清乙木而杀虫，利壬水而泄热。肝肾虚无热者勿用。近道处处有之。叶与槐相似。”[31]

《本草备要·草部》：“苦参，味苦，气寒，沉也，纯阴，无毒。入心、肝、肾、大肠之经。治肠风下血，热痢刮痛难当，疗狂言心燥，结胸垂死；赤癞眉脱者，祛风有功；黄疸遗溺者，逐水立效。扫遍身痒疹，止卒暴心疼，杀疥虫，破癥瘕，散结气，明目止泪，解渴生津，利九窍，通大便。第过于迅利，宜少用为佐使，不宜多用为君臣。至称益肾、安五脏、定心志，不可信之辞也。”[32]

《本经逢原》卷一：“苦参，苦寒，无毒。反藜芦。《本经》主心腹结气，癥瘕积聚，黄瘅，溺有余沥，逐水，除痈肿，补中，明目，止泪。发明，苦参、黄蘗之苦寒下降，皆能益肾，盖取其苦燥湿寒除热也。”[33]

《神农本草经百种录·中品》：“苦参，味苦寒。主心腹结气，苦入心，以散热结之气。癥瘕积聚，苦极则能泄。黄疸，寒能除郁热。溺有余沥，心通于小肠，心火除则小肠郁塞之气通矣。逐水，小肠通则水去。”[34]

《本草从新》卷一：“苦参，泻湿热、祛风。大苦燥湿。大寒胜热。沉降入肾。消痈解毒。明目止泪（泪为肝热）。治梦遗滑精（白术牡蛎倍之、雄猪肚丸、亦治赤白带下）。热痢血痢（纯下清血者、风伤肝也、宜散风凉血）。肠风泻血。”[6]

《本草崇原》卷中："苦参，气味苦寒，无毒。主治心腹结气，癥瘕积聚，黄疸，溺有余沥，逐水，除痈肿，补中，明目，止泪（苦参《本经》名水槐，一名地槐，又名苦骨。近道处处有之。花开黄白，根色亦黄白，长五七寸许，叶形似槐，味苦性寒，故有水槐、地槐之名。苦以味名，参以功名，有补益上中下之功，故名曰参。参犹参也）。"[28]

《本草求真》卷四："苦参，（山草）清热除湿杀虫。苦参（专入肾。兼入脾胃），味苦至极。古书有云，虽在五参之外（人参、沙参、紫参、丹参、玄参）。云参亦属有补。然究止属除湿导热之品。于补其奚济乎（绣按：五参除人参可以言补。余不得以补名）。凡味惟甘为正。惟温为补。"[36]

《神农本草经读》卷三："苦参，气味苦、寒。主心腹结气，癥瘕积聚，黄疸，溺有余沥。逐水，除痈肿，补中，明目止泪。徐灵胎曰：此以味为治也。苦入心，寒除火，故苦参专治心经之火，与黄连功用相近。但黄连似去心脏之火为多，苦参似去心府小肠之火为多；则以黄连之气味清，而苦参之气味浊也。"[37]

《本草分经·原例》："苦参，大苦大寒，沉阴主肾，燥湿胜热，养肝胆利九窍，祛风逐水，解毒杀虫。"[38]

《本草述钩元》卷七："苦参，河北生者无花子。五六十月采根。曝干用。味至苦。气寒而沉。纯阴之剂。足少阴肾经君药也。苦燥湿。兼泄气分之热。寒以除血分之热。热生风。湿生虫。故又能治风杀虫。"[39]

《神农本草经赞》卷二："苦参，味苦寒。主心腹结气。癥瘕积聚。黄疸。溺有余沥。逐水除痈肿。补中明目止泪。一名水槐。一名苦蘵。生山谷及田野。骈茎三五。萌蘖春催。名别菜。叶类骄槐。疏风齿固。遏气腰膭。患增偏胜。化变心裁。苏颂曰。根三五茎并生。春生冬凋。李时珍曰。与菜苦蘵同名异物。陶弘景曰。叶极似槐叶。别录。一名骄槐。史记传。齐大夫病龋齿。"[40]

《本草择要纲目·寒性药品》："苦参，（采根。用糯米浓泔水汁浸一宿。其腥秽气并浮在水面上。须重重淘过。即蒸之。从巳至申。取晒切用。）"[29]

《得配本草》卷二："苦参，玄参为之使。恶贝母、漏芦、菟丝子。反藜芦。伏汞。制雌黄、焰硝。"[35]

《本草害利·肾部药队》："苦参，【害】虽能泄肾中之热，除湿热生虫为厉，然气味苦寒，能损肾气，肝肾虚而无热者勿服。火衰精冷，真元不足，及年高之人，皆不宜服。"[41]

《本草撮要》卷一："【苦参】，味苦气沉。入足少阴经。功专去风湿。杀疳虫。得枳壳治风癞热毒。肾虚无热者勿服。糯米泔浸蒸用。元参为使。恶贝母、菟丝子、漏芦。反藜芦。酒煎醋煎服之即吐。"[42]

《本草便读·草部》："苦参，大苦大寒。纯阴纯降。达心脾而及肾。三经湿热尽蠲除。治疥癞与诸疮。下部火邪都涣散。梦遗精滑。皆缘湿火为殃。血痢肠红。并是阳邪作咎。若治黄瘅积聚。宣泄中州。至其逐水杀虫。流通火腑。"[43]

《中药志》："苦参　本品为常用中药。商品为豆科植物苦参的根……【原植物】苦参　别：野槐（北京、河南、福建、湖南、陕西、甘肃、四川），山槐、地槐（东北、内蒙、湖南），地参、川参（江苏、江西），水槐（江西、广东），苦骨（江西、福建）。Sophora flavescens Ait. [S. angustifolia S. et Z.; S. flavescens Ait. var. angustifolia (S. et

Z.) Kitag.]——豆科 Leguminosae"[13]

《中药材手册》："苦参［纲目列入草部山草类］　本品为豆科植物苦参 Sophora flavescens Ait. 的干燥根。原植物系落叶灌木，均为野生。商品分苦参个与苦参片两种。【别名】野槐根、山槐树根、地参、川参（江苏、江西）。"[14]

《全国中草药汇编》："苦参　别名：野槐、好汉枝、苦骨、地骨、地槐、山槐子。来源：为豆科槐属植物苦参 Sophora flavescens Ait. 的根。"[15]

《中药大辞典》："苦参《本经》　【异名】苦骨《纲目》，川参《贵州民间方药集》，凤凰爪《广西中兽医药植》，牛参《湖南药物志》。【基原】为豆科植物苦参的根。【原植物】苦参 Sophora flavescens Ait.，又名：苦蘵、水槐《本经》，地槐、菟槐、骄槐、白茎、虎麻、岑茎、禄白、陵郎《别录》，野槐《纲目》，山槐子、白萼。"[9]

《中医大辞典·中药分册》："苦参　出《神农本草经》。又名苦骨、地骨、牛参、川参。为豆科植物苦参 Sophora flavescens Ait. 的根。"[10]

《中国医学百科全书·中医学》："苦参　始载于《神农本草经》。又名苦骨、牛人参、野槐根。为豆科植物苦参 Sophora flavescens Ait. 的根。春、秋两季采挖，除去根头及细支根，洗净，晒干，或趁鲜切成2~5毫米厚的饮片晒干。"[11]

《全国中药炮制规范》："苦参　［处方用名］苦参、苦参炭。【来源】本品为豆科植物苦参 Sophora flavescens Ait. 的干燥根。均系野生。全国大部分地区均产。春、秋二季采挖，除去根头及小支根，洗净，干燥，或趁鲜切片，干燥。药材以条匀、断面色黄白者为佳。"[16]

《中国药材学》："苦参　【别名】野槐根，山槐根，牛人参，苦骨（广东）。【来源】本品为豆科植物苦参 Sophora flavescens Ait.（. angustifolia Sieb. et Zucc.）的根。"[17]

《中国中医药学主题词表》："苦参 SOPHOPA FLAVESCENS　属槐树属；属清热燥湿药和驱虫药（中药）。"[12]

《普通高等教育中医药类规划教材·中药学》："苦参《本经》　为豆科多年生落叶亚灌木植物苦参 Sophora flavescens Ait. 的根。我国各地均产。春秋两季采收，切片，晒干，生用。"[8]

《中华本草》："苦参《本经》　【异名】苦骨《纲目》，川参《贵州民间方药集》，凤凰爪《广西中兽医药用植物》，牛参《湖南药物志》，地骨《全国中草药汇编》，野槐根、山槐根（南药《中草药学》），地参《新华本草纲要》……【来源】为豆科植物苦参的根。【原植物】苦参 Sophora flavescens Ait.［S. angustifolia Sieb. et Zucc.］　又名：水槐、苦蘵《本经》，地槐、菟槐、骄槐、白茎、虎麻、岑茎、禄白、陵郎《别录》，野槐《纲目》，好汉枝《全国中草药汇编》。"[18]

《中华人民共和国药典》："苦参 Radix sophorae flavescentis　本品为豆科植物苦参 Sophora flavescens Ait. 的干燥根。春、秋二季采挖，除去根头及小支根，洗净，干燥，或趁鲜切片，干燥。"[7]

5　参考文献

1　汉·神农本草经. 清顾观光重辑本. 北京：人民卫生出版社，1955，56

2　南北朝·陶弘景. 本草经集注. 北京：人民卫生出版社，1994，281

3　唐·苏敬等撰．新修本草．合肥：安徽科学技术出版社，1981，212
4　宋·唐慎微．证类本草．北京：人民卫生出版社，1957，198
5　明·李时珍．本草纲目．北京：人民卫生出版社，1982，798
6　清·吴仪洛．本草从新．北京：中医古籍出版社，2001，19
7　国家药典委员会编．中华人民共和国药典．一部．北京：化学工业出版社，2000，161
8　雷载权主编．普通高等教育中医药类规划教材·中药学．上海：上海科学技术出版社，1995，64
9　江苏新医学院编．中药大辞典．上海：上海科学技术出版社，1977，1283
10　《中医大辞典》编辑委员会编．中医大辞典·中药分册．北京：人民卫生出版社，1982，206
11　《中医学》编辑委员会．中国医学百科全书·中医学．上海：上海科学技术出版社，1997，993
12　吴兰成主编．中国中医药学主题词表．北京：中医古籍出版社，1996，212
13　中国医学科学院药物研究所等编．中药志．第一册．北京：人民卫生出版社，1993，193
14　中华人民共和国卫生部药政管理局主编．中药材手册．北京：人民卫生出版社，1998，137
15　《全国中草药汇编》编写组编．全国中草药汇编．上册．北京：人民卫生出版社，1996，529
16　中华人民共和国卫生部药政管理局编．全国中药炮制规范．北京：人民卫生出版社，1988，66
17　徐国钧等主编．中国药材学．北京：中国医药科技出版社，1996，252
18　国家中医药管理局《中华本草》编委会．中华本草．第四册．上海：上海科学技术出版社，1999，634
19　三国·吴普．吴普本草．北京：人民卫生出版社，1987，32
20　宋·苏颂．本草图经．合肥：安徽科学技术出版社，1994，168
21　宋·寇宗奭．本草衍义．上海：商务印书馆，1937，54
22　元·王好古．汤液本草．见：景印文渊阁四库全书（745）．北京：中医古籍出版社，1986，965
23　明·兰茂．滇南本草．第一卷．昆明：云南人民出版社，1977，234
24　明·刘文泰．本草品汇精要．北京：人民卫生出版社，1982，298
25　明·陈嘉谟．本草蒙筌．北京：人民卫生出版社，1988，162
26　明·李中梓．本草征要．见：李中梓医学全书．北京：中国中医药出版社，1999，118
27　明·卢之颐．本草乘雅半偈．北京：人民卫生出版社，1986，326
28　清·张志聪．本草崇原．北京：中国中医药出版社，1992，74
29　清·蒋居祉．本草择要纲目．见：珍本医书集成．本草类．上海：上海科学技术出版社，1985，1
30　清·陈士铎．本草新编．北京：中国中医药出版社，1996，176
31　清·汪昂．本草易读．北京：人民卫生出版社，1987，143
32　清·汪昂．本草备要．北京：中国中医药出版社，1998，78
33　清·张璐．本经逢原．上海：上海科学技术出版社，1959，47
34　清·徐大椿．神农本草经百种录．见：景印文渊阁四库全书（785）．北京：中医古籍出版社，1986，574
35　清·严西亭．得配本草．上海：上海卫生出版社，1957，27
36　清·黄宫绣．本草求真．上海：上海科学技术出版社，1959，152
37　清·陈念祖．神农本草经读．北京：人民卫生出版，1959，36
38　清·姚澜．本草分经．上海：上海科学技术出版社，1982，149
39　清·杨时泰．本草述钩元．上海：科技卫生出版社，1958，137
40　清·叶志诜．神农本草经赞．见：珍本医书集成．本草类．上海：上海科学技术出版社，1985，71
41　清·凌奂．本草害利．北京：中医古籍出版社，1982，103
42　清·陈其瑞．本草撮要．见：珍本医书集成．本草类．上海：上海科学技术出版社，1985，16
43　清·张秉成．本草便读．上海：上海卫生出版社，1957，3

249　苦楝皮

Kulianpi

Cortex Meliae

1　定名依据

1.1　正名

1.1.1　汉文名：苦楝皮（为楝科植物川楝 Melia toosendan Sieb. et Zucc. 或楝 Melia azedarach L. 的干燥树皮及根皮）。

1.1.2　英文名：szechwan chinaberry bark.

1.2　依据

1.2.1　定名的文献依据

(1)《本草纲目》卷三十五："楝，《本经·下品》。【释名】苦楝《图经》，实名金铃子……根及木皮，【气味】苦，微寒，微毒……《经验方》抵圣散：用苦楝皮二两，白芜荑半两，为末。每以一二钱，水煎服之。"[1]

(2)《中药志》："苦楝皮　本品为常用中药。商品为楝科植物楝树或川楝树的干皮及根皮。……【原植物】苦楝 Melia agedarach L.；川楝 M. toosendan Sieb. et Zucc. 见《中药志》（1984 年版）第三册川楝子项下。"[2]

(3)《中药材手册》："苦楝皮［纲目列入木部乔木类楝项下］　本品为楝科植物川楝 Melia toosendan Sieb. et Zucc. 或楝树 Melia azedarach L. 的干燥树皮及根皮。原植物系落叶乔木，野生与栽培均有。"[3]

(4)《全国中草药汇编》："苦楝皮　别名：苦楝、楝树果、楝枣子、苦楝子、森树、翠树、紫花树。来源：为楝科楝属植物楝树 Melia azedarach L. 的根皮。"[4]

(5)《中药大辞典》："苦楝皮《证类本草》　【异名】楝皮《斗门方》，楝根木皮《纲目》，双白皮《南京民间药草》。【基原】为楝科植物苦楝或川楝的根皮或干皮。【原植物】①苦楝《证类本草》Melia azedarach L.，又名：翠树、紫花树、森树、楝枣树、火捻树、花心树、苦辣树、洋花森。②川楝 Melia toosendan Sieb. et Zucc.，说'川楝子'条。"[5]

(6)《中医大辞典·中药分册》："苦楝皮　出《经史证类备急本草》。又名楝皮、楝根木皮。为楝科植物楝川楝 Melia. azedarach L. 的根皮或树皮。"[6]

(7)《中国医学百科全书·中医学》："苦楝皮　始载于《名医别录》。又名楝皮、楝根木皮。为楝科植物楝 Melia azedarach L. 或川楝 M. toosendan sieb. et zucc. 的根皮或树皮。"[7]

(8)《全国中药炮制规范》："苦楝皮　［处方用名］苦楝皮。【来源】本品为楝科植物川楝 Melia toosendan Sieb. et Zucc. 及楝 Melia azedarach L. 的干燥树皮及根皮。栽培或野生。主产于四川、湖北、安徽、江苏、河南等地。"[8]

(9)《中国药材学》："苦楝皮　【别名】川楝皮、楝皮。【来源】本品为楝科植物川楝

Melia toosendan Sieb. et Zucc. 及楝 M. azedarach L. 的树皮及根皮。"[9]

(10)《中国中医药学主题词表》:"苦楝皮 CORTEX MELIAE 属楝科植物川楝或楝的干燥树皮和根皮;属清热燥湿药和驱虫药(中药) C 川楝;D 苦楝。"[10]

(11)《普通高等教育中医药类规划教材·中药学》:"苦楝皮《别录》 为楝科乔木植物楝树 Melia azedarach L. 和川楝树 M. toosendan Sieb. et Zucc. 的根皮或树皮。"[11]

(12)《中华本草》:"苦楝皮《证类本草》 【异名】楝木皮……【来源】为楝科植物楝和川楝的树皮及根皮。【原植物】①楝 Melia azedarach L. ……②川楝 Melia toosendan Sieb. et Zucc."[12]

(13)《中华人民共和国药典》:"苦楝皮 Cortex meliae 本品为楝科植物川楝 Melia toosendan Sieb. et Zucc. 或楝 Melia azedarach L. 的干燥树皮及根皮。春、秋二季剥取,晒干,或除去粗皮,晒干。"[13]

1.2.2 定名选择的理由

苦楝皮 Cortex meliae,系楝科植物川楝 Melia toosendan Sieb. et Zucc. 或楝 Melia azedarach L. 的干燥树皮及根皮。"苦楝皮"之名始见于明·李时珍《本草纲目》引录的《经验方》,"苦楝皮"作为本品正名始见于现代本草,如我国最新出版的《中华人民共和国药典》、《普通高等教育中医药类规划教材·中药学》以及辞书类著作《中医大辞典·中药分册》、《中药大辞典》、《中国医学百科全书·中医学》等均以"苦楝皮"作为本品正名。已经广泛应用于中医药学文献的标引和检索的《中国中医药学主题词表》也以"苦楝皮"作为本品的正式主题词。现代本草著作如《中药志》、《全国中草药汇编》、《中华本草》、《中国药材学》、《中药材手册》、《全国中药炮制规范》等虽记载了不少本品各地的俗称,但也无一例外以"苦楝皮"作为本品的正名。说明"苦楝皮"作为本品正名已成为共识。

1.3 与正名等效的名词:无。

2 源流考释

苦楝皮(楝科植物川楝 Melia toosendan Sieb. et Zucc. 或楝 Melia azedarach L. 的干燥树皮及根皮)在本草著作中始载于《日华子本草》,称为"楝皮",如《证类本草》引《日华子本草》曰:"楝皮,苦,微毒。治游风热毒,风疹恶疮疥癞,小儿壮热,并煎汤浸洗。"[14]其后的本草著作多在"楝实"项下介绍本品,如宋·唐慎微《证类本草》[14]、清·杨时泰《本草述钩元》[15]等;有的在"楝"项下论述本品,如明·李时珍《本草纲目》[1]等。

古代著作中记载的本品异名有"苦楝树白皮"《太平圣惠方》[16]、"苦楝根白皮"《太平圣惠方》[17]、"楝皮"《斗门方》[14]、"苦楝根皮"《奇效良方》[18]等。如宋·王怀隐《太平圣惠方》卷五十七:"治蛔虫诸方……苦楝树白皮(二斤去粗者锉),上以水一斗。煎至三升。去滓。于银器内。以慢火熬成膏。每日于五更初。以温酒调下半匙。"[16]《太平圣惠方》卷十三:"治伤寒下部疮诸方……治伤寒,蚀下部。腹中疞痛。宜服楝根皮丸方。东引苦楝根白皮(一两锉) 狼牙(一两) 白矾灰(一两) 猪胆(三枚取汁用酒三合相和重汤煮如膏)上件药。捣罗为末。用猪胆膏和丸。如梧桐子大。每服食前。以桃枝汤下二十丸。"[17]《证类本草》卷十四:"楝实,味苦,寒,有小毒……斗门方:

治蛔虫咬心，用苦楝治皮煎一大盏服下。又方：治五种虫。以楝皮去其苍者，焙干为末，米饮下二钱匕。”[14] 明·董宿《奇效良方》卷六十四：“五疳保童丸，治小儿五种疳疾。青黛　五倍子（生用）　芦荟（另研）　夜明砂（布裹洗淘，去沙土）　黄连（去须）　龙胆草（生用）　干蟾（酥炙）　苦楝根皮　麝香（另研）　芜荑仁　蝉壳（去土，各等分）　上为细末，用粟米粉打糊为丸，如麻子大，一岁小儿服二十丸，用米饮汤送下，不拘时服，量儿大小加减。”[18]

另，魏晋《名医别录》[19] 在“楝实”项下有关于“根”的记载，但无明确记载“皮”的药用内容。宋·唐慎微《证类本草》在“楝实”项下有关于本品的介绍[14]，但无明确记载“苦楝皮”之名。

“苦楝皮”之名始见于《经验方》[1]，如明·李时珍《本草纲目》引《经验方》曰：“抵圣散：用苦楝皮二两，白芜荑半两，为末。每以一二钱，水煎服之。”[1]“苦楝皮”作为本品正名始见于现代本草，如《中华人民共和国药典》[13]、《中药志》[2]、《中药材手册》[3]、《全国中草药汇编》[4]、《中药大辞典》[5]、《中医大辞典·中药分册》[6]、《中国医学百科全书·中医学》[7]、《全国中药炮制规范》[8]、《中国药材学》[9]、《中国中医药学主题词表》[10]、《普通高等教育中医药类规划教材·中药学》[11]、《中华本草》[12] 等。同时尚记载有“苦楝”、“楝树果”、“楝枣子”、“苦楝子”、“森树”、“翠树”、“紫花树”《全国中草药汇编》[4]、“楝根木皮”、“双白皮”《中药大辞典》[5]、“苦楝树皮”《中华本草》[12] 等各地的俗称。还记载有本品原植物“苦楝”的异名“翠树”、“紫花树”、“森树”、“楝枣树”、“火捻树”、“花心树”、“苦辣树”、“洋花森”《中药大辞典》[5]，“楝”、“楝树”、“翠书”、“火枪树”、“金斗木”、“相心树”、“花纹木”《中华本草》[12]；或原植物名称“川楝”《中药志》[2] 等。

3　附录

3.1　又称：炒苦楝皮、醋苦楝皮（饮片规格名）。

3.2　俗称：双白皮（南京），苦楝树皮（河南），苦楝，楝树果，楝枣子，苦楝子，森树，翠树，紫花树，楝根木皮。

3.3　曾称：苦楝树白皮、苦楝根白皮《太平圣惠方》，楝皮《斗门方》，苦楝根皮《奇效良方》。

3.4　原植物名称：苦楝、翠树、紫花树（山西、江苏、浙江），森树（山西、广东、广西），楝枣树、火捻树、花心树、苦辣树、洋花森、楝、楝树（广西），翠书（山西、江苏、浙江），火枪树、金斗木（广东），相心树、花纹木（广西），川楝。

4　文献通考

《名医别录》卷第三：“楝实　有小毒。根微寒。治蛔虫，利大肠。生荆山。”[19]

《太平圣惠方》卷五十七：“治蛔虫诸方，夫蛔虫者。是九虫内一虫也。长一尺。亦有长五寸。或因腑脏虚弱而动。或因甘肥而动。则腹中痛。发作肿聚行上下。痛无休息。亦攻心痛……治蛔虫日夜咬人。腹内痛不可忍方。苦楝树白皮（二斤去粗者锉），上以水一斗。煎至三升。去滓。于银器内。以慢火熬成膏。每日于五更初。以温酒调下半匙。”[16]

《太平圣惠方》卷十三："治伤寒下部，疮诸方，凡得伤寒日数较多。腹内有热。又全食少。肠胃空虚。三虫行作求食。蚀人五脏及下部也……治伤寒，蚀下部。腹中疠痛。宜服楝根皮丸方。东引苦楝根白皮（一两锉） 狼牙（一两） 白矾灰（一两） 猪胆（三枚取汁用酒三合相和重汤煮如膏）上件药。捣罗为末。用猪胆膏和丸。如梧桐子大。每服食前。以桃枝汤下二十丸。"[17]

《证类本草》卷十四："楝实，味苦，寒，有小毒。主温疾伤寒，大热烦狂，杀三虫，疥疡，利小便水道。根，微寒。疗蛔虫，利大肠。生荆山山谷……日华子云：楝皮，苦，微毒。治游风热毒，风疹恶疮疥癞，小儿壮热，并煎汤浸洗。服食须是生子者。雌树皮一两，可入五十粒糯米煎煮，杀毒，泻多以冷粥止，不泻者以热葱粥发。无子雄树，能吐泻杀人，不可误服……斗门方：治蛔虫咬心，用苦楝治皮煎一大盏服下。又方：治五种虫。以楝皮去其苍者，焙干为末，米饮下二钱匕。又方：治瘾疹，楝皮浓煎浴。荆楚岁时记：云：风俗通，獬豸食楝。又云蛟龙裹楝。"[14]

《奇效良方》卷六十四："五疳保童丸，治小儿五种疳疾。青黛 五倍子（生用） 芦荟（另研） 夜明砂（布裹洗淘，去沙土） 黄连（去须） 龙胆草（生用） 干蟾（酥炙） 苦楝根皮 麝香（另研） 芜荑仁 蝉壳（去土，各等分） 上为细末，用粟米粉打糊为丸，如麻子大，一岁小儿服二十丸，用米饮汤送下，不拘时服，量儿大小加减。"[18]

《本草纲目》卷三十五："楝，《本经·下品》。【释名】苦楝《图经》，实名金铃子……根及木皮，【气味】苦，微寒，微毒……《经验方》抵圣散：用苦楝皮二两，白芜荑半两，为末。每以一二钱，水煎服之。"[1]

《本草述钩元》卷二十三："楝实，名金铃子。产蜀川者佳。三四月开花红紫。结实如弹。生青熟黄……苦楝皮，根及木皮，味苦。气微寒。有小毒。主治游风热毒。风疹恶疮疥癞。小儿壮热（并煎汤浸洗） 消渴有虫。苦楝根取新白皮（日华子言。雄者根赤。有毒。吐泻杀人）。"[15]

《中药志》："苦楝皮 本品为常用中药。商品为楝科植物楝树或川楝树的干皮及根皮。……【原植物】苦楝 Melia agedarach L.；川楝 M. toosendan Sieb. et Zucc. 见《中药志》（1984 年版）第三册川楝子项下图 101。"[2]

《中药材手册》："苦楝皮［纲目列入木部乔木类楝项下］ 本品为楝科植物川楝 Melia toosendan Sieb. et Zucc. 或楝树 Melia azedarach L. 的干燥树皮及根皮。原植物系落叶乔木，野生与栽培均有。商品中两种植物来源的树皮及根皮性状不易区分，可同作苦楝皮入药。但川楝的果实为川楝子，楝树的果实为苦楝子，为两种药材，均分别药用（详见川楝子、苦楝子项下）。"[3]

《全国中草药汇编》："苦楝皮 别名：苦楝、楝树果、楝枣子、苦楝子、森树、翠树、紫花树。来源：为楝科楝属植物楝树 Melia azedarach L. 的根皮。"[4]

《中药大辞典》："苦楝皮《证类本草》 【异名】楝皮《斗门方》，楝根木皮《纲目》，双白皮《南京民间药草》。【基原】为楝科植物苦楝或川楝的根皮或干皮。【原植物】①苦楝《证类本草》Melia azedarach L.，又名：翠树、紫花树、森树、楝枣树、火捻树、花心树、苦辣树、洋花森。②川楝 Melia toosendan Sieb. et Zucc.，说'川楝子'条。"[5]

《中医大辞典·中药分册》:“苦楝皮　出《经史证类备急本草》。又名楝皮、楝根木皮。为楝科植物楝川楝 Melia. azedarach L. 的根皮或树皮。”[6]

《中国医学百科全书·中医学》:“苦楝皮　始载于《名医别录》。又名楝皮、楝根木皮。为楝科植物楝 Melia azedarach L. 或川楝 M. toosendan sieb. et zucc. 的根皮或树皮。四季均可采收，楝根皮以春末夏初采收为宜，川楝树皮以冬季采者川楝含量最多，剥取后晒干，或除去粗皮后晒干。”[7]

《全国中药炮制规范》:“苦楝皮　［处方用名］苦楝皮。【来源】本品为楝科植物川楝 Melia toosendan Sieb. et Zucc. 及楝 Melia azedarach L. 的干燥树皮及根皮。栽培或野生。主产于四川、湖北、安徽、江苏、河南等地。春、秋季剥取，干燥，或除去粗皮，干燥。药材以皮厚、条大、无糟朽者为佳。”[8]

《中国药材学》:“苦楝皮　【别名】川楝皮、楝皮。【来源】本品为楝科植物川楝 Melia toosendan Sieb. et Zucc. 及楝 M. azedarach L. 的树皮及根皮。”[9]

《中国中医药学主题词表》:“苦楝皮 CORTEX MELIAE　属楝科植物川楝或楝的干燥树皮和根皮；属清热燥湿药和驱虫药（中药）　C 川楝；D 苦楝。”[10]

《普通高等教育中医药类规划教材·中药学》:“苦楝皮《别录》　为楝科乔木植物楝树 Melia azedarach L. 和川楝树 M. toosendan Sieb. et Zucc. 的根皮或树皮。前者全国大部分地区均产，后者主产于四川、湖北、贵州、河南等地。四时可采，但以春、秋两季为宜。剥取根皮或干皮，刮去栓皮，洗净。鲜用或切片生用。”[11]

《中华本草》:“苦楝皮《证类本草》　【异名】楝木皮、楝树枝皮《千金要方》，苦楝树白皮、东行楝根白皮《圣惠方》，楝皮《斗门方》，楝根皮《奇效良方》，楝根木皮《纲目》，苦楝树皮《河南药物志》，苦楝根皮《安徽中草药》……【来源】为楝科植物楝和川楝的树皮及根皮。【原植物】①楝 Melia azedarach L. 又名：苦楝《云南药用植物名录》，楝树《广西药用植物名录》，翠书（山西、江苏、浙江），紫花树（山西、江苏、浙江），森树（山西、广东、广西），火枪树、金斗木（广东），相心树、花纹木（广西）。②川楝 Melia toosendan Sieb. et Zucc.”[12]

《中华人民共和国药典》:“苦楝皮 Cortex meliae　本品为楝科植物川楝 Melia toosendan Sieb. et Zucc. 或楝 Melia azedarach L. 的干燥树皮及根皮。春、秋二季剥取，晒干，或除去粗皮，晒干。”[13]

5　参考文献

1　明·李时珍. 本草纲目. 北京：人民卫生出版社，1982，2002
2　中国医学科学院药物研究所等编. 中药志. 第五册. 北京：人民卫生出版社，1993，412
3　中华人民共和国卫生部药政管理局主编. 中药材手册. 北京：人民卫生出版社，1998，554
4　《全国中草药汇编》编写组编. 全国中草药汇编. 上册. 北京：人民卫生出版社，1996，530
5　江苏新医学院编. 中药大辞典. 上海：上海科学技术出版社，1977，1298
6　《中医大辞典》编辑委员会编. 中医大辞典·中药分册. 北京：人民卫生出版社，1982，207
7　《中医学》编辑委员会. 中国医学百科全书·中医学. 上海：上海科学技术出版社，1997，1280
8　中华人民共和国卫生部药政管理局编. 全国中药炮制规范. 北京：人民卫生出版社，1988，286
9　徐国钧等主编. 中国药材学. 北京：中国医药科技出版社，1996，809
10　吴兰成主编. 中国中医药学主题词表. 北京：中医古籍出版社，1996，212

11 雷载权主编. 普通高等教育中医药类规划教材·中药学. 上海: 上海科学技术出版社, 1995, 177
12 国家中医药管理局《中华本草》编委会. 中华本草. 第五册. 上海: 上海科学技术出版社, 1999, 33
13 国家药典委员会编. 中华人民共和国药典. 一部. 北京: 化学工业出版社, 2000, 162
14 宋·唐慎微. 证类本草. 北京: 人民卫生出版社, 1957, 344
15 清·杨时泰. 本草述钩元. 上海: 科技卫生出版社, 1958, 492
16 宋·王怀隐. 太平圣惠方. 北京: 人民卫生出版社, 1958, 1753
17 宋·王怀隐. 太平圣惠方. 北京: 人民卫生出版社, 1958, 374
18 明·董宿. 奇效良方. 北京: 商务印书馆, 1959, 1504
19 魏晋·名医别录. 北京: 人民卫生出版社, 1986, 239

250 枇杷叶
Pipaye
Folium Eriobotryae

1 定名依据

1.1 正名

1.1.1 汉文名: 枇杷叶 [为蔷薇科植物枇杷 Eriobotrya japonica (Thunb.) Lindl. 的干燥叶]。

1.1.2 英文名: loquat leaf.

1.2 依据

1.2.1 定名的文献依据

(1)《名医别录》卷三: "枇杷叶 味苦, 平, 无毒。主治卒啘不止, 下气。"[1]

(2)《新修本草》卷十七: "枇杷叶 味苦, 平, 无毒。主猝啘不止, 下气。"[2]

(3)《本草图经》卷第十六.: "枇杷叶, 旧不著所出州郡, 今襄、汉、吴、蜀、闽、岭皆有之。木高丈余, 叶作驴耳形、皆有毛, 其木阴密婆娑可爱, 四时不调。盛冬开白花, 至三四月而成实。"[3]

(4)《中华人民共和国药典》: "枇杷叶 Folium eriobotryae 本品为蔷薇科植物枇杷 Eriobotrya japonica (Thunb.) Lindl. 的干燥叶。全年均可采收, 晒至七八成干时, 扎成小把, 再晒干。"[4]

(5)《普通高等教育中医药类规划教材·中药学》: "枇杷叶《别录》 为蔷薇科常绿小乔木植物枇杷 Eriobotrya japonica (Thunb.) Lindl. 的叶。全国大部分地区有栽培。主产于广东、江苏、浙江、福建、湖北等地。全年均可采收, 晒干, 刷去毛, 切丝生用或蜜炙用。"[5]

(6)《中国医学百科全书·中医学》: "枇杷叶 始载于《名医别录》。又名杷叶。为蔷薇科植物枇杷 Eriobotrya japonica (Thunb.) Lindl. 的叶。主产于中国广东、江苏、浙江、福建、湖北等省; 原植物中国大部分地区均有栽培。"[6]

(7)《中医大辞典·中药分册》: "枇杷叶 出《名医别录》。为蔷薇科植物枇杷 Eriobotrya

japonica (Thunb.) Lindl. 的叶。"[7]

(8)《中药大辞典》:"枇杷叶《别录》 【异名】巴叶《中药材手册》。【原植物】蔷薇科植物枇杷 Eriobotrya japonica (Thunb.) Lindl., 详"枇杷"条。"[8]

(9)《中国中医药学主题词表》:"枇杷叶 FOLIUM ERIOBOTRYAE 为蔷薇科植物枇杷的叶;属止咳平喘药和清热泻火药 C 枇杷。"[9]

(10)《中华本草》:"枇杷叶《别录》 【异名】巴叶、芦桔叶《中药材手册》……【来源】为蔷薇科植物枇杷的叶。【原植物】枇杷 Eriobotrya japonica (Thunb.) Lindl. [Mespilus japonica Thunb.] 又名:卢橘(广东)。"[10]

1.2.2 定名选择的理由

(1)枇杷叶 Folium eriobotryae,系蔷薇科植物枇杷 Eriobotrya japonica (Thunb.) Lindl. 的干燥叶。本品始载于魏晋《名医别录》,并以"枇杷叶"作为本品正名记录。其后历代重要本草著作如唐·苏敬《新修本草》、宋·苏颂《本草图经》等在载录本品时均以"枇杷叶"作为正名,并一直沿用至今。

(2)我国最新出版的《中华人民共和国药典》、《普通高等教育中医药类规划教材·中药学》以及辞书类著作《中医大辞典·中药分册》、《中药大辞典》、《中国医学百科全书·中医学》等均以"枇杷叶"作为本药正名。已经广泛应用于中医药学文献的标引和检索的《中国中医药学主题词表》也以"枇杷叶"作为本药的正式主题词。说明"枇杷叶"作为本药正名已成为共识。

1.3 与正名等效的名词:无。

2 源流考释

枇杷叶[为蔷薇科植物枇杷 Eriobotrya japonica (Thunb.) Lindl. 的干燥叶]始载于魏晋《名医别录》,以"枇杷叶"作为本药正名,如《名医别录》卷三:"枇杷叶 味苦,平,无毒。主治卒啘不止,下气。"[1] 其后的本草著作大多即沿用该书记载,以"枇杷叶"为正名记载本品,如唐·苏敬《新修本草》[2]、宋·唐慎微《证类本草》[11]、苏颂《本草图经》[3]、寇宗奭《本草衍义》[12]、明·兰茂《滇南本草》[13]、刘文泰《本草品汇精要》[14]、陈嘉谟《本草蒙筌》[15]、李时珍《本草纲目》[16]、清·陈士铎《本草新编》[17]、汪昂《本草备要》[18]、叶桂《本草经解》[19]、吴仪洛《本草从新》[20]、杨时泰《本草述钩元》[21]、张秉成《本草便读》[22]、周岩《本草思辨录》[23]等。

我国最新出版的《中华人民共和国药典》[4]、《普通高等教育中医药类规划教材·中药学》[5]以及辞书类著作《中医大辞典·中药分册》[7]、《中药大辞典》[8]、《中国医学百科全书·中医学》[6]等均以"枇杷叶"作为本药正名。已经广泛应用于中医药学文献的标引和检索的《中国中医药学主题词表》[9]也以"枇杷叶"作为本药的正式主题词。

现代中药著作《中药志》[24]、《中药材手册》[25]、《全国中草药汇编》[26]、《全国中药炮制规范》[27]、《中国药材学》[28]、《中华本草》[10]等均以"枇杷叶"为本药正名。同时尚记载有本药的药材商品名"苏杷叶"、"广杷叶"《中药材手册》[25],饮片规格名"蜜枇杷叶"《全国中药炮制规范》[27],以及本药各地的俗称"杷叶"、"芦桔叶"《中药材手册》[25]、"巴叶"《中药大辞典》[8]和原植物"枇杷"的异名"卢橘"《中药志》[24]。

3 附录

3.1 又称：蜜枇杷叶（饮片规格名），苏杷叶、广杷叶（药材商品名）。

3.2 俗称：杷叶、芦桔叶、巴叶。

3.3 曾称：无。

3.4 原植物名称：枇杷、卢橘（广东）。

4 文献通考

《名医别录》卷第三："枇杷叶　味苦，平，无毒。主治卒啘不止，下气。"[1]

《新修本草》卷第十七："枇杷叶　味苦，平，无毒。主猝啘不止，下气。"[2]

《本草图经》卷第十六："枇杷叶，旧不著所出州郡，今襄、汉、吴、蜀、闽、岭皆有之。木高丈余，叶作驴耳形、皆有毛，其木阴密婆娑可爱，四时不调。盛冬开白花，至三四月而成实。"[3]

《证类本草》卷第二十三："枇杷叶　味苦，平，无毒。主卒啘不止，下气。"[11]

《本草衍义》卷十八："枇杷叶　江东西、湖南北、二川皆有之。以其形如琵琶，故名之。治肺热嗽有功。"[12]

《滇南本草》第一卷："枇杷、枇杷叶……枇杷叶，味苦、辛，性寒。入肺，止咳嗽，止喘促，消痰。"[13]

《本草品汇精要》卷之三十三："枇杷叶　无毒　植生　枇杷叶，主卒啘不止，下气（《名医》所录）。"[14]

《本草蒙筌》卷之七："枇杷叶　味苦，气平。地毒。襄汉闽广皆有，近道各处亦生。"[15]

《本草纲目》第三十卷："枇杷（《别录》中品）……叶……时珍曰：治胃病，以姜汁涂炙；治肺病，以蜜水涂炙，乃良。【气味】苦，平，无毒。"[16]

《本草新编》卷之五（羽集）："枇杷叶，味苦，气平，无毒。入肺经，止咳嗽，下气，除呕哕不已，亦解口渴。用时去毛，但只用之以止阴虚之咳嗽，他嗽不可用也。"[17]

《本草备要·果部》："枇杷叶　泻肺降火　苦平。"[18]

《本草经解》卷三："【枇杷叶】气平。味苦。无毒。主卒啘不止。下气（火炙刷尽毛）。"[19]

《本草从新》卷十："枇杷叶　泻肺下气。苦平。清肺和胃而降气。"[20]

《本草述钩元》卷十七："枇杷叶　味微辛而苦。"[21]

《本草便读·果部·果类》："枇杷叶　苦降和阴。清肺消痰定喘嗽。甘平散逆。除烦下气退阳邪。"[22]

《本草思辨录》卷三："枇杷叶　背有黄毛，黄入胃而毛属肺。其味苦平，故能和肺胃而降气。"[23]

《中药志》："枇杷叶　本品为常用中药。商品有广枇杷叶和苏枇杷叶之分，原植物均为蔷薇科植物枇杷的叶。……【原植物】枇杷　别名：卢橘（广东）。Eriobotrya japonica Lindl. ——蔷薇科 Rosaceae"[24]

《中药材手册》："枇杷叶［纲目列入果部山果类枇杷项下］　本品为蔷薇科植物枇杷

Eriobotrya japonica (Thunb.) Lindl. 的干燥叶。原植物系常绿乔木，多为栽培。唯广东以野生较多。商品中分鲜叶、干叶和杷叶丝三种，又有摘叶与落叶之分。接产地不同还有“苏杷叶”及“广杷叶”，苏杷叶产量大，广杷叶质量高。【别名】杷叶、芦桔叶。”[25]

《全国中草药汇编》：“枇杷叶　别名：卢橘。来源：为蔷薇科枇杷属植物枇杷 Eriobotrya japonica (Thunb.) Lindl. 的叶。”[26]

《中药大辞典》：“枇杷叶《别录》　【异名】巴叶《中药材手册》。【原植物】蔷薇科植物枇杷 Eriobotrya japonica (Thunb.) Lindl.，详‘枇杷’条。”[8]

《中医大辞典·中药分册》：“枇杷叶　出《名医别录》。为蔷薇科植物枇杷 Eriobotrya japonica (Thunb.) Lindl. 的叶。”[7]

《中国医学百科全书·中医学》：“枇杷叶　始载于《名医别录》。又名杷叶。为蔷薇科植物枇杷 Eriobotrya japonica (Thunb.) Lindl. 的叶。主产于中国广东、江苏、浙江、福建、湖北等省；原植物中国大部分地区均有栽培。”[6]

《全国中药炮制规范》：“枇杷叶　［处方用名］枇杷叶、蜜枇杷叶。【来源】本品为蔷薇科植物枇杷 Eriobotrya japonica (Thunb.) Lindl. 的干燥叶。均系栽培。主产于广东、江苏、浙江、福建、湖北等地。全年均可采摘，采摘后，趁鲜刷去绒毛，晒至七、八成干时，扎成小把，再晒干。药材以叶大、色灰绿，不破碎者为佳。”[27]

《中国药材学》：“枇杷叶　【来源】本品为蔷薇科植物枇杷 Eriobotrya japonica (Thunb.) Lindl. 的叶。”[28]

《中国中医药学主题词表》：“枇杷叶 FOLIUM ERIOBOTRYAE　为蔷薇科植物枇杷的叶；属止咳平喘药和清热泻火药　C 枇杷。”[9]

《普通高等教育中医药类规划教材·中药学》：“枇杷叶《别录》　为蔷薇科常绿小乔木植物枇杷 Eriobotrya japonica (Thunb.) Lindl. 的叶。全国大部分地区有栽培。主产于广东、江苏、浙江、福建、湖北等地。全年均可采收，晒干，刷去毛，切丝生用或蜜炙用。”[5]

《中华本草》：“枇杷叶《别录》　【异名】巴叶、芦桔叶《中药材手册》……【来源】为蔷薇科植物枇杷的叶。【原植物】枇杷 Eriobotrya japonica (Thunb.) Lindl. [Mespilus japonica Thunb.]　又名：卢橘（广东）。”[10]

《中华人民共和国药典》：“枇杷叶 Folium eriobotryae　本品为蔷薇科植物枇杷 Eriobotrya japonica (Thunb.) Lindl. 的干燥叶。全年均可采收，晒至七八成干时，扎成小把，再晒干。”[4]

5　参考文献

1　魏晋·名医别录. 北京：人民卫生出版社，1986，222
2　唐·苏敬等撰. 新修本草. 合肥：安徽科学技术出版社，1981，445
3　宋·苏颂. 本草图经. 合肥：安徽科学技术出版社，1994，542
4　国家药典委员会编. 中华人民共和国药典. 一部. 北京：化学工业出版社，2000，163
5　雷载权主编. 普通高等教育中医药类规划教材·中药学. 上海：上海科学技术出版社，1995，244
6　《中医学》编辑委员会. 中国医学百科全书·中医学. 上海：上海科学技术出版社，1997，1168
7　《中医大辞典》编辑委员会编. 中医大辞典·中药分册. 北京：人民卫生出版社，1982，198
8　江苏新医学院编. 中药大辞典. 上海：上海科学技术出版社，1977，1248

9 吴兰成主编. 中国中医药学主题词表. 北京：中医古籍出版社，1996，272
10 国家中医药管理局《中华本草》编委会. 中华本草. 第四册. 上海：上海科学技术出版社，1999，140
11 宋·唐慎微. 证类本草. 北京：人民卫生出版社，1957，469
12 宋·寇宗奭. 本草衍义. 上海：商务印书馆，1937，122
13 明·兰茂. 滇南本草. 第一卷. 昆明：云南人民出版社，1977，169
14 明·刘文泰. 本草品汇精要. 北京：人民卫生出版社，1982，785
15 明·陈嘉谟. 本草蒙筌. 北京：人民卫生出版社，1988，318
16 明·李时珍. 本草纲目. 北京：人民卫生出版社，1982，1796
17 清·陈士铎. 本草新编. 北京：中国中医药出版社，1996，248
18 清·汪昂. 本草备要. 北京：中国中医药出版社，1998，181
19 清·叶桂. 本草经解. 上海：上海科学技术出版社，1958，90
20 清·吴仪洛. 本草从新. 北京：中医古籍出版社，2001，143
21 清·杨时泰. 本草述钩元. 上海：科技卫生出版社，1958，432
22 清·张秉成. 本草便读. 上海：上海卫生出版社，1957，73
23 清·周岩. 本草思辨录. 北京：人民卫生出版，1960，106
24 中国医学科学院药物研究所等编. 中药志. 第五册. 北京：人民卫生出版社，1993，92
25 中华人民共和国卫生部药政管理局主编. 中药材手册. 北京：人民卫生出版社，1998，489
26 《全国中草药汇编》编写组编. 全国中草药汇编. 上册. 北京：人民卫生出版社，1996，504
27 中华人民共和国卫生部药政管理局编. 全国中药炮制规范. 北京：人民卫生出版社，1988，251
28 徐国钧等主编. 中国药材学. 北京：中国医药科技出版社，1996，876

251 板蓝根
Banlangen
Radix Isatidis

1 定名依据

1.1 正名

1.1.1 汉文名：板蓝根（为十字花科植物菘蓝 Isatis indigotica Fort. 的干燥根）。

1.1.2 英文名：isatis root.

1.2 依据

1.2.1 定名的文献依据

(1)《小儿药证直诀》卷下："豆卷散 治小儿慢惊……可用解毒之药，无不效，宜此方。大豆黄卷（水浸黑豆生芽是也，晒干） 板蓝根 贯众 甘草（炙各一两）。上四物同为细末，每服半钱至一钱，水煎去滓服，甚者三钱，浆水内入油数点煎。又治吐虫，服无时。"[1]

(2)《本草纲目》第十六卷："蓝《本经·上品》……【集解】……马蓝：叶如苦荬，即郭璞所谓大叶冬蓝，俗中所谓板蓝者。二蓝花子并如蓼蓝。……马蓝 【主治】妇人败血。连根焙捣下筛，酒服一钱匕（苏颂）。吴蓝【气味】苦、甘，冷，无毒。【主治】寒热头痛，赤眼，天行热狂，疔疮，游风热毒，肿毒风疹除烦止渴，杀疳，解毒药毒箭，金疮血闷，毒刺虫蛇伤，鼻衄吐血，排脓，产后血晕，小儿壮热，解金石药毒、狼毒、射罔毒（大明）。……疮疹不快：板蓝根一两，甘草一分。为末。每服半钱或一钱，取雄鸡冠血三二点，同温酒少许调下《钱氏小儿方》。"[2]

(3)《本草便读·草部·隰草类》："板蓝根　辟瘟解毒能凉血。逐疫祛邪并杀虫。肝胃收功。苦寒降热（板蓝根即靛青根……）。"[3]

(4)《本草述钩元》卷九："蓝　蓝凡五种。各有主治。……马蓝叶如苦荬。即大叶冬蓝。俗谓板蓝。二蓝花子并如蓼蓝……板蓝根　即马蓝。气味苦寒。治妇人败血。"[4]

(5)《中华人民共和国药典》："板蓝根 Radix isatidis　本品为十字花科植物菘蓝 Isatis indigotica Fort. 的干燥根。秋季采挖，除去泥水，晒干。"[5]

(6)《中国医学百科全书·中医学》："板蓝根　始载于《本草纲目》。又名靛青根、蓝靛根。为十字花科植物菘蓝 Isatis indigotica Fort. 或欧洲菘蓝 I. Tinctoria L. 的根。秋冬两季采收，除去地上部分及泥土，晒至八成干时，略搓直，捆成小把，晒干。"[6]

(7)《中医大辞典·中药分册》："板蓝根　出《本草纲目》。又名靛青根。为十字花科植物菘蓝 Isatis tinctoria L. 或爵床科马蓝属植物马蓝 Baphicacanthus cusia（Nees）Bremek. 等的根。"[7]

(8)《中药大辞典》："板蓝根《纲目》　【异名】靛青根《本草便读》，蓝靛根《分类草药性》，靛根《中药形性经验鉴别法》。【基原】为十字花科植物菘蓝和草大青的根；或爵床科植物马蓝的根茎及根。【原植物】①菘蓝 Isatis tinctoria L.，又名：大蓝《救荒本草》。②草大青 Isatis indigotica Fort. ③马蓝《本草图经》Baphicacanthus cusia（Nees）Brem.。"[8]

(9)《中国中医药学主题词表》："板蓝根 RADIX ISATIDIS　为十字花科植物菘蓝的干燥根；属清热解毒药和清热凉血药　C 菘蓝。"[9]

(10)《普通高等教育中医药类规划教材·中药学》："板蓝根《新修本草》　为十字花科植物菘蓝的根或爵床科植物马蓝的根茎及根。秋季采挖，除去泥沙，晒干。"[10]

1.2.2　定名选择的理由

(1) 板蓝根 Radix Isatidis，系十字花科植物菘蓝 Isatis indigotica Fort. 的干燥根。"板蓝根"之名始见于宋·钱乙《小儿药证直诀》，作为本品正名组方。其后历代重要本草著作如明·李时珍《本草纲目》、清·杨时泰《本草述钩元》等均在"蓝"或"马蓝"项下有关于本品的介绍，而清·张秉成《本草便读》则以"板蓝根"作为本品正名。

(2) 我国最新出版的《中华人民共和国药典》、《普通高等教育中医药类规划教材·中药学》以及辞书类著作《中医大辞典·中药分册》、《中药大辞典》、《中国医学百科全书·中医学》等均以"板蓝根"作为本药正名。已经广泛应用于中医药学文献的标引和检索的《中国中医药学主题词表》也以"板蓝根"作为本药的正式主题词。说明"板蓝根"作为本品正名已成为共识。

1.3　与正名等效的名词：无。

2　源流考释

板蓝根（十字花科植物菘蓝 Isatis indigotica Fort. 的干燥根）。"板蓝根"之名始载于宋·钱乙《小儿药证直诀》卷下："豆卷散　治小儿慢惊……可用解毒之药，无不效，宜此方。大豆黄卷（水浸黑豆生芽是也，晒干）　板蓝根　贯众　甘草（炙各一两）。上四物同为细末，每服半钱至一钱，水煎去滓服，甚者三钱，浆水内入油数点煎。又治吐虫，服无时。"[1] 其后元·李杲《东垣试效方》[11] 也以"板蓝根"为正名组方。

本草著作记载本药见于明代，如明·陈嘉谟《本草蒙筌》[12]、李时珍《本草纲目》[2]、清·杨时泰《本草述钩元》[4] 等均在"蓝"、"马蓝"或"蓝实"项下有关于本品的介绍，同时尚载录有本品原植物异名"板蓝"，如《本草纲目》第十六卷："蓝《本经·上品》……【集解】……马蓝：叶如苦荬，即郭璞所谓大叶冬蓝，俗中所谓板蓝者。"[2]。

"板蓝根"作为本草正名记载始见于清·张秉成《本草便读》，该书同时尚载录有本品异名"靛青根"，如《本草便读·草部·隰草类》："板蓝根　辟瘟解毒能凉血。逐疫祛邪并杀虫。肝胃收功。苦寒降热（板蓝根即靛青根）。"[3]

清《分类草药性》载录有本品异名"蓝靛根"，如《分类草药性》上卷："蓝靛根，味凉，能解诸毒恶疮，捣汗或服或涂，散毒去火"。[13]

现代有关著作均以"板蓝根"作为本品正名，如《中华人民共和国药典》[5]、《普通高等教育中医药类规划教材·中药学》[10]、《中医大辞典·中药分册》[7]、《中药大辞典》[8]、《中国医学百科全书·中医学》[6]、《中国中医药学主题词表》[9]、《中药志》[14]、《中药材手册》[15]、《全国中草药汇编》[16]、《全国中药炮制规范》[17]、《中国药材学》[18]、《中华本草》[19] 等。同时尚记载有本品各地的俗称"北板蓝"、"大青"、"大蓝根"、"南板蓝"、"蓝龙根"、"土龙根"《中药材手册》[15]，"大青根"《全国中草药汇编》[16]，"靛根"《中药大辞典》[8]。还记载有本品原植物"菘青"的异名"大青"《中药志》[14]，菘蓝"，"大蓝"《中药大辞典》[8] 等。

3　附录

3.1　又称：北板蓝、南板蓝（药材商品名）。

3.2　俗称：大青、大蓝根（江苏），龙根（四川），龙根（湖南），北板蓝，南板蓝，大青根，靛根。

3.3　曾称：靛青根《本草便读》、蓝靛根《分类草药性》。

3.4　原植物名称：菘青、大青、菘蓝、大蓝。

4　文献通考

宋·钱乙《小儿药证直诀》卷下："豆卷散　治小儿慢惊。多用性太温及热药治之，有惊未退而别生热症者；有病愈而致热症者；有反为急惊者甚多。当问病者几日？因何得之？曾以何药疗之？可用解毒之药，无不效，宜此方。大豆黄卷（水浸黑豆生芽是也，晒干）　板蓝根　贯众　甘草（炙各一两）　上四物同为细末，每服半钱至一钱，水煎去滓服，甚者三钱，浆水内入油数点煎。又治吐虫，服无时。"[1]

金·李杲《东垣试效方》："普济消毒饮子　治风热疫毒上攻，发为大头瘟，恶寒发热，头面红肿焮痛，目不能开，咽喉不利，舌干口燥，舌红，苔白兼黄，脉浮数有力方。黄芩、黄连各半两，人参三钱，橘红、玄参、生甘草各二钱，连翘、牛蒡子、板蓝根、马勃各一钱，白僵蚕（炒、升麻各七分，柴胡、桔梗各二钱。为粗末，每服五钱，水煎，不拘时服）。"[11]

《本草蒙筌》卷之一："蓝实　味苦、甘，气寒。无毒。……茎叶可作靛染青，生捣堪绞汁顿饮。散热风赤肿，愈疔毒金疮。和麝香点诸虫咬伤，单饮下追鳖瘕胀痛。中百药毒总解，生诸恶疮并驱。《衍义》云；蓝属水有木，能使散败之血分诸经络，故确诸毒而得效之速焉。又治小儿壮热成疳，更疗妇人产后血晕。消赤眼暴发，止吐衄时来。天行瘟疫热狂，并宜急取煎服。丹溪普济消毒饮中加板蓝根者，即此是也。造成青靛，亦入医方，火疹火丹，涂之即退。"[12]

《本草纲目》第十六卷："蓝《本经·上品》……【集解】……马蓝：叶如苦荬，即郭璞所谓大叶冬蓝，俗中所谓板蓝者。二蓝花子并如蓼蓝。……马蓝　【主治】妇人败血。连根焙捣下筛，酒服一钱匕（苏颂）。吴蓝【气味】苦、甘，冷，无毒。【主治】寒热头痛，赤眼，天行热狂，疔疮，游风热毒，肿毒风疹除烦止渴，杀疳，解毒药毒箭，金疮血闷，毒刺虫蛇伤，鼻衄吐血，排脓，产后血晕，小儿壮热，解金石药毒、狼毒、射罔毒（大明）。……疮疹不快：板蓝根一两，甘草一分。为末。每服半钱或一钱，取雄鸡冠血三二点，同温酒少许调下《钱氏小儿方》。"[2]

《本草便读·草部·隰草类》："板蓝根　辟瘟解毒能凉血。逐疫祛邪并杀虫。肝胃收功。苦寒降热（板蓝根即靛青根。其功用性味。与靛叶相同。能入肝胃血分。不过清热解毒。辟疫杀虫。四者而已。但叶主散根主降。此又同中之异耳。一云即马兰根。未知孰是）。"[3]

《本草述钩元》卷九："蓝　蓝凡五种。各有主治。……马蓝叶如苦荬。即大叶冬蓝。俗谓板蓝。二蓝花子并如蓼蓝。……板蓝根　即马蓝。气味苦寒。治妇人败血。"[4]

《分类草药性》上卷："蓝靛根，味凉，能解诸毒恶疮，捣汗或服或涂，散毒去火。"[13]

《中药志》："板蓝根　本品为常用中药。商品主要有两大类：一类为十字花科植物菘青和菘蓝的根，全国多数地区习惯应用，称为"北板蓝"；另一类为爵床科植物马蓝的根茎（茎）和根，西南和华南地区习惯应用，称为"南板蓝"。……【原植物】①菘青（拟）　别名：大青。Indigofera indigotica Fort. ——十字花科 Cruciferae②菘蓝　Polygonum tinctorium Lour. ——蓼科 Polygonaceae③马蓝　Strobilanthes cusiaO. Ktze.（Baphicacanthus cusia（Nees）Bremek. ——爵床科 Acanthaceae"[14]

《中药材手册》："板蓝根［纲目列入草部隰草类兰项下］　商品板蓝根分为两大类：全国大多数地区习用十字花科植物菘蓝 Isatis indigotica Fort. 及靛青 Isatis tinctoria L. 的干燥根，原植物系二年生草本，均为栽培，药材名"菘蓝"或"北板蓝"。南方部分地区习用爵床科植物马蓝 Baphicacanthus cusia（Nees）O. Kuntzc 的干燥根茎，原植物系多年生草本，野生或栽培，药材名"马蓝"或"南板蓝"。其中菘蓝与靛青的叶为药材大青叶；菘蓝叶和茎叶经加工制得的粉末或团块为药材青黛（详见大青叶、青黛项下）。现分述如下：北板蓝【别名】大青、大蓝根（江苏）。南板蓝【别名】蓝龙根（四川）、土龙根（湖南）。"[15]

《全国中草药汇编》："板蓝根　别名：大蓝根、大青根。来源：为十字花科大青属植物菘蓝 Isatis indigotica Fort. 或爵床科马蓝属植物马蓝 Baphicacanthus cusia（Nees）Bremek. 的根部，后者称南板蓝根。”[16]

《中药大辞典》：“板蓝根《纲目》 【异名】靛青根《本草便读》，蓝靛根《分类草药性》，靛根《中药形性经验鉴别法》。【基原】为十字花科植物菘蓝和草大青的根或爵床科植物马蓝的根茎及根。【原植物】①菘蓝 Isatis tinctoria L.，又名：大蓝《救荒本草》。②草大青 Isatis indigotica Fort. ③马蓝《本草图经》Baphicacanthus cusia (Nees) Brem.，又名：葴《尔雅》，大叶冬蓝（《尔雅》郭璞注），大蓝（刘禹锡《传信方》），青蓝《履巉岩本草》，板蓝《纲目》，山蓝。”[8]

《中医大辞典·中药分册》：“板蓝根 出《本草纲目》。又名靛青根。为十字花科植物菘蓝 Isatis tinctoria L. 或爵床科马蓝属植物马蓝 Baphicacanthus cusia (Nees) Bremek. 等的根。”[7]

《中国医学百科全书·中医学》：“板蓝根 始载于《本草纲目》。又名靛青根、蓝靛根。为十字花科植物菘蓝 Isatis indigotica Fort. 或欧洲菘蓝 I. Tinctoria L. 的根。秋、冬两季采收，除去地上部分及泥土，晒至八成干时，略搓直，捆成小把，晒干。”[6]

《全国中药炮制规范》：“板蓝根 ［处方用名］板蓝根。【来源】本品为十字花科植物菘蓝 Isatis indigotica Fort. 的干燥根。多系栽培。主产于河北、山东、江苏、安徽等地。秋季采挖，除去茎叶及泥沙，干燥。药材以条长、粗大、体实者为佳。”[17]

《中国药材学》：“板蓝根 【来源】本品为十字花科植物菘蓝 Isatis indigotica Fort. 的根。”[18]

《中国中医药学主题词表》：“板蓝根 RADIX ISATIDIS 为十字花科植物菘蓝的干燥根；属清热解毒药和清热凉血药 C 菘蓝。”[9]

《普通高等教育中医药类规划教材·中药学》：“板蓝根《新修本草》 为十字花科植物菘蓝的根；或爵床科植物马蓝的根茎及根。秋季采挖，除去泥沙，晒干。”[10]

《中华本草》：“板蓝根《纲目》 【异名】靛青根《本草便读》，蓝靛根《分类草药性》……【来源】为十字花科植物菘蓝的根。【原植物】菘蓝 Isatis indigotica Fort.”[19]

《中华人民共和国药典》：“板蓝根 Radix isatidis 本品为十字花科植物菘蓝 Isatis indigotica Fort. 的干燥根。秋季采挖，除去泥水，晒干。”[5]

5 参考文献

1 宋·钱乙. 小儿药证直诀. 上海：上海千顷堂书局石印本
2 明·李时珍. 本草纲目. 上册. 北京：人民卫生出版社，1982，1085
3 清·杨时泰. 本草述钩元. 上海：科技卫生出版社，1958，260
4 清·张秉成. 本草便读. 上海：上海卫生出版社，1957，73
5 国家药典委员会编. 中华人民共和国药典. 一部. 北京：化学工业出版社，2000，163
6 《中医学》编辑委员会. 中国医学百科全书·中医学. 上海：上海科学技术出版社，1997，999
7 《中医大辞典》编辑委员会编. 中医大辞典·中药分册. 北京：人民卫生出版社，1982，198
8 江苏新医学院编. 中药大辞典. 上海：上海科学技术出版社，1977，1250
9 吴兰成主编. 中国中医药学主题词表. 北京：中医古籍出版社，1996，14
10 雷载权主编. 普通高等教育中医药类规划教材·中药学. 1995，上海：上海科学技术出版社，1995，72
11 金·李杲. 东垣试效方. 上海：上海科学技术出版社，1984

12 明·陈嘉谟．本草蒙筌．北京：人民卫生出版社，1988，62
13 清·佚名．分类草药性．民国二十八年新刻本
14 中国医学科学院药物研究所等编．中药志．第一册．北京：人民卫生出版社，1993，453
15 中华人民共和国卫生部药政管理局主编．中药材手册．北京：人民卫生出版社，1998，141
16 《全国中草药汇编》编写组编．全国中草药汇编．上册．北京：人民卫生出版社，1996，510
17 中华人民共和国卫生部药政管理局编．全国中药炮制规范．北京：人民卫生出版社，1988，73
18 徐国钧等主编．中国药材学．北京：中国医药科技出版社，1996，219
19 国家中医药管理局《中华本草》编委会．中华本草．第三册．上海：上海科学技术出版社，1999，709

252 松花粉
Songhuafen
Pollen Pini

1 定名依据

1.1 正名

1.1.1 汉文名：松花粉（为松科植物马尾松 Pinus massoniana Lamb.、油松 Pinus tabulaeformis Carr. 或同属数种植物的干燥花粉）。

1.1.2 英文名：pine pollen.

1.2 依据

1.2.1 定名的文献依据

(1)《中华人民共和国药典》："松花粉 Pollen pini 本品为松科植物马尾松 Pinus massoniana Lamb.、油松 Pinus tabulaeformis Carr. 或同属数种植物的干燥花粉。春季花刚开时，采摘花穗，晒干，收集花粉，除去杂质。"[1]

(2)《中国医学百科全书·中医学》："松花粉 始载于《新修本草》。又名松花、松黄。为松科植物马尾松 Pinus massoniana Lamb. 及其同属植物的花粉。主产于中国浙江、江苏、辽宁、吉林、湖北等省。"[2]

(3)《中国中医药学主题词表》："松花粉 POLLEN PINI 为松科植物马尾松或其同属植物的花粉；属固涩药（中药）、清热燥湿药和止血药（中药） C 松属。"[3]

(4)《中医大辞典·中药分册》："松花粉 出《新修本草》。又名松花、松黄。为松科植物马尾松 Pinus massoniana Lamb. 或其同属数种植物的花粉。"[4]

(5)《中药大辞典》："松花粉《唐本草》 【异名】松花、松黄《唐本草》。【基原】为松科植物马尾松 Pinus massoniana Lamb. 或其同属植物的花粉。原植物详'松节'条。"[5]

(6)《中药志》："松花粉 本品为少常用中药。商品主要为松科植物马毛松和油松及同属多种植物的干燥花粉……【原植物】①马尾松 别名：青松、山松（广东），松柏（福建）。Pinus massoniana Lamb. ——松科 Pinaceae②油松 Pinus tabulaeformis Carr. ——松科 Pinaceae"[6]

(7)《中药材手册》:“松花粉［纲目列入木部香木类松项下］　本品为松科植物马尾松 Pinus massoniana Lamb.、油松 Pinus tabulaeformis Carr. 或同属多种植物的干燥花粉。原植物系常绿乔木，多为野生。蒲黄与松花粉外形相似，应注意鉴别（详见蒲黄项下）。【别名】松黄。”[7]

(8)《全国中药炮制规范》:“松花粉　［处方用名］松花粉。【来源】本品为松科植物马尾松 Pinus massoniana Lamb.、油松 Pinus tabulaeformis Carr. 或同属数种植物的干燥花粉。野生或栽培。全国大部分地区均产。春季花刚开时，采摘花穗，干燥，收集花粉，除去杂质。药材以体轻、色淡黄者为佳。”[8]

(9)《中国药材学》:“松花粉，【别名】松花，松黄。【来源】本品为松科植物马尾松 Pinus massoniana Lamb.、油松 P. tabulaeformis Carr. 或同属植物的花粉。”[9]

1.2.2　定名选择的理由

松花粉 Pollen Pini，系松科植物马尾松 Pinus massoniana Lamb.、油松 Pinus tabulaeformis Carr. 或同属数种植物的干燥花粉。我国最新出版的《中华人民共和国药典》以及辞书类著作《中医大辞典·中药分册》、《中药大辞典》、《中国医学百科全书·中医学》等均以“松花粉”作为本药正名。已经广泛应用于中医药学文献的标引和检索的《中国中医药学主题词表》也以“松花粉”作为本药的正式主题词。现代本草著作如《中药志》、《中药材手册》、《全国中药炮制规范》、《中国药材学》也无一例外以“松花粉”作为本品的正名。说明“松花粉”作为本品正名已成为共识。

1.3　与正名等效的名词：无。

2　源流考释

松花粉（松科植物马尾松 Pinus massoniana Lamb.、油松 Pinus tabulaeformis Carr. 或同属数种植物的干燥花粉）始载于唐·苏敬《新修本草》，称为“松花”，又名“松黄”，如该书卷第十二曰：“松脂……［谨案］松花，名松黄，拂取似蒲黄，正尔酒服轻身，疗病云胜皮、叶及脂。”[10]此后，诸家本草如明·李时珍《本草纲目》[11]、清·张志聪《本草崇原》[12]、叶桂《本草经解》[13]、吴仪洛《本草从新》[14]、严西亭《得配本草》[15]、杨时泰《本草述钩元》[16]均以“松花”为正名记载本药。宋·寇宗奭《本草衍义》以“松黄”为正名记载本药，如《本草衍义》卷十三曰：“松黄　一如蒲黄，但其味差淡。治产后壮热、头痛颊赤、口干唇焦、多烦躁渴、昏闷不爽”。[17]

“松花粉”作为本药正名古代文献未见记载，1959 年出版的《中药材手册》以“松花粉”作为本药正名，同时又记载了本药的别名“松黄”，如该书云：“松花粉［纲目列入木部香木类松项下］　本品为松科植物马尾松 Pinus massoniana Lamb.、油松 Pinus tabulaeformis Carr. 或同属多种植物的干燥花粉……【别名】松黄。”[7]

我国最新出版的《中华人民共和国药典》[1]，以及辞书类著作《中国医学百科全书·中医学》[2]、《中医大辞典·中药分册》[4]、《中药大辞典》[5]等均以“松花粉”作为本药正名。已经广泛应用于中医药学文献的标引和检索的《中国中医药学主题词表》[3]也以“松花粉”作为本药的正式主题词。

现代中药著作除《中华本草》[18]以“松花”为本药正名外，多以“松花粉”为本药正名，如《中药志》[6]、《中药材手册》[7]、《全国中药炮制规范》[8]、《中国药材学》[9]等。

同时尚记载有“松粉”《中华本草》[18]等各地的俗称。还记载有本品原植物“马尾松”的异名“青松”、“山松”、“松柏”《中药志》[6]，“枞松”《中华本草》[18]，原植物“油松”的异名“短叶松”、“红皮松”、“短叶马尾松”、“东北黑松”、“紫翅油松”、“巨果油松”《中华本草》[18]，原植物“赤松”的异名“日本赤松”、“灰果赤松”、“短叶赤松”、“辽东赤松”《中华本草》[18]；原植物“黑松”的异名“日本黑松”《中华本草》[18]等。

3 附录

3.1 又称：无。

3.2 俗称：松粉。

3.3 曾称：松花、松黄《新修本草》。

3.4 原植物名称：马尾松、青松、山松（广东），松柏（福建），枞松（河南、广东、广西）；油松，短叶松，红皮松，短叶马尾松，东北黑松，紫翅油松，巨果油松；赤松、日本赤松、灰果赤松、短叶赤松、辽东赤松（东北）；黑松、日本黑松。

4 文献通考

《新修本草》卷第十二：“松脂 ……［谨案］松花，名松黄，拂取似蒲黄，正尔酒服轻身，疗病云胜皮、叶及脂。”[10]

《本草衍义》卷十三：“松黄 一如蒲黄，但其味差淡。治产后壮热、头痛颊赤、口干唇焦、多烦躁渴、昏闷不爽。”[17]

《本草纲目》第三十四卷：“松（《别录》上品）……松花【别名】松黄。【气味】甘，温，无毒。震亨曰：多食，发上焦热病。【主治】润心肺，益气，除风止血。亦可酿酒（时珍）。”[11]

《本草崇原·本经上品》：“松花（附） 别名松黄，气味甘温，无毒。主润心肺，益气，除风，止血，亦可酿酒（《本草纲目》附）。”[12]

《本草经解》卷三：“【松花】 气温，味甘，无毒。主润心肺，益气，除风，止血。亦可酿酒。”[13]

《本草从新》卷七：“松脂……松花（润、益气祛风）。甘温，润心肺益气，止血除风。亦可酿酒。”[14]

《得配本草》卷七：“松……松花 甘，温。润心肺，除风，止血。”[15]

《本草述钩元》卷二十二：“松脂……松花 气味甘温。润心肺，益气，除风止血。治吐血久不止，有松花散（准绳）。松花即松黄。”[16]

《中药志》：“松花粉 本品为少常用中药。商品主要为松科植物马毛松和油松及同属多种植物的干燥花粉……【原植物】①马尾松 别名：青松、山松（广东），松柏（福建）。Pinus massoniana Lamb. ——松科 Pinaceae②油松 Pinus tabulaeformis Carr. ——松科 Pinaceae”[6]

《中药材手册》：“松花粉［纲目列入木部香木类松项下］ 本品为松科植物马尾松 Pinus massoniana Lamb.、油松 Pinus tabulaeformis Carr. 或同属多种植物的干燥花粉。原植物系常绿乔木，多为野生。蒲黄与松花粉外形相似，应注意鉴别（详见蒲黄项下）。【别名】松黄。”[7]

《中药大辞典》："松花粉《唐本草》　【异名】松花、松黄《唐本草》。【基原】为松科植物马尾松 Pinus massoniana Lamb. 或其同属植物的花粉。原植物详'松节'条。"[5]

《中医大辞典·中药分册》："松花粉　出《新修本草》。又名松花、松黄。为松科植物马尾松 Pinus massoniana Lamb. 或其同属数种植物的花粉。"[4]

《中国医学百科全书·中医学》："松花粉　始载于《新修本草》。又名松花、松黄。为松科植物马尾松 Pinus massoniana Lamb. 及其同属植物的花粉。主产于中国浙江、江苏、辽宁、吉林、湖北等省。"[4]

《全国中药炮制规范》："松花粉　［处方用名］松花粉。【来源】本品为松科植物马尾松 Pinus massoniana Lamb.、油松 Pinus tabulaeformis Carr. 或同属数种植物的干燥花粉。野生或栽培。全国大部分地区均产。春季花刚开时，采摘花穗，干燥，收集花粉，除去杂质。药材以体轻、色淡黄者为佳。"[8]

《中国药材学》："松花粉　【别名】松花，松黄。【来源】本品为松科植物马尾松 Pinus massoniana Lamb.、油松 P. tabulaeformis Carr. 或同属植物的花粉。"[9]

《中国中医药学主题词表》："松花粉 POLLEN PINI　为松科植物马尾松或其同属植物的花粉；属固涩药（中药）、清热燥湿药和止血药（中药）　C 松属。"[3]

《中华本草》："松花《新修本草》　【异名】松黄《新修本草》，松粉《玄英先生集》，松花粉（通称）。【来源】为松科植物马尾松、油松、赤松、黑松等的花粉。【原植物】①马尾松 Pinus massoniana Lamb. 又名：青松、山松、枞松（河南、广东、广西）。②油松 Pinus tabulaeformis Carr. 又名：短叶松、红皮松、短叶马尾松、东北黑松、紫翅油松、巨果油松《新华本草纲要》。③赤松 Pinus densiflora Sieb. et Zucc. 又名：日本赤松《中国树木分类学》、灰果赤松、短叶赤松、辽东赤松《东北木本植物志》。④黑松 Pinus thunbergii Parl. 又名：日本黑松《中国树木分类学》。"[18]

《中华人民共和国药典》："松花粉 Pollen pini　本品为松科植物马尾松 Pinus massoniana Lamb.、油松 Pinus tabulaeformis Carr. 或同属数种植物的干燥花粉。春季花刚开时，采摘花穗，晒干，收集花粉，除去杂质。"[1]

5　参考文献

1　国家药典委员会编. 中华人民共和国药典. 一部. 北京：化学工业出版社，2000，164

2　《中医学》编辑委员会. 中国医学百科全书·中医学. 上海：上海科学技术出版社，1997，1138

3　吴兰成主编. 中国中医药学主题词表. 北京：中医古籍出版社，1996，364

4　《中医大辞典》编辑委员会编. 中医大辞典·中药分册. 北京：人民卫生出版社，1982，199

5　江苏新医学院编. 中药大辞典. 上海：上海科学技术出版社，1977，1259

6　中国医学科学院药物研究所等编. 中药志. 第五册. 北京：人民卫生出版社，1993，249

7　中华人民共和国卫生部药政管理局主编. 中药材手册. 北京：人民卫生出版社，1998，513

8　中华人民共和国卫生部药政管理局编. 全国中药炮制规范. 北京：人民卫生出版社，1988，265

9　徐国钧等主编. 中国药材学. 北京：中国医药科技出版社，1996，943

10　唐·苏敬等撰. 新修本草. 合肥：安徽科学技术出版社，1981，301

11　明·李时珍. 本草纲目. 北京：人民卫生出版社，1982，1917

12　清·张志聪. 本草崇原. 北京：中国中医药出版社，1992，34

13 清·叶桂. 本草经解. 上海：上海科学技术出版社，1958，66
14 清·吴仪洛. 本草从新. 北京：中医古籍出版社，2001，102
15 清·严西亭. 得配本草. 上海：上海卫生出版社，1957，2
16 清·杨时泰. 本草述钩元. 上海：科技卫生出版社，1958，463
17 宋·寇宗奭. 本草衍义. 上海：商务印书馆，1937，73
18 国家中医药管理局《中华本草》编委会. 中华本草. 第二册. 上海：上海科学技术出版社，1999，299

253 枫香脂
Fengxiangzhi
Resina Liquidambaris

1 定名依据

1.1 正名

1.1.1 汉文名：枫香脂（为金缕梅科植物枫香树 Liquidambar formosana Hance 的干燥树脂）。

1.1.2 英文名：beautiful sweetgum resin.

1.2 依据

1.2.1 定名的文献依据

(1)《新修本草》卷第十二："枫香脂，一名白胶香，味辛苦平，无毒。"[1]

(2)《证类本草》卷第十二："枫香脂　味辛、苦，平，无毒。主瘾疹风痒，浮肿齿痛。一名白胶香。"[2]

(3)《本草纲目》第三十四卷："枫香脂　《唐本草》【释名】白胶香。时珍曰：枫树枝弱善摇，故字从风。俗呼香枫。"[3]

(4)《本草原始》卷之五："枫香脂　所在大山多有之……其脂为白胶香……梵书谓之萨阇罗婆香，俗呼芸香。"[4]

(5)《中华人民共和国药典》："枫香脂 Resina liquidambaris　本品为金缕梅科植物枫香树 Liquidambar formosana Hance 的干燥树脂。7、8 月间割裂树干，使树脂流出，10 月至次年 4 月采收，阴干。"[5]

(6)《中医大辞典·中药分册》："枫香脂　出《新修本草》。为白胶香之别名，详该条。"[6]

(7)《中国中医药学主题词表》："枫香脂 RESINA LIQUIDAMBARIS　为金缕梅科植物枫香的树脂；属活血祛瘀药　C 枫香树。"[7]

(8)《中药材手册》："枫香脂［纲目列入木部香木类］　本品为金缕梅科植物枫香树 Liquidambar formosana Hance 的干燥树脂，习称"白胶香"。原植物系落叶乔木，栽培与野生均有，喜生于土壤湿润而肥沃的林边、坡地或村旁疏林中。过去多用进口安息香当白胶香药用，现国内已大量生产，质量甚佳。【别名】白胶香、白云香。"[8]

(9)《全国中药炮制规范》："枫香脂（白胶香） ［处方用名］枫香脂。【来源】本品为金缕梅科植物枫香树 Liquidambar formosana Hance 的干燥树脂。主产于浙江、江西、福建、云南、四川等地。于7~8月间割裂树干，使树脂流出，10月至次年4月间采收阴干。药材以色黄亮、质脆、无杂质、火燃香气浓郁者为佳。"[9]

(10)《中华本草》："枫香脂《新修本草》 【异名】白胶香《新修本草》，枫脂《通典》，白胶《儒门事亲》，芸香《本草原始》，胶香《国药的药理学》……【来源】为金缕梅科植物枫香树的树脂。【原植物】枫香树 Liquidambar formosana Hance 又名：欇欇《尔雅》，枫木《说文》，枫香树（《尔雅》郭璞注），香枫、枫人《纲目》，枫仔树《植物名汇》，三角枫、三角尖《岭南采药录》。"[10]

1.2.2 定名选择的理由

(1) 枫香脂 Resina Liquidambaris，为金缕梅科植物枫香树 Liquidambar formosana Hance 的干燥树脂。本品始载于唐·苏敬等《新修本草》，并以"枫香脂"作为本品正名记录。其后历代重要本草著作如宋·唐慎微《证类本草》、明·李时珍《本草纲目》、明·李中立《本草原始》等在载录本品时均以"枫香脂"作为正名，并一直沿用至今。

(2) 我国最新出版的《中华人民共和国药典》，以及辞书类著作《中医大辞典·中药分册》、《中药大辞典》、《中国医学百科全书·中医学》等均以"枫香脂"作为本药正名。已经广泛应用于中医药学文献的标引和检索的《中国中医药学主题词表》也以"枫香脂"作为本药的正式主题词。现代中药著作《中华本草》亦以"枫香脂"为本药正名。说明"枫香脂"作为本药正名已成为共识。

1.3 与正名等效的名词：无。

2 源流考释

枫香脂（金缕梅科植物枫香树 Liquidambar formosana Hance 的干燥树脂）始载于唐·苏敬等撰《新修本草》，该书以"枫香脂"作为本药正名，并记载有本药别名"白胶香"，如该书云："枫香脂，一名白胶香，味辛苦平，无毒。"[1]此后的本草著作如宋·唐慎微《证类本草》[2]、明·刘文泰《本草品汇精要》[11]、陈嘉谟《本草蒙筌》[12]、李时珍《本草纲目》[3]、李中立《本草原始》[4]、清·耿世珍《本草纲目别名录》[13]等均沿用《新修本草》以"枫香脂"为本药正名。并记载有本药别名"香枫"《本草纲目》[3]、"芸香"《本草原始》[4]，如《本草纲目》第三十四卷："枫香脂 《唐本草》【释名】白胶香。时珍曰：枫树枝弱善摇，故字从风。俗呼香枫。"[3]《本草原始》卷之五. 木部："枫香脂所在大山皆有之，今南方及关陕甚多，树甚高大似白杨，叶圆而作歧有三角而香，二月右花其实作 有柔刺大如鸭卵，其脂为白膠香。尔雅谓枫为 言天风则鸣 匕也。说文曰枫森厚叶弱枝善摇故字从风汉宫殿中多 之至霜后叶丹可爱故称枫宸梵书谓之萨阁罗婆香，俗呼芸香。"[4]

清·姚澜《本草分经》以本药别名"白胶香"为正名记载本药，如《本草分经·同名附考·木类》："……白胶香 一名枫香脂。"[15]其后清·杨时泰《本草述钩元》沿用《本草分经》，亦以"白胶香"为正名记载本药，如《本草述钩元》卷二十二："白胶香 一名枫香脂。其树霜后叶丹。南方及关陕甚多。二月花实如卵。至八九月熟时。曝干可烧。其脂为白胶香。"[16]

金·张子和《儒门事亲》[17]以本药别名“白胶”为本药正名组方，如《儒门事亲》卷十五．疮疡痈肿第一：“水沉金丝膏　贴一切恶疮。沥青　白胶（以上各一两，春秋宜用油，夏宜油蜡二钱半，冬宜用油蜡四钱）　上件熔开油蜡，下沥青、白胶，用槐枝搅匀，绵子滤过，入冷水中，扯一千余遍。如疮透了，吃数丸，作剂于疮口填者，亦妙。摊纸上贴。勿令火炙。”[17]。

现代有关著作多沿用《新修本草》的记载以“枫香脂”作为本品正名，如《中华人民共和国药典》[5]、《中医大辞典·中药分册》[6]、《中国中医药学主题词表》[7]、《中药材手册》[8]、《全国中药炮制规范》[9]、《中华本草》[10]等；有的以“白胶香”为本药正名，如《中国医学百科全书·中医学》[18]、《中药大辞典》[19]、《中药志》[20]、《中国药材学》[21]等；有的则在“枫树”条下介绍本品，如《全国中草药汇编》[22]等。同时尚记载有“白云香”《中药材手册》[14]、“枫脂”、“胶香”《中药大辞典》[9]等各地的俗称。还记载有本品原植物“枫香树”的异名“枫木”、“枫树”、“香枫”、“三角枫”、“鸡爪枫”《中药志》[20]，“摄摄”、“枫香树”、“枫人”、“枫仔树”、“三角尖”《中华本草》[10]等。

3　附录

3.1　又称：无。

3.2　俗称：白云香，枫脂，胶香。

3.3　曾称：白胶香《新修本草》，香枫《本草纲目》，白胶《儒门事亲》，芸香《本草原始》。

3.4　原植物名称：枫香树，枫木，枫树，香枫，三角枫（岭南），鸡爪枫，摄摄，枫香树，枫人，枫仔树，三角尖（岭南）。

4　文献通考

《新修本草》卷第十二：“枫香脂，一名白胶香，味辛苦平，无毒。”[1]

《证类本草》卷第十二：“枫香脂　味辛、苦，平，无毒。主瘾疹风痒，浮肿齿痛。一名白胶香。”[2]

《本草品汇精要》卷之十七：“枫香脂　无毒附皮　植生。枫香脂　主瘾疹风痒，浮肿，齿痛。树皮味辛平，有小毒，主水肿，下水气，煮汁用之。（《名医》所录）【名】白胶香。”[11]

《本草蒙筌》卷之四：“枫香脂（一名白胶香）　味辛、苦，气平。无毒。性甚疏通，木多虫穴。山谷俱产，江南独多。此烈日灼流白脂，为外科敷贴要药。主风瘙瘾疹最捷，退虚浮水气尤灵。搽齿龈，止齿痛。”[12]

《本草纲目》第三十四卷：“枫香脂　《唐本草》【释名】白胶香。时珍曰：枫树枝弱善摇，故字从风。俗呼香枫。”[3]

《本草原始》卷之五：“枫香脂　所在大山多有之……其脂为白胶香……梵书谓之萨阇罗婆香，俗呼芸香。”“枫香脂所在大山皆有之，今南方及关陕甚多，树甚高大似白杨，叶圆而作歧有三角而香，二月右花其实作　有柔刺大如鸭卵，其脂为白膠香。尔雅谓枫为

言天风则鸣　匕也。说文曰枫森厚叶弱枝善摇故字从风汉宫殿中多　之至霜后叶丹可爱故称枫宸梵书谓之萨阇罗婆香俗呼芸香。”[4]

《儒门事亲》卷十五："水沉金丝膏　贴一切恶疮。沥青　白胶（以上各一两，春秋宜用油，夏宜油蜡二钱半，冬宜用油蜡四钱）　上件熔开油蜡，下沥青、白胶，用槐枝搅匀，绵子滤过，入冷水中，扯一千余遍。如疮透了，吃数丸，作剂于疮口填者，亦妙。摊纸上贴。勿令火炙。"[16]

《本草分经·同名附考·木类》："……白胶香　一名枫香脂。"[14]

《本草述钩元》卷二十二："白胶香　一名枫香脂。其树霜后叶丹。南方及关陕甚多。二月花实如卵。至八九月熟时。曝干可烧。其脂为白胶香。"[15]

《本草纲目别名录·本草纲目释名草部（中）》："……枫香脂（白胶香）"[13]

《中药志》："白胶香　本品为少常用中药。商品为金缕梅科植物枫香树的干燥树脂……【原植物】枫香树　【别名】枫木、枫树、香枫、三角枫、鸡爪枫。Liquidambar formosana Hance——金缕梅科 Hamamelidaceae."[20]

《中药材手册》："枫香脂［纲目列入木部香木类］　本品为金缕梅科植物枫香树 Liquidambar formosana Hance 的干燥树脂，习称"白胶香"。原植物系落叶乔木，栽培与野生均有，喜生于土壤湿润而肥沃的林边、坡地或村旁疏林中。过去多用进口安息香当白胶香药用，现国内已大量生产，质量甚佳。【别名】白胶香、白云香。"[8]

《全国中草药汇编》："枫树　别名：路路通（果）、枫香树、大叶枫、枫子树、鸡爪枫、鸡枫树、白胶香（树脂）、九孔子。来源：为金缕梅科枫香属植物枫香树 Liquidambar formosana Hance，以根、叶、果实及树脂入药。"[22]

《中药大辞典》："白胶香《唐本草》　【异名】枫香脂　《唐本草》，枫脂《通典》，白胶《儒门事亲》，芸香《本草原始》，胶香《国药的药理学》。"[19]

《中医大辞典·中药分册》："枫香脂　出《新修本草》。为白胶香之别名，详该条。"[6]

《中国医学百科全书·中医学》："白胶香　始载于《新修本草》。原名枫香脂，又名胶香。为金缕梅科植物枫香 Liquidambar formosana Hance 的树脂。主产于中国浙江、江西、福建、云南等省。"[18]

《全国中药炮制规范》："枫香脂（白胶香）　［处方用名］枫香脂。【来源】本品为金缕梅科植物枫香树 Liquidambar formosana Hance 的干燥树脂。主产于浙江、江西、福建、云南。四川等地。于7~8月间割裂树干，使树脂流出，10月至次年4月间采收阴干。药材以色黄亮、质脆、无杂质、火燃香气浓郁者为佳。"[9]

《中国药材学》："白胶香　或称枫香脂，为枫香树上渗出的树脂。"[21]

《中国中医药学主题词表》："枫香脂 RESINA LIQUIDAMBARIS　为金缕梅科植物枫香的树脂；属活血祛瘀药　C 枫香树。"[7]

《中华本草》："枫香脂《新修本草》　【异名】白胶香《新修本草》，枫脂《通典》，白胶《儒门事亲》，芸香《本草原始》，胶香《国药的药理学》……【来源】为金缕梅科植物枫香树的树脂。【原植物】枫香树 Liquidambar formosana Hance　又名：摄摄《尔雅》，枫木《说文》，枫香树（《尔雅》郭璞注），香枫、枫人《纲目》，枫仔树《植物名汇》，三角枫、三角尖《岭南采药录》。"[10]

《中华人民共和国药典》："枫香脂 Resina liquidambaris　本品为金缕梅科植物枫香树 Liquidambar formosana Hance 的干燥树脂。七、八月间割裂树干，使树脂流出，10月至次年4月采收，阴干。”[5]

5 参考文献

1 唐·苏敬等撰. 新修本草. 上海：上海卫生出版社，1957，305

2 宋·唐慎微. 证类本草. 北京：人民卫生出版社，1957，305

3 明·李时珍. 本草纲目. 北京：人民卫生出版社，1982，1952

4 明·李中立. 本草原始. 清四美堂刻本

5 国家药典委员会编. 中华人民共和国药典. 一部. 北京：化学工业出版社，2000，165

6 《中医大辞典》编辑委员会编. 中医大辞典·中药分册. 北京：人民卫生出版社，1982，200

7 吴兰成主编. 中国中医药学主题词表. 北京：中医古籍出版社，1996，108

8 中华人民共和国卫生部药政管理局主编. 中药材手册. 北京：人民卫生出版社，1998，621

9 中华人民共和国卫生部药政管理局编. 全国中药炮制规范. 北京：人民卫生出版社，1988，318

10 国家中医药管理局《中华本草》编委会. 中华本草. 第三册. 上海：上海科学技术出版社，1999，742

11 明·刘文泰. 本草品汇精要. 北京：人民卫生出版社，1982，481

12 明·陈嘉谟. 本草蒙筌. 北京：人民卫生出版社，1988，255

13 清·耿世珍. 本草纲目别名录. 北京：中医古籍出版社，1982，152

15 清·姚澜. 本草分经. 上海：上海科学技术出版社，1989，198

16 清·杨时泰. 本草述钩元. 上海：科技卫生出版社，1958，483

18 《中医学》编辑委员会. 中国医学百科全书·中医学. 上海：上海科学技术出版社，1997，1160

19 江苏新医学院编. 中药大辞典. 上海：上海科学技术出版社，1977，734

20 中国医学科学院药物研究所等编. 中药志. 第五册. 北京：人民卫生出版社，1993，737

21 徐国钧等主编. 中国药材学. 北京：中国医药科技出版社，1996，1047

22 《全国中草药汇编》编写组编. 全国中草药汇编. 上册. 北京：人民卫生出版社，1996，512

254 刺五加

Ciwujia

Radix Et Caulis Acanthopanacis Senticosi

1 定名依据

1.1 正名

1.1.1 汉文名：刺五加［为五加科植物刺五加 Acanthopanax senticosus（Rupr. et Maxim）Harms 的干燥根及根茎或茎］。

1.1.2 英文名：manyprickle acanthopanax.

1.2 依据

1.2.1 定名的文献依据

（1）《东北药用植物志》：“刺五加（中国树木分类学）别称：五加皮、刺拐棒（东北）、五加皮木（朝鲜北部）、老虎镣子（黑龙江）、茨木棒（辽宁）、刺花棒（草河口）、刺针（临江）。”[1]

(2)《中药材手册》："刺五加［纲目列入木部灌木类五加项下］ 商品五加皮分为三大类：一为五加科植物细柱五加 Acanthopanax gracilistylus W. W. Smith 的干燥根皮，……二为萝 植物杠柳 Periploca sepium Bge. 的干燥根……三为五加科植物刺五加 Acanthopanax senticosus（Rupr. et Maxim.）Harms 的干燥根及根茎。"[2]

(3)《中华人民共和国药典》："刺五加 Radix et caulis acanthopanacis senticosi 本品为五加科植物刺五加 Acanthopanax senticosus（Rupr. et Maxim）Harms 的干燥、根及根茎或茎。春、秋二季采收，洗净，干燥。"[3]

(4)《中国医学百科全书·中医学》："刺五加 又名刺拐棒。为五加科植物刺五加 Acanthopanax senticosus（Rupr. et Maxim）Harms 的根及根茎。春、秋两季均可挖取，去净泥土，晒干。"[4]

(5)《中医大辞典·中药分册》："刺五加 见《中药材手册》。又名刺拐棒、老虎獠子。为五加科植物刺五加 Acanthopanax senticosus（Rupr. et Maxim）Harms 的根及根茎。"[5]

(6)《中药大辞典》："五加皮……【原植物】……③刺五加 Acanthopanax senticosus（Rupr. et Maxim.）Harms……生于山地林下、林边。"[6]

(7)《中国中医药学主题词表》："刺五加 ACANTHOPANAX SENTICOSUS 属五加科和补肾药。"[7]

(8)《中药志》："刺五加 本品为五加科植物刺五加的根及根茎，以根为主。其根皮有作五加皮用的……【原植物】刺五加 别名：五加皮、刺拐棒（东北）、老虎镣子（黑龙江），刺木棒（辽宁）。Acanthopanax senticosus（Rupr. et Maxim.）Harms［Eleutherococcus senticosus（Rupr. et Maxim.）Maxim. ——五加科 Araliaceae"[8]

(9)《全国中草药汇编》："五加皮 别名：南五加皮、刺五加、刺五甲。来源：为五加科五加属植物五加 Acanthopanax gracilistylus W. W. Smith、无（短）梗五加 A. sessiflorus Seem. 和红毛五加 A. giraldii Harms，以树皮入药。"[9]

(10)《中国药材学》："刺五加 【别名】五加，南五加，香五加，刺拐棒。【来源】本品为五加科植物刺五加 Acanthopanax senticosus（Rupr. et Maxim.）Harms（Eleutherococcus senticosus Maxim.）的根及根茎。"[10]

(11)《中华本草》："刺五加《东北药用植物志》 【异名】刺拐棒、老虎镣子《长白山植物药志》，刺木棒（辽宁），坎拐棒子（吉林）……【来源】为五加科植物刺五加的根、根茎或茎叶。【原植物】刺五加 Acanthopanax senticosus（Rupr. et Maxim.）Harms［Eleutherococcus senticosus（Rupr. et Maxim.）Maxim."[11]

1.2.2 定名选择的理由

(1) 刺五加 Radix Et Caulis Acanthopanacis Senticosi，系五加科植物刺五加 Acanthopanax senticosus（Rupr. et Maxim）Harms 的干燥根及根茎或茎。本品始载于《东北药用植物志》，该书以"刺五加"作为本药正名。

(2) 我国最新出版的《中华人民共和国药典》以及辞书类著作《中国医学百科全书·中医学》、《中医大辞典·中药分册》、《中药大辞典》等均以"刺五加"作为本药正名。已经广泛应用于中医药学文献的标引和检索的《中国中医药学主题词表》亦以"刺五加"作为本药的正式主题词。现代中药著作《中药志》、《全国中草药汇编》、《中国药材学》等也无一例外以"刺五加"作为本药的正名。说明"刺五加"作为本药正名已成为共识。

1.3　与正名等效的名词：无。

2　源流考释

刺五加［五加科植物刺五加 Acanthopanax senticosus（Rupr. et Maxim）Harms 的干燥根及根茎或茎］始载于始载于《东北药用植物志》[1]，该书以“刺五加”作为本药正名，同时尚记载有本药的异名“刺拐棒”（东北）、“五加皮木”（朝鲜北部）、“老虎镣子”（黑龙江）、“茨木棒”（辽宁）、“刺花棒”（草河口）、“刺针”（临江）等。如《东北药用植物志》：“刺五加（中国树木分类学）别称：五加皮、刺拐棒（东北）、五加皮木（朝鲜北部）、老虎镣子（黑龙江）、茨木棒（辽宁）、刺花棒（草河口）、刺针（临江）”[1]。

我国最新出版的《中华人民共和国药典》[3] 以及辞书类著作《中医大辞典·中药分册》[5]、《中药大辞典》[6]、《中国医学百科全书·中医学》[4] 等均以“刺五加”作为本药正名。已经广泛应用于中医药学文献的标引和检索的《中国中医药学主题词表》[7] 也以“刺五加”作为本药的正式主题词。现代中药著作《中药志》[8]、《中药材手册》[2]、《全国中草药汇编》[9]、《中国药材学》[10]、《中华本草》[11] 等都以“刺五加”为本药正名外，还记载有“南五加皮”、“刺五甲”《全国中草药汇编》[9]，“五加”、“南五加”《中国药材学》[10]，“刺木棒”、“坎拐棒子”《中华本草》[11] 等本药各地的俗称。还记载有本品原植物“刺五加”的异名“五加皮”、“刺拐棒”、“老虎镣子”、“刺木棒”《中药志》[8] 等。

3　附录

3.1　又称：无。

3.2　俗称：刺拐棒（东北），五加皮木（朝鲜北部），老虎镣子（黑龙江），茨木棒（辽宁），刺花棒（草河口），刺针（临江），刺木棒（辽宁），坎拐棒子（吉林），南五加皮，刺五甲，五加，南五加。

3.3　曾称：无。

3.4　原植物名称：刺五加，五加皮，刺拐棒（东北），老虎镣子（黑龙江），刺木棒（辽宁）。

4　文献通考

《东北药用植物志》：“刺五加（中国树木分类学）别称：五加皮、刺拐棒（东北）、五加皮木（朝鲜北部）、老虎镣子（黑龙江）、茨木棒（辽宁）、刺花棒（草河口）、刺针（临江）。”[1]

《中药志》：“刺五加　本品为五加科植物刺五加的根及根茎，以根为主。其根皮有作五加皮用的。……【原植物】刺五加　别名：五加皮、刺拐棒（东北）、老虎镣子（黑龙江），刺木棒（辽宁）。Acanthopanax senticosus（Rupr. et Maxim.）Harms［Eleutherococcus senticosus（Rupr. et Maxim.）Maxim.　——五加科 Araliaceae”[8]

《中药材手册》：“刺五加［纲目列入木部灌木类五加项下］　商品五加皮分为三大类：一为五加科植物细柱五加 Acanthopanax gracilistylus W. W. Smith 的干燥根皮，原植物系落叶灌木，栽培与野生均有，喜阳光，耐寒，多生于山地林缘、河边或丘陵地带灌木丛中。二为萝 植物杠柳 Periploca sepium Bge. 的干燥根，原植物系落叶小藤木，全体含白色浮汁，多为野生，生于沙质或山坡上，因其具浓郁香气，而称作“香加皮”。三为五加科植物刺五加 Acanthopanax senticosus（Rupr. et Maxim.）Harms 的干燥根及根茎，原植物系落叶灌木，栽培与野生均为，多生于山地林下及林边，有时成群落，药材即称“刺五加”。中国药典（1985 年版）已按五加皮、香加皮、刺五加、分别列名收载。此外，在药材五加皮类商品中尚有将纪氏五加的茎以亦作五加皮入药，而木的根皮为民间用药，需注意鉴别。【别名】刺拐棒（东北）。”[2]

《全国中草药汇编》：“五加皮　别名：南五加皮、刺五加、刺五甲。来源：为五加科五加属植物五加 Acanthopanax gracilistylus W. W. Smith、无（短）梗五加 A. sessiflorus Seem. 和红毛五加 A. giraldii Harms，以树皮入药。”[9]

《中药大辞典》：“五加皮……【原植物】……③刺五加 Acanthopanax senticosus（Rupr. et Maxim.）Harms……生于山地林下、林边。”[6]

《中医大辞典·中药分册》：“刺五加　见《中药材手册》。又名刺拐棒、老虎獠子。为五加科植物刺五加 Acanthopanax senticosus（Rupr. et Maxim）Harms 的根及根茎。”[5]

《中国医学百科全书·中医学》：“刺五加　又名刺拐棒，为五加科植物刺五加 Acanthopanax senticosus（Rupr. et Maxim）Harms 的根及根茎。春、秋两季均可挖取，去净泥土，晒干。”[4]

《中国药材学》：“刺五加　【别名】五加，南五加，香五加，刺拐棒。【来源】本品为五加科植物刺五加 Acanthopanax senticosus（Rupr. et Maxim.）Harms（Eleutherococcus senticosus Maxim.）的根及根茎。”[10]

《中国中医药学主题词表》：“刺五加 ACANTHOPANAX SENTICOSUS　属五加科和补肾药。”[7]

《中华本草》：“刺五加《东北药用植物志》　【异名】刺拐棒、老虎镣子《长白山植物药志》，刺木棒（辽宁），坎拐棒子（吉林）……【来源】为五加科植物刺五加的根、根茎或茎叶。【原植物】刺五加 Acanthopanax senticosus（Rupr. et Maxim.）Harms [Eleutherococcus senticosus（Rupr. et Maxim.）Maxim.”[11]

《中华人民共和国药典》：“刺五加 Radix et caulis acanthopanacis senticosi　本品为五加科植物刺五加 Acanthopanax senticosus（Rupr. et Maxim）Harms 的干燥、根及根茎或茎。春、秋二季采收，洗净，干燥。”[3]

5　参考文献

1　中国科学院林业土壤研究所．东北药用植物志．北京：科学出版社，1959，135

2　中华人民共和国卫生部药政管理局主编．中药材手册．北京：人民卫生出版社，1998，540

3　国家药典委员会编．中华人民共和国药典．一部．北京：化学工业出版社，2000，165

4　《中医学》编辑委员会．中国医学百科全书·中医学．上海：上海科学技术出版社，1997，1229

5　《中医大辞典》编辑委员会编．中医大辞典·中药分册．北京：人民卫生出版社，1982，201

6　江苏新医学院编．中药大辞典．上海：上海科学技术出版社，1977，380

7　吴兰成主编．中国中医药学主题词表．北京：中医古籍出版社，1996，55

8　中国医学科学院药物研究所等编．中药志．第一册．北京：人民卫生出版社，1993．459

9　《全国中草药汇编》编写组编．全国中草药汇编．上册．北京：人民卫生出版社，1996，147

10 徐国钧等主编. 中国药材学. 北京：中国医药科技出版社，1996，301
11 国家中医药管理局《中华本草》编委会. 中华本草. 第五册. 上海：上海科学技术出版社，1999，765

255 郁李仁

Yuliren

Semen Pruni

1 定名依据

1.1 正名

1.1.1 汉文名：郁李仁（为蔷薇科植物欧李 Prunus humilis Bge.、郁李 Prunus japonica Thunb. 或长柄扁桃 Prunus pedunculata Maxim. 的干燥成熟种子）。

1.1.2 英文名：chinese dwarf cherry seed.

1.2 依据

1.2.1 定名的文献依据

(1)《神农本草经》卷四："郁李仁，味酸，平。主大腹水肿，面目四肢浮肿，利小便水道。根，主齿龈肿，龋齿，坚齿。一名爵李。生川谷。"[1]

(2)《本草图经》卷第十三：" 郁李仁，《本经》不载所出州土，但云生高山川谷及丘陵上，今处处有之。木高五六尽，枝条、花叶，皆若李，惟子小若樱桃，赤色，而味甘、酸，核随子熟，六月采根并实，取核中仁用。"[2]

(3)《滇南本草》第一卷："郁李仁（棠梨），一名梓藜、又名唐藜、棣梨、俗名唐梨。味酸、甜，性平。润大肠。治四肢浮肿，开通关格，破血，利水道。皮治齿痛。——丛本卷中"[3]

(4)《中华人民共和国药典》："郁李仁 Semen pruni 本品为蔷薇科植物欧李 Prunus humilis Bge.、郁李 Prunus japonica Thunb. 或长柄扁桃 Prunus pedunculata Maxim. 的干燥成熟种子。前二种习称'小李仁'，后一种习称'大李仁'。"[4]

(5)《中国医学百科全书·中医学》："郁李仁 始载于《神农本草经》。又名郁里仁、小李仁。为蔷薇科植物郁李 Prunus japonica Thunb.、欧李 P. humilis Bge. 或长柄扁桃 P. pedunculata Maxim 的成熟种子。"[5]

(6)《中医大辞典·中药分册》："郁李仁 出《神农本草经》。为蔷薇科植物欧李 Prunus humilis Bge. 或郁李 P. japonica Thunb. 的种子。"[6]

(7)《中药大辞典》："郁李仁《本经》 【异名】郁子《医心方》，郁里仁《珍珠囊》，李仁肉《药材学》。【基原】为蔷薇科植物郁李、欧李或长梗郁李的种子。【原植物】①郁李《本经》Prunus japonica Thunb. ……②欧李《异域录》Prunus humilis Bge. ……③长梗郁李 Prunus japonica Thunb. var. nakaii (Lévl.) Rehd."[7]

(8)《中国中医药学主题词表》："郁李仁 SEMEN PRUNI 为李属植物欧李、郁李等的干燥成熟种子；属润下药和祛湿利水药 C 郁李；D 欧李。"[8]

(9)《普通高等教育中医药类规划教材·中药学》："郁李仁《本经》 为蔷薇科落叶灌木欧李 Prunus humilis Bge.、郁李 Prunus japonica Thunb. 的成熟种子。全国各地均有分布，主产于河北、辽宁、内蒙古等地。秋季果实成熟时采摘。除去果肉，去壳取仁，晒干。生用，去皮捣碎用。"[9]

(10)《中华本草》："郁李仁《本经》 【异名】郁子《医心方》……【来源】为蔷薇科植物郁李、欧李、喻叶梅、长梗扁桃等的种仁。【原植物】①郁李 Cerasus japonica (Thunb.) Lois [Prunus japonica Thunb.] ……②欧李 Cerasus humilis (Bge.) Sok. [Prunus humilis Bge.] ③榆叶梅 Amygdalus triloba (Lindl.) Ricker [Prunus triloba Lindl.] ……④长梗扁桃 Amygdalus pedunculata Pall. [Prunus pedunculata (Pall.) Maxim.]"[10]

1.2.2 定名选择的理由

(1) 郁李仁 Semen pruni，系蔷薇科植物欧李 Prunus humilis Bge.、郁李 Prunus japonica Thunb. 或长柄扁桃 Prunus pedunculata Maxim. 的干燥成熟种子。本品始载于汉《神农本草经》，并以"郁李仁"作为本品正名记录。其后历代重要本草著作如宋·苏颂《本草图经》，明·兰茂《滇南本草》等在载录本品时均以"郁李仁"作为正名，并一直沿用至今。

(2) 我国最新出版的《中华人民共和国药典》、《普通高等教育中医药类规划教材·中药学》以及辞书类著作《中医大辞典·中药分册》、《中药大辞典》、《中国医学百科全书·中医学》等均以"郁李仁"作为本药正名。已经广泛应用于中医药学文献的标引和检索的《中国中医药学主题词表》也以"郁李仁"作为本药的正式主题词。现代中药著作《中华本草》亦以"郁李仁"为本药正名。说明"郁李仁"作为本药正名已成为共识。

1.3 与正名等效的名词：无。

2 源流考释

郁李仁（蔷薇科植物欧李 Prunus humilis Bge.、郁李 Prunus japonica Thunb. 或长柄扁桃 Prunus pedunculata Maxim. 的干燥成熟种子）始载于汉《神农本草经》，该书以"郁李仁"作为本药正名，并记载有本药异名"爵李"。如该书云："郁李仁，味酸，平。主大腹水肿，面目四肢浮肿，利小便水道。根，主齿龈肿，龋齿，坚齿。一名爵李。生川谷。"[1] 此后的本草著作如宋·苏颂《本草图经》[2]、唐慎微《证类本草》[11]、寇宗奭《本草衍义》[12]，金·李杲《珍珠囊补遗药性赋》[13]，明·兰茂《滇南本草》[3]、刘文泰《本草品汇精要》[14]、陈嘉谟《本草蒙筌》[15]、卢之颐《本草乘雅半偈》[16]，清·蒋居祉《本草择要纲目》[17]、陈士铎《本草新编》[18]、张璐《本经逢原》[19]、黄宫绣《本草求真》[20]、杨时泰《本草述钩元》[21]、张秉成《本草便读》[22] 等均以"郁李仁"为本药正名。并记载有本药异名"郁李子"《本草衍义》[12]，"唐棣"《珍珠囊补遗药性赋》[13]，"梓藜"、"唐藜"、"棣梨"、"唐梨"《滇南本草》[3]。如《本草衍义》卷十八："李核仁……别本注云："有野李，味苦，名郁李子，核仁入药。"此自是郁李仁，别是一种，在木部第十四卷，非野李也。"[12]《珍珠囊补遗药性赋》卷四："……郁李仁，味酸平无毒，俗名唐棣。"[13]《滇南本草》第一卷："郁李仁（棠梨），一名梓藜、又名唐藜、棣梨、俗名唐梨。味酸、甜，性平。润大肠。"[3]

唐·苏敬等《新修本草》记载有本品异名"郁李人"[23]。陆玑《诗疏》记载有本药异名“薁李”、“雀梅”、“夫移”，如《本草乘雅半偈》第七帙引用该书云：“郁李仁《本经·下品》……诗疏云：唐棣，薁李也，一名雀梅，一名夫移，又云车下李，其叶或赤或白，六月中熟，大如李子”。[16]

《尔雅》尚记载有本药异名“常棣”[28]。

三国·吴普《吴普本草》以“郁李仁”的异名“郁核”作为正名记载本药，并记载有本药其它异名“雀李”、“车下李”、“棣”。如《吴普本草·草木类》：“郁核《御览》卷九百七十三　一名雀李，一名车下李，一名棣。”[24]魏晋《名医别录》[25]，南北朝·陶弘景《本草经集注》[26]均沿用《吴普本草》，以“郁核”作为正名记载本药。

此外，日本？丹波康赖《医心方》[27]以“郁子”作为正名记载本药；明·李时珍《本草纲目》[28]、清·吴其浚《植物名实图考长编》[29]在“郁李”项下介绍本品；明·徐颜纯《玉机微义》则以“千金藤”为名组方，如《玉机微义》卷四十三：“损伤治法，元戎接骨丹　没药　乳香　当归　川椒　自然铜（醋淬）　赤芍　骨碎补（炙）　败龟（炙）　虎骨　白芷（各等分）　千金藤（郁李仁是也各等分）[30]。

我国最新出版的《中华人民共和国药典》[4]、《普通高等教育中医药类规划教材·中药学》[9]以及辞书类著作《中医大辞典·中药分册》[6]、《中药大辞典》[7]、《中国医学百科全书·医学》[5]等均以“郁李仁”作为本药正名，同时尚记载有本药的各地的俗称“李仁肉”《中药大辞典》[7]，“郁里仁”、“小李仁”《中国医学百科全书·中医学》[5]。已经广泛应用于中医药学文献的标引和检索的《中国中医药学主题词表》[8]也以“郁李仁”作为本药的正式主题词。现代中药著作《中药志》[31]、《中药材手册》[32]、《全国中草药汇编》[33]、《全国中药炮制规范》[34]、《中国药材学》[35]、《中华本草》[10]等都以“郁李仁”为本药正名，同时还记载有“小李仁”《全国中草药汇编》[33]，“郁里仁”、“李仁肉”《中药大辞典》[7]，“山梅子”、“赤李子”、“山里黄”、“野李子”，“麦李”、“长柄扁桃”《中国药材学》[35]等本药各地的俗称以及炮制名“炒郁李仁”《全国中药炮制规范》[34]。现代文献还记载有本品原植物“欧李”的异名“乌拉奈”、“小李仁”《中药志》[31]，“酸丁”、“欧梨”《中药大辞典》[7]；原植物“郁李”的异名“英梅”、“爵李”、“白棣”、“雀李”、“车下李”、“山李”、“爵梅”、“梓藜”、“千金藤”、“秧李”、“穿心梅”、“侧李”《中药大辞典》[7]；“常棣”、“雀梅”、“奥李”、“棣梨”、“梓藜”《中华本草》[10]；原植物“长梗扁桃”的异名“长柄扁桃”《中华本草》[10]等。

3　附录

3.1　又称：炒郁李仁（饮片规格名）。

3.2　俗称：赤李子（山东），山里黄、野李子（江苏），麦李（浙江），小李仁，郁里仁，李仁肉，山梅子，长柄扁桃。

3.3　曾称：常棣《尔雅》，爵李《神农本草经》，郁子《医心方》，郁核、雀李、车下李、棣《吴普本草》，郁李子《本草衍义》，唐棣《珍珠囊药性赋》，梓藜、唐藜、棣梨、唐梨《滇南本草》，薁李、雀梅、夫移（陆玑《诗疏》，千金藤《玉机微义》。

3.4　原植物名称：欧李，乌拉奈（辽宁），小李仁（通称），酸丁（热河），乌拉柰，欧梨；郁李，英梅，爵李，白棣，雀李，车下李，山李，爵梅，梓藜，千金藤，秧李，穿心梅，侧李，常棣，雀梅，奥李，棣梨、梓藜（滇南）；长梗扁桃，长柄扁桃。

4 文献通考

《神农本草经》卷四："郁李仁，味酸，平。主大腹水肿，面目四肢浮肿，利小便水道。根，主齿龈肿，龋齿，坚齿。一名爵李。生川谷。"[1]

《吴普本草·草木类》："郁核《御览》卷九百七十三　一名雀李，一名车下李，一名棣。"[24]

《名医别录》卷第三："郁核　无毒。根，去白虫。一名车下李，一名棣。生高山及丘陵上。五月、六月采根。"[25]

《本草经集注·果菜米谷有名无实·果部药物·下品》："郁核　味酸，平，无毒。主治大腹水肿，面目、四肢浮肿，利小便水道。根：主齿龈肿，龋齿，坚齿，去白虫。一名爵李，一名车下李，一名棣。生高山川谷及丘陵上。五月、六月采根。山野处处有，其子熟赤色，亦可啖之。"[26]

《新修本草》卷第二："大腹水肿　……郁李人（《本经》平）。"[23]

《医心方校释·五果部第二》卷第三十："郁子，《本草》云：味酸，平，无毒。主大腹水肿而且四支浮肿，利小便水道。《七卷经》云：食之利水道。《崔禹》云：味酸，冷，未熟者有毒，食之发狂；熟者食之益人。"[27]

《本草图经》卷第十三："郁李仁，《本经》不载所出州土，但云生高山川谷及丘陵上，今处处有之。木高五六尽，枝条、花叶，皆若李，惟子小若樱桃，赤色，而味甘、酸，核随子熟，六月采根并实，取核中仁用。陆机《草木疏》云：唐棣，即奥李也，一名雀梅，亦曰车下李，所在山中皆有，其华或白或赤，六月中成实，如李子可食。今近京人家园圃植一种，枝茎作长条，花极繁密而多叶，亦谓之郁李，不堪入药用……《必效方》：疗癖。取车下李仁，微汤退去及并仁者，与干面相拌，捣之为饼。如犹干和淡水，如常搜面作饼，大小一如病人掌。为二饼，微炙使黄，勿令至熟。空腹食一枚，当快利。如不利，更食一枚，或饮热粥汁，以利为度。若至午后痢不止，即以醋饭止之。利后当虚，病未尽者，量力一二日更进一服，以病尽为限。小儿亦以意量之。不得食酪及牛、马肉等。无不效。但病重者，李仁与面相半；轻者以意减之。病减之后，服者亦任量力，累试神验。"[2]

《证类本草》卷第十四："郁李仁　味酸，平，无毒。主大腹水肿，面目四肢浮肿，利小便水道。"[11]

《本草衍义》卷十八："李核仁　其窠大者高及丈，今医家少用。实合浆水食，令人霍乱，涩气而然。今畿内小窑镇一种最佳，堪入贡。又有御李子，如樱桃许大，红黄色，先诸李熟。此李品甚多，然天下皆有之。所以比贤士大夫盛德及天下者，如桃李无处不芬芳也。别木注云："有野李，味苦，名郁李子，核仁入药。"此自是郁李仁，别是一种，在木部第十四卷，非野李也。"[12]

《珍珠囊补遗药性赋》卷四："……郁李仁，味酸平无毒，俗名唐棣。通关格，去浮肿，根皮治齿痛风蛀。"[13]

《玉机微义》卷四十三："损伤治法……元戎接骨丹：没药　乳香　当归　川椒　自然铜（醋淬）　赤芍　骨碎补（炙）　败龟（炙）　虎骨　白芷（各等分）　千金藤（郁李仁是也各等分）　又方加龙骨、川芎，上细末，化蜡半两，丸如弹子大每服一丸，好酒半升化开，煎用东南柳枝搅散热服。经验方治打　折骨损断服此药自顶心寻病至下遇受病处则飒飒有声觉药力习习往来则愈。[30]

《滇南本草》第一卷："郁李仁（棠梨），一名梓藜、又名唐藜、棣梨，俗名唐梨。味酸、甜，性平。润大肠。治四肢浮肿，开通关格，破血，利水道。皮治齿痛。——丛本卷中"[3]

《本草品汇精要》卷之二十："郁李仁　无毒附根　植生　郁李仁（出《神农本经》），主大腹水肿，面目四肢浮肿，利小便水道。根凉主齿龈肿，龋（丘禹切）齿，坚齿（以上朱字《神农本经》）。去白虫（以上黑字《名医》所录）。【名】爵李　车下李棣　奥李　雀梅"[14]

《本草蒙筌》卷之七："郁李仁　（一名唐隶）味酸、苦，气平。降也，阴中阳也。无毒。山谷丘陵，每多种植。六月采实，碎核取仁。汤泡去皮，研烂方用。消浮肿肌表，竟利小便；宣结气肠中，立通关格。破血润燥，亦易成功。若患齿龈肿痛，根煎浓汁可漱。风虫牙痛，含口亦除。实小味甘，红熟堪啖。"[15]

《本草纲目》第三十六卷："郁李　《本经·下品》【释名】薁李《诗疏》、郁李、车下李《别录》、爵李《本经》、雀梅《诗疏》、常棣。时珍曰：郁，《山海经》作栯，馥郁也。花、实俱香，故以名之。陆机《诗疏》作薁字，非也。《尔雅》常棣即此。或以为唐棣，误矣。唐棣乃枎栘、白杨之类也。"[28]

《本草乘雅半偈》第七帙："郁李仁　《本经·下品》　【气味】酸平，无毒。【主治】主大腹水肿，头面、四肢浮肿，利小便水道。【核】曰：郁李，即棠埭。诗云：唐埭、尝埭。山海经作栯。……【参】曰：郁李花极繁，文之盛者似之。其香颇浓，故芬芳之气，通称馥郁也。凡木之花，既开不阖，此独不然。诗云：唐埭之花，偏其反而，反而从阖也；又尝埭之花，鄂不韡韡，鄂萼，不附也，萼附相承，最相亲尔，故又曰彼尔维何。维尝之花，其义见矣。诗疏云：唐埭，薁李也，一名雀梅，一名夫移，又云车下李，其叶或赤或白，六月中熟，大如李子。花品序云：雒阳人不甚惜，谓之果子花，大略俗情以少贵，不足较也。"[17]

《本草新编》卷之五（羽集）："郁李仁，味酸、苦，气平，降也，阴中阳也，无毒。入肝、胆二经，去头风之痛。又入脾，止鼻渊之涕。消浮肿，利小便，通关格，破血润燥，又其余枝。虽非当施之品，实为解急之需也。关格之症，最难开关，郁李仁善入肝，以调逆气，故能通达上下，不可不备也。"[18]

《本经逢原》卷三："郁李仁即棠棣，一名雀李　仁辛苦平无毒。汤浸去皮及双仁者，研如膏，勿去油，忌牛马肉及诸酪。"[19]

《本草求真》卷五："郁李仁（灌木）入脾下气行水破血　郁李（专入脾。兼入膀胱大肠）。"[20]

《本草述钩元》卷二十四："郁李仁　即尔雅棠棣。山野处处有之。树高五六尺。叶花及树。并似大李。惟子小若樱桃。熟时赤色。甘酸而香。有少涩味也。味酸辛苦。气平。性润而降。阴中之阳。脾经气分药。更入手阳明太阳经。主治化血润燥。泻结气。破癖气。治大肠气结燥。涩滞不通。泄五脏膀胱急痛。腰胯冷脓。下气利水道。并主大腹水肿。四肢面目浮肿。"[21]

《本草便读·木部·乔木类》："郁李仁　顺气搜风。燥结立开津易耗。通肠导水。肿浮顿退胀全消。辛苦甘酸。平和润降。”[22]

《本草择要纲目·温性药品》：“郁李仁（先以汤浸去皮尖用。生蜜浸一宿。漉出阴干。研如膏用之）。【气味】酸平无毒。阴中之阳。脾经气分药也。”[17]

《植物名实图考长编》卷十八：“郁李……唐棣，陆云：薁李。图经以为即郁李，此淮南北所呼为秧李也。插秧毕而熟，秧郁亦一声之转。又多生天塍上，高五六尺，叶亦似榆而圆，实正似樱桃，而更赤，味酢。野生者花单而实繁，家莳者花缛而实少。花极似梅，故曰爵梅，心中有长须突出，又曰穿心梅。结实时，须连于核，果腐而核尚悬于枝。程子所谓花鄂相承甚力，而图经所云花密条长，亦曰郁李，是也。此皆古语相沿，乡音未改，常棣应如是。又尔雅正义引颜师古急就篇注云：棠棣，其子熟时正赤，可啖。俗呼山樱桃，，陇西人谓之棣子，于今北方土语正合。”[29]

《中药志》：“郁李仁　本品为较常用中药。市售商品分小李仁和大李仁两类。药用以小李仁为主。其原植物种类较多，但以蔷薇科植物欧李、郁李和毛樱桃的种子为主；大李仁以蔷薇科植物榆叶梅长柄扁桃，蒙古扁桃的种子为主。……【原植物】①欧李　别名：乌拉奈（辽宁）；小李仁（通称）。Prunus humilis Bge.［P. bungei Wap.；Cerasus humilis（Bge.）Sok.］——蔷薇科 Rosaceae②郁李 Prunus japonica Thunb.　［Cerasus japonica（Thunb.）Lois.］——蔷薇科 Rosaceae③榆叶梅 Prunus triloba Lindl.［Amygdalus triloba（Lindl.）Ricker；Amygdalopsis lindleyi Carr.］——蔷薇科 Rosaceae”[31]

《中药材手册》：“郁李仁［纲目列入木部灌木类郁李项下］　市售商品分小李仁和大李仁两类：小李仁为蔷薇科植物欧李 Prunus humilis Bunge 及郁李 P. japonica Thunb. 的干燥成熟种子；大李仁为同科植物榆叶梅 Prunus triloba Lindl. 的种子。原植物无法系落叶灌木，野生与栽培均有。习惯认为小李仁品质为佳。此外，各地尚有几种同科属其它种植物的种子作郁李仁应用者。”[32]

《全国中草药汇编》：“郁李仁　别名：小李仁。来源：为蔷薇科樱桃属植物欧李 Prunus humilis Bunge 及郁李 P. japonica Thunb.，以种子入药。”[33]

《中药大辞典》：“郁李仁《本经》　【异名】郁子《医心方》，郁里仁《珍珠囊》，李仁肉《药材学》。【基原】为蔷薇科植物郁李、欧李或长梗郁李的种子。【原植物】①郁李《本经》Prunus japonica Thunb. 又名：英梅《尔雅》，爵李《本经》，白棣《说文》，雀李、车下李《吴普本草》，山李、爵梅《广雅》，样藜《滇南本草》，千金藤《医学正传》，秧李、穿心梅《植物名实图考长编》，侧李。②欧李《异域录》Prunus humilis Bge.，又名：酸丁《热河志》，乌拉柰、欧梨。③长梗郁李 Prunus japonica Thunb. var. nakaii（Lévl.）Rehd.”[7]

《中医大辞典·中药分册》：“郁李仁　出《神农本草经》。为蔷薇科植物欧李 Prunus humilis Bge. 或郁李 P. japonica Thunb. 的种子。”[6]

《中国医学百科全书·中医学》：“郁李仁　始载于《神农本草经》。又名郁里仁、小李仁。为蔷薇科植物郁李 Prunus japonica Thunb.、欧李 P. humilis Bge. 或长柄扁桃 P. pedunculata Maxim 的成熟种子。夏末秋初果实成熟时采收，除去果肉，将果核砸开，取出种种晒干。”[5]

《全国中药炮制规范》：“郁李仁　［处方用名］郁李仁、炒郁李仁。【来源】本品为蔷薇科植物欧李 Prunus humilis Bge. 或郁李 Prunus japonica Thunb. 的干燥成熟种子。多系野生。主产于河北、辽宁、内蒙古等地。夏、秋二季采收成熟果实，除去果肉及核壳，取出种子，干燥。药材以粒饱满、完整、色黄白者为佳。”[34]

《中国药材学》：“郁李仁　【别名】①欧李：山梅子。②郁李：赤李子（山东），山里黄、野李子（江苏），雀梅、常棣（江西），麦李（浙江）。③长梗扁桃：长柄扁桃。【来源】本品为蔷薇科植物欧李 Prunus humilis Bunge ［Cerasus humilis（Bge.）Sok.］、郁李 P. japonica Thunb. ［Cerasus japonica（Thunb.）Lois］或长梗扁桃 P. pedunculata（Pall.）Maxim. ［Amygdalus pedunculata Pall.］等的种子。”[35]

《中国中医药学主题词表》：“郁李仁 SEMEN PRUNI　为李属植物欧李、郁李等的干燥成熟种子；属润下药和祛湿利水药　C 郁李；D 欧李。”[8]

《普通高等教育中医药类规划教材·中药学》：“郁李仁《本经》　为蔷薇科落叶灌木欧李 Prunus humilis Bge.、郁李 Prunus japonica Thunb. 的成熟种子。全国各地均有分布，主产于河北、辽宁、内蒙古等地。秋季果实成熟时采摘。除去果肉，去壳取仁，晒干。生用，去皮捣碎用。”[9]

《中华本草》：“郁李仁《本经》　【异名】郁子《医心方》，郁里仁《珍珠囊》，李仁肉《药材学》，小李仁《全国中草药汇编》……【来源】为蔷薇科植物郁李、欧李、喻叶梅、长梗扁桃等的种仁。【原植物】①郁李 Cerasus japonica（Thunb.）Lois［Prunus japonica Thunb.］　又名：常棣《尔雅》，白棣《说文》，爵李《本经》，雀李、车下李《吴普本草》，山李、爵梅、《广雅》，雀梅《本草经集注》，奥李《毛诗草木鸟兽虫鱼疏》，棣梨、梓藜《滇南本草》，秧李、穿心梅《植物名实图考》。②欧李 Cerasus humilis（Bge.）Sok.［Prunus humilis Bge.］③榆叶梅 Amygdalus triloba（Lindl.）Ricker［Prunus triloba Lindl.］　又名：山樱桃、赤棣《尔雅义疏》。④长梗扁桃 Amygdalus pedunculata Pall.［Prunus pedunculata（Pall.）Maxim.］　又名：长柄扁桃《中国果树分类学》。”[10]

《中华人民共和国药典》：“郁李仁 Semen pruni　本品为蔷薇科植物欧李 Prunus humilis Bge.、郁李 Prunus japonica Thunb. 或长柄扁桃 Prunus pedunculata Maxim. 的干燥成熟种子。前二种习称‘小李仁’，后一种习称‘大李仁’。夏、秋二季采收成熟果实，除去果肉及核壳，取出种子，干燥。”[4]

5　参考文献

1　汉·神农本草经. 清顾观光重辑本. 北京：人民卫生出版社，1955，92

2　宋·苏颂. 本草图经. 合肥：安徽科学技术出版社，1994. 396

3　明·兰茂. 滇南本草. 第一卷. 昆明：云南人民出版社，1977，202

4　国家药典委员会编. 中华人民共和国药典. 一部. 北京：化学工业出版社，2000，166

5　《中医学》编辑委员会. 中国医学百科全书·中医学. 上海：上海科学技术出版社，1997，1217

6　《中医大辞典》编辑委员会编. 中医大辞典·中药分册. 北京：人民卫生出版社，1982，210

7　江苏新医学院编. 中药大辞典. 上海：上海科学技术出版社，1977，1318

8　吴兰成主编. 中国中医药学主题词表. 北京：中医古籍出版社，1996，551

9　雷载权主编. 普通高等教育中医药类规划教材·中药学. 上海：上海科学技术出版社，1995，102

10　国家中医药管理局《中华本草》编委会. 中华本草. 第四册. 上海：上海科学技术出版社，1999，102

23　唐·苏敬等撰. 新修本草. 合肥：安徽科学技术出版社，1981，51

11　宋·唐慎微．证类本草．北京：人民卫生出版社，1957，345
12　宋·寇宗奭．本草衍义．上海：商务印书馆，1937，86
13　金·李杲．珍珠囊补遗药性赋．见：中国医学大成（二）．长沙：岳麓书社，1990，154
14　明·刘文泰．本草品汇精要．北京：人民卫生出版社，1982，545
15　明·陈嘉谟．本草蒙筌．北京：人民卫生出版社，1988，318
16　明·卢之颐．本草乘雅半偈．北京：人民卫生出版社，1986，397
17　清·蒋居祉．本草择要纲目．见：珍本医书集成．本草类．上海：上海科学技术出版社，1985，90
18　清·陈士铎．本草新编．北京：中国中医药出版社，1996，249
19　清·张璐．本经逢原．上海：上海科学技术出版社，1959，185
20　清·黄宫绣．本草求真．上海：上海科学技术出版社，1959，241
21　清·杨时泰．本草述钩元．上海：科技卫生出版社，1958，528
22　清·张秉成．本草便读．上海：上海卫生出版社，1957，56
24　三国·吴普．吴普本草．北京：人民卫生出版社，1987，66
25　魏晋·名医别录．北京：人民卫生出版社，1986，305
26　南北朝·陶弘景．本草经集注．北京：人民卫生出版社，1994，471
27　日本·丹波康赖编撰．医心方．人民卫生出版社，1955，28
28　明·李时珍．本草纲目．北京：人民卫生出版社，1982，2097
29　清·吴其浚．植物名实图考长编．第四册．北京：中华书局，1963，977
30　明·徐颜纯．玉机微义．见：景印文渊阁四库全书（738）．北京：中医古籍出版社，1986，469
31　中国医学科学院药物研究所等编．中药志．第三册．北京：人民卫生出版社，1993，80
32　中华人民共和国卫生部药政管理局主编．中药材手册．北京：人民卫生出版社，1998，323
33　《全国中草药汇编》编写组编．全国中草药汇编．上册．北京：人民卫生出版社，1996，501
34　中华人民共和国卫生部药政管理局编．全国中药炮制规范．北京：人民卫生出版社，1988，164
35　徐国钧等主编．中国药材学．北京：中国医药科技出版社，1996，1234

256　郁金
Yujin
Radix Curcumae

1　定名依据

1.1　正名

1.1.1　汉文名：郁金（为姜科植物温郁金 Curcuma wenyujin Y. H. Chen et C. Ling、姜黄 Curcuma longa L.、广西莪术 Curcuma kwangsiensis S. G. Lee et C. F. Liang 或蓬莪术 Curcuma phaeocaulis Val. 的干燥块根）。

1.1.2　英文名：turmeric root tuber.

1.2　依据

1.2.1　定名的文献依据

(1)《新修本草》卷第九："郁金　味辛、苦，寒，无毒。主血积，下气，生肌，止血，破恶血，血淋，尿血，金疮。此药苗似姜黄，花白质红，末秋出茎，心无实，根黄赤，取四畔子根，去皮火干之。生蜀地及西戎，马药用之。破血而补。胡人谓之马蒁。岭南者有实似小豆蔻，不堪啖（新附）。”[1]

(2)《证类本草》卷第七：“郁金　味辛、苦，寒，无毒。主血积下气，生肌止血，破恶血，血淋尿血，金疮……臣禹锡等谨按药性论云：郁金，单用亦可。治女人宿血气心痛，冷气结聚。温醋摩服之。亦啖马药用，治胀痛。”[2]

(3)《本草纲目》卷十四：“郁金　《唐本草》【释名】马蒁。震亨曰：郁金　无香而性轻扬，能致达酒气于高远。古人用治郁遏不能升者，恐命名因此也。时珍曰：酒和郁鬯，昔人言是大秦国所产郁金花香，惟郑樵《通志》言即是此郁金。”[3]

(4)《本草新编》卷之三（角集）：“郁金，味苦，气寒，纯阴。无毒。入心、肺、肝三经。血家要药。”[4]

(5)《中华人民共和国药典》：“郁金 Radix curcumae　本品为姜科植物温郁金 Curcuma wenyujin Y. H. Chen et C. Ling、姜黄 Curcuma longa L.、广西莪术 Curcuma kwangsiensis S. G. Lee et C. F. Liang 或蓬莪术 Curcuma phaeocaulis Val. 的干燥块根。”[5]

(6)《中国医学百科全书·中医学》：“郁金　始载于《药性论》。为姜科植物温郁金 Curcuma wenyujin Y. M. Chen et C. Ling.、姜黄 Curcuma longa L.、广西莪术 Curcuma Kwangsiensis S. G. Lee et C. F. Liang、或蓬莪术 Curcuma phaeocaulis Val. 的干燥块根。”[6]

(7)《中医大辞典·中药分册》：“郁金　出《药性论》。又名马蒁、玉金。为姜科植物温郁金 Curcuma wenyujin sis Y. H. Chen et C. Ling.、广西莪术 C. kwangsiensis S. lee et C. F. Liang 或姜黄 C. longa L.、郁金 C. aromatica Salisb.、莪术 C. zedoaria（Berg.）Rosc. 的块根。”[7]

(8)《中药大辞典》：“郁金《药性论》　【异名】马蒁《唐本草》，黄郁《石药尔雅》。【基原】为姜科植物姜黄、郁金或莪术的块根。【原植物】①姜黄 Curcuma longa L. 详‘姜黄’条。②郁金 Curcuma aromatica Salisb.，又名毛姜黄《广州植物志》。③莪术 Curcuma zedoaria（Berg.）Rosc.，详‘蓬莪术’条。”[8]

(9)《中国中医药学主题词表》：“郁金 RADIX CURCUMAE　为姜科植物温郁金、姜黄、广西莪术、蓬莪术的根；属活血祛瘀药、理气药和疏肝解郁药　C 广西莪术；C 蓬莪术；D 玉金。”[9]

(10)《普通高等教育中医药类规划教材·中药学》：“郁金《药性论》为姜科多年生草本植物温郁金 Curcuma wenyujin Y. H. Chen et C. Ling、姜黄 C. longa L.、广西莪术 C. kwangsiensis S. G. Lee et C. F. Liang 或蓬莪术 C. phaeocaulis Val. 的块根。”[10]

(11)《中华本草》：“郁金《药性论》　【异名】马蒁《新修本草》……【来源】为姜科植物温郁金、姜黄、广西莪术、莪术或川郁金的块根。【原植物】①温郁金 Curcuma wenyujin Y. H. Chen et C. Ling……②姜黄 Curcuma longa L. ……③广西莪术 Curcuma kwangsiensis S. G. Lee et C. F. Liang ……④莪术 Curcuma aeruginosa Roxb. 原植物参见“莪术”条。⑤川郁金 Curcuma chuanyujin C. K. Hsieh et H. Zhang”[11]

1.2.2　定名选择的理由

(1) 郁金 Radix Curcumae，系姜科植物温郁金 Curcuma wenyujin Y. H. Chen et C. Ling、姜黄 Curcuma longa L.、广西莪术 Curcuma kwangsiensis S. G. Lee et C. F. Liang 或蓬莪术 Curcuma phaeocaulis Val. 的干燥块根。本品始载于唐《药性论》，并以“郁金”作为

本品正名记录。其后历代重要本草著作如唐·苏敬等《新修本草》、宋·唐慎微《证类本草》、明·李时珍《本草纲目》、清·陈士铎《本草新编》在载录本品时均以"郁金"作为正名，并一直沿用至今。

（2）我国最新出版的《中华人民共和国药典》、《普通高等教育中医药类规划教材·中药学》以及辞书类著作《中医大辞典·中药分册》、《中药大辞典》、《中国医学百科全书·中医学》等均以"郁金"作为本药正名。已经广泛应用于中医药学文献的标引和检索的《中国中医药学主题词表》也以"郁金"作为本药的正式主题词。现代中药著作《中华本草》亦以"郁金"为本药正名。说明"郁金"作为本药正名已成为共识。

1.3 与正名等效的名词：无。

2 源流考释

郁金（姜科植物温郁金 Curcuma wenyujin Y. H. Chen et C. Ling、姜黄 Curcuma longa L.、广西莪术 Curcuma kwangsiensis S. G. Lee et C. F. Liang 或蓬莪术 Curcuma phaeocaulis Val. 的干燥块根）始载于唐《药性论》，该书以"郁金"作为本药正名。如《证类本草》卷第七引用该书曰："郁金，单用亦可。治女人宿血气心痛，冷气结聚。温醋摩服之。亦啖马药用，治胀痛。"[2] 此后的本草著作如唐·苏敬等《新修本草》[1]、梅彪《石药尔雅》[12]、宋·苏颂《本草图经》[13]、唐慎微《证类本草》[2]、元·王好古《汤液本草》[14]、明·陈嘉谟《本草蒙筌》[15]、李时珍《本草纲目》[3]、李中梓《本草征要》[16]、卢之颐《本草乘雅半偈》[17]，清陈士铎《本草新编》[4]、汪昂《本草易读》[18]、汪昂《本草备要》[19]、张璐《本经逢原》[20]、叶桂《本草经解》[21]、吴仪洛《本草从新》[22]、黄宫绣《本草求真》[23]、耿世珍《本草纲目别名录》[24]、杨时泰《本草述钩元》[25]、陈其瑞《本草撮要》[26]、张秉成《本草便读》[27]均以"郁金"为本药为正名。并记载有本药别名"马蒁"《新修本草》[1]，"五帝足"、"黄郁"、"乌头"《石药尔雅》[12]，"马术"、"黄流"《本草纲目》[3]。如《新修本草》卷第九："郁金　味辛、苦，寒，无毒……生蜀地及西戎，马药用之。破血而补。胡人谓之马蒁。"[1]《石药尔雅》上卷："郁金，一名五帝足，一名黄郁，一名乌头。"[12]《本草纲目》卷十四："郁金　《唐本草》【释名】马蒁……时珍曰：酒和郁鬯，昔人言是大秦国所产郁金花香，惟郑樵《通志》言即是此郁金。其大秦三代时未通中国，安得有此草？罗愿《尔雅翼》亦云是此根，和酒令黄如金，故谓之黄流。"[3]。

现代有关著作均沿用《药性论》的记载以"郁金"作为本品正名，如《中华人民共和国药典》[5]、《普通高等教育中医药类规划教材·中药学》[10]、《中药大辞典》[8]、《中医大辞典·中药分册》[7]、《中国医学百科全书·中医学》[6]、《中国中医药学主题词表》[9]、《中药志》[28]、《中药材手册》[29]、《全国中草药汇编》[30]、《全国中药炮制规范》[31]、《中国药材学》[32]、《中华本草》[11]等。同时尚记载有"玉金"《中药材手册》[29]，"黄丝郁金"、"温郁金"、"黑郁金"、"川郁金"、"广郁金"、"白丝郁金"、"绿丝郁金"、"桂郁金"《全国中草药汇编》[30]等各地的俗称。还记载有本品原植物"姜黄"的异名"黄丝郁金"《中药志》[28]，"黄姜"《中华本草》[11]；原植物"温郁金"的异名"黑郁金"《中药志》[28]，"温州蓬莪"《中华本草》[11]；原植物"桂莪术"的异名"莪苓"《中药志》[28]；原植物"莪术"的异名"绿丝郁金"《中药志》[28]，"毛姜黄"《中药大辞典》[8]等。

3 附录

3.1 又称：醋郁金（饮片规格名）、川郁金、黄丝郁金、绿白丝郁金、桂郁金、温郁金、绿丝、黑郁金（药材商品名）。

3.2 俗称：玉金、黄丝郁金、温郁金、黑郁金、川郁金、广郁金、白丝郁金、绿丝郁金、桂郁金。

3.3 曾称：马蒁《新修本草》，黄郁、五帝足、乌头《石药尔雅》，马术、黄流《本草纲目》。

3.4 原植物名称：姜黄，黄丝郁金，黄姜；温郁金，黑郁金，温州蓬莪；桂莪术，莪苓；莪术，绿丝郁金，毛姜黄。

4 文献通考

《新修本草》卷第九："郁金 味辛、苦，寒，无毒。主血积，下气，生肌，止血，破恶血，血淋，尿血，金疮。此药苗似姜黄，花白质红，末秋出茎，心无实，根黄赤，取四畔子根，去皮火干之。生蜀地及西戎，马药用之。破血而补。胡人谓之马蒁。岭南者有实似小豆蔻，不堪啖（新附）。"[1]

《石药尔雅》上卷："郁金，一名五帝足，一名黄郁，一名乌头。"[12]

《本草图经》下卷第七："郁金，《本经》不载所出州土。苏恭云：生蜀地及西戎，胡人谓之马蒁。今广南、江西州郡亦有之，然不及蜀中者佳。四月初生，苗似姜黄；花白质红，末秋出茎，心无实；根黄赤，去四畔子根，去皮，火干之。古方稀用，今小儿方及马医多用之。"[13]

《证类本草》卷第七："郁金 味辛、苦，寒，无毒。主血积下气，生肌止血，破恶血，血淋尿血，金疮……臣禹锡等谨按药性论云：郁金，单用亦可。治女人宿血气心痛，冷气结聚。温醋摩服之。亦啖马药用，治胀痛。"[2]

《汤液本草》卷之四："郁金 味辛苦，纯阴。"[24]

《本草蒙筌》卷之三："郁金 味苦，气寒。纯阴。属土与金，有水。无毒。色赤兼黄，生蜀地者胜；体圆有节，类蝉肚者真。倘或入药难求，采山茶花可代（烧灰存性，研细调服。）凉心经下气，消阳毒生肌。禁尿血，除血淋，兼驱血气作痛；破恶血，止吐血，仍散积血归经。因性轻扬上行，又治郁遏殊效。名由此得，曾载《本经》。"[13]

《本草纲目》卷十四："郁金 《唐本草》【释名】马蒁。震亨曰：郁金 无香而性轻扬，能致达酒气于高远。古人用治郁遏不能升者，恐命名因此也。时珍曰：酒和郁鬯，昔人言是大秦国所产郁金花香，惟郑樵《通志》言即是此郁金。其大秦三代时未通中国，安得有此草？罗愿《尔雅翼》亦云是此根，和酒令黄如金，故谓之黄流。其说并通。此根形状皆似莪术，而医马病，故名马蒁"[3]

《本草征要》第一卷："郁金 味辛、苦，性寒，无毒。入肺、心、心胞、肝、胃五经。解郁行气，止痛活血。凉心通肺，宽胸舒胁。"[14]

《本草乘雅半偈·第七帙》："郁金（唐本草）【气味】辛苦寒，无毒。【主治】主血积，下气，生肌，止血，破恶血，血淋，尿血，金疮。"[15]

《本草新编》卷之三（角集）："郁金，味苦，气寒，纯阴。无毒。入心、肺、肝三经。血家要药。”[4]

《本草易读》卷四：“郁金六十五　辛，苦，寒，无毒。开结气，破恶血，驻血淋，已金疮。治癫狂之失心，止血气之刺痛。疗妇人月经之逆行，除产后败血之上攻。最凉心热，亦散肝郁。生蜀川及西戎。苗似姜黄。今广南江西亦有之，不及蜀川者佳。”[17]

《本草备要·草部》：“郁金　宣，行气解郁，泻，泄血破瘀　辛苦气寒。纯阳之品，其性轻扬上行，入心及包络，兼入肺经。”[18]

《本经逢原》卷二：“郁金　辛苦平，无毒。”[19]

《本草经解》卷二：“【郁金】　气寒。味辛苦。无毒。主血积。下气。生肌止血。破恶血。血淋尿血。金疮。”[20]

《本草从新》卷二：“郁金　（宣、解郁、泻、凉血破瘀。）辛苦微甘。气寒。其性轻扬。上行入心及包络。兼入肺经。凉心热。散肝郁。破血下气。治吐衄尿血。妇人经脉逆行。”[21]

《本草求真》卷五：“郁金（芳草）入心散瘀通滞　郁金（专入心）。辛苦而平。”[22]

《本草纲目别名录·本草纲目释名·草部（上）》：“……郁金（马蒁）”[23]

《本草述钩元》卷八：“郁金　生蜀地及西戎。今广南江西州郡亦有之。”[24]

《本草撮要》卷一：“【郁金】味辛。入手少阴厥阴经。功专去恶血。”[25]

《本草便读·草部·香草类》：“郁金　解郁宽胸。”[26]

《中药志》：“郁金　本品为常用中药。商品为姜科姜黄属多种植物的块根……【原植物】①姜黄　别名：黄丝郁金 Curcuma longa L. ——姜科②温郁金　别名：黑郁金。Curcuma wenyujin Y. H. Chen. Zingiberaceae③莪术　别名：绿丝郁金 Curcuma aeruginosa Roxb.（C. zedoaria Rosc.）——姜科 Zingiberaceae④桂莪术　别名：莪苓。Curcuma kwangsinensis S. G. Lee et C. F. Liang——姜科 Zingiberaceae⑤川郁金　别名：白丝郁金。Curcuma sp. ——姜科 Zingiberaceae”[28]

《中药材手册》：“郁金［纲目列入草部芳草类］　根据各产区品种不同、形色有异的特点，将商品郁金划分为川郁金、桂郁金、温郁金三大类。川郁金来源为姜科植物姜黄 Curcuma longa L. 的干燥块根，商品上分黄丝郁金和绿白丝郁金两种规格。桂郁金来源为姜科植物莪术 Curcuma zedoaria（Berg.）Rosc.、广西莪术 Curcuma kwangsiensis S. G. Lee et C. F. Liang 的干燥块根，商品上不分规格。温郁金来源为姜科植物温郁金 Curcuma wenyujin Y. H. Chen et C. Ling 的干燥块根，商品规格分为绿丝，又称黑郁金。四种原植物均系多年生本草，野生与栽培均有。另外，姜黄的根茎为药材姜黄；莪术及广西莪术的根茎为药材莪术，温郁金的小根茎亦为药材莪术，大根茎切片为药材片姜黄（详见姜黄、莪术、片姜黄项下）。【别名】玉金。”[29]

《全国中草药汇编》：“郁金　别名：玉金、黄丝郁金、温郁金、黑郁金、川郁金、广郁金、白丝郁金、绿丝郁金、桂郁金。来源：为姜科姜黄属植物姜黄（黄丝郁金）Curcuma longa L.（C. domestica Val.）、温郁金（黑郁金）Curcuma wenyujin Y. H. Chen et C. Ling、川郁金（白丝郁金）Curcuma sichuanensis X. X. Chen、蓬莪术（绿丝郁金）Curcuma phaeocaulis Val. 及桂莪术（桂郁金）Curcuma kwangsiensis S. Lee et C. F. Liang 的块根。”[30]

《中药大辞典》：“郁金《药性论》　【异名】马蒁《唐本草》，黄郁《石药尔雅》。

【基原】为姜科植物姜黄、郁金或莪术的块根。【原植物】①姜黄 Curcuma longa L. 详‘姜黄’条。②郁金 Curcuma aromatica Salisb.，又名毛姜黄《广州植物志》。③莪术 Curcuma zedoaria（Berg.）Rosc.，详‘蓬莪术’条。”[8]

《中医大辞典·中药分册》：“郁金　出《药性论》。又名马蒁、玉金。为姜科植物温郁金 Curcuma wenyujin sis Y. H. Chen et C. Ling.、广西莪术 C. kwangsiensis S. lee et C. F. Liang 或姜黄 C. longa L.、郁金 C. aromatica Salisb.、莪术 C. zedoaria（Berg.）Rosc. 的块根。”[7]

《中国医学百科全书·中医学》：“郁金　始载于《药性论》。为姜科植物温郁金 Curcuma wenyujin Y. M. Chen et C. Ling.、姜黄 Curcuma longa L.、广西莪术 Curcuma Kwangsiensis S. G. Lee et C. F. Liang、或蓬莪术 Curcuma phaeocaulis Val. 的干燥块根。前两种分别习称‘温郁金’和‘黄丝郁金’，其余按性状不同习称‘桂郁金’或‘绿丝郁金’，冬季茎叶枯萎后采挖，除去泥沙及细根，蒸或煮透心，干燥。”[6]

《全国中药炮制规范》：“郁金　［处方用名］郁金、醋郁金。【来源】本品为姜科植物郁金 Curcuma aromatica Salisb.、广西莪术 Curcuma kwangsiensis S. Lee et C. F. Liang、姜黄 Curcuma longa L.、莪术 Curcuma zedoaria Rosc. 或温郁金 Curcuma wenyujin Y. H. Chen. 的干燥块根。多系栽培，主产四川、广西、浙江等地。冬季采挖，除去泥沙及细根，蒸或煮至透心，取出，干燥。药材以质坚实，外皮皱纹细、断面色黄者为佳。”[31]

《中国药材学》：“郁金　【别名】玉金。【来源】本品为姜科植物温郁金 Curcuma wenyujin Y. H. Chen. et C. Ling、广西莪术 C. kwangsiensis S. G. Lee et C. F. Liang、姜黄 C. longa L. 或莪术 C. aeruginosa Roxb.（C. zedoaria non Rosc.）等的根。”[32]

《中国中医药学主题词表》：“郁金 RADIX CURCUMAE　为姜科植物温郁金、姜黄、广西莪术、蓬莪术的根；属活血祛瘀药、理气药和疏肝解郁药　C 广西莪术；C 蓬莪术；D 玉金。”[9]

《普通高等教育中医药类规划教材·中药学》：“郁金《药性论》　为姜科多年生草本植物温郁金 Curcuma wenyujin Y. H. Chen et C. Ling、姜黄 C. longa L.、广西莪术 C. kwangsiensis S. G. Lee et C. F. Liang 或蓬莪术 C. phaeocaulis Val. 的块根。主产于浙江、四川等地。冬季茎叶枯萎后采挖，摘取块根，除去细根，蒸或煮至透心，干燥。切片或打碎，生用，或矾水炒用。”[10]

《中华本草》：“郁金《药性论》　【异名】马蒁《新修本草》，五帝足、黄郁、乌头《石药尔雅》……【来源】为姜科植物温郁金、姜黄、广西莪术、莪术或川郁金的块根。【原植物】①温郁金 Curcuma wenyujin Y. H. Chen et C. Ling　又名：温州蓬莪《本草图经》。②姜黄 Curcuma longa L.［又名］黄姜。原植物见“姜黄”条。③广西莪术 Curcuma kwangsiensis S. G. Lee et C. F. Liang　原植物见“莪术”条。④莪术 Curcuma aeruginosa Roxb. 原植物参见“莪术”条。⑤川郁金 Curcuma chuanyujin C. K. Hsieh et H. Zhang”[11]

《中华人民共和国药典》：“郁金 Radix curcumae　本品为姜科植物温郁金 Curcuma wenyujin Y. H. Chen et C. Ling、姜黄 Curcuma longa L.、广西莪术 Curcuma kwangsiensis S. G. Lee et C. F. Liang 或蓬莪术 Curcuma phaeocaulis Val. 的干燥块根。前两者分别习称‘温郁金’和‘黄丝郁金’，其余按性状不同习称‘桂郁金’或‘绿丝郁金’。冬季茎叶

枯萎后采挖，除去泥沙及细根，蒸或煮至透心，干燥。”[5]

5 参考文献

1 唐·苏敬等撰. 新修本草. 合肥：安徽科学技术出版社，1981，244
2 宋·唐慎微. 证类本草. 北京：人民卫生出版社，1957，230
3 明·李时珍. 本草纲目. 北京：人民卫生出版社，1982，882
4 清·陈士铎. 本草新编. 北京：中国中医药出版社，1996，166
5 国家药典委员会编. 中华人民共和国药典. 一部. 北京：化学工业出版社，2000，166
6 《中医学》编辑委员会. 中国医学百科全书·中医学. 上海：上海科学技术出版社，1997，1144
7 《中医大辞典》编辑委员会编. 中医大辞典·中药分册. 北京：人民卫生出版社，1982，211
8 江苏新医学院编. 中药大辞典. 上海：上海科学技术出版社，1977，1316
9 吴兰成主编. 中国中医药学主题词表. 北京：中医古籍出版社，1996，551
10 雷载权主编. 普通高等教育中医药类规划教材·中药学. 上海：上海科学技术出版社，1995，200
11 国家中医药管理局《中华本草》编委会. 中华本草. 第八册. 上海：上海科学技术出版社，1999，637
12 唐·梅彪. 石药尔雅. 据别下斋丛书本抄本，9
13 宋·苏颂. 本草图经. 合肥：安徽科学技术出版社，1994. 220
14 元·王好古. 汤液本草. 见：景印文渊阁四库全书（745）. 北京：中医古籍出版社，1986，971
15 明·陈嘉谟. 本草蒙筌. 北京：人民卫生出版社，1988，150
16 明·李中梓. 本草征要. 见：李中梓医学全书. 北京：中国中医药出版社，1999，125
17 明·卢之颐. 本草乘雅半偈. 北京：人民卫生出版社，1986，526
18 清·汪昂. 本草易读. 北京：人民卫生出版社，1987，163
19 清·汪昂. 本草备要. 北京：中国中医药出版社，1998，69
20 清·张璐. 本经逢原. 上海：上海科学技术出版社，1959，60
21 清·叶桂. 本草经解. 上海：上海科学技术出版社，1958，34
22 清·吴仪洛. 本草从新. 北京：中医古籍出版社，2001，33
23 清·黄宫绣. 本草求真. 上海：上海科学技术出版社，1959，237
24 清·耿世珍. 本草纲目别名录. 北京：中医古籍出版社，1982，119
25 清·杨时泰. 本草述钩元. 上海：科技卫生出版社，1958，186
26 清·陈其瑞. 本草撮要. 见：珍本医书集成. 本草类. 上海：上海科学技术出版社，1985，13
27 清·张秉成. 本草便读. 上海：上海卫生出版社，1957，41
28 中国医学科学院药物研究所等编. 中药志. 第二册. 北京：人民卫生出版28社，1993，117
29 中华人民共和国卫生部药政管理局主编. 中药材手册. 北京：人民卫生出版社，1998，138
30 《全国中草药汇编》编写组编. 全国中草药汇编. 上册. 北京：人民卫生出版社，1996，503
31 中华人民共和国卫生部药政管理局编. 全国中药炮制规范. 北京：人民卫生出版社，1988，67
32 徐国钧等主编. 中国药材学. 北京：中国医药科技出版社，1996，486